U0291599

CURRENT UROLOGY

# 现代泌尿外科学


名誉主编　马腾骧　郭应禄

主　　编　牛远杰　韩瑞发

副 主 编　周利群　徐　勇　孙　光

主编助理　韩　荣　朱识淼　王　准


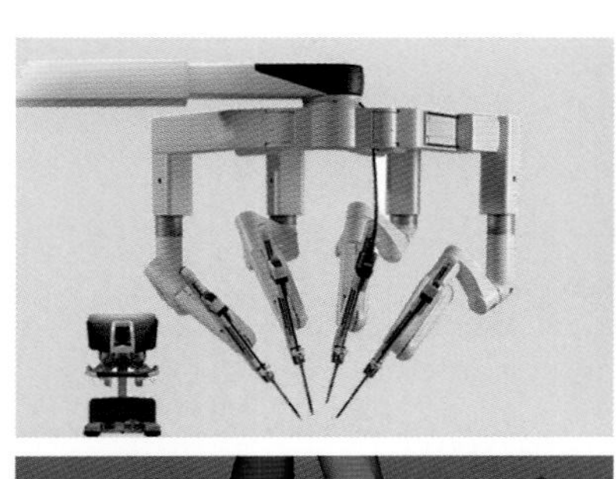

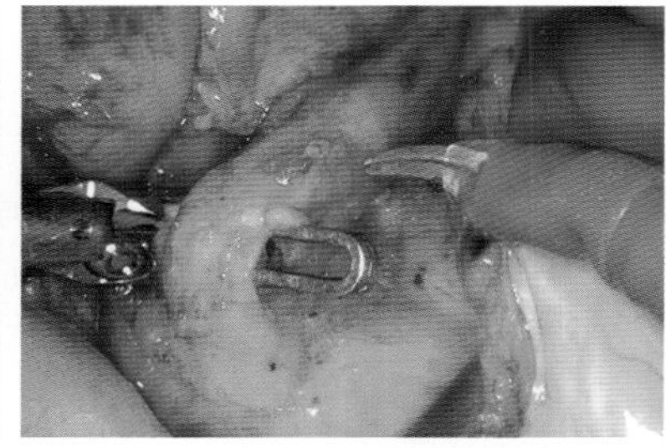

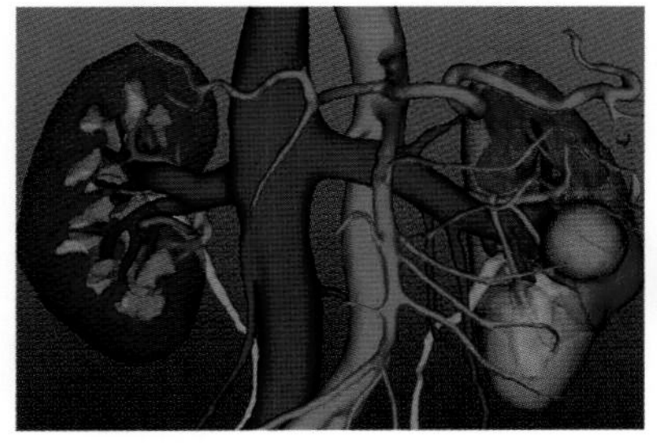

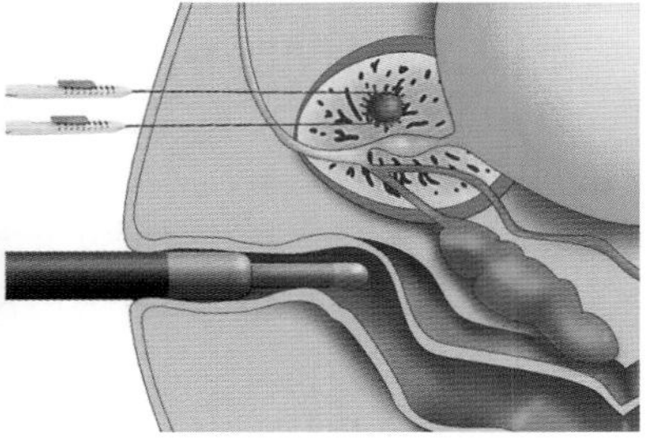


人民卫生出版社

·北　京·

**图书在版编目（CIP）数据**

现代泌尿外科学 / 牛远杰，韩瑞发主编．—北京：人民卫生出版社，2023.3

ISBN 978-7-117-33548-5

Ⅰ. ①现…　Ⅱ. ①牛…②韩…　Ⅲ. ①泌尿外科学　Ⅳ. ①R69

中国版本图书馆 CIP 数据核字（2022）第 170242 号



**现代泌尿外科学**

Xiandai Miniao Waikexue

**主　　编：**牛远杰　韩瑞发
**出版发行：**人民卫生出版社（中继线 010-59780011）
**地　　址：**北京市朝阳区潘家园南里 19 号
**邮　　编：**100021
**E - mail：**pmph @ pmph.com
**购书热线：**010-59787592　010-59787584　010-65264830
**印　　刷：**人卫印务（北京）有限公司
**经　　销：**新华书店
**开　　本：**889 × 1194　1/16　　**印张：**105
**字　　数：**3252 千字
**版　　次：**2023 年 3 月第 1 版
**印　　次：**2023 年 3 月第 1 次印刷
**标准书号：**ISBN 978-7-117-33548-5
**定　　价：**668.00 元

# 编委会名单

**名誉主编** 马腾骧　郭应禄

**主　　编** 牛远杰　韩瑞发

**副 主 编** 周利群　徐　勇　孙　光

**主编助理** 韩　荣　朱识淼　王　准

## 编　委（以姓氏笔画为序）

于　满　承德医学院附属医院
于　磊　中国人民解放军空军军医大学第一附属医院
于茂恒　天津市海河医院
于海波　天津医科大学第二医院
马志方　山西医科大学第一医院
马洪顺　天津市第一中心医院
马潞林　北京大学第三医院
王　一　天津医科大学第二医院
王　禾　中国人民解放军空军军医大学第二附属医院
王　军　广西国际壮医医院
王　欣　天津市儿童医院
王　勇　天津医科大学第二医院
王　准　天津医科大学第二医院
王　新　天津医科大学肿瘤医院
王　潇　浙江大学医学院附属第一医院
王东文　中国医学科学院肿瘤医院深圳医院
王立华　天津医科大学第二医院
王永权　中国人民解放军陆军军医大学第一附属医院
王林辉　中国人民解放军海军军医大学第一附属医院
王凯臣　吉林大学中日联谊医院
王春阳　哈尔滨医科大学附属第一医院
王树声　广东省中医院
王剑松　昆明医科大学第二附属医院
王爱香　北京大学第一医院
王海涛　天津医科大学第二医院
王辉清　中国人民解放军海军军医大学第一附属医院
王靖宇　山西医学科学院山西白求恩医院
王德林　重庆医科大学第一附属医院
瓦斯里江·瓦哈甫　中国医学科学院肿瘤医院
牛远杰　天津医科大学第二医院
牛海涛　青岛大学附属医院
孔垂泽　中国医科大学附属第一医院
孔祥波　吉林大学中日联谊医院
邓建华　北京协和医院
甘　澍　广东省中医院
卢建新　中国中医科学院广安门医院
叶章群　华中科技大学同济医学院附属同济医院
田　晶　天津医科大学第二医院
田大伟　天津医科大学第二医院
田德润　天津医科大学基础医学院
史启铎　天津医科大学第二医院
兰卫华　中国人民解放军陆军特色医学中心
邢念增　中国医学科学院肿瘤医院
权昌益　天津医科大学第二医院
吕伯东　浙江大学医学院附属第二医院
朱　铮　浙江中医药大学附属第二医院
朱识淼　天津医科大学第二医院
朱国栋　西安交通大学第一附属医院
刘冉录　天津医科大学第二医院
刘光明　天津市第一中心医院

## 名誉主编简介

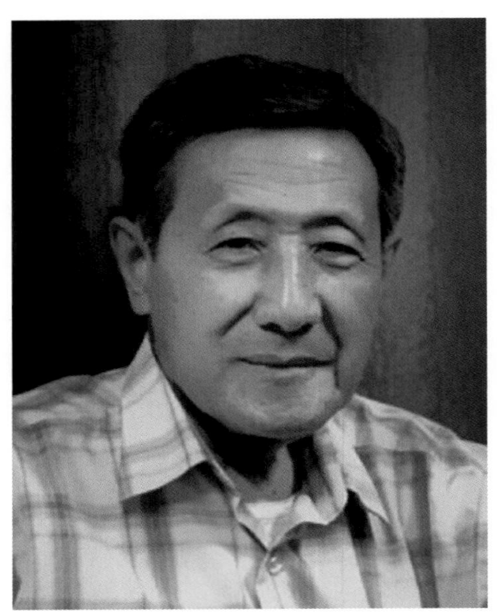

马腾骧　教授（1926—2019）

**马腾骧，**教授，著名泌尿外科专家，博士研究生导师、享受国务院政府特殊津贴。1948 年毕业于原盛京医科大学，同年在原天津中央医院从事泌尿外科工作。20 世纪 50 年代率先在国内开展人工肾用于急性肾衰竭抢救治疗。20 世纪 70 年代末，马腾骧教授创建了天津市泌尿外科研究所并担任首任所长；20 世纪 80 年代初创立了国内第一个大型血液净化中心，确立了肾脏替代在国际该领域的学术地位。马腾骧教授始终重视学科建设、高层次人才培养和临床创新使天津市泌尿外科研究所发展成为天津市重点学科、国家“211”工程重点建设学科、国家重点学科和国家临床重点专科。

马腾骧教授学术造诣颇深，发表学术论文 150 余篇，出版专著 7 部，20 世纪末由天津科学技术出版社出版的《现代泌尿外科学》使广大青年泌尿外科医师获益。马腾骧教授始终坚持实践加探索，基础与临床紧密结合的研究理念，先后承担了国家及省部级科研课题 50 余项，获国家科学技术进步奖二等奖 1 项。1994 年为表彰他在泌尿外科领域中所做出的突出成就，授予他全国第一届吴阶平—保罗·杨森医学药学奖一等奖。

# 名誉主编简介

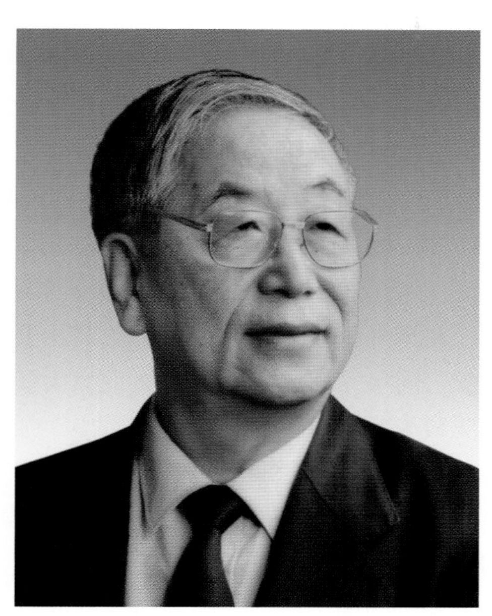

郭应禄　院士

**郭应禄**，中国工程院院士，我国泌尿外科学和男科学学科带头人。1930 年 5 月 4 日出生于山西省定襄县，1956 年毕业于原北京医学院医学系，1963 年于原北京医学院泌尿外科专业研究生毕业。曾任北京大学第一医院副院长，北京大学泌尿外科研究所所长，中华医学会泌尿外科学分会主任委员，中华医学会男科学分会主任委员，《中华泌尿外科》总编辑，中国医师协会泌尿外科医师分会会长，中国计划生育协会副会长，吴阶平—保罗·杨森医学药学奖评审委员会主席，原卫生部国家医师考试委员会委员，原卫生部临床重点学科评审委员会第一届专家组成员。现任北京大学泌尿外科医师培训学院院长，北京大学男科病防治中心主任，北京大学第一医院名誉院长，北京大学泌尿外科研究所名誉所长，中国医师协会常务理事，中国医学基金会副主席，中华医学会泌尿外科分会名誉主任委员，中华医学会男科分会名誉主任委员，中国医师协会泌尿外科医师分会终身名誉会长，北京郭应禄泌尿外科发展基金会名誉理事长，中央保健委专家顾问组成员。主编著作 32 部，论文 500 余篇，成果 20 余项。1980 年主编国内第一部肾移植专著《肾移植》，指导了当时国内肾移植技术的开展；1982 年主持研制国内体外冲击波碎石术（ESWL）样机，1984 年用于临床。

1987 年首创俯卧位治疗输尿管结石，是国内 ESWL 领域的开拓者，并不断研究扩大 ESWL 的医用范围；20 世纪 80 年代在中国率先开展经尿道手术、输尿管镜、经皮肾镜和腹腔镜的微创手术；1991 年主编第一部《腔内泌尿外科学》，为我国这一领域的奠基人；1995 年提出腔内热疗 3 个温度段的观点，澄清了国际上模糊概念；2012 年完成的经尿道柱状水囊前列腺扩开术治疗前列腺增生的系列研究，对近百年来治疗前列腺增生传统术式进行了颠覆性创新，获得专利一项，并在国内推广。

1991 年创建腔内泌尿外科和 ESWL 学组，1995 年创建中华医学会男科学会，同年组建北京医科大学泌尿外科培训中心并成立吴阶平泌尿外科医学基金会。

1997 年启动“泌尿外科人才工程”。为全国培养“知识面广、工作能力强、素质好和有创新精神的专业骨干”，参加专题培训者多达 8 000 人，参加普及教育者逾 3 万余人，已列入北京大学“211 工程”的标志性成果。2002 年启动“泌尿外科将才工程”，每年向境外派送 100 人次以上主任级骨干赴国外一流大学医院做短期临床学习，举办博导培训班，培训均实施免费教育，成为全国医学继续教育领域的一个亮点。2004 年中心被中华医学会指定为泌尿外科专科医师培训中心，经北京大学批准成立了北京大学泌尿外科医师培训学院。此项工作从整体上提高了我国泌尿外科水平、加强了凝聚力，为实现 2020 年使中国泌尿外科达到国际水平提供了有力保证。

2004 年亲自策划并主编了我国男科学领域第一部大型原创学术专著《男科学》，为我国男科学的学科体系建立、实践经验总结、理论体系完善和医教研体系建设做出了贡献。

2005 年创建中国医师协会泌尿外科医师分会并任会长，提出要将协会办成真正维护医师权益、帮助医师成长的“医师之家”，同年，由他创办和主持的北京大学第一医院男科中心开业。该中心集中了一批国内一流的男科专家与教授，配备了最新的医疗和科研设备，并与国际有关方面广泛交流，力求成为行业医、教、研、防专业机构的典范。在他的努力下，2007 年经国家发展改革委员会、教育部、原卫生部批准成立了国家泌尿和男生殖系统肿瘤中心，初步建立了国内外本专业规模最大、设备最好的研究平台。

郭应禄院士以他不断开拓和创新的工作为我国泌尿外科事业的快速发展做出了卓越的贡献。并且一直没有停下脚步，近年来他更致力于创立无创微能量医学的事业，以期使中国在世界第三次生命科学革命浪潮中走在世界的前列。

## 主编简介

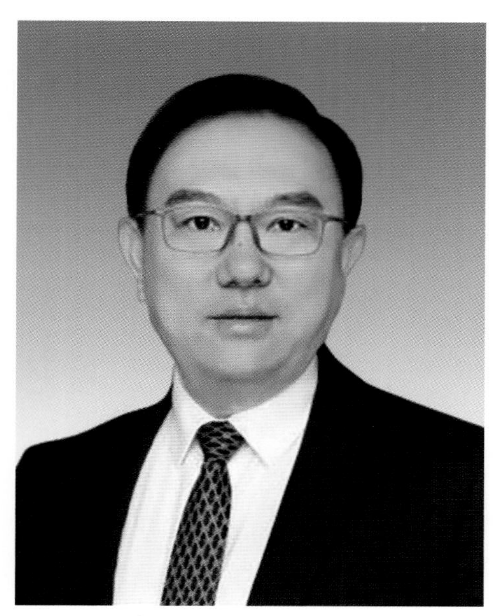

**牛远杰**，医学博士，教授，主任医师，博士研究生导师。天津市特聘教授，国家“万人计划”领军人才，国家卫生计生突出贡献中青年专家，科学技术部中青年科技创新领军人才。

现任天津医科大学第二医院院长，天津市泌尿外科研究所所长，天津市泌尿外科基础医学重点实验室主任。中华医学会泌尿外科学分会常委，中国中西医结合学会泌尿外科专业委员会副主任委员，中国医疗保健国际交流促进会泌尿生殖分会主任委员，中国医疗保健国际交流促进会腔镜内镜外科分会常务委员，中国医药教育协会泌尿外科专业委员会副主任委员，天津市中西医结合学会泌尿外科专业委员会主任委员，天津市医学会泌尿外科学分会主任委员，*Asian Journal of Urology* 编委，《中华泌尿外科杂志》编委。

长期从事前列腺癌的基础与临床研究工作，建立了国内首家以“性激素与疾病”为研究方向的国际合作实验室，建立了标准化的转基因动物实验平台、人源移植性肿瘤动物模型（PDX）动物平台、蛋白组学研究平台和实验药物研发平台。创新性地开展了去势抵抗性前列腺癌的分子分型诊治研究。受聘为合成生物学海河实验室 PI，从事泌尿系肿瘤新抗原疫苗的开发研究工作。先后承担国家重点基础研究发展计划（973 计划）、国家国际科技合作专项、国家自然科学基金面上项目等国家级及省部级课题 16 项，以第一作者和通讯作者身份在国际核心杂志 *Lancet*、*PNAS*、*Cancer Res*、*Oncogene*、*J Biol Chem* 等发表 SCI 论文百余篇。获国家科学技术进步奖一、二等奖各 1 项，中国抗癌协会科学技术奖一等奖 1 项，天津市科学技术进步奖二等奖 3 项，天津市自然科学奖二等奖 1 项，国家发明专利 5 项。主编、参编中英文专著十余部。

# 主编简介

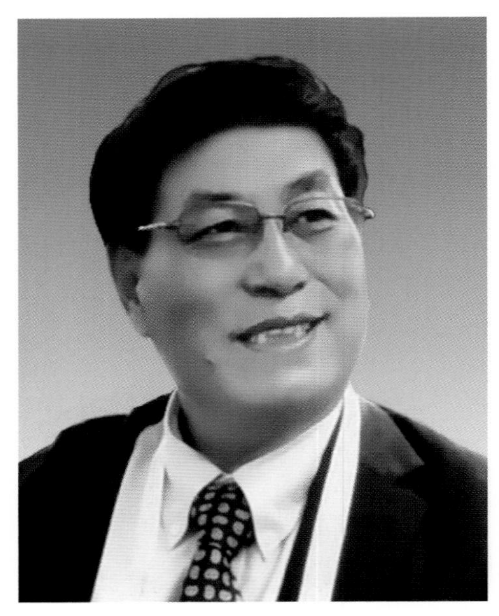

**韩瑞发**，教授，医学博士，博士研究生导师，留学美国哈佛大学做博士后研究，享受国务院政府特殊津贴，天津市泌尿系统肿瘤生物治疗授衔专家，原天津市泌尿外科研究所所长，原天津市泌尿外科基础医学重点实验室主任，国家重点学科带头人。长期从事泌尿系统肿瘤基础与临床研究、膀胱癌术后复发机制与防治研究为主要研究方向。现任天津中西医结合学会常务理事，中国中西医结合学会泌尿外科专业委员会名誉主任委员。

先后承担国家“863”子项目，科技部“十一五”重大创新药物专项，国家自然科学基金，天津市重大科技攻关项目天津市抗癌重大专项攻关计划等研究 22 项，获国家科学技术进步奖二等奖 1 项，中国抗癌协会科技奖二等奖 1 项，获国家发明专利 4 项，在国内外发表论文 200 余篇，SCI 30 篇。主编专著 8 部，主译专著 2 部，参编、参译专著 8 部。培养博士研究生 28 名，硕士研究生 29 名，博士后 2 名。

# 序

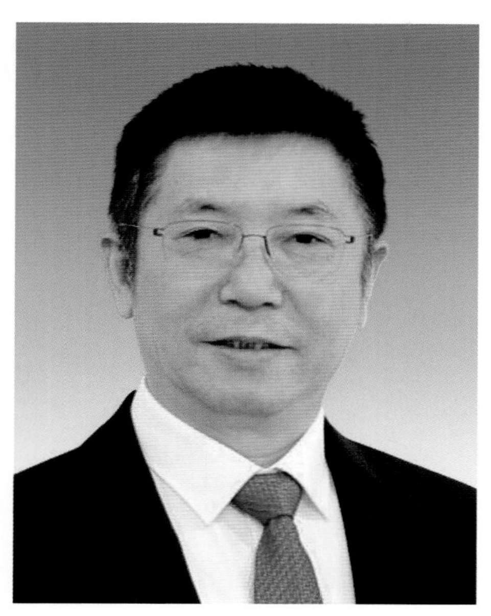

早在1999年，马腾骧教授便组织三十几位专家，以常见的泌尿外科临床问题为主题，以“专题讨论”的新颖形式编写了第1版《现代泌尿外科学》，让国内泌尿外科医师受益颇多。近20年来，泌尿外科学的发展呈现出一日千里的态势，各种医学理念与泌尿外科临床实践的有机结合，使得泌尿外科生机勃发，各种创新层出不穷。众所周知，泌尿系疾病严重威害着人类的健康，随着我国老龄化时代的来临，泌尿系统常见病的发病率呈不断上升趋势，对泌尿系疾病诊疗的探索成为全体泌尿外科学者的重要任务之一，而创作编写一部展示现代泌尿外科新理论、新概念、新进展、新技术应用于临床实践的新成果的著作显得尤为重要和必要。

鉴于此，由牛远杰教授、韩瑞发教授组织国内170余位泌尿外科专家和同道集体编写的新版《现代泌尿外科学》历时数年，几易其稿，终于付梓，览此大作，深感荣幸。该书14篇共93章，按照器官、病种分门别类，井然有序，在内容的选编中注重与临床实践紧密联系，做到了点面结合、详略得当、择高处立、向宽处行，其编排受众群体而独具一格。该书的出版必将为我国泌尿外科医师在泌尿系疾病的规范诊疗上提供更多、更有价值的信息，从而对众多临床医师起到引领、指导的作用，并终将为广大患者带来福音。

在新版《现代泌尿外科学》成书之际，以当代视角纵观我国现代泌尿外科的发展历程，我们应当真诚感谢吴阶平院士、郭应禄院士、虞颂庭教授、马腾骧教授等一大批泌尿外科的前辈们对中国泌尿外科事业的快速发展做出的杰出贡献。展望未来，要实现郭应禄院士2035年中国泌尿外科事业达到亚洲领先，国际一流水平，全体泌尿外科同道要勇于探索实践，务实创新，需自信、自强，解决与攻克医学难题，追求创新性基础与临床研究的成果，与国际前沿接轨，攀登学术高峰。通过勤勉敬业、以德为先的职业情操，将所掌握的先进技术切实地用在患者身上，造福于民。

值此新版《现代泌尿外科学》即将出版之际，我衷心祝愿由我国著名泌尿外科专家马腾骧教授创建的天津市泌尿外科研究所和泌尿外科学科再创辉煌，为中国现代泌尿外科事业的发展与腾飞做出应有的贡献！

中国科学院院士

2022年1月16日于北京

# 前 言

著名西班牙画家毕加索有句名言："人生的意义是找到你的天赋并把它贡献出去"。从某种意义上讲，一个好的外科医师的一生就可以用这句话来概括。也正是他们对人生价值孜孜不倦地追求，才有了现代泌尿外科学日新月异的发展。现代总是包含着对历史的扬弃与传承，对时代的展现和未来发展的憧憬。以唯物认识论的观点来看，在"实践、认识、再实践、再认识，循环往复以至无穷"的螺旋上升模式中，现代的真理是相对的，只有发展的观点是永恒的。所以，现代泌尿外科学具有时效性。本书编写的目的是将现代泌尿外科最新的理念和技术介绍给从事泌尿外科专业的同道们和有志从事泌尿外科事业的青年医师。

近 20 年来，随着科技的发展和诊治理念的更新，各种微创技术在泌尿外科领域得到广泛应用，在造福患者的同时也提高了技术含量和进入"专家"行列的门槛，于是"达·芬奇"机器人应运而生。在精准医学方面，如今各类测序公司在中国如雨后春笋一般不断涌现。不同部位的肿瘤因测序结果的相似性，可能"异病同治"；而同样是前列腺癌其测序结果却可以千差万别，因而可以"同病异治"。精准医学依赖于昂贵的高科技测序技术，而伴随的靶向药物更是价格不菲，充分体现了"生命的价值"。然而，现代"精准医学"是否精准？我们通过新一代测序技术，确实发现了很多有意义的基因突变，但是基因只是疾病内因的一部分，基因测序虽然让我们了解疾病的复杂性和发展变化，却不足以解决我们对疾病的所有困惑。所以，为了更加精准，可能我们必将更多地探索令人迷茫的微观世界，最终完成从经验医学到科学医学的飞跃。

回顾现代泌尿外科的发展历程，使我们清醒地认识到现代的医学实践还有多么的不完美。我国泌尿外科在创新性基础与临床研究领域还很薄弱，我们仍停留在热衷于提高手术技巧的层面上，更没有真正认识到现代医疗模式已经由经验科学转向循证医学；大数据人工智能医学已经进入现代泌尿外科临床应用研究领域。众所周知，我国泌尿外科疾病诊疗指南所推荐的参考文献几乎都来源于外文文献，且不论人文、经济和人种差异是否适合国人泌尿外科疾病。那么中国泌尿外科人的贡献在哪里？怎么体现？鉴于此，中国泌尿外科医师需要对国家和民族负责，制定符合国情和民情的诊疗指南，其依据的大数据应当来自中国泌尿外科医师的临床研究，更重要的是我们真的还有很大的改进空间有待泌尿外科同道去创新和完善。当然，这不仅仅是医师的事情，政府、行业学会应该和医师一起，从医疗体制、诊疗规范、健康教育等方面应加以改进和完善，这远比制造新药和革新技术能够挽救更多的生命。

展望未来，随着计算机技术的发展，大数据和人工智能时代的来临，以大数据人工智能做出的病理学诊断和影像学诊断比资深医师还精准。试想，我们培养一个合格的泌尿外科医师需要至少 10 年时间，而组装一个智能机器人可能只要几天时间，此机器人可以将人体结构实时三维立体扫描，它在看到器官表面的时候就知道病灶有多深，范围有多大，周围有多少血管和神经，它可以精确地操作手术器械，提前预防器官损伤和出血，甚至精确地计算出所切割的组织是正常人体组织还是肿瘤。当这样的未来将会成为现实，我们医师的职业是否会受到威胁？也许未来，我们比机器人多的只是人文的关怀。

大家都知道，我们已经进入了互联网时代和“后个人电脑时代”。远程“面对面”的医疗模式正在展开，它必将冲击传统意义上的医院模式。患者的就医模式正在发生改变，新生代已经习惯于足不出户就享受到方便快捷的网络服务，服务到家已不再是口号，未来公有制医院将面临“服务”的考验。在一个科技和社会变革的时代，中国的泌尿外科人该如何融入时代的洪流？然而，在喧嚣浮躁的市井中，希望有更多淡泊明志的专家学者，不忘初心，牢记使命，传承发展，结合创新，追求卓越，我们永远在奋斗的路上。

最后，以中国古代哲学家老子的“出世入世”论与读者共勉，我们应当以出世的心态立身，以入世的心态工作，为中国泌尿外科事业“顶天立地”的腾飞与发展奋斗在当下。前有古人，后有来者。我们真诚向参加《现代泌尿外科学》出版的知名专家学者、泌尿外科同道、人民卫生出版社和所有为本书出版做出辛勤工作的编审工作者表达最诚挚的感谢。

牛远杰　韩瑞发

2022 年 1 月 16 日于天津

# 本书由以下科研项目资助出版

国家自然科学基金“长链非编码 RNAPCAT1 通过调节 FKBP51 蛋白复合体介导去势抵抗性前列腺癌进展的分子机制”（项目编号：81772756）

国家自然科学基金“受雄激素信号调节的 YAP1 蛋白在去势抵抗性前列腺癌增殖中的作用”（项目编号：81472682）

国家自然科学基金“LncRNA CYTOR 特异性调节 AR-V7 的剪接在去势抵抗性前列腺癌形成中的作用”（项目编号：81872100）

国家自然科学基金“NTS/NTRS/SOX2 在雄激素剥夺治疗诱导的前列腺癌神经内分泌转化中的作用及机制”（项目编号：81802573）

国家自然科学基金“YBX1 与 G3BP1 相互作用调控能量代谢促进肾细胞癌增殖及转移的分子机制研究”（项目编号：81872078）

国家自然科学基金“BUB1 蛋白激活 STAT3 信号通路促进膀胱癌发生发展的机制研究”（项目编号：81872079）

国家高层次人才特殊支持计划领军人才“万人计划”专项经费（项目编号：W02020512）

天津医科大学“十三五”“双一流”学科建设经费

天津市泌尿外科临床研究中心专项经费

天津市人才发展特殊支持计划专项经费

天津市卫生计生行业高层次人才选拔培养工程专项经费

# 目录

## 第一篇　肾上腺疾病与外科治疗进展

# 第二篇 上尿路良恶性肿瘤与外科诊治

## 第三篇 上尿路先天畸形与外科治疗

## 第四篇 输尿管发育异常与相关疾病

## 第五篇 泌尿生殖系统损伤与外科处理

# 第六篇 膀胱癌相关疾病与外科治疗

## 第七篇 膀胱排尿功能障碍性疾病

## 第八篇 泌尿系统结石概论与外科治疗

# 第九篇 前列腺疾病与外科治疗

# 第十篇 阴囊区疾病与外科诊治

# 第十一篇 阴茎与尿道疾病

## 第十二篇 性功能障碍与生殖疾病

## 第十三篇　肾功能衰竭与肾移植术

## 第十四篇 组织工程技术在尿路重建中的应用研究

# 视频资源目录

# 第一篇

# 肾上腺疾病与外科治疗进展

# 第一章

# 肾上腺疾病与外科治疗发展史

## 第一节 概　　述

当我们今天回顾肾上腺疾病的认识历史与外科治疗的发展历程时，我们应当真诚地感谢众多解剖学、内分泌学、病理生理学、生物化学、影像学和泌尿外科学领域的前辈们对肾上腺外科发展做出的杰出贡献。他们不仅精确地描述了肾上腺的组织学来源、解剖结构、肾上腺疾病的临床表现、病因基础、病理生理学变化、生化判定指标、影像学诊断、手术路径与操作方法，而且还使肾上腺疾病发展成为泌尿外科一个独立的亚专业和研究领域。随着肾上腺疾病生物化学、分子生物学、分子病理学、现代影像诊断及微创外科治疗技术的进步与快速发展，使肾上腺疾病在临床诊断与现代外科治疗领域进入了精准预测、精准诊断和精准治疗时代。

以当代视角回顾肾上腺外科 100 多年的发展历史，使我们深知每个时代获得的临床创新性研究成果都是在前代研究工作的基础上取得的进步，而不是单纯移植前辈们对肾上腺疾病的认识理论、治疗方法和临床表现的经典描述。通过对肾上腺疾病历史背景的了解，我们对众多解剖学、内分泌学、病理生理学、生物化学、影像学和泌尿外科学家精于临床，乐于科研的实践探索精神而备感崇敬。在那个年代，他们对肾上腺疾病的认识、诊断方法与外科治疗途径做出了许多开创性基础与临床研究工作。他们的研究成果与贡献推动了现代肾上腺外科的发展，他们的丰硕创新性成果，将永远记录在肾上腺外科发展的历史画卷之中。

## 第二节 肾上腺疾病的认识历史

早在 1800 年 Cuvier 就描述了人体肾上腺的存在并将其分为皮质和髓质，但肾上腺的生理功能和作为一种内分泌疾病的认识则始于 1850 年内分泌成为一门独立的临床专科之后。在内分泌疾病的研究历史中，人们通常将 19 世纪后期称为现代临床内分泌学的开端。在那个年代，欧洲大陆和英国内分泌学的研究工作主要体现在两个方面：一方面依靠临床观察及简单的实验室检查，另一方面就是病理解剖学研究，即细胞形态学研究。1855 年，美国盖伊斯医院 Thomas Addison 医师以简要而又精辟的语言描述了一例面如青铜色的患者，其临床表现为皮肤、黏膜色素沉着，尤其以面部色素沉着为明显特征。伴有严重的胃肠道症状、贫血、体质虚弱、低血压、脉细数等危及生命的体征。尸检发现患者双侧肾上腺遭到严重破坏，病理检查证实双侧肾上腺萎缩是由于结核病导致肾上腺功能衰竭和死亡的原因。本病以 Addison 医师的姓命名为艾迪生病（Addison disease），即慢性肾上腺功能减退症。Addison 医师睿智的观察和简明经典的描述，开创了世界内分泌医师对该病和其他肾上腺疾病认识的新纪元。与之相反，有关肾上腺皮质功能亢进综合征的认识，则应追溯到 1905 年 Bullock 和 Sequeira，1907 年 Guthrie 和 E-mery 的个案报道。然而，有关肾上腺皮质功能亢进综合征的经典描述，当属 Cushing 医师的权威报道。1932 年，波士顿外科医师 Cushing 收集了文献中 10 例个案报道资料，加上自己治疗的 2 例患者，以《垂体嗜碱细胞腺瘤及其临床表现》为题发表了他的学术论文。在论文中他精辟地描述了肾上腺皮质功能亢进综合征的临床表现与体征,包括向心性肥胖、闭经、多毛、皮肤紫纹、高血压、饥饿烦渴、红细胞增多、易于感染等临床表现特征。在讨论中他提出了垂体嗜碱细胞瘤是导致肾上腺皮质亢进的病因。自从 Cushing 医师的论文发表后,有关肾上腺皮质功能亢进综合征的病因便开始了不断地争论,其争论的焦点是"肾上腺皮质亢进综合征"是垂体源性的,还是肾上腺源性的。最终争论的结果均承认 Cushing 医师对"肾上腺皮质亢进综合征"的诊断、治疗与病理组织学检查的判定,并将该病命名为库欣综合征(Cushing's syndrome)。

在第二次世界大战期间,Jerome Conn 医师被指派研究在南太平洋作战士兵有关炎热气候环境与疾病问题,他发现一名出现严重症状的士兵其汗液中的含盐量明显减低,其表现与注射脱氧皮质酮醋酸盐引发的症状相似。1954 年 Conn 医师在临床工作期间发现一位患者的临床表现和检测的生化指标也与注射脱氧皮质酮醋酸盐的临床表现相似,他意识到该患者可能是由于肾上腺分泌过多的醛固酮盐皮质激素所致,于是 Conn 医师为该患者实施了探查手术,并在右侧肾上腺发现了肿物,在手术切除肿瘤后患者的临床症状和生化检测指标均恢复正常,顺利康复。此后,将肾上腺分泌过多的醛固酮引起的临床综合征被命名为 Conn 综合征(Conn's syndrome)。

尽管早在 1800—1805 年 Cuvier 就已经确定肾上腺有皮质和髓质的存在,但肾上腺皮质与髓质各有何种生理功能尚不清楚。1886 年,Frankel 医师报道一例 18 岁女孩患有双侧肾上腺肿瘤的临床表现,该女孩 3 年内屡犯心慌,间断血压突然增高,脸色苍白,头疼呕吐。1895 年 Oliver 和 Schafer 证实用肾上腺浸出液可明显提高动物的血压。随后,Talkamin 和 Aldrich 从肾上腺提取出纯净的结晶物,并用极微量(1/100 000g)提取物注射家兔体内后可明显升高兔的血压。这提示,肾上腺组织中含有升高血压的物质,后来该物质被命名为肾上腺素。1896 年,Mansse 等人收集了 15 例有同样临床表现的肾上腺髓质肿瘤并详细描述了肾上腺髓质肿瘤的病理组织学特征。1912 年,病理学家 Pick 从希腊字母"Phaio"和"Chroma"定义词汇为"Pheo-chromo-cytoma"并用嗜铬染色定位嗜铬细胞和病理组织学特点。随后,Kohn 医师又对嗜铬系统进行了描述,使对嗜铬细胞瘤的临床表现、病理组织学特征和病理生理学变化有了较为完善的系统认识。

1914 年 Holmes 和 Surgent 实施肾上腺切除治疗高血压,但术后患者的高血压症状并未得到改善。Allezailsh 和 Peron 认为,这种情况的发生表明,肾上腺以外可能存在着异位嗜铬组织,这是内分泌学家首次提出异位嗜铬细胞瘤的概念。1929 年,Rabin 在嗜铬细胞瘤组织中发现含有类肾上腺素物质,认为阵发性高血压是嗜铬细胞瘤产生与释放肾上腺素有关。1938 年,Binger、Craig、Palmer 和 Castleman 同期报道了持续性高血压的病例。1946 年,美国医师 Euler 等人发现,在肾上腺素能神经末梢和肾上腺髓质均有去甲肾上腺素的存在。1949 年,Holton 证实,在嗜铬细胞瘤组织中去甲肾上腺素的存在,并明确地指出了"嗜铬细胞瘤"的临床表现与肾上腺素和去甲肾上腺素的过量分泌紧密关联。1950 年 Smithwick 收集了文献报道的 270 例嗜铬细胞瘤,其中 67% 的病例是尸检发现的。同年,Cross 和 Pace 等人首次报道了 2 例恶性嗜铬细胞瘤伴有阵发性高血压和颈椎转移的患者,首次提出恶性嗜铬细胞瘤概念与疾病特征。1947 年 Calkins 和 Howard 注意到嗜铬细胞瘤的发生有家族性倾向,1965 年 Williams 报道 17 例嗜铬细胞瘤中 6 例有家族史,这表明家族性嗜铬细胞瘤的存在。

我国肾上腺外科的发展始于 20 世纪 50 年代,并逐渐受到国际同行的重视。1961 年我国内分泌学家在爱尔兰肾上腺疾病国际会议上,报道了 61 例库欣综合征的诊断与治疗经验。随后,我国著名泌尿外科学家吴阶平教授通过大量的临床观察与实践,首次在国际上提出了一种与高血压有关的"肾上腺髓质增生"(adrenal medullar hyperplasia)。当时有关"肾上腺髓质增生"这一术语在国际内分泌疾病中几乎没有记载。虽然"肾上腺髓质增生症"的临床表现、生化检验指标与典型的肾上腺嗜铬细胞瘤相似,但手术探查发现的主要特点是肾上腺明显增厚,体积增大,病理组织学检查证实为典型的肾上腺髓质增生表现。对肾上腺体积增大、增厚的患者实施肾上腺部分切除后,可使部分"肾上腺髓质增生症"患者的高血压症状得到明显缓解,但仍有部分患者术后血压降低并不明显。究其原因,可能与肥大肾上腺的切除量不足有关。

尽管在国际上对"肾上腺髓质增生"仍有不同观点,其争论的目的是想否定"肾上腺髓质增生症"作为一种内分泌疾病的存在。近 40 多年来,随着生物化学、分子生物学、精准检验分析、功能影像学的快速发展与应用，经过几代人的不断探索与实践，不仅证实“肾上腺髓质增生症”的存在，而且它的发现与科学认定在肾上腺外科的发展历史中占有重要的学术地位。

## 第三节　肾上腺激素发现与认识史

从1563年出版的“*Opuscula Anatomica*”一书中对肾上腺生理作用的简要描述，到对肾上腺皮质和髓质分泌的各种激素完美地定量分析、功能研究和精确的影像学与放射核素成像技术的应用，是一个从基础研究到临床实践，再认识，再实践的探索过程。在回顾肾上腺分泌产物在疾病诊断与鉴别诊断的历史时，我们应该记住美国科学家E. C. Kendal、J. J. Pfiffner、O. Winter和瑞士科学家T. Rerchstein为此做出的杰出贡献。

肾上腺激素作为肾上腺疾病完美的生化分析和临床精确的实验性诊断，首先归功于内分泌学家、生物化学家和病理生理学家通过对疾病的认识，肾上腺分泌产物的结构与功能分析以及在疾病发生发展中的病理生理变化。1936年Kendall等人首先分离出具有生物活性的结晶体，也就是后来被命名的可的松。在20世纪30年代，肾上腺内分泌疾病的研究经历过一段曲折的发展过程，特别是肾上腺皮质功能低下的治疗遇到难题。在那个时代的《欧氏内科学》里，有关治疗艾迪生病还提到可以注射肾上腺素，这是个根本错误的治疗方法。当然，那个时代的内科医师给艾迪生病患者注射肾上腺素对升高血糖也有一点作用，但它不代表治疗肾上腺皮质功能低下的病因治疗。因为引起该病的主要原因是肾上腺皮质类固醇激素缺乏。

20世纪40年代，是类固醇激素研究的鼎盛时期。在这一时期，内分泌学家与生物化学家的研究进入了以肾上腺皮质激素为主的研究阶段，并发现类固醇激素不仅存在于肾上腺皮质，还存在于男女性腺。事实上，肾上腺皮质与男女性腺类固醇激素的研究是同时进行的。1937年Reichstein等人首先合成了肾上腺皮质激素11-脱氧皮质酮。1943年Reichstein研究小组又合成了11-氧类固醇和11-脱氢皮质甾酮。然而，令人失望的是这些合成的类固醇在艾迪生病的临床治疗中没有证明有效。尽管在那个时期生物化学家已经从肾上腺皮质提取了至少26种结构不同的类固醇激素，但一些具有显著生物活性的类固醇激素仍未被发现。1946—1948年中期，Sarett等人合成了具有生物活性的克量级可的松，并在临床研究中证实可的松能用于治疗艾迪生病和替代肾上腺切除后肾上腺皮质功能低下的治疗的有效药物。

1952年英国的James Tait博士和后来成为Tait妻子的Sylvia Simpson博士从肾上腺浸出液中通过色谱方法分离出一种具有盐皮质激素活性的未定型成分。基于这种提取物对水盐代谢有很强的调节作用，一度被称为电解质激素。随着对该化合物分离成纯的结晶形后，瑞士科学家Reichstein博士对其分子结构进行了深入的研究并发现在碳18原子上的醛基结构，并将该提取物的化学结构定为皮质酮-18醛，最后命名为醛固酮。需要说明的是，早在James Tait博士从肾上腺浸出液分离纯化出电解质激素之前，美国斯坦福大学的科学家John Leutscher博士也曾怀疑这种提取物有醛固酮成分，因为他发现水肿患者少尿与钠潴留因素有关。1955年Conn描述了他称之为“原发性醛固酮增多症”患者的病理生理变化，并进一步认定醛固酮过量分泌是导致临床综合征病因基础。在以后的几十年里，许多内分泌学、药理学、病理生理学家都进入了肾上腺类固醇激素研究之中，促进了包括Cushing综合征、肾上腺皮质激素与高血压、肾上腺皮质增生症、肾上腺癌和其他肾上腺皮质疾病临床试验诊断与鉴别诊断的快速发展和新的诊疗技术的应用。

在肾上腺疾病认识、诊断与鉴别诊断的历史中，肾上腺素是我们第一个知道其化学结构并能人工合成的激素，该研究在1904年由药理学家Able教授完成的，在这项研究工作中也有日本学者的贡献。肾上腺素合成后，有关肾上腺素与高血压的病因诊断及病理生理学研究备受基础与临床学家的关注。自1945年Rothhe和kvael等人介绍了组胺刺激试验以来，临床上出现了一系列用于诊断与鉴别诊断嗜铬细胞瘤的试验方法。组胺激发试验的基本原理是利用组胺直接刺激嗜铬细胞释放儿茶酚胺，对诱发嗜铬细胞瘤患者血压快速升高者为试验阳性，血压没有变化者为试验阴性，通常可以排除嗜铬细胞瘤的存在。由于组胺激发试验对嗜铬细胞瘤患者存在潜在的风险性，1975年O. Longino和Grimson发明了酚妥拉明（phentolaminum-regitine）抑制试验。该试验通过阻断嗜铬细胞瘤释放儿茶酚胺，使嗜铬细胞瘤患者的血压下降,间接地判断患者有无嗜铬细胞瘤存在。20 世纪 80 年代,用于嗜铬细胞瘤诊断与鉴别诊断的激发或抑制试验逐渐让位直接定量测定患者血液和尿液的儿茶酚胺及其代谢产物的新的检验方法。随着对肾上腺分泌功能、类固醇激素产物与疾病关系的研究,促进了临床现代生化检验技术、超声技术、CT 和 MRI 影像诊断技术的快速发展与应用,使内分泌医师和泌尿外科医师在门诊就能快速地对肾上腺各种疾病做出精准的临床诊断。

## 第四节 影像诊断技术的应用与发展

现代影像诊疗技术的进步是现代肾上腺外科快速发展的重要组成部分。腹膜后或肾周充气造影、经腹主动脉肾上腺动脉造影是最早用于肾上腺肿瘤诊断的影像技术。1942 年奥地利医师 K. T. Dussik 首先在临床上使用 A 型超声装置筛查肾上腺疾病。随后美国、瑞典、芬兰医师分别报道了用 A 型超声定位肾上腺肿瘤(adrenal tumors)。1950 年英国苏格兰格拉斯哥大学 Ian Donald 教授发明了 B 型超声。20 世纪 70 年代 B 型超声快速成像技术用于肾上腺肿瘤的诊断。20 世纪 80 年代实时扇形扫描超声技术的发展与应用不仅提高了对肾上腺肿瘤的定位诊断,还可精准测定出 1cm 大小的肿瘤或有无囊性改变。同时还可探测肾上腺肿瘤与周围的毗邻关系。B 型超声成像技术的优点是操作便捷无创、可任意探测不同切面,而且很少受肋骨和肠道气体的影响。多普勒超声是美国科学家 Bomme 和日本科学家 Namekawa 根据奥地利物理学家,数学家和天文学家多普勒,克里斯琴约翰(Doppler,Christian Johann)1842 年的“多普勒效应”(Doppler Effect),把自相关技术获得的血流信号经彩色编码后实时地叠加在二维图像上,即形成彩色多普勒超声血流图像,在肾上腺良恶性肿瘤的鉴别上有一定的诊断价值。高清晰彩色多普勒超声的发展使肾上腺肿瘤的诊断更加快捷,其诊断准确率可达 95.8%,许多无症状肾上腺肿瘤常通过健康查体被发现。由于高清晰 B 型超声的应用,腹膜后充气造影、肾上腺动脉造影、肾上腺闪烁扫描和静脉血取样进行激素水平测定方法已很少在临床上使用。

20 世纪 70 年代,英国工程师 Hounsfield 发明了计算机断层扫描(computer tomography,CT)技术设备,该设备由 CT 扫描装置、计算机系统、图像显示和记录系统组成。由于 CT 的密度分辨率高、图像清晰、解剖关系明确,通过获得 5mm 层厚组织的 CT 值以及 CT 值改变对肾上腺疾病做出判断。1946 年,美国哈佛大学的珀塞尔和斯坦福大学的布洛赫宣布发现了磁共振(magnetic resonance,MR)现象,两人因此获得了 1952 年诺贝尔奖。磁共振是原子核的磁矩在恒定磁场和高频磁场同时作用下,产生共振吸收现象。1973 年实现磁共振图像化,20 世纪 80 年代美国科学家 Marguits 率先将 MR 用于人体各器官检查,从此将磁共振技术用于现代医学疾病诊断时代。尽管磁共振成像技术在肾上腺疾病的诊断与 CT 基本相似,但由于磁共振成像技术参数多,在反应肾上腺肿瘤含水量上较 CT 敏感,特别是磁共振成像能够做矢状和冠状成像,可清楚显示肿瘤与周围器官的界限和毗邻关系。

核医学作为 20 世纪中期一项新兴的肾上腺疾病诊断技术,其特点是能够从体外对体内许多分子生物活性物质进行超微量分析,定量和定性判断组织器官功能与解剖学变化,是一种功能依赖性用于肾上腺疾病诊断的有效方法,对功能性肾上腺疾病如肿瘤、肾上腺髓质增生症等疾病能够做出较为精准的判定。由于肾上腺疾病的功能性变化常发生在疾病的早期。因此,核医学在肾上腺功能性疾病的早期诊断中具有重要的应用价值。

1957 年第四军医大学建立了我国第一个同位素研究室和放射性同位素应用培训班。随后北京,天津,上海,广州,长春等地也相继建立了一批同位素实验室,促进了核素示踪方法在多种学科中的应用与发展。间位 $^{131}$I 代苄胍($^{131}$I-MIBG)是一种亲肾上腺素的示踪剂,可同时检测出肾上腺、肾上腺以外的嗜铬细胞瘤和恶性铬细胞转移癌。1971 年 Lieberman 和 Bierwlts 等人报道应用 $^{131}$I 标记的 19 碘胆固醇进行肾上腺皮质显像获得成功,开创了应用放射性核素诊断肾上腺皮质疾病的新时代。需要指出的是,放射性核素显像技术在肾上腺疾病的诊断应用中仍有其局限性:①无分泌功能的肾上腺肿瘤、低功能肾上腺肿瘤以及肾上腺囊肿不能被判定;②不能显像肿瘤的实际大小和形态;③不能明确肿瘤与比邻组织和器官的关系;④示踪剂供应与检测条件受到一定程度的限制。

综上所述,现代影像技术的快速发展与应用,推动了肾上腺疾病的精准诊断和早期发现。当我们回顾肾上腺疾病影像诊断从腹膜充气造影、经腹主动脉肾上腺动脉造影、超声、CT、MRI以及核素显像的发展历史时,我们对每一个时期肾上腺疾病影像诊断技术的产生都与那个时代自然科学技术与现代工业科技的快速发展密切相关。在时空进入21世纪的今天,随着生物化学、分子生物学、分子免疫学、分子病理学、差异基因表达以及干细胞研究的快速发展与应用,使肾上腺疾病的诊断与治疗将进入分子靶向显像和精准治疗的新时代。

## 第五节　肾上腺疾病手术治疗发展史

肾上腺疾病外科手术的历史应追溯到1889年Thornton为一例36岁女性实施腹膜后巨大肿瘤时完成的。因当时Thornton医师并不知道该肿瘤起源于肾上腺还是肾脏,故将肾和肾上腺肿瘤一并切除。这也是肾上腺外科史上第一例肾上腺肿瘤切除术。然而,在肾上腺外科治疗史中,真正术前有计划地实施肾上腺肿瘤手术治疗则始于1914年Sargent医师报道的巨大肾上腺肿瘤切除术。1927年Charles Mayo首次报道经腹入路肾上腺切除术治疗嗜铬细胞瘤。实际上,Mayo医师当时也不知道自己所做手术的准确病理生理过程和性质,而认为手术切除的是一条迷走神经。1936年Young采用"曲棍球杆"样入路对双侧肾上腺同时进行探查与处理。1949年Chute医师报道了胸腹联合切口治疗巨大肾上腺肿瘤的新路径。1965年Turner-Warwick描述了一种经肋骨上缘入路肾上腺切除术。随后,经第10肋、第11肋、第11肋间等各种肾上腺肿瘤切除路径相继被描述。需要说明的是,每一种手术路径都有其各自的优点与不足,手术路径的选择应取决于肿瘤大小和术者的经验与习惯。

随着对肾上腺激素病理生理的认识与进展,促进了外科医师对肾上腺疾病术前的安全性评估与准备。1938年Waiters和Kepler根据肾上腺疾病的病理生理学改变,提出术前准备和术后处理的必要性。Waiters和Kepler发现单侧肾上腺皮质瘤分泌过多的皮质激素会导致对侧肾上腺萎缩。因此,当手术切除一侧肾上腺后,其萎缩之肾上腺不能够代偿人体所需的肾上腺皮质激素,造成患者术后急性肾上腺皮质功能不全,甚至危及生命。1950年Golderg和Aranow首次报道用苯甲酸(benzoic acid)诱发嗜铬细胞瘤的诊断试验。59例苯甲酸试验患者中56例试验阳性,手术证实为嗜铬细胞瘤,3例苯甲酸试验阴性患者,其中1例术前未用扩容疗法,手术切除肿瘤80g,术后在监护室监护治疗3天,5天内共使用肾上腺素224mg用来维持血压。Mayo医院分析了1927—1970年间138例嗜铬细胞瘤手术并发症,其中手术死亡率为2.9%。在4例死亡病例中2例因腹腔静脉和髂静脉损伤,2例发生心搏骤停死亡。死亡时间均发生在1965年。在这段时间内,泌尿外科医师对嗜铬细胞瘤的诊断仅仅依靠临床经验、腹膜后充气造影、简单的生化检测,而且缺乏良好的术前准备与风险评估。1976年,Vanderbilt大学附属医院分析46例嗜铬细胞瘤术后没有死亡病例的报道。在这一时期,良好的术前准备,嗜铬细胞瘤激发和肾上腺素抑制试验在诊断和术前安全评估起了重要的作用。在双侧肾上腺皮质增生手术的切除量趋于保守,提出一侧肾上腺切除不超过80%~90%,对侧肾上腺切除不超过50%~60%,两侧均要保留部分肾上腺组织。尽管这种保留肾上腺组织对术后改善肾上腺皮质增生患者的症状与复发率仍缺乏大样本分析与结论,但对于降低术后肾上腺皮质功能不全的风险性是肯定的。

我国肾上腺外科最早始于1957年吴阶平、王荣增教授报道的13例肾上腺疾病的外科诊治经验(8例库欣综合征、2例肾上腺生殖器综合征、3例嗜铬细胞瘤)。这也是我国首次以论著形式报道肾上腺疾病的外科治疗经验。1960年第二军医大学第一附属医院马永江教授出版了我国第一部《肾上腺外科》,该书的出版推动了我国肾上腺外科的快速发展。1962年吴阶平教授进一步总结了59例肾上腺疾病术后病理组织学结果,其中35例肾上腺皮质增生症、16例腺瘤、5例皮质癌,4例病理组织学检查未见异常。该报道的结论指出,不论是肾上腺皮质增生还是肾上腺皮质瘤,只要切除足够的肾上腺组织均可使肾上腺皮质激素分泌亢进引发的症状得到减轻或完全消失。1979年俞天麟报道术前应用α-受体阻断剂降低外周血管阻力,补充足够液体维持正常的血容量,从而在接近生理状态下完成嗜铬细胞瘤手术经验。这提示,强调良好的术前准备方法可避免高血压危象的发生,使手术死亡率从20%降低到1%。1981年在第一届全国泌尿外科学术年会上共报道了497例Cushing综合征的诊治经验。据统计,1993 年我国泌尿外科共发表肾上腺疾病的学术论文 200 篇,其中疑难、巨大嗜铬细胞瘤达 1 000 余例。在这一时期,我国在肾上腺疾病的诊断、外科治疗、术前准备、安全性评估更趋完善,醛固酮瘤的定位诊断率 79.3%,嗜铬细胞瘤的定位诊断率为 94.4%,皮质醇增多症确诊率达 100%。

有关肾上腺移植的历史,最早始于 1964 年 Hardy 在实施 Cushing 综合征术中,应用将切除的残留肾上腺埋藏在患者皮下组织内,作为术后预防肾上腺皮质功能低下的替代方法,并取得了良好的防治效果。1981 年我国王植桑等人为 1 例患双侧肾上腺皮脂腺瘤的 27 岁女性患者实施了双侧肾上腺切除术,并在患者大腿内侧进行了同种异体肾上腺移植埋藏术。术后患者未发生肾上腺皮质功能不全,而且各项内分泌检查均在正常范围内。同年 9 月,在美国召开的国际器官移植大会上,我国学者詹炳炎报道 13 例胎儿肾上腺移植治疗艾迪生病的临床结果,该报道刊登在美国器官移植杂志上。1984 年虞湘才、陈忠华和陈坚等人先后报道了应用显微外科技术实施同种异体带血管肾上腺移植术,推动了肾上腺移植外科技术的进一步发展。

自从 19 世纪后期开放式肾上腺外科手术用于治疗各种肾上腺疾病以来,肾上腺解剖、外科技术与手术路径已有许多经典的描述。近半个多世纪以来,有关开放式肾上腺外科手术的基本方法却没有太大的改变。直到 20 世纪 90 年代初,Gagner 首次采用腹腔镜经腹腔入路实施肾上腺切除术获得成功。随后,Caur 发明一套腹膜后气囊扩张器械与方法,使泌尿外科医师在腹腔镜下实施肾上腺疾病切除术的视野扩大,解剖层次更加清楚。操作空间的加大使组织分离、切割、止血更加便利,显著提高了手术与患者康复过程中的时效性与安全性。肾上腺微创外科技术、手术路径与切除方式改变均发生了革命性进展。

尽管肾上腺微创外科技术正趋向替代传统的开放式手术。然而,对巨大复杂的肾上腺肿瘤或侵袭性肿瘤来说,开放性手术在临床上仍有其重要的位置。况且,在准备进行腹腔镜肾上腺肿瘤手术时,开放式手术也是必不可少的基本功与技术储备。这是因为在进行腹腔镜肾上腺手术过程中有可能遇到腹腔镜技术不能解决的意外情况。因此,对于泌尿外科医师来说,应当熟练掌握开放性手术的操作技能与经验,能够在紧急情况实施开放性手术,以保障患者的生命安全和手术治疗目的顺利完成。

(韩瑞发)

## 参考文献


[1] FINDING J W, RAFF H. Screening and diagnosis of Cushing syndrome [J]. Metab Clin North AM, 2005, 34:385-402.

[2] JOSSAT G H, BURPEE S E, GANER M. Surgery of the adrenal gland [J]. Endocrinol Metab Clin North AM, 2000, 29:57-67.

[3] LAL G, BUCH Q Y. Laparoscopic adrenalectomy: Indications and technique [J]. Surg Oncol 2003, 12:105-123.

[4] LOVAS K, HUSEBYE E S. Addison disease [J]. Lancet, 2005, 365:2058-2061.

[5] MERKE D P, BORNSTEIN S R. Congenital adrenal hyperplasia [J]. Lancet, 2005, 265:2125.

[6] BRUNT L M. The positive impact of laparoscopic adrenalectomy on complications of adrenal surgery [J]. Surg Endosc, 2002, 16:252-257.


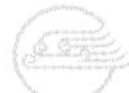

# 第二章 肾上腺疾病外科治疗的相关基础

## 第一节 肾上腺胚胎与解剖学

肾上腺是人体的重要内分泌腺之一，位于腹膜后肾上极的前内方，被脂肪组织及肾筋膜包绕。肾上腺由皮质和髓质两部分构成，肾上腺的皮质和髓质是两个独立的内分泌腺，其来源，组织结构和功能（分泌的激素）均不相同。肾上腺皮质分泌类固醇激素，作用广泛，参与维持机体的基本生命活动。肾上腺髓质分泌儿茶酚胺类激素，参与机体的应激反应。

### 一、肾上腺皮质的发生

肾上腺皮质和髓质起源不同，从发生上来看，皮质来源于体腔的上皮的中胚层；而髓质的嗜铬细胞和交感细胞来自神经嵴，即来自外胚层。在两栖类、爬行类和鸟类，嗜铬细胞散在于皮质内，而在哺乳类，嗜铬细胞形成髓质，由皮质包绕。胚胎期的肾上腺体积较大，主要为皮质，髓质部分不明显。其大小在第 2 个月初约为肾的 2 倍，第 3 个月时与肾等大，第 6 个月时与成年人肾上腺等大。

出生后，肾上腺体积迅速变小，至青春期又增长到出生时的大小。胚胎 5~6 周，肾上腺细胞起源于中胚层后壁的体腔上皮细胞，接近中肾，位于肠系膜根部和性腺原基之间。此细胞迅速增殖，伸向深面的间充质内，形成肾上腺皮质原基。第 7 周，皮质原基被包膜包裹，形成原始皮质(胚胎皮质)。胎儿时期，原始皮质发达，厚约为 0.44mm。由于原始皮质发达，所以肾上腺体积很大。在第 16 周时，胎儿的肾上腺比同时期的肾脏还要大。第 24 周，原始皮质发育达到最高峰，原始皮质占整个肾上腺皮质体积的 80%，此时肾上腺已有分泌皮质激素功能。

在胚胎发育 12 周，中胚层体腔上皮再度增殖，并伸入间充质，排列于原始皮质外围，形成一薄层皮质，称为永久皮质(固定皮质)。永久皮质厚约 0.33mm。

第 36 周时，由于永久皮质的球状层和束状层发育，原始皮质退化变薄，厚度比例达到 1∶3.7。出生后永久皮质增生迅速。出生后 1 周，永久皮质的细胞显示出球状带和束状带的雏形。3 岁后网状带也形成，永久皮质完全发育到成年人的形态结构。

### 二、肾上腺髓质的发生

肾上腺髓质的发生较皮质稍晚。胚胎第 3 周末，由外胚层细胞分化形成神经嵴。第 7 周，靠近原始皮质的少量来自神经嵴的细胞群，从内侧向肾上腺皮质移行，成群地混杂分布于原始皮质细胞之间，演化成肾上腺髓质的嗜铬细胞并逐渐被皮质包围。胚胎 16 周以后，不断从外胚层移行来的嗜铬细胞，逐渐分化成永久性髓质细胞并排列成索状或簇状的细胞群，此时，髓质内已含有少量的去甲肾上腺素。胚胎 24 周时，这些嗜铬细胞已移行到皮质中央，形成肾上腺髓质。人的肾上腺髓质在出生后 2~3 年才完全分化成熟。成人皮质与髓质之比约为 9∶1；老年人的髓质大于皮质，有时可高达皮质的 2 倍。在胚胎发育时期，由少数肾上腺皮质和髓质细胞移行至异常位置生长发育，称副肾上腺或迷走肾上腺。含有皮质和髓质组织的发育完整的副肾上腺较为少见，若有一般位于腹腔丛或肾皮质内。含有皮质组织的副肾上腺多于含有髓质组织的副肾上腺，多位于肾上腺附近的疏松组织内，有时在精索、附睾、子宫阔韧带内和其他部位（胰腺或肝脏）内。副肾上腺皮质内可见类似主肾上腺的三个带，髓质常缺如。由于髓质的嗜铬细胞与交感细胞同源，后者分布甚广，故含髓质组织（嗜铬细胞瘤）的副肾上腺可出现于身体各部。

## 三、肾上腺的外形

肾上腺外观呈浅黄色，前后扁平，包裹着一层薄的完整独立结缔组织被膜，与肾分离。左肾上腺借自身韧带固定于主动脉；右侧固定于下腔静脉和肝脏。肾上腺和肾一起包于脂肪囊和肾筋膜内，脂肪囊对其有固定作用。肾上腺不随呼吸而上下移动，也不也不会因肾下垂和肾切除而下降。

成人肾上腺高约 40~60mm，宽 20~30mm，厚 6~10mm。肾上腺的平均重量，男性左侧肾上腺为 7.17g，右肾上腺为 7.11g；女性左肾上腺为 7.20g，右肾上腺为 6.86g。髓质重量占腺体的 1/10。出生时，腺体占肾脏大小的 1/10；成年人为 1/30。右肾上腺为三角形或锥形，约占 78%；左肾上腺为半月或椭圆形，约占 65%。左侧比右侧略高。其余为僧帽形、蝌蚪形、似方形和不规则形。在尸体解剖时，约 3% 的成人可见巨结节，约 2/3 成人可见微结节，大多数结节为非功能性。应用 CT（图 2-1）或磁共振成像可清晰显示肾上腺的形态。

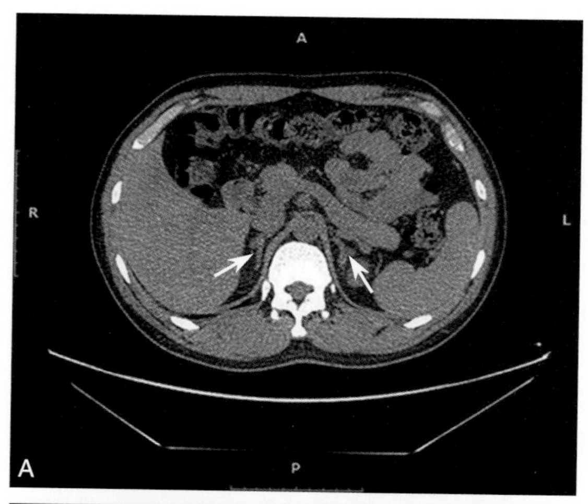


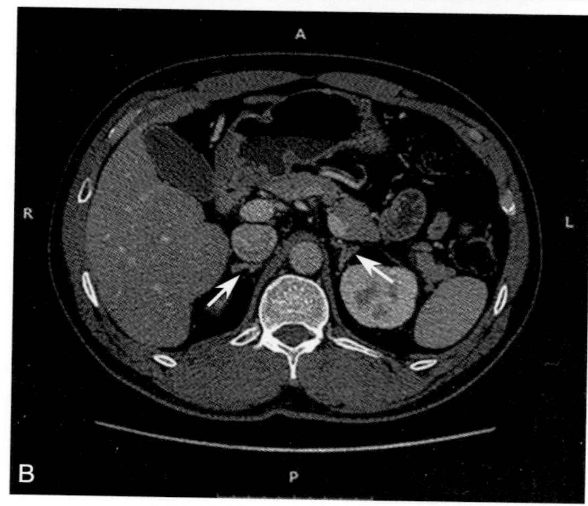


图 2-1 正常肾上腺 CT 影像学表现

两侧肾上腺都有前、后、下三个面和上、内侧缘。前面邻接腹腔脏器，后面紧贴于膈，下面（底）凹陷呈穹窿状，覆盖于肾的内上端。近内侧缘的前面下部凹陷处，称为肾上腺门，有肾上腺静脉穿出。新生儿出生时，肾上腺表面光滑，有浅窝及深沟，质地饱满并脆弱；出生后，腺体表面萎缩并有皱纹，外形与成人相似。

## 四、肾上腺与周围的毗邻关系

肾上腺为腹膜外的内分泌器官。位于腹膜和腹后壁之间、左右各一，两肾的内上方，腹腔动脉和下腔静脉的两侧，相当于第十二胸椎水平，一般左肾上腺高于右肾上腺。两侧肾上腺与周围组织器官的毗邻关系略有不同（图 2-2）。右肾上腺下面（底）隔疏松结缔组织与肾的上内方相接。它的前面稍微朝向外，分为内侧狭窄垂直区和外侧三角区：内侧区前面无腹膜，紧贴下腔静脉。外侧区上份前无腹膜，被肝裸区的下内侧角掩盖；下份前面有来自冠状韧带后层腹膜的覆盖，十二指肠上部可掩盖此区。前面下尖部有不明显的肾上腺门，右肾上腺静脉自此穿出，注入下腔静脉。它的后面被弯曲的横嵴分为上、下两区：上区微凸，后面是膈；下区凹陷，与肾上极的前内侧接触。它的内侧缘菲薄，内下方附近为右腹腔神经节、内脏大神经和沿右膈脚前面向上外走行的右膈下动脉。

左肾上腺形态为半月形，它的下面（底）凹陷，与左肾上极的内上方相接。它的内侧缘隆凸、外侧缘钝圆。它的前面分为上、下两区：上区被网膜囊的腹膜覆盖，隔网膜囊邻胃的贲门，有时和脾的后极相邻；下区无腹膜覆盖，前下方有胰体左端与脾动、静脉。左肾上腺门靠近其前面的下部，左肾上腺静脉

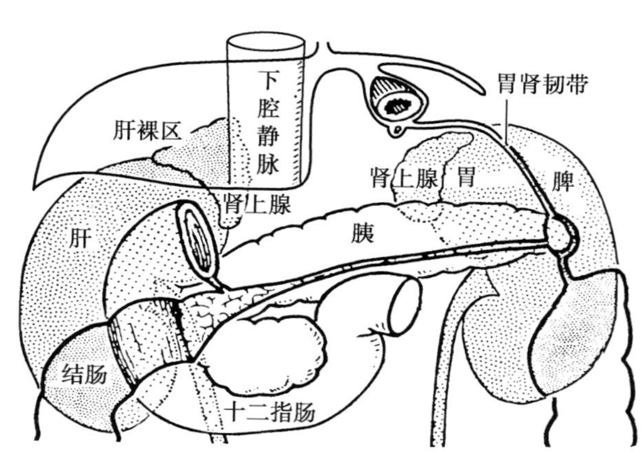


图 2-2 肾上腺与周围组织器官的毗邻关系

自此穿出，注入左肾静脉。左肾上腺后面被一纵嵴分为大的外侧区和小的内侧区。外侧区接触肾上极，内侧区内下邻接左腹腔神经节，沿左膈脚前面上升的左膈下动脉和胃左动脉。

## 五、肾上腺的血供

肾上腺的血液供应极为丰富，约占心输出量的1%。每分钟流经肾上腺的血量相当于其自重的7倍。肾上腺平均有11~12支动脉血管，有三个主要来源：膈下动脉发出肾上腺上动脉，腹主动脉发出肾上腺中动脉和肾动脉发出肾上腺下动脉。其余，常常起自肋间后动脉；偶尔来自左卵巢或精索内动脉。分别从肾上腺的上缘、内侧缘和下缘进入肾上腺。不同个体或同体左、右两侧肾上腺的血供及来源亦不同。

供应肾上腺的动脉及其分支，在肾上腺被膜表面和穿至被膜下发出逐级众多分支，最后形成毛细血管。动脉和毛细血管共同在被膜下构成动脉丛。从被膜下动脉丛发出皮质动脉，分布于球状带、束状带和网状带细胞群或索之间的窦样毛细血管。球、网状束之间的窦样毛细血管呈网状；束状带内的窦样毛细血管在纵行的单行或双行细胞索之间与被膜是垂直方向，其营养皮质细胞。

在皮质-髓质交界处毛细血管形成静脉窦，然后注入髓质内广大的静脉性血管窦，最后汇入中央静脉。肾上腺被膜内有一些小静脉。没有直接血供应束状带和网状带，皮质内无静脉系统。从被膜下动脉丛还发出较粗的髓质动脉，穿过皮质直至髓质，沿途几乎无分支。进入髓质后反复分支形成丰富毛细血管网，包绕嗜铬细胞团索，所以髓质细胞受皮质和髓质动脉的双重血液供应。血液一部分注入髓质静脉性血管窦，另一部分直接注入中央静脉。中央静脉和它的较大属支壁内有纵向排列的平滑肌，有调节中央静脉内血流量的作用。中央静脉从肾上腺门穿出后，为肾上腺静脉。短的右肾上腺静脉直接注入下腔静脉；较长的左肾上腺直接或先与膈下静脉回合后注入左肾静脉（图2-3）。肾上腺静脉注入膈下静脉，偶见注入肝门静脉（图2-4）。由于右肾上腺静脉很短，且多汇入下腔静脉的右后壁，故在右肾上腺切除术结扎肾上腺静脉时，应注意保护下腔静脉。灌注肾上腺的大部分血液先到达皮质，继流入髓质，其中的糖皮质激素可增强肾上腺髓质细胞内N-甲基转移酶的活性，使去甲肾上腺素甲基化为肾上腺素，肾上腺皮质的其他激素对髓质细胞的激素

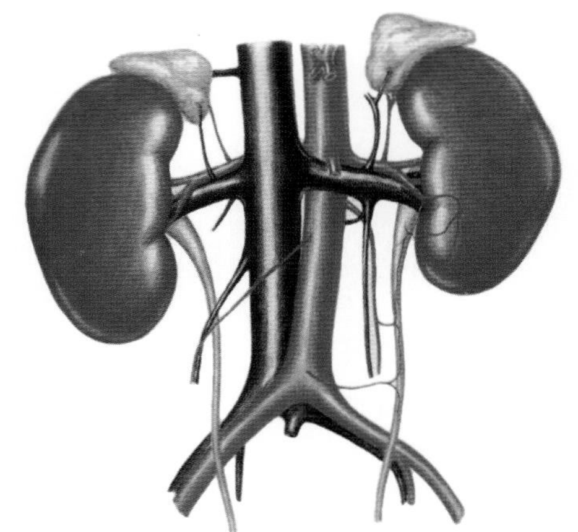

图2-3　肾上腺的动脉和静脉

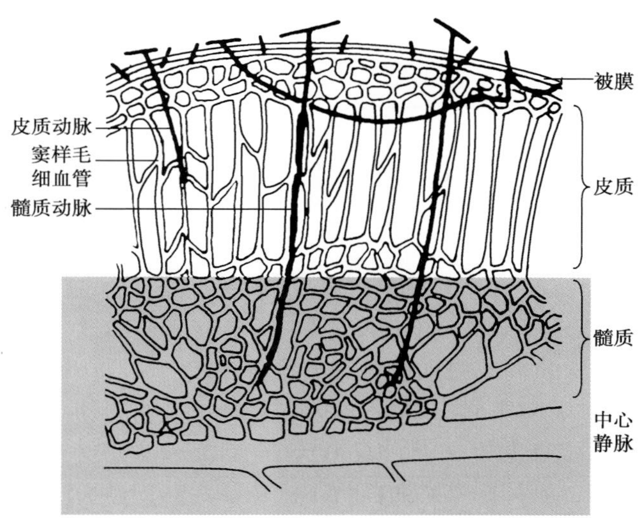


图2-4　肾上腺被膜下动脉丛及动脉血供、静脉回流模式图

生成亦有明显影响。由此可见，肾上腺皮质可明显影响髓质细胞激素的生成。

## 六、肾上腺淋巴引流与神经支配

来自皮质和髓质的淋巴管注入肾门，在此处，较大的淋巴管直接注入主动脉旁淋巴结外侧组、腔静脉外侧淋巴结及腰中间淋巴结。就器官体积的大小与神经分布的比例而言，肾上腺比其他内脏器官的神经支配更丰富（图2-5，图2-6）。起自胸8~腰1脊髓侧角细胞的交感神经，经白交通支，穿胸交感干神经节，组成内脏小神经和内脏最小神经，通过腹腔神经丛，随肾上腺小动脉抵达肾上腺。在被膜处和被膜下形成丰富的神经丛，神经纤维穿过皮质，进入髓质，终止在嗜铬细胞并与其形成突触。电镜观察到，突触前、后膜之间有一个150~200nm的间隙，突触

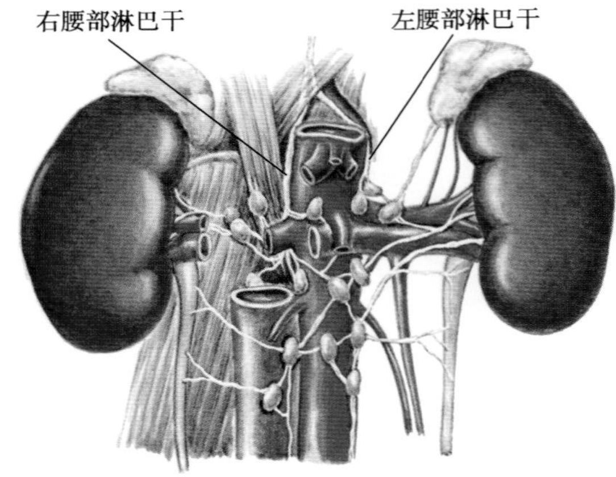


图 2-5　肾上腺淋巴引流示意图

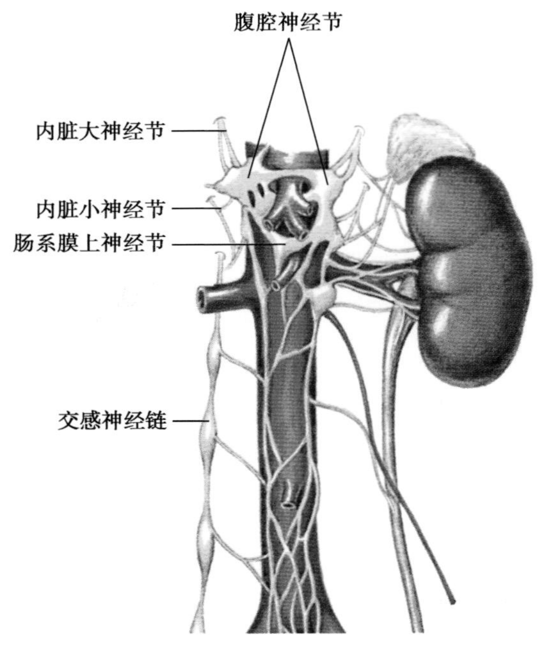


图 2-6　肾上腺的神经分布示意图

膜上常有电子密集带，神经末梢中有电子密集颗粒成分的突触小泡，一般认为只有无髓的交感神经节前纤维分布至嗜铬细胞，也可能有少量有髓神经纤维。一根纤维可支配几个嗜铬细胞，一个嗜铬细胞也可接受几个纤维末梢支配。刺激内脏神经，可引起嗜铬细胞释放儿茶酚胺；如切断该神经，则阻止嗜铬细胞的分泌。在肾上腺髓质内有少量的交感神经节细胞，一些节前无髓纤维与其形成突触。交感神经节、肾上腺髓质和铬细胞都是由交感肾上腺谱系的细胞所衍生，有作者研究了 6~34 周的人胚肾上腺髓质内铬细胞的发生，用各种标记可辨认出两种细胞，一种是较大的嗜铬细胞，另一种为较小的成神经细胞，而中等大小的成神经细胞则可分化为多极的节后交感神经元，其节后交感神经末梢分泌去甲肾上腺素。一般认为肾上腺皮质没有神经支配，但是在某些动物和人的肾上腺皮质细胞，可见少数传出神经末梢（属于节后纤维性质的无髓鞘纤维），可能是肾上腺素能神经纤维。

## 七、肾上腺的组织结构

### （一）肾上腺皮质

肾上腺表面包以结缔组织被膜，少量结缔组织伴随血管和神经伸入腺实质内。肾上腺实质由周边的皮质和中央的髓质两部分构成。成人肾上腺皮质约占 80%~90%，根据细胞排列情况，皮质由外向内可分为球状带、束状带和网状带三个带（图 2-7）。

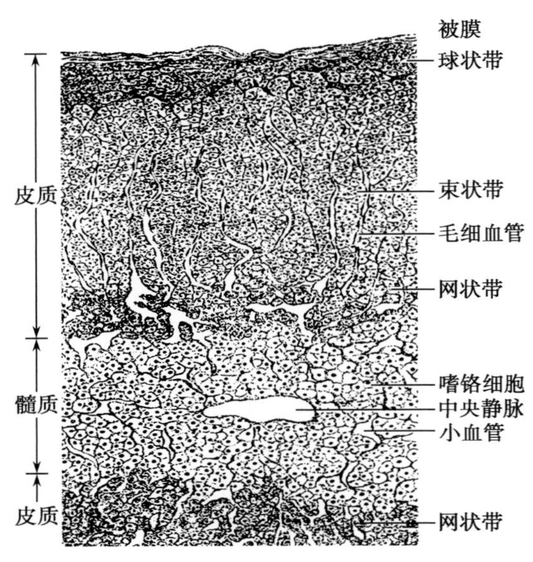


图 2-7　肾上腺组织细胞结构示意图

1. 球状带　球状带薄紧靠被膜，占皮质总体积的 15%。细胞较小，呈柱状或多边形，排列成球状团块，其间有结缔组织和窦样毛细血管。上皮细胞的核染色深，胞质略成嗜酸性，其中含少量脂肪滴，散在的长形线粒体，高尔基复合体位于细胞核附近。在电镜下，可见发达的滑面内质网，粗面内质网则很少，线粒体的嵴为板状，还有多聚核蛋白体，脂肪滴排列成小群状。

2. 束状带　球状带的内方为束状带，是皮质中最厚的部分，占皮质总体积的 78%。由多边形的细胞排列成单行或双行的索，与被膜呈垂直的方向，伸向内方。细胞之间，有网状结缔组织和窦样毛细血管。束状带细胞有的有两个核，胞质内含有许多脂滴，在常规标本上，胞质显为泡沫样。在电镜下，胞质内有发达的滑面内质网，粗面内质网很少，只存在核附近。线粒体为圆形，较大。线粒体嵴呈管状。脂滴散在于整个胞质内。核周围还常有溶酶体和脂褐素。

3. 网状带　网状带在束状带内方，紧靠髓质，占皮质总体积的 7%。细胞索交叉吻合成网状，网眼内有网状结缔组织和窦样毛细血管。细胞可分为明、暗两种。明细胞含有较少的脂滴，细胞质中线粒体和滑面内质网与束状带细胞无大差异。暗细胞的核固缩，染色深，并含有脂褐素，可能是蜕变的细胞。3 个带的细胞表面，常有皱襞，并有微绒毛，后者伸向细胞间隙或血管周间隙。窦样毛细血管内皮为有孔类型，孔有隔膜，窦周围散在有胶原纤维。

皮质激素按其生物学作用，大致可分为三类：主要作用于钠、钾代谢，为盐皮质激素，如醛固酮，产生于球状带；主要影响糖和蛋白质代谢，为糖皮质激素，如可的松，产生于束状带；网状带在两性均产生雄激素，也产生少量雌激素。

**（二）肾上腺髓质**

肾上腺髓质位于肾上腺中央，主要由排列成索或团的髓质细胞组成，细胞间为窦状毛细血管和少量结缔组织。在固定良好的状态下，细胞形态不一，成于多形细胞，细胞呈团块或索状，其间有结缔组织及血管。细胞核圆形，染色浅，细胞质内含有小颗粒。如果固定液含有铬盐，颗粒显棕黄色，因此这种细胞称为嗜铬细胞。颗粒的嗜铬反应，被认为是由于颗粒内的肾上腺素和去甲肾上腺素的氧化和聚合所致。细胞死亡后，颗粒迅速崩解，所以在常规标本上，髓质细胞的胞质呈弥漫性染色。嗜铬细胞根据组织化学反应又分为两类：一类细胞产生肾上腺素，含有大量酸性磷酸酶，用偶氮胭脂着色很深，但这种细胞不和银反应，不显自发荧光。相反，另一类细胞产生去甲肾上腺素，有噬银性，且显自发银光，但不为偶氮胭脂着色，酸性磷酸酶反应阴性。

在电镜下，髓质细胞分为两种：①大多数细胞，其颗粒为中等电子密度，于大鼠，颗粒有膜包被，平均直径为 210nm，含有肾上腺素；②另一种是成小群的细胞，散在于髓质，其颗粒嗜锇酸，较大，平均直径为 260nm，这种细胞被认为产生去甲肾上腺素。上述两种细胞，其高尔基复合体全在核附近，其扁平囊泡和泡内全含有电子致密的物质，大约是分泌颗粒的前驱物，于细胞周边有短而小的粗面内质网和杆状线粒体。

（田德润）

## 第二节　肾上腺激素的生理生化

### 一、肾上腺激素概述

肾上腺分为皮质和髓质两部分，肾上腺皮质来源于中胚层，主要分泌肾上腺皮质激素，包括糖皮质激素，盐皮质激素和性激素；肾上腺髓质来源于外胚层，主要分泌儿茶酚胺类激素包括多巴胺、肾上腺素和去甲肾上腺素，肾上腺髓质细胞和其他来源于神经嵴的细胞一样，还具有胺前体摄取脱羧（amine precursor uptake decarboxylation，APUD）功能，产生肽类或活性胺类激素。

肾上腺皮质激素三大类近 20 种激素，其合成的主要来源是胆固醇，故统称类固醇激素。环戊烷多氢菲是所有固醇的基本结构，它由三个环己烷和一个环戊烷构成。不同的类固醇因碳原子数及取代基不同，生理功能各异。胆固醇在皮质铁氧还蛋白还原酶/皮质铁氧还蛋白（adrenodoxin reductase/adrenodoxin，ADR/Adx）作用下转化为孕烯醇酮，孕烯醇酮分子结构和碳原子编号与其他类固醇激素分子惯用表示法相同，以及来源于环戊烷多氢菲的几种肾上腺皮质激素基本结构及其命名法（图 2-8A，图 2-8B）。

糖皮质激素对于碳水化合物、脂肪、蛋白质、水和电解质代谢，对人体免疫和多种脏器功能等都有极其重要的作用，是维系生命活动的重要激素，故又称为“维命激素”。糖皮质激素和盐皮质激素均为 21 碳甾体，雄激素和雌激素分别为 19 碳和 18 碳甾体。糖皮质激素的主要产物是皮质醇（cortisol），由肾

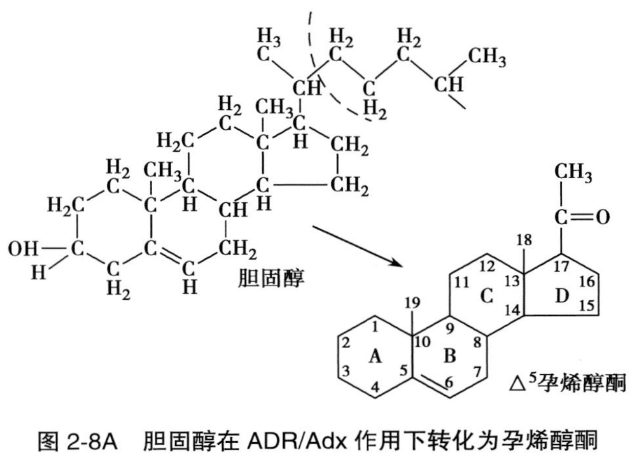

图 2-8A　胆固醇在 ADR/Adx 作用下转化为孕烯醇酮

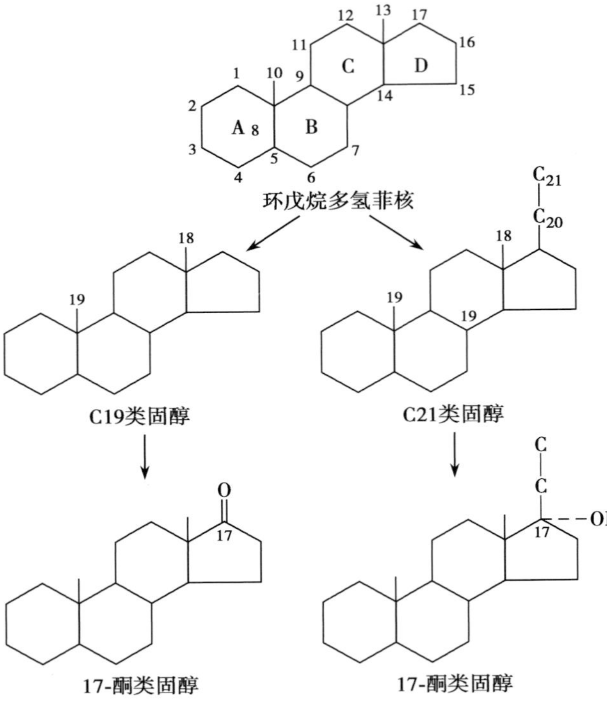

环戊烷多氢菲核

C19类固醇

C21类固醇

17-酮类固醇

17-酮类固醇

**图 2-8B 环戊烷多氢菲和孕烯醇酮结构的碳原子编号顺序和不同碳元素数目的类固醇激素**

上腺皮质的束状带合成；盐皮质激素的主要产物是醛固酮(aldosterone)，在皮质的球状带合成；盐皮质激素的主要作用是调节水、电解质代谢和酸碱平衡；性激素主要为活性较弱的雄激素和少量的雌激素，主要在网状带合成。网状带产生的性激素主要为雄酮类，包括脱氢表雄酮(dehydroepiandrostenerone，DHEA)，雄烯二酮和 11β 羟雄烯二酮等，其主要的生理作用是促进蛋白质合成和第二性征发育。

肾上腺皮质合成的皮质醇(cortisol)、皮质素(cortisone)、皮质酮(corticosterone)、醛固酮(aldosterone)、11- 脱氧皮质醇(11-deoxycortisol)和 11- 脱氧皮质酮(11-deoxycorticosterone)等 6 种有比较显著的皮质激素的作用。肾上腺皮质分泌的雌激素量虽然微小，但是有时可能与乳腺癌和前列腺癌等恶性肿瘤的发生有关。男性分泌雌激素过多，会出现男性女性化，男性乳腺发育等临床表现，女性产生雄激素过多，会出现多毛、痤疮、胰岛素抵抗和多囊卵巢综合征等临床表现。

肾上腺髓质激素由肾上腺髓质分泌，主要为儿茶酚胺类包括肾上腺素、去甲肾上腺素和多巴胺，而多巴胺为去甲肾上腺素前体。去甲肾上腺素不仅仅是肾上腺髓质分泌的重要产物，也是节后交感神经的重要递质，多巴胺在脑组织如基底节和正中隆突含量较高，也存在于中枢神经以外的交感神经节，神经元和某些嗜铬组织中，具有神经递质等多种作用。儿茶酚胺类激素影响机体所有组织的多种功能，对机体的应激反应发挥极其重要的作用。

除儿茶酚胺类激素之外，肾上腺髓质细胞可合成和分泌多种肽类激素、胺类激素、生长因子、细胞因子和免疫因子等，并通过旁分泌 / 自分泌方式调节局部的细胞功能。

当肾上腺皮质或髓质发生病变时，过多的激素(包括局部激素及激素样物质)可进入血液循环，引起各种临床表现和疾病。常见的肾上腺皮质和髓质激素(表 2-1)。

最近有学者发现肾上腺 X 区，是位于肾上腺皮质 - 髓质边界的过渡皮质区，最早发现在小鼠肾上腺，此区富含嗜酸性粒细胞。与小鼠 X 区相似，人胎儿肾上腺的也是一个暂时的皮质腔室，在肾上腺的发育过程中，胎儿的皮质细胞逐渐被新形成的成体皮质细胞所取代。

肾上腺皮质和髓质激素不只是在肾上腺腺体内合成和分泌，肾上腺外的许多组织和细胞也具有表达激素基因和合成激素的能力，并在各组织构成独立于肾上腺的局部调节系统，参与组织重建、创伤修复、细胞凋亡等过程的调节。调节异常时可导致高血压、胰岛素抵抗、肥胖、免疫功能紊乱等临床疾病。

肾上腺激素无论是皮质激素还是髓质激素，了解其生理作用及其生物合成、分泌、转运和代谢过程，对于临床医师都是非常重要的，因为很多药品都是基于这两类激素设计制造的，包括其类似天然成分的药物，减少水钠留置，增强其抗炎效果的药物等皮质激素，髓质激素拮抗剂，激动剂类药物达数十种，临床应用极其广泛，因此深入了解其生理作用和代谢途径是非常重要的。

## 二、肾上腺糖皮质激素

### (一) 肾上腺糖皮质激素的合成

肾上腺皮质激素合成的原料胆固醇，主要来源于血浆脂蛋白，部分来源于乙酸盐。胆固醇在血浆中以低密度脂蛋白(low-density lipoprotein，LDL)形式转运到肾上腺，与 LDL 受体结合，进入肾上腺细胞，以胆固醇酯的形式储存。一旦机体处于应激状态或者其他形式的需要，胆固醇酯分解为游离胆固醇，然后在多种酶的作用下转化为机体需求的肾上

表 2-1 肾上腺皮质和髓质激素中英文命名

| | | 中文名称 | 英文名称 |
|---|---|---|---|
| 肾上腺皮质激素 | 糖皮质激素 | 17- 羟孕烯醇酮 | 17-hydroxypregnenolone |
| | | 17- 羟孕酮 | 17-hydroxyprogesterone |
| | | 11- 脱氧皮质醇 | 11-deoxycortisol |
| | | 皮质醇 | cortisol |
| | | 皮质素 | cortisone |
| | 盐皮质激素 | 孕烯醇酮 | pregnenolone |
| | | 孕酮 | progesterone |
| | | 11 酮 - 孕酮 | 11-ketoprogesterone |
| | | 11- 脱氧皮质酮 | 11-deoxycorticosterone |
| | | 18 羟 -11- 脱氧皮质酮 | 18-hydroxy-11-deoxycorticosterone |
| | | 皮质酮 | corticosterone |
| | | 醛固酮 | aldosterone |
| | 雄性激素 | 脱氢表雄酮 | dehydroepiandrosterone, DHEA |
| | | 11β 羟 -Δ4- 雄烯二酮 | 11βhydroxy-Δ4-androstenedione |
| | | 硫酸去氢表雄酮 | dehydroepiandrosteneronesulfate, DHEAS |
| | | Δ4- 雄烯二酮 | Δ4-androstenedione |
| 肾上腺髓质激素 | 儿茶酚胺 | 多巴胺 | dopamine |
| | | 肾上腺素 | adrenaline |
| | | 去甲肾上腺素 | noradrenaline |
| | APUD | 肽类激素、胺类激素、生长因子、细胞因子和免疫因子等 | |

腺皮质激素。在肾上腺球状带细胞的线粒体内，胆固醇经 20，22 羟化酶和裂链酶的作用生成 Δ5- 孕烯醇酮，此物是所有皮质激素合成的必经中间产物。调节这一过程的除去垂体分泌的促肾上腺激素（adreno-cortico-tropic-hormone，ACTH）之外，还有类胰岛素生长因子Ⅱ（insulin like growth factor，IGF-Ⅱ）和载脂蛋白 E（Apo-E），后者主要作用是调节胆固醇酯的水平。胆固醇酯可能与类固醇快速调节蛋白（steroid acute regulatory protein）结合，穿越线粒体进入线粒体。胆固醇转移进入线粒体后，在 $Ca^{2+}$，GTP（三磷酸鸟苷）和不同类型的细胞色素 P450 及其对应酶的作用下合成不同类型的肾上腺皮质激素（图 2-9）。

已知肾上腺皮质激素有共同的四环结构，三个 6 碳环和一个 5 碳环，成为 17 碳环戊烷多氢菲。碳 17 位有酮基者称 17- 酮类固醇，碳 17 位有羟基者称 17 羟类固醇。碳 19 类固醇中，C18 和 C19 中有甲基（$-CH_3$），多属于雄激素。碳 21 类固醇系由 17 位延伸二碳（C20，C21），C18 有醛基，称为醛固酮，和 C18~C20 都为甲基的类固醇激素具有糖皮质激素或盐皮质激素的作用。

由于球状带中无 17-α 羟化酶，Δ5- 孕烯醇酮经 3β- 羟脱氢酶脱氢生成孕酮，孕酮经 21- 羟化酶生成脱氧皮质酮，然后经 11β- 羟化酶生成皮质酮，经 18- 羟化酶生成 18 羟皮质酮，最后经 18 羟脱氢酶生成醛固酮。在束状带和网状带无 18- 羟化酶和 18- 羟脱氢酶，因此 Δ5- 孕烯醇酮经 17-α 羟化酶，3-β 羟脱氢酶作用后生成 17-α 羟孕酮和孕酮，再经 21- 羟化酶生成 11- 脱氧皮质酮和 11- 脱氧皮质醇，此两种物质再经 11-β 羟化酶生成皮质醇和皮质酮。肾上腺皮质激素合成过程中结构变化和酶系作用部位（图 2-10）。酶的缺陷，编码基因及其所产生的激素改变（表 2-2）。

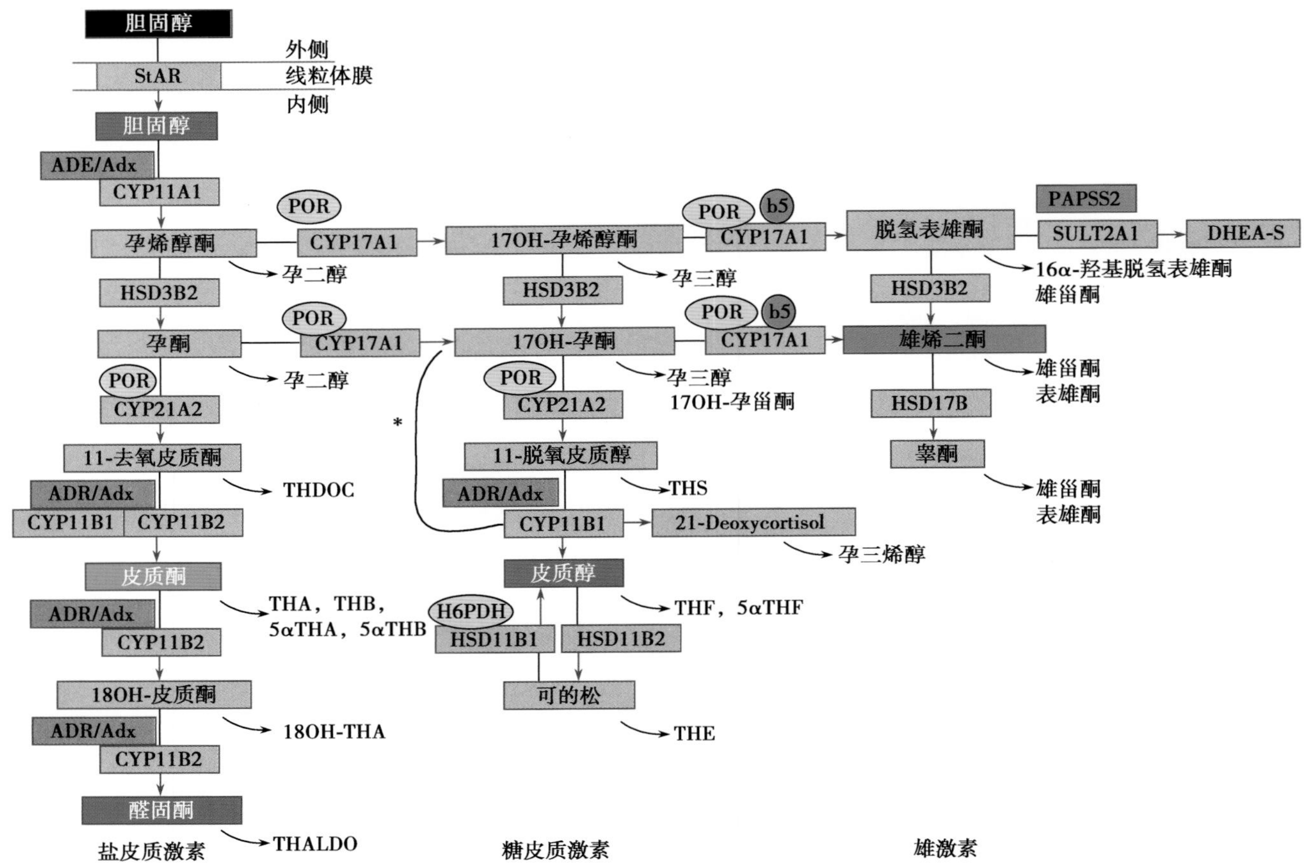


**图 2-9 肾上腺皮质激素生物合成通路及有关酶系统的作用部位**

StAR：类固醇快速调节蛋白；ADE/Adx：皮质铁氧还蛋白降解酶 / 皮质铁氧还蛋白；CYP：细胞色素 P450；HSD：皮质类固醇脱氢酶；POR：P450 氧化还原酶；THALDO：四氢醛固酮；THB：四氢皮质酮；THA：四氢 -11- 去氢皮质酮；THF：四氢皮质醇；THS：四氢 -11- 脱氧皮质；THDOC：四氢 -11- 脱氧皮质酮；SULT2A：磺基转移酶；PAPSS2：3 磷酸腺苷合成酶。

**表 2-2 肾上腺皮质激素酶的缺陷，基因和所编码的酶类及其产物的变化**

| | 基因 | 编码酶类 | 生理作用 |
|---|---|---|---|
| 21- 羟化酶缺陷症 | CYP21 | 21- 羟化酶 | 孕酮→脱氧皮质酮，羟孕酮→脱氧皮质醇 |
| 3β- 羟类固醇脱氢酶缺陷症 | 3β-HSD | 3β- 羟类固醇脱氢酶 / 3- 氧类固醇异构酶 | 3β- 羟类固醇脱氢，孕烯醇酮→孕酮，脱氧表雌酮→Δ4- 雄烯二酮及 3- 氧类固醇异构 |
| 11β- 羟化酶 / 皮质酮甲基氧化酶Ⅰ/ 皮质酮甲基氧化酶Ⅱ缺陷症 | CYP11B | 11β- 羟化酶<br>18- 羟化酶<br>18- 脱氢酶 | 11- 脱氧皮质酮→皮质酮，11- 脱氧皮质醇→皮质醇，皮质醇→ 18- 羟皮质酮，18- 羟皮质酮→醛固酮 |
| 17α- 羟化酶缺陷症 | CYP17 | 17α- 羟化酶<br>17，20- 裂链酶 | 孕烯醇酮→羟孕烯醇酮，孕酮→羟孕酮，羟孕烯醇酮→脱氢表雄酮，羟孕酮→雄烯二酮 |
| 类固醇急性调蛋白缺陷症 | StAR | | 催化所有 C-21、C19 及 C-18 类固醇激素合成 |

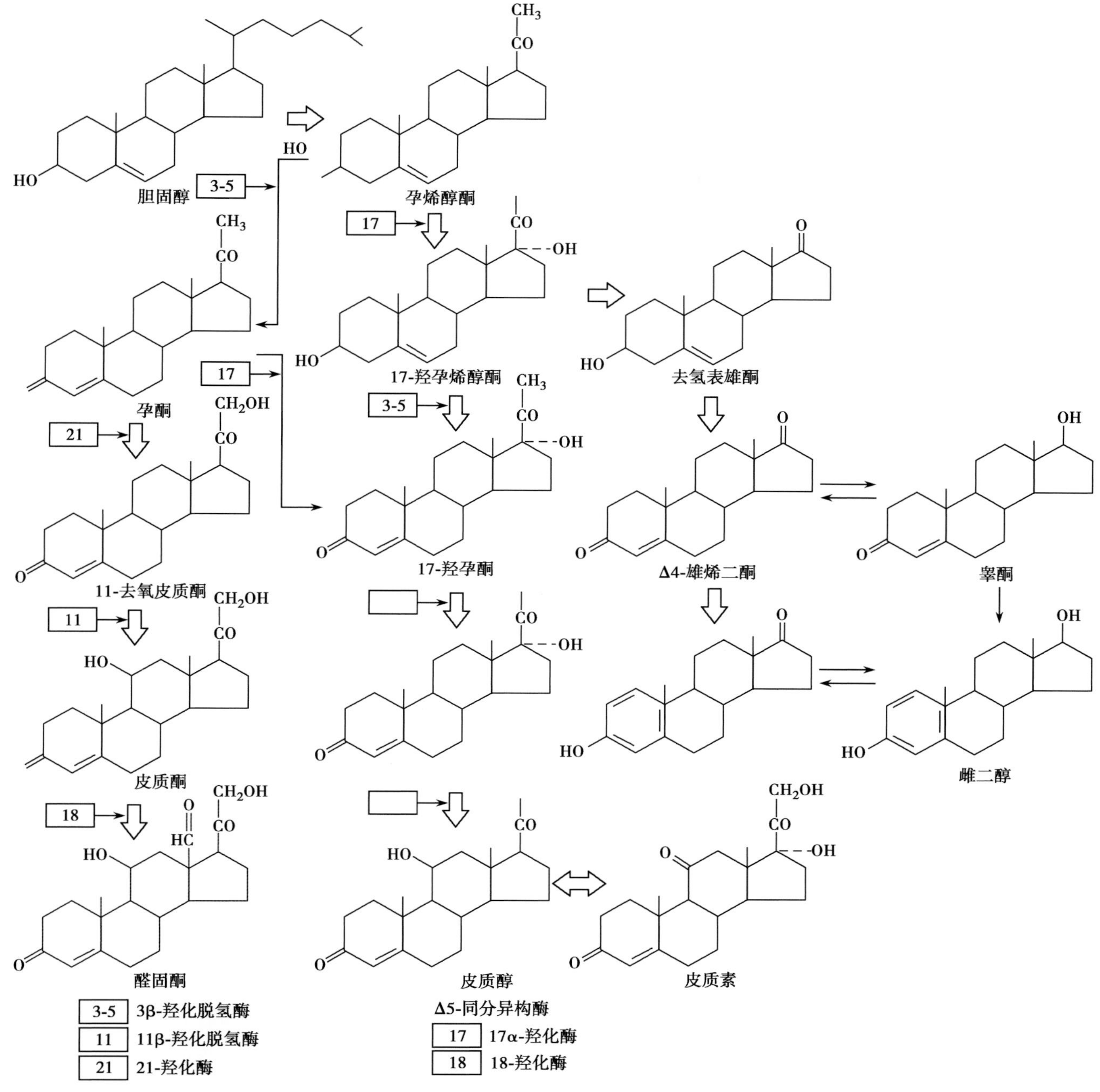


图 2-10 肾上腺皮质激素生物合成过程中的结构变化

### （二）肾上腺皮质激素的转运

血液循环中皮质激素以两种形式 - 结合型和游离型存在。只有游离的糖皮质激素能够以扩散形式通过细胞膜进入细胞内发挥生理作用。糖皮质激素的诸多功能都是通过与其特异的胞质受体结合形成类固醇受体复合物，后进入细胞核内与染色体 DNA 结合，启动 RNA 的转录合成新蛋白质，发挥生理效应。有学者称类固醇激素为核受体激素，与其相对应的为膜受体激素，膜受体激素不进入细胞核，而是通过细胞膜与第二信使结合发挥激素作用。

在循环系统中，80% 的皮质醇与皮质酮结合球蛋白结合，10%~15% 与白蛋白结合，5%~10% 为游离状态（也有报道游离皮质激素仅占 1%~3%）。与血浆蛋白结合的皮质激素没有生物活性，也不能被降解和从肾脏排出。这些球蛋白包括皮质类固醇结合球蛋白（corticosteroid binding globulin，CBG），睾酮结合球蛋白（testosterone binding globulin，TeBG），性激素结合球蛋白（sex hormone binding globulin，

SHBG)。血浆白蛋白能结合各种类固醇激素，但是其结合属低亲和力高容量(白蛋白数量巨大)，而球蛋白与类固醇的结合属于高亲和力低容量结合。不同的皮质激素在血浆中的浓度及其与蛋白结合的比较(表 2-3)。

CBG 主要在肝脏合成，在应激和禁食情况下，CBG 是调节输送至免疫系统和创伤部位皮质醇数量和浓度的主要因子。CBG 是丝氨酸蛋白酶抑制剂及其底物的超家族成员，参与调节皮质醇靶细胞作用。在垂体和下丘脑，CBG 与皮质醇相互作用，参与维持皮质醇对垂体 ACTH 和下丘脑 CRH 细胞的负反馈调节。

囊性纤维化(CF)的特征是慢性炎症。服用糖皮质激素，在血浆中，绝大部分(90%)的皮质类固醇与结合球蛋白(CBG)结合并传输到炎症部位。CBG 检测可用于 CF 患者优化 GC 治疗。

**(三) 肾上腺糖皮质激素的调节**

类固醇激素以被动扩散方式进入细胞，结合核类固醇激素受体蛋白发挥激素作用。激活后的类固醇激素受体 - 配体复合物与类固醇反应元件，一种特定的 DNA 序列结合，协同启动子调节基因转录。雌激素受体、雄激素受体和孕酮受体主要位于细胞核内，而糖皮质激素受体位胞质中。糖皮质激素具有非核内激活途径，这对 ACTH 的控制很重要。

下丘脑 - 垂体 - 肾上腺轴(HPA- 轴)的调节 HPA 轴是人体内分泌系统三大轴之一，其他两轴是下丘脑 - 垂体 - 甲状腺和下丘脑 - 垂体 - 性腺轴。生理条件下，下丘脑产生的促肾上腺皮质激素释放激素(corticotropin releasing hormone，CRH)刺激垂体促肾上腺皮质激素(ACTH)分泌，ACTH 刺激肾上腺产生皮质醇。血浆皮质醇水平又可以反馈抑制 CRH 和 ACTH 分泌(图 2-11)。中枢神经系统内多种神经递质也参与 CRH 和 ACTH 分泌的调节。例如，5- 羟色胺(Serotoninergic)和胆碱能(cholinergic)递质刺激 CRH 和 ACTH 分泌；5- 羟色胺拮抗剂如赛庚啶可以同时抑制自发和刺激后的 ACTH 释放。

肾上腺皮质束状带和网状带分泌的皮质激素，受腺垂体促肾上腺皮质激素(ACTH)的调节，ACTH 促进肾上腺皮质的生长和激素的生物合成。ACTH 在其释放激素(CRH)和精氨酸加压素两种主要促分泌素的作用下从垂体前叶分泌。其他因素如细胞因子，也可具有类似作用。CRH 的分泌有内在的昼夜节律并受下丘脑的调节。皮质醇分泌增加抑制 CRH 和 ACTH 的分泌，皮质醇分泌减少促进 CRH 和 ACTH 的分泌，这一负反馈控制极其重要。ACTH 的前驱片断及阿黑皮素原(pro-opio-melanocortin，POMC)也具有促肾上腺皮质分泌的作用，垂体后叶产生的抗利尿激素(ADH)对肾上腺皮质激素的生物合成与 ACTH 有协同作用。

ACTH 作用迅速，一般在几分钟内发生，随着

**表 2-3 肾上腺皮质激素的血浆浓度及其与血浆蛋白的结合**

| | 血浓度(nmol/L) | 游离组分(%) | 结合组分(%) | | |
|---|---|---|---|---|---|
| | | | CBG | 白蛋白 | SHBG |
| 皮质醇(cortisol) | 400 | 3.9 | 89.5 | 6.6 | 0.1 |
| 皮质素(cortisone) | 76 | 16.2 | 38.0 | 45.3 | 0.5 |
| 皮质酮(corticosterone) | 12 | 3.4 | 77.5 | 19.0 | 0.1 |
| 11- 脱氢皮质醇(11-deoxycortisol) | 1.4 | 3.4 | 77.1 | 18.9 | 0.7 |
| 17- 羟孕酮(17-hydroxyprogesterone) | 5.4 | 2.5 | 41.3 | 55.9 | 0.3 |
| 孕酮(progesterone) | 0.57 | 2.4 | 17.2 | 80.1 | 0.3 |
| 去氧脱氧皮质酮(deoxycorticosterone) | 0.2 | 2.7 | 36.4 | 60.1 | 0.8 |
| 醛固酮(aldosterone) | 0.35 | 37.1 | 21.2 | 41.6 | 0.1 |
| 去氢异雄酮(dehydroepiandrosterone) | 24 | 4.1 | <0.1 | 92.4 | 3.4 |
| 雄烯二酮(androstenedione) | 4.1 | 7.9 | 1.4 | 88.0 | 2.8 |
| 睾酮(testosterone) | 23 | 2.2 | 3.6 | 49.9 | 4.3 |
| 双氢睾酮(dihydrotestosterone) | 1.7 | 0.9 | 0.2 | 39.2 | 59.7 |
| 雌酮(estrone) | 0.08 | 4.0 | <0.1 | 88.6 | 7.4 |
| 雌二醇(estradiol) | 0.08 | 2.3 | <0.1 | 78.0 | 19.6 |
| 雌三醇(estriol) | 0.04 | 8.2 | <0.2 | 91.3 | 0.4 |

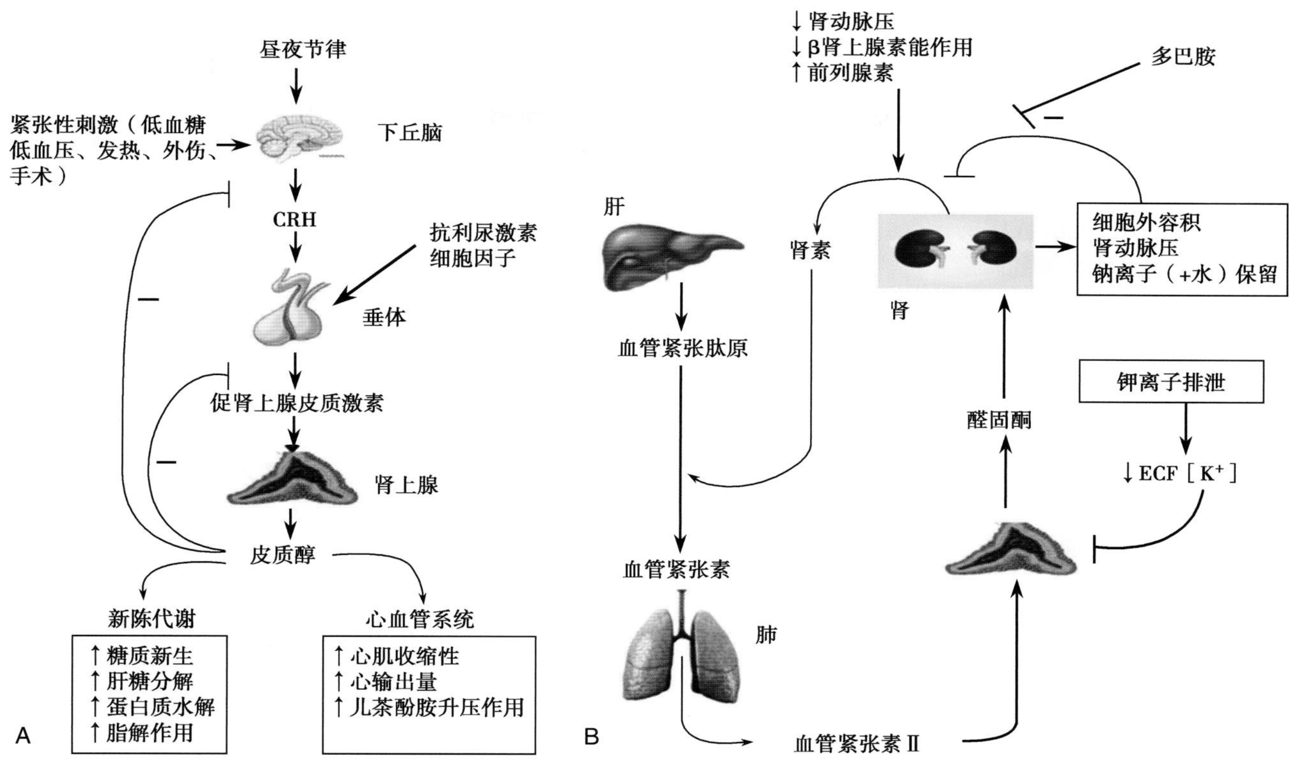


**图 2-11 肾上腺皮质醇**

A. 肾上腺皮质醇分泌调节；B. 醛固酮分泌调节

A 图示：ACTH 是在 CRH 和精氨酸加压素（arginine vasopressin）的影响下，由垂体前叶分泌的，细胞因子等其他因素也发挥作用。CRH 和 ACTH 的分泌受到皮质醇的负反馈控制；B 图示：肾素血管紧张素醛固酮调节系统。肾素是肾脏近肾小球细胞分泌的，依赖于肾动脉血压。肾素将血管紧张素原转化为血管紧张素Ⅰ，血管紧张素Ⅰ通过 ACE 在肺内转化为血管紧张素Ⅱ。血管紧张素促进肾上腺醛固酮的合成。细胞外钾离子组分对醛固酮的分泌有重要的直接抑制作用；ACE：血管紧张素转化酶；ACTH：肾上腺皮质激素；ADH：抗利尿激素；ANP：心房利钠肽；CRH：促肾上腺皮质激素释放激素。

ACTH 脉冲式释放，皮质醇呈昼夜生理节律分泌。应激状态如创伤、手术及情绪波动时，ACTH 可急剧增加，促进肾上腺皮质激素迅速分泌和释放。肾上腺皮质功能减退时如阿迪森氏病，肾上腺皮质激素特别是皮质醇分泌显著减少，通过对垂体的 ACTH 负反馈机制，促进 ACTH 分泌和释放增加。糖皮质激素还控制 POMC 信使核糖核酸对 CRH 的反应，并能抑制 CRH 释放，这一控制机制使血浆皮质醇水平成为调控 ACTH 分泌的主要因素。

### （四）神经内分泌与免疫系统的调节

除去下丘脑 - 垂体 - 肾上腺轴（HPAA）相互间的调节之外，免疫系统对 HPA 也有不同程度的影响。神经内分泌系统与免疫系统之间存在着完整的调节环路，主要通过神经肽、激素和免疫分子三者之间相互作用所致。细胞因子尤其是白介素 -1（IL-1）对神经内分泌系统的调节、维持内环境的稳定起重要作用，主要表现为对 HPAA 有显著刺激效应。由巨噬细胞和其他免疫相关细胞产生的 IL-1 能直接或间接地作用于 HPAA 的各个水平而使 CRH、ACTH、皮质醇增高。免疫细胞有多种神经递质和内分泌激素受体，神经内分泌系统的激素和免疫细胞自身分泌免疫活性肽，均可与相应的受体结合发挥调节作用。糖皮质激素、ACTH、CRH 均参与免疫 -HPA 轴相互作用的反馈抑制。糖皮质激素作为免疫抑制剂和抗炎因子，抑制炎症细胞因子，阻止自身免疫性疾病的发生。

### （五）皮质醇的分泌类型

皮质醇和 ACTH 一样，呈脉冲分泌，且有昼夜节律性变化。ACTH 在睡眠 3~5 个小时后凌晨 4 点左右，分泌幅度开始升高，在觉醒前或觉醒时达到高峰；上午呈现下降趋势，至夜间达到最低水平。皮质醇在清晨醒来时达到最高水平，下午和夜间为低水平，谷值在夜间睡眠 1~2 小时后。血浆皮质醇水平在一系列复杂的生理活动中逐渐形成同步的昼夜节律。在较长时间改变睡眠——觉醒习惯或在跨时区的远距离旅行后，需要 1~2 周时间重建节律。在某些情况如应激：饥饿、手术、创伤，严重的焦虑症、抑郁症和躁狂，昼夜节律也可发生改变。中枢神经系统和垂体疾病如库欣综合征，也可见于酒精中毒、肝病和其他影响皮质醇代谢的情况。

**（六）糖皮质激素的降解**

皮质醇 A 环的降解：糖皮质激素的分解代谢主要在肝脏进行。主要的降解过程在 A 环上，包括在 5β- 加氢酶作用下 Δ4-Δ5 位双键加氢生成二氢衍生物，这种加氢反应是不可逆的；通过 3 位上酮基的还原反应生成四氢衍生物，进而在 20- 羟 - 脱氢酶作用下，20 位上的酮基还原成羟基再加上 2 个氢形成六氢衍生物。人肝脏的 3α- 羟 - 脱氢酶活性较 5β- 加氢酶明显为强，因此二氢衍生物被很快转化为四氢衍生物，人尿中很少有二氢衍生物排出，3- 羟 - 脱氢酶催化的反应尽管是可逆的，但四氢衍生物形成后，3α- 羟基酸结合成为葡糖醛酸苷或硫酸酯而不再向二氢衍生物转化。

皮质醇和皮质素的互变：具有激素活性的皮质醇（cortisol）与不具活性的皮质素（cortisone）的互相转换是由 11β- 羟类固醇脱氢酶（11β-hydroxysteroid dehydrogenase，11β-HSD）的两个同工酶催化的。11 位上为羟基的皮质醇具有生物活性，而 11 位上是酮基的皮质素（即可的松）则不具有生物活性，11β- 羟类固醇脱氢酶存在于肝脏、肺脏和肾脏等多种组织。可的松无生物活性，进入体内后必须在肝脏转化为皮质醇才能发挥生理效应。因此，使用皮质激素治疗，有肝功能不全或衰竭时应直接选用皮质醇（即氢化可的松）。HSD11B1 主要将可的松转化为皮质醇，HSD11B2 的作用与 B1 相反。皮质醇可以在 C6 和 C20 位置被羟基化。进一步由 5α- 还原酶和 5β- 还原酶和 3α-HSD 降解（图 2-12）。

**（七）糖皮质激素的生理作用**

糖皮质激素是生命所必需的，即便使用盐皮质激素替代后也是不可或缺的。糖皮质激素在一系列细胞代谢中发挥重要作用，包括肝脏和肌肉中的糖原聚积、糖异生作用、外周葡萄糖利用、免疫介导的炎症反应，还有许多与其他激素间的相互作用。糖皮质激素的生理作用简述如下：

1. 糖、脂肪和蛋白质代谢　糖皮质激素升高血糖作用：①增加肝脏葡萄糖异生，抑制多种外周组织葡萄糖摄取和葡萄糖向细胞内转运。②增加靶组织对儿茶酚胺敏感性。③ 促进脂肪分解，增加血游离脂肪酸水平。慢性糖皮质激素过多在血糖升高的同时，刺激胰岛素分泌，促进脂肪合成，使人体的脂肪重新分布，躯干部位脂肪堆积明显，呈向心性肥胖糖皮质激素过多如皮质醇增多症，常伴有血糖升高，表现为类固醇性糖尿病。④糖皮质激素慢性增加可促进蛋白质分解，抑制其合成，导致负氮平衡。长期过量的糖皮质激素可引起严重肌肉消耗萎缩，特别是四肢肌肉缺少。

2. 水和电解质平衡皮质醇具有保钠排钾的弱盐皮质激素活性，其影响水盐代谢强度约为醛固酮的 1/3。皮质醇通过位于肾脏集合管的糖皮质激素受体（glucocorticoid recepter，GR）促进钠离子重吸收和钾离子排泌，皮质醇增多症患者可有低钾血症、高血压和高血糖的临床表现，与其促进肾远曲小管钠离子和钾离子交换引起水钠潴留和钾丢失有关。糖皮质激素过多引起钾丢失的另一个原因是组织蛋白质分解加强，钾从细胞内释放。糖皮质激素具有血管加压作用，增加自由水的清除。在糖皮质激素缺乏时，机体对自由水的清除力下降，伴随血浆血管加压素水平的升高。

3. 对免疫和炎症的影响　糖皮质激素对免疫和炎症过程的作用主要通过调节免疫性细胞因子及其介质实现，包括以下几个方面：①抗炎作用：生理浓度的糖皮质激素可以直接抑制 IL-1、1L-2、IL-3、IL-6、TNF、IFN-γ 和 GM-CSF 产生和某些细胞因子的作用；抑制主要炎症介质的产生及其活性，包括缓激肽、血清素、组胺、胶原酶和弹性蛋白酶。糖皮质激素影响参与免疫反应和炎症过程的细胞反应等。通过抑制这些细胞在炎症部位的聚集是糖皮质激素抗炎作用机制之一；②免疫细胞的迁移作用：糖皮质激素抑制中性粒细胞向炎症部位聚集从而抑制局部的炎症反应；③促进淋巴细胞凋亡，主要是胸腺 T 淋巴细胞，糖皮质激素与胸腺 T 细胞上的受体结合，诱导免疫细胞凋亡；④抑制前列腺素的合成：⑤作用于单核细胞和 T 细胞亚群而间接调节 B 细胞功能；⑥抑制集落刺激因子（colony stimulating factor，C-CSF）和抑制单核细胞分化成巨噬细胞。大剂量糖皮质激素治疗时可加速免疫球蛋白的分解，促使感染扩散。糖皮质激素抗炎的另一作用机制是它能抑制纤溶酶原激活物丝氨酸蛋白酶后者能将纤溶酶原转变为滑溶酶。糖皮质激素主要的免疫抑制和抗炎作用是通过抑制细胞因子和炎症介质的产生及其作用起效的（图 2-13）。

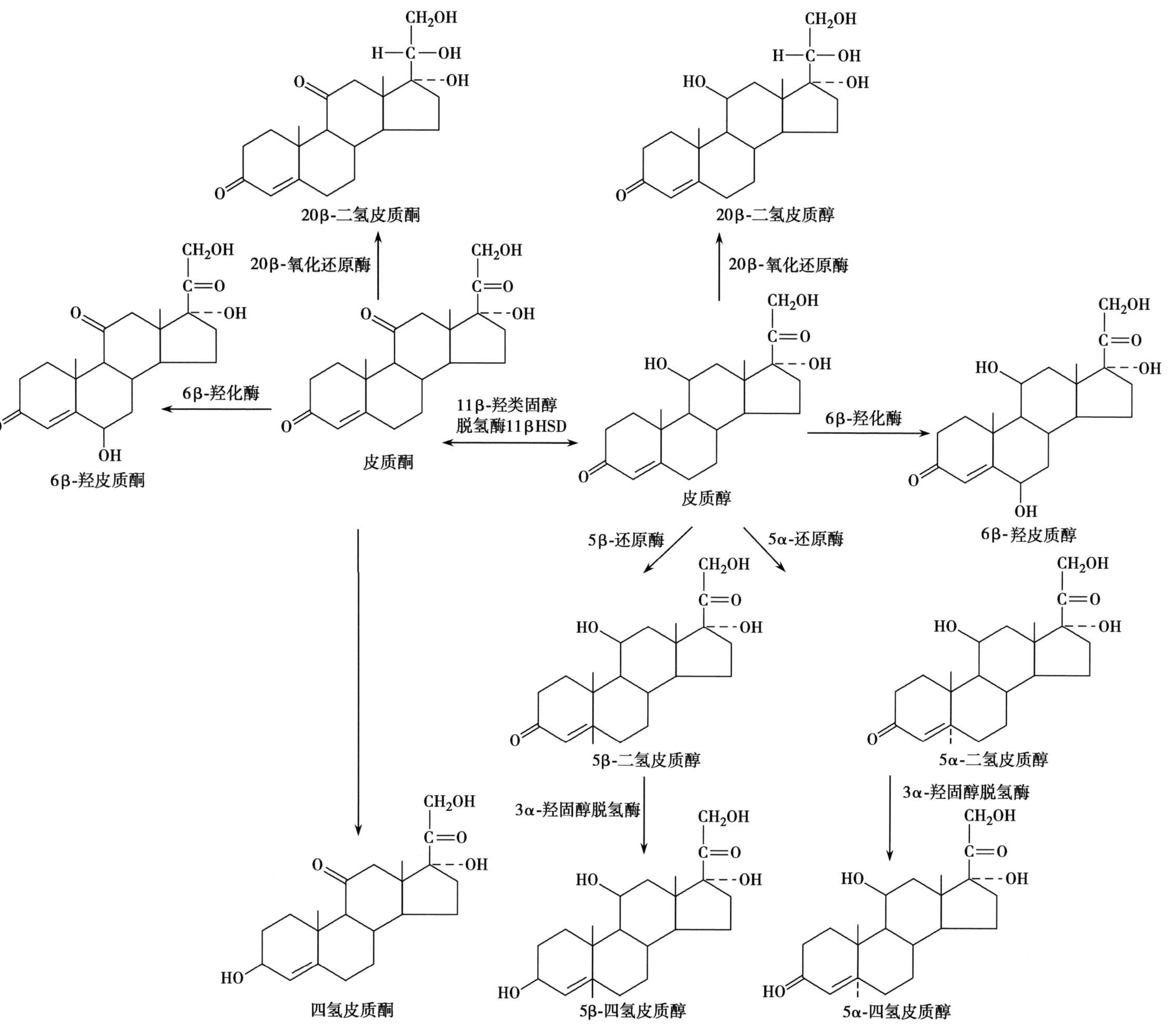

图 2-12　皮质醇代谢的主要途径

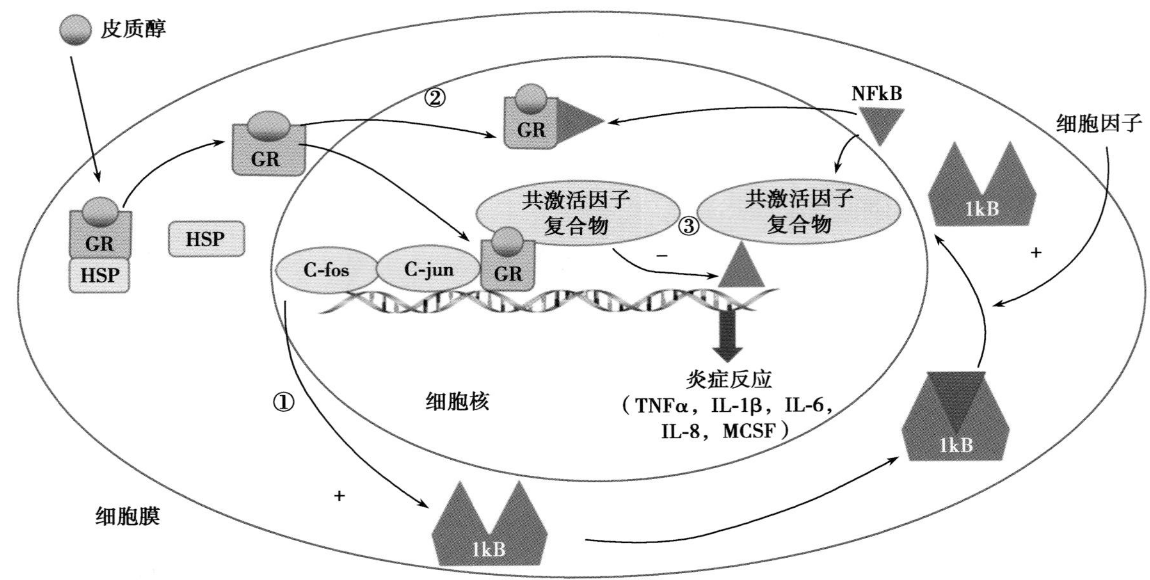


**图 2-13 糖皮质激素的抗炎作用**

①皮质醇与细胞质糖皮质激素受体(GR)结合;②受体-配体复合物的构象变化导致了热休克蛋白(HSP70 和 HSP90)的分离,并迁移到细胞核;③IL:白介素;MCSF:巨噬细胞集落刺激因子;TNFα:肿瘤坏死因子-α。

4. 糖皮质激素抗炎症作用 ①抑制蛋白 IkB 的结合,使其失去活性核 factor-kB(NFkB),诱导;②GR-皮质醇复合物能够绑定 NFkB 从而防止启动炎症过程;③GR 和 NFkB 争夺有限的可用性辅活化因子,其中包括磷酸腺苷反应元件结合蛋白(分子)和类固醇受体共活化因子-I。

5. 防治器官移植排斥反应 在器官移植中,常用糖皮质激素和环孢霉素防治排斥反应,但长期应用往往导致高脂血症和动脉硬化,环孢霉素可抑制 LDL 的代谢(降低 LDL 受体表达)。糖皮质激素亦可抑制肝 LDL 受体活性,使血 LDL 升高,HMG-CoA 还原酶抑制剂可逆转糖皮质激素和环孢霉素的这些作用而有抗动脉硬化效果。

6. 心血管系统作用 糖皮质激素对心血管系统的作用比较复杂,生理情况下糖皮质激素增加血管对血管紧张素Ⅱ和儿茶酚胺的反应性,从而维持血压。其作用的机制可能与皮质醇能增加血管平滑肌细胞上 $\alpha_1$、$\beta_1$ 和 $\beta_2$ 受体基因转录有关。糖皮质激素还可以通过诱导心肌细胞的 $Na^+$-$K^+$-ATP 酶活性增加心脏肾上腺素的合成增加心脏输出量。但非生理情况下,皮质醇过多可以降低心肌收缩力,使心肌发生退行性变,并使血压升高。皮质醇缺乏则降低心输出量和血压。皮质醇过多通过其盐皮质激素样作用和心血管平滑肌细胞的直接作用使得血压升高产生高血压,还与皮质醇对儿茶酚胺的“允许”作用和皮质醇通过中枢神经系统的作用有关。

7. 胃肠道系统作用 长期大量应用糖皮质激素或是持续应激状态,增加消化性溃疡发生率,其原因是皮质醇使胃酸和胃蛋白酶分泌过度,胃黏膜细胞的更新缓慢,对组胺和迷走神经兴奋的反应性增强。糖皮质激素对结肠离子转运有直接作用。

8. 对神经、精神和行为的作用 糖皮质激素影响多种中枢神经系统功能,包括情绪、行为和神经活动等。糖皮质激素过多常发生睡眠障碍、精神抑郁,可出现兴奋,躁狂甚至精神失常。Cushing 综合征患者约半数有心理障碍,抑郁,躁狂也不少见。肾上腺皮质功能不全的患者也可能出现情感淡漠、抑郁和嗜睡。

9. 骨代谢和结缔组织的作用 糖皮质激素可直接抑制成骨细胞活性,下调类胰岛素生长因子 1(IGF-Ⅰ)的表达,抑制成骨细胞的增殖和分化,增加破骨细胞数目。临床上糖皮质激素常作为高钙血症的治疗之一,它对原发性甲状旁腺功能亢进的降血钙作用不明显,而对其他原因如结节病所致的高血钙作用较强。糖皮质激素还抑制成纤维细胞的增殖过程和若干分化功能,抑制成纤维细胞的 DNA、RNA 和蛋白质合成,促进胶原蛋白分解。糖皮质激素产生过多,在骨骼表现为骨质疏松,在皮肤出现皮肤萎缩与退变。长期过量的糖皮质激素巨噬细胞向创伤部位移动受抑制,伤口经久不愈和结缔组织松致密度下降而疏脆。

10. 应激反应 适应并参与机体的应激反应是糖皮质激素的重要作用之一。当各种刺激如寒冷、感染、创伤、疾病、情绪波折、低血糖、出血和剧烈锻炼等，ACTH 和糖皮质激素迅速增高，此种非特异性全身反应被称为应激反应。切除肾上腺皮质而保留髓质的动物，极易因受到伤害性刺激而死亡。相反切除髓质保留皮质则不威胁到动物的生命。应激状态下，肾上腺糖皮质激素和肾上腺髓质分泌的儿茶酚胺共同发挥作用，应对机体的应激状态。糖皮质激素在应激过程中的保护机制表现有二：①允许作用，即对内环境稳定的防御机制有允许作用，使机体在受到应激时能作出适当反应，包括增加糖异生、糖原分解和脂肪分解，增强体液免疫反应，增加血管活性物质的加压活性等；②抑制作用，应激引起的高浓度皮质醇，能限制激活的内环境防御机制不过分反应，防止机体遭受损害。毛发，唾液和血液皮质醇测定，特别是毛发皮质醇测定，可以判定机体是否处于慢性应激状态。

11. 对内分泌系统的作用　肾上腺皮质激素可导致靶组织对生长因子和生长介素（SMC）的抵抗作用，影响生长，抑制 T4 向 T3 的转换，影响甲状腺功能。大量的糖皮质激素对性腺有抑制分泌作用，且引起靶组织对性激素的抵抗。糖皮质激素可诱导肾上腺素合成酶苯乙醇胺 N- 甲基转移酶（phenylethanolamine-N-methyltransferase，PNMT）的转录过程。切除垂体的大鼠肾上腺 PNMT 的活性降低，补充药理剂量的糖皮质激素后，该酶的活性恢复。由于糖皮质激素对机体多方面的生理作用，临床上有多种糖皮质激素类制剂，适用于多种不同状况下的临床应用，其抗炎活性，对于下丘脑、垂体州的作用及其常见的盐潴留副作用（表 2-4）。这些药物中，如果以皮质醇作用为 1，地塞米松抗炎作用以及 HPA 轴抑制最强，而其盐潴留作用最弱，甲泼尼龙抗炎活性居中，但是其 HPA 轴抑制，盐潴留作用都相对很弱。这些临床皮质激素类药物的作用与其结构密切相关。在第 9 位加氟，可以大大延长其半衰期，如地塞米松、氟氢可的松、去炎松和氟替卡松等（图 2-14）。氟是一种活性极强的元素，一旦结合到某化学物质，其结合能力极强，大大延长其半衰期，皮质激素第 9 位加氟，如地塞米松，其抗炎活性增加 26 倍。塑料制品亦是如此，聚四氟乙烯就是常说的塑料之王，强度甚至和金属相当。一些更常用的合成糖皮质激素和盐皮质激素氟氢可的松的结构。除

表 2-4　各种糖皮质激素的效应比较

| | 抗炎活性 | HPA 抑制 | 盐潴留效应 |
|---|---|---|---|
| 皮质醇 | 1 | 1 | 1 |
| 泼尼松龙 | 3 | 4 | 0.75 |
| 甲泼尼龙 | 6.2 | 4 | 0.5 |
| 氟羟泼尼松 | 12 | 12 | 125 |
| Δ1 氟羟泼尼松 | 14 | | 225 |
| 曲安西龙 | 5 | 4 | 0 |
| 地塞米松 | 26 | 17 | 0 |

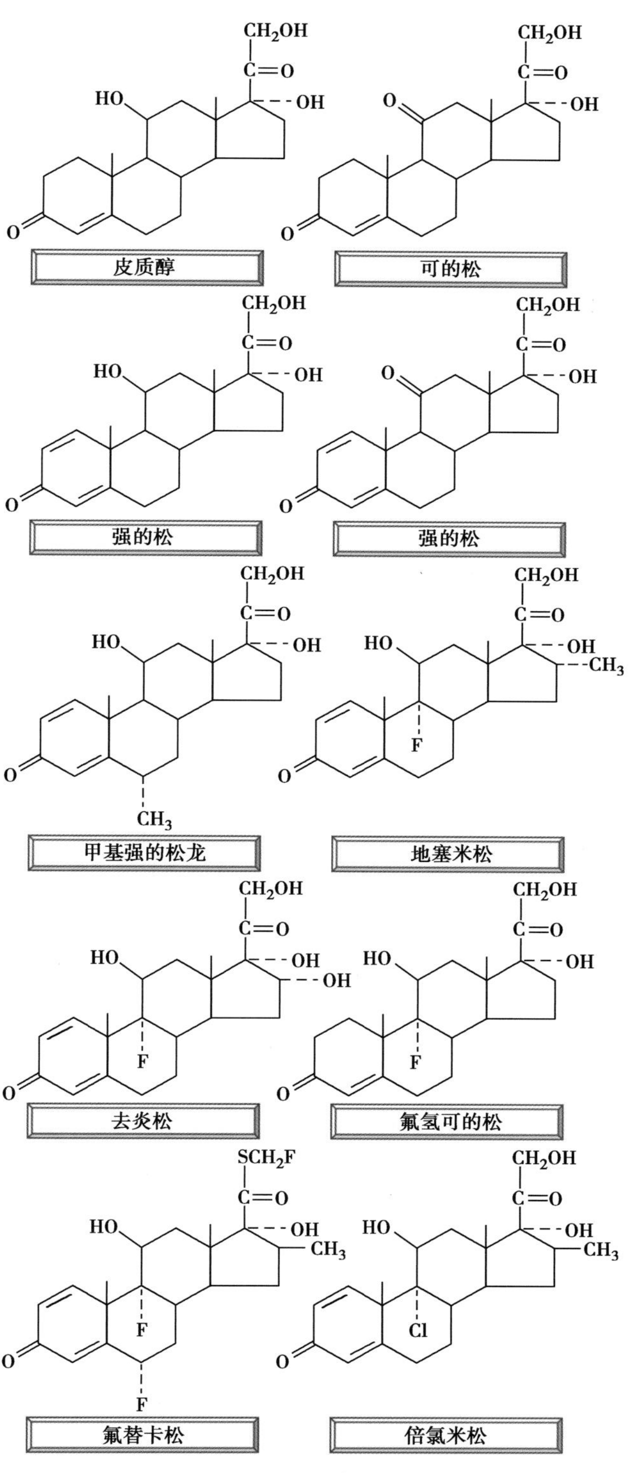


图 2-14　天然糖皮质激素皮质醇

了用16α-羟基取代16α-甲基外，曲安奈德与地塞米松相同。β-米松，另一种广泛使用的糖皮质激素具有16β-甲基。倍氯米松由倍他米松衍生而来，用氯代取代了9α-氟代。氟替卡松与地塞米松相同，只是添加了另外的6α-氟基团，并且21位的羟甲基被5-氟甲基交换。

## 三、肾上腺盐皮质激素

肾上腺皮质分泌的盐皮质激素包括醛固酮、皮质酮及脱氧皮质酮等，主要作用是调节机体的水、盐代谢及平衡。肾上腺皮质球状带主要分泌醛固酮，是体内最主要的盐皮质激素。醛固酮的理盐作用约为脱氧皮质酮的20~30倍，皮质酮的200倍，皮质醇的400倍。皮质醇转化为皮质素(经由11βHSD作用)发生障碍时，产生过多的皮质醇也可具有明显的理盐作用。肾上腺皮质肿瘤或先天性皮质增生，皮质酮或者脱氧皮质酮增加，也可以有显著理盐皮质激素增多的表现。

### （一）醛固酮的生物合成

胆固醇在线粒体内经胆固醇裂链酶（P450scc）催化断去长支链，生成孕烯醇酮，新生成的孕烯醇酮转移至胞质，在内质网一系列酶的作用下，包括3β羟类固醇脱氢酶（3β-hydroxysteroid dehydrogenase，3βHSD）再转化为孕酮。在球状带细胞内，孕酮在21羟化酶（CYP 21）作用下生成11脱氧皮质酮，再经11β羟化酶作用生成皮质酮。皮质酮在球状带的18-羟化酶作用下生产18-羟皮质酮，最终在18-氧化酶的作用下转化为醛固酮（图2-15）。由于在球状带中无17α-羟化酶，不能产生皮质醇，因此在球状带孕酮都向皮质酮转化。醛固酮是一种C21类固醇激素，其结构特点是在C18有醛基，合成途径及其结构的变化见2-2-2和2-2-3。近年已经证实醛固酮还存在肾上腺外的合成途径，局部产生，通过旁分泌和自分泌方式发挥作用，可能与组织的纤维化有关。还有研究提示，醛固酮可能是介导心、肾疾病进展的不可忽视的因素。

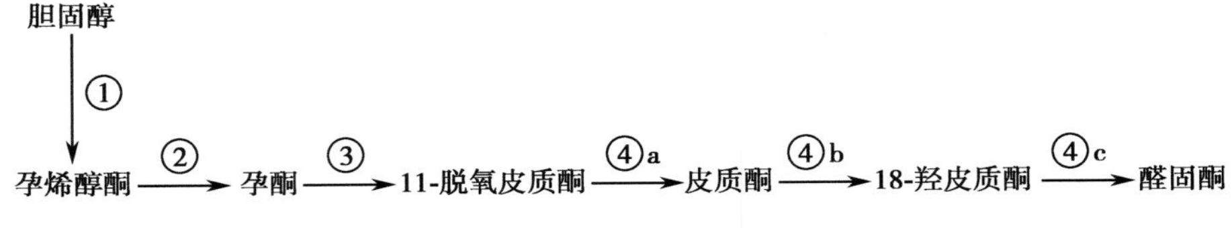


**图2-15　醛固酮的生物合成途径**

在此反应途径中：①P450scc：20,22-羟化酶，20,22-碳链裂解酶，此过程为胆固醇生成孕烯醇酮的过程；②3β-羟化固醇脱氢酶，$\Delta^5$，$\Delta^4$异构酶，③CYP21：21-羟化酶，④P450c11Aldo，其中④a表示11β-羟化酶，④b表示18-羟化酶，④c表示18-氧化酶

### （二）醛固酮分泌的调节

1. 肾素-血管紧张素-醛固酮系统　在正常生理情况下，肾素-血管紧张素-醛固酮系统（或称肾素-血管紧张素-醛固酮轴）是调节醛固酮分泌的主要途径。肾素是一种特异性的蛋白水解酶，它作用于血管紧张素原，使其分解成10肽的血管紧张素Ⅰ（Angiotensin-1，AT-Ⅰ），后者在血管紧张素转换酶（angiotensin converting enzyme，ACE）的作用下，形成血管紧张素Ⅱ（AT-Ⅱ）和血管紧张素Ⅲ（AT-Ⅲ）。肾素释放受有效血容量影响。当血容量减少，血压下降或钠丢失时，肾小球旁细胞(JG细胞)即释放肾素。AT-Ⅰ无生物活性，而AT-Ⅱ和AT-Ⅲ刺激醛固酮分泌方面作用相当，AT-Ⅱ还有强烈的收缩血管，升高血压的作用，肾素-血管紧张素-醛固酮的抑制对于心血管疾病的治疗有显著地获益。此外，肾素的分泌还受其他多种因素的调节。肾小球旁器细胞本身是一种压力感受器，可感知入球小动脉和肾实质的压力，调节肾素分泌，致密斑则通过感受肾小管钠离子浓度来调节肾素分泌。低钾血症时可刺激肾小球旁器使肾素分泌增加，而AT-Ⅱ通过端环负反馈直接抑制肾素分泌；醛固酮则通过增加钠重吸收，扩张血容量，间接抑制肾素的分泌。

人类肾上腺皮质有两类细胞色素P450同工酶具有11β羟化酶活性，这两种同工酶均能够使11-脱氧皮质醇和11-脱氧皮质酮在11β位羟化生成皮质醇和皮质酮。这两种同工酶是CYP11B1（P450C11）和CYP11B2（P450C11Aldo），前者即CYP11B1在束状带高表达，参与皮质醇的合成，受垂体ACTH的调控，而CYP11B2主要在球状带表达，参与醛固酮的合成，受肾素-血管紧张素系统的调控。

2. 血钠、钾浓度的调节作用　血钠浓度通过改变细胞外液的容量调节醛固酮分泌。血钠浓度低，细胞外液容量降低，通过兴奋肾素-血管紧张素系统来刺激醛固酮的分泌。而血钠浓度增高时，因细胞外液、血容量增多，则抑制醛固酮的分泌。故血钠浓度与醛固酮的浓度呈反比例关系。高钾血症可刺激醛固酮的分泌，增加血浆中醛固酮的水平，而低钾血症抑制醛固酮的分泌（图2-16）。当血清钾浓度升高0.1mmol/L时，即可使血浆醛固酮水平明显增高。血钾浓度与醛固酮浓度呈正比例关系。血钾浓度刺激醛固酮分泌的细胞机制受钙离子的调节。

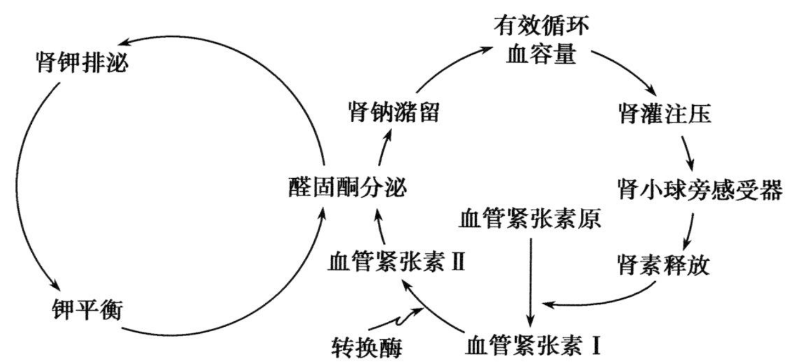


**图2-16 通过钾与肾素-血管紧张素反馈环之间的相互作用控制醛固酮分泌**

3. 促肾上腺皮质激素ACTH：除肾素-血管紧张素系统之外，调节醛固酮合成的另一重要因素为ACTH。虽然ACTH在生理浓度可以直接影响血中醛固酮的合成与分泌，而且醛固酮与皮质醇、ACTH有生理同步性的昼夜节律，但ACTH对醛固酮分泌的长期持续刺激作用并不明显。AT-Ⅱ和血钾刺激醛固酮分泌的细胞内机制主要是通过钙例子调节，所不同的是，ACTH刺激醛固酮分泌主要是通过cAMP的作用来调节。

4. 其他影响因素 内皮素、垂体加压素也有弱刺激醛固酮分泌的作用。此外体内还有抑制醛固酮的因子，如由心房产生的心钠素可直接抑制醛固酮的分泌。多巴胺、生长抑素也能抑制AT-Ⅱ刺激的醛固酮分泌。POMC肽，如促黑素、β-促脂素及β-内啡肽等均刺激醛固酮的分泌。

**（三）醛固酮的生理作用和作用机制**

1. 醛固酮主要生理作用 ①调节细胞外液；②调节钾、钠代谢。在肾脏远曲小管和肾皮质的集合管，增加钠的重吸收和钾的排泄。作用于髓质的集合管，促进$H^+$排泄，酸化尿液。还可以作用于肾外组织，调节细胞的离子交换。

2. 醛固酮的作用机制 醛固酮与盐皮质激素受体（MR）结合后，MR被激活，表现为单向性经上皮细胞的钠转运增加，出现保钠作用。MR与糖皮质激素可能存在交叉结合特点，故糖皮质激素亦具有一定的盐皮质激素作用。生理浓度的糖皮质激素(主要为皮质醇)在上皮细胞中具有盐皮质激素作用，但在心肌糖皮质激素却可拮抗醛固酮的作用。MR与醛固酮结合后，以受体形式与DNA上的反应元件结合，螺内酯与MR结合后，诱导受体分子变构，阻抑基因转录，可表现为拮抗醛固酮的作用（图2-17）。

3. 对肾脏的作用 醛固酮可促进远曲肾小管对钠、钾离子和钠、氢离子的交换，使钠离子的回吸收增加而钾和氢离子的排出增多。肾远曲小管的钠和氢钾的交换过程受醛固酮的调节。肾小球滤出的

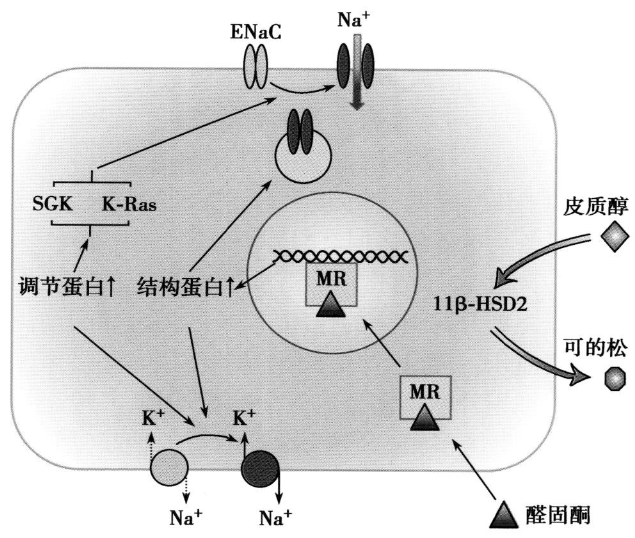


**图2-17 肾上腺皮质中盐皮质激素的作用**

上图示远端肾单位或结肠的上皮细胞。11β-羟基类固醇脱氢酶（11β-HSD2）2型同工酶使高浓度的皮质醇失活转化成为皮质素，允许内源性配体，醛固酮，与盐皮质激素受体（MR）特异性结合。盐皮质激素靶基因虽相对较少，但包括血清和糖皮质激素诱导的激酶、上皮钠离子通道亚单位（epithelial sodiumI channel，ENaC）和基底外侧$Na^+$、$K^+$-腺苷三磷酸酶（basolateral $Na^+$，$K^+$-adenosine triphosphatase）。

钾在肾近曲小管和髓襻处被重吸收。尿中排泄的钾,60%~90% 是由远曲小管排泌的。如果摄入的钠量减少,或近曲肾小管重吸收钠增多,到达远曲小管的钠量减少时,醛固酮的排钾作用则明显减弱。因此钾的排泌与钠的重吸收密切相关。醛固酮的钠潴留作用有“逃逸”现象,在给予醛固酮或其他盐皮质激素后数天,出现钠潴留,尿钠排泄明显减少,但以后再继续给药,尿钠排量则明显增加,出现“逃逸”现象。出现逃逸的原因是近曲小管对钠的重吸收减少超过了醛固酮增加钠重吸收的作用所致。近有研究发现,心钠素作为排钠激素,在醛固酮等盐皮质激素产生的钠“逃逸”中起重要作用,当体内钠量过多时,体液容量增多,促使心钠素分泌而使尿钠排泄增多。但醛固酮的排钾作用并不伴随“逃逸”现象,虽然血钾已降低,但在醛固酮的作用下,肾小管却继续丢钾。醛固酮除了促进排钾外,还增加氢离子、氨离子以及镁、钙离子的排泄。醛固酮和盐皮质受体的激活会引起心脏的炎症和纤维化,肾小管间质纤维化与血管重构、肾小管间质纤维化及肾小球损伤肾脏。醛固酮和盐皮质激素受体激活引发炎症烟酰胺腺嘌呤增加活性氧生成的反应磷酸二核苷酸(NADPH)氧化酶和线粒体。高盐摄入强化了这些的影响,部分通过激活 Rho 家族成员 Rac1,降低的一个调节亚单位激活矿皮质受体的 NADPH 氧化酶。

4. 对肾外作用 醛固酮除了促进肾脏的潴钠排钾作用外,对其他有分泌和吸收功能的组织如胃肠道、唾液腺、汗腺等也有潴钠排钾作用,使唾液、汗液中的钠浓度降低、钾浓度升高。因此如唾液中 Na/K 比率小于 0.25 则表明有醛固酮分泌增多。

5. 对于血压的作用 醛固酮对血压的作用无直接或立即升高血压的作用,但长期的醛固酮增高可致高血压,其原因与醛固酮潴钠作用有关。由于潴钠使细胞外液增多致有效血容量增加,心输出量增多,同时小动脉壁的钠、水含量增加,使小动脉管腔缩小,外周血管的阻力增加而导致高血压。此外,醛固酮和钠可影响去甲肾上腺素代谢,使交感神经系统的活性增强,血压升高。

6. 对酸碱平衡的作用 由于醛固酮作用在肾远曲小管,促进钠的回吸收,促进钠 - 钾交换,亦能促进钠 - 氢交换,促进氢离子排泌,引起钠潴留,钾缺乏以及氢离子缺乏,导致碱中毒。

盐皮质激素受体对糖皮质激素和盐皮质激素的亲和力相同几近,而肾脏中糖皮质激素浓度是盐皮质激素的数百倍,但体内却没有盐皮质激素受体过度激活的现象。在盐皮质激素受体丰富的组织如肾脏、胎盘、唾液腺、结肠等,盐皮质激素与其受体专一性结合发挥生物学效应,这是由于有 11β- 羟类固醇脱氢酶(11β-HSD)的作用所致。肾脏有高度密集的 11β-HSD,它能使皮质醇转变成皮质素,后者与盐皮质激素受体的亲和力仅为皮质醇的 0.3%,而醛固酮结构上的半乙酰基结构避免了 11β-HSD 的作用,从而保证了醛固酮与其受体结合的专一性,使醛固酮受体免于与糖皮质激素结合而对其起保护作用的是 11β-HSD2。11β-HSD 抑制糖皮质激素结合盐皮质激素受体有重要的生理意义。甘草和甘珀酸钠以竞争抑制方式强力抑制 11β-HSD 活性,因而消除了 11β-HSD 抑制糖皮质激素结合盐皮质激素受体的作用,故有致醛固酮增多的作用。

**(四)醛固酮的转运及其与受体的结合**

醛固酮经肾上腺静脉进入大循环血中而被输送到全身靶器官或组织。血浆醛固酮在体内主要与血浆白蛋白结合,在水溶液中主要以半缩醛形式存在。醛固酮通过与醛固酮受体结合而发挥生理作用。醛固酮在肾脏有两种可以结合醛固酮的受体;高亲和力的Ⅰ型受体和低亲和力的Ⅱ型受体,Ⅰ型受体即盐皮质激素受体,Ⅱ型受体是糖皮质激素受体。比较两者的氨基酸顺序发现,盐皮质激素受体的 DNA 结合区、激素结合区与糖皮质激素相应区域分别有 94% 及 50% 的同源性,氨基端几乎没有同源性。盐皮质激素受体与糖皮质激素受体之间的显著同源性提示糖皮质激素可与盐皮质激素受体结合。

**(五)醛固酮的代谢**

醛固酮通过肝脏进行代谢廓清,其半衰期约为 35 分钟。醛固酮主要被 5β- 还原酶和 3α-HSD 催化还原,还原产物是 3α,5β- 四氢醛固酮,占尿的全部醛固酮代谢产物的 35%~40%。四氢醛固酮在 C21- 脱氧,并进一步被还原成 20α- 羟代谢物,20α- 羟基与 C18 半醛缩醇聚合形成含双环的醛缩醇产物,在肝脏,四氢醛固酮与葡萄糖醛酸结合,成为醛固酮在尿中的主要代谢物(图 2-18)。另一种代谢途径是醛固酮与葡萄糖醛酸直接结合,而醛固酮的结构并不发生变化,葡萄糖醛酸酸解可使未发生结构改变的醛固酮复原。与葡萄糖醛酸结合的醛固酮占代谢产物总量的10%左右。正常成人尿有未降解的醛固酮。肝硬化腹水患者醛固酮合成速率增高,肝脏代谢醛固酮的能力明显下降。

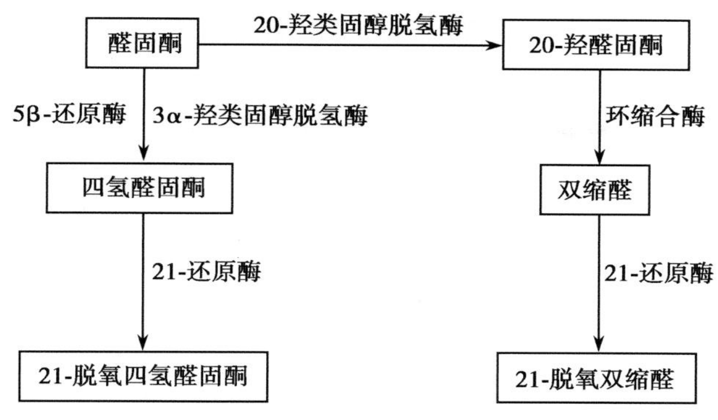


图 2-18 醛固酮的降解代谢

## 四、肾上腺雄性激素和其他性激素

肾上腺皮质分泌的性激素主要为雄酮类，包括去氢表雄酮（DHEA），雄烯二酮和 11- 羟雄烯二酮等。肾上腺也有少量的雌激素。人体中具有生物活性的雌激素 - 雌二醇，至少可以在三个部位产生：①直接由女性的卵巢分泌；②由血液学循环当中的雄激素雄烯二酮（androstenedione）转化而成，这些来源于肾上腺或者卵巢或者二者的雄激素（A），在周围组织转化为具有弱雌激素作用的雌酮（E1）；③在雌激素的靶组织将 A 转化为 E1。

### （一）肾上腺性激素的合成及其调节

肾上腺性激素的合成途径，相关的酶系和结构的变化见。肾上腺或卵巢来源的雄烯二酮，是雄激素和雌激素的双重前体。睾酮和雌二醇在外周血和靶组织中进一步转化为生物有效的雌激素，双氢睾酮和雌二醇。编码芳香酶的基因表达和还原的 17β-羟类固醇脱氢酶（17β-HSD）对于雌二醇（E2）的生成是至关重要的（图 2-19）。

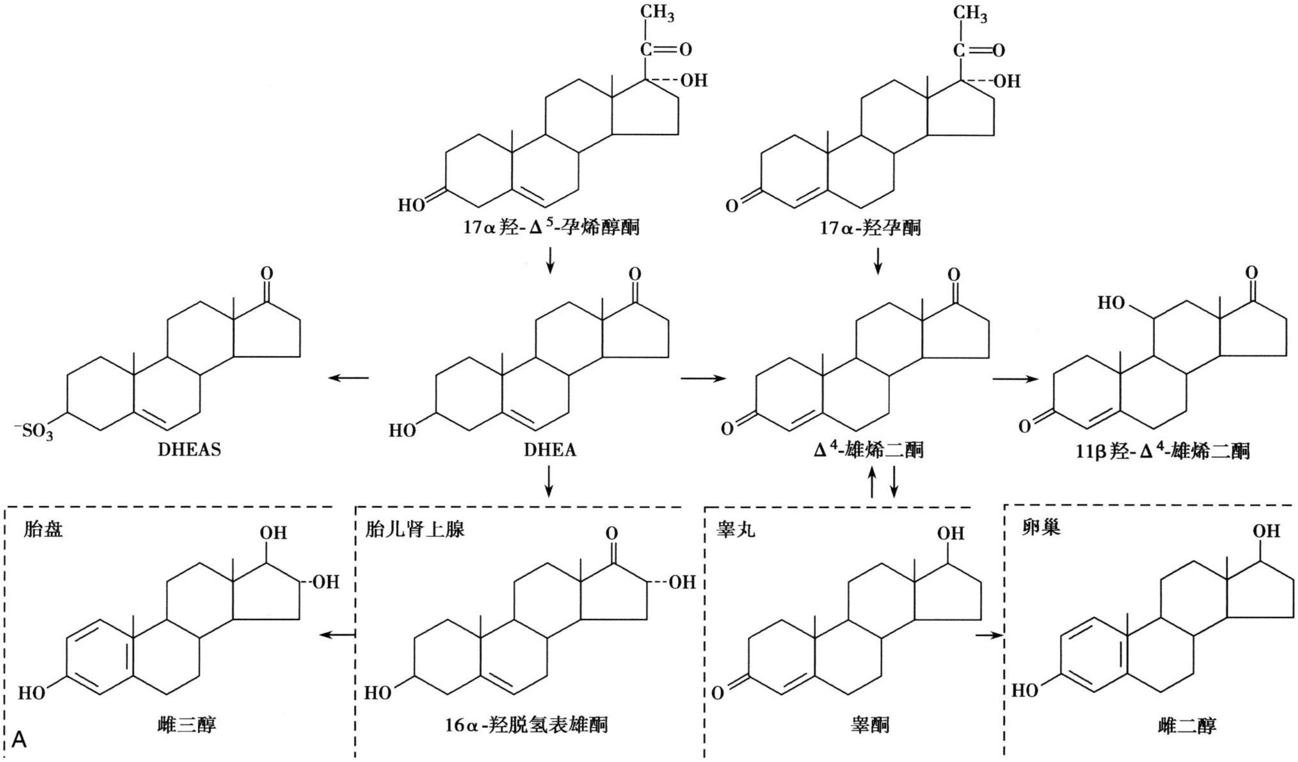

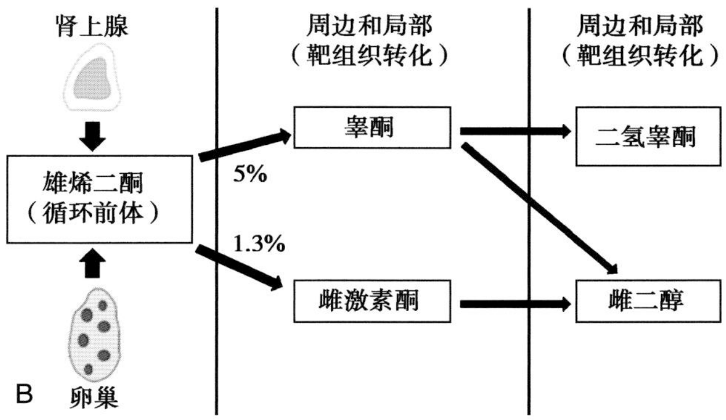

图 2-19 性激素合成示意图

A. 性激素的合成；B. 性激素的外周转化。

垂体分泌的ACTH对肾上腺雄激素有准许的调控制作用,其确切机制尚不明。在外周组织,DHEA向DHEAS的转化维持DHEAS的血浆水平。与ACTH和皮质醇相同,DHEA也存在昼夜节律变化。雄激素水平的检测中,DHEAS值更为常用,且比雄烯二酮更准确反映体内异常雄激素的变化。雄烯二酮向睾酮转化可以发生在睾丸和肾上腺,少部分可在肝脏产生,在所有这些器官中性激素合成的初始步骤均相同。

DHEA向DHEAS的外周转化维持了DHEAS的血浆水平。DHEA存在昼夜变化。除了偶尔在多囊卵巢病和产雄激素的性腺肿瘤可见DHEA有较大量产生外,肾上腺外的其他组织并无有效量的DHEA产生。高DHEA患者的17-酮类固醇水平也高,DHEA、雄烯二酮或17-酮类固醇水平升高与糖皮质激素生产不成比例者要注意肾上腺癌的可能。在这些雄激素功能的化验中DHEAS值更为常用,而且比雄烯二酮更准确。醛固酮作为球状带分泌的主要保钠激素,与白蛋白和血浆蛋白的结合很差,半衰期短,约20~30分钟。

**(二)女性雌激素和雄激素的产生**

关于女性雄激素的产生,肾上腺和卵巢都有直接或间接的作用,产生多少,作用的大小主要取决于月经周期阶段或绝经后状态和年龄。根据月经周期阶段或绝经后的状态,大约20%~30%的睾酮(T)是由卵巢分泌的。其余的是由血液循环中的雄烯二酮(A)在各种外周组织中转化为睾酮。睾酮也可在雄激素靶组织局部形成,并且在靶组织和细胞内转化为具有生物活性的雄激素双氢睾酮(图2-20)。

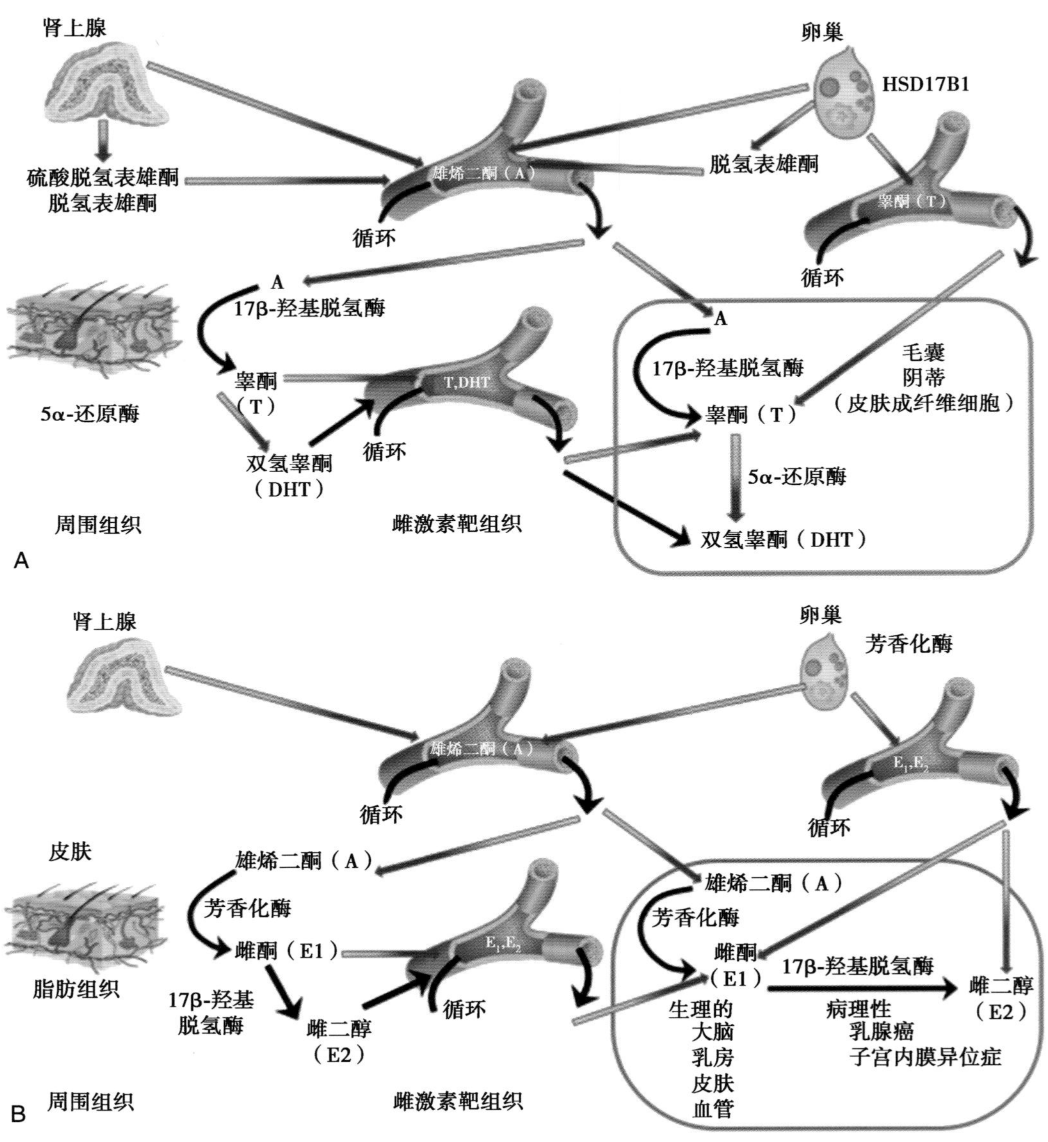


**图2-20 女性雌激素和雄激素的生物合成**

A. 雄激素的生物合成;B. 雌性激素的生物合成。

在皮肤成纤维细胞和毛囊中有至少两个基因产物具有 5α- 还原酶活性并将睾酮转化为双氢睾酮，这一过程在阴蒂增大和多毛症阴蒂中起着关键作用。

多囊卵巢综合征（polycystic ovary syndrome，PCOS）可观察到明显的雄激素产生过多。除在多囊卵巢病和产雄激素的性腺肿瘤可见有较大量 DHEA 产生外，肾上腺外的其他组织很少 DHEA 产生。卵泡对生理量卵泡刺激素（follicle stimulating hormone，FSH）缺乏反应，可能是因为 FSH 和类胰岛素生长因子（IGFs）或胰岛素相关的信号通路之间的相互作用受损，这可能是 PCOS 无排卵的一个重要缺陷。胰岛素抵抗伴发胰岛素水平增加可导致许多组织中激素产生异常如雌二醇（E2）、睾酮（T）和类胰岛素生长因子（IGF-1）水平增加等。垂体黄体生成素(luteinizing hormone，LH）分泌过多，FSH 分泌减少，肝脏中性激素结合球蛋白（SHBG）和 IGF 结合蛋白 I（IGFBP-1）产生减少，硫酸去氢表雄酮（DHEAS）肾上腺分泌增加，雄烯二酮（A）卵巢分泌增加，所有这些都有助于 PCOS 维持无排卵和雄激素过量的前馈循环（图 2-21）。过多的 E2 和 T 主要由外周组织和靶组织中 A 的转化引起。T 转化为强效类固醇雌二醇或双氢睾酮（DHT）。

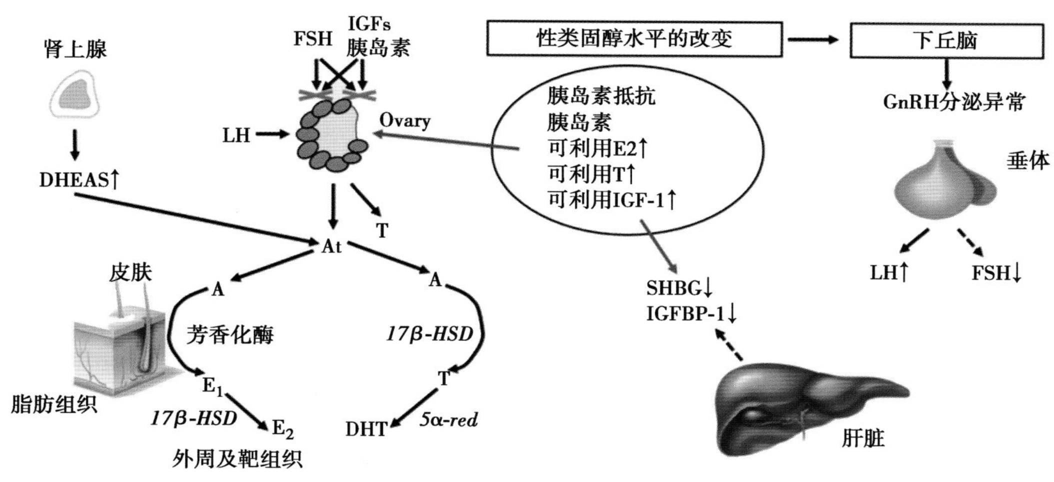


图 2-21　多囊卵巢综合征的病理机制——与肾上腺雄性激素的关系

肾上腺雄性激素的作用有二：① 促进蛋白质的合成，使肌肉发达，精力充沛，体力旺盛，促进骨骺闭合前青少年的生长；② 促进第二性征发育，抑制男性的女性化。如果发生先天性肾上腺皮质增生，女性出现男性化的表现，毛发增重，肌肉较发达，子宫和乳房发育差甚至萎缩，阴蒂增大，面有痤疮；男性发生时第二性征出现得早，男性化特征显著，外生殖器增大，面部痤疮显著。肾上腺皮质产生的雌激素过多，男性出现女性化的表现，可有皮肤细腻和男乳发育的表现。肾上腺皮质分泌的性激素包括雄激素和雌激素，虽然分泌量微小，但是可能与乳癌、前列腺癌等恶性肿瘤有关切除肾上腺或者性腺，或者使用对抗这些激素的药物，肿瘤的病情可有缓解，提示肿瘤细胞内有这些激素的受体。

## 五、肾上腺髓质激素

肾上腺髓质激素（adrenomedullary hormones）主要为儿茶酚胺（catecholamines，CA）类激素包括肾上腺素（epinephrine，adrenalin，E）、去甲肾上腺素（norepinephrine，noradrenalin，NE）和多巴胺（dopamine，DA），其他还包括 APUD 类激素。

肾上腺髓质与皮质不同，起源于外胚层，由嗜铬细胞组成，间有少量交感神经细胞。嗜铬细胞主要分泌儿茶酚胺类激素和 APUD 激素。前者包括肾上腺素，去甲肾上腺素和多巴胺。髓质细胞在铬盐中被染成褐色，这是由于肾上腺素和去甲肾上腺素被氧化的缘故，故名嗜铬细胞（chromaffin cell）。催化去甲肾上腺素甲基化的苯乙醇胺 -N- 甲基转移酶（PNMT）几乎仅见于肾上腺髓质中。因此，如果肾上腺素和去甲肾上腺素同时生产过多，病变几乎总是在肾上腺内而非其他有嗜铬组织的部位。数据表明，肾上腺糖皮质激素是维持高水平的 PNMT 和肾上腺素分泌所必需的。

### （一）肾上腺髓质激素的合成

儿茶酚胺的合成始自食物来源的酪氨酸和苯丙氨酸，它们是儿茶酚胺合成的原料。儿茶酚胺在肾上腺、中枢神经系统和肾上腺素能神经末梢都有合成。酪氨酸羟化酶的激活和抑制是儿茶酚胺生物合成的主要调节机制，肾上腺皮质激素可影响该机制。去甲肾上腺素是交感神经元分泌的主要的儿茶酚胺。健康人群的研究表明，血浆游离儿茶酚胺中，多巴胺约占13%；肾上腺素约占14%；儿茶酚胺类激素中，去甲肾上腺素占绝大部分，约73%。

儿茶酚胺合成过程中，由酪氨酸生成多巴胺、肾上腺素和去甲肾上腺素有四种酶的参与。来自食物或者肝脏的苯丙氨酸经过苯丙氨酸羟化酶作用生成酪氨酸，酪氨酸经络氨酸羟化酶生成多巴，再经多巴脱羧酶（aromatic L-amino acid decarboxylase，AADC）生成多巴胺，多巴胺经多巴胺-β-羟化酶生成去甲肾上腺素，最后经苯乙醇胺-N-甲基转移酶（PNMT）生成肾上腺素（图2-22A，图2-22B）。AADC在全身组织中均有分布。多巴胺和去甲肾上腺素同时又是神经递质，因此AADC被认为是一种神经递质调节因子。I型自身免疫性多腺体综合征（autoimmune polyglandular

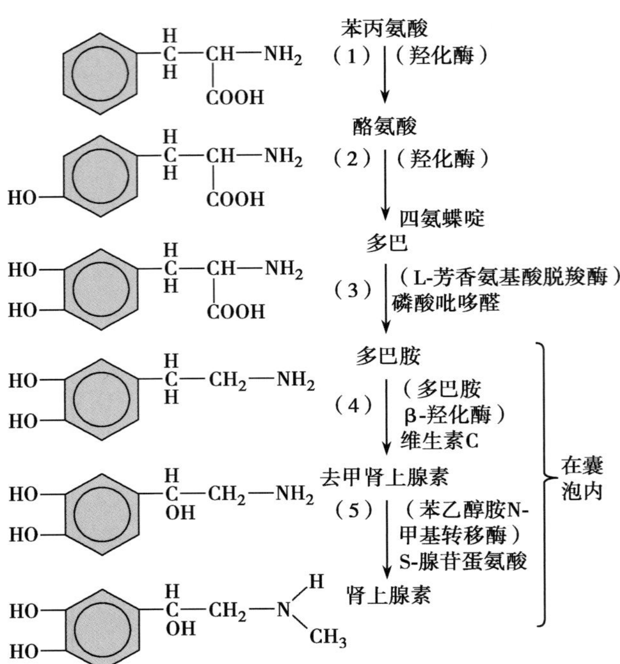


图2-22A　应激、疼痛、寒冷、炎热、窒息、低血压、低血糖和低钠时节前交感神经兴奋，儿茶酚胺释放增加，节前交感神经兴奋后，囊泡内容物通过胞吐作用释放出来

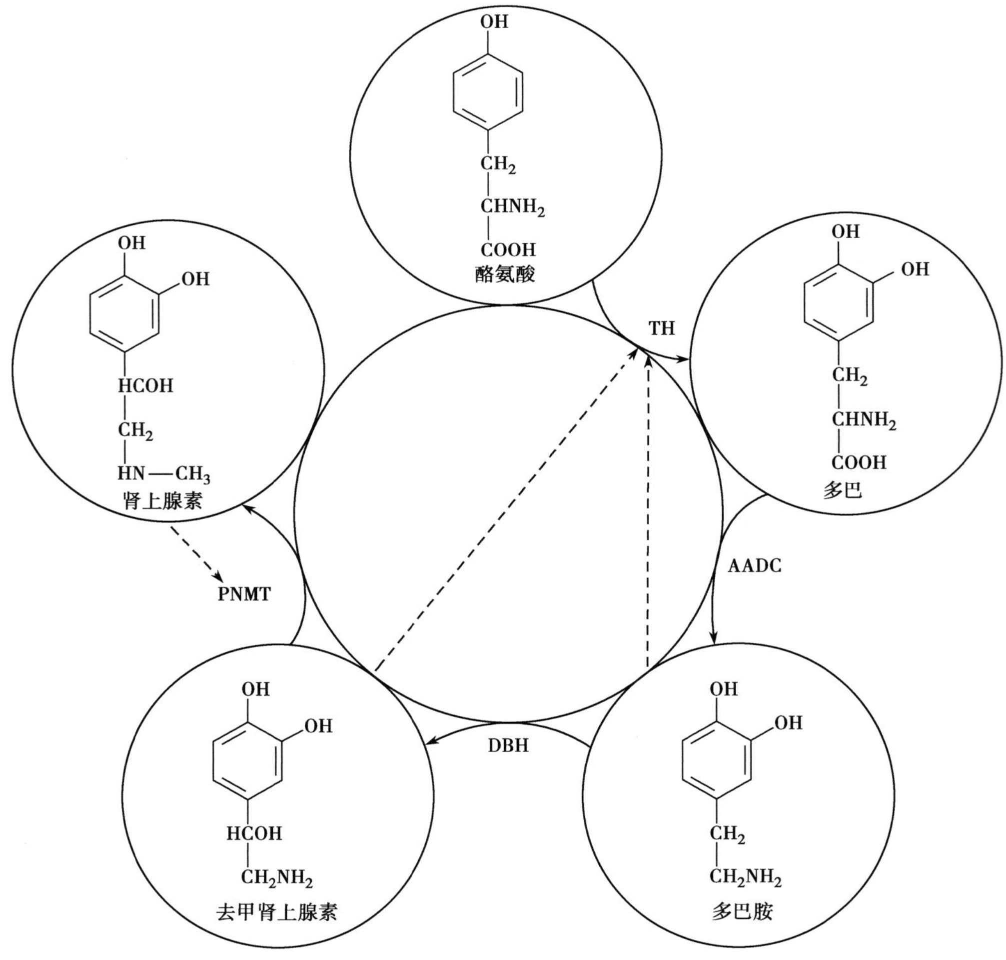


图2-22B　肾上腺髓质激素儿茶酚胺类的合成过程　TH：酪氨酸羟化酶；DBH：多巴胺羟化酶；AADC：芳香族左旋氨基酸脱羧酶；PNMT：苯乙醇胺-N-甲基转移酶；虚线表示反馈抑制路径；儿茶酚胺与三磷酸腺苷、嗜铬粒蛋白和多巴胺β-羟化酶一起储存在独立的小囊泡里。

syndrome，APS）血清中存在 AADC 抗体，Ⅱ型 APS（艾迪生病，自身免疫性甲状腺疾病和 / 或 1 型糖尿病），多数在未成年人时发病，很少有 AADC 抗体，AADC 抗体和 APS 的自身免疫性肝病，白癜风及阿迪森氏病有关。

**（二）肾上腺髓质激素的储存和释放**

除去肾上腺髓质外，儿茶酚胺还存在于受交感神经支配包括大脑、脊髓、心脏器官之中。儿茶酚胺主要储存在嗜铬细胞颗粒的囊泡之中，并且与 ATP 结合。囊泡中含量最多的是儿茶酚胺，其他还包括 ATP、维生素 E 和钙。维生素 E 的作用是抗氧化，保护儿茶酚胺的储存，助力多巴胺 -β- 羟化酶酶促反应生成去甲肾上腺素。节前神经末梢释放的乙酰胆碱是刺激肾上腺髓质释放儿茶酚胺的主要化学物质。乙酰胆碱作用于胆碱能受体使嗜铬细胞钙离子通透性增加，钙离子进入细胞，触发儿茶酚胺的释放。

**（三）儿茶酚胺分泌的调节**

各种应激状态如疼痛、感染、寒冷、运动、手术、缺氧、低血糖等情况下，肾上腺髓质分泌的儿茶酚胺迅速增加。大多数应激状态，包括低血糖，肾上腺素分泌增加的幅度大于去甲肾上腺素的分泌，而在休克，缺氧等应激状态，去甲肾上腺素分泌大于肾上腺素。应急状态下，除去肾上腺髓质分泌儿茶酚胺增加外，交感神经支配的器官包括心脏产生的儿茶酚胺分泌也迅速增加，适应机体所处的应激状态。如运动时的心率增快就是典型的例子。

**（四）儿茶酚胺的代谢**

应激状态下，儿茶酚胺迅速增加，一旦应激状态解除，儿茶酚胺的分泌会迅速恢复至正常状态，主要是因为儿茶酚胺与其受体的结合亲和力低，解离迅速所致。

1. 儿茶酚胺清除性再摄取　儿茶酚胺之所以“灭活”迅速，主要有以下三个途径：①儿茶酚胺被交感神经末梢再摄取；②转化为无活性的代谢物；③由肾脏排泄。其中儿茶酚胺再摄取是儿茶酚胺作用迅速消失的主要原因。从交感神经突触释放的儿茶酚胺约 85%~90% 在局部被神经末梢所摄取，称为神经元摄取或者第一摄取。此摄取过程需要能量，可饱和，具有方向选择性和钠依赖性。拟交感神经药物图阿拉明，苯丙胺，吩噻嗪和三环类抗抑郁药物可以阻断此摄取过程。非神经元组织对儿茶酚胺的摄取称为第二摄取或称非神经元摄取。此类摄取是非特异性，可饱和的，可被类固醇、酚苄明和 3- 甲氧基去甲肾上腺素（NMN）所抑制，但是抑制神经元摄取的药物对于非神经元摄取过程没有作用。

2. 儿茶酚胺的降解　被神经元摄取的儿茶酚胺约 3/4 被储存在嗜铬细胞以备再次释放，其余的被代谢降解，释放入血并经肾脏排入尿液。儿茶酚胺的代谢降解主要通过两种酶系，儿茶酚胺甲基转移酶（catecholamine methyltransferase，COMT）和单胺氧化酶（monoamine oxidase，MAO）（图 2-23）。在 COMT 的作用下（S- 腺苷甲硫氨酸提供甲基），去甲肾上腺素和肾上腺素降解为其甲氧基衍生物，3- 甲氧基去甲肾上腺素（NMN）和 3- 甲氧基肾上腺素（MN），后两种代谢产物再经 MAO 酶促作用，生成 3- 甲氧基 -4 羟基苦杏仁酸，亦称香草基扁桃酸（vanillylmandelic acid，VMA）。肾上腺素和去甲肾上腺素也可以先经 MAO 作用，生成 3，4 二羟基扁桃酸，再经 COMT 作用下，生成 VMA。由此可见，VMA 是儿茶酚胺代谢的终末产物。因此尿液中 VMA 测定对于评估体内儿茶酚胺的水平特别是大量分泌儿茶酚胺类激素的嗜铬细胞的肿瘤有很重要的价值。

值得注意的是，VMA 并不完全来自肾上腺儿茶酚胺类激素的代谢物。中枢神经系统和外周神经系统的去甲肾上腺素代谢产物 3- 甲氧基 -4 羟基苯甘醇（3-methoxy-4-hydroxyphenylglycol，MHPG），也可以代谢为 VMA，还可以降解为高香草酸（High vanillin acid，HVA）。

3. VMA 和 HVA　体内大多儿茶酚胺类激素代谢产物是 VMA 和 HVA，可以从尿中排出，少量的儿茶酚胺类激素以原型或者间甲肾上腺素的形式从尿中排出，或从胆汁排泌进入肠道经粪便排出。

**（五）儿茶酚胺类激素的生理作用**

儿茶酚胺影响体内所有组织的多种功能。在绝大多数情况下，儿茶酚胺的分泌量既能保证各组织、器官执行正常功能的不同需要，又能维持一定量的储备，对机体的应激反应起着重要调节作用。儿茶酚胺几乎影响体内每一组织和器官，它通过靶细胞膜上的特异受体，发挥不同的生理学效应，交感神经系统释放的儿茶酚胺对机体的应激反应起着重要调节作用。

1. 心血管作用　儿茶酚胺通过激活心肌 $\beta_1$ 受体使其应激力提高，增加心肌收缩力及频率；通过 α 受体使血管平滑肌收缩，刺激 $\beta_2$ 受体（特别是骨骼肌血管）受体使血管舒张，但 CA 的主要作用是

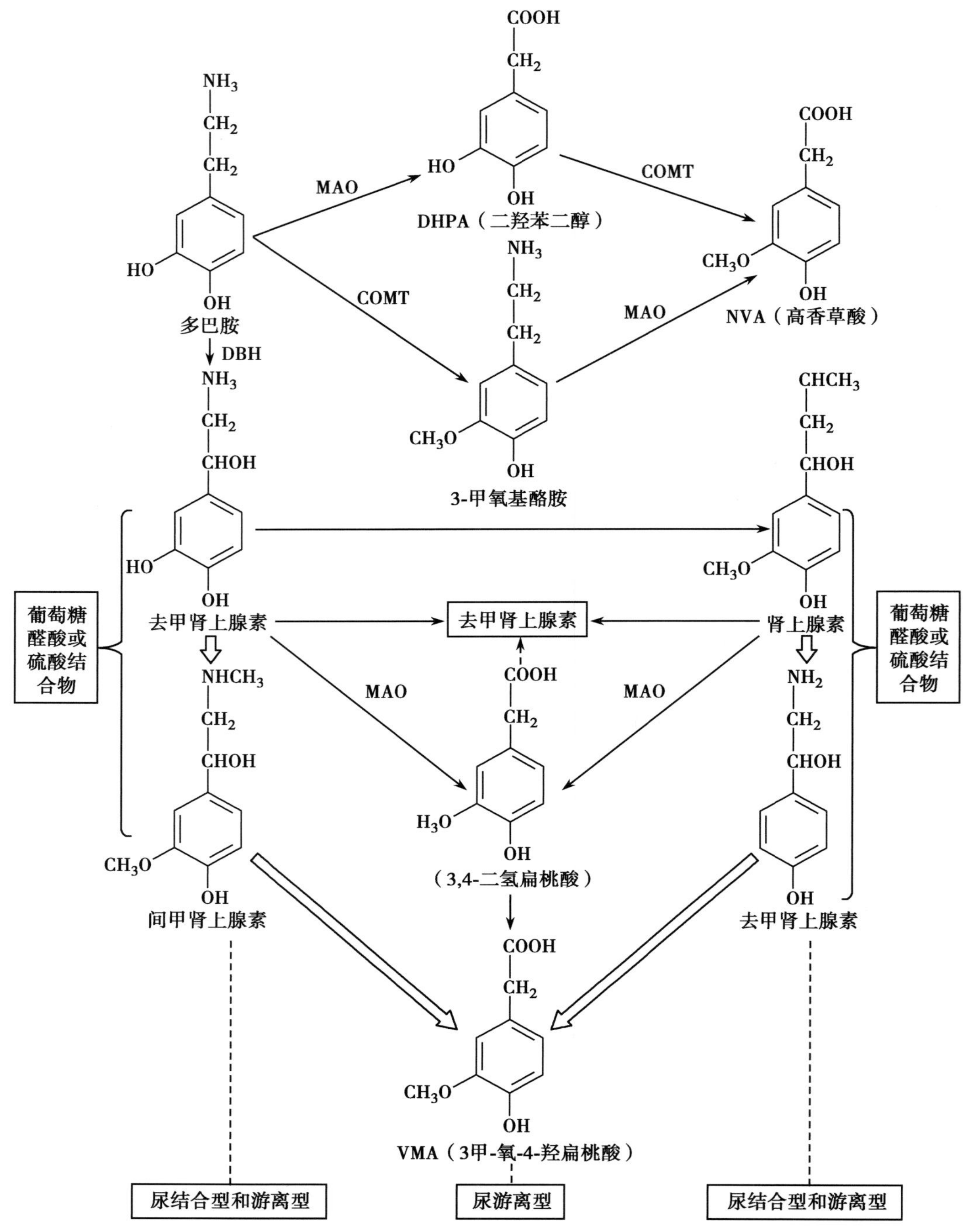


图 2-23 儿茶酚胺的主要代谢途径

增加心率和心输出量，使外周血管收缩，而升高血压。去甲肾上腺素主要收缩血管，使收缩压及舒张压均增高，反射性地兴奋副交感神经，使心率减慢、心输出量减少。肾上腺素使皮肤、肾及黏膜血管床收缩，使肝血流增加，但通过 $\beta_2$ 受体的作用使骨骼肌舒张，它主要使心率增快、心输出量增加、收缩压升高，在低浓度时对舒张压无影响，随着血浆肾上腺素浓度增高却使舒张压下降，但仍在生理范围。因此，当分泌肾上腺素为主的肿瘤患者出现舒张期高压，则应认为其同时有去甲肾上腺素分泌增多，在此类患者中，如出现低血压则说明可能有大量肾上腺素分泌。DA 增加心输出量，其原因除 $\beta_1$ 肾上腺能受体的调节作用外，同时也刺激了肾上腺轴突末梢的 NE 释放。小剂量 DA 减少肠系膜和肾血管抵抗，但却使其他血管收缩，因此，收缩压较舒张压升高明显。

2. 内脏效应 儿茶酚胺类激素的内脏效应主要表现以下几个方面：①CA 通过兴奋 $\beta_2$ 受体而使支气管平滑肌松弛，支气管扩张、子宫平滑肌舒张。兴奋 α 受体使平滑肌收缩，子宫收缩、瞳孔扩大；$\beta_1$ 受体兴奋时，肠道和膀胱的平滑肌张力降低，而相应的括约肌紧张。多巴胺能受体也能介导肠管和血管平滑肌松弛；②影响多部位的水和电解质的穿膜移动，包括小肠、胆囊、气管、角膜和肾小管上皮细胞，也能改变房水的形成，所以在治疗青光眼方面，α 肾上腺素能激动剂和 β 肾上腺素能拮抗剂两者都有效。CA 在肠道对水和电解质代谢的作用有利于维持细胞外液的平衡；③刺激肽类物质分泌入眼泪、唾液、胰液和前列腺液，也能促进胃黏膜和支气管分泌黏液；④刺激组织细胞生长和分化，包括腮腺和一些增殖迅速的细胞群（如小肠上皮细胞，骨髓幼红细胞、精细胞等）。使心肌、骨骼肌和血管平滑肌细胞发生适应性肥大。棕色脂肪和前列腺增生也与交感活动有关；⑤肾上腺素增加血小板数量，并通过兴奋 $\alpha_2$ 受体促进血小板聚集，肾上腺素还能使循环中Ⅷ因子和组织纤溶酶原激活物水平上升，使血浆纤溶酶原激活抑制物水平下降，阻断 β 肾上腺能受体，可减弱肾上腺素引起的Ⅷ因子增加，肾上腺素还能促进肝纤维蛋白原合成。

3. 调节代谢作用 儿茶酚胺重要代谢功能是直接或间接的作用调节代谢，从肝脏、脂肪组织和骨骼肌快速动员产生能量的底物。CA 直接的代谢作用包括：①刺激糖原分解和糖酵解，同时伴乳酸和丙酮酸盐从肌肉组织释放增加（$\beta_2$ 受体）；②通过糖原分解和糖原异生刺激肝糖原生成，限制 CNS 以外的糖利用（$\beta_2$ 受体）；③刺激某些氨基酸如丙氨酸从肌肉释放（β 受体）；④刺激脂肪分解（$\beta_1$ 受体），增加甘油和脂肪酸释放，此作用远超脂肪中的脂肪分解作用（$\alpha_2$ 受体）；⑤刺激肝脏酮体生成，可能继发于脂肪分解和脂肪酸从肝生成增多；⑥刺激钾（β 受体）和磷酸盐进入细胞，产生低钾血症和低磷血症。间接作用主要是 CA 通过调节代谢过程中激素分泌的变化。儿茶酚胺刺激胰高糖素、生长激素和肾素的分泌。已证实肾上腺素能调节大多数激素的分泌功能。

肾上腺素使血糖升高的机制比较复杂，涉及激素的直接和非直接作用，以及刺激糖生成和限制糖利用，它们是通过 β 和 α 受体双重途径来进行的。其非直接升糖作用是通过限制胰岛素的分泌完成，这也是肾上腺素很重要的调节血糖的途径，α 肾上腺素能阻断剂可抑制肾上腺素的这种非直接作用并减少升糖作用。如果胰岛素或胰高糖素调节葡萄糖作用被抑制，那肾上腺素或其 α 受体阻断剂的这种非直接调节血糖作用也就显著减弱，此时更多是依靠其直接作用。肾上腺素的直接升糖作用包括减少糖的利用和刺激糖的生成，前者是通过 β 肾上腺能的机制。

总之，肾上腺素，作为一种肾上腺髓质激素，产生自分泌、旁分泌或神经递质的功能作用，而去甲肾上腺素主要作为交感神经节后神经元的递质。

### （六）肾上腺素能受体的亚型

多巴胺是 α 和 β 受体的激动剂。当多巴胺水平增加时，α 和 β 受体均可受到刺激，使血管收缩，心率加快和血压升高。多巴胺还能作用于某些独特的受体如多巴胺 1 和多巴胺 2 发挥不同的作用。多巴胺 1（DA1）受体主要位于血管床，如冠状动脉、脑血管、肠系膜动脉等，刺激 DA1 受体可以使血管舒张，刺激肾脏 DA1 受体，肾小血管舒张，可产生利尿和利钠作用。多巴胺 2（DA2）受体位于交感神经末梢前，受刺激后可抑制去甲肾上腺素的释放。大脑的 $DA_2$ 受体激活可致食欲减退甚至呕吐。根据肾上腺素能激动剂作用的不同，其受体分为 α 和 β 两大类，α 受体分两个亚型，$\alpha_1$ 和 $\alpha_2$，β 受体分三个亚型，$\beta_1$、$\beta_2$ 和 $\beta_3$（表 2-5）。脂肪细胞的 $\beta_3$ 受体调节脂肪代谢，肥胖动物或人可能与 $\beta_3$ 受体缺陷有关。肾上腺素和去甲肾上腺素的作用并非完全独立且呈剂量依赖性。因此，将天然存在的肾上腺素能激素划分为 α- 肾上腺素能或 β- 肾上腺素能，或者是阻滞剂如 $\alpha_1$- 拮抗剂，分类方法虽有用，但不能反映激素激动剂或拮抗剂在全部临床情况下的活性特征。表 2-6 列举了临床常用的肾上腺素能拮抗剂的药物的选择性，部分激动作用，血浆半衰期的比较。

## 六、结束语

本节简述肾上腺皮质激素和肾上腺髓质激素的合成、分泌、分泌的调节，以及这些激素的主要生理作用。本节的重要性在于肾上腺皮质激素是维系生命的激素，与人的生存息息相关，与人类的多种疾病密切相关，因此了解这些激素的主要特征及其代谢过程，对于临床疾病的诊断和治疗有很大的帮助。值得关注的是，根据肾上腺皮质激素的特征

**表 2-5 肾上腺素能受体亚型的比较**

| | α 肾上腺素能受体 | | β 肾上腺素能受体 | | |
|---|---|---|---|---|---|
| | $\alpha_1$ | $\alpha_2$ | $\beta_1$ | $\beta_2$ | $\beta_3$ |
| 激动剂 | E、NE | — | Iso、NE | — | — |
| 激动剂强度 | E≥NE | — | Iso>NE≥E | Iso>NE≥E | Iso>E≥NE |
| 选择性激动剂 | 脱氧肾上腺素、甲氧明 | 可乐定 | α- 地诺帕明 | 特步他林、克伦特罗 | BRL37344、氧烯洛尔 |
| 拮抗剂 | 酚妥拉明<br>酚苄明 | — | 普萘洛尔<br>纳多洛尔 | — | — |
| 选择性拮抗剂 | 酚妥拉明<br>酚苄明 | 育亨宾宁碱<br>萝芙木属 | 美托洛尔<br>阿替洛尔 | ICI118551 | — |
| | 磷脂酰肌醇<br>$Ca^{2+}$↑<br>血管收缩<br>子宫收缩 | 环腺苷酸<br>↓$Ca^{2+}$ 内流<br>NE(突触前)↑<br>血小板聚集 | 环腺苷酸↑<br>(cAMP)<br>心率↑<br>心肌收缩力↑<br>脂肪分解↑ | 环腺苷酸↑<br>(cAMP)平<br>滑肌松弛<br>糖原分解 | 环腺苷酸↑<br>(cAMP)<br>脂肪产热↑<br>脂肪分解↑ |
| | 有 | 有 | 有(+) | 有(++) | — |

Iso:异丙肾上腺素;E:肾上腺素;NE:去甲肾上腺素。
(+):有作用;(++):作用明显;↑:增加或升高;↓减少或降低。

**表 2-6 β 肾上腺素能受体拮抗剂的药理学和药代动力学比较**

| | 选择性 | 部分激动剂 | 血浆半衰期 |
|---|---|---|---|
| 醋丁洛尔(醋丁酰心安 /acebutolol) | $\beta_1$ | + | 3~4h |
| 阿替洛尔(氨酰心安 /atenolol) | $\beta_1$ | – | 6~7h |
| 倍他洛尔(环丙甲氧心安 /betaxolol) | $\beta_1$ | – | 14~12h |
| 比索洛尔(bisoprolol) | $\beta_1$ | – | 9~13h |
| 卡替洛尔(喹酮心安 /carteolol) | 非选择性 | + | 5~6h |
| 艾司洛尔(esmolol) | $\beta_1$ | – | 9min |
| 拉贝洛尔(柳氨苄心安 /labetalol) | 非选择性 | + | 3~7h |
| 美托洛尔(甲氧乙心安 /metoprolol) | $\beta_1$ | – | 3~7h |
| 纳多洛尔(萘羟心安 /nadolol) | 非选择性 | – | 20~24h |
| 喷布洛尔(环戊丁心安 /penbutolol) | 非选择性 | + | 5h |
| 吲哚洛尔(心得静 /pindolol) | 非选择性 | + | 3~4h |
| 普萘洛尔(心得安 /propranolol) | 非选择性 | – | 4h |

制造的激素类药物达数十种,了解人体分泌肾上腺皮质激素的基本特征对于临床应用激素类药物的正确使用有很大的帮助。肾上腺皮质球状带分泌的醛固酮的生理作用和代谢过程,更值得泌尿科医师关注,因为最常见的内分泌疾病 - 原发醛固酮增多症,也是常常由泌尿科医师手术解决的疾病,肾上腺髓质分泌的儿茶酚胺类激素与嗜铬细胞瘤密切相关,皮质网状带分泌的性激素更值得关注,因为前列腺癌、乳癌等恶性肿瘤可能伴有这些激素的分泌紊乱。

(郑少雄 杨小清)

# 第三节　肾上腺疾病病理与分类

## 一、肾上腺一般性病变与分类

### (一) 肾上腺出血和坏死(hemorrhage and necrosis of the adrenal gland)

是肾上腺比较常见的疾病。病理组织学特点为灶状、节段性或单侧或双侧肾上腺内广泛出血。病因学因素包括肾上腺血液供给障碍导致皮质坏死、严重感染引起的败血症、大面积烧伤、严重创伤、恶性高血压、妊娠毒血症和恶性肿瘤。出血部位的肾上腺肿胀呈紫红色,其周边见正常肾上腺组织。严重出血的肾上腺肉眼不能辨认并致急性肾上腺功能低下而猝死。局限性肾上腺出血可发生于感染、难产孕妇或先天性心脏病的幼儿或原因未明的自发性出血,严重者可致肾上腺皮质坏死。婴儿的严重肾上腺出血,可由于窒息或创伤所致。一般髓质和部分皮质不受损害。有时可见静脉血栓形成及梗死。严重感染时可见微栓。肾上腺囊肿或肿瘤中可见肾上腺局部、多灶性或大部分区域出血。

肾上腺坏死亦较多见。可为单细胞、灶状、节段性以至两侧肾上腺大部分坏死,常伴不同程度的出血。常见原因除在上述出血基础上发生之外,细菌、病毒感染、化学药物作用及弥散性血管内凝血、大术后均可造成肾上腺皮质不同程度的坏死。其中肾上腺结核和组织胞质菌病常以大量坏死为特点,但炎症反应较轻。

### (二) 肾上腺萎缩(adrenal atrophy)

肾上腺体积缩小,重量减轻,常低于3g或更低。肾上腺被膜纤维组织性增厚,皮质变薄,甚至部分区域消失。其下为髓质,有些病例髓质可无明显变化。肾上腺萎缩的这些变化可导致肾上腺皮质功能不全。

肾上腺皮质萎缩可见于:①下丘脑—垂体疾病。例如垂体肿瘤、Sheehan病、垂体炎或其他原因引起的垂体破坏、垂体功能减退或长期应用皮质类固醇治疗,ACTH分泌不足,可导致肾上腺皮质萎缩,致使两侧肾上腺不同程度地萎缩。一侧肾上腺皮质发生功能性肿瘤时,对侧肾上腺萎缩;②肾上腺炎(adrenalitis)各种非特异性炎症、结核病(亚急性血行播散性结核病)、真菌(多由组织胞质菌病、念珠菌、球孢子菌、芽生菌、隐球菌病)等引起的肉芽肿性炎症或病毒感染(如巨细胞病毒)都可累及肾上腺。一般均为全身感染的一部分。自身免疫性肾上腺炎,有人称之为特发性肾上腺萎缩。一般肾上腺萎缩为两侧肾上腺同时受累,致使肾上腺体积缩小,但髓质多无明显变化。肾上腺萎缩多数患者血中可检测到抗肾上腺皮质自身抗体,如抗肾上腺皮质细胞微粒体和线粒体抗体。患者除了表现有明显的肾上腺皮质功能低下外,常合并恶性贫血、胰岛素依赖性糖尿病、慢性黏膜皮肤念珠菌病和甲状旁腺功能减退和自身免疫性甲状腺疾病。自身免疫性肾上腺炎是引起“特发性”肾上腺皮质功能不全(Addison病)的重要原因之一。如两侧肾上腺功能不全,患者虚弱无力、低血糖、低血压及皮肤、口腔黏膜色素沉着、电解质紊乱等,称Addison病;③肾上腺出血、梗死或其他各种原因造成的坏死均可引起肾上腺病变部位被增生纤维组织替代,而导致使肾上腺萎缩。

### (三) 肾上腺淀粉样变(adrenal amyloidosis)

是全身性淀粉样病的一部分。多累及两侧肾上腺的束状带和网状带。

### (四) 异位肾上腺(adrenal heterotopia)和副肾上腺

异位肾上腺是指在正常部位以外发现肾上腺组织。双侧或一侧完整肾上腺异位罕见,而肾上腺皮质异位较常见,一般不见髓质。异位肾上腺一般较小,长径约2~5mm,金黄色。副肾上腺则是由皮质原基分裂出来的组织,呈结节状被埋在肾区、肝包膜,还可见于肾脏附近或睾丸、精索沿线、附睾附近、睾丸表面和阴囊,或在卵巢下降沿途各部位(子宫阔韧带、阴道等),其他部位如卵巢静脉沿线、附近,以腹膜后、腹腔动脉起源邻近较多见。位于阑尾系膜、疝囊、肺及脑内者也有报道。异位的肾上腺组织可发生增生性变化(图2-24)。而副肾上腺组织中一般只见皮质或偶见不同程度的正常皮质分带现象或见髓质。

### (五) 卵巢间质、脂肪和骨髓组织化生

在肾上腺皮质(罕见髓质)内见到卵巢间质或卵泡膜细胞构成的小结节即为卵巢间质化生;见到成群的脂肪细胞即为脂肪化生;见到造血组织的小灶即为骨髓化生。

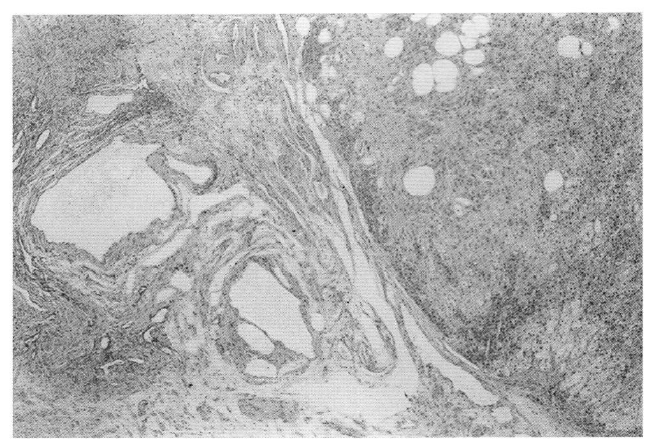

图 2-24 卵巢异位肾上腺皮质增生

左图为卵巢组织；右图为增生的肾上腺皮质组织（HE 染色×200）。

（六）肾上腺血色病（hemochromatosis）

是全身血色病的一部分。多累及肾上腺球状带。

（七）肾上腺不发育和发育不全（aplasia and hypoplasia of the adrenal gland）

肾上腺不发育比较少见，可导致双侧或单侧肾上腺缺乏。有些见于家族性先天性肾上腺缺乏。肾上腺发育不全分原发性①成熟细小型伴正常垂体；②先天性巨细胞性肾上腺发育不全伴正常垂体；③成熟型先天性肾上腺发育不良型为 X 性联隐性遗传，可伴有垂体巨细胞变化。继发性为成熟型先天性肾上腺发育不全伴垂体发育不全和无脑畸形。

## 二、肾上腺皮质增生

肾上腺皮质增生（adrenal cortical hyperplasia）是引起肾上腺皮质功能亢进的常见原因，发病可见各年龄段。肾上腺皮质增生可分为先天性和后天性。（先天性肾上腺皮质增生多见儿、少年龄组。详见“肾上腺—生殖器综合征”章节）后天性肾上腺皮质增生可由于各种环境因素、营养不良、长期反复的应急反应，如严重感染、疾病、烧伤或创伤后。某种特殊刺激或继发于各部位产生 ACTH 的肿瘤，致使肾上腺皮质增生，皮质组织量增加。病理组织学可表现为弥漫性增生和结节状增生两种。结节状增生一般是在弥漫性增生的基础上形成的。患者血液、尿液中的激素水平升高，轻者无明显的临床症状，重者引起各层皮质功能亢进的症状。

（一）弥漫性增生（diffuse hyperplasial）

又称区带性增生（zonal hyperplasial），特点是双侧肾上腺体积均匀增大，重量增加，而外形无明显改变。皮质平均厚度常超过 2mm，单侧腺体重量超过最高值的 5%，即重量 >5.5g。肾上腺弥漫性增生其外观边缘变钝，少数病例腺体厚度及重量均未超过正常高限，仅在显微镜下形态表现某一区带性增生、增厚为特点（图 2-25）。依据肾上腺细胞增生的组织学特点，区带性增生可分为：①球状带增生　球状带细胞增生、增大、使球状带增厚，由正常的 3~4 层小球增至 5~6 层以上。有的区域增生非常明显呈三角形突入束状带。在临床上，球状带增生可出现原发性醛固酮增多症并致高血压和肾病综合征等表现。由肾、肝、心疾病所引起的醛固酮增多，被称为继发性醛固酮增多症（图 2-26）。②束状带增生　束状带细胞增生、增大、使束状带增厚，由正常的 2 层增至 3~4 层以上。增生的束状带细胞向外压迫或取代球状带。在另一方面，增生的束状带细胞向内还可作舌状伸入网状带，甚至伸进髓质。束状带增生伴皮质醇分泌过剩，而引起 Cushing 综合征。有时束状带与网状带同时增生，称束网带增生（图 2-27）。异位促皮质综合征常见于肺燕麦细胞癌、也可见于胰岛细胞瘤、胃肠道类癌、神经母细胞瘤、甲状腺髓样癌 、胸腺瘤和嗜铬细胞瘤等。这些肿瘤所分泌的(异位）促皮质素引起肾上腺皮质明显弥漫增生、增大并伴 Cushing 综合征；③网状带增生　常见于肾上腺体积不增大的病例。病理表现为网状带增生、细胞体积增大、层次增厚，其胞质中可见脂褐素颗粒，这些增生细胞可向束状带内层延伸。单纯网状带增生少见，常伴随束状带增生。网状带细胞增生可分泌过多的雄激素，出现产生多毛症（hirsutism）和两性

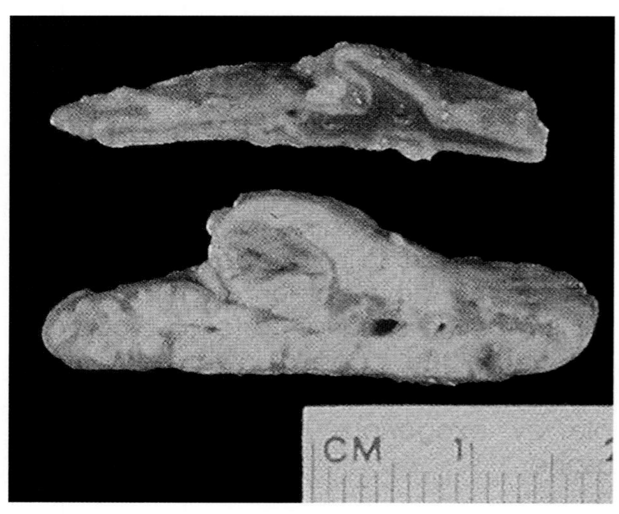


图 2-25 肾上腺皮质弥漫性增生

上图示：正常肾上腺皮质厚度；下图示：肾上腺皮质弥漫性增厚。

畸形、男性化、男性性早熟等肾上腺-生殖器综合征(adrenogenital syndrome)的表现(图 2-28)。

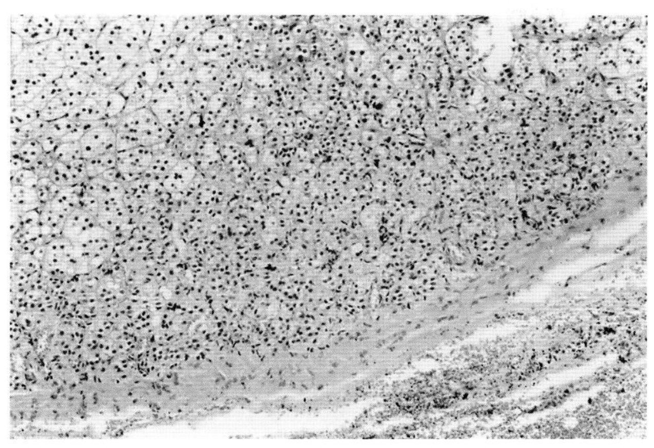

**图 2-26　肾上腺皮质弥漫性增生**
光镜下可见肾上腺皮质球状带(下右侧)弥漫性增生，临床伴 conn 综合征(HE 染色 ×200)。

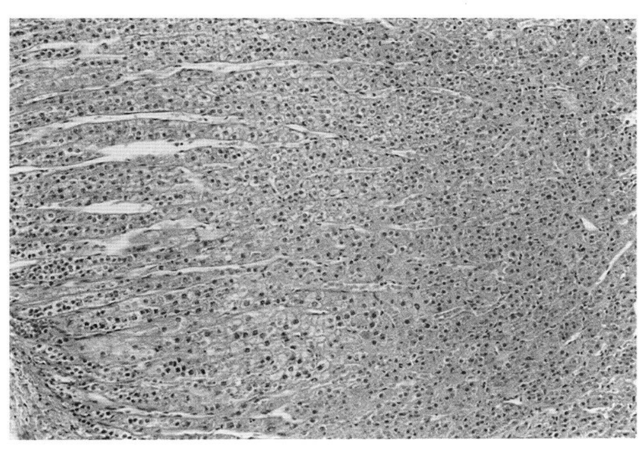

**图 2-27　肾上腺皮质弥漫性增生**
光镜下可见肾上腺皮质束状带(左侧)、网状带(右侧)弥漫性增生，临床伴 Cushing 综合征及性变态(HE 染色 ×200)。

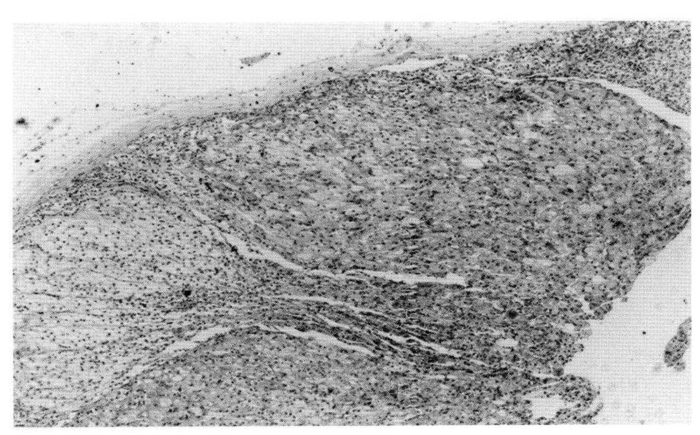

**图 2-28　肾上腺皮质网状带增生**
光镜：细胞胞质中见脂褐素颗粒，有形成小结的倾向，临床上伴肾上腺-生殖器综合征(HE 染色 ×200)。

### (二) 结节状增生(nodular hyperplasia)或称皮质腺瘤样增生结节(adenomatous hyperplastic nodule)

一般是在弥漫性增生的基础上形成的结节。常为双侧，呈现一个或多个结节，有的可布满整个肾上腺难以计数致使其变形。结节直径 0.5~1cm，或更小。较大的孤立性结节直径可达 1.0cm 以上，外观与腺瘤难以区别。结节边缘清楚，但无包膜(图 2-29)。多由束状带构成的结节常见，其他各带形成的结节少见。临床上可伴有肾上腺皮质功能亢进或无肾上腺皮质功能变化的表现。在腺体包膜外或脂肪组织中可见皮质结节向外凸出达皮质外并脱离皮质。在常规尸检中这种增生性结节较常见，并随年龄增长而增多。尤其是老年高血压患者多见，但与高血压的关系尚有不同观点。这些结节可能是生前多年反复应激适应性肾上腺皮质反复增生所遗留的病变，可称为"皮质外结节"或无功能结节(图 2-30，

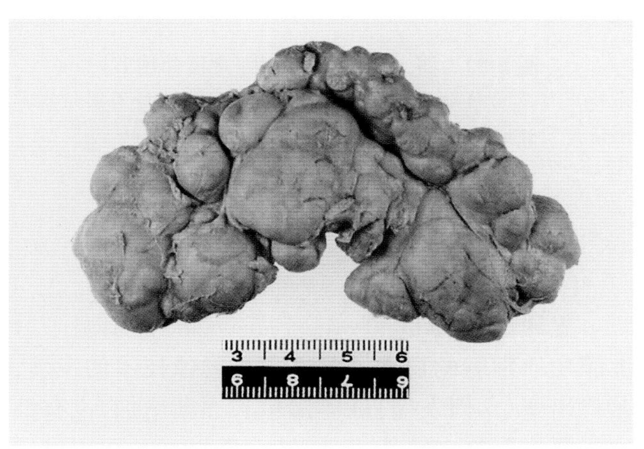



**图 2-29　肾上腺结节性增生**
大体病理示：肾上腺体积增大，布满多个大小不等结节。

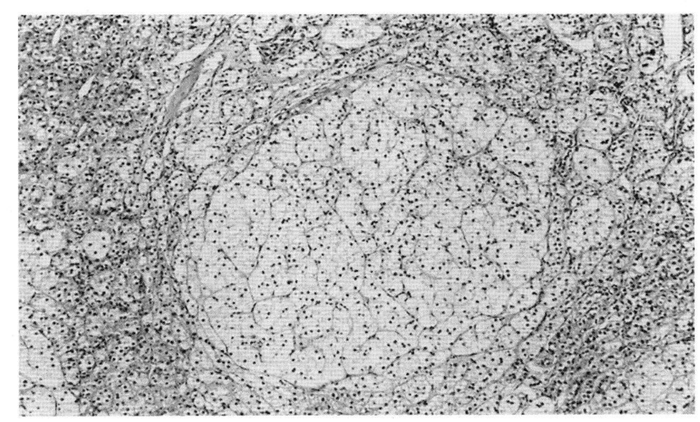

**图 2-30　肾上腺结节性增生**
注：光镜下可见中央胞质空亮区为增生结节(皮质内结节)，无包膜与周围组织界限清楚(HE 染色 ×200)。

图 2-31）。临床上利用外源性皮质激素，如地塞米松对增生的肾上腺皮质分泌有抑制作用的机制，作为鉴别诊断皮质增生和腺瘤的方法。有观点认为，肾上腺皮质增生常伴有垂体 ACTH 细胞增生或腺瘤，故弥漫性或结节状增生的肾上腺皮质细胞与垂体 ACTH 细胞仍维持反馈性联系有关。

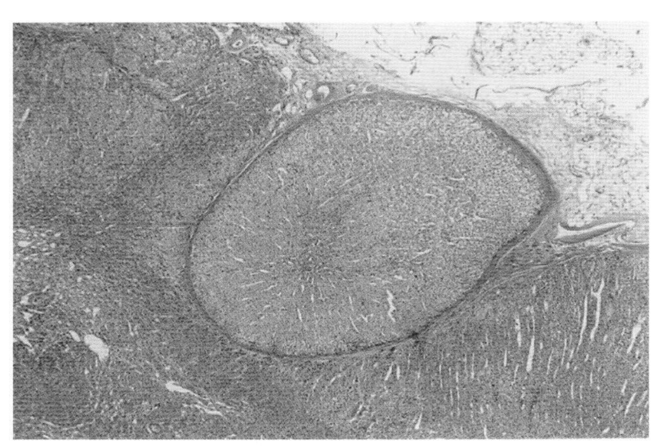

**图 2-31 肾上腺结节性增生（皮质外结节）**
光镜下可见由暗细胞构成的结节位于被膜外，与周围组织界限清楚（HE 染色 ×200）。

## 三、肾上腺皮质肿瘤

### （一）概述

皮质腺瘤（adrenocortical adenoma）是来源于肾上腺皮质细胞的良性肿瘤。随着影像技术的发展，其检出率（含偶发瘤）随年龄增长逐渐增加，没有性别差异。其中 85% 为无功能性，高达 20% 可引发异常激素分泌而无明显的临床症状。小儿患者的肿瘤常是有功能的（内分泌异常的症状和综合征），多见于女性，半数患者是在 4 岁以前诊断的。功能性皮质腺瘤分泌过多皮质激素，引起皮质功能亢进的临床症状。

肾上腺皮质肿瘤一般为单个，偶见一个以上。肿瘤呈圆形、椭圆形或扁圆形态。直径约 >1cm，大多数肿瘤重量在 10g 左右，大者 300~1 000g 甚至 4 000g。肿瘤有完整包膜，周边肾上腺组织被挤压呈萎缩变形状态。肿瘤切面为实性、金黄色、棕黄色或棕褐色，偶见黑色腺瘤（black adenoma）。罕见出血或小囊变区，偶见钙化（图 2-32）。光镜下可见肿瘤有四种细胞混合构成：(1) 球状带样细胞；(2) 外束状带样细胞；(3) 杂种细胞和内束状带样细胞。这些细胞排列成小巢状、腺泡状或束状等。免疫组织化学染色，产生皮质醇和产生醛固酮的肾上腺皮质腺瘤中的暗细胞一般均表达 C17 或 17ą- 羟化酶。还可用 SF-1/Ad4Bp（肾上腺 4 结合蛋白）标记，以证实在所有肾上腺皮质腺瘤细胞均有肾上腺 4 结合蛋白表达。

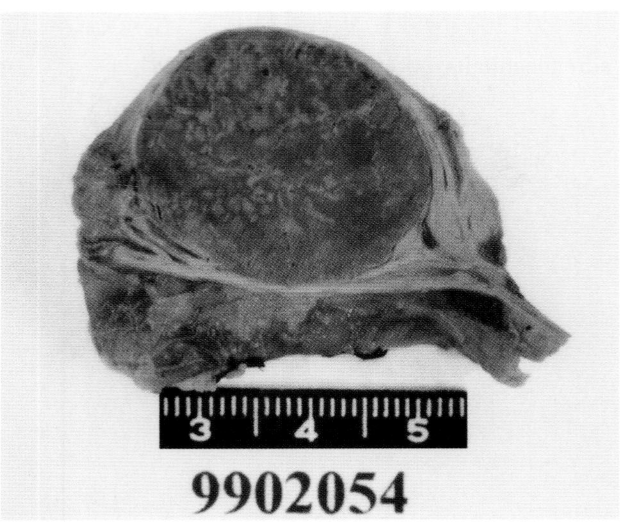


**图 2-32 肾上腺皮质腺瘤（伴 Cushing 综合征）大体：肿瘤呈球形，棕黄色**

### （二）球状带皮质腺瘤

原发性醛固酮增多症中约 90% 是由腺瘤所致，少部分（10%）见于球状带增生或癌。此种腺瘤分泌醛固酮，或称“醛固酮瘤”体积较小，多为金黄色。临床主要表现为持续性高血压、低钾血症和血清醛固酮水平增高等症状。被称为：Conn 综合征或原发性醛固酮增多症。光镜下，瘤细胞呈轻度异型、核大或怪形，成片排列（图 2-33）。

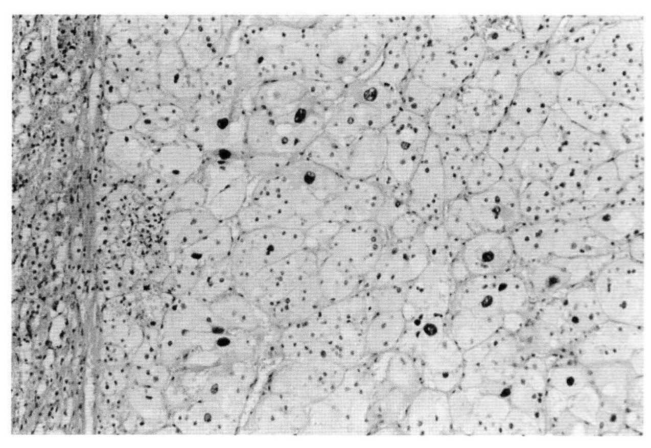

**图 2-33 肾上腺皮质腺瘤（醛固酮瘤）**
光镜下：球状带样瘤细胞核异型伴 Conn 综合征（HE 染色 ×400）。

### （三）束状带皮质腺瘤

体积大小不等，多为棕黄或棕褐色。此种腺瘤分泌皮质醇为主，或称“皮质醇瘤”。可引起非ACTH依赖性Cushing综合征。一般情况下，皮质醇产生率与腺瘤大小相关。大多数直径 >2.5cm 的腺瘤自主性分泌的皮质醇足以引起临床Cushing综合征。直径 <2.5cm 分泌皮质醇腺瘤的患者可表现轻度症状，称之为“亚临床型Cushing综合征”。光镜下，瘤细胞呈透明的亮细胞或嗜酸的暗细胞构成，排列成条索或片块状，其形态似束状带细胞。（图2-34）。

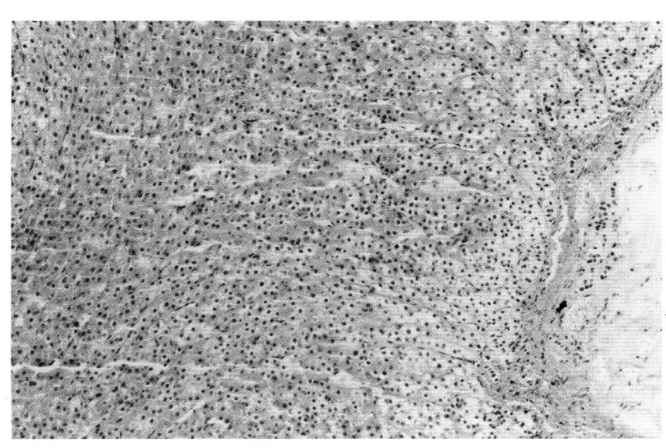

**图2-34　肾上腺皮质腺瘤（皮质醇瘤）**

光镜下束状带样亮、暗瘤细胞核异型，伴Cushing综合征，HE染色×200

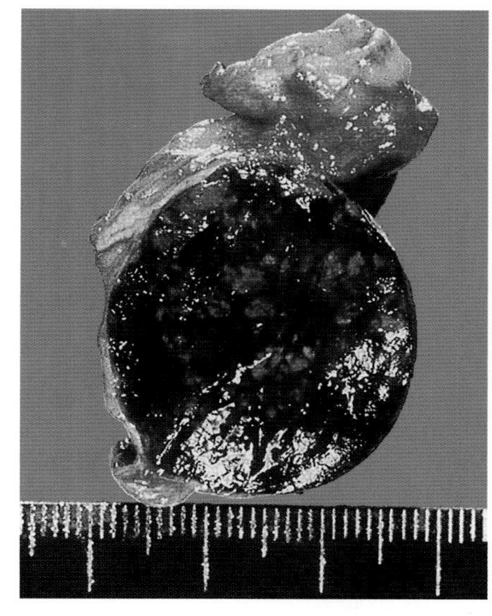

**图2-35　肾上腺皮质腺瘤（黑色腺瘤）**

大体：肿瘤呈球形，棕黑色，边缘清楚，包膜完整

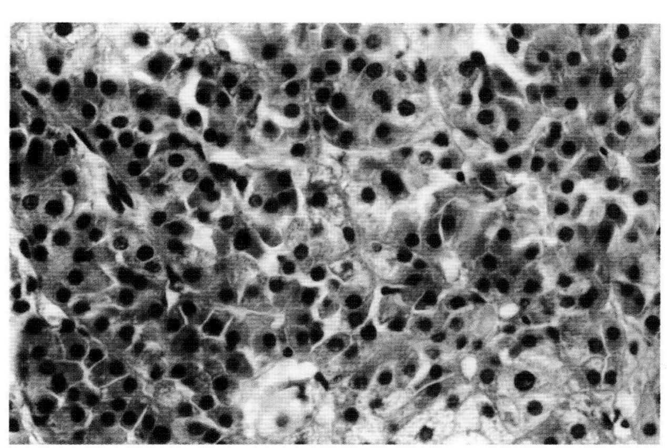

**图2-36　肾上腺皮质腺瘤（黑色腺瘤）**

光镜下：网状带来源为主的瘤细胞胞质内可见脂褐素沉积，（HE染色×400）。

### （四）网状带皮质腺瘤

来自网状带皮质腺瘤罕见，体积大而多为棕褐色。镜下可见瘤细胞胞质中若含有大量的脂褐素颗粒，肿瘤肉眼呈棕黑色。有人称之为黑色腺瘤（black adenoma）或色素性肾上腺皮质腺瘤（pigmented adrenocortical adenima）。此种腺瘤患者在女性表现为雄激素分泌过多（多毛症、闭经、男性化），幼年男性患者有性早熟表现。另有些男性表现为雌激素分泌过多（男性乳腺发育、阳痿）。在成年男性分泌睾酮的腺瘤则没有临床症状。有人认为，网状带皮质腺瘤有可能来自网状带与束状带交界的皮质细胞，主要由暗细胞组成。瘤细胞核小圆形，可见核异型，呈腺泡状、片块状排列，胞质中可见脂褐素颗粒。较少病例伴Cushing综合征（图2-35，图2-36）。有些皮质腺瘤常不能按上述各带来源区分，其组成细胞多具有各带的特点而呈“混合性”皮质腺瘤。

### （五）无功能皮质腺瘤或肾上腺偶发腺瘤（nonfunctioning adrenal cortical adenoma or adrenal incidentaloma）

是指影像学检查偶然发现的肾上腺肿块，而没有肾上腺疾病症状或临床表现。偶发瘤的定性应考虑以下三方面：①功能状态、病史、影像学检查、激素评估；②恶性潜能与影像表现的评估和肿块大小的关系；③无功能腺瘤还可表现为嗜酸性肾上腺皮质腺瘤和黏液样型肾上腺皮质腺瘤。有观点认为：皮质腺瘤是由结节状增生转变而来。由ACTH依赖的增生结节逐渐发展为功能自主性的腺瘤。临床上常用“地塞米松”试验区分腺瘤样增生结节和腺瘤（表2-7）。

表 2-7 肾上腺皮质结节状增生与肾上腺皮质腺瘤的区别

| | 皮质增生 | 皮质腺瘤 |
|---|---|---|
| 数量和部位 | 多发性，常位于两侧 | 多为单个，常位于一侧 |
| 包膜 | 无完整包膜 | 包膜完整 |
| 周围正常肾上腺组织 | 增生结节周围皮质无萎缩，同侧或对侧肾上腺皮质多同时增生 | 腺瘤同侧及对侧肾上腺的皮质多萎缩 |
| 病变组织排列 | 增生结节组织结构与正常肾上腺各带较近似 | 失去正常肾上腺各带的特点，排列紊乱 |
| 细胞形态 | 一般不见怪异核细胞或巨核细胞 | 可见怪异核细胞或巨核细胞 |
| ACTH 依赖 | 有依赖性 | 不依赖，为功能自主性 |
| 地塞米松试验 | 阳性 | 阴性 |

## 四、肾上腺皮质腺癌

肾上腺皮质腺癌（adrenocortical carcinoma）较少见，其发病率大约稳定在 0.1 例 /10 万人口。大概占内分泌肿瘤的 3%。肿瘤较大，直径 >5-6cm，重量常在 20g 以上，偶可达 1 000g，有多达 7 000g 的病例报道。平均发病年龄 40~50 岁，男性倾向于更高些。常有包膜，表面呈不规则结节状或分叶状。切面淡黄色，伴发广泛出血（红褐色）、坏死（灰黄色）、钙化（灰白色）（图 2-37）。光镜可见癌细胞异型明显，核仁明显、可见病理性核分裂。呈片块状排列（图 2-38，图 2-39）。

分化较好的皮质癌与腺瘤难以区别，只能根据包膜侵犯、血管侵犯或转移做诊断。大约 80% 是功能性的，皮质腺癌过量分泌糖皮质激素和雄激素临床表现 Cushing 综合征、男性化、女性化。醛固酮分泌增多，临床表现高血压、低钾血症等症状。“无功能性”皮质腺癌有些虽然可以合成无生物活性的类固醇前体物质，但没有激素过多的临床症状。还有些可作为“偶发瘤”肿块或作为转移病变而被发现。不常见的皮质腺癌亚型包括：嗜酸性肾上腺皮质腺癌、黏液样型肾上腺皮质腺癌和肾上腺癌肉瘤。小儿患者的肿瘤常是有功能的，表现内分泌异常的症状和综合征。多见于女性，平均年龄 4~6 岁，半数在 4 岁前诊断。肾上腺皮质腺瘤和皮质腺癌的鉴别（表 2-8）。

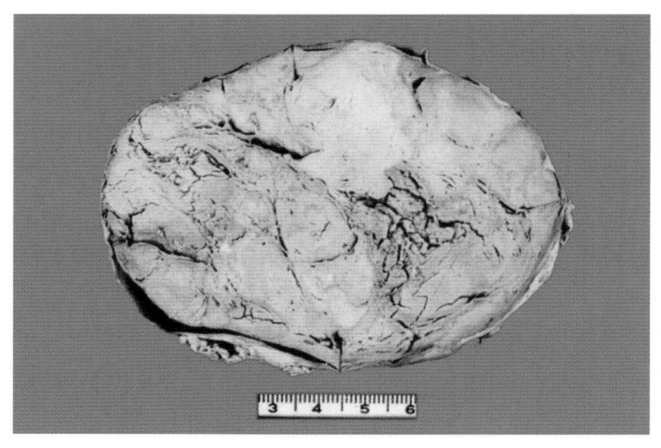


图 2-37 肾上腺皮质腺癌
大体病理：切面灰黄色，见坏死。

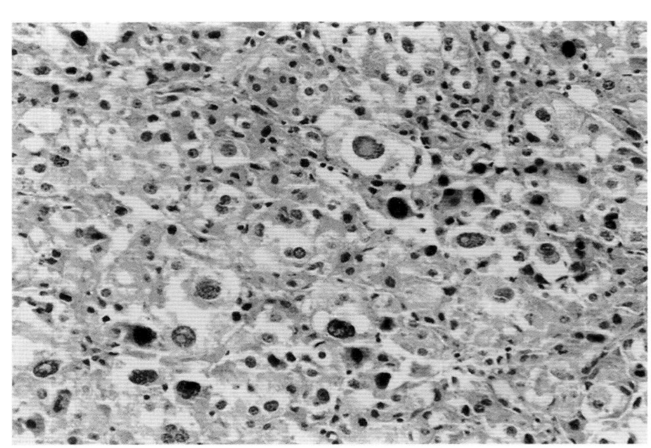

图 2-38 肾上腺皮质腺癌
光镜下可见癌细胞异型明显，可见病理性核分裂（HE 染色 ×400）。

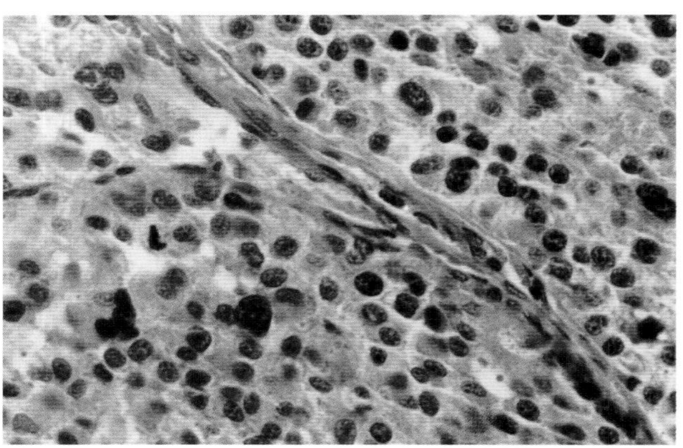

图 2-39 肾上腺皮质腺癌
镜下可见癌细胞异型明显，病理性核分裂（HE 染色 ×400）。

表 2-8　肾上腺皮质腺瘤和皮质腺癌的区别

| | 皮质腺瘤 | 皮质腺癌 |
|---|---|---|
| 直径、重量 | 直径 <5cm，重量 <50g | 直径 >5cm，重量 >20g~100g |
| 体积 | 稍小 | 较大 |
| 出血、坏死 | 很少见坏死 | 常见广泛出血、坏死 |
| 侵包膜、血管、窦隙，及周围组织 | 不见 | 可见 |
| 远隔部位的转移 | 不见 | 可见（诊断的主要依据） |
| 病理性核分裂 | 很少见 | >5/50HPF，多为恶性 |
| 高度核异型 | 散在、少见 | 广泛、多见 |
| 透明细胞占全部肿瘤细胞比例 | >25% | <25% |
| 弥漫性结构占全部肿瘤细胞比例 | <33% | >33% |

## 五、肾上腺髓质疾病

### （一）肾上腺髓质增生（adrenal medullary hyperplasia）

与皮质增生不同的是可不因功能改变而发生体积变化。多发生在一些患高血压的儿童或成年人。高血压是阵发性或持续性。患者尿儿茶酚胺代谢产物 VMA 增加。肾上腺或肾上腺外未发现肿瘤，经肾上腺次全切除术后症状消失。有报道高山低氧环境可致肾上腺髓质增生。常见于“多发性内分泌肿瘤（MEN）综合征Ⅱ型”。有人认为是嗜铬细胞瘤的前身。肾上腺髓质增生可表现为弥漫性增生和结节状增生（图 2-40）。

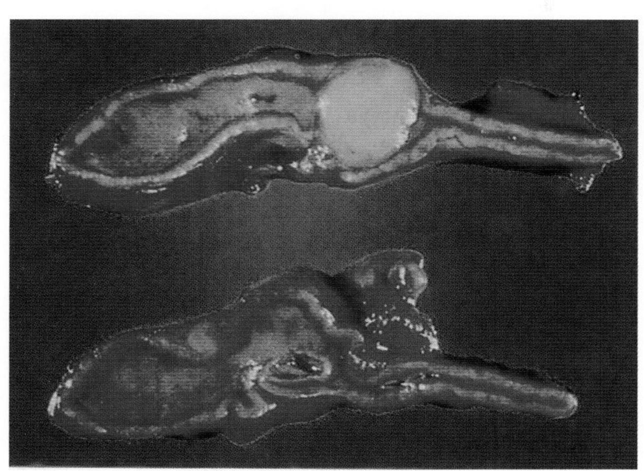

图 2-40　肾上腺髓质增生

大体病理：下图可见髓质弥漫性增生、增宽；上图髓质弥漫性增生、增宽伴结节形成。

### （二）弥漫性增生（diffuse hyperplasia）

对肾上腺髓质增生的病理诊断较为困难，目前测量增生只能用形态计量学计算才比较准确。在常规 HE 染片上可用估测的方法来诊断肾上腺髓质增生，一般认为皮髓质比率小于 10：1 的正常值即可诊断。有认为弥漫性增生是多发性内分泌肿瘤（MEN）综合征Ⅱ型中的嗜铬细胞瘤的前体。在光镜下，可见髓质增生、增宽，其增生的髓质嗜铬细胞形成密集小巢或腺泡状结构，细胞轻度异型并压迫两侧皮质网状带或呈舌状向皮质网状带深入（图 2-41）。

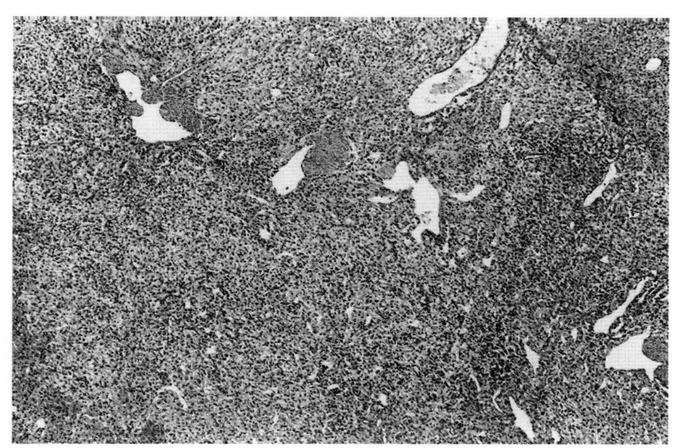

图 2-41　肾上腺髓质弥漫性增生

光镜下可见髓质增生、增宽，压迫两侧皮质网状带（HE 染色 ×200）。

### （三）结节状增生（nodular hyperplasia）

肾上腺髓质结节状增生是在弥漫性增生基础上形成的。结节一般为 1~2mm（<1cm），偶可达 1cm（一般直径在 1cm 以上的标定位嗜铬细胞瘤）。常多发，边界清楚。多发结节常见于“多发性内分泌肿瘤（MEN）综合征Ⅱ型”患者。光镜：结节状增生的髓质多呈巢状、条索状，嗜铬细胞核肥大、偶见多核、巨核，胞质内常见玻璃样小滴。

### （四）嗜铬细胞瘤（pheochromocytoma）

嗜铬细胞瘤是一种分泌儿茶酚胺的、来自嗜铬组织的良性肿瘤。年度发病率在 0.4~9.5 例 /100 万人口。

研究提示，属家族性肿瘤的百分比较高。一般为单发，家族性病变多数是双侧。少数为多中心性。大部分为家族性多发性内分泌肿瘤(MEN)。患者多为成年人，家族性患者常见年轻人，多为髓质外MEN家族。

大部分位于肾上腺髓质的肿瘤为肾上腺内交感副神经节瘤，少部分(约占10%)位于髓质外的肿瘤，又称为嗜铬性副神经节瘤。发生在膀胱壁的嗜铬细胞瘤在膀胱收缩排尿时，出现阵发性血压升高，有的可呈持续性高血压，甚至恶性高血压。血尿中儿茶酚胺常增多，可并发糖尿。

肿瘤直径约3~5cm，也可大于10cm。重量从小于5g至超过3 500g，平均重量100g。髓质外肿瘤一般较小。圆形，肿瘤境界清楚或包膜完整。切面灰红色或灰棕色，暴露于空气中后可变为棕(或棕黑、棕褐)色。常见出血、中央变性、囊性变(个别呈囊性)、钙化或中央见致密瘢痕(图2-42，图2-43)。光镜观察，瘤细胞大小不一，多边形或梭形胞质中含嗜碱性细颗粒及透明滴，也可见空泡状(图2-44，图2-45)。

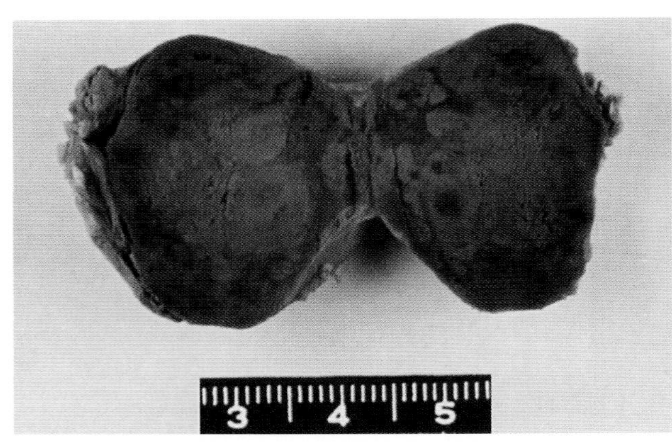

**图2-42 嗜铬细胞瘤大体病理特点**

大体病理：肿瘤包膜完整，切面呈棕褐色。

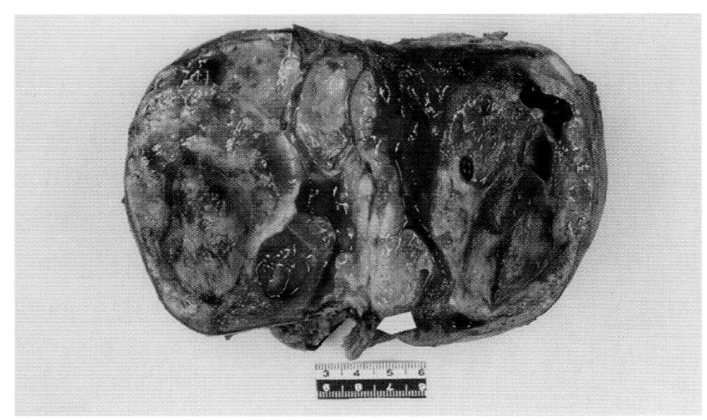

**图2-43 肾上腺髓质嗜铬细胞瘤**

大体病理：肿瘤内出血伴囊性变，箭头处为残存的肾上腺皮质。

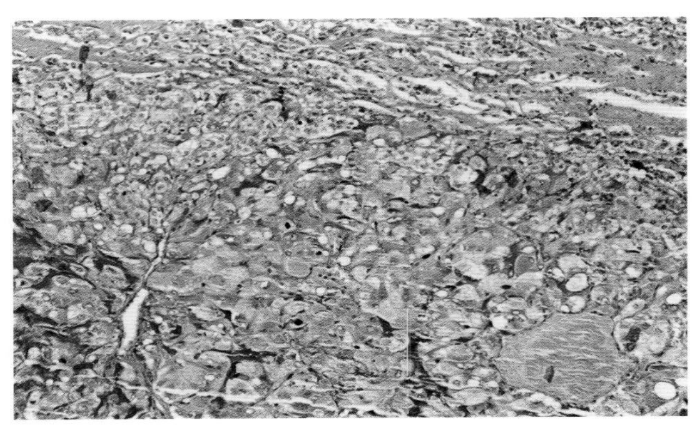

**图2-44 肾上腺髓质嗜铬细胞瘤**

光镜示瘤细胞多边形，含嗜碱性细颗粒及透明滴，可见包膜(右上)(HE染色×200)。

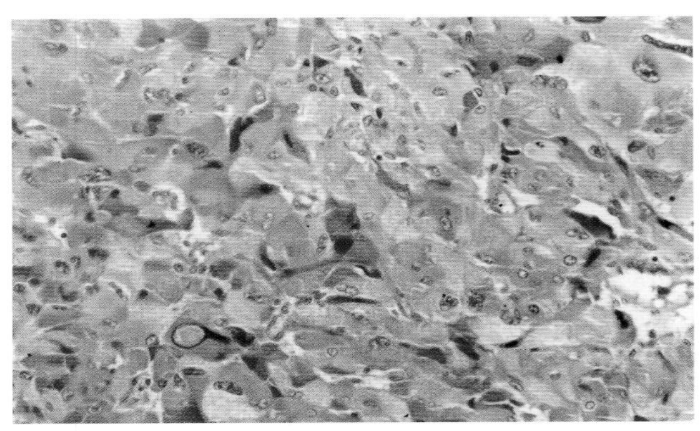

**图2-45 肾上腺髓质嗜铬细胞瘤**

光镜下瘤细胞呈多边形，含嗜碱性细颗粒及透明滴(HE染色×400)。

将新鲜肿瘤组织块浸入重铬酸钾溶液或Helly固定液，很快显示棕黄色重铬反应。阳性重铬反应与肿瘤组织所含肾上腺素有关。免疫组织化学染色，嗜铬细胞瘤呈CgA(铬粒素A)免疫阳性(图2-46)。而有报道Syn(突触素)在皮质肿瘤也呈不同程度的阳性。嗜铬细胞瘤呈EMA免疫阴性，其中的支持细胞呈S-100免疫阳性。电镜下胞质中间带膜的神经内分泌颗粒，根据其形态可分为肾上腺素和去甲肾上腺素两种颗粒(图2-47)。

嗜铬细胞瘤患者血液循环中过剩儿茶酚胺导致阵发性或持续性高血压，常伴有突发性、跳动性头痛，偶发性症状包括：全身出汗、心悸、胸痛和腹痛等。可以是自发性也可以是因体位变化、忧虑、体育锻炼或增加腹腔内压力的操作而促发。具有家族性遗传背景的嗜铬细胞瘤患者常伴有多发性内分泌肿瘤(MEN)综合征。有些伴有甲状腺髓样癌、甲状旁腺腺瘤或增生(MENⅡb型)。此外，嗜铬细胞瘤患者

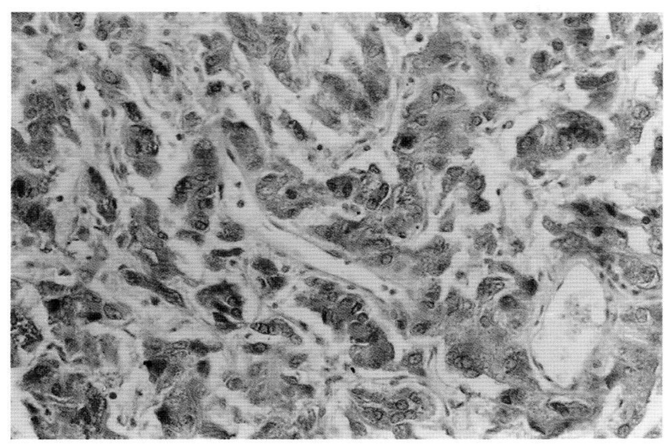

图 2-46　肾上腺髓质嗜铬细胞瘤

光镜下可见瘤细胞胞质呈 CgA 阳性，免疫组织化学染色 ×400。

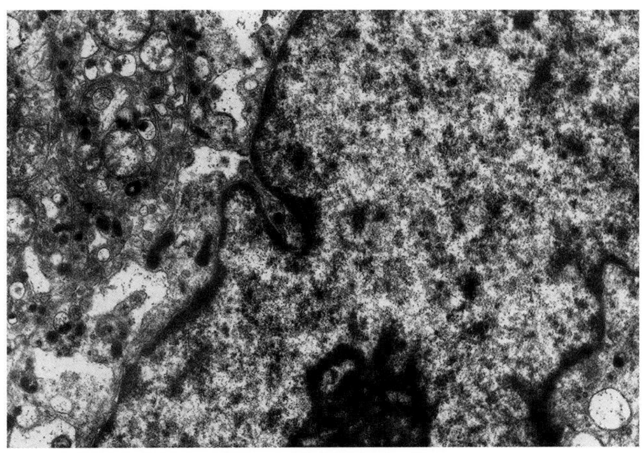

图 2-47　肾上腺髓质嗜铬细胞瘤

电镜下左侧图瘤细胞胞质内可见两种肾上腺素颗粒

可表现 2 型糖尿病、糖代谢异常或高血糖症，还可表现由肽类激素分泌导致的副肿瘤综合征。混合性皮质—嗜铬细胞瘤曾有报道。有关嗜铬细胞瘤与肾上腺皮质肿瘤的鉴别见表 2-9。

表 2-9　嗜铬细胞瘤与肾上腺皮质肿瘤的鉴别

| | 嗜铬细胞瘤 | 肾上腺皮质肿瘤 |
|---|---|---|
| 肿瘤颜色 | 灰、红、或棕色（置空气中呈黑色） | 橙黄色 |
| 胞质类脂空泡 | 无类脂空泡 | 含有（苏丹染色阳性） |
| 嗜铬反应 | 阳性 | 阴性 |
| 胞质及 PAS 染色 | 偏碱性或嗜双色，见 PAS 阳性分泌小滴 | 胞质嗜酸或空亮，PAS 阴性 |
| 免疫组化染色 | CAg 和 NSE 阳性 | Vimentin 阳性 |
| 电镜 | 胞质含神经内分泌颗粒 | 胞质类脂滴和线粒体 |

**（五）恶性嗜铬细胞瘤（malignant pheochromocytoma）或称嗜铬母细胞瘤（pheochromoblastoma）、恶性副神经节瘤（malignant paraganglioma）**

恶性嗜铬细胞瘤少见，约占髓质肿瘤的 10%。肿瘤体积较其相应的良性肿瘤大，呈节结状、分叶状或隆凸形，切面呈多彩，显示出血、坏死的斑状区域。症状和体征与良性病变患者的表现相似。儿茶酚胺过剩和高血压程度在转移性嗜铬细胞瘤可能更显著。伴转移性病变的患者可有肿物压迫引起的症状和 / 或肽类激素分泌引起的副肿瘤综合征（图 2-48）。

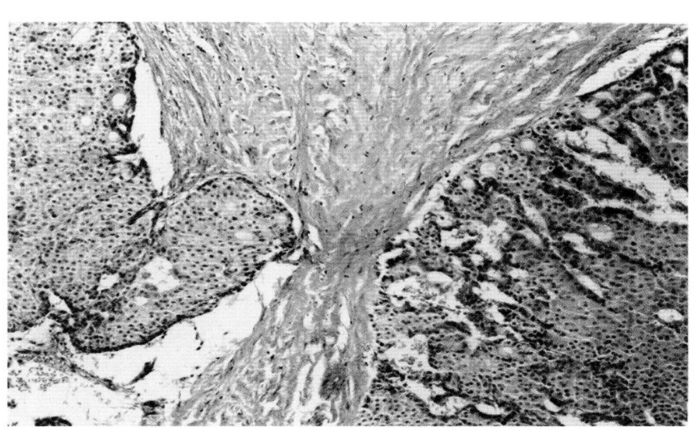

图 2-48　肾上腺髓质恶性嗜铬细胞瘤

光镜下癌细胞片状分布，其间的间质反应形成宽的纤维间隔（HE 染色 ×200）。

病理形态学区分良、恶性病变很困难。确切诊断恶性的主要根据：①包膜侵犯；②血管侵犯；③扩散到肾上腺周围组织；④术后复发或发生局部淋巴结、肺转移。⑤核分裂明显增多，核异型、融合性细胞巢等；⑥免疫组化染色，一些概括性的研究支持 MIB-I 标记在评估恶性方面是有用的。恶性嗜铬细胞瘤中可以见到 TP53 蛋白免疫阳性表达，S-100 免疫阳性的支持细胞恶性度较高的区域减少或缺失。

**（六）神经母细胞瘤（neuroblastoma）恶性肿瘤**

原发部位约 40% 在肾上腺。最常发生于婴幼儿，大约 96% 发生在 10 岁以内。青少年少见，成年人罕见。先天性神经母细胞瘤可伴有其他部位的先天性畸形。婴儿神经母细胞瘤常伴心血管畸形，并有家族性。此肿瘤还可发生在腹部（约 25%）、胸部（约 15%）、颈部（约 5%），和盆腔的交感神经节。临床上患者常出现腹部肿块、肝大或胸片发现胸部肿块。可见尿中儿茶酚胺代谢产物 VMA 增多，少数患者伴有高血压或肿瘤压迫或累及周围组织出现相应症状或综合征。神经母细胞瘤是恶性度很高的肿瘤，常早期转移，肝、骨和局部淋巴结转移最常见。2 岁以下的婴幼儿预后一般较好，肿瘤向成熟方向分化或自行消退的可能性较大。

肿瘤多为单侧，偶为双侧。有包膜，质软。直径约 1~10cm，偶见巨大肿物。切面灰 - 棕褐色，常见出血、坏死和囊性变，有 / 没有钙化。肾上腺外的神经母细胞瘤为界限不清的浸润性包块，常扩展形成结节。光镜：肿瘤由不同分化程度的瘤细胞构成。核异型不一，排列成片块、条索状，其内有纤维间隔，有些细胞排列成假菊形团结构（图 2-49）。典型的神经母细胞瘤的诊断并不困难，瘤细胞呈 Vimentin、EMA、LCA 阴性，NSE、NF 神经节苷脂 GD2、CgA、酪氨酸羟化酶和蛋白基因产物 9.5 常阳性。电镜下，胞质可见直径 50~200nm 的致密的神经内分泌颗粒。

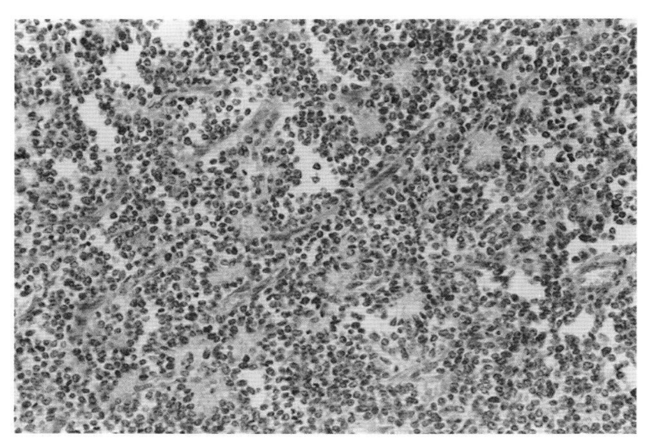

**图 2-49 肾上腺神经母细胞瘤**

光镜下肿瘤细胞呈小圆形，形成多量假菊形团结构（HE 染色 ×200）。

**（七）节细胞神经母细胞瘤（ganglioneuroblastoma）又称分化型神经母细胞瘤（differentiaed neuroblastoma）**

是比神经母细胞瘤分化程度高的一种恶性肿瘤。主要由正在分化的神经母细胞和成熟的节细胞构成。肾上腺少见，较多见于腹后壁和纵隔。大约 96% 病例在 10 岁前后发病。

节细胞神经母细胞瘤生长缓慢，一般预后较好。光镜：肿瘤由未分化的神经母细胞、假菊形团、神经纤维和神经节细胞混合而成。免疫组化染色，瘤细胞呈 NSE 和其他神经标志物（突触素、神经丝蛋白、神经节苷脂 GD2、嗜铬粒蛋白 A、酪氨酸羟化酶和蛋白基因产物 9.5）阳性。电镜所见同神经母细胞瘤（图 2-50）。

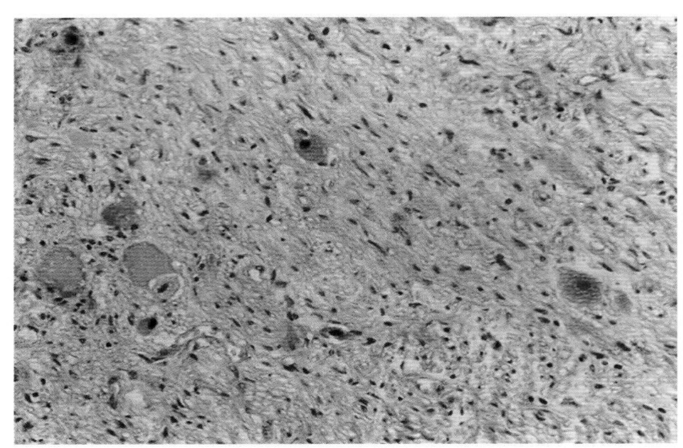

**图 2-50 肾上腺节细胞神经瘤**

光镜下神经纤维束状排列，其间散在分化成熟的神经节细胞（HE 染色 ×200）。

**（八）节细胞神经瘤（ganglioneuroma）**

为生长缓慢的良性肿瘤。很少发生在肾上腺，多见于椎旁交感神经节。常见于青年、成人。肿瘤呈圆形或卵圆形，体积较小、质地韧硬、有包膜。切面实性、灰白色，有时可见漩涡状结构。光镜可见无髓鞘的神经纤维中有成片或散在分化成熟的神经细胞。免疫组化染色，瘤细胞呈 NSE 和 S-100 蛋白阳性。

## 六、肾上腺皮质相关疾病

**（一）原发性醛固酮增多症（primary aldosteronism）**

约 90% 由皮质腺瘤所致，其余则见于皮质球状带增生和癌。临床上主要表现高血压、低钾血症、神经肌肉症状（肌无力、麻痹或手足搐搦等）主要病因为肾性钾丢失，血内醛固酮增高，肾素降低。患者多为中青年。常见疾病包括：①肾上腺皮质腺瘤（醛固酮瘤）。约占 70%。体积较小，直径 >3cm。伴皮质腺瘤的原醛病，临床称 Conn 综合征（图 2-33）；②肾上腺皮质球状带增生，约占 20%。而弥漫增生与结节状增生常可同时伴发；③癌，皮质癌引起原醛较罕见。患者尿中含多种固醇类激素代谢产物。癌组织结构和细胞形态与醛固酮瘤区别不明显。诊断主要依靠血管侵犯和转移。有些伴原醛的皮质癌体积很大，切面见大量出血、坏死。

**（二）Cushing 综合征**

可发生在任何年龄，以中年妇多见。临床表现向心性肥胖、水牛背、满月脸、糖耐量异常、骨质疏松、高血压、多毛、痤疮或闭经，还可出现心血管病、对感染的抵抗力降低等。常见疾病包括：①双侧弥漫性增生约占 3/4，多以束状带增厚为主。②结节状增生（腺瘤样增生）通常是在肾上腺皮质弥漫性增生的基础之上形成的，一般为多发性。结节直径一般在1cm以下。可见肾上腺皮质一侧为多发结节状增生，对侧为弥漫性增生。③皮质腺瘤约占1/4伴有Cushing综合征，儿童约占半数以上。此种腺瘤体积较大（可达百克以上）。临床上常表现为Cushing综合征伴男性化，亦称“混合性”综合征。腺瘤周围和对侧的肾上腺皮质发生萎缩（图2-34）。④皮质腺癌伴Cushing综合征较少见，临床上多呈“混合性Cushing综合征伴男性化或女性化”。肿瘤体积很大，有的可达数千克。常见出血、坏死、囊性变也可见钙化灶。易侵犯淋巴管、血管或转移至局部淋巴结及肺、骨、肝等远隔脏器。⑤其他原因引起的肾上腺皮质功能亢进：a. 垂体功能性ACTH细胞腺瘤分泌过多激素引起的两侧肾上腺皮质（束状带为主）增生。b. 下丘脑病变引起肾上腺皮质增生。垂体无明显病变。c. 异位激素肿瘤（肺、胸腺、胰腺等部位的肿瘤）所致的ACTH副肿瘤综合征。d. 肾上腺皮质(自主性)腺瘤引起，此种情况患者血ACTH明显降低。

**（三）肾上腺-生殖器综合征（adreno-genital syndrome）**

①先天性肾上腺增生(congenital adrena hyperplasial，CAH）是一种少见的常染色体隐性遗传性疾病。是由于与肾上腺皮质类固醇合成过程中所需的一组特殊酶类先天性缺陷有关。常见为21-羟化酶缺陷，90%先天性肾上腺增生属于此型。其中的单纯型是21-羟化酶部分缺陷，致皮质固醇类激素合成的某一环节受阻断，而不影响醛固酮的合成。血皮质醇浓度降低，ACTH代偿性分泌增加，刺激皮质过度增生和17-羟孕酮大量堆积，产生大量睾酮，导致男性化或女性假两性畸形。而失盐型则由于酶的严重缺乏、皮质醇严重缺乏、醛固酮也缺乏，保钠排钾功能丧失。则除男性化外还伴有盐丢失症状，如：拒食、呕吐、脱水、高钾血症、低钠血症等。此病患者多为女性婴幼儿。女婴伴有外阴畸形，男婴患者常无明显异常。先天性肾上腺增生还可见于11β-羟化酶缺陷，导致11-脱氧皮质酮产生过剩而出现高血压。17-羟化酶缺陷，引起的先天性肾上腺增生很少见。表现为糖皮质激素和性激素合成均受阻，盐皮质激素合成过多。临床表现像原发性醛固酮增多症。出现假两性畸形。其形态学变化主要为球状带增生。还可为18-羟化酶缺陷、Δ5-3β羟类固醇脱氢酶缺陷、20、22碳链酶缺陷等。临床均表现不同程度的性功能异常和盐代谢障碍等；②腺瘤型多见女性儿童。主要表现为性早熟、男性化或女性化，有的伴有Cushing综合征（混合性综合征）对侧肾上腺多正常，很少萎缩。此点与典型Cushing综合征显然不同；③皮质癌：肿瘤体积很大，重量可达300g以上或达千克。包膜多完整，切面棕黄色，见较多出血（棕红/褐色）、坏死、囊性变；④女性化肿瘤：多见成年男性。表现为女性化：乳腺发育、睾丸萎缩、女性体态等。发生在女性儿童则表现为性早熟。此类肿瘤体积小者多为腺瘤，体积大者（300g以上）多为癌。女性化肿瘤恶性较多，只有转移才是恶性的最可靠指标。

**（四）髓性脂肪瘤（myelolipoma）**

多见于40~70岁。为肾上腺少见的良性肿瘤，由成熟的脂肪组织和造血骨髓组织以不同比例构成。偶可见于结节性增生的肾上腺和腺瘤组织中。大部分为无功能性，在手术标本中或尸检时偶然发现。肿瘤呈结节状小者不足1cm，少数可达直径10cm或更大。界限清楚，无包膜，黄亮色至红棕色。大的肿瘤常有出血、钙化或骨化。光镜可见成熟的脂肪细胞间见各种类型和不同分化阶段的造血细胞岛。肿瘤边缘见受挤压的肾上腺皮质。近年来有少数功能性髓性脂肪瘤的报道，有的患者在临床上可伴有Cushing综合征（图2-51）。

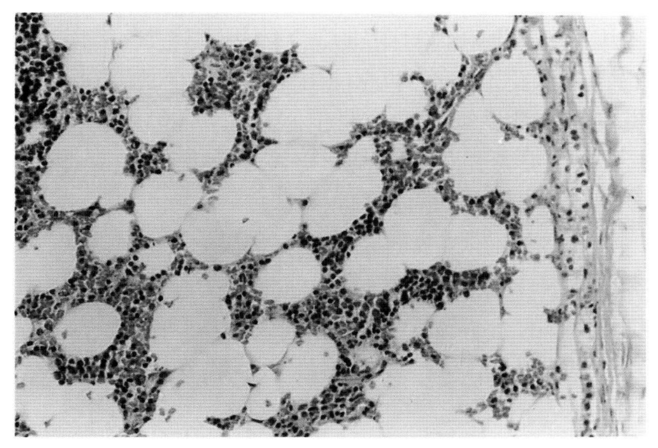

**图2-51　肾上腺髓脂肪瘤**

光镜下可见成熟的脂肪细胞间出现造血细胞岛，右侧边缘见受挤压的肾上腺皮质（HE染色×200）。

**（五）其他相关肿瘤**

①间叶组织肿瘤：来源于肾上腺间叶组织的良性肿瘤，包括：血管瘤（多见海绵状血管瘤）、血管肉瘤、脂肪瘤、淋巴管瘤、平滑肌瘤、平滑肌肉瘤、神经鞘膜瘤、神经纤维瘤，肉瘤非常少见；②恶性淋巴瘤：原发于肾上腺的恶性淋巴瘤罕见。多为恶性度较高的类型。常累及双侧。多见转移性。双侧被累及时

可伴肾上腺皮质功能低下；③腺瘤样瘤（adenomatoid tumour）来源于肾上腺间质（尤其是间皮）的罕见良性肿瘤。常见于中年男性。肿瘤为单发，也可见于肾上腺周围，直径0.5~9cm，边界清楚。均在尸检或其他疾病检查时偶然发现的。没有与肿瘤有关的综合征和临床症状；④性索-间质肿瘤（sex cord-stroma tumour）来源于肾上腺，伴性索-间质分化的肿瘤。多见于绝经后的妇女。肿瘤的组织发生学不清楚。临床表现为不规则阴道出血和/或腹腔肿块；⑤转移癌：肾上腺是晚期恶性肿瘤发生全身转移是较常见的累及部位。常为双侧和多发性，单侧多见右侧。转移途径多以血道为主，转移到肾上腺的瘤栓多停留在髓质形成早期转移结节，逐渐增大后压迫邻近肾上腺组织，原发灶多来源于肺（图2-52）；乳腺转移癌还可来源于胃肠道、甲状腺、肾脏、皮肤、眼等脏器的恶性肿瘤。单侧肾上腺皮质癌可转移到对侧。肾上腺转移癌多无症状，少数可发生剧痛而手术。两侧肾上腺同时受累时可伴皮质功能低下（Addison病）；⑥肾上腺（皮质）囊肿（adrenal cysts）和假囊肿（pseudocyst）少见。常无症状。体积一般较小，偶尔有直径达数厘米形成腹部包块和疼痛。真性囊肿（又称：内皮囊肿）可来自淋巴管瘤或血管瘤，囊壁光滑，可见内衬细胞，偶伴钙化。假性囊肿的囊壁为厚的纤维组织，找不到衬附细胞。体积可达20cm以上，此囊肿常发生在血肿、肿瘤出血、囊性变的基础上伴炎细胞和含铁血黄素。肾上腺还可见（包虫囊、棘球蚴）寄生虫囊肿（图2-53）。

### （六）肾上腺髓质其他疾病

1. 副神经节瘤（paraganglioma） 肾上腺外副神经节与肾上腺髓质同属弥散神经内分泌系统（APUD细胞系）的组成部分。根据组织化学（嗜铬反应）特点将其分为两部分：①嗜铬性副神经节（肾上腺外嗜铬细胞瘤），主要分布在胸腰腹主动脉旁区，腹后壁至盆腔底、膀胱壁沿交感神经链及交感神经丛分布，有分泌儿茶酚胺类（激素）物质的功能。临床出现高血压。②非嗜铬性副神经节（副神经节瘤，能感受血中$CO_2$、$O_2$水平和pH水平，又称化学感受器） 由感觉神经支配，分布很广，主要分布在头、颈、纵隔、颈动脉体、颈静脉球、喉、迷走神经节、腹膜后体、主动脉肺等处。肾上腺外嗜铬细胞瘤有完整包膜，平均直径5~6cm，膀胱嗜铬细胞瘤较小2~3cm。切面灰白或棕褐色，常见出血、囊性变。光镜结构与肾上腺嗜铬细胞瘤相似。

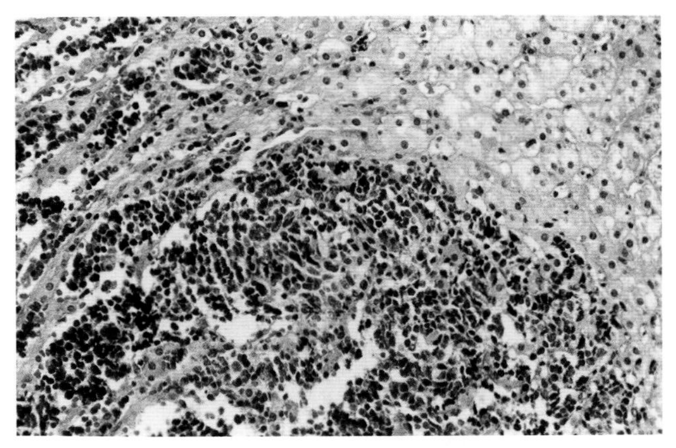

图2-52 肾上腺转移性肺小细胞未分化癌（HE染色x 200）

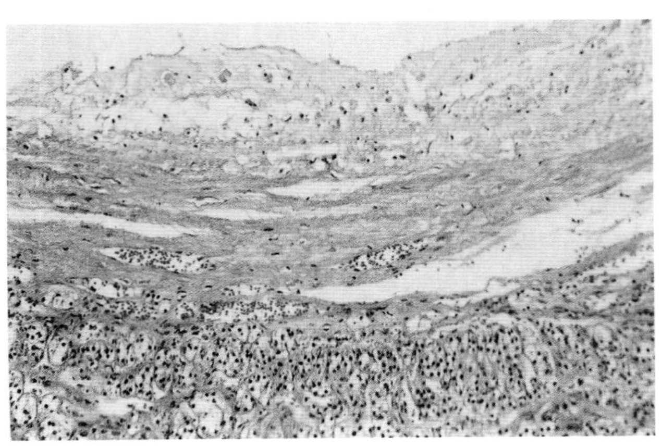

图2-53 肾上腺囊肿

囊肿壁可见残余的肾上腺组织（HE染色×200）。

2. 颈动脉体副节瘤（carotid body paraganglioma）又称化学感受器瘤（chemodectoma）来源于颈动脉体副神经节的副神经节瘤。好发于颈动脉分叉或附近部位。

颈动脉体瘤是副节瘤中最常见的肿瘤。可发生于各年龄段，女性多见。常见于中老年高原居民，多为单侧，有家族史者可见双侧。肿瘤生长缓慢，体积较小，实性灰白色或灰红色分叶状肿块，有假包膜。免疫组化示瘤细胞呈CgA阳性，支持细胞呈S-100蛋白阳性。

颈动脉体瘤属良性肿瘤，极少数发生恶性变。局部复发或长期不治疗者易发生转移，多转移到局部淋巴结，血道转移可至肺。有家族史者常伴其他部位化学感受器瘤。肿瘤可分泌去甲肾上腺素或5-羟色胺（5-HT），压迫肿瘤可引起心律缓慢、昏厥、也有出现高血压。

3. 颈静脉鼓室副神经瘤（jugulotympanic paraganglioma） 又称颈静脉球瘤（glomus jugulare tumor）起源于颅骨底部和中耳散在分布的副神经节。多发生在中老年妇女。肿瘤很小，呈息肉状，位于颈静脉或中耳隆突，也可更大并充满中耳腔，突破鼓膜穿入外耳道，也可向内通过颈静脉孔侵入颅底，引起脑神经麻痹。

4. 迷走神经内副神经节瘤（vagal paraganglioma） 多见中老年妇女。来源于自迷走神经头侧副神经节常靠近结节状神经节。常多发，包膜完整。肿瘤多位于颅底颈两侧迷走神经节下方，在乳突与下颌骨角之间深部，与脑神经关系密切。可向内生长凸入咽部。大的肿瘤可损害迷走神经引起嘶哑、吞咽困难。肿瘤细胞呈嗜银染色阳性，嗜铬染色阴性。恶性迷走神经内副神经节瘤非常少见，多转移至局部淋巴结，远方转移至肺、肾等。

5. 主动脉-肺副神经节瘤（aorticopulmonary paraganglioma） 来自心脏底部并与大血管有关的散在分布的副神经节。可分为心脏和心外副节瘤。有时累及心包，也可延伸至肺。主动脉体瘤多在胸部X线检查时偶然发现，无症状但侵袭性强，常致死。后纵隔的副神经节瘤约有半数功能活跃，分泌过量的儿茶酚胺出现相应的内分泌症状。

6. 其他少见部位的副神经节瘤 见于海绵窦、翼状窝、眼眶、口腔、涎腺、鼻咽、气管、食管、甲状腺、心、胆囊、子宫，以及马尾等。其形态与颈动脉体瘤相似。

## 七、结束语

肾上腺疾病包括炎症、增生、肿瘤等。各种非特异性炎症、特异性炎症（结核病、真菌等）均可发生在肾上腺。自身免疫性肾上腺炎近年来颇受重视，血中常可检出抗肾上腺皮质自身抗体。目前认为自身免疫性肾上腺炎是引起“特发性”肾上腺皮质功能不全（Addison 病）的重要原因之一。

肾上腺皮质增生分为先天性、后天性和结节性、弥漫性，结节性是在弥漫增生基础上发生的。来源于肾上腺皮质的肿瘤包括腺瘤和癌。这些都是罕见的肿瘤，但可引起不同的激素症状，包括：醛固酮增多症、Cushing 综合征和女性男性化。少数肾上腺皮质肿瘤伴遗传性肿瘤综合征，例如：Li-Fraumeni 综合征和 Carney 症候群。

良性和恶性嗜铬细胞瘤来源于肾上腺髓质，是来自神经嵴由嗜铬细胞衍生的。嗜铬细胞瘤还可以发生在几种遗传性疾病中，包括：多发性内分泌肿瘤2a、2b 型、von Hippel Lindau 病和神经纤维瘤病。副神经节瘤与肾上腺嗜铬细胞瘤密切相关，并定位在肾上腺外；这类肿瘤被称为肾上腺外嗜铬细胞瘤和化学感受器瘤。肾上腺外副神经节瘤（嗜铬细胞瘤）来源于交感肾上腺的和副交感神经副神经节的嗜铬细胞。它们见于身体内很多部位并对外科医师和肿瘤学家提出了挑战。其中一些有化学感受器功能，其他有内分泌的活性。家族性副神经节瘤与线粒体复合体Ⅱ基因突变有关。

随着高分辨影像，例如 CT、MRI 等的使用，偶然发现的肾上腺肿块（偶发瘤）已是很常见的。在非肾上腺疾病患者影像学检出率高达 4% 左右，并随着年龄增加检出率逐渐增加，而且没有性别差异。其中大多数（约 80%）是无功能性肿瘤，少数（约 20%）可引发异常激素分泌而无明显临床症状。

（江昌新）

## 参考文献

[1] ALRADDADI H O, ALSAGHEIR A, BELLEY-CÔTÉ E P, et al. Cardiac pheochromocytoma encasing the left main coronary artery [J]. J Card Surg, 2018, 33(4): 176-178.

[2] BENNETT B, JOHNSON D, PANAKOS A, et al. Unsuspected pheochromocytoma incidentally found on chest CT [J]. Radiol Case Rep, 2017, 6; 13(1): 191-196.

[3] BIASIBETTI E, GIORCELLI J, DEIDERI F, et al. Adrenal gland tumors in dairy cattle from Northern Italy: morphological and phenotypical characterization in comparison with human pathology [J]. Pol J Vet Sci, 2017, 20(4): 779-788.

[4] BUITENWERF E, KORTEWEG T, VISSER A, et al. Unenhanced CT imaging is highly sensitive to exclude pheochromocytoma: a multicenter study [J]. Eur J Endocrinol, 2018, 178(5): 431-437.

[5] KLUCKOVA K, TENNANT DA. Metabolic implications of hypoxia and pseudohypoxia in pheochromocytoma and paraganglioma [J]. Cell Tissue Res, 2018, 372(2): 367-378.

[6] KULSHRESTHA A, SUMAN S. Common module analysis reveals prospective targets and mechanisms of pediatric adrenocortical adenoma and carcinoma [J]. Oncol Lett, 2018, 15(3): 3267-3272.

[7] MARTY M, GAYE D, PEREZ P, et al. Diagnostic accuracy of computed tomography to identify adenomas among adrenal incidentalomas in an endocrinological population [J]. Eur J Endocrinol, 2018, 178(5): 439-446.

[8] PUNJANI N, CLARK R, IZAWA J, et al. The impact of patient-, disease-, and treatment-related factors on survival in patients with adrenocortical carcinoma [J]. Can Urol Assoc J, 2018, 12(4): 98-103.

[9] SUMNER E, ACAR BC, ACKER MR. Oncocytic adrenocortical carcinoma: a rare adrenal tumor subtype [J]. Can J Urol, 2017, 24(3): 8865-8867.

[10] TAÏEB D, PACAK K. Molecular imaging and theranostic approaches in pheochromocytoma and paraganglioma [J]. Cell Tissue Res, 2018, 372(2): 393-401.

# 第三章

# 肾上腺皮质疾病与外科治疗

## 第一节 原发性醛固酮增多症

### 一、概述

原发性醛固酮增多症(primary aldosteronism, PA)是因肾上腺皮质肿瘤或增生自主分泌醛固酮过多所造成的以高血压、低钾血症为主要症状的综合征。盐皮质激素中以醛固酮最为重要,当醛固酮过多时导致潴钠和排钾。20世纪40年代人们业已证明肾上腺有一种具有潴钠作用的物质,1952年首次从肾上腺皮质提取液中分离得到了具有保钠排钾活性的醛固酮。1954年,Conn收治了1例有7年间歇性肌肉麻痹和手足抽搐交替症状的患者,伴有尿频和夜尿增多,并有4年高血压病史,实验室检查发现低钾血症、高钠血症,患者肾功能正常,怀疑系肾上腺保钠排钾的激素醛固酮分泌增多所致。血、尿醛固酮的测定证实了患者体内醛固酮活性大大增加。行肾上腺探查手术发现了右侧肾上腺有一直径4cm的腺瘤,经手术切除后,患者高血压、低钾血症症状也随之消失。1955年,Conn正式报道了该病例,称之为原发性醛固酮增多症,并指出其临床上以高血压和低钾血症为其特征。1957年,上海交通大学医学院附属瑞金医院发现国内首例原发性醛固酮增多症,切除肾上腺腺瘤后也获得治愈。1999年,天津医科大学总医院报道原发性醛固酮增多症146例。2000年,上海交通大学医学院附属瑞金医院报道手术治疗原发性醛固酮增多症507例。

原发性醛固酮增多症的发病率各家报道不一,既往估计原发性醛固酮增多症在高血压患者中占0.5%~2%,目前根据新的统计资料,有较多报道认为高血压患者人群中,原发性醛固酮增多症的发病率约占2%~13%。

醛固酮增多症分为原发性和继发性两种类型。当醛固酮过多是因为肾素-血管紧张素系统激活所致时,则称为继发性醛固酮增多症。其病因一是各种血浆容量减少,如充血性心力衰竭、肝硬化、肾动脉狭窄、肾病综合征、特发性水肿等;另一是肾素原发性增多,如肾小球旁细胞瘤、Bartter综合征。而本章主要讨论原发性醛固酮增多症。

### 二、病因学与分型

过去几十年,原发性醛固酮增多症一直被认为是少见病,在高血压人群中不到1%。随着诊断技术的提高,特别是将血浆醛固酮与肾素活性比值(ARR)作为原发性醛固酮增多症筛查指标后,使相当一部分血钾正常的原发性醛固酮增多症患者得以发现并确诊。国外报道在1、2、3级高血压患者中原发性醛固酮增多症患病率分别为1.99%、8.02%和13.2%,而在难治性高血压患者中,其患病率更高,约为17%~23%。国内相关研究报道较少,在亚洲普通高血压人群中其患病率约为5%,发病年龄高峰为30~50岁,女性多于男性。原发性醛固酮增多症病因仍未明确,可能与遗传有关。目前临床上将原发性醛固酮增多症分为6个类型:①产生醛固酮的肾上腺腺瘤(aldosterone-producing adenoma, APA);②产生醛固酮的肾上腺皮质癌(aldosterone-producing adrenocortical carcinoma, APC);③原发性肾上腺增生(primary adrenal hyperplasia, PAH);④特发性醛固酮增多症(idiopathic hyperaldosteronism, IHA);⑤糖皮质激素可抑制的醛固酮增多症(glucocorticoid-suppressible hyperaldosteronism, GSA);⑥异位产生醛固酮的肿瘤(ectopic aldosterone-producing neoplasms)。以上6个类型中，前3个类型原发病变限于肾上腺，而后3个类型原发病变在肾上腺以外。

### （一）产生醛固酮的肾上腺皮质腺瘤

发生在肾上腺皮质球状带并分泌醛固酮的良性肿瘤，亦称醛固酮瘤。最为多见，占原发性醛固酮增多症的65%~90%，以单一腺瘤最为常见（图3-1）。肾上腺单侧单个肿瘤占95%，双侧或多发肿瘤（图3-2）占10%，左侧略多于右侧，男女发病率无明显差异。一侧腺瘤可伴同侧或双侧增生。醛固酮瘤体积较小，直径一般小于3cm，平均直径1.8cm。重量大多在3~5g，肿瘤呈圆形或扁圆形，边界清楚，有完整的包膜，切面呈金黄色，腺瘤于光镜下呈球状带细胞、网状带细胞或致密细胞。瘤细胞呈巢状，索状或腺样排列。其超微结构显示这些细胞具有分泌醛固酮的球状带细胞的特征，线粒体呈小板状。与肾上腺皮质腺瘤不同，肾上腺皮质腺瘤以外的同侧或双侧肾上腺皮质萎缩，而醛固酮瘤同侧或对侧肾上腺则可以正常、增生或伴微结节及大结节。醛固酮瘤患者其生化异常及临床症状较其他类型的原发性醛固酮增多症明显。

### （二）原发性肾上腺皮质增生

此类原发性醛固酮增多症亚型更少见，约占0.5%，病理多为单侧肾上腺结节性增生为主（图3-3，图3-4），但在内分泌及有关生化测定结果，却酷似皮质腺瘤。对手术的反应，做一侧肾上腺切除或肾上腺次全切除，也和皮质腺瘤一样效果良好。故怀疑其病因在肾上腺本身，但确切的病因仍不明了。

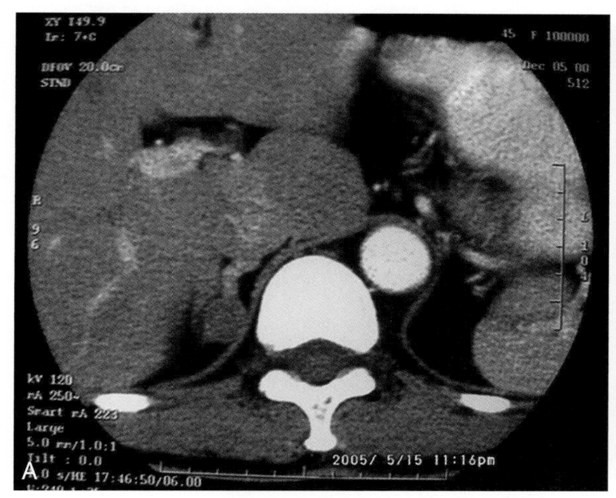


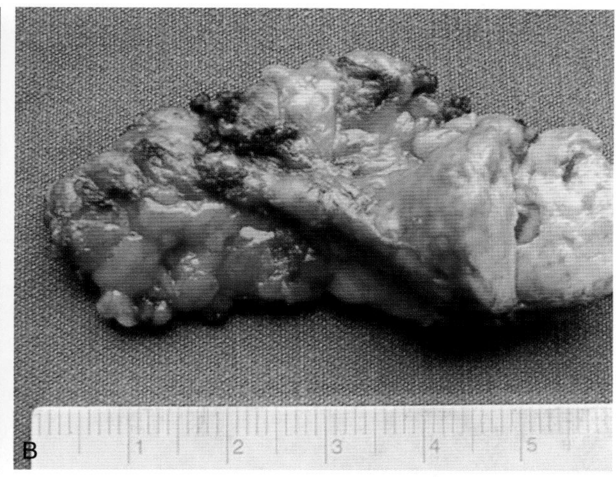


图3-1　肾上腺单侧单个腺瘤

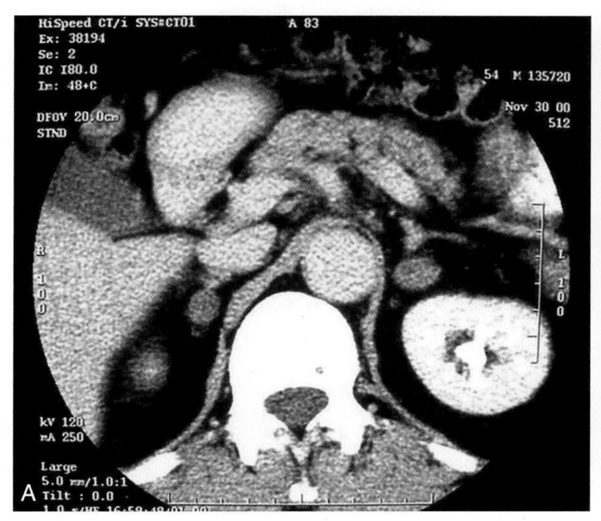


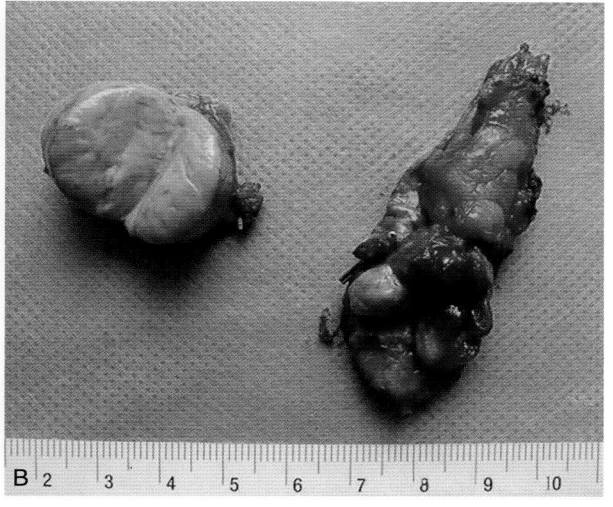


图3-2　肾上腺双侧腺瘤

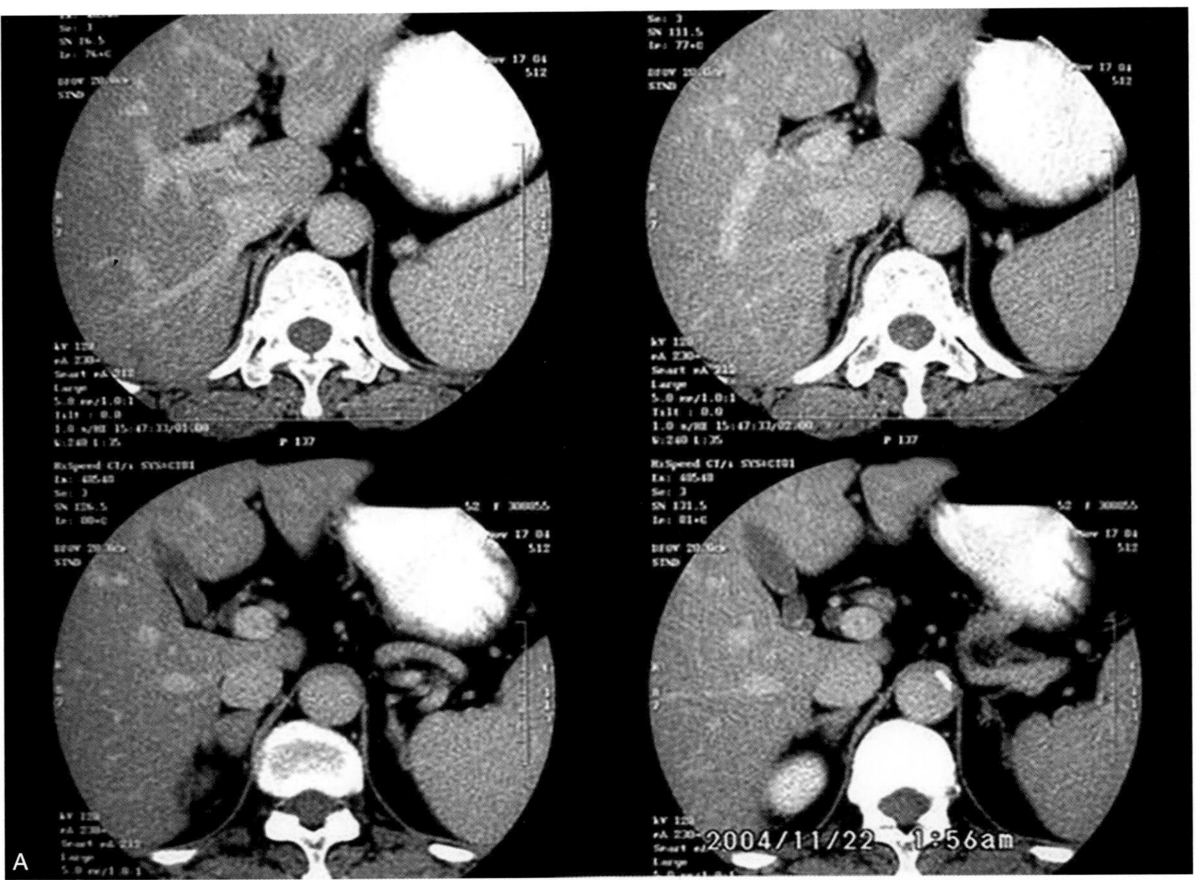


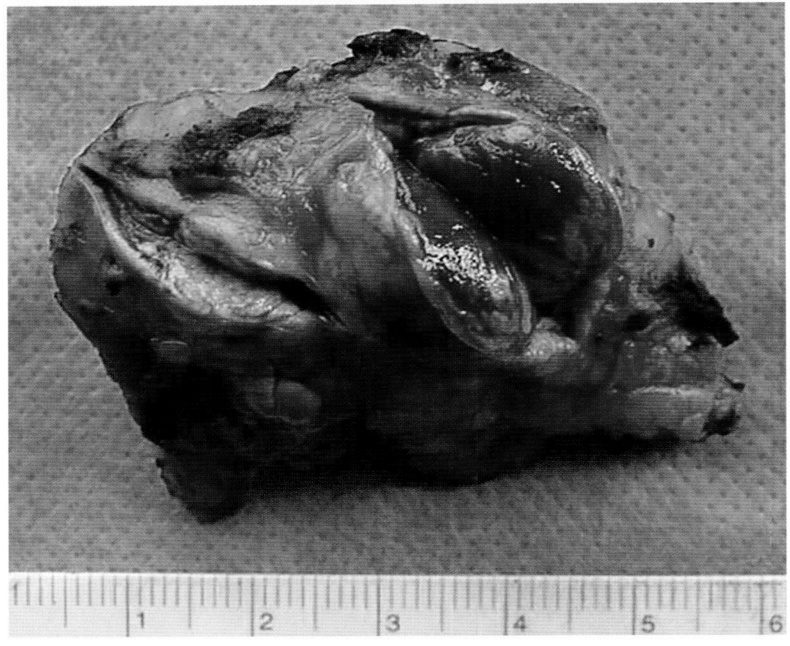

B

图 3-3　单侧肾上腺结节性增生

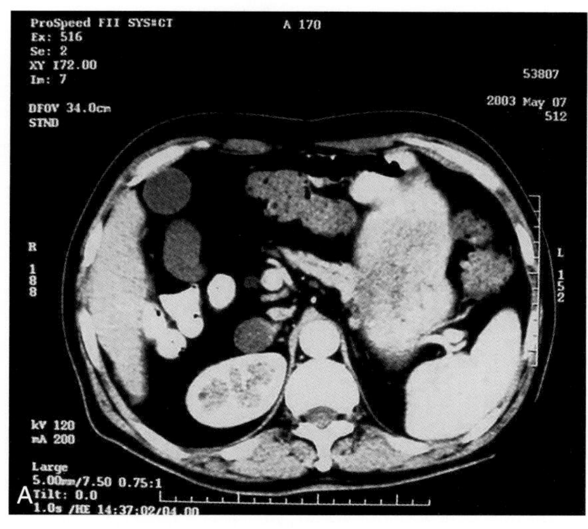


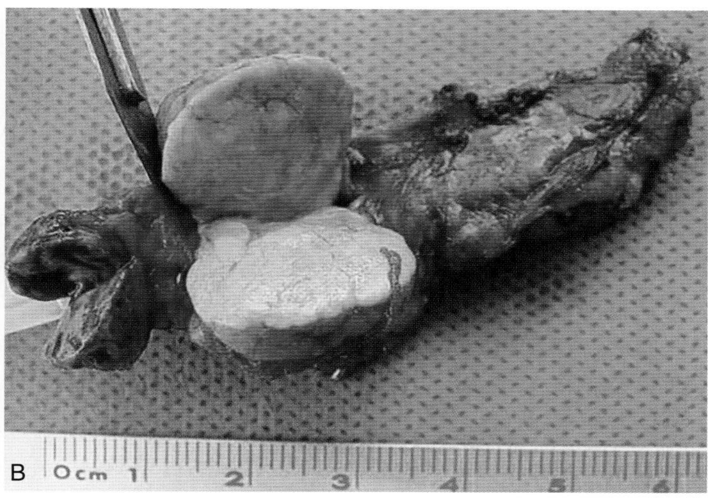


图 3-4　单侧肾上腺多个增生结节

**（三）特发性肾上腺皮质增生**

特发性醛固酮增多症在成人原发性醛固酮增多症中占第二位，约占低肾素醛固酮增多症的 32%，而在儿童原发性醛固酮增多症中最常见。其病理变化为双侧肾上腺球状带增生，可呈弥漫性，亦可呈结节性增生。增生的皮质可见微结节或大结节，这些结节在光镜下可见充满脂质的细胞，类似于正常束状带细胞。因此认为，特发性醛固酮增多症可能是由于一种异常的促分泌因子所致或是肾上腺对血管紧张素Ⅱ过度敏感所致，其病因不在肾上腺本身，而在肾上腺之外，故有人猜测，中枢神经系统中可能有一种未被分离出来或未确定的激素是特发性皮质增生的病因，也有人提出特发性醛固酮增多症不是一种独立疾病，不过是较为重型的低肾素性原发性高血压而已。

**（四）糖皮质激素可抑制醛固酮增多症**

1966 年，Sutherland 首次报道该型以来，1990 年前文献只有 51 例报道。该型为醛固酮增多症中的一种类型，用糖皮质激素治疗可纠正其肾素和醛固酮的分泌，高血压及低钾血症也可得到控制。患者多见于青少年男性，可谓家族性或散发性，有家族史者以常染色体显性遗传。同醛固酮瘤一样，患者血醛固酮浓度与 ACTH 昼夜节律相平行。本症的特点是，外源性 ACTH 可刺激醛固酮分泌，而小剂量地塞米松可抑制醛固酮的过量分泌，并使患者的血压、血钾、肾素活性恢复正常，鉴于以上特征，以往学者认为本病的发病机制是患者肾上腺球状带分泌醛固酮的细胞存在异常的 ACTH 受体，对 ACTH 敏感性增强，使醛固酮过量分泌而致病。故将临床症状可被小剂量地塞米松抑制及被 ACTH 持续兴奋这些现象作为本病的诊断条件。

**（五）产生醛固酮的肾上腺皮质癌**

肾上腺恶性醛固酮瘤极少见，约占低肾素醛固酮增多症的 1%。肾上腺皮质癌瘤体较大，直径可达 7~20cm，多有包膜，呈分叶状，瘤内可有广泛出血、坏死和钙化，表现为多种不同密度的混合性肿块。又因瘤体较大，常对周围组织和器官造成挤压推移。在组织学上，腺癌与腺瘤的区别在于整个肿瘤中有特征性的厚壁血管，包膜常被浸润。产生醛固酮的肾上腺皮质癌一般在明确诊断时大都已发生血行转移，平均生存率半年，在接受手术治疗的病例中 50% 在术后 21 个月内死亡，5 年生存率仅为 24%，预后极差。

**（六）肾上腺外分泌醛固酮肿瘤**

为肾上腺外自主性分泌醛固酮的肿瘤，极为罕见，仅见于卵巢癌及肾癌的散在报道，系由于胚胎发育过程中残留在器官的肾上腺皮质发生的恶性肿瘤，具有分泌醛固酮的功能，但对 ACTH 和血管紧张素不起反应。由于分泌醛固酮可引起高血压、神经肌肉功能障碍、低钾血症等症状。

## 三、病理和病理生理

醛固酮分泌量在体内的增加是本症的病理生理学基础。机体在长期的大量醛固酮的作用下，尿中长期大量失钾、氯化物及镁，而钠的排泄量则明显减少，主要表现为高钠血症，低钾血症，肾素 - 血管紧张素系统被抑制以及碱中毒。除肾上腺的病理改变外，肾脏可因长期缺钾引起近曲小管、远曲小管和集合管上皮细胞变性，严重者散在性肾小管坏死，肾小管功能重度紊乱。常继发肾盂肾炎，可有肾小球透明变性。长期高血压可致肾小动脉硬化。慢性失钾致肌细胞蜕变，横纹消失。

醛固酮为潴钠排钾激素，主要生理作用是促进肾脏远曲小管钠离子的重吸收及钾离子的排泌。原发性醛固酮增多症患者分泌大量醛固酮，使肾远曲小管钠重吸收增加，尿钠排出减少，体内钠潴留，血容量增加，患者钠摄入量明显大于排出量，钠代谢呈现“正平衡”，然而当体内钠潴留至一定程度时，往往可见患者尿钠排泄量增加，钠代谢近于平衡状态。肾小管这种摆脱醛固酮影响，不再继续潴钠的现象称为“脱逸现象”。发生脱逸现象的机制，目前认为与心房钠尿肽代偿性分泌增加有关。心房钠尿肽是心房肌细胞膜产生和分泌的一种排钠、利尿、降血压的循环激素，它的分泌受血钠浓度和血容量的影响，血钠浓度增高或血容量增加均能刺激心房肌细胞释放心房钠尿肽。当原发性醛固酮增多症患者钠潴留及血容量增加到一定程度时，即刺激心房的压力感受器，使心房钠尿肽分泌增多，心房钠尿肽继而抑制肾近曲小管钠的重吸收，使远曲小管钠的浓度增加，超过醛固酮作用下远曲小管重吸收钠的能力，尿钠排泄量增加，即产生“脱逸”现象。脱逸现象在原发性醛固酮增多症的病理生理中起重要作用，它可能是原发性醛固酮增多症患者的高血压多呈良性过程，且患者不出现水肿的重要因素。此外，心房钠尿肽亦可抑制肾小球旁细胞肾素的分泌及肾上腺皮质醛固酮的分泌，并能对抗血管紧张素Ⅱ的缩血管作用，是肾素 - 血管紧张素 - 醛固酮系统的拮抗激素。

醛固酮的排钾作用与钠重吸收作用密切相关。尿钾排出是一个被动过程，当远曲小管腔内钠被吸收后，肾小管管腔内的电离子呈负性状态，此时小管细胞内的阳离子钾和氢即随着电化学梯度被分泌至小管腔内液中而随尿排出。原发性醛固酮增多症患者由于大量醛固酮促进肾远曲小管钠重吸收增加，故钾的排出亦增加，尿中大量失钾，造成体内缺钾。醛固酮促进肾远曲小管排钾的作用受到肾远曲小管钠浓度的影响，远曲小管内钠含量越高，尿钾排泄越多。反之，肾远曲小管内钠含量减少，钾排泌减少，尿钾排出亦减少。所以当钠摄入减少或近曲小管钠重吸收增加，使到达远曲小管的钠减少时，醛固酮的排钾作用明显减弱。

皮质腺瘤及增生使醛固酮分泌增加，引起钠潴留，细胞外液及血容量增加，肾灌注量增加，入球小动脉压上升而使近球细胞因动脉牵张而受到抑制，肾素分泌量减少，血管紧张素Ⅱ的生成减少。但腺瘤和增生的醛固酮分泌是自主性的，并不能因肾素分泌减少降低醛固酮分泌量。持续性醛固酮分泌增加，将引起各种病理改变，主要为长期失钾所引起的肾脏组织变化，近曲小管上皮细胞空泡变性，水肿变性，颗粒样变性及上皮脱落，远曲小管及集合管亦受累，有时也能看到小管坏死及钙化，并有炎症细胞浸润、积聚，在形态学上颇难与肾盂肾炎相鉴别。

原发性醛固酮增多症患者在大量醛固酮作用下，尿中长期大量失钾，细胞外液中钾浓度降低，细胞内钾相继逸出，于是细胞内钾含量降低，与此同时细胞外液的钠和氢进入细胞内，且从细胞内排出的能力降低。细胞内钠和氢增加，引起细胞内酸中毒和细胞外碱中毒，血 pH 上升，$CO_2CP$ 增高。此外正常人，当由于肠道等因素所致体内低钾时，肾小管上皮细胞内钾含量减少，于是远曲小管内钠 - 钾交换减少，钠 - 氢交换增加，尿呈酸性。而在原发性醛固酮增多症中，尽管严重失钾，但由于大量醛固酮的潴钠排钾作用，远由小管中钠 - 钾交换仍被促进，钠 - 氢交换则被抑制，肾小管细胞泌氢减少，故尿不呈酸性，可呈碱性或弱碱性，因此细胞内酸中毒，细胞外碱中毒，细胞外碱性尿为原发性醛固酮增多症的基本特征。在碱中毒时，细胞外液游离钙减少，加上醛固酮促进尿镁排出，可使血镁降低，出现肢端麻木、肌肉无力、手足抽搐等症状。

## 四、诊断与鉴别诊断

### （一）临床表现与特征

1. 高血压　高血压是原发性醛固酮增多症最早出现的最主要症状。一般呈良性发展，血压逐渐升高，中等或稍严重水平。少数病例，尤其儿童较易出现恶性急进型高血压。大多数患者都因高血压在内科或中医科就诊多年，降压药物疗效不佳，临床表现酷似一般高血压伴头痛、头晕、乏力、耳鸣、弱视、高血压眼底、视神经乳头水肿改变等。高血压值一般在 22.6/13.3kPa 左右，严重者可达 27.9/17.3kPa。水、钠潴留，血容量增加是原发性醛固酮增多症高血压的主要原因，血管阻力增加一般为血管壁内钠离子浓度增加，对加压物质反应增强所致。原发性醛固酮增多症患者高血压程度与体内可交换的 $Na^+$ 量有关，同时肾素 - 血管紧张素系统被抑制，体内排钠因素如心房钠尿肽、激肽 - 前列腺素体系被激活，故一般高血压不呈恶性发展。近来发现有高血压正常型原发性醛固酮增多症，其机制不详，猜测和机体代偿机制如排钠因子高度激活有关。据Bravo病例统计，血容量正常者45%，低血容量者25%，高血容量者仅占30%，不难看出，原发性醛固酮增多症患者其钠代谢可能不呈正平衡，无明显钠潴留，即在大量醛固酮作用下，出现逃逸现象，可能因为机体钠潴留到一定程度不同，肾组织间液压力增加，降低了肾小管对$Na^+$的重吸收，近曲小管$Na^+$的重吸收被抑制，加之利钠因子激活，拮抗了醛固酮潴钠作用。平均血钠值在(143.8 ± 6.9) mmol/L。

2. 低钾血症 在高血压病例中伴有自发性低钾血症，且不明原因尿钾异常增高者，应首先考虑原发性醛固酮增多症的诊断。文献报道，原发性醛固酮增多症伴持续性低钾血症者占70%，血钾平均值为(2.34 ± 0.48) mmol/L；呈间歇性低钾血症者占30%。原发性醛固酮增多症钠潴留和血容量扩张可出现逃逸现象，但丢钾始终存在。因钠潴留的逃逸，主要是远曲小管钠的重吸收减少，并不是远曲小管中$Na^+$-$K^+$交换减少。醛固酮的作用场所主要在远曲小管，故$Na^+$-$K^+$交换继续进行，且高钠血症及高血容量激发体内各种利钠利水因子是针对钠，对钾并无影响，故尿钾丢失是持续恒定的。低钾血症时，一些患者出现不同程度的肌无力、肌麻痹、痉挛、头痛、心悸、心律失常、烦渴、多尿或夜尿增多等症状，甚至部分原发性醛固酮增多症患者有焦虑等精神症出现。

3. 碱中毒 细胞外液长期丢钾，使细胞内$K^+$也随之降低，细胞内$Na^+$-$H^+$增加，pH值下降，形成细胞内酸中毒，而细胞外液$K^+$相对减少呈现碱中毒。由于醛固酮作用于肾小管上皮细胞，使其排钾增加，抑制了$Na^+$-$K^+$交换，故肾脏排酸受限，尿呈中性或碱性。细胞外液碱中毒，游离钙减少，可出现肢端麻木，手足搐搦和痛性肌痉挛。体检可见Trousseau征和Chvostek征阳性。在明显低钾血症时，神经肌肉应激性降低，手足搐搦更加明显，宜同时补钙甚或补镁。

**（二）影像学检查与表现特点**

1. B超检查 如为腺瘤可显示边界清楚的圆形或卵圆形灰阶增强区，少数为减弱反射，其中结构均匀。癌则肾上腺形态遭破坏，只显示较大实体肿瘤图像。肾上腺体积增大则为增生征象。小于1cm的占位病变，B超检出率明显降低。

2. CT检查 醛固酮瘤的CT表现多为单侧肾上腺腺瘤，瘤体一般较小，直径最小为0.5cm，最大3.0cm，呈圆形或扁圆形，有完整的包膜，边缘光整。平扫示肿块密度均匀、偏低，增强后呈轻度强化，动态增强和延迟扫描时腺瘤呈快速廓清表现。典型病例肿瘤边缘呈薄纸样环状增强，而中央往往仍为低密度。腺瘤同侧及对侧肾上腺无萎缩性改变。小于1.0cm的肿瘤，有时不能显示，2mm层厚的薄层扫描可能提高诊断率。肾上腺增生的CT表现为：肾上腺增粗变长，轮廓变圆钝，但肾上腺的基本形态保持不变。腺癌的CT表现为瘤体一般较大，瘤体密度不均匀，瘤内可有出血、坏死、钙化。

3. 磁共振检查 肾上腺磁共振成像在诊断原发性醛固酮增多症并不比CT扫描有更多优势，至少目前统计如此，肿瘤检出率反比CT低，可能与阅片经验有关，有待进一步研究。

4. 肾上腺静脉造影及肾上腺静脉取血 肾上腺静脉造影由于技术上困难及易于发生并发症，临床应用较少。肾上腺静脉取血(adrenal vein sample，AVS)是分侧定位诊断原发性醛固酮增多症的金标准，有时CT或MRI显示可疑肾上腺结节或双侧病变，通过AVS检测可确定优势分泌侧，可为手术进行哪一侧提供依据。

**（三）生化检查与功能测定分析**

1. 血钠 原发性醛固酮增多症患者血钠往往正常或略高于正常。平均值为142.7mmol/L。

2. 血钾 血钾正常值为3.5~5.5mmol/L。原发性醛固酮增多症患者血钾偏低，多数患者呈持续性低钾血症；平均值为2.24mmol/L，最低者为1.4mmol/L。也有一部分患者呈间歇性低钾血症，血钾有时降低，有时正常。

3. 血$CO_2$CP 原发性醛固酮增多症患者血$CO_2$CP一般正常高值或高于正常，但晚期伴有肾功能障碍者$CO_2$CP可以不高。

4. 尿钾 原发性醛固酮增多症患者24小时尿钾排泄量一般都超过30mmol/24h，文献报道尿钾平均54.9mmol/24h。

5. 血尿醛固酮含量测定 正常人的醛固酮分泌呈夜间低，晨间高的生理性波动，并与糖皮质激素分泌相平行。醛固酮的生理性分泌也受体位改变及肾素-血管紧张素系统活跃程度的影响。正常尿醛固酮排泄量为15.1~33.2nmol/24h，如尿中含量超过55nmol/24h则可确诊为醛固酮分泌增多。血浆内醛固酮值如大于181.6nmol/L，则有诊断价值。肾上腺皮质癌及腺瘤为自主性醛固酮分泌增加，立位时部分腺瘤血浆的值甚至有所降低。而增生型立位时血浆的值则有所升高。平卧8小时后早晨抽取血标本，然后站立4小时，于中午再取血标本，分别测定血醛固酮发现：腺瘤有65%站立后血醛固酮下降，而增生50%增高。这可能受肾素系统及其他类皮质醇影响的结果。有些研究也分析报道了各类原发性醛固酮增多症对ACTH激发，盐水输入，血管紧张素拮抗剂输入等试验的不同反应，根据试验前后血、尿醛固酮值的改变，以判定原发性醛固酮增多症的定性诊断并进行分型。各家所获得的结果尚不一致，有待进一步探索。

6. 血浆肾素活性测定　本症患者血浆肾素活性测定值始终处于较低水平。这与肾性或其他原因所致的继发性醛固酮增多有显著差别。测定之前，必须停用螺内酯6周，血管紧张素转换酶抑制剂2周。原发性醛固酮增多症患者肾素活性不会超过2.46mol/(L·h)。

7. 血浆醛固酮(PAC)/肾素活性(PRA)比值　大部分原发性醛固酮增多症患者此比值升高，超过25。此时应进一步检查证实，因为原发性高血压和原发性醛固酮增多症的比值可有重叠现象，近30%原发性高血压患者，其血浆肾素活性低于正常，少数原发性高血压患者，此比值超过20，而原发性醛固酮增多症患者也有少数此比值低于25，甚至20。因此必须注意，低血浆肾素并非原发性醛固酮增多症所特有。

8. 醛固酮抑制试验　原发性醛固酮增多症的醛固酮分泌是相对自主性的，醛固酮分泌抑制试验不能被抑制或只能部分地抑制，这就能与原发性高血压和继发性醛固酮增多症相区别，因此本试验是确诊原发性醛固酮增多症的关键，故须注意以下问题：①试验前先要了解患者血容量状况和低钾血症程度，少数血浆容量偏低者需加以纠正，血钾亦需纠正到3.0mmol/L以上方能开始试验，因为血钾太低会抑制醛固酮的分泌；②检查方法采用口服氯化钠，测定尿醛固酮排出量或静脉注射氯化钠测定血浆醛固酮浓度，或用氟化醋酸可的松产生潴钠作用，也可采用血管紧张素转换酶抑制剂，但结果不太可靠；③静脉滴注钠负荷试验易导致产生严重高血压及充血性心衰，故多数学者都采用口服氯化钠，但严重高血压者慎用；④试验前必须停用一切影响肾素-血管紧张素-醛固酮系统的药物，如螺内酯、雌激素停用6周；利尿剂、前列腺素合成抑制剂、赛庚啶、卡托普利、乙丙脯氨酸、雷米普利以及各种血管扩张剂、钙离子通道阻滞剂等停用2周。

9. 口服氯化钠抑制剂试验

(1) 口服氯化钠抑制剂试验：开始前留取24小时尿测定醛固酮、钾、钠、肌酐、皮质醇，同时抽血测定血钾、醛固酮、皮质醇、肾素活性。试验开始，患者每餐增加2~3g氯化钠，或每天氯化钠摄入总量为10~12g，共4~5天。最后一天清晨抽血及留24小时尿重测上述指标，如尿钠排泄量超过200mmol/24h，测试验比较可靠。在整个试验过程中需继续补钾。该试验说明经过几天高钠饮食后引起血容量扩张，正常人肾素-血管紧张素-醛固酮系统受抑制，醛固酮分泌显著减少，尿醛固酮排出量被抑制到27.7~38.8nmol/24h以下。原发性醛固酮增多症患者，因醛固酮分泌相对自主性，受容量扩张的影响相对较小，本试验不被抑制。血浆醛固酮水平仍在38.8nmol/24h以上。

(2) 静脉注射氯化钠抑制方法：给患者低钠饮食3天后，再给生理盐水25ml/kg体重，在4小时内静脉滴注完毕，连续3天，使尿钠在250nmol/24h以上，如果血醛固酮在554pmol/L以上，尿醛固酮仍高于38.8nmol/24h，也可确诊为原发性醛固酮增多症。

10. 赛庚啶试验　口服赛庚啶8mg，于服药前后每半小时取血1次，共4次，历时2小时，测血浆醛固酮。大多数特发性原发性醛固酮增多症患者血浆醛固酮下降4ng/dl以上，或较基值下降30%以上，多数患者在服药后90分钟时下降最明显，平均下降约50%，醛固酮瘤患者血浆醛固酮无变化。

11. 地塞米松抑制试验　当生化测定和体位试验像腺瘤型原发性醛固酮增多症而影像学诊断又像增生，并有家族因素时，应怀疑为糖皮质激素可控制的原发性醛固酮增多症。试用地塞米松2mg/d，3周后患者血钾恢复正常，则可确诊糖皮质激素可抑制的原发性醛固酮增多症，需终身服用地塞米松。

**(四) 诊断要点**

原发性醛固酮增多症的诊断一般分为以下三个步骤：筛选试验、确认诊断与亚型鉴别：

1. 筛选试验　有报道认为，早期发现和治疗原发性醛固酮增多症，对终末器官的损害程度有明显保护作用，如肾上腺切除手术对原发性醛固酮增多症患者的左心室肥厚有明显的改善，而单纯的药物治疗却缺乏该特点。在以前的文献中，认为原发性醛固酮增多症患者占同期高血压患者的0.5%~2%。目前根据新的统计资料，有较多报道认为高血压患者人群中，原发性醛固酮增多症患者约占10%。故采用筛选试验在高血压患者人群中进行早期诊断是有必要的。但为避免过度检查和医疗资源的浪费，当临床上高血压患者出现下列情况时，应考虑原发性醛固酮增多症的可能，需要进行筛选试验，做进一步检查：①儿童、青少年患高血压；②高血压用一般降压药疗效不显著甚至无效时；③高血压伴低钾血症；④高血压伴肾功能减退而尿液呈碱性者；⑤高血压患者出现周期性瘫痪，在麻痹发作以后仍有低钾血症或心电图有低钾血症表现者。

当怀疑原发性醛固酮增多症时，应先测血钠、钾浓度和24小时尿钾排出量，血浆或24小时尿醛固酮浓度和血浆肾素活性。但血钾正常者，不能排除原发性醛固酮增多症。筛选试验选用血浆醛固酮浓度/肾素活性比的测定。患者无需停用降压药物，静卧位抽取外周血测定。在疾病早期，PAC及PRA均可在正常值范围内，只有当PRA极度抑制时，PAC才明显上升，但两者比例早期即出现改变，较为灵敏，故适用于疾病的筛查。当PAC大于15ng/dl以及PAC/PRA大于20时，原发性醛固酮增多症可疑，须进一步做以下确认试验明确诊断。

2. 确认诊断　由于PAC/PRA测定存在着一定的假阳性，故当出现患者PAC/PRA比率符合可疑PA时，就必须通过以下方法来确认PA的诊断，以免造成误诊。①醛固酮抑制试验（盐负荷试验）：最为经典，其敏感性和特异性都比较高。具体方法为：试验前留24小时尿测定醛固酮、肌酐、皮质醇和钾、钠等。试验开始患者每餐增加氯化钠2~3g，或每天进食氟化钠总量达10~12g（其中钠的摄入量通过对24小时尿钠的排出量来控制，需保证大于200mmol/L），3天后清晨留24小时尿重复测定上述生化指标。如为PA患者，则尿醛固酮大于12g/24h（33.3nmol/L）。由于该试验易致尿钾增多和低钾血症，故试验开始前和进行中，需及时监测血钾水平。有学者认为盐负荷试验和24小时尿醛固酮测定对于血钾正常的PA患者的诊断准确率低，意义不如血钾降低者大。②肾素活性刺激试验（醛固酮刺激试验）：当患者严重高血压，不宜行抑制试验时可采用本试验。具体方法为：给予低钠饮食或呋塞米每天40mg，共3~5天，造成低钠和血容量不足，测定其血浆肾素活性增加应在1.64nmol/（L·h）以上，如低于此数值则考虑PA之可能。③氟氢可的松抑制试验：在临床需确认PA诊断时，目前国际上一般认为氟氢可的松抑制试验最为可信。具体方法为：给予氟氢可的松以及氯化钠缓释药物，同时给予患者高盐饮食，并适当补钾，4天后于早上10点测定直立血浆PRA小于1ng/（ml·h），上10点可的松血浆浓度测得值低于7点测得值，而且上午10点血浆醛固酮水平大于6ng/dl者为阳性。

综上所述，高血压患者，如醛固酮分泌增多、有自发性低钾血症合并高尿钾、血浆肾素活性降低，高醛固酮分泌不被高钠饮食所抑制，而糖皮质激素分泌正常者，即可确诊原发性醛固酮增多症。例如当一位疑似PA的高血压患者，通过上述检查，如证实其血和尿醛固酮水平增高且不受高钠抑制、有自发性低钾血症伴尿钾排出增多、血浆肾素活性水平降低且不易被兴奋、糖皮质激素分泌正常，则PA的诊断即可基本确立。

3. 亚型鉴别　原发性醛固酮增多症亚型众多，治疗方法不尽相同，APA须手术切除瘤体；而IHA可以采用药物干预治疗；GSA可以通过小剂量地塞米松治疗，给持正常状态。故在PA的确认诊断明确后，还需要进一步检查，明确其病因，区分其亚型。

在临床工作中主要区别APA和IHA两种亚型，临床上一般采用鉴别试验（体位试验、赛庚啶试验）、影像学检查（B超、CT）、肾上腺静脉取血这三种方法对两类亚型进行鉴别：

（1）体位试验：患者同时测定清晨起床时和起床后站立4小进血标本中的醛固酮、皮质醇、18-OHP、肾素活性和血钾并进行比较。IHA患者站立位血肾素活性、醛固酮分泌均升高；而APA患者体位试验前后变化不大。

（2）赛庚啶试验：给予患者口服赛庚啶8mg，于服药前后30分钟、服药后60分钟、90分钟、120分钟检测血浆醛固酮值。若血浆醛固酮值下降0.11nmol/L以上则该患者为IHA，如血浆醛固酮值无明显变化则为APA。

（3）影像学检查：①肾上腺B超检查：简便易行，费用便宜，为临床上常用定位诊断方法。据报道熟练和有经验的医师可在B超上发现直径大于1cm的皮质醛固酮瘤，1cm以下者则显示正确率可能不足50%。②肾上腺CT扫描检查：CT扫描可辨别直径0.8~1cm腺瘤，当发现一侧肾上腺内有直径大于1cm肿物时，对诊断APA有较大价值。当腺瘤突出肾上腺一侧枝末端时，表现为类似带柄的樱桃征；当腺瘤突出于肾上腺内外支夹角中时，表现为类似于草莓果征。腺瘤在平扫和增强时密度均低于正常肾上腺组织，但肾上腺组织增强后密度增加明显，而瘤体组织仅轻度增加，以此可产生明显对比，提高诊断率。IHA则显示为双侧肾上腺增大或呈结节样的改变。目前已在临床使用的高分辨率 CT 以及薄层扫描技术，检出率更高。一般认为 CT 对于 PA 和 IHA 的分辨率达到 80%~85%。③肾上腺 MRI 扫描检查：与 CT 相似，无放射性，适用于孕妇等。④$^{131}$I 胆固醇肾上腺扫描：注射 I-6-β 碘甲基 -9- 去甲胆固醇后，观察双侧肾上腺放射性碘浓集现象，在一般医院的放射免疫室都能完成该项检查，如一侧肾上腺区放射碘浓集，则提示有腺瘤可能；双侧浓集提示双侧腺瘤或增生性改变。

(4) 肾上腺静脉取血：超选择性地行两侧肾上腺静脉插管，并分侧收集导管的血标本进行醛固酮的测定。一侧肾上腺静脉血醛固酮是对侧的 2 倍以上，或两侧浓度相差 5.548nmol/L 时，数值高的一侧为醛固酮瘤。如两侧肾上腺静脉中血醛固酮浓度均增高，但浓度相差 20%~50%，可诊断为特发性肾上腺皮质增生。肾上腺静脉取血是分侧定位诊断原发性醛固酮增多症的金标准，有时 CT 或 MRI 显示可疑肾上腺结节或双侧病变，通过 AVS 检测可确定优势分泌侧，可为手术进行哪一侧提供依据。

如 PA 患者发病年龄小，临床症状较轻，体位试验时血浆醛固酮水平无明显升高且有家族因素时，应怀疑是 GRA，可行 ACTH 兴奋试验和地塞米松抑制试验以验证。ACTH 兴奋试验：患者滴注 ACTH 后，醛固酮呈过度反应。地塞米松抑制试验：每日给予地塞米松 2mg，数日后血醛固酮降至正常水平，3 周后患者血压可恢复到正常，低钾血症亦能得到显著改善。其后小剂量地塞米松治疗可维持正常状态。APA 和 IHA 患者只能被地塞米松一过性地抑制，抑制时间短，由此可以与 GSA 相鉴别。另外，GSA 是一种常染色体显性遗传疾病，可先用长链 PCR 反应试验，如果出现阳性，再加做 Southern Bolt 试验进行确认，国外医院已有相应应用报道。但此项检查目前在国内还没有应用至临床。

综上所述，对 PA 的亚型的区分，主要通过 CT 和 B 超，辅以 MRI、肾上腺静脉导管术或碘化胆固醇肾上腺扫描，一般都能获得较为明确的诊断。

近年来，随着医学影像学的发展和向基层的推广，越来越多的 PA 患者在 B 超或 CT 检查时意外地发现了肾上腺占位，但还未出现激素增多导致的临床症状，表现为正常血压、正常血钾或处于临界高值，称为临床前醛固酮增多症，在临床工作中出现下列情况，应考虑临床前醛固酮增多症的可能：①存在偶发性肾上腺肿瘤，缺乏原发性醛固酮增多症典型的临床症状。②血醛固酮正常高值或稍高于正常，肾素活性低下，醛固酮 / 肾素比值 >40。③醛固酮试验，立位无变化或稍低于卧位。④血钾正常低值或稍低于正常。⑤螺内酯试验阳性。⑥术前血压偏高，血钾偏低者，术后血压下降，血钾回升。⑦地塞米松抑制试验被抑制有助于与临床前 Cushing 症鉴别。

**（五）鉴别要点**

1. 原发性高血压 原发性高血压患者血尿醛固酮不高，使用普通降压药物有效，但原发性高血压患者使用利尿降压药可使尿钾排泄过多又未及时补充时，使血钾偏低，特别是低肾素型患者，往往易被疑及原发性醛固酮增多症。通过测定血尿醛固酮等实验室检查可进行鉴别。

2. 继发性醛固酮增多症 ①肾血管性高血压：肾动脉狭窄性高血压及恶性高血压均由于肾脏缺血，引起肾素血管紧张素产生增多，导致继发性醛固酮增多症，出现低钾血症。但该类患者的血压较原发性醛固酮增多症为高，舒张压往往可达 17~19kPa，病情进展快，很快出现视网膜损害，肾功能减退，氮质血症及尿毒症。肾动脉狭窄者可在上腹中部肋脊角区听到血管杂音。放射性肾图、静脉尿路造影可显示一侧肾功能减退，IVU 显示病侧肾脏缩小，输尿管壁有蚯蚓状表现，肾动脉造影更能证实狭窄部位、程度和性质。多普勒超声波可显示肾脏血供改变，此外肾性高血压患者肾素 - 血管紧张素系统活性增高，对原发性醛固酮增多症的鉴别诊断有重要意义。②肾小球旁细胞瘤：该肿瘤是一种起源于肾小球球旁细胞的肿瘤，分泌大量肾素引起高血压和低钾血症。多见于青少年，出现严重高血压，血浆肾素活性甚高，B 超、CT、血管造影可显示肿瘤。③失盐性肾炎：在临床并非少见，主要因为上行性肾盂肾炎致使肾髓质中高渗状态损害引起肾脏潴钠障碍，尿钠排出增加，导致低钠血症和低血容量，继而出现继发性醛固酮增多，低钾血症。患者可有高血压和低钾血症，与原发性醛固酮增多症不同的是肾功能损害明显，往往伴有酸中毒，血钠偏低，低钠试验显示肾脏不能潴钠。④假性醛固酮增多症：为一家族遗传性疾病，由于肾小管电解质转运系统失衡，$Na^+$-$K^+$、$Na^+$-$H^+$ 交换过度，致使高血压，低钾血症，碱中毒。由于低钾、高钠、肾素和醛固酮受抑制，对螺内酯无反应，而对氨苯蝶啶加低钠饮食反应良好，因而与功能性盐皮质激素过多症有别。⑤功能性盐皮质激素过多综合征：功能性盐皮质激素过多综合征是一种临床少见的常染色体隐性遗传性疾病，仅见于儿童和青少年。该病的临床表现与原发性醛固酮增多症十分相似：高血压、低钾血症性碱中毒、血浆肾素活性极低，螺内酯可拮抗高血压和低钾血症，提示有盐皮质激素的作用存在。而与原发性醛固酮增多症不同的是，患者体内醛固酮及所有已知的盐皮质激素水平均极低甚至缺如，无盐皮质激素过多的实验室依据。患者对氢化可的松十分敏感，给予小剂量即可激发盐皮质激素增多效应，而盐皮质激素过多的症状又可被小剂量地塞米松所抑制，显示该病中发挥作用特质是皮质醇。当青少年有明显盐皮质激素过多症状出现时，排除 11β- 羟化酶和 11α- 羟化酶缺陷，尿 17- 羟类固醇排量降低，应高度怀疑该综合征的可能性。⑥Bartter 综合征：为家族遗传性疾病，男女均可发病，系先天性肾远曲小管钠吸收增多所致，也有高血压、低钾血症、碱中毒，但尿呈酸性，醛固酮浓度及血浆肾素活性均降低，由于低钾、高钠、肾素和醛固酮受抑制，螺内酯不能纠正失钾，而对氨苯蝶啶加低钠饮食反应良好，因而与功能性盐皮质激素过多症有别。

## 五、术前准备与手术治疗原则

对于原发性醛固酮增多症的治疗，取决于其病因。其中 APA 应该首选手术治疗。IHA 可通过药物治疗或先手术治疗然后辅以药物治疗。如果临床上难以确定是 APA 还是 IHA 时，应积极手术探查。肾上腺皮质癌则需做肿瘤根治性切除，必要时同时行肿瘤周围区域的淋巴结清扫术。

### （一）手术适应证

通过影像学、生化分析等试验测定确诊的醛固酮瘤、单侧肾上腺增生、分泌醛固酮肾上腺皮质癌或异位肿瘤、由于药物副作用不能耐受长期药物治疗的特发性醛固酮增多症并通过全身健康与风险评估后，建议实施手术治疗。

### （二）手术禁忌证

①严重呼吸循环系统疾病，不能耐受全身麻醉和 $CO_2$ 气腹；②伴有未纠正的严重全身性疾病，如肝肾功能损害或代谢紊乱；③严重凝血功能障碍未纠正者。

### （三）围手术期处理

①纠正电解质紊乱，使血钾恢复正常。服用螺内酯 40~60mg，每天 3~4 次，给予低盐饮食，同时每天补钾 4~6g，一般 2 周左右时间可以基本纠正。在使用螺内酯或补钾过程中，应密切观察血钾，尤其对久病、肾功能减损者应避免发生高钾血症。②降血压：使用螺内酯后 1 周时间血压未明显下降者，可加用卡托普利、依那普利等药物；③补充激素：对于醛固酮瘤患者术中及术后应适当地补充糖皮质激素，特别是对于拟行肾上腺全切除或次全切除术者，以免出现肾上腺危象；④术前其他准备情况：全面了解患者的心肺功能、肝肾功能等情况，出现心律不齐等情况时，须及时用药至心电图恢复正常才考虑手术治疗。预防感染，同时给予患者营养支持等；⑤术后处理：由于肾素血管紧张素 - 醛固酮轴的长期抑制，醛固酮瘤切除后的患者潴钠能力差，需要适当的补充氯化钠，并及时地监测血电解质水平，作为术后补液的依据。IHA 患者术后高血压、低钾血症等未明显改善者，仍需继续药物治疗。皮质癌患者，根治切除肿瘤并清扫术后，应配合化疗、放疗。罕见情况可能需要糖皮质激素的补充。

### （四）手术方式的选择

开放手术可以选择 11 肋间切口或经 12 肋切口，也可选择经腹切口。可根据腺瘤的大小及肾上腺病变具体情况，分别选择腺瘤切除术、腺瘤及部分肾上腺切除术、单侧肾上腺切除术、双侧肾上腺全切术。近年来，随着腹腔镜手术的广泛开展，原发性醛固酮增多症行手术治疗已经很少需要开放性手术，腹腔镜手术已经成为首选。与开放手术相比，腹腔镜手术损伤小、出血少、恢复快等微创特点突出。腹腔镜手术可选择经腹或经腹膜后入路。

## 六、药物治疗适应证与选择

### （一）药物治疗适应证

原发性醛固酮增多症药物治疗的适应证包括：①术前准备用药；②特发性肾上腺皮质增生；③拒绝手术或有手术禁忌证的腺瘤型原发性醛固酮增多症；④皮质癌；⑤糖皮质激素可控制的原发性醛固酮增多症。

1. 螺内酯　为微粒型螺旋内酯，作为醛固酮的拮抗剂，是原发性醛固酮增多症治疗的首选药物。具有排钠、潴钾和降压作用，而不是抑制醛固酮的合成和分泌。剂量为每天 120~480mg，约 2~6 周后，可使血钾和血压恢复正常。常见副作用，如胃肠道不适、性欲下降、阳痿、男性乳房发育及月经失调等症，少数患者出现皮疹。对特发性皮质增生需长期服用者，螺内酯加阿米洛利作为标准治疗。可以增强螺内酯的作用，减少其剂量和副作用。

特发性皮质增生药物治疗需维持多久难下定论，因其病因不明，且螺内酯不能阻断醛固酮的合成，治疗后血浆醛固酮水平反而增多，故有的学者采用在螺内酯控制症状后，逐渐改用螺内酯加血管紧张素转换酶抑制剂卡托普利抑制血管紧张素Ⅱ的生成，长期给维持量螺内酯可降到每天40~100mg。如经长期用药和药物剂量降低后，症状又出现反复，可能有未被查出的小腺瘤存在，还需手术探查，或为分泌能力强的大结节增生。前者做肿瘤剜除，后者切除一侧肾上腺或肾上腺次全切除，术后继续药物治疗，症状可获控制。螺内酯影响男性激素合成，故原发性醛固酮增多症孕妇患者禁用，否则会影响男婴的外生殖器发育。

2. 阿米洛利 如患者不能耐受螺内酯可选用阿米洛利和抗高血压药物，如复方降压片，胍乙啶，心痛定等联用，也可控制症状。阿米洛利5mg，每天3次，必要时增加到每天30mg，副作用有头痛、乏力、胃肠道不适和阳痿等。如患者对阿米洛利也不能耐受，可改用氨苯蝶啶，剂量为每天100~300mg。此药不能和非类固醇消炎剂如吲哚美辛联用，否则易引起急性肾衰竭。

3. 卡托普利和乙丙脯氨酸 二者为血管紧张素转换酶抑制剂，抑制血管紧张素Ⅰ转变为血管紧张素Ⅱ。特发性肾上腺皮质增生，球状带细胞对循环中血管紧张素Ⅱ水平的轻度变化比较敏感，因而可以减少醛固酮的合成。卡托普利的剂量为20mg，每天2~3次。卡托普利为第一代血管紧张素转换酶抑制剂，不良反应有皮疹，味觉障碍、蛋白尿及中性粒细胞减少等，许多学者认为与其含有巯基有关。乙丙脯氨酸是第二代转换酶抑制剂，不含巯基，其降压作用比卡托普利强8倍，目前国际上已取代卡托普利。现又出现第三代转换酶抑制剂雷米普利，也不含巯基，其降压作用又比乙丙脯氨酸强10倍，临床还在适用阶段。

乙丙脯氨酸为长效转换酶抑制剂，剂量为10mg，每天1次，如血压不降可增加到每天40mg，分两次服用。血管转换酶抑制剂和保钾利尿剂联用，即可增加前者的作用，又能迅速纠正低钾血症。

4. 硝苯地平 是常用的钙离子通道阻滞剂，因钙离子是多种调节因素刺激醛固酮产生的最后共同通道，钙离子拮抗剂提供了治疗原发性醛固酮增多症的另一药物途径。剂量为10mg，每天3次，可降低血浆醛固酮水平，硝苯地平不可抑制血管平滑肌收缩，降低血管阻力，可以起到降压作用。硝苯地平和保钾利尿剂联用，血钾和血压很快恢复正常。

5. 赛庚啶 是血清素的拮抗剂，可降低特发性醛固酮增多症血浆醛固酮水平。但也抑制糖皮质激素的水平，故不作常规用药。

6. 双氯苯二氯乙烷 是杀虫剂DDT的衍生物，在毒理研究中发现能选择性使肾上腺皮质出血、坏死、萎缩。使胆固醇转变成孕烯醇受阻，抑制了皮质醇、醛固酮和DHEA的合成。双氯苯二氯乙烷还具有细胞毒作用，先在线粒体内P450单胺氧化酶作用下，转变成氯酰基，后者与线粒体内大分子共价键相结合，使肾上腺皮质破坏。该化合物选择性作用于网状带、束状带，对球状带影响较小。主要用于不能手术或手术切除后复发的皮质癌患者。常用量为每日6~10g，分3次口服，用药后可使皮质组织萎缩坏死，延长患者生存期。

## 七、预后与随访

### （一）预后分析

(1) 腺瘤型原发性醛固酮增多症肿瘤切除后，一般情况下电解质在3~7天左右恢复正常，但血压变化可有下列三种情况：①可逐渐下降至正常或接近正常，一般需1~3个月左右；②血压一度降至正常或接近正常后又升高，但不如术前明显，且容易用降压药控制；③血压无明显改善，可能由于病程长，年龄大，长期高血压，低钾血症引起肾脏血管损害或患者同时伴有原发性高血压病。

(2) 醛固酮增生症患者术后，因多数患者症状不能完全改善，术后仍需要使用药物治疗，但使用药物的剂量减少，从而减少了药物的副作用。

(3) 肾上腺皮质癌在接受手术的病例中50%在术后21个月内死亡，5年生存率仅为24%，预后极差。

### （二）随访计划

(1) 随访目的：了解治疗效果、判断治疗方案是否合理；了解药物治疗副作用；发现可能的多发醛固酮瘤。

(2) 随访内容：①临床症状；②血压的评估；③常规血生化检查：电解质、肝肾功能；④内分泌学检查：血、尿醛固酮，血浆肾素水平；⑤腹部CT检查：了解对侧肾上腺和/或患侧残留腺体的情况；药物治疗者需与治疗前的肾上腺对比评估。

### （三）随访方案

(1) 术后短期内即可复查肾素活性和醛固酮，了解早期生化变化。

(2) 第1次随访术后4~6周，主要评估血压、血电解质及有无手术并发症。

(3) 每6个月随访1次，连续2年以上，药物治疗者长期随访。

（李黎明 汤坤龙）

# 第二节　皮质醇增多症

## 一、概述

皮质醇增多症亦称皮质醇症，是常见的肾上腺皮质疾病，是由于肾上腺皮质长期分泌过量皮质醇引起的临床综合征。1912 年由美国神经外科医师 Harvey Cushing 首先报道，故被命名为库欣综合征（Cushing syndrome，CS）。由于垂体病变导致 ACTH 过量分泌致病者称之为库欣病。

## 二、流行病学

皮质醇增多症可发生于任何年龄，但好发于 20~45 岁年龄段，女性多于男性，男女比例为 1∶3~8。皮质醇增多症的年发病率约为 0.7~2.4/100 万；在高血压人群中皮质醇增多症约占 0.5%~1%；在 2 型糖尿病的肥胖患者、血糖控制不佳且合并高血压者 CS 发病率可达 2%~5%。

皮质醇增多症按病因可分为三大类，即促肾上腺皮质激素（ACTH）依赖性、ACTH 非依赖性以及医源性。ACTH 依赖性皮质醇增多症是由垂体或垂体以外的某些肿瘤组织分泌过量的 ACTH，刺激双侧肾上腺皮质增生并分泌过量的皮质醇。最常见者为垂体分泌过量 ACTH 引起的库欣病（Cushing disease），约占皮质醇增多症的 75%~85%。其次为垂体以外（异位）肿瘤分泌大量 ACTH 引起的异位 ACTH 综合征，约占皮质醇增多症的 10%~20%，引起异位 ACTH 综合征最常见的肿瘤为小细胞肺癌，其次为胸腺类癌、胰岛细胞肿瘤、支气管类癌、甲状腺髓样癌等。ACTH 非依赖性皮质醇增多症是由肾上腺皮质肿瘤或增生自主性地分泌过量皮质醇所致，包括肾上腺皮质腺瘤、肾上腺皮质癌以及 ACTH 非依赖性双侧性肾上腺大结节样增生。肾上腺皮质腺瘤约占皮质醇增多症的 10%，肾上腺皮质癌约占 6%，ACTH 非依赖性双侧性肾上腺大结节样增生约占不到 1%。医源性皮质醇增多症是由长期应用皮质激素或含皮质激素的药物引起的。严重抑郁症患者和慢性酗酒者可引起假性皮质醇增多症，询问病史时应注意鉴别。

## 三、病因与分类

### （一）库欣病

致病的原因在下丘脑和 / 或垂体，表现为肾上腺皮质增生。病因最常见者为垂体 ACTH 腺瘤，约占 80%~90%。垂体 ACTH 腺瘤与其他垂体瘤不同，微腺瘤（直径 <10mm）占 90% 以上，大腺瘤（直径≥10mm）的比例很小。常规染色时，微腺瘤为嗜碱细胞，而大腺瘤多数为嫌色细胞。少数库欣病是因为垂体 ACTH 细胞增生，其比例从 0~14% 不等。Lamberts 观察 15 例采用经蝶切除的库欣病患者垂体标本，增生 4 例，腺瘤伴增生 9 例，单纯腺瘤仅 2 例。天津医科大学总医院报道的 29 例垂体 ACTH 腺瘤患者，微腺瘤 20 例，大腺瘤 9 例；其中嫌色性腺瘤 18 例，嗜酸性腺瘤 6 例，混合性腺瘤 5 例。一般认为垂体 ACTH 腺瘤分泌 ACTH 是自主性的，其理由是：垂体瘤的摘除对库欣病有良好效果，包括临床症状及生化检查都可恢复正常，ACTH 及皮质醇分泌的昼夜节律也逐渐正常，并无永久性下丘脑功能紊乱的后遗症。此外，库欣病患者经蝶显微外科摘除垂体瘤后，可出现暂时性的肾上腺皮质功能低下。而且病理上发现 ACTH 腺瘤周围的正常垂体组织仍处于静止状态，这一点与腺瘤相似。约 20% 的垂体瘤患者无皮质醇增多症表现，一部分是嗜碱性细胞瘤，瘤内只有少量 ACTH。还有 40% 的患者未发现垂体瘤，有可能病因在下丘脑。近来有人报道皮质醇增多症合并泌乳素增多，而促甲状腺激素及促性腺激素分泌不足，也间接证明一些患者下丘脑有病变。大剂量糖皮质激素可使 ACTH 及皮质醇的分泌受到抑制，而美替拉酮试验时，ACTH 分泌可增加，说明负反馈机制仍存在。用 5- 羟色胺拮抗剂 - 赛庚啶及多巴胺激动剂 - 溴隐亭治疗本病有效，也说明下丘脑及高级神经中枢的紊乱在库欣病发病中的重要作用。

### （二）肾上腺皮质肿瘤

此类属于 ACTH 非依赖型，其病因是指肾上腺皮质腺瘤或肾上腺皮质腺癌，它们自主分泌过量皮质醇，反馈抑制 ACTH 的分泌，结果使肾上腺皮质萎缩。肾上腺皮质腺瘤只分泌皮质醇，而肾上腺皮质癌则不仅分泌过量皮质醇，还分泌一定量的醛固酮、脱氧皮质酮以及雄激素。在儿童，皮质醇增多症病因中皮质癌的发病率特别高，15 岁以下患者约 15% 是皮质癌。另外，肾上腺皮质癌的误诊往往是由于类固醇激素产生过低，只有肿瘤足够大时才被发现。

### (三) 异位 ACTH 综合征

属于 ACTH 依赖型，是指垂体以外的肿瘤组织分泌大量 ACTH 使双侧肾上腺皮质增生并分泌过量的皮质醇。国外一组 100 例异位 ACTH 综合征报道，主要有肺癌(52%)、胰腺癌或类癌(11%)、胸腺瘤(11%)、支气管腺瘤(5%)、嗜铬细胞瘤(3%)、甲状腺癌(2%)、肝癌(2%)、前列腺癌(2%)、卵巢癌(2%)、未分化纵隔癌(2%)，乳腺癌、腮腺癌、食管癌、副交感神经节瘤、交感神经节瘤各 1 例，另有 3 例原发部位不明。异位分泌的 ACTH 常为难以抑制的较高水平，肾上腺受到比垂体 ACTH 肿瘤更大的刺激，肾上腺细胞的肥大、核多形性变和增生更明显。中国医科大学第一临床医院报道 12 例，其中支气管类癌 5 例，肺小细胞癌 2 例，胸腺类癌和嗜铬细胞瘤各 1 例，1 例临床诊断为胰腺肿瘤，2 例肿瘤部位不明。天津医科大学总医院 1 例异位 ACTH 综合征来源于肾细胞癌。异位分泌激素的细胞类型，往往来自神经外胚层器官，一般认为起源于 APUD(amine precursor uptake and decarboxylation，APUD)细胞，其肿瘤有时称"APUD 瘤"。如小细胞肺癌来自支气管内皮细胞，甲状腺髓样癌来自甲状腺的 C 细胞。各种类癌细胞、嗜铬细胞及神经节细胞都具有 APUD 细胞的特征。这些 APUD 细胞不仅分泌 ACTH，还分泌其他多肽激素。但也有不少异位分泌 ACTH 的肿瘤不属于 APUD 系统。

## 四、病理组织学与分类

库欣病最常见病因是垂体 ACTH 腺瘤(80%~90%)，少数是垂体 ACTH 细胞增生(0~14%)。垂体肿瘤通常直径平均 6mm，过多 ACTH 使双侧肾上腺皮质弥漫性或结节样增生(束状带为主)，约 20%~40% 的患者为双侧肾上腺皮质结节状增生，双侧肾上腺平均 12~24g。

皮质醇增多症中以肾上腺皮质增生为最常见，其次为腺瘤，而腺癌则很少见。北京协和医院病理科一组资料，216 例皮质醇增多症患者手术切除的肾上腺标本，其中肾上腺皮质增生 160 例(74.1%)，肾上腺腺瘤 50 例(23.1%)，肾上腺腺癌 6 例(2.8%)。肾上腺皮质增生时皮质增厚，重量增加，并依轻、中、高度增生的顺序其皮质厚度及重量的均值逐渐增大，其中致密细胞所占比例及细胞肥大出现的频率也增多，致密细胞的增多和或肥大是肾上腺皮质增生的重要细胞学特征。160 例肾上腺皮质增生中，弥漫性增生 85 例(53.1%)，结节性增生 75 例(46.9%)。天津医科大学总医院 234 例皮质醇增多症患者肾上腺手术标本，肾上腺皮质增生 166 例(70.9%)，腺瘤 56 例(23.9%)(图 3-5)，腺癌 12 例(5.1%)(图 3-6)。其中 166 例肾上腺皮质增生中，弥漫性增生 116 例(69.9%)(图 3-7)，结节性增生 43 例(25.9%)(图 3-8)，腺瘤样增生 7 例(4.2%)。

肾上腺腺瘤和腺癌在大小、重量上有明显差别，前者最大直径 8cm，最重 105g，后者最大径 20.5cm，最重 1 265g。腺瘤与周围肾上腺组织有清楚的界限，形状多为圆形或椭圆形，外有完整包膜。切面为黄色稍呈暗红。镜下腺瘤细胞排列成腺泡状、条索状，有纤细的纤维组织分隔，血窦丰富。个别可见少许出血，但无坏死。

一般认为单侧、单发肿物和同侧及对侧肾上腺皮质萎缩时才可诊断腺瘤。但实际上任何腺瘤都是从小结节开始，在其早期周围皮质尚无明显萎缩时

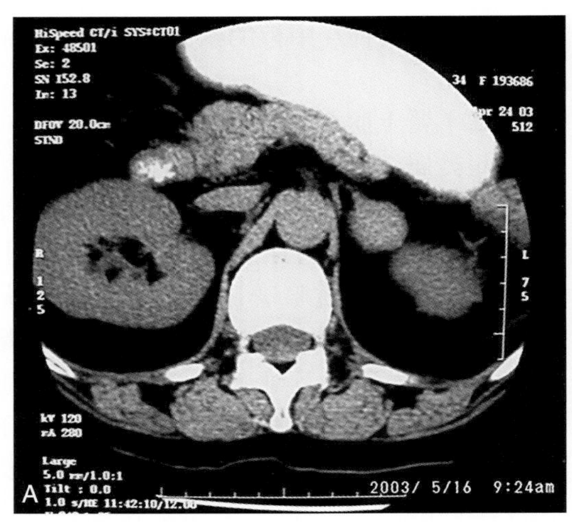


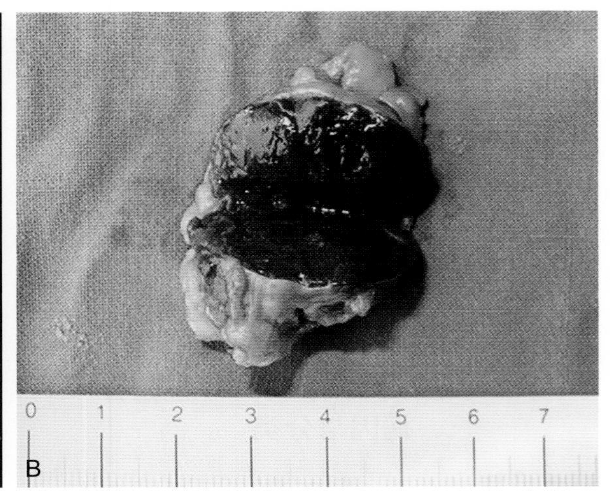


图 3-5 肾上腺皮质腺瘤

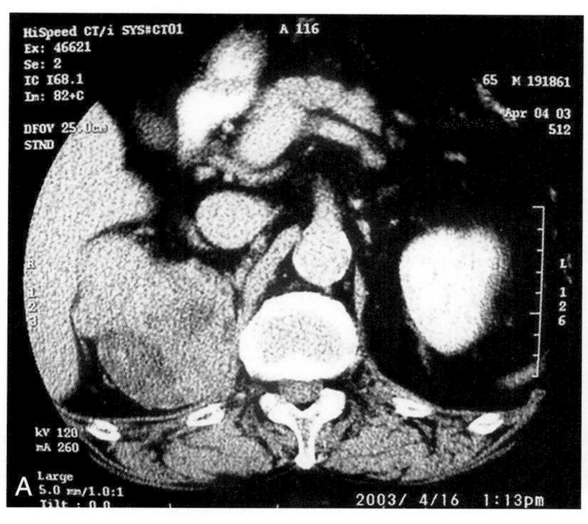


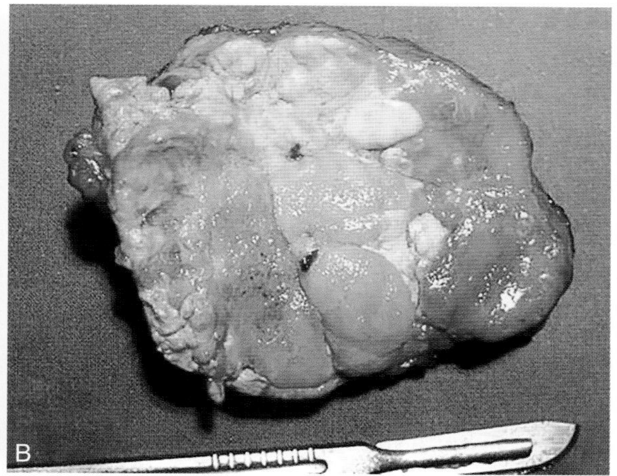


图 3-6　肾上腺皮质癌

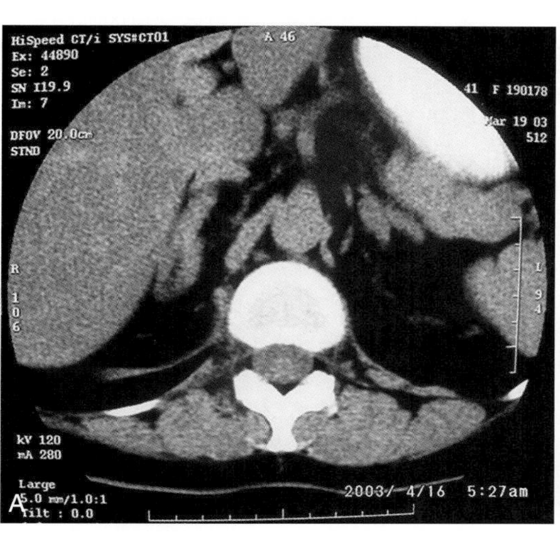


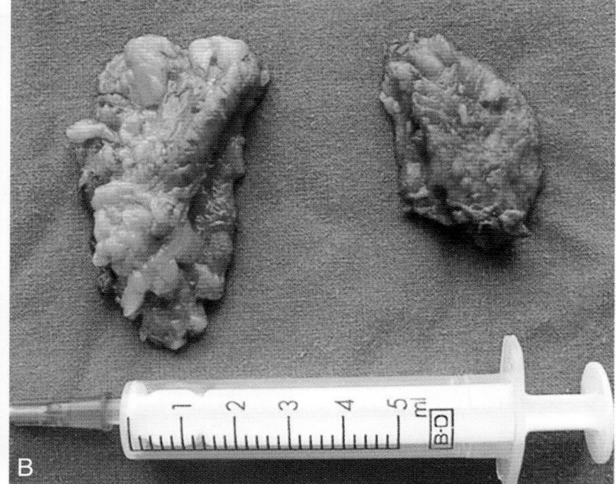


图 3-7　肾上腺皮质弥漫性增生

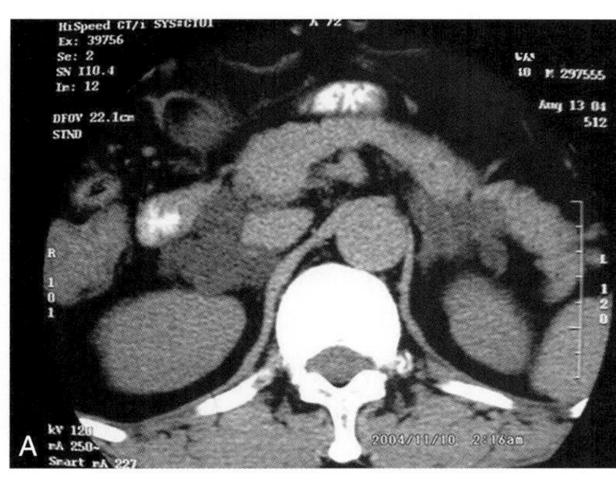


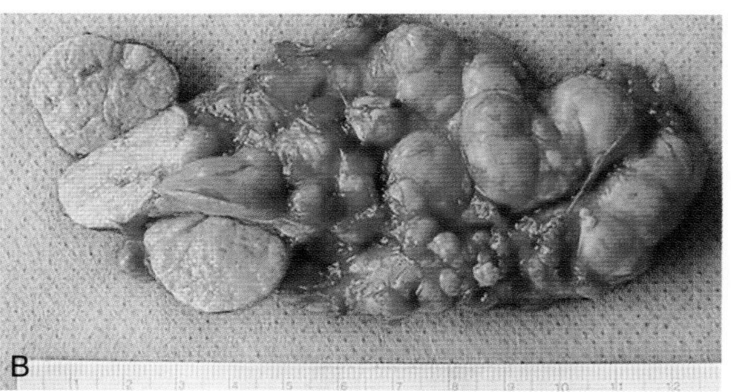


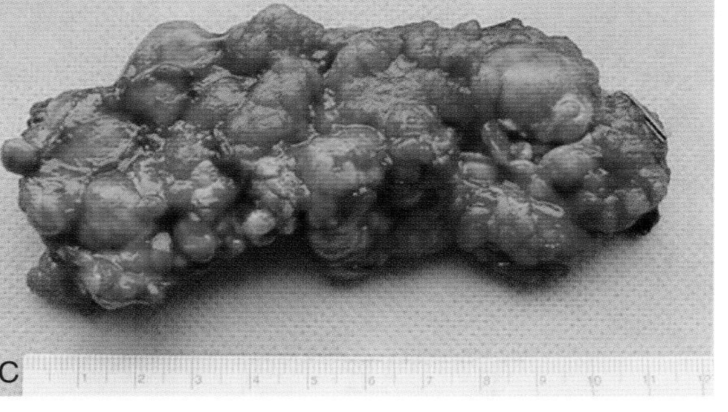


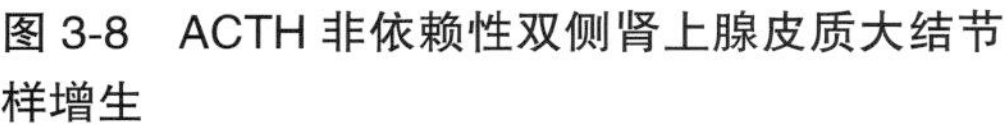

图 3-8　ACTH 非依赖性双侧肾上腺皮质大结节样增生

或仍增生时鉴别很困难。如周围皮质仍处于增生状态及结节不止一个时，应诊为结节性增生。当结节大于2cm，且周围皮质及对侧皮质萎缩时，应诊断腺瘤。腺癌形状不规则，呈分叶状，外面没有完整的包膜。切面呈粉红色，常有出血或坏死灶。细胞均有不同程度的肥大，并几乎均由致密细胞构成，常有宽大的纤维条带。分化较差的癌细胞核大、深染，核异型性明显，可找到核分裂象。

引起异位ACTH综合征的肿瘤最多见于小细胞肺癌，其他见于胰岛细胞瘤、胸腺瘤、支气管类癌、卵巢或睾丸的恶性肿瘤等。异位ACTH综合征肾上腺皮质的病理改变和库欣病相同，但增生程度更加明显。

## 五、病理生理

### （一）脂肪代谢紊乱

肾上腺分泌过量皮质醇，导致脂肪代谢和分布异常，形成向心性肥胖，即以面部、颈部、胸部、腹部脂肪堆积，四肢相对较瘦细的特殊体型。皮质醇对脂肪代谢的作用一方面是动员脂肪分解，促进甘油三酯分解为甘油磷酸及脂肪酸，另一方面，皮质醇可抑制葡萄糖的利用，加强糖原异生，使血糖升高，刺激胰岛素分泌促进脂肪合成。由于机体各部位对皮质醇和胰岛素的敏感性存在不同，从而形成脂肪的重新分布。

### （二）蛋白质代谢紊乱

大量皮质醇引起蛋白质分解代谢加速，促进蛋白质分解为氨基酸，大量氨基酸在肝脏转化形成肝糖原和葡萄糖，糖异生作用加强；另一方面皮质醇引起蛋白质合成代谢下降，负氮平衡，表现为肌肉萎缩、皮肤变薄、结缔组织萎缩、弹力纤维断裂，出现紫纹、瘀斑、骨质疏松等。

### （三）糖代谢障碍

大量皮质醇的存在抑制了葡萄糖的利用，使得肝糖原异生作用加强，促进成糖氨基酸、甘油、脂肪酸及乳酸增高并在肝脏内转化为葡萄糖。此外，皮质醇具有拮抗胰岛素的作用，故患者常出现糖耐量减低，严重者可出现类固醇性糖尿病。

### （四）电解质代谢和酸碱平衡失常

大量皮质醇分泌引起水钠潴留，重症皮质醇增多症、肾上腺皮质癌及异位ACTH综合征，不仅有皮质醇分泌过多，而且还可分泌脱氧皮质酮、醛固酮，出现低钾血症性碱中毒等盐皮质激素增多的临床表现。

## 六、诊断与鉴别诊断

### （一）临床表现与特征

皮质醇增多症发病快慢不一，有的时好时坏，还有些患者可自行缓解。典型临床表现主要是因长期高皮质醇血症引起的，包括向心性肥胖、多血质、高血压、继发性糖耐量降低和/或糖尿病、多毛、女性月经失调或继发性闭经、男性性功能障碍、紫纹、满月脸、骨质疏松、痤疮、色素沉着等。儿童常见临床表现为体重增加和生长发育迟缓。成人出现男性女性化或女性男性化时应怀疑有肾上腺皮质癌。（表3-1）示天津医科大学总医院360例皮质醇增多症的主要临床表现。

表3-1 皮质醇增多症患者常见的临床表现

| | 例 | % | | 例 | % |
|---|---|---|---|---|---|
| 向心性肥胖 | 320 | 88.9 | 骨质疏松 | 215 | 25.9 |
| 高血压 | 314 | 87.3 | 多血质 | 183 | 50.9 |
| 疲乏无力 | 288 | 80 | 痤疮 | 130 | 36.0 |
| 头晕头痛 | 268 | 74.5 | 瘀斑 | 113 | 31.5 |
| 腰腿痛 | 249 | 63.9 | 色素沉着 | 84 | 23.3 |
| 月经紊乱或阳痿 | 228 | 63.4 | 水肿 | 82 | 22.7 |
| 多发或脱发 | 221 | 61.5 | 葡萄糖耐量减低 | 50 | 13.9 |
| 紫纹 | 219 | 61.0 | 精神异常 | 18 | 5.1 |

1. 向心性肥胖　典型患者的向心性肥胖（图3-9）可表现为满月脸、水牛背、悬垂腹和锁骨上窝脂肪垫，这是由于过量皮质醇引起脂肪代谢异常和脂肪分布异常的结果。皮质醇增多症多数为轻中度肥胖，很少有重度肥胖。少数皮质醇增多症表现为均匀性肥胖。

2. 高血压和低钾血症　发生率仅次于肥胖。由于皮质醇有明显的储钠排钾作用和伴有脱氧皮质酮和皮质酮等弱盐皮质激素分泌的增加，患者血容量扩大，体内总钠升高，使其血压升高并可有轻度水肿，高血压一般为轻中度，一般在150/100mmHg左右。排钾增多，可有低钾血症和高尿钾，甚至有轻度碱中毒。低钾血症比较轻，一般很少低于3.0mmol/L。

3. 糖耐量减低和或糖尿病　皮质醇增多症患者约半数有糖耐量受损，约20%有显性糖尿病。高皮质醇血症加速糖原异生作用，同时使脂肪细胞和肌肉细胞对胰岛素的敏感性下降，使这些细胞对葡萄糖的摄取和利用减少。皮质醇增多症患者，如果

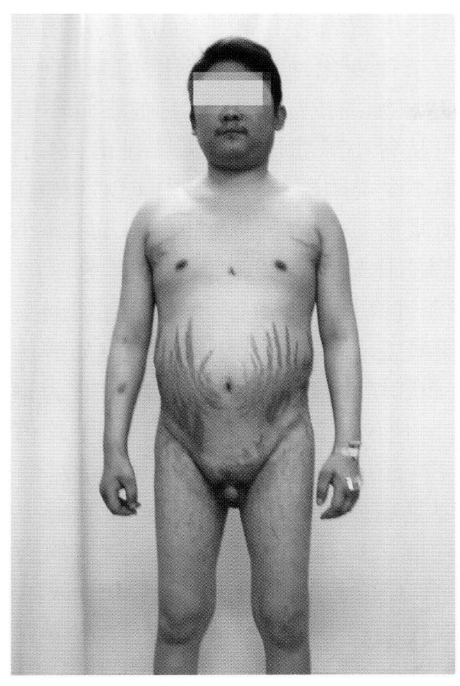

图 3-9 皮质醇增多症患者的向心性肥胖、满月脸与紫纹

原有糖尿病发病的遗传因素，则更易表现出显性糖尿病。对外源性胰岛素治疗不敏感。

4. 蛋白质代谢紊乱 皮质醇增多症患者蛋白质合成代谢下降，分解代谢加速，机体处于负氮平衡状态，表现为①皮肤菲薄，毛细血管脆性增加，轻微损伤则有瘀斑。②皮肤紫纹：下腹部、臀部、大腿等处因皮下脂肪堆积，皮肤紧张而菲薄，皮下弹力纤维断裂而呈现皮肤宽大紫纹。单纯性肥胖患者也可有紫纹，但这种紫纹一般比较细小。而妊娠纹则细小而白色。③全身肌肉萎缩，尤以四肢为甚。④骨质疏松及病理性骨折，骨折好发部位是肋骨和胸腰椎。⑤蛋白质代谢障碍，影响细胞和体液免疫力，易发生感染，伤口愈合延迟。

5. 性腺功能紊乱 高皮质醇血症不仅可直接影响性腺的功能，还可抑制下丘脑促性腺激素释放激素的分泌。所以，皮质醇增多症患者普遍有性腺功能紊乱的问题。女性患者大多月经减少，不规则或继发闭经，极少有排卵。不少患者有不同程度的男性化表现，如多毛、痤疮、阴毛增多呈男性分布、阴蒂肥大，乳房萎缩，喉结增大。如出现此症群，应警惕肾上腺皮质癌。男性患者表现为阳痿或性功能低下。除肾上腺皮质腺瘤外，其他原因的皮质醇增多症也存在肾上腺雄性激素分泌水平的增加，这些肾上腺分泌的雄性激素可抑制下丘脑 - 垂体 - 性腺轴，这也是性腺功能低下的重要原因。

6. 精神症状 皮质醇对大脑皮质有明显的兴奋作用，多数患者有不同程度的精神异常。一般比较轻，表现为失眠、注意力不集中、记忆力减退、情绪不稳定、烦躁易激动等；中度精神症状患者表现为欣快、抑郁或躁狂；少数严重患者表现类似抑郁症或精神分裂症。

7. 造血与血液系统改变 皮质醇可刺激骨髓，使红细胞生成增多，血红蛋白含量增加，引起多血质、脸红、唇紫等红细胞增多症表现。中性粒细胞和血小板亦增多，但嗜酸粒细胞、单核和淋巴细胞常减少。

8. 生长发育障碍 皮质醇会抑制生长激素的分泌，而且对性腺还有抑制作用。儿童及少年患皮质醇增多症，会导致生长停滞，青春期延迟。

9. 其他 异位 ACTH 综合征患者 25% 可出现色素沉着，是由于 ACTH 及 β- 促脂素（β-LPH）作用的结果。该型患者常表现有低钾血症及碱中毒，是由于脱氧皮质酮分泌过多的结果。患者具有皮质醇增多及盐皮质激素增多的双重表现，病程多险恶，常在一年内死亡。部分患者自然病程只有几个星期或 2~3 个月，如小细胞肺癌，患者血皮质醇水平很高，却没有足够的时间形成典型的皮质醇增多症。临床表现不典型或不齐全，仅有消瘦，以及严重肌肉萎缩和肌无力、严重低钾血症、高血压和明显水肿。周期性皮质醇增多症，属于特殊的临床类型，由于一过性或周期性垂体 ACTH 合成分泌增强，导致肾上腺皮质增生，使皮质醇分泌增加。患者一般为轻型，间歇期症状缓解，很可能有自发缓解倾向。医源性皮质醇增多症：由于长期服用大剂量的糖皮质激素引起皮质醇增多症，是普通的临床经过，多为暂时性，停药后完全缓解。

### （二）影像学检查

1. B 超 超声检查对肾上腺体积增大的皮质醇增多症有定位诊断价值。肾上腺腺瘤直径一般超过 1.5cm，而肾上腺皮质癌体积更大，均在 B 超检出范围。

2. CT 扫描 CT 扫描分辨率高，对肾上腺皮质腺瘤及腺癌的检出率几乎达 100%。临床上和实验室检查符合皮质醇增多症的患者，当 CT 扫描中未见肾上腺肿瘤，而双侧肾上腺体积增大、变厚则可诊断为肾上腺皮质增生。但 CT 很难明确肾上腺的增生部位。肾上腺伴有较大结节性增生者在 CT 片上亦有特征性的表现。总之，CT 扫描是肾上腺疾病确诊的主要依据之一。由于80%以上的垂体ACTH瘤均为微腺瘤，因此蝶鞍片很少能发现垂体异常，只有大腺瘤时才有可能在X线片上发现蝶鞍体积增大、鞍底双边及鞍背直立等异常征象。CT扫描垂体瘤的发现率明显优于一般X线检查，可做蝶鞍部的CT冠状位扫描，以2mm的薄层切面加造影剂增强及矢状位重建等方法检查，能使垂体微腺瘤的发现率提高到50%左右，垂体较大的腺瘤基本不会漏诊。

3. MRI MRI对肾上腺病变检查的敏感性与CT扫描相仿。因此疑为本病的患者检查时，可任选一种。MRI对垂体微腺瘤的发现率可提高到90%以上，但必须对鞍区进行局部薄层扫描才不致遗漏。

4. $^{131}$I-标记胆固醇肾上腺皮质扫描 胆固醇是皮质类固醇合成必需的原料，因此肾上腺皮质细胞合成皮质激素时可特异性摄取血液中的胆固醇。本检查是通过向受检者静脉注入$^{131}$I-标记胆固醇后对肾上腺区域进行同位素扫描。当肾上腺皮质发生增生或肿瘤时，合成皮质醇增多，$^{131}$I-标记胆固醇可浓集于肾上腺肿瘤区域。同位素扫描呈现高密度区域，可用于判断肾上腺皮质腺瘤或腺癌的准确部位和有无功能。如一侧肾上腺发现肿瘤，对侧肾上腺往往不显影。如两侧均有同位素密集，则提示肾上腺双侧增生性改变。有的腺癌可能两侧都不显影，这可能是因为肿瘤破坏了患侧肾上腺使其丧失了聚集放射性胆固醇的功能，而对侧还呈萎缩状态所致，但癌的转移灶有时却可能显影。同位素扫描检查临床上应用不如CT普遍。

5. 骨质疏松 皮质醇增多症患者多数有明显的骨质疏松表现，有的患者还有病理性骨折，常见部位是肋骨及胸腰椎。所以皮质醇增多症患者均常规进行骨骼系统X线检查。通过X线检查可发现患者有无骨质疏松、压缩性骨折及肋骨多发骨折等病变。

6. 对可疑患者处理 当怀疑患者有异位ACTH综合征时，应从多方面寻找原发肿瘤的位置。异位分泌ACTH肿瘤位于胸腔的较多，故应常规进行胸部正侧位片、胸部CT扫描等检查。必要时还可能要探查腹腔、盆腔。

### （三）生化检查与功能测定分析

1. 血尿皮质醇及其代谢产物的测定 ①血浆皮质醇（PTC）：皮质醇呈脉冲式分泌并有昼夜节律变化，晨8时水平最高，午夜12时水平最低，血浆皮质醇的单次测定意义不大。通常于上午8时，下午4时，午夜12时分别采血测定，观察皮质醇的昼夜节律变化。皮质醇增多症患者的血浆皮质醇含量通常无昼夜节律变化，或虽有变化，但基础水平较高。②24小时尿游离皮质醇（UFC）：血液循环中的游离皮质醇可从肾小球滤过而从尿中排出，24小时尿游离皮质醇不受类固醇结合球蛋白（CBG）浓度的影响，也不受血浆皮质醇上下波动的影响，故24小时尿游离皮质醇能比较客观地反映皮质醇分泌的总体水平，是内源性高皮质醇血症十分敏感的指标，较单次血浆皮质醇或皮质醇节律更能反映皮质醇的分泌水平，对皮质醇增多症的诊断有重要价值，为提高测定的正确性，建议连续2~3天测定后取平均值。③24小时尿17-羟皮质类固醇（17-OHCS）：17-羟皮质类固醇主要是皮质醇的代谢产物，可反映肾上腺皮质的分泌功能。24小时尿17-OHCS测定的影响因素较多，近年有被血浆皮质醇和24小时尿游离皮质醇测定取代的趋势。④24小时尿17-酮类固醇（17-KS）：17-KS化合物主要包括脱氢表雄酮、原胆烷醇酮和雄烯二酮。女性及儿童尿内的17-KS主要来自肾上腺，成年男性尿内的17-KS约2/3来自肾上腺，1/3来自睾丸。皮质醇增多症患者中库欣病患者24小时尿17-酮类固醇（17-KS）可正常或稍高于正常，肾上腺腺瘤患者可正常或低于正常，而肾上腺皮质癌患者则大大高于正常。

2. 地塞米松抑制试验 地塞米松是高效的糖皮质激素，服用后可以抑制下丘脑-垂体-肾上腺轴的功能，正常人皮质醇分泌下降，而地塞米松本身并不干扰血尿皮质醇的测定，所以至今仍然是临床重要的诊断方法，根据应用剂量大小分为二种：①小剂量（1mg）地塞米松抑制试验（LDDST）经典的方法是服用地塞米松，0.5mg/次，每6小时1次，连服8次。测定服药前1天及服药第2天的24小时尿17-OHCS或UFC，门诊患者留24小时尿困难，可以用简化的过夜地塞米松抑制试验，即在23点30至24点之间顿服地塞米松1.0mg，测对照日及服药次日8时血浆皮质醇。测定值较对照值下降超过50%表示被抑制。皮质醇增多症患者不被抑制，如被抑制，则为假性皮质醇增多症。小剂量地塞米松抑制试验是皮质醇增多症确定诊断的最有价值的指标。②大剂量（8mg）地塞米松抑制试验（HDDST）：经典的方法同小剂量地塞米松试验，只是剂量从每次0.5mg增大至2mg。以服药第2天的17-OHCS或UFC下降达到对照日的50%以下为可被抑制的标准。本试验用于皮质醇增多症的病因鉴别。垂体性的皮质醇增多症，80%~90%患者可以被抑制；肾上腺皮质肿瘤患者，几乎都不被抑制；异位ACTH综合征的患者，除了支气管类癌患者有的可被抑制外，其余均不被抑制。③过夜地塞米松抑制试验 近年来有作者提倡用过夜大剂量(8mg)代替经典方法，具有方法简便、时间短的优点。过夜大剂量试验和过夜小剂量试验的方法相同，只是半夜服用地塞米松的剂量增大至8mg。服药次日上午8时，血浆皮质醇降至对照日的50%以下为可以被抑制。

3. 胰岛素诱发低血糖试验 本试验测定患者在静脉注射胰岛素前后的血浆皮质醇及血糖浓度。注射胰岛素后血糖应明显下降，血糖最低值必须达到2.2mmol/L以下方为有效刺激，应用低血糖人为刺激下丘脑-垂体-肾上腺轴兴奋，使皮质醇分泌增加。通过本试验可了解下丘脑-垂体-肾上腺轴的整体功能状态。在皮质醇增多症患者，不论是何种病因，有效的低血糖刺激并不能使血浆皮质醇水平显著上升。这是由于本病的病因是肾上腺皮质自主性分泌增强或异位ACTH分泌过量所致。故本试验也是皮质醇增多症定性诊断的重要方法之一。本试验有一定危险性，应事先准备好高渗葡萄糖，一旦患者于试验中出现低血糖休克表现，应及时静脉推注高渗葡萄糖，以免发生生命危险。

4. 血ACTH及其相关肽测定 血浆ACTH测定对于皮质醇增多症的病因鉴别诊断具有重要价值。肾上腺皮质腺瘤或腺癌患者血ACTH水平明显低于正常，这是由于瘤体自主分泌大量皮质醇反馈性抑制正常垂体ACTH的分泌。ACTH依赖性皮质醇增多症患者血ACTH水平则高于正常或在正常范围之内。异位ACTH综合征患者血浆ACTH水平一般都高于100pmol/m1，但是，那些肿瘤恶性程度低，进展很慢的隐性肿瘤引起的异位ACTH综合征患者血ACTH水平仅略高于正常，与垂体性皮质醇增多症很难鉴别。垂体性皮质醇增多症约一半患者血ACTH在正常高限，另一半患者稍高于正常。通常采用放免法测定血浆ACTH含量，还可以通过测定ACTH相关肽N-POMC及β-LPH的水平从侧面了解患者体内ACTH的水平。

5. 静脉插管分段取血测ACTH 是一种有创检查，操作比较复杂，需在X线下进行，主要用于异位ACTH分泌肿瘤的定位。近年来有人将导管插到直接引流垂体静脉血的双侧岩下静脉，如任何一侧岩下静脉ACTH水平明显高于外周静脉血ACTH水平，则有利于垂体瘤的诊断，还可以明确垂体ACTH微腺瘤位于垂体的左侧还是右侧，以便在经蝶窦探查微腺瘤未能发现时做垂体病侧半切除。如果双侧岩下静脉血与外周静脉血ACTH水平无明显差别，则有利于异位ACTH综合征的诊断。

6. 美替拉酮试验 美替拉酮(metyrapone)是皮质醇生物合成过程中最后一步11β-羟化酶的抑制剂。正常人或库欣病患者给予美替拉酮后，皮质醇的合成被抑制，反馈性引起ACTH分泌增加。同时，皮质醇的前身11-脱氧皮质醇生成增加，其代谢产物从尿中排出，尿中17-OHCS含量增加。垂体性皮质醇增多症患者对美替拉酮的反应与正常人相似，且反应要大些。肾上腺肿瘤及异位ACTH综合征患者皮质醇的合成也可被美替拉酮抑制，但由于异位肿瘤已大量分泌ACTH或肾上腺肿瘤自主性分泌大量皮质醇，使下丘脑和垂体被反馈抑制，当血皮质醇降低时，不能兴奋垂体ACTH分泌，血ACTH不会比试验前明显升高，同时血11-脱氧皮质醇水平的上升也不如垂体性皮质醇增多症明显。本试验主要用于皮质醇增多症的病因鉴别。标准方法为：口服美替拉酮，750mg/次，每4小时1次，共服6次。测定服药前1日、服药当日及服药次日24小时尿17-OHCS、血ACTH、血皮质醇及11-脱氧皮质醇的水平，以资分析。单剂量过夜法为：午夜12时口服1次美替拉酮，剂量为30mg/kg体重，测定服药前后日上午8时血皮质醇、11-脱氧皮质醇及ACTH。

7. CRH兴奋试验 CRH是下丘脑分泌的促垂体激素释放激素之一，其可使垂体前叶ACTH的分泌量增加。本试验应用人工合成的羊CRH1-41静脉注射100ug，测定注射前后血ACTH及皮质醇水平。注射CRH1-41后血ACTH峰值比注射前基础值增加达50%以上，血皮质醇峰值比用药前增加25%以上，即是对CRH兴奋试验有反应的指标。86%的库欣病患者在应用CRH兴奋后血ACTH明显增高，而90.5%的异位ACTH综合征及100%的肾上腺肿瘤对CRH兴奋试验无反应，故本试验对ACTH依赖性与ACTH非依赖性皮质醇增多症的病因诊断有重要鉴别意义。与大剂量地塞米松抑制试验联合应用，可提高鉴别诊断能力。

**（四）诊断要点**

皮质醇增多症的诊断可分二步进行：首先确定是否存在皮质醇增多症，也就是确定诊断；然后确定是哪一种病因引起的皮质醇增多症，即病因鉴别诊断。

1. 定性诊断

(1) 典型临床表现：如向心性肥胖、宽大紫纹、多

血质、皮肤菲薄等。80% 左右皮质醇增多症有比较典型的临床表现,但没有典型临床表现并不能排除皮质醇增多症;

(2) 确定皮质醇增多症比较可靠的内分泌生化检查:①小剂量地塞米松抑制试验,包括正规法及过夜法。本症试验不能抑制。若过夜法小剂量地塞米松抑制试验反应正常,则本病的可能性不大;②24 小时尿游离皮质醇(UFC)测定,较 24 小时尿 17-OHCS 更敏感可靠。若尿游离皮质醇(UFC)也在正常范围,则可以排除皮质醇增多症。若上述二项试验均为阳性,而且可以除外各种引起假阳性的因素,则皮质醇增多症的诊断成立;对于一些可疑的病例,可进行胰岛素低血糖试验,对肯定或否定皮质醇增多症也具有重要价值。

2. 病因分型诊断 大剂量地塞米松抑制试验仍然是皮质醇增多症病因鉴别诊断的最主要手段,可靠性约占 80%。血 ACTH 测定对于 ACTH 依赖型和非依赖型的鉴别有 100% 的可靠性。肾上腺皮质腺瘤或腺癌患者的血浆中测不出 ACTH 或在极低水平,而垂体性皮质醇增多症和异位性皮质醇增多症血浆中都可检出高浓度的 ACTH。未经治疗的垂体性库欣病血浆 ACTH 水平,早晨在正常范围或稍有增高,而异位性库欣病血浆 ACTH 水平显著升高。ACTH 依赖型皮质醇增多症的三种病因鉴别则很困难:①ACTH 非依赖性肾上腺大结节增生(adrenocorticotropin-independent macronodular adrenal hyperplasia,AIMAH):是皮质醇增多症的一种罕见的病因类型,病因不明。通常为双侧肾上腺大小不等结节样增生,结节直径可达 5cm,双侧肾上腺重量多 >60g,可超过 200g。结节切面金黄,无色素沉着,主要由透明细胞和致密细胞组成。AIMAH 为良性病变,尚未发现恶性变或转移报道;②原发性色素结节性肾上腺皮质病(primary pigmented nodular adrenocortical disease,PPNAD):可单独存在,也可以伴随有多发肿瘤综合征,即 Carney 综合征(斑点皮肤色素沉着、心脏和皮肤黏液瘤和不同的内分泌肿瘤)。Carney 综合征为常染色体显性遗传,50% 以上的 Carney 综合征存在 PRKAR1A 基因异常。PPNAD 患者双侧肾上腺外观仅轻度增大,但约 30%~40% 大小基本正常,每侧重量为 0.9~13.4g。切面多发深褐色或黑色色素沉着结节为其特征,结节间肾上腺皮质大多明显萎缩;③异位 ACTH 分泌引起的皮质醇增多症:有些肿瘤很小,发展很慢,具有典型皮质醇增多症候群,却很难发现肿瘤,明显的低钾血症、较高的血 ACTH 水平都比较支持异位 ACTH 综合征的可能。

3. 影像学定位诊断 影像学检查可了解垂体和肾上腺形态学变化,对于皮质醇增多症的病因诊断也很有帮助,影像学检查对于肾上腺增生或腺瘤的发现,侧别的确定,乃至定性诊断均有很高的价值,已经不仅仅是作为定位诊断的检查手段。

(1) 肾上腺皮质增生:①USG:表现双侧肾上腺弥漫性增大,大多数断面上呈圆形、椭圆形或圆钝的三角形;结节性增生者还可于增大的肾上腺内发现小的低回声结节,但这种小结节的直径很少超过 1.5cm,边界不够清楚,且缺乏球体感,而不同于皮质腺瘤;②核素显像:应用放射性核素标记的胆固醇或其衍生物行肾上腺皮质显像时,若双侧肾上腺提早显像、腺体增大、放射性分布呈对称性增高,则高度提示为双侧肾上腺皮质增生,当地塞米松抑制试验阳性时,进一步支持这一诊断;③CT:依据 CT 表现不同,肾上腺增生有三种表现类型:a. 肾上腺弥漫性增生:较为常见,约占 40%~45%,显示双侧肾上腺弥漫性增大,侧肢厚度大于 10mm,增大肾上腺的边缘光整并保持原有的形态;b. 肾上腺结节性增生:仅占 5%~10%,除显示弥漫性增生所具有的双侧肾上腺增大外,还于增大肾上腺的边缘发现一些小结节影,这些小结节直径可达 6~7mm,并且通常为双侧性;C. 双侧肾上腺的大小和形态无明显异常改变,但表现有肾上腺皮质功能亢进;④MRI:当肾上腺增生造成腺体明显增大或为结节性增生时,MRI 检查可发现异常,其形态学表现类似 CT 检查所见,增大的腺体及并存小结节的信号强度近似于正常肾上腺。

当皮质醇增多症患者,经 USG、核素、CT 或 MRI 检查发现双侧肾上腺弥漫性增大或并有小结节时,结合相关的生化检查指标,可诊为双侧肾上腺增生;如果影像学检查同时发现垂体腺瘤(包括微腺瘤)表现或其他部位有异位肿瘤(如肺癌或胸腺肿瘤等),还能进一步明确双侧肾上腺增大的病因,即为垂体性 Cushing 病或是异位 ACTH 综合征。

(2) Cushing 腺瘤:①USG:表现为一侧肾上腺区的圆形、椭圆形肿块,边界呈高回声且清晰光整,有完整的包膜,具有球体感,内部呈均匀低回声,直径多为 2~3cm,偶可达 4cm。对侧肾上腺呈萎缩性改变;②CT:表现为肾上腺孤立性肿块,与肾上腺侧肢相连或位于两侧肢之间,呈类圆或椭圆形,边界清楚,直径多为 2~5cm。肿块密度均一,类似肾脏密度或由于含脂量较高而近于水样密度,极少有钙化。增强检查,肿块呈轻度至中度强化;动态和延迟增强检查,显示病变强化迅速达到高峰,并且对比剂快速廓清。Cushing 腺瘤的另一表现特征是肿块同侧及对侧肾上腺呈萎缩性改变;③MRI:MRI 检查腺瘤的信号强度在 T1WI 上类似肝实质;在 T2WI 上,多数腺瘤与肝实质等信号,少数信号强度略高于或低于肝实质。化学位移同、反相位检查,Cushing 腺瘤与其他类型皮质腺瘤具有相同表现,即与同相位比较,反相位上绝大多数腺瘤的信号强度有明显下降,指示其内富含脂类物质。

(3) 肾上腺皮质癌:影像学检查对肾上腺皮质癌的诊断、病期的明确及治疗方案的选择均有非常高的价值;①CT:肾上腺皮质癌体积较大,可呈类圆形、分叶状或不规则形;密度常不均匀,周边的密度类似肾实质,中心有大小不等、形态不规则的低密度区,代表坏死和/或陈旧性出血灶;约 40% 肿瘤内有散在点状或结节状钙化。皮质醇分泌增多的功能性的皮质癌还引起对侧肾上腺地萎缩性改变。增强检查,肿块的实体部分发生强化,而平扫显示的瘤内低密度区无强化。此外,由于肿块较大,常造成患侧肾脏受压下移或旋转,右侧肿瘤还引起下腔静脉向前内移位,左侧者则致胰腺受压前移。肾上腺皮质癌易包绕和侵犯邻近血管,如肾动静脉,脾动静脉、主动脉和下腔静脉,还可转移至肺、纵隔淋巴结、肝脏或胸腰椎椎体;②MRI:肾上腺皮质癌肿块的信号强度常常不均匀,T1WI 上主要呈低信号表现且强度低于肝实质,在 T2WI 上则以显著高信号为主,而瘤内的坏死或出血灶表现为更长 T1 低信号或短 T1 高信号灶及更长 T2 高信号灶。行化学位移同、反相位检查,在反相位上皮质癌的信号强度无下降或仅有局灶性下降,而不同于良性含脂腺瘤在反相位上有显著的均匀信号下降。

**(五) 鉴别要点**

在鉴别诊断中,除了库欣的几种不同临床类型需要鉴别外,最常遇到的问题是如何与单纯性肥胖进行鉴别,因为肥胖病经常被怀疑为库欣而来就诊。典型的库欣与单纯性肥胖鉴别并不困难,有时根据临床表现即可下诊断,不必做更多的实验室检查。然而一些类似库欣者往往不易确诊。

首先,单纯性肥胖可存在一种或几种疑似库欣的症状体征:①可合并高血压;②可有葡萄糖耐量减低;③月经紊乱或闭经;④可存在痤疮或多毛;⑤可有紫纹,但多为白色,浅红较细;⑥17-OHCS 可高于正常,甚至少数单纯性肥胖者小剂量地塞米松抑制不下来。其次,较轻的或早期的库欣无典型的向心性肥胖、无多血质,无紫纹。尿 17-OHCS 仅轻度升高,少数库欣患者可被小剂量地塞米松抑制等。因此,临床上遇到不典型的库欣需要进一步实验室检查,方能排除单纯性肥胖。

单纯性肥胖,如过夜地塞米松抑制试验不被抑制,可改为每天 2mg 地塞米松连用 2 天法,仍不被抑制,用每天 2mg,四天法才被抑制。另外,单纯性肥胖尿 17-OHCS 高,但血皮质醇一般不高。

## 七、临床治疗与预后

库欣病是由脑垂体分泌 ACTH 过多造成的,直接处理垂体似乎更合理,以使库欣患者的临床征象,ACTH 和皮质醇的水平恢复到正常。实际上,除肾上腺皮质腺瘤手术切除有良好的效果外,还没有一种疗法是完美无缺的。当前的主要治疗手段包括手术、放疗及药物治疗。皮质醇增多症治疗的目标包括;①将每天皮质醇分泌量降至正常范围;②切除任何有害健康的肿瘤;③不产生永久性内分泌缺陷;④避免长期激素替代。

**(一) 垂体性皮质醇增多症**

垂体切除术主要用于那些具有较大垂体瘤的库欣患者。如果保留垂体可能会侵犯视神经或由于压迫周围组织造成神经学上的损伤。全垂体切除的不利之处为常规通过前额途径,是一个大手术,而且随着垂体的切除会导致垂体其他功能的低下。早在 1970 年经蝶垂体瘤摘除术开展前已广泛开展,该手术如果由有经验的外科医师施行,治愈率提高,并发症非常小,而且很少复发。

Hardy 首先应用手术显微镜进行经鼻经蝶垂体瘤摘除术并获得成功。这是治疗垂体性皮质醇增多症最重要的进展。这种方法较之经额垂体瘤手术具有不经颅腔、手术比较安全、可以完全摘除限于蝶鞍内的垂体微腺瘤,而又能保留垂体其他的组织和功能的优点、手术损伤小、效果更加确切等优点。多数患者 ACTH 的分泌量在术后 4~6 月可以恢复正常。根据国内外多家医疗中心的总结报道,通过手术摘除垂体腺瘤而治愈本病的概率在 80% 以上,术后复发率低于 10%。经鼻经蝶鞍垂体瘤摘除术,目前在发达国家已成为治疗库欣病的首选方法,国内也有多家医院开展了这一手术,并已积累了大量的临床经验。经蝶垂体切除的主要缺点是对大的肿瘤切除不完全,特别是向鞍上生长的肿瘤。

垂体术前应先行垂体 CT 检查,做好垂体肿瘤的定位诊断。部分垂体较大腺瘤以及可由 CT、MRI 定位的微腺瘤均可通过经鼻经蝶鞍垂体微腺瘤摘除。有人报道 CT 扫描未能找到垂体微腺瘤者，经鼻经蝶手术探查时，90% 的患者仍能发现微腺瘤。术前测定岩窦下静脉血和周围静脉血 ACTH 比值，以及进一步测定双侧岩窦静脉血 ACTH 的差别，则能帮助确定是否存在垂体微腺瘤及定位垂体腺瘤。

垂体放射治疗一直是作为库欣病行肾上腺切除术后对垂体肿瘤的一种补充治疗。对怀疑垂体肿瘤手术切除不彻底或晚期垂体肿瘤合并心、肾功能不全、糖尿病、年老体弱者，也可考虑放射治疗。垂体放射治疗的类型有两种，一种是外照射，通常采用高能直线加速器治疗，也可应用 60Co 行大剂量垂体照射，此法虽然有一定的疗效，但远期并发症多，如放射性脑病、脑软化等；另一种是内照射，将 198Au 或 90Y 植入垂体内行内照射，有效率为 65%，一般对垂体功能无明显不良影响。总之，垂体放疗照射定位不精确，照射剂量无法准确控制，容易损伤垂体周围组织，疗程长，疗效出现慢，并发症多，常不被患者所接受。近年来国际国内兴起的立体定向放射外科治疗技术为垂体腺瘤的治疗开辟了新途径。立体定向放射外科是利用立体定向的方法，选择性地确定正常及病变组织的颅内靶点，使用大剂量管束电离射线，精确地集中照射靶点而产生局灶性组织破坏，达到治疗疾病的目的。

垂体微腺瘤成功切除了，是否库欣病治疗上的全部问题就迎刃而解了呢？并非如此，因为有些患者，不仅有微腺瘤，还伴有 ACTH 细胞增生，切除了微腺瘤，库欣病仍有复发的可能，这说明原发病变可能在下丘脑或中枢神经系统。

肾上腺切除术是治疗垂体性皮质醇增多症的经典方法。如经蝶手术失败或无手术指征时，库欣病症状又十分严重者可采取双侧肾上腺全切除加垂体放疗。术后皮质醇增多症可很快获得缓解。但肾上腺全切术仍是有争议的手术，有不少问题亟待解决：①该手术有一定的危险性，术中出血、术后肾上腺危象发生率较高，常危及患者生命；②患者因切除了全部肾上腺，须进行糖皮质激素和盐皮质激素的终生替代治疗，如果出现服用药物不规则、自行停药或忘记服药，或在应急情况下未充分加大皮质激素用量等情况，都会诱发致命的肾上腺危象；③本病的病因系垂体过量分泌 ACTH 所致，行双侧肾上腺切除仍未解决病因，反而会促进垂体 ACTH 瘤的发展，导致患者发生 Nelson 综合征。所谓 Nelson 综合征指库欣病或其他肾上腺增生性疾病患者在双侧肾上腺切除后，垂体 ACTH 瘤进一步发展，分泌大量 ACTH，并出现显著的皮肤黏膜色素沉着等表现的一组综合征。

对库欣病，在有条件的地区应首选针对垂体 ACTH 瘤进行治疗，可采用经鼻经蝶手术或立体定向放射治疗。对垂体手术疗效不满意者或影像学无垂体瘤表现的患者可针对 ACTH 的靶器官肾上腺进行手术治疗，通常采取一侧肾上腺全切、另一侧大部切除加垂体放射治疗。这样一方面去除了皮质醇的来源，使库欣病得到缓解；另一方面保留的部分肾上腺仍具有分泌功能，可免除长期替代治疗之虞。垂体肿瘤的积极治疗或放疗又可以预防术后 Nelson 综合征的发生。常将两侧肾上腺手术分两期进行。先行病变明显的一侧肾上腺全切除，再观察随访。此法既明确了诊断，又可经腰部切口手术，手术风险小。如术后内分泌症状基本缓解，可继续随访；如临床症状和实验室检查指标显示皮质醇增多仍很明显，则应择期对另一侧肾上腺再行大部切除（80%）。有学者主张在双侧肾上腺全切除后再行部分肾上腺组织自体移植术。但因难以做到带血管蒂移植，往往以组织块种植为主，所以成活率不高。随着临床移植技术的提高，近年来肾上腺组织自体种植的成活率已有所提高。有报道显示，种植成活的肾上腺组织也能有效地分泌部分皮质激素，至少能减少糖皮质激素的替代治疗量。

**（二）肾上腺病变的治疗原则**

在未发现可的松并将其应用于术中术后替代治疗之前，肾上腺手术的危险性极大，术后患者死亡率很高。至 20 世纪 50 年代中期，随着糖皮质激素的发现并投入临床应用，肾上腺切除术治疗皮质醇增多症才成为可行的治疗方式。

1. 肾上腺肿瘤　肾上腺肿瘤包括肾上腺皮质腺瘤和腺癌。腺瘤的治疗方法简单，只要诊断明确，可行腺瘤切除。术前定位明确者经腰 10 或 11 肋间切口，术前定位不明确者可行经腹切口行双侧肾上腺探查。腺瘤大多有包膜，容易分离，可完整摘除。如边界不清，可行同侧肾上腺切除术。目前，大多数肾上腺腺瘤可行经腹或经后腹腔途径的腹腔镜下手术。腹腔镜手术具有创伤小、恢复快等优点，已逐步替代开放手术成为肾上腺手术的金标准。腺瘤多数为单侧性，而对侧肾上腺往往是萎缩的，所以术后恢复期激素的调整非常重要。由于术中解决应激状态及术后的替代治疗常使用大剂量糖皮质激素，使下丘脑及垂体功能进一步遭受抑制，所以术后在了解肾上腺皮质功能的条件下，逐渐减少激素用量。单侧肾上腺切除者术中给予氢化可的松 100mg 静脉滴注，术后维持 1~2 天。若对侧肾上腺萎缩者，则在补充皮质激素的同时应用促肾上腺皮质激素。一侧全切另一侧部分切除者，应用氢化可的松从 300mg/d 逐步减量，一周后改为口服强的松，25mg/d，逐步减量到 12.5mg/d，视情况维持 2~3 周。在停止替代治疗前应全面了解肾上腺皮质功能，如化验尿 17-OHCS，17-KS，以及血尿皮质醇等。如一年以上肾上腺功能仍不能恢复者，恐怕需要终生替代治疗。双侧肾上腺全切除者需终身服用皮质激素。

肾上腺皮质腺癌也以手术治疗为主，越早越好，早期尚未转移者疗效为佳。对肿瘤局限于肾上腺区域者，行单侧肾上腺根治性切除术；若肿瘤已发生远处转移，原发肿瘤组织和转移处均应尽力切除，这样可提高药物治疗和局部放疗的效果。对肿瘤小、边界清晰者，可经腰背切口。肿瘤较大、界限不清或有浸润者，可取胸腹联合切口或单侧肋缘下弧形切口，将肿瘤、肾上腺、同侧淋巴结一并切除。对侵犯肾脏、下腔静脉壁或腔静脉有瘤栓者，应行同侧肾切除、腔静脉壁的部分切除和腔静脉瘤栓取出术。肾上腺皮质癌发展快，淋巴转移早，发现时约 2/3 的患者已有周围组织的浸润，患者术后 5 年存活率仅 25%，预后差。

2. 原发性肾上腺皮质增生　这类患者往往血 ACTH 降低，而影像学检查难以发现肾上腺区域具有明显的占位性病变。我们认为对这类患者应首先行病变严重（即体积较大侧）一侧肾上腺全切除术，如症状缓解满意，则可继续随访观察；如症状仍较严重，可再行另一侧肾上腺大部切除术。此类患者术后预后比较好，常不须终身激素替代措施。

### （三）异位 ACTH 综合征

对于异位 ACTH 综合征，首选的治疗方法是切除原发肿瘤，切断异位 ACTH 分泌的来源。但往往明确诊断时，肿瘤已无法切除。此时一方面可行肿瘤的化疗、放疗，另一方面可应用药物治疗减轻皮质醇增多症的症状。在以下情况也可选用双侧肾上腺全切或一侧全切另一侧次全切以缓解症状。

### （四）术前准备

①皮质醇增多症的患者均有体内水、钠潴留，高血容量及高血压，术前应用有效的药物降压、保钾利尿，改善心脏的代偿功能；②合并糖尿病者应控制饮食，应用降糖药物，使血糖控制在正常范围；③患者免疫功能低下，组织愈合能力较差，术后易继发感染。故术后预防性使用抗生素 1~2 天；④对明显低钾血症、碱中毒的患者，术前应给予补钾和纠正碱中毒，纠正水电解质紊乱及酸碱平衡失调。

### （五）手术方式选择

开放手术可以选择十一肋间或经十二肋腰切口，也可选择经腹切口。腹腔镜手术可选择经腹腔和经腹膜后两种手术径路。

### （六）术后糖皮质激素的补充与替代治疗

1. 糖皮质激素补充治疗　肾上腺腺瘤切除术或肾上腺大部切除术后需要给予激素补充治疗，目前尚无统一用药方案。天津医科大学总医院泌尿外科总结了本院近 20 年用药经验：①术中、给予静脉氢化可的松 100mg；②术后第 1~2 天给予静脉滴注氢化可的松 100mg，每天 2 次；③术后第三天改用口服强的松 10mg，每天 3 次；④之后每两周减量 5mg，直至每日 5~10mg 维持量。⑤维持治疗时间的长短视全身情况和生命体征决定。

2. 糖皮质激素替代治疗　肾上腺皮质增生行双侧肾上腺全切的患者，需给予糖皮质激素终身替代治疗，糖皮质激素的补充可模拟人体自然分泌的昼夜节律给药。皮质醇每日 20~30mg，早晨给予全日用量的 2/3，午后 1/3；或强的松早 8 点 5mg，午后 2 点 2.5mg。如果患者出现电解质紊乱，可适当增加食盐摄入量，或给予盐皮质激素，可早晨 8 点口服氟氢可的松 0.1mg 治疗。激素替代治疗还需注意患者在患病、应激状态时，根据具体情况增加用药量。

3. 术后观察与处理　应对循环、呼吸、脉搏、体温进行连续监测，如发生皮质激素不足或肾上腺危象，应迅速加快激素的补充，直至病情稳定。

4. 肾上腺危象地处理　术后患者可能出现肾上腺危象，表现为厌食、腹胀、恶心、呕吐、精神不振、疲乏嗜睡、肌肉僵痛、血压下降和体温上升。最初 1~2 小时内迅速静脉滴注氢化可的松 100~200mg，5~6 小时内达 500~600mg，第 2~3 天可予氢化可的松 300mg，然后每日减少 100mg，患者可能有血压下降和电解质紊乱，应予补液、应用血管活性药物并纠正离子紊乱。

### （七）药物治疗

药物治疗是皮质醇增多症治疗的一个重要方面，但只是一种辅助治疗。适应于衰弱或新近心肌梗死不能手术者，垂体腺瘤、异位 ACTH 肿瘤或肾上腺肿瘤未能成功切除者。影响肾上腺皮质醇合成的药物有：酮康唑、米妥坦、氨鲁米特和美替拉酮；影响 ACTH 分泌的药物有赛庚啶和溴隐亭。无论是作用于垂体或肾上腺，均需长期服药，且有一定的副作用，不能达到完全治愈的效果。

1. 皮质醇合成抑制剂 ①酮康唑：是咪唑类似物，对碳链酶及 17- 羟化酶均有抑制作用。0.3g/ 次，每日 3 次，口服。皮质醇水平降至正常后适当减量。副作用为肾上腺皮质功能不足、肝功能异常和肝脏毒性反应。②美替拉酮：即甲吡酮，为 11-β 羟化酶的抑制剂。价格昂贵，国内很少应用。每天 1~2g，分 4 次口服。③氨鲁米特：即氨基导眠能，是导眠能的衍生物，主要作用是阻断胆固醇向孕烯醇酮的转变，同时也阻断甲状腺素的合成。0.25g/ 次，每日 3 次口服。用药 1~2 周后皮质醇增多症的临床表现可获得不同程度的缓解。副作用包括头痛、头晕、皮疹及胃不适等。④米托坦：是 DDD 的异构体，除了具有和氨基导眠能相似的对皮质醇合成的抑制作用外，还可直接作用于肾上腺皮质的正常或肿瘤细胞。2~3g/ 次，每日 3 次，口服，约 70% 患者减低皮质醇分泌，35% 患者肿瘤体积缩小。80% 患者发生副作用，包括恶心、呕吐、腹泻、抑郁和嗜睡。由于本药对肿瘤组织有一定的破坏作用，更适合于不能手术的肾上腺皮质癌。

2. ACTH 抑制剂 ①赛庚啶，为 5- 羟色胺受体拮抗剂。垂体性皮质醇增多症患者 ACTH 分泌增可能与 5- 羟色胺的紊乱有关。Krieger 等首先提倡用赛庚啶治疗库欣病，每天服用 24mg，3~6 个月后可见血浆 ACTH 及皮质醇下降，临床症状缓解，但不是全部患者都有效。各文献曾报道 40 例，取得满意缓解的达 60%。用法：8mg/ 次，每日 3 次，口服，连续 6 个月以上。不良反应有嗜睡、口干、恶心、眩晕等，大剂量时可出现精神错乱和共济失调，在体外已证实该药对肿瘤或分泌 ACTH 的异位肿瘤有直接效应；②甲磺酸溴隐亭：为多巴胺受体激动剂，大剂量能抑制 CRF-ACTH 分泌。一项研究中，口服 2.5mg 溴隐亭之后，13 例患者中有 6 例血浆 ACTH 和皮质醇明显下降。1 例异位 ACTH 分泌的支气管类癌患者，ACTH 亦被抑制。用法：5~10mg，每日分 3~4 次口服。不良反应有口干、恶心、呕吐、便秘、头晕、直立性低血压、失眠、小血管痉挛等。

**（八）随访**

皮质醇增多症患者术后随访内容包括临床表现、生化指标（血常规、血糖、电解质、血脂等）、内分泌生化检查（ACTH、皮质醇、CRH 刺激试验等）、CT 或 MRI 扫描等。随访方案包括：①术后 10~14 天复查血尿生化及激素指标；②每 3 个月检查激素水平，并结合临床症状判断下丘脑 - 垂体 - 肾上腺轴分泌功能恢复情况，决定糖皮质激素用量及停用与否，激素替代一般超过 6 个月，停药后 6~12 个月复查 1 次；③随访期限：库欣病 10 年以上，肾上腺腺瘤 5 年以上，异位 ACTH 综合征、皮质癌等终生随访。

（李黎明 汤坤龙）

# 第三节 肾上腺皮质癌

## 一、流行病学及病因学

肾上腺皮质癌（adrenocortical carcinoma，ACC）是原发于肾上腺皮质细胞的恶性上皮性肿瘤。ACC 临床上罕见，年发病率约为 0.7~2.0/100 万人，儿童年发病率约为 0.2~0.3/100 万人，巴西南部儿童年发病率为 2.9~4.2/100 万人，与当地特异性 TP53 基因种系突变有关。发病年龄呈双峰分布，第一个高峰为 0~10 岁，第二个高峰为 40~50 岁，女性相对多见，占 55%~60%。

绝大多数 ACC 呈散发性，发病原因不明。有研究表明男性吸烟以及女性使用避孕药物为 ACC 发病的危险因素，另有研究提示雌激素是 ACC 的另一危险因素。ACC 发病的分子机制有了很大进展，但仍未完全阐明。儿童 ACC 患者中约 50%~80% 发生 TP53 抑癌基因种系突变，3%~10% Li-Fraumeni 综合征（LFS）相关癌是 ACC，表明 TP53 种系突变与 ACC 发病相关。但成人 ACC 患者中仅 3%~7% 发生 TP53 种系突变。Beckwith-Wiedemann syndrome（BWS）增加 ACC 风险，与染色体 11p15DNA 甲基化改变进而造成 IGF2 过度表达有关。一小部分多发性内分泌肿瘤 1 型（MEN1）会发展成 ACC，MEN1 与染色体 11q13 的 MEN1 基因突变有关。既往认为 Wnt/β- 连环蛋白和 IGF-2 信号通路发生改变导致 ACC 的发生，但是最近的研究结果表明，这些改变并不足以导致恶性肾上腺肿瘤的发生。

## 二、病理组织学及分期

**（一）病理组织学特点**

肾上腺皮质癌的大体病理检查依据北京协和医科大学统计显示：肿瘤体积较大，最大直径 6~20.5cm，平均 10.6cm。重约 35~1 265g，平均 438g。

切面灰黄、灰褐色，质软，多伴有出血坏死。

肾上腺肿瘤的组织病理学诊断首先要明确病理组织是否来源于肾上腺，其次是肿瘤良恶性的鉴别。肾上腺皮质癌的组织结构与形态和正常肾上腺皮质相像，良、恶性鉴别困难。需要进行多参数评估。WHO 2004 年推荐采用改良的 Weiss 评分系统鉴别肾上腺肿瘤良恶性。该系统共有 9 项组织学标准：①高核分级；②核分裂指数 >5/50HP；③不典型核分裂；④ <25% 肿瘤细胞是透明细胞；⑤肿瘤细胞弥漫性分布；⑥肿瘤坏死；⑦静脉侵犯；⑧窦状样结构侵犯；⑨包膜侵犯。每项赋值 1 分，总分≥3 提示肾上腺皮质癌。增殖标志物 Ki67 指数是最重要预后的指标，Ki67 指数越高预后越差。完整的肾上腺皮质癌病理报道应包括 Weiss 评分、Ki67 指数、切缘状态、肿瘤病理分期。

### （二）病理分期

2004年WHO/UICC在Sullivan改良的Mc Farlane分期系统基础上提出了 TNM 分期系统（表 3-2）。由于 TNM 分期系统存在缺陷，欧洲肾上腺肿瘤研究协作网（Network for the Study of Adrenal Tumors ENSAT）提出了 ENSAT 分期（表 3-3）。该分期系统与预后有更好的相关性，因而被广泛采用。

**表 3-2 肾上腺皮质癌的 TNM 分期**

| 分期 | 标准 |
|---|---|
| 原发肿瘤（T） | |
| $T_1$ | 肿瘤局限，直径≤5cm |
| $T_2$ | 肿瘤局限，直径≥5cm |
| $T_3$ | 任何肿瘤大小，周围组织浸润 |
| $T_4$ | 任何肿瘤大小，侵犯周围器官 |
| 淋巴结（N） | |
| $N_0$ | 无区域淋巴结转移 |
| $N_1$ | 区域淋巴结转移 |
| 远处转移（M） | |
| $M_0$ | 无远处转移 |
| $M_1$ | 远处转移 |

**表 3-3 肾上腺皮质癌的 ENSAT 分期**

| 分期 | T | N | M |
|---|---|---|---|
| Ⅰ | $T_1$ | $N_0$ | $M_0$ |
| Ⅱ | $T_2$ | $NON_0$ | $M_0$ |
| Ⅲ | $T_{1\sim2}$ | $NIN_1$ | $M_0$ |
| | $T_{3\sim4}$ | $N_{0\sim1}$ | $M_0$ |
| Ⅵ | $TIT_{1\sim4}$ | $N_{0\sim1}$ | $M_1$ |

## 三、临床表现

ACC 临床上常表现为某种肾上腺皮质激素分泌增多的症状以及肾上腺肿块引起的非特异性症状。肾上腺皮质激素分泌增多以皮质醇增多症或库欣综合征伴男性化最常见，约 50%~70%，典型表现为满月脸、水牛背、多血质、肌肉萎缩、糖尿病以及骨质疏松。高水平皮质醇介导的盐皮质激素效应以及具有盐皮质激素作用的类固醇前体会导致典型的高血压、低钾血症表现。单纯雄激素分泌增多导致的男性化约 20%~30%，表现为多毛、月经异常等；1%~3% 男性 ACC 患者雌激素分泌增多，表现为女性化，如乳房发育、睾丸萎缩；醛固酮分泌增多的 ACC 少见，约为 2%~3%。肾上腺肿块引起的非特异性症状包括恶心、呕吐，腹部饱满感等。典型恶性肿瘤相关症状如消瘦、低热、乏力、盗汗等临床少见。肾上腺偶发瘤中 ACC 约占 10%~15%。22%~50% 则表现为转移症状，常见的转移部位是肺、肝脏及骨。

## 四、诊断要点

ACC 的临床诊断主要依靠影像学及内分泌检查，确诊则依靠病理检查。ACC 预后极差，必须尽早诊断。任何临床表现或影像学检查可疑 ACC 的患者，均应进行详尽的内分泌评估及影像学检查，以明确诊断（表 3-4）。

**表 3-4 ACC 内分泌检查评估项目**

| 激素类别 | 实验室检查项目 |
|---|---|
| 糖皮质激素 | 24-UFC |
| | 1mg- 地塞米松抑制试验 |
| | 血浆 ACTH |
| 性激素和类固醇前体 | 脱氢表雄酮（DHEA） |
| | 17- 羟孕酮 |
| | 雄稀二酮 |
| | 睾酮（仅女性） |
| | 17β- 雌二醇（男性和绝经期妇女） |
| | 11- 脱氧皮质醇 |
| 盐皮质激素 | 血钾 |
| | 血浆醛固酮 / 肾素活性比值（仅高血压和 / 或低钾血症者） |
| 排除嗜铬细胞瘤 | 24h 尿 - 儿茶酚胺或血浆游离甲氧基肾上腺素 |

**(一)内分泌检查**

推荐根据病情及化验室开展的项目选择内分泌检查项目。内分泌检查评估的目的:①激素分泌增多可能提示肾上腺来源肿瘤;②激素分泌方式可能提示ACC,任何同时分泌雄激素和皮质醇者、男性分泌17β-雌二醇或类固醇前体者均应高度怀疑ACC;③自主分泌皮质醇者完整切除原发肿瘤可能后会出现致命的肾上腺皮质功能不足,1mg-过夜地塞米松抑制试验是明确皮质醇自主分泌的最佳方法;④前升高的激素可以作为肿瘤标志物用于术后随访监测;⑤未经充分术前准备的嗜铬细胞瘤术中会出现剧烈血压波动,而常规影像学检查不能鉴别嗜铬细胞瘤和ACC,激素自主分泌不明显的肾上腺肿瘤必须要排除嗜铬细胞瘤的诊断。但需要注意的是,与肾上腺肿瘤大小不相称的轻度甲氧基肾上腺素升高(小于2倍正常参考值)也可见于ACC。

**(二)影像学检查**

1. CT平扫+增强 仍是推荐诊断肾上腺皮质癌的首选影像学检查方法。肾上腺皮质癌CT的典型表现:肿瘤体积较大,通常直径大于6cm。边界不清,密度不均匀,由于肿瘤内部出血、坏死及钙化,增强扫描呈不均一明显强化。2%~10%ACC为双侧,约30%的肿瘤内可见钙化灶。肿瘤可直接侵犯邻近器官或侵入肾静脉、下腔静脉,肺、肝、淋巴结转移亦很常见。推荐CT平扫+增强检查部位包括胸部、腹部和盆腔,以明确肿瘤分期,为治疗方案的制定及预后判断提供依据。肿瘤大小是诊断肾上腺皮质癌的重要指标之一。大于4cm的肾上腺皮质肿瘤,诊断为肾上腺皮质癌的敏感性为97%,特异性为52%,大于6cm,敏感性为91%,特异性为80%,大于7cm,敏感性为77%,特异性为93%。肾上腺肿瘤是恶性的可能性与其大小成正相关,但是肿瘤大小不是绝对可靠的指标,有发现最大直径<1.2cm的肾上腺皮质癌的报道。直径1~4cm肾上腺肿瘤,如具有以下影像学特点:密度不均匀,边缘不光滑,平扫CT值>10HU,增强扫描绝对清除率小于60%或相对清除率<40%,则提示恶性肿瘤可能,应进行更详尽的影像学评估:

2. MRI检查 肾上腺皮质癌行MRI扫描表现为肿瘤信号不均匀,T1WI与肝脏的信号强度相似或略低,T2WI信号强度则高于肝脏,稍低于腹膜后脂肪,中央坏死区呈更长T1低信号,长T2高信号。瘤内出血为斑片状短T1,长T2高信号区。9%~19%的ACC有下腔静脉侵犯,MRI可多平面成像,对观察肿瘤与邻近器官的关系以及静脉受累情况优于CT。

3. PET/CT检查 [$^{18}$F]FDG PET/CT鉴别肾上腺肿瘤良恶性的敏感性为97%,特异性为91%。但[$^{18}$F]FDG PET/CT并不能鉴别ACC与肾上腺转移癌、淋巴瘤以及嗜铬细胞瘤,[$^{18}$F]FDG不是肿瘤特异性示踪剂,某些良性病变以及术后改变[$^{18}$F]FDG摄取亦可增加。全身[$^{18}$F]FDG PET/CT检查对寻找可疑转移癌的原发灶具有一定的价值,不推荐对所有患者行PET/CT检查。

4. 骨扫描 单独骨转移或脑转移临床罕见,只有临床可疑或影像学提示骨、脑转移时才建议行骨扫描和头颅CT扫描。

**(三)穿刺活检**

不常规推荐,除非考虑肾上腺转移癌且需病理确诊以指导治疗。

## 五、鉴别诊断要点

**(一)肾上腺皮质腺瘤**

功能性肾上腺皮质腺瘤可自主分泌皮质醇、醛固酮或性激素,临床表现与具有自主分泌功能的ACC相似,但肾上腺皮质腺瘤病程长,进展慢,ACC多同时分泌雄激素和皮质醇者。影像学上肾上腺皮质腺瘤一般直径小于4.0cm,边缘光滑,密度均匀,平扫CT值≤10Hu,增强扫描造影剂10~15分钟清除率>50%。

**(二)肾上腺嗜铬细胞瘤**

80%~90%肾上腺嗜铬细胞瘤有高血压表现,内分泌检查24h-尿儿茶酚胺及血浆游离甲氧基肾上腺素明显升高。影像学检查CT或者[$^{18}$F]FDG PET/CT对ACC与肾上腺嗜铬细胞瘤鉴别价值不大。

**(三)肾上腺淋巴瘤**

病变通常为双侧,超过50%的患者可出现呕吐、色素沉着、低血压等肾上腺皮质功能不全症状。

**(四)肾上腺转移癌**

肾上腺转移癌常表现为双侧中等大小的软组织肿块,边界模糊,向周围直接侵犯少见,增强后可见环形不规则强化。ACC通常体积较大,多有出血、坏死及囊性变。[$^{18}$F]FDG PET/CT有助于寻找原发灶,穿刺活检诊断准确率达80%~100%。

## 六、临床治疗原则

完全切除肿瘤仍然是局限性肾上腺皮质癌最重要的治疗手段,辅助治疗可以降低复发率并延长生存时间。伴广泛转移的肾上腺皮质癌可选择米托坦单药治疗或米托坦联合 EDP(依托泊苷、多柔比星、顺铂)化疗。

**(一)手术治疗**

1. 完全切除肿瘤 是获得长期生存的基础。推荐完整切除肿瘤包括其周围脂肪组织,邻近器官可疑受累时应连同原发灶整块切除,不推荐常规切除同侧肾脏。推荐常规行局部区域淋巴结清扫,应至少包括肾上腺周围以及肾蒂周围淋巴结,术前影像学及术中探查发现的增大淋巴结亦应切除。伴有肾静脉或下腔静脉瘤栓但无远处转移的 ACC 应在多学科会诊评估基础上个体化治疗,完整切除肿瘤联合瘤栓取出或血管切除置换患者 3 年总生存率可提高至 25%。对伴有高皮质醇血症的肾上腺皮质癌,应考虑到术后肾上腺皮质功能低下可能,围手术期应给予补充氢化可的松。

2. 二次肿瘤切除 即使完全切除肿瘤仍有超过 50% 患者可能存在肿瘤复发并转移。一年以后复发的患者,如复发灶或转移灶可完整切除,建议再次手术,术后继续米托坦辅助治疗,可延长生存期。

3. 局限在腹部的转移 原发灶和转移灶能完整切除者,建议手术,术后尽早米托坦辅助治疗。腹部以外局限的转移,建议切除原发灶联合放疗、射频消融、冷冻等控制转移灶,再辅以米托坦治疗。转移性 ACC,应综合考虑肿瘤预后因素、患者自身情况以及当地的医疗条件制定个体化的治疗方案。

4. 对可疑局部浸润的肾上腺皮质癌 推荐采用开放手术。建议取肋缘下切口,切口要足够大,充分暴露,必要时可取胸腹联合切口。腹腔镜技术被认为是治疗肾上腺良性肿瘤的"金标准",具有创伤小、恢复快、并发症少的优点。但肾上腺皮质癌手术时完整切除肿瘤则最为重要。采用腹腔镜技术治疗肾上腺皮质癌一直存在争议,目前已有的多为回顾性研究,证据等级较低,不足以得出一致的结论。ENSAT 推荐对肿瘤直径 <6cm,无局部浸润的 ACC,术者具有丰富腹腔镜手术经验时可行腹腔镜 ACC 切除手术。欧洲内分泌外科医师学会建议直径 <8~10cm 的Ⅰ期、Ⅱ期 ACC 可行腹腔镜手术,美国内分泌外科医师学会则建议 ACC 采用开放手术治疗。一组 88 例 ACC 患者回顾性分析,腹腔镜组肿瘤直径平均 7.0cm,开放组平均 12.3cm。两组总体复发率无明显差异,但腹腔镜组更早复发(9.2 vs. 19.2 月),腹腔镜组切缘阳性或肿瘤残留更高(50% vs. 18%)。另一项研究,110 例行开放手术,46 例行腹腔镜手术,腹腔镜组切缘阳性或术中肿瘤破裂率为 30%,而开放手术组为 16%。无论如何,完全切除肿瘤对预后至关重要。对经严格评估选定的行腹腔镜手术的患者,若术中发现有局部浸润或肿瘤破裂以及由于条件限制无法完全切除肿瘤,应果断改行开放手术。

**(二)辅助治疗**

即使完全切除肿瘤,局部复发率仍可达 19%~34%。对有高复发风险的 ACC(Ⅲ期或切缘阳性或 Ki67 指数 >10%),建议术后予密妥坦辅助治疗,术后尽早开始,如果无复发且对密妥坦耐受良好,治疗至少持续 2 年,但不建议超过 5 年。对术后有残留病灶的患者,可考虑局部放疗联合米托坦治疗。米托坦主要作用于肾上腺皮质束状带和网状带细胞线粒体,诱导其变性坏死。开始剂量为 1.5g/d,逐渐增量至 6g/d,初始治疗 2~3 周后监测米托坦血药浓度,推荐米托坦血药浓度在 14~20mg/L。米托坦的副作用包括:恶心、呕吐、腹泻等胃肠道反应;疲劳、嗜睡、平衡障碍、记忆力减退等神经系统毒性;皮疹、转氨酶升高、性腺功能减低、甲状腺功能减低、高胆固醇血症等。治疗期间监测临床症状及 ACTH/UFC/ 电解质;调整激素替代治疗剂量;监测并根据需要治疗甲状腺功能减低;监测血浆睾酮及血脂水平,并根据需要予以睾酮补充及普伐他丁降低胆固醇水平。与食物同服,尤其是高脂肪饮食可降低米托坦的胃肠道反应,根据症状严重程度,可给予恩丹西酮止吐、洛哌丁胺止泻等对症支持治疗。

**(三)细胞毒药物治疗**

EDP-M 方案(依托泊苷、多柔比星、顺铂 / 米托坦)和 Sz-M 方案(链尿霉素、米托坦)治疗晚期 ACC,总有效率 30%~50%。EDP-M 方案的治疗有效率和无进展生存率优于 Sz-M 方案。不适合局部治疗的晚期 ACC,如肿瘤负荷高、肿瘤生长迅速、症状难以控制、肿瘤增殖指数高,建议首选 EDP-M 方案。

**(四)放射治疗**

ACC 放疗的有效性仍然证据不足,可能仅在骨转移姑息治疗和高局部复发风险的患者中有一定作用。术后辅助放疗可降低局部复发风险,但并不能改善总生存率。对晚期骨转移的患者,放疗有解除疼痛的作用,但不能抑制肿瘤生长和转移。内照射治疗利用碘与肾上腺皮质癌肝转移灶亲和的特性,经腹动脉选择性肝动脉造影,然后经导管注入治疗剂量的 $^{131}$I 对转移灶进行局部放疗。

#### （五）射频消融治疗

射频消融治疗适用于不能手术切除的肾上腺皮质癌或其多发转移灶，可使肿瘤凝固坏死。对于直径小于 5cm 的肿瘤，射频消融能使 67% 的肿瘤完全消融，延长了晚期肾上腺皮质癌患者生存期。

#### （六）介入治疗

介入栓塞肿瘤供血动脉，能使肿瘤体积明显缩小，分泌功能降低，缓解了原发病灶引起的局部症状，提高晚期患者的生活质量。

#### （七）靶向治疗

针对肿瘤新生血管的靶向治疗非常受关注，因为在 ACC 患者中发现血管内皮生长因子（VEGF）及其受体 VEGF-R2 高度表达。以血管内皮生长因子为靶目标的 TKI 药物中，舒尼替尼显示出了一定程度的抗肿瘤作用。舒尼替尼治疗 35 例晚期 ACC 患者，其中有 5 例患者（14.0%）疾病稳定生存期达 5.6~11.2 个月。ACC 患者 IGF-2 表达明显上调，IGF-1R 拮抗剂在体外 ACC 异种移植模型中显示出其活性，IGF-1R 抗体 cixutumab 和 mTOR 抑制剂 temserolimus 联合治疗了 10 例终末期 ACC 患者，结果发现有 4 例（40%）患者疾病稳定生存期达到 8 个月甚至更长时间。

### 七、预后与随访

#### （一）预后影响因素

ACC 总体中位生存期是 3~4 年。完全切除肿瘤是提高生存率的最重要的因素。肿瘤完全切除后的患者 5 年生存率约为 45%。肿瘤未完全切除的患者平均生存时间不足 2 年。局限性 ACC 患者的 5 年生存率可达 60%~80%；局部进展性 ACC 5 年生存率为 35%~50%；而转移性 ACC 5 年生存率仅为 0%~28%。影响预后的因素包括肿瘤分期、切缘状态、Ki67 指数、激素自主分泌以及患者的一般状况。

#### （二）随访

完整切除肿瘤的患者，术后 2 年内每 3 个月复查，之后 3 年每 3~6 个月复查 1 次，5 年后每年复查 1 次，随访时间不低于 10 年。对于晚期 ACC 患者，应基于预后因素、治疗预期以及治疗相关的毒性制定个体化随访策略，通常 1~3 个月随访 1 次，米托坦单药治疗的患者，根据对米托坦的耐受性及肿瘤生长情况，可以 1~3 个月复查 1 次。

（李黎明　陈文轩）

## 第四节　肾上腺性征异常症

### 一、定义与分型

#### （一）肾上腺性征异常症

又称肾上腺性征异常综合征（adrenogenital syndrome，AGS），1865 年 De Crecchio 首先描述，1912 年 Gallais 第一次将该病命名为肾上腺性征异常症。系肾上腺皮质增生或肿瘤分泌过量性激素，致性征及代谢异常。据其病理基础可分为两大类：① 先天性肾上腺皮质增生（congenital adrenal hyperplasia，CAH）；② 肾上腺皮质肿瘤，多见于皮质癌。

#### （二）女性假两性畸形

是指具有正常卵巢、子宫和输卵管的个体，外生殖器分化出现异常。其外生殖器男性化的严重程度分为 5 级：1 级阴蒂肥大，无阴唇融合；5 级阴蒂肥大、阴唇融合、尿道开口于阴蒂，完全呈男性生殖器外观。2~4 级介于二者之间，程度渐重。

#### （三）男性假两性畸形

指生殖腺为睾丸，而生殖导管和 / 或外生殖器男性化不完全的一种病理状态，外生殖器可完全女性型并盲端阴道、两性畸形或基本男子型伴尿道下裂。

### 二、流行病学和病因学

本病发生率并不高，但差别较大。日本 1972—1976 年报道 858 例肾上腺性征异常症，其中 CAH 735 例（85.7%），肾上腺肿瘤 100 例（11.7%），原因不明 23 例（2.6%）。英国格拉斯哥平均每 50 000 例新生儿中才有 1 例。国内北京协和医院报道 78 例肾上腺性征异常症，其中 CAH 69 例（88.5%），肾上腺肿瘤 9 例（11.5%）。CAH 是一组常染色体隐性遗传的先天性疾病，只有在同时存在两个携带致病基因（纯合子）时才能发病。发病率在 1/14 000 至 1/18 000 之间，遗传隔离人群发病率更高，例如美国阿拉斯加的优皮克人。

正常肾上腺皮质激素由胆固醇合成，需要多种酶的参与，并且受下丘脑－垂体－肾上腺轴调控。CAH 因先天性基因缺失或突变，引起皮质激素合成过程中某种酶的缺陷而致病，不同水平酶缺陷可产生不同生化改变和临床表现，主要有 5 种酶的缺陷：21- 羟化酶（CYP21/P450C21）、11β- 羟化酶（CYP11B1/P450C11）、17α- 羟化酶（CYP17/P450C17）、20，22 碳链裂解酶（CYP11A/P450SCC）和 3β- 类固醇脱氢酶缺陷(3β-HSD)。由于这些酶的缺陷,致使皮质激素合成障碍和其前体物质积聚,而雄激素合成过多或缺乏,皮质激素水平下降,反馈性刺激垂体分泌ACTH增多,使得肾上腺皮质增生。这样的恶性循环使得患者体内雄激素产生过量,临床上表现为男女性征异常。

临床最常见的CAH是21-羟化酶缺陷,约占90%~95%,北京协和医院报道的69例CAH中,21-羟化酶缺陷者50例(72.5%)。编码21-羟化酶的基因CYP21A2突变,使得该酶缺乏,影响17-羟孕酮向11-脱氧皮质醇以及孕酮向11-脱氧皮质酮转化,结果造成皮质醇和醛固酮生成下降,促肾上腺皮质激素(ACTH)反馈性分泌增加,刺激肾上腺皮质增生,孕酮、17-羟孕酮、雄烯二酮、睾酮合成过多,导致女性胎儿男性化,但对男性胎儿无影响。21-羟化酶有完全缺乏和部分缺乏两种,若21-羟化酶完全缺乏,肾上腺合成醛固酮这一通路完全被阻断,引起醛固酮缺乏,出现失盐症状。

其次是11β-羟化酶缺陷,约占CAH的3%~8%,协和医院报道的69例CAH中,11β-羟化酶缺陷者10例(14.5%)。该酶的缺乏导致11-脱氧皮质酮向皮质酮以及11-脱氧皮质醇向皮质醇转化受阻,进而使得11-脱氧皮质酮、11-脱氧皮质醇增多,皮质醇和醛固酮合成减少,ACTH分泌反馈性增加,刺激肾上腺皮质增生,合成过量的睾酮,导致女性胎儿男性化和男性患儿性早熟。该类患者虽然醛固酮合成减少,但11-脱氧皮质酮有类似醛固酮的作用,故该类患者不会出现失盐症状,大量的11-脱氧皮质酮堆积,还会引起水钠潴留和容量扩张,导致高血压。3β-羟类固醇脱氢酶、17α-羟化酶、20,22碳链裂解酶缺陷较罕见。

## 三、病理组织学特点

肾上腺体积明显增大,可达同龄人的4~10倍。肉眼观呈浅棕色或金黄色,表面不规则。切面皮质呈分叶状,棕色或金黄色,部分有小结。镜下增生细胞为网状带细胞,可占皮质的90%以上。细胞表现为嗜酸性,有大核仁、空泡,增生的色素细胞之间有一种呈束状排列的细胞,胞质有颗粒,大的空泡,内富含脂肪。有时球状带亦增生,与网状带之间界限不清。失盐型患者的球状带萎缩。

## 四、临床表现

CAH的临床表现取决于酶缺陷的部位、严重程度、发病时期和患者性别。不同类型的酶缺陷,临床表现各不相同;同一种酶缺陷,又因缺陷的程度不同,其临床表现也有明显的差异。但各类型的酶缺陷又有共同的临床表现:女婴出生时表现为男婴性征,阴蒂肥大似阴茎,阴唇融合,可有阴道或呈盲端阴道,但具有正常卵巢、子宫和输卵管。随年龄增长出现多毛、月经稀少或闭经、乳腺不发育。男婴出生后,1~2岁外生殖器发育加速,2~4岁可出现进行性性早熟,表现为阴茎粗大,频繁勃起,胡须和体毛增多,早期身材高大,但因骨骺提前融合,最后身高低于同龄人。

根据21-羟化酶缺陷的程度,CAH可分为三种类型:①经典失盐型(classic salt-wasting);②单纯男性化型(simple virilizing);③非经典型(nonclassic CAH,NCCAH)。经典失盐型最为常见,以水、电解质紊乱为突出表现,伴有男性化。出生后早期即出现低钠血症、高钾血症、代谢性酸中毒、脱水,血容量不足甚至休克,如不能及时救治,很快死亡。由于女婴同时存在外阴的明显异常,在发生以上情况时,有经验的医师会做出准确的诊断。但在男婴,要正确诊断该病有一定困难,故病死率明显高于女婴。单纯男性化型醛固酮分泌量基本能够维持钠盐平衡,而表现为出生前后女性假两性畸形和男性性早熟。女性假两性畸形轻度者仅阴蒂肥大,无阴唇融合;重度者阴蒂肥大、阴唇融合、尿道开口于阴蒂,完全呈男性生殖器外观。具有正常的卵巢、子宫和输卵管,但一直保持婴儿型。在患儿以后的生长发育过程中,亦发生男性化的其他表现,如乳腺不发育、无月经、卵巢囊性变、多毛、痤疮,及肌肉发达等。男性患者在出生时多无异常,但数周或数月之后,阴茎开始长大,出现性早熟征,但阴囊及睾丸不大。在过量雄激素的作用下,患儿不论男女,身体直线生长加速,如不能及时治疗,骨骺融合提前,造成患者最后身高明显低于同龄人。

NCCAH患者症状较轻,无明显失盐和男性化表现。但有雄激素过多的表现,如过早出现阴毛或多毛,身体直线生长加速等。亦有部分患者无雄激素过多表现或直至青春期后才起病,表现为女性多毛、月经稀少或闭经、多囊卵巢、不育等,男性可有少精、不育。

不同酶缺陷的假两性畸形其表型特征不同:①11β-羟化酶缺陷表现为出生后男女大部分为男性化和女性假两性畸形,部分患者由于11-脱氧皮质酮的堆积,引起水钠潴留和容量扩张,导致高血压。亦有部分患者出生时外生殖器分化正常，在青春期或成年期出现雄激素过多症状，血压一般正常。②3β-类固醇脱氢酶缺陷临床罕见，以两性畸形和失盐为主要表现。女性患者有轻度至中度阴蒂肥大，部分患者若肾上腺及肾上腺外该酶完全缺乏，使男性胚胎不能合成足够的睾酮，男性患者出生时男性化不全，有尿道下裂、隐睾，甚至男性假两性畸形。③17α-羟化酶缺陷临床罕见，表现为男性患儿生殖器不发育，甚至有盲端阴道，女性患者青春期发育受阻，呈幼稚女性外阴，原发性闭经，性腺功能减退。醛固酮分泌增加，钠水潴留、高血压、低钾血症。④20，22碳链裂解酶缺陷最少见，没有任何活性的类固醇激素合成，几乎所有患者由于失盐和肾上腺危象于婴儿早期死亡。患者性发育不全，男性表现为女性外生殖器，女性患者外生殖器可正常。

## 五、临床诊断要点

### （一）病史和体征

当男、女婴出现前述临床表现，或成年男、女出现性征异常者，都要考虑本病的可能。需要详细询问完整的病史并仔细的体格检查，特别是外生殖器。

### （二）实验室检查

①染色体检查：核型分析或性染色体荧光原位杂交，确认染色体性别，与真两性畸形作鉴别；②血浆17-羟孕酮(17-hydroxyprogesterone，17-OHP)；③血浆ACTH、皮质醇、24h-UFC；④血电解质、醛固酮和肾素活性；⑤血浆FSH、LH、雌二醇、睾酮。

### （三）影像学检查

内生殖器官和肾上腺超声检查或CT、MRI。高质量B超、CT和MRI对肾上腺的形态学改变有较高的诊断价值，尤其是CT和MRI。CAH患者CT和MRI的主要表现为：双侧肾上腺弥漫性增大，其侧肢厚度和面积均超过正常值范围（正常侧肢厚度和面积分别为<1cm、<1.5cm$^2$），增大的肾上腺边缘可以是光滑，规则的，也可有多发外突小结节，然而增大的肾上腺仍保持原有的形态，密度亦类似正常肾上腺。其他影像学检查包括X线片评价骨龄；静脉尿路造影、生殖道造影评价尿道生殖窦发育程度及是否合并尿路畸形；卵巢、睾丸B超检查筛查有无多囊卵巢、睾丸异位肾上腺组织残留。

### （四）诊断要点

1. 21-羟化酶缺陷：①新生儿筛查：新生儿筛查能够显著提前CAH患儿的诊断时间，经典失盐型CAH患儿病死率由10%降至4%。推荐出生后48~72小时测血浆17-OHP，根据孕周及出生体重矫正参考值范围、二次筛查可以提高诊断的敏感性及特异性。②有症状的患者，推荐检测晨起（上午8点前）基础血浆17-OHP，女性患者推荐于卵泡期检测，血浆17-OHP>30nmol/L可诊断21-羟化酶缺陷CAH，<6nmol/L可排除21-羟化酶缺陷。经典失盐型CAH和单纯男性化型CAH 17-OHP可>1 000nmol/L；③6nmol/L <17-OHP<30nmol/L时，推荐行ACTH兴奋试验，检测不同阶段激素合成产物水平，进而鉴别不同类型的酶缺陷。ACTH 0.25mg静脉注射，出生体重低的婴儿可降至0.125mg，测定基础及注射后60分钟血浆17-OHP水平，ACTH刺激后17-OHP<30nmol/L可排除21-羟化酶缺陷诊断。NCCAH者50~300nmol/L，单纯男性化者300~1 000nmol/L，经典失盐型可达3 000nmol/L。可同时检测皮质醇、11-脱氧皮质酮、11-脱氧皮质醇、17-羟孕烯醇酮、脱氢表雄酮（DHEA）、雄烯二酮，鉴别不同类型的酶缺陷。ACTH兴奋试验应推迟至出生24~48小时以后，否则假阳性率和假阴性率均很高；④经典失盐型CAH：患者血浆17-OHP显著升高，血浆醛固酮水平降低，肾素活性增高，低钠血症、高钾血症、酸中毒；⑤低皮质醇、高ACTH以及女性和青春期前男性睾酮水平升高可提供辅助证据。

2. 11β-羟化酶缺陷　①男性化伴高血压；②血浆脱氧皮质醇和11-脱氧皮质酮显著升高。

3. 3β-类固醇脱氢酶缺陷　①以两性畸形和失盐为主要表现，男性阴茎发育差，尿道下裂，女性轻度男性化；可有肾上腺皮质功能减退症状；② 血清1-7羟孕烯醇酮和DHEA显著升高。

4. 17α-羟化酶缺陷　①男性假两性畸形、女性患者青春期呈幼稚型外阴；②高血压、低钾血症；③血清孕酮、11-脱氧皮质酮、皮质酮、18-羟皮质酮、醛固酮显著升高；血皮质醇降低、ACTH升高；血清睾酮水平降低。

5. 20，22碳链裂解酶缺陷　①没有任何活性的类固醇激素合成；②几乎所有患者由于失盐和肾上腺危象于婴儿早期死亡。

## 六、鉴别诊断要点

### （一）真两性畸形

除外生殖器畸形外，并无多毛、痤疮等症状，骨龄正常，血浆17-OHP水平正常。核型分析或性染色体荧光原位杂交，可确认染色体性别。

### （二）多囊卵巢综合征

临床表现为月经紊乱伴多毛、痤疮等雄激素增多症状。B 超和 CT 等影像学检查显示多囊卵巢等病变。ACTH 兴奋试验对 NCCAH 与多囊卵巢综合征有鉴别诊断价值。

### （三）睾丸间质细胞肿瘤

CAH 患者易发生睾丸肾上腺残余组织肿瘤，2~18 岁经典型 CAH 患者睾丸肾上腺残余组织肿瘤发生率约为 21%~28%。睾丸间质细胞肿瘤患者患侧睾丸明显增大，睾丸肾上腺残余组织肿瘤一般为双侧，B 超可发现，但触摸不到。睾丸间质细胞肿瘤患者血睾酮水平升高，但 DHEA 正常是其特征性变化。

### （四）颅内肿瘤

可促使雄激素分泌增多而出现多毛，通常无其他男性化表现。肾上腺及颅脑影像学检查有助于鉴别。

### （五）肾上腺肿瘤

女婴在出生后即有生殖器畸形者，只有 CAH。若患者 2 岁后始显男性化，则多为肿瘤引起；肾上腺肿瘤引起的男性化多伴有皮质醇增多症，肿瘤所致的 17- 酮类固醇增加不能被大剂量地塞米松所抑制。影像学上 CAH 为双侧肾上腺增大，而肿瘤为单侧肾上腺肿块，瘤体较大且可有钙化灶或出血、坏死。

## 七、临床治疗原则

### （一）出生前治疗

出生前治疗 CAH 仍存在争议，并存在未解决的伦理问题。出生前治疗能降低 CAH 女性胎儿外生殖器男性化水平，避免出生后的外生殖器重建手术。有过 CAH 患儿的孕妇，胎儿为 CAH 的概率为 1 ∶ 4，为女性 CAH 胎儿的概率则为 1 ∶ 8。妊娠 10~12 周以后才能行绒毛膜穿刺基因诊断 CAH，而出生前治疗必须于妊娠 6~7 周时开始，所以 8 个胎儿中可能只有一个胎儿受益。孕期接受过地塞米松治疗，多伴有新生儿低体重、儿童期哮喘，对青少年期的心理问题亦有影响。推荐地塞米松 20μg/（kg·d）（母体孕前体重），最大量 1.5mg/d，分 3 次口服。出生前治疗应充分权衡利益、风险。

### （二）经典型 CAH 治疗

1. 生长期经典型 CAH 患者，推荐氢化可的松维持治疗。氢化可的松半衰期短，抑制生长等副作用小。推荐剂量 10~15mg/（$m^2$·d），分 3 次口服，通常婴儿期应用更高的初始剂量，可达 25mg/（$m^2$·d），以降低显著升高的 17-OHP 及睾酮水平。用药过程中严密监测，17-OHP 降至目标水平后要迅速减少氢化可的松的剂量，避免抑制婴儿正常生长发育。生长期的经典型 CAH 患者不推荐使用氢化可的松混悬液以及长效糖皮质激素。长效糖皮质激素如强的松，其生长抑制作用是氢化可的松的 15 倍，地塞米松是氢化可的松的 70~80 倍。

2. 新生儿、婴儿 CAH 患者，推荐氢化可的松联合氟氢可的松 + 氯化钠治疗。氟氢可的松 0.05~0.2mg/d，氯化钠 1~2g/d。经典失盐型 CAH 患者存在明显的醛固酮合成障碍，单纯男性化型 CAH 亦存在亚临床型醛固酮合成障碍，婴儿期联合氟氢可的松、充足钠盐饮食治疗对所有经典型 CAH 患者都是有益的。维持钠盐平衡可降低 ACTH 水平，减少糖皮质激素的用量。监测患儿血压、血钠、血钾以及肾素活性，调整氟氢可的松和氯化钠的剂量。

3. 成年 CAH 患者，推荐氢化可的松和 / 或长效糖皮质激素，根据临床需要决定是否联合盐皮质激素。短效制剂如氢化可的松 15~25mg/d，分 2~3 次口服；长效制剂如强的松 5~7.5mg/d 或地塞米松 0.25~0.5mg/d，分 1~2 次口服。随年龄增长，对盐皮质激素的需求量逐渐减少。需个体化评估盐皮质激素替代治疗，不伴有高血压的经典 CAH 患者更可能从持续盐皮质激素替代治疗中获益。

4. 年轻女性经典型 CAH 患者，除糖皮质激素及盐皮质激素替代治疗外，为控制雄激素增多症状，口服避孕药如屈螺酮以及雄激素受体拮抗剂如氟他胺可酌情使用。

5. 所有接受糖皮质激素替代治疗的 CAH 患者，应激状态（如发热 >38.5℃、伴有脱水的胃肠炎、创伤、需要全身麻醉的大手术等）剂量调整为维持量的 2~3 倍，手术或创伤者静脉给予，并维持 3~5 天，根据恢复情况减至原维持量。推荐氢化可的松，首剂及维持量分别为：<3 岁，25mg 和 25~30mg/d；3~12 岁，50mg 和 50~60mg/d；青少年及成人，100mg 和 100mg/d。日常锻炼及轻微疾病不需要增加剂量。

6. 药物的维持剂量应个体化，依据体格检查和血浆激素水平以及生长速度、体重、血压、骨龄等调整剂量，激素补充过量、不足或不当地停药均不利于正常发育。

### （三）NNCAH 治疗

①性早熟、生长和骨龄加速的儿童和青少年

NCCAH 患者,建议糖皮质激素治疗,青春期提前但无骨龄加速的青少年仅需严密监测;②成年女性NCCAH 患者,伴有多毛、月经稀发、不育者建议糖皮质激素治疗;③成年男性 NCCAH 患者,除非伴不育、睾丸肾上腺残余组织肿瘤,否则不建议糖皮质激素治疗;④儿童或青少年时期接受糖皮质激素治疗的NCCAH 患者,当身高接近成年人或症状缓解时可考虑减量并停止糖皮质激素治疗;⑤无症状的 NCCAH 患者,不推荐糖皮质激素治疗。

**(四) CAH 和 NNCAH 患者妊娠期治疗**

①不孕或有流产史的 NCCAH 患者,推荐应用不能透过胎盘屏障的糖皮质激素治疗;②妊娠期的CAH 患者,在妊娠中晚期酌情增加糖皮质激素剂量,分娩期给予应激剂量;③妊娠期及备孕期避免应用能透过胎盘屏障的地塞米松。

**(五) 其他类型酶缺陷的治疗**

11β- 羟化酶缺陷、3β- 羟类固醇脱氢酶缺陷、17α- 羟化酶缺陷、20,22 碳链裂解酶缺陷糖皮质激素治疗与 21- 羟化酶缺陷相同。但 11β- 羟化酶和 17α- 羟化酶缺陷仅需单纯糖皮质激素,其中后者青春期需补充性激素;3β- 羟类固醇脱氢酶缺陷者和 20,22 碳链裂解酶缺陷者尚需补充盐皮质激素。

## 八、外生殖器重建手术

**(一) 目的与沟通**

外生殖器重建的目的在于恢复正常解剖和性别外观、保存正常的性功能、矫正泌尿系畸形,预防泌尿系感染等并发症。外生殖器轻度男性化的儿童 CAH 患者,应告知儿童父母包括手术、延迟手术以及观察等待等各种方案,充分沟通,告知手术潜在的风险及获益,术前必须获得充分知情同意。

**(二) 手术关键步骤与要点**

①外生殖器严重男性化的女性 CAH 患者,建议早期手术。手术方式包括阴蒂手术和阴道成形。阴蒂手术推荐保留阴蒂背血管神经束的阴蒂成形术,术后阴蒂外形、大小符合女性外阴的美学特点,并保持应有的性敏感性。阴道手术包括后联合切开、阴道远端成形及尿道成形等,手术方式取决于阴道、尿道开口位置及阴唇融合的程度,术后定期模具扩张或婚后规律的性生活以避免阴道狭窄。尿道阴道低位合流的患者,建议早期重建修复手术,包括尿生殖窦分离,阴道口成形以及阴蒂成形术。高位合流患者手术时机目前尚无一致意见,回顾性研究显示早期手术更有利于性功能的长期保护,而青春期后手术阴道狭窄的风险则明显降低。②完全男性化的女性 CAH 患者,通过外科手术重建女性外生殖器是非常困难的。这类患者往往从小就被当做男孩抚养,建议青春前切除子宫和卵巢。术前与患者及患者父母充分沟通,告知社会性别、基因性别以及生育相关知识,获得充分知情同意。除常规糖皮质激素及盐皮质激素替代治疗外,尚需额外补充睾酮以维持男性性征。③不常规推荐肾上腺切除手术。双侧肾上腺切除多为个案经验,术后发生肾上腺危象风险极高。仅限于激素替代治疗难以控制者以及对药物治疗依从性极差的患者。④心理及行为治疗:推荐对 CAH 患者及其父母进行必要的心理 / 行为治疗。

## 九、预后与随访

**(一) 预后分析**

21- 羟化酶缺陷经典失盐型 CAH 患者预后不良,可死于早期的急性肾上腺功能不足;满意的激素替代治疗可使单纯男性化型患者正常生长发育,女性男性化体征消失,但生殖能力减弱,男性者幼稚型睾丸可发育,并恢复生精功能。NCCAH 预后良好,未治疗的女性患者生育率在 50% 左右,治疗后可升至 93%~100%。女性 CAH 患者阴道成形术后约 60% 有满意的性生活。3β- 类固醇脱氢酶缺陷多数患儿早期夭折,少数轻型患儿可存活。几乎所有 20,22 碳链裂解酶缺陷者均死于婴儿期。

**(二) 随访**

(1) 监测指标:推荐指标包括身高、骨龄、体重、血压、血浆 17- OHP、睾酮(仅限于女性和青春期前的男性)、血浆肾素活性、电解质及睾丸超声等,并注意有无医源性库欣综合征表现。不推荐 ACTH 作为监测指标。

(2) 随访方案:婴儿期每 3 个月 1 次,此后每 4~12 个月 1 次。晨起第 1 次药前 17-OHP 控制在 3~30nmol/L,雄烯二酮、睾酮等与年龄、性别相符等提示糖皮质激素剂量恰当。低血压、高钾血症、高肾素提示盐皮质激素不足,反之过量。儿童每年 1 次骨骼 X 线片评价骨龄,终生随访。

(李黎明 陈文轩)

# 第五节　腹腔镜肾上腺手术

## 一、概述

肾上腺位于腹膜后，位置深在，传统的开放手术治疗，常需较大的手术切口，有时还需要切除一段肋骨才能满意地暴露病变。由于伤口较大，腰部肌肉和肋间神经遭受损伤，患者术后伤口疼痛较严重，影响患者术后的活动和恢复；而腹腔镜手术借助腹腔镜摄像显示系统，手术视野比常规开腹手术时更清晰，并且具有创伤小、术中出血少、术后伤口疼痛轻、恢复快、住院时间短以及美观等优点。1992年加拿大医师Gagner等首先在新英格兰医学杂志报道了经腹入路成功地进行了3例腹腔镜肾上腺切除术。此后，世界各地陆续报道了一些腹腔镜肾上腺手术的成功病例。10余年来此项手术已成为泌尿外科领域开展最为广泛的腹腔镜手术之一，已经被公认为肾上腺外科手术治疗的"金标准"，已经逐步取代传统的开放性手术成为肾上腺疾病外科治疗的首选。

## 二、腹腔镜肾上腺手术适应证

1. 原发性醛固酮增多症　腺瘤型原发性醛固酮增多症临床多见，腺瘤体积多在2cm内，肿瘤血管较少，与周围组织界限清楚、易于分离，是初步开展腹腔镜手术的良好适应证；单侧或双侧肾上腺皮质结节样增生也是手术适应证。手术方式为患侧肾上腺切除术或腺瘤切除术。

2. 皮质醇增多症　皮质醇增多症之肾上腺皮质腺瘤或双侧肾上腺皮质增生，也是腹腔镜肾上腺切除术的适应证，但多数患者较胖，腹膜后脂肪多，腹腔镜肾上腺手术难度较大。双侧肾上腺大结节样增生，通常病变较大且有多个大小不等结节，肿物边界不清，手术有一定难度，宜在取得一定的腹腔镜手术经验后再开展。根据患者病情，手术可采取肾上腺腺瘤切除术、单侧肾上腺切除术、肾上腺大部切除术、双侧肾上腺全切术。

3. 肾上腺性征异常症　由肾上腺皮质腺瘤引起的可行患侧肾上腺切除术。

4. 肾上腺嗜铬细胞瘤及副神经节瘤　在开展腹腔镜肾上腺手术的初期，对于腹腔镜手术方法切除嗜铬细胞瘤普遍存在顾虑，主要是担心可能会增加术中刺激嗜铬细胞瘤引起血压剧烈波动的危险性。近年来随着腹腔镜手术经验的积累，已有许多腹腔镜手术成功切除嗜铬细胞瘤的报道，由于腹腔镜手术视野清晰、操作精细，腹腔镜技术熟练者对肿瘤地挤压刺激比开放手术轻，使得术中刺激儿茶酚胺释放对心血管系统的影响比开放手术更小。

5. 无内分泌功能的肾上腺肿瘤　肾上腺髓性脂肪瘤、节细胞神经瘤等无功能性肿瘤以及肾上腺囊肿等影像学检查有特殊表现，诊断明确，适合行腹腔镜肾上腺手术。

6. 肾上腺偶发瘤　约有70%~94%的肾上腺偶发瘤为无功能性的良性肿瘤，其余为有内分泌功能的肿瘤或恶性肿瘤。无功能性肿瘤大于3cm或肿瘤小于3cm但经过随访观察逐渐增大者是明确的手术适应证。由于腹腔镜手术创伤小、恢复快的优点，使得人们对肾上腺偶发瘤或无功能性肿瘤的治疗持更加积极的态度，尤其是对于年轻的患者，可以免除需长期随访带来的心理和经济负担。

7. 肾上腺恶性肿瘤　肾上腺皮质癌或淋巴瘤等恶性肿瘤，通常肿瘤体积较大，有些呈浸润生长，甚至侵犯临近脏器血管，腹腔镜手术经验丰富者也应谨慎选择。

开展腹腔镜肾上腺手术初期应选择的适应证主要是较小的肾上腺良性腺瘤，手术安全，疗效肯定，而嗜铬细胞瘤、过于肥胖的皮质醇增多症以及较大的肿瘤手术难度大，应在取得一定的腹腔镜手术经验后再行开展，由易到难，循序渐进。

## 三、腹腔镜肾上腺手术禁忌证

1. 严重呼吸循环系统疾病，不能耐受全身麻醉和$CO_2$气腹。

2. 伴有未纠正的严重全身性疾病如肝肾功能损害或代谢紊乱。

3. 严重凝血功能障碍未纠正者。

4. 肾上腺肿瘤巨大、血运丰富，与周围脏器粘连的。目前腹腔镜手术对于肿瘤大小的限制并没有统一的认识，尽管有人提出<5~6cm的良性肿物是腹腔镜肾上腺手术的适应证，但也有不少学者成功地切除了>15cm的肿瘤。肿瘤大小的限制与术者腹腔镜手术经验有关。对于较大的肿瘤，经腹腔入路比经腹膜后入路可获得更满意地暴露和更大的操作空间。

5. 疑为恶性的肾上腺肿瘤。多数学者认为肾上腺恶性肿瘤是腹腔镜手术的禁忌证，但也报道认为对肾上腺恶性肿瘤行腹腔镜手术是安全的，有人认为只有当肾上腺恶性肿瘤较大、侵及周围解剖结构时才是腹腔镜手术的绝对禁忌证。

6. 过度肥胖者。Howard 认为患者体重超过标准体重 10kg(25 磅) 以上应放弃采用腹腔镜手术。肥胖患者因腹膜后脂肪较多，寻找及暴露肾上腺困难，尤其是皮质醇增多症(病理性肥胖)患者，除肥胖外，血管脆性亦高，极易出现渗血而造成视野解剖层次不清，影响手术操作。但是，随着手术经验的积累，手术技巧的提高，这些困难对于腹腔镜手术经验丰富者并非不能克服。因此，肥胖应属于腹腔镜手术的相对禁忌证。

7. 肾上腺区邻近部位有手术史者。既往有肾上腺手术史，或有肾周炎症或手术史的患者，腹腔镜肾上腺手术难度加大，属于相对禁忌，但经验丰富者仍可行再次腹腔镜肾上腺手术。

8. 肾上腺疾患合并妊娠。肾上腺疾患合并妊娠，属于腹腔镜手术的相对禁忌证。有报道认为妊娠 20 周内行腹腔镜肾上腺手术是安全的。

腹腔镜术前患者全身状况的评估是不容忽视的，根据肾上腺疾病的不同性质，对患者代谢紊乱以及心呼吸循环功能障碍进行适当的纠正与处理，对保证麻醉与手术期间患者的安全是十分必要的。应当了解，尽管腹腔镜手术具有“微创”的特点，但有些合并其他疾病患者可能不能耐受全身麻醉和 $CO_2$ 气腹，而采用硬膜外麻醉下开放手术更适合。

近十多年来，随着腹腔镜手术的广泛开展，手术适应证也在不断地拓宽，一些过去被视为腹腔镜手术禁忌证的疾病例如肥胖、同一部位的再次腹腔镜手术、较大的肿瘤以及肾上腺恶性肿瘤皆已有了手术成功的报道。因此，上述情况大多属于相对禁忌证。但这些难度较大的手术，要求术者具有丰富的腹腔镜手术经验，初步开展腹腔镜手术者应谨慎选择。

## 四、术前准备与围手术期处理

### (一) 术前应常规进行血、尿、便常规检查及血生化常规实验室检查

了解内分泌代谢紊乱的程度，极其有可能引起的一系列其他生理、生化改变。术前常规做胸部 X 线片及心电图检查，了解患者心、肺情况，必要时做 24 小时动态心电图、超声心动图、肺功能、动脉血气分析等检查，这对术前评估患者循环系统和呼吸系统功能是必要的。

### (二) 纠正代谢紊乱

需要手术治疗的肾上腺疾病多具有内分泌代谢紊乱，根据肾上腺外科原则，必须进行充分的术前准备，纠正代谢紊乱，才能保证手术安全进行。

1. 原发性醛固酮增多症　主要临床表现为高血压及低钾血症，术前应服用螺内酯并适当补钾，术前纠正低钾性碱中毒，以免麻醉或术中发生严重的心律失常。严重高血压患者应给予降压药物控制血压。

2. 皮质醇增多症　在肾上腺术前后，肾上腺皮质激素水平波动很大，由皮质醇分泌过多突然转为分泌不足，如不及时补充糖皮质激素会造成肾上腺危象。因此术前一日就应开始补充皮质醇，然后逐渐减少用量。由于肾上腺皮质腺瘤分泌的大量皮质醇抑制了垂体促肾上腺皮质激素的分泌，造成非肿瘤部分皮质地萎缩，因此除补充皮质醇外，还可补充促肾上腺皮质激素，刺激术后保留的肾上腺皮质较快恢复功能，多数患者术后 2~3 个月可停用激素，但个别患者需用药达 6~8 个月。皮质醇增多症患者抗感染及愈合能力均较差，术前后需应用抗生素预防感染。

肾上腺危象地处理：术后患者可能出现急性肾上腺危象，表现为厌食、腹胀、恶心、呕吐、精神不振、疲乏嗜睡、肌肉僵痛、血压下降和体温上升。一般根据患者的临床表现就可以诊断，必要时可以检测血浆皮质醇。诊断后应该在最初 1~2 小时内迅速静脉滴注氢化可的松 100~200mg，最初 5~6 小时内达到 500~600mg，第 2、3 天可给与氢化可的松 300mg，然后每日减少 100mg；患者可能有血压下降和离子紊乱，应予以补液、应用血管活性药物病纠正离子紊乱。

3. 肾上腺嗜铬细胞瘤　由于过量儿茶酚胺的作用，引起血管床收缩，患者血容量较正常降低约 15%，在手术时挤压或切除肿瘤时，升压物质突然大量释放或锐减，可造成血压骤然升高或急剧下降。为保持循环血量的稳定，防止出现血压的剧烈波动，术前必须严格控制血压正常或接近正常水平至少一周方可进行手术，对于考虑有儿茶酚胺心肌病的患者术前准备时间还要延长，以确保手术安全。充分的术前准备是手术成功的关键，未给予 α- 受体阻滞剂以前嗜铬细胞瘤手术死亡率高达 50%，充分的药物准备可使手术死亡率降低至 2%。目前临床使用

最多的药物是α-肾上腺素能受体阻滞剂盐酸酚苄明或哌唑嗪、多沙唑嗪。盐酸酚苄明应用的剂量可高达每天250mg。单用α-肾上腺素能受体阻滞剂血压控制不满意时，也可加用钙离子拮抗剂治疗。β-肾上腺素能受体阻滞剂心得安对心动过速有效，但须在已应用α肾上腺素能受体阻滞剂后使用，否则可产生高血压危象。以下指标提示术前药物准备充分：①无阵发性血压升高、心悸、多汗等现象；②血压稳定在130/90mmHg，心率<90次/min；③红细胞比容<45%；④患者四肢末端温暖、末梢循环灌注良好。在术中行实时动脉压监测，以便及时应用血管活性药物以维持血压和血容量的稳定。术后行心电图、动脉压、中心静脉压监测，及时发现并处理可能的心血管和代谢相关并发症。

**（三）胃肠道准备**

腹腔镜肾上腺手术对胃肠功能干扰小，胃肠功能术后恢复较快，术前一般不需要留置胃管。术日晨禁食水，术前一日给予缓泻剂。

**（四）留置导尿管**

术前应留置导尿管，术中监测患者尿量，避免术后出现尿潴留。

**（五）预防性应用抗生素**

尽管肾上腺手术是属于无菌手术，但术后切口感染是任何手术都可能出现的并发症，手术时麻醉气管插管、留置导尿管以及引流管也增加了感染的机会，肾上腺疾病尤其是皮质醇增多症患者内分泌代谢紊乱同时还干扰了人体正常免疫功能，抗感染及伤口愈合能力均较差。因此，术中及术后须应用抗生素预防感染。

**（六）术前交叉配血备用**

肾上腺周围邻近下腔静脉或肾脏血管，肾上腺本身血运非常丰富，虽然腹腔镜肾上腺手术以出血量少为特点，但术前交叉配血以备急需是必要的。对于腹腔镜手术经验丰富者，术前备血不是必须的。

## 五、经腹腔入路腹腔镜肾上腺手术

经腹腔入路手术的优点，在于解剖标示清楚且操作空间大。该手术方式，可以同时解决腹腔内的病变，如：胆石、卵巢囊肿等。

**（一）手术准备**

1. 麻醉　采用气管插管全身麻醉，并留置导尿管，左侧肾上腺切除术中应放置胃管排空胃内气体。

2. 体位　取患者侧卧、患侧向上体位，无需弯曲手术床。该体位较侧卧45°的体位更简单，如果需要改变术式，则可弯曲手术床行经11肋入路手术。半卷型的托板和带子固定患者手臂，可以保护臂丛神经。

3. 腹腔镜穿刺位点　常需要4个穿刺器；术者站在患者身前进行手术操作。由于人体两侧的解剖不同，所以两侧的手术步骤也有所不同。

**（二）右侧肾上腺切除术手术步骤**

1. 腹腔镜穿刺套管的放置　在幽门水平、腹直肌鞘外缘插入一个10mm的穿刺器，用来放入腹腔镜。在肋弓下缘和腹直肌外缘交角做一10mm穿刺孔，作为右手操作孔，即使只使用5mm的器械，这个10mm的穿刺套管也方便排出烟雾、塞入纱布和取出标本。在肋缘和腋前线交点处做一5mm穿刺孔作为左手操作孔。沿腋中线，在肋弓和髂嵴连线中点做第四个5mm穿刺孔，用来置入牵引器械托起肝脏（图3-10）。

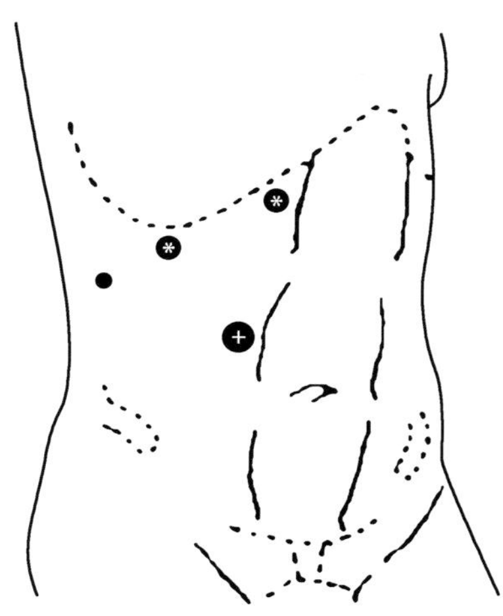


图3-10　右侧肾上腺手术腹腔镜套管穿刺位点

2. 暴露肾上腺区　用无创伤牵引器托起肝脏，将肝缘和下腔静脉处的后腹膜反折打开。暴露肝脏和肾上腺间的间隙，进一步分离暴露肾上腺上极。

3. 沿下腔静脉边缘打开后腹膜至肾静脉，以确定所需分离部分的下部范围。在下腔静脉的内侧分离找到肾上腺（图3-11），下腔静脉边缘和肾上腺之间的间隙可用电钩或超声刀逐渐分离暴露（图3-12）。通常遇到小血管可以双极电凝或超声切断止血。进一步游离腺体，将腺体下缘与肾静脉和肾上极分离，将腺体背侧与后腹壁分离。关键是将腺

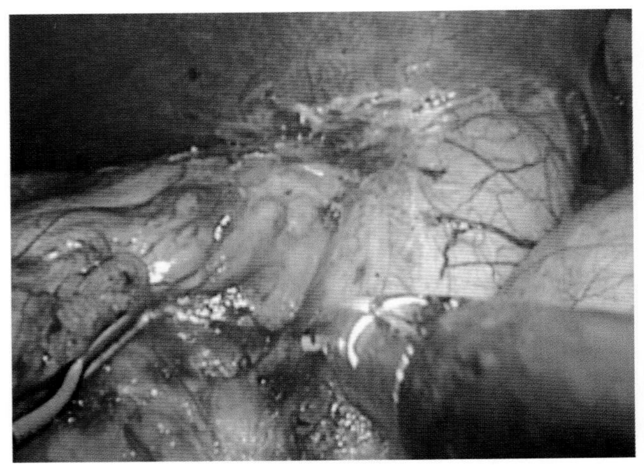

图 3-11 在下腔静脉的内侧分离找到肾上腺

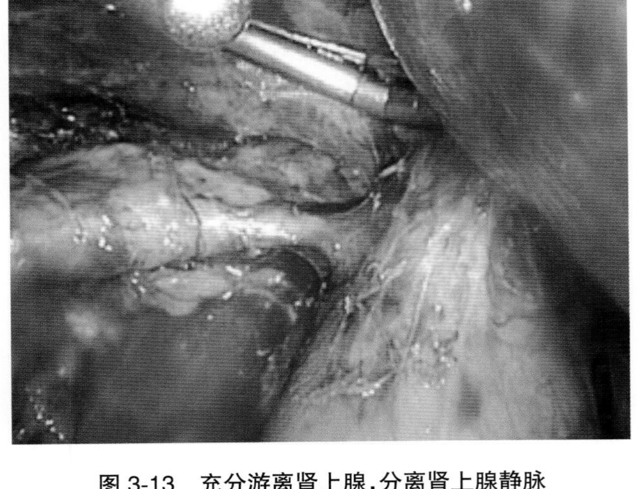

图 3-13 充分游离肾上腺，分离肾上腺静脉

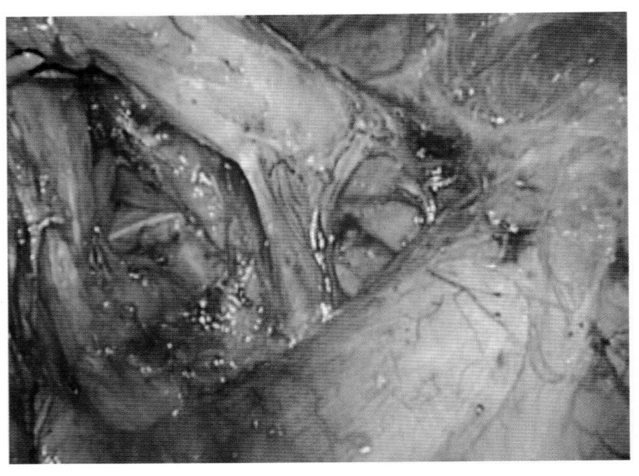

图 3-12 分离下腔静脉与肾上腺之间的间隙

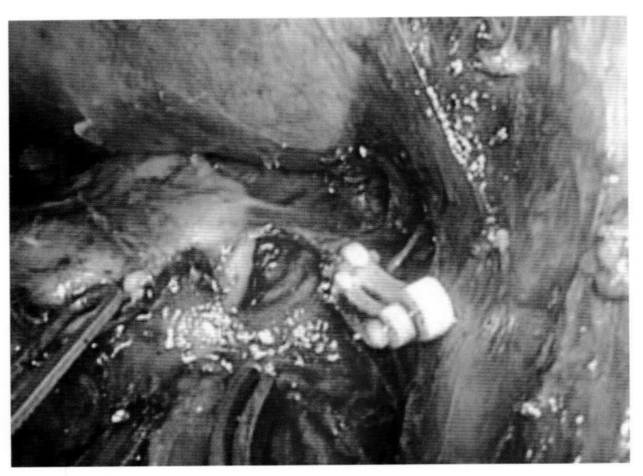

图 3-14 结扎右肾上腺静脉，从结扎夹间剪断

体(被腺周脂肪包围)与下腔静脉分离，而不是游离整个腺体周围，此间隙应分离到可以看到后腹壁的肌肉为止，也就是穿过全部肾上腺腺体周围组织，从这个腔隙沿下腔静脉边缘继续向肝脏一侧分离。

4. 结扎肾上腺静脉 在下腔静脉进入肝脏后侧走行的夹角处可见到较短的右肾上腺静脉(图 3-13)。抬起肝脏后缘，暴露并游离肾上腺上缘。分离暴露右肾上腺静脉根部，结扎夹结扎并从结扎夹间剪断(图 3-14)。

5. 切除肾上腺 完全游离腺体，切除肾上腺。创面用双极电凝充分止血。

**(三) 经腹左侧肾上腺切除术手术步骤**

1. 腹腔镜穿刺套管的放置 按照类似于腹腔镜肾切除术设计穿刺孔呈菱形布局。在幽门平面腹直肌外缘处做穿刺孔置入 10mm 套管用于置入腹腔镜，左手 5mm 操作套管放置在肋缘和腹直肌外侧缘交点处，右手 10mm 腹腔镜操作套管放置在腋中线上，常选择在平脐水平，这样能够方便地游离降结肠，从而充分暴露肾门和肾上腺静脉。第 4 个 5mm 腹腔镜穿刺套管选择在肋缘和腋前线交点处，用来牵开肾脏，这个孔同样作为游离脾脏的操作孔(图 3-15)。

2. 暴露肾上腺 首先，沿着 Toldt 腺切开侧腹膜并切断脾肾韧带，游离结肠脾曲和脾脏。脾脏和结肠因重力作用向内侧下垂，暴露肾上腺。胰尾常常在肾门前方，因而需要将其游离。有时需要游离更多降结肠，找到生殖静脉，并沿其找到肾静脉正确的分离平面。

3. 游离肾上腺 左肾上腺静脉汇入左肾静脉，静脉较长容易用结扎夹控制和切断。在 2 个区域内可见到较多小血管，第一个是肾上腺中部边缘，另外一个是在肾静脉上缘和腺体之间的区域，但是这些

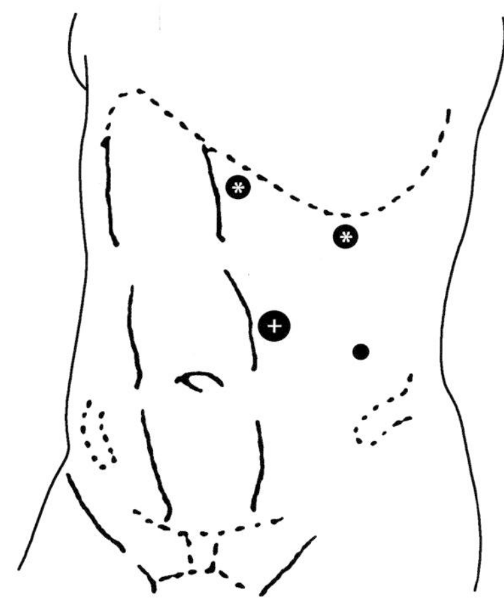


图 3-15　左侧肾上腺手术腹腔镜套管穿刺位点

血管用双极电凝或超声刀很容易控制止血。将腺体与肾脏分离，并装入标本袋中。

4. 标本取出和术后处理　标本放入标本袋中，从 10mm 穿刺孔中取出，也可以将腹腔镜移到 10mm 穿刺孔，然后将标本从腹腔镜穿刺孔取出，因为通常腹腔镜穿刺孔伤口较大。一般不需要放置引流管。实际上，当天晚上患者可恢复进食，第二天可下地活动，如果已确定内分泌情况第三天可出院。

**（四）经腹腔入路腹腔镜肾上腺手术的难点与应对**

1. 肝脏的牵拉　整个手术过程肝脏的牵拉必须充分而轻柔，可以用湿盐水纱布保护肝脏以避免损伤。

2. 无法找到走行很短的右肾上腺静脉　该静脉通常从肾上腺内侧缘上部发出。将肾上腺上缘从肝脏背侧游离、将肾上腺背侧与后腹壁肌肉游离以及将腺体中部与下腔静脉游离，都有助于识别该静脉。这样该静脉蒂将逐渐被分离出来，此处使用电钩有助于精细地分离。

3. 意外损伤肾上腺静脉导致的出血　首先应尝试双极电凝控制出血，如果失败应立即用纱布填塞止血。所有的静脉出血都可以用纱布填塞止血，肾上腺静脉出血也不例外。最重要的是避免由于不适当的牵拉、尝试在出血中缝合或是盲目钳夹止血，而将较小的肾上腺静脉出血孔变成下腔静脉的撕裂。

4. 左侧肾上腺暴露不充分　应该充分游离脾脏，这样整个脾脏和结肠脾曲才能向内侧下垂。充分游离降结肠以使得结肠脾曲能够下降。充分游离降结肠能够便于找到生殖静脉，并沿其找到肾静脉。

## 六、经腹膜后入路腹腔镜肾上腺手术

与开放性手术一样，腹腔镜肾上腺手术除了可采用经腹入路以外，也可采用经腹膜后入路，也称为后腹腔镜手术。1992 年印度外科医师 Guar 最早报道用乳胶手套绑扎在导尿管上制成扩张导管，用血压计充气球阀充气扩张腹膜后间隙，进行了经腹膜后入路行腹腔镜手术的最早尝试。随后，经腹膜后入路被广泛应用于泌尿外科进行肾上腺、肾脏等腹膜后脏器的腹腔镜手术。目前在国内大多数的肾上腺手术是经腹膜后入路完成的。

**（一）手术准备**

1. 麻醉　采用气管插管全身麻醉，留置导尿管。经腹膜后入路行腹腔镜手术不需要放置胃管。

2. 手术体位　经腹膜后径路腹腔镜肾上腺切除术可采取侧卧位或俯卧位。采取侧卧位时，需将腰桥抬高，或采取“折刀位”，使肋弓与髂嵴之间的间隙尽量展开（图 3-16），以免腹腔镜套管相互太靠近，影响手术操作。采取俯卧位，对于双侧肾上腺手术可能比较方便，不必改换体位，但此手术入路由于腹膜向前膨胀受到限制，操作空间小，目前应用较少。

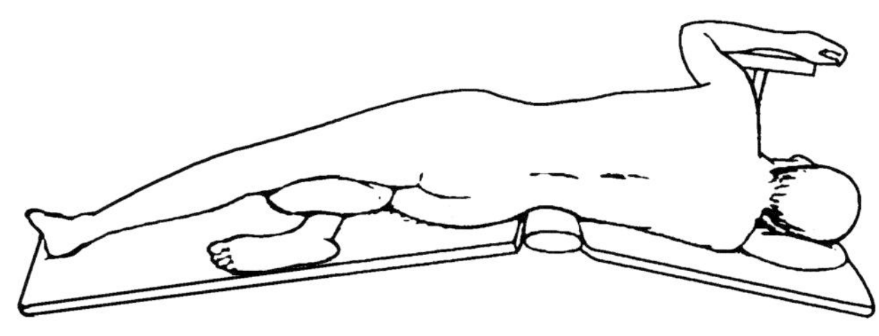

图 3-16　腹腔镜肾上腺手术体位

3. 腹腔镜穿刺器位点　一般需要 3 个腹腔镜穿刺套管（trocar）。第一个穿刺位点（A）选在腋中线髂嵴上一横指处，用来置入腹腔镜，此处腹壁距离腹膜和结肠的距离相对较远，切开腹壁肌层时不易损伤腹膜（图 3-17）。另外两个腹腔镜穿刺套管分别位于肋缘下腋后线（B）与腋前线处（C），用来置入腹腔镜操作器械。个别情况下，需要增加腹腔镜器械帮助暴露，腹腔镜穿刺套管可根据术中情况选择（D）。

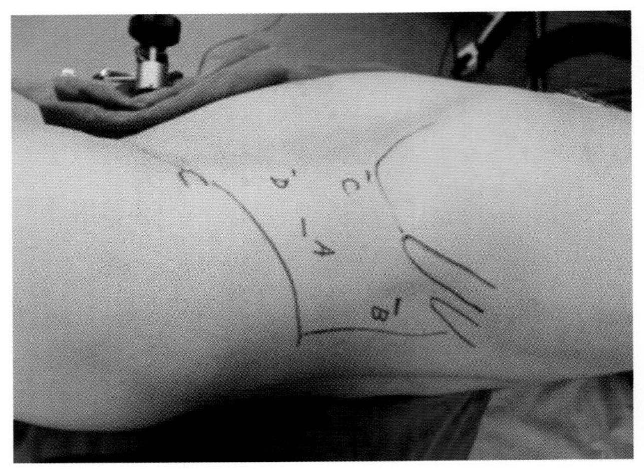

图 3-17 腹腔镜穿刺套管位点

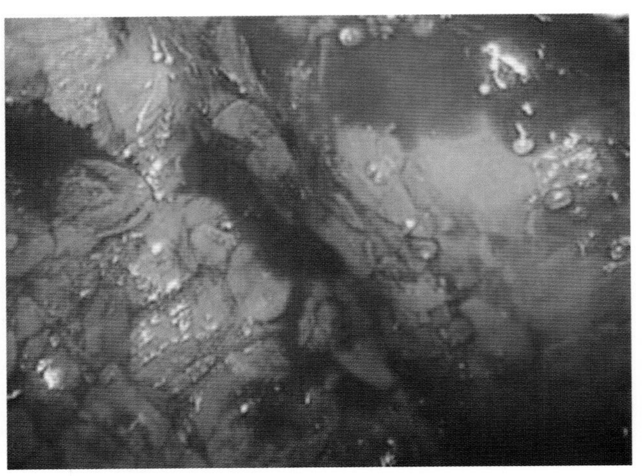

图 3-19 扩张后的腹膜后间隙

**（二）经腹膜后入路腹腔镜肾上腺切除术手术步骤**

1. 建立腹膜后操作间隙 笔者采用双层乳胶指套绑扎在导尿管上制成扩张导管，临床应用效果满意，极少发生水囊破损。现已有多种商品化的扩张导管可供选用，优点是可在直视下进行腹膜后间隙的扩张。于腋中线髂嵴上方一横指处横切皮肤 12~15mm，尖刀戳开肌层，食指沿切口扩张分离肌肉进入腹膜后间隙。置入扩张导管，注水或注气 300~400ml（图 3-18），维持 3 分钟以压迫止血。腹膜后间隙扩张的目的是安全地穿刺置入腹腔镜套管，注水或注气 300~400ml 已经足够，过度扩张并无必要，手术时操作空间应随着术中有目的地分离过程而逐渐建立。扩张完成后，取出水囊导管，置入 10mm 套管，导入腹腔镜，充 $CO_2$ 气至压力 14mmHg，直视下观察扩张后的腹膜后间隙（图 3-19）。

2. 于肋缘下腋后线、腋前线处分别穿刺置入 5mm、10mm 腹腔镜操作套管（图 3-20）。应先穿刺置入肋缘下腋后线处的腹腔镜套管，在腹腔镜直视下将腹膜返折从腋前线处穿刺点推开，然后在直视下穿刺置入腹腔镜穿刺套管以避免损伤腹膜（图 3-21）。

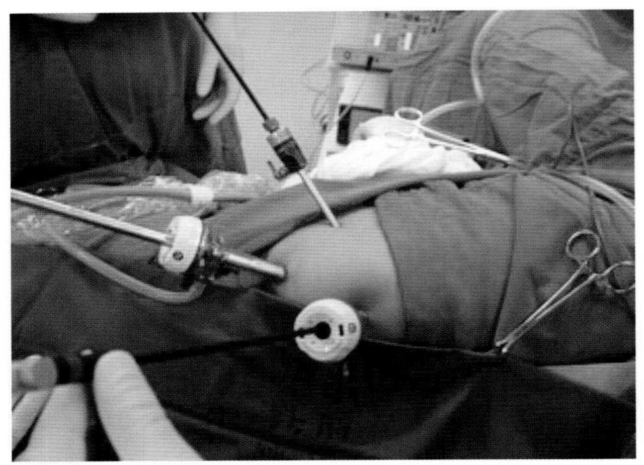

图 3-20 腹腔镜操作套管

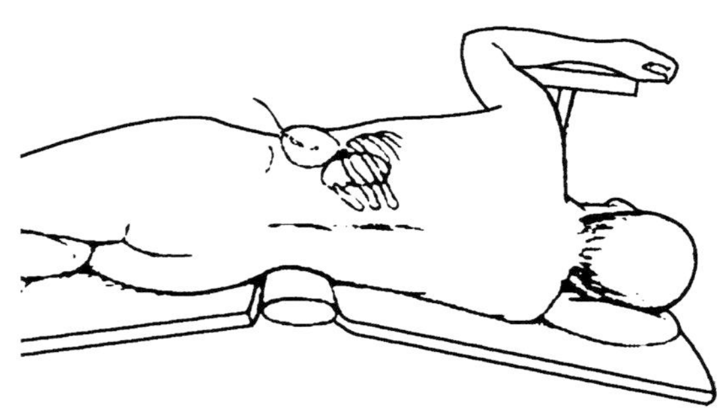

图 3-18 水囊导管扩张腹膜后间隙

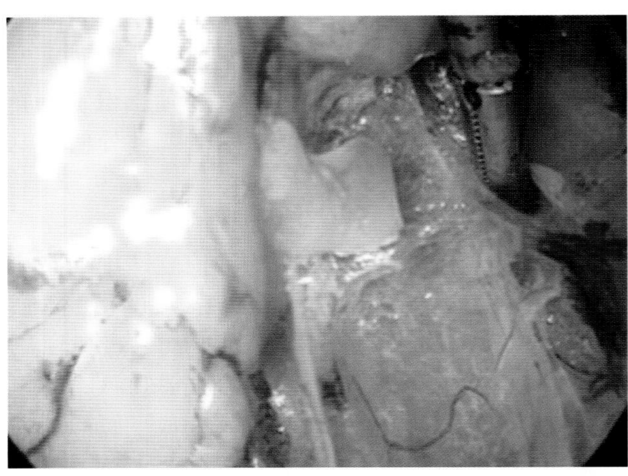

图 3-21 将腹膜返折从腋前线穿刺点推开，以避免损伤腹膜

3. 暴露肾上腺　腹膜后入路的腹腔镜手术，关键是找到明确的解剖标识，以保持正确的方向和判定腹膜后各脏器之间的解剖位置关系。手术开始时，应先找到腰大肌，腹膜后脂肪较多腰大肌辨认不清时，用手按压骶棘肌可见到腰大肌随之运动。在肾周筋膜外沿腰大肌向头端分离，以进一步扩大腹膜后操作空间（图 3-22）。然后切开在腰大肌前方切开侧椎筋膜和其深面的肾周筋膜（图 3-23），分离肾周脂肪即可暴露肾脏。

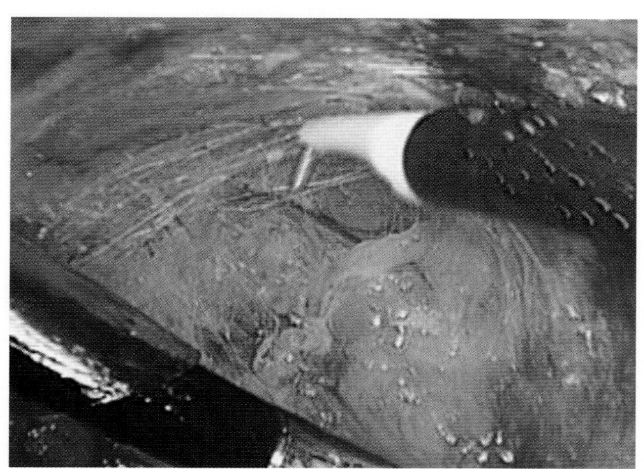

图 3-22　向头端分离扩大腹膜后操作空间

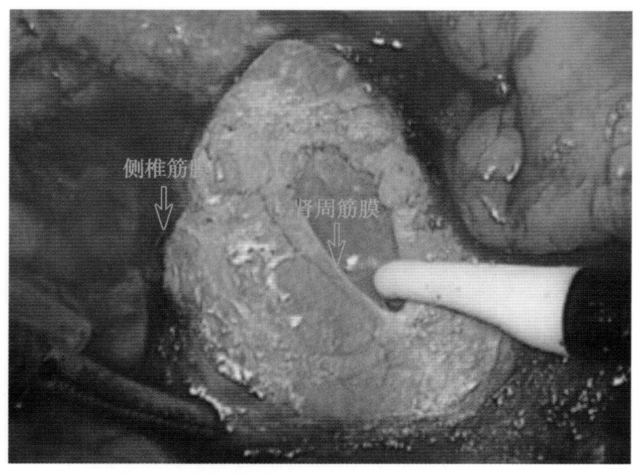


图 3-23　切开侧椎筋膜和其深面的肾周筋膜

肾脏是腹膜后入路的腹腔镜肾上腺手术时非常重要的解剖标识，肾脏与肾上腺共同位于肾周筋膜（Gerota's fascia）内，游离肾上半部及内侧缘，在肾上极的内上方分离脂肪即可找到肾上腺。肾脏被游离后使得肾上腺与肾脏相邻的部分得到游离，另外肾脏游离向下牵拉开还有利于肾上腺的充分暴露（图 3-24，图 3-25）。

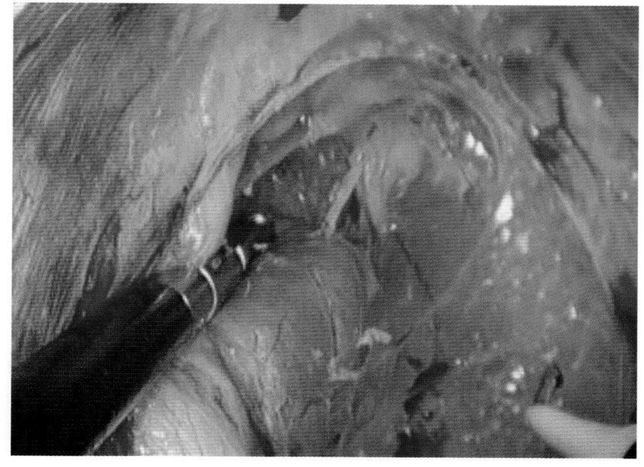

图 3-24　游离肾上极

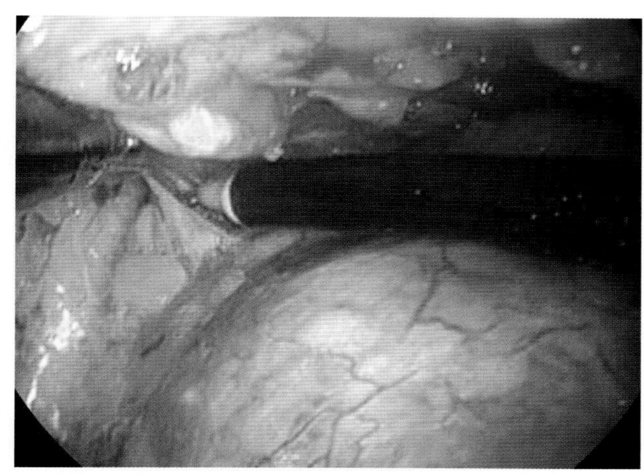

图 3-25　分离肾上腺与肾脏之间的间隙

初步开展腹腔镜肾上腺手术者寻找肾上腺有时较困难，可采用以下几种方法：①用超声刀或超声吸引器清除肾上腺区的部分脂肪，有利于暴露肾上腺。②从膈下开始游离并暴露肾上腺，肾上腺与腹膜相邻的一面脂肪很少，肾上腺容易暴露。③左侧肾上腺可沿着左肾静脉找到肾上腺中央静脉，然后再沿着左侧肾上腺中央静脉找到肾上腺；右侧肾上腺可沿着下腔静脉找到肾上腺中央静脉，然后再沿着右侧肾上腺中央静脉找到肾上腺。但如果术者腹腔镜肾上腺手术经验有限，早期寻找肾上腺中央静脉很难做到，并且可能造成血管损伤、出血，应特别小心。④借助腔内超声探头扫描帮助找到肾上腺。

4. 游离肾上腺　肾上极游离后，一般可满意地暴露肾上腺（图 3-26）。与开放性手术不同，肾上腺上极的肿瘤在行腹腔镜手术时容易暴露，而肾上腺下极肿瘤，位置较低，左侧肾上腺下极位置甚至可接近肾蒂水平，肿瘤位于左肾上腺下极或肿瘤较大时，

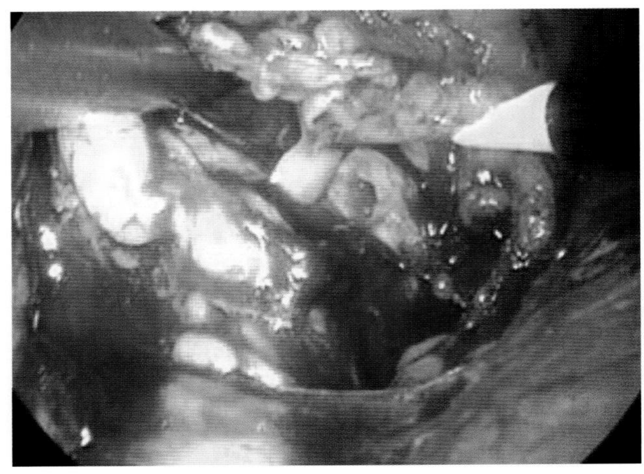

图 3-26　暴露肾上腺

必须充分游离肾脏并向下方牵拉开才能更满意地暴露肾上腺手术区域，有利于肾上腺的满意暴露。

游离肾上腺时宜先沿着肾脏与肾上腺之间的分离层面进行游离，这样可借助于肾上腺上部结缔组织的固定作用，便于腹腔镜器械的分离操作。如先游离肾上腺上方，再向下游离时由于失去了肾上腺上部结缔组织的固定作用，分离肾脏与肾上腺之间时较困难。肾上腺下方基本游离后，再沿着肾上腺与腹膜之间的分离层面进行游离（图 3-27）。

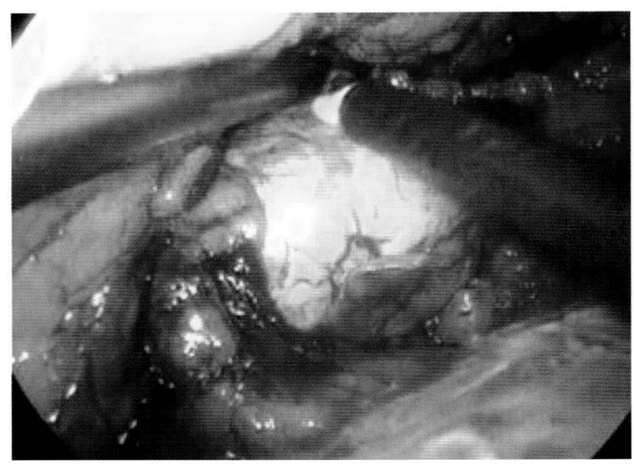

图 3-27　肾上腺与肾脏之间游离后，再分离肾上腺与腹膜之间

肾上腺质脆易出血，分离时应尽可能保留腺体表面少量脂肪结缔组织，用无损伤抓钳提起结缔组织作牵引，避免直接钳夹肾上腺造成破裂、创面渗血，影响手术视野清晰。

5. 肾上腺血管地处理　由于图像放大的缘故，肾上腺分离过程中会见到许多小血管，一般皆可通过电刀或超声刀凝固后切断，这些肾上腺动脉血管成梳状在肾上腺边缘处进入到肾上腺腺体，沿着血管走行方向钝性分离将肾上腺下动脉分为束状分别用钛夹夹闭后剪断（图 3-28），也可用电刀或超声刀凝固后切断；如先分离肾上腺上动脉，分为束状用钛夹夹闭后可暂不剪断，利用其对肾上腺的悬吊固定作用可以更方便地分离肾上腺下部，待肾上腺大部游离出来后，再切断肾上腺上动脉（图 3-29）。

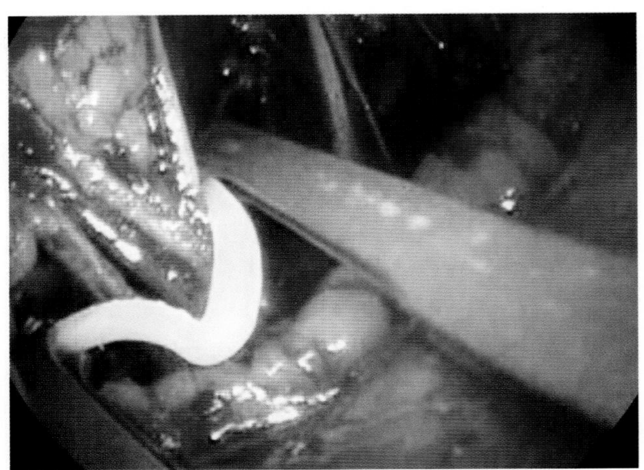

图 3-28　肾上腺下动脉分为束状，用血管夹夹闭

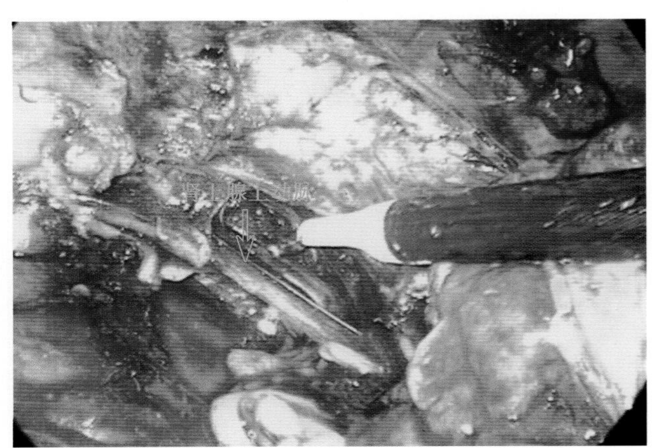

图 3-29　分离肾上腺上动脉

左侧肾上腺静脉从肾上腺底部汇入左肾静脉，分离左肾上腺下极时应注意小心分离，以防止出血。右侧肾上腺静脉起自肾上腺上极的内侧缘，进入下腔静脉后侧，此静脉短而壁薄，常是造成术中出血之处，分离时应特别小心。肾上腺静脉较粗，应使用钛夹或 Hem-o-lok 夹闭后切断（图 3-30）。

6. 切除肾上腺　单纯腺瘤切除或肾上腺次全切除可于欲切断处上钛夹后横断切除（图 3-31），也可使用超声刀直接凝固并切断肾上腺组织；肾上腺全切除须游离整个肾上腺，肾上腺静脉保留端用钛夹夹闭，切断摘除肾上腺。切除组织放入标本袋（可用手套捆扎制成）从腹壁切口取出（图 3-32），腹腔镜肾上腺手术（视频 1）。

视频 1 腹腔镜肾上腺手术

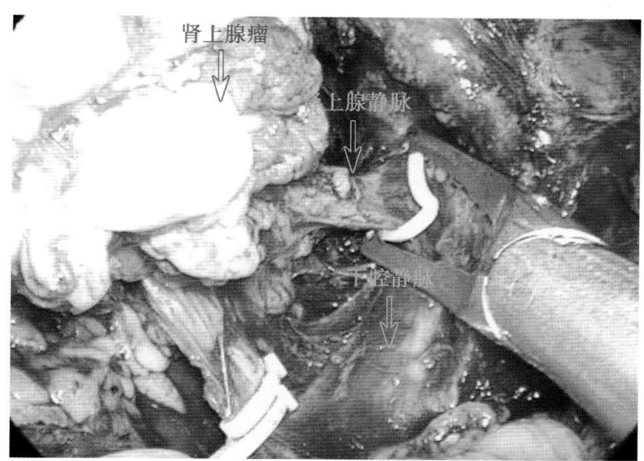


图 3-30 Hem-o-lok 夹闭肾上腺静脉

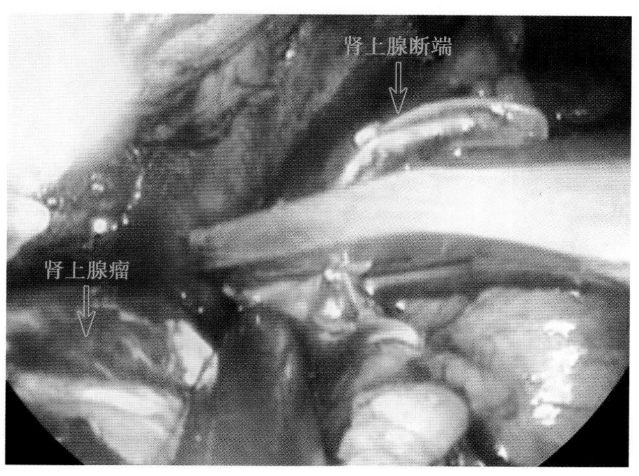


图 3-31 行单纯腺瘤切除时用血管夹处理肾上腺断端

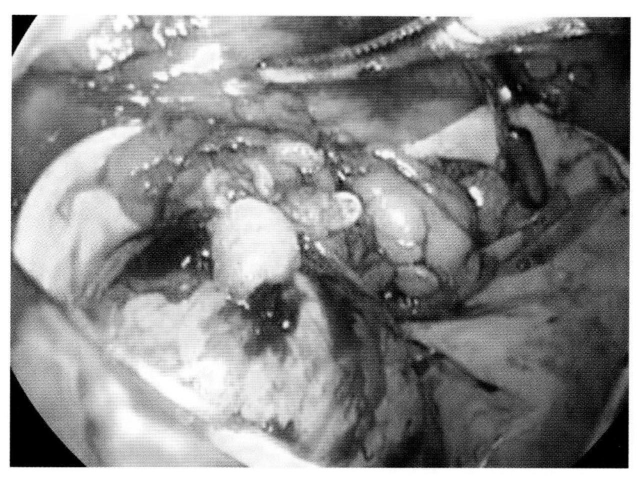

图 3-32 切除组织放入标本袋从腹壁切口取出

**（三）后腹腔镜肾上腺手术难点的应对**

1. 嗜铬细胞瘤术中注意事项 尽管术前准备充分，但嗜铬细胞瘤患者在麻醉和手术过程中血压波动仍常见，文献报道有因开展腹腔镜手术早期，操作不熟练，分离肿瘤时瘤体破裂，导致血压骤升、心搏骤停的报道。术中操作应准确而轻柔，尽量减少挤压肿瘤及肾上腺组织，减少儿茶酚胺释放造成的血压剧烈波动。

经腹膜后径路也可先行结扎肾上腺静脉，减少术中血压剧烈波动，但嗜铬细胞瘤通常血运较丰富，血管交织成网状，早期结扎肾上腺静脉并不能完全避免术中触碰或挤压肿瘤所导致的血压骤升，腹腔镜术中充分地暴露、准确轻巧的操作才是减少术中高血压危象的关键。过分强调先结扎肾上腺中央静脉可能会增加术中损伤下腔静脉或肾静脉的危险。

后腹腔镜肾上腺手术时将肾脏充分游离并向下向腹侧牵开有利于肾上腺肿瘤地暴露，只有在肿瘤暴露满意、充分的情况下，才能做到操作轻巧、准确，以减少分离嗜铬细胞瘤时挤压肿瘤所造成的血压骤升。

2. 腹膜破损地处理 后腹腔镜手术时一旦发生腹膜破损，$CO_2$ 进入腹腔使得腹膜向后腹腔移位，影响肾上腺区地暴露，给手术带来很大困难，甚至因此而不得不转为开放手术。因此，防止发生腹膜破损十分重要。在穿刺置入肋缘下腋前线腹腔镜穿刺套管时，应在腹腔镜直视下将腹膜返折从穿刺点推开，然后在直视下穿刺置入腹腔镜穿刺套管以避免损伤腹膜；切开 Gerota 筋膜时要靠近腰大肌前缘，尤其在肾上极处更要靠近背侧切开，以免伤及腹膜。发生腹膜破损时可采取以下措施：①腹膜小的破口可用钛夹夹闭，技术熟练者也可缝合腹膜破口。②腹膜菲薄易破或破损处有张力的上述办法难以奏效，可在腹腔穿刺插入注射针头，不断排出进入到腹腔内的 $CO_2$，减轻腹膜向后腹腔膨隆对肾上腺区暴露的影响。③增加一支腹腔镜套管，置入腹腔镜拉钩，向前推开腹膜帮助暴露肾上腺区，保证手术地进行。

3. 术中出血地处理 遇到肾上腺静脉出血时，立即用纱布压迫出血部位，在做中转开放手术准备的同时，可尝试进行止血，仔细辨认清楚局部的解剖关系，逐步移开纱布，用吸引器吸除积血，找准出血点用钛夹夹闭止血。如果不能迅速找到出血点，应果断地中转开放手术。当发生肾上腺静脉或下腔静脉出血时，如不能迅速控制出血，则会因出血造成手术视野不清，在血泊中盲目使用电凝和钛夹止血不仅难以奏效，而且可能造成更大的损伤，虽然有人报道采用提高气腹压力至25mmHg可控制下腔静脉出血，有利于腔镜下进行破损修补，但过高的气腹压力有造成气体栓塞之虞。此种情况下试图用腹腔镜进行止血并继续完成手术是危险的，应立即用纱布压迫出血部位，果断地中转开放手术止血。

4. 腰部操作空间狭小的对策　有些患者肋缘至髂嵴之间的距离过短，使得腰部操作空间狭小，如果仍然按照通常办法分别在腋中线髂嵴上放置腹腔镜套管，腋后线、腋前线肋缘下分别置入腹腔镜操作套管，势必会造成各腹腔镜套管相距过近、互相干扰。此种情况下应尽可能地利用腰桥和手术床使患者手术侧腰部间隙伸展，同时将肋缘下腋后线与腋前线处穿刺点分别向背侧和腹侧调整移位，使得各支腹腔镜之间保持足够的距离，避免相互干扰。另一个选择则是采取经腹腔入路手术。

5. 肥胖患者行后腹腔镜肾上腺手术的难点和对策　肥胖患者腹膜后脂肪多，术中寻找及暴露肾上腺困难，尤其是皮质醇增多症（病理性肥胖）患者，除肥胖外，血管脆性亦高，极易出现渗血而造成视野解剖层次不清，影响手术操作并且容易造成脏器损伤。但另一方面，如果手术成功，肥胖患者更能够从腹腔镜手术获益，体现腹腔镜手术创伤小、恢复快的特点。

由于肥胖患者行腹腔镜肾上腺手术难度较大，一般认为开展腹腔镜手术初期不宜开展，有人甚至认为属于禁忌证，Howard认为开展腹腔镜手术初期，患者体重超过标准体重10kg（25磅）以上应放弃采用此术式。但是，随着手术经验的积累，这些困难并非不能克服，但应在取得一定的腹腔镜手术经验后再开展，并且可能需要一些特殊的腹腔镜器械，例如加长的手术器械。肥胖患者行后腹腔镜手术时，宜贴着腹壁向肾上腺区分离，这样可以有效地避免从视野上方垂下的脂肪遮挡视野，必要时可将肾脏表面及肾上腺区脂肪从腹壁整块剥离并向肾脏下方牵拉开，有利于肾上腺地暴露和游离。超声刀对分离腹膜后脂肪比电刀好，出血少、有利于保持视野清晰。

## 七、腹腔镜肾上腺再次手术

1. 再次腹腔镜手术的难点　手术会造成粘连和解剖层次不清，给再次手术带来困难。腹腔镜手术能否克服既往手术造成的粘连而施行再次手术，文献鲜有报道。Gill曾报道对3例既往有经11肋腹膜外入路肾脏手术史者采取经胸腔打开膈肌的手术入路行胸腔镜肾上腺切除术，术中用腔镜下超声探头辅助定位，3例手术均取得成功，手术用时分别为4.5h、6.5h、2.5h，术中出血分别为500ml、150ml、50ml。笔者曾报道5例腹腔镜再次手术，患者中3例既往曾行后腹腔镜肾上腺手术（图3-33）、1例曾行经腰切口开放性肾上腺切除手术，1例曾行经腰切口开放性肾切除手术；既往手术距此次手术时间6个月~7年。手术采用经腹入路以避开原手术瘢痕（图3-34），5例手术均获得成功，手术用时1.2~2.5h，术中出血分别为10~50ml。

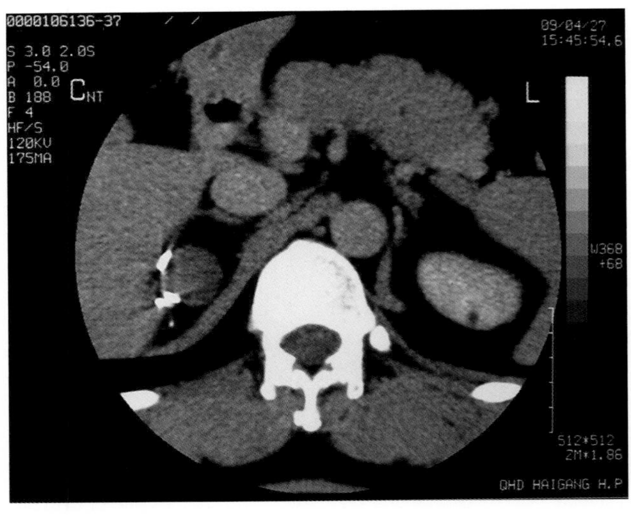


图3-33　肾上腺瘤复发，右肾上腺处可见原后腹腔镜手术钛夹

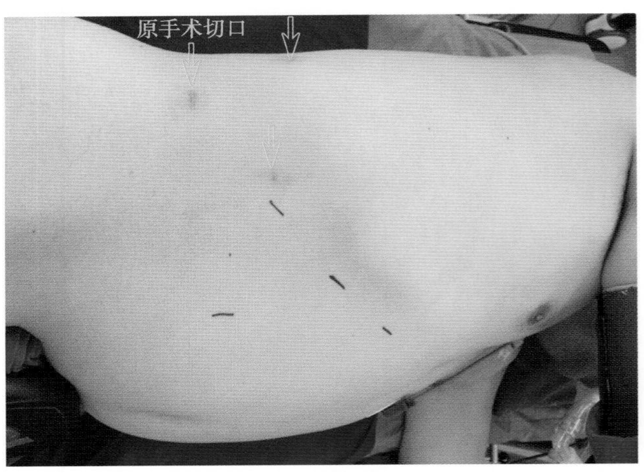


图3-34　经腹入路再次腹腔镜手术穿刺套管位点

2. 再次腹腔镜手术切口选择的考虑 既往手术瘢痕粘连以及肾脏切除后缺少了重要的解剖标识，无疑增加了腹腔镜再次手术的难度，而且手术瘢痕粘连的程度术前很难估计，因此，腹腔镜套管穿刺位点的选择应考虑到中转开放手术的可能。腹腔镜观察套管可选择在肚脐外缘处或患侧上腹部腹直肌外缘脐剑之间水平，腹腔镜操作套管则可选择在肋缘下（图 3-35，图 3-36），需要中转开放手术时可将两个腹腔镜操作套管切口连起来成为肋缘下斜切口，腹腔镜观察套管切口则可用来放置腹腔引流管，尽量减少不必要的手术创伤。

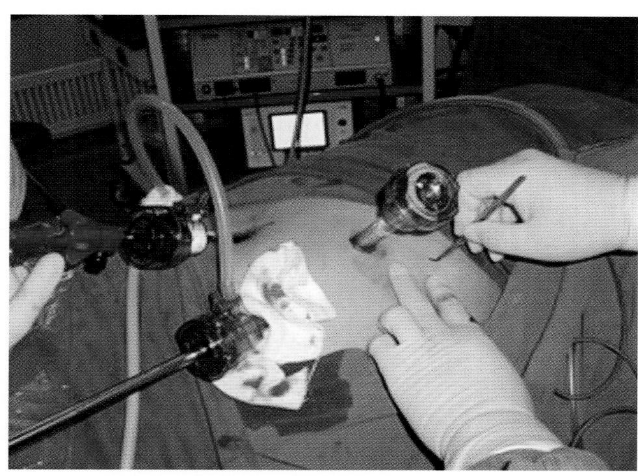

图 3-35 再次腹腔镜手术

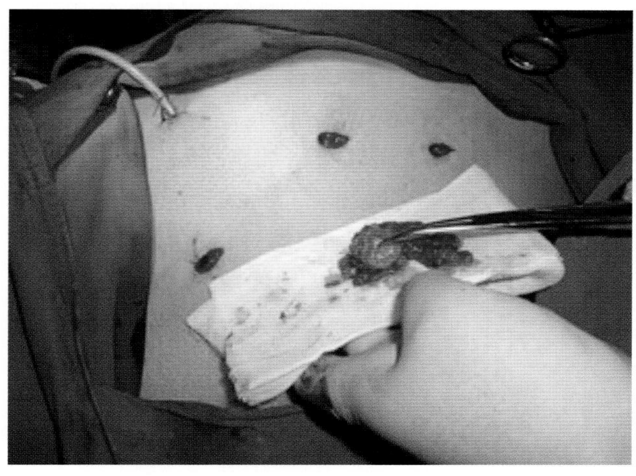

图 3-36 再次腹腔镜手术成功，标本取出

3. 关于既往手术瘢痕对再次腹腔镜手术的影响 文献报道腹腔镜手术的粘连较开放性手术为轻，腹腔镜手术可以克服这些粘连、切除肾上腺，但应特别注意对邻近脏器特别是下腔静脉和肾血管的保护。

对既往有肾脏或肾上腺手术史者，虽然因瘢痕粘连增加了手术的难度，但选择与既往手术不同的入路以减少瘢痕粘连对手术的影响，再行腹腔镜肾上腺手术对有较丰富腹腔镜手术经验者是可行的。

（李黎明）

## 参考文献


[1] MILLER BS, AMMORI JB, GAUGER PG, et al. Laparoscopic resection is inappropriate in patients with known or suspected adrenocortical carcinoma [J]. World J Surg, 2010, 34: 1380-1385.

[2] NIEMAN LK, BILLER BM, FINDLING JW, et al. Treatment of cushing's syndrome: all endocrine society clinical practice guideline [J]. J Clin Endocrinol Metab, 2015, 100(8): 2807-2831.

[3] PHYLLIS W. SPEISER, WIEBKE ARLT, RICHARD J. AUCHUS, et al. Congenital adrenal hyperplasia due to steroid 21-hydroxylase deficiency: an endocrine society clinical practice guideline [J]. J Clin Endocrinol Metab, 2018, 103(11): 4043-4088.

[4] SANG X, JIANG Y, WANG W, et al. Prevalence of and risk factors for primary aldosteronism among patients with resistant hypertension in China [J]. Hypertens, 2013, 31(7): 1465-1471.

[5] SCHOLL UI, GOH G, STÖLTING G, et al. Somatic and germline CACNA1D calcium channel mutations in aldosterone-producing adenomas and primary aldosteronism [J]. Nat Genet, 2013, 45(9): 1050-1054.

[6] 汤坤龙，李黎明．皮质醇增多症围手术期糖皮质激素替代治疗方案研究[J]. 中华内分泌外科杂志，2012，6(6): 423-424.

[7] 汤坤龙，林毅，李黎明．腹腔镜手术治疗原发性醛固酮增多症 227 例[J]. 中华内分泌外科杂志，2011，05(2): 117-119.

# 第四章

# 肾上腺嗜铬细胞瘤与外科治疗

## 第一节　概　　述

儿茶酚胺分泌瘤是一类罕见的肿瘤,仅发生于不到0.2%的高血压患者中。据估计,嗜铬细胞瘤的年发病率大约为0.8/100 000人年。然而这一估计值可能偏低,因为一项病例系列研究发现,有50%的嗜铬细胞瘤是通过尸检诊断的。尽管嗜铬细胞瘤可能发生于任何年龄,但最常见于三四十岁,且在男性与女性中同样常见。

来源于肾上腺髓质和交感神经节嗜铬细胞的儿茶酚胺分泌瘤分别被称为"嗜铬细胞瘤"及"分泌儿茶酚胺的副神经节瘤"(以往称肾上腺外嗜铬细胞瘤)。因为这类肿瘤的临床表现及治疗手段相似,很多临床医师将肾上腺嗜铬细胞瘤及分泌儿茶酚胺的副神经节瘤统称为"嗜铬细胞瘤"。然而,嗜铬细胞瘤和副神经节瘤之间的差别很重要,因为两者在肿瘤相关的影响、恶性肿瘤的风险和基因检测方面都有所不同。大多数儿茶酚胺分泌瘤都是散发性的。然而,约30%患者的肿瘤是某种家族性疾病的一部分;在这类患者中,儿茶酚胺分泌瘤更有可能是双侧肾上腺嗜铬细胞瘤或副神经节瘤。相比于散发性肿瘤,遗传性儿茶酚胺分泌瘤患者通常更年轻。而散发性嗜铬细胞瘤通常根据症状诊断或通过CT检查偶然发现而诊断,而综合征性嗜铬细胞瘤通常因生物化学监测或基因检测而在病程较早期得到诊断。2004年,WHO的内分泌肿瘤分类将嗜铬细胞瘤定义为来源于肾上腺髓质的产生儿茶酚胺的嗜铬细胞的肿瘤,即肾上腺内副神经节瘤;而将交感神经和副交感神经节来源者定义为肾上腺外副神经节瘤。目前比较统一的观点是嗜铬细胞瘤特指肾上腺嗜铬细胞瘤,而将传统概念的肾上腺外或异位嗜铬细胞瘤统称为副神经节瘤。而恶性嗜铬细胞瘤(malignant pheochromocytoma)在WHO的诊断标准中是指在没有嗜铬组织的区域出现嗜铬细胞(转移灶)如骨、淋巴结、肝、肺等。局部浸润和肿瘤细胞分化程度均不能用于区分嗜铬细胞瘤的良恶性。

## 第二节　病因学与病理分类

大多数副神经节瘤是散发性的,病因不明。然而通过基因检测,在约1/3~1/2的病例中,该病与某些遗传性综合征有关。尤其是那些发生于头颈部的副神经节瘤,与编码琥珀酸脱氢酶(succinate dehydrogenase,SDH)酶复合体不同亚单位的基因的变异有关。此外,嗜铬细胞瘤和副神经节瘤相关的还有以下这4种遗传综合征:多发性内分泌腺肿瘤综合征2A和2B型(multiple endocrine neoplasia types 2A and 2B,MEN2)、神经纤维瘤病Ⅰ型(neurofibromatosis type 1,NF1)、von Hippel Lindau综合征(von Hippel Lindau,VHL)和Carney-Stratakis综合征。在一项研究报道中,纳入了意大利17家内分泌或高血压中心在4年间诊断的连续501例嗜铬细胞瘤或副神经节瘤患者,发现32%的病例存在种系突变[VHL基因突变占9.6%,SDH-D亚单位(SDHD)基因突变占9.3%,RET基因突变占5.4%、SDH-B亚单位(SDHB)基因突变占4.8%,NF1基因突变占2.2%、SDH-C亚单位(SDHC)基因突变占0.8%]。种系突变率不等,在伴相关综合征性病变的患者中为100%,在那些存在单一肿瘤且无家族

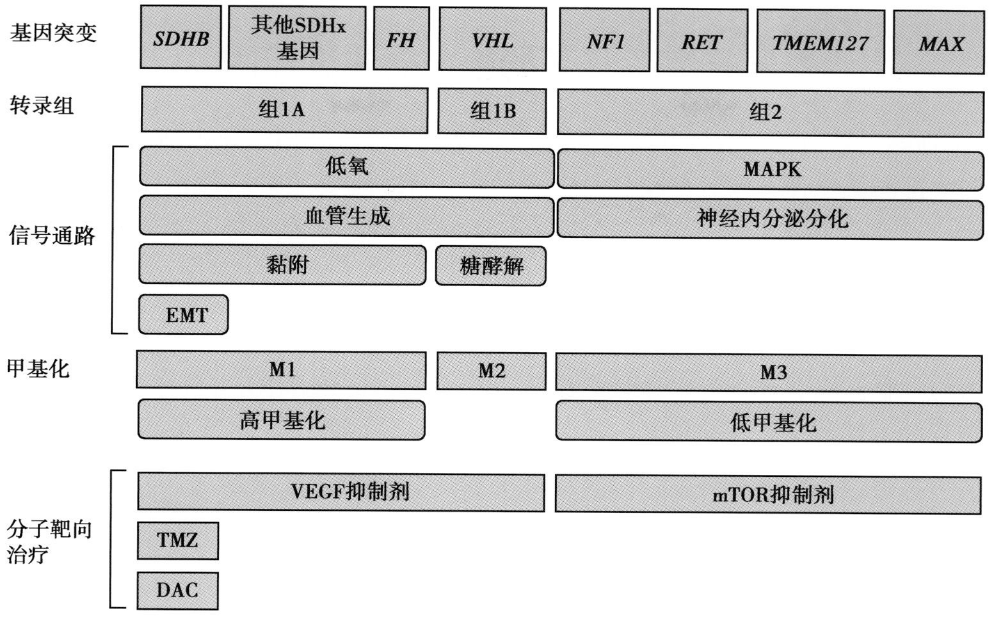


图 4-1 副神经节瘤的基因分型及分子通路

史(即:明显为散发性疾病)的患者中为 12%。所有 15 例表现为存在头颈部副神经节瘤和嗜铬细胞瘤或分泌性副神经节瘤的患者,均存在种系突变。在另外一项从 5 项已发表的基因筛查病例系列研究中得出的、有关恶性和良性肿瘤的大型回顾性研究中,发现了相似的种系突变率;在这项回顾性研究中,约 30% 嗜铬细胞瘤或副神经节瘤患者存在一种遗传性综合征或 / 和易感基因;携带这些基因的患者比例分别为:VHL 基因占 9%、SDHD 基因占 7.1%、SDHB 基因占 5.5%、RET 基因占 5.3%、NF1 基因占 2.9%。

副神经节瘤可起源于副交感神经或交感神经的副神经节,与嗜铬细胞瘤的发生率相近。虽然在细胞水平上不易区分,但副交感神经副神经节瘤和交感神经副神经节瘤在其解剖学分布、基础遗传综合征的发病率上有所不同。二者也具有不同的临床特征,大多数副交感神经性神经节衍生的副神经节瘤位于颅底和颈部,沿舌咽神经和迷走神经的分支分布(图 4-1)。交感神经副神经节瘤可在沿着从颅底(5%)至膀胱(图 4-2)和前列腺(10%)的肾上腺外交感神经链的任何部位出现。约 75% 的交感神经副神经节瘤发生于腹腔,最常见于腔静脉与左肾静脉的交汇处或 Zuckerkandl 器处,位于接近发出肠系膜下动脉的主动脉杈。约 10% 发生于胸部(包括心包的位置)。交感神经副神经节瘤还可出现在甲状腺、胸椎附近和马尾水平。

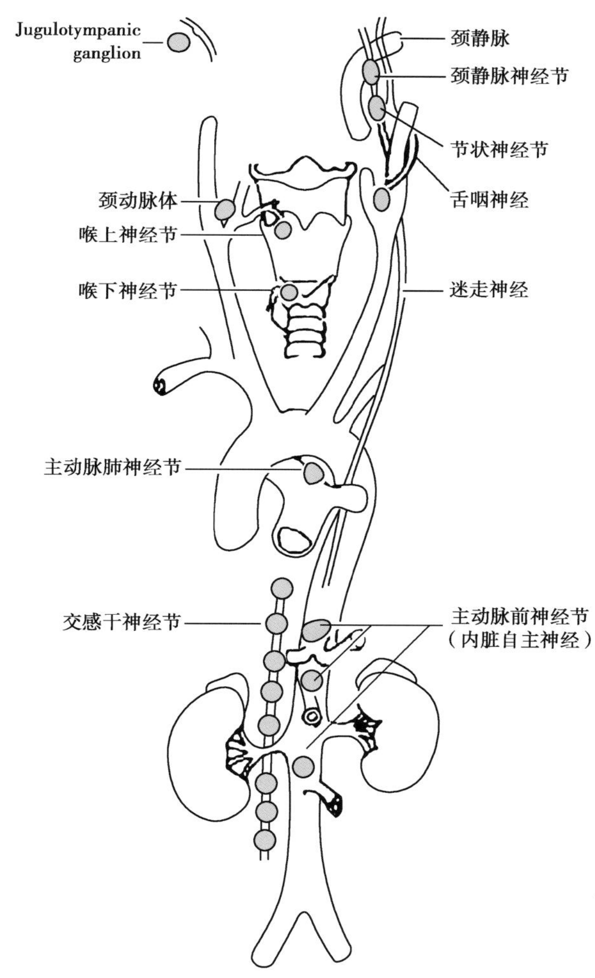


图 4-2 副神经节瘤起源于胚胎期神经外胚层细胞,副神经节瘤有四种类型

## 第三节 儿茶酚胺与病生理作用

交感神经副神经节瘤通常可分泌儿茶酚胺，位于胸部、腹部和盆部的交感神经椎旁神经节。分泌儿茶酚胺的副神经节瘤在临床上经常表现为类似嗜铬细胞瘤的高血压、发作性头痛、发汗和心动过速。儿茶酚胺（catecholamine，CA）CA包括去甲肾上腺素（norepinephrine，NE）、肾上腺素（epinephrine，E）、多巴胺（dopamine，DA）。能合成和释放CA的组织有肾上腺髓质、交感神经末梢和中枢神经系统。肾上腺髓质分泌的CA中70%是E，30%为NE，而交感神经末梢主要释放NE。中枢神经系统以NE和DA为主。

CA主要通过三种途径被灭活：①被交感神经末梢再摄取；②转化为无活性的代谢产物；③肾脏排泄，NE和E在儿茶酚-氧-甲基转移酶（COMT）作用下，分别被降解为3-甲氧基去甲肾上腺素（normetanephrine，NMN）及3-甲氧基肾上腺素（metanephrine，MN），并经单胺氧化酶（MAO）的作用生成终产物VMA。CA的这种代谢途径也存在于嗜铬细胞瘤的瘤细胞内（图4-3）。

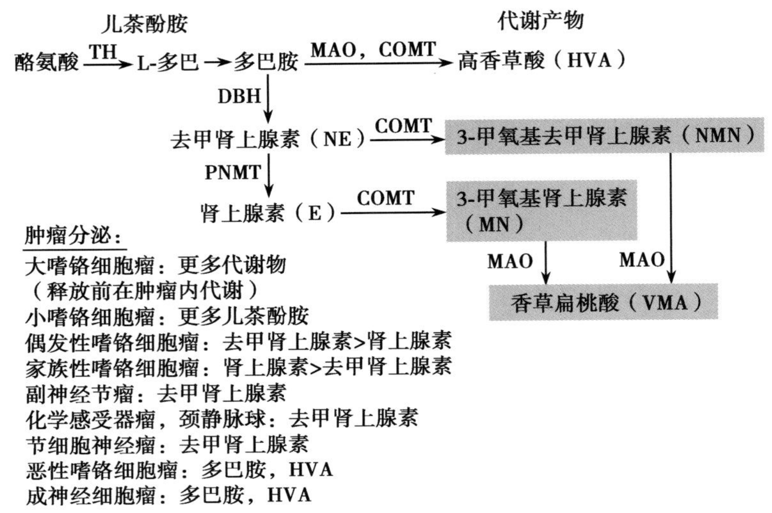


图4-3 儿茶酚胺的生成与代谢产物

E和NE的作用机制是与靶细胞细胞膜上的特异受体结合后发挥作用。肾上腺素能受体有α和β两类，β受体又分为$\beta_1$和$\beta_2$两个亚型。α受体的激活主要使动脉收缩；$\beta_1$受体的激活主要使心率增快；$\beta_2$受体的激活使动脉扩张，支气管平滑肌扩张，胃肠蠕动加快。NE对α受体的激活较强，而对$\beta_2$受体的激活作用较弱。E与NE的作用不完全相同，有时甚至相反。

由于在相关肿瘤、恶性风险及基因检测方面的意义，嗜铬细胞瘤和副神经节瘤之间的区别很重要。在许多病例系列研究中，与嗜铬细胞瘤相比，对副神经节瘤的遗传易感性更常见。在一项有关被转诊进行基因检测的副神经节瘤或嗜铬细胞瘤患者的研究中，在83%的副神经节瘤患者和57%的嗜铬细胞瘤患者中发现了突变。在有颅底和颈部副神经节瘤的患者中，遗传性副神经节瘤的发病率尤其高；在一项病例系列研究中，80%的患者有阳性家族史，其中99.5%的患者在SDHx基因中的一个基因中携带突变。随着新的易感基因的发现，种系突变率可能增加。建议对所有被诊断为副神经节瘤的患者进行遗传筛查。

## 第四节 临床诊断与鉴别诊断方法

### 一、临床表现与特征

分泌儿茶酚胺的嗜铬细胞瘤典型的临床表现高血压、发作性头痛、发汗和心动过速，其中高血压是最常见的特征。然而，在一项纳入236例任意部位嗜铬细胞瘤/副神经节瘤患者的病例系列研究中，在128例进行筛查的患者中，发现40例（31%）患者的儿茶酚胺分泌过量，而在128例患者中只有38例患者存在高血压的记录。高血压可能是持续性的或间歇性的，经常是阵发性的。高血压危象常伴阵发性头痛、发汗和心动过速 / 心悸，这被称为“典型的三联征”。如果所有 3 种症状同时出现（尽管这种情况并不常见），诊断儿茶酚胺分泌型肿瘤的特异性约为 90%。然而，一项病例系列研究发现，在 40 例嗜铬细胞瘤 / 分泌型副神经节瘤患者中，只有 40% 的患者表现为经典的三联征症状；在 46 例颅底和颈部副神经节瘤患者中，无一例出现经典的三联征症状。阵发性症状和体征或“疾病发作”（发作性分泌儿茶酚胺的结果）是表示存在儿茶酚胺分泌型肿瘤的强有力证据。疾病发作可能是自发性的，也可能由姿势变化、焦虑、药物（例如：β- 肾上腺素能拮抗剂、甲氧氯普胺、麻醉性药物）、运动、或使腹内压增加的动作（例如：体位的变化、举重、排便、运动、结肠镜检查、妊娠、创伤）所促发。排尿性晕厥是儿茶酚胺分泌型膀胱副神经节瘤的临床表现。高血压、血尿和排尿或性行为时的三联征症状被认为几乎对该病具有诊断性，据报道，该三联征的出现率不等，可出现在 50%~100% 的此类患者中。某些患者只有无痛性血尿。在多巴胺生成型副神经节瘤中，正常血压甚或是低血压常见，该型副神经节瘤极为罕见，倾向于晚期表现为占位效应。与分泌肾上腺素或去甲肾上腺素的副神经节瘤相比，该型副神经节瘤还更可能发生复发和恶性播散。

功能性副神经节瘤的其他症状包括：强烈心悸、震颤、苍白、呼吸困难、全身无力和惊恐发作型症状。慢性便秘是功能性肿瘤患者中常见的现象。与儿茶酚胺分泌型肿瘤相关的较不常见的体征和症状包括：直立性低血压（这可能反映血浆容量低）、视物模糊、视神经乳头水肿、体重减轻、多尿、烦渴、便秘、发热、高血糖、白细胞增多、精神障碍；在罕见的情况下，可表现为由促红细胞生成素过量生成导致的继发性红细胞增多。如上所述，颅底和颈部副神经节瘤表现为儿茶酚胺过度分泌的情况，不如腹部和盆部副神经节瘤常见。过去曾经认为，在颅底和颈部副神经节瘤中，功能性激素分泌罕见，据报道发生于 1%~3% 的病例中。然而，来自筛查研究的更近期的回顾性数据表明，高达 20% 的颅底和颈部副神经节瘤（平均为 5%）表现为儿茶酚胺过量。由于该原因，并且因为同时发生颅底和颈部以下的肿瘤并不少见，对于颅底和颈部副神经节瘤患者，在术前进行针对过度分泌的分泌性检测是合适的。除嗜铬细胞瘤 / 副神经节瘤外，在几种情况下，交感神经的活动也增强。虽然儿茶酚胺分泌型副神经节瘤在临床上可能表现为一种与肾上腺嗜铬细胞瘤相似的方式，但在多巴胺分泌型副神经节瘤患者中，可能存在正常血压或甚至是低血压。另一个不同之处是，虽然嗜铬细胞瘤可异位分泌额外的激素（如促皮质素、降钙素、舒血管肠肽、或肾素），但这并不是副神经节瘤的一种已知的特征。

## 二、影像学表现

无论是对于分泌型还是非分泌型副神经节瘤，放射影像学检查都是评估中的重要部分。在存在儿茶酚胺分泌型肿瘤的情况下，影像学检查可提供关于肿瘤定位的信息；对于非分泌型肿瘤，影像学的特征常具有充分的特征性（根据其位置和高度血管分布），可做出副神经节瘤的推定性术前诊断。最常用的检查手段包括：超声（ultrasound，US）、CT、MRI、血管造影、采用 MIBG 的核素成像，以及 $^{18}$F-FDG-PET。虽然 $^{68}$Ga-DOTA- 奥曲肽（即，$^{68}$Ga-DOTATATE）PET/CT 是一种有前景的新型放射性标记，且其最终可能会取代 FDG，但基于现有数据，我们仍优选 FDG。对于儿茶酚胺分泌型副神经节瘤患者，在生化确定诊断后应进行放射学评估以定位肿瘤，而不是先进行放射学评估再进行生化检查。交感神经性副神经节瘤可沿从颅底至膀胱和前列腺的交感神经链的任何部位出现，包括心包的位置。约 10% 的儿茶酚胺分泌型肿瘤是肾上腺外的，但 95% 出现在腹部和盆部内。虽然含有副神经节组织的任何部位均可受累，但儿茶酚胺分泌型副神经节瘤最常见的肾上腺外部位是上腹部和下腹部的主动脉旁区（75% 的肾上腺外肿瘤）、膀胱（10%），胸部（10%），以及颅底、颈部和盆部（5%）。通常首先进行腹部和盆部的 CT 或 MRI。选择上述任一项检查均是合理的，这取决于不同的情况：当进行增强 CT 检查时，存在某些放射暴露，但如果给予当前的放射影像学造影剂，并无高血压恶化的风险。使用低渗透性造影剂进行 CT 对于儿茶酚胺分泌型肿瘤患者是安全的，即使在未使用 α- 或 β- 肾上腺素能阻滞剂进行预处理的情况下也是如此。当进行 MRI 检查时，既不存在放射，也不使用造影剂。虽然 MRI 的空间分辨率比 CT 差，但这项花费较大的检查可区分副神经节瘤和其他肿块（图 4-4）。对于 MEN2 综合征患者，CT 可能漏掉约 1/4 的肿瘤。在一组嗜铬细胞瘤的发生率为 40% 的选定患者中，CT 的阳性和阴性预测值分别为 69% 和 98%。

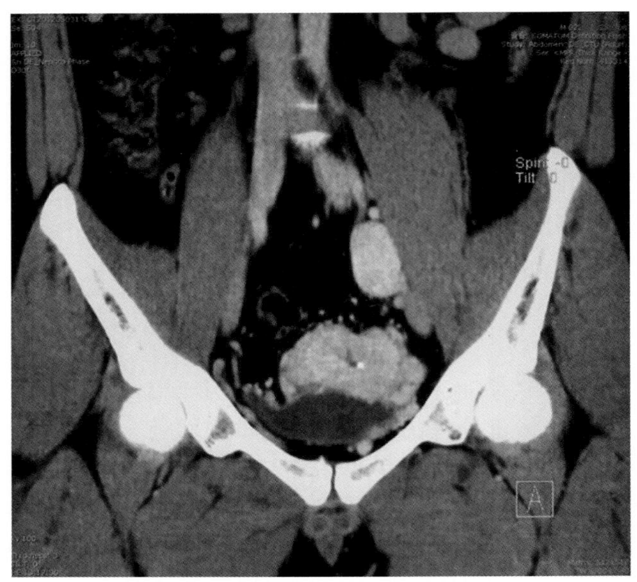

图 4-4 膀胱副神经节瘤

如果在存在儿茶酚胺分泌型肿瘤的临床和生化证据的情况下，腹部和盆部 CT 或 MRI 的结果为阴性，下一步是进行胸部 / 头部和颈部的横断面成像检查，和 / 或核素（功能性）成像。如横断面成像检查的结果为阴性，在诊断流程中可能需进行核素成像。此外，对于高度可能性存在恶性副神经节瘤（例如，SDHB 突变）的患者，核素成像具有筛查转移性疾病的价值。肾上腺髓质全身显像（MIBG）是一种类似于去甲肾上腺素的化合物，可被肾上腺组织摄取。使用碘 -123 标记的 MIBG 进行扫描，可检出未被 CT 或 MRI 发现的肿瘤，或当 CT 或 MRI 结果为阳性时可检出多发性肿瘤。

与针对嗜铬细胞瘤的定位相比，对于副神经节瘤的定位，$^{123}$I-MIBG 成像的假阴性率更高（29%~44%），但该检查的确可进行全身检测，这可有助于对同时性肿瘤或转移癌进行诊断或定位。有关颅底和颈部副神经节瘤的另一个问题是 $^{123}$I-MIBG 会蓄积于唾液腺，这可能干扰恰当的诊断。最后，在多巴胺生成型副神经节瘤中，假阴性率较高。如果使用 I-123 作为放射性示踪剂，应使用碘化钾滴剂对患者的甲状腺摄取 I-123 进行阻断。

某些机构对所有副神经节瘤患者均进行 MIBG 扫描，而其他机构倾向于进行生长抑素受体成像（somatostatin receptor scintigraphy，SRS）。副神经节瘤与某些其他神经内分泌肿瘤一样，其细胞表面存在高密度的生长抑素 2 型受体，可通过使用铟 -111 标记的奥曲肽成像来显像。然而，在有条件的情况下，正电子发射放射性核素标记生长抑素类似物优于铟 -111 奥曲肽成像，因为前者能提高空间分辨率。

一项研究评估了 21 例因推定诊断为颅底和颈部副神经节瘤而拟行手术的患者的术前奥曲肽成像结果。16 例副神经节瘤患者的扫描为阳性，3 例其他病理类型肿瘤患者的扫描为阴性。总检测准确度为 90%，敏感性和特异性分别为 94% 和 75%。

传统 PET 成像使用示踪剂 FDG 来检测嗜铬细胞瘤 / 副神经节瘤患者中的高代谢性肿瘤，敏感性较高。更近期的研究表明，FDG-PET 对原发性肿瘤和转移癌的检测与 MIBG 的特异性相同，对转移性疾病的检测比 $^{123}$I-MIBG 和 CT/MRI 更敏感。在一项纳入 216 例疑似嗜铬细胞瘤 / 副神经节瘤患者的前瞻性研究中，直接对整合的 FDG-PET/CT 成像与 $^{123}$I-MIBG 和传统 CT 或 MRI 横断面成像检查的效用进行了比较。在经过详细评估后发现，其中 60 例患者存在非转移性嗜铬细胞瘤 / 副神经节瘤，95 例患者存在转移性嗜铬细胞瘤 / 副神经节瘤，61 例患者不存在嗜铬细胞瘤 / 副神经节瘤。对于原发性肿瘤，PET/CT 对非转移性肿瘤的敏感性与 123I-MIBG 相似，但低于 CT/MRI（分别为 77%、75% 和 96%）。在那些已排除副神经节瘤 / 嗜铬细胞瘤的患者中，特异性相当（分别为 90%、92% 和 90%）。当只对 26 例头颈部副神经节瘤患者进行分析时，PET/CT 比 $^{123}$I-MIBG 更敏感（85% vs 52%）。在转移性疾病患者中，PET/CT 比 $^{123}$I-MIBG 的敏感性高。现已出现了数种与高分辨率 PET/CT 结合使用的正电子发射放射性核素标记的生长抑素类似物（如 $^{68}$Ga-DOTATATE），其可能最终会改善多种神经内分泌肿瘤（包括副神经节瘤）的检出和分期。在早期研究中，据称这些新型 PET 显像方式的空间分辨率比传统的铟奥曲肽成像更高，并且前者检出小病灶的敏感性更高。例如，一项研究纳入了 22 例非种系突变型嗜铬细胞瘤或副神经节瘤患者，前瞻性地比较了 $^{68}$Ga-DOTATATE PET/CT 与 FDG-PET 和 CT/MRI。研究结果表明，$^{68}$Ga-DOTATATE PET/CT 的病变检出率为 97.6%，而 $^{18}$F-FDG PET/CT 和 CT/MRI 的检出率分别为 49.2%（$P$<0.01）和 81.6%（$P$<0.01）。在另一项纳入 17 例 SDHB 相关性转移性嗜铬细胞瘤或副神经节瘤患者的研究中，对 68-Ga-DOTATATEPET/CT 进行了前瞻性研究，68-Ga-DOTATATEPET/CT 的病变检出率为 98.6%，相比之下，$^{18}$F-FDG PET/CT、$^{18}$F-FDOPA PET/CT、$^{18}$F-FDA PET/CT 以及 CT/MRI 的病变检出率分别为 85.8%、61.4%、51.9% 和 84.8%。

2016 年 6 月，美国 FDA 批准了 Netspot 试剂盒，Netspot 是一种 $^{68}$Ga- DOTATATE 注射剂，是用于 PET 显像的放射性诊断制剂。

在不同机构间，进行肿瘤定位的方法存在差异。在某些机构中，当腹部 / 盆腔 CT 检查为阴性时，或对于已确诊副神经节瘤需寻找是否存在异时性疾病的患者，MIBG 是肿瘤定位的首选检查。然而，对于识别并追踪转移性疾病的部位，优选 FDG-PET。

### 三、激素测定与功能试验

分泌型副神经节瘤的诊断通常是根据对尿液和 / 或血浆中分馏的甲氧基肾上腺素类物质和儿茶酚胺进行测定作出的。

儿茶酚胺在肿瘤内代谢为甲氧基肾上腺素类物质（分别为：去甲肾上腺素代谢为甲氧基去甲肾上腺素，肾上腺素代谢为甲氧基肾上腺素），可独立于肿瘤释放儿茶酚胺而发生。由于该原因，以及由于副神经节瘤常为多灶性且可能并发嗜铬细胞瘤的事实，每位副神经节瘤患者均需进行生化检查，即使在患者并未表现出儿茶酚胺过度分泌的临床特征的情况下也是如此。

副神经节瘤的生化检查一般与肾上腺嗜铬细胞瘤相同。然而，在嗜铬细胞瘤和副神经节瘤之间，儿茶酚胺的分泌存在某些差异，这可能影响对检测结果的解读，副神经节瘤不太可能分泌肾上腺素，这可能是由于使去甲肾上腺素转化为肾上腺素的苯乙醇胺 N- 甲基转移酶（phenylethanolamine N-methyltransferase，PNMT）需皮质醇作为一种辅因子。这可影响 24 小时尿液采集的敏感性，如下研究中，纳入了 23 例嗜铬细胞瘤和 17 例腹部 / 盆腔副神经节瘤患者，儿茶酚胺代谢物在 87% 的嗜铬细胞瘤和 88% 的副神经节瘤患者中升高，但在副神经节瘤患者中，尿液甲氧基肾上腺素类物质的平均水平显著更低（3.3μmol/24h vs 19.3μmol/24h），而尿液中甲氧基去甲肾上腺素的水平更高（48.1μmol/24h vs 17.5μmol/24h）。在 9 例完成筛查的颅底和颈部副神经节瘤患者中，8 例患者的 24 小时尿儿茶酚胺代谢产物正常。在一项纳入 236 例良性副神经节瘤患者的病例系列研究中，对有关尿液检测甲氧基肾上腺素类物质和儿茶酚胺的敏感性和特异性的问题进行了讨论，其中 40 例良性功能亢进性副神经节瘤患者进行了 24 小时尿液采集。去甲肾上腺素、总的甲氧基肾上腺素类物质、多巴胺和肾上腺素 24 小时测定的敏感性分别为 84%、74%、18% 和 14%。

一般而言，对于副神经节瘤，采集 24 小时尿液以测定去甲肾上腺素和分馏的甲氧基肾上腺素类物质比采集 24 小时尿液以测定肾上腺素更敏感。然而，MEN2 相关性嗜铬细胞瘤 / 副神经节瘤均分泌肾上腺素，而非去甲肾上腺素。SDHB 突变相关性副神经节瘤可分泌多巴胺和去甲肾上腺素。在儿茶酚胺分泌型肿瘤的生化诊断方法中，目前尚存较大的地区性、机构性和国际性差异。

颅底和颈部副神经节瘤可产生并分泌儿茶酚胺。在生化上，嗜铬细胞通过一种 ATP 依赖性化学渗透过程，将儿茶酚胺（多巴胺、去甲肾上腺素、肾上腺素）聚集在亚细胞性嗜铬颗粒内。在这些致密核心颗粒内，儿茶酚胺随后通过与嗜铬粒蛋白 A 结合进行储存。代谢性降解（转化为甲氧基肾上腺素、甲氧基去甲肾上腺素和 VMA）可独立于分泌发生；因此在血浆和尿液中通常可诊断性地检测甲氧基肾上腺素和甲氧基去甲肾上腺素的水平。

## 第五节　外科治疗方法与评估

### 一、术前准备及风险评估

PHEO/PGL 术前充分的准备是手术成功的关键，未常规予 α- 受体阻滞剂以前 PHEO 手术死亡率达 24%~50%，充分的药物准备可使手术死亡率低于 3%。术前药物准备的目标在于阻断过量 CA 的作用，维持正常血压、心率 / 心律，改善心脏和其他脏器的功能，纠正有效血容量不足，防止手术、麻醉诱发 CA 的大量释放所致的血压剧烈波动，减少急性心衰、肺水肿等严重并发症的发生。一旦诊断为嗜铬细胞瘤 / 副神经节瘤，所有患者应在适当的治疗准备后手术切除肿瘤。应避免使用已知可诱发嗜铬细胞瘤 / 副神经节瘤发作的药物，例如胰高血糖素、组胺和甲氧氯普胺。处理方法与美国内分泌学会 2014 年的《临床实践指南》一致。控制高血压（包括防止术中高血压危象发生）和心动过速。未诊断的嗜铬细胞瘤患者因其他原因进行手术时（因此他们未进行术前内科治疗），由于致命的高血压危象、恶性心律失常和多器官功能衰竭，外科手术死亡率较高。所有儿茶酚胺分泌型肿瘤患者都需接受某种形式的术前药物治疗准备。尚无随机对照试验比较不同的术前准备方法，也没有普遍公认的嗜铬细胞瘤/副神经节瘤患者术前准备方法。α和β-肾上腺素能阻滞剂联用、钙通道阻滞剂及甲酪氨酸都已被成功使用。α和β-肾上腺素能阻滞剂联合应用是一种控制血压及预防术中高血压危象发生的有效方法。在术前7~14天给予α肾上腺素能阻滞剂，使患者血压恢复正常，扩充收缩血容量。对于近期发生心肌梗死、儿茶酚胺心肌病、难治性高血压及儿茶酚胺诱导血管炎的患者，术前需要接受更长时间的α-肾上腺素能阻滞剂治疗。国外大多数医疗中心首选酚苄明来术前控制血压和心律失常。其是一种不可逆的长效非特异性α-肾上腺素能阻滞剂。初始剂量为10mg，1天1次或1天2次，根据控制血压和症状发作的需要，每2~3天增加10~20mg，分配至每次的剂量中。应提醒患者：几乎所有患者服药后均会出现直立性低血压、鼻塞和明显疲劳感。男性患者服药后会出现逆行射精的情况。由于选择性$α_1$-肾上腺素能阻滞剂副作用小且费用更低，许多医学中心使用选择性$α_1$-肾上腺素能阻滞剂（如，哌唑嗪、特拉唑嗪或多沙唑嗪），或者在需要进行长期药物治疗时（如，治疗转移性嗜铬细胞瘤）比起酚苄明更愿选择$α_1$-肾上腺素能阻滞剂。患者应在门诊行立位和坐位血压监测，1天2次，并且左右侧上臂同时测量。目标血压应低于120/80mmHg（坐位），收缩压高于90mmHg（立位）；目标血压值应结合患者年龄和共存疾病进行调整。为防止由儿茶酚胺诱导的容量收缩及α肾上腺素能阻滞相关的直立性低血压，在使用α肾上腺素能阻滞剂的第2天或第3天，应鼓励患者开始高钠饮食（>5 000mg/d）。这种程度的容量扩张可能禁忌用于充血性心力衰竭或肾功能不全患者。在达到充分的α-肾上腺素能阻滞后，即开始β-肾上腺素能阻滞，通常在术前2~3天开始。由于对外周舒张血管的β-肾上腺素能受体阻滞加上不受抑制的α-肾上腺素能受体兴奋，可导致血压进一步升高，所以不应首先进行β-肾上腺素能阻滞。如果患者有哮喘或充血性心力衰竭，临床医师应小心谨慎用药。长期儿茶酚胺过量可引起心肌病，随着β-肾上腺素能阻滞开始显现，心肌病症状可能变得明显，并导致急性肺水肿。因此，在给予β-肾上腺素能阻滞剂时，应以低剂量谨慎使用：例如，在使用β-肾上腺素能阻滞剂的第1天，患者通常每6小时口服普萘洛尔10mg。第2日，将β-肾上腺素能阻滞剂（假定患者对此药耐受）调整为单次长效剂量。随后，按需增加剂量以控制心动过速（目标心率为60~80次/min）。一般来说，在开始α-肾上腺素能阻滞后10~14日，可完成手术准备。尽管普遍推荐围手术期进行α-肾上腺素能阻滞，另一种给予钙通道阻滞剂的方案也已被应用。在这种情况下，最常用的钙通道阻滞剂是尼卡地平；其起始剂量为缓释剂30mg，1天2次。该药术前口服以控制血压，术中静脉输注。尽管应用钙通道阻滞剂的总体经验少于α和β-肾上腺素能阻滞，但当钙通道阻滞剂作为一线降压药时，在治疗嗜铬细胞瘤方面可能同样有效。

**（一）控制高血压**

1. α-受体阻滞剂　最常用的是长效非选择性α-受体阻滞剂——酚苄明，初始剂量5~10mg，2次/d，据血压调整剂量，每2~3天递增10~20mg；发作性症状控制、血压正常或略低、体位性低血压或鼻塞出现等提示药物剂量恰当，一般每日30~60mg或1mg/kg已足，分3~4次口服，不超过2mg（kg·d）。小儿初始剂量0.2mg/kg（<10mg），每天4次，以0.2mg/kg递增。也可选用$α_1$-受体阻滞剂如哌唑嗪（2~5mg，2~3次/d）、特拉唑嗪（2~5mg/d）、多沙唑嗪（2~16mg/d）等。压宁定（乌拉地尔）具有中枢和外周双重作用，每天30~90mg，分次口服。服药期间饮食中增加含盐液体的摄入，以减少体位性低血压的发生，并有助扩容。

2. 钙离子通道阻滞剂　钙拮抗剂能够阻断NE介导的钙离子内流入血管平滑肌细胞内，达到控制血压和心率失常的目的，它还能防止CA相关的冠状动脉痉挛，有利于改善心功能。其疗效几乎与α-受体阻滞剂相当，但不会引起体位性低血压。

3. 推荐以下3种情况联合或替代α-受体阻滞剂：①单用α-受体阻滞剂血压控制不满意者，联合应用以提高疗效，并可减少前者剂量；②α-受体阻滞剂严重副作用患者不能耐受者，替代之；③血压正常或仅间歇升高，替代α-受体阻滞剂，以免后者引起低血压或体位性低血压。

**（二）控制心律失常**

对于CA或α-受体阻滞剂介导的心动过速（>100~120次/min）或室上性心律失常等需加用β-受体阻滞剂，使心率控制在<90次/min。但β-受体阻滞剂必须在α-受体阻滞剂使用2~3日后，因单用前者可阻断肾上腺素兴奋$β_2$-受体扩张血管的作用而可能诱发高血压危象、心肌梗死、肺水肿等致命的并发症。推荐心选择性的$β_1$-受体阻滞剂如阿替洛尔、美托洛尔等。

### (三) 高血压危象地处理

推荐硝普钠、酚妥拉明或尼卡地平静脉泵入。

### (四) 术前药物准备的时间和标准

推荐至少 10~14 天,发作频繁者需 4~6 周。以下几点提示术前药物充分:①血压稳定在 120/80mmHg 左右,心率 <80~90 次 /min;②无阵发性血压升高、心悸、多汗等现象;③体重呈增加趋势,血细胞比容 <45%;④轻度鼻塞,四肢末端发凉感消失或有温暖感,甲床红润等表明微循环灌注良好。

对于儿茶酚胺分泌型肿瘤患者的围手术期治疗,单独使用钙通道阻滞剂不能预防所有的血流动力学变化。然而,该类药的并发症发生率和死亡率较低。这类药物的主要作用可能是,在血压控制不充分时作为 α 联合 β 肾上腺素能阻滞的补充方案,或者在患者不能耐受肾上腺素能阻滞副作用时代替肾上腺素能阻滞方案。另一种方法是使用抑制儿茶酚胺合成的甲酪氨酸(α- 甲基 - 对 - 酪氨酸)。在一项报道中,给予甲酪氨酸的患者比单独给予酚苄明的患者围手术期过程更加平稳。应谨慎使用甲酪氨酸,仅用于其他药物已经无效或需标记肿瘤操作或破坏部位(例如,转移部位的射频消融)的患者。尽管一些医疗中心主张此药应在术前常规使用,但大多数医疗中心将其主要用于因不能耐受或心肺原因而不能采取经典的 α 联合 β 肾上腺素能阻滞方案治疗的患者。梅奥医学中心使用该方案进行短期操作前准备,第 1 日每 6 小时给予甲酪氨酸 250mg,第 2 日每 6 小时给予甲酪氨酸 500mg,第 3 日每 6 小时给予甲酪氨酸 750mg,以及操作前一日每 6 小时给予甲酪氨酸 1 000mg,手术当日早晨给予最后一剂甲酪氨酸(1 000mg)。这种短疗程甲酪氨酸治疗的主要副作用是嗜睡。甲酪氨酸的副作用可致残,长期治疗的副作用包括镇静、抑郁、腹泻、焦虑、梦魇、结晶尿及尿石病、溢乳和锥体外系征。如果预计手术切除困难(例如,恶性副神经节瘤)或计划进行破坏性治疗(例如,肝转移癌的射频消融或骨转移癌的冷冻消融),则甲酪氨酸可加入 α 联合 β 肾上腺素能阻滞方案。这种药物可能增强吩噻嗪类药物或氟哌啶醇的锥体外系反应,应避免将这些药物与甲酪氨酸同时使用。对于任何甲酪氨酸剂量超过 2g/d 的患者,建议其摄入大量液体以防止结晶尿。甲酪氨酸 - 酚苄明治疗方案尚未与酚苄明 -β 肾上腺素能阻滞剂治疗方案进行比较。甲酪氨酸的价格相对昂贵,这可能影响了该药的应用。

## 二、围手术期管理

嗜铬细胞瘤 / 副神经节瘤切除是一项高风险的手术操作,需要经验丰富的外科医师和麻醉科医师团队。必须密切监测心血管和血流动力学变化。需要持续监测动脉内压和心律。在充血性心力衰竭或心力储备减少情况下,需要监测肺毛细血压。对于直径小于 8cm 的肾上腺内部单一嗜铬细胞瘤且无恶性放射影像学特征的患者,对肾上腺进行腹腔镜操作是首选方法。腹腔镜经腹或经腹膜后入路行肾上腺手术均已获得成功,但一些证据表明经腹膜后入路更为可取。成功的关键在于内分泌外科医师需具备腹腔镜操作和嗜铬细胞瘤手术的专业技术。经验不足可造成重大治疗失误。例如,术中肿瘤包膜破裂,从而肿瘤播散于腹膜后腔,导致疾病无法治愈。超过 90% 的嗜铬细胞瘤患者可安全接受腹腔镜肾上腺切除术。例如,在一项纳入 102 例嗜铬细胞瘤患者的观察性研究中,97 例肾上腺切除术通过腹腔镜进行,7 例通过开腹手术进行,4 例需要从腹腔镜转为开腹手术。在散发病例中,如果嗜铬细胞瘤位于肾上腺内,则应切除整个肾上腺。对于特定病例,腹部副神经节瘤也可经腹腔镜手术处理。转移性嗜铬细胞瘤尚无根治疗法,除非病灶可经手术切除。我们建议以治愈为目的进行切除,这可改善症状并可能提高生存率。对于某些家族性嗜铬细胞瘤患者,即 2 型多发性内分泌腺肿瘤(multiple endocrine neoplasia type 2 MEN2) 和 von Hippel-Lindau(VHL)病,可考虑行肾上腺部分切除术。家族性嗜铬细胞瘤将在下文讨论。对于嗜铬细胞瘤或腹部副神经节瘤患者,如果病灶难以切除或发现恶性病变,需要将腹腔镜手术转为开腹手术。颈部、胸部和膀胱的副神经节瘤需要专科处理。例如,颈部副神经节瘤可能存在于颈动脉鞘内或颈动脉体中,因此需要控制近端和远端血管以进行切除术。术前进行栓塞可使颈动脉体肿瘤切除变得简单并减少失血。大多数胸部副神经节瘤需要进行正中胸骨切开术,可能累及心脏和大血管需建立体外循环,但在某些情况下胸腔镜切除是可能的。多达 40% 的嗜铬细胞瘤和副神经节瘤与遗传综合征有关。家族性嗜铬细胞瘤患者(如:MEN2 和 VHL)具有较高的双侧发病率。由于一些类型的家族性嗜铬细胞瘤发生转移的可能性较小,所以部分双侧嗜铬细胞瘤患者可考虑保留皮质的双侧肾上腺切除术(肾上腺部分切除术),以防止永久性糖皮质激素缺乏。在一项纳入 96 例遗传性嗜铬细胞瘤患者的回顾性病例系列研究中，39 例患者行双侧肾上腺切除术时进行了预期的肾上腺皮质保留。其中仅 1 例患者发生了急性肾上腺皮质功能减退症，但有 2 例患者的残余肾上腺出现了肿瘤复发且需随后行双侧肾上腺全切术。

MEN2 患者和 VHL 患者治疗的不同之处在于：在 MEN2 患者中，30% 为双侧发病，单侧发病患者中有 50% 在 10 年内出现对侧发病。基于这些原因，当存在直径大于 2cm 的双侧肾上腺嗜铬细胞瘤时，推荐对 MEN2 患者进行双侧肾上腺全切术。如果对 MEN2 患者的双侧嗜铬细胞瘤进行肾上腺部分切除术，则应告知患者疾病复发的风险以及需要长期每年随访。MEN2 患者症状突然发作的发生率很高，高血压和其他心血管疾病的患病率高于 VHL 患者。一些类型的 VHL 患者存在不太弥漫的髓质病变，当影像学检查显示双侧发病时，这些患者可选择保留皮质的双侧肾上腺切除术。然而，肾上腺部分切除术可能残留肾上腺髓质组织，因此增加了嗜铬细胞瘤复发的风险。例如在一项研究中，平均随访 11 年期间，14 例 VHL 患者中有 13 例不需要糖皮质激素治疗。然而，3 例患者出现了嗜铬细胞瘤复发。同样，一项关于 26 例 VHL 患者中 36 次肾上腺部分切除术的研究经过 9 年随访发现，3 例患者（11%）出现了类固醇依赖，3 例患者（11%）出现了 5 次局部复发。一些变异型 VHL（2A 型 VHL）有很高的恶性变率，有这类家族史的患者应避免保留皮质的肾上腺切除术。VHL 患者应转诊进行遗传咨询并对这些变异型相关的特定突变进行筛查。如果术前计划行双侧肾上腺切除术，患者在等待转入手术室时，应接受应激剂量的糖皮质激素治疗。如果需行计划外的双侧肾上腺切除术，应在手术室内开始糖皮质激素治疗。尽管已经尝试过双侧肾上腺全切术联合肾上腺皮质自体移植术，但尚未发现这可避免进行终生糖皮质激素替代治疗。与开放性肾上腺切除术相比，腹腔镜手术术中失血更少、手术时间更短、患者住院时间更短且费用更低。

嗜铬细胞瘤手术出现并发症的主要原因是严重术前高血压、高分泌性肿瘤或因复发而再次进行干预。例如，一项纳入 143 例接受了开放性手术的患者的病例系列研究显示，32% 的病例发生了围手术期不良事件或并发症。最常见的不良事件是持续性高血压（见于 36 例患者，占 25%）。没有围手术期死亡、心肌梗死或脑血管事件发生。与围手术期不良事件相关的围手术期因素包括肿瘤较大、麻醉时间延长以及术前尿液儿茶酚胺和儿茶酚胺代谢物水平增高。尽管大多数患者术前使用了酚苄明和 β 肾上腺素能阻滞剂，但仍发生了不同程度的术中血流动力学不稳定。另一项研究发现，与围手术期不良事件相关的其他因素包括收缩压不低于 160mmHg、平均动脉压小于 60mmHg 以及冠状动脉病史。与开放性手术相比，腹腔镜手术的并发症发生率较低。一项报道纳入了 40 363 例在 1998—2006 年间接受过肾上腺切除术的患者，结果发现，腹腔镜肾上腺切除术与开放性手术相比，前者的手术结局有所改善，包括并发症发生率（4% vs. 8%）、肺功能损害发生率（2% vs. 4%）和住院时长（3 天 vs. 5 天）。尽管进行了术前药物准备，在外科切除嗜铬细胞瘤术中仍可能发生血流动力学不稳定。气管插管及对肾上腺的操作都能诱导儿茶酚胺释放，可能诱发高血压危象。一项回顾性研究纳入了在同一机构行嗜铬细胞瘤外科切除手术的 73 例患者，确定了导致术中血流动力学不稳定的可能危险因素。与术中高血压事件相关的因素包括：术前血浆去甲肾上腺素浓度较高、肿瘤较大（>4cm）及 α 受体阻滞后更加显著的体位性血压下降（>10mmHg）。对高血压危象的治疗选择包括静脉给予硝普钠、酚妥拉明或尼卡地平。硝普钠起效快且作用时间短，是一种理想的控制术中高血压发作的血管扩张剂。给药方式为静脉输注，剂量为 0.5~5.0μg/（kg·min），并根据目标血压反应每隔几分钟进行调整，为了维持硫氰酸盐稳态浓度在 1mmol/L 以下，长期输注的速度不应超过 3μg/（kg·min）。酚妥拉明是一种短效、非选择性 α 肾上腺素能阻滞剂，可用剂型为 5mg 瓶装的冻干剂。给药初始测试剂量为 1mg，如有必要，随后重复快速静脉推注 5mg 或持续输注。一次快速静脉推注后 2~3 分钟，人体对酚妥拉明的反应达到最大，并持续 10~15 分钟。尼卡地平可以 5mg/h 的速度开始静脉输注，并逐渐调整输注速率进行血压控制（可每 15 分钟增加输注速率 2.5mg/h，最大速率为 15mg/h）。心律失常应使用利多卡因（50~100mg，静脉给药）或艾司洛尔[如 Brevibloc，50~200μg/（kg·min），静脉给药]治疗。充分补液可避免术后低血压，而静脉输注葡萄糖可避免低血糖（由于消除了儿茶酚胺对胰岛素分泌的抑制作用，10%~15% 的患者会发生低血糖）。肿瘤切除后，儿茶酚胺分泌应在术后约 1 周降至正常。

术后病理组织诊断：通过生化和放射影像学检查，通常可作出副神经节瘤的推定性术前诊断。无论在哪种情况下（功能性或非功能性副神经节瘤），确定性诊断需对组织的组织病理学进行评价。这通常是在切除术后完成的。对于疑似存在副神经节瘤的患者，活检切取或通过细针抽吸活检（fine needle aspiration，FNA）是禁忌的，除非针对儿茶酚胺分泌进行的生化筛查结果首先为阴性，或患者准备使用α-肾上腺素能阻滞剂，否则可导致儿茶酚胺危象引起的严重高血压。大多数临床医师认为，FNA活检对诊断副神经节瘤几乎没有用。对于颅底和颈部的副神经节瘤，通过FNA可能作出正确诊断，但进行FNA很困难。抽吸物可被误诊为多种不同的肿瘤，包括神经纤维瘤、神经纤维肉瘤、恶性黑色素瘤、不同形式的甲状腺癌，以及转移癌。除其诊断价值受质疑外，活检可能导致操作部位严重出血或之后发生纤维化，并导致之后的根治性手术出现困难。

## 第六节 手术路径与操作要点

手术切除是PHEO/PGL最有效的治疗方法。强调与麻醉科等多学科充分合作。推荐全身麻醉，实时监测动脉血压和中心静脉压，必要时漂浮导管。积极扩容的同时注意防治心力衰竭。

手术方式：根据病情、肿瘤的大小、部位及与周围血管的关系和术者的经验合理选择开放性手术或腹腔镜手术。

**（一）腹腔镜手术（推荐）**

与开放手术相比，腹腔镜嗜铬细胞瘤切除术具有术中CA释放少、血压波动幅度小、创伤小、术后恢复快、住院时间短等优点，是肾上腺PHEO推荐首选的手术方式。其选择主要决定于肿瘤的大小和术者的经验。但肿瘤大小并非绝对限制，多数学者推荐肿瘤 <6cm。经腹和经腹膜后途径没有显著差异，但后者术后恢复快。

**（二）开放手术**

推荐于肿瘤巨大、疑恶性、肾上腺外PGL、多发需探查者。腹主动脉主干及肠系膜上动脉区有丰富的副神经节嗜铬体，为肿瘤的好发部位，是探查的主要区域；对来自胸腔、纵隔或膀胱的PGL，应根据肿瘤位置，选择相应手术径路。肿瘤分离有困难者可行包膜内剜除。膀胱PGL有恶性倾向，推荐根据肿瘤部位和大小行膀胱部分或全膀胱切除术。

对定性诊断不明确的肿物，手术探查需在α-受体阻滞剂充分准备后进行。

**（三）肾上腺保留与否**

推荐尽可能保留肾上腺，特别是双侧、家族性或具有遗传背景者推荐保留正常肾上腺组织，基于如下原因：避免皮质激素终生替代、家族性PHEO恶性罕见（2%）、残留肾上腺复发率低（10%~17%）。

**（四）术后处理**

ICU监护24~48小时，持续的心电图、动脉压、中心静脉压等监测，及时发现并处理可能的心血管和代谢相关并发症。术后高血压、低血压、低血糖较常见，应常规适量扩容和5%葡萄糖液补充，维持正平衡。

## 第七节 预后与随访

恶性嗜铬细胞瘤：约有10%的儿茶酚胺分泌性肿瘤为恶性肿瘤；其在组织学和生化特性上与良性肿瘤相同。副神经节瘤为恶性肿瘤的风险比嗜铬细胞瘤高，尤其是琥珀酸脱氢酶B亚基有突变的患者，在某些变异型VHL中恶性肿瘤风险也较高。存在恶性嗜铬细胞瘤的唯一可靠线索是局部浸润或远处转移，后者可能发生于肿瘤切除后20年之久。恶性嗜铬细胞瘤的临床特点和治疗见其他专题。

预后：手术切除嗜铬细胞瘤并不总是意味着嗜铬细胞瘤或高血压被长期治愈，甚至在良性肿瘤患者中也是如此。一项纳入176例患者的病例系列研究显示，29例（16%）患者的嗜铬细胞瘤复发，且其中有15例复发为恶性。家族性嗜铬细胞瘤、家族性副神经节瘤、右侧肾上腺肿瘤及肾上腺外肿瘤患者更有可能出现复发。因此，所有患者都需接受长期监测，甚至包括初期认为被治愈的患者。大多数患者每年都应接受生化筛查。

（李汉忠 邓建华 张学斌）

### 参考文献

[1] KIROPLASTIS K，KAMBAROUDIS A，ANDRONIKOU A，et al. Dealing with pheochromocytoma during the first trimester of pregnancy [J]. Case Rep Obstet Gynecol，2015，2015：439127.

[2] LENDERS JW，DUH QY，EISENHOFER G，et al. Pheochromocytoma and paraganglioma：an endocrine society clinical practice guideline [J]. J Clin Endocrinol Metab，

2014,99:1915.

[3] TIMMERS HJ,CHEN CC,CARRASQUILLO JA,et al. Staging and functional characterization of pheochromocytoma and paraganglioma by 18F-fluorodeoxyglucose (18F-FDG) positron emission tomography [J]. J Natl Cancer Inst, 2012,104:700.

[4] WELANDER J,SÖDERKVIST P,GIMM O. Genetics and clinical characteristics of hereditary pheochromocytomas and paragangliomas [J]. Endocr Relat Cancer,2011,18:R253.

[5] Wing LA,Conaglen JV,Meyer-Rochow GY,et al. Paraganglioma in Pregnancy:A case series and review of the literature [J]. J Clin Endocrinol Metab,2015,100:3202.

# 第五章

# 特殊类型嗜铬细胞瘤的认识与现代观点

## 第一节　概　述

特殊类型嗜铬细胞瘤，主要指临床表现特殊的嗜铬细胞瘤，是一个笼统和概括性的概念，其界限较为模糊，没有统一的界定标准。简而言之，这一概念是对位于肾上腺的、临床表现典型的嗜铬细胞瘤而定义的，有学者归纳的特殊类型嗜铬细胞瘤包括五种：儿童、家族性、恶性、无症状以及妊娠期嗜铬细胞瘤等5种类型；也有作者总结为6种：功能静止、双侧发病、异位、恶性、复发及妊娠期嗜铬细胞瘤。

根据我们总结，所谓特殊类型嗜铬细胞瘤主要包括以下认识：①临床表现不典型，主要指无症状的，即临床静止性嗜铬细胞瘤；②异位，即肾上腺外嗜铬细胞瘤（副神经节瘤）；③多发性嗜铬细胞瘤；④复发性嗜铬细胞瘤；⑤家族性，即遗传性嗜铬细胞瘤；⑥恶性嗜铬细胞瘤；⑦儿童嗜铬细胞瘤；⑧妊娠期嗜铬细胞瘤；⑨综合征性，即嗜铬细胞瘤是综合征表现之一，合并其他肿瘤或病变。

“特殊嗜铬细胞瘤”这一名词的产生是临床医师总结疾病规律的结果，在以往疾病鉴别诊断、减少疾病误诊、提高临床救治水平实践中起着重大指导作用。但过去基于对这类疾病在临床特征和分子遗传学的认识水平有限，对上述特殊临床表现产生的原因和内在联系机制缺乏了解与阐明。近20年来，嗜铬细胞瘤遗传学研究取得了突破性的进展，对这一疾病的基因基础和发病机制认识和理解有了巨大的进步，对患者及其家庭成员的诊断、治疗和随访监测策略产生了许多新的观点和方案。

本章所涉及的特殊嗜铬细胞瘤类型，在内容上与本书第一版比较有了较大调整和更新，主要包括：①遗传性嗜铬细胞瘤和副神经节瘤；②恶性嗜铬细胞瘤和副神经节瘤；③儿童嗜铬细胞瘤和副神经节瘤；④妊娠期嗜铬细胞瘤和副神经节瘤；⑤静止性嗜铬细胞瘤和副神经节瘤等。

## 第二节　术语和概念更新

以往人们认为，嗜铬细胞瘤是所谓的“10%肿瘤”，并且是由NF1、RET或VHL等有限数量的特定基因突变导致的。近二十年来，随着遗传学和临床研究的进展，尤其是琥珀酸脱氢酶（SDH）等基因突变在嗜铬细胞瘤发病机制中作用的发现和不断阐明，以及新的易感基因的不断发现，人们逐渐认识到，这些概念和观念实际上是不准确的。因此，我们有必要在研究进展的基础上，对传统的术语和概念进行更新。

### 一、嗜铬细胞瘤和副神经节瘤

根据内分泌学会（endocrine society）临床指南小组委员会（clinical guideline subcommittee，CGS）和中华医学会内分泌分会肾上腺学组的定义，嗜铬细胞瘤和副神经节瘤分别是起自肾上腺髓质和肾上腺外嗜铬细胞的肿瘤，典型表现为儿茶酚胺过量合成和分泌，引起患者血压升高等一系列临床综合征，并造成心、脑等重要器官的严重并发症。其中，嗜铬细胞瘤（pheochromocytoma，PCC）特指起自肾上腺髓质嗜铬细胞的肿瘤，这一类嗜铬细胞通常分泌肾上腺素、去甲肾上腺素以及多巴胺等儿茶酚胺中一种或多种，因此，嗜铬细胞瘤表现为生化静默的可能性较小。而副神经节瘤（paraganglioma，PGL）是指位于肾上腺外，源自胸腹部以及盆腔椎旁交感神经节嗜铬细胞的肿瘤，这些肿瘤绝大多数具有分泌儿茶酚胺的功能，因而有作者将其与嗜铬细胞瘤一起归为交感性副神经节瘤（sympathetic paraganglioma，SPGL），其中也包括起自沿颈部和颅底的舌咽和喉返神经分布的副交感神经节的肿瘤，即头颈部副神经节瘤（head and neck paraganglioma，HNPGL），这部分肿瘤为副交感性副神经节瘤（parasympathetic paraganglioma），仅少数（约5%）产生儿茶酚胺。嗜铬细胞瘤和副神经节瘤实际上都是起自神经嵴来源的嗜铬细胞的神经内分泌肿瘤，两者合称嗜铬细胞瘤和副神经节瘤（pheochromocytoma and paraganglioma，PPGL）。

### 二、“10%的肿瘤”概念尚需再认识

以往临床上将嗜铬细胞瘤和副神经节瘤称为“10%肿瘤”，原因在于，这一疾病的许多临床特征根据当时的统计都正好占大约10%的比例。这些特征主要包括：①10%的异位嗜铬细胞瘤（副神经节瘤）；②10%为遗传性；③10%为双侧肾上腺病变；④10%为恶性或复发性肿瘤；⑤10%发生于儿童等。

“10%肿瘤”概念的总结和提出曾经有助于认识嗜铬细胞瘤和副神经节瘤主要临床特征；“特殊类型嗜铬细胞瘤”这一名词的定义实际上也有这一概念的背景。然而，近年来临床和遗传学研究表明，“10%肿瘤”这一概念是不符合真实情况的。据最新统计，肾上腺外病变（副神经节瘤）发病率在大约30%~40%；遗传性病例所占比例则在50%左右。遗传性嗜铬细胞瘤和副神经节瘤的典型表现是发病年龄早、双侧病变。至于恶性病变所占比例，在不同基因背景和临床表型的嗜铬细胞瘤和副神经节瘤具有明显异质性：在SDHB基因突变所致嗜铬细胞瘤和副神经节瘤最高，可达30%~70%，而在其他基因突变所致病变中占比相对较低；在散发性病例和遗传性肾上腺病变比例较低，在肾上腺外病变中却相对较为常见。儿童嗜铬细胞瘤和副神经节瘤尽管罕见，却是儿科最常见的内分泌肿瘤，其中高达40%~80.4%为遗传性的，且超过20%的为双侧病变。

总之，“10%肿瘤”这一提法目前应予摒弃，嗜铬细胞瘤和副神经节瘤的特征有待于重新总结和进一步更新。

### 三、“10基因肿瘤”的概念与认识

嗜铬细胞瘤和副神经节瘤也一度被称为所谓的“10基因肿瘤”，这是因为截至2012年，人们分离和鉴定到了10种嗜铬细胞瘤和副神经节瘤易感基因。但不久以后人们又陆续分离和鉴定出更多新的易感基因，这表明“10基因肿瘤”这一概念也不准确。目前已经有超过20种嗜铬细胞瘤和副神经节瘤易感基因被发现，而且不同的基因突变常常导致不同的临床表型。基于嗜铬细胞瘤和副神经节瘤具有显著的基因异质性，是一种由多种不同基因导致的具有不同临床表现的肿瘤，这些研究与成果使嗜铬细胞瘤和副神经节瘤有了更为准确的新认识。

## 第三节 病因与遗传学

嗜铬细胞瘤和副神经节瘤的发生与易感基因的胚系、体细胞突变或嵌合突变有关，其中大约50%是由单个驱动基因的胚系突变，即存在于身体所有细胞的遗传性突变导致的。这意味着嗜铬细胞瘤和副神经节瘤是已知的最具遗传性的人类肿瘤。此外，大约15%~25%的患者存在易感基因体细胞突变，还有一部分散发性病例的发病机制目前尚不完全清楚。

### 一、肿瘤易感基因

过去20余年间，人们陆续发现多种嗜铬细胞瘤和副神经节瘤易感基因，涉及的发病机制相继获得不同程度的阐明，标志着对嗜铬细胞瘤和副神经节瘤基因背景的认识和研究进入新的时代：1990年，人们首先发现NF1突变与嗜铬细胞瘤和副神经节瘤发病联系，随之，RET、VHL等易感基因开始陆续得到鉴定。进入本世纪，随着SDHD、SDHC、SDHB等基因先后加入，嗜铬细胞瘤和副神经节瘤的易感基因数量不断更新：2012年已鉴定到10种，2014年增加到13种，到目前已超过20种（表5-1）。而且有研究表明，并不是在所有嗜铬细胞瘤和副神经节瘤患者中都能够分离到这些基因，说明易感基因的数量还将继续增加。

对基因背景的深入了解，至少可以从两个方面促进临床医师对嗜铬细胞瘤和副神经节瘤患者诊断和治疗：首先，了解单个的患者的具体突变，结合患者的临床表现、生化表型等表现型资料进行分析，有助于制定个体化的诊断、治疗、监测和随访的方案；

表 5-1　嗜铬细胞瘤和副神经节瘤(PPGL)主要易感基因与相关发病机制

| 易感基因 | 基因位点 | 相关信号通路 | 发病机制 |
|---|---|---|---|
| *NF1* | 17q11.2 | 激酶信号通路 | RAS/MAPK 和 AKT/mTOR 通路活化 |
| *RET* | 10q11.2 | 激酶信号通路 | RAS/MAPK 和 AKT/mTOR 通路活化 |
| *TMEM127* | 2q11.2 | 激酶信号通路 | 对 mTOR 活化的抑制作用缺陷 |
| *MAX* | 14q23 | 激酶信号通路 | 对 MYC 的抑制作用缺陷;并可能与 RAS/MAPK 和 AKT/mTOR 通路活化有关 |
| *H-RAS* | | 激酶信号通路 | RAS 信号通路活化 |
| *K1F1β* | 1p36.22 | 激酶信号通路 | 可能与 RAS/MAPK 和 AKT/mTOR 通路活化有关 |
| *VHL* | 3q25 | 缺氧信号通路 | 影响 HIFα 降解,导致 HIFα 蓄积,激活缺氧通路 |
| *SDHA* | 5q15 | 缺氧信号通路 | 琥珀酸脱氢酶失活,琥珀酸盐和活性氧自由基蓄积导致 HIFα 稳定化,激活缺氧通路 |
| *SDHB* | 1p35-36.1 | 缺氧信号通路 | 琥珀酸脱氢酶失活,琥珀酸盐和活性氧自由基蓄积导致 HIFα 稳定化,激活缺氧通路 |
| *SDHC* | 1q21 | 缺氧信号通路 | 琥珀酸脱氢酶失活,琥珀酸盐和活性氧自由基蓄积导致 HIFα 稳定化,激活缺氧通路 |
| *SDHD* | 11q23.1 | 缺氧信号通路 | 琥珀酸脱氢酶失活,琥珀酸盐和活性氧自由基蓄积导致 HIFα 稳定化,激活缺氧通路 |
| *SDHAF2* | 11q12.2 | 缺氧信号通路 | 影响琥珀酸脱氢盐的组装、稳定和活性 |
| *FH* | 1q43 | 缺氧信号通路 | 延胡索酸酶失活,激活缺氧通路 |
| *HIF2α* | 2p21 | 缺氧信号通路 | 激活缺氧通路 |
| *PHD2/EGLN1* | 1q42.2 | 缺氧信号通路 | 稳定 HIFα,导致 HIFα 蓄积,激活缺氧通路 |

其次,对不同基因突变的聚类分析,则有助于寻找新的潜在的易感基因、鉴别新的关键信号通路、研发新的基因诊断方法和发现新的靶向性治疗机会。目前发现,绝大多数嗜铬细胞瘤和副神经节瘤的易感基因在两个信号通路上起作用,据此可以将它们分为两组:第一组包括 VHL、SDHx(A、B、C、D 以及 AF2)、FH、PHD2、HIF2α 等基因,主要影响缺氧信号通路。这一组基因突变相关肿瘤血管生成、血管内皮生长因子(VEGF)及其受体表达显著增加,其中一些突变还可以导致 DNA 去甲基化作用缺陷;第二组包括 NF1、RET、TMEM127、MAX、K1F1β 以及 H-RAS 等基因,主要与 PI3K/Akt、RAS/RAF/ERK 以及 mTOR 等激酶信号通路的不正常激活有关。

分类和了解这些易感基因作用的通路,有助于今后在相关通路上寻找新的致病基因,以及制定新的针对性的治疗策略。例如,第一组缺氧通路基因与肿瘤血管生成、VEGF 表达上调等有关,理论上靶向 VEGF 的药物,对这组基因所致的肿瘤可能是有效的。这一类药物目前已在临床应用,作为许多转移性肿瘤的标准靶向治疗。同理,靶向哺乳动物西罗莫司靶蛋白(mammalian target of rapamycin, mTOR)通路的治疗药物对第二组易感基因所致嗜铬细胞瘤和副神经节瘤作用也具有潜在的临床应用价值。目前已经有许多评估相关靶向治疗药物的、处于不同研究状态的临床试验。

大约 50% 的嗜铬细胞瘤和副神经节瘤病例中能够分离到上述易感基因的突变。包含这些基因胚系突变的嗜铬细胞瘤和副神经节瘤,具有家族遗传性,并且可能作为特定遗传性综合征的表现之一。据统计,这些基因的胚系突变根据突变频率高低排列依次为:SDHB(8%~10%)、VHL(7%~10%)、SDHD(5%~7%)、RET(5%~6%)及 NF1(3%);而 SDHC(1%~2%)、MAX(1%~2%)、TMEM127(1%~2%)、SDHA(<1%)及 SDHAF2(<1%)等基因的突变频率相对较低。在散发性病例,易感基因突变的发生频率依次为:NF1(20%~25%)、VHL(7%~10%)、HRAS(7%~8%)、HIF2 依(7%)和 RET(5%~6%)等。

## 二、遗传学改变和发病分子机制

嗜铬细胞瘤和副神经节瘤显示出明显的基因异质性,而且已经鉴定到的易感基因具有完全不同的功能,尽管这些不同基因的功能障碍导致组织学上难以区分的肿瘤,但是实际上不同基因导致肿瘤发病的机制有所不同,其临床特征和生化表型也是迥异的。本节首先概述嗜铬细胞瘤和副神经节瘤的各种不同的遗传学改变和相应的发病分子机制。

**(一) 激酶通路相关基因**

1. NF1 基因 NF1 基因是最早发现的与嗜铬细胞瘤和副神经节瘤相关的易感基因(1990 年),属于肿瘤抑制基因,其产物通过激活 ras-GTP 酶抑制 RAS 及下游生长信号通路。NF1 的失活性突变可以导致神经纤维瘤蛋白减少,引起 Ras/MAPK 和 Akt/mTOR 通路的活化,引发 1 型神经纤维瘤病(neurofibromatosis type 1,NF1)。

2. RET 基因 RET 原癌基因是较早发现的嗜铬细胞瘤和副神经节瘤易感基因(1993 年),编码具有调节细胞增殖和凋亡功能的酪氨酸激酶跨膜受体,其突变可导致 2 型多发性内分泌腺瘤病(multiple endocrine neoplasia type 2,MEN2)。MEN2 可分为 3 个亚组:MEN2A、MEN2B 以及家族性髓质甲状腺癌(不合并嗜铬细胞瘤和副神经节瘤),其基因型也不相同:MEN2A 突变与一个二硫键断裂激活的二聚体导致酪氨酸激酶活性增加有关;MEN2B 突变则是改变了 RET 的底物特异性。

3. TMEM127 基因 TMEM127 是肿瘤抑制基因,其产物 TMEM127 蛋白与高尔基体、内涵体以及溶酶体等细胞器相关,在蛋白运输、限制 mTOR 活化等方面起作用。在嗜铬细胞瘤中分离到了 TMEM127 胚系突变,并且其错义突变及无义突变均有报道,所有携带该基因突变的肿瘤患者都检测到 TMEM127 的杂合性丢失(loss of heterozygosity,LOH)。

4. MAX 基因 MAX 基因也属于肿瘤抑制基因,编码 MAX 蛋白。MAX 与调节细胞增殖、分化和凋亡有关的 MYC/MAX/MXD1 复合物有关,在抑制 MYC 表达中起关键作用。MAX 突变导致细胞增殖增加,从而引发嗜铬细胞瘤和副神经节瘤。

**(二) 缺氧通路相关基因**

1. VHL 基因 该基因具有调节缺氧诱导因子 α(HIF-α)的作用,而 HIF 是缺氧应答的全局性调控因子。VHL 基因突变可导致 HIF-α 稳定化,引起下游细胞增殖基因的转录,引发 VHL 病。通过对 VHL 病(von Hippel-Lindau disease)家系的遗传连锁分析研究发现,VHL 基因定位于染色体 3p25,全长约 15kb,包括有 3 个外显子,均包含编码区。VHL 基因表达产物是 VHL 蛋白,此外位于第 54 号密码子的第 2 转录起始位点还可合成 VHL 蛋白异构体,二者功能相近。VHL 蛋白是肿瘤抑制蛋白,主要位于胞核和胞质中,分布程度取决于细胞密度。VHL 是典型的肿瘤抑制基因,必须两条基因拷贝都失活才能导致肿瘤形成。几乎 100% 的 VHL 病家系都可以检测到 VHL 基因突变,目前全世界报道的所有 VHL 突变类型超过 420 种,并且基因型—表现型关系比较清晰,通过基因型能够预测可能罹患的肿瘤的发生风险,例如,其截短突变和外显子缺失等情况下嗜铬细胞瘤发生的风险较低。

VHL 病可分为两型,其基因突变类型有明显差异,嗜铬细胞瘤和副神经节瘤发生的风险也相应有差异。多数家系发生透明细胞肾细胞癌和中枢神经系统成血管细胞瘤,不合并嗜铬细胞瘤,被归为 1 型,这一类型主要含有 VHL 基因的截短突变或基因内缺失。2 型家系则表现为嗜铬细胞瘤不合并(2A 型)或合并(2B 型)肾细胞癌,或为单纯嗜铬细胞瘤而无其他 VHL 综合征表现(2C 型)。这一类型 VHL 基因的错义突变占支配地位。

2. VHL 基因突变导致肿瘤发生的具体作用机制 VHL 基因编码 VHL 蛋白,该蛋白是 HIF-α 转录因子家族的底物识别区域。在含氧量正常情况下,HIF-α 被脯氨酰羟化酶羟化后获得与 VHL 蛋白结合的能力,而 VHL 蛋白是 E3 泛素连接酶多蛋白复合物的一部分,该复合物还包括延伸蛋白 B 和 C、Cullin-2 以及 Rbx1,可以通过蛋白酶体靶向作用于蛋白质,导致蛋白质在泛素介导下的发生降解。HIF-α 与 VHL 蛋白结合后,即被 E3 连接酶复合物降解。而在缺氧条件下,由于 HIF-α 不被羟化,因此不能被 VHL 蛋白靶向作用而发生降解。不论是 VHL 突变还是细胞内氧含量水平降低,这些过程都能抵消延伸蛋白 C 或 HIF-α 结合,导致 HIF-α 蓄积,促进多种 HIF-α 转录靶分子表达,这些靶分子具有调节凋亡、血管生成、细胞增殖、能量代谢以及细胞迁移等多重生物学作用:例如,血管内皮生长因子(VEGF)、促红细胞生成素(EPO)等分子具有支持新的血管和红细胞生成的作用;血小板衍生的生长因子 β(PDGF 有)、转化生长因子 α(TGF-α)等调节细胞增殖,葡萄糖转运蛋白 -1(GLUT-1)等则调控葡萄糖代谢等。这些下游细胞增殖相关的靶基因的转录,导致 VHL 病相关不同良性和恶性肿瘤的发生。

3. SDH 基因 琥珀酸脱氢酶(succinate dehydrogenase,SDH)复合物是一个柠檬酸循环的重要酶,是由 4 个基因即 SDHA、SDHB、SDHC、SDHD 编码的

4个亚单位组成的线粒体酶复合物；而该复合物的组装是由SDHAF2基因编码的蛋白介导的。SDH复合物既参与柠檬酸循环和电子传递链，又在HIF-α的调节中起关键作用。SDH基因的失活突变导致琥珀酸盐和活性氧自由基蓄积，这种蓄积作用能够使HIF-α稳定化从而激活缺氧依赖的通路。研究表明，所有4个SDH亚单位以及SDHAF2基因的突变都与嗜铬细胞瘤和副神经节瘤发生有关。

SDHAF2基因此前被命名为SDH5，它编码的SDHAF2蛋白负责SDHA与黄素腺嘌呤二核苷酸(FAD)的共价结合，而SDHA作为SDH复合物的催化亚单位，其黄素辅基对于SDH复合物的组装、稳定和活性起重要作用。

4. FH基因　FH基因编码另一个柠檬酸循环的重要酶，延胡索酸酶(fumarate hydratase，FH)，并且已知它与遗传性平滑肌瘤病和肾细胞癌综合征(hereditary leiomyomatosis and renal cell caricnoma，HLRCC)有关。Letouze等在2013年首先在145个嗜铬细胞瘤和副神经节瘤组织标本中鉴定到导致1个副神经节瘤的FH胚系突变。此后，有研究者在对一个儿童嗜铬细胞瘤患者的全外显子组测序研究中发现了一个FH基因错义突变，进而扩展到对71例嗜铬细胞瘤和副神经节瘤(包括嗜铬细胞瘤、肾上腺外交感性和头颈部副神经节瘤)患者进行FH突变分析，发现了两个FH催化作用失活的错义突变。另有研究者筛查了598例没有其他已知易感基因(RET、NF1、TMEM127、MAX、VHL、SDHA、SDHB、SDHC、SDHD或SDHAF2等)突变的嗜铬细胞瘤和副神经节瘤患者，鉴定出5个致病性胚系突变(4个错义突变、1个剪接突变)，在含有FH突变的肿瘤中，第二等位基因的体细胞性失活，导致延胡索酸酶活性的缺失。

**(三)其他易感基因**

在嗜铬细胞瘤和副神经节瘤患者，还分离鉴定出激酶通路相关的K1F1胞、H-RAS以及缺氧通路相关的PHD2和HIF2-α等基因突变，但它们的确切作用机制以及相关肿瘤的临床特征还没有完全阐释清楚。

1. KIF1B基因　该基因是KIF1B基因的两个剪接变体(KIF1Bα和KIF1B体)之一。KIF1B定位于染色体1p36.22，是一个包含大约50个外显子的大基因。KIF1Bα和KIF1B含是与线粒体和突触小泡前体蛋白顺向转运有关的动力蛋白，KIF1B和还是神经元凋亡过程必需的肿瘤抑制因子。Schlisio等2008年首次报道了KIF1B的突变与嗜铬细胞瘤的关系。他们对52个嗜铬细胞瘤组织进行了测序，在2个样本中鉴定出KIF1B错义突变体。Yeh等则报道了一个携带KIF1B胚系突变、有罹患神经母细胞瘤、神经节瘤、嗜铬细胞瘤和肺癌倾向的家系。Welander等用下一代测序技术检测了72个嗜铬细胞瘤和14个副神经节瘤组织样本，在1例嗜铬细胞瘤患者鉴定到一个新的KIF1B瘤胚系突变，另1例患者则发现KIF1B的体细胞错义突变，合并NF1胚系突变。KIF1B胚系突变(Ser1481Asn)见于1例28岁女性神经节瘤合并双侧嗜铬细胞瘤患者，该患者曾在17岁时发生神经母细胞瘤；其祖父也曾发生双侧嗜铬细胞瘤，但其父亲没有任何这一疾病的征象。迄今没有KIF1B突变相关副神经节瘤的报道。

2. H-RAS基因　此前，已经有线索暗示了H-RAS基因在嗜铬细胞瘤和副神经节瘤发生中的潜在作用，但直到2013年前发现直接的联系，这一年Crona等在4例男性嗜铬细胞瘤和副神经节瘤患者分离鉴定到H-RAS的突变。这些患者的临床特征包括：诊断年龄31~76岁；嗜铬细胞瘤患者(3例)的生化表型为去甲肾上腺素加肾上腺素混合型，腹部神经节瘤患者(1例)则未检测到儿茶酚胺分泌，但该患者发生高血压危象并死亡。

3. PHD2基因　该基因位于染色体1q42，编码脯氨酰羟化酶结构域蛋白2(PHD2)。PHD蛋白(PHD1、PHD2和PHD3)在缺氧诱导因子(HIF)调节中起主要作用。以往，PHD2胚系突变主要见于家族性红细胞增多症的患者，而与肿瘤没有关联。直到2008年，在1例43岁的复发性主动脉旁副神经节瘤合并红细胞增多症患者发现了PHD2的胚系突变(His374Arg)。不过，研究人员在对82例遗传性嗜铬细胞瘤患者的基因突变分析中，没有发现检测到PHD1、PHD2或PHD3基因突变，说明PHD基因不是遗传性嗜铬细胞瘤的常见病因。

4. HIF2-α基因　缺氧诱导因子(HIF)是由两个亚单位组成的蛋白：缺氧依赖的HIF缺亚单位和组成性表达的HIF-β亚单位。HIF2-α作为嗜铬细胞瘤和副神经节瘤原癌基因的作用有以下证据的支持：在一些先天性红细胞增多症、多发性副神经节瘤和生长抑素瘤的患者，发现HIF2-α的功能获得性体细胞突变；在一例35岁的红细胞增多症合并PGL的男性患者，分离到HIF2-α的功能获得性胚系突变。HIF2-α相关嗜铬细胞瘤和副神经节瘤的特点：

发病年龄早(17~35 岁);常常合并红细胞增多症,可合并生长抑素瘤;多发性副神经节瘤较多见,多发性嗜铬细胞瘤则相对少见,其副神经节瘤可为转移性病变。

综上所述,近年来嗜铬细胞瘤和副神经节瘤病因及遗传学研究的主要发现包括:嗜铬细胞瘤和副神经节瘤高遗传性;越来越多易感基因的分离和鉴定,以及相关致病机制不断阐明等。后面一节中还将提到,不同基因型与临床表型之间的联系也不断得到明确。

## 第四节 嗜铬细胞瘤和副神经节瘤特征与诊断

特殊类型嗜铬细胞瘤和副神经节瘤的基本诊断原则,与典型的嗜铬细胞瘤相同。一般经由家族史、儿茶酚胺过剩所致高血压等临床症状,或偶然发现的肾上腺、头颈部等部位肿瘤怀疑诊断,再通过生化检验(确定生化表型,定性诊断)、影像学检查(定位诊断)和基因检测(明确基因背景)等进一步明确诊断。不过,由于临床表现特殊,各种特殊类型嗜铬细胞瘤和副神经节瘤在诊断治疗、监测和随访上也有区别。

### 一、临床表现

嗜铬细胞瘤和副神经节瘤的主要临床表现为大量儿茶酚胺合成和分泌所致的高血压及其并发症。由于肿瘤持续性或阵发性分泌释放不同比例的肾上腺素和去甲肾上腺素,故患者的高血压表现也有差异,可以是阵发性、持续性或在持续性高血压的基础上阵发性加重,另有少数患者血压正常。由于肾上腺素能受体广泛分布于全身多种组织和细胞,故患者除高血压外,还有其他的特征性临床表现,如头痛、心悸、多汗是嗜铬细胞瘤和副神经节瘤高血压发作时最常见的三联征,对诊断具有重要意义。

值得注意的是,嗜铬细胞瘤和副神经节瘤患者基因型不同,相应的临床表现也有较大差异,不同基因突变所致嗜铬细胞瘤和副神经节瘤的发病部位、良恶性潜能、复发风险以及儿茶酚胺分泌(生化)类型均有明显不同。例如,VHL、RET、NF1、TMEM127以及 MAX 突变所致病变常位于肾上腺(嗜铬细胞瘤),且多为双侧受累;SDH 突变所致病变以头颈部、肾上腺外交感副神经节瘤多见,其中 SDHB 突变所致肿瘤为转移性病变风险较高。VHL 和 SDH 突变所致病变生化类型以去甲肾上腺素为主,而 RET 和 NF1 相关肿瘤以分泌肾上腺素为主等。

此外,嗜铬细胞瘤和副神经节瘤易感基因的突变,不仅导致嗜铬细胞瘤和副神经节瘤本身,也导致与其相关的不同遗传性综合征。这些综合征表现也对诊断有重要意义。

### 二、不同基因突变肿瘤的不同临床特征

NF1 患者的嗜铬细胞瘤和副神经节瘤较为罕见,文献报道仅约 1%。其主要类型是嗜铬细胞瘤,比较典型的发病年龄在 40 多岁,可以是双侧的,转移性疾病与 MEN2 类似,极为少见;但有散在报道。生化类型以肾上腺素为主。近年来,不同嗜铬细胞瘤和副神经节瘤易感基因的基因型与其表现型的关系不断得到证实(表 5-2)。

#### (一)激酶通路相关基因

1. NF1 基因 1 型神经纤维瘤病(NF1)。NF1是常染色显性遗传病,患者有发生多种肿瘤的风险,包括:神经纤维瘤、髓质甲状腺癌、类癌瘤、甲状旁腺肿瘤、周围神经鞘肿瘤以及嗜铬细胞瘤和副神经节瘤等。当患者有下列表现两项或以上即可做出临床诊断:6 个或以上的咖啡牛奶斑(cafe-au-lait spots);两个或以上的皮肤神经纤维瘤,或一个丛状的神经纤维瘤;腹股沟或腋窝雀斑;一个或更多的视神经胶质瘤;蝶骨发育异常或假关节;两个或更多的良性的虹膜错构瘤(Lisch 小节);NF1 一级亲缘关系。基因检测多数病例显示出野生型 NF1 等位基因的缺失。

2. RET 基因 2 型多发性内分泌腺瘤病(MEN2)。MEN2 也是不同肿瘤的综合征,常染色体显性遗传,标志性疾病为髓质甲状腺癌。临床上,MEN2A 与所有患者的髓质甲状腺癌,50% 患者的嗜铬细胞瘤风险,10%~30% 患者的甲状旁腺功能亢进发生风险有关。MEN2B 与接近 100% 的髓质甲状腺癌,50% 的嗜铬细胞瘤、黏膜神经节瘤以及马凡体质的风险有关。MEN2 相关嗜铬细胞瘤和副神经节瘤发病年龄多数在 30~40 岁,几乎全为嗜铬细胞瘤,常为双侧,极少有转移,多数患者预后非常好。不过,发生于儿童的 MEN2B 相关嗜铬细胞瘤,较之于 MEN2A 和散发肿瘤,转移风险有所增加。典型的生化表型为肾上腺素。

表 5-2　嗜铬细胞瘤和副神经节瘤（PPGL）相关综合征的临床特征

| 易感基因 | 相关综合征 | 遗传方式 | PPGL 好发位置 | 双侧 PCC | 多发或复发性 PPGL | 恶性 PPGL | 其他病变 |
|---|---|---|---|---|---|---|---|
| 激酶相关通路基因： | | | | | | | |
| *NF1* | NF1 | 常染色体显性 | 肾上腺 | 未见 | 非常常见 | 约 9% | 神经纤维瘤、视神经胶质瘤、恶性神经鞘瘤、星形细胞瘤、白血病、乳腺癌、胃肠间质瘤等 |
| *RET* | MEN2 | 常染色体显性 | 肾上腺 | 常见 | 非常常见 | 少见，<5% | 髓质甲状腺癌、甲状旁腺功能亢进症和腺瘤等 |
| *TMEM127* | 未知 | 常染色体显性 | 肾上腺 | 常见 | 常见 | 非常少见 | 肾细胞癌（可能的） |
| *MAX* | 未知 | 常染色体显性 / 父本传递 | 肾上腺 | 常见 | 常见 | 约 10% | 未知 |
| *KIF1Bβ* | 未知 | 常染色体显性 | 未知 | 少见 | 常见 | 未知 | 神经母细胞瘤、夏 - 马 - 图三氏综合征 2A2 型等 |
| *H-RAS* | 未知 | 未知 | 未知 | 未知 | 未知 | 未知 | 未知 |
| 缺氧通路相关基因： | | | | | | | |
| *VHL* | VHL 病 | 常染色体显性 | 肾上腺为主，肾上腺外非常少见 | 非常常见 | 非常常见 | 约 5% | 肾细胞癌、成血管细胞瘤、肾脏和胰腺囊肿、内淋巴囊肿瘤等 |
| *SDHA* | PGL5 | 常染色体显性 | 肾上腺外交感性为主，肾上腺及头颈部非常少见 | 未见 | 未见 | 未知 | 胃肠间质瘤、可能的垂体腺瘤等 |
| *SDHB* | PGL4，卡尼二联征 | 常染色体显性 | 肾上腺外交感性为主，肾上腺及头颈部少见 | 少见 | 常见 | 非常常见，30%~70% | 肾细胞癌、胃肠间质瘤、非髓质甲状腺癌、可能的垂体腺瘤等 |
| *SDHC* | PGL3，卡尼二联、三联征 | 常染色体显性 | 头颈部为主，肾上腺外交感性少见 | 未见 | 未见 | 未知 | 肾细胞癌、胃肠间质瘤、非髓质甲状腺癌、肺软骨瘤、可能的垂体腺瘤等 |
| *SDHD* | PGL1，卡尼二联征 | 常染色体显性 / 父本传递 | 头颈部为主，肾上腺外交感性其次，肾上腺少见 | 未见 | 少见 | 约 5% | 肾细胞癌、非髓质甲状腺癌、胃肠间质瘤、可能的垂体腺瘤等 |
| *SDHAF2* | PGL2 | 常染色体显性 / 父本传递 | 头颈部 | 未见 | 未见 | 未知 | 未知 |
| *FH* | HLRCC | 常染色体显性 | 未知 | 未知 | 少见 | 未知 | 皮肤平滑肌瘤、子宫平滑肌瘤、肾细胞癌等 |
| *PHD2* | 家族性红细胞增多症 | 未知 | 未知 | 未知 | 未知 | 未知 | 红细胞增多症等 |
| *HIF2α* | 家族性红细胞增多症 | 未知 | 未知 | 未知 | 未知 | 少见 | 红细胞增多症、生长抑素瘤等 |

HLRCC：遗传性平滑肌瘤病及肾细胞癌；MEN2：多发内分泌肿瘤病 2 型；NF1：神经纤维瘤病 1 型；PGL1~5：遗传性副神经节瘤 1~5 型。

3. TMEM127 基因　TMEM127 相关嗜铬细胞瘤和副神经节瘤主要特点是：常染色体显性遗传，绝大多数为嗜铬细胞瘤、约 39%~50% 为双侧；也有头颈部副神经节瘤或嗜铬细胞瘤合并肾上腺外腹膜后副神经节瘤的报道；发病年龄 40 岁左右，生化类型以肾上腺素为主。目前没有 TMEM127 突变导致恶性嗜铬细胞瘤和副神经节瘤的报道,不过最近发现了1例其胚系突变导致嗜铬细胞瘤和副神经节瘤同时合并肾细胞癌的病例。

4. MAX基因 临床上,MAX突变导致的最常见疾病是嗜铬细胞瘤,中位发病年龄34岁,双侧或多发常见,传递方式为父本传递;散发性病例发病相对较晚,中位年龄47.5岁。据报道MAX相关嗜铬细胞瘤和副神经节瘤中,37%病例有家族史,约16%为肾上腺外交感性副神经节瘤,约10%~25%为转移性病变。MAX相关嗜铬细胞瘤和副神经节瘤是除SDHB和SDHD相关肿瘤以外,其转移性风险相对较大的。生化表型为肾上腺素和去甲肾上腺素混合型,去甲肾上腺素分泌可能占优势地位。

**(二)缺氧通路相关基因**

1. VHL基因 VHL病 VHL病于100多年前首次被报道,其临床特征已被广泛描述。VHL病的特征是好发多种肿瘤,包括成血管细胞瘤、视网膜血管瘤、透明细胞肾癌、嗜铬细胞瘤、胰腺肿瘤、附睾囊腺瘤以及肾脏和胰腺的囊肿等。临床上VHL病被分为与嗜铬细胞瘤和副神经节瘤没有关联的VHL 1型和与有关联VHL 2型;VHL 2型进一步分为:2A型,没有透明细胞肾癌易感性的类型;2B型,实质上为1型,视网膜血管瘤、中枢神经系统成血管细胞瘤、透明细胞肾癌、肾脏和/或胰腺囊肿等合并嗜铬细胞瘤和副神经节瘤;2C型,没有其他VHL合并病变的嗜铬细胞瘤和副神经节瘤。

肾上腺髓质是VHL相关嗜铬细胞瘤和副神经节瘤最常见的发病部位,即主要为嗜铬细胞瘤,但也有交感和副交感肿瘤的报道。VHL相关嗜铬细胞瘤常为双侧、可为多发,但转移性病变较为罕见,因此这种肿瘤总体上预后较好。患者比较典型的发病年龄是30岁左右,其他VHL相关病变则可能出现较早。VHL相关嗜铬细胞瘤的生化组成一般是单一的去甲肾上腺素,这与其苯乙醇胺-N-甲基转移酶(PNMT)无表达或表达水平低有关。

2. SDHx基因 家族性副神经节瘤综合征(familail paraganglioma syndromes,PGLs)。尽管SDH的所有4个亚单位以及SDHAF2基因的突变都与嗜铬细胞瘤和副神经节瘤发生有关,但不同亚单位基因突变导致的临床表现有差异,且与不同的家族性副神经节瘤综合征相关:

(1) SDHA基因:SDHA突变可以导致5型家族性副神经节瘤综合征(PGL5)。SDHA相关肿瘤可能以多种方式呈现:发病部位可以是肾上腺、也可以肾上腺外;肾上腺外病变既有交感性,又有副交感性的;此外还可能合并垂体腺瘤等病变。SDHA相关嗜铬细胞瘤和副神经节瘤的生化表型主要是去甲肾上腺素。由于比较罕见,SDHA相关嗜铬细胞瘤和副神经节瘤的临床特征还需要更多研究来总结。

(2) SDHB基因:SDHB突变是SDH基因中最常见的,相关研究和记录也相对最为广泛。SDHB突变可以导致常染色体显性遗传疾病,如4型家族性副神经节瘤综合征(PGL4),患者终生有罹患嗜铬细胞瘤和副神经节瘤、肾细胞癌、胃肠道间质肿瘤、乳腺癌以及乳头状甲状腺癌等多种肿瘤性疾病的风险,其中嗜铬细胞瘤和副神经节瘤在70岁以前的发病风险达80%。

SDHB相关嗜铬细胞瘤和副神经节瘤的主要特点:发病年龄较早,平均诊断年龄为30岁,年龄相关外显率在30岁和40岁以前分别为29%和45%;发病部位以肾上腺外最为常见,主要为交感性副神经节瘤;常常没有头痛、心悸、出汗、高血压等典型症状,因而导致诊断延误,影响预后;SDHB相关交感副神经节瘤转移性病变风险较高,高达30%~70%,而在所有交感性副神经节瘤中,这一比例约为10%;携带SDHB突变的转移性交感副神经节瘤中,96%位于肾上腺外;反过来说,恶性交感性副神经节瘤中,SDHB突变发生率为约30%。恶性交感性副神经节瘤总的5年生存期在34%~60%,SDHB突变是独立预后因子:有或无SDHB突变的患者5年生存可能性分别为36%、67%;首次转移诊断后的中位生存期分别为42个月、244个月;多因素分析显示存在SDHB突变与病死率增加有关(相对危险度2.7)。生化类型以多巴胺和/或去甲肾上腺素为主,还可以有甲氧酪胺水平升高,不过并非所有肿瘤都具有分泌功能。

(3) SDHC基因:SDHC突变主要与头颈部副神经节瘤(HNPGL)有关。全世界范围检测出SDHC突变携带者都非常少,以大规模人群为基础的国际注册数据显示,在交感副神经节瘤和头颈部副神经节瘤患者中SDHC突变发生率分别为0%和4%。

SDHC突变可以导致3型家族性副神经节瘤综合征(PGL3),常染色体显性遗传,与父本传递无关,这一点与SDHD突变所致肿瘤不同。SDHC相关头颈副神经节瘤部,典型发病年龄大约在40~45岁,可以为多发,转移性病变罕见,但已有1例位于颈动脉杈、分泌儿茶酚胺的恶性副神经节瘤的个案报道。以往认为SDHC突变仅与头颈部副神经节瘤有关,但最近也有肾上腺和肾上腺外交感副神经节瘤的报道。SDHC 相关头颈部副神经节瘤一般不分泌儿茶酚胺。

3. SDHD 基因　SDHD 突变可以导致 1 型家族性副神经节瘤综合征(PGL1),其携带者在 70 岁以前,90% 有罹患副神经节瘤和其他相关肿瘤的风险。其共同特征是多发副神经节瘤,发生部位以头颈部为主,常为双侧和复发性的,但恶性比例较低。典型的发病年龄在 30 多岁。与绝大多数头颈部副神经节瘤一样,SDHD 相关头颈部副神经节瘤多数也是非分泌性的静止性肿瘤,但当它具有分泌功能时,典型生化类型是多巴胺和去甲肾上腺素。有意思的是,SDHD 突变导致疾病的母性印记却是仅通过父本传递的。

4. SDHAF2 基因　SDHAF2 突变罕见,可以导致罕见的常染色体显性综合征,2 型家族性副神经节瘤综合征(PGL2)。其肿瘤主要位于头颈部,在嗜铬细胞瘤和胸腹部交感性副神经节瘤患者没有发现 SDHAF2 的胚系或体细胞突变。肿瘤发病年龄多在 30 多岁,常为多发;目前暂时没有导致转移性肿瘤的证据。现有资料显示 SDHAF2 突变是父本传递的,具有很高的外显率;并且与 SDHD 突变类似,也包含母性印记。

5. FH 基因　FH 基因突变所致嗜铬细胞瘤和副神经节瘤罕见。在上述对 598 例嗜铬细胞瘤和副神经节瘤患者进行基因筛查的研究中发现,携带 FH 突变的嗜铬细胞瘤和副神经节瘤患者较无 FH 突变患者更有可能发生转移或多发性病变。

## 三、嗜铬细胞瘤和副神经节瘤相关综合征

嗜铬细胞瘤和副神经节瘤相关的综合征以及所包含的疾病谱是临床、病理学以及影像学医师需要了解和掌握的重要知识更新与说明(表 5-2)。

### (一) 经典的综合征

所谓经典的嗜铬细胞瘤和副神经节瘤相关综合征,主要包括 20 世纪就认识到的以下几种遗传性综合征:①神经纤维瘤病(neurofibromatosis type 1,NF1):在 1 型神经纤维瘤病(NF1 基因)背景下,嗜铬细胞瘤和副神经节瘤可能与神经纤维瘤、周围神经鞘肿瘤等肿瘤,以及咖啡牛奶斑、蝶骨发育异常、虹膜错构瘤等疾病合并存在;②多发性神经内分泌瘤综合征(multiple endocrine neoplasia type 2,MEN2):在 MEN2(RET 基因)背景下,标志性疾病为髓质甲状腺癌。在 MEN2A,嗜铬细胞瘤可与髓质甲状腺癌、甲状旁腺功能亢进合并存在;在 MEN2B,嗜铬细胞瘤可与髓质甲状腺癌、黏膜神经节瘤以及马凡体征等并存;③VHL 病(von Hippel-Lindau disease):在 VHL 病(VHL 基因)背景下,嗜铬细胞瘤和副神经节瘤可与肾透明细胞癌、中枢神经系统成血管细胞瘤等肿瘤合并存在。

### (二) 新发现的嗜铬细胞瘤和副神经节瘤相关综合征

进入本世纪以来陆续发现,SDHx 基因的突变与不同遗传性副神经节瘤综合征(hereditary paraganglioma syndromes,PGLs),或称遗传性副神经节瘤—嗜铬细胞瘤综合征(hereditary paraganglioma-pheochromocytoma syndromes,PGL-PHEOs)相关,包括 PGL1、PGL2、PGL3、PGL4 以及 PGL5 等类型。①PGL1:与 SDHD 突变有关,由嗜铬细胞瘤或头颈部副神经节瘤组成,也包括胃肠间质瘤和垂体腺瘤。②PGL2:与 SDHAF2 突变相关,由头颈部副神经节瘤组成,不含其他已知病变。③PGL3:为 SDHC 突变所致,由头颈部副神经节瘤以及胃肠间质瘤组成。④PGL4:由 SDHB 突变引起,包括嗜铬细胞瘤或头颈部副神经节瘤,以及乳头状甲状腺癌、乳腺癌、胃肠间质瘤和肾细胞癌等。其肾细胞癌具有特异性组织学特征,即 SDHB 染色阴性,目前标记为 SDHB 阴性肾细胞癌。⑤PGL5:与 SDHA 突变有关,包括副神经节瘤和胃肠间质瘤等。可见,遗传性副神经节瘤综合征最常见的合并症是胃肠间质瘤(gastrointestinal stromal tumor,GIST)。因此,在儿童或年轻人群中发现胃肠间质瘤时应该警惕遗传性副神经节瘤综合征可能。这种情况下合并的胃肠间质瘤可能具有上皮样形态,其淋巴转移发生率较高,并且对胃肠间质瘤的标准治疗药物酪氨酸激酶抑制剂伊马替尼(imatinib)无应答。此外,SDH 突变还与 Carney-Stratakis 综合征以及 Carney 三联征有关。Carney-Stratakis 综合征(或称 Carney 二联征)是与 SDHB、SDHC 和 SDHD 相关的常染色体显性遗传综合征,其特征是联合出现副神经节瘤和胃肠间质瘤。Carney 三联征则可能是 SDHC 启动子区域的超甲基化导致,特点是副神经节瘤与胃肠间质瘤和肺软骨瘤联合出现,还可以有肾上腺皮质腺瘤、食管平滑肌瘤以及嗜铬细胞瘤。上述两个综合征的胃肠间质瘤的病理特征与遗传性副神经节瘤综合征相同。值得注意的是,Carney-Stratakis 综合征、Carney 三联征与卡尼复合征(Carney complex)在发病机制和临床表现上是不同的。卡尼综合征是由位于染色

体 17q23-24 上的 PRKAR1A（蛋白激酶 A1 型 α 调节亚单元）基因或染色体 2p16 上的其他基因突变导致的常染色体显性疾病，该综合征包括心脏和皮肤的黏液瘤、皮肤色素过度沉着以及垂体腺瘤，与 SDH 相关综合征唯一共同点是可以存在垂体腺瘤。除上述 SDHx 相关综合征，FH、PHD2 以及 HIF2α 等基因突变也导致综合征疾病。⑥遗传性平滑肌瘤病和肾细胞癌综合征（hereditary leiomyomatosis and renal cell cancer，HLRCC）。FH 突变与遗传性平滑肌瘤病和肾细胞癌综合征有关。不过截至目前，没有 FH 突变同时导致 HLRCC 合并嗜铬细胞瘤和副神经节瘤的报道。⑦家族性红细胞增多症（familial erythrocytosis）。PHD2 和 HIF2α 基因突变均可导致家族性红细胞增多症。PHD2 和 HIF2α 相关的嗜铬细胞瘤和副神经节瘤常常合并红细胞增多症。⑧2A 型夏 - 马 - 图综合征（Charcot-Marie-Tooth syndrome type 2A，CTMS2A）。有研究者在一个 2A 型夏 - 马 - 图综合征家系分离到 KIF1Bβ 胚系突变。不过后续多个研究在其他的 2A 型夏 - 马 - 图综合征家系没有分离到这一胚系突变，提示这一综合征可能还存在其他的易感基因。不过，携带 KIF1Bβ 胚系突变，至少存在罹患嗜铬细胞瘤和神经母细胞瘤等肿瘤的倾向。迄今为止，尚未见 TMEM127、MAX、H-RAS 等基因突变导致特殊综合征的报道。

# 第五节　特殊类型嗜铬细胞瘤和副神经节瘤的诊断

## 一、遗传性嗜铬细胞瘤和副神经节瘤

嗜铬细胞瘤和副神经节瘤可分为遗传性和散发性两类，二者所占比例各为一半左右。遗传性嗜铬细胞瘤和副神经节瘤具有不同的基因型—表型表现，因而内分泌协会临床实践指南推荐进行个体化的诊断、治疗、监测和随访。

### （一）家族史

遗传性嗜铬细胞瘤和副神经节瘤多以常染色体显性方式遗传。家族史在诊断中具有重要价值，有助于建立临床初步诊断，指导定性、定位诊断及基因检测。家族史阳性的患者，应首先怀疑诊断其家族性嗜铬细胞瘤和副神经节瘤，并优先检测其家系的胚系基因突变。

### （二）临床表现

发病年龄早、双侧或多发的遗传性嗜铬细胞瘤和副神经节瘤，应考虑遗传性病变可能。各种基因型与表型之间的联系，即不同易感基因突变产生相应的不同临床特征，包括相关症状、发病部位、单双侧、多发或复发、有无转移性病变以及合并综合征表现等，有助于不同类型遗传性嗜铬细胞瘤和副神经节瘤的初步诊断及鉴别诊断（表 5-2）。

临床症状，尤其是心血管系统症状的不同，可以反映出不同类型遗传性嗜铬细胞瘤和副神经节瘤儿茶酚胺分泌的差异，有助于判断其生化表型：如患者倾向于经历晕厥或低血压发作，一般以分泌肾上腺素为主，因为肾上腺素通过 β-2 受体产生血管扩张作用；而出现高血压及出汗等症状的患者，以分泌去甲肾上腺素为主可能性较大，原因在于去甲肾上腺素与 α 肾上腺能受体的亲和力产生的血管收缩作用。

综合征的其他表现对诊断也有明显帮助。嗜铬细胞瘤和副神经节瘤合并髓质甲状腺癌、肾细胞癌和中枢神经系统成血管细胞瘤，分别提示 MEN 和 VHL 病可能。遗传性嗜铬细胞瘤和副神经节瘤常常为综合征表现之一的特点，使得多学科团队诊疗的重要性非常突出，泌尿外科医师需要熟悉这些综合征的疾病谱，必要时应邀请相关科室有经验的医师参与诊疗团队。

### （三）生化定性诊断

与经典的嗜铬细胞瘤类似，遗传性嗜铬细胞瘤和副神经节瘤的生化诊断也主要依靠血浆和 / 或 24 小时尿儿茶酚胺及其 O- 甲基化代谢产物甲氧基肾上腺素浓度测定。检测的儿茶酚胺主要包括肾上腺素和去甲肾上腺素等；甲氧基肾上腺素指变肾上腺素和去甲变肾上腺素。特别是血浆游离和尿液分馏甲氧基肾上腺素浓度测定在检测嗜铬细胞瘤和副神经节瘤，尤其是交感性副神经节瘤方面，具有非常高的敏感度（>97%）。尿液 VMA 因敏感度较低（<50%），已不推荐将其常规用于可疑嗜铬细胞瘤和副神经节瘤的诊断。

遗传性嗜铬细胞瘤和副神经节瘤的生化表型常取决于其基因型，而且与肿瘤发病位置和良恶性特征等临床表型相符合（表 5-3）。以 SDHB 相关交感性副神经节瘤为例，其生化表型分泌肾上腺素，或去甲肾上腺素和多巴胺，这与其肿瘤主要位于肾上腺外，且转移性病变风险高的临床特点相符合。值得注意的是，一些 SDHB 相关肿瘤仅产生过量的

表 5-3　不同基因型嗜铬细胞瘤和副神经节瘤的生化表型

| 易感基因 | 嗜铬细胞瘤和副神经节瘤类型 | 生化表型 |
|---|---|---|
| 激酶相关通路: | | |
| *NF1* | 嗜铬细胞瘤,但亦少见;其他类型未见 | 肾上腺素 |
| *RET* | 嗜铬细胞瘤常见,其他类型未见 | 肾上腺素 |
| *TMEM127* | 嗜铬细胞瘤,非常常见 | 肾上腺素 |
| *MAX* | 嗜铬细胞瘤,非常常见 | 肾上腺素和去甲肾上腺素,去甲肾上腺素可能占优势地位 |
| *KIF1Bβ* | 嗜铬细胞瘤,非常少见 | 未知 |
| *H-RAS* | 嗜铬细胞瘤为主,也有交感副神经节瘤 | 肾上腺素和去甲肾上腺素 |
| 缺氧相关通路: | | |
| *VHL* | 嗜铬细胞瘤常见,其他类型非常少见 | 去甲肾上腺素 |
| *SDHA* | 交感副神经节瘤常见,其他类型非常少见 | 去甲肾上腺素 |
| *SDHB* | 交感副神经节瘤非常常见,其他类型少见 | 去甲肾上腺素和多巴胺 |
| *SDHC* | 头颈部副神经节瘤常见,交感副神经节瘤少见,嗜铬细胞瘤未见 | 一般不分泌 |
| *SDHD* | 头颈部副神经节瘤非常常见,交感副神经节瘤常见,嗜铬细胞瘤少见 | 一般不分泌,分泌时为去甲肾上腺素和多巴胺 |
| *SDHAF2* | 头颈部副神经节瘤常见;其他类型未见 | 一般不分泌 |
| *FH* | 嗜铬细胞瘤、交感副神经节瘤、头颈部副神经节瘤均少见 | 去甲肾上腺素 |
| *PHD2* | 交感副神经节瘤,非常少见 | 不明确 |
| *HIF2α* | 副神经节瘤为主,也有嗜铬细胞瘤 | 去甲肾上腺素 |

多巴胺,而不产生肾上腺素和去甲肾上腺素等其他儿茶酚胺,因此,怀疑诊断 SDHB 相关肿瘤的患者,还应接受血浆多巴胺及其 O- 甲基化代谢产物甲氧酪胺检测。此外,相当一部分 SDHB 相关肿瘤不产生或分泌任何儿茶酚胺,即肿瘤为“生化静止性”(biochemically silent)的,这些肿瘤患者由于缺乏典型的儿茶酚胺过量症状,可能导致诊断延误。因此,遗传性嗜铬细胞瘤和副神经节瘤患者的家族史、临床表现,常常有助于指导生化诊断;反过来讲,生化检查结果,也有助于判断遗传性病变的基因型。

**（四）影像学检查（定位诊断）**

1. 普通影像学检查　在获得定性诊断的生化证据后,临床医师应安排患者接受必要的影像学检查以进一步明确定位诊断:① CT 扫描。CT 扫描一般作为嗜铬细胞瘤和副神经节瘤定位的首选影像学检查,敏感性达 88%~100%(图 5-1A)。CT 对胸、腹和盆腔组织有很好的空间分辨率,在检测肺部转移病灶方面也优于 MRI。不过 CT 在检测肾上腺外、残留、复发或转移性嗜铬细胞瘤和副神经节瘤上敏感性明显低于 MRI;② MRI 成像。MRI 成像在遗传性嗜铬细胞瘤和副神经节瘤定位诊断中具有重要作用(图 5-1B),尤其是对头颈部副神经节瘤、转移性嗜铬细胞瘤和副神经节瘤,具有非常高的敏感度。因此,对表现为头颈部肿瘤或转移性疾病的遗传性嗜铬细胞瘤和副神经节瘤患者,特别是 SDHx 相关肿瘤,具有很好的诊断价值。MRI 的另一个值得注意的优点是比较安全,其适用于孕妇、儿童以及需要减少辐射接触的患者。

2. 功能影像学检查　根据患者的家族史、临床表现、生化诊断及基因检测结果,可以选择进行下述一项或多项功能影像学检查。

(1) 间碘苄胍(metaiodobenzyl guanidine,MIBG)显像:MIBG 是一个去甲肾上腺素的小分子类似物,一般采用 $^{123}$I 或 $^{131}$I 标记后进行成像,用于嗜铬细胞瘤和副神经节瘤的诊断和监测。其中,$^{123}$I-MIBG 成像更为常用,在嗜铬细胞瘤和副神经节瘤检测方面敏感度和特异度均较高。

MIBG 显像在包括遗传性病变在内的特殊类型嗜铬细胞瘤和副神经节瘤的诊断上具有历史性的重要地位,以往是肾上腺外、复发性或转移性病变综合

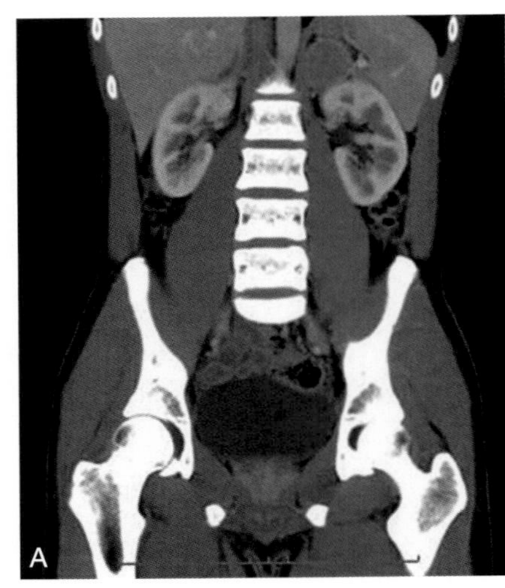

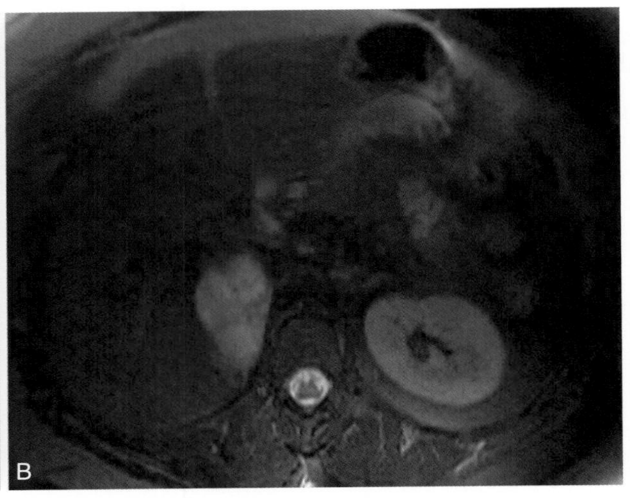


**图 5-1 嗜铬细胞瘤影像学表现**

A. CT 增强扫描显示的 MEN2 患者的左侧嗜铬细胞瘤；B. T2 加权 MRI 示右侧嗜铬细胞瘤。

诊查整体中的重要组成部分。MIBG 还可以用于有生化证据，但 CT 和 MRI 成像等普通影像学检查为阴性的病灶的定位。不过 MIBG 显像也有局限性：侵袭性转移病灶肿瘤细胞蓄积MIBG的能力缺失时，MIBG 显像的敏感性明显下降；在 $^{18}$F-FDG PET 检查出现以后，$^{123}$I-MIBG 显像地位明显降低，因为在几乎所有非 MEN-2 患者其准确度都不如 18F-FDG PET。

目前内分泌协会临床实践指南推荐，$^{123}$I-MIBG 显像主要用于以下嗜铬细胞瘤和副神经节瘤患者：其他影像学检查已检测到转移性病变，并计划采用 $^{131}$I-MIBG 放射治疗的患者；偶尔也可用于一些复发性疾病的，或由于原发肿瘤体积增大、或病灶位于肾上腺外、为多发性（头颈部除外）等原因，转移性病变风险增加的患者。此外，MIBG 显像还可以用于术后残留和转移病灶的评估。原因在于一些肿瘤的转移灶受原发灶影响，术前 MIBG 显像不能显示，术后切除原发肿瘤后可以良好地暴露。拟交感神经药、钙通道阻滞剂、阻断儿茶酚胺转运的药物、α 物及 β 物肾上腺素能受体阻滞剂等药物有减少 $^{123}$I-MIBG 浓聚的作用，因此正在使用这些药物的患者，需停药 2 周后再接受检查。

（2）18 氟 - 氟脱氧葡萄糖正电子断层成像（18F-Fluorodeoxyglucose positron emission tomography，$^{18}$F-FDG PET）：$^{18}$F-FDG PET 最近已成为确定嗜铬细胞瘤和副神经节瘤分期的标准影像学检查。目前推荐可以将其作为肾上腺外交感性副神经节瘤，多发性、转移性以及 SDHB 相关嗜铬细胞瘤和副神经节瘤的首选定位诊断，尤其适用于转移性疾病的诊断。$^{18}$F-FDG PET 诊断嗜铬细胞瘤和副神经节瘤的效能远优于 CT、MRI 以及 MIBG 显像等其他影像学检查；而且在几乎所有患者都显示出比 $^{123}$I-MIBG 更好的准确度，尤其是在转移性疾病的检测上。不过，例外的情况是在 MEN-2 胚系突变患者，$^{18}$F-FDG PET 敏感性远不如 $^{123}$I-MIBG 显像（图 5-2）。

（3）生长抑素受体显像：对头颈部副神经节瘤定位的敏感性为 89%~100%，明显优于 MIBG 显像；对副神经节瘤定位的敏感性（80%~96%）高于嗜铬细胞瘤（50%~60%）。

**（五）基因检测（基因诊断）**

鉴于嗜铬细胞瘤和副神经节瘤的高遗传性，目前内分泌协会临床实践指南推荐，所有嗜铬细胞瘤和副神经节瘤患者均应接受基因检测。可以根据患者的临床特征，确定患者的基因检测中可疑胚系突变的优先顺序包括：

1. 家族史 如果患者有家族史，则优先检测相关易感基因突变。依据家族史进行的基因检测，不仅有助于明确病变的遗传学背景，而且有利于发现新的基因型和预测不同基因型发生不同表型的危险，提高对患者的个体化管理。例如，过去 MEN2A 综合征在中国人群报道较少，江军课题组对 3 个 MEN2A 综合征的家系进行了临床、实验室以及基因特征分析，分别发现了 C634S、C611Y 和 C634Y 等 3 个不同的 RET 基因突变；又比如，以往的研究已经报道了一些 VHL 病基因型与表现型的关系，但仍有一些未被发现，江军及同事评估了 5 个非亲缘家系的 45 例个体，在其中 21 个个体发现了分别对应不同的临床表型的 4 个错义突变，这些新的突变及其与表型的关系的鉴定，有助于预测个体患者发生不

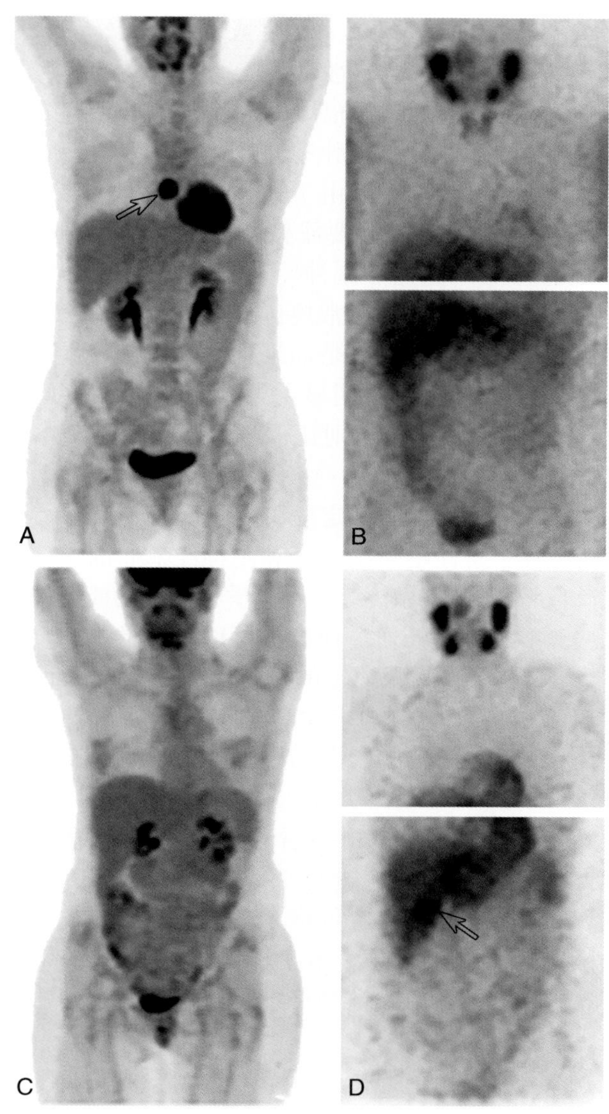


**图 5-2　嗜铬细胞瘤和副神经节瘤 $^{18}$F-FDG PET 和 $^{123}$I-MIBG 成像表现**

A、B 图示：SDHB 突变相关纵隔副神经节瘤的 $^{18}$F-FDG PET（A）和 $^{123}$I-MIBG（B）成像所见；C、D 图示：MEN 患者右侧肾上腺嗜铬细胞瘤的 $^{18}$F-FDG PET（C）和 $^{123}$I-MIBG（D）成像所见，箭头所示为病变。

同 VHL 相关表型的危险，改善对 VHL 患者的个体化诊断、监测和治疗。

值得注意的是，许多遗传性嗜铬细胞瘤和副神经节瘤是不完全外显的。而且，一些类型，例如 SDHB、SDHD 相关疾病以母本基因组印记为特征：基因突变遗传来自母亲，自身不发生嗜铬细胞瘤和副神经节瘤，却仍可将突变给后代。由于不完全外显和母本基因组印记，相当数量的遗传性嗜铬细胞瘤和副神经节瘤患者可以没有明显的家族史。例如，据统计 63%~90% 的 SDHB 相关副神经节瘤具有明显的散发性肿瘤表现，而在 SDHD 相关副神经节瘤，这一比例约为 21%。因此，家族史阴性决不能排除遗传性嗜铬细胞瘤和副神经节瘤的可能。这些结果也从另一个方面表明，对所有嗜铬细胞瘤和副神经节瘤患者，不论有无家族史，都进行基因检测的必要性。

2. 临床表现　在没有已知突变基因的家族史的背景下，推荐根据临床表现决定基因检测的优先顺序：①首先，了解有无综合征表现。如果患者有综合征表现，应优先检测相关基因。例如，卡尼三联征与 SDHB、SDHC 和 SDHD 等相关，如果出现卡尼二联征，应优先检测 SDH 基因的突变情况；②其次，评估有无转移性病变。SDHB 突变所致肿瘤转移风险明显高于其他基因，故转移性肿瘤优先进行 SDHB 突变检测；③再次，肿瘤位置。不同基因型导致的嗜铬细胞瘤和副神经节瘤好发部位不同，因此肿瘤位置也有助于决定基因检测优先次序。例如，嗜铬细胞瘤（肾上腺病变）主要见于 VHL 基因，以及 RET、NF1、TMEM127 等多数激酶通路相关基因突变；头颈部副神经节瘤则主要见于 SDH 基因突变等。

3. 生化表型　通过生化检验确定的生化表型，也有助于遗传性嗜铬细胞瘤和副神经节瘤的基因型分型，指导基因检测（表 5-3）。

4. 免疫组织化学　一些免疫组织化学检查结果也有助于支持基因检测策略的科学优化。RET、NF1 和 VHL 等突变相关肿瘤显示出 SDHB 的免疫组化染色阳性，而 SDH 突变相关肿瘤显示 SDHB 的免疫组化染色呈阴性或弱阳性，其中完全阴性见于 SHDB 突变，而弱阳性见于 SDHD 突变。SDHA 的免疫组化阴性结果与 SDHA 突变高度相关。

5. 患者亲属的基因检测和肿瘤筛查　遗传性嗜铬细胞瘤和副神经节瘤患者的亲属，是否应常规进行基因检测，并随后对检测到的突变携带者进行肿瘤筛查，这一问题目前存有争议。主要的顾虑包括：不必要的检查可能导致心理压力增加；由于疾病外显率有限，这种检测和筛查可能增加诊疗成本等。

不过，比较明确的是，肿瘤筛查对 SDHB 突变携带者特别有价值，因为这些患者罹患恶性副神经节瘤风险较高，而且往往因为临床表现不典型延误诊断。有研究者推荐，对 SDHx 相关副神经节瘤患者的一级亲属应常规进行基因检测，并对突变携带者进行临床的、生化的以及放射学的肿瘤筛查和监测。筛查和监测方案包括：①每年一次询问病史及查体；②每年一次生化检测，如血浆游离或 24 小时尿液分馏甲氧基肾上腺素测定；③每一到两年一次头颈部、胸部、腹部以及盆腔 MRI 检查；④在特定病例，还要进行功能影像学检查；⑤对 SDHB 突变携带者，推荐从 10 岁开始进行监测。

筛查和监测方案需根据检查前患者的病史以及临床发现进行调整。唯一的例外是女性 SDHD 突变携带者的后代，因其母本印记且恶性病变风险较低，无需进行临床监测。内分泌协会临床实践指南还建议，对嗜铬细胞瘤和副神经节瘤的基因检测的实施应在卫生保健框架之内，即遵循经济合作暨发展组织（OECD）和欧洲分子遗传学质量网络等相关机构关于基因检测质量控制和评估的指南；所有检测应在经认可的实验室进行。临床医师应在基因检测前及检测后为患者提供基因咨询，包括怀疑的遗传性疾病及其诊断和治疗、相应基因检测的诊断效能以及家族遗传的风险等。

总之，遗传性嗜铬细胞和副神经节瘤的突变基因检测是非常重要的，因为它对于个体化的诊断治疗以及监测随访具有指导意义。

## 二、恶性嗜铬细胞瘤和副神经节瘤

多数嗜铬细胞瘤和副神经节瘤是不播散的、可治愈的肿瘤，但在 15%~17% 的患者，肿瘤可以表现出恶性疾病的性质。根据 WHO 分类系统，恶性嗜铬细胞瘤和副神经节瘤定义为存在远离原发肿瘤的非嗜铬细胞位置的转移的病变，是一种侵袭性的、威胁生命的肿瘤。目前，病理学表现，甚至局部侵袭征象对于肿瘤的良恶性鉴别以及转移能力的判断价值有限；其良恶性只能靠是否存在临床转移，即存在淋巴结或远处组织（例如骨、肝脏、肺脏或肾脏等）的转移来判断。

### （一）家族史

SDHB 突变是单个的与恶性嗜铬细胞瘤强烈相关的基因异常。VHL 病和 MEN-2 中的恶性嗜铬细胞瘤极其罕见。

### （二）临床表现

多数恶性嗜铬细胞瘤和副神经节瘤的典型临床表现与良性肿瘤类似，主要为高血压、头痛、心悸以及出汗等症状。嗜铬细胞瘤和副神经节瘤如缺乏典型症状，或存在易变的症状和体征，如消化不良、恶心、乏力、体重下降、视觉障碍、心律失常以及精神问题，其恶性可能性增加。恶性嗜铬细胞瘤和副神经节瘤最常见的转移部位依次为局部及远处的淋巴结（80%）、骨骼（72%）、肝脏（50%）以及肺脏（50%），约 20% 患者表现为以骨转移为主或单一的骨转移。

### （三）生化检验（定性诊断）

恶性嗜铬细胞瘤和副神经节瘤的生化检验方法并无特殊。不过，恶性肿瘤的特点是去甲肾上腺素分泌占主导地位，不过由于其儿茶酚胺生化合成途径分化较差，也可能主要或只产生多巴胺。因此，关于恶性嗜铬细胞瘤和副神经节瘤生化检验问题，有两点需要注意：一是应常规包括多巴胺及其代谢产物甲氧酪胺的检测；二是如果副神经节瘤的生化表型为去甲肾上腺素占明显主导地位，或血浆多巴胺或甲氧酪胺水平升高，则其恶性肿瘤可能性增加，应予充分重视。

### （四）影像学检查（定位和分期诊断）

目前，恶性嗜铬细胞瘤和副神经节瘤的定位诊断和分期主要依靠传统的影像学检查和功能影像学检查，不过没有任何一项技术可以称为唯一的金标准，常常需要两项及以上的检查相结合。一般而言，CT、MRI 成像等普通影像学检查主要用于定位，而功能影像学检查主要用于评估病灶的范围、判断肿瘤的分期并指导治疗决策。

1. 影像学检查　一旦怀疑恶性嗜铬细胞瘤和副神经节瘤，首先应进行头颈至盆腔的 CT 扫描。CT 扫描能够可靠地定位绝大多数 1cm 以上的嗜铬细胞瘤和副神经节瘤。不过，除非转移灶非常明显，CT 不是最可靠的恶性嗜铬细胞瘤和副神经节瘤的诊断技术。

MRI 在诊断复发、转移和肾上腺外嗜铬细胞瘤和副神经节瘤方面，准确度和敏感度高于 CT 扫描。高 b 值的弥散加权 MRI（DWI）已成功用于检测恶性嗜铬细胞瘤和副神经节瘤的转移灶，可能优于 123I-MIBG 甚至 18F-FDG PET。

2. 影像学检查　①MIBG 显像：MIBG 显像对转移性嗜铬细胞瘤和副神经节瘤，位于颅底和颈部、胸腔、膀胱的副神经节瘤，以及 SDHx（尤其是 SDHB）相关肿瘤的检出敏感性较低。不过，已发生转移的或有转移风险的患者，可以用 $^{123}$I-MIBG 显像结果来评估 $^{131}$I-MIBG 治疗的可能性。恶性嗜铬细胞瘤和副神经节瘤患者发生转移且不能接受手术治疗时，如 MIBG 显像阳性，则可应用 $^{131}$I-MIBG 治疗；②18F-FDG PET：18F-FDG PET 可以作为恶性嗜铬细胞瘤和副神经节瘤的首选定位诊断，尤其对转移性病变的诊断敏感性达近 90%。

### （五）基因检查（基因诊断）

嗜铬细胞瘤和副神经节瘤的恶性倾向与其基因

型明显相关，主要好发于第一组基因(缺氧通路相关基因)突变所致肿瘤，尤其以 SDHB 风险最高。因此恶性嗜铬细胞瘤和副神经节瘤患者应优先进行 SDHB 突变检测。

### (六) 恶性嗜铬细胞瘤和副神经节瘤的 TNM 分期

2017 年，美国癌期划分联合委员会(American Joint Commission for Cancer Staging，AJCC)制定了第一个恶性嗜铬细胞瘤和副神经节瘤的分期系统(表 5-4)。

表 5-4 嗜铬细胞瘤和副神经节瘤的 TNM 分类系统

| 分类 | 定义 |
|---|---|
| 原发肿瘤大小 | |
| $T_x$ | 原发肿瘤大小无法评估 |
| $T_1$ | 原发肿瘤最大直径 <5cm，无肾上腺外侵犯 |
| $T_2$ | 原发肿瘤最大直径≥5cm，或任何大小的交感性副神经节瘤，无肾上腺外侵犯 |
| $T_3$ | 任何大小的侵犯周围组织(如肝、胰腺、脾脏以及肾脏)的原发肿瘤 |
| 区域淋巴结 | |
| $N_x$ | 区域淋巴结无法评估 |
| $N_0$ | 无淋巴结转移 |
| $N_1$ | 区域淋巴结转移 |
| 远传转移 | |
| $M_0$ | 无远处转移 |
| $M_1$ | 有远处转移 |
| | $M_{1a}$：仅远处转移至骨 |
| | $M_{1b}$：仅远处转移至远处淋巴结、肝或肺 |
| | $M_{1c}$：远处转移至骨及多处其他位置 |

(Roman-Gonzalez 2017)

AJCC TNM 分期系统主要用于治疗及预后相关决策，并作为提供肿瘤标准描述性术语的交流工具。其中，T 代表原发肿瘤大小，N 代表淋巴累及情况，M 指远处转移情况。TNM 分类系统是基于以下认识：原发肿瘤的一些解剖学特征，能够可靠地预测肿瘤转移的发生以及生存期的降低。在嗜铬细胞瘤和副神经节瘤，这些预测因子包括：原发肿瘤的大小(>5cm)、肿瘤位置(肾上腺外)以及远处转移的位置(肺、肝、骨以及淋巴结)。

### (七) 嗜铬细胞瘤和副神经节瘤恶性潜能的预测

嗜铬细胞瘤和副神经节瘤恶性潜能的预测和判断始终是临床医师面临的一大难题。在肿瘤发生转移之前，没有明确的病理特征来判断副神经节瘤和嗜铬细胞瘤良恶性。近十年来，不同中心的研究者先后提出了一些恶性潜能评估系统：肾上腺嗜铬细胞瘤等级评分(PASS)：2002 年，Thompson 在回顾分析了 100 例嗜铬细胞瘤患者后研发了肾上腺嗜铬细胞瘤等级评分(PASS)。PASS 基于 12 个病理特征。良性嗜铬细胞评分低于 4 分，恶性嗜铬细胞瘤评分高于 6 分，PASS>4 应严密随访复发情况。使用 PASS 的缺点是评分纯粹基于病理特征，且仅适用于嗜铬细胞瘤。而且，评估 12 个病理特征是一个复杂且耗时间的任务。PASS 的预后价值已由不同研究小组测试，PASS 的有效性受到质疑；(2) 嗜铬细胞瘤和副神经节瘤分级系统(GAPP)

2005 年，来自日本的 Kimura 及同事提议了另一个评估恶性潜能的系统，这个系统是基于 146 例嗜铬细胞瘤和副神经节瘤患者建立的，并在 2014 年根据 164 例患者的数据做了修正。该系统被称为嗜铬细胞瘤和副神经节瘤分级系(GAPP)。根据肿瘤评分被分为分化好(评分 0~2)、分化中度(评分 3~6)以及分化差(评分 7~10)等类型。嗜铬细胞瘤的分化情况看起来与其转移及生存率的可能性有关。嗜铬细胞瘤分化差的为恶性肿瘤。该系统已经得到不同小组的其他研究者确认。GAPP 基于组织学样式、细胞结构、粉刺型坏死和囊或脉管的浸润等 4 个病理特征，以及增殖指数(Ki-67)和生化表型等构建。GAPP 体系既纳入了可再生组织指标，也考虑了常用的增殖指标，Ki-67 增殖指数，还考虑了良恶性嗜铬细胞瘤和副神经节瘤的生化属性差异。

1. 肿瘤大小　除了组织学因素，更大的肿瘤(>5cm)具有更高的恶性风险。生存率主要取决于转移灶的位置。有肝或肺转移的患者生存率较孤立骨转移患者差。

2. 分子标记　近年来，已经鉴定出一些与嗜铬细胞瘤和副神经节瘤发病有关的基因，例如 SDHB 和 FH 突变与肿瘤的高恶性潜能相关。因此，相应的分子标记可能预示嗜铬细胞瘤和副神经节瘤患者的恶性潜能和生存期。其中，SDHB 分子的预示作用已经得到研究证实；提出 GAPP 系统的研究小组也建议将 SDHB 表达作为预后指标。SDHB 蛋白表达阴性的肿瘤，有可能是某个 SDH 基因发生了突变。因此，可以进行 SDHB 免疫组化检测，用来指引嗜铬细胞瘤和副神经节瘤的基因检测。

## 三、儿童嗜铬细胞瘤和副神经节瘤

### (一) 发病率与临床特点

嗜铬细胞瘤和副神经节瘤在成年高血压患者中

发病率为0.2%~0.6%，而在儿童高血压患者中发病率为1%~1.7%。10%~12.7%的嗜铬细胞瘤和副神经节瘤发生于儿童期。儿童嗜铬细胞瘤和副神经节瘤的临床特点：①遗传性病变比例更高；②肾上腺外病变比例更高；③多发性病变更常见；④复发和转移风险更高；儿茶酚胺生化表型以去甲肾上腺素和多巴胺分泌为主；⑤研究表明，儿童嗜铬细胞瘤和副神经节瘤上述特点，可能与其病因更多为第一组易感基因（缺氧通路相关基因）突变所致有关。儿童嗜铬细胞瘤和副神经节瘤与成人肿瘤比较有以下显著特点（表5-5）。

表5-5 儿童与成人嗜铬细胞瘤和副神经节瘤的临床特征比较

| 临床特征 | 儿童 | 成人 | *P* |
|---|---|---|---|
| 遗传性病变 | 80.4% | 52.6% | |
| 肾上腺肿瘤 | 36.8% | 65.4% | |
| 肾上腺外肿瘤 | 66.3% | 35.1% | |
| 多发性肿瘤 | 32.6% | 13.5% | <0.000 1 |
| 复发性肿瘤 | 29.5% | 14.2% | |
| 转移性肿瘤 | 49.5% | 29.1% | |
| 去甲肾上腺素生化表型 | 93.2% | 57.3% | |

（Pamporaki 2017）

### （二）生化表型（定性诊断）

对所有易感基因突变的携带者，不论有无病史，均推荐进行定期生化监测，其中特别重要的是，对携带第一组基因突变的儿童推荐更早开始监测（如5岁）。对携带SDHx突变的儿童，生化检测应包含血浆甲氧酪胺的测定，该指标是肾上腺外以及转移性病变的重要生物标记，这一点对于携带SDHB突变的儿童尤其重要，因其发生恶性肿瘤风险较高。

### （三）影像学检查（定位诊断）

内分泌协会相关指南推荐CT作为嗜铬细胞瘤和副神经节瘤的首选影像学检查。不过，高信号强度T2加权MRI更适合儿童人群，原因在于儿童嗜铬细胞瘤和副神经节瘤主要位于肾上腺外的特点，尤其当肿瘤位于罕见位置的情况下；而且也可以减少射线辐射的影响。

### （四）基因检测（基因诊断）

所有嗜铬细胞瘤和副神经节瘤儿童患者均应接受基因检测。基因检测的选择和解释受家族史、存在的综合征和临床特征等因素左右。临床特征中也包括肿瘤的生化表型，后者对肿瘤的位置位于肾上腺还是肾上腺外有指示作用。

### （五）儿童嗜铬细胞瘤和副神经节瘤的术前监测

儿童嗜铬细胞瘤和副神经节瘤的监测方案因基因而异，不过均包括临床表现、生化检测、影像学检查以及基因检测等方面。如基因突变已明确，监测方案中应包括对该基因突变相关的其他肿瘤的筛查，例如，VHL突变携带者除监测嗜铬细胞瘤和副神经节瘤外，还应注意排查有无视网膜及中枢神经系统成血管细胞瘤等病变。再次强调多学科团队诊疗的重要性。由于肿瘤体积大是转移性疾病的危险因素，目前避免肿瘤进展至转移性疾病的最佳方法是通过规律性监测，有利于早期发现肿瘤并进行积极治疗。

## 四、妊娠期嗜铬细胞瘤和副神经节瘤

妊娠期嗜铬细胞瘤和副神经节瘤罕见，发生率为2~7/100 000妊娠。与普通人群相似，妊娠期嗜铬细胞瘤和副神经节瘤既可以是散发性的，也可以是遗传性的。该疾病可能对产妇和胎儿产生灾难性的后果，根据已经发表的文献，因肿瘤未发现和未治疗导致的产妇病死率和妊娠丢失率均非常高，分别可达17%~24%和50%~26%；经过及时产前诊断和治疗，产妇病死率可下降至几乎0~5%，妊娠丢失率下降至14%~15%。因此，这一类型嗜铬细胞瘤和副神经节瘤非常重要，需要临床医师及早意识和重点关注。

### （一）临床表现

妊娠期嗜铬细胞瘤和副神经节瘤的临床表现与普通的嗜铬细胞瘤和副神经节瘤没有根本区别，主要包括阵发或持续性高血压，可能合并头痛、心悸和出汗等三联征，甚至出现头晕、恶心、乏力以及焦虑等症状。这些症状可以是妊娠期首次发生，也可以是妊娠期出现恶化，恶化的原因包括肿瘤血供增加、子宫增大的机械因素刺激儿茶酚胺分泌等。

妊娠期嗜铬细胞瘤和副神经节瘤如果没有及早发现和治疗，可能在以下情况下导致威胁产妇和胎儿生命的高血压危象：全身麻醉；阴道分娩；子宫增大的机械刺激；子宫收缩；胎动等。高血压危险可以导致生命器官的出血和梗死、充血性心力衰竭、心律失常以及死亡；同时导致子宫胎盘功能不全，引起胎儿宫内生长迟缓、缺氧以及死亡。

### （二）生化诊断（定性及鉴别诊断）

与普通嗜铬细胞瘤和副神经节瘤相同，通过检测血浆及尿液中的儿茶酚胺及其代谢产物，尤其是甲氧基肾上腺素建立生化诊断。正常情况下，妊娠及妊娠高血压对儿茶酚胺浓度没有影响。

**（三）影像学检查（定位诊断）**

超声和 MRI 是妊娠期嗜铬细胞瘤和副神经节瘤首选的影像学检查。超声检查肾上腺包块敏感度可达 89%~97%。MRI 可以避免辐射。MIBG 显性可以用于妊娠终止后或产后的肿瘤定位。

**（四）基因检测（基因诊断）**

妊娠期嗜铬细胞瘤和副神经节瘤同样应接受基因检测，明确是否存在胚系基因突变。妊娠期 VHL 和 NF1 相关嗜铬细胞瘤均已有报道。

**（五）鉴别诊断**

妊娠期嗜铬细胞瘤和副神经节瘤相关高血压症状容易被误诊为妊娠高血压。鉴别要点：①发病时间：妊娠期嗜铬细胞瘤和副神经节瘤相关高血压可以发生在整个妊娠期的任何时间，甚至在妊娠前；而妊娠高血压一般出现在妊娠 20 周以后；②高血压症状：妊娠期嗜铬细胞瘤和副神经节瘤相关高血压表现为阵发或持续性的，血压容易变化，可能合并头痛、心悸和出汗等三联征，甚至出现头晕、恶心、乏力以及焦虑等症状；而妊娠高血压一般为持续性高血压。

**（六）并发症与转归**

①并发症：妊娠期嗜铬细胞瘤和副神经节瘤相关高血压罕有蛋白尿，而妊娠高血压常常与蛋白尿有关；②转归。妊娠期嗜铬细胞瘤和副神经节瘤相关高血压症状在分娩后仍持续存在，而妊娠高血压在分娩后多数恢复正常。因此，妊娠 20 周以前出现难以控制的高血压，或具有典型的阵发性头痛、心悸和出汗症状，或高血压症状分娩后仍不能消失的患者，应考虑妊娠期嗜铬细胞瘤的可能。需要提出的是，导致妊娠期嗜铬细胞瘤和副神经节瘤难以正确诊断的另一个原因是没有血压波动症状的静止性肿瘤。

### 五、静止性嗜铬细胞瘤和副神经节瘤

本节讨论的静止性嗜铬细胞瘤和副神经节瘤（silent pheochromocytoma and paraganglioma），主要指没有明显的儿茶酚胺分泌过多相关临床症状的嗜铬细胞瘤和副神经节瘤，即临床静止性（clinically silent）肿瘤。现代影像学技术的迅速进展，使得静止性肿瘤在检查中被偶然发现的机会明显增加，这一类肿瘤被命名为“偶发瘤”。据统计，嗜铬细胞瘤被偶然发现的比例为 10%~20%，在肾上腺偶发瘤中所占比例约为 1.5%~11%。静止性肿瘤诊断性检查的目的是发现亚临床的高儿茶酚胺分泌的肿瘤，及早检测和处理恶性肿瘤。

**（一）生化诊断（定性诊断）**

临床静止性嗜铬细胞瘤和副神经节瘤患者，有很大比例虽没有儿茶酚胺过量相关症状，但生化水平仍高于正常，即具有亚临床的激素活性。这意味着，临床静止性肿瘤，很大程度上并不是“生化静止”（biochemically silent）的。与有症状的嗜铬细胞瘤和副神经节瘤相同，静止性肿瘤也主要通过检测血浆及尿液中的儿茶酚胺及甲氧基肾上腺素建立生化诊断。24 小时尿液甲氧基肾上腺素检测显示，偶发嗜铬细胞瘤甲氧基肾上腺素升高较其他类型肾上腺偶发瘤更为常见，具有显著差异。尿液甲氧基肾上腺素检测诊断偶发嗜铬细胞瘤的敏感度为 71%，特异性为 91%；比较之下，尿液 VMA 的敏感度（57.1%）和特异性（76.7%）等均较低。

**（二）影像学检查（定位诊断）**

静止性肿瘤多由超声检查发现，再经 CT 或 MRI 检查获得证实。静止性嗜铬细胞瘤和副神经节瘤仍存在一定比例的转移性病变，有研究报道可达 13.5%，因此必要时可能需进一步进行功能影像学检查。

**（三）基因检测（基因诊断）**

静止性嗜铬细胞瘤和副神经节瘤一旦诊断明确，也须进行基因检测。

## 第六节　嗜铬细胞瘤和副神经节瘤外科治疗原则

嗜铬细胞瘤和副神经节瘤，包括特殊类型在内，均属于一种外科疾病。任何时候如有可能，应建议做肿瘤的完整切除。腹腔镜手术，包括机器人辅助腹腔镜手术切除是多数肿瘤的标准治疗方式，尽管巨大或手术困难的肿瘤还是提倡开放手术。与对待典型嗜铬细胞瘤患者一样，泌尿外科医师必须熟悉在将有功能的嗜铬细胞瘤和副神经节瘤患者推进手术室前的准备性药物治疗。这一治疗的目的是预防手术操作中肿瘤受到刺激大量释放儿茶酚胺诱导的并发症，包括高血压危象、心律失常、肺水肿等，以及肿瘤切除后的低血压危险。经过充分的术前药物准备，手术死亡率可下降至 1% 以下。

手术切除后，多数嗜铬细胞瘤和副神经节瘤患者预后良好，不过预后差异较大，非侵袭性肿瘤的患者生存时间可以超过20年，而转移性肿瘤则进展迅速，生存时间明显缩短。术后长期警惕性生化和影像随访是必需的，因为根据统计，高达16%的患者在肿瘤完整切除10年后仍旧复发，有些病例甚至手术15年后仍发生复发。研究表明，复发的危险因素包括：①肾上腺外疾病（HR 11.2）；②遗传性疾病（HR 3.4）；③右侧肾上腺肿瘤（HR 3.1）；④双侧肿瘤（HR 1.4）；⑤大肿瘤（HR 1.2/cm 直径）。其中，大约50%的复发疾病为恶性的。与典型嗜铬细胞瘤不同的是，特殊类型嗜铬细胞瘤和副神经节瘤患者需要进行"量身定做"的个体化诊断、治疗和随访方案，并且常常需要多学科团队，包括泌尿外科学、内分泌科学、心血管学、肿瘤学、麻醉学以及有些情况下儿科学、产科学等学科有经验的医师参与。

## 一、遗传性嗜铬细胞瘤和副神经节瘤外科治疗

遗传性嗜铬细胞瘤和副神经节瘤，尤其是综合征性疾病，是需要个体化和多学科团队诊疗的典型。

### （一）手术治疗

遗传性嗜铬细胞瘤和副神经节瘤患者术前准备治疗与典型嗜铬细胞瘤相同，详见相关章节。

### （二）手术方式的选择

目前一般推荐，对大多数肾上腺病变（嗜铬细胞瘤）患者行腹腔镜手术治疗，如肿瘤直径>6cm或为侵袭性者，则推荐进行开放手术，以确保完整切除肿瘤，防止肿瘤破裂，避免肿瘤局部复发。推荐对肾上腺外病变（副神经节瘤）进行开放手术，不过对于小的、非侵袭性的肿瘤，仍可进行微创手术。肾上腺部分切除手术在遗传性嗜铬细胞瘤和副神经节瘤患者的治疗具有特殊地位。对双侧嗜铬细胞瘤，或已经切除对侧肾上腺，而患侧肿瘤又较小时，推荐选择肾上腺部分切除术，尽量保留部分肾上腺皮质，以免发生永久性肾上腺皮质功能减退。例如，MEN2和VHL患者，罹患双侧嗜铬细胞瘤风险较大，而发生恶性嗜铬细胞瘤风险较低，因而对这类患者提倡更多选择肾上腺部分切除术。采取这一策略的目的是避免需要长期甚至终身激素替代治疗，及激素替代治疗相关的副作用。

### （三）术后随访和预后

对所有遗传性嗜铬细胞瘤和副神经节瘤患者，终身随访都是必要的，这是因为这类患者有较高的复发和发生转移性疾病的风险，还可能发生相关综合征的其他肿瘤。

根据文献及相关共识，我们建议遗传性嗜铬细胞瘤和副神经节瘤术后随访和监测方案可以包括：①围手术期应关注双侧肾上腺部分切除或孤立性肾上腺部分切除患者继发性肾上腺皮质功能减退的风险；②术后2~4周，反复复查生化检验，以明确是否成功切除肿瘤以及有无残留和转移病灶，如果甲氧基肾上腺素居高不下，可以接受MIBG成像检查；③监测血压，每年至少2次；④术后3~6个月时随访，询问症状、检查体征，复查血浆或尿液甲氧基肾上腺素，必要时进行影像学检查，以后每年一次；⑤每年一次头颈、胸腹部CT或MRI检查。

## 二、恶性嗜铬细胞瘤和副神经节瘤

目前恶性嗜铬细胞瘤和副神经节瘤没有非常有效的治疗方法。现有的治疗很大程度上都是姑息性的。

### （一）手术治疗

可切除病变进行转移癌手术切除是标准治疗，但鲜有证据表明手术能够延长患者的生存期，或比α/β阻滞和α-甲基间酪氨酸等药物治疗更有效缓解症状。也有采用消融和栓塞等方法局部姑息性控制肿瘤。侵袭性嗜铬细胞瘤和副神经节瘤，推荐优先选择开放手术以确保肿瘤尽可能被完整切除。为避免局部肿瘤复发，术中应防止肿瘤破裂。

### （二）$^{131}$I-MIBG放射治疗

$^{131}$I-MIBG放射治疗的理论基础是嗜铬细胞瘤和副神经节瘤细胞能够选择性摄取MIBG。国外报道，三分之二的患者可有症状缓解，超过40%的患者表现出儿茶酚胺水平的下降，约30%的患者发生肿瘤体积减小，不过完全有效率不超过5%。国内报道的完全有效率为3%~5%，部分有效率和病情稳定率可达73%~79%，5年生存率达45%~68%。比较乐观的一个结果见于一个小规模的多中心研究，12例患者接受$^{131}$I-MIBG常规剂量治疗2~3.5次，25%（n=3）的患者表现出持久的完全应答，其中2例既有骨转移又有软组织转移。剂量增加可提高缓解率，但不良反应也增多。鉴于明显的毒性，高剂量MIBG放疗的常规使用目前仍存在争议。MIBG放疗的最常见副作用为骨髓抑制，也有骨髓增生异常综合征、急性或慢性髓系白血病的报道。但$^{131}$I-MIBG放射治疗的一个重要局限性是仅对MIBG核素显像阳性患者有效。

### （三）化疗

最常用的化疗方案是环磷酰胺、长春新碱和达

卡(cyclophosphamide,vincristine and dacarbazine,CVD)联合方案。基于4个研究、50例恶性嗜铬细胞瘤和副神经节瘤患者的Meta分析显示,CVD化疗对肿瘤有一定的效果,完全反应率、部分反应率以及疾病稳定率分别为4%、37%和14%;同一Meta分析研究中有2个研究、35例病例评估了治疗对儿茶酚胺过量分泌的效应,完全反应率、部分反应率以及儿茶酚胺稳定率分别为14%、40%和20%;2个研究报道了治疗有反应的间期,中位时间分别为20个月和40个月。其他方案,如依托泊苷和顺铂(Etoposide and Cisplatin,EP)方案也有报道。

化疗主要用于MIBG治疗失败,或MIBG显像检查显示肿瘤不能摄取MIBG的患者。

**(四)分子靶向治疗**

随着对嗜铬细胞瘤和副神经节瘤遗传学背景和发病分子机制理解的增加,分子靶向药物逐渐成为嗜铬细胞瘤和副神经节瘤,尤其是恶性肿瘤的潜在治疗选择。总的说来,HIF抑制剂对HIF通路的作用主要通过几个间接的机制:HIF1用蛋白合成、HIF1、蛋白稳定化、HIF1化主要通过几个二聚体形成、HIF1二聚体DNA等。许多直接靶向HIF1的药物已经临床研究评估,不幸的是其中多数研究显示没有临床获益,仅有少数HIF抑制剂被批准用于癌症治疗。

目前已有一些评估靶向缺氧(如sunitinib、pazopinib、axitinib以及cabozantinib等)或激酶(如everolimus)通路的药物治疗恶性嗜铬细胞瘤疗效和安全性的临床研究,正处于不同进展状态之中(表5-6)。目前,除一个sunitinib的一个回顾性研究显示相当一部分患者(47%)有获益外,其他研究大部分还在进行之中,还有部分研究或显示疗效欠佳,或因副作用等原因已终止。

**表5-6　恶性嗜铬细胞和副神经节瘤(PPGL)分子靶向治疗药物相关临床研究**

| 靶向药物 | 药物类型/靶向通路 | 研究对象 | 病例数(N) | 国立癌症研究所临床试验注册号 | 治疗方案 | 主要终末点 | 研究类型/状态 | 初步结果 |
|---|---|---|---|---|---|---|---|---|
| Sunitinib | 酪氨酸激酶抑制剂/血管生成 | 恶性PPGL患者 | 17 | 无 | | 反应率 | 回顾性研究/完成 | 47%患者有临床获益:部分缓解,疾病稳定,血压维持更好,体力状态改善 |
| | | 复发PPGL患者 | 未知 | NCT00843037 | 6周重复(每天口服50mg,4周;间隔2周) | 客观反应率(ORR) | Ⅱ期/积极招募 | 暂缺 |
| | | 恶性进展性PPGL患者 | 未知 | NCT01371201 | 每天37.5mg vs 安慰剂 | 12个月时的无进展存活(PFS) | 随机研究/积极招募 | 暂缺 |
| Pazopanib | 酪氨酸激酶抑制剂/血管生成 | 晚期或进展性PPGL患者 | 6例 | NCT01340794 | 每天400mg,2周后每天800mg | ORR | Ⅱ期/中止 | 2例显示出部分缓解,1例出现4级心血管毒性,1例拒绝继续试验 |
| Axitinib | 酪氨酸激酶抑制剂/血管生成 | 转移性、复发性,或原发肿瘤无法切除的PPGL患者 | 未知 | NCT01967576 | 每12小时5mg(28天一周期),第4~7周逐渐增加至每12小时10mg | PFS | 招募结束 | 暂缺 |
| Cabozanitib | 酪氨酸激酶抑制剂/血管生成 | 无法切除的转移性PPGL患者 | 未知 | NCT02302833 | 每天口服60mg,根据副作用逐渐调整至40~20mg | ORR | | 已招募的11例患者中,10例显示出肿瘤体积缩小和疾病稳定,暂时未报道严重副作用 |
| Everolimus | mTOR抑制剂/mTOR通路 | | | NCT01152827 | 每天口服10mg | 4个月时的PFS | 结束 | 没有患者获得部分缓解,中位PFS仅3.8个月 |

(Roman-Gonzalez 2017)

### （五）其他治疗

对肿瘤及转移病灶的局部放疗、伽马刀、射频消融和栓塞治疗等，可减轻患者的部分临床症状和肿瘤负荷，但对患者生存时间的改变却不明显。儿茶酚胺相关症状可以采用 α 肾上腺能阻滞剂和 α- 甲基 - 对酪氨酸等药物进行控制。

### （六）预后与随访

转移性嗜铬细胞瘤和副神经节瘤总体上预后较差，5 年生存率在 20%~60%，患者之间存在明显异质性。多数患者死于该病，但也有长期生存的报道。

骨转移的患者中位总生存期下降，但预后好于有肝和肺转移的患者。骨转移患者的中位总生存约为 12 年，肝和肺转移的患者中位总生存期约为 7.5 年，而出现肝、肺以及骨转移的患者其生存期仅约 5 年。

## 三、儿童嗜铬细胞瘤和副神经节瘤

### （一）治疗原则

儿童嗜铬细胞瘤和副神经节瘤的治疗原则与成年患者无显著差别，其主要治疗同样是手术切除，多数儿童患者在肿瘤切除后血压可恢复正常。双侧嗜铬细胞瘤患者可选择肾上腺部分切除术，不过部分患者由于肿瘤较大不具备指征。恶性病变如可能首选治疗仍为手术切除，因为嗜铬细胞瘤和副神经节瘤基本上是放疗和化疗抵抗性的，MIBG 放疗效果也非常有限。

### （二）预后与随访

儿童嗜铬细胞瘤和副神经节瘤的高复发和转移风险，要求术后对患者进行严密随访。

## 四、妊娠期嗜铬细胞瘤和副神经节瘤

妊娠期嗜铬细胞瘤和副神经节瘤治疗的基本目标是：早期诊断，减少产妇及胎儿病死率，避免分娩时发生高血压危象。基本治疗方式是：控制高血压（α- 肾上腺能阻滞）、治疗心动过速和心律失常（β- 肾上腺能阻滞）；手术切除肿瘤。

### （一）药物治疗

一般采用 α 般受体阻滞剂如酚妥拉明、哌唑嗪等控制高血压和扩张容量，这些药物一般对孕妇是安全的。要达到充分的 α- 肾上腺能阻滞一般需要 10~14 天。

接受 α 受肾上腺能阻滞的产妇，由于药物的胎盘转移作用，其新生儿在剖宫产后可能出现一过性低血压。研究证实，在妊娠末 3 个月患者确实发现酚苄明的胎盘转移作用，并可以蓄积于胎儿血液中。

β 盘肾上腺能阻滞的指征：持续心动过速，或存在心律失常。可以使用 β 以受体阻滞剂如美托洛尔等，但应在使用 α 美受体阻滞剂之后，一般在治疗 2~3 天后产生反应。

### （二）手术治疗

手术治疗是妊娠期嗜铬细胞瘤和副神经节瘤的决定性治疗方式。手术时机的选择非常关键，取决于诊断时的胎龄、胚胎发育情况以及母体症状的成功控制与否等。目前一般推荐，如果在受孕 24 周前明确诊断，应立即手术切除肿瘤，选择终止还是继续妊娠则根据临床条件决定；受孕 24 周后，增大的子宫可能影响手术操作，如果产妇和胎儿的医学状况稳定，可以在肾上腺能阻断治疗的情况下继续妊娠直至胎儿成熟，分娩后进行肿瘤切除手术。也有临床医师的经验认为，妊娠中期是理想的手术时机，因为妊娠相对稳定，自发性流产发生率低，而子宫大小对肿瘤切除手术影响较小。因此，对早期妊娠患者，如果选择继续妊娠的，推荐在控制血压的情况下，等待至受孕中期再接受手术，选择接受流产的，可以在充分术前准备情况下进行肿瘤切除；对中期妊娠的患者，推荐充分术前准备后进行手术；而晚期妊娠的患者，推荐控制血压至足月，分娩后或同时进行肿瘤切除手术。

### （三）分娩方式的选择

一般认为，在肿瘤仍然存在的情况下，剖宫产手术是优先选择的术式。原因在于，手术可以在可控的和严密监测的条件下进行，而且对血流动力学影响较小。而阴道分娩过程中的子宫收缩和产妇的娩出力施加于肿瘤，产生的机械压力可能引发威胁生命的高血压危象。有研究表明，阴道分娩的产妇死亡率（33%）明显高于剖宫产（19%）。不过，最近的文献报道，在充分的硬膜外麻醉减少疼痛和压力的情况下，阴道分娩也可以是安全的。第二产程的主动用力过程和压力增加可以通过使用助产器械减少或避免。而且，一些经产妇在硬膜外麻醉下，第二产程可以最小化。最新的观点认为，在当前的医疗水平和条件下，通过有经验的、专门的多学科团队（由泌尿外科、产科、麻醉科、心内科、ICU 以及儿科等学科组成）协作，分娩时机和方式的选择应该并且可以根据患者具体情况和做出不同的选择，不论剖宫产手术和阴道分娩都是可选的。需要综合考虑的因素包括：①生育史，主要包括经产数、以往的分娩方式等；②母体和胎儿的状况；③对预先药物治疗的临床反应，即高血压症状的控制情况；④患者的偏好；⑤临床医师的经验水平和偏好，推荐在具备相当专业水平的大型综合医院（三级以上医学中心）进行手术治疗。

**（四）剖宫产麻醉方式的选择**

全身麻醉是首选。麻醉药物如雷米芬太尼也存在胎盘转移，不过能够很快被代谢及重新分布，对新生儿影响很小。椎管内麻醉的成功应用也有报道。

**（五）嗜铬细胞瘤和副神经节瘤切除手术方式选择**

一般认为腹腔镜手术优于传统开放手术。腹腔镜手术的优势是：微创、出血少，可以避免过度对肿瘤的不必要压迫，减少术后镇痛药物的使用，缩短住院时间。腹腔镜肾上腺切除术可以安全切除 7cm 以下的嗜铬细胞瘤。以往围绕腹腔镜手术的顾虑主要是气腹相关的不良血流动力学效应。研究表明，与接受开放手术肾上腺切除术的对照组比较，腹腔镜肾上腺切除术建立的气腹对心脏指数和左室做功指数没有明显影响。而且，在手术操作期间，腹腔镜手术组血浆儿茶酚胺浓度的升高程度低于开放手术组。这些结果说明，接受腹腔镜手术肿瘤切除的患者，心血管系统不稳定的发生率较低。因此，腹腔镜肿瘤切除手术对妊娠期嗜铬细胞瘤和副神经节瘤的患者是安全、有效的。

总之，临床医师应根据患者的情况、医院的技术水平以及个人的临床经验等，决定患者是否手术、手术时机和方式等方案，并推荐进行尽可能多学科团队诊疗。

## 五、静止性嗜铬细胞瘤和副神经节瘤

静止性嗜铬细胞瘤和副神经节瘤的一般治疗原则与有功能的肿瘤类似，手术治疗仍是其主要治疗方式，术前仍须进行认真的药物准备，以减少围手术期的风险和并发症。关于手术指征的选择目前没有统一标准，需要临床医师根据临床经验、患者病情和意愿综合考虑。

静止性嗜铬细胞瘤和副神经节瘤的治疗原则建议以下情况下可以考虑手术治疗：肿瘤较大（如 >3cm，或 4cm）；随访发现肿瘤体积增加较快；儿茶酚胺分泌过多；或影像学检查提示有恶性病变征象。对个别肿瘤不大（<3cm）、没有儿茶酚胺分泌异常的患者，则可以考虑进行生化和影像学监测，根据监测结果决定是否需要治疗。不过也有研究者报道，对个别肿瘤不大、没有儿茶酚胺分泌异常的患者，因其发病年龄较轻或对疾病产生严重焦虑症状者，也可采取手术治疗。

（江军　兰卫华）

## 参考文献


[1] BABIŃSKA A, SIEKIERSKA-HELLMANN M, BŁAUT K, et al. Hormonal activity in clinically silent adrenal incidentalomas [J]. Arch Med Sci, 2012, 8(1): 97-103.

[2] BHOLAH R, BUNCHMAN TE. Review of pediatric pheochromocytoma and paraganglioma [J]. Front Pediatr, 2017, 5: 155.

[3] BUFFET A, VENISSE A, NAU V, et al. A decade (2001—2010) of genetic testing for pheochromocytoma and paraganglioma [J]. Horm Metab Res, 2012, 44(5): 359-366.

[4] BURNICHON N, CASCÓN A, SCHIAVI F, et al. MAX mutations cause hereditary and sporadic pheochromocytoma and paraganglioma [J]. Clin Cancer Res, 2012, 18(10): 2828-2837.

[5] CASTRO-VEGA LJ, BUFFET A, DE CUBAS AA, et al. Germline mutations in FH confer predisposition to malignant pheochromocytomas and paragangliomas [J]. Hum Mol Genet, 2014, 23(9): 2440-2446.

[6] CLARK GR, SCIACOVELLI M, GAUDE E, et al. Germline FH mutations presenting with pheochromocytoma [J]. J Clin Endocrinol Metab, 2014, 99(10): E2046-2050.

[7] DONG D, LI H. Diagnosis and treatment of pheochromocytoma during pregnancy [J]. J Matern Fetal Neonatal Med, 2014, 27(18): 1930-1934.

[8] EISENHOFER G, LENDERS JW, TIMMERS H, et al. Measurements of plasma methoxytyramine, normetanephrine, and metanephrine as discriminators of different hereditary forms of pheochromocytoma [J]. Clin Chem, 2011, 57(3): 411-420.

[9] FISHBEIN L, MERRILL S, FRAKER DL, et al. Inherited mutations in pheochromocytoma and paraganglioma: why all patients should be offered genetic testing [J]. Ann Surg Oncol, 2013, 20(5): 1444-1450.

[10] GAAL J, STRATAKIS CA, CARNEY JA, et al. SDHB immunohistochemistry: a useful tool in the diagnosis of Carney-Stratakis and Carney triad gastrointestinal stromal tumors [J]. Mod Pathol, 2011, 24(1): 147-151.

[11] GALAN SR, KANN PH. Genetics and molecular pathogenesis of pheochromocytoma and paraganglioma [J]. Clin Endocrinol (Oxf), 2013, 78(2): 165-175.

[12] GIMENEZ-ROQUEPLO AP, DAHIA PL, ROBLEDO M. An update on the genetics of paraganglioma, pheochromocytoma, and associated hereditary syndromes [J]. Horm Metab Res, 2012, 44(5): 328-333.

[13] GIMM O, DEMICCO C, PERREN A, et al. Malignant pheochromocytomas and paragangliomas: a diagnostic challenge [J]. Langenbecks Arch Surg, 2012, 397(2): 155-177.

[14] HATA J,HAGA N,ISHIBASHI K,et al. Sunitinib for refractory malignant pheochromocytoma:two case reports [J]. Int Urol Nephrol,2014,46(7):1309-1312.

[15] JIANG S,DAHIA PL. Minireview:the busy road to pheochromocytomas and paragangliomas has a new member,TMEM127 [J]. Endocrinology,2011,152(6):2133-2140.

[16] JIMENEZ C. Treatment for patients with malignant pheochromocytomas and paragangliomas:A perspective from the hallmarks of cancer [J]. Front Endocrinol (Lausanne),2018,9:277.

[17] KALUARACHCHI V T S,BULUGAHAPITIYA U,ARAMBEWELA M,et al. Successful management of pheochromocytoma detected in pregnancy by interval adrenalectomy in a VHL patient [J]. Case Rep Endocrinol,2018,2018:9014585.

[18] KAMOUN M,MNIF MF,CHARFI N,et al. Adrenal diseases during pregnancy:pathophysiology,diagnosis and management strategies [J]. Am J Med Sci,2014,347(1):64-73.

# 第六章

# 肾上腺髓质增生症与外科治疗

## 第一节 发现与认识历程

肾上腺髓质增生症(adrenal medulla hyperplasia，AMH)是一种罕见的病变，通常双侧发病，人们对其认识得较短。自1977年以来，国内外陆续报道的病例约200余例，多为双侧，我国报道最多，占100多例，其次为日本，并有专题综述。其他国家的报道不足40例。

20世纪70年代前，国内外医学界对于肾上腺髓质增生几乎无任何记载，在仅有的几篇关于AMH的个案报道(6例)中，术前或解剖前均未考虑AMH的诊断，临床上或未作出诊断，或诊断嗜铬细胞瘤。少数医师却发现，个别诊断为肾上腺嗜铬细胞瘤的患者，手术探查并未发现肾上腺肿瘤，却发现双侧肾上腺呈弥漫性增生、肥厚状态，手术切除大部分肾上腺后，临床症状即消失，血、尿儿茶酚胺增高等实验室指标亦恢复正常。

我国泌尿外科奠基人之一吴阶平院士在长期的临床实践中，对肾上腺疾病加以研究和总结，依据病理上的差异，提出“肾上腺髓质增生”的概念。于1961年第一次遇到肾上腺髓质增生问题，先是在术中活检发现肾上腺髓质增生，后又在切除的标本经病理证实为肾上腺髓质嗜铬细胞瘤样增生，术后患者临床症状及实验室检查指标均恢复正常。1965年，吴阶平院士首次将肾上腺髓质增生列入医院肾上腺疾病的统计中，以引起国内外泌尿外科同道关注。1977年吴阶平院士又报道了17例行肾上腺部分或次全切除患者的诊疗结果，术后6例疗效显著(无高血压危象，血压有时偏高)，2例无效(其中1例即上述病理检查未见增生，应属误诊)。最初3例术前均诊断为嗜铬细胞瘤，而后14例术前即诊断或疑似肾上腺髓质增生。17例行肾上腺部分或次全切除患者中有16例经病理证实为肾上腺髓质增生。同一时期，天津于1979年亦报道了17例。这一临床与病理结果的高度符合率，使肾上腺髓质增生被正式提出作为一种独立的疾病。

1975年Carney在研究多发性内分泌肿瘤Ⅱ型(multiple endocrine neoplasia type Ⅱ，MEN-Ⅱ)时，发现1例患者的肾上腺无肿瘤而是增生，故此，他认为肾上腺髓质增生是肾上腺嗜铬细胞瘤的前期病变；而Visser(1975)在报道1例非MENⅡ的肾上腺髓质增生时提出，这可能是一种独立的疾病。至1984年文献中共有49例单纯肾上腺髓质增生(其中包括中国所报道的34例)和19例作为MEN-Ⅱ组成部分的肾上腺髓质增生。从国内外文献资料分析，在MEN-Ⅱ病例中，13例记录了出现儿茶酚胺症状和甲状腺或甲状旁腺症状的时间关系，其中3例为同时出现，最长者在10年之后出现，平均为2年9个月。1985年吴阶平发表了肾上腺髓质增生的论著，其中15例患者长期随访，无一例出现甲状腺或甲状旁腺疾病的临床症状和实验室证据。这一资料再次证实，单纯的肾上腺髓质增生和作为MEN Ⅱ的组成部分的肾上腺髓质增生都是存在的。在中国所发现的病例均属单纯型。

由于肾上腺嗜铬细胞瘤、肾上腺外的嗜铬细胞瘤及AMH都分泌过量的儿茶酚胺并由此而产生相似的临床症状，故统称为儿茶酚胺增多症。这样一个名称的确定，使得肾上腺功能亢进有了一个完整的概念，即肾上腺功能亢进，不论是皮质还是髓质，都可以由肿瘤或增生引起。

至20世纪80年代，儿茶酚胺增多症这一新的疾病名称以及肾上腺髓质增生作为一种独立疾病，已经正式进入泌尿外科的专著之中。人们对肾上腺髓质增生的认识日趋深入，特别是近10年来在基础与临床研究方面进行了大量的工作，取得许多新的认识与成果。

## 第二节　病因与病理生理改变

AMH 的病因至今尚不清楚，可能与环境、遗传、交感神经系统介导的药物作用等多种因素有关，可能为神经和激素综合作用的结果。动物实验表明：低气压和低氧，老龄化，糖类（乳糖、木糖醇、山梨醇、甘露醇等多糖）、药物（利血平、尼古丁）的长期应用可致 AMH。应用某些药物后出现的肾上腺髓质增生，这可能与药物对下丘脑一内分泌轴或自主神经系统的作用有关。近年来，学者们从分子生物学和基因水平研究了肾上腺髓质增生的发病机制，主要集中在药物的诱导机制和基因突变两个方面。一些非基因毒性药物能诱发鼠肾上腺髓质增生和嗜铬细胞瘤，现已证实维生素 $D_3$ 是这些药物中作用最强的。Tsuyoshi 等研究发现胚源细胞 Ret 基因点突变引起多发性内分泌肿瘤综合征（MEN）、形成嗜铬细胞瘤或肾上腺髓质增生。增生可表现为弥漫性增生，亦可表现为结节性增生或两者同时存在。但肾上腺髓质增生的两侧程度有时并不一致。

AMH 病理诊断目前缺乏统一的标准。在光镜和电镜下，增生的髓质细胞与嗜铬细胞瘤细胞相同，与正常的嗜铬细胞亦没有特异性区别变化（图 6-1~图 6-3）。

Dobblie 研究指出，肾上腺髓质与皮质的正常比例为：肾上腺头部 1∶5；体部为 1∶8 至 1∶18，平均为 1.0∶11.5；尾部没有髓质。国内谢桐等测量正常肾上腺的髓 / 皮比值平均为 12.5%，并认为超过 20% 的即属髓质增生。Visser 提出肾上腺髓质增生的病理依据是：髓质质量增加 2 倍以上；髓 / 皮比值增大；

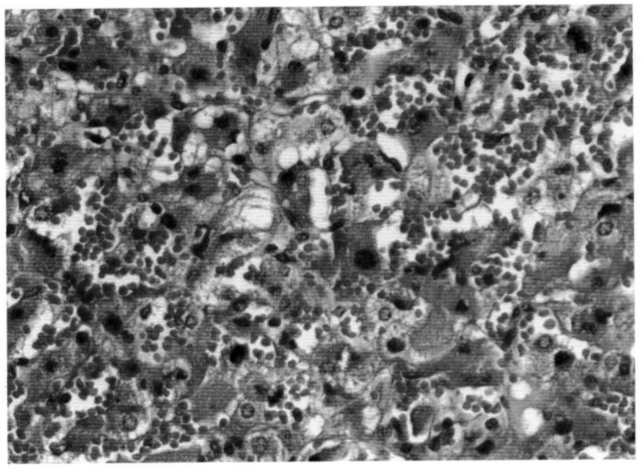

图 6-2　肾上腺髓质增生（光镜 10×）

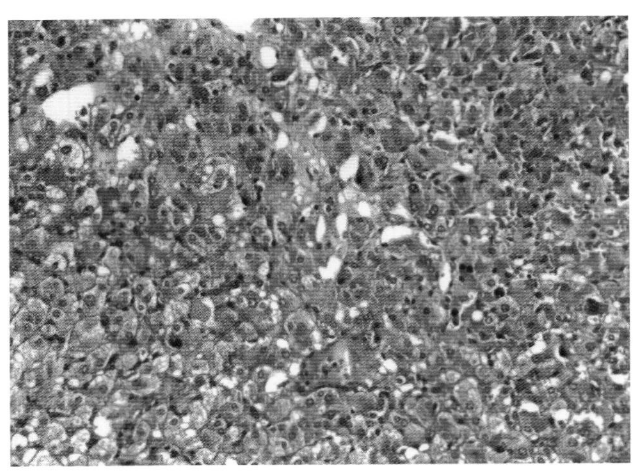

图 6-3　肾上腺髓质增生（光镜 20×）

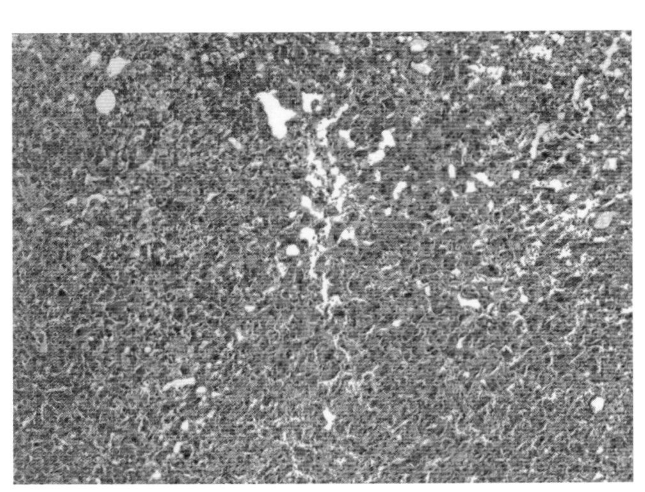

图 6-1　肾上腺髓质增生（光镜 4×）

肾上腺尾部及两翼见到髓质。有人对 62 名不同年龄人的肾上腺髓质体积与重量研究后指出：肾上腺髓质平均重量为每例 0.43g，一般髓质增生时，重量和体积是同龄人的 2~3 倍。因此也有报道髓质增生的病例，髓 / 皮比值为正常范围，但髓质的绝对重量增加。由于随意取一张切片检查与测量，不能反映整个髓质的实际情况。谢桐等提出，应按一定的间隔最少取 3 个平面，在显微镜下应用测微器测量髓质与皮质的厚度，计算出平均髓 / 皮的比值。因为国外文献中报道正常的肾上腺尾部无髓质，因此有人提出只要尾部见到髓质，即可对肾上腺髓质增生作出诊断。谢桐等曾检查 14 例非肾上腺疾病死亡病例，发现 7 例患者的肾上腺尾部可见到髓质存在。

谢桐指出:不能以尾部看到髓质即诊断本病;尾部见不到髓质也不能否定本病的存在。AMH病理特征为正常肾上腺尾部及两翼中有髓质出现,髓质细胞增生伸入皮质,将皮质细胞分割成岛状,髓质/皮质的比值增加(比例>1∶10)并且髓质绝对质量增加。但部分正常的髓质尾部可有髓质存在,故尾部见到髓质不能作为诊断AMH的依据,尾部见不到髓质也不能否定本病的存在。此外,如肾上腺肿瘤界限清楚有包膜、镜下见比正常嗜铬细胞大的瘤细胞构成瘤体实质,无论瘤体大小均应诊断为嗜铬细胞瘤;如果髓质增生结节小,无包膜或不形成肿瘤仅为髓质增生,可诊断为AMH。

AMH分两类,即单纯性AMH和多发性内分泌肿瘤-Ⅱa型(MEN-Ⅱa),后者是常染色体显性遗传性疾病,常同时或相继有2个以上的内分泌腺体发生肿瘤,可包括嗜铬细胞瘤或AMH。我国以独立的单纯性AMH为主,国外则多报道MEN-Ⅱa。人体内有一个神经内分泌细胞组织系统即APUD(amine precursor uptake and decarboxylation)系统,来源于胚胎的神经嵴,存在于体内各内分泌腺体内,如垂体、甲状腺、甲状旁腺、胰腺、肾上腺及嗜铬体等。由于染色体或基因突变,APUD细胞可发生增生、癌变。这种变化可造成多个内分泌腺体同时或相继发生增生或肿瘤,即MEN。MEN-Ⅱa型又称Sipple综合征,包括嗜铬细胞瘤(或肾上腺髓质增生)、甲状腺髓样癌、甲状旁腺肿瘤。MEN-Ⅱb型,除MEN-Ⅱa型的肿瘤外,还可出现多发性皮肤或黏膜神经瘤。MEN-Ⅱ是一种常染色体显性遗传疾病,遗传缺陷的基因位于第10号染色体上。病变同时或相继发生在2个以上的内分泌腺体。

## 第三节　诊断与鉴别诊断方法

### 一、临床表现与特点

肾上腺髓质增生与嗜铬细胞瘤临床表现基本相似,同属儿茶酚胺症,主要症状为持续性或阵发性高血压,吴阶平报道的17例病例中,患者平均就诊年龄为39岁(24~49岁),与嗜铬细胞瘤相似。17例病例中女性患者占到10例。最主要症状是高血压,患者多无代谢改变。在持续高血压的基础上突然出现阵发性加剧较为多见。高血压发作时酷似嗜铬细胞瘤。发作突然,头痛剧烈、心悸、呼吸急促、胸部有压抑感,皮肤苍白出汗,有时并有恶心、呕吐、视觉模糊。发作时患者精神紧张,血压升至200mmHg至300mmHg以上,发作一般持续数十分钟。引起发作的原因多不明显,但与嗜铬细胞瘤患者可有以下差异:精神刺激、劳累成为诱因的比例略高,压迫腹部不引起发作,病程一般较长,而且有时并不符合肿瘤的一般规律。症状有时缓解,有时由重至轻,再由轻至重。

单纯性AMH和MEN-Ⅱ中的肾上腺髓质增生相比较,前者70%~80%的双侧肾上腺髓质均增生,有高血压并伴有高血压临床症状,而后者仅仅40%显示双侧增生,1/3~1/2有高血压症状。后者还有其他内分泌腺病变的表现,少数病例在同一时期中出现,而多数是在甲状腺、甲状旁腺病变出现之后约3年才出现肾上腺髓质增生的表现。

代谢紊乱也是本病的显著特点。由于基础代谢增高、体内氧耗量增加,患者表现为多汗、心悸、神经质,皮肤温度低而实际体温增高,甚至高热。由于肝糖原分解加速及胰岛素分泌受到抑制,可有高血糖、糖尿及糖耐量实验呈糖尿病样改变。由于脂肪代谢的加速,患者游离脂肪酸增高,血中胆固醇值也升高,体重下降并诱使血管硬化或合并视网膜血管出血等。临床上有少数患者出现便秘或顽固性便秘,这是由于肠缺血引起的。

### 二、实验室检查与功能分析

实验室检查结果与嗜铬细胞瘤患者基本相同,主要有血、尿中儿茶酚胺(包括肾上腺素、去甲肾上腺素和多巴胺)及其代谢产物VMA增高,特别是在高血压发作之后。

以往实验室检查都是侧重检测游离状态儿茶酚胺的水平,故难以准确反映机体儿茶酚胺的实际情况。测定结合状态儿茶酚胺后发现,肾上腺髓质增生病例,游离儿茶酚胺浓度可在正常范围内,但结合状态的儿茶酚胺则有不同程度的升高。这是因为在血液循环中绝大多数的儿茶酚胺是与蛋白质以结合状态存在的。去甲肾上腺素和肾上腺素的80%,接近100%的多巴胺都处于结合状态。游离状态儿茶酚胺的测定在多数情况下是有意义的,它可实时反映交感神经系统迅速变化的活性程度,但对交感神经系统的活性处于相对稳定状态下的价值就有所降低。同理尿中去甲肾上腺素和肾上腺素的测定非常敏感,不存在结合和游离的问题。

### (一) 24 小时尿儿茶酚胺

仍是目前肾上腺髓质增生定性诊断的主要生化检查手段。敏感性达 84%,特异性达 81%,假阴性率为 14%。结果阴性而临床高度可疑者建议多次和/或高血压发作时留尿测定,阴性时不能排除诊断。

### (二) 血浆游离甲氧基肾上腺素类物质

包括甲氧基肾上腺素和甲氧基去甲肾上腺素。敏感性达 97%~99%,特异性达 82%~96%,适于高危人群的筛查和监测。阴性者几乎能有效排除儿茶酚胺症,假阴性率仅为 1.4%,无症状的小肿瘤或者分泌多巴胺者,可呈假阴性。

### (三) 24 小时尿分馏的甲氧基肾上腺素类物质

经硫酸盐的解离步骤后检测,故不能区分游离型与结合型,为二者之和。但可区分甲氧基肾上腺素和甲氧基去甲肾上腺素。特异性高达 98%,但敏感性略低,约 69%,适用于低危人群的筛查。

### (四) 24 小时尿 VMA

敏感性仅达 46%~67%,但特异性高达 95%,假阴性率为 41%。

### (五) 血浆儿茶酚胺

其检测结果受多种生理、病理因素及药物的影响。

## 三、超声与影像学表现

### (一) 超声检查

AMH 显示肾上腺弥漫性增大,结节性增生时,除显示肾上腺增大外,其实质内可见多个直径约数毫米的等回声结节,无包膜,边界不清;肾上腺嗜铬细胞瘤显示圆形或椭圆形实性低回声团块,当瘤体出血、坏死、囊变时团块内回声不均。

### (二) CT 扫描

首选的影像学检查,AMH 表现为一侧或双侧肾上腺弥漫性增大,无明显肿块影,即使为结节性增大,其结节直径一般小于 1cm,无包膜,结节密度、强化程度与结节周围腺体,相似嗜铬细胞瘤表现为肾上腺区圆形或卵圆形软组织块影,直径多为 3~5cm,边缘清楚可呈分叶状,肿块内密度可有不均表现,增强扫描见瘤体的实性部分明显强化,而其中的坏死、液化、囊变部分不强化(图 6-4~图 6-7)。

### (三) MRI 检查

AMH 在 T1 加权呈等信号,T2 加权信号略高;嗜铬细胞瘤 T1 加权瘤体大部分呈低信号,T2 加权呈高信号。

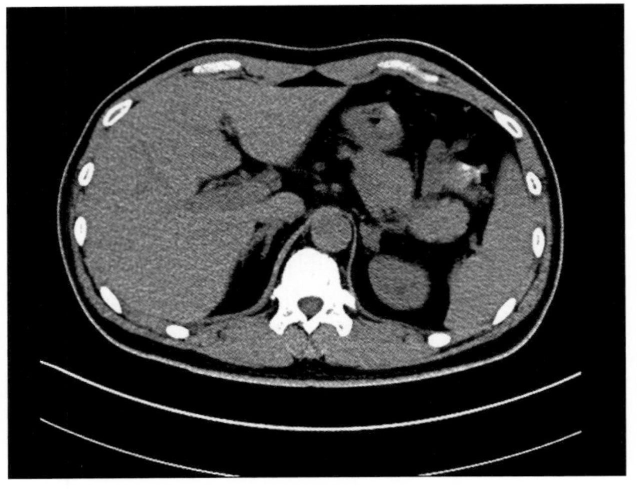

图 6-4　右肾上腺髓质增生 CT 平扫图

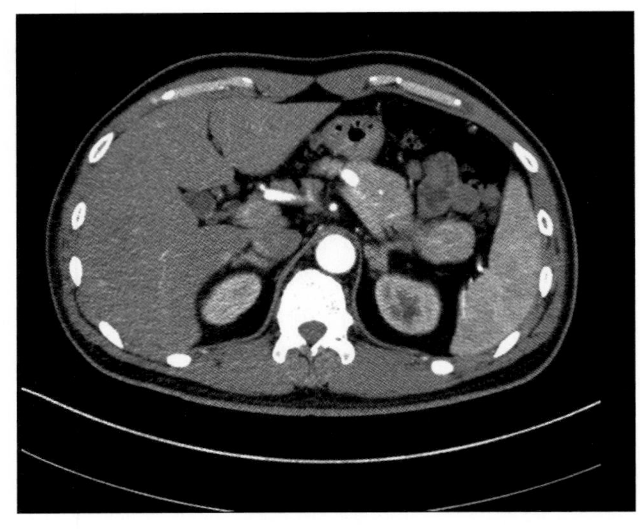

图 6-5　右肾上腺髓质增生 CT 增强动脉期图

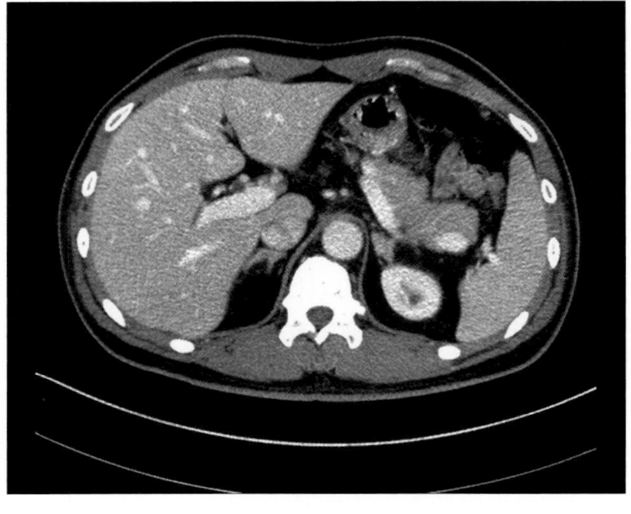

图 6-6　右肾上腺髓质增生 CT 增强静脉期图

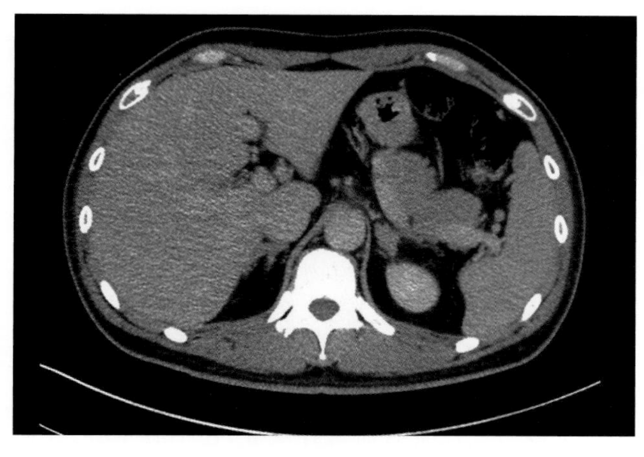

图 6-7　右肾上腺髓质增生 CT 增强排泄期图

**（四）间位碘代苄胍（$^{131}$I-MIBG）显像**

因其结构与去甲肾上腺素相似，易被嗜铬细胞摄取，故目前应用这一放射性核素作肾上腺髓质扫描，可在形态上对 AMH 和嗜铬细胞瘤作出比较明确的鉴别。AMH 无肾上腺外异常浓聚；嗜铬细胞瘤可有肾上腺外异常浓聚。由于 $^{131}$I-MIBG 显像不能从形态上清楚显示肾上腺与其周围脏器毗邻关系，仍需结合 CT 或 MRI 才有助于 AMH 的诊治。

**（五）PET 显像**

近来的临床研究表明，mHED-PET 和 FDG-PET 在 AMH 的定性和定位诊断上要更优于采用 $^{131}$I-MIBG 作为介质的 ECT。

## 第四节　手术适应证与禁忌证

手术治疗是 AMH 比较好的治疗手段，手术切除增生的肾上腺髓质不仅疗效明确还可以明确诊断。目前国内外对于手术方式以及肾上腺切除范围尚未统一。AMH 大多数为双侧病变，吴阶平等提出对显著增生的一侧行全切除，另一侧切除 2/3，剩余的髓质作刮除和用甲醛涂抹。孙则禹等主张经腰分期手术更为稳妥，他们认为虽然肾上腺髓质增生多为双侧性病变，但增生程度不一致，可将增生显著侧肾上腺切除，观察血压变化，必要时辅以降压药，如效果不佳，则将对侧大部分或全部切除更为稳妥。Montalbano 提出在探查时，如未发现肾上腺肿瘤，可将增大的一侧肾上腺全切，另一侧外观正常的肾上腺做快速冰冻活检；两侧均不增大时，应作两侧活检，以决定处理方案。笔者根据自己的经验认为，为避免手术范围过大和术后出现肾上腺功能低下的可能，主张对术前已明确肾上腺增大侧的肾上腺全切除，术后密切注意血压变化及对侧肾上腺的发展情况，必要时再行该侧的次全切除术。

## 第五节　术前准备与评估

由于 AMH 患者儿茶酚胺的大量分泌，用药物长期控制血压无效，选择手术治疗时，术前准备同样至关重要，方法同嗜铬细胞瘤。术前需应用酚苄明、钙离子通道阻滞药、β- 受体阻滞药等药物控制血压和心率，并需在术前补充晶体和胶体溶液，充分扩充血容量，辅助术中扩容，以使患者平稳度过手术期，降低手术风险。部分患者由于长期高血压致心肌损害，可加用心肌营养等药物改善心功能。

### 一、肾上腺素能阻滞剂

对于持续性高血压、阵发性高血压发作频繁者以及心动过速或伴有心律不齐的患者，术前应该应用肾上腺素能阻滞剂以便有效地控制血压及心律，为手术创造条件。术中因不可避免地触摸或者挤压病变肾上腺，可导致增生的髓质细胞内的儿茶酚胺大量释放入血，引起高血压危象及心律不齐等心血管并发症。术前应用肾上腺素能阻滞剂可以有效减少术中这些并发症的发生率。常用的肾上腺素能 α 受体阻滞剂有酚妥拉明和酚苄明，以控制血压，扩充血容量。心率快的患者临时加用肾上腺素能 β 受体阻滞剂普萘洛尔，可更为有效地控制血压和心率。肾上腺素能阻滞剂的应用，一般须 10~14 天。

### 二、钙离子通道阻滞剂

$Ca^{2+}$ 参与许多细胞的生理活动，儿茶酚胺的代谢变化与 $Ca^{2+}$ 有关。钙拮抗剂能够阻断去甲肾上腺素介导的 $Ca^{2+}$ 内流入血管平滑肌细胞内，达到控制血压和心率失常的目的，它还能防止儿茶酚胺相关的冠状动脉痉挛，有利于改善心功能，且不会引起体位性低血压。有报道指出，有些儿茶酚胺增多症患者的血压，单用肾上腺素能 α 受体阻滞剂降压效果不佳，而改用或者联合应用 $Ca^{2+}$ 阻断剂，可具有明显临床效果。

### 三、补充血容量

肾上腺髓质增生的患者由于平时分泌过量的儿茶酚胺，患者周围血管长期处于收缩状态，因此患者一直处在低血容量状态，若切除病变肾上腺后，上述影响突然消失，可导致血管容积迅速增加，回心血量及心输出量可明显减少，患者术中可发生严重的难以纠正的低血容量性休克，亦可危及患者生命，因此术前补充血容量极为重要。

### 四、麻醉与准备

麻醉前即应做好控制血压的各种准备工作。术前经锁骨下静脉插入中心静脉压导管，并插入桡动脉导管，连续测定中心静脉压及动脉压的波动情况。通常应用两条静脉通路补液，或应用“Y”形输液管，上方分别连接快速升压和降压两种药物。留置导尿管观察尿量。采用气管内麻醉。于搬动患者、气管插管和触动或挤压病变肾上腺时尤其注意血压骤升，随时准备从静脉输注硝普钠或酚妥拉明，直接扩张血管使血压下降，需要时可并用硝酸甘油。术中从静脉持续滴注生理盐水，以纠正因麻醉、肿物切除后血管扩张导致的相对血容量的降低，尤其是于结扎肾上腺中央静脉时血压突然下降，应加快输入量。使用晶体、胶体溶液，以维持毛细血管楔压至15mmHg，或中心静脉压达 12mmHg，若仍未能将血压提升，则应使用升压药物，如多巴胺、去甲肾上腺素、麻黄碱或脱氧肾上腺素，随时调整剂量。遇心律失常，使用美托洛尔或利多卡因。术中液体输入量因病情而定，取决于血管床扩张状态及尿量，术中密切观察以防止发生心血管并发症，包括肺水肿、充血性心力衰竭和脑血管意外。

### 五、术前药物准备的时间和标准

根据中国泌尿外科疾病诊断治疗指南推荐术前药物准备时间为 7~10 天，高血压发作频繁者需 4~6 周。以下几点情况提示术前药物准备已经充分：①血压稳定在 120/80mmHg 左右，心率 <80~90 次 /min；②无阵发性血压升高、心悸、多汗等现象；③体重呈增加趋势，红细胞比容 <45%；④轻度鼻塞，四肢末端发凉感消失或有温暖感，甲床红润等表明微循环灌注良好。

## 第六节 开放性与腹腔镜手术

### 一、开放性手术路径

推荐于合并巨大肿瘤、疑似恶性肿瘤、合并肾上腺外副神经节瘤或多发肿瘤需要联合探查者。腹主动脉主干及肠系膜上动脉区有丰富的副神经节嗜铬体，为肿瘤的好发部位，是探查的主要区域；对来自胸腔、纵隔或膀胱的副神经节瘤，应根据肿瘤位置，选择相应的手术径路。

#### （一）背部切口

可以是单侧，如为双侧病变也可同时行双侧进入。可从第十肋间起，距中线约 5cm 处向下，至十二肋下缘斜向外下达髂嵴，理论上讲，此切口在切断二根肋骨后向外翻，其下直接暴露肾上腺，距离最近，且可同时行双侧手术，应该比较理想。但是需要切断两根肋骨，且进入胸腔，故临床上不常用。

#### （二）第十一肋间切口

开放手术时作者常用切口，除个别肾上腺或肿瘤侵犯至腔静脉与腹主动脉之间外，所有肾上腺手术均可经此切口完成。它具有创伤小、暴露清晰、操作简便等优点。

#### （三）经第十二肋切口

其效果与第十一肋间切口相仿，但需切除第十二肋。

#### （四）经腹切口

肾上腺髓质增生患者可采用此切口，但因其位置较深在，经腹可能增加手术复杂性，因此并无太多优点。合并有巨大肿瘤并与腹腔脏器如肝脏、胰腺、脾脏、胃等紧密粘连时可选用。

#### （五）胸腹联合切口

吴阶平团队在 1 例左侧巨大肾上腺恶性肿瘤，癌栓经左肾静脉进入腔静脉 10cm，在体外循环协助下采用此切口行肾上腺肿瘤及癌栓取出术，作者至今尚未采用此切口行肾上腺髓质增生切除术。

### 二、开放性手术操作要点

在探查分离病变肾上腺时，动作要轻巧、快速，尤其是在切除肾上腺时应尽量避免挤压肾上腺。对于体积较大的病变和右侧肾上腺，应先解剖和确认腔静脉、肾蒂和肾上极以及腹部大血管的位置，避免术中意外损伤血管导致大出血。在病变肾上腺切除后如血压不见下降，或下降的幅度不大，收缩压未低于100mmHg，而且很快又回升到原来水平，说明体内可能还存在未被发现的残存肿瘤，应进一步探查。术中应和麻醉科医师密切配合，保证血压在分离病变肾上腺及肾上腺切除后无大幅度的变化。

## 三、腹腔镜手术路径与操作要点

与开放手术相比较，腹腔镜下行肾上腺全切除或次全切除术具有术中儿茶酚胺释放少、血压波动幅度小、创伤小、术后恢复快、住院时间短等优点，是肾上腺儿茶酚胺症推荐治疗首选的手术方式。

### （一）腹腔镜手术路径

(1) 经腹腔途径：对于肾上腺肿瘤直径 >5cm 或者肾上腺病变靠近肾门或病变周围炎性粘连，以及有过腹膜后腔手术史者，以选择经腹腔途径为宜。对于较大的肾上腺病变，经腹腔径路比经腹膜后径路可获得更为满意的手术野暴露和更大的操作空间。

(2) 经腹膜后途径：作者常用手术径路，对于单侧肾上腺病变、体积 <5cm 者，可选择腹膜后径路。作者认为手术径路的选择应根据术者本人对腹腔镜肾上腺手术操作的熟练程度而定，腹膜后径路可减少对腹腔脏器的干扰，具有手术时间短、术后恢复快等优点。

### （二）腹腔镜手术操作要点

经腹腔途径需切开侧腹膜，右侧肾上腺手术需切断肝肾韧带，沿肝脏下缘切开后腹膜，必要时在肝脏外侧缘行纵向切开，在右肾与十二指肠之间小心分离下腔静脉，沿下腔静脉前、外侧往上分离4~6cm，在肾静脉的上方可找到肾上腺中央静脉，其汇入下腔静脉的后外侧，游离病变肾上腺时注意不要用钳抓持腺体，容易破裂出血；左侧肾上腺手术需游离的器官较多，往上游离降结肠至脾曲，切断脾结肠韧带和脾膈韧带，在肾上腺下内侧分离可找到肾上腺中央静脉，其汇入左肾静脉内。经腹膜后途径时，在肾背侧脂肪囊外往上分离达到膈肌，切开肾上极脂肪囊，在内侧寻找肾上腺，一般埋藏在腹膜后脂肪中，紧贴肾上腺腺体在其内侧分离肾上腺中央静脉。

## 四、术后并发症与处理

### （一）神经、肌肉损伤

腹腔镜肾上腺手术时多采取侧卧位，并抬高腰桥，应注意如长时间过伸位可造成腰部肌肉或坐骨神经牵拉损伤，患者术后出现腰痛、下肢麻木、疼痛及运动障碍，上肢长时间过伸位可造成尺神经损伤，术后出现尺神经支配区域麻木、疼痛或运动障碍。

### （二）实质脏器损伤

腹腔镜术中可发生肝脏、脾脏、胰腺、肾脏和膈肌的损伤。主要见于在行肾上腺手术时牵拉暴露造成的误伤，术中需要推开肝脏或脾脏帮助暴露时，应使用腹腔镜牵开器，使力量均匀分布作用于质地脆弱的肝脏或脾脏，不宜使用普通手术器械，以免较细的器械作用于肝脏或脾脏某一点，造成脏器损伤出血。需要较长时间牵开肝脏或脾脏时，可用生理盐水纱布块衬垫在牵开器与肝脏、脾脏之间，以避免损伤。术中发现膈肌损伤应注意有无气胸或纵隔气肿，膈肌的破损可试行腹腔镜下修补或开腹手术。术中发现胰腺损伤时，应改行开放手术处理。肾脏的损伤视损伤程度而定，较轻的损伤可在腹腔镜下修补，出血较多或腹腔镜下处理有困难时，应果断行开放手术修补。

### （三）胃肠道损伤

在游离结肠、十二指肠以及牵拉胃大弯时，注意不可粗暴的钳夹肠管或用力撕扯，避免损伤造成胃肠破裂。在行后腹腔镜手术时，发生腹膜破损时应注意检查有无腹腔肠管的损伤。遇到出血视野不清晰时，切忌盲目电凝止血，以免损伤肠管。术中应尽量避免将腹腔镜镜头长时间近距离靠近肠管或腹腔内脏器，以免引起脏器潜在的热损伤。一旦发现胃肠道损伤，应严格按照胃肠道外科手术原则及时处理。术中发现小的、表浅热损伤可密切观察保守治疗。多数肠道热损伤在术中很难发现，一般在术后3~7天后出现腹痛、恶心、低热和白细胞增多，腹部平片可显示肠管胀气或梗阻，腹腔镜术后腹腔内游离气体常在术后2周左右时间才能被完全吸收，容易与消化道穿孔的膈下游离气体相互混淆，故诊断价值不大。如腹膜炎症状逐渐加重，应考虑胃肠道损伤的可能，需进一步剖腹探查。由于肠管热损伤受损的范围往往比肉眼见到的更加广泛，因而不宜单纯缝合修补，需要广泛切除失活肠管，伤口周围需放置引流，术后给予抗生素治疗。

### （四）血管损伤

多发生在开展腹腔镜手术的早期，也可能发生在肾上腺病变与周围血管粘连严重的情况下。大血管损伤常引起失血性休克，处理不及时容易导致死亡，腹腔镜手术过程中一旦发生大血管的损伤，往往需要立即中转开放手术止血。对腹腔镜术中难以控制的出血也应及时中转开放手术,因在出血情况下,腹腔镜视野往往不清楚,盲目止血会增加腹腔镜下脏器损伤的风险。某些静脉损伤在气腹压力下仅表现为轻微出血,而当气腹压力降低后出血会更明显,因此,当手术结束时,将气腹压力降低后再仔细检查所有手术部位,应常规放置引流管,以便术后严密观察出血情况。术后延迟出血经过输血、补液等保守治疗仍无效时也应及时果断再次开放手术止血。

**(五)下腔静脉损伤**

右侧肾上腺术中最为严重的并发症就是下腔静脉损伤出血。由于右侧肾上腺中央静脉较短,并直接汇入下腔静脉侧后壁,术中游离肾上腺、分离中央静脉及牵引下腔静脉时,均可能出现撕破或撕断肾上腺中央静脉或损伤下腔静脉。当发生中央静脉出血时,增加气腹压力,用纱块压迫出血部位,在视野清晰情况下可在腹腔镜下完成血管修补,如不能迅速控制出血,则会因出血造成手术视野不清,在血泊中盲目使用电凝或钛夹止血难以奏效,甚至可能进一步加重血管损伤,此种情况下试图用腹腔镜进行止血并继续完成手术是十分危险的,应立即用纱布压迫出血部位,果断地中转开放手术止血。

**(六)肾血管损伤**

左肾上腺下极有时可接近肾门血管,游离肾上腺下极时应注意避免损伤左肾血管。

**(七)脾或胰腺血管损伤**

当左侧肾上腺病变较大时,游离范围扩大,可能涉及胰腺上缘后方,此时需注意避免损伤到脾或胰腺血管。

## 五、预后分析与随访

到目前为止,药物治疗不仅是治疗不能耐受或不愿接受手术治疗的肾上腺髓质增生患者的重要手段,还在围手术期发挥控制症状、降低手术危险性、减少高血压危象发生率的重要作用。手术治疗是AMH比较好的治疗手段,手术切除增生的肾上腺髓质不仅疗效明确还可以明确诊断。目前国内外对于手术方式以及肾上腺切除范围尚未统一。为了达到既切除全部的肾上腺髓质又能防止肾上腺皮质功能低下发生的目的,在手术方式上有人提出带蒂肾上腺背部皮下移位术治疗双侧肾上腺髓质增生,即先行一侧肾上腺全切,再将仅保留肾上腺上动静脉的另一侧肾上腺经第11肋间移到背部皮下,这样既去除了肾上腺髓质,又保留了一部分皮质的功能,收到了满意的效果。另外亦有人尝试应用双侧肾上腺全切除、带血管去髓质自体肾上腺移植术治疗双侧肾上腺髓质增生,获得了成功。

另外,O'Keeffe等在应用双侧肾上腺静脉或选择性动脉栓塞(即栓塞肾上腺中、下动脉)治疗肾上腺皮质功能亢进时发现肾上腺髓质和大部分皮质坏死,仅表层皮质存活,这个意外发现开辟了治疗肾上腺髓质增生的新途径。

近年来,随着腹腔镜技术的成熟与完善,国内外对腹腔镜下肾上腺切除术积累了相当成熟的经验,机器人手术也逐渐运用于治疗AMH。与其他肾上腺疾病的外科治疗一样,腔镜技术治疗AMH同样具有手术创伤小、患者痛苦少、康复快且住院时间短的优点,手术本身安全、可靠,适应了当代微创外科的发展要求,腹腔镜和机器人手术在泌尿外科领域有着美好的前景。

(胡卫列 赵永斌)

## 参考文献

[1] 高新,周祥福.微创泌尿外科手术与图谱[M].广州:广东科技出版社,2007:248-259.
[2] 胡卫列,曹启友,李清荣.肾上腺髓质增生的诊断与治疗(附8例报告)[J].第一军医大学学报,2002,22(9):849-850.
[3] 李汉忠,潘东亮.肾上腺髓质增生的研究进展[J].中华泌尿外科杂志,2004,42(4):193-195.
[4] 马良宏,丁强,赵鸿.肾上腺髓质增生的诊治(附9例报告)[J].现代泌尿外科杂志.2005,10(5):255-257.
[5] 梅骅,陈凌武,高新.泌尿外科手术学[M].3版.北京:人民卫生出版社,2008:862-872.
[6] 赵高贤,赵润璞,孟庆年.带蒂肾上腺背部皮下移位术治疗肾上腺髓质增生[J].中华外科杂志,2001,39:786-788.

# 第七章

# 肾上腺其他疾病的诊断与处理原则

## 第一节　肾上腺囊肿

### 一、概述

肾上腺囊肿(adrenal cyst)是一种偶发于腹膜后的肾上腺良性病变,维也纳解剖学家 Greiseleus 最早于 1670 年报道此病,其主要在尸检或手术时发现,尸检报道其发病率为 0.064%~0.180%,占同期肾上腺占位病变的3%~5%。发病年龄多在30~60 岁之间,国外肾上腺囊肿以女性多见,男女之比约为 1∶3,而国内肾上腺囊肿男女比例趋近于 2∶3。主要以单侧病变为主,双侧型囊肿仅占 8%~15%。近年来随着影像学检查的普及和发展,其总检出率也有所增加。

### 二、病因与病理分类

#### (一)病因学因素

肾上腺囊肿的病因目前尚不明确,目前推测的发病机制有以下几种:①动脉硬化、创伤或者急慢性感染引起的肾上腺或其肿瘤出血囊性变;②肾上腺淋巴管堵塞、肾上腺组织发育异常、寄生虫感染等;③自发性血管破裂出血、外力作用等可能导致肾上腺出血而并发囊肿。

#### (二)病理分类

肾上腺囊肿多为圆形或椭圆形,大小不等。因临床症状出现较晚,发现时多较大,可使囊肿病变侧肾上腺受挤压而萎缩,残余组织附在囊肿壁外。根据组织学形态可分为内皮性囊肿、假性囊肿、上皮性囊肿及寄生虫性囊肿 4 类(图 7-1)。

1. 肾上腺内皮性囊肿　约占 45%,根据其组织起源分为 3 种类型,第一种是血管瘤性囊肿,镜下可观察到其囊壁为纤维组织结构,囊壁间有大量的含铁血黄素沉着,或者可观察到大小不等且扩张状态的薄壁静脉血管,腔内含血红细胞;第二种是淋巴管性囊肿,镜下可观察到肾上腺组织内有囊状淋巴管腔,大小不均等,腔内淋巴液呈粉染状态,囊外侧可以看到纤维组织还有厚薄不等的平滑肌以及沙粒体形成,囊壁衬单层扁平上皮;还有一种是错构瘤性囊肿。

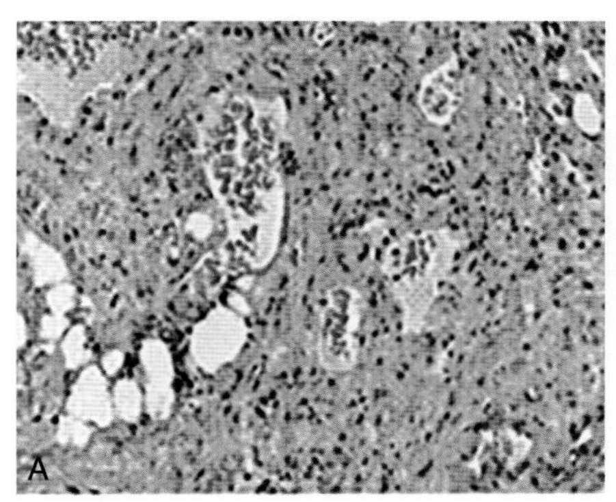

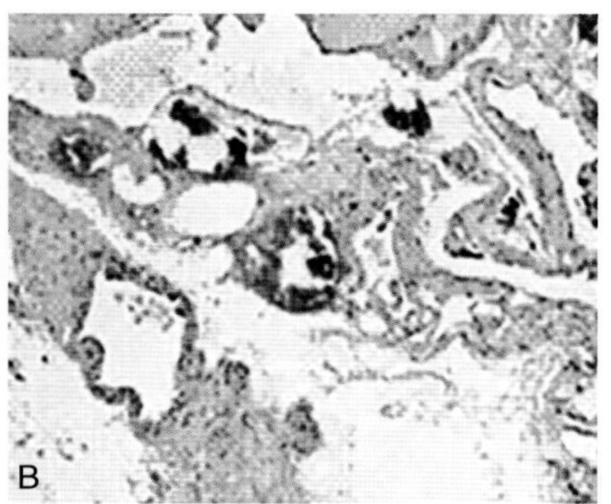

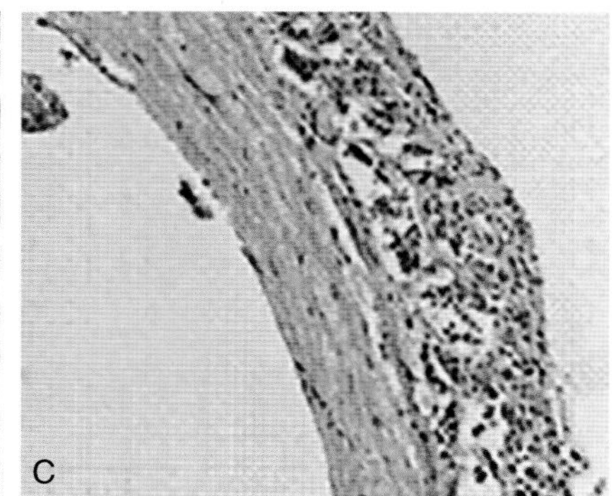


图 7-1　肾上腺囊肿的组织学表现

A. 肾上腺血管瘤性囊肿;B. 肾上腺淋巴管性囊肿;C. 肾上腺假性囊肿。

2. 假性囊肿 占 39%，囊壁 0.2~1.5cm，厚薄不均，内壁可见弧形钙化斑，壁内粗糙，液体色质多样，与陈旧性出血有关，常为淡黄、黄绿，有时可见胶冻状凝块，少数囊肿因反复出血坏死，引起囊内钙化灶形成。

3. 上皮性囊肿 占 9%，其内壁为柱状上皮，包括真性腺样囊肿、胚胎性囊肿以及囊样腺瘤，其典型特点为囊壁的组成结构为纤维组织。

4. 寄生虫囊肿 占 7%，囊液多浑浊，呈单囊或多囊，囊壁较厚、内为角化层、壁内常有钙化，最常见的囊肿为包虫囊肿，其发生的根本原因是棘球绦虫感染，但也有发现为利什曼原虫感染，发生病变后的肾上腺囊壁可以观察到纤维组织结构，其中大部分已经钙化，囊内可见节头。

## 三、临床诊断要点

### （一）临床表现

绝大多数无症状，极少数功能性囊肿、体积较大的囊肿患者可有腰部胀痛、胃肠不适、肾功能不全等非特异性症状，少数囊肿伴随动脉性高血压，可能与囊肿压迫肾动脉有关。部分患者可因为囊肿破裂出血引起急腹症，有尿道刺激症状及血尿，偶有大囊肿可触及腹部包块。由于肾上腺囊肿只有少部分患者会因为肾上腺囊肿较大产生压迫症状或者囊肿破裂出血引起急腹症，常在检查时偶然或手术探查时发现。

### （二）实验检查

常规行肾上腺相关内分泌激素检查，各项肾上腺分泌指标均在正常范围，而嗜铬细胞瘤出血伴发的假性囊肿常常有血、尿 VMA 的轻度增高。

### （三）超声检查

B 超为首选筛查方式，典型的 B 超表现为肾脏上方圆形或椭圆形无回声暗区，当囊内有出血伴或不伴感染时，可见低回声区内有细点状物或强光点飘动。当囊壁钙化时，则可显示囊壁回声增强（图 7-2）。

### （四）腹部 X 线平片及静脉尿路造影

对囊壁钙化有一定的诊断价值，可见肾上腺区域弧形或蛋壳形钙化（图 7-3），多见于假性囊肿。静脉尿路造影中，可表现为肾脏上极受外源性压迫表

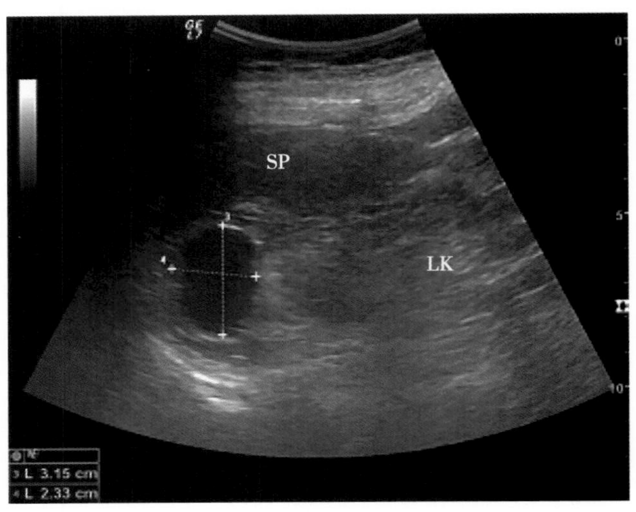


图 7-2 左肾上腺囊肿的超声表现

囊肿大小为 23.3mm × 31.5mm；LK 为左肾；SP 为脾脏。

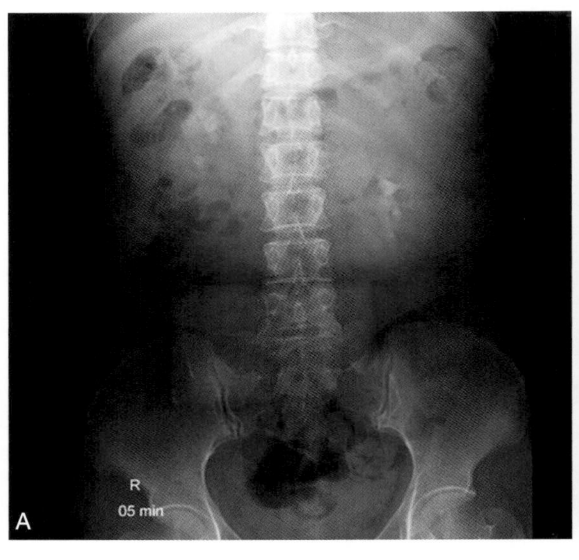


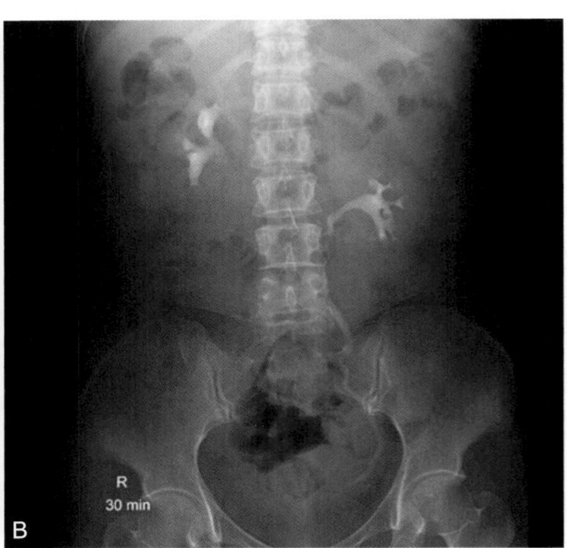


图 7-3 静脉尿路造影

A. 静脉注射造影剂 5 分钟后；B. 静脉注射造影剂 30 分钟后。

现，但肾盂肾盏无充盈缺损。大囊肿可以引起肾下压移位，甚至继发肾积水。

（五）CT 检查

CT 表现为边界清楚、边缘光整的低密度肿物，囊肿内边缘光滑、囊壁薄、内容物密度低、CT 值与水相似，当囊肿合并出血时，CT 值增高，囊液一般不强化，准确率高达 62.5%~96.0%，是肾上腺囊肿最为关键的诊断方法，但对右侧较大囊肿有时难以确定其来源（图 7-4）。

（六）MRI 检查

表现为信号均匀，T1 加权相为低信号，在 T2 加权相为高信号；当囊肿合并出血时，在 T1 和 T2 加权像可显示为高信号，有时可见液面。因三维空间多层切面，对囊肿较大而来源不清时，定位意义较大，因此常作为 CT 补充，在估测病变大小、区分组织结构和辨别嗜铬细胞瘤方面更有优势（图 7-5）。

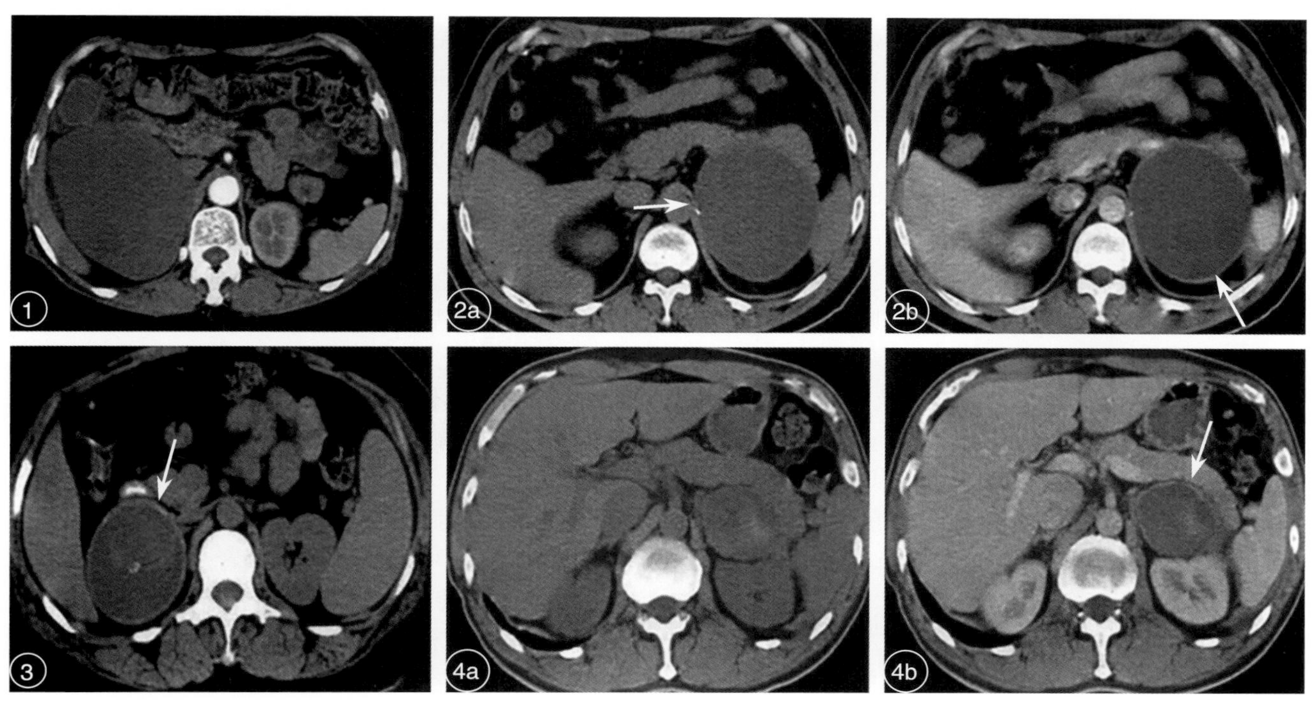


图 7-4 肾上腺囊肿的 CT 表现

①图示：右侧肾上腺表皮样囊肿，呈低密度浅分叶状，囊壁局部增厚伴点状钙化；②a 图示：左侧肾上腺内皮性囊肿 CT 平扫呈低密度，囊壁光整，伴点状钙化；②b 图示：左侧肾上腺内皮性囊肿 CT 增强后囊壁无明显强化；③图示：右侧肾上腺假性囊肿，囊内呈不均匀等高密度及水样密度，囊壁光整，伴短弧线形及斑点状钙化；④a 图示：左侧肾上腺假性囊肿 CT 平扫囊内密度不均匀增高，囊壁厚薄不均；④b 图示：左侧肾上腺假性囊肿 CT 增强后囊壁有强化。

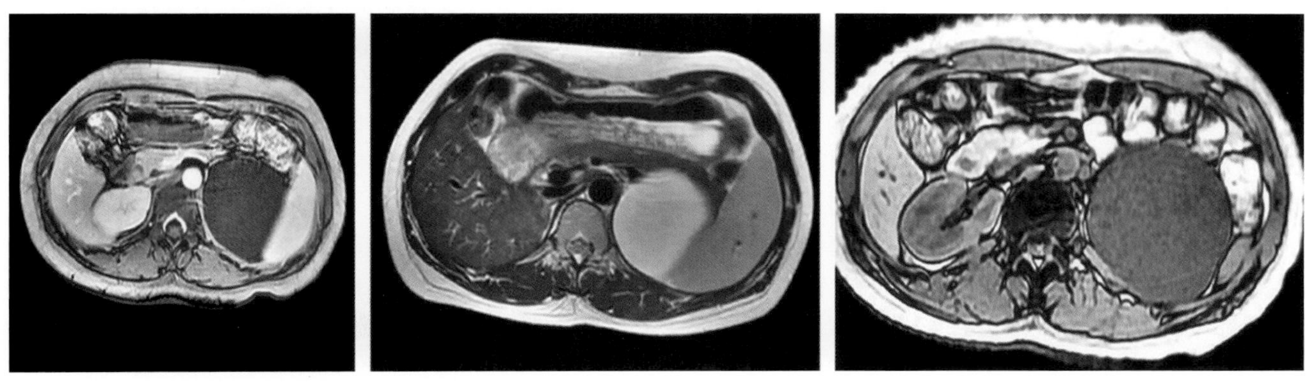

图 7-5 腹部及盆腔 MRI 肾上腺囊肿的造影表现

## 四、鉴别诊断要点

1. 与肝、脾、肾、胰腺囊肿鉴别　该类囊肿毗邻肝、脾、肾、胰腺。当肾上腺囊肿增大时，压迫周围器官，造成组织器官分解不清，定位困难。CT 的高精度可以准确定位肾上腺囊肿。动态 B 超对于鉴别肾上极囊肿及周围器官囊肿有重要意义，其鉴别方法为深吸气时注意肾囊肿与肝之间的相对运动，观察腹膜后脂肪组织向前移位为肾上腺囊肿，向后移位为肝囊肿；左肾上腺囊肿多在脾静脉后方，而胰尾囊肿躲在前方。B 超或 CT 引导下行囊中穿刺，对囊液作肾上腺激素、淀粉酶等生化检测，可排除肾或胰腺囊肿；囊液细胞学检查可诊断囊肿或囊内感染并指导使用抗生素。

2. 与肾上腺实体肿瘤、肿瘤囊性病变、肾上腺脓肿鉴别　肾上腺实体肿瘤，包括肾上腺腺瘤等多有髓质或皮质激素水平升高所引发的相应症状，CT 扫描密度较高，可强化，肾上腺囊肿则不强化。肾上腺肿瘤囊性病变，表现为不规则的厚壁肿物，囊壁厚薄不一，内壁不光滑，囊内有分隔及钙化，其内可见彩色血流，而肾上腺囊肿无血流；肾上腺囊肿特征性钙化为弧形或蛋壳样，肿瘤多为斑点状钙化，肾上腺脓肿常有高热伴明显腰痛；肾上腺包囊虫病常有畜牧区生活史，Casoni 试验（包虫皮内试验）常阴性。

## 五、外科治疗原则

目前对于肾上腺囊肿的治疗尚无统一看法。国外学者 Rosenblit 等根据非功能性肾上腺囊肿大小（直径 <5cm，5~6cm，>6cm）、CT 值高低（<10HU，10~30HU，>30HU）、是否均质、是否钙化及囊壁厚度（<3mm，3~5mm，>5mm）等分为复杂性、单纯性和交界性 3 种类型。并认为复杂性囊肿应手术治疗，单纯性囊肿可以随访观察，介于两者之间的交界性囊肿可行穿刺抽液做细胞学检查，以进一步明确诊断。部分学者认为对于直径 <3cm、无症状、无内分泌功能者可定期做 B 超复查，进行随访。直径 2~5cm 囊肿可在 B 超引导下穿刺，抽出囊液，如为澄清透明囊液，可在抽液后囊内注入无水乙醇或四环素等硬化剂；直径 >5cm 囊肿考虑手术切除，特别是术前不能完全排除恶性病变的癌肿。近年来，随着微创外科的发展，腹腔镜肾上腺囊肿切除术或开窗术逐渐成为首选的治疗方法，与开放手术相比，腹腔镜手术具有损伤小、出血少、术后恢复快、住院时间短、并发症少、安全性高等优点，特别是对于体积小、位置深、暴露困难的肾上腺囊肿，腹腔镜手术更被认为是金标准，已逐步取代开放手术。

### （一）术前准备与评估

①术前应对患者年龄、全身健康状况、重要脏器功能，以及既往病史、囊肿大小、位置和性质等进行评估与相应地处理；②术前一天交叉配血，术前灌肠、留置胃管，以减少胃肠胀气对手术的影响，留置导尿管，以便排空膀胱，术中观察尿量；③术前建立 3~4 条通畅的静脉通道，中心静脉置管以监测中心静脉压，动脉穿刺放置导管监测血压；④药物准备包括去甲肾上腺素、多巴胺等升降压药物和抢救药物；⑤术前 30~90min 使用抗生素，若患者血压过高可以术前服用安体舒通，控制血压在相对平稳状态，对伴有低钾血症的患者，术前应适当补钾以纠正低钾血症。

### （二）术式选择与评价

肾上腺囊肿的手术入路有多种路径，如腹、侧位经腹、侧位腹膜后、后位腹膜后以及经胸腔膈肌等。目前腹腔镜肾上腺切除术多采用侧位经腹或腹膜后入路，但每一种术式与路径各有其优缺点：①早期腹腔镜肾上腺切除是经腹腔进行的，与其他腹腔镜手术相似，既通过气腹针注入 $CO_2$ 或 NO 气体造成气腹，该入路因其解剖标志清楚，手术视野清晰，手术操作相对容易，可同时处理两侧肾上腺病变。然而该途径需 4~5 个通道，对腹腔有一定的干扰，有发生肠损伤、肠麻痹和腹膜炎的危险。既往有腹腔内手术、感染等病史容易形成腹腔粘连，限制了其路径的使用；②腹膜后入路途径是依靠后腹膜潜在的间隙，利用器械建立足够的操作空间。该途径一般仅需要 3 个通道，路径直接，创伤小、不干扰腹腔，但此途径也具有手术操作空间小、定位难、视野小的缺点、对于肾周脂肪特别多的患者或较复杂的手术应谨慎选择。

### （三）手术步骤及操作要点

1. 经腹膜后腹腔镜手术

（1）对所有患者均于术前控制好血压，留置尿管，在气管内插管全身麻醉下行后腹腔镜手术。

（2）术中患者取健侧侧卧位，腰部垫枕并升高腰桥。

（3）采用 30° 腹腔镜，腰部取 3 个套管针穿刺入：①第 1 个穿刺点选在 12 肋缘下 2cm 与骶棘肌外侧缘 1cm 交界处；②用大血管钳戳破腰背筋膜，在其与腹膜后脂肪间隙钝性分离出潜在腔隙，放入自制的气囊扩张器注入 400~500ml 空气扩张 5min，再置入

12mm 的 Trocar 并建立气腹；③取髂嵴上 2cm 与腋中线交界处为第 2 个穿刺点，放置 10mm Trocar，然后取肋下缘 2cm 与腋前线交界处为第 3 个穿刺点并放置 5mm Trocar。④直视下首先清除腹膜外脂肪，一手持吸引器，另一手持超声刀沿腰大肌向上打开肾周筋膜，看清肾周筋膜、腰大肌、膈肌脚、腹膜反折等解剖标志后，用超声刀沿肾表面游离出背侧肾上半部及腹侧内侧缘，在肾上极与肾上腺间向内上方分离肾上腺区的脂肪组织，找到外形淡黄色的突出物即可能为肾上腺囊肿，沿其边缘小心游离，分离时遇到细小的血管可用超声刀凝固切断，较大的肾上腺动、静脉使用 Hem-o-lok 夹夹闭后断掉。⑤术中尽量避免囊肿破裂，沿囊肿周围约 1cm 的肾上腺正常组织用 Hem-o-lok 夹夹闭，中间断开将囊肿完整切下来并装入标本袋，由穿刺孔取出。对于较大囊肿，可先将囊肿壁切开，吸出囊液后将囊壁连同部分肾上腺组织一并切除后取出(图 7-6)。观察无活动性出血后，置入肾周引流管，逐层关闭切口。

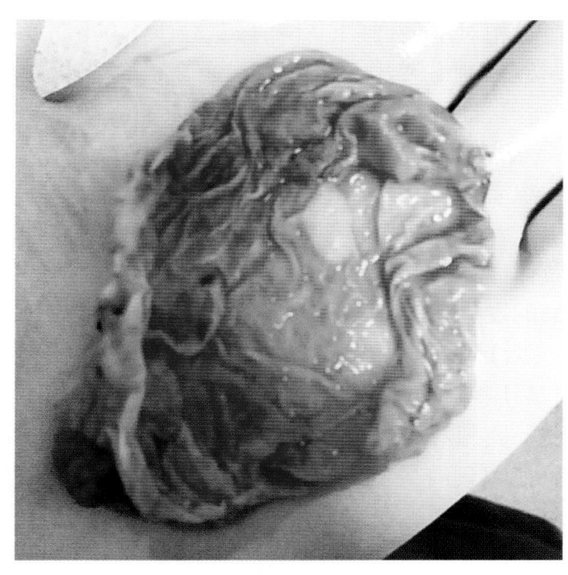

图 7-6 切除的肾上腺囊肿

2. 机器人辅助下腹腔镜手术 2001 年 Horgan 和 Vanuno 在世界上首次报道了机器人辅助腹腔镜肾上腺切除术。在此之后，很多医学中心都应用机器人实施了肾上腺手术，并取得了良好效果。2014 年，Brandao 等荟萃分析了 600 例肾上腺手术的患者资料(机器人 277 例，腹腔镜 323 例)，结果表明机器人辅助肾上腺手术具有出血少、并发症发生率低的优势。但目前针对直径 >6cm 巨大肾上腺肿瘤的机器人辅助腹腔镜手术鲜有报道。

机器人辅助腹腔镜具有独特的优势：①操作更加精准：机器人腹腔镜呈现放大 10~15 倍的三维立体视野，能够清晰呈现组织结构的细节，同时机器操作臂有 6 个关节 7 个自由度，操作十分灵活，这对于辨认和分离肿瘤与受挤压的器官、血管非常重要。对于经腹腔途径的左侧肾上腺肿瘤切除而言，脾脏的充分游离是手术的关键步骤之一。肿瘤背外侧与脾脏的邻接面由于位置较深，又有瘤体的遮挡，传统腹腔镜游离时较为吃力，由于操作的不稳定性容易牵扯脾脏导致其损伤。机器人腹腔镜则不存在操作距离远导致的不稳定和操作死角等问题，始终能够进行稳定、精细地操作，而且由于器械末端可以 90°弯曲，游离起来更加轻松，也避免了脾脏的损伤。右侧巨大肾上腺肿瘤往往深入肝脏下面，同时挤压下腔静脉和十二指肠，而且除中央静脉外，有时出现多根肿瘤血管直接汇入下腔静脉。对于这些情况，借助于机器人清晰的成像和精准的操作，本组病例中均无严重出血和副损伤发生，完整切除了肿瘤。②对瘤体刺激更小：体积巨大的肾上腺肿瘤占位效应明显，为了从各个方向完全游离肿瘤，传统腹腔镜必须对肿瘤进行较大幅度的牵拉和推挤，这主要是受直杆式器械和术者臂展的限制。这样的操作极易损伤肿瘤表面的包膜，这不仅会导致肿瘤内部成分外漏，而且很多时候会导致严重的出血。机器人操作臂末端多个关节的设计可以使操作臂末端每个关节活动范围超过 90°，像人的手指一样灵活，减少了对瘤体的刺激。同时，机器人工作臂可以根据术者要求对肿瘤或周围组织进行精确的牵拉，力度完全由术者掌控，避免了人为牵拉的不稳定性。为方便操作，各个工作臂在术中还可以随时更换位置，因此可以方便地从各种角度处理肿瘤，进一步减少甚至避免了对肿瘤不必要的刺激，大大超越了传统腹腔镜操作的极限。另外，机器人臂展很宽，头尾两侧的穿刺通道间距可以超过 30cm，操作臂仍可以轻松进行内收和外展操作，机器人镜头还可以在术中方便地进行 0°和 30°转换，对肿瘤的观察更加容易，因此对于巨大嗜铬细胞瘤的切除手术，机器人与传统腹腔镜相比优势明显。③手术更加轻松自如：在处理体积巨大的肾上腺肿瘤过程中，周围的组织有时会对术区存在遮挡。为了便于操作，很多术者会另置一个穿刺孔由一助协助牵开周围组织或吸出血液，对于经腹腔入路的手术而言，会造成术者、一助、二助三位医师集中位于患者一侧。这不但造成三位医师互相干扰，而且术者和助手的动作也会受到限制，影响手术操作。机器人拥有三个独立的操作臂,这三个操作臂连同镜头完全由术者控制,不但操作更加稳定,而且术者的意图也可以得到贯彻。由于手术台上只有一名助手,所以可以更加有效地配合术者的操作,不但节省术者和助手的体力,同时节省手术时间。

总之经腹腔途径的机器人辅助腹腔镜手术为泌尿外科医师提供了一种新的选择。尽管机器人手术系统还存在机器体积较大、缺少触觉反馈,以及普及率低、价格昂贵等问题,但随着技术的不断革新、装机数量的不断增加,我们有理由相信借助机器人实施肾上腺巨大肿瘤切除手术会对越来越多的泌尿外科医师提供帮助。

肾上腺肿瘤的腹腔镜手术入路包括经腹腔途径和经腹膜后腔途径,对于体积较小的肾上腺肿瘤而言,我国学者以选择经腹膜后腔途径居多,而欧美国家的医师更倾向于选择经腹腔途径。应该说,经腹膜后腔和经腹腔途径肾上腺手术都是成熟的技术,并没有孰优孰劣之说,只要操作得当,都可以很好地切除肿瘤。

## 六、术后并发症与处理

### (一) 充气相关并发症

(1) 皮下气肿:后腹腔镜手术需要向腹膜后间隙高压注入 $CO_2$,从而建立人工气腹,术后 $CO_2$ 残留于人体疏松组织,会引起皮下气肿,一般于术后 2~5 天自行吸收。轻者一般无症状,检查时有皮下捻发音,无需处理,重者可出现呼吸性酸中毒。因此,应当注意患者术后呼吸的变化。

(2) 高碳酸血症和酸中毒:腹膜后间隙高压注入 $CO_2$ 容易使 $CO_2$ 弥散入血,$CO_2$ 在高压下可经微循环导致高碳酸血症,此时患者表现为呼吸深而慢。因此,必须给予持续低流量氧气吸入,使肺内充分换气,促进 $CO_2$ 从肺内排出。相反,吸入高浓度氧气可使呼吸变浅变慢,不利于 $CO_2$ 排出,应密切观察呼吸频率及深浅度,进行血氧饱和度监测,必要时查血气分析,判断有无高碳酸血症发生。

(3) 胸腹背部疼痛:由于 $CO_2$ 在腹膜表面转变为碳酸,刺激后腹膜进而导致术后患者胸腹背部疼痛,可指导患者调整体位,不需要做特殊处理。患者手术回房后,给予卧位指导,翻身时注意保护引流管。

### (二) 出血

出血是腹腔镜手术常见的并发症之一,应密切观察切口敷料的渗血情况,观察后腹腔引流管引流液的色和量,观察血压变化,如引流液增多且颜色鲜红,血压持续下降、心率增快等提示有活动性出血。

### (三) 肾上腺危象

肾上腺危象是由于肾上腺激素分泌不足而引起的一系列临床症状,多发生在术后 8~24h 内,患者表现为血压下降、胸闷、心悸、呼吸急促、心动过速、厌食、恶心、呕吐、腹痛、四肢麻木、精神萎靡、嗜睡、甚至昏迷等症状,常规给予 5% 的葡萄糖注射液 500ml 加氢化可的松 100mg 静脉滴注,1 次 /d,以预防肾上腺危象的发生,根据患者的情况调节激素用量及应用时间,并逐步减量。

### (四) 低血容量性休克

瘤体切除后,血液循环中儿茶酚胺的含量急剧下降,使长期处于收缩状态的周围血管开放,有效循环血量相对不足,血压下降,尿量减少。为预防发生,及时观察血压变化,保持液路通畅,遵医嘱快速输血、输液,准确记录 24h 尿量,根据尿量适当补液。

### (五) 感染

患者腹膜后引流管受压、扭曲,未定时挤压,造成引流不畅,出现发热症状,要及时观察伤口敷料情况及体温变化并保证抗生素及时、准确地输入,预防感染的发生。

### (六) 脏器损伤

后腹腔镜手术有可能发生腹膜、胸膜和膈肌、肠管、肝、胰腺等脏器损伤,如术中未及时发现,术后就有可能出现有关的并发症,因此术后要常规密切观察腹部和胸部症状和体征。

## 七、预后与随访

术后 1 天拔除胃管,开始半流饮食,下床活动,术后 1 天可拔除尿管,伤口日引流量 <20ml 时拔除引流管,一般宜在 48h 内拔除,抗生素预防感染,密切随访,肾上腺囊肿一般预后较好。

# 第二节 肾上腺髓样脂肪瘤

## 一、概述

肾上腺髓样脂肪瘤(adrenal myelolipoma,AML)属于肾上腺无功能性良性肿瘤。1905 年 Gierke 首次发现,并于 1929 由 Oberling 首次命名为肾上腺髓样脂肪瘤。因该肾上腺肿瘤内含有脂肪成分以及数量不等的骨髓外造血成分而定名为肾上腺髓样脂肪瘤。该病临床少见，总发病率为 0.08%~0.2%，占肾上腺瘤的 5%~8%，可发生在任何年龄段，以 40~60 岁成年人多见，男女发病率无差异，多为单发，右侧多见。病程长，临床缺乏特征性改变，多为检查时偶然发现。髓样脂肪瘤一般起源于肾上腺皮质或髓质，发生于肾上腺外者罕见，包括骶前区域、纵隔、腹膜后、肾周、肝、胃等部位，其中发生在骶前区域者约占一半。随着诊断技术的进步如 B 超、CT 等广泛应用，AML 检出率提高，近年来发病率达到 10%~15%。

## 二、病因与病理

AML 病因尚不明确，1915 年 Wooley 曾提出三种假设：①肾上腺内原始间质成分的胚胎残留细胞再次生长；②骨髓的栓子寄存于肾上腺内；③肾上腺毛细血管网状内皮细胞或肾上腺皮质细胞在某些因素刺激下化生，形成一种混合成分的特殊肾上腺良性肿瘤。

肿瘤多发生在肾上腺皮质或髓质内，但也可发生在纵隔盆腔、肺等肾上腺外的组织，主要由脂肪组织组成，组织间散在造血细胞。因肿瘤脂肪组织与造血组织含量比例不同，可表现为淡黄色、暗红色、红黄相间等。肿瘤大体组织呈圆形或扁圆形，边界清楚，多无完整包膜，质地中等。肿瘤周边常由正常肾上腺组织包绕，切面偶可见钙化或骨化灶。镜下瘤内由脂肪组织和骨髓细胞构成，在脂肪细胞之间为小灶或大片样骨髓造血细胞，一般瘤细胞无核分裂象。对于伴有内分泌紊乱的 AML 而言，在出现上述病理表现的同时，肾上腺皮质层往往也会出现增生或瘤变，导致相应的内分泌功能异常。

## 三、诊断方法与要点

### （一）临床表现

绝大多数无临床症状和体征，偶出现上腹部不适和疼痛感，可能与肿瘤增大压迫邻近组织或伴有瘤内出血有关，少数肿瘤过大的患者，腹部可触及肿块。部分患者伴有肥胖和高血压，少于 1/5 的患者出现血尿。患者也可伴发激素紊乱，临床症状与功能性肾上腺肿瘤如原发性醛固酮增多症、库欣综合征等表现相似，高皮质醇血症为目前最常见的伴发症状。

### （二）实验室检查

肾上腺的各项内分泌指标，大部分患者均正常，部分患者因肥胖、高血压可伴有脂代谢异常和不同类型的高脂血症。

### （三）影像学检查

1. X 线腹部平片及静脉尿路造影　可发现肾上腺区有点片状钙化肿块，如该肿块挤压病侧向下移位，提示肿瘤体积较大。

2. 超声检查　B 超为首选检查，具有如下几点特征性：①其声像图为肾上腺区不规则或球形的强回声结节或肿块，与肾周围脂肪有分界；②肾上腺区域实质性高低回声混合性肿块，图像表现与脂肪和骨髓造血组织比例相关，在脂肪组织较多区域表现为强回声，而以骨髓组织为主的多区域表现为低回声；③较大肿瘤合并出血、坏死时，内部回声强弱不均，瘤体周围包裹薄的纤维膜，使肿瘤显示出清晰的边界（图 7-7）。

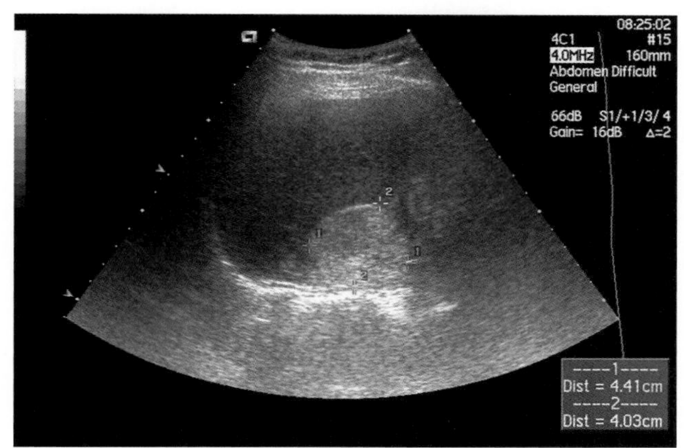


图 7-7　肾上腺髓样脂肪瘤的超声诊断

3. CT 检查　CT 特征性表现为脂肪低密度肿块，边界清楚，CT 值在 −20~120HU，中央可有分隔，瘤内密度不均，可见钙化斑；散在斑片状与条索状高密度影，增强扫描无强化征象（图 7-8）。

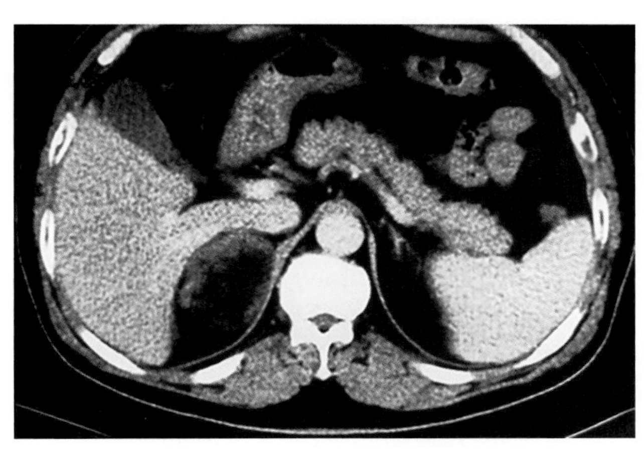

图 7-8　肾上腺髓样脂肪瘤的 CT 表现

4. MRI 检查 表现为均匀或不均匀的脂肪样信号强度,但也有髓样脂肪瘤无脂肪样信号强度,T1 加权信号呈低信号,T2 加权信号强度近似或低于肝,这时 MRI 的定性诊断有困难。T1WI 上肿瘤内脂肪组织呈明显的高信号,髓样组织呈中等信号,增强扫描后髓样组织轻度到中度强化。

**(四)组织学检查**

当肿瘤以骨髓成分为主、有出血钙化或伴有内分泌功能,当影像学检查不明时,可考虑 B 超引导下经皮穿刺,行组织学检查(图 7-9)。

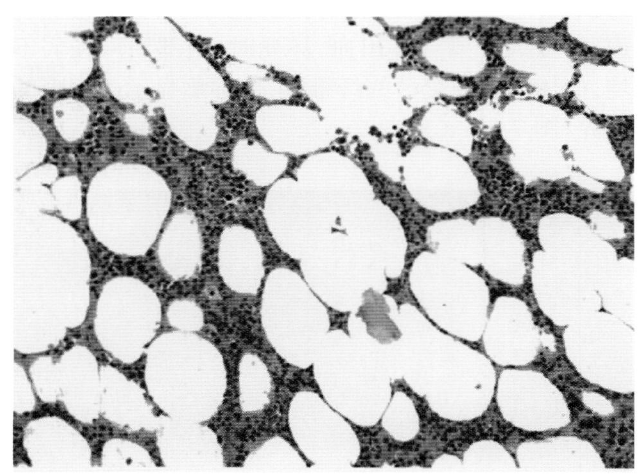

图 7-9 肾上腺髓性脂肪瘤的组织学特点

## 四、鉴别诊断要点

1. 肾上腺皮质腺癌 多有包膜或周边脏器的浸润征象,MRI 和 CT 增强扫描可见不规则密度增强影,而髓样脂肪瘤为少血管性良性肿瘤,增强扫描变化不大。

2. 肾上腺血管平滑肌脂肪瘤 因其为多血管肿瘤,MRI、CT 增强扫描较髓样脂肪瘤变化明显,必要时行动脉造影,肾血管平滑脂肪瘤可见呈草莓样的动脉瘤。

3. 畸胎瘤 可有钙化、骨化灶,但脂肪成分少,影像学有一定鉴别意义。

4. 肾上腺结核 少见,多为双侧,边界不清且伴有钙化,声像图表现为不规则低回声强回声斑,后方伴声影,临床表现典型。

5. 右肝后叶较大血管瘤 可表现为团状高回声,甚至可以凸向腹腔,但声相图上多为蜂窝状,超声造影时表现为环形向心性高增强,深呼吸时,肝内血管瘤与肝、肾运动同步,而肾上腺髓样脂肪瘤与肝、肾运动不同步,会产生变形和相对运动。

6. 肾脏错构瘤 位于肾包膜内,深呼吸时,与肾运动同步,而肾上腺髓样脂肪瘤与肾运动不同步,会产生变形和相对运动。

7. 腹膜后脂肪组织或脂肪瘤 腹膜后脂肪组织无特定形态和边界,腹膜后脂肪瘤紧贴腹膜后壁,位置固定,而肾上腺髓样脂肪瘤可随呼吸上下移动。

## 五、术前评估与术式选择

术前应当常规进行心肺肝肾及凝血功能检查,对于伴有功能性的肾上腺瘤如嗜铬细胞瘤患者术前应口服酚苄明,对皮质醇症患者术前用氢化可的松/酮康唑,对醛固酮增多患者术前应服用螺内酯,对所有患者术前均应口服抗生素及缓泻剂,以降低肠道内压,以备万一肠管损伤时做修补术。

手术可以选择开放性手术,也可以行腹腔镜下肾上腺髓样脂肪瘤切除术。后腹腔镜肾上腺手术创伤小、出血少、恢复快,目前为肾上腺髓样脂肪瘤的主要手术方式。张旭等比较了 93 例腹腔镜和后腹腔镜肾上腺手术与开放肾上腺手术的疗效,认为经腹腔镜和后腹腔镜肾上腺手术在手术时间、术后住院天数、术中平均出血量及并发症发生率等方面均优于开放手术。但也有部分学者认为其疗效相当。

## 六、手术路径与操作要点

**(一)开放性手术**

术前仅用影像学检查手段难以与其他恶性肿瘤相鉴别。对较大肿瘤操作难度较大,术中易出现肿瘤破裂、出血及组织残留等情况,故推荐选择开放性手术。操作要点包括:①患者取侧卧位,垫高腰部,常规消毒铺巾,留置导尿;②取 11 肋下切口,即自 11 肋尖前缘,向内下至髂前上棘内侧 4 横指处,长约 20cm 切口。切开皮肤、浅深筋膜,于腋中线切开腹外、内斜肌,腹横机及腹横筋膜,推开腹膜,向下切开诸肌;③向上切开肋间外、内肌,打开胸背筋膜及膈肌脚,向上推开胸膜;④打开 Gerota 筋膜,以电刀配合逐步游离肾脏上极后,在较深位置找到肾上腺,游离周围组织;⑤丝线结扎离断肾上腺及肿瘤周围小血管,暴露中央静脉,丝线结扎后切断;⑥完整切除肿瘤及肾上腺,留置引流管,检查手术创面无明显活动性出血,清点纱布器械无误后,逐层关闭切口。

**(二)腹腔镜手术**

可以选择经腹途径或腹膜后途径,目前我国大部分学者赞同入路首选经后腹腔镜途径,因肾上腺位于后腹腔内,腹膜后途径可以避开周围脏器,对腹膜及肠管几乎无影响，具有术后胃肠不适症状发生率低、引流物局限在后腹腔等优势。但也可以经腹腔途径，经腹腔途径手术空间大，降低手术难度。伴随着泌尿外科腹腔镜技术的不断进步，腹腔镜肾上腺肿瘤切除术已取代开放手术而成为肾上腺肿瘤的首选术式。操作要点包括：①患者取侧卧位，腰部垫高，常规消毒铺巾；②取髂嵴上 2cm 腋中线作为第一穿刺点，作 2cm 左右皮肤切口。切开腰背筋膜，用手指将腹膜向腹侧推开；③另取 2 个穿刺点分别位于肋缘下腋前线、腋后线，必要时增加一个穿刺点作辅助通道，位于髂嵴上 2cm 腋前线，插入 Trocar 建立操作通道，经第一穿刺点放入 Trocar 作为观察通道，缝合皮肤切口防止漏气；④连接 $CO_2$ 气腹机，压力设定为 $14cmH_2O$（$1cmH_2O$=9.806 7Pa），插入 30° 腹腔镜。分离后腹膜间隙建立视野后，用吸引器及超声刀配合打开 Gerota 筋膜，逐步游离肾脏上极后，在较深位置找到肾上腺，游离周围组织；⑤超声刀离断肾上腺及肿瘤周围小血管，暴露中央静脉，Hem-o-lok 夹夹闭后切断；⑥完整切除肿瘤及肾上腺，用 Hem-o-lok/钛夹结扎创面止血后，止血纱布填塞创面，取出标本（图 7-10），标本置入自制标本袋，留置引流管。探查手术创面无明显活动性出血，清点纱布器械无误后，逐层关闭切口。

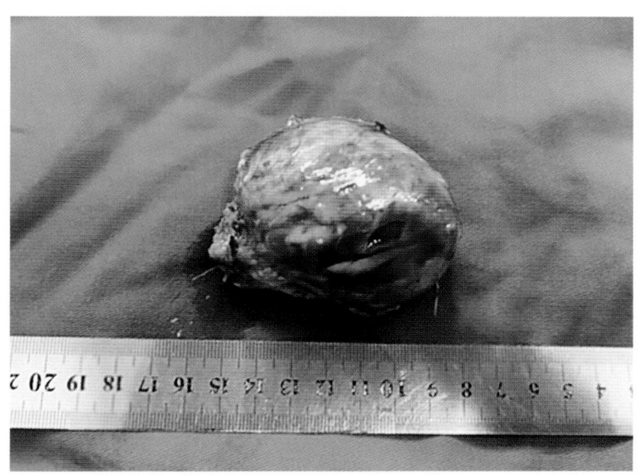

图 7-10　肾上腺髓样脂肪瘤大体标本

### （三）机器人辅助腹腔镜手术

2001 年，Horgan 和 Vanuno 在世界上首次报道了机器人辅助腹腔镜肾上腺切除术。机器人辅助腹腔镜具有独特的优势，表现在操作更加精准，对瘤体刺激更少，手术更加轻松自如。

操作要点包括：①全身麻醉成功后，取 60°~70° 健侧斜卧位，抬高腰桥，双下肢下曲上伸。常规应用 Veress 气腹针建立气腹，对于既往有腹腔手术史的患者采用小切口剖腹术建立气腹。气腹压力保持在 12~14mmHg（1mmHg=0.133kPa）。采用美国 Institutive Surgical 公司生产的达·芬奇机器人手术操作系统；②取脐上 2cm 腹直肌旁，切开长约 12mm 横行切口作为镜头孔，将 12mm 套管置入 30° 双孔内镜。以镜头孔为中心，于距镜头孔 8~12cm，腹直肌旁外侧头、脚侧分别做两个 8mm 皮肤切口，直视下置入达·芬奇机器人专用 8mm 套管。3 个套管形成斜向头侧的倒等腰三角形；③另于镜头孔下方 5cm 处置入 12mm 套管作为辅助孔 A，在镜头孔与 1 号臂间建立辅助孔 B。床旁机械臂系统与患者背部垂直线头侧成 15° 角，移动手术台送患者到达预定泊位；④脐旁套管接镜头臂置入 30° 双孔内镜，头端套管接 1 号臂的单孔窗式双极电凝镊，脚端套管接 2 号臂的单极电剪。

1. 右侧肾上腺手术　首先离断肝镰状韧带和三角韧带，并用无创抓钳托举肝脏以利更好地暴露术区。在 Toldt 线和升结肠之间切开侧腹膜，分离 Gerota 筋膜前层和结肠融合筋膜之间的间隙，将升结肠和十二指肠推向对侧。沿下腔静脉与肾上腺之间分离，离断肾上腺的滋养血管，找到肾上腺中央静脉，Hem-o-lok 夹闭后离断。沿肾上腺表面游离后将整个肾上腺切除，如肿瘤位于内侧支、外侧支或肾上腺尖部，用 Hem-o-lok 在正常肾上腺和肿瘤之间夹闭正常肾上腺后切除肿瘤，行肾上腺次全切除术。

2. 左侧肾上腺手术　在 Toldt 线和降结肠之间切开侧腹膜，分离 Gerota 筋膜前层和结肠融合筋膜之间的间隙，尽量将降结肠推向对侧。离断脾结肠韧带，使结肠在重力作用下进一步向对侧下垂。游离并向腹侧牵开胰尾，进一步分离 Gerota 筋膜前层和结肠融合筋膜之间的间隙。将脾和肾上腺上极之间游离。切开肾上腺表面的 Gerota 筋膜和脂肪组织，暴露肾上腺的腹侧面。在肾上腺的下方找到左肾静脉，在左肾静脉与肾上腺之间游离肾上腺中央静脉，Hem-o-lok 夹闭后离断。然后继续沿肾上腺表面游离后将整个肾上腺切除，如肿瘤位于肾上腺一侧，可行肾上腺次全切除。

## 七、术后并发症与处理

### （一）出血

根据对照组资料，心率增快、引流液增多、血压持续下降为出血征兆。因此，应密切观察患者术后切口敷料的渗出情况，同时注意以上出血征兆的出现，一旦发现应立即报道医师处理。

**（二）肾上腺危象**

肾上腺危象均发生于术后24h内，表现为胸闷、心悸、恶心、呕吐、腹痛、嗜睡、呼吸困难、血压下降、四肢麻木等，严重者甚至出现昏迷。为预防肾上腺危象的发生，应给予常规静滴5%葡萄糖溶液500ml+氢化可的松100mg。

**（三）皮下气肿**

后腹腔镜手术需要向腹膜后间隙注入二氧化碳建立人工气腹，偶见气体残留于疏松结缔组织而造成皮下气肿。轻者多无症状，不需处理，但重者可出现高碳酸血症甚至酸中毒。

**（四）高碳酸血症**

该并发症常因严重的二氧化碳入血引起。为预防高碳酸血症及酸中毒的发生，应持续低流量氧气吸入，改善肺换气质量，促进二氧化碳排出，同时持续监测血氧饱和度，必要时行血气分析。

**（五）低血容量性休克**

瘤体切除后，血液循环中儿茶酚胺的含量急剧下降，使长期处于收缩状态的周围血管开放，有效循环血量相对不足，血压下降，尿量减少。为预防发生，及时观察血压变化，保持液路通畅，遵医嘱快速输血、输液，准确记录24h尿量，根据尿量适当补液。

# 第三节　肾上腺嗜酸细胞瘤

## 一、病因与病理

**（一）病因**

肾上腺嗜酸细胞瘤（或肾上腺嗜酸细胞腺瘤）是肾上腺皮质起源的具有恶性倾向的良性肿瘤，临床上很少见，国内外均多为个案报道，因此对该病认识尚显不足。病因机制上不明确，一些人推断它源自异位的肾上腺皮质组织，其线粒体的异常增殖可能是由于嗜酸瘤细胞中细胞器的缺乏而引起补偿机制的结果。

**（二）病理**

肿瘤组织由高度单一的嗜酸细胞组成，细胞质内有丰富的嗜酸颗粒，嗜酸细胞呈弥散样排列，部分有局灶性腺泡样结构，偶见坏死组织，肿瘤包膜完整，当中有纤维组织分隔，正常肾上腺组织被压迫变薄。肿瘤组织内有局灶性基质水肿，部分有团簇状淋巴细胞浸润，在电镜下能看到胞质内充满异常增殖的线粒体。其大体标本也有独特的结构特征，主要特征为大而圆、有包囊，其切面多为棕色、黄色或红褐色，有的可以表现出坏死和出血，恶性倾向者多为灰红或鱼肉样（图7-11）。据Bisceglia等报道，肾上腺皮质嗜酸细胞腺瘤直径为3~20cm，男女比例为2.5∶1，左右侧比例为3.5∶1。一般认为，肾上腺嗜酸细胞腺瘤是具有潜在恶性倾向的良性肿瘤，约有20%肿瘤为交界性或恶性嗜酸细胞腺瘤。

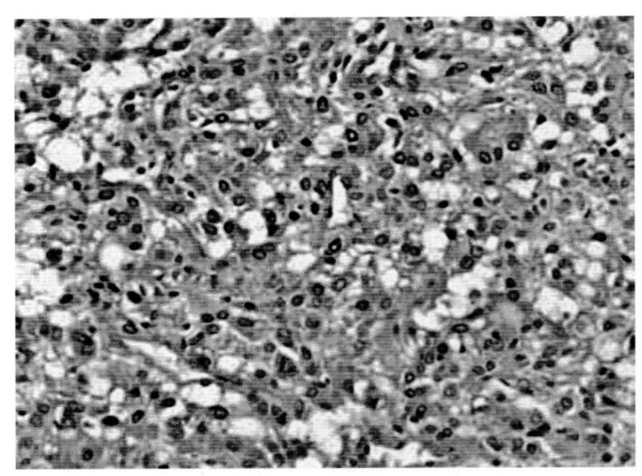

图7-11　肾上腺嗜酸细胞瘤病理组织学表现

本病大多数属于良性无功能肿瘤，进展缓慢，临床症状体征不明显，常在体检时由超声或CT发现，但当肿瘤体积增大压迫周围血管器官时，可导致腰部不适及酸痛；文献报道约17%患者表现为内分泌功能异常，如男性女性化、原发性醛固酮增多症、皮质醇增多症以及Cushing综合征等，并可检出激素异常。

有少数病例报道该病有一定侵犯性，可发生局部侵犯至下腔静脉，远处转移至肝。从恶性变的肾上腺皮质嗜酸细胞腺瘤转移的部位（骨，肝，肺）来看，此肿瘤以血源性播散为主。

对于肾上腺皮质肿瘤的良恶性，目前主要是根据术后病理检查采用Bisceglia系统来进行鉴别，即将有丝分裂大于5/50hpf、不典型有丝分裂和静脉浸润作为主要评判标准，将肿瘤直径>10cm和/或重量>200g、有组织坏死、包膜浸润和血窦浸润作为次要诊断标准，如果肿瘤在组织学上符合任何一项主要评判标准，即可诊断为恶性；如果仅符合一项或更多次要诊断标准则考虑为有恶性潜能（临界状态）；如果不符合任何一项主要评判标准和次要评判标准，则考虑为良性。另外，这些嗜酸细胞大多数抗线粒体抗体强阳性，依靠波形蛋白和角蛋白可予鉴别；用 MIB-1 抗体进行免疫组织化学染色，在鉴别肾上腺皮质腺瘤和肾上腺皮质癌方面有一定作用。

## 二、诊断与鉴别诊断

### （一）症状与体征

病人患者多无明显体征或临床症状，少数可表现为皮质醇增多症、原发性醛固酮增多症、皮质醇增多症合并原发性醛固酮增多症，无功能瘤等，即表现为高血压、腰腹部不适及酸痛、内分泌功能异常等。

### （二）实验室检查

可有皮质醇升高并节律紊乱、儿茶酚胺升高、醛固酮升高、血钾降低等异常。

### （三）影像学检查

缺乏特异性表现。但是超声检查可提示肾上腺肿块；CT 可提示肾上腺较大、境界清楚的类圆形肿块，平扫密度较高，其内未出现明显囊变及钙化，包膜完整，增强扫描明显不均匀强化（图 7-12）；MRI 在研究其脂肪密度方面有一定作用，平扫 T1W1 稍低信号，T2W1 稍高信号，信号均匀多见，增强扫描表现与 CT 类似。

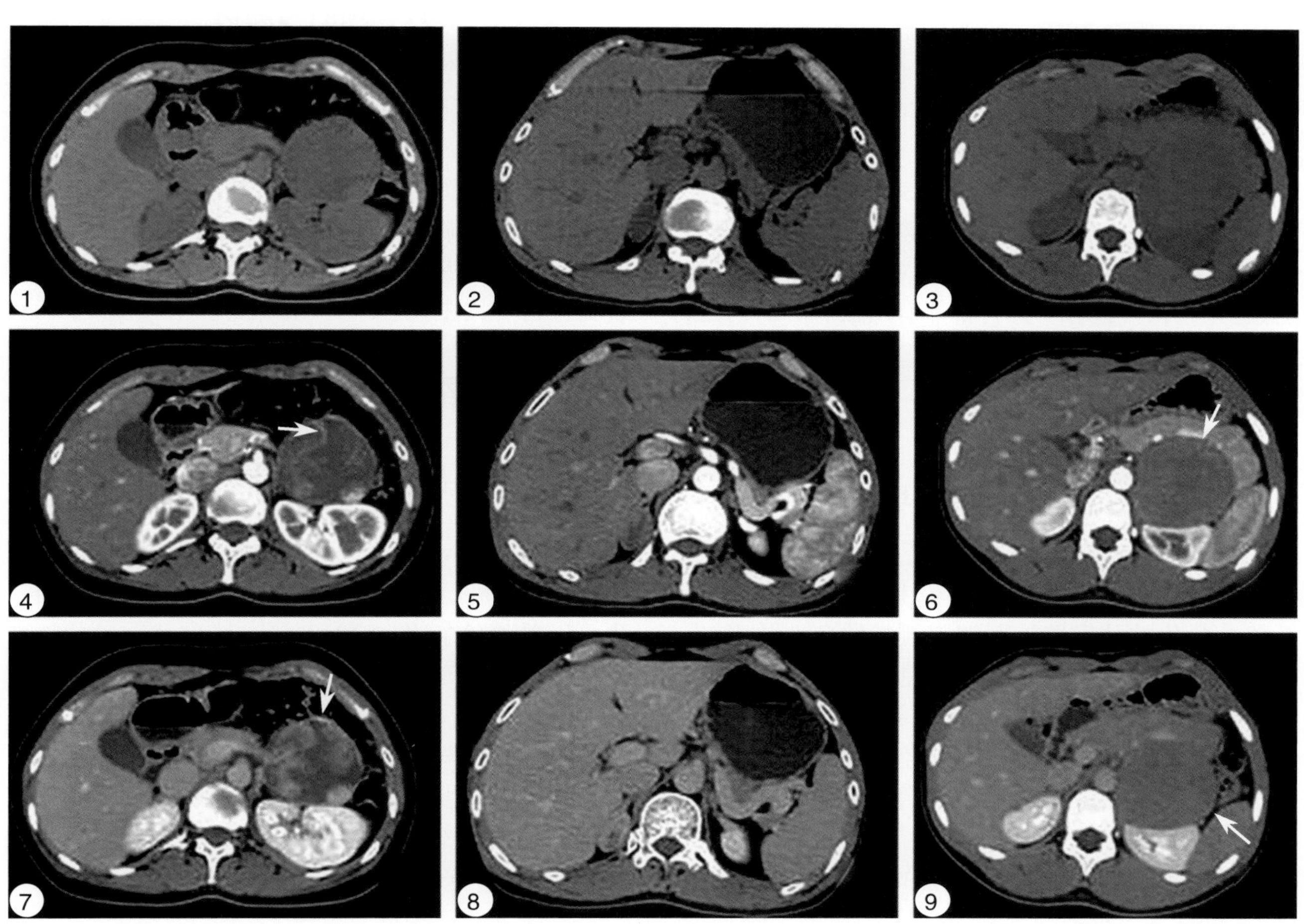


图 7-12　肾上腺嗜酸细胞瘤的 CT 诊断

注：①图示：左肾上腺交界性嗜酸细胞腺瘤 CT 平扫示肿瘤呈不均匀等密度，内见大片状低密度坏死区，边界清楚；②图示：右肾上腺嗜酸细胞腺瘤 CT 平扫示右肾上腺稍低密度占位，周围脂肪间隙清晰；③图示：左肾上腺嗜酸细胞腺瘤 CT 平扫示左肾上腺等密度占位，界清；④图示：CT 动脉期示肿瘤明显不均匀强化，内见条索状强化血管（箭头）；⑤图示：CT 动脉期示肿块轻中度欠均匀强化，境界更清楚；⑥图示：CT 动脉期示病灶呈明显均匀强化，边缘见点状强化血管（箭头）；⑦图示：CT 实质期示肿瘤强化较前明显，呈延迟强化，肿瘤边缘包膜不规则增厚并强化（箭头）；⑧图示：CT 实质期增强示右肾上腺肿块呈不均匀延迟强化，右肝后叶受压；⑨图示：CT 实质期示肿瘤强化较前稍减退，肿瘤包膜呈细线状（箭头）。

### 三、鉴别诊断要点

**（一）嗜铬细胞瘤**

嗜铬细胞瘤多为功能性，具有典型的临床表现和内分泌异常。CT平扫表现为肾上腺区圆形或椭圆形肿块，境界清楚，有完整包膜，密度多不均匀，内有囊变坏死，增强明显强化。恶性者可侵犯周围大血管、腹膜后淋巴结及远处器官转移。其影像表现与嗜酸细胞腺瘤相似，鉴别两者需依赖于临床及实验室检查，后者多无功能，不伴有内分泌异常。

**（二）腺瘤**

肾上腺醛固酮腺瘤和皮质醇腺瘤具有典型的临床表现和内分泌异常。前者肿瘤小，直径<2cm，密度较低，CT值0~20HU；后者肿瘤直径多>2cm，密度中等，增强呈轻.中度强化，常合并对侧肾上腺萎缩。根据上述临床及影像表现与嗜酸细胞腺瘤不难鉴别。

**（三）肾上腺皮质腺癌**

50%以上皮质腺癌具有分泌功能，主要表现为Cushing综合征。肿瘤体积大，直径>5cm，肿块不规则，呈分叶状，密度不均匀，常伴有出血、坏死、钙化，增强呈不均匀强化，邻近大血管、器官侵犯及腹膜后淋巴结转移常见。而嗜酸细胞腺瘤多无功能，肿块境界呈类圆形，边界清楚，钙化少见，腹膜后淋巴结转移及周围器官侵犯较皮质腺癌少见。

**（四）转移癌**

肾上腺转移癌多有原发肿瘤病史，双侧多见，形态不规则，呈分叶状，密度不均，增强呈环形强化。

### 四、外科治疗基本原则

肾上腺皮质嗜酸细胞瘤的治疗以手术切除为首选。直径大于6cm时建议开腹手术切除。较小的无功能肿瘤是否切除目前争议较大，转移性嗜酸细胞瘤若转移局限亦建议手术。

### 五、预后与随访

虽然有研究认为大多数恶性嗜酸细胞腺瘤是一种低度恶性、低侵袭性肿瘤，与肾上腺皮质腺癌相比，远处转移少见、术后复发少、预后更好。但是由于其部分为良恶性交界性肿瘤，甚至恶性肿瘤，因此术后必须根据病检结果安排随访，尤其对于术中肿瘤切除不完整，或者手术过程中存在肿瘤破溃情况者更应密切关注。

## 第四节 肾上腺神经鞘瘤

### 一、病因与病理

**（一）病因**

神经鞘瘤又名施万细胞瘤，是发生在周围神经系统由分化的肿瘤性施万细胞组成的良性肿瘤，生长缓慢，多发生于头颈部、四肢屈侧，胃肠道及腹膜后少见，发生于肾上腺者罕见。部分学者认为肾上腺神经鞘瘤来源于腹膜后的神经组织，与肾上腺组织本身关系不大，因为肿瘤靠近肾上腺生长，故称之为肾上腺神经鞘瘤。

目前关于肾上腺神经鞘瘤的组织起源仍存争议，大都认为其起源于支配肾上腺髓质的交感神经纤维。但部分学者认为其来源于邻近肾上腺的腹膜后神经组织。

**（二）病理**

肾上腺神经鞘瘤多为偶发、单发肿瘤。有完整的包膜，大小不等，呈实性圆形或结节状肿瘤，较大时有囊性变或囊内出血，甚至切面呈灰白色或灰黄色，镜检：致密区（Antoni A区）和疏松（Antoni B区）交替相间，A区肿瘤细胞为梭形或卵圆形，密集排列呈栅栏状、不完全的旋涡状及编织状，这三种结构统称为Verocay小体。B区肿瘤细胞排列稀疏，呈网状排列，其基质含水量高。A区和B区可以同时存在，也可以单独存在（图7-13）。

### 二、诊断要点

**（一）症状与体征**

多无特异性临床表现，肿瘤体积较大时，多以腰背部胀痛或腹部包块就诊，多数患者在体检时超声检查或CT检查发现。

**（二）实验室检查**

该类肿瘤多来源于后腹膜神经组织，基本没有内分泌功能，故实验室检查多无异常。

**（三）影像学检查**

因神经鞘瘤质地多为实性，B超对确诊帮助不大，但可作为初筛和诊断该病的首选检查方法。肾上腺神经鞘瘤长期生长演变的终末阶段即囊性变和钙化，神经鞘的大部分有囊性变，CT和磁共振（MRI）

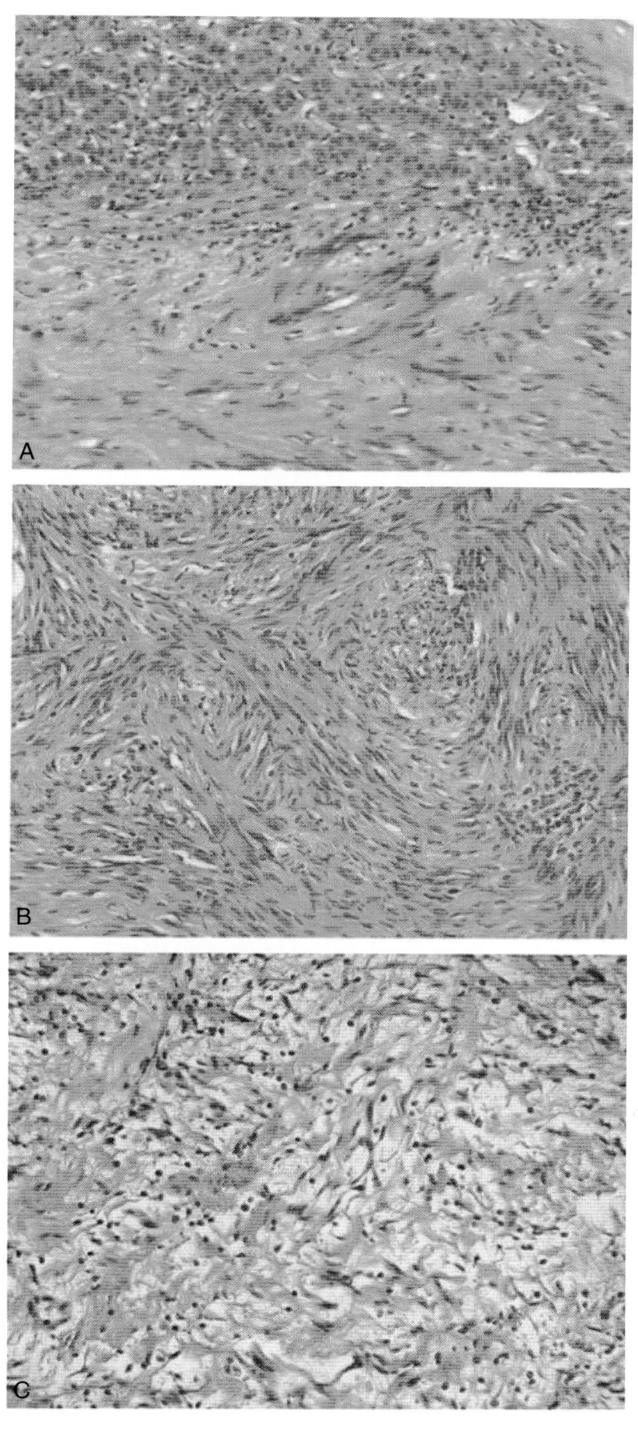


图 7-13 肾上腺神经鞘瘤细胞

A. 神经鞘瘤细胞与邻近组织分界较清；B. 致密的 Antoni A 区；C. 疏松的 Antoni B 区。

对诊断腹膜后神经鞘瘤具有更大的优势。CT 上多表现为肾上腺区圆形或类圆形软组织肿块，边界清晰，均匀等密度或稍低密度，可伴有出血、坏死和囊变，增强多呈均匀轻度强化。钙化表现的特点是肾上腺神经鞘瘤的影像学一项重要特征（图 7-14）。

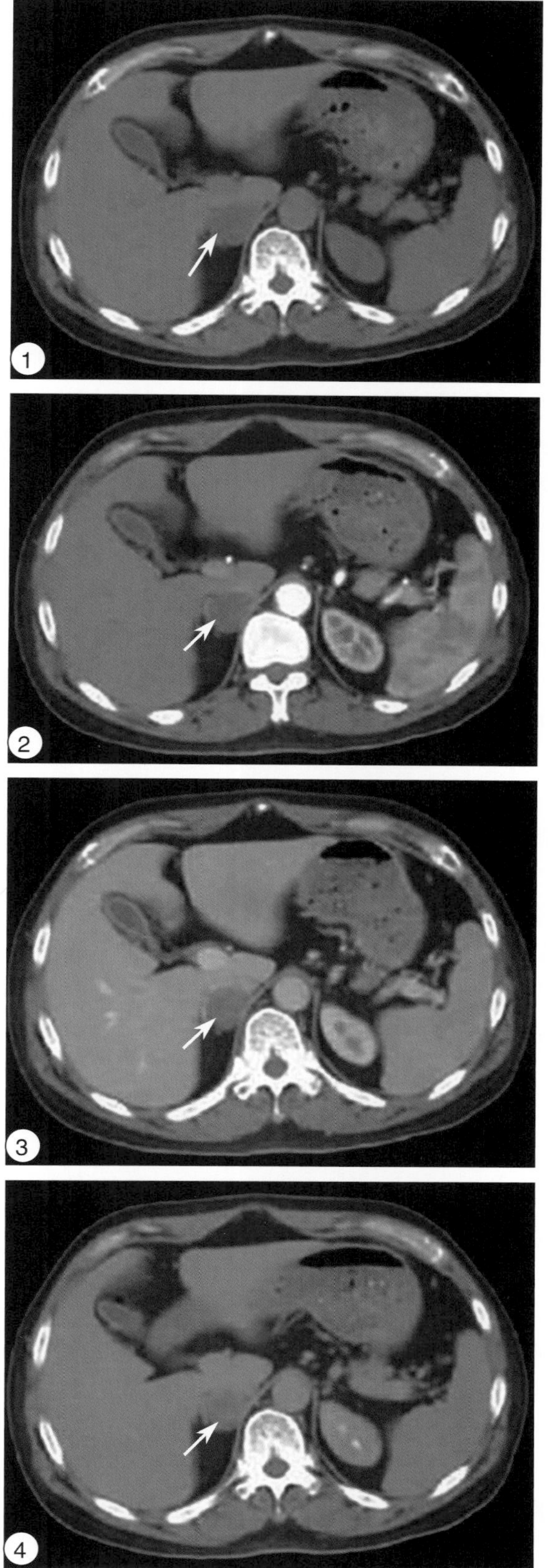


图 7-14 右肾上腺神经鞘瘤的 CT 表现

①图示：CT 平扫图像，右肾上腺类圆形稍低密度影（箭头），边界清晰；②~④图示：多期增强图像，动脉期轻度强化，静脉期及延时期进一步强化并呈缓慢渐进性强化模式。

## 三、鉴别诊断要点

### (一) 神经母细胞瘤、节细胞神经瘤

神经母细胞瘤和节细胞神经瘤均起源于外周神经细胞,常为单发,多发生于婴儿及儿童,但神经母细胞瘤恶性程度高,分化程度低,尿中儿茶酚胺多见增高,早期可浸润周围组织,较易发生淋巴血道转移。

### (二) 无功能性皮质腺瘤

临床多无症状,相关实验室检查均显示正常,病理上有完整被膜,内富含脂类物质,CT 表现为圆形、类圆形肿块,边缘光滑,密度均匀,多为软组织密度,少数密度不均,中心有低密度区,瘤内偶见钙化,增强扫描多呈均匀轻度强化。

### (三) 嗜铬细胞瘤

青壮年多见,多为不规则形,有包膜,巨大肿瘤有囊变和出血,少见钙化,增强扫描实质部分明显强化。临床多伴阵发性高血压,血、尿中去甲肾上腺素、肾上腺素及其代谢物增高。

### (四) 肾上腺皮质癌

有两个峰值年龄,<5 岁及 50 岁左右,50% 为功能性,以产生 Cushing 综合征多见。肿瘤常大于 5cm,边界清晰或不清晰,可累及周围结构。密度常不均匀,中心可见低密度坏死和囊变区,可伴有钙化,动脉期不均质强化,廓清延迟,低密度坏死和囊变区不强化,可侵犯肾静脉、下腔静脉瘤栓形成。

### (五) 肾上腺转移癌

多有原发病史,以肺癌转移居多。多为双侧或单侧性。CT 表现为圆形、卵圆形或分叶状,大小约 2~5cm,密度均匀,大的肿瘤内有坏死性低密度区,增强扫描呈均一或不均一强化。

## 四、外科治疗原则

目前,完全手术切除是神经鞘瘤唯一有效的治疗方法,考虑手术效果及术后恢复,首选腹腔镜神经鞘瘤切除术。与传统开放手术相比较,腹腔镜手术有手术时间短、出血量少、创伤小、切除彻底等优点,同时,患者术后恢复快,疗效满意。有学者认为,神经鞘瘤对放疗和化疗均不敏感,对于不能完整切除的恶性肿瘤患者,可实行部分切除,以改善症状,术中应注意探查瘤体及周围情况,沿肿瘤包膜分离并切除肿瘤是手术操作要点,当移去瘤体后应尽量完整切除包膜,这样能最大程度减少肿瘤复发的机会,同时严格清扫并结扎腹膜后间隙的血管及淋巴管以免术后渗血或淋巴漏;对于无法行手术治疗的患者,射频消融等治疗也可使部分神经鞘瘤患者受益。

## 五、预后与随访

由于神经鞘瘤具有完整的包膜,易于手术切除,特别是早期病例,彻底切除后,患者预后良好;对于恶性神经鞘瘤,放化疗效果差,若无法早期切除,患者预后较差。有文献报道良性神经鞘瘤由于切除不完全,病例可出现复发。

# 第五节 肾上腺神经母细胞瘤

## 一、概述

肾上腺神经母细胞瘤(neuroblasstoma,NB)又称神经细胞瘤,是起源于肾上腺髓质和交感神经节神经嵴细胞的恶性肿瘤。临床少见,成人偶有发生,多发生于儿童,是儿童最常见的颅外实体瘤,其发病率为 1/10 000,约占儿童恶性肿瘤的 15%,半数为 2 岁前小儿。男女之比为 1.7∶1。多发生于肾上腺髓质腹膜后、颈、胸等交感神经节。

## 二、病因与病理分期

### (一) 病因

目前神经母细胞瘤发生的确切原因尚不清楚,但是可能与下列因素相关:①染色体的异常:在原发肿瘤中,1/3 患者存在 1p36 缺失,染色体发生 1p 缺失或者 17q 获得时预后不良;②癌基因的异常:MYC 是癌基因家族成员,位于染色体 2p24,主要功能是促进细胞增殖,抑制细胞分化和凋亡。与神经母细胞瘤的预后密切相关。

### (二) 病理组织学

NB 是一种分化差,恶性程度较高的肿瘤。大体病理学特点为结节状,切面成灰白色髓样组织,由假包膜覆盖,常有出血、坏死和钙化。NB 的镜下特征之一是形成 Homer Wright 菊形团,典型者为圆形、卵圆形淡染区,其内有细丝和周围瘤细胞粘连(典型者常很难发现)。NB 的细胞形态学特点为均匀一致的小细胞,核圆而深染,并伴有不同数量的核碎裂和核分裂细胞。

**（三）病理分期**

1971 年 Evans 按肿瘤的侵犯的范围进行分期，目前认为临床上较为常用：Ⅰ期：肿瘤局限于原发组织和器官中；Ⅱ期：肿瘤扩散到邻近的器官，但不超过身体的中线，患侧的淋巴结可以受侵；Ⅲ期：肿瘤扩散已超过中线，侵犯到身体两侧的淋巴结；Ⅳ期：有远处转移。主要侵犯骨骼、皮肤、肝脏、淋巴结等组织；Ⅳ~S 期：是一个特殊类型。原发肿瘤处于Ⅰ期或Ⅱ期，但已有远处转移。转移至骨骼可称ⅣB 期，转移至骨髓可称ⅣM 期。

## 三、诊断与鉴别诊断要点

**（一）临床表现**

肾上腺神经母细胞瘤临床表现不具有特征性，常因体检发现腹膜后占位或腰腹部疼痛就诊，早期症状缺乏特异性。神经母细胞瘤恶性程度高，较早发生转移，临床表现取决于肿瘤位置和是否出现转移等因素。

**（二）临床体征**

①肿块 可于腹部扪及肿块，呈球形，深而固定，表面不光滑，发展较快，可越过中线。②恶病质表现 部分可伴有消瘦、低热、乏力、贫血等表现。③消化道症状 纳差、恶心、呕吐、腹痛、腹泻等症状。④肿瘤出血症状 肿瘤突然增大、局部疼痛、腹腔内出血表现等。⑤内分泌表现 可有皮肤潮红、出汗、心悸、不安、易激惹、感觉异常等症状。⑥压迫症状 肿瘤增大后压迫周围组织而产生相应压迫症状，如纵隔受压引起呼吸困难，输尿管受压引起肾功能损害，腔静脉及淋巴受压可引起下肢肿胀，脊髓受压可引起瘫痪等。颈部肿瘤可引起 Horner 综合征，呈患侧瞳孔缩小、上睑下垂、虹膜异色症。喉返神经受压可引起声音嘶哑等其他表现。⑦转移症状 转移至眼眶则有突眼、眶上出血症状；转移至骨，则有局部疼痛，如四肢痛，可发生病理性骨折等。⑧肾上腺 NB 患者常可伴有血压增高，但不表现为恶性高血压。

**（三）影像学表现**

1. 超声检查 鉴别囊性或实质性肿瘤。可作为肾区或肾上腺包块的筛查手段。超声图像表现为圆形、分叶状或不规则形肿块，内呈低或中等不均匀回声，当有出血、坏死、囊变和钙化时，内部可出现无回声或强回声。超声检查可显示肿瘤部位、大小、形态、边界、内部血流分布及其与周围组织的解剖毗邻关系，判断周围脏器、局部和远处淋巴结有无转移，可为神经母细胞瘤诊断提供依据（图 7-15）。

2. 影像学检查 X 线平片显示肿块软组织影。骨骼片可见溶骨性变化；静脉尿路造影可见肾及输尿管受压向外下或外上移位，病变区有散在钙化点；CT、MRI：肿瘤可呈分叶状或类圆形软组织肿块，其主要特点是肾区大量斑块状及沙粒样钙化，是诊断本病的重要依据。增强 CT 检查对明确肿物的大小、位置、形态、与周围脏器关系、局部浸润及远处转移情况有重要；价值，亦有利于手术方案的制定。MRI 多用于评价脊髓或脊柱旁起源的肿瘤生长情况；PET 检查对该肿瘤远处转移的诊断具有较高的敏感性与特异性。

**（四）实验室检查**

①常规检查：血红蛋白降低、淋巴细胞增多（大于 $3\times10^9$/L）；②生化检查：显示肾上腺内分泌功能正常，血、尿中肾上腺素（E）、去甲肾上腺素（NE）、HVA 及 VMA 升高。血乳酸脱氢酶（lactate dehydrogenase，LDH）可升高并与肿瘤负荷成正比。儿茶酚胺代谢水平的检测亦是肾上腺肿块患者的重要检查手段，约有 95% 的儿童 NB 患者可表现为尿儿茶酚胺水平升高，但在成人这一比例仅有 40%~57%，但仍有学者指出 VMA 水平的监测对评价肿瘤复发依然有重要指导意义；③血浆癌胚抗原阳性，提示预后差；④血中查出甲基酪氨酸，表示有转移；单克隆抗体 E3 显示有转移性肿瘤；特异性血清试剂显示淋巴结转移；⑤免疫组化检查神经特异性酯酶（neural specificity esterase，NSE）阳性。

**（五）鉴别诊断要点**

神经母细胞瘤常与肾母细胞瘤、恶性淋巴瘤、畸胎瘤、嗜铬细胞瘤、横纹肌肉瘤、肝细胞癌以及起源于生殖系统的肿瘤等腹部肿瘤相混淆，最后确诊有赖于病理诊断。

## 四、外科治疗原则

**（一）治疗方式与选择手术治疗**

早期发现的小肿瘤如能确诊可争取手术切除，手术完整切除肿瘤是最理想的，转移灶引起局部功能异常可行姑息性手术，但预后较差，对于肿瘤小而未侵犯重要组织器官或较大肿瘤而不会损伤重要脏器和威胁生命时应尽量切除彻底。治疗选择包括：①Ⅰ期或部分Ⅱ期的肿瘤以手术为主，效果也比较好，如果术后无肿瘤残留，VMA 降至正常，不一定再用化疗或放疗；②Ⅱ期及Ⅲ期的肿瘤在手术切除肿瘤以后，应联合应用放疗及化疗；③Ⅳ期时，应先用化疗或放疗，化疗效果好的也可考虑切除原发肿瘤；

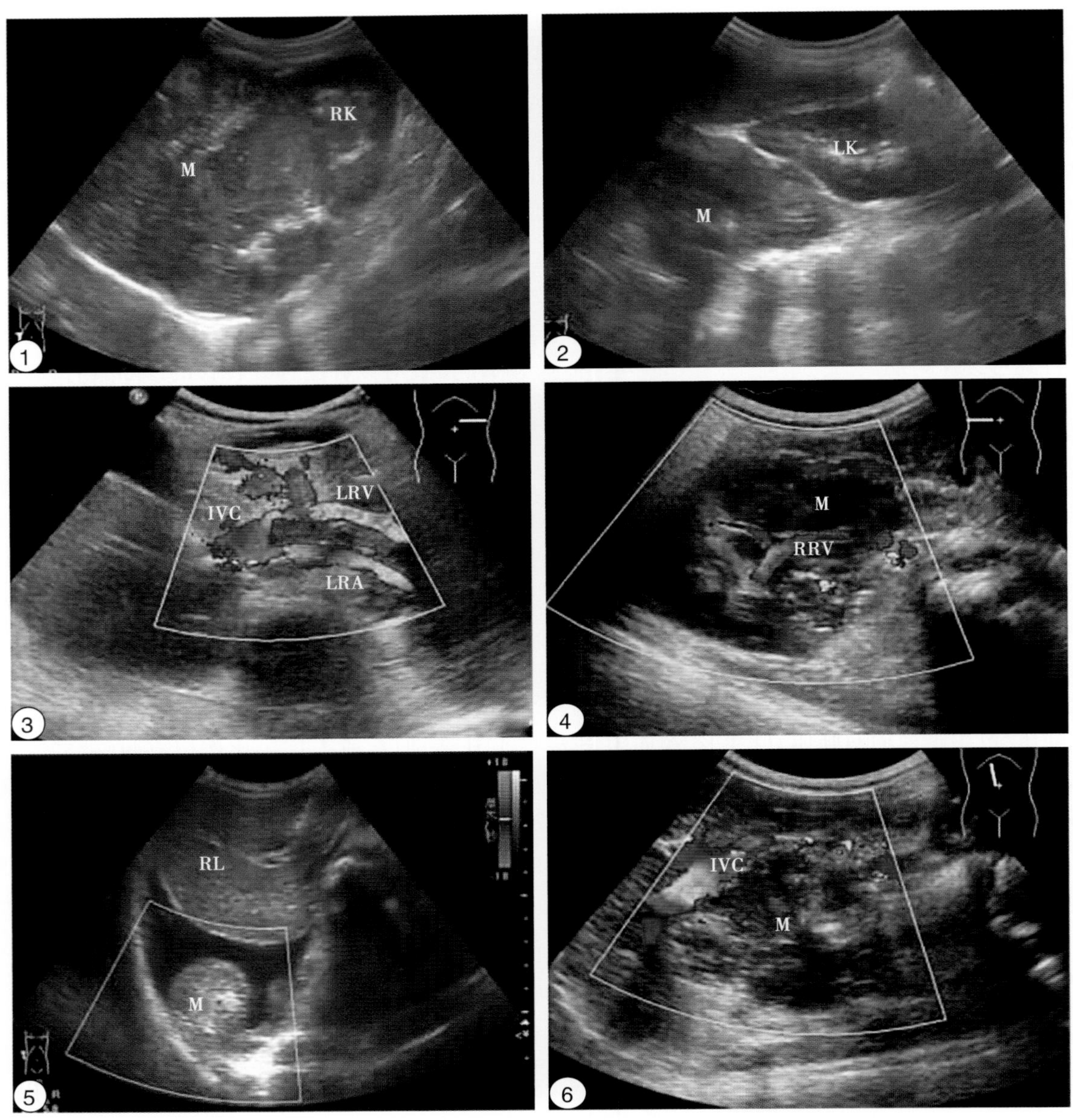


图 7-15 右肾上腺神经母细胞瘤的超声诊断

M 为肿瘤;RK 为右肾;LK 为左肾;IVC 为下腔静脉;LRV 为左肾静脉;LRA 为左肾动脉;RRV 为右肾静脉;RL 为右肺①图示右肾上腺区实性占位伴钙化,累及右肾;病理诊断:右肾上腺神经母细胞瘤;②图示左侧肾上腺区实性占位;病理诊断:左肾上腺神经母细胞瘤;③图示腹膜后实性占位,包绕左肾动、静脉;病理诊断:左肾上腺神经母细胞瘤;④图示腹膜后巨大实性占位,包绕右肾静脉;病理诊断:右肾上腺神经母细胞瘤;⑤图示右侧胸腔实性占位;病理诊断:纵膈神经母细胞瘤累及胸腔;⑥图示腹膜后巨大实性占位,向前推挤下腔静脉。

④Ⅳ~S 期肿瘤,应手术切除原发肿瘤,再用化疗,继发肿瘤常有退缩现象;⑤对巨大肿瘤,估计不能切除时,可先作放疗,待肿瘤缩小后再行手术。

### (二) 手术方式

术前应了解肿瘤与周围组织的关系,转移病灶的情况。纠正贫血和全身情况。手术以进腹方式,大的肿瘤可采用腹部横切口,进入腹腔后要探查患侧肾脏及肿瘤周围淋巴结,并了解对侧肾脏情况,检查肝脏及腹腔有无转移、肿瘤与大血管的关系,最终决定是否能切除肿瘤。神经母细胞瘤的组织比较脆弱,易破碎脱落,应尽量一起取除。附近淋巴结应一起扫清切除,肿瘤侵犯肾脏则作肾切除。

### (三) 放疗与化疗

肿瘤转移扩散无法手术和肿瘤术后残余可应用放疗和化疗。大剂量的化疗对抑制肿瘤复发及转移有一定作用,常用的化疗药物有环磷酰胺(CTX)、长春新碱(VCR)、多柔比星(ADR)等，目前多采用联合治疗方法，即常用CTX+ADR或CTX+VCR。可交替应用3个月。放疗对于抑制高危患者局部病灶的复发具有一定作用。考虑到成人神经母细胞瘤较儿童神经母细胞瘤进展快、预后差、更容易复发，即便是对相对应儿童1期的患者，也建议术后行放化疗。

### 五、预后与随访

神经母细胞瘤的预后与多个因素有关，其中有些明显相关因素包括：①患者年龄；②肿瘤部位；③外科分期；④组织学分级；⑤增殖活性；⑥肿瘤血管生长；⑦CD44；⑧端粒酶活性；⑨淋巴细胞浸润；⑩S-100蛋白阳性细胞；⑪VMA/HVA比例；⑫肿瘤相关性血清标志物；⑬神经节苷脂的构成；⑭流式细胞术DNA结构；⑮细胞遗传学异常；⑯N-myc扩增；⑰bcl-2的表达；⑱P-糖蛋白；⑲Trk基因表达；⑳不能显著影响预后的因素是患者的性别和诊断时淋巴结的状况。主要取决于患者的年龄、疾病分期、肿瘤发生的部位和分化程度。但预后大多较差。仅小部分肾上腺成神经细胞瘤可自然消退，甚至可发生在广泛转移的晚期病例，类似情况在年龄越小者出现的机会越多，其机制尚不明了。Ⅰ、Ⅱ期预后良好，Ⅳ~S期肿瘤广泛转移至骨、肝脏、皮肤、颈部、纵隔、盆腔者预后较差。后腹膜肿瘤直接扩散，不能彻底切除。虽然我们有很多种治疗成人NB的方法，但是成人NB的预后仍较差，3年和5年生存率分别为45.9%和35.3%。

## 第六节　肾上腺淋巴细胞瘤

### 一、病因与病理组织学

#### （一）病因

淋巴瘤是原发于淋巴结或淋巴组织的恶性肿瘤，病因和发病机制不明。肾上腺淋巴瘤在临床上可分为原发性和继发性。同时侵及肾上腺和其他脏器者，以继发性淋巴瘤常见。淋巴瘤患者尸检中约25%可侵及肾上腺。发病原因包括：①免疫缺陷：先天性或获得性免疫缺陷是已知的常见因素之一；②病毒因素：与几种致瘤性病毒相关，包括人类嗜T淋巴细胞病毒-I(HTLV-I)、人类疱疹病毒8(HHV-8)以及EBV病毒；③其他因素：包括遗传因素、有机氯化学物质及生活方式等。

#### （二）病理

肾上腺淋巴细胞瘤的瘤体一般较大，无包膜或包膜不完整；肿瘤呈浸润性生长，可浸润周围组织如血管、肾脏、脾等；肿瘤切面呈鱼肉样灰白色，质脆易碎，部分可有出血坏死灶。组织学检查可见肿瘤细胞呈弥漫性或片状分布，细胞间可见较多小血管。瘤细胞呈圆形或卵圆形，一般为2个淋巴细胞大小或更大，胞质少，胞质常嗜碱性，核大，呈泡状，核仁明显，核分裂象多见，亦可见沟裂核、畸形核、分叶状核的瘤细胞等镜下特征(图7-16)；通过免疫组化标记可以确定肿瘤的组织学类型。从现有病例看来，PAL绝大多数是B淋巴细胞型，少数是T细胞型。在B细胞型PAL中，绝大多数为弥漫性大B细胞型(DLBCL)，且以非生发中心表型为主，小细胞和大细胞混合型、小无核细胞型、未分化型等均少见。另外，原发肾上腺NK/T细胞淋巴瘤、成人T细胞白血病/淋巴瘤(ATCL/L)以及间变大细胞淋巴瘤(ALCL)等也有报道。

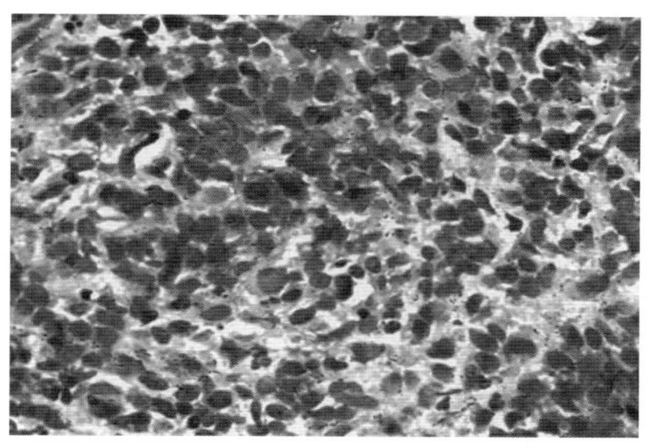

图7-16　肾上腺淋巴细胞瘤，肿瘤组织内大量异常淋巴细胞浸润(HE染色 ×400)

### 二、诊断与鉴别诊断

#### （一）临床表现

肾上腺淋巴瘤临床表现往往缺乏特征性，主要表现为发热(多为午后高热，体温最高39℃)，腹痛，腰痛，体重减轻，皮肤色素沉着，疲乏无力，食欲减退。较少病例合并肾上腺皮质功能低下主要表现为低热、乏力、体重减轻、腹痛及腹部包块等，部分患者也可无任何症状，体检时发现。也有学者认为，不明原因的持续发热和腰、腹痛是肾上腺淋巴瘤较为特征性的临床症状,可将发热和腹痛作为肾上腺转移性淋巴瘤较为有特征的临床症状。肾上腺淋巴瘤无分泌功能,临床上不会产生高血压等肾上腺疾病常见的特征性症状,当肿瘤压迫局部组织器官时可表现出如腹痛,腹部肿块,腰痛等症状。文献报道肾上腺淋巴瘤患者中约 2/3 表现有肾上腺皮质功能不全,表现为肾上腺皮质激素昼夜节律紊乱或水平下降,食欲减退,虚弱,水、电解质及酸碱平衡紊乱,皮肤色素沉着等。由于肾上腺代偿能力强,只有约 90% 的肾上腺皮质被破坏时,才会出现肾上腺皮质功能不全症状。

**(二)影像学表现**

通过 B 超、CT、或 MR 等影像学检查均能发现肾上腺肿物,可较容易获得定位诊断。肿瘤较小时肾上腺可维持原有的形态,肿瘤增大后则呈不规则形、圆形或椭圆形。

1. 腹部彩超　双侧肾上腺区回声不均匀,形态不规整,多呈混杂性低回声软组织肿块影。

2. CT 检查　常表现为双侧或单侧肾上腺区直径 >3cm,多数为椭圆形、类圆形,少数为不规则形,密度均匀,边界清晰的椭圆形软组织肿块,少有坏死、囊变、钙化,可被轻中度强化,肿瘤大者可压迫周围组织,包绕相邻血管。部分病例(直径 >10cm)病灶包绕腹主动脉、肾动静脉、下腔静脉,瘤体较大者可压迫肝脏、肾脏(图 7-17)。

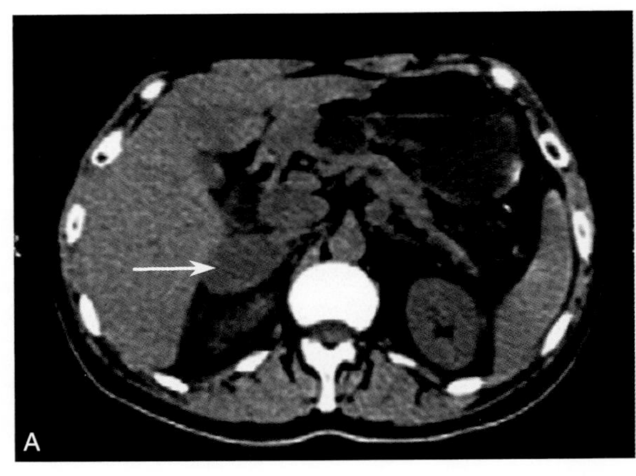


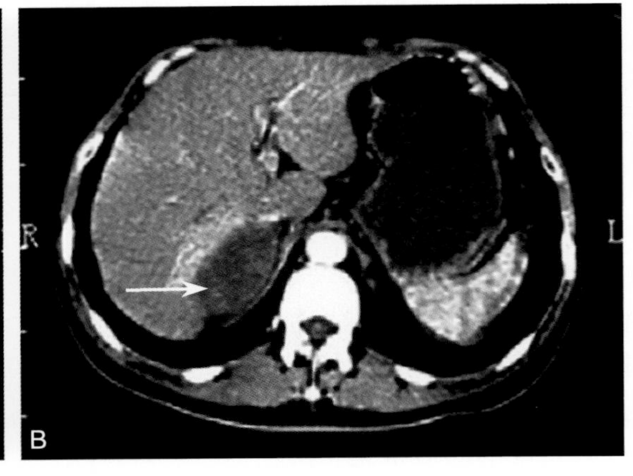


**图 7-17　肾上腺平面 CT 扫描**

A. 平扫图像;B. 增强图像。

3. PET/CT　PAL 在 PET/CT 扫描中仅显示为肾上腺部位的明显浓集,而其他部位无浓集。但是上述的影像学或是放射性检查都无法做出定性诊断。

**(三)鉴别诊断**

需与肾上腺淋巴细胞瘤鉴别的肾上腺疾病包括肾上腺皮质癌,肾上腺嗜铬细胞瘤,肾上腺转移癌以及肾上腺结核、肾上腺脓肿等。通过组织病理学检查上述疾病可加以区别。

## 三、外科治疗基本原则

肾上腺淋巴瘤治疗包括单纯手术、联合化疗或放疗,自体干细胞移植,预防性中枢神经系统鞘内注射等综合治疗模式。目前认为:对于肿块较大无邻近组织器官侵犯者,只要患者一般情况较好能够耐受手术,应及早行减瘤手术,术后再联合化疗,有可能达到理想的效果。对于肿瘤边界较清楚无周围侵犯的非巨大瘤体者,可行后腹腔镜下肿瘤切除术,减少对患者的二次打击,有助于快速恢复。手术时适当保留正常的肾上腺组织,可避免补充外源激素。肾上腺切除或患者术前伴有肾上腺皮质功能低下,术中、术后应给予激素替代治疗。单一手术往往效果不佳,而术后辅助化疗可获得更长的生存期。接受手术联合化疗后,约 1/3 的患者部分或完全缓解。对伴有肾上腺皮质功能不全的患者应给予糖皮质激素替代治疗,避免肾上腺危象发生。

## 四、预后与随访

肾上腺淋巴瘤恶性程度高、预后差,普遍认为伴有肾上腺皮质功能低下的患者预后较差。平均生存期长短不一,但多认为在 6~12 个月,很少超过 15 个月,只有极少数患者能够获得持续缓解。文献报道弥漫性大 B 细胞淋巴瘤 1 年生存率仅为 17.5%。目前认为年龄、肿瘤体积、LDH 水平及是否合并肾上腺皮质功能低下可作为其预后的预测指征。

# 第七节　肾上腺血管瘤

## 一、概述

肾上腺血管瘤(Adrenal hemangioma)是肾上腺区的一种罕见的无功能性肿瘤,多为良性,较少恶性变,易发生于皮质,常为单侧发生,多出现于50~70岁,男性:女性约为1:2,Johnson和Jeppeson于1955年第一次报道该病,患者一般无临床症状,多是行影像学检查时偶然发现。

## 二、病因与病理

### (一)病因

病因与发生机制尚不完全清楚,多认为是起源于肾上腺内的胚胎性血管发育异常,此后由于某种因素的作用引起肿瘤样增生而形成。在这些因素中,体内较高水平的雌激素和孕激素可能具有致病作用,这可能是该病在女性中发病率较高的原因之一。有研究表明,妊娠期应用黄体酮或接受绒毛膜穿刺、妊娠期高血压及婴儿出生时低体重可能与血管瘤的形成有关。

### (二)病理

文献报道肿块大小范围为2~25cm,通常大于10cm,病理学将血管瘤分为海绵状、毛细血管型、静脉型、上皮样、肉芽肿型及其他少见类型,几乎所有肾上腺血管瘤都是海绵体亚型。镜下可见血窦栓塞、出血、坏死及玻璃样变、钙化等血窦样改变,海绵状血管瘤镜下见肿瘤组织由大量薄壁的扩张、吻合、外形不规则的血管构成,腔内含有大量的血液,管壁为一层内皮细胞,血管间为纤维组织。国外学者认为海绵状血管瘤的病理特征是正常组织被扩张、充血的组织取代。

## 三、诊断与鉴别诊断

### (一)临床表现

对于肾上腺血管瘤,术前诊断非常困难,国内外文献报道的病例均为术后病理诊断。患者一般无特异性临床症状,多为其他原因行影像学检查时偶然发现,部分患者由于肿瘤巨大出现腹部肿物或由于肿瘤压迫周围组织器官而出现压迫性症状,少部分患者由于肿瘤出现自发性破裂引起低血容量性休克,对于肾上腺无功能结节或肿块,合并钙化,增强扫描类似肝脏血管瘤样强化,应考虑到本病,同时注意到肾上腺血管瘤出现出血、坏死时会出现一些特殊表现,结合病史及实验室检查有助于诊断,诊断时,禁忌穿刺活检,以免出现严重的腹膜后出血。其影像学检查也有一些特点可循,可作为术前诊断的参考。

### (二)影像学表现

1. B超表现　主要为边界清楚的不均质回声,内部可见多个小片状不规则无回声区,同时可见散在点状强回声,团块后方回声增强(图7-18)。

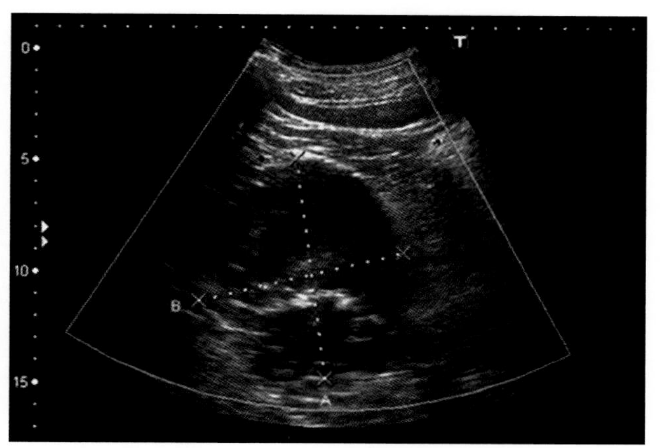

图7-18　肾上腺血管瘤的超声表现

2. CT平扫　表现为边界光滑清晰的囊实性或实性肿块,且囊实性或囊性比实性更常见,内可见斑点状及结节状钙化,这与病变中细小静脉血管壁钙化,静脉石形成有关。动态增强扫描动脉期肿块边缘结节样强化,门脉期渐进性强化,强化范围逐渐向内扩大,呈典型的向心性强化,典型肾上腺血管瘤CT表现与肝海绵状血管瘤相似,表现为囊状或者不均匀实质,可见钙化,增强后有不均匀强化,尤以增强扫描肿瘤边缘呈结节状、斑片状强化为海绵状血管瘤的典型征象(图7-19)。

3. MRI表现　T加权像肿瘤边缘结节状强化,强化内部有时可出现一条窄的低密度区域,出现这种现象的主要原因是血管瘤血管壁钙化或是静脉石引起的影像学表现。国内学者认为肾上腺血管瘤MRI一般表现为T1W1呈较均匀、稍低信号,周边见较低信号,T2W1以高信号为主,其内见条索状、斑片状低信号,动态增强扫描后T1W1可见肿瘤边缘条索状、结节状强化。MRI检查是目前诊断肾上腺海绵状血管瘤的最佳手段。

### (三)鉴别诊断要点

①肾上腺嗜铬细胞瘤:有儿茶酚胺增多症,多为

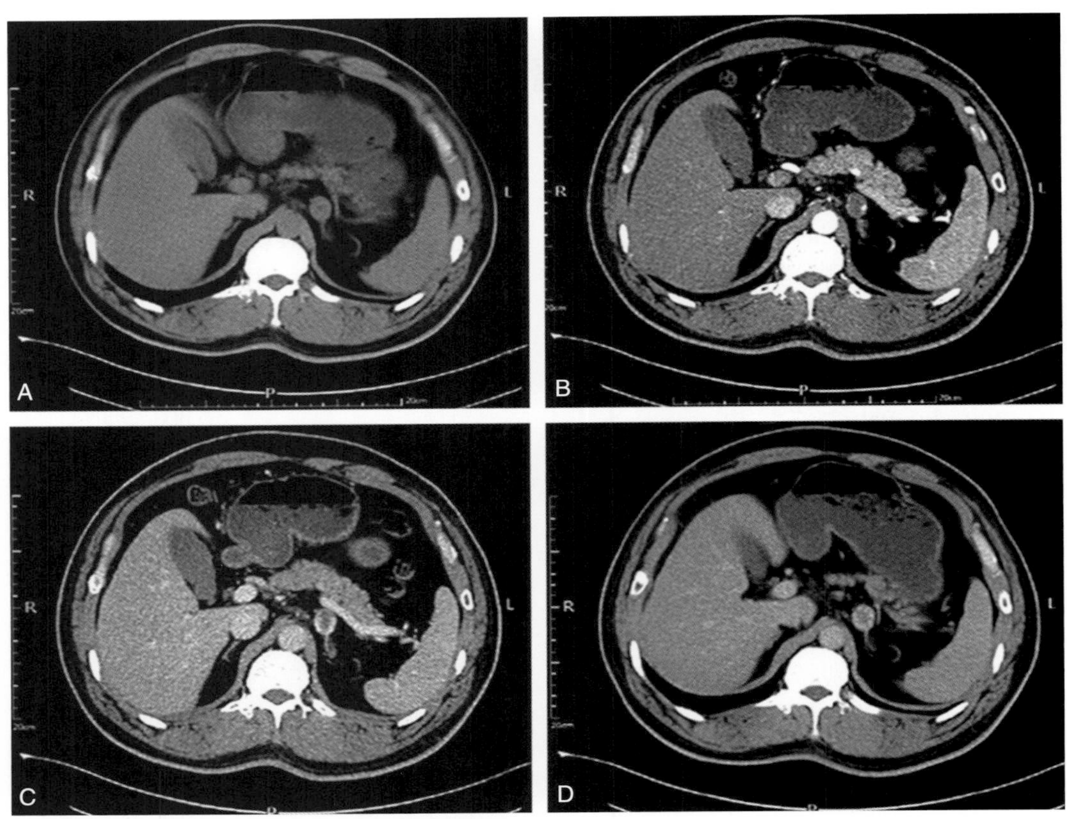


图 7-19　左肾上腺血管瘤的 CT 平扫表现
A. 增强扫描动脉期；B. 静脉期；C. 延迟期；D. 影像学图像。

单侧，体积常较大，外形不规则，密度不均，增强后强化明显，但不具备血管瘤强化逐渐中心扩大的特点，其内可见斑片状无明显强化的坏死组织；②肾上腺增生：肾上腺增生仅表现为单侧或双侧肾上腺增粗，边缘平直，CT 平扫时密度均匀，与正常肾上腺基本为同等密度，增强后强化均匀，实验室检查固醇类激素水平有助于鉴别③肾上腺皮质癌伴有皮质醇增多症：形态大而有分叶，多有包膜，边缘不规则，CT 增强扫描周边可增强而中央因出血、坏死而极少增强，肿瘤内出血、坏死、钙化多见：④肾上腺结核：有乏力、午后低热、盗汗等结核病临床症状，且多累及双侧肾上腺；⑤无功能性肾上腺腺瘤：常为单发，多较小，直径 0.5~3cm，肿瘤有完整包膜，边界清晰，因其内常含较多脂质成分，CT 平扫时密度较低，CT 值多小于 200HU，部分呈轻度负值。增强扫描动脉期呈轻中度强化，部分可成网格状强化或强化明显，静脉期及延时扫描呈低密度；⑥肾上腺转移癌：可为单侧或双侧实质性肿块，边界清晰，有原发肿瘤病史，或伴有其他组织部位转移灶，CT 平扫时为高密度，增强后强化明显，诊断常不难；⑦肾上腺假性囊肿：大小不一，囊肿壁厚一般在 1mm，囊壁为增生的纤维组织，少数囊壁可发生钙化，无上皮内衬，无血管瘤样区域。

## 四、外科治疗原则

肾上腺血管瘤是良性病变，治疗主要取决于肿瘤的大小以及是否具有内分泌功能。对于直径 >6cm 的肾上腺血管瘤，手术目的是明确肿瘤性质，对于直径 <6cm 的肿瘤，可以观察，定期随访。Heis 等认为对于体积较小的肿瘤可定期随访，直径大于 3.5cm 的肾上腺血管瘤易合并囊性变、血栓、出血、自发破裂等可能，建议手术治疗。在手术方法的选择上，主要为腹腔镜手术切除和后腹腔镜下肾上腺肿瘤切除，采取后腹腔镜手术的优势在于可以更好地结扎肿瘤的血管同时可以避免打开腹膜的操作，若受到条件的限制，如无成熟的腹腔镜技术，或肿瘤过大，腹腔镜切除难度较大，可以采取开放性手术。

## 五、预后与随访

肾上腺血管瘤为良性病变，一般无内分泌功能，具有完整包膜，手术切除安全，效果确切，预后较好，较少复发和恶性变。

# 第八节　肾上腺结核

## 一、概述

1855 年，Thomas Addison 根据尸体解剖检查（尸检）发现首次提出肾上腺结核。肾上腺结核占活动性结核病患者的 6%，是结核杆菌最容易感染的内分泌腺，是第 5 个常见肺外肺结核器官，仅次于肝脏、脾脏、肾脏和骨骼。在我国，肾上腺结核是引起原发性肾上腺皮质功能低下（又称 Addison 病）的主要原因。该病可发生于任何年龄，多见于 20~50 岁成年人，男女发病比率约为 1∶2~1∶3。

## 二、病因与病理

肾上腺结核通常发生于双侧，丰富的血管分布以及富含高水平可以抑制细胞免疫的糖皮质激素，使得肾上腺皮质成为结核分枝杆菌的理想聚集地，结核杆菌感染通常从肺部开始，随后沿着血液循环系统或淋巴系统播散到肺外部位，一旦机体免疫力降低，寄生在肾上腺皮质的结核杆菌复制，破坏肾上腺皮质，从而引起临床症状。肾上腺结核病理改变多为髓质和几乎全部皮质被结核灶破坏，病理上可将肾上腺结核分为干酪坏死期和纤维化钙化期，相对应于临床早期（活动期）和临床晚期（稳定期），早期腺体肿胀，以干酪样坏死、结核性肉芽肿为主，晚期出现不同程度的纤维化及钙化，有时腺体萎缩。

## 三、诊断与鉴别诊断

### （一）诊断要点

肾上腺结核的诊断通常缺乏病原学资料，主要依靠病史、临床表现、实验室检查和影像学检查。凡是出现肾上腺皮质功能减退的临床症状及实验室依据，并伴有以下表现之一者应考虑肾上腺结核并发 Addison 病：①超声或 CT 扫描肾上腺肿块、钙化同时伴有肾上腺外结核（肺、肾、腹腔等）和 / 或 PPD 强阳性与血沉增高者；② 超声或 CT 检查肾上腺有肿大，但临床不能用肿瘤和其他疾病解释者；③对疑似肾上腺结核者，应用临床抗结核治疗有效，可明确肾上腺结核的诊断。

### （二）鉴别诊断

①肾上腺皮质癌：单侧多见，直径 >6cm，呈类圆、分叶或不规则形，密度不均，周围为软组织密度，内有坏死或出血所致低密度区，部分肿块伴钙化；增强扫描肿块不规则强化，低密度区不强化；但多伴 Cushing 综合征，术前行肾上腺相关激素检测可与肾上腺结核相鉴别；②肾上腺嗜铬细胞瘤：发作性头痛、心悸、多汗为典型嗜铬细胞瘤三联征，多数患者可出现阵发性高血压，影像学表现多为单侧肾上腺较大圆形或椭圆形肿块，双侧的发生率仅为 10%，肿瘤内可有出血坏死灶，增强 CT 扫描肿块内明显强化，低密度区无强化，完善儿茶酚胺相关代谢产物检测可予以初步鉴别；③肾上腺畸胎瘤：呈椭圆形，边界清晰，CT 示肾上腺区肿块周边蛋壳样钙化；增强扫描肿瘤见小条状、小片状强化；④腹膜后良性神经源性肿瘤，呈圆形或类圆形，直径多在 5~10cm，瘤体以实性为主，CT 平扫密度均匀或不均匀，CT 值 20~30HU，可有包膜，可见实质或包膜不规则钙化，增强扫描后不均匀强化；⑤腹膜后包虫病：较少见，分为单纯型、内囊分离型、多子囊型、实质钙化型、混合型。其中，实质钙化型表现为多发或单发钙化性软组织肿块，疫区接触史可提示诊断；⑥肾上腺转移癌可发生在双侧肾上腺：常见原因为肾癌或肺癌转移至肾上腺，肾上腺转移癌 CT 表现为双侧或单侧性肿块或肾上腺弥漫性增大，可伴有坏死、囊变、出血以及不规则厚壁环形强化，钙化非常少见，通常有原发肿瘤病史和 / 或其他器官转移病灶，病程发展快；⑦特发性肾上腺萎缩属于自身免疫性疾病，病理改变为皮质纤维化，CT 表现为双侧肾上腺均匀一致性变小，萎缩不伴有钙化，临床上除具有 Addison 病表现外，还常合并有其他器官的自身免疫性疾病，可检出肾上腺自身抗体。

## 四、临床表现

当肾上腺被结核杆菌感染后，90% 的肾上腺组织被破坏后才出现临床症状。主要表现为①全身症状：乏力是本病早期出现的重要症状，随病情进展，乏力程度逐渐加重。因此，严重乏力，易疲劳，休息后不易恢复是肾上腺结核的常见症状；②胃肠功能紊乱：可有食欲减退，恶心、呕吐、腹痛或腹泻等；③电解质紊乱：低钠血症及高钾血症；④心血管症状：多为低血压、易发生头晕、直立性低血压，甚至一过性晕厥；⑤糖代谢紊乱；⑥抵抗力降低，严重时可出现急性肾上腺皮质功能减退性危象；⑦其他如头晕、嗜睡、表情淡漠、精神不振、记忆力减退等神经系统症状。男性患者可有阳痿,女性患者可有月经紊乱或闭经等性功能紊乱表现。少数患者可能因肾上腺脓肿就诊,可以表现为腰腹部肿块,发热以及夜间盗汗,可出现尿频、尿急、尿痛等尿路刺激症状。由于患者对感染 、创伤等各种应激的抵抗力减弱,易出现肾上腺危象,重者可出现休克、昏迷乃至死亡。

## 五、超声与影像学特点

### (一) 超声表现

早期结核杆菌侵犯肾上腺,破坏皮质和髓质,病灶以炎性渗出为主,形成干酪样坏死灶时可见坏死形成的片状无回声区,病灶内部透声差,随着病情进展,病变以结核性增生肉芽肿为主时,则声像图表现为实性低回声团块,其内回声不均匀,而病情后期腺体最终发生萎缩钙化时,整个病灶表现为强回声团,无正常肾上腺组织,液化坏死时边缘相对清晰,否则边缘较模糊。

### (二) CT 检查

特征变化与结核病灶的演变过程相一致,病理上可将肾上腺结核分为干酪坏死期和纤维化钙化期,相对应于临床早期或活动期和临床晚期或稳定期,干酪坏死期(临床早期或活动期)的病灶 CT 表现为肾上腺弥漫性肿大或结节及肿块形成,内部常有液化坏死而密度偏低,可有少许如针尖状或小点状钙化形成,病灶边缘可较光滑,常因渗出而模糊,增强扫描多呈周边环形强化或内部欠均匀轻度强化;纤维化钙化期(临床晚期或稳定期)的病灶 CT 表现为肾上腺外形接近正常或结节及肿块体积较前缩小,内部液化多吸收干涸而密度渐高,钙化灶常逐渐增多并且呈斑片状或块状,有时病侧腺体可完全钙化,病灶边缘可不规则,但无渗出而锐利,增强扫描多呈轻微强化或无强化。CT 对肾上腺结构显示更为清楚,且对钙化更为敏感。图 7-20 肾上腺结核的 CT 表现特征为:图 7-20A、B 图示:双肾上腺结核(干酪坏死期);①A 图示:CT 平扫显示双侧肾上腺明显肿大,边界欠光整;①B 图示:增强扫描显示右肾上腺病灶呈边缘环形强化,左侧病灶呈不均匀强化;②图示:双侧肾上腺结核(干酪坏死期)。CT 增强扫描(该层面)显示右侧肾上腺弥漫性肿大,外形轮廓尚存,轻微环形强化;③图示:双侧肾上腺结核(干酪坏死期)。CT 增强扫描显示右侧肾上腺局部增粗,左侧肾上腺区见一软组织肿块,最大径达 7.3cm,欠规则环形强化图。

## 六、生化与激素水平测定

常规实验室检查包括高钾血症、低血钠、低血氯、低血糖、轻度的正常细胞性贫血,淋巴细胞和嗜酸性粒细胞增多,血沉增高,大多数患者的白细胞计数、PCT 以及 C 反应蛋白在参考范围内。激素水平测定表现为 ACTH 明显增高、血皮质醇水平降低和节律消失,24h 尿皮质醇低于正常,血醛固酮降低。结合临床、结核菌素纯蛋白衍化物试验(PPD 试验)、痰菌检查、血沉和影像学表现等判断不仅对其确诊有重要意义,而且可以提示结核病灶是否处于活动期。

## 七、外科治疗原则

长期以来,规律、全程的抗结核和激素替代疗法是治疗肾上腺结核的有效方法。一旦确诊为肾上腺结核合并 Addison's 病,就应立即开始糖皮质激素的终身替代治疗,一般采用氢化可的松或泼尼松,主要目的是改善症状和控制血清 ACTH 在正常范围内。根据身高、体重、性别、年龄、体力劳动强度等,确定合适的基础量。每日剂量开始时约氢化可的松 20~30mg,以后可逐渐减量,氢化可的松 15~20mg。若皮肤色素沉着改善不明显,需改用长效激素替代治疗。有明显低血压、高钾血症、醛固酮分泌不足时可加服盐皮质激素如 9α- 氟氢可的松;在发热、手术、创伤等应激情况下,糖皮质激素的使用剂量应当增加 2~3 倍。是否行正规的抗结核治疗,可根据增强 CT 表现初步判断,若病灶周边明显强化,钙化不明显,提示病灶处于进展期,病理上以炎性反应及干酪坏死为主,建议正规的抗结核治疗 6~18 个月。若病灶周边不强化,钙化明显,提示病灶处于稳定期,鉴于糖皮质激素替代治疗后,可使陈旧性结核转为活动性或使活动性结核病灶扩散,因此在 Addison 病无活动结核者初诊时应常规行半年左右的抗结核治疗;若介于以上 2 种情况之间的病例,可予以诊断性抗结核治疗,结合实验室检查,如情况好转说明病灶活动,反之则处于稳定期。经正规抗结核治疗及激素替代治疗后,肾上腺皮质功能没有恢复的患者,仍需要激素替代治疗,提示结核感染造成的肾上腺皮质功能的损害可能是不可逆的,需要长时间服用激素替代治疗。肾上腺结核患者需行手术治疗时,必须掌握好手术的适应证,具备下列条件才能安全地耐受手术:①结核未处于活动进展播散期、结核球形病灶 >2cm;②干酪样灶不易愈合而需切除者、难

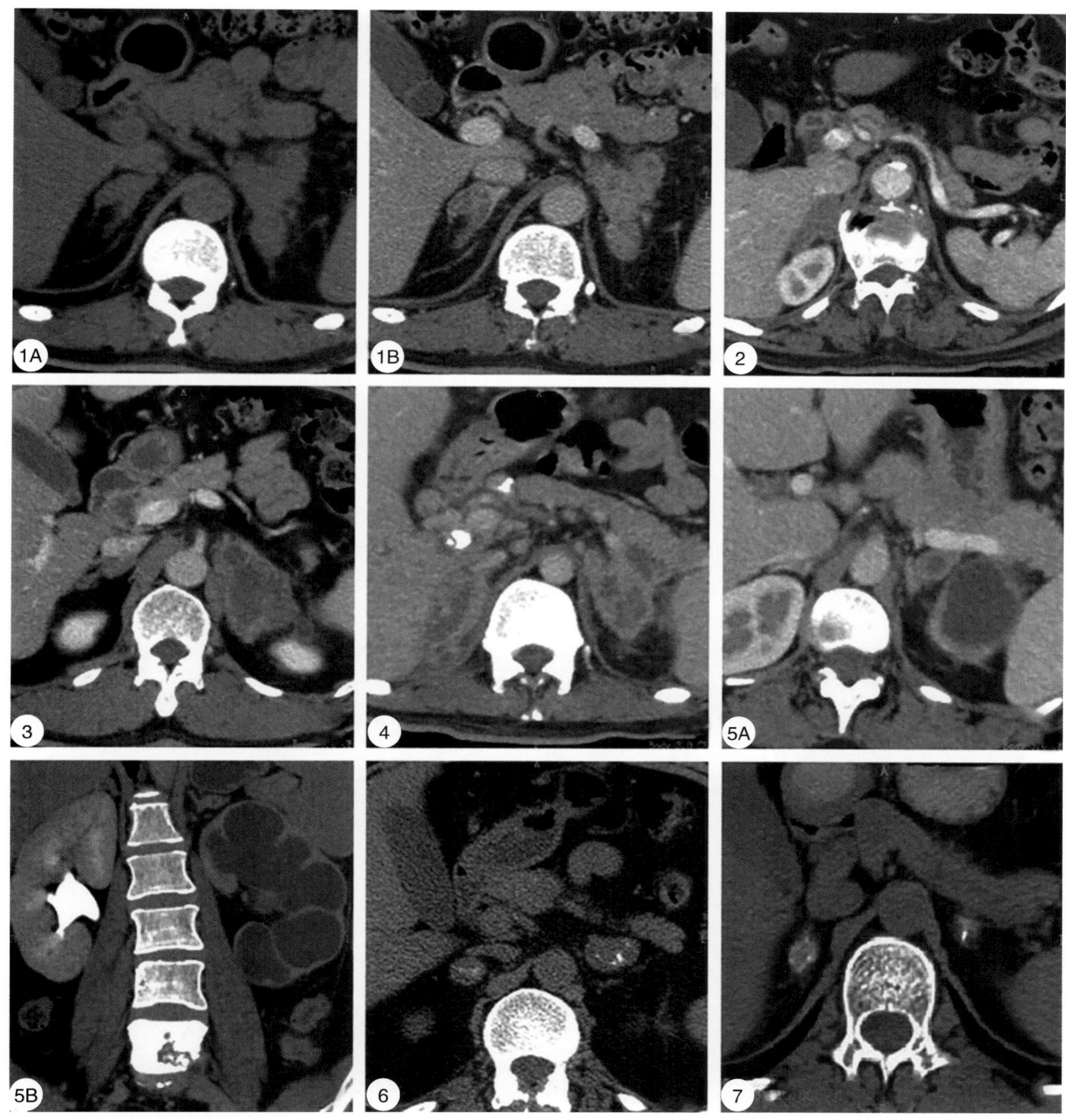


图 7-20 肾上腺结核的 CT 表现

与肾上腺肿瘤鉴别;③使用经腹腹腔镜切除术有创伤小、术中出血量容易掌控、术后恢复快等优点,是临床中治疗肾上腺结核的主要手术方法;④外科治疗只是肾上腺结核综合治疗的一个组成部分,其首要条件是通过内科抗结核治疗使结核病灶不再处于活动进展期。因此,必须重视围手术期地处理。术前、术后必须应用有效抗结核药物配合治疗,同时增强患者的抵抗力,防止和减少手术并发症的发生;⑤术前应用有效的抗结核药物作术前准备 2 周以上,并严格掌握手术适应证和手术时机,一般不会发生结核扩散;术后抗结核药物治疗至少需 6~12 个月。对于施行手术者,尤应注意肾上腺危象的发生。正常人在发生较重应激时,每天皮质醇分泌量可达 100~300mg,因而 Addison 病患者在发生严重应激时,应每天给予氢化可的松总量约 300mg,外科手术的应激为时短暂,因此可在数日内逐步减量,直到维持量。

## 八、预后与随访

肾上腺结核总体预后较好，肾上腺具有再生能力，因肾上腺结核导致肾上腺皮质功能低下患者经积极抗结核治疗后肾上腺皮质功能可完全恢复正常。术后抗结核药物治疗至少需 6~12 个月，服药期间需监测肾上腺激素水平、肝功能、血沉等指标。

# 第九节 肾上腺转移癌

## 一、概述

肾上腺是恶性肿瘤好发转移部位之一，对于既往恶性肿瘤病史患者，肾上腺转移癌是最常见的肾上腺肿瘤，占肾上腺肿瘤的 19%。临床上较易发生肾上腺转移的原发肿瘤有肺癌、乳腺癌、肾癌、肝癌、结肠癌以及黑色素瘤，以肺癌最多。肾上腺转移癌常为单侧。近年来肾上腺转移癌有明显增加的趋势，由于肾上腺部位比较隐匿，大部分肾上腺转移癌患者没有特殊的临床症状，常因偶尔或行原发肿瘤全身检查时发现，因此对其诊断和治疗应该越早越好。

## 二、病因与病理

由于肾上腺供血动脉丰富，其动脉在进入肾上腺后血管扭曲，且粗细分界清楚，肾上腺的毛细血管网呈网格状，血管内皮有利于癌细胞附着。从解剖位置上看，由于肾上腺毗邻肝、脾、肾等脏器，且血运丰富，因此，多种器官发生的恶性肿瘤均可经血、淋巴系统播散或直接侵及肾上腺，其中血运转移是主要途径。原发肿瘤中以肺癌最多见，其次为肝癌、乳腺癌、胃肠道癌、肾癌、黑色素瘤等(图 7-21)。

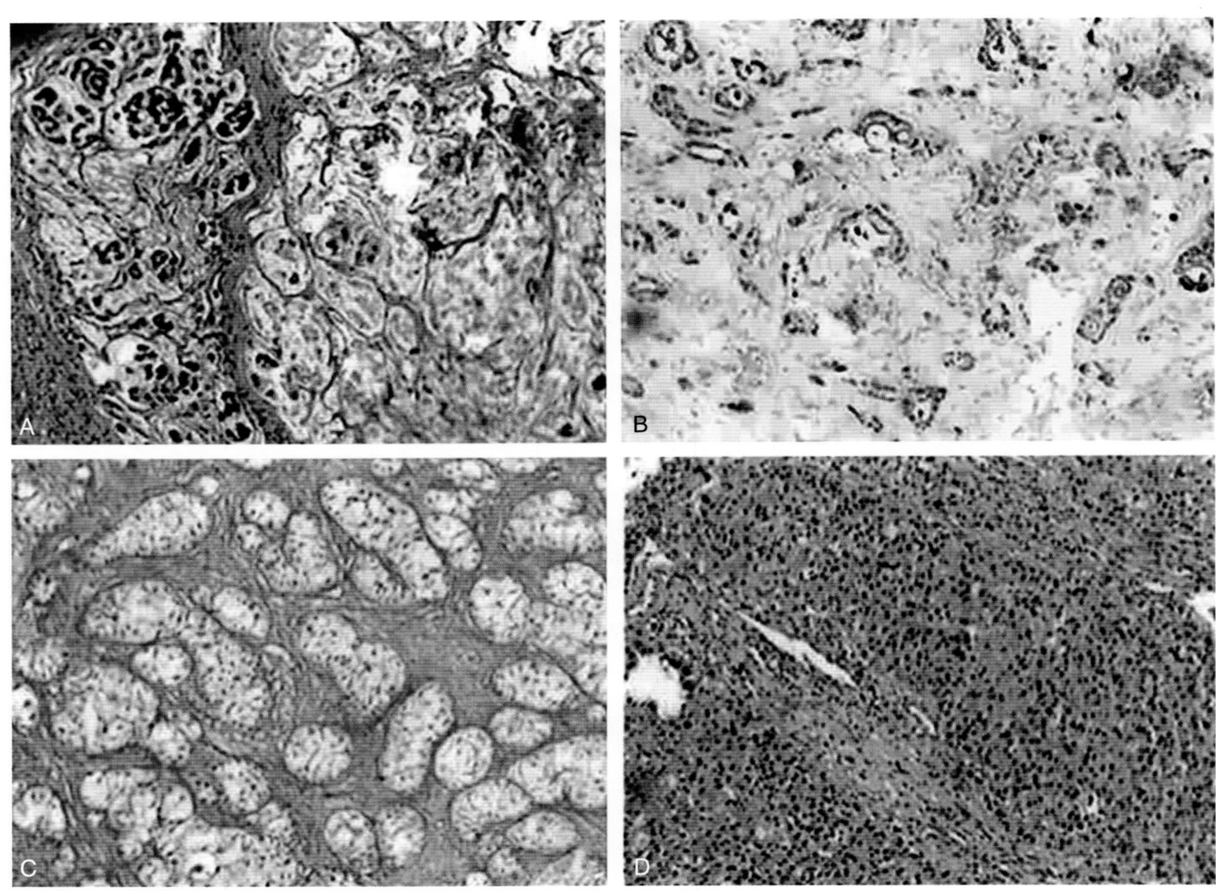


**图 7-21 肾上腺转移癌的病理学检查**

A 图示：肾上腺胃黏液腺癌转移(HE 染色×200)；B 图示：肾上腺胰腺癌转移(HE 染色×200)；C 图示：肾上腺肾尿路上皮癌转移(HE 染色×200)；D 图示肾上腺肝细胞性肝癌转移(HE 染色×200)。

## 三、诊断与鉴别诊断

### (一) 临床表现

虽然肾上腺是人体当中极为重要的内分泌器官,但几乎所有转移癌均无肾上腺皮质、髓质功能异常的表现,当肿瘤浸润使肾上腺皮质破坏达 90% 以上时,可表现出皮质功能不全,但极少见。95% 肾上腺转移癌患者无明显临床症状,少数患者因为局部浸润或腹膜后出血而出现背痛。这使得肾上腺转移癌不易早期诊断,常因原发肿瘤行全身检查时发现。

### (二) 辅助检查

临床常用的辅助检查包括血清学检查和影像学检查,血清学检查对于原发性肾上腺肿瘤以及肾上腺皮质功能不全具有诊断意义,即使怀疑肾上腺转移癌,也应该进行肾上腺各项激素水平的测定,以排除功能性原发性肾上腺肿瘤。转移性病变的影像学表现类似于良性腺瘤,可以表现为边界清楚、均匀,往往缺乏肉眼可见的坏死区域。几乎总是可以从典型的肾上腺腺瘤中分离出来,因为它缺乏大量的脂肪成分。B 超和 CT 对肾上腺转移癌的诊断非常重要。B 超对肾上腺转移癌的诊断准确性非常高,对直径大于 1cm 的肾上腺肿块很敏感。CT 能够检查出直径大于 0.5cm 的肾上腺转移灶。CT 能够检测到肾上腺的软组织肿块是圆形、椭圆形、不规则或者分叶等形状以及病灶各种不同密度。转移性病变在 CT 平扫中表现为大于 10 个单位 CT 值的衰减。CT 检查同样能够确定周围器官、淋巴结和组织是否发现转移,这对肿瘤分期非常有用。MRI 检查对肿瘤的位置及周围组织的重建有很大的益处,尤其对显示转移肿瘤周围的血供很有帮助。PET 是唯一能够显示组织分子生物学活动,并能显示转移肿瘤代谢水平的成像技术。肾上腺穿刺活检对肾上腺偶发瘤的诊断价值有限,但对于既往有恶性肿瘤病史、血清学检查阴性、影像学检查不确定的患者具有辅助诊断意义,必要时可行肾上腺穿刺活检。

### (三) 鉴别诊断

肾上腺转移癌应与肾上腺原发癌及腺瘤相鉴别:①肾上腺腺瘤及原发癌患者大部分是因为高血压、低钾血症及排尿改变而就诊,内分泌检查提示有肾上腺功能改变,其他脏器无原发肿瘤;②原发性肾上腺恶性肿瘤可由皮质、髓质或间质发生,主要由皮质发生的皮质癌,功能性和非功能性分别各占 50% 左右;③髓质发生的恶性嗜铬细胞瘤约占嗜铬细胞瘤的 10%,转移是唯一确诊恶性的可靠依据,常见转移部位为淋巴结、骨和肝;④间质发生的肾上腺恶性肿瘤少见,主要依靠病理学检查确诊;⑤B 超检查不能区别原发肿瘤和腺瘤,CT 检查肾上腺转移癌表现为肿瘤近似椭圆形,肿瘤较大且形态不规则,边界不清,呈分叶状,边缘毛糙,毛糙和分叶被认为是肾上腺转移癌的特征;⑥MRI 表现为 T1 加权像呈低信号,T2 加权像呈高信号,大多呈不均匀或不规则形态。但对同时出现肾上腺肿瘤和其他部位肿瘤者,有时不易鉴别是原发还是转移癌,最终需依赖病理检查来确诊。

## 四、外科治疗原则

肾上腺转移癌的治疗主要包括手术治疗和非手术治疗。手术治疗分为开放手术和腹腔镜手术,需严格把握手术指征:①单侧或双侧的孤立性肾上腺转移;②原发肿瘤对放化疗敏感或已得到控制;③影像学提示肾上腺转移癌未浸润周围组织,并可切除;④患者全身情况可以耐受手术;⑤患者及家属强烈要求手术。腹腔镜手术适用于转移癌直径小于 10cm,当肿瘤体积太大或已发生肾静脉或腔静脉瘤栓时,腹腔镜完成手术其难度较大。腹腔镜手术包括经腹腔入路和腹膜后入路,经腹腔入路便于切除较大的肾上腺占位,当肾上腺肿瘤直径小于 6cm 时,腹膜后入路可以取得较好的手术疗效。局限于双侧肾上腺的肿瘤,如果肿瘤可以彻底切除,可保留一侧的部分肾上腺,否则应切除双侧肾上腺,术后激素替代治疗。若肿瘤侵犯一侧的肾,而对侧肾功能正常,可同时切除患肾。非手术治疗包括放射治疗和微创治疗。放疗主要是指利用短疗程大剂量放射线集中照射靶组织,使之发生局灶性坏死。微创消融治疗主要包括射频消融、冷冻消融、化学消融和微波消融。射频消融是应用最为广泛的微创治疗,与其他消融模式相比,微波消融存在疼痛轻、速度快、范围大、范围形状可控性强等优势。对化疗敏感的转移癌还可以先行术前新辅助化疗。

## 五、预后与随访

肾上腺转移癌多属晚期肿瘤,预后不良。临床上决定其预后的主要因素有:①原发肿瘤的性质;②原发肿瘤全身转移情况;③患者的年龄、一般状况等;④治疗方式。而肾上腺转移癌的大小与预后无明显相关性。对于肾上腺转移癌患者,应根据原发癌的病理性质、临床分期、病理分级、全身情况、有无其他部位转移及患者的知情选择等进行全面具体分析，只要情况允许，应尽可能手术切除肾上腺转移癌，术后根据原发肿瘤的病理类型选择放化疗、靶向治疗或免疫治疗。随访内容主要包括患者目前病情进展情况、是否发生肾上腺皮质功能不足及服用激素等。对于死亡患者，需明确是否死于肿瘤恶化、死亡时间等。

（王德林）

## 参考文献

[1] ARON D, TERZOLO M, CAWOOD T J. Adrenal incidentalomas [J]. Best Pract Res Clin Endocrinol Metab, 2012, 26(1): 69-82.

[2] BERBER E, SIPERSTEIN A. Laparoscopic radiofrequency thermal ablation of adrenal tumors: technical details [J]. Surg Laparosc Endosc Percutan Tech, 2010, 20(1): 58-62.

[3] BORIS R S, GUPTA G, LINEHAN W M, et al. Robot assisted laparoscopic partial adrenalectomy: initial experience [J]. Urology, 2011, 77(4): 775-776.

[4] BRADLEY C T, STRONG V E. Surgical management of adrenal metastases [J]. J Surg Oncol, 2014, 109(1): 31-35.

[5] ECONOMOPOULOS K P, MYLONAS K S, STAMOU A A, et al. Laparoscopic versus robotic adrenalectomy: a comprehensive meta-analysis [J]. Int J Surg, 2017, 38: 95-104.

[6] GU L, LIU W, XU Q, et al. Retroperitoneal schwannoma mimicking hepatic tumor [J]. Chin Med J (Engl), 2008, 121(17): 1751-1752.

[7] LI S Q, ZHANG Y S, SHI J, et al. Clinical features and retroperitoneal laparoscopic resection of adrenal schwannoma in 19 patients. [J]. Endocrine Practice, 2015, 21(4): 323-329.

[8] LIU QY, GAO M, LI HG, et al. Juxta adrenal schwannoma: dynamic multi-slice CT and MRI findings [J]. Eur J Radiol, 2012, 81(4): 794-799.

[9] MITTAL D, MANDELIA A, BAJPAI M, et al. Adrenal neuroblastoma with metastatic mandibular mass: An unusual presentation [J]. J Cancer Res Ther, 2015, 11(3): 645-646.

[10] 张小华，王先进，高逢彬，等．经腹腔途径机器人辅助腹腔镜下肾上腺手术的经验总结（附243例报告）[J]. 中华泌尿外科杂志，2017，38(4)：277-280.

# 第二篇

# 上尿路良恶性肿瘤与外科诊治

# 第八章

# 肾脏良性肿瘤与外科治疗原则

## 第一节　肾乳头状腺瘤

### 一、概述

肾腺瘤为起源于成熟肾小管细胞的实体性上皮肿瘤，较为少见，好发于60~70岁，男性多见。肾腺瘤多位于靠近包膜的肾皮质内，其生长缓慢，常无明显临床表现。

早在1950年，Bell就把直径<3cm的肾肿瘤均看作腺瘤，1957年Bennington等认为肾脏腺瘤实际上就是早期的腺癌，1998年WHO肾肿瘤组织学分类将肾腺瘤分为乳头状/管乳头状腺瘤（papillary adenoma）、嗜酸细胞腺瘤（oncocytoma）和后肾腺瘤（metanephric adenoma）。而如今，肾嗜酸细胞瘤、后肾腺瘤由于其病理学特征，已不以大小而是以形态学作为其判别标准，而乳头状腺瘤由于其特殊性，目前尚无有效区别于小肾癌的评判标准。由于肾嗜酸细胞瘤和后肾腺瘤将会在后两节里描述，在此不再赘述。本节主要介绍肾乳头状腺瘤。

### 二、病因与病理

目前关于肾乳头状腺瘤的认识以及其与肾腺癌的关系尚不明确，但大部分学者认为，肾乳头状腺瘤与肾乳头状腺癌是同一个肿瘤的不同阶段。因此，关于其病因，可参考后文中的肾恶性肿瘤部分。

肾乳头状腺瘤多位于肾皮质，常紧贴于肾被膜，肿物肉眼界限清楚，缺乏包膜，往往呈黄色或灰白色结节。肾乳头状腺瘤镜下的特点为瘤体较小，直径常常<5mm，呈乳头状、或管乳头状结构，由小的“嗜碱性细胞”或胞质丰富的“嗜酸性细胞”组成，细胞分化良好，无核分裂象、泡沫样巨细胞及胞质内脂褐色素，肿瘤细胞胞核圆形或椭圆形，染色质点彩状或块状，核仁不明显，可见核沟。乳头状腺瘤与体积较小的乳头状肾细胞癌（Papillary renal cell carcinoma）鉴别尤其困难。目前多数学者认为肿瘤体积不是区分两者的关键，而如果病理上发现透明细胞、核分裂象、多形性核、细胞分层及坏死等现象，即将其作为恶性来处理。

### 三、诊断与鉴别诊断要点

#### （一）诊断要点

①临床表现：同其他肾脏良性肿瘤一样，肾乳头状瘤亦无特异性临床表现，多为体检时为B超或CT等影像学检查所偶然发现；②影像学检查：典型的肾乳头状瘤在超声上表现为强回声，均匀一致，边界清。CT平扫多表现为突向肾皮质外的等或高密度软组织肿块影，密度均匀，偶可见散在点状钙化；增强后呈轻度或中度强化，瘤内无出血坏死征象。肾血管造影无动静脉瘘、肿瘤染色等恶性肿瘤征象（图8-1）。

#### （二）鉴别诊断

①早期乳头状肾细胞癌：有学者认为两者是同一肿瘤的不同阶段，因此，术前两者的鉴别诊断非常困难，多依靠术后的病理才能得以证实；②后肾腺瘤：后肾腺瘤多发于中年女性，可伴发红细胞增多症，CT平扫呈等或稍高密度，强化多为轻中度渐进性均匀或不均匀强化，并有延迟强化特点。通过免疫组化可鉴别；③肾嗜酸细胞瘤：CT平扫时肿瘤为等密度或稍低密度，增强扫描后肿瘤呈中等强化，密度均匀一致，瘤体中央见星状低密度区是该瘤的主要特征。MRI增强扫描皮质期和排泄期均表现为轮辐状强化亦为肾嗜酸细胞瘤的一个特征。

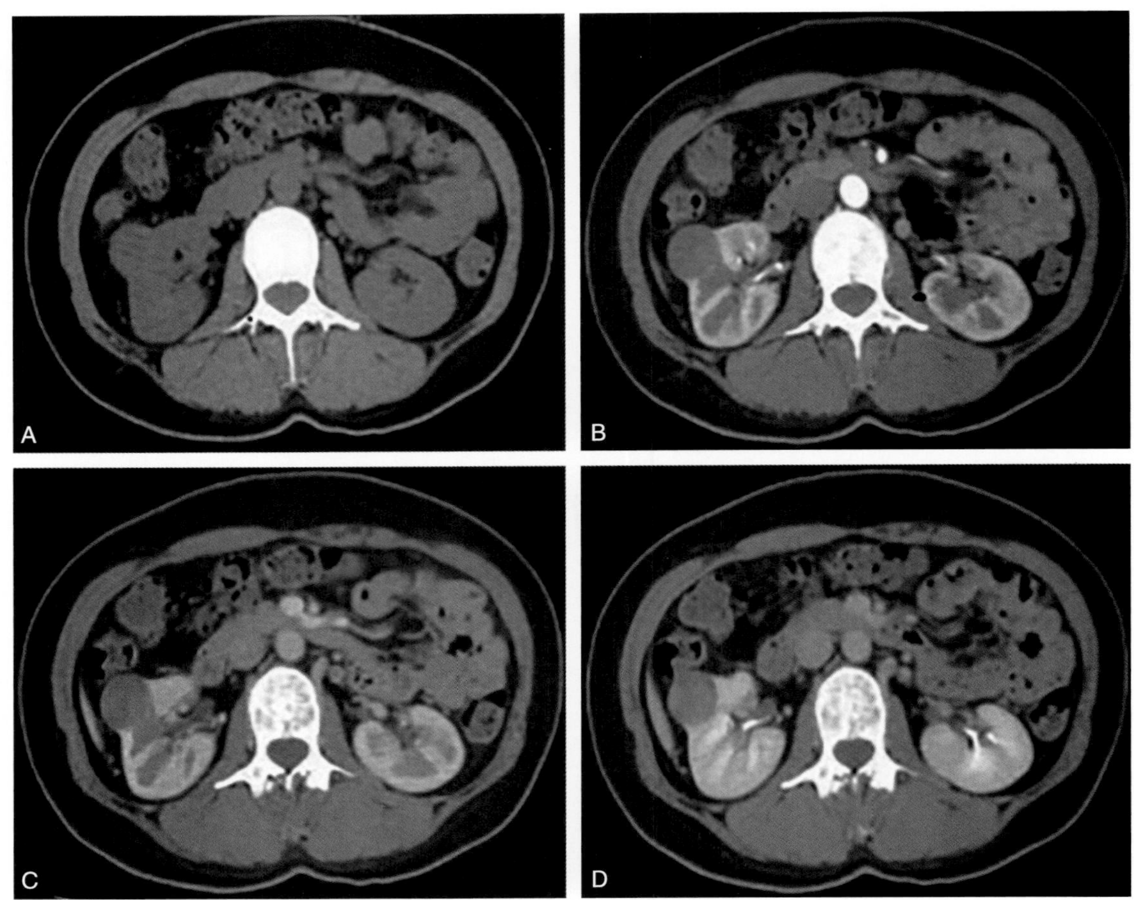


图 8-1 肾乳头状瘤 CT 平扫与强化影像学表现
A. CT 平扫影像学表现；B~D. CT 强化影像学表现。

## 四、外科治疗原则

虽然有肾乳头状腺瘤发生远处转移的报道，但目前大多数学者认为该肿瘤仍是一种良性肿瘤，如果术前或术中能够确诊，肿瘤剜除术或肾部分切除术则是首选手术方式。但由于其与早期乳头状肾细胞癌鉴别极其困难，亦有不少病例被当作乳头状肾细胞癌而行根治性肾切除术。

## 五、结语

肾乳头状腺瘤是肾腺瘤的一种，多位于肾皮质，其临床表现缺乏特异性，影像学检查亦无特殊征象，该肿瘤的确诊仍依赖于病理学检查，其多为良性进展，所以一旦确诊，肿瘤剜除术或肾部分切除术则是首选手术方式。

# 第二节 后肾腺瘤

## 一、概述

后肾腺瘤（metanephric adenoma，MA）是由原始的后肾肾小管细胞肿瘤性增生形成的一种罕见的良性肾脏肿瘤。早在 1979 年 Bove 首次报道此类肿瘤；而直到 1992 年 Brisigotti 等才将其命名为后肾腺瘤，认为其可能是 Wilms 瘤的良性对应体，1996 年后肾腺瘤被分到良性肾腺瘤大类中，1998 年 WHO 肾肿瘤分类将其归入肾上皮性良性肿瘤，后者又包括肾嗜酸细胞腺瘤、肾乳头状腺瘤和后肾腺瘤；鉴于后肾腺瘤、后肾纤维瘤和后肾基质腺瘤的组织发生和肿瘤性质相似，2002 年 WHO 肾脏组织学分类中把它们都归入后肾肿瘤，至今仍使用这一分类。本病约占原发性肾脏肿瘤的 0.2%，任何年龄均可见，但以 50~60 岁居多，男女比例约为 1∶2。

## 二、病因与病理特点

目前文献仅有200余例后肾腺瘤的个案报道，由于该病少见，故有关病因与患病率仍不清楚。本病多为单侧发病，亦有散在报道双侧发病，可发生于肾脏任何部位，大部分发生在肾皮质，可累及肾髓质，其直径从0.3~20cm不等，常见直径为3~6cm，平均5.5cm。肿瘤边界清楚，可有或无包膜。切面呈灰黄、灰白、灰褐、灰红或粉红色，质硬或软，常见肿瘤中心区出血、坏死，约20%的肿瘤内有钙化，10%的肿瘤内有小囊腔。

光镜下瘤细胞典型的表现为：肿瘤细胞比较丰富，瘤细胞较小，排列一致且紧密，核仁不明显甚至缺如，细胞核比淋巴细胞略大，胞质较少。瘤细胞异型性不明显，偶见核分裂象。常见砂粒体形成，可见透明变性瘢痕及骨化生。肿瘤细胞常排列成腺泡或小管样，可形成乳头状结构、肾小球样或花蕾样结构，后两者因为在一些稍大的腔隙内细胞堆积排列成球形团块，似新生儿肾小球，这两种结构是本病特有的组织结构，具有重要的诊断和鉴别诊断价值。电镜下可见瘤细胞形成小管状结构，管腔小，管腔内可见微绒毛伸入其中，细胞间可见桥粒和紧密连接，肿瘤细胞为大小一致的幼稚上皮细胞，细胞间可见桥粒和紧密连接，胞核极性不明显，胞质内细胞器含量较少。

后肾腺瘤在免疫组化特征方面与儿童或成人肾母细胞瘤以及生肾嵴组织有一定的相似之处：肾母细胞瘤蛋白（WT1）和CD57多为强阳性，CD56和结蛋白常为阴性，提示后肾腺瘤的组织来源与肾母细胞瘤可能相同。除此之外，还可见AE1/AE3、CAM5.2和Vim阳性（图8-2），而NSE、CEA、CgA、Syn、EMA、Actin和AMACR阴性。CDH17对后肾腺瘤的诊断具有比较高的敏感和特异度，有助于鉴别与其形态相似的肾母细胞瘤及其他肿瘤。

由于后肾腺瘤发病率低，病例少，故关于其遗传学方面的研究少且存在争议，Choueiri等首先发现大约90%的后肾腺瘤存在BRAFV600E突变，后续又有学者证实了这一突变，而在其他肾脏肿瘤中该突变则极少见，这提示后肾腺瘤为一种具有显著特性

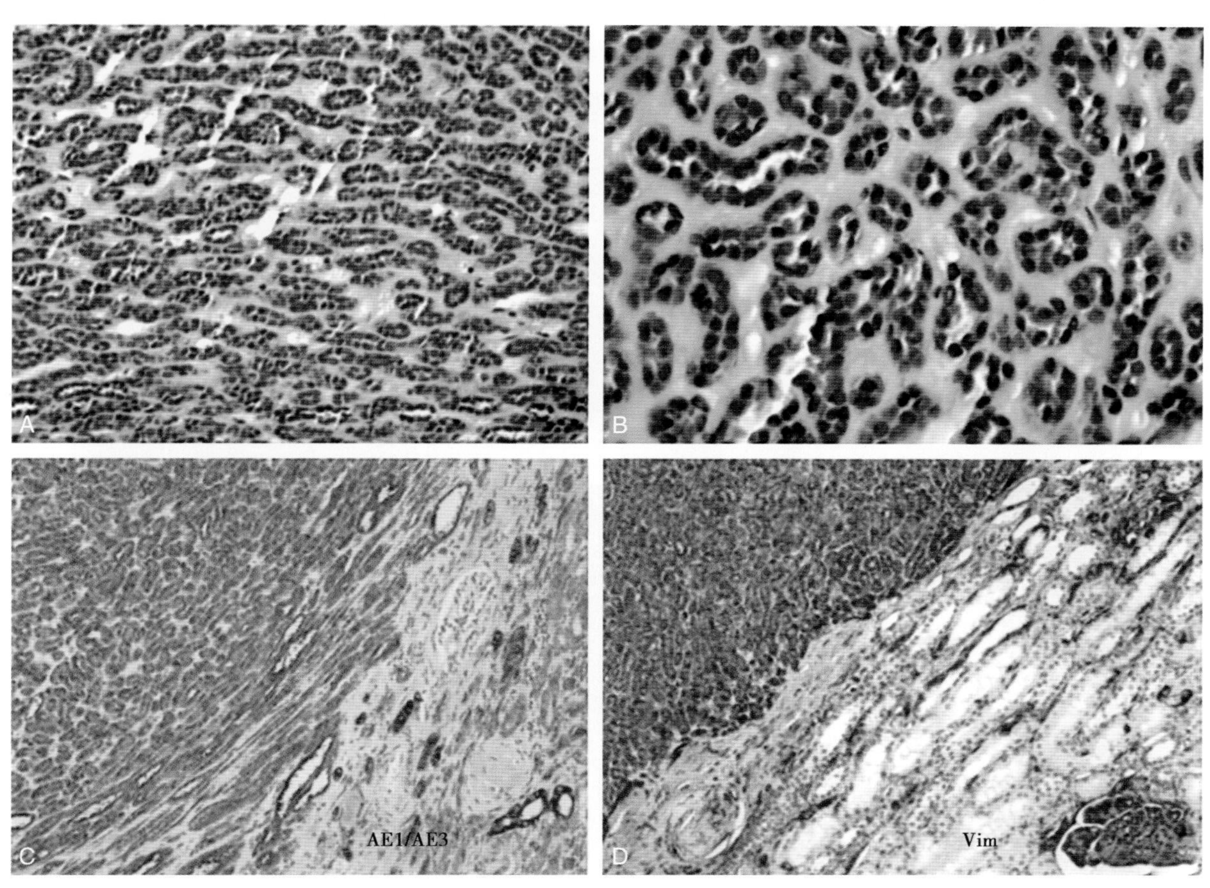


**图8-2　后肾腺瘤病理及免疫组化表现**

A. HE染色（低倍镜下）；B. HE染色（高倍镜下）；C. AE1/AE3免疫组化染色；D. Vim免疫组化染色。

的疾病。针对该突变的特异性抗体 VE1 可用于鉴别后肾腺瘤和其他肾脏肿瘤。

## 三、诊断与鉴别诊断

### （一）诊断要点

1. 临床表现　临床较少见，多无特异性症状，多数患者为体检时被 B 超或 CT 发现。肿瘤体积较大者则可出现腰痛、血尿、下尿路刺激症状、发热等，部分患者腹部可触及肿块。后肾腺瘤可伴有红细胞增多症等副肿瘤综合征表现，发生率约为 10%~50%，可能与肿瘤细胞产生并分泌促红细胞生成素及其他类型的细胞因子（GM-GCS、G-CSF、IL-6、IL-8）相关，肿瘤切除后多可恢复正常。极少数患者伴有高钙血症、高血压等，肿瘤切除后血压可以恢复正常。多数后肾腺瘤局限于单侧，但亦可见双侧同时受累。虽然有学者报道，后肾腺瘤可发生淋巴结或骨转移，但后肾腺瘤被普遍认为是一种良性肿瘤，其生物学进展缓慢，预后良好。

2. 影像学表现　①超声：表现多呈边界清、类圆形低回声或高回声实性肿块，多普勒超声显示为乏血管性肿瘤，声像表现无特征性；②CT 影像学表现：后肾腺瘤以单侧肾脏受累多见，主要位于肾皮质，瘤体大小不等，边界清楚，多呈膨胀性生长，平扫呈等或稍高密度，强化多为轻中度渐进性均匀或不均匀强化，并有延迟强化特点，该特点是本病较为特异性征象（图 8-3）；③MRI：典型的 MRI 表现为 T1WI 和 T2WI 低信号，DWI 为明显高信号，瘤内可见出血、坏死，部分伴有囊变和钙化，信号不均匀，病灶边界清晰，增强后肿瘤呈轻中度持续性或渐进性强化（图 8-4）。

### （二）鉴别诊断

1. 乏血供肾癌　典型肾癌强化明显，具有“快进快出”强化特征，与后肾腺瘤鉴别不难。部分乏血供肾脏肿瘤如乳头状肾细胞癌，增强后呈轻度不均匀或较均匀强化，与后肾腺瘤鉴别困难，尤其在后肾腺瘤基础上合并出现时，确诊必须依靠病理。以前，由于肾细胞癌是成人最常见的恶性肿瘤，发病率较高，所以大多数后肾腺瘤被误诊为肾癌。

2. 乏血供肾脏血管平滑肌瘤　不典型血管平滑肌瘤以平滑肌为主，CT 平扫时很难发现负值成分，增强后呈轻中度强化，有持续、延迟强化特点，易与后肾腺瘤混淆。

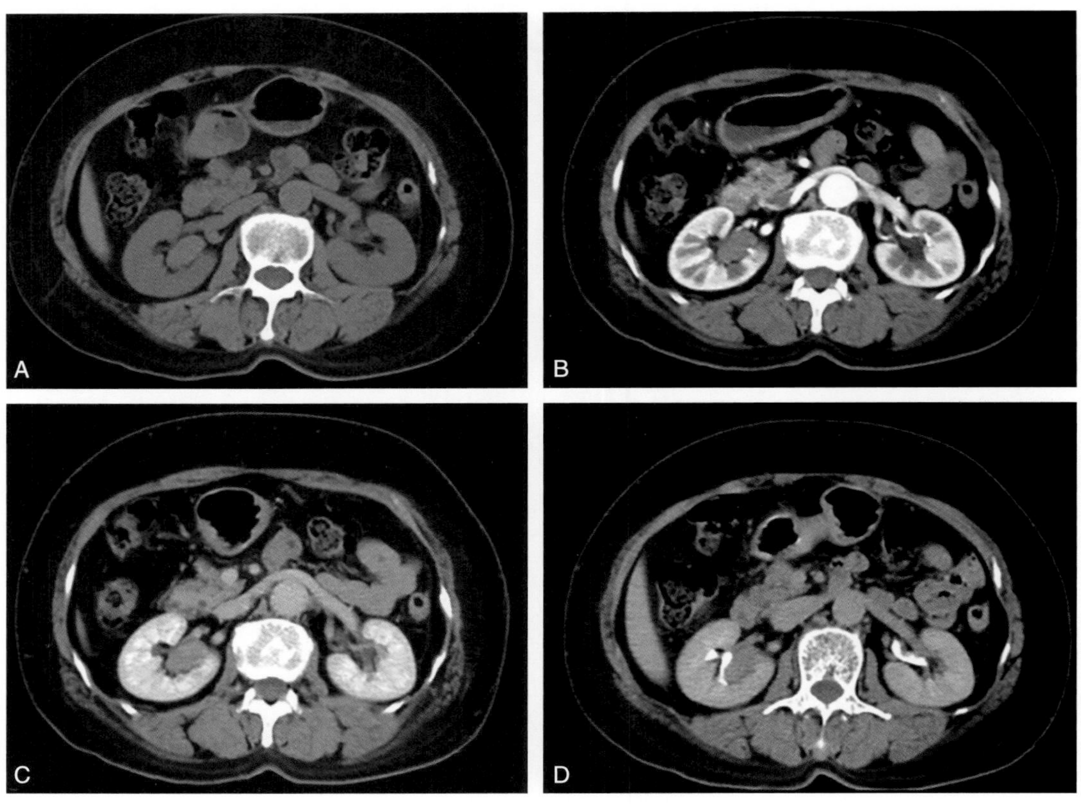


**图 8-3　后肾腺瘤 CT 平扫及增强表现**

A. 后肾腺瘤 CT 平扫；B~D. 后肾腺瘤 CT 增强。

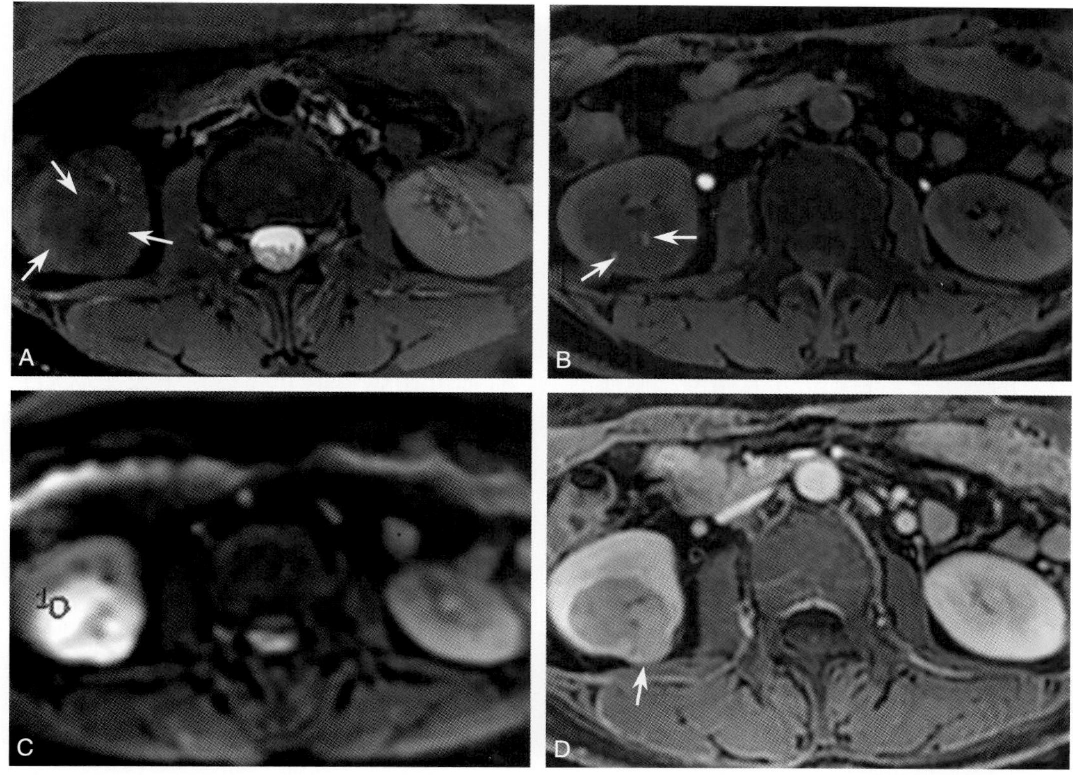


图 8-4　后肾腺瘤 MRI 表现

3. 肾母细胞瘤　肾母细胞瘤是儿童最常见腹部实性的恶性肿瘤。发病高峰是 3~4 岁，成人罕见，CT 平扫为稍低密度肿块，其内常见坏死及囊变，髓质界限不清楚。增强后实性成分轻中度强化，坏死囊变区无对比增强，残肾强化明显，呈"新月状"典型表现。

4. 肾嗜酸细胞瘤　老年人多见，男性多于女性，肿块大小不一，平均直径为 6cm，多为良性肿瘤，但直径 >3cm 者有潜在恶性可能，CT 增强后肿瘤中央"星芒状"瘢痕或"轮辐状"强化，为其特征性表现。两者鉴别比较困难，必要时需依靠病理学检查。

## 四、外科治疗原则

后肾腺瘤的术前诊断极为重要，由于其与肾癌鉴别困难，以往将其作为肾癌而采取根治性肾切除。后肾腺瘤生物学为良性进展，因此，若能在术前明确诊断，保留肾单位的肿瘤切除手术将作为首选手术方式。

综上所述，后肾腺瘤是一种罕见的良性肿瘤，多发于中年女性，临床表现缺乏特异性，多在体检时为 B 超或 CT 所发现，部分患者可出现红细胞增多症等副瘤综合征，影像学亦缺乏特异性表现，目前确诊需要病理学支持，保留肾单位的肿瘤切除手术是后肾腺瘤的首选手术方式。

# 第三节　肾嗜酸细胞瘤

## 一、概述

肾嗜酸细胞瘤(oncocytoma)是一种少见的肾脏良性上皮性肿瘤，超微结构可见细胞内充满了巨大的线粒体，丰富的嗜酸性细胞质，其发病率占肾脏实性肿瘤的 3%~7%。该肿瘤在 1942 年被 Zippel 首次描述并认定为恶性肿瘤，后在 1976 年由 Klein 和 Valensi 做了全面的描述并重新确定为良性肾肿瘤。

肾嗜酸细胞瘤多为单发，约 6% 可为双侧发病，其可出现在不同的年龄段，常见于中老年人，约 50 岁。男性发病率高于女性，比例大概为 1.7∶1。肾嗜酸细胞瘤临床表现缺乏特异性，由体检所发现者占大多数，部分患者可出现腰部疼痛，血尿等临床表现。该肿瘤生物学行为多为良性进展，很少发生转移，但复发率较高，也有少数病例报道该肿瘤存在侵犯特征。

## 二、病因与病理

### （一）发病原因

肾嗜酸细胞瘤多为散发，亦有一定家族性发病趋势，分子遗传学上散发与家族性的对比研究显示：最常见的改变是染色体1部分或全部的丢失，但家族性的比散发的更少见。目前关于肾嗜酸细胞瘤的发病原因尚不明确。

### （二）病理组织学特点

肾嗜酸细胞瘤瘤体主要位于肾实质内，可有部分突出肾脏表面，瘤体境界清楚，质地均匀，多有完整纤维假包膜，平均约直径4~6cm，切面为实性鱼肉状，多为均匀一致的棕黄色、灰黄色或灰白色，少数可呈褐色或淡黄色，一般无出血坏死和囊性变，但当肿瘤较大时也可有缺血坏死，中央可有致密纤维带，呈卫星状向外伸展，星状瘢痕是其特征性结构（图8-5）。在光镜下肿瘤细胞呈实性巢索状、腺泡状、实性片状排列，边界清楚，呈推挤性生长，胞质呈强嗜酸性，粗颗粒，无坏死，无核分裂象或罕见。部分肿瘤都可在显微镜下观察到中央星状瘢痕（图8-5）。超微结构可见细胞内含有大量线粒体，大而圆，其他细胞器相对较少且不明显，缺乏嫌色细胞癌所见的细胞质内的微囊泡。

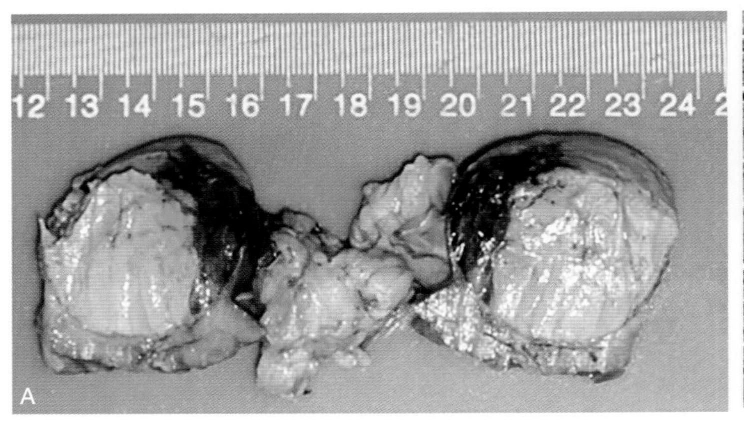


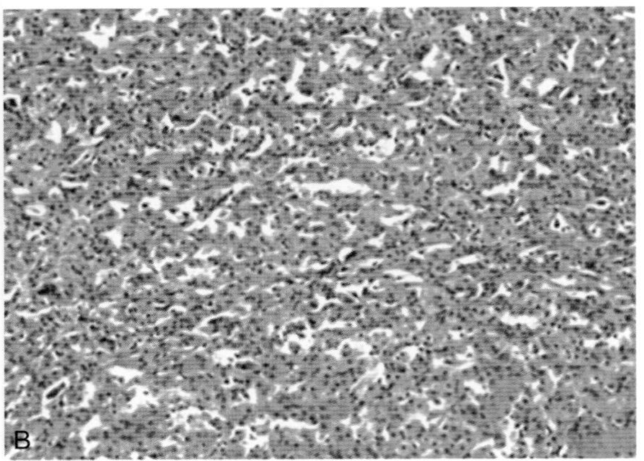


图8-5　肾嗜酸细胞瘤大体及病理表现

### （三）免疫表型方面

该肿瘤常表达上皮细胞膜抗原C（+）、D117（+）、CK18（+）、CD10（-）、CK7（-）、波形蛋白（-）以及少量的肿瘤增殖标志物Ki-67。目前组织病理学和免疫组化是主要的确诊方法。

## 三、诊断与鉴别诊断要点

### （一）临床表现

肾嗜酸细胞瘤缺乏特征性的临床表现：多数肾嗜酸细胞瘤没有症状，58%~83%为偶然发现，多数为无意体检时被B超发现。部分患者可有腰痛、镜下血尿、高血压等临床症状，极少数患者出现肉眼血尿及腰腹部肿块。

### （二）影像学检查

1. B超　B超检查快捷、无创、经济实惠，肾内超过10mm的肿块即可被超声发现，典型的肾嗜酸细胞瘤在超声下表现为实性、边界清晰、无包膜、回声较均匀的肾皮质肿块，形态规则，与周围正常肾实质相比表现为等回声或稍高回声，肿块向肾外突出常见，周围正常肾组织常受压，可见假包膜，中央见到低回声星状瘢痕是肾嗜酸细胞瘤的特征（图8-6）。

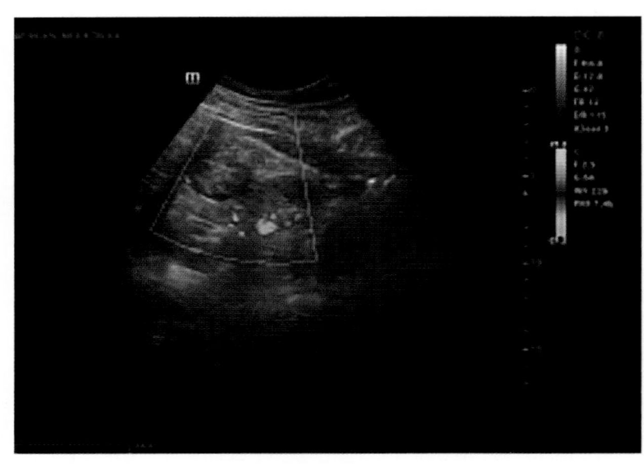

图8-6　肾嗜酸细胞瘤B超表现

2. CT检查 平扫时多呈较均匀等或略高密度，肿瘤内部出血、坏死罕见，钙化、脂肪及囊变相对少见；肿瘤中央可出现星状瘢痕，此征象是该肿瘤的特异性影像学表现。增强扫描时肿瘤实质部分各期均匀强化且强化低于正常肾皮质，中央瘢痕早期无明显强化，可见延迟强化（图8-7）。

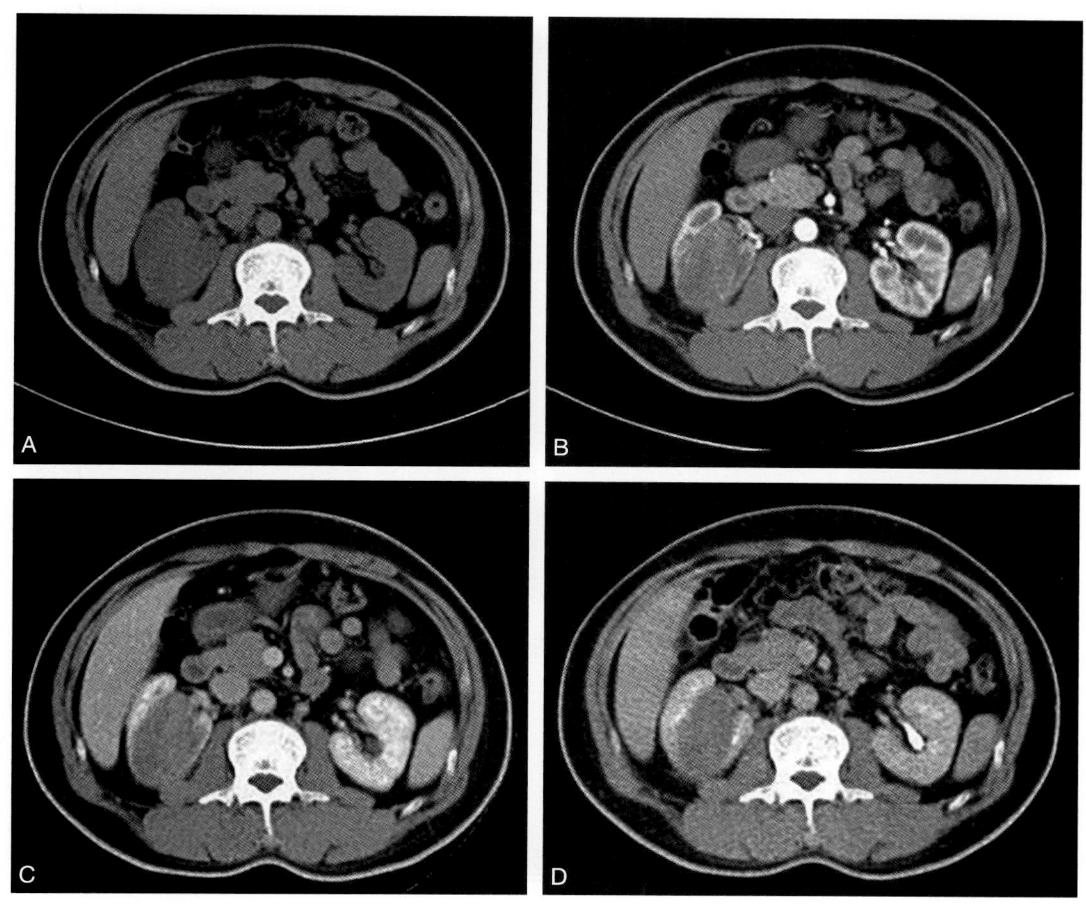


图8-7 肾嗜酸细胞瘤CT表现

3. MRI 肾嗜酸细胞瘤在MRI平扫T1WI呈等、低信号，T2WI呈以稍高信号为主的混杂信号，DWI呈高信号。中心瘢痕在T1WI和T2WI均呈低信号（图8-8）。

### （三）鉴别诊断

肾嗜酸细胞瘤主要与肾透明细胞癌、肾嫌色细胞癌、肾错构瘤以及后肾腺瘤等相鉴别：①肾透明细胞癌：肿瘤富血供，CT增强扫描快进快出，呈不均匀强化，其内液化坏死常见，包膜多不完整，常向肾周侵犯、转移，临床多有血尿。与肾嗜酸细胞瘤鉴别不难；②肾嫌色细胞癌：CT增强程度低于嗜酸细胞腺瘤，呈渐进性强化，肾实质强化高于肾皮质期，同时肿瘤内钙化较常见，而肾嗜酸细胞腺瘤则少见；③乏脂肪肾错构瘤：肿瘤强化方式多呈均匀强化和延迟强化。并可见“杯口”征和“劈裂”征，同时应用MRI脂肪抑制技术及双回波梯度回波化学位移成像有助于鉴别诊断；④后肾腺瘤：具体可参考后肾腺瘤部分。肾嗜酸细胞瘤由于缺乏特异性临床表现和影像学表现，使得不少病例被误诊为肾细胞癌而施行了根治性肾切除术，肾嗜酸细胞瘤诊断的金标准仍然是病理学诊断。

## 四、外科治疗原则

肾嗜酸细胞瘤有侵袭性病例报道，但总体来说，其生物学行为表现为良性，故在术前如果能够确诊为肾嗜酸细胞瘤，则保留肾单位的手术宜作为首选手术方式。但由于其和肾细胞癌在术前鉴别比较困难，且存在同时合并肾细胞癌的风险，因此，根治性肾切除术是对于术前无法确诊，或者合并肾细胞癌的患者是最为安全的治疗方法，但在术前应充分评

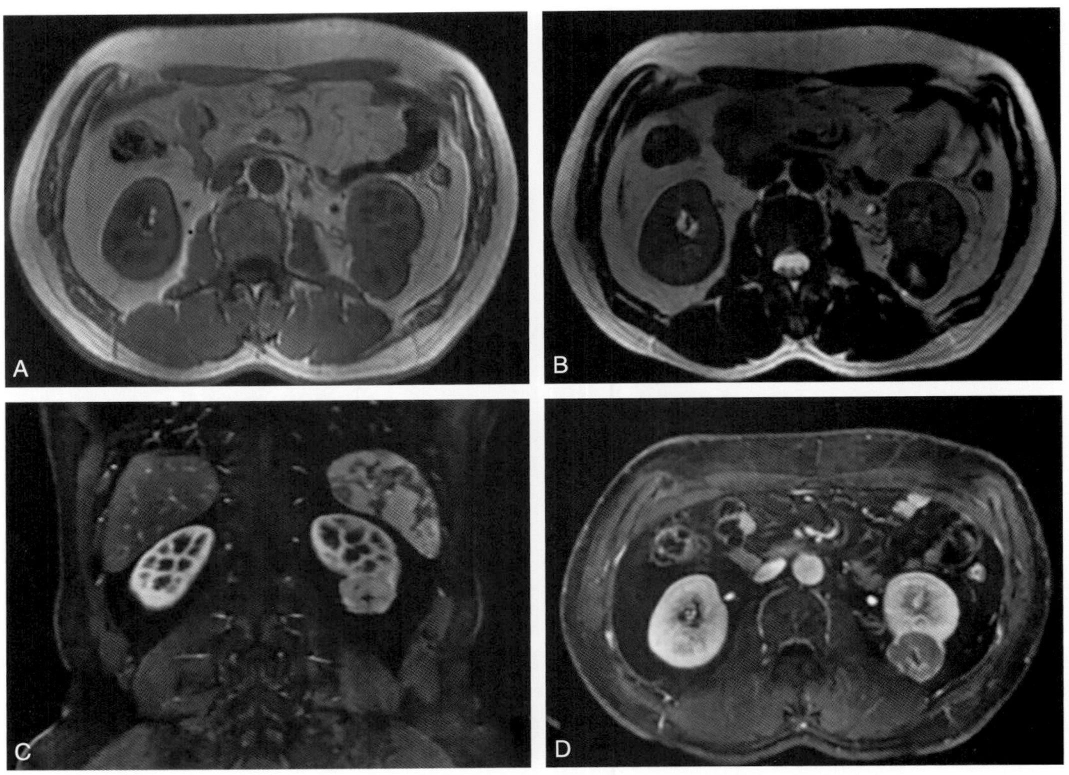


图 8-8　肾嗜酸细胞瘤 MRI 表现

估对侧肾功能。

需要提示的是，肾嗜酸细胞瘤是肾脏的良性上皮性肿瘤，由于其缺乏特异性临床表现及影像学征象，使得术前确诊存在极大困难，由于其良性生物学行为，若能在术前确诊，则保留肾单位的手术则作为首选手术方式。

# 第四节　肾血管平滑肌脂肪瘤

## 一、概述

肾血管平滑肌脂肪瘤亦名错构瘤（renal angiomyolipoma，RAML），是一种良性肿瘤。肾血管平滑肌脂肪瘤最早于 1900 年由 Grawitz 教授报道，1911 年 Fisher 教授首次面对其病理学特点给予描述，经典型的肾错构瘤由厚壁血管、平滑肌组织及大量成熟脂肪组织组成。过去认为少见，随着医学影像学的发展，已很常见。可以是单独疾病，也可是结节性硬化症的一种表现。临床上分为两型：Ⅰ型合并结节性硬化症（TSC），为常染色体显性遗传病，双侧多发，肿瘤生长快，发病年龄小，Ⅱ型不合并 TSC，肿瘤单发或多发，发病年龄较大。国外报道约 20%~30% 的 RAML 患者合并 TSC，而国人合并结节性硬化症的患者并不多见，国外报道大约 20% 诊断肾错构瘤患者有结节性硬化，而在结节性硬化症的患者中 80% 有肾错构瘤的表现，结节性硬化是一种遗传性疾病，并有家族发病倾向，表现为大脑发育不良、癫痫、面颊部皮脂腺瘤，双肾多发错构瘤的表现。错构瘤也可发生在脑、眼、心、肺、骨，有时可误认为转移病灶。我国肾错构瘤患者合并结节性硬化者超过 10 万患者。

## 二、病因及病理

过去我们认为肾血管平滑肌脂肪瘤是一种错构瘤，因先天发育异常而导致正常组织的异常增殖而非肿瘤起源。Green 教授和 Paradis 教授等人的研究显示 RAML 患者染色体存在非随机失活，这证实了其克隆性起源。针对散发性 RAML 病例的研究显示，存在 16p13 染色体上 TSC2 基因的缺失或其他克隆性染色体畸变。此外，血管周围上皮细胞（perivascular epithelial cell，PEC）被确定为 RAML 的共同始祖细胞，血管、平滑肌和成熟脂肪组织这 3 种细胞成分均由其克隆增殖而来，从而形成血管平滑肌脂肪瘤。

经典型 RAML 的典型外观为境界清楚的肿块，

切面可呈灰白色、粉红色或黄色，切面颜色取决于肿瘤内脂肪含量。组织学上，经典型 RAML 由比例各异的血管、平滑肌和脂肪成分组成，每种成分均可占有主导地位或甚至缺如（图 8-9）。典型的血管表现为偏心后壁血管。梭形细胞之间的成熟脂肪细胞无细胞异型性。由于 RAML 的梭形细胞成分，免疫组化染色是黑色素性（HMB45 和 Melan-A）以及肌源性（SMA）标志物呈阳性表达，而角蛋白及其他上皮性表达物呈阴性。

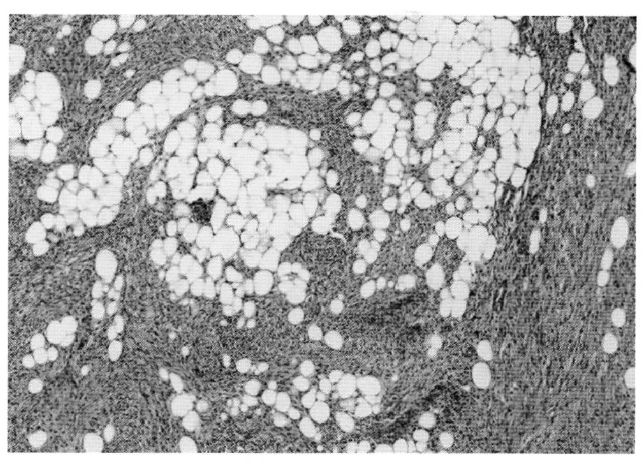

图 8-9　肾血管平滑肌脂肪瘤的镜下表现

## 三、诊断及鉴别诊断

### （一）多普勒超声表现

肾血管平滑肌脂肪瘤的诊断主要依靠影像学的检查。超声检查价廉易得，典型的图像表现为强回声光团，界限清楚内部回升不均匀，但也可因肿瘤继发出血或液化、肿瘤内成分比例不同而导致图像低回声、无回声或混合回声等。

### （二）CT 表现

为大小不等的，多房状，有分隔，边缘清晰的低密度脂肪成分，有条索状组织存在（图 8-10）。CT 值 <–10HU 可认为存在脂肪组织，CT 值一般介于 –40~–20HU 之间，如有出血或者脂肪成分较少，其密度增加，CT 值为 20~60HU，增强扫描可不均匀强化，但乏脂肪 RAML 具有强化均匀和持续的特点。

### （三）MRI

MRI 中 RAML 中的脂肪成分 T1、T2 加权像显示高信号，压脂序列信号明显减低。对于含脂肪较少的肿瘤组织 T1、T2 加权像显示较低或中等信号，特征性为 T2 病灶可见与肌肉信号相似的低信号，推荐 MRI 为诊断及随访结节性硬化症相关肾血管平滑肌脂肪瘤的首选的影像学检查（图 8-11）。

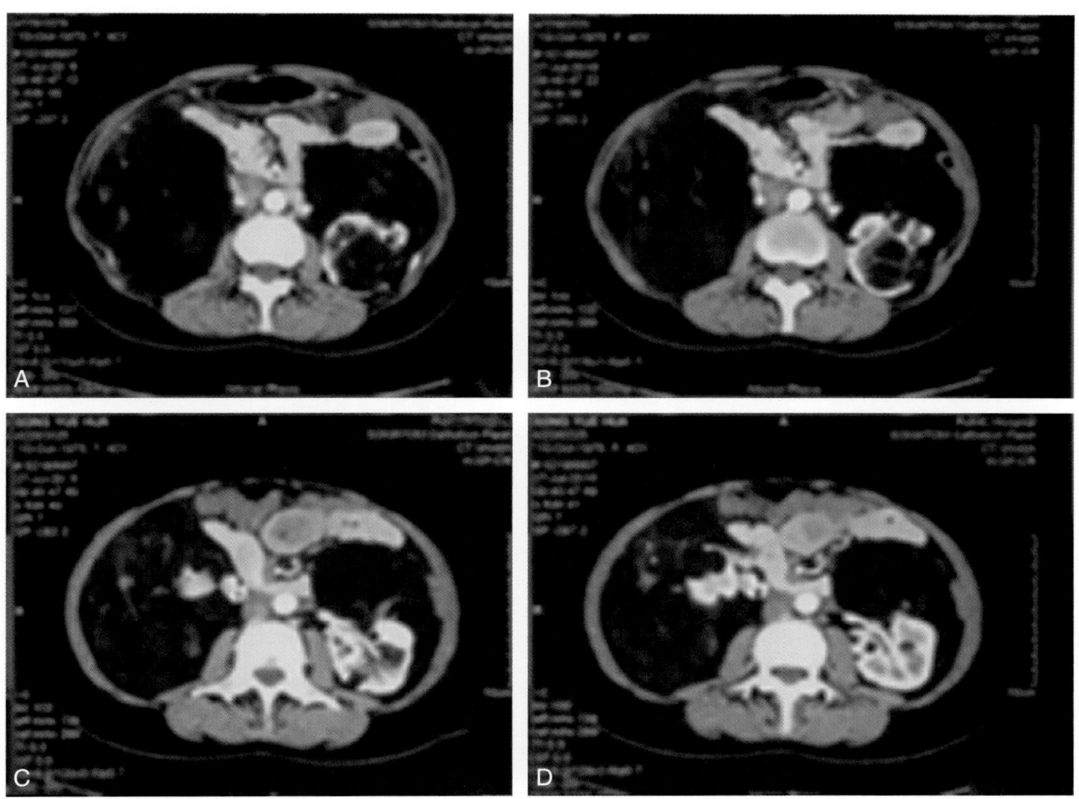


图 8-10　腹部增强 CT 双肾弥漫大小不等的肾血管平滑肌脂肪瘤

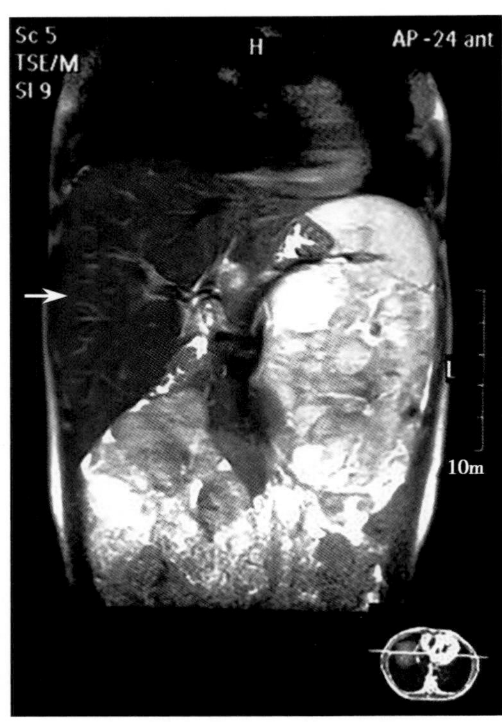


图 8-11　MRI 的 T2 加权像可见高信号的脂肪组织及与肌肉等信号的瘤体组织

**（四）伴结节性硬化症的肾血管平滑肌脂肪瘤**

RAML 可见于约 70%~80% 成年结节性硬化症的患者，常常表现为双侧多发病变，肿瘤的大小及数量随着年龄增长而逐渐增加，从而引起腹部巨大肿块、阵发性或持续性腹痛，甚至发生急性腹膜后大出血，严重者可造成低血容量休克甚至死亡，少数患者会因为肿瘤巨大多发表现为肾功能不全、尿毒症等终末期肾病，也是结节性硬化症成年患者致死的最常见原因。

## 四、外科治疗方法与选择

RAML 是肾脏的良性病变，通常不会发生转移，但其进行性生长会破坏正常肾组织，损害肾功能。此外由于肿瘤血管不成熟，组织结构较脆，在轻微外力作用下即可发生破裂，一旦发生这种情况，绝大部分患者面临需要急诊行血管介入栓塞治疗甚至被迫切除肾脏的结局，严重时甚至会危及患者生命。RAML 是一种缓慢增长的良性肿瘤，小肿瘤可长期随访不作处理，对较大肿瘤的治疗主要是手术切除，消除症状，尽量保存有功能的肾组织。Steiner 等认为 <4cm 且无症状的肾血管平滑肌脂肪瘤可密切随诊观察，而 >4cm 或有症状者应予外科治疗，治疗方式多采取保留肾单位的方法。我们在治疗过程中认为：瘤体直径 >4cm 或即使瘤体直径 <4cm 但有明显症状者，行肾部分切除或瘤体剜除，尽量避免肾切除；瘤体直径 <4cm 无症状或症状轻微者，每 3 个月复查 B 超，6~12 个月复查 CT，若出现明显症状或肿瘤快速增大不能排除恶性变，应选择手术治疗，因此治疗时应尽量保留健康肾组织，目前其治疗方式有选择性肾动脉栓塞（SAE）、射频消融、冷冻治疗、保留肾单位手术（NSS）及药物治疗。

**（一）选择性肾动脉栓塞**

随着介入器械的进步与治疗技术的日渐成熟，目前 RAML 破裂出血的首选方法是 SAE。SAE 可最大化地保留功能肾单位，在阻断肿瘤营养血管的同时又保持了正常肾组织的血液灌注，患者能够最大程度地获益。结果显示 SAE 具有以下优势：①可以避免肾单位的损耗；②经 SAE 处理的 RAML 体积比 NSS 要大；③很少有尿瘘或尿外渗等严重并发症的发生。为避免栓塞后复发，介入治疗中应对肿瘤供血动脉的分支和主干进行彻底栓塞。

**（二）冷冻治疗**

近 10 年来，随着冷冻探针的发展与应用，冷冻消融逐渐应用于肾肿瘤的治疗。冷冻探针作用于肿瘤，可直接使细胞死亡或者间接依靠再灌注损伤导致肿瘤组织凝固性坏死。此种治疗方法需在 B 超、CT 或 MRI 的监测下完成，常见途径有 3 种：开放手术、腹腔镜及经皮途径。与 NSS 相比，冷冻治疗能更大程度地保留有功能的肾单位，尤其能让孤立肾患者获益。虽然临床实践中依然无法在组织学上证实冷冻消融可以完全将肿瘤消融，但作为肾脏良性肿瘤，其处理方式并不是必须切除，而是消除肿瘤的相关风险如出血。

**（三）射频消融**

目前的消融技术，利用高频电流使分子摩擦生热，使组织内温度超过 70℃，从而使蛋白变性、脂质溶解，细胞膜的完整性被破坏。肾肿瘤的射频消融途径有开放手术、腹腔镜及经皮途径三种。临床上应用最广泛的是 CT 或 MRI 引导的经皮途径。有 Meta 分析显示经皮射频消融治疗较小的肾肿瘤疗效与外科手术相当，且并发症发生率低，安全性高。相比外科切除，射频消融具有并发症发生率低、住院时间短及治疗费用少等优点。无论是冷冻消融还是射频消融近期疗效尚可，但因缺乏长期疗效评价，所以与 NSS 相比，究竟是哪种治疗效果最佳，临床上有待进一步研究证实。

**（四）保留肾单位手术**

与 SAE 及冷冻、射频消融相比，NSS 最大的优点就是能够完全切除肿瘤，远期疗效好、复发率及肾功能不全发生率极低。对中央型 RAML 在腹腔镜下阻断肾动脉主干后，直视下将吸引器插入瘤体内，将脂肪成分吸尽后，创面以止血海绵填塞，连续缝合。这种方法避免了肿瘤的切除和集合系统的缝合，在不触及正常肾间质的情况下去除了肿瘤组织，降低了出血和肾衰的风险。对于脂肪成分占优势、组织结构疏松的肿瘤适用。腹腔镜下 NSS 在手术时间、术中出血、热缺血时间及并发症方面与开放 NSS 结果相似，具有手术创伤小、术野清晰、术后恢复快等优点，但对术者要求高，仅在较大的医疗中心才能有条件开展。腹腔镜下 NSS 手术的难点是肾脏组织缺损的修补，传统的方法是 8 字间断缝合关闭肾脏创面，该方法对腹腔镜下的打结技术要求较高，不易掌握，而采取免打结法分别缝合肾脏髓质和全层，较传统的单层缝合法出血量少，围手术期尿瘘发生率低，术后继发出血少。

**（五）药物治疗**

无论 NSS 还是冷冻、射频消融治疗，都只能针对局限性 RMAL 治疗。当前，对于体积巨大或者肾组织受到广泛破坏的 RAML，其中最主要的是结节性硬化合并的 RAML，保留肾脏的治疗措施通常难度较大甚至是不可能的，患者往往处于被动等待的局面。Bissler 等学者关于 m TOR 抑制剂（西罗莫司、依维莫司）的研究使 RAML 的治疗取得了革命性的突破。2008 年 Bissler 对 25 例结节性硬化或散发型淋巴管肌瘤病合并 RAML 的患者给予西罗莫司 12 个月治疗并随访 12~24 个月，发现用药 12 个月时平均肿瘤体积缩小为原来的 (53.2 ± 26.6)%，但停药 12 个月后又恢复至原来的 (85.9 ± 28.5)%。依维莫司使用安全，副作用如口腔炎、皮肤痤疮等均可耐受。这项多中心的研究结果同样表明，依维莫司的疗效不因性别、年龄、种族而有差别。

## 第五节 肾平滑肌瘤

### 一、概述

肾平滑肌瘤是一种发病率很低的肾脏良性肿瘤。根据美国 Brady 泌尿疾病研究所 10 年期间对 1 030 例肾切除病例的研究，肾平滑肌瘤占所有肾良性肿瘤的 1.5%，在所有肾肿瘤中占 0.3%。但该病的实际发生率并不低，可能因其生长较为缓慢，临床症状较轻，因此不容易被发现。国外曾有尸检报道显示肾脏平滑肌瘤的发生率约为 5%，其中发生于肾皮质的结节有 14% 可能为平滑肌瘤。患者中大多数为女性，年龄多在 20~60 岁之间。该病通常生长于肾脏两极，且 74% 位于肾脏的下 1/3，双肾发病率相同，起源于含有平滑肌细胞的部位，如肾脏包膜，肾皮质血管管壁等。肾平滑肌瘤主要分为两类，其较常见的为肿瘤发生于肾皮质，直径 <2cm，可以为单发或多发。较大的平滑肌瘤患者多以腹部包块和腰痛为主要临床症状，在行肾切除术后病理得以证实。临床症状包括可触及的肾区肿块（57%），腹痛或侧腹痛（53%），肿块结合腹痛的病例约占 33%，而肉眼血尿仅占 20%。

### 二、病因及病理

肾平滑肌瘤可以起源于肾被膜、肾盂、肾盏等平滑肌细胞丰富的部位。根据 Steiner 等人的研究，肾平滑肌瘤 53% 来源于肾被膜下，37% 来源于肾被膜，10% 相连于肾盂。肾平滑肌瘤可以分为三类：第一类体积较小，由尸检发现；第二类是指出现临床症状的病例；第三类是没有临床症状，通过影像学检查偶然发现。肾平滑肌瘤可单发或多发，肉眼所见与纤维瘤相似，镜下由具有棒状核而互相编织分化较好的梭形平滑肌细胞构成，瘤细胞聚集成束，呈编织状排列，可从血管壁或肾包膜的平滑肌发生（图 8-12）。

### 三、诊断及鉴别诊断

从已有的研究看，以下影像学特征或许支持肾平滑肌瘤的诊断：平扫时肾平滑肌瘤的密度较正常肾实质略高，约等于肌肉密度；肾平滑肌瘤的边界清晰，不侵犯邻近组织，常位于肾脏的边缘；增强后缓慢持续强化，且强化较均匀，强化程度低于周围正常肾实质。

实体性肾平滑肌瘤与肾细胞癌、肾脏平滑肌肉瘤及乏脂肪的肾血管平滑肌脂肪瘤鉴别较困难。一些学者认为肾细胞癌较大时容易囊变、坏死、液化、出血，彩色多普勒超声及腹部增强 CT 显示为富血供肿块，有肾被膜动脉参与供血，而平滑肌瘤

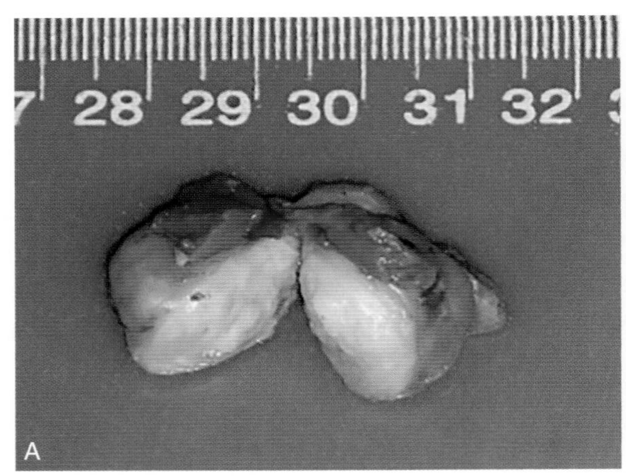
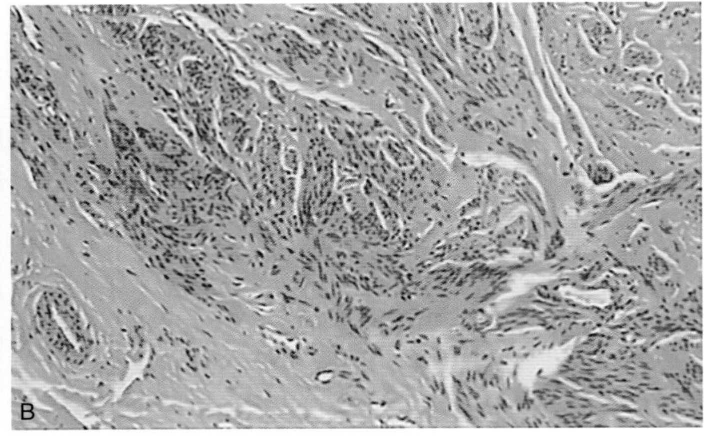

图 8-12 肾平滑肌瘤的镜下及大体表现

强化的程度显著不如肾癌。肾平滑肌肉瘤发病率低，Steiner 等人认为肾平滑肌肉瘤可由肾平滑肌瘤恶性变而来，在影像学上二者鉴别困难，有学者认为肾平滑肌肉瘤边界常不清楚，易侵犯肾被膜及肾盂，与肾平滑肌瘤不同。肾血管平滑肌脂肪瘤是肾脏最好发的良性肿瘤，典型的肿块因含脂肪在 CT 上比较容易做出诊断，但当肿块内少脂肪或无脂肪时，临床上容易误诊为肾细胞癌，与实体性肾平滑肌瘤鉴别亦较难。

### 四、外科治疗原则

临床多无症状，常于体检时发现。若肿瘤侵及肾盂肾盏，可出现肉眼血尿。治疗上，若肿瘤小，可随诊观察，若肿瘤大，则宜行手术切除。但由于本病术前不易诊断，且有恶性变可能，因此，多数作者主张采取积极的手术治疗，术中行冰冻切片病理检查，若为平滑肌瘤，可行肿瘤剜除，若肿瘤较大或为恶性，则行根治性切除。

## 第六节 肾混合性上皮间质瘤

### 一、概述

肾混合性上皮间质瘤（mixed epithelial and stromal tumor of the kidney，MESTK）。是一种少见的肾脏良性肿瘤，多发生于成年围绝经期女性。由于其形态酷似婴儿先天性中胚层瘤，而长期被认为是与婴儿先天性中胚层肾瘤性质相似的成人肿瘤，称为成人中胚层肾瘤。最近，有作者认为该病与婴儿中胚层肾瘤缺乏根本联系，应为肾肿瘤的独立类型，并弃用“成人中胚层肾瘤”的诊断，命名为“肾混合性上皮间质瘤”。该病为罕见病。

### 二、病因与病理

本病十分罕见。现有文献表明，其好发于女性，年龄 19~78 岁，男女发病比例约为 1∶10，大多有性激素服用史，并伴有生殖系统疾病。患者表现为发热、腹痛、腰痛、血尿、腹部包块或无症状而于体检时发现肾脏占位。MESTK 大小从 2~24cm 不等，边界清，部分有包膜。切面呈囊实性，大多数肿瘤以实性成分为主，可见散在或成簇排列的囊腔。切面大多实性、质硬、灰白、灰黄、可见散在囊腔。肿瘤大多位于肾中极。部分肿瘤影像学显示似侵入肾盂内，但大体及镜下检查均未见侵犯及破坏肾盂肌层（图 8-13A）。镜下肿瘤由间质包绕多少不等的肾小管和大小不等的囊肿构成。间质为易变的富含胞质、有饱满细胞核的梭形细胞（图 8-13B）。

### 三、诊断与鉴别诊断

肾 MESTK 主要依靠组织病理学特征进行诊断，影像学 MESTK 表现无特异性，CT 检查表现为肾占位性肿块，实性部分强化较为明显，静脉期呈延迟强化，这可能与肿瘤内含有成纤维细胞有关。MRI 检查表现为肾多房囊性占位，肿瘤 T1WI 为低信号，T2WI 为高信号，并见囊壁及分隔，增强后实性部分呈明显强化。彩色多普勒超声检查示肾集合管系统

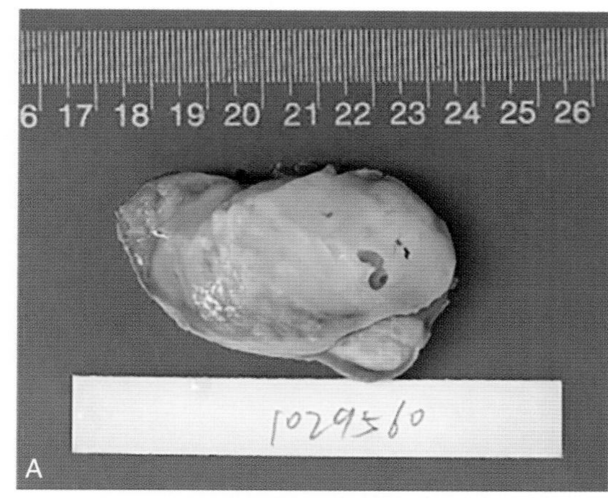


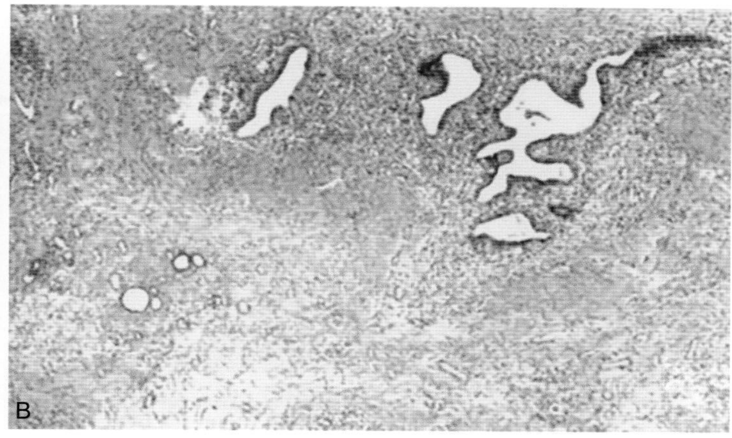


图 8-13　A. MESTK 大体病理；B. MESTK 镜下病理组织学表现。

内实性占位，可有包膜，肿瘤内部呈稍强回声，肿瘤周边可见血流信号。组织学上，需与以下疾病鉴别：①囊性肾癌：肿瘤由囊性成分构成，无真正的实性区域。其间质由纤维性成分构成，无明显的平滑肌束及广泛的肌纤维母细胞性分化。②肾母细胞瘤及囊性部分分化性肾母细胞瘤：很少发生于成人，可见特征性的胚基样组织，而混合型上皮间质瘤无此特点。③肉瘤样肾细胞癌：肿瘤的梭形细胞成分具有明显的恶性特征。④肾源性腺纤维瘤：结缔组织间质无肌源型分化，并围绕于胚基性结节周围。⑤肾髓质纤维瘤：间质中细胞成分少，为纤维性，可见透明变性，无明显平滑肌分化。其间质细胞具有特征性的胞质内空泡形成。肿瘤缺乏小管状结构，或仅见于肿瘤周边部。

### 四、外科治疗基本原则

手术切除是首选治疗方法，可根据患者情况，可选择肾脏部分或全切，一般预后较好，长期随访无复发。恶性者尚无明确的治疗方案。

### 五、结语

肾 MESTK 是一种罕见的肾脏良性囊性肿瘤，主要发生在围绝经期女性。其典型 CT 表现为多分房状无壁结节的囊实性肿块，如果影像学检查提示肾脏囊实性占位病变的女性中年患者，伴有长期使用雌孕激素药物史，应在术前考虑本病的可能。外科手术切除及病理检查是治疗和确诊该病的主要方法。

## 第七节　肾小球旁细胞瘤

### 一、概述

肾小球旁细胞瘤肾小球旁细胞瘤来源于肾小球旁器入球小动脉演化的平滑肌细胞，是以合成、分泌肾素为主要特征的罕见的肾脏良性肿瘤，又称肾素瘤。1967 年由 Robertson 首次报道，本病多发生于青年，发病高峰在 20~30 岁之间，女性多见，通过肾素 - 血管紧张素 - 醛固酮系统的作用，引起高血压，高肾素、继发性醛固酮增高、低钾血症等临床表现。

### 二、病因与病理

肾素瘤肾小球旁细胞瘤多位于肾皮质，边界清楚，周围有纤维包膜，切面浅黄至灰白色，可有局灶出血（图 8-14A）。光镜下肿瘤细胞聚集成团或小梁状、乳头状排列，细胞呈圆形或多角形，大小不等，胞质轻度嗜酸性，细胞核位于中央，核仁不明显。可见细胞核异型，但没有分裂象。肿瘤间质特点是血管丰富，可见较多的薄壁血管及局灶分布的厚壁血管（图 8-14B）。

### 三、诊断与鉴别诊断

B 超和 CT 是最常用的影像检查手段。B 超检查肿瘤可表现为低回声，也可表现为中强回声。由于肿瘤体积往往较小，单纯依靠 B 超检查容易漏诊（图 8-15）。动态增强 CT 是最有价值的定位诊断方法，

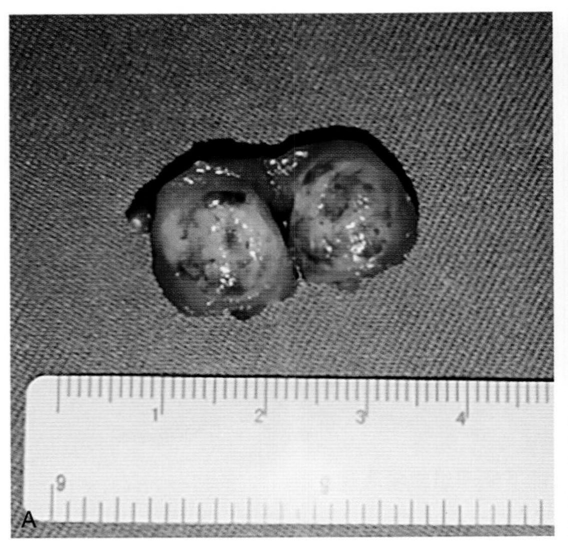

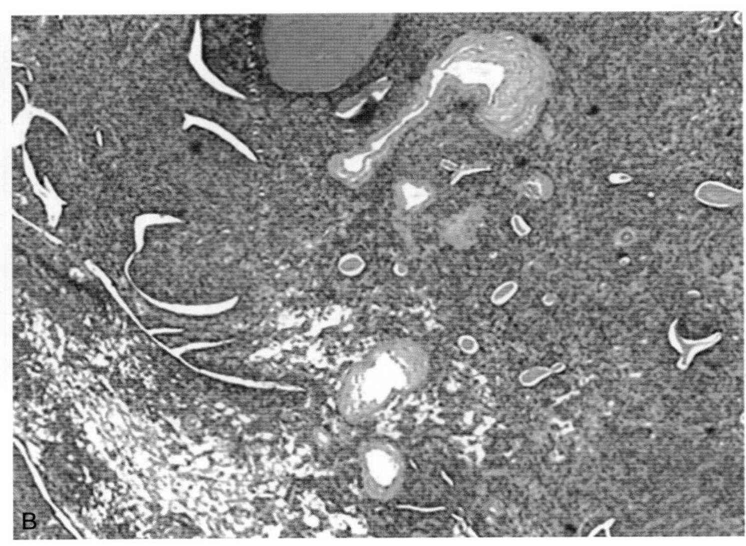

图 8-14 肾小球旁细胞瘤的大体及镜下病理组织学表现

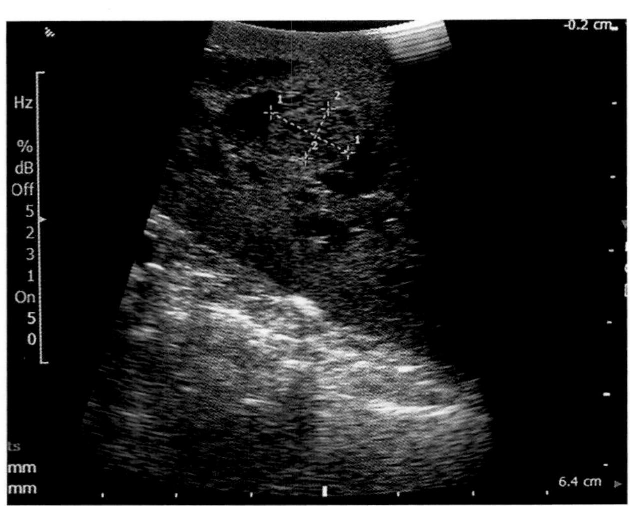

图 8-15 肾小球旁细胞瘤的超声提示：右肾中上部集合系统内见中等回声，形态规则

敏感性接近 100%（图 8-16）。肾脏可见实性团块，密度多呈低或等密度，增强扫描可见延迟强化，皮质期强化不明显。

术前影像学检查和内分泌检测对于肾小球旁细胞瘤与肾癌、原发性醛固酮增多症、库欣综合征、肾血管性高血压等相鉴别并作出正确诊断有重要意义。肾癌增强扫描时多表现为“快进快出”，即皮质期通常明显强化，髓质期及延迟期强化减低，可与肾小球旁细胞瘤的延迟强化相鉴别；卧立位试验及开博通试验对于与原发性醛固酮症鉴别有重要意义，原发性醛固酮增多症也可出现高血压、低钾血症、血醛固酮水平升高等表现，但肾素活性低于正常，查肾上腺 B 超、CT 与原发性醛固酮症进行鉴别；肾血管性高血压多因单侧或双侧肾动脉主干或分支狭窄所致，一般对降压药物不敏感，肾脏血管超声可排除诊断。

## 四、外科治疗原则

本病手术切除是首选治疗方法。由于肾小球旁细胞瘤为良性，保留肾单位手术是合理的治疗方式。由于该肿瘤体积一般较小，保留肾单位的手术对于最大程度地保护肾功能尤其是孤立肾或对侧肾功能较差的情况下，相对于肾根治性切除术，肾部分切除及肿瘤剜除术均可取得良好效果，文献报道施行保留肾单位手术的病例术后未发现肿瘤复发或转移。当肿瘤体积较大或者完全内生型肾肿瘤。肾门部肿瘤等复杂性肿瘤时，应结合术者技术水平、患者身体条件及医院硬件设施慎重选择手术方式。大部分患者血压及血浆肾素水平通常在肾切除术后恢复正常，但也文献报道中有 10% 患者由于高血压血管病在肾切除后高血压症状仍然存在，术后高血压复发需要警惕肿瘤复发或转移的可能性，有学者指出当肾小球旁细胞瘤体积很大、有周围组织血管侵袭或高龄患者时应严密随访，定期复查。

## 五、结语

肾素瘤肾小球旁细胞瘤常见于青年人，平均年龄为 25 岁，肿瘤体积一般较小，直径大多 <4cm，向肾外生长多见，肾小球旁细胞瘤典型表现有高血压、

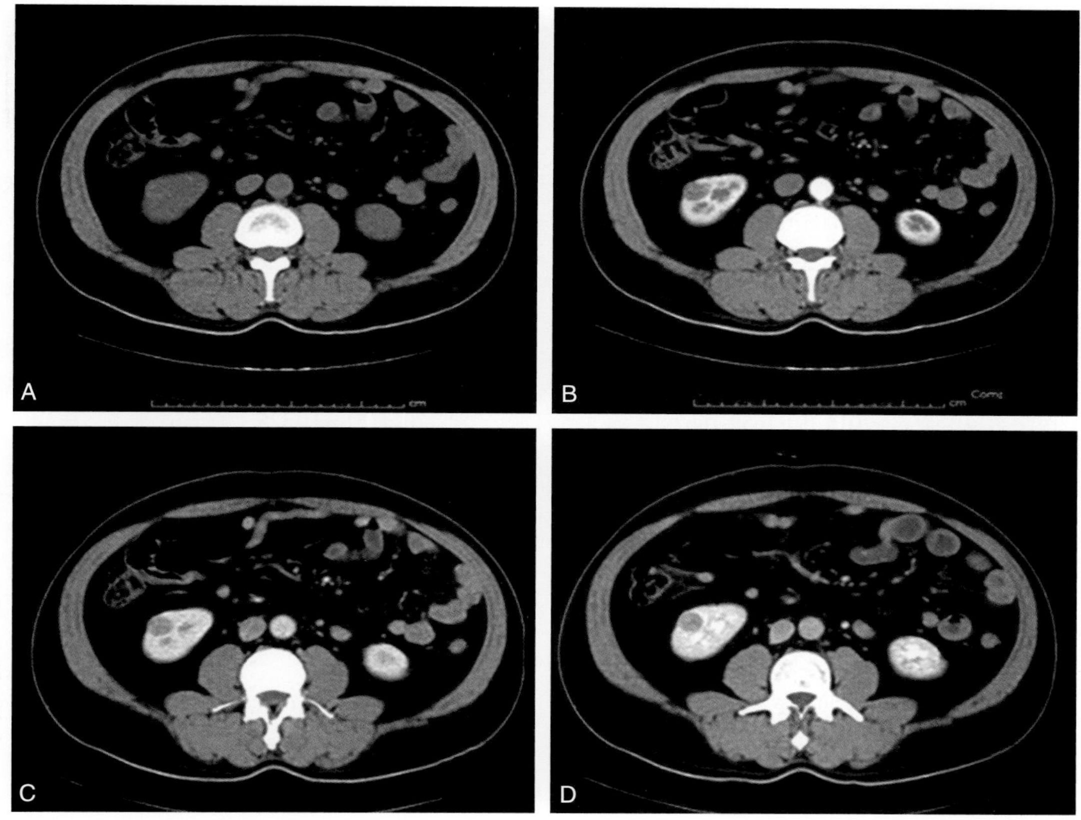


图 8-16　增强 CT:肾脏可见一低密度圆形团块,延迟强化或强化不明显

低钾血症综合征和血浆肾素活性及醛固酮水平增高。术前影像学检查和内分泌监测对做出正确的诊断具有重要意义。肾小球旁细胞瘤确诊最终需要术后病理结果。本病手术切除是首选治疗方法。由于肾小球旁细胞瘤为良性,保留肾单位手术是合理的治疗方式。

(张玉石)

## 参考文献


[1] AKBULUT S,SENOL A,CAKABAY B,et al. Giant renal oncocytoma:a case report and review of the literature [J]. J Med Case Rep,2010. 4:52.

[2] BISSLER J J,MCCORMACK F X,YOUNG L R,et al. Sirolimus for angiomyolipoma in tuberous sclerosis complex or lymphangioleiomyomatosis [J]. N Engl J Med,2008,358(2):140-151.

[3] CHAMBO J L,FALCI J R,LUCON A M. Juxtaglomerular cell tumor as a rare cause of hypertension in adults [J]. Int Braz J Urol,2004,30(2):119-120.

[4] CHENG L,GU J,EBLE J N,et al. Molecular genetic evidence for different clonal origin of components of human renal angiomyolipomas[J]. Am J Surg Pathol,2001,25(10):1231-1236.

[5] MARKEY R B,MACLENNAN G T. Juxtaglomerular cell tumor of the kidney [J]. J Urol,2006,175(2):730.

[6] MARTIN S A,MYNDERSE L A,LAGER D J,et al. Juxtaglomerular cell tumor:a clinicopathologic study of four cases and review of the literature [J]. Am J Clin Pathol,2001,116(6):854-863.

[7] MENDEZ G P,KLOCK C,NOSE V. Juxtaglomerular cell tumor of the kidney:case report and differential diagnosis with emphasis on pathologic and cytopathologic features[J]. Int J Surg Pathol,2011,19(1):93-98.

[8] MOCH H,CUBILLA A L,HUMPHREY P A,et al. The 2016 WHO Classification of Tumours of the Urinary System and Male Genital Organs-Part A:Renal,Penile,and Testicular Tumours. Eur Urol. 2016. 70(1):93-105.

[9] NELSON C P,SANDA M G. Contemporary diagnosis and management of renal angiomyolipoma [J]. J Urol,2002,168(4 Pt 1):1315-1325.

[10] ROMERO F R,KOHANIM S,LIMA G,et al. Leiomyomas of the kidney:emphasis on conservative diagnosis and treatment [J]. Urology,2005,66(6):1319.

[11] SUN Z,KAN S,ZHANG L,et al. Immunohistochemical phenotype and molecular pathological characteristics of metanephric adenoma [J]. Int J Clin Exp Pathol,2015. 8(6):6031-6036.

[12] YAN J,CHENG J L,LI C F,et al. The findings of CT and

MRI in patients with metanephric adenoma [J]. Diagn Pathol, 2016. 11(1): 104.

[13] 毕新刚,赵平,吕宁,等. 肾脏混合性上皮间质瘤二例报告及文献复习[J]. 中华泌尿外科杂志, 2006(2): 104-107.

[14] 耿建祥,黄书亮. 乳头状肾细胞癌的分型、诊断与鉴别诊断[J]. 诊断病理学杂志. 2005.(3): 226-22.

[15] 李学松,白龙伟,陈捷. 肾脏平滑肌瘤三例报告[J]. 中华泌尿外科杂志, 2004, 25: 675.

[16] 刘丽娜,黄受方. 19 例肾腺瘤的组织病理学观察[J]. 中华病理学杂志. 2002.(03): 11-14.

[17] 刘禄明,刘芳,郑雷,等. 肾嗜酸细胞腺瘤的 CT、MRI 表现[J]. 医学影像学杂志. 2016.(9): 1659-1662.

[18] 邵建国,丁克家,高德轩. 肾血管平滑肌脂肪瘤 103 例诊治分析[J]. 中国现代医学杂志, 2011(24): 3034-3036, 3040.

[19] 王春华,于亚威,卞巍,等. 肾脏腺瘤临床病理分析[J]. 浙江临床医学. 2017.(10): 1922-1924.

[20] 王聪,宋国新,李明娜,等. 后肾腺瘤八例临床病理学特点[J]. 中华病理学杂志. 2014.(3): 154-157.

[21] 张立进,张士伟,赵晓智,等. 后腹腔镜下单纯肾肿瘤剜除术治疗肾嗜酸样细胞腺瘤的临床观察. 现代泌尿外科杂志. 2016.(2): 95-98.

[22] 中华医学会泌尿外科学分会. 结节性硬化症相关肾血管平滑肌脂肪瘤诊治专家共识[J]. 中华泌尿外科杂志, 2017(5): 321-325.

# 第九章

# 肾癌与外科治疗总论

肾癌是常见的泌尿系统恶性肿瘤，年发病率4.4/10万，占全部恶性肿瘤的第14位。自20世纪80年代起，世界范围内肾癌发病率呈现逐年上升趋势。肾癌的病死率虽然在同期呈现相似的增长态势，但是自20世纪90年代开始呈现平稳的状态。此外肾癌的发病率和病死率存在显著的地区分布差异，发达国家和地区较高而发展中国家则相对较低。此外不同人群肾癌发病率也存在显著的性别差异和种族差异，男性发病率高于女性，黑人发病率高于白人。吸烟、肥胖和高血压是目前已确认的肾癌发病的风险因素，逐年上升的肾癌发病率很可能由于人群逐年上涨的肥胖比例和吸烟比例造成。因此，控制吸烟和减肥，并适度地控制血压是目前控制肾癌发病率上升的有效的措施。此外，越来越多的证据显示体育运动和适量饮酒能够降低肾癌的发病风险。同时，研究显示职业暴露因素如三氯乙烯及易感基因突变也可能与肾癌发病显著相关，但是目前尚需大量流行病学研究进行进一步论证。

随着科学技术的不断进展，当前队列研究的焦点逐渐从传统危险因素研究过渡到基因和基因、基因和环境交互作用，从基因水平探究肾癌发病和预后的相关因素，对肾癌发病机制进行准确定位。此外，随着国家重点研发计划等项目不断的资金投入，未来将开展更大规模、生物组织样本齐全且长期稳定随访的肾癌发病自然人群队列和肾癌专病队列，以期对肾癌的发病风险因素进行新的探索和反复验证，从而实现对肾癌的精准预防。本章将重点介绍肾癌的流行病学特征和趋势并对肾癌发病相关病因学因素做详细阐述。

## 第一节　肾癌的流行特征与趋势

### 一、肾癌发病率和病死率

据国际癌症研究协会（International Agency of Research on Cancer，IARC）2012年度出版的癌症登记资料分析报道，2012年全球肾癌新发病例达到337 860例，占全部恶性肿瘤发病人数的2.4%，全年肾癌死亡人数约143 406人，占全部恶性肿瘤死亡人数的1.8%。世界人口肾癌年龄标化发病率（age-standardized incidence rates，ASIR）为4.4/10万，其中男性为6.0/10万，女性为3.0/10万；世界人口年龄标化病死率（age-standardized mortality rates，ASMR）为1.8/10万，男性ASMR为2.5/10万，女性为1.2/10万。2012年肾癌患者数906 746人（15岁以上），在所有恶性肿瘤患者中占比2.8%。世界人口5年标化患病率为17.5/10万，其中男性5年患病率为22.4/10万，女性5年患病率为12.6/10万。根据美国癌症统计报道，预计2018年美国男性和女性肾癌新发病例数分别为42 680人和22 660，分别占恶性肿瘤发病人数第6位和第10位，预计2018年美国肾癌总体死亡人数达14 970人(男性10 010人，女性4 960人)。

中国2012年肾癌新发病例数66 466人，其中男性肾癌ASIR为5.1/10万，在恶性肿瘤发病率癌谱中排第7位；女性肾癌ASIR为2.5/10万，排第15位。全年肾癌总体死亡人数25 583人，男性肾癌ASMR为1.9/10万，女性ASMR为0.9/10万。我国2012年15岁以上肾癌患者153 014人，在所有恶性肿瘤患者中占比3.0%。我国男性5年标化患病率为18.2/10万，女性5年标化患病率为9.3/10万。根据中国癌症登记中心（National Central Cancer Registry of China，NCCR）最新统计结果，预计2015年我国肾癌新发病例数将达到 66 800 人，死亡人数达到 23 400 人。

## 二、肾癌发病率时间变化趋势

自 20 世纪 80 年代以来，世界大部分国家和地区的原发性肾细胞癌发病率均呈现显著的上升趋势。世界卫生组织 IARC 数据显示，从 1973—1977 至 1988—1992 年间，全球除了北欧的斯堪的纳维亚地区以外，各地区和各种族男女性肾癌发病率均呈现显著的增长态势，男性人群发病增加最快的是日本，增加了 171%；女性发病比率增加最快的是意大利，增加了约 107%。

天津医科大学肿瘤医院和天津市疾病预防控制中心天津市肿瘤随访登记系统先后承担天津市恶性肿瘤登记工作，是目前中国北方最大的肿瘤登记报告中心。登记中心数据显示，在 1981—2014 年期间天津市男女性肾癌发病率呈现出呈现明显上升趋势，男性肾癌年龄标准化发病率从 2.60/10 万上升到 7.73/10 万；女性人群肾癌发病率从 1.53/10 万上升到 3.73/10 万，见（图 9-1）。上海市肿瘤登记中心也报告了相似的结果，基于中国上海癌症登记中心 1973 年到 2005 年期间研究数据，男性肾癌年龄标准化发病率从 1.20/10 万上升到 5.64/10 万；女性人群中，肾癌发病率从 0.85/10 万上升到 3.33/10 万（图 9-2）。

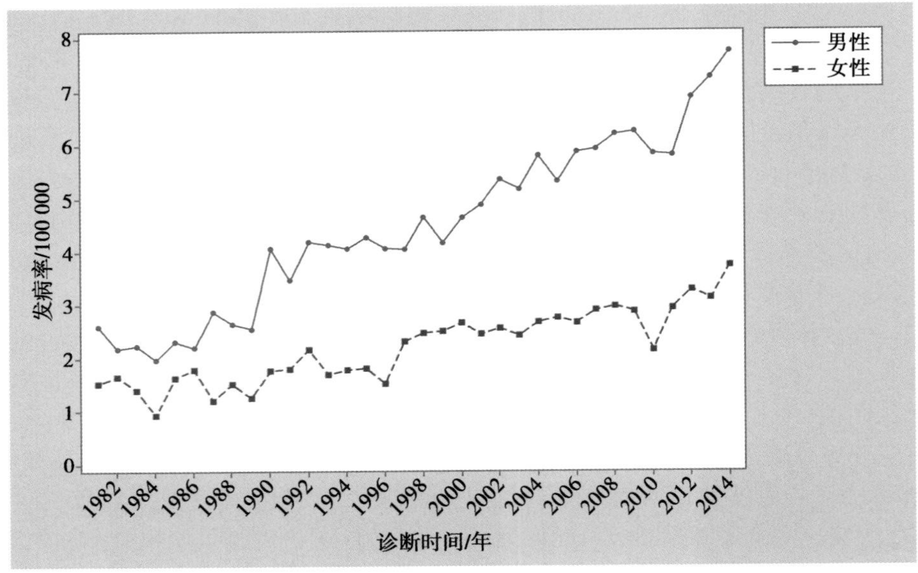


图 9-1 天津市 1981—2014 年男女性肾癌标化发病率变化趋势图（1/100 000）

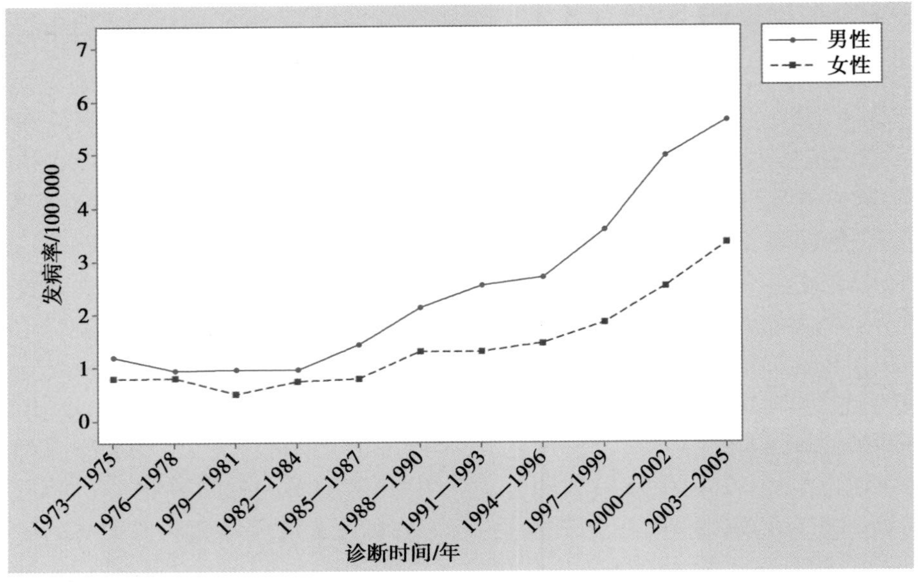


图 9-2 上海市 1973—2005 年期间男女性肾癌标化发病率变化趋势图（1/100 000）

## 三、肾癌发病率地区分布特征

世界范围内，肾癌发病率呈现明显的地区分布差异，北美、北欧、西欧、东欧和澳大利亚等经济发达地区肾癌发病率相对较高，其中发病率最高的国家是捷克共和国，男性世界人口 ASIR 为 24.1/10 万，女性 ASIR 为 10.5/10 万。而亚洲、非洲和太平洋等发展中国家发病率相对较低，其中所罗门群岛、萨摩亚和马尔代夫等地区肾癌发病率几乎为零，不同国家和地区肾癌的发病率最大差别将近 20 倍（图 9-3）。同一个国家，不同地区的肾癌发病水平也不尽相同，意大利萨勒诺地区肾癌发病率为 3.6/10 万，而在意大利东北部地区肾癌发病水平为 9.0/10 万。这种地区差异可能是由于生活环境和癌症登记报道水平等因素的差异所导致。此外，近些年超声、CT 和磁共振等诊断技术的广泛应用也一定程度上提高了肾癌患者的诊断比例。

我国肾癌发病率也存在显著的地区差异，中国北部地区标化发病率最高，为 5.3/10 万，而东部（3.8/10 万）和南部地区次之（3.0/10 万），西部（2.6/10 万）和中部地区（2.5/10 万）肾癌发病率最低。此外，我国肾癌发病率也存在明显的城乡差异，城市地区肾癌发病率相对较高（4.4/10 万），而农村地区肾癌发病率却相对较低（2.2/10 万），这可能是由于我国经济发展不均衡所导致的。

## 四、肾癌发病率人群分布特征

肾癌的发病率存在显著的性别差异和年龄差异。世界范围内，男性肾癌的发病率约为女性发病率的 2 倍，且该比例并不随年龄、诊断年份和地域的变化发生显著改变。这可能是由于性激素水平的差异引起的，雌激素水平可能在肾癌的发病中起着一定程度的保护作用。男性和女性人群，肾癌发病率从 30 岁开始随年龄增加而呈现指数性增长的趋势，在 70~74 岁肾癌发病率达到峰值，随后肾癌发病率逐渐降低，因此未来肾癌的筛查和预防应该着重于 35 岁以后的人群（图 9-4）。

此外，不同种族人群肾癌的发病水平也存在显著差异。在 1998—2002 年五大洲人群肾癌发病率研究的结果显示，美国人群中亚洲和大洋洲人群肾癌发病率（男性 4.7/10 万，女性 2.2/10 万）显著低于美国白人（男性 9.7/10 万，女性 5.2/10 万）、非西班牙裔人（男性 10.0/10 万，女性 4.8/10 万）和非裔美国人群（男性 11.5/10 万，女性 5.7/10 万）。此外，研究显示白人肾癌发病率低于黑人，且随着时间增加，黑人肾癌发病率上升速度显著高于白人。

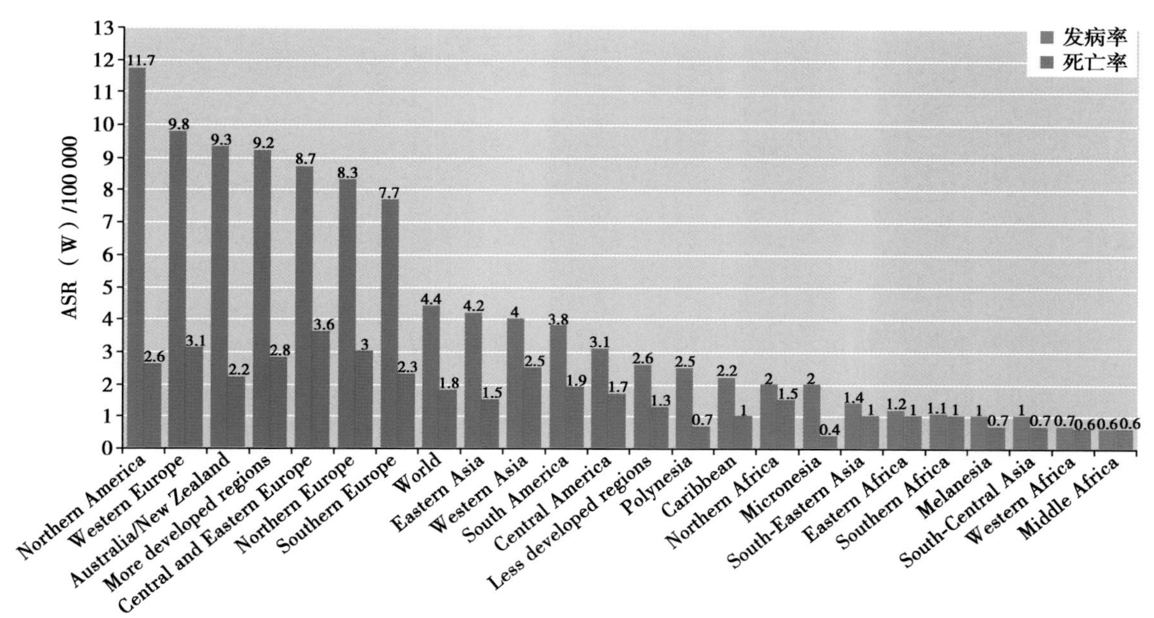


图 9-3　世界不同地区肾癌年龄别标化发病率分布图

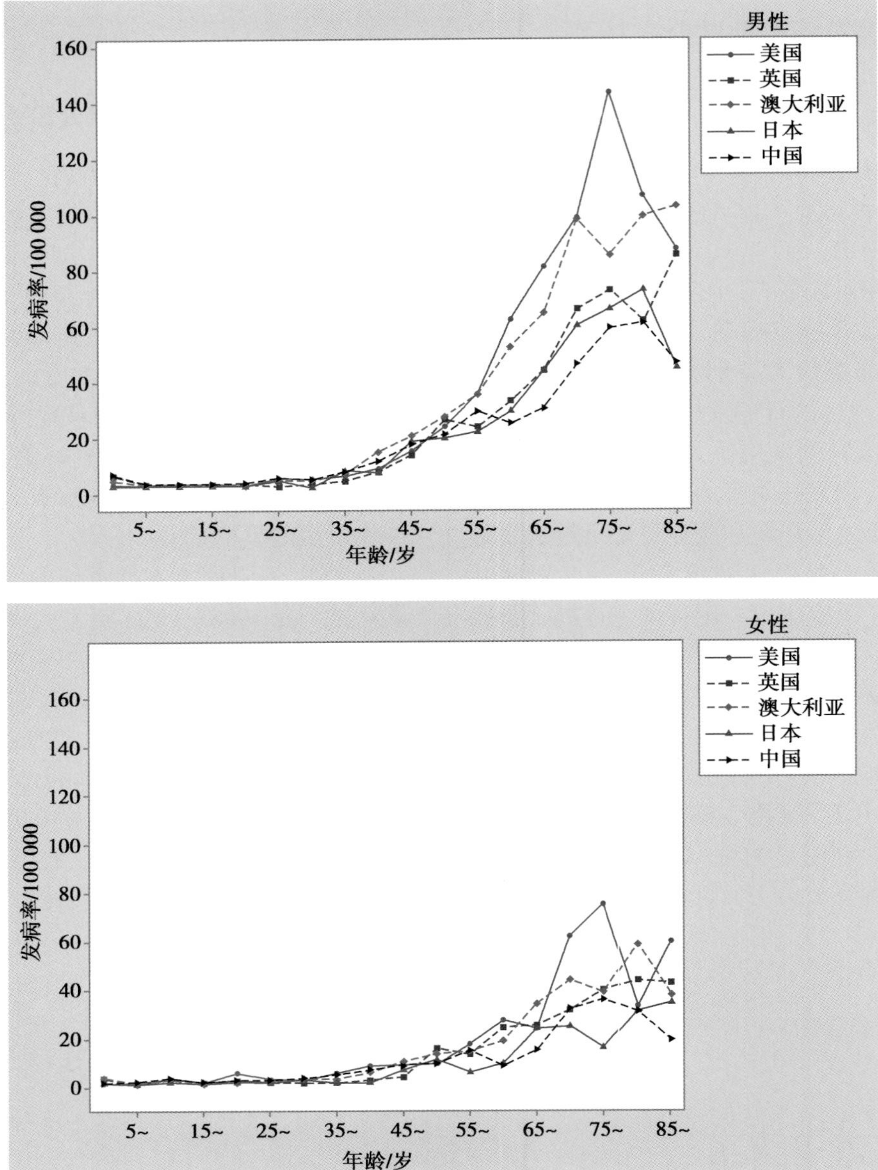


图 9-4 世界不同国家男性和女性人群肾癌发病率随年龄增长的变化趋势

## 五、肾癌病死率流行特征和变化趋势

据 IARC 报道，2012 年，全球肾癌死亡人数达 143 406 人，占同年所有癌症死亡人数的 1.7%，其中男性肾癌死亡人数 90 802 人，女性 52 604 人。不同国家和地区肾癌病死率不尽相同，经济较发达地区如东欧、西欧、北美、澳大利亚等地肾癌病死率相对较高，其中，立陶宛肾癌病死率最高，年龄标准化病死率为 4.9/10 万（男性 8.5/10 万，女性 2.5/10 万），其他国家如捷克共和国（4.8/10 万）、拉脱维亚（4.7/10 万）、爱沙尼亚（4.6/10 万）和乌拉圭（4.4/10 万）等地肾癌病死率也相对较高。而经济欠发达地区如亚洲、非洲和大洋洲地区病死率相对较低，发达国家病死率基本是发展中国家和地区病死率的 3~4 倍。

肾癌病死率趋势与其发病趋势基本一致，自 20 世纪 50 年代到 80 年代末期开始，欧洲和美洲肾癌病死率均呈现显著的上升趋势。研究显示从 1995 年到 1989 年，欧洲男性和女性肾癌病死率分别平均上升 73% 和 48%。而美国同期的研究显示，随时间增加，美国白人和黑人肾癌病死率呈现上升趋势，且黑人发病率上升速度高于白人。然而，从 90 年代开始，肾癌病死率的时间趋势开始呈现平台期甚至显著下降的趋势。从 1990 年到 1999 年，德国男性和女性肾癌病死率分别下降了24%和21%，而且丹麦、荷兰等欧洲国家肾癌病死率也呈现明显的下降趋势。与之相似，自1990—2009年，美国白人病死率也显著下降，而美国黑人病死率呈现较为稳定的状态。此外，基于加拿大癌症登记中心的研究也同样显示，自20世纪80年代末至2007年，男性和女性病死率均呈现下降的趋势。病死率显著下降的现象可能是由于过去的几十年人群吸烟比率降低所致。此外，近几十年，欧美人群饮食中水果和蔬菜等膳食摄入的增加、职业不良因素暴露接触的减少、泌尿系统感染疾病的控制、肾癌治疗水平的提高、癌症筛查的广泛开展使肾癌早期诊断率提高以及医疗保障系统的逐渐完善等因素也能一定程度上解释这种病死率下降的现象。

## 六、肾癌生存率

肾癌患者5年绝对生存率约为40%~50%，5年相对生存率约为45%~75%。(图9-5)肾癌预后效果的不同主要取决于肿瘤病理分期和远处转移情况，对于未发生远处转移的肾癌患者，若经过手术治疗，5年总体绝对生存率可达到80%~90%甚至更高。患者的年龄、肿瘤大小、组织学分级及是否进行淋巴结清扫等因素显著影响患者的预后效果。

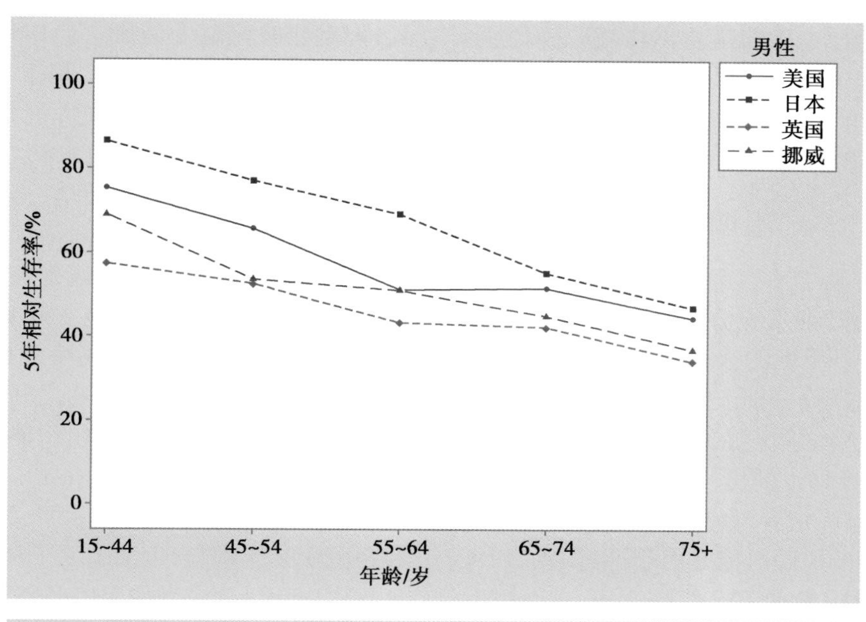


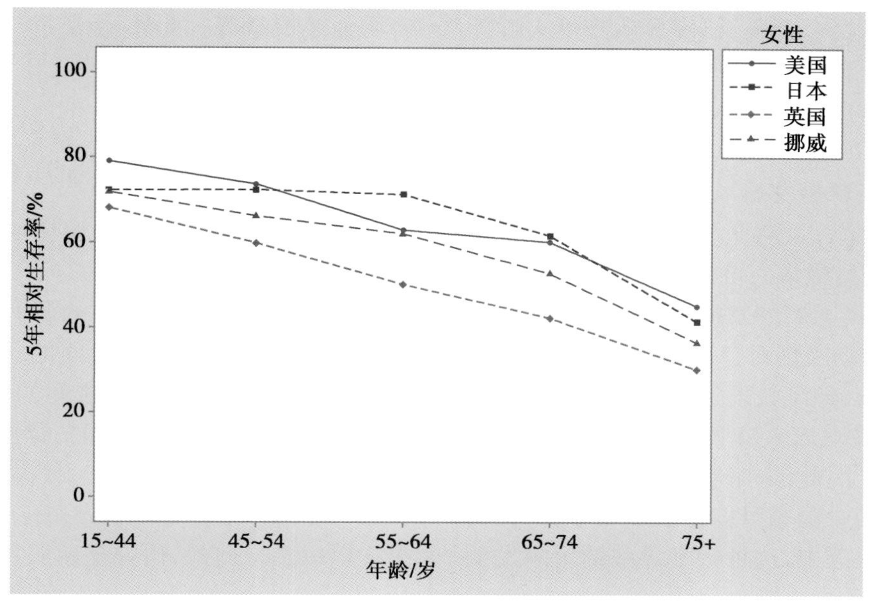


图9-5　世界不同国家男性和女性人群肾癌5年相对生存率随年龄变化趋势图

## 第二节 肾癌发生的相关病因学

虽然肾癌的病因尚不明确，但是目前已经有一些确认的肾癌发病的风险因素，比如吸烟、肥胖和高血压病史。其他发现的可能与肾癌发病有关的危险因素还包括饮食习惯、运动、职业因素暴露等，但他们与肾癌发病之间的因果关系还需要进一步研究确认。目前大多数肾癌的危险因素都来源于病例对照研究，肾癌患者被诊断的同时进行相关危险因素的收集，并与对照组进行比较，从而评价相关因素与肾癌之间的关联，但是该研究设计的因果论证强度较弱。近些年，随着队列研究的大范围开展，流行病学信息的丰富及生物样本库的建立，对肾癌发病危险因素和生物标志物的发现提供了较强的证据支持。本章节重点对基于队列研究发现的肾癌发病相关的危险因素做详细的阐述。

### 一、吸烟

国际癌症研究协会和美国国家烟草局已经确认，吸烟是肾癌发病“证据充分”的危险因素。Meta分析研究显示，与不吸烟的人群相比，男性和女性吸烟人群肾癌发病风险分别上升54%和22%，且吸烟量与肾癌发病风险之间存在较强的剂量-反应关联，平均每天一包吸烟量的男性肾癌发病风险上升一倍，女性每天一包吸烟者肾癌发病风险上升58%。吸烟增加肾癌发病的风险可能是由于通过增加一氧化碳地暴露以及导致慢性阻塞性肺疾病，进而引发慢性组织缺氧引起的。此外，研究显示吸烟人群外周血淋巴细胞比对照人群呈现出较高比例的N-亚硝胺所致的DNA的损伤，从而进一步阐明吸烟对肾癌发生的机制。

长期吸烟对于肾癌发病风险的影响较强，芬兰人群的一项研究显示，长期低量吸烟人群肾癌发病风险高于短期大剂量吸烟人群，此外研究还显示，戒烟10年以上的烟民肾癌的发病风险显著降低。然而偶尔吸烟以及被动吸烟对肾癌发病风险的影响目前尚无定论。目前，经济较发达国家人群吸烟率逐渐降低，然而发展中国家人群吸烟率持续平稳，并有持续上涨的趋势。因此，未来吸烟对于肾癌发病率上升的影响在发展中国家可能会更加明显，而像美国和西欧等发达国家中，这种吸烟导致的肾癌发病率可能会逐渐下降。

### 二、肥胖

流行病学研究结果显示，肥胖与肾癌的发病显著相关。近些年大量队列研究对该研究结果进行了再次验证，证实肥胖是明确的肾癌发病的危险因素。并且Meta分析研究显示肥胖和肾癌的发病风险之间存在一定的剂量反应关系，体重指数(body mass index，BMI)每升高5kg/$m^2$，男性和女性肾癌的发病风险分别上升24%和34%。其他一些队列研究也同时发现较高的腰臀比也可能是肾癌发病的风险因素，但是腰臀比是否是独立于BMI的肾癌发病风险因素，目前尚不清楚。此外，基于美国人群的大型队列研究还显示体重增加可能是肾癌发病的另一项独立危险因素。据统计，大约40%美国肾癌患者是由于超重和肥胖所导致的，而这一比例在欧洲人群也超过30%。自从20世纪80年代开始，无论是在美国和西欧的经济发达国家还是在发展中国家，人群肥胖的比率均逐渐上升，这一趋势很可能一定程度上解释肾癌逐年上升的发病率趋势。

超重和肥胖与身高发病之间的机制尚不明确，目前提出的假说包括脂肪组织能增加体内胰岛素、胰岛素样生长因子Ⅰ(insulin-like growth factor Ⅰ，IGF-Ⅰ)和性类固醇激素的水平、增加肾小球滤过率和肾脏血浆流量、产生细胞因子和脂肪因子、脂质过氧化作用和氧化应激作用以及增加肾小球滤过率和肾脏血浆流量等。此外，由肥胖以及肥胖相关睡眠呼吸暂停导致的乏氧也可能是其导致肾癌发病的原因之一。

### 三、高血压及抗高血压药物的使用

病例对照研究显示高血压与肾癌发病显著相关，然而肾癌本身以及癌症的治疗也会增加高血压的发生，因此，基于横断面的研究结果不能准确地解释高血压和肾癌发病之间的关联。随着队列研究的开展，高血压和肾癌之间的关联越来越清晰。研究显示且随着血压的升高，肾癌发病风险逐渐上升，且与正常血压人群相比，较高血压人群(舒张压≥100mmHg，收缩压≥160mmHg)肾癌发病风险上升2倍以上。此外，研究显示服用利尿剂及抗高血压的药物也会提高肾癌的发病风险，但这种关联很有可能是由于高血压疾病史的混杂引起的。研究还指出,高血压是一项独立于吸烟和肥胖的肾癌发病危险因素,同时具有肥胖和高血压人群肾癌发病风险高于只具备其中一项危险因素的人群。而且,一项针对瑞士男性的队列研究显示,在随访过程中血压上升的男人肾癌发病风险也同时上升,血压下降的同时,肾癌发病风险也显著下降。因此,高血压是肾癌发病的指示因素,而这种风险可以通过控制血压水平进行控制和预防。

高血压与肾癌发病之间的机制目前尚未完全阐明,研究显示高血压患者人群脂质过氧化反应和活性氧的形成水平较高,因此推测他们在肾癌的发病中起着重要的作用。此外,慢性肾缺氧伴高血压同样认为能够通过上调缺氧诱导因子,进而导致肾癌发病风险上升。

## 四、其他既往疾病史和用药史

研究显示进行血液透析的尿毒症患者,尤其是长期接受透析和患有获得囊性肾脏疾病的人群肾癌的发病风险显著上升。而且,研究显示肾脏疾病晚期等待肾脏移植的患者罹患肾癌的发病风险也显著提高,同时在肾脏移植患者中,自身肾脏患肾癌的发病风险高于外体移植的肾脏。此外,数据显示,癌症患者接下来患肾癌发病风险显著上升,而且单侧肾癌患者其对侧肾癌发病风险也显著提高。

基于丹麦糖尿病患者的队列研究结果显示,糖尿病能显著提高肾癌的发病风险。然而最近的研究结果显示糖尿病并不是肾癌发病的独立风险因素,因为糖尿病与肾癌发病之间的关联在调整了肥胖和高血压以后不再显著。因此未来还需要利用大人群队列研究对二者之间的关联进行进一步探讨。

基于美国越南老兵的大型巢式病例对照研究显示,作为临床常用的降血脂的他汀类药物能够显著降低 48% 肾癌的发病风险。同时动物实验也表明口服剂量的他汀类药物的能够抑制肾癌细胞的生长并减少肺部的转移程度。此外,队列研究也指出他汀类药物能够降低癌症的发病率,但是其对降低肾癌发病的特异性效应尚需要进一步验证。此外,虽然一些研究指出阿司匹林等非甾体抗炎药能够降低肠道肿瘤的发病风险,但是其对肾癌的作用目前尚不明确。同时,文献报道还显示含非那西汀的镇痛药和对乙酰氨基酚(非那西汀的代谢物)会增加肾癌的发病风险,但是他们之间的关联还需要大型队列研究进行进一步验证。

## 五、生育因素与荷尔蒙

研究指出人类肾癌组织能够表达类固醇激素受体和促黄体生成素释放激素受体,而且大鼠实验表明雌激素治疗能够促进肾癌的发展,而进行卵巢切除术后能够一定程度上降低肾癌的发展进程,因此激素水平可能在肾癌的发病机制中起着重要的作用。一项基于瑞士女性开展的流行病学研究同样显示,有生育史的女性与无生育史人群相比,肾癌患病风险上升 40%,这一比例在生育次数较高(5 次以上)的女性中更加明显,患病比例上升 91%。此外,还有文献报道口服避孕药和雌激素替代治疗也与肾癌发病相关,但是研究结果并不一致。

## 六、体育运动

越来越多的研究表明体育运动能一定程度上降低肾癌的发病风险。一些队列研究也指出肾癌发病风险与职业和休闲运动反向相关。而且一些研究指出运动强度和能量消耗水平与肾癌发病风险之间存在负向的剂量反应关系,而且这种趋势不限于一天内的日常的体育活动、娱乐活动和任何能量消耗性的运动。此外,文献报道青年时期的体育运动可能会对以后肾癌的发病起到一定程度的保护作用,但是该研究结果尚需进一步验证。体育运动可能是通过多种途径降低肾癌的发病风险,包括降低体重和血压、提高胰岛素受体敏感性、降低慢性炎症的发生和氧化应激等。

## 七、饮食因素

一些队列研究指出,由于蔬菜和水果中富含维生素 A、维生素 C、维生素 E 以及胡萝卜素等抗氧化剂,经常使用水果和蔬菜能够降低肾癌的发病风险,然而研究结果却并不十分一致。而且,文献报道由于鱼油中含有丰富的十二碳六酸和二十碳五烯酸,他们能降低肾癌细胞的侵袭能力,因此经常食用鱼类能降低肾癌的发病风险。但是队列研究指出只有食用多脂鱼类才能达到降低肾癌发病风险的效果,食用低脂鱼类没有明显的抗癌效果。因为多脂鱼类体内还富含维生素 $D_3$,它能降低肾癌的发病和进展能力。未来还需要更多研究进一步探讨饮食,尤其是鱼类摄入对肾癌发病和进展的影响。

适量饮酒通常被认为能降低肾癌的发病风险,尽管这种关联只在部分研究,甚至部分亚组中出现。

这种反向的关联性出现在包括啤酒、白酒和所有含酒精饮品中。一个包含12项研究的Meta分析结果指出,增加酒精的摄入能够降低肾癌的发病风险,每天饮用15g以上的酒精能够降低28%的肾癌发病风险。中等饮酒降对肾癌发病的抑制机制可能是通过提高胰岛素敏感性,降低了2型糖尿病发病风险,产生胰岛素样生长因子-I进而降低肾癌的发病风险。然而,基于美国护士队列和卫生专业人员队列的随访研究结果指出,咖啡、茶、牛奶、果汁、苏打饮料和水的摄入与肾癌发病并不存在显著关联。

## 八、职业因素暴露

虽然肾癌并不是一种职业性疾病,但是大多数研究者都认为肾癌的发病与一些职业暴露有关,尤其是三氯乙烯(trichloroethylene,TCE)。TCE是一种常用的含氯的溶剂,通常被用于金属工业的脱脂剂。文献报道显示TCE具有一定程度的肾毒性,并且可能导致肾癌的发生。针对TCE与肾癌发病关联的研究最早发表于1999年,Brauch等人的病例对照研究发现,肿瘤抑制基因von Hippel Lindau(VHL)在有TCE暴露的肾癌患者中突变比例较高,而且TCE暴露强度越大,VHL突变频率越高。Charbotel等人在法国阿尔韦山谷地区(由于工业影响造成了TCE的高剂量地暴露)开展了一项病例对照研究结果显示,既往暴露TCE会提高64%的肾癌发病风险,而这一比例在累计高剂量TCE暴露人群中肾癌发病风险上升1倍以上。后期多项队列研究也分别报道了TCE暴露与肾癌发病之间的关联。

文献报道同时指出肾癌的发病也与铬化合物、镉、铅、硫酸铜、苯、氯乙烯、石棉、杀虫剂和除草剂等工业暴露因素以及饮水中砷、硝酸盐和氡含量显著相关,此外一些特殊职业如印刷工人、航空机械维修员、铁路工人、钻井工人、金属工业工人、加油站员工及维生素A和维生素E合成车间的工人都具有较高的肾癌发病风险,但目前这些职业与肾癌发病之间的关联尚缺乏足够的流行病学研究证据。

## 九、肾癌易感基因和环境因素

目前,基因多态性以及表观遗传变化对肾细胞癌发展的重要性日益受到重视,因此,研究这些基因突变及其与环境的交互作用与肾癌发病之间的关联成为当前流行病学研究的重要组成部分。病例对照研究结果显示,肾癌患者中一级亲属有肾癌病史的比例显著高于对照人群,此外,基于瑞士肿瘤登记的研究也证明,父母有肾癌病史的人群肾癌发病风险上升50%,如果其兄妹有肾癌患病史,那么其患肾癌风险将上升四倍。而且,这种遗传性发病风险上升的趋势不只体现在一级亲属关系中,甚至二级和三级亲属有肾癌病史者其肾癌的发病风险也高于其他人群。

近些年随着全基因组关联研究(genome-wide association study,GWAS)的发展,单核苷酸多态性(single nucleotide polymorphism,SNP)位点与肿瘤发病之间的关联研究呈现井喷式的增长。目前已经发现了较多与肾癌发病相关的SNP位点,这些位点定位在多条肾癌发病的生物学通路的基因上,包括DNA错配修复基因、细胞周期调控和凋亡基因、血管生成基因、肥胖和激素代谢基因以及高血压和肾功代谢基因等,这些基因和相关文献被广泛收录在HuGE Navigator和GWAS Catalog网络数据平台中。

目前与肾癌发病相关单核苷酸多态性位点研究中开展最为广泛的,即是编码谷胱甘肽s-转移酶(GST)超家族的诱导酶基因。GST酶可以催化与谷胱甘肽的亲电基体结合,从而诱导活性中间体的解毒作用。而且在该基因家族中,GSTM1和GSTT1基因由于可以对烟草多环芳烃和卤化有机溶剂起到解毒的作用,因此这些基因SNP与肾癌发病之间的关联是研究最为广泛的。

近些年其他的针对GSTP1、NAT2、CYP1A1、CYP2E1、CYP1B1和NQ01等代谢酶相关基因和编码维生素D受体基因(vitamin D receptor,VDR)、DNA错配修复酶基因(hMLH1 and hMSH2)、叶酸代谢通路基因如检查点激酶2(checkpoint kinase 2,CHEK2)和细胞周期蛋白1(cyclin D1,CCND1)基因、免疫功能相关基因(IL-6、IL-10、TNF-α和IFN-γ)以及基质金属蛋白酶(matrix metalloproteinase,MMP)基因等单核苷酸多态性突变与环境交互作用与肾癌发病的关联研究也较为广泛。

(陈可欣 王新)

# 第三节 肾细胞癌发生的分子机制

## 一、概述

肾细胞癌(renal cell carcinoma,RCC)常发病隐匿,约30%肾细胞癌在初次诊断时已发生转移。肾细胞癌对放化疗不敏感,根治性手术切除是其唯一有效的治疗方式,但是术后肿瘤复发转移率仍较高。转移性肾细胞癌(metastatic renal cell carcinoma,mRCC)预后不良,5年生存率<10%。多项多中心的循证医学研究表明,分子靶向药物可延长肾细胞癌转移患者的生存期,然而效果仍十分有限。肾细胞癌转移对肾细胞癌的治疗构成了极大的挑战。肾细胞癌起源于肾小管上皮细胞,其中约75%为肾透明细胞癌(clear cell renal cell carcinoma,ccRCC)。遗传学研究表明肾癌是多基因相关肿瘤,发病机制极为复杂,病程发生、发展的分子生物学基础迄今尚未阐明。因此肾癌特异性或相关性基因的鉴定与克隆,将为临床提供必要的诊断治疗指标和预后判断指标。

## 二、肾细胞癌发生的相关基因

### (一)特异性基因

1. VHL基因 研究表明抑癌基因的失活、癌基因的激活与肿瘤发生发展密切相关。抑癌基因的点突变、重建、缺失或甲基化所致的功能失活与多种人类肿瘤的发生与发展有关。抑癌基因编码的蛋白质具有多种功能。在肿瘤的发生发展过程中抑癌基因的失活比原癌基因的激活起着更重要的作用。抑癌基因编码的蛋白质广泛存在于各种细胞中,主要有下列功能:①诱导细胞终末分化;②维持基因的稳定;③触发衰老,诱导细胞程序性死亡,控制细胞增殖;④抑制蛋白酶活性;⑤改变DNA甲基化酶活性;⑥调节组织相容性抗原;⑦调节血管生成;⑧促进细胞间联系。目前研究发现,VHL基因包括3 570个腺嘌呤、3 314个胞嘧啶、3 560个鸟嘌呤和4 098个胸腺嘧啶,是由elonginC、elonginB、和Cul-2组成的异源性三聚体。VHL基因失活(包括基因突变、杂合性缺失LOH、基因甲基化)是肾透明细胞癌发生的主要分子机制,VHL基因的失活是导致肾癌发生的重要原因。VHL基因的检测对肾癌的诊断及鉴别诊断、预后评估和治疗有重要意义。

2. G250 从多种肾癌细胞系中鉴别和克隆出一种广泛表达的相关抗原,这种抗原包含HLA-2限制性的细胞毒性T细胞(cytotoxic T lymphocyte,CTL)抗原表位,与一种具有碳酸酐酶活性的细胞黏附因子-碳酸酐酶Ⅸ(carbonic anhydrase Ⅸ,CA Ⅸ)完全相同,故定名为G250-MN/CAⅨ,一般简称G250。研究发现,用G250单克隆抗体进行免疫组织化学染色,显示所有的肾透明细胞癌和多数其他类型的肾细胞癌中几乎都可以发现G250的表达,而正常肾脏中很少或根本不表达。因此肾癌G250抗原具有很好的肿瘤特异性,其在RCC中的特异性表达使其成为肾癌诊断和治疗的重要靶位。

3. 钙黏蛋白-6(cadherin-6,CAD6) 钙黏蛋白是一种多基因家族的跨膜蛋白,CAM介导$Ca^{2+}$依赖的细胞间黏附、细胞骨架固定与信号传递及控制形态遗传性过程,钙黏蛋白介导的细胞间粘连紧密而稳定,从而保护组织的完整性。但在组织重塑,如发育过程中,粘连的部位可能为了适应形态改变而改变。致癌过程与此相似,细胞间粘连的改变可能会导致细胞具有攻击性。细胞黏附,既是维持组织结构稳定的基本条件,也是细胞运动和发挥功能的调节因素,并且对细胞的增殖和分化有重要影响。所以钙黏蛋白是一种评价肿瘤恶性程度的有用工具。

4. Met基因 1994年Zbar首先报道了10个家族性乳头状肾癌的家系,并将其命名为遗传性乳头状肾癌(heredit-ary papillary renal cell carcinoma,HPRC)。HPRC为常染色体显性遗传病,肿瘤的病理类型全部为Ⅰ型乳头状肾癌。Met基因位于染色体7q31,编码产生150kDa的跨膜蛋白,属于酪氨酸激酶活性受体蛋白,其中50kDa的α亚单位(p50α)位于细胞外,150kDa的β亚单位(p150β)则具有胞外的配体结合区、跨膜区和胞内酪氨酸激酶区,两个亚单位之间通过二硫键相连。Met蛋白与其配体肝细胞生长因子(HGF)共同形成HGF/Met内分泌信号传导系统,HGF于Met蛋白特异性结合后可激活β亚单位的酪氨酸激酶,使胞质内的信使蛋白磷酸化,并启动多条信号通路,并将信号传至细胞核内调节的特定基因表达。HGF/C-Met系统与促进肝细胞的生长、调控胚胎发育、上皮生长和分化以及组织损伤修复过程有关,但Met基因的过度激活可使细胞增殖、分化调节紊乱,诱发血管形成和增加细胞运动性,促进肿瘤的形成和生长。因此,Met基因被认为是原癌基因。研究发现将HPRC的基因定位于染色体7q31.3-q34之间，并发现HPRC中存在Met基因的过度表达，HPRC家系中的基因突变恰位于Met基因的酪氨酸激酶区域内。用野生型和突变型Met基因转染NIH3T3细胞，发现突变型Met基因可在体外促进NIH3T3细胞的转化，在裸鼠体内可形成肿瘤，而野生型Met基因无此作用。这些发现都证实了Met基因与HPRC密切相关。

5. FH基因　据报道2001年Launonen州2个伴有皮肤和子宫平滑肌瘤病肾癌的遗传性肾癌家系，命名为遗传性平滑肌瘤病和肾细胞癌（hereditary leiomyomatosis and renal cellcarcinoma，HLRCC）。HLRCC为常染色体显性遗传病，表现为肾癌伴多发平滑肌瘤、多灶性子宫平滑肌瘤或子宫平滑肌肉瘤，其中肾癌的病理类型为Ⅱ型乳头状肾癌。FH基因位于lq42.3，全长1.8kb，具有10个外显子，均包含编码区，编码约1.5kb的mRNA，FH基因的产物为延胡索酸酶，该酶组要存在于线粒体基质内，是三羧酸循环的组成部分，参与细胞基础能量的代谢，FH基因的失活在HLRCC中有极高的发生率。研究还证实HLRCC中FH的基因失活符合肿瘤的“二次打击”学说。以上研究说明，FH基因是HLRCC的致病基因，但与之相反的是，散发性Ⅱ型乳头状肾癌中，FH基因很少发生改变。

6. WTX基因　这是一个新的肿瘤抑制基因，该基因在最常见的儿童肾癌肾母细胞瘤重有突变，研究显示大约30%的肾母细胞瘤涉及该基因的突变。目前WTX编码的蛋白质的生物功能还不明确，但是该基因在X染色体的位置具有特别的意义。

7. RCC Ma　恶性肿瘤非常容易转移，利用一般的细胞病理学技术检测肿瘤的原发病灶存在一定困难，转移性RCC同样存在这个问题。RCC Ma能够识别人类肾脏近端小管抗原，在常规处理的组织切片中显示具有高度特异性，但灵敏度相对较低。研究发现29%原发性和40%转移性RCCs具有免疫活性，显色于病灶癌细胞的胞质中呈颗粒状分布。

8. BHD基因　BHD基因全长700kb，有14个外显子，4~14号外显子为编码区，产生3.8kb的mRNA。BHD基因编码的蛋白产物命名为folliculin，该蛋白与现存数据库中的蛋白无同源性，在各物种之间呈高度保守，并且广泛地在肾脏、肺和皮肤中表达，其具体功能尚不清楚。1977年Birt报道了一种以皮肤良性肿瘤为主要表现的常染色体显性遗产病，并命名为BHD综合征，典型表现为头颈部和上肢的多发性纤维毛囊瘤，并可能伴有肺囊肿和结肠息肉。1998年Weirich报道了5个BHD家系伴有嗜酸细胞瘤，这使人们注意到BHD综合征与肾癌之间存在的联系，有研究表明BHD综合征中，肾癌的发生率达15%~30%。Nickerson发现BHD基因的1733~1740号核苷酸为连续8个胞嘧啶，称为C8序列，该部位为突变热点，在44%的BHD肾癌患者中存在C8序列突变造成的蛋白截断。这说明folliculin蛋白功能的丧失在BHD肾癌的发生中至关重要。

9. GYLZ-RCC18　2002年，张强等人利用抑制消减杂交技术构建了人肾癌组织与正常肾脏组织差异表达的cDNA文库，并从中克隆鉴定出该基因。研究发现GYLZ-RCC18基因全长约为3.5kb，位于人类第14号染色体上，在肾癌组织中特异性表达，正常组织低表达或不表达，两者表达差别约为1~9倍。研究初步证明该基因是促进肾癌细胞生长、增殖，抑制肾癌细胞坏死和凋零的重要基因，该基因的真核表达载体的转染进一步阐明了它的高度表达可诱导正常肾细胞出现明显的癌表型改变。GYLZ-RCC18在高分级、分期肾癌的表达明显高于低分级、分期肾癌，提示我们它可能在肾癌的发生发展过程中连续表达，并且发挥癌基因的作用。因此CYLZ-RCC18有可能成为肾癌的特异标志物，在肾癌分期分级鉴定和评估中发挥重要作用。

### （二）非特异性基因

1. HLA-G　HLA-G作为非典型的MHC-Ⅰ类分子，在全身部分组织中分布，发挥着包括诱导免疫耐受、免疫逃逸在内的多重免疫调节作用。在RCC细胞系的研究中发现HLA-G mRNA以及蛋白的表达，但在自体正常的肾上皮中并未发现。并且，通过对自然杀伤细胞、淋巴因子激活的杀伤细胞、抗原特异性$CD8^+$ T细胞检测进行功能性研究，表明HLA-G错误表达抑制了RCC细胞的溶解。因此，HLA-G的异常表达可能帮助肿瘤细胞逃避免疫系统的监视，除了肾细胞癌的免疫原性，RCC细胞的过度生长更可能是由于有效的抗肿瘤反应的丧失。

2. KIT（CD117）　2004年，Pan等人利用免疫组化的方法分析了各种类型的肾脏肿瘤，包括肾细胞癌（renal cell carcinoma，RCC）、肾乳头状癌、肾母细胞瘤、尿路上皮癌、嫌色细胞肾细胞癌和肾大嗜酸粒细胞瘤等。经研究发现，癌基因KIT在83%的嫌色细胞癌和71%的肾大嗜酸粒细胞瘤中过度表达，显色于细胞膜上，而其他类型的肾肿瘤中不表达或零星表达。可以说KIT是一种有用的免疫分子标志，对肾肿瘤的精确分型有一定价值，而且KIT的过度表达与肿瘤的生长有关，成为肾癌治疗的一种新型靶标。

3. APM家族　HLA-Ⅰ类抗原加工机制（HLA class Ⅰ antigen-processing machinery，APM）在肽的产生以及呈递到细胞毒性T细胞的过程中起着关键作用，此机制中涉及的因子统称为APM家族。2003年，Seliger等对51例RCC癌组织和正常肾组织进行免疫组化染色，可观察到63%的肿瘤患者有抗原加工相关转运因子Ⅰ（transport associated with antigen processing，TAP1）的缺乏，80%有tapasin的不足；低分子量蛋白（low molecular weight protein，LMP）2和7表达的受损率分别为73%和33%。与APM家族活性下降的高发生率相反，HLA-Ⅰ类抗原的重链和β-微球蛋白的缺陷率仅为12%和10%。TAP1和LMP-2同时缺失会见于大约57%的RCC患者，而所有APM家族的表达同时降低仅仅发生于5%的肿瘤标本。APM家族的缺陷可以潜在性地辅助恶性肿瘤细胞逃避机体的免疫机制，也许以T细胞为基础的免疫治疗可以得益于那些促进TAP表达的细胞因子。而且APM的缺陷并不依赖于肿瘤的分期和分级，但在RCC的各种亚型中明显不同。

4. 低氧诱导基因家族　随着对RCC发病机制和临床表现研究的进展，2003年Pantuck等人研究发现了低氧诱导家族（the hypoxia-induced gene family），VHL、HIF1α、CA Ⅸ、VEGF等均为此家族成员。它们通过诱导低氧途径，可以更快地诊断、更早地预测肿瘤结局和更好地改善RCC患者生存率。此途径在血管生成、糖酵解、大多数癌细胞凋亡过程中起重要作用，可能是肿瘤具有适应低氧环境能力的原因，也可能是它们耐受放疗和化疗的原因。所以低氧诱导基因家族各成员均是RCC诊断、预后和免疫治疗的新的分子标志。

### （三）肾癌分子信号的传导通路

信号传导（signal transduction）主要指细胞外因子或配体（ligand）与相应受体（receptor）结合，进而引起细胞内外一系列的生物化学反应，最终将信号传导至细胞核内，引起相应基因表达改变的过程。信号传导中配体和受体是必不可少的基本成分，磷酸化与脱磷酸化是基本的生物化学反应。细胞的重要生理活动都是通过信号传导进行的，如细胞的增殖、凋亡、分化、迁移及物质分泌，均有赖于相应的信号传导，肿瘤生长在一定意义上是细胞增殖大于细胞死亡的过程，其分子基础是调节细胞增殖或凋亡的信号通路的分子异常。信号通路的异常将引起细胞生长失调，在肿瘤形成过程中，在细胞水平表现为促细胞增殖通路的信号过强或抑制细胞增殖和促进细胞凋亡通路的信号过弱，其原因是癌基因的活化和抑癌基因的失活。在诸多的信号传导通路中，与肾癌发生关系最密切的是VHL/HIF通路和促细胞增殖为主的酪氨酸激酶（RTK）活化的信号通路，大部分的癌基因产物均参与通路的活化。

1. VHL/HIF通路　VHL基因得名于家族性肾癌综合征-VonHippel Lindau（VHL）病，一种常染色体显性遗传性肿瘤综合征。1993年Lalif等成功地克隆出VHL基因并证实VHL基因失活是VHL病的根本原因，98%以上的VHL病中存在着VHL基因失活。人类VHL基因编码213个氨基酸，分子量为24-30kDa的蛋白质即VHL蛋白pVHL，pVHL与Elogin C、Elogin B、Cul2和Rbx1组成复合物，可参与降解多种蛋白，因此介导蛋白质降解被视为VHL蛋白的基本功能。目前发现的最重要的底物蛋白是缺氧诱导因子-1（hypoxia-inducible factor-1 HIF-1）。HIF-1是由α和β亚单位组成的异源二聚体，是机体应对缺氧环境的重要调控蛋白。当组织缺氧时，HIF-1表达水平升高，同时激活多种靶基因，其中包括血管内皮生长因子（VEGF）、表皮生长因子受体（EGFR）、血小板衍生生长因子（PDGF）、葡萄糖转移体-1（GLUT-1）、转化生长因子α（TGF-α）、促红细胞生成素等，这些细胞因子广泛参与细胞能量代谢、血管生长、细胞周期、细胞凋亡等生理过程，并与肿瘤的发生、发展密切相关。VHL基因通过介导降解HIF-1，间接地对各因子的转录起到抑制作用，此途径被称为“VHL/HIF通路（VHL/HIF pathway）”通过对细胞因子的抑制，VHL蛋白可行使抑制肿瘤细胞生长、抑制肿瘤血管生成、调节细胞周期等功能，VHL基因失活导致这些功能的丧失，有利于肿瘤的发生、发展。研究还发现，没有VHL肿瘤抑制基因（turnout suppressor gene，TSG）失活的肾癌细胞也出现了HIF的过度表达，这一现象提示我们同时存在着依赖和不依赖HIF激活途径的VHL基因。肾癌中存在3种HIF激活基因——FIH-1(factor inhibiting HIF)、SDHB和FH，Walther等发现，肾透明细胞癌中同位于3号染色体短臂VHL基因和FHI基因可能同时缺乏。

2. VEGF通路　血管内皮生长因子（VEGF）是目前已知的一族最强的促血管生成物质，包括

VVEGF-A（即通常所称的 VEGF）、B、C 和 D 以及胎盘生长因子（PIGF）五种配体，它们通过和相应的受体结合导致血管通透性增加，刺激血管内皮细胞增殖，淋巴管形成，肿瘤的生长以及侵袭转移。在组织缺氧或者 VHL 功能失活后，缺氧诱导因子（HIF-1）大量聚集。VEGF 的表达增加和缺氧状态可进一步上调其受体（VEGFR）的表达。VEGF 的生物活性主要通过结构相似的高亲和力的酪氨酸激酶受体介导，它们分别是 VEGFR-1（Flt-1）、VEGFR-2（KDR/Flk-1）和 VEGFR-3（Flt-4）以及最近发现的神经黏蛋白 -1/2（neuropilin-1/2），是 VEGF165 特异性的受体。VEGFR 连接配体后成为二聚体并发生自身磷酸化，从而促进内皮细胞有丝分裂活性，诱导血管通透性增加，病理性血管形成活性，导致血管外蛋白及纤维沉积营养肿瘤细胞，促进肿瘤形成。VHL 基因在肾细胞癌中具有高频突发率，可负向调节 VEGF 的表达（图 9-6）。肾癌组织中 VEGF 的表达与组织类型无关，与病理分级与临床分期相关，随病理分级与临床分期的升高而增强，提示 VEGF 表达与肾癌的发展及转移相关。

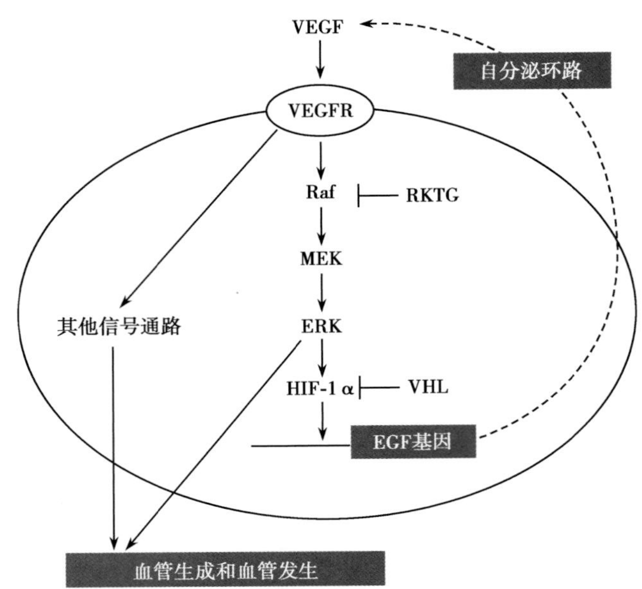


图 9-6　VEGF 信号传导通路示意图

3. EGFR 通路　表皮生长因子受体（EGFR）是一种糖蛋白的跨膜受体，是酪氨酸激酶生长因子受体家族的一个成员，这种受体在调节细胞生长、分化和存活上有着重要作用（图 9-7）。目前研究发现 EGFR 的异常高表达可见于多种恶性肿瘤如结直肠癌、乳腺癌、头颈鳞癌及肾癌等，现在已知 EGFR 与肿瘤细胞的恶性生物行为以及肿瘤患者的不良预后密切相关，已成为阳性表达肿瘤的重要治疗靶标，是目前肿瘤分子靶向治疗的热点之一。85% 以上的肾癌组织过度表达 EGFR。研究表明，VHL 功能丧失导致 RCC 表达 TGF-α 增加，TGF-α 能与 EGFR 结合，EGFR 二聚后发生自体磷酸化从而激活下游信号通路。最常见的通路为 Ras-Raf-mitogen 通路和 PI3K/Akt 通路，前者促细胞分裂增殖，后者主要刺激肿瘤血管形成和侵袭。Prewet 研究观察抗 EGFR 嵌合抗体（mAbC225）对鼠肾癌动物模型的抗肿瘤效应，治疗组的 70% 小鼠存活时间超过 12 周，对照组的所有小鼠在 9 周时间死亡，两组之间生存率有显著差异，皮下肿瘤明显小于对照组。

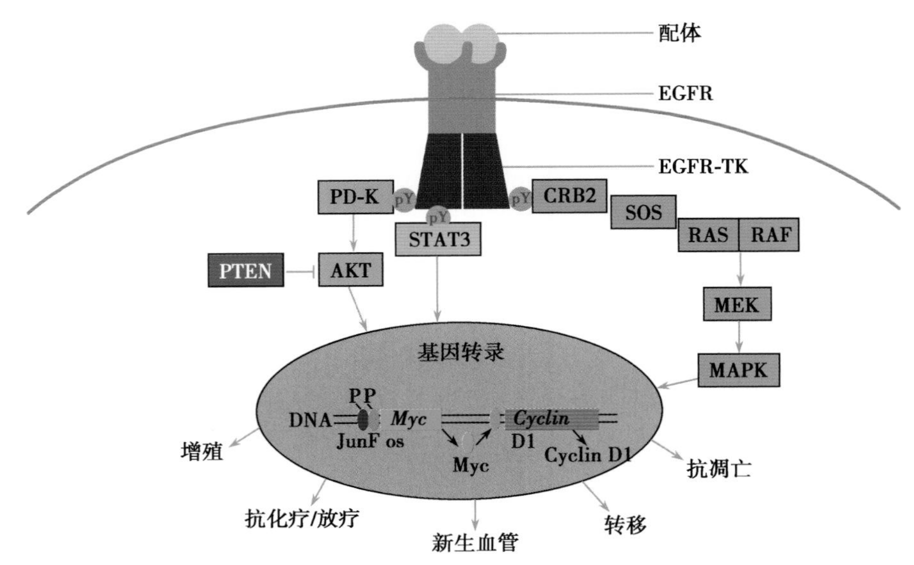


图 9-7　EGFR 信号传导通路示意图

4. PD-ECGF 通路 血小板衍化内皮生长因子(PD-ECGF)是从血小板中分离得到的首先作为刺激内皮细胞分裂增殖的一种血管生长因子,在体内和体外都证实有血管新生作用,在胃癌、乳腺癌和胰腺癌的研究中表明,PD-ECGF 的表达与肿瘤的浸润与转移有关。王沈阳等应用免疫组化技术检测 43 例肾透明细胞癌(RCCC)标本中 PD-ECGF 的表达,结果发现 43 例 RCCC 中 PD-ECGF 的阳性表达率为 67.4(29/43),对照组 12 例正常的肾组织未发现阳性表达,提示 PD-ECGF 表达作用是病理性的非正常生理功能性。而且随着 RCCC 临床分期的升高,原位局限性肿瘤向肾静脉、腔静脉、肾外组织等器官浸润转移,PD-ECGF 表达显著性提高,进一步验证了 PD-ECGF 的病理性作用。而不同病理分级的表达差别无显著性意义。因此说明 PD-ECGF 在 RCCC 的发生发展中起重要作用,与 RCCC 浸润转移相关。

5. PI3K/Akt/mTOR 信号转导通路 Akt/mTOR 信号转导通路处于生长调节的中心环节,同样能够调节肾细胞癌的 HIFs 表达,成为备受关注的一个分子靶向治疗途径(图 9-8)。哺乳动物西罗莫司靶蛋白(mTOR)是一种非典型的丝氨酸 / 苏氨酸蛋白激酶,属于磷酸肌醇激酶 3 相关激酶(PIKKs)家族的一员,是 PI3K/Akt 的下游底物。激活后的 mTOR 可以调节两条下通路:核糖体 S6 蛋白激酶(S6K)和真核细胞始动因子 4E 结合蛋白(4EBP-1)。mTOR 作用于 4EBP-1 后使其磷酸化,导致 4EBP-1 从真核细胞翻译启动因子(eIF-4E)解离释放出来,从而使后者结合于 mRNA 5′端起始点启动翻译过程。这样便增加了一组包括 Rb 蛋白、HIF-1、VEGF 和 CLIP-170 在内的促进细胞生长的关键蛋白的翻译。该信号转导通路的失调介导了肿瘤的发生发展。由于 PI3K/Akt/mTOR 信号通路在细胞增殖等所起的重要作用,mTOR 成为新的抗肿瘤药物的研究目标。

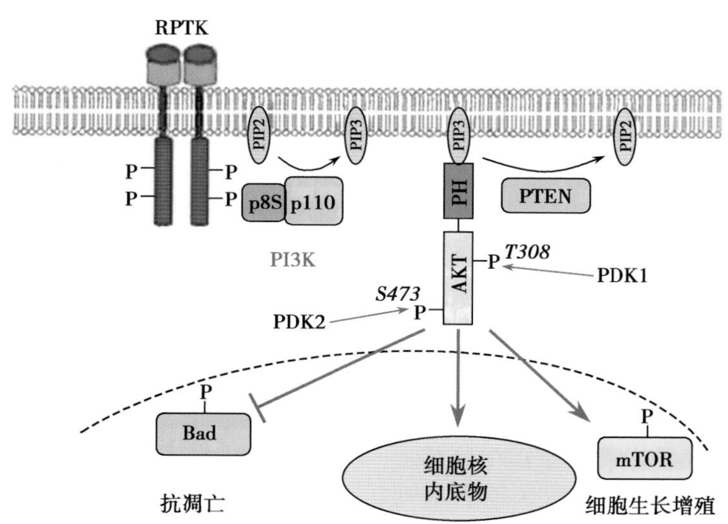


图 9-8 PI3K/Akt/mTOR 信号转导通路示意图

另外还有研究表明,VHL、SETD2(SET domain containing 2,SETD2) 及 PBRM1(polybromo 1,PBRM1)等基因突变和表达异常与肾细胞癌相关。泛素介导的蛋白降解通路(ubiquitin-mediated proteolysis pathway,UMPP)相关基因突变也是肾细胞癌的发病机制之一。与肾细胞癌相关的新基因的不断发现表明,目前对肾细胞癌的分子机制研究尚不完全。Decorin(DCN)作为细胞外基质(ECM)的重要组成部分,是一种富含亮氨酸的蛋白多糖,由成纤维细胞合成,尽管 DCN 在多种癌症类型中失调,但关于 DCN 蛋白在肾癌中的表达水平和重要作用的研究资料有限。研究了 DCN 的信使 RNA(mRNA)在肾细胞癌中的表达模式,DCN 在癌组织与癌旁组织中的表达程度与肿瘤大小密切相关。然后,通过增益功能的分析,DCN 过表达可抑制肾癌细胞的增殖和转移,在机制水平,DCN 的异位表达显著上调 p21 和 E- 钙黏蛋白的表达。这些结果表明,DCN 是肾癌的抑癌因子,可作为肾癌的潜在治疗靶点。

(刘利维)

# 第四节 肾细胞癌病理分类与分子病理

## 一、肾脏的组织学来源

在人类肾胚胎发育过程中肾脏的发生可分为三个阶段，即从胚体颈部至盆部相继出现前肾、中肾和后肾三个相互联系又略为重叠的阶段：前肾（pronephros）即“头肾”在胚胎发育的第4周，在生肾索的头端部分，相当于颈部第2~6原椎，形成数条横行的上皮性实性细胞索，其外侧端均向尾侧延伸，相互连成一条纵行的管道，称为前肾管，其尾端将来通入泄殖腔。前肾在人胚胎发育中并无排泄功能，约30天即消失，仅保留其导管部分。中肾（mesonepros）在第4周末，当前肾退化时，中肾在生肾索内开始发生。先后出现约80对中肾小管，中肾小管内端膨大并凹陷为肾小囊，包绕来自背主动脉的毛细血管球，两者构成中肾小体。中肾小管与正向尾侧延伸的前肾管相接，于是前肾管改为中肾管（mesonephric duct）。中肾管继续延伸到尾端，从背外侧通入泄殖腔。中肾小管的中间部分迅速延长分化成近曲小管和远曲小管。至第9周时除中肾管和尾端的少数中肾小管被保留外，中肾大部分退化。人中肾在后肾出现之前可能行使短暂的功能活动。后肾（metanephros）为人体永久肾。后肾出现于胚胎第5周初，3周后即有排泄功能。在胚胎第5周初，中肾管末段靠近泄殖腔的地方向背侧头端发出一盲管，称输尿管芽（ureter bud），输尿管芽长入中肾嵴尾端，在其诱导下，中肾嵴细胞向它聚集包围形成生后肾组织（metanephrogenic tissue）输尿管芽在中肾嵴内继续向头端延伸，反复分支12级以上，起始的两级分支扩大合并形成肾盂，第3、4级分支扩大合并形成肾盏，其余的分支形成集合小管。肾小体出现部位生成肾皮质，随着集合小管末端不断向浅部生长并发出T形分支，在生后肾组织浅层形成表浅肾单位。生后肾组织的外周部分形成肾被膜。即后肾源于输尿管芽和生后肾组织，前者构成输尿管、肾盂、肾盏及集合管，后者形成肾单位。肾脏的基本结构是输尿管芽分支后的结果，这两种成分通过一系列复杂的相互作用最终引起构成肾单位细胞的分化、发生。胚胎第3个月时，后肾开始产生尿液，成为羊水来源之一。

## 二、肾癌的病理组织学特征

### （一）肾透明细胞癌

在肾脏恶性肿瘤中大约85%~95%为透明细胞癌，占全部恶性肿瘤的3%。多见于40岁以上的患者，男女发病比例2∶1。2004年国际病理学会将肾癌重新命名分类依据细胞胞质透明、有无颗粒的肾细胞癌分为透明细胞癌和颗粒细胞癌。

1. 肾癌大体病理表现 RCC常呈实性，位于肾脏皮质，双侧发病率并无差别，<5%的患者为多中心性或者双侧发生。肿瘤直径3~10cm甚至可以更大，但是体积大小并不能决定恶性程度。肿瘤以膨胀性方式进行生长推挤周围组织，形成纤维性假包膜，肿瘤组织中常常出现一些继发性改变，例如坏死、出血、囊性变等，使得切面呈现多样性。透明细胞癌胞质内富含脂质而使切面呈现淡黄色，如果伴有新鲜出血呈红色，陈旧出血呈褐色加之纤维瘢痕形成，囊性变等致使肾透明细胞癌切面呈现多彩状。

2. 组织病理学 肾细胞癌主要由两种细胞构成，透明细胞和颗粒细胞。两种细胞排列方式可以多种多样，可以一种成分为主也可以混合存在。因此肾癌的组织学表现是多种多样的透明细胞癌：癌细胞立方，柱状或者多角形，胞质丰富清晰的细胞界限如植物细胞。由于肿瘤细胞中富含脂质和糖原，所以在常规制片过程中，脂质和糖原被溶解，使得细胞变得透明，胞膜清晰（图9-9）。染色质细颗粒状，根据不同的分级可见大小不等的核仁，或者出现异型核。颗粒细胞癌的瘤细胞一般为圆形、胞质丰富包膜清楚、胞质含有多量的嗜酸性颗粒，在电镜下细颗粒是大小不等的线粒体。细胞核圆形，大小不一致，一般位于中央。颗粒细胞一般比透明细胞核分级要高。以上两种细胞可以有多种多样的排列方式，如腺泡状、巢状、实性片状、索状和小管状。其中最常见的排列方式为巢状和腺泡状结构（图9-10）。肿瘤中有小的薄壁的血管与纤维构成的网状间隔。这一特点有助于诊断。巢状排列没有腔，腺泡状结构中央有一个圆形的腔，其中充以淡染的嗜酸性浆液和红细胞。巢状和腺泡状结构可以形成大小不等的囊腔。偶见小管样结构。也可见乳头状排列。低矮的乳头常见于稍扩张的小管状结构中，较大的分支乳头则常见于囊状扩张的腺管内。肿瘤组织坏死也

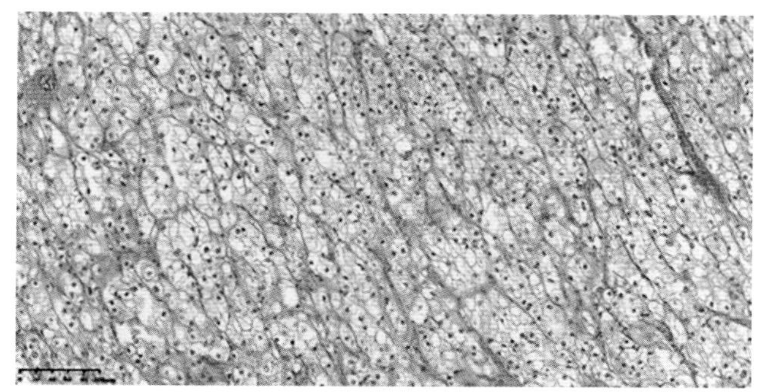

图 9-9 透明细胞癌(HE 染色 ×200)

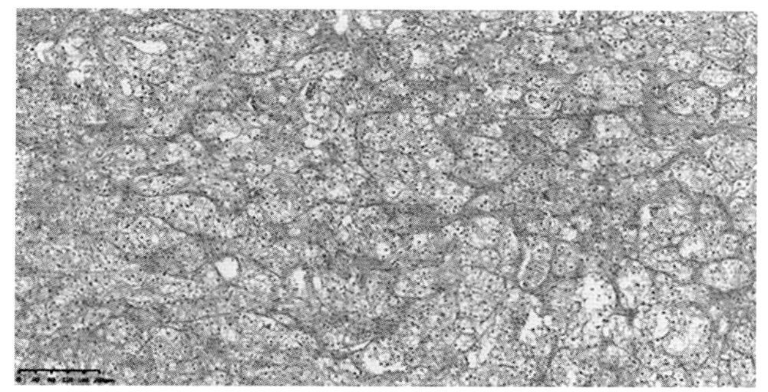

图 9-10 透明细胞癌(HE 染色 ×100)

可能形成囊性变。5% 的肿瘤可有肉瘤样结构,肉瘤样及横纹肌样形态是另一个不良预后指标,诊断肉瘤样形态无需最低面积比例限制,只要存在肉瘤样分化就需要在报道中指出,并描述所占比例。有些肿瘤中心有黏液样间质,有些还可能出现钙化和骨化。大多数的透明细胞癌无炎症反应,偶见较多淋巴细胞和中性粒细胞浸润。肾透明细胞癌的不良预后和肉瘤样及横纹肌样的形态分化有关,同时也强调肿瘤坏死是独立的不良预后因素。

3. 肾癌细胞分级　核分级对于透明细胞肾细胞癌是继分期后最重要的预后指标。WHO/ISUP 根据核仁明显程度将肾细胞癌分为 1~3 级,而 4 级的瘤细胞显示为明显多形性的核、瘤巨细胞、肉瘤样或横纹肌样分化。该分级系统已经证实为透明细胞肾细胞癌和乳头状肾细胞癌很好的预后指标,但嫌色细胞癌不适用于该系统。

FURHMAN 4 级分级法 10 倍物镜下:1 级:细胞核小,大小如成熟的淋巴细胞,染色质增多,无核仁,难以看清染色质细节;2 级:细胞核染色质呈细颗粒状,核仁不明显;3 级:细胞核核仁易见;4 级:细胞核具有多形性,染色质增多,有 1 个或多个大核仁。肿瘤分级应由肿瘤中细胞核最高级别决定,如果核级别高的细胞散在分布,可以忽略不计,但如果每个高倍镜视野都有几个高级别核,则肿瘤应按此定级(表 9-1)。

表 9-1 FURHMAN 分级和 WHO/ISUP 分级的对比

| 分级 | FURHMAN 分级 | 国际泌尿病理学会分级 |
|---|---|---|
| G1 | 瘤细胞直径 10μm,圆形,核仁不明显或没有 | 400 倍光镜下瘤细胞无核仁或核仁不明显 |
| G2 | 瘤细胞直径 15μm,不规则,400 倍光镜下可见有核仁 | 400 倍光镜下瘤细胞可见清晰的核仁,但在 100 倍下核仁不明显或不清晰 |
| G3 | 瘤细胞直径 20μm,明显不规则,100 倍光镜下可见有大核仁 | 100 倍光镜下可见清晰的核仁 |
| G4 | 瘤细胞直径大于 20μm,怪异或分叶,大核仁,染色质凝块,梭形细胞 | 明显多形性的核、瘤巨细胞、肉瘤样或横纹肌样分化 |

4. 肾癌细胞的免疫表型　在免疫表型中强调 VHL 和低氧诱导因子 1 的下游调控基因碳酸酐酶Ⅸ(CA Ⅸ)在 5%~100% 的肾透明细胞癌中表达,有助于与其他肾癌的鉴别(图 9-11)。此外在透明细胞乳头状癌中该抗体呈特征性的细胞基底部阳性有助于识别该类型肾癌。CK7 在肾透明细胞癌阴性而在嫌色细胞癌中阳性可鉴别二者。RCC 标志物和 CD10 均属于近端小管标志物,在大多数肾透明细胞癌中表达,有时也阳性表达于其他类型的肾癌(图 9-12)。PAX8 和 PAX2 表达于肾小管上皮起源的肿瘤,前者更为敏感(图 9-13)。肾透明细胞癌的发生和第 3 号染色体短臂 3p25 上的 VHL 基因失活密切相关,其最显著的分子病理特点是,VHL 基因的体系突变、启动子甲基化、第 3 号染色体短臂(3p)缺失,从而造成该基因的 2 条等位基因失活。目前已发现第 3 号染色体短臂还包括其他抑癌基因,并和肾透明细胞癌有关,这些基因包括组蛋白赖氨酸甲基化酶基因 KDM6A(UTX)和 KDM5C(JARID1C)、组蛋白赖氨酸

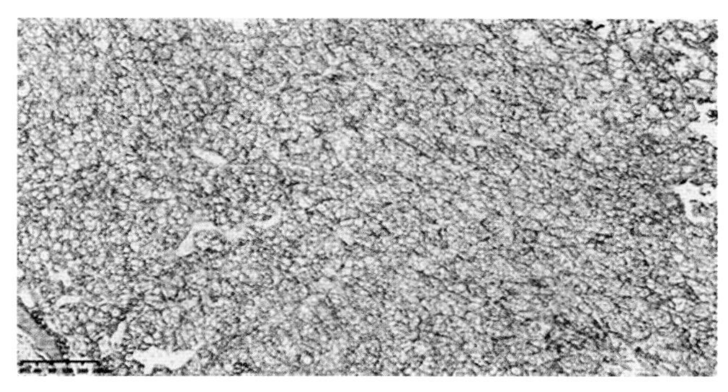

图 9-11 透明细胞癌[IHC(CA Ⅸ)×100]

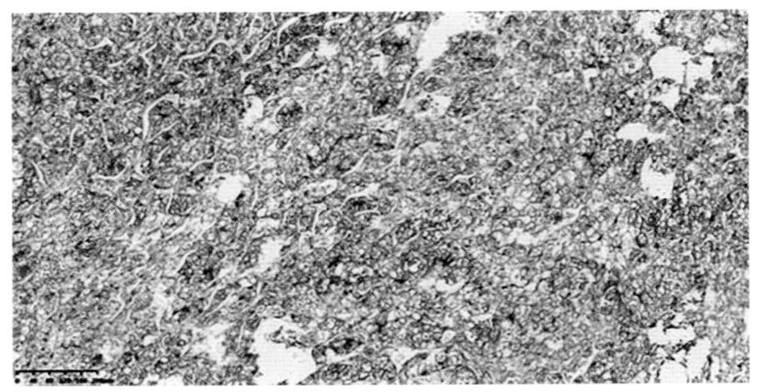

图 9-12 透明细胞癌[IHC(CD10)×100]

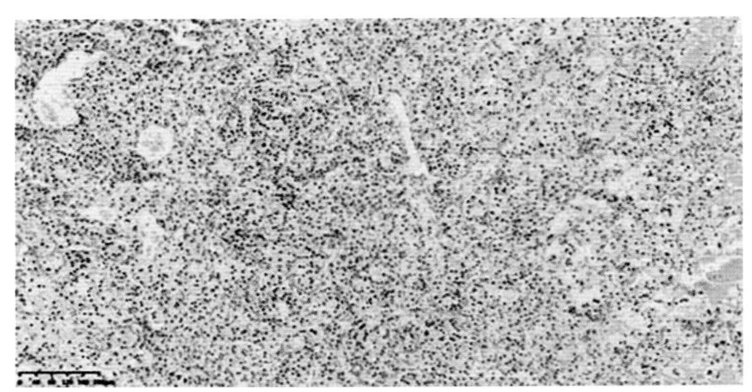

图 9-13 透明细胞癌[IHC(PAX8)×100]

甲基转移酶基因 SETD2 以及 SWI/SNF 染色质重塑复合物基因 PBM1。同时一部分肾透明细胞癌存在 BAP1 的突变,并提示预后不良。

**(二)低度恶性潜能多房性囊性肾肿瘤**

旧称多房囊性肾细胞癌。低度恶性潜能多房性囊性肾肿瘤见于 20~75 岁,平均年龄 51 岁,男女比例 3∶1。低度恶性潜能多房性囊性肾肿瘤(mutilocular cystic renal neoplasm of low malignant potential)是一种完全由囊腔构成的交界性肿瘤,囊腔间隔内有小灶状透明细胞。与一级透明细胞癌不同,恶性生物学行为低,病程进展缓慢,5 年生存率高达 90%,是文献报道中 200 多例患者经过超过 5 年的随访均无复发和转移。

1. 大体表现 肿瘤直径 2.5~13cm,界限清楚,有纤维性包裹与周围组织分隔。切面有大小不等的囊腔,其内充满浆液性或血性液体。20% 以上的肿瘤间隔内可有钙化偶见骨化。

2. 组织病理学 镜下腔面内衬覆数层肿瘤细胞,偶见细小乳头。瘤细胞胞质透明,扁平或肥胖,细胞核小而圆染色质深染而致密,与透明细胞相似。囊间隔由纤维组织构成,较为致密,似瘢痕样组织(图 9-14)。纤维囊壁中可见癌细胞聚集呈小巢状,瘤细胞呈透明细胞样,不形成大的结节,似组织细胞或淋巴细胞。周围有收缩的人工假象。癌巢中有较多的微血管。但其形态学诊断标准要求肿瘤完全多房性囊性,内衬单层肿瘤细胞(偶见复层),细胞核 WHO/ISUP 1 级或 2 级。纤维间隔内可见成簇细胞,但并非实性或膨胀性生长。无坏死、血管侵犯及肉瘤样改变。该肿瘤应与多囊肾鉴别,后者衬覆嗜酸性上皮细胞。也应与囊性变的肾细胞癌鉴别,后者是由于癌组织坏死出血致使局部囊性变,但是在囊性变的周围总能见到较明显的癌组织残留。而且囊性变的肾细胞癌核分级的级别一般较高。

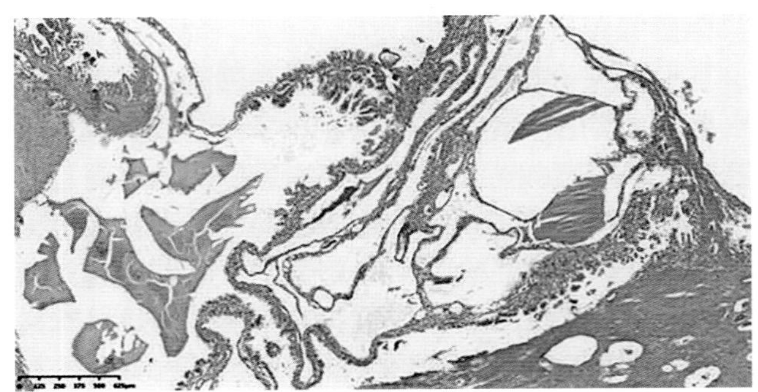

图 9-14 低度恶性潜能多房性囊性肾肿瘤(HE 染色 ×40)

3. 免疫表型 癌细胞 CD10、CK7 和 EMA 阳性,组织细胞和淋巴细胞标记阴性(图 9-15,图 9-16)。

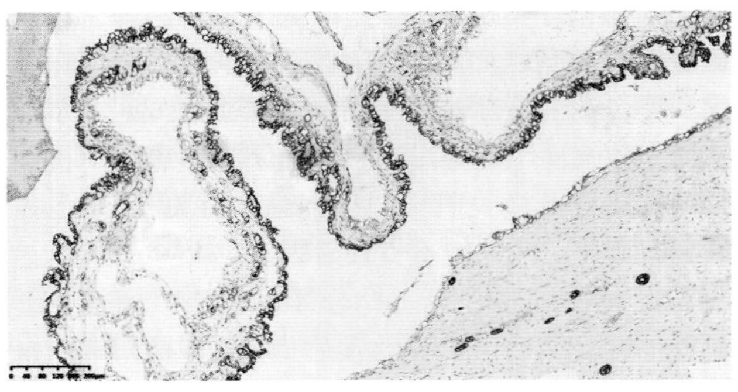

图 9-15 低度恶性潜能多房性囊性肾肿瘤[IHC(CK7)×100]

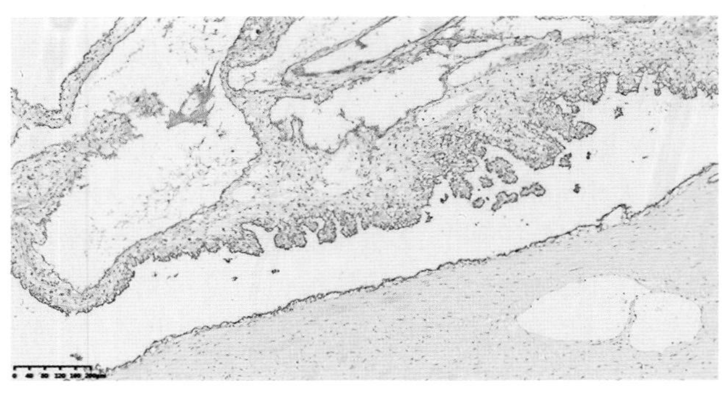

图 9-16 低度恶性潜能多房性囊性肾肿瘤[IHC(EMA)×100]

### （三）乳头状肾细胞癌

一种具有乳头状或小管乳头状结构的肾实质恶性肿瘤。乳头状肾癌占肾细胞癌的10%，为第二常见的肾细胞癌。发病年龄52~66岁，男女比例1.8：1~3.8：1，年龄、性别分布与透明细胞癌相似。

1. 大体表现　瘤体直径从4~23cm，常有出血、坏死、囊性变。边界清楚，有假包膜（图9-14）。与其他的肾脏肿瘤相比，乳头状肾癌更容易累及双侧肾脏或者多灶性发生。

2. 组织病理学　镜下可见多少不等的小管结构和乳头状结构，可见充满乳头的囊腔，囊腔壁的乳头被覆立方或柱状上皮。包括三种细胞，立方或矮柱状细胞，丰富嗜酸性胞质细胞，分泌黏液细胞。根据核级别以及细胞排列层次分为Ⅰ型和Ⅱ型，新近文献报道的嗜酸细胞乳头状肾细胞癌具有和乳头状肾癌相似的免疫表型和分子病理改变，因此归为乳头状肾细胞癌的一个形态学亚型。乳头状肾癌有两种类型，Ⅰ型表面被覆单层的较小的细胞；Ⅱ型上皮核分级较高，胞质嗜酸性，可以有假复层排列。第一种乳头状肾癌，常见多灶性分布。大部分肿瘤内的乳头有纤细的纤维血管轴心，轴心内可见多量的泡沫样巨噬细胞和胆固醇结晶或是沙砾体。有部分乳头状肾癌为实性乳头，其内的乳头和小管结构似肾小球。常见出血坏死。乳头轴心和周围纤维化的间质中可见钙化，也可以出现草酸盐结晶。透明细胞癌中也可以出现乳头状结构，因此诊断乳头状肾癌，乳头状结构不应少于肿瘤组织的50%（图9-17）。同时乳头状肾癌还应与肾乳头状腺瘤相鉴别，后者通常小于5mm，细胞排列整齐，异型不明显，大小一致，不见核分裂象。间质也不见泡沫样巨噬细胞。约有5%的乳头状肾癌有肉瘤样分化，两型均可发生。出现肉瘤样分化提示预后较差。肿瘤中出现大片坏死及泡沫细胞提示预后较好。

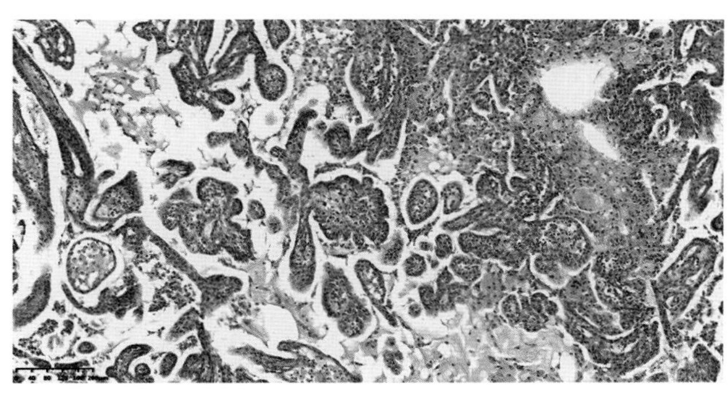

图9-17　乳头状肾细胞癌（HE染色×100）

3. 免疫表型　乳头状肾癌CK7阳性，Ⅰ型阳性率（87%）高于Ⅱ型（20%），Ⅰ型乳头状肾细胞癌具有泡沫状巨噬细胞浸润和沙粒体，CK7和MUC1阳性的特点（图9-18）。

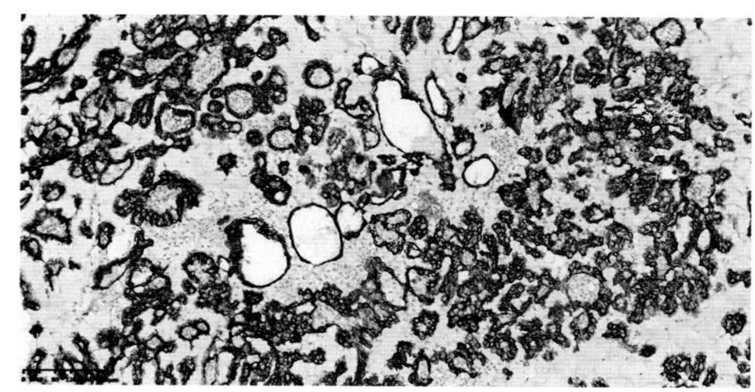

图9-18　乳头状肾细胞癌［IHC（CK7）×100］

### （四）遗传性平滑肌瘤病和肾细胞癌综合征相关性肾细胞癌（hereditary leiomyomatosis and renal cell carcinoma（HLRCC）-associated renal cell carcinoma）

HLRCC是由延胡索酸水合酶（fumarate hydratase，FH）基因胚系突变导致的一种遗传性综合征，表现为皮肤多发性平滑肌瘤（多发生于上肢及胸壁），女性患者除皮肤病变外，还可表现为多发、早发、有症状的子宫平滑肌瘤。肾脏受累的患者则表现为早发性的肾细胞癌。

1. 大体表现　肿瘤较易囊性变，亦可呈实性，或囊实性混合。此类肿瘤表现为单侧单发肿块。直径2.5~12.0cm，多位于肾皮质。

2. 组织病理学　镜下肿瘤的经典形态类似于Ⅱ型乳头状肾细胞癌，瘤细胞排列成乳头状，胞质丰富，核仁显著，大而红染，类似核内包涵体样，核仁周围可见一圈淡染空晕。近来一些研究报道拓宽了该肿瘤的形态学谱系，部分HLRCC相关性肾癌可呈实性、管状、囊状生长结构，形态学与集合管癌或管状囊性癌有所交叉，需谨慎鉴别。

3. 免疫表型　HLRCC相关性肾癌通常不表达CK7、CK20和高相对分子质量CK，FH表达缺失和S-（2-succino）-cysteine（2SC，一种改组的半胱氨酸，是因FH失活致延胡索酸异常富集而形成的产物）过表达可提示HLRCC相关性肾癌的诊断。特征性的临床病史和特异性FH基因突变有助于确诊。HLRCC相关性肾癌倾向于早期发生转移，即使原发肿瘤很小的情况下亦有远处转移的报道，预后较差。

### （五）嫌色性肾细胞癌

嫌色性肾细胞癌约占肾上皮性肿瘤的5%，平均发病年龄60岁左右。男女发病率大致相等。主要病理组织细胞学特征是癌细胞大而浅染，细胞膜非常清楚。

1. 大体表现 肿瘤为边界清楚的实性肿物，位于肾实质内，成分叶状。切面浅黄、棕色或者灰白色。可见坏死，但是出血少见。

2. 组织病理学 嫌色性肾细胞癌主要由两种细胞排列成实体结构，偶见腺样结构。Ⅰ型细胞为典型的嫌色细胞，细胞较大，胞质丰富淡染，呈网状，细胞膜清晰。Ⅱ型细胞较小，胞质嗜酸性呈细颗粒状，核仁小，常见核周空晕。嫌色细胞癌中可以伴有钙化和宽厚的纤维间隔。本瘤的血管大多数为厚壁血管，并且伴有偏心性透明变性（图9-19，图9-20）。血管周围的细胞稍微增大。Hale胶样铁染色显示肿瘤细胞阳性表明含有嗜酸性黏液。肿瘤细胞核常常不规则，常有皱褶，可见双核。有时可见肉瘤样结构。嫌色性肾细胞癌应与肾颗粒性肾癌和嗜酸细胞瘤相鉴别。三者中嫌色细胞癌的细胞膜最清晰，特异性的Hale铁染色阳性，而肾颗粒细胞癌Vimentin阳性。而嗜酸细胞瘤两者皆阴性。此外，形态学上的差别不仅是细胞质还有细胞核。嫌色细胞癌的细胞核皱褶，似葡萄干，染色质浓染。同时应该注意的是嗜酸细胞瘤的细胞核呈圆形。如果肿瘤主要由嗜酸性细胞构成时，应尽量多取材，如可以见到典型的透明细胞癌区域，则诊断伴有颗粒细胞的透明细胞癌。嫌色细胞肾细胞癌中有一小部分肿瘤的组织学形态同时和嗜酸细胞瘤及嫌色细胞肾细胞癌重叠。这部分肿瘤称之为杂合性嗜酸细胞/嫌色细胞肾肿瘤（hybrid oncocytic/chromophobe renal tumor），该肿瘤和嗜酸细胞瘤病以及Birt-Hogg-Dube综合征相关，也可以为散发性。但目前尚无肿瘤复发和转移的报道。

3. 免疫表型 广谱CK、KIT、Parvabumin、kidney-specific cadherin（Ksp-cad）和CK7，Lectins阳性，EMA弥漫阳性，Vimentin阴性，CD10阴性，都有助于嫌色性肾细胞癌的诊断（图9-21~图9-23）。

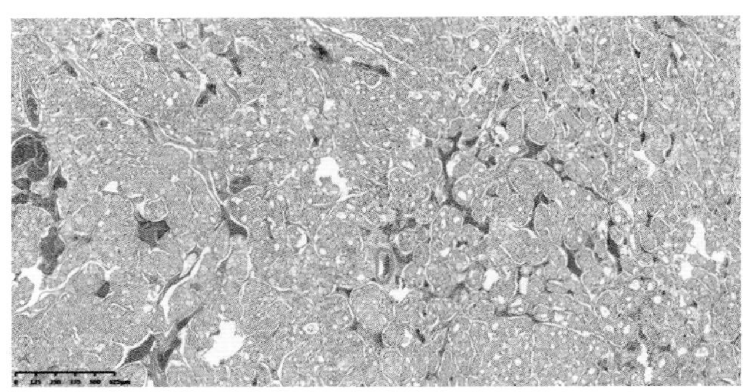

图9-19 嫌色性肾细胞癌（HE×40）

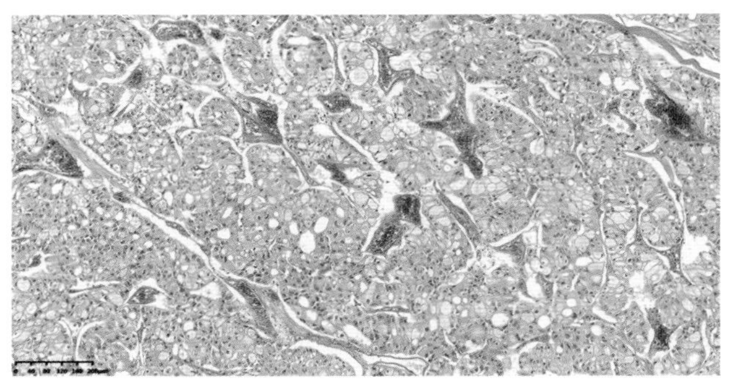

图9-20 嫌色性肾细胞癌（HE×100）

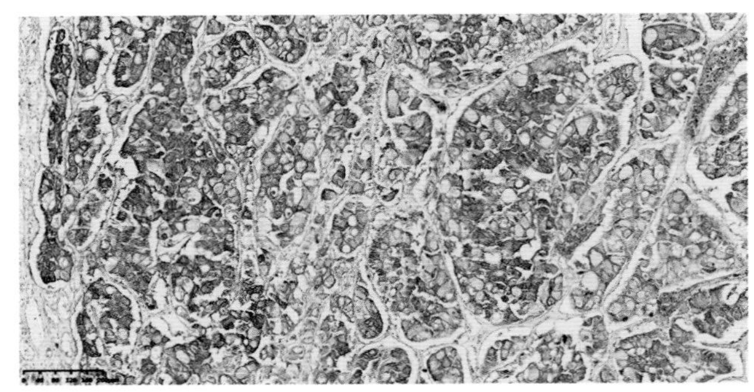

图9-21 嫌色性肾细胞癌［IHC（CD117）×100］

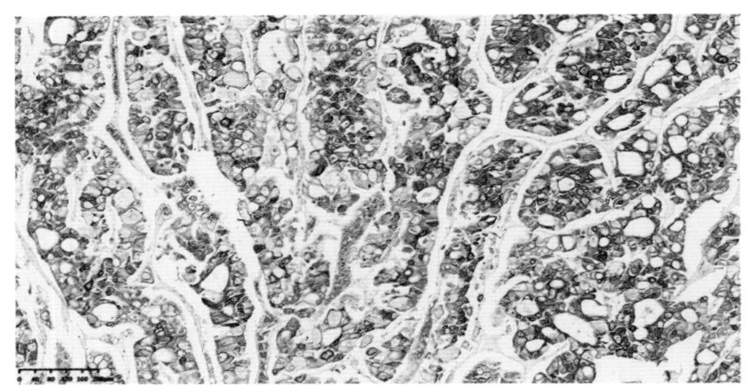

图9-22 嫌色性肾细胞癌［IHC（CK7）×100］

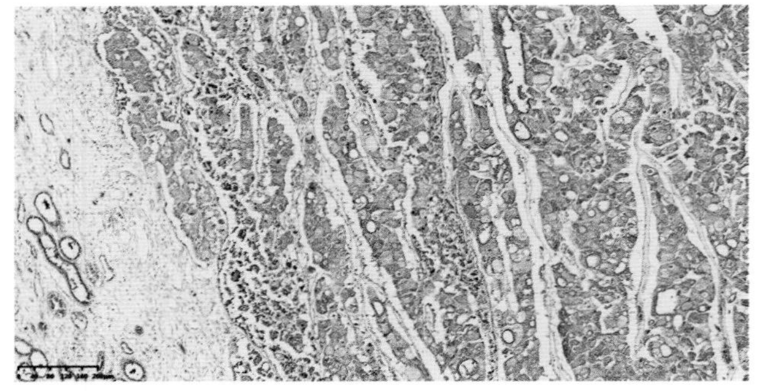

图9-23 嫌色性肾细胞癌［IHC（EMA）×100］

### （六）集合管肾癌

集合管肾癌来源于Bellini集合管的恶性上皮肿瘤。在肾恶性肿瘤中发病率不到1%。发病年龄13~83岁，平均发病年龄55岁，男女比例2∶1。为侵袭性恶性肿瘤，约2/3患者2年内死亡。

1. 大体表现　瘤体可以从2.5~12cm，较小时可以位于肾髓质内，有些肿瘤可以长入肾盂。肿瘤切面实性，灰白色，有时呈颗粒状。边界不规则，可见坏死，囊性变及卫星灶。

2. 病理组织学　瘤细胞的形态多种多样，立方柱状或多边形。胞质嗜酸性或透明，核深染，多形性，可见嗜酸性核仁。典型的集合管癌瘤细胞排列成小管和小管乳头状结构。周围可以有纤维结缔组织增生。部分瘤细胞被促纤维生成的间质所包绕。后者是一个重要的诊断依据。肿瘤的边界不清，腺样结构浸润到肾实质内，黏液卡红染色，有些瘤细胞胞质内可见红染黏液小体。有些集合管癌也可以有乳头状结构，但是与乳头状癌不同的是，集合管癌的乳头边界一般不清，纤维血管轴心较宽，间质纤维化明显，瘤细胞分级高。与其他的肾脏肿瘤一样，集合管癌也可以出现肉瘤样结构，通常提示预后较差。

3. 免疫表型　肿瘤细胞低分子量和广谱细胞角蛋白阳性。高分子量细胞角蛋白(34E12，CK19)也常阳性，Vimentin阳性。CD10和Villin阴性。植物凝集素组织化学阳性。集合管癌表达高相对分子质量角蛋白CK19、34βE12和CK7。PAX2、PAX8、OCT3/4、SMARCB1（INI1，少部分肿瘤缺失）和P63阴性的抗体组合有助于进行诊断。新版WHO对其诊断标准有所放宽，需要满足以下诊断标准：①病变累及肾髓质；②明显的小管样形态；③间质促结缔组织增生；④高级别细胞学特征；⑤浸润性生长；⑥无伴随其他类型的肾细胞癌或尿路上皮癌。鉴别诊断包括Ⅱ型乳头状细胞癌、浸润性尿路上皮癌、肾盂腺癌和肾髓质癌等。集合管癌的诊断很困难，应排除了其他肾脏肿瘤后方可诊断。

### （七）肾髓质癌

肾髓质癌是一种生长快速、病理上极为少见的肾髓质肿瘤，发病几乎均与镰状细胞性贫血相关。主要见于男性有镰状红细胞特征或患有镰状红细胞血液病的年轻人，发病年龄10~40岁，男女比例2∶1，文献报道多数发生在黑人人种。为高度侵袭性恶性肿瘤，患者的生存时间以月计算(1天~26个月)。

1. 大体表现　肿瘤位于肾脏的中央，边界不清，约4~2cm，切面灰白，常见坏死和出血，有时肾实质内可见卫星灶。

2. 组织病理学　瘤细胞胞质嗜酸性，胞核透明，核仁明显。在低分化的区域可见鳞状细胞表现和横纹肌样瘤细胞。瘤细胞排列方式复杂，较高分化的区域排列成腺样囊性结构或者呈网状分布，形成大小不等的腔隙。低分化的区域则呈实性片状分布，其中可见鳞状细胞样和横纹肌样瘤细胞聚集。肿瘤间质有纤维组织形成并伴明显水肿。可出现间质性黏液，上皮性黏液。肿瘤中常见坏死出血，并伴有中性粒细胞和较多的淋巴细胞浸润。有时可见镰状红细胞。肿瘤可侵入肾周组织、肾上腺和肾静脉，预后差。

3. 免疫表型　AE/AE3阳性，EMA弱阳性，低分子量细胞角蛋白强表达。一半以上病例表达多克隆癌胚抗原（CEA）、CK7、CAM5.2和荆豆凝集素1（ulex europaeus agglutinin-1）。SMARCB1（INI1）的失活是其重要的分子免疫表型。此外干细胞标记OCT3/4的表达也有助于诊断。值得注意的是，如果肿瘤形态、免疫和分子表型都符合髓质癌的特征，但患者没有镰状红细胞特征或镰状红细胞血液病，应诊断为伴有肾髓质癌表型的未能分类肾细胞癌。

### （八）MiT家族易位性肾细胞癌（MIT family translocation renal cell carcinoma）

新版WHO肿瘤新增的分类，认为该t(6;11)肿瘤系第6号及第11号染色体产生易位从而导致MALAT1和TFEB基因融合。同时新版分类将t(6;11)肾癌和Xp11.2易位/TFE3基因融合相关性肾癌（renal carcinomas associated with Xp11.2 translocations/TFE3 gene fusions，Xp11 RCC）一起归入MiT家族易位性肾细胞癌中。Xp11易位性癌又称TFE3基因融合相关性肾癌，其癌细胞的生物学特征是染色体Xp11.2的不同易位以及产生TF3基因的融合。TFE3和TFEB均属于MiT家族，该家族成员还包括MiTF和TFEC。该病常发生于儿童及年轻人，老年人少见。Xp11 RCC约占儿童肾癌的40%，成人肾癌的1.6%~4.0%。而t(6;11)肾癌更少见，文献中约50例报道，平均年龄和中位年龄为31岁。

1. 大体表现　肿物切面通常呈黄褐色，伴坏死、出血。

2. 组织病理学　Xp11 RCC的形态更接近于乳头状肿瘤，同时伴有多量沙砾体。然而其形态也可以类似于其他肾肿瘤，包括透明细胞癌、乳头状肾细胞癌、低度恶性潜能多房性囊性肾肿瘤、嗜酸细胞瘤和上皮样血管平滑肌脂肪瘤。透明细胞构成乳头状结构是最具特点的结构。也可以由含嗜酸性颗粒的瘤细胞形成巢状结构。腺泡状软组织肉瘤 TFE3(ASPL-TFE3)肾癌有大量胞质透明的肿瘤细胞以及嗜酸性胞质的瘤细胞,核仁明显。透明变性内可见沙砾体,乳头状肾癌 TE3(PRCC-TFE3)癌胞质不太丰富,沙砾体少见,多见实性巢状结构。t(6;11)肾癌形态学上为双向性,癌组织成巢状排列,由大小两种上皮细胞组成,其中形态较小的上皮细胞巢状排列并围绕着玻璃样变的基底膜样物质形成菊形团样结构,肿瘤周边常见内陷的肾小管。t(6;11)肾癌与 Xp11 RCC 形态学上有重叠,其形态也可以类似于其他肾肿瘤,包括透明细胞癌、嫌色细胞癌和上皮样血管平滑肌脂肪瘤等。

3. 免疫表型 Xp11 RCC 细胞核 TFE3 蛋白阳性,仅有 50% 上皮标志物阳性。肿瘤恒定表达肾细胞癌标志物和 CD10。部分 TFE3 易位性肾肿瘤含有大量色素并表达色素标志物,但不表达肾源性标志物 PAX8,其特征与软组织 TFE3 重排的上皮样血管周细胞肿瘤(PEComa)有重叠。最新的研究发现 PSF-TFE3 融合基因是这两种肿瘤最常见的融合基因,提示它们应属于同一种肿瘤。该类肿瘤不表达上皮标志物、s-100 蛋白和肾源性标志物 PAX8,而色素性标志物 HMB45、MelanA 和 Cathepsin K 阳性表达。分子遗传学上,该类肿瘤没有结节性硬化症的遗传背景(TSC 基因突变)。生物学行为上更具侵袭性,患者多出现肿瘤复发、转移或死亡。考虑到以上这些方面,有学者认为该肿瘤应是一种独立的肿瘤亚型,并且建议将其命名为色素性 Xp11 易位性肿瘤或伴有色素分化的 Xp11 易位性肿瘤以体现其独特的临床病理特征。t(6;11)肾癌免疫组织化学表达 TFEB 以及色素性标志物 HMB45、MelanA 和 Cathepsin K。相比于传统的免疫组织化学方法,采用荧光原位杂交(FISH)技术检测 TFE3 和 TFEB 基因重排更为优越。分子遗传学方面,t(6;11)肾癌包含有 MALAT1 -TFEB 融合基因,然而新近的文献中也看到了其他易位融合形式如 TFEB-KHDBRS2、TFEB-CADM2 和 OL21A1-TFEB,因此将来 MiT 家族易位性肾癌中应该会有新的种类出现。Xp11 RCC 出现远处转移或患者年龄大均是独立的致死因素,ASPSCR1-TFE3 型肾癌比 PRCC-TFE3 型更易出现区域淋巴结转移,然而转移并不能反映不良预后。t(6;11)肾癌具有惰性的生物学行为,50 例报道中仅 4 例出现转移,其中 3 例死亡。

**(九)琥珀酸脱氢酶缺陷型肾癌(succinate dehydrogenase-deficient renal carcinoma)**

琥珀酸脱氢酶(succinate dehydrogenase,SDH)缺陷型肾癌是一种罕见的肾脏肿瘤(约占所有肾癌的 0.05%~0.20%),好发于年轻人(平均发病年龄 38 岁),男∶女为 1.8∶1。该肿瘤呈高度遗传相关性,患者往往存在 SDH 相关基因的胚系突变(SDHB 突变最常见,其次是 SDHC,SDHA 和 SDHD 极其罕见),导致线粒体复合物Ⅱ功能缺陷而致瘤。

1. 大体表现 通常是境界清楚的实性结节,切面棕色至灰红色,囊性变少见,约 30% 患者表现为多灶性或双侧肾脏发生肿瘤。

2. 组织病理学 SDH 缺陷型肾癌通常呈实性、巢状或小管状排列。最显著的形态学特征为肿瘤细胞胞质丰富,轻度嗜酸而不均匀,呈空泡状或絮状/羽毛状。细胞核膜规则,染色质细腻(类似神经内分泌肿瘤),但有时也可出现高级别的细胞核形态。此外透明细胞癌、乳头状肾细胞癌、未分类肾细胞癌的形态也有报道。

3. 免疫表型 免疫组织化学呈现特征性的 SDHB 抗体表达缺失(无论突变基因为 SDHB 或其他 SDH 相关基因,SDHB 免疫组织化学均为阴性),当出现罕见的 SDHA 基因突变型肾癌时,SDHA 和 SDHB 免疫组织化学同时阴性。需警惕部分胞质透明的肾细胞癌有时 SDHB 染色减弱,而非真阴性,此时不能诊断为 SDHB 缺陷型肾癌。其他免疫标记诊断价值有限,仅 30% 病例 CK 阳性,PAX8 和 Ksp-cad 普遍阳性,CK7 绝大多数为阴性,神经内分泌标志物阴性。至今未发现肿瘤有 VHL、PIK3CA、AKT、MTOR、MET 及 TP53 基因的突变。该肿瘤大多数(75%)形态温和,缺乏坏死且预后良好。当肿瘤出现高级别的细胞核特征及凝固性坏死时,预后较差,肿瘤转移率高达 70%。

**(十)黏液小管状和梭形细胞癌**

黏液小管状和梭形细胞癌具有黏液样基质的小管状结构和梭形细胞为特征的低级别、多形性肾上皮性肿瘤。是一种罕见的肾脏肿瘤(约占所有肾肿瘤的比例小于 1%),患者年龄 13~81 岁,平均 58 岁,女性多见,男女发病率 1∶3。

1. 大体表现 通常为界限清楚的实性肿物,切面黄色至棕色。

2. 组织病理学 肿瘤由紧密排列的、小而狭长的小管构成。有时紧密排列的平行的小管似梭形细胞样结构。细胞核梭形，椭圆形（图 9-10）。以往此类肿瘤诊断为未分化或梭形细胞癌。偶见泡沫细胞浸润和慢性炎细胞，可见坏死。

3. 免疫表型　CK7，EMA，PAX2 和 AMACR 阳性，Vimentin 和 CD15 也可以阳性，远端肾单位标志物如 CD10 和 Villin 阴性。UEA 和植物凝集素阳性。

### （十一）管状囊性癌（tubulocystic renal cell carcinoma，TCC）

管状囊性癌，很少见（占全部肾癌 1% 以下），该肿瘤多发生于成年人，患者平均年龄约 58.4 岁。有明显的性别倾向，男性病例明显多于女性，常发生于左肾（约 70%）。在将近 70 例的报道中，大部分病例预后较好，仅 1 例出现复发，4 例出现肿瘤转移。

1. 大体表现　多数病例大体表现为界限清楚，切面为囊性、蜂窝状或海绵状，囊壁菲薄，囊内含清亮或血清样液体。

2. 组织病理学　显微镜下一般见不到真正的纤维性包膜。肿瘤形成大小不等的管状、囊状结构，部分囊可以明显扩张。囊内衬覆立方、低柱状或靴钉样细胞，细胞胞质嗜酸性，核仁明显（细胞核形态相当于 WHO/ISP 3 级），但缺乏坏死及核分裂象（图 9-24，图 9-25）。这种管状囊状结构被纤维性间质所分割，有别于混合性上皮间质肿瘤。此外，部分病例可同时伴有乳头状肾细胞癌的组织学结构或差分化肉瘤样区域。

3. 免疫表型　免疫组织化学方面，大部分病例表达 CK8、CK18、PAX2、AMACR、CD10、和 P504s，部分病例表达 CK7，与乳头状肾细胞癌的免疫表型相似（图 9-26~图 9-28）。此外该肿瘤的分子生物学特征和乳头状肾细胞癌有重叠之处，会出现第 7 号和 17 号染色体的获得和 Y 染色体的缺失。因此推测管状囊性肾癌与乳头状肾细胞癌具有一定关系，前者可能是后者的一种变异型。但是一个大样本量的基因表达谱以及比较基因组杂交（CGH）分析显示其细胞遗传学谱不同于透明细胞癌、乳头状肾细胞癌、嫌色细胞癌和集合管癌。

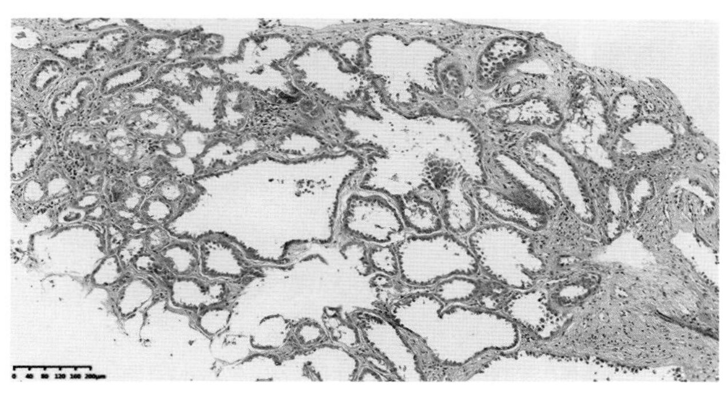

图 9-24　管状囊性癌（HE 染色 ×100）

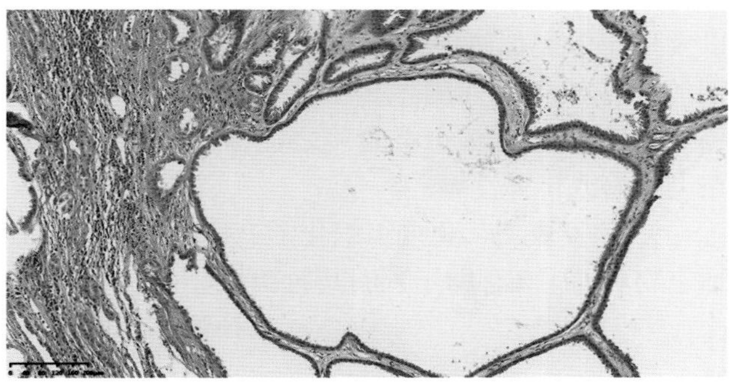

图 9-25　管状囊性癌（HE 染色 ×100）

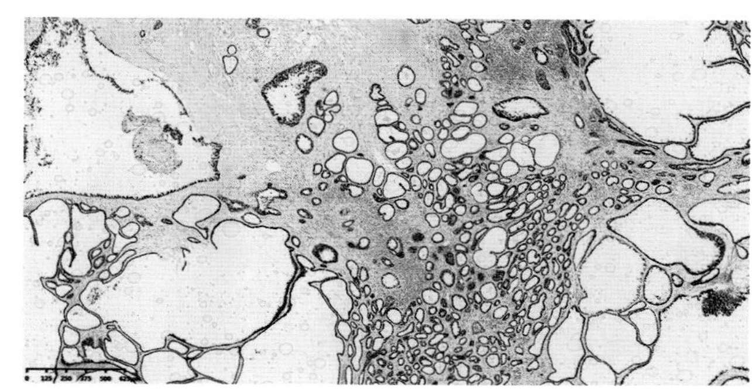

图 9-26　管状囊性癌［IHC（p504s）×40］

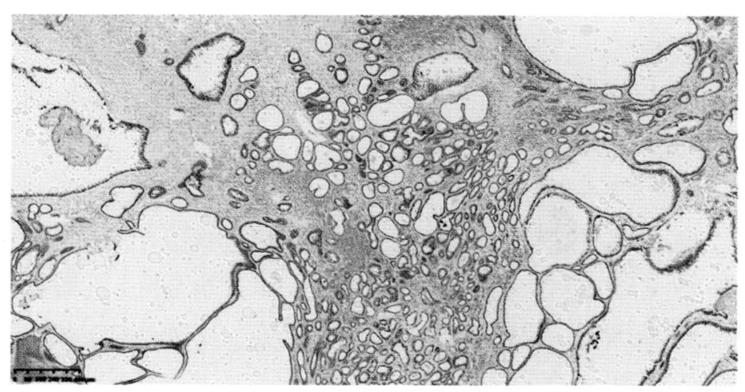

图 9-27　管状囊性癌［IHC（CK8/18×40）］

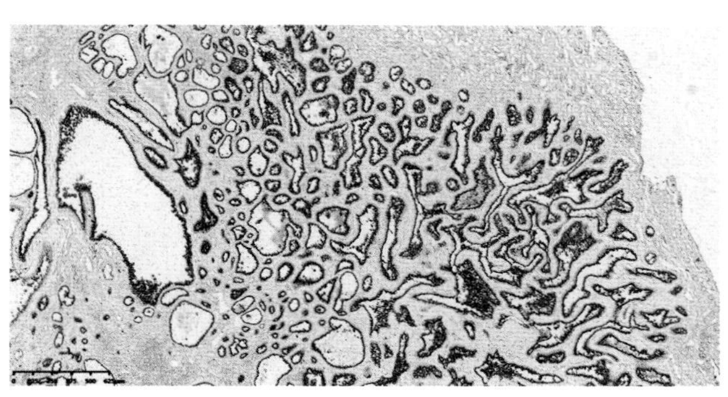

图 9-28　管状囊性癌［IHC（CD10）×40］

### （十二）获得性囊性疾病相关性肾细胞癌

获得性囊性疾病相关性肾细胞癌（acquired cystic disease associated renal cell carcinoma，ACD）是指终末期肾病患者肾内有4个以上的囊腔形成，诊断时应排除遗传性家族性多囊性肾病病史。该疾病和终末期肾病血透密切相关。ACD本身不影响血透患者寿命，但其罹患肾癌的风险约为正常人群的100倍。随着肾透析时间延长，其发病率增加。目前认为ACD患者最常发生的肾细胞癌是近几年逐渐认识的一种独有的肾细胞癌类型，即ACD相关性肾细胞癌，占所有终末期肾病继发性上皮肿瘤的36%。ACD相关性肾细胞癌具有相对较低的侵袭性，具有肉瘤样或横纹肌样分化的病例和极少数经典形态的病例可发生转移。

1. 大体表现　肿瘤所在肾脏具有多囊性外观，多灶性病变和双侧肾脏病变均比较常见。肿块一般界限清楚，质地实性，灰黄色、淡黄色或棕色，部分肿瘤较大时可见出血、坏死。

2. 组织病理学　镜下可见肿瘤或紧邻囊腔生长，或直接由囊腔内壁长出，并填满囊腔。肿瘤组织可呈筛孔状、微囊、乳头、腺管、腺泡或实性片状结构，其中筛状、微囊性结构最常见且具有特征性。此外乳头状结构也是该肿瘤的重要成分。肿瘤细胞较大，胞质丰富、嗜酸性，核大而圆或轻度不规则形，核仁明显。另一个特征性改变是在肿瘤间质中出现草酸盐结晶沉积，在HE染色切片上很易辨认，在偏振光显微镜下显示多彩状，但并非全部病例都能见到。

3. 免疫表型　免疫组织化学方面，ACD相关性肾癌表达AMACR、CD10、RCC和波形蛋白，大部分肿瘤CK7阴性表达。分子遗传学方面通过微阵列比较基因组杂交和FISH方法研究，发现ACD相关性肾细胞癌存在第3号、7号、16号、17号和Y染色体的获得。

### （十三）透明细胞乳头状肾细胞癌（clear cell papillary renal cell carcinoma，CCPRCC）

透明细胞乳头状肾细胞癌是由乳头状结构伴透明细胞构成的一种肾细胞癌新类型。肿瘤可以为散发性也可以发生于终末期肾病或VHL综合征。患者为成年人，发病年龄18~88岁，没有明显性别倾向。目前报道的CCPRCC均未出现复发或转移，因此被界定为交界性或恶性潜能未定的肿瘤。

1. 大体表现　该肿瘤体积较小，呈局限性生长，可见包膜，常见囊性变，绝大部分肿瘤为pT1病理分期。

2. 组织病理学　组织学可见以纤维血管间质为轴心的真性乳头状结构、管状腺泡状结构、微囊结构或实性区域等。在一个肿瘤中可以某一种结构为主或多种结构相混合，但以广泛的真性乳头伴囊性结构为典型特点。CCPRCC的肿瘤细胞均具有丰富的透明胞质，小到中等大小，立方形。核圆形或椭圆形，核仁不明显，核分级低，大部分为WHO/ISUP 1级或2级，肿瘤细胞核有极性地远离基底膜或纤维血管轴心呈线状排列，核分裂象罕见。肿瘤缺乏坏死、血管淋巴管侵犯和肾周组织的侵犯。

3. 免疫表型　CCPRCC具有独特的免疫表型，既不同于透明细胞肾细胞癌，又有别于乳头状肾细胞癌。免疫组织化学研究显示，肿瘤细胞CK7和CA Ⅸ弥漫强阳性，其中CA Ⅸ为特征性的“杯状”阳性方式。CD10和AMACR表达阴性。此外易位性肾癌标记TFE3也呈阴性表达。目前的研究还没有在CCPRCC中找到一致的遗传学改变，但是所有的研究都显示该肿瘤没有肾透明细胞癌所具有的3p缺失、VHL基因的突变，也没有肾乳头状癌的第7和17号染色体的获得。

### （十四）未分类肾细胞癌

未分类肾细胞癌不是一种独立的肾癌亚型，而是当肿瘤不能分入现有已知肾癌亚型时，称之为未分类肾癌。在外科肾细胞癌病例中，此类肿瘤占比小于5%。发病年龄21~91岁，无明显性别优势，致死率是透明细胞癌的1.7倍。多数病例为进展期病例。

1. 大体表现　通常表现为大的、浸润性病变。约60%病例肿瘤最大径超过7cm。

2. 组织病理学　它包括了低级别和高级别肾癌。纯肉瘤样癌不能识别其中的上皮成分归属时，可归入未分类肾细胞癌。低级别嗜酸细胞肾细胞癌以及形态学类似嗜酸细胞腺瘤的肿瘤、但具有高级别的细胞核和实性的生长方式也诊断为未分类肾癌。此外，在诊断未分类肾癌之前，需排除浸润性尿路上皮癌或转移性癌。

3. 免疫表型　免疫组织化学PAX8、PAX2、RCC标志物和CD10有助于判断其肾源性。

（孙保存　倪春生）

# 第五节　肾细胞癌的 TNM 分期与评价

## 一、T 分期的变化

肿瘤 TNM 分期对于评估疾病进展和指导临床预后及治疗具有重要意义。目前，多数新发肾细胞癌病例(约 65%)局限在单侧肾脏内，约 16% 患者发生局部淋巴结转移，约 15% 出现远处转移，相应肾细胞癌患者 5 年总生存率分别为 92.6%，66.7% 和 11.7%。精确的 TNM 分期有助于对肾细胞癌患者生存、复发和转移的合理评估。临床分期对确定治疗方案具有重要指导意义，如指导单肾和肾功能减退功能患者在保留肾单位手术与根治性肾切除术之间的选择。肾细胞癌 TNM 分期还是指导制定临床随访时间表、患者咨询和设计临床试验的重要工具。

2018 年美国癌症联合委员会(American Joint Committee Cancer，AJCC)对肾癌 TNM 分期进行了修订，与旧版肾癌 TNM 分期相比新版肾癌 TNM 分期对预后的指导作用分层更加明确。通过对肿瘤大小、肾窦侵犯、肾周脂肪侵犯、静脉瘤栓及肾上腺侵犯等因素综合评估，将 T 分期进一步细化，具体变化之处如下：①肿瘤大小：肿瘤大小与肾细胞癌预后密切相关，肿瘤体积增大一倍，肾细胞癌患者死亡风险增加 3.5 倍。新版肾癌 TNM 分期中，以 4cm、7cm 和 10cm 为界，并将 T2 期进一步分为 T2a (7cm< 肿瘤最大径≤10cm)与 T2b(最大径 >10cm)。②肾静脉及其分支侵犯：肾细胞肾癌，尤其是透明细胞肾癌，易侵入肾静脉及其分支形成瘤栓，新发病例的肾静脉血栓发生率约 4%~10%。Ball 等人发现肾段静脉和肾静脉主干具有瘤栓者，3 年无病生存率分别为 93.9% 和 67.9%。新版肾癌 TNM 分期中，肿瘤侵及肾静脉或侵及肾静脉分支(局限于肾筋膜内者)仍然定义为 T3a，肿瘤侵及横膈下的下腔静脉为 T3b，肿瘤侵及横膈上的下腔静脉或侵及下腔静脉管壁为 T3c。但由于血管外平滑肌在辨别肾静脉分支时无显著作用，新版肾癌 TNM 分期将 T3a 中侵犯包含肌层的静脉改为侵犯肾段静脉。肾静脉内瘤栓除了可顺血流播散之外，肾静脉主干内的瘤栓也可逆行进入肾静脉分支。然而该现象罕见(发生率仅约 5%)，主要见于肾透明细胞肾细胞癌。与其他病理类型的肾细胞癌相比，肾透明细胞肾细胞癌很少出现多发病灶。当肾透明细胞肾细胞癌在出肾锥体之间或皮质和髓质交界处等肾静脉流出道周围出现多个卫星病灶时，需考虑肿瘤发生静脉内逆行播散的可能性。③肾窦脂肪侵犯：肾窦脂肪是指位于肾盏和肾实质之间的脂肪组织，肾脏最主要的淋巴管和血管都在肾窦脂肪中走行。侵犯肾窦的肾细胞肾癌 5 年生存显著下降，侵犯肾窦脂肪或肾周围脂肪者，5 年生存率约 54.7%。新版肾癌 TNM 分期将侵犯肾窦脂肪为 T3a；尽管在实际诊断过程中，肾窦脂肪侵犯评判受的主观因素影响很大，但作为 T 分期重要判断指标，仍应在镜下仔细判读。④肾周脂肪侵犯：肾周脂肪及疏松结缔组织是抑制肾细胞肾癌的重要屏障，肿瘤侵犯肾周脂肪一直是肾细胞 TNM 分期的判断指标，新版肾癌 TNM 分期仍将其定为 T3a。近期有回顾性分析显示肾周脂肪侵犯不是影响肾细胞癌预后的独立危险因素，肾窦脂肪侵犯及肿瘤最大径大于 7cm 多与肾周脂肪侵犯同时发生。⑤肾上腺受累：肾细胞癌 TNM 分期中，肾上腺受累包括直接侵犯肾上腺和肾上腺转移。肾上腺侵犯较为罕见，仅 2.5% 的肾细胞肾癌侵犯至肾上腺。肾上腺受侵为 T4，该期患者 5 年无病生存率几乎为零，中位生存时间约 12.6 个月。

## 二、淋巴结分期的变化

淋巴结转移由 N0~N2 简化为 N0(无淋巴结转移)与 N1(有淋巴结转移)；2018 年 AJCC 定义肾脏的区域淋巴结包括：肾门淋巴结、下腔静脉周围淋巴结、腹主动脉周围淋巴结。

推荐采用 2018 年 AJCC 的 TNM 分期和 AJCC 分期组合(表 9-2 和表 9-3)。

表 9-2 2018 年 AJCC 肾癌的 TNM 分期

| 分期 | 标准 |
| --- | --- |
| 原发肿瘤(T) | |
| $T_X$ | 原发肿瘤无法评估 |
| $T_0$ | 无原发肿瘤的证据 |
| $T_1$ | 肿瘤局限于肾脏,最大径≤7cm |
| $T_{1a}$ | 肿瘤最大径≤4cm |
| $T_{1b}$ | 4cm< 肿瘤最大径≤7cm |
| $T_2$ | 肿瘤局限于肾脏,最大径 >7cm |
| $T_{2a}$ | 7cm< 肿瘤最大径≤10cm |
| $T_{2b}$ | 肿瘤局限于肾脏,最大径 >10cm |
| $T_3$ | 肿瘤侵及主要血管或肾周组织,但未超过肾周围筋膜、未侵及同侧肾上腺 |
| $T_{3a}$ | 肿瘤侵及肾静脉或侵及肾静脉分支,或侵犯肾周脂肪和(或)肾窦脂肪(肾盂旁脂肪),但是未超过肾周围筋膜 |
| $T_{3b}$ | 肿瘤侵及横膈下的下腔静脉 |
| $T_{3c}$ | 肿瘤侵及横膈上的下腔静脉或侵及下腔静脉管壁 |
| $T_4$ | 肿瘤浸透肾周筋膜(包括连续浸润至同侧肾上腺) |
| 区域淋巴结(N) | |
| $N_X$ | 区域淋巴结无法评估 |
| $N_0$ | 没有区域淋巴结转移 |
| $N_1$ | 有区域淋巴结转移 |
| 远处转移(M) | |
| $M_0$ | 无远处转移 |
| $M_1$ | 有远处转移 |

表 9-3 2018 年 AJCC 肾癌分期组合

| 分期 | 肿瘤情况 | | |
| --- | --- | --- | --- |
| Ⅰ期 | $T_1$ | $N_0$ | $M_0$ |
| Ⅱ期 | $T_2$ | $N_0$ | $M_0$ |
| Ⅲ期 | $T_3$ | $N_0$ 或 $N_1$ | $M_0$ |
| | $T_1$,$T_2$ | $N_1$ | $M_0$ |
| Ⅳ期 | $T_4$ | 任何 N | $M_0$ |
| | 任何 T | 任何 N | $M_1$ |

(孙保存 倪春生)

## 第六节 肾细胞癌的分子标志物

目前,对肾细胞癌(RCC)的诊断主要依靠 B 超、CT、MRI 等影像学方法,尚缺乏对肿瘤早期发现及良、恶性肿瘤的鉴别,转移癌的判定、术后复发与随访监视的有效分子标志物。随着人们健康意识的提高,越来越多的肾细胞癌患者在早期得到确诊并接受治疗,但这些局限性肾细胞癌患者术后的临床转归及预后具有很多不确定因素,因此要求临床及科研人员积极探寻诊断及预后的分子标志物,以个体化地评估并预测肾细胞癌的生物学行为及患者的预后。本章将对肾细胞癌的分子标志物做一个详细的阐述。

## 一、肾细胞癌发生的相关标志物

### （一）PTEN

PTEN基因为抑癌基因，编码PTEN蛋白，此蛋白能抑制肿瘤细胞的酪氨酸激酶活性。PTEN基因突变、甲基化或等位基因缺失等方式失活后，PTEN蛋白失去对$PIP_2$向$PIP_3$转化的抑制作用，FAK及Akt活性增加，进而导致PI3K/Akt/mTOR信号传导通路活化，此通路活化后可抑制细胞凋亡、促进细胞生存和增殖，同时也参与肿瘤血管形成、侵袭和转移，在肿瘤发生发展过程中起重要作用。

有资料表明正常肾组织和癌旁肾组织均有PTEN蛋白表达，其表达强度和阳性细胞分布形式相似，而在肾癌组织中存在PTEN的缺失和突变。研究显示PTEN蛋白低表达是转移性肾透明细胞癌患者预后不良的独立预后因素，是肾癌预后的参考指标之一。免疫组化检测417例肾癌患者肿瘤标本中PTEN、pAKT、S6蛋白激酶（S6K）、IHF-α表达情况，结果显示，各种亚型肾癌PTEN表达均显著降低，特别是透明细胞癌和有肉瘤成分的肾癌。其抑癌作用机制可能是诱导细胞周期阻滞在G1期和增加细胞凋亡率，提示检测PTEN蛋白表达可作为评估病变的发展及患者预后的重要指标。

### （二）p53

p53基因是一种抑癌基因，在调控细胞周期及细胞凋亡方面具有重要意义。突变型p53基因是迄今发现与人类肿瘤相关性最高的基因，突变型p53可灭活野生型p53功能，导致细胞转化和过度增殖，使其对细胞生长的负性调节作用完全丧失，导致细胞生长信号调控严重紊乱和肿瘤生成，是肿瘤发生发展与预后评价最重要的分子标志物。

肾癌组织中p53的表达阳性率约为16%~57%，其中乳头状肾癌表达阳性率高于肾透明细胞癌和嫌色性细胞癌。Zigeuner R等人分析了184例原发性肾癌和56例发生转移的肾癌标本，转移性肾癌p53高表达；Shvarts分析193例局限性肾癌标本，发现p53高表达是肾癌患者预后不良和肿瘤复发的独立预后因素，p53阳性率高于和低于20%的情况下，肿瘤复发率别37.7%和14.4%。

### （三）p16

p16基因是抑癌基因，其基因编码产物是16kDa的蛋白，即p16蛋白，定位于细胞核内。David Beach等证明了p16蛋白是作用于细胞分裂周期关键酶之一的CDK4的抑制因子。肿瘤细胞细胞周期同正常细胞的细胞周期一样，受不同的细胞周期素（Cyclin）和CDK调控。CDK4与Cyclin的复合体参与G1~S转换的调控，p16蛋白抑制CDK4活性，最终阻止细胞进入S期，一旦p16基因缺失，突变等导致功能缺失，则不能抑制CDK4，最终导致细胞进入恶性增殖，加速肿瘤发生。

研究发现，p16基因的缺失与肾癌的晚期事件有关，并与肾细胞癌的转移有关。研究显示p16基因表达阳性组的生存率较阴性组为高，提示p16基因参与了肾癌的发展过程。同时表明，p16基因表达缺失可以作为判断预后的一个参考指标（图9-29）。

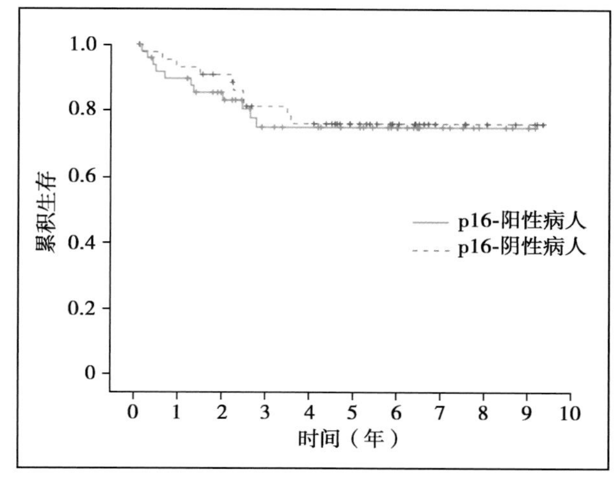


图9-29 p16阳性和p16阴性肾细胞癌患者生存期的Kaplan-Meier曲线

### （四）BCL-2

BCL-2基因编码细胞凋亡抑制蛋白，BCL-2蛋白在透明细胞癌患者的表达阳性率为10%~80%。一项28例肾癌的小样本研究发现BCL-2表达和肿瘤高分级有关，但与肾癌患者的复发、转移及总生存时间无关。对101例局限性肾癌患者分析发现，BCL-2表达与肿瘤低分期、低分级及预后相关。Lee等发现晚期肾透明细胞癌标本中BCL-2呈低表达或不表达，但与患者的无疾病生存及肿瘤特异性生存无关。

## 二、肾细胞癌血管形成的分子标志物

### （一）VEGF

又被称为血管内皮生长因子，VEGF是体内最重要的促血管生成因子之一。通过与表达在血管内皮细胞上的酪氨酸受体结合，激活下游信号传导通路，调节相关蛋白的表达，起到促进内皮细胞分裂、增加血管通透性等作用。人体许多组织可检测到低水平的 VEGF 表达，而在肿瘤组织中 VEGF 无论是在 mRNA 水平还是在蛋白质水平均有高表达。

多项研究均表明 VEGF 是一项影响 RCC 患者预后的独立预测指标，甚至在一些综合了病理分级与临床分期的多变量分析中，依然显示 VEGF 与 RCC 患者的预后具有密切的相关性。由于 VHL 基因与 HIF-1α（缺氧诱导因子 -1α）的密切联系，VEGF 的表达一度被认为是肾透明细胞癌患者的绝对特征。然而，一项来源于 300 例 RCC 患者的研究数据表明，VEGF 在不同病理学类型的 RCC 患者中并无明显差异。

### （二）TGF-β

转化生长因子 β（TGF-β）是一族在细胞增殖、分化过程中起重要作用的激素样活性多肽，在哺乳动物有 3 种：TGF-β1、TGF-β2、TGF-β3。TGF-β 可抑制内皮细胞、表皮细胞、肿瘤细胞增殖，是一种负性调节因子。但在多种肿瘤患者血浆中，TGF-β1 存在高表达，与肿瘤侵袭和转移具有相关性。

Hegele 等利用 ELISA 检测局限或转移性 RCC 患者的 TGF-β1，结果显示发生转移的 RCC 患者 TGF-β1 浓度显著高于局限性 RCC 患者及对照组，这对早期发现 RCC 转移方面均有一定的意义。Wunderlich 等研究发现，肾癌患者血浆 TGF-β1 含量显著高于健康人及炎性病变，提示是一个潜在的标志物。

### （三）EGF

人类表皮生长因子（hEGF）是一种含 53 个氨基酸的多肽，主要由肾脏及前列腺等分泌到尿液前列腺中。EGF 是一种有效的促有丝分裂剂，它可以诱导鸟氨酸脱羧酶、激活 RNA 和蛋白合成、启动 DNA 合成和细胞复制。

EGFR（表皮生长因子受体）是一种糖蛋白的跨膜受体，是酪氨酸激酶生长因子受体家族的一个成员，这种受体在调节细胞生长、分化和存活上有着重要作用。EGFR 在肾癌组织中高表达，并和患者的分级和转移有关。高表达的患者，肿瘤恶性程度高，易发生转移，预后不良，EGFR 是目前肿瘤分子靶向治疗的热点之一。Eric 等使用 Northern blot 杂交方法测定进展期肾癌患者及其正常组织中 EGFR mRNA 含量，77.7% 的患者中，肿瘤组织比其正常肾组织 mRNA 多 1.7~8.4 倍，22.2% 患者肾肿瘤无 EGFR mRNA 提高，11.1% 患者肿瘤及正常肾组织无 EGFR 转录，这些发现提示 EGFR mRNA 的过表达在肾癌中与恶性形成有关，并可能成为区分肿瘤病理期、分级的新生物学标志。

### （四）G250-MN/CA Ⅸ

G250 抗原是从多种 RCC 细胞系中鉴别和克隆出的一种广泛表达的 RCC 相关抗原，且基因测序表明 G250 与碳酸酐酶Ⅸ（MN/CA Ⅸ）完全相同，故定名为 G250-MN/CA Ⅸ，简称为 G250。

MN/CA Ⅸ在肾透明细胞癌（CCRCC）肿瘤组织中特异性高表达，其阳性率为 95%，通过对 CCRCC、乳头状 RCC 及良性肾组织，细针穿刺活检标本的 MN/CA Ⅸ的 RNA 转录水平进行比较分析，发现 MN/CA Ⅸ对 RCC 诊断的阳性预测值及阴性预测值分别为 100% 和 45%。与此类似的是，对 22 例患者肾脏细针穿刺活检标本的免疫组织化学染色结果表明，CCRCC 与良性肾组织在 MN/CA Ⅸ表达水平上存在显著差异。MCKIERNAN 等通过 RT-PCR 技术，对局限性 RCC 患者、良性肾肿瘤患者及健康志愿者外周血标本中的 MN/CA Ⅸ mRNA 表达进行检测后发现，MN/CA Ⅸ在 CCRCC 患者中的表达阳性率为 86%，肾良性疾病患者中的表达阳性率为 0，在健康志愿者中的表达阳性率为 1.8%；进而对上述 41 例 RCC 患者进行随访，发现 MN/CA Ⅸ阴性和 MN/CA Ⅸ阳性 RCC 患者的 5 年无进展生存期（PFS）分别为 88% 和 40%。故 MN/CA Ⅸ在肿瘤的诊断、筛选以及生物治疗方面具有潜在的应用前景。

## 三、肾细胞癌浸润与转移分子标志物

### （一）MMPs

金属基质蛋白酶类（MMPs）是一类依赖锌离子的肽链内切酶系，按其作用底物的不同可分为胶原酶（MMP1、MMP8、MMP13）、明胶酶（MMP2、MMP9）、基质溶解酶（MMP3、MMP7、MMP10、MMP11、MMP12）、模型基质蛋白酶（MT-MPP1、MT-MPP4 或 MMP14、MMP17）和新型 MMP20。肿瘤细胞借其降解细胞外基质和基膜，破坏组织屏障，随后侵入周围组织和血管，发生浸润转移。金属蛋白酶抑制物 TIMPs 是 MMPs 家族的天然抑制物，可下调 MMPs 活性，TIMP1 和 TIMP2 分别选择性抑制 MMP2、MMP9 活性，维持基底膜的完整，抑制肿瘤的浸润转移。

肾细胞癌患者肿瘤组织中 MMP2、MMP9 与 TIMP1、TIMP2 的平衡破坏是肿瘤侵袭的重要环节，Bhuvarahamurthy 等采用原位杂交和免疫组织化学的方法分析肾细胞癌组织标本中 MMP1、MMP2、MMP3、MMP9、TIMP1、TIMP2 基因定位表达情况，发现除 MMP1 低表达 mRNA 外，其他各型 MMP mRNA 的表达情况与蛋白水平一致，MMP2、MMP9 表达与正常对照相比有显著增加，是较好肿瘤预后指标，MMP 可作为肿瘤进展的重要指标，同时 TIMP1 在微血管中表达提示能促进肿瘤的血管生成。

### （二）钙黏附素家族（cadherin family）

钙黏附素家族是一组介导同种细胞间相互作用的钙离子依赖性跨膜糖蛋白参与形成和维护正常细胞的连接，包括 E-cadherin、N-cadherin、P-cadherin。

E-cadherin：主要参与上皮细胞间的薪附并维持上皮细胞的完整性，与多种肿瘤的侵袭有关。E-cadherin 的减少，导致癌细胞间黏附作用下降，活动能力增加，促进细胞的浸润和迁移，且影响肿瘤细胞的存活和生长。因其在大部分肾细胞癌中表达低下，Ronkainen 等认为 E-cadherin 不能作为肾癌存活的预后指标。

Cadherin-6：参与细胞间的粘连和胞内黏连蛋白间的相互作用，特征性地表达于肾近端小管上皮细胞，其异常表达与肿瘤进展转移密切相关，常提示预后不良。Paul 等证实 Cadherin-6 是肾细胞癌预后不良重要指标之一，但与肿瘤的分级和大小无关。

N-cadherin：异位反常高表达于上皮组织，促使癌细胞的脱落，且可介导癌细胞与细胞基质和血管内的黏附，使肿瘤细胞更富有侵袭力，易于转移。Shimazui 等分析了 46 例肾癌患者组织标本，认为 N-cadherin 的表达促进 RCC 的侵袭，是预后不良的黏附分子标志物之一。

### （三）P- 选择素（P-selectins）和整合素及 CD44 分子

P- 选择素：是一类以糖蛋白作为其识别配体的黏附分子，高表达于肾细胞癌患者血管内皮和活化的血小板，介导循环肿瘤细胞与靶器官血管内皮及血小板的黏附，促进凝血功能的加强和血小板活化，提高肿瘤细胞的侵袭转移力。

整合素：是一组介导细胞间、细胞与 ECM 之间黏附的跨膜糖蛋白，由 α 和 β 两个亚基以非共价键组成的异二聚体，其表达水平的改变与肿瘤的侵袭、转移密切相关。Bockhorn 等提出封闭 α3 整合素能促使肿瘤细胞黏附和转移，从而支持整合素促进肾细胞癌转移的观点。

CD44 分子：是一类具有高度异质性的单链膜表面糖蛋白，广泛分布于细胞表面。介导细胞间、细胞与 ECM 间的黏附作用，促进肿瘤细胞侵入血管内皮基底膜和细胞外基质。大多数研究表明 RCC 中高表达的 CD44 可提示预后不良、高进展风险和肿瘤低分化趋势，且 CD44 表达与肿瘤的等级、大小有关，是 RCC 转移的良好预测指标。

### （四）Pax-2

Pax 基因是进化上保守的一个基因家族，它们均编码 128 个氨基酸的保守成对结构域。Pax 蛋白作为重要的转录调控因子，在胚胎发育过程中对组织、器官的分化起重要的调控作用。其中 Pax-2 基因在肾发育中的地位极为关键，并且与肾恶性肿瘤的发生发展也密切相关。

Ayhan 及其同事对 95 个转移性 RCC（77 个透明细胞，8 个乳头状，5 个肉瘤样和 5 个集合管）和除 RCC 外的 183 个转移性肿瘤的连续组织切片进行 Pax -2，RCCM 和 KSC 的免疫染色。结果发现，Pax-2 在 77% 的透明细胞、75% 的乳头、100% 的集合管和 0% 的肉瘤样转移性 RCC 中阳性。RCCM（肾细胞癌标志物抗原）在 49% 的透明细胞、75% 的乳头、0% 的集合管和 0% 的肉瘤样转移性 RCC 中阳性。KSC（肾特异性钙黏蛋白）在仅 2 例（3%）转移透明细胞 RCC 中阳性。综合起来，所有标志物均阳性率为 0%，所有标志物在 23% 的病例中均为阴性；在 76% 的病例中至少有 1 个标志物阳性。除肾癌外，在 183 例转移性肿瘤中，有 14 例为 Pax-2 阳性。故 Pax-2 是转移性 RCC 的敏感和特异性标志物。通过添加 RCCM 而不是 KSC 作为免疫标志物，可以略微提高诊断率。

## 四、肾细胞癌预后的相关标志物

### （一）淀粉样蛋白 A（amyloid A，AA）

是一种急性时相蛋白，主要表达于肝脏。它作为 AA 型淀粉样变的前体蛋白，参与胆固醇的代谢和转运，是一种高密度脂蛋白相关的载脂蛋白。它与死亡细胞和组织的数量有关，因此在炎症、创伤和感染的急性期显著增加。

Oz Atalay 等人针对 AA 进行了一项研究，该研究调查了淀粉样蛋白 A 在透明细胞肾细胞癌（CCRCC）中的免疫表达，并评估了其临床病理学相关性，特别是在疾病进展中。通过免疫组织化学评估 CCRCC 患者中 AA 蛋白的表达，研究了来自 86 名男性和 60 名女性患者的 146 个癌组织样本。发现 34% 的 CCRCC 病例均为 AA 阳性，阳性 AA 免疫表达与较高的 Fuhrman 核级，肿瘤周围浸润的存在以及 CCRCC 患者的较差存活率相关。Cox 回归分析发现肿瘤分期和 AA 免疫表达与 CCRCC 患者的生存有关。AA在高级别CCRCC中的表达增强。在CCRCC患者中，AA的免疫表达与较差的生存期有关。因此，AA染色可作为预测肾细胞癌预后不良的免疫组织学指标。

（二）ENO1

编码α-烯醇化酶（ENO1）的基因位于人类染色体1p（1p35-p36）的一个区域，常在神经母细胞瘤、黑色素瘤、嗜铬细胞瘤、子宫内膜癌和CCRCC中缺失。此外，ENO1是一种关键的糖酵解酶，负责催化2-磷酸-D-甘油酸在糖酵解过程中转化为磷酸-丙酮酸。此外，它是一个转录抑制剂。据报道，ENO1通过与c-myc启动子中的P2元件结合而抑制c-myc基因的转录。先前的研究表明，ENO1的下调与肺癌的整体生存率差有关。Habeeb等人应用免疫组织化学方法检测360例原发性CCRCC组织中α-烯醇化酶蛋白的表达，并将其表达与分期、分级、肿瘤大小、无病及总生存期等临床病理参数进行相关性分析。COX比例风险回归模型经临床病理因素调整后，用于检验ENO1表达与无病和总生存期之间的联系。并从癌症基因组图谱中独立收集428例CCRCC病例，将ENO1 mRNA表达与总生存期联系起来。ENO1表达，肿瘤分期和分级之间存在统计学上显著地负相关。在CCRCC中ENO1的表达与无病生存（$P$=0.011）和总生存期（$P$=0.030）也有显著的直接相关性，ENO1表达较高的患者复发风险率较低。这些发现在一个独立的428例CCRCC病例的mRNA水平上被证实，这也表明低表达的ENO1与总生存期的显著缩短有关。ENO1下调可作为CCRCC预后不良的预测指标，并可作为潜在的预后指标（图9-30）。

（三）nm23基因

抗转移癌基因（anti-metastatic oncogene，nm23）是已被公认的肿瘤转移抑制基因，在人类可分为

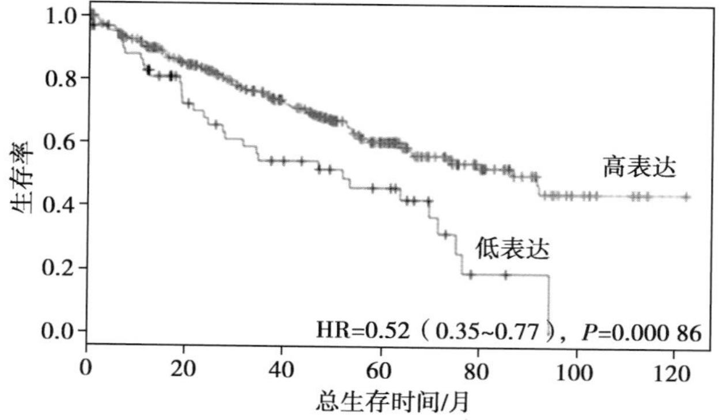


图9-30 高和低表达α-烯醇化酶患者总生存期Kaplan Meier存活曲线

nm23-H1、nm23-H2和新发现的DR-nm23三种亚型。在多数上皮原性肿瘤中，nm-23基因的丢失或低表达与肿瘤转移率升高及预后评估密切相关。Nakagawa等研究了95例肾癌标本，nm23-H1表达为68.4%，nm23-H2表达为50.5%。nm23-H1为生存的独立预后指标，在肿瘤直径不大于5cm患者中，nm23-H1表达阴性者较阳性者预后明显为差，nm23-H1表达减少强烈提示预后不佳。与预后相关的肾癌分子标志物（表9-4）。

表9-4 肾细胞癌的分子标志物

| 分类 | 分子标志物 |
|---|---|
| 与发生相关 | PTEN、p53、p16、BCL-2 |
| 与血管形成相关 | VEGF、TGF-β、EGF、G250-MN/CA Ⅸ |
| 与浸润和转移相关 | MMPs、钙黏附素家族（E-cadherin、Cadherin-6、N-cadherin）、P-选择素、整合素、CD44分子、Pax-2 |
| 与预后相关 | AA、ENO1、nm23 |

（四）结语

人们一直以来都想找到一种高敏感性及特异性的肾细胞癌的标志物。分子标志物可作为临床重要参数的有益补充，有助于提高RCC患者早期诊断、危险度分层、预测预后以及指导治疗方案的制定，随着肿瘤个体化治疗理念以及精准医学时代的来临，我们应该继续努力探索新的RCC分子标志物，以期发现能够准确诊断或预测RCC预后的分子标志物，从而做到对患者早发现、早诊断、早治疗，以最终延长RCC患者的总生存期。

## 五、影响肾癌预后的因素

影响肾癌预后的因素有很多，如病理分期、组织学因素、特异的临床体征或症状、相关基因的表达等，对预后的影响程度也不相同，其中病理分期和组织学因素是目前影响肾癌预后最主要的因素。然而，通过多元分析将多种有独立预后价值的因素整合起来，会表现出最大作用。本节将重点对影响肾癌预后的各个因素进行描述和总结。

（一）肾癌分期

肾癌的病理分期是评估预后的重要指标之一。肾癌的分期取决于肿瘤大小、肿瘤是否侵犯肾周筋膜、是否累及邻近器官、肾静脉、腔静脉、淋巴结及远处有无转移等因素，这些因素与肾癌的预后密切相关。2017年AJCC对肾癌TNM分期（第8版）进行了修订，与2002年版肾癌TNM分期相比有以下

4点调整：①$T_2$期进一步分为$T_{2a}$(7cm<肿瘤最大径≤10cm)与$T_{2b}$(肿瘤最大径>10cm)；②肾上腺受侵由$T_{3a}$修改为$T_4$(肾上腺受侵)与$M_1$(肾上腺转移)；③肾静脉瘤栓由$T_{3b}$期降为$T_{3a}$期；④淋巴结转移由$N_{0\sim2}$简化为$N_0$(无区域淋巴结转移)与$N_1$(有区域淋巴结转移)，远处转移取消。根据第8版TNM分期，Ning Shao等报道Ⅱ、Ⅲ和Ⅳ期患者的死亡风险分别为$T_1N_0M_0$的2.76倍、7.80倍和19.11倍。2017年修改制定的TNM分期系统作为肾癌临床分期标准相比2002年的分期系统更加完善，对肾癌患者预后评估更具指导意义。

1. 肿瘤大小　肿瘤大小不同其预后也不尽相同，肿瘤直径小于5cm，直径介于5~10cm之间和肿瘤直径大于10cm患者的5年生存率分别为84%，50%和0%。

2. 肿瘤侵犯集合系统　肾细胞癌患者集合系统浸润与肿瘤预后的关系一直存在争议，Luyao Chen等通过Mata分析发现在$T_{1\sim2}$期肾癌中，集合系统浸润与肿瘤特异性生存率差有显著相关性，而在$T_{3\sim4}$期肿瘤中无明显相关性。集合系统浸润对肾癌患者的总生存期和无疾病复发存活期有显著的负面影响，可用于预测局限性肾癌。

3. 肿瘤侵犯肾周脂肪及肾上腺　Paras等通过多变量分析评估肾外侵袭(肾周脂肪、肾窦脂肪和肾静脉)单个或联合存在对于疾病进展、癌症特异性死亡率和总死亡率的影响，发现当几种肾外侵袭联合存在时其癌症相关死亡风险明显高于肾周脂肪、肾窦脂肪或肾静脉单独浸润。

4. 肿瘤累及静脉　肾细胞癌伴血管侵犯是一种病死率很高的疾病，提示预后不良。生存期受肿瘤分期、肿瘤血栓水平、淋巴结浸润、转移和组织学类型等因素的影响。

5. 淋巴结转移　肾癌患者发生淋巴结转移的风险约为20%，而已发生淋巴结转移的患者5年生存率为11%~35%。淋巴结转移患者的风险还取决于肿瘤的大小、分期、肾静脉累及与否、远处转移情况以及淋巴结清扫的范围。Bedke J等对5 73例患者研究发现其中32例(5.5%)存在淋巴管侵袭(LVI)，与晚期TNM分期、Fuhrman分级高、肉瘤样改变有关(均$P<0.001$)。2/3的LVI阳性患者死亡，在所有患者和透明细胞癌的亚组中，LVI是与同步转移扩散相关最强的因素。

### (二) 组织学因素

1. Furhrman分级　Furhrman核分级是应用最广泛的肾细胞癌的核分级系统，也是目前被广泛认同的肾癌预后判断的独立指标之一，该指标根据癌细胞核大小、形状和核仁是否明显而分为4级。1997年WHO推荐将Fuhrman核分级中的Ⅰ和Ⅱ级合并为一级即高分化、Ⅲ级为中分化、Ⅳ级为低分化或未分化。一般来说，Fuhrman核分级越高，复发的风险也越高。

2. 组织学亚型　不同肾癌亚型预后不同，因此治疗也不应该相同。乳头状肾细胞癌和嫌色细胞癌的预后好于透明细胞癌，乳头状细胞癌的两个亚型中1型肿瘤的生存率明显优于2型肿瘤，集合管癌预后较差。但是Figlin曾报道：所有的亚型预后都是类似的，影响预后的主要因素是TNM分期和Fuhrman分级，而组织学亚型的重要性降低很多。

3. 核倍体　流式细胞仪检查核倍体对肾癌预后和其侵袭性有明显影响。研究发现肾癌DNA非整倍体型比例与患者肿瘤大小、TNM分期、10年生存期相关。有报道非双倍体肾癌患者的10年肿瘤相关死亡率为37%，而相比之下双倍体肾癌患者的10年肿瘤相关死亡率为8%。

4. 肿瘤组织坏死　除细胞变性之外的其他任何程度的镜下肿瘤坏死都属于组织学肿瘤坏死，如透明样变、出血和纤维化等。尽管肿瘤坏死作为预后不良的指标被广泛接受，但它在肾细胞癌中的存在是复杂的。Collins J等发现在低级别肾癌的情况下，广泛坏死不会有不良的预后，并且他们的数据表明，低级别肾癌的广泛坏死预示着良好的预后。但在高级别肾癌中，坏死会导致预后恶化。所以在广泛坏死的肿瘤中需仔细注意肿瘤的分级、分类和分期。

5. 肉瘤样改变　肉瘤样改变不到肾癌病例的5%，但预后不良。

### (三) 特异性的临床体征或症状

Karnofsky评分和ECOG-PS是方便地评估患者客观情况和主观症状的工具。很多研究已经论证了ECOG-PS对于肾癌转移患者来说是独立的预后因素，高分数提示预后不良。肾癌预后相关的临床评价指标主要包括恶病质、血液高凝状态、组织因子、年龄及体重指数等，这些可以作为评价的重要参数。

恶病质：恶病质在临床表现为低蛋白血症、体重下降、食欲减退和不舒适感。恶病质的出现不仅反映了患者总体免疫系统的功能状态、监视与清除肿瘤能力以及整体抗病能力的消失，也标志着患者肿瘤的晚期表现及肾癌的快速进展状态。另外，靶向治疗早期骨骼肌的减少是转移性肾癌患者预后的一个生物标志物，Gu W 等研究发现靶向治疗 3~4 个月后，平均骨骼肌面积由 41.6cm²/m² 降至 39.9cm²/m²。多变量分析显示，肌肉损失≥5% 是影响无进展生存率和总生存率的重要预后因素。

1. 血液高凝状态　包括血浆纤维蛋白原水平增高、血小板增多及血栓形成等。纤维蛋白原通过促进单个肿瘤细胞栓子在靶器官血管中的持续黏附和存活而促进转移。它的降解产物具有血管生成、趋化和抗炎活性。血小板能与肿瘤细胞相互作用，促进肿瘤细胞与血管内皮细胞的黏附，并可使血管通透性增加，有利于肿瘤细胞向血管外移行，形成转移灶。另一方面，血小板生长因子对某些类型的细胞有趋化作用，也可使肿瘤细胞移出血管增殖。

2. 组织因子　如白介素 6（IL-6）、血管内皮生长因子（VEGF）、成纤维细胞生长因子（FGF）、血小板源性生长因子（PDGF）、转化生长因子 -β（TGF-β）等。这些组织因子参与了肿瘤发展的各个阶段，促进血管生成，调节内皮细胞生长，从而影响其预后。

3. 年龄　年龄是影响肾癌患者生存的独立预后因素，Kaitai 等报道肾细胞癌 8 年生存率在年龄≤49 的人群中为 79.6%，年龄 50~64 人群中为 70.6%，年龄 65~74 人群中为 65.3%，而年龄在 75~84 的人群中 8 年生存率仅为 56.0%。

体重指数（BMI）：低 BMI 与肿瘤分化差、组织学、微血管浸润及转移密切相关，BMI<25、25~30 和 >30 的患者肿瘤特异性 5 年生存率分别为 71.3%、78.7% 和 80.1%。多因素分析证实 BMI 是一个独立的预后因素，且 BMI 与肾细胞癌患者的病死率和术后生存率之间存在相反的关联（表 9-5）。

表 9-5　ECOG-PS 评分

| | |
|---|---|
| 0 级 | 活动能力完全正常，与发病前活动能力无任何差异 |
| 1 级 | 能自由走动及从事轻体力活动，包括一般家务或办公室工作，但不能从事较重的体力活动 |
| 2 级 | 能自由走动及生活自理，但已丧失工作能力，日间不少于一半时间可以起床活动 |
| 3 级 | 生活仅能部分自理，日间一半以上时间卧床或坐轮椅 |
| 4 级 | 卧床不起，生活不能自理 |
| 5 级 | 死亡 |

## 六、相关基因的表达

研究已经证实许多基因的激活或抑制与肾癌的发生发展及预后相关，更好地了解这些基因功能有助于对疾病进行更全面的评估以及与临床相结合制定出更完备的治疗方案。

### （一）VHL 基因

VHL 基因是一种位于 3 号染色体短臂（3p25-26）的抑癌基因，在肾透明细胞癌中的突变率高于 50%。在 VHL 基因和低氧诱导因子（HIF）的联合研究中发现，HIF 是受 VHL 调控的转录因子，通过被称为“VHL/HIF 通路”的途径起到调节细胞增殖、肿瘤血管生成、代谢等重要功能。既往研究已发现，绝大部分家族性肾透明细胞癌和 70% 的散发性肾透明细胞癌病例中存在 VHL 基因失活和 HIF 累积，促进肾癌发生和血管生成。因此，联合检测 VHL 和 HIF 表达水平，对预测肾癌患者的预后更有价值。

### （二）Ki-67 抗原

Ki-67 抗原是存在于增殖细胞核的一种非组蛋白性核蛋白，与细胞增殖密切相关，可反映细胞增殖程度和所处周期。诸多研究证实肾癌组织较癌周组织及正常组织中 Ki-67 有较高的表达率，可用 Ki-67 指数反应。Ki-67 指数是指肿瘤细胞中 Ki-67 阳性细胞所占比例，可较准确反映细胞增殖情况及肾癌生物学行为。Ki-67 不止与肾癌病理分级、Robson 分期有关，也与肾癌复发相关，复发的肾癌 Ki-67 指数明显高于未复发者。

### （三）G250 抗原

G250 抗原是从多种肾癌细胞系中鉴别和克隆出的一种广泛表达肾癌相关抗原，且基因测序表明 G250 与碳酸酐酶Ⅸ（MN/CA Ⅸ）完全相同，故定名为 G250-MN/CA Ⅸ，简称为 G250。有试验表明，98% 的肾癌原发灶有 G250 抗原表达，尤其是透明细胞癌全部有表达，88% 的转移灶有表达，正常肾组织中无表达。

### （四）生存素

生存素是凋亡抑制蛋白（inhibiorapoptosisiprotein，IAP）家族的成员，除了可以全面抑制细胞凋亡之外，还有调节细胞周期的作用。生存素高度特异性地表达于肿瘤组织中，而于正常组织中不表达。生存素阳性表达的肿瘤患者生存期短，复发率高及对化疗药物耐药。

### （五）血管内皮生长因子

血管内皮生长因子（VEGF）是内皮细胞特异的有丝分裂原，它在血管发生过程中具有重要作用，参与肿瘤营养血管的发生和构建，促进血管内物质外渗，为肿瘤细胞迁移提供基质，为肿瘤生长、浸润和转移提供适宜的条件。研究表明 VEGFR1 和 VEGFR2 是在 VEGF 促进癌生长发展的传导通路中的两个重要媒介物，在肾癌组织中 VEGFR1 和 VEGFR2 的表达明显高于癌旁正常肾组织中的表达。

1. 血清组织特异性多态抗原 血清组织特异性多态抗原（TPS）是针对组织多肽抗原 M3 关键表位的组织特异性多态抗原，属于细胞角蛋白 18 家族，反映了细胞的增殖程度。在肿瘤组织中存在细胞角蛋白 18 片段的过度表达。这些过度表达的片断可进入肿瘤患者的血液中，故可在恶性肿瘤患者的血清中检测到高水平的细胞角蛋白。该蛋白与细胞增殖相关，因此其血清含量高低可反映肿瘤的特征和预后等。

2. 程序性死亡配体 -1 程序性死亡配体 -1（PD-L1）又称为 B7-H1，是一种糖蛋白免疫免疫调节分子，在巨噬细胞表面正常表达。PD-L1 能够促进活化初期 T 细胞增殖，在效应性阶段，PD-L1 能与 PD-1 作用进而抑制 T 细胞的功能，并促进 T 细胞进入凋亡，从而损害有效的抗肿瘤免疫，导致肿瘤的进展。

3. 钙黏蛋白 -6 钙黏蛋白（cadherin）介导的细胞间粘连紧密而稳定，从而保护组织的完整性，但在组织重塑过程中，粘连部位可能为了适应形态改变而改变。致癌过程与此类似，并且细胞间粘连的改变可能会导致细胞更具攻击性。在多数肾癌中以 cadherin-6 的表达最为常见。许多研究已证实外周血中 cadherin-6 的表达量可以成为检测最新发生的肾癌外周血转移的重要的预测指标和独立的预后指标。

4. p53 基因 p53 基因突变是目前发生最广泛和最频繁的抑癌基因突变。多项研究显示 p53 与肿瘤的侵袭、转移、复发有显著的相关性，提示 p53 是一项有价值的监测肿瘤复发和预后的标志物。

5. 同源丢失性磷酸酶 - 张力蛋白基因（PTEN） 定位于人染色体 10q23 上，是一种继 p53 基因之后发现的新的抑癌基因。该基因可抑制酪氨酸去磷酸化，对细胞增殖起负调控作用，是人类肿瘤中最常发生突变的抑癌基因。

6. 生长抑制因子家族成员 4（ING4） 作为肿瘤抑制因子，在肿瘤生长和血管生成中发挥重要作用，ING 4 在正常肾组织中阳性表达率为 100%，而透明细胞癌组织中阳性表达率仅为 82.3%。并且在透明细胞癌中的表达水平明显低于正常组织，其表达异常可能与肾透明细胞癌的发生和发展有关。

随着研究的深入，发现肾癌具有异质性，表观遗传修饰，如 DNA 甲基化，也被单独或联合经典因素用于肾癌预后的评估。研究已发现 DAB2IP、RASSF1A、UQCRH、SLC16A3 等基因的甲基化明显影响肿瘤的进程，可作为独立预测因素判断肾癌患者的预后。此外，大量的 microRNAs（MiRNAs）、小的非编码 RNA 与肿瘤的类型、分期或预后有关，miRNAs 可能是 ccRCC 诊断或预后的重要标志。

**肾癌预后分析系统**

肾癌预后分析系统具有良好的可操作性，可以将风险分级并预测生存率，有助于临床试验设计和制定随访策略。目前使用的肾癌预后分析系统主要包括：

1. 加利福尼亚大学洛杉矶分校（UCLA）的科研人员开发的肾癌风险分级系统，即 UISS（University of California，Los Angeles Integrated Staging System），UISS 被证明是非转移性肾癌生存率的准确预测因素，但对转移性肾癌预测准确性欠佳。

2. 梅奥临床中心在 2002 年开发的肿瘤分期（staging）、肿瘤大小（size）、肿瘤病理分级（grade）以及肿瘤坏死（necrosis）的评分系统 SSIGN，根据 SSIGN 分数可以估计患者 1~10 年生存可能性。

3. 斯罗恩 - 凯特林纪念癌症中心（Memorial Sloan-Kettering Cancer Center MSKCC）开发的评估肾癌术后的诺摩图（Nomogram），用于预测新诊断的肾癌患者 5 年无瘤生存的可能性。这些预后分析系统在识别高风险复发患者方面提供了很大的价值，除此之外，生物标志物和基因检测在提高上述预测模型的预测精度方面显示出了潜力，特别是当多个基因标记被联合使用时。

综上所述，肾癌的预后不仅仅受单因素的影响，而是需要整合多个因素进行评估，尽管越来越多的一些临床特征、实验室检查、分子标志物等被证实可用于肾癌预后的判断，病理分期和组织学水平仍然是目前用于评价肾癌预后的最主要的因素。我们也期待开发更完善的预后分析系统用于肾癌预后的临床实践与随访。

（杨阔）

## 参考文献

[1] BUKUR J，REBMANN V，GROSSE-WILDEH，et al. Functional role of human leukocyte antigen-G up-regulation in renal cell carcinoma [J].Cancer Res，2003，63 (14):

4107-4111.

[2] CHOW WH, DONG LM, DEVESA SS. Epidemiology and risk factors for kidney cancer [J]. Nat Rev Urol, 2010, 7: 245-257.

[3] NICOLE M, HABEEB W, MEO AD, et al. Alpha-enolase is a potential prognostic marker in clear cell renal cell carcinoma [J]. Clinical & Experimental Metastasis, 2015, 32(6): 531-541.

[4] RAO Q, CHENG L, XIA QY, et al. Cathepsin K expression a wide spectrum of perivascular epithelioid cell neoplasms: a clinicopathological study emphasizing extra renal PEComas [J]. Histopathology, 2013, 62(4): 642-650.

[5] TRAN T, JONES CL, WILLIAMSON SR, et al. Tubulocystic renal cell carcinoma is an entity that is immunohistochemically and genetically distinct from papilly renal cell carcinoma [J]. Histopathology, 2016, 68(6): 850-857.

[6] WILLIAMSON SR, EBLE JN, AMIN MB, et al. Succinate dehydrogenase-deficient renal cell carcinoma: detailed characterization of 11 tumors defining a unique subtype of renal cell carcinoma [J]. Mod Pathol, 2015, 28(1): 80-94.

[7] YAMASAKI T, SEKI N, YAMADA Y, et al. Tumor suppressive microRNA138 contributes to cell migration and invasion through its targeting of vimentin in renal cell carcinoma [J]. Int J Oncol, 2012, 41: 805-817.

[8] 韩瑞发,孙保存,姚智等. 肾癌[M]. 北京:人民卫生出版社,2010:178-189.

[9] 李军,朱国栋. 肾癌分子标记物研究进展[J]. 现代泌尿外科杂志,2018,23(2):145-149.

[10] 王益民,吴奎. 肾细胞癌转移相关分子标记物研究进展[J]. 临床泌尿外科杂志,2011,26(1):65-69.

# 第十章

# 局限性肾癌与外科治疗

## 第一节　概　　述

既往对于局限性肾癌（localized renal cancer）的定义是局限于肾包膜以内（$T_{1-2}$）、没有淋巴转移（$N_0$）、没有远处转移（$M_0$）的肾癌，但依据最新的 2017 年第 8 版肾癌 TNM 分期指南，局限性肾癌是指处于Ⅰ期（$T_1N_0M_0$）、Ⅱ期（$T_2N_0M_0$）、Ⅲ期（$T_1N_1M_0$、$T_2N_1M_0$、$T_3Nx/N_0M_0$、$T_3N_1M_0$）的患者，本章节讨论将以 $T_{1-3}N_0M_0$ 肾癌为主。目前，随着影像学诊断技术的不断进步和提高，以及百姓对于健康体检的日益重视，越来越多的局限性肾癌被发现，局限性肾癌的发病已经占到所有新发肾癌的 60%~70%。对于局限的肾脏小肿物，一般认为其生长较为惰性，年生长速率较慢，平均每年径线增长 1~3mm，转移的风险相对较低，2~3 年内发生转移的风险在 1%~2%。绝大部分局限性肾癌都是体检或影像学检查时偶然被发现，极少数肾癌因合并血尿、腹痛等副肿瘤综合征而被发现，但此类肾癌多提示肿瘤侵袭性较强，可能为进展性肾癌。

局限性肾癌的治疗以外科治疗为主，对于肿瘤较小、生长缓慢、患者不适宜外科手术的患者可选择主动监测。外科治疗的术式包括以下类型：保留肾单位的肾部分切除术（相关章节详述）、肾根治性切除术以及肾肿瘤消融治疗。肾癌的外科治疗最初以肾根治性切除为主，也是公认的可能治愈肾癌的手术方法，随着研究者对于肾癌研究的深入及其生物学行为的不断认识，保留肾单位的肾部分切除术已逐渐成为局限性肾癌外科治疗的主要术式。但是，肾根治性切除术对于一些特殊情况，依旧是肾癌治疗的重要术式，本章将详细讲解肾根治性切除术在局限性肾癌中的应用。

## 第二节　诊断与术前评估

### 一、临床表现与体征

因为肾脏在解剖位置上位于腹膜后腔，肾脏肿瘤患者在早期多无明显临床表现，腹部触诊亦不能发现肿物，当出现明显的临床症状或可触及肿物时多提示肾肿瘤局部侵犯或进展。随着影像学技术的进步，超过 60% 的肾癌被意外发现，这些被意外发现的肿瘤通常局限于肾脏，早期发现及早期治疗对于患者预后有积极的影响。

肾癌相关临床症状一般包括肾癌局部生长侵犯、出血、副肿瘤综合征以及肾癌转移症状。血尿及腰痛通常由于出血及血凝块堵塞输尿管导致，进展性肾癌多见此类现象，但位于肾门部的局限性肾癌或者内生型的局限性肾癌有时也会出现血尿合并腰痛或单纯腰痛症状。通常意义上“肾癌三联症”包括腰痛、肉眼血尿、腹部肿物，也叫“晚期三联症”，多提示较晚期肿瘤，此类患者很难达到治愈效果，目前临床上不多见，但也时有遇到。另外，有时患者合并腰部酸胀、疲劳、乏力、出汗等不典型、不特异的症状。另外，还有一个较为少见的临床表现就是肾癌自发破裂出血导致的肾周积血，这种情况很容易漏诊肾癌，需要注意复查肾周积血情况。有学者曾报道，在不明原因肾周血肿的患者中，超过 50% 者是由于肾血管平滑肌脂肪瘤或肾癌导致，所以，出现血肿后数月需要再次复查 CT，最好是泌尿系增强 CT 明确出血原因。

进展性肾癌或者合并远处转移肾癌还会出现副肿瘤综合征的表现，但肿瘤直径较大的局限性肾癌有时也会合并副肿瘤综合征的表现，需要临床医师掌握和牢记。关于肾癌副肿瘤综合征将在后续详述。

## 二、肾癌副瘤综合征

肾癌患者会出现一系列和肾癌相关的全身症状，统称为副肿瘤综合征（paraneoplastic syndromes），约10%~20%的肾癌患者会合并副肿瘤综合征。从肾癌的研究历史看，肾癌最早被认为是一个“内科肿瘤”，在很早以前，肾癌患者常因副肿瘤综合征的表现而被收入内科诊治，如今，肾癌因为常在影像科被最先发现而已被称为“放射科肿瘤”。

导致肾癌副肿瘤综合征的原因要从肾脏的功能说起，在人体正常情况下，肾脏要产生1,25-二羟胆钙化醇、肾素、促红细胞生成素以及各种前列腺素（prostaglandins），这些肾脏产生的激素和人体稳态息息相关，另外，肾脏还能分泌许多调节生理功能的细胞因子和炎症介质，比如甲状旁腺激素、人体绒毛膜促性腺激素（HCG）、胰岛素样物质、狼疮样抗凝物等，这些因子及介质水平的异常会导致诸如体重减轻、贫血等副肿瘤综合征的症状。

副肿瘤综合征的主要表现依据发生概率从高到底，依次包括：血沉增快、高血压、贫血、恶病质、发热、体重减轻、肝功能异常、高钙血症、红细胞增多症、神经肌肉病、淀粉样变（表10-1）。另外，还有一些少见的副肿瘤综合征表现，比如Cushing综合征、高血糖、乳溢症、凝血功能障碍和小脑共济失调等。

高钙血症在肾癌患者中高达13%，这与甲状旁腺激素样多肽分泌增多有关，因为这些多肽物是刺激肾癌增长的生长因子。高钙血症的症状和体征多不特异，包括恶心、厌食、乏力和深反射减弱。药物治疗主要采用利尿剂（呋塞米）促进排泄，配合使用双膦酸盐、糖皮质激素、降钙素。对于肾功能正常者，双膦酸盐已成为恶性肿瘤导致高钙血症的标准治疗方法，常用方法是每4周1次静脉输注唑来膦酸4mg。合并骨转移病灶的患者必要时还需要处理转移灶，根据病情评估病灶可否手术切除或者局部放疗。

**表10-1 肾癌副肿瘤综合征相关全身症状及发生率**

| 症候群 | 百分比 |
|---|---|
| 血沉增快 | 55.6 |
| 高血压 | 37.5 |
| 贫血 | 36.3 |
| 恶病质、体重减轻 | 34.5 |
| 发热 | 17.2 |
| 肝功能异常 | 14.4 |
| 高钙血症 | 4.9 |
| 红细胞增多症 | 3.5 |
| 神经肌肉病 | 3.2 |
| 淀粉样变 | 2.0 |

高血压的发生与肿瘤分泌肾素增多有关，部分患者可能与肾动脉被肿瘤压迫导致狭窄有关。红细胞增多与肿瘤产生的促红细胞生成素增多相关，或者和邻近正常肾实质受肿瘤压迫引起缺氧进而引起促红细胞生成素增多有关。

肾癌相关的肝功能异常，又叫Stauffer综合征，报道发生率在3%~20%。合并Stauffer综合征的患者，几乎都会出现碱性磷酸酶的升高，67%的患者会出现凝血酶原时间的延长和低白蛋白血症，20%~30%的患者会出血胆红素水平的增高。术前肝功能异常的患者，在行肾根治性切除术后，60%~70%的患者肝功能可恢复至正常水平，术后肝功能水平持续异常或再次出现异常者多提示可能存在潜在肿瘤灶，通常提示预后不佳。

副肿瘤综合征的治疗通常以手术切除原发灶为主，另外，配合必要的系统性治疗，但是，对于何种类型的患者实施术后的系统性辅助治疗目前尚无统一的指导意见，临床实践中仍需具体结合患者的具体情况决定。

## 三、超声与影像学检查

前面已经提到，肾癌常在体检时被影像学所发现，因而被称为“影像学肿瘤”，肾癌的影像学检查手段主要包括超声检查、增强CT、磁共振成像检查，另外，还包括肾动脉造影、超声造影、PET-CT等，因后面几种检查的有创性、操作复杂等特点不常用于肾癌的筛查及确诊。

### （一）超声检查

随着经济水平的提高和超声检查的普及，肾脏超声检查已作为普通百姓筛查肾肿瘤以及复查的常规手段。超声具有无创、快捷、价廉的优点，是筛查肾癌的主要影像学手段，它可检出直径1cm以上的肾脏肿块，而随着超声设备分辨率的提高，加之配以经验丰富的超声科医师操作，也能检测出直径0.5cm以上的肾脏肿物，但其最大的局限性也在于超声设备的分辨率和操作者的技术经验，另外，对于多发瘤灶者容易漏诊,定性诊断方面,超声检查较为困难。

彩色多普勒血流显像(CDFI)可显示肿瘤内的血流分布,以周围抱球状血流信号为特征,只要CDFI发现肾肿物血流丰富、血管异常及包膜破坏改变中的任意两项,即可提示肾癌(图10-1,图10-2)。CDFI还可显示静脉受侵犯情况。但CDFI仅能显示某个断面是多血供还是少血供,对于位置较深、体积过小的肿瘤内血流以及低流速的血流,CDFI显示不敏感。

超声检查因为其实时性,还可应用于术中肿瘤的定位,对于一些较小的内生型肿瘤,采用腹腔镜超声探头进行辅助定位可以提高切割的准确性,既保护正常的肾实质,同时又避免切破肾肿瘤。在肾肿瘤射频治疗时,需超声引导进行射频针的穿刺以便准确进行射频治疗。

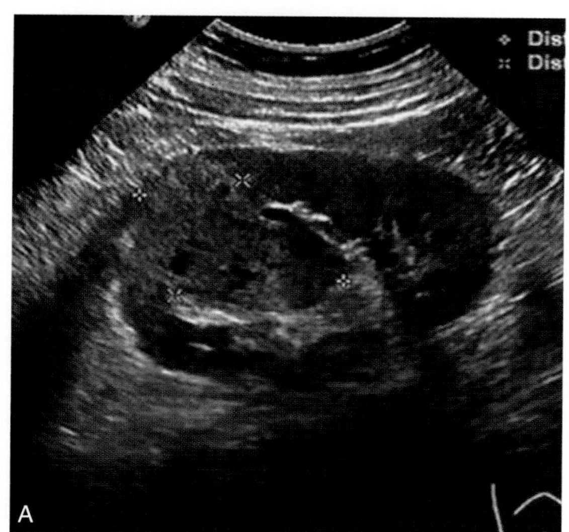


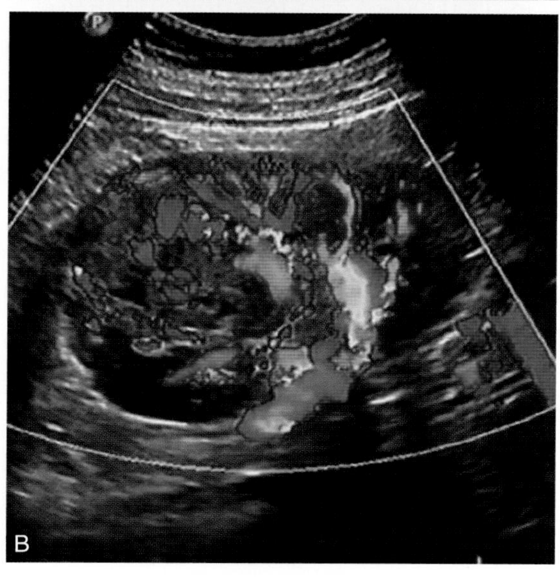


图10-1 肾癌超声图像

A. 可见左肾上极可见一低回声占位,大小6.34cm×4.09cm,形态不规则,回声不均匀,边界清,压迫肾窦,向肾外突出;B. 为彩色多普勒成像,可见占位内存在丰富的血流信号。

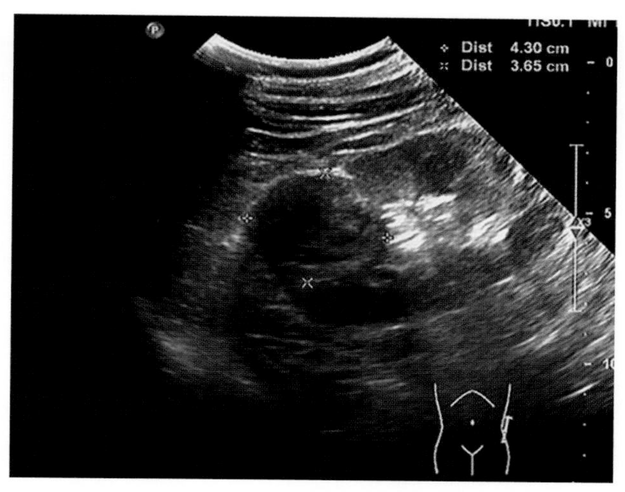


图10-2 肾癌超声图像

肾上极可见一低回声占位,大小4.30cm×3.65cm,呈类圆形,回声欠均匀,边界清,紧邻肾窦,略向肾外突出。

### (二)泌尿系增强CT

泌尿系增强CT是目前肾癌检出及定性诊断的最佳方法,薄层扫描是提高检出率的关键。随着CT技术的进步,多层螺旋CT(MSCT)面世,其优点是扫描速度和成像速度更快,扫描层厚更薄,时间和空间分辨率更高,呼吸运动造成的伪影更少,一次注射造影剂就可完成多期增强扫描。有报道称,MSCT多期扫描对早期肾癌的检出率为100%,定性诊断率95%,分期准确率为95%。多层螺旋CT血管成像技术(MSCTA)对于肾癌的肿瘤血供类型、肿瘤供血动脉来源的诊断符合率和肾动脉解剖显示正确率高达96%,优于选择性肾动脉DSA,且MSCTA为无创检查方法,检查方式简单、痛苦少、不良反应轻。MSCT还能准确反应病灶的强化特征,对大多数肾癌的病理组织学亚型进行定性。但CT也有其缺点:检查有X线辐射,有可能发生对比剂过敏,部分腺瘤或嗜酸细胞瘤或伪增强的小肾囊肿有可能被误诊为小肾癌(图10-3),另外,对于静脉内瘤栓的显示不如磁共振成像。

### (三)泌尿系磁共振成像(MR)

MRU在对于肾癌的诊断上并不优于CT,但MR没有X线辐射及对比剂过敏的担心,且MRU对于软组织的分辨率高,可用于鉴别高密度囊肿与肾癌,因此,是肾功能不全、造影剂过敏患者可选择的影像学诊断手段。CT难以诊断的肾脏小肿物,有时需要更敏感的脂肪抑制动态增强MRI进行鉴别诊断。

MR在显示肾静脉或下腔静脉受累,周围器官

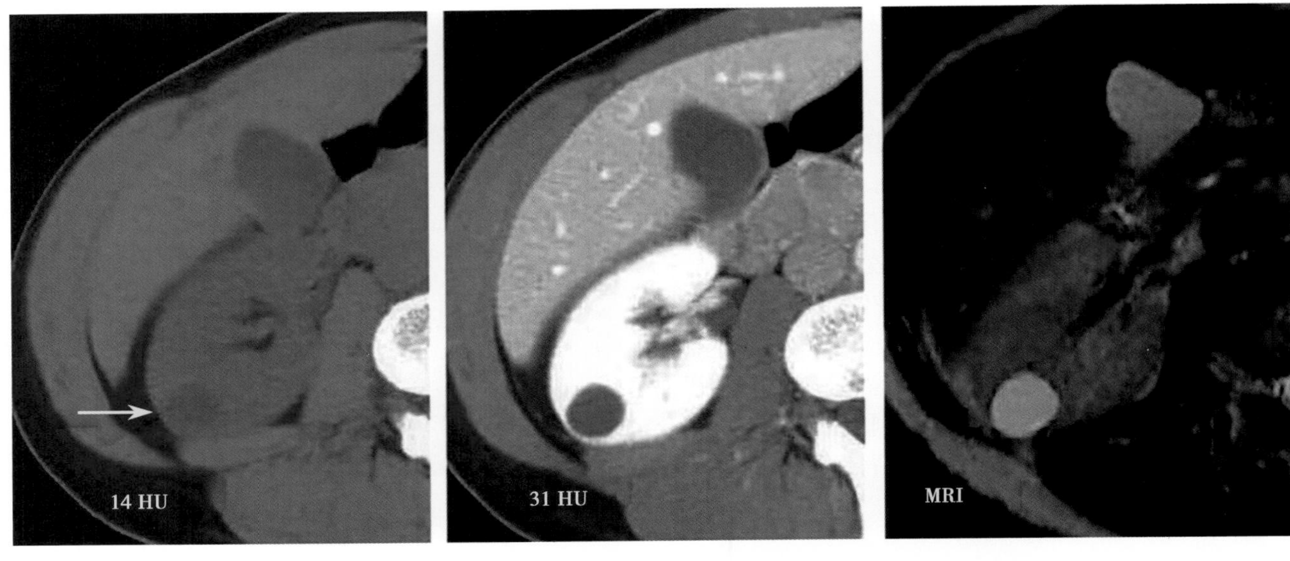


图 10-3 可见右肾肿物在 CT 上出现伪增强，但在 MR 上被证实为右肾小囊肿

侵犯、肿瘤出血、肿瘤坏死及囊变等方面优于 CT。对于囊性肾癌的判断上，MR 对显示囊内分隔，从而更好地做出诊断。MR 在评价肾癌分期、淋巴结转移的敏感度和 CT 相仿，判断邻近器官有无肿瘤侵犯优于 CT，准确率为 97%~100%。

MR 也有一定局限性，比如检查时间较长、空间分辨率较低、费用较高、受呼吸影响较大、对患者配合度要求较高等。

三维医学影像技术，是利用电子计算机将一系列一定规律采集的二维图像信息进行重建，构成三维图像，立体清楚地显示医学影像。近年来，三维重建技术与超声、CT 及 MRI 技术结合，将肾脏、肾癌病灶及脉管系统的二维影像进行三维重建，准确、清晰地显示肿瘤与肾脏血管系统、集合系统及正常肾实质的关系，对于术前制定手术方案具有极其重要的指导价值。

综上，肾癌的影像学诊断主要依赖于三种检查方法，超声检查、CT 及 MR，每种检查方法都有一定的优势及局限，相互补充，临床医师需根据实际情况选择合适的影像学方法，对于一些复杂病例可选择多种检查方法联合应用，提高肾癌的诊断准确率，从而早期诊断、早期治疗，提高患者生存率。

## 四、肾癌穿刺活检的价值

穿刺活检技术在许多实体肿瘤，比如乳腺癌、甲状腺癌、肝癌等的诊断中应用十分成熟、广泛，对于肾脏肿物的穿刺活检（renal mass biopsy，RMB），2017 版的 AUA 指南曾推荐，实施 RMB 需注意以下几点：①诊断与鉴别诊断：当肾脏肿物无法明确是出血形成的血肿、转移病灶、炎症改变或者感染病灶时，需要考虑实施 RMB 进一步明确。②病例选择：对于年轻的或健康的患者，不愿意接受与 RMB 有关的不确定性时，可不要求实施 RMB；对于年老体弱者，不管穿刺结果如何均要选择保守治疗时，可不要求实施 RMB。③实施 RMB，需全面评估 RMB 的必要性、合理性，并对 RMB 的阳性预测和阴性预测作出预判，另外，需评估 RMB 相关的风险及 RMB 不能明确诊断的概率。④粗针穿刺多条组织活检优于针吸细胞学活检：肾脏肿物穿刺活检可以获得肿物的病理信息，结合肿瘤的大小及影像学信息，临床医师需要对肿物的侵袭性作出初步判断，这对于选择何种治疗方式至关重要。比如，对于侵袭性及恶性度较高的患者，必要时需实施肾根治性切除术。因大约 15% 的肾脏小肿瘤（<4cm）可能影像学表现为假恶性，但实际为良性肿瘤，比如少脂肪的血管平滑肌脂肪瘤、嗜酸性细胞瘤或囊肿，当合并一些无法影像学明确的肾脏肿物时，RMB 可提供有效的信息辅助诊断并对后续治疗方式的选择产生重要影响。⑤对于一些虽然高度怀疑肾脏肿物为恶性的患者，其身体条件不适宜手术、预期寿命较短或不愿意接受手术相关的风险，此类患者，可推荐实施 RMB，RMB 的病理结果对于后续选择何种治疗方案具有指导意义。

目前，影像学引导下的肾脏肿物穿刺具有较高的安全性和有效性。一项关于 5 000 例肾肿物穿刺的 Meta 分型显示诊断率为 92%，其中，粗针组织活检的敏感性和特异性分别是 99.1% 和 99.7%，而针吸细胞学检查的敏感性和特异性分别是93.2%和89.8%。RMB相关的并发症低于5%，有人担心粗针穿刺潜在的针道肿瘤种植风险，但目前相关报道极少，所以，2017版AUA指南里仍推荐粗针组织活检。

### 五、术前评估与术式选择

针对肾脏肿物及局限性肾癌的处理问题，2017版的AUA指南里指出，治疗选择包括：肾根治性切除术（radical nephrectomy，RN）、保留肾单位的肾部分切除术（partial nephrectomy，PN）、热消融治疗（thermal ablation，TA）和主动监测（active surveillance，AS），其中，前三者均为外科手术治疗。对于术前已基本明确为肾癌的患者，若无明确手术禁忌，外科手术仍是首选的治疗选择，也是唯一可能获得治愈效果的治疗方式。

在选择何种手术方式上，临床医师需权衡不同术式的适应证以及术式的利弊，在达到肿瘤控制的前提下，若技术条件允许，应尽可能保留肾功能并选择微创手术方式。针对不同处理选择的适应证和利弊，分述如下：

（1）RN：RN围手术期并发症较低，具有较好的肿瘤控制效果，但切除一侧肾脏对于肾功能的影响较大。RN通常适用于肿瘤体积较大、穿刺活检提示侵袭性较高的肾癌类型，另外，肿瘤虽小但位置复杂，肾部分切除术风险太大，若患者没有慢性肾功能不全或蛋白尿、对侧肾功能正常[GFR值>45ml/(min·1.73m$^2$)]，应考虑实施肾根治性切除术。实施RN的术式包括传统的开放术式（ORN）、腹腔镜肾根治性切除术（LRN）和机器人辅助的腹腔镜肾根治性切除术（RALRN），本章后面几节内容将会详细讲解不同术式下的肾根治性切除术。

（2）PN：PN在切除肾肿瘤的同时能保留患侧肾的正常肾实质，但存在较高并发症风险，包括缝合创面出血、尿漏和肿瘤切破或残留的风险。PN通常适用于cT1a的肾肿瘤，解剖性或功能性孤立肾患者，双侧发病或家族性肾癌多发病灶者，另外，慢性肾功能不全风险较高（常年高血压、糖尿病或合并肾脏原发疾病者）或蛋白尿者，年轻患者，可考虑实施PN。随着微创技术和手术技术的进步，目前PN在肿瘤控制上已达到和RN同等的效果，加之其可以降低因RN术后慢性肾功能不全的风险，PN已成为局限性肾癌治疗的主要术式，后续相关章节将会详细讲述。

（3）TA：TA治疗的原理为热能量器械将肾肿瘤进行热消融，相较前两种术式，TA治疗风险及并发症较少。TA通常适用于小于3cm的cT1a期肾肿瘤，治疗前常需RMB明确诊断。但TA治疗后局部复发的风险较高，可能需再次TA治疗，需明确告知患者治疗局部复发的风险。

（4）AS：主动监测没有手术的风险，但没有对肿瘤的治疗，肿瘤进展的风险并没有得到降低。AS通常适用于小于2cm的肾肿瘤，年老体弱、预期寿命较短、无法接受手术风险的患者可选择主动监测肾肿瘤的变化。

（5）对于选择手术治疗的患者：术前需完善术前评估，术前评价主要包括：①肾肿瘤的评估（包括肾肿瘤本身的评估、是否存在局部侵犯和远处转移的评估）；②是否存在影响肾功能的慢性疾病（高血压、糖尿病、肾病及自身免疫相关的疾病等）；③肾功能的评估：术前对肾癌患者双肾功能的评估有助于手术方式的选择，既根据双肾功能评估作为选择肾癌根治术还是采取保留肾单位手术的参考依据；④对于术前影像提示有淋巴结肿大的患者或术中探查发现淋巴结肿大者，需在手术的同时实施淋巴结清扫术，对于术前影像或术中探查发现肾上腺受累者，需同时实施肾上腺切除术。

## 第三节　局限性肾癌的外科治疗

肾根治性切除术的术式主要包括传统的开放术式（ORN）、腹腔镜肾根治性切除术（LRN）和机器人辅助的腹腔镜肾根治性切除术（RALRN）。

### 一、开放式根治性肾切除术

1963年，Robson首次描述了肾根治性切除术的基本原则，他提出对肾血管尽早结扎控制，完整切除Gerota筋膜，包括肾脏和肾上腺在内，同时进行淋巴结清扫。基于此，ORN成为治疗肾癌的标准术式，在CT等影像技术出现前，Robson提出的术式是治疗高级别肾癌患者的必要手段。近30年来，随着现代影像技术的发展，局限性肾癌的检出率大大增加，ORN手术的同时是否要行淋巴结清扫和肾上腺切除受到了挑战和质疑。但他提出的早期血管控制和整个Gerota筋膜在内的肾切除依旧是目前肾根治性切除术的标准原则。

在腹腔镜手术及机器人手术出现前，肾根治性切除术均为开放手术，手术入路因不同的手术需求，分为经腹入路和经腰入路，根据患侧及肿瘤的位置，又分出不同的切口类型。因开放术式不可避免地要切断较多腹壁或腰部肌束，创伤较大，术后恢复时间常需数月。随着腹腔镜技术的普及和机器人手术的推广，ORN 在治疗局限性肾癌上已逐步被 LRN 和 RALRN 取代，作为必要的补充手段之一。关于 ORN 术式，不同级别和不同地区的医学中心都已成熟掌握并早已开展，本章节不再详细介绍。

## 二、腹腔镜根治性肾切除术

1990 年，Clayman 首次报道了腹腔镜下的肾根治性切除术，此后，LRN 被广泛应用，国外以经腹腔途径为主，而国内同行多以经腹膜后途径居多，不同入路途径各有其优势。LRN 在肿瘤控制上等同于 ORN，且具有创伤较小、恢复时间短的优势，对于直径小于 10cm 的局限性肾肿瘤性 LRN 已基本替代 ORN。

### （一）手术适应证与禁忌证

1. 适应证　适用于复杂的或无法实施肾部分切除术的局限性肾癌，包括瘤体直径太大无法使用实施肾部分切除术者，肿瘤所处位置无法实施肾部分切除术或实施肾部分切除术风险太高者，以及患者不能接受 PN 相关风险而要求 RN 者。

2. 禁忌证　合并腔静脉瘤栓者为绝对禁忌证；相对禁忌证为肿瘤突破肾周筋膜者，患侧既往有肾手术史、肾周围感染者；另外，存在心、脑、肺、凝血功能等相关外科手术禁忌证及麻醉禁忌证者也不是实施该手术。

### （二）术前准备与风险评估

术前实验室检查包括血尿常规、生化（包括肝肾功能、碱性磷酸酶、乳酸脱氢酶）、凝血功能、血型检测。术前心电图检查，术前影像学检查包括腹部 B 超、胸片及腹盆增强 CT，如果胸片怀疑肺部病变，可完善胸部 CT，当怀疑合并肾静脉瘤栓或腔静脉瘤栓者，需完善 MRI 检查，当怀疑存在骨转移灶时，需完善骨扫描检查和局部 MRI 检查，怀疑脑部合并转移时，需完善头颅 MRI，当怀疑肾功能问题时，需行肾核素扫描检查。当合并一些内科病时，需术前请相应专科会诊完善相关检查，必要时请麻醉科进行麻醉科会诊，除外手术禁忌后再实施手术。

术前需停用抗凝药至少 7 天；术前一天进流食并口服泻药进行肠道排空，年老者或肾功能存在异常者，需注意电解质平衡；围手术期需穿戴防血栓弹力袜（TED）。术前一天注意术区皮肤的查看。

患者进入手术室前预防性静脉输注抗生素（二代头孢类或喹诺酮类），麻醉后常规放置导尿管。若采用经腹腔入路者，麻醉后需常规放置胃管，若采用经腹膜后途径者，可不放置胃管。

### （三）手术路径与操作要点

1. 麻醉及体位　采用气管插管全身麻醉，患者健侧卧位，升高腰桥，经腹膜后入路（图 10-4，以右侧为例）。

2. 建立腹膜后腔并放置套管　平行 12 肋下 1cm 处切开皮肤，钝性分离肌肉，食指扩张腹膜后腔，采用 8 号手套自制球囊扩张腹膜后腔后放置套管。套管布局参看图 10-4，体表标志为髂嵴、12 肋，分别在腋前线、腋中线、腋后线上建立套管（图 10-4）。

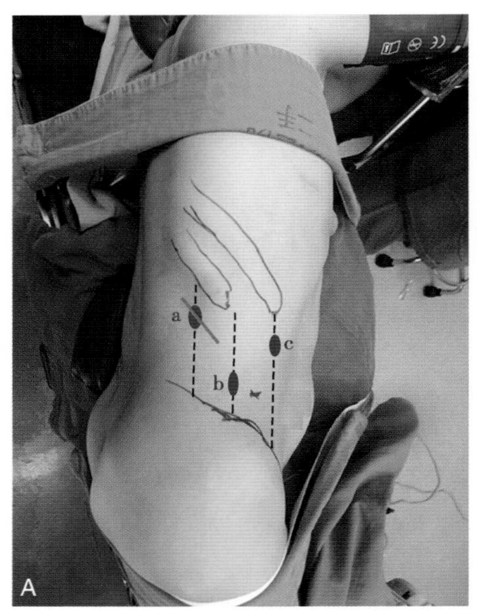


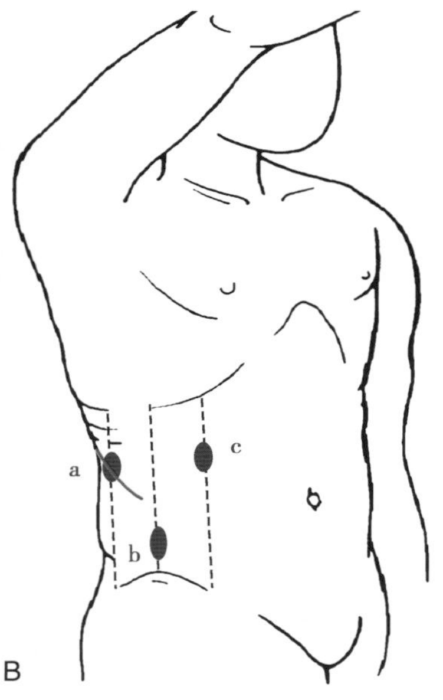


图 10-4　患者体位及套管布局示意图

3. 清理腹膜外脂肪（图 10-5，视频 2）　暴露侧椎筋膜、肾周筋膜及后腹膜反折（图 10-6），打开肾周筋膜（图 10-7，视频 3），暴露肾前筋膜及肾旁前间隙。

4. 分离肾脏背侧，处理肾蒂血管　钝锐结合分离肾后筋膜与腰肌筋膜之间的疏松组织，上至膈下（图 10-8），下至肾下极水平（图 10-9）。沿腰大肌向深处分离（图 10-10），可见纵行的下腔静脉（图 10-11），于肾脏中部水平可见肾动脉搏动，超声刀钝锐结合剥离肾动脉鞘，直角钳游离肾动脉（图 10-12），Hem-o-lok 夹闭三次后离断（近心端 2 枚、远心端 1 枚）（图 10-13，视频 4）。沿着下腔静脉，寻找到肾静脉和腔静脉夹角处，直角钳游离暴露肾静脉，同法 Hem-o-lok 处理（图 10-14，视频 5），此处亦可用直线切割吻合器处理。

5. 完全游离肾脏腹侧（图 10-15）。

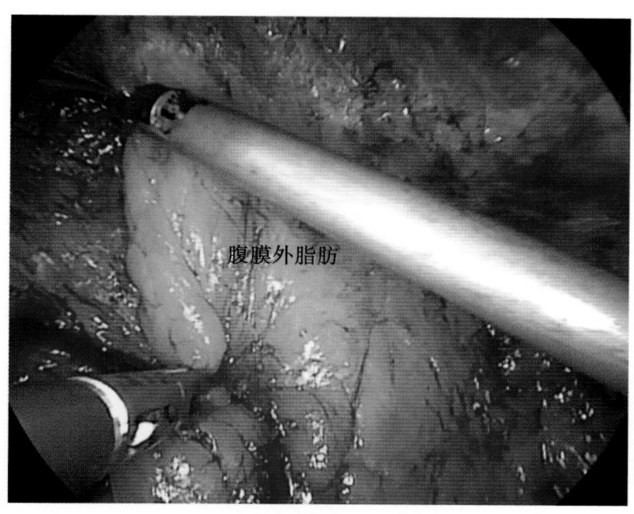


图 10-5　清理腹膜外脂肪

视频 2　清理腹膜外脂肪

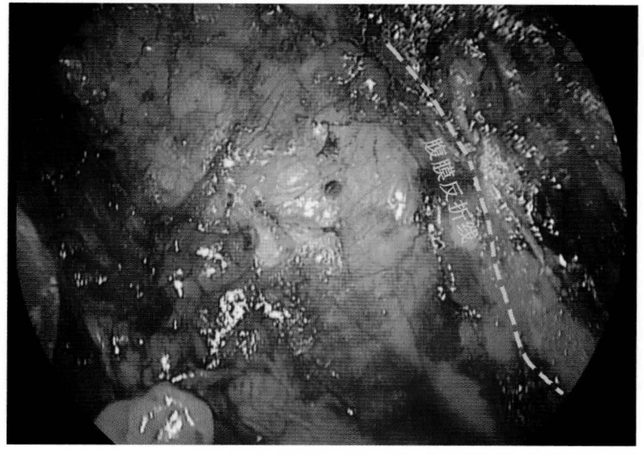


图 10-6　暴露侧椎筋膜、肾周筋膜及后腹膜反折线

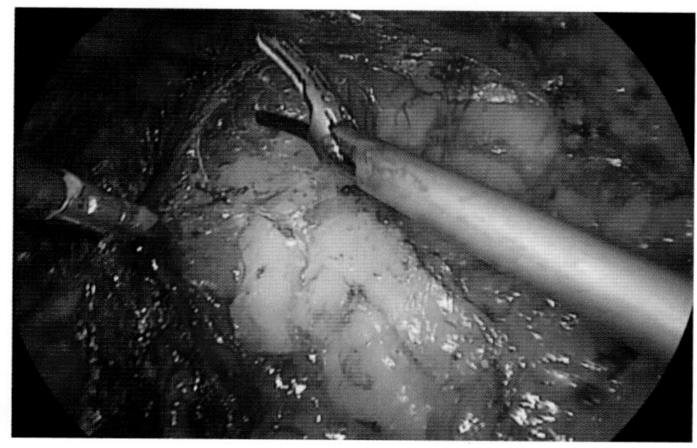

图 10-7　打开肾周筋膜，可见肾周脂肪囊

视频 3　打开肾周筋膜

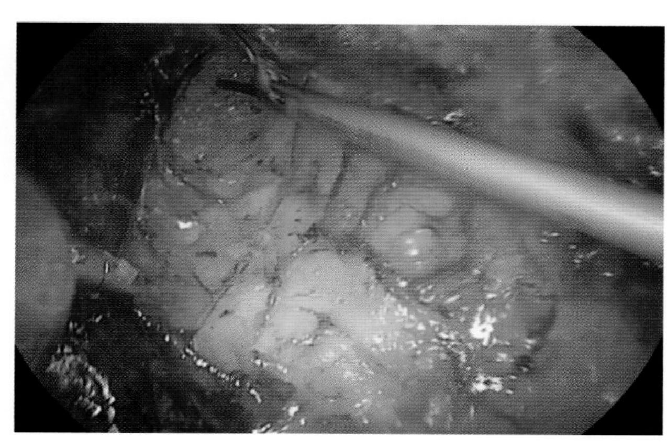

图 10-8　钝性分离肾后筋膜与腰肌筋膜之间的疏松组织至膈下

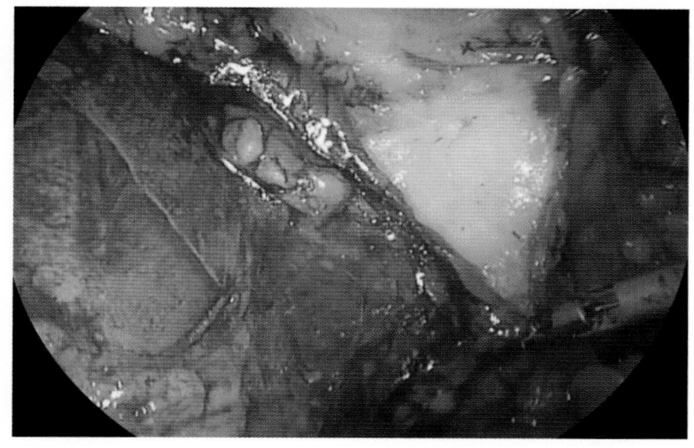

图 10-9　钝锐结合分离肾后筋膜与腰肌筋膜之间的疏松组织至肾下极水平

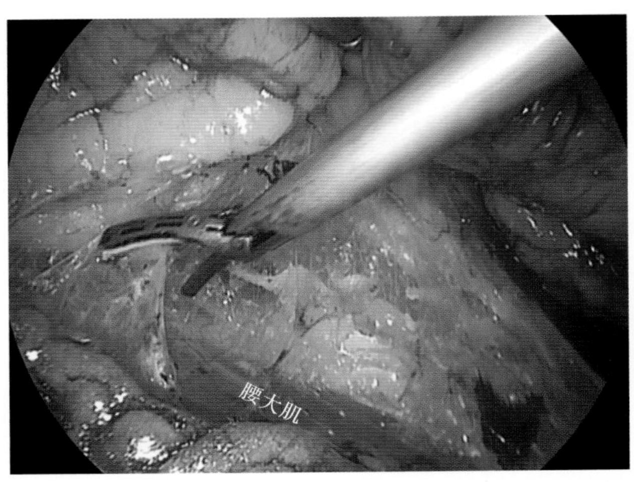


图 10-10 沿腰大肌向深处分离

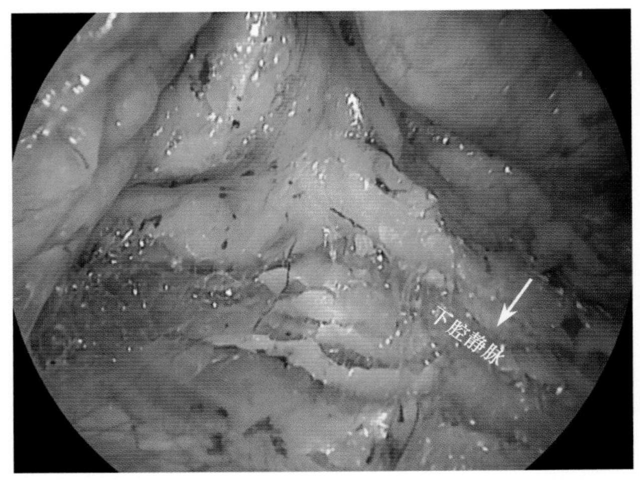


图 10-11 可见下腔静脉

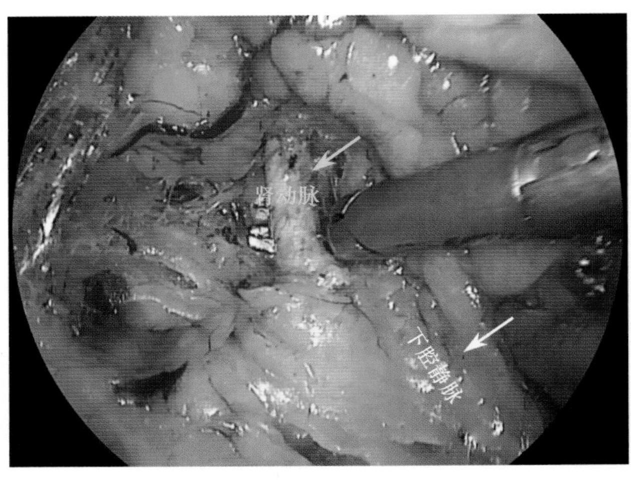


图 10-12 暴露肾动脉

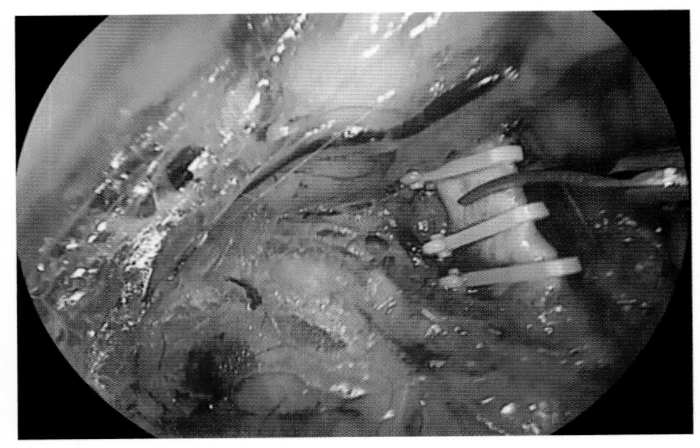

10-13 Hem-o-lok 夹闭并离断肾动脉

视频 4 游离肾脏背侧及肾动脉的处理

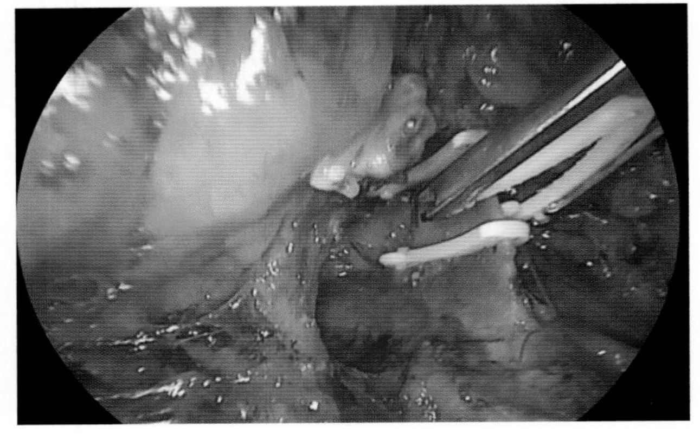

图 10-14 Hem-o-lok 夹闭并离断肾静脉

视频 5 处理肾静脉

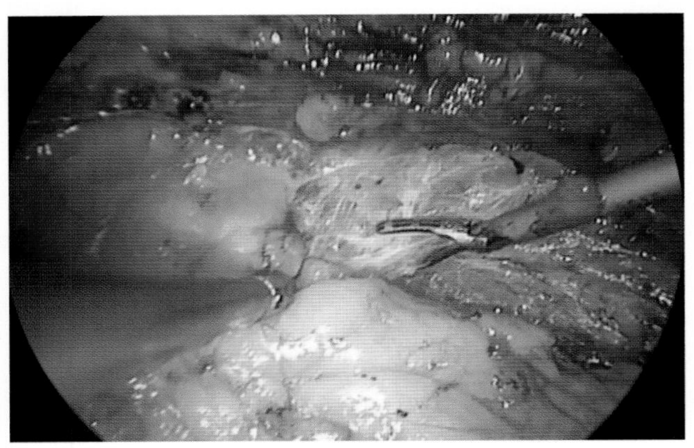

图 10-15 游离肾脏腹侧

6. 处理肾上极（图 10-16）及肾下极　Hem-o-lok 夹闭输尿管后离断（图 10-17，视频 6），完整游离整个肾脏（图 10-18），根据病情需要决定是否切除同侧肾上腺（图 10-19），若不需要切除，需注意保护，同时，避免损伤及出血。

7. 将标本装入腹腔镜用标本袋（图 10-20），延长切口，取出标本，从其中一个套管通道放置引流管，逐层缝合关闭切口。

**（四）术后并发症与处理**

1. 术后出血　出血一般发生于术中多见，但术后亦有出血风险，比如，肾动脉或肾静脉 Hem-o-lok 松脱导致的严重出血，需及时判断，一旦发现及时介入手术或再次上台手术处理。切口小动脉出血也会导致严重术后出血，建立腹膜后腔及放置套管的过程中损伤肌肉小动脉，需注意观察是否有活动性的出血，若有，需及时处理，关闭切口时再次仔细确认是否存在活动性出血。

视频 6　游离肾上极及肾下极、完整游离肾脏并离断输尿管

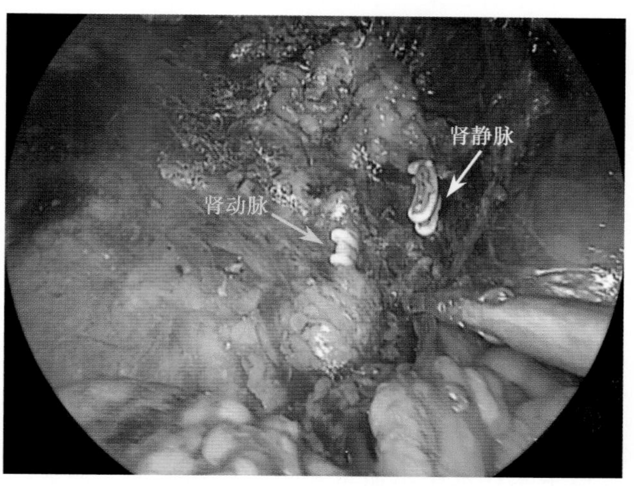


图 10-18　完整游离肾脏，可见动静脉断端

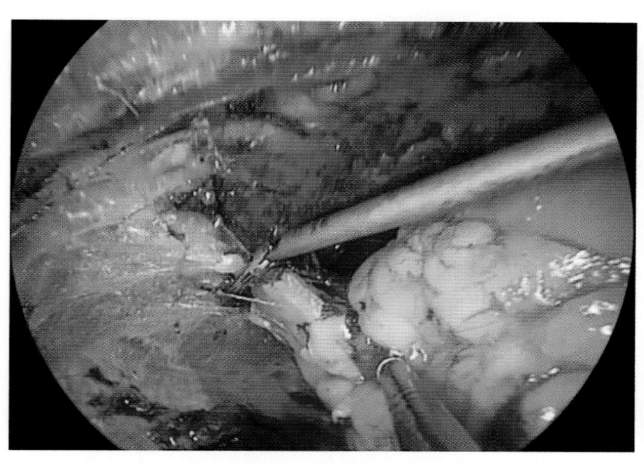

图 10-16　游离肾上极图

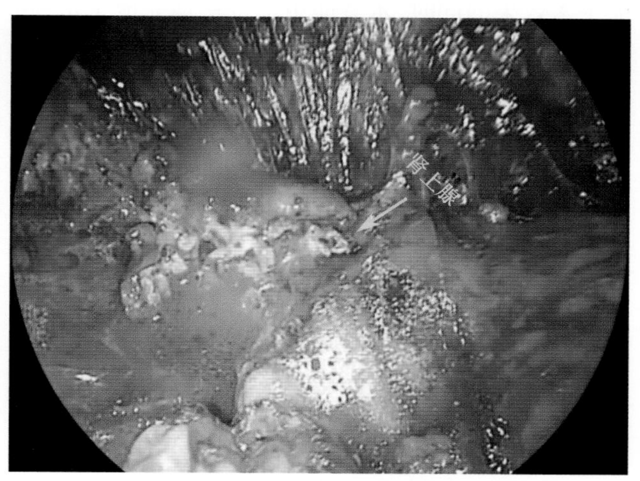


图 10-19　可见同侧肾上腺

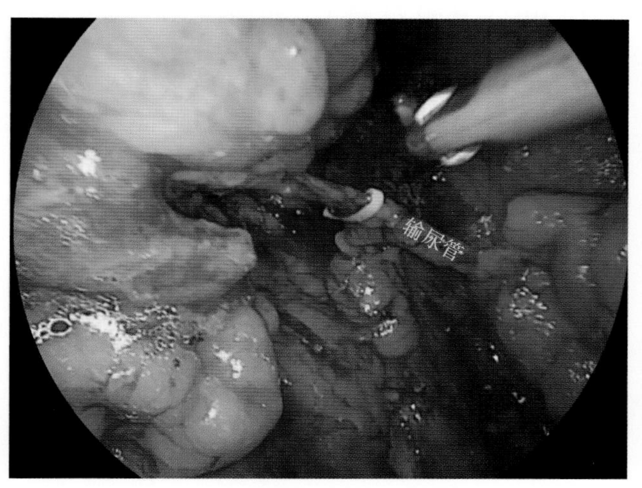


图 10-17　Hem-o-lok 夹闭输尿管后离断

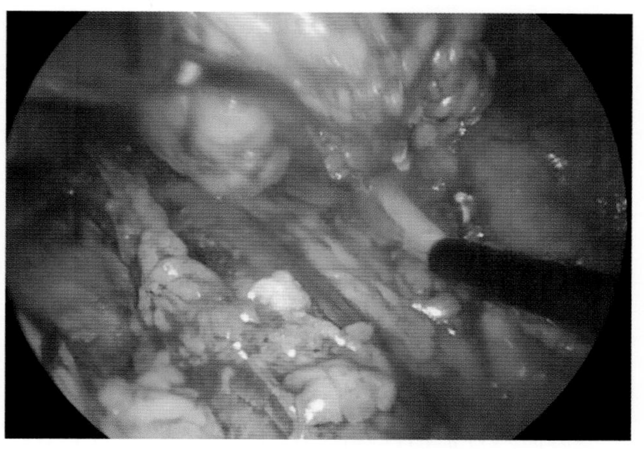

图 10-20　标本装入腹腔镜用标本袋

2. 邻近脏器损伤 术中损伤邻近脏器没有被发现，术后出现相应损伤脏器的临床表现。当怀疑此种情况时，需及时回顾手术录像，确认损伤位置，同时，请专科会诊进行相应处理。

3. 术后感染 术后腹膜后腔感染与引流不畅或引流不充分有关，需注意引流，腹膜后引流24小时小于30ml再拔除。术后伤口感染，需注意术后伤口的护理和换药处理，术后使用抗生素抗感染治疗。

4. 术后腹胀 部分患者会出现术后腹胀，必要时术后禁食水并放置胃管，行胃肠减压后观察。

## 三、机器人辅助腹腔镜根治性肾切除术

2005年Klingler首次开展机器人辅助腹腔镜肾根治性切除术，此后Klingler对比了6例机器人辅助腹腔镜肾根治性切除术、33例腹腔镜肾癌根治术和18例传统开放肾癌根治术，发现机器人手术与腹腔镜手术在术中出血量和手术时间方面无明显统计学差异。因机器人手术解放了术者的双手，在保证手术效果的同时，术者能更加轻松地完成手术，同时，相比于传统腹腔镜手术，机器人辅助腹腔镜肾根治性切除术在分离肾门血管、精准结扎肾蒂血管方面具有其特有的优势，因而，机器人手术问世以来，受到众多外科医师的喜爱。因机器人手术操作臂缺乏力反馈，操作时依靠视觉反馈，需术者尽量轻柔操作。

2011年，Abaza等曾报道，对于原位肿瘤直径>7cm甚至是局部晚期肿瘤（如Ⅳ级下腔静脉瘤栓）的患者，机器人辅助腹腔镜肾根治性切除术是一种有效的手术方案，Jeldres和Peycelon也曾报道，对于肿瘤直径>7cm的肾癌，机器人肾部分切除术比机器人根治性肾切除术更易复发，对于肿瘤瘤体较大者，需谨慎选择肾部分手术。

### （一）手术适应证与禁忌证

基本同上一节腹腔镜肾根治性切除术。机器人手术因机器臂的灵活度更高、操作更加精细、术者操作舒适性更好，对于一些腹腔镜下实施较困难的手术，机器人手术会显示其优势，可在腹腔镜手术的基础上适当放宽其使用指征，比如，对于肾周粘连较为严重的肾根治手术，机器人手术的术者可在较低疲劳度的前提下仔细、精细地操作，进而降低因为疲劳操作失误引起并发症的风险。

### （二）手术路径与操作要点

机器人肾根治性切除术，手术步骤（本例手术以左侧为例），关键步骤与操作要点如下：

（1）麻醉及体位：采用经腹腔入路采用气管插管全身麻醉，麻醉科医师、助手、主刀医师及器械护士的位置如图所示（图10-21）。患者健侧卧位，升高腰桥。

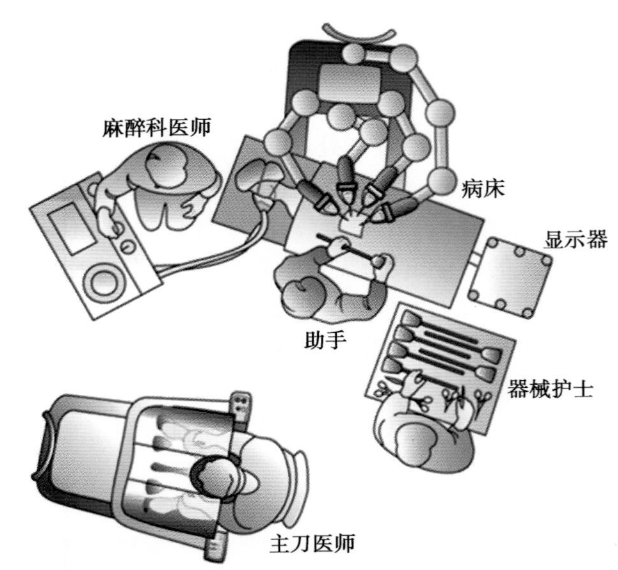


图10-21 麻醉科医师、助手、主刀医师及器械护士的位置图

（2）套管布局依据“钻石型”原理，以肾脏为中心，钻石型分布，一般分为镜头套管，两个操作套管及第三机械臂辅助套管，另外再增1~2个辅助套管作为助手辅助使用。

（3）游离降结肠（升结肠）和脾脏（肝脏）：沿Toldt线和降结肠肠管外侧缘之间打开侧腹膜（图10-22），下至髂窝，上至脾脏外缘，离断脾肾韧带和脾结肠韧带，将结肠翻至内侧，暴露肾脏。若右侧手术时则游离升结肠和肝脏，沿升结肠外侧缘打开侧腹膜（图10-23，视频7），将十二指肠推至内侧，暴露肾脏及下腔静脉。

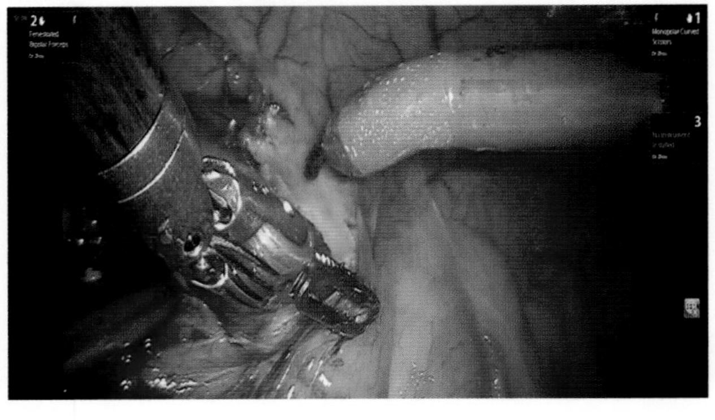

图10-22 沿Toldt线和降结肠肠管外侧缘之间打开侧腹膜

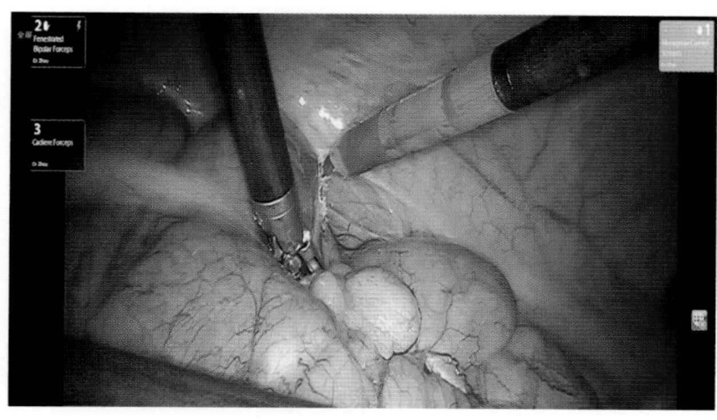

图 10-23　游离升结肠，沿升结肠外侧缘打开侧腹膜

视频 7　沿升结肠外侧缘打开侧腹膜

(4) 寻找肾血管：沿生殖静脉向上可寻找到左肾静脉(图 10-24)，同时分离出左肾动脉(图 10-25)，Hem-o-lok 结扎离断(近心端 2 个、远心端 1 个)(图 10-26)，同法处理左肾静脉(图 10-27，视频 8)，尽量保留生殖静脉，若生殖静脉影响后续游离，必要时可离断(图 10-28)，结扎并离断一些分支回流静脉。若右侧手术时，沿下腔静脉可以迅速找到右肾静脉(图 10-29)，通常于右肾静脉后方可以找到右肾动脉(图 10-30)，同法采用 Hem-o-lok 结扎离断处理。

(5) 处理肾上极，保留肾上腺：从背侧及腹侧分别游离肾脏上极(图 10-31，视频 9)，若肾上腺受侵，需一并切除同侧肾上腺。

(6) 游离并离断输尿管，游离肾下极并完整切除肾脏：于肾下极找到输尿管，Hem-o-lok 夹闭并离断输尿管(图 10-32，视频 10)。

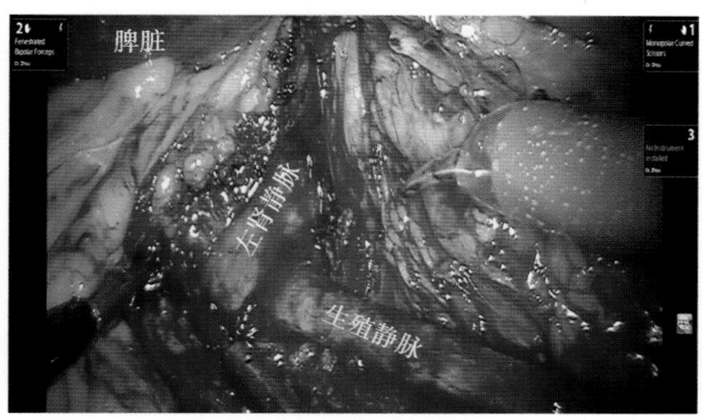


图 10-24　沿生殖静脉向上寻找左肾静脉

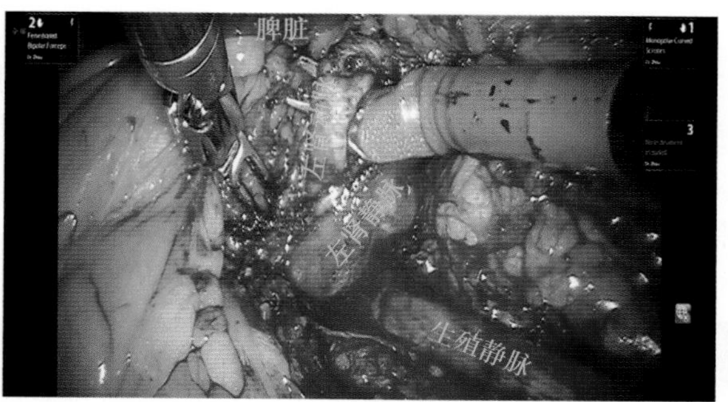


图 10-25　分离左肾动脉

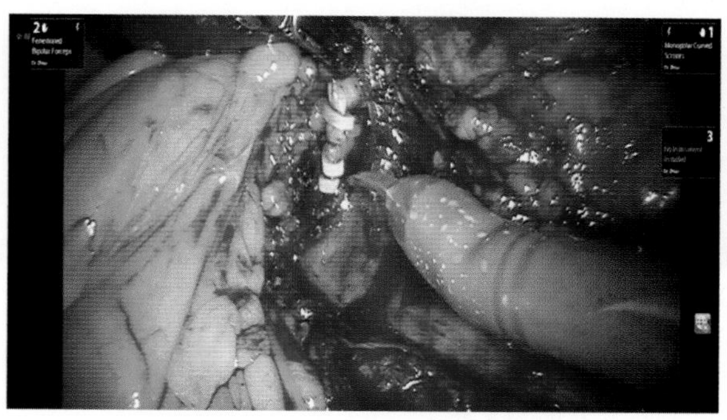

图 10-26　Hem-o-lok 结扎并离断肾动脉

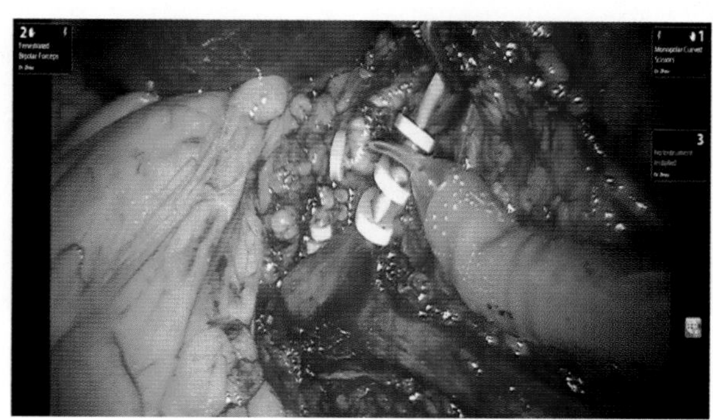

图 10-27　Hem-o-lok 结扎并离断肾静脉

视频 8　寻找、结扎并离断肾动静脉

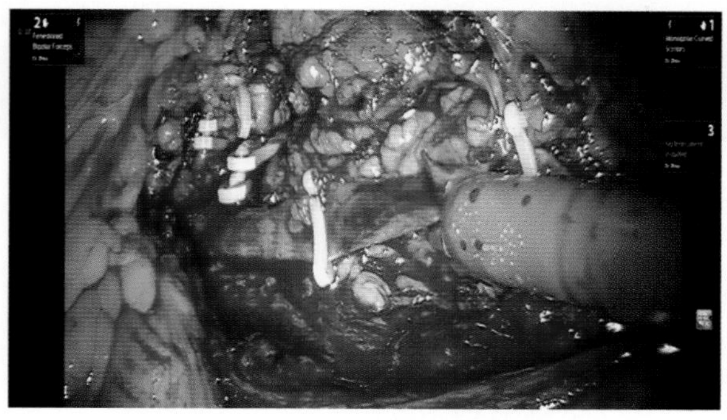

图 10-28　若生殖静脉影响操作，可结扎离断

（7）仔细止血，取出肾脏：完整切除肾脏（图 10-33，视频 11），降低气腹压力，仔细检查止血，将肾脏标本置入标本袋内（图 10-34），取合适的下腹正中切口或同侧下腹斜切口取出肾脏标本。最后，留置引流管并缝合各切口。

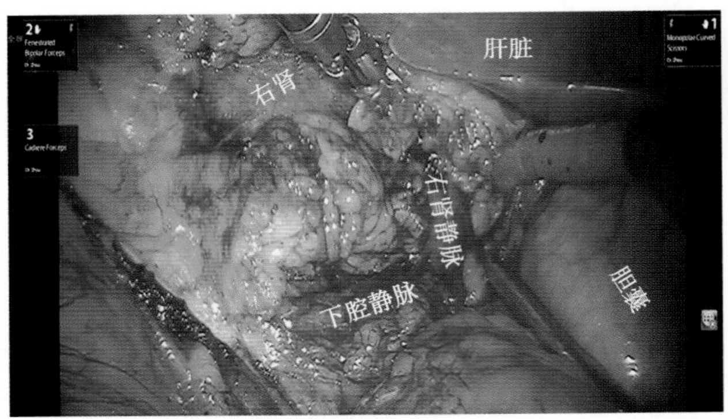


图 10-29　沿下腔静脉可找到右肾静脉

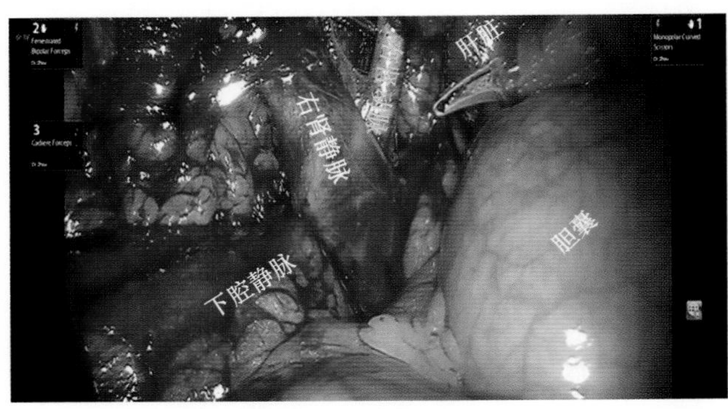


图 10-30　于右肾静脉后方找到右肾动脉

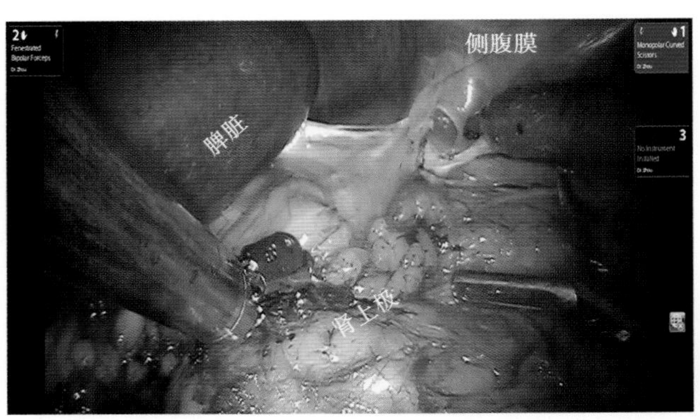


图 10-31　游离肾脏上极

视频 9　游离肾脏上极

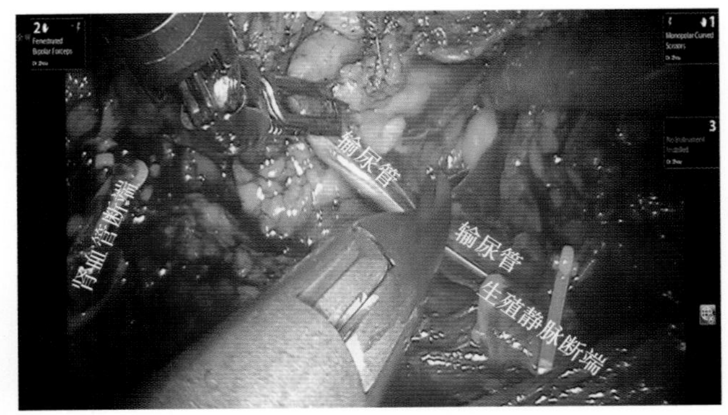


图 10-32　Hem-o-lok 夹闭并离断输尿管

视频 10　于肾下极游离输尿管并切断

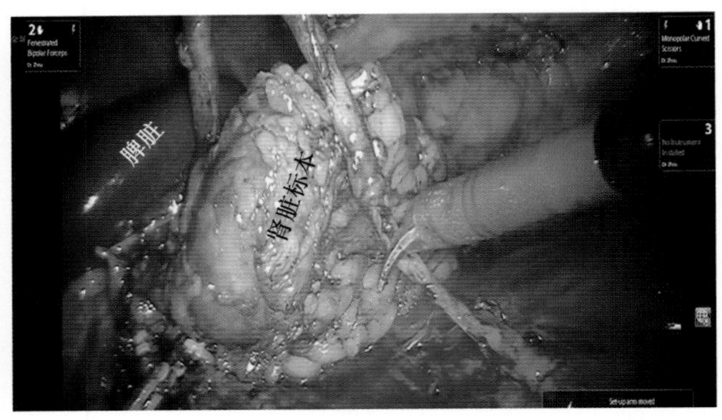


图 10-33　完整切除肾脏标本

视频 11　完整游离肾脏

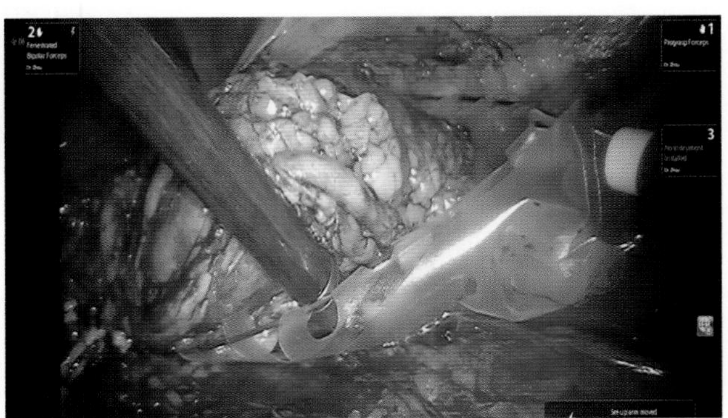

图 10-34　将肾脏标本置入标本袋内

## 第四节 术后随访与预后分析

尽管很多局限性肾癌通过手术治疗能达到治愈的效果，但长期随访也是必要的，应定期到泌尿外科医师处就诊登记随访信息，记录复发或转移的发展时间。对于肾癌治疗后的监测目前尚无统一共识，也没有证据表明复发地尽早诊断能提高生存率。需要说明的是，没有进行常规随访的患者与接受随访的患者相比，其总生存时长(OS)更长，但这些结果尚需大数据验证。

术后随访有几个方面需要注意：①术后并发症的随访(伤口感染、切口疝、肠梗阻等)；②肾功能的随访；③局部复发的随访；④对侧肾脏的复发随访；⑤远处转移的随访。

根据患者的危险分层决定随访复查计划：①术后第3个月：血常规、尿常规、生化全项、泌尿系B超；②术后第6个月：血常规、尿常规、生化全项、泌尿系B超(根据病情，若肿瘤负荷较大或侵袭性较高者建议泌尿系增强 CT)、胸片(根据病情，若肿瘤侵袭性较高，建议胸部低剂量 CT)；③术后第12个月：血常规、尿常规、生化全项、泌尿系增强 CT、胸部低剂量 CT；④预后分析：若以上复查结果正常，则建议患者每半年或一年就诊复查，连续复查5年，具体依据患者病情决定。针对肾癌治疗的预后分析，目前有许多中心总结了预后分析模型，但具体的每一个个体，依旧需要积极随访复查。越早期的患者，手术治愈的机会越大，随着肿瘤直径增大，分期上升，则复发及转移的风险相应增高。

(杨昆霖　周利群)

### 参考文献

[1] ASIMAKOPOULOS A D, MIANO R, ANNINO F, et al. Robotic radical nephrectomy for renal cell carcinoma: a systematic review [J]. BMC Urol, 2014, 14: 75.

[2] DERWEESH I H, STAEHLER M, UZZO R G. A return to the days of radical nephrectomy as the "gold standard" for localized renal cell carcinoma ? not so fast [J]. Eur Urol, 2019, 75(4): 546-547.

[3] Jabaji R B, Fischer H, Kern T, et al. Trend of surgical treatment of localized renal cell carcinoma [J]. Perm J, 2019, 23: 18-108.

[4] SCOLL B J, WONG Y N, EGLESTON B L, et al. Age, tumor size and relative survival of patients with localized renal cell carcinoma: a surveillance, epidemiology and end results analysis [J]. J Urol, 2009, 181(2): 506-511.

[5] WARD R D, TANAKA H, CAMPBELL S C, et al. 2017 AUA renal mass and localized renal cancer guidelines: imaging implications [J]. Radiographics, 2018, 38(7): 2021-2033.

[6] Williamson S R, Taneja K, Cheng L. Renal cell carcinoma staging: pitfalls, challenges, and updates [J]. Histopathology, 2019, 74(1): 18-30.

[7] WSZOLEK M. Does knowing the risk of relapse in localized renal cell carcinoma matter ? [J]. BJU Int, 2019, 123(2): 201-202.

[8] 刘俊，郭宏骞. 局限性肾癌的外科治疗进展[J]. 临床泌尿外科杂志，2011，26(5)：397-400.

[9] 拓志勇，魏秀丽，夏勇，等. 后腹腔镜肾部分切除术与开放肾部分切除术治疗局限性肾癌的疗效分析[J]. 实用临床医药杂志，2019，23(2)：76-79.

[10] 巫胜攀，马鑫，王瀚锋，等. 机器人辅助腹腔镜根治性肾切除术治疗T2期肾癌(附26例报告)[J]. 微创泌尿外科杂志，2017，6(1)：36-38.

[11] 叶剑锋. 局限性肾癌的外科治疗进展[J]. 国际泌尿系统杂志，2013，33(4)：511-514.

[12] 赵健，符伟军，洪宝发，等. 经腹腔机器人精准肾根治性切除术手术要点及应用体会[J]. 微创泌尿外科杂志，2017，6(5)：257-260.

# 第十一章

# 肾癌保留肾单位手术与评价

## 第一节　保肾手术的认识与现代观点

早在1887年，Czerny就为保留肾功能实施了肾部分切除治疗肾癌的手术方法，鉴于那个时代的影像诊断技术和医疗水平有限，在临床上被明确诊断的肾肿瘤多属局部晚期癌，小肾癌的发现纯属偶然。直到1950年，Vermooten等人针对某些特定肾癌患者实施保留肾单位部分肾切除术做了较为详尽描述，才使保留肾单位手术（nephron-sparing surgery，NSS）治疗肾癌的外科理念得到评价。

自1963年Robson首倡根治性肾切除术（radical nephrectomy，RN）治疗肾癌以来，历经50余年的临床实践，根治性肾切除术仍然是现代泌尿外科治疗肾癌的经典术式和治疗局限性肾癌（localized renal cell carcinoma）的"金标准"，也是唯一得到公认治愈肾癌的有效手术方法。肾癌根治性肾切除术的病死率为2%，局部复发率为1%~2%，5年生存率达90%以上。

近20年来，随着现代影像诊断技术的进步与外科技术的提高，小肾癌检出率的不断增加，大量临床实践，前瞻性研究与长期的随访评价结果证实，保留肾单位手术已成为外科治疗肾癌的重要方法。

在泌尿外科领域Poppel是第一个对肾癌实施保留肾单位手术进行前瞻性、系统性随机研究的泌尿外科医师。实施保留肾单位手术与根治性肾切除术的理念不同，根治性肾切除术的思路考虑的是肿瘤切除彻底性，即使是外向性生长的孤立性小肾癌也应遵循Robson根治性肾切除术。这种对偶发小肾脏癌实施根治性肾切除被称为废弃肾单位手术（nephron-wasting surgery）亦称废肾手术，它是指在外科手术治疗肾癌的同时，连同有功能的肾单位一并切除。肾切除术后对于孤立肾患者来说，根治性肾切除术后预示必将终生依靠血液透析维持生命。对一侧肾脏已证实有潜在疾病的肾癌患者，实施根治性肾切除后在一定时间内发生急性或慢性肾功不全的风险性显著增高，最终导致患者生活质量降低或需要以持续血液透析为代价。保肾手术最初设计的目的是既能确保肿瘤彻底切除，又能够保留足够的功能肾单位组织，以避免术后患者发生肾功能不全或依靠血液透析。鉴于那个时期泌尿学界对保肾手术尚未形成共识，也缺乏长期随访观察和大量临床对照资料的荟萃分析，故对小肾癌、双肾癌、孤立肾肾癌选择保肾手术尚有不同观点。尽管众多学者早就知道保留肾单位治疗肾癌的可行性，也知道孤立肾或双肾癌根治性肾切除术后患者存在肾功能不全和血液透析的风险性与不良后果，但多数泌尿外科医师更愿意选择根治性肾切除治疗肾癌的这一传统理念，尤其在透析治疗日新月异的今天，即使是一侧肾脏缺如或肾功能不全的患者术后仍可通过血液透析达到长期生存，但不至于威胁生命。基于这一理念的盛行，使保留肾单位肾部分切除术有悖于Robson根治性肾切除术治疗肾癌的传统理念，更影响着泌尿外科医师对小肾癌手术治疗方式的选择与实践。

自20世纪80年代开始，影像学诊断技术的飞速发展，特别是早期、无症状的小肾癌的检出率明显增高。刘利维、韩瑞发通过对于$T_{1a}$期肾肿瘤，即单侧、单发、直径<4cm，实施根治性肾切除术（radical nephrectomy，RN）与保留肾单位手术（NSS）在长期生存率和复发率的荟萃结果证实，两种术式无明显差异别。这些结果极大地促进了NSS作为肾癌外科治疗的广泛开展，而且对保留肾单位手术在肾癌治疗中的价值与理念有了许多新的认识，使NSS在真正意义上成为治疗某些特定肾癌患者的重要选择方

法。需要指出的是，在保留肾单位肾部分切除手术治疗肾癌的热潮中，有些学者提出对肾盂上皮肿瘤亦可实施保肾手术的理念，对此我们尚需冷静思考，谨慎对待与实践。

## 第二节　保肾手术适应证与术前评估

### 一、保留肾单位手术的基本原则

适应证应具备下述 4 项标准：①外向性生长的孤立性 $T_{1a}$ 期、肾癌的瘤体直径≤4cm，根据术者的经验、手术条件以及患者的情况也可以适当的放宽条件；②瘤体位于肾脏一极或肾周缘皮质表层以及未侵犯收集系统；③无多中心癌灶、局部淋巴结浸润或远处转移；④预计术后留存肾能保留 25%~30% 以上的生理肾功能。

在所有外科手术适应证中，保留肾单位肾部分切除术的基本原则是能够彻底地切除肿瘤，为患者保留能够维持生理需求的肾功能，避免严重并发症和急慢性肾功能不全的发生。严格掌握保留肾单位肾部分切除的手术适应证、合适的术式选择和术者的临床经验是获得保留肾单位手术成功的重要保证。

### 二、手术适应证与禁忌证

#### （一）绝对适应证

①对先天性或继发性孤立肾或双肾癌患者，完全依赖于癌侧肾的功能维持其生理代谢与生命活动；②估计在实施肾癌根治性肾切除后必将导致肾功能衰竭并依靠血液透析维持患者的生命活动者；③若肿瘤较小、局限、外向性生长、未累及收集系统以及留存肾脏能维持患者的正常生理代谢的小肾癌是保留肾单位肾部分切除术的绝对适应证。

#### （二）相对适应证

一侧肾脏有小的癌肿，对侧肾脏因良性疾病如多发性肾囊肿、大的单发性肾囊肿、铸型结石、肾动脉狭窄、肾结核、巨输尿管症、输尿管狭窄、肾积水或全身性疾病如动脉硬化、高血压、糖尿病、肾病、肾小球肾炎、红斑狼疮等疾病业已造成对侧肾脏功能的受损，在实施根治性肾切除后，留存肾脏有发生肾衰竭潜在风险的患者，可作为实施保留肾单位手术的相对适应证。需要指出的是，对相对适应证的患者需明确告知家属或患者即使保留肾单位手术成功，术后仍有发生肾衰竭风险性而需要血液透析维的可能性。

#### （三）选择性适应证

一侧肾脏癌，肿瘤小于 3cm，位于肾脏两极或肾脏外周缘部的浅表、低分期、外向性生长的肾脏偶发癌或囊实性占位，经多种现代影像学检查尚难定性者，对侧肾脏的功能正常可选择保留肾单位肾部分切除术。需要指出的是，由于遗传性肾癌患者有在不同时间先后发生双肾癌的可能性，对于这些患者来说，保留肾单位肾部分切除术的选择则有助于保存肾脏功能和防止远期血液透析的风险性。

对小肾癌是实施保留肾单位手术，还是做根治性肾切除术，每个医师的临床经验和选择术式的理念不同以及区域医疗条件的差别，也是导致选择保留肾单位肾部分切除术尚有不同观点的重要因素。目前美国泌尿学会（American Urological Association，AUA）、美国国立综合癌症网（National Comprehensive Cancer Network，NCCN）的指南均建议 $T_{1a}$ 期的肿瘤首选 NSS，而 $T_{1b}$ 期肿瘤则可根据具体情况选择 NSS 或 RN。

#### （四）手术禁忌证

保留肾单位肾部分切除术对患者的身体条件与术者的技术要求都明显高于根治性肾切除。手术禁忌证包括：①体质衰弱，重度贫血，严重心肺疾患，短期内不能恢复，估计难于耐受麻醉及手术创伤；②孤立肾肾癌肿瘤体积较大，位于肾脏中心部呈内向性生长，已证实侵及肾脏收集系统并有严重的全程无痛性肉眼血尿病史者；③影像资料支持或不能除外多中心癌灶、局部淋巴结转移、肾静脉、腔静脉有癌栓或有远处转移者；④保留肾单位肾部分切除术后，同一肾脏有肾癌复发者。

#### （五）术前评估与术式选择

术前评估首先要排除肿瘤转移，只有除外转移才建议行 NSS；其次，还要根据肿瘤的生长部位及可能病理性质来判定评估行 NSS 的风险，这个可能与术者的手术水平有一定的出入，但最终都是以患者利益最大化为目的。

术式选择除了传统的开放保肾手术，目前临床常规采用腹腔镜保留肾单位手术（Laparoscopic nephron-sparing surgery，LNSS），可以更好地减少创伤，最终使患者受益。具体的腹腔镜保肾术式也随着科技的发展，也呈现出多样性，除外普通腔镜手术，还有目前最先进的机器人辅助肾部分切，腔镜下肾肿瘤冷冻、射频消融和高能聚焦超声等；最终都能实现 NSS 的目的。

# 第三节　保肾手术路径与操作要点

## 一、开放肾部分切除术

### (一) 手术路径

开放手术作为传统的肾部分切除手术方式，其常用切口一般有：①第 12 肋缘下切口(腰部斜切口)，此切口简单、常用，不进入腹腔；②第 11 肋间切口，此切口易于暴露肾脏及肾蒂，但易损伤胸膜导致气胸；③腹部肋缘下切口，此为经腹切口，经腹空间大，肾蒂暴露较好，但术后肠道恢复时间长，存在肠粘连可能；④腹部直切口，较少用于肾部分切除术，多用于肾创伤时探查。

### (二) 手术步骤如下

①切口与暴露：具体根据肿瘤大小、位置选择经腰或经腹入路。②游离肾脏，暴露肾蒂：经腹需打开结肠旁沟及肾周韧带，经腰需先清除腹膜外脂肪，逐层打开肾脂肪囊，分离肿瘤并明确其边界。仔细解剖肾蒂，充分暴露肾动、静脉，结合术前影像学明确肾脏血供。③阻断肿瘤血供，切除肿瘤：根据病变大小确定切除范围，可适当扩大至肿瘤边缘 1~2cm，必要时可在阻断过程中予以冰水降温，降低肾损伤。肾创面止血可用细线逐一行 8 字缝合或倒刺线连续缝合，特别注意集合系统及血管破口的彻底缝合。肾皮质创面可用倒刺线连续缝合并用 Hem-o-lok 锚定确保一定的力度。开放血流，检查创面有无渗血，检查小便情况，必要时可加固缝合，阻断计时；④关闭切口，放置引流。

## 二、腹腔镜肾部分切除术

### (一) 腹腔镜肾部分切的手术体位

肾脏属于腹膜后器官，临床上常采用患侧抬高的侧卧位，也称“折刀位”即患者 90°侧卧，抬高腰桥，展露患侧腰部，头部及下肢放低，充分展露患侧下位肋间与髂嵴间的距离后，宽胶布固定体位(图 11-1)。

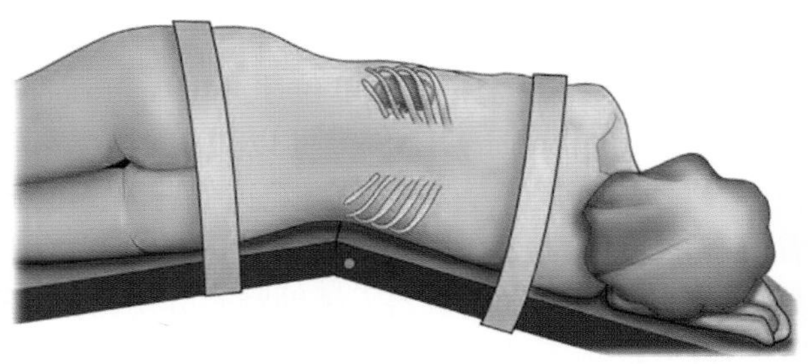

图 11-1　经后腹腔入路，完全健侧卧位

此外，也有半侧卧位及俯卧位，目前临床已较少采用。

### (二) 手术路径

包括后腹腔入路、腹腔入路和腰腹联合入路，皮肤切口的选择主要依据病变的性质、肿瘤大小、部位及术者经验等多种因素来决定。

1. 后腹腔镜入路的建立　后腹腔入路可要求患者 90°侧卧位状态下背侧靠床，于腋后线第十二肋缘下(即肋脊角)纵行切开皮肤 2cm 左右(图 11-2)，中弯血管钳依次钝性突破肌层及腰背筋膜，并与深层适度扩张，后以示指置入切口深层对腹膜外脂肪进行钝性分离(图 11-3)，注意勿损伤腹膜。随后将自制气囊置入并充气(图 11-4)，约 600~800ml 为宜，充分扩张腹膜后腔隙后排气拔除。在示指指引下，分别于腋中线髂嵴上约 2cm 处、腋前线肋缘下分别置入 10mm、12mm 套管，分别作为镜头孔和操作孔；腋后线切口置入 12mm 套管，缝合以防止漏气，作为另一操作孔。也可先置入窥镜，直视下置入另 2 个套管(图 11-5)。

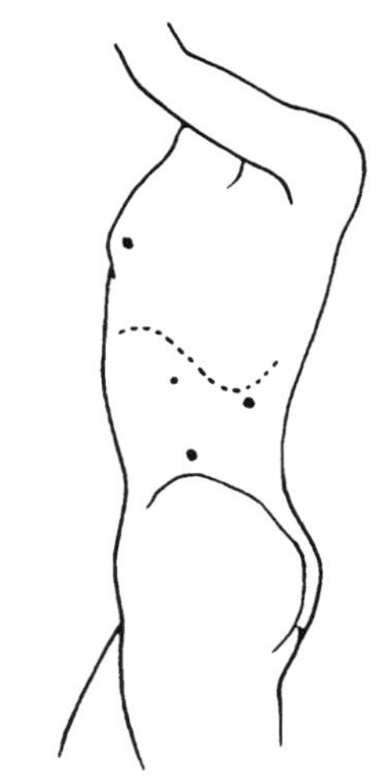

图 11-2　第 12 肋下 2cm 做切口

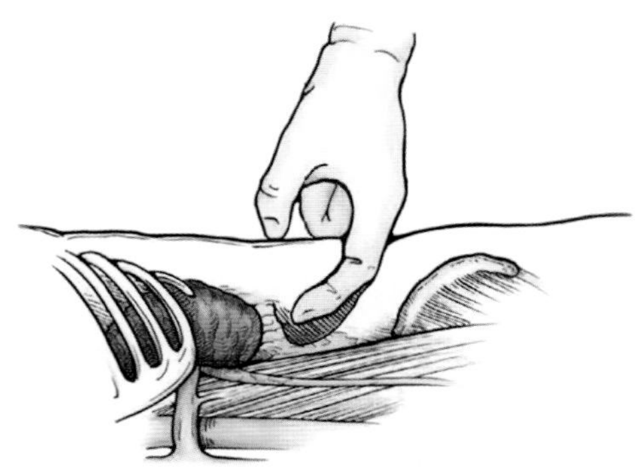

图 11-3　中指扩张后腹腔

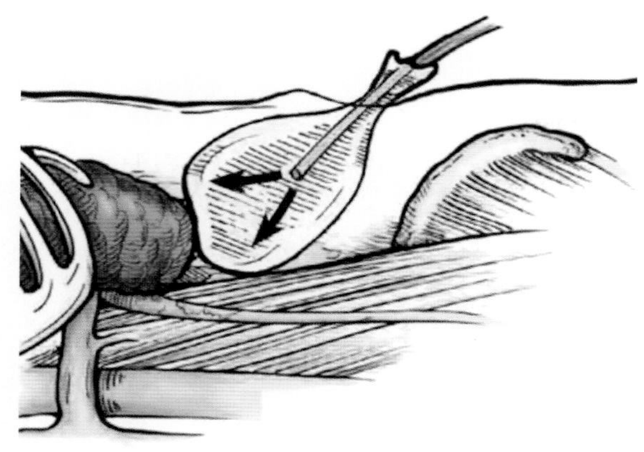

图 11-4 利用气囊建立操作空间

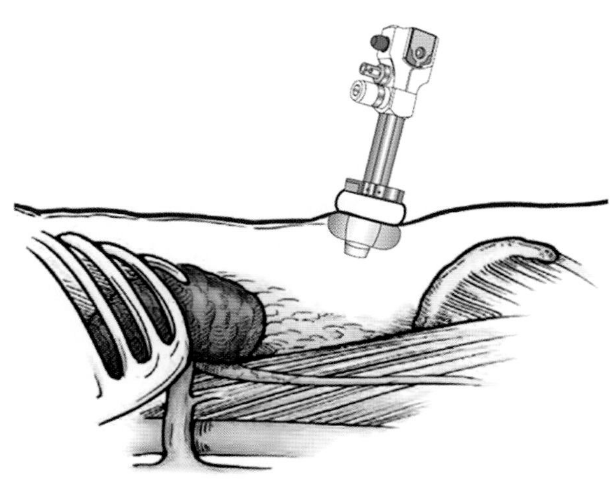

图 11-5 示置入窥镜观察

2. 腹腔入路的建立 腹腔入路则要求患者侧卧位下腹部尽量贴近床沿，对体位的要求较后腹腔入路稍低，一般选脐外上 2cm 处作为镜头孔，常在切开约 12mm 皮肤切口后置入气腹针入腹腔内，充入适量 $CO_2$(气腹压一般 14mmHg)后置入 12mm 套管，后放置镜头，于直视下分别于腋中线肋缘下、髂前上棘内上 3cm 处分别置入 12mm 套管，作为操作孔。具体的位置可依据患者体型、病变部位及术者经验做适当调整(图 11-6，图 11-7)。

3. 腰腹联合入路 腰腹联合入路目前较少采用，多用于粘连严重或肿瘤位置特殊时，一般是采用后腹腔入路，而在建立后腹腔空间时将腹膜彻底打开，完全暴露腹内空间。套管入路以后腹腔入路为主，具体可依据手术情况变化而定。

4. 肾动脉游离、阻断方法 肾动脉游离阻断是肾部分切手术成功的关键之一；目前临床上绝大部分保肾手术在行肿瘤切除缝合过程中均需游离阻断肾动脉，目前大多采用传统的肾动脉游离法；而作者在临床中总结出的超早期肾动脉游离技术，有其独

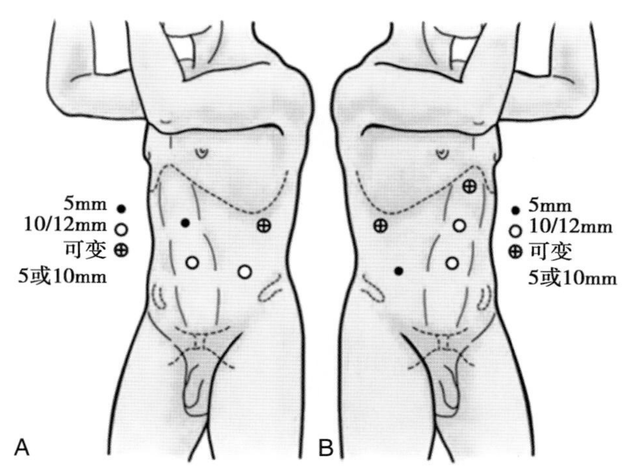


图 11-6 经腹腔入路，套管布局

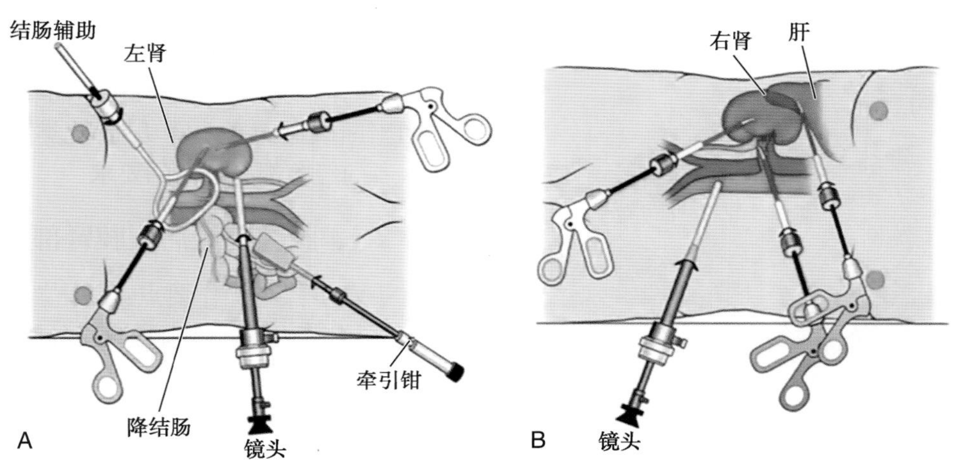


图 11-7 必要时增加辅助孔协助

特的优越性：(1) 传统肾动脉游离法：无论经后腹腔还是经腹腔入路，一般先分离肾下极，游离找到输尿管（左侧）或下腔静脉（右侧），沿之向上分离即可寻及肾动脉；(2) 超早期肾动脉游离法：是一种可以尽早直接控制肾动脉起始部，在肾动脉根部游离肾动脉的方法；在保肾术中主要用于既往有过手术史，肾门部粘连及各种原因导致传统游离肾动脉困难者。左侧，经 Treitz 韧带旁，分离找到腹主动脉，沿腹主动脉寻及左肾动脉起始部（图 11-8~图 11-10）。右侧经腔静脉、腹主动脉间隙，于下腔静脉与左肾静脉后上方寻及右肾动脉起始部（图 11-11）。

5. 分支动脉阻断　人体的解剖有共性也有其独特性，临床上常遇到肾肿瘤有特异性的供应动脉，分支动脉阻断技术可以单独阻断其肿瘤血供，为肾功能提供最大可能的保护。然而大多数肿瘤并非单一供血动脉，作者在临床应用的荧光引导肾

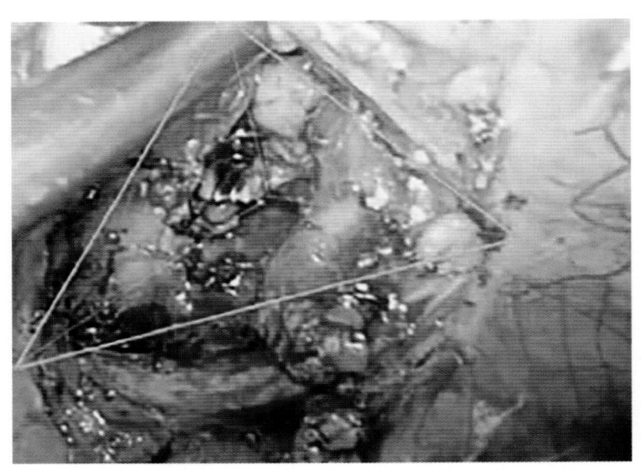

图 11-8　确认 Treitz 韧带和下腔静脉

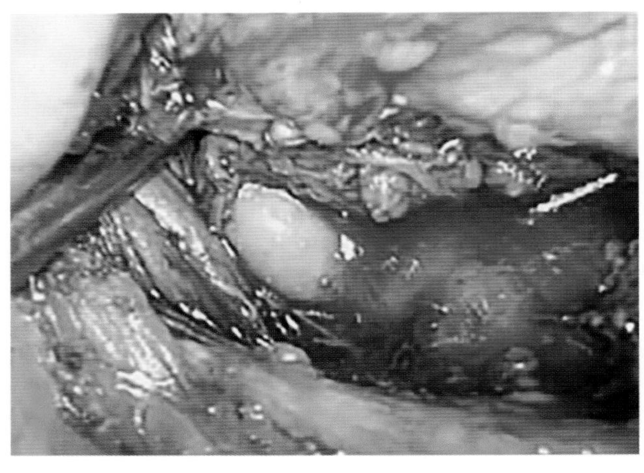

图 11-9　切断 Treitz 韧带并切开后腹膜

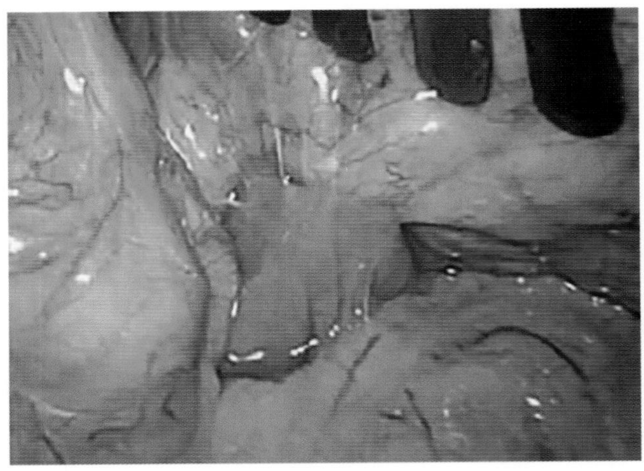

图 11-10　于左肾静脉后、腹主动脉夹角找到左肾动脉

动脉分支阻断法，可以达到最大阻断效果。机器人腹腔镜荧光引导肾动脉分支阻断技术，包括以下三种情况：①分支动脉为肿瘤特异供应血管，阻断后可达到仅使肿瘤完全缺血的良好效果，从而可精准切除肿瘤，对肾脏功能影响最小（图 11-12）；②分支动脉不仅供应肿瘤，还包括部分肿瘤周边区域，阻断后不仅肿瘤缺血，对肾脏功能影响较小。尽管还存在肿瘤周边的肾脏轻度缺血，但降低了肿瘤切除时出血的风险性（图 11-13）。③分支动脉仅供应大部分肿瘤血供，阻断后仅有大部分肿瘤缺血，此时宜采用“推进切除法”，即切除时从阻断完全区域开始向阻断不全区域，缝合时从阻断不全区域向阻断完全区域；必要时也可以行补救性肾动脉主干阻断（图 11-14）。虽然存在一定的出血可能性，但对肾脏功能可起到较好的保护。总之，在保证手术安全的前提下，以最大限度保护肾功能是分支动脉阻断的主要目的。

6. 无阻断零缺血　对于体积小、外生性及部位缝合方便的小肾肿瘤，也可采用零缺血保留肾单位手术，即肿瘤切除缝合过程中不阻断肾动脉，避免肾脏因阻断缺血而影响肾功能；此类手术对肿瘤情况及术者的经验都有较高的要求。

## 三、腹腔镜经后腹腔肾部分切除术

手术步骤与操作要点：①体位与腹膜后空间建立，参照上节内容。②清理腹膜外脂肪（视频 12），超声刀钝性游离腹膜外脂肪，从背侧、腹侧将脂肪完整分离后置入髂窝。暴露腹膜返折，于腹膜返折背侧纵行打开 Gerota 筋膜（也可以腰大肌为解剖标志，在其前缘打开 Gerota 筋膜）（图 11-15，视频 13）。③游

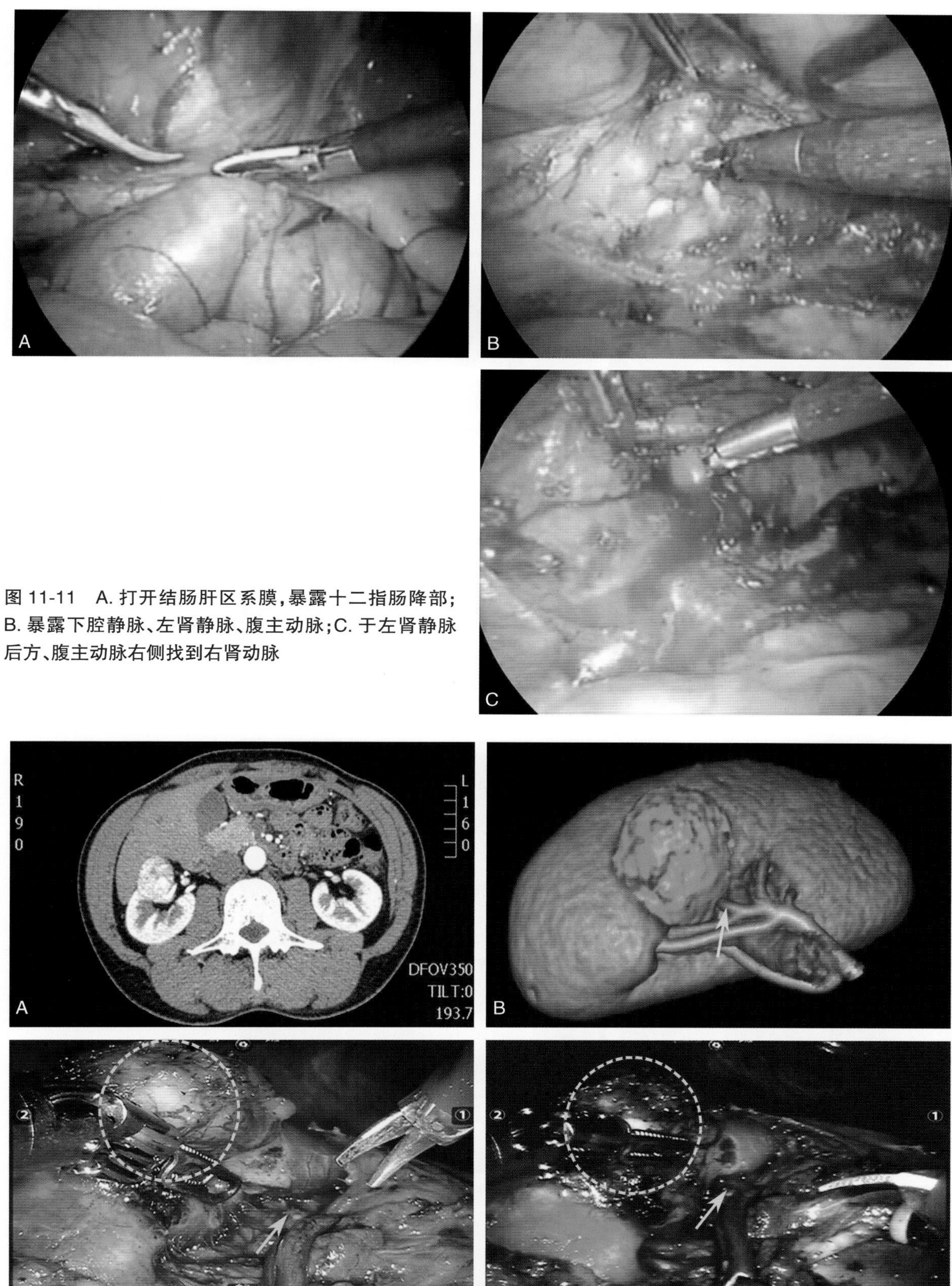


图 11-11　A. 打开结肠肝区系膜，暴露十二指肠降部；B. 暴露下腔静脉、左肾静脉、腹主动脉；C. 于左肾静脉后方、腹主动脉右侧找到右肾动脉

图 11-12　阻断血管为肿瘤特异性供应血管

A. CT 平扫显示右肾肿瘤；B. 三维重建显示肿瘤位置及供应血管；C. 术野中肿瘤位置及血管；D. 阻断血管后肿瘤血供消失。

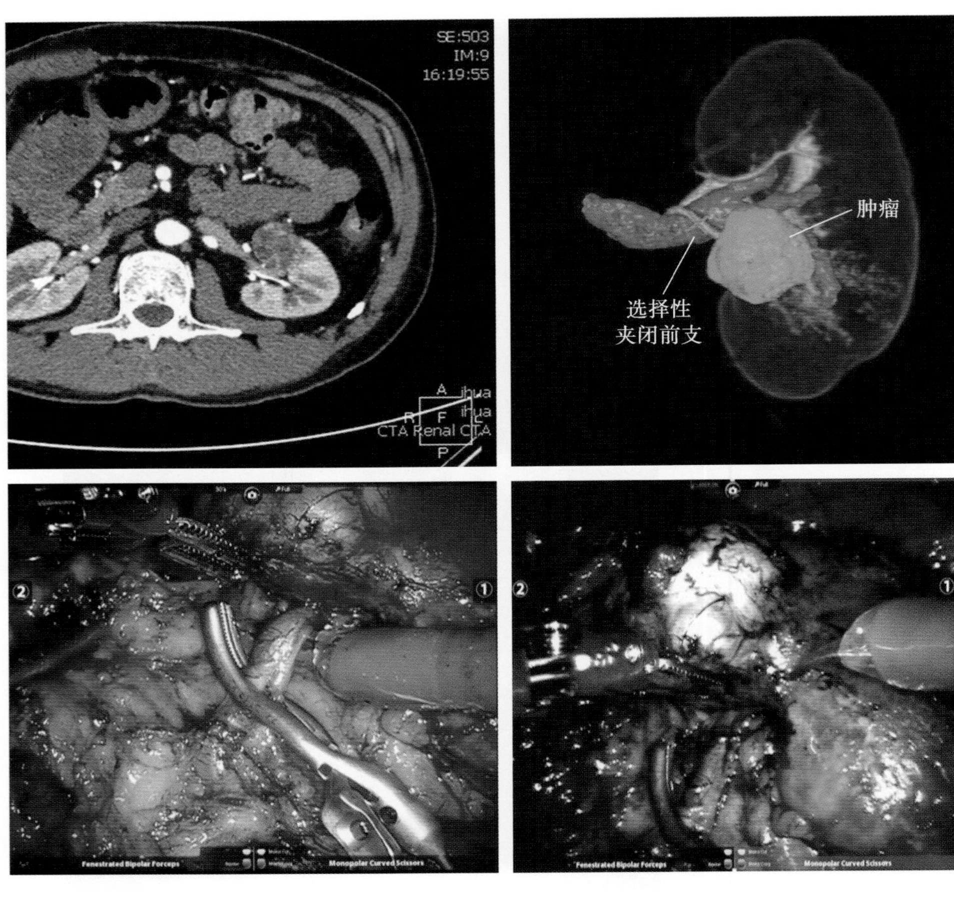


图 11-13　阻断血管供应区域包括整个肿瘤

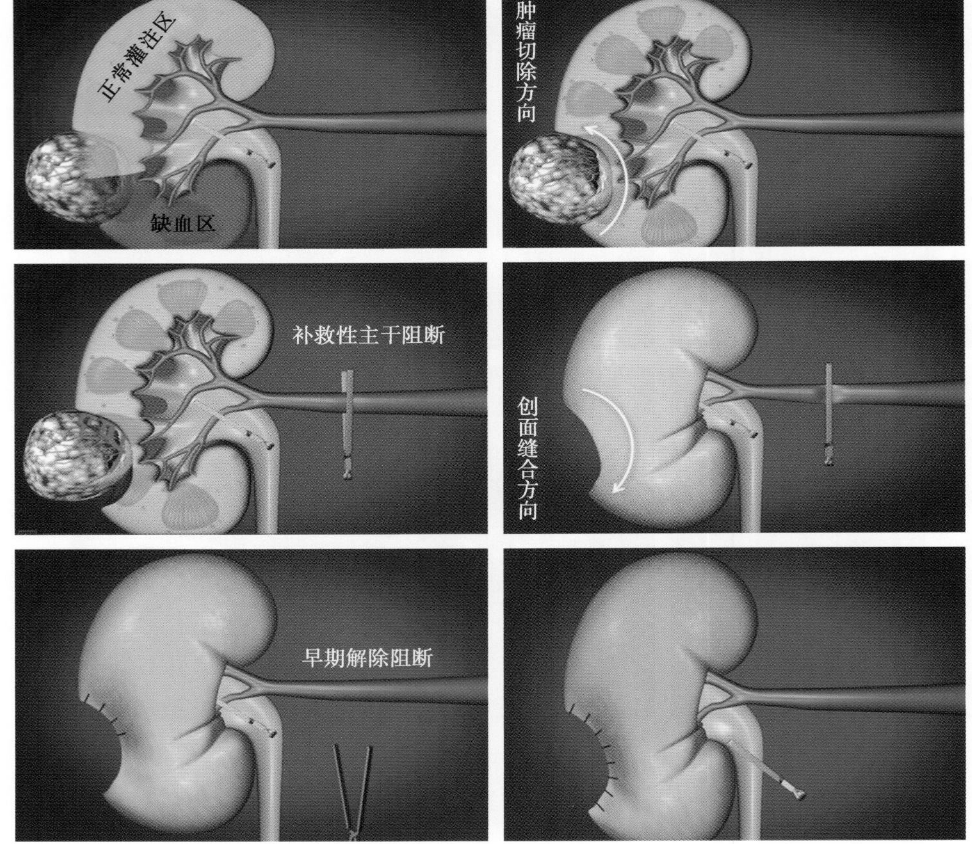


图 11-14　阻断血管供应区域不能完全包括肿瘤

视频 12　清理腹膜外脂肪

离肾脏，暴露肾蒂。从背侧沿腰大肌表面和肾周筋膜间的无血管间隙游离肾脏，从肾下极背侧向上分离（图 11-16）。右侧分离出下腔静脉后沿腔静脉表面向上极仔细分离，直至找到跨域其表面的右肾动脉（图 11-17）；左侧分离出输尿管，沿输尿管与腰大肌之间平面向上极仔细分离，可依次寻及腰静脉、左肾动脉。结合术前影像学，游离肾周脂肪，寻及肿瘤（视频 14），并予以充分游离暴露肿瘤边缘，常要求充分游离肾脏，以避免缝合时张力过大。④阻断动脉，切除肿瘤可根据肿瘤血供选择分支阻断以保护肾功能；然后沿肿瘤边缘 0.5cm 完整切除肿瘤（图 11-18，图 11-19，视频 15）。为方便缝合，切除肿瘤前要根据肿瘤位置及大小设计好切口。⑤缝合肾脏创面，这是腹腔镜肾部分切术中最重要也最复杂的一步。可根据手术创面选择单层或双层缝合。目前常用倒刺线行双层缝合，即内、外各缝合一层（图 11-20）；缝线的长度依据创面大小决定，内层缝线一般较外层要短，尾端打结后钳夹 Hem-o-lok（视频 16）。创面深层缝合时要注意创面血管、集合系统缝合触底，外层缝合时注意出针方向，避免切割肾实质，必要时可于创缘的两端再予以细线行八字加固缝合。整个

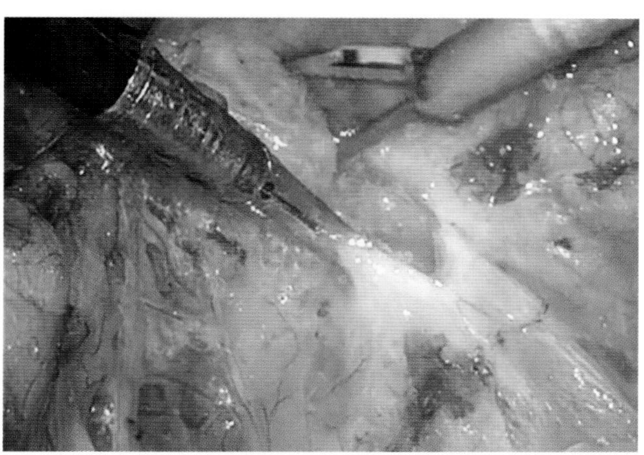

图 11-15　打开 Gerota 筋膜

视频 13　打开 Gerota 筋膜，分离肾动脉

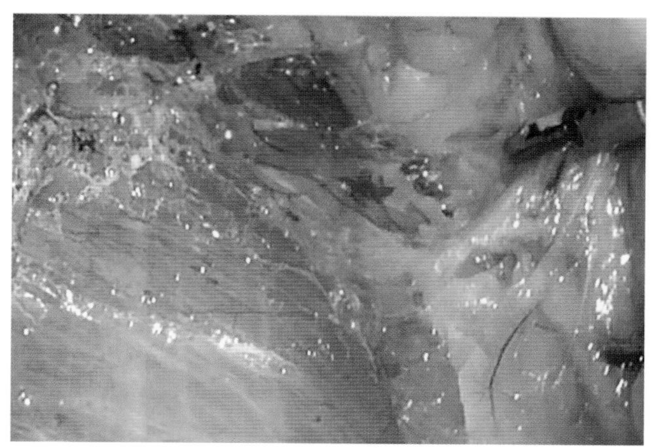

图 11-16　沿腰大肌分离

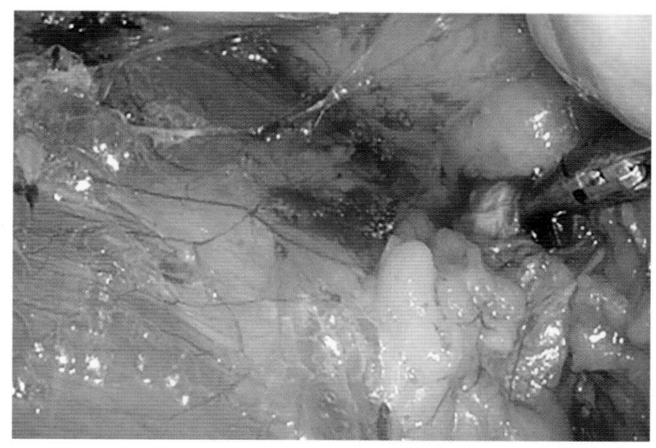

图 11-17　游离出肾动脉

视频 14　游离肾周脂肪，显露肿瘤

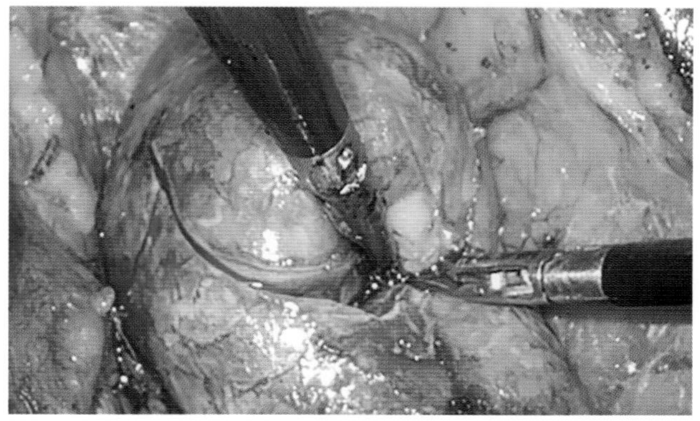

图 11-18　肿瘤完整切除

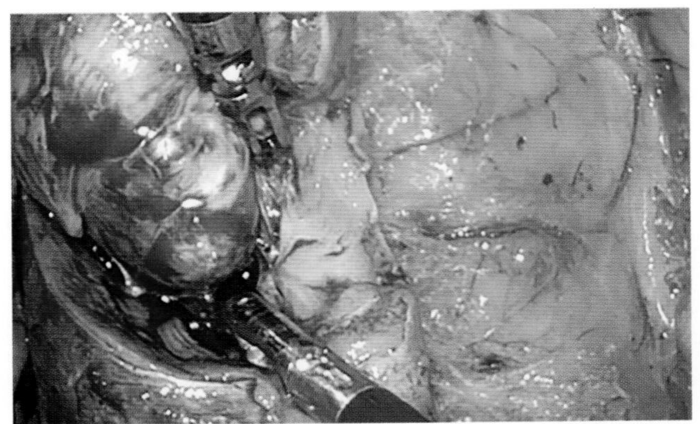

图 11-19　完整切除肿瘤

视频 15　阻断动脉，切除肿瘤

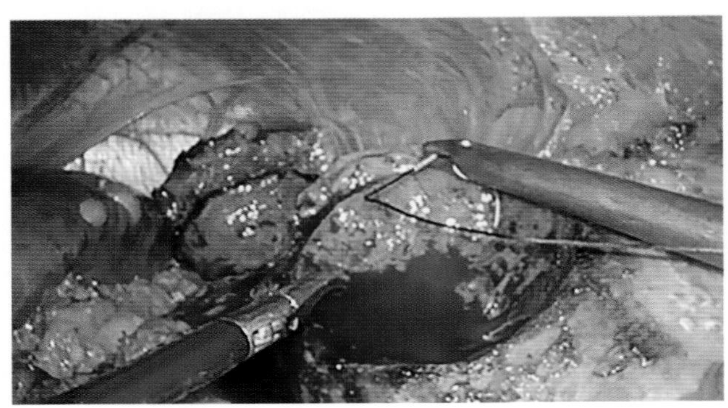

图 11-20　创面缝合之内层缝合

视频 16　肾脏创面第一层缝合

缝合过程缝线要保证一定的张力，但也不可过于紧密，中间可用 Hem-o-lok 夹闭避免张力松弛（视频 17）。过程中可适当增加腹压，减少渗血，利于缝合。有时肾门部位肿瘤切除后无法行对合缝合，可行锁边缝合（图 11-21）。⑥开放血流，降低气腹压力，检查肾蒂及肾脏创面有无出血，检查尿袋颜色，标本袋取出肿瘤，放置引流管，缝合切口，手术完毕（图 11-22，视频 18）。

视频 17　肾脏创面第二层缝合

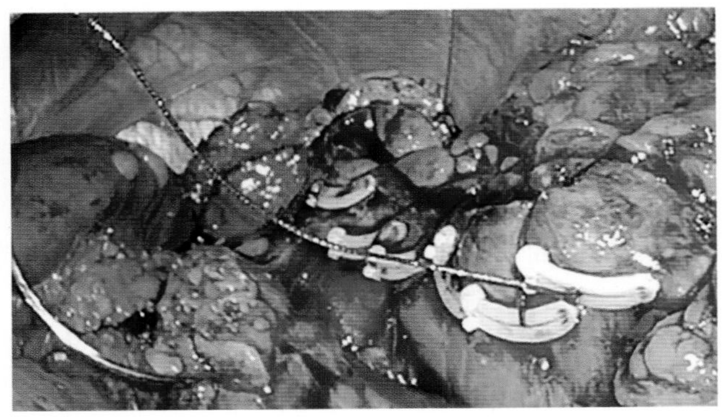

图 11-21　缝合完毕后开放血流

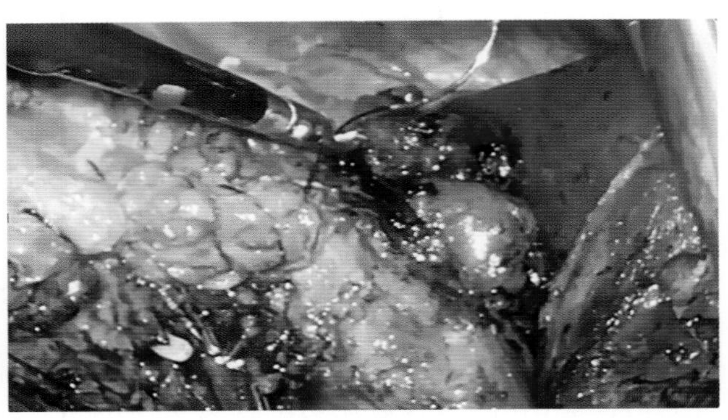

图 11-22　特殊部位的锁边缝合

视频 18　开放血流后降低气腹压，检查创面并加固缝合

## 四、腹腔镜经腹肾部分切除术

手术步骤与操作要点：

(1) 体位与经腹入路的建立，参考上节。

(2)（左侧）游离结肠，暴露肾蒂：①分离并打开左侧结肠旁沟（图 11-23）；②将降结肠翻至内侧，打开脾结肠韧带及脾肾韧带（图 11-24）；③将脾脏、胰尾推向右侧，暴露左肾周筋膜，在肾门水平打开肾周筋膜，暴露肾蒂（图 11-25）；④仔细观察肾蒂周围是否有肿大淋巴结，分离暴露左肾静脉，于肾静脉后方游离出左肾动脉（图 11-26）；⑤也可先分离找到输尿管，沿输尿管向上分离至肾门。

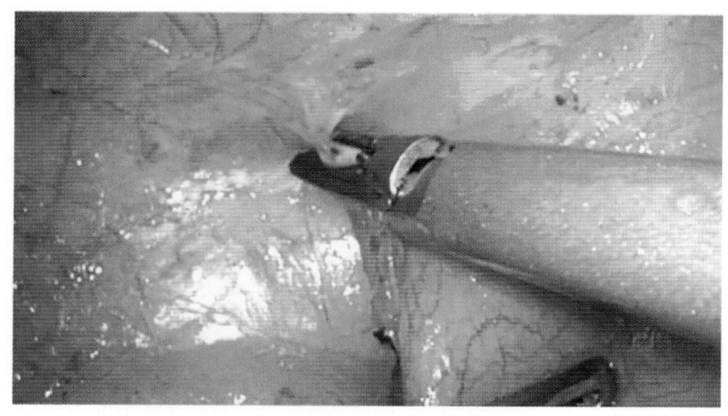

图 11-23　分离左侧结肠旁沟

（3）右侧：①分离并打开右侧结肠旁沟，将升结肠翻至内侧（图 11-27）；②暴露十二指肠，沿十二指肠降段外侧打开腹膜进入后腹腔，暴露下腔静脉及右肾周筋膜，同法在肾门水平打开肾周筋膜，暴露右肾静脉，于肾静脉后方游离出右肾动脉（图 11-28）；③也可先分离找到腔静脉，沿腔静脉向上分离找到右肾静脉。

（4）暴露肿瘤：打开 Gerota 筋膜，游离肾脏，结合术前影像学分离肿瘤，打开肾周脂肪囊暴露肿瘤，并予以游离充分（图 11-29）。

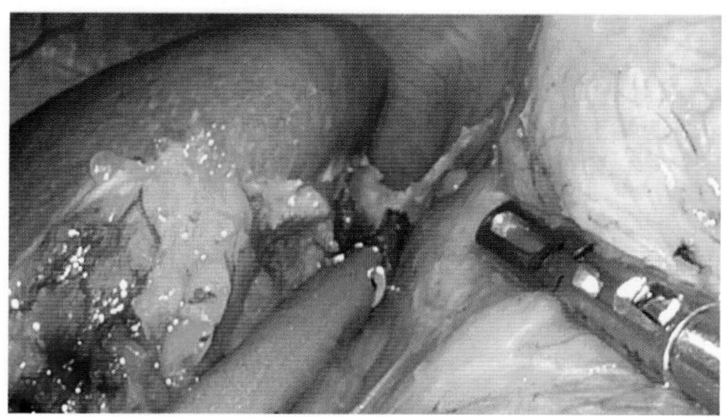

图 11-24　分离脾肾韧带

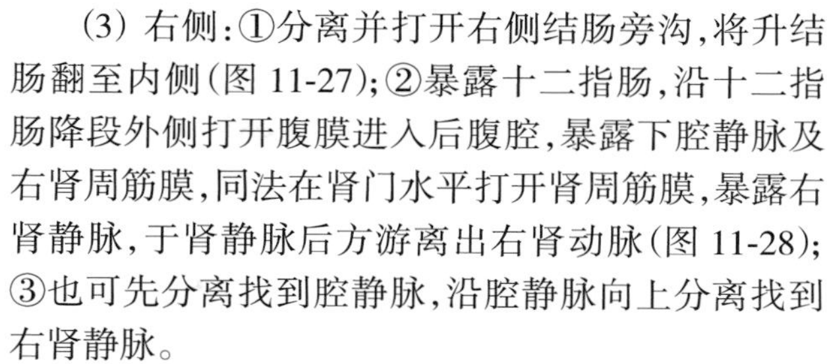

图 11-27　分离结肠旁沟（右侧）

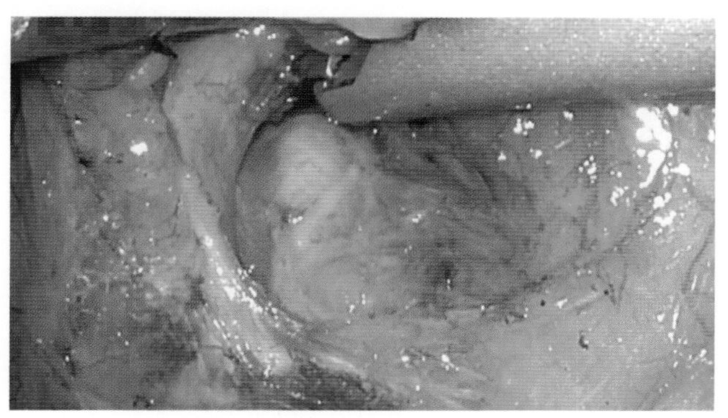

图 11-25　暴露肾蒂（左侧）

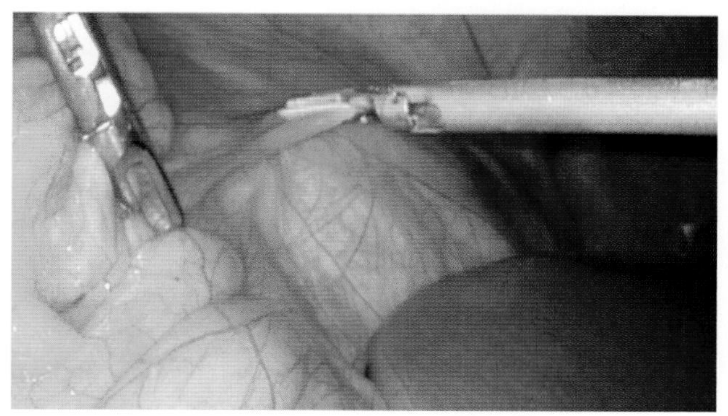

图 11-28　暴露肾蒂（右侧）

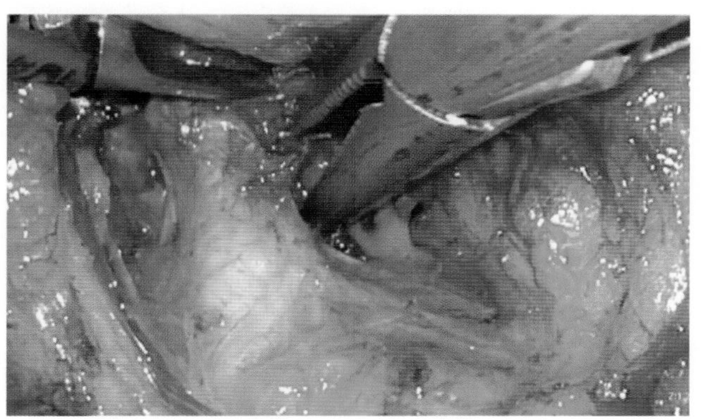

图 11-26　游离肾动脉（左侧）

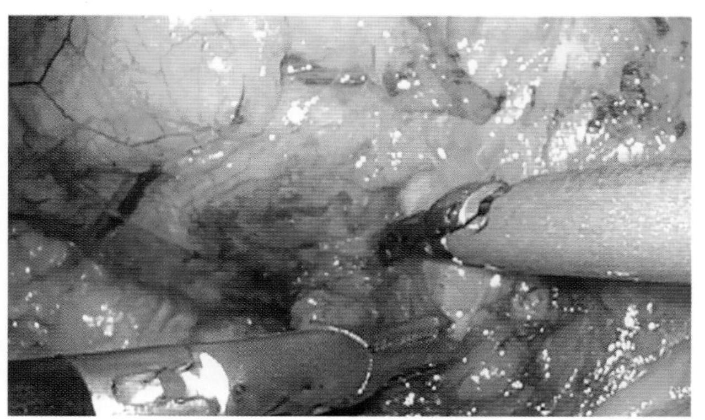

图 11-29　分离肿瘤

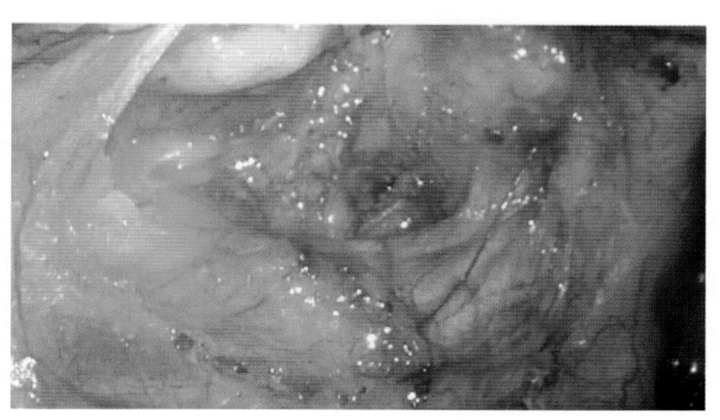

(5) 阻断动脉,切除肿瘤。以血管夹夹住肾动脉阻断血流,沿肿瘤边缘 0.5cm 完整切除肿瘤(图 11-30~图 11-33)。

(6) 缝合肾脏创面。方法同前(图 11-34,图 11-35)。

(7) 开放血流,降低气腹压力,检查肾蒂及肾脏创面有无出血(图 11-36)。

(8) 检查尿袋颜色,标本袋取出肿瘤,放置引流管,缝合切口,手术完毕。

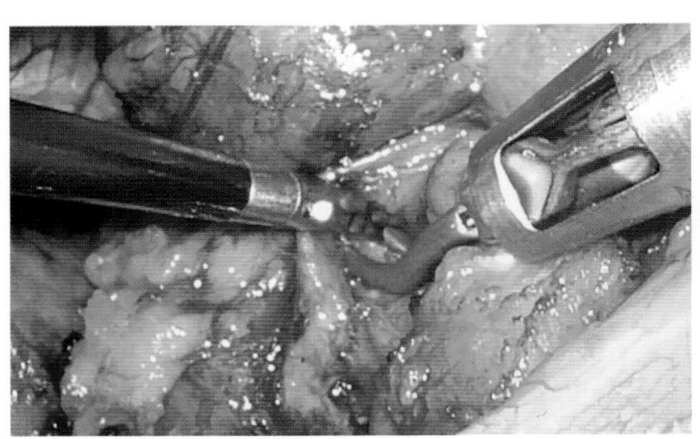

图 11-30 阻断肾动脉(左侧)

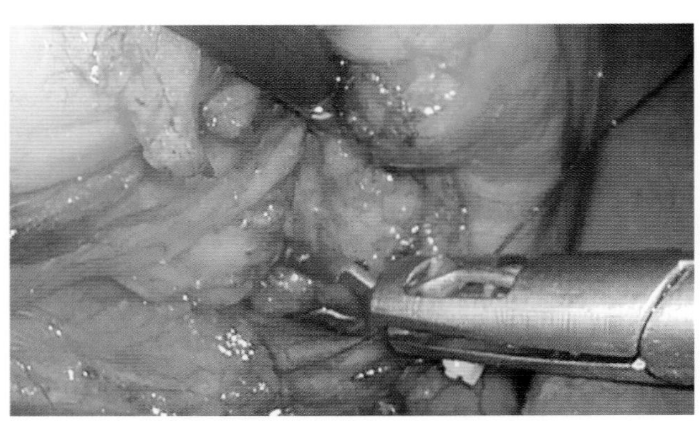

图 11-31 阻断肾动脉(右侧)

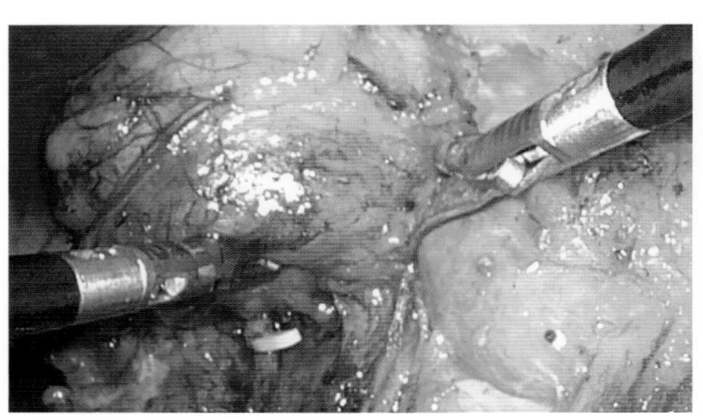

图 11-32 切除肿瘤(左侧肾门部)

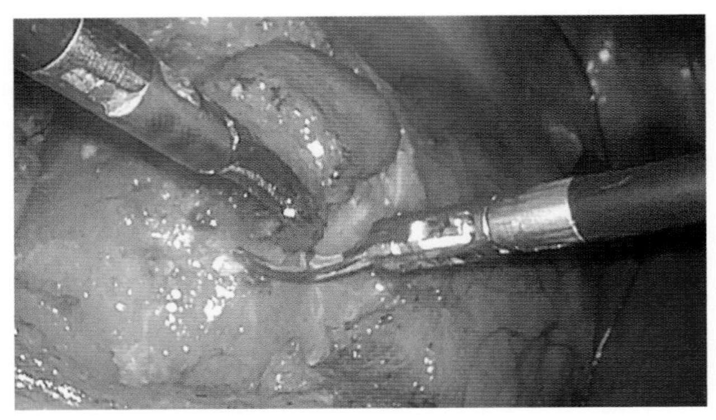

图 11-33 切除肿瘤(右侧)

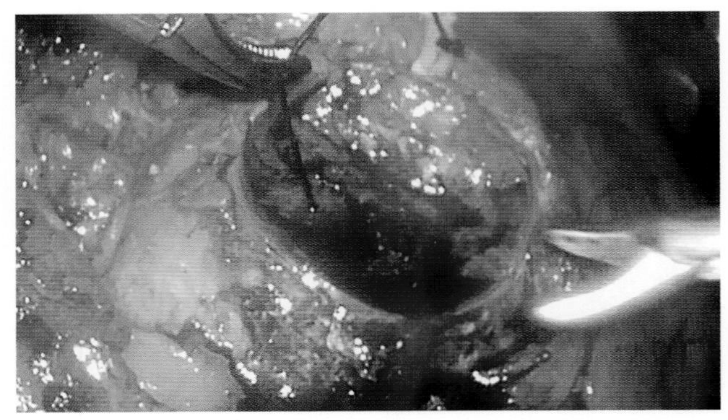

图 11-34 内层缝合

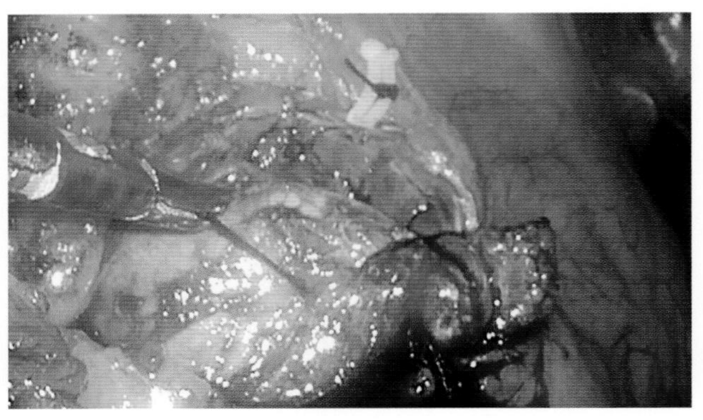

图 11-35 外层缝合

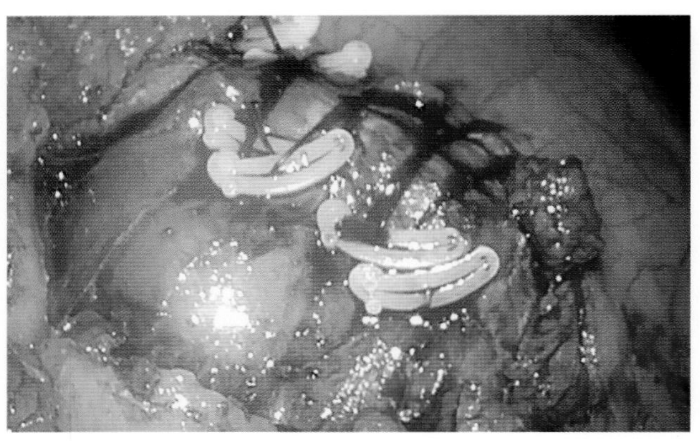

图 11-36 检查创面

## 五、机器人辅助腹腔镜肾部分切除术

目前，机器人手术系统在外科术中已得到广泛应用，也越来越受到人们的重视和认可。其精准定位及辅助操作使得患者和术者双方受益。而机器人辅助腹腔镜肾部分切除术早已形成一套成熟的技术，笔者有幸参与其中，并主刀了全国第1例单孔机器人腹腔镜肾部分切除。与普通腔镜手术相比，机器人辅助腹腔镜肾部分切术的体位基本同腔镜手术体位，有时可根据具体操作进行微调。

### （一）机器人辅助腹腔镜肾部分切除术穿刺套管布局

1. 经腹入路套管布局　镜头臂通道一般定位于脐外上2cm；机械臂通道1定位于锁骨中线肋缘下，距离镜头套管8~10cm；通道2定位于髂嵴内上，同样距离镜头套管8~10cm；机械臂通道1、通道2及镜头套管形成以镜头孔为顶点的等腰三角形，顶角120°左右，不可过小，避免术中机械臂打架。此外根据需要也可在髂嵴水平腹直肌旁做机械臂3号通道。辅助孔通道一般2个，头侧定位于剑突下，与镜头孔、头侧机械臂孔呈一定距离（6~8cm）和角度（120°左右）；尾侧定位脐下，与镜头孔、尾侧机械臂孔呈一定距离（6~8cm）和角度（120°左右）（图11-37~图11-38）。

2. 经后腹腔入路套管布局　镜头臂通道一般定位于腋中线髂嵴上3cm左右，背侧机械臂通道定于腋后线肋缘下，腹侧机械臂通道定位于锁骨中线肋缘下，均距离镜头通道8cm左右，机械臂两个通道与镜头套管形成以镜头孔为顶点的等腰三角形，顶角120°左右；必要时腹侧机械臂通道可稍向腹外侧移，于其内下方约6cm做3号机械臂通道。辅助孔通道一般1个，定位于髂嵴内上3cm处（图11-39）。

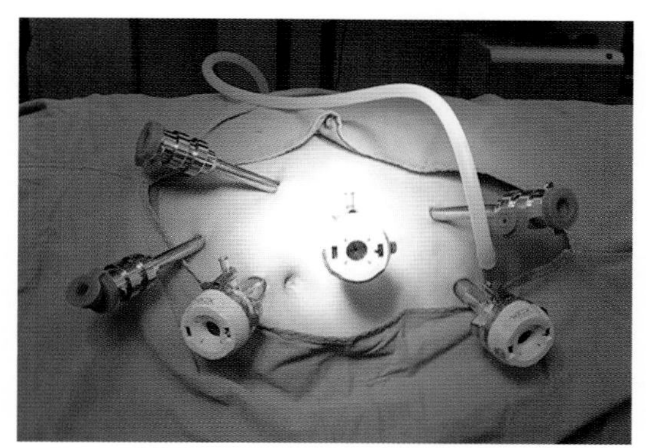

图11-38　经腹套管布局

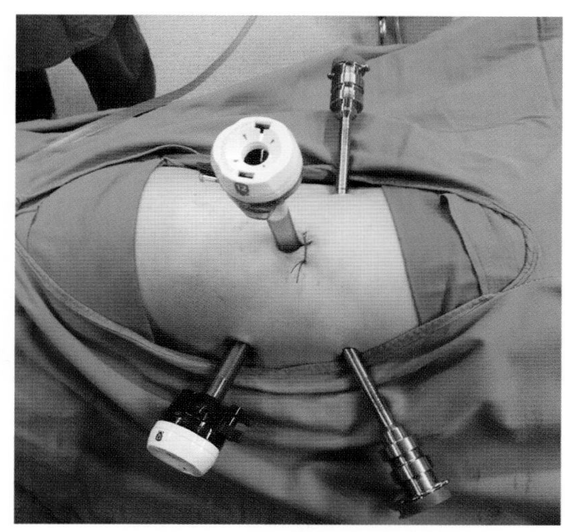

图11-39　经腰通道定位

3. 单孔Port布局　于锁骨中线肋缘下4cm处取一2cm左右纵行皮肤切口，以适应单孔Port的置入并保持良好的气密性。连接气腹后，先置入8.5mm机器人内镜套管，后直视下依次置入2号、1号5mm机械臂套管及10mm辅助套管，转配机械臂（图11-40~图11-44）。

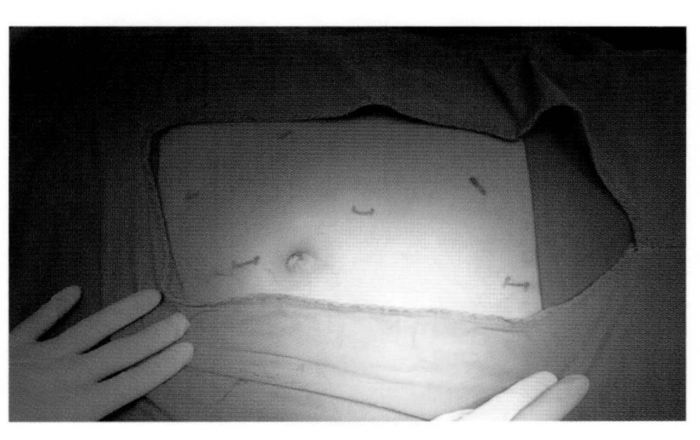

图11-37　经腹通道定位

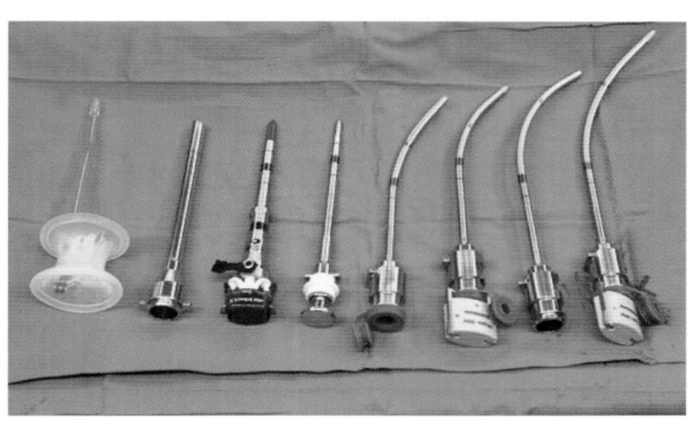

图11-40　套管器械及单孔Port

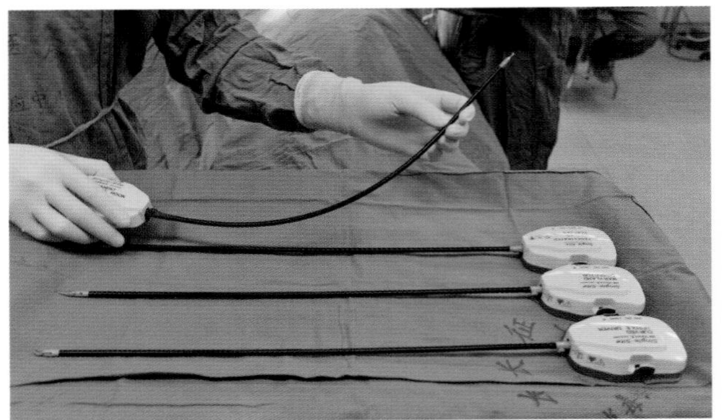
图 11-41 5mm 半刚性器械

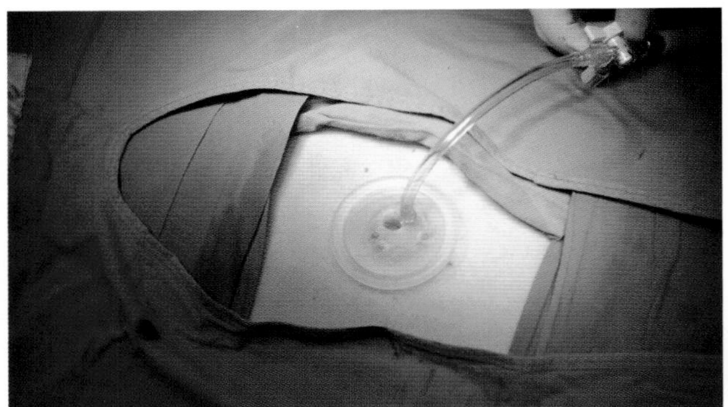
图 11-42 Port 放置图

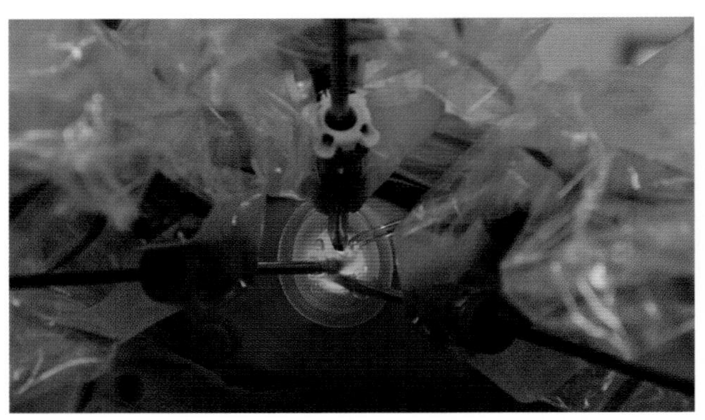
图 11-43 器械操作布局

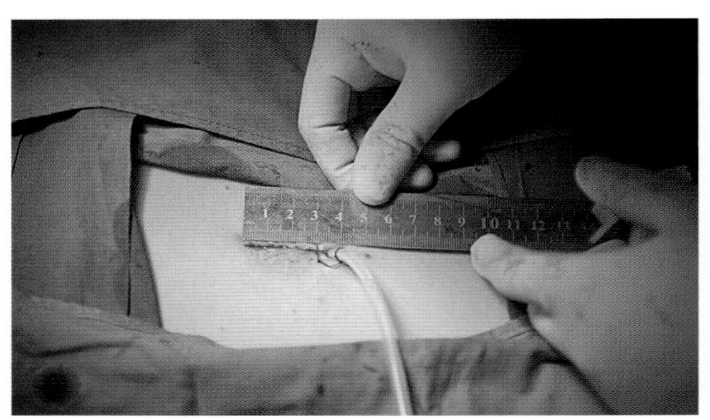
图 11-44 切口关闭

## (二)机器人辅助经后腹腔肾部分切除术

体位与套管定位(图 11-37~图 11-38);余手术步骤(图 11-45~图 11-48,视频 19)。

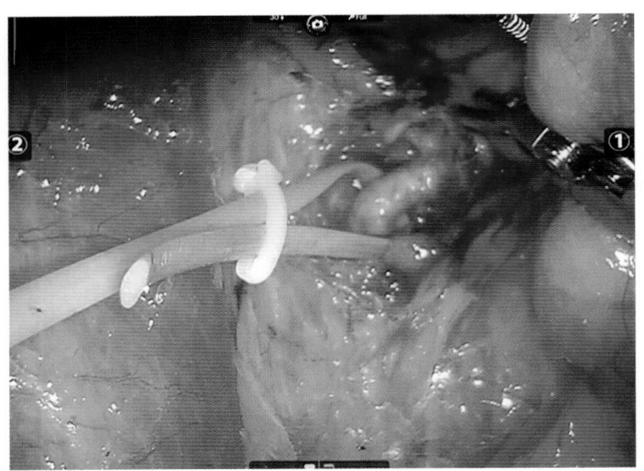
图 11-45 游离动脉

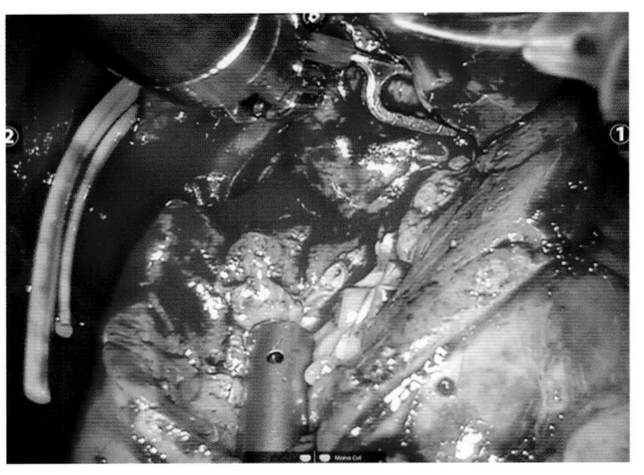
图 11-46 切除肿瘤

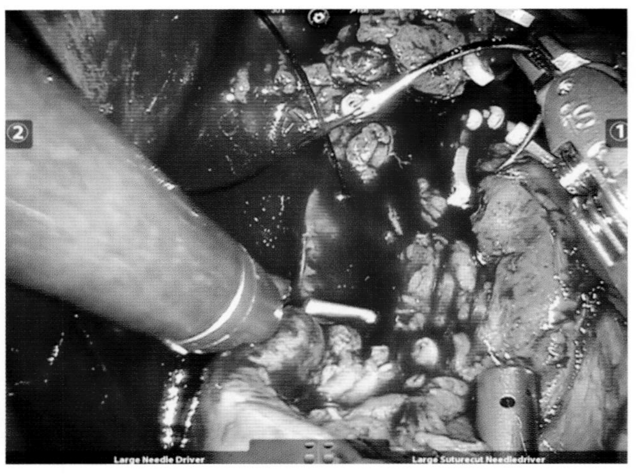

图 11-47 缝合内层

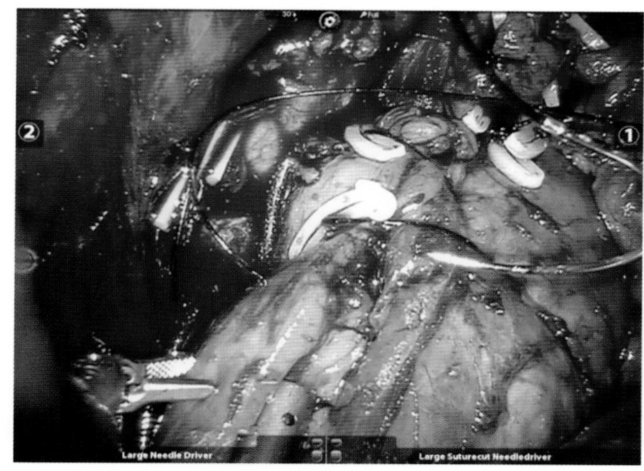


图 11-48 缝合外层

视频 19 机器人辅助腹腔镜左肾部分切除术(经后腹腔,分支阻断)

**(三) 机器人辅助经腹肾部分切除术**

体位与套管定位(图 11-39);余手术步骤(图 11-49~图 11-52)。

**(四) 机器人辅助单孔腹腔镜肾部分切除术**

单孔腹腔镜肾部分切手术相对传统多孔腹腔镜肾部分切手术而言,对术者水平和病灶的位置、大小有更高的要求。单孔腹腔镜保肾手术一般适用于病灶较小,肿瘤位置方便游离缝合,最好可以不用阻断肾动脉的患者,这样才能体现出单孔腹腔镜保肾手术的优势。体位与套管定位(图 11-43);余手术步骤(图 11-53~图 11-55,视频 20)。

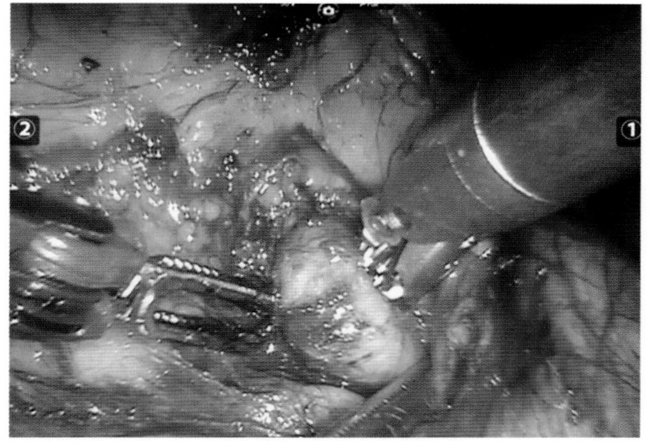


图 11-49 游离动脉

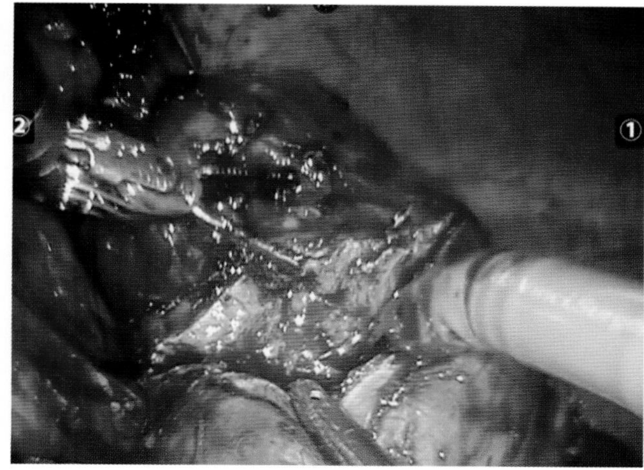


图 11-50 切除肿瘤

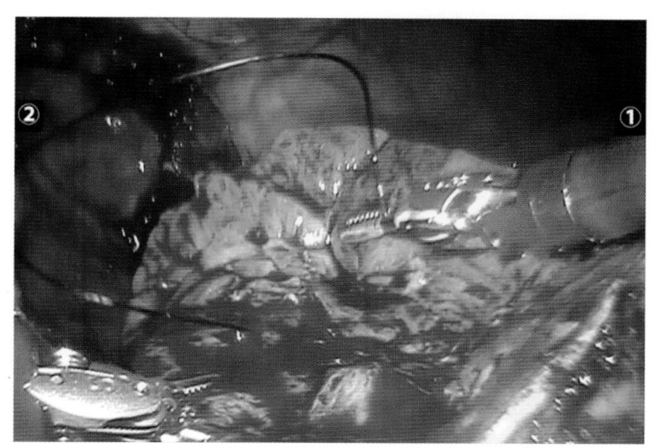


图 11-51 缝合内层

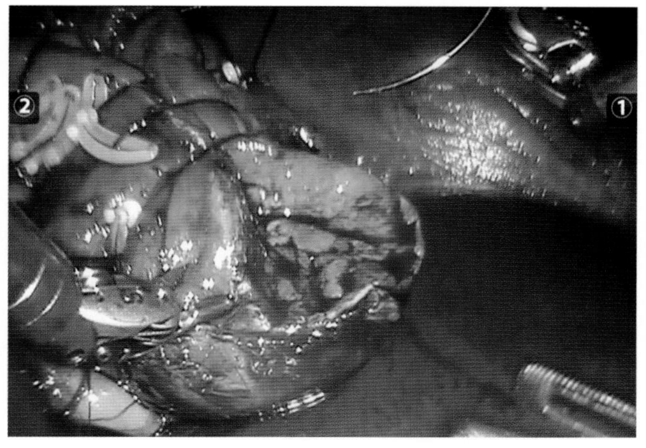


图 11-52 缝合外层

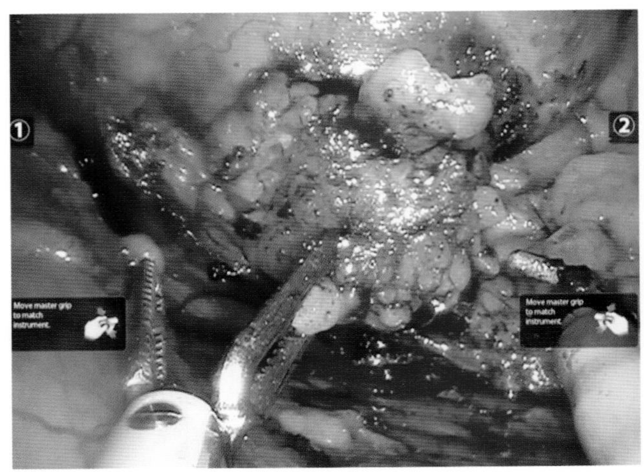


图 11-53　游离肿瘤

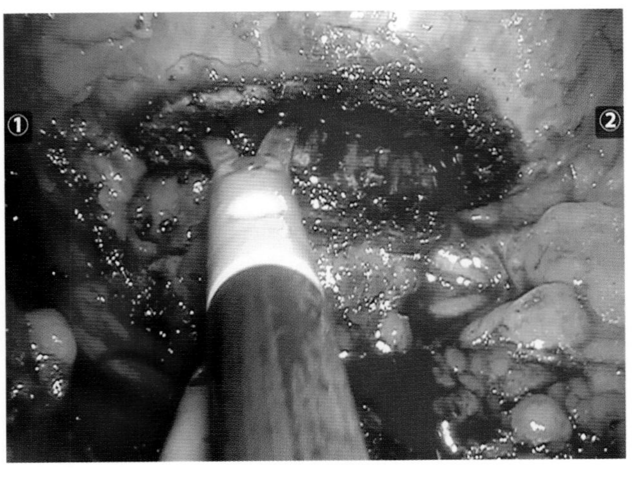


图 11-54　切除肿瘤

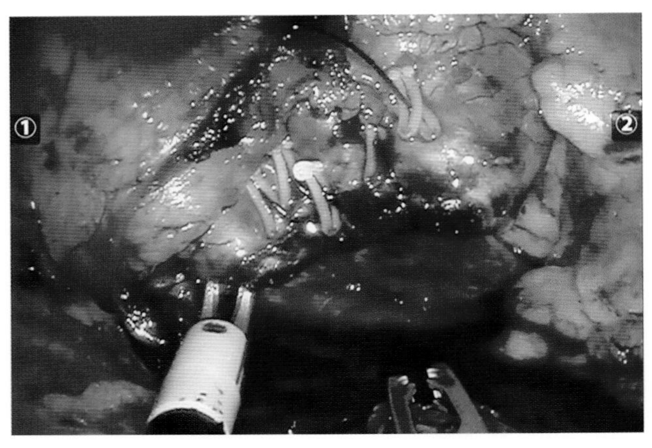


图 11-55　全层缝合创面

视频 20　机器人辅助单孔腹腔镜左肾部分切除术(经腹,无阻断)

# 第四节　肾窦周围肿瘤分型与外科处理原则

## 一、肾窦解剖学与肿瘤分型

### (一) 肾窦解剖学特点

由肾门伸入肾实质的凹陷称为肾窦,肾窦是肾门延续,肾门是肾窦的开口。肾窦是肾门向肾内伸入形成的腔隙,其周围组织结构包含肾盂、肾盏、脂肪组织、肾血管、神经和淋巴组织等所充填。

### (二) 肾窦周围肿瘤分型

原发肾窦肿瘤组织来源广泛,肿瘤类型复杂:例如起源于脂肪组织的脂肪瘤和脂肪肉瘤;起源于淋巴组织的 Castleman 病和非何杰金氏淋巴瘤;起源于神经组织的副神经节细胞瘤;起源于血管的血管瘤、血管平滑肌瘤、乳头状血管内皮瘤和血管外皮瘤等。有的突入肾窦内的肿瘤来源于肾实质,病理类型可以是肾细胞癌、错构瘤、瘤细胞瘤等。基于上述肾窦周围肿瘤在影响学上很难判定肿瘤的性质与类型,故统称为肾窦周围肿瘤。据根据肾窦周围肿瘤的不同部位与肾蒂解剖关系,可将其分为Ⅰ型:肾蒂前型;Ⅱ型:肾窦中央型和Ⅲ型:肾蒂后型(图 11-56~图 11-57A、B、C)。

## 二、肾窦肿瘤腹腔镜手术

### (一) 麻醉与准备

全麻全身麻醉后患者取截石位,经膀胱向患侧肾盂内置入 F6 单 J 型肾盂输尿管支架管,并将支架管与随后放置的尿管固定。单 J 管的末端接输液器,以便术中向肾盂内灌注混有亚甲蓝的冰盐水。目的是在术中给被阻断血供的肾实质降温,同时用亚甲蓝的颜色显示肾集合系统的位置和完整性。

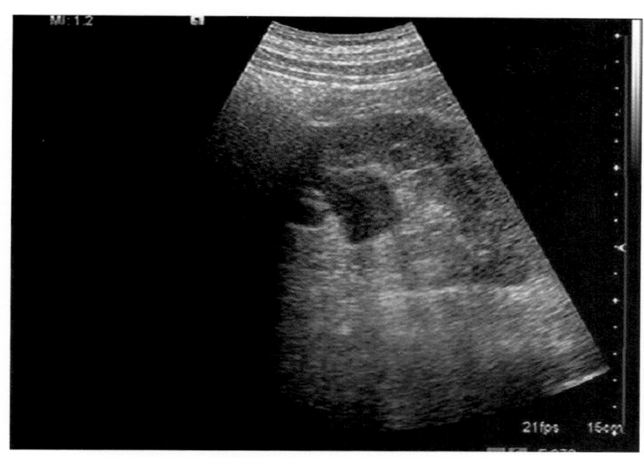

图 11-56　肾窦中央型肿瘤，可见肾下极肾窦内低回声团块状肿物

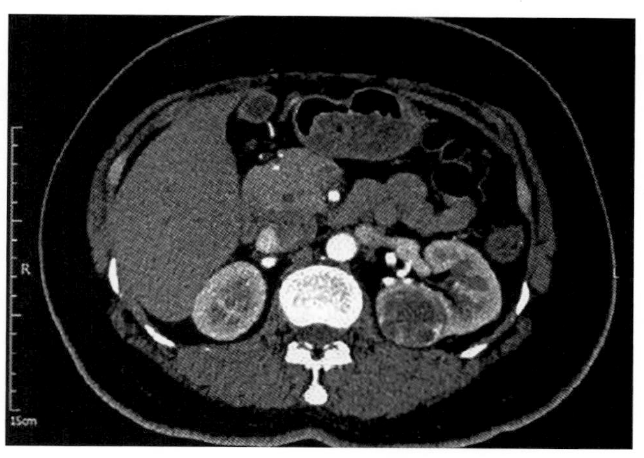

图 11-57C　肾蒂后型肿瘤，肿瘤位于肾门肾蒂后方，与肾蒂血管集合系统关系较密切

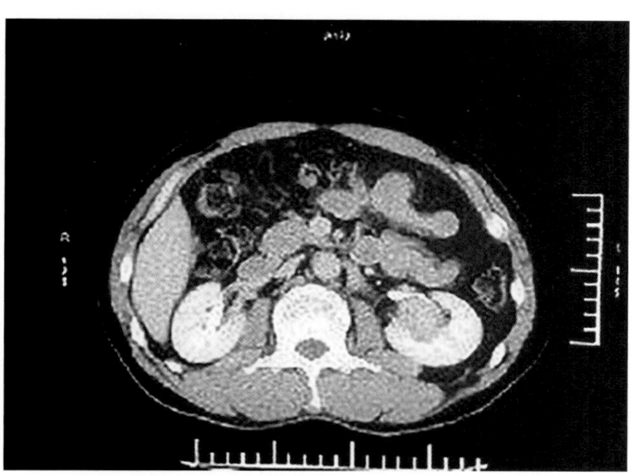

图 11-57A　肾窦中央型肿瘤，可见肿瘤位于肾窦中部，与集合系统及肾蒂血管关系密切

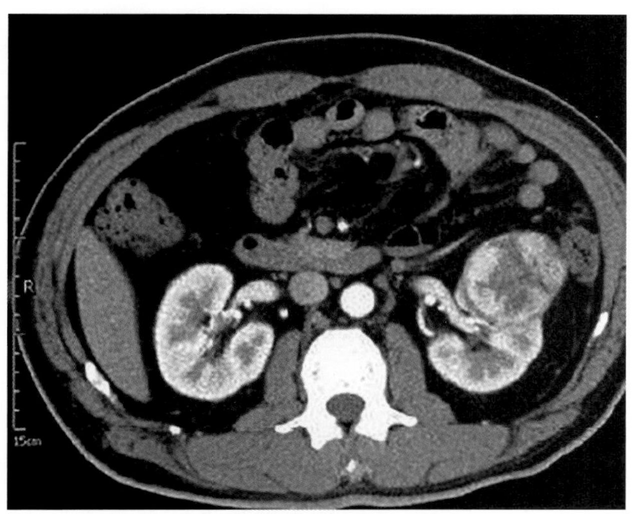

图 11-57B　肾蒂前型肿瘤，肿瘤位于肾蒂前方，挤压肾蒂血管

（二）操作步骤与技巧

取健侧卧位，腰部垫高，气囊法扩展腹膜后间隙建立腹膜后腔。常规方法建立 4 个操作孔道，$CO_2$ 气腹压力为 15mmHg（1mmHg=0.133kPa）。清除腹膜外脂肪，打开 Gerota 筋膜。沿肾脂肪囊与肾被膜之间的疏松间隙分离，充分暴露肾实质，充分游离并暴露肾血管。在腹腔镜引导下借助术中超声探头实时帮助术者直观地了解肿瘤与集合系统、肾门处血管的毗邻关系，并用电凝钩于肾实质表面标记瘤体边界，提高术者的预见性，进而减少出血及对集合系统的损伤。根据肿瘤的不同部位与肾蒂解剖关系，将肾窦周围肿瘤分为肾蒂前型、肾窦中央型和肾蒂后型 3 型，并如前述采取不同的手术路径。

在阻断肾动脉后　通过吸引器及单 J 管分别将 0℃冰盐水持续并循环灌入肾周和肾盂内。边剪切肿瘤边降温。通过单 J 管灌注的 0℃冰盐水内加入亚甲蓝是否泄漏以判断肾集合系统是否损伤，并寻找破损部位。并根据肿瘤的不同路径，采取不同的方法缝合肾实质。

（三）不同分型肾窦肿瘤操作步骤与技巧

1. 肾蒂后型肿瘤（图 11-58A）　在实施肾部分切除时，应将覆盖于肿瘤表面的肾后段正常肾实质做区段切除，以便暴露位于肾蒂后方肾窦内的肾肿瘤，并同时切除肿瘤的基底（图 11-58B）。在做肾后段切除时，通常先游离出肾盂后动脉，并将其夹闭剪断（图 11-58C）。将肾肿瘤仔细剪下，直至暴露肿瘤前方的肾收集系统，并观察收集系统有无破损。切除肿瘤后，肾实质断面呈 C 形较大缺损，且缺损的基底没有肾实质，如果勉强对合缺损的上下缘，则容易出现实质撕裂，且因对合不佳而严重渗血。因此，我

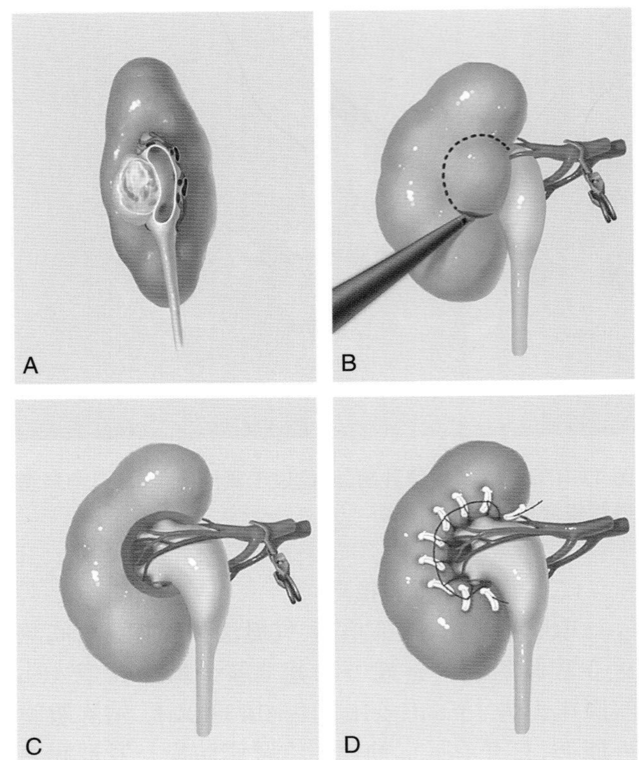


**图 11-58 肾窦后型肿瘤腹腔镜手术步骤示意图**

A. 肾窦后型肿瘤位置示意图；B. 肾肿瘤切除；C. 肾肿瘤切除后肾实质断面呈 C 形较大缺损；D.1-0 V-lock 线沿 C 形缺损边缘连续锁边缝合。

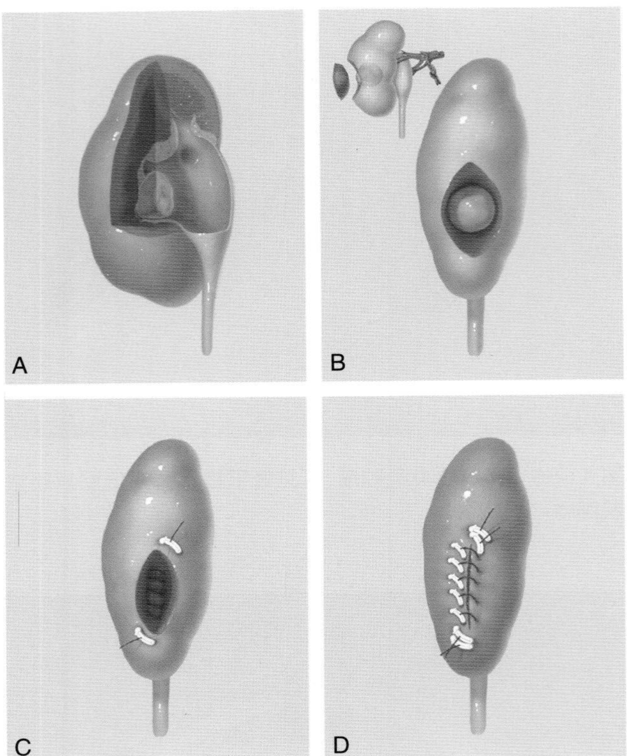


**图 11-59 肾窦中央型肿瘤腹腔镜手术步骤示意图**

A. 肾窦中央型肿瘤位置示意图；B. 肾实质外侧开窗深部肾肿瘤剜除；C. 内层 3-0 V-lock 线修复肾盂；中层 2-0 V-lock 线缝合和对合深部肾实质；D. 最外层 1-0 V-lock 线缝合和对合浅部肾实质。

们采用 1-0 V-lock 线沿 C 形缺损边缘连续锁边缝合的方法（图 11-58-D）。

2. 肾窦中央型　阻断肾动脉后，根据术中超声定位，在肾实质的外侧缘肿瘤表面开窗，再将暴露出的深部肾肿瘤剜除。观察肾集合系统有无损伤。分 3 层修复肾组织，最内层用 3-0 V-lock 线修复肾盂；观察无漏尿后，中层用 2-0 V-lock 线缝合和对合深部肾实质；最外层用 1-0 V-lock 线，缝合和对合浅部肾实质（图 11-59）。

3. 肾蒂前型　由于肾前方的肾血管分布比肾后方复杂，以及肾静脉紧贴肿瘤基底，所以手术风险较高且复杂。术中需同时阻断肾动脉和肾静脉，并且需在阻断动、静脉前 5min 静脉应用肝素。在剪切肿瘤时，需仔细分离静脉壁和肿瘤假包膜。一旦静脉壁破裂，需要仔细修补。切除肿瘤后，处理肾实质断面 C 形缺损的方法与肾蒂后型相似，采用 1-0 V-lock 线沿 C 形缺损边缘连续锁边缝合方法。在解除阻断时，应先松开阻断肾静脉的 Bulldog 钳，观察是否有肾静脉出血，如有出血要及时修复，然后再解除对肾动脉的阻断（图 11-60A、B）。

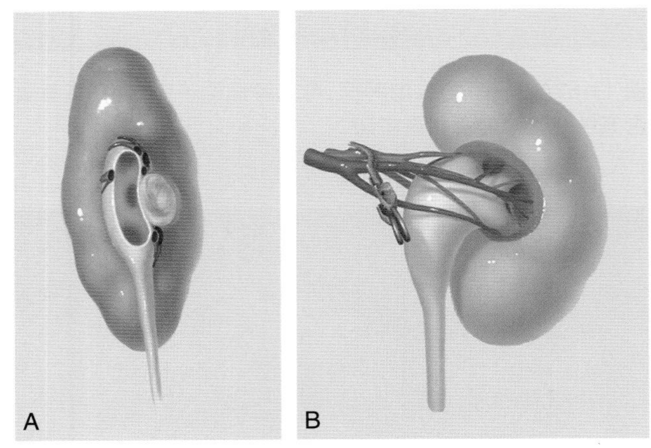


**图 11-60 肾蒂前型肿瘤腹腔镜手术步骤示意图**

A. 肾蒂前型肿瘤位置示意图；B. 阻断肾动静脉并切除肿瘤，肾实质断面呈 C 形较大缺口。

## 三、结语

肾窦周围肾肿瘤因完全被正常肾实质覆盖、外凸率低，而具有术中定位困难、手术难度较大的特点。采用后腹腔镜下肾部分切除术治疗这类肾肿瘤技术难度大，对缝合技术要求高，且易发生尿漏和出血等并发症。我们将肾窦周围肿瘤分为肾蒂前型、肾窦中央型与肾蒂后型，每一个类型都有相应的手术方式及经验，极大地改善了肾窦周围肿瘤位置、深度及切除范围的不确定性，并且术中能避开肾集合系统的损伤，加上巧妙的缝合方法也可以有效地减少术后并发症尿瘘、尿外渗以及血尿的发生，为以后不同类型的肾窦肿瘤治疗提供一定的依据。

（牛远杰　蔡启亮　李刚）

## 第五节　保肾手术并发症与处理

肾部分切除术（partial nephrectomy，PN）在达到与根治性肾切除术（radical nephrectomy，RN）相当肿瘤学效果的同时，优点是显著降低术后慢性肾功能不全的发生率，已经成为 $T_{1a}$ 期 RCC 的标准治疗方案。但是由于肿瘤的生物特性，肾癌患者肾部分切除术后仍然存在肿瘤局部复发与转移的风险，因此随访十分重要。目前大量临床实践证实，保留肾单位手术术后并发症主要包括急性肾功能不全、尿外渗与尿漏、继发性出血、术后蛋白尿等常见并发症。

### 一、并发症与处理

#### （一）急性肾功能不全

术后急性肾功能不全的发生率为 1.5%~8.2%，预防措施包括进行充分的术前准备，调整好患者的一般情况，术中熟练操作，减少热缺血再灌注损伤，将热缺血时间控制在 25min 内。

#### （二）尿外渗与尿漏

文献报道尿外渗与尿漏的发生率为 3.3%~15.2%，是术后的主要并发症之一，可能与术中损伤输尿管、切破集合系统后缝合欠佳或局部肾脏组织坏死等引起。警惕、检查与提高术中缝合肾集合系统可以有效减少尿漏的发生，若一旦发生尿漏应注意保持引流通畅，大多数尿性囊肿可行经皮置管引流或留置输尿管内支架管处理。

#### （三）继发性出血

术后因剧烈运动、咳嗽等可导致 Hem-o-lok 脱落或组织渗血，若出血量较少，生命体征平稳，可先行保守治疗，若短期内有大量鲜血至引流管引出，出现休克等表现时，则需要及时行手术干预，包括选择性肾动脉栓塞或手术探查止血。

#### （四）蛋白尿

保肾手术术后出现蛋白尿临床上并不多见，可能与长期预后过程中肾功能恢复相关，一般需积极处理原发病，并予以对症治疗。

### 二、预后分析与随访计划

#### （一）预后分析

相比较于根治性肾切除术，保留肾单位手术具有以下优势：肿瘤控制效果与根治性肾切除术类似；保留更多有功能的肾组织；对降低术后心血管事件（新发高血压、冠状动脉疾病、血管病变和脑血管疾病）具有长期的保护作用。由于肾功能得到了更好的保护，保留肾单位手术长期疗效甚至优于根治术。几组病例数较大的报道其 5 年肿瘤特异生存率可以达到 87%~90%。保留肾单位的肾癌切除术存在的主要问题是局部复发或 / 和种植，保留肾单位术后局部复发率 0~10%，而肿瘤≤4cm 术后局部复发率 0~3%，保留肾单位手术的病死率为 0~2%。

#### （二）随访计划

目前对于复查时间节点与期限，目前尚未达成共识，第 1 次是手术以后 1 个月复查，复查的重点是评估术后肾脏的创面、皮肤切口恢复情况，并评估有没有围绕手术期间的一些并发症，比如说肺炎、切口感染等等，这些是属于围手术期的并发症的观察。第 2 次复查在术后 3 个月，主要评估手术以后肾脏的功能恢复得怎么样，尤其是看看保留肾脏的肾部分切。第 3 次复查是在手术以后的一年。这次手术主要是看看保留肾脏术后肾脏的功能以外，有没有复发，有没有转移，因此要行全身性的检查，评估患者情况。1 年以后建议每年复查 1 次，并建议复查至少 5 年。

## 第六节　保留肾单位肿瘤冷冻射频消融治疗

肿瘤消融（tumor ablation）属于非血管性介入治疗，是直接将化学物质或能量作用于肿瘤病灶以根除或实质性毁损肿瘤的局部疗法：包括化学消融（chemical ablation）和能量消融（energy-based ablation）。前者主要利用无水乙醇、乙酸等毁损肿瘤，后者包括通过热效应灭活肿瘤的射频消融

(radio-frequency ablation，RFA)、微波消融(microwave ablation，MWA)、冷冻消融(cryoablation，Cryo-A)、激光消融(laser ablation，LA)、超声消融(ultrasound ablation)和通过非热效应灭活肿瘤的不可逆电穿孔(irreversible electroporation，IRE)。

20世纪70年代以来，随着医学影像学技术的快速发展，肿瘤消融应运而生，20世纪90年代射频消融(RFA)开始应用于实体肿瘤的治疗，1997年报道了首例肾肿瘤射频消融术，1999年首例超声监测下经皮肾肿瘤射频消融术成功实施。肿瘤消融治疗多在影像引导下经皮穿刺实施，具有操作简便、微创、精准、疗效确切等优点，也可在腹腔镜下或开放术中完成，临床应用日益广泛，本章节着重介绍目前肾肿瘤消融治疗中最常见的冷冻消融与射频消融技术。

## 一、冷冻射频消融原理

### (一) 冷冻消融

冷冻消融是通过迅速获得低温来冷冻、破坏肿瘤组织的一种微创肿瘤外科治疗术。低温冷冻使肿瘤细胞内部产生物理、化学、电解质上的变化直至其坏死或凋亡。同时冷冻后组织复温时，低温形成的冰晶快速融化，水分通过细胞低渗压力大量进入细胞内，使得肿瘤细胞肿胀破裂，形成二次杀伤。氩氦刀冷冻消融术，是目前治疗肾肿瘤最常用的消融方法之一，有研究显示腹腔镜下肾脏肿瘤冷冻消融术是最具优势的消融术式。

### (二) 射频消融

RFA是一种热凝固疗法，利用460~500kHz的射频交变电场，通过射频电极针，使其周围组织中的带电粒子高速振荡摩擦产生60~110℃的高温，导致蛋白变性，肿瘤组织产生凝固性坏死，从而灭活肿瘤细胞。与此同时，高温可致肿瘤周围血管凝固而达到病灶迟发性缺血的作用。

## 二、肾肿瘤消融适应证与禁忌证

### (一) 适应证

①预计寿命时间有限的老年患者，或合并基础疾病无法耐受外科手术或/和拒绝接受外科手术的患者；②基础肾功能不全无法耐受手术切除或麻醉风险的患者；③直径<3cm的肾肿瘤；④肾脏存在多发肿瘤的遗传性肾癌患者(如VHL综合征等)；⑤孤立肾、移植肾或局部复发的肾癌患者。

### (二) 禁忌证

①无法纠正的凝血功能障碍是消融唯一绝对禁忌证，相对禁忌证包括伴发严重感染、近期急性发作的不稳定性心绞痛或急性心肌梗死、急性脑血管意外等。此外，肿瘤贴近肠管、大血管等部位时，须谨慎选择消融治疗；②对于局限性小肾癌患者，如果患者高龄、存在多种合并症、伴有肾功能不全、双侧肾癌或者孤立肾，推荐行冷冻或射频消融治疗。此类患者接受肾癌根治术或肾部分切除术风险相对较高，而对冷冻消融术则耐受性较高；③对于双侧肾癌或者单侧肾癌术后，另一侧转移的肾癌患者，如果双侧均行肾部分切除手术，一方面对患者的手术耐受能力要求较高，另一方面需承担术后双侧肾功能都受到损害甚至发展成CKD的风险，因此冷冻消融术为合适的治疗方式。

## 三、消融治疗操作方式与要点

肾脏肿瘤消融的手术入路主要有3种，即影像引导经皮穿刺消融(超声、CT、MR等)、开放手术途径、腹腔镜辅助途径。开放手术因创伤较大目前临床中较少使用。本团队在国内率先开展了单孔后腹腔镜肾肿瘤冷冻消融术和单孔经脐腹腔镜肾癌冷冻消融术(图11-56)，单孔腹腔镜优势在于切口小、外观美、恢复快，不足之处则是对术者要求较高，学习曲线较长。

### (一) 影像引导经皮穿刺消融

影像引导经皮穿刺消融可在局麻下完成手术，适用于一般情况较差、畏惧或无法耐受全身麻醉的肾肿瘤患者，局限是只适用于背侧生长的肿瘤，容易误伤肠道等周围组织器官，或因控制功率而有肿瘤残留，而且由于受患者的呼吸影响，消融探针较难放置于垂直正中的理想位置。影像引导经皮穿刺消融方式包括：①超声引导下经皮穿刺消融　仍是首选方法，特点是廉价、实时成像、无电离辐射等优点，超声造影亦可用作术中术后监测肿瘤消退变化情况的有效手段，但因射频消融过程中会产生微气泡等物质，往往会干扰到超声的术中判断；②CT的优势在于显像更直观，对穿刺针、肿瘤及其周围组织器官位置的把握更好，增强CT可明确肿瘤的血供情况，进一步判断肿瘤损毁情况，但其对患者及操作者都存在潜在的放射性伤害，技术要求高、价格相对昂贵，且造影剂可能加重肾功能损伤；③MRI的优势在于矢状面及冠状面联合成像，使射频针定位更加准确，且可多相综合评估病灶损毁程度，其可避免放射性损伤且造影剂无肾毒性，但需要磁兼容消融针和辅助设备，费用较大且不适用于体内有磁性植入物的患者。

（二）腹腔镜辅助消融

全身麻醉后，根据肿瘤位置选择手术体位与手术入路，消毒范围同传统开放手术，以备术中中转手术可能，根据病灶位置特点、手术风险及患者意愿选择全身麻醉单孔或普通腹腔镜。实施消融前应常规穿刺肿瘤组织取活检以明确诊断。具体操作步骤与要点包括：

（三）冷冻消融

将 1~2 把 2mm 冷刀置入瘤体内，距肿瘤边缘 <1.5cm，刀头在瘤体内进至贴近肿瘤包膜，使瘤体位于形成的 −40℃冰球区域内；快速使刀头温度降至 −80~−150℃，维持冷冻 10min，腹腔镜直视下或影像学观察冰球进展至涵盖超出整个瘤体满意，后主动 100% 功率复温 5min；重复 2 个循环冷冻复温后退出冷冻刀头。对于孤立肾多发肿瘤，开展经腰单孔腹腔镜下游离肾脏肿瘤后按照上述方式予以逐个消融（图 11-61）。低于 −19.4℃的温度可以完全破坏肾实质组织，然而要使肿瘤细胞完全坏死则需要更低的温度。

（四）射频消融

临床上治疗肾肿瘤多使用 480kHz 的射频发射器；方案常以 50~150W 功率持续 8~12min 作为一个治疗间期，每个病灶一般不少于 2 个治疗间期。射频针可分为单极、集束两类；一般来说直径小于 3cm 的肿瘤选用单极射频针，大于 3cm 的肿瘤视情况选择集束针或者多根单极针。

（五）手术操作要点

①对于肾脏周围组织的游离程度应视情况而定，一般充分暴露肿瘤表面即可，无需游离肾蒂，以缩短麻醉及手术时间；②根据肿瘤的形态特点选择合适的探针直径、数量及布针方式，肿瘤破坏的程度取决于能量释放的速度与循环数、消融探针的大小及

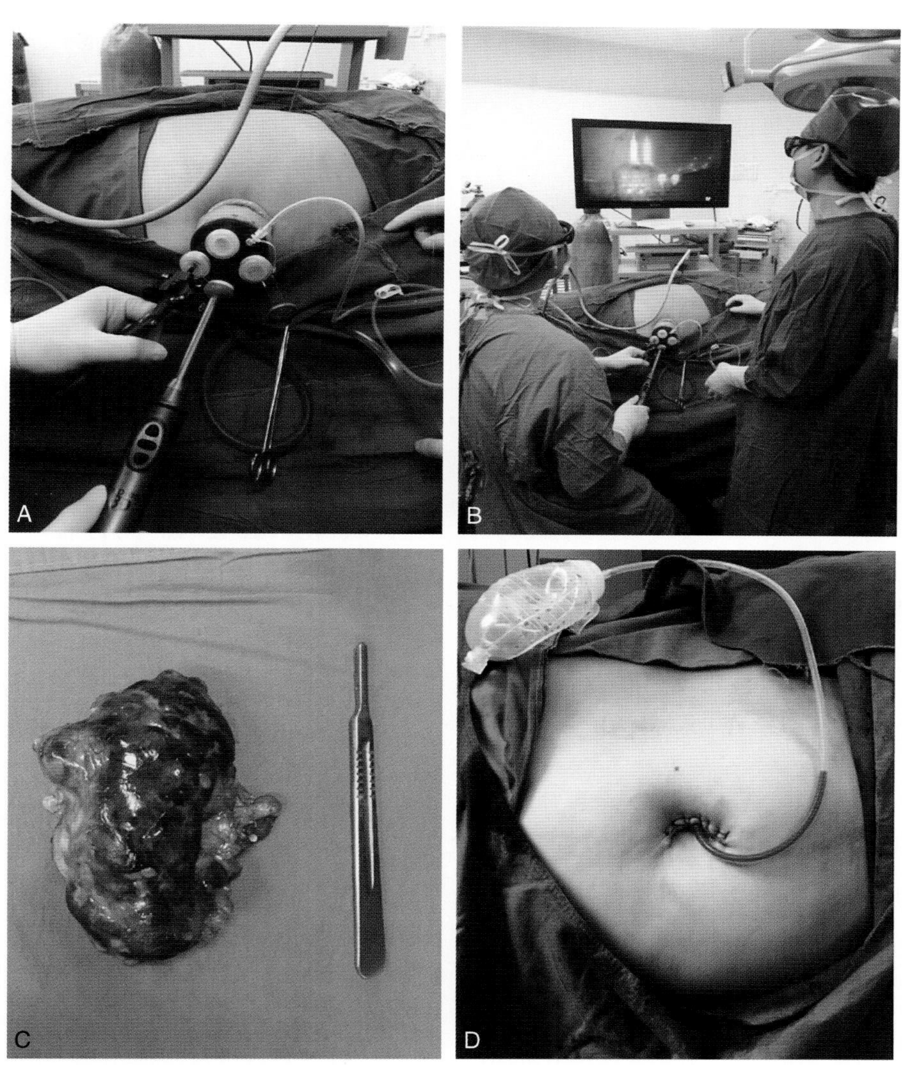


图 11-61 示：单孔腹腔镜右肾多发肿瘤冷冻消融术

接触范围;③冷冻消融中冰球超出肿瘤边缘 10mm 左右为宜,避免血管及周围重要脏器损伤,尤其是肿瘤靠近肾门部时,应注意避免伤及肾蒂血管或输尿管。

## 四、肾癌消融治疗常见并发症与防治

肾癌消融治疗对周围脏器干扰较小,并发症发生率低于肾癌根治术与肾部分切除术,严重并发症少见,但消融治疗仍可能引起一些并发症,包括:

(1) 出血与血尿:肾脏周围血中是最常见的并发症,常见于大的中央型肾癌,通常为自限性无需特殊处理,伴有血红蛋白显著下降需要输血的病例很少,文献报道约为 0~2%,血尿多因损伤集合系统而出现,有些病例可通过精确定位而避免。

(2) 疼痛:术后疼痛可能与能量损伤肌肉神经等有关,也可表现为感觉功能紊乱,多为短期症状,但也有持续性疼痛病例。对于此类症状目前尚无有效治疗措施,部分病例理疗后有一定改善。

(3) 肾积水:多见于能量损伤肾盂或输尿管,损伤部位瘢痕挛缩导致肾盂输尿管连接处狭窄,轻症者可通过放置输尿管支架等改善症状或治愈,重症者须接受肾盂输尿管整形手术。

(4) 漏尿:肾盂或输尿管开放性损伤表现为漏尿,严重者可引起急性腹膜炎、麻痹性肠梗阻等。

(5) 消化道损伤:消化道能量损伤可引起消化道穿孔或肿瘤与消化道的连通,多与肿瘤贴近肠管有关,故术前明确肿瘤位置、大小及其与周围组织脏器位置关系对于减少并发症至关重要。消化道穿孔是严重的并发症,常需要手术处理。选择合适的手术消融方案、明确冷冻与射频的安全范围,有助于避免周围组织脏器损伤。

(6) 肿瘤播散:消融治疗后存在肿瘤沿穿刺路径播散的可能性,建议垂直穿刺,术后对穿刺路径应予以消融处理。

(7) 感染:尽管采取无菌措施,感染危险不容忽视,因为消融患者常合并基础疾病,糖尿病等会增加发生感染的风险。

## 五、消融术后疗效评价及随访

实体肿瘤的消融治疗疗效主要从肿瘤损毁程度、无病生存率、远处转移率、肿瘤特异性生存率等方面进行评估。肿瘤损毁程度的判断依赖于术中或术后影像学检查,目前主要采用腹部增强 CT 或 MRI 检查,成功消融是指随访时局部完全失去对比剂增强,表示局部组织被完全破坏(图 11-62)。

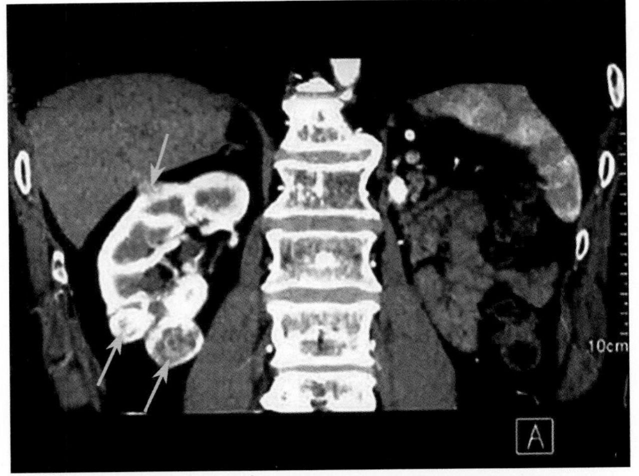


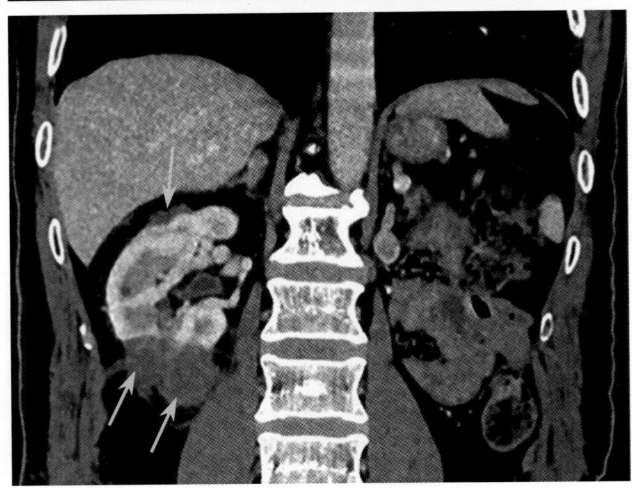

图 11-62 冷冻术前后增强 CT 对比示 3 个肿瘤完全消融(箭头示肿瘤)

远期疗效需要长期随访来证明,一般建议术后 3 天至术后 1 周行 CT 或 MRI 检查明确射频液化坏死区域,在术后 12~18 个月内,每 3 个月复查 1 次,之后每年复查 1 次,以确定肿瘤被彻底破坏或是保持一个稳定状态,从而确定治疗区边缘无肿瘤复发。肿瘤损毁的成功率受肿瘤大小及位置影响,研究者认为肿瘤直径小于 3cm 或者位于肾脏外侧的小于 4cm 的肿瘤多能由一次射频消融彻底损毁。

综上所述,肾肿瘤消融治疗的优势在于:①对患者的全身状况要求较低,手术安全性高,术后恢复快;②疗效确切,对正常肾组织损伤较小;③冷冻消融治疗可重复进行,有时为了安全性,可以控制局部治疗时间和范围,进行多次冷冻,以弥补单次消融可能存在的残留,或者单次消融后局部复发,亦可再次消融治疗;④冷冻消融术疗效确切、安全性高、并发症少、对正常肾脏组织损伤小且可以多次重复治疗,因而具有良好的临床应用前景。对于局限性小肾癌患者，如果患者高龄、存在严重或多种合并症或/和伴有肾功能不全、孤立肾肾肿瘤或双侧肾癌者，消融术可作为一种替代保留肾单位手术治疗优势方案，并且根据实际情况及患者意愿有多种不同的消融术式可作选择。

（王林辉　张宗勤）

## 参考文献

[1] PAHERNIK S, REITER M, HATIBOGLU G, et al. Combining open and laparoscopic surgery for partial nephrectomy[J]. J Endourol, 2011, 25: 821-824.

[2] PARK H, BYUN SS, KIM HH, et al. Comparison of laparoscopic and open partial nephrectomies in t1a renal cell carcinoma: a korean multicenter experience[J]. Korean J Urol, 2010, 51: 467-471.

[3] 蔡启亮，王准，董茜，等. 后腹腔镜下保留肾单位手术治疗完全内生性肾肿瘤的初步经验[J]. 中华泌尿外科杂志，2017, 38(2): 84-87.

# 第十二章

# 肾癌合并静脉瘤栓与外科治疗

## 第一节　概　　述

肾癌是常见的泌尿系统恶性肿瘤，约占成人恶性肿瘤的2%~3%。局部进展期肾癌中有4%~10%合并下腔静脉瘤栓。未经治疗的肾癌合并下腔静脉瘤栓患者自然病程短，预后差，中位生存时间约5个月，1年内肿瘤特异性生存率约29%。对于肾癌伴静脉瘤栓患者，无转移、孤立性远处转移和多发远处转移患者行术后的5年肿瘤特异性生存率分别为71.3%，36.8%和20.8%。

近年来，随着手术技术的提高，在影像科、泌尿外科、心胸外科、血管外科、麻醉科等多学科的共同努力下，在经验丰富的中心已能安全切除肿瘤和瘤栓，使此类患者的预后得到很大的改善。积极的外科手术是大多数肾癌合并下腔静脉癌栓患者的最佳治疗办法。文献统计的结果显示，50%~70%存在下腔静脉癌栓的肾癌患者可通过根治性肾切除术和下腔静脉癌栓取出术获得较好的预后，若不能较好地处理癌栓，则对患者预后及生存率将有很大影响。对局部进展期肾癌患者行肾根治性切除+下腔静脉癌栓取出术能有效改善预后，其5年肿瘤特异性生存率为40%~65%。静脉瘤栓并不是独立的肿瘤预后不良因素，如同时存在淋巴结转移或远处转移，则肿瘤预后明显变差。即使已存在远处转移，如患者身体情况良好，姑息切除原发灶和静脉瘤栓，术后辅助使用靶向药物，患者仍能够从术中获益。

随着微创技术尤其是腹腔镜技术的日臻完善，一些国内外规模大的泌尿中心开始采用完全腹腔镜或腹腔镜联合开放途径做肾根治性切除及下腔静脉癌栓取出术。1996年McDougall等报道了首例经腹腔入路腹腔镜肾静脉癌栓取出术。2006年Romero等完成了首例完全腹腔镜下根治性肾切除+下腔静脉癌栓取出术。近年来，采用机器人辅助腹腔镜手术开展瘤栓切除手术也屡有报道，得益于机械手的灵活操作，其在手术暴露和腔静脉缝合重建方面有一定优势，气腹也使手术失血量少于开放手术。

完全腹腔镜肾根治性切除及下腔静脉癌栓取出术，是极具挑战性的手术，但其明显的微创优势可以显著减少患者的痛苦及手术打击，缩短患者的恢复时间。近年来，北京大学第三医院致力于开展肾癌伴静脉癌栓的微创治疗，2014—2018年完成肾癌合并下腔静脉癌栓手术200余例，腹腔镜完成比例近50%，并发症少，疗效满意。我们将此类技术不断改良和优化，包括完全后腹腔镜入路、完全经腹腔入路、后腹腔联合经腹腔入路、改良下腔静脉游离及取栓技术、腔静脉缝合技术等。通过对腔镜取栓技术的不断改进，手术例数和治疗效果均居于国内领先水平。

## 第二节　肾癌合并静脉瘤栓的分级

准确的癌栓分级对手术方式选择、判断预后、评估并发症发生风险等均有重要意义。对肾癌瘤栓的分级有多种方式。常用的是美国梅奥医学中心(Mayo clinic)所采用的5级分类法：0级：瘤栓局限于在肾静脉内；Ⅰ级：瘤栓侵入IVC内，瘤栓顶端距肾静脉开口处≤2cm；Ⅱ级：瘤栓侵入肝静脉开口水平以下的IVC内，瘤栓顶端距肾静脉开口处>2cm；Ⅲ级：瘤栓生长达肝静脉开口水平以上，膈肌以下；Ⅳ级：瘤栓侵入膈肌以上 IVC 或达心房。Ciacio 等将瘤栓分为 4 级：Ⅰ级：瘤栓局限于在肾静脉内；Ⅱ级：瘤栓位于肝下；Ⅲ级：瘤栓位于肝内下腔静脉，此级又分为 4 个亚型：Ⅲa 型，肝后段肝静脉以下；Ⅲb 型，癌栓达肝静脉水平亦称肝静脉型，此型癌栓有可能伸延至肝静脉内引起布加综合征；Ⅲc 型，肝上膈下型；Ⅲd 型，膈上型但癌栓尚未进入心房内。其他常用的癌栓分级方法还有 Novick 分期、Hinman 分期、TNM 分期等。北京大学第三医院结合自己单位的临床经验，也提出了 PUTH 肾癌合并静脉瘤栓分级系统，从瘤栓的高度、宽度、对静脉壁的浸润情况、是否合并血栓、下肢水肿等情况综合分级，临床上可以有效地指导手术策略的选择。

## 第三节　肾癌合并静脉瘤栓开放手术治疗

静脉瘤栓的手术治疗对外科医师而言是一个挑战，手术的难易程度和方法取决于静脉瘤栓两端的具体位置、有无累及对侧肾静脉和肝静脉等分支、是否侵及腔静脉壁和瘤栓下方有无血栓等。瘤栓手术的基本原则是：①暴露和控制瘤栓上下的下腔静脉、对侧肾静脉及阻断范围内的腔静脉属支，完全切除肿瘤和瘤栓；②预防肿瘤性栓塞；③尽量减少出血，维持血流动力学的稳定；④尽可能减少肝肾等重要器官缺血时间，保护肝肾功能；⑤应按照瘤栓的具体情况来选择不同的手术方案。

### 一、0 级瘤栓手术方案

选择经腰或经腹肋缘下切口，仅需要游离肾蒂，在不阻断对侧肾静脉和腔静脉的情况下，在瘤栓近心端结扎并切断肾静脉，连同肿瘤肾脏、肾周脂肪一并切除，不需要其他辅助手术技术。

### 二、Ⅰ级和Ⅱ级瘤栓手术方案

常用的手术切口包括：Chevron 切口、经腰切口、肋缘下切口、腹部中线切口。处理右肾癌伴瘤栓时 Chevron 切口取右侧平行肋弓肋缘下一横指切开，自剑突达腋前线，向左侧肋缘下延长约 5cm，必要时向上达剑突根部。处理左肾癌伴瘤栓时左侧也要达左腋前线，是双向放射状切口，可以有效地暴露上腹部，方便控制腹部大血管，便于结扎肾动、静脉，减少出血，有利于处理肾外侧巨大肿瘤。

#### （一）Ⅰ级和Ⅱ级瘤栓手术要点

①对于刚进入下腔静脉（IVC）的Ⅰ级瘤栓，可将其柔和地推入肾静脉内，按 0 级瘤栓处理。对于肝缘下方的较短瘤栓，可使用 Satinsky 钳阻断瘤栓上下端 IVC，无需游离左肾静脉或腰静脉。绕肾静脉开口梭性切开 IVC 壁，取出瘤栓，连同肾脏、肾周脂肪一并切除。如瘤栓侵及局部腔静脉壁时，可切除受累的腔静脉壁，如缝合后管腔直径仍在原直径的 50% 以上，则对腔静脉回流影响不大。缝合后管腔直径如不足原直径的 50%，可取自体血管剖开后修补腔静脉缺损。②对于较长的肝下瘤栓则需游离出瘤栓上下方的腔静脉和对侧肾静脉，断扎阻断范围内的腰静脉。处理右侧瘤栓时依次阻断瘤栓下方 IVC，左侧肾静脉，瘤栓上方 IVC，由于左肾静脉有肾上腺静脉、生殖腺静等回流静脉分支，无需阻断左肾动脉。由于右肾静脉一般无侧枝，处理左侧瘤栓时则需同时阻断右肾动脉。瘤栓切取和血管重建方法同上（图 12-1）。③对于上端达肝后，在肝下缘上方 5cm 之内者，可以将肝尾状叶向上翻，妥善断扎肝短静脉，游离出瘤栓上方 IVC，如上述同法阻断（图 12-2）。④瘤栓上端在肝后接近肝静脉汇入口时，此段 IVC 2/3 均被肝组织包绕，继续向上游离 IVC 更加困难，一般直接游离出膈下 IVC 备阻断。断扎肝圆韧带，向上切断肝镰状韧带，将肝脏自膈肌上游离下拉，暴露肝冠状韧带。切断左侧肝三角韧带，紧贴膈肌游离出膈下下腔静脉并置橡皮筋提起。游离出第一肝门备阻断。依次阻断瘤栓下方 IVC、对侧肾静脉，Pringle 法临时阻断第一肝门，然后阻断膈下 IVC。⑤切开下腔静脉壁，完整取出瘤栓，对粘连瘤栓可锐

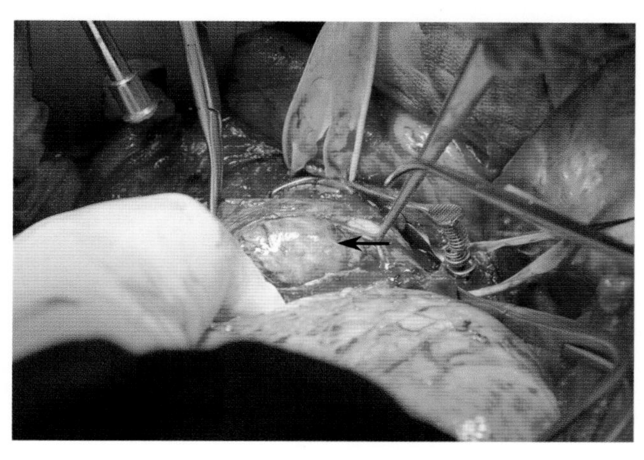

图 12-1　肝下瘤栓的切取（箭头所指处为瘤栓）

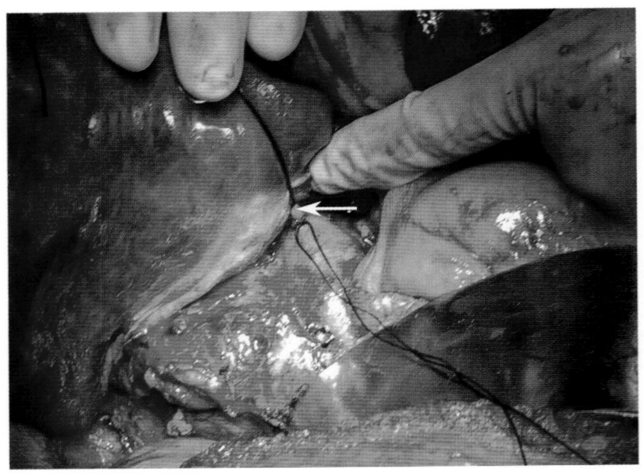

图 12-2　处理肝短静脉以便暴露肝后下腔静脉（箭头所指处为肝短静脉）

性游离，必要时需切除部分静脉壁。⑥4-0 Prelene 线缝合关闭腔静脉切口，将瘤栓上方腔静脉阻断钳移至肝下，开放第一肝门以缩短肝脏血供阻断时间，继续缝合至完全关闭腔静脉切口，完成缝合前肝素盐水冲洗下腔静脉腔以冲出小血栓。⑦依次开放肝下下腔静脉、对侧肾静脉和瘤栓下方腔静脉的阻断。

## 三、Ⅲ级瘤栓的手术方案

Ⅲ级瘤栓可选择 Chevron 切口并向剑突根部延长、腹部中线切口或胸腹联合切口，我们常规选择 Chevron 切口：①一般在膈下阻断下腔静脉，如瘤栓较粗或与静脉壁有粘连，尚需进一步背驮式翻肝，将肝脏逐步向左侧翻转游离，暴露并切断右侧肝上冠状韧带，进一步向左侧翻转肝脏，断扎自肝右叶和尾状叶汇入肝后腔静脉的肝短静脉，游离肝后下腔静脉（图 12-3）；②我们常规用气囊尿管法取癌栓，即插入 Foley 气囊尿管，越过癌栓近心端，注入盐水至球囊直径接近腔静脉直径，一般注入体积为 5~15ml，后向下牵拉气囊，提出癌栓；③如癌栓和静脉壁有粘连，有时需用手指或剪刀分离粘连；④多篇文献结果表明，Ⅲ级癌栓在充分游离肝后下腔静脉后，可以用拇指、示指向远心端轻柔挤压癌栓至肝静脉以下平面，甚至可挤至肝下，可避免阻断第一肝门造成肝功能损伤，可以像Ⅱ级癌栓一样被取出，但此种方法不适于瘤栓较粗或与静脉壁广泛粘连者。

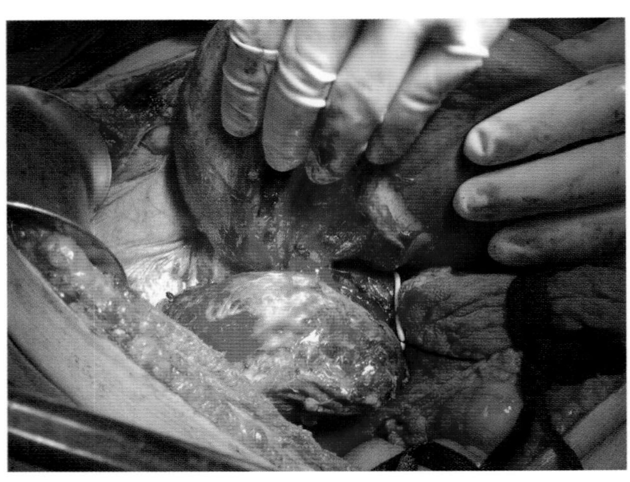

图 12-3　背驮式翻肝法

## 四、Ⅳ级瘤栓手术方案

Ⅳ级瘤栓延伸范围广，手术难度大，需要和心胸外科、麻醉科等科室密切合作，并且大多需要辅助手术技术才能得以完成。Ⅳ级瘤栓多选择 Chevron 切口向剑胸角延长或胸腹联合中线切口。通常需要心肺分流术（cardiopulmonary bypass，CPB）或深低温停循环术（deep hypothermic circulatory arrest，DHCA）或静脉转流技术。北医三院常规采用低温不停跳技术。建立心肺分流后，打开心房，取出心房内瘤栓，同时用气囊尿管法取出腹部癌栓，分别关闭心房切口和腹部下腔静脉切口。

### （一）心肺分流术（CPB）或伴深低温停循环技术（DHCA）

应用 CPB/DHCA 不仅可以充分暴露手术野，使得瘤栓的切除在无血的视野下进行，术中不需要游离和控制 IVC 就可达到彻底取出瘤栓的目的，而且可以避免切开肝后或心包内腔静脉，避免大血管损伤所致的突然大量失血的危险，提高手术的安全性。术中也不需要阻断肝门或结扎腰静脉，降低了肝热缺血时间和肾缺血的危险。但体外循环及低温会影响血小板功能，全身肝素化则会加重凝血功能障碍，会引起出血量增加、败血症和多器官功能衰竭并发症增加。同时，体外循环会引起肾功能障碍，甚至出现急性肾衰竭。低温心脏停跳取瘤栓的围手术期病死率可达 3%~16%。文献报道Ⅲ~Ⅳ级瘤栓的手术并发症发生率可达 17.5%~47%，围手术期病死率可高达 40%。虽然关于 CPB 的影响仍有争论，最近发表的一项多中心研究表明，CPB 可能并不增加Ⅲ~Ⅳ级瘤栓手术的死亡率，高并发症发生率也可能与其无关，但此结果是欧美大的泌尿外科中心的结果，作者和编者仍指出其引起并发症的可能性以及避免 CPB 存在的优势。

### （二）静脉转流术（venovenous bypass，VVB）

该技术是通过下腔静脉与右心房的旁路技术，可有效地增加右心房的回心血量。选取的旁路血管应根据手术方式而定，常涉及头端血管为下腔静脉以上的静脉，主要包括腋静脉、锁骨下静脉、上腔静脉、颈内静脉以及头静脉，也可直接选择右心房；尾端血管常选择肾下腔静脉、股静脉及髂总静脉。在头端和尾端血管分别置入导管并连接电磁离心泵，以建立静脉分流通路。静脉分流术与心肺转流术相比其优势在于可建立连续的静脉通路回流至心脏；无需系统性的抗凝治疗，可明显减少腹膜后出血的风险，但仍可能出现相应的并发症，如淋巴水肿、感染、血管通路的损伤和空气栓塞等。

## 五、辅助技术在开放取瘤栓术中的应用

### （一）经皮球囊导管阻断技术（percutaneous balloon catheter occlusion technique）

肖序仁等对12例肝后型IVC瘤栓患者采用经皮球囊导管阻断技术成功完成了IVC瘤栓的切除，该方法能有效地阻断IVC，防止术中瘤栓脱落所致的严重致死性并发症。同时，由于球囊放置于肝静脉入口以下的下腔静脉内，球囊充盈阻断后，不影响肝静脉血液的回流，避免了回心血量骤减所致的血流动力学改变。此外，由于术中不需分离和翻转肝脏以暴露和阻断肝后段的下腔静脉，大大简化了操作，减少了手术创伤，降低了术后并发症。此方法对瘤栓顶端位于肝静脉入口下方的低位肝后型瘤栓是可行的，但对较高位置的瘤栓，其应用受到限制。

### （二）节段性IVC切除重建术

左侧肾静脉由于接受性腺静脉、肾上腺静脉和腰静脉的回流，故右侧肾癌形成下腔静脉癌栓完全堵塞下腔静脉后，左肾静脉容易建立侧支循环，这种侧支循环的建立使得术中在左肾静脉分支近心端完全切断缝合左肾静脉变得安全。因右肾癌癌栓侵犯腔静脉壁，我们节段性切除腔静脉8例，仅1例需血液透析，一月后肾功能逐渐恢复。如果左侧肾癌有下腔静脉癌栓，癌栓侵犯腔静脉壁，节段性切除腔静脉后，右肾需做自体肾移植或静脉分流术，我们有2例右肾静脉回流至肾静脉下方的腔静脉。有时为避免需节段性切除IVC而侧支循环未完全建立，可以行IVC人工血管置换术。

### （三）不开胸取膈上瘤栓技术

此技术采取经腹经膈肌途径处理膈上瘤栓，通过游离膈肌中心腱或者切开膈肌，上推膈肌使瘤栓由膈上变为膈下，可以在无需开胸，也不需进行CPB和DHCA的情况下成功取出瘤栓，并发症发生率明显降低（图12-4）。此方法适用于膈上瘤栓未达心房内或瘤栓进入心房内不超过2cm的情况。Ciancio等采用背驮式肝脏游离技术，将IVC从肝后游离，仅留肝静脉与IVC相连，同时还需游离IVC与腹后壁，使IVC完全暴露。可以将瘤栓挤到肝静脉以下后，再在肝静脉下阻断IVC的方法。这样可以避免阻断第一肝门，保护肝功能。但是，当瘤栓与血管壁有粘连时，挤压瘤栓时应非常小心，否则引起致命性后果。

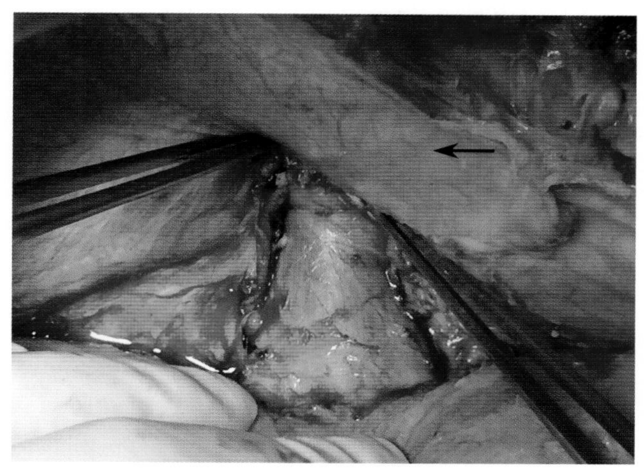

图12-4　显示向上游离膈肌以显示膈上下腔静脉瘤栓（箭头所指处为膈肌）

### （四）是否放置IVC过滤器（inferior vena cava filter）

术中瘤栓脱落或破碎引起肺栓塞从而导致死亡的患者并不少见，预防术中肺栓塞是一个外科医师非常关心的问题。以前认为术前放置下腔静脉滤网能有效预防肺栓塞发生。我们不推荐常规放置静脉滤网，因为仅适用于Ⅱ级以下癌栓，研究显示癌栓可以经滤网后脱落导致栓塞。

# 第四节　肾癌合并静脉瘤栓腹腔镜手术治疗

## 一、Mayo 0级癌栓处理要点与技巧

### （一）右侧静脉瘤栓的处理要点

1. Mayo 0级癌栓主要指癌栓局限在肾静脉内，相对容易处理，推荐应用后腹腔镜入路，后腹腔途径入路最大的优势在于肾动脉的寻找和处理。因肾动脉在腰大肌侧发出，位置相对恒定，经后腹腔入路可以快速寻找到肾动脉，一般方法是：沿腰大肌内侧

纵向剖开侧椎筋膜，暴露肾周筋膜和肾周脂肪，左手用吸引器或分离钳将肾脏向腰大肌对侧轻轻抬起，暴露肾脏中部搏动最明显的区域，在此区域垂直于肾脏和腰大肌平面的方向纵向游离，即可分离出其中的肾动脉。另一种右侧肾动脉的常用游离方法是：在肾脏下极背侧找到下腔静脉，沿下腔静脉向肾上极方向游离，即可见到横跨下腔静脉的肾动脉。

2. 用分离钳或直角钳将肾动脉后方（腹侧）的组织分离开，使肾动脉与肾静脉之间的组织完全分开。用 Hem-o-lok 夹闭肾动脉，近心端两枚，远心端 1 枚，然后游离肾静脉，因癌栓充填肾静脉，周边组织炎性渗出多，多可见到几只腰静脉回流至肾静脉。右肾静脉本身较短，此时往往难以将肾静脉主干完整游离。可以先将整个肾脏游离，有足够的空间后再将肾静脉主干游离充分，用 Hem-o-lok 将癌栓向肾内方向推送，挤到合适位置后看清远端的夹钩再上锁，使癌栓尽可能多地挤压到肾脏内。

3. 伴 0 级癌栓的肾癌往往因肿瘤分期较晚，而出现周围组织浸润或肾门区淋巴结肿大的情况（图 12-5，图 12-6）；因此，根治手术会比常规的根治术困难得多，术中应按照解剖层次精细游离，尽量先处理肾动脉后再游离肾脏，出血会明显减少。对于肾静脉的游离，可以自腹侧入路，将静脉与腹膜分开，保护好十二指肠，将肾静脉的背侧和腹侧完全游离开后再处理癌栓，遇到癌栓浸润部分肾静脉壁的情况，可以用 Endo-GIA 来处理静脉近心端。

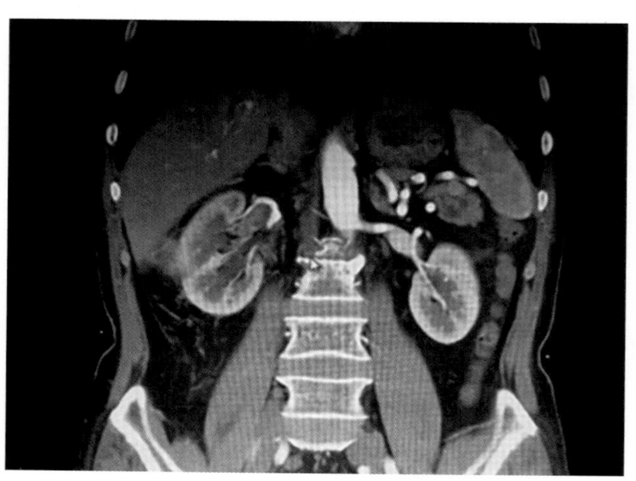

图 12-5　右侧肾癌伴肾静脉癌栓

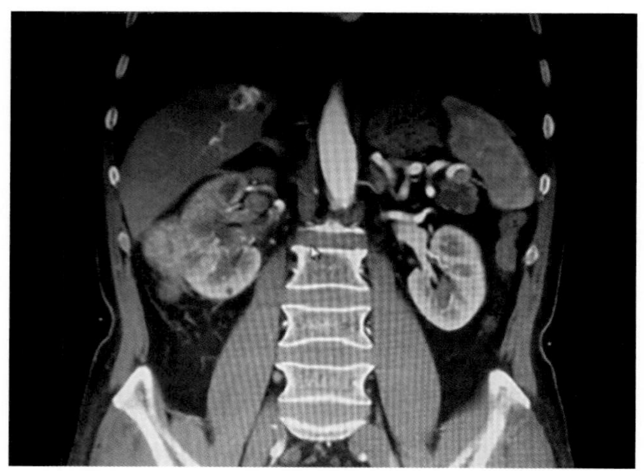

图 12-6　右侧肾癌伴肾静脉癌栓，肿瘤侵及周围脂肪

### （二）左侧静脉瘤栓的处理要点

1. 左侧 0 级癌栓处理的原则与右侧类似，即使癌栓占据整个肾静脉，仍然可以后腹腔入路来游离，如果经腹途径来做，尽管肾静脉相对容易游离，但肾动脉游离暴露比较困难，尤其是左肾静脉全长有癌栓时，肾静脉游离度差，肾动脉更难暴露。综合分析两种入路的优劣，因为后腹腔入路处理肾动脉更方便，笔者更推荐用后腹腔入路来取栓。

2. 对于下图肾门区伴有巨大淋巴结转移的病例（图 12-7、图 12-8、图 12-9、图 12-10），肿瘤明显外侵至腰大肌，侧椎筋膜往往难以辨认，需要用超声刀仔细沿肿瘤或肾脏外侧进行游离，但仍然以腰大肌为解剖标志来定位。

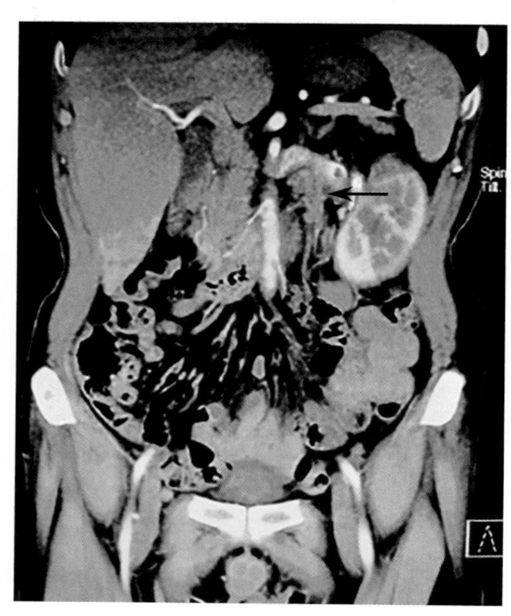

图 12-7　肾门区伴有巨大淋巴结转移（箭头所指处为肾门肿大的淋巴结）

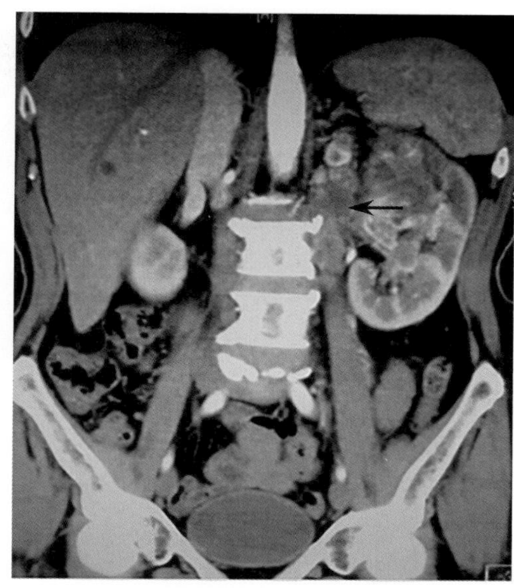

图 12-8　肾门区伴有巨大淋巴结转移（箭头所指处为肿大的淋巴结）

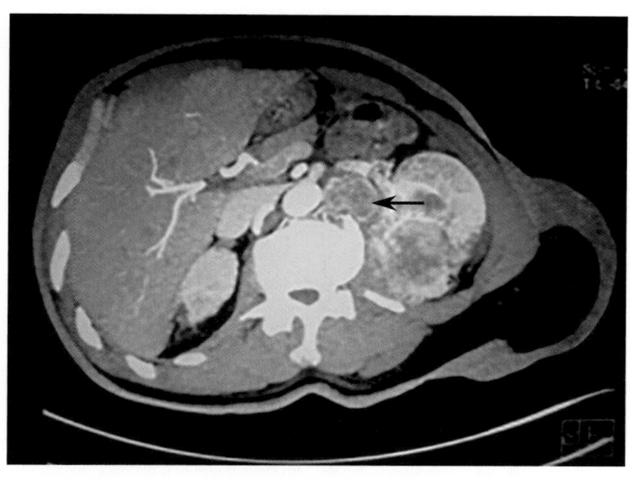

图 12-9　肾门区伴有巨大淋巴结转移（箭头所指处为肿大的淋巴结）

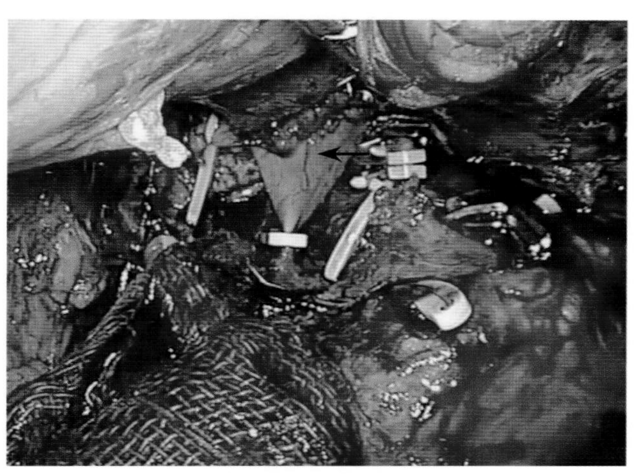

图 12-10　左肾癌伴肾静脉癌栓（箭头所指处为癌栓所在处）

3. 先处理肾动脉，因肾门区淋巴结融合成团，将肾动脉挤压向上方，按经典的经腰大肌腹侧面寻找肾动脉会变得困难得多，而且淋巴结组织糟脆，极易出血，有时轻微的分离动作就会导致出血不止，此时超声刀或 Hem-o-lok 止血效果差，建议使用双极电凝来止血。

4. 当肿瘤主要位于肾门区背侧时，经典的游离肾动脉方法也不易操作，因为当用器械提拉或抬举肾脏时，肿瘤极易出血，甚至无法获得清晰的视野来游离肾动脉。

5. 针对上述情况，游离肾动脉的方法有两种：一种是先断输尿管，然后将肾脏下极和腹侧充分游离，另置入一枚 Trocar 尽可能抬举肾脏，从下方和腹侧面纵向去寻找肾动脉，该技巧可有效避开淋巴结的遮挡；另一种方法是先将肾上极游离开，保留或切除肾上腺，将肾上极完全游离开后，在肾上腺的下方去寻找肾动脉，可以明显减少出血，完整切除肾脏后再行淋巴结的清扫。

6. 如果先切除动脉表面的淋巴结，则要细心止血，可以先把容易游离的组织游离出来，然后用钳子提拉后再上钛夹或 Hem-o-lok 来处理断端，整块切除淋巴结往往出血较明显，如果分区域处理会相对容易一些。

7. 遇到小静脉或淋巴结的回流静脉出血时无需惊慌，可以先用小纱块压迫住出血点，再去游离其他部位，静脉性出血往往可以自行停止，如果在出血处盲目钳夹或用超声刀来止血，反而恰得其反，可能会使出血越难控制，甚至被迫中转开放。

8. 一旦找到肾动脉，尽快控制动脉，可以明显使肾脏或肿瘤的渗血减少。

9. 对于左肾静脉全长有癌栓时，术前通过影像资料充分评估癌栓长度，应在完全游离肾脏的前提下，沿左肾静脉向远端充分游离，确定远端没有癌栓后用 Hem-o-lok 或 Endo-GIA 来处理静脉断端。

## 二、Mayo Ⅰ级癌栓处理要点与技巧

### （一）右侧 Mayo Ⅰ级癌栓处理要点

1. Mayo Ⅰ级癌栓在下腔静脉内不超过 2cm（图 12-11，图 12-12）。

2. 一般而言，不需要将肾静脉段的下腔静脉完全游离，只需将右肾静脉汇入下腔静脉入口处的部分完整游离出来即可，由于后腹腔入路处理肾动脉的快捷便利，所以仍然推荐选用后腹腔入路来操作。经后腹腔入路，先游离结扎肾动脉，然后在脂肪囊外将肾脏完全游离，肾上极也要完全游离出来，然后充

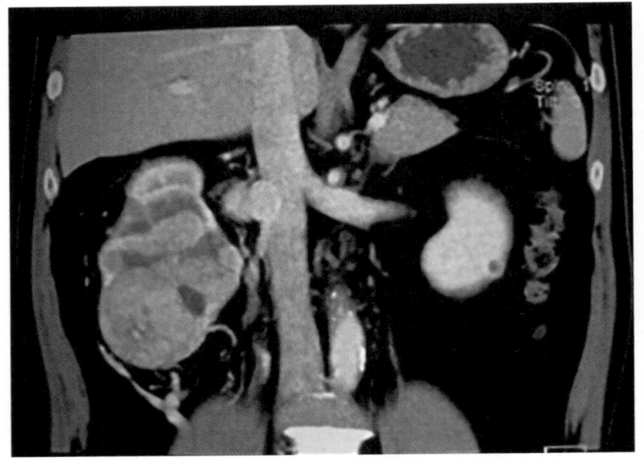

图 12-11 CT 扫描示 Mayo Ⅰ级癌栓（右）

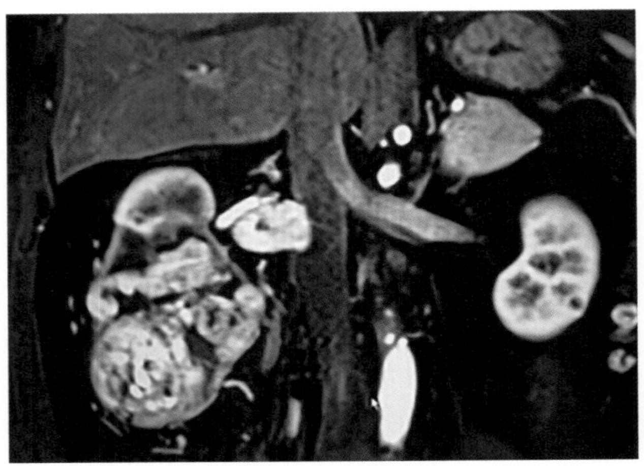

图 12-12 Mayo Ⅰ级癌栓（右）MRI

分游离下腔静脉与肾静脉癌栓的交汇处，肾静脉的腹侧和背侧都要充分游离，注意会有个别腰静脉汇入腔静脉，需要小心处理，勿用暴力撕扯，如果不慎撕破，带有断端的小创面可以用双极电凝来直接烧灼，无明显断端的创面需尽快用 4-0 血管缝线（针直径 26mm）来 8 字缝合。

3. 此时出血不要用吸引器反复吸引创面，会使局部气压骤降，出血速度变得快而难以控制。吸引器应尽量在创面边缘缓慢吸引，保证创面清晰可辨。

4. 通常癌栓在下腔静脉里的形状和轮廓可以清晰地辨认，下腔静脉要游离到可以将癌栓两端以远的部分充分提起，此时可以用腹腔镜下的 Santisky 钳（图 12-12），Karl Storz 或开放手术的心耳钳来部分阻断下腔静脉。

5. 用 5mm 套管在髂前上棘的套管内侧或外侧 5cm 左右穿刺入后腹腔，取出套管，自皮肤切口直接置入腹腔镜下或开放的 Santisky 钳（图 12-13）。

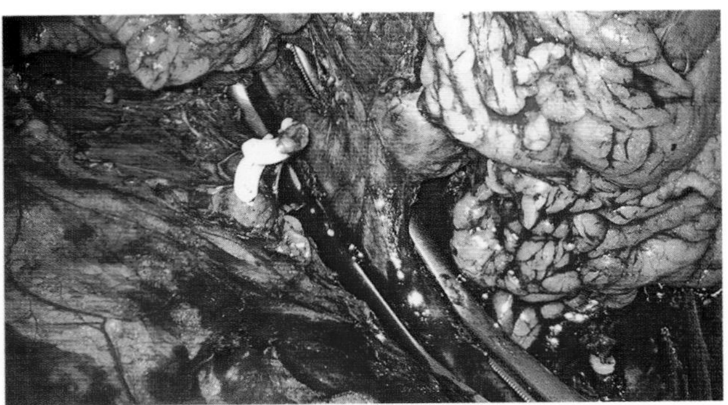

图 12-13 腔镜下 Santisky 钳

6. 此时可以用辅助套管内的钳子来轻轻向上提拉腔静脉，以确保癌栓不被 Santisky 钳夹住。

7. 我们的经验发现，在后腹腔即使置入 6 枚 Trocar，手术仍可以顺利地进行（图 12-14）。还可以用腔镜下 Bulldog 来阻断下腔静脉（图 12-15）。

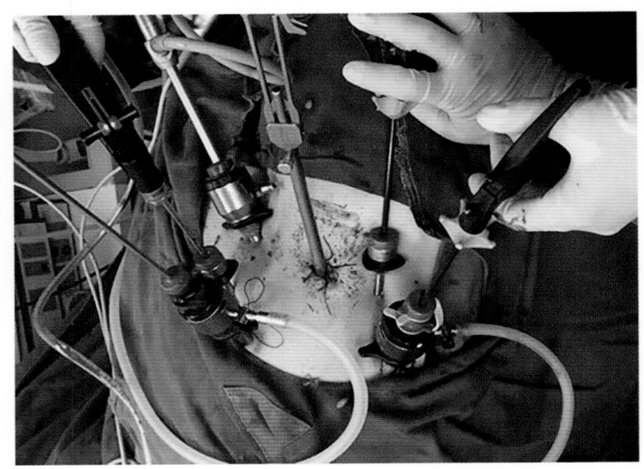

图 12-14 后腹腔镜手术时 Trocar 的位置（上面观）

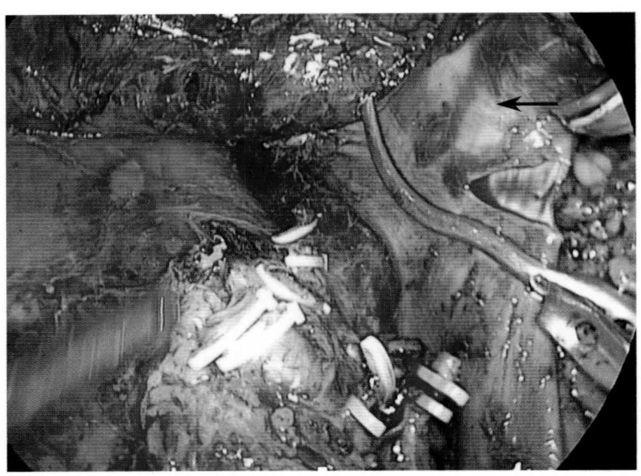

图 12-15 Bulldog 阻断下腔静脉（箭头所指处为瘤栓）

8. 值得注意的是需要关注其宽度和牢靠程度，如果阻断不全导致下腔静脉剪开后出血，或者取栓或缝合时 Bulldog 移位、松开，需要紧急用 Santisky 钳来阻断处理，因此笔者更推荐使用 Santisky 钳来阻断下腔静脉。

9. 确定完整阻断癌栓下方的下腔静脉后，在肾静脉与下腔静脉交汇处剪开，辅助套管用器械将肾脏尽可能地向内上方牵拉，左手用吸引器吸引创面，右手用剪刀边剪边推拨癌栓，最好使癌栓直接完整“跳出”下腔静脉。

10. 肝素盐水冲洗下腔静脉管腔后，用 3-0 血管线（针直径 32mm）或 4-0 血管缝线（针直径 26mm）连续缝合创面（图 12-16）。血管线长短根据创面的长度来选择，一般 15~20cm 即可，末端通常夹闭一枚 5mm Hem-o-lok，然后将线尾端与其打 3-4 个结，以免滑脱。

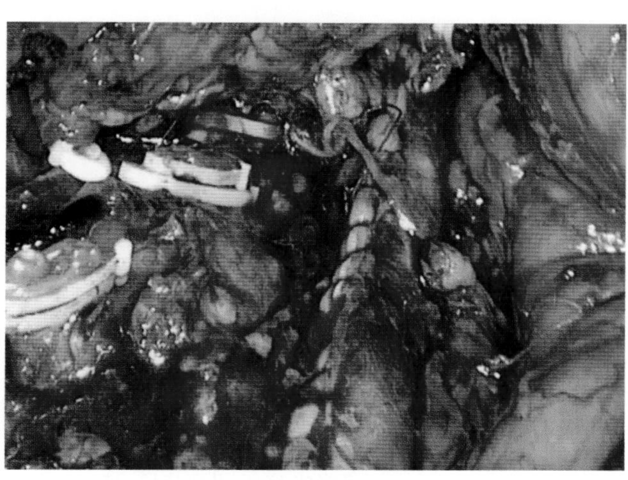

图 12-16 缝合后的下腔静脉

11. 通常下腔静脉缝合 1 层即可，注意针距和间距要均匀，缝线要及时提紧。有丰富血管缝合经验的医师可以连续缝合 3~4 针后再提紧缝线，缝至最后 2 针时，再用肝素水冲洗腔静脉管腔，将残留的小血块冲出，还可检查已缝合过的创面是否有渗漏，最后 1 针留回头线，自身打结，需要打 5~6 个结，拉紧线时注意勿用力过度，以免将线拉断。松开心耳钳后如有出血，则用血管线 8 字加缝来止血；

12. 遇到癌栓浸润部分肾静脉壁的情况，可以用 Endo-GIA 来处理静脉近心端。

### （二）左侧 Mayo Ⅰ级癌栓处理要点

1. 左侧Ⅰ级癌栓处理的原则与 0 级类似，经腹途径和后腹腔途径都可以完成。经腹入路肾静脉相对容易游离，但肾动脉游离暴露比较困难；后腹腔入路处理肾动脉更方便，左肾静脉上有肠系膜上动脉，后有腹主动脉，两种入路都会影响游离肾静脉的程度。故笔者更推荐用后腹腔入路来取栓。

2. 以（图 12-17，图 12-18）为例，癌栓在下腔静脉的入口处，经后腹腔入路，先切断肾动脉，完全游离肾脏，切断生殖腺静脉和肾上腺中央静脉以及腰静脉，注意术中要仔细探查肾静脉的各个属支内是否有癌栓，以免漏掉。

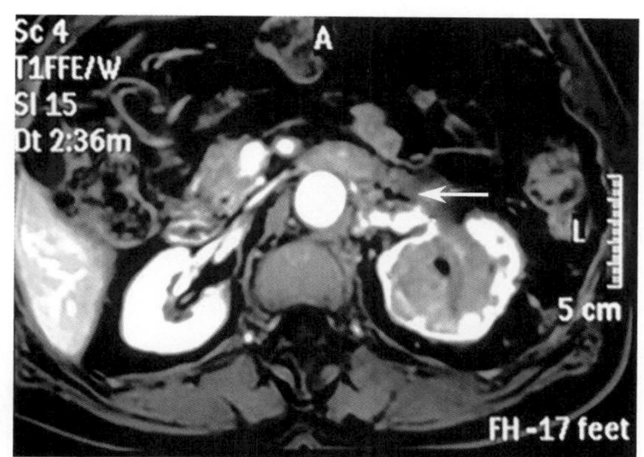


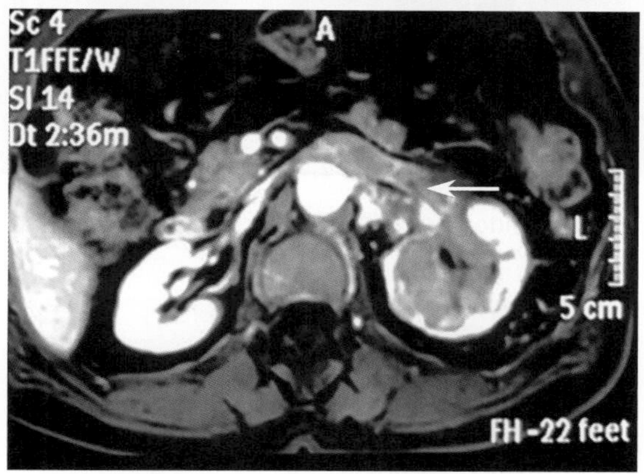


图 12-17 左侧肾癌伴 Mayo Ⅰ级癌栓 MRI（箭头所指处为瘤栓）

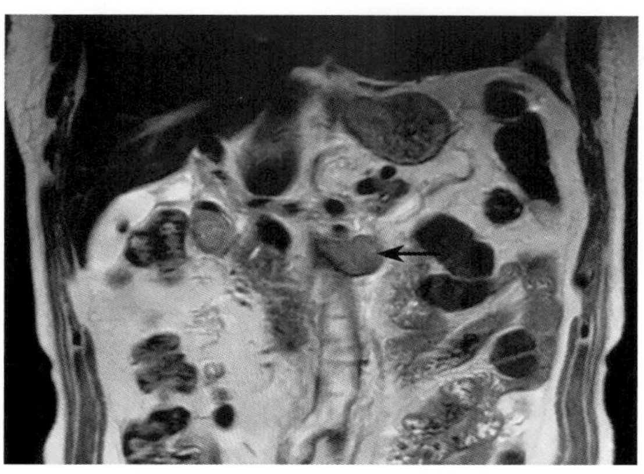

图 12-18 左侧肾癌伴 Mayo Ⅰ级癌栓 MRI（箭头所指处为瘤栓）

3. 先将左肾静脉的背侧面充分游离，辅助孔用器械将肾脏尽可能地向后上方牵拉，保持一定张力，然后沿左肾静脉向远端充分游离，动作尽量轻柔，避免将肾静脉扯断，沿腹主动脉表面游离，注意勿损伤肠系膜上动脉。

4. 通常当癌栓没有浸润腔静脉壁时，癌栓两端处的下腔静脉是有一定游离度的，通过牵拉肾脏和左肾静脉，可以将癌栓牵拉到肾静脉内，而用 Endo-GIA 来处理静脉断端（图 12-19，图 12-20）。

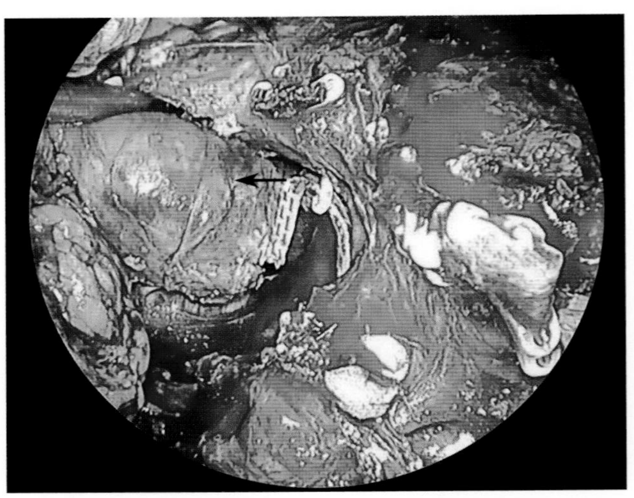

图 12-19　Endo-GIA 处理肾静脉断端（箭头所指处为瘤栓）

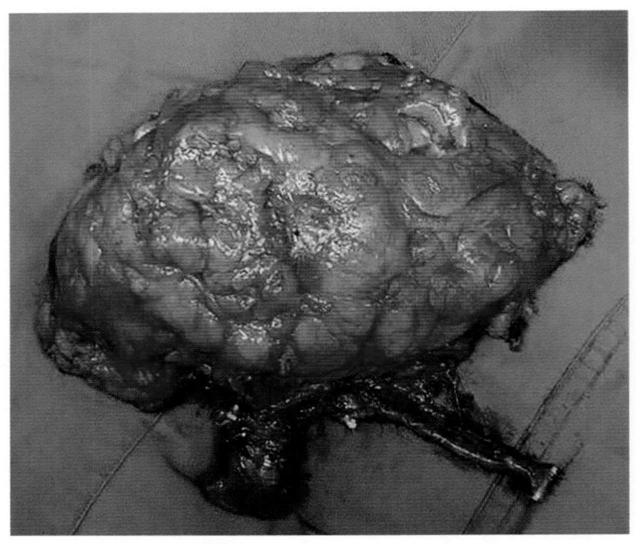

图 12-20　左侧肾癌伴 Mayo I 级癌栓术后大体标本

5. 闭合 GIA 之前要将下腔静脉充分游离，以免夹到多余组织而闭合不严密，没有 GIA 的情况下也可自皮肤切口直接置入腹腔镜下或开放的 Santisky 钳来阻断下腔静脉，取栓与缝合的步骤同右侧癌栓。

6. 应该指出的是，腹腔镜取栓手术的前提是安全和可靠，如果下腔静脉不能游离出理想或足够的长度时，转开放，以确保手术的安全性。

## 三、Mayo Ⅱ级癌栓处理要点与技巧

### （一）右侧完全后腹腔途径与处理要点

1. 腹腔镜下取 Mayo Ⅱ级癌栓还是极具挑战性的手术，术者应依据自己对腹腔镜技术掌握的娴熟程度选择术式和入路。完全后腹腔镜处理右侧Ⅱ级癌栓仍然具有一定优势。

2. 以（图 12-21~图 12-24）为例　笔者选择后腹腔途径入路，术中应先夹闭、切断肾动脉，以减少肾肿瘤的血液供应，一定程度上缩小肾和肿瘤的体积，有利于游离肾，减少渗血。

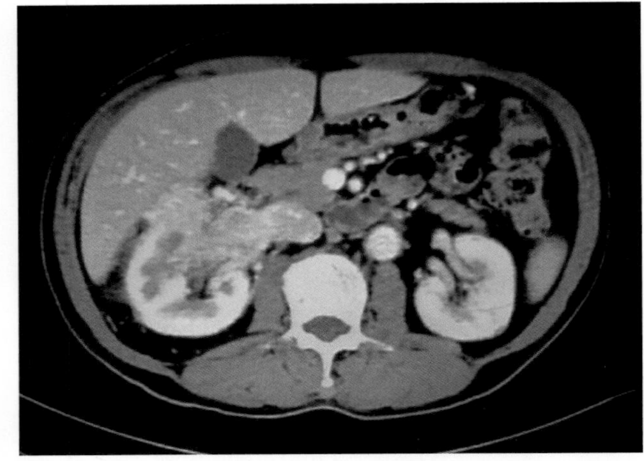

图 12-21　右侧肾癌伴 MayoⅡ级癌栓 CT

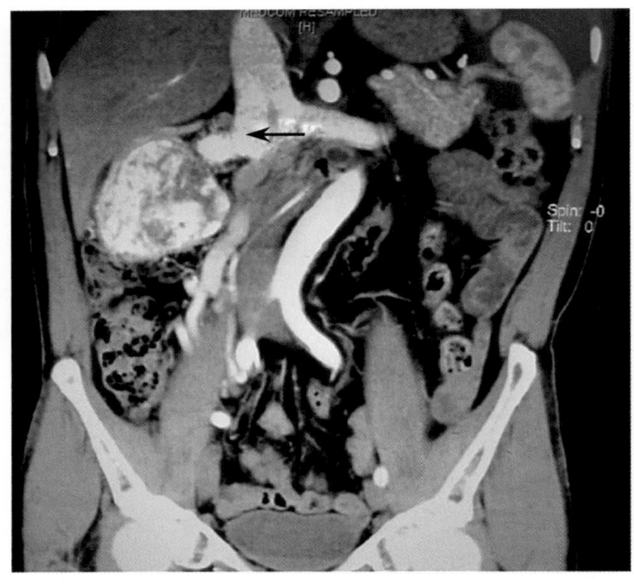


图 12-22　右侧肾癌伴 MayoⅡ级癌栓 CT（箭头所指处为瘤栓）

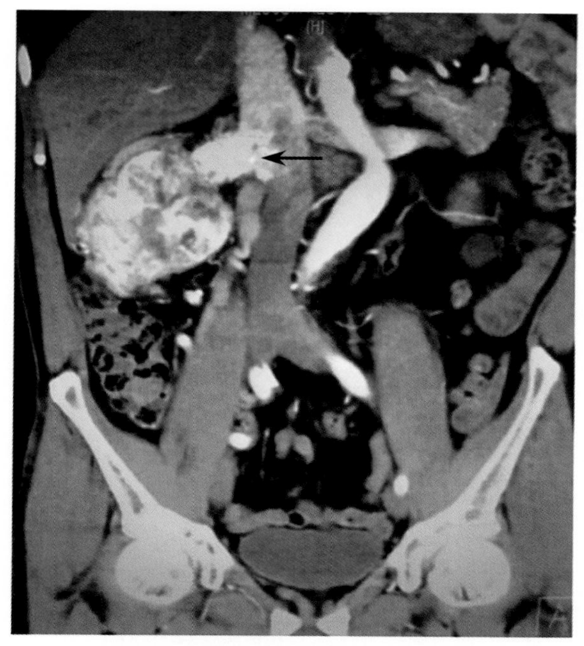

图 12-23 右侧肾癌伴 MayoⅡ级癌栓 CT（箭头所指处为瘤栓）

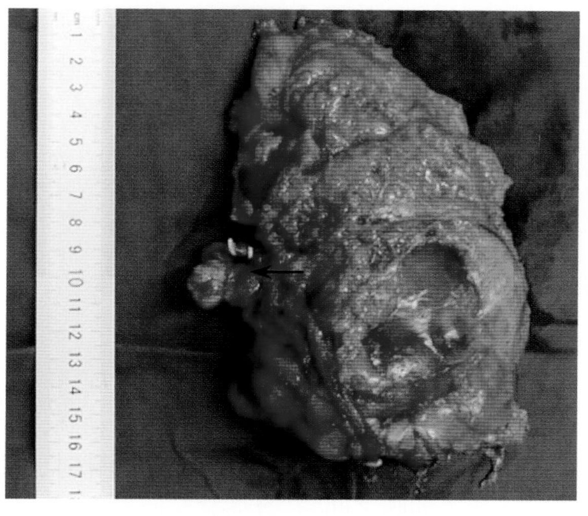

图 12-24 右肾癌伴 Mayo Ⅱ级癌栓术后大体标本（后腹腔入路）（箭头所指处为瘤栓）

3. 阻断肾动脉后，分离下腔静脉时可减少癌栓脱落和栓塞的概率，降低游离下腔静脉的难度。

4. 然后完全游离肾脏，将下腔静脉充分游离，靠近腰大肌侧和腹侧都要充分游离出来，以便于阻断。游离肾静脉上段下腔静脉时难度最大，注意腰静脉和肝短静脉的分支，将它们依次牢靠处理，若不慎损伤时则需用 4-0 血管缝线来 8 字缝合创面。

5. 仔细判断癌栓在下腔静脉内的长度和宽度，把右肾静脉下方的下腔静脉、肝下下腔静脉以及左肾静脉入下腔静脉处都充分游离出来，把下腔静脉深面的静脉属支分别处理，从下腔静脉不同角度观察，确定所有腰静脉和下腔静脉上的分支被切断后，才可阻断相关静脉，否则切开下腔静脉后会因出血导致视野不清，使癌栓残留的概率大增。如伴有淋巴结转移，要先清除淋巴结再阻断下腔静脉。下腔静脉及相关静脉的充分游离、暴露需要娴熟的手术技巧和稳定的心理素质，术前应充分做好预案，对术中的突发事件做出及时准确地处理。

6. 游离充分后，可以用血管束带、橡皮筋、小儿胃管或输液管来阻断下腔静脉，用后者时，需把皮筋或管道穿过一段约 3cm 的吸引器连接管做缓冲，以免夹坏下腔静脉。注意绕过下腔静脉时一定要缠绕 2 圈，否则容易对下腔静脉阻断不全造成严重出血。

7. 用动脉血管钳 Bulldogs 来阻断左肾静脉，静脉的深方用大直角钳进行游离使钳子尖端在静脉后方可自由露出，再按顺序阻断肾静脉下方的下腔静脉、左肾静脉和肝下下腔静脉。最后阻断回心血流，开放时则先开放近心端腔静脉。

8. 阻断完全后切开下腔静脉取癌栓，辅助器械尽量向腹侧牵拉肾脏，紧贴癌栓根部剪开下腔静脉，在确保癌栓完整切除的前提下，尽量缩短下腔静脉的切口，避免下腔静脉过窄、缝合处以下的下腔静脉血栓形成和脱落的风险。

9. 切开下腔静脉后如果出血速度快或喷射状出血，多因为阻断不完全，最多见的是肾静脉以下的下腔静脉阻断不完全，此时可提拉橡皮筋或小儿胃管，再夹一个 Hem-o-lok，束紧下腔静脉。

10. 如果经上述处理，仍未控制出血，则可能腔静脉深方有静脉属支漏扎，再次寻找仍找不到或出血速度明显加快时就及时中转开放手术，用手来控制出血，切不可怀着侥幸心理继续进一步剪开下腔静脉取栓，造成严重的出血。

11. 缝合下腔静脉的方法同前述，注意针距和边距要均匀，针距约 2mm 即可。缝合前和邻近缝合结束时用肝素盐水冲洗管腔，避免血栓形成和开放血流后栓塞。缝合满意后解除阻断，先开放肝下段腔静脉，再开放左肾静脉和肾静脉下方的下腔静脉。下腔静脉的阻断时间尽量控制在 20~30 分钟。

### （二）完全经腹腔途径

经腹腔入路处理右侧Ⅱ级癌栓的优势在于操作空间大，对下腔静脉和左肾静脉、肝短静脉地暴露比较充分，但对肾动脉地处理不如后腹腔方便，肾上极大肿瘤的游离相对困难。以（图 12-25~图 12-27）为例，

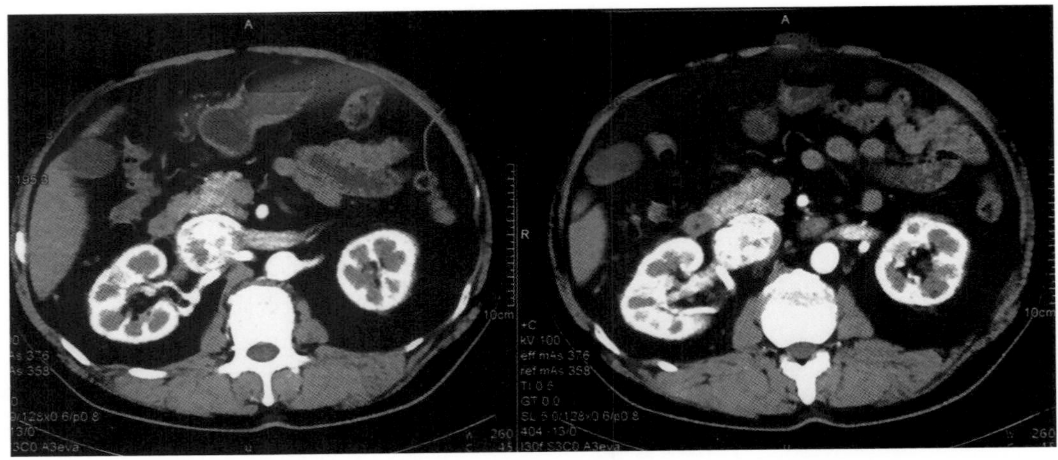

图 12-25 右侧肾癌伴 MayoⅡ级癌栓增强 CT

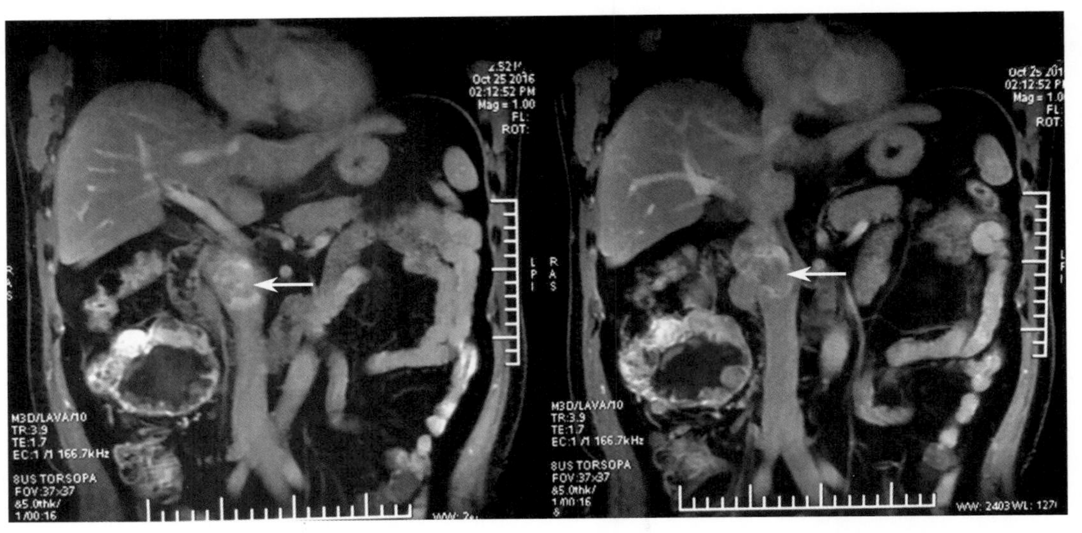

图 12-26 右侧肾癌伴 MayoⅡ级癌栓 MRI（箭头所指处为瘤栓）

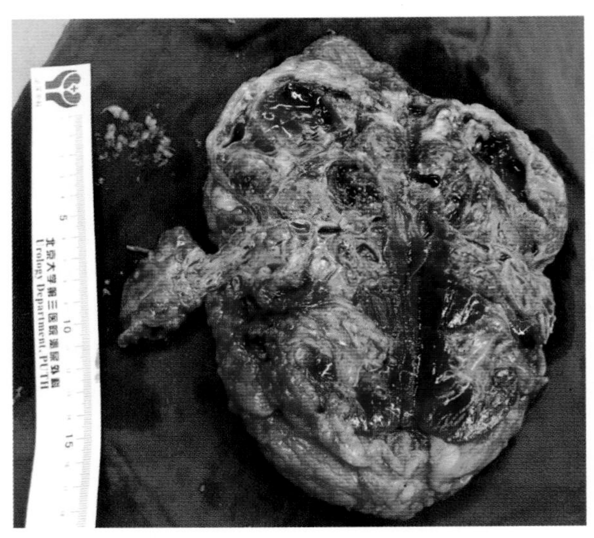

图 12-27 右侧肾癌伴 MayoⅡ级癌栓术后大体标本（经腹腔入路）

笔者选择经腹腔途径入路，术中先处理肾动脉，减少肾肿瘤的血供，肿瘤体积大不易寻找肾动脉时，可以在腔静脉和主动脉之间、右肾动脉起始处来寻找、处理肾动脉。其余步骤同后腹腔入路，游离时注意勿损伤十二指肠和结肠。

**（三）后腹腔镜 + 开放途径**

后腹腔镜 + 开放途径，这种方法适用于下述病例（图 12-28，图 12-29）：双肾静脉癌栓，上支肾静脉与下腔静脉之间的间隙难以游离，故后腹腔镜处理完肾动脉、游离出肾静脉水平以下的下腔静脉后，将腋前线和腋后线穿刺点连接后切开，经开放途径阻断癌栓上方的下腔静脉来取栓，因前期的游离工作均在腹腔镜下完成，最终切口相比直接开放入路明显缩小，出血更少，保障了患者的安全。

1. 左侧处理要点 完全后腹腔镜途径适用于

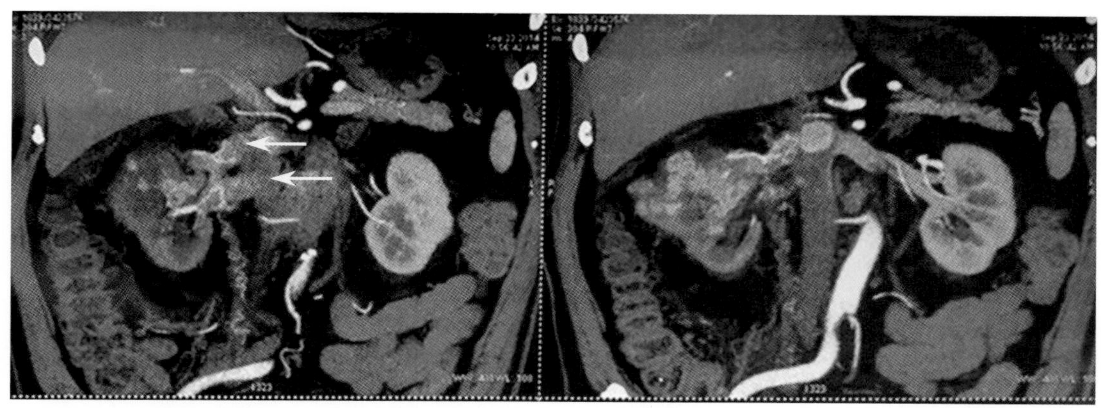

图 12-28　肾癌伴双肾静脉癌栓 CT（箭头所指处为双肾静脉瘤栓）

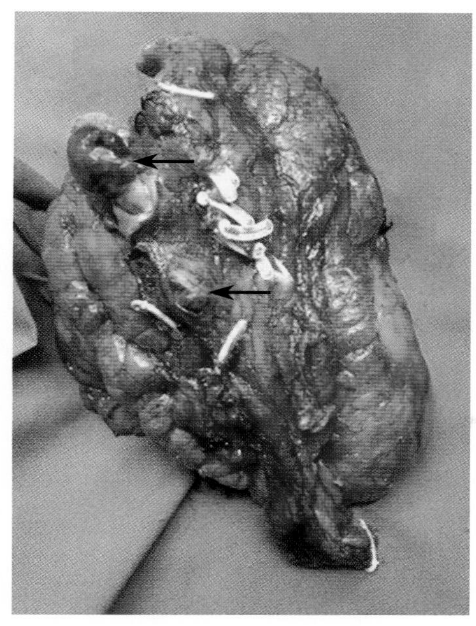

图 12-29　右肾癌伴双肾静脉癌栓术后大体标本（箭头所指处为双肾静脉瘤栓）

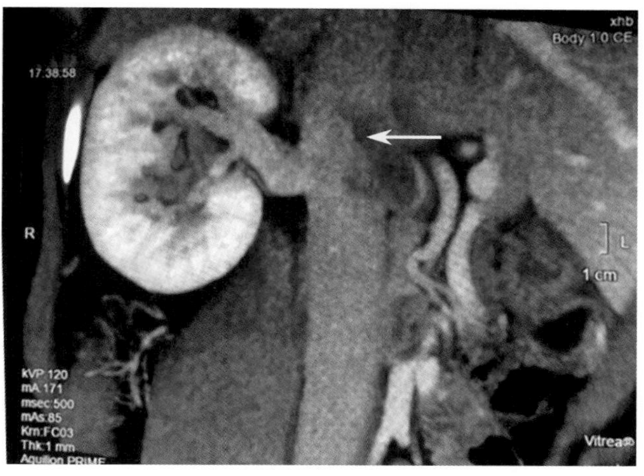


图 12-30　左侧肾脏错构瘤伴癌栓 CT（箭头所指处为瘤栓）

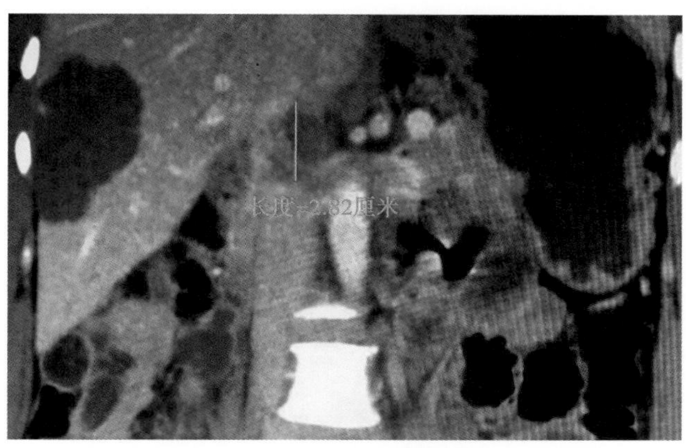


图 12-31　左侧肾癌伴 Mayo Ⅱ级癌栓 CT（完全后腹腔入路）

癌栓对腔静脉壁没有浸润、肾门区没有明显肿大淋巴结者。下图为完全后腹腔入路完成的肾错构瘤瘤栓取出术（图 12-30，图 12-31），因肾错构瘤的癌栓特点是光滑、苍白、韧度好，不易脱落，自后腹腔可以完整游离到右侧的下腔静脉，于皮肤切口直接置入腹腔镜 Santisky 钳来阻断下腔静脉，取栓与缝合的步骤同Ⅰ级癌栓。小儿肾母细胞瘤、尤因肉瘤伴有的癌栓也多对腔静脉壁没有明显浸润。

2. 后腹腔 + 经腹腔途径

（1）先取右侧卧位，后腹腔 3 个穿刺点，切断肾动脉，游离左肾静脉后，若不改变体位，可打开腹膜，直接经腹腔做 3~4 个穿刺点游离下腔静脉后阻断取癌栓。

（2）或改变体位，取左侧卧位，按右侧 Mayo Ⅱ级癌栓来处理（图 12-32~图 12-35）。

（3）需阻断右肾动脉、肾静脉下方下腔静脉和肝下下腔静脉，取栓与缝合的步骤同右侧Ⅱ级癌栓，标本可手助取出。

（4）缺点是手术时间过长，不利于患者的恢复。

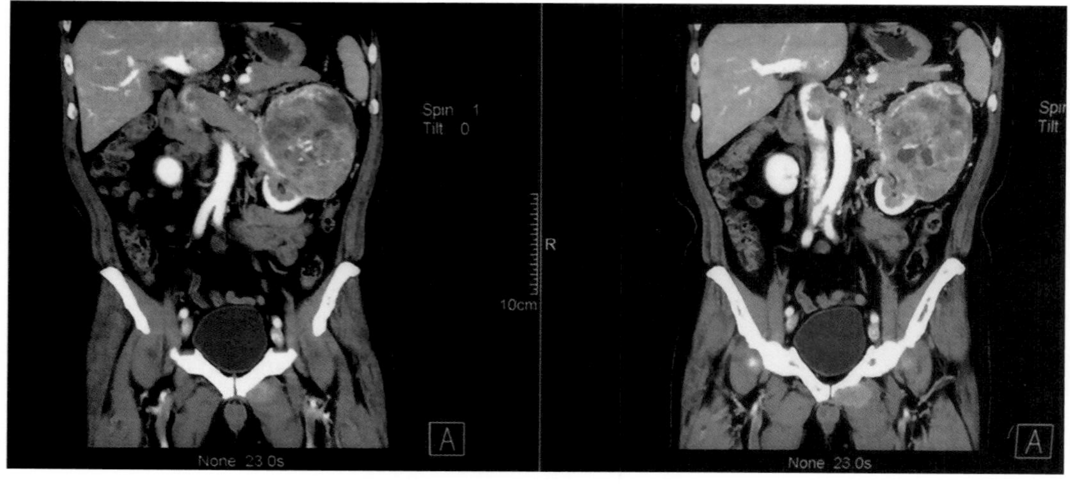


图 12-32 左侧肾癌伴癌栓 CT 图像

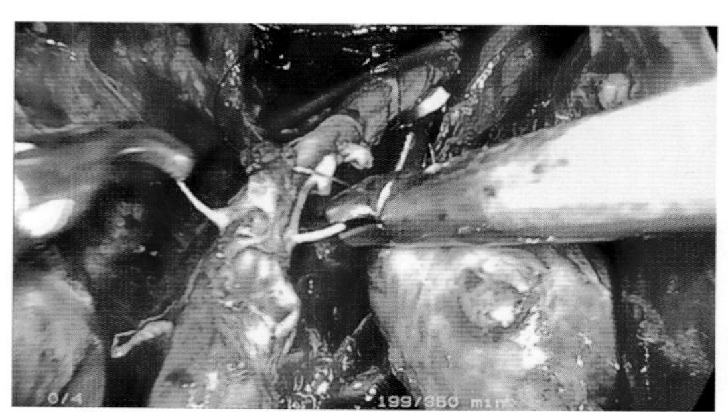

图 12-33 术中下腔静脉缝合示意图

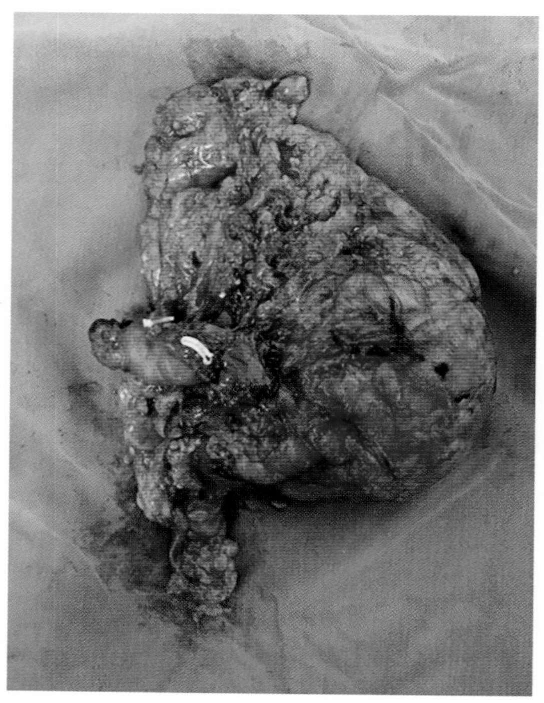

图 12-34 左侧肾癌伴 Mayo Ⅱ级癌栓术后大体标本(后腹腔 + 经腹腔途径)

3. 完全经腹腔途径

(1) 该途径适合(图 12-35,图 12-36)给出的病例。

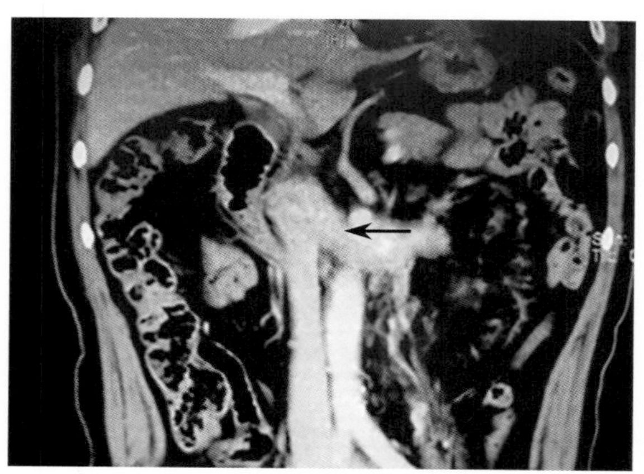

图 12-35 左侧肾癌伴 MayoⅡ级癌栓 CT(箭头所指处为瘤栓)

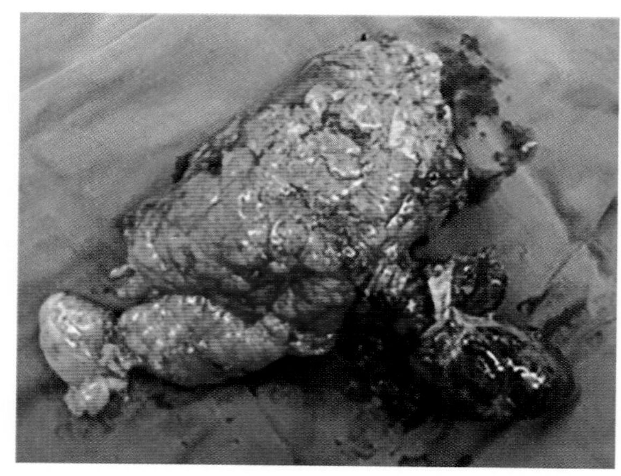

图 12-36 左侧肾癌伴 Mayo Ⅱ级左侧癌栓大体切除标本(完全经腹腔途径)

(2) 先右侧卧位，先经腹腔 5 个穿刺点，切断肾动脉，完全游离肾脏后，沿左肾静脉游离至下腔静脉，一般可完整暴露肾静脉下段下腔静脉，上段由于肠系膜上动脉的干扰，游离很困难。

(3) 然后改为左侧卧位，经腹腔 5 个穿刺点游离下腔静脉和右肾静脉、右肾动脉，然后依次阻断取癌栓，取栓与缝合的步骤同右侧Ⅱ级癌栓，标本可手助取出。

(4) 缺点是变换体位，手术时间过长，不利于患者的恢复。

4. 后腹腔镜 + 经腹开放途径　①该方法可能是 Mayo Ⅱ级左侧癌栓最理想的微创取栓入路(图 12-37~图 12-39)；②先后腹腔切断肾动脉，尽量游离左肾静脉，因左肾静脉与腹主动脉间有成团的淋巴组织，难以将左肾静脉完全游离，左肾静脉张力大，活动度小，遂改变体位，平卧位，“入”字切口进入腹腔。

5. 依次游离下腔静脉与右肾动静脉，阻断后取栓，缝合下腔静脉：①其优点是安全可靠，可以应对各种复杂情况，而微创处理肾动脉，使出血减少，手术时间缩短，切口较完全开放途径明显缩小，患者恢复更快；②考虑到肿瘤长时间生长后，癌栓的动脉供应支和静脉回流支更加复杂除肾动脉外的侧支循环较多，术中气腹的建立可以减少侧支动脉出血，这是腹腔镜手术取癌栓的一大优势，但另一方面，处理血管时需要更加仔细，特别是分支血管较多的左肾癌，我们在术中处理过生殖腺静脉和腰静脉的癌栓，发现这些静脉分支的近心端明显变粗，需向远心端游离足够长度后夹闭切断。

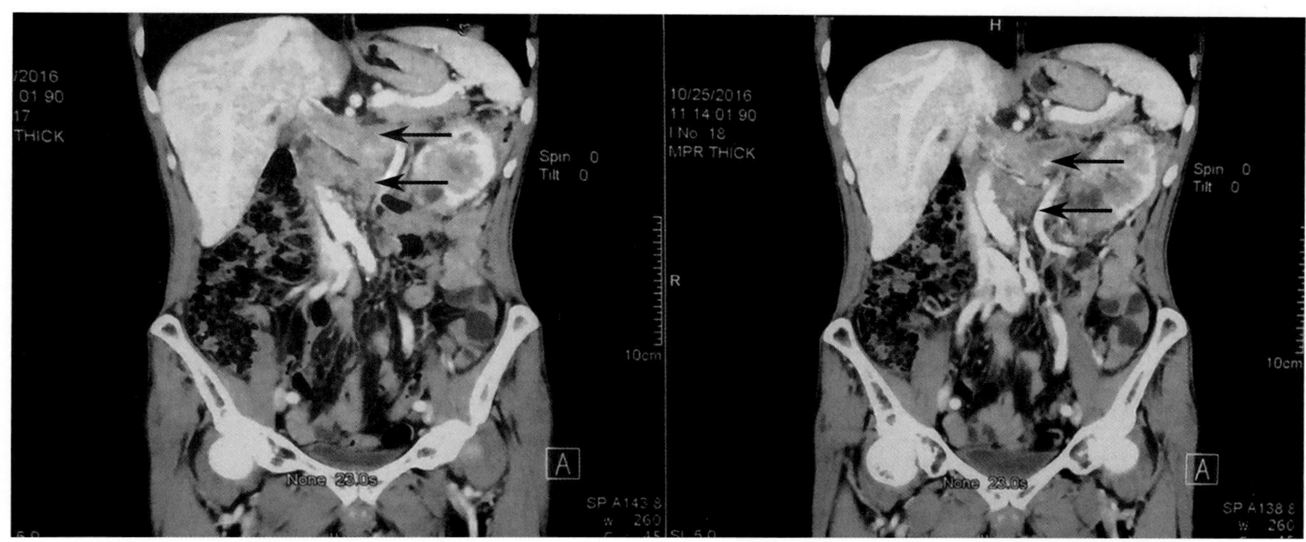


图 12-37　左侧肾癌伴 Mayo Ⅱ级癌栓 CT(箭头所指处上为瘤栓、下为肿大淋巴结)

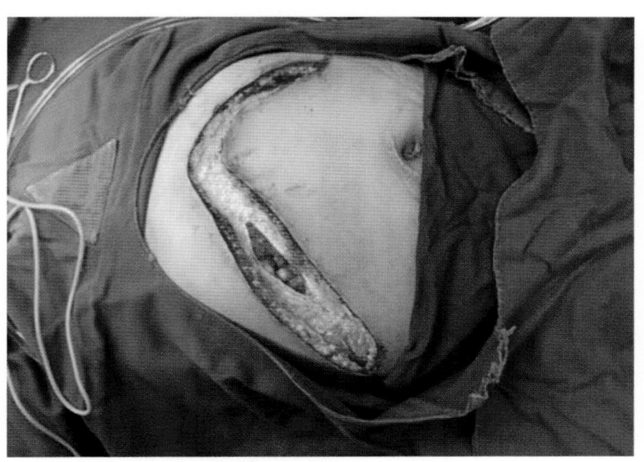

图 12-38　左侧肾癌伴癌栓开放切口(后腹腔镜 + 经腹开放途径)

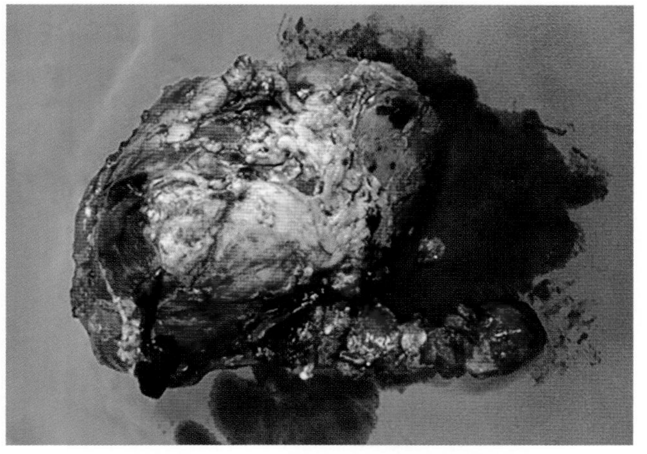

图 12-39　左肾癌伴 MayoⅡ级癌栓术后大体标本(后腹腔镜 + 经腹开放途径)

## 四、Mayo Ⅲ级癌栓处理要点

Mayo Ⅲ级癌栓腹腔镜手术风险更高，目前仅有右侧腹腔镜完成取栓的经验，主要是采用后腹腔联合经腹腔途径（图 12-40~图 12-42）或完全后腹腔镜途径（图 12-43，图 12-44）：①先经后腹腔入路，游离

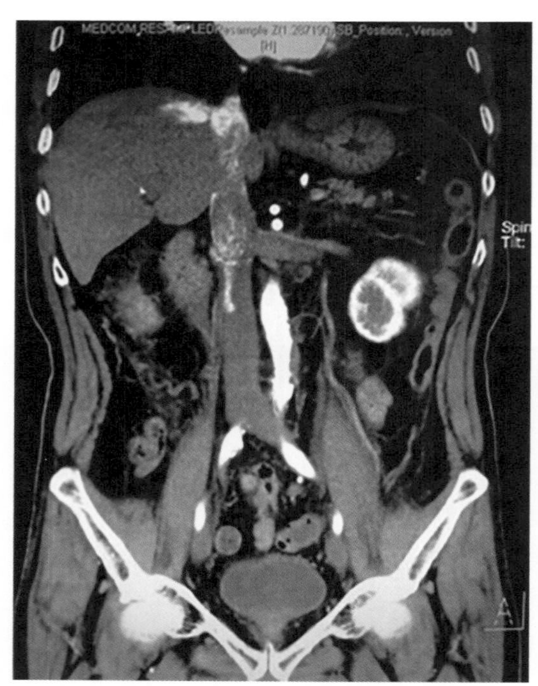

图 12-40　右侧肾癌伴 MayoⅢ级癌栓 CT

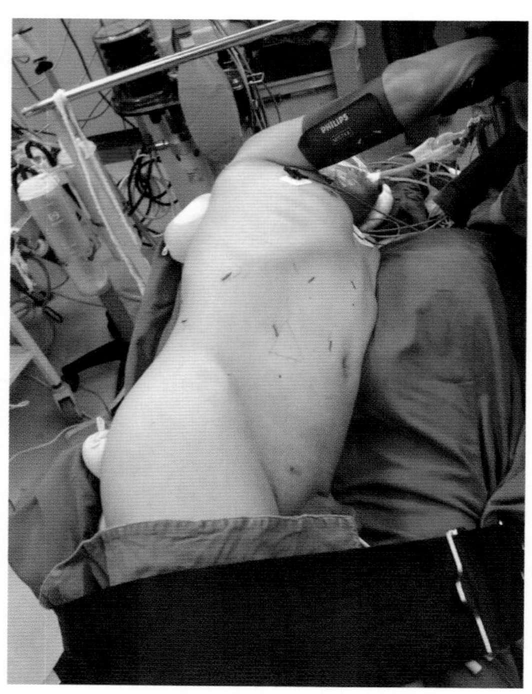

图 12-41 手术体位及 Trocar 穿刺点

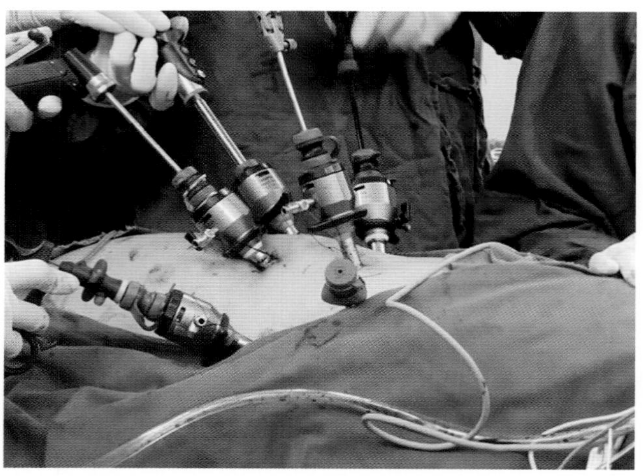

图 12-42　右侧肾癌伴 Mayo Ⅲ级癌栓术中 Trocar 位置（后腹腔 + 经腹腔途径）

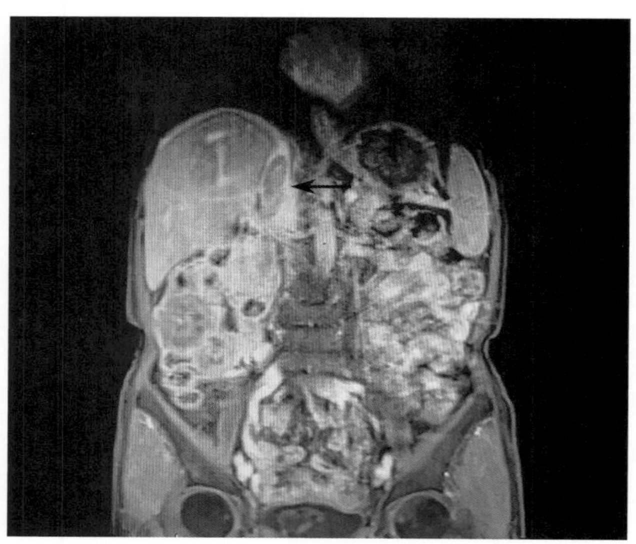

图 12-43　右侧肾癌伴 MayoⅢ级癌栓 MRI（箭头所指处为瘤栓）

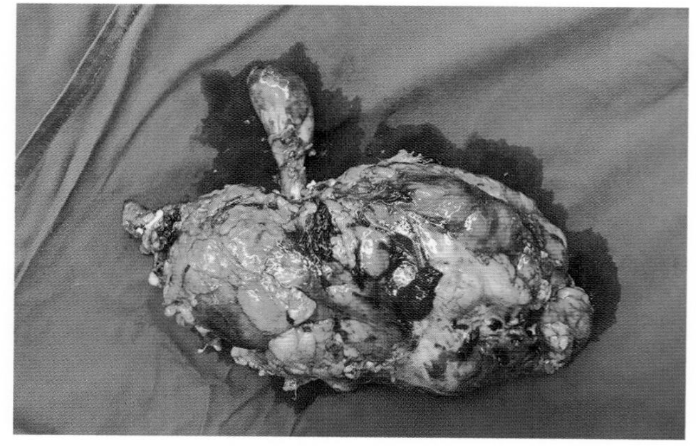

图 12-44　右侧肾癌伴 MayoⅢ级癌栓术后大体标本（完全后腹腔镜途径）

结扎肾动脉，然后在脂肪囊外将肾脏完全游离，打开腹膜，沿下腔静脉向肝脏方向充分游离，游离困难时在腹腔内置入 3~4 枚 Trocar；②游离肝面下腔静脉，术中要切断 3~5 支肝短静脉，游离出足够长的下腔静脉备阻断用；③找到癌栓在下腔静脉的顶端后，将癌栓尽可能向下挤压到肝静脉水平以下，取栓与缝合的步骤同右侧Ⅱ级癌栓；④该方法适用于癌栓顶端刚刚越过肝静脉水平，而且癌栓与腔静脉壁无浸润的病例，并且建议由经验丰富的外科医师来操作。

## 第五节 术中注意事项与相关处理

### 一、娴熟的腹腔镜操作技巧

腹腔镜取癌栓手术要求术者应有娴熟的腹腔镜操作技巧，尤其是缝合技巧。下腔静脉及相关静脉的充分游离暴露、下腔静脉癌栓地处理和取出、下腔静脉的缝合修补等都有一定的技术要求。根本目的是在保证患者生命安全的同时完整切除肿瘤，包括患侧肾脏的根治性切除及癌栓的完整取出，即病理学上的安全性和有效性。其中术中血管处理是重点部分，对于患侧肾动脉和腰静脉的夹闭切断、肾静脉及下腔静脉的游离都需有丰富的经验。腹腔镜与开放手术相比，Ⅱ级以下癌栓的治疗预后无明显差异，肿瘤切除、癌栓取出及相关病理学结果提示腹腔镜手术的效果良好，手术创伤小，术后恢复快，腹腔镜技术娴熟的医师可以考虑逐渐采用该术式替代传统开放手术。

### 二、术前充分评估癌栓长度

术前通过影像资料充分评估癌栓长度，判断癌栓对静脉壁的浸润程度，对于手术决策的制定非常重要。影像学检查方面，若 B 超检查提示肿瘤直径 >6cm，要仔细观察 CT 和 / 或 MRI 片上肾静脉和下腔静脉内有无充盈缺损以及肾静脉和下腔静脉直径是否变大，这可能是存在癌栓的表现，应评估癌栓的长度、最大直径、占下腔静脉管壁周径比例以及是否浸润下腔静脉壁等。我们体会下腔静脉轮廓不平整常是癌栓侵犯下腔静脉壁的表现，但在 CT 检查静脉期中，肾静脉和下腔静脉内的造影剂有时会被误认为癌栓，此时要通过观察动脉期有无充盈缺损加以判断。可疑有癌栓的患者，需要行下腔静脉彩色多普勒声和对比增强磁共振血管成像（contrast enhancement magnetic resonance angiography，CEMRA）检查，以评估患者下腔静脉受累情况，CEMRA 诊断下腔静脉癌栓的准确率最高。Ⅳ级癌栓患者术前 B 超、CT、MRI 检查未发现癌栓进入心房者，术中需常规行经食管超声检查，术中经食管超声能够明确癌栓末端的确切位置，可防止由于阻断范围不足及过度游离引发的癌栓脱落。若发现心房内癌栓，应明确癌栓大小，以决定手术是否须采用体外循环。除评估癌栓的大小和位置，还要评估淋巴结、肾上腺、肺等是否转移，这对术式选择、患者预后判断、并发症风险评估等具有重要意义。因癌栓有时生长很快，有移动、脱落的可能，术前 2 周内应有强化 CT 或 MRI 对于癌栓的影像学评估。

### 三、何时不能选择腹腔镜治疗，而需要开放手术

我们根据经验，总结以下几种情况建议开放手术：腔静脉或腹主动脉旁淋巴结转移融合成块（图 12-45）、癌栓直径大于腔静脉 1.5 倍（图 12-46）、肾盂癌或肾上腺皮质癌、Ⅳ级癌栓、肾上极肿瘤或肾上腺转移癌侵犯肝、癌栓下方充满血栓（图 12-47）等。

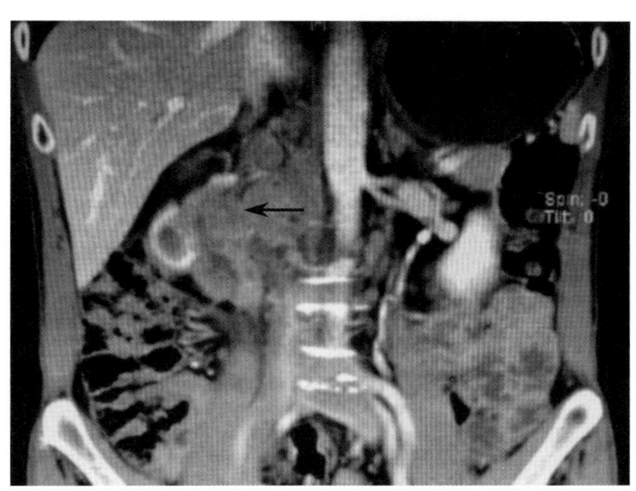

图 12-45 肾门淋巴结融合成团的肾盂癌（箭头所指处为肾门淋巴结）

### 四、微创手术的优势

微创的手术方式与传统的开放手术相比，可以

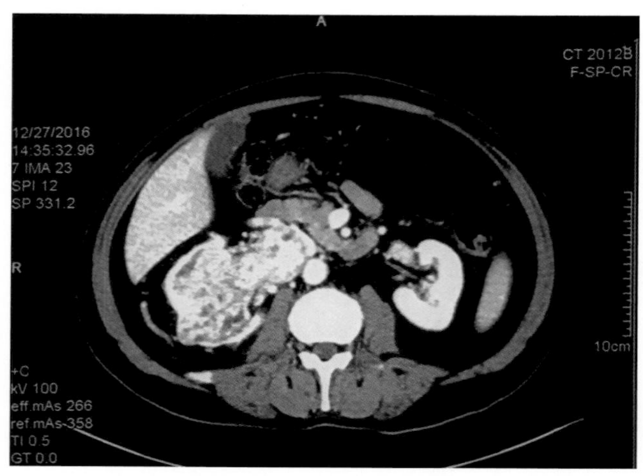


图 12-46 癌栓直径大于腔静脉 1.5 倍

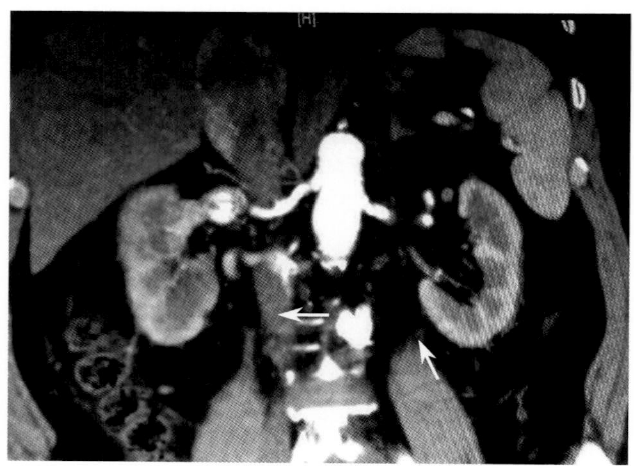

图 12-47 癌栓下方充满血栓(箭头所指处)

明显缩短手术时间。但在癌栓的切除方面,并没有显示出哪种手术方式更有优越性。手术方式的选择主要依赖于癌栓的水平和下腔静脉受侵的级别。EAU 2017 年肾癌指南并不推荐术前肾动脉栓塞或下腔静脉留置滤网。术前评估患者肿瘤是否侵犯肾周脂肪、淋巴结或是否直接侵犯下腔静脉壁可以大致估计患者术后的疗效和复发的风险性。有学者对比研究腹腔镜手术与开放手术治疗的伴静脉侵犯肾癌病例的长期随访结果,发现肿瘤整体生存率、并发症及复发风险与患者自身情况和肿瘤因素相关,与术式无关。对于癌栓合并肾门区淋巴结肿大的病例,EAU 2017 肾癌指南推荐意见是局部淋巴结清扫是否能使患者的生存获益尚不明确,但是清扫淋巴结可以有助于临床分期。

## 五、注意左右肾解剖结构特点

由于右侧肾静脉较左侧短,长 2~3cm,Ⅱ-Ⅲ-Ⅳ级癌栓均易发生在右侧,左侧肾静脉长约 6~7cm,左肾癌伴癌栓的等级分布较右侧稍低,左侧肾静脉由于接受性腺静脉、肾上腺中央静脉、腰静脉的回流,故右侧肾癌形成下腔静脉完全被癌栓堵塞后,左肾静脉容易建立侧支循环,这种侧支循环的建立使术中在 3 个分支以近完全切断缝合左肾静脉变得安全。因右肾癌癌栓侵犯腔静脉壁,我们节段性切除腔静脉 8 例,仅 1 例需血液透析,1 个月后肾功能逐渐恢复。如果左侧肾癌有下腔静脉癌栓,癌栓侵犯腔静脉壁,节段性切除腔静脉后,右肾需做自体肾移植或静脉分流术,我们有 1 例用右肾静脉与肾静脉下方的腔静脉端端缝合。另外 1 例左侧癌栓侵犯整个肾静脉,该患者在肾静脉以下,腔静脉分为左、右腔静脉,切除左肾和肾静脉后,将左侧腔静脉端侧吻合于左侧肾静脉以下的右侧腔静脉上,术后无下肢水肿,右肾功能正常。

(张树栋 马潞林)

## 参考文献

[1] ABAZA R. Technical considerations in robotic nephrectomy with vena caval tumor thrombectomy [J]. Indian J Urol, 2014, 30(3): 283-286.

[2] AGOCHUKWU N, SHUCH B. Clinical management of renal cell carcinoma with venous tumor thrombus [J]. World J Urol, 2014, 32(3): 581-589.

[3] BANSAL RK, TU HY, DRACHENBERG D, et al. Laparoscopic management of advanced renal cell carcinoma with renal vein and inferior vena cava thrombus [J]. Urology, 2014, 83: 816-817.

[4] WANG BJ, LI HZ, MA X, et al. Robot-assisted laparoscopic inferior vena cava thrombectomy: different sides require different techniques. Eur Urol, 2016, 69(6): 1112-1119.

[5] 刘茁,马潞林,田晓军,等. 腹腔镜和开放肾癌根治性切除 +Mayo Ⅱ级下腔静脉癌栓取出术 11 例临床分析[J]. 现代泌尿外科杂志,2017,22(8):607-605.

[6] 刘茁,马潞林,田晓军,等. 肾癌根治性切除加癌栓取出术治疗 MayoⅢ级下腔静脉癌栓的手术技术及临床经验[J]. 北京大学学报(医学版)医学版,2017,49(4):597-602.

[7] 马潞林,刘茁. 肾癌并肝段和肝以上下腔静脉癌栓的诊治体会[J]. 中华泌尿外科杂志,2017,38(7).481-484.

[8] 马潞林,宋诗雨. 肾癌伴下腔静脉癌栓行腹腔镜手术的处理要点[J]. 中华泌尿外科杂志,2015,36(9):641-643.

[9] 庞林涛,马潞林.肾癌合并右心房内癌栓的手术治疗及随访[J].中华泌尿外科杂志,2015,36(9):644-647.
[10] 王国良,毕海,叶剑飞,等.不开胸处理肾癌并隔上瘤栓[J].北京大学学报(医学版),2016,48(4):729-732.
[11] 王国良,马潞林,毕海.完全腹腔镜手术治疗肾细胞癌合并下腔静脉癌栓的临床分析[J].中华泌尿外科杂志,2015.36(9):653-651.
[12] 肖序仁,王茂强,杨勇,等.经皮球囊导管阻断技术在下腔静脉瘤栓切除术中的应用[J].中华泌尿外科杂志,2009,30(5):675-676.
[13] 中国肾癌伴下腔静脉癌栓诊疗协作组.肾癌伴静脉癌栓诊治专家共识[J].中华泌尿外科杂志,2018,39(12):721-723.

# 第十三章

# 晚期肾癌的内科治疗

## 第一节 概 述

肾细胞癌简称肾癌(renal cell carcinoma,RCC),起源于肾实质中的肾小管上皮细胞。肾癌的主要病理亚型为透明细胞癌、乳头状细胞癌和嫌色细胞癌,其中,以透明细胞癌最多见。手术切除仍是肾癌的主要治疗方法,但转移性肾癌(mRCC)无法行根治性手术;即便术后患者仍有可能在短期内发生复发、转移,预后较差,且 mRCC 对传统的放、化疗均不敏感,急需探索新的治疗策略。

mRCC 的治疗在过去 20 年中取得了实质性进展。2006 年以前,唯一可用的治疗方法是细胞因子免疫疗法:白细胞介素 -2(IL-2)和干扰素 -α(IFN-α)。自 2006 年以来,多种靶向药物通过了监管机构的批准,最终大大延长了患者的整体生存时间。IL-2 曾是肾癌的主要治疗方法,但高剂量的 IL-2 所引起的不良反应也不容忽视。随着对免疫系统调控机制研究的深入,免疫治疗再次成为热点。程序性死亡受体 1(PDCD1,也称 PD-1)位于 T 细胞表面,程序性死亡受体配体 1(PDCD1LG1,也称 PD-L1)在大部分的肿瘤细胞中均有表达,PD-1 与 PD-L1 结合后可抑制 T 细胞的活化甚至诱导 T 细胞衰竭。由于肿瘤细胞持续高表达 PD-L1,可使其逃脱免疫监视,出现免疫逃逸现象。因此,阻止 PD-1 与 PD-L1 结合、重新激活衰竭的 T 细胞成为了研究的重点。

近年来,靶向治疗以其在患者中明显的治疗效果和良好的耐受性越来越受到研究者的关注。尽管以血管内皮细胞生长因子(VEGF)及血管内皮细胞生长因子受体(VEGFR)等为靶点的靶向治疗药物能够改善晚期肾癌患者的预后,但最终几乎所有的患者均对其产生耐药。因此,需要研究新的治疗策略以克服耐药,从而使患者获得持续性的疗效。mTOR 抑制剂依维莫司对酪氨酸激酶抑制剂治疗后进展的 mRCC 仍有效。根据现有的证据,血管内皮生长因子酪氨酸激酶抑制剂(VEGF-TKI)仍是最有效的一线选择。

## 第二节 治疗前评估与方法

### 一、实验室检查

#### (一)血常规检查

主要包括血沉、血红蛋白、血小板、白细胞分类计数等:

1. 血沉增快 约 30% 的肾细胞癌患者血沉增快,预后不良者血沉增快的比例增加,原因不明,可能是由肿瘤产生的异常蛋白所致,目前尚未发现血沉增快与肿瘤细胞类型的相关性。

2. 贫血 28%~88% 的肾癌患者有贫血,多见于进展期肾癌患者。血尿可以是贫血的原因,但无血尿者也常伴有贫血,且肾癌的贫血多为等色素等细胞性贫血。此外,由肿瘤产生的铁蛋白也与贫血有关。

3. 血小板异常 其原因不明。

4. 白细胞分类计数 有助于了解患者有无感染,有利于明确下一步的治疗方案。

#### (二)生化检查

1. 肝功能检查 肝功能障碍:肾细胞癌无论有无肝转移,均可出现肝功能障碍,包括:转氨酶升高、血清碱性磷酸酶升高，肝、脾肿大，凝血酶原产生减少，凝血酶原时间延长以及 $\alpha_2$- 球蛋白升高。

2. 多胺　肾细胞癌组织中的多胺量比正常肾实质多，以精脒明显，其含量与肾癌的恶性程度相关，大约 2/3 和肾癌患者血中精脒上升。此外，肾癌患者的尿中多胺也明显升高。

3. 高钙血症（hypercalcaemia）Warren 等报道，13% 的肾细胞癌患者伴发高钙血症；当患者发生骨转移时，高钙血症的发生率明显增加。

4. 铁蛋白（ferritin）肾细胞癌患者一般有伴发贫血的铁代谢异常，其多数在外周血中可观察到铁蛋白升高。

## 二、超声与影像学检查

### （一）超声诊断

超声检查无放射线损害，无创性，且可在任意场所进行，对肾的实质性疾病诊断因其可查出血流情况及能鉴别空腔脏器。对于诊断肾细胞癌，是必不可少的诊断方法之一。肾癌超过 1cm 时，即能被超声发现，但需与其他肾占位性病变相鉴别，肾癌为实质性病变，超声检查时一般为低回声，但因肿瘤内可有出血、坏死、囊性变，也可能出现不均匀回声，但直径小于 2.5cm 的肿瘤，即所谓小肾癌，往往是高回声；肾囊肿的界限一般比较鲜明，而肾癌的界限则不甚清晰。在进行肾癌筛选检查时，需要鉴别且较困难者是均一高回声的肾癌为脂肪所致强回声，做相应 CT 检查则可发现其 CT 值极低。从肾表面突出的实质性回声，是肾细胞癌的特征性回声。在做检查时如诊断为肾细胞癌则应注意有无从肾静脉到下腔静脉的癌栓形成。

### （二）影像学检查

1. CT 检查　CT 扫描能够得到肾横断面影像，特别是其有较佳的空间构像能力，对与肾相邻脏器，如右侧的肝、左侧的脾有无肿瘤扩展也能掌握。理论上 1cm 左右的肿瘤，CT 有可能诊断。CT 还可以帮助明确肾癌分期，其对肾癌分期诊断的符合率分别为肾静脉内癌栓 91%，下腔静脉内癌栓 97%，邻近脏器的浸润 96%。

2. 磁共振成像（MRI）MRI 与 CT 同样，也能获得高质量的诊断，且无放射线损害问题，此外因其可得到额状面，矢状面影像，相比较于 CT 扫描，更易把握病变的具体情况。但其检查时间比 CT 长，且因肾脏随呼吸移动，对 3cm 以下的肿瘤，所呈影像没有 CT 清晰，此为其重要缺点。在对肾细胞癌的术前分期上，特别是对有无肾包膜以外的浸润，其诊断能力较差。但当肿瘤侵犯颈椎、胸椎、腰椎时，MRI 可清晰分辨出椎体、椎弓、肿瘤、椎管及脊髓神经，在这一领域，MRI 比其他影像诊断更优。

3. 排泄性尿路造影　排泄性尿路造影可以观察到肾实质病变与尿路的关系，这是这一检查方法的最大优点。肾细胞癌时可有肾轮廓突出，肾盂、肾盏受压变形等特点，但需肿瘤达到一定体积后才能表现出这样的改变。但是，所有的肾占位性病变都可以有这样的改变。因此，其与肾囊肿、肾脓肿、黄色肉芽肿性肾盂肾炎等的鉴别较为困难。因此，还需做超声、CT、MRI 等定性诊断，此为排泄性尿路造影对肾癌诊断的不足之处。

4. PET-CT　目前，PET-CT 检查临床应用最广泛的显像剂是 18F-FDG，静脉注射后约 50% 未经代谢直接由肾脏排泄，会影响肾脏病变地显示；另一方面，Ⅰ~Ⅱ级肾透明细胞癌的细胞膜 GLUT-1 表达较低，且肾癌 6-PO4- 脱氧葡萄糖（FDG-6-PO4）分解酶过高，导致肾癌原发灶仅半数左右呈 FDG 代谢增高，另半数可与正常肾实质摄取无差异。因此 18F-FDG PET-CT 显像对肾癌原发灶的诊断价值有限，不推荐常规使用。其他新型的显像剂研究较多的是 18F 或 11C 标记乙酸盐，对分化较好、恶性程度较低的肾癌有着良好的显像作用，可弥补单一 18F-FDG 显像的不足，但目前还处于研究阶段，没有作为常规检查。2018 年的 EAU 和 NCCN 肾癌指南中也明确了 PET-CT 不推荐用于肾癌的诊断和随访。但是，多项研究也表明 PET-CT 显像对肾癌的淋巴结转移和远处转移要优于传统影像检查方法，尤其在判断肾癌骨转移或骨骼肌转移方面更具优势，而且能够通过葡萄糖代谢变化早期监测疗效、预测患者的预后情况。2017 年 CSCO 肾癌诊疗指南中提出 PET 或 PET-CT 可用于肾癌患者明确有无远处转移病灶，或需对全身治疗进行疗效评价的患者。

5. 核素骨显像　用于探查是否有骨转移以及转移灶的治疗随访。有骨痛等骨相关症状或血清碱性磷酸酶升高或临床分期≥Ⅲ期的肾癌患者，应行骨扫描检查明确是否有骨转移。

6. 肾动态显像　核素肾动态显像能准确评价肾癌患者术前双肾和分肾功能，有助于指导治疗方案的决策。

## 三、肾癌分期与分级

### （一）肾癌分级

T 原发肿瘤；

$T_x$ 原发肿瘤不能评估；

$T_0$ 没有原发肿瘤证据；

$T_1$ 肿瘤最大径≤7cm，且局限在肾内；

$T_{1a}$ 肿瘤最大径≤4cm，且局限在肾内；

$T_{1b}$ 肿瘤最大径＞4cm，≤7cm 且局限在肾内；

$T_2$ 肿瘤最大径＞7cm，且局限在肾内；

$T_{2a}$ 肿瘤最大径＞7cm，≤10cm 且局限在肾内；

$T_{2b}$ 肿瘤最大径＞10cm，且局限在肾内；

$T_3$ 肿瘤浸润主要血管或肾周组织：但未浸润同侧肾上腺、超过肾筋膜；

$T_{3a}$ 肿瘤明显浸润至肾静脉或其分支，或浸润至腹膜或肾窦内脂肪，但未超过肾筋膜；

$T_{3b}$ 肿瘤明显浸润至膈下的腔静脉；

$T_{3c}$ 肿瘤明显浸润至膈上的腔静脉或累及腔静脉壁；

$T_4$ 肿瘤浸润超过肾筋膜(包括连续浸润至同侧肾上腺)；

N 区域淋巴结；

$N_x$ 区域淋巴结不能评估；

$N_0$ 无区域淋巴结转移；

$N_1$ 区域淋巴结有转移；

M 远处转移；

$M_0$ 无远处转移；

$M_1$ 有远处转移。

**(二) 肾癌分期**

| | | | |
|---|---|---|---|
| Ⅰ期 | $T_1$ | $N_0$ | $M_0$； |
| Ⅱ期 | $T_2$ | $N_0$ | $M_0$； |
| Ⅲ期 | $T_{1/2}$ | $N_0$ | $M_0$； |
| | $T_3$ | $N_{0/1}$ | $M_0$； |
| Ⅳ期 | $T_4$ | 任何 N | $M_0$； |
| | 任何 T | 任何 N | M1。 |

## 四、晚期肾癌的预后评估

晚期肾癌的预后风险模型有助于患者危险分层和治疗选择，目前常用的包括纪念 Sloan Kettering 癌症中心(Memorial Sloan Kettering Cancer Center，MSKCC)标准和国际转移性肾细胞癌数据库联盟(International Metastatic Renal Cell Carcinoma Database Consortium，IMDC)标准(表 13-1)。MSKCC 评分建立在细胞因子时代，包括体力状态、乳酸脱氢酶、血红蛋白、血钙和自诊断到全身治疗时间 5 个危险因素，分为低危、中危和高危，相对应的中位总生存期分别为 30 个月、14 个月和 5 个月。靶向治疗时代应用的 IMDC 评分，建立于 MSKCC 标准之上，

表 13-1 晚期肾癌预后风险评估标准

| 危险因素 | MSKCC 标准 | IMDC 标准 |
|---|---|---|
| 1 | 诊断到治疗的间隔时间 <1 年 | 诊断到治疗的间隔时间 <1 年 |
| 2 | 卡式(Karnofsky)体能状态 <80% | 卡式(Karnofsky)体能状态 <80% |
| 3 | 血清钙＞正常指标上限 | 血清钙＞正常指标上限 |
| 4 | 血红蛋白＜正常指标下限 | 血红蛋白＜正常指标下限 |
| 5 | 乳酸脱氢酶＞正常指标上限 1.5 倍 | 中性粒细胞＞正常指标上限 |
| 6 | | 血小板水平＞正常指标上限 |
| 危险分组 | | |
| 低危组 | 0 个危险因素 | 0 个危险因素 |
| 中危组 | 1~2 个危险因素 | 1~2 个危险因素 |
| 高危组 | 3~5 个危险因素 | 3~6 个危险因素 |

包括 MSKCC 预后因素中 4 个(除外乳酸脱氢酶)，又纳入血小板和中性粒细胞计数，低危、中危和高危患者中位总生存期分别为 35.3 个月、16.6 个月和 5.4 个月。

## 五、免疫治疗靶点检测

泌尿肿瘤是除黑色素瘤以外，免疫治疗最为活跃的瘤种，诸如以细胞因子为代表的免疫治疗曾是晚期肾癌的主要治疗方法，卡介苗膀胱灌注是被推荐用于高危膀胱癌术后预防复发的主要治疗方法，而前列腺癌疫苗——Sipuleucel-T 是迄今为止首个被 FDA 批准的治疗性癌症疫苗。随着以 PD-1/PD-L1 单抗为代表的免疫检查点抑制剂的出现，对于晚期肾癌的治疗又开辟了新的途径。

PD-1/PD-L1 抑制剂是近年来发展较快的免疫疗法之一。截至目前，已经发现许多基因突变与 PD-1 抗体的疗效密切相关，其中包括许多与 DNA 修复相关的基因，如 BRCA、ATM、P53、POLE、POLD、PRBM1、MSI 相关基因等。接受 PD-1 抗体治疗前，进行肿瘤基因突变负荷(tumor mutational burden，TMB)检测可以帮助患者了解自己是否存在相应基因，并以此指导设计患者个性化治疗方案。

2018 年初，*Science* 杂志正式发表了一篇重磅的研究论文。该研究纳入了 35 个接受 PD-1 抑制剂治疗的肾癌患者的标本，并进行详细分析，分析内容包

括PD-L1表达、用药剂量、肿瘤大小、治疗的经过等可能的影响因素，经分析发现治疗有效组与无效组无明显区别。接下来研究者们又对这些患者的肿瘤组织进行了深度的外显子组测序，发现治疗有效组和无效组，PBRM1失活突变的比例差别很大——治疗有效组82%的患者携带PBRM1失活突变，而无效组只有23%。研究者又另外纳入了一个63人的队列，进行相同研究，并得出相同结论：治疗有效组63%的患者携带PBRM1失活突变，而无效组只有21%的患者携带该突变。将两组数据汇总分析后得出结论：携带PBRM1失活突变的肾癌患者，PD-1抑制剂治疗有效率为78.8%；而PBRM1基因无突变的患者，PD-1抑制剂的有效率只有18.9%——两者相差近4倍。携带PBRM1失活突变患者的中位总生存期也是野生型患者的数倍。事实上，PBRM1基因突变在肾透明细胞癌中并不少见：超过40%的肾癌患者都有基因突变。而其他肿瘤中，根据大规模基因组测序数据，PBRM1以及与之相关的SWI/SNF染色体重构复合物相关基因突变发生率在20%左右。

## 六、晚期肾癌的"分层治疗"

晚期肾癌最近两年最大的变化有两个：一是免疫治疗的引入；二是药物治疗的选择越来越多，分层越来越细。去年ESMO大会公布了Checkmate214临床研究，即PD-1单抗联合CTLA4单抗用于晚期肾癌一线治疗，结果表明对于IMDC评分中高危患者而言，免疫治疗疗效要优于目前的靶向治疗。另外一项比较卡博替尼与舒尼替尼用于晚期肾癌患者一线治疗的Ⅱ期临床研究CABOSUN也同样聚焦中高危人群。这两个研究将现有的关于晚期肾癌一线治疗的指南进行了改写，强调临床需要根据疾病的危险分层分别进行治疗，这也代表着将IMDC评分引入了整个晚期肾癌治疗领域。

舒尼替尼与干扰素比较用于晚期肾癌一线治疗的Ⅲ期临床研究是舒尼替尼的注册临床试验，该Ⅲ期研究发现，舒尼替尼一线PFS时间可以达到11个月，远远优于干扰素对照组，这项研究奠定了晚期肾癌一线接受舒尼替尼靶向治疗的基础，因而舒尼替尼获得美国FDA获批上市，并被各大指南推荐用于晚期肾癌的一线靶向治疗。最近Clinical Genitourinary Cancer杂志发表了一篇文章，这篇文章将这项临床研究的数据再次分析，将当时患者的一些数据重新根据IMDC模型进行评分，发现与MSKCC评分类似，基于IMDC预后风险分层的转移性肾癌患者给予舒尼替尼治疗后，在PFS、OS和ORR方面存在显著的差异，体现了IMDC评分的分层预后价值。

Checkmate 2014研究发现，对于中高危人群，无论是选择免疫治疗还是舒尼替尼治疗，中位PFS均为8~11个月；而对于低危人群，标准舒尼替尼靶向治疗中位PFS可以达到25个月，明显优于免疫联合治疗（中位PFS 15个月左右）。

对免疫治疗相关临床研究进行分析可以发现，免疫治疗在高危患者中获益更加明显。无论是Checkmate214还是Checkmate025研究都显示，免疫治疗组随着危险层次的增加，风险比获益越来越明显。

该结论提示，高危患者可能更推荐免疫联合治疗，如PD-1单抗联合CTLA4单抗，而中危或者低危患者仍然是以靶向治疗为主。目前无论NCCN指南、EAU指南，还是CSCO指南，对于低危患者，首选靶向药物治疗。当然随着免疫治疗的快速进展，部分低中危患者可能会选择PD-1单抗与抗血管生成靶向药物联合治疗，这可能也是未来的一种治疗趋势。CSCO肾癌新版指南在靶向治疗不断丰富的基础上，还增加了PD-1/PD-L1免疫检查点抑制剂等肿瘤免疫治疗推荐，同时更注重治疗的个体化，根据患者疾病的危险分层，进行分类推荐。例如部分晚期肾癌在发生转移的早期阶段，肿瘤仍处于稳定期或静止期，立即接受靶向或免疫等药物治疗并非最佳选择，因此，此类相对低危的患者可以进行密切随访的主动监测（active surveillance）。已有研究证实，这些生物学行为偏惰性的患者可经历7~14个月的无进展生存期；待肿瘤进入快速增殖期再进行药物全身治疗，已经有研究证实延迟给药并不影响患者的治疗效果和总生存期。但这些患者是高选择性，要求是无症状性的转移性透明细胞癌，手术至转移时间超过2年以上等特点。另外需要接受全身治疗的患者，根据晚期肾癌疾病危险分层，低危患者目前主要推荐以靶向药物为主，而对于中高危的晚期肾癌患者，新版CSCO指南也早于NCCN指南，将Nivolumab、Ipilimumab等免疫治疗纳入一线推荐，为国内医师选择免疫治疗提供指南依据。

在近期更新的NCCN指南中，卡博替尼等新型靶向治疗药物已经进入晚期肾癌的一线推荐，而PD-1/PD-L1抑制剂等免疫治疗主要用于二线选择。CSCO指南早于NCCN指南，提前将肿瘤免疫治疗纳入中高危晚期肾癌的一线推荐。近期 CheckMate214 等临床研究已经证实,与舒尼替尼等传统靶向治疗相比,IPI 单抗联合 NIVO 单抗等肿瘤免疫治疗可显著降低中高危患者的死亡风险,因此对于中高危患者,CSCO 指南推荐将联合免疫治疗用于晚期肾癌的一线治疗。另外虽然 PD-1 单抗联合 TKI 制剂的大型临床研究尚未有结果,但早期研究证实疗效显著,因此对于晚期肾癌的二线治疗,可以作为一项选择,因此,CSCO 指南强调在对患者合理分层的前提下,进行靶向治疗或免疫治疗的推荐选择。

## 第三节 化疗药物与治疗方案

晚期肾癌对化疗不敏感,近年来对于晚期肾癌化疗的研究多围绕化疗药物与免疫治疗或靶向治疗等联合应用展开。

### 一、氟铁龙 +IL-2+IFN-α 联合治疗

近年来有应用氟铁龙 +IL-2+IFN-α 联合治疗术后晚期肾癌(Ⅲ期以上)的报道。吴国英等入组 153 例肾癌患者的研究显示,晚期(Ⅲ期以上)肾癌患者氟铁龙 +IL-2+IFN-α 联合治疗组 5 年生存率差异有显著性意义($P<0.05$)。廉红云报道了 19 例Ⅳ期肾透明细胞癌患者的研究结果显示,索拉非尼 + 吉西他滨 +5-FU 联合治疗的Ⅳ期肾透明细胞癌患者取得了一定的效果。

### 二、吉西他滨联合阿霉素治疗

肉瘤样和非透明细胞型肾细胞癌的治疗依然存在挑战。肉瘤样肾细胞癌是一种可发生在任何组织学亚型中的侵袭性肾癌。肉瘤型肾癌预后差。化疗在肉瘤型肾癌的诊疗中发挥重要作用;因此,其在肉瘤型肾癌患者中的应用已经进行了研究开发。吉西他滨联合阿霉素或联合卡培他滨治疗已经在具有肉瘤样特征的非透明细胞型或透明细胞型肿瘤患者中显示某种程度的效果。舒尼替尼联合吉西他滨的潜在疗效已经在一项关于肉瘤样肾癌的Ⅱ期试验中接受了研究。结果显示联合用药耐受良好,尤其对疾病进展迅速的患者有效。目前有正在进行的试验是对舒尼替尼联合吉西他滨和舒尼替尼单药在肉瘤样癌患者治疗中的效果进行比较。

### 三、吉西他滨联合顺铂或卡铂治疗

在非透明细胞型肾癌中,肾髓样癌极其罕见,大约占所有年轻人群原发肾脏肿瘤的 2%,转移性病变可表现于 95% 的患者中。化疗依然是该亚型的主要治疗,但预后仍不理想。集合管癌也是一种罕见的非透明细胞型肾癌,常表现在晚期病变中。将近 40% 的患者在初始表现时即有转移扩散,而大多数患者死于初始诊断后 1~3 年。集合管癌具有尿路上皮癌的生物学特征。在一项多中心前瞻性研究中,23 名既往未行治疗的患者接受了吉西他滨和顺铂或吉西他滨和卡铂治疗。结果显示缓解率达 26%,OS 为 10.5 个月。

NCCN 肾癌专家组在脚注中注明化疗是主要对肉瘤样特征的透明细胞型和非透明细胞型肾细胞癌的治疗选项。对主要呈肉瘤样特征的患者有某些效果的化疗方案包括:吉西他滨联合阿霉素或舒尼替尼(均为 2B 类)。此外,专家组声明细胞毒性化疗(吉西他滨联合卡铂或顺铂;或者紫杉醇联合卡铂)在其他诸如集合管或髓样亚型癌等非透明细胞亚型患者的治疗中导致疾病部分缓解的情况已被观察到。

## 第四节 细胞生物免疫治疗

传统的治疗药物主要有白介素 -2(interleukin-2 IL-2)以及 α- 干扰素(α-interferon,IFN-α),但由于整体的低效能和毒性而逐渐被放弃,近年来免疫系统调控机制的新进展和研究,拓宽了对免疫机制的认识,使免疫治疗再次成为转移性肾细胞癌(metastatic renal cell carcinoma mRCC)的研究热点。已经有多项临床试验用于评估新的免疫治疗药物在 mRCC 中的作用,并且近来已经有几个新的制剂被美国食品和药物管理局(FDA)批准使用。

### 一、免疫检查点抑制剂

免疫检查点阻断剂包括:PD-1/PD-L1 和 CTLA-4,是近年来临床发展较快的免疫疗法。

#### (一) PD-1/PD-L1 抑制剂

程序性死亡受体 1(programmed cell death 1,PDCD1,PD-1)位于 T 细胞表面,程序性死亡受体配

体 1（programmed cell death 1 ligand 1，PDCD1LG1，PD-L1）在众多肿瘤细胞中均有所表达，PD-L1 与 PD-1 结合后抑制 T 细胞的活化甚至诱导 T 细胞衰竭。

1. 纳武单抗（nivolumab） 是一种针对 PD-L1 的完全人源化的单克隆抗体。Topalian SL 等在Ⅰb 临床试验中，纳武单抗治疗转移性肾细胞癌的 ORR 在低剂量组（1mg/kg）和高剂量组（10mg/kg）中分别为 24%（4/17）和 31%（5/16），中位 PFS 为 7.3 个月，3 年总生存率为 52%，该研究认为抗 PD-1 抗体在肾细胞癌患者中产生了客观反应；而且不良事件似乎不影响它的使用。

Motzer RJ 等开展的Ⅱ期临床试验显示，168 例既往接受过一种以上抗血管生成药物治疗的转移性肾细胞癌患者随机接受低剂量（0.3mg/kg）、中剂量（2mg/kg）和高剂量（10mg/kg）的纳武单抗治疗，3 组的中位 PFS 分别为 2.7、4.0 和 4.2 个月，中位 OS 分别为 18.2、25.5 和 24.7 个月，ORR 分别为 20%、22% 和 20%。3~4 级不良反应在各个组中的比例分别为 5%、17% 和 13%，最常见的不良反应是乏力。该研究认为纳武单抗在 mRCC 中研究的三种剂量都具有可管理的安全性，显示了抗肿瘤活性。PFS 测定无剂量 - 反应关系。

Motzer RJ 等在Ⅲ期临床试验的对照研究中（821 例既往接受抗血管治疗失败的转移性肾细胞癌）证实了：单用纳武单抗的中位 OS 为 25.0 个月，而依维莫司为 19.6 个月，两组患者的 ORR 分别为 25% 与 5%，差异具有统计学意义。而 PFS 分别为 4.6 与 4.4 个月，无统计学意义。可以看出，纳武单抗治疗对患者的 PFS 无明显改善，但可延长患者 OS。在毒性方面与依维莫司相比，使用纳武单抗进行治疗的患者较少出现 3 级或 4 级毒性反应的情况（37% 与 19%）。对 706 名患者的二次分析表明，与使用依维莫司治疗的患者相比，使用纳武单抗治疗患者的生活质量有所改善，而依维莫司治疗的患者的生活质量较基线有所下降。

2. 阿特珠单抗（atezolizumab） 是一种人源化的抗 PDL1 抑制剂。Brahmer JR 等[12]在其Ⅰ期临床试验中，阿特珠单抗治疗转移性肾癌患者的 ORR 为 15%，中位响应时间为 17 个月，1 年和 2 年的生存率分别为 81% 和 58%。

McDermott DF 等入组 70 例转移性肾细胞癌，给予阿特珠单抗治疗（静脉注射，每 3 周 1 次）直至疾病进展。包括 63 例肾透明细胞癌和 7 例非透明细胞癌，其中 63 例肾透明细胞癌患者的中位 PFS 为 5.6 个月，中位 OS 为 28.9 个月。1 例患者未进行每 12 周的生存随访，其余 62 例肾透明细胞癌患者客观反应率 ORR 为 15%。其中 54 例发生了治疗相关不良反应，其中 67% 为 1~2 级，17% 为 3 级，无 4~5 级不良反应。3 例因相关不良反应停止使用阿特珠单抗。该研究认为阿特珠单抗具有良好的有效性和耐受性。

### （二）CTLA-4 抑制剂

细胞毒性 T 淋巴细胞抗原 4（cytotoxic T-lymphocte antigen 4，CTLA-4）是表达于活化的 T 细胞表面的一种跨膜蛋白，其激活能够抑制 T 细胞免疫应答的启动。临床前研究发现，阻断 CTLA-4 后能够恢复 T 细胞的活性并延长记忆性 T 细胞的存活时间，从而恢复身体对肿瘤细胞的免疫功能。

Hammers HJ 等对纳武单抗和伊匹单抗的不同剂量的组合进行评估，47 例患者每 3 周接受一次纳武单抗 3mg/kg 加一次伊匹单抗 1mg/kg（N3I1）或一次纳武单抗 1mg/kg 加一次伊匹单抗 3mg/kg（N1I3）的治疗，共四次，随后每 2 周接受一次纳武单抗 3mg/kg 的单药治疗，直至病情进展或出现毒性反应。中位随访时间为 22.3 个月，两组患者的 ORR 为 40.4%。N3I1 组和 N1I3 组的 2 年总生存期分别为 67.3% 和 69.6%。低剂量伊匹单抗组合毒性较低；N3I1 组和 N1I3 组分别报道了 38% 和 62% 的患者 3-4 级治疗相关不良事件。该研究认为纳武单抗联合伊匹单抗治疗在 mRCC 患者中显示出可管理的安全性、显著的抗肿瘤活性和持久的 OS 应答。

### （三）免疫联合治疗

Amin A 等评估了纳武单抗联合舒尼替尼或帕唑帕尼治疗晚期转移性肾癌的安全性和疗效，N+S 组纳入 33 名患者，ORR 为 55%，中位 PFS 为 12.7 个月，中位 OS 未到达。33 例患者均出现不良反应，3~4 级不良反应为 27 例（81.8%）N+P 组纳入 20 名患者，ORR 为 45%，中位 PFS 为 7.2 个月，中位 OS 为 27.9 个月。20 例患者均出现不良反应，3~4 级不良反应为 14 例（70%）。虽然联合用药的 OS 值得关注，但在纳武单抗中加入标准剂量的舒尼替尼或帕唑帕尼，易导致高级别毒性的发生，这也限制了联合方案今后的发展。

Motzer RJ 等报道了纳武单抗联合伊匹单抗与舒尼替尼在未经治疗的转移性肾细胞癌中的作用。1 096 例 mRCC 患者随机分为两组。在联合治疗组中，550 名患者每 3 周接受 3mg/kg 的纳武单抗加 1mg/kg 的伊匹单抗治疗，共 4 次，随后每 2 周接受 3mg/kg 的纳武单抗治疗，在靶向治疗组中，546 名患者每天接受 50mg 的舒尼替尼治疗，持续 4 周，后停药2周，治疗6周期。纳武单抗/伊匹单抗联合治疗中/低风险患者的ORR为41.6%，而舒尼替尼组为26.5%。接受免疫治疗的患者接近10%达到完全缓解，而舒尼替尼组为1.2%。然而，在高危患者中，舒尼替尼组的ORR和中位PFS均高于联合用药组；纳武单抗/伊匹单抗组的ORR为29%，舒尼替尼组的ORR为52%，中位PFS分别为15.3个月和25.1个月，风险比（HR）为2.17。在高风险患者队列中，肿瘤基线PD-L1表达较低（11%的联合治疗组患者PD-L1水平≥1%），而在中等风险或低风险的患者中，肿瘤基线PD-L1水平为26%。基线PD-L1表达≥1%的患者中，联合免疫治疗组的ORR为58%，舒尼替尼组为25%，中位PFS分别为22.8个月和5.9个月，风险比HR为0.48。这些数据表明，纳武单抗与伊匹单抗联合应用可被认为是中/低风险转移性RCC患者的一线治疗，尤其是肿瘤PD-L1表达≥1%的患者。而高风险患者似乎从一线靶向治疗中获益更多。该研究发现也挑战了当前的一线治疗方案，并已获得FDA批准用于临床治疗。

免疫检查点抑制剂治疗是通过利用机体自身的免疫系统杀伤肿瘤，其相关不良事件包括几乎所有的器官，怎样去管理这些不良事件同样也是需要进一步去探究的重点。

## 二、细胞因子治疗

常用于mRCC免疫治疗的是：IL-2和IFN-α。也是最早应用于晚期肾癌的免疫疗法。

### （一）IL-2

是T细胞产生的一种细胞因子，诱导细胞毒性和辅助性T细胞，通过产生针对肿瘤细胞的淋巴运动激活杀伤细胞，恢复免疫能力。Fyfe G等人对255例应用高剂量IL-2治疗的mRCC患者的初步研究报道，ORR为14%，CR率为5%。Alva A等人对192例转移性肾癌患者给予高剂量IL-2治疗（静脉注射，每8小时一次）mRCC的CR为6%，PR为9%，SD为22%，PD为62%，中位OS为41个月。这些数据支持白细胞介素2在符合条件的mRCC患者的治疗中继续发挥作用，但需把握患者使用条件，做好评估。

### （二）IFN-α

具有抗血管生成、促进抗原提呈和树突状细胞成熟的作用。1989年首次报道了干扰素-α治疗肾癌患者的疗效。随后Fosså SD在2000年的第三阶段研究显示，干扰素-α的反应率为15%，总生存期从3个月增加到7个月。Rini BI等人在一项对照研究中提出（732例患者入组），与干扰素单药治疗相比，贝伐单抗联合IFN-α对mRCC患者的PFS和ORR有明显的改善作用。其中位PFS分别为5.2个月和8.5个月；ORR分别为13.1%和25.5%。但联合治疗组毒性更大。紧接着他们在2010年发表了最终结果，贝伐单抗联合IFN-α组中位OS为18.3个月，IFN-α单药为17.4个月，HR=0.86（95% CI，0.73 to 1.01）虽然联合组中位OS更长，然而两者差异并没达到统计学标准。

### （三）其他细胞因子

Zhao X等人报道了Ag-DC-CIK免疫治疗的对照研究。62例无法手术的患者随机分为两组，全部给予对症支持治疗、IL-2、IFN-α，治疗组再给予6周期的自体CIK细胞治疗。结果显示：在62例不能手术的患者中，CIK治疗组的3年生存为48.8%，明显高于对照组的21.2%。中位OS分别为28个月和11个月。PFS也明显长于对照组。同时报道了60例术后患者的对照研究，同样Ag-DC-CIK治疗组3年DFS发生率为96.7%，明显高于对照组（无任何术后辅助治疗）的57.7%。

还有研究认为自体DC-CIK细胞输注后可显著提升mRCC患者免疫水平，安全性良好，可作为mRCC患者可选择的治疗方法。

## 三、癌症疫苗

疫苗的机制是通过刺激宿主的免疫系统来激活先天的或适应性的免疫系统，从而识别和攻击现有的肿瘤细胞。癌症疫苗正在发展之中，目前AGS-003和IMA-091是研究最多的两种方法。

### （一）AGS-003

Amin A等在第二阶段的试验中，在舒尼替尼的第一个周期后给予AGS-003，并继续给予5次或直到疾病进展。试验虽然提前结束登记，但仍报道了21例患者。其中：CR 0例，PR 9例，SD 4例。从登记开始的中位OS为30个月，其中12名患者的生存期超过4年。且T细胞反应良好，证实了T细胞绝对数量的增加与生存密切相关。

### （二）IMA-091

是一种由10种不同的肿瘤相关肽组成的现成疫苗，在早期临床试验中取得了很好的效果，显示出了较强的免疫应答能力。有研究表明接受环磷酰胺+IMA-091的患者有改善生存率的趋势。重要的是，免疫反应与临床结果有关，有免疫反应的患者相比无免疫反应的患者存活时间较长。

# 第五节 精准医学药物与分子靶向治疗

转移性肾癌(metastatic renal cell carcinoma, mRCC)的治疗曾经是泌尿肿瘤医师面临的一项严峻挑战，与前列腺癌、膀胱癌等不同，其对于放疗与化疗都不敏感。靶向治疗的出现可以说是转移性肾癌治疗史上的里程碑，近年来，由于其相较于传统治疗的可靠疗效及安全性越来越受到医务工作者的关注。

## 一、酪氨酸激酶抑制剂

当前已经批准用于转移性肾癌的酪氨酸激酶抑制剂(tyrosine kinase inhibitors, TKI)药物包括：舒尼替尼、索拉菲尼、帕唑帕尼和阿昔替尼。

### (一) 舒尼替尼

舒尼替尼是一种口服多靶点的血管内皮生长因子受体(VEGFR)、血小板衍生生长因子受体和其他受体酪氨酸激酶抑制剂。

Motzer RJ 等研究苏尼替尼在细胞因子难治性晚期肾细胞癌Ⅱ期试验中显示的疗效使其获得了FDA 的批准。在入组的 106 例患者中有 36 例得到了 PR，中位 PFS 为 8.3 个月。且副作用在可控范围内。Motzer RJ 等在随后的舒尼替尼与 IFN-α 的随机对照中报道，750 例未接受过治疗的患者分为两组 ORR 分别为 31% 和 6%；中位 PFS 为 11 个月和 5 个月；只是在进行分析时，两组患者的总生存期均未达到中位。该报道认为在转移性肾细胞癌患者中，使用舒尼替尼治疗的无进展生存期更长，有效率也高于接受 IFN-α 的患者。且证实舒尼替尼组患者的生活质量明显优于 IFN-α 组。并在 2009 年报道了最终的生存分析，其中舒尼替尼组的中位 OS 大于 IFN-α 组，分别为 26.4 个月和 21.8 个月。他们认为与干扰素联合治疗转移性肾细胞癌一线患者相比，舒尼替尼的总生存期更长，且无进展生存率也有所改善。2015 年舒尼替尼全球扩大临床试验治疗转移性肾癌的最终结果公布，研究显示共有 4 543 例患者接受舒尼替尼治疗，ORR 为 16%，中位 PFS 为 9.4 个月，中位 OS 为 18.7 个月。其疗效及安全性与先前研究结果一致。

### (二) 索拉非尼

索拉非尼是一种多靶点的 TKI，具有抗 VEGFR1-3、PDGFRβ、FLT3 的活性。

Escudier B 等公布了对索拉非尼(Sorafenib)的Ⅲ期随机双盲安慰剂对照试验结果。该试验入组了 903 例患者，试验组与对照组相比，患者的中位 PFS 分别为 5.5 个月和 2.8 个月，并于 2005 年 5 月进行了首次中期分析：与安慰剂相比，索拉非尼降低了死亡风险(HR=0.72；95% CI=0.54-0.94；P=0.02)。尽管此生存受益按 O' Brien-Flming 阈值而言未达统计学差异，他们仍认为与安慰剂相比，索拉非尼可延长治疗失败的晚期透明细胞肾癌患者的无进展生存期；然而，治疗会增加毒副作用。基于此 FDA 批准其用于 mRCC 的治疗。

Escudier B 等报道了一项索拉非尼与 IFN-α-2a 治疗转移性肾细胞癌的Ⅱ期随机对照试验数据：189 例患者随机分为索拉非尼组及 IFN-α-2a 组。二者 PFS 相似(5.7m vs. 5.6m)。但是，接受索拉非尼治疗的患者肿瘤缩小率更高，生活质量以及耐受性更好。

Qiu JH 等对索拉非尼联合干扰素与单独使用干扰素治疗的疗效进行了对比研究，结果显示以索拉非尼为基础的靶向治疗中晚期肾癌具有较高的疾病控制率，且不良反应可控、耐受性好(表 13-2)。

### (三) 帕唑帕尼

是一种口服的多靶点 TKI，其主要抑制 VEGFR-1、VEGFR-2、VEGFR-3 及 PDGFR-A、PDGFR-B。

Sternberg CN 等在开展的一项Ⅲ期临床试验中随机抽取了 435 例肾癌患者，并将患者以 2∶1 的比例随机分为帕唑帕尼组和安慰剂组，结果显示，帕唑帕尼组患者的中位 PFS 为 11.1 个月，长于安慰剂组患者的 2.8 个月；ORR 帕唑帕尼组患者的 ORR 为

表 13-2 治疗效果评价

| | n | CR(%) | PR(%) | SD(%) | PD(%) | RR(%) | DCR(%) |
|---|---|---|---|---|---|---|---|
| 观察组 | 74 | 4(5.41) | 16(21.62) | 42(56.76) | 12(16.22) | 20(27.03) | 62(83.78) |
| 对照组 | 53 | 2(3.77) | 11(20.75) | 20(37.74) | 20(37.74) | 13(24.53) | 33(62.26) |
| $\chi^2$ | | 0.183 | 0.014 | 3.743 | 6.489 | 0.022 | 6.489 |
| P 值 | | 0.508 | 0.543 | 0.047 | 0.007 | 0.526 | 0.007 |

30%，安慰剂组为 3%。2013 年报道了最终的总体生存（OS）：帕唑帕尼组并未显示出比安慰剂组更好的优势（22.9 个月 vs. 20.5 个月）。2009 年 FDA 批准帕唑帕尼上市。

Motzer RJ 等在一项对照研究中报道舒尼替尼与帕唑帕尼的反应率相似，在 PFS 上具有非劣效性，且 OS 与采用舒尼替尼进行治疗的患者相类似。他们认为帕唑帕尼和舒尼替尼的疗效相似，但在安全性和生活质量方面帕唑帕尼更具有优势。在评估一项随机、交叉的 PISCES 试验中也得出了相似的结论，70% 的患者倾向帕唑帕尼，22% 的患者倾向于舒尼替尼，8% 的患者无任何倾向性。

#### （四）阿昔替尼

主要抑制靶点为 VEGFR、PDGFR 和 c-Kit。Rixe O 等人发表了阿昔替尼治疗细胞因子治疗失败的转移性肾癌患者的Ⅱ期临床试验数据：52 例细胞因子治疗失败的患者，给予阿昔替尼（5mg，2 次 /d），治疗一直持续到出现不可接受的毒性或疾病进展。研究的总有效率（ORR）为 44.2%，CR 2 例，PR 21 例，SD 13 例。该研究认为阿昔替尼在细胞因子难治性转移性肾细胞癌患者中显示临床活性。

Rini BI 等报道了阿昔替尼（5mg，2 次 /d）治疗 62 名索拉非尼治疗后进展 mRCC 患者的临床数据：62 例患者中，ORR 为 22.6%，中位应答时间为 17.5 个月。中位 PFS 和 OS 时间分别为 7.4 个月和 13.6 个月。PR 14 例，SD 11 例。这一阶段研究证实了阿昔替尼在 mRCC 患者抗血管内皮生长因子抑制剂（VEGF）治疗后的活性。

Rini BI 等比较了阿昔替尼与索拉非尼在二线治疗转移性肾癌的疗效。723 例患者之前接受舒尼替尼治疗占 54%、贝伐珠单抗联合干扰素 -α 占 8%、替西罗莫司 3%、细胞因子 35%。随机分为两组：阿昔替尼 361 例，索拉非尼 362 例。阿昔替尼组的中位 PFS 为 6.7 个月，而索拉非尼组为 4.7 个月。与索拉非尼相比，阿昔替尼的 PFS 明显长于索拉非尼。证实了阿昔替尼是治疗晚期肾癌二线治疗的一种选择。由此 FDA 批准了阿昔替尼的使用。该结果也在 Motzer RJ 等人 2013 年的一项研究得到了证实。

Hutson TE 等对阿昔替尼在转移性肾癌的一线治疗中进行了评估。288 例 mRCC 患者以 2∶1 随机分配为阿昔替尼组和索拉非尼组。主要研究终点的差异无统计学意义；阿昔替尼组和索拉非尼组的中位 PFS 分别为 10.1 个月和 6.5 个月。与索拉非尼治疗相比，阿昔替尼对治疗单纯转移性肾癌患者的 PFS 无明显影响。

## 二、mTOR 抑制剂

mTOR 是一种丝氨酸 / 苏氨酸激酶。诸多研究表明，雷帕霉素衍生物作为 mTOR 抑制剂，对 mRCC 具有抗肿瘤的作用。目前，用于 mRCC 治疗的雷帕霉素衍生物主要包括替西罗莫司、依维莫司等。

#### （一）替西罗莫司

替西罗莫司是一种雷帕霉素的前体药物，具有比雷帕霉素更好的化学稳定性和可溶性。

Hudes G 等将未经治疗的高危 mRCC 患者随机分成 3 组：替西罗莫司每周 25mg 静脉注射组、INF-α $18 \times 10^6$IU 治疗每周 3 次组、替西罗莫司联合 INF-α 治疗每周 3 次组。替西罗莫司组和 INF-α 组的中位 OS 分别为 10.9 个月和 7.3 个月；中位 PFS 分别为 5.5 个月和 3.1 个月。替西罗莫司和干扰素的联合用药并未使总体生存时间和疾病无进展时间得到改善，但使严重不良反应的发生率增高。研究显示，替西罗莫司单药组 OS 长于干扰素单药组。联合组未显示出明显的 OS 优势，但是较单药组具有更大发生不良反应的风险。

#### （二）依维莫司

依维莫司也是一种 mTOR 抑制剂，与替西罗莫司的不同之处在于依维莫司可行口服给药。

Motzer RJ 等研究了 410 例舒尼替尼，索拉非尼治疗后进展的患者，将其以 2∶1 的比例随机分为依维莫司组（n=272）和安慰剂组（n=138），其中位 PFS 分别为 4.0 个月和 1.9 个月。其结果显示与安慰剂相比，在其他靶向治疗进展的转移性肾细胞癌患者中，使用依维莫司治疗可以延长无进展生存期。因此 FDA 批准了依维莫司在 mRCC 中的二线治疗方案。

Motzer RJ 等在一项Ⅲ期对照试验（RECORD-1）显示依维莫司具有良好的临床效果和安全性，VEGFR-TKI 治疗后出现疾病进展的 mRCC 患者可继续使用依维莫司。此项试验中，依维莫司组患者的中位 PFS 为 5.9 个月，安慰剂组患者的中位 PFS 为 1.9 个月，依维莫司组中位 OS 为 14.8 个月，安慰剂组为 14.4 个月。该研究表明应用依维莫司治疗可以明显延长 VEGF/TKI 抑制剂治疗失败后的患者的 PFS。

Ravaud A 等报道了依维莫司（EVE）联合贝伐珠单抗（BEV）与 INF-α 联合贝伐珠单抗（BEV）在一线治疗中的对照研究，两组中位 PFS 分别为 9.3 个月和 10.0 个月，该研究认为 EVE/BEV 与 INF-α/BEV 疗效相似，且没有新发及意料之外的不良反应发生。

还有研究表明氯喹在抑制肿瘤细胞生长的过程中与依维莫司具有协同作用。两药联合(尤其是同时给药时)可以明显加速肿瘤细胞的凋亡。

### 三、HGF-c-MET 通路阻断剂

肝细胞生长因子(hepatocyte growth factor,HGF)是 c-MET 的天然配体。HGF-c-MET 是调控血管生成、细胞增殖、细胞周期以及细胞侵袭转移等的重要信号通路。有研究表明在 VEGFR-TKI 耐药动物体内的 c-MET 表达显著上调,提示阻断 HGF-c-MET 信号通路可作为抑制肿瘤血管再生的重要途径。

Choueiri TK 等一项多中心的Ⅱ期临床试验中,入选 157 例初治 mRCC 患者按照 1∶1 的比例将其分为两组,一组患者口服卡博替尼,另一组患者口服舒尼替尼。该研究显示卡博替尼组患者的中位 PFS 为 8.2 个月,舒尼替尼组患者的中位 PFS 为 5.6 个月。ORR 分别为 46% 和 18%。他们认为卡博替尼对中危或低危 mRCC 患者的临床疗效优于舒尼替尼。基于此次研究 FDA 批准卡博替尼用于治疗晚期肾癌患者。

以现有的循证证据为基础,联合用药并未体现出治疗优势,而毒副反应的严重程度和发生率则显著增加,所以当前多数指南并未推荐靶向药物的联合应用。此外,因为 90% 左右的肾细胞癌为透明细胞癌,所以上述药物的临床研究数据绝大部分建立在透明细胞癌或以透明细胞癌成分为主的病理学基础之上。非透明细胞癌相对研究较少,而在一部分临床试验的扩展试验中,非透明细胞癌靶向治疗的效果要比透明细胞癌差。

### 四、靶向联合治疗

#### (一) 乐伐替尼(lenvatinib)

是一种酪氨酸激酶受体(RTK)抑制剂(TKI),可以抑制 VEGFR1、VEGFR2 和 VEGFR3。乐伐替尼同样可以抑制其他与病理性新生血管、肿瘤生长及癌症进展相关的 RTK,包括成纤维细胞生长因子(FGF)受体 FGFR1、2、3、4;血小板衍化生长因数受体 α(PDGFRα),KIT 及 RET。

#### (二) 依维莫司(everolimus)

是一种 mTOR 的选择性抑制剂。mTOR 是一种关键丝氨酸 - 苏氨酸激酶,在一些人体肿瘤中活性上调。依维莫司可与胞内蛋白 FKBP12 结合形成抑制性的复合体 mTORC1,该复合体可抑制 mTOR 的活性。mTOR 信号通路的抑制可导致转录调节因子 S6 核糖体蛋白激酶(S6K1)和真核生物延伸因子 4E- 结合蛋白(4E-BP)的活性降低,从而干扰细胞周期、血管新生、糖酵解等相关蛋白的翻译和合成。依维莫司可使血管内皮生长因子(VEGF)的表达减少。依维莫司是肿瘤细胞、内皮细胞、成纤维细胞、血管平滑肌细胞生长和增殖的强效抑制剂,并可在体内外抑制实体瘤的糖酵解。乐伐替尼联合依维莫司(everolimus)能增加抗血管及抗肿瘤活性,如通过体外降低人内皮细胞的增殖、管腔形成、VEGF 信号传导等,人肾细胞癌小鼠异种移植模型中肿瘤体积的变化大于单药治疗。

FDA 基于一项纳入了 153 名晚期或转移性肾癌患者的多中心研究结果的基础上,扩大了 lenvatinib 的使用,批准该药物联合依维莫司治疗既往接受抗血管生成治疗的晚期肾细胞癌患者。该研究中的患者被随机分配到三个治疗方案:18mg lenvatinib(lenvima,eisai)+5mg 依维莫司(afinitor,novartis)、24mg lenvatinib 或 10mg 依维莫司。研究结果显示,相比单药治疗,lenvatinib+ 依维莫司组(n=51)有更长的中位数 PFS(14.6 个月 vs 5.5 个月)、更长的中位数 OS(25.5 个月 vs 15.4 个月)和更高的客观反应率(37% vs 6%)。联合治疗组最常见的不良反应包括腹泻、疲劳、关节痛、肌痛、食欲下降、呕吐、恶心、口腔炎、口腔炎症、高血压、外周水肿、咳嗽、腹痛、呼吸困难、皮疹、体重下降、出血和蛋白尿。最常见的严重不良反应包括肾功能衰竭(11%)、脱水(10%)、贫血(6%)、血小板减少症(5%)、腹泻(5%)、呕吐(5%)和呼吸困难(5%)。联合治疗组和单药依维莫司治疗组中分别有 89% 和 54% 的患者因为不良反应而减量或停药。

在纪念斯隆 - 凯特林癌症中心大会上,临床肿瘤学家 Robert Motzer 博士说:lenvatinib+ 依维莫司联用是 FDA 批准的首个也是唯一一个成功治疗晚期肾细胞癌的联合用药方案,可同时抑制酪氨酸激酶和哺乳动物雷帕霉素靶蛋白,而后者是过去几十年里晚期肾癌治疗的主要作用靶标。

## 第六节 射频消融治疗与评价

近年来,随着血管腔内介入治疗的迅速发展,射频消融术(radiofrequency ablation,RFA)已经成为临床治疗肾脏恶性肿瘤的常用方法。尤其对于体质差、合并症多、麻醉风险大或不愿接受手术切除的中晚

期肾细胞癌(renal cell carcinoma,RCC)患者,介入治疗可有效抑制肿瘤生长、提高生活质量和延长生存时间。

## 一、射频消融技术的发展简史

1990年,Rossi和McGahan等首先报道利用射频消融造成肝组织热损伤的动物实验结果,提出了利用射频消融技术治疗肝肿瘤的理念。此后,许多有关射频治疗肝肿瘤的实验和临床研究报道出现,积累了丰富的临床经验,成为效果明确的一种治疗手段。除了肝肿瘤,射频消融技术成功地用来治疗其他各种实体肿瘤,如肺肿瘤、乳腺肿瘤、骨肿瘤、肾肿瘤、前列腺肿瘤等。1997年,Zlotta等利用射频消融造成人类肾肿瘤组织凝固性坏死,表明肾肿瘤射频消融治疗的可行性。1998年,M cGovern等报道了第一例经皮超声引导下针状电极人类肾细胞癌射频消融治疗,影像随访近三年完全切除率达83%。

## 二、射频消融技术原理及方法

RFA最基础的理论是高频电流沿着探针进入靶组织。这种高频电流引起组织中离子振动而摩擦产热,引起周围组织热损伤。这种热能一方面直接作用于肿瘤细胞,引起细胞内损伤,另一方面造成组织继发缺血,引起微血管闭塞。在RFA早期,组织学上能观察到靶细胞染色质模糊,胞质嗜酸性粒细胞增加,细胞边界不清和间质出血。消融完全后则看到细胞膜破裂、蛋白变性以及血栓形成,我们称之为凝固性坏死。最终的结局是凝固性坏死被纤维化所替代。RFA介导的细胞通常在50℃以上4~6min即可死亡;当温度高于60℃时则即刻引起细胞死亡。众所周知,在温度高于105℃时,会引起组织即刻碳化而使探针周围形成焦痂。焦痂的探针会使热传导障碍而降低了热消融的疗效。因此,RFA的目标温度控制在50~100℃即可。

RFA可以分为开放、经腹腔镜以及经皮三种方式。开放下的单纯RFA方式在临床上运用得不多,但有很多开放下射频辅助肾部分切除的报道。在射频广泛开展的研究机构中,腹腔镜下RFA主要运用于消融前位、中位的肿瘤以及那些临近重要器官、靠近肾门或输尿管的肿瘤。外科医师们可以通过腹腔镜充分游离这些位置的肾肿瘤,避免在消融过程中不经意的损伤。常用的分离方法包括改变患者的体位,水分离以及冰生理盐水灌注。探针的放置通常通过术中腹腔镜B超引导,这样可以更加明确肿瘤的位置和范围。经皮RFA通常运用于后位及侧位的肾肿瘤。当然,许多中位和前位的肿瘤也能经皮消融,这就需要一些像“水分离”或“肾盂灌注”的辅助方法来保证消融的可行性和安全性。经皮RFA术可选择静脉麻醉或全身麻醉,静脉麻醉能减少麻醉并发症,缩短术后恢复时间,增加了门诊治疗的可行性;全身麻醉使消融过程变得易于控制,尤其是在探针插入过程中可以控制患者呼吸运动,提高了消融的准确性。经皮RFA的引导可以通过B超、CT或者MRI。大多数研究机构使用CT引导,因为它既能给出清晰的解剖结构,又易于操作。

## 三、射频消融治疗的适应证

目前多数研究者把射频消融治疗技术作为一种姑息手术,应用于不能手术或不能耐受手术或拒绝手术的肾癌患者,其主要适应证包括:①肾癌发生于解剖性或功能性的孤立肾者,或一侧曾行根治性肾切除术而对侧出现转移者;②双侧多发肾癌;③转移性肾癌;④肾功能不全的肾癌患者;⑤肾癌的对侧肾存在某些良性疾病,如肾结石、慢性肾盂肾炎或其他可能导致肾功能恶化的疾病(如高血压、糖尿病、肾动脉狭窄等);⑥有微创治疗要求,不愿手术切除肿瘤者。

此外,还应该考虑肿瘤的几何学特性。肿瘤的大小应小于射频系统可达到的坏死范围,消融区域应有一个安全的界限。肿瘤的位置也不容忽视,肿瘤邻近肾门大血管、输尿管、肠管、肝脏、脾脏等重要器官时,可在腹腔镜下行RFA;被脂肪包绕的外生型肿瘤最适合行RFA,脂肪的隔绝作用可帮助组织达到并保持较高的温度;中央型或靠近大血管的肿瘤却因血流灌注丰富而引起热能损耗,故疗效欠佳,在RFA前行肿瘤栓塞可成功地避免这个问题并取得较好的疗效。

在最初采用射频消融治疗肾癌时,大部分研究者将其应用限制在小肿瘤并且没有转移性疾病的患者群体中。然而,近来也有报道显示单发的肺或淋巴转移也能同时用射频进行治疗。这些患者因为肾癌较小,转移单发局限也特别纳入射频治疗的适应群体。其他的应用还包括肿瘤侵袭上部集合系统导致血尿的射频治疗,其目的不是灭活整个肿瘤,而是止血。

## 四、射频消融的禁忌证

RFA的禁忌证包括凝血功能障碍、近期发生的心肌梗死、不稳定型心绞痛、急性重症感染等，输尿管或肠道离消融区域 <1cm 时是经皮 RFA 的禁忌，但可行腹腔镜下 RFA。有放射学家在两者之间注射无菌水、5% 葡萄糖溶液、$CO_2$ 或空气以避免误伤肿瘤的邻近器官。

### 五、影像监测和疗效评价

#### （一）B 超监测

因 B 超监测方法无创便捷、价格低廉是常用和首选的引导穿刺的仪器，但是较大的肿块以及肾上极肿块不易用超声引导定位治疗，此外有些肿瘤超声很难显示。在射频治疗过程，由于微小气泡形成，在肿瘤内部和周边形成暂时性的高回声区域，可以持续约 90min。回声增高区域使肿瘤的超声图像变模糊，阻碍了射频电极针进行交叠治疗时精确的再次定位。

#### （二）CT 监测

能清楚显示肿瘤和邻近结构，例如输尿管、肠、胰腺和肝脏，能够预测并减少邻近结构的热损伤发生率。CT 横断扫描能帮助临床医师明确完成大肿瘤的多次交叠治疗，并能检测手术的相关并发症，诸如集合系统出血和气胸等。但 CT 实时性不如超声，而且具有放射损伤。

#### （三）MRI 监测

MRI 可以矢状位和冠状位成像，在引导操作时更利于精确的空间定位。但 MRI 对于射频引导的有效性是有限度的。它的使用要求有 MRI 兼容性的设备和患者监护设备。因为射频消融是原位灭活肿瘤，所以影像长期随访对于射频结果的评价是很有必要的。据文献报道，完全坏死区域在 CT 或 MRI 是没有增强的，而残存肿瘤区域有持久的增强。目前文献对于适当的随访计划没有达成一致意见，但都认为早期评价是必要的，对残存肿瘤进行评估，决定是否需要重复治疗。一些放射学专家认为在射频治疗后 1 个星期内要做最初的扫描，而其他人主张 1 个月后检查，如有残存肿瘤再进行重复治疗；如没有，则通常在 3 个月、6 个月、1 年后扫描，然后根据患者身体情况逐年随访。

### 六、射频消融的并发症

RFA 并发症主要为出血（集合系统、肾周间隙、尿性囊肿）、集合系统损伤（输尿管狭窄）、邻近器官损伤（结肠）、神经肌肉损伤（神经失用症）及皮肤热损伤 5 类。最常见的是出血，发生率约为 6%，常为自限性，可发生于肾周间隙和 / 或集合系统。偶有出血入集合系统引起肾绞痛，需留置输尿管支架。在一项对 159 例患者的研究中，仅有 3 例患者的并发症由 RFA 热效应引起，包括 2 例输尿管狭窄及 1 例腰肌损伤。此外，关于针道种植的报道有 2 例。一些研究报道称靠近肾上腺的肾癌消融可引起儿茶酚胺的突然释放。一项多中心研究报道，RFA 并发症的发生率约为 8.3%，其中 6% 为轻微并发症，2.8% 为严重并发症。有 1 例吸入性肺炎致死的报道。总体而言，RFA 的并发症发生率低于开放性肾部分切除术（13.7%）和腹腔镜下肾部分切除术（33%）。

## 第七节　肾癌介入治疗与评价

外科手术是治疗肾癌的首选方法。中晚期肾癌大都侵犯肾包膜并与周围组织紧密粘连，术中不易分离，手术难度大，术中可能有致命性的大出血，部分肿瘤往往难以被彻底切除，而肿瘤介入诊疗技术是指在医学影像设备引导下，经血管或非血管途径对肿瘤进行诊断和治疗的技术，肿瘤介入诊疗技术是指在医学影像设备引导下，经血管或非血管途径对肿瘤进行诊断和治疗的技术。近年来，介入治疗技术以其微创、疗效较好、并发症少的特点，已逐渐成为肾细胞癌（renal cell carcinoma，RCC）患者的主要治疗手段。尤其适用于体质差、合并症多、不能耐受或不能接受手术治疗的中晚期肾细胞癌患者。

### 一、介入治疗的发展简史

介入放射学（interventional radiology）一词由 Margulis 早在 1967 年首次提出。1898 年，Hasher、Morton 在 Roentgen 发现 X 线不久，即用石膏作造影剂开始尸体动脉造影研究。1910 年，Franck 和 Alwens 进行了狗、兔的动脉造影试验。1923 年，Berberic 使用溴化锶注入人体血管进行造影。同年 Sicard 和 Forestier 用溴罂子油做静脉造影也获得成功。1924 年，Brook 用碘化钠做了人体股动脉造影。1929 年，Werner Frossmann 成功地将导管从自己的上臂静脉插入右心房，首创了心导管造影术，并因此获得了诺贝尔奖。1941 年，Farinas 采用股动脉切开插管做腹主动脉造影。1951年，Bierman用手术暴露人体颈总动脉和肱动脉的方法做选择性的内脏动脉造影，并进行了第一次动脉灌注化疗。1953年，瑞典放射学家Seldinger首创了经皮动脉穿刺导丝引导插管动脉造影法，成为介入放射学的基本操作技术。1962年，Newton首先采用栓塞血管的方法治疗脊椎血管瘤。1963年，Nusbaum采用动脉内灌注血管收缩剂治疗消化道出血获得成功。1964年，Dotter使用同轴导管技术，成功地为一例下肢坏疽的妇女进行了血管成形术，标志着介入放射新技术的开始。1965年，Sano用导管成功地栓塞了脑动静脉畸形。1967年，Porstman报道了非外科手术方法堵闭动脉导管。1974年，Gruntizg发明了双腔球囊导管进行血管成形术。20世纪70年代后期以来，介入放射学有了飞速发展，逐步成为一门独立的专业学科，并且已经分化出一些分支：如心脏介入放射学、神经介入放射学、肿瘤介入放射学等。是20世纪70年代后期迅速发展起来的一门边缘性学科。它是在医学影像设备的引导下，以影像诊断学和临床诊断学为基础，结合临床治疗学原理，利用导管、导丝等器材对各种疾病进行诊断及治疗的一系列技术。即：在影像医学（X线、超声、CT、MRI）的引导下，通过经皮穿刺途径或通过人体原由孔道，将特制的导管或器械插至病变部位进行诊断性造影和治疗。或组织采集，进行细胞学细菌学及生化检查。

## 二、肿瘤介入治疗主要应用技术原理及方法

近年来，随着介入治疗的逐渐成熟与发展，肿瘤介入治疗主要包括肾动脉栓塞术，经导管肾动脉化疗栓塞（TACE）与射频消融技术。本节主要介绍前两种。

### （一）肾动脉栓塞术（TRAE）

肾动脉栓塞术指通过经皮穿刺选择性经肾动脉插管，注入栓塞物质，使动脉闭塞。肾动脉栓塞的方法较多，可分为主干栓塞和分支栓塞，栓塞剂也不尽相同，主要是明胶海绵和钢圈。肾动脉近端栓塞多用于术前栓塞及肾创伤性栓塞；而周围性栓塞主要用于肾癌及肾上腺肿瘤的姑息治疗和肾血管平脂肪瘤的治疗。中晚期肾癌肿瘤体积较大，手术切除困难，化疗、放疗缺乏敏感性，预后较差。自1970年肾动脉栓塞技术开始应用以来，随着技术的进步和操作经验的积累，其不仅应用于血尿及肾癌转移灶的治疗，也应用于术前肾肿瘤栓塞，血管平滑肌脂肪瘤的治疗，血管畸形及肾移植后并发症地处理。肾动脉栓塞术应用于治疗中晚期肾癌，以其微创安全等特点成为该领域的常用技术，明显地提高了癌肿的切除率。中晚期较大体积肾癌经肾动脉栓塞后，使肿瘤组织坏死，肿瘤缩小，有利于择期手术治疗，同时缩短手术时间，减少术中出血，对提高中、晚期体积较大肾肿瘤患者癌肿切除率和提高患者生存时间、生存质量具有重要的价值。多数学者认为肾动脉栓塞术不应作为肾癌切除的术前常规治疗，有文献报道术前应用肾动脉栓塞对于肾细胞癌患者行根治性肾切除并未使生存获益；对肿瘤较小、周围无粘连、活动较大、估计手手术切除困难不大者，均可直接进行手术切除；而中晚期癌肿常体积较大，已向周围软组织浸润、粘连或者有附近淋巴结转移，手术难度大，并发症多，术前肾动脉栓塞处理是一理想的选择。

近年来，肾动脉栓塞术多采用：①血管造影方法，使用Seldinger术，局麻下经一侧股动脉穿刺插管，导入5F YASHIRO导管，依次行腹主动脉及双侧肾动脉造影，以显示肿瘤的供血动脉；②动脉栓塞方法，引入导管于腰1椎体平面行腹主动脉造影，观察双肾动脉的位置、形态和患侧的血供以及侧支血供的情况。将F4导管选择性插入腹腔-肾动脉，然后将F3微导管超选择性插入肾动脉分支，测量血管内径的大小以确定栓塞物进行栓塞（弹簧圈、明胶海绵）。释放钢圈或注入明胶海绵条时，应在透视下进行，不可有任何反流现象，以防止非靶血管误栓；③术后腹股沟区加压包扎，检查股动脉、足背动脉可扪及搏动。

Seldinger术是由Sven Ivar Seldinger于1953年提出来的血管穿刺技术，一般分为经典Seldinger术和Seldinger改良法。经典Seldinger术的定义是：①用带针芯的穿刺针穿透血管前后壁，退出针芯，缓慢向外拔针，直至血液从针尾喷出；②迅速插入导丝，拔出针，通过导丝引入导管，将导管放至主动脉，即为Seldinger术；③Seldinger改良法由Driscoll于1974年提出，其方法为，用不带针芯的穿刺针直接经皮穿刺血管，当穿刺针穿破血管前壁，进入血管内时，即可见血液从针尾喷出，再引入导丝导管即可。

目前肾癌的栓塞材料有多种，碘化油、明胶海绵颗粒为常用的栓塞剂。另外还有弹簧钢圈、无水乙醇、聚乙烯醇（PVA）等。各种栓塞材料各有优缺点。明胶海绵具有经济易得、操作简单、易于推广等优点，但不是永久性栓塞剂，不宜单独应用。弹簧钢圈属永久栓塞材料，无法行肿瘤血管末梢栓塞，只能栓

塞动脉主干，故影响疗效。无水酒精蛋白凝固作用强大，可达毛细血管水平，适合肿瘤性栓塞，且栓塞后侧支循环很难建立，但其用量、栓塞范围无法精确掌控，容易导致异位栓塞。PVA 属永久栓塞材料，可根据肿瘤血供情况灵活选择各种规格使用，栓塞效果良好。碘化油是传统的肿瘤栓塞剂，广泛应用于肝癌等恶性肿瘤的栓塞，最大优点是有亲肿瘤性，能在 X 线下显影，栓塞时可监控，沉积于病灶内有利于跟踪随访。

近年来，随着分子靶向抗肿瘤药物的临床应用并取得良好的临床疗效，以索拉菲尼为代表的分子靶向药物为肾癌患者可供选择的有效的治疗手段之一。而介入诊疗技术、器材的进步，则使肾动脉栓塞术（TRAE）及氩氦冷冻消融治疗逐步成为肾癌治疗的重要手段之一。有探讨 TRAE 与冷冻消融联合治疗Ⅲ期肾癌的临床价值的回顾性分析研究结果提示，对于不具备接受外科手术治疗及拒绝手术的Ⅲ期肾癌行 TRAE 序贯冷冻消融方法治疗，可在短期内明显降低肿瘤负荷，有效提高客观有效率，疾病控制率，延长 mPFS，提高 mOS，与目前作为标准治疗的分子靶向药物索拉非尼相比较总生存相似，且对患者生活质量及肾功能无明显影响，是不适合手术或拒绝手术的Ⅲ期肾癌患者中可供选择的切实有效的治疗手段之一，但更切实的结论需要大量的 RCT 研究和结果。

### （二）经导管肾动脉化疗栓塞（TACE）

近年来随着介入技术的发展，受到介入治疗其他肿瘤的启发，经导管肾动脉化疗栓塞（TACE）以其微创、疗效较好、并发症少的特点，已逐渐应用于晚期肾癌的姑息治疗。肾癌 95% 以上血供来自肾动脉，通过介入栓塞的方法阻断肿瘤供血动脉，可使肿瘤缺血、坏死、萎缩，从而导致肿瘤缩小，同时通过导管近距离动脉内灌注化疗药，使化疗药物直接注入肿瘤组织内，与静脉给药相比可使疗效提高 4~10 倍，显著提高治疗效果。目前有多项研究结果显示，肾动脉化疗栓塞术可以有效抑制肿瘤、缓解或终止血尿、疼痛等症状，明显提高患者生活质量，延长患者生存时间。

经导管肾动脉化疗栓塞一般方法为采用 Seldinger 术穿刺股动脉，在数字减影造影（DSA）监视下置入 5F 导管鞘，之后插入 Pigtail 导管至腹主动脉近端造影，观察肾动脉开口、走行，之后交换 Cobra 导管，超选至患侧肾动脉造影，具体观察病灶大小、肿瘤血供情况以及有无动静脉瘘等。明确供血动脉后，导管进一步插至肿瘤供血动脉主干，造影证实，经导管注入 2~3 种化疗药物（氟尿嘧啶、吉西他滨、顺铂等），剂量根据病灶大小、血供程度而定。最后使用碘化油乳剂行肿瘤血管栓塞治疗，栓塞至大部分肿瘤血管消失为止，必要时可加栓塞明胶海绵颗粒。栓塞成功的标志为再次造影显示病灶内见碘油沉积，肿瘤血管不再显影。

尽管肾动脉化疗栓塞术治疗晚期肾癌具有较好疗效，但毕竟属于姑息治疗，远期疗效并不显著。但在目前尚无其他有效治疗方法可以应用之前，肾动脉化疗栓塞术仍不失为一种较理想的姑息治疗方法。在具体的临床操作中应该把握好适应证、周密计划、谨慎操作，避免出现严重并发症。

## 三、适应证与禁忌证

### （一）适应证

发现较晚，合并临近脏器或其他部位转移，不适合手术治疗的患者：①体质较差，伴随高血压、糖尿病等等多种疾病，且不能耐受手术治疗者；②术后、放化疗后复发或并发症较多，不能耐受继续治疗者；③需尽快减瘤、减症，控制生长速度，改善生活质量；④不宜采用手术及其他方法治疗者；⑤靶向药物、生物治疗的措施需与介入治疗联合实施，以提高疗效者。

### （二）禁忌证

包括凝血功能障碍、近期发生的心肌梗死、不稳定型心绞痛、急性重症感染等。

## 四、并发症与处理原则

肾癌介入治疗术后并发症有：发热、腰痛、胃肠道反应、异位栓塞。作为单纯性及化疗栓塞后的并发症，如发热、疼痛及胃肠道反应几乎在所有患者均有不同程度的表现，这与栓塞术本身及化疗药物有关，另外，有研究报道几乎所有的术后患者均有栓塞后并发症表现。对此只需认真分析原因，对症处理即可。

## 五、评价与展望

介入治疗具有如下优势：①表皮损伤小、外表美观；②降低了麻醉危险性；③损伤小、恢复快；④特对身体正常器官的影响小。介入治疗能够尽量把药物局限在病变的部位，而大大减少了对身体和其他器官的副作用；⑤与传统手术相比，费用较低。

吕天石等报道了肾 TACE 联合射频消融（RFA）

术治疗 RCC 的研究显示，肾 TACE 联合 RFA 术治疗 RCC 创伤小、疗效确切、围手术期并发症少，是一种较为安全有效的方法。尤其对于一部分高龄、合并症较多或麻醉风险较大的患者，介入治疗可能成为其首选治疗方法。但该研究作为一项回顾性研究，纳入患者数量较少，更多观点有待大宗前瞻性研究进一步探讨。

（王海涛）

## 第八节　中医药在肾癌治疗中的应用与评价

### 一、概述

祖国医学不仅有着古老的历史，而且在现代医学发展进程中具有重要的地位。早在 2000 多年前，有关中医古代文献对肾癌的病因、临床表现、“扶正祛邪”提高机体免疫功能和抗病能力就有许多相似的记载与描述，如《素问·脉要精微论》曰“腰者肾之府，转摇不能，肾将备矣”。《金匮要略》记载“热在下焦，则尿血，亦令淋秘不通”和“肾着之病腰以下冷痛，腹负重如带五千钱”多属肾癌患者血尿和腰痛的临床表现。

肾系命门附焉，内藏元阴元阳，为水火之脏腑。肾主藏精，人是体调节代谢、维持阴阳平衡与正常生命活动的先天之本。肾脏与其他脏腑之间在功能调节上有着密切的联系。肾为先天之本，脾为后天之本。脾之健运，有赖于肾阳之温煦。肾气足，脾胃之精气补养，人则容光焕发，精力充沛，也是健康的重要标志。肾气不足，脾胃不健。脾统血，肾主骨生髓，为气生化之源。脾肾气不足，不仅可以导致贫血、失血，而且亦可以造成患者免疫系统的功能降低，不能有效的抵抗疾病的发生。古人云“正气不足”“邪之所凑”。现代医学认为，器官微环境的异常改变，宿主的免疫系统监视、杀伤和清除癌细胞的功能降低与肿瘤的发生、发展有着密切的相关性。因此，肾癌患者多体质虚弱，气血两亏、正气不足。中医扶正治疗从患者整体考虑辨证施治，补气养血、“扶正祛邪”，以调动患者的整体抗病能力，提高机体的免疫功能，达到预防肿瘤复发，控制肿瘤进展，延长患者的长期生存时间。有鉴于此，本章将重点描述有关中医扶正治则在肾癌包括术后治疗中的基本理论、中医药扶正治疗的现代认识、中医药治疗肾癌的研究进展、中医学对肾癌的认识、中医扶正治疗的经典方剂以及饮食调养等其他综合疗法。

### 二、中医扶正治疗的基本理论

中医学防治疾病的基本原则是“扶正祛邪”。所谓“正”即是指人体的“真气”或“正气”，相当于西医学中所指的机体免疫力。所谓“邪”是泛指一切致病因子的总称，相当于西医学中所称的病因及环境因素，简称“邪气”。扶正治疗是指扶助机体的正气，增强体质，主要适用于虚证，即所谓“虚则补之”。扶正治疗是对虚证选用具有补益，强壮的方药，来调补人体脏腑经络、气血津液等的不足，以调动机体的抗病能力，提高机体的免疫功能。虚证的发生，与肺、脾、肾三脏关系密切。肾为先天之本，脾为后天之本，脾肾有十分重要的免疫功能，故调补脾肾是扶正治疗的主要环节。但扶正并非简单的支持疗法，它是通过机体自稳调节机制，充分调动人体的抗病能力，使机体阴阳得以平衡，达到防病治病目的。

### 三、肾癌的虚证本质

中医学认为肾癌是由三因（内因、外因、不内外因）引起邪入脏腑，在“正气”虚即机体免疫力低下或缺陷的状态下发生和发展的。由此看来，中医与西医对肾癌发生与发展的认识也是一致的，都认为机体的免疫力或者正气是决定致癌的重要因素，只有从根本上解决这个问题，才能有效预防及治愈。

肾癌患者包括术后时的机体免疫力明显降低，本质上是属于虚证，采用中医治疗时，应强调整体观念，重视扶正治疗的重要性，增强机体整体的免疫力和抵抗力。这些观点与西医治疗肿瘤及其他疾病时都强调必须维护和增强人体免疫力的要求相一致。在现代医学治疗过程中，如手术、放疗、化疗不可幸免地均可损伤机体的整体免疫功能，并有不同程度的毒副作用；而中医药在这一方面具有不可替代的作用。因此，肾癌术后中医扶正治疗是治疗学上的必然发展趋势。

### 四、扶正治疗的现代认识

大量的实验研究及临床实践证明，扶正方药对人体的免疫系统功能具有调节作用，能够提高或改善虚证患者的免疫状态。如（补气）健脾益气药中的人参、白术、党参、黄芪等具有促进单核吞噬细胞系统的吞噬功能，诱生干扰素；肉桂、仙茅等温补肾阳药物具有促进抗体提前形成的作用；菟丝子、枸杞子均可促进淋巴细胞的转化；枸杞子还可增加 IgG、IgA、IgM 含量及抗体效价及抗体生成细胞，提高血清溶菌酶活力，提高 NK 细胞及 IL-2 活性，抗衰老；女贞子可增加白细胞数，促进 T 细胞活性，对 IL-2 有双向调节作用；玄参、麦冬、生地等可调整阴虚动物脾脏的核酸代谢紊乱，调整免疫功能；鳖甲、玄参、天冬、沙参、麦冬、五味子、生地、枸杞子、枣仁等被称为“免疫激发剂”，可激发 T 细胞、B 细胞转化；杜仲、补骨脂均可提高小鼠腹腔巨噬细胞的吞噬功能，杜仲还可提高 T 淋巴细胞转化率，升高血清免疫球蛋白水平，提高血浆 cAMP 含量；冬虫夏草可增强脾巨噬细胞活性，促进脾脏 DNA 合成及脾淋巴细胞的增殖，提高 NK 细胞活性，抑制器官移植排斥反应。补益类方药四君子汤、四物汤、右归丸、六味地黄丸、八味地黄丸、参脉注射液等均可明显提高人体的免疫功能。补肾益气方药治疗肿瘤，可明显改善患者的细胞和体液免疫功能，如小柴胡汤能增强肿瘤（肾癌术后）患者巨噬细胞、K 细胞、NK 细胞、LAK 细胞的杀伤功能，促进体内细胞产生干扰素和白细胞介素；中药复方（白芍、人参、黄芪、猪苓、枸杞子等）治疗肿瘤（肾癌）有不同程度地诱生 IL-1、IL-2、IL-3、IL-6、TNF、IFN 等的作用，从而通过细胞因子机制提高肿瘤（肾癌术后）患者的机体免疫能力，达到预防肿瘤复发的目的。可见，扶正药具有广泛的提高免疫作用。由此通过增强免疫抗病能力维持内环境的稳定，使正复邪去，五脏安和。

总之，扶正治疗作为中医治疗肾癌包括术后的基本治则，对患者的免疫功能起到调节作用，达到治疗和预防肿复发，防止术后并发症以及减少放化疗副反应的作用，是中医的治疗特色。

## 五、中医药治疗肾癌的研究进展

肾癌早期症状一般不为人们所重视。明确诊断多为中晚期，且预后不良。虽然单纯用中药治疗肾癌文献报道较少，但中医中药在晚期肾癌的姑息性治疗，减轻患者痛苦，提高机体免疫功能，减轻放化疗毒副反应，延缓肿瘤生长速度等方面显示了一定的疗效。一组报道应用中药复方（生地黄、白术、山茱萸、茯苓、山药、泽泻、姜半夏、桑寄生、茯神各 10g，薏苡仁、半枝莲各 15g，三七粉 5g，炙甘草 3g）联合白介素 2 及干扰素治疗Ⅲ、Ⅳ期肾癌患者，可提高患者细胞免疫功能，改善患者功能及生活质量，减轻毒副作用。有人将 67 例肾癌患者随机分为试验组 35 例，对照组 32 例，均给予放、化疗及干扰素等常规药物治疗，试验组在此基础上加用软坚散结中药（牡蛎 30g、昆布 12g、海藻 12g、鳖甲 30g、黄芪 15g、白花蛇舌草 20g、川芎 12g），共治疗 8 周。结果加用中药的患者组总有效率 91.4%，对照组 71.9%，且不良反应发生率也低。另有一组早期肾癌术后患者 60 例，随机分为 2 组。一组患者合理应用干扰素等常规药物进行后期治疗，另一组患者加用中药（生地 30g、山药 20g、山茱萸 12g、白花蛇舌草 30g、红参 30g、川芎 5g、桑寄生 12g、鳖甲 5g、黄芪 20g），共治疗 6~18 周。结果经治疗两组患者均取得较好效果。1 年后随访，加用中药组患者病情仍较稳定，未发生恶化的患者达 93.3%，远高于不用中药组的 66.7%，认为早期肾癌保肾术后应用中药不仅利于患者康复，减少并发症的发生，且远期疗效好，明显提高患者生存质量。另有观察 120 例患者肾癌术后研究，一组患者用重组人干扰素 α2b 免疫治疗，另一组加用补肾益气扶正汤（太子参、生地、熟地、白花蛇舌草各 30g，白术、山药各 20g，赤芍、猪茯苓、半枝莲、旱莲草各 15g，黄精、川芎、杜仲各 12g），结果看到加用中药能有效减轻重组人干扰素 $\alpha_{2b}$ 免疫治疗产生的毒副反应，提高患者治疗效果。提示在重组人干扰素 $\alpha_{2b}$ 免疫治疗的基础上结合补肾益气扶正汤治疗能有效纠正机体免疫功能紊乱状态，诱导机体 Th1 免疫反应，并合成及分泌与 Th1 型相关的细胞因子如 γ- 干扰素、免疫杀伤因子及吞噬细胞，从而激活机体免疫系统发挥抗肿瘤作用。

近年来运用单味中药的有效成分，对肾癌的实验研究和临床观察获得了一定的进展。有报道采用人体肾癌组织小鼠肾包膜下移植，观察茜草对肾癌的抑制作用。研究发现其具有抑制肾癌瘤体生长作用。在本实验条件下平均有效率优于常规化疗药物，茜草对小鼠白细胞、血小板无明显影响。康莱特注射液（KIT）系从中药薏苡仁提取的抗肿瘤制剂，有学者利用 KLT 对肾癌细胞的放射敏感性作用进行了研究，以期提高辐射线对肾癌细胞的杀伤作用。方法利用细胞克隆技术进行剂量 - 存活曲线分析，末端脱氧核苷酸转移酶法检测细胞凋亡，免疫细胞化学成分分析法分析 bcl-2 和 PCNA 基因表达，研究结果 KLT 具有明显提高 GRC-1 细胞（人肾颗粒细胞癌细胞系）的放射敏感性。作用机制是诱发 GRC-1 细胞凋亡，抑制 GRC-1 细胞 bc1-2 基因表达和上调 PCNA 基因表达。土贝母是葫芦科植物假贝母的块茎，临床上常用土贝母制剂治疗病毒性疾病。有学者观察了土贝母制剂对体外培养的人肾颗粒细胞癌细胞系 GRC-1 和裸鼠移植性人肾透明细胞癌 RLC-310 的生长,组织形态学改变,癌细胞 DNA 含量及细胞周期的影响。结果土贝母制剂对体外培养 GRC-1 和 GLC-310 的生长具有明显抑制作用,可阻止 GRC-1 及 RLC-310 细胞由 G0/G1 期向 S 期进展,抑制 DNA 合成,并使 DNA 指数下降。一组研究观察中药叶下珠提取物对人肾癌 786-0 细胞增殖抑制作用并探讨叶下珠提取物发挥该作用的机制,不同浓度的叶下珠对 786-0 细胞增殖的影响。CCK-8 法结果提示,不同浓度的叶下珠均可显著抑制肾癌 786-0 细胞的增殖,且抑制率呈时间、剂量依赖关系。也有报道将不同浓度的槌果藤与肾癌细胞共同培养,利用 MTT 比色法、Transwell 小室、Western Blot 法检测槌果藤对肾癌细胞增殖、侵袭、迁移能力以及雷帕霉素靶蛋白(mTOR)、雷帕霉素靶蛋白 P(p-mTOR)表达的影响。结果槌果藤可显著抑制肾癌细胞的增殖、侵袭和迁移,并呈时间和浓度依赖性,10μg/ml、20μg/ml、40μg/ml 浓度的槌果藤可显著下调 p-mTOR 表达水平,但对 mTOR 表达无影响。一组研究发现,益气活血解毒方(主要药物为莪术、白芍、龙葵等)既可调节肾癌小鼠免疫功能,同时体外研究亦证明其对肾癌细胞具有抑制作用,作用机制包括诱导细胞凋亡,逆转细胞多药耐药,抑制肿瘤新生血管生成。这些研究从一个侧面说明中药治疗的可能机制,对临床应用中药治疗提供了一定的实验依据。

## 六、中医学对肾癌治疗的思维方法

### (一) 中医学对肾癌与病因的认识

中医古籍中对肾癌的描述很少,有些文献中散在出现"肾岩"一词。这与现代医学的肾肿瘤不是同一种病,而是指阴茎癌,两者不能混淆。本病中医记载较少主要与肾脏位置较深,不易直观有关。在中医古代文献中也有很多与肾癌的症状相类似的记载,如《素问·脉要精微论》曰:"腰者肾之府,转摇不能,肾将备矣。"《金匮要略》记载"热在下焦者,则尿血,亦令淋泌不通""肾着之病……腰以下冷痛,腹重如带五千钱。"临床多属中医"血尿""腰痛""癥积"范畴。

中医认为本病多由肾气不足,水湿不化,湿毒之邪内蕴,或外感湿热毒邪,搏结气血,结于少阴。肾癌辨证应辨疾病的早晚期,早期多为本虚标实,肾气不足,湿毒蕴结,气血瘀阻为主。中晚期则以为本虚为主,气血亏虚,毒热瘀结。单纯应用中医药治疗肾癌(肿瘤)的报道不多,多用于根治性肿瘤切除术后或肿瘤晚期复发转移,以及用于肿瘤放化疗后的辅助治疗。

### (二) 肾癌的中医分型与辨证论治

1. 湿热瘀毒型　患者主症以间断血尿,尿色鲜红,腰痛坠胀不适,腰腹部可扪及肿块,伴有低热、口渴、纳呆,舌质暗红,苔黄腻,脉滑数或弦滑者为湿热瘀毒型。治则以清热利湿,活血散结为主。经典方药包括:龙蛇羊泉汤加减白英 15g、龙葵 15g、蛇莓 15g、半枝莲 20g、瞿麦 10g、扁蓄 10g、黄柏 10g、土茯苓 15g、滑石 10g、大黄炭 8g、栀子 10g、生地 15g、小蓟 10g,每天 1 剂,水煎服用。方剂加减:尿血不止者,加仙鹤草 15g、白茅根 2g、侧柏叶 15g、茜草 10g;纳呆者,加陈皮 10g、神曲 10g、炒谷芽 15g;恶心呕吐者,加法夏 6g、竹茹 6g;咽干,手足心热者,加女贞子 10g、旱莲草 10g。

2. 肾虚蕴毒型　主症表现为腰痛加剧,见腰腹部肿块,腰痛喜按,小便短赤带血,疲倦乏力,形体消瘦,低热,纳少,舌质暗红,苔薄黄何脉弦数。治则以补肾益气,解毒散结。经典方药以左归丸加减:熟地 10g、淮山药 12g、枸杞子 10g、龟板 10g、菟丝子 10g、女贞子 10g、生黄芪 30g、土茯苓 20g、马鞭草 30g、仙鹤草 20g、半枝莲 20g。每天 1 剂,水煎服用。血尿重者可加大小蓟各 20g、血余炭 10g;疼痛甚者加元胡 12g、白芍 20g;低热盗汗阴虚者加旱莲草 20g、地骨皮 15g。

3. 气血两虚型　主证表现以腰腹部肿块日见增大,腰痛日甚,血尿不止。精神萎靡、气短乏力、面色晄白、形体消瘦、腹胀、口干、低热,舌质淡暗,苔白,脉沉细。治则以补气养血,解毒散结为主。经典方药以八珍汤加减:黄芪 20g、太子参 20g、白术 20g、茯苓 20g、当归 10g、白芍 10g、熟地 20g、女贞子 20g、枸杞子 15g、地骨皮 10g、半枝莲 30g、干蟾皮 3g,僵蚕 6g。每天 1 剂,水煎服用。根据患者个体情况,方剂用药可适当加减,如兼肾阴虚者加山茱萸 10g、龟板 10g(先煎);兼肾阳虚者加菟丝子 15g、鹿角胶 10g(烊化);若血尿不止者,加大小蓟各 15g、血余炭 10g、仙鹤草 20g;腰痛甚者加元胡 10g、白芍 15g,乳香 3g。

### (三) 辨病选中药成方

1. 六味地黄丸　熟地、山茱萸、山药、泽泻、茯苓、丹皮。有滋阴补肾功效,适用于各期肾癌患者,每次 6g,每天 2 次。

2. 金匮肾气丸　六味地黄丸加肉桂、附片组成。具有温阳益肾功效,适用于肾癌或肾癌术后肾气虚者。每次6g,每天2次。

3. 加味西黄丸 主要成分为牛黄、麝香、乳香、没药等。有清热解毒,活血散结功效,每次9g,每天2次。

**(四)中医名医验方**

1.《张代钊癌的扶正培本治疗》 生地12g、小蓟15g、滑石15g、蒲黄10g、藕节30g、竹叶10g、栀子10g、当归15g、甘草3g、猪苓10g、金银花10g、太子参15g、白术12g。水煎,每天1剂,分2次服用。适用肾癌出血合或合并感染者;

2.《段风舞肿瘤经验方》 ①小蓟30g、瞿麦30g、石见穿30g、白花蛇舌草30g、赤芍15g、炮山甲15g、补骨脂10g、续断30g、牛膝30g。水煎,每天1剂,分2次服用,适用于各期肾癌。②生地6g、熟地6g、山药12g、山茱萸12g、丹皮10g、丹皮10g、茯苓10g、泽泻10g、骨碎补10g、女贞子10g、怀牛膝10g、扁蓄10g、阿胶10g(烊化兑服)、桂枝7g、猪苓15g、龙葵15g、白英15g、黄芪30g、枸杞子30g。水煎,每天1剂,分2次服用,适用于肾癌偏肾虚,或有午后低热者。

3. 谢文伟《中医成功治疗肿瘤一百例》 ①牡蛎15g(先煎)、穿山甲12g、桃仁6g、杏仁6g、五灵脂9g、全蝎3g、青皮6g,木香4.5g(后下)。水煎,每日1剂,分2次服用,适用于各期肾癌。②生黄芪30g、炮附子6g、薏苡仁30g、败酱草20g、白芍20g、生甘草20g、熟地60g、鹿角霜30g、白芥子6g、麻黄3g、肉桂3g、炮姜6g。水煎,每日一剂,分2次服用,适应于肾癌肾阳亏虚,湿毒内盛者。③大蓟30g、小蓟30g、瞿麦30g、石见穿30g、白花蛇舌草30g、半枝莲30g、赤芍20g、炮山甲15g、续断30g、牛膝30g、猪苓15g。水煎,每天1剂,分2次服用,适应于肾癌瘀血内阻者。④大黄12g、水蛭3g、莪术9g、土鳖虫6g、生地30g、红参10g(嚼服)、黄芪30g、甲珠15g、赤芍12g。疼痛剧烈加延胡索10g、郁金10g、乳香6g、没药6g。出血多加炒蒲黄10g、阿胶10g、三七粉15g。水煎,每日一剂,分2次服用,适用于肾癌气血瘀结者。⑤生地30g、山药30g、山茱萸15g、茯苓30g、桑寄生30g、制鳖甲30g(先煎)、三七粉3g(烊化兑服用)、阿胶10g(烊化兑服)、小蓟12g、半枝莲30g、白花蛇舌草30g。水煎,每天1剂,分2次服用。适用于肾癌肾阴虚者。

## 七、围手术期及放化疗后的中药治疗

**(一)术前的中药治疗**

以减轻患者症状,改善身体条件为主,使之能顺利地完成手术,较少地损耗人体正气,防止癌细胞进一步扩散,以利于进行其他综合治疗。术前扶正治疗,大多选用补气养血、健脾益气、滋补肝肾药物,如四君子汤、四物汤、八珍汤、十全大补汤、保元汤、六味地黄丸等。可增强患者周围血液中的白细胞总数及T淋巴细胞活性,提高机体免疫功能。基本方剂药物组成:熟地24g、淮山药12g、山茱萸12g、泽泻9g、牡丹皮9g、黄芪30g、当归10g、半枝莲20g、白花蛇舌草20g、白茅根9g、西洋参10g,根据患者临床表现不同,可酌情加减:伴血尿者,加血余炭10g、侧柏炭10g、大小蓟各10g、三七粉1.5g(冲服);小便不畅者,加竹叶6g、猪苓10g、冬葵子10g。贫血者加阿胶10g(烊化)、大枣10g等。用法:水煎,每天1剂,分2次服用。

**(二)术后的中药治疗**

预防感染发生,促进创口愈合为主。近期主要是治疗手术所造成的一些并发症,如低热、盗汗、食欲减退、乏力等气血衰弱,血虚生热等,可用四君子汤、八珍汤、十全大补汤辨证加减治疗。术后并发感染、发热,给予清热解毒药物治疗。总之,出现不同的并发症,应辨证给予不同的治疗,尽早恢复正气,为进一步综合治疗创造条件。

基本药物组成:生黄芪30g、白参10g(蒸兑)、白术10g、茯苓12g、甘草5g、法夏6g、陈皮9g、炒谷芽15g、炒麦芽15g、当归20g、枸杞子30g、陈皮10g。加减:排气困难加莱菔子10g、枳壳10g、厚朴10g;下腹不适者加川楝子6g、乌药10g、木香6g。伤口疼痛加元胡10g、桃仁10g等。用法:水煎,每日1剂,分2次服用。

**(三)放疗后的中药治疗**

放射治疗的全身常见的反应有头昏、乏力、白细胞减少。一般用补益气血、滋补肝肾的中药治疗,如黄芪、党参、生熟地、当归、女贞子、枸杞子、菟丝子、补骨脂等。消化道胃肠功能失调,如食欲减退、腹胀、恶心、甚至呕吐,治宜健脾理气、降逆止呕,药用四君子汤加陈皮、法半夏、竹茹等。鸡鸣腹泻,大便见不消化食物者,可加薏苡仁、木香、神曲、焦山楂、炒麦芽、鸡内金等消导药。放射性肝炎出现转氨酶升高,可用健脾利湿,清热解毒药物治疗,药用茵陈、栀子、柴胡等。血红蛋白减少,一般用八珍汤等方药治疗。基本药物组成:黄精10g、枸杞子10g、鸡血藤30g、北沙参30g、麦冬15g、天冬15g、天花粉15g、女贞子15g、黄芪15g、炒麦芽10g、鸡内金10g、五味子6g、石韦30g。对血尿明显者,加大蓟30g、小蓟30g、仙鹤草 30g;湿热较盛者,加萹蓄 15g、瞿麦 15g。用法:水煎,每日 1 剂,分 2 次服用。

### (四) 化疗后毒副反应的中药治疗

中医药治疗化疗后毒副反应,主要以减轻化疗药物引起的毒副反应为主。化疗的毒副反应的临床表现很复杂,归纳起来有以下四方面:①全身反应:表现为头昏、乏力、汗多、食欲减退、精神差、睡眠不安、多噩梦、易惊醒。中医辨证多为气血两虚、肝肾不足,治以补气养血、滋补肝肾,可用四君子汤、四物汤、补中益气汤、八珍汤、十全大补汤、六味地黄汤辨证加减。基本药物组成:黄精 20g、枸杞子 30g、鸡血藤 30g、北沙参 30g、麦冬 15g、天冬 15g、天花粉 15g、女贞子 15g、黄芪 30g、炒麦芽 10g、鸡内金 10g、五味子 6g,石韦 30g;加减:心悸加炙甘草 10g、远志 10g、夜交藤 15g;乏力汗多加浮小麦 20g、太子参 10g 等。用法:水煎,每天 1 剂,分 2 次服用。②骨髓抑制:最常见的是白细胞和血小板减少,部分患者还出现红细胞减少及血红蛋白降低,严重时可发生全血减少或并发再障。主要临床表现为头昏、乏力、易出汗等气虚表现,治疗以健脾补肾治则为主,药用人参、黄芪、麦冬、五味子、黄精、山药;必要时可加用滋补肝肾药,如女贞子、枸杞子、菟丝子、补骨脂等。③血小板减少症:一般为气血两亏,气不摄血,血虚生热,血热妄动,引起出血等表现。原则上给以气血双补治疗,以补气摄血、凉血止血,药用生黄芪、仙鹤草、生地黄、玄参、大枣、鸡血藤、女贞子、龟甲胶、鳖甲胶等。红细胞减少,患者出现头昏目眩,面色苍白无华,心悸怔忡,多噩梦。基本药物组成:党参 30g、人参 10g、黄芪 30g、熟地 15g、当归 15g、鸡血藤 15g、龟甲胶 10g、鳖甲胶 10g、紫河车 10g、阿胶 15g、大枣 15g、枸杞子 15g、桂圆肉 15g。尿血者加小蓟 10g、侧柏叶 15g;乏力汗多加浮小麦 10g、太子参 10g 等。用法:水煎,每天 1 剂,分 2 次服用。④消化道反应:抗肿药物的副作用几乎都能引起不同程度的消化道反应,常见症状有:食欲减退,上腹饱满,恶心呕吐,腹痛腹胀,严重者出现血性腹泻而危及生命。化疗药物科可直抑制肠道黏膜上皮细胞以及药物对自主神经系统和延髓化学感受器刺激作用有关。中医药治疗以健脾利湿、理气和胃,降逆止呕主要治则。基本药物成:党参 15g、白术 15g、茯苓 15g、薏苡仁 15g、陈皮 9g、竹茹 9g、旋覆花 15g、法半夏 6g、佩兰 15g、神曲 15g、焦山楂 30g、鸡内金 15g、炒麦芽 15g、炒谷芽 15g。腹痛者加木香 6g、元胡 10g、白芍 10g;腹泻者加肉豆蔻 10g、山药 10g、芡实 10g、莲子肉 10g 等。用法:水煎,每天 1 剂,分 2 次服用。

### (五) 饮食调养

①术前饮食:肾癌患者术前应进容易消化吸收、富有营养的食品,如蔬菜、瘦肉、鸡蛋等,以维持人体营养,增强机体的抗病能力,为手术治疗创造条件;②术后饮食:肾癌术后,因损伤正气,肾气大伤,伤气耗血,气血两虚。宜补气养血,食用富含蛋白质的食物如牛奶、豆浆、土豆泥、青豆泥、菠菜泥、鱼羹等,也可用枸杞子炒肉食用,但注意不宜食用过多过饱;③放疗时饮食:放疗期间,肾阴亏损,宜滋肾阴养血生津之品,选用鲜水果、鲜蔬菜,如菠菜、苹果、山梨、龙眼肉、核桃仁、枸杞子、银耳汤等;④化疗时饮食:化疗时患者因气血两伤,加之药物副作用,而阴液耗伤,气伤血耗,更应进食滋阴补气食物,如鱼羹、龟肉汤、甲鱼汤、香菇汤、银耳汤、燕窝、苹果汁、银杏、肉片粥、鸡汤等,均可选择食用。有呕吐者,可用生姜汤;⑤肾癌晚期患者饮食多有气血均伤,阴阳失调,宜调整阴阳,益气养血。可酌情食用以上食品外,亦可选用胡桃人参汤、银耳汤、果仁膏等。

## 八、问题与展望

中西医结合基础研究与临床实践紧跟泌尿外科学发展的时代步伐,从综合走向分析,从宏观走向微观,从经验医学走向科学医学。依靠现代科学技术和循证医学方法,将传统的中医学(药)逐步提高到现代化中医学(药)水平。在肿瘤防治研究领域和临床实践中,中医(药)扶正治疗肾癌的现代策略已引起国内外学者的高度关注。基于肾癌对多种化疗药物的不敏感和产生耐药性、免疫抑制和严重的毒副作用,全身化疗治疗肾癌已很少被临床应用。尽管细胞生物免疫和抗肿瘤血管的分子靶向治疗肾癌能够缓解患者的临床症状,控制肿瘤的进展和延长患者的长期生存时间,但因其副作用大,治疗费用高,许多患者不能完成细胞生物免疫治疗疗程。中医(药)扶正治疗从整体医学出发,调整肾癌患者的总体抗病能力、提高免疫系统的监视、杀伤与清除残存癌的功能,必将成为我国中西医结合治疗肾癌新的辅助治疗方法。需要指出的是,肾癌中医(药)扶正治疗尚有许多工作要做,包括个体治疗辨证施治、经典处方的作用机制、规范化治疗以及有效性等相关问题,仍需大量的临床实践、前瞻性研究和对长期随访结果做出评价。

(张亚强)

## 参考文献

[1] ALVA A, DANIELS GA, WONG MK, et al. Contemporary experience with high-dose interleukin-2 therapy and impact on survival in patients with metastatic melanoma and metastatic renal cell carcinoma [J]. Cancer Immunol Immunother, 2016, 65 (12): 1533-1544.

[2] AMIN A, DUDEK AZ, LOGAN TF, et al. Survival with AGS-003, an autologous dendritic cell-based immunotherapy, in combination with sunitinib in unfavorable risk patients with advanced renal cell carcinoma (RCC): Phase 2 study results [J]. J Immunother Cancer, 2015, 3: 14.

[3] BRAHMER JR, TYKODI SS, CHOW LQ, et al.Safety and activity of anti-PD-L1 antibody in patients with advanced cancer [J]. N Engl J Med, 2012, 366 (26): 2455-2465.

[4] ESCUDIER B, EISEN T, STADLER WM, et al. Sorafenib in advanced clear-cell renal-cell carcinoma [J]. N Engl J Med, 2007, 365 (2): 125-134.

[5] GORE ME, SZCZYLIK C, PORTA C, et al. Final results from the large sunitinib global expanded-access trial in metastatic renal cell carcinoma [J]. Br J Cancer, 2015, 113 (1): 12-19.

[6] 陈卫，王煊，黄加胜．肾动脉化疗栓塞术治疗晚期肾癌的临床价值[J]. 中国实用医药，2016, 11 (36): 67-68.

[7] 吕天石，王灏琛，王健，等．经导管肾动脉化疗栓塞联合射频消融术治疗肾癌的疗效分析[J]. 中国介入影像与治疗学，2017, 14 (5): 261-265.

[8] 马建辉．中国晚期肾癌靶向治疗的现状[J]. 中国肿瘤临床，2017, 44 (24): 1223-1225.

[9] 盛锡楠，郭军．晚期泌尿肿瘤的免疫治疗现状及其进展[J]. 中国医学前沿杂志（电子版），2017, 9 (10): 8-14.

# 第十四章

# 囊性肾癌与外科治疗

囊性肾癌(cystic renal cell carcinoma)的概念存在争议,不同专业角度有不同的解释。影像学资料表明约10%~22%的肾细胞癌以单房或多房性囊肿形式出现,故有人将囊性成分占75%以上的肾癌称为囊性肾癌;而从病理学角度讲,囊性肾癌是指囊壁和囊间隔覆盖一层或多层肿瘤上皮细胞,肿瘤可呈乳头状生长向囊腔突出,或为囊壁上的癌变,又称囊腺癌。其恶性程度低,预后好,治疗后极少复发或转移。

## 第一节　囊性肾癌分类与病理

### 一、多房性囊性肾癌

多房性囊性肾癌约占囊性肾癌15%~40%。在2004年世界卫生组织肾肿瘤的分类中,将多房性囊性肾癌归类为肾透明细胞癌的一个亚型。其特征是由大小不等,互不相通的多个囊组成,囊内充满透明,浆液性或胶质性囊液,囊壁通常是光滑的。大部分囊壁覆以单层癌细胞,细胞富含胞质,细胞核小。囊间隔由纤维组织构成,伴有钙化,纤维隔群集癌细胞(图14-1A、B)。有时从囊壁凸出小的固体肿瘤结节,固体成分不超过整个肿瘤体积的10%,肉眼看不见肿瘤结节。病理类型几乎为低级透明细胞癌,罕见乳头状癌。病变几乎都局限于肾脏,极少复发和转移。

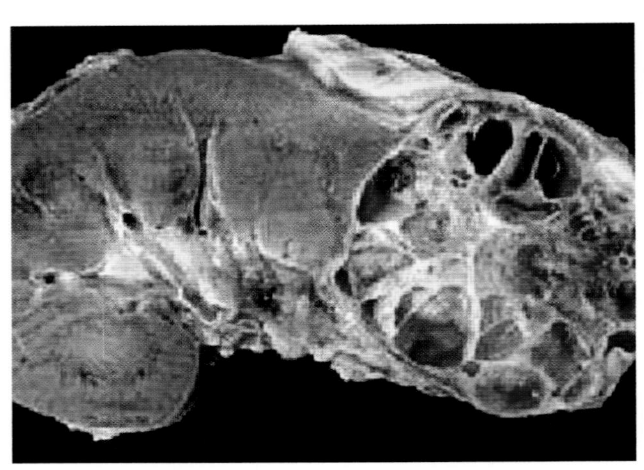

图14-1A　显示房性囊性肾癌的大体标本

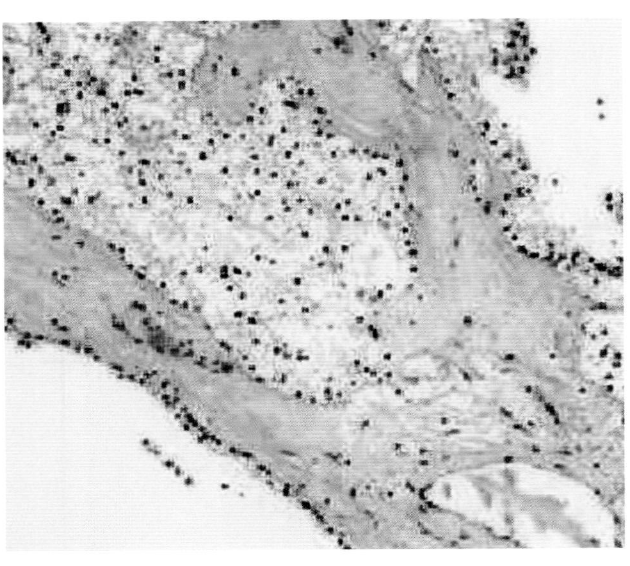

图14-1B　囊性肾癌囊间隔被覆透明细组织学特征(HE ×200)

### 二、单房性囊性肾癌

单房性囊性肾癌约占10%~33%,病理组织学特点为单一囊肿,囊内充满浆液性或血性囊液,囊壁不规则增厚,表现为小的斑块、结节或肿瘤赘生物。通常病理为乳头状癌,少见有透明细胞癌,大部分患者肿瘤局限于囊肿内,罕见有肿瘤侵犯邻近肾组织的病例。

### 三、坏死性囊性肾癌

坏死性囊性肾癌约占 20%~33%，由多个囊肿组成，充满出血坏死残存组织，由纤维组织和肿瘤细胞构成的不规则而且紊乱的囊壁将囊肿分隔开（图 14-2A、B）。该类型又分为两种亚型，一种是广泛坏死的囊性肾癌，其坏死部分超过整个肿瘤体积的 90%，另一种是坏死部分超过肿瘤体积的 50%。囊腔内充满残存的坏死细胞。组织学上通常是透明细胞癌，乳头状癌不常见。这种类型的囊性肾癌容易进展和转移，预后不良。

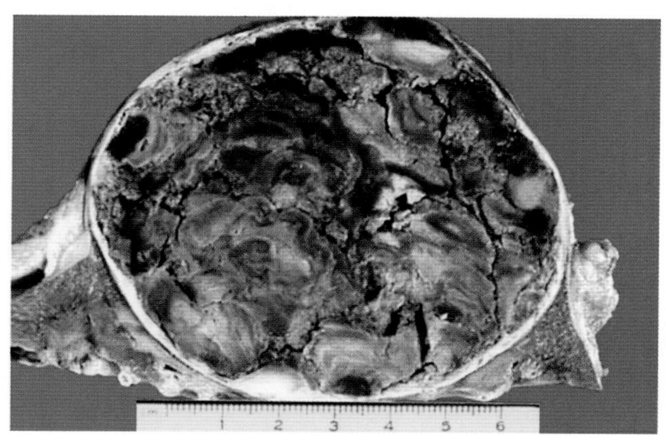

图 14-2A　大体标本显示肿瘤出血、坏死

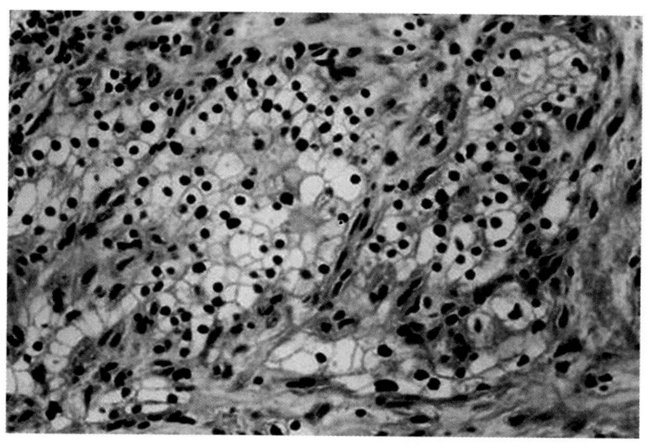

图 14-2B　病理组织学特征为囊壁有透明细胞癌巢生长

### 四、单房性肾囊肿伴癌结节

单房性肾囊肿伴癌结节约占 0~18%，病理组织学特征是在原有的单房性肾囊肿囊壁上形成一个或多个肿瘤结节。这种类型肾囊性癌罕见，通常为透明细胞癌或乳头状癌。

## 第二节　囊性肾癌的诊断与外科治疗

囊性肾癌大约占肾癌的 10%~15%，其临床表现与实体性肾癌相似，症状和体征包括腹部包块，腹痛，血尿。发病年龄为 20~76 岁，以 40~60 岁多见，男女比例约 3∶1。肿瘤直径为 25~130mm。初诊时的转移发生率低于实体性肾癌，几乎所有患者病变都局限于肾脏，没有合并肾静脉或腔静脉受侵犯的报道。多房型囊性肾癌几乎都是低分级、低分期，1 期约占 60%~75%，而实性肾癌 1 期则只占 38%。囊性肾癌治疗后很少发生复发或转移。

### 一、影像学诊断要点

囊性肾癌大多无症状，往往是影像学检查时无意中发现：①囊性肾癌是乏血管肿瘤，B 超检查方便易行，超声显像为反射极少的低回声，甚至表现为无回声，可精确区分单发或多发囊肿，但很难证实囊肿的恶性特征，对囊性肾癌诊断率低；② CT 检查明显优于 B 超，增强薄层 CT 扫描是最有效的术前检查手段，当发现肾囊肿时，应行 CT 检查以排除囊性肾癌。囊性肾癌具有典型征象时容易诊断，常表现为肿瘤的囊壁或房间隔不规则增厚（>0.5cm）（图 14-3）；囊壁界限不清或有钙化，囊液 CT 值超过水或囊液不均匀，或存在新生血管时应该想到囊性肾癌的可能性。实性部分在 CT 增强扫描时有中、重度强化，肿瘤与肾实质的分界模糊不锐利，典型时呈浸润性改变，尤其出现囊内结节或不规则实性成分

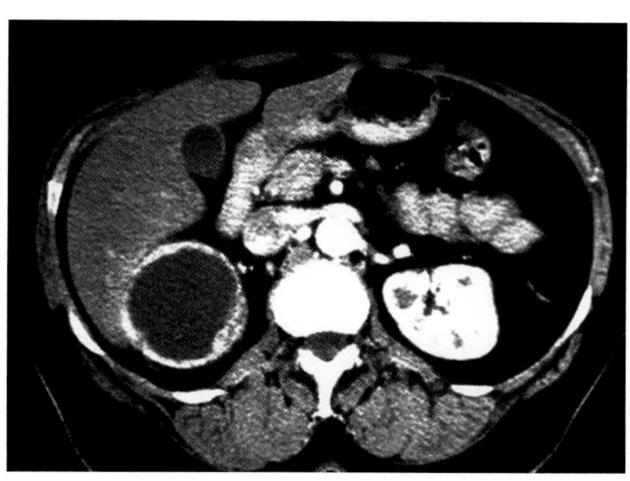

图 14-3　显示右囊性肾癌的（强化）CT 扫描，囊壁增厚且不规则

时，更有助于本病的诊断。当肿瘤不典型时较易误诊，比如癌组织完全包绕囊肿，在CT上只表现为囊肿周围低密度软组织影，此时如不仔细观察，容易误诊为单纯肾囊肿。因此，当病变区与正常肾实质之间无明确分界时，应考虑肿瘤存在的可能。

CT对小于4cm的囊肿很难精确估计，也很难辨别有无囊性坏死。可采用MRI作进一步鉴别或密切随访。数字减影动脉造影（digital subtraction angiography，DSA）检查意义不大。正电子发射体层摄影（position emission tomography，PET）的临床应用，对鉴别肾囊肿和囊性肾癌有较大的帮助，但是也不能完全依赖PET-CT，因为在PET显像时肾囊肿表现为放射性缺损区，而由于囊性肾癌为乏血管肿瘤也可以表现为放射性缺损区，因此如果此时都诊断为良性病变，将有一部分囊性肾癌被误诊为肾囊肿。笔者就曾遇到一例将囊性肾癌误诊为良性病变的病例，病变部位的CT值为11Hu，增强扫描时未见明显强化，PET显像呈放射性缺损（图14-4A、B）诊断为良性病变，而最后病理却是囊性肾癌，以嗜酸性细胞为主型。囊肿穿刺抽液细胞学检查，阳性率不足1/3，阴性并不能排除恶性肿瘤可能。术中病理学检查乃是确诊的方法。在诊断时还需将囊性肾癌与囊肿并发肾癌区分开来。囊肿并发肾癌是指在原有肾囊肿基础上发生肾细胞癌，肾囊肿的发生在肾癌之前，它与囊性肾癌在病理组织学上是两个根本不同的概念，其发生和演变不同，在治疗方法上相似，但预后不同。因此，诊断时应注意了解患者是否有肾囊肿病史，CT或MRI检查有助于确诊。

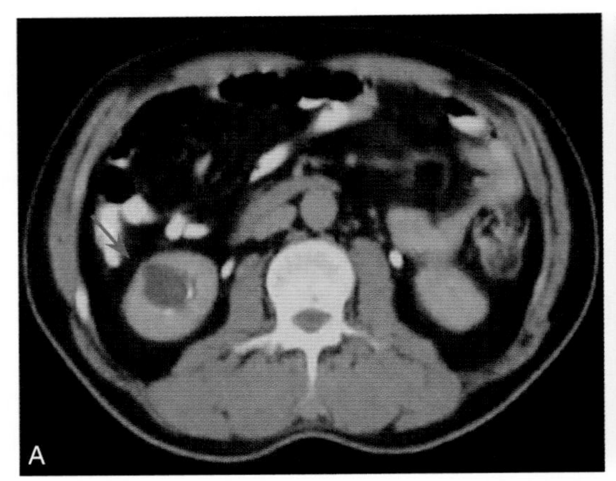


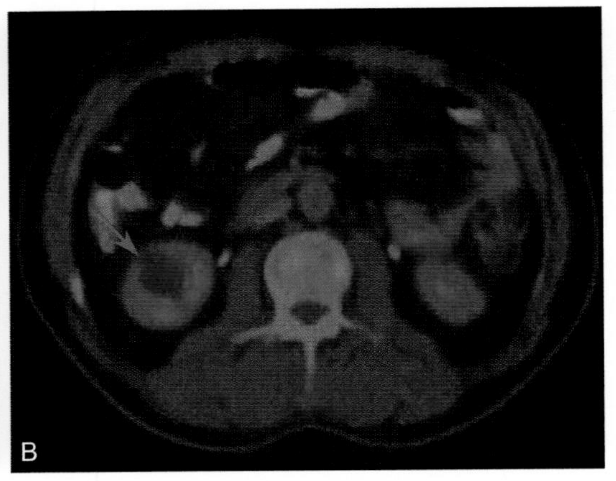


**图14-4 囊性肾癌CT与PET显像特点**

A. 右肾中上部一囊性占位，CT值为11HU，增强扫描时未见明显强化；B. PET显像呈放射性缺损并考虑为良性病变，术中、术后病理诊断为囊性肾癌。

## 二、鉴别诊断要点

囊性肾癌主要与单纯性肾囊肿鉴别。单纯性肾囊肿CT表现为壁薄、光滑、边缘清楚的圆形或卵圆形，囊内容物均质，CT值为10~20HU。增强扫描由于囊壁无血管故不增强，囊内容物无增强。当囊壁增厚、不光滑、有结节、钙化、囊内容物不均质强化和增强扫描时囊壁增强时应考虑囊壁肾癌的可能。囊内容物CT值较高如20~90HU并且均匀和增强扫描不强化时，应考虑高密度肾囊肿。如果出现含糊不清或模棱两可的影像学表现时，通常要手术切除依靠病理结果进行鉴别诊断。此外，肾囊性肿块还需与下疾病鉴别：①肾囊性腺瘤：囊性肾腺瘤罕见，与囊性肾癌的鉴别只能依靠组织学检查；②创伤：a. 出血性囊肿；b. 血肿机化。出血性囊肿可发生于原有的单纯性囊肿基础上，出血至囊腔，或创伤性血肿机化。病理显示有褐色陈旧性出血。由于12%~25%出血性囊肿包含有恶性肿瘤，故一旦囊肿穿刺证实有血液应行手术探查；③感染疾病包括感染性囊肿、肾脓肿、感染性囊肿、肾脓肿其临床表现和影像学所见与囊性肾癌很相似；④节段性黄色肉芽肿性肾盂肾炎该病是一种慢性破坏性感染性疾病，其特征是一部分肾组织被充满脂质的巨噬细胞所代替。通常有节段性梗阻，当合并有结石致使一部分排泄受阻时可考虑该病；⑤Malakoplakia病是一种罕见的肉芽肿性疾病，常有大的囊肿，通常与大肠杆菌引起的尿路感染及身体免疫状况发生改变有关；⑥血管性疾病如动脉瘤、静脉曲张、动静脉畸形，严重扩张的肾血管超声显示为囊性肿块，但CT或血管造影可明确诊断。

## 三、外科治疗难点与处理

囊性肾癌恶性程度低，对于小的肿瘤可行保留肾单位的手术。有人主张对于多房性囊性肾癌无论体积大小都应行保留肾单位的手术。但如果合并有囊性坏死，则采取积极的治疗方法如根治性肾切除。手术可采用开放或腹腔镜下肾切除或肾部分切除术。对于术前无法确定良恶性的肾囊性占位患者，可将术中切取的囊壁或囊间隔周围的活检组织，做快速冰冻病理组织学检查明确诊断。如果证实为恶性再行根治性肾切除术。如术中保肾手术的快速冰冻病理组织学检查无法确诊，术后证实为囊性肾癌时，一般不主张再行肾切除术。这主要是因为囊性肾癌的肿瘤分期分级较低，但需要密切地观察随访。对于已明确诊断的囊性肾癌患者，如果全身健康条件不能耐受麻醉与手术，可定期复查，有出血、疼痛、严重感染症状患者，可实施肾血管栓塞或经皮冷冻消融治疗。目前临床中比较常用的是后腹腔镜下根治性肾切除术和肾部分切除术。

### （一）后腹腔镜下根治性肾切除术步骤与技术要点

①后腹腔内的定位：腔镜图像的定位应以腰肌在监视器内始终保持水平方向为准；②寻找肾门：由外向内，自下而上进行游离，越过腰肌，在腰肌内侧边缘寻找传导的动脉搏动，注意异常的较大血管，如起始于主动脉的肠系膜上动脉，其较左肾动脉更靠内更靠上；此外也可以游离出输尿管，沿着其走形寻找肾门；也可以先游离肾周脂肪，沿肾周表面寻找肾门；③腹膜破裂与处理：腹膜破裂并不意味必须改为经腹腔的肾根治术，如果是较小的破裂可以不处理。如果后腹腔漏气明显，可以建立第四个通道置入器械牵开鼓动腹膜，并经腹膜裂口置入腹腔镜检查有无腹腔内脏的损伤；④肾动静脉离断后肾门部位持续出血：这种情况通常表明忽略了副肾动脉的存在，原因在于阻断主要的肾动脉后，肾静脉通常表现为缺血的扁平状态，若此时肾静脉仍呈现扩张状态则提示可能有未发现的副肾动脉存在；⑤常见的术后并发症主要包括：感染、周围脏器的损伤、继发性出血、切口疝以及一过性的肾功能不全等。

### （二）后腹腔镜肾部分切除术

相对于根治性肾切除术来说，除了上述相同的风险外，其风险还体现在创面的出血与集合系统的损伤。创面的出血主要是两方面原因：其一，肾血管分支没有完全被钳夹。其二，创面的缝合不牢固。如果再次钳夹肾蒂或重新缝合压迫后仍不能止血，要考虑开放手术。集合系统的损伤可以用2-0薇乔线单独缝合肾脏的集合系统或者在缝合肾实质时一并缝合，如果必须在切除部位深部修补集合系统，可以考虑在创面深部放上止血纱布卷后缝合肾脏，这样既封闭了集合系统又解决了缝合困难的问题。

后腹腔镜肾部分切除术是处理肾脏囊性病变的主要方式，如典型的Bosniak 3级或以上的复杂性肾囊肿。针对囊性肾癌的操作也应当非常小心，避免穿破囊肿导致内容物溢出，造成肿物的后腹腔内播散。在切除和游离囊性肿物的过程均需小心，标本的收集和取出过程也应避免囊肿的意外破裂。

后腹腔镜肾部分切除术并发症主要表现在尿漏，大出血，迟发性血尿，肾功能受损、感染等方面。尿漏是肾部分切除术后的独特并发症，一些病例研究中报道其发生率为10.5%，大部分的尿漏可以通过延长引流时间或放置输尿管支架管来解决。术后的大出血和持续长期迟发性血尿的解决则可以借助于血管造影栓塞技术。多项研究表明热缺血的时间控制在30min内对肾功能产生的影响很小，特别是对侧肾脏正常时，也有部分实验表明术中仅阻断肾动脉可以获得更好的肾功能。

## 四、囊性肾癌的预后分析

囊性肾癌的早期发现与诊断主要依靠现代影像技术的快速发展与应用，提高了囊性肾癌术前的早期检出率。根治性肾切除术或保留肾单位的治疗方法，取决于肿瘤的大小、临床分期、病理组织学分级和患者总体健康情况的评价。

有关肾癌预后的研究指标较多，如细胞核形态、p53蛋白结构、DNA结构及倍体分型与肾细胞癌预后密切相关。有报道认为肿瘤大小与预后相关，肿瘤越大，预后越差。但多数学者认为细胞核分级和病理分期仍然是最好的预后预测因素。大多数囊性肾癌的分级、分期低，进展缓慢，不易发生转移，预后优于实体性肾癌。多房性囊性肾癌10年生存率和无复发生存率分别为97%和90.3%，明显优于其他类型肾癌。坏死性囊性肾癌5年疾病特异性生存率仅为80%，而多房性囊性肾癌则是100%。

（连振鹏　刘冉录）

## 参考文献

[1] 蔡沁村，陈琴．囊性肾癌的超声表现[J]．中国超声医学杂志，2021，37(02)：174-177.
[2] 张云娜，于书壮．囊性肾癌的超声及CT影像学诊断分析[J]．世界最新医学信息文摘，2019，19(67)：219-221.
[3] 郑娟娟，何雨，胡冬梅，金春香．囊性肾癌的超声、CT及MRI影像学诊断分析[J]．临床超声医学杂志，2016，18(1)：45-47.

# 第十五章

# 遗传性肾癌与外科治疗

## 第一节 概 述

遗传性因素在肾癌发病机制中占有一定地位，约3%~8%的肾癌为遗传性的。由于在特定的癌患者的遗传因素可能被忽略，目前也未能鉴定出所有遗传性肾癌的易感基因，这一比例因此有可能是被低估的。

遗传性肾癌常以常染色体显性方式遗传，尽管可能存在不完全外显。然而，携带突变易感基因突变的患者不一定有肾癌家族史，因为这些突变也可能是先证者的新生突变，或者在携带者的亲本中不外显。如果没有家族史，遗传性肾癌的线索常常是存在双侧或多发性肿瘤，或发病年龄较早，怀疑性诊断最终可能需要通过基因检测来证实。此外，先证者或近亲存在的其他非肾癌的临床特征有助于特异性、累及多系统的遗传性肾癌综合征的诊断，例如，肾癌合并小脑成血管细胞瘤、肺囊肿、皮肤或子宫平滑肌瘤等分别需要考虑VHL病、BHD综合征、遗传性平滑肌瘤病和肾细胞癌综合征等可能。迄今已发现至少10种与各种类型肾癌发病风险增加有关的遗传性综合征（表15-1）。组织病理学特征或免疫组化检查有助于判断可能的易感基因，引导基因检测。

总的来说，尽管不同类型遗传性肾癌的基因背景和表现类型迥异，但仍存在区别于散发性肾癌的共同临床特征。这些特征主要包括：①常有家族史；②肾癌发病年龄较早；③肿瘤多为双侧、多发，为标志性特征；④遗传性肾癌常常不是一种孤立存在的疾病，通常与其他器官的遗传性疾病相关联，因此，在一个患者或家系如存在某一组特殊的临床表现，往往意味着特异的遗传性肾癌综合征的可能性。临床医师应当了解主要的遗传性肾癌综合征，其基因背景和涉及的信号通路，它们的临床表现，以及患者的诊断和治疗策略等。对遗传性肾癌遗传学背景知识的增加有助于对包括散发性肾癌的发病机制的理解，也提供了新的潜在有效的治疗方案，即针对相应的基因变异的特异性靶向治疗方式。目前认为，肾癌不是一种单一的疾病，它是由该器官上不同类型的恶性肿瘤组成。每一类型恶性肿瘤均可能有不同的组织类型、不同的临床过程。其产生的原因可能是不同基因变异所致，而且对治疗的反应也不同。遗传性肾癌常表现特定的基因类型，并且其对应的病理类型常较为固定；迄今已知至少10种与某一种或多种类型肾癌发病风险增加相关的遗传性疾病综合征，并已分离鉴定到至少14个易感基因（表15-1）。遗传性肾癌的基因研究对家族性和散发性肾癌的发病机制的阐明均具有十分重要的意义。

表 15-1 遗传性肾癌综合征的分子病理特点

| 肾癌综合征 | 易感基因 | 基因位点 | 肾癌病理类型 | 罹患肾癌风险 | 遗传方式 | 基因突变的功能性结局 |
|---|---|---|---|---|---|---|
| VHL 病 | VHL | 3p25 | 透明细胞 RCC | 70% | 常染色体显性 | 激活缺氧应答通路 |
| 遗传性乳头状 RCC | MET | 7q31 | 乳头状 RCC | 增加 | 常染色体显性 | 激活 MET 信号通路 |
| HLRCC 综合征 | FH | 1q43 | HLRCC 相关 RCC | 15% | 常染色体显性 | 激活缺氧应答通路;DNA 甲基化等表观遗传学改变 |
| BHD 综合征 | FLCN | 17p11.2 | 各种 | 25% | 常染色体显性 | 激活 mTOR 通路 |
| SDH 缺陷相关 RCC | SDHx(A,B,C,D) | A:5q15;B:1p36.1;C:1q23.3;D:11q23.1 | 各种 | SDHB 最高,可达 10%~15% | 常染色体显性 | 激活缺氧应答通路;表观遗传学改变 |
| 遗传性 BAP1 肿瘤综合征 | BAP1 | 3p21 | 透明细胞 RCC | 增加 | 常染色体显性 | 改变染色质结构、DNA 损伤反应以及细胞周期调节 |
| 第 3 染色体易位 | 第 3 染色体 | | 透明细胞 RCC | 增加(可达 70%) | 染色体 | 激活缺氧应答通路 |
| PTEN 错构瘤综合征 | PTEN | 10q23.3 | 多数为乳头状 RCC | 5%~35% | 常染色体显性 | 激活 PI3K 信号通路 |
| 结节性硬化(TSC) | TSC1<br>TSC2 | 9q34<br>16p13 | 各种 | 1%~4% | 常染色体显性 | 激活 mTOR 通路 |
| MiTF 相关癌症综合征 | MiTF | 3p14.1-p12.3 | 未知 | 未知 | 未知 | 激活缺氧应答通路 |

HLRCC:遗传性平滑肌瘤病和肾细胞癌;MiTF:小眼畸形相关转录因子;PI3K:磷脂酰肌醇 -3 激酶;RCC:肾细胞癌;SDH:琥珀酸脱氢酶。

## 第二节 遗传性肾癌分子遗传学

2016 年,世界卫生组织(WHO)发表了其最新的(第 4 版)的肾脏肿瘤分类系统,该分类系统主要是在 2013 年国际泌尿病理学会(ISUP)温哥华肾脏肿瘤分类系统的基础上,根据近年来病理学、流行病学以及遗传学等方面的进展,对旧的 WHO 分类系统做出了重要的修改产生的。新的分类系统的亚型是在占优势的胞质特征(如透明细胞和嫌色细胞肾细胞癌)、结构特征(例如,乳头状肾细胞癌)、解剖位置(例如,集合管和髓样癌)、与特定肾脏疾病背景的关联(例如,获得性肾囊肿相关肾细胞癌)以及肾细胞癌亚型特有的分子改变(例如,MiT 家族易位性和琥珀酸脱氢酶缺陷型肾细胞癌)或家族易感性综合征(例如遗传性平滑肌瘤病和肾细胞癌综合征相关肾细胞癌)等的基础上命名的。

新的分类系统内容的重大更新,引人注意的是很大程度上与分子生物学技术进步和遗传学研究进展有关。例如,新版分类中强调了透明细胞肾细胞癌免疫表型中 VHL 和 HIF 的下游调控基因碳酸酐酶Ⅸ的高表达率(75%~100%),这有助于与其他类型肾癌的鉴别(图 15-1);新增的 6 种肾细胞癌亚型中,遗传性平滑肌瘤病和肾细胞癌综合征相关性肾细胞癌,是延胡索酸水合酶(FH)基因胚系突变导致的遗传性综合征的表现之一;琥珀酸脱氢酶(SDH)缺陷型肾细胞癌具有高度遗传性,患者往往存在 SDH 基因的胚系突变,免疫组化显示 SDHB 表达缺失(图 15-2)。

### 一、VHL 病

VHL 病(von Hippel-Lindau disease)是 VHL 肿瘤抑制基因突变引起的一种罕见的常染色体显性遗传疾病,发病率大约为 1/30 000~40 000。首例 VHL 病患者的发现以及认识到该病为遗传性疾病均有超过百年的历史。自从 Latif 等在 1993 年成功分离出 VHL 基因以来,VHL 病的 VHL 基因突变的作用机制是遗传性肾癌中基因背景研究最为深入和清楚。

#### (一) VHL 病的遗传学改变

VHL 基因失活:通过对 VHL 病家系的遗传连锁分析研究发现,VHL 基因定位于染色体 3p25,全长约 15kb,包括有 3 个外显子,均包含编码区。VHL

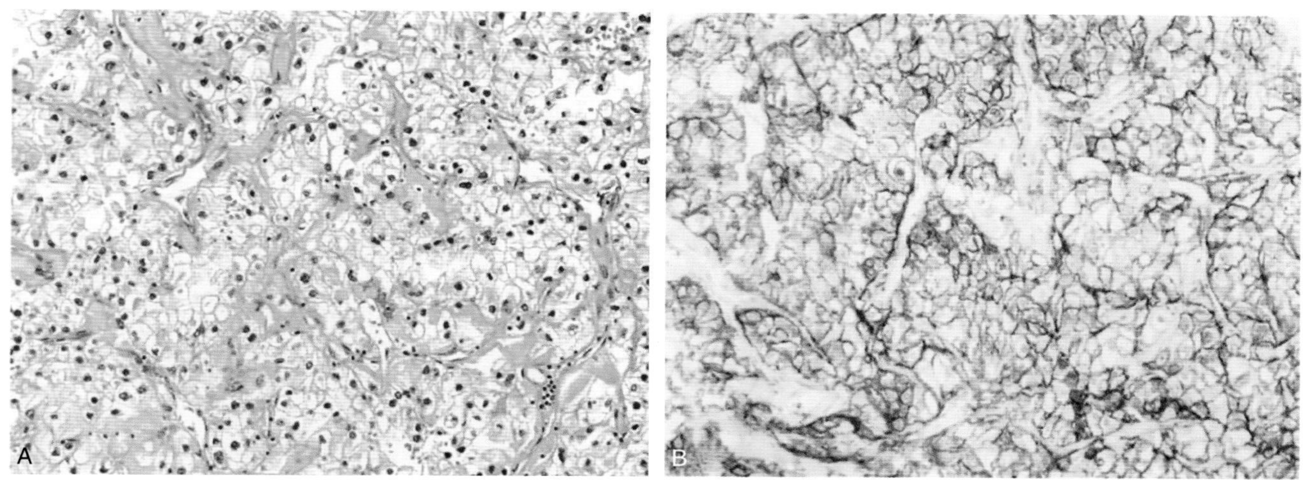

图 15-1 透明细胞肾细胞癌病理表现

A. 透明细胞肾细胞癌典型改变:伴有胞质散布的嗜伊红改变和核异型增加的巢式结构为主;B. 细胞膜碳酸酐酶Ⅸ(CA-Ⅸ)表达增强而弥散。

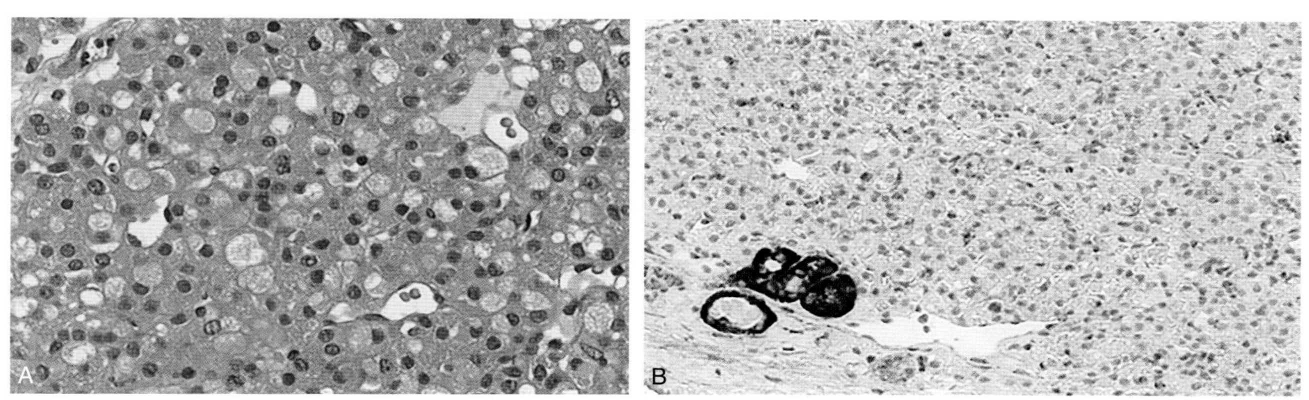

图 15-2 琥珀酸脱氢酶(SDH)缺陷型肾细胞癌

A. SDH 缺陷型肾细胞癌由空泡细胞组成;B. 免疫组化显示 SDHB 表达缺失(正常肾小管细胞表达阳性)。

基因表达产物是 VHL 蛋白,此外位于第 54 号密码子的第 2 转录起始位点还可合成 VHL 蛋白异构体,二者功能相近。VHL 蛋白是肿瘤抑制蛋白,主要位于胞核和胞质中,分布程度取决于细胞密度。

VHL 是典型的肿瘤抑制基因,必须两条基因拷贝都失活才能导致肿瘤形成。几乎 100% 的 VHL 病家系都可以检测到 VHL 基因突变,目前全世界报道的所有 VHL 突变类型超过 420 种,并且基因型—表型关系比较清晰,通过基因型能够预测可能罹患的肿瘤的发生风险,例如,截短突变和外显子缺失等情况下嗜铬细胞瘤发生的风险较低。VHL 病可分为两型,其基因突变类型有明显差异,肾细胞癌发生的风险也相应有差异。多数家系发生透明细胞肾细胞癌和中枢神经系统成血管细胞瘤,不合并嗜铬细胞瘤,被归为 1 型,这一类型主要含有 VHL 基因截短突变或基因内缺失。2 型家系则表现为嗜铬细胞瘤不合并(2A 型)或合并(2B 型)肾细胞癌,或为单纯嗜铬细胞瘤而无 VHL 病的其他综合征性表现(2C 型)。这一类型 VHL 基因错义突变占支配地位。江军及同事评估分析了 5 个非亲缘家系的 45 例个体,在其中 21 例个体中发现了分别对应不同临床表型的 4 个错义突变,即对应 1 型的 c.232A>T(p.Asn78Tyr),先证者表现为单纯肾细胞癌;对应 2 型的 c.500G>A(p.Arg167Gln)、c.239G>T(p.Ser80Ile)和 c.293A>G(p.Try98Cys),但分别表现为嗜铬细胞瘤和成血管细胞瘤(2A 型可能)、肾细胞癌、嗜铬细胞瘤和小脑成血管细胞瘤(2B 型)、嗜铬细胞瘤(2C 型可能)(图 15-3,图 15-4)。这些新的突变及其与不同表型关系的鉴定,有助于预测个体携带者发生不同 VHL 相关表型的危险,改善对 VHL 患者的个体化诊断、监测和治疗。

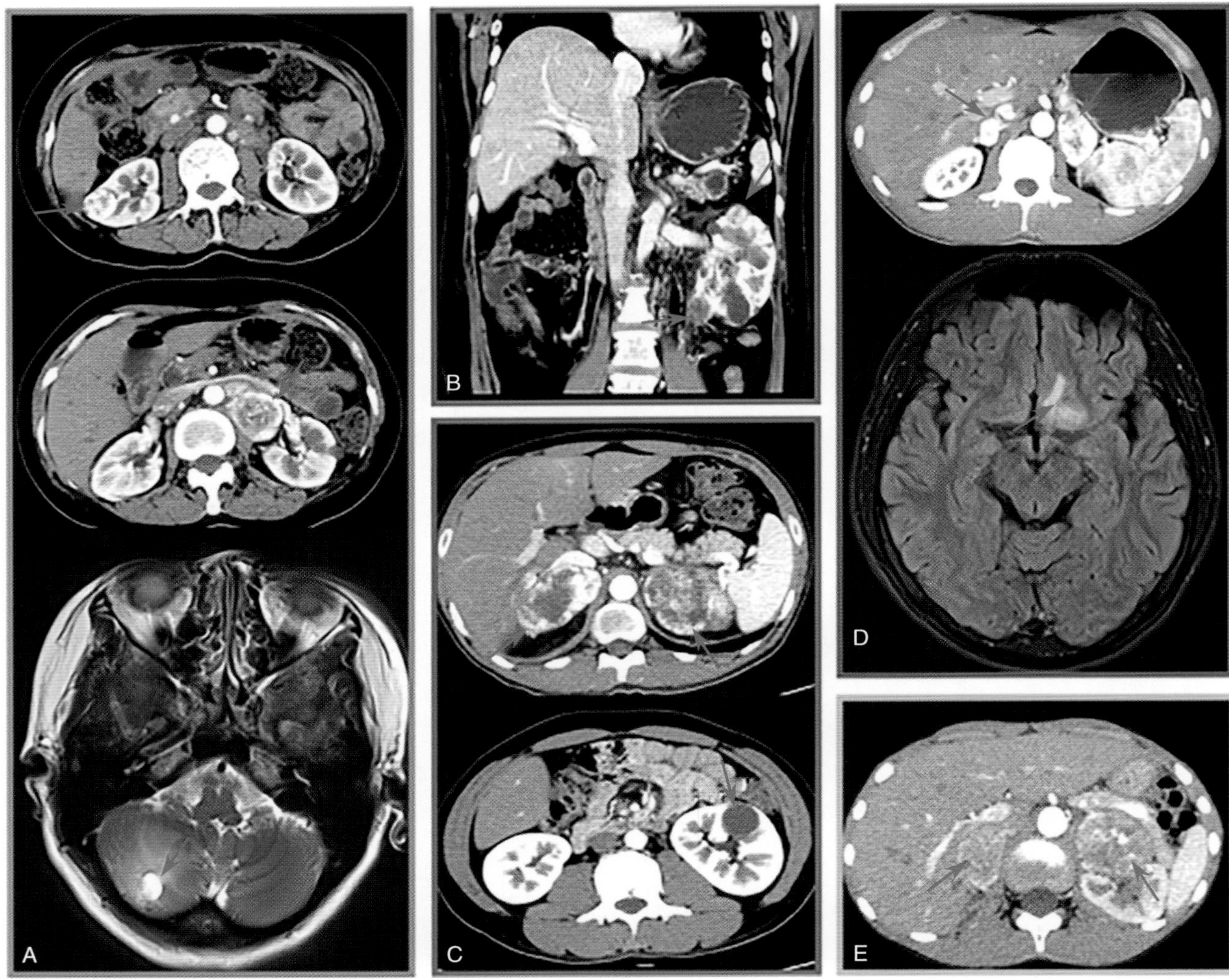


**图 15-3 不同家系 VHL 病先证者的影像学表现，对应不同 VHL 突变的基因背景(基因测序结果见图 15-4)**

A.VHL 病先证者 1,CT 和 MRI 扫描显示右侧肾细胞癌(上)、左侧嗜铬细胞瘤(中)以及右侧小脑血管瘤(下);B. 先证者 2,CT 提示多发性肾细胞癌;C. 先证者 3,CT 显示多发嗜铬细胞瘤(上)及肾囊肿(下);D. 先证者 4,CT 和 MRI 扫描显示多发嗜铬细胞瘤(上)和脑部血管瘤(下);E. 先证者 5,CT 显示多发性嗜铬细胞瘤(红色箭头标示上述病变)。

### (二) VHL 基因突变的作用机制

VHL 基因突变导致肾细胞癌的主要作用机制是缺氧诱导因子(HIF)及其靶基因的上调，而 HIF 是缺氧应答的全局性调控因子。其产物 VHL 蛋白是 HIFα 转录因子家族的底物识别区域。含氧量正常情况下,HIFα 被 HIF 脯氨酰羟化酶(PHD)羟化后获得与 VHL 蛋白结合的能力，而 VHL 蛋白是 $E_3$ 泛素连接酶多蛋白复合物的一部分，该复合物还包括延伸蛋白 B 和 C、Cullin-2 以及 Rbx1,可以通过蛋白酶体靶向作用于蛋白质，导致蛋白质在泛素介导下的发生降解。HIFα 与 VHL 蛋白结合后，即被 $E_3$ 连接酶复合物降解。缺氧条件下，由于 HIFα 不被 PHD 羟化，因此不能被 VHL 蛋白靶向作用而发生降解。不论是 VHL 突变还是细胞内氧含量水平降低，这些过程都能抵消延伸蛋白 C 或 HIFα 结合，导致 HIFα 蓄积，促进多种 HIFα 转录靶分子表达，这些靶分子具有多重生物学作用：支持新的血管生成，如促红细胞生成素(EPO)、血管内皮生长因子(VEGF)等；细胞增殖，如血小板衍生的生长因子 β(PDGFβ)、转化生长因子 α(TGFα)等；以及葡萄糖代谢，如葡萄糖转运蛋白 1(GLUT1)等。

VHL 基因失活是透明细胞肾细胞癌的特异性改变，在其他类型的肾癌极少发生 VHL 基因的突变。不过,VHL 基因失活并不是遗传性肾透明细胞癌的唯一遗传学改变,VHL 病也非仅有的病理类型为透明细胞肾细胞癌的遗传性肾癌综合征。除 VHL

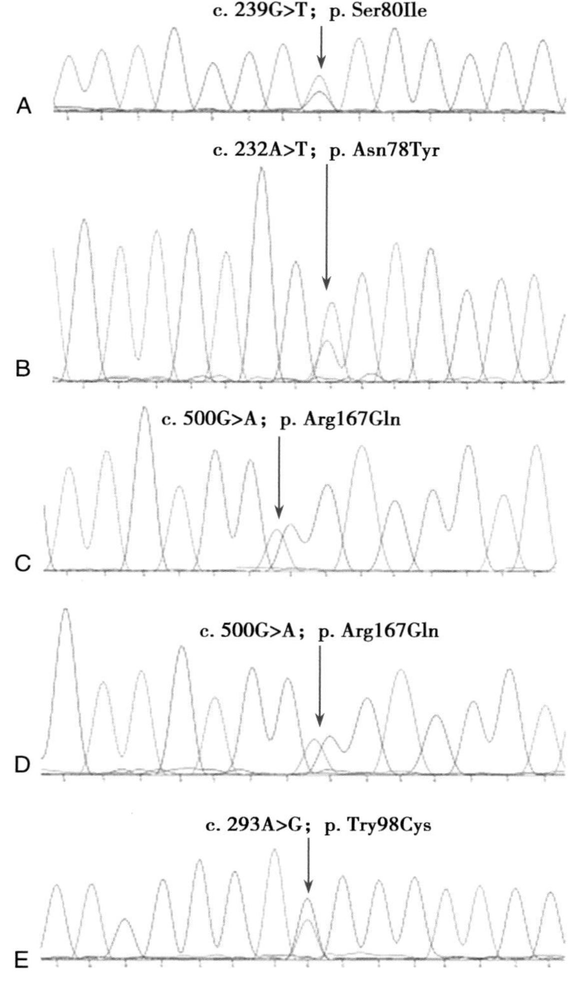


**图 15-4 不同 VHL 家系基因测序结果**
A~E 图分别示先证者的家系突变。

病外，第 3 号染色体易位、遗传性 BAP1 肿瘤综合征的肾细胞癌也是透明细胞肾细胞癌，VHL 病肾癌只是其中最常见的一类（表 15-1）。而且值得注意的是，VHL 基因突变导致其野生型等位基因失活也见于多数散发性透明细胞肾细胞癌患者，92% 的散发性病例可以检测到 VHL 基因突变或超甲基化。实际上，现有研究表明，VHL 基因突变既是 VHL 病肾癌发生的根本原因，同时也是散发性透明细胞肾细胞癌发生的重要原因。这一点是抗血管生成酪氨酸激酶抑制剂（如舒尼替尼和索拉非尼）同时适用于遗传和散发性透明细胞肾细胞癌治疗的理论基础。

## 二、遗传性乳头状肾细胞癌

1994 年，Zbar 等首先报道了一种此前未被检出的遗传性肾癌，即遗传性乳头状肾细胞癌（hereditary papillary RCC，HPRCC）。这一类型遗传性肾癌罕见，全世界报道的家系不超过 35 个。其遗传学背景为 MET 基因突变。

### （一）遗传学改变

对遗传性乳头状肾细胞癌家族的遗传连锁分析发现，其易感基因 MET 定位于染色体 7q31，在受累的家系成员检测到 MET 原癌基因的突变。遗传性乳头状肾细胞癌的 MET 突变为错义突变（氨基酸置换），能够导致 MET 激酶激活。

### （二）MET 基因突变的作用机制

MET 原癌基因编码肝细胞生长因子 / 散射因子（HGF/SF）受体。HGF 与其结合后导致 MET 激酶结构域上的关键酪氨酸发生自磷酸化，引起细胞内效应物的募集反应，触发细胞增殖、迁移、分化等过程相关的信号级联反应。

遗传性乳头状肾细胞癌中的 MET 胚系突变，使非活性的 MET 激酶结构不稳定或使有活性的 MET 激酶结构稳定化，发生配体非依赖地激酶激活。体外及在体模型均显示这一作用具有导致肿瘤形成的效应。此外，1 型乳头状肾细胞癌的特征是第 7 染色体的三体性，在肿瘤中发现包含 MET 等位基因突变的第 7 染色体非随机复制，这一改变具有促进肿瘤细胞增殖的作用。

在散发性乳头状肾细胞癌中检测到的 MET 突变低于 15%，不过目前仍认为，MET 突变可能是散发性乳头状肾细胞癌的可能发病机制之一。

## 三、遗传性平滑肌瘤病和肾细胞癌综合征

1995 年，Vikhlyaeva 等报道了一组易患子宫平滑肌瘤的家系；2001 年 Kiuku 等报道了一个患多发皮肤平滑肌瘤病和子宫平滑肌瘤的家族，该家族的一个成员在 35 岁罹患了乳头状肾细胞癌。此后的研究进一步证实了这些发现，将其命名为“遗传性平滑肌瘤病和肾癌”综合征（hereditary leiomyomatosis and renal cell cancer，HLRCC）。2016 年，WHO 肾脏肿瘤分类系统将遗传性平滑肌瘤病和肾细胞癌综合征相关肾细胞癌列为一个新的分类。遗传性平滑肌瘤病和肾癌综合征也是常染色体显性遗传疾病，其遗传学背景为 FH 基因突变。

### （一）遗传学背景

FH 基因突变：通过对遗传性平滑肌瘤病和肾癌综合征家系的分析，发现其易感基因为 FH 基因（1q43）。FH 基因全长约 1.8kb，具有 10 个外显子，均包含编码区，编码长约 1.5kb 的 mRNA。在遗传性平滑肌瘤病和肾癌综合征患者，FH 基因突变检出率达

90%,并且目前报道的所有 FH 突变类型超过 130 种。

FH 基因编码延胡索酸酶(fumarate hydratase, FH)。FH 位于线粒体基质内,参与 Krebs 循环,其作用是将延胡索酸盐转化为苹果酸盐。研究发现,在遗传性平滑肌瘤病和肾癌综合征患者来源的类淋巴母细胞以及成纤维细胞株中,FH 酶活性有所降低,尤其是在 FH 基因错义突变的细胞株活性更低于截短突变的细胞。原因可能在于,FH 蛋白是同源四聚体结构,而 FH 错义突变消除了几乎所有同源四聚体结构,因此较之于截短突变对 FH 酶活性造成更严重的影响。FH 基因是肿瘤的抑制因子,在遗传性平滑肌瘤病和肾癌综合征相关肾脏肿瘤分离鉴定到其野生型等位基因的杂合性丢失(LOH)或"二次打击"体细胞突变。

### (二) FH 基因突变的作用机制

FH 基因突变导致 FH 酶活性丢失以及染色体 1q42 杂合性丢失,引起肾脏细胞胞质和组织内的延胡索酸盐的蓄积,进而导致 HIFα 通路和 Nrf2 抗氧化应答通路等两个信号通路的异常激活。

首先,过剩的延胡索酸盐能够竞争性抑制脯氨酰羟化酶(PHD),导致细胞内缺氧或 VHL 突变等情况下所见的 HIFα 稳定化;继之 HIFα 转录靶分子表达上调,支持新生血管形成和葡萄糖摄取的增加,导致能量产生的代谢途径转换至需氧糖酵解,其中代谢途径的转换与 HLRCC 相关肾癌的侵袭性表型有关。而且,由于 FH 缺陷肿瘤的 Krebs 循环发生改变,不再产生脂肪合成所需的乙酰辅酶 A,细胞转而通过 α- 酮戊二酸的异柠檬酸脱氢酶依赖的还原性羟化作用和 ATP- 柠檬酸裂解酶裂解柠檬酸产生的乙酰辅酶 A,利用谷氨酰胺作为脂肪酸合成的碳源。

其次,延胡索酸盐是一种亲电体,能够自发地与许多蛋白的半胱氨酸中的巯基基团产生反应,即琥珀酸酯化过程。例如,延胡索酸盐能够被琥珀酸酯化 KEAP1 蛋白。KEAP1 蛋白是 Cullin-3 为基础的 E3 泛素连接酶复合物的底物识别成分,该复合物能够靶向作用于红系衍生的核因子 2 相关因子 2(Nrf2),使其在蛋白酶体作用下发生降解。Nrf2 的作用是通过其启动子上的抗氧化反应元件,在转录水平上调其靶基因表达,从而促进细胞对电子和氧化等应激产生适应性反应。延胡索酸盐可以作为肿瘤代谢物,琥珀酸酯化 KEAP1,导致 KEAP1 构象发生改变,使其不能结合 Nrf2,Nrf2 因而不能被降解而产生蓄积,激活抗氧化反应通路。基于上述原理,靶向作用于 HIF 及其靶标,谷氨酰胺还原性羟化或 Nrf2 抗氧化反应等通路的成分,都是潜在的 HLRCC 治疗选项。

## 四、BHD 综合征

1977 年 Birt、Hogg、Dubé 等人首先报道 BHD 综合征(Birt-Hogg-Dubé syndrome)。随后,通过对 BHD 家系的遗传连锁分析确定了 BHD 综合征的易感基因,即卵泡刺激素基因(FLCN)。

### (一) 遗传学背景 FLCN 基因突变

FLCN 基因定位于 17p11.2,属抑癌基因,全长 700kb,有 14 个外显子,44 号外显子为编码区,产生 3.8kb 的 mRNA;其蛋白产物为卵泡刺激素,该蛋白在各物种之间呈高度保守,在肾脏、肺和皮肤中均有表达。BHD 综合征患者上分离鉴定到 FLCN 基因的胚系突变。目前报道的 BHD 家系的 FLCN 突变有 149 种,其中多数为截短性突变导致蛋白失活,也有 FLCN 错义突变的报道;总的突变检出率达 85%。BHD 相关肾肿瘤中,约 70% 存在野生型 FLCN 等位基因的缺失或突变;注射 FLCN 缺陷人类肾脏细胞的小鼠发生肿瘤,这些发现均支持 FLCN 是肿瘤抑制因子。

### (二) FLCN 基因突变的作用机制

mTOR 活性的调控 Baba 等在阐释 FLCN 功能的实验中,鉴定到一个新的交互作用蛋白,即卵泡刺激素交互作用蛋白 1(FNIP1)。随后 Hasumi 等通过生物信息学检索发现第二个卵泡刺激素交互作用伴侣蛋白,FNIP2,与 FNIP1 有 49% 的一致性。FNIP1 和 FNIP2 均与 FLCN 的羟末端以及 AMP 依赖的蛋白激酶(AMPK)相互作用。AMPK 是重要的细胞能量感应器及 mTOR 的负调节因子,mTOR 则具有调控蛋白合成以及细胞生长的作用。

在 FLCN 缺陷小鼠肾脏以及无 FLCN 的人类肾脏肿瘤中,mTORC1 和 mTORC2 被激活,表明 FLCN 可能是相关肾脏肿瘤的治疗靶标。其他在体研究数据表明,FLCN 缺陷可以导致 mTOR 的失活;此外,多方面的证据支持 FLCN 在许多细胞过程和代谢途径中的潜在作用,包括 TFE3 转录激活、PGC-1α 表达调节以及线粒体生物发生、膜运输、TGF-β 信号传导、自体吞噬、细胞 - 细胞黏附和细胞极性等。目前多个实验室正在通过研究明确,FLCN 缺失对这些关键过程或途径产生的影响,哪一个是导致 BHD 相关肾脏肿瘤发生的关键环节。

## 五、琥珀酸脱氢酶缺陷型肾细胞癌

琥珀酸脱氢酶(SDH)缺陷型肾细胞癌(succinate

dehydrogenase-deficient RCC）也是 2016 年 WHO 肾脏肿瘤分类系统中的新增分类。该类型肾细胞癌较为罕见，约占所有肾癌的 0.05%~0.2%；但存在高度遗传相关性，患者往往存在某一 SDH 基因的胚系突变：SDHA、SDHB（最为常见）、SDHC（其次常见）以及 SDHD。

### （一）遗传学琥珀酸脱氢酶（SDH）

是另一个 Krebs 循环酶。琥珀酸脱氢酶（SDH）是多亚单位酶，其复合物的核心蛋白是由 SDHA、SDHB、SDHC、SDHD 4 个基因分别编码的亚单位组成的。SDH 复合物既参与柠檬酸循环和电子传递链，又在缺氧诱导因子 α（HIFα）的调节中起关键作用；而 HIFα 能够激活多种靶基因，具有调控细胞凋亡、血管生成、细胞增殖、能量代谢以及细胞迁移等多种重要作用。SDH 基因的失活突变导致琥珀酸盐和活性氧自由基蓄积，这种蓄积作用能够起到稳定 HIFα 的作用，从而激活缺氧依赖的通路，导致肿瘤发生。

### （二）SDH 基因突变的作用机制

①HIF 通路的激活：SDH 位于线粒体内膜内，其作用是将琥珀酸盐转化为延胡索酸盐，产生还原当量以驱动能量生成的电子传递链；②SDH 任一亚单位的突变都将干扰 SDH 蛋白复合物的组装，导致琥珀酸盐蓄积，通过产物抑制作用阻断脯氨酰羟化酶，从而稳定 HIFα 及其转录靶分子；③SDHB 胚系突变患者来源的 SDH 缺陷型肾肿瘤细胞株研究显示，与在 HLRCC 的情形相同，氧化磷酸化被严重抑制、SDH 活性丧失，导致细胞内琥珀酸盐水平升高，琥珀酸盐介导的对 PHD 的竞争性抑制作用引起 HIF1α 蛋白水平升高。

## 六、其他肾癌发生风险增加的遗传性综合征

除上述类型，近年来不同研究还报道了其他多种可能增加肾细胞癌发生风险的遗传性综合征，包括遗传性 BAP1 肿瘤综合征、第 3 染色体易位、MiT 家族易位性癌以及 PTEN 错构瘤综合征等。

### （一）遗传性 BAP1 肿瘤综合征

BAP1 基因，即 BRCA1 相关蛋白 1 基因，是一个编码核去泛素化酶的肿瘤抑制基因。有两个研究报道，在早发、双侧和多发透明细胞肾细胞癌病例中存在 BAP1 基因的胚系突变；相关肿瘤表现为 BAP1 所在位置（3p21）杂合性丢失，免疫组化则显示 BAP1 蛋白染色缺失。另有研究发现，在部分（14%）散发性透明细胞肾细胞癌中也检测到 BAP1 突变，该突变与更强的侵袭性和更差的预后有关。

### （二）第 3 染色体易位

第 3 染色体易位是罕见但经过充分确认的家族性肾细胞癌发病原因，目前已有多个第 3 染色体易位所致的遗传易感性的家系报道。第 3 染色体易位导致多发性透明细胞肾癌发生风险增加的机制可能是有丝分裂过程中重排染色体的缺失，导致染色体的分离过程中发生错误。由于与透明细胞肾细胞癌发病相关的多个基因，包括 VHL、PBRM1、BAP1 以及 SETD2 等，都位于第 3 染色体短臂（3p），因此，第 3 染色体的易位重构可能导致这些基因的等位基因缺失，从而引起透明细胞肾细胞癌的发病增加。

近些年已经认识到，透明细胞肾细胞癌的基因组非常具有特征性。第 3 染色体短臂（3p）的缺失是关键的基因事件，可发生于超过 90% 的患者。缺失的区域包含 4 个肿瘤抑制基因，这些基因对另一条染色体拷贝上的点突变具有失活作用：VHL（60%~70% 患者存在点突变）、PBRM1（40%）、BAP1（10%）以及 SETD2（10%）。第二常见的基因事件是第 5 染色体长臂(5q)的获得，见于 65%~70% 的患者，包括一个可能的靶基因 SQSTM1。最近的外显子和全基因组测序研究显示，第 3 染色体短臂（3p）的缺失以及点突变存在的情况下的 VHL 突变总是位于种系发生树的主干，表明它们是肿瘤发生的关键早期事件；染色体 3p 缺失最常见的原因是染色体碎裂（chromothripsis）事件，它也同时导致染色体 5q 获得；t（3;5）事件发生于肿瘤诊断前几十年的儿童或青春期，是肿瘤发生的初始事件，3p 缺失后克隆扩增始于仅仅少许的几百个细胞。透明细胞肾细胞癌的这种遵循清晰进化轨迹的特征，可能为早期干预的提供机会。

### （三）PTEN 错构瘤综合征

该综合征是 PTEN 基因的胚系突变导致的。PTEN 是肿瘤抑制基因，其胚系突变可导致细胞增殖增加和细胞死亡减少。PTEN 错构瘤综合征患者罹患肾细胞癌风险约为 34%。

### （四）结节性硬化症（tuberous sclerosis complex，TSC）

结节性硬化症（tuberous sclerosis complex，TSC）是常染色体显性疾病，是由 TSC1 和 TSC2 基因突变和功能缺失引起的，可以累及多个组织器官。TSC1 和 TSC2 分别编码生长抑制蛋白错构瘤蛋白（hamartin）和结节蛋白（tuberin），形成对 mTOR 轴

具有负调节作用的蛋白复合物，其功能的缺失导致mTOR活性增加。TSC仅约30%为遗传性的，多数病例为自发性突变。

#### （五）MiTF相关癌症综合征

以往没有发现肾细胞癌与黑素瘤之间的共同的环境和/或表型因素。最近发现MiTF，即小眼畸形相关转录因子（microphthalmia-associated transcription factor），可能是肾细胞癌和黑素瘤的共同易感基因。MiTF是小眼畸形相关转录因子家族的一个成员，在黑素细胞稳态调节中具有关键作用。MiTF脱调节与黑素瘤疾病相关，在有皮肤恶性黑素瘤或原发性多发黑素瘤家族史的患者，MiTF胚系错义突变（p.E318K）发生率高于健康对照组。流行病学研究发现了一个黑素瘤和肾癌的表型关联，MiTF测序显示在肾细胞癌、黑素瘤、或肾细胞癌合并黑素瘤的患者，MiTF胚系p.E318K检出率均显著高于对照组；该错义变体携带者发生黑素瘤、肾细胞癌或二者合并发生的风险均增加超过5倍。MiTF可上调HIF1α表达，但其转录活性受到翻译后修饰作用SUMO（泛素样小修饰蛋白）化过程的遏制；然而，MiTF p.E318K使得MiTF的SUMO化严重缺陷，导致MiT脱调节从而促进HIF1α的转录激活。现有证据强烈支持MiT p.E318K是一个具有中度外显度的可导致易感黑素瘤、肾细胞癌以及其他潜在癌症的胚系突变。

此外，一些嗜铬细胞瘤和副神经节瘤的易感基因，除上述VHL、SDH、FH外，还有TMEM127和MAX等的突变，据文献报道也与肾细胞癌相关。

## 第三节 遗传性肾癌的诊断

遗传性肾癌的诊断与散发性肾癌的诊断原则基本相同，主要根据病史、临床表现以及辅助检查结果即可进行临床诊断。特殊之处在于：①遗传性肾癌常常有家族史；②遗传性肾癌的特征性表现为不同类型疾病的综合征，在诊断遗传性肾癌时，应注意检查相关器官有无病变，同时也有助于鉴别诊断；③遗传性肾癌多为多发肿瘤且发病年龄较早，因此早期诊断和治疗较为重要；④对患者而言，进行相关基因突变的检测有助于进一步确诊；⑤对遗传性肾癌家系而言，通过遗传学研究可对其家族成员做出患病风险的遗传学评价和预测。

### 一、VHL病

VHL病通常基于其临床表现即可做出诊断，包括：①家族史。②早发、双侧以及多发性肾癌，影像学特征是多发实质性、囊性或囊实性肾脏包块，组织学检查显示均为透明细胞肾细胞癌。③合并VHL病的其他表现（视网膜或中枢神经系统成血管细胞瘤、嗜铬细胞瘤、内淋巴囊肿瘤等）。④如无相关疾病家族史，则必须合并两种中枢神经系统（CNS）成血管细胞瘤，或一种CNS成血管细胞瘤伴发一种内脏肿瘤（较为常见的是附睾及肾脏囊肿）。VHL基因检测有助于进一步确诊。

#### （一）临床表现

VHL病是一种最常见和最众所周知的遗传性肾细胞癌综合征，该病常累及多个系统，受累者有发生透明细胞肾细胞癌以及囊肿、肾上腺肿瘤（嗜铬细胞瘤）、胰腺囊肿和胰岛细胞瘤、中枢神经系统和视网膜成血管细胞瘤、内耳内淋巴囊肿瘤以及附睾囊腺瘤等肿瘤的危险。VHL患者约25%~45%发生肾癌，其病理类型全部为透明细胞肾细胞癌，且几乎均为双侧、多发、发病年龄在20~40余岁，60岁前外显率达70%。VHL病肾肿瘤的特征性表现是双肾复杂性囊性和实质性肿瘤。较常见的表现是由许多囊肿构成的海绵状包块，伴有实质性的透明细胞成分形成的肿瘤的增强部分。许多肿瘤含有实质性和囊性的成分。从临床的观点，肿瘤的实质性成分而非囊性病变的多少，决定是否需要治疗。直径3cm以下的肿瘤转移的风险非常低，因此这一直径作为起始治疗的临界值。

有研究者报道，肉眼观察正常的VHL病患者肾脏组织显微镜病理检查，可在平均每侧肾脏发现约600个肾透明细胞肾癌微瘤灶和1 100个透明细胞囊肿。幸运的是，多数肿瘤生长缓慢，其中仅有少数生长到需做临床处理的程度，在任意时间多数患者仅有2或3个肿瘤直径接近或超过3cm，罕有例外。

VHL肾癌的关键特征是病变发病年龄较早，双侧、多发，合并VHL病的其他表现。在多数病例，一生中罹患视网膜和中枢神经系统成血管细胞瘤和透明细胞肾癌的风险超过70%。除发生双侧、多发透明细胞肾细胞癌外，VHL病的肾外临床表现主要包括：①视网膜血管瘤：为其早期临床表现，如不及早治疗，可能导致失明。②小脑和脊髓成血管细胞瘤：可导致神经功能缺陷、运动失调、感觉缺失、平衡失调以及截瘫等相应症状。脊髓病变还可导致继发性脊髓空洞症。③嗜铬细胞瘤：发生于约20%病例，嗜铬细胞瘤体积较小时可无任何症状，随着瘤体增大，肿瘤产生的儿茶酚胺水平升高，可以引起心动过速、高血压、大汗淋漓等症状，如在手术、分娩等应激事件前未能及早发现和治疗，则可能有生命危险。④胰腺神经内分泌肿瘤：多为实质性占位，在VHL病中发生率约10%。这种肿瘤通常为无症状性的，且一般不出现相应内分泌功能亢进，它们可以向肝脏转移，一般生长缓慢且无痛。胰腺内分泌肿瘤常合并嗜铬细胞瘤，因此它们的基因可能是连锁的，但是也有可能仅存在其一种。⑤胰腺囊腺瘤：胰腺是浆液性囊腺瘤常被累及的器官。疾病严重程度可从单发孤立或成簇囊肿使胰腺组织完全被囊肿所替代，严重情况下可导致胰腺外分泌功能不足，需采用胰酶替代治疗。巨大囊肿还可导致不全性肠梗阻、疼痛以及早饱等并发症。胰腺囊腺瘤可以采用穿刺、引流及硬化疗法进行治疗。⑥内淋巴囊肿瘤：是内耳迷路发生的肿瘤，约5%~10%病例发生，可导致听力丧失和平衡失调。尽管这种肿瘤并不发生转移，多为局部浸润性者，它们仍可能导致完全性耳聋。此外，多发脏器囊肿较为常见，可以累及肾脏、胰腺以及附睾等，有助于诊断。

### （二）影像学表现

VHL病肾肿瘤病灶多数较小，在影像学分辨率下常不能显示。CT或MRI增强扫描显示动脉期肿瘤内强烈的增强点。肾脏造影显影期可见由动脉期增强区域扩展开的广泛增强，由于肿瘤内存在囊肿及坏死灶，增强一般不均匀。T2加权MRI成像能够显示囊肿的范围，但VHL病肾肿瘤的囊性成分常不如单纯性囊肿明亮，原因在于囊肿内常存在蛋白质成分或出血。脂肪抑制T1加权MRI增强减影成像有助于鉴别复杂性囊肿和增强的实质性肿瘤（图15-3）。

### （三）基因筛查

在先证者基因异常的情况下，推荐对其所有家系成员进行突变基因检测（图15-4）。

### （四）早期诊断和监测原则

对VHL病发病机制和临床表现等认识的增加有助于早期诊断及干预。对患者及家庭成员的基因筛查、影像学检查和监测，以及对肾脏肿瘤的积极手术治疗能够改善患者的生存和预后。为了获得早期准确诊断，极有必要进行多学科团队的诊疗。

VHL病的早期诊断意义较为重大。目前推荐对有家族史的家系成员，应从儿童期即开始进行体检筛查，检查项目包括：推荐至少每年进行1次肾脏及腹部超声检查、眼科检查；至少每3年进行1次尿液儿茶酚胺、脑部和脊柱MRI检查。

推荐对VHL病患者进行多学科管理，监测其良恶性肿瘤的发展。对处于危险中的个体，包括VHL病患者及携带VHL基因突变的无症状家庭成员，应终生监测肾脏肿瘤的发生，推荐16岁以前每2年进行一次腹部超声检查；16岁以后，应每年进行一次腹部MRI或CT扫描，以便于检测到无症状的肿瘤，并进行及早的干预。如果使用CT扫描，考虑到单就患者一生的监测过程可能需要接受的检查就在30次以上，应注意降低射线剂量，这一点也适用于其他需要长期监测和随访的遗传性肾癌患者。

## 二、遗传性乳头状肾细胞癌

遗传性乳头状肾细胞癌的诊断主要基于：①家族史；②双侧、多发肾脏肿瘤，组织学类型为I型乳头状肾细胞癌；③影像学特点：CT和MRI扫描均显示为轻度增强的占位；④MET基因突变检测结果。

### （一）临床表现

遗传性乳头状肾细胞癌是另一种常染色体显性遗传的肾癌综合征，其特征为发生双侧、多灶性I型乳头状肾细胞癌。在单个遗传性乳头状肾细胞癌的肾脏，肉眼看来正常的肾实质，可以发生超过3 000个显微的乳头状肿瘤，每一个均代表独立的初始病灶。遗传性乳头状肾细胞癌生长较为缓慢，多数在50~70岁前不显现，常常在尸检时才发现；80岁之前则几乎完全外显。

遗传性乳头状肾细胞癌没有其他伴随肿瘤或临床表现，这在遗传性肾癌中是较为独特的。

### （二）影像学表现

遗传性乳头状肾细胞癌与散发性者类似，均为低血管密度肿瘤，在CT和MRI均显示出较为均匀的轻度增强：CT增强扫描时仅增强10~30Hu（图15-5）。为了识别病变，必须准确测定增强前后增强数值。MRI成像也显示信号强度变化较为微小，增强后信号强度仅增加15%。这种增强非常低，以至于乍看之下肿瘤难以和囊肿相鉴别，因而可能被误诊为囊肿。遗传性肾癌患者发生囊肿少见，但仍有少数可合并囊肿。超声检查病灶与背景等回声，难以分辨，因此不推荐超声用于遗传性乳头状肾细胞癌的检测和随访。不过在CT增强扫描结果处于模棱两可的情况下超声检查可作为补充。

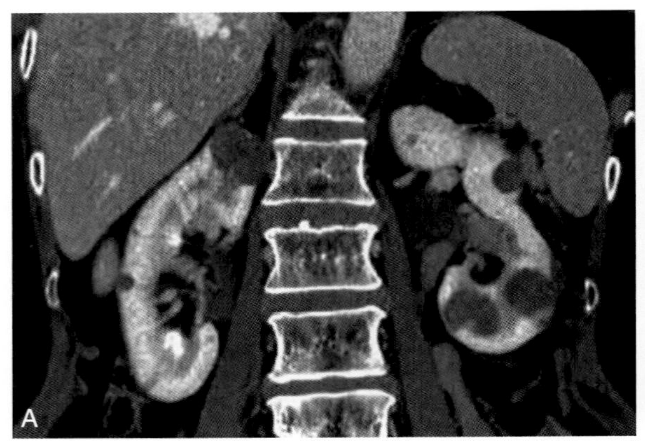


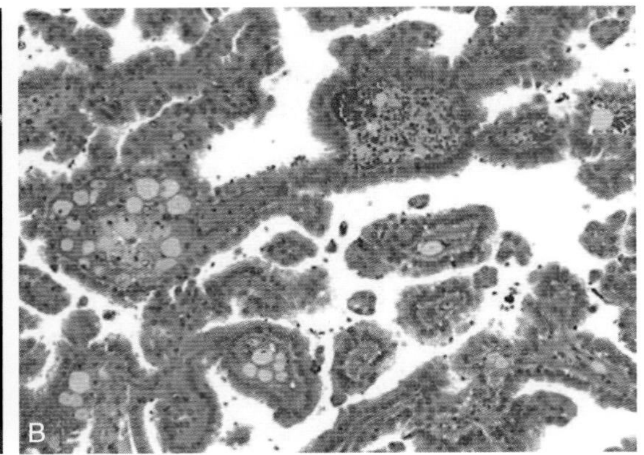


**图 15-5　乳头状肾细胞癌影像学及病理表现**

A. CT 扫描常显示为多发、轻度增强的占位性改变；B. 显微镜下表现为乳头状结构，排列者胞质稀少、胞核低级的嗜碱性细胞。

**（三）基因筛查**

受累的患者存在 MET 基因的胚系突变，推荐对其有风险的家系成员 21 岁时检测 MET 基因突变。

**（四）早期诊断和监测原则**

遗传性乳头状肾细胞癌生长缓慢，因此不需要经常性的监测。一般推荐受累及的家系成员每 2~4 年接受一次 MRI 检查，如果肿瘤生长非常缓慢，监测的间隔时间还可以延长。

## 三、遗传性平滑肌瘤病和肾癌综合征

遗传性平滑肌瘤病和肾癌综合征（HLRCC）是常染色体显性遗传的癌症性疾病，发病率约为 1/200 000。其诊断主要根据：①家族史；②肾脏肿瘤，常常为单侧、单发，组织学类型为遗传性平滑肌瘤病和肾癌综合征相关肾癌：肿瘤细胞胞核较大，为突出的嗜有机或嗜伊红核仁，周围有明显的晕轮环绕（图 15-6）；③肾脏外多器官和系统平滑肌瘤病表现，包括皮肤和子宫的多发性平滑肌瘤等；④相应的影像学表现；⑤FH 基因突变检测结果等。为了对皮肤平滑肌瘤、子宫平滑肌瘤以及肾细胞癌等涉及多器官和系统的病变作出早期准确诊断，可以进行多学科团队诊疗。

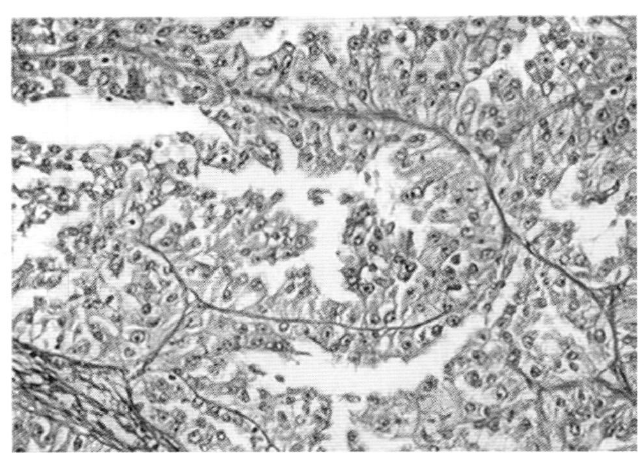

**图 15-6　遗传性平滑肌瘤病和肾细胞癌综合征相关肾细胞癌病理表现**

图中可见巨大的管状 - 小泡状结构，排列着胞核增大、核仁显著的嗜伊红细胞。

**（一）临床表现**

遗传性平滑肌瘤病和肾癌综合征（HLRCC）患者容易罹患皮肤和子宫平滑肌瘤（子宫纤维瘤），合并肾癌发病风险的增加：FH 基因突变的患者发生肾癌的风险达 15%~30%，平均发病年龄 36~39 岁。

遗传性平滑肌瘤病和肾癌综合征相关肾癌倾向于低血管分布，但随着肿瘤体积增大，肿瘤血管将增加，而与其他血供丰富的遗传性肾癌的区别减小。肿瘤侵袭性非常强，可发生早期转移和局部浸润，这一点有别于其他肾癌。HLRCC 相关肾癌常常是单侧肾脏的单个肿瘤，这一点也明显有别于其他类型的遗传性肾癌；但也可以是双侧和多发的，但侵袭性同样较强，在肿瘤较小时就可能发生转移。

该综合征肾外表现主要是皮肤和子宫平滑肌瘤。皮肤平滑肌瘤是其最常见表现，发生率 76%~100%，为肉色的小结节，常分布于躯干和四肢，并伴有疼痛及皮肤感觉异常。子宫肌瘤发病较早（20~35 岁），常因导致月经过多和盆腔疼痛而需要接受子宫切除手术。不论皮肤还是子宫平滑肌瘤，典型情况下都是良性病变，但也有恶性转化的报道。

**（二）影像学表现**

遗传性平滑肌瘤病和肾癌综合征相关肾癌在影

像上常常表现为单发和单侧肾脏占位。CT 和 MRI 成像上均显示出增强较差，是这一类型肾癌的特征。不过，随着肿瘤增大，血供随之增加，增强也相对变强。在 T1 加权脂肪饱和增强 MRI 成像上，该类型肾癌可表现为孤立的、增强较差的、囊肿外观的肾脏包块。CT 或 MRI 成像上也能够显示其强侵袭性特征：早期甚至直径 1cm 的小肿瘤即可发生浸润及转移，其特点是通过局部淋巴管扩散，出现淋巴结侵犯；邻近的腹膜播散、腹壁侵犯也不罕见。FDG-PET 则有助于评估其转移性病变，包括腹膜后、纵膈淋巴结、肝脏以及骨等处的转移。

### （三）基因筛查

推荐对罹患该综合征风险的患者，8 岁开始筛查 FH 基因胚系突变。

### （四）早期诊断和监测

遗传性平滑肌瘤病和肾癌综合征相关肾癌发病早、侵袭性强，临床上已经发现年龄仅 11 岁的病例。因此，推荐对有风险的个体，从儿童时期开始即应每年进行腹部 MRI 检查。

鉴于该类型肾癌的强侵袭性性质，一旦诊断明确即尽快进行治疗，不推荐采取主动监测的策略。仅在完全没有肾细胞癌迹象时，可以每年进行一次 MRI 检查进行监测。基因筛查有助于在有根治机会时发现肿瘤。

## 四、BHD 综合征

Birt-Hogg-Dubé（BHD）综合征的主要诊断依据：①家族史；②双侧、多发，影像学上为均质增强、组织学上类型多样的肾脏占位性病变；③皮肤纤维毛囊瘤等特征性皮肤病变，以及多发性肺囊肿和自发性气胸等肾外表现。FLCN 基因突变检测有助于诊断。

### （一）临床表现

BHD 综合征有发生皮肤纤维毛囊瘤、多发肺囊肿和自发性气胸以及肾脏肿瘤的风险。BHD 综合征表型多变，在同一家系内，或携带同一基因胚系突变的不同家系中，表型差异可能很大。

大约 13%~34% 的 BHD 综合征患者将罹患肾脏肿瘤。该综合征相关肾肿瘤的特点是常为双侧、多发，组织学类型多样：杂合性嗜酸 / 嫌色细胞（50%~67%）（图 15-7）、嫌色细胞（23%~34%）、透明细胞（7%~9%）和嗜酸细胞（3%~5%）等类型，以及乳头状肾细胞癌（2%）。在 80% 的病例，存在同一患者的不同肿瘤的肿瘤亚型不一致的现象。而所谓的肾脏“嗜酸细胞增多症”，即扩散到肉眼所见正常的肾实质中的显微嗜酸细胞肿瘤，是 BHD 综合征相关肾肿瘤的所特有的。该类型肾肿瘤多数侵袭性中等，与 VHL 病肾癌相似。不过需要注意它们也不全是生长缓慢的。

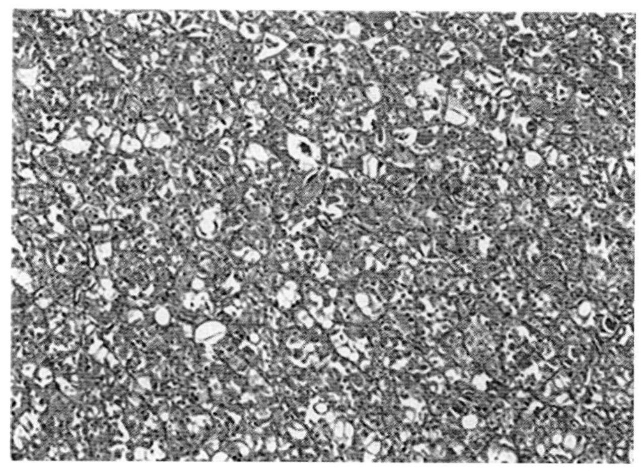

**图 15-7　BHD 综合征相关杂合性嗜酸 / 嫌色细胞肿瘤组织学表现**

图中可见嗜酸和嫌色细胞混合，许多大的嗜酸细胞内存在明显的胞质内空泡。

皮肤病变见于 90% 的 BHD 综合征患者，特征性改变为皮肤纤维毛囊瘤，包括纤维毛囊瘤（面部、颈部和躯干上部 2~4mm 大小白色或肉色的皮肤丘疹）、毛盘状瘤以及软垂疣（眼睑、颈部以及腋窝的皮赘）等毛囊的良性肿瘤。

肺囊肿也较为常见（70%~84%），好发于下叶，40 岁以下患者 23%~30% 发生自发性气胸。除皮肤纤维毛囊瘤和肺囊肿外，还有许多可能与 BHD 有关的病变，包括肠道息肉、神经鞘黏液瘤、脑膜瘤、多结节甲状腺肿、髓质甲状腺癌、甲状旁腺腺瘤以及皮肤脂肪瘤等，但这些并不是典型的与 BHD 连锁的疾病。

### （二）影像学表现

BHD 综合征肾肿瘤，不论嗜酸细胞和嫌色细胞肾细胞癌，还是其杂合性肿瘤，比较明显特点的是肿瘤中央没有坏死灶，质地较为均匀，因而在 CT 和 MRI 成像都显示出均质的增强。肿瘤可以很大（直径 >7cm），常常伴有钙化。存在多发实质性的、均一增强的肾脏病变是 BHD 综合征肾肿瘤区别于 VHL 病肾癌和其他增强较差的乳头状肾细胞癌的影像学特征。

### （三）基因筛查

对有该病风险的患者，推荐 21 岁开始进行 FLCN 基因胚系突变检测。

#### (四) 早期诊断和监测

有患 BHD 综合征可能性的群体，可以由皮肤科医师评估，以便及早及准确诊断纤维毛囊瘤。定期进行胸部影像检查筛查肺囊肿。推荐从 20 岁开始每年进行一次 MRI 或低剂量 CT 检查；对没有肾脏病变的患者，推荐每 3 年进行一次 MRI 检查。

## 五、SDH 缺陷型肾细胞癌

SDH 缺陷型肾细胞癌的主要诊断依据：①家族史；②发病年龄早的双侧、多发肾脏肿瘤，SDH 缺陷型肾细胞癌组织学上有一定特点，免疫组化 SDHB 染色阴性有助于诊断；③嗜铬细胞瘤和副神经节瘤(PPGL) 等肾脏外相关表现。SDH 基因突变检测有助于诊断。

#### (一) 临床表现

SDH 缺陷型肾细胞癌的特征是双侧、多发，发病年龄早(平均年龄 <40 岁)，遗传方式为常染色体显性，可发生于遗传性嗜铬细胞瘤和副神经节瘤(PPGL) 的背景下。

SDH 缺陷型肾细胞癌中最常见的是 SDHB 基因突变导致的，SDHC 或 SDHD 胚系突变所致肾细胞癌的家系仅有散在的报道。2004 年，Vanharanta 等报道了携带 SDHB 基因胚系突变、同时罹患嗜铬细胞瘤和副神经节瘤与肾细胞癌的两个家系，其肾脏肿瘤发病年龄早(<30 岁)，而组织学类型不定。以后又有携带 SDHB 胚系突变、但以肾细胞癌为唯一表现的三个家系的报道。2012 年，Ricketts 等总结了 11 个 SDHB 胚系突变的家系的特点，发现其中 45.5% 表现为单纯肾脏肿瘤、54.5% 为肾脏肿瘤合并嗜铬细胞瘤和副神经节瘤；其肾脏肿瘤发病年龄早，平均年龄 33 岁，为实性或囊实性混合病变，多数具有嗜酸细胞肿瘤的共同特征，转移性病变风险较高，三分之一病例存在转移。因此，SDHB 突变相关肾细胞癌可以与遗传性平滑肌瘤病和肾癌综合征相关肾细胞癌同归于侵袭性的肾脏恶性肿瘤。

SDH 缺陷型肾细胞癌的肾外表现，主要是高发病风险的嗜铬细胞瘤和副神经节瘤，尤其是头颈部副神经节瘤。头颈部副神经节瘤包括颈动脉体肿瘤，并且与胃肠间质瘤(GIST) 有关联。

#### (二) 影像学表现

SDH 缺陷型肾细胞癌因其包括多种囊实性亚型而在影像上显示出差异。增强 CT 成像可以显示肿瘤的实质性和囊性成分；T1 加权增强 MRI 成像显示为不均匀的占位，低密度区域越多提示其中囊性成分越多。SDH 缺陷型肾细胞癌的影像学特征并不十分突出，同时存在嗜铬细胞瘤和副神经节瘤是诊断该病的强有力支持点。

#### (三) 基因筛查

有患遗传性嗜铬细胞瘤和副神经节瘤合并肾细胞癌风险，或病理医师认为其肾脏肿瘤为 SDH 缺陷相关的组织学类型时，推荐对患者及其家庭成员进行 SDH 胚系突变检测。

#### (四) 早期诊断和监测

推荐对 SDH 基因突变携带者，每年进行一次 MRI 或 CT 检查，以便早期发现肾脏肿瘤。SDH 缺陷型肾癌一旦诊断明确，一般不推荐对其采取影像监测的策略，应迅速进行治疗。

## 六、其他肾癌发生风险增加的遗传性综合征

#### (一) 遗传性 BAP1 肿瘤综合征

迄今的报道，遗传性 BAP1 相关肾癌的主要特点是早发、双侧和多发透明细胞肾细胞癌，可以合并皮肤和葡萄膜黑素瘤，以及恶性间皮瘤等病变。

符合下列条件的患者应考虑进行 BAP1 突变检测：发病年龄早的透明细胞肾癌，有肾细胞癌家族史，和 / 或合并一个 BAP1 相关恶性肿瘤，而已知遗传性肾细胞癌相关基因突变检测结果阴性。

推荐对有风险的患者进行每年一次或两次腹部 MRI 或 CT 检查，以便早期检出和监测这一可能具有侵袭性的肾脏肿瘤。

#### (二) 第 3 染色体易位

第 3 染色体易位相关肾细胞癌多数情况下为透明细胞肾细胞癌，在 CT/MRI 成像上显示为增强明显的肾脏包块，没有 VHL 病的其他表现。

推荐对有发生该病风险的患者进行染色体组型检测。不过值得注意的是，在遗传性肾细胞癌的患者，第 3 染色体易位的检测可能是有意义的；但如果因为其他目的(例如产前诊断)检测到第 3 染色体易位，而没有个人或家族的肾细胞癌病史，则发生肾细胞癌的风险非常低。因此，除非合并肾癌病史，单纯第 3 染色体易位并不需要每年进行肾脏的影像学监测；而一旦发现肾癌，一般建议及早处理，不推荐采取主动监测的策略。

#### (三) PTEN 错构瘤综合征

PTEN 错构瘤综合征在女性发病率是男性的 2

倍。其相关肾细胞癌平均诊断年龄是 40 岁，其中最常见的类型是乳头状肾细胞癌，其他类型如透明细胞肾细胞、嫌色细胞肾细胞癌等也有报道。除肾细胞癌以外，PTEN 错构瘤综合征的其他肿瘤类型包括多发性错构瘤、巨脑畸形等。此外，甲状腺、乳腺以及子宫内膜等部位的良恶性肿瘤，以及肢端角化症和面部毛膜瘤等发病的风险增加。

PTEN 基因检测有助于进一步明确诊断。推荐对患者的家庭成员进行 PTEN 基因突变筛查。

**（四）结节性硬化症**

结节性硬化（TSC）发病率为 1：5 800 活婴，诊断标准包括纤维瘤、斑和痣等皮肤表现，视网膜和中枢神经系统病变，心脏肿瘤以及肾脏肿瘤等。

TSC 的特征性改变是多发性良性错构瘤，尤其是位于大脑的错构瘤，如皮层结节（80%）和室管膜下巨细胞型星形细胞瘤（10%），可导致癫痫和认知障碍等神经系统表现；视网膜错构瘤可引起失明；面部错构瘤（面部血管纤维瘤）则发生于 90%~100% 的 TSC 患者；纤维瘤、斑和痣等皮肤改变也可见到。淋巴管肌瘤病（LAM）发生于 26%~39% 的患者，心脏横纹肌瘤见于 50%~70% 的 TSC 婴儿。其他改变包括直肠息肉、骨岛以及甲状腺腺瘤等。

TSC 在肾脏最常见的表现是肾血管平滑肌脂肪瘤（renal angiomyolipoma，RAML），由于血管丰富及可能合并动脉瘤，RAML 发生急性出血风险较大并可能危及生命。肾癌较为少见，发生率为 1%~4%，与一般人群类似，但发病年龄较早（平均年龄 28 岁），常为双侧。TSC 肾癌界限清楚，主要为实质性的，但有囊性成分。肿瘤常发生出血，但没有发生肿瘤坏死的报道。TSC 肾癌包括乳头状、嫌色细胞以及嗜酸细胞等细胞类型，可以分为 3 个亚群：最大的亚群称为 TSC 相关乳头状肾细胞癌；其次为形态学上与杂合性嗜酸 / 嫌色细胞肿瘤相似的亚群，包括同时显示嗜酸细胞和嫌色细胞肾细胞癌形态学特征、但嗜酸和嫌色细胞所占比例各异的肿瘤；第三个亚群由未分类的肾脏上皮肿瘤组成。

含有脂肪成分的肾脏 RAML 影像表现较为典型和具有特征性，易于鉴别。无脂肪的 RAML 在注射造影剂前为均一的高信号，在非增强 CT 显示为高密度，T2 信号为低密度，以及均匀的造影剂增强。肾细胞癌和无脂肪的血管平滑肌脂肪瘤在影像上难以鉴别，因此需要进行连续随访或活检：影像学监测能够提供生长率的指数，生长快的肿瘤为恶性的可能性较大；影像引导的病变活检可提供及早和明确的组织学结果。

推荐对受累者进行 TSC1 或 TSC2 突变检测。由于 TSC 仅约 30% 为遗传性的，多数病例为自发性突变，因此是否需对没有被累及证据的家系成员进行基因筛查需根据情况决定。

推荐至少每 1~3 年进行一次腹部 MRI 或低剂量 CT 检查，以便监测血管平滑肌脂肪瘤的生长情况，早期发现和诊断肾细胞癌。

**（五）MiTF 相关癌症综合征**

MiTF 相关癌症综合征极为罕见，目前没有可供借鉴的诊疗经验。迄今的报道其癌症谱主要是黑素瘤和肾细胞癌。因此，在有家族史的黑素瘤合并肾细胞癌患者，如没有其他遗传性肾细胞癌的证据，应考虑该病可能并进行基因检测证实。

## 第四节　遗传性肾癌的外科治疗原则

### 一、治疗方式的选择

散发型肾癌的治疗方案制定的一般原则，很大程度上也适用于遗传性肾癌。术前综合临床表现、影像学检查结果等判断和评估可能的病理类型和临床分期，根据评估结果初步制定治疗方案；术后依据组织学检查确定的病理类型和侵袭范围进行病理分期评价，按病理类型和分期等结果修订术后治疗方案。

但是，多数遗传性肾癌发病年龄早，且病灶多数为双侧、多发，这些有别于散发性肾癌的临床特征，决定了其具体治疗策略与散发性肾癌又有很大差异。过去，这类双侧、多发性肾癌的主要治疗策略是根治性肾切除术，术后根据情况进行透析治疗或肾移植手术。随着对遗传性肾癌生物学特性理解的加深和肾部分切除手术技术的进展，保留肾单位手术（nephron sparing surgery，NSS）成为有局限性遗传性肾癌的标准治疗。研究已证实，NSS 疗效与根治性肾切除手术相同，而患者的生活质量明显改善。

由于肿瘤常常是多发的，遗传性肾癌的保留肾单位手术有其特殊性，往往需要在标准手术技术上进行改进，达到同时切除多个肾脏肿瘤的目的，即所谓的“多发肿瘤肾部分切除术”（multiplex partial nephrectomy，MxPNx）。这一概念强调了采用部分肾切除术在处理孤立肾肿瘤和多发肿瘤之间难度和风险的显著不同:MxPNx难度更大,潜在并发症风险更高。

遗憾的是,不论采用标准NSS还是MxPNx,术后同侧肾脏均存在肿瘤复发风险,因此可能还需要重复性肾脏手术(repeat renal surgery,RRS)或挽救性肾脏手术(salvage renal surgery,SRS)。这些手术方式在去除病灶、保存肾脏功能方面非常有效,但同时并发症发生率也明显增加,而且据统计中位时间每6年需要再次接受手术,再次手术的并发症发生率超过50%。

尽管存在这些困难,这些手术的好处也是明显的,不仅是降低肾脏替代治疗比例,因为术后患者肾功能下降非常小,而且也降低了患者和社会在治疗该疾病上的经济负担。

其他能够保留肾功能的手术,包括射频消融(radiofrequency ablation,RFA)、冷冻消融(cryoablation)以及高强度聚焦超声(high-intensity focused ultrasound,HIFU)等,也是遗传性肾癌手术治疗的选项。

此外,过去20余年肾移植方面的进展,主要是结局的改善(5年患者生存率可达到91%)、移植肾的长期存活(移植物5年存活率可达81%,在特定患者亚组移植肾半寿期可达16年)以及移植前后治疗和透析费用的降低等,使得肾移植仍然可以作为遗传性肾癌手术治疗的选项之一,不过供肾极度有限依然是肾移植方案受到的最大限制,特别是肥胖、糖尿病等影响肾功能的疾病发病率迅速上升,使得这一状况难以得到改善,也阻碍了双肾切除和肾移植成为遗传性的双侧、多发性肾癌可行的选项。

总之,肾部分切除、重复性和挽救性肾脏手术仍然是有局限性的遗传性肾癌的基本手术治疗方式。

转移性遗传性肾癌应采用综合治疗。与散发性肾细胞癌类似,遗传性肾癌的转移性病变目前尚无统一的标准治疗方案。外科手术主要为辅助性治疗手段,极少数患者可通过外科手术而获得较长期生存。在一些患者,特别是此前没有家族史的患者,遗传性肾癌的诊断常常在出现转移性疾病之后;而且,遗传性肾癌相关综合征的其他表现,有可能也无法接受手术处理,例如VHL病患者可能合并有多发性中枢神经系统的成血管细胞瘤,由于位置关键而失去手术治疗指征。因此,对这类患者,需要研发有效的治疗药物。而多数已知遗传性肾癌存在特异的易感基因和相应的信号通路,为靶向治疗提供了理论基础。因此,靶向性药物在遗传性肾癌的转移性病变的治疗中具有更为独特的地位。

值得注意的是,不同类型遗传性肾癌的基因背景和临床表现有所不同,因之不论手术治疗还是药物治疗,均需要根据疾病类型不同选择相应的最佳治疗方法。对于侵袭性较强的类型,推荐进行积极的局部手术;鉴于完全切除是其长期生存的最佳机会,因此根治性肾切除也是治疗的选项之一。对于危险程度中等和低度的类型,保留肾单位手术,包括机器人保留肾单位手术和病灶消融等是重点,目的是在去除肿瘤病灶的同时尽可能长时间地维持肾功能。对于中低危险的遗传性肾癌综合征,一般推荐以肾肿瘤直径3cm为主动监测和手术的临界值。研究证实这一临界值既可避免肿瘤转移,又在手术治疗前留出间隔,延缓肾功能的丢失。这一策略已在多种遗传性肾癌中得到成功应用。实际上,过度积极手术或消融治疗导致的透析或肾移植的风险几乎与肿瘤本身导致的这一风险相同,因此需要在治疗和主动监测之间做好平衡。

## 二、VHL病肾癌的治疗

VHL病肾癌发病年龄早、病灶常为双侧多发,终生存在肿瘤复发风险,因此患者可能需要接受多次手术,并且最终可能需要肾脏替代治疗(透析或移植)。有鉴于此,保留和保护肾脏功能的治疗策略是其首选。

### (一)主动监测

目前认为,直径3cm以下的VHL肾癌,可以选择主动监测的策略。最初采纳这一策略的基础是发现相关报道中多数小于3cm的散发性肾脏肿瘤转移率较低。后续研究证实,诊断时最大肿瘤直径小于3cm的VHL肾癌,随访5年没有发现转移的证据,也无需接受肾移植或血液透析等替代治疗;而肿瘤>3cm的患者,随访5年时25%发生远处转移,其中大小在3~6cm的肿瘤,11%进展为转移性病变。由此可见,VHL肾癌进展相对较慢、转移较晚,可以将3cm作为手术治疗的临界值,肿瘤较小时可以进行临床观察,至最大肿瘤直径超过3cm时手术切除肿瘤并尽量保留有功能的肾单位,这样可以最大限度地保存肾功能,同时降低远处转移的危险。

### (二)手术治疗

最大肿瘤直径3cm以上的VHL病肾癌,目前推荐应立即进行手术治疗。VHL病肾癌的外科治疗推荐首选能够保存肾功能的保留肾单位的手术(肾部分切除、肿瘤剜除、射频消融、冷冻治疗等)。

局限进展性肾癌的患者，由于其肿瘤复发和终末期肾脏疾病的可能性较高，因此双肾切除并肾移植成为可选的方案之一。尤其当需要切除的肾单位过多，或必须根治性肾切除，患者可能实际上成为功能性或解剖性无肾。目前认为，当双肾切除不可避免时，可以在观察1~2年证实无肿瘤转移、移植免疫抑制药物对VHL后续病程无明显副作用的情况下，考虑肾移植手术。

**（三）靶向治疗**

此前一个被广泛引用的数据是，35%~45%的VHL患者死于转移性肾癌。这在断层扫描成像技术广泛应用前可能是事实。现在，随着影像学和外科手术等技术的进步，临床医师能够在更早期发现、并经由保留肾单位手术或肾脏消融等手术迅速切除肿瘤，因此VHL患者出现转移性病变已较为少见。

HIF通路已经成为进展期VHL病以及散发性透明细胞肾细胞癌的方法之一。目前美国FDA已经批准多种转移性肾癌的治疗药物，主要包括：①靶向HIF-VEGF通路的药物，如舒尼替尼（sunitinib）和索拉非尼（sorafenib）（作用于VEGFR2/3、PDGFRβ）、贝伐单抗（bevacizumab，作用于VEGF）、帕唑帕尼（pazopanib，作用于VEGFR1/2/3、PDGFRβ和c-kit）以及阿昔替尼（axitinib，作用于VEGFR 1/2/3）等；②靶向西罗莫司（mTOR）通路的药物，即依维莫司（everolimus）和坦西莫司（temsirolimus）等。

## 三、遗传性乳头状肾细胞癌的治疗

**（一）观察性等待**

遗传性乳头状肾细胞癌生长缓慢，最大肿瘤直径3cm以内时，可以进行观察性等待。

**（二）手术治疗**

目前推荐对直径超过3cm的遗传性乳头状肾细胞癌进行手术切除，以避免出现转移。实际上，遗传性乳头状肾细胞癌的转移罕见。手术方式推荐选择保留肾单位手术，以最大程度保存肾功能。

**（三）靶向治疗**

MET突变导致遗传性乳头状肾细胞癌的发现，为靶向MET激酶的药物在遗传性乳头状肾细胞癌的治疗中的应用提供了理论基础。最近，一个多中心2期研究评估了一个靶向MET、VEGFR2、RON和AXL的口服药物Foretinib治疗遗传和散发性乳头状肾细胞癌的疗效。结果显示，总体反应率为13.5%，中位无进展生存期为9.3个月。MET胚系突变的存在对治疗反应有高度预测作用：50%（5/10）存在MET胚系突变的患者，最大肿瘤的大小减少30%~60%；而MET为野生型的患者，治疗反应率仅9%。另有一个评估选择性Met激酶抑制剂INC280在遗传和散发性乳头状肾细胞癌治疗中的疗效的2期研究，目前尚在进行中。

## 四、遗传性平滑肌瘤病和肾癌综合征相关肾细胞癌的治疗

与VHL病肾癌、遗传性乳头状肾细胞癌以及后面将要讨论的BHD综合征肾癌等类型的遗传性肾癌不同，目前对遗传性平滑肌瘤病和肾癌综合征（HLRCC）相关肾细胞癌不推荐主动监测的策略，即不适用所谓的“3cm规则”：直径3cm以下予以主动监测、超过3cm采取手术治疗。原因在于，该类型肾细胞癌生长迅速、侵袭性强，肿瘤较小时即可侵袭淋巴结或发生远处转移。

**（一）手术治疗**

HLRCC相关肾细胞癌一旦诊断明确，在有手术机会情况下应尽快手术治疗。不论采取保留肾单位手术还是根治性肾切除术均推荐采取开放术式，放宽手术切缘，术中应严格避免肿瘤泄露、预防种植转移；不推荐采用肿瘤剜除或消融等手术方式。

**（二）靶向治疗**

HLRCC相关肾癌如发生转移一般不可治愈，患者通常在5年内死亡。

针对HLRCC患者FH缺陷的肾肿瘤的靶向性治疗作用，有可能通过两个途径达到：首先，FH缺陷导致的延胡索酸盐升高可竞争性抑制PHD，使得HIFα稳定化并促进VEGF和GLUT1等靶基因表达增加。因此可以考虑抗血管生成治疗。目前，已有一个采用贝伐单抗和埃罗替尼（erlotinib）治疗进展期HLRCC相关肾细胞癌和散发性乳头状肾细胞癌的2期临床研究正在进行之中。

其次，药物筛选鉴定出酪氨酸激酶抑制剂凡德他尼（vandetanib）是有效的HLRCC来源的肾细胞癌细胞株的生长抑制剂，而稳定再导入野生型FH能够中和药物的细胞毒性。FH缺陷的在体外和在体模型评估显示，FH缺陷肾肿瘤中非受体酪氨酸激酶ABL1处于活化状态。ABL1通过mTOR/HIFα通路增加有氧糖酵解，促进Nrf2的核定位和激活；而Nrf2是容许肿瘤细胞耐受延胡索酸盐蓄积所致的氧化应激的抗氧化应答通路的主调控因子。凡德他尼能够有效抑制FH缺陷的肾癌细胞中的ABL1磷酸化、GLUT1表达上调以及乳酸盐的分泌（有氧糖酵

解的指标);凡德他尼处理可以使得小鼠的 FH 缺陷肾肿瘤细胞株移植物消退。在这些发现的基础上,目前一个评估凡德他尼联合二甲双胍治疗 HLRCC 或进展期散发性乳头状肾细胞癌疗效的 1/2 期研究正在进行中。

## 五、BHD 综合征肾癌的治疗

BHD 综合征肾癌治疗的推荐意见与 VHL 病肾癌和遗传性乳头状肾细胞癌相同,主要包括:①主动监测:最大肿瘤直径达到 3cm 以前,推荐进行主动监测;②外科手术:最大肿瘤直径到达或超过 3cm,推荐采取外科手术治疗。手术方式推荐能够保存肾脏功能的保留肾单位手术。鉴于同样终生有罹患双侧多发肿瘤的风险,BHD 综合征患者一生中可能需要反复接受手术;③靶向 FLCN 通路的治疗。

目前没有经证实有效的治疗 BHD 综合征相关肾肿瘤的药物。有关 mTOR 通路在 FLCN 缺陷的在体和体外模型上激活的发现,为一个 2 期研究提供了理论基础,该研究的目的是评估依维莫司在治疗 BHD 综合征相关肾癌和进展性散发性嫌色细胞肾细胞癌的疗效。有单个研究报道,mTOR 抑制剂依维莫司作为一个 BHD 综合征患者的转移性乳头状肾细胞癌的二线治疗(其他抗 VEGF 系统治疗失败情况下),能够延缓肿瘤的进展。

## 六、SDH 缺陷型肾细胞癌的治疗

SDH 缺陷型肾癌较为罕见,治疗这类患者的经验非常有限。不过,由于这类肾癌发病年龄较早,并且侵袭性强,肿瘤小也有转移倾向,因此推荐该类型肿瘤一经发现,应采用保留肾单位手术等方式积极切除肿瘤。

## 七、其他类型遗传性肾癌的治疗

遗传性 BAP1 肿瘤综合征、第 3 染色体易位、PTEN 错构瘤综合征以及结节性硬化症等综合征相关遗传性肾癌,多数更为罕见,治疗经验更有限,因此临床上没有形成标准的治疗方案。不过,目前倾向于对遗传性 BAP1 肿瘤综合征和第 3 染色体易位相关肾癌采取相对更为积极地处理,不推荐采取主动监测的策略。

研究发现,许多 TSC 患者从西罗莫司(sirolimus)和依维莫司等药物治疗中获益,这些干扰 mTOR 通路的药物对 TSC 的淋巴管肌瘤病和血管平滑肌瘤脂肪瘤有效。在一个 3 期临床试验中,使用依维莫司治疗患有血管平滑肌瘤的 TSC,治疗组与安慰剂组反应率分别为 42% 和 0%,治疗组 80% 的患者相较于安慰剂组血管平滑肌脂肪瘤的体积至少减少 30%。因此,采用依维莫司抑制 mTOR 可以作为不能采取手术治疗时的替代选择。不过,目前暂时没有关于这些药物治疗 TSC 相关肾癌疗效的直接证据。

(新风烁 兰卫华)

## 参考文献


[1] ADAMANE S,DESAI S,MENON S. Hereditary leiomyomatosis and renal cell cancer syndrome associated renal cell carcinoma [J]. Indian J Pathol Microbiol,2017,60(1):108-110.

[2] BAIOCCO J A,METWALLI A R. Multiplex partial nephrectomy,repeat partial nephrectomy,and salvage partial nephrectomy remain the primary treatment in multifocal and hereditary kidney cancer [J]. Front Oncol,2017,7:244

[3] CHOUEIRI T K,VAISHAMPAYAN U,ROSENBERG J E,et al. Phase Ⅱand biomarker study of the dual MET/VEGFR2 inhibitor foretinib in patients with papillary renal cell carcinoma [J]. J Clin Oncol,2013,31(2):181-186.

[4] GAUR S,TURKBEY B,CHOYKE P. Hereditary renal tumor syndromes:update on diagnosis and management [J]. Semin Ultrasound CT MR,2017,38(1):59-71.

[5] GUNNALA V,PEREIRA N,IRANI M,et al. Novel fumarate hydratase mutation in siblings with early onset uterine leiomyomas and hereditary leiomyomatosis and renal cell cancer syndrome [J]. Int J Gynecol Pathol,2018,37(3):256-261.

[6] HAAS N B,NATHANSON K L. Hereditary kidney cancer syndromes [J]. Adv Chronic Kidney Dis,2014,21(1):81-90.

[7] LIU Q,YUAN G,TONG D,et al. Novel genotype-phenotype correlations in five Chinese families with Von Hippel-Lindau disease [J]. Endocr Connect. 2018,7(7):870-878.

[8] MITCHELL TJ,TURAJLIC S,ROWAN A,et al. Timing the landmark events in the ev·olution of clear cell renal cell cancer:TRACERx Renal. Cell. 2018,173(3):611-623.e17.

[9] REAUME M N,GRAHAM G E,TOMIAK E,et al. Canadian guideline on genetic screening for hereditary renal cell cancers [J]. Can Urol Assoc J,2013,7(9-10):319-323.

[10] SCHMIDT L S,LINEHAN W M. Genetic predisposition to kidney cancer [M]. Semin Oncol,2016,43(5):566-574.

[11] UDAGER A M,MEHRA R. Morphologic,molecular,and taxonomic evolution of renal cell carcinoma:a conceptual perspective with emphasis on updates to the 2016 World Health Organization Classification [J]. Arch Pathol Lab Med,2016,140(10):1026-1037.

# 第十六章

# 转移性肾癌的治疗与预后

## 第一节 概 述

局限性肾细胞癌(renal cell carcinoma，RCC)5年生存率高达90%以上，而发生远处转移的RCC(metastatic RCC，mRCC)其5年生存率低至12%，也是导致肾癌患者死亡的最主要原因。在过去的10余年，肾癌分子靶向药物的研发与应用使mRCC的治疗产生了质的变化与进展。数个针对酪氨酸激酶的抑制剂(TKIs)包括舒尼替尼、帕唑帕尼和针对mTOR(mechanistic target of rapamycin)通路的抑制剂(包括依维莫司等)得到了美国FDA的批准与应用，使众多mRCC患者在治疗中获益。此后，包括卡博替尼在内的新一代多靶点TKI在临床试验中已被证明其治疗效果优于一线的舒尼替尼。除了TKIs之外，免疫检查点抑制剂也在肾癌的治疗中表现出了非常良好临床效果。

有资料显示，对一线治疗失败的mRCC患者，随机接受PD-1抑制剂-纳武单抗治疗后的总体生存(overall survival，OS)明显优于接受依维莫司的患者。在3期RCT研究CheckMate 214中，研究人员发现纳武单抗联合伊匹单抗(cytotoxic T-lymphocyte-associated antigen 4[CTLA-4]检查点抑制剂)作为mRCC患者的一线治疗也比舒尼替尼获得更高的OS和客观缓解率(objective response rate，ORR)，尤其对于中高危的mRCC患者，据此，FDA于2018年4月批准了纳武单抗联合伊匹单抗作为中高危mRCC患者的一线靶向治疗药物。

## 第二节 病因与转移机制

肿瘤的转移机制仍然没有被我们揭示，目前最有说服力的假说依然是1889年由Stephen Paget提出的“种子和土壤假说”。种子也就是肿瘤细胞，土壤指的是肿瘤再次分布部位的微环境。鉴于此，作者对目前“种子和土壤”学说的一些最新研究进展简述于下。

### 一、肾癌细胞的上皮间质转化

上皮间质转化(epithelial-mesenchymal transition，EMT)是指有极性的上皮细胞在受到自身或者外界因素影响下转换成具有活动能力、在细胞基质间能够相对自由移动的间质样细胞的过程，它以上皮细胞极性的丧失及间质特性的获得为重要特征。肿瘤细胞发生EMT后可使肿瘤细胞活动能力增强，也可躲避失巢后的凋亡，从而导致肿瘤细胞发生转移的概率增加。

EMT发生的主要影响因素包括肿瘤微环境中的细胞/炎症因子、肿瘤细胞细胞/炎症因子受体的表达改变、细胞骨架蛋白表达改变和细胞表面黏附分子表达改变等。其中较为重要的因素主要包括以下几种：TGF-β信号通路和Wnt信号通路(包括经典和非经典的Wnt通路)的激活；细胞表面黏附分子的表达变化，E-cadherin的表达降低、N-cadherin表达增高；酪氨酸激酶受体(tyrosine kinase receptors，RTKs)通路的激活。

### 二、新生血管生成

目前认为新生血管生成主要受RTKs通路的调节，针对晚期/转移性肾癌的靶向治疗主要针对此通路。虽然微血管密度和肾癌转移的相关性依然没有定论，但肿瘤的生长本身肯定是离不开血管的生成。RTKs激活后启动下游的PIK3CA(PI3K)，进一步激活下游的AKT和mTOR，从而导致一连串的细胞内信号瀑布式磷酸化反应，从而促进了血管内皮细胞的增殖和迁移，促使了新生血管的生成。当然，这个瀑布式磷酸化反应也可发生在肿瘤细胞内，从而导致了肿瘤细胞增殖和移动。

### 三、细胞外基质变化

在肿瘤组织中，除肿瘤细胞之外还有基质细胞以及ECM细胞外基质(extracellular matrix，ECM)，ECM的主要成分包括纤维蛋白、黏附糖蛋白和蛋白多糖类，其作用主要是支持细胞的生长并维持组织形态。此外，ECM还是肿瘤细胞的天然屏障，阻止肿瘤细胞向组织外转移。ECM的降解可以导致肿瘤细胞向外转移，其中被认识相对较多的就是基质金属蛋白酶2/9(matrix metalloproteinase 2/9，MMP2/9)。当然ECM被完全降解在实体肿瘤中并不多见，近年的研究发现较硬的ECM相较于较软的ECM导致肿瘤细胞伸出更多的伪足，使其更容易发生迁移和转移。其中已被人们认识关键分子包括小窝蛋白-1(caveolin-1，Cavin 1)和Yes相关蛋白-1(yes-associated protein 1，YAP1)等。

### 四、基因突变/多态

通过全基因组测序(whole genome sequencing，WGS)技术，研究人员已经绘制了肾癌的基因突变特点(mutational landscape)，ccRCC的高频突变(突变频率高低依次排序)包括：VHL、PBRM1、SETD2、BAP1、KDM5C、MTOR、MLL3、CSMD3、HMCN1、DST、PTEN、USH2A、SYNE1、FAT3、PCLO、ARID1A、ATM、LRP1B、MACF1和MLL2。pRCC的高频突变包括：SETD2、CUBN、MET、PLEC、BAP1、TRIO、ARID1A、CNOT1、CUL3、NFE2LC、ARID2、RADIL、CCDC168、MED13、TRIM37、CDKN2A、KEAP1和FH。一部分肾癌患者的单病灶发病且疾病进展缓慢，而有些患者的疾病进展较快且容易出现转移，这与肿瘤细胞的增殖和转移能力等表型密不可分。在对肾肿瘤多点活检(包括转移灶)后进行WGS或者全外显子组测序(whole exome sequencing，WES)后发现在多突变克隆(≥2个BAP1、PBRM1、SETD2或者PTEN)驱动的肾癌拥有最快的进展和转移能力，而VHL基因突变单独驱动肾癌惰性最强。

### 五、其他因素

决定肿瘤转移的因素还有很多，包括免疫逃逸、肿瘤细胞失巢后存活、转移靶器官的血管网发育等等众多因素共同导致了肿瘤细胞的转移。

## 第三节　转移性肾癌治疗原则

### 一、转移性肾癌的局部治疗

#### (一)原发肿瘤的局部治疗

对于绝大多数转移性肾癌来说，减瘤性肾切除(cytoreductive nephrectomy，CN)不是治愈性手术，手术只是系统治疗的一部分。靶向治疗时代之前的一项荟萃分析比较了CN+免疫治疗vs.免疫治疗，结果发现CN可以增加转移性肾癌患者的长期生存。进入靶向治疗时代后的两个多中心RCT研究也对CN的必要性进行了研究。非劣性研究CARMENA(NCT00930033)比较了即刻CN+舒尼替尼vs.舒尼替尼，共随机纳入450名中高危转移性肾透明细胞癌患者，结果发现CN后舒尼替尼组中位生存13.9个月，舒尼替尼单独治疗组的中位生存18.4个月(HR：0.89；95% CI：0.71~1.10)，舒尼替尼单独治疗的OS不劣于CN+舒尼替尼组。当然，舒尼替尼单独治疗组的38例患者因为经过治疗后完全反应或者肿瘤的并发症做了CN手术。

EORTC SURTIME(NCT01099423)研究则随机比较了即刻CN+舒尼替尼与延后CN+舒尼替尼的临床效果，研究共纳入了99例原发肿瘤可切除的转移性肾透明细胞癌患者，延后CN组患者中位OS为32.4(14.5~65.3)个月，即刻CN组患者中位OS为15.0(9.3~29.5)个月，延后CN组显著优于即刻CN组(HR=0.57，95% CI：0.34~0.95，$P$=0.032)。生存获益可能是因为避免了对靶向治疗不敏感、进展迅速患者手术带来的创伤。此研究纳入患者样本量较小，且试验设计初期的主要研究终点本来是PFS，但是由于获益较小，提前终止了研究，结果发现了次要研究终点，也就是OS的获益非常明显，其中也可能有其他研究人员不愿意透漏的原因提前终止了研究，比如研究经费短缺等问题。

综上所述，对于身体状况非常差、转移肿瘤负荷大或者伴有肉瘤样变的肾癌不建议行CN手术。对于有血尿等症状无法行手术患者，栓塞也是缓解症状的方法。

#### (二)转移灶的局部治疗

在身体状况允许的情况下建议对有单发转移灶和脑部转移灶进行局部治理，局部治疗对缓解症状也有一定的效果。目前对于肾癌转移灶的治疗没有较高证据的研究,一个系统综述回顾了2 235项相关研究,仅有16项非随机的研究对转移灶进行或不进行局部治疗进行了比较,局部治疗包括转移灶切除或者各种方式的放疗,其中6项研究比较了转移灶完全切除与否对临床效果的影响。结果发现转移灶完全切除组的中位OS或者CSS(40.75个月,range 23~122个月)较转移灶不完全切除组(14.8个月,range 8.4~55.5个月)要长。

## 二、转移性肾癌的系统治疗

### (一) 转移性肾透明细胞癌的系统治疗

2018年发表了多中心RCT研究CheckMate 214(NCT02231749)的试验结果,联合应用免疫检查点抑制剂纳武单抗(nivolumab)和ipilimumab与舒尼替尼比较可以显著延长IMDC(the international metastatic renal cell carcinoma database consortium)中高危患者的生存。基于此,2018版EAU指南将纳武单抗和易普利姆玛联合治疗作为转移性肾透明细胞癌的一线治疗强烈推荐。但对于因副作用不能耐受或者其他原因无法接受此两种药物治疗的患者,卡博替尼、舒尼替尼或者培唑帕尼也可作为一线治疗用药。而对于IMDC低危组患者来说舒尼替尼或者培唑帕尼依然作为一线用药强烈推荐。在2019年初最新向众人展示的两项多中心研究KEYNOTE-426(NCT02853331)和JAVELIN Renal 101(NCT02684006)的结果显示免疫检查点抑制剂派姆单抗(pembrolizumab,一种PD-1单抗)和avelumab(一种PD-L1单抗)联合阿西替尼的临床效果明显优于舒尼替尼单药治疗。这也为转移性肾癌的免疫治疗带来了新的希望,也就是进展性肾癌的系统治疗从最初的免疫治疗到后来的靶向治疗,现在又进入了免疫治疗联合靶向治疗的新时代。

作为快速自我更新的肿瘤细胞来说,没有任何一种抗肿瘤药物能够做到永久有效。对于肾癌来说,今年一线和多线治疗药物发展迅速,也为临床医师的治疗提供了很多的治疗选择,同时选择太多也是苦恼,应该如何做这个序贯治疗呢?针对免疫检查点的治疗以及其与阿西替尼的联合治疗是新的一线治疗方案,对此两种治疗方案后的后续治疗目前仍然缺乏前瞻性的研究数据,但从目前的可用药物来说,靶向血管内皮生长因子(vascular endothelial growth factor,VEGF)的治疗仍然是最有效的,其中包括舒尼替尼、培唑帕尼。卡博替尼作为多靶点靶向治疗药物对转移性肾癌来说适合多线治疗。除此之外,应用相对较少的其他靶向VEGF的药物索拉非尼和替沃扎尼(tivozanib)以及mTOR抑制剂和贝伐单抗/干扰素联合治疗等方案也可用作为患者二线或者三线治疗。从目前的临床试验的证据来看,mTOR抑制剂不推荐一线用药。

### (二) 转移性非透明细胞肾癌的系统治疗

目前没有非透明细胞肾癌的Ⅲ期临床试验的报道,在一些研究的亚组分析中可以发现非透明细胞肾癌对靶向治疗的效果要差于透明细胞癌,这些治疗主要包括西罗莫司、依维莫司、索拉非尼和舒尼替尼。在Ⅱ期RCT研究ESPN中比较了依维莫司和舒尼替尼在转移性非透明细胞肾癌的效果,结果未发现舒尼替尼的优越性,此研究只纳入了73例患者。在所有非透明细胞肾癌的亚型中乳头状肾细胞癌最为常见,而集合管癌的恶性程度则最高,其对靶向治疗缺乏效果,但回顾性的数据显示其对吉西他滨和卡铂的联合化疗可能有效。对于伴有肉瘤样变的快速增长的肿瘤,吉西他滨联合阿霉素的化疗也是一种选择。

# 第四节　预后与治疗评价

转移性肾癌的预后因素与非转移性肾癌有很多重合,因为多数研究为回顾性,在一些研究中也没有完全区分局部肾癌、进展性肾癌和转移性肾癌,在此节讨论的部分预后因素代表肾癌而非转移性肾癌。根据预后风险因素的性质大致分为几类:解剖、病理组织学特征、临床特征和预测分子表达。

## 一、转移部位与预后

影响转移性肾癌预后的主要因素包括肿瘤的大小、局部/远处转移等TNM分期指标。转移性肾癌的解剖定位与预后明显关联。在所有的转移灶中,肺脏最为常见,其次为淋巴结、骨、肝、肾上腺和脑。脑转移预后最差,肺转移预后最好。为了进一步明确各转移灶之间的发病情况和预后差别,作者对此做了一项系统回顾和荟萃分析,通过回顾性查阅3 471篇文献,经过初步筛选后,略读了456篇文献的全文,再经过严格筛选后,精读并纳入了57篇文献(图16-1),其纳入文献的报道时间、纳入患者样本量、年龄、随访时间、治疗和病理类型(表16-1)。在转移性肾癌中各个器官受累的概率(表16-2)。经过

表 16-1 纳入文献的报道时间、纳入患者样本量、年龄、随访时间、治疗和病理类型

| 第一作者（References） | 发表时间 | 样本量 | 年龄（中位年龄） | 接受肾切除患者比例 | | 接受系统治疗类型和患者比例 | | | | | | 病理类型（n,%） | | | |
|---|---|---|---|---|---|---|---|---|---|---|---|---|---|---|---|
| | | | | n | % | IFN or IL2 | | Targeted Therapy | | Missing | | Clear-cell RCC | | Sarcomatoid | |
| Akaza | 2015 | 3 255 | 67 | 2 716 | 83.44% | 2 472 | 75.94% | 457 | 14.04% | 0 | 0.00% | 2 254 | 69.25% | 559 | 17.17% |
| Keizman | 2014 | 278 | 63（22~87） | 228 | 82.01% | 75 | 26.98% | 0 | 0.00% | 0 | 0.00% | 211 | 75.90% | 0 | 0.00% |
| You | 2014 | 177 | 58.1 ± 11.6 | 102 | 57.63% | NA | NA | NA | NA | NA | NA | 156 | 88.14% | 29 | 16.38% |
| Miyake | 2014 | 110 | 63（37~85） | 99 | 90.00% | 0 | 0.00% | 0 | 0.00% | 0 | 0.00% | 96 | 87.27% | 13 | 11.82% |
| Rixe | 2007 | 52 | 59（35~85） | 49 | 94.23% | 52 | 100.0% | 0 | 0.00% | 0 | 0.00% | 51 | 98.08% | 0 | 0.00% |
| Song | 2016 | 155 | 55（18~87） | 37 | 23.87% | NA | NA | NA | NA | NA | NA | NA | NA | NA | NA |
| Iacovelli | 2015 | 233 | 63（56~71） | 224 | 96.14% | NA | NA | 233 | 100.00% | 0 | 0.00% | 233 | 100.00% | 0 | 0.00% |
| Dudek | 2012 | 92 | 59.5 ± 11.1 | 7 | 7.61% | NA | NA | NA | NA | NA | NA | 75 | 81.52% | NA | NA |
| Yuasa | 2011 | 63 | 62（27~81） | 49 | 77.78% | 29 | 46.03% | 0 | 0.00% | 0 | 0.00% | 51 | 80.95% | NA | NA |
| Kondo | 2015 | 175 | 65（25~89） | NA | NA | 94 | 53.71% | 0 | 0.00% | 27 | 15.43% | 128 | 73.14% | NA | NA |
| Rini | 2006 | 43 | 60（24~79） | 43 | 100.00% | 35 | 81.40% | 0 | 0.00% | 0 | 0.00% | 43 | 100.00% | 0 | 0.00% |
| Vogelzang | 2016 | 325 | 61 ± 9 | 170 | 52.31% | NA | NA | 325 | 100.00% | 0 | 0.00% | 274 | 84.31% | NA | NA |
| | | 127 | 60 ± 9 | 58 | 45.67% | NA | NA | 127 | 100.00% | 0 | 0.00% | 111 | 87.40% | NA | NA |
| Signorovitch | 2014 | 281 | 63 ± 10 | 130 | 46.26% | 11 | 3.91% | 281 | 100.00% | 0 | 0.00% | 236 | 83.99% | NA | NA |
| Park | 2012 | 269 | 58（19~86） | 206 | 76.58% | 55 | 20.45% | 0 | 0.00% | 0 | 0.00% | 220 | 81.78% | NA | NA |
| Tzannis | 2013 | 170 | NA | 133 | 78.24% | 16 | 9.41% | 0 | 0.00% | 0 | 0.00% | 149 | 87.65% | NA | NA |
| Kattan | 2015 | 557 | 61（18~88） | 459 | 82.41% | 0 | 0.00% | 0 | 0.00% | 0 | 0.00% | 557 | 100.00% | 0 | 0.00% |
| Ivanyi | 2015 | 82 | 61（38~81） | NA | NA | 34 | 41.46% | 0 | 0.00% | 0 | 0.00% | 65 | 79.27% | NA | NA |
| Ueno | 2012 | 30 | 64（32~80） | 22 | 73.33% | 9 | 30.00% | 3 | 10.00% | 0 | 0.00% | 23 | 76.67% | 1 | 3.33% |
| Abel | 2011 | 75 | 60（23~80） | 12 | 16.00% | 0 | 0.00% | 0 | 0.00% | 0 | 0.00% | 55 | 73.33% | 5 | 6.67% |
| Miyake | 2015 | 185 | 62（37~88） | 171 | 92.43% | 53 | 28.65% | 0 | 0.00% | 0 | 0.00% | 159 | 85.95% | 23 | 12.43% |
| Gravis | 2016 | 558 | 58（15~102） | 481 | 86.20% | NA | NA | NA | NA | NA | NA | 558 | 100.00% | 0 | 0.00% |
| Suzuki | 2014 | 100 | 67（31~84） | 86 | 86.00% | 66 | 66.00% | 60 | 60.00% | 0 | 0.00% | 81 | 81.00% | NA | NA |
| Edesa | 2015 | 44 | 53（18~79） | 37 | 84.09% | 6 | 13.64% | 3 | 6.82% | 0 | 0.00% | 40 | 90.91% | 3 | 6.82% |

续表

| 第一作者（References） | 发表时间 | 样本量 | 年龄（中位年龄） | 接受肾切除患者比例 | | 接受系统治疗类型和患者比例 | | | | | | 病理类型（n，%） | | | |
|---|---|---|---|---|---|---|---|---|---|---|---|---|---|---|---|
| | | | | n | % | IFN or IL2 | | Targeted Therapy | | Missing | | Clear-cell RCC | | Sarcomatoid | |
| Zhang | 2015 | 134 | 60（22~82） | 103 | 76.87% | 73 | 54.48% | 0 | 0.00% | 0 | 0.00% | 103 | 76.87% | NA | NA |
| Zhang | 2011 | 83 | 51（27~75） | 83 | 100.00% | 83 | 100.0% | 0 | 0.00% | 0 | 0.00% | 83 | 100.00% | 0 | 0.00% |
| Nishikawa | 2014 | 48 | <70（n=37）；≥70（n=11） | 48 | 100.00% | 0 | 0.00% | 27 | 56.25% | 0 | 0.00% | 40 | 83.33% | 0 | 0.00% |
| Vogl | 2010 | 114 | 66（45~88） | 108 | 94.74% | 54 | 47.37% | 0 | 0.00% | 0 | 0.00% | 104 | 91.23% | NA | NA |
| Chrom | 2016 | 266 | 61（22~85） | 266 | 100.00% | 29 | 10.90% | 0 | 0.00% | 0 | 0.00% | 248 | 93.23% | 16 | 6.02% |
| Schmidinger | 2011 | 87 | 64（44~86） | 85 | 97.70% | 55 | 63.22% | 29 | 33.33% | 0 | 0.00% | NA | NA | NA | NA |
| Shirotake | 2016 | 168 | 65（58~72） | 125 | 74.40% | 57 | 33.93% | 163 | 97.02% | 0 | 0.00% | 132 | 78.57% | NA | NA |
| Cetin | 2013 | 100 | 58（24-80） | NA | NA | 100 | 100.0% | 0 | 0.00% | 0 | 0.00% | 73 | 73.00% | NA | NA |
| Webber | 2011 | 61 | 62（38-84） | NA | NA | 16 | 26.23% | 0 | 0.00% | 0 | 0.00% | 47 | 77.05% | 6 | 9.84% |
| Beuselinck | 2011 | 223 | 56.3 | 219 | 98.21% | 113 | 50.67% | 0 | 0.00% | 0 | 0.00% | 223 | 100.00% | 0 | 0.00% |
| Lu | 2016 | 67 | 58 | 67 | 100.00% | 0 | 0.00% | 3 | 4.48% | 0 | 0.00% | 59 | 88.06% | NA | NA |
| Richey | 2011 | 188 | 61（18~84） | 0 | 0.00% | NA | NA | 0 | 0.00% | 0 | 0.00% | 114 | 60.64% | 16 | 8.51% |
| Motzer | 2010 | 277 | 61（27~85） | 269 | 97.11% | 179 | 64.62% | 277 | 100.00% | 0 | 0.00% | 277 | 100.00% | 0 | 0.00% |
| Elfiky | 2011 | 71 | 62（mean） | 71 | 100.00% | 22 | 30.99% | 71 | 100.00% | 0 | 0.00% | 71 | 100.00% | 0 | 0.00% |
| Heng | 2009 | 645 | 60（13~88） | 532 | 82.48% | 214 | 33.18% | 0 | 0.00% | 0 | 0.00% | 622 | 96.43% | 23 | 3.57% |
| Zhao | 2014 | 119 | 57（28~82） | 100 | 84.03% | 0 | 0.00% | 0 | 0.00% | 0 | 0.00% | 112 | 94.12% | 2 | 1.68% |
| Wong | 2015 | 233 | 63（36~81） | 40 | 17.17% | 1 | 0.43% | 233 | 100.00% | 0 | 0.00% | 204 | 87.55% | NA | NA |
| Motzer | 2013 | 1 059 | 60（24~87） | 837 | 79.04% | 276 | 26.06% | 0 | 0.00% | 0 | 0.00% | 97 | 9.16% | NA | NA |
| Iacovelli | 2015 | 281 | 63 | 217 | 77.22% | 0 | 0.00% | 281 | 100.00% | 0 | 0.00% | 281 | 100.00% | 0 | 0.00% |
| Sacré | 2015 | 108 | 59（30~78） | 100 | 92.59% | 23 | 21.30% | 108 | 100.00% | 0 | 0.00% | 102 | 94.44% | 9 | 8.33% |
| Miyazaki | 2015 | 271 | 65 | 245 | 90.41% | 172 | 63.47% | 0 | 0.00% | 0 | 0.00% | 231 | 85.24% | 32 | 11.81% |
| Teishima | 2014 | 140 | 64（39~85） | 106 | 75.71% | NA | NA | 0 | 0.00% | 0 | 0.00% | 93 | 66.43% | NA | NA |
| Gu | 2016 | 221 | 59（51~66） | 178 | 80.54% | 54 | 24.43% | 8 | 3.62% | 0 | 0.00% | NA | NA | NA | NA |

续表

| 第一作者（References） | 发表时间 | 样本量 | 年龄（中位年龄） | 接受肾切除患者比例 | | 接受系统治疗类型和患者比例 | | | | | | 病理类型（n,%） | | | |
|---|---|---|---|---|---|---|---|---|---|---|---|---|---|---|---|
| | | | | n | % | IFN or IL2 | | Targeted Therapy | | Missing | | Clear-cell RCC | | Sarcomatoid | |
| Nouhaud | 2014 | 102 | 62（38~87） | 92 | 90.20% | 14 | 13.73% | 0 | 0.00% | 0 | 0.00% | 87 | 85.29% | NA | NA |
| Kumano | 2013 | 83 | 66（37~84） | NA | NA | NA | NA | 83 | 100.00% | 0 | 0.00% | 73 | 87.95% | NA | NA |
| Gore | 2010 | 4 371 | 59（19~89） | 3 873 | 88.61% | 2 974 | 68.04% | 238 | 5.44% | 0 | 0.00% | 3 758 | 85.98% | NA | NA |
| Santoni | 2014 | 269 | 66（29~87） | 269 | 100.00% | 0 | 0.00% | 0 | 0.00% | 0 | 0.00% | 269 | 100.00% | 11 | 4.09% |
| Kondo | 2014 | 26 | 65（31~79） | 22 | 84.62% | 0 | 0.00% | 0 | 0.00% | 0 | 0.00% | 25 | 96.15% | 0 | 0.00% |
| | | 22 | 63（31~78） | 18 | 81.82% | 0 | 0.00% | 0 | 0.00% | 0 | 0.00% | 20 | 90.91% | 0 | 0.00% |
| Groot | 2016 | 146 | 63（24~89） | 73 | 50.00% | 0 | 0.00% | 0 | 0.00% | 0 | 0.00% | 114 | 78.08% | NA | NA |
| Grassi | 2014 | 358 | 61（25~82） | 312 | 87.15% | 133 | 37.15% | 180 | 50.28% | 0 | 0.00% | 310 | 86.59% | NA | NA |
| You | 2011 | 78 | 59（34~79） | 45 | 57.69% | 0 | 0.00% | 0 | 0.00% | 0 | 0.00% | 78 | 100.00% | 10 | 12.82% |
| Kwon | 2013 | 106 | 61（34~80） | 67 | 63.21% | 29 | 27.36% | 10 | 9.43% | 0 | 0.00% | 85 | 80.19% | NA | NA |
| IMDC | 2015 | 2 027 | <60（n=945）；≥60（n=1 082） | 1 570 | 77.45% | 444 | 21.90% | 0 | 0.00% | 0 | 0.00% | 1 661 | 81.94% | 185 | 9.13% |
| | | 19 988 | 60（55~67） | 15 659 | 80.36% | 8 156 | 45.16% | 3 200 | 16.84% | 27 | 0.14% | 15 622 | 80.01% | 943 | 8.85% |

NOS：Newcastle-Ottawa Scale，NA：not available，Sor：Sorafenib，Sun：Sunitinib，Paz：Pazopanib，Tem：Temsirolimus，Bev：Bevacizumab，Axi：Axitinib，Fam：Famitinib，Eve：Everolimus，TKIs：Tyrosine kinase receptor inhibitors.

表 16-2 纳入研究的患者转移灶信息

| 第一作者(References) | 样本量 | 受累器官(n,%) | | | | | | | | | | | | | | | | | |
|---|---|---|---|---|---|---|---|---|---|---|---|---|---|---|---|---|---|---|---|
| | | 淋巴结 | | 肺 | | 肺单独转移 | | 骨 | | 肝 | | 脑 | | 对侧肾 | | 胰腺 | | 肾上腺 | |
| Akaza | 3 255 | 1 410 | 43.32% | 2 308 | 70.91% | 842 | 25.87% | 1 013 | 31.12% | 496 | 15.24% | 169 | 5.19% | 237 | 7.28% | NA | NA | NA | NA |
| Keizman | 278 | NA | NA | 201 | 72.30% | NA | NA | 109 | 39.21% | 73 | 26.26% | NA | NA | NA | NA | NA | NA | NA | NA |
| You | 177 | NA | NA | NA | NA | NA | NA | 61 | 34.46% | 23 | 12.99% | 17 | 9.60% | NA | NA | NA | NA | NA | NA |
| Miyake | 110 | 32 | 29.09% | 64 | 58.18% | NA | NA | 31 | 28.18% | 17 | 15.45% | 10 | 9.09% | NA | NA | NA | NA | NA | NA |
| Rixe | 52 | 25 | 48.08% | 33 | 63.46% | 9 | 17.31% | 11 | 21.15% | 14 | 26.92% | 0 | 0.00% | 0 | 0.00% | 0 | 0.00% | 0 | 0.00% |
| Song | 155 | NA | NA | 124 | 80.00% | NA | NA | 37 | 23.87% | 21 | 13.55% | NA | NA | 4 | 2.58% | 4 | 2.58% | 29 | 18.71% |
| Iacovelli | 233 | NA | NA | NA | NA | NA | NA | 76 | 32.62% | NA | NA | NA | NA | NA | NA | NA | NA | NA | NA |
| Dudek | 92 | NA | NA | NA | NA | NA | NA | NA | NA | NA | NA | 21 | 22.83% | NA | NA | NA | NA | NA | NA |
| Yuasa | 63 | 24 | 38.10% | 43 | 68.25% | NA | NA | 19 | 30.16% | 16 | 25.40% | 5 | 7.94% | NA | NA | NA | NA | NA | NA |
| Kondo | 175 | 39 | 22.29% | 129 | 73.71% | 59 | 33.71% | 40 | 22.86% | 24 | 13.71% | 6 | 3.43% | NA | NA | NA | NA | 10 | 5.71% |
| Rini | 43 | 22 | 51.16% | 32 | 74.42% | NA | NA | 16 | 37.21% | 12 | 27.91% | NA | NA | NA | NA | NA | NA | 5 | 11.63% |
| Vogelzang | 325 | 135 | 41.54% | 213 | 65.54% | NA | NA | 115 | 35.38% | 102 | 31.38% | 6 | 1.85% | NA | NA | NA | NA | 67 | 20.62% |
| | 127 | 52 | 40.94% | 89 | 70.08% | NA | NA | 40 | 31.50% | 39 | 30.71% | 1 | 0.79% | NA | NA | NA | NA | 18 | 14.17% |
| Signorovitch | 281 | 152 | 54.09% | 232 | 82.56% | NA | NA | 148 | 52.67% | 76 | 27.05% | 13 | 4.63% | NA | NA | NA | NA | 35 | 12.46% |
| Park | 269 | NA | NA | NA | NA | NA | NA | NA | NA | NA | NA | NA | NA | NA | NA | NA | NA | NA | NA |
| Tzannis | 170 | NA | NA | NA | NA | NA | NA | NA | NA | NA | NA | NA | NA | NA | NA | NA | NA | NA | NA |
| Kattan | 557 | 223 | 40.04% | 424 | 76.12% | NA | NA | 110 | 19.75% | 86 | 15.44% | NA | NA | NA | NA | NA | NA | NA | NA |
| Ivanyi | 82 | 40 | 48.78% | 54 | 65.85% | NA | NA | NA | NA | 16 | 19.51% | 5 | 6.10% | NA | NA | NA | NA | NA | NA |
| Ueno | 30 | NA | NA | NA | NA | NA | NA | NA | NA | NA | NA | NA | NA | NA | NA | NA | NA | NA | NA |
| Abel | 75 | NA | NA | NA | NA | NA | NA | NA | NA | NA | NA | NA | NA | NA | NA | NA | NA | NA | NA |
| Miyake | 185 | 52 | 28.11% | 113 | 61.08% | NA | NA | 50 | 27.03% | 29 | 15.68% | 18 | 9.73% | NA | NA | NA | NA | NA | NA |
| Gravis | 558 | 270 | 48.39% | 386 | 69.18% | NA | NA | 219 | 39.25% | 128 | 22.94% | 59 | 10.57% | 68 | 12.19% | 74 | 13.26% | 136 | 24.37% |
| Suzuki | 100 | 39 | 39.00% | 72 | 72.00% | NA | NA | 21 | 21.00% | 13 | 13.00% | 2 | 2.00% | 2 | 2.00% | 7 | 7.00% | 4 | 4.00% |
| Edesa | 44 | 16 | 36.36% | 29 | 65.91% | NA | NA | 14 | 31.82% | 11 | 25.00% | 3 | 6.82% | NA | NA | NA | NA | NA | |

续表

| 第一作者(References) | 样本量 | 受累器官(n,%) | | | | | | | | | | | | | | | | | |
|---|---|---|---|---|---|---|---|---|---|---|---|---|---|---|---|---|---|---|---|
| | | 淋巴结 | | 肺 | | 肺单独转移 | | 骨 | | 肝 | | 脑 | | 对侧肾 | | 胰腺 | | 肾上腺 | |
| Zhang | 134 | 25 | 18.66% | 72 | 53.73% | NA | NA | 30 | 22.39% | 6 | 4.48% | 5 | 3.73% | 8 | 5.97% | NA | NA | 13 | 9.70% |
| Zhang | 83 | 18 | 21.69% | 65 | 78.31% | NA | NA | 14 | 16.87% | 8 | 9.64% | NA | NA | NA | NA | NA | NA | 5 | 6.02% |
| Nishikawa | 48 | 16 | 33.33% | 11 | 22.92% | NA | NA | 17 | 35.42% | 15 | 31.25% | NA | NA | NA | NA | NA | NA | NA | NA |
| Vogl | 114 | 38 | 33.33% | 79 | 69.30% | NA | NA | 41 | 35.96% | 22 | 19.30% | 12 | 10.53% | NA | NA | NA | NA | NA | NA |
| Chrom | 266 | 101 | 37.97% | 132 | 49.62% | NA | NA | 56 | 21.05% | 42 | 15.79% | 10 | 3.76% | 58 | 21.80% | 14 | 5.26% | 34 | 12.78% |
| Schmidinger | 87 | 29 | 33.33% | 60 | 68.97% | NA | NA | 33 | 37.93% | 15 | 17.24% | 6 | 6.90% | NA | NA | NA | NA | NA | NA |
| Shirotake | 168 | NA | NA | 121 | 72.02% | NA | NA | 48 | 28.57% | 15 | 8.93% | NA | NA | NA | NA | NA | NA | NA | NA |
| Cetin | 100 | NA | NA | 65 | 65.00% | NA | NA | 24 | 24.00% | 17 | 17.00% | NA | NA | NA | NA | NA | NA | NA | NA |
| Webber | 61 | NA | NA | NA | NA | NA | NA | 28 | 45.90% | NA | NA | NA | NA | NA | NA | NA | NA | NA | NA |
| Beuselinck | 223 | 122 | 54.71% | 166 | 74.44% | NA | NA | 76 | 34.08% | 53 | 23.77% | 16 | 7.17% | NA | NA | 18 | 8.07% | NA | NA |
| Lu | 67 | 13 | 19.40% | 42 | 62.69% | NA | NA | 67 | 100.00% | 8 | 11.94% | 2 | 2.99% | NA | NA | NA | NA | NA | NA |
| Richey | 188 | 180 | 95.74% | 128 | 68.09% | NA | NA | 83 | 44.15% | 58 | 30.85% | 22 | 11.70% | NA | NA | NA | NA | 44 | 23.40% |
| Motzer | 277 | 210 | 75.81% | 203 | 73.29% | NA | NA | 102 | 36.82% | 92 | 33.21% | 17 | 6.14% | 34 | 12.27% | NA | NA | NA | |
| Elfiky | 71 | 24 | 33.80% | 50 | 70.42% | NA | NA | 23 | 32.39% | 13 | 18.31% | 6 | 8.45% | NA | NA | NA | NA | 44 | 61.97% |
| Heng | 645 | NA | NA | NA | NA | NA | NA | NA | NA | NA | NA | 53 | 8.22% | NA | NA | NA | NA | 38 | 5.89% |
| Zhao | 119 | 40 | 33.61% | 73 | 61.34% | NA | NA | 27 | 22.69% | 14 | 11.76% | NA | NA | NA | NA | 5 | 4.20% | NA | NA |
| Wong | 233 | 66 | 28.33% | 154 | 66.09% | NA | NA | 111 | 47.64% | 81 | 34.76% | 12 | 5.15% | NA | NA | NA | NA | NA | NA |
| Motzer | 1 059 | NA | NA | 77 | 7.27% | NA | NA | 29 | 2.74% | 23 | 2.17% | NA | NA | NA | NA | NA | NA | NA | NA |
| Iacovelli | 281 | 166 | 59.07% | 217 | 77.22% | NA | NA | 90 | 32.03% | 80 | 28.47% | 35 | 12.46% | 217 | 77.30% | 26 | 9.25% | 61 | 21.71% |
| Sacré | 108 | NA | NA | NA | NA | NA | NA | 47 | 43.52% | NA | NA | 16 | 14.81% | NA | NA | 19 | 17.59% | 0 | 0.00% |
| Miyazaki | 271 | 69 | 25.46% | 177 | 65.31% | NA | NA | 55 | 20.30% | 31 | 11.44% | 21 | 7.75% | NA | NA | NA | NA | NA | NA |
| Teishima | 140 | NA | NA | NA | NA | NA | NA | 34 | 24.29% | NA | NA | NA | NA | NA | NA | NA | NA | NA | NA |
| Gu | 221 | 54 | 24.43% | NA | NA | NA | NA | NA | NA | NA | NA | NA | NA | NA | NA | NA | NA | NA | NA |
| Nouhaud | 102 | 13 | 12.75% | NA | NA | NA | NA | NA | NA | NA | NA | 10 | 9.80% | NA | NA | NA | NA | NA | NA |

续表

| 第一作者(References) | 样本量 | 受累器官(n,%) | | | | | | | | | | | | | | | | | |
|---|---|---|---|---|---|---|---|---|---|---|---|---|---|---|---|---|---|---|---|
| | | 淋巴结 | | 肺 | | 肺单独转移 | | 骨 | | 肝 | | 脑 | | 对侧肾 | | 胰腺 | | 肾上腺 | |
| Kumano | 83 | 17 | 20.48% | 54 | 65.06% | NA | NA | 15 | 18.07% | 8 | 9.64% | NA | NA | NA | NA | NA | NA | NA | NA |
| Gore | 4 371 | 2 241 | 51.27% | 3 339 | 76.39% | NA | NA | 1 524 | 34.87% | 1 169 | 26.74% | 321 | 7.34% | NA | NA | NA | NA | NA | NA |
| Santoni | 269 | 82 | 30.48% | 150 | 55.76% | NA | NA | 56 | 20.82% | 42 | 15.61% | 18 | 6.69% | 37 | 13.75% | 44 | 16.36% | 41 | 15.24% |
| Kondo | 26 | 7 | 26.92% | 18 | 69.23% | NA | NA | 4 | 15.38% | 3 | 11.54% | NA | NA | NA | NA | NA | NA | NA | NA |
| | 22 | 6 | 27.27% | 16 | 72.73% | NA | NA | 2 | 9.09% | 3 | 13.64% | NA | NA | NA | NA | NA | NA | NA | NA |
| Groot | 146 | 77 | 52.74% | 106 | 72.60% | NA | NA | 27 | 18.49% | 11 | 7.53% | NA | NA | NA | NA | NA | NA | NA | NA |
| Grassi | 358 | 136 | 37.99% | 237 | 66.20% | NA | NA | 100 | 27.93% | 63 | 17.60% | 16 | 4.47% | NA | NA | NA | NA | NA | NA |
| You | 78 | NA | NA | NA | NA | NA | NA | NA | NA | 7 | 8.97% | 4 | 5.13% | NA | NA | NA | NA | NA | NA |
| Kwon | 106 | NA | NA | 19 | 17.92% | NA | NA | NA | NA | 15 | 14.15% | 12 | 11.32% | NA | NA | NA | NA | NA | NA |
| IMDC | 2 027 | 864 | | 1 390 | | NA | NA | 693 | | 381 | | 165 | | NA | NA | NA | NA | NA | NA |
| | 19 988 | 7 145 | 44.53% | 11 767 | 66.91% | 910 | 26.13% | 5 586 | 30.83% | 3 491 | 19.57% | 1 114 | 7.01% | 665 | 12.44% | 211 | 9.90% | 584 | 15.13% |

NA: not available.

对其中的比较性数据进行总结汇总后发现，不同转移位点之间的预后差别非常显著(图 16-2，图 16-3)。图 16-2 展示的不同转移位点间的 OS 差别，图 16-3 为 PFS 的差别，HRR 为风险比的比，间接比较可以代表两者之间比较的一个趋势，但尚需进行直接比较数据的临床研究验证。从(图 16-1~图 16-3)中可见从预后差到预后较好的依次顺序为脑转移、肝转移、骨转移、淋巴结转移和肺转移。

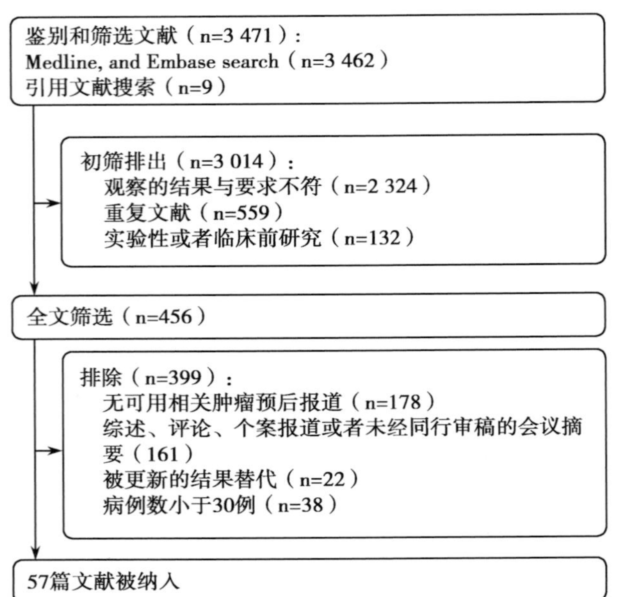


图 16-1 转移性肾癌文献筛选流程图

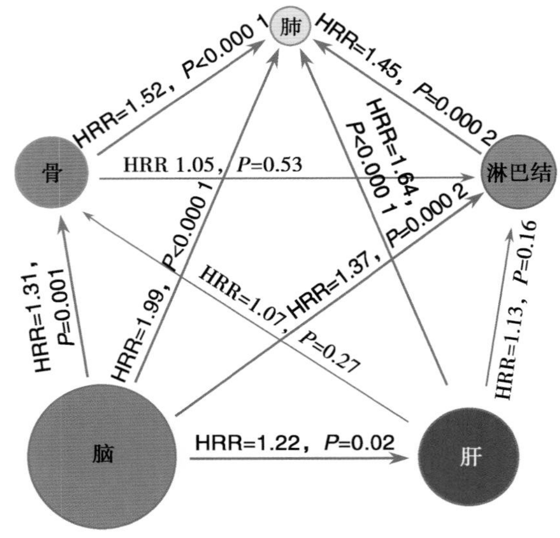


图 16-2 转移性肾癌文献筛选流程图

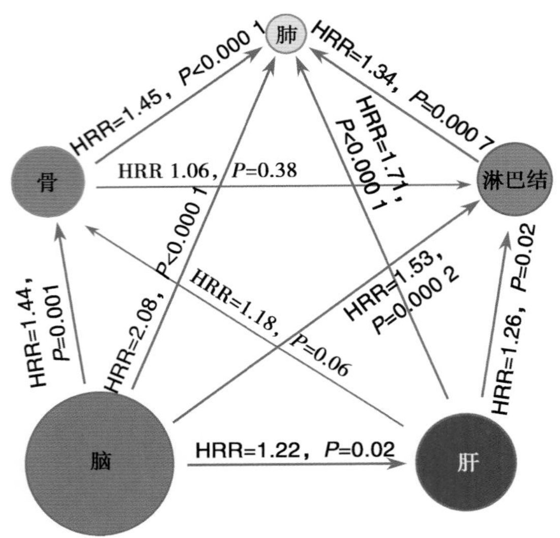


图 16-3 转移性肾癌文献筛选流程图

## 二、病理组织学特征

肾癌主要包括透明细胞癌、乳头状癌和嫌色细胞癌三种亚型，其中透明细胞癌预后最差，嫌色细胞癌预后最好，在乳头状癌中Ⅰ型预后显著好于Ⅱ型，Ⅱ型甚至差于透明细胞癌。此外还有 Xp 11.2 易位肾癌和集合管癌，此两种预后更差。

其他不利的病理组织学特征主要包括：Fuhrman 和 WHO/ISUP 分级、肉瘤样变、微血管侵犯、肿瘤坏死以及肿瘤是否侵犯集合系统。

## 三、预测分子

文献报道了众多肾癌相关的预后标志物，其中研究较多的分子标志物主要有：碳酸酐酶Ⅸ(carbonic anhydrase Ⅸ，CA Ⅸ)、VEGFR、缺氧诱导因子(hypoxia-inducible factor，HIF)、Ki67、TP53 和 PTEN 等，但这些因子仍待继续验证其在预测预后中的作用。随着免疫检查点抗体在晚期肾癌Ⅲ期 RCT 研究中的优异表现，研究人员发现一些免疫相关分子标志物的表达与肾癌的预后有一定相关性，比如 PD-L1 的表达可作为晚期肾癌患者接受免疫治疗的预测因子，虽然 PD-L1 阴性患者也能从免疫检查点抑制剂治疗中获益。随着二代测序技术的逐渐进步，研究人员也描绘了肾癌的突变图谱，其中一些突变可能作为预后因素被人们所熟知。

## 四、转移性肾癌预后分级系统

在转移性肾癌评分系统中，被大家广泛接受的主要有 3 个：MSKCC（memorial sloan-kettering cancer center）评分、IMDC（international metastatic renal cancer database consortium）评分和 Heng 评分，在这三个评分所包含的评分选项有交叉重复，又有各自差异，三个评分系统中均包括卡氏体能评分（Karnofsky PS）、血钙和血红蛋白。

## 五、结语

与其他肿瘤治疗一样，肾癌治疗近几年发展很快，可以说几年一个台阶，各大指南每年都会有较大更新，这也使得临床一线工作人员在选择治疗方案时有了更多的选择。而进入新的治疗时代后，许多之前的观点都需要更新。比如之前认为的转移性肾癌原发病灶需要手术减瘤降低肿瘤负荷的问题，人们的观点正在逐渐被随机临床试验的结论改变着，进入后靶向时代后，这个观点还会继续变化。当然还有很多的问题值得我们思考，对于手术可及的寡转移灶来说，到底需不需要手术？影像学可疑局部淋巴结转移的患者是否需要淋巴结清扫？免疫检查点抑制剂治疗后的序贯治疗方案该考虑何种药物？当然还有很多其他悬而未决的问题有待我们去研究。

（朱识淼）

## 参考文献

[1] BRAHMER J R，TYKODI S S，CHOW L Q，et al. Safety and activity of anti-PD-L1 antibody in patients with advanced cancer. N Engl J Med，2012，366（26）：2455-2465.

[2] CAPOGROSSO P，CAPITANIO U，LA CROCE G，et al. Follow-up after treatment for renal cell carcinoma：the evidence beyond the guidelines. Eur Urol Focus，2016，1(3)：272-281.

[3] CHEVRIER S，LEVINE JH，ZANOTELLI VRT，et al. An immune atlas of clear cell renal cell carcinoma. Cell，2017，169（4）：736-749.

[4] CHOUEIRI TK，ESCUDIER B，POWLES T，et al. Cabozantinib versus everolimus in advanced renal-cell carcinoma. N Engl J Med，2015，373（19）：1814-1823.

[5] GERSHMAN B，MOREIRA DM，THOMPSON RH，et al. Perioperative morbidity of lymph node dissection for renal cell carcinoma：a propensity score-based analysis. Eur Urol，2018，73（3）：469-475.

[6] KLATTE T，FICARRA V，GRATZKE C，et al. A literature review of renal surgical anatomy and surgical strategies for partial nephrectomy. Eur Urol，2015，68（6）：980-992.

# 第十七章

# 肾母细胞瘤诊断与治疗

## 第一节　流行病学特点与发病率

肾母细胞瘤(nephroblastoma)也称肾胚胎瘤(renal embryoma),或Wilms瘤(Wilms tumor),是小儿最常见的肾脏原发恶性肿瘤,在15岁以下儿童中的发病率约7/100万~10/100万。在婴幼儿的发病率为1/100万~2/100万。本病好发于儿童,在小儿最常见的实体肿瘤中排第2位,发病率仅次于神经母细胞瘤,占小儿所有实体肿瘤的8%。据统计,肾母细胞瘤98%的病例发生于10岁以下,80%的病例发生于5岁以下,最多见于3岁以下的儿童,平均发病年龄为3.5岁,罕见新生儿期发病。成人中罕见,约有3%发生在成人,被称为成人肾母细胞瘤。成人肾母细胞瘤中大约20%发生在15~20岁,80%发生在30~70岁。男女发病率无明显差异,多数为一侧发病,3%~10%为双侧。双侧发病更早。肾母细胞瘤4.5%合并泌尿生殖系先天畸形,如尿道下裂、隐睾、肾发育异常等。肾母细胞瘤合并男性假两性畸形、肾小球硬化称为Denys-Drash综合征;合并虹膜缺如、生殖畸形和智力障碍称为WAGR综合征。

20世纪50年代以前,肾母细胞瘤的治疗方法只有手术,患儿5年生存率约为20%。近20年得益于手术、化疗、放疗等综合治疗的肾母细胞瘤患者生存率明显提高,总体治愈率达85%以上。今后治疗的重点方向是降低低危患儿治疗并发症和提高高危患儿的长期生存率。

## 第二节　肾母细胞瘤病因学因素

### 一、肾胚胎学因素

肾母细胞瘤的确切病因尚未完全阐明,可能与肾脏胚胎发育和多个基因异常有关。肾母细胞瘤很可能起源于后肾胚基,为发生于残留未成熟肾脏的胚胎性肿瘤。妊娠36周后,残留后肾胚基融合、侵入肾脏并逐渐扩大,称为肾母细胞增生复合体(nephroblastomosis complex),可发展成恶性肿瘤。

### 二、分子遗传学因素

肾母细胞瘤被认为是一种分子遗传学疾病,目前的研究证实其主要分子遗传学因素包括:①*WT1*基因:位于第11对染色体短臂11p13位点。*WT1*基因编码蛋白被认为是分化因子,阻断细胞增殖,促进胚芽组织分化成熟和胎儿肾发育。*WT1*基因突变与肾母细胞瘤、虹膜缺如和泌尿生殖系统畸形密切相关;②*WT2*基因:位于第11对染色体短臂11p15位点,与Beckwith-Weidemann综合征有关;③其他相关基因:*WTX*基因亦与肾母细胞瘤发生密切相关;④家族性因素:1%-2%肾母细胞瘤有家族史。家族性病例发病年龄较小,且双侧发病率高;⑤染色体异常:16q染色体缺失、1p染色体缺失与肾母细胞瘤复发和死亡危险性相关,而*P53*基因尽管与肾母细胞瘤预后相关,但不能作为独立的预测因子。

# 第三节　病理组织学与分类

## 一、肾母细胞瘤大体病理特征

肾母细胞瘤可发生于肾脏任何部位。极少数肾母细胞瘤可异位发生于腹膜后、腹腔、盆腔等部位，这可能与肾胚胎组织恶性变有关。肾母细胞瘤大体病理组织学形态常呈圆形、椭圆形或大结节状实质性包块。肿瘤质地较坚实，表面规则或略有分叶，常具有纤维组织及被压迫的肾组织所构成的假包膜。肿瘤切面呈鱼肉样膨出，灰白色，可有坏死及出血，呈橘黄色、红色或棕色。肿瘤常破坏并压迫肾组织、肾盂、肾盏，并使肾盂肾盏变形。

肾母细胞瘤可侵入假包膜，浸润至邻近肾窦、肾内血管、淋巴管；进而突破肾被膜、浸润至邻近淋巴结、器官、组织；也可形成瘤栓，经肾静脉，延伸至下腔静脉、甚至右心房。肿瘤可经血流转移至全身其他部位，最常见转移至肺，占80%；其次为肝脏、骨骼，也可转移至脑。

## 二、肾母细胞瘤组织病理学特征

美国国家肾母细胞瘤研究组（national Wilms' tumor study，NWTS）将肾母细胞瘤分为两种组织学类型，即预后良好组织学类型（favorable histology，FH）和预后不良组织学类型（unfavorable histology，uFH），该分类方式被广泛采用：

### （一）预后良好组织学类型

预后良好的肾母细胞瘤包括①典型肾母细胞瘤：具有致密未分化胚基，在胚胎样小管中包含不同程度的上皮变异，被典型的基质分隔成菊团样、血管球样结构；典型肾母细胞瘤表现为胚基细胞、上皮细胞和间质细胞“三相”共存；间质成分所占比例在每个肿瘤中变化很大，有的稀少，有的非常丰富；②肾多房性囊肿和囊性部分分化性肾母细胞瘤；③先天性中胚叶肾瘤（图17-1）。

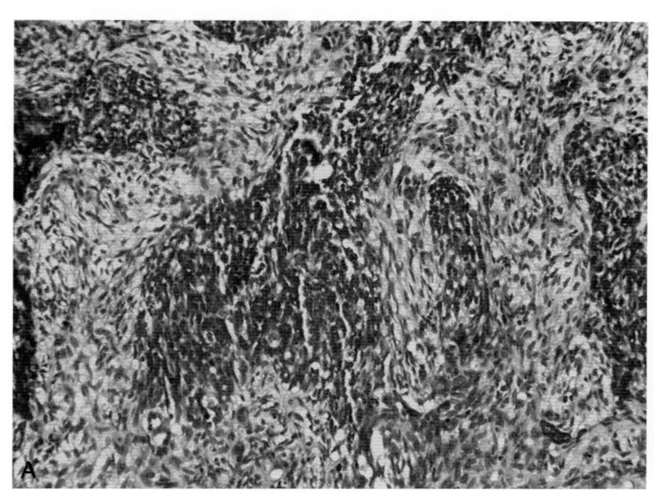


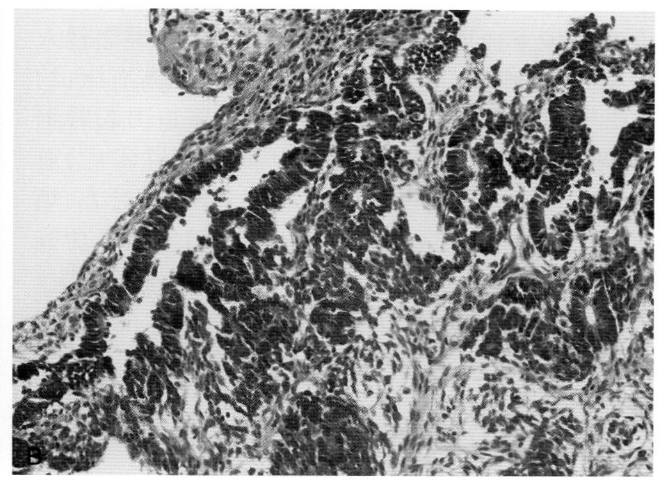


**图17-1　肾母细胞瘤组织学表现**

A. 成纤维细胞样分化的间叶型肿瘤细胞间可见短梭形胚芽型肿瘤细胞成团状分布；B. 短梭或类圆形上皮型肿瘤细胞呈小管样或小球样分布，（HE染色×200）。

### （二）预后不良组织学类型

是指间变型肾母细胞瘤，根据间变细胞分布情况又分为局灶间变和弥漫间变两种类型。2岁以内肾母细胞瘤间变发生率约2%，大于5岁患者中则占约13%。预后不良组织学类型的肾母细胞瘤约占10%，其恶性程度高，死亡病率60%以上。

## 三、肾源性残余（nephrogenic rests）

因肾母细胞瘤而切除的肾脏中超过1/3包含有前驱病变，即所谓肾源性残余。在死亡婴儿中尸检发现约1%肾组织存在肾源性残余，大多数都明显退化了。肾源性残余根据其在肾脏的位置可分为两种基本组织类型：叶周型（PLNR）和叶内型（ILNR）。一侧肾脏中有多种残余意味着另一侧肾脏中也有肾源性残余，尤其是PLNR的患儿形成对侧病变的危险性明显增高，因此，对肾源性残余高位病变常需几年的频繁定期监测与随访。

### 四、分子病理学

肾母细胞瘤已证实多种染色体和相关基因异常，如位于第11对染色体短臂11p13位点*WT1*基因、位于第11对染色体短臂11p15位点*WT2*基因、*WTX*基因、*P53*基因、16q染色体缺失、1p染色体缺失等。目前已经证实上述染色体异常后相关基因突变与肾母细胞瘤发生、发展和预后密切相关。

## 第四节 临床诊断与方法

### 一、临床表现与体征

①腹部包块：最常见。超过90%的患儿在查体时能触及一个光滑的腹部包块。肾母细胞瘤患儿绝大多数是无意中被发现腹部肿块，如在给孩子洗澡、换衣或触摸患儿腹部时触到肿块。肿块常位于一侧腹部、表面光滑平整、质地硬、无压痛，早期肿块活动度较好，当肿块巨大时通常比较固定。有的患儿腹部膨隆或两侧不对称；②腹痛和消化系统症状：约1/3患儿有腹痛或恶心、呕吐、食欲减退的消化系统疾病症状；③血尿：约1/4患儿出现镜下血尿，1/10可有肉眼血尿，与肿瘤侵入肾盂、肾盏有关，与预后无明显相关；④高血压：约30%患儿出现高血压，可能与肿瘤压迫引起肾组织缺血后分泌肾素增加有关。肿瘤切除术后，血压常恢复正常；⑤全身症状：表现为发热、乏力、烦躁、纳差、体重下降等；⑥并发症 如急性肾功能衰竭、精索静脉曲张、低血糖、肾病综合征等；⑦伴发其他畸形：如虹膜缺如、单侧肥大、泌尿生殖系统畸形等；⑧转移部位表现，如咳嗽、胸腔积液、胸痛、低热、贫血等。

### 二、超声与影像学检查

#### （一）多普勒超声表现与诊断要点

腹部超声检查是一种无创、快捷、有效的首选诊断方法。多普勒超声检查，能显示病变的固态特征。能提示病变脏器起源、大小、质地是否均质、断面特征、有无出血坏死、钙化、有无周围脏器浸润、瘤栓形成，对肝脏、淋巴结等脏器是否存在转移性病变或胸腹水等情况也能快速作出初步判定（图17-2）。

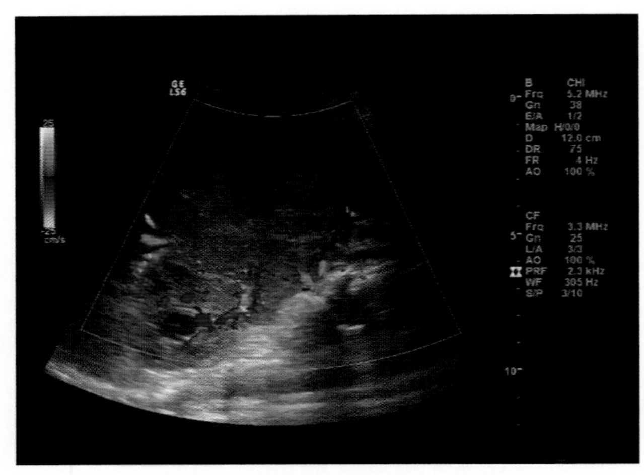

**图17-2 右侧肾母细胞瘤彩色多普勒超声表现**
M. 包块；RK. 右侧肾脏

#### （二）CT与磁共振表现与诊断要点

腹部CT平扫和增强扫描是最重要的检查项目，诊断肾母细胞瘤的准确性高达95%以上，对判断肿瘤的来源、形态、范围、有无出血坏死、重要血管包绕、瘤栓形成、淋巴结、肺转移等有重要意义（图17-3）。CT三维重建可以对术前手术入路、手术方案制定提供重要的参考与评估价值。

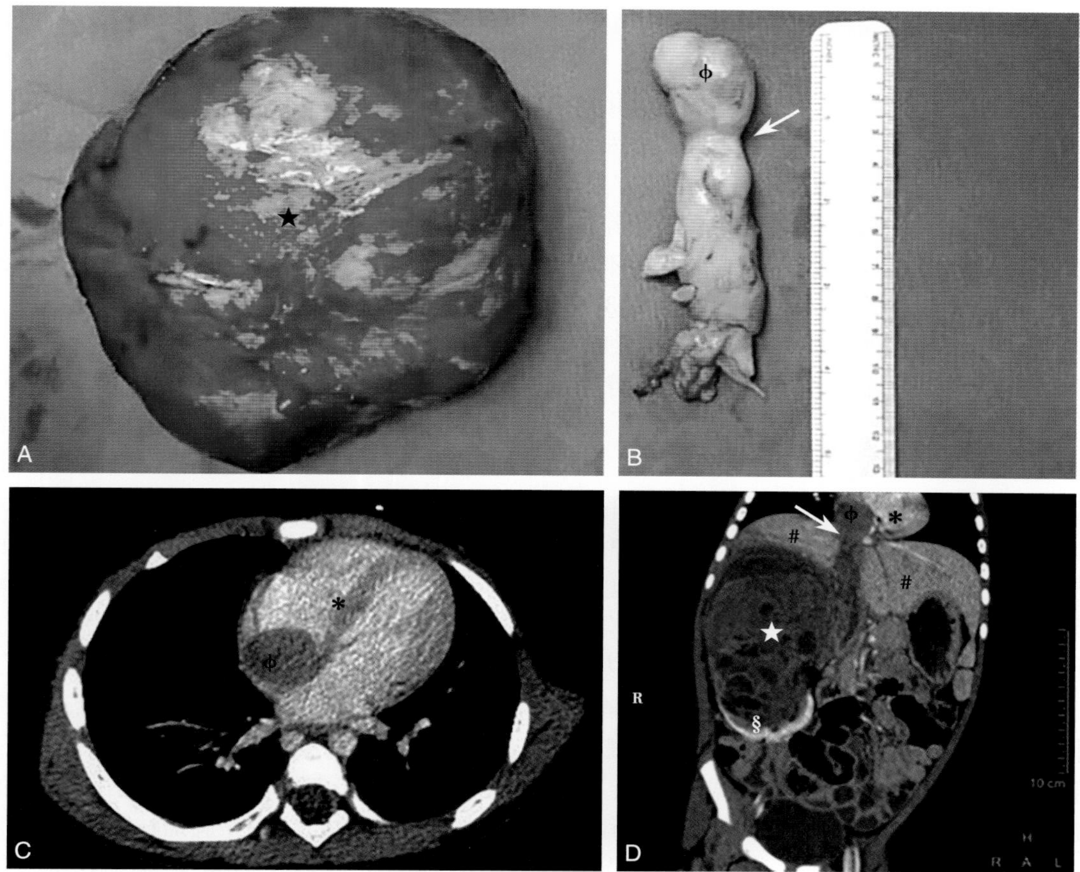


图 17-3　肾母细胞瘤伴下腔静脉右心房瘤栓一例

A. 右肾肿瘤大体标本；B. 下腔静脉及右心房瘤栓；C. 增强 CT 扫描横断面；D. 增强 CT 扫描冠状面（★. 肾母细胞瘤瘤体；ϕ. 右心房瘤栓；*. 心脏；#. 肝脏；§. 右侧残肾；箭头示瘤栓膈肌压迹）。

# 第五节　临床治疗评估与方法

## 一、术前评估与分期

肾母细胞瘤患者根据其临床症状、体征和影像学检查综合评估，制订个体化整体治疗方案。肾母细胞瘤的临床分期对治疗方案制订和预后判断至关重要，合理的分期能更好地指导临床治疗方案的选择。目前肾母细胞瘤的临床分期包括：

（1）Ⅰ期：单侧肿瘤、局限于肾内，能被完整切除；肾包膜未受侵犯；术中肾包膜无破裂、无肿瘤细胞残留。

（2）Ⅱ期：单侧肿瘤、已扩散到肾外，但能完全切除。肿瘤有局部扩散如浸润穿透肾包膜，周围软组织或肾窦受广泛侵犯；肾外血管内有肿瘤；曾做过活检（细针穿刺除外），或术前、术中有肿瘤逸出，但未污染腹腔；切缘未见肿瘤残留。

（3）Ⅲ期：腹部有非血源性肿瘤残存，可见于以下任何情况之一：①肾门、腹主动脉旁或盆腔有淋巴结累及；② 弥漫性腹腔播散，术前或术中肿瘤散落；③腹膜表面有肿瘤种植；④肉眼或镜检切缘有肿瘤残留；⑤肿瘤浸润局部重要结构，未能完全切除；⑥肿瘤浸润穿透腹膜。

（4）Ⅳ期：血源性转移：如肺、肝、骨、脑转移等；腹部或盆腔以外的淋巴结转移。

（5）Ⅴ期：双侧肾母细胞瘤。根据以上标准对每一侧肾母细胞瘤再进行分期评估。

## 二、肾母细胞瘤治疗方案

儿童肾母细胞瘤对放化疗敏感，目前治疗方法主要采用手术、化疗、放疗等综合治疗方案。临床随访与预后评估证实，采用手术、化疗、放疗等综合治疗方案的肾母细胞瘤患儿治愈率较高，是综合治疗恶性肿瘤的成功典范。

肾母细胞瘤的治疗原则是尽早手术，辅以化疗或放疗的综合治疗原则。目前最广泛和最常采用NWTS和SIOP为肾母细胞瘤治疗研究的标准方案。肾母细胞瘤推荐治疗程序为：①对于能手术切除的病例：依次采用手术、化疗、伴或不伴放疗；②对不能手术切除的病例：术前化疗、手术、放疗和化疗；③对Ⅳ期病例，应给予个体化治疗方案；④双侧肾母细胞瘤的治疗：尽量保留肾组织，可适当辅以术前化疗。

## 三、适应证与术前准备

手术完整切除肿瘤是肾母细胞瘤最重要的治疗手段之一。不追求小切口，而追求完整切除肿瘤，并进行充分淋巴结清扫。对高度怀疑肾母细胞瘤，有条件手术切除的患者，经术前化疗有手术机会的患者，进行手术治疗。术前准备包括血液生化、内环境检测，若有异常需尽量纠正；影像学检查了解包块、残肾情况，包块与邻近重要器官、大血管的毗邻关系，对侧肾脏完好情况，若有重要脏器浸润、转移，术前需与相应科室如普外科、肝胆外科、胸心外科取得联系，必要时术中会诊协同手术；根据具体情况准备血液制品。另外，术前需要与家属充分沟通，告知相关风险与并发症取得理解、配合和手术相关知情同意。

## 四、术式选择与操作要点

### （一）开放性根治性肾切除术

①手术取患侧上腹部横切口，根据肿块确定切口大小，必要时过中线；需探查肝脏、对侧肾脏，疑有肿瘤时需切取活检；②切开后腹膜，游离肿瘤及患肾；如有可能，先结扎肾蒂血管；肿瘤巨大时解剖关系会发生改变，注意辨别腹主动脉、下腔静脉、肠系膜动脉和对侧肾蒂血管；完整切除肾肿瘤后，应仔细清扫肾周脂肪、患侧肾上腺，探查肾门淋巴结、主动脉旁淋巴结，如肠系膜淋巴结肿大者应切除送病理活检。当术中发现肿瘤侵入周围组织不能完整切除是局部肿瘤复发的高危因素。因此，强调外科术中切口充分、动作轻柔、细心探查和完整切除肿瘤是预防肿瘤复发的重要措施。肾静脉或Ⅰ、Ⅱ级下腔静脉瘤栓者，需游离下腔静脉远近端分别阻断，切开下腔静脉，取出瘤栓，缝合下腔静脉。术前有Ⅲ级以上下腔静脉瘤栓者需先进行化疗，随后手术联合胸外科并在体外循环下手术切取瘤栓。因肾母细胞瘤下腔静脉瘤栓往往比较致密，极少脱落。故术前采用介入封堵近端腔静脉以防瘤栓脱的方法已极少采用。

### （二）腹腔镜手术

尽管近期曾有腹腔镜肾脏肿瘤切除报道，但鉴于肾母细胞瘤发现时一般瘤体较大，肿瘤破溃、溢出、残留病灶及手术并发症等相关问题不太适合做腹腔镜手术；其手术适应证的选择仍需仔细研究和大量的临床实践后作出评价。

## 五、术后并发症与处理原则

并发症与处理包括：①创面出血：术后活动性渗血，多因术中止血不完全，或因肿瘤浸润周围重要脏器组织创面渗血有关，如肿瘤浸润肝脏手术分离创面术后渗血，术中仔细止血是预防术后创面出血的最重要措施；②胆漏较为少见，多因肿瘤体积较大或与周围组织浸润粘连严重，分离时意外钳夹胆管造成缺血坏死，术后胆汁漏出所致；③肠梗阻与肠漏：术后肠粘连或因肿瘤浸润肠道导致肠腔狭窄性梗阻或肠瘘；④肿瘤浸润膈肌术后可以起肺不张、胸腔积液等并发症；⑤术前应全面评估肿瘤的临床分期，术中应仔细止血，特别是肿瘤体积大，周围粘连严重时，手术分离操作要精准，避免损伤周围器官和组织，必要时应请经验丰富的专科医师协同完成手术，以尽最大可能减少并发症的发生率。

## 六、非手术治疗方法与评价

近20年来临床研究与实践证实，肾母细胞瘤对化疗比较敏感，对疾病的控制与生存时间取得了令人瞩目的治疗效果，这也是肾母细胞瘤在治疗学上取得的重要进展。初诊患者若没有手术条件，如患者一般情况比较差、肿瘤远处转移、肿瘤浸润重要脏器、肿瘤包绕腹主动脉、下腔静脉、对侧肾蒂血管、肠系膜上动脉等重要血管等，均应进行术前化疗。术后患者根据临床分期、病理类型，选择相应的术后化疗方案。

### （一）化疗方案与疗效评价

首选药物：长春新碱（VCR）和放线菌素D（AMD）。VCR通过抑制肿瘤有丝分裂发挥作用；AMD与脱氧核糖核酸（DNA）结合，特异地阻断了核糖核酸（RNA）的合成，引起细胞损伤与死亡，从而杀伤肿瘤细胞。可选用药物：阿霉素（ADR）、环磷酰胺（CTX）、顺铂（CDDP）、依托泊苷（VP-16）等。化疗、放疗方案包括：(1)术前化疗：VCR+AMD；(2)术后化疗方案：① FH：Ⅰ期：VCR+AMD，6个月；Ⅱ期：VCR+AMD，15个月；Ⅲ期：VCR+AMD+ADR，15个月；Ⅳ期：

VCR+AMD+ADR+CDDP，24 个月；②uFH：Ⅰ期：VCR+AMD，15 个月；Ⅱ期：VCR+AMD+ADR+CDDP，24 个月；③放疗：预后好的组织类型Ⅰ、Ⅱ期均不用放疗。

### （二）支持治疗

肾母细胞瘤患者因恶性肿瘤消耗、手术打击、反复化疗等，往往体质比较虚弱，免疫及营养状态比较低下，需要积极地支持治疗，以便顺利进行放化疗，提高存活率。支持治疗包括适当的纠正贫血状态、提高免疫力、全面均衡营养支持，如葡萄糖、氨基酸、脂肪乳、维生素、电解质等。

## 第六节 预后分析与随访计划

得益于手术及放化疗等综合治疗措施，肾母细胞瘤的预后较好，2 年无瘤生存率可达 80%~90%。

影响肾母细胞瘤预后的主要因素有：①合理治疗，应根据临床分期及病理分型制定手术、化疗、放疗等完整、有序的综合治疗方案；②病理类型是影响预后的重要因素，组织分化程度良好者生存率较高，间变型肿瘤、尤其是弥漫间变型肾母细胞瘤预后较差；③临床分期，有淋巴结转移、甚至血源性转移者预后不好；④患者年龄，年龄越大预后越差，小于 2 岁者预后较好；⑤肿瘤复发，复发肿瘤治疗效果往往较差。

（林涛 张德迎）

### 参考文献

[1] DOME J S，GRAF N，GELLER J I，et al. Advances in wilms tumor treatment and biology：progress through international collaboration [J]. J Clin Oncol，2015，33（27）：2999-3007.

[2] KIERAN K，DAVIDOFF A M. Nephron-sparing surgery for bilateral Wilms tumor [J]. Pediatr Surg Int，2015，31（3）：229-236.

[3] GODZINSKI J，GRAF N，AUDRY G. Current concepts in surgery for Wilms tumor-the risk and function-adapted strategy，Eur J Pediatr Surg，2014，24（6）：457-460.

[4] MILLAR A J，COX S，DAVIDSON A. Management of bilateral Wilms tumors [J]. Pediatr Surg Int，2017，33（4）：461-469.

[5] ZHANG D，ZENG G，ZHANG Y，et al.3D reconstruction computed tomography scan in diagnosis of bilateral Wilms tumor with its embolus in right atrium [J]. J Xray Sci Technol，2016，24（5）：657-660.

# 第十八章

# 肾淋巴瘤与外科治疗原则

## 第一节　概　述

肾淋巴瘤(renal lymphoma)自1956年Kneopp首例报道,迄今为止国内外文献报道很少。基于病因学肾脏淋巴瘤可分原发性肾脏淋巴瘤(占0.7%)和继发性肾脏淋巴瘤两类。原发性肾淋巴瘤(primary renal lymphoma,PRL)是一种罕见的原发于肾脏的结外恶性淋巴瘤,起病隐匿,占结外淋巴瘤的0.62%。主要为非霍奇金淋巴瘤(non-hodgkin's lymphoma,NHL),其中B细胞淋巴瘤占大多数,主要为弥漫性大B细胞淋巴瘤(diffuse large B cell lymphoma,DLBCL)。NHL各年龄段均可发病,以青少年及中老年人多见,男性多于女性,左侧多见。肾淋巴瘤临床症状不典型,多表现为腰背痛、消瘦、乏力、血尿和发热等症状,部分患者可出现急性或慢性肾衰竭,极易误诊为肾癌,确诊依赖于病理检查,免疫组化及分子生物学检测有助于分型。影像学检查可以辅助鉴别肾脏的实体肿瘤,但没有可以区分PRL与其他肿瘤的特征性表现,确诊仍依赖病理学诊断。PRL尚无标准的治疗方案,目前比较统一的观点是首选化疗,如果病变为单侧孤立性肿块可行根治性切除,术后辅以化疗、放疗,以提高患者的生存率。

## 第二节　病因与病理

### 一、发病原因

PRL临床罕见,因为正常肾脏中没有淋巴组织,所以PRL的发病原因尚不清楚。有学者认为肾脏淋巴瘤起源于肾包膜或肾周脂肪中的淋巴组织侵入肾实质。尤其是肾脏有慢性炎症刺激时,淋巴细胞向肾实质浸润,在某些致癌因素的影响下可引发肿瘤。此外,肾脏是淋巴瘤结外转移最常见的部位,其占淋巴瘤结外转移的30%~50%,PRL的尸检资料显示,患者多数具有肾外淋巴瘤。

### 二、病理组织学特征

#### (一)大体病理特征

PRL肉眼易被误认为肾癌,表现为孤立性肿瘤,表面不光滑,无包膜,鲜肉样,质地脆,黄棕色或灰白色,直径5~22cm,并常累及肾周组织及邻近结构。

#### (二)病理组织学表现

①镜下表现:显微镜下可见异型淋巴细胞呈弥漫分布,浸润破坏肾实质。瘤细胞体积大、圆形、卵圆形,胞质较丰富,嗜碱性,细胞形态不规则,胞体较大有切迹及裂沟,细胞核大深染、染色质呈凝块状,核仁不明显,病理性核分裂象易见(图18-1);②免疫组织化学染色:Ki-67增殖指数>30%,c-Myc基因断裂阴性,瘤细胞CK-7、上皮膜抗原、波形蛋白(Vimentin)、CD10等阴性,而白细胞共同抗原、B细胞相关蛋白MUM-1、CD30多呈阳性(图18-2)。

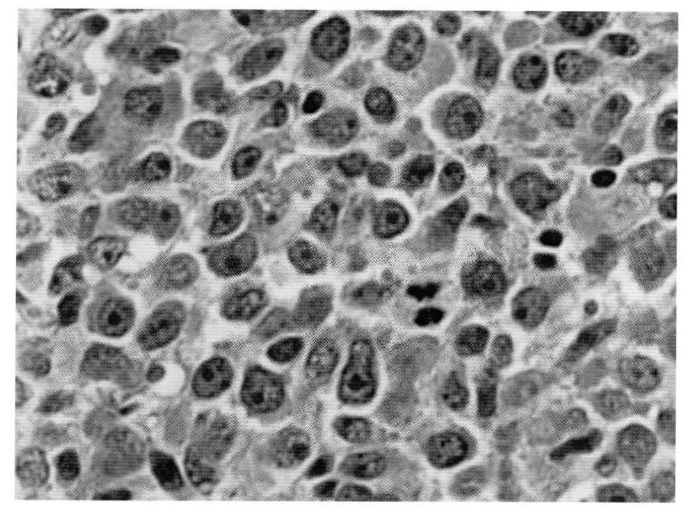

图 18-1　肾淋巴瘤镜下表现

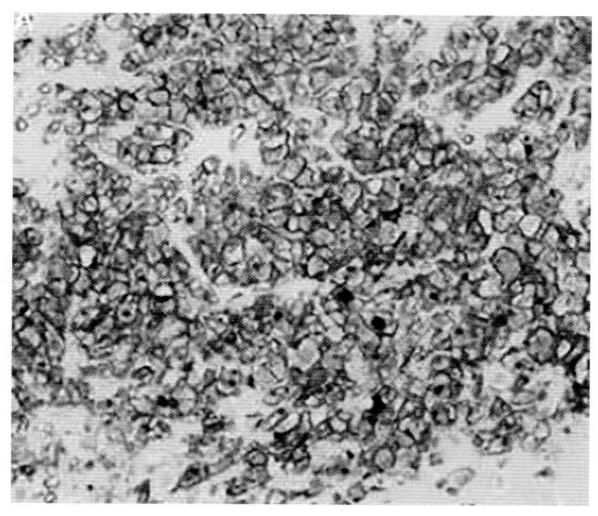

图 18-2　免疫组化染色显示肿瘤细胞 CD30 阳性

## 第三节　诊断与鉴别诊断

### 一、临床表现

肾淋巴瘤常作为全身淋巴瘤的一部分，文献报道大部分为非霍奇金淋巴瘤，绝大部分起源于 B 细胞(90%)，少数起源于 T 细胞(10%)。原发肾淋巴瘤占淋巴结外淋巴瘤的 0.7%，其中双侧病变占 45.6%。其发病机制尚不明确，可能来源于肾包膜的淋巴组织侵犯肾实质，也可能来源于肾脏内慢性炎症产生的淋巴组织。肾脏淋巴瘤发病年龄多为 50~70 岁，男性略多于女性。肾脏淋巴瘤临床症状无特异性，多表现为腰疼、血尿及肾功能损害。大多不伴有肿大的浅表淋巴结，故多于体检时偶然发现或由于肿瘤较大出现压迫症状时发现。当患者出现腹膜后巨大的淋巴结，脾大，身体其他部位出现肿大淋巴结时应怀疑淋巴瘤。实验室检查无特异性指标。

### 二、超声与影像学检查

#### （一）超声表现

在肾脏淋巴瘤的诊断方面缺乏特异性，不如 CT、MRI 敏感，肾淋巴瘤多表现为显著的低回声，瘤体液化、坏死及钙化少见，多数回声均匀，囊性表现也很少出现在肾脏淋巴瘤中。有些病灶可能包含低回声衰减区，这与坏死尤其是化疗后坏死相关。

#### （二）CT 特点

肾脏淋巴瘤表现为多发的增强无强化的或多发的低密度肿块。双侧肾脏增大，肾脏周围软组织肿块，或者腹膜后肿大的淋巴结侵犯肾脏。平扫结节较正常肾实质略低或者等密度，CT 值 10~30HU，淋巴瘤是乏血供肿瘤，增强强化不明显，增强后多呈轻度或者非均匀强化，CT 值 30~50HU。CT 提示双侧肾周间隙内紧密包绕肾脏的肿块、腹膜后巨大的淋巴结，脾大，身体其他部位出现肿大淋巴结时应该高度怀疑淋巴瘤。增强 CT 仍是目前检测、诊断、分级和监测肾脏淋巴瘤的首选检查手段。有研究根据肾淋巴瘤的 CT 特点将其分为 5 型：①双侧多发结节，肾脏可以正常大小或者明显增大；②单侧多发结节；③单侧单发结节；④肾脏弥漫性增大而形态正常；⑤肾周间隙的弥漫性浸润或者肾周肿瘤直接浸润(图 18-3)。

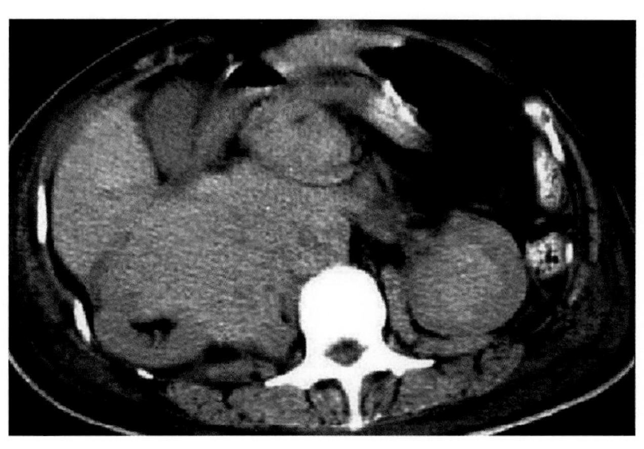

图 18-3　肿瘤直接浸润肾实质伴有肾周间隙的弥漫性浸润

（三）MRI 检查

虽然 MRI 对肾淋巴瘤诊断的作用还没有被完全证实，但是已有小样本研究证明磁共振在展示肾脏和肾周疾病方面与增强 CT 一样的准确。当患者有碘对比剂过敏或肾功能不全时，磁共振检查是最优的影像检查手段。此外，MRI 已被证明在骨髓受累方面明显优于 CT。MRI 检查 T1 加权像上呈现低到中等信号，T2 加权像与肾实质相比呈现低信号或者等信号。自旋回波序列 T1 加权上发现皮髓质交界界限消失，可作为弥漫性肾脏浸润的证据。肾脏淋巴瘤在 T1WI 上与大多数恶性肿瘤和炎性肾病一样呈低信号，但 T2WI 表现为相对于肾脏呈轻度低或等信号（图 18-4）。

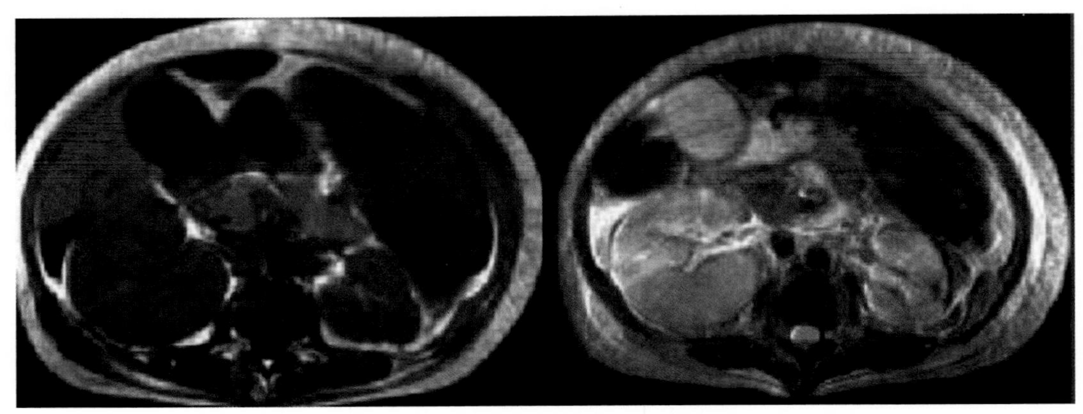

图 18-4 肾淋巴瘤 T1WI 低信号，T2WI 与肾实质相比成低信号

## 三、肾穿刺活检的价值

原发性肾脏淋巴瘤术前确诊困难，往往需要穿刺活检明确诊断。原发性肾脏淋巴瘤的诊断标准为：①淋巴瘤样肾脏浸润；②非梗阻性单侧或双侧肾脏增大；③诊断时无其他肾外器官受累；④无浅表淋巴结肿大；⑤骨髓检查未见异常。当结外部位为淋巴瘤的主要病变部位或为临床主诉时，不管分期检查中淋巴结和其他结外部位累及与否，都定义为原发结外淋巴瘤。

# 第四节 外科治疗原则

## 一、治疗原则

化疗是肾淋巴瘤的首选疗法，尤其对于双侧或者无法手术切除者。肾淋巴瘤即使出现肾功能不全，也可通过化疗取得良好疗效。需要注意的是，几乎没有单纯性化疗能达到完全缓解。因此，对于单侧病变目前较公认的治疗方案为根治性切除后辅以化疗、放疗，并巩固化疗 2 年以上。原发灶切除不彻底者须及时局部放疗，提高患者的长期生存率。目前，CHOP（环磷酰胺，多柔比星，长春新碱，泼尼松）是化疗的标准方案，但化疗后平均随访 3 年仅 41% 的患者存活，利妥昔单抗与 CHOP 联合应用的远期疗效令人期待。

## 二、结语

淋巴瘤临床罕见，目前还没有一个明确清晰的诊断标准，但以下表现可作为原发性肾脏淋巴瘤诊断的参考标准：①肾脏淋巴瘤浸润；②弥漫性单侧或双侧肾脏肿大；③早期无肾外脏器受累。

化疗是 PRL 的首选疗法，双侧 PRL 更应首选化疗。其中非霍奇金淋巴瘤比霍奇金淋巴瘤多见。当患者出现腹膜后巨大的淋巴结，脾大，身体其他部位出现肿大淋巴结时应考虑淋巴瘤之可能。为明确临床诊断和确定治疗方案，应行经皮穿刺活检取得病理组织学定性诊断。如能术前确诊是淋巴瘤，应尽量避免肾切除术，采取 CHOP 化疗方案，有时需要联合放疗。

（李刚）

## 参考文献

[1] CUPISTI A，RICCIONI R，CARULLI G，et al. Bilateral primary renal lymphoma treated by surgery and chemotherapy

[J]. Nephrol Dial Transplant, 2004, 19: 1629-1633.
[2] STALLONE G, INFANTE B, MANNO C, et al. Primary renal lymphoma does exist: case report and review of the literature [J]. J Nephrol, 2000, 13: 367-372.
[3] LADHA A, HAIDER G. Primary renal lymphoma [J]. J Coll Physicians Surg Pak, 2008, 18: 584-585.
[4] 彭卫军. 淋巴瘤影像诊断学[M]. 上海: 上海科学技术出版社, 2008.
[5] 王鹰, 金德勤, 李国雄, 等. 肾非霍奇金淋巴瘤的影像诊断[J]. 中国临床医学影像杂志, 2005(10): 38-40.

# 第十九章

# 肾肉瘤诊断与治疗原则

## 第一节　病因与发病率

目前其病因及发病机制尚不明确，发病相关因素包括遗传、吸烟、肥胖、长期血液透析、长期服用解热镇痛药物、病毒感染、环境中的致癌因子，如杀虫剂中所含的氧化砷、橡胶工业中的氯乙烯等可能是肾肉瘤发病的病因学因素。

原发性肾肉瘤罕见，可发生于任何年龄，多见于50~60岁，平均发病年龄稍低于肾细胞癌，双肾的发病率相同，双侧肾脏同时受累者罕见。国外报道约占肾肿瘤的1.1%，国内统计占肾肿瘤的0.6%~2.7%。原发性肾肉瘤起源于肾的间叶组织，可分化成不同成分的肿瘤，其中平滑肌肉瘤最常见，约占其中的50%。本病罕见，易转移至肺和肝脏，即使行肾切除术，很少有生存5年者。其临床表现缺乏特异性，术前难以明确诊断。

## 第二节　病理组织学分类与特点

### 一、肾平滑肌肉瘤

#### （一）病理组织学来源

原发性肾肉瘤起源于肾的间叶组织，可分化成不同成分的肿瘤，其中平滑肌肉瘤可来自肾被膜、肾盏、肾盂壁、肾内或肾门血管壁等处的平滑肌组织，也可由血管平滑肌脂肪瘤发展而来。肾肉瘤病理类型主要包括平滑肌肉瘤、脂肪肉瘤、透明细胞肉瘤、纤维肉瘤、横纹肌肉瘤、恶性纤维组织细胞瘤、血管肉瘤、滑膜肉瘤、血管外皮细胞瘤等。

#### （二）病理组织学特点

平滑肌肉瘤恶性程度高、致死性强，因其发病率低、缺乏早期临床表现，以及特征性影像学和分子生物学指标。肾平滑肌肉瘤特点体积大，剖面呈灰白色，质地细腻，鱼肉状，有出血坏死灶及浸润肾实质等表现（图19-1）。显微镜下，其肿瘤细胞形态呈梭形，细胞成束状编织排列，细胞质嗜伊红，核梭形，两端钝，有异型，细胞高密度，可见核分裂和/或坏死。免疫组织化学染色显示平滑肌源性Desmin（+），Vimentin（+），SMA（+）标记阳性（图19-2）。

### 二、脂肪肉病理组织学特点

脂肪肉瘤起源于脂肪细胞以及向脂肪细胞不同阶段分化的间叶细胞的一种恶性肿瘤。脂肪肉瘤外观似脂肪瘤样，质地细腻，无明显包膜，细胞分化成熟，病理组织学细胞大，核大、深染、不规则、胞质内

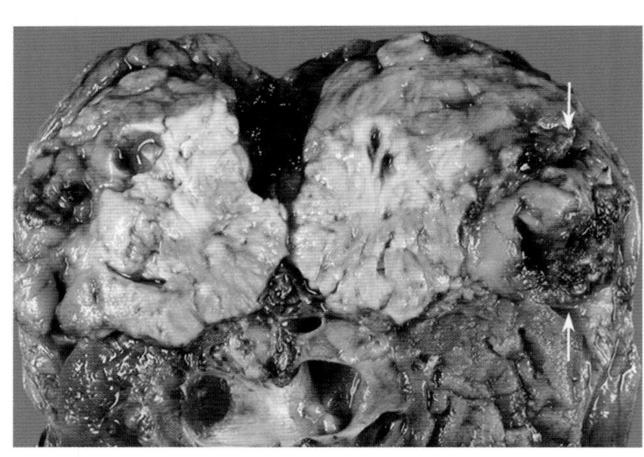

图19-1　肾平滑肌肉瘤大体标本肿瘤剖面呈灰白色，箭头处为一出血坏死区

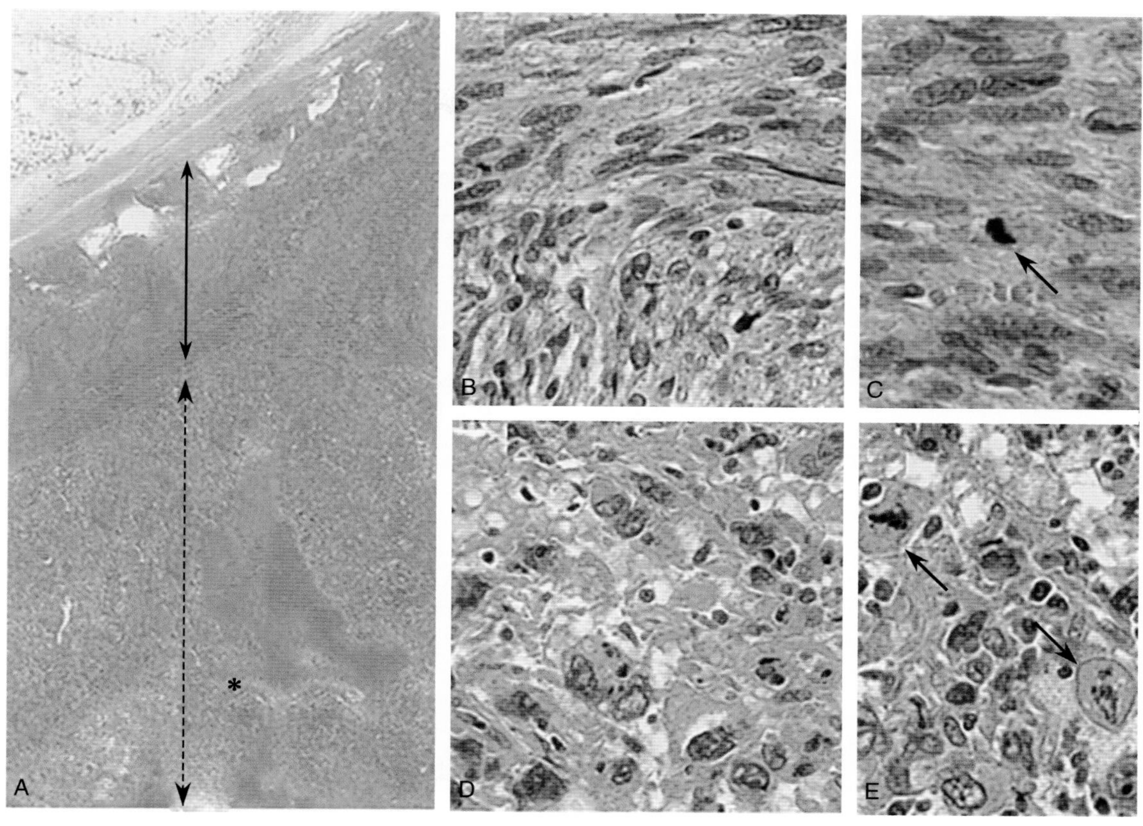


**图 19-2　肾平滑肌肉瘤镜下病理组织细胞学表现**

A. 双箭头示坏死成分；B. 嗜酸性细胞质的梭形肿瘤细胞交错分布，细胞核深染体积增大、圆形，核仁模糊不清；C. 箭头示肿瘤细胞有丝分裂；D. 多形性细胞可见，细胞核深染体积增大、圆形，核仁模糊不清，炎症细胞浸润，特别是淋巴细胞（×400）；E. 可见肿瘤细胞有丝分裂（箭头所指处）。

有空泡的形态特点。免疫表型：肌动蛋白（广谱）阴性可排除肌源性脂肪肉瘤；S-100 蛋白、波形蛋白阳性则支持脂肪肉瘤的诊断。联合免疫组织化学方法可以弥补病理形态学的不足，是鉴别肾脂肪肉瘤的最佳方法（图 19-3~图 19-5）。

## 三、透明细胞肉瘤

透明细胞肉瘤（clear cell sarcoma of the kidney，CCSK）组织学起源不明，为儿童罕见恶性肿瘤。患儿平均发病年龄 36 个月，合并骨转移的占 17%。

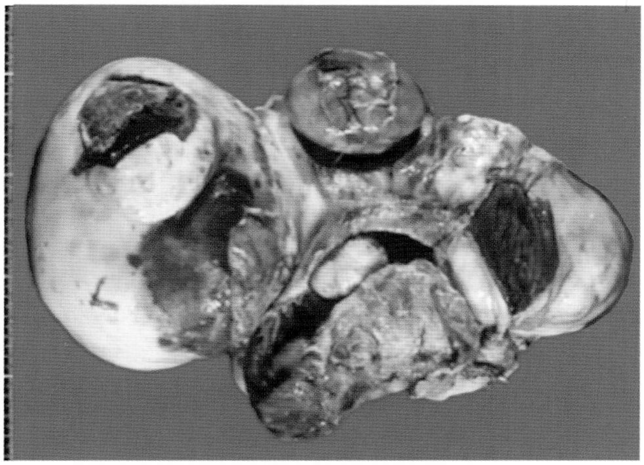

**图 19-3　脂肪肉瘤的大体形态表现**

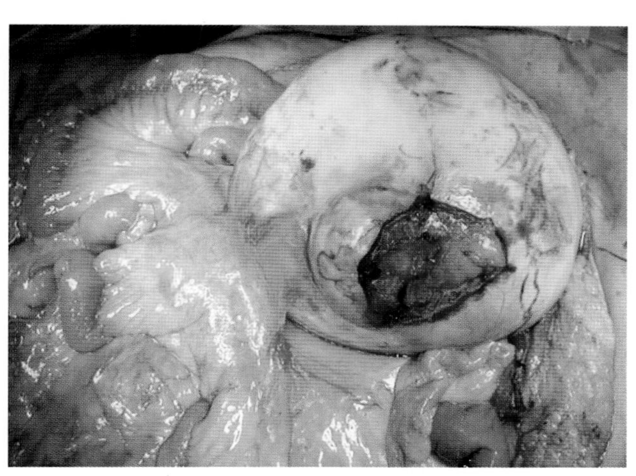

**图 19-4　右肾脂肪肉瘤侵犯胰腺及肠系膜**

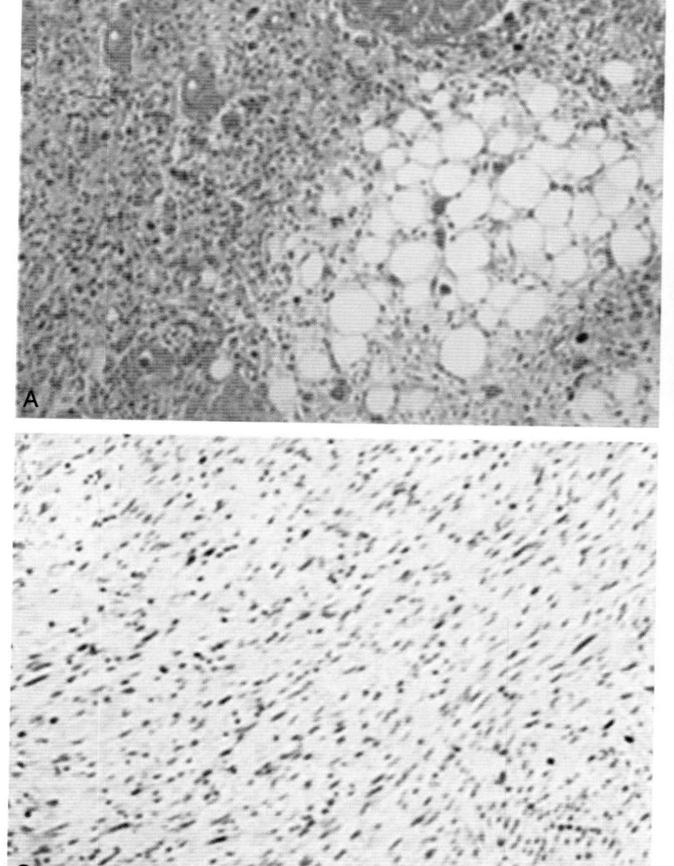


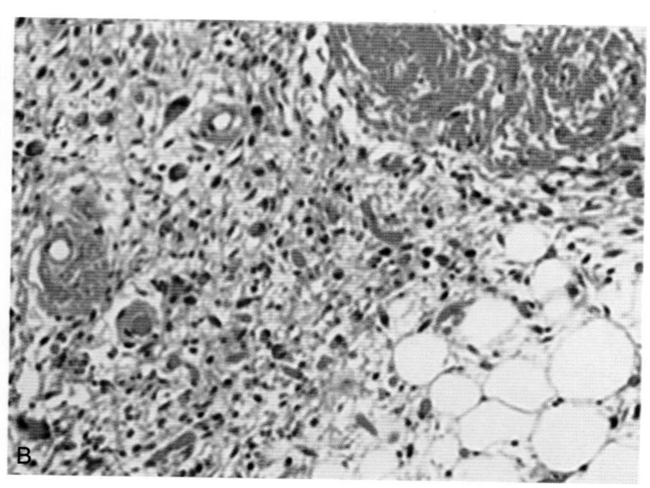


**图 19-5 肾脂肪肉瘤的病理组织学表现**

A. 肿瘤由分化良好的成脂细胞组成和有不规则的细胞核及多核梭形细胞组成（苏木素染色×10）；B. 肿瘤细胞 MDM-2 阳性表达，（苏木素染色×20）；C. MDM-2 免疫组化显示阳性表达，（×20）。

2016 WHO 肿瘤分类更新了其分子遗传学改变，约 10% 的 CCSK 具有 q22；p13 染色体易位，产生 YWHAE-FAM22 融合基因，可激活 cyclin D1 表达。因此，cyclin D1 高表达可作为透明细胞肉瘤的诊断标记。免疫组化示肿瘤表达波形蛋白、Bcl-2、CD-56 和 CD-99 阳性，细胞角蛋白（cytokeratin）、TLE1（transducin-like enhancer of split 1）和 EMA（epithelial membrane antigen）则呈阴性表达（图 19-6，图 19-7）。

## 四、肾滑膜肉瘤

肾滑膜肉瘤（synovial sarcoma of the kidney，SSK）其病理分 3 个组织学亚型，既单向型，双向型和低分化型。单向型仅由上皮细胞或者梭形细胞组成，因而与纤维肉瘤、血管外皮细胞瘤或恶性纤维组织细胞瘤在镜下很难区分，必须用免疫组化实验才能识别。由于存在上皮细胞和间质成分，双向分化型 SSK 容易诊断。低分化型 SSK 占 20% 左右，诊断较为困难。滑膜肉瘤 Bcl-2、CD99 阳性，CK、EMA 呈灶性阳性，S-100 可呈阳性，而 AE1/AE、CK7、EMA、SMA、Actin、CD34 阴性，分子遗传学检测存在 p11.2；q11.2 染色体易位（图 19-8，图 19-9）

## 五、血管肉瘤

血管肉瘤一种起源于血管内皮细胞的高度恶性肿瘤，大多发生于头面部皮肤，原发于肾者罕见。典型肾血管肉瘤的病理学特点：肉眼观为暗红色、边界不清的出血性肿块，边缘呈浸润性。高倍电镜下可见肿瘤由大小不等、形态不一的血管构成，血管壁内衬多形内皮细胞且互相吻合呈网状结构，腔内可见红细胞，管腔内皮细胞肿胀伴异型性，能见到少量核分裂，血管内皮相关因子（CD31、CD34）是存在于内皮细胞、单核细胞和血小板表面的黏附分子，对来自血管内皮细胞的肿瘤具有良好的标记作用（图 19-10）。

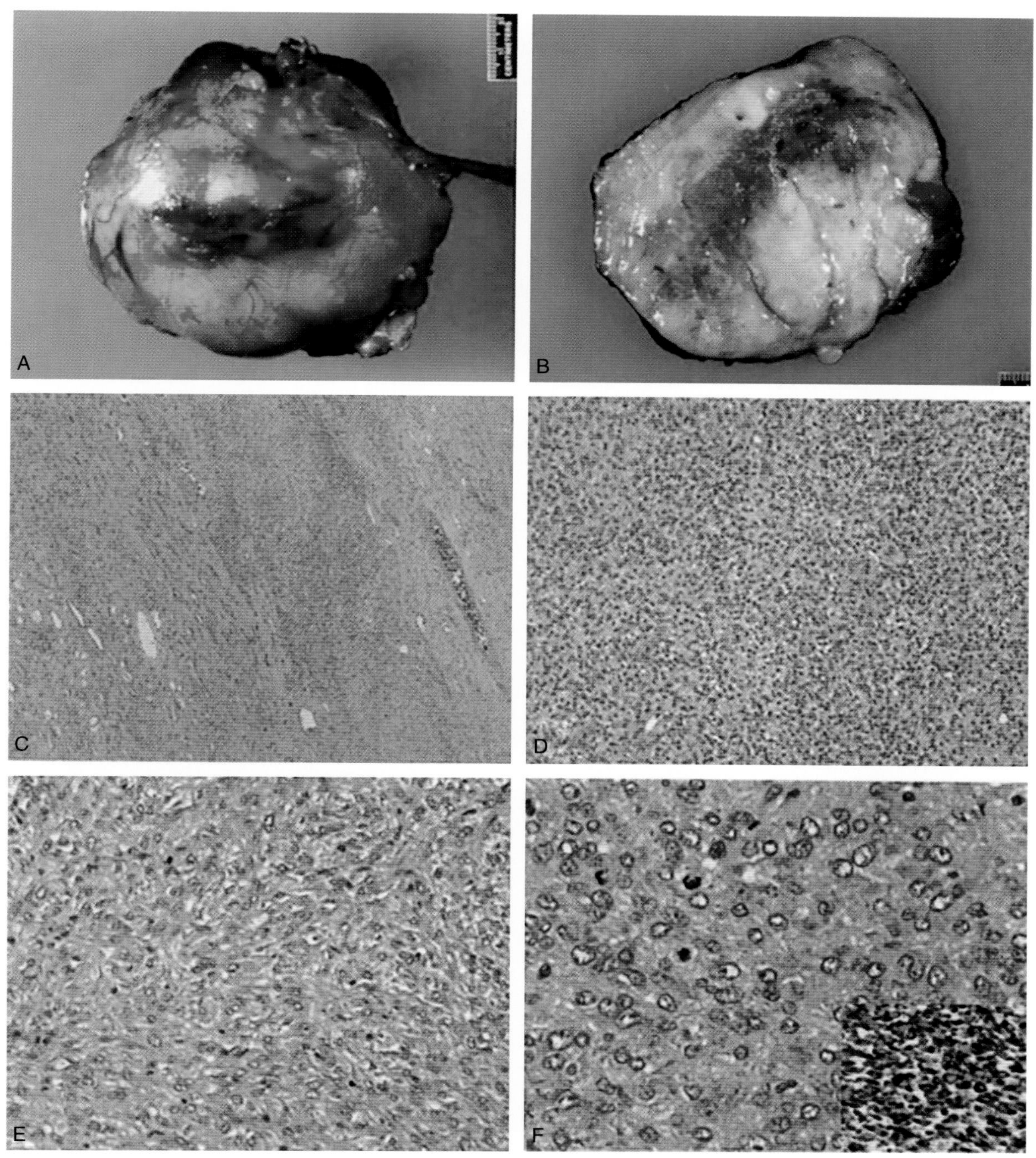


**图 19-6　透明细胞肉瘤病理及免疫病理组织学表现**

A. 左肾透明细胞肉瘤局限性肿块；B. 肿瘤切面呈灰白色伴有出血和囊性变；C、D、E. 镜下可见透明的梭形细胞点缀于血管基质之间，病变未侵犯肾实质，肿瘤细胞表现为泡状核和不明显的核仁，伴有丝分裂象；F. 中右下角插图示肿瘤细胞广泛表达波形蛋白。

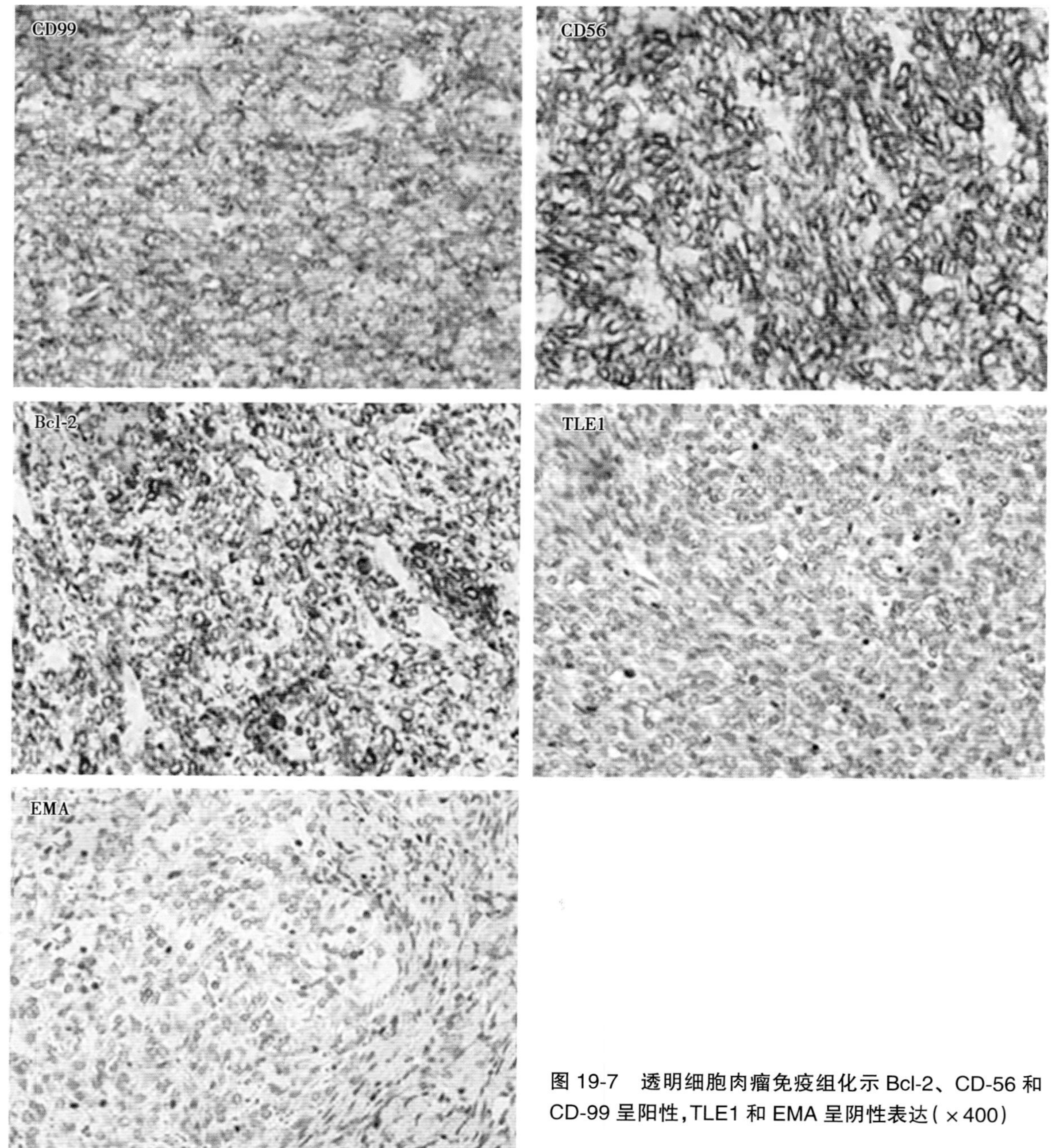


图 19-7　透明细胞肉瘤免疫组化示 Bcl-2、CD-56 和 CD-99 呈阳性，TLE1 和 EMA 呈阴性表达（×400）

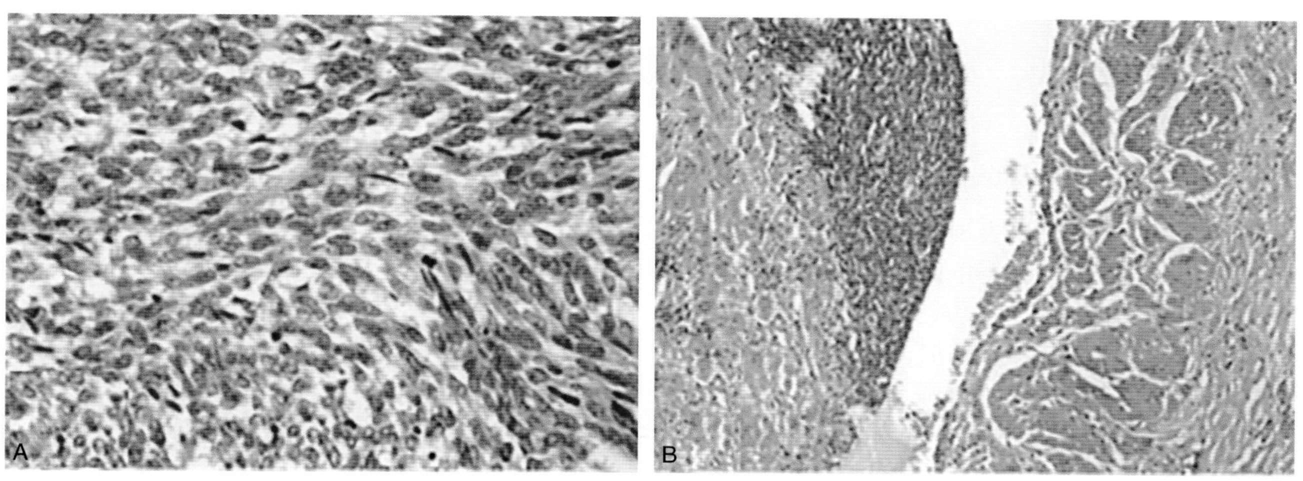


**图 19-8 肾滑膜肉瘤的病理组织学表现**

A. 单向滑膜肉瘤的梭形细胞成簇伴有丝分裂；B. 肿瘤细胞侵犯入血管腔。

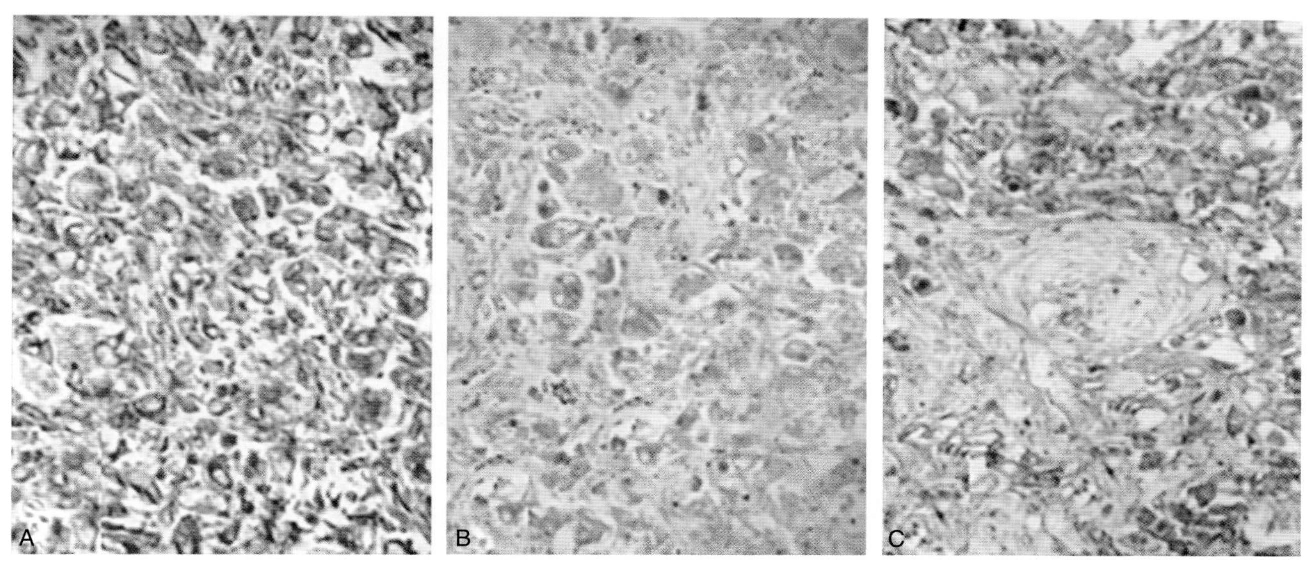


**图 19-9 滑膜肉瘤的分子病理学表现**

A. 波形蛋白呈阳性表达；B.BCI-2 阳性表达；C. CD99 阳性表达。

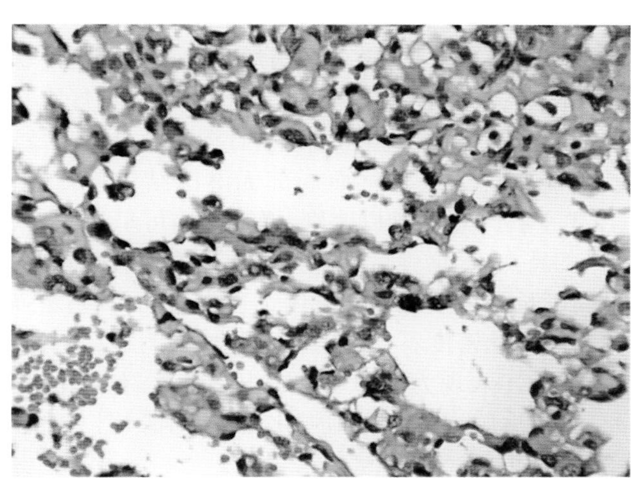

**图 19-10 血管肉瘤的病理表现裂像**

## 第三节 诊断与鉴别诊断

### 一、临床表现与体征

原发性肾肉瘤临床表现缺乏特异性，原发性肾血管肉瘤的早期临床症状可仅表现为腰部不适或镜下血尿或无任何临床症状。成人肾肉瘤的典型临床表现与肾细胞癌晚期症状类似，主要包括可触及的肿块，腹部或肋腰部疼痛及血尿，有的患者出现食欲减退、低热、乏力、消瘦等全身表现。肾肉瘤一般呈膨胀性生长，生长迅速，体积较大，多因累及神经而致腹部或肋腰部疼痛。肉眼血尿少见，当患者出现肉眼血尿时，通常预示肿瘤已侵犯肾集合系统。

### 二、超声与影像学表现

#### （一）超声检查与特点

超声检查多为肾脏或腹膜后回声不均的巨大占位，典型表现为有坏死区的巨大不均匀软组织肿物，常有肿瘤向外生长、肾脏移位、扭曲、肿瘤压迫而不侵犯肾实质等特点。彩超检查可见发生于肾实质的肉瘤其血流信号明显，肿瘤多表现为供高血特点。

#### （二）CT 影像学检查

(1) CT 等影像学检查有助于了解肿瘤大小、侵犯程度及与周围脏器和血管的关系，对明确临床分期、制定手术方案有指导意义。常提示肾占位性病变，部分肿瘤内有液化、坏死，呈囊性改变。增强后扫描图像显示肿瘤有不规则强化，边缘不清。

(2) 腹部 CT 扫描的典型表现为包裹于或从肾脏长出的巨大软组织肿块，难与肉瘤样肾癌区别。

(3) 原发性肾肉瘤 CT 常有以下表现：①起源于肾包膜或肾窦区域；②肿块巨大，直径一般超过 7cm；③肿块呈囊实性改变，肿块内有低密度灶；④肿块内出血常见，表现为病灶内大小不等的片状高密度灶；⑤血管形态：稀疏的血管形成，不规则且扭曲的血管、缺乏造影剂集中、有动静脉分流现象；⑥可能出现远处转移而局部无淋巴结转移征象；⑦CT 平扫与肾癌难以鉴别，增强扫描可呈“快进快出”的特点，即增强后动脉期肿块迅速显著强化，随时间延长肿块强化部分密度迅速降低，而肾癌增强扫描后病灶密度不如正常肾实质增强明显；⑧肾脂肪肉瘤 CT 表现为不均匀软组织密度影，有液化、坏死，增强后肿瘤有不规则强化，边缘不清（图 19-11~图 19-16）。

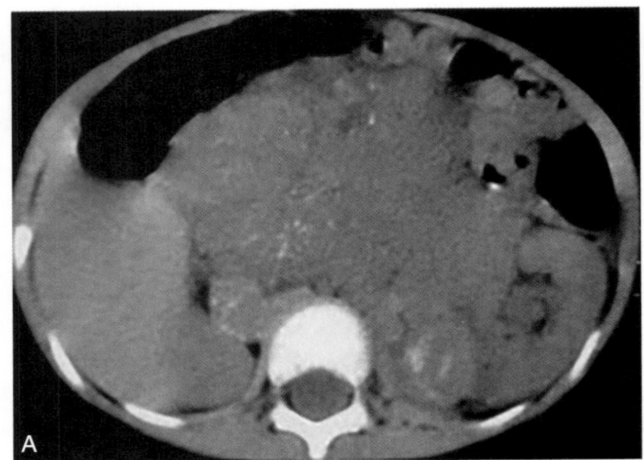


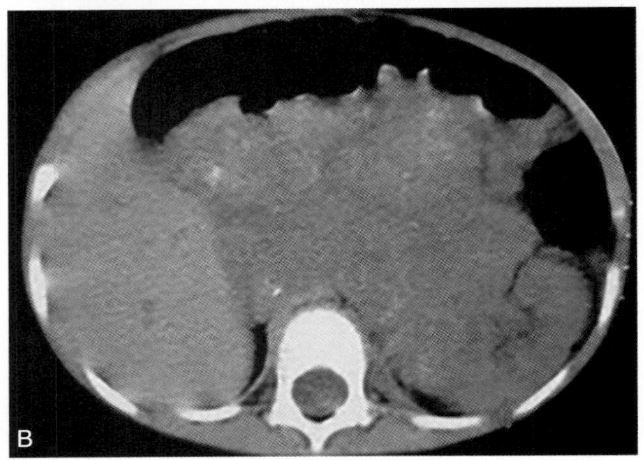


图 19-11 肾平滑肌肉瘤的 CT 表现

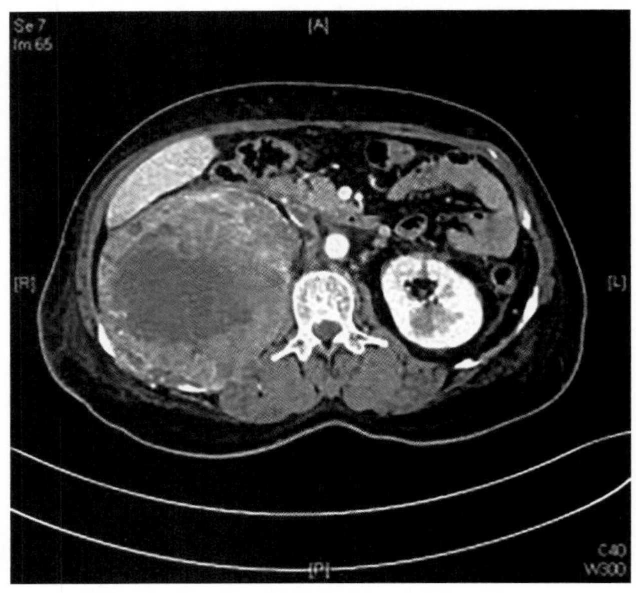


图 19-12 肾脂肪肉瘤 CT 表现

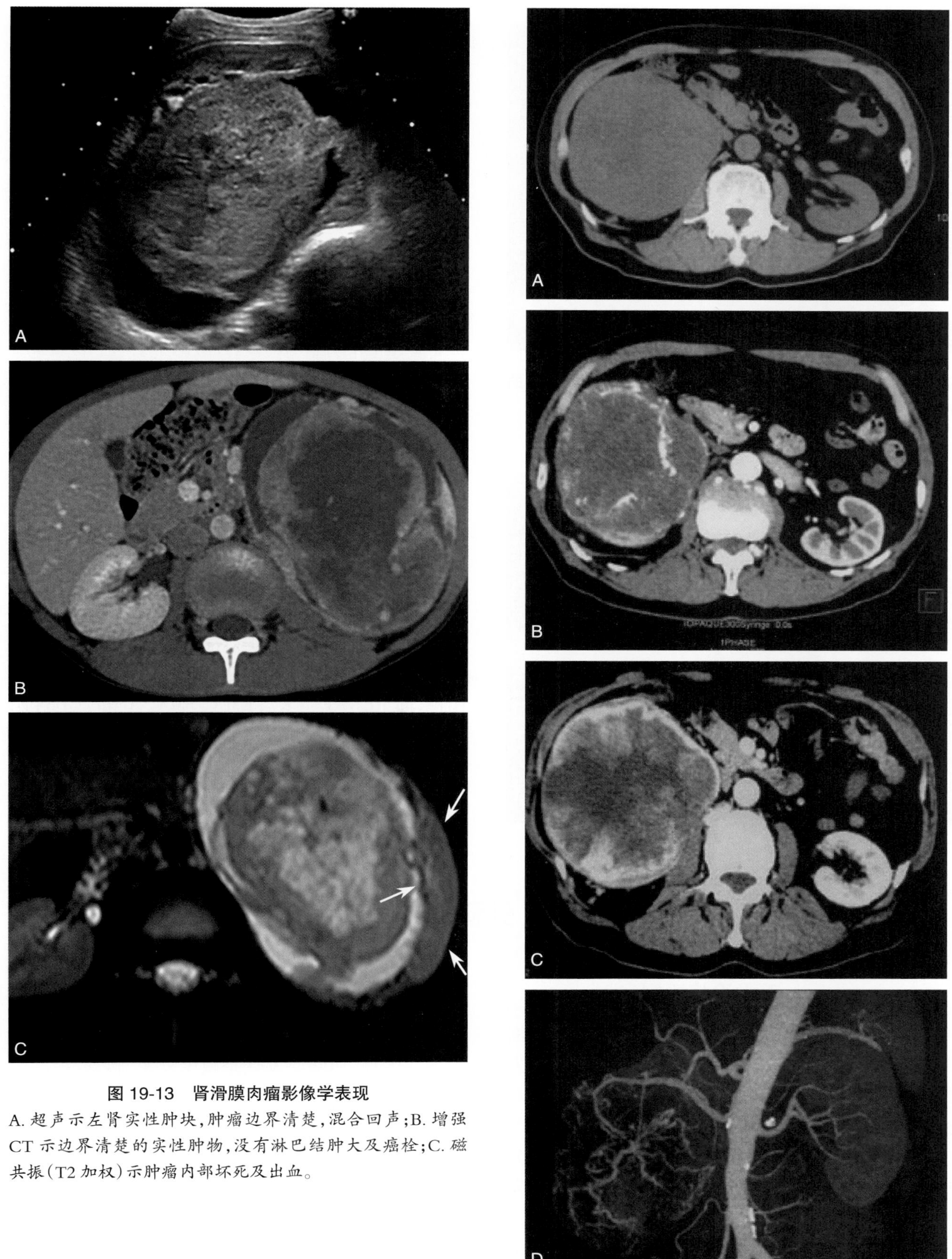

图 19-13　肾滑膜肉瘤影像学表现

A. 超声示左肾实性肿块，肿瘤边界清楚，混合回声；B. 增强 CT 示边界清楚的实性肿物，没有淋巴结肿大及癌栓；C. 磁共振（T2 加权）示肿瘤内部坏死及出血。

图 19-14　肾血管外皮细胞瘤的 CT 表现

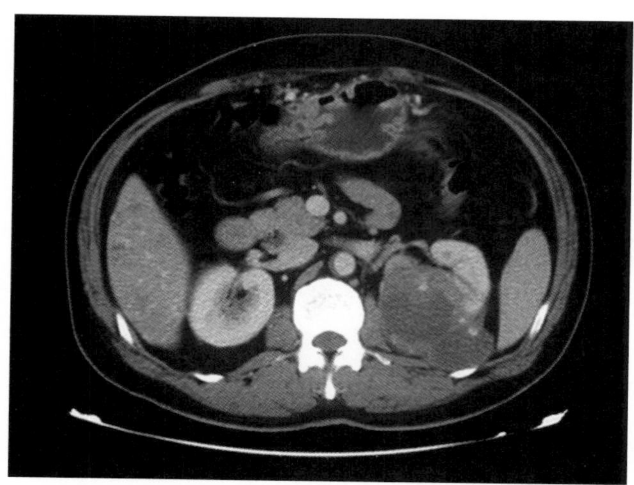

图 19-15 血管肉瘤强化 CT 扫描前后表现"快进快出"的特点

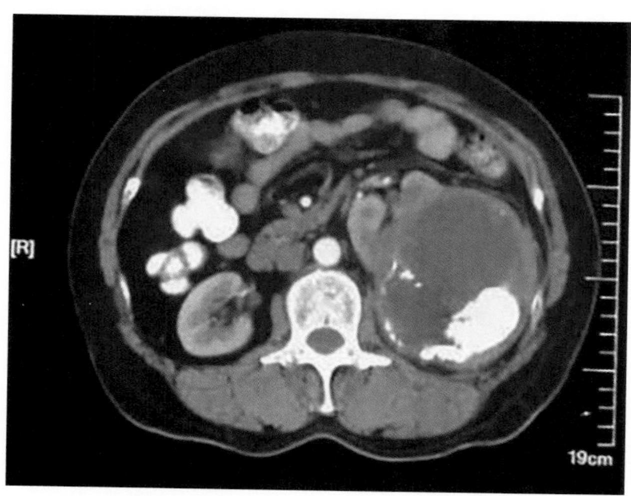


图 19-16 肾原发骨肉瘤 CT 表现特点

## 三、鉴别诊断要点

术前影像学检查没有特异性，与肾癌难以鉴别，单纯从临床表现及影像学检查不能区别肾癌与肾肉瘤。但 CT 和 MRI 检查肾肿瘤有囊性改变者要高度怀疑肾肉瘤的可能，但其无特异性。肿瘤质地软，实性或囊实性，体积大的肿瘤常伴有内部出血、坏死。分化好的肾肉瘤通常具有完整的包膜，而低分化肿瘤常呈浸润性生长，无明显包膜，并侵出肾周筋膜与周围组织粘连。

原发性肾肉瘤确诊依赖病理，肾肉瘤诊断时需与肾肉瘤样癌及肾肉瘤各亚型之间相鉴别，一般来说，单靠影像学诊断难以区分，有时依靠组织学和免疫组化亦难以区分，但病理组织学与分子免疫检查可有益于鉴别诊断：①肉瘤样肾癌：癌细胞 CK、EMA 和 VIM 大多数阳性，Desmin 和 S-100 阴性，该肿瘤包含特征性复合染色体组型而无 t(x;18) 染色体易位；②肾透明细胞肉瘤：VIM、Bcl-2 阳性而 S-100、SMA、Desmin、NSE、AE1/AE3、CK、EMA 阴性；③平滑肌肉瘤：由梭形细胞成束状编织排列，细胞质嗜伊红，核呈丰满梭形，有异型，可见核分裂或坏死。梭形细胞胞质丰富、红染，在核的两端可见空泡，有时核被挤压，肌源性标记 SMA、Desmin、MG 和 actin 阳性；④滑膜肉瘤：Bcl-2、CD99 阳性，CK、EMA 呈灶性阳性，S-100 可呈阳性，而 AE1/AE、CK7、EMA、SMA、Actin、CD34 阴性，分子遗传学检测存在 t(x;18)(p11.2;q11.2) 染色体易位；⑤纤维肉瘤：VIM 阳性，而 S-100、CK、EMA、Bcl-2 均阴性；⑥脂肪肉瘤：罕见，在 CT 上不易与肾血管平滑肌脂肪瘤及含脂肪成分的肾癌鉴别，常显示出肾周丰富脂肪囊，肿块密度不均，周边相对高密度。

# 第四节 外科治疗原则

## 一、手术治疗原则

1. 肾脏位于腹膜后，位置隐蔽，病变难以早期发现，出现症状及体征时部分已有局部浸润，且原发性肾肉瘤恶性程度高，易发生周围组织侵犯，故很难达到肿瘤彻底切除。

2. 基于肾肉瘤生物学特性，源于间质细胞成分的肉瘤能够突破可以限制其他肿瘤的天然屏障而发生扩散转移。

3. 根治性肾切除术是原发性肾肉瘤可行的治疗方法。多数情况下，即使行根治性切除术也不能彻底清除肉眼辨认的肉瘤，甚至扩大切除也会出现复发。这也是肉瘤常表现局部复发的重要原因之一。

4. 手术方式应根据患者年龄、肿瘤体积等进行个体化治疗，切除原发灶是减少复发、转移，提高患者生存率的关键。首次手术是否彻底切除至关重要，考虑为恶性程度高的肿瘤，建议行根治性切除，必要时可行扩大切除或多脏器联合切除，以减少术后局部复发、转移，提高患者生存率、延长生存期。

## 二、非手术治疗

### （一）放疗

肾肉瘤对放疗不敏感，虽有研究表明放疗可以降低局部复发的风险，并延长无复发间隔，然而，目前没有明确数据表明放射治疗能延长患者的生存期。在癌症的放射治疗领域，质子加速器用质子优良的布拉格峰（Bragg Peak）特性，对肿瘤放疗具有突出的优势。重离子加速器能更精确的定位肿瘤区域，可以控制 Bragg Peak 出现的深度，使得肿块前后的健康细胞受到的损失减少。立体定位放射治疗（SBRT）技术基于图像引导和精确放疗技术的进步，采取一次或多次的高剂量照射（每次 8~30Gy）精确定位肿瘤靶区，在最大限度降低肿瘤周围正常组织接受的放射剂量前提下，实现了对肿瘤的大剂量照射。Masahito Hirose 对一个 9 岁男孩左肾透明细胞肉瘤（11cm）行肾根治切除后给予放化疗，对于术区行辅助放疗（1 080cGy）和根据日本 Wilms 瘤研究协议的辅助化疗（长春新碱、多柔比星、依托泊苷和环磷酰胺），术后随访 60 个月，未见肿瘤复发转移和严重的放化疗副作用。

**（二）化疗**

①目前无标准的化疗方案，对肾肉瘤化疗也无明确的指南推荐治疗方案，其中标准化疗方案包括长春新碱、阿霉素和 d- 放线菌素 3 种主要药物的组合，以及附加异环磷酰胺和依托泊苷的化疗。另外也有应用异环磷酰胺、顺铂和白介素等药物联合治疗的方案的报道；②RTOG9514 等多个研究术前和术后 MAID（美司钠、多柔比星、异环磷酰胺、达卡巴嗪）方案化疗，结果显示 5 年无病生存期和 5 年总生存期分别是 56% 和 71%，提示术前和术后 MAID 方案化疗可以为大肿块、高级别分化软组织肉瘤患者带来一定的生存获益；③EORTC 研究结果提示术后 CYVADIC（环磷酰胺，长春新碱，多柔比星和达卡巴嗪）可以显著延长无复发生存期、降低局部复发率；④对于晚期、不可手术切除的或转移性肉瘤患者，可以选择单药化疗（达卡巴嗪、多柔比星、表柔比星或异环磷酰胺），也可以选择联合方案化疗（多柔比星或表柔比星联合异环磷酰胺和 / 或达卡巴嗪），但有效率仅在 10%~25%，吉西他滨、多西他赛、长春瑞滨、阿霉素、曲贝替定和替莫唑胺等药物显示出了一定的疗效。在吉西他滨的基础上联合多西他赛、长春瑞滨或达卡巴嗪的方案在一些临床试验中显示出一定的疗效。

**（三）介入治疗**

术前肾动脉栓塞能提高根治性切除的成功率，可以减少出血，但对患者预后没有明显影响。术前栓塞可达到两个目的：①阻断血流，使肾肿瘤缩小，肾周围脂肪水肿液化，改善手术环境，易于剥离。②灌注化疗药物同时栓塞，提高了肿瘤局部的化疗药物浓度，有效的杀伤肿瘤细胞，可减少术中的播散、种植和转移。

对肿瘤的介入微创治疗主要包括肿瘤供血动脉内灌注化疗（TAI）和肿瘤栓塞治疗（TAE）。其中，TAI 疗法是指将化疗药物直接灌注在为肿瘤供养的动脉中，使药物直达肿瘤内部的一种微创疗法。此疗法与传统化疗方法相比，具有副作用小、对其他器官组织的影响小、局部药物浓度高等优点。TAE 疗法是指将为肿瘤供养的动脉栓塞封闭，使肿瘤因失去营养的供应而发生缺血性坏死的一种治疗方法。临床研究发现，将 TAE 疗法与 TAI 疗法结合使用，可以在向肿瘤内注入化疗药物后将肿瘤的供养动脉封闭。这样不但可以切断肿瘤的营养供应，还能使化疗药物在肿瘤内停留的时间延长，进一步增强化疗的疗效。不过，TAI 疗法的费用较高，而且目前临床上还缺乏此疗法的统一治疗方案及疗效标准，这些都有待于我们进行进一步的研究。

**（四）靶向分子治疗**

近年来，随着人们对肿瘤生物学行为认识的不断加深，出现一些新型靶向药物并已经取得了不错的疗效：①帕唑帕尼（pazopanib）是一种多靶点酪氨酸激酶抑制剂。2012 年 4 月 26 日美国食品与药品管理局已批准 pazopanib 治疗既往蒽环类为基础方案治疗失败的复发转移性软组织肉瘤（脂肪肉瘤除外）患者；②ridaforolimus（deforolimus，MK-8669）是一种选择性的哺乳动物雷帕霉素靶蛋白抑制剂，一项Ⅲ期临床研究将 711 例既往接受过化疗的转移性软组织肉瘤和骨肉瘤患者随机分至药物组和对照组，研究结果显示 ridaforolimus 可以显著提高患者的生存，试验组和对照组的 PFS 分别是 17.7 周和 14.6 周（$P<0.000\ 1$）。其他的 mTOR 抑制剂如西罗莫司和依维莫司对于血管周围上皮样细胞肿瘤和复发的淋巴管肌瘤或血管肌脂瘤也获得了令人满意的疗效；③索拉非尼（sorafenib）是一种口服多激酶抑制剂。Maki 等报道索拉非尼治疗 37 例血管肉瘤，部分缓解 14%（5 例），PFS 3.2 个月，OS 14.3 个月，提示索拉非尼单药对血管肉瘤有一定的疗效；伊马替尼（imatinib）是多靶点酪氨酸激酶选择性抑制剂，已被批准用于胃肠道间质瘤和 Bcr-abl 基因异位的慢性粒细胞白血病的治疗；④舒尼替尼（sunitinib）是一种多靶点小分子

酪氨酸激酶抑制剂，多项Ⅱ期临床研究结果提示其对晚期软组织肉瘤尤其是腺泡状肉瘤和促结缔组织增生性小圆细胞肿瘤有很好的疗效；⑤安罗替尼是我国自主研发的多靶点小分子酪氨酸激酶抑制剂，Ⅱ期临床研究结果提示其在晚期软组织肉瘤中的疗效令人满意，其大样本的临床研究结果值得期待。

总之，就肉瘤的治疗整体而言，软组织肉瘤的预后较差，复发率高，全身治疗效果仍不理想。随着人们对肿瘤生物学行为认识的加深，根据软组织肉瘤患者不同的组织学亚型、分子遗传学特点、分期及预后因素，探索包括手术、放疗、化疗及分子靶向治疗在内的个体化治疗模式及综合治疗有望提高治疗效果和患者的生存率。

**（五）生物免疫治疗**

近年生物免疫疗法在肿瘤治疗与应用已经得到认可。目前基因研究已经证实脂肪肉瘤以 12 号染色体长臂上的基因扩增为特点，此染色体上携带的 MDM2、CDK4 和 HMGA2 与脂肪肉瘤的形成相关，直接作用于 MDM2 和 CDK4 的发卡 RNA 在体外可以抑制脂肪肉瘤细胞系的增殖。例如，顺—咪唑啉类似物可阻断 P53 上的 MDM2 结合位点，下调 MDM2 对 P53 的抑制作用，增加 P53 的活性，促进肿瘤细胞凋亡，从而达到治疗目的。

通过对肿瘤浸润淋巴细胞（TILs）以及肿瘤免疫微环境的研究，有望通过获得性免疫治疗脂肪肉瘤。

CTLA-4 是一种白细胞分化抗原，也是 T 细胞上的一种跨膜受体，与 CD28 共同享有 B7 分子配体。CTLA-4 对移植排斥反应及各种自身免疫性疾病有显著的治疗作用，是目前被认为较有希望的新的免疫抑制药物。

PD-1（programmed death 1，程序化死亡分子）是免疫细胞 T 细胞表面的一种受体蛋白，它会与肿瘤细胞表面表达的一种蛋白 PD-L1（programmed cell death-Ligand 1，细胞程式死亡 - 配体 1）结合，结合后会降低免疫细胞的抗肿瘤活性，从而阻断了免疫细胞对肿瘤细胞的攻击。而 PD-1/PD-L1 抗体药的作用就是与免疫细胞的 PD-1 蛋白或者肿瘤细胞产生的 PD-L1 分子结合，从而让 PD-1 无法与 PD-L1 结合。这就有效地阻断了肿瘤细胞对免疫细胞的“逃逸”，让免疫细胞得以保持活性，对肿瘤细胞产生杀伤。PD-L1 在一些骨肉瘤、尤因肉瘤和骨巨细胞瘤以及软组织组织肉瘤中都有表达，在肿瘤学上已成为治疗靶点。

在骨肉瘤原发灶细胞内可见程序性细胞死亡相关蛋白脂肪酸合成酶（fatty acid synthase，FAS）的表达，因此可以考虑使用白细胞介素 -12 等药物强化 FAS 蛋白表达，从而达到抑制肿瘤生长的目的。

## 三、治疗评价与预后

成人原发性肾肉瘤总体预后差，影响预后的重要因素包括病变的分期和病理分型、分级。平滑肌肉瘤及脂肪肉瘤预后相对较好。早期发现、彻底切除病灶是减少复发、转移、延长患者生存期的关键。

不同病理类型的肾肉瘤预后有明显差别，脂肪肉瘤一般较少侵犯周边组织器官，淋巴结转移亦少见，预后较好。平滑肌肉瘤恶性度较高，一般发现时已属晚期，故预后甚差，大多数报道的病例中，进展快，几乎没有长期生存者。恶性纤维组织细胞瘤恶性程度高、复发和转移率高，预后差。生长和扩散主要表现为直接侵犯，其次为血液和淋巴转移，经常在确诊时即已有转移。肺部通常为首发转移部位，中老年恶性纤维组织细胞瘤术后平均存活仅 16 个月，多数病例在 1 年内死亡。

肾肉瘤预后差异显著，不同病理类型、切缘情况及肿瘤分级的预后有明显差别，国内报道平滑肌肉瘤和脂肪肉瘤生存期分别为 3.5 年和 10.2 年，肾恶性纤维组织细胞瘤平均生存期为 6 个月。

## 四、问题与展望

原发性肾肉瘤总体预后差，治疗效果不满意。尽管近年来对肾肉瘤的临床和基础研究已取得一定的进展，但肿瘤复发、转移、高浸润性的相关分子机制尚不清楚，仍缺乏有效的特异性治疗药物。肾肉瘤总体发病率低，目前也很难开展前瞻性随机对照临床试验为高质量的诊疗建议提供循证依据。但总体来讲，随着基因与分子水平对发病机制及预后评估研究的继续深入，放化疗以及分子免疫治疗的不断发展，多学科联合治疗有望突破肾肉瘤治疗瓶颈，提高肾肉瘤患者的生存率。

（牛海涛）

## 参考文献

[1] BARTHOLOW T，PARWANI A. Renal primitive neuroectodermal tumors [J]. Arch Pathol Lab Med，2012，

136(6):686-690.

[2] BROWN HK, SCHIAVONE K, GOUIN F, et al. Biology of bone sarcomas and new therapeutic developments [J]. Calcif Tissue Int, 2018, 102(2):174-195.

[3] ECKER BL, PETERS MG, MCMILLAN MT, et al. Preoperative radiotherapy in the management of retroperitoneal liposarcoma [J]. Br J Surg, 2016, 103(13):1839-1846.

[4] GRAMPUROHIT VU, MYAGERI A, RAO RV. Primary renal synovial sarcoma [J]. Urol Ann, 2011, 3(2):110-113.

[5] IACOVELLI R, ALTAVILLA A, CIARDI A, et al. Clinical and pathological features of primary renal synovial sarcoma: analysis of 64 cases from 11 years of medical literature [J]. BJU Int, 2012, 110(10):1449-1454.

[6] MILLER JS, ZHOU M, BRIMO F, et al. Primary leiomyosarcoma of the kidney: A clinicopathologic study of 27 case [J]. Am J Surg Pathol, 2010, 34(2):238.

# 第二十章

# 上尿路肿瘤与外科治疗

## 第一节 流行病学与发病率

上尿路肿瘤包括肾盂、输尿管肿瘤，其发病率低，占尿路上皮肿瘤的 5%~10%，高发年龄段为 70~90 岁，男：女为 3：1，肾盂肾盏的肿瘤约为输尿管肿瘤的 2 倍。约 17% 的上尿路肿瘤合并膀胱癌，另外在复发性膀胱癌的患者中，上尿路肿瘤的发生率高达 22%~47%，合并对侧上尿路肿瘤的概率为 2%~6%。病理类型多数为尿路上皮癌（约占 90%），其次为鳞癌、腺癌，也有少量的微乳头样肉瘤样和淋巴上皮瘤样癌等，60% 肿瘤被诊断为浸润性。家族性 / 遗传性上尿路肿瘤与遗传性非息肉性结直肠癌有关。高危遗传性非息肉性结直肠癌患者需接受 DNA 测序检测并详细采集家族史。

## 第二节 病因学与相关危险因素

### 一、吸烟因素

吸烟是上尿路上皮癌最重要的危险因素，且与吸烟量相关，长期吸烟者（>45 年）发病率为正常人群的 7.2 倍。既往吸烟者的发病危险性比无吸烟史的人高出 2 倍，戒烟后危险性仅部分降低。吸烟更易导致输尿管肿瘤，而不是肾盂肿瘤。

### 二、镇痛剂因素

滥用镇痛剂是上尿路肿瘤发生的相关危险因素。研究表明 22% 的肾盂癌患者和 11% 的输尿管癌患者有近两年的镇痛剂滥用史。镇痛剂滥用相关的组织学改变包括基底膜增厚和肾乳头瘢痕。15% 上尿路上皮肿瘤患者有基底膜增厚，这一表现提醒医师需要对对侧进行危险评估。肾乳头瘢痕化程度与肿瘤分级密切相关，但与发生鳞状化生或鳞癌并无关联。

### 三、职业因素

从事化学、石油和塑料工作的职员上尿路肿瘤发生的危险性显著增高；煤炭或焦炭接触患者的相对风险度为 4；沥青或焦油接触的患者相对风险度为 5.5；苯胺、β- 萘胺和联苯胺长期接触可能导致肿瘤，导致肿瘤的平均接触时间为 7 年，效应在停止接触后 20 年内持续存在。

### 四、饮用咖啡因素

每日饮用超过 7 杯咖啡的个体中，发生上尿路癌的相对风险度为正常的 1.8 倍。但在控制吸烟后，风险度降至 1.3。

### 五、慢性炎症因素

鳞状细胞癌（少数情况下腺癌）的发生与尿路结石和梗阻相关的慢性细菌感染有关。另外，使用环磷酰胺也可导致肿瘤危险性增高。

### 六、巴尔干肾病

巴尔干肾病以退行性肾间质病变为特征，发生在巴尔干国家，受累家族上尿路尿路上皮癌发病率明显增高，有的地区甚至高出 100~200 倍。有意思的是，膀胱癌发病率并未受影响。肿瘤通常为低级别，且多发和双侧肿瘤发生率更高。巴尔干肾病为家族性，但遗传性不明显，离开家乡的家族成员可不受累，提示可能是环境因素所致。

## 七、染色体异常

上尿路尿路上皮癌的分子和基因背景与膀胱尿路上皮癌相似，包括 P53（位于 17 号染色体短臂上）、视网膜母细胞瘤基因（RB，位于 13 号染色体短臂上）和几个位于 9 号染色体上的基因（p18 和 p16 蛋白基因，分别位于 9p21 和 9p32-33 区）。通常，9 号染色体异常发生于癌症早期，与高分级无关；P53 与肿瘤分级和恶性程度呈正相关。

# 第三节 病理组织学与预后因素

## 一、肿瘤位置与分布

输尿管肿瘤常见于输尿管远端，70% 位于下段输尿管，25% 位于中段，5% 位于上段。散发性上尿路肿瘤双侧均累及的发生率为 1.6%~6.0%。上尿路肿瘤患者有患膀胱癌的风险，5 年内膀胱癌发生率 15%~75%，可能和肿瘤下行播散、膀胱暴露于致癌物质时间更长、膀胱中尿路上皮更多有关。膀胱癌发生后上尿路肿瘤发生率为 2%~4%，发生时间在 17~170 个月。19% 的患者在初诊时即为转移。有研究显示，肿瘤部位是上尿路肿瘤术后的预后因素。校正肿瘤分期之后，输尿管肿瘤和 / 或多灶性肿瘤预后较肾盂肿瘤差。

## 二、肿瘤扩散侵袭方式

肿瘤转移途径有淋巴转移、血行转移和直接浸润，常见转移部位为肺、肝、骨和区域淋巴结。输尿管肌层薄，易早期发生局部浸润，上尿路肿瘤向下播散种植，可能是导致术后复发的原因。肾实质屏障能延缓 $T_3$ 期肿瘤扩散，输尿管肿瘤侵犯周围组织时，肿瘤经输尿管的血管和淋巴管发生转移的风险较高。肾盂和上段输尿管肿瘤最先出现主动脉旁和腔静脉旁淋巴结转移，下段输尿管最先出现盆腔淋巴结转移。

## 三、肿瘤侵袭进展的分子机制

TP53 高表达与肿瘤分化不良、肿瘤分期高及预后不良呈正相关。c-MET 过表达和血管浸润及预后不良有关。基质细胞中 COX-2 表达异常与肿瘤分期、分级及预后有关。CDKN1B 低表达提示患者预后不良；HIF-1α 在 2/3 肿瘤中表达，在正常组织中表达很低，与高病理分期、淋巴结分期及高病理分级相关，且提示疾病特异性生存期较短。

## 四、肿瘤病理组织学与分级

尿路上皮癌占 90% 以上，病变与膀胱癌相似，但由于肾盂和输尿管肌层较薄，容易浸润肌层。原位癌肉眼较难鉴别，可表现为黏膜白斑样、黏膜下血管增生所致的柔软斑块或上皮过度增生等。原位癌提示患者预后较差，且将来可能发展为浸润性尿路上皮癌。

非尿路上皮癌中，以鳞状细胞癌和腺癌为主。在上尿路肿瘤中，鳞状细胞癌占 0.7%~7%，常与感染、慢性炎症或滥用镇痛剂有关，在肾盂的发生率是输尿管的 6 倍，通常分化较差，且发现时可能已经浸润。腺癌占肾盂肿瘤的比例小于 1%，常与长期炎症、梗阻或尿路结石相关。发现时常为晚期，预后较差。另外，肉瘤也可累及上尿路，比较罕见，包括平滑肌肉瘤、浆细胞瘤和血管肉瘤。治疗方法通常为手术切除和术后辅助治疗。

直到 2004 年，肿瘤分级沿用 WHO1973 的标准，分为 G1~G3。WHO2004 的标准包括低度恶性潜能乳头状瘤、低级别尿路上皮癌和高级别尿路上皮癌。高级别肿瘤更容易发生结缔组织、肌肉和周围组织浸润，并易存在原位癌。

## 五、上尿路肿瘤 TNM 分期

TNM 分期系统是最常用的分期系统。区域淋巴结包括肾门和腹膜后淋巴结，对于中、下段输尿管癌，还包括骨盆内淋巴结，淋巴结位于左侧还是右侧不影响分期。$pT_3$ 期可分为显微镜下发现肾实质浸润（$pT_{3a}$）及肉眼可见肾实质浸润或侵犯肾盂周围脂肪组织（$pT_{3b}$），$pT_{3b}$ 患者根治术后复发率更高（表 20-1）。

## 六、影响预后的主要因素

常用“危险策略”来划分低危和高危肿瘤患者。低危上尿路肿瘤患者必须包括以下各项特征：肿瘤单发、大小 <2cm、细胞学低级别、输尿管活检组织病理低级别以及强化 CT 检查无侵犯征象。而出现下面任意一项，则判断为高危患者：肾积水、肿瘤大小 >2cm、细胞学检测为高级别、输尿管镜活检高级别、多发肿瘤、既往行根治性膀胱切除手术或者其他病理类型等。研究表明：低危肿瘤行保肾术后的生存率与根治性切除术相当。同时，低危的上尿路肿瘤保肾手术可以避免根治术的相关手术并发症，而且

表 20-1　上尿路肿瘤 TNM 分期系统(2017)

| TNM 分期 | |
|---|---|
| T- 原发肿瘤 | |
| $T_X$ | 原发肿瘤无法评估 |
| $T_0$ | 无原发肿瘤证据 |
| | Ta 非浸润性乳头状癌 |
| | Tis 原位癌 |
| $T_1$ | 肿瘤侵入上皮下结缔组织 |
| $T_2$ | 肿瘤侵犯肌层 |
| $T_3$ | 肿瘤侵犯超过肌层，达肾盂周围脂肪或肾实质(肾盂癌) |
| | 肿瘤侵犯超过肌层，达输尿管周围脂肪(输尿管癌) |
| $T_4$ | 肿瘤侵犯邻近器官或穿透肾脏达肾周脂肪 |
| N- 区域淋巴结 | |
| $N_X$ | 区域淋巴结无法评估 |
| $N_0$ | 无区域淋巴结转移 |
| $N_1$ | 单个淋巴结，最大直径≤2cm |
| $N_2$ | 单个淋巴结，最大直径超过 2cm；或多个淋巴结 |
| M- 远处转移 | |
| $M_0$ | 无远处转移 |
| $M_1$ | 有远处转移 |

不影响肿瘤的预后和肾脏功能。因此，低危患者更适合行保肾手术治疗，这种观点是针对所有低危患者，不管对侧肾脏功能如何。而孤立肾、肾功能不全患者或双肾同时有肿瘤者如属低危，尿细胞学检测又是阴性者应争取尽可能行保肾手术，对于高危患者，则需透析下行根治性手术切除。

# 第四节　诊断与鉴别诊断方法

## 一、临床表现和体征

上尿路肿瘤最常见的症状是血尿，为肉眼或镜下血尿，见于 56%~98% 的患者。腰痛是第二常见的症状，见于 30% 的患者，常为钝痛，由梗阻和肾盂积水扩张所致。某些病例表现为急性疼痛发作，类似绞痛，通常由血块导致集合系统梗阻所致。约 15% 患者就诊时无症状，由影像学检查发现病灶。部分患者表现为晚期肿瘤的症状，包括腹部或腰部肿块、体重减轻、厌食和骨痛。尸检发现的肿瘤极少。

## 二、尿细胞学检查

尿脱落细胞学阳性而膀胱镜检查正常的患者，提示有上尿路肿瘤。尿脱落细胞学检查特异性较高，但敏感性与肿瘤分级有关，从 1 级肿瘤的 20% 升高到 2 级和 3 级肿瘤的 45% 和 75%。输尿管插管收集肾盂尿液或冲洗液能够判断肿瘤细胞是来源于膀胱还是肾盂。刷取技术的敏感性为 90% 左右，特异性达 90%，但该操作可能导致大出血、尿路穿孔及尿外渗等严重并发症。造影剂如碘制剂会加重细胞形态异常，因此需要在检查之前获取样本。

FISH 在上尿路肿瘤中的诊断效率和在膀胱癌中类似，但其在低级别肿瘤中效能较差，因此，在保肾治疗患者的术后监测中的应用受到限制。

## 三、超声和影像学检查

研究显示，对于无痛性血尿患者，超声检查发现上尿路恶性病变的敏感性等效于尿路造影。超声可探及低回声或等回声团块，部分呈高回声，较大肿瘤可检测到局部血流信号。超声也可发现肾盂、输尿管扩张。

静脉尿路造影是诊断肾盂、输尿管癌的传统方法，它可发现肾盂、输尿管癌部位的充盈缺损、梗阻和肾积水，梗阻严重造成肾功能明显减退可致集合系统不显影(图 20-1)。

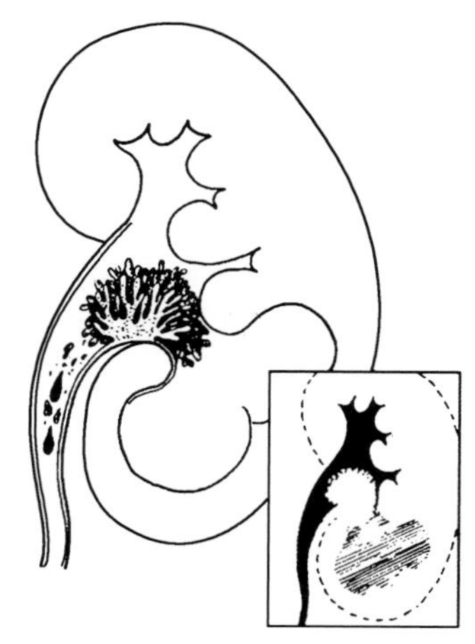

图 20-1 肾盂肿瘤及肾盂造影的特征表现

计算机断层扫描尿路造影(CT urography,CTU)应用越来越多,是目前诊断准确率最高的影像学检查手段,敏感性 67%~100%,特异性 93%~99%。利用 CT 尿路造影对上尿路进行三维成像,效果几乎等同于静脉尿路造影。典型的影像学表现为,出现可透射线的充盈缺损、梗阻或充盈不全,以及集合系统未显影。50%~75% 的病例有充盈缺损,常需要静脉给予造影剂确认。需要鉴别的情况包括血块、结石、重叠的肠腔气体、外部压迫、坏死脱落的肾乳头和真菌球。结石在超声或 CT 下表现为钙化,尿路上皮癌的 CT 平均密度为 46HU,范围为 10~70HU;尿酸结石平均密度为 100HU,范围为 80~250HU。可透射线及非钙化病灶需行逆行尿路造影或输尿管镜检查,还可行活检或细胞学检查。逆行尿路造影诊断上尿路恶性肿瘤的准确性为 75%,10%~30% 病例显示为肾脏椎体或肾盏处不完全充盈或梗阻,常需逆行尿路造影或输尿管镜检查确诊。继发肾积水常提示浸润性肿瘤及预后不良,淋巴结增大程度提示远处转移的可能。

有 CTU 检查禁忌证者,可行 MRU 检查,注射对比造影剂后,检出 <2cm 肿瘤的敏感性为 75%。对于有严重肾功能不全者(肌酐清除率 <30ml/min),禁忌使用钆对比剂,因为有可能导致系统性肾纤维化。

### 四、膀胱镜与输尿管检查

尿脱落细胞学阳性,但膀胱镜未发现明显异常(无膀胱原位癌),提示存在上尿路肿瘤。上尿路肿瘤可能同时伴发膀胱肿瘤,因此需行膀胱镜检查排除膀胱病灶。

输尿管镜是重要的上尿路肿瘤检查手段。单纯排泄性或逆行尿路造影检查准确率为 75%,联合输尿管镜检可提高至 85%~90%。输尿管镜可直接观察肿瘤,85% 的肾盂肿瘤为乳头状,其余无蒂。总体上,50%~60% 的肾盂肿瘤浸润至固有层或肌层,比膀胱癌更常见。输尿管镜下可通过活检钳或标本刷对可疑病灶进行活检,活检结果和病理检查标本间有良好的一致性,其判断分级准确性达 90%,假阳性率低,且不受肿瘤大小影响。相反,泌尿外科医师根据输尿管镜下肿瘤外观判断分级的正确率仅为 70%。由于活检标本较小,预测分期依旧比较困难,由于输尿管镜检查可能造成肿瘤种植、外渗和播散,因此不作为常规推荐实施。输尿管镜在诊断存疑,且考虑保肾治疗或孤立肾患者中尤为重要。联合输尿管镜活检分级、影像学检查(如肾积水)及尿脱落细胞学检查有助于保肾治疗或根治性手术的决策选择。软镜技术和新兴影像学技术的发展,能够提高视野质量并有助于原位癌诊断。其中,NBI 技术具有良好的应用前景,但其相关研究仍处于初级阶段。

## 第五节 上尿路肿瘤的外科治疗

### 一、开放式肾、输尿管全长切除

#### (一) 手术适应证

①输尿管、肾盂、肾盏高危肿瘤患者;②肾下盏低危肿瘤,因内镜无法完成手术者;③对于中、晚期肿瘤,无远处转移,对侧肾脏功能正常者。

#### (二) 手术路径与操作要点

给予全身麻醉成功后,患者取侧卧位,腰桥垫高,常规采用经后腹腔切除肾脏和全长输尿管,这样可以避免肿瘤的种植转移和干扰腹腔脏器功能,但是对于一些肾盂肿瘤浸润达周围组织或邻近器官,使肾蒂血管牵拉失去了正常解剖位置,可采用经腹腔切口完成手术。

1. 切口选择　单切口法,可选择 11 肋或 12 肋切口,并向下延至腹直肌切口;双切口法,腰 11 肋切口 + 下腹正中切口或下腹弧形切口。

2. 肾、输尿管上段切除　①腰 11 肋切口,同肾癌根治术,切开皮肤、皮下、肌层到 11 肋,将 11 肋剥离并靠近背部截断,剪开肋骨床,暴露后腹腔间隙,将后腹膜向内侧分离,并将胸膜小心分离推向头侧,彻底暴露切口。打开肾周筋膜，沿着肾脏背侧和腰大肌间进行锐性、钝性分离，将肾周脂肪囊及其内容物、肾蒂周围淋巴完整游离出来，暴露腹主动脉或下腔静脉。②在肾脏的背侧下方游离出输尿管，用丝线予以结扎或者在输尿管肿瘤的下方结扎，防止肿瘤种植。然后沿着肾周筋膜的内侧分离肾周脂肪囊腹侧面和肾脏上极，使肾脏充分游离，保留肾上腺，然后于下腔静脉或者腹主动脉旁剪开血管鞘，暴露肾动脉和肾静脉，左侧可见汇入左肾静脉的肾上腺静脉、生殖静脉和腰静脉，结扎离断这些血管以便能更好地暴露左肾静脉。然后按照先结扎肾动脉、再结扎、离断肾静脉的顺序处理肾蒂。对分离困难的肾蒂，直视下用手指引导下采用 3 把长弯血管钳或肾蒂钳将肾动静脉一同钳夹，然后在靠近肾门两把血管钳之间切断肾蒂，用粗线将其结扎，近端再缝扎以防滑脱。③沿输尿管尽量向下分离至髂窝的位置，暂不离断输尿管，将已切除肾脏置于髂窝。创面放置引流管，逐层间断缝合切口各层。

3. 输尿管下段切除　①第一种方法同开放性输尿管下段切除，见前述手术方式，完成输尿管膀胱袖套状切除；②第二种方法是先在电切镜下行输尿管口电切分离术。麻醉下行膀胱镜检查，从输尿管口插入输尿管支架管，在输尿管支架管的引导下用电切镜切除输尿管壁内段的前壁，然后边退出输尿管导管边切除其后壁和周围膀胱黏膜组织，并将输尿管末端向头侧推离膀胱，留置尿管。然后再更换为侧卧位，取 11 肋切口，同肾输尿管上段手术部分描述，完成肾和输尿管的游离后将输尿管末端拉出，完成输尿管、肾脏的切除，膀胱输尿管开口不缝合关闭。该术式由于处理完输尿管壁内段至肾血管阻断尚有一定时间，肾脏产生的尿液可能会从输尿管断端流出，可能导致肿瘤细胞在创面的种植。国外有学者采用改良 45°可分腿斜卧位，先切除肾脏，于同一体位下，再电切处理下段输尿管。但是这种手术方式，手术时间长，体位难以摆放，并且膀胱输尿管开口不能关闭，容易出现肿瘤的种植，目前开展相对较少。

### （三）操作要点

①需行肾输尿管全长 + 膀胱袖状切除；②浸润性上尿路上皮癌需行淋巴结清扫术；③术前或术后可行膀胱灌注化疗或免疫灌注治疗，以降低预防膀胱肿瘤的发生与复发率。

## 二、腹腔镜肾输尿管全长切除（一次体位）

### （一）手术适应证

与开放根治术相同，$cT_2$ 以下肿瘤，如淋巴结阴性患者更推荐使用此法。

### （二）手术路径与操作要点

1. 经腹腹腔镜根治性肾、输尿管切除术　气管内插管全身麻醉，斜侧卧位 45°~60°，人靠床沿，腰桥抬高 30°。肩背部和臀部放置支持架，双上肢过身位，股骨大转子位置和胸部以宽胶带固定到手术床（图 20-2）。手术过程中，处理上尿路时采用床向健侧摇 30°，体位基本成全侧位。处理下尿路时床向患侧摇 30°，并且头低脚高位。Trocar 布局和位置（图 20-3），同经腹腹腔镜肾癌根治术，只是脚侧辅助孔均向外侧移位一点，并在脐下正中建立一通道，这样使观察孔和脚侧辅助孔、脐下孔成一三角操作，用于完成下

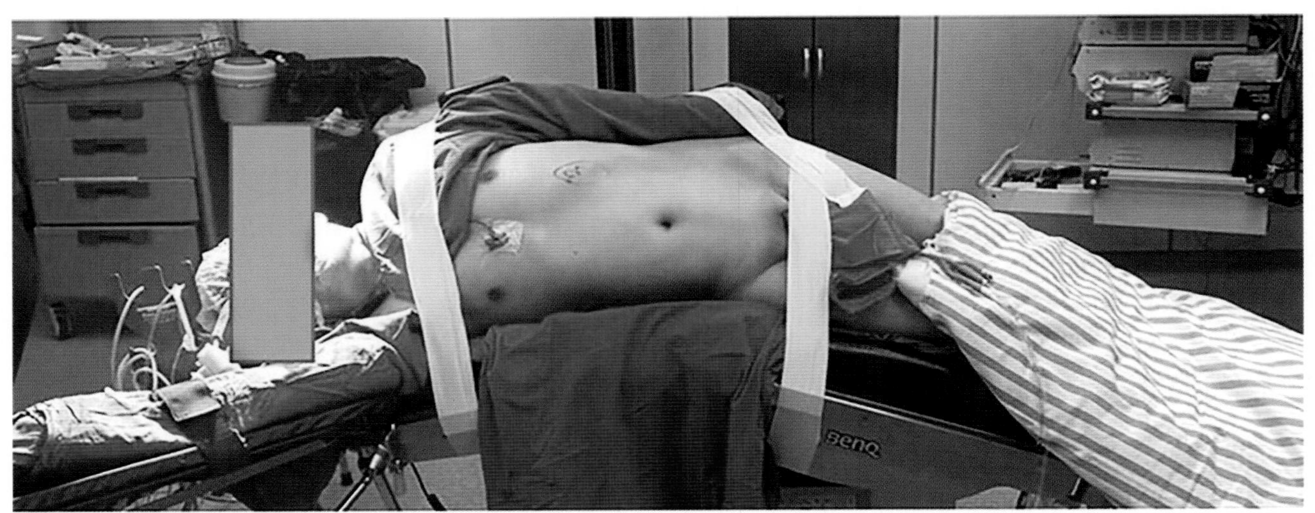

图 20-2　腹腔镜一次性手术体位（左侧）

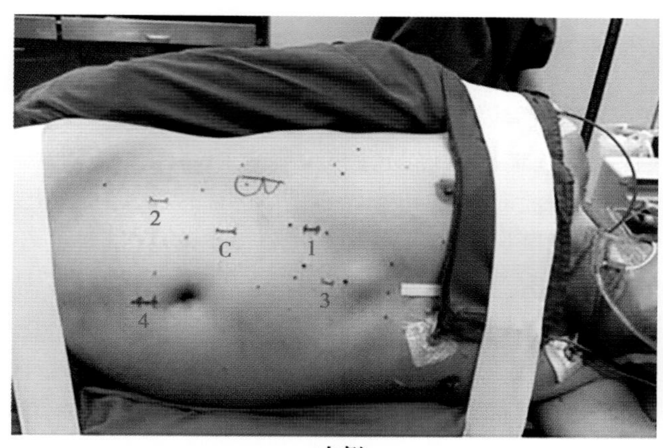


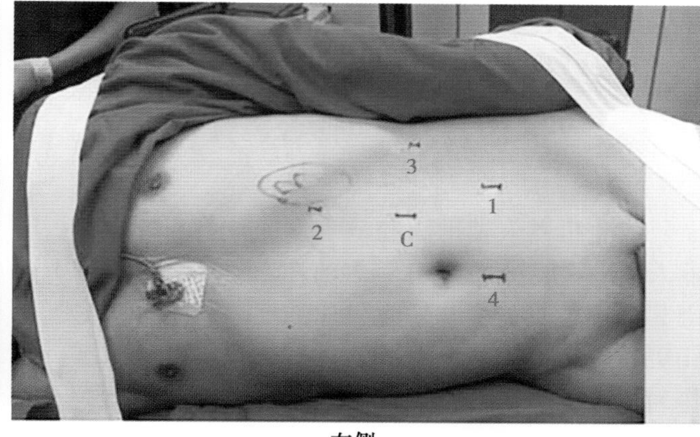


右侧　　左侧

图 20-3　Trocar 布局和位置（C 为镜头孔，4 为脐下操作孔）

尿路手术。

2. 切除肾、输尿管上段　步骤基本同腹腔镜肾癌根治术，不同的是先游离肿瘤下方的输尿管并进行阻断，或针对输尿管下段肿瘤在其上方进行阻断，防止肿瘤细胞随尿液流向下尿路（视频 21）。

视频 21　上尿路肿瘤腹腔镜切除术（第一部分）

3. 切除输尿管下段和膀胱壁内段　视频监视器移向患者脚侧，观察孔方向转至盆腔，通过腹腔镜切肾的脚侧辅助孔与脐下正中孔进行手术，沿输尿管向下游离至膀胱，并打开膀胱侧壁，向上提起输尿管，分离膀胱壁组织，使膀胱输尿管壁间段向膀胱外凸起，在膀胱壁切开的起始部应用 3-0 V-lock 线先缝合一针，然后切除输尿管入口处膀胱，边切边缝完成输尿管膀胱壁的袖套状切除和膀胱壁的关闭（视频 22）。

视频 22　上尿路肿瘤腹腔镜切除术（第二部分）

4. 最后放置腹腔引流管一根，以脐下孔为中心取下腹正中切口，取出标本。

## 三、腹腔镜（经腰）根治性肾、输尿管切除术

### （一）手术路径与操作要点

① 完全侧卧位后腹腔镜下完成肾脏的切除（手术步骤同肾癌根治术），在分离肾脏前，可先把输尿管分离出来并在肿瘤的下段进行阻断，以防肿瘤细胞随尿液流动种植转移的可能（图 20-4A）。肾脏切除完毕后将输尿管尽量向下游离至髂嵴下方进入髂窝（图 20-4B），并把游离的肾脏放置此位置，同开放肾切除。检查肾窝无出血后，放置引流管；②变换平卧位后取下腹正中切口，长约 7~10cm，或者在相同的体位下取下腹弧形切口 5~7cm，进入后腹腔，沿肾脏长轴将肾脏取出，提起输尿管继续向下游离至

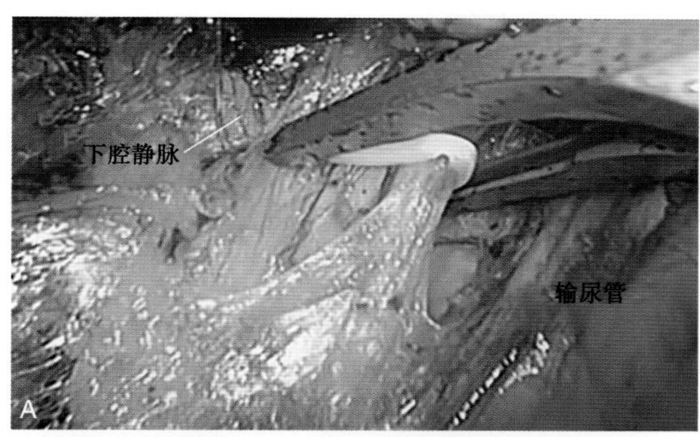


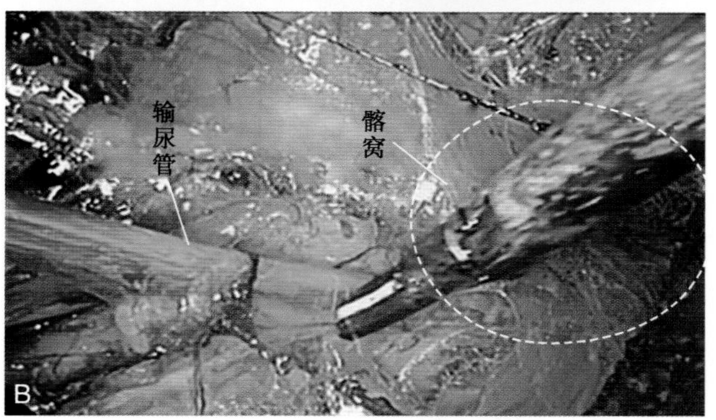


图 20-4　A. 肾动脉阻断后即刻阻断输尿管；B. 输尿管尽量往下，向髂窝分离

输尿管入膀胱处，并行膀胱袖口状切除，膀胱切口以2-0的可吸收线进行缝合关闭。

## 四、机器人辅助腹腔镜肾、输尿管根治性切除术

随着机器人辅助腹腔镜手术的开展和扩大，机器人辅助腹腔镜肾、输尿管根治性切除术(一次体位)因其处理膀胱袖套状切除更加准确，膀胱切口的关闭更加确切(图20-5)，缩短了腹腔镜手术的时间，可作为一种选择方式，但是目前尚缺少大宗数据支持。

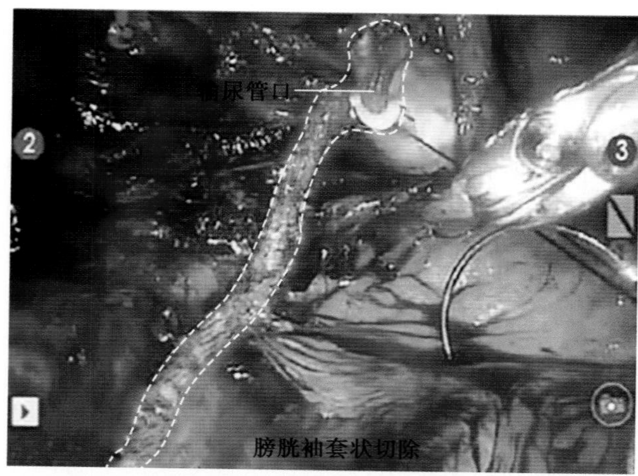


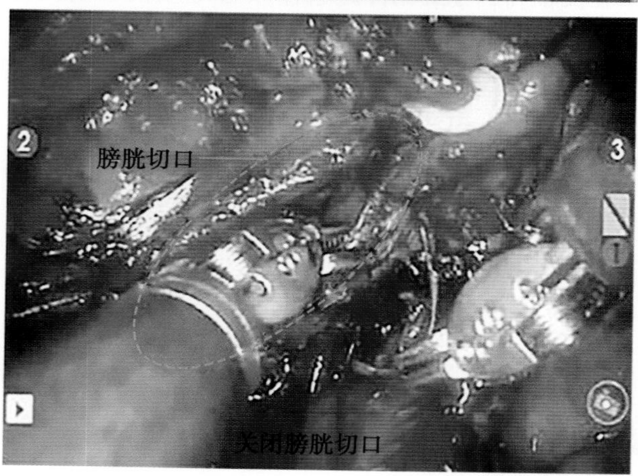


图 20-5 机器人辅助腹腔镜肾盂输尿管根治性切除术中能更好地处理输尿管下段

## 五、淋巴结清扫术

### (一) 适应证与清扫范围

肾盂、输尿管癌易转移至附近相邻的淋巴结，因其淋巴引流时弥散和境界不清、范围不定，因此淋巴结的清扫区域定位比单纯淋巴结清扫的数量对患者的生存更有意义。对于 $T_a$、$T_1$ 的上尿路肿瘤常不需要行淋巴结清扫，回顾性报道显示 $T_1$ 期肿瘤的淋巴结阳性率仅2.2%，而 $pT_{2\sim4}$ 期的肿瘤淋巴结阳性率达到16%，随着病理分期的升高，淋巴结阳性率增加。然而真正的淋巴结阳性率可能被低估，因为统计数据来源于回顾性分析。虽然至今有研究显示淋巴结转移有区域性特点，但目前尚没有标准化的淋巴结清扫的范围。常规淋巴结清扫根据淋巴液引流方向进行：输尿管肿瘤一般清扫同侧淋巴结即可，对于高级别的输尿管肿瘤或者是肾盂肿瘤需行腹膜后淋巴结的清扫(如，右侧包括腔静脉旁和右侧腹主动脉，左侧包括腹主动脉旁)。

### (二) 手术操作要点

①避免肿瘤进入尿路；②避免器械直接与肿瘤接触；③腹腔镜手术需在密闭环境中进行，避免分割肿瘤，使用取物袋取出肿瘤；④肾、输尿管完整切除并做膀胱袖状切除；⑤$T_{3/4}$ 和/或淋巴转移/远处转移是腹腔镜手术的禁忌证，除非特殊情况。

## 六、肾输尿管全长切除术后并发症及处理

肾输尿管全长切除术后75%并发症为血液系统、胃肠道和感染，术后30天病死率为1%(7/731)。并发症等级可由Clavien-Dindo分级系统定义：①Clavien分级≤Ⅱ为轻微并发症；②Clavien分级≥Ⅲ为严重并发症；③轻微并发症发生率为0~45%，严重并发症发生率为0~29%；④腹腔镜肾输尿管全长切除术后，可能发生“trocar”部位肿瘤种植转移。许多研究显示，开放手术和腹腔镜手术术后并发症发生率及围手术期病死率无显著差异。

# 第六节 上尿路肿瘤保肾手术

## 一、输尿管内镜(软镜)手术

### (一) 手术适应证

1. 输尿管中上段低危肿瘤、输尿管下段低危肿瘤、肾盂或肾盏低危肿瘤。

2. 孤立肾、肾功能不全需保留肾脏或双侧上尿路肿瘤。

3. 高龄或体质差、不能耐受根治性手术者。

4. 对低危肾盂输尿管肿瘤患者推荐使用内镜下电切：①激光或者钳子能够进行活检；②有条件使

用软镜；③患者被告知进行早期、密切、严格的随访；④肿瘤完整切除或获得肌层组织为肿瘤完整切除判断指标。

### （二）手术操作步骤与技巧

手术过程与操作步骤包括：①麻醉和体位同输尿管镜（软镜）碎石术；②置入输尿管镜或输尿管软镜，术中采用甘露醇或生理盐水作为灌注液，灌注压采用低压灌注（<40cm$H_2O$），或者视野中以输尿管黏膜轻度展开为度，同时术中给与利尿剂，可有助于减少输尿管内的压力，减少肾静脉、肾蒂淋巴管和肾小管的冲洗液的反流，以避免反流可能引起的肿瘤种植；③引导导丝的进入：输尿管镜在导丝引导下缓慢入镜，同时导丝在输尿管镜的前端，并且在输尿管镜视野的监视下前行，这样可以避免因导丝盲目进入输尿管过多，容易造成输尿管黏膜的损伤或者肿瘤的破坏，增加术中判断和处理的难度；④激光切除肿瘤：激光切除肿瘤具有良好的切割和止血效果，目前已作为内镜手术的主要方式；⑤操作要点：顺着输尿管长轴，从肿瘤远侧基底部及其周围 2mm 的输尿管黏膜开始，切割方法类似膀胱肿瘤激光剜除术；⑥注意事项与处理：a. 注意平行切除肿瘤，每次切割不要太深，以免切穿输尿管、肾盂以及损伤邻近器官，但必须切割至肌层。切除肿瘤后，再用激光处理肿瘤基底部和出血点，达到彻底止血（图 20-6）；b. 尽管激光可以用于输尿管软镜切除肾盂或肾盏肿瘤，但由于光纤弯曲不能太大，所以肾下盏肿瘤难以切除；c. 放置双“J”支架管引流，4~12 周后拔出；d. 术后 72 小时内行单次膀胱低压灌注化疗；e. 为防止膀胱输尿管反流，术后应持续导尿，术后 1 周左右可拔除导尿管。

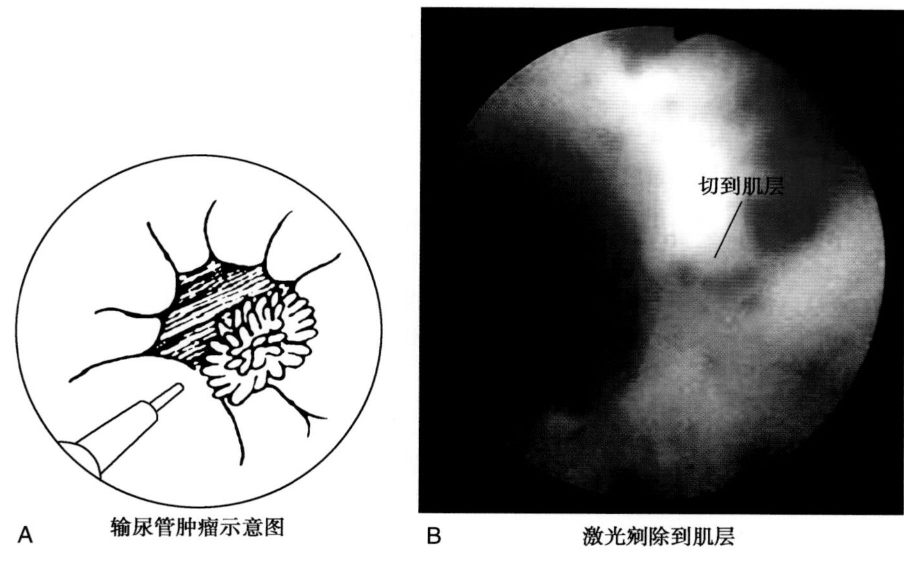


图 20-6　激光输尿管肿瘤剜除术

### （三）术后并发症与处理

①经输尿管镜肿瘤电切术术后主要并发症为出血、穿孔、感染或脓毒血症，远期为输尿管狭窄；②据统计，输尿管镜肿瘤电切术术后总的并发症发生率为 14%，其中输尿管狭窄发生率最高占 11%，处理原则包括球囊扩张、狭窄段切开或狭窄段切除手术。

## 二、经皮肾镜肾盂肿瘤切除术

### （一）手术适应证

对肾盂低级别的尿路上皮肿瘤可以考虑经皮肾镜，尤其是对于下盏的、输尿管软镜难以到达的低危肿瘤。切除方式为经皮肾镜通道建立后，实行低压肾盂灌注，切除方式同输尿管镜下肿瘤激光剜除术。但是随着内镜及激光工具的进步和应用，如输尿管末端可弯曲内镜的出现，经皮肾镜使用就更少了。经皮肾镜也会增加肿瘤种植的风险。

### （二）术前准备与评估

①检查重要脏器器官功能，尤其注意检查肾功能（包括尿常规、血尿素氮测定及酚红试验等），明确健侧肾能否代偿；②必须行静脉尿路造影，明确双肾情况；③进行必要的术前治疗。例如：泌尿系统感染应加以控制；水电解质紊乱应予纠正；贫血及高血压也需改善。

### （三）手术路径与操作要点

①逆行造影明确肾盂解剖，选择合适肾盏建立肾造瘘通道；肾盏肿瘤可直接穿刺该肾盏到达肿瘤远端；肾盂和上段输尿管肿瘤可经上组或中组肾盏穿刺；②用金属扩张器或气囊扩张通道至 F30，肾造口穿刺位置是手术是否成功的关键；③经造瘘管置入肾镜，拔出输尿管导管，换成硬导丝，用硬性或可弯性内镜进行肾镜操作，可疑上段输尿管病变时应顺行插入输尿管镜进行检查；④切除肿瘤方式：a. 经肾镜操作通道用活检钳分次抓取肿瘤至基底部，送病理以便分期，然后用 Bugbee 电极灼烧肿瘤基底部。此法在处理细蒂高分化肿瘤时较简便，出血量较少；b. 用标准电切镜的电切环切除肿瘤至基底部，基底部肿瘤需另送病理进行肿瘤分期评估。此法适用于体积较大的广基肿瘤；c. 使用硬镜或可弯曲内镜，取活检后，用钬激光或 Nd：YAG 激光切除肿瘤（25~30W）。也可用切除胃肠道息肉的勒除器取病理标本。

### （四）术后并发症与处理

经皮肾镜肾盂肿瘤切除术术后并发症发生率约为 27%，术后输血占 17%，需透析治疗的肾衰竭占 2%，需接受紧急根治性肾输尿管全长切除或肾血管栓塞的大出血占 1%。肿瘤种植于经皮造瘘管极罕见，发生率约为 0.3%，需行手术切除。

## 三、输尿管节段切除

### （一）手术适应证

①远端输尿管低危肿瘤可以采用内镜手术，也可以采用远端输尿管完整切除并行输尿管再植术；②一些输尿管末端高危肿瘤患者因需保留肾功能，也可采用该方法；③输尿管中上段低危肿瘤如不能行内镜手术，也可行节段性切除，但输尿管中上段手术的成功率远低于远端输尿管；④肾盂、肾盏低危肿瘤行部分肾盂切除或者肾部分切除已经不再推荐。开放手术切除已经几乎没有了。

### （二）麻醉和体位

全麻全身麻醉，平卧位，耻骨平腰桥，需要时可将上半身向下倾斜，更好地暴露下腹部。消毒铺好无菌单后留置三腔导尿管排空膀胱。

### （三）手术方法和步骤

①取下腹正中切口、腹直肌旁切口或者下腹部斜切口。以下腹正中切口为例，皮肤切口由脐下 3cm 向下达耻骨联合上缘。依次切开皮肤、皮下、腹白线和腹横筋膜，于腹膜后向骨盆方向作钝性分离，将腹膜向内前方牵开，在髂血管前方暴露输尿管。②沿输尿管走形分离输尿管，触碰到肿瘤后在肿瘤的上方给予输尿管结扎，防止肿瘤逆行扩散，继续向下分离输尿管直至膀胱入口处，在肿瘤的下方将输尿管再次结扎，如肿瘤靠近膀胱，则可以不结扎，然后给予注射用水充盈膀胱 5 分钟，并标记好膀胱袖套状切除范围，排空膀胱后，沿标记线袖套状切除，并在输尿管肿瘤上端结扎线处剪断，完成输尿管节段切除，膀胱切口以 2-0 可吸收线关闭切口。③输尿管膀胱吻合，输尿管末端后壁劈开，使吻合口成斜形，插入 F7 号双“J”，留作支架引流作用，游离同侧膀胱底部，注入生理盐水使膀胱呈半充盈状态，标记好输尿管与膀胱吻合口的位置，使输尿管无张力、无扭转，在标记的膀胱壁上作约 2cm 的纵行切口，将双“J”管末端置入膀胱，用 4-0 肠线将输尿管壁和膀胱黏膜层间断吻合，然后用 3-0 肠线间断吻合膀胱肌层和浆膜层 2~3 针，将输尿管进行包埋和固定，检查无出血后，吻合口附近放置引流管，缝合腹壁切口。部分患者出现输尿管下段缺损较长时，则需将膀胱充分游离，并将膀胱悬挂固定于腰肌上，使膀胱悬挂后不至于产生张力。如果缺损更长，则需取膀胱肌瓣作输尿管下段成形，完成输尿管与膀胱的吻合。④伤口引流管于术后 3~4 天拔除，导尿管于术后 1 周拔除，并在拔除导尿管前给予单次膀胱灌注化疗。术后 1 个月左右拔除双“J”管。

### （四）注意事项

上述手术过程是经腹膜外途径完成，也可经腹途径进行，进入腹腔后于髂血管分叉处打开后腹膜找到输尿管，余手术步骤和方法与后腹腔基本一致，术中操作过程中尽量避免尿液溢出，以防肿瘤种植转移。

### （五）上尿路肿瘤的术后治疗

上尿路肿瘤术后膀胱复发率为 22%~47%，两项前瞻性随机对照研究显示术后即刻（<72h）单剂灌注丝裂霉素或吡柔比星，能有效降低术后 1 年内膀胱复发率。

参考膀胱癌治疗及几项小样本、单中心上尿路肿瘤研究，基于铂类的辅助化疗可能在上尿路肿瘤术后有一定疗效。铂类化疗方案有多种，但由于根治术后肾功能下降，不是所有患者都接受辅助化疗。化疗相关的毒性，特别是铂类代谢造成的肾毒性，会显著降低肾功能不全患者术后的生存期。有研究显示 $pT_{3/4}$ 和 / 或 pN+ 期患者接受术后辅助化疗可延长生存期，但不足以写入指南。

## 第七节　预后分析与随访原则

输尿管镜肿瘤电切术术后复发率 68%，19% 患者需接受根治性手术治疗，5 年总体生存率为 69.7%，10 年总体生存率为 40.3%。在一项包含 2 494 名患者的研究中，根治性肾输尿管全长切除术术后 25% 发生复发，复发患者中 80% 在 2 年内死亡。

通常上尿路肿瘤术后需随访膀胱镜和尿脱落细胞学，随访超过 5 年，随访原则因治疗方法而异。膀胱复发不是远处转移，接受保肾治疗的患者，同侧上尿路复发风险较高，需要密切随访。尽管内镜检查技术在发展，保肾治疗术后随访仍旧困难，频繁、重复的内镜检查非常必要（表 20-2）。

表 20-2　上尿路肿瘤术后随访方案

| 推荐随访方案 | 推荐等级 |
|---|---|
| 根治性肾输尿管切除术后，>5 年 | |
| 非肌层浸润性肿瘤 | |
| 术后第 3 个月行膀胱镜 / 尿脱落细胞学检查，以后每年检查 1 次 | C |
| 每年行 CTU 检查 | C |
| 肌层浸润性肿瘤 | |
| 术后第 3 个月行膀胱镜 / 尿脱落细胞学检查，以后每年检查 1 次 | C |
| 每半年行 CTU 检查直到第 2 年，以后每年检查 1 次 | C |
| 保肾治疗术后，>5 年 | |
| 术后第 3 个月、第 6 个月行尿脱落细胞学及 CTU 检查，以后每年检查 1 次 | C |
| 术后第 3 个月、第 6 个月行膀胱镜、输尿管镜及肾盂 / 输尿管部位的脱落细胞学检查，然后每半年查 1 次，持续 2 年，以后每年检查 1 次 | C |

（王辉清　许传亮）

## 参考文献


[1] CUTRESS M L，STEWART G，ZAKIKHANI P，et al. Ureteroscopic and percutaneous management of upper tract urothelial carcinoma（UTUC）：systematic review [J]. Bju International，2012，110（5）：614-628.

[2] RINK M，SJOBERG D，COMPLOJ E，et al. Risk of cancer-specific mortality following recurrence after radical nephroureterectomy [J]. Ann Surg Oncol. 2012 Dec；19（13）：4337-4444.

[3] 马潞林. 泌尿外科微创手术学[M]. 北京：人民卫生出版社，2013.

[4] 梅骅，陈凌武，高新. 泌尿外科手术学[M]. 3 版. 北京：人民卫生出版社，2008.

[5] 吴汝舟，朱维继. 实用外科手术学[M]. 北京：人民卫生出版社，1997.

# 第三篇

# 上尿路先天畸形与外科治疗

# 第二十一章

# 肾数目异常与外科处理原则

## 第一节 重 复 肾

### 一、概念与定义

重复肾（duplex kidney）是常见的泌尿系统先天性畸形，指同一侧肾脏具有两套相互独立的肾盂、肾盏系统，分别称为上半肾和下半肾，两者有一个共同的包膜。重复肾可分为不完全重复肾和完全重复肾。不完全重复肾是指上半肾输尿管与下半肾输尿管汇合后共同开口于膀胱。完全重复肾是指两根输尿管并不相通，分别引流各自半肾的肾盂至膀胱或其他泌尿生殖道。在完全重复肾中，两根输尿管远端开口的位置常与引流的集合系统相反，即下半肾输尿管开口位于上外侧，上半肾输尿管开口位于下内侧，即 Weigert-Meyer 定律。重复肾的输尿管异位开口常发生在上半肾输尿管，一般位于正常输尿管开口之下，也可位于尿道、精囊、输精管、射精管等，女性可位于尿道、阴道或前庭等。重复肾的发病率大约为 0.8%。重复肾的发病率，男女比例约为 1∶1.16，左右两侧发病率相同，单侧重复肾的发病率是双侧的 6 倍。

### 二、胚胎与病因学

由中肾管发出的输尿管芽在妊娠 4 周左右与后肾间叶细胞的致密芽基接触，然后伸入后肾间叶组织并与后肾间叶组织细胞相互作用。后肾芽基被诱导形成肾单位，输尿管芽则被诱导分支并生长成肾盏、肾盂和输尿管。输尿管开口进入膀胱后，开始向膀胱的上方和外侧方移行。

中肾管发出输尿管芽后，输尿管芽可移行成分支的双叉结构，这个双叉结构产生两套分离的集合系统。这两套集合系统最后汇合至一个共同的输尿管并开口于膀胱。这就是不完全重复肾。不完全重复肾的输尿管起源于中肾管的正常位置，因此不完全重复肾的输尿管开口位于三角区的正常位置。

如果中肾管发出两个分离的输尿管芽，并分别与后肾芽基发生相互作用，则可诱导生成两套相互分离的肾单位、集合系统、输尿管和输尿管开口。两个输尿管的开口位置常遵循 Weigert-Meyer 定律（图 21-1）。

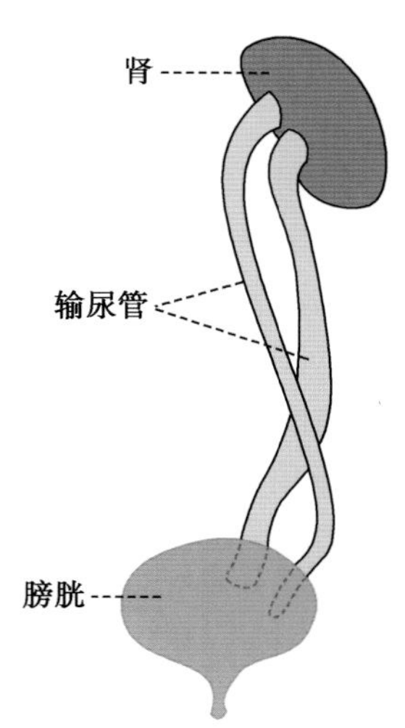


图 21-1 Weigert-Meyer 定律示意图

### 三、诊断与方法

1. 临床表现 大部分重复肾患者无特异性的临床表现，多为体检或偶然就诊时发现，此类患者约占 60%。常见的临床症状包括尿路感染、腰部疼痛、肾积水、尿失禁等。男性重复肾患者的输尿管异位开口多位于尿道前列腺部、精阜等处，故可出现尿路感染如尿频、尿急、尿痛等和上尿路梗阻症状。女性患者的输尿管异位开口多位于尿道、阴道及前庭等处，故可表现为既有正常分次排尿，又有持续性阴道漏尿。

2. 超声检查　超声检查简便、快捷、经济且无辐射，能初步反映重复肾的大小、形态及有无肾积水、输尿管扩张等，是诊断的首选方法。典型的超声表现为：肾区可见两个集合系统，即两个相邻的肾盂影像，上半肾囊样肾盏扩张。部分病例超声还可显示双输尿管（图 21-2）。但是，超声在发现重复肾的异位开口上存在困难。

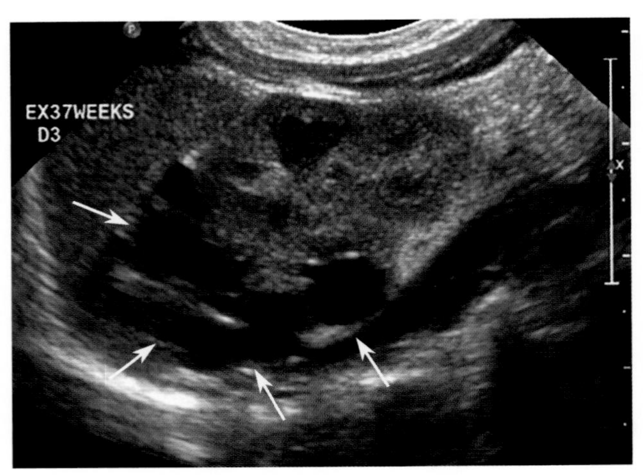


图 21-2　超声显示上半肾囊样肾盏扩张

3. 静脉尿路造影　静脉尿路造影（intravenous urography，IVU）是诊断重复肾的重要手段，可较准确地发现重复肾及输尿管异位开口，并能反映肾积水的程度和双肾功能（图 21-3）。重复肾的上半肾可因为肾重度积水、肾功能不良造成不显影或显影不良。上半肾使得下半肾向下、向外移动，形成下垂型百合花样的形状。在 IVU 不能同时显示出双肾盂及双输尿管的情况下，有一些征象可提示重复肾的存在：下半肾的肾盏比正常肾脏减少；最低点肾盏到最高点肾盏的轴线不指向中线；下半肾最高的肾盏距肾上界的距离比最低的肾盏距肾下界的距离要远；下半肾的肾盂距离脊柱的距离比对侧要远。

4. 计算机断层扫描　计算机断层扫描（computer tomography，CT）诊断重复肾的敏感性优于超声检查和 IVU，CT 常能清楚显示重复肾的双肾及双输尿管，能判断尿路是否有梗阻存在，并有助于确定重复肾的输尿管开口是正常位置或是异位开口。同时 CT 可评估重复肾的肾实质厚度和肾积水情况。

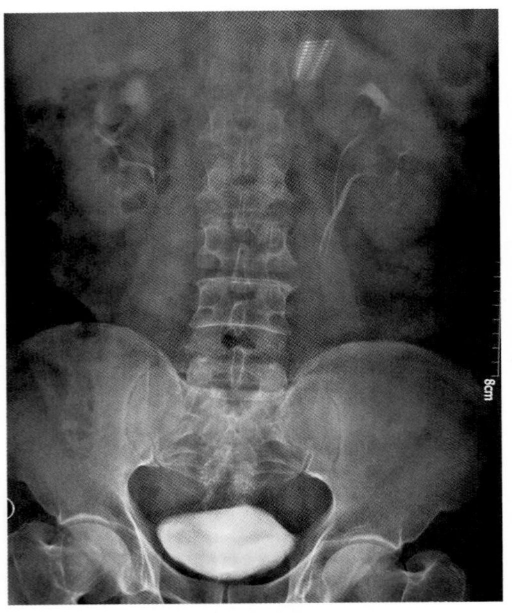


图 21-3　静脉尿路造影示双肾盂及双输尿管

5. 磁共振水成像　由于磁共振水成像(magnetic resonance urography，MRU）具有多维扫描及重建的特点，可清晰显示全尿路，尤其适用于引起肾脏和输尿管结构改变的原因和部位的检查。MRU 是一种无创性的检查，不需要造影剂即可获得与 IVU 相同的效果，不受肾功能改变的影响（图 21-4）。对于不

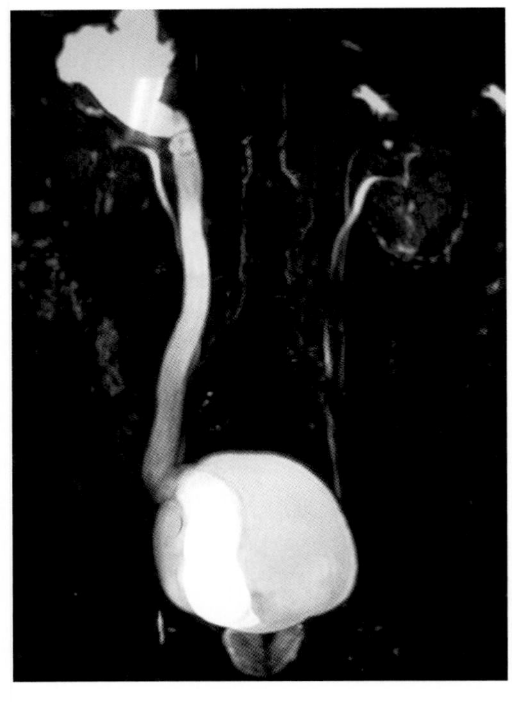

图 21-4　利用磁共振水成像检查双肾盂和双输尿管可见右上位肾积水伴输尿管扩张

适合做IVU的患者（肾功能损害、造影剂过敏、妊娠妇女等）可考虑采用。特别是在诊断伴有合并症如异位输尿管口和输尿管囊肿的重复肾患者，MRU优于其他影像学检查。

### 四、外科治疗原则

重复肾无临床症状且双肾功能良好者，不需要治疗。如果重复肾的上半肾萎缩、无功能或肾功能严重损害，或伴异位输尿管开口、输尿管开口囊肿等则考虑行手术治疗。手术推荐行上半肾切除术，同时切除同侧输尿管，如果下半肾功能同时损害严重则可考虑肾切除术。手术指征：①完全重复肾，上半肾因膀胱输尿管反流导致功能严重受损；②不完全重复肾上半肾存在有输尿管—输尿管反流且肾功能严重受损；③合并尿路感染无法控制，或有持续性漏尿；④合并较大结石、严重积水、肾功能严重受损。

### 五、结语

重复肾是常见的一种泌尿系统先天畸形。大多数的重复肾患者并无特异性的临床症状，因此不需要治疗。对于符合手术指征的患者在外科手术治疗之前也需要尽可能明确患者的解剖学和生理学改变，制订出合理的、个体化的治疗方案。治疗的目的在于保护肾功能，控制感染、消除梗阻和反流，维持正常的排尿机制。

## 第二节　单侧肾缺如

### 一、概述

在泌尿系统的畸形当中，以双侧肾缺如（anephrogenesis）的后果最为严重，几乎不能存活，其发病率极低。相比之下，单侧肾缺如的发病率明显高于双侧。单侧肾缺如患者大多没有症状，常因为检查生殖器或其他原因行影像学检查时发现。因没有临床症状，目前对于单侧肾缺如的发病率统计并不准确，在0.06%~0.09%。男女发病率比例为1.8∶1，左侧多见。

### 二、胚胎与病因学

在胚胎发育5~7周时，输尿管芽从中肾管中分离出来后伸入后肾间叶组织并开始分支，输尿管芽与后肾间叶组织相互作用、相互刺激。输尿管芽可以刺激后肾组织完全分化为肾实质，而输尿管芽向肾盂肾盏分化的过程也需要正常后肾组织的诱导。输尿管芽和后肾胚胎组织对于肾的发生、发育缺一不可。单侧肾缺如和双侧肾缺如的胚胎学机制相似，都与输尿管芽的异常有关。Magee等根据损伤发生的胚胎时期的时段不同将单侧肾缺如分为三型：Ⅰ型，损伤发生在胚胎发育4周以前，生殖嵴完全未分化，午非管和米勒管也没有开始发育，直接导致一侧泌尿及生殖系统器官的完全缺失，患者仅有一侧肾或单侧子宫角；Ⅱ型，损伤发生在胚胎发育第4周，主要影响了输尿管芽和中肾管的分化，从而影响了米勒管的交叉、融合，导致同侧子宫角和子宫发育；Ⅲ型，损伤发生在胚胎发育4周以后，中肾管和米勒管都已经分化成熟，而输尿管芽和后肾胚组织会受到影响，临床上只表现为单侧肾脏不发育，而生殖腺发育正常。需要注意的是，上述机制并不能简单地用来解释全部的单侧肾缺如，例如如果孤立肾患者的影像学检查显示其左侧结肠脾曲没有移位至肾窝，则说明肾缺如有可能是多囊肾退化造成。

### 三、诊断方法

1. 临床表现　大部分单侧肾缺如患者无特异临床表现，多因尸检发现，也可因为检查生殖器或其他原因行影像学检查时发现。对侧肾一般发育正常，也有部分患者出现代偿性增大。临床上如果发现男性输精管、附睾体或附睾尾缺如，女性有单角子宫或双角子宫伴阴道隔膜发育不全时，就应警惕单侧肾缺如的可能。

2. 超声检查　超声检查简便、快捷、经济且无辐射，能初步发现患侧肾脏的缺失，甚至多数单侧肾缺如的胎儿在行产前超声检查时即可被发现。

3. 静脉尿路造影　静脉尿路造影（IVU）是诊断单侧肾缺如的重要手段，造影除了显示一侧肾缺如以外，也可显示对侧肾代偿性增大的影像。诊断时需要注意多囊肾萎缩造成的一侧肾缺如，如果X线片上结肠肝曲或脾曲处的气体影像没有移位至肾窝则提示多囊肾萎缩。此外，IVU在一侧肾功能严重受损的情况下也表现为不显影，难以和单侧肾缺如鉴别。

4. CT 和 MRI　CT 和 MRI 扫描诊断单侧肾缺如的敏感性优于超声检查和 IVU。

5. 放射性核素扫描　放射性核素扫描(emission computed tomography,ECT)可以利用同位素检测到肾脏内微量血流的流动,以排除严重梗阻或尿液反流引起的严重肾功能损害。

6. 膀胱镜检查　膀胱镜检查可以发现膀胱三角区不对称或半个三角区,提示输尿管完全或部分闭锁。但考虑到膀胱镜是一种侵入性检查手段,不推荐作为常规检查。

### 四、并发症与处理

因为后肾胚的发育与输尿管芽是密切相关的,因此超过一半的肾缺如患者同侧的输尿管也存在缺失,其余患者的输尿管大多数都发育不完全。单侧肾缺如的患者并发生殖系统畸形的概率也增高,女性为 25%~50%,男性为 10%~15%。尸检报道显示有大约 10% 的单侧肾缺如患者存在同侧肾上腺缺如。此外,此类患者心血管系统、消化系统和骨骼肌肉系统畸形的发生率分别为 30%、25% 和 14%。鉴于大多数单侧肾缺如患者没有任何自觉症状,一般不需要治疗,如出现其他并发症或有合并症则按具体情况对症处理,总的原则是尽可能保护肾功能,在此前提下再决定治疗方案。同时在临床用药或采取手术治疗其他疾病时需要保护孤立肾的肾功能。

综上所述,单侧肾缺如患者肾脏疾病的发病率并不较正常人增高,对于患者的寿命也无太大的影响。但是为了更好地保护肾功能,还是建议患者应尽量避免重体力劳动和剧烈运动。

## 第三节　附　加　肾

### 一、概述

在正常的人体发育过程中,肾实质的发育受到身体条件的限定,很少有个体发育出第三个或者更多的肾脏。对于出现附加肾(accessory kidney)的患者,一般来说两个主肾的位置、大小和功能均正常。附加肾相对于正常肾偏小,但是有完整的结构和独立的尿液收集系统,与主肾不在同一个肾被膜内。这一点需与重复肾相鉴别。附加肾因发病率极低,因此无法准确统计其发病率。男女的发病率无明显差异,左侧多发。

### 二、胚胎与病因学

目前对于附加肾的原因存在两种假说。一种假说认为,存在某些异常因素影响了输尿管芽和后肾胚的发育,引起了附加肾的发生。首先午非管出现外翻及输尿管芽分支出现异常,然后后肾胚分裂出两个完全分离的后肾尾,当分支的输尿管芽分别插入到两个后肾尾,后肾尾开始分化。

另一种假说认为,后肾组织在出现断裂或线性梗死的情况下产生有活力的后肾组织碎片,并在第二个输尿管芽存在的条件下分化生成附加肾。

### 三、诊断方法

1. 临床表现　因早期无任何症状,附加肾患者很少能被早期发现。患者来就诊基本都在成年以后,就诊的常见症状包括:腹痛、发热、高血压、尿路感染和可触及的腹部包块,其中以尿路感染和梗阻症状为主。

2. 超声检查　附加肾可以单独存在,也可以通过疏松的网状组织与同侧主肾相连。附加肾可位于主肾的尾部、后方、头部等。当附加肾没有任何症状时,超声检查有可能会漏诊。当附加肾出现结石或肾积水时,附加肾的肾盂扩张压迫同侧主肾及其输尿管,此时超声检查容易发现附加肾的存在。

3. 静脉尿路造影　静脉尿路造影(IVU)是诊断附加肾的重要手段,可发现额外的肾盏、肾盂和输尿管,敏感性要强于超声检查。

4. CT 和 ECT　CT 尤其是强化 CT 对于明确附加肾的诊断有帮助,而 ECT 可以了解附加肾及主肾的功能。(图 21-5)

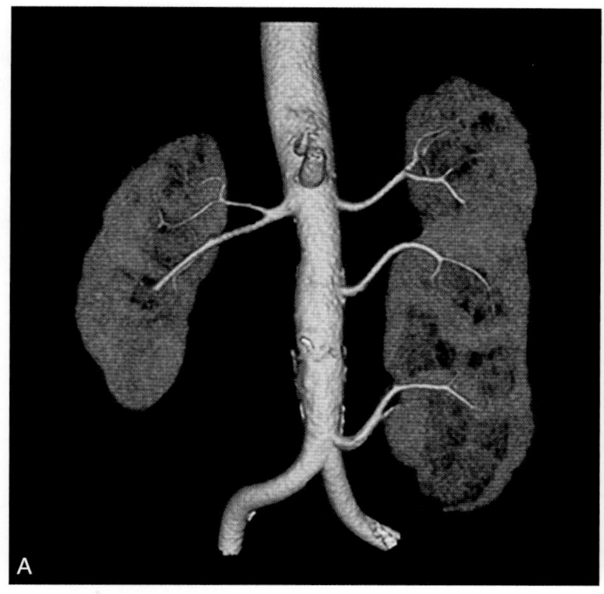

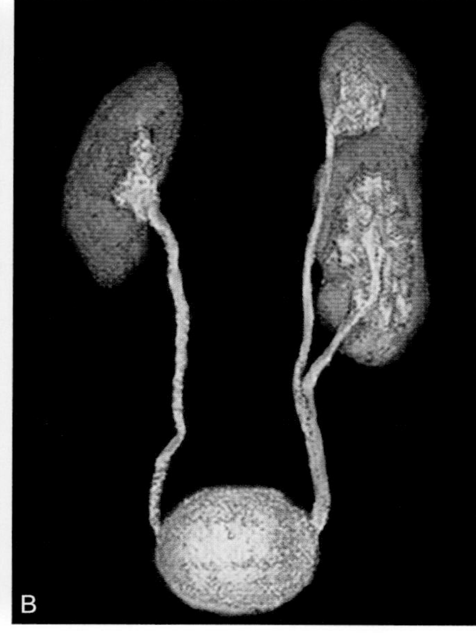


**图 21-5　附加肾的 3D 模拟成像**

A. 3D 模拟显示左肾由 3 条肾动脉供应；B. 左肾有两套独立的输尿管。

## 四、并发症与处理

附加肾一般无症状，因此不需要特殊治疗。当合并有梗阻、感染时，需要对症处理。如果附加肾积水严重肾功能严重受损，可考虑切除附加肾。此外，少数附加肾患者输尿管存在异位开口可导致漏尿等现象，也可考虑切除附加肾。

## 五、结语

附加肾是一类发病率极低的泌尿系统畸形，具有独立的收集系统、血液供应和肾被膜。附加肾患者通常无任何症状，也不需要处理。当出现并发症时则根据具体情况实施个体化治疗。

（王一　温思萌）

## 参考文献

[1] GONG H, GAO L, DAI X J, et al. Prolonged CT urography in duplex kidney [J]. BMC Urol, 2016, 16(1): 21.

[2] BUCHHOLZ B, SCHLEY G, ECKARDT K U. The impact of hypoxia on nephrogenesis [J]. Curr Opin Nephrol Hypertens, 2016, 25(3): 180-186.

[3] CARNEY E. Regulation of nephrogenesis [J]. Nat Rev Nephrol, 2018, 14(9): 536.

[4] DAVDA S, VOHRA A. Adult duplex kidneys: an important differential diagnosis in patients with abdominal cysts [J]. J R Soc Med, 2013, 4(2): 1-3.

[5] DOERY A J, ANG E, DITCHFIELD M R. Duplex kidney: not just a drooping lily [J]. J Med Imaging Radiat Oncol, 2015, 59(2): 149-153.

[6] FAA G, GEROSA C, FANNI D, et al. Morphogenesis and molecular mechanisms involved in human kidney development [J]. J Cell Physiol, 2012, 227(3): 1257-1268.

[7] FIGUEROA V H, CHAVHAN G B, OUDJHANE K, et al. Utility of MR urography in children suspected of having ectopic ureter [J]. Pediatr Radiol, 2014, 44(8): 956-962.

[8] GERLACH G F, WINGERT R A. Kidney organogenesis in the zebrafish: insights into vertebrate nephrogenesis and regeneration [J]. Wiley Interdiscip Rev Dev Biol, 2013, 2(5): 559-585.

[9] HUNZIKER M, KUTASY B. Urinary tract anomalies associated with high grade primary vesicoureteral reflux [J]. Pediatr Surg Int, 2012, 28(2): 201-204.

[10] MEBIS W, PETERS B, VAN DER ZIJDEN T. S-shaped kidney: a rare occurrence of supernumerary kidney with fusion-malrotation [J]. J Belg Soc Radiol, 2018, 102(1): 73.

[11] ADEB M, DARGE K, DILLMAN J R, et al. Magnetic resonance urography in evaluation of duplicated renal collecting systems [J]. Magn Reson Imaging Clin N Am, 2013, 21(4): 717-730.

[12] PATEL R, SINGH H, WILLENS D, et al. Bilateral supernumerary kidneys: how much is too much ? [J]. BMJ Case Rep, 2014, 2014: bcr2013202677.

[13] PRIVETT J T J, JEANS W D, ROYLANCE J. The incidence and importance of renal duplication [J]. Clin Radiol, 1976, 27(4): 521-530.

[14] ROBERTS C K, ELLISON J S, ABOUMARZOUK O,

et al. Laparoscopic heminephrectomy for duplex system: observed difference in outcomes between upper and lower pole resections [J]. Can J Urol, 2018, 25(5): 9503-9508.

[15] SURABHI V R, MENIAS C O, GEORGE V, et al. MDCT and MR urogram spectrum of congenital anomalies of the kidney and urinary tract diagnosed in adulthood [J]. AJR Am J Roentgenol, 2015, 205(3): W294-W304.

[16] SUREKA B, MITTAL M K, MITTAL A, et al. Supernumerary kidneys: a rare anatomic variant [J]. Surg Radiol Anat, 2014, 36(2): 199-202.

[17] SUREKA B, BANSAL K, PATIDAR Y. Supernumerary kidneys do exist! [J]. AJR Am J Roentgenol, 2016, 206(2): W48.

[18] WHITTEN S M, WILCOX D T. Duplex systems [J]. Prenat Diagn, 2001, 21(11): 952-957.

[19] ZISSIN R, APTER S, YAFFE D, et al. Renal duplication with associated complications in adults: CT findings in 26 cases [J]. Clin Radiol, 2001, 56(1): 58-63.

# 第二十二章

# 肾形成与融合异常

## 第一节　肾胚胎学与融合异常

人体在胚胎发育过程中先后形成 3 对肾，分别为前肾、中肾及后肾。前肾和中肾分别在妊娠 5 周和妊娠 4 个月左右完全退化。只有后肾最终发育成肾，它起源于中胚层，形成于骶部区域。由午非管的远端生出的一对新生物，叫作输尿管芽。输尿管芽在妊娠 28 天时与后肾间叶细胞的致密芽基接触，然后伸入后肾间叶组织并开始分支形成壶腹，它与后肾间叶组织细胞相互作用，最终诱导原始肾单位的形成。肾单位起源于后肾间叶组织，而同时输尿管芽则分化成集合系统。在肾的发育过程中位置不断上升，在胚胎发育 6~9 周达到腰部肾上腺之下，当上升过程受到影响不能到达正常位置，称为异位肾；当一侧肾跨过中线到达对侧，称为交叉异位肾；90% 的情况下交叉异位肾会与正常的肾相融合，称为交叉融合异位肾。双侧融合肾常发生在肾仍然位于骨盆内或刚开始上升的过程中，此时双侧肾距离较近，受到任何因素的影响都有可能导致两侧肾发生位置异常或者融合。融合的部位可由肾实质组成，也可由纤维组织组成。融合肾的最终形态取决于双肾融合的时间、位置、程度及旋转的程度。当一侧肾跨过中线到达对侧与对侧肾相融合则成为交叉融合异位肾（图 22-1），当双侧肾在中线位置相融合则成为马蹄肾。其有别于不对称的非中央型融合肾，当双侧肾对称性地在中线通过肾实质或纤维组织形成峡部相连，则称为马蹄肾，马蹄肾是最常见的融合肾畸形。

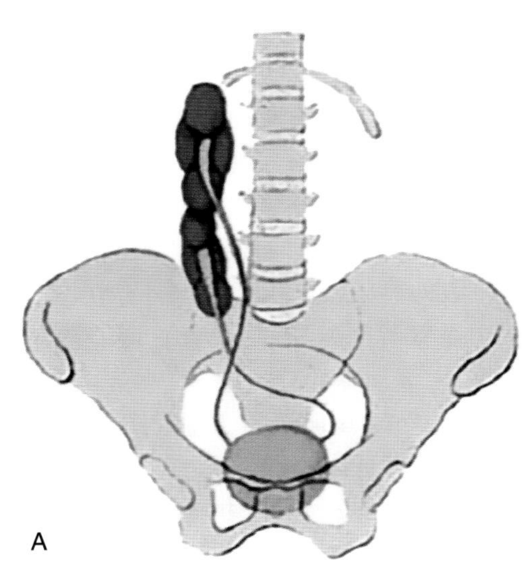


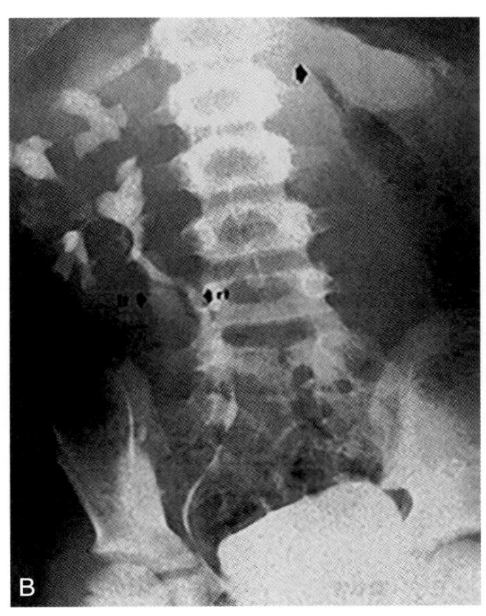


**图 22-1　交叉融合异位肾的示意图及尿路造影检查**

A. 交叉融合异位肾的示意图；B. IVU 检查显示左肾交叉异位至右侧。

## 第二节　交叉融合异位肾

### 一、总论

一侧肾由原位跨过中线移位到对侧，而输尿管开口于膀胱的位置仍位于原侧，称为交叉异位肾。而 90% 的交叉异位肾表现为肾融合畸形，称之为交叉融合异位肾（crossed renal ectopia with fusion）。常见的交叉融合异位肾表现为下位异位肾，即异位肾向下方移位，其上极与正常肾的下级融合，双侧肾盂均朝前。而异位肾向上方移位则最为少见，其他的交叉融合异位肾还包括乙状肾、饼状肾、团块肾和 L 型融合肾等。第一例交叉融合异位肾由 Pamarolus 于 1654 年报道。因发病率较低，目前对于交叉融合异位肾发病率的统计并不十分精确，为 0.1%~0.2%，一般来说，男性发病率较女性高，大约为 1.5∶1，左向右移位者居多。

#### （一）胚胎学因素

在正常情况下，输尿管芽插入后肾胚后的 4 周内双侧肾脏从腰骶椎水平上升到 $L_{1\sim3}$ 水平。在肾原基仍然位于骨盆内或刚开始向头部运动及上升过程中，双侧后肾组织可以发生融合，融合程度与两个肾原基之间的距离有关。当一侧肾脏跨过中线移位至对侧时，双肾靠近后发生融合，形成交叉融合异位畸形。融合以后，肾脏的进一步上升受到腹膜后中线位置解剖结构的干扰，最终融合肾脏的形态取决于双肾融合的时间、融合的程度及旋转的程度。目前，不同的学者对于引起交叉融合异位肾的原因提出了以下假说：①脐动脉位置异常压迫肾脏，改变其上升路线导致交叉移位融合的发生（Wilmer，1938）；②输尿管芽游走到相反方向导致肾脏交叉异位（Potter，1952；Alexander，1950）；③胚胎尾部的排列错乱和旋转异常导致肾脏交叉异位（Cook 和 Stephens，1977）；④与基因遗传有关。

#### （二）诊断方法

1. 临床表现　交叉融合异位肾患者一般没有任何症状，多数是在尸检或体检行腹部超声检查时发现。有症状者，其症状也大多出现在中老年时期，常见的症状有下腹痛、血尿、脓尿、尿路结石和感染引起的症状等（Gleason，1994）。有学者认为，尿路结石和感染可能与肾脏位置和血供异常导致的排尿不畅有关。大约 1/3 的患者是由于发现无痛性腹部包块而就诊的，有的患者首发症状为高血压，进行全身检查发现该病。

2. 超声检查　超声检查快速、简便、无创伤且费用较低。相比传统的静脉尿路造影（intravenous urography，IVU），腹部超声可以更加准确地判断交叉融合异位肾的存在，同时能够初步判断融合肾畸形的大小、有无肾积水及输尿管扩张等。很多患者都是因为体检或其他原因行腹部超声意外发现交叉融合异位肾畸形。

3. 静脉尿路造影　IVU 是以往诊断交叉融合肾畸形的常用手段，可以清晰地显示融合肾畸形的位置和肾盂输尿管的走行，亦可显示有无肾积水和梗阻部位等，肾脏显影程度与患者肾功能有关。

4. CT　CT 扫描诊断交叉融合肾畸形，其敏感性和特异性均优于超声检查和 IVU，同时 CT 扫描可评估肾实质厚度和肾脏积水情况（图 22-2）。

5. MRI　通过 MRI 可以很详细了解交叉融合肾畸形的形态、融合部位等细节。此外，磁共振尿路成像（magnetic resonance urography，MRU）具有多维扫描及重建特点，可清晰显示全尿路，且 MRU 是一种无创性检查，不需要造影剂即可获得与 IVU 相同的效果，不受肾功能改变的影响。对于不适合做 IVU 的患者（肾功能损害、造影剂过敏、妊娠妇女等）可考虑采用。

6. 肾动脉计算机体层摄影血管造影（computed tomography angiography，CTA）　肾动脉 CTA 可以清楚显示肾脏的血供来源，对于需要手术治疗的患者来说有重要的指导作用。此外，膀胱镜和逆行尿路造影可以描绘出输尿管的走行，对诊断有一定帮助。但作为侵入性检查，不常规推荐。

#### （三）外科治疗原则

大多数的交叉融合异位肾畸形无临床症状，不需要特殊治疗。如果畸形导致输尿管梗阻时，则应采取外科手段干预。融合肾存在广泛的肾盂输尿管和血管解剖变异，每个肾脏可能存在 1~8 支动脉血供，主干动脉的分支亦滋养峡部及周围软组织，这些血管变异增加了术中出血的风险。术前三维影像重建及血管造影有助于手术计划的制订。

对于输尿管梗阻伴感染，简单的临时处理方式为放置双输尿管支架管引流解除梗阻，二期行峡部切断并患侧肾脏旋转复位固定术；伴有肾盂输尿管连接部狭窄的患者加行肾盂或输尿管成形术；单侧

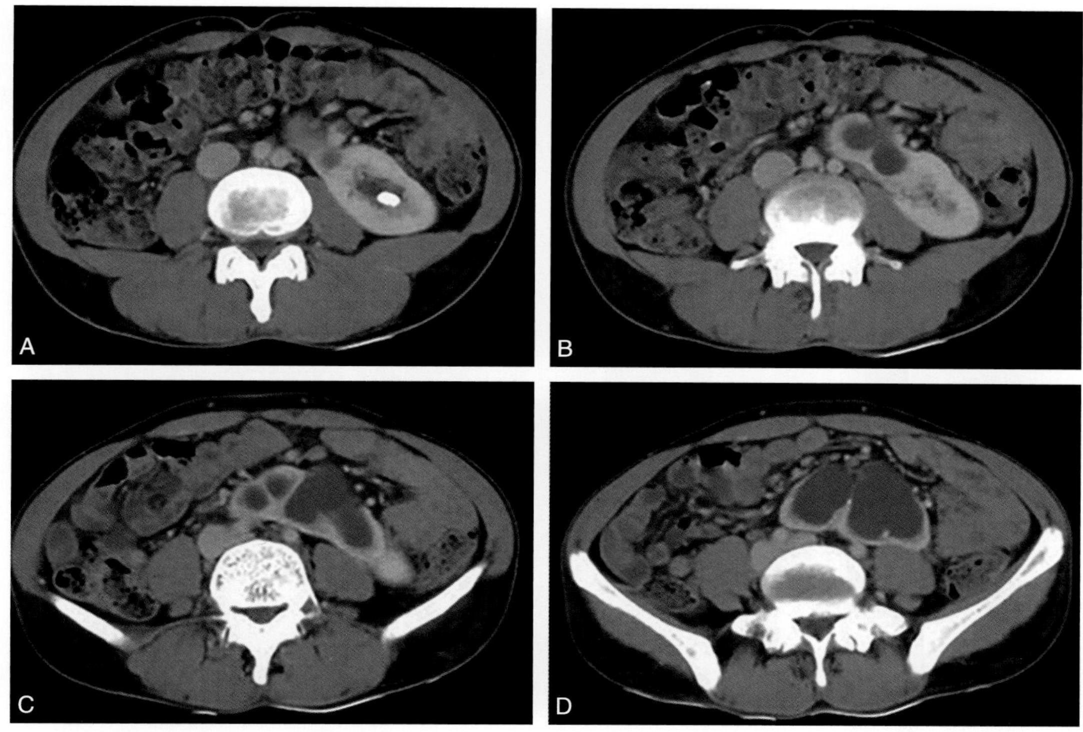


图 22-2　交叉融合异位肾的增强 CT 扫描

A、B. 正常位置的左肾，具有正常的造影剂摄取和皮质厚度；C、D. 交叉异位的右肾的上极与左肾下极融合，伴有中度肾积水。

肾脏无功能可行单侧肾切除术；合并肾脏肿瘤行部分切除或根治性切除；对于继发有结石的患者，根据结石的位置、大小、积水的程度及输尿管的走行等因素酌情选择体外震波碎石、输尿管镜碎石或经皮肾镜碎石。

**（四）结语**

交叉融合异位肾畸形是人体胚胎发育时肾脏上升过程中因为尚不清楚的原因导致的肾移位畸形，表现为一侧肾脏由原位跨过中线移位至对侧，如果异位肾脏与正常肾脏融合则称之为交叉融合异位肾。大多数交叉融合异位肾没有症状，常由尸检或查体发现，一般也不会威胁到患者的生命，因此不需要处理。对于出现症状的患者，则根据不同情况选择对应的手术处理。因为交叉融合异位肾存在广泛的肾盂输尿管和血管解剖变异，增加了手术的风险，所以需要做好详细的术前评估。

## 二、马蹄肾

**（一）概述**

马蹄肾（horseshoe kidney）首先由 Decarpi 在 1521 年尸检中发现，Botallo 在 1564 年对马蹄肾作了全面描述并示以图解。马蹄肾属于肾融合畸形的一种。与不对称的、非中央型的肾融合畸形不同的是，马蹄肾表现为双肾在中线通过肾实质或纤维组织形成的峡部相连，相连部位常为下级。马蹄肾是最为常见的肾融合畸形，发病率约为 0.25%，男女比例约为 2∶1。Morgagni（1820）报道了第一例有合并症的马蹄肾患者。

**（二）胚胎学因素**

在胚胎 4.5 周左右时，双侧后肾胚的距离很近，此时如果受到任何因素的干扰都有可能导致双肾下级相连形成马蹄肾。可能引起马蹄肾的因素包括：①脐血管或髂动脉位置的改变影响肾脏的旋转和迁移（Benjamin，1950）；②胚胎尾部发育或盆腔内其他器官的异常（Cook 和 Stephens，1977）；③后肾细胞形成在两肾之间的异常连接（Domenech，1988）。双肾之间的融合都发生在肾脏绕身体长轴旋转以前，因此马蹄肾的肾盂多朝向前方。在双肾融合之后，由于受到肠系膜前动脉等腹膜后中线位置的结构阻挡，肾脏一般不能上升到其正常位置。马蹄肾一般位于 $L_{3\sim4}$ 水平，即肠系膜下动脉自腹主动脉发出的位置。

**（三）诊断方法**

1. 临床表现　超过一半的马蹄肾患者没有任

何症状，多数患者是在尸检或其他原因查体时发现的。由于高输尿管开口或异位输尿管在跨过峡部时成角、血管压迫等原因，约1/3的马蹄肾患者会因为肾盂输尿管连接部梗阻（ureteropelvic junction obstruction，UPJO）出现肾积水；30%的患者出现尿路感染症状；而20%~80%的患者发生尿路结石；当峡部压迫其后方的神经时会出现Rovsing征，表现为腹痛、恶心、呕吐等；此外有5%~10%的患者因在腹中部触及包块而发现马蹄肾。

2. 超声检查　超声检查快速、简便、无创伤且费用较低。马蹄肾的典型超声表现为双肾位置偏低且更靠近脊柱，肾轴方向由正常的由内上至外下改变为由外上至内下或垂直，双肾下极在中线处相连（图22-3）。

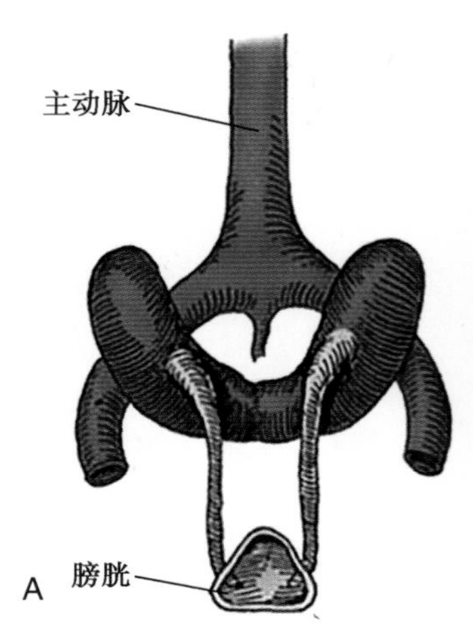


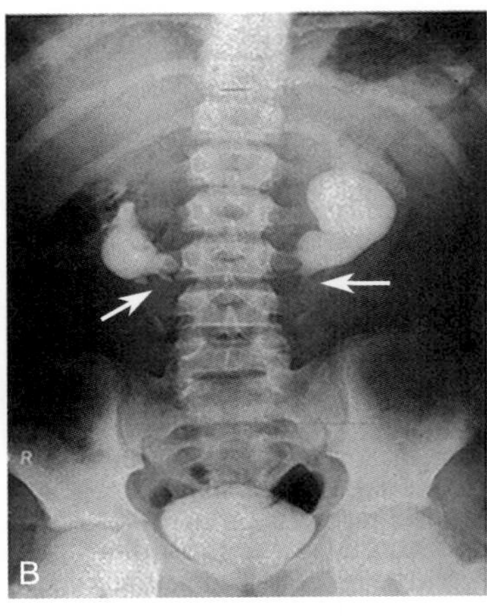


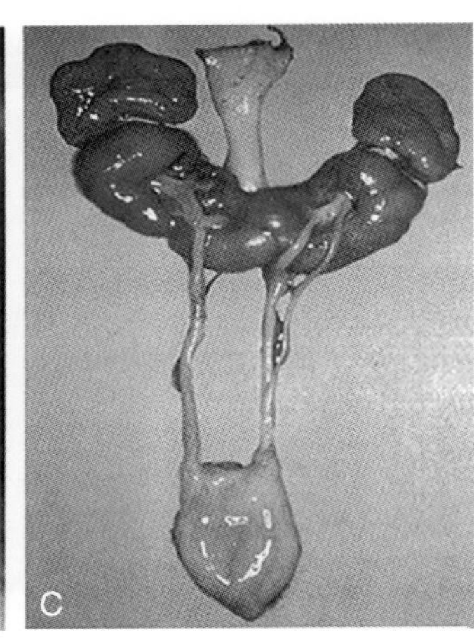


**图22-3　马蹄肾形态、影像与大体病理表现**

A. 马蹄肾示意图；B. 影像学检查表现；C. 患者大体标本。

3. 静脉尿路造影（IVU）　IVU也是诊断马蹄肾的常用手段。IVU可以清晰地显示马蹄肾的位置和肾盂输尿管的走行，亦可显示有无肾积水和梗阻部位等。在IVU上可见肾位置较正常低，两侧肾盂朝前、靠拢、肾轴自外上方向内下方倾斜。双输尿管从峡部前方跨过，并可能有梗阻表现。

4. CT联合逆行肾盂造影　在马蹄肾合并结石或UPJO时，IVU图像模糊，难以判断，则可依靠CT和逆行肾盂造影来明确诊断。

5. 肾动脉CTA　CTA可以清楚地显示肾脏的血供来源，对于需要手术治疗的患者来说有重要的指导作用。

#### （四）外科治疗原则

一项针对一组马蹄肾患者的持续10年的追踪随访研究表明，60%的患者始终没有任何症状，仅13%的患者有持续尿路感染和疼痛，17%的患者发生尿路结石（Gelenn，1959）。也有报道认为马蹄肾会提高肿瘤的易感性，如肾母细胞瘤的发病率较正常人高2倍（Mesrobian，1985）。对于无症状患者，无需特殊治疗；对于出现症状的马蹄肾患者则与正常肾的手术指征相同。因马蹄肾造成UPJO、肾积水的患者可行肾盂成形术；合并肾脏肿瘤行部分切除或根治性切除；对于继发有结石的患者，根据结石的位置、大小、积水的程度及输尿管的走行等因素酌情选择体外震波碎石、输尿管镜碎石或经皮肾镜碎石。

#### （五）结语

马蹄肾是最为常见的肾融合畸形，也是报道最多的一种肾脏畸形。一半以上的马蹄肾患者没有任何症状，常由尸检或查体发现，一般也不会威胁到患者的生命，因此不需要处理。对于出现症状的患者，则根据不同情况选择对应的手术处理，手术指征与正常肾脏相同。但是马蹄肾存在广泛的输尿管和血管解剖变异，手术更加复杂且风险更大，所以需要做好详细的术前评估。

### 三、饼状肾、乙状肾和团块肾

#### （一）饼状肾

饼状肾（disc kidney）属于交叉融合异位肾的一种，也被称作盘状肾、环状肾、盾牌肾等。它是指双肾内侧边缘相互融合形成环状或圆圈，如果内侧更加广泛融合则形成圆盘形或饼状。双肾的外形轮廓没有明显改变，单个肾仍呈蚕豆形，肾盂相对，输尿管各自汇入一侧膀胱而不交叉，集合系统之间并不相同（图22-4、图22-5）。

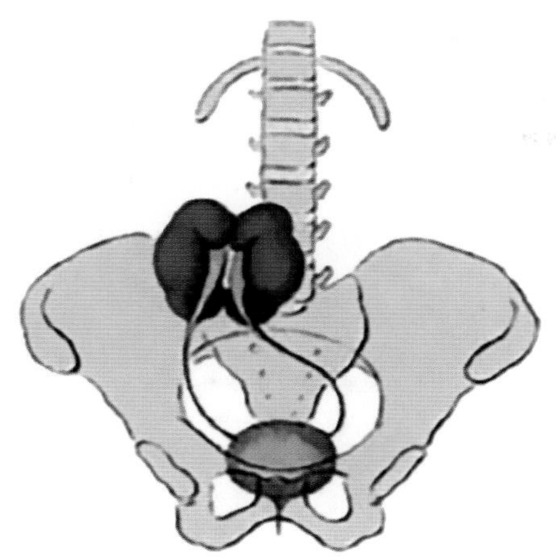

图 22-4 饼状肾示意图

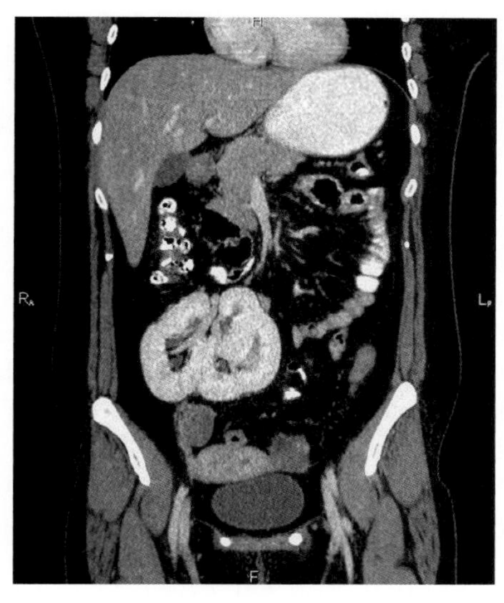

图 22-5 饼状肾 CT 表现

患者女性，35 岁，双肾都位于右侧髂区，左肾在纵轴上交叉并与右侧肾脏融合。右侧和左侧肾上腺均存在于其正常的解剖位置。此外，左侧附件可见一个大的厚壁囊性病变（78mm × 65mm）。

### （二）乙状肾

乙状肾（S-shaped kidney）又称 S 形肾，也属于交叉融合异位肾的一种。在交叉融合异位肾中，发病率居第二位。乙状肾的异位肾位于正常肾的下方，两个肾脏在相连处融合。由于融合时间较晚，双肾在融合时旋转已经完成，所以双肾肾盂的朝向是相反的，正常肾脏朝向中线，异位肾脏则朝向对侧，双肾边缘组成 S 状外形。异位肾输尿管与另一输尿管发生交叉并越过中线汇入对侧膀胱（图 22-6~图 22-8）。

### （三）团块肾

团块肾（lump kidney）也属于交叉融合异位肾的一种，较少见。双肾边缘广泛连接并融合，整个肾脏呈团块状，形状不规则，分多个小叶。通常团块肾会上升到骶岬位置，但大多位于盆腔内，肾盂均朝前，输尿管不交叉（图 22-9、图 22-10）。目前认为，饼状肾、

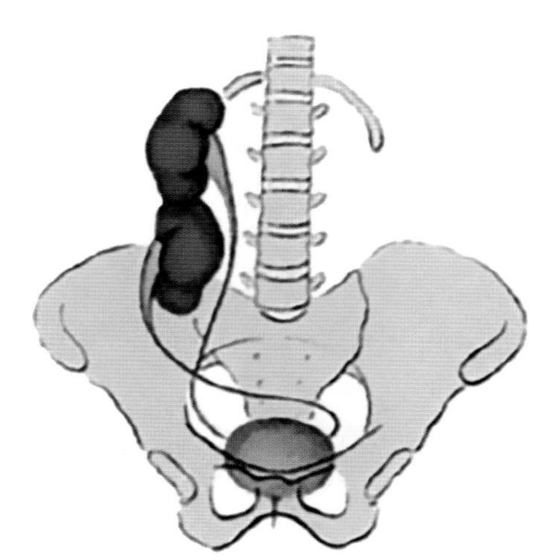

图 22-6 乙状肾示意图

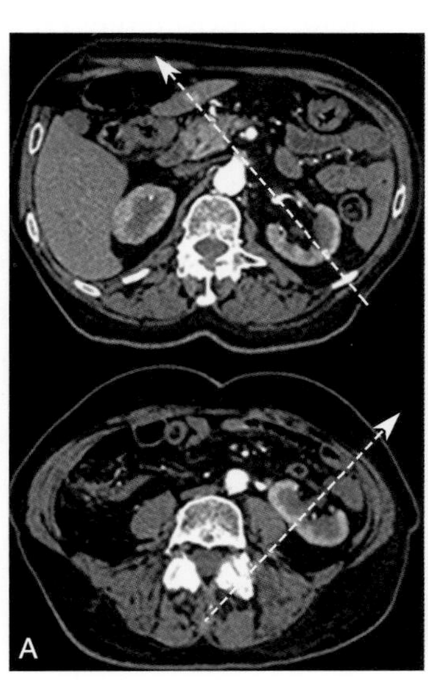

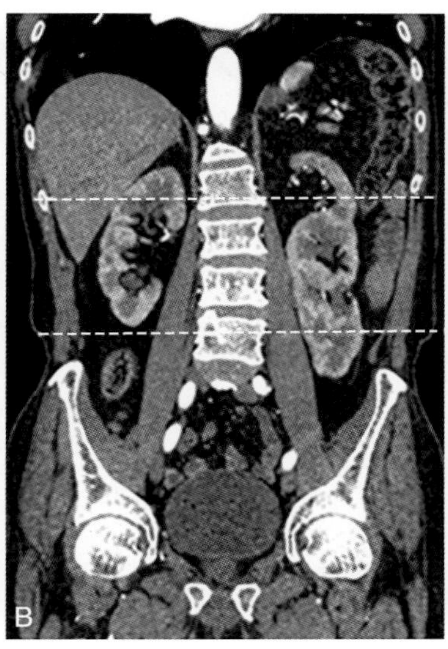

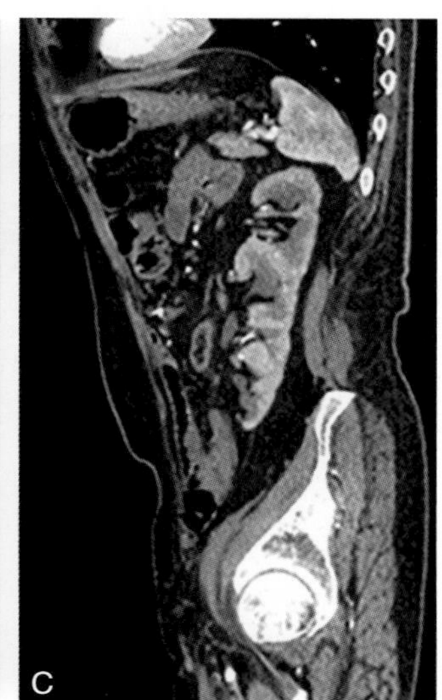

**图 22-7 左肾重复肾伴乙状肾**

一例罕见的右肾正常，左肾重复肾伴乙状肾。增强 CTCA）水平面、（B）冠状面、（C）矢状面，显示左肾窝中的大 S 形肾和右侧的正常肾。

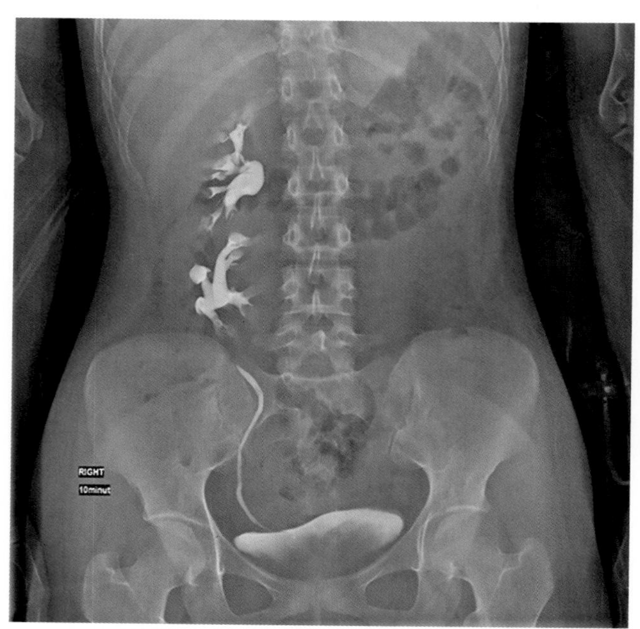


图 22-8　乙状肾 IVU 检查表现

患者女性，70 岁，可见双肾在右侧融合，在 5 分钟内有足够的造影剂排泄。右侧肾盂朝向左侧，左侧肾盂朝向右侧。

乙状肾和团块肾在胚胎学因素、诊断方法和外科治疗原则方面与其它交叉融合异位肾相同。

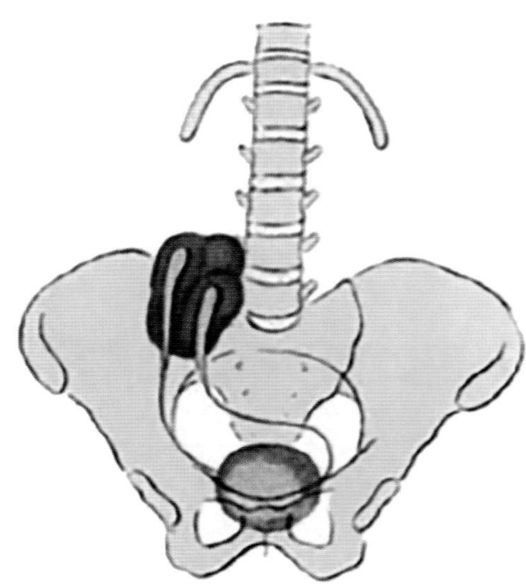

图 22-9　团块肾的示意图

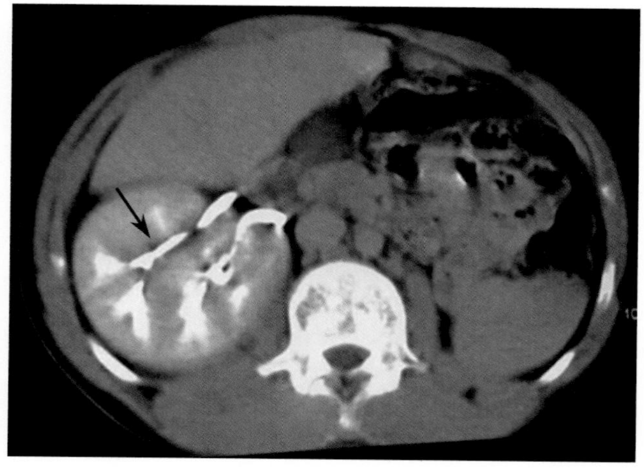

图 22-10　团块肾 CT 横断面

患者男性，12 岁，因复发性尿路感染病史就诊。CT 可见双肾与右侧骨盆处融合，双侧肾盂朝前。

（温思萌）

## 参考文献

[1] ABESHOUSE B S, BHISITKUL I. Crossed renal ectopia with and without fusion [J]. Urol Int, 1959, 9: 63-91.

[2] BENJAMIN J A, SCHULLIAN D M. Observations on fused kidneys with horseshoe configuration: the contribution of Leonardo Botallo (1564) [J]. J Hist Med Allied Sci, 1950, 5 (3): 315-326.

[3] COOK W A, STEPHENS F D. Fused kidneys: morphologic study and theory of embryogenesis [J]. Birth Defects Orig Artic Ser, 1977, 13 (5): 327-340.

[4] DOMENECH-MATEU J M, GONZALES-COMPTA X. Horshoe kidney: A new theory on its embyogenesis based on the study of a 16-mm human embyo [J]. Anat Rec, 1988, 222 (4): 408-417.

[5] EVANS W P, RESNICK M I. Horseshoe kidney and urolithiasis [J]. J Urol, 1981, 125 (5): 620-621.

[6] GLEASON P E, KELALIS P P, HUSMANN D A, et al. Hydronephrosis in renal ectopia: incidence, etiology and significance [J]. J Urol, 1994, 151 (6): 1660-1661.

[7] GUN S, CIANTELLI G L, TAKAHASHI M, et al. Complete renal fusion in a child with recurrent urinary tract infection [J]. Radiol Bras, 2012, 45 (4): 233-234.

[8] MEBIS W, PETERS B, VAN DER ZIJDEN T. S-shaped kidney: a rare occurrence of supernumerary kidney with fusion-malrotation [J]. J Belg Soc Radiol, 2018, 102 (1): 73.

# 第二十三章

# 肾位置与旋转异常

## 第一节 肾下垂与游走肾

### 一、概述

正常肾盂的位置在 $L_1$ 与 $L_2$ 之间，左肾稍高于右肾，肾脏可随呼吸、体位改变上下移动，但其移动范围不超过 1 个椎体（2~4cm），超过 5cm（或者 2 个椎体）即为肾下垂（nephroptosis，或 kidney ptosis）。少数患者肾蒂较长，腹肌薄弱，肾脏被腹膜包裹，肾脏在腹部广泛移动，此类又称游走肾（movable kidney，或 floating kidney）。流行病学研究显示：肾下垂多见于瘦高体型的女性，男女之比为 1∶10，好发年龄为 20~40 岁，右侧多于左侧，占 70%~80%，双侧发病率约为 20%。

### 二、病因学因素

肾下垂的发生可能与肾窝浅、肾蒂长、肾周脂肪减少、肾周结缔组织松弛、腹压增加（如慢性咳嗽、便秘）、腹压突然下降（如分娩）、损伤（如由高处跌下或躯体受到剧烈震荡）、久坐久站等诸多因素有关，其发病原因可能是单个因素，但大多患者的肾下垂是几个因素共同作用的结果。

### 三、临床表现

肾下垂可牵拉肾血管或使其扭曲，从而造成肾血液供应障碍，导致肾充血、肿胀，以致发生绞痛、血尿、蛋白尿甚至无尿；肾脏下移后引起输尿管扭曲、成角，导致肾积水，并可继发感染和结石。肾下垂常伴有其他内脏器官的下垂。

主要临床表现与体征包括：①腰痛：呈钝痛或牵扯痛，久坐、久站或活动后加重，平卧后减轻或消失；② Dietl 危象：系肾蒂突然受到牵拉或输尿管发生急性梗阻所致，表现有肾绞痛、恶心、呕吐、虚脱、脉搏增快等症状；③消化道症状：因交感神经激惹所致，可以有消化不良、腹胀、嗳气、厌食、恶心、呕吐等症状；④神经官能症：表现为失眠、乏力、心悸、头晕、眼花等症状；⑤泌尿系统症状：继发感染后可有尿频、尿急、尿痛及不同程度的血尿；⑥体格检查：肾区双合诊能扪及光滑肾脏下极，比较平卧与侧卧及直立时肾脏的位置和活动度，即能作出初步诊断；⑦消化道症状：肾下垂还可引起多种肾脏病理生理学改变，包括慢性肾炎、肾积水、肾盂肾炎、肾结石、肾缺血、高血压及肾萎缩；另外，下垂肾脏本身可影响其他脏器，压迫肠系膜上动脉可使盲肠充血，进而可导致慢性阑尾炎，压迫十二指肠可致幽门梗阻及胆管或胃扩张等相关消化道症状。

### 四、实验室与影像学检查

#### （一）实验室检查

尿常规检查可发现数量不等的红细胞，偶可有蛋白。也可做对比试验，即嘱患者睡前排尿，平卧睡眠，次日晨起留尿标本。起床活动后再留 1 份尿标本。观察两份标本之间红细胞计数的差异。通常，第二份标本中的红细胞应比第一份标本中的多。合并感染时，尿中可有脓细胞。

#### （二）影像学表现

1. B 超　比较卧位及直立位的肾下极位置活动度即可作出诊断。

2. 排泄性或逆行性肾盂造影　先拍摄平卧位 X 线片，最后拍摄直立位 X 线片，了解肾盂位置。如肾盂较正常位置下降 1 个椎体即为肾下垂。若下降至 $L_3$ 横突水平即为 1 度，降至 $L_4$ 横突为 2 度，降至 $L_5$ 横突为 3 度，降至 $L_5$ 以下为 4 度。

## 五、诊断与鉴别要点

根据完整病史与体格检查可初步作出诊断。体格检查时应能扪及肾脏,下移肾脏通常容易触及,当触诊有困难时,可让患者上下几级楼梯,然后进行立位触诊,有助于扪及肾脏。立位与卧位 IVU 与 B 超可进一步明确诊断。鉴别诊断主要包括以下几种疾病。

1. 异位肾 是由于肾脏位置的先天性异常。可位于胸腔、腹膜后、盆腔等部位。体格检查时可发现异位的肾脏,但肾脏的位置不会随体位的改变而移动,IVU、B 超检查可明确诊断。

2. 多囊肾 是一种肾脏先天性畸形,表现为上腹部肿块及血尿,体格检查时可在肾区触及增大的肾脏。一般双侧均可触及肾脏,没有移动度。经过 X 线检查及 B 超检查可帮助诊断。

3. 肾肿瘤 一般当出现腰部肿块时,已是肿瘤晚期。会有血尿、疼痛症状。体格检查时可发现肿块比较固定,且有压痛。X 线及 B 超、CT 检查有助于确定诊断。

4. 肾积水 也可表现为腰部肿块。肿块可逐渐增大,但触诊可有囊性感。放射性核素肾图检查显示梗阻曲线。B 超检查则显示囊性占位。

其他需要鉴别的疾病还有重复肾、腹膜后肿瘤等,与肾下垂的鉴别并不困难。主要取决于肿块的质地、移动度、泌尿系统 X 线检查、B 超及 CT 检查的结果。

## 六、治疗原则

大多数肾下垂患者症状轻微或无症状,无需特殊治疗。如疼痛较重或有并发症时可考虑治疗。

### (一)非手术治疗

诊断肾下垂后,不论程度如何,均宜先行非手术治疗,尤其是仅有临床症状而无并发症时。非手术治疗包括:①高热卡饮食,增加肾周脂肪;②多卧床休息,卧床时大腿抬高;③加强锻炼,增加腹壁张力;④腹部按摩;⑤电刺激;⑥消除感染病灶;⑦调理神经衰弱;⑧使用各种类型的腹带及肾托。

### (二)硬化剂注射

肾周脂肪囊内注射硬化剂后,产生化学性、无菌性炎症,肾脏与周围组织发生粘连固定。常用的药物有奎宁明胶、醋酸酚、自体血液等。

治疗适应证为症状严重,影响工作和生活者。凡患侧肾盂输尿管交界处狭窄,迷走血管或纤维束带压迫输尿管等机械性梗阻为其禁忌证。注射后低头卧位 1 周及平卧 1 周后可下床活动。失败者可重复注射 1 次。

### (三)肾下垂固定术

手术适应证是:严重疼痛超过 3 个月,并且需要有时或长期服用止痛剂;立位肾功能下降或肾积水;每年合并泌尿系感染超过 3 次;合并肾结石、高血压。手术禁忌证是:神经衰弱或全内脏下垂,症状与体位关系不大(即平卧症状不缓解)者也不宜手术治疗。

### (四)手术治疗方法与进展

有关肾下垂外科治疗的历史应追溯到 1881 年 Eugen Hahn 在柏林成功地进行了第一例肾下垂固定术,他将肾包膜缝合固定于腰部切口边缘。George Edebohls 对肾下垂固定术式做了改良,他切开肾包膜并沿外侧缘剥离,然后经过皮肤、脂肪及腹部的肌腱缝 5~6 针于包膜边缘和肾实质上,使改良的肾下垂固定术式相对更安全并得以推广。Kelly 设计了最简单及最常用的肾下垂固定术式,该方法主要将缝线经过肾包膜,或深达肾实质,将肾上极固定于第 12 肋上,下极固定于腰肌上。Deming 设计的肾下垂固定术不损伤肾脏及其包膜,他将肾周筋膜与腰肌缝合起来,形成一个脂肪与筋膜"吊篮",将肾脏固定。Urban 于 1993 年首次报道了腹腔镜下肾下垂固定术,由于创伤小、术后疼痛轻、恢复快、住院时间短,因此很快得到推广。手术包括两种路径,即经腹腔和腹膜后腔路径,但由于腹后腔空间小,体内缝合困难,另外患者处于侧卧位时,下移的肾脏前移,也造成操作不便,因此多采取经腹腔途径。先沿外侧缘从上到下,将包膜与腰肌筋膜缝合固定,然后切开三角韧带,将其上面与前面肾包膜水平缝合。这样就有垂直与水平两排缝线,而形成双重固定。综上所述,无论采取何种术式,术中松解肾与输尿管周围的纤维结缔组织,切断迷走血管,矫治肾盂输尿管连接部畸形均很重要,另外也可切断肾交感神经。术后绝对卧床 2~4 周,定期随访检查。

需要说明的是,1 个世纪以来,肾下垂及肾下垂固定术的疗效评估与适应证选择一直是人们争议的问题。影像学诊断的解剖性肾下垂远远超过症状性肾下垂,肾下垂固定术也受到质疑,这也是近 20 年来肾下垂及肾下垂固定术较少进行的主要原因,实际上偶然发现的无症状的肾下垂不需要治疗,仅少数症状严重,并且症状系由下垂肾脏所致者,才考虑手术治疗。其中腹腔镜下肾下垂固定术因创伤小,有效安全,已成为传统开放性手术的替代方法。

(林涛 张德迎)

# 第二节　异　位　肾

## 一、概述

异位肾(ectopic kidney)指肾脏未在正常位置。异位肾以单侧居多,偶有双侧。大多发育较差,输尿管较短,常伴有旋转不良。少数异位肾横过中线移位至对侧,称交叉异位肾。

## 二、胚胎学因素

在胚胎发育中,原先处于骨盆内的肾脏,因各种原因未能到腰部正常位置,形成异位肾。

## 三、临床表现

1. 大多无症状。

2. 少数有腹部疼痛,检查可发现腹部肿块。

3. 伴有感染时,可出现尿频、血尿、脓尿。

## 四、辅助检查

1. 泌尿系X线片　可见到肾脏位于其他位置或一侧有两个肾影。

2. 静脉尿路造影(IVU)　异位肾其大小、外形都不正常,旋转也不完全。肾盏的大小、形态、数目,亦有变异。肾盂多位于肾的前面。两侧输尿管可相互交叉扭曲引起狭窄,而两侧输尿管在膀胱内开口仍多位于正常位置。

3. 肾核素扫描可了解肾功能及梗阻情况。

## 五、诊断与鉴别诊断

### (一) 诊断

1. 无症状者,多于体检时发现。IVU是主要的确诊方法。

2. 盆腔异位肾　约占55%,肾脏位于盆腔,肾血管可来源于主动脉,亦可来源于髂总或髂外动脉,少数可合并1根或多根迷走动脉。输尿管较短,在同侧进入膀胱。异位肾可合并肾积水、肾发育不良、多囊性肾发育不良等。

3. 交叉异位肾　约占44%。一侧肾越过脊柱到对侧,使一侧有两个肾脏。两根输尿管开始在同侧,接近盆腔时则异位肾的输尿管回到原侧进入膀胱。交叉异位肾可出现肾下极融合,少数可合并肾积水。左侧肾脏移位到右侧明显多于右侧肾移位到左侧者(见第二十二章)。

4. 胸腔异位肾　极少见,肾的全部或部分通过横膈进入后纵隔。肾蒂和输尿管常正常。因肾和肾蒂血管均进入胸腔,故输尿管往往被拉长,但多能正常进入膀胱。

### (二) 鉴别诊断

如盆腔异位肾压迫邻近器官如直肠、子宫等引起相应症状,伴有腹部触及包块时应与阑尾炎、回盲部肿瘤或结核、卵巢囊肿等相鉴别。

## 六、治疗原则

1. 尚无临床症状者,不需要任何治疗。

2. 肾有轻度感染可用抗感染治疗。

3. 肾有严重感染,伴有肾结石、肾结核、肾肿瘤时,可行手术治疗。

## 七、预后

一般而言,异位肾对生命无直接影响。若有严重并发症,可危及生命。

# 第三节　肾旋转异常

## 一、概述

肾旋转异常(renal malrotation,或abnormal renal rotation)系肾蒂不在正常位置的先天性肾脏异常,可发生于单侧或双侧。

## 二、胚胎学因素

胚胎发育过程中(胚胎第4~8周),肾上升的同时肾盂从腹侧向中线旋转90°,当肾上升到肾窝时,其肾盏应向外侧,肾盂则指向内侧。若肾在上升时未发生旋转或未按照正常规律旋转,则可发生不同类型的旋转异常。Weyrauch按肾盂的位置将肾旋转异常分为腹侧位型(未旋转)、侧位型(反向旋转)、腹中线位型(旋转不全)和背侧位型(旋转过度)等。最多见的是旋转不全,即肾盂朝向前方;如旋转过度,则肾盂朝向后侧。IVU可明确诊断,如无并发症存在则不需要治疗。

## 三、临床表现

肾旋转异常本身无症状,但肾盂、输尿管连接部及上段输尿管被过多的纤维组织包绕及被附加血管压迫可引起梗阻,而出现肾积水症状,也可出现血尿及并发感染和结石。

1. 血尿 多为镜下血尿。剧烈活动可诱发或加重。

2. 腰痛 为持续性胀痛或不适。因肾盂引流不畅所致。

3. 并发结石、感染、积水,进而出现相应的症状。

## 四、影像学方法

IVU或逆行肾盂造影(retrograde pyelography, RPG)可清楚地显示肾盂方向异常,并根据肾盂朝向明确肾旋转异常是前位、前中位、后位或侧位;肾长轴与中线的交角变小(正常约16°)或与中线平行;输尿管径路较正常者更偏离中线;有时可见肾盂输尿管交界处狭窄、扭曲或异位血管压迫征象。

## 五、治疗原则

在临床上肾旋转异常无重要意义,如无并发症存在,则不需要治疗。

(吴盛德 林涛)

## 参考文献

[1] BARBER N J, THOMPSON P M. Nephroptosis and nephropexy-hung up on the past? [J]. Eur Urol, 2004, 46(4): 428-433.

[2] BOZKURT O F, TEPELER A, SNINSKY B, et al. Flexible ureterorenoscopy for the treatment of kidney stone within pelvic ectopic kidney [J]. Urology, 2014, 84(6): 1285-1289.

[3] BUFFOLI B, FRANCESCHETTI L, BELOTTI F, et al. Multiple anatomical variations of the renal vessels associated with malrotated and unrotated kidneys: a case report [J]. Surg Radiol Anat, 2015, 37(9): 1133-1136.

[4] DOGAN C S, DORTERLER M E, AYBAR M D, et al. Associated anomalies and clinical outcome in children with ectopic kidney [J]. Saudi J Kidney Dis Transpl, 2017, 28(2): 330-335.

[5] DOSCH A R, PAHL M, REDDY U, et al. Post-transplantation nephroptosis causing recurrent episodes of acute renal failure and hypertension secondary to intermittent vascular torsion of intraperitoneal renal allograft [J]. J Surg Case Rep, 2017, 2017(5): rjx033.

[6] GAMBHIR A, JAMES V M, KUMAR A, et al. Bilateral Crossed "Unfused" Renal Ectopia [J]. Clin Nucl Med, 2015, 40(10): 805-807.

[7] GROSS A J, FISHER M. Management of stones in patients with anomalously sited kidneys [J]. Curr Opin Urol, 2006, 16(2): 100-105.

[8] GUNERI C, TUNC L, KIRAC M, et al. Laparoscopic nephropexy with polymer clips [J]. JSLS, 2014, 18(1): 116-119.

[9] HE B, MITCHELL A. Laparoscopic donor nephrectomy for ectopic kidney [J]. Transplant Proc, 2012, 44(10): 3051-3054.

[10] HUBNER W A, SCHLARP O, RIEDL C, et al. Laparoscopic nephropexy using tension-free vaginal tape for symptomatic nephroptosis [J]. Urology, 2004, 64(2): 372-374.

# 第二十四章

# 肾囊性疾病与外科治疗

## 第一节　单纯性肾囊肿

### 一、概述

单纯性肾囊肿(simple cysts of kidney)是发生于肾实质的散发的囊性肿块,多为椭圆形或圆形,边界清楚,表面有扁平立方上皮覆盖,内含漏出液样或淡黄色囊液,与肾单位不相连;可为单发或者多发、单侧或者双侧发病。

单纯性肾囊肿可发生于胎儿时期,出生后部分患儿肾囊肿可消失;成人随着年龄增加,发病率也随之增加,有研究发现40岁的发病率为20%,60岁的发病率为33%。大部分研究提示男性和女性发病率相同。

### 二、病因与病理

单纯性肾囊肿绝大多数为非遗传性疾病,极少数为遗传性疾病,可能是常染色体显性遗传。因为囊壁随着年龄增大而增加,它们曾经被认为是一种获得性疾病,有研究发现大于60岁的患者远端小管和集合管显著扩张膨胀,可能形成大的囊肿。单纯性肾囊肿的大小不一,从小于1cm到大于10cm不等,大部分直径小于2cm。囊壁纤维化,厚度不一,不含肾组织。囊壁由单层扁平或者立方上皮构成。

### 三、诊断与鉴别方法

#### (一) 临床表现

由于单纯性肾囊肿患者一般无明显的临床症状,常为偶然发现,因此其诊断多依靠影像学检查。

单纯性肾囊肿一般无明显的临床症状,但当囊肿生长至一定大小或有囊内出血、继发感染使囊肿体积增大或压迫邻近的肾实质时,可引起局部症状或全身症状。常见的症状包括侧腹部或背部疼痛及镜下血尿,合并出血或感染时可表现为腰部胀痛、体温升高等全身感染症状;较大囊肿在查体时可触及腹部肿块,有一定活动度,伴有出血或感染时可出现肾区叩击痛。

#### (二) 影像学检查

1. 超声检查　超声为肾囊肿的首选检查方式,典型的肾囊肿超声表现为:①囊内无回声;②囊壁菲薄,光滑整齐,边界清晰;③透声性好,囊后回声增强(图24-1);④当继发感染时,囊壁增厚,病变区可出现细回声;伴有出血时,病变区回声增强;当囊壁显示不规则回声或有局限性回声增强,囊壁较厚或伴有分隔的囊肿时,应警惕恶性变的可能(图24-2)。

2. 影像学检查　包括泌尿系X线片(kidney-ureter-bladder,KUB)及静脉尿路造影(IVU)。单纯性肾囊肿在KUB及IVU上无特异性表现。当囊肿较

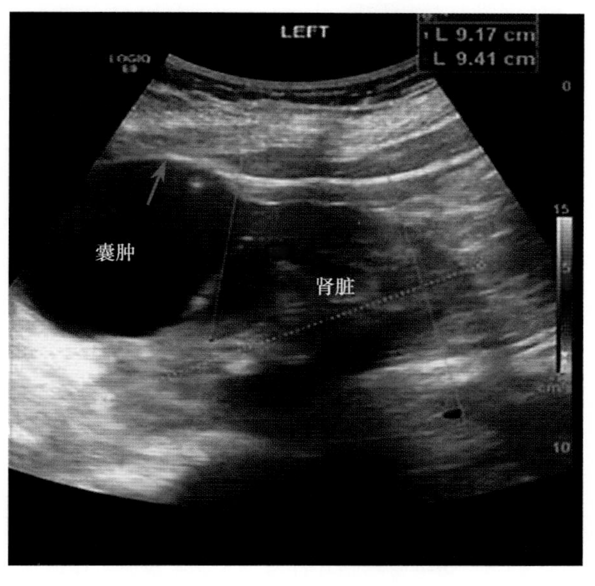


图24-1　单纯性肾囊肿超声表现:壁薄且光滑、内部透声性好

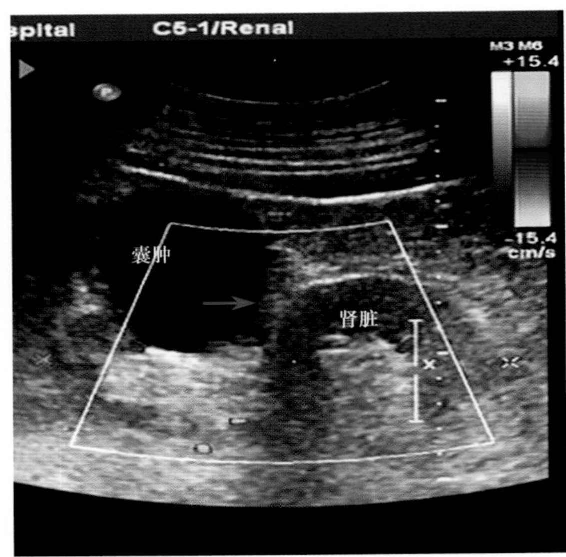


图 24-2　复杂肾囊肿超声表现：囊壁不光滑、局部增厚，内部可见分隔

大或者合并出血感染时，KUB 上可显示肾脏影增大、局部可见圆形或椭圆形低密度影；当囊肿压迫肾集合系统时，IVU 上可显示肾集合系统扩张及弧形压迹（图 24-3）。

3. CT 与 MRI 检查　CT 平扫尤其是增强 CT 有助于肾囊肿的诊断和鉴别诊断。相对于超声和 CT 来说，MRI 对肾囊肿的诊断价值较低，但它有助于了解囊液的性质。单纯性肾囊肿的 CT 诊断标准包括：①病变区边界清晰，囊壁菲薄光滑；②圆形或椭圆形；③密度均一，密度值范围为 -20~+20HU，类似于水的密度，增强扫描时囊肿内无强化（图 24-4）。

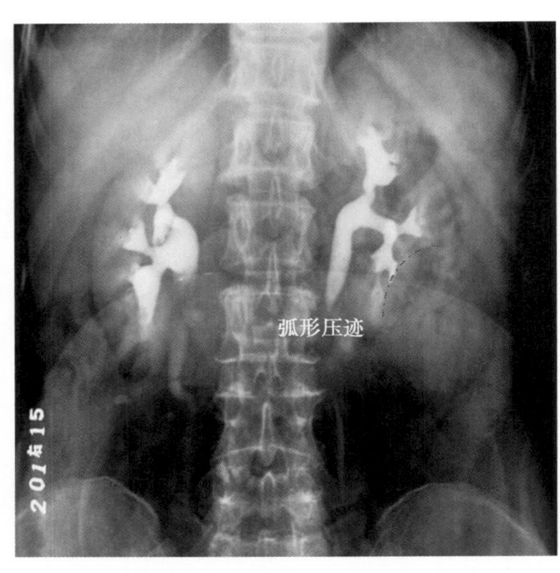


图 24-3　较大肾囊肿 IVU 表现为较大囊肿可压迫集合系统，IVU 上可显示为集合系统的弧形压迹

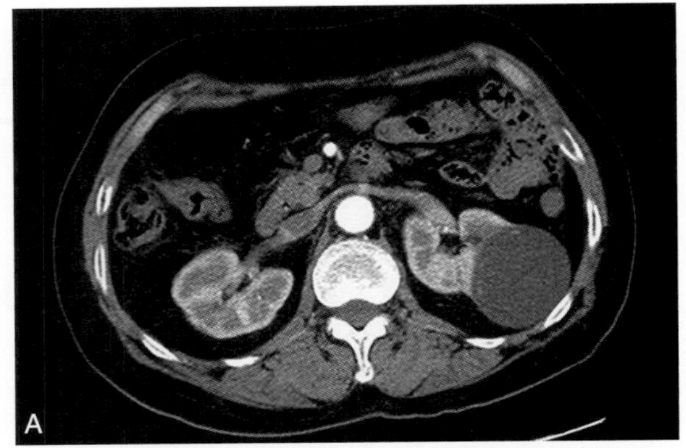


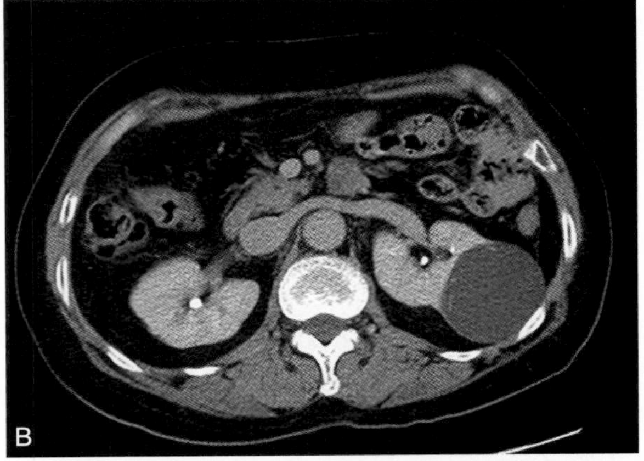


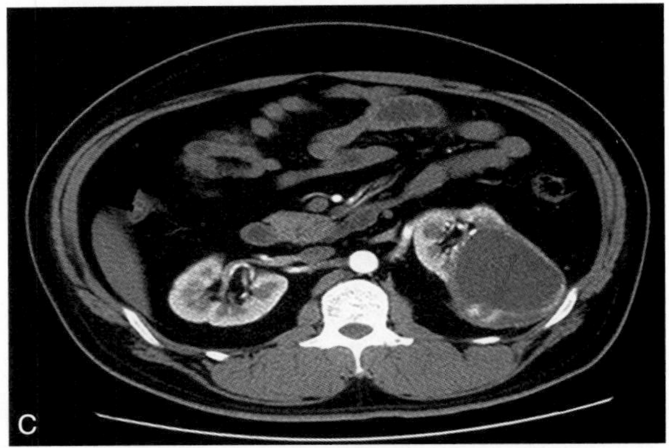


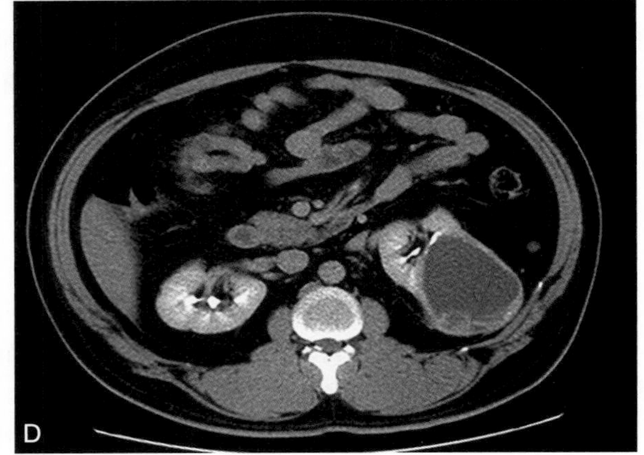


图 24-4　单纯性及复杂性肾囊肿的 CT 表现

A、B. 单纯性肾囊肿囊壁无被强化、造影剂不进入囊腔；C、D. 复杂性肾囊肿囊壁较厚、局部可见强化效应。

### （三）鉴别诊断

1. 肾积水　局部梗阻引起的肾集合系统扩张，类似囊肿的表现，但多继发于结石，可通过 B 超及 CT 检查可予以鉴别，且增强 CT 可见造影剂进入。

2. 肾盏憩室　肾盏憩室在影像学上多表现为集合系统周围的无回声或低密度病灶，但增强 CT 检查可见造影剂进入，是重要的鉴别点之一。

3. 多囊肾　多为遗传性疾病，影像学上表现为肾脏多发无回声或低密度灶、不被强化、无正常肾结构。

4. 重复肾　重复肾患者上位肾易发生积水，因此肾上极较大的囊肿需与重复肾鉴别，重复肾在 B 超及 CT 上可显示重复的集合系统。

5. 复杂肾囊肿　为判断囊肿是否需要手术治疗，Bosniak 在 1986 年提出了囊肿的分类方法，并于 1997 年进一步完善，在 2003 年进一步改进（表 24-1）。

表 24-1　Bosniak 囊肿分类方法

| Bosniak 囊肿分类 | 影像学表现 |
|---|---|
| Ⅰ型 | 单纯性肾囊肿，良性。CT 表现：①类圆形，无壁；②均匀水样密度灶（CT 值 0~20HU）；③边界清晰，边缘光滑锐利；④增强扫描无强化 |
| Ⅱ型 | 轻微复杂肾囊肿，良性（包括分隔性囊肿、微小钙化囊肿、感染性囊肿、高密度囊肿）。CT 表现：①囊壁薄而均匀，分隔少（1-3 个）而细小（<1mm）且规则；②囊壁或分隔可有细小钙化；③囊壁或分隔可有轻微强化 |
| Ⅱ F 型 | 囊壁钙化且比Ⅱ型增厚和有结节，囊间隔轻度强化 |
| Ⅲ型 | 较复杂肾囊肿，性质不定，包括良性及恶性（如：多房囊性肾肿瘤、复杂分隔肾囊肿、慢性感染性肾囊肿、囊性肾癌）。CT 表现：①囊壁或分隔厚（>1mm），且不规则，分隔少（1~3 个）而细小（<1mm）且规则；②分隔增多（≥4）囊壁或分隔有较多钙化，囊壁可有较小的实性成分；③囊壁或分隔强化明显 |
| Ⅳ型 | 恶性囊性肿块，主要是囊性肾癌。CT 表现：①具有Ⅲ型囊肿的特点；②邻近囊壁或分隔有独立存在的软组织成分 |

## 四、手术适应证与术前准备

1. 手术适应证　①单纯性肾囊肿直径 >4cm；②对肾实质及集合系统造成压迫，影响肾功能者；③肾囊肿合并有高血压、血尿及伴有发热、腰痛者；④囊肿压迫肾盂肾盏或向外突出引起肾盂输尿管梗阻者。

2. 术前准备　①常规检查包括：血常规、尿常规、肝功能、肾功能、凝血功能、血糖、心电图和胸部 X 线片等；②术前应常规做肾脏 B 超和肾脏平扫或增强 CT 检查，以了解肾囊肿大小、位置及是否与肾集合系统相通，必要时行静脉尿路造影（IVU）；③肠道准备及抗生素：如术前不合并感染，不主张围手术期使用抗生素；④目前不主张针对该类患者术前进行清洁灌肠，但在术前 2 小时以上可饮用 200ml 水或含有碳水化合物的液体。

## 五、手术方式与操作要点

肾囊肿治疗的主要方式包括：腹腔镜手术、开放手术、囊肿穿刺硬化术及经皮囊内入路电切去顶术。随着微创技术的进步及手术器械的改进，腹腔镜囊肿去顶术已成为肾囊肿主要的治疗方式，具体包括：后腹腔镜肾囊肿去顶术、经腹腹腔镜肾囊肿去顶术及单孔腹腔镜肾囊肿去顶术，开放手术目前较少应用。囊肿穿刺硬化术适用于有症状且不能耐受腔镜手术的患者。

### （一）腹腔镜囊肿去顶术（以后腹腔镜手术为例）

1. 麻醉和体位　采用气管插管全身静脉复合麻醉，留置导尿管。取健侧卧位，升高腰桥。

2. 手术操作步骤与要点　①制备腹膜后操作空间和放置套管；②暴露肾囊肿：纵向打开肾周筋膜和肾周脂肪囊至肾脏表面；结合 CT 沿肾实质表面进行分离，暴露囊肿及周围肾实质（图 24-5）。游离囊肿过程中尽量避免囊壁破裂，若囊肿过大可先游离出一部分囊壁并切开，用吸引器吸尽囊液，再提起囊壁继续游离，直至完整暴露囊肿与周围肾实质边界（图 24-6）；③囊肿去顶：距肾实质边界约 0.5cm，环形

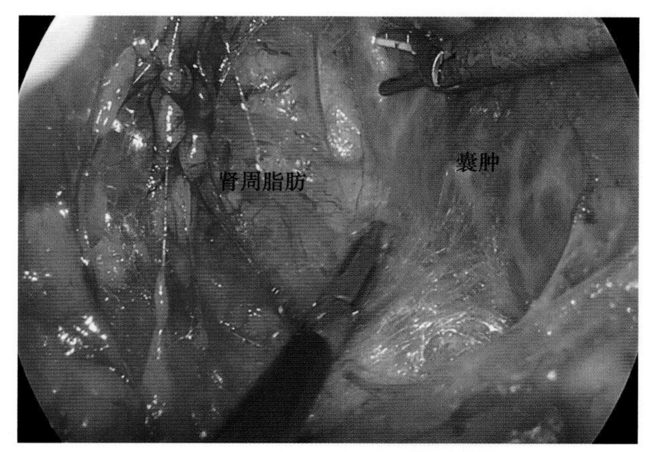


图 24-5　打开肾周脂肪，紧贴囊壁游离囊肿

切除囊肿壁（图 24-7），切缘止血，同时观察基底部及囊壁（图 24-8，图 24-9），如发现可疑病变，予以快速冰冻活检；④取出切除之囊肿壁，确认无活动性出血后，留置引流管 1 枚，游离创面较小的患者亦可不留置引流管。

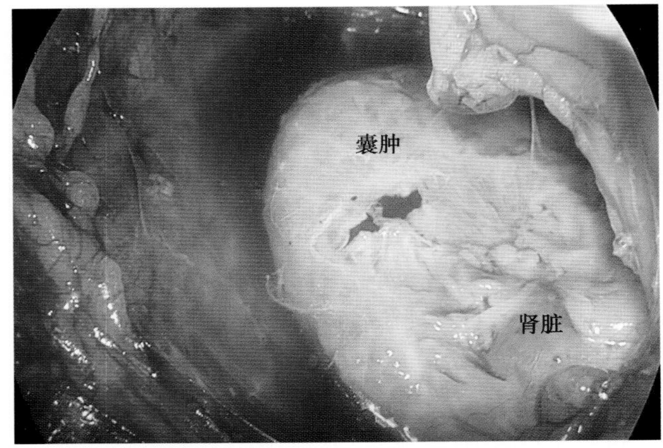


图 24-6 打开囊壁，释放囊液

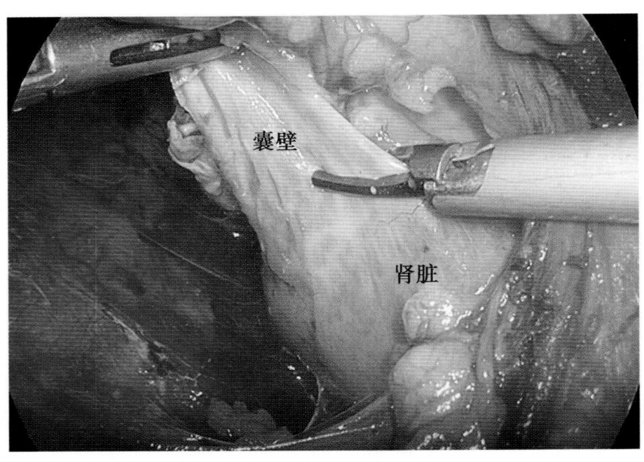


图 24-7 在距肾实质边界 0.5cm 处切除囊壁

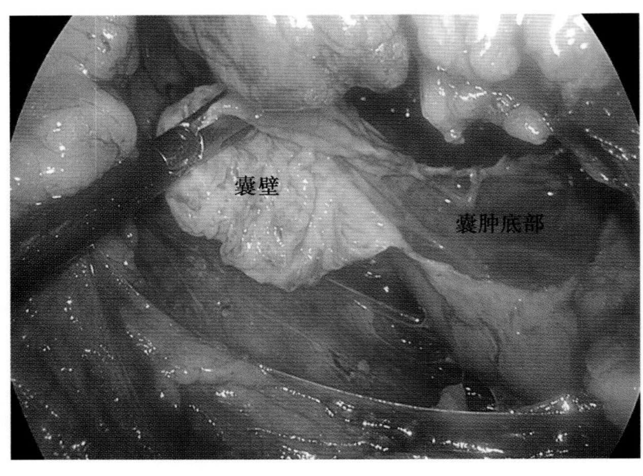


图 24-8 观察囊肿基底部及囊壁

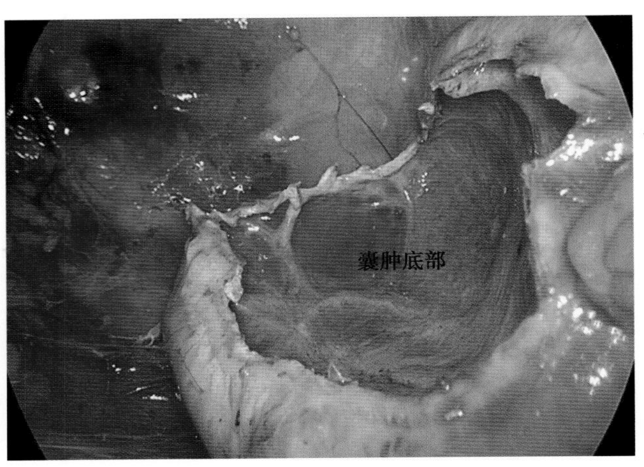


图 24-9 囊壁切缘止血

**（二）开放手术**

①第 12 肋间小切口或腰部小切口，暴露肾脏，且游离囊肿部位；②穿刺抽出部分囊液后，剪除囊壁顶部变薄部分，切缘充分止血；③囊壁若有可疑病变，应做冷冻切片检查。

**（三）囊肿穿刺硬化术**

①在局部麻醉下 B 超引导确定囊肿的位置，寻找囊肿最薄的位置为穿刺点；②穿刺成功后，留取囊液以备实验室检查，留置或不留置引流管；③注入硬化剂，注入硬化剂的量为囊液量的 1/4~1/3 为宜，并保留 5 分钟；为防止囊液对硬化剂的稀释，可反复 2~3 次注入硬化剂；④常用的硬化剂包括：高浓度乙醇（>95%）、磷酸铋、四环素（10% 浓度）、甲醛、明矾类收敛剂等。

**（四）经皮囊内入路电切去顶术**

1. 概述　经皮囊内入路电切去顶术既往有相关的文献报道。Gelet 等报道了利用经尿道前列腺电切镜切除 6 例有症状的良性肾囊肿的囊肿壁。在随访中，4 例患者没有影像学复发，6 例患者术后均无症状。Plas 和 Hubner 报道了 10 例经皮穿刺切除囊肿的患者的长期随访结果。在平均随访 46（26~66）个月后，5 例囊肿完全消失，2 例囊肿残留，3 例长出新的囊肿，所有 10 例患者无临床症状。我国何朝辉、李逊等报道了微创经皮肾技术治疗单纯性肾囊肿 18 例，其采用经皮肾穿刺囊肿后利用输尿管镜配合电切技术切除囊肿壁，手术均成功，手术时间短，无明显并发症，术后随访有 5 例患者复发。2011 年威海市立医院王军等对单纯性肾囊肿的患者施行经皮囊内入路电切去顶术。因电切镜视野清晰，放大倍数较大，且操作简便，适合肾囊肿这种不需要复杂操作的病例，王军等经过改良，使该术式成为低侵袭性的、彻底的手术方式。该术式只需一个操作孔，一名医师操作，采用经皮囊内入路电切去顶术的方式进入病变组织，由于囊液蛋白质含量较高、张力较大，囊液不会自主流失，需注射器回抽后方能确定穿刺是否成功。同时，利用筋膜扩张器扩张通道时，囊液亦不会丢失，穿刺通道迷失的可能性较小。对肾周组织的游离采用经尿道前列腺剜除术的方式进行，仅游离肾囊肿囊壁外的肾周脂肪，边剥离边电凝止血，对肾脏整体无解剖学破坏。电切囊壁时要密切观察囊壁与肾实质之间的界限，切忌盲目电切，造成肾实质血管大出血。而且该术式可观察囊肿囊内情况，便于发现隐藏于囊肿内的影像学无法发现的其他病变，如肿瘤等。

2. 术前评估与准备　①完善入院相关检查，如血常规、尿常规、肝肾功能、凝血功能、胸部 X 线片、心电图、乙肝、丙肝、梅毒、HIV 等相关基础术前检查，排除手术禁忌证；②行双肾 CT 平扫 + 强化，排除其他占位性病变；③手术室需等离子电切设备、超声引导穿刺设备、穿刺针、负压吸引设备、监视设备等手术设备。

3. 操作步骤与技术要点　①患者应用全身麻醉或硬膜外麻醉。②麻醉成功后取健侧卧位，常规消毒铺巾。连接手术器械。③在超声引导下利用穿刺针穿刺进入肾囊肿内，回抽见囊液后，置入导丝。切开皮肤约 1cm，利用筋膜扩张器扩张至所需要的管径，沿导丝置入等离子电切镜末端连接吸引设备，灌注等渗液，观察囊肿囊内及囊外情况，如果没有异常，找到并确认囊壁与肾周脂肪之间的间隙后，用镜鞘沿此间隙进行分离后，暴露肾囊肿肾外部分，利用环状电极或针状电极切除多囊壁(图 24-10~图 24-13)。彻底止血后，取出切除的囊壁送病理检查，腹膜后留置引流管并将患者送至麻醉恢复室(视频 23)。

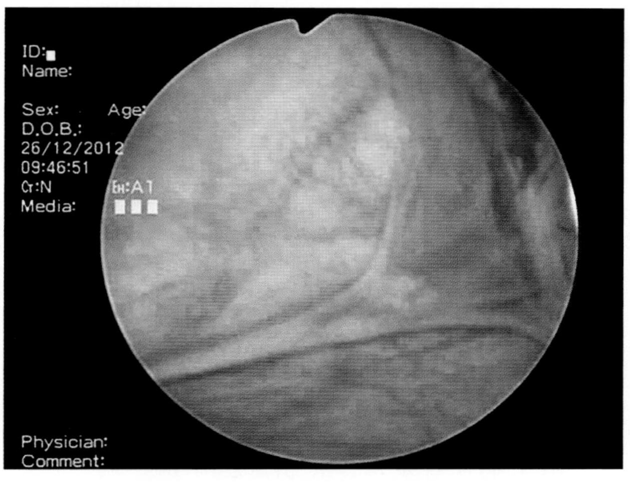


图 24-10　囊内紧贴肾脏的囊壁

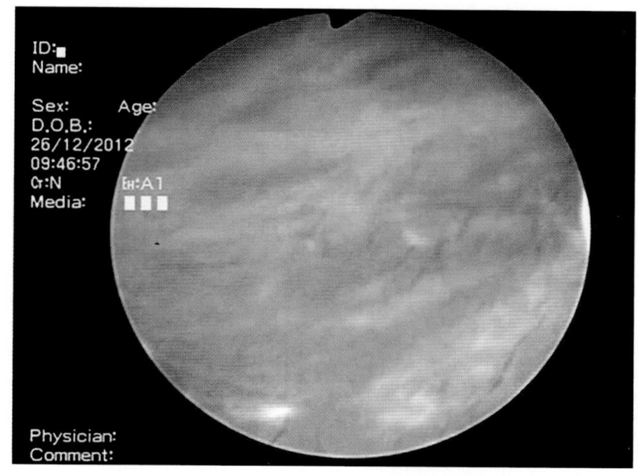


图 24-11　囊内凸于肾轮廓外的囊壁

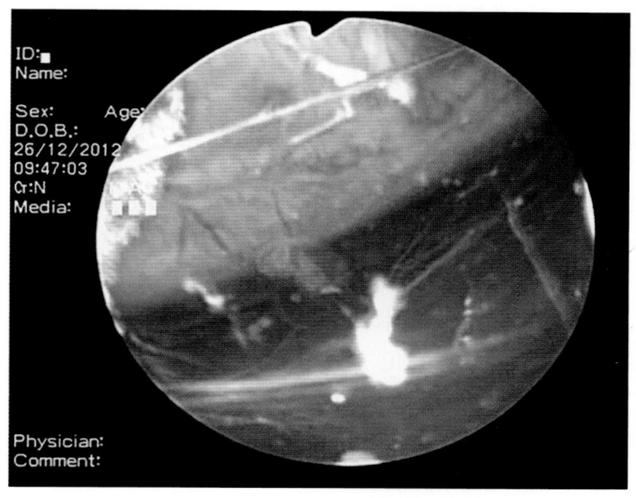


图 24-12　分离囊壁与肾周脂肪

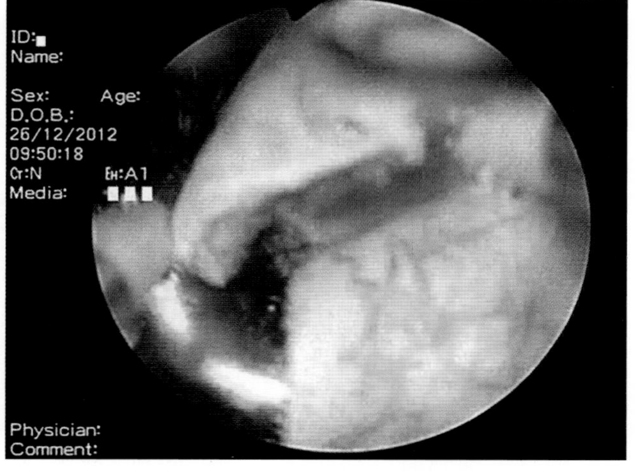


图 24-13　电切囊肿壁

视频 23 经皮囊内入路电切去顶术

4. 术式评价 经皮囊内入路电切去顶术在某些方面优于腹腔镜肾囊肿去顶术，其手术方式安全、可靠，视野清晰，放大倍数较大，术中损伤小，在手术时间、术中出血量、术后拔管时间及术后住院天数等方面优势明显，在经济方面优势更加明显。

笔者已完成42例手术，其中1例患者因术中出血中转开放手术，1例术中意外发现肾细胞癌终止手术，二期行肾部分切除术，术后恢复良好。其他40例手术均取得成功，术后病理结果均证实为肾囊肿。40例手术平均手术时间为45.6分钟，其中时间最长为125分钟，最短为15分钟。术后平均拔管时间为3.2天（范围2~15天），1例患者一度术中误入腹腔，术后留置引流管时间较长。术后平均住院天数为5.9天（范围2~21天）。患者（术前/术后）血钠、血钾及肌酐水平经配对样本$t$检验，差异无统计学意义（$P$值分别为0.81、0.17、0.07）。术后平均随访33个月（范围1~59个月），未见复发。需要说明的是，经皮囊内入路电切去顶术仍有一定的局限性，包括无法处理的腹侧的肾囊肿，有生理盐水吸收致循环血量增多的风险。但该术式能缩短手术时间，减少并发症发生的同时也避免了多个操作口、大切口、高难度的腹腔镜技术。该术式仍需广泛的临床病例及长时间的随访继续证实。其不足之处主要为：①无法提供广阔的视野范围；②需要一定的学习曲线；③该术式仍需大量临床病例实践、随访与评价。

（王军）

### 六、术后并发症与处理

#### （一）出血

囊肿在肾蒂附近游离时要特别小心，避免盲目分离，肾静脉小的属支出血可以采用压迫止血。如果出血比较多，镜下不能进行修补时要果断中转开放手术止血。切除囊壁时，与肾实质边缘保持约0.5cm的距离，避免切除过多造成切缘肾实质出血；尽量避免电灼囊肿壁基底部，避免损伤肾实质内的较大血管。

#### （二）集合系统损伤

常发生于单纯性肾囊肿去顶时对基底部囊肿壁过度电凝；或在处理肾盂旁囊肿及多囊肾时过度切除囊肿壁。术中如需对囊肿基底部进行活检，切勿取材太深，以免损伤集合系统；或造成出血电凝后集合系统损伤。如术中发现损伤，可用5-0可吸收外科缝线修补。如术后出现集合系统损伤，需留置双J管和导尿管，保持膀胱低压和引流通畅，常可愈合。

#### （三）邻近脏器损伤

多由于镜下解剖不熟悉和/或操作不熟练引起，可损伤胸膜、十二指肠、胰尾、结肠、肝脏及脾脏等，常见于初学者。预防此类并发症的关键在于手术者应提高警惕性。一旦发生，按外科相关原则处理。

#### （四）经皮囊内入路电切去顶术的并发症

1. 切口感染或腹膜后感染 发生率较低，术前30分钟应用抗生素预防感染，并持续至术后48小时。

2. 腹腔冲洗液残留 少数位于腹侧的囊肿，因腹膜非显性损伤可出现冲洗液意外流入腹腔，若冲洗液过多并引起患者腹胀不适时，可行腹腔穿刺放置引流管引流处理，通常术后第1天即可拔除。

3. 电解质紊乱 患者腹膜后灌注等渗液有致电解质紊乱或循环血容量增加的风险，术后需严密监测患者电解质变化，根据电解质结果适时调节，保持患者水电解质平衡。

4. 术中出血 极少数情况因穿刺损伤或术中意外损伤导致的出血患者，根据出血或输血情况判断，酌情考虑实施开放手术或肾脏动脉介入栓塞治疗。

## 第二节 良性多房性肾囊肿

### 一、病因与病理

幼儿肾脏出现的多房性囊肿多为良性多房性囊肿（benign multilocular cyst），其与多房性囊肿并部分分化的肾母细胞瘤、多房性囊肿并肾母细胞瘤结节及囊性肾母细胞瘤共同组成一个系列疾病，良性多房性囊肿位于该系列疾病一端，囊性肾母细胞瘤位于另一端。

该病的发生经组织解剖研究证明，肾集合管开口于囊腔，集合管的分支数明显减少。此种异常完全是由于集合管发育停止引起的。这些病变体积较大，周围有被膜覆盖，邻近的肾实质被压迫，有的病变会突出到肾外或者是长到肾盂中。“房性囊肿”的直径从几毫米到几厘米，之间不相通，内含无色或淡黄色、黄色囊液，周围是立方细胞或矮柱状细胞。

## 二、诊断与鉴别方法

该类疾病的诊断主要依靠影像学检查，包括静脉尿路造影、超声、CT、MRI、囊肿穿刺抽出囊液并进行造影剂注射造影及动脉造影。

**（一）诊断要点**

1. 超声检查　典型的超声表现为囊间分隔回声增强伴有“房”内回声减弱，“房”内有细胞碎片时回声增强。

2. CT 表现　囊间分隔比实质密度低；如果含有黏液瘤时，表现类似实质脏器。

3. DSA　动脉造影时可以看到血管增多表现。

4. 囊肿穿刺　可以发现无色或黄色囊液，造影剂只能进入细针经过的“房”，因为“房”间无交通。

**（二）鉴别诊断**

1. 单纯性肾囊肿　B 超和 CT 检查显示肾实质内囊性肿块，但 B 超检查为均质的液性暗区。CT 检查为一圆形、薄壁而光滑的单纯性囊性肿块，无分隔的小房形成。

2. 成人多囊肾　成人多囊肾多为双侧，往往有家族史，可有血尿及腰腹部囊性肿块。如为单侧时应作鉴别。常同时有肝、胰、脾等脏器的多囊性改变。肾功能呈慢性进行性减退。IVU 示患肾明显增大，肾盂肾盏伸长变形，呈蜘蛛脚样。B 超和 CT 示整个肾盏呈弥漫性囊性改变。

## 三、外科治疗原则

良性多房性囊肿、多房囊性部分分化肾母细胞瘤、多房囊性肾细胞癌（renal cell carcinoma，RCC）的治疗方法是肾切除。如果病变位于局部，可以行肿瘤剜除术或部分肾切除术。在儿童多房性囊肿的治疗上需要考虑以下两点：①对侧泌尿系是否正常；②是否合并肾母细胞瘤。幼儿多房性囊肿的治疗方法是肾切除术。如果术后病理检查结果提示为囊性肾母细胞瘤，则需要根据分期，按照美国肾母细胞瘤研究组的建议进一步治疗。

# 第三节　多囊性肾发育不良

## 一、胚胎学发病因素

多囊性肾发育不良（multicystic dysplastic kidney）是一种严重的非遗传性肾发育不良。多囊性肾发育不良没有肾脏结构，没有肾盂集尿系统。典型表现为葡萄串状囊肿，囊肿之间为基质。肾脏大小不一，可表现为正常肾脏大小，亦可表现为巨大充满腹腔者。当多囊性肾发育不良伴有可以分辨出来的肾盂时，则称为多囊性肾发育不良的肾盂积水。

多囊性肾发育不良是一个动态发展的疾病过程，肾脏某些区域高表达与肾脏形成和抗凋亡相关基因（例如：*IGF2*，*WT1*，*PAX2*，*WNT4*，*BCL2*），而其他区域缺乏这些基因的表达进而导致细胞死亡增加。多囊性肾发育不良的肾脏和囊肿的大小取决于以上两个因素的平衡失调。

## 二、诊断与鉴别方法

**（一）临床表现与特征**

多囊性肾发育不良是肾囊性疾病的最常见类型，是婴儿腹腔肿块的最常见原因。在症状较轻的患者中，许多是成人因为腹痛、血尿、高血压和其他症状进行检查时偶然发现的。左肾多囊性肾发育不良多于右侧，男性单侧与双侧多囊性肾发育不良的比例为 2.4∶1，女性双侧同时发病的概率是男性的 2 倍。

**（二）影像学检查**

1. 超声　多囊性肾发育不良肾病的典型超声表现为患肾肿大，失去正常形态，内部有多个囊性暗区，大小不一且互不相通，可见少量肾皮质或无肾皮质，临床诊断较易。

2. CT　影像学的研究结果认为多囊性肾发育不良的囊肿互不相通。事实上，当向囊肿内注入造影剂时，可发现造影剂常常通过管道网进入其他囊腔。表现特点为肾区见多房性呈水样密度的囊肿，大小不一、数目不等，其间可见厚薄不一的间隔，无明显肾盂结构。囊壁和囊肿间隔可见钙化。增强后囊性部分无明显强化，实质部分可有中度强化，代表肾脏发育不良的成分，对侧肾脏体积一般大于正常。

3. MRI　显示一侧腹膜后肾窝内外多个无规则排列的囊，呈长 $T_1$ 长 $T_2$ 信号。本病同多房囊性肾肿瘤的影像学表现类似，鉴别诊断比较困难，往往需要通过病理诊断证实。

4. 同位素检查　在难以诊断的患者中，同位素检查比较有意义。二巯丁二酸（dimercaptosuccinic acid，DMSA）扫描有助于鉴别肾积水和多囊性肾发育不良。

### 三、外科治疗原则

多囊性肾发育不良的治疗原则是切除患肾并尽可能低位切除输尿管。腹腔镜手术具有损伤小、术后恢复快、疗效肯定的优点，是外科治疗的首选方法。

随着B超作为产前诊断检查的普及，我们能比较容易且确切地发现一侧或两侧肾发育不良的胎儿。此类患儿出生后进行定期随访，对于早期出现血压增高的单侧肾脏发病的患儿，如健侧功能、解剖正常，确诊后可行单侧发育不良肾切除术。

## 第四节　肾盂旁囊肿和肾窦囊肿

### 一、病因与病理

肾盂旁囊肿（peripelvic cyst）和肾窦囊肿（renal sinus cyst）是指囊肿位于肾门周围或位于肾窦内，但两者的来源不相同：①肾盂旁囊肿是指邻近肾盂或肾门处的、来源于肾实质的单纯性肾囊肿；②肾窦囊肿指的是肾门内其他囊肿，即那些不是来源于肾实质，而是来源于肾窦的其他结构如动脉、淋巴、脂肪等组织构成的囊肿。依据组织学分型，肾盂周围的囊肿分为尿源性囊肿（肾盂旁囊肿）和非尿源性囊肿（肾窦囊肿）。尿源性囊肿即起源于肾实质并向肾窦肾门生长的单纯性肾囊肿。非尿源性囊肿（肾窦囊肿）又可分为淋巴性和浆液性囊肿，目前病因尚不完全清楚，多由先天性因素引起，但大多数发病在50岁以后，常有尿路感染、梗阻或结石病史。究其原因，可能是肾窦淋巴管的慢性炎症、梗阻，局部淋巴管扩张所致。肾窦局部的血管性疾病或血管失用性萎缩也可造成浆液渗出至肾窦，局限于该处而形成浆液性囊肿。

### 二、诊断方法

#### （一）临床表现

本病多见于50岁以上的患者，无症状的肾盂旁囊肿患者男女比例相近，有临床症状者则多见于男性。表现为腰部胀痛不适、血尿或高血压。

#### （二）影像学检查

1. 超声　可见肾门附近有一液性暗区，但当囊肿延伸至肾窦内引起肾盂肾盏积水，或囊肿位于肾窦深处时，易误诊为肾盂积水。

2. IVU　表现为肾门旁或肾窦内有一圆形肿块压迫肾盂、肾盏或上段输尿管，出现弧形压迹、变形、移位或拉长；较小的囊肿可无上述改变。

3. CT　为最可靠的诊断方法，可显示肾盂旁边界清楚、均匀低密度的椭圆形包块，CT值为0~20HU，增强前后CT值变化不大（图24-14）。

#### （三）鉴别诊断

肾盂旁囊肿或肾窦囊肿位于肾窦内，较大囊肿可向肾门突出。应与肾脏积水鉴别，对于高密度的肾盂旁囊肿或肾窦囊肿，还应该特别注意与囊性肾癌、肾盂癌相鉴别。

### 三、手术适应证与术前准备

#### （一）手术适应证

囊肿较小无症状者，可定期复查，严密随访。对于囊肿较大，局部压迫肾盂肾盏出现临床症状者宜手术治疗。

#### （二）术前准备

除常规的术前准备外，还应注意以下两点：①术前推荐行增强CT检查，其有助于明确诊断并进行鉴别诊断，尤其是通过增强CT可明确囊肿的位置、大小、数量及其与周围血管、肾集合系统的关系；②拟行逆行输尿管软镜手术的患者，可预先留置双J管1~2周，以备术中顺利留置输尿管软镜鞘。

### 四、手术方式与操作要点

肾盂旁囊肿和肾窦囊肿的治疗方式包括开放手术、腹腔镜手术、腔内手术及B超引导下的穿刺硬化术。

#### （一）开放手术

传统的开放囊肿去顶、脂肪填塞等手术，对机体损伤较大，目前应用正逐渐减少。

#### （二）腹腔镜手术

目前腹腔镜手术已作为治疗肾盂旁囊肿或肾窦囊肿的首选手术方式，其手术入路有两种：①经

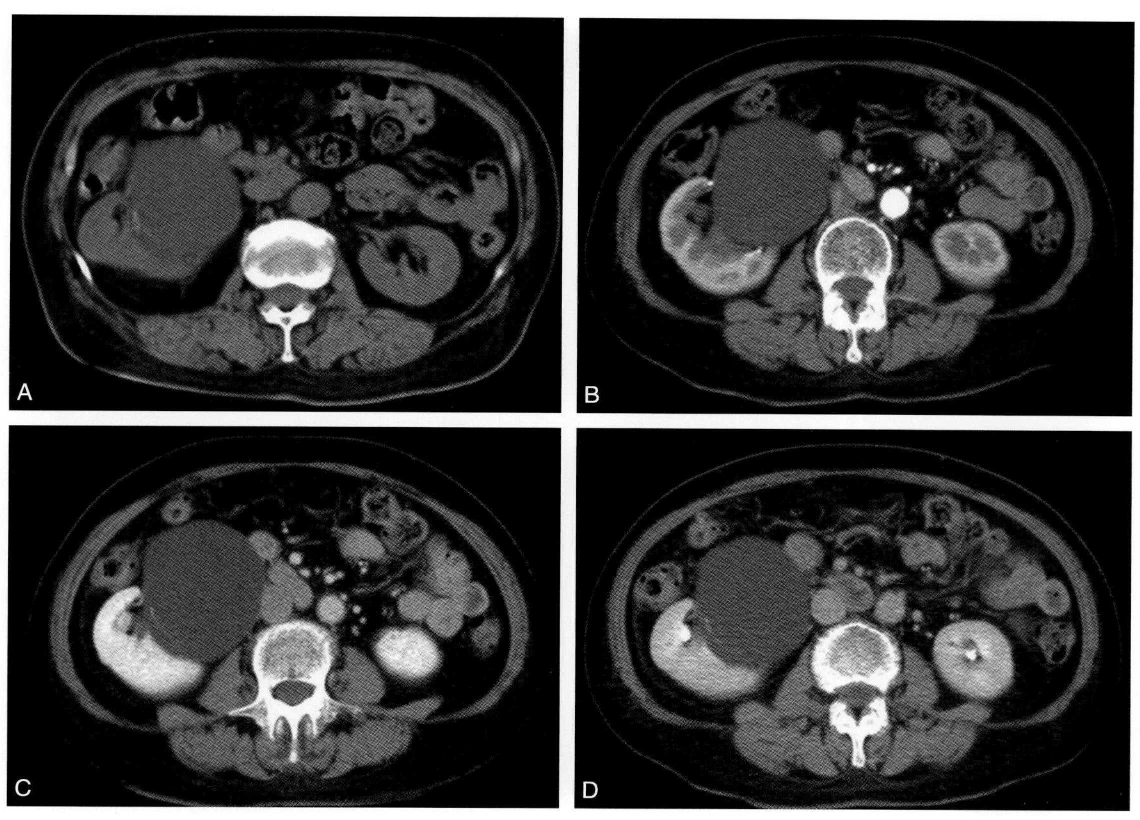

图 24-14　肾盂旁囊肿 CT 表现

A. CT 平扫显示肾门处囊性结构；B、C. 动脉期和实质期，囊壁无强化；D. 排泄期，囊内无造影剂进入。

腹腔途径：优点是解剖清晰，易于操作，可以同时处理双侧病变；但肾盂旁囊肿往往位于肾脏背侧面，腹侧面有肾蒂血管覆盖，暴露较困难，有损伤肾蒂血管的危险，且对腹腔有一定干扰，腹腔内手术、创伤、感染等病史限制了腹腔镜的应用；②经腹膜后途径，对腹腔脏器干扰及损伤概率小，但腹膜后间隙小，尤其是处理该类囊肿时应注意保护输尿管及肾蒂血管。

### （三）腔内手术

该类手术主要是指通过逆行的输尿管软镜技术将囊肿与肾集合系统联通，主要适用于囊肿合并明显肾积水的患者。该手术应注意以下几点：①术前留置双 J 管 1~2 周有助于提高输尿管软镜手术的成功率；②手术应全面仔细观察肾集合系统，寻找囊肿向集合系统最突出的部位进行钬激光切开，切开的口径应尽可能大，笔者认为至少应大于 1cm；③术中使用钬激光内切开时，有三个明显的层次，即肾盂壁、肾窦内疏松组织及囊肿壁，应仔细辨认，并避免肾窦血管的损伤；④手术将双 J 管肾端留置在囊肿内，保留 1 个月以上。

### （四）B 超引导下的穿刺硬化术

由于囊肿位于肾窦周围，毗邻肾蒂血管，穿刺硬化时容易损伤血管造成大出血。因此，在选择该术式时要谨慎考虑其利弊。

## 五、术后并发症与处理

1. 出血　由于囊肿位于肾门周围或位于肾窦内，因此开放或腔镜手术时易出现血管的损伤，造成不同程度的出血。对于较小的血管出血可通过电凝止血处理，对于较大血管的出血必要时开放手术止血。

2. 漏尿　主要是因为肾集合系统或输尿管损伤引起，术中及时发现并修补有助于防止此并发症，术前留置输尿管支架并向肾集合系统输注含有亚甲蓝的生理盐水有助于术中判断。术后发现的漏尿可通过留置双 J 管进行缓解。

## 第五节　肾盏憩室和肾盂憩室

1841 年 Rayer 等首先描述了肾盏憩室(calyceal diverticulum)和肾盂憩室(cdiverticulum of renal pelvis),指的是位于肾实质内的囊腔结构,该囊腔内覆盖有移行上皮细胞,并经狭窄的通道与肾盂或肾盏相通,憩室无分泌功能,其内液体为尿液。肾盏憩室和肾盂憩室多为单发,亦可为多发,可发生于肾脏的任何部位,以肾上盏憩室最为常见。

### 一、病因及分型

肾盏憩室和肾盂憩室的病因尚不清楚,按其发生机制分为先天性憩室和继发性憩室:①先天性憩室的形成原因是胚胎发育异常。在胚胎早期,一些输尿管的第 3 段及第 4 段分支形成,之后又有序退化,若其持续存在成为一个单独的分支则可能形成肾盏、肾盂憩室;②继发性憩室的形成原因主要包括感染及反流,一些患者的肾盏憩室可在急性上尿路感染后出现,提示憩室可能是小的局限性皮质脓肿破溃入集合系统而形成,或为儿童期肾盂内压增高、尿液反流所致。Amar 等报道,在有膀胱输尿管反流的儿童中,肾盂肾盏憩室的发病率明显增高。其他原因包括结石梗阻、肾损伤、肾小盏周围的括约肌失弛缓症、痉挛或功能失调等。

肾盂、肾盏憩室常见有两种类型:Ⅰ型憩室,最常见,常位于肾盏的杯口内,与肾小盏相连,多在肾的一极,以肾上极最为常见,通常较小,1mm 至数厘米不等。偶尔也可为大憩室,此型憩室长期随访多无症状;Ⅱ型憩室,与肾盂或邻近的大肾盏相连,多位于肾的中央部位,形状较大,且常有临床症状。

### 二、诊断与鉴别诊断

#### (一)临床表现

多数单纯性肾盂、肾盏憩室无临床症状,仅在影像学检查(静脉尿路造影)时偶然发现。因此,憩室的诊断多以影像学诊断为主。大多数憩室无临床症状,当憩室继发感染或结石时,可出现腰痛、肉眼血尿、脓尿、发热及尿频、尿急、尿痛等表现。不伴结石者少有尿路感染症状。症状表现的严重程度与憩室的大小无关,一些小的肾盏憩室,也可引起明显的腰痛。由于肾盏憩室通道狭窄,结石极少能通过憩室颈排入肾盏,如有排石常会出现肾绞痛表现。憩室合并结石时,表面的肾实质常形成瘢痕或萎缩。瘢痕形成常导致憩室通道闭合。此时,结石位于肾实质的腔内并与集合系统完全分隔。憩室通道闭合可引起急性感染和肾脓肿。肾上极的憩室脓肿常会导致有症状的胸腔积液。

#### (二)影像学检查

1. 超声　典型表现为肾实质边缘无回声,憩室颈部较难分辨,继发结石时可见随体位活动的强回声光团。

2. X 线检查　包括泌尿系 X 线片(KUB)及静脉尿路造影(IVU),IVU 检查憩室可表现为集合系统局部膨大,典型患者可见细长的憩室颈部。

3. CT　憩室在 CT 平扫上无特异性表现;当行增强 CT 检查时,在排泄期可见内含造影剂的局部膨大的集合系统(图 24-15)。

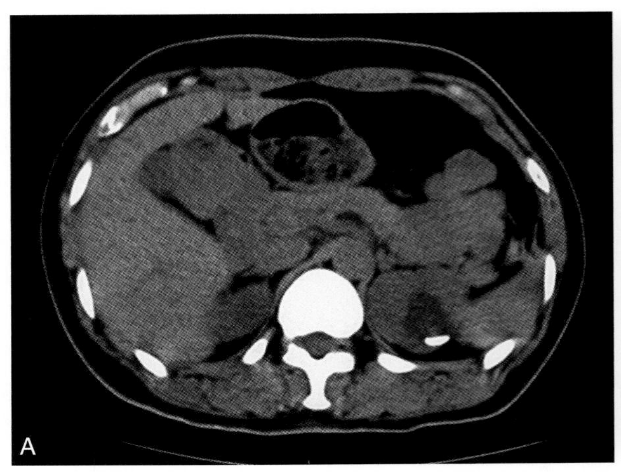

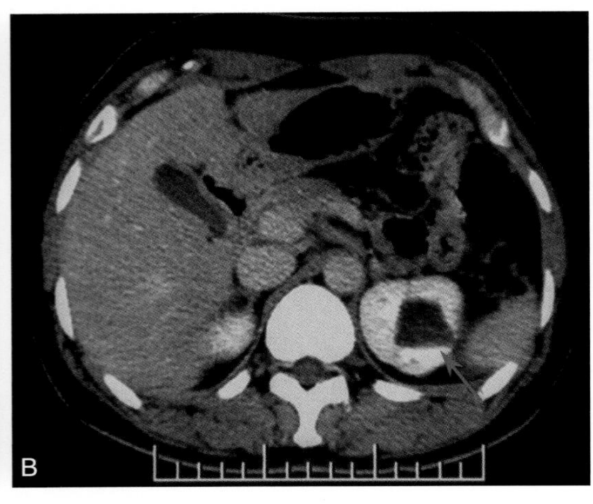


**图 24-15　肾盏憩室伴结石 CT 表现**

A. CT 平扫,左肾上极液性结构;B. 强化排泄期,可见造影剂进入。

（三）鉴别诊断

1. 肾盏积水　肾盏积水常由肾盏漏斗部炎症狭窄或结石梗阻引起，造影显示肾盏扩大、失去正常杯口状，且位于肾盏的正常位置，而憩室则在肾皮质区；肾盏积液的漏斗部常较长，而憩室更接近集合系统，其邻近的肾盏仍保持正常的外形。

2. 肾囊肿　当肾囊肿破入集合系统时，常出现与肾盏憩室相似的征象，但囊肿与集合系统间的通道宽大，囊壁薄而光滑。

3. 肾肿瘤　主要表现为肾盏受压变形、边缘不规则，常有充盈缺损。

4. 肾结核　肾结核空洞边缘不整齐，常合并肾盏虫蚀样改变，结核空洞往往是多个同时存在。结合肾结核的临床表现及尿内抗酸杆菌检查，则可作出鉴别。

## 三、手术适应证与术前准备

（一）手术适应证

当憩室引起以下明显症状时需手术治疗，如继发感染或结石时，可出现腰痛、肉眼血尿、脓尿、发热及尿频、尿急、尿痛等表现。

（二）术前准备

1. 尿常规　合并感染者可有镜下血尿、白细胞，严重时有肉眼血尿，需做尿细菌培养加药敏试验。

2. 血常规　感染严重时白细胞总数和分类可增高。

3. 在诊断中常采用静脉尿路造影，其延迟像多可发现造影剂在憩室中聚集。此外逆行造影、CT、MRI 有时也有一定帮助。

## 四、手术方式与操作要点

（一）开放手术

大多数学者仍赞同使用开放性手术治疗肾盏憩室，尤其对需彻底取净憩室内结石的患者。手术的方法很多，包括憩室去顶术、肾楔形切除术、肾部分切除术及肾切除术。

1. 对于肾上、下两极较大的肾盏憩室，肾实质有明显损害者，可行肾极或肾部分切除。如肾盏憩室内不能排除肿瘤者，或巨大的肾盏憩室造成肾功能严重受损时做肾切除术。

2. 憩室去顶术　该方法较为简单，关键在于确认憩室开口。对于易寻找者电灼憩室开口部并关闭憩室颈；估计术中难以看到憩室开口位置者，术前实施输尿管插管，术中注射亚甲蓝，皆有助于寻找憩室开口；术中未找到肾盏憩室通道开口，必须确保肾盂肾盏引流通畅，以防术后出现漏尿或憩室复发。

（二）腹腔镜手术

适用于憩室位于肾表面的患者。术中可采取憩室去顶，憩室囊壁电灼并关闭憩室开口。术前患侧插入输尿管导管，并通过导管注入亚甲蓝液有助于寻找憩室开口。亦可行腹腔镜下肾脏部分切除术治疗憩室。

（三）腔内手术

1. 逆行输尿管镜手术　该手术多使用输尿管软镜，术中寻找到憩室开口后，使用钬激光将憩室口打开，憩室口打开的大小尚无文献证据，笔者认为术中应尽可能将憩室口扩大，结石取净后将双 J 管肾端留置在憩室腔内，有助于防止憩室口再次闭塞，双 J 管留置 1 个月以上。术中亚甲蓝液的使用有助于寻找憩室口。

2. 经皮肾镜手术　该手术适用于憩室内结石较大逆行输尿管镜手术处理结石困难的患者，或者逆行输尿管镜手术失败的患者；但憩室位于肾腹侧的患者为相对禁忌。术中将结石清除后，应寻及并扩大憩室口，并将肾造瘘管通过憩室口留置在肾集合系统内，并保留 2 周以上。

## 五、手术并发症与处理

感染和漏尿是憩室术后的主要并发症。感染主要是由于术后尿液引流不畅导致，但长时间放置输尿管支架管和肾造瘘管引流又增加感染的可能性，这两者在某种程度上是一种矛盾的关系，应在加强控制感染的基础上，放置引流管不短于 2 周，带管期间定期行 B 超检查，确保引流通畅。漏尿发生后，引流管留置时间应延长至引流消失或窦道自行闭合。

（齐士勇）

# 第六节　髓质海绵肾

## 一、概述

髓质海绵肾（medullary sponge kidney，MSK），又称髓质囊性病、Cacchi-Ricci 病或肾盏前小管扩张症。1908 年首先由 Beitzke 提出该病的概念，1939 年 Lenarduzzi 进一步描述了它的影像学特征，1949 年 Cacchi 和 Ricci 将该病正式命名为髓质海绵肾。MSK 是一种相对少见的先天性良性疾病，发病率为

1/20 000~1/5 000。女性发病率高于男性，发病年龄范围为 20~30 岁，初诊时平均年龄 20 岁左右。MSK 通常为双侧发病，患病率约占 70%。单侧肾受累的患者通常无临床症状，但增加了尿路感染、血尿或肾结石等发生的风险性，据报道，复发性肾结石患者中约 12%~20% 患有 MSK。

有关 MSK 的认识还有不同观点，以前认为，MSK 并非一种遗传性疾病，但近年的研究发现，该病的家族聚集性报道越来越多，并认为该病可能是一种外显率低，且表型存在变异的常染色体显性遗传病，也有人认为是一种常染色体隐性遗传性疾病。

## 二、病因与病理

1. 病因学研究 近年的研究支持 MSK 是由胚胎发育过程中“输尿管芽—后肾胚基”连接破坏所致，这一假说可以解释为何在这种疾病中同时存在如此多的管状缺陷，特别是远端管状酸化缺陷。MSK 的病因与确切发病机制目前尚不清楚。有些病例呈现出家族性发病的特点，5% 的病例呈常染色体显性遗传。但仍未发现具体的遗传基因。有研究表明，甲状旁腺功能亢进症可能与 MSK 的发病有关，也有报道 MSK 与贝 - 维综合征（又称：脐疝 - 巨舌 - 巨大发育综合征）之间存在关联。肥胖也可能是该病的诱发因素之一，10% 的肥胖患者患有 MSK。MSK 与偏侧发育过度（以前称为偏身肥胖）之间存在一定的关联，国内亦有类似疾病的相关报道。

2. 病理解剖学特征 MSK 大体病理解剖显示，肾髓质集合管可见许多直径 1~8mm 大小不等的囊性扩张，因其外观类似海绵，故得名髓质海绵肾。病理研究发现，MSK 的主要病理表现为集合管的髓质和乳头部分的囊性扩张，形成大小不等的小囊肿或囊性空腔，扩张的乳头状集合管近端和正常集合管相连，远端连接肾乳头内小管或直通肾盏，其内衬有扁平或立方上皮。囊肿的直径通常为 1~8mm，位于肾锥体内。小囊内含有清亮的棕黄色胶冻状液体及细胞碎屑或含钙化合物。囊肿内往往有小结石存在或有炎症表现。肾脏的体积增大，且囊肿可累及多个肾乳头，而肾皮质表现正常。

## 三、诊断与鉴别诊断

### （一）临床表现

MSK 患者通常无临床症状。部分患者可能会出现诸如肾结石和尿路感染等并发症，表现为肾绞痛、发热、尿频、尿急和尿痛等症状。尿路部分梗阻、高钙尿症、高尿路感染风险和远端肾小管酸中毒是患者合并肾结石的主要原因。复发性肾结石是 MSK 较为典型的特征性临床表现。在无感染并发症时，患者尿液结石成分多为草酸钙或合并磷酸钙。

详细询问其既往病史和家族史有助于对该病的诊断，特别是当患者反复发生尿路感染或肾结石，或合并肾小管酸中毒时应高度怀疑 MSK 的可能性。在有症状的患者中，血尿、肾绞痛、发热是最常见的临床表现，10%~20% 的患者可出现肉眼血尿。高钙尿症和高钙血症的发生率较高，应注意存在 MSK 的可能性。

约 25% 的 MSK 患者可出现偏身发育过度，即一侧身体增生性肥大。慢性疼痛是该病的一种罕见表现形式，患者可无任何明显感染、阻塞、肾积水或结石，但反复出现胁腹部或腰背部疼痛，此类疼痛的性质多较恒定。有研究报道，MSK 中的小结石可能会导致肾小管阻塞，并可能阻塞集合管中相应肾小管引发阻塞性疼痛，但处理结石后其疼痛症状消失。需要提出的是，病变严重的患者可能出现肾功能不全甚至肾衰竭，或并发肾结石或急性肾盂肾炎，患者可表现为肾区压痛和叩击痛。

### （二）影像学检查

MSK 的诊断主要依赖于影像学检查，通常需行肾脏超声、尿路 X 线片（KUB）、静脉尿路造影（IVU）或 CT 等检查。

MSK 在肾脏超声检查时可见不规则扩张的集合管和强回声光团，显示出特征性的金字塔回声，对于肌肉和肾门处脂肪较少的小儿有一定意义。但超声检查对技术人员的依赖度较高，若相关人员缺乏必要的经验，很容易漏诊或误诊。KUB 检查可显示病变肾脏轮廓较正常肾脏大，肾小盏的锥体部呈扇形、簇状、放射状或粟粒状分布的多发致密影。IVU 检查时扩张的髓质集合管常呈现出扇形、花束状、葡萄串状阴影或“鬃刷样”改变，具有较高的灵敏度，是诊断 MSK 的金标准（图 24-16）。根据 IVU 影像的表现和肾乳头改变的程度，将 MSK 分为四级：Ⅰ级：病变仅累及单侧肾脏的单个乳头；Ⅱ级：病变累及双侧肾脏，但每侧肾脏仅累及单个乳头；Ⅲ级：病变累及单侧肾脏的多个乳头；Ⅳ级：病变累及双侧肾脏且其中一侧肾脏至少累及两个乳头。

高分辨率螺旋 CT 与 CT 尿路成像（computed tomography urography，CTU）对于 MSK 的诊断具有重要的价值。CT 平扫显示，肾锥体内可见多发斑点状小结石，散在或簇集成团，其内尚可见集合管扩张所致多发小囊状低密度影（图 24-17，图 24-18）。此外，

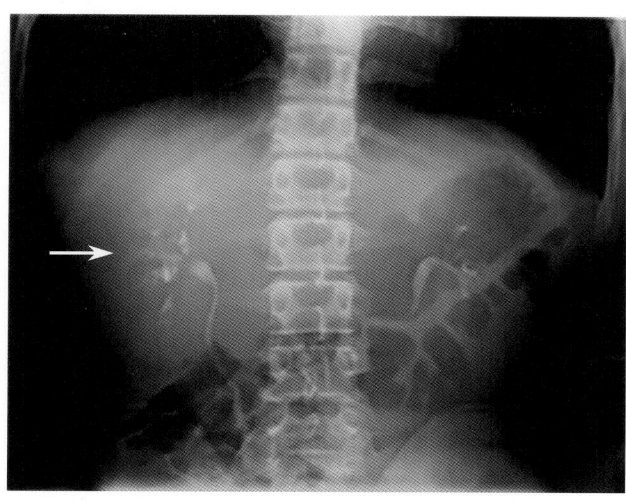

图 24-16 MSK IVU 表现特点
箭头示髓质集合管呈“鬃刷样”改变。

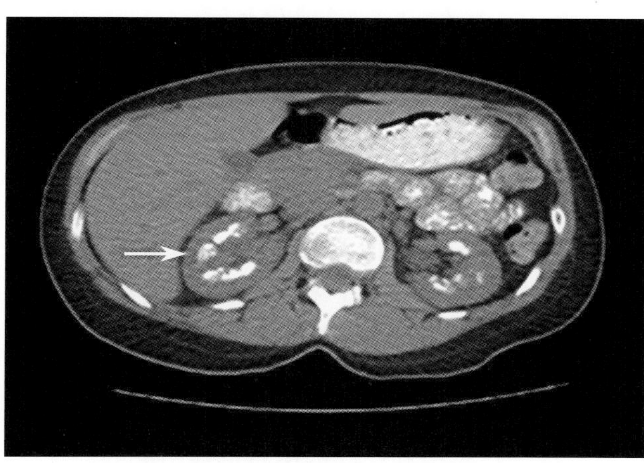

图 24-17 示 MSK CTU 横截位表现
箭头示肾锥体内多发斑点状小结石，簇集成团。

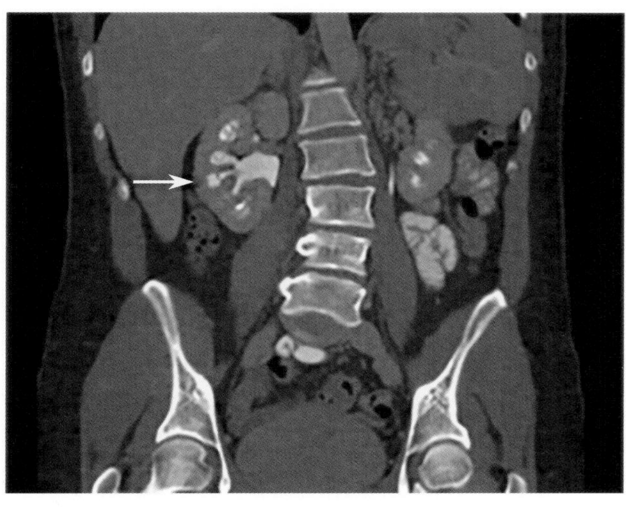

图 24-18 示 MSK CTU 冠状位表现
箭头示肾锥体内多发斑点状小结石，簇集成团。

CT 还可有效检出 MSK 是否合并肾盂积水、肾结石和肾盂肾炎等相关并发症。

随着腔镜技术的发展与进步，对于诊断困难的 MSK 患者，可考虑应用输尿管软镜进行诊断观察，确诊者可同时行经尿道输尿管软镜激光碎石术或经尿道输尿管软镜激光乳头切开术。

**（三）鉴别诊断要点**

MSK 需要与肾结核、肾髓质钙质沉着症和肾乳头坏死后钙化等疾病相鉴别。

1. 肾结核　多为单侧病变，严重者对侧可发生肾积水，可有午后潮热、盗汗、消瘦、贫血等结核病全身症状。早期肾结核 IVU 可显示肾盏呈虫蚀样改变，尿液或尿培养可发现结核分枝杆菌。

2. MSK 应重点与肾髓质钙质沉着症的其他病因相鉴别　肾髓质钙质沉着症的定义为钙盐在肾髓质中的沉积，其形成的原因包括甲状旁腺功能亢进症，Ⅰ型肾小管酸中毒，维生素 D 过多症，乳碱综合征，结节病及其他病理性高钙血症或高钙尿症等。以上病因除有其疾病相关表现外，其钙质沉积于正常集合管，而 MSK 中钙质沉积于扩张的集合管。肾乳头坏死后钙化患者，其 IVU 影像显示肾盏变形且肾功能受损。

## 四、治疗原则

通常情况下，MSK 患者大多无任何症状，不需要进行积极的干预和治疗。但鉴于小部分患者可能进展为肾功能不全甚至肾衰竭，建议定期随访观察。患者仅需维持足够的液体摄入量，保持尿量在 2 000~2 500ml，以降低肾结石和尿路感染的发病风险。对于复发性肾结石患者可能需要进一步评估潜在的代谢异常。MSK 的治疗主要是针对并发症的治疗。

1. 内科治疗　MSK 患者的大多数结石往往很小，通常会自行排出。并发肾结石的高钙血症、高钙尿症和低枸橼酸尿症的患者，可以给予噻嗪类利尿剂治疗高钙血症和高钙尿症，给予柠檬酸钾补充剂治疗低枸橼酸尿症，有助于预防新的肾结石形成。治疗过程中应定期监测血钾以避免高钾血症的发生。对于无高钙尿症但有肾结石的 MSK 患者，仍推荐使用噻嗪类利尿剂。无机磷酸盐类药物可用于不能耐受噻嗪类利尿剂的患者，以减少结石形成。当发生尿路感染时，应合理使用抗生素并告诫患者养成良好的个人饮食卫生习惯。

2. 外科治疗　对于肾结石保守治疗无效的

MSK患者，可行体外冲击波碎石治疗。部分患者体外碎石效果不佳，需考虑结石嵌顿、粘连或黏膜下结石形成，建议行手术治疗，其主要术式为经尿道输尿管软镜激光碎石术（图24-19，图24-20）。笔者使用输尿管软镜治疗MSK术后并发症少，对肾功能的影响较小且可重复操作，尤其适用于伴输尿管结石、多肾盏结石或肾乳头内结石的患者。也有作者使用经皮肾镜碎石取石术处理MSK结石。

对MSK伴有慢性疼痛的治疗较为困难，有的患者即使给予大剂量的麻醉药物也难以控制，有报道使用经尿道输尿管软镜激光碎石术或经尿道输尿管软镜激光乳头切开术可有效控制部分患者的疼痛。

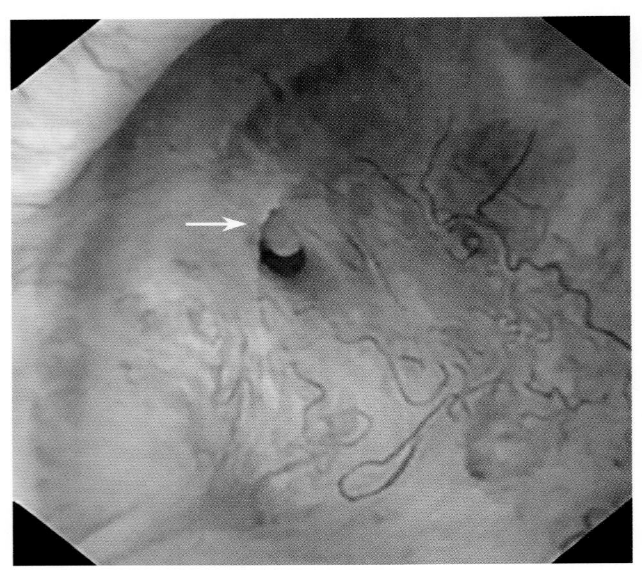

图24-19 输尿管软镜下MSK表现
箭头示肾乳头内结石。

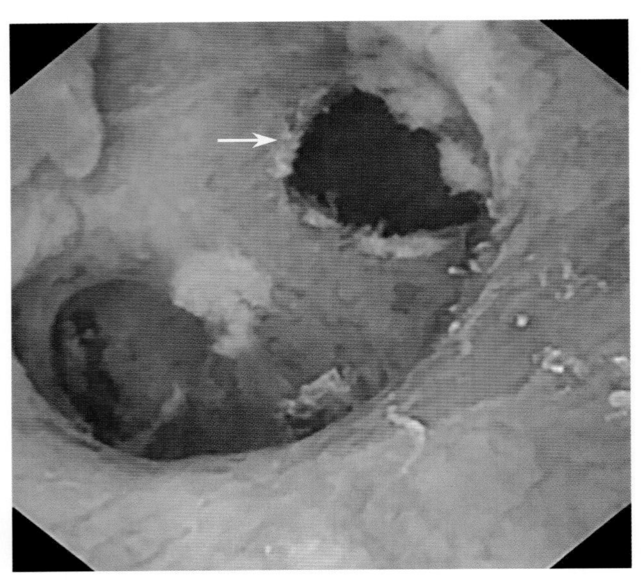

图24-20 MSK输尿管软镜激光碎石术后
箭头示肾乳头切开碎石术后。

## 五、预后与治疗评价

MSK是一种良性疾病，一般预后良好。大多数患者在其一生中具有正常的肾功能，但10%的MSK患者最终会发生肾功能不全或肾衰竭。其原因可能为肾脏多发小结石，但不合并肾积水，且无明显疼痛症状，故不易引起患者就医，进而造成持续多发的肾小管梗阻而致肾功能受损。有研究认为，肾衰竭是由复发性严重感染和广泛的结石形成引起的。

（张大虎）

# 第七节 多囊肾病

## 一、概述

肾囊性疾病是一种由遗传性、获得性和进展性因素共同参与，导致成人出现终末期肾病的常见病因。随着囊性肾病的基因和分子生物学研究进展，为了解成人肾囊性疾病的发生、发展提供了一些基础理论依据。在遗传性囊性疾病中，已知有许多基因参与了肾小管上皮细胞初级纤毛的形成并导致肾初级纤毛功能异常，从而造成内皮增生和肾囊肿形成。非遗传性肾囊肿的形成主要是继发于肾小管梗阻和基质上皮感应异常。

遗传性囊性肾病为常染色体显性遗传多囊肾病（autosomal dominant polycystic kidney disease，ADPKD），其主要源于PKD1和PKD2的突变；以及常染色体隐性遗传多囊肾病（autosomal recessive polycystic kidney disease，ARPKD），后者主要源于*PKHD1*基因的突变。相关性疾病主要指常染色体显性遗传肾小管间质肾病（autosomal dominant tubulointerstitial kidney disease，ADTKD），后者主要包括许多罕见的不同基因型的疾病。肾小球囊性肾脏疾病（glomerulocystic kidney disease，GCKD）是一种表型异质性实体，临床表现为肾脏囊肿。髓质海绵肾（medullary sponge kidney，MSK）被认为是一种散发性疾病，但也有遗传性因素的参与，与髓质囊肿形成有关。常染色体显性遗传多囊肝（autosomal dominant polycystic liver disease，ADPLD）常与ADPKD混淆，它是由于基因异常导致肝脏囊肿形成的疾病,病因是 *PRKCSH*、*SEC63* 或 *LRP5* 基因突变所致,但不伴有肾脏囊肿形成。其他累及肾脏形成囊肿的疾病还包括一些遗传性肿瘤综合征,例如结节性硬化复合物(tuberous sclerosis complex,TSC)和希佩尔 - 林道病(von Hippel-Lindau disease,VHL)。

## 二、流行病学与病因学

1. 常染色体显性遗传多囊肾病 ADPKD 是遗传性肾囊性疾病中最为常见的类型,表现为双侧肾脏增大,伴有多个囊肿。这种疾病在新出生婴儿中的发生率为 1/1 000~1/400。在美国,有 300 000~600 000 人患有这种疾病,且没有性别和种族差异。在终末期肾病患者中,有 1/3 为 ADPKD。在欧洲,源于 ADPKD 导致的终末期肾病(end-stage renal diease,ESRD)患者达到 10%。ADPKD 患者在 40~50 岁时就会被诊断出疾病,利用影像学检查可以早期发现大部分儿童期患者。在透析患者中,有 5%~10% 的患者患有多囊肾病。对大部分患者而言,成人多囊肾病通常为常染色体显性遗传,只有 5%~10% 的患者是源于天然变异,同时也没有家族史。

2. 常染色体隐性遗传多囊肾病 ARPKD 以常染色体隐性遗传为特征,发病率为 1/20 000。具有遗传基因的同胞有 25% 的概率患病,而携带基因的父母可以不发病。

## 三、分子遗传学机制

肾小管上皮细胞初级纤毛是一层从细胞膜延伸而来的微管静止细胞器。其在肾小管形成与功能中具有重要的基础作用。每个由 9 对圆形小管组成,其外被细胞膜包绕。与人体内其他动力性纤毛不同,肾脏初级纤毛缺乏相应微管结构与动力蛋白。

初级纤毛对剪切力敏感,同时它能通过机械感受器或流量感受器的受体影响细胞的增殖和分化。位于初级纤毛的多囊蛋白 -1 和多囊蛋白 -2 复合体,能发挥钙离子通道的作用。肾小管内的液体流动会导致纤毛弯曲,从而导致钙内流和细胞内钙的释放。这些会导致下游反应,从而激活细胞内的分子活动,这些细胞会调节组织发育和稳态。除了多囊蛋白 -1 与多囊蛋白 -2,还有许多其他蛋白位于纤毛的表面(例如肾囊蛋白、纤维囊蛋白、北极星蛋白、巴尔得 - 别德尔综合征及手面综合征蛋白)。这些蛋白的异常会导致纤毛功能异常,从而引起遗传性肾囊性疾病的共同特征。

1. 常染色体显性遗传多囊肾病 该疾病源于两种基因的突变,即 PKD1 和 PKD2。其中有 85% 来自 PKD1 的突变,即位于染色体 16(在 16p13)并编码多囊蛋白 -1。PKD2 的突变只占 15%,其位于长染色体 4(在 4q21)并编码多囊蛋白 -2。多囊蛋白 -1 和多囊蛋白 -2 位于肾小管初级纤毛细胞膜上。它们通过调节细胞内钙离子的转运,对于组织发生和体液平衡起到了非常重要的作用。此外,它们还参与了细胞与细胞及细胞基质之间的作用,后者能决定肾小管的生成。而当这些蛋白功能发生紊乱以后,会导致肾小管上皮细胞过度增生,小管内液体分泌增加,基质膜与细胞外基质交互作用增加。所有这些改变会导致肾小管膨胀和囊肿形成。肾小管上皮的过度增生来自排列于囊壁内的上皮细胞中的上皮生长因子受体的过度表达。囊性一磷酸腺苷作为第二信使,也对肾小管上皮细胞发挥了较强的增殖作用。液体的增加是由于钠钾激活的三磷酸腺苷在肾小管上皮细胞膜顶端定位错误,从而导致钠离子的分泌,进而产生浓度梯度差,造成液体的进一步分泌和囊扩张。而纤维跨膜传导受体的过度表达也会导致液体分泌增加,主要是因为它也是一种氯离子通道。

在 ADPKD 中,只有 1%~2% 的肾单位会发展至肾囊肿,这些肾单位可能来自不同部位。依据 Knudson “二次打击”理论,所有肾小管上皮细胞能具有胚系突变的 PKD1 和 PKD2。如果在某一特定上皮细胞的正常等位基因中发生体细胞突变,该细胞就会发生单克隆增生,同时伴有液体分泌增加,导致囊肿形成。持续扩张的囊肿会压迫肾脏组织导致缺血,从而激活肾素 - 血管紧张素 - 醛固酮系统,导致血压升高。在大体病理分析中,可以发现双肾增大,伴有不同大小的囊肿形成。从组织形态学分析,这些囊肿由柱状到立方形或扁平上皮细胞组成,周围环绕增厚的基底膜。

2. 常染色体隐性遗传多囊肾病 在 ARPKD 中,PKHD1 基因位于 6 号染色体短臂(6p21.1),其蛋白产物被称作纤囊蛋白,后者主要位于初级纤毛上,是一种膜相关性蛋白。ARPKD 患者的肾脏发育是正常的,但集合管过度生长。集合管病理性地弥散性纺锤形扩张是疾病的早期典型变化。如果患者度过婴儿期,肾脏会随着时间推进纤维化,伴有肾脏容积下降和微小囊肿的形成。

## 四、常染色体显性遗传多囊肾病诊断要点

### （一）临床表现

在ADPKD患者中肾脏囊肿通常双侧分散分布，伴双肾体积增大，但也有一小部分患者（2%~9%）囊肿分布不典型，包括单侧性、非对称性分布和大小分布不同。在极少数情况下，当发生肾性血管疾病或尿路梗阻时，肾实质极度萎缩，导致肾脏囊肿体积非常小（图24-21）。典型的临床表现包括多发双肾中等大小体积的囊肿，当囊肿体积逐渐增加至1L容积以上时，会出现肾功能损伤。大部分患者在30岁时就会出现多囊肾病；然而，有些患者在胎儿期或新生儿期就会出现这种疾病。随着囊肿不断增大，最终单个肾脏可能会达到8kg重，40cm长。其中囊肿一般直径都在3cm左右，分布在两个肾脏中。患者的主要临床表现分为以下几个方面。

1. 疼痛　是最常见的早期症状之一，表现为肋腹部疼痛，疼痛性质可为钝痛、胀痛、刀割样或针刺样痛、放射痛。当出现急性疼痛时，常提示囊肿破裂出血、结石或血块引起尿路梗阻；当出现慢性疼痛时，常提示增大的肾脏或囊肿压迫邻近器官或存在间质炎症。

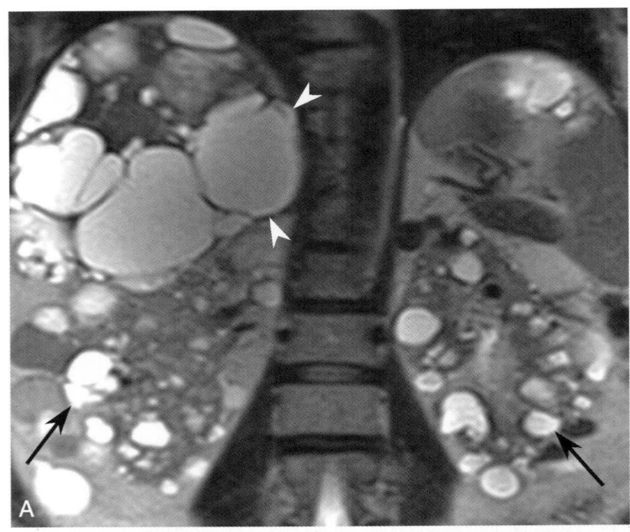


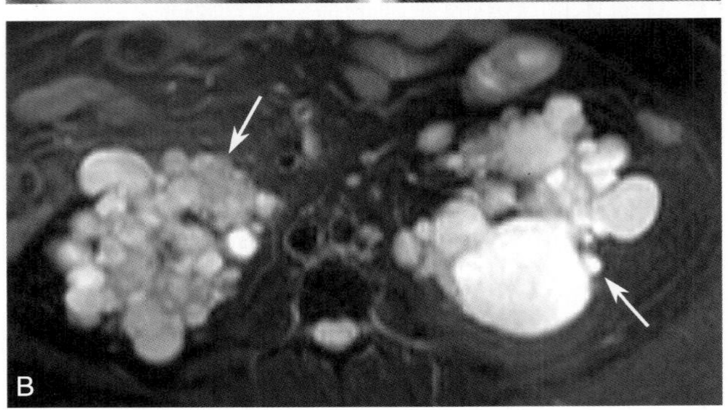


图24-21　ADPKD MRI表现

A. MRI冠状面$T_2$加权像显示双肾多发扩张性囊肿；B. MRI长轴$T_2$加权像压脂序列显示双肾多发囊肿。

2. 感染　是这类患者发热的首要病因，感染主要表现为膀胱炎、肾盂肾炎、囊肿感染和肾周脓肿。

3. 出血　30%~50%的多囊肾病患者会出现肉眼血尿或镜下血尿。多为自发性，也可发生于剧烈运动或创伤后。出血的原因包括囊肿壁血管破裂、结石、感染或癌变等。血尿的发生频率与高血压程度、囊肿大小、肾功能恶化速度成正比。

4. 贫血　当患者肾功能正常时，一般不会出现贫血。当肾功能进展至终末期肾病（ESRD）阶段，贫血出现晚且程度较轻。

5. 结石　约20%多囊肾患者合并肾结石。

6. 蛋白尿　约25%确诊的ADPKD患者合并有蛋白尿（>300mg/d），但通常不超过1g/d。

7. 高血压　在ESRD患者中高达80%。血压的高低与肾脏大小、囊肿数量成正比，患者因肿大的囊肿压迫正常肾组织及血管，造成肾缺血而引起肾素-血管紧张素-醛固酮系统（renin-angiotensin-aldosterone system，RAAS）活性增加引起高血压。

8. 慢性肾衰竭　为多囊肾病患者的主要死亡原因。60岁以上的多囊肾病患者约50%会进入ESRD阶段。一旦肾小球滤过率<50ml/min，其下降速度每年约为5.0~6.4ml/min，从肾功能受损发展到ESRD的时间约为10年，但其中存在较大的个体差异。

### （二）家族史

ADPKD患者具有家族聚集性，男女均可发病，发病机会相似，连续几代都可出现发病患者。

### （三）基因分型

ADPKD患者一般分为PKD1和PKD2两个基因型，还有一小部分人既不是PKD1也不是PKD2，因此有人推测还有一部分人具有PKD3基因型。由于PKD2突变和非截短PKD1突变的患者疾病严重程度较低，对于PKD1截短突变的诊断标准不是非常严格。在临床工作中，基因检测只被用于那些潜在的器官捐献者，同时他们没有明确的家族史和临床表现。如果基因检测与一些疾病亚型和表型之间的相关性更强的话，这种基因检测的临床价值会更重要。

### （四）超声表现

超声检查是最常规应用的影像学检查方法，超声下表现为圆形或近圆形无回声的液性暗区，浅侧与深侧囊壁呈光整的线状高回声，后方回声增强（图24-22）。在15~29岁的年轻患者中，超声检查的准确

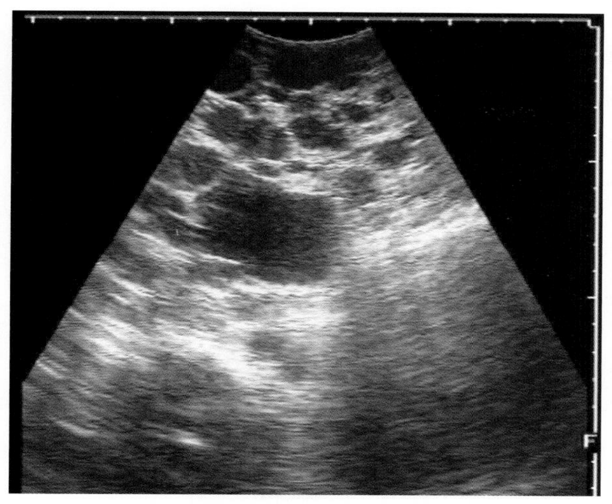

图 24-22　超声下可见肾脏呈现大小不等多发液性囊泡

率达到 96%。

### （五）CT 表现

肾脏实质内满布大小不等圆形或类圆形囊性低密度影，呈蜂窝状，囊壁菲薄，部分融合，部分呈分叶状突出于肾脏轮廓之外。囊内出血而表现为局部囊腔内高密度影；囊壁的钙化则一般认为与出血感染有关，肾钙化程度与肾衰程度紧密相关。

### （六）MRI 表现

表现类似 CT 检查所见，囊肿的信号强度多呈水样信号强度的长 $T_1$ 低信号和长 $T_2$ 高信号，但部分囊内可呈出血性信号。一项最近的研究显示如果通过 MRI 检查发现囊肿数量少于 5 个，基本也可以排除 ADPKD（图 24-23）。

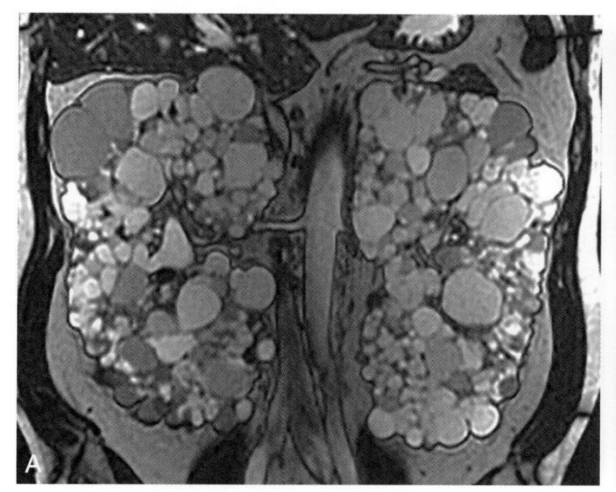

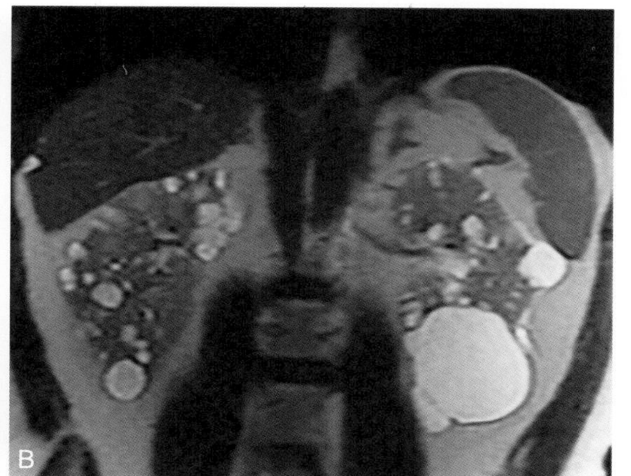

图 24-23　PKD1 与 PKD2 患者肾脏 MRI 表现

A. PKD1 患者 MRI 显示双肾增大，结构紊乱，可见大小不等的囊肿；B. PKD2 患者 MRI 显示肾脏结构完整，可见少量大小不等的囊肿。

### （七）诊断流程

当临床上发现肾脏囊肿，怀疑患者存在 ADPKD 时，应首先进行超声检查计算双侧肾脏囊肿个数，如果患者年龄在 15~39 岁时单 / 双侧肾囊肿≥3 个，或 40~59 岁每侧肾囊肿≥2 个，或年龄在 60 岁以上每侧肾囊肿≥4 个，同时伴有明确家族史，应考虑存在 ADPKD。若家族史阴性，囊肿个数满足上述条件，应再进行基因检测。ADPKD 的基因诊断采用聚合酶链反应（polymerase chain reaction，PCR）扩增后 Sanger 法测序。测序结果阴性者可选择多重连接探针扩增（multiplex ligation-dependent probe amplification，MLPA）进一步排查。二代测序技术可对 PKD1 和 PKD2 进行高通量突变检测，提高筛查效率及检出率，并降低成本。若检测结果阳性即可明确诊断。若家族史阴性，囊肿数量没有满足上述标准，但具有以下症状的中的两个或两个以上，也可诊断为 ADPKD。这些症状包括多囊肝、肾功能不全、腹部疝、心脏瓣膜异常、胰腺囊肿、颅内动脉瘤、精囊囊肿。对于那些具有高危因素、年龄 40 岁以上的患者，如果囊肿数量在 2 个以下，基本可以排除 ADPKD 的可能性。

## 五、常染色体隐性遗传多囊肾病诊断要点

### （一）临床表现

常染色体隐性遗传多囊肾病（ARPKD）又称婴儿型多囊肾病，为多囊肾中少见类型。患者常于出生后不久死亡，只有极少数较轻类型，可存活至儿童时代甚至成人。在儿童或青年患者中，会看到肝纤维化的一些表现，包括门静脉高压（脾大、静脉曲张

和腹水）和非梗阻性肝内胆管扩张，同时伴有肾脏囊性改变（集合管囊性扩张至皮质）。

**（二）家族史**

ARPKD 是常染色体隐性遗传。父母几乎都无同样病史，无家族史。

**（三）超声表现**

典型的新生儿期的超声学表现为双侧肾脏增大，回声弥漫性增强及皮髓质分界缺失（图 24-24），这主要是由众多 1~2mm 的集合管囊肿导致的回声影像所致。ARPKD 患者肾脏回声较肝脏增强，囊肿 <1cm，而 ADPKD 患者肾脏回声弱于肝脏，肾脏囊肿一般 >1cm。随着患者年龄增加，肾脏会逐渐变小，此时可能会出现微囊肿。同时还伴有间质纤维化的进展，超声检查会看到回声增加和不规则的肾脏轮廓。肾脏钙化和 / 或小的髓质结石比较常见，此时还能看到髓质海绵肾的出现。

**（四）影像学检查**

在 MRI 上，ARPKD 与 ADPKD 患者的肾脏不同，ARPKD 患者的肾脏通常形态一致，呈海绵样外观，肾脏囊肿较小，能基本保留肾脏的外形（图 24-25）。尽管大部分时候影像学检查对于诊断有很多帮助，但影像学检查并不具有特性，同时也需要考虑早期的 ADPKD 或其他肾脏囊肿疾病。

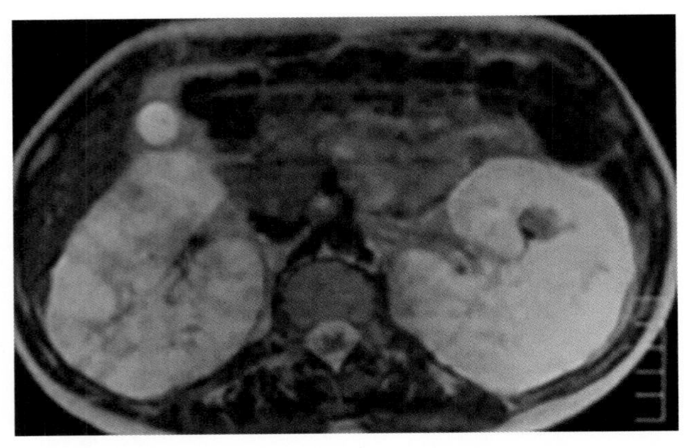

**图 24-24　新生儿 ARPKD MRI $T_2$ 加权像显示双侧肾脏增大，皮髓质分化消失，囊肿界限不清**

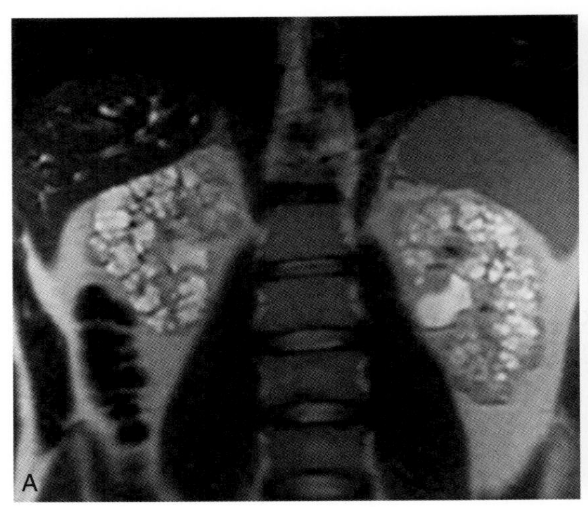


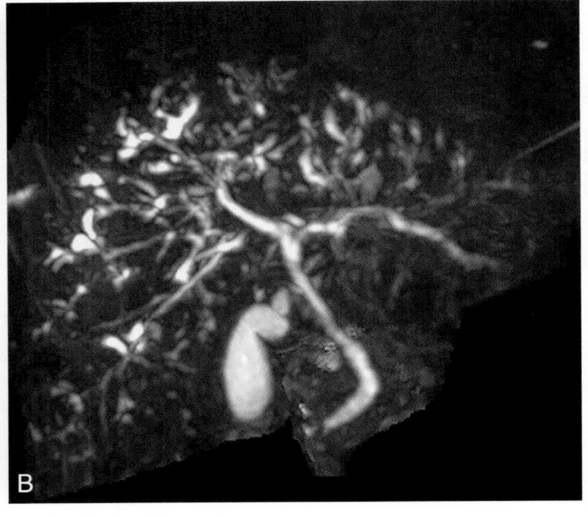


**图 24-25　一例 36 岁 ARPKD 患者肾脏 MRI 表现**

A. 冠状面单次激发快速自旋回波显示双侧肾脏大小正常，伴有大量微小囊肿；B. 3D MRCP 显示肝内胆管呈纺锤样扩张，提示先天性胆管扩张综合征。

**（五）鉴别诊断要点**

1. 许多非遗传性疾病都呈散发趋势，比如获得性或新生肿块性肾囊肿病，其中最常见的是单发肾囊肿。这些在儿童期很少出现，但随着年龄进展发生率会逐渐增加。如果囊肿是双侧多发性，与遗传性肾囊性疾病的鉴别诊断就会比较困难。此时，肾脏囊肿的分布对于诊断的成立就显得尤为重要。如果囊肿在双肾弥散性分布，诊断就需要考虑 ADPKD、ARPKD、获得性肾囊肿和锂毒性肾病。其他如有无家族史、肾脏增大和肝脏相关性疾病对于进一步的鉴别诊断非常有帮助。

2. 如果囊肿分布在髓质区域，则需要考虑髓质囊肿性肾病和 MSK 的可能性，如果囊肿主要分布在皮质，需要考虑肾小球囊性疾病。在终末期肾病患者中会见到获得性肾囊肿，特别是进行透析的患者。在萎缩性小肾脏中可见到经典的微小囊性损害，同时这种损害发生肾细胞癌的风险会增高。锂毒性肾病通常见于糖尿病尿崩症，影像学上会发现皮质和髓质有无数微小囊肿，双肾体积大小正常或缩小。

3. 如果囊肿单发或呈非对称性，鉴别诊断需要考虑多囊肾发育不良和良/恶性囊性肾脏肿瘤，后者包括多发性囊性肾病和囊性肾细胞癌及不典型ADPKD，局灶性囊性疾病。后者主要指非家族性、非进展性肾病，疾病可累及肾脏局部、单侧。通常这种疾病很难与ADPKD或囊性肿块相鉴别。家族史和基因检测对于区分ADPKD有诊断性帮助。

## 六、肾内外相关症状的治疗原则

ARPKD患者无特殊治疗，预后极为不良。肾功能不全时常因肝脏病变而不能接受透析或移植。门静脉高压上消化道出血常危及生命。因肾衰竭和感染，不宜施行分流术。肾脏、肝脏同时损害，增加了治疗难度。这里主要针对ADPKD患者。

### （一）一般外科治疗

根据患者肾囊肿的数量、位置、大小等特点选择合适的手术方式。腹腔镜多囊肾多囊去顶减压术减轻疼痛、解除压迫。可采用超声引导穿刺硬化治疗。下列情况要切除肾脏：不能耐受的疼痛，不能控制的尿路感染或囊肿感染，巨大肾脏所致压迫症状严重，反复血尿，严重肾结石，疑似恶性肿瘤等。肾移植是中晚期多囊肾最有效的治疗方法。

### （二）肾内相关症状治疗

截至目前，没有新的方法问世来阻止ADPKD疾病的进展，仍以支持性治疗为主，主要是要降低疾病临床表现相关的患病率和致死率。其中包括一般饮食调整，减少盐的摄入，大量饮水，避免吸烟和肾毒性药物的应用，例如非甾体抗炎药的应用，限制咖啡因的应用，开展患者教育和心理关怀。目前有关ADPKD的主要内科治疗主要为肾脏相关和肾外相关症状的治疗。

1. 高血压　高血压是ADPKD患者最常见的并发症，在疾病早期，有60%~80%的患者会出现血压升高。血压的有效治疗对于降低患病率和病死率非常重要。在ADPKD患者中，肾素血管紧张素醛固酮系统的激活在ADPKD患者的高血压发病过程中非常重要。基于ADPKD患者高血压的发生病理数据，控制血压的最佳药物是血管紧张素转换酶抑制药或血管紧张素Ⅱ受体阻滞剂。

儿童ADPKD患者常合并明显的心血管系统异常。推荐具有ADPKD家族史的儿童从5岁开始进行每3年一次的高血压筛查。诊断和治疗儿童高血压应遵循相应的儿科指南，但RAAS阻滞剂应作为一线治疗药物。

2. 肉眼血尿和囊肿出血　肉眼血尿和囊肿出血是ADPKD患者的常见并发症。肉眼血尿常见病因包括囊肿出血、结石、感染，偶见于肾细胞癌和尿路上皮癌。肉眼血尿提示肾功能可能快速丢失，30岁以前发生肉眼血尿和反复发作肉眼血尿者，发生终末期肾病的危险性增高。急性出血时需暂时停用RAAS阻滞剂和利尿药，以避免急性肾损伤。肉眼血尿和囊肿出血多为自限性，轻症患者绝对卧床休息，多饮水（2~3L/d），大部分出血可在2~7天内自行停止。持续出血超过1周或50岁后出现血尿的患者应注意排除肿瘤。卧床休息不能止血时给予抗纤溶药物（如氨甲环酸等）治疗，不推荐预防性使用抗生素。eGFR<15ml/（min·1.73m$^2$）的患者止血可使用去氨加压素。持续或严重出血较为罕见，有时可合并包膜下或腹膜后出血，导致患者进行性贫血，可采用选择性血管栓塞术或出血侧肾脏切除术。

3. 结石治疗　ADPKD患者常合并结石和囊壁钙化，与患者尿流动力学改变和代谢因素（尿pH、铵盐分泌和尿柠檬酸盐浓度降低）有关。CT是诊断和评估肾结石的最佳影像学方法，双能CT还可鉴别尿酸结石和含钙结石。ADPKD患者的三种结石：尿酸结石、低柠檬酸钙的草酸盐结石和远端小管酸化缺陷结石可选用柠檬酸钾治疗。鼓励患者多饮水，根据结石大小和部位可选用体外震波碎石或经皮肾镜取石，安全性与普通人群无异。输尿管软镜激光碎石也可安全有效地治疗肾结石，减少创伤导致的肾功能受损。

4. 尿路感染　ADPKD患者若出现发热、腹痛、红细胞沉降率快、C反应蛋白及降钙素原升高应首先考虑急性肾盂肾炎和/或囊肿感染。尿检正常或血、尿培养结果阴性不能排除感染。氟-18标记的荧光脱氧葡萄糖PET检查有助于诊断囊肿感染。致病菌以大肠埃希菌最为常见（74.0%~82.4%）。囊肿感染的标准治疗是根据血、尿培养结果选用脂溶性抗生素（喹诺酮类、复方新诺明及甲硝唑等）。治疗72小时症状未见好转者应联合使用水溶性抗生素（头孢菌素、碳青霉烯类等）。避免使用损害肾功能的药物。治疗持续至少1~2周，或至症状消失、体温正常、2次血、尿培养结果阴性后1周停药。如发热持续1~2周，应给予感染囊肿穿刺或手术引流，ESRD患者可行感染肾切除术。尿路感染患者首选氟喹诺酮类药物治疗。如病情反复应延长疗程，最长可达6~12个月。

5. 疼痛处理　疼痛评估应包括详细病史、心理评估和体检。急性疼痛常为囊肿出血、感染或结石所致，应针对病因进行治疗。突发的急性疼痛可因肾脏的感觉神经和自主神经活性异常持续存在发展为慢性疼痛。止痛治疗包括非药物、药物及非侵入性治疗，可能需要多学科（影像、泌尿、理疗和慢性疼痛门诊）协作。推荐根据肾功能水平依照 WHO 止痛阶梯进行序贯药物治疗。非阿片类镇痛剂（如对乙酰氨基酚）可作为一线止痛药，不建议长期使用非甾体抗炎药或环氧合酶 -2（cyclooxygenase 2，COX-2）抑制剂。以上药物无效或耐药时可考虑使用阿片类止痛药，加用巴喷丁片、三环类抗抑郁药等止痛佐剂可能有辅助作用。手术治疗包括囊肿穿刺硬化术、腹腔镜去顶减压术或肾脏切除术，需根据囊肿大小、数量、位置选用。对单个直径 >5cm 的囊肿或 3 个以上直径 >4cm 的囊肿诊断性穿刺减压后观察疼痛是否缓解，可判断是否需要采用进一步囊肿硬化治疗或腹腔镜囊肿去顶减压术。也可考虑腹腔神经丛阻滞、射频消融或脊髓刺激治疗慢性疼痛。

**（三）肾外相关症状治疗**

1. 颅内动脉瘤　颅内动脉瘤（intracranial aneurysm，ICA）破裂是 ADPKD 最严重的并发症，其病死率为 35%~50%。在 ADPKD 患者中，磁共振血管成像（magnetic resonance angiography，MRA）检出无症状颅内动脉瘤的发病率为 9%~12%，而普通人群中仅为 2%~3%。国内研究显示我国患者大部分动脉瘤较小，平均直径为（3.85 ± 3.25）mm，大都位于前循环，以颈内动脉最为常见，占 48.1%。ADPKD 患者与普通人群 ICA 破裂的发生率没有差异，但 ICA 破裂的平均年龄为 41 岁，比一般人群早 10 年。家族中有亲属动脉瘤破裂是 ADPKD 患者发生动脉瘤破裂的高危因素。不推荐对多囊肾病患者进行常规颅内动脉瘤筛查，因为筛查出的动脉瘤多数直径小并且破裂风险低，而预防性治疗存在风险。预期寿命长的患者应筛查 ICA，其适应证为：患者有颅内动脉瘤或蛛网膜下腔出血家族史、有 ICA 破裂史、既往吸烟史，存在难以控制的高血压，肾移植等择期大手术前，正在接受抗凝治疗，从事高危职业者（如飞行员）、对发病风险特别焦虑者。如患者突发严重头痛或出现神经系统症状应立即进行颅内动脉瘤的相关检查。未破裂的 ICA 的治疗需要肾内科、神经外科、介入放射科等多学科医师讨论，并结合动脉瘤大小和部位、患者年龄和健康状况、破裂风险等因素制订治疗方案。有阳性家族史而 MRA 筛查阴性的患者应每隔 5~10 年重复筛查，无家族史者不需要复查。动脉瘤小且未破裂的患者初期每 6 个月复查一次，确定其稳定后每 2 年复查一次。合并动脉瘤患者应严格禁烟、控制心血管危险因素，如高脂血症等。

2. 肝囊肿　症状严重影响患者生活质量时需要治疗，方法包括外科手术和药物治疗。外科手术方法包括：穿刺硬化治疗、去顶减压术、部分或节段肝切除术、肝移植等。具体术式应根据患者个人情况（肝脏解剖、病程、伴随肾脏疾病情况和医疗中心的经验等）选择。生长抑素类似物可减小或稳定严重的患者囊肿体积，副作用包括腹泻、恶心、高血糖和胆石症。肝囊肿感染是较常见的并发症，且易复发。其临床表现如局部疼痛、发热、实验室检查提示炎症等无特异性表现。正电子发射断层扫描 CT（PET-CT）是目前诊断感染囊肿的最敏感方法。治疗需应用氟喹诺酮类抗生素至少 6 周，如发热超过 72 小时还应加用三代头孢菌素。症状持续 3~5 天的患者可行 FDG-PET 检查以确定囊肿感染部位，并行囊肿穿刺引流。

## 七、肾脏替代与治疗方式的选择

1. 透析治疗适应证　对多囊肾病晚期患者无法接受肾移植或等待移植期间可考虑血液透析或腹膜透析。基于腹膜透析的腹腔空间有限，腹壁疝发生率有所升高，但多囊肾病不是腹膜透析的禁忌证。

2. 移植前准备　肾移植是多囊肾病 ESRD 患者的首选肾脏替代治疗方式。肾移植术后其移植肾存活率与非糖尿病肾病患者相比无显著差异。强调应优先考虑活体供肾，且预后最佳。

ADPKD 患者的肾切除术具有较高的并发症及手术相关死亡发生率，不需要常规切除，应在移植术前进行评估多囊肾切除术指征：①反复发作和 / 或严重感染；②有症状的肾结石；③复发和 / 或严重出血；④顽固性疼痛；⑤可疑肾癌；⑥移植肾植入空间不足（应考虑移植后多囊肾体积缩小）。根据情况可在肾移植术前或移植手术同时行肾切除术。

3. ADPKD 患者供肾的肾移植　ADPKD 家庭成员中潜在捐肾者有限，这使得有受捐优先权的患者和家庭的事先咨询显得尤为重要。对可能捐献肾脏的患者亲属需要仔细筛查是否存在 ADPKD。在受者充分知情同意的情况下，脑死亡 ADPKD 患者的肾功能良好、肾体积合适时可作为移植肾。

4. 移植后并发症　ADPKD 患者在肾移植后新发糖尿病、胃肠道并发症、红细胞增多症、尿路感染、血栓栓塞并发症和出血性脑卒中的发生率增高，但ADPKD患者总体肾移植后并发症与其他非糖尿病移植人群比较并无增高。

5. 肾衰竭的ADPKD患者发生肾癌的风险　虽然有些研究显示在切除的多囊肾组织中有5%~8%发现肾细胞癌，直径多≤2cm，但与其他肾病患者相比，肾衰竭ADPKD患者肾细胞癌发生率未见升高。仅需针对反复血尿的多囊肾病患者开展相关筛查。

6. 特殊治疗　在过去几年，有很多ADPKD患者相关药物投入研究，包括哺乳动物雷帕霉素靶蛋白（mammalian target of rapamycin，mTOR）抑制剂，生长激素抑制素类似物，他汀类药物和血管加压素V2受体拮抗剂。已有很多临床研究对mTOR活性抑制进行了研究。研究结果显示mTOR抑制剂能延缓总肾体积增加，但肾功能没有变化。另外一种特殊治疗是利用生长激素抑制素类似物抑制Gα1生长激素抑制素的cAMP产物。在ALADIN研究中，使用生长激素抑制素类似物——奥曲肽来观察疗效，这种药物是一种长效制剂，治疗组患者较对照组，其第一年的总肾体积增长明显延缓，3年后这种效应并不明显。由于奥曲肽的长效性，其对于治疗肝囊肿方面具有很好的应用前景；该药物能显著降低肝脏体积，而且在研究结束后还能维持2年的效果。在一项小型研究中，普伐他汀能延缓青年ADPKD患者的总肾体积的增加。然而，目前缺乏多中心的长期研究。

血管加压素V2受体拮抗剂托伐普坦是第一个被证实能延缓ADPKD疾病进展的药物。伐普坦能抑制抗利尿激素依赖的cAMP的产生并能减少囊肿的生长。根据欧洲药品管理局的标注，托普沙坦能减少囊肿的形成，并延缓合并1~3期慢性肾脏病的ADPKD患者的肾功能不全进展。治疗开始的指征为疾病显著进展。但有两件事需要明确：第一，那些需要干预治疗患者的分期和年龄；第二，如何确定疾病迅速进展。需要指出的是，在确定开始使用托普沙坦治疗时需要考虑许多因素，包括治疗禁忌证和潜在的副作用等。托普沙坦的主要副作用是多尿和夜尿增多，这主要是因为其抑制抗利尿激素。因此，需要考虑脱水的风险及肝酶类增高的风险，同时要进行随访记录。

### 八、预后分析

成人肾囊性疾病涵盖遗传性、发展性和后天获得性多种因素。近期有关囊肿形成和分子生物学机制有助于确定维持肾小管上皮细胞初级纤毛正常功能的基因，同时也发现遗传性肾囊性疾病源于肾脏纤毛结构和功能的缺陷。这些参与致病的基因和蛋白已被广泛研究，包括PKD1和PKD2，它们通过调节细胞内钙转运从而对肾上皮细胞的发育和稳态方面发挥重要作用。囊肿相关性并发症包括感染、出血，极少数情况下会出现囊肿破裂。具有这种疾病的患者有发生肾细胞癌的风险。然而，有45%的患者在60岁的时候会发展至终末期肾脏病，这是这类疾病的主要致死原因。

成人肾囊性疾病是一个系统性疾病。诊断的确立需要进行超声检查；基因检测目前仍在开发当中，未来可能会变得非常重要。最重要的支持性治疗是血压的调节。最近，还有一些特殊的治疗药物问世，包括托普沙坦，血管加压素2受体拮抗剂。虽然欧洲药品管理局批准了托普沙坦的应用，但美国食品药品监督管理局仍在考察这些药物的长期安全性和有效性。很多药物目前还在进行临床研究。

（王立华　姜埃利）

## 第八节　获得性肾囊肿

### 一、概念与定义

获得性肾囊肿（acquired cystic kidney disease，ACKD）是一个相对新的疾病，这个概念首次是在1977年由Dunnill等提出。Dunnill等第一次描述ACKD是来源于血液透析患者，但后来发现每一种透析方式都会存在ACKD，包括间歇性和持续床旁腹膜透析患者，移植肾慢性排斥反应患者。最初人们认为ACKD是源于某种尿毒症毒素，但后来发现这种说法不成立，因为ACKD的表现非常相似，而透析方式却千差万别。后来涌现出很多理论试图解释ACKD的发生机制，核心思想是由于尿毒症环境导致丝裂原聚集，从而促使细胞分化或抑制细胞凋亡。目前人们已经认识到在透析治疗开始前，ACKD就已经开始发生了。

获得性肾囊肿主要是指肾脏的囊肿通常是在进行影像学检查的时候被发现，因此被称为获得性肾囊肿。这种囊肿可能代表了随着肾功能下降而出现的一种肾脏的异常代偿机制。在进展期慢性肾脏病和终末期肾脏病中会出现多发囊肿，这种情况被称为获得性肾囊肿(ACKD)。这种名称能与遗传因素导致的多囊肾进行区分。

获得性肾囊肿被定义为在非遗传性肾囊肿性疾病导致的终末期肾脏疾病患者中出现的肾脏多发囊肿(3 个或更多)。通常指在进展期慢性肾脏病中双侧出现肾脏小到中等程度的囊肿,直径一般 <0.5cm,但也可以达到 2~3cm。这一定义最初源于终末期肾脏病,但也可能出现在早期慢性肾脏病患者中,但大部分情况下,患者出现获得性肾囊肿时肌酐清除率 <50ml/min。ACKD 通常没有任何症状(86%),最常见的症状就是血尿、两肋疼痛、尿路感染和肾结石。其中 8%~13% 的终末期肾脏病患者在没有进入透析阶段时便出现了肾囊肿。在透析患者中,有将近 50% 的患者出现肾囊肿,但发病率因透析时间不同而异。在透析龄为 2 年、6 年和 9 年的患者中,肾囊肿的发生率分别为 13%、50% 和 87%,而在透析龄达 10 年的患者中,几乎 100% 的患者会出现肾囊肿。男性发病率为女性的 3 倍,但目前还没有发现肾囊肿的形成与患者年龄、种族、透析方式或造成肾衰竭的原因有相关性。ACKD 没有性别差异,但目前看上去在终末期肾病患者中,黑人患者患病率高于白人。

## 二、病因与病理

每个患者肾脏损害的程度不同。囊肿表面通常被覆一层增生的上皮细胞。囊肿大小不一,从细微到直径几厘米,通常被覆单侧或复层上皮细胞。囊肿外观与常染色体显性遗传多囊肾类似。囊肿内通常可见乳头状增生。乳头状囊腺瘤非常普遍。在囊肿壁和间质内可见草酸钙结石。乳头状囊腺瘤及肾癌的高频发生考虑与腺瘤有关。大多数囊腺瘤体积很小(<5mm 直径),但大约 1/3 的囊腺瘤直径 >5mm;因此,疾病的开始似乎源于肾小管上皮细胞的增殖,从而导致小管堵塞和囊肿形成,并逐渐进展至乳头状囊腺瘤和肾透明细胞或乳头状细胞的等比例累积。此外,ACKD 患者囊肿中的纤维化和草酸结石沉积是该疾病的特征性标记。肾脏功能的进行性破坏与残余肾小球的代偿性增生是疾病发生的主要机制。肾小管上皮细胞的增殖来源于有丝分裂因素,例如电解质不平衡,质子释放减少及激素的刺激。此外,生长因子水平的增加及原癌基因(如 c-ERBB2)的激活也被认为在疾病发生过程中起到重要作用。液体的增加主要是继发于间质纤维化,上皮细胞增殖草酸盐结晶沉积导致肾小管堵塞。此外,在甲状旁腺激素、分泌素、血管活性肠肽及加压素水平的增加后,还会导致跨上皮细胞液体分泌的增加。所有这些异常会导致肾小管扩张、液体积聚及最终囊肿的形成。

从大体标本来看,囊肿性肾脏体积比正常体积偏小,伴有大小和体积不等的囊肿。从组织病理学上看,囊肿内部为单一被覆上皮。增生性和混合性改变不常见,较为常见的是乳头状增生和乳头腺瘤(图 24-26)。

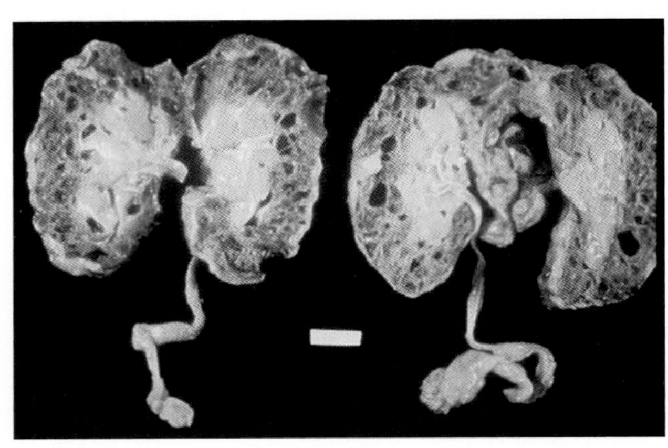

**图 24-26 获得性肾囊肿大体标本,可见双肾多发囊肿形成**

## 三、诊断与鉴别诊断要点

获得性肾囊肿的诊断和鉴别诊断依赖于患者的病史尤其是家族史、临床表现及影像学检查。

**(一) 临床表现**

1. 获得性肾囊肿没有明确家族史。

2. 囊内出血 囊内出血是一种常见的并发症,大约有 50% 的患者会发生囊内出血。当出血严重时会导致囊肿破裂,而发生肾周血肿和后腹膜出血。

3. 肾癌 ACKD 最让人担忧的并发症是肾细胞癌的发生,特别是在终末期肾病患者中,无论是否透析或已经进行肾移植的患者,自体肾都存在发生囊肿的可能性。尽管恶性肿瘤在非 ACKD 患者中也会发生,大部分肾细胞癌都发生在 ACKD 的患者(70%~90%)。有两项前瞻性的研究发现,在 7~10 年中,肾细胞癌的发病率分别为 4% 和 7%,而与普通人群相比,ACKD 患者肾细胞癌的发生风险几乎达到 100 倍。也有文献报道,ACKD 患者每年肾细胞癌的发生率在 0.18%。第一次肾移植失败后,患者肾细胞癌的发生率增加,可能是由于在等待第二次肾移植的过程中随着时间的推移,既往存在的 ACKD 向肾细胞癌发生转化。

### （二）超声检查

在超声影像中，可看到回声体积小的双侧肾脏（图 24-27）。在 CT 和 MRI 检查中，可看到萎缩的肾脏中有多处大小不同的囊肿。冠状面成像不但有助于诊断，也有利于确定有无并发症。有时候需要用造影剂来判断是否存在肾细胞癌。总体上来说，CT 或 MRI 用来监测并发症及随访观察，而超声检查则用于常规筛查。

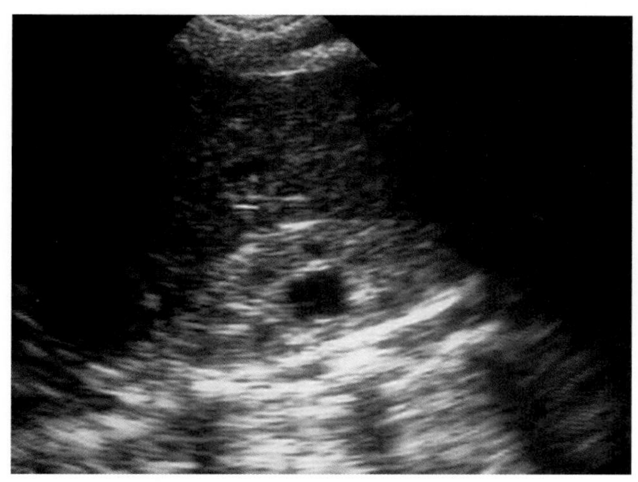

图 24-27　超声可见肾脏分布多发大小不等囊肿

### （三）影像学检查

CT 在分辨肾脏囊肿方面比超声更有优势，主要体现在发现小的囊肿方面。在不使用造影剂的情况下可见双侧肾脏皮质多发低密度影，但无法区分是否为实性病变（图 24-28）。MRI 是鉴别囊肿最为敏感的检测方法，表现为 $T_1$ 加权像显示低衰减信号，而在 $T_2$ 加权像为高衰减信号，在静脉注射造影剂后影像没有改变（图 24-29）。单纯囊肿呈圆形，薄壁肿块。囊肿一般无回声，远端增强，同时在 CT 影像上具有 0~20HUCT 值的衰减，在给予造影剂后无论是 CT 还是 MRI 都没有增强效果出现。复杂的肾囊肿通常为形状不规则，壁厚，不规则和 / 或具有囊壁钙化，其内回声增强。

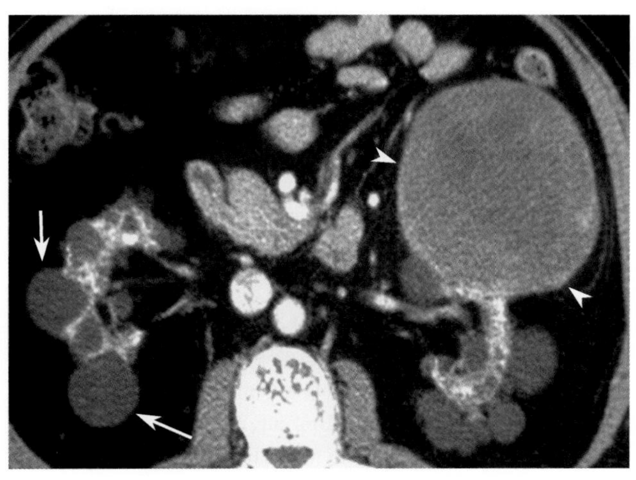

图 24-28　CT 增强扫描显示双肾多发囊性病变（箭头所示）
左肾伴有巨大实性肿块，提示肾细胞癌的可能。

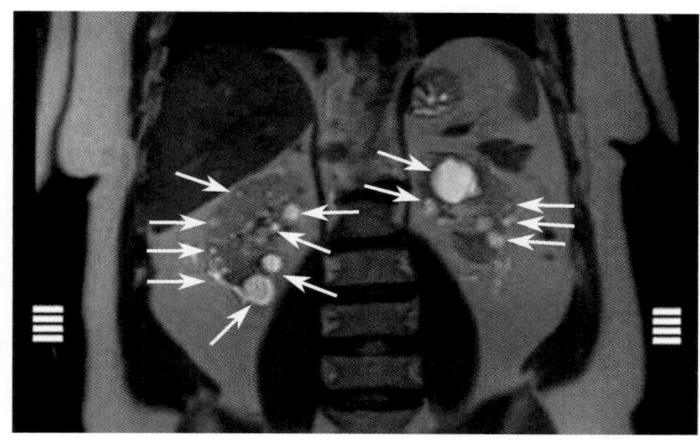

图 24-29　MRI $T_2$ 加权像普通冠状面扫描显示双肾多发囊性高密度影

目前对囊肿采用 Bosniak 分级来区分它们的复杂性，分级的主要依据是根据囊肿在 CT 检查中的表现，包括 CT 值的衰减，囊壁厚度，有无分隔、钙化和造影剂增强的表现。随着囊肿复杂性的增加，其恶性度也随之增加（表 24-2）。

表 24-2　肾囊性占位性病变的 Bosniak 分型

| Bosniak 分型 | 影像学特征 | 恶性率 | 处理 |
|---|---|---|---|
| Ⅰ型 | 水样密度，均质，无分隔，无钙化，不增强 | 无 | 除有症状外不需要处理，不需要随访观察 |
| Ⅱ型 | 薄的分隔，细小、线性钙化，不增强，高密度病变但不增强 | 0~5% | 定期复查 |
| Ⅲ型 | 较厚或不规则分隔，较多或者不规则钙化，轻到中度异质性，无强化 | 50% | 手术切除 |
| Ⅳ型 | 厚壁或结节状，显著异质性，有增强 | 75%~90% | 手术切除 |

### （四）病理分型

在获得性肾囊肿患者中，已发现两种确定的肾细胞癌病理亚型：①获得性囊性肾病相关肾细胞癌（Acquired cystic disease-associated renal cell carcinoma,

ACD-RCC);②终末期肾病透明细胞乳头状肾细胞癌。尽管肾细胞癌是一种严重的并发症,但其与其他导致肾衰竭的病因(糖尿病、高血压和全身性疾病)相比,造成患者死亡的概率并不高。在两种亚型中,ACD-RCC是最常见的并发症也是进展最快的。

**(五)鉴别诊断要点**

在终末期肾脏病患者中,ACKD需要与其他多发性囊肿进行鉴别诊断。

1. 常染色体显性遗传性多囊肾病　通常具有明确的家族史和巨大的肾脏。

2. 常染色体显性遗传肾小管间质疾病(autosomal dominant tubulointerstitial kidney disease,ADTID)　也被称作髓质囊性肾病,以微小的皮髓质囊肿为特征,通常患者在40~50岁的时候会出现终末期肾病。

3. 染色体隐性遗传的肝脏和中枢神经系统并发症　患者通常在20岁以后就可能出现终末期肾功能不全。

4. 肾小球囊性肾病(鲍曼氏囊出现微小囊肿的疾病)　希佩尔-林道病,患者表现为多发囊肿和出现肾细胞癌的可能,以及出现结节性硬化复合物的可能性,后者表现为具有血管肌脂瘤的囊肿。

## 四、临床治疗与评价

对于无症状的患者需要常规进行B超检查与定期随访,当出现顽固性血尿和实性肾脏肿块时,需要考虑进行肾切除术。一旦进行肾移植,患者之前的肾囊肿会逐渐萎缩,然而既往存在的肾脏肿瘤会因为免疫移植药物的应用而加快其进展。

获得性肾囊肿是源于透析后依然存在的尿毒症环境所致,并与透析龄密切相关。而肾脏肿瘤在以快速的状态进展,相对于导致肾衰竭本身的病因(如糖尿病、高血压、系统性疾病),ACKD被认为是一种非常规性致死原因。在透析儿童中,也会出现获得性肾囊肿和肿瘤。对于ACKD的监测一直存在争议,因为它费用昂贵且阳性率低。目前对于医疗条件好、生存预期超过20年的透析患者,推荐进行常规监测。在监测方法中,CT是最佳的选择,超声和MRI可以作为有效补充。超声检查具有廉价且无创性优势,但特异性和敏感性较低。目前准确评估每例患者的生存时间很困难,每个医师对指南的理解也不同。目前推荐对于透析患者进行定期监测,如果超声检查发现实性肿块,应进行CT检查。对于透析患者,在进行肾移植前要进行CT或MRI检查。尽管肾移植成功后ACKD的囊肿会回缩,但之前存在的肿瘤会表现得更富有侵袭性,并具有转移性,这主要是源于宿主免疫性改变。由于目前缺乏相关确定性的研究支持,推荐对ACKD患者进行基线监测和定期监测。

(王立华　姜埃利)

## 参考文献


[1] ASSIMOS D G. Re:biopsy proven medullary sponge kidney:clinical findings,histopathology,and role of osteogenesis in stone and plaque formation [J]. J Urol,2015,194(2):424.

[2] ATIYEH B,HUSMANN D,BAUM M. Contralateral renal abnormalities in multicystic-dysplastic kidney disease [J]. J Pediatr,1992,121(1):65-67.

[3] BAKIR A A,HASNAIN M,YOUNG S,et al. Dialysis-associated renal cystic disease resembling autosomal dominant polycystic kidney disease:a report of two cases[J]. Am J Nephrol,1999,19(4):519-522.

[4] BEETZ R,SCHOFER O,RIEDMILLER H,et al. Medullary sponge kidneys and unilateral Wilms' tumour in a child with Beckwith-Wiedemann syndrome [J]. Eur J Pediatr,1991,150(7):489-492.

[5] BISCEGLIA M,GALLIANI C A,SENGER C,et al. Renal cystic diseases:a review [J]. Adv Anat Pathol,2006,13(1):26-56.

[6] BOSNIAK M A.The use of the Bosniak classification system for renal cysts and cystic tumors [J]. J Urol,1997,157(5):1852-1853.

[7] CHAPMAN A B,BOST J E,TORRES V E,et al. Kidney volume and functional outcomes in autosomal dominant polycystic kidney disease [J]. Clin J Am Soc Nephrol,2012,7(3):479-486.

[8] CHOYKE P L. Acquired cystic kidney disease [J]. Eur Radiol,2000,10(11):1716-1721.

[9] DUNNILL M S,MILLARD P R,OLIVER D. Acquired cystic kidney disease of the kidneys:a hazard of long-term intermittent maintenance haemodialysis [J]. J Clin Pathol,1977,30(9):868-877.

[10] FABRIS A,LUPO A,BERNICH P,et al. Long-term treatment with potassium citrate and renal stones in medullary sponge kidney [J]. Clin J Am Soc Nephrol,2010,5(9):1663-1668.

[11] FLIEGAUF M,BENZING T,OMRAN H. When cilia go bad:cilia defects and ciliopathies [J]. Nat Rev Mol Cell Biol,2007,8(11):880-893.

[12] FORSTER J A,TAYLOR J,BROWNING A J,et al. A review of the natural progres-sion of medullary sponge kidney and a novel grading system based on in-travenous urography findings [J]. Urol Int,2007,78(3):264-269.

[13] GAMBARO G,DANZA F M,FABRIS A. Medullary sponge kidney [J]. Curr Opin Nephrol Hypertens,2013,22(4):421-426.

[ 14 ] GRANTHAM J J. Acquired cystic kidney disease [ J ]. Kidney Int, 1991, 40(1): 143-152.

[ 15 ] GUAY-WOODFORD L M, DESMOND R A. Autosomal recessive polycystic kidney disease: the clinical experience in North America [ J ]. Pediatrics, 2003, 111(5 Pt 1): 1072-1080.

[ 16 ] HATEBOER N, V DIJK M A, BOGDANOVA N, et al. Comparison of phenotypes of polycystic kidney disease types 1 and 2 [ J ]. Lancet, 1999, 353(9147): 103-107.

[ 17 ] HOMSY Y L, ANDERSON J H, OUDJHANE K, et al. Wilms' tumor and multi-cystic dysplastic kidney disease [ J ]. J Urol, 1997, 158(6): 2256-2260.

[ 18 ] IMAM T H, TAUR A S, PATAIL H. Image diagnosis: Medullary sponge kidney [ J ]. Perm J, 2014, 18(2): e130-e131.

[ 19 ] IRAZABAL M V, RANGEL L J, BERGSTRALH E J, et al. Imaging classification of autosomal dominant polycystic kidney disease: a simple model for selecting patients for clinical trials [ J ]. J Am Soc Nephrol, 2015, 26(1): 160-172.

[ 20 ] KATABATHINA V S, KOTA G, DASYAM A K, et al. Adult renal cystic disease: a genetic, biological, and developmental primer [ J ]. Radiographics, 2010, 30(6): 1509-1523.

[ 21 ] KIM B, KING B F Jr, VRTISKA T J, et al. Inherited renal cystic diseases [ J ]. Abdom Radiol (NY), 2016, 41(6): 1035-1051.

[ 22 ] LEVINE E. Acquired cystic kidney disease [ J ]. Radiol Clin North Am, 1996, 34(5): 947-964.

[ 23 ] MATSON M A, COHEN E P. Acquired cystic kidney disease: occurrence, prevalence, and renal cancers [ J ]. Medicine (Baltimore), 1990, 69(4): 217-226.

[ 24 ] PEI Y, HWANG Y H, CONKLIN J, et al. Imaging-based diagnosis of autosomal dominant polycystic kidney disease [ J ]. J Am Soc Nephrol, 2015, 26(3): 746-753.

[ 25 ] RAHBARI-OSKOUI F, MITTAL A, MITTAL P, et al. Renal relevant radiology: radiologic imaging in autosomal dominant polycystic kidney disease [ J ]. Clin J Am Soc Nephrol, 2014, 9(2): 406-415.

[ 26 ] RIZK D C A. Polycystic and other cystic renal diseases// GREENBERG A C A, FALK R J, COFFMAN T M, et al (eds). Primer on kidney diseases [ M ]. Philadelpia: Saunders, 2014, pp 356-362.

[ 27 ] RODAT-DESPOIX L, DELMAS P. Ciliar functions in the nephron [ J ]. Pflugers Arch, 2009, 458(1): 179-187.

[ 28 ] TRUONG L D, CHOI Y J, SHEN S S, et al. Renal cystic neoplasms and renal neoplasms associated with cystic renal diseases: pathogenetic and molecular links [ J ]. Adv Anat Pathol, 2003, 10(3): 135-159.

[ 29 ] TRUONG L D, KRISHNAN B, CAO J T, et al. Renal neoplasm in acquired cystic kidney disease [ J ]. Am J Kidney Dis, 1995, 26(1): 1-12.

[ 30 ] WOJCIK L J, HANSEN K, DIAMOND D A, et al. Cystic dysplasia of the rete testis: A benign congenital lesion associated with ipsilateral urological anomalies [ J ]. J Urol, 1997, 158(2): 600-604.

[ 31 ] XU G, WEN J, WANG B, et al. The clinical efficacy and safety of ureteroscopic laser papillotomy to treat intraductal papillary calculi associated with medullary sponge kidney [ J ]. Urology, 2015, 86(3): 472-476.

[ 32 ] 张旭 . 泌尿外科腹腔镜与机器人手术学(第 2 版) [ M ]. 北京:人民卫生出版社,2015.

[ 33 ] 李林,梅长林 . 中国常染色体显性多囊肾病临床实践指南[ J ]. 临床肾脏病杂志,2016,16(10):580-588.

# 第二十五章

# 肾特异性和非特异性感染

## 第一节　概　　述

尿路感染(urinary tract infection,UTI)常发生在男、女的各个年龄段,就诊时的临床表现变化也非常大,可以没有任何临床症状,可以有尿路刺激症状(尿频、尿急和尿痛)而不发热,也可以发热、寒战、腰痛,甚至休克、死亡。尽管正常情况下尿路没有细菌,但是细菌可以通过邻近器官如肛门或外界侵入,也可以通过血行播散至尿路而造成UTI,当细菌侵袭力增强或人体抵抗力下降时,细菌接种、菌落形成而引起UTI。尿路的解剖异常,如结石、肿瘤、动力学改变等造成的尿路梗阻又可以促进或加重UTI,给治疗造成困难。对细菌学和抗菌药物的充分认知以及对尿路解剖的病理、生理变化的充分了解是治疗UTI的前提。

简单UTI很容易治愈,而复杂UTI如果不能及时有效的治疗,则可能导致不良后果甚至死亡。所谓简单UTI是指发生在一个有正常泌尿系统结构和功能的健康患者尿路的感染,而复杂UTI是指合并以下情况的尿路感染:①尿路功能或解剖异常;②男性;③妊娠;④老年患者;⑤糖尿病;⑥免疫抑制;⑦儿童UTI;⑧最近使用过抗菌药物;⑨留置尿管;⑩泌尿系统重建;⑪院内感染;⑫就诊时病程已超过7天。

肾脏感染不如膀胱感染常见,但肾脏感染后果比较严重,可能损害肾功能。肾脏感染急性发作的典型症状是发热、寒战和侧腹痛。但是,有这些症状不一定有肾脏感染;相反,有一些有肾脏感染的患者,如果感染肾的引流输尿管梗阻或感染发生在集合系统外,其尿液也可能无菌。肾脏感染性肉芽肿病变在影像学上常和肾囊性疾病和肾肿瘤相混淆,这些都说明肾脏感染诊断和治疗的复杂性。本章将肾感染依照特异性感染和非特异性感染的顺序分别加以讨论。

## 第二节　泌尿生殖系结核

基因分析说明结核分枝杆菌(Mycobacterium tuberculosis,MTB)与人类是同时进化的。300万年前,结核分枝杆菌的前身,结核分枝杆菌原型(Mycobacterium prototuberculosis)可能已经感染了人种。在50万年前直立行走的人骨骼病变骨中就可以检测到MTB。人类感染MTB的最老证据要追溯到新石器时期,利用DNA分离技术从东地中海史前遗址中发现的9000年前的妇女和儿童骨骼中证实有MTB感染。在公元前3000年的古埃及木乃伊尸体中也发现了MTB感染的证据。在18世纪的欧洲,结核病也曾广泛流行。在这个时期,英国有近25%的死亡是由这种"消耗性疾病"引起。对这种疾病认识的里程碑是1882年Koch成功地分离和鉴定了MTB,并确认结核病是由该菌感染引起。

### 一、结核分枝杆菌

结核病是由一组紧密相关的称为结核分枝杆菌复合物(Mycobacterium tuberculosis complex,MTBC)的抗酸细菌感染引起。MTBC包括MTB、非洲分枝杆菌、牛分枝杆菌、canettii分枝杆菌、枝杆菌、caprae分枝杆菌、mungi分枝杆菌、orygis分枝杆菌和pinnipedii分枝杆菌。MTB和非洲分枝杆菌仅感染人类，而其他不仅感染人类，还感染其他哺乳动物。截至目前，从人类结核中最常分离出来的是 MTB。因此，这个菌种与结核同名并经常用于代表 MTBC。需要注意的是这些细菌的药物敏感性可能不同，如吡嗪酰胺是一线抗结核药物，但牛分枝杆菌对其耐药。为了讨论方便，本章也将 MTBC 简称 MTB。

MTB 生长缓慢，每 20~24 小时繁殖一代，体外培养费时。MTB 能自发或经理化、生物因素诱导形成 L 型菌。它不引起皮肤迟发型超敏反应，也不易引起结核性病理损伤，但可以在体内长期生存。感染 L 型 MTB 患者，其临床症状不典型，结核菌素试验不敏感，误诊率高，疗效差。

## 二、流行病学

百余年来，结核病的防治工作虽然取得了巨大成就，随着多种抗结核药物的相继问世以及卡介苗的应用，结核病的发病率和病死率逐年下降，但它仍是全球性疾病。世界卫生组织估计全世界约 1/3 人口以潜伏形式感染了 MTB，2012 年全世界有 860 万新增活动性结核病例，130 万人死于结核。从 2000 年开始，结核病发病率持续下降，病死率从 1990 年开始下降了 45%。然而，艾滋病的流行、肥胖、糖尿病以及药物耐受等成为结核控制的新障碍。在全球范围内，结核是艾滋病患者最常见的机会感染。既往感染过 MTB 的艾滋病患者中每年约有 10% 最终发展为活动性结核。而没有人类免疫缺陷病毒（human immunodeficiency virus，HIV）感染的正常人感染 MTB 后一生有 5%~10% 可能发展为活动性结核。在同时感染结核和 HIV 患者中，近 2/3 的艾滋病患者是在确诊后 6 个月内出现结核症状的。建议对所有感染 HIV 患者进行结核菌素试验，阳性患者进行抗结核治疗。同样，感染结核的患者也应检测 HIV。

泌尿生殖系结核的发病情况与所研究的人群有关，在发达国家，肺结核患者中的 2%~10% 有泌尿生殖系结核，而在发展中国家对应的数字是 15%~20%。在发展中国家，泌尿生殖系统是继淋巴结后第二个最常见的肺外结核的发病部位。泌尿生殖系结核患者中近 2/3 为男性。泌尿生殖系结核尽管在儿童中也有报道，但通常是成人疾病。我国的结核患者数居世界第二位，结核病已位居单一病原菌疾病死因的第一位。根据 WHO 数据，2011 年中国结核病的发病率为 75/10 万人，患病率为 104/10 万，病死率为 3.5/10 万人，HIV 感染者中的患病率为 1.2%。中国多耐药患者在新发病例中占 5.7%，在复发病例中占 26%。

## 三、传播与宿主免疫反应

尽管有直接在软组织中接种 MTB 的报道，但几乎所有的 MTB 感染均是由于吸入了空气中的带菌飞沫。咽喉部结核或肺空洞结核患者的传染风险最大。当 MTB 到达肺泡后，被肺泡巨噬细胞所吞噬。在一些人，此时的 MTB 被杀死并被有效清除，这些人没有被感染，也没有启动相应的免疫反应。而在 MTB 没有被杀死的人体内，MTB 在巨噬细胞内复制，这就形成了感染。在细胞免疫应答之前的数周内，MTB 可以通过淋巴管播散至肺门淋巴结，并最终通过血液传播接种至远处器官。

MTB 感染宿主后，宿主免疫系统通过形成肉芽肿（granuloma）试图包裹控制 MTB 感染。感染的巨噬细胞分泌炎症因子，如白介素 -6、白介素 -12 和肿瘤坏死因子，并聚集多种免疫细胞包裹这些细菌。泡沫巨噬细胞、上皮细胞和多核巨细胞聚集在肉芽肿的中心，其外围被淋巴细胞围绕呈袖口状。抗原呈递使 T 细胞活化，启动一系列抗 MTB 的细胞免疫应答。T 细胞分泌细胞因子，如白介素 -2、肿瘤坏死因子和 γ 干扰素来维护肉芽肿，试图诱导杀死感染的巨噬细胞和 MTB。当不能杀死 MTB 时，肉芽肿仍能隔绝 MTB，使其不能复制，成为潜伏休眠状态。90%~95% 的被感染者，结核此时被控制并进入潜伏状态。潜伏结核的特点是瘢痕愈合和肉芽肿钙化。只有不到 5% 的被感染者控制失败，在 1 年内进展为活动性结核，这称为原发进展。潜伏结核在数年后，当身体虚弱、受到创伤、服用肾上腺皮质激素、接受免疫抑制治疗、患上糖尿病或艾滋病时，还可发展为活动性结核。用异烟肼治疗潜伏结核 9 个月可以减少 90% 的再复活风险。

## 四、泌尿生殖系结核的发病途径

泌尿生殖系统结核有 4 个发病途径：血行播散、逆行尿路感染、邻近器官结核的直接蔓延和淋巴感染，而绝大多数是 MTB 的血行播散所致。

### （一）血行播散感染途径

在原发感染病变发展到结核菌血症时，MTB 随血流经肾脏，滞留在肾小球的毛细血管丛中，形成灶性结核感染，这种感染 90% 发生在肾皮质，约 10% 发生在肾髓质。80% 以上的病例是双侧感染。如果患者免疫力高、细菌数量较少，感染主要局限在肾皮质内，可不引起临床症状，但尿中可查出 MTB，称为病理性肾结核，病变可完全愈合。如若细菌数量较多，毒力强，患者免疫力低下，病灶不愈合，则病变继续发展，逐渐向肾髓质扩展或破入肾小管，在髓质形成病灶，继续发展可引起临床症状，成为临床肾结核。血行播散的 MTB 可以种植在肾脏，也可以继续播散至其他脏器。泌尿生殖系统的另一个播散种植地是附睾。

**（二）逆行尿路感染**

泌尿生殖系结核的第二个常见感染途径是逆行尿路感染，但远少于血行播散。有报道膀胱癌患者灌注卡介苗（Bacille Calmette-Guérin，BCG）造成泌尿生殖系结核。可以导致肾盂肾炎、肾脓肿、输尿管梗阻、膀胱炎、前列腺炎和附睾睾丸炎。

**（三）直接蔓延**

很少见的情况下，结核可以通过邻近器官直接蔓延至泌尿生殖系统。如脊柱或腰大肌结核直接蔓延至肾脏，胃肠结核直接蔓延至肾形成肠肾瘘或肠膀胱瘘。

**（四）淋巴感染**

肺或生殖系统结核可到达肾周淋巴结，而后感染肾脏。

## 五、临床表现和病理特征

泌尿系统结核主要表现慢性膀胱炎症状，尿频、尿急、尿痛，可伴有血尿。全身症状可有低热、盗汗和体重下降。但也可表现不典型，临床表现取决于病理特点。近年来不典型泌尿生殖系结核显著增加。李彦锋等报道 349 例临床肾结核特点，发现约 25% 的患者毫无自觉症状或仅有上述 1~2 种表现且极轻微。

多数患者在得到泌尿生殖系结核诊断之前都被按普通“泌尿系感染”治疗相当长时间，各种抗生素治疗无效。在尿培养阴性时应考虑泌尿生殖系结核可能。泌尿生殖系结核是全身结核的一部分，泌尿生殖系统各器官常常同时受累，很少某一器官结核单独存在。病理变化主要为淋巴细胞浸润、上皮样细胞及巨细胞聚集。典型病理表现为结核结节形成、干酪样坏死、高度纤维化及钙化。这 4 种病理改变在泌尿生殖系统的不同部位表现不尽相同，同一部位的不同疾病时期病理改变也不相同，这就导致了其临床表现的多样性。

**（一）肾结核**

肾结核的早期病变是双侧皮质多发、局灶性结核结节，逐渐扩大、融合，一般发展到髓质后才表现临床泌尿生殖系结核的临床症状。当 MTB 侵入髓质和肾乳头，病变即呈进行性发展，MTB 生殖繁殖远比在皮质活跃，结核结节彼此融合，组织破坏，中心坏死，形成干酪样病变。干酪样物质液化后排入肾盂形成空洞。肾内一旦形成空洞，多不能自愈而逐渐扩大。肾盏及肾盂黏膜上的 MTB 可大量排入输尿管、膀胱和尿道，引起临床尿路刺激症状，延着尿路顺行播散，当然也可能播散至输精管、附睾和睾丸，造成生殖系统结核。也可在肾内经淋巴、血行播散或直接蔓延，使整个肾脏遭到破坏。

高度纤维化也是肾结核病理的另一个特点。纤维化是细胞免疫的结果，有利于控制感染，使病变局限化。当然纤维化发生在不同管腔部位引起狭窄也会造成对应功能的损伤。如血管周围的纤维化可使肾内动脉狭窄，致使相应皮质缺血、萎缩。肾盏漏斗部纤维化瘢痕造成的狭窄可使对应肾盏扩张积水或破坏更加严重，导致功能丧失，当然如果完全闭死，又可使对应肾盏的 MTB 不能下排进肾盂输尿管膀胱，而使临床症状缓解。结核发展至肾周时，可至结核性肾周围炎或肾周寒性脓肿，甚至向外破溃形成经久不愈的结核性窦道，也可与肠道形成内瘘，并表现消化道症状。

晚期肾结核可发生钙化，先出现于较大脓肾的边缘，呈斑点状，而后逐渐波及全肾，形成贝壳样钙化，使肾萎缩。全肾钙化时，输尿管常完全闭塞，膀胱炎症状消失。称为“自家肾切除”或“肾自截”。但这并不表明肾结核病变完全愈合，钙化灶之间的干酪样物质内仍存有活的 MTB，仍可致病。还有一种肾结核，病情严重至全肾肉芽肿干酪样空洞，造成肾功能丧失，也称为“自家肾切除”。

对于有肺结核病史而出现肾衰竭的患者，应警惕肉芽肿性间质性肾炎的可能，如果泌尿生殖系统的影像检查不能提供结核病信息，即使尿液分析没有脓尿，临床上没有尿路刺激症状，也要考虑肾穿刺活检的必要性。

**（二）输尿管结核**

输尿管结核只是泌尿生殖系结核发展过程中的一部分。当 MTB 随尿液经肾向下传送至输尿管时，可造成输尿管感染。在输尿管管壁上结核的 4 种病理改变：结核结节形成、干酪样坏死、高度纤维化及钙化，均可出现。输尿管增粗、变硬，可出现局部狭窄，常见狭窄部位是输尿管膀胱连接部。也可多处狭窄，在尿路成像上形成串珠样结构。输尿管狭窄可造成患侧上尿路扩张，肾功能损害，完全闭塞时可造成肾功能丧失，尿路刺激症状反而可能好转。

### （三）膀胱结核

膀胱结核继发于肾结核，是泌尿生殖系结核临床症状的主要原因。结核结节最先出现于患侧输尿管口周围，然后向其他处扩散，蔓延至三角区并逐步累及整个膀胱。结核结节彼此融合，形成溃疡，亦可侵及膀胱肌层，严重者可导致膀胱严重纤维化挛缩。此时，患者尿频严重，膀胱容量极小。纤维化造成输尿管口狭窄，或输尿管结核，管壁僵硬而造成输尿管口关闭不全，形成洞状。狭窄和关闭不全也可同时存在。健侧输尿管口也可出现与患侧输尿管口相同的病变，狭窄造成健侧输尿管梗阻而导致健侧肾积水，关闭不全可造成尿液逆流至健侧而引起健侧上尿路感染、扩张积水。膀胱结核病变深在时，病变还可穿透膀胱壁，形成膀胱肠瘘或膀胱阴道瘘。

### （四）附睾、输精管、睾丸和阴囊结核

附睾是泌尿生殖系统第二个 MTB 血行播散最常见的感染接种部位，如果尿道前列腺有结核，MTB 亦可通过射精管、精囊、输精管而逆行播散至附睾，但这种机会远小于血行播散。在泌尿生殖系结核患者中，附睾结核占 10%~50%，双侧感染占 34%。结核性附睾炎可以是泌尿生殖系结核的首发或唯一症状。常见症状为附睾、睾丸和阴囊炎性肿大、疼痛，这一点和急性附睾睾丸炎难以鉴别，40% 的附睾结核病变仅发生于附睾尾部。睾丸结核几乎全部由附睾结核直接蔓延引起。这些部位结核的病理特点仍然是结核结节形成、干酪样坏死、高度纤维化及钙化。输精管结核结节形成及高度纤维化，使输精管触诊特点为坚硬和串珠样改变。结核肉芽肿也可直接蔓延至阴囊皮肤形成溃疡和窦道。

### （五）前列腺和精囊结核

前列腺 MTB 感染可以从血行播散，也可以从尿液感染。从血行播散感染的前列腺结核病变往往在前列腺外周，而尿道没有受累。临床可无症状，随疾病进展前列腺钙化变硬。通过尿液感染的经常使尿道同时受累，临床表现同细菌性前列腺炎。结核性前列腺脓肿少见，笔者曾遇到一例，经抗结核药物治疗痊愈。前列腺脓肿和精囊脓肿可穿破至前列腺周围，在会阴部形成窦道，也可破入膀胱和直肠。精囊结核可以造成不育。不育症也可能是精囊结核的首发症状。可以有精液量减少、少精、无精和血精。精囊可以从附睾、输精管获得 MTB 感染，也可从尿道、射精管获得感染。

### （六）阴茎和尿道结核

阴茎和尿道结核非常少见。原发性阴茎结核表现为龟头部浅表性溃疡。发病可以在阴茎皮肤表面，也可以在阴茎海绵体内或和尿道结核同时存在。结核结节发展成溃疡，其底部出现干酪样坏死组织。腹股沟淋巴结肿大。当结核侵犯海绵体时，阴茎因瘢痕形成而可能弯曲。经久不愈的溃疡可以进展成结核性瘘管。结核性尿道炎可进展发生尿道狭窄。但单独发生的尿道结核罕见。有时阴茎结核与梅毒、贝赫切特综合征、下疳和阴茎癌混淆，需活检方能确诊。

## 六、诊断要点

### （一）临床表现

泌尿生殖系结核主要为成人发病。其主要临床表现为顽固性尿路刺激症状，可以伴有血尿，普通抗生素治疗效果不佳，可有或无肺结核病史，可有或无背部、腰部、腹部及耻骨上疼痛。典型患者可以出现低热、盗汗和体重下降。结合体格检查、尿实验室检查和典型影像学表现可以得出泌尿生殖系结核诊断。对于临床表现不典型患者，需仔细询问病史、细致的体格检查、通过联想结核病理特点的影像学阅片以及现代实验室检查技术相结合的方法来建立诊断。如果病变处易于取组织病理检查，通过取病变组织病理同时做病变组织 MTB 培养是最确切的诊断方法。

### （二）实验检查

实验室检查对于结核病的防治及诊断起着不可或缺的作用，包括以全菌体为靶标的病原微生物检测、以细菌核酸为靶标的分子生物学检测和以机体免疫反应及其产物为基础的检测方法。分子生物学检测是近些年发展起来的检测方法，具有快速、特异度及敏感度高等特点。

1. 以全菌体为靶标的 MTB 检测　病原微生物检测包括涂片镜检及 MTB 培养，前者依赖操作者的经验，阳性检出率低，不能区分死菌与活菌；后者检测时间长，通常需要 40 天左右，且不能区分 MTB 或是非 MTB 菌。目前，诊断泌尿生殖系结核诊断的金标准是尿 MTB 培养。取晨起第一次尿做培养，因为这次尿中的细菌浓度可能最高。连续 3~5 次。

2. MTB 涂片　染色涂片法是临床上最便捷快速的诊断方法，但敏感度低于 50%，且无法区别非

MTB。涂片检查只有 MTB 数量超过 $10^4$/ml 时，才能检出。涂片方式有直接涂片（直接涂片找抗酸杆菌）和液基夹层杯法（离心集菌）两种方法。液基夹层杯集菌法，背景清晰，易于观察，由于蛋白分解，避免蛋白成分的聚集，从而使得抗酸杆菌分布均匀，而且染色后背景清晰，很容易观察到抗酸杆菌的存在，MTB 检出率提高 10~18 个百分点。染色方法：①萋尔 - 纳尔逊（Ziehl-Neelsen）染色法：抗酸染色镜检是发现 MTB 的快速检测方法，但不能区分 MTB 与其他抗酸杆菌，包括非 MTB，易漏诊；②荧光染色：很多研究证实了荧光染色优于萋尔 - 纳尔逊染色，敏感度增加（约 10%），特异度类似，读片时间更短，在工作负荷重的地区优势更加明显。

3. MTB 的固体和液基培养　根据 2013 年 WHO 统计，仅有 58% 的结核患者有病原学依据，病原学检测是诊断结核最重要的依据，包括涂片染色镜检、MTB 分离培养、MTB 药敏和菌种鉴定等。MTB 分离培养是确诊结核最重要的依据，不仅能取得病原学结果，还能进一步进行药敏检测，指导治疗。目前常用的细菌培养基包括 Lowenstein-Jensen 固相培养基（L-J 法）和 Middlebrook 7H9 7H11 液体培养基。固相培养基价格低，但耗时长，需要 4~8 周取得结果，加上菌种鉴定的时间耗时更长。基于 BACTEC MGIT（Mycobacteria growth indicator tube）960、BacT/Alert 3D 系统的液体培养基检测速度有明显提高（1~4 周），但费用较高。MTB 的固体和液基培养法包括：①MTB 快速培养法：BACTEC MGIT 960 系统采用荧光增强原理，在培养管底部包埋对氧气浓度高度敏感的指示剂，通过检测氧气浓度变化以监测培养管内 MTB 的生长状态。阳性标本检出时间较短，平均为 9 天，后续菌种鉴定及药敏试验时间平均为 4 天。BACTEC MGIT 960 系统为目前国际通行培养标准，培养阳性率较固体培养法高出 10% 左右，检测界限是小于 10 个菌落形成单位（colony forming unit，CFU）/ml。BacT/Alert 3D 系统采用比色法原理，通过监测预处理标本中产生 $CO_2$ 与标本瓶中初始的 $CO_2$ 相比较，判断是否存在 MTB 生长。同时可以进行药敏检测。理论上培养速度较 L-J 法和 BACTEC MGIT 960 系统更快（6~22 天）；②直接显微镜观察药敏试验（microscopic observation drug susceptibility assay，MODS）：工作原理依据 MTB 在液体培养基中生长会出现特征性的索状结构，该结构可以通过倒置显微镜观察到。Arias 等对 854 例的 1 639 份呼吸道标本的研究显示，MODS 检测呼吸道标本中是否存在 MTB 的敏感度为 97.5%，特异度为 94.4%，出现阳性结果的中位时间约为 8 天。该方法不需要昂贵的设备，简单，相对快速。

4. 以细菌核酸为靶标的分子生物学检测　分子生物学检测是近些年发展起来的检测方法，具有快速、特异度及敏感度高等特点，即使 MTB 浓度低到培养可能阴性的标本，现代核酸扩增检测技术也可能检测到。传统聚合酶链反应（polymerase chain reaction，PCR）检测总的敏感性不理想，同时可能存在污染、操作失当等因素的影响，因此随后产生了多种改进手段，包括整合的 MTB 核酸扩增检测试剂盒以及全自动化 MTB 检测系统。改进的核酸检测技术对结核病的诊断均具有良好的辅助作用。①全自动化 MTB 检测系统主要指 GeneXpert MTB/RIF 系统（Cepheid，USA），其中由于 WHO 的推荐，GeneXpert MTB/RIF 已在全球 60 多个国家使用。此方法无论对涂片阳性或涂片阴性肺结核均具有良好的检出率。②GeneXpert MTB/RIF 检测试剂盒：为美国 Cepheid 公司开发，适用于 GeneXpert 仪器，可在 2 小时内直接从患者新鲜痰液或冻存痰液中检测是否还有 MTB 及对利福平的耐药情况，整个过程都在一密闭环境中进行，该方法采用全自动实时荧光定量 PCR 原理，将样品处理、核酸扩增、目标序列的实时检测整合于一体，通过对 MTB 特有的序列 rpoB 基因上与利福平耐药相关 81bp 的核心区域进行检查。由于 90% 的利福平耐药菌株同时也对异烟肼耐药，因此，利福平耐药可以作为 MTB 多耐药的标志。③Boehme 等在 *The New England Journal of Medicine* 发表报道，对 4 个结核高负担国家的 1 730 例疑似结核患者进行诊断评估，对于细菌培养阳性、涂片阳性的标本检测时，MTB/RIF 的检出率为 98.2%（551/561）。④对于培养阳性、涂片阴性的标本检测时，MTB/RIF 的一次检出率为 72.5%（124/172），该检测方法特异度达 99.2%（604/694）。⑤与药敏试验相比，MTB/RIF 检测方法对利福平耐药患者的检出率高达 97.6%（200/205），对利福平敏感患者的检出率达 98.1%（504/514）；GeneXpert MTB/RIF 系统极大地改进了我们对 MTB 分子生物学诊断的看法，该系统高度全自动化，生物安全性好，速度快，对于结核的诊断是一大贡献。但是该系统对泌尿生殖系结核的检测能力仍需要研究。Hillemann 报道了一组小样本的肺外结核研究，样本包括 91 例尿标本（其中只有 5 例 MTB 培养阳性），GeneXpert MTB/RIF 系统检测的敏感度是 100%，特异度 98.6%；⑥GeneXpert

MTB/RIF 能得到三个结果：MTB 是否存在；MTB 菌量的多少（有高、中、低、极低四个结果）；MTBC 是否对利福平耐药。

5. 结核筛查试验　免疫学检测是以患者血清中特异性抗体、MTB 抗原或对 MTB 产生特异性免疫反应的 T 淋巴细胞为靶物质进行检测，对于肺外结核及免疫功能低下的人群具有良好的辅助诊断价值，但不能区分潜伏性感染还是活动性结核。结核菌素试验（tuberculin test，TST）和 γ 干扰素释放试验（interferon-gamma release assays，IGRAs）均属于免疫学检测方法，主要用于结核病筛查（阳性说明存在潜伏性结核感染），但结核筛查试验不能用于活动性结核的诊断。①TST：TST 属于迟发型变态反应。我国常以 Mantoux 法做 TST，将结核菌素的纯化蛋白衍生物（protein purified derivative，PPD）0.1ml（5IU）注射入前臂掌侧上中 1/3 交界的内侧，使局部形成皮丘，观察炎症反应，48~96 小时后达到最大程度，表现为局部红斑及中心区形成硬结。通过测量硬结的直径判断试验结果。所以，该试验也称作 PPD 试验。但如果患者患有恶性肿瘤、营养不良、正在应用肾上腺皮质激素、放疗或者患有艾滋病，即使这些患者存在结核感染，其局部免疫反应也可能减弱。无硬结或者 <5mm 为阴性（-），5~9mm 为一般阳性（+），10~19 为中度阳性（++），≥20mm 或不足 20mm 但患者除硬结外尚有水疱、破溃、淋巴管炎及双圈反应为强阳性（+++）。TST 阳性支持 MTB 感染的诊断，但不能说明患者处于结核活动期。另外 TST 并非对 MTB 特异，BCG 接种以及非 MTB 感染都可能诱发阳性反应，和结核感染难以分辨。TST 阴性也不能排除活动性结核；②IGRAs：近年来，IGRAs 在国内外使用越来越广泛。有 QuantiFERON®（QFT）test、T-SPOT 两套 IGRAs 检查系统。其原理是：当人体感染 MTB 时，使用 MTB 特异抗原（MTB 特异抗原主要是 ESAT-6、CFP-10 和 TB7.7。）刺激后，其血液中 T 淋巴细胞就会释放 γ 干扰素。对全血释放出的 γ 干扰素水平进行测定并与阳性对照和阴性对照进行对比分析，从而判断患者是否存在 MTB 感染。

与 TST 比较，其最大优势是，由于刺激的抗原为 MTB 所特有，其结果阳性基本可以排除 BCG 接种或非 MTB 感染。因此，IGRAs 特异性更好。和 TST 一样，IGRAs 也不能判断 MTB 感染后是否会发展为活动性结核病。但 IGRAs 更昂贵，技术更复杂，因此，不建议在资源有限地区将 IGRAs 替代 TST 作为公共卫生干预措施。

### （三）影像学检查

影像学检查对泌尿生殖系结核的诊断极其重要。通过影像检查可以了解泌尿生殖系结核的病理状态，为选择治疗方法提供参考，同时根据其特征性的影像表现对结核诊断也能提供重要依据。

1. B 超检查　B 超操作简便、经济、没有 X 线照射，对肾结核诊断很有帮助。建议作为初选检查手段。对于早期肾结核，病变微小，超声很难作出诊断。对于中晚期病例，尤其是患肾功能丧失而静脉尿路造影（IVU）不显影时，B 超凸显优势。根据肾结核的病理特点不同，其 B 超的声像图表现差异很大。出现以下超声特点时要考虑肾结核的可能：①肾积水：肾盏扩张，但排列不规整，或者肾盂扩张不明显，或者某些肾盏扩张（图 25-1）；②肾实质出现形态异常的无回声区，局限于一极或累计整个肾脏，而难以用肾囊肿解释者，可以看到强回声钙化灶；③输尿管增粗，但输尿管轻度扩张，管壁增厚水肿；④膀胱容量可以正常，也可以挛缩，膀胱壁增厚，可伴有对侧输尿管扩张和肾积水。超声还可以用于观察药物治疗期间肾结核病情的变化。

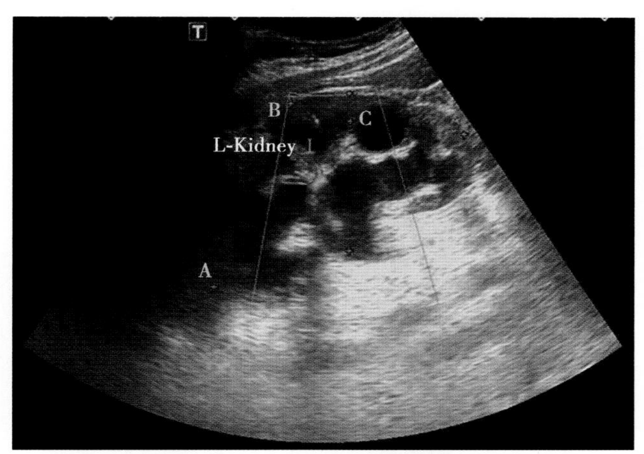


**图 25-1　左肾结核，肾盏扩张，排列不规则，多处肾实质破坏**

2. 肾、输尿管及膀胱平片（kidney ureter bladder position，KUB position）：泌尿系 X 线片检查的目的是显示肾区及下尿路的钙化灶，约 50% 的结核患者会出现各种各样的钙化。肾结核的初期，钙化灶出现在肾实质区，为模糊的点状钙化。随着结核进展，可能出现球形的钙化，病理上可能对应结核性肿块上出现的钙化。肾乳头坏死时可能出现收集系统区域的三角形环状钙化。而晚期肾结核出现"肾自截"时，X 线片可以出现肾的分叶状钙化灶，偶可出现整个肾型和输尿管区域的钙化。挛缩膀胱的钙化并不常见，但偶可见到如乒乓球样的膀胱钙化。约10%的泌尿生殖系结核患者可见到前列腺和精囊钙化。另外需要注意脊柱椎体是否有破坏影和腰大肌影是否有脓肿钙化。

3. 静脉尿路造影(IVU)：IVU是肾结核最重要的检查方法。早期肾乳头破坏，可看到肾盏边缘不整，如虫蚀状，或由于肾盏颈部狭窄而造成肾盏积水，严重者可形成空洞，功能严重损害时可不显影，表现为肾盏缺失。图25-2A示右肾下盏缺失、中上盏破坏、边界不光滑。该患者磁共振尿路成像(MRU)可见右肾下盏处脓腔形成(图25-2B)。中晚期肾结核的典型IVU表现：①一个或多个肾盏变形、消失，或与肾盏连接的脓肿形成空洞；②肾盏扩张而肾盂不扩展，肾盂由于纤维化变小，形态不规则；③输尿管僵硬、可以出现多处狭窄，典型者呈串珠样改变，有些患者表现输尿管上段扩张，输尿管狭窄最常见于输尿管膀胱连接处；④肾脏由于功能损害而出现"肾自截"，肾脏不显影或肾分叶状或肾形钙化；⑤膀胱挛缩，变形。

需要警惕的是，造成上述影像表现的不仅仅是肾结核，具有强侵袭能力的肾盂癌也可造成肾盏缺失或肾脏不显影等情况，需要结合其他检查进行鉴别，避免误诊误治。另外，正常IVU结果并不能完全排除泌尿生殖系结核，少数泌尿生殖系结核IVU结果正常。

4. 胸部及脊柱X线检查　泌尿生殖系结核患者需要检查胸片和脊柱片，以除外肺结核和脊柱结核。

5. 逆行上尿路造影　逆行上尿路造影目前已很少使用。对于原因不明的IVU一侧肾不显影，可行逆行肾盂造影。典型上尿路结核的逆行肾盂造影表现同中晚期肾结核的典型IVU表现。

6. 超声引导下经皮肾穿刺造影　经皮肾穿刺造影是重要的诊断方法，主要用于IVU时肾脏不显影或显影不好需进一步了解上尿路情况者。它也适合需要取肾盂内容物进行培养或组织涂片检查，或需要穿刺引流肾脏以保护肾功能。需要注意的是，经皮肾穿刺是有创操作，有造成出血、感染扩散、结核性瘘管形成等并发症的可能。

7. CT检查　CT在显示肾脏和输尿管的解剖方面要远优于超声和IVU，尤其是对肾周围组织和脏器，特别是淋巴结有清晰地显示，在发达国家，CT已经大幅替代IVU用于泌尿生殖系结核的诊断。高端多探头扫描CT可以清晰显示3~4mm的微小病变，通过静脉给予造影剂，也可以了解肾功能。CT比普通X线片更能清晰显示结核的病理改变，如钙化、纤维化瘢痕、尿路梗阻以及干酪样坏死、脓腔(图25-3)。对于肾皮质脓腔的显示，IVU检查需要脓腔和肾收集系统相通且肾功能好才能显示，而CT不需要，无论这些脓腔是否和收集系统相通且即使肾功能不好亦能显示。对于钙化和尿路收集系统管道壁增厚(图25-4)的检查，CT比KUB平片敏感度更高，对于

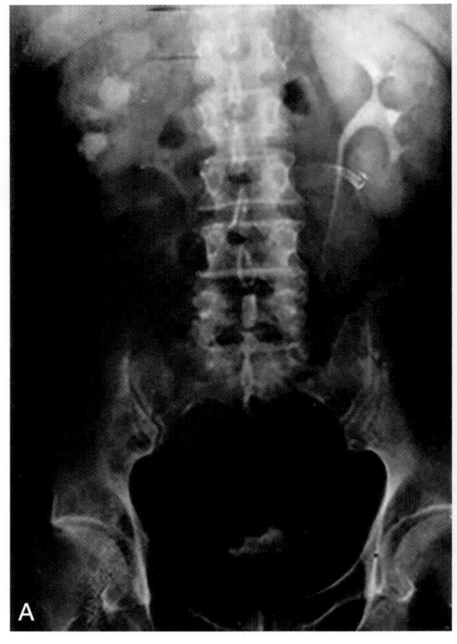


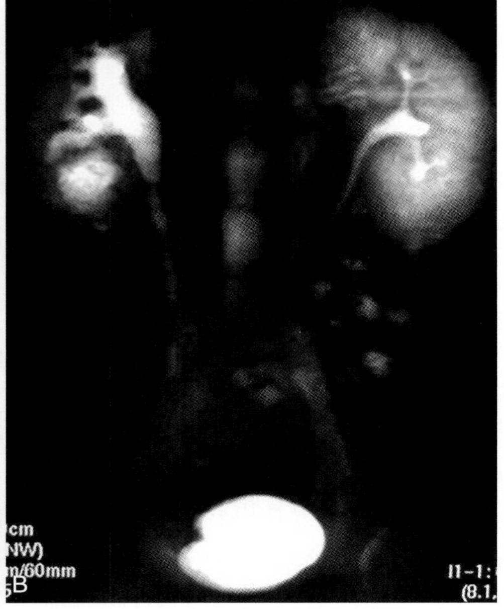


图25-2　A. IVU示右肾下盏缺失、中上盏破坏、边界不光滑；B. MRU示右肾下盏处空洞脓腔、有输尿管局部扩张，串珠样狭窄

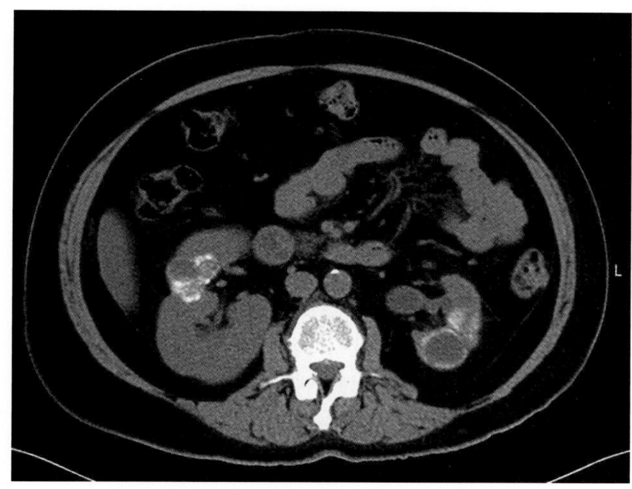


图 25-3　双侧肾钙化、局部空洞脓腔形成，左肾萎缩

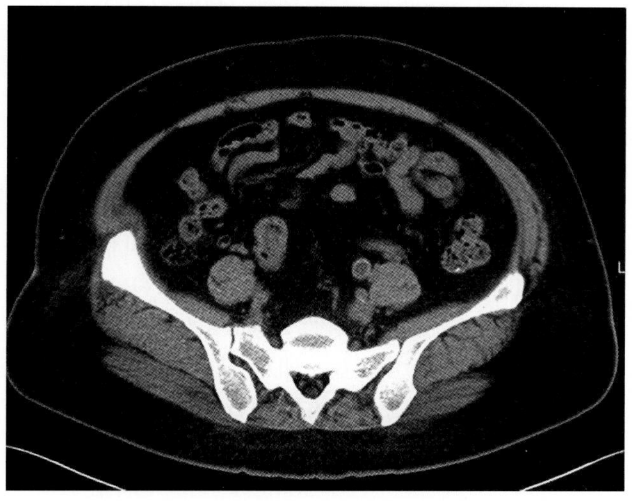


图 25-4　左侧输尿管扩张、壁厚、轻度钙化

肾周及腰大肌脓肿 CT 较 KUB 平片显示更好，轻微病变 CT 即可显示，而 KUB 可能不能看出。CT 亦能清晰显示前列腺和精囊的结核病理变化。CT 的缺点是：不能清晰显示肾结核的早期病理改变，如细微的肾乳头坏死，CT 不如 IVU，IVU 仍然是早期肾结核的首选检查；另一缺点是放射剂量远大于 IVU。

8. 磁共振尿路成像（MRU）　MRU 作为诊断上尿路疾病的新方法，是了解上尿路梗阻性疾病的无创性检查。患者严重肾功能不全、碘过敏、IVU 显影不良、逆行输尿管插管受限或顾及插管造成尿路感染时可选做 MRU 检查。MRU 的缺点是不能显示肾结核的钙化灶和肾功能状况，对肾实质及输尿管壁的显示不如 CT。笔者曾总结了 MRU 可显示肾结核的病理变化为：①肾乳头破坏，脓腔形成；②肾盏颈部狭窄，肾盏扩张积水；③肾盏扩张而肾盂不扩张；④输尿管僵直，阶段性狭窄、扩张，呈串珠样改变；⑤肾盏缺失（图 25-2B、图 25-5、图 25-6）。

9. 放射性核素检查　放射性核素检查很少用于泌尿生殖系结核的诊断，但可用于分肾功能检查。

**（四）膀胱镜检查**

膀胱镜检查是诊断泌尿生殖系结核的重要手段，在诊断不能确定时，膀胱镜检查对结核的诊断有帮助。膀胱镜检查可以看到膀胱黏膜充血水肿，有

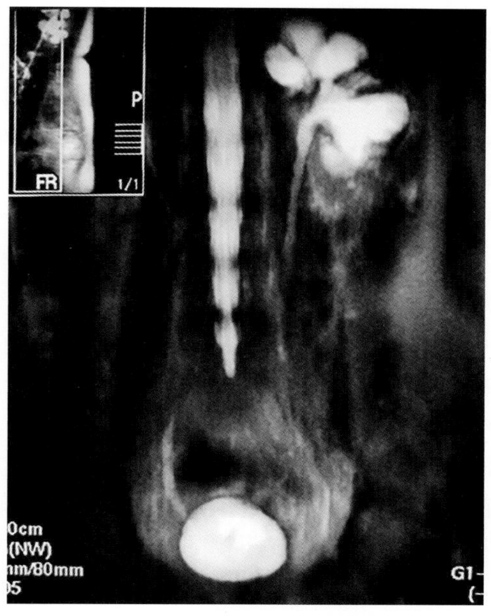


图 25-5　右肾盏颈部狭窄、肾盏扩张、脓腔形成、肾盂不扩张、输尿管僵直

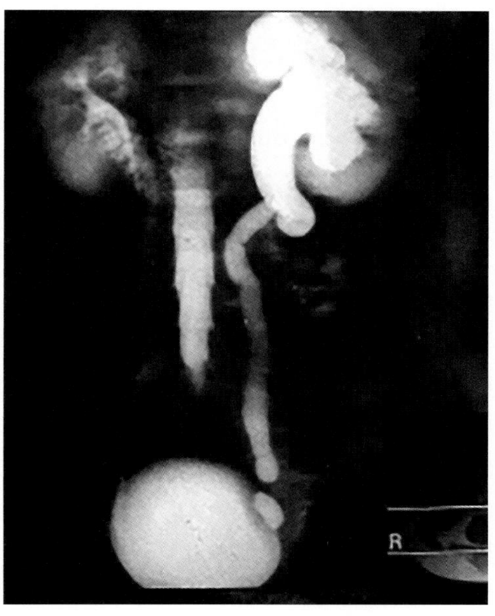


图 25-6　右侧输尿管下段 2 处狭窄，上段输尿管扩张积水，手术探查证实为结核

些可看到结核结节和溃疡，输尿管口可以呈洞穴状，膀胱壁增厚或挛缩。但这些表现并非特异，应该取活检做病理诊断。有时膀胱结核和膀胱肿瘤在膀胱镜下不容易明确，需要活检以确定诊断。膀胱镜检查时还可以输尿管插管取肾盂尿做 MTB 培养或在必要时输尿管插管做逆行肾盂造影。需要注意的是，如果膀胱容量太小，膀胱镜检查不容易看清膀胱内情况，也要小心膀胱损伤穿孔。急性膀胱炎和尿道结核时禁忌做膀胱尿道镜检。

## 七、抗结核药物治疗原则

在抗结核药物发现之前，结核病的治疗主要靠休息和加强营养，对于泌尿生殖系结核，根治性的手术是治愈结核的希望所在。随着链霉素、异烟肼和利福平分别在 1944 年、1952 年和 1957 年的发现，结核病的药物治疗已经逐步替代了静养和手术治疗而成为首选。目前，大多数结核患者均能用药物治愈，手术已成为药物治疗的辅助手段或是为了诊断而采用。

### （一）药物治疗

对结核病成功的药物治疗要求多药联合应用。MTB 在患者体内存在于不同的微环境，其代谢和繁殖的需求不同。抗结核药物的机制不同，有些是杀菌药，有些是抑菌药；有些药物作用于 MTB 的快速复制期，而有些药物作用于 MTB 的休眠期；不同抗结核药对不同组织的穿透力不同、最佳作用 pH 也不同，通过多药联合应用，可以通过不同的药物作用机制，达到最大化地消灭机体内各种组织内的 MTB，使患者治愈。另外，联合用药还可以防止 MTB 的耐药产生。

1. 异烟肼（isoniazid，INH） 异烟肼于 1952 年被发现，其抗结核活性很强，高浓度时具有杀菌作用，能消灭细胞内生长旺盛的 MTB，但对休眠期细菌，其杀灭作用不如利福平，对巨噬细胞内酸性环境（pH5.5）中的 MTB 不如吡嗪酰胺。口服吸收良好，70% 由肾脏排泄，可广泛分布于体内，组织浓度和血清浓度相当，肾衰竭患者不需要调整剂量。主要副作用为周围神经炎和肝功能损害。异烟肼可导致维生素 B6 排出增加，进而造成周围神经炎，可口服维生素 B6 来预防。10%~20% 的患者应用异烟肼会出现肝损害，通常表现为无症状的氨基转移酶升高，但继续用药后氨基转移酶可能降至正常。如果患者出现肝炎症状（疲劳、恶心、困倦）时，建议停药，以防止出现严重肝坏死。用法用量：每日 5mg(4~6mg)/kg(最大剂量 300mg)，顿服；间歇给药时 10mg(8~12mg)/kg（最大剂量 900mg)，每周 3 次，顿服。

2. 利福平（rifampin，RFP） 利福平是从链霉菌里分离出来的抗生素。能抑制 MTB 的 RNA 聚合酶，对 MTB 有很强的杀灭作用。利福平具有脂溶性，能进入巨噬细胞杀死细胞内细菌，亦可进入氧压较低的干酪样病灶，杀死代谢低、生长缓慢及间歇性繁殖的 MTB。其口服吸收良好，组织穿透力强，组织中的浓度常超过血浆浓度。利福平主要副作用是肝毒性、流感样症状和皮肤瘙痒症，另外合并用药时需注意利福平与其他药物的相互作用。肝功能衰竭患者若使用该药需中度减量，而肾功能不全者不需要减量。用药后尿液和体液变为红色。用法用量：每日 10mg（8~12mg)/kg（最大剂量 600mg)，顿服；间歇给药时 10mg（8~12mg)/kg（最大剂量 600mg)，每周 3 次，顿服。

近来，又有利福平的衍生药物利福布丁（rifabutin，mycobutin）和利福喷丁（rifapentine，priftin）被开发用于一线抗结核药。

3. 吡嗪酰胺（pyrazinamide，PZA） 吡嗪酰胺为烟酰胺衍生物，于 1952 年被合成，作用机制可能是抑制 MTB 的脂肪酸合成酶Ⅰ，对人型 MTB 有杀菌作用，可杀灭巨噬细胞内酸性环境（pH5.5）中的 MTB，但对牛型 MTB 作用较差。吡嗪酰胺自尿中排出，口服 1g 后，可维持尿中杀菌浓度 36 小时。副作用主要是肝毒性、高尿酸血症、关节痛、皮疹和恶心呕吐。用法用量：每日 25mg（20~30mg)/kg（最大剂量 2g)，顿服；间歇给药时 35mg（30~40mg)/kg（最大剂量 3g)，每周 3 次，顿服。

4. 乙胺丁醇（ethambutol，EMB） 乙胺丁醇于 1961 年被发现，对 MTB 有杀菌作用，其作用机制是进入细胞抑制 MTB 细胞壁合成。乙胺丁醇可阻止异烟肼耐药菌株的产生，并可杀灭细胞内、外的耐异烟肼和链霉素的 MTB。乙胺丁醇口服吸收良好，约 80% 以有活性的药物原型从尿中排出，肾衰竭患者需调整用药剂量。副作用主要为球后神经炎，表现为视力模糊、中心暗点及色盲。如果出现视力改变，要立即停药。停药后一般可恢复。用药期间应检测视力和色觉，每 4~6 周复查 1 次。用法用量：每日 15mg（15~20mg)/kg，顿服；间歇给药时 30mg（25~35mg)/kg，每周 3 次，顿服。

5. 链霉素（streptomycin，Sm)：链霉素在国内被列为一线抗结核药，在美国被列为二线抗结核药。链霉素是 1944 年从灰色链霉菌中分离出来的，属于氨基糖苷类抗生素，且只能肌内注射。其作用机制是干扰细菌蛋白的合成。它能透过结核脓肿外壁进入空洞，且能够达到杀菌浓度，甚至能够进入干酪样坏死组织，但不能进入细胞内。链霉素不能杀灭细胞内细菌。链霉素在 pH7.8 时作用最强，故口服碳酸氢钠可增加疗效。对链霉素耐药细菌对其他氨基糖苷类抗生素并不耐药。副作用是耳毒性，出现症状后需立即停药，停药后可以恢复。如果不能及时停药，耳聋可能为永久性。另外，链霉素还有肾毒性，少数患者可能发生过敏性休克。用法用量：每日 15mg/kg（最大剂量 1g）肌注，连续应用 2~4 个月。然后（如果需要）每次 20~30mg/kg（最大剂量 1.5g），肌注，每周 3 次。如果患者年龄 >59 岁，剂量减至每次 10mg/kg（最大剂量 750mg）。如果肾功能不全，剂量酌情减少。以上为一线抗结核药。二线抗结核药见表 25-1。

**表 25-1 二线抗结核药物**

| 药物 | 成人剂量（每日） | 主要副作用 |
|---|---|---|
| 卷曲霉素 | 15mg/kg 肌肉注射（最大 1g） | 耳毒性，肾损害，电解质紊乱 |
| 卡那霉素 | 15mg/kg 肌肉注射（最大 1g） | 耳毒性，肾损害 |
| 阿米卡星 | 15mg/kg 肌肉注射（最大 1g） | 耳毒性，肾损害 |
| 环丝氨酸 | 10-15mg/kg/，分两次使用（最大 500mg 每日两次）口服 | 精神症状，抽风 |
| 乙硫异烟胺 | 15-20mg/kg，分两次使用（最大 500mg 每日两次）口服 | 胃肠和肝毒性，甲状腺功能低下，视神经炎，神经毒性 |
| 左氧氟沙星 | 500-1 000mg 口服 | 胃肠毒性，中枢神经系统影响，皮疹，血脂异常，Q-T 延长，肌腱炎，肌腱断裂 |
| 莫西沙星 | 400mg 口服 | 胃肠毒性，中枢神经系统影响，皮疹，血脂异常，Q-T 延长，肌腱炎，肌腱断裂 |
| 对氨水杨酸 | 8-12g 分 2-3 次口服 | 胃肠道紊乱，肝炎，甲状腺功能低下 |
| 利奈唑胺 | 600mg 口服 每日两次 | 骨髓移植，周围神经病变，视神经病变，肝毒性 |
| 贝达喹啉 | 400mg 口服 每日一次 | 头痛，恶心，关节痛，Q-T 延长，肝毒性 |

注：1. 通常 5~7 次 / 周，连续应用 2~4 个月。然后（如果需要）每次 20~30mg/kg（最大剂量 1.5g），肌注，每周 3 次。如果患者年龄 >59 岁，剂量减至每次 10mg/kg（最大剂量 750mg）。如果肾功能不全，剂量酌情减少。2. 有些专家推荐每用 250mg 环丝氨酸给予 50mg 维生素 B6，以减少神经副作用；3. 贝达喹啉 400mg 与食物同服，每日 1 次，持续 2 周，然后 200mg 每周 3 次口服。

### （二）药物治疗原则

抗结核药物治疗的原则是：早期、联合应用、适量、规律、全程使用敏感药。建议采用督导疗法，即在医护人员或家属监督下服用抗结核药；或顿服疗法，即将一日全部药量于睡前一次顿服。这样可以保证治疗效果，避免耐药产生。抗结核治疗日益复杂，用药需要非常谨慎，需要仔细研读药物剂量、毒副作用、药物相互作用等最新信息，以及特殊情况下用药的注意事项。

采用 6 个月的短疗程化疗方案治疗泌尿生殖系结核取得了非常好的效果。2014 版《中国泌尿外科指南》推荐在泌尿生殖系结核患者的治疗初始前 2 个月为强化治疗阶段，此时联合应用异烟肼、利福平、吡嗪酰胺和乙胺丁醇，而在美国推荐 3 联药物，即异烟肼、利福平和吡嗪酰胺。而后为 4 个月的巩固治疗阶段，此时联合应用异烟肼和利福平或异烟肼、利福平和乙胺丁醇，可以每日给药或每周 3 次给药。强化阶段治疗目标是迅速繁殖的 MTB，而巩固阶段的治疗目标是根除繁殖及播散缓慢和进入潜伏期的 MTB。在开始治疗之前，检查患者的基础情况，包括血常规、肝肾功能、乙型肝炎、丙型肝炎和 HIV 情况，这样对用药后的毒副作用情况能有准确评价。当一线药物治疗失败、毒副作用不能耐受或出现耐药时，可以调整应用二线抗结核药（表 25-1）。化疗后 3 个月、6 个月和 12 个月时患者应进行复查，可连续 3 天做晨尿的细菌性培养。

尽管 6 个月为短疗程化疗的标准治疗间期，但临床上某些情况使治疗间期延长，如有广泛的感染囊（pockets of infection），同时伴有空洞性肺结核痰涂片阳性，中枢神经系统结核，阳性培养转阴时间延长。通常需至少延长疗程为 9 个月。如果患者由于药物副作用或耐药原因而不能服用吡嗪酰胺至少 2 个月，那疗程也要维持至少 9 个月或更长时间。

对多药耐药的结核病治疗方案必须根据病菌敏感性试验结果来制订，并且需持续用药 18~24 个月，或持续到病菌培养转阴后 12~18 个月。

**（三）泌尿生殖系结核药物治疗适应证**

1. 围手术期用药 术前必须应用抗结核药物治疗 2~4 周，术后继续短疗程化疗。

2. 单纯药物治疗 适用于男生殖系结核及早期肾结核或已发生空洞破溃，但病变不超过 1~2 个肾盏，且无输尿管梗阻者。

## 八、泌尿系统结核外科治疗原则

尽管药物化疗已经是泌尿生殖系结核治疗的首选和主要治疗方法，但仍有约 55% 的患者需要手术治疗。手术治疗与药物治疗互为补充。术前应对全身情况和整个泌尿生殖系统做全面检查，了解肾功能情况和并发症，以便拟定全面治疗计划。手术治疗包括结核病变破坏性手术和重建手术。在药物治疗至少 2~4 周、红细胞沉降率降低、病情稳定后手术治疗，手术治疗后继续药物治疗。对于重建手术，患者结核控制应更加严格方能进行，如对于肾结核后膀胱挛缩患者，如果要做膀胱扩大术，则患者肾结核必须治愈，尿中不能再有 MTB，否则扩大的膀胱可能受 MTB 感染而使手术失败。

**（一）肾切除术**

抗结核药的进展，使短疗程化疗治疗肾结核取得了显著成果，改变了过去肾结核的外科手术思路，越来越多的患者不再做肾切除，而通过重建性手术而保留肾脏。肾切除术的适应证：①无功能结核肾，尽管采用了最优化的抗结核药物治疗仍然结核复发或不能治愈；②结核累及整个肾脏，合并难以控制的高血压（考虑由于该侧肾结核造成）、伴有肾盂输尿管连接部梗阻或输尿管多发狭窄。肾切除后约 65% 的患者高血压能得到改善；③结核合并肾癌。肾切除前需要了解对侧肾功能，术前需进行抗结核药物治疗 2~4 周，如合并全身其他脏器结核，术前更需进行充分的抗结核药物治疗，待全身情况稳定方可手术。术后需进行短疗程化疗。肾结核的治愈有利于其他部位结核的治疗；④手术途径：推荐经腰切口入路，有经验者亦可选腹腔镜肾切除。

**（二）肾部分切除术**

由于早期肾结核的药物治疗疗效显著，目前已很少做肾部分切除术。肾部分切除术的适应证：①局限性钙化病灶位于肾一极，经 6 周强化药物治疗后无明显变化；②钙化病灶逐渐扩大，有破坏整个肾脏的危险。无钙化的肾结核难以证明适合做肾部分切除术。

**（三）肾穿刺引流术**

在双侧上尿路梗阻或功能性孤立肾的单侧梗阻造成尿毒症或败血症时需要做逆行输尿管插管解除梗阻，而如果插管失败或受限，则需要做经皮肾穿刺引流，以挽救肾功能或减轻败血症，尽管这增加了结核扩散或形成寒性窦道的机会。术后需要做短疗程化疗或更长时间的有效化疗，如果能治愈结核，后期需要做重建手术。如果肾脏挽救失败则需做肾切除。

**（四）输尿管整形手术**

输尿管狭窄修复的手术方式要根据狭窄部位和狭窄程度来决定。早期病变可以留置双 J 管，引流尿液，改善肾功能。同时辅以抗结核药物治疗，待结核痊愈后再考虑手术，因为如果结核不稳定，即使做了整形手术，尿液中的 MTB 可能造成输尿管结核而使手术失败。输尿管上段和中段狭窄可能通过内镜手术处理，而下段狭窄，往往需开放手术处理。狭窄的程度和长度、导丝能否通过、血供情况以及患肾功能状况均是选择手术方案的考虑因素。

**（五）肾盂输尿管连接部梗阻**

①短段狭窄：在药物治疗早期通过放置双 J 管可能使病情稳定而不需进一步处理。如需处理，要等到肾结核稳定后采用内镜下内切开或球囊扩张处理。这种办法损伤小但复发率较高。如果狭窄段长但 <3cm，可以采用开放手术或腹腔镜离断式肾盂成形术。当解剖性重建不可能时，输尿管肾下盏吻合也是一种选择。②输尿管中、下段狭窄：病变较轻、狭窄段短的，可以采用内镜下内切开或球囊扩张处理。对于这样处理后失败或输尿管中段狭窄段 <3cm 的，可以行狭窄段切除输尿管端 - 端吻合术。输尿管下段狭窄，可以切除病灶后行输尿管膀胱再植术。如果同时有膀胱挛缩，则需结合膀胱扩大术。③术后处理与随访：输尿管成形术后需影像随访，尤其是内镜处理的患者复发率较高，更要注意随访，检查 IVU 以明确整形是否成功。

**（六）膀胱手术**

膀胱首先是一个储尿器官，当结核造成膀胱挛缩时，首先造成膀胱壁的纤维化，导致膀胱顺应性下降，膀胱容量显著缩小，严重者 <100ml，当顺应性严重降低时会导致肾功能损害。患者可出现尿频、尿急、尿失禁。需要行膀胱扩大术以增加膀胱容量、改善膀胱顺应性，降低储尿压。可采用回肠或结肠膀胱扩大术。需要和患者沟通的是，膀胱扩大术后，如果排尿困难或残余尿过多，需要自家清洁导尿。如果患者存在尿道狭窄，或者膀胱结核药物治疗不能治愈时，则需要切除膀胱而行尿流改道术。可根据患者情况选择回肠膀胱术、输尿管皮肤造口术或肾

造口术。

（七）尿道手术

尿道结核引起的尿道狭窄应采用药物治疗，待结核痊愈后再行尿道扩张术治疗。如果尿道狭窄段短于1cm，可采用尿道内切开配合尿道扩张，或狭窄段切除尿道吻合术。如果狭窄段长超过2cm，可采用皮瓣或移植黏膜（口腔颊黏膜或舌黏膜）尿道成形术。狭窄段长且膀胱挛缩者也可行尿流改道手术。对于膀胱颈硬化，可行经尿道膀胱颈切开术。

（八）男生殖系结核的手术

睾丸、附睾结核手术的适应证是抗结核药物化疗无效，不能痊愈。附睾结核累及睾丸者需切除睾丸和附睾，单纯附睾结核可仅切除附睾，此时注意保护睾丸血运。手术离断输精管应尽量在高位至外环处。

## 九、随访

即使采用现代最优化的抗结核药物治疗，肺结核仍有2%~6%的复发率，而泌尿生殖系结核即使药物治疗1年，复发率仍高达6.3%~22.0%。另外，抗结核药联合应用半年以上，可能出现各种不良反应而影响结核病的防治。因此，及时随访非常重要！及时处理药物不良反应，使患者能够坚持完成治疗，避免耐药发生，力争取得成功治疗。

肾切除术后应随访对侧肾功能和形态，注意结核性膀胱炎的发展变化，是否能够改善。修复整形术后应注意随访结核的稳定性变化和修复器官的功能及形态变化。附睾切除术后要注意随访睾丸情况及其他泌尿生殖器官的病情变化。

药物治疗期间，每月应查尿常规、尿MTB、红细胞沉降率和肝肾功能。肾结核患者每3~6个月查IVU，注意泌尿生殖系结核并发症和全身其他器官结核的变化情况，通过全面检查确实达治愈标准才能停止治疗。肺结核患者一般随访2年，而泌尿生殖系结核，一些研究者推荐随访10年，因为他们研究发现泌尿生殖系结核的平均复发时间是5.3年。

（赵耀瑞　于茂恒）

# 第三节　肾皮质脓肿

## 一、概述

肾皮质脓肿（renal cortical abscess，RCA）在肾脏疾患中并不少见，由于缺乏特征性临床表现，加之抗生素的广泛应用，使得肾脓肿的早期诊断率不高，以往多依据临床病史、体征及X线检查，易造成漏诊或误诊；CT和肾动脉造影及超声检查对本病诊断有较大帮助。

## 二、病因与病理

肾皮质脓肿发病初期，肾组织充血、水肿，大量的白细胞浸润，继而在肾皮质内形成单个或多个小的化脓性病灶，称为肾疖。互相融合的肾疖形成大的感染性肿块，坏死、液化后形成肾皮质脓肿，又称为肾痈。如感染蔓延到肾被膜，侵及肾周围脂肪组织，则形成肾周围炎或肾周脓肿。

肾皮质脓肿的致病细菌常为金黄色葡萄球菌和大肠埃希菌，通常由其他部位化脓性病灶经血行播散进入肾皮质引起严重的局部感染而形成脓肿，也可为尿路逆行感染所致。细菌侵犯肾实质后，如果身体抵抗力强、治疗及时，脓肿可消退。如果患者抵抗力较差或者入侵细菌数量多、毒力强、治疗不及时，则可形成脓肿。诱发疾病常为糖尿病、衰弱性疾病、免疫不健全、吸毒等。近来，有报道艾滋病患者发生肾脓肿常为真菌感染，而产气杆菌感染的肾脓肿常继发于糖尿病患者。

在抗生素时代来临之前，80%的肾脓肿是由葡萄球菌血行播散引起，这个结论得到试验和临床数据的验证。但从1950年开始广泛使用抗生素以来，革兰氏阳性菌形成的脓肿逐渐减少。1970年后，大部分成人肾脓肿由革兰氏阴性菌引起。虽然从理论上讲，革兰氏阴性菌血行播散至肾也可以引起肾脓肿，但是临床上在发现肾脓肿之前有革兰氏阴性菌败血症的情况却较为少见，而且动物实验也未能证明。因此目前一般认为，尿路感染合并尿路梗阻造成的逆行播散是革兰氏阴性菌引起肾皮质脓肿的主要原因。研究表明，成人患者中2/3的革兰氏阴性菌脓肿与肾结石或肾损伤有关。

## 三、诊断与鉴别诊断

（一）临床表现特征

患者大多发病突然，患侧腰痛明显，伴有寒战、高热及食欲缺乏等脓毒血症症状。患者早期多无明显尿路刺激症状，待病情进展至一定阶段，脓肿局部破入集合系统后可有尿频、尿急、尿痛等症状发生。查体可见患侧腰部触痛明显，肾区可有明显压痛及叩击痛,部分患者可触及上腹部痛性包块。肾区皮肤水肿,肋脊角有压痛。部分患者开始时症状不明显,或仅是亚急性或慢性炎症,病程较长,以至于诊断困难、延误治疗。但是追问病史,肾皮质脓肿患者常有原发感染灶的表现,如疖、痈、扁桃体炎、皮肤或呼吸道感染等。

### (二)血常规、尿常规检查及细菌培养

血常规可见白细胞增多,以分叶核细胞增多为主。尿常规早期通常无明显异常,部分患者可有轻度白细胞增高,到脓肿扩大破入集合系统时可表现为脓尿。由于革兰氏阳性菌常为血源性途径传播,所以感染者血培养可为阳性,而革兰氏阴性菌感染者血培养常为阴性。细菌培养常为阴性。脓液培养多为金黄色葡萄球菌,部分为大肠埃希菌。

### (三)超声与影像学检查

由于肾皮质脓肿不同阶段造成的损害程度不同,所以影像学检查结果取决于感染的性质和持续的时间。肾皮质脓肿在病变发展的不同阶段而表现各异,因而在与肾脏占位性病变的鉴别上带来困难。如早期肾脓肿大部分较小,区分早期肾脓肿和急性肾盂肾炎是比较困难的;而随着病程逐渐进展,脓腔增多、增大呈单个或多个不均匀密度改变,容易与肾肿瘤或肾囊肿合并感染相混淆;随着病程进展,脓肿区开始出现坏死液化,影像学检查上呈现蜂窝状结构,内部出现无回声区,随着脓腔的扩大可出现大的液性暗区,应注意与肾囊肿、肾癌中心坏死液化相鉴别。

1. 超声检查 是检查肾脓肿最快速、便捷的方法,可重复性好。检查可见无回声或低回声的占位性病变伴声影。脓肿急性期边界不清,但组织中有一些回声并且周围的肾实质水肿,随后可见边界清楚的肿块,但内部形态多样;同时可见肾脏大小、形态、肾窦及肾周围情况的变化。在较多病例中,超声诊断较难进行肾皮质囊肿与肾肿瘤的鉴别。

2. CT检查 可以清楚显示肾皮质脓肿的部位、数量、大小和内部结构,相较于B超更为准确可靠。根据脓肿形成时间与严重程度的不同可以有不同的表现。在脓肿形成早期,CT可显示局部信号减低区与相应部位肾脏形态增大变形,随时间推移脓肿周围出现增厚的纤维壁,其内可见坏死形成的无回声或者低密度区域(图25-7)。在造影时中央无变化,

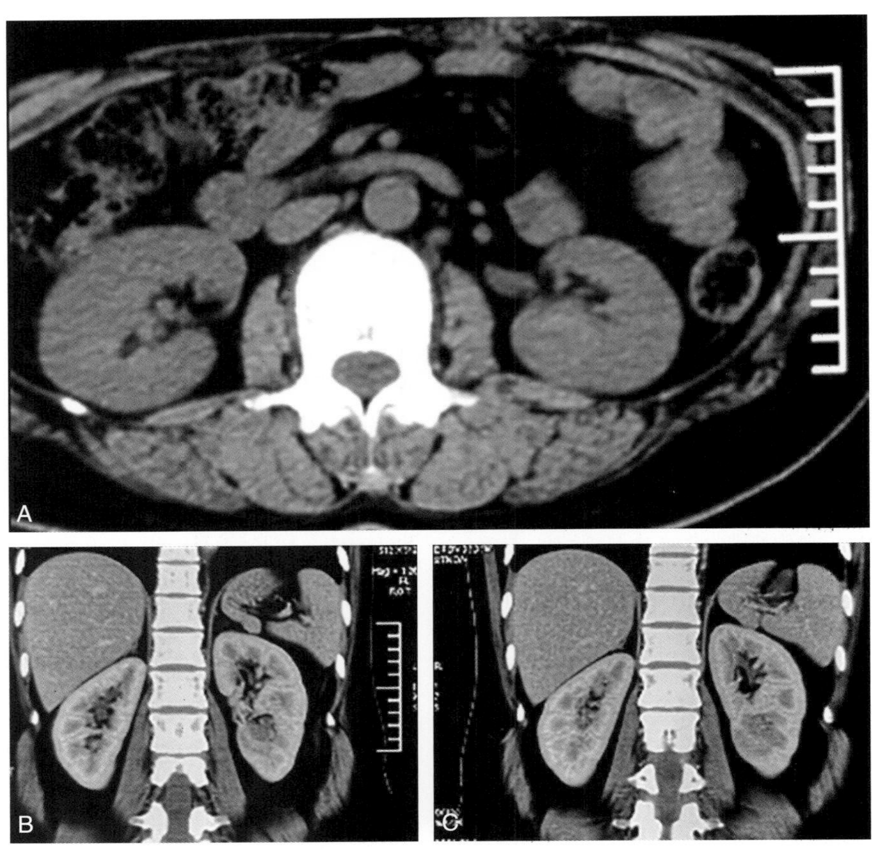


图25-7 CT示左肾下极脓肿

A. 横切面;B、C. 冠切面

但由于脓肿壁血管增多，边界清楚，增强明显，形成“指环征”。肾皮质脓肿在接受 KUB 平片、IVU 检查或者放射性核素成像等检查时，可以发现一些异常影像，如肾影增大、变形，腰椎弯曲等，但均为间接征象，不能确诊。总之，对于部分肾皮质脓肿仍需要结合临床与其他疾病相鉴别如感染性肾囊肿、肿瘤内部组织坏死、出血或肾结核等。

## 四、临床治疗原则

### （一）内科治疗

在肾皮质脓肿发生初期，对于直径 <3cm 的脓肿，早期使用敏感抗生素，常常可以获得较为理想的治疗效果而不需要外科处理。经验性抗生素的使用取决于临床资料的收集与判断，但是血、尿及穿刺脓液培养结果可以提供较好的参考依据，如金黄色葡萄球菌可以采用耐酶青霉素以及头孢菌素，而对于大肠埃希菌则可使用三代头孢以及氨基糖苷类抗生素等。

### （二）外科治疗

对于药物治疗无效以及脓肿直径在 3~5cm 的患者，可行脓肿穿刺引流；如果脓液引流不佳或脓肿直径 >5cm 的患者，脓肿切开引流仍是首选的治疗手段；并发肾周脓肿时，还应加做肾周围引流；如果肾实质破坏严重，对侧肾功能良好，则可考虑行肾切除术。

## 五、预后与治疗评价

对于肾皮质脓肿，采用抗生素与手术引流相结合的传统治疗方法，效果通常良好。但是要注意大部分患者都可以找到糖尿病、长期服用糖皮质激素类药物、营养不良以及其他部位感染灶等基础疾病史，因此对于此类患者的治疗不能单纯满足于局部感染的控制，全身情况的调整以及原发感染灶的去除依然是本病治疗的关键。

# 第四节　肾盂肾炎

## 一、概述

肾盂肾炎（pyelonephritis，PN）是尿路感染中常见病、多发病，是指肾实质及肾盂肾盏系统由于细菌感染所致的化脓性炎症，通常伴有下尿路感染。急性肾盂肾炎迁延不愈或反复感染逾 3~6 个月者可诊断为慢性肾盂肾炎。本病可发生于各年龄段，好发于女性，女性在儿童期、新婚期、妊娠期和老年时更易发生。

## 二、病因与病理

急性肾盂肾炎的致病菌以大肠埃希菌最多见，副大肠埃希菌、变形杆菌、葡萄球菌、粪链球菌、产气杆菌次之，铜绿假单胞菌、厌氧菌较少见。极少数可由真菌、原虫、病毒引起。上行性感染是其主要途径，多由尿道进入膀胱，逆行感染经输尿管到达肾脏。尿路梗阻、膀胱输尿管反流及尿潴留等情况可造成继发性肾盂肾炎。部分患者可能存在血行播散感染途径。

急性肾盂肾炎病理改变主要表现为肾盂、肾间质和肾小管的急性化脓性炎症。急性期时肾脏肿大、水肿，表面可见散在大小不等脓肿，周围有紫红色充血带环绕。切面可见大小不等的脓肿不规则分布在肾组织各个部分。肾盂黏膜充血水肿，散在小出血点。显微镜下可见多量中性粒细胞浸润，伴出血。早期肾小球多不受影响，病变严重时可见肾小管、肾小球受破坏。化脓灶愈合后可形成微小的纤维化瘢痕，吸收后无损于肾功能。病变广泛而严重者，可使部分肾单位丧失，从而引起间质性肾炎而导致急性肾损伤（acute kidney injury，AKI）。在致病菌及感染诱因未被彻底清除时，肾盂肾炎可由病变迁延、反复发作成为慢性肾盂肾炎，此时患肾体积缩小，表面凹凸不平，肾实质变薄，皮质与髓质界限消失，间质有淋巴细胞和浆细胞的浸润，可见肾小球纤维化及肾小管萎缩，显示慢性肾损伤（chronic kidney injury，CKI）表现，最终导致肾功能不全。

该病可出现肾乳头坏死、肾周围脓肿等并发症，严重者可出现脓毒血症、感染性休克，但是临床上很难区别是由于缺血、毒素还是药物、感染导致的肾小管坏死、肾乳头坏死及肾间质性炎症，这对临床上制订治疗措施带来一定的困难。

## 三、诊断与鉴别诊断

### （一）临床表现与体征

1. 急性肾盂肾炎　①发热：突发寒战、高热，体温上升至 39℃以上，伴有头痛、全身不适以及恶心、呕吐等，热型类似于脓毒症，大汗淋漓后体温下降，以后又可上升，持续 1 周左右；②腰痛：因肾实质水肿增大压迫肾包膜，可出现单侧或者双侧腰痛，有明显的肾区压痛、肋脊角叩痛；③膀胱刺激征：患者起病时即出现尿频、尿急、尿痛、血尿，然后出现上述全身症状及局部要不症状；但是对于血行播散感染者则常由高热开始，而尿流刺激症状可不甚明显。

2. 慢性肾盂肾炎 ①患者多有上述急性尿路感染以及反复发作史；②有的患者可无明显的临床症状，但尿中有细菌；③常伴随程度不一的膀胱炎症状，如尿频、尿急等，晚期并发肾功能不全、贫血或高血压等。

### （二）实验室检查

1. 尿液检查 尿常规可发现尿液混浊，脓尿，白细胞、红细胞和细菌，尿中大量的白细胞管型在急性肾盂肾炎的诊断中有重要意义；可有蛋白尿，但一般不超过 1~2g/24h，尿细菌培养菌落 >$10^5$/ml；

2. 血常规 血白细胞计数升高，中性粒细胞增多明显。

3. 肾功能 可出现肾浓缩功能障碍，夜尿多，尿比重下降，还可出现肾性糖尿、失钾、失钠和高氯性酸中毒，晚期可出现贫血、高血压以及肌酐、尿素氮升高等尿毒症表现。

### （三）影像学检查

①肾、输尿管及膀胱（KUB）平片和静脉尿路造影（IVU）对了解肾脏大小、外形、肾盂肾盏变化以及有无尿路结石、梗阻、膀胱输尿管反流等有重要意义，急性肾盂肾炎患者患肾常观察到肾影增大，肾盂肾盏显影变淡且被挤压变细，到晚期则可不显影；②B 超由于其无创、可重复性好等特点可以用于早期筛查及复查；CT 等检查则可精确显示患肾大小及形态变化；③B 超和 CT 检查可见肾脏增大、实质密度降低、结构混乱，集合系统受压，在慢性期可见患肾萎缩及明显变形。

## 四、临床治疗原则

### （一）内科治疗

对于肾盂肾炎来说，有效的内科治疗常常能达到较为理想的效果，在治疗上应力求尽早及彻底，以防转为慢性。

1. 全身治疗 患者应注意休息。鼓励患者多饮水，必要时适当输液，以增加尿量，冲洗尿路促使内毒素及炎性尿液迅速排出。加强支持治疗，增强抵抗力，给足营养，保证足够的蛋白质、热量和维生素等。

2. 抗菌药物治疗 通过血培养、尿培养结果，针对致病菌，选择有效抗生素；培养结果未出之前，可以选用抗杆菌药物；药物宜注意选用血、尿浓度高，肾毒性小的药物；重症患者可考虑联合用药。

3. 抗生素的选用原则 ①复方磺胺甲噁唑（SMZ-TMP）对除铜绿假单胞菌外的革兰氏阳性及阴性菌有效；②喹诺酮类抗生素抗菌谱广、作用强、毒性少，除不宜用于儿童及妊娠妇女外，临床已广泛应用；③在细菌培养药敏结果的指导下还可以选用青霉素类抗生素；④第一、二代头孢菌素可用于产酶葡萄球菌感染，第二、三代头孢菌素对严重革兰氏阴性杆菌感染作用显著，与氨基糖苷类抗生素合用有协同作用，哌拉西林、头孢哌酮、头孢他啶、阿米卡星、妥布霉素等对铜绿假单胞菌及其他假单胞菌等感染有效；⑤去甲万古霉素适用于耐甲氧西林的葡萄球菌、多重耐药的肠球菌及对青霉素过敏患者的革兰氏阳性球菌感染，亚胺培南 - 西拉司丁钠抗菌谱广，对革兰氏阴性杆菌杀菌活性好。这两种尤其适用于难治性院内感染及免疫缺陷者的肾盂肾炎；⑥以上治疗宜个体化，急性肾盂肾炎的静脉用药者可在体温正常、临床症状改善、细菌培养阴性后改口服维持，疗程 7~14 天；慢性肾盂肾炎的治疗则需延长至 4~6 周；⑦治疗过程中，原细菌消失后可出现新细菌或是细菌本身发生突变、耐药，故应定期进行血、尿细菌培养，以及时调整抗生素；⑧约有 50% 的患者菌尿复发，则又需进行 4~6 周治疗；⑨对症治疗应用碱性药物如碳酸氢钠、枸橼酸钠，降低酸性尿液对膀胱的刺激，可缓解膀胱刺激征；使用钙离子拮抗剂（维拉帕米）或盐酸黄酮哌酯（泌尿灵）等可帮助解除膀胱痉挛等不适。

### （二）外科治疗

对于经久不愈的肾盂肾炎，要考虑是否有尿路梗阻或者结石等外科因素存在，此时除了正规的抗感染治疗外，还需要借助外科手段去除病因方可得到理想的效果。

# 第五节 肾 积 脓

## 一、病因及病理

肾积脓（pyonephrosis）又称为脓肾，为肾实质感染所致广泛化脓性病变或肾积水继发严重化脓性感染，肾实质几乎全部破坏，肾功能丧失，形成一个充满脓液的肾囊。肾积脓多在上尿路结石、肾结核、上尿路手术或肾、输尿管畸形造成梗阻的基础上继发化脓性肾盂肾炎所致。常见致病菌有革兰氏阳性球菌和革兰氏阴性杆菌或者结核分枝杆菌。

## 二、诊断要点

根据患者病史、体征和实验室检查，肾积脓诊断并不困难，但是肾积脓发生的基础疾病的诊断尤其重要，这决定着后续治疗计划的制订及预后判断，如肾结核、继发性肾积水等需要及时预判及处理。本病还应注意与急性肾盂肾炎、肾肿瘤、阑尾炎、肠梗阻和胆石症等疾病鉴别。

### （一）临床表现

根据发病情况以及病程长短，可以分为两类：①急性发作型：以寒战、高热、全身无力、呕吐、腰痛等为主要表现；②慢性病程型：患者反复发作腰痛，腰部可扪及肿块，常伴有不同程度的消瘦贫血，追问病史，常有长期慢性尿路感染表现，或有结石、狭窄等上尿路疾病史；③上尿路不完全性梗阻者，脓液沿输尿管排入膀胱可出现膀胱刺激征；④对于上尿路完全梗阻者腰痛症状明显，但膀胱刺激征不明显。

### （二）B 超及 CT 检查

临床常用且有重要的诊断价值，超声与影像表现为肾脏变形、肾实质破坏变薄、肾盂积脓，同时还可以发现其他疾病。

### （三）膀胱镜检查

可见患者输尿管开口喷脓。IVU 或放射性核素肾图提示患侧肾功能减退或丧失，有时可发现上尿路结石或尿路畸形等疾病基础。

## 三、治疗原则

治疗上应注意加强营养，抗感染，纠正水、电解质紊乱。单纯内科抗感染治疗通常疗效不佳。必要时可行肾造瘘，待感染控制后，针对病因进行治疗。如肾功能已丧失，而对侧肾功能正常，可做患肾切除术。但是此类肾积脓通常结构变化较大，与周围组织分界不清，粘连严重，手术时应注意小心分离，必要时可采用肾包膜内切除。

# 第六节 肾周围炎

## 一、概述

肾周围炎（perinephritis）是指位于肾包膜与肾周围筋膜之间脂肪组织中的化脓性炎症，如感染未能及时控制则可发展成脓肿，称为肾周脓肿（perinephric abscess）。由于肾周组织脂肪丰富，且结构疏松，感染易于蔓延，脓液可流入髂腰间隙，形成腰大肌脓肿。肾周围炎、肾周脓肿少见，在住院患者中，发生率为 0.1%~0.4%，占泌尿外科手术的 0.2%，以单侧多见，右侧多于左侧，男性较多，年龄常见于 20~50 岁。

## 二、病因与病理

肾周围炎或者肾周脓肿患者常常合并糖尿病、泌尿系感染等慢性基础性疾病，多由肾痈、肾表面脓肿或者肾积脓直接感染所致，部分患者可能存在其他部位感染灶，经由血行播散或者淋巴途径蔓延而来。在广谱抗生素广泛使用之前，致病菌以金黄色葡萄球菌为主，自 20 世纪 80 年代以来，肾周围炎致病菌主要为大肠埃希菌及变形杆菌为主。

## 三、诊断要点

### （一）临床表现与体征

①患者多有泌尿系感染或者体内其他部位感染病灶，糖尿病等基础疾病存在的病史；②当患者有寒战、发热和患侧腰部剧痛等症状出现时，则预示肾周围脓肿形成；③患者腰部和上腹部皮肤可见水肿，压痛，肋脊角叩痛，腰部肌肉紧张，深部触诊可扪及腰部肿块时，查体发现患者下肢屈及躯干向健侧弯曲时，患者出现腰部剧烈疼痛等体征，则提示腰大肌脓肿形成。

### （二）实验室检查

根据感染部位是否来源于泌尿系，尿常规可表现为基本正常或者异常；血常规可见白细胞总数及中性粒细胞百分比上升；穿刺抽取脓液行细菌培养并做药敏试验。

### （三）影像学检查

胸部 X 线透视可见患侧膈肌抬高，活动受限；腹部平片可见脊柱向患侧保护性弯曲，腰大肌影消失；IVU 可见肾影位置异常，呼吸动度减小，感染源来源于肾脏影响肾功能时可见集合系统显影减弱或者不显影；B 超及 CT 检查可清楚显示肾周脓肿密度、部位及其扩散范围（图 25-8）。

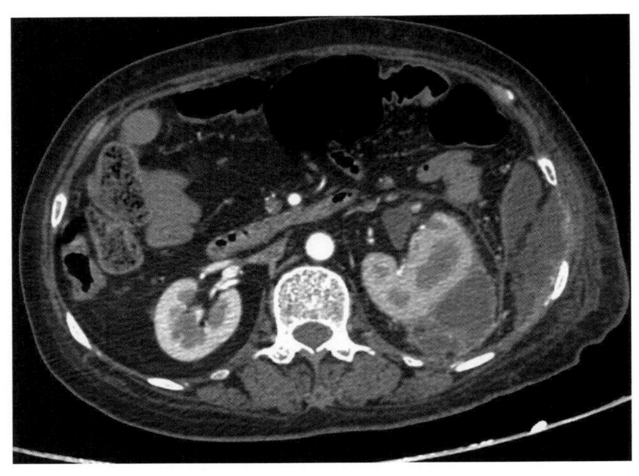

图 25-8　CT 示右肾周巨大脓腔，经穿刺引流后好转

根据典型病史、临床表现、体征与实验室、影像学检查，对肾周围炎、肾周围脓肿及腰大肌脓肿诊断不难。应注意与胸膜炎、膈下脓肿、腹膜炎和腰椎结核引起的腰大肌脓肿等相关疾病进行鉴别。

### 四、临床治疗原则

#### （一）内科治疗

在早期肾周围炎未形成脓肿时，可根据药敏选用适当抗生素，局部可采用热敷，加强全身支持治疗。在病因去除的前提下，炎症大多可自行吸收。

#### （二）外科治疗

对于脓肿已经形成，保守治疗效果不理想的情况下，可在 B 超或者 CT 引导下行脓肿穿刺置管引流，根据脓肿范围大小甚至可以多处多根置管以保证有效引流，必要时可经皮切开引流；对于继发于肾及肾周疾病的肾周围炎，应尽可能采用包括手术在内的方法去除病因，患肾功能丧失时可考虑切除肾脏。

## 第七节　坏死性肾乳头炎

### 一、病因与病理

坏死性肾乳头炎（necrotizing renal papillitis）又称肾乳头坏死（renal papillary necrosis，RPN）、肾髓质坏死。1877 年由 Friedreich 首先报道，为一少见而严重的疾病。病变主要位于肾脏的髓质锥体和乳头部，其本质是肾乳头及其邻近的肾髓质发生缺血性坏死。

有关坏死性肾乳头炎的发病机制尚没有明确的定论，一般认为肾乳头的血供占全肾供血的 10%，且几乎全部由髓旁肾单位发出的若干直行进入髓质的直小动脉供血，加上受肾髓质中浓度梯度的影响，肾乳头的血液黏稠度较高，血流速度缓慢，一旦损伤因素致血供中断，极易发生肾乳头的缺血坏死。因此，糖尿病、尿路梗阻、感染、镇痛药等因素可能导致慢性小管间质病变，肾脏血液循环受损，引起一个或多个肾锥体远端的局限性或弥漫性缺血坏死。病理组织学研究显示，坏死性肾乳头炎主要病理特征为肾乳头坏死性出血性炎症。大体病理所见肾脏常肿大，重量增加，皮质常为脓肿占据。根据病变部位的不同，病理组织学通常将坏死性肾乳头炎分为髓质型、乳头型、混合型三种类型。

### 二、临床诊断要点

#### （一）临床表现

发病年龄多为 50~80 岁，亦有报道发生于 2 个月的婴儿。对于坏死性肾乳头炎来说，其确定的诊断有赖于组织学的证实（可从尸检、手术或小便中排出的肾组织中取得）。但有以下临床表现时应该考虑有坏死性肾乳头炎存在的可能：①慢性肾盂肾炎急性发作期中对治疗反应不良，肾功能日趋恶化；②糖尿病患者有酸中毒或昏迷并发对治疗反应不佳的肾盂肾炎及进行性尿毒症；③有尿路梗阻的患者突然发生暴发型感染；④有长期滥服非那西丁等镇痛药的患者出现本病的临床表现；⑤尿中有坏死组织排出；⑥临床表现有血尿及肾绞痛或有原因不明的尿毒症；⑦典型的影像学表现；⑧糖尿病患者常同时有肾痈等其他病灶的存在，非糖尿病患者则常有慢性尿路梗阻基础上并发的严重尿路感染，同时并有败血症及尿毒症。有些病例肾乳头脱落组织可导致肾绞痛及严重血尿；⑨根据发病情况的不同，Alvin 将坏死性乳头炎分为 3 型：急性型：表现为暴发型肾盂肾炎，起病急骤，进行性衰竭，无尿，酸中毒，昏迷，死亡；亚急性型：病情较轻，在二次急性发作之间可有相对无症状的间歇期，病程为数周至数月；慢性型：长期服用大量非那西丁所致者多为慢性型。

#### （二）尿液化验

对于坏死性肾乳头炎来说，血尿是最主要的临床表现。肉眼血尿占 20%，显微镜下血尿为 20%~40%；50%~60% 的患者发生白细胞尿；80% 的患者存在中度蛋白尿，菌尿可出现于泌尿系感染者，菌尿呈阳性，尿中可找到脱落的肾乳头坏死组织。

（三）影像学检查

1. B超　由于其超声自身成像的原理及精细度不足，超声检查对于早期肾髓质病变诊断价值有限，但是在肾乳头坏死明显及髓质病变严重以及梗阻性肾病的病例里，则可发现其引起肾乳头坏死或继发的坏死乳头残留在肾盏。

2. 静脉尿路造影　典型表现为因肾乳头被破坏而引起肾小盏的不规则扩大及蚕食状。造影可见肾盏凸面被蚀，有时整个肾盏可被肿胀的乳头所阻塞。较后期因坏死组织脱落使造影剂进入分界处形成典型的戒指状影。在后期乳头脱落在肾盏处形成“烧饼样”空洞。

3. CT　肾乳头坏死后，其组织密度减低，故CT表现为不同形状低密度影。坏死灶周围组织受病变影响发生水肿、充血、出血及炎性细胞浸润致肾脏肿大及周围组织反应性改变。其CT均表现为肿大肾脏髓质、锥体、乳头部不同形状低密度影，并伴不同程度肾包膜毛糙、肾周间隙高密度影。

## 三、外科治疗与预后分析

（一）外科治疗原则

坏死性肾乳头炎的治疗原则主要是治疗原发病、积极控制感染以及对急性肾功能损害的治疗。此外，并发症的治疗也十分重要，如脱落的乳头组织造成输尿管梗阻形成外科急症以及大量血尿合并失血性贫血者，则需要紧急处理，采取包括手术方式在内的方法清除坏死组织，尽量止血。如遇到清除不彻底、出血易复发等情况，如为单侧病变，可考虑行肾切除术，以挽救患者生命。

（二）预后分析

在临床上，不能简单地把坏死性肾乳头炎归类于一种传统的病因明确、致病机制清楚，临床表现特征明显、检验检查结果分明的疾病，而更应该将其归类于一些全身或者肾脏疾病发展至一定程度时导致的严重肾脏破坏性病变。根据患者临床表现以及结合患者基础疾病，可以对坏死性肾乳头炎的发生作出初步判断，这对预判患者病程及进展，及时采取预防和治疗措施是有重要意义的。

# 第八节　黄色肉芽肿性肾盂肾炎

## 一、概述

黄色肉芽肿性肾盂肾炎（xanthogranulomatous pyelonephritis，XGP）是一种少见的、特殊类型的慢性感染性肾病，表现为肾实质的感染破坏以及肉芽肿、脓肿形成，可导致弥漫性肾损害。由于缺乏典型的临床及影像学表现，术前较难确诊，容易误诊为肾肿瘤、结核、结石等疾病，常需术后组织病理切片确诊。

## 二、病因与病理

（一）发病原因

黄色肉芽肿性肾盂肾炎病因至今仍不明了，可能与以下因素有关：①细菌感染；②尿路梗阻，多为泌尿系结石所致；③脂代谢异常；④免疫功能紊乱，通常为免疫力低下；⑤创伤后机体的过度反应。在本病的发病机制可能是上述因素综合作用：巨噬细胞的溶菌功能障碍，不能及时彻底地清除细菌，形成一种长期慢性感染过程；组织不断受到破坏，肾组织脂肪变性，类脂质释放并被巨噬细胞所吞噬又不能分解消化而在细胞内堆积，最终演变为特征性的黄色瘤细胞或泡沫细胞；组织在长期炎症的破坏中合并以结缔组织反应为主的不完全修复，形成黄色肉芽肿性肾盂肾炎。常见致病菌为奇异变形杆菌、大肠埃希菌，耐青霉素的金黄色葡萄球菌等。细菌的毒性似乎很低，破坏力有限，少有发生菌血症，这可能是黄色肉芽肿发生的基础之一。

（二）病例分型

根据病灶特点可将黄色肉芽肿性肾盂肾炎在病理上分为二型：①局灶型，较少见，主要表现为黄色瘤样肿块，为肾实质局灶性病变；②弥漫型，患肾明显增大，肾实质严重破坏，肾盂肾盏表面或肾实质内可见大小不等的黄色瘤样肿块。病变可扩展到肾周或肾外组织，并累及周围邻近组织器官。

（三）病理分期

根据黄色肉芽肿肾盂肾炎病变范围，可将其分为三期：Ⅰ期（肾内期），病变局限于肾实质，仅侵及1个肾盏或部分肾实质；Ⅱ期（肾周期），肾内病变同Ⅰ期，但已穿透肾实质侵犯肾周围脂肪；Ⅲ期（肾旁期），病变弥漫大部分或全部肾脏，并广泛累及肾周围组织及后腹膜。显微镜下见黄色病变由炎症组织构成，其组成为大的泡沫巨噬细胞、中性粒细胞、淋巴细胞、浆细胞和成纤维细胞等。

## 三、诊断与鉴别诊断

黄色肉芽肿性肾盂肾炎是一种特殊类型的慢性感染性肾盂肾炎，临床较为少见且缺乏特异性临床表现，但是由于其特殊的肾实质破坏以及肉芽肿、脓肿形成合并存在的特点，可以有各种不同的临床和影像学表现，常难与肾肿瘤、肾结核及肾盂肾炎等区分，因此被称为“伟大的模仿者”。加之许多临床工作者对本病认识不足，因此术前误诊率较高，确诊常依赖于术后病理。

### （一）临床表现

本病任何年龄都可发病，最常见50~70岁，女性多于男性，两侧肾脏受累机会均等。临床症状表现为肾区疼痛、发热、腹部肿块、乏力、厌食、消瘦等。尿路感染患者出现单侧增大的无功能或者功能很差的肾，伴有结石或者与恶性肿瘤难以鉴别的肿块就要考虑黄色肉芽肿性肾盂肾炎的可能。

### （二）实验室检查

患者尿常规提示尿白细胞增多，中段尿培养半数阳性，其中以变形杆菌及大肠埃希菌居多，血常规提示多伴有贫血、白细胞增多、红细胞沉降率加快。部分病例表现为肝功能异常，是由于反应性肝炎所致，表现为胎球蛋白升高，A/G蛋白倒置，碱性磷酸酶升高，当肾切除后可恢复正常，这种肾源性肝功能改变是其重要特征。

### （三）辅助检查

IVU检查无特异性，可表现患肾肾影增大，肾输尿管结石并肾积水，患肾不显影、显影不良或肾盂肾盏受压、破坏。B超一般显示肾脏增大，对诊断黄色肉芽肿性肾盂肾炎无特异性，可表现为肾积水、肾输尿管结石或肾内低回声。CT扫描对诊断黄色肉芽肿性肾盂肾炎有重要意义。局灶型黄色肉芽肿性肾盂肾炎的CT表现为肾实质内低密度软组织肿块，平扫密度低于肾实质，由于肿块内含有大量脂质泡沫细胞，CT值可为负值。增强扫描强化不明显或轻度强化，明显低于肾实质强化后密度。弥漫型黄色肉芽肿性肾盂肾炎表现为增大的肾内见多个水样低密度区，为扩张的肾盏和充满不同量的脓液及碎片的脓腔，增强扫描中，这些腔壁由于肉芽组织内含有大量血管而强化，而低密度区本身并无强化。肾血管造影时可见病变区血管分布异常，数量减少或无血管。

## 四、外科治疗原则

### （一）抗感染治疗

抗感染治疗药物应根据尿培养及药敏结果选择。一般认为，由于黄色肉芽肿形成的特殊病理结构，单纯抗感染治疗效果不佳。但国内、外均有采用单纯抗感染治疗获得成功的病例报道。因此，对于确诊局灶型黄色肉芽肿性肾盂肾炎可予以敏感抗生素进行治疗，治疗期间严密随访，对于症状不能有效控制或治疗期间病情加重的患者，再行手术治疗。

### （二）外科治疗

早期国内外多数学者都主张做患肾全切，然而随着黄色肉芽肿性肾盂肾炎早期诊断水平的提高，尤其是对其分型分期的准确判定，使得保留肾单位手术成为可能。目前认为对于弥漫型和局灶型黄色肉芽肿性肾盂肾炎应该区别对待，主要根据临床分期决定：①Ⅰ、Ⅱ期可行肾部分切除术；②Ⅲ期因炎症广泛累及肾周组织及后腹膜，故建议行肾及肾周围病变组织切除术。术中尽可能切除整个炎性肿块甚为重要，因为大部分黄色肉芽肿性组织是感染性的，单纯性切开引流或病变组织切除不彻底均可能发生经久不愈或局部症状反复发作。对于局灶型黄色肉芽肿性肾盂肾炎，腹腔镜手术具有一定的优势，但是要做好中转开放手术准备。术后予以敏感抗生素治疗亦相当重要。一般术后预后良好。

# 第九节　肾包虫病

## 一、概述

包虫病（hydatidosis）又称棘球蚴病（echinococcosis），呈全球性发病，是一种牧区多见的人畜共患寄生虫病，由细粒棘球绦虫幼虫引起，它主要通过不断扩张性生长而压迫周围正常组织影响其功能，有时亦发生破裂引起过敏反应或继发感染等并发症。因此本病性质虽然是良性的，但其行为却是十分严重。最常累及的脏器是肝和肺，肾脏感染大约只占全部病例的3%。肾包虫病常发生在30~50岁，儿童极罕见。

## 二、病因与病理

包虫病是由棘球绦虫的幼虫引起。绦虫成虫

寄生于犬的小肠内，犬是其终宿主。包虫卵随犬便排出污染农田、牧场，羊、牛或人误食虫卵后则成为绦虫的中间宿主。在绦虫的3个种中，细粒棘球绦虫是最常见感染人类的一种。虫卵经消化道感染到人体后，在十二指肠内孵化为六钩蚴，幼虫吸附并穿过小肠黏膜进入肠壁内的毛细血管，经门脉系统进入肝脏。部分幼虫则可通过肝脏，随肝静脉回流入右心达肺循环，故肝包虫病发病率最高，肺包虫病次之。少量六钩蚴甚至可通过肺循环进入左心，由体循环系统主动脉血流迁徙到全身各部，故肾包虫的发病率甚低，大概占全身包虫病的3%，但在泌尿系统的包虫病中，肾为多见。

肾包虫囊常是单发，位于皮质。幼虫到达相应部位组织停留下来后，幼虫发生囊泡化，在囊的包膜外开始发生富含成纤维细胞的组织反应，囊的周围组织出现萎缩、压迫性坏死。棘球蚴囊壁分为三层：外周为宿主组织中成纤维细胞包绕形成的外膜；中间为透明样的薄片层；内层由带核的单层上皮细胞组成，成为生发层。棘球蚴囊内充满液体，生发层上有大量头节发育并附着。囊的大小由几毫米到几厘米不等，以大约1cm/年的速度逐渐生长，需要5~10年才能发展到致病的体积。

## 三、诊断与鉴别诊断

### （一）临床表现

包虫囊肿常起自肾皮质，呈膨胀性生长，随着包虫囊肿逐渐增大，肾皮质和髓质受压萎缩，肾功能可受到损害。肾包虫病进展缓慢，早期临床上多无任何自觉症状，常无意在上腹或腰部扪及无痛性包块，相继出现腰部隐痛、坠胀不适感及血尿等症状。如包虫囊继发感染，也可出现发热、寒战。包虫囊破裂进入排泄系统，患者可出现绞痛，并有葡萄皮样碎片从尿中排出（包虫囊尿或者棘球囊尿），这是肾包虫病的唯一特异性表现。如果包囊破裂，囊液进入周围组织、器官或腹腔，其强抗原性可引起荨麻疹等过敏反应，严重时甚至可以引起过敏性休克。

### （二）实验室诊断

约有半数的患者血中嗜酸性粒细胞计数增高。双向扩散法检测部分提纯的棘球蚴囊arc-5抗原的实验结果最为可靠。包虫皮内试验（Caosin tesst）阳性率约为50%，与补体结合试验、红细胞凝集试验等联合应用可使阳性率达到约90%。

### （三）影像学检查

KUB+IVU可见厚壁囊性占位致集合系统挤压变形，有时可见钙化斑，KUB+IVU诊断肾包虫病特异性不高，但是可以帮助了解肾功能。B超检查诊断率高，能有效地对囊泡进行定性。典型肾包虫病的B超图像为圆形或椭圆形，边界清晰，包膜较厚，内为分格状的液性暗区。体位改变时，可看到囊内有棘球蚴沙形成的点状回声飘荡。CT、MRI对发现隐匿病灶，鉴别多子囊病灶、囊壁细小钙化、破裂感染等情况具有优越性。肾包虫病的典型CT表现有清晰厚膜及散在圆形子囊的囊性或者多房性，囊内液体CT值在 −15~25HU。增强后囊壁稍有强化，囊内无强化。但诊断依赖于手术和术后病理。

## 四、外科治疗原则

治疗肾包虫病的主要目的是解除包虫对肾组织的破坏，抑制包虫产生过敏反应及种植播散。以驱虫药物如甲苯咪唑为主的内科治疗疗效有限且副作用明显，因此，驱虫药物主要应用于术后驱除残余囊性虫卵和预防术后复发以及无法手术治疗的患者。目前治疗肾包虫病仍以外科治疗为主，外科治疗的原则应根据残余肾功能、包虫囊大小、数目、位置及外科医师技术为重点，确定手术方案，应尽可能选择彻底切除病变，防止复发，而又能保留肾功能的手术。肾包虫内囊摘除术是传统的手术方式，术中沿内外囊之间将内囊钝性分离后完整移出。也有人采用外囊完整摘除术将肾包虫外囊完整剥除。但该手术方式增加了手术难度及手术风险，对手术医师及医院条件要求较高。此外，根据肾功能改变及破坏部位不同，也可以采用肾部分切除术、肾切除术等手术方式。

## 五、结语

预防是控制包虫病发病的有效措施。详细询问患者的生活史及临床症状，结合B超、CT检查，是肾包虫病诊断的主要手段。治疗时间应个体化，手术是最有效的治疗手段。

（李新　赵耀瑞）

## 参考文献

[1] ABBARA A, Davidson R. Etiology and management of genitourinary tuberculosis [J]. Nat Rev Urol, 2011, 8(12): 678-688.

[2] BOEHME C C, NABETA P, HILLEMANN D, et al. Rapid molecular detection of tuberculosis and rifampin resistance [J]. N Engl J Med, 2010, 363(11): 1005-1015.

[3] ÇALISKAN S, ÖZSOY E, KABA S, et al. Xanthogranulomatous

Pyelonephritis [ J ]. Arch Iran Med, 2016, 19 (10): 712-714.

[ 4 ] CHANG A H, BLACKBURN B G, HSIEH M H. Tuberculosis and parasitic infections of the genitourinary tract//VEIN A J, KAVOUSSI L R, PARTIN A W, et al. Campbell-Walsh Urology. 11th ed [ M ]. Philadelphia: Elsevier, 2016, 421-432.

[ 5 ] CRUZ J, FIGUEIREDO F, MATOS A P, et al. Infectious and inflammatory diseases of the urinary tract: role of MR imaging [ J ]. Magn Reson Imaging Clin N Am, 2019, 27 (1): 59-75.

[ 6 ] DEMBRY L M, ANDRIOLE V T. Renal and perirenal abscesses [ J ]. Infect Dis Clin North Am, 1997, 11 (3): 663-680.

[ 7 ] DEMERS V, PELSSER V. "BCGitis": a rare case of tuberculous epididymo-orchitis following intravesical bacillus Calmette-Guérin therapy [ J ]. J Radiol Case Rep, 2012, 6 (11): 16-21.

[ 8 ] DEMIRDAG C, CITGEZ S, GURBUZ A, et al. Laparoscopic treatment of the isolated renal hydatid cyst: long-term outcomes from a single institution [ J ]. J Laparoendosc Adv Surg Tech A, 2018, 28 (9): 1083-1088.

[ 9 ] FIGUEIREDO A A, LUCON A M. Urogenital tuberculosis: update and review of 8 961 cases from the world literature [ J ]. Rev Urol, 2008, 10 (3): 207-217.

[ 10 ] FLECHNER S M, GOW J G. Role of nephrectomy in the treatment of nonfunctioning or very poorly functioning unilateral tuberculous kidney [ J ]. J Urol, 1980, 123 (6): 822-825.

[ 11 ] GADELKAREEM R A, ELQADY A A, ABD-ELSHAFY S K, et al. Isolated renal hydatid cyst misdiagnosed and operated as a cystic renal tumor [ J ]. Med Princ Pract, 2018, 27 (3): 297-300.

[ 12 ] GARDINER R A, GWYNNE R A, ROBERTS S A. Perinephric abscess [ J ]. BJU Int, 2011, 107 Suppl 3: 20-23.

[ 13 ] GIBBONS R, LEONARD N, MAGEE M. Xanthogranulomatous pyelonephritis: a complicated febrile urinary tract infection detected by point-of-care ultrasound in the emergency department [ J ]. J Emerg Med, 2018, 55 (1): e1-e4.

[ 14 ] HENDERICKX M M E L, BRITS T, DE BAETS K, et al. Renal papillary necrosis in patients with sickle cell disease: How to recognize this "forgotten" diagnosis [ J ]. J Pediatr Urol, 2017, 13 (3): 250-256.

[ 15 ] HILLEMANN D, RÜSCH-GERDES S, BOEHME C, et al. Rapid molecular detection of extrapulmonary tuberculosis by the automated GeneXpert MTB/RIF system [ J ]. J Clin Microbiol, 2011, 49 (4): 1202-1205.

[ 16 ] ICHAOUI H, SAADI A, CHAKROUN M, et al. Xanthogranulomatous pyelonephritis in adults: clinical, biological, radiological and therapeutic main findings in diffuse and focal forms. About 42 cases[ J ]. Tunis Med, 2018, 96(8-9): 495-500.

[ 17 ] JAIK N P, SAJUITHA K, MATHEW M, et al. Renal abscess [ J ]. J Assoc Physicians India, 2006, 54: 241-243.

[ 18 ] KAMBOJ M, LEE LOY J, KORATALA A. Renal ultrasonography: a reliable diagnostic tool for pyonephrosis [ J ]. Clin Case Rep, 2018, 6 (6): 1176-1178.

[ 19 ] KAWAGUCHI Y, MORI H, IZUMI Y, et al. Renal papillary necrosis with diabetes and urinary tract infection [ J ]. Intern Med, 2018, 57 (22): 3343.

# 第二十六章

# 肾血管和淋巴管性疾病

## 第一节 肾血管性高血压

### 一、历史的认识与现代观点

早在 1827 年,英国医师 Richard Bright 首次发现蛋白尿、脉搏有力、水肿与肾硬化疾病之间存在某种联系,直到近半个世纪后,学者 Mohomed 才证实肾脏疾病与高血压之间存在联系。肾脏主要通过两方面调控人体血压,一方面是通过调节机体的水盐平衡,失衡主要导致容量性高血压,不属于本节探讨的内容;另一方面通过调控肾素 - 血管紧张素 - 醛固酮系统(renin-angiotensin-aldosterone system,RAAS)来调控血压,这一调控方式虽然也会对血容量有一定影响,但主要还是以肾素的作用为主表现。醛固酮对血压的影响将在肾上腺章节中讨论,不属于肾脏对血压调控的范围。

肾血管性高血压(renovascular hypertension,RVH)是由各种病因引起的一侧或双侧肾动脉主干或其主要分支狭窄到一定程度后,而导致肾缺血所产生的继发性高血压。基本的病理生理变化为肾动脉狭窄(renal artery stenosis,RAS)引起的肾素和血管紧张素Ⅱ升高。肾动脉狭窄使肾灌注压降低,影响肾血流量和肾功能,机体通过代偿性分泌肾素以提高血压、维持肾灌注压在正常水平。此外,高血管紧张素Ⅱ协同调控出球小动脉收缩,维持肾小球内压,使肾小球滤过率得以维持。上述的病理生理过程虽然维持了肾小球滤过率,但是高肾素血管紧张素水平作用于全身血管也是导致 RVH 的病理生理基础。

当前外科手术仍是治疗 RVH 的主要手段。外科手术的目的是通过去除 RVH 的致病解剖缺陷,恢复足够的肾血管动脉压力和肾动脉血流量。与内科疗法相比,外科手术方法被认为是安全有效的治疗方法。一项长达 14 年的研究证实,采用外科手术组与内科治疗组相比,其病死率从 40% 降至 16%,在存活者中有 90% 的手术组患者的症状好转或治愈,而内科组很多患者发生致命的心肌梗死,终末期肾衰和脑血管意外等不良预后。

### 二、流行病学与病因学

成人中高血压的发病率 25%~30%。其中,绝大多数高血压患者找不到明确病因,我们把这类患者称为原发性高血压患者。继发性高血压患者一般都有明确的病因,比如肾动脉病变、肾上腺疾病和甲状腺疾病等导致的高血压。RVH 是继发性高血压最常见的类型,占所有高血压患者的 1%~2%。

与原发性高血压不同,RVH 是可能被治愈的高血压,随着对该疾病的研究,人们对 RVH 的病因学有了进一步深入的认识。起初人们想当然地认为,肾动脉狭窄的患者应该患有高血压,并且此类高血压与肾动脉狭窄有关。1982 年 Smith 等首次开展肾动脉造影术,该技术为确诊肾动脉狭窄提供了一种可靠直观的方法。研究发现,有部分被肾动脉造影证实存在肾动脉狭窄的患者,其血压却仍在正常范围。这一结果与从尸体获得的数据一致,即通过尸体解剖的方式也证实有些血压正常的人,其尸体解剖被证实伴有肾动脉狭窄。上述研究提示,仅仅发现肾动脉病变并不能诊断 RVH。若要诊断 RVH 还必须满足肾供血降低、肾素释放增加和伴有高血压的条件。

## 三、病理与病理生理学

肾动脉起始于腹主动脉，大约 1/3 的人中存在肾动脉数量、位置和分支的变异，有大约 30% 的人伴有副肾动脉。这一现象的临床意义在于有极少数的肾动脉狭窄发生于副肾动脉，这一情况也适合于 RVH 患者。肾动脉狭窄的病因主要包括动脉粥样硬化、肌纤维发育不良、先天性狭窄、外在压迫以及大动脉炎。国内外 RVH 的病因略有差异，西方国家 RVH 的首要病因为动脉粥样硬化，约占 90%，其次为纤维肌性结构不良；而在我国，RVH 的首要病因为多发性大动脉炎，大约占 70%，其次为肾动脉内膜纤维肌性增生，约占 20%。

肾动脉狭窄或闭塞后导致肾血流量的大量减少，可引起缺血性肾病。肾实质逐渐萎缩，表面呈分叶状，肾包膜变厚呈纤维化增生。显微镜下的改变主要是肾小管呈缺血性萎缩。肾小球数量与正常肾脏相比显著减少，但是肾小球形态结构却大部分正常。随着病情加重，病程延长，肾脏的主要病变转化为间质纤维化，伴有淋巴细胞浸润，与萎缩性肾炎表现类似。即使严重的肾血管狭窄甚至闭锁也不易出现肾实质坏死，这主要是由于肾脏侧支循环，肾上腺动脉、肾包膜动脉以及输尿管上端动脉均能供应肾缺血区。当血运重建后，萎缩肾实质可逐渐恢复原来形态及组织结构。

人们对于 RVH 的认识是个漫长的过程。早在 1934 年 Goldblatt 及其同事进行了经典的两肾一夹和一肾一夹模型的实验研究，他们的研究证实，采用外科方式缩窄犬的肾动脉可以导致高血压。两肾一夹模型即一侧肾动脉被钳夹而对侧肾不做处理。而一肾一夹模型中一侧肾动脉被夹并切除对侧肾脏。

从病理生理学角度看，上述两种模型有所不同。在两肾一夹模型中，钳夹一侧肾动脉后可导致该侧肾脏缺血。肾脏的低灌注导致肾脏的 RAAS 系统被活化，早期以高水平的循环肾素血管紧张素Ⅱ（AⅡ）为主，进而导致广泛的血管收缩和高血压。在此情况下，肾上腺皮质被激活，导致继发性的高醛固酮血症。对侧正常的肾脏在高于正常灌注压的作用下，肾素分泌减少，尿液排出较正常水平更多的水和钠。该模型的特点是，单侧缺血肾的肾素释放增加，而对侧正常肾的肾素释放被抑制，血管狭窄的肾导致钠潴留，而对侧正常的肾使钠分泌出去并产生依赖 AⅡ诱导的血管收缩的高血压。

而在一肾一夹模型中，孤立肾缺血可刺激肾素分泌，激活 RAAS 导致全身性高血压。由于没有对侧正常的肾脏，尿钠增多不会发生，血管狭窄的肾引起大量水钠潴留，使血容量增加。由此可见，上述两种模型所导致的高血压略有不同。一肾一夹模型所导致的高血压主要是因为容量性高血压和钠潴留。两肾一夹模型主要是由高 AⅡ水平引起。对于容量性高血压，采用血管紧张素转化酶抑制药（angiotensin converting enzyme inhibitor，ACEI）或者 AⅡ拮抗剂不能引起显著的血压下降。

上述过程主要是急性期的病理生理过程，两肾一夹模型在经历几天或几周后最终进入慢性期，此时，即使松开血管夹，血压仍不能恢复正常。慢性期，可产生广泛的肾小动脉损伤，细胞外容量增加，循环系统中 AⅡ水平下降，逐渐转化为容量性高血压，这时即使采用 ACEI 类药物或肾切除都不能治愈这一时期的高血压。

## 四、诊断和鉴别诊断

### （一）临床表现与特征

RVH 特征性临床表现为急性进行性高血压及进行性肾衰竭，与原发性高血压比较，血压测值水平相仿的情况下，RVH 患者的靶器官损害更广泛，肾功能恶化更为明显。

RVH 缺乏特征的临床症状时将给该疾病的诊断带来一定困难。但是如果高血压患者伴有如下情况时要想到 RVH 的可能性，进而采用后续的检查排除或确定该疾病：①高血压患者的年龄被认为是诊断 RVH 的线索之一。对于 30 岁以前或者 55 岁以后的高血压患者要考虑与肾血管性疾病有关的可能性。②高血压突然起病，并且持续时间短。③采用 2~3 种药物后高血压仍然难以控制。④高血压患者发生肺水肿并伴有全身粥样硬化性疾病，肾功能逐渐受损，也提示可能与 RVH 有关。⑤由于节段性梗死产生的肋腹痛，疼痛较重，CT 排除结石并发现肾梗死，出现这些情况提示 RVH 的可能。⑥ RVH 在体检时，可能会听到上腹部杂音，部分患者可能出现严重的高血压视网膜病变，或全身其他器官部位的动脉粥样硬化。（表 26-1）

诊断要点包括：①基于肾素 - 血管紧张素系统理论，从功能和生理上评价动脉狭窄存在与否的实验；②基于放射影像学评估肾血管供血，以及评估狭窄严重程度的检查；③采用侵入性的肾动脉介入造影术诊断肾动脉狭窄。

表 26-1　临床上提示的 RVH 信息

| |
|---|
| 高血压发病年龄 <30 岁或 >50 岁 |
| 突然发病的高血压 |
| 容易控制的高血压 |
| 具有 ACEI 或血管紧张素Ⅱ受体阻断剂应用史的急性肾衰竭 |
| 有证据提示的广义的动脉粥样硬化闭塞患者 |
| 很快出现的肺水肿 |
| 采用 3 种合理组合的抗高血压药难以控制的高血压患者 |
| 恶性高血压 |
| 腹部的收缩或舒张期杂音 |

### （二）实验室检查

1. 血液生化检测　RVH 患者血液生化学上没有特异的变化，严重的患者，如合并肾功能损害，可检测到尿素氮和肌酐升高。对于低钾血症患者检测血浆醛固酮水平有助于鉴别原发性醛固酮增多症，而血液中的儿茶酚胺水平检测有助于鉴别嗜铬细胞瘤。

2. 外周血肾素活性　由于肾素的过度分泌是 RVH 的重要病因，那么检测循环系统中的肾素水平有利于发现这部分患者。外周血浆肾素活性（plasma renin activity，PRA）最初用来筛查 RVH 患者，但是，该项检测并不能提供解剖学信息，大约有 50%~80% 的 RVH 患者伴有 PRA 的升高。PRA 值受诸多因素的影响，其值不稳定，诸如年龄、人种、性别、血容量和盐负荷等因素对该值均能产生影响。在双侧病变的患者与单侧病变患者 PRA 值也有不同。此外，检测的时间、体位、水的摄入量、抗高血压药物的应用以及非甾体类药物的应用等对该值也有影响。这给 PRA 的临床应用带来困难。

为了得到较有价值的 PRA 数据，接受该项检测的人员，应该停用抗高血压药物 2 周，记录患者的钠摄入量，患者早上起床活动 4 小时后中午采血。即使做到上述这些要求，PRA 检测的敏感度和特异度还是较低（分别为 57% 和 66%）。需要注意的是对于严重的高血压患者停药是具有风险的，因此，上述的因素制约了该项检测的运用。

3. 肾静脉肾素测定　肾静脉肾素有较高的假阴性率和假阳性率，一般不用于诊断 RVH，也很少作为筛选试验来筛查肾动脉粥样硬化。目前该指标主要用于对 RVH 患者术后疗效的预测，该值对诊断肾动脉粥样硬化症肾缺血有较大价值。一般认为，如果患者缺血侧肾脏肾静脉肾素与对侧肾脏肾素之比大于 1.5，则提示行肾血管重建术可能有效。

4. 卡托普利肾图　卡托普利试验基于 RAAS 理论。其基本原理如下：血管紧张素转化酶（angiotensin-converting enzyme，ACE）可以将血管紧张素Ⅰ的羧基末端分离下两个氨基酸残基，使其转化为血管紧张素Ⅱ，由于肾动脉狭窄时，机体通过提高肾素水平，激活血管紧张素转化酶活性，导致肾脏血管紧张素Ⅱ形成增加，从而引起肾脏出球小动脉收缩，结果肾小球压力增加使狭窄侧肾脏肾小球滤过率（glomerular filtration rate，GFR）得以维持。采用 ACEI 类药物，卡托普利可阻断血管紧张素Ⅱ的生成，降低了肾小球出球小动脉的阻力，导致患侧肾脏 GFR 下降 30% 左右，这些变化可以通过放射性核素肾图检测到。典型的结果是 RVH 患者在服用卡托普利 25~50mg 或静脉使用依那普利 0.04mg/kg，1 小时后检测肾图，患侧 GFR 下降，而对侧代偿升高。

该试验对试验条件有严格要求，适合于摄钠量丰富、血容量充足的患者。行检查前需停用 ACEI 类药物 3~5 天，患者的其他高血压药物可继续服用。由于采用了卡托普利，可以避免单独用肾图检测的低敏感性和特异性。关于采用哪种放射性核素用于试验诊断更为合适仍有争议，常用的核素有以下 3 种，锝 -99m-MAG3，锝 -99m-DTPA 和碘 -131-OIH。由于锝的影像学质量好于碘，而锝 -99m-MAG3 可以通过肾小球滤过和肾小管分泌排泄，锝 -99m-DTPA 只能通过肾小球滤过排出体外。因此，锝 -99m-MAG3 用作卡托普利肾图要好于锝 -99m-DTPA，尤其是对于肾功能受损的患者。卡托普利肾图试验的敏感性可能受患者对 ACEI 抑制剂的吸收影响，因此，对于采用短效的卡托普利在检测前，用药时间不要超过 3 天。血管紧张素受体抑制剂，在检测前也应停药。卡托普利肾图结果的判定可以按如下的情况判定：①患 RVH 可能性很小，指卡托普利肾图结果正常，该类人群患 RVH 的可能性 <10%。②可能患 RVH：该类不多，他们的基础水准异常，但是采用 ACEI 抑制剂后没有变化。这种基础水平异常，用 ACEI 抑制剂后没有变化者患 RVH 的可能性较高，达 90%，但是特异性很低。③高度可能患 RVH：采用 ACEI 抑制剂后肾图有明显的变化，其患 RVH 的可能性 >90%。虽然卡托普利肾图可以提供有价值的临床信息，但是不能了解狭窄的部位和肾动脉受损的数量等病理解剖学信息。

### （三）多普勒超声检查

多普勒超声（doppler ultrasound，DS）诊断 RVH 具有显著优势，该方法不仅无创，而且相对便宜，不使用造影剂，对肾功能没有影响。即使氮质血症的患者也可以运用，不影响结果，也不需要停服抗高血压药。该方法可用于诊断 RVH，也可用于筛选适合行血管成形术的患者以及用于该类术后患者疗效的评价。与前面介绍的检查相比，可以提供血管影像和血流速度方面的信息。多普勒超声可以精确检测血管的阻力指数，该指标可以用于预测肾动脉狭窄患者术后的情况。大多数学者认为，多普勒超声可以作为核素类检查的初选实验，以减少患者放射暴露。DS 可以将肾动脉狭窄分为：正常、轻度狭窄（<60%）、重度狭窄（>60%）以及难以观察到肾动脉。肾动脉闭塞不易通过 DS 直接诊断，一般是通过肾分支血管难以发现血流，检测不到肾动脉血流模式或者伴有小肾脏间接诊断。

利用 DS 技术诊断肾动脉狭窄主要是测定肾动脉狭窄处产生的高速射流速度，这是基于动脉狭窄使血管的横切面积减小，为了保持远端器官的血流量机体产生代偿性地增加血流速度。近年来，在 DS 诊断 RVH 方面，学者进行了大量研究，诊断标准不断更新，目前的标准与以往相比有所变化，主要是峰值流速诊断值提高，具体如下：①收缩期峰值流速（peak systolic velocity，PSV）流速 >180cm/s，一般正常 PSV 值平均值（10 025cm/s），该指标被认为是提示肾动脉狭窄最重要的指标；②舒张末期流速 >50cm/s；③肾主动脉流速比（Renal arterial velocity ratio，RAR）>3.5 倍，注意如果患者的主动脉有病变，比如主动脉闭塞或动脉瘤等疾病的患者，由于血流动力学状态变化，因此，RAR 并不适合于此类患者；④RAR 比 >4.0。多普勒超声诊断肾动脉狭窄的敏感度大约 60%，特异度大约 90%。肾动脉波形也是重要的检测指标，正常的肾波形有两个重要特征，一是收缩期上升支快速或陡峭，二是在收缩早期有正常的小峰，称为收缩早期峰。相对来说，慢而小的波形见于狭窄的远端，缺乏上述的两个特征。

DS 最大的不足之处在于检测的准确性过度依赖检测者的技术与经验，这对于经验欠佳的检测者所得的结果，其可信度相对较低，这也是为什么不同检测者之间给出的检测结果存在较大的差异。对肥胖和肠道准备不充分的患者采用 DS 检测肾动脉比较困难。近年来，随着 DS 的技术不断改进，大量新技术不断涌现，其检测的准确性也在不断提高，如高能多普勒成像、三维超声、谐波成像和超声造影等技术等。

### （四）磁共振血管造影

磁共振血管成像（magnetic resonance angiography，MRA）是一种非侵袭性的血管显像技术，所提供的血管影像质量仅次于血管造影。MRA 与其他 MRI 的检查禁忌证类似，主要是身体内有磁性植入物和幽闭恐惧症的患者，不适合选择 MRA。采用钆 -DTPA 造影剂可以获得更好的图像质量，静脉注射造影剂，于造影剂通过肾血管时迅速收集三维数据，并对获取图像实施剪影。以往认为，由于不需要使用含碘造影剂，该技术可用于肾功能损害的患者。但新近的研究提示，即使是钆类造影剂对肾功能也有危害，美国食品药品监督管理局不建议在 GFR<30ml/(min·1.73m$^2$) 的患者中运用钆类造影剂。

MRA 也可以采用无对比增强剂的方法，近年来，无对比增强的 MRA 在腹部血管、肾动脉的应用逐渐增多，该技术需要运用到流入反转恢复（inflow inversion recovery，IFIR）技术。采用 3D 快速稳态采集技术，肾动脉显像质量主要与血管内血液的流入效应有关，且血液流速越快，产生的信号强度越强，图像质量越好。IFIR 序列应用自由呼吸门控，无时间限制，使用大矩阵，提高了空间分辨率。与使用增强剂的 MRA 相比，IFIR 的图像质量虽然接近。但是，IFIR 肾动脉分支显像欠佳，主要由于狭窄肾动脉远端血管的信号强度降低和管壁锐利度下降，因此，对狭窄动脉远端分支血管是否狭窄或狭窄程度判断不如数字减影血管造影（digital subtraction angiography，DSA）图像的分辨率高。

近年来，MRA 技术不断进步，其诊断 RVH 的准确性也不断提高。其敏感度大约在 95%。增强剂的运用提高了图像质量，多回波阶技术的运用降低了肠管干扰的影响，提高了血管的图像质量。

### （五）CT 血管造影

CT 与 MRI 检查相比有着更快的检查速度，在注射造影剂后，经过三维重建可以较清晰地显示腹主动脉和它的主要分支。有一系列的研究提示，CT 血管造影（CT angiography，CTA）在诊断肾动脉狭窄上与 DSA 的可靠性接近。CTA 诊断肾动脉狭窄的敏感度和特异度可以达到 94%~100% 和 92%~99%。CTA 的优势在于不仅可以提供肾动脉和分肾功能的情况，同时也可以提供肾脏实质的影像学信息。与 DSA 相比，CTA 的侵袭性小，获得结果快。最新的多层螺旋 CT 采用薄层扫描肾动脉区域，然后进行三维重建，可以显示肾动脉的小分支。这些信息，以前都只有行 DSA 才能获取。

CT 检测最大的不足在于其放射暴露和造影剂的危害。CTA 检查所需的造影剂较多，一次 CTA 检查大约需要 100~150ml 的含碘类造影剂，存在导致造影剂肾病的潜在风险，对于肾功能不全［GFR<60ml/(min·1.73m$^2$)］、年轻患者尤其需要慎重。近年来，针对这些不足，CT 技术不断改进，多排螺旋 CT 可以减少检查时间，减少放射暴露，同时 iso-Osmolar 造影剂的运用可以减少造影剂肾病的发生率。

**（六）腹主动脉 - 肾动脉造影及数字减影血管造影**

尽管 CT 和 MRI 技术在进步，目前，腹主动脉 - 肾动脉造影及数字减影血管造影技术仍然被认为是诊断 RVH 的金标准技术。该技术虽然具有侵袭性，但是操作并不复杂。按 Seldinger 技术，经股动脉穿刺插管，造影剂注入量大约 15~25ml，注射速度 8~10ml/s。造影摄片应包括动脉期、毛细血管期和静脉期。一般作前后投照，必要时可作斜位投照，以避免狭隘部位与腹主动脉重叠。此法显影清晰，比较安全方便，在 RVH 病例中，主要显示腹主动脉、肾动脉及其分支和实质期影像。所以对部分病例还需进行选择性动脉造影，此法要求作 45°斜位投照，这样可精确看清肾动脉的各级分支病变（图 26-1）。

与其他检查相比，血管造影术既是检查也可以根据检查的情况同时治疗血管腔内狭窄，使得血管造影技术成为一项把诊断和治疗结合起来的操作，达到诊断治疗一次进行的目的。该检查需要动脉穿刺，常见的并发症包括出血、血肿、夹层、血栓形成、远端动脉粥样硬化斑块栓塞和胆固醇栓塞等。DSA 同样存在造影剂肾病的风险，随着技术进步，造影剂用量减少，但研发肾损害更小的造影剂的工作仍在进行。

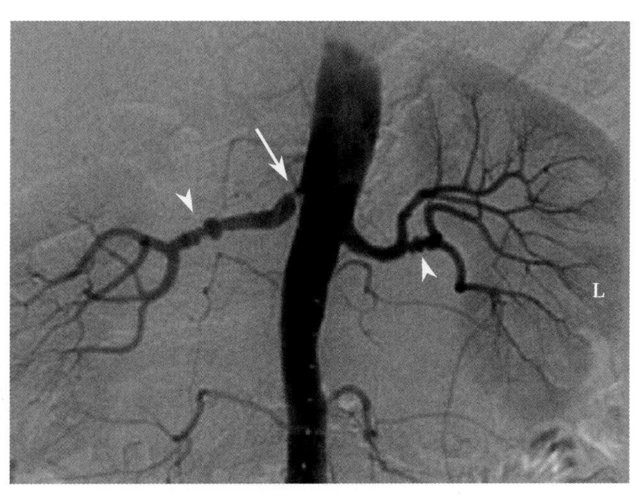


**图 26-1　肾动脉的血管造影，箭头提示肾动脉狭窄处**

由于血管造影术昂贵的费用、操作复杂、具有侵袭性、具有放射暴露等不利因素，不能作为 RVH 的初步筛查选择。该技术仅仅用于之前筛查试验阳性，并考虑做血管成形术的患者或虽然有些患者 MRA 和 CTA 检查都正常，但在临床表现上高度怀疑 RVH 时，可进行血管造影术以明确诊断。

## 五、药物治疗

肾动脉狭窄增加了患者发生全身血管疾病，进展为肾动脉闭塞致患者死亡和终身透析的风险。尽管几十年来进行了大量研究工作，但是很少有 1 级证据指导肾动脉狭窄患者的管理。目前对于 RVH 的治疗仍有很大争议，还处于探索阶段，业界对于肾动脉重建术与内科治疗 RVH 在改善生存率、减少透析时间、控制血压和改善肾功能方面到底哪种更好仍无定论。

在 RVH 治疗的初始阶段（20 世纪 60~70 年代），由于外科技术的制约，手术的效果欠佳。这一时期产生了较多的药物，诸如，胍乙啶（guanethidine），肼苯哒嗪（hydralazine）和噻嗪类利尿药（thiazide diuretics）。这些药物改善了大约 65% 的不适宜手术的肾动脉狭窄患者血压。20 世纪 80 年代中期，ACEI 类药物问世，该药物被认为可以降低肾动脉狭窄的灌注压，尤其是对于双侧肾动脉狭窄或独肾的肾动脉狭窄患者尤为适合。长期以来，对 RVH 的治疗，多数学者都把注意力放在外科手段上，尽管外科方式疗效确切可靠，但是在高龄和靶器官已经严重受累的患者，往往不能承受外科手术或外科手术的意义不大。对广泛动脉硬化的患者，手术风险大，并且疗效欠佳。介入治疗，如经皮腔内血管成形术，虽然有效，但可能造成动脉硬化斑块脱落引起栓塞，肾动脉损伤和继发血栓形成等并发症。因此，药物治疗对于 RVH 患者是重要的选择，特别是近年来，有较多的新药相继问世，给 RVH 的药物治疗开拓了广阔的前景。

有报道，采用 ACEI 治疗的 RVH 患者较未采用的患者生存率要好。对于高分级的肾动脉狭窄患者如果将血压控制在目标血压以下，采用药物和外科血管成形术两种方法其生存率是相同的。采用 ACEI 类药物的主要担忧是该药物具有导致急性肾功能不全的风险。其机制主要与ACEI类药物可能阻断了机体在肾动脉狭窄时的代偿机制。发生该事件的患者仅占很小比例,这类患者多是双侧肾动脉狭窄患者或是独肾伴肾动脉狭窄的患者。269例接受治疗的肾动脉狭窄患者中,有136例患者有双侧肾动脉狭窄或独肾的肾动脉狭窄,仅有8例患者在第一个月出现急性肾衰竭。为了评估ACEI类药物的安全性,采用双盲的方法对75例RVH患者进行研究发现,采用ACEI类药物,有大约20%的患者肌酐升高,而对照组仅有3%的患者出现肌酐升高。因此,ACEI类药物一般用于没有明显GFR降低的RVH患者。

RVH患者保持较低的血脂水平,戒烟和维持理想的血糖水平,对改善患者的预后有利。除运用广泛的ACEI类药物外,他汀类降脂药和β受体阻滞剂类药物也是RVH患者常用的药物。有报道,采用他汀类降脂药可以减少肾动脉成形后患者肾功能不全的发生率,因此,建议将此类患者的血胆固醇控制在70mg/dl以下。新型的β受体阻滞药物,奈比洛尔(nebivolol)的研究证实,在肾动脉成形术后患者使用该药控制血压,可以改善患者的GFR和尿蛋白值。

## 六、手术适应证与禁忌证

### (一)球囊扩张术和内支架术

RVH的手术选择还没有统一,主要是目前还没有前瞻性随机研究证明开放手术修复,经皮介入治疗以及腔内支架植入手术等不同类型的手术哪个临床效果更好。由于缺乏权威的研究结果,各种治疗方法都在引证临床数据来支持他们的观点。这对于初学者在选择治疗方法时,一定要依据患者的具体情况和术前充分的评估后作出客观的判断与选择。近10年来,由于球囊扩张术和内支架术的应用,介入治疗RVH患者的比例大大增加,传统外科手术治疗的患者则逐渐减少。但是有RVH病例仅通过介入方式难以取得良好疗效。对于下列患者推荐选取外科手术治疗为好:①具有肾动脉开口处狭窄;②需同时修复腹主动脉和髂总动脉;③肾动脉瘤或合并狭窄;④肾动脉闭塞或破裂;⑤经皮肾动脉扩张成形术后再狭窄或经皮腔内肾动脉成形术(percutaneous transluminal renal angioplasty,PTRA)不成功的患者;⑥继发于扭结的肾动脉狭窄;⑦无功能小体积肾脏(肾切除);⑧周围多灶性狭窄等复杂情况的患者。

### (二)考虑手术治疗的情况

①难以控制的高血压:如采用3种以上的抗高血压药血压控制不理想,其中包括利尿剂者;②肾功能不全进展:最近肌酐升高,采用血管紧张素转化酶抑制剂或血管紧张素受体阻断药物抗高血压治疗过程中出现GFR下降;③反复发作的快速肺水肿(排除急性冠脉综合征);④难治性充血性心力衰竭伴发有双侧肾动脉狭窄的患者。

### (三)手术禁忌证

RVH患者如有以下情况而不能从肾动脉成形术中获益者,不推荐外科治疗。这些因素包括:①肾段动脉阻力指数>0.8,这提示慢性肾缺血所致的肾脏实质的纤维化严重,即使解除肾动脉狭窄,疗效欠佳;②进展期慢性肾病[GFR<30ml/(min·1.73m$^2$)或肌酐>3mg/dl];③血压正常和肾功能正常的患者,或血压可以药物控制的患者;④是否伴有高血压被认为是行手术干预的先决条件,对无高血压症状的RVH患者实施肾动脉修复术是不合适的。

## 七、手术方式与操作要点

### (一)开放性外科手术治疗

早在1934年,学者Goldblatt建立了肾动脉狭窄动物模型,发现肾动脉受压可引起肾萎缩和高血压,采用单侧肾切除术成功控制了血压,引入了采用肾切除术治疗RVH的概念。Goldblatt的研究开创了一个新的时代,证实了肾血管疾病和高血压存在因果联系,肾动脉狭窄可导致高血压,这种继发性的高血压可以通过肾切除纠正。1938年,Leadbetter和Burkland报道了第一例采用肾切除治愈的RVH病例。1956年,Smith的研究发现,大约有25%的RVH患者经过肾切除后高血压得到控制。然而,单纯肾切除术并不适合双肾狭窄和孤立肾动脉狭窄的患者,对于双肾或孤立肾动脉狭窄>75%的患者,如果发生肾动脉闭塞,可能导致肾功能下降最终导致肾衰竭。对于这类患者,建议进行保留肾脏手术或药物干预治疗。研究表明,对于双侧肾或独肾动脉粥样硬化实施肾动脉成形术,可以使58%的患者肾功能改善,31%的患者病情稳定,仅有11%的患者肾功能恶化。目前,外科血管成形术在RVH的治疗仍然有争议,需要进一步的临床研究证实。

RVH的手术方式有两类,即肾切除和血管重建两大类。血管重建术中最基本的是主动脉肾动脉旁路术、肾动脉内膜剥脱术和肾动脉腔内成形术。没有哪一种手术方法能对所有的RVH患者的肾损害达到最佳的修复。针对 RVH 患者手术的选择需要综合考虑。RVH 对肾脏的影响其本质上就是缺血性损害。肾血管重建术的疗效在不同的人群中有所差异，其疗效与是否存在有活力的肾实质有关，对于肾实质严重损害、不可逆的损害，这类患者采用外科的方式解除狭窄，改善肾脏的血供，肾实质的功能仍然难以恢复。因此，术前要充分评估患者的肾脏功能状态，以确保术后的疗效。缺血性肾病所导致的肾组织病理学变化，主要是小动脉肾硬化和粥样血栓性肾病。而肾脏间质的损害，比如肾小管萎缩、间质纤维化和小动脉硬化程度是影响预后的次要因素。肾脏间质的改变多是可逆的，然而广泛的肾小球透明样改变是不可逆的。因此，在行肾动脉成形术前或术中行肾穿刺活检是有一定必要的。

一般而言，对于高氮质血症的患者（肌酐 >4mg/L）行血管成形术被认为是没有意义的。当然这也不是绝对的，有极少的患者即使已经进入终末期肾病，但是血管成形术仍然可以改善肾功能，这一罕见的现象可能是由于双侧肾动脉慢性闭塞时，一侧或双侧肾的血供通过侧支动脉来维持。这类患者可能还有残存的具有功能的肾实质。1989 年 Kaylor 报道，有 9 例动脉粥样硬化性肾动脉闭塞的终末期肾病患者，术前透析时间 1~13 个月，接受血管成形术后，所有患者的肾功能得到恢复。这一少见的现象并不能代表大多数 RVH 患者，绝大多数的患者由于缺血性肾病都已发生不可逆的肾功能损害。

1. 肾切除术　肾切除术适用于肾脏缺血性损害严重萎缩，肾功能严重损害，通过内科治疗难以控制高血压的患者。近年来，由于患者健康意识的加强和血管重建技术的进步，实施肾切除术的患者越来越少。如果患者出现以下情况可以行肾切除术：①无功能肾，对侧肾脏功能良好的患者；②RVH 所致的肾内广泛的栓塞患者；③肾动脉病变广泛，伴有分支血管，远端血管病变，难以采用外科方法修复的患者；多次肾动脉修复手术失败，再次难以修复的患者。

随着微创技术的发展，采用开放手术方式行肾切除术的患者越来越少。腹腔镜下的肾切除术较开放手术，可直视下分离肾脏动静脉，单独处理，止血效果确切，运用广泛。腹腔镜下的肾切除术可分为经腹腔途径和后腹腔途径。经后腹腔途径由于排除了肠道干扰，解剖相对简单，在我国运用较广。尽管腹腔镜手术有诸多优点，但是对于二次手术患者，尤其是之前经过肾动脉成形术的患者，可能手术导致肾血管粘连严重难以分离，需要采用开放手术行肾切除术。

2. 肾部分切除术　术前应该行血管造影，明确狭窄位置，确定切除的肾脏范围，若肾动脉狭窄病变局限于肾脏一极，可以行开放式肾部分切除术（图 26-2）。术中注意保护肾包膜，如包膜缺损缝合困难。对于切除范围广，可能伤及肾盂的患者，应警惕术后发生尿瘘的可能性，对疑有肾盂损伤的患者，建议术中植入双 J 管，这样可减少术后尿瘘的发生。

由于 RVH 患者行肾部分切除所致的组织缺损一般较大，需要分层缝合，对于明显的出血点，血管断端需要缝扎。阻断肾血流的时间控制在 30 分钟以内，否则对肾功能恢复会造成影响，如果手术时间过长的患者，可采用低温技术降低肾脏温度，延长脏器对热缺血的耐受。

目前腹腔镜下或机器人辅助腹腔镜肾部分切除手术已成为临床肾部分切除的优选术式。由于缝合技术更为先进，缝针可以自由转角，接针顺畅。类似的创面机器人辅助下缝合时间较腹腔镜有明显提高，缩短了肾脏的热缺血时间。但由于该手术费用昂贵，在一定程度上限制了该技术的广泛应用。

3. 肾血管重建手术　自 1934 年 Gold blatt 动物实验奠定了肾动脉狭窄发生高血压的理论基础。1938 年在 Johs 医院由 Leadbetter WF 和 Burkland CE

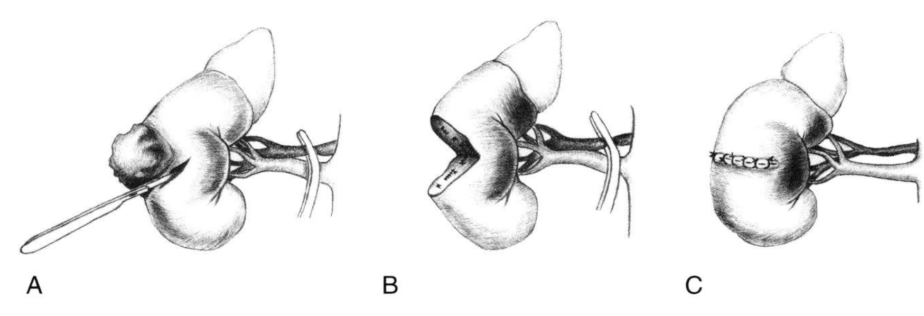


**图 26-2　肾部分切除术示意图**

A、B. 肾部分切除范围；C. 肾部分切除后，肾创面缝合状态。

两位医师第一次应用外科手术通过切除缺血性异位肾成功地治疗一例高血压患儿。在此后的数十年时间，肾切除术成为治疗肾萎缩性高血压患者的常规治疗方法，但手术效果不稳定，大约只有25%的患者会被治愈。自20世纪50年代起人们开始认识到患者可能同时伴有对侧肾脏病变或对侧肾脏将来可能会发生病变而导致肾衰竭，进而需要终身用透析治疗来维持生命。因此，肾动脉狭窄发生高血压患者切肾必须谨慎评估其风险性。这种观念也促进各种肾血管重建术新技术的产生与应用。20世纪90年代，Dean RH回顾性研究了肾血管重建术对RVH患者的影响。研究发现，尽管每个患者对手术的疗效反应存在差异，但肾血管成形术对于改善肾功能确实有效。1954年，Freeman首次报道动脉血栓内膜剥脱术，该手术操作复杂，较常规的动脉分流手术技术性更强。适用于肾动脉开口或其近端1/3的动脉粥样硬化斑块或内膜纤维肌性增生病变，其简要手术步骤为沿轴线切开腹主动脉上起肠系膜上动脉平面，下至肾动脉以下平面或直接切开肾动脉，切除动脉内血栓，随后缝合血管（图26-3）。

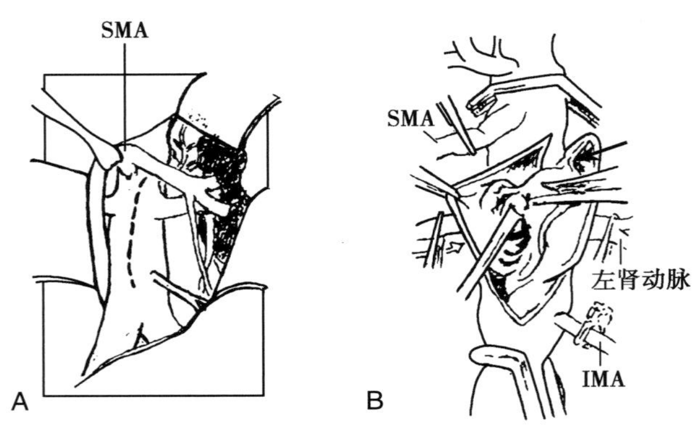


**图26-3 开放式腹主动脉内膜剥脱术（切除术）示意图**

A. 分离腹主动脉后，上起肠系膜上动脉平面，下至肾动脉以下平面切开腹主动脉，虚线所示为切开线；B. 切开腹主动脉后，发现并切除动脉内的血栓或粥样斑块。箭头所示为腹主动脉腔内需要切除的病变；图中SMA为肠系膜上动脉，IMA为肠系膜下动脉。

主动脉介入造影技术出现后，人们对肾动脉病变的认识更为直观，激发了肾动脉重建术的兴趣，之后大量的研究证实，血管重建可以改善RVH患者血压。20世纪60年代，一个非常重要的研究证实，接受肾动脉成形术后患者只有不到50%血压状况得到了改善。由于术前难以预测哪些患者会从术中获益，这一结果使得人们对动脉血管修复手术的有效性产生了质疑。

4. 自体大隐静脉主动脉肾动脉旁路术 也称为旁路移植手术，适用于肾动脉狭窄伴狭窄后扩张的病例。大隐静脉坚固耐久，具有弹性，术后很少发生吻合口狭窄。手术方法是取一段大隐静脉，将其两端分别与腹主动脉和肾动脉扩张部分吻合，以增加患肾的血供，纠正肾缺血。手术时应注意将大隐静脉的远端与腹主动脉吻合，近端与肾动脉吻合。移植血管长度适当，以免发生弯曲或张力过大影响血流。也可使用人造血管（图26-4），但有一定的局限性，比如，人造血管的吻合口术后会有内膜增生，以及与自体组织相比更易发生感染等。儿童患者采用大隐静脉进行RVH手术将来可能会形成动脉瘤，所以对于年轻的RVH患者使用该手术应谨慎选择。若不能进行其他肾血管再通手术，也可采用涤纶网包裹被移植的静脉以防止将来形成动脉瘤样扩张。

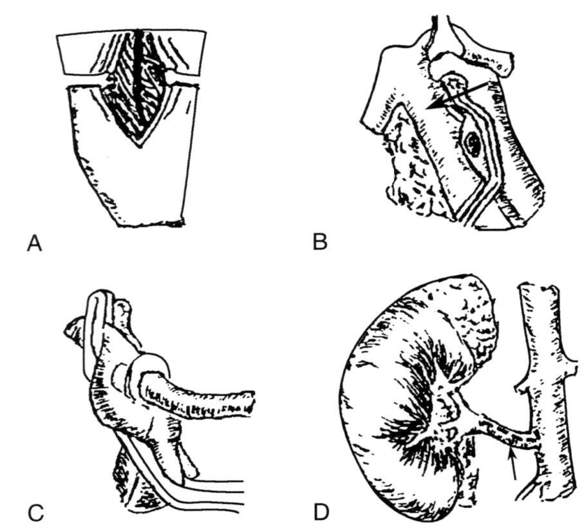


**图26-4 自体大隐静脉主动脉肾动脉旁路术示意图**

A. 纵行切开大腿根部皮肤，暴露大隐静脉；B. 切取一段大隐静脉，保留其主要的分支，箭头所示为大隐静脉；C. 采用血管阻断钳，阻断腹主动脉，行大隐静脉腹主动脉端-侧吻合术；D. 肾动脉-大隐静脉-腹主动脉端-侧吻合。箭头示移植的大隐静脉。

5. 自体动脉移植旁路术 取一段髂内动脉、腹壁下动脉或胃下动脉，采用取下的动脉将肾动脉与腹主动脉连接起来，因动脉的管径可随年龄的增长而增长，特别适用于儿童，这一技术也消除了自体大隐静脉移植的长期并发症（图26-5）。手术时注意肾缺血时间的掌控，一般肾热缺血时间不宜超过30分钟，如果难以在30分钟内完成，需要采用特殊的低温技术以延长患者对热缺血时间的耐受。对于双侧病变的患者可以分期完成，如果采用分支的人造

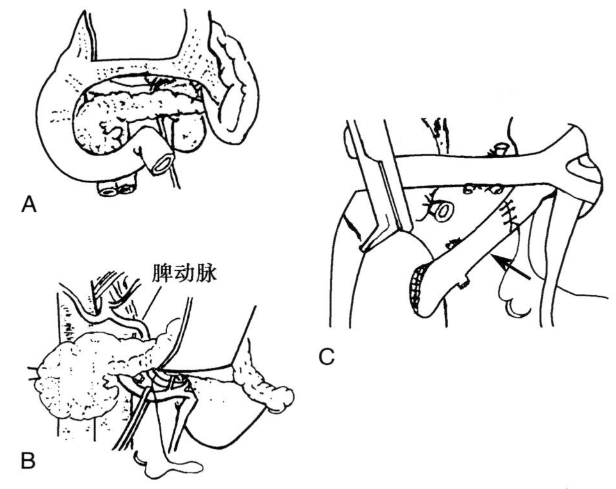


图 26-5　自体动脉移植旁路术示意图

A. 经腹腔途径暴露需要手术的左侧肾脏；B. 采用上翻胰腺的方法暴露左肾动脉；C. 采用自体的动脉与腹主动脉行端 - 侧吻合，箭头所示为自体移植动脉。

血管一次完成两侧旁路手术，难度较单侧有所增加。对伴有胸、腹主动脉瘤的患者行该类手术难度大，开展较少，技术难度大，须慎重实施。

（二）经皮腔内肾动脉成形术

1978 年经皮腔内肾动脉成形术（PTRA）被首次报道用于肾动脉狭窄的治疗。PTRA 系应用同轴扩张血管的原理，从已插入通过肾动脉狭窄处一根带有囊袋的导管将囊袋膨胀至适度压力（大约 5 个大气压）从而增大管腔直径。球囊膨胀度应该超过正常血管管径的 30%，以克服动脉外膜的弹性回缩能力。与传统手术相比，PTRA 具有以下优缺点：①操作简单、微创、并发症少和病死率低等诸多优点；②成人 PTRA 治疗的成功率 85%~91%，但对于处于生长发育期的儿童治疗仍然存在争议；③该技术早期数据发现 PTRA 术后由于动脉回缩，故具有较高的复发率，尤其是对于肾动脉开口处病变的患者复发的概率更高。

进入 20 世纪 90 年代后，为了解决上述问题，可膨胀腔内支架技术产生，Van de Ven 等经过 6 个月的随访研究证实，其再狭窄率为 14%，明显低于单纯 PTRA（48%）（图 26-6）。尽管可膨胀的腔内支架技术一定程度上在短期改善了肾功能，但仍有患者需要再次服用 ACEI 类药物控制病情，仍有大约 1/4 的患者最终进展为终末期肾病。

肾动脉扩张成形术适用于纤维肌性结构不良和孤立肾者，有效率可达 92%。但 PTRA 术后血压的改善仍然只有 55%~56%。长期以来，对于 PTRA 疗效的质疑不断，比较著名的 EMMA 研究，旨在比较 PTRA 术与口服药物哪个方法更好，该研究中选取 49 个单侧肾动脉狭窄的患者，研究未能发现 PTRA 组的平均血压比口服药物组优越。DRASTIC 研究包括 106 例单侧或双侧肾动脉狭窄大于 50% 的患者被随机分成血管成形组和药物控制组，经过 12 个月的观察，两组患者在血压控制效果、肾功能和药物用量上未见明显差异，只是在小部分患者观察到血管成形术能产生控制血压的效果，或降低了药物的使用量。为了进一步评价 PTRA 的有效性，2000 年之后，又进行了三个著名的 RCT 研究，即 STAR、ASTRAL 和 CORAL 研究。虽然三个研究的结果略有不同，但是这三个研究包含了大约 1 900 例随机选取的肾动脉狭窄患者，在三个研究组中，均未发现肾动脉成形术在改善肾功能、控制血压和降低病死率方面较药物治疗的优越性。

（三）RVH 患者的腹腔镜手术

经腹腔镜治疗肾动脉狭窄患者手术类型包括肾

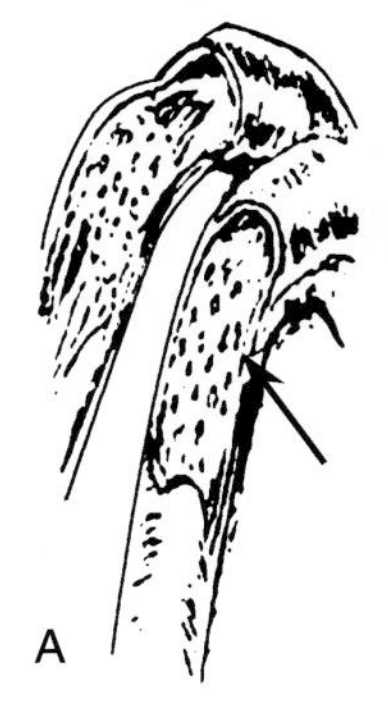

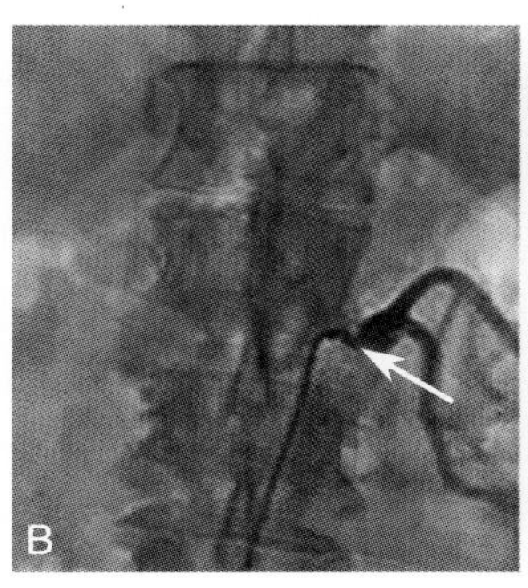

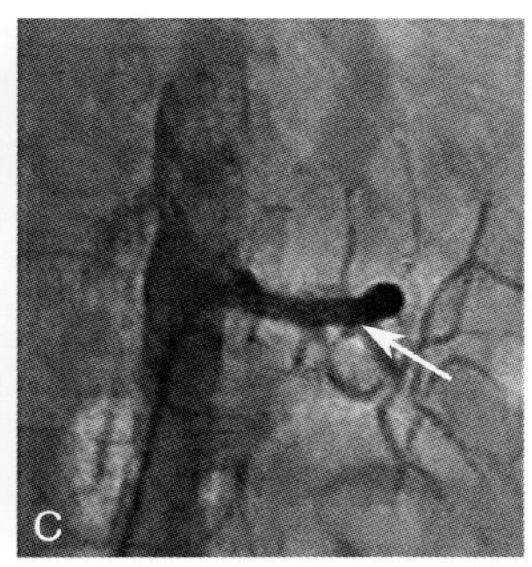


图 26-6　经皮肾动脉扩张成形术示意图

A. 可膨胀血管腔内支架扩张动脉示意图，箭头所示狭窄的动脉被支架扩张开状态；B. 患者术前的血管造影，箭头所示为肾动脉的狭窄处；C. 肾动脉血管扩张成形术后可见狭窄段消失，狭窄段动脉恢复正常形态。

切除术、肾部分切除术以及肾动脉重建整形术，前两者手术与一般腹腔镜手术相同。肾动脉重建术由于在腔镜下缝合的难度较大，大大限制了腹腔镜在该领域的运用。但是，近年来机器人辅助腹腔镜手术的运用使手术操作难度有所下降，给腔镜下行肾动脉重建术提供了可能。需要注意的是，对于伴有高血压的 RVH 患者，术前血压要控制到 160/100mmHg 以下。透析的 RVH 患者血清肌酐要降到相对安全的水平，术前透析避免肝素透析。

## 八、术后并发症与处理

术后并发症可导致患者住院时间延长，影响治疗效果，严重的并发症可导致手术失败甚至患者死亡。根据采用的手术方式不同，其术后并发症也不同。肾动脉病变的术后并发症，早期并发症有出血、血栓形成和狭窄；晚期并发症包括肾动脉再狭窄、闭塞以及动脉瘤形成等。我们根据开放手术和 PTRA 手术分别叙述。

**（一）开放性肾动脉重建手术的术后并发症及处理**

1. 病死率　围手术期死亡指患者住院期间死亡或术后30天内的死亡。由于RVH患者手术的复杂性，有报道一侧肾动脉重建术死亡率大约 0.8%，双侧肾动脉重建术的死亡率大约 1.6%，因动脉粥样硬化行双侧肾动脉加主动脉重建术的死亡率为 3.3%，内脏动脉、肾动脉、主动脉联合重建术的死亡率为 6.9%。

2. 早期并发症　各种肾血管重建的开放手术，其术后早期并发症为术后出血，如果出血量超过 100ml/d，提示吻合口缝合不严密，如果患者经止血、扩容和输血等一般内科处理不能控制，则需要二次手术止血或介入栓塞止血。

3. 晚期并发症　主要有肾动脉再狭窄、闭塞和动脉瘤形成，针对肾动脉再狭窄和闭塞可选择再次血管重建术，适用于解剖相对简单，估计粘连不重或独肾的患者。如果再次血管重建术困难也可考虑行肾切除术。

4. 再次手术的患者比首次手术即成功的患者，其无透析生存率要低。

5. 需要再次手术的患者是最终需要透析依赖和无透析生存率下降的独立危险因素。

综合多中心开放手术治疗肾动脉重建术失败的经验，我们得到两点启示：①由于肾血管重建术手术复杂、并发症严重和疗效不确切等问题，该手术不能作为无高血压和无肾功能不全患者的预防性手术；②与其他的血管重建术相比，采用主动脉 - 肾动脉重建术，其手术效果持久，不易发生术后再狭窄或闭塞，这是由于该手术血管长度短、重建的血流量高，可保持血管长期通畅。

**（二）PTRA 的常见术后并发症及处理**

PTRA 术后主要的并发症包括出血、穿刺点假性动脉瘤、肠道或肢体缺血、肾动脉血栓形成、心肌梗死和急性肾衰竭总发生率 <10%，病死率为 2.2%。另外，存在复发可能。PTRA 术后当天应注意穿刺点有无出血，患者生命体征是否平稳。PTRA 术后患者出现血容量不足，血红蛋白降低和血压下降等表现时，在确诊其他原因前必须警惕是否有出血。对于怀疑术后出血的患者，CT 有助于确诊和定位出血部位。尤其是对于腹膜后和肾周血肿的患者可以通过 CT 诊断。此外，多普勒超声也是怀疑股动脉穿刺点假性动脉瘤的有效筛查手段。出血最常见的部位在动脉穿刺点，PTRA 所导致的出血一般都可通过腔内技术（如覆膜支架植入）或保守治疗解决，很少需要手术探查。但是由于球囊扩张或导丝穿透导致的肾动脉破裂可能是致命性的大出血，需要立即手术探查。如果排除了术后出血的可能，而患者血流动力学仍不稳定，应该考虑心肌梗死、心力衰竭或造影剂过敏等其他原因的可能。

PTRA 失败的原因有以下两个：扩张不全和病灶复发，常与病变钙化有关，多见于肾动脉开口处或动脉造影未能显示的某些狭窄部分，故在行 PTRA 前应加以注意。PTRA 后在肾动脉内置入支架和使用抑制血栓附着物质，有助于预防再狭窄。如果无出血，患者术后即可开始服用氯吡格雷，至少 3 天，之后长期服用阿司匹林和他汀类药物。PTRA 效果的评估应做 1 年以上的随访，因为复发多在 1 年内发生。PTRA 疗效不佳或血压再升高时，可重复 PTRA 或改用手术治疗。

# 第二节　肾静脉受压综合征

## 一、概述

肾静脉受压综合征（renal vein entrapment syndrome）又称为胡桃夹综合征（nutcracker syndrome），是指左肾静脉在汇入下腔静脉的行程中由于受到挤压，从而导致左肾静脉回流障碍。1937 年解剖学家 Grant

首次将无症状的左肾静脉扩张描述为"胡桃夹现象"。1972 年 De Schepper 等首次报道 2 例血尿伴左肾静脉压迫综合征的患者，而使该疾病受到临床医师的重视，随后将该疾病正式命名为"肾静脉受压综合征"。流行病学研究发现，肾静脉受压综合征的发病年龄在 4~40 岁，以男性患者多见，男女比例大约在 24 : 5。肾静脉受压综合征主要表现为：由于左肾静脉淤血而导致的血尿、蛋白尿、腰腹痛、精索静脉曲张（男性）或盆腔淤血综合征（女性）等一系列临床症候群。

## 二、病因与病理

通常情况下，肠系膜上动脉以近似直角（80°~90°）从腹主动脉向腹侧发出约 4~5mm 后再转而向下走行，其与左肾静脉起始部位的距离在 2~4mm 范围内。腹主动脉与肠系膜上动脉形成一个约 45°~60° 夹角，左肾静脉远端通过此解剖结构行径于腹主动脉与肠系膜上动脉之间，最终注入下腔静脉。正常情况下，两动脉夹角之间常常有脂肪、神经纤维丛和淋巴结填充，防止左肾静脉受压。当各种因素导致肠系膜上动脉与腹主动脉夹角变小，则可能压迫左肾静脉导致血液回流受阻，此为典型肾静脉受压综合征的病理改变。这类因素包括肠系膜上动脉的异常分支或起源异常、腹腔脏器下垂、部分青少年生长过快时脊柱过度伸展而导致夹角变小等。此外，约 3% 的患者左肾静脉远端行径于腹主动脉后方，此时若左肾静脉受腹主动脉与椎体压迫，同样可能导致肾静脉受压综合征的发生，此类肾静脉受压综合征又称为腹主动脉后位肾静脉受压综合征（图 26-7）。

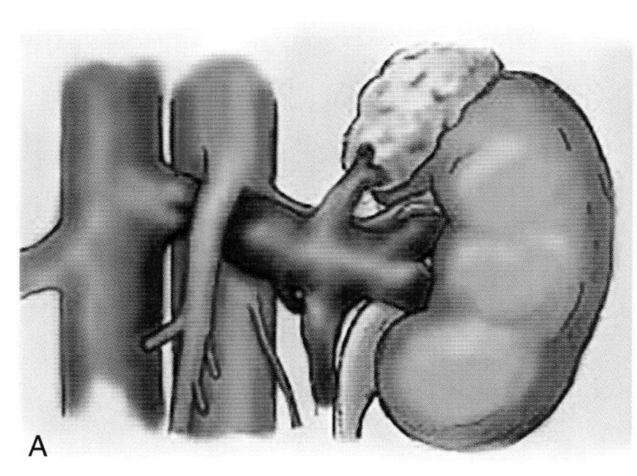

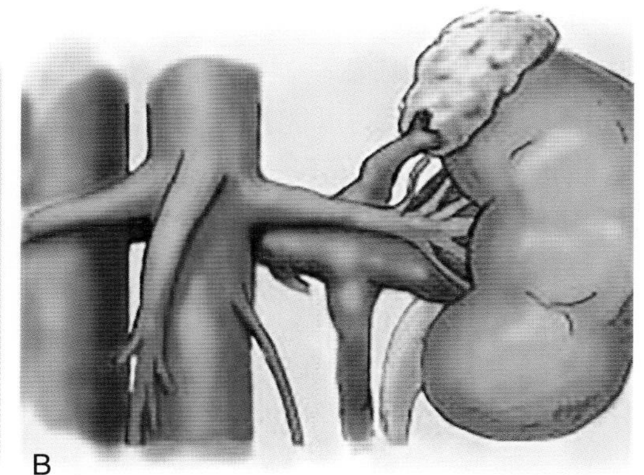


**图 26-7　肾静脉受压综合征的解剖示意图**

A. 腹主动脉前位胡桃夹，左肾静脉被肠系膜上动脉压迫；B. 腹主动脉后位胡桃夹。

98% 的正常人左肾静脉与下腔静脉的压差 <1mmHg（1mmHg=0.133kPa），当左肾静脉受压时，其与下腔静脉内压力差可上升至 14mmHg，但该压差 >3mmHg 时即可出现肾脏淤血。肾静脉受压综合征时左肾静脉引流周围静脉发生淤血，引起以下病理生理改变：①肾小球静脉压增高，导致血管壁变薄、破裂，当与肾集合系统发生异常交通时即可引起非肾小球性血尿；②肾小球静脉压增高导致肾小球滤过蛋白增加，超过肾小管重吸收能力时形成蛋白尿；③生殖静脉淤血时，男性常出现不同程度精索静脉曲张，女性常出现盆腔淤血综合征；④左肾静脉的盆腔、腰椎等属支静脉回流障碍，可能引起腹部或肋腹部疼痛，并可放射至臀部和大腿；⑤左肾上腺静脉属支淤血以及肾血管床淤血可能导致儿茶酚胺分泌异常，以及肾素 - 血管紧张素 - 醛固酮调节轴异常，引起慢性疲劳综合征。

## 三、诊断要点

### （一）临床表现

1. 血尿　血尿为一侧（左侧）非肾小球性血尿，血尿程度不一，多数患者因突发肉眼血尿被发现。患者血尿可以反复出现，也可以持续数月或者数年，亦可在患者妊娠期间加重。

2. 疼痛　左胁腹疼痛常常在站立、行走或久坐后加重，血尿严重时可因尿中血块形成阻塞输尿管引起肾绞痛。男性可出现阴囊坠胀和隐痛，女性可以出现性交痛。

3. 其他症状　包括直立性蛋白尿和易疲倦等，女性可出现月经过多和排尿不适等症状。

当患者以上述症状就诊时，均应警惕肾静脉受压综合征的可能性，但需注意的是，肾静脉受压综合征的诊断是排他性诊断，因为当"胡桃夹"作为解剖结构异常并不一定引起临床症状，此时我们称之为胡桃夹现象(nutcracker phenomenon，NCP)。当典型的临床症状及胡桃夹现象同时存在，并且排除其他可能引起临床症状的病因时，才能考虑肾静脉受压综合征的诊断。

### (二) 实验室检查

实验室检查包括尿常规、尿红细胞形态分析、24小时尿蛋白定量及尿钙测定等，以期初步与肾小球性血尿鉴别。当尿常规发现血尿时，年轻患者需排除与剧烈运动或上呼吸道感染引起的一过性血尿；同时应行尿红细胞相差显微镜形态检查，若尿红细胞形态正常(>90%)，则考虑肾脏器质性疾病可能性大。肾静脉受压综合征患者24小时尿蛋白通常<1g，若>1g时应考虑到肾器质性疾病或肾静脉受压综合征同时合并肾器质性疾病可能。静息状态下24小时尿蛋白与日常活动状态下24小时尿蛋白相差>1g，则需考虑肾器质性疾病可能性大，必要时行肾穿刺活检术确诊。肾静脉受压综合征患者24小时尿钙排泄量一般<4mg/kg。

### (三) 超声与影像学检查

彩色多普勒超声、CT血管造影、磁共振血管造影和左肾静脉造影等检查是肾静脉受压综合征常用方法，但需要注意的是，所有的影像学检查只是提供患者的解剖学异常证据，不足以诊断肾静脉受压综合征。

1. 彩色多普勒超声　是肾静脉受压综合征的首选检查方法，其可显示肠系膜上动脉、腹主动脉与左肾静脉的解剖结构及周围关系，又可显示左肾静脉及其属支的血流动力学改变，并能及时排除先天性畸形、创伤、肿瘤、结石、感染和血管异常等病变。患者仰卧位时，当彩超显示左肾静脉近端扩张段直径超过夹角段直径的2倍，即可考虑肾静脉受压综合征的诊断。当该值大于3倍时，诊断肾静脉受压综合征准确率在89%~100%。

2. CT血管造影　能清楚显示左肾静脉受压情况，能准确测量肠系膜上动脉与腹主动脉之间夹角，对诊断肾静脉受压综合征具有重要价值。肾静脉受压综合征在CT中最典型的表现为"鸟嘴征"，即左肾静脉受压后呈"鸟嘴状"改变(图26-8)。此外，肾静脉受压综合征的典型CT表现还包括：肠系膜上动脉与腹主动脉夹角<20°和左肾静脉属支及肾周侧支循环形成的影像学表现。

3. 磁共振血管造影　与CT相比具有无辐射的优点，且能更清晰地显示出左肾静脉的受压情况、扩张与狭窄程度等重要的解剖学信息，并且磁共振血管造影与CT诊断肾静脉受压综合征的标准及准确率均相似。但由于其检查时间长，费用较高，且空间分辨力不足，尚不能成为临床上肾静脉受压综合征诊断的首选。值得注意的是，CT与磁共振在诊断肾静脉受压综合征时，虽然对血管三维解剖结构显示更为精确，但不具备彩超能够显示血管内血流动力学变化的优势。

4. 左肾静脉造影　目前仍是肾静脉受压综合征诊断的"金标准"，并且在明确诊断的同时，还可以进行介入治疗。通过左肾静脉造影测定下腔静脉和左肾静脉之间的压力差，正常人群一般在0~1mmHg，当>3mmHg时提示左肾静脉受压，应考虑肾静脉受压综合征诊断。但该压力差受左肾静脉侧支建立情况影响，并且有研究报道，少部分手术治疗后的肾静脉受压综合征患者，此压力差并未恢复

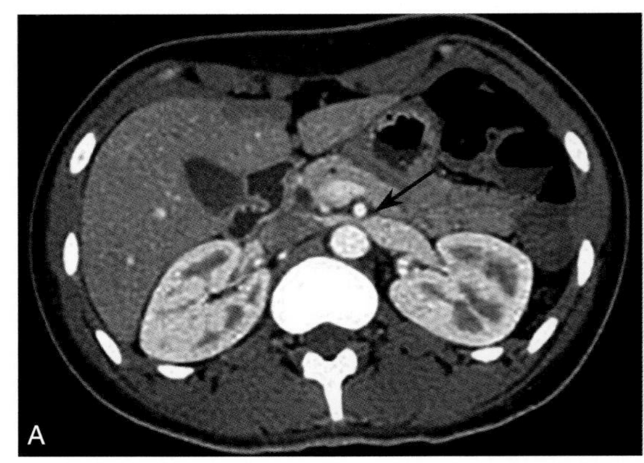


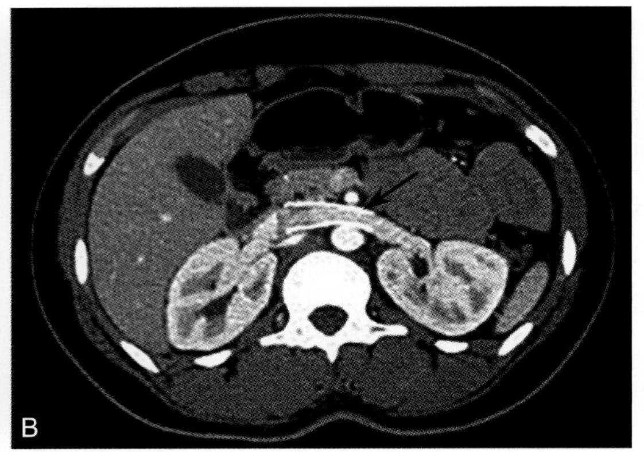


**图26-8 CT检查提示肾静脉受压综合征的肾静脉"鸟嘴征"**

A. 箭头所示为鸟嘴样改变；B. 放入支架后1年CT随访肾静脉表现。

正常，但术后左肾静脉通畅，且肾静脉受压综合征相关临床症状消失，这说明有左肾静脉和下腔静脉压力差异常的患者也不一定伴有肾静脉受压综合征的临床症状。因此，不能仅仅凭该压力差异常来诊断肾静脉受压综合征。此外，左肾静脉造影为有创操作，价格昂贵，因此一般在彩超、CT 或 MRI 诊断困难时采用，不能常规用于肾静脉受压综合征患者的筛查及随访观察。

## 四、外科治疗原则

### （一）保守治疗

由于肾静脉受压综合征尚无完全统一的诊断标准，因此肾静脉受压综合征的治疗现尚存一定争议，应该根据患者的具体情况，进行个体化治疗。总体来说，对于症状轻微、血尿不严重的年轻患者一般采用保守治疗；当患者出现反复肉眼血尿、腰腹部疼痛、自主神经功能紊乱、肾功能受损以及精索静脉曲张等严重临床症状时建议采用手术治疗。此外，对于保守治疗失败的患者同样建议手术治疗。

通常，对于 18 岁以下的患者推荐首先等待观察。因为有相当一部分的患者随着年龄增长，肠系膜上动脉和腹主动脉之间脂肪及结缔组织会增加，使两者的夹角逐渐增大。以及肾静脉侧支循环的建立，可使该疾病症状明显缓解甚至自愈。对于伴有大量直立性蛋白尿的患者，予以血管紧张素转换酶抑制药（ACEI）可以改善症状。此外，有报道低剂量阿司匹林可以改善肾血流灌注，从而产生治疗作用。

### （二）手术适应证

1. 保守治疗失败是指患者在 18 岁以下，保守治疗 24 个月或 18 岁以上，保守治疗 6 个月后，血尿和蛋白尿等症状无缓解或加重者。

2. 患者临床症状严重，包括腰背部或腰腹疼痛、头晕乏力、慢性疲劳综合征和贫血等症状。

3. 反复肉眼血尿的患者。

4. 肾功能损害及大量蛋白尿的患者。

5. 严重精索静脉曲张影响生育能力的患者，术前要与患者或家属充分沟通，说明影响生育的因素较多，术后可能仍然不能生育。

6. 外科手术治疗目的在于解除左肾静脉受压，改善肾脏淤血症状。

### （三）术式选择与评价

目前最常用的术式主要有左肾静脉下腔静脉端 - 侧吻合术和自体肾移植术，限于篇幅，本节主要介绍两种手术方式的优缺点。

1. 左肾静脉下腔静脉端 - 侧吻合术　设计的基本原理是将位于肠系膜上动脉后面被压迫的肾静脉通过手术的方式移到肠系膜上动脉之前与下腔静脉吻合，以消除左肾静脉受压的解剖病理基础（图 26-9）。该术式的优点是：肾缺血时间短、不需要动脉吻合以及并发症较少，但术后深静脉血栓形成的可能性相对大。

2. 自体肾移植术　由于能同时消除左肾静脉牵拉所致的肾下垂，在改善左肾静脉受压方面效果似乎更佳，但手术需要两个切口，且需行动脉吻合，肾缺血时间长，并发症较多。

上述两种手术方式现也可以在腹腔镜或机器人辅助腹腔镜下实施，与传统开放手术相比，创伤较小，但是需要较高的缝合技能。近年来研究发现，腹主动脉与肠系膜上动脉的异常分支亦是肾静脉受压综合征发病潜在因素之一，肠系膜上动脉切断再植

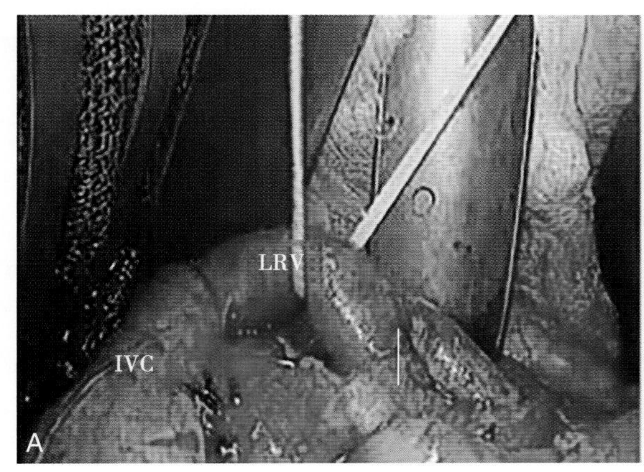


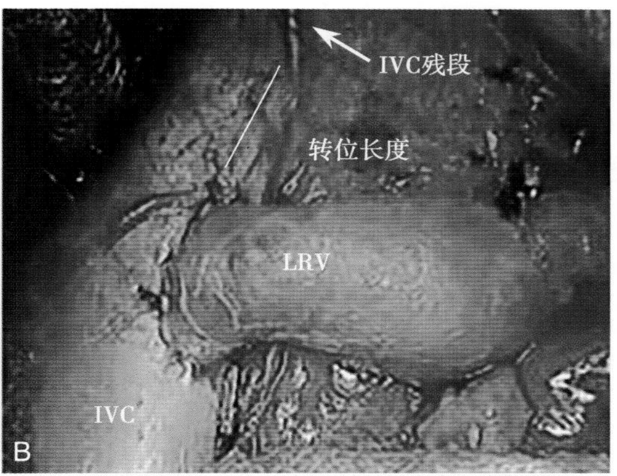


**图 26-9　肾静脉下腔静脉端 - 侧吻合术示意图**

*A. 游离并悬吊受压的左肾静脉；B. 将左肾移至肠系膜上动脉之前与下腔静脉端 - 侧吻合；注：图中 IVC 代表下腔静脉，LRV 代表左肾静脉。*

术与前两种常用术式相比,无肾缺血现象并极少干扰腹膜后腔,但该术式有潜在危及胃肠道血流的缺点,目前应用较少。此外,临床上也常采用精索静脉-髂外静脉分流术、生殖静脉-下腔静脉转流术等术式解决左肾静脉属支的淤血症状。

**(四)介入治疗**

目前随着支架制作工艺提升及新材料的运用,血管内支架植入在治疗肾静脉受压综合征中应用越来越多。与开放手术或腹腔镜手术相比,血管内支架植入术具有无外科手术切口和不需要行血管吻合等优势。国外学者对61例进行血管内支架植入的肾静脉受压综合征患者进行长期随访,有96.7%的患者症状均得到不同程度改善,中位随访66个月未见明显左肾静脉再狭窄,证实该介入方式治疗肾静脉受压综合征的近期和远期有效性较好。目前上皮化网状自膨式支架应用较多,该支架更易贴附于血管壁,金属表面积更小,顺应性增加,支架置入血管2~3个月后完全上皮化,明显减少了支架脱落、变形、再狭窄和血栓形成等并发症。采用介入治疗的肾静脉受压综合征患者术后需进行常规抗凝及抗血小板治疗,一般推荐术后3天内注射低分子肝素,30天内口服氯吡格雷,之后口服阿司匹林至3个月。值得注意的是,肾静脉受压综合征患者一般年龄较小,生存期较长,这就要求支架支撑时间长,而针对血管内支架植入的患者目前各项研究随访时间均较短,关于采用血管支架治疗肾静脉受压综合征的超长期疗效还有待于进一步研究。对于上皮化网状自膨式支架也有报道,18个月后出现再狭窄,故介入治疗的安全性和有效性仍然存在不同观点,这些情况在进行介入术前需要向患者充分沟通。

## 五、预后分析

由于肾静脉受压综合征临床表现多样,大部分症状轻微的患者并未进行诊断,且目前该病的诊断标准尚未完全统一,需要进一步的研究来推动肾静脉受压综合征的诊断标准出台。诊断肾静脉受压综合征必须综合考虑患者的典型临床症状以及实验室和影像学的异常发现。仅仅具有影像学的左肾静脉受压不足以诊断肾静脉受压综合征。肾静脉受压综合征患者预后总的来说是乐观的,部分18岁以下的患者,可能随着生长发育而自愈。但大多未经治疗的肾静脉受压综合征患者病情会逐渐加重,如果发生左肾静脉血栓形成,从而导致肾功能受损;部分患者出现反复肉眼血尿,可能导致严重贫血,甚至需输血治疗。这类患者需要及时正规的治疗,否则预后欠佳。肾静脉受压综合征确诊后,对于具备手术指征的患者应早期积极采取外科手术治疗或介入治疗,绝大部分肾静脉受压综合征患者外科术后临床症状能得到明显缓解。

# 第三节　肾动静脉瘘

## 一、概述

肾动静脉瘘(renal arteriovenous fistula,RAVF)在临床上相对少见,常规检查方法一般难以确诊,往往需要运用肾动脉造影才能确诊。早在1923年,Varela首次报道了RAVF的病例。RAVF右肾多发,女性多发,好发于30~40岁,儿童患者极少。RAVF分为三类:先天性动静脉瘘、原发性动静脉瘘和继发性动静脉瘘。其中先天性RAVF占14%~27%,较为罕见。继发性AVF相对常见,诸如肿瘤、炎症和创伤等因素均可以导致RAVF。该疾病主要是由动静脉畸形病变区的动脉管壁变化所引起。由于发病率不高,容易漏诊,严重的病例,出现RAVF破裂出血,大量的出血可导致休克危及患者生命。

## 二、病因与病理

RAVF主要是由于动静脉畸形病变区的动脉管壁变化所致,主要表现为动脉弹力膜破坏、平滑肌排列紊乱、胶原纤维增生及退变等,可造成动脉管壁弹性丧失而脆性增加。由于畸形的动静脉结构不完整,部分血管甚至有不同程度的玻璃样变性,导致该发育不良的血管容易破裂出血,并与相邻的静脉联通,久而久之形成动静脉瘘。目前RAVF可分先天性动静脉瘘、原发性动静脉瘘和继发性动静脉瘘三大类。

先天性动静脉瘘的特点是血管曲张或血管瘤样结构,在动静脉之间形成多条交通。先天性瘘管占全部RAVF的14%~27%,男女发病率相同,以成年后发病多见。原发性动静脉瘘的特点是,瘘管为单发,非曲张并且没有太多交通支的简单结构。原发性动静脉瘘往往没有明显诱因,发生率仅占所有RAVF的2.8%。这些病变被称为原发性是因为其血管造影表现与继发性动静脉瘘相似,但其病因不明,一般认为是肾脏的假性动脉瘤破溃入邻近静脉而形成。

继发性动静脉瘘是常见的类型，占所有 RAVF 的 70%，表现为动静脉间单发的交通。目前，最常见的病因是细针肾穿刺所致的医源性损伤。其他病因包括肾癌、肾钝性创伤、锐性创伤、炎症、体外冲击波碎石术以及肾外科手术（如肾切除术、肾部分切除术或肾切开取石术）等。

## 三、临床诊断要点

### （一）临床表现

RAVF 的主要临床表现为肉眼血尿、尿潴留和腰痛等症状。大约 1/3 的患者伴有肉眼血尿，出血严重时可伴有凝血块，阻塞输尿管时可诱发肾绞痛。尿潴留多由于凝血块阻塞尿道所致。如果动静脉瘘突然破裂，可导致严重的腰痛。RAVF 的临床表现取决于动静脉瘘的大小，与病变范围、部位和病因有关。

先天性 RAVF（曲张型）一般在 20 岁以后出现症状，该型多涉及多处动静脉分支，形成血管团，动静脉瘘易破入集合系统。因此，临床上主要表现为间歇突发血尿，出血量大而快，大量的凝血块可堵塞尿路，引起肾绞痛或尿潴留。短期内大量出血甚至可导致出血性休克，危及患者生命。由于反复出血，患者多伴有严重贫血，发生高血压者少见。特发性 RAVF 患者多伴有心功能不全及高肾素性继发性高血压，可能是瘤体导致远端肾组织相对缺血，从而引起肾素分泌增加所致。继发性动静脉瘘大都有相应的病因，除特征性临床症状外且都有与病因相关的相应临床表现。大约 50% 的患者伴有充血性心力衰竭、心肌肥大以及舒张期高血压。偶可见心动过速，因肾动静脉瘘自发性破裂而引起的腹部肿块也极少见。

### （二）体格检查

约 75% 的患者可听到连续性腹部杂音，其特点为响亮、高调，并且在收缩期声音增强。RAVF 诊断以影像学检查为主，彩色多普勒超声为无创性检查，其方便易于实施、普及广泛、准确性较高，已被众多国内外学者推荐为首选检查方法。但是，多彩色多普勒超声不易发现一些小的 RAVF 病变，并且采用彩色多普勒超声较难区分动脉瘤。肾动脉造影相对于多普勒超声能很好地解决上述的困难，尤其是 DSA 已被认为是目前诊断 RAVF 的金标准。

先天性 RAVF 的 DSA 表现为：病变处小动脉扩张并扭曲成团；引流静脉扩张增粗，并与动脉同期显影，肾静脉和下腔静脉亦可提前显影；常有多支动静脉瘘同时存在。继发性 RAVF 的 DSA 表现为：①一般无扭曲成团的畸形血管，常常是单一的肾动静脉间直接短路，无多处病变；②引流静脉明显扩张，甚至呈囊状改变或提前显影。

## 四、外科治疗原则

RAVF 的外科治疗原则是在消除动静脉瘘的同时最大限度保护正常肾组织。目前常见的外科治疗手段主要分为外科手术和介入栓塞。1973 年 Bookstein 和 Goldstein 首次采用肾动脉栓塞术治疗 RAVF 并获得成功。近年来，随着介入技术的不断发展和普及，介入栓塞治疗已被推荐为 RAVF 的首选治疗方法，尤其是对于动静脉间交通血管较小的 RAVF，在血管造影下采用导管栓塞术尤为适合。而外科手术仅适合于 RAVF 瘘口较大、介入栓塞治疗效果不佳或无条件开展等情况下采用。目前认为，以下的 RAVF 患者可以考虑采用外科干预：①RAVF 伴有高血压、心力衰竭或严重血尿的患者；②多种影像学证据证实瘘口不断扩大的病例；③RAVF 患者出现血管破裂；④RAVF 伴有进行性肾衰的患者。

除了上述的情况外，一些特殊类型 RAVF 患者的治疗又取决于病因以及相关的临床表现。比如，对于肾癌患者，应该及时手术切除患肾。约 70% 的细针肾穿刺活检术后的 RAVF 患者，一般在 18 个月内其瘘口都能自行闭合，不需要外科干预。此外，较少数肾创伤后动静脉瘘的患者也能自行愈合。因此，在此类患者中，若无明显的临床症状，初期的 RAVF 等待观察是较为合适的选择。

介入栓塞治疗时应注意尽量超选择性插管，以最大限度上保护正常肾组织为首要目标。此外，对病变供血动脉的栓塞务必要完全，先天性 RAVF 往往有多支供血动脉，尤其应引起注意。目前临床上常见的 RAVF 采用介入治疗的患者多系继发性 RAVF 的患者（图 26-10）。治疗时应根据供血动脉的直径选择大小合适的栓塞物，避免栓塞物反流人体循环引起肾脏、肠系膜血管等的栓塞或通过瘘口进入肺循环引起肺栓塞。栓塞治疗后，患者血尿症状当日即可消失，疗效十分满意。大部分患者栓塞后会出现发热、患侧腰痛等栓塞后综合征，但一般只需对症处理，5~7 天后即能缓解。

介入栓塞治疗时，栓塞材料的选择至关重要。目前，可用于 RAVF 治疗的栓塞材料主要有以下几种：永久性固体栓塞材料（如聚乙烯醇颗粒）、可吸收性固体栓塞材料（如明胶海绵）、机械栓塞材料（如弹簧钢圈）、液体栓塞材料（如无水乙醇）。尽管 PVA 颗粒具有遇水会膨胀、在体内不被吸收、组织相容性好

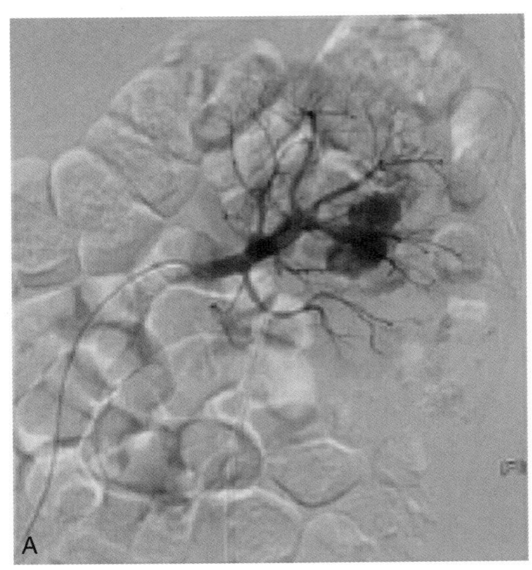


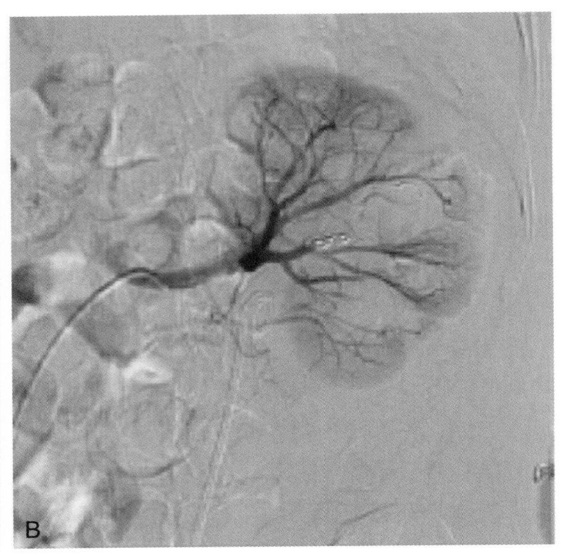


**图 26-10 经皮肾镜术后 RAVF 患者的介入治疗效果**

A. 治疗前可见明显的动静脉瘘；B. 介入治疗后该动静脉瘘消失。

及注射简单等特点，但由于注射 PVA 所需微导管直径较大，而且 PVA 一般只适用于治疗较小的动静脉瘘，因此其临床应用并不很广泛。明胶海绵由于易发生栓塞后血管再通，现在已经很少单独使用，一般作为其他栓塞材料的辅助材料。弹簧钢圈是目前治疗动静脉瘘最常用的栓塞材料，其不被体内吸收、组织相容性较好、放置后较稳定、对较大的动静脉瘘也适合，优点较多，栓塞的近期和远期效果均较确切。无水乙醇易于通过细导管、注射方便，可完全适应不同大小的血管腔，也是一种比较理想的栓塞材料。

### 五、预后与随访

先天性 RAVF 较为罕见，经过介入治疗后，一般预后较好，但是由于没有长期大宗病例的随访报道，其长期疗效有待于观察。继发性的 RAVF 多为医源性操作或创伤所致，采用介入治疗后往往疗效确切，预后良好。对于 RAVF 术后的患者，卧床休息 1 周以后逐渐增加活动量，3 个月内避免剧烈运动和重体力劳动。多饮水，1 年内保证每天尿量在 2 000ml 以上。指导患者注意观察尿量和尿色的变化，出院 3 个月复查肾功能 1 次。

总的来说，RAVF 是相对少见的病变，通常是在对可疑的肾或肾血管性疾病进行血管造影时发现，其诊断需要影像学诸如多普勒超声和 DSA 的支持。治疗取决于病因以及相关的临床表现，介入栓塞治疗已被推荐为 RAVF 的首选治疗方法。

## 第四节 乳糜尿与外科治疗

### 一、概述

尿液中含有淋巴液，可导致尿液外观呈乳糜状称为乳糜尿（chyluria）。尿中含有的淋巴液主要成分是甘油三酯，此外也含有部分白蛋白、卵磷脂和纤维蛋白等物质。症状较轻的患者仅仅是尿液颜色呈乳糜样，严重的患者可伴有类似乳块的物质，较大的乳块样物质可以阻塞尿道导致排尿困难。正常情况下，经过人体消化系统吸收的乳糜微粒被淋巴管吸收，然后经到胸导管进入锁骨下静脉。当淋巴系统和肾集合系统之间发生病理性交通，乳糜微粒就会漏到尿液中，从而形成乳糜尿。由于乳糜尿是淋巴液进入集合系统形成的，进食高脂饮食往往诱发乳糜尿或者加重乳糜症状。部分患者在乳糜尿内含有血液称为乳糜血尿。如果乳糜尿患者同时伴有感染又称为乳糜脓尿。

乳糜尿是一种古老的疾病，早在公元前 400 年希波克拉底就描述了该疾病的存在。公元前 300 年印度哲学家 Charak 形容它为“Suklameha”。乳糜尿的病因可以是寄生虫或非寄生虫。寄生虫病包括丝虫病、囊虫病、棘球蚴病、疟疾和蛔虫病，其中丝虫病所致者最为常见。

## 二、发病原因

乳糜尿的病因可以是寄生虫或非寄生虫所导致。各种原因导致淋巴管炎和淋巴结炎，晚期则为淋巴循环阻塞。淋巴回流障碍引起淋巴管与肾集合系统相通时即导致临床上的乳糜尿症状，大量淋巴液经肾集合系统从尿液排出。引起乳糜尿常见的是寄生虫病，包括丝虫病、囊虫病、棘球蚴病、疟疾和蛔虫病，其中，丝虫病更常见。在亚洲国家，乳糜尿几乎完全是由丝虫病造成的，在我国尤以班氏丝虫为多，由于这些寄生虫往往都有一定的地理疫区，仔细询问病史结合患者来自高发的疫区有助于确定乳糜尿的病因，对该疾病的诊断也很重要。班氏丝虫通过淡色库蚊和致倦库蚊传播，而马来丝虫则主要通过中华按蚊和雷氏按蚊传播。蚊虫叮咬患者后，感染幼虫从皮肤伤口经皮下组织和淋巴管，进入较大淋巴管、淋巴干，在淋巴管和淋巴干发育为成虫。成虫在人体内成熟交配后又产生微丝蚴进入血液循环，在通过蚊虫叮咬传给其他人。不是所有感染丝虫的患者都伴有乳糜尿。产生乳糜尿需要丝虫成虫阻塞淋巴管，导致淋巴液进入肾集合系统。1862 年 Carter 提出乳糜尿是由于广泛曲张的淋巴管破裂，淋巴液流入泌尿系统所致。在 20 世纪 70 年代以前该学说一直被业界广泛认同，直到我国学者彭轼平、刘士怡等采用淋巴管造影术，发现丝虫所导致淋巴阻塞没有超过胸导管，丝虫通过机械性和炎症性的损伤，造成淋巴管及其瓣膜的破坏，淋巴管广泛曲张，最后淋巴液经肾乳头附近破口流入而形成乳糜尿。

非寄生虫病因最常见的是肾或肾血管的手术，比如肾部分切除术和主动 - 髂动脉分流手术，肾集合系统的感染，比如结核、麻风病和真菌病，某些肿瘤由于肿瘤的浸润损伤也会导致淋巴管与集合系统相通，此外，射线的辐射甚至妊娠等情况也可以导致乳糜尿。确定乳糜尿的病因对其治疗有一定帮助。乳糜尿严重影响患者健康和生活质量。

## 三、临床表现

乳糜尿患者大多伴有疫区生活史或者较长时间的疫区接触史。例如重庆地区的乳糜尿大多来自丝虫病高发的黔江地区。而在全世界范围内乳糜尿主要好发于印度、中国、印度尼西亚等亚洲国家，澳大利亚和非洲的部分地区也有乳糜尿的发病。乳糜尿由于大多由蚊虫叮咬所致，所以在高寒地区罕见。一般分布于北纬 40° 到南纬 30° 之间的范围。大多数患者主要的症状即发现小便呈乳糜样或伴奶块样物质。乳糜尿出现多呈间歇性发作，严重的也可以持续发作。常常在进食高脂餐饮食后诱发。严重的病例由于奶块样物质阻塞尿路可以导致肾绞痛或排尿困难。由于对疼痛和乳糜尿液的畏惧，往往导致这些患者不敢进食肉类物质，长期限制饮食会导致低蛋白血症、体重下降、营养不良甚至恶病质等，部分患者由于淋巴系统损害的范围较广，可以出现乳糜腹与乳糜胸。

伴发血尿的乳糜尿会导致尿液呈现特殊的类似桃花脓样的颜色，容易造成患者惊慌求医。乳糜尿由于富含营养物质，容易伴发感染，如果感染严重，可以导致患者发热，甚至感染扩散伴有全身感染症状。乳糜尿的初始阶段常表现为淋巴管炎与淋巴结肿大。极少数的患者会出现鞘膜积液和精索炎等并发症，而伴有相应的临床症状。

## 四、诊断与鉴别诊断

患者有疫区生活史伴有乳糜尿，甚至伴有乳糜块，高度提示乳糜尿的诊断。对于临床上怀疑乳糜尿的患者需要进一步通过如下的实验室检查、膀胱镜检查和影像学检查来确诊。一般大多数的患者通过尿液实验室检查加膀胱镜检查即可明确诊断。对于乳糜尿的患者诊断需要明确是否患有乳糜尿，并且需要明确乳糜尿发生于左侧还是右侧，或者双侧都有。这对后续的治疗很重要。

### （一）实验室检查

1. 尿液检查　乳糜尿液在玻璃容器内静置后可分 3 层：上层为白色脂质，中层为乳白色，有小颗粒凝块在其中，下层为红色或粉红色也可以为正常尿液颜色，如为红色或粉红色，系尿液内含红细胞或脓细胞。苏丹Ⅲ染色检查可以确定尿液中是否含有乳糜，脂肪经苏丹Ⅲ染色后呈朱红色，而正常的尿液经染色后颜色没有变化。另一种重要而简单的检查即乙醚试验，也叫乳糜试验，即往尿液中加入乙醚，阳性表现为，加入乙醚后混浊的乳糜尿消失，离心后上有脂肪环。检测尿液中甘油三酯的含量是诊断乳糜尿最为直接的证据。如果尿液中的甘油三酯水平 >15mg/dl 即为阳性，提示乳糜尿。如果体内仍有活动的微丝蚴，尿中微丝蚴检查可为阳性。

2. 血液检查　检测血中的微丝蚴和上面的尿液微丝蚴检测需要在特定的时间进行，一般是在晚上的 22 点到凌晨的 4 点留取标本。以往有些学者认为，患者出现乳糜尿时往往提示丝虫病已经相对稳定，难于发现微丝蚴，这也是在我国的某些医学中心，对于乳糜尿的患者少有检查血尿微丝蚴的原因。来自印度的一个研究发现，有大约 9% 的乳糜尿患者伴有血液微丝蚴阳性结果，有大约 11% 的乳糜尿患者伴有尿微丝蚴阳性结果。乳糜尿患者的急性期可伴有血白细胞计数增多、嗜酸性粒细胞亦显著增多等表现。

3. 丝虫 DNA 检查 近年来有报道，可以通过检查患者血液中或淋巴系统中丝虫 DNA 来确定该患者是否伴有丝虫感染。但是，由于该方法昂贵并且临床意义仅能提示丝虫感染，在我国开展得较少。

**(二) 影像学检查及有创检查**

1. 膀胱镜检查 膀胱镜为有创检查，一般是在实验室检查阳性的情况下实施。进行膀胱镜检查主要的目的不是明确乳糜尿的诊断，而是明确乳糜尿产生的部位。在膀胱镜下可以很直观地看到乳糜尿液从输尿管口喷出，多从一侧喷出，比较罕见的患者从双侧喷出。也有更为罕见的患者乳糜来自膀胱或者后尿道。行膀胱镜检查前 2~3 小时嘱患者进食高脂食物，如油煎荷包蛋、重油炒饭等，并加强活动，以增加乳糜尿的产生。待出现乳糜尿后立即进行检查。如果膀胱镜下未能发现明确的乳糜从输尿管口喷出，还可行逆行输尿管插管收集肾盂尿做镜检及乳糜试验，以明确乳糜的来源。

2. 淋巴造影 淋巴造影(lymphangiography)对于诊断明确乳糜尿的病变部位有重要价值，通常采用经足背淋巴管造影，乳糜尿患者患侧可显示肾蒂淋巴管迂曲扩张，可见肾盂肾盏轮廓；腹膜后淋巴管粗细不均，甚至呈竹节状；该检查可显示淋巴系与尿路间病理性交通的部位、数目和大小，但是由于该检查在技术上具有要求高、耗时和有创性等缺点，目前在临床上很少运用。与传统的淋巴造影检查相比，淋巴核素造影较容易实施，创伤要小，该检查同样可以提供淋巴漏的位置信息。

3. 其他影像学检查 磁共振尿路造影(magnetic resonance imaging urogram，MRU)对乳糜尿的定位有一定帮助，在 MRU 上导致乳糜尿侧的淋巴管呈串珠状或可见膨大扩张的管状通道。其他的影像学检查中，超声检查价值有限，但是作为无创、可重复的手段，可以筛查有无畸形、结石及肿瘤等疾病，但是该检查不能发现乳糜尿产生的部位；彩色多普勒超声多作为术后随访肾脏灌注有无损害的手段；CT 尿路造影或者静脉尿路造影检查主要用于明确乳糜尿患者是否伴有尿路畸形、结石及肿瘤等疾病。

**(三) 鉴别诊断**

乳糜尿患者主要需要与尿液外观类似乳白色的尿液进行鉴别。

1. 脓尿 脓尿在外观上酷似乳糜尿，有些脓尿也可以伴有脓块类似于乳糜块，但脓尿患者常有泌尿生殖系感染史，伴有尿路刺激症状，通过尿常规和乳糜试验可以鉴别。脓尿尿常规检查可见大量的脓细胞和白细胞，尿液静置后无上浮脂滴，尿乳糜试验阴性，做尿培养，脓尿患者可能培养出致病菌。但是，乳糜尿合并感染时也会出现上述脓尿的表现，但是脓尿患者乳糜试验不可能为阳性。

2. 结晶尿 一般的结晶尿混浊度与乳糜尿有较大区别，在阳光的照射下，结晶尿可见到反光的小结晶颗粒。结晶液排出时较清亮，而静置后呈乳白色混浊，此类患者常无泌尿系统症状。尿常规检查可见较多的结晶，以草酸盐、磷酸盐、尿酸盐为多。乳糜试验或苏丹Ⅲ染色检查阴性。

3. 蛋白尿 蛋白尿容易与乳糜尿混淆时，提示蛋白含量较高。尿液呈混浊状，有泡沫，但此类患者往往伴有急、慢性肾病史，蛋白尿仅仅是肾脏疾病的表现。此类患者多伴有水肿、高血压等其他肾脏内科疾病的症状。尿沉渣检查可见许多红细胞、白细胞和管型，24 小时尿蛋白定量升高，多为 1.0~3.5g。乳糜试验或苏丹Ⅲ染色检查阴性。

4. 慢性前列腺炎 慢性前列腺炎患者出现类似乳糜尿的情况较少。此类患者常伴有前列腺炎的症状，诸如，会阴部、下腹部、腰部及睾丸酸胀不适，性功能减退等症状。前列腺液常规检查可发现大量脓细胞和白细胞，卵磷脂小体减少或消失。同样，此类患者的尿液乳糜试验或苏丹Ⅲ染色检查阴性。

5. 肾结核的干酪样尿液 少数的肾结核患者会出现干酪样尿液，与乳糜尿相似。但是，此类患者伴有肾结核的影像学表现，比如 CT 或 IVU 提示肾盏的虫蚀样改变。伴有结核感染的症状，比如潮热盗汗等临床表现。同样，此类患者的尿液乳糜试验或苏丹Ⅲ染色检查阴性。

## 五、外科治疗原则

**(一) 饮食调节与药物治疗**

乳糜尿的治疗包括饮食控制和药物治疗等非手术的治疗方式。其中饮食控制要求患者不要进食长链脂肪酸。研究表明，中链脂肪酸(长度 <12 个碳链)可以直接入血吸收，在乳糜尿的形成中作用不大。这可能是采用可可乳烹饪的斯里兰卡居民比邻

近采用酥油烹饪的印度居民乳糜尿发病率低很多的原因。这一发现为难治性乳糜尿患者采用中链脂肪乳的肠外营养提供了理论依据。药物治疗一般针对微丝蚴的治疗，对外周血或尿中查到微丝蚴者，首先应施行杀虫疗法，特效药物为枸橼酸乙胺嗪（海群生）治疗，一般采用中程疗法；血阳性者可连服 3 个疗程，大部分患者转为阴性。也可以采用阿苯达唑（albendazole）400mg/d，共 14 天。或者选用伊佛霉素（ivermectin）6~12mg 一次服用用，3 周后再服用一次的方案。对于上述方案不敏感的患者，也可以采用多西环素治疗。外科治疗一般用于采用非手术方式治疗效果不好的患者。外科治疗的方式较多，常用的有如下几种方式。

**（二）肾盂灌注疗法**

大多数的乳糜尿患者，其淋巴尿路系统联通的管道多位于肾盂肾盏系统。通过灌注硬化剂到肾盂肾盏系统产生炎症水肿和之后的纤维化，封闭这些联通的管道，从而对乳糜尿产生治疗效果。如果保守治疗无效，可采用肾盂内灌注硬化剂治疗，常用于肾盂灌注的药物包括 0.1%~0.5% 的硝酸银、0.2%~5.0% 的聚维酮碘、50% 的葡聚糖，3% 的高渗盐水等物质。肾盂灌注疗法（ndoscopic sclerotherapy）存在危险性，不能视为常规治疗手段，需要特殊培训。由于肾盂的容积大约在 8ml，所以采用肾盂灌注疗法最多只能注入大约 8~10ml 的硬化剂。一般采用 5-6Fr 的输尿管支架管注入，并且需要灌注完后通过该管抽出硬化剂，采用这一方式治疗乳糜尿的成功率在 80% 左右。一般多数医师会尝试 3 次以上无效后，才会采用更加侵袭性的治疗方式。有研究证实，采用 3 天，每 8 小时灌注一次的方案比每周一次，持续 6 周的方案有效。

**（三）手术治疗**

手术治疗仅仅适用于对于上述治疗方式疗效都欠佳的难治性患者。尤其是对于乳糜尿伴有严重并发症的患者，比如严重的体重减轻、低蛋白血症、水肿和免疫力下降。手术方式早期采用肾被膜剥脱术、肾切除术、胸导管 - 半奇静脉吻合术等手术方式，由于当时对于乳糜尿产生机制认识不足，手术设计缺乏理论依据或不合理，目前均已废弃。

肾蒂周围淋巴管结扎术是目前治疗严重乳糜尿最常见的手术方式，该手术可以通过开放手术、腹腔镜手术或者机器人辅助下腹腔镜手术等方式实施。腹腔镜下的肾蒂周围淋巴管结扎术是最常用的手术方式。无论采用哪种手术方式，均需要将肾蒂的肾动脉和肾静脉骨骼化。并且切断肾蒂周围可见的所有淋巴管，尤其是位于肾动脉和肾静脉之间的淋巴管一定要切断，否则疗效欠佳。除此之外，输尿管需要游离到髂血管水平，尽可能低的位置。无论哪种手术方式，只要做到上述的要点，其治疗效果良好，术后症状甚至即刻得到改善，成功率大于 90%，且复发率仅为 0~3.8%。由于腹腔镜和机器人辅助腹腔镜手术的解剖结构相比开放手术更清晰（视频 24），其疗效理论上要好于传统的开放手术。术后患者需要进食清淡饮食，尽量减少乳糜尿的产生，这对患者术后的恢复和疗效保持有一定的帮助。

视频 24　乳糜尿的外科手术治疗

## 六、治疗评价

术前确定乳糜尿的部位，是影响手术及各种疗法效果的重要因素。绝大多数的乳糜尿患者对治疗的反映较好。肾蒂周围淋巴管结扎术的长期治愈率大约在 90%。而采用肾盂灌注的成功率 80% 左右。而采用药物和饮食控制的成功率在 50%~60%。患者尿液中甘油三酯含量高，之前有治疗失败经历的患者对其他治疗的反映可能较差。严重的乳糜尿如果得不到有效的治疗，可以导致严重的并发症，包括严重的营养不良甚至死亡。无论采用哪种治疗方式，最直接的治疗效果即乳糜尿的消失。肉眼乳糜消失后，可以通过苏丹Ⅲ染色进一步验证。也可以通过尿中甘油三酯的定量检测精确评价乳糜尿的治疗效果。

# 第五节　肾囊性淋巴管瘤

## 一、概述

肾囊性淋巴管瘤（renal lymphangiectasia，RLM）又称为肾淋巴囊肿，是一种罕见的肾脏良性肿瘤。国际上从 1970—2007 年，近 40 年间大约报道了 50 例患者，术前不易确诊，易误诊为肾孤立性多房性囊肿。囊性淋巴管瘤亦称囊状水瘤，几乎均在出生时即发现，多位于颈部、颈后三角、腋窝，其次为肠系膜、腹膜后、纵隔、腹股沟、骶部等处，发生在肾脏者罕见。用免疫组织化学病理检查及超微结构分析等手段证实，其病理基础为肾囊性淋巴管瘤。系统性囊状淋巴管瘤是该类疾病的特殊类型。系统性囊状淋巴管瘤是侵犯多器官的先天性疾病，混合导管发育异常，也可以混合存在，全身多个器官受累，常见的有肝、脾、肾、结肠等。肿块呈圆形、椭圆形或分叶状，直径较大一般 10cm 左右。较大的肿块可压迫附近器官，造成循环障碍。

## 二、发病原因

肾囊性淋巴管瘤国内外都罕见。国内将肾淋巴管瘤归属于肾血管肿瘤一类，属良性肿瘤，多数学者认为该病的发生与先天性淋巴组织发育不良有关。90% 的患儿在 2 岁前确诊，最常见于颈部和下颌下，也见于纵隔、肠系膜；还有报道可发生于腋窝、腹膜后间隙、骨及舌下、妊娠子宫、脾脏、腹部、大网膜和肾上腺。但是侵犯内脏者罕见，累及肾脏者更为少见，并有报道妊娠期的系统性囊状淋巴管瘤病，侵犯脏器为肝、脾、肾和结肠等。

肾囊性淋巴管瘤的成因尚不完全清楚。病因学有两种观点，一种认为这些少见的肿瘤起源于胚胎发育过程中淋巴组织的瘤样增生，妊娠期约第 6 周胚胎间叶细胞发育异常导致部分淋巴管道与静脉系统不连接，导致淋巴回流受阻，多见于新生儿。另一种认为是由于先天淋巴导管发育异常或缺如而引起淋巴回流障碍。不正常的淋巴管道可以扩张构成囊性肿块，可以是单房，也可以是多房性的。病变大小取决于淋巴管阻塞的位置，如果淋巴管在肾蒂处阻塞，将发生广泛的双肾弥漫性淋巴囊肿，如果肾内小的淋巴管阻塞，将引发局限性肾肿块或淋巴囊肿。

除此之外，该病也可能与基因缺陷有关，有报道，该病患者的 45XX 染色体长臂缺陷和缺损，有潜在恶性倾向。Danile 等报道该病可能与 VHL（yon—Hippel—Lindau）基因突变相关。

## 三、临床表现

囊性淋巴管瘤也称囊状水瘤，多发生在新生儿。肾脏囊性淋巴管瘤生长缓慢，不易早期发现，部分患者到中年才出现临床症状。主要临床表现如下。

1. 由于囊肿生长造成的症状，如腰部钝痛、肾区肿块，大的囊肿可达十几厘米，患者可以自述触摸到腹部包块，但是该包块较软。

2. 由于囊肿生长压迫输尿管引起的症状，如肾绞痛、病程长的患者可伴有肾积水甚至肾功能损害。Pickering 报道 1 例新生儿双肾淋巴管瘤压迫输尿管引起双肾积水。大多数的患者肾功能不受影响，但是有报道在儿童患者有肾功能不全和在成人患者出现血清肌酐轻度升高的报道。

3. 由于囊肿压迫肾实质或影响集合系统引起的症状，如肉眼或镜下血尿、蛋白尿和高血压。Savln 等报道肾囊性淋巴管瘤挤压肾实质，影响了肾血流量，而引起血压升高，切除淋巴管瘤及肾脏后，患者血压恢复正常。

4. 部分患者也可无临床症状，而于超声、CT、MR 等检查时偶然发现。

## 四、诊断方法

1. 彩色超声　可于肾旁或肾周围发现分隔的液性暗区。由于囊性淋巴管瘤生长的部位和对肾脏压迫的情况不同，可表现为肾受压或肾积水。结节性肾囊性淋巴管瘤类似孤立性肾囊肿，但肾囊肿分隔情况少见。可表现为弥漫于肾周围呈环形有分隔的液性暗区，本病常为低回声。如有正常肾组织相衬也可为等回声或强回声（图 26-12）。

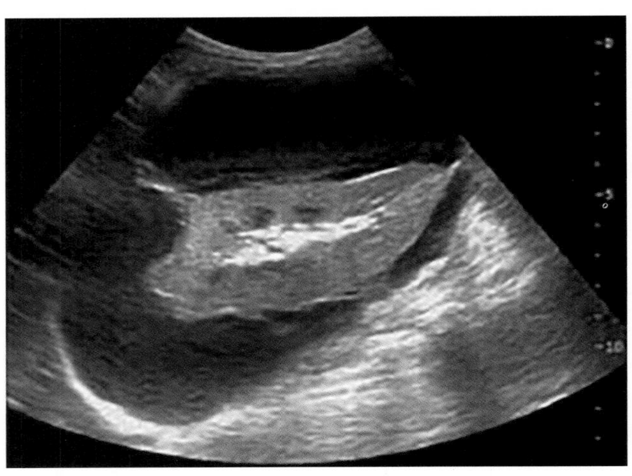

**图 26-12　B 超显示的右侧肾脏的纵切图，可见扇形的有分隔的囊性占位**

2. X 线检查　采用 IVU 检查可显示病变压迫所引起的集合系统移位，并提示肾功能情况。一般肾排泄功能不受影响。肾囊性淋巴管瘤生长于肾脏某个局部，可使该处肾实质受压，肾盂和肾盏变形，甚至可引起肾积水；如肾囊性淋巴管瘤位于肾周围呈弥漫性生长时肾盂和肾盏外形可正常。逆行肾盂造影时发生肾盂淋巴逆流，可显示病变区淋巴管扩张。

3. CT 扫描　肾脏常无肿大，CT 平扫多为圆形或类圆形的低密度病灶，边界清楚，密度均匀，可单发或多发，囊内容物不同，其 CT 值可以差别很大。弥漫型分布于肾周围呈环形密度均匀，边界清楚，有分隔的低密度带（图 26-13）。由于肾囊性淋巴管瘤血流不丰富，CT 增强上可见囊性占位增强不明显。

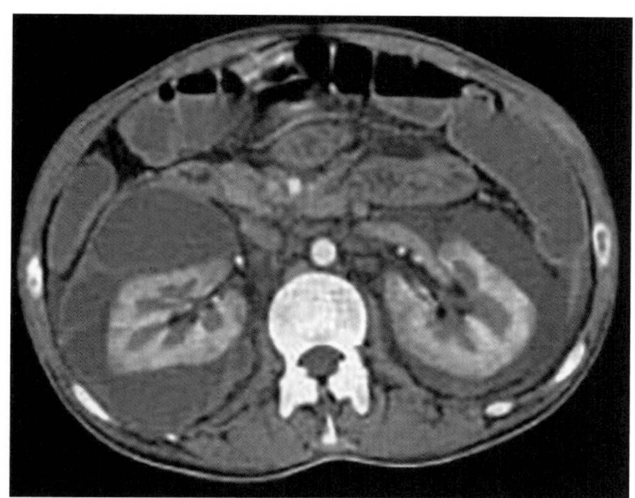

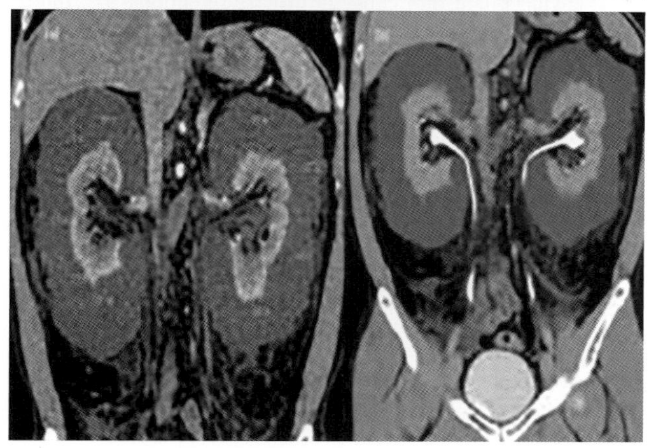

图 26-13　增强 CT 提示双侧肾脏周围低密度的无增强的囊液性占位

4. MRI　MRI 对人体软组织显示较清楚，可充分显示疾病的程度和范围，典型的肾囊性淋巴瘤病变在 $T_1$ 加权像表现为低信号，在 $T_2$ 加权像表现为高信号（图 26-14）。

## 五、鉴别诊断

肾囊性淋巴管瘤影像学表现为多房性囊性的肾包块，很难与囊性肾癌、多房性囊性肾肿瘤和肾囊肿鉴别。其中多房性囊性肾肿瘤见于部分肾母细胞瘤、

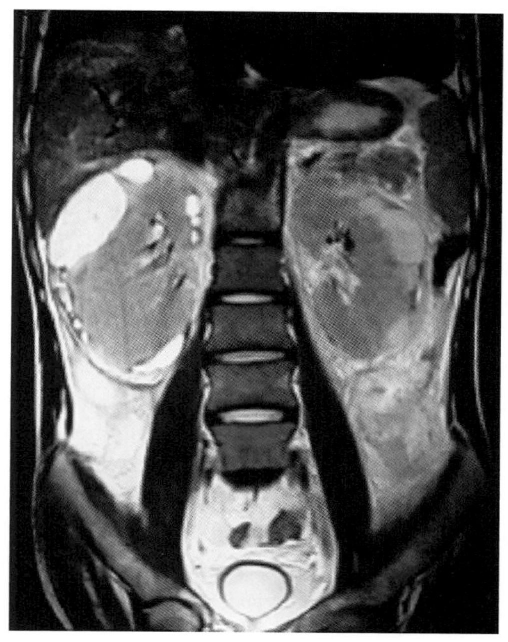

图 26-14　冠状位 $T_2W$ MRI 结果提示肾周高信号囊性损害

中胚层肾肿瘤和透明细胞肾肉瘤等恶性肿瘤患者。由于本病临床少见，医师认识不足，容易导致该病术前诊断困难。但是，对于肾脏较大、双侧的囊性包块需考虑肾囊性淋巴管瘤诊断。影像学检查结合经皮细针穿刺活检和囊液细胞学检查有助于明确诊断。

## 六、外科治疗原则

### （一）治疗方式与选择

肾囊性淋巴管瘤的外科治疗原则是尽量保留正常肾组织，以保护患者的肾功能。肾囊性淋巴管瘤是一种良性疾病，发展缓慢，一般无明显症状。如无明显临床症状，无合并症，肾功能未受影响时可严密观察。有报道，经过对 10 例肾囊性淋巴管瘤患者 8 年的随访观察，疾病没有明显变化。但是，也有报道该疾病不断进展，难以控制，被称为“失代偿性肾囊性淋巴瘤病”，由于难以控制的肾区疼痛、不断发展的肾周病变、腹水、高血压最后不得不行肾切除术。如肾实质受压明显，出现肾积水、肾性高血压及其他并发症即应手术治疗。根据淋巴管瘤大小和部位，可采用开放手术或腹腔镜手术，方法有囊内硬化剂注射、囊肿切除、肾部分切除、肾切除等。近年来有报道，采用经皮穿刺引流并注射硬化剂的手术方式治疗肾囊性淋巴管瘤取得较好的治疗效果。

### （二）预后和治疗评价

绝大多数肾囊性淋巴管瘤患者术后症状消失，

恢复良好，治疗效果较好，术后第6个月及第12个月推荐采用彩色多普勒超声、CT等影像学方法了解囊性病变的复发情况。

（高飞 吴小侯）

## 参考文献

[1] ABEYGUNASEKERA A M, SUTHARSHAN K, BALAGOBI B. New developments in chyluria after global programs to eliminate lymphatic filariasis [J]. Int J Urol, 2017, 24(8): 582-588.

[2] ANANTHAN K, ONIDA S, DAVIES A H. Nutcracker syndrome: an update on current diagnostic criteria and management guidelines [J]. Eur J Vasc Endovasc Surg, 2017, 53(6): 886-894.

[3] BENSON D A, STOCKINGER Z T, MCSWAIN N E JR. Embolization of an acute renal arteriovenous fistula following a stab wound: case report and review of the literature [J]. Am Surg, 2005, 71(1): 62-65.

[4] CAMELLI S, BOBRIE G, POSTEL-VINAY N, et al. LB01.11: Prevalence of secondary hypertension in young hypertensive adults[J]. J Hypertens, 2015, 33 Suppl 1(Suppl 1): e47.

[5] CHADE A R, ZHU X Y, KRIER J D, et al. Endothelial progenitor cells homing and renal repair in experimental renovascular disease [J]. Stem Cells, 2010, 28(6): 1039-1047.

[6] CHAU A H, ABDUL-MUHSIN H, PENG X, et al. Robotic-assisted left renal vein transposition as a novel surgical technique for the treatment of renal nutcracker syndrome [J]. J Vasc Surg Cases Innov Tech, 2018, 4(1): 31-34.

[7] CHOUDHURY S, SRIDHAR K, PAL D K. Renal lymphangiectasia treated with percutaneous drainage and sclerotherapy [J]. Int J Adolesc Med Health, 2017, 31(4).

[8] COOPER C J, MURPHY T P, CUTLIP D E, et al. Stenting and medical therapy for atherosclerotic renal-artery stenosis [J]. N Engl J Med, 2014, 370(1): 13-22.

[9] DAVENPORT M S, KHALATBARI S, COHAN RH, et al. Contrast material-induced nephrotoxicity and intravenous low-osmolality iodinated contrast material: risk stratification by using estimated glomerular filtration rate [J]. Radiology, 2013, 268(3): 719-728.

[10] DONG J, XIN J, SHEN W, et al. Unipedal diagnostic lymphangiography followed by sequential CT examinations in patients with idiopathic chyluria: A retrospective study [J]. AJR Am J Roentgenol, 2018, 210(4): 792-798.

[11] DURANAY M, KANBAY M, AKAY H, et al. Nebivolol improves renal function in patients who underwent angioplasty due to renal artery stenosis: a pilot study [J]. Nephron Clin Pract, 2010, 114(3): c213-217.

[12] DWORKIN L D, COOPER C J. Clinical practice [J]. Renal-artery stenosis. N Engl J Med, 2009, 361(20): 1972-1978.

[13] ELBANNA K Y, ALMUTAIRI B M, ZIDAN A T. Bilateral renal lymphangiectasia: radiological findings by ultrasound, computed tomography, and magnetic resonance imaging [J]. J Clin Imaging Sci, 2015, 5: 6.

[14] FRANZ R W, TANGA C F. Treatment of complex, combined renal artery aneurysm and renal arteriovenous fistula with nephrectomy [J]. Int J Angiol, 2017, 26(1): 68-72.

[15] GOYAL N K, GOEL A, SANKHWAR S, et al. Factors affecting response to medical management in patients of filarial chyluria: A prospective study [J]. Indian J Urol, 2014, 30(1): 23-27.

[16] GRANATA A, FIORINI F, ANDRULLI S, et al. Doppler ultrasound and renal artery stenosis: An overview [J]. J Ultrasound, 2009, 12(4): 133-143.

[17] GULLEROGLU K, GULLEROGLU B, BASKIN E. Nutcracker syndrome [J]. World J Nephrol, 2014, 3(4): 277-281.

[18] GUO H, WANG C, YANG M, et al. Management of iatrogenic renal arteriovenous fistula and renal arterial pseudoaneurysm by transarterial embolization: A single center analysis and outcomes [J]. Medicine (Baltimore), 2017, 96(40): e8187.

[19] HAGIYA H, TERASAKA T, KIMURA K, et al. Filarial chyluria as a rare cause of urinary retention [J]. Intern Med, 2014, 53(17): 2001-2005.

[20] HONG X Y, LIN J, GU W W. Risk factors and therapies in vascular diseases: An umbrella review of updated systematic reviews and meta-analyses [J]. J Cell Physiol, 2019, 234(6): 8221-8232.

[21] JEANNERET C, BEIER K, VON WEYMARN A, et al. Pelvic congestion syndrome and left renal compression syndrome - clinical features and therapeutic approaches [J]. Vasa, 2016, 45(4): 275-282.

[22] KODAMA K, TAKASE Y, TOKAI R, et al. Renal arteriovenous fistula induced by extracorporeal shock wave lithotripsy treated by retroperitoneoscopic nephrectomy[J]. Asian J Endosc Surg, 2019, 12(3): 341-343.

[23] LEITE A F, VENTURIERI B, DE ARAÚJO R G, et al. Renal lymphangiectasia: know it in order to diagnose it[J]. Radiol Bras, 2016, 49(6): 408-409.

[24] MACFARLANE T V, PIGAZZANI F, FLYNN R W V, et al. The effect of indapamide vs. bendroflumethiazide for primary hypertension: a systematic review [J]. Br J Clin Pharmacol, 2019, 85(2): 285-303.

[25] PINTO SOUSA P, MACHADO R, SÁ PINTO P, et al. Renal autotransplantation - the solution for different pathologies [J]. Rev Port Cir Cardiotorac Vasc, 2017, 24(3-4): 149.

[26] QUEVEDO H C, ARAIN S A, ABI RAFEH N. Systematic review of endovascular therapy for nutcracker syndrome and case presentation [J]. Cardiovasc Revasc Med, 2014, 15(5): 305-307.

[27] RODRÍGUEZ-MORATA A, ROBLES-MARTÍN M L, REYES-ORTEGA J P. Endovascular treatment of posterior nutcracker syndrome with a new autoexpandable stent [J]. J Vasc Surg Venous Lymphat Disord, 2019, 7(1): 118-121.

[28] SHI Y, YANG H, FENG Z, et al. Evaluation of posterior nutcracker phenomenon using multisection spiral CT [J]. Clin Radiol, 2018, 73(12): 1060.e9-1060.e16.

[29] SHIMAMURA Y, SAKURAI Y, TAKIZAWA H. Renal arteriovenous fistula [J]. Clin Exp Nephrol, 2015, 19(2): 326-327.

[30] SINHA R K, RANJAN N, SINGH N, et al. Chyluria: a scourge of our region [J]. BMJ Case Rep, 2015, 2015: bcr2014209188.

[31] SMITH H W. Unilateral nephrectomy in hypertensive disease [J]. J Urol, 1956, 76(6): 685-701.

[32] SUNDER S, JAYARAMAN R, MAHAPATRA H S, et al. Analysis of case series of milky urine: A single center and departmental clinical experience with emphasis on management perspectives: A prospective observational study [J]. Urol Ann, 2014, 6(4): 340-345.

[33] TADA I. Filariasis control with diethylcarbamazine in three major endemic areas in Japan [J]. Trop Med Health, 2011, 39(1 Suppl 2): 21-23.

[34] TEXTOR S C, LERMAN L. Renovascular hypertension and ischemic nephropathy [J]. Am J Hypertens, 2010, 23(11): 1159-1169.

[35] TEXTOR S C, MISRA S, ODERICH G S. Percutaneous revascularization for ischemic nephropathy: the past, present, and future [J]. Kidney Int, 2013, 83(1): 28-40.

[36] TURPIN S, LAMBERT R. Lymphoscintigraphy of chylous anomalies: chylothorax, chyloperitoneum, chyluria, and lymphangiomatosis-15-year experience in a pediatric setting and review of the literature [J]. J Nucl Med Technol, 2018, 46(2): 123-128.

[37] KURKLINSKY A K, ROOKE T W. Nutcracker phenomenon and nutcracker syndrome [J]. Mayo Clin Proc, 2010, 85(6): 552-559.

[38] ZHANG Y D, CAO R F, JIANG Z J. The approach of retroperitoneal laparoscopic partial dissection of adipose renal capsule plus ligation of renal pedicle lymphatic vessels to the treatment of chyluria [J]. Eur Rev Med Pharmacol Sci, 2016, 20(24): 5033-5036.

# 第四篇

# 输尿管发育异常与相关疾病

# 第二十七章

# 肾盂输尿管连接部梗阻与外科治疗

## 第一节　概　　述

先天性肾盂输尿管连接部梗阻(ureteropelvic junction obstruction,UPJO)是小儿肾积水的主要原因,在欧美国家发生率大约是1/500新生儿,男女发病比例为2∶1,也有报道男女比例为3∶1~4∶1,左侧多于右侧,约2/3发生在左侧,约10%~40%的患儿为双侧发病,儿童较成人多见。先天性UPJO可见于各个年龄组。近年来,随着产前B超检查的普及,上尿路梗阻在孕期3个月以后就可通过超声进行诊断,约25%的患者在1岁内被发现,50%于5岁前被诊断。在欧洲最大的EUROSCAN Group的数据库中,一共有来源于12个欧洲国家的20个登记单位的709 030例病例资料。各种肾脏畸形的发病率为0.16%,上尿路扩张最为常见,占27%,其中84%能够在产前诊断。单侧肾积水比双侧肾积水常见。88%的双侧肾积水和69%的单侧肾积水都是轻度的。肾盂输尿管连接部梗阻是肾积水最常见的原因(39%~64%),膀胱输尿管反流占1/3(33%),膀胱输尿管梗阻占9%~14%。

UPJO并非一种单纯的解剖学异常,而是由多种病因导致的一系列的梗阻过程。从病因学角度可划分为先天性和获得性病变。不论其何种病因,其结局均导致尿液自肾盂向输尿管排泄功能受损。尽管绝大多数肾盂输尿管连接部梗阻的病变为先天性,但通常在成年之后才发病,其临床症状的表现程度因人而异,总之,UPJO早期常缺乏特异性表现,严重时可因梗阻积水导致患肾功能丧失。先天性病变包括节段性丧失蠕动功能的输尿管、UPJ内源性狭窄、输尿管高位连接、异位血管或纤维索条压迫所致的外源性梗阻。获得性UPJO包括结石、术后或炎症性狭窄、尿路上皮肿瘤、医源性损伤以及外源性病变的压迫等,可以引起与先天性病变类似的明显的临床症状和体征,同时伴有各疾病自身的症状。本章主要讨论先天性UPJO,但其临床诊断和治疗原则同样适用于其他获得性病变。UPJO按照发病年龄可分为儿童UPJO和成人UPJO,本章主要介绍成人UPJO的病因、病理生理以及临床诊治等相关问题。

## 第二节　病因与病理生理

### 一、先天性UPJO

成人UPJO的病因尚不确定,在具体的病例中其原因也可能各不相同。从UPJO的发病机制,可分为先天性和获得性两种。先天性UPJO病因通常是内在性的,最常见的是节段性丧失蠕动功能的输尿管,组织病理学研究发现该节段输尿管内正常的螺旋状平滑肌组织被异常的纵行肌束或者纤维结缔组织取代,由此导致无法形成自肾盂向输尿管排尿的正常蠕动波。尽管无蠕动功能的输尿管外观表现看似正常,甚至可以通过F14以上的导管,在术中需要格外注意此种异常输尿管节段的存在。进一步的研究证实,尿路上皮产生的转化生长因子-β、表皮生长因子以及其他细胞因子、一氧化氮、神经肽Y也参与UPJO的病理生理过程。Cajal间质细胞在UPJO中的作用尚不一致,在不同的研究中,Cajal间质细胞在梗阻和非梗阻的UPJ表达及其密度是否存在差异也不明确。

先天性 UPJO 常见的另一病因是真性输尿管狭窄，组织学上狭窄的肾盂输尿管连接部覆盖正常的移行上皮，但周围平滑肌细胞数量较少，电镜下能够发现狭窄部位大量的胶原组织沉积于肌束内及其周围。目前还不能确定这些组织学改变是致病性的还是梗阻后继发性改变。

有关 UPJO 其他的病因学因素还包括：①输尿管迂曲或输尿管瓣膜：输尿管迂曲或输尿管黏膜和肌层向管腔内凸出产生输尿管瓣膜是输尿管梗阻较为少见病因，梗阻部位多位于输尿管近端。Fenger 于 1894 年首先报道了输尿管瓣膜包含输尿管肌层凸入管腔，其表面覆盖移行上皮。胚胎学研究认为，输尿管瓣膜形成的病因可能是胎儿期输尿管皱褶残留的结果。②纤维索条：在肾盂和近端输尿管周围有致密的纤维化包裹，这可能限制了正常肾盂 - 输尿管蠕动波的有效通过。目前对纤维索条的形成机制尚不清楚，可能与感染或炎症因素有关。Johnston 等报道纤维索条或粘连松解可以恢复输尿管通畅而不需要行肾盂成形术，但对于大多数患者而言，纤维索条或者粘连是内在梗阻性病变的继发改变。因此，肾盂成形术才是最根本、最有效的治疗方式，仅行松解术难以达到有效的治疗目的。③输尿管高位连接：正常情况下输尿管连接在肾盂的最低点，漏斗形的 UPJ 是尿液能从肾盂有效引流至输尿管的关键结构。UPJO 常与输尿管连接异常有关，输尿管迂曲、瓣膜、索条以及粘连会在肾盂下缘水平导致输尿管成角，使得肾盂腔前下方扩张，输尿管高位连接于肾盂，肾盂中的尿液引流不充分而加重肾盂积水。输尿管高位连接也可能是梗阻所造成的肾盂扩张后的继发性改变。连接异常可能不是梗阻的根本原因，但在 UPJO 的进展中具有重要作用。在其他原因造成梗阻后，最初的肾盂扩张有助于降低肾盂内压力，把对肾小管的损伤降到最低程度，但是最终会造成输尿管高位连接，进一步加重梗阻；④异位血管：异位血管在 UPJO 中的作用尚存争议。1983 年 Wadsworth 首先描述了异位血管是导致 UPJO 较为常见的病因，研究统计高达 39%~79% 的 UPJO 患者有异位血管，而在正常肾脏的个体中这一数字仅为 20%~30%。供应下极的血管经常被认为是畸形，但实际上这些血管可以是肾动脉主干的分支或者直接由主动脉发出，只是正常走行位置的变异。对于某些患者而言，这些供应下极的血管若经输尿管后方走行才成为真正的畸形。传统的观点认为副肾动脉并不能单独导致原发性梗阻，实际的病因是 UPJ 处或近端输尿管的内在性病变，从而导致肾盂扩张积水。有研究通过 3D-CT 也证实在 UPJO 患者中，异位血管并不对应实际的梗阻位点。与之相反，另有研究证实在合并异位血管的 UPJO 患者中，仅将异位血管结扎就能显著改善梗阻，提示异位血管是 UPJO 梗阻的原因。有研究对 95 例 UPJO 患者的组织病理学改变进行回顾性分析，发现合并异位血管的 65 例患者中 28 例(43%)并不具有内生性异常，且异位血管的存在还会降低肾盂成形术的成功率。一般认为血管压迫并非 UPJO 的唯一或主要原因，而是导致梗阻加重的外因，手术时必须考虑 UPJ 内生性发育异常。当术中发现存在异位血管压迫时，可先行解除压迫、清除纤维索带，观察肾盂输尿管是否存在正常的蠕动波，判断是否需要裁剪 UPJ。

## 二、获得性 UPJO

儿童的膀胱输尿管反流可以导致输尿管扩张、延长、迂曲等改变。某些病例的这些表现在影像学上与真性 UPJO 类似。但真性 UPJO 确实可以与膀胱输尿管反流同时存在，难点在于明确两个畸形仅仅是同时存在还是上尿路由反流继发而来。利尿剂尿路造影可作为两者鉴别的首选方法。

获得性 UPJO 的其他病因包括良性病变如纤维上皮息肉、尿路上皮恶性肿瘤、结石以及炎症后或术后缺血或瘢痕形成。有研究对 12 年内进行的 151 例肾盂成形术进行了系统分析，通过手术确定梗阻的主要原因和继发因素，分析结果发现大多数病例有一个以上的梗阻原因。在 140 例原发性 UPJO 病例中狭窄原因占 75%，但大多数狭窄造成的 UPJO 还伴有继发性梗阻因素，如输尿管高位连接和纤维索条压迫；仅 7% 的病例是由输尿管高位连接单一因素造成的；肾盂周围纤维化是梗阻唯一原因的病例占 3%。这些患者有尿路感染病史或出现过数次感染症状发作，一些患者有肾盂检查或治疗史。约 11% 的患者是因为肾脏下极有血管压迫性 UPJO 梗阻，也有异位血管存在但未造成 UPJO 者。

因为肾盂输尿管连接部梗阻的存在，肾盂内的尿液不能有效排入输尿管，肾盂内压力升高，肾盂的平滑肌代偿性增生加强蠕动，以便克服梗阻部位的阻力。当肾盂内压力增加并无法克服梗阻时，肾盂内压力持续增加并反向压迫肾实质，导致肾单位血液供应减少，最终造成肾实质发生萎缩，肾功能受损。需要指出的是，UPJO 患者最终的病理生理学改变是患侧肾脏发生重度肾积水，肾皮质萎缩变薄，功能的丧失，还可继发结石和尿路感染。

# 第三节　诊断与鉴别诊断

## 一、临床表现及体征

UPJO 通常为单侧，10% 的患者存在双侧肾盂输尿管连接部梗阻，5% 的患者对侧肾脏发育不全。虽然大多数 UPJO 是一种先天性疾病，但其发病年龄可见于人生的任何阶段。男性和女性的发病率为 2∶1，一般左侧多见，约占 2/3，双侧发病者 10%~40%。大多数患者没有症状，一部分 UPJO 患者因其他不相关疾病检查时而偶然发现，可称之为偶发性 UPJO。较大的儿童和成年人可表现为间歇性腹部或腰部疼痛，发作时常伴有恶心和呕吐。部分患者可于大量饮水或饮酒后因尿量大量增加、肾盂内压力增大而引起腰痛。一些患者可出现自发性血尿或者与轻微创伤有关的血尿。继发感染、结石或肿瘤时可出现相应的症状，如尿路刺激症状、血尿、肾绞痛等。少见的情况下由于肾盂内压力增高导致肾实质缺血，肾素分泌增加可能有高血压。若严重肾积水破裂可导致急腹症的发生。严重的双侧 UPJO、功能性或者解剖性孤立肾 UPJO 的患者可能有慢性肾脏功能不全的临床表现。

婴儿和新生儿最常见的表现是可以触到的腰腹部肿块，但是由于超声的广泛应用，产前超声可发现大量无症状的肾积水新生儿，其中很多患儿患有 UPJO。

## 二、实验室检查

### （一）尿常规检查

梗阻合并感染时可能会出现脓尿或镜下血尿，尿比重降低或尿 pH 值升高，提示有肾功能受损的可能性。

### （二）肾功能与生化检查

如发现血清肌酐、尿素氮增高，以及血清离子紊乱和酸中毒则提示患者已经合并慢性肾功不全。有研究提出转化生长因子 β，表皮生长因子，内皮素 -1，以及尿液中的 N- 乙酰 -β-D- 氨基葡萄糖苷酶、γ- 谷氨酰转移酶和碱性磷酸酶可以作为诊断 UPJO 的非创伤性辅助检查，但主要应用于临床研究，尚未成为临床常规检查。

## 三、超声检查与表现特点

超声学检查是诊断 UPJO 最基本的影像学检查方法，属于筛查性检查手段。先天性 UPJO 超声表现为梗阻以上的集合系统扩张，多个大小相似的肾盏扩张，与扩张的肾盂相通，在肾盂输尿管连接部突然变窄，梗阻部位以下的解剖结构无法显示（图 27-1）。超声能够评估肾实质的厚度，肾实质可出现不同程度的变薄。扩张的集合系统内部呈均匀的无回声。超声诊断肾积水时需要与肾脏囊性病变尤其是多囊肾等先天性病变进行鉴别。超声也可以发现结石、肿瘤等获得性 UPJO 的病因。但超声无法对肾功能进行评估。此外，因为并非所有扩张的肾盂肾盏都是由 UPJO 导致的，超声还有假阳性的可能。因此，基于超声检查还发展出其他影像学方法以提高超声对 UPJO 的检出率。利尿剂超声是在注射利尿剂之前和之后分别进行一次超声检查以进行对比分析。彩色多普勒超声用于检查 UPJO 已经 20 多年，采用阻力指数（resistance index，RI）能够评价肾梗阻造成的 Doppler 波形改变。RI>70 则提示梗阻。在成人 UPJO 患者中，其敏感度为 92%，特异度为 88%。在另一项研究中，Garcia Pena 等还提出了多参数评分系统来提高超声诊断 UPJO 的敏感性，该评分系统采用 7 个参数，即集合系统回声增强、肾实质厚度 ≤5mm、对侧肾脏增生、RI≥1.10、利尿后阻力指数变化≥70%、输尿管直径≥10mm 以及输尿管无蠕动等，其对高风险儿童的敏感度为 91%。

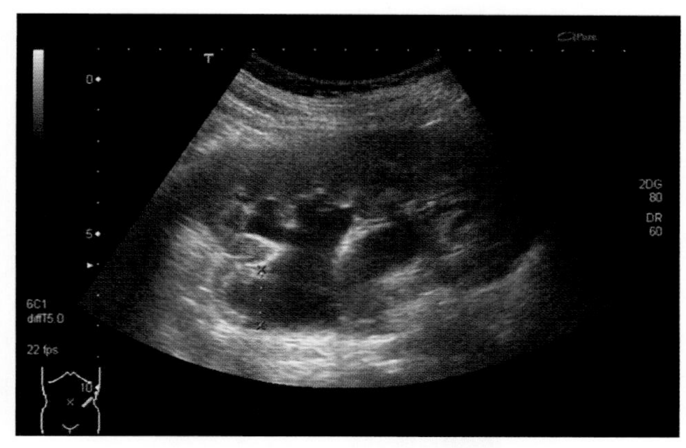


图 27-1　UPJO 典型超声表现

UPJO 的分级：新生儿 UPJO 分级系统亦可应用于儿童和成人，在超声检查的基础上划分为 5 级（0~Ⅳ级），但大样本研究认为Ⅰ级和Ⅱ级之间并无临床意义。

表 27-1 新生儿 UPJO 分级系统

| 级别 | 诊断标准 |
|---|---|
| 0 | 正常 |
| Ⅰ | 肾窦分离 |
| Ⅱ | Ⅱ级 + 肾盂扩张 |
| Ⅲ | Ⅱ级 + 肾盏扩张 |
| Ⅳ | Ⅲ级 + 肾实质厚度小于正常 50% 及以上 |

## 四、影像学检查及表现特征

### （一）静脉尿路造影

静脉尿路造影（IVU）曾是 UPJO 最常用的诊断方法，可以用于诊断解剖性或功能性梗阻。由于 CT 等现代影像学技术的进步和广泛应用，IVU 目前很少用于 UPJO 的诊断。由于梗阻导致肾功能下降，典型 UPJO 的 IVU 表现为患侧肾盂肾盏扩张，肾盏杯口圆钝，集合系统显影延迟或不显影（图 27-2）。中重度肾积水时显影更差，难以显示至 UPJ，也不能提供病因相关的诊断信息。需要注意某些患者的症状呈间歇性发作，因此在两次发作的间歇期行 IVU 时，其表现可能是正常的，应该在患者症状发作时重复进行 IVU。利用利尿剂尿路造影该检查进行诱发试验对某些患者可以进行准确诊断。此时患者应充分水化，并在注射呋塞米 0.3~0.5mg/kg 之后进行尿路造影。

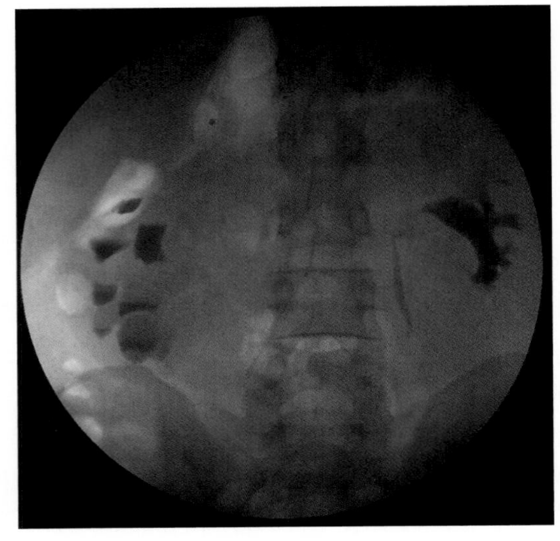

图 27-2 IVU 显示 UPJO 患者右肾盏杯口圆钝，集合系统显影延迟

### （二）CT 扫描

CT 扫描是诊断 UPJO 的主要方法，尤其是增强 CT 扫描可以提供病变及其周围组织的解剖信息并评估患肾的功能，从而有助于 UPJO 的诊断。典型的肾盂输尿管连接部梗阻表现为肾盂和肾盏扩张，肾实质受压变薄，但没有输尿管扩张。CT 不仅能够清楚地显示泌尿系统，还能够同时观察腹腔和盆腔的结构，已经基本取代了 IVU，显著提高了诊断的准确度和敏感度。现代 CT 技术能够进行尿路三维重建（CTU），能够观察到肾盂肾盏的形态学改变与肾实质的厚度等，可以更加直观地显示梗阻部位的空间结构及其相互关系（图 27-3）。同时，在 CTU 上可以显示外源性梗阻因素，如异位血管和局部炎症，也

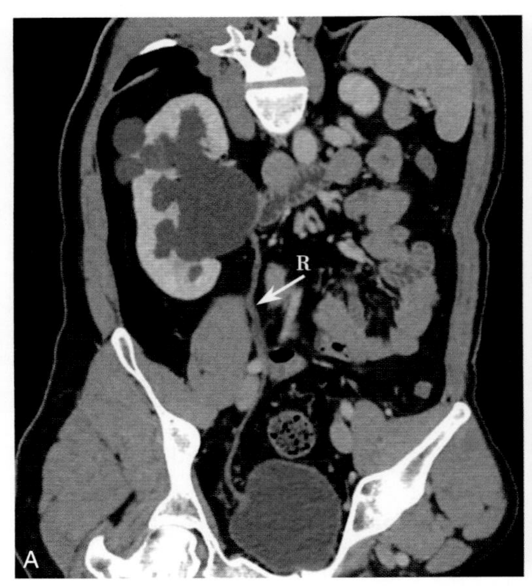


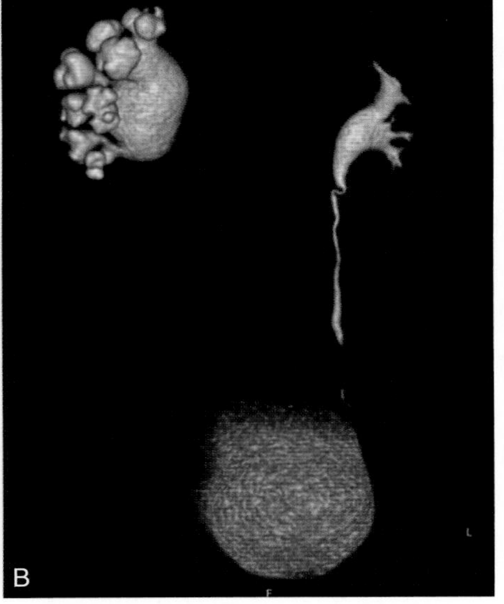


图 27-3 CTU 提示右侧 UPJO 的影像学表现

A. CTU 冠状面图像；B. 3D 重建泌尿系图像

能够发现获得性梗阻因素，如结石、肿瘤等。功能性的梗阻表现为肾脏集合系统形态基本正常，但是没有对比剂的排泄或排泄延缓。

### （三）MRI

平扫、增强 MR 成像技术以及功能 MRI 技术如弥散加权成像和血氧水平依赖性成像，都能够用于评价肾脏功能。MR 尿路成像（MR urography，MRU）也被称为 MR 水成像，能够在不注射对比剂的情况下同时提供解剖学和功能信息，对肾实质、集合系统、血管以及周围的组织结构进行一体化检查，具有对软组织的分辨率高、能够多层面三维成像以及没有放射性等优点。MRU 是最全面的评价尿路梗阻的检查方法。UPJO 的 MRU 表现为肾盂和肾盏扩张，输尿管不扩张，还可以显示异位血管。

### （四）核素肾图

核素肾图是一种可以在大多数医学中心开展的无创性检查，是诊断输尿管梗阻和确定分肾功能的金标准。对于 IVU 不显影的 UPJO 患者，核素肾图能够定量评估梗阻的程度，有效地预测术后肾功能的恢复情况。有研究证实核素肾图能够有效排除儿童 UPJO 合并重度输尿管反流。采用的药物包括 $^{99m}$Tc- 二乙烯三胺五乙酸（$^{99m}$Tc-DTPA）、$^{131}$I- 邻碘马尿酸钠（$^{131}$I-OIH）以及 $^{99m}$Tc- 巯基乙酰三甘氨酸（$^{99m}$Tc-MAG3），$^{99m}$Tc-MAG3 具有更好的成像质量以及更合适的放射剂量，是一种最准确的术后随诊方法。静脉注射上述药物后，当药物由肾脏排泄至肾盂输尿管时再采用 γ 相机进行观察。患有 UPJO 的肾脏表现为肾实质和肾盂肾盏中的核素浓度增高、排泄延缓，而输尿管中无明显的核素（图 27-4）。核素肾图还能够对肾功能进行定量分析。在注射核素 1~2 分钟时测定摄取值来评估肾功能。正常的摄取值在 45%~55%。临床上采用 $T_{1/2}$，即肾单位排泄出 1/2 的核素所需要的时间，来评估尿流自肾盂排向输尿管的阻力。当存在输尿管梗阻时，核素不能够通过梗阻部位，则其通过时间会延迟。如 $T_{1/2}<10$ 分钟，表明不存在梗阻；$T_{1/2}>20$ 分钟提示存在明显梗阻；而当 $T_{1/2}$ 在 10~20 分钟时，结果则不确定。对于 IVU 未显影者，核素扫描能够评估肾周的功能是否可恢复，其原理在于随着梗阻的解除，原则上梗阻肾的功能都将提高。注射呋塞米 0.3~0.5mg/kg 之后进行核素肾图称之为利尿肾图，短时间内尿量增加，尿流加快，若淤积在肾盂中的尿液不能加快排出，原来的梗

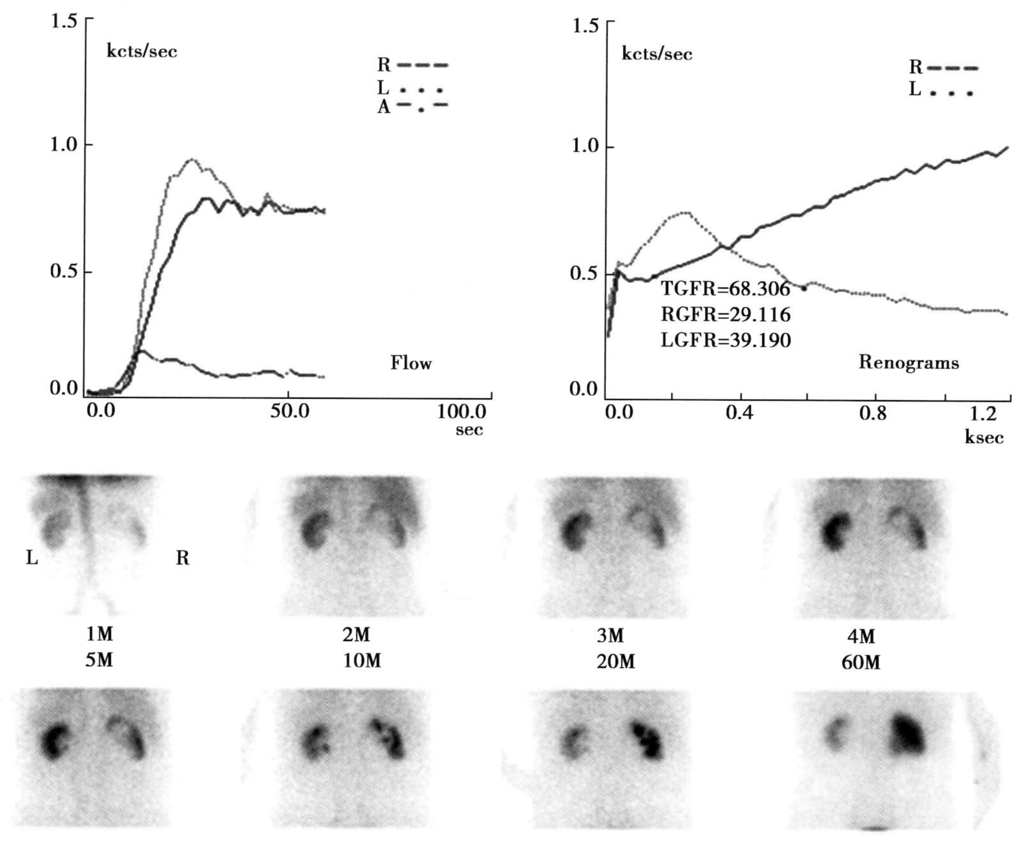


图 27-4　右侧肾 UPJO 典型核素肾图表现

阻型肾图曲线没有迅速出现下降段，则存在器质性梗阻，与常规核素肾图结合有助于鉴别肾盂肾盏扩张的原因、区别梗阻水平。

### （五）逆行尿路造影

逆行尿路造影是术前明确病变确切部位及梗阻病因的确定性诊断方法。通常在实施预定手术时或手术麻醉后再进行逆行尿路造影以避免由此造成的感染。而当 UPJO 具有急诊减压处理的指征时，如严重的感染或肾功能不全，进行逆行尿路造影是非常危险的。此时应优先通过留置输尿管导管或经皮肾穿刺降低集合系统内的压力，改善肾功，为二期手术创造条件。若行经皮穿刺引流，也可利用穿刺通道进行顺行肾盂造影，了解解剖位置及病变性质。

### （六）经皮肾造口顺行肾盂造影

当经膀胱镜逆行尿路造影失败或不适合该检查时，推荐行经皮肾造口术。首先，可以经此造口进行顺行尿路造影有助于明确梗阻的原因和确切部位；其次可以起到集合系统减压的作用，尤其是合并严重感染或肾功不全时，同时还可以评估减压后肾功能的恢复程度；第三，在集合系统扩张的临床意义尚不明确时，通过经皮肾造口可以实施动态压力灌注试验。

### （七）动态压力灌注试验

Whitaker 于 1973 年首先开展了动态压力灌注试验（又称 Whitaker 试验），通过经皮肾造口以 10ml/min 的速度向肾盂内持续灌注生理盐水或稀释的影像学造影剂。灌注过程中需监测肾盂内压力，确定跨 UPJ 处的压力梯度。灌注时还需要留置尿管引流膀胱内的尿液以防止膀胱内的压力向上传导。灌注过程中肾盂内压力范围在 12~15cm$H_2O$ 表明集合系统无梗阻。而肾盂内压力 15~22cm$H_2O$ 时提示功能性梗阻。需要注意，虽然该检查能够提供有价值的信息以明确梗阻是否具有临床意义，但由于肾盂的解剖变异和顺应性差异，其结果可能并不准确。

# 第四节 术前评估与术式选择

## 一、术前评估

并非所有的 UPJO 都需要治疗，某些先天性 UPJO 儿童可能会自发缓解，因此很难预测什么样的患者需要手术，因为很难确定患肾功能在梗阻下的进展风险和进展程度。在手术时机上尚存在争议，一般而言，在明确上尿路梗阻出现进展后，到了只有手术才能解决梗阻时，应及时采取干预措施。

临床上有研究认为，相比于不需要手术的 UPJO 患者，必须接受手术者的尿液 N- 乙酰 -β-D- 氨基葡萄糖苷酶、γ- 谷氨酰转移酶和碱性磷酸酶的表达水平显著升高，这提示，尿液中 N- 乙酰 -β-D- 氨基葡萄糖苷酶、γ- 谷氨酰转移酶和碱性磷酸酶的表达水平可用于筛选哪些患者需要接受肾盂成形术的生化指标。另外，在 UPJO 患者术后，其尿液碱性磷酸酶水平会显著下降，表明该酶还可以用于评估肾盂成形术后通畅改善程度的辅助指标。亦有研究认为，对于无症状或轻微症状的 UPJO 成年患者，采用核素肾图进行严密观察也是一种合适的评估方法，但由于多数研究报道的样本数量很小，对随访期限评估价值尚无定论。目前对于无症状的梗阻患者且并不具有确切的生理意义的患者，原则上采用密切观察，定期随访的治疗策略，一般在确诊后可以继续观察 2 年。Gurbuz 等对症状轻微的 UPJO 患者进行了为期 4 年的随访，发现仅有 29% 的患者需要手术治疗。Gulur 等亦发现，经过 44 个月的观察，14 例患者中 3 例的肾功能损失不足 10%。不可否认，大多数 UPJO 患者最终能够从重建性术中获益。

## 二、手术干预指征

手术干预的主要目标是缓解症状和改善肾功能。传统的干预方式是采用重建手术以使尿液自肾盂排出不受阻碍，尤其是对于新生儿、婴儿或者儿童，早期恢复尿路通畅能够使其在解除梗阻后获得最佳的改善肾功能的机会。目前对于有干预指征的 UPJO 患者，其治疗的基本原则是“因病施治”。根据 UPJO 病因的不同，合理采取不同的手术术式。Y-V 肾盂成形术由 Schwyzer 于 1916 年首先提出，并随后由 Foley 于 1936 年进行了改良。1949 年，Anderson 和 Hynes 改良了离断式肾盂成形术并成为 UPJO 迄今最主要的手术方法。根据患者的具体情况、手术医师的经验以及医疗设备条件，可选择开放式手术、腹腔镜手术或机器人辅助腹腔镜手术方式。目前认为，开放离断性肾盂成形术仍是 UPJO 手术治疗的金标准，其优点在于该术式能够切除梗阻病变，剪裁多余的肾盂以缩减肾盂的体积，并通过建立一个无张力且水密性良好的漏斗形肾盂输尿管连接部，达到解剖宽敞、对位良好、尿液通过顺畅，缓解症状和保护肾脏功能的效果。

创伤较小的腔内尿路手术也是一种有效的替代方法。尽管还没有研究证实腔内手术的成功率能够达到与肾盂成形术相当的水平。一项前瞻性研究结果显示，腔内肾盂成形术的成功率为73%。进一步研究发现，UPJO异位血管的存在是手术预后的主要决定性因素（有无异位血管的成功率分别为42%和86%）。此外积水程度也对预后有影响：重度梗阻患者和轻度梗阻患者行腔内手术的成功率分别为60%和81%。而当排除同时存在异位血管和重度梗阻的UPJO患者后，手术成功率提升至95%，与开放肾盂成形术的成功率相当。也有其他研究认为上述因素对预后的影响并不显著。彩色多普勒能够有效地诊断异位血管的存在，与MRI和CT的效果相当。

无论采用何种术式，UPJO的手术指征是基本类似的，关键是评估手术风险与获益，选择合适的术式。因此，对于UPJO患者应该评估术前所有的解剖和功能信息基础上实行个体化治疗。在此前提下，即使手术成功率更低或者有二次手术的可能，许多患者也应采用微创手术方式。由于异位血管能导致手术成功率降低，越来越多的研究致力于通过开放或腹腔镜手术的方式术中解决UPJO和异位血管。

对于继发性UPJO，当初次腔内治疗失败时，推荐采用开放或腹腔镜手术治疗，而对于开放或腹腔镜修补失败的患者则推荐腔内治疗。肾盂成形术失败后的腔内治疗仍具有良好的效果。如果患肾功能是否值得挽救尚不明确，可以行支架管内植入术或经皮肾造瘘以暂时缓解肾功能，之后定期复查肾功能。当对侧肾功能正常时，若梗阻导致严重的结石伴感染或患肾功能严重受损，可考虑行肾切除术。反复的重建手术治疗失败的患者或者再次干预可能导致非常严重的并发症者，也可以考虑行肾切除术。

## 三、术式与选择

手术治疗原则是彻底切除输尿管病变组织，需要注意可能同时存在长段或多处狭窄，避免遗留病变组织。合理裁剪，确保吻合口宽敞、通畅、无张力。缝合后肾盂应呈漏斗状，有利于尿液排出至输尿管。吻合口严密不漏水、良好血供可减少术后渗出促进吻合口愈合，减少术后吻合口炎性瘢痕增生导致吻合口狭窄的风险。娴熟的手术技巧及缝合方法，避免缝合时操作器械对吻合口组织的钳夹损伤，能很好地保护吻合口血供。在上述手术治疗原则的基础上，对UPJO术式选择应取决于医师对每一种术式的了解和实践经验，并通过术前对患者总体健康情况、UPJO与肾功能评估后，方可做出能够使患者获益最大的术式选择。

### （一）离断式肾盂成形术

大多数泌尿外科医师采用离断式肾盂成形术治疗肾盂输尿管连接部梗阻，适合于几乎任何情况，可以完全切除解剖或者功能异常的肾盂输尿管连接部梗阻，同时切除过多的肾盂，拉直迂曲的近端输尿管。对于有异位血管压迫的患者，在术中可以将肾盂输尿管连接部移位到血管对侧。但离断式肾盂成形术不太适合于伴有长段或多处输尿管狭窄的UPJO，以及肾内型小肾盂。肾盂和输尿管吻合时必须保证水密性良好和无张力。

### （二）肾盂瓣肾盂成形术

1. Foley Y-V肾盂成形术　主要是为了治疗输尿管高位连接造成的UPJO，一般已经被离断式肾盂成形术替代，不能用于需要将异位血管移位的患者。

2. Culp-DeWeerd螺旋形肾盂瓣肾盂成形术　适合于大的肾外型肾盂，输尿管连接部与肾盂的最低点斜形连接，这样的患者大多数也适合离断式肾盂成形术，还可以用于同时有肾盂输尿管连接部梗阻和较长的近端输尿管狭窄者。为了保护肾盂瓣的血运，其长度和宽度比不能超过3∶1。

3. Scardino-Prince垂直瓣肾盂成形术　该术式临床应用范围有限，适合于肾盂输尿管连接部位于增大的方形肾外型肾盂的内侧缘的情况，一般情况下已经被离断式肾盂成形术所代替。垂直瓣肾盂成形术更适合于近端输尿管狭窄较长的患者，但是垂直瓣的长度比螺旋瓣的长度短。

4. 输尿管肾盏吻合术　对于肾内小肾盂，伴有UPJO或近端输尿管狭窄时可以采用输尿管肾盏吻合术，也能够用于UPJO伴有肾脏旋转异常，如马蹄形肾，如果离断式肾盂成形术失败，输尿管肾盏吻合术可以作为挽救措施。

### （三）腹腔镜肾盂成形术

近年来随着微创手术的进展，采用腹腔镜以及机器人辅助腹腔镜技术进行UPJ重建日益受到重视并得到普遍接受。1993年Schuessler等首先报道了腹腔镜肾盂成形术。适应证和禁忌证与腔内手术和开放手术相似。解剖分离和修复原则与开放性肾盂成形术相似。肾盂成形术是腹腔镜术中难度较大的，与开放性肾盂成形术相比，其技术更复杂，剪裁和缝合难度更高，学习曲线更长，但在熟练掌握后手术并发症较少、住院时间短、恢复快，成功率与开放性肾盂成形术相似（≥90%）。

腹腔镜肾盂成形术的成功率比肾盂内切开术高10%~30%。一般选择 Andersen-Hynes 离断式肾盂成形术，还可以采用 Foley Y-V 肾盂成形术和肾盂瓣肾盂成形术等其他方法，手术原则与开放性肾盂成形术方法相同。

文献报道的腹腔镜肾盂成形术的平均手术时间 119~252 分钟，围手术期并发症发生率低（2%~15.8%），中转开放手术的比例为 0~5.5%。另外，输血风险低，只有个案报道。术后所需止痛药物很少，平均住院时间 2.6~4.5 天，大多数现代病例报道的成功率超过 95%。腹腔镜肾盂成形术手术失败大多数见于术后前 2 年，可以采用开放手术挽救，成功率大约 86%，也可以通过腔内处理，成功率 70%。

有研究比较了腹膜后腹腔镜与开放性肾盂成形术的效果，认为在小于 40 岁的年轻患者，前者恢复正常活动的时间更短。张旭等认为腹膜后腹腔镜手术在估计出血量、肠道功能恢复时间、镇痛药使用、切口长度、术后住院时间以及手术时间等方面都具有优势。一项荟萃分析证实两者在成功率和术后并发症方面并无差异，但是腹腔镜手术术后住院时间更短，镇痛药的需求有更少的趋势。虽然腹腔镜手术具有微创的优势，但从人体工程学的角度还存在诸多缺陷，对手术操作造成干扰，使其在临床医师中的接受程度受到影响，尤其是在进入机器人辅助腹腔镜时代以后，这种影响就更为明显。

腹腔镜肾盂成形术根据手术路径的不同，可以分为经腹膜路径和经腹膜外路径，需由术者在对术式的熟悉程度、患者肾脏的解剖特征以及合并症等基础上做出选择。有研究认为经腹膜腔路径比经腹膜外路径手术更具侵袭性。与经腹膜路径相比，经腹膜外路径具有以下优点：解剖清晰简单，分离层次较少；对腹腔脏器干扰少，不易损伤腹腔内脏器，术后恢复快；在腹膜外充气全身吸收少，高碳酸血症等并发症少；即便出现尿漏也不会引发化学性腹膜炎乃至肠梗阻等。但腹膜外路径具有独特的解剖结构，存在需要更熟练的操作以及手术空间受限等缺陷。

有关经腹膜路径和经腹膜外路径的比较研究结论尚不一致，多与研究样本量小、非随机对照研究等有关。最近一项综合文献分析纳入 776 例 UPJO 患者，证实经腹膜路径与经腹膜外路径的手术相比，手术时间更短，中转开放手术率更低。

### （四）机器人辅助腹腔镜肾盂成形术

Gettman 等于 2002 年首先报道机器人辅助腹腔镜肾盂成形术。机器人系统具有 3D 视野，操作灵活，在实施重建手术、需要大量而精密的缝合时具有独特的优势，学习曲线短。缺点是没有触觉反馈，总体操作时间和费用更高。机器人辅助腹腔镜手术一般通过经腹膜路径，但也有经腹膜外路径的报道。临床研究证实机器人辅助腹腔镜肾盂成形术对于 UPJO 是一种安全有效的术式。一项综述和荟萃分析表明，与传统腹腔镜手术相比，机器人辅助腹腔镜肾盂成形术能够缩短手术时间 10 分钟，显著减少住院时间，但在手术成功率和并发症方面并无差异。另有研究发现经过 2 年的随访，机器人术后有 5% 需要二次手术，而传统腹腔镜手术则为 13%，但多因素分析发现手术方式对是否接受二次手术无影响。此外，机器人辅助腹腔镜手术能够安全有效地修复首次手术失败的 UPJO，相比较开放手术而言对技术的要求要低。一项荟萃分析证实机器人辅助腹腔镜手术比传统腹腔镜手术时间更少，可能与肾盂成形缝合操作的学习曲线更短有关，但是两者在围手术期并发症、住院时间和手术成功率方面并无差异。因此，对于经验丰富的腹腔镜手术医师而言，机器人并不比传统的腔镜手术更有临床优势。但在具备机器人系统的条件下，还是倾向于选择机器人辅助腹腔镜肾盂成形术。

### （五）UPJO 腔内治疗

Ramsay 等于 1984 年首次提出腔内肾盂切开术，Badlani 等于 1986 年在美国开展并被普遍接受。其主要术式包括经皮顺行性肾盂内切开术、经皮腔内肾盂成形术、同时行经皮肾盂内切开术和肾结石碎石术、逆行性输尿管镜肾盂内切开术（冷刀、激光）、逆行性球囊扩张肾盂内切开术等。虽然术式良多，其基本概念是一致的，即全层侧方切开梗阻的近端输尿管，自输尿管腔切透至肾盂和输尿管外脂肪。之后内置支架管并留置至切口愈合。目前所采用的逆行肾盂内切开术是在直视下用钬激光切开肾盂输尿管连接部，还有经皮顺行肾盂内切开术、经皮腔内肾盂成形术，这些方法之间成功率没有显著性差异。需要强调的是，解剖学研究发现 UPJ 外侧存在异位血管的可能性最小，因此切开梗阻部位时必须从输尿管的外侧切开，从而可以避免损伤可能存在的位于 UPJ 后方的异位动脉或静脉。

尽管肾盂成形术手术成功率可达 95%，腔内手术仍然是可以选择的替代治疗。腔内手术的优势包括降低住院天数和加快术后恢复，但其手术成功率仍然低于开放、腹腔镜或机器人辅助腹腔镜手术。

此外，肾盂成形术可以应用于合并任何解剖畸形的UPJO，而在采用腔内治疗时，则需要术者务必考虑积水的程度、单侧肾功能、合并肾结石以及存在交叉血管的可能性。有研究报道各种经腔内肾盂切开术的长期成功率为67%，大多数失败发生于术后32个月以内。最近一项纳入400例患者的长期随访研究发现，经皮顺行肾盂切开术的3年、5年以及10年的成功率分别为63%、55%和41%，而肾盂成形术则高达85%、80%和75%，显著优于腔内手术。另一项研究比较了单一术者逆行激光肾盂内切开术和腹腔镜经腹膜外途径肾盂成形术的长期疗效，共纳入256例患者，其10年的成功率分别为73%和94%，肾盂成形术具有显著优势。

腔内治疗的优点是能够缩短住院时间和术后恢复时间，但是成功率不如开放性、腹腔镜和机器人肾盂成形术。有研究比较了10年间治疗的256例患者，逆行激光肾盂内切开术和腹膜后腹腔镜肾盂成形术的成功率分别为73%和94%。

# 第五节　手术路径与操作要点

## 一、开放式手术概论

### （一）切口选择

可以采用的切口包括经腰部切口、肋缘下切口、背部切口等。一般经腰部切口操作比较方便，为泌尿外科医师所熟悉，不需要游离整个肾脏，仅需要在肾盂输尿管连接部进行操作，切口一般低于肾脏切除术所需的切口。最简单的切口是从第12肋骨尖端向前的腰部切口，对于复杂病例具有灵活性，也适用于肾盂很大或者肾脏旋转异常者。肋缘下切口的视野很好，但是需要注意在腹膜外进行分离。背部切口可以缩短手术时间，术后恢复较快，但泌尿外科医师不太熟悉。对于双侧UPJO，可以经双侧的腰部或背部切口，不宜选择腹部正中切口。

### （二）手术路径

以腰部切口为例，全身麻醉后患者健侧卧位，切口自第12肋尖开始，向前不超过腹直肌外缘。沿皮纹方向切开可减少术后瘢痕形成。切开腹壁各层肌肉，将腹横筋膜从肾周筋膜和腹膜表面分离。打开肾周筋膜，将肾脏向前旋转，暴露肾门。清除脂肪，暴露肾盂输尿管连接部，可以在肾盂上缝支持线协助在分离过程中旋转肾盂，找到狭窄段下方的输尿管。对于二次手术的患者，可以在狭窄段远端的正常输尿管处开始向近端游离，找到梗阻部位。应该注意是否存在异位血管，供应肾下极的异位血管是UPJO的一个比较常见的原因。

### （三）操作步骤与技巧

1. 尽量靠近腹后壁纵行切开肾周筋膜，防止腹膜损伤，向头侧延长时应该向后方延伸，防止损伤肝脏或脾脏表面的腹膜。清除位于肾盂、肾盂输尿管连接部和上段输尿管周围的脂肪后仔细观察局部解剖情况。对于明显扩张的肾盂，用注射器抽出肾盂内尿液或者在肾盂上靠近狭窄处做一小切口放出尿液以完整暴露肾盂。如果不能确定梗阻部位，可以在肾盂内注入生理盐水，使其充盈后再观察。狭窄段短的患者最好切除狭窄段，适合离断式肾盂成形术，集合系统扩张明显的患者需要切除部分肾盂以缩小肾盂体积，否则术后可能因为重建的肾盂输尿管连接部的折曲导致术后梗阻。离断式肾盂成形术简单有效，应用最广泛。非离断式肾盂成形术用于特殊情况，Foley Y-V成形术用于输尿管高位连接，肾盂瓣技术用于输尿管缺损较多的患者，如Culp-DeWeerd和Scardino-Prince成形术。

2. 术中注意并不需要完全游离肾脏，一般只需游离肾脏中下极。游离过多会使肾脏下移，影响手术操作。尽量减少输尿管的游离范围，能达到无张力吻合即可，以免影响血供。游离时需保护输尿管的营养血管，尤其是输尿管内侧血管是其血供的主要来源，防止因损伤输尿管的血供而造成术后继发狭窄。肾盂裁剪时切除的范围应足够，做好剪裁及缝合计划，以免术后形成新的UPJ迂曲。

3. 术中置DJ管或行肾造口术　关于术中是否留置DJ管或行肾造口术目前尚有争议，但对梗阻伴感染、孤立肾梗阻或双侧肾同时梗阻导致氮质血症的患者，应放置输尿管支架管或者经皮肾造口进行肾盂引流。留置DJ管在术后早期的优点包括减少吻合口漏尿量、缩短漏尿时间，从而降低继发性纤维化的风险，并且能够早期拔出术区引流管。对于无并发症的肾盂成形术，留置肾造瘘管并无益处，且可能延长住院时间、增加感染的风险，但复杂的手术可以留置肾造瘘管，如继发性UPJO或者合并感染。如果术前经皮肾造口，术后应继续保留，并可用于顺行肾盂造影检查。对于成年患者而言，推荐术中常规放置双J管，术后4~6周局部麻醉下经膀胱拔除。

4. 术中如发现有纤维束带粘连压迫造成梗阻时，应先行粘连松解，解除压迫，之后观察 UPJ 处是否合并狭窄，能否产生正常蠕动，肾积水是否缓解。如存在狭窄或未能观察到正常蠕动则应行离断式肾盂成形术。

5. 如果 UPJO 合并肾盂结石，可通过肾盂切开取石，则可先行直视下肾盂切开取出结石，再行肾盂成形术。如结石位置不佳，无法直视下取出，还可以术中联合膀胱软镜经肾盂切口进入结石所在位置取石。

需要强调的是，术区必须在吻合口附近留置外引流管另戳口引出，但引流管不能干扰吻合口，可以最大限度地减少尿性囊肿形成的风险，防止破坏吻合口愈合、形成瘢痕以及继发感染。

## 二、离断式肾盂成形术操作要点

### （一）输尿管解剖与处理

在梗阻段下方的正常输尿管的前表面缝支持线，在梗阻段下方几毫米处切断输尿管，如果有异位血管，在血管下方切断输尿管，并将其拉到血管的对侧。可以在远端输尿管内插入输尿管导管证实其通畅。在靠近肾实质的肾盂前表面中部缝支持线，在肾盂上做菱形切口，其下角用于与剖开的输尿管进行吻合。牵拉肾盂和输尿管，观察肾盂上预计的吻合口位置，沿标记线用剪刀切开肾盂（图 27-5A）。

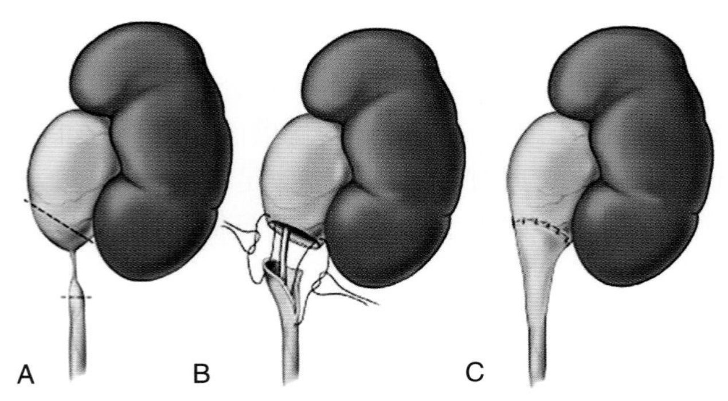


图 27-5 离断式肾盂成形术示意图

A. 狭窄的肾盂输尿管连接部及拟切除范围；B. 向尾端纵行切开输尿管，其最高点与最低点分别与对应肾盂吻合；C. 吻合后的肾盂输尿管应呈漏斗形，走行自然。

### （二）纵行剖开输尿管

输尿管前表面的支持线可以防止其扭曲，切开的长度应该适合与肾盂下角吻合。输尿管内插入支架管，4-0 的可吸收线缝合肾盂与剖开的输尿管下角，在管壁外打结，保留缝线进行牵拉。为了防止吻合口狭窄，缝合时可尽量紧贴黏膜边缘进出针，但肌层和外膜应多缝合。尽量用较细的针。连续或间断缝合腹侧肾盂和输尿管边缘至输尿管残端。从输尿管后方牵拉吻合口下角的缝线，暴露背侧肾盂输尿管边缘，同样方法吻合，冲洗肾盂和肾盏，清除血块。留置输尿管支架管。然后用可吸收线连续缝合关闭肾盂开口（图 27-5B、C）。

### （三）修剪肾盂

如果肾盂扩张明显，可切除部分肾盂。缝合时可将肾盂切口的头端以可吸收线连续缝合，保留的肾盂宽度应与剖开的输尿管切口相对应（图 27-6）。但需注意肾盂切除过多会造成吻合困难。肾盏颈部可能非常靠近切开的肾盂边缘，切口必须远离肾盏颈部。如果肾盂扩张不明显，或者不伴有管腔狭窄的异位血管压迫，则不需要切除肾盂或仅需切除少量肾盂壁。

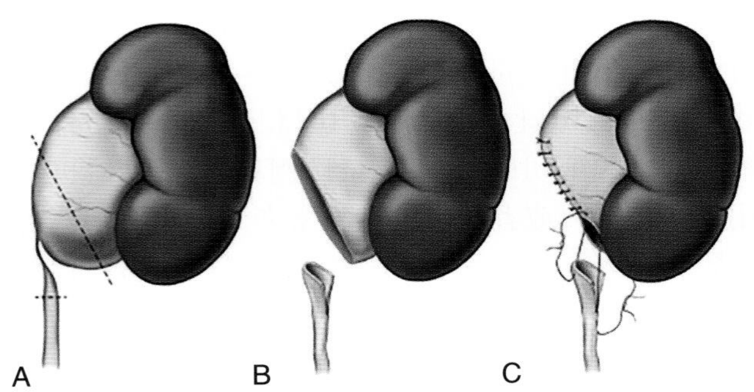


图 27-6 肾盂明显扩张时的离断式肾盂成形术

A. 肾盂扩张明显时切除的范围增大，应切除部分肾盂；B. 切除狭窄段后的肾盂及输尿管；C. 缝合时可将肾盂切口的头端以可吸收线连续缝合，保留的肾盂宽度应与剖开的输尿管切口相对应。

### （四）肾异位血管地处理

关于肾异位血管地处理尚有不同观点。一般认为，异位血管对 UPJO 的影响并不确定，多数作者认为不要盲目离断异位血管。当术中发现异位血管存在时，首先应确定其肾脏供血范围，若供血范围较大，则应保留血管，行离断式肾盂成形术。如异位血管供血范围很小，离断后对肾脏供血和静脉回流不会产生明显影响，则可离断该血管。根据异位血管离断后，注意观察肾盂输尿管蠕动及肾积水缓解的程度后，再决定是否进一步行离断式肾盂成形术。若异位血管离断后肾盂输尿管蠕动及肾积水缓解的程度不明确，建议行离断式肾盂成形术（图 27-7）。

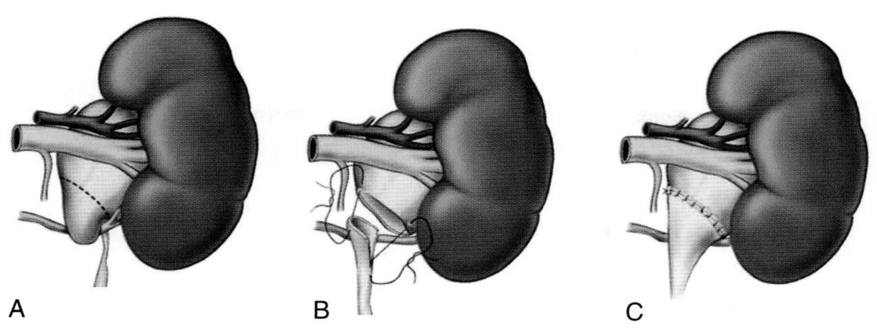


图 27-7　伴异位血管的离断式肾盂成形术

A. 受异位血管牵拉移位的肾盂输尿管连接部;B. 将受牵连移位的肾盂输尿管连接部切除,并于血管前吻合肾盂输尿管切口;C. 吻合后的肾盂输尿管位于血管前方,不受牵拉。

### (五)孤立肾患者地处理

对于孤立肾患者,应放置输尿管支架管,在保证安全的同时,可以减少患者的不适、感染的风险和移位。手术结束后,需行膀胱镜检查以证实输尿管支架管确实已经进入膀胱内,如果没有进入膀胱可以用输尿管镜处理,留置三腔气囊尿管为宜。

## 三、Foley Y-V 肾盂成形术操作要点

游离肾盂和上段输尿管,将输尿管提起,拉向头侧,以肾盂输尿管连接部为汇合点做一倒 Y 形切口,纵行切开狭窄处下方的输尿管和肾盂壁,所形成的肾盂瓣的边长与输尿管切口长度相同,用 5-0 或 4-0 的可吸收线缝合肾盂瓣尖端和剖开的输尿管下角,然后连续缝合关闭肾盂瓣两侧的开口,术中放置输尿管支架管,吻合口表面覆盖肾周脂肪组织。术后抗生素预防感染,术后 5 天左右拔出引流管,术后 7 天拔出尿管,术后 1 个月经膀胱镜拔出 DJ 管。如果有漏尿,需要首先确认尿管是否堵塞以及 DJ 管是否移位,如果有 DJ 管移位,需要用输尿管镜调整位置,保证尿液引流通畅。持续漏尿者需要保持引流管通畅,一般能够自行愈合。

开放性肾盂成形术失败后最好采用腔内方法进行处理,但一些患者需要再次肾盂瓣或者离断式肾盂成形术进行修复,术前放置输尿管支架管可以帮助术中识别和分离输尿管和肾盂,一般输尿管狭窄段较长,需要广泛游离肾脏和输尿管以进行无张力地吻合。还可以采用其他方法,如回肠代输尿管、肾脏自体移植术和肾盂膀胱壁瓣吻合术,肾脏功能严重受损、对侧肾脏功能正常的情况下可以考虑肾脏切除术。

## 四、腹腔镜肾盂成形术

1. 经腹膜途径腹腔镜手术　①患者取 45°健侧斜卧位,腰部垫高,常规消毒铺巾;②采用气腹针法或 Hasson 法建立气腹;③气腹充分后,可置入 3~5 个套管,一般将脐部的套管作为腹腔镜通道;④首先于结肠旁沟打开后腹膜、向内推移结肠,暴露腹膜后结构,找到输尿管并向上分离、暴露 UPJ 及肾盂,为暴露方便,通常需游离肾脏中下部;⑤应避免过度游离输尿管,尽量减少电刀电灼,以便保护输尿管血运;⑥暴露充分后,评估输尿管上段、肾盂及肾脏下极血管间的解剖关系,明确 UPJO 的原因,进一步地处理与开放性离断性肾盂成形术基本一致;⑦有研究认为患者麻醉成功后,可先经膀胱镜行患侧逆行肾盂造影进一步明确诊断,随后可放置输尿管支架管并留置导尿,但术前逆行留置 DJ 管在术中剪裁肾盂及吻合肾盂输尿管时可能造成干扰,因此可于术中切开 UPJ 并剪裁肾盂后经腹腔镜顺行留置 DJ 管。

2. 经腹膜外途径腹腔镜手术　①全身麻醉后,留置导尿。②患者健侧卧位,健侧下肢屈曲,患侧下肢伸直,双腿间垫以海绵垫。腋下垫枕,腰部下垫圆枕,调整手术床位呈头低脚低位,使患侧腰部保持张力。③于腋后线第 12 肋下缘做长度约 2cm 的斜切口,用血管钳逐层分离肌层,钝性戳入穿透腰背筋膜,此时可有明显突破感,进入腹膜后间隙,用手指分离腹膜后间隙,将腹膜推向腹侧,置入球囊扩张器,充气 500~1 000ml 进行扩张,维持 2 分钟后退出。④于腋中线髂嵴上 2cm 处穿刺放置 10mm 套管,于腋后线切口放置 12mm 套管,气腹压 12~15mmHg。⑤经腋中线套管放置腹腔镜,直视下于腋前线肋缘下置入 12mm 套管。⑥清除腹膜后脂肪,纵行切开

侧锥筋膜、肾周筋膜，沿腰大肌表面找到并充分暴露肾盂、梗阻部位和输尿管上段，明确梗阻部位和原因。⑦如果肾盂扩张明显，难以暴露梗阻部位，可以剪开接近梗阻部位的肾盂壁，放出尿液后进行游离和观察。⑧自肾盂下角向上与肾脏内侧缘平行，剪开肾盂，保持上角相连，沿远端肾盂下角向下纵行剪开狭窄段和长度约 1cm 的正常输尿管，牵拉近端肾盂下角和剖开的输尿管上段，预定肾盂吻合的最低点。如肾盂过大，可以去掉多余的肾盂壁，注意切缘避免过于靠近或剪开肾盏，同时应该保留足够的肾盂壁进行无张力吻合。⑨用 4-0 可吸收线缝合肾盂和剖开的输尿管下角，在管壁外打结。⑩完成肾盂壁的剪裁，可以暂时保留梗阻段以便于钳夹辅助缝合，将下角缝线从吻合口下方拉到背侧，进行后壁的吻合，亦可采用连续锁边缝合或间断缝合，将输尿管瓣前角与肾盂前壁缝合，形成漏斗形的肾盂输尿管连接部。⑪然后用 3-0 或 4-0 可吸收线连续锁边缝合关闭剩余的肾盂开口，可以用间断缝合加固。⑫经吻合口置入 5Fr 或 7Fr 的双 J 管进入膀胱，将双 J 管上端置入肾盂。4-0 可吸收线间断缝合吻合口前壁，完成吻合。⑬有异位血管压迫时，需要将异位血管放置在肾盂输尿管连接部对侧。降低气腹压观察是否有活动性出血。⑭经腋中线切口放置引流管，采用膀胱镜或输尿管镜观察双 J 管一端是否已经进入膀胱，如果没有进入膀胱可以经输尿管镜处理，最后膀胱留置三腔气囊尿管。

## 五、机器人辅助腹腔镜手术

患者麻醉成功后，取 45° 健侧斜卧位，腰部垫高，常规消毒铺巾，留置导尿。于脐上缘做一约 0.2cm 切口，置入气腹针，建立人工气腹。于脐上两横指腹直肌旁切开 12mm 切口，穿刺置入 12mm Trocar 及腹腔镜，直视下分别于患侧锁骨中线、腋前线距镜头套管 8cm 处穿刺植入套管，作为 1、2 号臂通道。距腋前线套管在腹直肌侧投影 8~10cm 处穿刺置入 8mm 套管作为 3 号臂通道，分别对接达·芬奇机器人操作臂，腹腔镜观察角度为 Down 30°。根据需要置入 1~2 枚助手用套管。观察腹腔内部情况，如有网膜等粘连需予以松解。具体手术步骤见腹腔镜肾盂成形术（第二十七章第五节）。

需要注意的是，游离肾盂和输尿管时，肾盂可充分游离，以减少吻合口张力，但输尿管上段尽可能少地游离，尽量减少机器人器械对输尿管的钳夹，防止组织损伤；3 号臂安装无损伤抓钳可以辅助暴露和牵拉，使手术野空间更好，有利于游离和缝合。

## 六、腹腔镜术中转开放手术原则

腹腔镜手术过程中，出现以下情况应该及时中转开腹手术：①术中发现肾盂与周围组织粘连严重，解剖结构不清楚，腹腔镜下分离与切除困难者；②术中发现结石，腹腔镜下难以确切彻底清除者；③术中出血，腹腔镜下不能有效控制者；④术中损伤十二指肠或结肠，在腹腔镜下又难以确切修复者；⑤术中发现切除病变段过长、吻合口张力大、难以确切吻合的情况下，可考虑转为开放性手术。

## 七、腹腔镜手术有关的几个技术问题

### （一）经腹膜路径肾盂成形术时是翻转结肠还是经结肠系膜路径

传统的经腹膜路径在结肠旁沟打开后腹膜并向内翻转结肠。而经结肠系膜路径则是直接打开结肠系膜暴露肾盂区域。Romero 等报道了 18 例经结肠系膜路径并与 170 例结肠后路径手术进行比较。经结肠系膜路径的唯一选择标准是经降结肠系膜能够识别肾盂和 / 或输尿管。笔者发现经结肠系膜者更年轻，可能是因为年轻患者结肠系膜的脂肪组织沉积更少，从而更容易透过结肠系膜识别输尿管。结果显示经结肠系膜路径手术时间更短，住院时间更少，可能与更少干扰肠管有关。Castillo 等的研究结论与之类似，强调术前不应留置 DJ 管以便保持肾盂输尿管扩张。该路径的重点在于患者的选择，最适合肾盂扩张明显、病变位于左侧、首次手术的体型细长的年轻患者。Shadpour 等首先开展的随机前瞻性研究比较了左侧经肠系膜路径和传统的结肠后路径手术的效果，结果显示前者的手术时间较后者缩短 23%，主要在于缩短了从留置套管到切开 UPJ 的时间。前者的平均住院时间也少于后者（2.9 天 *vs.* 3.6 天），两组的手术成功率均为 96.9%。

### （二）置入 DJ 管时是顺行还是逆行

腹腔镜和机器人辅助腹腔镜肾盂成形术都要求吻合后内置 DJ 管。置管方式是顺行还是逆行一直有争议。手术麻醉后经膀胱镜逆行置入输尿管内 DJ 管可以同时行肾盂造影以排除其他输尿管畸形。但是需要重新从截石位摆设体位，增加手术时间；预先置入 DJ 管还使肾盂空虚，难以识别扩张肾盂和正常输尿管的交界处。此外，DJ 管近端还对腔内缝合，尤其是后壁吻合造成干扰、增加手术难度。为避免上述不便，可以考虑顺行置入 DJ 管。

在腹腔镜肾盂成形术中顺行方式放置双J管的方法简单易学、安全有效，被广泛使用，随着手术经验的增加，置管时间可控制在5分钟以内。但有可能因为输尿管膀胱入口处畸形等导致放置DJ管失败，DJ管远端未能放置在膀胱内。放置双J管位置不当，术后需要行输尿管镜取出支架的发生率为5.8%。为增加顺行置管的成功率，很多临床团队做了各种有意义的探索，但目前还缺少被广泛认同的、标准的置管方法。一般可以分为两种方法：一种是利用现有的套管，将各种类型的DJ管直接或利用辅助器械导入输尿管内；另一种是利用经皮肾穿刺装置穿过肾实质进入集合系统，放置DJ管。术中证实DJ管位于膀胱内是另外一个难点。DJ管下端进入膀胱后一般可见尿液反流，有报道可将膀胱内注入亚甲蓝并夹闭尿管，当置入DJ管，有蓝色尿液反流入肾盂时表明置管成功，DJ管下端已经进入膀胱。

#### （三）是否采用血管“悬吊”技术

对异位血管在UPJO中的作用存在较大争议。Canes等建议腹腔镜肾盂成形术时不需要常规将肾盂前的异位血管移位。Boylu等报道是否实施异位血管移位对手术成功率并无影响。但对于一部分患者而言解除异位血管造成的压力有可能恢复尿液自肾盂向输尿管的引流。Hellstrom等首先尝试将异位血管松解、移位并悬吊、固定至肾盂更靠近头端的位置，从而改变血管与肾盂的解剖关系，解除梗阻。手术成功的关键在于选择合适的患者，即存在异位血管、外观正常的输尿管和UPJ以及小肾盂。该术式只需少许缝合，不需要切开和剪裁肾盂，手术效果与标准的离断性肾盂成形术相比无显著差异。

#### （四）术后应常规处理那些问题

需密切观察尿量及腹腔引流情况，确保尿管及引流管通畅，术后3~5天、引流量低于20ml/d后拔出负压引流管，如引流量多则需注意尿漏，应行KUB平片明确DJ管是否移位并复查局部超声。术后10~14天拔出尿管。术后1个月经膀胱镜拔出双J管。如果有漏尿，需要首先确认尿管是否堵塞以及双J管是否移位，如果有双J管移位，需要用输尿管镜调整位置，保证尿液引流通畅。持续漏尿者需要保持引流管通畅，一般能够自行愈合。

术后卧床期间应加强呼吸道管理，防止呼吸道并发症。术后应用抗生素预防感染3天，可给予广谱抗生素（尿培养结果出来后根据尿培养结果使用敏感抗生素，复查尿常规正常即可停药），如发热提示有尿路感染时，可根据尿培养药敏试验及时更换敏感抗生素。肠道通气后逐渐恢复正常饮食，适当多饮水，保证足够尿量。

### 八、腔内治疗

#### （一）经皮顺行肾盂内切开术

最初该术式主要适用于伴发结石的UPJO（可同时取石）和既往开放性肾盂成形术失败的患者。随着技术的进步和经验的积累，目前几乎可以用于所有肾盂输尿管梗阻的患者，尤其是需要同时处理肾盂和肾盏结石者。适应证同肾盂成形术。禁忌证包括梗阻段过长（>2cm）、未经治疗的急性感染和凝血功能障碍。存在异位血管压迫时需要考虑对手术成功率的影响，特别是异位血管导致UPJ成角显著时。术前要求控制尿路感染，如果梗阻造成的上尿路感染未经控制，应该先采用输尿管支架管和经皮肾造瘘管引流。并发症与经皮肾镜手术相似。成功率可达85%~90%，在原发性和继发性UPJO的治疗中效果相似。经皮肾盂内切开术失败后如果发现了异位血管，不推荐再次进行腔内手术。经皮腔内肾盂成形术的成功率与经皮肾盂内切开术相似。

该手术关键操作步骤与方法如下：①全身麻醉后患者截石位，膀胱镜下经患侧输尿管口置入5Fr输尿管导管，留置16Fr尿管，并将输尿管导管固定在尿管上；②如有必要可行逆行肾盂造影；③患者再取俯卧位，穿刺点的选取要求能使肾镜顺达UPJ，一般选择后组中盏或上盏作为穿刺通道，在超声或X线引导下建立肾镜通道，直视下置入导丝通过梗阻部位进入正常输尿管；④仔细观察梗阻部位是否有血管搏动，以避免在该处切开；⑤可以用冷刀或者钬激光进行内切，在UPJ后外侧切开管壁全层，深度至输尿管外脂肪组织，长度可适度延长数毫米至正常输尿管；⑥如果肾盂输尿管连接部过UPJ显著狭窄，妨碍内切开，可以先用球囊扩张，然后再进行内切；⑦切开狭窄段后需要用21Fr的输尿管球囊扩张，顺行置入2根7Fr的双J管或者内切支架管（12/7Fr）；⑧留置12Fr的肾造瘘管，待2~3天后经肾造瘘管造影明确支架管位置良好后可拔出；⑨如果合并肾结石需要在内切开之前先行处理，以避免结石碎片残留在UPJ切口甚至输尿管周围组织中；⑩术后需常规休息8~10天，抗生素预防感染，术后4~6周经膀胱镜拔出输尿管支架管。

#### （二）经皮腔内肾盂成形术

SewRite SR5（LSI Solutions，Victor，NY）是一种5mm的腔内间断缝合器械，可以经26Fr肾镜通道进

行操作，用于经皮腔内肾盂成形术。麻醉后患者截石位，经膀胱镜逆行放置6Fr的输尿管导管。患者更改为俯卧位，经上组或中组肾盏建立经皮肾镜通道，置入30Fr的Amplatz工作鞘，置入导丝进入输尿管，于狭窄段外侧全层纵行切开管壁，两端各超过狭窄段1cm，切缘必须平整以便于缝合。直视下经切开处用5mm的腹腔镜Endoshears（USSC，Norwalk，CT）或3mm的腹腔镜MicroEndoshears（USSC，Norwalk，CT）将输尿管周围组织分离，为缝合创造足够非空间，并减轻缝线的张力。如果有出血点可以电凝，尽量不用能量器械进行分离。经肾镜置入腔内缝合器，首先将切口的中心缝合，然后在缝线的两侧加针缝合，缝合结束后顺行置入DJ管，留置肾造瘘管（图27-8）。

**（三）经输尿管镜逆行肾盂内切开术**

该术式的主要优点是不需要经皮通道，避免了建立经皮通道的并发症，能够在直视下进行观察，确保在正确的位置全层切开。禁忌证包括梗阻段长及合并上尿路结石。随着输尿管镜器械和钬激光纤维的不断改进和完善，手术并发症的发生率和严重程度逐渐下降，也使经输尿管镜逆行肾盂内切开术成为更加流行的手术方式。手术步骤包括：①麻醉后患者截石位，经患侧输尿管口置入导丝至肾盂，输尿管镜下置入第二个质地较硬的导丝；②第一个导丝需妥善固定，以免迷失输尿管通道；③沿硬质导丝置入输尿管软镜鞘到达UPJ远端，置入输尿管软镜，确定狭窄段长度；④如有异位血管压迫，此时可以看到局部搏动，置入激光纤维，用激光从肾盂向下完全切开狭窄段，到达管腔正常的输尿管，近端和远端分别切开长度为1cm的正常管壁，深度至输尿管周围脂肪组织；⑤撤出输尿管镜，沿导丝置入扩张球囊（15~24Fr）至切开部位，充盈球囊，低压扩张（2~3个

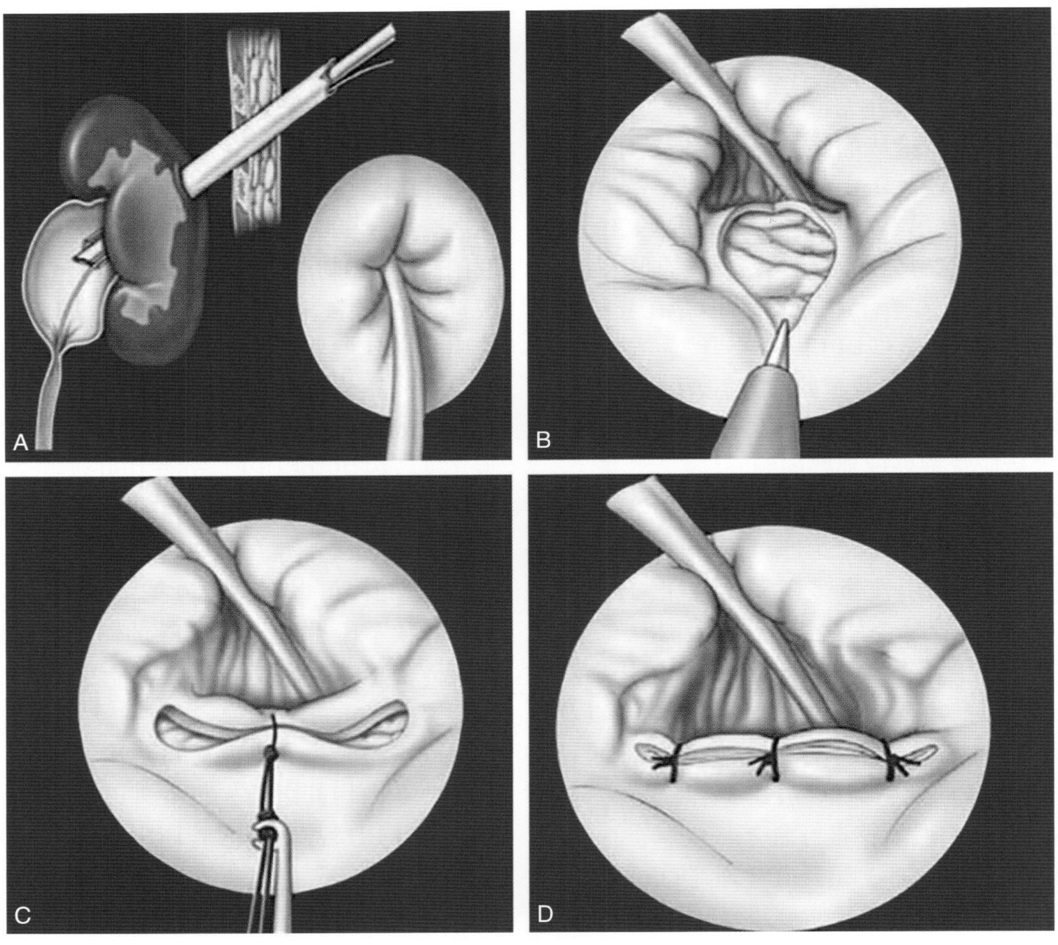


**图27-8　经皮腔内肾盂成形术**

A. 膀胱镜逆行放置6Fr的输尿管导管，经皮置入30Fr的Amplatz工作鞘；B. 狭窄段外侧全层纵行切开管壁；C. 经肾镜置入腔内缝合器缝合切口中点；D. 在中点两侧加针缝合。

大气压)；⑥亦可采用冷刀切开，手术步骤同上，将以冷刀替代激光纤维于外侧从肾盂向下切开狭窄段，范围及深度同激光手术，球囊扩张方法亦同上；⑦沿导丝置入2根7Fr的DJ管或者内切支架管(12/7Fr)，内切支架管最宽的部分位于切开的部位；⑧留置三腔气囊尿管引流尿液，术后抗生素预防感染，术后4~6周经膀胱镜拔出双J管。

## 九、肾盂成形术后并发症与处理

### （一）吻合口尿漏

为肾盂成形术后最常见并发症，通常为吻合不够严密或内支架堵塞、移位所致。良好的吻合技术、通畅的DJ管引流、留置导尿管保持膀胱低压引流防止反流等可减少尿漏的风险。如发生尿漏，应保持引流管通畅，延迟拔出引流管，保持尿管通畅以使膀胱空虚、膀胱内低压。如KUB平片提示DJ管位置异常，则行DJ管更换或肾造瘘术。加强营养，促进切口愈合，一般1~2周后均可好转。

### （二）血尿

术后血尿多数很轻微，可能由术后残血引流或体内支架管刺激所致，一般予以保守观察治疗如充分补液、多饮水、减少活动等可好转。如出血较重应考虑吻合口或肾盂内出血，可给予止血药物，及时行膀胱持续冲洗，保持导尿管引流通畅，同时监测血红蛋白变化情况，必要时给予输血治疗及再次手术探查出血原因。

### （三）腰痛和尿路刺激征

通常为体内支架管刺激或引流不畅所致，可给予充分补液量以保证尿量并减少活动，多可缓解，必要时可给予抗胆碱能药物。拔出双J管后症状可消失。DJ管的型号并非越粗越好，应该根据输尿管的直径，选择合适型号的双J管并保持内引流通畅。术后远期出现的尿路刺激征需要考虑DJ管向下移位可能，必要时可重新留置。

### （四）感染和发热

可能发生的原因包括未能彻底控制术前泌尿系感染，肾盂内有积脓，裁剪肾盂时部分脓液流入腹腔，导致术中、术后高热，严重者可导致败血症和感染性休克；术后输尿管DJ管堵塞或压力性膀胱输尿管反流，也可增加感染风险。因此对于术前合并泌尿系感染者，应在感染控制后再行手术治疗。建议术中裁剪肾盂前可先行细针穿刺抽液减压，避免肾盂内积液流入腹腔，可减少术后发热、感染的概率。发生感染和发热后，须积极行抗感染治疗，同时明确病因，根据尿液及分泌物培养结果选择敏感抗生素，积极预防和尽早处理感染性休克。

### （五）肾周积液

主要指自吻合口漏出的尿液或肾周出血未能及时引流至体外而积存在术野，可继发感染，导致吻合口愈合不良及肾周粘连。患者可出现发热、患侧腰部胀痛等不适。如症状不明显可予以保守观察治疗，如症状持续存在或反复发热难以控制可予以肾周穿刺，视情况决定是否留置肾周引流管和肾周冲洗，若感染重，粘连严重，还应在腹腔镜下清扫粘连的筋膜组织，并使用甲硝唑溶液冲洗肾周，术后可留置肾周引流管。

### （六）吻合口狭窄

正常输尿管剖开的长度应足够，保证与肾盂间有足够的吻合空间，预防措施主要包括加强缝合技术的训练，避免钳夹与牵拉吻合口组织，确保吻合口宽敞通畅、血运良好、无张力吻合。

### （七）淋巴漏

与术中损伤肾周淋巴管、未确切闭合有关，一般给予静脉营养支持治疗可好转。

### （八）麻痹性肠梗阻

可能原因有包括因术中分离较广、渗出较多及气腹压力，对腹膜后肠道支配神经的干扰，术后胃肠功能恢复较慢；吻合口尿外渗至腹腔内，若腹腔引流不通畅、尿液滞留于腹腔内导致尿源性腹膜炎。给予禁食、水、胃肠减压，肠外营养支持治疗，同时注意防治水、电解质平衡紊乱，一般可自行缓解。

### （九）术中十二指肠损伤

较少见，一般出现于再次手术或因炎性渗出粘连分离困难所致，若术中及时发现可用6-0可吸收线在腔镜下直接缝合。

### （十）肾蒂血管损伤

是肾盂成形术少见而严重的并发症，多见于二次手术，因瘢痕粘连严重，解剖位置改变、层次不清、分离困难。如术中损伤应避免慌张，快速找到出血点并以纱布条压迫，充分游离血管，用血管夹阻断后用6-0可吸收线缝合，必要时需及时中转开放手术止血。

### （十一）腔内治疗并发症与处理

1. 出血　经皮肾穿刺手术都面临出血的风险，但是由于UPJO患者的肾实质通常较薄，且肾盂扩张明显，故出血的风险相对较低。轻度出血首先应卧床休息、补液，必要时输血。夹闭肾造瘘管。如保守治疗无效或出血较重，则应行选择性血管造影栓塞术，其控制出血的成功率比较高。若出血得不到有效控制，必要时可行再次栓塞术。

2. 感染 感染是尿路手术的常见并发症。腔内手术除了术前需采取措施保证尿液无菌，或预防性使用抗生素，还需注意手术操作时避免过高的灌注压力，以防细菌逆行入血，特别是合并感染性结石时。

3. 其他并发症 包括漏尿、输尿管支架管移位、输尿管狭窄等，见肾盂成形术的并发症，术后输尿管狭窄的并发症较为少见。

## 十、术后随访计划

术后1个月拔出DJ管后，应在间隔3个月、6个月、12个月时复查泌尿系统超声，评估肾积水程度。术后半年行利尿性肾动态成像检查评估肾功能恢复情况，以后每6~12个月复查一次泌尿系超声，如检查发现肾积水比术前有明显增大，应及时做进一步评估和处理。

（孔垂泽 姜元军）

## 参考文献


[1] BLANC T, MULLER C, ABDOUL H, et al. Retroperitoneal laparoscopic pyeloplasty in children: long-term outcome and critical analysis of 10-year experience in a teaching center [J]. Eur Urol, 2013, 63(3): 565-572.

[2] CHOI Y H, CHEON J E, KIM W S, et al. Ultrasonography of hydronephrosis in the newborn: a practical review [J]. Ultrasonography, 2016, 35(3): 198-211.

[3] DAVENPORT M T, MERGUERIAN P A, KOYLE M. Antenatally diagnosed hydronephrosis: current postnatal management [J]. Pediatr Surg Int, 2013, 29(3): 207-214.

[4] ELLERKAMP V, KURTH R R, SCHMID E, et al. Differences between intrinsic and extrinsic ureteropelvic junction obstruction related to crossing vessels: histology and functional analyses [J]. World J Urol, 2016, 34(4): 577-583.

[5] GEAVLETE P, GEORGESCU D, MIRCIULESCU V, et al. Ureteroscopic laser approach in recurrent ureteropelvic junction stenosis [J]. Eur Urol, 2007, 51(6): 1542-1548.

[6] HIORNS MP. Imaging of the urinary tract: The role of CT and MRI [J]. Pediatr Nephrol, 2011, 26(1): 59-68.

[7] KHAN F, AHMED K, LEE N, et al. Management of ureteropelvic junction obstruction in adults [J]. Nat Rev Urol, 2014, 11(11): 629-638.

[8] MENON P, RAO KL, SODHI K S, et al. Hydronephrosis: Comparison of extrinsic vessel versus intrinsic ureteropelvic junction obstruction groups and a plea against the vascular hitch procedure [J]. J Pediatr Urol, 2015, 11(2): 80.e1-6.

[9] NGUYEN H T, BENSON C B, BROMLEY B, et al. Multidisciplinary consensus on the classification of prenatal and postnatal urinary tract dilation (UTD classification system) [J]. J Pediatr Urol, 2014, 10(6): 982-998.

[10] RENJEN P, BELLAH R, HELLINGER J C, et al. Advances in uroradiologic imaging in children [J]. Radiol Clin North Am, 2012, 50(2): 207-218.

[11] YONG D, ALBALA M. Endopyelotomy in the age of laparoscopic and robotic-assisted pyeloplasty [J]. Curr Urol Rep, 2010, 11(2): 74-79.

[12] 中华医学会小儿外科学会内镜学组. 腹腔镜肾盂输尿管连接部梗阻手术操作指南(2017版)[J]. 微创泌尿外科杂志, 2017, 6(3): 129-135.

# 第二十八章

# 重复与异位输尿管的诊断与治疗

## 第一节　重复与异位输尿管的概念

### 一、概述

重复输尿管是一种泌尿系统先天性畸形，其中双输尿管是输尿管畸形中最常见的，尸检中约125人中有1例(0.8%)。女性较男性发病率高，约为2∶1，单侧较双侧者多6倍。有泌尿系统症状的患者中，双输尿管畸形的发病率更高，达2%~4%。一项700例尿路感染儿童的研究中发现，8%的患儿有双输尿管畸形。有研究认为双输尿管畸形可能与常染色体显性遗传相关，当家族中的儿童发生双输尿管畸形时，其兄弟姐妹的发生率从4%增加到12%左右。

双输尿管可以分为完全性与不完全性(Y形)，前者的另一输尿管开口于膀胱、尿道或其他部位。如一个肾脏的两条输尿管均分别汇入膀胱，则认为是完全性双输尿管。反之，在不完全输尿管中，双输尿管汇合成一条共同输尿管，继而汇入膀胱。双输尿管畸形并不引起功能紊乱，很多是偶然发现，但是在尿路感染中的检出率较高。当患侧同时发生两个输尿管芽时，将诱导产生上下两个肾段，形成重复肾畸形。若两根输尿管完全分离，下输尿管开口靠头侧及外侧，上输尿管开口开内、下，即符合Meyer-Weigert定律。若两个输尿管芽远端分离而近端融合，则发育为Y形输尿管。

盲端输尿管见于双输尿管的一端并未与肾脏相连。多数盲端输尿管见于右侧，女性较男性多3倍。输尿管三重畸形较为罕见，常伴随感染及尿失禁。Smith将其分为四类：第一类为3根完全独立的输尿管连接膀胱及远侧部位，占该畸形的35%；第二类为输尿管道不完全分离，伴随2个输尿管口，占21%；第三类为3根输尿管共用1个输尿管口，占31%；第四类为2条输尿管，但有3个输尿管口，占13%。输尿管口的开口部位通常符合Meyer-Weyer定律。

四重畸形较三重畸形更为少见，目前报道的仅有数例。且大多数见于成年，有报道4根输尿管汇合成一个大的输尿管囊，并以一个出口与膀胱相连；或其中3根输尿管形成一个大囊并在原位与膀胱相连，第4根输尿管开口于会阴。

输尿管先天畸形由输尿管的胚胎发生异常造成，因此，要了解输尿管先天畸形的病因及解剖结构，须先了解正常输尿管的胚胎发生。

### 二、病因与胚胎学

正常情况下，在胚胎的第4周，输尿管芽从中肾管(Wolffian管)发生，并很快生长，穿入后肾间叶组织并发出分支，通过与后肾组织的相互诱导产生原始肾单位。从胚胎第5周开始，输尿管芽逐渐分化生成集合系统的各个部分：输尿管、肾盂、肾盏、集合管(图28-1)。

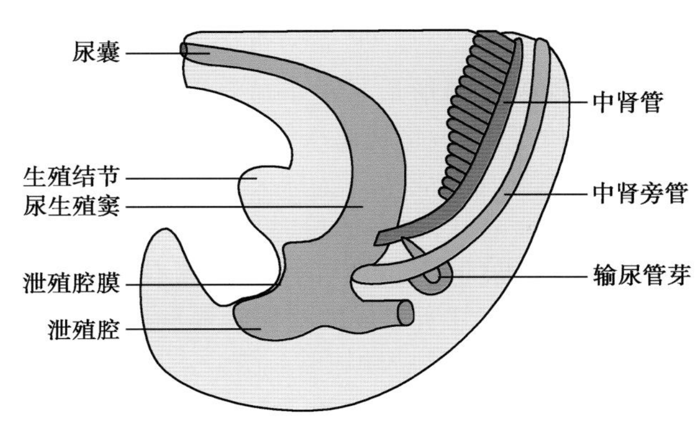


图28-1　输尿管正常胚胎发育示意图

中肾管为一对实性组织，朝向原始泄殖腔方向生长，最终与泄殖腔融合形成膀胱三角及膀胱后壁的一部分。输尿管芽在中肾管的下方靠近中线，在发育的过程中，输尿管芽与中肾管交换位置。由于后肾向上迁移，输尿管口向头外侧迁移，而中肾管则移至远端中线方向。在男性，一部分头侧的中肾小管将成为睾丸的输出小管；在女性，中肾小管残存部分形成输卵管系膜结构，称为卵巢冠和卵巢旁体。由于输尿管口与中肾管的相对迁移，因此输精管从输尿管的前上方通过。在输尿管芽与中肾管迁移完成后，射精管口与输尿管口的最终位置与膀胱颈基本等距。

在输尿管畸形中，双输尿管较多见，这是由于中肾管发出双输尿管芽所致。若输尿管芽均发生于正常位置，则形成无症状的双输尿管；若双输尿管芽一个位置正常，一个低于正常，低位输尿管口可合并膀胱输尿管反流。如一输尿管位置正常，另一个高于正常，高位输尿管芽的开口则迁移至正常输尿管口的远端，引流上肾段。不完全性双输尿管的发生是由于输尿管芽从中肾管发出后不久就分支。如果分支发生在输尿管芽穿越后肾胚基（胚胎第 5 周）后，就会产生分支肾盏。如果分支发生在胚胎 5 周之前，双输尿管远端融合成单一输尿管汇合入膀胱。重复输尿管伴重肾需要中肾管发出两个输尿管芽。

输尿管三重、四重畸形是上尿路畸形中罕见的，可能源于中肾管有 3 个输尿管芽，也可能是输尿管芽分支，则形成不完全性 3 根输尿管。3 根输尿管可并发输尿管开口异位或输尿管膨出。盲端输尿管的胚胎发生与双输尿管相似，只是相应的输尿管芽发育不全，未能与后肾相连。倒 Y 形输尿管是输尿管分支畸形中最罕见的，即输尿管远端分为 2 支，近端则汇合成 1 支引流肾脏。多见于女性，其中 1 根常呈异位开口。倒 Y 形双输尿管的胚胎发生被认为是双输尿管的顶端接近，并在进入后肾前融合成 1 根。

## 三、临床表现

输尿管重复畸形最常见的临床表现是尿路感染，其感染的原因与膀胱输尿管反流有关。若有输尿管开口异位，临床常表现为尿失禁。一般情况下，患者可无明显症状，仅在体检时偶然被发现。完全性双输尿管临床上引起症状的主要是高位输尿管的异位输尿管口或其所形成的输尿管囊肿；下肾段及相应输尿管易发生膀胱输尿管反流。不完全性双输尿管（Y 形输尿管）可因输尿管 Y 形汇合处狭窄而导致肾盂积水或引起上尿路感染。

## 四、影像学检查

静脉尿路造影（intraudio videoenous urography，IVU）和排尿期膀胱尿道造影（voiding cystourethrography，VCUG）有助于诊断。VCUG 对伴有膀胱输尿管反流的输尿管重复畸形具有很大的诊断意义（图 28-2）。同位素肾扫描（$^{99m}$Tc-DMSA 或 $^{99m}$Tc-MAG3）可用于肾瘢痕和上下肾段功能的评估。盲端输尿管可并发感染和结石。因盲端输尿管 IVU 检查常不显影，故需实施逆行输尿管肾盂造影方有助于明确诊断。

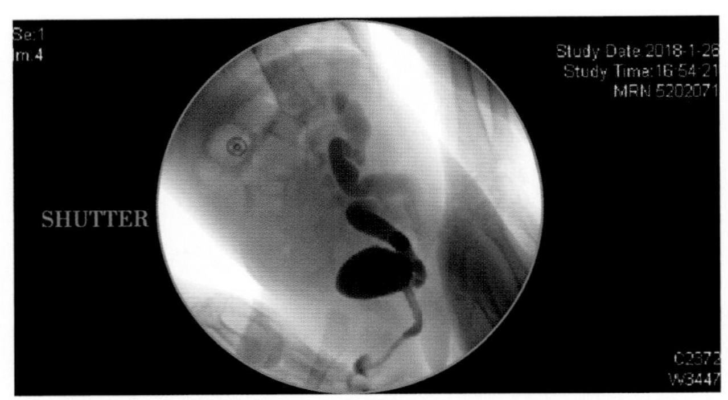


图 28-2　完全性双输尿管伴上肾段膀胱输尿管反流

## 五、外科治疗原则

输尿管重复畸形本身并不是外科干预的指征，很多畸形也都是偶然发现的，手术干预往往是合并症，如膀胱输尿管反流、尿失禁、反复尿路感染等并发症需要手术处理才可控制时，方可考虑采取外科干预治疗。

完全性双输尿管伴膀胱输尿管反流的情况，Afshar 等认为若反流程度较低（Ⅰ级或Ⅱ级），可能随着年龄的增长，黏膜下输尿管增长，反流得到缓解。可长期口服低剂量抗生素预防尿路感染。如果随访中仍出现反复尿路感染及加重的肾瘢痕，也可考虑手术治疗。Ⅲ级以上的反流自行缓解的可能性较低，仅有约 7% 的Ⅲ级反流自行缓解，因此Ⅲ级以上的膀胱输尿管反流需外科手术治疗。

若 Y 形输尿管的两根输尿管的连接部靠近膀胱，可切除该 Y 形连接部，分别做两根输尿管与膀胱的再植。若反流严重，而 Y 形接连部较高，则做接连部以下输尿管与膀胱的再植。Y 形输尿管伴有肾盂输尿管连接处梗阻的情况下，可行输尿管端 - 侧吻合，或肾盂与肾盂吻合。倒 Y 形输尿管远端开口如有异位引起症状时，应做手术切除。

# 第二节　输尿管膨出与输尿管口异位

## 一、输尿管膨出的认识与概念

本症的病因尚不完全清楚，经典的理论认为源于 Chwalle 膜的延迟破溃。输尿管膨出可以看作异位输尿管的远端囊性扩张，相应的输尿管口可位于在膀胱内、膀胱颈、远端尿路，甚至位于阴道壁。输尿管膨出常伴重复畸形，且多发生在上肾段输尿管，约 80% 的输尿管膨出发生在重复输尿管，20% 的输尿管膨出发生在非重复输尿管，双侧输尿管膨出占 10%。输尿管膨出多见于女性，男女比例为 1∶4~1∶7。

临床上按其输尿管膨出部位分为原位（膀胱内）输尿管膨出和异位（膀胱外）输尿管膨出。膀胱内输尿管膨出，又称为单纯性输尿管膨出，其膨出完全位于膀胱内，多并发于单一输尿管。若输尿管膨出部分位于膀胱颈或尿道，则称异位输尿管膨出。

## 二、临床表现与诊断要点

### （一）临床表现

异位输尿管膨出是女婴先天性下尿路梗阻中最常见的原因。生后的数月内就可出现尿路感染，女孩的输尿管膨出可呈间歇性从尿道中脱出，但很少发生尿潴留。婴幼儿可有生长发育迟滞或因梗阻造成涨大的膀胱及肾脏，通常以腹部肿块就诊。如患儿合并有结石，常会出现血尿。

### （二）诊断要点

产前行多普勒超声有助于发现明显的梗阻性输尿管膨出，但对有轻微的梗阻性输尿管膨出胎儿，产前 B 超检查较为困难。出生时，输尿管膨出可脱垂至女婴尿道口。在男婴中，输尿管膨出可造成急性尿滞留。超声检查不仅可证实重复肾上输尿管的扩张，也可揭示膀胱内输尿管膨出伴输尿管扩张。放射性核素肾图能够评价上肾段功能。磁共振尿路成像能够显示同侧对侧肾脏的形态。VCUG 可以观察有无膀胱输尿管反流以及膀胱内囊性占位等。尿道膀胱镜检查有助于进一步明确诊断。

## 三、外科治疗原则

对于输尿管膨出的外科治疗原则包括非手术治疗、内镜减压、输尿管再植、部分输尿管肾切除术或完整原发性重建等治疗方式。治疗方式的选择取决于以下评估因素，如患者的年龄、肾功能（有无尿毒症）、同侧或异侧输尿管梗阻或反流的发生状态等因素。

### （一）早期治疗

当出现严重尿路感染或膀胱流出道梗阻症状时，可在内镜下切开输尿管膨出引流。对于儿童输尿管膨出，与无功能的上肾段相连的输尿管膨出，若无排尿困难等并发症，可先行预防性抗生素等保守治疗。

### （二）再次评估

对于无临床症状的患者可采取保守治疗，建立定期随访计划。若输尿管膨出开窗引流术后无效，或伴有重度反流者，需考虑手术治疗。手术方式包括重复肾及重复输尿管切除、输尿管膀胱再植术等。经对输尿管膨出再次评估后其为具体的治疗流程如下。

1. 对于小年龄儿童，如有严重尿路感染，药物不能控制的感染者可行以下处理：①经尿道，用相当于 3F 电极戳穿输尿管膨出下缘减压，10~14 天后超声复查及 3 个月后做 VGUG 复查，若有反流，用预防性抗感染治疗，待患儿 6~12 个月龄后再酌情手术；②经皮肾穿刺造瘘。

2. 输尿管膨出并发于重复肾双输尿管畸形：①上肾段功能丧失：切除上肾段及相连的大部分输尿管，输尿管膨出瘪缩，从而解除下尿路梗阻及继发的泌尿系感染；②上肾段功能良好者可行：上输尿管与下肾盂吻合或上输尿管与下输尿管吻合；输尿管膨出切除及上、下输尿管再植；膀胱镜下输尿管膨出开窗。

3. 非重复输尿管膨出　①肾功能良好：如无症状，可随访观察；膀胱镜下输尿管膨出开窗；输尿管膨出切除及输尿管再植；②肾功能丧失：肾及输尿管切除。

## 第三节 输尿管开口异位

### 一、概述

正常输尿管口位于膀胱三角区两角，若开口于其他部位，则称为输尿管口异位（ectopic ureter orifice）。有报道80%的输尿管口异位病例并发于重复肾双输尿管的上肾段输尿管。在女性中，输尿管口异位可发生在膀胱颈到会阴的任何部位，甚至开口于阴道、子宫或直肠；在男性中，异位输尿管口可开口于精囊或输精管。

### 二、临床表现

男性常无症状，如输尿管口异位于生殖道，可有前列腺炎、精囊炎、附睾炎。女性约半数有尿失禁，表现为正常排尿间隙有持续滴尿。输尿管口位置越高，尿失禁表现越轻。75%的异位输尿管口有膀胱输尿管反流，常并发感染。

### 三、诊断要点

大多数输尿管口异位可通过超声诊断，出现以下症状常考虑输尿管口异位：新生儿有滴尿，反复尿路感染；女孩除正常排尿外，有尿失禁表现。仔细检查外阴可能发现异位输尿管开口；男孩可出现附睾炎表现。超声、膀胱尿路造影、磁共振尿路成像及膀胱镜检查是常用有价值的诊断方法。若异位输尿管口远端形成囊肿从外侧压迫膀胱，其影像学表现与输尿管膨出的表现相似。

### 四、治疗原则

根据肾功能决定治疗措施。肾发育不良者，考虑肾及输尿管切除术；肾功能尚可的情况下选择输尿管重建术，如输尿管膀胱再植。双侧单一输尿管口异位，如输尿管口位于尿道，则膀胱三角区及膀胱颈均发育差，可试做重建手术，包括膀胱输尿管再吻合，用肠管扩大膀胱 Yong-Deces-Leadbetter 膀胱颈重建术。

## 第四节 腔静脉后输尿管

### 一、概述

下腔静脉后输尿管（retrocaval ureter）的患病率较低，尸检中发现约5 000例中有1例，其中男性比女性高出3~4倍。有文献报道男女发病率比例为114∶41。虽然这是一种先天性畸形，但多数患者在30~40岁前可无任何症状。有些因血管发育上的异常可造成输尿管位置异常及输尿管梗阻。腔静脉后输尿管是由于胚胎期腔静脉发生异常，输尿管不在腔静脉的外侧，而从下腔静脉的后面绕过，再回到正常路径，因腔静脉与输尿管交叉（约在 $L_{3\text{-}4}$ 水平）可导致尿流通过障碍，故其近端可发生肾、输尿管积水。

### 二、病因及胚胎学

下腔静脉从胎儿静脉丛发生，在胚胎时期有3对静脉与下腔静脉的发生有关，即后主静脉、下主静脉及上主静脉。3对静脉的分支互相吻合，在两侧形成静脉环。胚胎第12周时，后肾从骨盆上升，穿越静脉环达到腰部，故此环称为肾环。肾环分前、后两部分，输尿管从中经过。当后主静脉萎缩时，其血液循环由上、下静脉及其分支承担，下腔静脉由肾环后部组成，因此输尿管应在下腔静脉的前面。如后主静脉不萎缩，肾环前部组成下腔静脉，则输尿管位于下腔静脉之后，即腔静脉后输尿管。如静脉环的腹侧不消失，因为有右下主静脉在背侧及腹侧，故形成双下腔静脉，导致右输尿管位于双下腔静脉之间。

### 三、诊断与治疗原则

#### （一）临床表现

患者可能有腰腹部钝痛，甚至绞痛，也可伴有血尿、脓尿或结石。有的患者无任何临床症状，仅在检查中偶然被发现。当右肾及右上1/3段输尿管积水应考虑下腔静脉后输尿管。静脉尿路造影可见右上输尿管向正中移位，逆行肾盂造影可显示S形输尿管。有些病例并发蹄铁形肾，左侧肾发育不良、肾积水、旋转不全等。

#### （二）影像学表现

静脉或逆行肾盂造影，可显示输尿管典型的S

弯曲形或镰刀形，肾盂及上 1/3 段输尿管积水。腔静脉造影、超声、CT、MRI 均可协助诊断。核素肾扫描可以区分输尿管是否梗阻，MRI 能够显示完整的输尿管形态。

**（三）治疗原则**

若仅有轻度肾积水而无临床症状，可随访观察。如有腹痛等症状则行输尿管吻合术，即离断输尿管后与肾盂输尿管再吻合或输尿管与输尿管再吻合术。如输尿管与腔静脉粘连紧密不易分离，而输尿管长度又较充裕，可旷置一段输尿管，直接将两断端做吻合。

（林涛　刘星）

## 参考文献

[1] JOHN P. GEARHART J P, RINK R C, MOURIQAND P D E. Pediatric Urology 2nd ed [M]. New Jersey: Humana Press, 2010.

[2] 黄澄如. 实用小儿泌尿外科学[M]. 北京：人民卫生出版社，2006.

# 第二十九章

# 输尿管其他疾病的诊断与治疗

## 第一节　输尿管憩室

### 一、概述

输尿管憩室(ureteral diverticulum)是一种罕见的输尿管疾病。根据输尿管憩室的病理组织学及结构特点共分为三类:①盲端分支形输尿管;②真性先天性憩室包含正常输尿管全层组织;③继发性憩室为黏膜疝膨出。先天性憩室很少见,可起源于输尿管膀胱连接部之上的输尿管远段、输尿管中段及肾盂输尿管连接部。憩室可很大,可有继发性肾积水。输尿管憩室临床症状不典型,多因憩室内尿潴留、感染、结石、肿瘤等继发性疾病。

### 二、病因与机制

输尿管憩室病因尚不明确。先天性输尿管憩室具有完整的输尿管壁层,与输尿管芽过早分裂相关,可能在先天性黏膜及环状肌、纵行肌发育异常的基础上,由于输尿管内压力升高,致使黏膜套入发育异常的肌层及分离的外鞘膜内形成憩室;获得性输尿管憩室往往继发于输尿管某段的梗塞,致使其上方输尿管壁受压膨出,也可由输尿管结石或损伤导致继发性输尿管壁损伤,尿液外渗而形成假性憩室。

### 三、诊断要点

#### (一)临床表现

输尿管憩室多因其继发憩室内尿潴留、感染、结石、息肉、肿瘤等继发疾病导致的临床症状而就诊。当憩室发生感染、肿瘤、结石后,可表现为发热、腰腹部疼痛不适、血尿、尿路刺激征、排尿困难等症状。

#### (二)超声与影像学诊断

1. 超声检查　输尿管憩室若发生在中下段,超声难以显示。输尿管上段的憩室显示为输尿管有囊性突起,当膀胱充盈时显示更清晰。随着尿液的排出,囊性突起呈周期性缩小(图 29-1)。

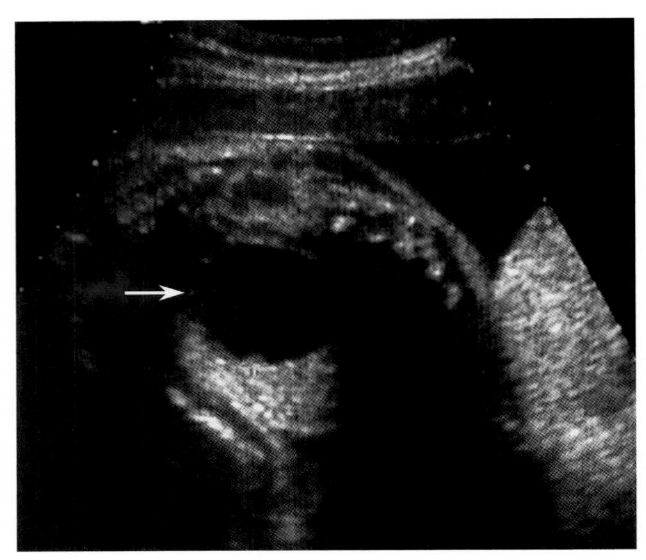

图 29-1　多普勒超声输尿管憩室表现

2. 静脉尿路造影(IVU)或逆行尿路造影(cystoscopic urography)输尿管憩室处呈囊袋样膨大,表现为腔外龛影,排空时憩室内造影剂亦随之排空,特点是小憩室充盈快排空亦较快,反之亦然(图 29-2,图 29-3)。

3. CT 检查　横断位输尿管憩室呈圆形或椭圆形,位于膀胱之外与输尿管相连通,憩室颈部内径一般较小,当憩室以下的输尿管发生梗阻时,憩室有不同程度增大,其颈部也随之扩大。无感染者,憩室壁较光滑;合并感染时,壁厚毛糙。当输尿管憩室并

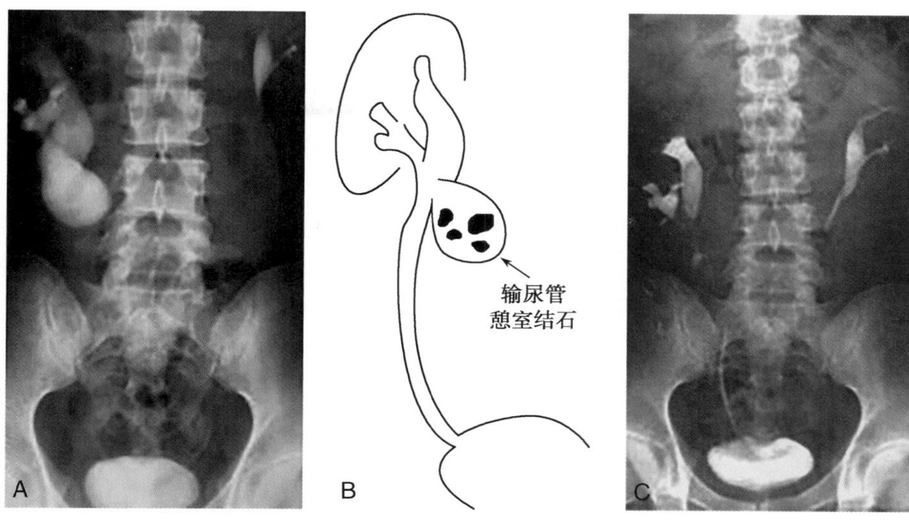


图 29-2　IVU 右侧输尿管憩室特征

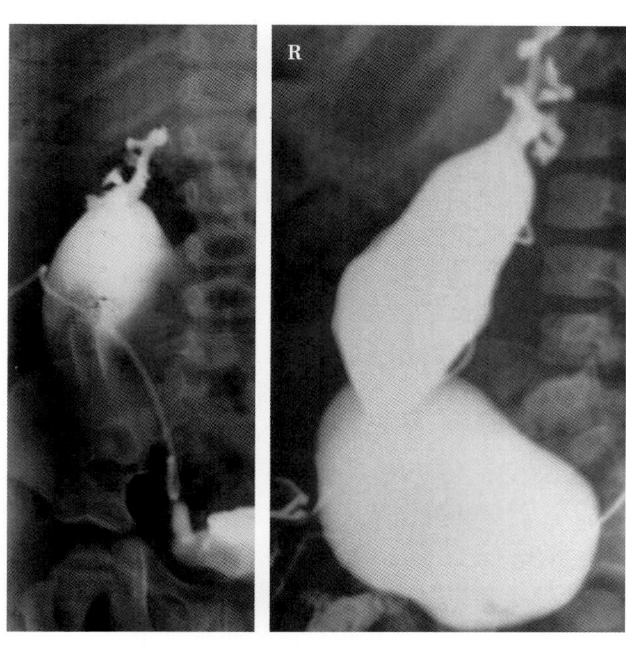


图 29-3　逆行尿路造影输尿管憩室表现

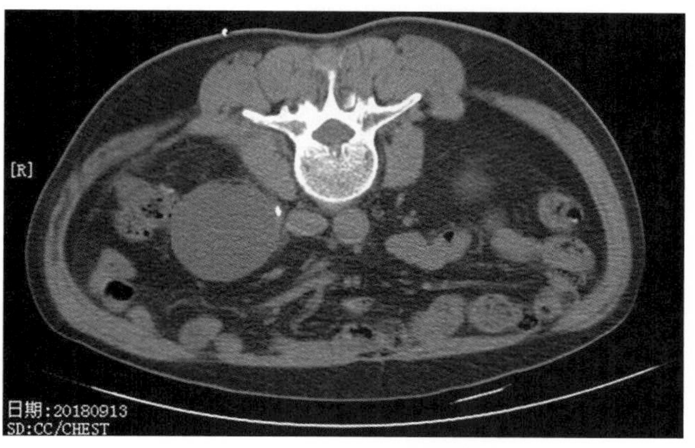


图 29-4　右侧输尿管憩室 CT 表现

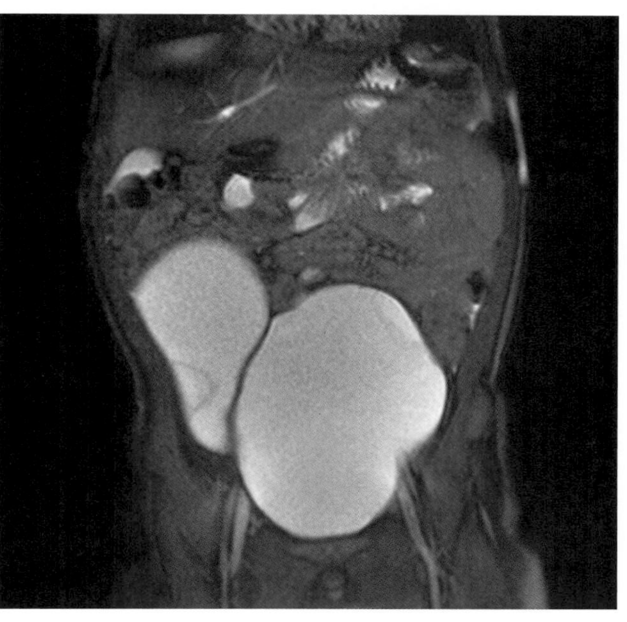

图 29-5　输尿管憩室 MRU 表现

发肿瘤或结石时，见软组织肿块或高密度影。增强CT，早期憩室仍呈尿液密度，延迟期则对比剂充盈。合并感染时憩室壁增厚、强化。CTU 显示憩室为一囊袋状突起，呈纺锤状，有蒂与输尿管相连，其优点是能全面显示与周围毗邻组织的结构关系（图 29-4）。

4. MR 检查　憩室形态特点与 CT 类似。多平面成像容易判断憩室与输尿管的关系，憩室 $T_1WI$ 呈低信号，$T_2WI$ 明显高信号，与尿液信号一致。增强MRI 有利于检出憩室炎症或感染，有助于罕见的憩室癌的诊断。MRU 对婴幼儿、老年体弱及肾功能不良者更具其优越性（图 29-5）。

## 四、手术适应证与术前准备

### （一）手术适应证

输尿管憩室不一定都需要手术切除，若继发性憩室较小，则去除原发性梗阻性原因，控制感染，常不需要切除。巨大的输尿管憩室因积存尿液，常发生感染，并可继发形成结石，输尿管下段甚至膀胱壁内段的巨大输尿管憩室可继发排尿或排便困难，甚至继发息肉或肿瘤形成。目前，输尿管憩室需要施行手术切除的主要适应证包括输尿管憩较大，憩室引流不畅室，合并结石、感染、息肉、肿瘤出血输尿管憩室可考虑外科手术治疗。

### （二）术前准备

①患者若有发热、外周血中性粒细胞升高、尿液白细胞增多，术前可用喹诺酮类抗生素控制感染治疗；②血尿便三大常规、肝肾血生化检查、外周血电解质检测、凝血功能、肝炎、艾滋病、梅毒等各项检查；③充分评估心肺功能；④超声和相关影像学检查与评估。

## 五、手术步骤与操作要点

### （一）开放性手术与路径选择

基于输尿管憩室的部位和憩室病变的性质部不同，可选择合适的手术入路：①输尿管上段憩室地暴露可选取腰部切口、腹直肌旁切口或腹部正中切口；②输尿管中段憩室地暴露可选用腹部斜切；③输尿管下段地暴露可选用下腹部斜切口。

### （二）开放性手术操作要点

1. 经腹膜外途径解剖探查输尿管，并充分游离暴露输尿管憩室。

2. 若憩室体积较大，且与周围组织粘连较重，可采用膀胱憩室膀胱外憩室切除术模式处理憩室，即用黏膜剥离的方法将憩室切除，切除术中注意保护输尿管、血管。

3. 若憩室内合并息肉或结石，在切除憩室的同时将息肉或结石切除或取出。若为憩室内合并尿路上皮癌，原则上按输尿管癌处理。

4. 憩室切除后，缝合输尿管壁切口前经输尿管切口置入双 J 管，然后全层 4-0 可吸收线间断缝合关闭憩室口断端的输尿管壁，缝线最好不要穿过黏膜，创缘须对合整齐，切勿内翻或外翻，脂肪组织覆盖。

5. 腹膜外放置负压引流管，缝合腹部或腰部切口。

### （三）经后腹腔镜下输尿管憩室切除术

1. 麻醉和体位　采用气管内插管全身麻醉，可先行截石位行输尿管镜下患侧输尿管内双 J 管植入术，后改健侧卧位。

2. Trocar 位置及后腹腔的建立　在腋中线第 12 肋下一横指切开皮肤 1.5~2.0cm，钝性分离肌肉，用钳尖刺破腰背筋膜进入后腹腔腔隙，用手指将腹膜向前推开后，置入水囊，注水 500ml 扩张后腹膜腔，扩张约 5 分钟后取出。再次经切口伸入手指，探查扩张后的间隙，并在手指引导下，分别在锁骨中线髂前上棘水平、肋腰点分别插入 10mm、5mm Trocar，切口内插入 10mm Trocar。

3. 寻找输尿管憩室　于腰大肌前方切开肾筋膜后层，找到输尿管，顺行输尿管走行方向探查输尿管，以寻找输尿管憩室。

4. 切除输尿管憩室　游离输尿管憩室与周围组织，确认憩室边缘，完整切除输尿管憩室。4-0 可吸收线间断缝合输尿管切口，盐水冲洗手术视野，并降低气腹压力，检查无出血，经 10mm Trocar 放置腹膜后引流管。

5. 经腹腔镜下输尿管憩室切除术　①患者取 60° 侧卧位，于脐水平腹直肌外缘切开皮肤，长约 3cm，钝性分离进入腹腔后，插入 10mm Trocar 注入二氧化碳建立气腹，压力为 12mmHg。直视下，于锁骨中线髂前上棘水平及肋弓下分别插入 5mm、10mm Trocar，必要时可在腋中线肋弓下插入 5mm Trocar，以协助暴露；②沿 Toldt 线切开侧腹膜，将结肠翻向内侧。切开肾筋膜，在腰大肌前方找到输尿管，探查寻找输尿管憩室，按腹膜后途径憩室切除。

## 六、术后并发症与处理

1. 尿瘘　一般 1 周左右能自行停止，如漏尿量大，时间长，多有输尿管支架管堵塞，应注意保持通畅。若拔除双 J 管后出现持续性腹痛等症状，多为尿瘘引流，应尽快施行输尿管支架管置入引流。

2. 输尿管狭窄　视具体情况可采用输尿管镜扩张术或输尿管内镜切开，输尿管气囊扩张术，必要时性输尿管狭窄段切除端 - 端吻合术。

3. 膀胱尿路上皮癌　合并憩室内尿路上皮癌，行患侧半尿路切除术，定期膀胱灌注治疗。

## 第二节 输尿管口囊肿

### 一、输尿管口囊肿概述

输尿管口囊肿(ureterocele)又称输尿管囊肿、输尿管膨出、输尿管下端囊性扩张或输尿管疝。输尿管口囊肿是指输尿管末端在膀胱黏膜下形成的囊性扩张,囊肿外覆膀胱黏膜,内衬输尿管黏膜,中间为发育不良的肌纤维和结缔组织。它是一种少见的先天性输尿管畸形,发病机制不明确,一般认为其是由于输尿管口先天性狭窄或功能性挛缩及输尿管壁发育不全,导致输尿管下端各层形成一囊性结构而突入膀胱。

输尿管囊肿临床症状各异,其会导致尿路感染、尿路梗阻、输尿管反流、尿失禁、和肾功能受损。其中尿路感染是其最常见的临床症状,以膀胱刺激征为主,间有脓尿或血尿,也可表现为排尿障碍或排尿中断。婴儿常见的临床症状表现为尿路感染和尿脓毒症,产期胎儿期超声检查可以发现因梗阻引起的肾积水和膀胱内扩张的囊状病变。成人输尿管囊肿常为单纯性,很少引起患侧肾功能改变。女性患者临床表现不具有特异性,首发症状表现为囊肿脱垂致尿道或下腹部不适。手术是唯一有效的治疗方法,以往多采用开放性手术方式,现可行经尿道电切术、等离子电切术、激光等输尿管囊肿切除术;较大输尿管囊肿及异位输尿管囊肿需采用开放性输尿管囊肿切除术 + 输尿管膀胱再植吻合术。

输尿管囊肿可分为正位(单纯型)和异位输尿管囊肿。正位输尿管囊肿指囊肿完全位于膀胱内(图29-6),多见于成人,常继发于尿路梗阻、感染和结石,约占20%;异位型是指囊肿位于膀胱颈部或后尿道(图29-7)。异位型输尿管囊肿为儿童期严重尿路畸形,女性多见,常发生于双系统的上肾段输尿管,囊肿多小而无症状,囊肿较大时腹部查体时可触及包块。

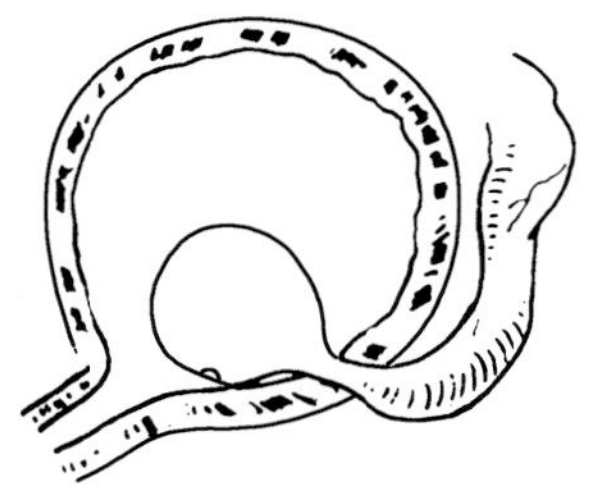

图 29-6 正位输尿管囊肿

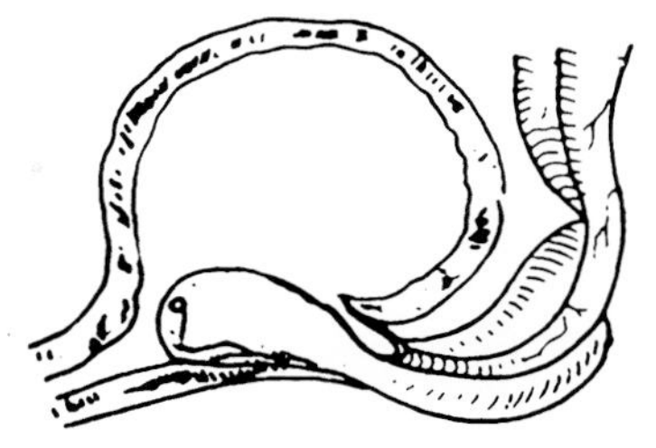

图 29-7 异位输尿管囊肿

### 二、发病机制

输尿管囊肿是一种少见的先天性畸形,其发病机制尚不明确。一般认为是由于输尿管口先天性狭窄或功能性挛缩及输尿管壁发育不全,导致输尿管下端各层形成一囊性结构而突入膀胱。现多认为与以下因素相关:①在胚胎发育过程中分隔输尿管和尿生殖窦之间的隔膜(Chwalle 膜)未被吸收而继续存在,导致输尿管口闭锁或狭窄,尿流排泄不畅或受阻,输尿管内压力增高,输尿管末端扩张,使输尿管内膜向膀胱内隆起而形成囊肿;②输尿管下端膀胱段过长、弯曲或倾斜度过大,使尿流排泄不畅;③输尿管狭窄的同时伴有输尿管口周围结构的先天性发育不良,使输尿管口固定于膀胱壁的力量减弱,周围组织炎症致疤瘢性狭窄。

### 三、诊断要点

#### (一) 临床表现

输尿管口囊肿的临床症状无特异性,主要是输尿管口囊肿过大引起梗阻及反流所致症状:反复尿路感染、发热;反复肉眼血尿、排尿困难;腰痛;尿道口有可复性肿块脱出等症状。输尿管囊肿的诊断方法有B超、肾、输尿管及膀胱(kidney ureter bladder,KUB)平片 + 静脉尿路造影(intravenous urography,IVU)、磁共振尿路成像(magnetic resonance urography,MRU)、CT 尿路造影(CT urography,CTU)、排尿期膀胱尿道造影(voiding cystourethrography,VCUG)、膀胱镜及核素肾扫描等。

#### (二) 超声检查与特点

可以了解输尿管囊肿在膀胱内的确切位置、大小和形态,于膀胱三角区的侧方可以见到圆形或椭圆形的囊性无回声暗区,囊壁薄而边缘光滑(图29-8)。有资料描述:实时观察可见环状结构逐渐增大,

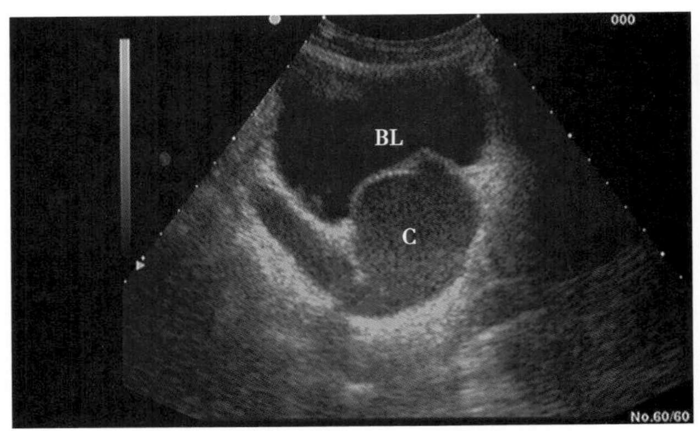


图 29-8　输尿管囊肿超声检查

又迅速缩小，周而复始不断变化。超声检查简单易行，无创伤，并可发现较小囊肿，可作为初诊和筛选的首选方法。

### （三）影像学表现

1. KUB+IVU　是最基本的检查方法，可观察肾、输尿管、膀胱的情况，了解肾功能及有无泌尿系畸形和结石，输尿管囊肿内造影剂充盈时呈典型的“眼镜蛇头”征表现（图 29-9）。B 超结合 KUB+IVU 检查可对本病作出较准确的诊断。

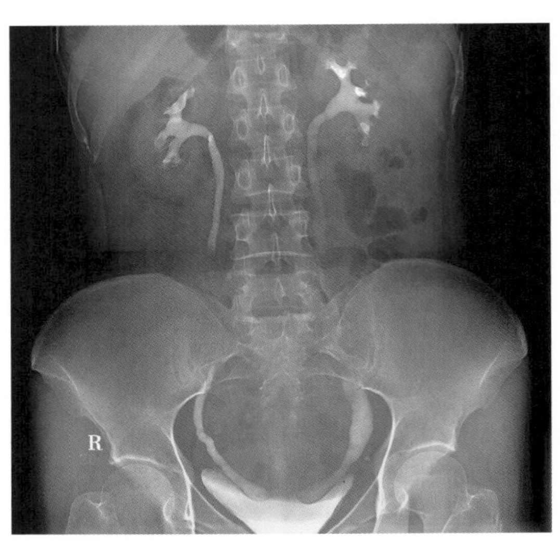


图 29-9　IVU 双侧输尿管囊肿表现

2. MRU　可以明确输尿管囊肿、患肾积水，是否合并重复肾输尿管畸形，特别是对于异位输尿管口囊肿并重复肾畸形肾显影不良的患者，但不能了解患肾功能，且价格较贵。

3. CTU　可显示突入膀胱内的囊性肿块，对显示囊内结石较为敏感，增强 CT 可明确双肾功能、肾积水的程度，亦可见由于囊肿内无对比剂，输尿管和膀胱内充满造影剂而形成的充盈缺损（图 29-10）。

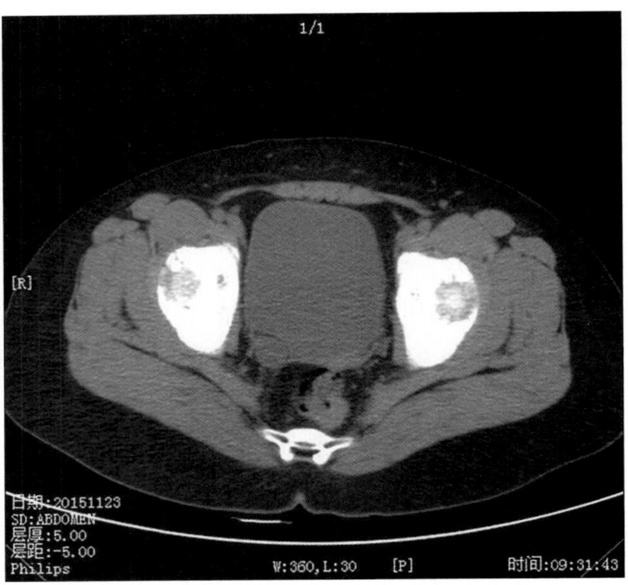


图 29-10　右侧输尿管囊肿 CT 表现

CTU 可得到泌尿系全程图像，图像直观、立体，成像质量高，可清楚显示输尿管口囊肿、重复肾畸形，但无法动态下进行观察，不能显示囊肿的舒缩变化。

4. VCUG　可显示输尿管口囊肿的大小和位置，还可判断有无膀胱输尿管反流，明确有无尿液反流及反流程度对选择治疗方式十分重要。膀胱造影显示输尿管口囊肿位于膀胱之内的影像为靠近三角区的光滑的宽基底的充盈缺损，通常位于中心区，不能帮助判断囊肿位于哪一侧。

5. 核素肾扫描　伴发于肾重复畸形的先天性输尿管囊肿，其利尿肾动态显像（renal dynamic imaging，RDI）表现均有其合理的生理基础，即患肾上下部分尿路相对独立，其明确的特征性影像可为诊断提供较为准确的依据。由于其可显示尿路的完整动态变化过程，不完全依赖膀胱形态，并可评估分肾功能变化，所以可用于随访，尤其是经膀胱电切的患儿。

### （四）膀胱镜检查

是输尿管口囊肿诊断的关键方法，它可以发现较隐匿的小囊肿及可能存在的其他病变，如肿瘤、结石、异位开口等。囊肿大小受膀胱内压和输尿管内压两方面影响，如果膀胱过度充盈、内压过高，可使囊肿变小，甚至消失。因此膀胱镜检查时边充盈、边观察，充水量不宜过大，以 200~250ml 为宜，可以较准确地判断囊肿的位置和大小。

### （五）鉴别诊断要点

1. 输尿管脱垂　易与乳头状输尿管囊肿相混

淆，仔细观察可见脱垂之表面光滑，中间有较深的切迹，随输尿管蠕动和管口喷尿，脱垂体无变化，而囊肿则呈现增大与缩陷的变化。

2. 膀胱肿瘤 也易与乳头状输尿管囊肿相混淆，诊断要点是要对此乳头状物作实时动态观察。

3. 输尿管憩室 其特点是多发生在输尿管与膀胱交界处，而不突入膀胱腔，位于膀胱外并突向输尿管的一侧。

## 四、手术适应证与术前准备

输尿管囊肿的治疗选择，应充分评估患者年龄、囊肿类型、大小、是否合并重复肾畸形、重复肾功能如何以及是否合并重复肾输尿管膀胱反流或感染等。既往输尿管口囊肿多偏向于手术治疗。Shankar等对一些选择性患者进行了非手术观察，认为肾图可作为选择非手术治疗的依据，伴有无梗阻重复系统的输尿管囊肿可较好地保留肾功能，肾积水和反流自然消退的概率较高，伴有多囊性肾发育异常或上肾完全无功能者也不需要手术治疗。

手术切除输尿管囊肿是目前公认的有效方法。对患侧腰腹部不适、尿路感染及患侧上尿路梗阻积水的患者，应积极进行手术治疗。术前应对患侧肾功能、肾积水程度、是否尿液反流、囊肿大小、是否伴有尿路感染等情况而制订不同的手术方式。传统治疗方式以开放手术治疗为主，随着内镜技术的发展，微创治疗得到广泛应用，开放手术的应用率明显降低，但应强调个体化治疗的理念。

## 五、手术路径与操作要点

### （一）开放手术治疗

1. 输尿管口膨出切除＋三角区重建术 适用于单集合系统的输尿管口膨出，输尿管无明显扩张。于耻骨上行膀胱切开，距囊肿基底部1.0cm处切开膀胱黏膜，剥离输尿管囊肿及末端输尿管周围的waldeyer鞘，将末端输尿管拉入膀胱内约1.0cm，切除囊肿，将输尿管末段后壁固定于三角区浅肌，将输尿管前壁与膀胱黏膜缝合，形成足够长度的输尿管膀胱壁间段，重建抗反流。

2. 上肾段及输尿管全切除术 适用于重复肾输尿管合并上肾段的输尿管口膨出，已发生严重输尿管肾积水及肾萎缩患者。

（1）患者取仰卧位，手术侧腰部垫高，将手术台稍向对侧倾斜，取第11肋间切口，紧贴扩张的上肾段输尿管做血管鞘内剥离，在切口下角低位切开管壁，向下插入8号导尿管至膨出部，用丝线环绕结扎输尿管固定导尿管，于结扎线上方切断输尿管。

（2）分离离断的输尿管上段达肾门处，阻断尖段肾动脉，观察肾脏缺血区域，若缺血局限于上肾段，即结扎尖段动脉及伴行静脉，于肾凸缘切开上肾段包膜，将其剥离。于肾窦疏松平面沿肾盂下方剥离，边剥离边横断肾组织，充分止血。切除上肾段。缝合肾包膜，覆盖肾脏断面。

（3）将手术台调整为平卧位，行耻骨上弧形或正中切口，切开膀胱，于下肾段输尿管管口置入输尿管导管，切开输尿管膨出部，取出从输尿管断端插入的导尿管。在腰部切口用弯钳固定输尿管鞘，然后将导尿管向外牵引，将输尿管内翻。将输尿管鞘内剥离，达到膨出部后，环绕输尿管口切开膀胱黏膜，在膀胱裂口内紧贴输尿管分离，在下肾段输尿管内输尿管导管指引下，将上段输尿管全程切除。重建膀胱三角区，将正常输尿管与膀胱吻合，重建抗反流。

（4）输尿管膀胱内外膨出时，需在膀胱外游离切除变薄膨出的膀胱壁，用2-0可吸收线分两层将膀胱壁创缘间断缝合。

3. 上肾段输尿管膨出切除重建术 适用于发生于上肾段的输尿管膨出，但其上方输尿管无明显扩张。

（1）沿下肾段的输尿管口周围，做U形切口，适量多保留膨出部的黏膜，分离下肾段的输尿管膀胱连接部。切除上肾段的输尿管膨出部，将导尿管分别插入上、下肾段的输尿管。

（2）将上肾段的输尿管下段鞘内剥离3~4cm，并拉入膀胱内2~3cm，于其下方用可吸收线修补扩大的逼尿肌裂孔。

（3）将下肾段的输尿管膀胱连接部复位，覆盖上肾段的输尿管下段，用可吸收线与膀胱黏膜创缘缝合。

### （二）内镜治疗

多适用于成人单纯囊肿，即输尿管囊肿直径<3.0cm、不伴有膀胱或囊内其他病变、无泌尿系其他畸形以及无膀胱尿液反流。随着内镜技术的发展，囊内合并结石、肿瘤等病变时，仍可采用微创治疗。

1. 经尿道输尿管囊肿电切术 包括普通电切术及等离子电切术。连续硬膜外麻醉下，取截石位，直视下进镜，低压灌注，于囊肿充盈最明显时，于囊肿基底部横向切除囊壁组织，直达囊内，切除位置应在囊肿下1/3~1/2处，切口宽0.8~1.0cm，使囊肿开口呈倒口袋状，不但保证引流通畅，而且膀胱充盈后残留囊壁受压起到活瓣作用，可有效防止反流。若囊内合并结石，可给予大力碎石钳处理。术后常规留置尿管 2~3 天，留置双 J 管 1 个月。出院后每 3 个月常规复查尿常规、B 超及膀胱造影，1 年后每年复查 1 次，随访 1~3 年。

2. 经尿道激光切除、气化输尿管囊肿术　包括钬激光及绿激光等。连续硬膜外麻醉下，取截石位，低压灌注。经尿道插入膀胱镜确定输尿管管口囊肿。于输尿管囊肿膨胀期将囊肿低位切开并切除下 1/3 囊肿壁，使其引流通畅；并使剩余的近侧囊肿壁形成活瓣样结构，防止膀胱输尿管反流。结束手术时检查囊肿在输尿管喷尿时应不再膨胀，若仍存在膨胀，表明切除量不够，可再切除部分输尿管囊肿壁。合并囊内结石者予激光直接碎石或膀胱镜下钳夹碎石，用 Ellic 冲洗器冲洗出。若囊内合并肿瘤，或膀胱内肿瘤病变，可直接性激光切除术。术后常规留置尿管 2~3 天，留置双 J 管 1 个月。出院后每 3 个月常规复查尿常规、B 超及膀胱造影，1 年后每年复查 1 次，随访 1~3 年。

### 六、术后并发症与处理

输尿管囊肿的手术治疗方式包括开放和内镜治疗，且依据病情手术方式选择不同，故术后并发症也不尽相同。目前输尿管囊肿术后主要并发症包括①输尿管反流：无论是开放性手术还是微创内镜治疗，术中抗反流结构的重建或瓣膜样结构保留至关重要；②尿潴留：多发生于输尿管囊肿脱垂或盲肠型输尿管管口囊肿者，术后输尿管囊肿堵塞膀胱颈口或尿道堵塞，继发尿潴留，可行膨出切开术解除梗阻；③输尿管口囊肿残端感染：尤其术前反复感染患者，可考虑性残端切除；④尿失禁：主要发生于异位输尿管口囊肿，囊肿开口于膀胱颈口或后尿道，造成膀胱颈部肌层薄弱和括约肌受损，术后出现压力性尿失禁。女性患者可考虑术后行 TVT-0 治疗；⑤尿漏：主要发生于输尿管端 - 端吻合，输尿管肾盂吻合术后，保持双 J 管引流通畅，多能自愈；⑥肾萎缩：多发生于上肾切除术后，下肾血管受损引起，要求术者术中小心游离，避免损失血管；⑦肾集合系统损伤：上肾切除时因感染、积水等原因，上下肾分界不清，损伤下肾集合系统，术中仔细修补，术后留置双 J 管，密切关注肾周引流，延迟双 J 管拔除；⑧继发性肾输尿管连接部狭窄：上肾切除术后，固定下肾后，易造成下肾血管损伤和继发性 UPJO。术中注意仅需解剖游离肾门以上部分，下肾尽量保持原位，不做肾固定术。

## 第三节 输尿管开口异位

### 一、概述

输尿管开口异位（ectopic ureteral orifice）是指输尿管开口于膀胱外，是一种先天性输尿管疾病。输尿管开口异位临床较少见，约 80% 的病例并发于重复肾及重复输尿管。男性患者输尿管开口可异位于尿道外括约肌以上的膀胱颈、后尿道、精囊、射精管以及直肠等处，临床一般无尿失禁表现，不易被发现，多表现为反复泌尿系感染而延误诊断。女性输尿管口开口异位多于男性，男女比例约 1∶5。女性输尿管开口多异位于尿道括约肌以外，常见于尿道远端、阴道、阴道前庭、子宫颈等处。由于输尿管口开口异位影响了尿道括约肌的控尿制功能，故女性患者常出现滴沥性尿失禁，并易发生泌尿系感染，临床易误诊为尿失禁、遗尿症、膀胱阴道瘘等疾病（图 29-11）。

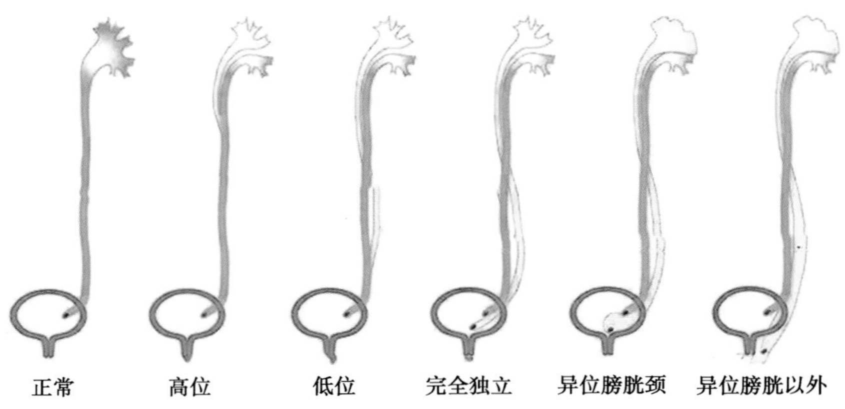


图 29-11　输尿管开口异位类型示意图

临床上将输尿管开口异位分为单根输尿管开口异位和重复肾输尿管开口异位。前者多见于男性，常合并肾脏发育不良，发病率约为29/100万。后者异位开口的输尿管常并发于重复肾的上、下肾，常伴有肾功能损害和肾积水。依据斯蒂芬森（Stephens）假说，异位输尿管开口的位置越远离尿道括约肌以外，同侧肾发育不良的程度越严重。本病最常见的合并畸形即肾脏发育不良或发育异常，其他合并畸形有异位肾、马蹄肾、膀胱发育不良、膀胱尿道缺如、输尿管囊肿等。手术是输尿管口异位唯一有效的治疗手段，手术方式的选择依赖于输尿管的异位开口位置、肾积水程度以及肾功能损害程度等。

## 二、发病机制

当胚胎发育至第4周时，在中肾末端通入泄殖腔附近，腔壁突出一小盲端称为输尿管芽，该芽逐渐增长，尾端成形为输尿管，头端成为囊状膨大发展成肾盂及肾小盏并与出生后肾组织相通。泄殖腔于第8周时逐步发展成为膀胱。当输尿管芽与中肾管的迁徙完成时，最终射精管、输尿管口与膀胱颈间的距离大致相等。

若输尿管芽的发生位置较高，发育中期将在较低的水平进入膀胱壁，或不进入膀胱，造成输尿管开口于膀胱之外。在男性，其可开口于附睾、输精管和精囊，在女性则是Gartner管，可沿阔韧带中的子宫、阴道侧壁至处女膜。而男女的不同在于男性异位输尿管口均位于尿道括约肌之上，故常不伴有尿失禁；而女性患者输尿管异位开口均位于尿道括约肌以下，故临床上除有膀胱内输尿管口的正常分次排尿外，常合并有异位输尿管口的不停滴尿。

## 三、诊断要点

男性患者多无明显临床症状，继发出现泌尿生殖道感染时就诊被发现。女性患者可根据其典型的临床症状“正常间歇期排尿同时伴有持续性点滴性尿失禁”，仔细检查外阴和会阴部可看到滴尿的异位开口，有时异位开口藏匿于阴道前庭、尿道和阴道的黏膜皱褶中不易被发现，因此查体时应非常仔细。体检时加大腹压或加压于下腹部可挤出尿液，有助于输尿管异位开口的定位。

输尿管异位开口的定性诊断可依据典型的临床症状。而输尿管异位开口的定位诊断比较困难。常见检查方法如下。

### （一）B型

B超对重复肾和重复输尿管的诊断准确率很高，且无创伤性，可重复动态检查。超声检查可以通过识别因梗阻继发肾积水而诊断异位输尿管（图29-12）。若肾积水由重复肾的上肾引起，且膀胱正常，则诊断相对容易。输尿管异位开口多伴有狭窄，易继发肾积水和输尿管扩张，而B超对肾脏、输尿管积水的识别能力比较强。经直肠超声检查，可清楚看到扩张的输尿管终止于后尿道或精囊。

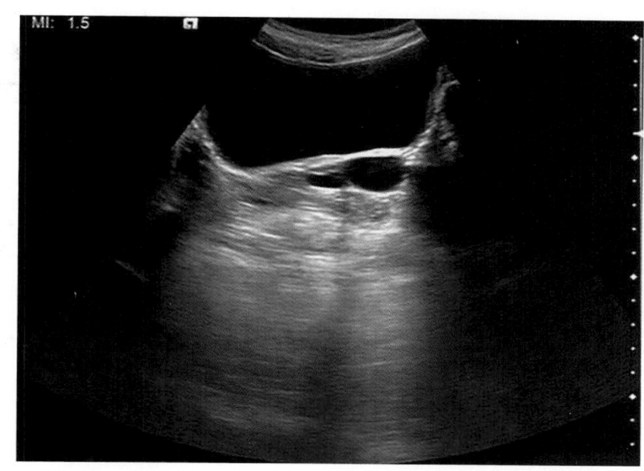


图29-12　左肾重复畸形，左侧异位侧输尿管管口开口于膀胱外

### （二）IVU

是诊断重复肾和重复输尿管开口异位的基本方法，理论上能直接显示重复肾和重复输尿管，但实际上由于开口异位的重复肾大多发育不良，排泄功能差，重复肾和重复输尿管均难以显示，一般仅见到患侧肾影增大，若病变的肾段极度萎缩、积水较少，则难以定位。

### （三）逆行尿路造影

仔细在尿道外口、阴道、前庭区域寻找异位开口，必要时借助膀胱镜、阴道镜或尿道镜，经异位开口逆行插管造影即可明确诊断，亦可明确重复肾影像（图29-13）。但异位开口的输尿管因末端细小有时难以插管，而且膀胱镜、尿道镜或阴道镜为有创性检查，故对本病诊断不推荐首选（图29-14）。

### （四）CT、CTU

CT对IVU不显影的重复肾和重复输尿管诊断有帮助，通常作为IVU的补充诊断方法（图29-15）。但对于发育不良、细小、无明显积水的重复肾和重复输尿管则难以显示。延迟的CTU检查对于复杂性双侧重复肾输尿管异位开口畸形具有重要诊断价值，可以发现“隐匿性”重复肾输尿管畸形异位开口的存在。

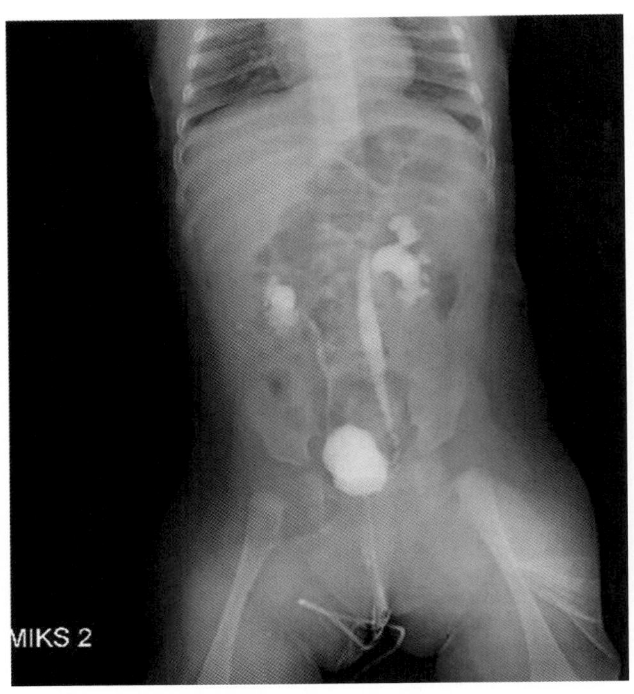


图 29-13 逆行尿路造影示双侧输尿管反流

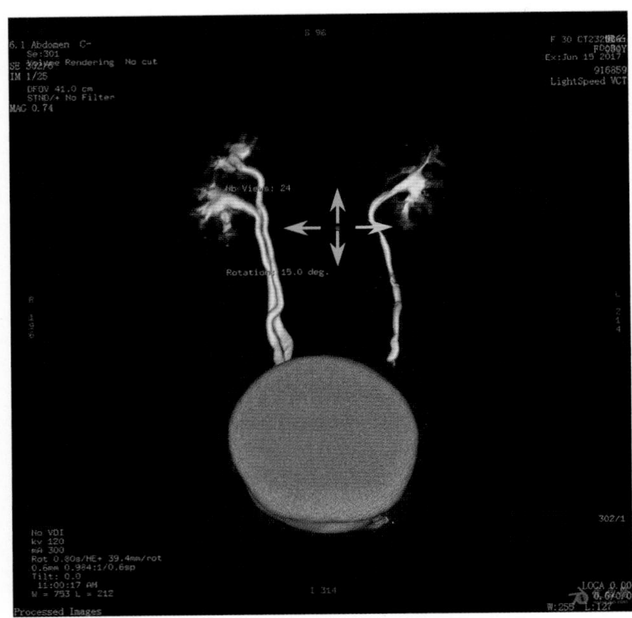

图 29-15 右侧重复肾，左侧重复肾盂伴输尿管开口异位于阴道

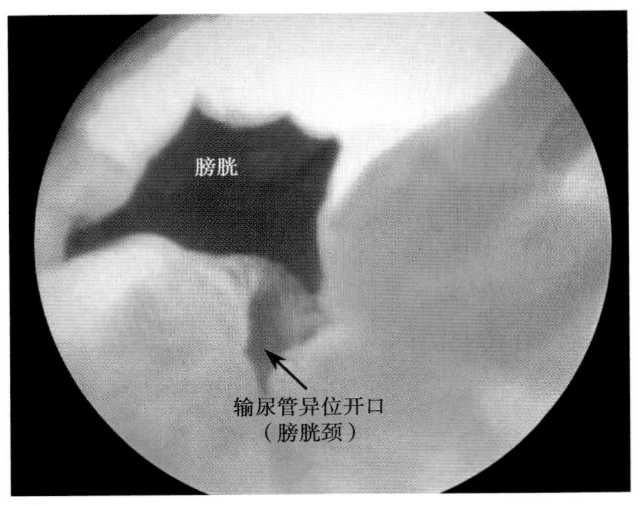


图 29-14 膀胱镜检查示重复输尿管异位开口在膀胱颈

### （五）MRI 或 MRU

MRU 无创、无痛、无 X 线辐射，不需要造影或插管等技术，能从横断面、额状面对受检器官进行多层面检查，即使重复肾或异位肾发育不良，异位开口的输尿管无扩张积水，其均能作出精准的定性、定位诊断，能同时清晰地显示输尿管的全程、异位开口的位置以及重复肾或异位肾的位置。文献报道，MRU 结合 MRI 的常规快速自旋回波序列（fast spin-echo，FSE）进行分析，在儿童输尿管异位开口中的诊断价值更大，起到取长补短的效果（图 29-16）。

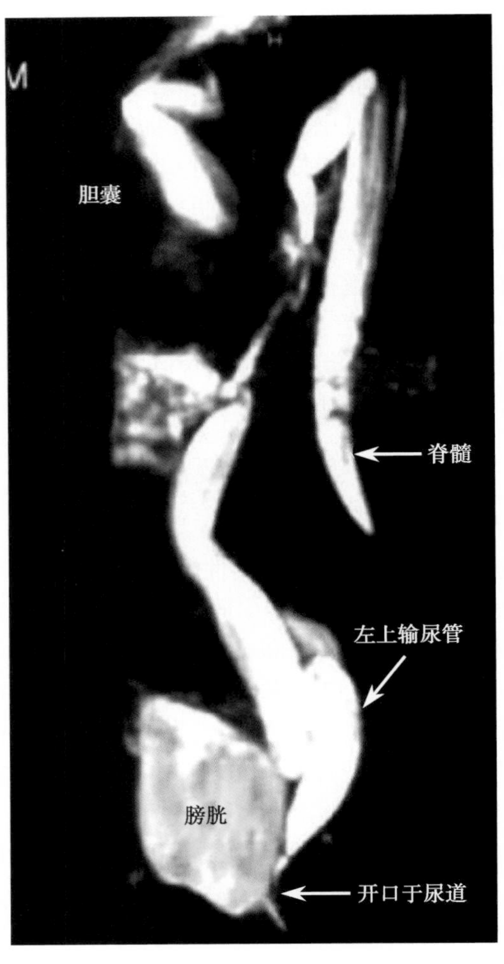


图 29-16 MRU 示左肾输尿管重复畸形，左上半肾发育不良，输尿管异位开口于尿道

（六）放射性核素肾扫描

大计数采集放射性核素肾静态显像发育不全或发育异常小肾，肾影与扩张输尿管影相连，是安全、简便、经济的非创伤检查方法，操作时间短，诊断明确，定位准确，可作为异位输尿管开口诊断的常规方法采用。

## 四、手术适应证与术前准备

1. 手术适应证　①异位输尿管引流的肾功能良好时，宜行输尿管镜再植术；②重复肾合并无功能肾实质的患者，适行腹腔镜下半肾或半肾及输尿管切除术；③先天性肾发育不良及肾功能少于 10% 以下者，宜行腹腔镜肾切除术。

2. 术前准备　①通过超声和各种相关影像检查明确输尿管异位开口的定位诊断，重复肾、重复输尿管、肾积水程度与功能判定，为手术路径、手术方式及预后评估等，是术前最重要的准备措施；②对于一些特殊患者术前几天就应开始对症处理，如尿路感染患者，要积极给予有效抗生素抗感染治疗；③高血压、糖尿病患者降压、降糖治疗；④一般在计划实施腹腔镜手术的同时也应做好开放手术的准备，并与患者和家属做好良好的沟通与交流；⑤术前禁食，留置胃管、导尿管以及良好的肠道准备；⑥术前应常规合血、备血；⑦特殊器械的准备，腹腔镜手术、开放手术等各项准备工作。

## 五、手术路径与操作要点

（一）开放式手术

1. 半肾切除术　①常规腰部切口入路（第 12 肋向内至腹直肌外缘的腹膜外切口），依次切开皮肤、皮下组织、腹外斜肌、腹内斜肌及部分背阔肌，保护肋间神经及血管，于腰肌膜层面分离后腹膜，暴露肾周筋膜；②充分游离肾脏下极、后侧、上极，于肾下极层面可识别出扩张和扭曲的上肾输尿管；③仔细将上肾输尿管分开、离断，接近上肾部分时，将上肾输尿管向上牵拉；④在肾脏前内方细致解剖肾门区，将供应上肾的血管分别结扎、离断，任何供应上肾的大血管，均可暂时钳夹，确定其分布范围；⑤将上肾肾包膜向下肾方向钝性分离，暴露上肾的粗糙和囊性实质，可与光滑的正常肾脏下极相鉴别，有时上、下肾之间可见明显的凹陷分界面；⑥将下极输尿管牵开，上、下肾之间用电刀切断，4-0 可吸收线缝扎止血，可依据情况，适当行肾下极血管阻断。再次复查肾实质血运良好后，将左右实质创面对合，用 5-0 肠线或可吸收 Dexon 线间断缝合，这可使创面止血同时防止不太明显的下肾盂损伤的尿外渗，然后把肾纤维膜间断缝合；肾周筋膜应予以缝合以防肾下垂；⑦已切断的输尿管远端应尽量向下游离，应尽量贴近扩张迂曲的输尿管管壁游离，以防损伤正常输尿管；对同时伴有反流的输尿管开口异位患者，还需尽量完整切除全程输尿管；⑧在髂前上棘与脐连线中点向下内做一弧形切口，长约 4~5cm，依次切开皮肤、皮下组织、腹外斜肌腱膜，钝性分离腹内斜肌肌腱及腹横肌筋膜，将筋膜向内侧推开，直至转向后腹膜方向，此时与上腹横切口的腹膜后间隙相通，并将已游离并切断的输尿管从下口拖出，直视下游离重复输尿管下段，直至靠近膀胱侧壁；⑨对于输尿管异位开口膀胱外的多数女性患者，重复输尿管与正常输尿管组织之间存在正常的疏松组织，可游离至输尿管异位开口的膨大部分，将异位输尿管上提，尽可能低位地切除，而在男性患者中，重复输尿管与正常输尿管下段往往位置紧贴，甚至有共同的侧壁而不能游离分开，需根据具体情况做出处理。若重复输尿管开口于后尿道、精囊或其附近时，可将输尿管剖开，水压下将其黏膜尽量剔除至低位，然后做外结扎，使残存的盲端越少越好。

（二）输尿管 - 肾盂吻合术或输尿管 - 输尿管吻合术

适用于功能良好或上肾值得保留、输尿管无反流或扩张不明显的双输尿管畸形。可经常规腰腹部切口，解剖、游离出肾门，将上、下输尿管分开，在下肾肾盂部位设计成斜形切开，切成长径 1.0~1.5cm 的椭圆形切口。上肾输尿管切成斜形，与下肾盂无张力吻合。对上肾输尿管扩张明显者可做适当裁剪。输尿管内可留置双 J 管引流。下段输尿管扩张明显或存在反流时，应做全程输尿管的切除。

（三）腹腔镜手术治疗

1. 腹腔镜半肾切除术　可经腹腔或腹膜后途径进行。手术体位及 Trocar 选择同肾切除术。辨别患侧半肾的输尿管，小心保留正常输尿管血运，充分游离病变输尿管并提起，于近膀胱处切断。夹闭远段输尿管残端，暴露梗阻侧输尿管上段，牵拉近端输尿管以便于切除患侧半肾。肾极血管以血管夹结扎，或以电刀切断，尽量使病变的上肾界限更加清晰。电刀切除上肾后，可从静脉内注射亚甲蓝以确定集合系统有无漏尿。切除创面用纤维蛋白原凝胶（或生物蛋白凝胶）和止血材料（如氧化纤维膜）止血。缝合肾筋膜以确保最少失血。切除的半肾及输尿管放置于拾物袋并小切口取出，穿刺处小心缝合关闭。经腹腔途径，注意关闭腹膜以减少肠管疝的发生。

2. 腹腔镜下发育不良肾切除术

(1) 经腹腔入路手术：患侧垫高腹部或健侧卧位，术中先找到髂血管，在骨盆壁边缘髂血管上方找到输尿管，再沿输尿管向上游离找到肾脏，肾蒂血管一般纤细，结扎后切断，尽向远端游离输尿管，输尿管远端上锁扣夹后切断。将肾脏连同输尿管一并切除，经脐部切口取出。切口放置引流，切除标本送病理检查。

(2) 经后腹腔入路手术：患者取健侧卧位，抬高腰桥，找到发育不良肾脏，处理肾蒂血管，尽量向远端游离输尿管，输尿管远端上锁扣夹后切断。将肾脏连同输尿管一并切除，扩大切口后将标本取出，切口放置引流。切除标本送病理检查。

3. 腹腔镜下输尿管膀胱吻合术　腹腔镜重复肾手术需行输尿管再植术者，术中拟移植段输尿管近膀胱或异位开口处离断后，远端夹闭，近端游离，注意保护输尿管血供，输尿管放置4.5F输尿管内支架管1根并固定，缝合输尿管管壁，经尿管膀胱注水充盈，切开膀胱后壁浆层，分离膀胱黏膜下隧道，将输尿管断端拖入膀胱内，对称缝合输尿管黏膜与膀胱黏膜。缝合膀胱浆肌层纵向切口，包埋输尿管，做抗反流缝合，排空膀胱，将输尿管无张力放置于腹膜后间隙，关闭腹膜后间隙。

## 六、术后并发症与处理

1. 术后并发症　①出血：肾血管损伤致出血、肾创面出血；②正常输尿管缺血坏死：其原因与术中过度剥离异位输尿管，造成输尿管缺血坏死有关；③术后感染或尿瘘，可导致发热、腰痛等症状；④残肾缺血坏死，肾功能损害等；⑤腹腔镜术后腹膜粘连症等。

2. 术后处理　①严格把握肾门区手术解剖结构，充分止血；②避免因过度强求完整剥除下段扩张异位输尿管，充分保护正常输尿管血供；③术后给予抗生素预防感染；④患者术后1个月内应避免过早剧烈活动；⑤定期随诊，复查血尿常规、腹部超声、CT及检验肝肾功能。

（韩丛辉）

## 参考文献

[1] BUĬLOV V M, SENCHA A N. Ureteral diverticulum. Urologiia, 2010, (2): 63-65.

[2] CAPPELLANI A, DI VITA M, ZANGHÌ A, et al. Perforation of a ureteral diverticulum: a case report and review of the literature [J]. Ann Ital Chir, 2003, 74(3): 349-352.

[3] CASTAGNETTI M, CIMADOR M, ESPOSITO C, et al. Antibiotic prophylaxis in antenatal nonrefluxing hydronephrosis, megaureter and ureterocele [J]. Nat Rev Urol, 2012, 9(6): 321-329.

[4] CEZARINO B N, LOPES R I, OLIVEIRA L M, et al. Diagnostic work-up and laparoscopic correction of an ectopic ureter [J]. J Pediatr Urol, 2015, 11(5): 285-286.

[5] CHOWDHARY S K, KANDPAL D K, SIBAL A, et al. Ureterocele in newborns, infants and children: Ten year prospective study with primary endoscopic deroofing and double J (DJ) stenting [J]. J Pediatr Surg, 2017, 52(4): 569-573.

[6] FARHAN B, OKHUNOV Z, KAPLAN A, et al. Transvaginal excision of bilateral single ureteral stumps of refluxing ectopic ureters in an adult female with urinary incontinence [J]. Urology, 2015, 86(1): 192-195.

[7] HERNDON C D, MCKENNA P H. Antenatally detected proximal ureteral diverticulum [J]. Urology, 2000, 55(5): 774.

[8] ILYAS M, SHEIKH W A, DAR M A, et al. The "cyst within cyst" sign of intravesical ureterocele [J]. Abdom Radiol (NY), 2018, 43(12): 3515.

[9] DE JONG T P, DIK P, KLIJN A J, et al. Ectopic ureterocele: results of open surgical therapy in 40 patients [J]. J Urol, 2000, 164(6): 2040-2043.

[10] LE H K, CHIANG G. Long-term management of ureterocele in duplex collecting systems: reconstruction implications [J]. Curr Urol Rep, 2018, 19(2): 14.

[11] LI J R, CHIU K Y, LIN H M, et al. Laparoscopic excision of a ureteral diverticulum [J]. Int J Urol, 2006, 13(7): 995-996.

[12] MCLOUGHLIN L C, DAVIS N F, DOWLING C, et al. Ureteral diverticulum: a review of the current literature [J]. Can J Urol, 2013, 20(5): 6893-6896.

[13] MERLINI E, LELLI CHIESA P. Obstructive ureterocele-an ongoing challenge [J]. World J Urol, 2004, 22(2): 107-114.

[14] MORI C, YAMADA D, HOMMA Y. A case of calculus in the true ureteral diverticulum [J]. Int J Urol, 2011, 18(2): 180-181.

[15] PARENTE A, ANGULO J M, ROMERO R M, et al. High-pressure balloon dilatation for treatment of orthotopic ureterocele [J]. Actas Urol Esp, 2012, 36(2): 117-120.

[16] TIMBERLAKE M D, CORBETT S T. Minimally invasive techniques for management of the ureterocele and ectopic ureter: upper tract versus lower tract approach [J]. Urol Clin North Am, 2015, 42(1): 61-76.

[17] 成少平. 腹腔镜输尿管膀胱再植术治疗重复肾输尿管异位开口4例报告[J]. 临床泌尿外科杂志, 2015, 30(8): 729-731.

[18] 顿金庚．输尿管开口异位[J]. 中国现代医学杂志，1996,6:9-10.
[19] 郭旭东，蒋绍博．输尿管囊肿概述及诊疗进展[J]. 泌尿外科学杂志，2010,2(3):40-43.
[20] 李佳宁，傅宏亮．核素肾动态显像用于儿童先天性输尿管囊肿的诊断和随访[J]. 上海第二医科大学学报，2005,25(12):1277-1279.
[21] 李培军．重复肾及重复输尿管诊治的临床体会(附 26 例报告)[J]. 宁夏医学院学报，1999,21:17-18.
[22] 梅骅．泌尿外科手术学[M]. 北京：人民卫生出版社，2012.
[23] 马腾骧．现代泌尿外科学[M]. 天津：天津科学技术出版社，2000.
[24] 万常华．磁共振尿路成像(MRU)在儿童输尿管异位开口中的诊断价值[J]. 放射学实践，2011,26(6):656-658.
[25] 魏辉．输尿管开口异位的定位诊断和治疗[J]. 临床泌尿外科杂志，2001,16(1):16-8.
[26] 吴新华．输尿管开口异位的外科治疗体会(附 51 例报告)[J]. 临床泌尿外科杂志，2013,28(5):356-8.
[27] 夏曼，肖萤．彩超诊断输尿管囊肿的价值[J]. 当代医学，2010,16(10):103-104.
[28] 姚东伟．腹腔镜治疗单侧肾发育不良伴输尿管异位开口 9 例报告[J]. 临床泌尿外科杂志，2015,30(3):263-264.
[29] 曾志宇．延迟泌尿系 CT 成像在复杂性双侧输尿管异位开口畸形诊断中的应用[J]. 中华腔镜泌尿外科杂志，2013,7(3):226-229.
[30] 张煜华．超声诊断先天性输尿管开口异位 21 例[J]. 实用儿科临床杂志，2003,18(8):673-674.
[31] 周恩平，李富兴，张丽香．输尿管憩室 1 例[J]. 罕少疾病杂志，2001,8(4):46-46.

# 第三十章

# 巨输尿管症诊断与外科治疗

## 第一节 概　述

巨输尿管症是指由各种病因造成的以输尿管扩张、迂曲为主要表现的一类较少见的输尿管疾病，部分患者可合并肾积水。临床上统计先天性巨输尿管症发病率男性约为女性的4倍，左侧约为右侧的2~3倍。正常儿童的输尿管直径很少超过5mm，输尿管直径超过7mm可诊断为巨输尿管症。多数患者就诊时多无典型的临床症状及体征，常以尿路感染、血尿、腰痛等为主要表现，部分以腹部包块或肾功能损害就诊。1923年Caulk最先用巨输尿管症来描述了1例远端输尿管积水而无肾积水的患者。1976年美国儿科泌尿学会按引起疾病的不同原因，将其分为4种类型：梗阻型、反流型、非梗阻型非反流型、梗阻反流型。同时，按照输尿管的病变可分为原发性和继发性巨输尿管症，其中先天性巨输尿管症属于非梗阻非反流型。巨输尿管症多无特异性临床表现，患者常以腰痛、患侧肾积水、尿路刺激征、感染及继发结石等主要表现就医，据临床症状、超声、IVU、MRU等影像学检查可明确诊断。

## 第二节 病因与病理生理

因巨输尿管症类型不同，其在治疗上也存在较大差异。因此，明确病因对于巨输尿管症的诊治至关重要。

早前人们一直认为输尿管末端内纵行肌缺乏而造成的功能性输尿管梗阻是引起巨输尿管症的主要原因。但大量术后病理切片发现标本肌层和黏膜下有大量胶原纤维增生，考虑是导致输尿管引流不畅，从而引发全程输尿管扩张甚至肾盂积水的主要原因，并非神经缺失引起。通过对大量术后病理切片地不断研究后认为，巨输尿管症主要发病原因为胚胎期输尿管发育异常即输尿管生长发育速度快于同侧肾脏上升速度，使得输尿管迂曲，而至引流不畅，导致输尿管外膜结缔组织增生，使输尿管蠕动波向下传递的过程中有所减弱，尿液对下端（病变部位）输尿管牵拉，引起向上蠕动波，以上两点因素，使得输尿管正常向下蠕动波减弱，造成功能性梗阻，并最终导致患侧输尿管及肾盂扩张积水。

目前，得到组织学证实的发病因素主要有以下几点：①末端输尿管壁内环肌正常，缺乏纵肌；②肌层内有异常的胶原纤维干扰融合细胞层样排列，阻碍了蠕动波传递而发生功能性输尿管梗阻；③输尿管末端肌层肥厚，黏膜及黏膜下慢性炎症；④神经纤维变性，神经传导性下降。原发性巨输尿管症通常被认为由于输尿管膀胱交接出现3~4cm无蠕动段，引起尿液输送困难，进而出现功能性梗阻，与胶原纤维比例失调、远端输尿管壁肌层排列紊乱等密切相关，影响了尿液排出通畅性，损害了肾功能。影像学可见上部输尿管扭曲，远侧出现球形扩张或梭状；而尿道梗阻、膀胱出口梗阻、神经原性膀胱或炎症狭窄引起的输尿管巨大扩张则为常见继发性病因，既往研究也多以婴幼儿为主。一旦反流、梗阻和输尿管扩张的继发性原因被排除以后，可判定为先天性原发性非反流性梗阻性巨输尿管症，大多数的新生儿巨输尿管属于这一范畴，许多巨输尿管成年时被发现，它们的远端输尿管梭形扩张。关于先天性巨输尿管症的病因及发病机制目前尚无定论，然而部分学者认为其主要病因为：胚胎期肾脏上升速度不及输尿管发育迅速，输尿管外膜结缔组织增生，致使其呈之字样迂曲、扩张，进而蠕动波传导发生异常，甚至出现逆向蠕动，导致功能性梗阻的发生；若疾病持续进展，输尿管肌层（特别是纵行肌）出现压迫性萎缩伴慢性炎症，胶原纤维增生，最终使输尿管肾盂扩张积水。由于先天性巨输尿管症的发生可能存在多种因素的参与，其发病机制与病理之间的关系尚无统一标准，然而已经通过组织学得到证实的因素包括：①输尿管下段平滑肌增生伴黏膜层及黏膜下层炎症发生；②输尿管下段环行肌正常而纵行肌缺失；③输尿管下段肌束/胶原纤维失调从而干扰正常融合细胞层样排列，蠕动波无法正常传递。大量病理结果显示：输尿管下段平滑肌排列结构异常伴慢性炎细胞浸润，黏膜上皮可见轻、中度非典型增生，进一步证实了之前的研究结果。

总之，先天性巨输尿管症的特点是由于输尿管末端环形肌增多、纵形肌缺乏，导致输尿管末端功能性梗阻（但无明显的机械性梗阻），梗阻段以上输尿管扩张甚至肾盂严重扩张、积水，一项对60例的病理分析表明，输尿管的黏膜上皮增生伴有轻、中度非典型增生（输尿管的炎症），其末端输尿管缺乏纵形肌，且大多管壁纤维平滑肌组织增生（功能性梗阻段肌层肥厚和异常胶原纤维增多）伴慢性炎症及结构不良（输尿管的炎症）。但仍需指出，目前针对巨输尿管症的病因及病理生理仍未完全阐明，争论较多。总体观点认为，巨输尿管症的发病机制可能受多因素的调控和影响。

## 第三节　诊断与鉴别诊断方法

### 一、临床表现与疾病特点

巨输尿管多见于男性，男女发病比例为2.5∶1~5.8∶1，左侧与右侧之比为2.5∶1~5.5∶1，双侧发病占25%，合并对侧肾发育不良为9%。现在还不知巨输尿管症是否具有遗传性，已有报道指出有的家族不只1位患此病。

大部分患者在胎儿B超检查时发现肾积水。大龄患儿可有尿路感染、血尿或腹痛，同时可有贫血、肾性佝偻病或发育迟缓等。少数患者于腹部手术时才发现。

原发性或继发性巨输尿管症将直接影响治疗措施，因此必须区分。原发性巨输尿管症的诊断必须满足以下条件：膀胱及膀胱出口正常；输尿管扩张发生在很短且相对狭窄的输尿管近端之上，其可在IVU中不显影，输尿管可有不同长度、不同程度的扩张和迂曲，可有或无肾盂肾盏扩张；除反流性巨输尿管症以外，应除外膀胱输尿管连接部反流；内镜视输尿管口正常。

继发性梗阻性巨输尿管症最常发生在神经源和非神经原性排尿功能障碍或膀胱下梗阻情况，也见于输尿管异位、腹膜后肿块压迫等情况；继发性反流性巨输尿管症则常见于膀胱功能异常；继发性非梗阻非反流性巨输尿管症常有明确的尿路感染，合理使用抗生素可使反流消退。

### 二、影像学与表现特点

1. 多普勒超声　超声可见肾盂、输尿管积水，盆段输尿管积水更为严重，迂回扭曲，内径一般 >3.0cm，（梗阻性输尿管扩张内径一般 <3.0cm）而输尿管膀胱壁间段不扩张，输尿管有蠕动，蠕动波到膀胱壁间段终止，本病多为单侧，也可双侧发病，如合并有结石，即有结石的声像图特点，如合并感染或出血，其内显示云雾状或云絮状回声（图30-1）。巨输尿管与输尿管反流的鉴别为，前者不一定是双侧性，后者多为双侧性；前者输尿管有蠕动，后者输尿管失去代偿功能，无蠕动；前者膀胱及下尿路无异常，后者有下尿路梗阻，膀胱一般有小梁小房和残余尿。巨输尿管症可见输尿管明显扩张，患肾不同程度的积水。

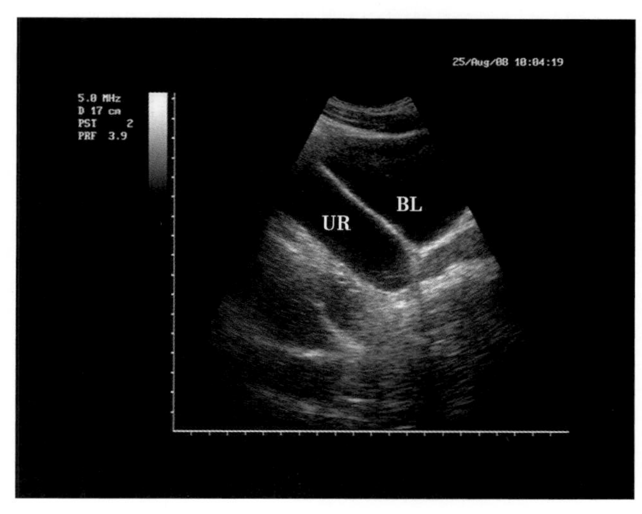


图30-1　先天性巨输尿管B超图像

2. 静脉尿路造影(intravenous urogram,IVU)　患侧输尿管远端狭窄处呈“鸟嘴样”或“漏斗样”改变,近端输尿管显著扩张,患肾可有不同程度的积水。若患侧肾功能较差,则显影延迟或不显影,显影不佳时需行逆行肾盂造影(图 30-2)。

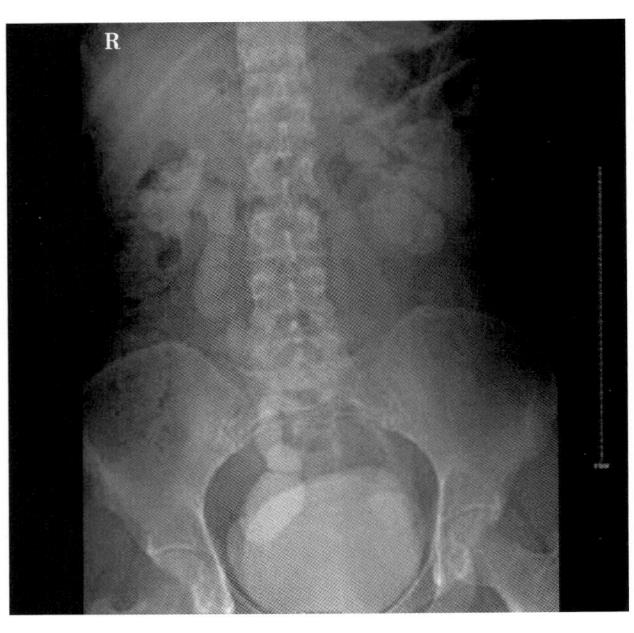


图 30-2　先天性巨输尿管静脉尿路造影图像

3. 逆行肾盂造影(retrograde pyelography,RP)　成像效果优于 IVU,可清晰显示患侧肾盂、肾盏及全程输尿管的形态,且能明确有无输尿管远端狭窄,狭窄段的形态、长度及严重程度等,排空时间明显延长。

4. 排尿期膀胱尿道造影　是诊断反流性巨输尿管症的重要方法,由于反流的原因,排尿期膀胱造影将出现典型的巨输尿管症表现。

5. 磁共振尿路成像(MRU)　具有无创、无辐射、不需要造影剂等优点,对于不愿接受有创逆行肾盂造影的患者是个很好的替代。

### 三、鉴别诊断要点

本症无典型的泌尿系症状,常因并发症或其他泌尿系疾患做影像学检查时被发现。在临床工作中常需和输尿管机械性梗阻、膀胱输尿管反流相鉴别,通常上尿路和下尿路梗阻性病变,如输尿管或膀胱的肿瘤、结石、息肉等有关病变所致的输尿管扩张,其内径多<1.5cm,输尿管扩张的程度与肾积水成正比,且尿路造影及 B 超多能发现输尿管梗阻的病因。膀胱输尿管反流膀胱造影可发现明显的造影剂反流现象,输尿管的宽度与反流的程度成正比。而巨输尿管症则以输尿管显著扩张为特征,且输尿管扩张的程度与肾积水的程度无直接关联,肾积水的程度通常较轻。

## 第四节　外科治疗方法与操作要点

早在 1923 年,Caulk 为患者行经尿道内镜下输尿管口切开术,但疗效不佳。回顾先前的治疗,输尿管口内切开术多不能成功,因为巨输尿管症中,如有梗阻存在,其病变多发生膀胱外。1956 年,Swenson 使用小肠来代替有严重积水的输尿管。同年,Lewis 报道应用输尿管乳头成形术来抗反流,并切除下端扩张的输尿管部分,其疗效明显。而后有学者报道用回肠段替代巨输尿管,其肠袢须顺输尿管蠕动方向。1964 年,Hirshhom 用去黏膜的小肠包被巨输尿管来恢复输尿管的蠕动。1967 年,Creevy 首先报告将巨输尿管远端剪裁后与膀胱再植用于抗反流。Bakker 等通过动物实验证实巨输尿管折叠后再植优于裁剪后再植,其优点是不损伤输尿管侧壁的血供,也不必留置支架管。近些年随着腹腔镜微创技术的发展,也有尝试行腹腔镜方法膀胱外输尿管膀胱再植术,其原理与传统开放手术相似。

### 一、手术适应证

无论单侧或双侧病变,若病情稳定、肾功能受损轻、无严重并发症,可保守治疗、随访观察。手术适应证为:①对于重度肾积水、肾功能受损严重的,可行肾造瘘术或肾输尿管切除术;②成人患者的肾脏和膀胱输尿管连接部的发育比较完善,不会像儿童一样能出现引流的自发性改善,一旦出现慢性肾衰竭,可能会错过手术治疗的时机,故常需积极治疗;③若输尿管扩张明显、肾功能受损较轻,可首先解除原发病变后,行输尿管膀胱再植,巨大输尿管,如果术中输尿管塌陷后直径 >2cm,考虑输尿管远端裁剪或折叠后再性输尿管膀胱再植;④儿童患者病情发展快,肾功能恢复潜力较大,发现后应积极手术。

### 二、术前准备与评估

巨输尿管症术前准备除了一般外科常规检查外,影像学检查包括 B 超,IVU,膀胱造影、核素 ECT 肾动态成像了解分侧肾功能及输尿管扩张程度,明确病变的类型及严重程度,有助于术前判断采用哪种外科处理方法。术前还需要行尿液常规检查和尿细菌培养，如发现细菌生长，即应加强膀胱引流并给予有效的抗菌药物，待感染有效控制后再行成形手术。术前需预防性使用抗生素，术中及术后也应常规应用抗生素预防尿路感染。

术前评估有利于判断采用何种手术和手术时机。ECT行分肾功能检测和IVU评估患者的肾功能状态。

1. 如果患者对侧肾功能良好，患侧尿液引流差，梗阻明显，在随访期间肾功能逐步恶化、有反复发作的泌尿系感染、患侧肾重度积水并有严重并发症者，可考虑先行肾造瘘或肾、输尿管切除术。

2. 尿液引流功能严重损害，若输尿管明显扩张、肾功能受损较轻，可首先解除原发病变后，行输尿管膀胱再植并抗反流。巨大输尿管，如果术中输尿管塌陷后直径 >2cm，则考虑输尿管远端缩容（裁剪或折叠）后再行输尿管膀胱再植。

3. 儿童患者病情发展较快，且肾功能可复性潜能较大，常以手术治疗为主。

4. 输尿管无法行裁剪术及缩窄术，行膀胱壁瓣替代术或游离回肠替代术。

## 三、手术路径与操作要点

### （一）手术路径

髂段或盆段输尿管，患者取平卧位，骨盆下方放置垫枕。消毒范围为脐平面至大腿中段，确保将外生殖器完全消毒，以确保需要时可以清洁放置尿管。切口选择经下腹部正中切口或耻骨上横切口入路。可采用膀胱内或膀胱外的单独或相结合的方法游离输尿管，在一些病例中，在膀胱内充分游离扩张的输尿管是可行的。在这些病例中，再植的操作（无论是用Cohen方法还是Politano-Leadbetter方法）在输尿管裁剪后是可行的。但是，当非常大的输尿管被裁剪时，如果游离输尿管有困难或为了更好地保护血供，还是推荐在膀胱外进行操作，可先行膀胱内解剖，再行膀胱外解剖，下端输尿管的外膜和血供通常从中间分开，需要仔细保护。当在膀胱外操作时，离断闭锁的腹壁下动脉有助于解剖，也去除了可能的梗阻因素，不必要过度游离并去除邻近的迂曲。

### （二）不同术式的操作要点

1. 经膀胱内术式

（1）垂直切开膀胱，8字缝合靠近耻骨后间隙的膀胱切口，以防术中撕伤膀胱颈。使用3-0缝线，从膀胱切口的尾端外侧穿透全层膀胱前壁，穿透缝合至皮肤中线外侧，牵拉膀胱。然后于膀胱顶部放1-2块湿纱布，并用Deaver拉钩拉住，暴露膀胱三角区和后壁，避免拉伤膀胱壁而引起水肿。

（2）向输尿管留置3~5F的输尿管导管，用3-0丝线深缝在输尿管口下方的三角区并结扎在导管上。轻轻提起导管，将输尿管口拉入膀胱。

（3）采用电刀环绕输尿管口周围于膀胱黏膜上切开，留下输尿管口周围的环形尿路上皮边缘。在Waldeyer鞘内向尾侧锐性分离输尿管，远端至输尿管口。采用钝性分离和电凝分离，并牵拉输尿管导管，分离膀胱肌纤维和Waldeyer鞘，以游离输尿管。一旦将输尿管和膀胱肌纤维分离开，采用钝性分离和电凝相结合的方式，将膀胱外的输尿管和邻近的腹膜游离开，仔细电凝膀胱上动脉向腹膜返折的小动脉分支。

（4）将输尿管拉入膀胱，剔除过长部分输尿管。根据输尿管口与膀胱颈的距离，必要时可将原来的输尿管膀胱裂口缝合关闭，在其内上方另选择输尿管进入膀胱的入口，做膀胱黏膜下隧道吻合，黏膜下隧道长度应为输尿管直径的4~5倍。

（5）对于输尿管扩张较明显的患者，可按需要对输尿管进行裁剪或折叠以缩小管腔直径（图30-3）

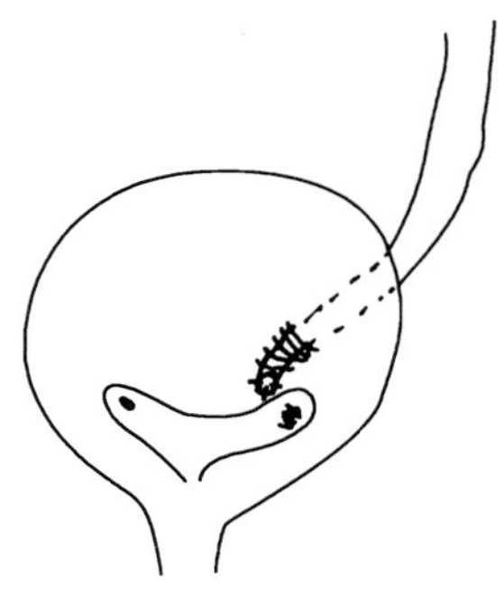

图30-3 输尿管膀胱吻合示意图

2. 经膀胱外术式

（1）消毒后，放置Foley导尿管，充盈膀胱内1/3容量。经腹膜外入路到达膀胱，辨识并结扎、切断闭锁的脐动脉，在其下方很容易发现输尿管，经其后方放置无损伤牵拉带，向尾侧分离至膀胱裂隙。

（2）用电刀沿着预定的黏膜下隧道方向切开逼尿肌直至膀胱黏膜，确保切口的方向顺着输尿管自然走行。沿着Waldeyer鞘外侧向下分离至蓝色半透明的膀胱上皮。采用钝性分离和电凝分离的方式，沿着黏膜下隧道的垂直方向将逼尿肌与尿路上皮分离。

(3) 根据输尿管直径和长度的大小决定是否需要裁剪或切除末端。

(4) 输尿管膀胱再植：①膀胱内联合膀胱外技术(Politano-Leadbetter 术式)：使用 2-0 缝线间断缝合原输尿管口。在膀胱外将腹膜从膀胱基部推开，在原输尿管裂口上内侧 3~4cm 处膀胱后壁做一新裂口，以血管钳斜向外上方戳孔至膀胱外，扩大到大于输尿管的直径。用直角钳钳住输尿管牵引线，将修正的输尿管经新的裂孔拉入膀胱内。从原输尿管裂孔向新裂孔做黏膜下隧道，用组织剪从新的裂隙向原输尿管口做一个新的黏膜下隧道。牵引输尿管穿越隧道。黏膜下隧道长度应为输尿管直径的 4~5 倍。膀胱外用可吸收线将输尿管外膜与膀胱浆肌层固定 4 针。输尿管末端的多余部分应剪去，做成半乳头状抗反流的输尿管再植口(图 30-4)；②经三角区吻合法(Cohen 方法)：完全游离需要再植的输尿管，采用 2-0 可吸收缝线关闭松弛的切口，从需要再植的输尿管切口至对侧输尿管口的头侧锐性分离出一个黏膜下隧道。将输尿管自黏膜下隧道经三角区转移至对侧用 6-0 可吸收线将输尿管全层组织和膀胱上皮组织间断缝合在一起。用同样的线关闭原裂孔，用 3~5F 的输尿管导管检查输尿管是否扭曲，然后逐层关闭膀胱，尿路上皮采用 3-0 可吸收线，浆肌层采用 2-0 可吸收缝线连续缝合。适用于双侧病变者。遇到较小的儿童和膀胱肌肉较薄弱时，输尿管再植术常与膀胱腰大肌固定联合应用，以加强膀胱后壁强度，效果较好。

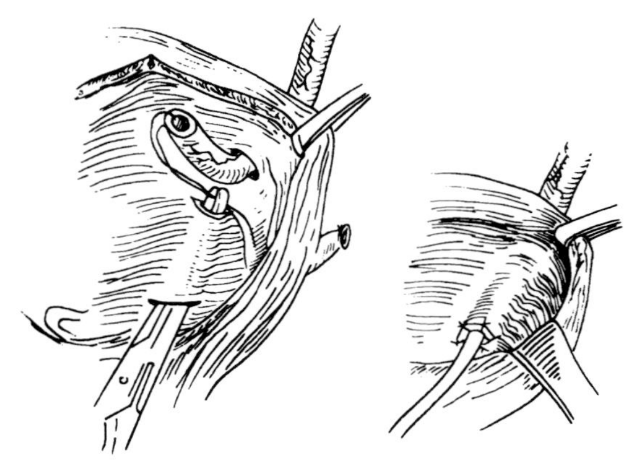

图 30-4　膀胱黏膜下隧道吻合术

3. 输尿管裁剪或折叠　对于输尿管扩张较明显的患者，可按需要对输尿管进行裁剪或折叠以缩小管腔直径。

(1) 输尿管腔内插入 14~16F(成人)或 8~10F(小儿)导尿管。Allis 钳放置在多余的输尿管侧面来保护中间的血供，确定多余准备裁剪的输尿管。用无损伤钳包绕导尿管，既要切除多余的输尿管，而且避免管腔过度狭窄。可用 4-0 至 6-0 可吸收线连续锁边缝合逐渐变细的输尿管的近 2/3 部位，用间断缝合修整来避免输尿管被缝线收紧而缩短。裁剪的输尿管的近端部分必须保证在完成锥形变细或折叠法的再植术后仍在膀胱外。如果整个楔形切除的节段定位于膀胱内隧道，那么可能会出现梗阻，可以做必要的修短(图 30-5)。

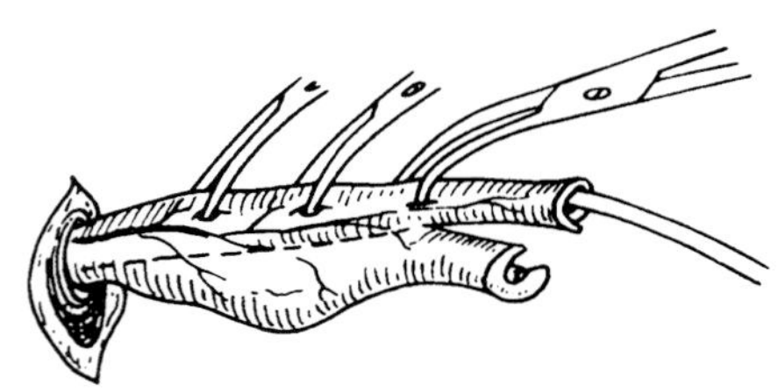

图 30-5　输尿管裁剪示意图

(2) 输尿管折叠法：输尿管内插入输尿管导管，应用无损伤钳来标记多余输尿管的折叠范围，保护输尿管血管最佳的部位，用 3-0 缝线沿输尿管纵轴做连续褥式缝合，将管腔隔离成两半，缩窄长度约 5~6cm，将已经隔离的一半管壁纵向折叠，于含支架的另一半管壁重叠，用 3-0 缝线间断缝合并将其固定，在不含主要血管的一侧用 3-0 缝线将输尿管壁做皱褶缝合。

4. 腰段输尿管剪裁术　对于腰段输尿管扩张扭曲明显的患者，可以考虑行腰段输尿管裁剪术。但同时做输尿管膀胱吻合与上端输尿管裁剪有时可能由于输尿管血供原因，术后愈合会受到影响，可以考虑分期先行下段输尿管膀胱吻合术，二期再行上段输尿管裁剪术。经腰腹膜外途径暴露腰段输尿管。可见此段输尿管极度扩张、扭曲、有纤维性粘连。输尿管的扭曲予以解剖，但仅在需要切除的一段进行彻底分离，小心保护肾盂以及远端输尿管的血液供应，不要剥离输尿管壁的外层，在输尿管的外侧缘进行裁剪，裁剪后输尿管口径应当是适宜的，防止狭窄。有时需要切除一部分扩张的肾盂及肾盂与输尿管的交界处。将剪裁后的输尿管用 4-0 至 5-0 可吸收线间断缝合成管状，扩大的肾盂口上缘缝合关闭，下半留一与输尿管管口相当的开口，在无张力下行肾盂输尿管吻合。吻合完毕，亦应放置支架。吻合剪裁处旁放置引流物，逐层关闭切口。

5. 输尿管替代术　成年人的盆腔段巨输尿管

症，如果由于结石或炎症严重而巨输尿管壁损害较严重，不能施行剪裁术，也不能采用膀胱壁瓣替代术，亦可采用游离回肠段连接上段输尿管与膀胱的通道。实际上适宜施行这种手术的病例甚少。成年人全长巨输尿管症，在切除后以回肠段替代上至肾盂下至膀胱的输尿管全长。回肠段亦可经过剪裁，缩小其口径。术后并无明显电解质紊乱或肾功能损害，但这种手术常常是在各种其他手术方法失败后才考虑施行(图30-6)。

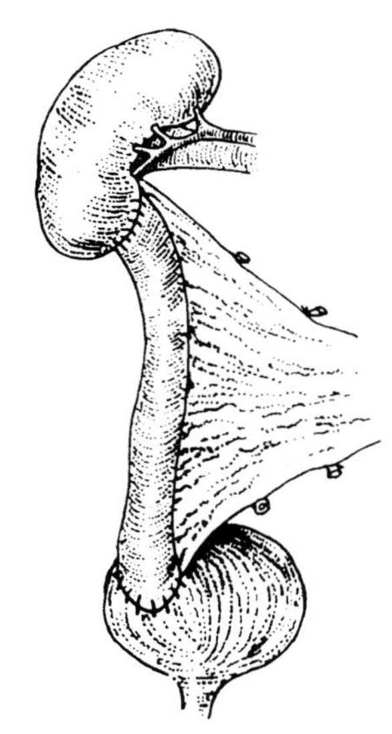

图30-6　肠代输尿管示意图

## 四、术后并发症与处理

### (一)输尿管梗阻与坏死

术后有可能出现膀胱输尿管吻合口水肿，如短时间内不能缓解，宜做暂时性肾造瘘。注意输尿管膀胱吻合口必须无张力，缝合紧密，无狭窄；末端输尿管必须血供充足；移植时避免输尿管扭曲，隧道应在膀胱后壁，不要与膀胱形成不良角度。因为如果在膀胱侧壁做隧道吻合，当膀胱膨胀后输尿管可能成角，如果梗阻持续，可导致输尿管缺血，这需要在再植术后修建和切除缺血段。另外，如果游离输尿管时剥离过度，损伤供应输尿管的血运，亦可造成末段输尿管缺血甚至发生坏死。

### (二)膀胱-输尿管反流

轻度的反流可以逐渐改善。但伴随并发症(例如反复发作的肾盂肾炎)时，手术纠正是合适的。即使经验有限，也可以首先考虑行输尿管下注射治疗。对于瘢痕形成和潜在血液供应受限造成困难的病例，可以行开放手术治疗。如果严重，僵硬的远端输尿管在膀胱收缩时无法正常蠕动或适合对接，因为透壁瘢痕导致了内在的输尿管功能障碍，这些因素限制了输尿管获得重建的病例数量。经输尿管-输尿管吻合术是治疗单侧疾病理想的方法。对于双侧病例，可以行远端瘢痕输尿管切除加建立扩大的输尿管隧道，其直径/长度比例可以超过10∶1。原位裁剪是扩张输尿管再植后持续反流者的另一个选择。应保护血管，避免损伤单侧病例的对侧输尿管。

### (三)尿外渗与尿路感染

1. 充分的手术区引流以及保证输尿管支架引流通畅是预防尿外渗与尿路感染的关键。

2. 输尿管裁剪缝合时采用连续缝合，将缝合缘放在隧道后面，可以减少输尿管膀胱瘘管形成机会。

3. 术后发生尿外渗与尿路感染的主要处理措施包括：①持续引流，保证引流管通畅。②留置尿管，保证膀胱内低压，保证输尿管支架通畅。一般小的吻合口尿外渗经过持续引流，大部分可以自行好转。③应用抗生素，控制或预防感染，必要时可以行尿细菌培养或伤口引流物细菌培养，根据药敏结果针对性应用抗生素。

综上所述，巨输尿管症多无特异性临床表现，往往影像学检查发现。诊断一般不难，一旦诊断明确，需要评估患者手术适应证和选择合适的手术时机以及合适的术式，达到最佳治疗效果。

(刘利维)

## 参考文献


[1] SIMONI F, VINO L, PIZZINI C, et al. Megaureter: classification, pathophysiology, and management [J]. Pediatr Med Chir, 2000, 22(1): 15-24.

[2] 董永超，王养民，乔够梅，等. 成人先天性巨输尿管症的诊断治疗[J]. 中华泌尿外科杂志，2005，26(12)：835-837.

[3] 胡少军，陈跃东，王钧，等. 先天性巨输尿管症的诊治(附17例报告)[J]. 现代泌尿外科杂志，2008，13(2)：100-102

[4] 李杰，魏强. 先天性梗阻性巨输尿管症的诊治[J]. 临床泌尿外科杂志，2004，19(11)：698-700.

[5] 李显文，杨罗艳，杨金瑞，等. 巨输尿管症的临床特征(附21例报告)[J]. 临床泌尿外科杂志，2004，19(7)：410-412.

[6] 刘开明，严明，陈庚. 成人先天性巨输尿管症的诊治[J]. 云南医药，2006，27(3)：219-220.

[7] 刘定益，王健，俞家顺，等. 输尿管乳头、输尿管膀胱吻合术应用于成人先天性巨输尿管症的体会[J]. 蚌埠医学

院学报，2015，(6)：737-739.
[8] 刘强．输尿管膀胱再植术（腹腔镜下）治疗梗阻性巨输尿管病的临床分析[J]. 世界最新医学信息文摘，2017，17(38)：185-186.
[9] 鲁功成．曾甫清．现代泌尿外科学[M]. 武汉：湖北科学技术出版社，2003.
[10] 许纯孝．赵升田．临床泌尿外科学[M]. 济南：山东科学技术出版社，2007.

# 第三十一章

# 输尿管膀胱交界处梗阻与外科治疗

## 第一节　病因与病理生理

### 一、病因学因素

人体输尿管有三个容易发生先天性梗阻的部位，按发生率由高到低分别为：肾盂输尿管连接部、输尿管膀胱交界处、中段输尿管位于骨盆边缘处。输尿管膀胱梗阻以后天因素形成居多，包括结石、肿瘤等。本章节主要探讨先天性输尿管膀胱交界处梗阻（ureterovesical junction obstruction，UVJO）。先天性的UVJO发病率尚无大样本报道，但表现为左侧多于右侧、男性多于女性。先天性的UVJO可能因为在输尿管膀胱交界处的输尿管狭窄造成，也可能由于输尿管在发育过程中输尿管膀胱交界处的旋转不足、膀胱壁内段过长等原因引起。此外，毗邻组织的压迫也可能造成输尿管膀胱交界处的梗阻，比如输尿管前髂血管、子宫、脐带、闭孔肌等。各种原因导致的UVJO都会导致上尿路的积水，严重者损害患侧的肾功能。先天性输尿管膀胱交界处狭窄的原因尚不明确。狭窄部位的组织学改变主要表现为输尿管壁移行上皮正常，而正常形态的平滑肌细胞减少，无纤维组织增生。大约在胚胎发育期11~12周之间，胚胎发育障碍，间充质未能发育成正常的输尿管肌组织，这可能是导致单纯输尿管狭窄的原因。

输尿管的旋转不足、膀胱壁内段过长等因素的出现是因为输尿管芽在发育过程中接触到泌尿生殖窦（urogenital sinus，UGS）过晚造成。在胚胎发育中，来源于中肾管早期的输精管和早期的输尿管构成一个Y字形的两条上臂，远端的中肾管形成Y字形的主干。当生芽时，远端的中肾管被牵拉而合并入UGS区域，后者形成膀胱。合并持续进行直到整个Y字形的主干被吸收，而Y字形的两条上臂留下来分别进入膀胱：一条作为输尿管，另一条作为射精管或女性退化的Gartner管。两条上臂一旦接触到UGS或膀胱壁，它们相互间也相应旋转至输尿管口和射精管口附近。如果输尿管芽过早接触到UGS，过度旋转牵拉使之位于膀胱的侧面偏高位置，导致其合并不充分，膀胱壁内段输尿管长度不足而出现反流。反之，如果输尿管芽接触到UGS过晚，则导致输尿管芽旋转不足，膀胱壁内段过长而引起梗阻。

### 二、病理生理学

UVJO可影响肾血流动力学和肾小球滤过的改变，从而导致肾脏功能的受损。肾脏功能受损的程度与梗阻的程度、单侧或双侧的病变、梗阻持续的时间密切相关。先天性UVJO主要病理生理学改变为患侧轻、中度肾积水。如果梗阻严重，则梗阻侧肾脏积水加重，肾皮质变薄、肾小球破坏、肾小管萎缩、集合系统中间质纤维化以及结缔组织增生。

## 第二节　诊断与鉴别诊断

### 一、诊断方法

#### （一）临床诊断

输尿管膀胱梗阻患者临床上可无症状，也可出现泌尿系统反复感染、间歇性腹痛，偶有血尿出现。

#### （二）超声检查

泌尿系彩超操作简便，安全无创伤，能快速筛查孕期妇女、儿童等不同年龄阶段有无肾积水、输尿管扩张及有无其他疾病，如肿瘤、结石等情况作出初步判断。此外，B超检查还可发现输尿管扩张范围和积水程度，张力较大的输尿管末端有拉长、向下延伸并形成返折，张力较低的输尿管末端管腔可逐渐变细呈鼠尾状。但B超对下段输尿管梗阻的具体性质有时很难作出准确判断。

**(三) 静脉尿路造影**

静脉尿路造影(Intraudio Videoenous Urography，IVU)和逆行肾盂造影能有效显示输尿管梗阻的位置和长度。IVU表现为特异性纺锤状扩张的远端输尿管，扩张较轻的近端输尿管和不同程度扩张的肾盂肾盏。

**(四) 排泄性膀胱造影**

可以用来排除膀胱输尿管反流、评价膀胱和尿路情况，并排除由神经原性膀胱、膀胱出口梗阻等下尿路梗阻引起的继发性输尿管梗阻等病变。

**(五) 输尿管镜检**

镜下可见输尿管膀胱交界处管腔基本正常，可以非常直观地发现结石、肿瘤等因素造成的梗阻，并了解梗阻的严重程度，如遇可疑的占位性病变能在必要时抓取组织活检为梗阻疾病性质作出明确的诊断。

### 二、鉴别要点

先天性UVJO需要注意与继发性的梗阻疾病相鉴别，主要包括：恶性肿瘤、输尿管结石、放疗损伤、手术或内镜操作损伤、感染等。下尿路梗阻可通过B超、IVU、CT、MRI等检查排除恶性肿瘤、输尿管结石、炎性狭窄等疾病。输尿管镜用于诊断鉴别先天性UVJO时，需符合以下条件：①输尿管由下至上有不同程度的扩张；②无器质性狭窄；③无下尿路梗阻病变；④无膀胱输尿管反流；⑤梗阻段管腔基本正常。

## 第三节 外科治疗与术式选择

### 一、手术适应证与禁忌证

有研究表明，对于孕期发现的胎儿先天性UVJO，部分患儿出生后可随着年龄的增长，输尿管膀胱交界处发育成熟，其扩张的输尿管及肾积水可自行缓解消失。因此，对于无症状、肾积水无进展的患儿或成年患者，可选择保守观察、定期随诊复查。对于出现疼痛、反复泌尿系感染、积水进展加重的患者则应该考虑手术治疗。

### 二、术前准备与术式选择

目前对于先天性UVJO的患者最有效的治疗是切除病变端输尿管+输尿管膀胱再植术。对于输尿管扩张严重的患者，术中应将输尿管末端行折叠或剪裁以缩小管径。在对UVJO患者进行术前，需要完善常规检查，并对狭窄的性质、定位和长度进行详细的评估，并评价患者双侧肾功能，除外恶性肿瘤等继发性梗阻因素。

### 三、手术路径与操作要点

输尿管再植术(ureteral replantation)，即将输尿管膀胱交界处的梗阻段切除，并将输尿管末端在膀胱壁做隧道式的再植(Cohen术式)，该术式可以避免输尿管再植术后发生膀胱输尿管反流、反复上尿路感染、输尿管积水及肾功能损害。Cohen术式的主要优势在于膀胱内植入的输尿管呈一大弧形弯曲、无成角、不易形成梗阻。其操作步骤如下：①游离寻找患侧输尿管，将输尿管膀胱连接部的狭窄段切除，于输尿管断端逆行插入输尿管支架管以作为支架引流用；②输尿管下段游离10cm左右，注意尽量保留输尿管的血运；③游离同侧膀胱底部至三角区附近；④在原输尿管残端内侧的膀胱壁上做一长约3cm的纵向切口，切开肌层，做黏膜下剥离，使其有足够位置形成黏膜下输尿管隧道；⑤在膀胱切口远侧做一黏膜小戳孔，用持物钳将输尿管支架管带出膀胱前壁小戳孔之外；⑥将输尿管末段前壁劈开，使吻合口成斜形。将输尿管与膀胱黏膜切口创缘间断缝合，然后间断缝合膀胱肌层，将输尿管包埋在膀胱黏膜下，缝两针将输尿管固定于周围膀胱壁；⑦留置导尿管、引流管，逐层缝合腹壁。

### 四、术后并发症与处理

**(一) 吻合口梗阻**

术后早期的急性梗阻常见的表现包括少尿或无尿(双侧同时手术)、腰痛、恶心呕吐、急性肾盂肾炎。主要原因包括水肿、逼尿肌痉挛、输尿管打折等。大多数急性梗阻可以通过保守治疗好转，而且术中留置输尿管支架管能有效预防急性梗阻。对于出现脓毒血症的患者，则需要行经皮肾造瘘快速解除梗阻。术后3周吻合口梗阻(anastomotic obstruction)多由于输尿管成角、弯曲、缺血或膀胱外瘢痕形成。采用经皮肾造瘘引流或输尿管支架管置入能够暂时缓解症状，但是对于持续性的输尿管梗阻常常需要再次手术。

**（二）膀胱输尿管反流**

绝大多数早期（术后 <3 个月）膀胱输尿管反流（vesicoureteral reflux）不需要任何处理，多数患者即可自行缓解。术后超过 3 个月的持续膀胱输尿管反流少见，多发生于黏膜下隧道长度和输尿管管径的比例不适当，亦可能由于隧道较短，也可能由于输尿管与管口固定不牢固。对于持续性的膀胱输尿管反流常需要再次手术治疗。

**（三）对侧输尿管反流**

在行单侧输尿管再植术后，有 3%~18% 的概率发生对侧的膀胱输尿管反流。对此，标准的治疗是保守观察和预防性应用抗生素。通过随访观察发现，大多数的对侧膀胱输尿管反流的患者都能够自行缓解。

（权昌益　温思萌）

# 第三十二章

# 原发性膀胱输尿管反流与外科治疗

## 第一节　历史的认识与现代观点

原发性膀胱输尿管反流（primary vesicoureteral reflux，PVUR）最早是由古罗马著名医师 Claudius Galen 和后来的 Leonardo da Vinci 提出的，输尿管膀胱交界处（ureterovesical junction，UVJ）在防止尿液反流中可能起着重要作用，但这一推测直到 1883 年 Semblinow 在兔子和狗的实验中才证实了尿液反流现象的存在。1893 年 Pozzi 首次报道了一例因妇科手术导致输尿管被切断的患者术后发生了 VUR。1909 年 Sampson 证实了输尿管斜行进入膀胱壁起着输尿管的瓣膜作用。同时他还发现，VUJ 的功能失调可产生 PVUR 并导致肾脏的感染与损伤。然而，Young 在同等的条件下向尸体膀胱内注入大量液体并未证实 PVUR 的产生，这提示，UVJ 解剖结构的异常与 PVUR 的发生有关。1929 年 Gruber 通过详细的研究确定了 UVJ 处的解剖关系，指出了 PVUR 的发生与膀胱内的输尿管长度及膀胱三角区的肌肉发育与功能异常相关。这一里程碑式的研究结果，使 UVJ 的重建手术及膀胱造影被引入临床实践，但 VUR 与临床的关系并未阐明。尤其是在许多动物中发现 PVUR 的存在，但未发现对肾脏有任何的损害。1952 年 Huch 描述了 PVUR 与慢性肾盂肾炎之间病因关系，他的研究成果使我们了解了 PVUR 所导致肾脏损伤与功能异常的现代观点。1965 年 Tanagho 等通过切除动物模型中的膀胱三角区远端到输尿管口之间的组织，证实了削弱输尿管的支撑组织与 VUR 发生的解剖异常关系。1975 年 Ransley 和 Rsidon 也通过切除猪输尿管周围的黏膜下组织，同样证实了输尿管支撑组织缺失可引起 VUR 的发生。纵观 VUR 的认识历史，我们已清楚地认识到 UVJ 解剖结构的先天异常或损伤是 PVUR 发生的关键病因。近代研究发现，PVUR 是一种多病因学疾病包括遗传学因素、感染、UVJ 的先天畸形、输尿管的功能异常、膀胱充盈与排空功能障碍等。这些因素的存在不仅可导致 UVJ 解剖结构和协调功能的异常改变，也是 PVUR 病因学研究的热点问题。

原发性膀胱输尿管反流是指 UVJ 组织结构的先天性异常，该部位膀胱壁内段输尿管的纵行肌肉缺失，可导致输尿管瓣膜防护作用的减弱，膀胱尿液逆流进入上尿路而产生的一种病理状态。它不仅是儿童泌尿系统最常见的疾病之一，而且也是最令泌尿外科医师头疼的复杂疾病。在过去的几十年里，有关 VUR 的分级与分类曾多次被提出，这些分级系统的原则是对疾病的严重程度进行分类，使泌尿外科医师通过疾病的分类标准作为判断 PVUR 自发性恢复的可能性和反流的危险性。Heikel 与 Parkkul，Dwoskin 和 Perlmutter 提出的分类系统在欧洲和美国已得到认可，但各有其优缺点。1981 年由国际反流研究委员会（International Reflux Study Committee，IRSC）综合了欧美两个分类系统，提出了以排尿期膀胱尿道造影获得的收集系统和尿路内造影的形态改变为基础，确定了 VUR Ⅰ~Ⅴ级国际分类的新标准（图 32-1）。这些新的分级为内科与外科治疗方法的选择提供了依据。

尽管外科手术在解除先天畸形，治疗 PVUR 的临床效果已经经受了大量的临床观察和时间的考验，但随着在围生期中发现膀胱输尿管反流的存在，使我们加深了 PVUR、尿路感染（urinary tract infection，UTI）对肾脏损害后果的理解。通过大量前瞻性、临床随机对照试验获得的数据，也使我们对 PVUR 的治疗观点有了许多新的认识与改变。随

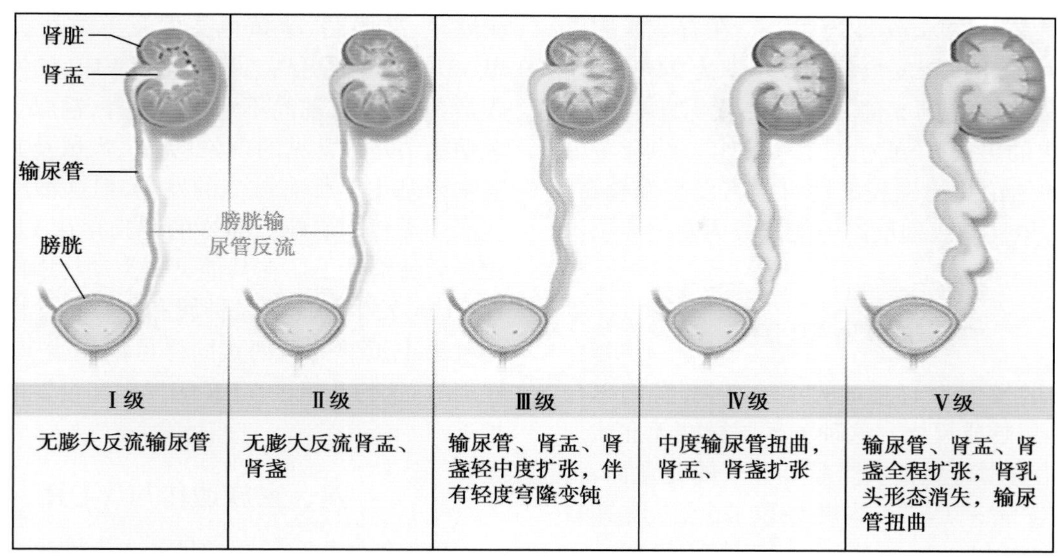


图 32-1　国际反流研究委员会输尿管反流的分级标准

着新型治疗药物的产生和微创外科技术的应用，对该疾病的手术适应证、治疗方法与方案的选择以及新问题的产生也必将随着时间的变化而改变。每年全世界发表有关 VUR 方面的文章大约 150 多篇，作为泌尿外科医师和泌尿外科专业的研究生应关注这一方面的新知识、新概念、新技术和新诊疗方法的研究进展，准确把握疾病的本质，启迪基础与临床创新思维，开展 PVUR 分子遗传学、干细胞、组织工程化以及微创手术治疗的应用性研究，是 21 世纪泌尿外科医师和泌尿外科专业的研究生需要关注的前沿问题。

## 第二节　流行病学与病因学

儿童发生输尿管反流的概率大约为 1%，而总体的发病率大约为 10%。1974 年 Kollerman 报道了 161 个儿童中心的 VUR 发病率是 18.5%。Sargent 通过对 250 篇文献的汇总，得出了排泄性膀胱造影后儿童 PVUR 的患病率。研究发现没有 UTI 病史的儿童其 VUR 患病率为 17.2%。与正常儿童群相比，70% 有 UTI 的婴儿存在 VUR。在出生前就诊断为肾积水的婴儿中 VUR 的发生率大约为 37%。此外，该研究还对 130 例出生前单纯超声检查异常的婴儿，在出生后继续随访研究，发现 37% 的婴儿随后出现反流。更多的流行病学研究资料显示，儿童原发性膀胱输尿管反流的发生率与性别、年龄、种族以及家族遗传性有着密切的关系。

### 一、性别与 VUR

不同性别在 VUR 的发病率上确实存在差异。相反，在发生 UTI 后被诊断出 VUR 的婴儿中 85% 为女性，女性患病率是男性的 2 倍。Shopfner 在 523 例有 UTI 的男孩中发现 29% 存在 VUR，而在 1 695 例 UTI 的女孩中只有 14% 有 VUR。男性儿童 VUR 发病年龄普遍偏小，25% 的患儿在出生后 3 个月被诊断为 VUR，而且通常反流程度是高分级的，尤其是那些在婴儿期或者在出生前即被诊断为肾积水的患儿中更为明显。包皮环切术的实施与否也影响着 UTI 的易感性。在刚出生几个月内，未实施包皮环切手术的男婴其发生 UTI 的比例是实施此手术儿童的 10 倍。毫不令人惊讶的是，这种倾向性在 VUR 的发生中同样存在。在 IRSC 一组调查资料中显示，美国入选的 VUR 儿童中 10% 为男性，而欧洲的比例为 24%。同时发现，美国男孩中实施包皮环切术的比率为 62%，而欧洲实施此手术的男孩仅为 5%，这提示实施包皮环切术可能降低了 UTI 的发生率。患者性别和反流级别似乎与肾瘢痕化的损伤程度有关联。最近的一些文献资料逐渐肯定了男性与较严重的肾实质病损害存在相关性。Yeung 等调查了 7 个月以下的 155 例被诊断为 PVUR 的婴儿，其中男性 28% 的反流肾脏有广泛性损害，而在女性中只有 5%。Nakai 等报道 356 例 PVUR 婴儿，男性的弥漫性肾实质损害占42%，女性为25%。在有UTI的男性患儿中，中至重度肾瘢痕化的发生率为24%，这几乎是UTI女性患儿的5倍(5%)。在无UTI组中发生肾瘢痕化的男女比例为9.7%∶2.2%。综合考虑这些发现的结论是男性先天性肾损害发生率较高，女性少见。男性高级别反流可能造成男女之间统计学上的差异。

## 二、年龄与VUR

PVUR的发生率与儿童的年龄有关，发病率与UTI儿童的年龄成反比。这种关系同样在无症状但有菌尿的儿童中得到证实。就0~2岁的儿童而言，其VUR的发病率是3~6岁儿童的0.5倍，是7~11岁儿童的0.3倍，12~21岁的0.15倍($P<0.000\,1$)。据统计，VUR中65%的患儿<7岁。Connolly等的研究进一步证实，年龄与VUR的发生率密切相关。24个月以内的儿童中发生率为46%，25~72个月儿童的发病率为33%，大于72个月的发病率为7%。虽然年龄越小VUR的发生率越高，但在出生18个月以后，大约50%以上的反流可自行消失。对于这种现象可以解释为随着儿童年龄的增大、膀胱的生长、壁内段输尿管长度的增加以及UVJ周围支持组织增强的结果。换句话说，这可能进一步解释了为什么7岁以后儿童VUR的发生率较低的原因。感染可能促进了VUR的进展，因为在低级别VUR的患儿中发生UTI后，不仅VUR不会消失，反流级别升高，而且肾脏损害的风险性加大。在儿童膀胱的生长过程中是否提示VUR合并感染后，影响了壁内段输尿管的长度、UVJ及其周围支持组织的发育和结构的改变。要科学地回答这些问题，尚需大量前瞻性研究和实验动物模型的建立。

## 三、种族与VUR

有关VUR发生率与种族差异的关系已经提出了近半个世纪，但VUR与种族差异的相关数据尚存争议。这是因为大多数儿童输尿管反流的资料都来源于北美、北欧及斯堪的纳维亚地区。Melhem和Harpen回顾了738例因UTI而进行排尿期膀胱尿道造影(voiding cystourethrography，VCUG)临床资料，结果显示，黑人儿童的VUR发病率是白人儿童的1/3。Askari和Belman报道了447例UTI的VUR患儿，其中白人女孩VUR的发生率是41%，黑人女孩是12%。然而，在不同种族之间VUR的级别及自发性消失的概率则无明显差异。其他一些资料表明，浅肤色、蓝眼睛、金黄色头发及单纯红头发的儿童患VUR风险性更高。我国儿童VUR的发生率与种族是否有关，目前尚不清楚。此外，输尿管反流在许多动物中是很常见的现象，兔子、大鼠及其他啮齿类动物中基本上都有反流的发生，但这种反流对肾脏功能却无任何影响。80%的小狗存在VUR，一般在成年后就消失了。在其他灵长类动物中同样可以发现VUR，发生的比例是种属和年龄特异性的。在人类种系上近邻的恒河猴同样可以发生VUR或自发性消失，这与儿童中VUR的发生和自发消失的比率相近。

## 四、家族遗传与VUR

PVUR是儿童较为常见的先天性泌尿系统遗传病之一。VUR患者的后代更具有发生VUR的高风险性。Scott通过一项设计完善的研究使PVUR作为一种遗传性疾病而备受重视。该试验通过对20 891名妊娠妇女及其家人进行VUR的排查后发现，211名妊娠妇女通过影像学检查和病史的描述而被诊断为VUR并产下婴儿。当婴儿出生后立即进行排尿期膀胱尿道造影来确定是否患有PVUR。结果显示，具有阳性家族史的妊娠妇女产下的婴儿VUR发病率是20.4%，而正常人群子女VUR的发病率仅为2%。当家族中不止一位或者不止一代患有VUR，那么所生育的婴儿VUR的发病率为31%。当婴儿患有VUR时其母亲或者同胞中有71%的概率具有相同的病史。

Connolly等通过对482例VUR无任何症状的同胞进行放射性核素、超声及二巯基丁二酸(dimercaptosuccinic acid，DMSA)检查，发现VUR的发病率为36.5%，小于24个月的儿童发病率为45.7%，同时患有双侧输尿管反流的危险性也呈显著增高。VUR患者的同胞发生膀胱输尿管反流的概率明显高于正常儿童。有研究报道显示，患者的同胞患有VUR的比率为45%，其中75%的患者都是无症状的。女性患者的姐妹中VUR的发生率比其他组略高。VUR是泌尿生殖系统疾病中最常见的遗传病之一。研究表明，VUR是通过X连锁遗传的。儿童VUR 69%是常染色体显性遗传。Dwoskin等首次进行了大样本试验以确定VUR与遗传之间的关系。研究发现，在125个有VUR患者的家庭中26%的同胞发生VUR。Jerkins和Noe随后报道了78例VUR患者的100个同胞，VUR发生率是33%。在622个家族性VUR的同胞中27%有VUR，且大多数患儿的反流是低级别的。

Feather 对家族性 VUR 的遗传学进行了研究，在 X 染色体上一个位点与 VUR 显性连锁。该位点包含了血管紧张素受体的 2 个基因区（ACE I/D）。该基因区不仅与肾脏和尿道先天发育异常疾病有关。而且血管紧张素受体的 2 个基因可能参了 VUR 男性严重肾瘢痕化的进展。最近的研究结果显示，ACE I/D 基因多态性是 VUR 患者发生肾实质损害的重要危险因素。

此外，一些研究还进一步证实了 PVUR 伴有泌尿系统重复畸形是一个常见的遗传缺陷。仅男孩受累的家庭中 VUR 伴有泌尿系统重复畸形的发生率高达 15.3%，女孩为 5.7%，混合家庭组仅占 2.3%。这提示，家族性男孩 VUR 伴有泌尿系统重复畸形的较高发生率可能存在一个以上的 VUR 遗传亚群或存在一个 X 连锁或反流的变型。这个信息对于未来 VUR 遗传连锁的研究是重要的，因为对所有儿童一起进行连锁分析可能掩盖了一个阳性位点。

有关 VUR 的遗传学研究尚有一些重要问题需要探讨，这就是随年龄增长 VUR 的自然好转率增加，因而不可能准确判断家庭成员的受累状态，也不能排除一些年龄较大的同胞以前确实没有发生反流的事实。然而，受累同胞 VUR 高比例的发生率以及诊断时的年龄相对较小，提示遗传学与 VUR 的发生是一个肯定的相关因素。特别是男孩 VUR 易患严重的肾瘢痕化、高分级反流与尿路畸形的高发率，是否代表了一个不同的遗传学亚群，尚需要进一步研究。

## 五、PVUR 的解剖原因与相关功能

在正常情况下，输尿管蠕动诱发的电活动起源于尿液收集系统近端的起搏点。电活动向输尿管远端传播，产生输尿管蠕动及收缩，使尿液不断向前推进。随后尿液通过输尿管膀胱连接部进入膀胱，完成尿液的输送过程并通过膀胱充盈和收缩闭合远端输尿管以防止反流。输尿管向前推进尿液的有效性，取决于输尿管管壁的闭合能力。膀胱的内压力是影响尿液通过 UVJ 效率的最重要指标。在膀胱正常充盈阶段，交感神经冲动和膀胱壁的弹性特征可以阻止膀胱内压力的大幅度升高。当膀胱充盈时，膀胱保持一个相对较低的内压水平，这有利于输尿管中的尿液通过 UVJ 部进入膀胱。已知 UVJ 的功能是只允许尿液从输尿管进入膀胱，从而有效地限制了尿液从膀胱反流入输尿管。

Griffiths 等分析了尿液经过 UVJ 处时的各方面因素。在正常情况下与正常的尿液流量时，输尿管的收缩使尿液团上端的输尿管管腔闭合，从而推动前端的尿液团向远端输送。当尿液团到达 UVJ 处时，膀胱的纵行肌肉的收缩，使膀胱内输尿管与输尿管口之间的距离缩短，降低了输尿管口处的阻力，有利于尿液排入膀胱。已知输尿管的蠕动压力为 20~35mmHg，而膀胱内压一般为 8~12mmHg。因此，输尿管的压力必须大于膀胱内的压力才能完成尿液的输送过程。当输尿管松弛后，壁内段输尿管又恢复了正常时的位置及长度。这种如同望远镜一样的伸缩功能在降低 UVJ 处的阻力和闭合末段输尿管，起着输送尿液、阻止 VUR 的瓣膜防护作用。

尚需说明的是，正常输尿管推动尿液向前，经 UVJ 进入膀胱的这一过程，它还必须具备以下几个确定的基本条件：①输尿管的三层肌肉（内纵、中环、外纵）对尿团的牵张刺激能够产生收缩反应与蠕动；②膀胱内压必须足够低，以便尿液能够顺畅地流入膀胱；③当膀胱充盈或收缩时，输尿管远端的 UVJ 处必须是闭合的；④膀胱壁内段输尿管斜行进入膀胱的长度是 1.5cm；⑤膀胱内段输尿管的长度与直径的比例关系是 5∶1。这些基本条件发生改变或被破坏时就会发生 VUR。

除了 UVJ 部的解剖和功能异常以及膀胱内压升高和输尿管蠕动功能损伤外，膀胱三角区的功能也是防止 VUR 的重要因素之一。Tanagho 等通过破坏膀胱三角区或切除膀胱三角区肌肉可导致膀胱输尿管口向上、向外侧迁移并发生反流。

尽管 UVJ 部组织结构的异常是原发输尿管反流的重要病因学，但有证据表明，输尿管蠕动功能的降低同样是 VUR 的致病原因，即使是最轻微的 VUR 也能降低输尿管的蠕动频率。这不仅解释了为什么当一个正常的输尿管没有在黏膜下被植入膀胱而不发生反流，而且也可以解释当输尿管在功能障碍处被切除后反流能够消失。换句话说，正常的输尿管蠕动功能也参与了抗反流作用。因此，如果在输尿管扩张和输尿管蠕动功能降低的情况下实施抗反流手术治疗，则降低了手术治疗的成功率。也就是说，蠕动活性的降低可能是导致术后反流继续存在的重要因素或治疗失败的一个原因。

在正常儿童一个良好的 UVJ 的长度与直径的比例是 5∶1。如果这个长度与直径的比值低于 5∶1 就会发生反流。当膀胱内段输尿管的长度与直径的比例介于 5∶1 之间的患儿可能会发生输尿管反流

(图 32-2)。因此,输尿管的长度与直径比值 5∶1 被作为抗反流手术的标准,但这个比值在消除反流的作用中是否是必需的,输尿管扩张和输尿管蠕动功能降低的情况下是否可以实施手术治疗,临床效果如何,尚有不同观点。这需要更多的临床实践、对照研究与长期的随访评价。

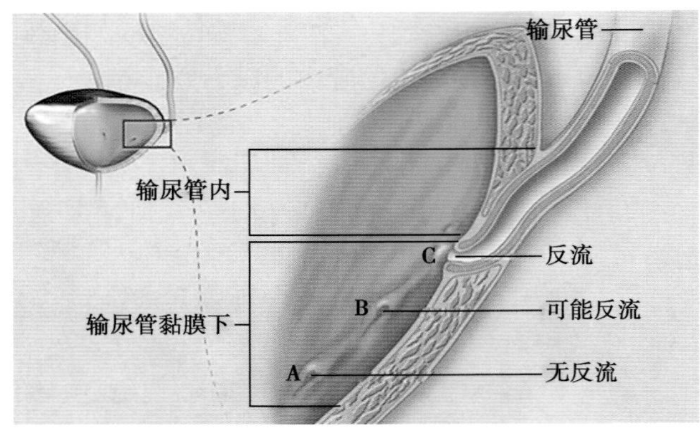


图 32-2　膀胱输尿管连接部的解剖示意图

A. 膀胱内段输尿管的长度与直径的比例≥5∶1,不会发生输尿管反流;B. 膀胱内段输尿管的长度与直径的比例介于 5∶1 之间,可能会发生输尿管反流;C. 膀胱内段输尿管的长度与直径的比例≤5∶1 发生膀胱输尿管反流。

## 六、膀胱功能障碍与输尿管反流

排尿过程是一种复杂的大脑和脊髓神经反馈环路,这些环路起着协调膀胱和尿道平滑肌的活动,就像一个开关起着转换储存尿液和排出尿液的不同作用。膀胱在储尿期可以是非主动性(反射)或是主动转变为排尿期。前者在婴儿或神经原性膀胱患者中很容易被证实。当尿液超过排尿阈值时,就会发生主动反射转变为排尿反射。膀胱张力感受器的传入神经兴奋改变了传出神经的形式,在骶副交感神经路径产生兴奋并抑制交感神经和躯干神经路径。这一时期包括初始的尿道括约肌松弛和几秒之前的膀胱收缩和膀胱内压的增加。

在大脑和脊髓中枢有多种反馈路径调节膀胱和尿道的协调性。中枢调节路径对下尿道的调节作用可简单视为开关转换环路,它们在膀胱和尿道出口之间保持着对立统一的调控关系。一些反馈促进膀胱储存尿液,而另一些反馈则有利于排尿。单个反射可能以连续的方式链接在一起形成复杂的反馈机制。例如,膀胱—尿道外括约肌的保护性反射可触发括约肌在膀胱充盈时收缩,从而顺序地激活括约肌传入神经,同时抑制膀胱副交感神经路径的激活。显然,膀胱—括约肌反射路径在理论上有助于理解储尿期的膀胱抑制活动。这些初级反射机制的改变可能导 VUR 的发生。

在训练小孩使用厕所的过程中,小孩为适应性膀胱的充盈,其可以表现出婴儿型无抑制性收缩。为了尝试控制小便,通过收缩外括约肌作为反应。在强烈控制小便的意识下,可导致膀胱内压的异常增加。如果家长对刚学走路的小儿过早地训练使用厕所或看护者为取悦家长让小儿有意识地控制小便,其保护性反射可触发括约肌在膀胱充盈时收缩,使膀胱内压升高引起 VUR 的发生。因此,家长在训练刚学走路的小儿使用厕所时大可不必操之过急,对训练小儿控制小便的能力也不必要求过早或过于严格,以避免引起 VUR。

事实上,大多数患儿在开始训练使用厕所后不久即可出现 VUR 现象,但这绝不是与上述观点的一种巧合。反流和膀胱功能障碍发生的高峰期是在 3~5 岁。膀胱功能障碍的患儿 50% 有 VUR,而在反流的患儿中尿动力学异常是膀胱无抑制性收缩的结果。虽然,大多数患儿不在此范围内,但鉴别与排除膀胱功能障碍或不稳定膀胱是外科治疗膀胱输尿管反流的关键因素,忽略这一诊断有可能降低手术的效果或导致手术治疗的失败。

需要强调的是,膀胱功能障碍的治疗皆在减少膀胱收缩并降低膀胱压力。抗胆碱能药物治疗可用于鉴别。当我们在判定 PVUR 的诊断过程中,应注意排除引起患儿排尿障碍的其他相关疾病,包括有无隐性脊柱裂、大小便有无失禁、便秘、尿急,反复 UTI,膀胱有无残余尿、膀胱壁的厚度以及尿道狭窄等。此外,无论是何种神经性病因引起的反流即使是重度反流原则上也应先采用药物治疗,降低膀胱压力或控制感染。除非 UVJ 部有无法恢复的损害、解剖结构畸形或高分级 VUR 伴有反复的 UTI 时,方可考虑外科治疗。

# 第三节　PVUR 与肾损害

多因素分析的结果显示,反流的级别、UTI 病史、确诊年龄和 ACE I/D 基因多态性是 VUR 导致肾脏实质损害最重要的四个危险因素。UTI 在儿童中较为常见,而 VUR 是 UTI 的常见病因。在 30%~

50% 的 UTI 儿童中发现有原发性 VUR。PVUR 合并 UTI 是发生肾盂肾炎、肾瘢痕、高血压及晚期肾病倾向的高危因素。高级别输尿管反流与低级别输尿管反流相比,发生 UTI 和肾脏损害比例增加 8~10 倍。与正常人群相比,VUR 患者的同胞发生原发性 VUR 的概率增加 16%~46%,11%~23% 被发现有肾脏损害。这表明,膀胱输尿管反流与潜在的尿路感染是肾脏损害的高危因素。值得提出的是,在无症状 VUR 的患儿中肾瘢痕的产生是否由无菌性 VUR 和所谓的水锤效应有关尚有争议,但这一理论至少提出了除感染原因外,还存在反流性肾损害的其他因素。

PVUR 与 UTI 两者之间存在明显的因果关系,也就是说,VUR 是 UTI 发生的病因基础,而 UTI 也可导致 VUR 的形成或进展。Rose 和 Gillenwater 证实,UTI 降低了输尿管的蠕动功能和输送尿液的能力。Primbs 证实大肠埃希菌和葡萄球菌毒素可以在体外实验中抑制猪的输尿管收缩功能。更多的研究证实,细菌和大肠埃希菌的内毒素能够抑制输尿管的收缩功能。尽管这些结果还没有得到普遍认同,其原因是用大肠埃希菌内毒素不能抑制输尿管的活动,但却证实大肠埃希菌、铜绿假单胞菌、肺炎杆菌的上清液能抑制输尿管活动的作用。这些证据提示,抑制输尿管蠕动的元凶是外毒素。

# 第四节 临床诊断与评估方法

## 一、概述

PVUR 是一种在儿童中很常见的疾病,它能够导致 UTI,诱发免疫反应以及最终引起肾瘢痕的形成。在 30%~60% 的反流患者中可以发生不同程度的反流性肾损害,其中 5%~10% 最终导致高血压和终末期肾病(end-stage renal disease,ESRD)。一旦肾脏功能开始恶化,即使是 UTI 已经被纠正,也不能逆转肾脏功能的损害。在理想状态下,VUR 应该在肾瘢痕出现前应得到诊治。应用彩色多普勒超声、排泄性膀胱造影以及核素膀胱造影判断与评估儿童 VUR 的分级,应用 $^{99m}$Tc 标记二巯丁二酸和 $^{131}$I- 西普兰肾脏闪烁扫描检查方法作为判定与评估肾脏的功能、反流的程度和肾小球滤过率。

由于缺乏灵敏和非侵袭性的筛查方法以及部分无症状 VUR 患儿随年龄的增加或药物治疗后反流的自行消退,一些学者对新生儿和家族 VUR 患者的无症状同胞是否需要诊断性检查提出质疑,这影响了对无症状同胞常规筛查工作开展。由于大量的随访研究资料证实,家族性 VUR 已成为肾瘢痕化的高危险因素,特别是通过对家族性 VUR 肾瘢痕化危险因素的详细研究以及对几组家族同胞 VUR 的早期筛查、治疗和预后评估,多数学者强调对家族性 VUR 和 UTI 的妊娠妇女所生育的子女应实施早期检查。

## 二、临床表现与相关问题

PVUR 作为一个独立的临床病理现象,其最主要的临床表现是 UTI。在新生儿中高热并不多见,常表现为乏力、精神萎靡、嗜睡。在婴儿和初学走路的小儿中多表现为发热、尿有臭味、滴尿、尿频、尿急或女孩通过蹲踞,男孩通过挤压阴茎表现有排尿障碍。

肾盂肾炎常引起不典型的腹部不适,较肾区局限性疼痛更为常见。发热并不能作为上尿道受累的可靠体征。对任何年龄段的儿童出现肾功能不全或高血压时,应考虑 VUR 性肾脏功能损害的可能性,因为大约 30% 的患儿在 VUR 被确诊前就已经出现肾瘢痕和功能异常。值得注意的是,一次 UTI 后,即使没有发热也可能发生了肾功能损伤。目前,没有可靠的体征能区别 VUR 患儿是否存在肾脏损害的危险指标。这些认识增强了对有 UTI 的患儿早期检查的观点。

对发热、不适或可疑泌 UTI 者应该做尿培养检查。有 UTI、发热的儿童需要与中耳炎、胃肠炎或呼吸道感染进行鉴别。虽然尿培养检查的结果有提示意义,但显微镜检查并不精确。尿液收集的方法对结果的判定极为重要,对于受过用厕训练的儿童,采取中段尿液可满足诊断的条件。对任何超过 100 000 菌落生长者应做进一步检查,中间范围者(10 000~50 000 菌落)与实际的感染无关。尿样中如有多种微生物存在,通常提示在采集尿液时有污染的可能性。一般不采用耻骨上穿刺吸取尿液。导尿不仅是减少污染的最佳途径,而且更适于婴儿或样本可能被污染的儿童。菌落计数超过 1 000 菌群单位(CFU)/ml 者有诊断意义。

对任何怀疑有 UTI 的患儿,依据年龄、性别和临床病史制订出合理的检查方案。有 3 组人群需要进行完整的评价：①任何年龄 <5 岁，确有 UTI 的儿童；②无论年龄大小有发热的 UTI 者；③除了有性行为或其他泌尿系统病史外的所有 UTI 的男孩，不论是否由于解剖或排尿障碍引起的反流的患儿，如果曾有一次 UTI 史其再次发生 UTI 概率可高达 80%。因此，将第 1 次 UTI 作为诊断 PVUR 的病史是临床非常重要的评估信息。无症状菌尿或仅引起下尿道症状的 UTI 的大年龄儿童，首次检查可只进行泌尿系统 B 超（urinary ultrasonography，UUS）。对于那些超声结果异常或顽固性感染的病例应进行排泄性膀胱造影。最后，由于反流作为一些胎儿肾积水的原因，新生儿发现有中到重度肾积水时应进行 VCUG 检查。

超声对新生儿低分级反流的检查效果不佳，在 VCUG 明确有反流的病例中超声只有 25% 的检出率。虽然多数低分级反流可能自行消失，但对于那些处于最易感染肾盂肾炎和肾瘢痕年龄的患儿而言，经验性治疗是明智的选择。

现已证明，尽管接近一半的 VUR 患者尿培养未能证实有 UTI，但在 UTI 患者中至少潜在着肾功能损害的危险。VUR 发生肾损害可出现在任何程度、任何年龄段的反流患者。在Ⅳ~Ⅴ级的反流患者中大约 50% 有肾脏损害，部分病情严重的 VUR 患儿可发生高血压和不同程度的肾功能不全。因此，在临床实践中泌尿外科医师要重点关注那些发热的 2 个月至 2 岁 UTI 的儿童，因为他们发生肾损害的风险性最高。

## 三、PVUR 高危因素与筛查

最初以 UTI 就诊的患儿应作为 VUR 个体筛查的高危因素，美国儿科学会尿路感染分委会推荐，所有 2 个月至 2 岁的儿童如果第 1 次出现发热的 UTI，以后需要做肾脏超声和 VCUG 检查，以确定是否存在 VUR 或下尿道异常。委员会明确指出，早期发现这些低年龄 VUR 儿童或者其他尿路异常的主要目的是减少肾损害，给他们改善预后的机会。

VUR 的遗传和家族特性已明确，多数学者对没有 UTI 史却很危险的无症状家族 VUR 患者的同胞支持作为筛查的对象。Scott 通过对 20 891 名妊娠妇女及其家人进行 VUR 的排查后发现，211 名妊娠妇女通过影像学检查和病史描述而被诊断为 VUR。因此，VUR 患者的同胞被认为是 VUR 筛查的高风险人群。

目前，对 VUR 患者无症状同胞是否需要检查仍有不同观点。儿组调查结果提示，在 VUR 无症状同胞中早期诊断和治疗可能对阻止肾损害的进一步发展有利。然而所有这些发现结果显示，在同胞筛查项目中应该特别关注 VUR 的男性同胞，因为患有 VUR 的男孩发生肾瘢痕化的危险因素和概率显著高于女孩；在另一方面，由于缺乏灵敏的和非侵入的筛查方法也限制了对无症状同胞常规筛查的开展。尽管如此，多数学者仍赞同对无症状同胞进行筛查的观点，主要是基于 VUR 的早期发现和治疗能够改善和预防肾损害的进展。因此，详细地认知 VUR 对肾脏损害的潜在危险，对于判定、选择是否进行筛查是必要的。目前的研究尚不能回答对家族 VUR 患者无症状同胞进行常规筛查的意义，要最终回答这个问题仍需要大量的前瞻性研究和长期的随访观察。

## 四、PVUR 的评估与方法

### （一）下尿道评估与方法

1. VCUG　X 线透视下 VCUG 是评估下尿道，判定分级标准的首选方法。通过显示可改变治疗的解剖细节（膀胱憩室或后尿道瓣膜），排尿后残余尿和膀胱容量以了解下尿道功能。无排尿期的静态膀胱造影或用 Foley 导尿管进行检查并不有效。此外，麻醉下进行检查时对逼尿肌活动有影响，因此价值不大。

过去，VCUG 检查通常是在 UTI 后数周内完成，目的是待炎症消退以及防止患者不适或逆行感染。虽然膀胱炎可能削弱 UVJ 功能，但为避免这样的假阴性结果，常在 UTI 后不久即进行检查，这是因为膀胱造影并不使感染的风险性增加。在临床实践中发现 UTI 病史常提示患者有上尿道受损，而感染经治疗后 VCUG 结果转为阴性。遗憾的是，这些患儿常被当做低分级反流而进行药物治疗数月。

2. 放射核素膀胱造影（radio-nuclide cysto-gram，RNC）　不能提供 X 线透视造影所反映的解剖细节，但它是一种精确的检查反流的方法。通过排尿期膀胱尿道造影而获得收集系统和尿路内造影剂的形态改变，IRSC 将 VUR 分为 5 级：①Ⅰ级：造影剂逆流进入输尿管；②Ⅱ级：造影剂逆流进入肾盂、肾盏，但未引起肾盂、肾盏的扩张；③Ⅲ级：肾盂和输尿管表现轻度或中度扩张，肾盏穹窿轻度变钝；④Ⅳ级：输尿管中度曲折，肾盂、肾盏中度扩张；⑤Ⅴ级：输尿管、肾盂、肾盏重度扩张，肾盏乳头消失，输尿管中度曲折。多因素分析结果显示，反流的级别、UTI 病史和确诊时的年龄是肾脏发生损害最重要的三个危险因素。如果反流级别增加一级，发生肾脏实质损害的危险性升高3.5倍；如果患者有UTI的病史，那么发生肾脏实质损害的危险性升高4倍；如果确诊的年龄>1岁，那么发生肾脏实质损害的危险性升高1.2倍。这提示，对膀胱输尿管反流分级的评估是确定哪些患儿有发生反流性肾损害的风险性。因此，通过标准的VCUG定级和对解剖结构改变程度的了解，依据反流程度和对肾脏损害的预测，它不仅有助于泌尿外科医师对VUR患者采取内科治疗还是外科治疗作出判断与选择，而且还可用于评估内科治疗和手术矫治后的临床效果。

**（二）上尿道评估与方法**

1. 超声检查　是一种无创伤性检查方法，对于怀疑有VUR的患者，超声检查是首选的评估方法。虽然超声检查在低分级反流没有引起肾积水的情况下不能完全排除反流的存在，但它对了解肾脏大小，是否存在瘢痕、肾积水、排尿后的残余尿、膀胱壁厚度以及其他上尿道疾病具有重要的鉴别诊断价值。超声检查对上尿道的评价主要受限于缺少肾盂前后直径的标准值。文献中该值的范围从5~10mm不等。Adderson等的研究结果显示，如果把肾盂前后径的标准从10mm降至4mm，那么VUR的检出率将有很大的提高。通过对9 800名受孕16周的妇女检查发现，共有425名胎儿被发现肾盂直径>4mm，其中有386名婴儿（260男，126女）接受了随访。264名婴儿在出生9周后进行了排尿期膀胱尿道造影，其中有33例婴儿被发现有PVUR（13%），继发性VUR为2%。在33例患者中仅仅有5例患者肾盂直径>10mm，当把4mm作为肾盂的高限直径后，早期VUR的男女比例接近于3∶4，而以10mm为标准值时该比例为4∶1。

产前超声检查广泛应用于胎儿尿路病变的筛查提高了早期VUR发现概率，在产前就有肾积水的儿童中出生后VUR是最常见的泌尿系统疾病。然而，许多研究显示，产后超声与产前超声的吻合度较差，超声对VUR及肾脏瘢痕检出率不敏感。DiPotro等对70例>5岁并首次因UTI做了超声和VCUG检查，结果显示70例儿童中有23例VUR，其中VCUG检出21例，仅2例通过超声检查被确诊。这提示，VCUG检查对早期VUR的判定优于超声检查，特别是无肾积水的低分级反流患儿更显其优势。

2. 膀胱镜检查　对VUR而言没有评估的价值。很少有VCUG和UUS未发现的解剖异常而被膀胱镜检查发现的。虽然在膀胱镜下输尿管口有诸如“高尔夫洞穴开口样”改变，但并不能预示反流的存在。事实上，在膀胱镜检查时，进行性膀胱充盈可使输尿管开口出现更为异常的外观并缩短了膀胱壁内段输尿管的距离。尽管一些泌尿外科医师在实施输尿管再植术前常规进行膀胱镜检查，但如果尿培养结果阴性，则很少根据膀胱镜检查的结果推迟手术计划。尿动力学检查对任何继发性VUR患儿的治疗选择有重要的指导意义。尽管如此，当严重VUR时要想精确地评估膀胱的尿流动力学则是十分困难。

3. PVUR肾功能评估　对肾脏的最终影响是导致肾病的发生，主要包括肾脏实质瘢痕形成、总的肾功能降低和对肾脏生长的不同影响。当对肾瘢痕化VUR儿童准备进行手术治疗时，需要对肾脏功能进行评估，包括血肌酐、尿素氮、静脉尿路造影、$^{99m}$Tc标记二巯丁二酸或$^{131}$I-西普兰肾脏闪烁扫描，判定与评估肾脏功能或肾小球滤过率。排泄性膀胱造影、核素膀胱造影用于判断与评估儿童VUR的程度和分级是首选方法。

## 第五节　PVUR外科治疗与评价

### 一、PVUR外科治疗与美国泌尿外科学会指南

20世纪60~70年代VUR的治疗手段主要是手术治疗，其总体成功率可达到90%以上。这说明VUR不仅可以通过输尿管再植得到解除，而且也不会引起再植处狭窄。然而手术治疗可以导致一些并发症，特别是在高级别反流和上尿道扩张的患者中发生的概率显著增加。由于Ⅱ~Ⅳ级VUR的许多患者通过内科保守治疗能够获得消失，因此，在20世纪70~80年代VUR手术治疗的适应证受到质疑，出现了许多新的观点，包括等待观察、药物预防治疗、内镜治疗等。

90年代初美国泌尿外科学会（American urological association，AUA）召集了九位专家小组，确定一个UTI后被诊断为VUR儿童的治疗与随访指南。指南选取1965—1994年Medline上与此相关的所有文献，收集了特定的结果，提出了解决反流的方案，对

反流发展成为肾盂肾炎和肾瘢痕的可能性进行了评估，对 UTI 和内外科治疗与并发症的防治提出建议。指南是根据反映小儿泌尿外科及肾内科临床经验丰富的专家意见及科学证据产生的，包括治疗建议、倾向性意见以及合理方案的选择。该指南于 1997 年在 AUA 会议上公布并于同年发表在 *The Journal of Urology*。

手术治疗决定 VUR 是否发生反复的尿路感染与肾瘢痕的出现，AUA 指南建议对早期单侧、双侧输尿管Ⅰ~Ⅲ级 VUR 的儿童，如果没有肾脏瘢痕建议给予低剂量的抗生素、膀胱训练或其他药物的内科治疗。这是因Ⅰ~Ⅲ级 VUR 的患儿内科治疗的主要目的是预防 UTI，降低肾脏损害的危险性，故推荐药物治疗作为首选方案。随着年龄的增加（>5 岁），VUR 级别的升高、UTI 的发生以及预防性应用抗生素后，VUR 自发性消失的可能性极小时方建议早期手术治疗。因为高级别的 VUR 不容易自发性消失，且手术治疗有着较高的成功率。同时，内科治疗与外科手术治疗相比，持续预防应用抗生素治疗的 VUR 患者其肾盂肾炎的发生率增加了 2.0~2.5 倍。因此，经过长期使用抗生素治疗的反流患者或反复出现肾盂肾炎的 VUR 患者应考虑手术治疗。早期 VUR 的男孩出现肾瘢痕时也应尽早考虑手术治疗，因为这部分患者有发生高血压、肾功能不全的倾向。女性患儿建议手术治疗的观点是因为流行病学资料表明，女孩比男孩更容易出现 UTI。该小组进一步建议，更为积极的其他治疗手段应包括应用抗胆碱能药物、抗生素治疗和膀胱肌肉训练的综合疗法。

## 二、药物治疗与评价

许多低级别 PVUR 患儿有自行消失的趋势。理论上可能有两种机制，一是膀胱和输尿管生长过程中出现黏膜下隧道延伸；二是膀胱动力学出现有利的改变，即从婴儿型反射亢进到膀胱容量增大，压力降低。反流消失的可能性取决于首次出现症状时的分级和年龄。衡量这些因素有助于临床医师有一定准确性的预测，包括哪些患儿需要药物治疗，哪些患儿更适合手术矫治。

Ⅰ和Ⅱ级 VUR 患儿在等待自然缓解的过程中，长期预防 UTI 是首选治疗方法。事实上，从国际儿童反流学会统计的资料显示，对于没有扩张的 VUR 可以达到 80% 以上的自然缓解率。有人提出，对于存在持续反流的儿童可以给予间断的药物预防治疗，但缺乏对照性研究支持这一建议。在一项 10 年的随访研究中，大多数低级别（Ⅰ、Ⅱ级）VUR 有 85% 的自行消失率。Ⅲ级 VUR 患儿 50% 可自行消失。高级别（Ⅳ级）VUR 的消失率为 25%，Ⅴ级不到 10%。这些研究结果进一步支持 VUR 与自行消失率与患者年龄相关；年龄越小，尤其是新生儿越易出现反流，但自行消失率越高。年龄越大消失的累积时间越缓慢，消失的可能性终止于青春期和纵向生长停止时。最近的研究表明，PVUR 出现反流消失的时间通常是在诊断后的 2~3 年内。长期观察可以等待多久尚无定论，原则上取决于家长是否希望长期观察。通常 5 年的观察时限似乎已经足够，但有些病例也并非如此。

对无症状Ⅳ级 VUR 新生儿也可以观察一段时间；Ⅴ级 VUR 的新生儿也应首选预防性药物治疗。持续存在的Ⅴ级 VUR 或大年龄患儿估计不可能自行消失者方可考虑实施手术治疗。

药物治疗的目的是保持 VUR 的无菌性。为了达到这一目的，应长期给予低剂量预防性抗生素治疗。药物通常每天 1 次，剂量为标准治疗量的一半。对于经过用厕训练的儿童而言，睡前用药可使药物在膀胱内保持更长的作用时间。阿莫西林可在出生后 6 周应用。因为新生儿出生 6 周后，胆道系统可以处理复方磺胺甲噁唑片（复方新诺明），它通常是预防用药的首选。应向患儿父母说明可能的不良反应（白细胞减少症，Stevens-Johnson 综合征）。左氧氟沙星是另一种可选用的抗生素。对于有尿路感染且单一药物治疗效果不佳者可择期手术。有膀胱功能障碍的 VUR 患儿，每隔 1 天换一种药物或早上服一种药，晚上口服另一种药物较为有效。

保持大便通畅可能是一种安全的药物治疗方法。1998 年 koff 等将治疗 VUR 的注意力集中到了肠道并且报道了一个有效的治疗方法，那就是积极地治疗便秘。他们认为便秘在 VUR 的病理生理上也起着重要作用。

1992 年，Van Gool 等向国际输尿管反流小组报道了有排尿功能障碍的 VUR 患者发生反复 UTI 的概率显著增高。1998 年，Snodgrass note 报道了反流患者的反复 UTI 的发生率为 43%。79% 手术治疗的患儿有排尿功能障碍。Willemsen 和 Nijman 也报道了 102 例输尿管反流患者的 5 年随访结果，与没有膀胱不稳定患者相比，有膀胱不稳定的患者中 34% 发生了 UTI，而没有排尿功能障碍的患者只有 18% 发生了 UTI。

需要指出的是，尽管针对便秘治疗可降低膀胱不稳定输尿管反流患者 UTI 的发生率，但使用抗胆碱能药物可以导致便秘，增加了发生反流和UTI的危险因素。因此，应注意抗胆碱能药物的合理使用。

改善用厕卫生，消除便秘对药物治疗有益。膀胱功能障碍可通过抗胆碱能药物治疗。每3个月进行1次尿细菌培养，以判定有无UTI。尿细菌培养阴性通常是可信的，除非采集技术有误。当对培养结果的可靠性存在质疑时，须通过导尿证实。通过这些处理极少有病例出现复发性肾盂肾炎。当排泄性膀胱造影证实反流消失时，可以终止预防性用药。间歇药物治疗对VUR合并UTI是无效的。相对持续预防治疗的患儿而言，那些仅在被证实有进行性肾病时才接受药物治疗的儿童，若家长再不配合医师的治疗方案，最好的建议是手术治疗，而不是进行无效的药物治疗或不理想的观察随访。

## 三、手术适应证与术式选择

PVUR的药物和手术治疗给患者提供了类似的疗效。这引起了基本治疗选择问题上长达几十年的争论。手术纠正反流可以达到几乎完美的效果，目前的成功率普遍超过98%。但是，并不仅因为反流可以简单和可靠地纠正而就说明有纠正的指征。根据相关报道，大约80%的低级别反流和半数Ⅲ级反流将自发性消退。目前比较公认的手术适应证有：①不能自然消失的Ⅴ级反流；②较大的输尿管口旁憩室或输尿管开口于膀胱憩室内；③异位输尿管口；④VUR和梗阻同时并存；⑤异常形态的输尿管口；⑥药物治疗不能控制感染或不能防止感染复发；⑦肾小球滤过率下降；⑧明显的肾进行性受损；⑨进行性肾瘢痕形成或新瘢痕形成。

低剂量预防性抗生素治疗感染作为第一线治疗。根据原则，每例反流患者都应该给予时间待其自发消退，无论级别如何。明显地，初发年龄和级别将影响预后、何时消退以及是否会消退。另外，单次或多次肾盂肾炎或出现肾瘢痕化患者，会使人们在延长预防治疗和观察之间调节以作出决定，特别是在瘢痕化是广泛性的、反流是高级别的、肾脏功能已经整体下降、一侧或双侧肾脏存在先天畸形等情况时。在这些病例中，在预防性抗生素使用下出现另外一种感染的耐受性是很低的，或者对反流进展的担心会使得人们强烈考虑纠正反流。

## 四、几种微创外科治疗方法

### （一）包皮环切术

欧洲分会认为VUR男孩经历UTI和肾瘢痕形成的发生率很高，但美洲分会的情况截然相反。造成上述结果可能的原因是美洲分会的儿童大部分实施了包皮环切术，而欧洲分会的VUR儿童未进行包皮环切术。进一步研究证实，年龄<1岁的未行包皮环切术的VUR男孩其发热、UTI和肾瘢痕形成的风险性显著高于已行包皮环切术的治疗的VUR男孩。国际反流研究组的随访观察结果支持这一结论。以上结果提示，患有VUR男孩实施包皮环切术对减少UTI的发生率和减低肾瘢痕形成是有益。

### （二）内镜注射治疗

美国泌尿协会反流指南小组提出，内镜注射治疗VUR是一项有效的方法。理论上，通过内镜将注射用的材料留置于输尿管后壁，通过注射膨胀剂小丘来减小输尿管口径，加强输尿管与三角区肌肉的固定，利用膨胀剂在膀胱充盈和收缩时加强UVJ所需的支持作用。1981年，Matousceck首次描述了内镜注入聚四氟乙烯抗VUR的实验。1984年O'Donnel和Puri进一步在猪的实验中获得了同样的抗VUR效果。自从内镜治疗被应用于抗VUR以来，数以千计的儿童应用了不同的注射材料，包括聚四氟乙烯、交连牛胶原、聚二甲基硅氧烷、自体软骨细胞和聚糖苷/透明质酸共聚物。内镜技术在VUR的治疗作用与效果仍有争论。由于考虑到被应用的注射物质的长期安全性和有效性，美国泌尿协会指南没有推荐这种治疗方法。在2001年，美国食品药品管理局（Food and Drug Administration，FDA）同意聚糖苷/透明质酸共聚物用于VUR内镜治疗的注射材料。因该方法简单、微创、操作时间短、恢复快、住院时间短、并发症少、有潜在的效价比和可以接受的成功率。从那时开始，已有1 000多例患儿接受了治疗。在不能确定是否需要手术或反流是否能够自行消失而进行权衡时，选择简单、微创、操作时间短、恢复快的内镜方法可能更有利而不是长期的药物预防治疗和开放手术。

任何内镜治疗反流的注射物质都应具有注射时易释放、生物相容性好、无抗原性以及不能迁移的特性。2004年FDA通过了Deflux用于临床治疗。与其他注射材料相比，Deflux的优点是直径介于80~250μm的中心球体构成，在动物模型中没有Deflux迁移现象。Deflux应用简单，不需要术前的皮肤试验，故是一种安全有效的治疗材料。2005年Michael T.Lavelle等应用内镜在输尿管口黏膜下注射Deflux治疗Ⅰ~Ⅳ级52例VUR。所有操作在全身麻醉下进行，患者取膀胱截石位。术者应用F9.5内镜，先行水扩张输尿管洞口，并观察输尿管口的壁内段。水扩张通过内镜将高于膀胱 70cm 的大袋液体向输尿管洞口快速灌注。然后，Deflux 注射时膀胱应保持半充盈状态以避免膀胱的过度扩张。在 6 点位针刺入输尿管黏膜下，进针 8mm 深，缓慢注入 Deflux，同时医师观察是否出现火山样特征。火山样的特征为 Deflux 在黏膜下的有效小丘形态，如果此现象没有看见，可以调整注射针的位置重复上述操作。重复注射有时可以导致 2 个或者 3 个小丘出现，为“其他”注射形态。在内镜注射治疗后，每天给予 1 次的抗生素预防治疗直到反流消失。术后 3 个月进行 VCUG 和超声检查进行临床效果评价。其治愈率分别为：Ⅰ级 82%、Ⅱ级 84%、Ⅲ级 78%、Ⅳ级 73%。小丘呈火山样特征与其他形态的治愈率分别是 87% 和 53%。Nicola Capozza 总结了 17 年内镜治疗 1 244 例Ⅱ~Ⅳ级的 VUR 的临床结果。全部病例在内镜治疗后的 1 和 6 个月进行了超声检查，3 和 12 个月进行了排泄性尿路造影检查。在 1 或 2 次注射造影剂后，排泄性尿路造影显示有 77% 的 VUR 消失或转为Ⅰ级，所有患者均完成至少 12 个月的随访，总的临床效果为：Ⅱ、Ⅲ、Ⅳ级 VUR 的内镜治疗的成功率分别是 88%、75% 和 52%（图 32-3）。

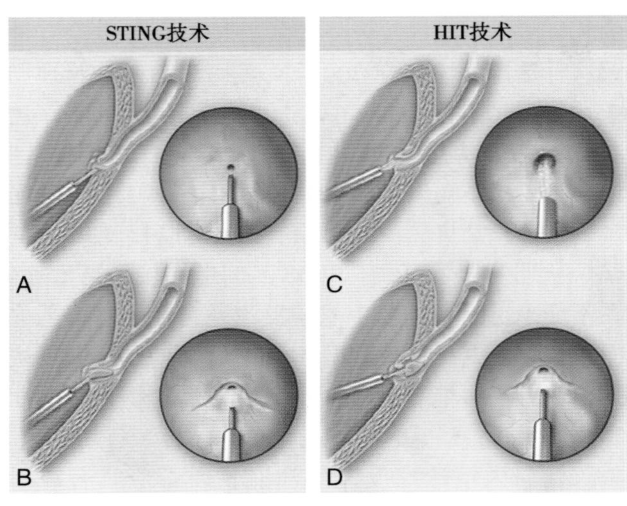


**图 32-3 内镜手术治疗输尿管反流示意图**

A、B. STING（subureteral Teflon injection）法，在膀胱镜下于输尿管开口下方 6 点位 UVJ 注射聚四氟乙烯（Teflon，特氟龙），注射后形成一局限性的小丘，使输尿管乳头抬高增加抗反流作用；C. 水扩张植入技术（hydrodistention implantation technique，HIT），HIT 技术要求在膀胱镜下对输尿管进行水扩张，再将注射针头置于输尿管口内 6 点位进行黏膜下注射特氟龙，使输尿管黏膜形成的小丘凸向输尿管口，达到抗反流作用；D. 双 HIT 为改良技术，需进行两次注射，一次在输尿管近端注射，另一次在输尿管较远端注射。

虽然应用内镜注射聚四氟乙烯治疗 VUR 可产生短暂的临床效果，但因缺乏对照研究与长期的随访结果，而无法对远期疗效和以后可能出现的泌尿外科问题作出判断。有关内镜技术治疗 PVUR 失败的原因主要包括：①小丘移位（占 35%）：最常见的移位是向膀胱颈部、输尿管口内侧或后侧移位；②因注射物容量较少、注射物泄漏，小丘固缩或是没有形成小丘（占 48%）；③注射的小丘相对于输尿管口的位置不当，如位于输尿管纵轴中间、侧面或小丘被挤出就像输尿管口囊肿一样。这些发现表明，大多数（90%）是因为注射技术导致 VUR 治疗失败的。治疗成功需要每个注射物质具有最小的邻近容量。使小丘的注射位置更接近于输尿管口的上外方而不是中下方，这样可提高治疗的成功概率。尿流动力学可以鉴别哪些 VUR 患儿适合开放手术而不是内镜下注射治疗。内镜注射治疗的长期疗效与失败的原因，仍有待于大量的临床实践与长期的随访研究作出判断。

## 五、几种抗反流手术方法

用于 VUR 矫治手术的方法较多，主要包括跨三角区（Cohen）法、Politano-Leadbetter 法、膀胱外（Lich-Gregoir）法和腹腔镜下 Cohen 式输尿管膀胱吻合术。每一种手术方法均通过创造一个瓣膜装置重建正常的解剖，提供黏膜下隧道，使输尿管具有足够的长度和肌性支撑。如果术后反流仍然存在，通常是由于再植长度不够或未认识到膀胱功能障碍造成的原因。

### （一）Politano-Leadbetter 输尿管膀胱再吻合术

经耻骨上横切口进入膀胱，插入双侧输尿管导管，反流的输尿管口缝牵引线，沿输尿管环切，游离膀胱壁段输尿管达膀胱外并游离腹膜外输尿管，用静脉拉钩拉开输尿管裂孔处，看到膀胱外腹膜后间隙。自原输尿管开口处向头侧做黏膜下隧道，隧道长度应是输尿管直径的 5 倍，在足够看得见的腹膜后间隙内，自隧道头侧端，以直角钳钝性分离膀胱壁，做一新的输尿管裂孔，输尿管末端由牵引线牵引，绕过腹膜后间隙，从新的裂孔进入膀胱，缝闭原来的裂孔，输尿管从黏膜下隧道穿出，在原输尿管口处吻合，以 5-0 Dexon 线间断缝合，并带上三角区的肌肉，以固定输尿管。隧道头侧黏膜切口缝闭，输尿管内放支架管。做耻骨上膀胱造瘘（图 32-4）。

### （二）Cohen 跨三角区技术

耻骨上 2cm 处横切口 5~6cm，腹白线纵向切开，

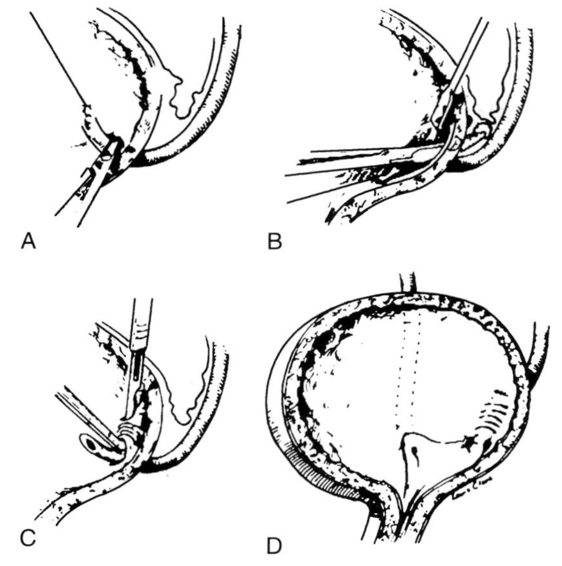


图 32-4 Politano-Leadbetter 输尿管膀胱再吻合术

A. 经膀胱内游离膀胱壁端输尿管；B. 静脉拉钩拉开输尿管裂孔处，看到膀胱外腹膜后间隙；C. 自原输尿管开口处向头侧做黏膜下隧道；D. 输尿管从黏膜下隧道穿出，在原输尿管口处吻合。

暴露并切开膀胱前壁。以环形自动拉钩拉开膀胱，暴露膀胱三角区和膀胱后壁，两输尿管口内插入输尿管导管，患侧输尿管口缝牵引线，沿输尿管口 2mm 做环形切口，切开黏膜层及肌层，解剖出膀胱壁段输尿管，直达膀胱外输尿管段，此时可见光滑的输尿管壁及包绕输尿管的疏松结缔组织，游离输尿管到膀胱内达 5~6cm 时，牵拉无张力感即可。在膀胱三角区头侧做横行黏膜下隧道，直达对侧输尿管口的上方，并切开此处膀胱黏膜，以直角钳自隧道内将游离出的输尿管牵引到此切口处吻合。黏膜下隧道长 2.5~3.0cm，通常以 5-0 Dexon 线间断缝合 5~6 针，形成新输尿管口，其中至少有一针要缝上膀胱壁肌层（图 32-5）。

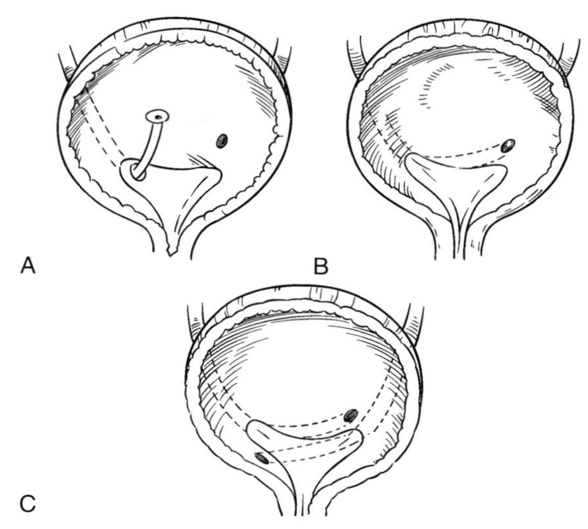


图 32-5 Cohen 跨三角区抗反流示意图

A. 解剖出膀胱壁段输尿管，直达膀胱外输尿管段；B. 在膀胱三角区头侧做横行黏膜下隧道，直达对侧输尿管口的上方；C. 切开新隧道末端膀胱黏膜，游离出的输尿管自隧道牵至切口处吻合。

### （三）Lich-Gregoir 膀胱外输尿管隧道延长术

取下腹部正中或弧形切口入路，逐层切开，暴露膀胱。向内后方推开腹膜返折，游离膀胱后外侧，暴露输尿管，钝、锐性分离输尿管，游离输尿管及其周围鞘至逼尿肌裂孔处，由此向上外做 3~5cm 膀胱切口，切口逼尿肌达膀胱黏膜下层。将此逼尿肌沟间两侧稍潜行分离达足够宽度，以容纳输尿管，然后把末段输尿管置于此逼尿肌沟内，用 3-0 号肠线间断缝合逼尿肌，延长输尿管隧道，其外再用 3-0 号肠线做连续缝合加固。术中若不慎打开膀胱，应放置膀胱造瘘管。切口内放置双腔引流管，逐层间断缝合切口各层（图 32-6）。

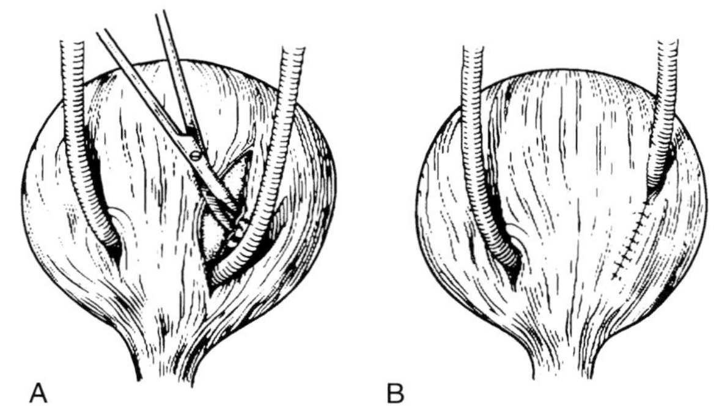


图 32-6 Lich-Gregoir 膀胱外输尿管隧道延长术

A. 膀胱后面观，打开膀胱浆膜层和肌层；B. 膀胱后面观，末端输尿管埋入新建立的膀胱隧道。

### （四）改良 Lich-Gregoir

经膀胱外途径找到输尿管，结扎闭塞的髂内动脉后轻轻提起输尿管，在输尿管入膀胱处周围剥离输尿管四周，从 UVJ 向头侧偏外方向打开膀胱浆膜层和肌层，建立再植隧道。使用定位缝线来帮助定位，游离膀胱黏膜与肌层，将逼尿肌远端切缘与输尿管外膜近端做褥式缝合。打结后可使输尿管向三角区推进。关闭逼尿肌，建立了一个长的黏膜下隧道，完成修补。

### （五）Paquin 技术（膀胱内外混合术）

在打开膀胱前通过膀胱外途径而到达输尿管。在 UVJ 使用直角钳分开输尿管，使用 3-0 Polyglactin 缝线结扎原开口，在原位置头侧建立新的开口。在膀胱后壁新开口处将腹膜小心清除开。直视下将直角钳通过膀胱内，将 5mm 引流条的一端拉入膀胱内。使用蚊式钳夹住引流条作为把持物，促进黏膜下隧道的建立。新开口处黏膜和逼尿肌分开。隧道建立后，剩余再植手术与 Politano-Leadbetter 相似（图 32-7）。

目前随着微创腔镜技术的发展，腹腔镜下行膀胱输尿管再植术也是安全可行的，包括腹膜外途径和经腹腔途径方法。无论经膀胱内还是膀胱外输尿管膀胱再植都是安全的，其吻合方法与开放手术相似。

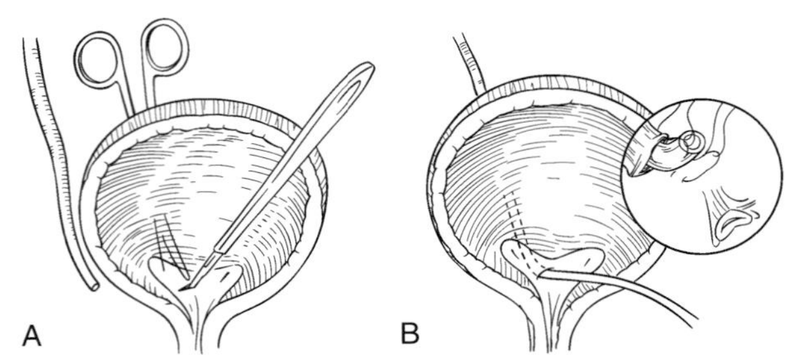


图 32-7　Paquin 膀胱内外结合手术

A. 膀胱后壁新开口处直角钳通过膀胱内；B. 新开口处黏膜和逼尿肌分开，建立隧道。

# 第六节　术后并发症与处理

## 一、早期并发症及处理

### （一）持续反流

术后早期反流并非很严重的临床问题，一般在反复膀胱造影检查发现 1 年后消退。绝大多数术后发现低级别反流，在 3 个月随访点时自发性消失，可能是因为膀胱炎症的消退和术后早期出现的膀胱功能障碍得到了改善。

### （二）对侧反流

对侧反流在过去的 20 多年里被一些报道所提及。Diamond 和其同事在一项针对 141 例患者的多中心研究中报道对侧 VUR 的发生率为 18%。针对这些患者最初反流的级别、Hutch 憩室的出现、双侧体系、术后纠正反流的技术等进行了分析。在各种手术技术方面没有明显差异，但是明显倾向于纠正高级别同侧反流和重复系统反流。他们归结为膀胱三角区的畸变并非是导致对侧反流的因素之一，而是严重反流和重复系统是患者术后易出现对侧反流进展的危险因素。因单侧反流而行预防性双侧再植，以避免对侧反流是不对的，因为反流消退率很高。对侧反流的推荐治疗范围从绝大多数病例进行观察到在临床肾盂肾炎进行干预。在小于 4~5 岁的无症状儿童中，需要预防性应用抗生素从而避免术后的对侧反流，特别是对于那些术前曾接受持续性药物治疗的同侧反流的患者。

### （三）梗阻

急性术后梗阻可能是机械因素，比如输尿管在新隧道中扭曲、壁内有凝血块、吻合部位黏膜下出血或水肿导致壁外压迫等。明显的梗阻通常在术后第 2 个周内出现，这些患儿出现典型的急性输尿管梗阻症状。虽然感染并不常见，一旦出现将在梗阻体系中表现得十分明显。在上述症状更明显的病例中，通过逆行置入双 J 管或经皮肾穿刺进行系统引流是必要的。肾穿刺管要尽早置入，避免再植失败。

## 二、远期并发症及处理

### （一）输尿管梗阻

根据梗阻性损害的部位分为以下类型。

1. 吻合口近端梗阻　输尿管扭结和操作技术不佳所致的缺血是输尿管吻合口上梗阻的最常见的原因。

2. 吻合口处梗阻　新输尿管吻合口处梗阻最常见的原因是输尿管成角，多因吻合口位置太靠侧面或前面有关。当膀胱充盈时，输尿管呈横向或向前走行，导致“高再植”现象。该状态可自发消退，但是偶尔需留置支架或重新进行手术。

3. 输尿管再植段梗阻　在膀胱功能异常的情况下，后尿道瓣膜或神经原性膀胱其黏膜下隧道内输尿管再植更难以建立。特别是输尿管和黏膜下缺血，来自不恰当的操作和随后输尿管的去血管化都可成为黏膜下隧道输尿管梗阻的原因。当术后出现再植输尿管明显梗阻时，可采用球囊扩张和支架置入来解决梗阻问题。若保守治疗无效，需要再次行再植手术。

4. 输尿管再植孔口位置　输尿管与膀胱吻合处和新开口处位置是再植术中最重要的技术环节。梗阻的最薄弱点是输尿管铲状顶点。缝线顶端放置时必须最为注意，要确认有足够的管径。孔口孤立的梗阻可以用扩张和支架治疗。如果黏膜下隧道足够长，于远端几毫米行内镜下去顶术，包括孔口，可以缓解梗阻，并且维持抗反流机制。

### （二）复发或持续反流

在原发性低级别反流患者中抗反流操作的失败

是非常少见的，大多数失败发生于高级别反流。其主要原因是没有形成足够的隧道长度和合适的输尿管直径比例。反流持续和复发的另一个明显因素是没有意识到继发性反流，特别是与神经原性膀胱和后尿道瓣膜有关时。反流在这些状态下，继发于膀胱较差的储存和排空特性。这些问题在准备再植术前就需要标出和优化。在大多数状态下，使用抗胆碱能药物和间断自行导尿来改善膀胱储存或排空状态，可导致继发性反流的自发性消退。

### （三）少见问题地处理

当术后出现并发症经保守治疗无法纠正者可再次行输尿管再植，当然，这在技术上更具有挑战性。需要切开输尿管和进一步对其进行剥离，以获得足够的黏膜下隧道。仔细地切开输尿管时最好结合使用膀胱内外剥离技术。更需要仔细评价输尿管的血运，并切除缺血段输尿管。注意观察分开的输尿管远端有无活动性出血，另外需要评估蠕动活性以确认肌肉和血液供应是否正常以便建立新的裂口和黏膜下隧道。如果输尿管较短，腰大肌悬吊可被用来建立抗反流机制。在腰大肌悬吊技术中，于建立黏膜下隧道前应该使用不可吸收缝线。膀胱被固定在两侧髂血管的腰大肌鞘上，以获得稳定的膀胱后壁。在儿童，膀胱可以被充分剥离至髂血管分叉处，这样可以充分克服远端输尿管短缺。如果两侧输尿管都变短了，可考虑一侧行腰大肌悬吊技术来获得满意的抗反流机制，在另一侧行输尿管 - 输尿管吻合术。

（韩瑞发　刘利维）

## 参考文献


[1] ANDERSON N G, ABBOTT G D, MOGRIDGE N, et al. Vesicoureteric reflux in the newborn: relationship to fetal renal pelvic diameter [J]. Pediatr Nephrol, 1997, 11 (5): 610-616.

[2] ASKARI A, BELMAN A B. Vesicoureteral reflux in black girls [J]. J Urol, 1982, 127: 747.

[3] AVNI E F, AYADI K, RYPENS F, et al. Can careful ultrasound examination of the urinary tract exclude vesicoureteric reflux in the neonate [J]? . Br J Radiol, 1997, 70 (838): 977-982.

[4] CAPOZZA N, LAIS A, NAPPO S, et al. The role of endoscopic treatment of vesicoureteral reflux: a 17-year experience [J]. J Urol, 2004, 172 (4 Pt 2): 1626-1628 ; discussion 1629.

[5] CONNOLLY L P, TREVES S T, CONNOLLY S A, et al. Vesicoureteral reflux in children: incidence and severity in siblings [J]. J Urol, 1997, 157 (6): 2287-2290.

[6] DARGE K, RIEDMILLER H. Current status of vesicoureteral reflux diagnosis [J]. World J Urol, 2004, 22 (2): 88-95.

[7] GILL I S, PONSKY L E, DESAI M, et al. Laparoscopic cross-trigonal Cohen reteroneocystostomy: novel technique [J]. J Urol, 2001, 166 (5): 1811-1814.

[8] OHTOMO Y, NAGAOKA R, KANEKO K, et al. Angiotention converting enzyme gene polymorphism in primary vesicoureteral reflux [J]. Pediatr Nephrol, 2001, 16 (8): 648-652.

[9] OZEN S, ALIKASIFOGLU M, SAATCI U, et al. Implications of certain genetic polymorphisms in scarring in vesicoureteric reflux: importance of ACE polymorphism [J]. Am J Kidney Dis, 1999, 34 (1): 140-145.

[10] PIRKER M E, MOHANAN N, COLHOUN E, et al. Familial vesicoureteral reflux: influence of sex on prevalence and expression [J]. J Urol, 2006, 176 (4 Pt 2): 1776-1780.

[11] PURI P, CHERTIN B, VELAYUDHAM M, et al. Treatment of vesicoureteral reflux by endoscopic injection of dextranomer/hyaluronic Acid copolymer: preliminary results [J]. J Urol, 2003, 170 (4 Pt 2): 1541-1544 ; discussion 1544.

# 第三十三章

# 输尿管炎性疾病与外科治疗原则

## 第一节 输尿管息肉

### 一、概述

输尿管息肉是泌尿系统中比较常见的一种疾病。临床常见的输尿管息肉大部分是由于创伤、炎症、异物或者输尿管结石所引起。输尿管的原发息肉又称为原发性输尿管纤维上皮息肉(fibroepithelial polyp of ureter),它是一种源于中胚层输尿管的良性肿瘤,在输尿管肿瘤中约占 10%,容易造成肾盂积水、输尿管扩张以及输尿管梗阻。

### 二、病因与病理

炎症刺激导致的应激反应是引起输尿管息肉生长的主要原因,其中最常见的是由于输尿管结石或输尿管的感染引起的。此病多发于青壮年男性,多位于输尿管上段,左侧输尿管多见。输尿管纤维上皮息肉可以引起输尿管的狭窄、梗阻、积水,从而继发形成输尿管结石。而输尿管结石,长时间的在输尿管局部嵌顿,导致的慢性梗阻与长期的炎症刺激,也会使输尿管管壁发生炎性增生,从而出现输尿管继发性的炎性息肉,这种情况在临床上比较常见。有研究显示,当输尿管结石嵌顿超过 2 个月,输尿管炎性息肉的发生率高达 29.9%。

### 三、诊断与鉴别诊断方法

#### (一) 临床表现

大多数患者在发病初期没有特异性的临床症状,只有当息肉较大,引起输尿管的梗阻,才会出现相应的临床症状,多以腰痛为主;若息肉出现炎症、表皮糜烂,则会出现肉眼血尿或镜下血尿;当伴有感染时,患者还会出现发热等症状。

#### (二) 超声检查

泌尿系超声检查可以发现扩张的输尿管及肾积水,若为输尿管结石引起的积水,B 超检查也容易判断,但息肉形态显示不明显,输尿管以及息肉周边软组织无明显回声(图 33-1)。

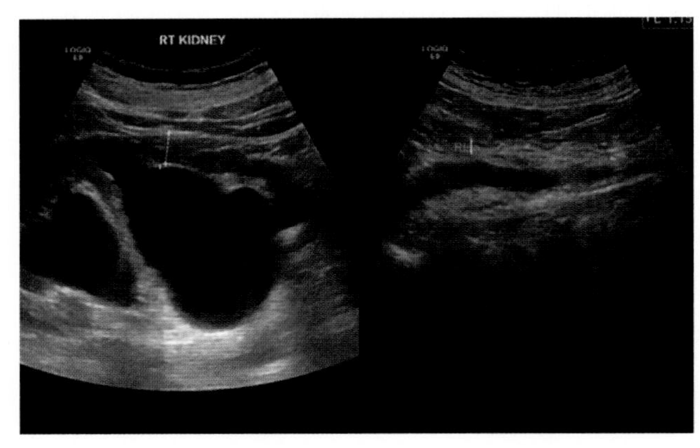


图 33-1 超声示输尿管上段可见低弱回声伴右肾输尿管积水(息肉)

#### (三) 影像学检查

静脉尿路造影检查可显示输尿管的充盈缺损,边界光滑、清楚,呈条索状或柱状,带有窄蒂或宽蒂,随着输尿管的蠕动而发生活动,该影像称为“蚯蚓蠕动征”,为输尿管息肉的特征性的 X 线征象。常规 CT 平扫较难发现病变,仅显示输尿管管壁增厚,伴随上段输尿管及肾盂肾盏轻、中度扩张、积水。典型的 CT 平扫表现为患侧肾盂及输尿管扩张积水,梗阻段输尿管管腔内等密度或稍高密度软组织影,CT 值在 20~35HU。伴随有结石形成时,输尿管息肉的CT表现为高密度影（结石）周围的输尿管管壁增粗、不光滑（图33-2）。增强扫描病灶无强化或轻度强化，排泄期扫描是诊断的关键，可清晰显示病灶，在高密度对比剂充盈下，输尿管管腔内可见长条状充盈缺损。CT三维重建技术能确定息肉的形态、部位、大小，可初步诊断病变的性质，提高诊断输尿管息肉的准确性。对于肾功能不全或对造影剂过敏的患者，可行MRU检查，也可提示输尿管的充盈缺损。

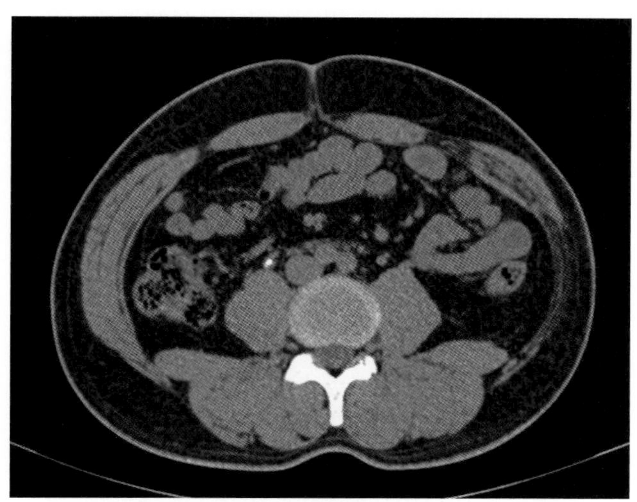

图33-2　CT示右侧输尿管息肉包裹内结石周围可见输尿管壁增粗

（四）输尿管镜检查

输尿管镜检查可以直观地观察输尿管内息肉情况，可以直观查看息肉的大小，息肉蒂的情况，与周围是否有粘连，有无结石，对可疑处的组织可活检进行病理组织学检查。

鉴别诊断原发性输尿管纤维上皮息肉、炎性输尿管息肉可通过两者的病理表现，其中炎性输尿管息肉表现为巨噬细胞增生性反应，原发性输尿管纤维上皮息肉除了表现为巨细胞增生性反应，在中胚层组织还可出现异常增生的轴索，形成结石性肉芽肿，进而上皮细胞增生和平滑肌纤维包覆逐渐形成息肉，且随着息肉体积逐渐增大，炎性反应逐渐增强，将会反过来刺激息肉生长。部分原发性输尿管纤维上皮息肉的患者可出现存在Brumn巢，炎性息肉基底部血管明显或不明显，符合占位性病变特征，因而在临床诊断中应注意与占位性病变鉴别。

## 四、外科治疗原则

对于诊断明确的输尿管纤维上皮息肉，目前多采用输尿管镜下钬激光烧灼术，钬激光组织热损伤小，安全有效，但需注意术中应避免发生输尿管穿孔或过度烧灼，否则容易导致术后尿外渗、输尿管狭窄。对于不适于行输尿管镜手术的患者，传统的输尿管部分切除术仍是主要的手术方式。对于输尿管炎性息肉，治疗方法尚无统一的认识。有些学者认为只要去除病因，由此引起的炎性息肉可以自行消退。有些学者建议在治疗结石的同时，适当处理息肉，息肉将萎缩或消失，这有利于术后恢复。如果不处理息肉，息肉将可能继续存在，引起输尿管狭窄、肾积水。但是不管选择哪种治疗方式，术后定期的密切随访是应该的。

## 五、结语

输尿管息肉是最常见的输尿管良性肿瘤。它的发病机制目前尚不明确，可能与遗传、感染、创伤、刺激、内分泌等因素相关。大多数患者在发病初期没有特异性的临床症状，只有当息肉较大，引起输尿管的梗阻，会出现相应的临床症状，多以腰痛为主。若息肉出现炎症，表皮糜烂时会出现肉眼血尿或镜下血尿；当伴有感染时，患者会出现发热。诊断需要结合病史及通过泌尿系统超声检查和CT检查进行，输尿管镜检查为最直观的检查方法，可以发现病变的数量、范围、基底部宽窄以及梗阻部位，较大的病变可进行活检以明确诊断，较小的病灶可以在输尿管镜下切除以避免二次手术。治疗原则应根据息肉的部位大小及肾受累情况选择不同的术式。

# 第二节　输尿管结核

## 一、概述

输尿管结核（ureteral tuberculosis）是由结核分枝杆菌感染引起的，大多数病例都是继发于肾结核。单独的输尿管结核比较罕见。输尿管结核起病隐匿，为不典型泌尿系结核，常常无明显临床症状，当病变继续发展，累及肾脏，则出现泌尿系统症状。

## 二、病因与病理

输尿管结核是由于结核分枝杆菌的感染引起

的，当机体抵抗力弱，结核分枝杆菌毒力相对强时，人体容易感染上结核分枝杆菌。当结核分枝杆菌随着血液循环到肾脏时，容易发生肾结核，继而可诱发输尿管结核。输尿管结核的病理早期可出现散在的结核结节，许多结核结节融合，形成溃疡。结核分枝杆菌反复侵袭输尿管，在黏膜、肌层产生充血水肿、结核结节、结核溃疡；大量淋巴细胞浸润和纤维组织形成，导致输尿管增粗、僵硬；当形成瘢痕纤维化后，可以使管腔狭窄进而导致输尿管狭窄或完全阻塞，肾盂扩张、肾积水，肾功能进一步受损。

## 三、诊断与鉴别诊断

### （一）临床表现与体征

1. 膀胱刺激征　尿频、尿急、尿痛为泌尿系结核最典型的临床症状。尿频最先出现，开始时是以夜尿增多为首要表现，主要原因是由于患侧肾脏排出的带有结核分枝杆菌尿液刺激了膀胱，出现尿频症状。随着病情进展，出现结核性膀胱炎，膀胱黏膜出现广泛的溃疡，并不断刺激膀胱，尿频症状加重，且常常伴有尿痛的症状。晚期结核患者会出现尿道烧灼痛，且疼痛剧烈，患者会出现想排尿但又因尿痛明显，不敢排尿，十分痛苦。当输尿管结核发展到输尿管梗阻后，带有结核分枝杆菌的尿液不能排到膀胱，膀胱继发性结核病变逐渐好转和愈合，膀胱刺激征也逐渐缓解甚至消失，尿液检查趋于正常，会导致疾病的诊断困难。

2. 血尿　是肾结核又一个重要的症状，主要是由于结核分枝杆菌引起尿路上皮的损伤形成的，主要以全程血尿，且以镜下血尿为主。当病变发展到膀胱，出现膀胱溃疡，膀胱收缩时会出现血尿，为终末血尿。偶有因凝血块刺激或堵塞引起输尿管的梗阻，而出现肾绞痛症状。

3. 脓尿　表现为尿液混浊，常常为米汤样改变，尿液中可见干酪样物质或血丝，显微镜下可见到有大量白细胞。脓尿在肾结核患者中普遍存在，只是程度不同。

4. 腰痛及肾区包块　当病变严重，肾脏破坏到一定程度，引起结核性肾积脓或出现肾周围炎时，可出现患侧腰痛及局部的压痛。一侧肾结核时，当病变累及膀胱，结核分枝杆菌也会感染对侧的输尿管，出现输尿管口狭窄，出现肾积水；严重的结核性膀胱炎最后造成膀胱挛缩，尿液在挛缩的膀胱中充盈，使膀胱内压升高，膀胱内的长期高压状态可阻碍对侧肾盂和输尿管内尿液的排出或者在挛缩膀胱排尿时尿液向对侧输尿管反流，引起对侧输尿管和肾盂扩张积水。当肾积水明显时，可触及腰部或腹部的包块。

5. 全身症状　肾结核起病初期，患者的全身症状无明显表现，随着病情的进展，严重的肾结核或结核病灶出现在其他组织器官时，可出现消瘦、贫血、发热甚至高热等结核中毒的症状。

6. 输尿管结核的晚期表现　晚期输尿管结核出现患侧输尿管梗阻——“肾自截”，由于带有结核分枝杆菌的尿液不能排到膀胱，故膀胱刺激征消失，患侧肾脏出现积水，肾脏出现不同程度的增大，随着疾病的进展，会出现肾萎缩。

由于输尿管结核起病隐匿，早期临床症状不明显，一般出现症状，结核分枝杆菌侵犯到肾脏及膀胱，最先出现慢性膀胱炎症状，表现为尿频、尿急、尿痛，呈进行性加重偶伴血尿。抗生素治疗一般无效，症状持续存在。查体可发现附睾、精囊、精索或前列腺有硬结存在，应该考虑到肾结核的可能。

### （二）实验室检查

1. 尿液检查　尿常规检查可见有红细胞、白细胞，且尿呈酸性，继发感染者，可出现大量脓细胞。尿液细菌培养无细菌生长。但合并有感染者，可培养出大肠埃希菌，用药治疗后，患者膀胱刺激征改善不明显，可考虑泌尿系结核的可能。尿沉渣涂片做抗酸染色，至少连续做 3 次检查，约 50%~70% 的患者可找到抗酸杆菌，但不能作为唯一的诊断依据，但要注意，因包皮垢杆菌、枯草杆菌也是抗酸杆菌，在收集尿液时应洗净外阴及尿道口，避免污染。这样可提高结果的准确率。尿液的 PCR 结核检测对于泌尿系结核的诊断敏感性大大提高，即采用已知的结核分枝杆菌特异性 DNA 片段作为探针与标本内的结核分枝杆菌 DNA 杂交，通过 PCR 技术，扩增 DNA 片段，可得出阳性结果。

2. 红细胞沉降率（erythrocyte sedimentation rate，ESR）检查　ESR 作为非特异性指标，高于正常，对诊断有参考价值。

### （三）影像学检查

1. 常规超声检查　超声检查具有快速、无创、可重复检查的优点。可以较清楚地显示出病变输尿管内径、黏膜增厚及管腔内病灶的情况，可显示出病变肾盏、肾盂黏膜增厚和 / 或钙化、膀胱黏膜增厚。输尿管结核的典型表现是受累部位的输尿管黏膜增厚，管腔内可见不规则的絮状或弥漫性高回声（图 33-3），也可表现为结节状低回声。但受仪器分辨率、

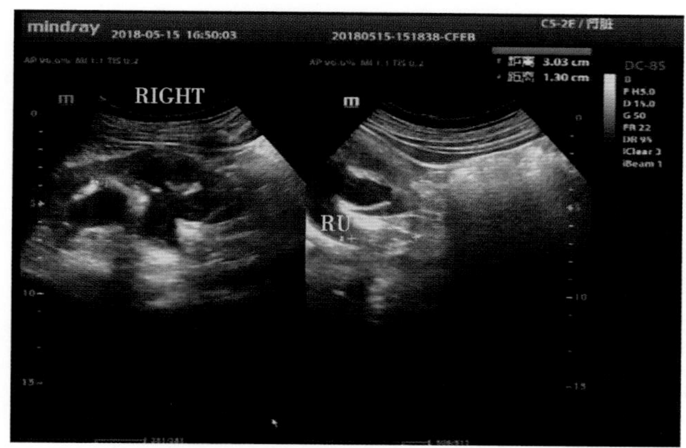


图 33-3　右侧肾结核及输尿管结核

患者体型的限制及腹腔气体的干扰，对输尿管内病灶的血流灌注情况判断较为困难。

2. 超声造影（contrast-enhanced ultrasound，CEUS）　CEUS 近年来已经广泛应用于全身多器官检查，能够反映组织或病灶内血流灌注情况。超声造影能连续显示肾脏的血供状态，造影剂无肝肾毒性，经浅静脉注射，常用来评估组织灌注和微循环状况。对于肾结核，超声造影可表现为肾脏不均匀增强，呈粟粒样结节。对于肾结核的低回声病灶，超声造影多表现为无增强或仅出现少量增强，低回声周边均无环状增强带。

3. 静脉尿路造影（Intraudio Videoenous Urography，IVU）和逆行尿路造影检查　对肾结核诊断有重要意义。早期的肾乳头坏死表现为肾盏杯口被破坏，边缘不光滑，呈虫蚀样改变，严重时肾盏完全不显影。输尿管结核的 IVU 上表现为病变段输尿管无造影剂滞留，呈“激惹”现象。晚期则表现为输尿管管腔变窄，表面不光滑呈虫蚀样改变或串珠样改变，输尿管僵硬变直，失去自然蠕动波形（图 33-4）。当输尿管管腔完全梗阻，可导致肾功能减退，IVU 上肾脏或不可显影，可进行逆行尿路造影或肾穿刺造影检查。

4. CT 检查　CT 对早期肾结核的诊断意义不大，但对于晚期病变，CT 图像的表现优于 IVU。肾实质内有多个囊状低密度病灶，有大有小，边缘不整齐，但均在肾盂四周，相邻的肾实质变薄，增强扫描能够看到边缘强化，形似“花瓣状”。肾盂肾盏、输尿管壁增厚是肾结核特征性征象，在多层螺旋 CT 尿路成像三维成像图上，输尿管狭窄段积水、扩张，管腔粗细不一，呈串珠状或螺旋状；狭窄段边缘不光滑；晚期可呈烟斗柄状，可累及整个输尿管。

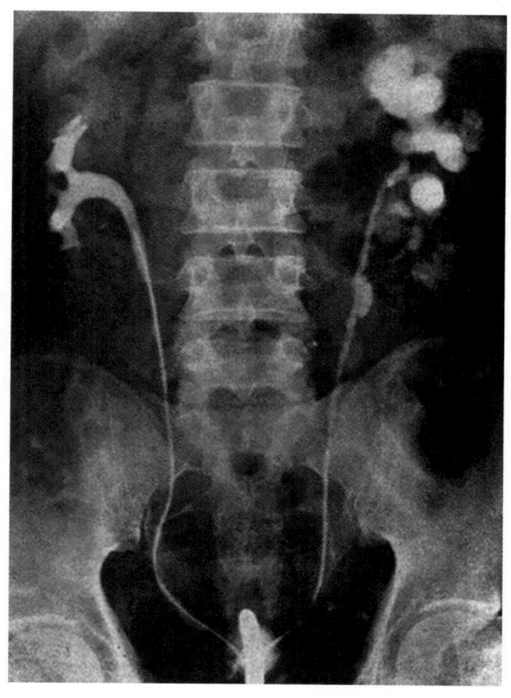

图 33-4　左侧肾及输尿管结核

### （四）输尿管镜检查

内镜的出现，为输尿管结核的诊断提供了更直接的证据。不仅能够在镜下观察输尿管形态的变化，还能得到可疑病变处标本进行病理学检查。输尿管镜检查可见输尿管狭窄，黏膜呈黄色颗粒样的改变，可见黏膜充血水肿、黏膜表面粗糙不平，输尿管口可见杯口样改变，也可见洞穴样、火山口样改变，有些病例表现为输尿管黏膜苍白、糜烂样改变，有时伴有干酪样坏死组织堆积，堵塞管腔，造成进镜困难，此时需要注意，不要强行进镜，避免输尿管穿孔的发生。

### （五）鉴别诊断

1. 非特异膀胱炎　主要为大肠埃希菌感染，多见于女性，表现为发病突然，开始即有明显的尿频、尿急、尿痛的表现，经抗感染治疗后症状很快缓解或消失，病程短促，但容易反复发作。输尿管结核引起的结核性膀胱炎，症状多以尿频开始，膀胱刺激征长期存在并进行性加重，一般抗生素治疗症状无明显缓解。

2. 泌尿系肿瘤　泌尿系肿瘤引起的血尿一般为全程无痛性肉眼血尿，而泌尿系结核引起的血尿常在膀胱刺激征后出现，多以终末血尿常见。进一步可行尿脱落细胞学检查及泌尿系影像学（泌尿系超声、CT 等）可进一步明确诊断。

## 四、外科治疗原则

绝大多数患者需要进行手术治疗,术前要对病变范围、部位作出正确估计。手术治疗的原则:无泌尿、男生殖系统以外的活动性结核病灶。术前药物治疗不少于2周。术中尽可能保存肾正常组织。当出现以下几种情况后,可考虑实施相应的外科治疗。

1. 肾切除术 ①破坏范围广、功能丧失的肾结核;②肾结核伴肾盂输尿管梗阻,继发感染;③肾结核合并大出血;④肾结核合并难以控制的高血压;⑤钙化,无功能肾结核等。

2. 肾部分切除术 ①局限性钙化病灶,经6周药物治疗无明显改善;②钙化病灶逐渐扩大而有破坏整个肾脏危险;③双侧肾结核。

3. 输尿管整形手术 ①肾盂输尿管连接部梗阻;②输尿管中下段梗阻;③壁间段狭窄。

4. 膀胱扩大术 膀胱结核,肌酐清除率不小于15ml/min,可行扩大术。对于尿失禁及膀胱颈、尿道狭窄者不宜行肠膀胱扩大术,可行尿流改道手术。

5. 尿道结核 容易导致尿道狭窄,轻度可先行尿道扩张,狭窄段在2cm以内可行内切开,狭窄段长的可行狭窄段切除或尿流改道。

6. 抗结合治疗 术后应继续常规抗结核治疗半年,并定期复查B超和IVU,以了解病情转归及评价手术疗效。

## 五、结语

输尿管结核往往与肾结核同时存在,当患者出现反复的泌尿系感染症状,抗生素治疗无效时,应考虑到泌尿系结核的可能。通过实验室检查和超声造影、静脉尿路造影和/或泌尿系的多层螺旋CT检查,可以进一步确诊输尿管结核。治疗应对病变范围、部位作出正确的判断,根据具体情况选择合适的手术方式。

# 第三节 节段性输尿管炎

## 一、概述

节段性输尿管炎(segmental ureteritis)又称慢性非特异性输尿管炎,因其大多由尿路梗阻后引起,故又称为梗阻性非特异性输尿管炎。发病原因不明,常呈节段性或局限性改变,一般没有特异性表现。可有腰腹部胀痛、无痛性肉眼血尿、尿频、尿急、脓尿、发热等症状。尿液细菌培养可有细菌生长。本病好发于输尿管的中下段,病变范围广(2~15cm不等)。

## 二、病因与病理

### (一)病因

本病的可能病因有:①继发于泌尿系非特异性急性感染,未治愈,迁延呈慢性增生性炎性病变;②与输尿管损伤有关,如尿路结石长期刺激,多次体外冲击波碎石术(extracorporeal shock wave lithotripsy,ESWL)治疗后等;③机体免疫功能改变。

### (二)病理

通过肉眼观察,本病可分为三型:①带蒂或无蒂的炎症组织突入输尿管腔内;②管腔内出现结节状肿块;③管壁出现弥漫性浸润,其长度为2.5~13.0cm。其中以第二型比较常见。组织学上表现:显微镜下输尿管壁呈现深浅不一的炎症细胞浸润,以淋巴细胞(lymphocytes)、组织细胞(histiocyte)、成纤维细胞(fibroblasts)为主,毛细血管分布丰富,也可发生钙化,黏膜常充血或发生溃疡,病变有时呈肉芽肿样变,因此称为肉芽肿性输尿管炎。此外,还可出现黏膜上皮增生或非典型增生,形成Brumn巢,出现平滑肌、血管、纤维组织的增生。根据慢性炎症细胞浸润和增生特点,这种疾病有几种特殊类型:囊性输尿管炎、滤泡性输尿管炎、肉芽肿性输尿管炎和腺性输尿管炎。

## 三、诊断与鉴别诊断

### (一)诊断要点

由于非特异性输尿管炎缺乏典型的临床表现,主要表现为上尿路梗阻的症状。诊断主要依靠影像学检查及输尿管镜检查。

1. 超声检查 可显示出梗阻部位之上的输尿管扩张,肾盂扩张积水,梗阻部位的输尿管管腔变细(图33-5)。

2. 静脉尿路造影 IVU检查对了解对侧肾功能情况,决定治疗时手术方式的选择有一定的帮助。若患侧肾功受损严重,IVU表现为肾、输尿管不显影,肾功能受损不严重时,表现为患侧肾、输尿管扩张,梗阻部位多不能显示(图33-6);逆行造影对于IVU检查不显影的病例可以作为补充检查手段,一般可以显示出梗阻部位的规则、节段性狭窄,一般无

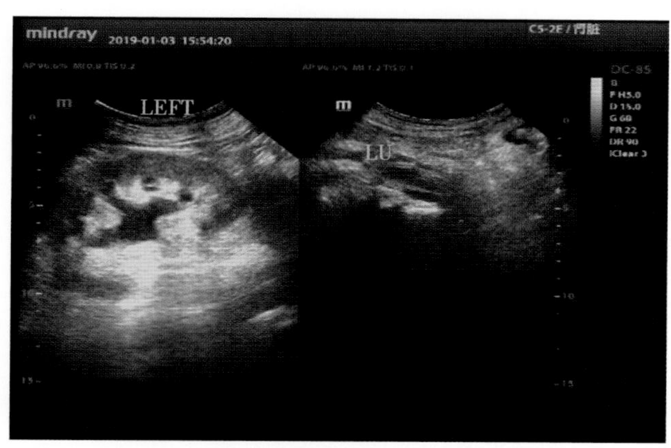


图 33-5　超声示左肾积水，左输尿管扩张

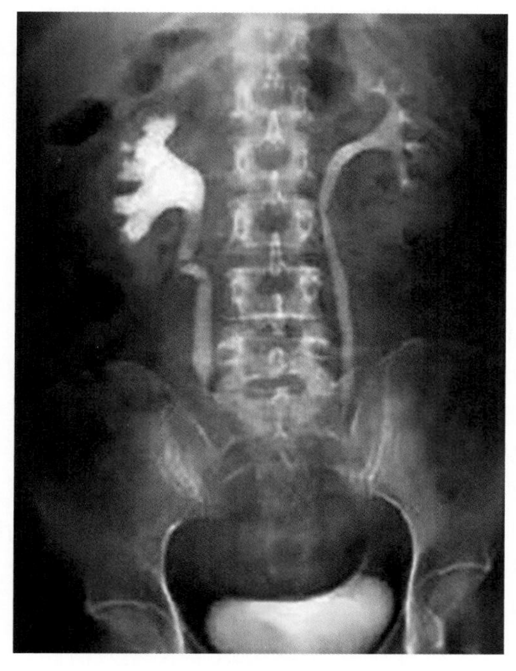

图 33-6　IVU 示右肾积水及右输尿管上段扩张

充盈缺损。

3. CT 平扫　呈等密度，增强扫描时，可表现出较明显的强化效应。

4. MRI　呈等 $T_1$ 信号和长 $T_2$ 信号。

当影像学检查不能明确诊断时，需要进行输尿管镜检查及取标本行病理组织学检查。此外，尿细胞学检查对于排除泌尿系肿瘤造成的梗阻有重要的作用。

### （二）鉴别诊断

1. 继发性非特异性输尿管炎　常继发于输尿管结石，肾、输尿管术后、放射治疗后，腹腔炎症及严重的肾感染等。根据病史可以鉴别。

2. 输尿管结核　常常同时存在肾结核，KUB 检查可见钙化，IVU 检查可以显示肾脏实质的空腔病灶、肾盂肾盏的虫噬样改变、输尿管的串珠样改变等。多层螺旋 CT 尿路成像显示肾实质内多个囊状低密度病灶，大小不一，边缘不整，但均在肾盂四周，相邻的肾实质变薄，增强扫描能够看到边缘强化，形似“花瓣状”。此外，尿液中找到结核分枝杆菌、结核菌素试验有助于诊断。

3. 嵌顿性输尿管结石　输尿管结石梗阻，可导致近端输尿管扩张及肾积水，急性梗阻患者，可有患侧肾绞痛并有同侧腹部放射，常伴有恶心、呕吐、血尿等症状。泌尿系超声检查、KUB 及泌尿系 CT 平扫可明确诊断。

4. 输尿管肿瘤　常见症状为无痛性肉眼血尿，部分患者会伴有条索状凝血块、镜下血尿、腰痛等症状，该病病程较短、发展快，出现持续性腰痛时，常常已侵犯邻近组织或器官而产生放射性疼痛。超声检查可以显示扩张的输尿管内低回声团块，此外，超声造影检查可以敏感地显示肿瘤的血供情况，原发性输尿管癌超声造影增强特征多数为增强早期表现为同步增强和缓慢增强，增强晚期以快速减退为主，即“快进—快退”和“慢进—快退”两种增强时相形式。此外肿块增强后边界不清楚，体积较二维增大也提示恶性病变。IVU 检查可以显示输尿管结节状或毛刷状等不规则充盈缺损，病变处输尿管边缘模糊、消失，肿瘤下方输尿管呈杯口状扩张。此外，尿液的脱落细胞学检查可提示阳性结果，有助于输尿管癌的诊断。

5. 腔静脉后输尿管　该病临床症状和体征一般比较轻微，或以腰部隐痛、酸胀不适为主诉，伴有泌尿系结石、感染时则可出现肾绞痛、血尿或脓尿。IVU 检查可以发现在 $L_{3\text{-}4}$ 水平向中线靠拢，呈鱼钩状或 S 形。逆行性泌尿系造影能清楚显示尿路全程、梗阻情况及输尿管反 J 形、S 形等特征性征象。

6. 腹膜后纤维化　腹膜后纤维化的临床表现无明显特异性，确诊时往往已伴随肾功能受累。常见的症状包括乏力、食欲缺乏等全身表现，腰背部疼痛，部分患者可出现血尿甚至少尿、无尿等。CT 平扫表现为腹膜后软组织团块和所包绕的腹主动脉、下腔静脉、输尿管，以及所引起的肾盂扩张。MRI 检查显示为腹膜后的异常信号影，包绕腹膜后大血管或输尿管，信号强度类似于肌肉组织，$T_1$WI 呈低信号，$T_2$WI 信号强度增加不明显，短反转时间反转恢复序列（short time of inversion recovery，STIR）显示部分病灶呈高信号。

### 四、外科治疗原则

非特异性输尿管炎由于输尿管黏膜出现上皮增生、化生的病理改变,导致尿路梗阻的发生。治疗方案根据输尿管病变情况(部位、长度和程度)、患肾受损程度、分肾功能和患者身体情况及其治疗意愿等决定。应尽可能保护患肾功能、尽量避免患肾及输尿管的切除。我们认为治疗应遵循以下原则:①客观检查证实患肾功能丧失,而对侧肾功能正常者可行患肾输尿管切除,范围包括输尿管病变段。②狭窄段 <3cm、梗阻轻,患肾功能正常者,可行输尿管镜电烧治疗或钬激光治疗。腔内气囊扩张及放置双J管加合适的抗生素治疗也是治疗方法之一。③狭窄段 <5cm、梗阻重,患肾功能不良者,可行狭窄段切除,输尿管端 - 端吻合或输尿管膀胱再植术,如吻合长度不够,可行输尿管替代手术如行回肠代输尿管、膀胱壁瓣输尿管再植术等。④狭窄段 >5cm、梗阻很重,患肾功能不良者,可行狭窄段切除,回肠代输尿管、输尿管皮肤造口或肾造瘘等保肾手术;若患者年龄较大,对侧肾功能正常且患者强烈要求也可行患侧肾及输尿管切除。⑤术前或术中明确诊断后,应客观准确地评价双侧分肾功能,尽量行保肾手术。

### 五、结语

节段性输尿管炎是一种节段性或局限性的“非特异性”输尿管炎性病变,是相对于结核、真菌等“特异性”输尿管炎而言。临床症状缺乏典型表现,主要表现为上尿路梗阻症状,可伴有膀胱刺激征、血尿和脓尿,尿培养可有细菌生长。静脉尿路造影和CT、MRI 诊断不明确时,可进行输尿管镜检查,取组织活检进行病理检查,可明确诊断。由于梗阻引起的肾功能障碍,故治疗原则为尽可能保护患肾功能,尽量避免患侧的肾切除。

## 第四节 腹膜后纤维化

### 一、概述

腹膜后纤维化(retroperitoneal fibrosis,RPF)是一种少见疾病,其特征是腹膜后组织出现慢性非特异性炎症引起纤维组织增生,导致纤维组织包绕压迫腹膜后脏器,如输尿管、主动脉等,从而引起临床一系列压迫症状,因以输尿管周围组织纤维化致输尿管受压并引起上尿路积水最常见,该病临床也称为输尿管周围炎。

### 二、病因与病理

#### (一)病因学因素

腹膜后纤维化的病因分为原发性和继发性两类。原发性腹膜后纤维化也称特发性腹膜后纤维化,病因不明确,目前多数学者认为本病是一种结缔组织疾病,并且与机体对粥样硬化物质的自身免疫过程有关。继发性腹膜后纤维化病例有较明确的病因,常见的引起继发性腹膜后纤维化的诱因包括以下几种:①恶性肿瘤:淋巴瘤、多发性骨髓瘤、前列腺癌、胰腺癌、后腹膜肉瘤等;②药物:麦角生物碱类、β肾上腺受体阻滞剂、解热镇痛药等;③感染:结核、放线菌感染、淋病、血吸虫感染等;④肿瘤放疗:放疗是引起腹膜后纤维化的重要诱因。

#### (二)病理组织学

腹膜后纤维化大体病理表现为主动脉分支处以下光滑、扁平、灰白色、无包膜的纤维包块,纤维包块质地坚硬,包绕于腹膜后正中结构的表面,厚度一般为数厘米。随着疾病进展,纤维包块逐渐包裹主动脉和下腔静脉,然后沿后腹膜血管分布经主动脉分叉至髂血管,输尿管被纤维化包块包裹及继发上尿路积水为该病的主要特征。

腹膜后纤维化早期组织学表现为活跃的亚急性、非特异性炎症反应,镜下可见病变组织主要由胶原纤维束构成,并可见大量成纤维细胞、浆细胞、淋巴细胞浸润及毛细血管增生;免疫组织化学显示大量组织细胞及浆细胞,并有较明显的多克隆免疫球蛋白。疾病晚期,病变组织内炎症细胞减少,主要为淋巴单核细胞,胶原纤维增多,可见纤维组织玻璃样变,一般纤维斑块中心部较边缘部成熟,边缘部组织较稀疏,而中心部位为无明显炎症的致密的胶原纤维组织。

### 三、诊断与鉴别诊断

#### (一)临床表现

腹膜后纤维化缺乏特异的临床表现,早期容易误诊。当出现原因不明的中下腹痛、腰背痛,伴有肾盂、输尿管积水或肾功能受损时,应考虑到本病存在的可能。它的临床表现与病变进程密切相关。临床症状的产生与纤维化组织包绕腹膜后脏器并使之受压有关。输尿管是最早和最常受侵的脏器，输尿管由于受到不同程度的纤维组织包绕，上尿路积水和继发肾功能不全也是出现的最主要临床表现。

1. 疼痛 约 90% 的患者出现疼痛，疼痛多表现为隐匿性、持续性钝痛，疼痛不剧烈，开始发生在两侧下腹部和腰骶部，可放射到会阴部，疼痛不因变换体位而改变性质，偶有疼痛非常剧烈，口服解热镇痛药物可以缓解。

2. 压迫梗阻症状 腹膜后纤维组织收缩，可压迫腹膜后脏器，引起梗阻症状，输尿管受压梗阻最常见，可造成上尿路梗阻，出现腰部胀痛。一般无肉眼血尿，偶有镜下血尿，合并感染时尿中有脓细胞。病变严重可累及肾门、下腔静脉或髂血管，并向两侧发展。长时间输尿管梗阻可引起肾功能受损导致肾功能不全。

3. 全身症状 患者可出现体重下降、体温升高、全身乏力、食欲缺乏、恶心、呕吐，这些症状多与慢性炎症刺激有关。

4. 腹膜后血管受累 腹膜后纤维组织压迫肾静脉可引起高血压及肉眼血尿；压迫下腔静脉及髂静脉可出现下肢水肿；压迫腹主动脉及髂动脉可引起栓塞性脉管炎，出现间歇性跛行、勃起功能障碍等。

### （二）超声与影像学检查

1. 泌尿系超声检查 腹膜后纤维化的超声表现很具有特征性，通过多方位切面可直接显示腹膜后纤维斑块，一般肿块较大，回声较均匀，呈均质型的低回声，并与主动脉相连紧密，表现为腹主动脉及下腔静脉被周围异常回声广泛包绕，主动脉本身及其周围器官无明显受压移位，主动脉与椎体间距不变化，腹主动脉、下腔静脉管腔清晰。通过彩色多普勒观察腹主动脉及髂血管被包绕后的血流信号，可估计血管是否存在狭窄及狭窄程度。超声同时可发现是否累及输尿管，使一侧或双侧输尿管被包绕，引起输尿管和肾盂肾盏扩张（图 33-7）。

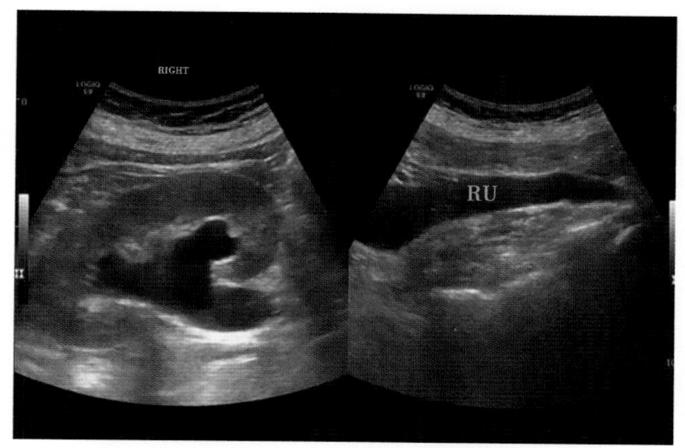

图 33-7 腹膜后纤维化引起的右肾积水及右输尿管扩张

2. CT 检查 CT 是目前诊断腹膜后纤维化的最重要方法。腹膜后纤维化 CT 平扫的典型表现为质地均匀的不规则软组织密度肿块，多类似于肌肉密度，边缘清晰或模糊（图 33-8）。侵犯腹主动脉或髂总动脉者可表现为病灶环绕动脉的片状软组织密度影，可伴有血管管腔受压轻度狭窄，或表现为纤维化病灶均匀包绕于血管周围，图像显示为动脉壁均匀增厚。侵犯输尿管、肾脏者，可出现受累部分输尿管部分狭窄，伴有受累部位同侧狭窄段以上输尿管扩张及肾盂积水。CT 检查可判断病变范围，通过三维重建技术，又可良好地反映显示邻近脏器受压的情况，有助于全面、立体、直观地显示病灶形态、密度、范围，便于了解血管、输尿管等包绕和受压情况，并可以进一步分析病灶与其他脏器的三维空间关系，对协助临床诊治具有重要价值。

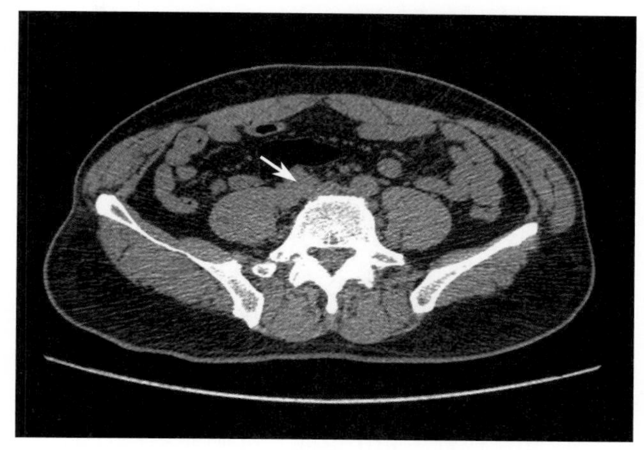
图 33-8 右侧腹膜后纤维化，箭头示腔静脉周围增厚，结构紊乱

3. 静脉尿路造影 静脉尿路造影检查是对腹膜后纤维化患者最有诊断意义的辅助检查。对于肾功能正常的患者建议行该检查。静脉尿路造影典型的表现为：①输尿管常常在 $L_{4\text{-}5}$ 水平出现梗阻，梗阻部位以下的输尿管管腔变细，管腔内光滑，无充盈缺损；②近段和中段输尿管向中线移位；③肾脏积水，多为双侧肾积水，但也有引起单侧肾积水的报道，其中单侧肾积水约占 20%、双侧肾积水约占 68%（图 33-9）。

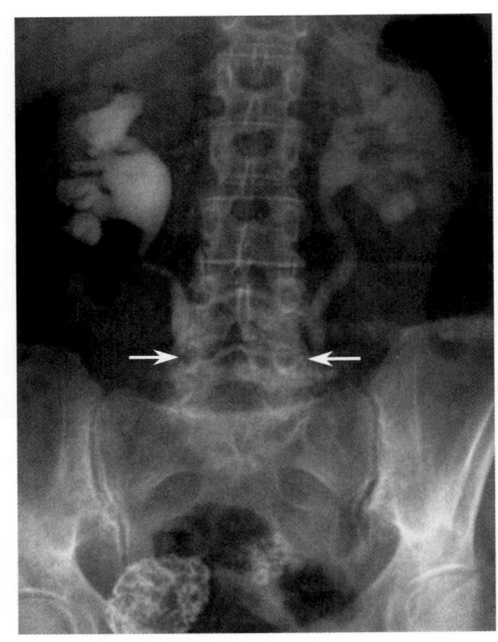

图 33-9 双侧腹膜后纤维化的 IVU 影像

4. 逆行尿路造影 通常用于肾功能不全的患者或静脉尿路造影显影不清时，其阳性率为 84.2%。逆行尿路造影的影像学表现与静脉尿路造影相似，尽管有广泛的狭窄，但逆行造影检查时输尿管导管仍可通过。

5. MRI 检查 MRI 也能够准确显示病灶形态、范围，通过多平面成像处理，可以多角度观察病变，根据流空效应可确定病变与血管的结构关系。MRI 对于腹膜后纤维化病灶的发现、病灶范围的确定及病灶与周围结构的关系方面，是目前最有效的手段。而且此项检查不受碘过敏和肾功能不全的影响。同 CT 相比，MRI 更适合于腹膜后纤维化的诊断。MRI 显示为腹膜后的异常信号影，包绕腹膜后大血管或输尿管，信号强度类似于肌肉组织，$T_1$WI 呈低信号，$T_2$WI 信号强度增加不明显，STIR 序列显示部分病灶呈高信号。输尿管受累及时，可出现不同程度的扩张，MRU 可清晰显示。急性期细胞成分比较多，水肿较明显，血供丰富，MRI 呈稍长 $T_1$、稍长 $T_2$ 信号，增强扫描后病灶强化较明显，研究其原因可能与纤维组织增生，血管内皮间隙狭窄，造影剂进入病变组织速度减慢有关。慢性期炎症和水肿逐渐消退，血供减少，纤维成分增多，MRI 多数呈等 $T_1$、短 $T_2$ 信号。纤维成分越多，$T_2$WI 信号减低越明显。短 $T_2$ 信号的纤维组织或纤维化是腹膜后纤维化的特征性表现。

**（三）鉴别诊断要点**

1. 腹膜后纤维化通常主要发生在 $L_4$ 水平以下腹主动脉周围，向上很少超过肾门水平，且病变沿着血管走行分布。

2. 腹膜后纤维化包绕腹主动脉、下腔静脉和输尿管，使输尿管向内侧移位，并常伴有肾盂、输尿管的扩张积水，很少出现骨破坏。

3. 腹膜后纤维化为一个较均一的斑块或肿块，斑块范围广泛，呈非融合状或分叶状，无肠系膜淋巴结转移及腹腔种植。而淋巴瘤范围广泛，常见腹膜后自脐周水平即出现肿大淋巴结，并可相互融合形成不规则肿块，淋巴结转移癌一般符合淋巴引流途径，对腹主动脉、下腔静脉和输尿管主要是压迫、推移，常使腹主动脉抬高并使之远离椎体，病变内有丰富的血流信号，可侵蚀破坏周围骨质结构。

## 四、外科治疗原则

腹膜后纤维化治疗目的包括明确诊断，除感染、恶性肿瘤外，应及时解除输尿管受压梗阻，恢复肾功能，预防纤维化进一步发展。腹膜后纤维化治疗分为手术和药物治疗两方面，治疗方案的选择主要取决于患者上尿路积水的程度。药物治疗适用于早期病情较轻或者晚期不能手术及术后复发者，药物治疗腹膜后纤维化的机制目前尚不清楚，认为可能是通过抑制炎性反应达到纤维组织增生的目的，从而缓解临床症状。对于已经出现肾功能不全的患者，往往需要手术治疗以解除输尿管梗阻，但由于手术不能阻止疾病进展，药物治疗对于控制该病显得更加重要。

**（一）药物治疗**

1. 糖皮质激素 糖皮质激素是目前认为治疗特发性腹膜后纤维化最有效的药物之一，它能较好地抑制腹膜后纤维化早期的炎性反应。由于该病发病率较低，糖皮质激素治疗效果缺乏大宗报道，有报道 140 例特发性腹膜后纤维化患者经糖皮质激素治疗后，大约 80% 的患者出现症状改善。一般给予泼尼松口服，也可用大剂量甲泼尼龙冲击疗法，疗程在 6 个月以上，也有报道疗程在 2 年以上。

2. 免疫抑制剂 除了糖皮质激素治疗外，一些免疫抑制剂也被用于特发性腹膜后纤维化的治疗。其中包括硫唑嘌呤、环孢素、环磷酰胺、氨甲蝶呤、麦考酚酸莫酯等。免疫抑制剂对特发性腹膜后纤维化的作用机制目前尚不清楚，认为可能是通过抑制炎性反应，进而抑制纤维组织的增生，最终达到缓解临床症状的目的。

3. 他莫昔芬　他莫昔芬在多篇文献报道中均对特发性腹膜后纤维化有效。他莫昔芬通过作用于生长因子的信号转导系统而使上皮细胞、成纤维细胞及其间质的增生受到抑制，从而达到抑制纤维组织增生的目的。

**（二）手术治疗**

手术不仅有助于明确腹膜后纤维化的诊断，还可有效缓解腹膜后脏器受压、梗阻症状。手术治疗包括输尿管松解术、输尿管狭窄段切除术、输尿管内双J管植入术等。若无效，则行单侧或双侧肾造瘘。开放的输尿管松解术被认为是标准的手术治疗腹膜后纤维化引起的输尿管梗阻的方法。输尿管松解术有两种术式：一种是游离输尿管并置于腹腔内，使输尿管腹腔化；另一种是将输尿管向侧方移位，在输尿管和纤维组织间填塞腹膜后脂肪或大网膜组织。输尿管松解后移至腹腔改善了输尿管位置，但存在易成角、屈曲或扭转的缺点。输尿管松解后用带蒂大网膜包裹并置于原位，输尿管的解剖位置不变，有利于蠕动恢复或尿液引流。输尿管被包裹后易与纤维化环境分隔，具有吸收、抗感染等功能，可防止纤维包裹，提高远期疗效。对于输尿管受累长度 <4cm 者，可施行输尿管狭窄段切除及端 - 端吻合术治疗。对于广泛的腹膜后纤维化，无法实施手术，可考虑输尿管内双J管植入术治疗。对于肾功能严重受损者，可实施肾移植术。

## 五、结语

腹膜后纤维化是一种由多种原因导致的腹膜后致密胶原结缔组织板块形成的广泛纤维化，使腹膜后空腔脏器受压或蠕动减弱，出现梗阻症状，其中，最容易受累的空腔器官为输尿管。临床表现主要为腰背部及其两侧或腹部定位不准的钝痛。泌尿系超声和静脉尿路造影检查有助于该病的诊断，CT 是目前诊断腹膜后纤维化的最重要方法。MRI 对于病灶的发现、病灶范围的确定及病灶与周围结构的关系方面有优势，是目前最有效的检查手段。在药物治疗无效后，需进行手术，目的是缓解输尿管受压梗阻症状。

（高宏伟　刘春雨）

## 参考文献


[1] CHILDS M A, UMBREIT E C, KRAMBECK A E, et al. Fibroepithelial polyps of the ureter: a single-institutional experience [J]. J Endourol, 2009, 23(9): 1415-1419.

[2] CHOI S K, LEE S, KIM S, et al. A rare case of upper ureter rupture: ureteral perforation caused by urinary retention [J]. Korean J Urol, 2012, 53(2): 131-133.

[3] EL-HARESS M, GHANDOUR W, BAHMAD M, et al. Giant ureteral fibroepithelial polyp with intermittent prolapse reaching the urethral meatus: a case report [J]. Urol Case Rep, 2017, 13: 6-9.

[4] FUCHIDA S, OKANO A, HATSUSE M, et al. Successful treatment with lenalidomide plus dexamethasone for multiple myeloma complicated with systemic amyloidosis [J]. Rinsho Ketsueki, 2012, 53(11): 1937-1939.

[5] HSU H L, LAI C C, YU M C, et al. Clinical and microbiological characteristics of urine culture-confirmed genitourinary tuberculosis at medical centers in Taiwan from 1995 to 2007 [J]. Eur J Clin Microbiol Infect Dis, 2011, 30(3): 319-326.

[6] KASHYAP R, MITTAL B R, KUMARI S, et al. Retroperitoneal Fibrosis Masquerading as Para-aortic Lymphadenopathy on F-18 FDG PET/CT in a Patient with Carcinoma Cervix [J]. World J Nucl Med, 2011, 10(1): 23-24.

[7] LI T, FANG Y, WU J, et al. A novel ureter dilatation method for replacing hydromantic perfusion pump during ureteroscopic lithotripsy in patients with ureteral calculi and ibroepithelial polyps [J]. Int J Clin Exp Med, 2014, 7(3): 616-621.

[8] MERCHANT S, BHARATI A, MERCHANT N. Tuberculosis of the genitourinary system-Urinary tract tuberculosis: Renal tuberculosis-Part I [J]. Indian J Radiol Imaging, 2013, 23(1): 46-63.

[9] NIEMANN N, HOCHMAN F L, HUANG R S. Histoplasmosis as a possible cause of retroperitoneal fibrosis and median arcuate ligament syndrome: A case report [J]. Int J Surg Case Rep, 2014, 5(8): 473-475.

[10] SOURIAL M W, BRIMO F, HORN R, et al. Genitourinary tuberculosis in North America: A rare clinical entity [J]. Can Urol Assoc J, 2015, 9(7-8): E484-489.

# 第五篇

# 泌尿生殖系统损伤与外科处理

# 第三十四章

# 肾损伤外科治疗

## 第一节　概　　述

干活创伤是全球性的问题。在青壮年人群中，它是引起死亡的首要原因，世界范围内的第六大死亡原因，造成中、重度残疾的第五大原因。我国每年因创伤导致的死亡人数亦呈上升趋势。在创伤患者中，泌尿生殖系统损伤的发生率大约为 10%，复合伤中约 1/3 可合并不同程度的泌尿系损伤。肾损伤作为最常见的泌尿系损伤，临床上并不少见。如发生严重的肾脏破碎、大血管撕裂伴大出血等情况时可危及生命。肾脏位于腹膜后较深的位置，常合并腹腔脏器损伤及骨盆骨折，因此需要临床医师作出迅速、全面而准确地判断和诊治。肾损伤大部分是由钝挫伤导致的，常见的损伤机制包括：交通伤、高处坠落伤以及躯干或外生殖器受到的直接打击伤，少数肾损伤是由开放性穿透伤导致（如锐器贯通伤或火器伤），但这部分损伤的危害和病死率更高。因此，肾损伤的早期诊断非常重要，应尽量做到迅速判断、精准处理和全局观念，强调多学科联合诊断、联合治疗。在肾损伤创伤救治时，要结合致伤原因和伤情特点，争取快速准确的诊断和适时有效的救治，最大限度地保存组织器官的功能，防治并发症，为患者带来更好的预后。

## 第二节　肾脏解剖与损伤特点

肾脏和输尿管位于腹膜后，受到低位肋骨、背部肌肉组织和肾周脂肪组织的保护，一般来说需相当大的暴力作用才可导致肾损伤，由于肝脏的推压，右肾的位置常低于左肾，因此右肾损伤的发生率略高于左肾。交通伤、高处坠落伤、直接击打和低位肋骨骨折是常见的致伤原因。巨大的减速力可能导致肾蒂撕裂或出现肾动脉夹层。

与所有急诊创伤患者一样，肾损伤患者的初始评估十分重要，由于肾损伤常合并其他脏器的损伤，同时可能导致严重的出血和创伤性休克，临床上应着重于快速而准确地判断伤情并维持生命体征的稳定。对于存在多发伤或病情不稳定的患者，需在排除可能危及生命的损伤且患者生命体征已经稳定之后，再对肾损伤进行延期评估。应注意可能提示肾损伤的发现，如血尿、少尿等，早期地处理应当包括控制活动性出血、抗休克治疗以及必要的复苏手段，包括尽早建立静脉输液通道和留置导尿管。另外还需要尽量避免在运输和检查过程中造成继发性损伤。

详细的病史采集和致伤经过十分重要，对于枪击伤的病例必须明确枪械的种类和口径，因为高速的枪弹可导致更为严重的损伤；对于刀刺伤或锐器伤需了解致伤武器的类型和大小等；对于交通伤需了解受伤者在车辆中的位置和体位以及搬运的情况；高处坠落伤需了解坠落的高度、落地的姿势及地面的情况等；对于医源性损伤要全面了解原发疾病、手术方式和可能的致伤器械等。一旦已经对直接危及生命的情况进行了处理，且血流动力学稳定，可进行进一步的检查，以便为损伤的分级提供更准确的依据。

## 第三节 病因与分类

肾损伤约占所有创伤病例的1%~5%，在腹部创伤中占到10%，男女比例约3∶1。无论何种致伤因素导致的肾损伤，多数都合并其他脏器的损伤，在急诊和创伤外科救治时需要对患者的伤情进行全面系统的评估和及时的复苏治疗，同时需要创伤外科医师、泌尿外科医师和血管介入科医师对泌尿系统的创伤作出专业的评估和判断，因此多发性创伤救治需要各专业医护团队的协同配合，方能获得最好的救治效果。根据损伤发生的原因和致伤机制不同，肾损伤可分为肾钝性损伤（闭合性损伤）和肾贯通伤（开放性损伤）。一般而言，肾钝性损伤更为常见，约占肾损伤的90%~95%。然而在战时，肾贯通伤发生率较高，可占到20%以上。

### 一、肾钝性损伤

肾钝性损伤又称闭合性损伤，常常由高能减速撞击引起，例如交通伤、坠落伤、暴力袭击、体育活动撞击等，也常见于一些工程事故，如重物砸伤或矿山垮塌等。而其中交通伤是肾钝性损伤（闭合性损伤）的主要致伤原因。大宗病例回顾发现，交通事故引起的肾损伤占70%，其次是高处坠落伤（11%），运动伤（7%），其他原因占10%左右。肾实质挫伤或裂伤是肾损伤的常见类型，而约5%的肾钝性损伤患者由于肾血管损伤，最终可能会导致血管撕裂或血栓形成，不论是继发于创伤过程中肾血管内膜撕裂，还是由于周围器官、组织压迫血管而形成的微血栓，都会激活凝血级联反应，从而导致肾脏血管的栓塞和肾脏部分或整体坏死。

泌尿系结石的治疗中，体外震波碎石（extracorporeal shockwave lithotripsy，ESWL）是一种常用和重要的治疗方法，起初ESWL进入临床应用时被认为是一种“无创伤”的治疗方法，然而ESWL治疗有时也可导致少部分患者的肾脏出现不同程度的损伤，主要原因是高能冲击波穿过肾脏组织和结石的交界面时，声阻抗聚变，能量以部分热能形式释放，在焦点处产生脉冲性高压振荡和高温可以引起肾组织挫伤、灼伤以及细胞结构的改变，使组织内微血管、毛细血管以及淋巴管破裂，或直接损伤肾小管和肾小球上皮细胞，导致肾实质短暂性局部缺血、肾周和包膜下积液、血尿和肾功能损害等。急性损伤大多数都是可逆的，血肿、积液和肾功能损害在数周至数月内可完全吸收和恢复。ESWL相关肾损伤的发生与冲击波频率、输送的能量水平以及碎石机的类型和短期内多次碎石相关；也与患者自身肾脏功能、年龄以及是否合并基础疾病等有关。

### 二、肾贯通伤

肾贯通伤（开放性损伤）的典型致伤原因多为火器伤和刀刺伤，在战时更为多见，也有少部分为医源性损伤。相对于钝性损伤，开放性损伤的伤情更为复杂、损伤程度更为严重，且往往合并毗邻脏器的直接或间接损伤。充分了解致伤武器的相关特点和受伤时的情况，包括：枪支、子弹或锐器的类型、伤者的体位和姿势等，对于病情的早期评估具有重要的意义。

在枪击伤中，子弹的初速度越大，在组织内产生的瞬时空腔也越大，从而引起的组织损伤也越严重。裂开弹（爆裂弹）进入体内，在经过不同组织时，弹片会发生碎裂，杀伤半径扩大，从而引起更大范围的软组织损伤。并且，由于子弹的弹道特性，在穿过不同介质（空气、液体、软组织、骨骼）时，运行轨迹会发生变化，从而无法预估它所造成的损伤。因此，任何胸部或上腹部的枪击伤患者都必须进一步检查明确是否伴有肾损伤。相比高速子弹枪击伤，低速的刀刺伤或锐器伤造成的损伤范围较为局限，损伤深度判断也相对容易。由爆炸所产生的损伤往往较为复杂，常合并贯通伤、钝性损伤及烧伤等多种损伤类型。

医源性损伤中，肾脏穿刺活检和经皮肾镜取石术（percutaneous nephrolithotomy，PCNL）较为常见，亦可继发于肾脏及腹膜后的其他外科手术等。据报道，因各种原因行肾脏穿刺活检术后肾周血肿的发生率可达60%左右，但绝大多数出血量较小，血肿范围局限，无重要临床意义。较大的血肿发生率约仅为1%，一般是由于肾脏局部撕裂或较大的分支动脉损伤所导致。一般而言，PCNL术中穿刺建立经皮肾通道对肾脏功能产生的损害是比较小的，但是如果穿刺造成肾脏分支动脉的损伤或碎石操作过程中由于镜鞘过度摆动导致的肾实质撕裂可引起严重的肾损伤和大出血，发生率大约为1%~5%。PCNL导致的肾损伤与患者的年龄、合并基础疾病、既往的肾脏手术史、结石大小和位置、围手术期感染、穿刺位点、手术时间以及术者操作经验等多种因素有关。

## 第四节　肾损伤分类

肾损伤的分类在诊断和治疗中意义重大，对损伤的部位和严重程度的正确判断和准确评估是选择合理检查手段和制订治疗方案的基础，而根据肾损伤的分级进行诊治也是最大限度保护肾脏、救治患者的重要依据。肾损伤的分类方法有很多，有分为轻型肾损伤（肾挫伤、表浅裂伤和包膜下血肿）和重型肾损伤（肾碎裂伤、横断伤和肾蒂损伤），也有分为Ⅰ类损伤（肾挫伤）；Ⅱ类损伤（肾裂伤）；Ⅲ类损伤（肾碎裂伤）和Ⅳ类损伤（肾蒂伤）；国内学者金锡御提出的三度损伤分类法简单实用，临床指导性强，也得到广泛的认可和应用：①轻度损伤：肾挫伤，肾盂及肾包膜完整，病情较轻，早期可有肉眼血尿或镜下血尿，肾区可有疼痛及压痛；②中度损伤：肾实质裂伤，肾包膜和／或集合系统破裂，病情较重，血尿明显，有血肿形成及尿外渗；③危重损伤：包括肾实质碎裂伤、全层裂伤、横断损伤及肾蒂损伤，病情危重，多有合并症、大出血和休克，可在伤后短期内死亡。

目前临床上最为广泛使用和认同的是1989年美国创伤外科协会提出的AAST OIS（American Association for the Surgery of Trauma's Organ Injury Scaling）分级标准（表34-1，图34-1）。

**表 34-1　美国外科创伤协会肾创伤分级（1989版）**

| 级别 | 分型 | 损伤表现 |
|---|---|---|
| Ⅰ级 | 挫伤 | 肉眼或镜下血尿，泌尿系统其他检查基本正常，无肾实质裂伤 |
| | 血肿 | 局限性包膜下血肿 |
| Ⅱ级 | 血肿 | 腹膜后肾周血肿 |
| | 撕裂伤 | <1cm的肾实质裂伤，无尿外渗 |
| Ⅲ级 | 撕裂伤 | >1cm的肾实质裂伤，无尿外渗，无集合系统裂伤 |
| Ⅳ级 | 撕裂伤 | 肾皮质、髓质及集合系统全层裂伤 |
| | 血管 | 肾动脉或静脉主干损伤、伴出血 |
| Ⅴ级 | 撕裂伤 | 肾碎裂伤 |
| | 血管 | 肾蒂撕脱伤，肾无血供 |

注：Ⅲ级及其以下的双侧损伤，其分级应较单侧损伤高一级。

AAST的肾损伤分级系统被广泛应用于肾损伤的分类，有助于标准化诊断和指导临床治疗方案的制订及预后评估，其优势和有效性已经被临床实践所证实。但是它对于高级别损伤的评价标准还不够详细，有些有报道尝试对其进行一些修改，用以更好地指导治疗以及细化损伤的分级，2010年，Daniel等对引起持续性出血，而又可以采取保守（非手术）治疗的肾

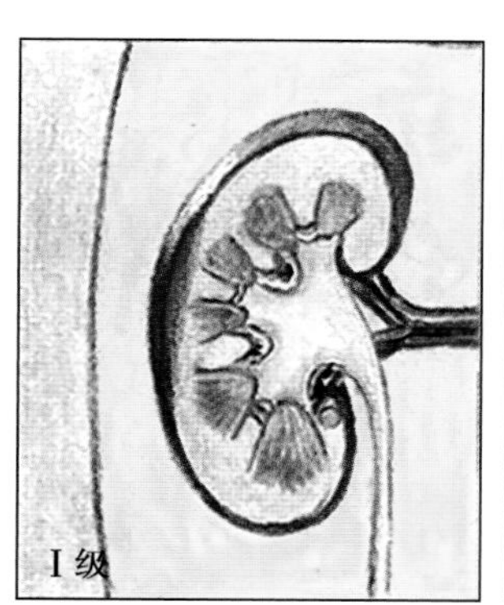

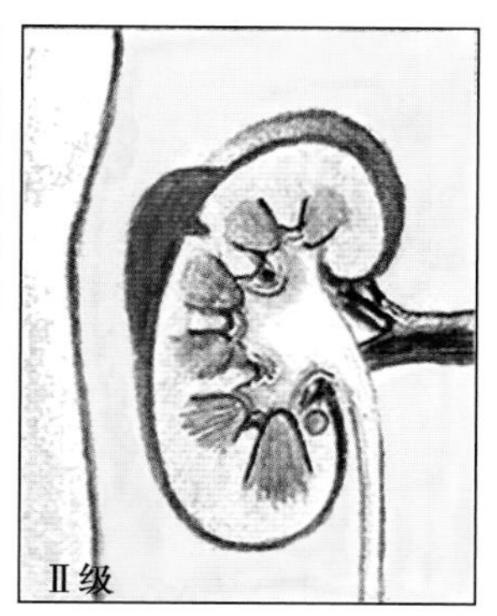

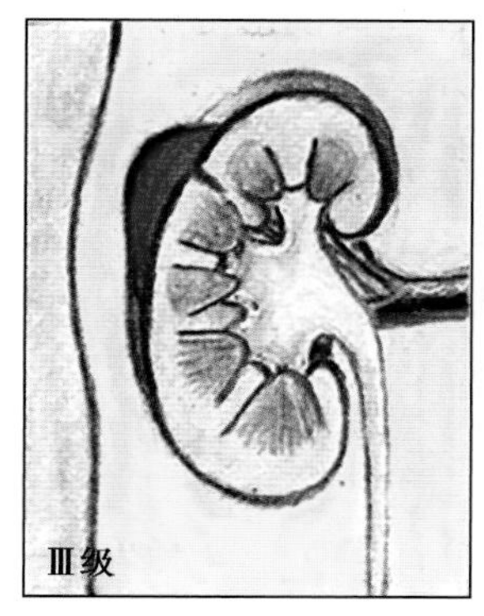

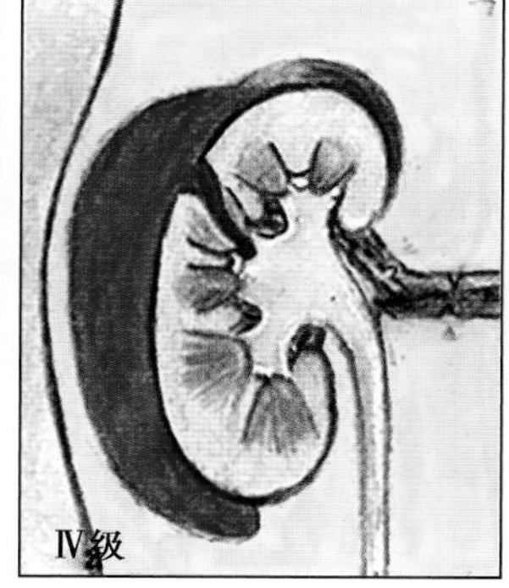

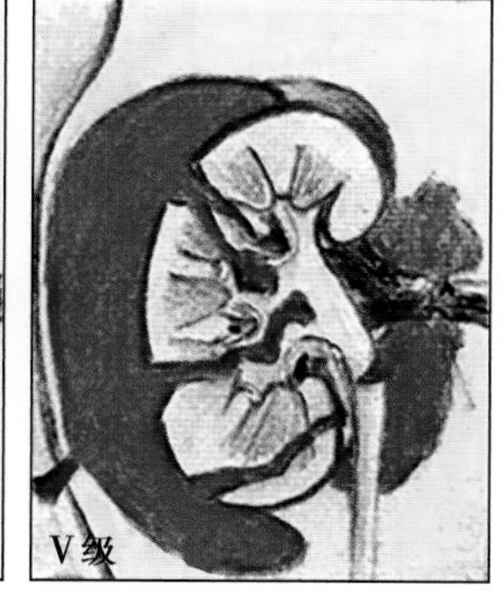


图 34-1　美国外科创伤协会 AAST OIS 肾创伤分级示意图

损伤（Ⅲ级或Ⅳ级）进行了更加详细的分类：肾周血肿>3.5cm、血管内造影剂外渗、肾脏中部和侧面的单纯或复合型撕裂伤等都会增加采取侵入性治疗的可能性。在Ⅳ级损伤中具有0~1个危险因素的损伤被定义为Ⅳa级或低风险型，而有2~3个危险因素的损伤被定义为Ⅳb型或高风险型。研究人员认为，大多数Ⅳa型损伤患者可选择保守治疗，而Ⅳb级肾损伤患者建议采取血管栓塞术、肾修补术或肾切除术等侵入性治疗。

2011年Buckley等对3 580份肾损伤病例的分析研究，尝试对高级别的肾损伤类型（Ⅳ级和Ⅴ级）进行修改和重新划分（表34-2、图34-2）。修改后的Ⅳ级肾损伤的分类标准包含所有的肾集合系统的损伤和节段性肾血管损伤，以往多处累及肾集合系统的Ⅳ级裂伤（破裂肾）被划分为Ⅴ级，而依据修改后的分类方法，它依然属于Ⅳ级肾损伤，因为所有的肾集合系统损伤都属于Ⅳ级；修改后的Ⅴ级肾损伤，只包含了肾主要动静脉的损伤（血管撕脱、撕裂伤和血栓形成）。随着创伤治疗逐步倾向于非手术治疗，修改后的Ⅳ级肾损伤病例除了肾盂输尿管连接处完全裂伤或血流动力学不稳定的患者，大部分都采取了积极的保守治疗方案。修改后的Ⅴ级肾损伤只包括肾主要动脉和静脉损伤，意味着更高的肾手术探查率、更低的肾功能救治率，更加严重、更加危及生命的损伤。虽然此项研究对于肾损伤的分级调整基于大量的临床研究数据和更为先进的影像学检查方法，对临床治疗策略的针对性更强，但目前为止AAST的肾损伤分级标准尚未作出正式的修改。肾

表34-2　2011 Buckley修订版肾创伤分级

| 级别 | 分型 | 损伤表现 |
|---|---|---|
| Ⅰ级 | 肾实质 | 局限性包膜下血肿或肾挫伤 |
| | 集合系统 | 无损伤 |
| Ⅱ级 | 肾实质 | <1cm的肾皮质裂伤，局限于肾筋膜内的小血肿 |
| | 集合系统 | 无损伤 |
| Ⅲ级 | 肾实质 | >1cm的肾实质裂伤，可达肾髓质，血肿仍局限于肾筋膜内 |
| | 集合系统 | 无损伤 |
| Ⅳ级 | 肾实质 | 肾实质全层裂伤至集合系统<br>肾段动脉或段静脉损伤 |
| | 集合系统 | 集合系统损伤，伴尿外渗<br>肾盂或输尿管完全撕裂 |
| Ⅴ级 | 血管 | 肾动脉或静脉主干撕裂或断裂或血栓栓塞 |

注：肾单位合并多个损伤等级时，应按照高级别的肾损伤分级。

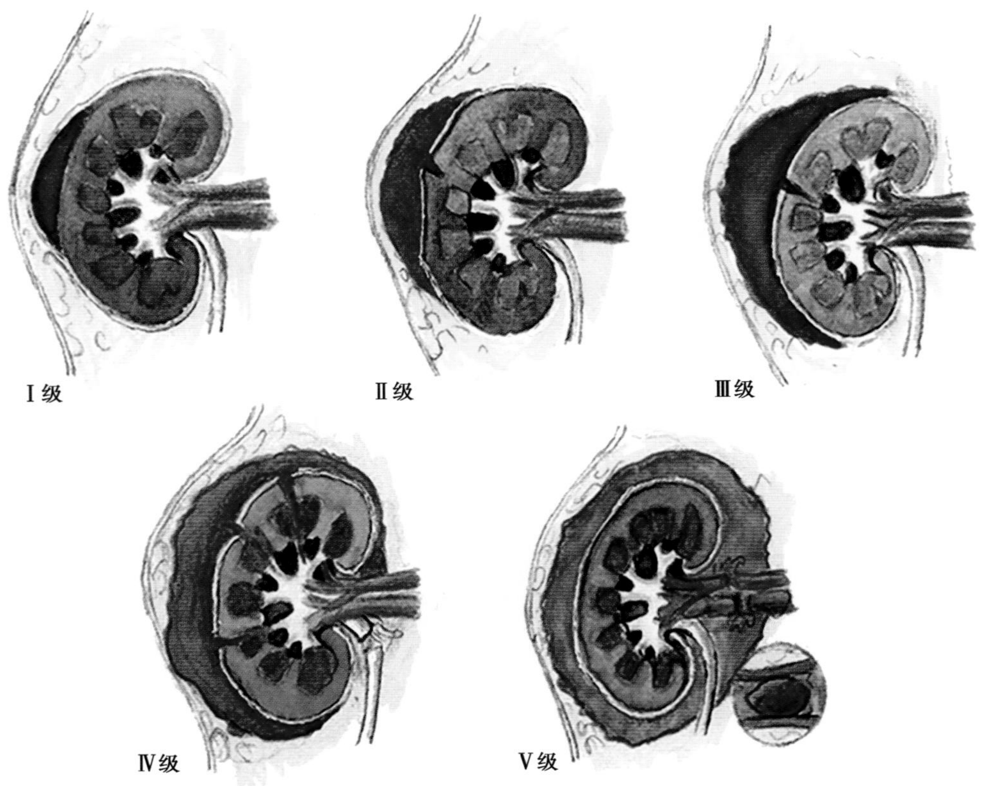


图34-2　Buckley修订版肾创伤分级示意图

损伤的分类方法对损伤程度进行科学合理的划分，能起到规范诊断、指导治疗和评估预后的作用。不断提高的影像检查和诊断技术是分类的基础，使我们可以更为准确地判断肾损伤的部位、类型及范围。虽然对肾损伤尚无最完美的分类标准，但是通过对肾损伤的分类，结合临床医师的处理经验和患者的临床表现，可对肾损伤有充分的理解和认识，便于制定出最优化和规范的治疗方案。

## 第五节　诊断与鉴别诊断

临床上需要对每一例可疑肾脏创伤患者致伤史进行仔细的询问、全面和细致的体格检查并根据需要实施各种辅助检查，才能对肾脏创伤进行准确的诊断。

### 一、致伤史

创伤史或者创伤史的采集是诊断中最重要的内容之一。应首先迅速了解患者总体伤情并对伤情的危重程度进行初步判断，尽可能早期了解受伤现场的情况，有无体表的创伤、体表创伤的部位、深度，是钝器还是利器伤，钝器或利器的种类。无论何种致伤情况，如果受伤部位是背部、腰部、上腹部或下胸部均可能导致肾损伤。机动车交通伤应了解车速、伤者与机动车的位置关系，尽量还原受伤时的场景有利于判断伤情的严重程度；如为高处坠落伤应了解坠落高度和坠落现场地面情况；火器贯通伤和利器损伤时利器和火器的类型甚至子弹的速度等也是需要询问和掌握的重要内容，根据致伤武器的速度和损伤程度可将肾脏贯通伤分为：①高速弹道损伤（如步枪子弹为 800~1 000m/s）；②中速弹道损伤（如手枪子弹为 200~300m/s）；③低速武器损伤（如刀刺伤等）。这对于评估伤情的严重程度和清创手术的范围有重要的参考价值。对于近期内接受过肾脏穿刺活检、经皮肾穿刺造瘘、肾脏或腹膜后外科手术、体外震波碎石等手术或操作的患者应考虑到肾脏医源性的损伤的可能。

### 二、体格检查

对患者的致伤原因，对呼吸、循环等功能进行评估，并予以适当的复苏治疗之后，接下来就需要以胸部、背部和腹部为重点，进行细致而全面的体格检查。需要注意的是，在病情评估及体格检查的过程中必须严密监测患者的生命体征，因为 10%~20% 左右的患者在明确诊断前会由于搬动过程和体格检查而发生损伤加重的情况。如果出现下列情况就需要考虑肾钝性损伤的可能：血尿、侧腹部或腹部的疼痛、侧腹部的瘀斑、肋骨骨折、腹部膨胀等。然而对于肾贯通伤，特别是枪击伤患者，体格检查有时会误导医务人员对于病情的判断。如前所述，一旦进入身体，子弹的运行轨迹会改变，体表子弹入口处的轻微损伤会让医务人员产生错误的判断，其实子弹所造成的体内组织的损伤可能十分严重，因此对枪击伤或火器伤的患者均应做好多发性、复合性损伤的准备。

### 三、临床表现与体征

#### （一）血尿

血尿是泌尿系损伤患者早期病情评估最为重要的发现之一，95% 的肾损伤患者有血尿的表现。尿液标本最好是伤后第一次尿液或未受污染的尿液。如果出现尿常规检查红细胞数目 >5 个 / 高倍视野、尿隐血阳性或者肉眼血尿等情况，就要高度怀疑肾损伤可能，但是这并不具备 100% 的敏感度与特异度。有研究证实，绝大部分的肾损伤患者会出现血尿症状，但是血尿的严重程度和肾损伤程度并不完全呈正相关。而且，Shariat 等在他们研究的病例中发现约 7% 的Ⅳ级肾损伤患者没有出现血尿症状。Eastham 等报道约 9% 由刀刺伤引起的肾损伤患者没有出现肉眼血尿。

#### （二）休克

休克是包括肾损伤在内的各种创伤均可出现的重要临床表现。肾损伤后出现的休克从发生机制上可分为创伤性休克和失血性休克，创伤性休克是由于严重创伤刺激腹膜后神经丛引起的血管张力下降和心排血量下降从而导致的相对循环血量不足；而失血性休克是由于肾脏或肾脏血管的直接损伤引起大量失血和血容量的直接减少造成的。闭合性肾损伤的休克发生率约为 40%，开放性肾损伤休克发生率可高达 85%。轻微血尿合并休克的患者应高度怀疑肾血管的重度损伤。部分患者可在伤后数日甚至数周后出现休克，应考虑继发性出血或并发严重感染和脓毒血症导致的感染性休克。

#### （三）疼痛

绝大多数肾损伤患者可出现腰背部或上腹部的钝痛，并可放射至同侧肩背部或下腹部。疼痛的机制多为腰部软组织的挫伤、血液或尿外渗刺激腹膜后神经丛或直接进入腹腔引起的腹膜刺激症状，输尿管内凝血块堵塞可导致肾包膜张力增大从而导致肾绞痛。

### （四）肿块

肾脏创伤后可因血液和/或尿液溢出，在肾周聚集并形成痛性肿块。若肾周筋膜完整，肿块相对比较局限，若肾周筋膜破裂，渗出的血液和尿液可沿腹膜后间隙蔓延，形成不规则的弥漫性肿块。肿块的大小与出血量和尿外渗的量有关。若伤后肿块不断增大且血红蛋白持续下降，说明有活动性出血。若伤后数日或数周后肿块突然增大并出现休克，应考虑血栓脱落，继发性大出血，需要紧急处理。

### （五）合并伤

肾损伤患者50%以上可同时存在其他脏器的损伤，肾脏贯通伤合并胸腹腔脏器损伤高达80%~95%，腹部枪击伤导致的肾损伤几乎100%合并其他脏器损伤。与肾损伤同时出现的合并伤主要涉及肝脏、脾脏、胰腺、胸腔、腔静脉、主动脉、胃肠道、骨骼及神经系统等，合并伤的肾损伤患者其临床表现往往更为复杂。合并肝、脾和大血管损伤的患者主要表现为失血性休克；合并胃肠道损伤主要表现为急腹症和腹胀；合并胸腔脏器损伤主要表现为呼吸循环系统功能障碍；合并不同部位骨折及神经系统损伤的患者也会出现相应的运动和感觉功能障碍等临床表现。当肾脏创伤的程度与临床表现的情况不符时应考虑出现合并其他脏器损伤。

## 四、实验室检查

尿常规检查是诊断肾创伤的重要依据，对不能自行排尿或需要绝对卧床观察的伤者应进行导尿。肉眼血尿是指尿液颜色呈现粉红色或淡红色，甚至鲜红色的情况，大量的血尿可能在肾盂、输尿管或膀胱内形成凝血块；镜下血尿的诊断标准为红细胞>5个/高倍视野。尿液颜色逐渐加深往往提示出血程度加重。肾动脉损伤和血栓形成时可不出现血尿，但可出现蛋白尿。为了持续监测创伤患者的生命体征，需要掌握一些在所有创伤中都十分重要的实验室基础检查方法。必要时，需要连续动态监测血红蛋白浓度和血细胞比容，以此来评估是否存在活动性出血以及是否需要输血。相对于创伤而言，血清肌酐、尿素氮和血胱抑素C等主要反映的是肾功能损害而非创伤程度。进一步的标准检查还包括凝血功能和基础代谢功能检查等。这些实验室基础检查可能会对患者的后续治疗起到十分重要的作用。

## 五、影像学检查

### （一）肾损伤影像学检查适应证

对于肾损伤来说，全腹部和盆腔增强CT是最重要的影像学检查手段，也是损伤分级的重要依据。对于所有出现肉眼血尿或者镜下血尿且病情相对稳定的肾钝性损伤（闭合性损伤）患者都需要进行增强CT检查（包括动脉期和排泄相影像）。对于病情稳定，遭受到与肾损伤有关的创伤的患者也推荐进行增强CT检查。这些创伤包括：快速减速致伤、肋骨骨折、腹部贯通伤、明显的侧腹部瘀斑等。增强CT检查有助于对严重肾损伤进行早期诊断与治疗，如短期内由于患者病情不稳定或医疗救治机构条件受限等原因无法接受CT检查，对造影剂过敏或者妊娠等特殊原因，彩超检查可作为重要的补充，在治疗过程中可利用彩超动态监测病情的进展情况，此外，MRI、术中静脉尿路造影（IVU）等也是可以选择的检查方法。

### （二）影像学检查方法

静脉尿路造影和肾动脉造影曾经是血流动力学稳定患者的首选影像学检查方法。随着CT的广泛普及，影像学检查的金标准是腹部和盆腔的增强CT扫描（包括静脉注射造影剂10分钟后的动脉相和30分钟后的排泄相影像）。注入造影剂后的即时影像有助于识别造影剂的动脉外渗，而排泄相影像可以识别肾集合系统的损伤。而且，CT可以评估已有的肾脏病变，检查对侧肾脏和任何相关器官的损伤。根据美国创伤外科协会AAST分类标准，典型的肾损伤分级CT影像学表现如下：Ⅰ级肾损伤：主要表现为轻微的包膜下血肿，肾包膜完整，血肿范围局限，无明显肾脏撕裂和尿外渗（图34-3）；Ⅱ级肾损伤：<1cm的肾实质撕裂伤，包膜下血肿较明显，不合并集合系统和肾脏血管损伤，无尿外渗（图34-4）；Ⅲ级肾损伤：>1cm的肾脏撕裂伤，无肾血管损伤，不合并集合系统损伤，无明显尿外渗（图34-5）；Ⅳ级肾损伤：肾脏皮质、髓质及集合系统全层撕裂伤，可合并肾节段性血管损伤，大量肾周血肿及尿外渗（图34-6）；Ⅴ级肾损伤：肾脏碎裂伤伴大量肾周血肿和尿外渗，或肾蒂撕脱伤，肾脏无血供（图34-7、图34-8）；当患者血流动力学不稳定，不允许在伤后立即进行CT检查时，可以选择超声检查，对于保守治疗的患者也可以通过床旁的超声检查监测肾周血肿或尿外渗的变化情况。然而，超声检查图像分辨率低于CT扫描，有可能会出现漏诊。此外，对于造影剂过敏的患者，可以选择进行超声检查（图34-9）。

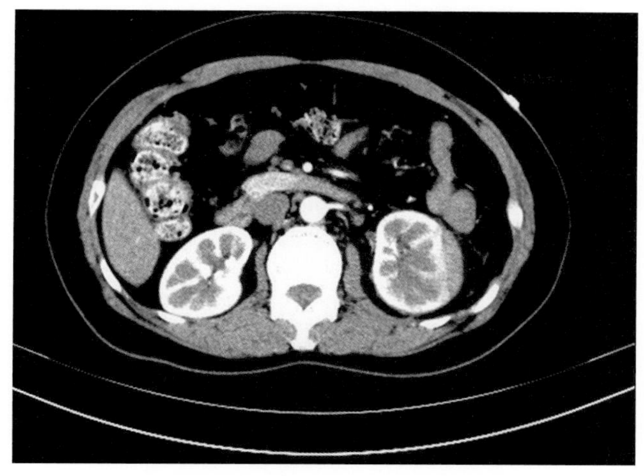

图 34-3 Ⅰ级肾损伤 CT 表现，左肾可见新月形包膜下血肿

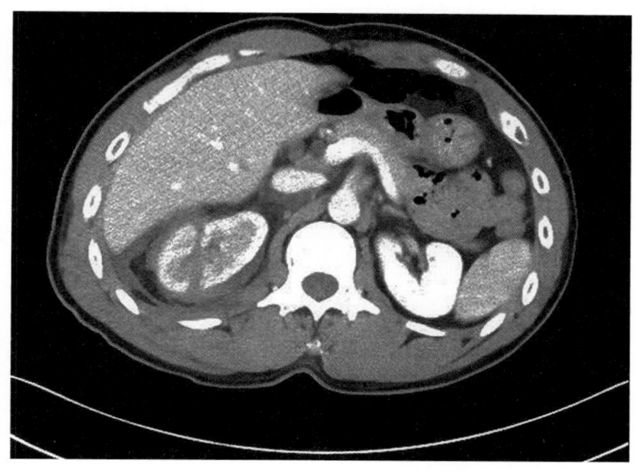

图 34-6 Ⅳ级肾损伤 CT 表现，可见右肾贯通性裂伤

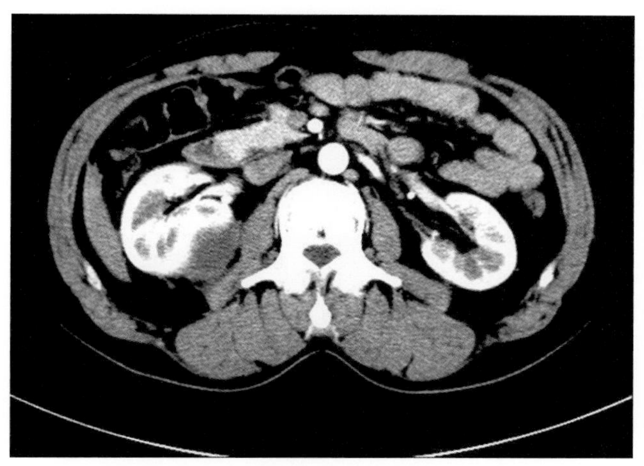

图 34-4 Ⅱ级肾损伤 CT 表现，右肾可见皮质裂伤伴局部血肿

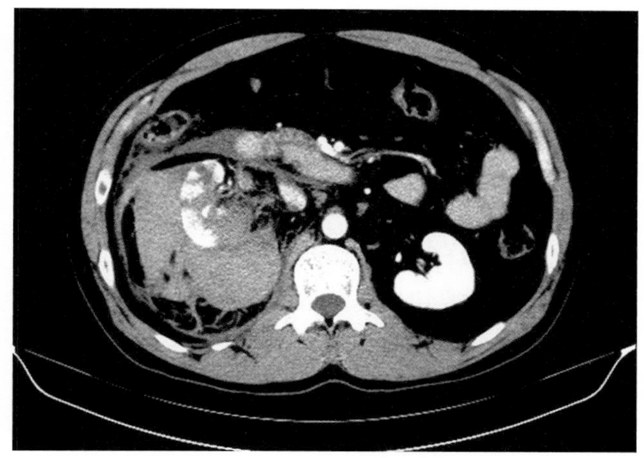

图 34-7 Ⅴ级肾损伤 CT 表现（右肾可见碎裂伤和大量肾周血肿）

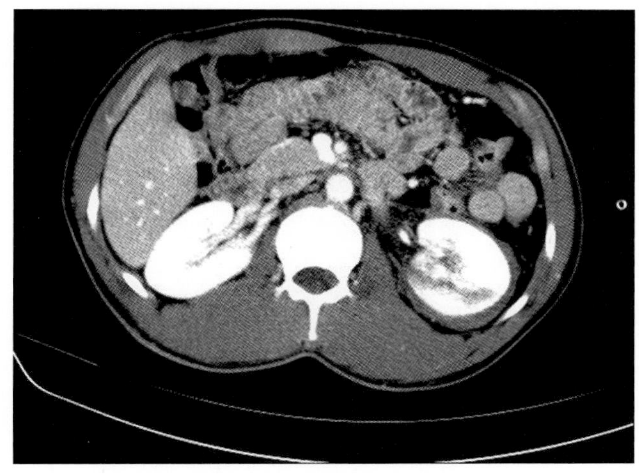

图 34-5 Ⅲ级肾损伤 CT 表现，左肾皮髓质裂伤和肾周血肿

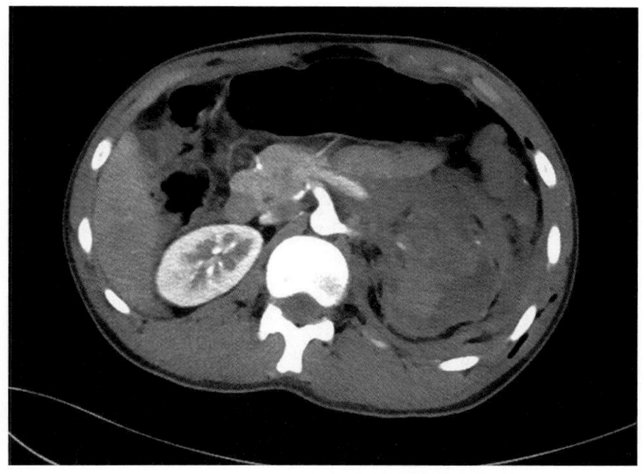

图 34-8 Ⅴ级肾损伤 CT 表现（左侧肾蒂撕脱，肾脏无血供）

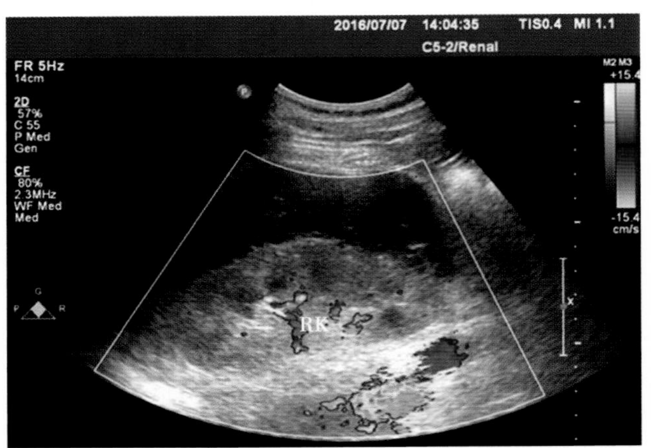


图 34-9 肾脏彩超检查提示包膜下血肿(肾皮质外侧低回声区)和肾脏血流情况

对于刀刺伤、钝性损伤而非枪击伤的生命体征平稳的患者,IVU 可作为二线影像学检查。如果影像显示肾轮廓改变、造影剂外渗或者造影剂未进入到肾盂或输尿管内,就需要进一步行增强 CT 或肾动脉造影,用于评估伤情。若在手术室,患者进行开腹探查时,在某些特殊情况下(如术前没有做增强 CT)可以考虑进行大剂量单次 IVU,以此来显示肾损伤的范围,评估对侧肾脏功能。进行 IVU 检查时,大剂量造影剂需要快速注入,10 分钟后再拍摄腹部平片。但是低血压、大量的液体复苏和器官水肿都会对 IVU 的影像学表现产生影响。

肾动脉造影是 CT 扫描的补充检查,同时也是重要的治疗方法。对于怀疑节段性肾动脉出血和肾动脉部分撕裂,或其他影像学检查发现可能有假性动脉瘤或动静脉瘘存在的患者,可行肾动脉造影检查,并可在术中根据情况行选择性肾动脉栓塞术(图 34-10)。MRI 也是肾损伤的影像学检查手段,但是与 CT 相比,它并没有明显的优势且耗时较长。和超声检查一样,它适用于对造影剂过敏的患者,MRI 尿路成像(MRU)检查可监测集合系统的完整性(图 34-11)。肾功能成像 ECT 作为评估分侧肾脏功能的客观检查方法,可为肾损伤后期肾功能的动态评估提供客观依据。

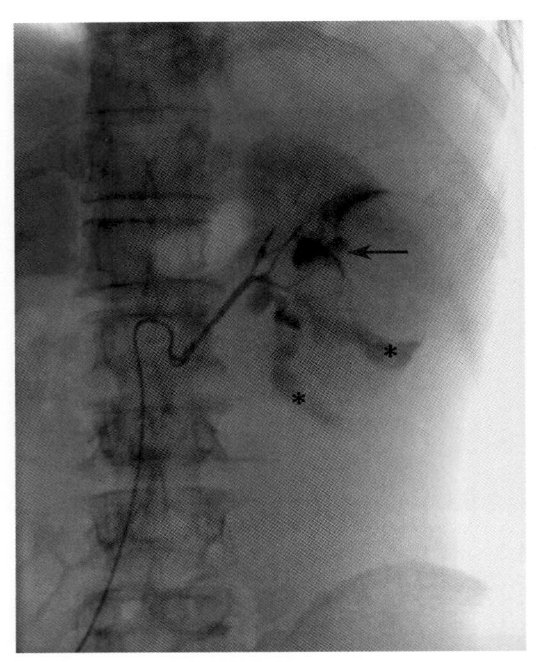

图 34-10 肾动脉造影示左肾假性动脉瘤(→)和肾周造影剂外溢(*)

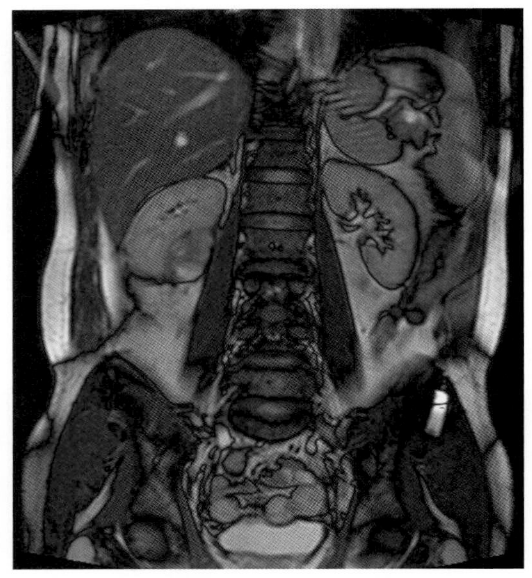

图 34-11 肾脏 MRI 检查示右肾内侧包膜下血肿

## 第六节 术前评估与治疗选择

### 一、非手术治疗适应证

肾损伤的非手术治疗或保守治疗被证实对大部分肾钝性损伤(闭合性损伤)和一些特殊情况下的肾贯通伤是有效的。临床上 90% 以上的肾损伤可通过保守治疗获益。对于血流动力学稳定的患者(生命体征尚平稳,未处于休克状态,血红蛋白保持稳定),应该采取非手术治疗的方法。对于所有Ⅰ级和Ⅱ级肾损伤患者,都可以采取保守治疗;对于绝大部分Ⅲ级肾损伤患者,除非出现血流动力学不稳定或合并其他脏器损伤，也都可以采取保守治疗。但是对于Ⅳ级和Ⅴ级肾损伤患者应该采取何种治疗方案，目前仍存在争论。

## 二、非手术处理要点

随着生命支持和监护手段的不断完善，越来越多的报道认为采取保守治疗的方法可使血流动力学稳定的大部分Ⅳ级甚至少部分Ⅴ级肾损伤患者受益。主要处理原则包括：①绝对卧床，留置尿管以便监测尿液颜色；②补充血容量，保持充足尿量，维持水电解质平衡；③密切监测生命体征；④应用广谱抗生素预防感染；⑤使用止血药物，必要时使用镇静、镇痛药物；⑥定期检测血、尿常规及床旁彩超检查，必要时可重复增强 CT 检查；⑦有肿块的患者，准确测量并记录大小，以便比较和监测伤情变化。

Altman 等选取 13 例血流动力学稳定的Ⅴ级肾实质损伤患者，对其中 6 例采取保守治疗。与手术组相比，非手术组患者在 ICU 平均住院天数缩短(4.3 天 *vs.* 9.0 天)，血液制品平均使用量减少(2.7 单位 *vs.* 25.2 单位)，住院期间并发症发生率降低[4/6(66.6%) *vs.* 7/7(100%)]。对于肾贯通伤患者，虽然相对钝性损伤而言，损伤级别和损伤的复杂性更高，外科手术探查的比例也更高，然而研究数据表明部分经过筛选的患者仍然可以通过保守治疗获益。Velmahos 等对 52 例枪击伤患者进行回顾性研究，只有损伤累及肾蒂或者出现活动性出血的患者才接受了手术探查(32/52)。手术探查的患者中，17 例Ⅳ级和Ⅴ级肾损伤患者进行了肾切除。保守治疗的患者并未由于没有接受手术探查而增加并发症发生率和病死率。因此作者认为，伴有稳定型血肿的肾贯通伤患者并不一定需要进行外科手术探查。2011 年，Bjurlin 对 95 例肾枪击伤和肾刀刺伤的患者进行评估，将非手术治疗患者的预后与接受肾修补术和肾切除术的患者进行比较。在肾贯通伤中，79 例因枪击伤引起，16 例因刀刺伤引起。约 40% 的患者采取了保守治疗，38% 接受肾修补术，22% 接受肾切除术。所有的刀刺伤患者都没有行肾切除。采取保守治疗的肾损伤患者，血制品使用率更低(34% *vs.* 95%)、ICU 平均住院天数更短(3 天 *vs.* 9 天)，总体的平均住院日也短(7.9 天 *vs.* 18.1 天)。与肾切除术相比，死亡率更低(0% *vs.* 20%)。保守治疗组与肾修补术组在这些数据上没有明显的差异。

随着监护措施和设备的不断更新和完善，创伤 ICU 的救治水平不断提高，越来越多的危重肾损伤患者可以通过保守治疗的方法得到受益和避免肾脏的切除，然而在保守治疗的过程中，必须强调密切观察和监测患者临床症状和生命体征的变化情况，约 20% 的Ⅲ~Ⅳ级肾损伤患者可发生延迟性出血，需要外科手术或血管介入干预。因此，需随时做好急诊探查手术的准备。

## 三、手术探查的目标

术前明确手术治疗的目标是至关重要的，根据伤者所处医疗救治机构的条件，必须迅速决定采取早期的完整手术还是快速简单的损伤控制手术(damage control surgery，DCS)。此外还要仔细评估患者的血流动力学状态，急诊手术引流或探查手术适用于血流动力学不稳定，对复苏治疗无反应或只有暂时性反应的患者。急诊手术治疗的目标包括：控制出血、尽可能地修复伤肾、建立肾周引流、如无法控制出血或修补患肾，在明确对侧肾脏功能的前提下，可考虑行肾切除术。

手术原则如下。

1. 急诊肾创伤探查术的入路最好采用经腹途径，以便一并对邻近腹腔脏器和肠道进行探查，在探查肾脏前应常规对大血管、肝脏、脾脏、胰腺和肠管进行探查和处理。

2. 术前未行影像学检查或影像学检查后诊断仍不明确损伤分级的患者术中可行单次大剂量 IVU 检查以进一步了解损伤严重程度及对侧肾脏功能。

3. 在清除肾周血肿和打开肾周筋膜之前应该进行肾脏血流控制，避免难以控制的出血而导致的手术风险。探查时肾血管阻断时间一般不应超过 30 分钟，如需长时操作建议用碎冰保持术区低温并用肾保液灌注以防止肾脏缺血时间过长后坏死。

4. 探查术中应完整暴露肾脏、肾蒂血管、肾盂和输尿管并仔细检查各部位的损伤情况和完整性。彻底切除坏死组织、清除肾周血肿和异物。

5. 探查术中发现肾损伤局限时可行肾修补术或肾部分切除术，手术原则是尽量清除缺血坏死的肾组织、确切缝扎血管断面、彻底关闭集合系统并尽可能多保留肾包膜以利关闭肾脏残余创面和防止缝线切割，如肾包膜不足以覆盖创面时可利用大网膜或人工合成材料覆盖在肾实质创面上。

6. 肾脏主干血管的损伤需要及时地处理，超过 8 小时以后很难保留肾脏，单纯的撕裂或破裂伤可在阻断血流后进行修补；长段血管坏死或缺损可用移植物替代，替代的血管可以是髂内动脉或脾动脉，也可以采用人造血管；节段性肾动脉分支损伤导致的肾脏梗死多数可采用保守观察，只有当梗死面积超过肾实质20%时才考虑外科手术；由于肾静脉有广泛而丰富的侧支循环，因此节段性肾静脉创伤可直接结扎该静脉。

7. 术后应留置腹膜后引流管，引流外渗的尿液、血液及坏死组织，防止术后出现继发性尿性囊肿和严重的肾周感染。某些特殊情况下（如合并其他脏器严重损伤或大量尿外渗）无法在短期内行肾脏探查术时也可先行肾周引流术，等待时机允许时再行二期手术治疗。

## 第七节　手术路径与操作要点

### 一、肾周引流术

#### （一）手术适应证

1. 肾周引流主要用于严重肾损伤需手术探查，但在战时或设备、血源不足的条件下，无法施行较复杂的手术者，属于损伤控制手术。

2. 施行手术时，因时间紧迫，无法了解对侧肾脏情况，必须保留伤肾者。

3. 开放性肾损伤并有尿外渗，创面污染严重或已有感染者。

#### （二）手术方式与操作要点

1. 全身麻醉成功后，经11肋间或12肋下腰部斜切口，依次切开皮肤、皮下、肋间肌、暴露并打开肾周筋膜，清除肾周围血肿、外渗的尿液及污染坏死组织，暴露肾脏。用3-0可吸收缝线（或0号可吸收倒刺线）缝扎肾创面出血部位，尽可能将裂伤处缝合。如为开放性损伤，应仔细探查有无异物存留。

2. 若肾损伤无法缝合止血，可用止血材料（止血纱布、止血粉或吸收性明胶海绵）覆盖创面，其表面在喷洒止血胶以尽量控制出血。如条件受限，亦可用一张宽大的凡士林纱布在铺于创面上，用长纱条充填出血创面止血。长纱条末端置于切口外，以引流渗出（图34-12）。

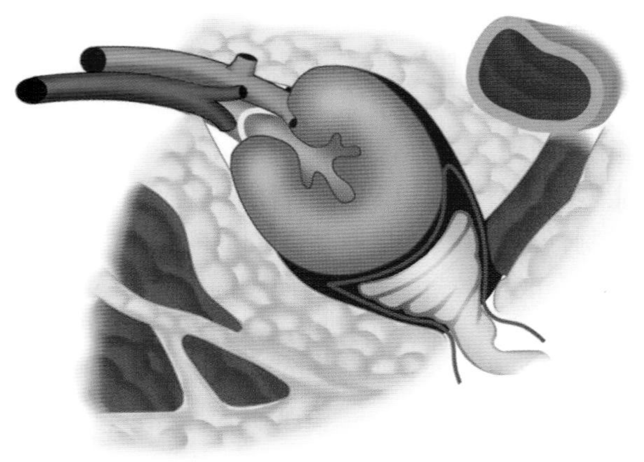

图34-12　肾周引流术示意图

3. 如肾脏破损严重，而患者生命体征不稳定，无法明确对侧肾脏情况时，可用3-0可吸收缝线暂时缝扎明显出血点后，以长纱条填塞肾脏创口止血。待患者度过危险期后，依具体情况决定是否保留肾脏。

4. 逐层部分缝合切口术毕。

5. 术后3~4天内拔除伤口纱布条，定期更换凡士林纱条。根据情况决定继续观察或二次手术探查。

### 二、肾探查术

#### （一）手术适应证

1. 绝对适应证　考虑为持续性（活动性出血）或危及生命的肾脏原发性出血以及肾蒂撕裂，表现为肾脏不断扩大的、搏动性血肿或怀疑有其他脏器合并损伤。

2. 相对适应证　严重的肾盂裂伤、肾盂输尿管连接处撕裂、持续性尿漏、经皮穿刺或内镜治疗失败的创伤后尿性囊肿或肾周脓肿、肾实质部分坏死伴尿外渗、双侧肾动脉完全性血栓形成，或者孤立肾严重损伤，肾动脉造影术引起的肾血管损伤和肾血管性高血压。

#### （二）手术方式与选择

1. 由于Ⅳ级以上肾损伤合并其他脏器损伤的可能性较高，肾贯通伤合并周围器官组织创伤的发生率更高达90%以上，因此创伤性肾探查手术推荐采取上腹部正中切口经腹途径，以便探查腹腔脏器和肠管。在探查肾脏之前，如有必要，应先对血管、肝、脾、胰腺和肠管创伤进行探查及处理（如术前能明确排除其他脏器损伤时，亦可采用11肋间切口或12肋下切口）。

2. 取仰卧位，手术侧稍垫高，如行双侧肾脏手术，则将腰部稍垫高，以利暴露。单侧肾脏手术，可采用经腹直肌切口；双侧肾脏手术，则采用上腹部横切口。经腹直肌切口，上起肋缘至脐下2~3cm；横切口起自腋前线肋缘下，横过腹正中线，则再横向对侧延长。

3. 切开腹壁各层，步骤同一般剖腹探查术，如腹直肌切口暴露不佳时，可于其外侧缘附加横切口。进入腹腔后将结肠及小肠推向内侧。暴露结肠旁沟，此时，可隔后腹膜触及肾脏，于结肠外侧切开后腹膜，游离降结肠及结肠脾曲（右侧为升结肠及结肠肝曲），将其牵向内侧，以便暴露肾脏和肾蒂血管（图34-13）。

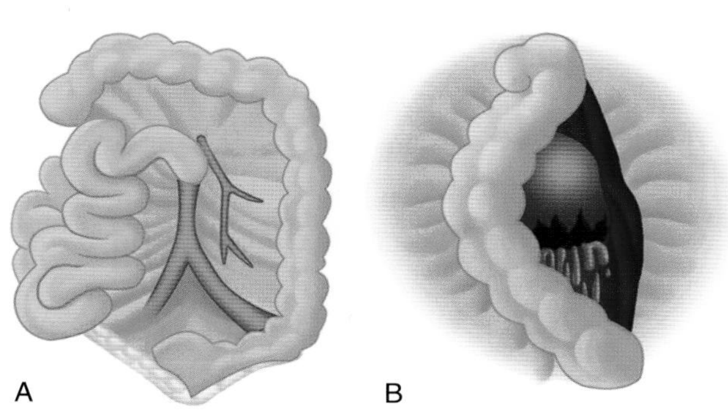

图 34-13　经腹腔途径打开结肠旁沟（左侧）

4. 在探查肾脏前应先分离出肾蒂血管，以便于打开肾周筋膜大量出血时立即阻断肾蒂，从而控制出血。右侧肾动脉位于肾静脉后方，下腔静脉和主动脉之间，向下牵开右肾静脉，游离并用血管套带套住右肾动脉。左侧肾损伤时，则在肠系膜下动脉上方切开主动脉前方的后腹膜，切口向上延长至Treitz韧带，暴露并游离左肾静脉及其后方的肾动脉，用血管套带或无创血管钳控制血流（图34-14A）。切开肾周筋膜，遇大出血时，紧束血管套带或钳夹阻断肾动脉，然后游离损伤肾并行局部低温，修复肾损伤。

5. 阻断肾脏血流后，切开肾脂肪囊，立即清除大的血块，并沿着血肿的方向探查伤肾，然后进一步吸净积血，游离整个肾脏，暴露肾脏裂伤部位并仔细探查裂伤的深度。肾实质裂伤内的明显出血点，应用3-0可吸收缝线缝扎止血。如裂伤达肾盂肾盏，应先将裂口的黏膜层用3-0可吸收线间断或连续缝合（图34-14B）。在彻底清除血肿和坏死组织后，将肾实质裂口用3-0可吸收缝线间断褥式缝合或0号可吸收倒刺线连续缝合（图34-14C）；缝合过程中的关键是将肾实质连同肾包膜一并关闭，并注意掌握适当的缝合张力，以防止缝线切割导致出血。缝合后的创面用止血纱布或止血粉充分覆盖。

6. 当肾脏的一极受损严重无法修复，必须行肾部分切除术，术中应清除所有坏死组织，充分止血，严密闭合集合系统，尽量关闭肾实质创面，缝合方式和要点同上（图34-15）；如肾脏创面较大，难以完全关闭时，可以取部分网膜做一个瓣状物覆盖在开放性肾实质创面上。

7. 如术中探查发现肾脏血管损伤可行肾血管修补术，修复血管时需要用血管夹阻断受损的血管，贯通伤所造成的肾大血管穿孔可用5-0或6-0不可吸收血管缝合线进行修补，如为节段性肾静脉创伤可结扎该静脉，因为肾静脉有丰富的侧支循环，结扎后对整体肾脏血供影响不大。钝器伤导致的肾脏移位或巨大血肿推挤可导致肾动脉被牵拉、内膜破裂从而导致肾脏大动脉血栓，表现为肾缺血性梗死，在对肾动脉血栓的创伤血管进行修复时，应彻底切除创伤部位血管壁和栓子，并用自体血管移植或人工血管代替。

8. 肾脏修补完毕后，放开血管夹，观察伤肾创面有无较大的出血，一般渗血可用热盐水纱布压迫数分钟即可止住，如有明显活动性出血则可用3-0可吸收线缝扎止血。冲洗伤口，局部可使用止血纱布或止血粉等材料进一步止血，缝合肾周筋膜。肾周留置引流管1~2根，逐层缝合切口。

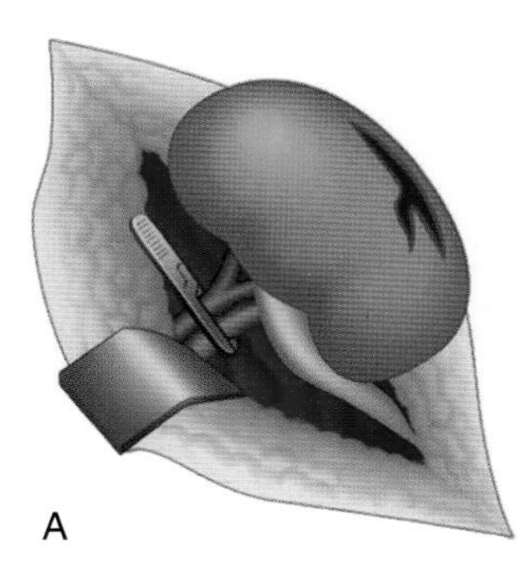

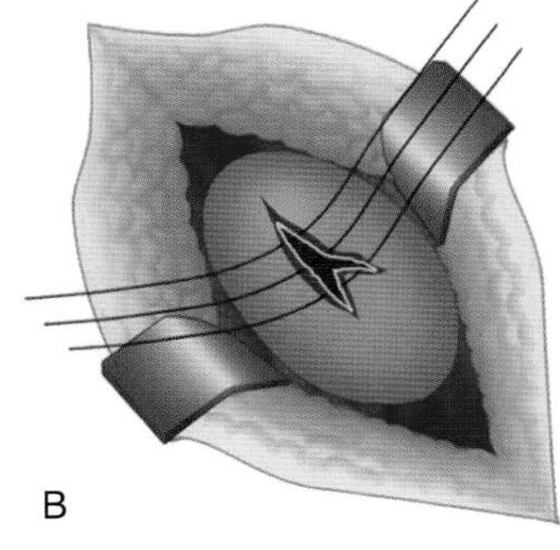

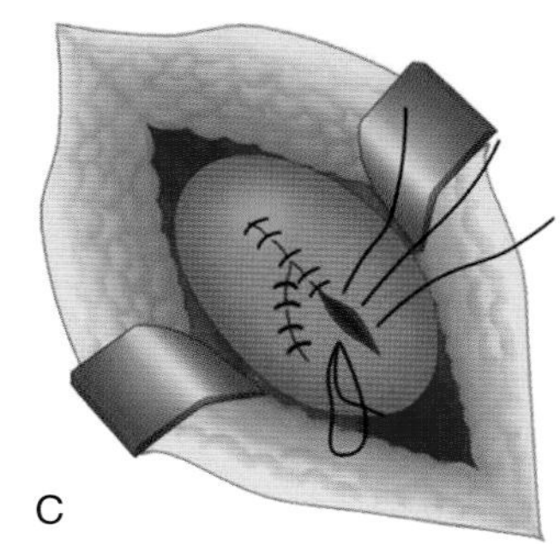

图 34-14　肾脏裂伤修补术

A. 阻断肾蒂；B. 修补肾盂；C. 缝合肾实质

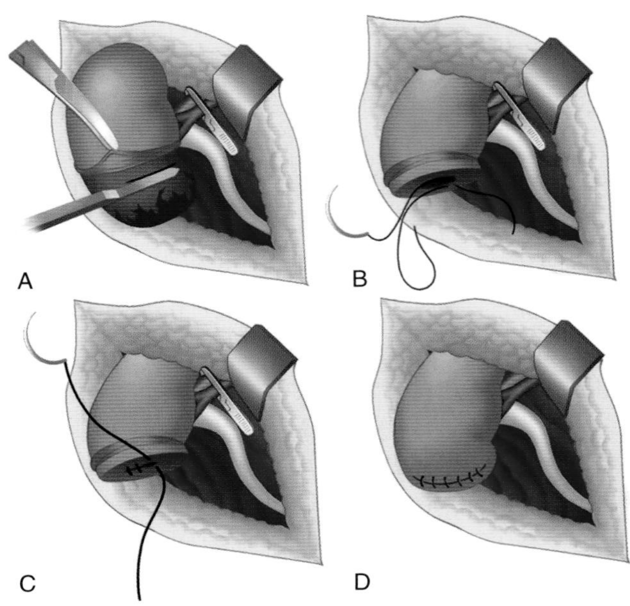


图 34-15　肾脏部分切除术

A. 阻断肾蒂后切除坏死组织；B. 修补集合系统；C. 缝合肾实质；D. 缝合肾实质及肾包膜

## 三、肾切除术

### (一) 手术适应证

1. 肾脏的修复和代偿能力很强，大多数情况下，通过保守治疗和肾修补术或肾部分切除术可避免患肾切除，残存正常肾脏体积 25% 以上就可以避免术后的透析治疗。

2. 肾脏、肾血管损伤广泛且严重（Ⅳ级或Ⅴ级）。

3. 探查术中出现大出血、肾蒂损伤或集合系统广泛破裂难以完成修补或手术修补可能导致患者生命危险。

4. 肾损伤合并症，如脓肿形成、肾盂输尿管狭窄及肾积水、无法控制的肾盂肾炎、经久不愈的尿瘘、顽固性肾性高血压或其他情况无法保留肾脏者。

### (二) 手术方式与操作要点

1. 取平卧位经腹直肌切口（或 11 肋间腰部斜切口），肾脏暴露和分离与肾探查术相同。

2. 用深 S 形拉钩将腹膜和肠道牵向内侧，充分暴露肾蒂后，仔细游离出肾脏血管，然后用直角钳（或长弯钳）绕过肾动脉后方，引过 2 根 4 号丝线，将肾动脉远近两端各结扎 1 次，线尾暂不剪断。于两结扎线间再用一长弯血管钳夹住，从肾脏侧切断肾动脉，近端再用 1 号丝线贯穿缝扎 1 次。放松血管钳，检查确认将肾动脉扎牢后再减去线尾。肾静脉用同法处理（图 34-16）。

3. 处理肾蒂是肾切除术的关键步骤，如肾蒂周围条件许可，应尽量在直视下按照上述步骤分别结扎和切断肾动脉和肾静脉，如此处理肾蒂血管最为安全可靠。若肾蒂撕裂或粘连较重，游离肾血管有危险或费时较长，分别结扎肾动、静脉困难时，也常将肾蒂用肾蒂钳集束钳夹和结扎。首先检查肾蒂钳是否牢靠，将肾蒂尽可能游离和裸化（大块组织钳夹不牢、结扎不可靠），上血管钳时应缓慢逐步上紧，避免快速大力钳夹引起肾蒂断裂。三钳法处理肾蒂，即自肾蒂根部到肾脏腹侧按照弧度大小依次钳夹三把肾蒂钳（图 34-17A），注意肾蒂钳的前端不要误夹其他组织，如系右侧肾切除术，应注意检查近下腔静脉侧的一把蒂钳是否误将下腔静脉壁或十二指肠壁夹住，在肾侧和中间的肾蒂钳之间切断肾蒂后，先用 7 号丝线结扎肾蒂残端，在结扎的同时，助手略放松内侧肾蒂钳，以便肾蒂扎紧（图 34-17B），然后移除内

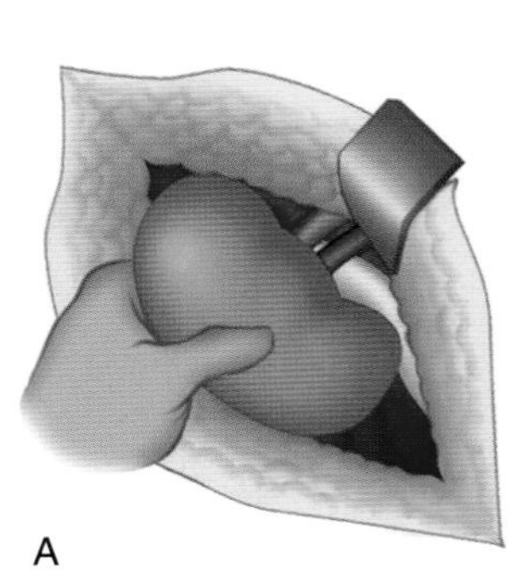

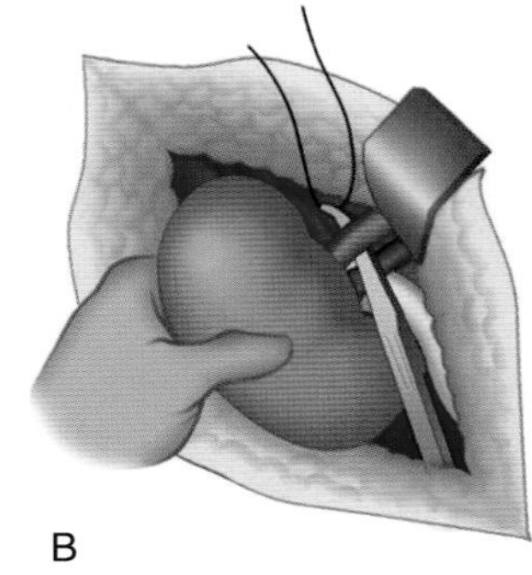

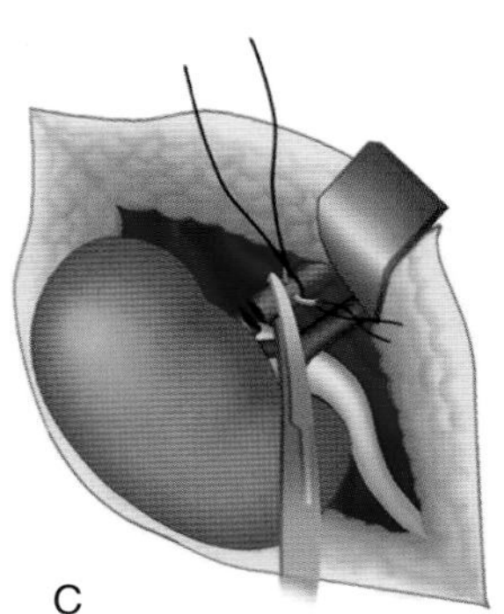


图 34-16　肾切除术处理肾动脉

A. 暴露肾蒂；B. 结扎肾动脉；C. 缝扎肾动脉

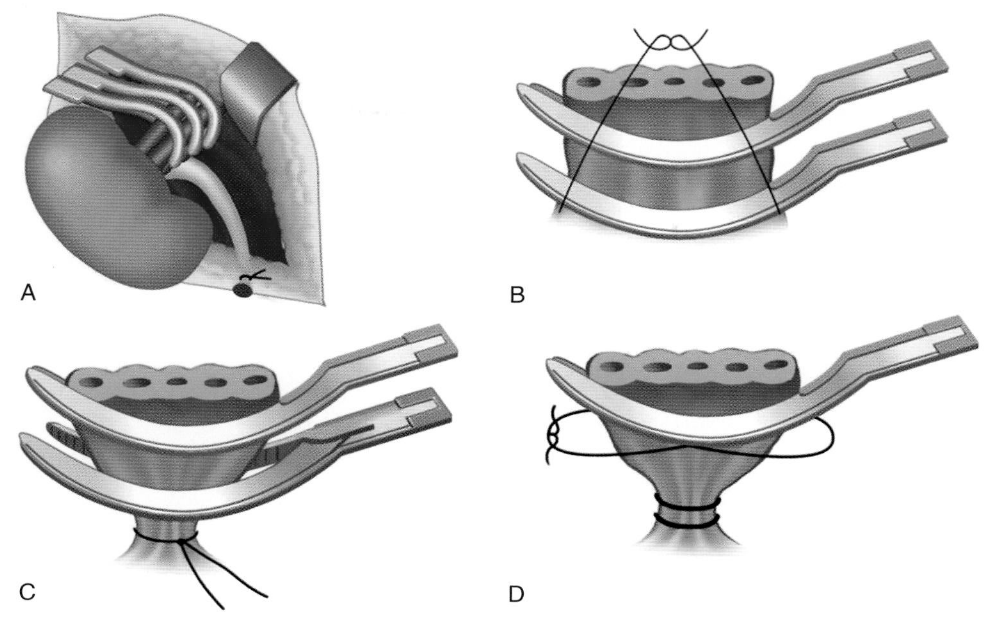


图 34-17　肾切除术三钳法处理肾蒂

A. 肾蒂钳阻断肾蒂；B. 移除标本后结扎肾蒂内侧；C. 松开第二把肾蒂钳后再次结扎；D. 缝扎肾蒂后松开第三把肾蒂钳

侧肾蒂钳（图 34-17C），再用 7 号丝线在原内侧肾蒂钳的压迹上结扎 1 次，最后用 4 号丝线贯穿结扎肾蒂残端，最后取下中间肾蒂钳（图 34-17D）。仔细检查肾蒂血管断端，止血是否确实可靠。

4. 肾蒂意外地处理　一旦发生肾蒂滑脱或撕裂大出血，术者应镇静沉着，切忌盲目在血泊中钳夹。应迅速以手指压夹肾蒂，或将手指向脊柱压迫，或用纱布暂时镇压肾蒂。在暂时压迫出血部位后，应立即做好输血准备、增加静脉输液通道和负压吸引管道，如有需要可延长切口，充分暴露出血部位，必要时游离上下方的大血管，以备阻断。在做好上述处理后，术者左手持夹纱布球的卵圆钳，右手慢慢移开压迫的纱布。暴露出血部位后，迅速改用夹持的纱布球压迫出血点，以暴露周围结构。然后改右手持上述卵圆钳，左手持长平镊，慢慢移开纱布球，暴露出血部位后，立即用镊子夹持出血部位，若已止血，即可准确地在直视下用血管钳止血、进行缝扎。结扎前还应检查周围脏器有无合并损伤。

5. 处理输尿管　循肾盂或在腰大肌前方与脊柱平行处寻找输尿管。找到输尿管后，用小号导尿管绕过牵引提起输尿管。沿其走行向远端游离。在远端用两把直角钳钳夹、切断，7 号丝线双重结扎远端。近端直角钳不必撤去，用此钳提起输尿管，沿输尿管向上分离到肾门。

6. 缝合切口　取出切除的肾脏，彻底止血。缝合前清除血供欠佳的肾周脂肪组织，冲洗创面，肾窝置引流管自低位引出，逐层缝合切口。

## 四、血管介入手术

当肾损伤合并出血但血流动力学稳定；伴随其他损伤不宜行开腹探查；出现迟发性出血；孤立肾、对侧肾功能不全；手术（如经皮肾镜取石手术）导致的肾损伤伴出血时，可考虑行肾动脉数字减影血管造影（digital subtraction angiography，DSA），术中可快速显示出血部位及范围，明确诊断后可行超选择性肾动脉栓塞（图 34-18），达到止血的目的且最大限度地保留肾脏功能，创伤较手术探查小，临床应用越来越广泛，术后应密切监测患者病情，如发生病情变化应立即做好外科手术的准备。

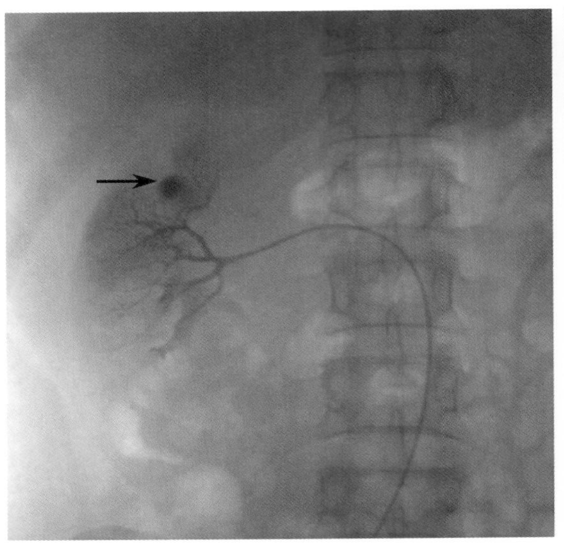
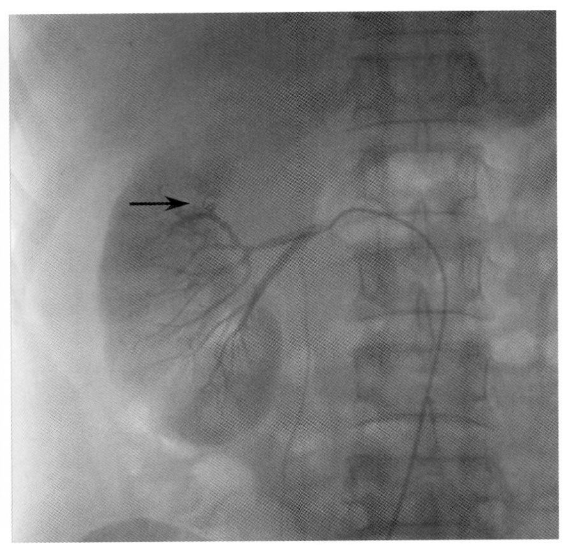

图 34-18 肾动脉造影提示假性动脉瘤及微型钢圈栓塞术后表现
注:箭头所指为右肾损伤后假性动脉瘤,钢圈栓塞后假性动脉瘤消失。

## 第八节 术后并发症与处理

肾损伤患者在治疗早期就会出现一些并发症,据报道肾损伤并发症的发生率为 5%~30%。接受肾修补缝合术的患者比肾切除、肾部分切除和保守治疗的患者更容易发生相关并发症。

### 一、尿外渗和尿性囊肿

持续性的尿外渗伴尿性囊肿形成是最常见的肾损伤并发症,发生率约为 7%。发生尿性囊肿的临床表现为侧腹部的疼痛、尿量减少、发热。CT 检查可以确诊。

大部分的(75%~85%)尿外渗可以自然消退。而持续性的尿外渗,可以通过置入输尿管支架或经皮穿刺引流解决。在出现尿性囊肿不断增大、发热、疼痛加剧、诱发肠梗阻、感染、瘘管形成等情况时,推荐进行尿液引流。如果不及时引流,肾周液体聚积(尿液或血液)会引起继发感染,从而形成脓肿或脓毒血症危及生命。通常情况下,经皮穿刺引流是有效的,但是如果脓肿形成腔室间隔,那么就需要开放手术彻底引流。

### 二、迟发性出血

迟发性出血通常发生在伤后的最初几天里,但是也可以发生在肾损伤数周后。这可能与肾脏血管损伤、伤后制动不严或合并感染等因素有关。通常情况下,迟发性出血常继发于动静脉瘘或假性动脉瘤。在采取保守治疗的Ⅲ、Ⅳ、Ⅴ级肾损伤患者中,迟发性出血的发生率可达 25%。当患者出现发热、进行性加重的侧腹部疼痛、贫血加重、腹部膨胀等情况时进行 CT 检查以明确是否有活动性出血。大部分的患者都可以通过肾动脉造影和选择性栓塞得到治疗。

### 三、术中损伤周围脏器

#### (一)十二指肠损伤

右肾门到肾盂输尿管连接处内侧,与十二指肠降部紧密相连。在右肾探查术中,操作不慎或局部粘连严重时容易损伤十二指肠,十二指肠损伤可导致严重后果,术中如出现应及时行十二指肠修补并留置持续胃减压管,术区充分引流,术后禁食等处理,严重的损伤和大量消化液污染时应行十二指肠造瘘术并联合胃肠外科医师会诊共同治疗。

#### (二)下腔静脉损伤

由于解剖上的毗邻关系,术中分离右肾静脉时易出现下腔静脉破损或撕裂伤,当肾蒂、输尿管与周围组织粘连或视野不清晰时钳夹和牵引肾蒂亦可能将部分下腔静脉壁钳夹在一起导致损伤。术中应特别注意检查肾蒂、肾盂输尿管和下腔静脉的解剖关系,切忌在视野不清的情况下盲目钳夹和牵拉。对于轻度的损伤可先用纱布局部加压填塞止血,然后用手指将下腔静脉向脊柱推挤压迫,同时做好充分的输血、抗休克准备(增加静脉输液通道、合血取血),在充分吸引和暴露后在无损组织钳或心耳钳钳夹下,在腔静脉破损部位用5-0血管缝合线对破损部位进行缝合修补,如切口范围暴露困难,应延长切口,充分暴露下腔静脉损伤处远端和近端正常静脉壁,再行修补。对于下腔静脉损伤严重或已完全离断,无法修补时,可去除损伤严重的部分血管或找到两断端,用心耳钳暂时阻断下腔静脉血流,损伤长度≤2cm,且端-端吻合无张力时,可采用端端吻合重建;对于严重损伤的下腔静脉,在无法修补或断端吻合时,应考虑取相应口径人工血管进行移植重建。

#### (三)肾上腺损伤

肾切除术在游离肾脏内上方时,常撕裂肾上腺血管,由于左侧肾上腺中央静脉垂直汇入左肾静脉,因此左肾切除术中更易损伤肾上腺血管。肾上极粘连严重时,可能将肾上腺一并游离或撕裂,常被切除一部分或大部分。单侧肾上腺被切除后不会造成明显的影响,但如果损伤双侧肾上腺,则可能发生慢性肾上腺皮质功能不全,术后需长期补充皮质激素治疗。

#### (四)脾脏损伤

左肾损伤或血肿与周围粘连严重时,在游离肾脏时可撕裂脾脏,也可因拉钩用力过大,将脾脏拉裂,小的损伤可用直接电凝或缝扎的方式修补,严重的脾脏撕裂、难以控制的大出血等可行脾切除术。

#### (五)胸膜损伤

手术如选用经腰切口可能造成胸膜损伤,一般发生在切开肋间肌,或在游离肾上极扩大肋间隙时撕破胸膜,也有关闭切口缝合肋间肌时刺破胸膜。破损胸膜应及时予以修补,可同时用8F引流管插入破损处配合面罩加压呼吸排出胸腔内的空气,缝合完毕后予以拔除即可。胸膜脆薄,容易撕裂,可将胸膜连同膈肌做连续缝合。必要时做胸腔穿刺抽气,或胸腔闭式引流。

## 四、肾周脓肿

肾损伤后肾周脓肿发生率并不高,但持续性尿外渗和尿性囊肿往往是肾周脓肿发生的诱因。一般可在伤后5~7天左右出现高热、腰背部疼痛或胃肠道症状,结合CT或超声检查可明确诊断。治疗上主要采用经皮穿刺引流术,早期应用广谱抗生素,并注意将引流的脓液进行微生物学检查以指导进一步的药物选择。

## 五、肾性高血压

肾性高血压的发生率与肾损伤的严重程度直接相关,肾损伤后肾性高血压的平均发生率大约为5%。肾性高血压的发生机制是由于损伤和失活的肾脏受压、缺血,肾素-血管紧张素活性增强引起,临床上可通过选择性肾血管造影和肾素活性检测诊断。一旦出现肾性高血压,就需要早期药物治疗。如果药物控制效果不佳,可考虑行血管成形术、肾脏部分切除术或患肾切除术。

## 六、创伤后肾积水

肾损伤后的肾积水可继发于早期血肿对输尿管外部的压迫,也可发生于损伤后晚期由于炎症导致的腹膜后粘连,发生率为1%~3%。根据梗阻的严重程度和对肾功能的损害可选择留置输尿管导管引流、输尿管松解或肾切除术等。

## 七、问题与展望

现有的肾创伤分级标准由美国创伤外科协会(AAST)于1989年确立,AAST肾创伤分级对于肾创伤的治疗、预后等提供主要依据,广泛为临床工作者接受。但是随着医疗技术的发展,临床研究的深入,人们对于AAST肾创伤分级也提出了一些修改意见,主要集中在Ⅳ、Ⅴ级。2010年Dugi等建议将Ⅳ级损伤根据CT影像学表现分为Ⅳa级(低危)、Ⅳb级(高危)两组。CT影像学表现为腹膜后血肿直径>3.5cm、血管内造影剂外渗、肾中部裂伤。具有上述0~1个影像学表现为Ⅳa(低危),手术治疗概率较低(7.1%),具有2~3个影像学表现为Ⅳb(高危),手术治疗概率较高(66.7%)。2011年Buckley等建议进行修改,Ⅳ级损伤包括:①节段性动静脉损伤;②所有累及集合系统的损伤。修改后的Ⅳ级损伤包含肾盂输尿管连接处撕裂伤和节段性血管损伤,而这些在原AAST分级标准中未被考虑(具体标准可参考表34-2)。以往累及集合系统的多处肾实质裂伤(破裂肾)被划归为Ⅴ级损伤,而根据修改后的标准,这类损伤属于Ⅳ级损伤,因为所有累及集合系统的损伤都属于Ⅳ级损伤。修改后Ⅴ级损伤只包括肾主要动静脉损伤(撕裂伤、血栓形成)。

目前的观点认为肾损伤的治疗倾向于以保守治疗为主,修改后的Ⅳ级损伤绝大部分可以采用密切观察等保守治疗,除了肾盂输尿管连接处完全断裂或血流动力学不稳定的患者。修改后的Ⅴ级损伤限定为肾主要动静脉损伤，往往意味着严重地威胁患者生命的损伤，手术风险高、预后不良。2014 年 Malaeb 等研究发现肾节段性血管损伤患者手术率明显低于累及集合系统的肾实质裂伤，建议将肾节段性血管损伤降为Ⅲ级损伤。在目前 AAST 肾创伤分级并未作出正式修改的情况下，越来越多新的分类和分级方法被提出来，一方面说明新的救治理念、方法和设备等较以往有明显进步，越来越多的侵入性治疗被避免；另一方面也可以发现无论何种新的分类方法都是以 AAST 分级为依据和参考点，这一点并未发生改变。

总体来说，Ⅰ~Ⅲ级损伤患者采用保守治疗已经取得共识，但是针对Ⅳ、Ⅴ级损伤患者的治疗方案还存有争议。美国泌尿外科协会（American Urological Association，AUA）建议Ⅲ、Ⅳ级肾损伤采取保守治疗。国际泌尿外科协会（Society International Urology，SIU）建议如果因为腹部其他脏器损伤接受剖腹探查术，对Ⅲ、Ⅳ级肾损伤进行修补。欧洲泌尿外科协会（European Association of Urology，EAU）建议Ⅲ级损伤采取保守治疗。EAU 建议不伴有其他脏器损伤的Ⅳ级肾损伤根据损伤程度选择治疗方案。SIU 建议Ⅴ级肾损伤采取剖腹探查术。EAU 建议Ⅴ级肾损伤累及肾蒂血管时进行肾探查术。AUA 建议不论何种损伤级别，所有的血流动力学稳定的肾损伤患者都采取首先保守治疗措施。对于血流动力学不稳定的患者，AUA、EAU、SIU 都要求行紧急处理。SIU 建议直接行剖腹探查术，而 AUA、EAU 倾向于首先行血管栓塞术。AUA 指出只有具有相应技术条件的医院才能进行血管栓塞。对于无其他开放手术指征的活动性出血患者，EAU 将血管栓塞术指定为一线治疗方案。

Stein 以及 Serafetinides 等的回顾性研究表明，对于所有血流动力学稳定的肾损伤患者，即使出现尿外渗都可以采用保守治疗。保守治疗对于高级别的肾钝性损伤和少数穿透性损伤患者都是有效的。在 McGuire 等的临床研究中，82.9% 的高级别（Ⅲ~Ⅴ级）肾钝性损伤患者采取保守治疗，成功率为 91.7%。Keihani 等研究表明高级别肾钝性损伤患者保守治疗有效率约 80%。Santucci 等通过回顾性研究表明约 90% 的Ⅳ级肾钝性损伤患者可以采取保守治疗。Gwendolyn 等研究表明Ⅳ、Ⅴ级肾钝性损伤患者，约 75% 采取非手术治疗，非手术治疗成功率约为 92%。Voelzke 等发现约 25% 的肾穿透性损伤患者采取保守治疗有效。Navsaria 等通过临床研究表明约 24.6% 的肾穿透性损伤患者采取非手术治疗，治疗成功率为 95.2%。Ⅳ、Ⅴ级穿透性损伤的患者采用保守治疗后，延迟性并发症发生率较高。Wessells 等发现在采取非手术治疗的Ⅲ、Ⅳ级穿透性损伤患者中，迟发性出血的发生率约 23.5%，明显高于采取手术治疗的患者。对于生命体征平稳没有肾盂损伤的枪击伤患者可以采取保守治疗，但是要加强对于并发症的观察。2013 年，Shoobridg 等研究表明，所有液体复苏后血流动力学稳定的患者不管何种损伤程度或损伤类型（钝性或穿透性）都可以首先采用保守治疗。Ⅲ、Ⅳ、Ⅴ级肾损伤保守治疗成功率分别为 94.9%，90.7% 和 35.1%。持续性失血患者如果不需要因为其他脏器损伤而进行剖腹探查术，首选行动脉栓塞术。穿透性损伤的治疗方案目前还有争议，对于某些刀刺伤及少数枪击伤患者，提倡采用非手术治疗。在此项研究中，穿透性损伤不是手术治疗的绝对指征，血流动力学稳定的患者首先接受 CT 检查。穿透伤入口位于腋中线之前的患者需要首先进行腹腔镜探查术，检查腹膜是否破损，如果腹膜破损，就需要接受剖腹探查术。如果正面的穿透性损伤累及腹膜后，只有当腹膜后血肿不断扩大时，才会行后腹膜探查术。

肾损伤患者手术治疗的三大绝对指征：危及生命的大出血、肾蒂撕裂（Ⅴ级肾损伤）、不断增大的 / 搏动性 / 非局限性腹膜后血肿。肾损伤分级、穿透性损伤、休克、心动过速、需要输注血液制品、乳酸过多、碱剩余降低、伴有其他脏器损伤是肾切除的危险因素。一旦进行手术探查，肾切除的概率高达约 64%。随着临床经验的积累及医疗技术的进步。血管造影和栓塞术越来越广泛地应用于肾损伤的治疗。虽然有专家建议血流动力学不稳定的严重损伤患者最好立即接受手术治疗，但是 Lanchon 等的临床研究表明急诊行动脉栓塞治疗也是可行的，不论患者血流动力学是否稳定。保守治疗联合动脉栓塞术可以减少手术探查率及肾切除率。Hotaling 等的研究表明血管造影及栓塞术使Ⅳ、Ⅴ级肾损伤患者的肾切除率分别减少了 78% 和 83%，然而这些患者大部分需要再次行介入治疗（大部分为重复的血管造影术）。Menaker 等研究表明肾损伤患者动脉栓塞术失败率约 27.2%。血管造影及栓塞术为血流动力学稳定的高级别肾损伤患者带来巨大益处。但是目前大部分的研究为回顾性研究，病例数目较少是研究的局限性。持续性的回顾研究及前瞻性研究有望表明哪些特殊的损伤或患者将从血管造影术中获益。

关于手术方式的选择上，目前对于肾损伤的手术探查、修补、切除等仍然以开放手术为主，然而随着微创手术的普及和手术技术的不断提高，腹腔镜手术也越来越多地应用到肾损伤的治疗中。Valsangkar 等报道一例Ⅳ级损伤患者行经腹腔入路腹腔镜下肾切除术。Wang 等对Ⅳ级损伤患者成功实施经腹膜后入路腹腔镜下肾切除术。腔镜手术的优势是术后恢复快、住院时间短、术中出血少、切口小等。但是腔镜手术病例选择较为严格。腹腔镜手术主要适用于肾钝性损伤患者保守治疗及动脉栓塞失败，需要行肾切除术，且血肿小于 10~12cm，不伴有严重肾蒂损伤、穿透性损伤或腹部其他脏器损伤。炎症、尿漏等情况下，肾周组织粘连紧密，腔镜手术难度增加，术中遇有困难应及时行手辅助或转开腹。

随着越来越多的肾钝性损伤采取非手术治疗，是否需要进行常规 CT 复查存有争议。AUA 认为肾损伤患者并不需要常规影像学复查，EAU 倾向于降低Ⅳ、Ⅴ等高级别肾损伤患者进行常规影像学复查的门槛。EAU 认为肾损伤患者采取保守治疗后，并发症的发生率随损伤级别增加而增高，重复的影像学检查可以减低并发症漏诊的风险，特别是对于Ⅲ~Ⅴ级肾钝性损伤，但是在患者未出现发热、血红蛋白降低或侧腹部疼痛等临床症状时，暂时没有相关数据支持频繁性的影像学复查的有效性。理论上，常规 CT 复查可以在出现临床症状之前发现相关并发症的影像学改变。有研究表明Ⅲ级及其以下肾钝性损伤不会出现并发症，而约 11% 出现并发症的钝性损伤患者全都具有相应临床表现，根据实验室检查结果及临床症状选择性进行 CT 复查是安全的。虽然对于影像学复查暂无统一标准，但是如果出现相应临床症状（发热、侧腹部疼痛或出现肿块、出血等）或者存在考虑并发症可能的相关实验室检验结果时，就需要进行 CT 复查。

（王永权　周占松）

## 参考文献


[1] BROGHAMMER J A, FISHER M B, SANTUCCI R A. Conservative management of renal trauma: a review [J]. Urology, 2007, 70: 623-629.

[2] BRYK D J, ZHAO L C. Guideline of guidelines: a review of urological trauma guidelines [J]. BJU Int, 2016, 117(2): 226-234.

[3] BALLON-LANDA E, RAHEEM OA, FULLER TW, et al. Renal Trauma Classification and Management: Validating the Revised Renal Injury Grading Scale [J]. J Urol, 2019, 202(5): 994-1000.

[4] CHIRON P, HORNEZ E, BODDAERT G, et al. Grade Ⅳ renal trauma management. A revision of the AAST renal injury grading scale is mandatory [J]. Eur J Trauma Emerg Surg, 2016, 42(2): 237-241.

[5] CHOUHAN JD, WINER AG, JOHNSON C, et al. Contemporary evaluation and management of renal trauma [J]. Can J Urol, 2016, 23(2): 8191-8197.

[6] HOTALING J M, SORENSEN M D, SMITH T G, et al. Analysis of diagnostic angiography and angioembolization in the acute management of renal trauma using a national data set [J]. J Urology, 2011, 185(4): 1316-1320.

[7] LANCHON C, FIARD G, ARNOUX V, et al. High grade blunt renal trauma: predictors of surgery and long-term outcomes of conservative management. a prospective single center study [J]. J Urology, 2016, 195: 106-11.

[8] MCGUIRE J, BULTITUDE M F, DAVIS P, et al. Predictors of outcome for blunt high grade renal injury treated with conservative intent [J]. J Urology, 2011, 185(1): 187-191.

# 第三十五章

# 输尿管损伤与外科治疗

## 第一节　输尿管解剖学特点

输尿管是由肌肉黏膜构成的双侧细长形管状器官，左右各一，是连接肾盂和膀胱的尿液引流管道，上端平 $L_2$ 上缘起始于肾盂末端，位于肾血管的后方，沿腰大肌的前缘向下行走，与睾丸血管（男性）或卵巢血管（女性）交叉，通常位于血管的后方向下行走，达到骨盆入口处，跨过髂血管的前方，下端终于膀胱三角，其全长位于腹膜后间隙，成人输尿管全长约 22~30cm，管径平均 0.5~1.0cm，最窄处口径只有 0.2~0.3cm。管壁由内向外依次是黏膜层、肌肉层和浆膜层，其中肌层分为内侧纵形肌层和外侧环形肌层，这些肌层共同形成蠕动波，动态地将尿液从肾脏集合系统通过输尿管输送到膀胱，输尿管平滑肌平均每分钟蠕动 3 次，利尿时加快。当输尿管壁出现纵形缺损，管腔内放置一条支架管后，输尿管可以通过其尿路上皮和平滑肌组织的生长，形成新的输尿管腔，完全愈合时间黏膜需要 3 周，平滑肌需要 6 周。

临床上，输尿管可分为腹部、盆部和壁内部三部分，腹部输尿管起自肾盂下端，紧贴腰大肌前面下行，内侧为脊柱，外侧为侧后体壁。进入盆腔时右侧输尿管跨过右侧髂外血管起始部的前方，左侧输尿管跨过左侧髂总血管末端的前方。右侧输尿管前面是十二指肠降部、胰腺头部、升结肠及其系膜、阑尾及其系膜，其间隔以后腹膜，内侧为下腔静脉。左侧输尿管前面是十二指肠空肠曲的右端、降结肠和乙状结肠上端及其系膜，后腹膜隔于其间，内侧为腹主动脉。精索或卵巢血管开始都走行在腰部输尿管（上段）的前内侧，在抵达腰大肌中点处下方，相当于 $L_3$ 水平偏下方呈锐角转向输尿管的前外侧，同输尿管呈一锐角交叉，此处即为输尿管进入髂骨（中段）的分界处。在 X 线片上，该分界处相当于 $L_5$ 横突的端部（图 35-1）。

盆部输尿管起自小骨盆入口处，相当于输尿管与髂血管交叉处的稍上方，下至输尿管膀胱入口处。盆部输尿管在坐骨棘以上的部分称为壁部，以下的部分称为脏部。壁部输尿管在腹膜外结缔组织内沿盆腔侧壁走行，经髂内血管、腰骶干和骶髂关节的前方或前内侧，在闭孔神经及血管的内侧跨过，直至坐骨棘水平，转向前内方，离开盆腔侧壁，移行为脏部，经盆底上方的结缔组织直达膀胱底。此段行程

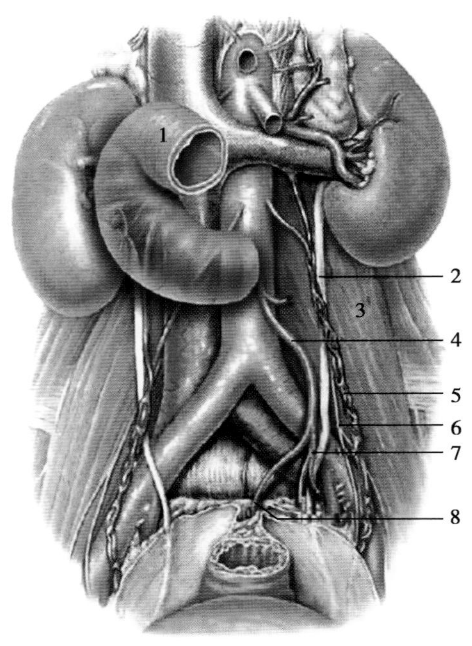


**图 35-1　腹部输尿管毗邻关系**

1. 十二指肠；2. 输尿管；3. 腰大肌；4. 肠系膜下动脉；5. 生殖血管；6. 生殖股神经；7. 乙状结肠动脉；8. 直肠上动脉。

内男女显著不同，男性输尿管从输尿管坐骨水平开始先向前内下方，经过直肠前外侧壁与膀胱后壁之间下行，贴近直肠侧韧带，在输精管的外后方与输精管交叉，并转向输精管的内下方和精囊顶部的上方，在膀胱底外上角向内下斜行穿入膀胱，开口于膀胱三角区的外侧角。两侧输尿管达膀胱后壁时相距约5cm。女性输尿管从坐骨棘水平开始，输尿管向前向下向内，行经子宫阔韧带基底附近的结缔组织内，至子宫和阴道穹隆的两侧，在距子宫颈约2.5cm处，从子宫动脉的后下方绕过，在子宫颈阴道上部外侧约2cm处向前行进，然后斜向内侧，经阴道前面至膀胱底，其斜行进入膀胱，其进入膀胱的角度略小于男性。

输尿管到达膀胱后壁，向下内斜行穿入膀胱壁，形成输尿管壁内部，长度约1.5cm。正常情况下，壁内部与膀胱逼尿肌在输尿管末端形成的Waldeyer鞘在对抗尿液反流起着重要的作用，在膀胱空虚时，膀胱三角区的两输尿管口间距约2.5cm，当膀胱充盈时，膀胱内压的升高可引起壁内部的管腔闭合，可阻止尿液由膀胱向输尿管反流。输尿管全程有三处狭窄：肾盂输尿管连接部、跨过髂血管处和输尿管膀胱交界处。男性盆部输尿管毗邻关系见图35-2；女性盆部输尿管的毗邻关系见图35-3。

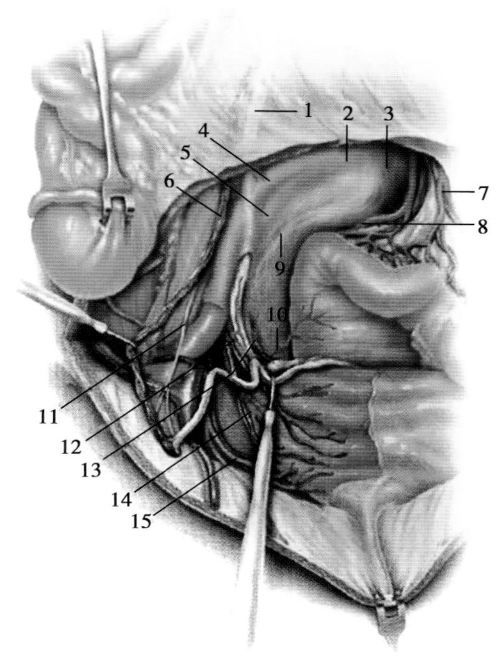


**图35-2　男性盆部输尿管的毗邻关系**

1. 输尿管；2. 髂总动脉；3. 上腹下丛；4. 髂外动脉；5. 髂内动脉；6. 睾丸动静脉；7. 乙状结肠动静脉；8. 直肠上动静脉；9. 腹下神经；10. 直肠中动脉；11. 生殖股神经；12. 精囊动脉；13. 下腹下丛；14. 膀胱下动静脉和膀胱丛；15. 膀胱上动静脉。

输尿管的血液供应：上1/3段输尿管由肾动脉分支供应；中1/3段由腹主动脉、髂总动脉、精索内动脉或卵巢动脉、子宫动脉的分支供应；下1/3段输尿管由膀胱下动脉分支供应。这些动脉的分支在进入输尿管浆膜层下后，形成广泛交通的动脉网，然后散布于各层(图35-4)。因此，这种血管分布特点使得切断任何一段输尿管后，对其断端局部血液供应并无显著影响。此外，输尿管周围受到脊柱、椎旁肌肉、腰部肌肉及腹腔器官的保护，而且其本身有一定的活动度，因此，由外界暴力(除贯通伤外)所形成的输尿管损伤较为少见。但在术中输尿管受到直接损伤、电凝、感染后或二次手术时，强行剥离输尿管周围粘连瘢痕，造成其外膜、肌层损伤，可严重影响局部输尿管的血液供应。所以，实施输尿管手术时，保护输尿管外膜及其附着脂肪组织的完整性至关重要。

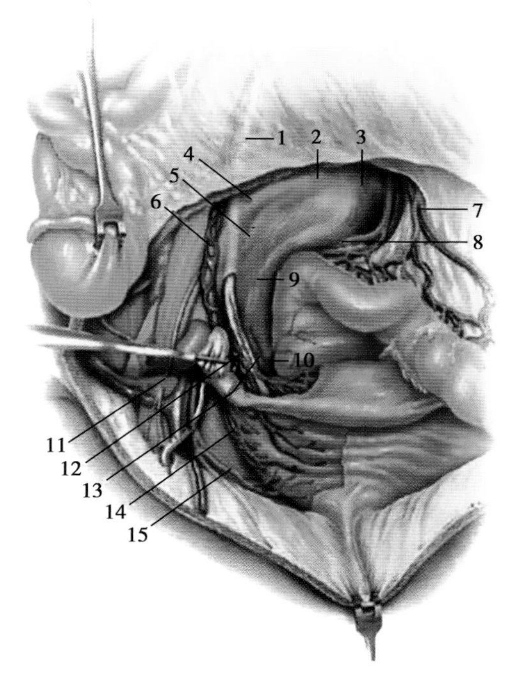


**图35-3　女性盆部输尿管的毗邻关系**

1. 输尿管；2. 髂总动脉；3. 上腹下丛；4. 髂外动脉；5. 髂内动脉；6. 卵巢动静脉；7. 乙状结肠动静脉；8. 直肠上动静脉；9. 腹下神经；10. 直肠中动脉；11. 生殖股神经；12. 子宫动静脉；13. 下腹下丛；14. 膀胱下动静脉和膀胱丛；15. 膀胱上动静脉。

随着泌尿外科腔内及腹腔镜手术的广泛开展，许多输尿管疾病，比如结石、畸形、梗阻、异物、息肉、肿瘤等可以通过微创的方式进行治疗，但是微创手术也带来一些比开放性手术更为严重的并发症，并

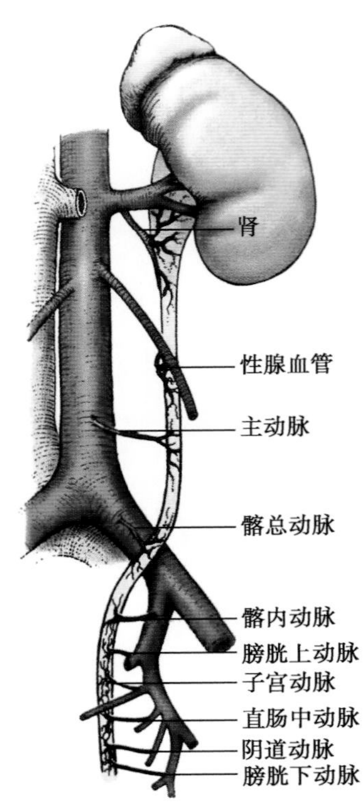


图 35-4　输尿管动脉血供来源

且输尿管医源性损伤的发病率逐年上升。此外，其他专科的腹部手术、盆腔手术、妇科手术造成的输尿管各种损伤也时有发生。由于输尿管与肠管靠近，肠道的病变可能会影响到输尿管，其影响程度从镜下血尿到瘘的形成或完全梗阻。在女性盆腔内，子宫动脉在前方跨过输尿管，同时输尿管与子宫颈、输卵管和卵巢关系密切，这使得在妇科手术时有输尿管损伤的风险。因此，对于输尿管的医源性损伤，比如穿孔、裂伤、撕裂、套叠、黏膜剥脱，甚至长段管壁缺失，需要立即手术，若不能及时发现这些损伤，会造成尿外渗、严重感染等并发症，即使施行了经皮肾造瘘，二期手术也会遇到很大困难，由于输尿管周围发生严重粘连，术中剥离困难，勉强游离可以造成输尿管浆膜层甚至肌层的损伤，严重影响输尿管局部的血液供应，发生术后狭窄，甚至被迫将肾切除。当输尿管损伤发生时，需要对输尿管进行修复或重建，修复或重建的方法有很多，手术医师必须掌握各种手术方法的适应证和手术要点，才能根据病情选择出最适当的术式。

## 第二节　输尿管损伤原因

### 一、外源性损伤

由于输尿管周围有肌群、骨骼及腹腔脏器的保护，外部暴力所致的输尿管损伤在临床上较为罕见，输尿管外源性损伤包括贯通伤(如刀刺伤、枪弹伤等)和钝性伤(如交通事故、高空坠落等)，输尿管贯通伤多表现为输尿管穿孔、割裂、切断等，输尿管钝性伤可因直接或间接的钝性暴力使肾脏突然向上移位，相对固定的输尿管被强烈牵拉而过度伸展，往往导致输尿管从肾盂处撕裂或离断，这种钝性伤多见于腰椎断裂、腰椎脱位或背后受到重击的儿童，由于这些患者一般没有血尿症状，并且常伴有如肾脏损伤、肠道穿孔等其他内脏的损伤，导致输尿管的损伤征象很容易被掩盖，极易被漏诊和延误治疗。因此，伴有这些创伤的患者要高度怀疑输尿管创伤的可能。

### 二、手术损伤

因下腹部或盆腔脏器与输尿管位置接近，此部位解剖较复杂，手术野较深，不易辨清输尿管的位置，此种原因导致的输尿管损伤多见于下腹部或盆腔的手术，如子宫切除术、直肠癌根治性切除术、腹部血管手术等，其发生率与术者手术经验、解剖熟悉程度密切相关。输尿管的损伤形式可为结扎、钳夹、切开、切断、撕裂及部分切除，或损害输尿管血供而导致管壁缺血、坏死或穿孔。手术(尤其是腹腔镜手术)导致的输尿管损伤大多无法在术中及时察觉，直到术后出现漏尿或无尿(双侧输尿管损伤)时才被发现。因此，预防输尿管手术损伤的方法就是详尽地了解输尿管解剖位置、与周围组织器官的关系，尤其是输尿管与子宫动脉及卵巢动脉的解剖关系，术中充分暴露术野，及时止血，并保持高度警惕。术中补液及使用利尿剂可以更容易地暴露输尿管，从而降低输尿管损伤的发病率。对于一些高风险的手术，可采用术前植入输尿管支架的方法以方便辨认输尿管。

### 三、腔内器械损伤

此种类型的损伤多见于泌尿外科输尿管逆行插管、输尿管硬 / 软镜术中，其中输尿管硬 / 软镜损伤是当前腔内器械损伤的最主要原因，其发生原因是输尿管腔本身存在狭窄而强行进镜、输尿管黏膜出现撕裂后输尿管镜仍反复进出输尿管或者反复使用输尿管套石篮，这些操作引起的输尿管黏膜浅表性损伤可有少许血尿、疼痛等症状，但多可自愈，较严重的腔内器械损伤是输尿管穿孔、裂伤，多因术中操作粗暴所致。有过结石、创伤或感染性炎症的输尿管，因壁层溃疡或组织脆弱较易遭受损伤。最严重的器械性损伤是输尿管镜操作中将输尿管撕脱甚至脱套至膀胱。建议术中沿着或紧贴事先放置到肾盂内的导丝或输尿管导管进行输尿管镜操作，这样不仅能够提高输尿管镜检查的安全性，还能有利于镜检后输尿管支架的植入。如术中一旦确诊输尿管穿孔，就应立即停止手术并且植入输尿管支架。一般认为，能够降低输尿管损伤发生率的措施是使用较小型号的输尿管镜和可曲性输尿管软镜。

### 四、放射性损伤

多见于下腹部或盆腔脏器肿瘤患者长期、反复接受高强度的放射性治疗后，高强度的放射线可以引起输尿管管壁的水肿、出血、尿瘘或纤维瘢痕组织，导致输尿管损伤。

## 第三节　输尿管损伤类型与评估

### 一、输尿管损伤类型

#### （一）输尿管钳夹损伤

多见于下腹部或盆腔术中，在术野出血、输尿管与周围组织粘连等情况下发生，如钳夹后输尿管损伤严重，并且损伤范围超过管腔一半，在去除钳夹后应切除此段输尿管重新做输尿管吻合，切除范围宜稍大于损伤局部，断端应当斜形切开后再进行吻合，以减少吻合口狭窄的可能。吻合必须在无张力下进行，故输尿管切断后的两断端必须充分游离，以便缝合时两断端无张力。

#### （二）输尿管误扎损伤

外科术中误扎输尿管多半用的是丝线或者血管夹，可分为全部或部分误扎。其治疗包括去除结扎，观察输尿管活力恢复情况。如误扎时间已久，虽然去除缝线或血管夹，但因管壁已受到严重损伤，如不加处理则管壁可在以后发生坏死而形成尿瘘。如有幸自愈，此处亦将形成瘢痕狭窄，故在误扎后最好将此段输尿管切除，然后再行输尿管吻合术。

#### （三）输尿管黏膜撕脱

输尿管黏膜撕脱是一种比较严重的输尿管损伤类型，通常是在输尿管腔内术中发生，其损伤特点是输尿管黏膜层出现撕脱、与肌层分离，但输尿管的连续性可能仍然存在，如果术中能及时发现，应立即留置双J管，若留置成功，需密切随访是否会出现输尿管狭窄（图 35-5）；如发生术后狭窄，根据狭窄部位、程度和长度，决定行球囊扩张、内切开或输尿管吻合术。

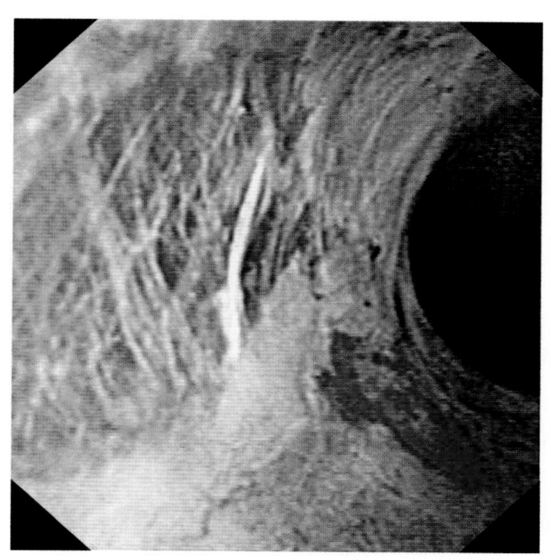

图 35-5　输尿管黏膜撕脱的外观表现

#### （四）输尿管穿孔

是一种较为常见的、轻度的输尿管损伤，通常是在输尿管镜术中发生，一般留置双J管治疗即可，同样需密切随访是否会出现输尿管狭窄（图 35-6）。

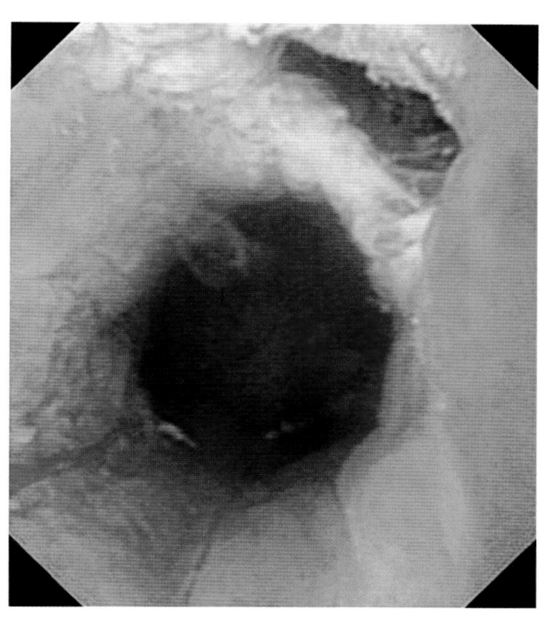

图 35-6　输尿管穿孔的外观表现

### （五）输尿管部分离断

若为腔内手术，应争取留置双J管，术后监测患者症状和体征的变化，若患者出现腰痛、发热等症状，患侧出现腹膜炎体征，应考虑局部漏尿，建议行手术探查，可行输尿管吻合术或输尿管膀胱再植术；若留置双J管失败或在非腔内手术下的输尿管不完全离断损伤，应立即手术修补缝合输尿管切口或行输尿管吻合术。

### （六）输尿管完全离断

应立即行手术治疗恢复输尿管的连续性，此时断端多有其他组织附着，宜将两断端稍做游离，将断端修剪成斜形切口，行输尿管吻合术或输尿管膀胱再植术，并留置双J管。

### （七）输尿管长段损伤

须根据输尿管损伤部位、长短决定处理原则，详细介绍请见本章第五节的相关内容。

## 二、临床诊断与评估方法

### （一）外源性损伤

当外源性损伤合并有腹部及盆腔其他脏器损伤时，例如腹部锐性贯通伤所致的血管及肠道损伤，或者腹部钝性损伤所致的肾脏、膀胱或骨盆损伤时，要高度怀疑输尿管损伤的可能，有时外源性损伤的伤口位置和方向是预测输尿管损伤的唯一因素。值得注意的是，以血尿来判断是否存在输尿管损伤并不可靠，因为血尿的严重程度与输尿管损伤程度之间并无关联，例如，出现输尿管完全离断等严重损伤的患者，患者可不出现血尿或仅表现为轻度血尿。

### （二）术中评估

如术中怀疑输尿管损伤，应在控制出血的前提下，积极行输尿管探查，必要时检查双侧输尿管，这是诊断输尿管损伤最直接的方法，但需要暴露相当长的一段输尿管以明确诊断，并且输尿管下段的暴露难于输尿管上段。可向肾盂或输尿管内注射亚甲蓝溶液1~2ml，观察有无蓝色尿液于注射部位下方的输尿管漏出，或者向静脉内注射靛胭脂，如有蓝色尿液外溢则可确立诊断。术中诊断发现并处理得当，多数患者预后尚可，诊断延误往往导致尿瘘、感染及肾功能损害，影响患者预后。

### （三）术后评估

如术前或术中未能及时发现，术后患者出现持续性发热、手术一侧腰腹部持续性疼痛、伤口尿液渗出、尿瘘、尿毒症、肠梗阻、盆腔/腹膜后尿液囊肿或腹膜刺激征等症状，或术中切除标本含输尿管组织时，应高度怀疑输尿管损伤，尤其是当引流管、腹部切口或者阴道可见持续性液体流出时，可将流出的液体进行检测，当结果显示肌酐水平显著高于血清水平或与尿肌酐水平相似（尿肌酐值为≥300μmol/L）时，可以确立诊断。

### （四）影像学检查

对于伴有任何程度的血尿或泌尿生殖系统损伤的贯通伤患者均应进行影像学检查，钝性创伤后出现肉眼或者镜下血尿并伴有持续性低血压、移动中急剧减速的受伤史或其他严重创伤的患者也应进行影像学检查。静脉尿路造影和泌尿系增强CT是主要的影像学诊断方法。

1. 静脉尿路造影　与肾脏损伤不同的是，输尿管损伤后应用静脉尿路造影检查的诊断价值是有限的，其假阴性率较高，通常只有在出现尿性囊肿、输尿管扩张或肾积水时，才能发现明显的影像学改变。但是在缺乏更好的检查手段时，建议在术中手术探查的同时，采取单次静脉尿路造影检查（在摄片前10min静脉注射2ml/kg的造影剂），可能发现输尿管损伤时造影剂外渗或肾周造影剂外渗的典型表现，同时可以评估对侧肾脏功能状况（图35-7）。

2. 腹部增强CT及延迟成像检查　目前CT检查越来越多地应用于腹部创伤的患者中，但是对输尿管损伤的诊断价值同样十分有限。输尿管损伤的

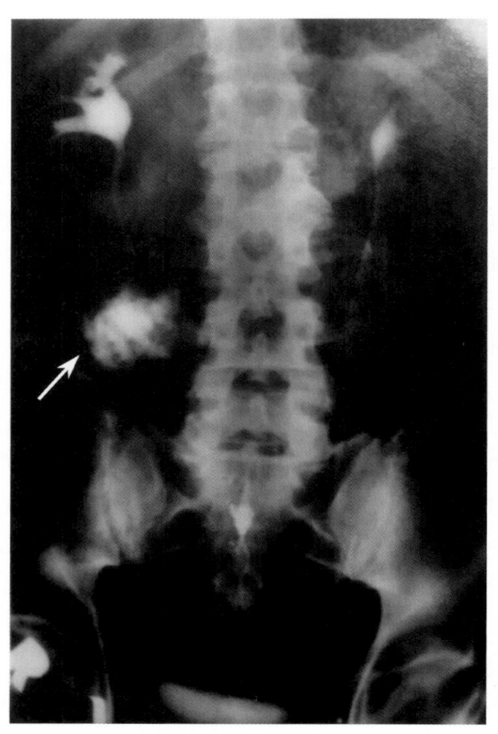

**图35-7　输尿管上段损伤静脉尿路造影**

箭头示造影剂外渗，损伤部位以下输尿管不显影。

典型表现是：当延迟成像（造影剂静脉注射后 5~20 分钟）时，发现造影剂从创伤的输尿管处外渗（图 35-8）。但是其对输尿管损伤的晚期表现，比如尿性囊肿有较高的诊断价值。

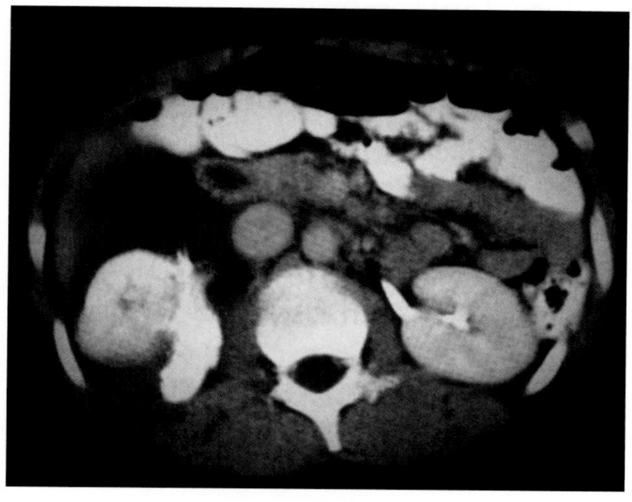

图 35-8　肾盂输尿管离断增强 CT 示右侧造影剂外渗

3. 超声检查　输尿管损伤常引起上尿路梗阻，超声检查可能显示患侧肾盂、肾盏积水、梗阻上段输尿管扩张，但是假如输尿管离断，尿液流入腹膜后间隙或腹腔，可能不出现上尿路积水的征象，此外，超声易受肠气干扰，对输尿管中下段显示不清，仅可作为初筛及随访的检查方式。

4. 逆行输尿管造影　当静脉尿路造影和泌尿系增强 CT 不能作出明确的输尿管损伤诊断时，可作为输尿管损伤的主要诊断方法，该检查可明确输尿管损伤的位置和程度，同时可以了解对侧输尿管的情况。

5. 顺行输尿管造影　临床上较少应用，当输尿管完全离断、逆行输尿管造影失败时，可在经皮肾穿刺造瘘后进行此项检查。

## 三、术前准备与治疗方式选择

### （一）术前准备

在进行输尿管损伤修复前，必须对输尿管损伤的种类、位置和长度进行详细评估，术前专科检查包括静脉肾盂造影（或顺行肾盂造影）、逆行肾盂输尿管造影或泌尿系增强 CT，其他检查应个体化，如核素肾图评估肾功能、输尿管镜检、膀胱镜检等，然后再根据这些检查结果，为患者安排合适的外科治疗方法。

### （二）手术时机

应当根据输尿管损伤类型、部位及程度的不同选择相应的治疗方式（表 35-1）。一般情况下，输尿管损伤手术治疗的最佳时间就是输尿管损伤确诊的时间，但是当患者存在以下情况时可考虑延期手术：①严重的失血性休克、患者生命体征不稳定，不能耐受长时间的麻醉及手术；②输尿管损伤部位存在严重感染，如存在肠道损伤（尤其是需要结肠切除的患者）或者已经形成尿瘘伴有全身感染症状的患者。因此对于第一种情况需要留置肾造瘘管或输尿管支架管，待病情平稳后再进行手术。对于第二种情况，建议暂时留置肾造瘘管，加强抗感染治疗和引流，待 3~6 个月后，受损的输尿管局部炎症、水肿明显消退，再考虑手术治疗。

表 35-1　输尿管损伤的常见治疗方式选择

| 手术方式 | 输尿管缺损长度（cm） | 损伤部位 |
|---|---|---|
| 输尿管吻合术 | 2~3 | 上、中 |
| 输尿管膀胱吻合术 | 1~3 | 下 |
| 膀胱腰大肌悬吊术 | 6~10 | 下 |
| 膀胱瓣输尿管下段成形术 | 10~15 | 中、下 |
| 肾下降固定术 | 4~5 | 上 |
| 回肠代输尿管术 | 全长 | 全长 |
| 自体肾移植术 | 全长 | 全长 |

### （三）输尿管损伤手术方式选择

当输尿管缺损较长，不能做单纯的输尿管吻合术或输尿管膀胱吻合术者，需要联合其他术式来恢复输尿管的连续性，在确定手术方案时，必须考虑到以下几个问题：①术中输尿管经充分游离后，其缺损估计有多长；②输尿管断端是否能抵达膀胱角或膀胱瓣；③膀胱壁的顺应性是否良好，膀胱是否有足够容量；④在某些特殊情况下，可以考虑与对侧输尿管进行端 - 侧吻合。

## 四、输尿管损伤手术处理的基本原则

在实施不同类型输尿管损伤修复手术时必须注意以下技术要点：①游离输尿管时必须减少输尿管外膜的剥离，充分地修剪输尿管至断端边缘呈出血状态后再进行吻合，保存其血液供应；②输尿管吻合口应无张力；③输尿管两断端应当做斜形修补以扩大吻合口接触面积，降低输尿管吻合口狭窄的概率；④将断端对准，避免输尿管扭曲，用附有无损伤圆针的 4-0 可吸收线做不漏尿的间断缝合，缝针以不穿过输尿管黏膜为宜，亦可做全层缝合，但不应内翻或者外翻，防止输尿管黏膜脱出，缝线在输尿管管腔外打结，必要时可在放大镜下操作，缝合勿过密，打结勿过紧，以免组织缺血；⑤双J管位置要合适，应当跨越吻合口部位，避免整根滑脱入膀胱，导致吻合口失去支撑和引流；⑥输尿管吻合口周围应当留置引流管。

## 第四节　手术方式选择与技术操作要点

### 一、双J管内支架植入术

#### （一）术式评价

当输尿管被结扎且立即被发现、输尿管的活性未损害或者输尿管损伤并未累及输尿管周径、输尿管损伤区域的连续性仍存在的轻微输尿管挫伤，可以考虑实施双J管内支架植入术（double J tube stent implantation），此术式的最大的优点是简单易行，但是需要注意的是，看似微小的创伤也可能损伤了输尿管血供而导致输尿管后期出现断裂或狭窄，当怀疑输尿管损伤严重或者输尿管活性受到影响时，应仔细清创并行输尿管吻合术。

#### （二）手术路径

可通过逆行途径在输尿管镜监视下进行，如果逆行方式不能成功，在经皮肾穿刺造瘘的同时，可考虑采用顺行途径，输尿管镜通过经皮肾穿刺孔道进行操作。

#### （三）操作要点

术中操作轻柔，避免加重输尿管损伤，在输尿管镜的监视下将斑马导丝通过输尿管损伤段到达肾盂，在斑马导丝引导下植入双J管，一般双J管留置时间是1~3个月。拔除双J管时，应当进行逆行输尿管造影以明确输尿管损伤部位没有造影剂的外漏和输尿管狭窄。如术中斑马导丝通过困难，应及时改开放手术处理。

### 二、输尿管吻合术

#### （一）术式评价

输尿管即使发生很小范围的创伤，如微血管损伤等，也可导致输尿管狭窄、断裂或坏死。对于输尿管上段或中段的短缺损应尽可能实施输尿管吻合术（ureter-ureter anastomosis）。缺损段较短者（2~3cm），可将两断端游离，然后做端-端吻合，缺损段较长（4~5cm）无法做简单的端-端吻合，并且手术部位未受感染者，则需将肾脏游离下降，右侧肾脏甚至需将右肾静脉与下腔静脉吻合，才能获得无张力的输尿管吻合；输尿管中、下段缺损者，无法与膀胱或膀胱瓣吻合时，可与对侧输尿管做侧端吻合，此种情况只适用于肾脏无炎症、结核、结石病变且对侧输尿管腔较宽者。输尿管吻合术可保存输尿管原有的生理功能，比肠管代输尿管更为适合。

#### （二）手术路径

在输尿管损伤时腹膜后常有大血肿及尿外渗，在腹膜外寻找输尿管比较困难，往往会耗费宝贵的抢救时间，增加创伤，并遗漏可能存在的腹腔脏器损伤。因此，建议经腹腔探查，做上腹部正中切口，绕过脐部至下腹部，切开腹白线及腹膜，进入腹腔，于升结肠旁沟切开后腹膜，上达结肠肝曲上方，于结肠后方钝性分离，将其向内侧推开，切开肾周筋膜，暴露右侧输尿管；于降结肠旁沟切开后腹膜，上达结肠脾曲，于降结肠后方做钝性剥离，切开肾周筋膜，显示左侧输尿管。输尿管在解剖上是附着于腹膜后，至髂动脉分叉内侧处才向下穿行于盆腔疏松组织。在找到输尿管后，即向着血肿及尿外渗最显著的方向追踪其行程，直达损伤部位。

#### （三）操作与技术要点

1. 为了获得无张力的吻合，须将输尿管两断端做适当游离，注意勿损伤输尿管外膜及其营养血管。切除两断端的破损组织后，在两断端相反位置的管壁上纵形切开输尿管管壁全层约0.8cm，形成宽阔的斜形吻合口（图35-9）。

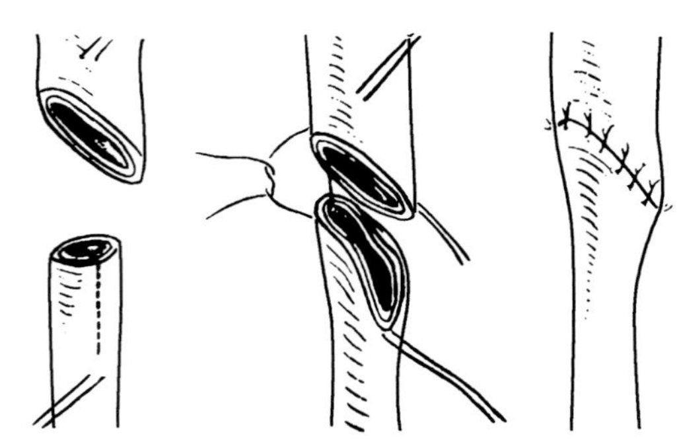

图35-9　输尿管吻合方法

2. 在完全吻合之前，自前壁切口将双J管尾端向下插入膀胱，头端插入肾盂，作为支撑管及内引流，双J管的直径不宜太粗。若有必要，可放置2条双J管。按具体情况留置1~3个月后，从膀胱内经膀胱镜拔除双J管。

3. 用4-0可吸收线将输尿管断端做间断缝合时，缝线最好不要穿过黏膜(图35-10)。

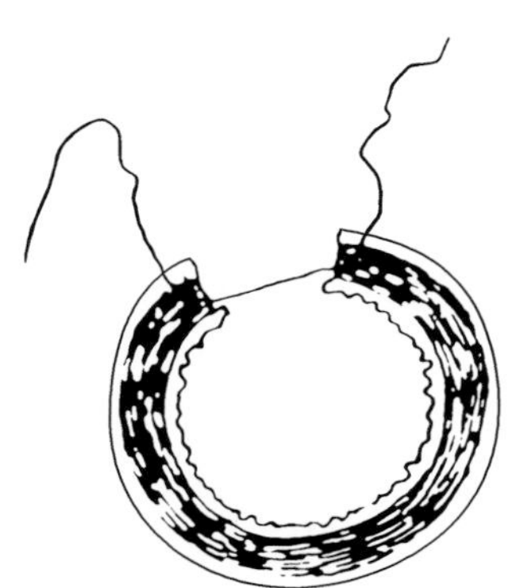

图35-10　可吸收线将输尿管切口间断缝合，缝线不穿透黏膜

4. 创缘必须对合整齐，切勿内翻或外翻，用脂肪组织覆盖输尿管吻合口。

5. 腹膜外放置双腔负压引流管，缝合腹部或腰部切口。

## 三、左肾下降、输尿管吻合术

### (一) 手术路径

左肾下降、输尿管吻合术(ureter-ureter anastomosis with a descent of left kidney)手术路径可经腹通过肋缘下、中线或旁正中切口路径，以充分地暴露并游离肾脏和输尿管。

### (二) 操作要点

1. 打开肾周筋膜，将左肾游离，仔细剥离肾蒂血管，结扎并切断肾上腺下动脉及肾上腺静脉。完全游离输尿管上段，小心保存从肾动脉来源的输尿管动脉，勿损伤输尿管外膜及其营养血管。

2. 以肾蒂为轴，将肾上极压向下内方，用2-0可吸收线穿过肾下极包膜，包膜薄弱者可穿过肾实质，然后缝合在腰大肌上，缝线垫以脂肪组织后打结，确定肾脏已固定于低位，再将压迫肾上极的手松开，肾脏固定后不应有张力(图35-11)。

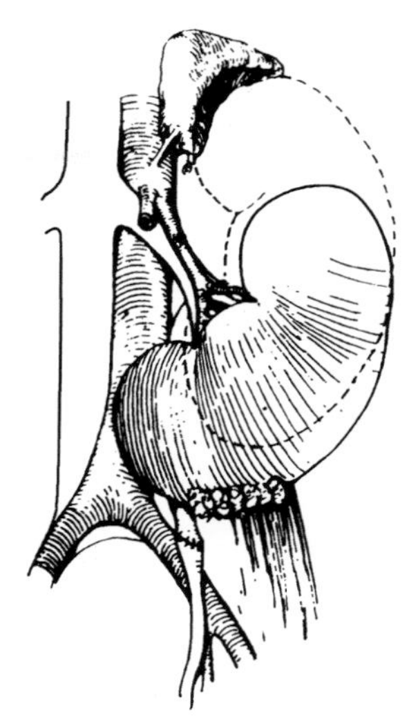

图35-11　左肾下降，与肾上腺分离，肾下极固定于腰肌

3. 将双J管从输尿管两断端插至膀胱和肾盂，用4-0可吸收线做输尿管端-端吻合。

4. 输尿管吻合口旁留置引流管，缝合腰(腹)部切口。

## 四、右肾下降、输尿管吻合术

### (一) 手术路径

右肾下降、输尿管吻合术(ureter-ureter anastomosis with a descent of right kidney)同左肾下降、输尿管吻合术。但该术式由于右肾静脉限制了肾脏的移动范围，故术中需要切断右肾静脉，将其与下腔静脉在更低位置吻合。

### (二) 操作要点

1. 将右肾游离，并将肾动脉小心分离至腹主动脉，结扎小的分支。游离下腔静脉外侧部分，达肾静脉出口近侧和精索(卵巢)静脉出口远侧。游离肾盂、输尿管，直达输尿管损伤部位的远侧，切除有病变的输尿管。

2. 游离下腔静脉背侧，使肾动脉向下摆动。为了使摆动范围更大，有时需结扎、切断此部位的腰静脉。

3. 用无损伤血管钳阻断肾动脉后，立即用心耳钳阻断肾静脉出口的下腔静脉(图35-12)。在出口处切断肾静脉，用无损伤血管缝线连续缝合下腔静脉的缺损。

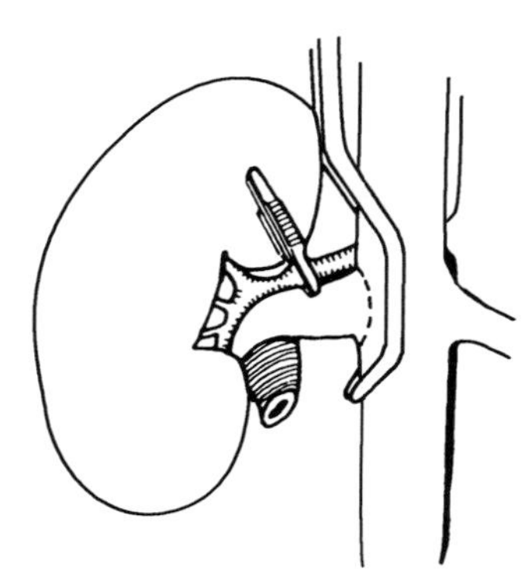

图35-12　无损伤血管钳阻断肾动脉，心耳钳阻断肾静脉出口的下腔静脉

4. 术中可用冰屑置肾表面做局部降温，以避免肾脏缺血。

5. 此时肾脏只有肾动脉与腹主动脉相连，将肾脏沿下腔静脉移动至最低位置，在此位置做肾静脉、下腔静脉端-侧吻合，用无创血管缝线做外翻缝合（图 35-13）。

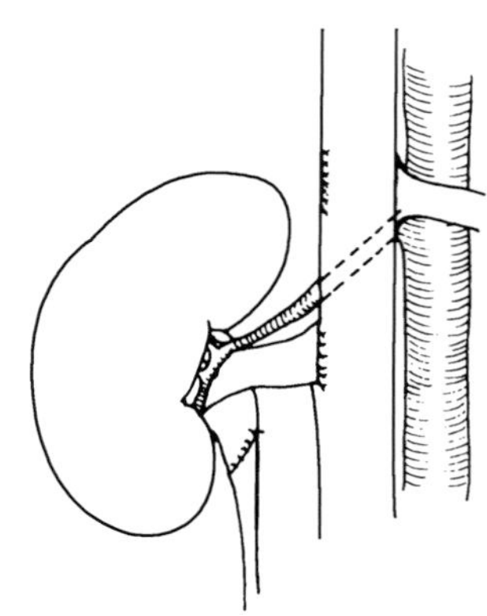

图 35-13　输尿管吻合及肾静脉、下腔静脉端-侧吻合

6. 将双 J 管从输尿管两断端插入膀胱及肾盂，用 4-0 可吸收线将输尿管两断端间断缝合。

7. 右肾下极用 2-0 肠线 3~4 针将肾包膜固定于腰肌，保持肾低位，下极内偏，以减少血管及输尿管吻合口的张力（图 35-14）。

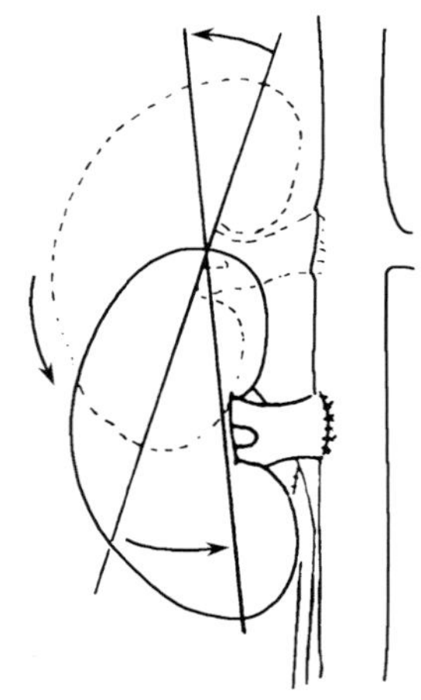

图 35-14　右肾下极固定于腰肌，下极内偏

8. 腹膜外留置双腔负压引流，缝合腹（腰）部切口。

## 五、输尿管-输尿管吻合术

### （一）术式评价

输尿管-输尿管吻合术的设计原理是输尿管断端跨过中线与对侧输尿管进行端-侧吻合，适用于输尿管中下段损伤的延期修复，也可用于无法进行输尿管吻合、输尿管膀胱吻合或无法实施膀胱瓣、膀胱角吻合的输尿管中下段 1/3 损伤（通常是由于严重的膀胱瘢痕、先天性小膀胱、长段的输尿管损伤或缺失），但理论上存在导致一侧输尿管损伤发展成双侧输尿管损伤的可能性，目前在临床上较少采用。该术式成功的关键在于输尿管近段有足够的长度跨过中线与对侧输尿管进行无张力吻合，对侧输尿管有足够宽度建成通畅的吻合口。但是对于一侧肾脏有结石或感染则不宜实施此种手术，以免感染向对侧肾脏播散，结石排入输尿管可引起无尿，即使结石停留在输尿管内未引起完全性梗阻，也难以处理。

### （二）手术路径

患者首先取截石位，经膀胱镜将双 J 管植入受侧输尿管内。然后改取平卧位，做腹部正中切口，将小肠从腹腔内移出，装入无菌橡皮袋内置于胸前。

### （三）操作要点

1. 切开后腹膜，分离供侧输尿管，于病变段的近侧将其切断，远端用丝线结扎，近端前壁缝一牵引丝线作为标记，将双 J 管从断端插入肾盂内。

2. 于计划做吻合的部位切开受侧后腹膜，在腹膜后、大血管之前钝性分离一通道（图 35-15），通道宜位于肠系膜下动脉上方，若此动脉妨碍输尿管通过，可试阻断该血管，若左侧结肠血液循环良好，可于起始部将其切断，用丝线将两断端双重结扎。将供侧输尿管通过隧道平顺地跨过主动脉带至对侧，小心避免将其扭曲成角。

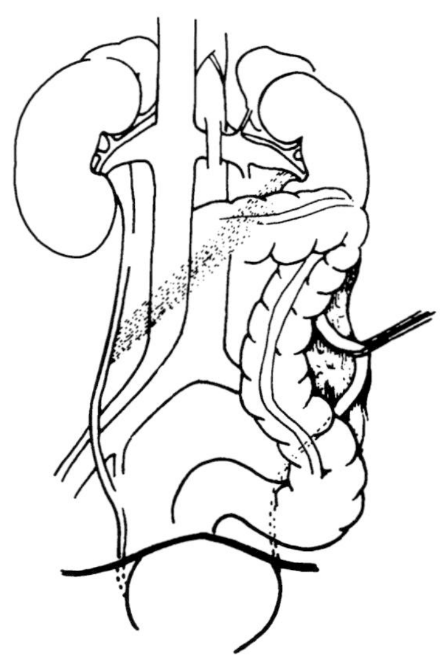

图 35-15　游离供侧输尿管，于计划做吻合的部位切开受侧后腹膜，在腹膜后、大血管之前钝性分离一通道

3. 暴露受侧输尿管前壁，但不做游离，于吻合部位的前壁做一纵向切口，长约 1.5cm，将供侧输尿管修剪成斜形断端，将其与受侧输尿管做端 - 侧吻合，对齐断面，用 4-0 可吸收线间断缝合。吻合部位应妥善处理，吻合后两输尿管向下成角或屈折，可致反常循环、供侧尿液排入受侧输尿管及肾盂，造成肾积水。先缝合后壁，将供侧的双 J 管通过吻合口插入膀胱，然后再缝合前壁，缝线于输尿管腔外打结（图 35-16）。

4. 放置引流管，缝合后腹膜及腹部切口。

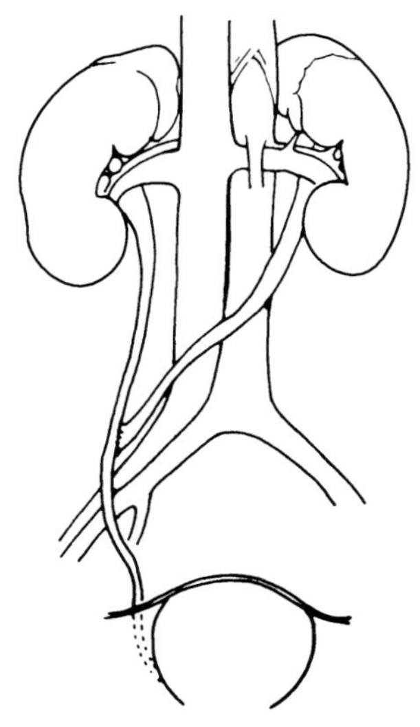

图 35-16　将供侧输尿管与受侧输尿管做端 - 侧吻合

## 六、输尿管膀胱吻合术

### （一）术式评价

输尿管膀胱吻合术（ureteroneocystostomy）是治疗输尿管下段短损伤的标准术式，通常适用于修复 3cm 以内的输尿管下段缺损。成人远端输尿管损伤长度若在 4~5cm，输尿管下段经过充分游离后，仅行输尿管膀胱吻合术很难将输尿管无张力地与膀胱连接，需要考虑联合膀胱腰大肌悬吊术或膀胱瓣输尿管成形术，但是如果患侧输尿管存在明显的迂曲扩张，输尿管经充分游离后，单纯的输尿管膀胱吻合术甚至可以修复 4~5cm 的输尿管缺损，具体的手术方式需要根据术中实际情况灵活应用。该术式成功的关键在于：①吻合口血运良好，无张力；②重建抗反流机制，包括输尿管末端通过足够长的膀胱黏膜下隧道，以及相对固定的逼尿肌作为靠背。神经源性膀胱功能障碍和泌尿系感染术前必须给予相应治疗，盆腔化疗后膀胱容量过小为相对禁忌证。

### （二）手术路径

可以使用低位正中切口、Pfannenstiel 切口、Gibson 切口，通常腹膜外途径更为合适，因为输尿管在跨过髂血管的部位容易识别。术中可选择经膀胱内途径或膀胱外途径建立黏膜下隧道的输尿管膀胱吻合。

### （三）操作要点

1. 将输尿管下段游离 8~10cm，注意保存其血液供应，游离同侧膀胱底至三角区附近。

2. 注入约 200ml 生理盐水使膀胱呈半充盈状态，在输尿管残端内侧的膀胱壁上做长约 3cm 的纵向切口，切开膀胱浆肌层，但勿切开膀胱黏膜，向两侧潜行分离暴露膀胱黏膜，使有足够位置形成黏膜下输尿管隧道（图 35-17）。

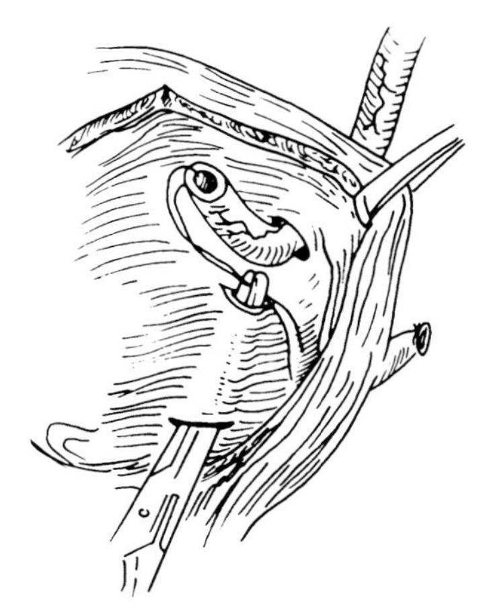

图 35-17　建立黏膜下输尿管隧道

3. 游离足够的输尿管，完全切除损伤段输尿管，充分地修剪输尿管至断端边缘呈出血状态，保证吻合无张力，距输尿管末端约 2cm 处将输尿管浆肌层缝合固定于膀胱切口近端浆肌层，起到降低缝合张力、固定防止输尿管扭曲的作用。

4. 用尖刀于膀胱切口底端将黏膜做一小戳口，其口径与输尿管口径相当，将输尿管末端前壁劈开，使吻合口呈斜形，用 5-0 可吸收线将其与膀胱黏膜切口创缘做对称的全层间断缝合（图 35-18），防止输尿管扭曲或成角，先缝合吻合口后壁 3~4 针，留置双 J 管后，继续间断缝合吻合口前壁 3~4 针，然后用 3-0 可吸收线间断缝合膀胱浆肌层 3~4 针，将输尿管包埋在膀胱肌层下，形成黏膜下隧道，用两针 5-0 可吸收线固定输尿管外膜于周围的膀胱壁（图 35-19）。

5. 通过导尿管向膀胱内注入生理盐水，检查吻合口有无漏尿，输尿管膀胱吻合口附近放置引流管。

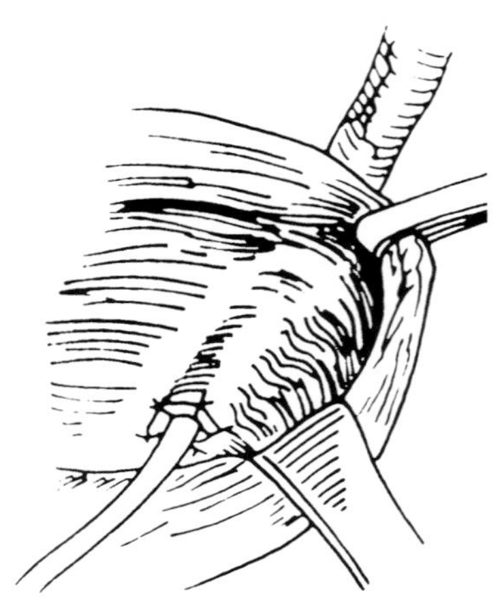

图 35-18 可吸收线将输尿管末端与膀胱黏膜切口创缘做对称的全层间断缝合

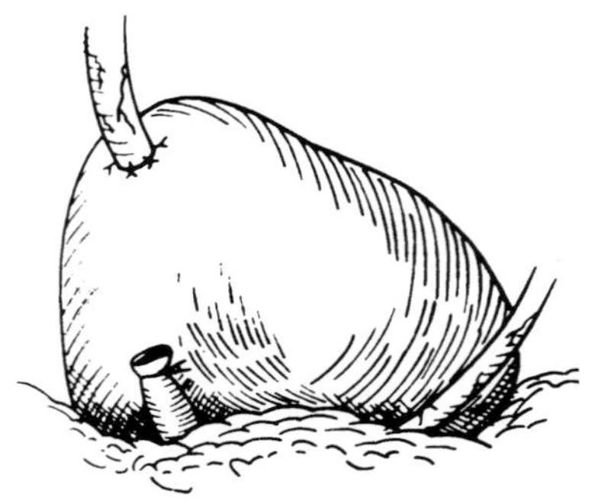

图 35-19 可吸收线固定输尿管外膜于周围的膀胱壁

## 七、膀胱腰大肌悬吊术

### （一）术式评价

膀胱腰大肌悬吊术又称下段输尿管再建术，是治疗输尿管下段长段缺损或输尿管膀胱吻合术失败的有效方法，此术式通过游离膀胱来减少吻合口张力，通过膀胱腰大肌固定技术来保证输尿管膀胱的连续性，与单纯输尿管膀胱吻合术相比，该术式能额外多修复 5~7cm 的输尿管缺损长度。与膀胱瓣输尿管成形术相比，该术式操作简单且发生血管损伤和排尿困难的风险降低。目前从临床实践来看，该术式在游离膀胱、固定膀胱一角后，没有发现患者在术后出现膀胱功能障碍。一般来说，顺应性差或挛缩膀胱是该术式的禁忌。术前除了要做影像学和膀胱镜检查外，尿流动力学检查可以在术前提供膀胱容量、膀胱逼尿肌功能以及顺应性等信息，如果患者存在膀胱出口梗阻或神经源性膀胱，应在术前治愈后方可实施该术式。

### （二）手术路径

为了能暴露远侧输尿管，通常采用下腹部正中切口，尽可能选择经腹膜外途径，这样可最大限度地暴露腹膜后间隙，在分离膀胱腹膜粘连、离断脐韧带、输精管或子宫圆韧带后游离膀胱。牵拉膀胱、暴露同侧膀胱顶部到髂血管近端，根据术中情况，可适当游离对侧膀胱蒂，分离并结扎对侧的膀胱上动脉后，能更充分地使膀胱向损伤侧移动。

### （三）操作要点

1. 于髂血管处向下沿输尿管入膀胱走向辨识远端输尿管残段，仔细游离损伤侧输尿管，保护其血运，切除病变输尿管，结扎或缝扎残端。

2. 膀胱前壁的切口方向通常采用垂直或斜形的方式，这样就可以使膀胱移位，更接近同侧输尿管(图 35-20)。

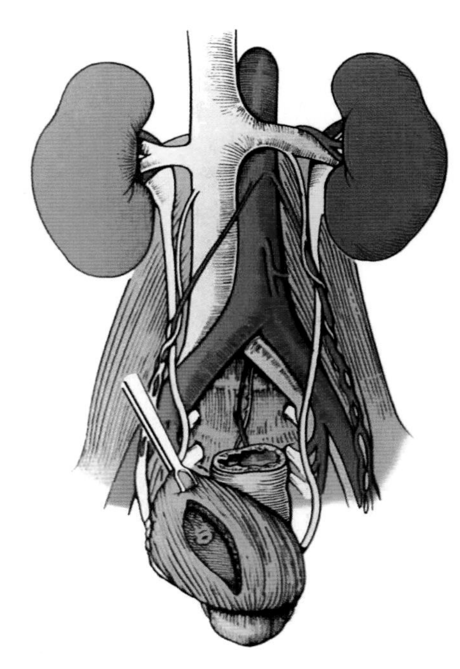

图 35-20 移动膀胱的位置，行膀胱前壁切开

3. 分离出腰大肌和腰小肌表面的肌筋膜，将膀胱拉成管状推向腰肌，在髂血管的外上方，使用 2-0 可吸收线将同侧膀胱顶部的浆肌层固定到腰大肌或腰小肌肌腱尽可能高的位置(图 35-21)，缝合 3~5 针，缝合时缝线不要进入膀胱黏膜层，并小心避免损伤生殖股神经和邻近的股神经，膀胱悬吊后应无张力。

4. 在收线时注意肌肉缝得不要太多，打结不必太紧，避免术后出现隐痛、下肢活动受限、组织坏死而造成缝线脱落。

5. 输尿管植入膀胱同侧上外腔内，行黏膜隧道无张力吻合术或单纯的乳头状吻合术，用一牵引线将输尿管带入膀胱顶部的黏膜下隧道内，将输尿管末端纵形切开时断端呈斜形，用 4-0 可吸收线将输尿管断端与膀胱黏膜创缘间断吻合并留置双 J 管。

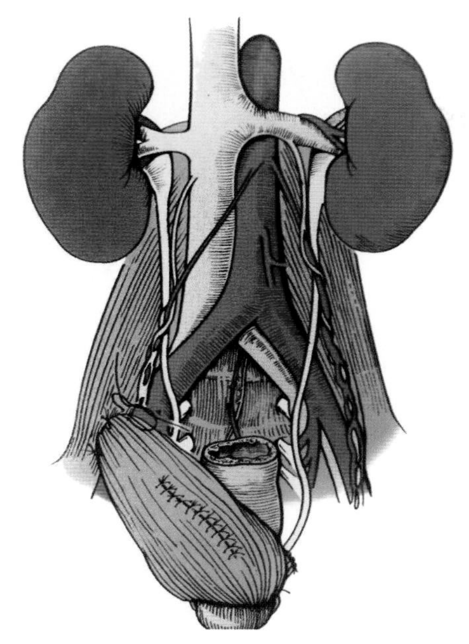

图 35-21　在髂血管的外上方，将膀胱的顶部固定在同侧的腰大肌鞘上

## 八、膀胱瓣输尿管成形术

### （一）术式评价

通常膀胱腰大肌悬吊术可以满足下段输尿管长段缺损的修复，且并发症较少。如果术中发现输尿管缺损部分过长、膀胱经过充分游离后仍不能到达损伤侧输尿管末端水平或悬吊后存在张力，则应选择做膀胱瓣输尿管成形术。膀胱瓣能重建 10~15cm 的输尿管缺损，此术式与膀胱腰大肌悬吊术一样，术前需要评估膀胱功能，如果患者存在膀胱出口梗阻或神经源性膀胱，应在术前治愈后方可实施该术式。若膀胱容积偏小，可能膀胱瓣成形困难或不够行膀胱瓣输尿管成形术，应考虑行回肠代膀胱术或自体肾移植。此术式需要注意的是，术后发生尿瘘多由于膀胱瓣或瓣的基底部裂开所致，与膀胱瓣太窄，缝合后张力太大有关，在膀胱过度充盈状态下取瓣，退缩后必然过于狭窄，瓣应呈梯形，基底宽于顶部，若膀胱比较肥厚，膀胱瓣要相应宽一些。

### （二）操作要点

1. 手术路径　同膀胱腰大肌悬吊术，必要时切口向上向侧腹部延长。

2. 于髂血管处向下沿输尿管入膀胱走向辨识远端输尿管残段，仔细游离损伤侧输尿管，保护其血运，切除病变输尿管，修剪损伤断端成斜面，以利于膀胱肌瓣与输尿管吻合，结扎或缝扎残端。

3. 经尿管注入 200~400ml 生理盐水适度充盈膀胱，在膀胱壁稍伸张的状态下取瓣，测量所需膀胱瓣的长度（从膀胱后壁至输尿管近端的长度），通常膀胱瓣的宽度在顶部至少 >3cm，或是输尿管直径的 3 倍以上，基底部宽度至少为 4cm（图 35-22）；通常瓣越长基底部越宽，以提供足够的血供，一般膀胱瓣的长度和基底宽度的比例大于 3∶1 时，膀胱瓣缺血的概率会大大降低。术中勿切断膀胱的血管蒂，以免影响膀胱瓣的血供；如果术中准备实施抗反流技术，膀胱瓣和输尿管至少需要重叠 3cm，以便形成合适的黏膜下隧道。

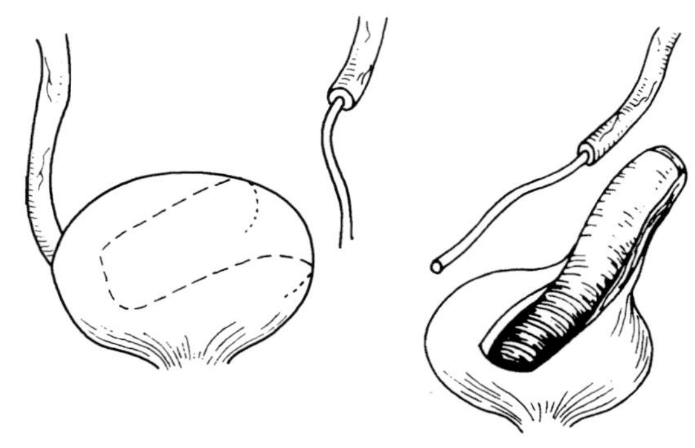

图 35-22　切取梯形的膀胱瓣

4. 术中一定要避免吻合口出现张力，如果输尿管太短，则必须放弃隧道，直接将输尿管与膀胱瓣的边缘吻合，如果距离仍不足，可充分游离使患侧肾脏下降，可额外获得 5cm 左右的距离。

5. 将 7F 双 J 管头端自输尿管断端插入肾盂内，建立膀胱瓣后，用血管钳于膀胱瓣末端中部分出一黏膜下隧道，长约 3cm，将输尿管及其支架管经隧道拉入膀胱瓣，用 4-0 可吸收线将输尿管断端与膀胱黏膜创缘做间断缝合（图 35-23），如果输尿管过度扩张，宜将输尿管末端管壁裁剪，以缩小管径。

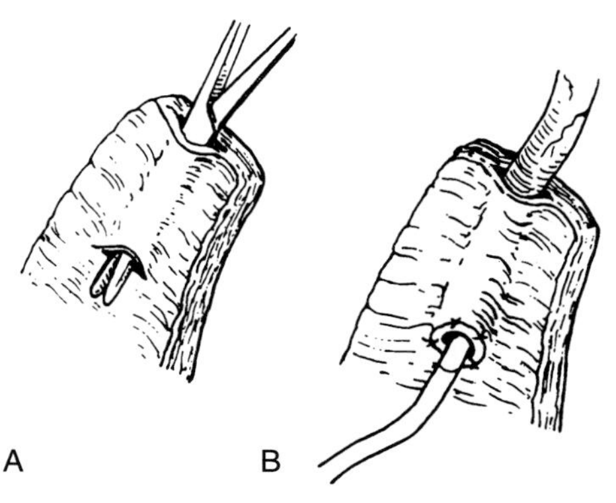


图 35-23　用血管钳于膀胱瓣末端中部分出一黏膜下隧道，将输尿管及其支架管经隧道拉入膀胱瓣，将输尿管断端与膀胱黏膜创缘做间断缝合

6. 将膀胱瓣两侧创缘用 4-0 可吸收线做黏膜连续缝合，形成管道，外层用 2-0 可吸收线间断缝合膀胱浆肌层，缝线不要穿过膀胱黏膜，于膀胱瓣末端用 4-0 可吸收线将输尿管外膜固定于膀胱创缘（图 35-24）；用 2-0 可吸收线将管状膀胱瓣沿腰大肌走向固定在腰小肌或腰大肌肌腱上（图 35-25）。

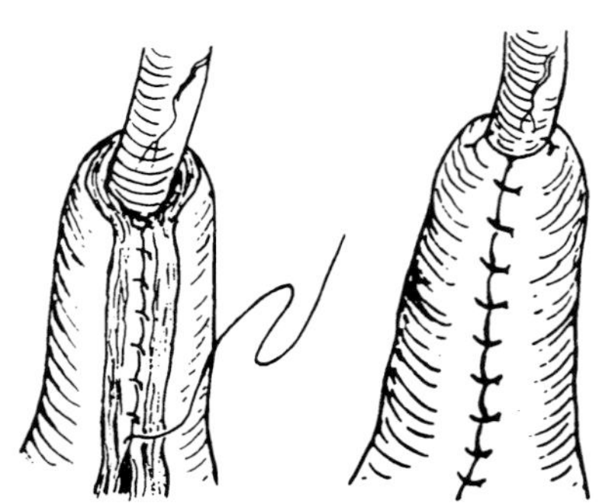

图 35-24　连续缝合膀胱瓣两侧黏膜创缘，形成管状，间断缝合膀胱浆肌层，于膀胱瓣末端将输尿管外膜固定于膀胱创缘

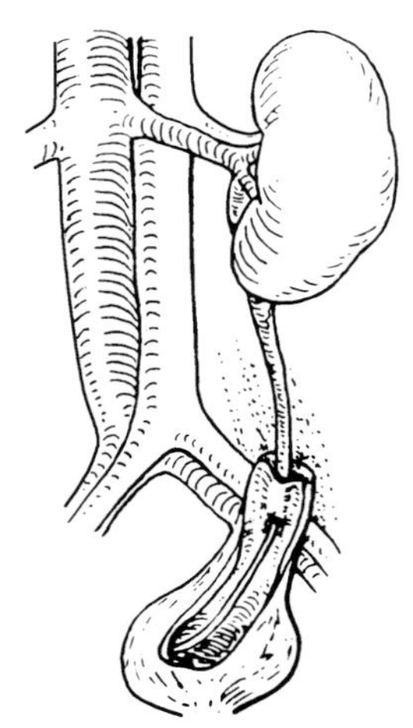

图 35-25　将管状膀胱瓣沿腰大肌走向固定在腰小肌或腰大肌肌腱上

7. 膀胱内留置三腔导尿管及耻骨后引流管，输尿管内双 J 管尾端盘曲在膀胱内，可吸收线关闭膀胱壁切口（图 35-26）。

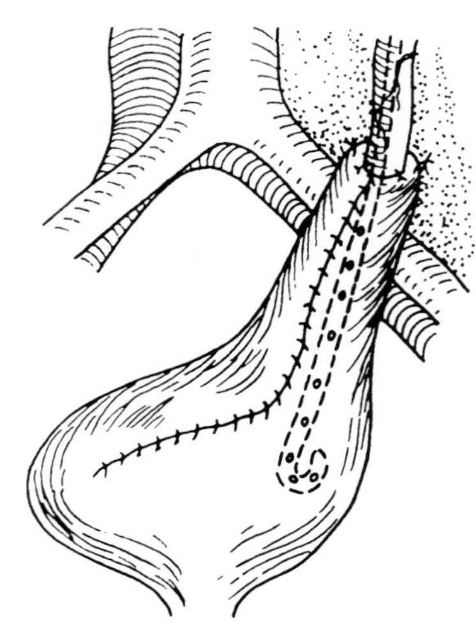

图 35-26　管状膀胱瓣固定于腰肌肌腱上，输尿管内双 J 管尾端盘曲在膀胱内

## 九、回肠代输尿管术

### （一）术式评价

由于尿路上皮没有吸收功能，对于输尿管损伤的修复和重建，应用带有尿路上皮的组织是最好的选择，但是对于像输尿管全长缺损或者膀胱不适合用于重建尿路等极端情况时，以上治疗方式可能无法恢复尿路的连续性。回肠代输尿管术（ileal ureteral substitution）是截取一段带系膜的游离回肠袢来替代缺损的输尿管。肠道作为管腔系统，有蠕动和排空能力，在这种情况下，回肠被证实是一种可以考虑的替代组织。本术式最大的优点是避免了尿流改道，提高了患者的生活质量，其次是单侧或者双侧输尿管的全程或下半部均可利用回肠袢替代缺损的输尿管（图 35-27）。同时回肠黏膜对电解质的吸收能力并不明显，故不必对截取的回肠进行黏膜剥脱或浆肌层翻转等处理，直接将回肠连接肾盂（或肾下盏）和膀胱即可。

该术式的适应证包括：①输尿管缺损部位过长；②无法做膀胱瓣或膀胱腰大肌悬吊术；③患侧肾功能尚好。该术式的缺点是：不能仅用于替代腰段输尿管，因为与游离回肠袢相连的下段输尿管难以通畅地排出肠腔内黏液（图 35-28），即术后黏液会堵

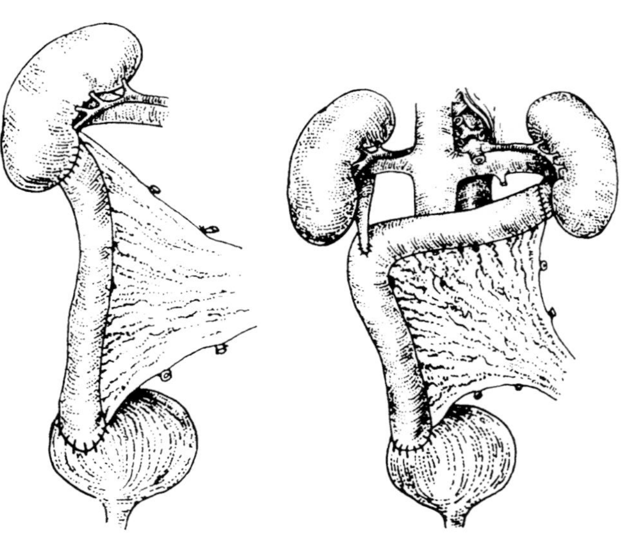

图 35-27　回肠代输尿管的常见术式

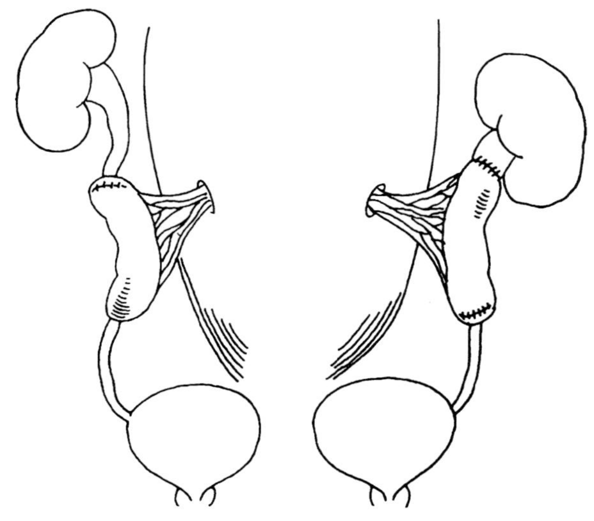

图 35-28　回肠代输尿管的错误术式，不能仅用游离的回肠袢替代中段输尿管，因为其下方的输尿管难以排出回肠袢内的黏液

塞正常的输尿管，使手术失败。回肠代输尿管术的一般禁忌证包括肾衰竭（血肌酐值 >2mg/dl）、膀胱功能障碍或出口梗阻、炎性肠病或放射性小肠炎。术前一般需要按回肠术前行灌肠准备和服用肠道抗生素。

### （二）手术路径

可选择腹直肌旁切口，向上可弯至肋角处，向下可至耻骨，还可以做 11 肋间切口至脐下水平，转为腹直肌切口，以获得与肾脏吻合最佳的暴露，切开腹直肌前后鞘及腹膜进入腹腔。双侧病变者，可选取腹部正中长切口。如果需要切除输尿管，必要时在膀胱镜下放置输尿管支架管。

### （三）操作要点

1. 以回肠代替左侧全程输尿管为例，打开腹腔后，切开左侧结肠旁沟的后腹膜，将结肠、结肠脾曲和结肠系膜等钝性游离，翻向内侧，暴露出肾盂和输尿管全程。继续向内、向上、向下钝性游离乙状结肠系膜，以提供容纳游离回肠袢的位置。

2. 测量输尿管缺损长度，如果整个上段输尿管均有缺损，近侧吻合口可选在肾盂水平。在距回盲瓣 15cm 以上距离截取一相应长度的游离回肠袢，分离肠系膜时，要求保留 2 根以上弓状血管，截取的回肠袢长度要合适，长度过长，术后会发生肠袢扭曲，尿液滞留；游离过短，则会出现吻合口存在张力导致术后尿瘘发生。于游离袢的前上方做回肠断端吻合，恢复肠管的连续性，修补肠系膜空隙及所有可形成内疝的孔道。

3. 先后用生理盐水、稀释碘伏液反复冲洗肠腔至干净为止。

4. 将游离回肠袢置于结肠外侧　在左半结肠系膜的无血管区做一裂孔，将游离回肠袢通过该裂孔，置于左半结肠外侧，位于腹膜后（图 35-29）。

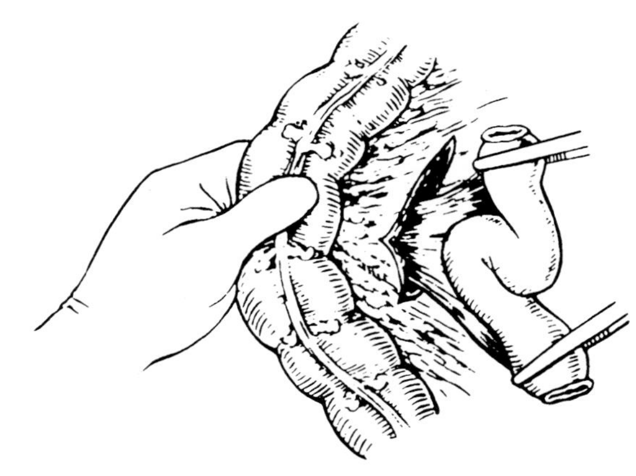

图 35-29　在左半结肠系膜的无血管区做一裂孔，将游离回肠袢通过该裂孔，置于左半结肠外侧，位于腹膜后

5. 回肠 - 肾盂或肾下盏吻合　将肾盂或输尿管断端做斜形切口，其切口大小与游离回肠袢近侧断端的周径相当。吻合时，应将该回肠断端的系膜缘对准肾盂切口的上部，系膜缘则对准肾盂切口下部，以利于术后游离回肠袢引流肾盂内尿液。先用 3-0 可吸收线连续缝合肾盂切口壁和回肠断端壁的全层，外层用细丝线间断缝合（图 35-30），若为孤立肾或肾积水感染者，需放置肾造瘘管。

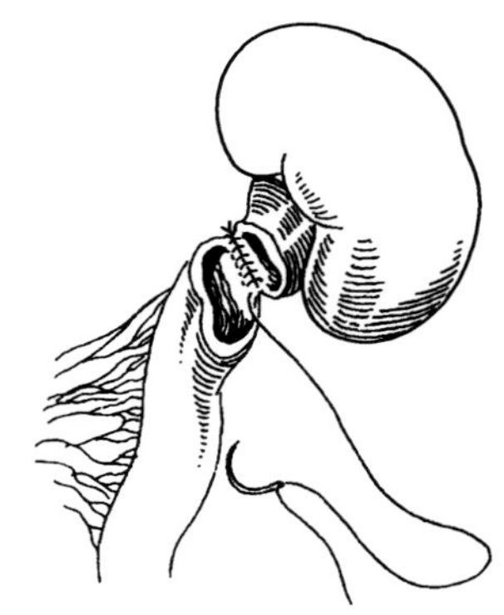

图 35-30　回肠 - 肾盂 / 输尿管吻合

6. 因感染、结石或术后所致肾门狭窄而难以实施回肠 - 肾盂吻合时，可将肾下极部分切除，分离出肾下盏，进行回肠 - 肾下盏端 - 端吻合（图 35-31），操作方法同回肠 - 肾盂 / 输尿管吻合所述，但必须是肾下盏扩张者，此吻合的效果方能满意。

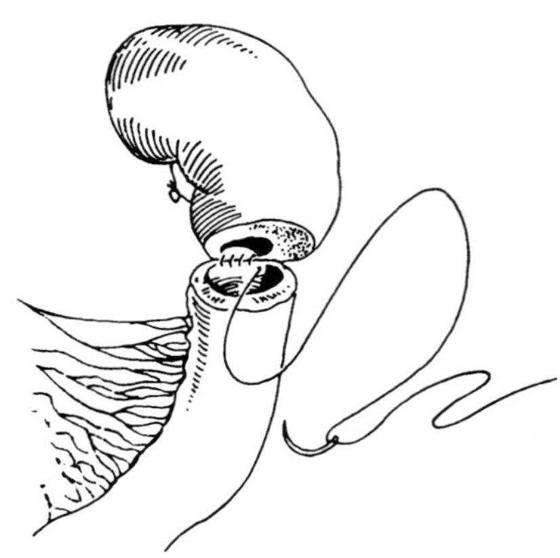

图 35-31 回肠 - 肾下盏端 - 端吻合

7. 回肠 - 膀胱吻合 在膀胱的左顶部做一圆形切口，全层切除该处膀胱壁，使其周径与游离回肠袢远侧端端的周径相当，同时无扭曲折叠，使其具有良好的排空能力。先用 3-0 可吸收线连续缝合全层(图 35-32)，外层以细丝线间断缝合，注意丝线不得穿透回肠黏膜和膀胱黏膜。在吻合口缝合达 1/2 时，经游离回肠袢远侧端插入支架管，使支架管上端位于肾盂内，下端经回肠 - 膀胱吻合口后至膀胱壁上另一小切口引出腹壁外(图 35-33)。

8. 放置引流、关闭后腹膜 分别于回肠 - 肾盂吻合口和回肠 - 膀胱吻合口附近留置引流管。用细丝线间断缝合关闭回肠系膜间隙、乙状结肠系膜裂孔。用细丝线间断缝合左侧结肠旁沟处后腹膜切口，并固定游离的回肠袢，使游离的回肠袢全部和上述两个吻合口均位于腹膜后方。

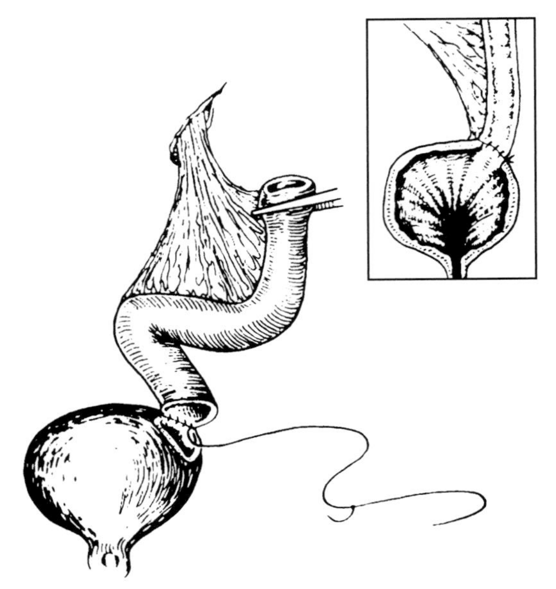

图 35-32 肠 - 膀胱吻合

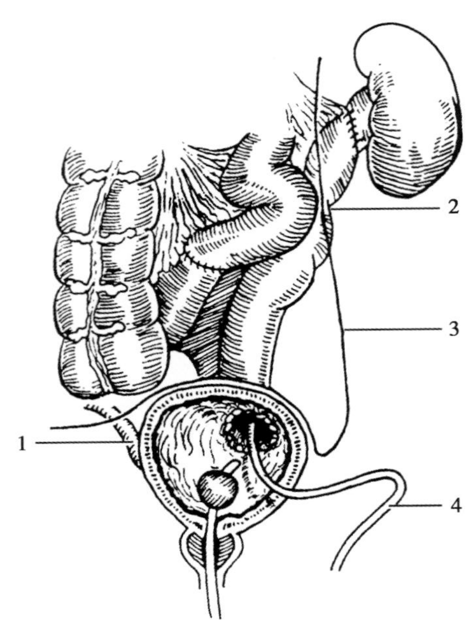


图 35-33 回肠代输尿管术示意图

1. 右侧输尿管；2. 游离回肠袢；3. 腹膜；4. 游离回肠袢内的支架管。

## 十、自体肾移植

### (一) 术式评价

当对侧肾缺失、功能较差或者其他方法修复替代输尿管不可行时可考虑应用自体肾移植(renal autotransplantation)。

### (二) 手术路径

供体肾获取术路径可采取腰部斜切口、前肋缘下弧形切口、腹直肌旁切口或正中切口的经腹腔途径入路。植肾手术路径可采用 Alexander L 形切口，即平脐水平沿腹直肌外侧缘方向切开皮肤，至髂前上棘水平横向内侧，止于正中耻骨联合上两横指，逐层切开各层组织，将腹膜牵向内侧，暴露腹膜后区髂血管。

### (三) 操作要点

1. 进入腹腔后将小肠推向对侧，向内推拉结肠，沿结肠旁沟剪开后腹膜，切开肾周筋膜及脂肪囊后，沿肾脏表面按前、上、后的顺序钝性分离肾脏，保留肾门及肾下极内侧脂肪。分离肾上极时，注意不要损伤肾上腺。

2. 暴露、游离肾静脉及其相连的一段下腔静脉时，可结扎切断肾静脉的属支，如精索(或卵巢)静脉、肾上腺静脉等，向内侧解剖肾静脉，直到肾静脉根部，近肾门处不做过多的游离，以免造成出血和损害输尿管的血供。

3. 游离肾动脉主干到主动脉分叉处，结扎切断其周围分支，如肾上腺下动脉、精索(或卵巢)动脉等，肾动脉后面的结缔组织亦可能含有供应腰背部的细小血管，均应结扎切断。然后将输尿管连同其系膜游离后切断，远端双重结扎。

4. 用血管钳紧靠肾蒂血管根部分别钳夹肾动脉、静脉，然后切断。肾脏取出后交灌洗组灌洗，将肾动脉、静脉残端分别用丝线结扎加 8 字缝扎，肾窝完善止血后，放置引流管，逐层缝合切口。

5. 切开髂外动脉筋膜鞘，显示髂内外动脉连接区，沿髂内动脉向下游离，结扎其分支血管。在分叉处阻断髂内动脉，在已游离的远端横断血管，腔内注入肝素生理盐水，即可用于吻合。

6. 先行肾静脉和髂外静脉端 - 侧吻合，然后行肾动脉与髂内动脉断端吻合，吻合完毕，放开阻断钳，吻合口无出血，肾供血良好时，肾实质变为粉红色，触之有搏动感，可见大量尿液从输尿管断端喷出。将输尿管植入膀胱，如输尿管过短，亦可将其与受侧输尿管端 - 侧吻合。

## 十一、其他类型的输尿管损伤修复手术

1. 腹腔镜 / 机器人辅助手术 绝大多数尿路重建类手术均可在腹腔镜 / 机器人辅助下实施，手术路径可选择经腹腔或腹膜外途径，手术要点、术后效果与开放手术相同，与开放手术相比，在术后疼痛、外观、康复、住院日、并发症等方面优势明显，但腹腔镜 / 机器人手术较开放手术更费时，并且需要更多的手术技巧和经验，目前，机器人辅助腹腔镜下膀胱腰大肌悬吊术及膀胱瓣输尿管下段成形术国内外已有报道，而且很可能在未来几年里应用会越来越多，但其远期疗效仍需大样本随访观察研究。

2. 永久性经皮肾造口术 当患者预期寿命有限时，可以考虑这一手术方式。

3. 肾盂成形术 适用于肾盂或肾盂输尿管连接处裂伤，手术的治疗原则及要点同输尿管吻合术。

# 第五节 术后并发症及处理原则

## 一、术后并发症与处理

### (一) 尿外渗或尿瘘

输尿管吻合后出现尿外渗或尿瘘，主要是由于病变段输尿管切除范围不足、尿液引流不畅、吻合口张力大、吻合口愈合不良、局部缺血或术后肾盏内结石排入输尿管所致，特别是在腹腔镜和机器人术中，由于缺乏力反馈，吻合口的张力大小一般是通过视觉判断的，强行吻合会引起术后继发尿瘘，因此无张力吻合在整个尿路重建中都至关重要。当发生尿外渗或尿瘘时，首先需要确定尿管、术野引流管及双 J 管的位置，如果引流液持续时间长且引流量较多，则需检查引流液的肌酐浓度。CT 增强扫描可以发现尿瘘或尿性囊肿以及引流管的位置。引流管的位置太靠近输尿管吻合口也可引起持续性尿瘘，可酌情剪短引流管或者调整引流管位置。如已形成尿性囊肿，则需重新放置引流，保持腹腔或腹膜外引流管以及导尿管引流通畅，使尿路维持低压状态，加强抗感染治疗，延迟拔管时间，并且拔除尿管时间应晚于拔除引流管的时间。尿瘘如为非梗阻性因素引起，一般术后 10 天左右愈合，很少超过 4 周；如怀疑吻合口远端存在梗阻者，可行 KUB 平片检查，了解有无结石及双 J 管移位等，通过基本的腔内操作调整双 J 管位置并及时去除梗阻原因。如果瘘孔不能愈合，可于术后 2~3 个月再实施手术修补瘘孔。

### (二) 吻合口狭窄

需根据输尿管具体狭窄的部位、程度及长度选择留置双 J 管、腔内球囊扩张或内切开治疗，必要时可选择开放手术探查。一般术后发生输尿管吻合口狭窄与术中吻合口水肿、缺血、坏死或输尿管扭曲、成角有关。因此，此类并发症重在预防，术中要确保输尿管吻合口无张力，选择合适的吻合位置，设计好膀胱黏膜下隧道的位置和长度至关重要，同时需要保护好输尿管的血运。

### (三) 腹部血肿或积血

术中出血是输尿管术中少见的并发症，但是输尿管与髂血管关系密切，在术中随时应该注意保护，通常不需要将髂血管的血管鞘打开。术中需要仔细止血，如果术后发现此类并发症，应注意加强引流和抗感染治疗，如出现生命体征不平稳的情况，及时开放手术处理。

### (四) 严重感染

尿外渗或尿漏以及腹部血肿或积血处理不当，常引起严重感染，有时即使实施了肾造瘘度过了危险期，二次手术的风险和难度依然很大，甚至被迫行肾切除，一旦发生严重感染，治疗方式主要是加强引

流和抗感染治疗。

### (五) 膀胱输尿管反流

在行输尿管膀胱吻合术时，膀胱黏膜下隧道长度应为输尿管腔直径的 4~5 倍，才能获得满意的抗反流效果。

### (六) 下腔静脉损伤

下腔静脉小的属支(生殖静脉和腰静脉)损伤出血，用纱布压迫止血，多能奏效；下腔静脉比较明显的裂口，可在清理术野后，用无损伤血管缝合线进行修补。

### (七) 电解质紊乱

常发生于回肠代输尿管术后，如术前肾功能良好，肠段短且尿液引流充分，电解质紊乱发生概率较低，但是对于术前肾功能受损的患者若输尿管缺损段很长，宜采用膀胱瓣输尿管成形术，以节省肠管或做回肠剪裁缩窄肠管，减少肠黏膜吸收及分泌面积等有助于保护肾功能。

### (八) 肠管分泌黏液梗阻

常发生于回肠代输尿管术后，由于肠管黏液产生过多引起，但需排除回肠扭转的可能，留置造瘘管或支架管缓慢低压冲洗可解决此问题。

## 二、术后处理要点与随访

输尿管损伤修复术后基本处理原则与随访内容包括：①静脉使用抗生素预防或治疗感染；②导尿管保留 6~7 天后去除，引流管在无明显液体引出后拔除(引流量 <10ml/24h)；③出院前复查 KUB 平片，明确双 J 管位置是否良好，通常双 J 管需要留置 1~3 个月，在留置期间，应每个月复查泌尿系彩超，以明确双 J 管是否通畅，有无肾积水等情况，并检查损伤局部有无漏尿、尿性囊肿形成。若双 J 管位置不佳、引流不畅，须在膀胱镜下重新留置；膀胱镜下拔除双 J 管后，患者在拔除后 3 个月、6 个月、12 个月复查泌尿系彩超、静脉肾盂造影，明确有无肾积水、输尿管狭窄及肾功能损害，若存在上述异常，需进一步行腔内或开放手术治疗。

# 第六节 问题与展望

近年来，随着输尿管镜、腹腔镜等微创手术在各级医疗单位的普及和应用，发生输尿管医源性损伤的病例逐年增多。由于输尿管管腔细小、管壁薄以及输尿管本身存在生理性狭窄及弯曲，容易出现输尿管损伤。国内学者刘修恒等对 2 280 例应用输尿管镜技术治疗输尿管疾病所发生的并发症进行了回顾性分析，发生输尿管黏膜撕脱 3 例(0.13%)，输尿管穿孔 18 例(0.79%)，输尿管黏膜下假道 17 例(0.75%)。国外学者 Makai 等报道因妇科腹腔镜手术导致输尿管损伤的发生率约为 0.03%~0.13%，而在复杂性术中输尿管损伤率高达 0.8%~1.6%。目前，输尿管短缺损的修复方法较为成熟，但是严重的输尿管损伤，特别是长段(>20cm)输尿管撕脱伤的修复，一直是泌尿外科具有挑战性的难题之一，如果处理不当，常可导致患侧肾脏功能彻底丧失，被迫切除肾脏。因此，寻求理想的替代材料和最佳的手术方法，是国内外学者的重要研究课题。目前临床上用于长段输尿管损伤修复的主要术式包括 Boari 膀胱瓣输尿管成形术、回肠代输尿管术和自体肾移植术，输尿管替代材料主要包括膀胱、回肠及组织工程材料等。

Boari 膀胱瓣输尿管成形术于 1894 年由 Boari 和 Casati 首先报道，Boari 膀胱瓣所取的肌瓣来源于自体组织，不存在组织排异反应，且与输尿管的上皮细胞及平滑肌细胞相同，因此是替代输尿管缺损的理想材料。同时，由于膀胱的血液供应为网状结构，血液循环丰富，膀胱瓣替代缺损输尿管后易于成活。相对于回肠代输尿管术，该术式可有效避免肠粘连、肠梗阻、肠道黏液分泌导致的反复泌尿系梗阻、感染、吻合口狭窄、高氯性酸中毒等最终导致肾功能损害的并发症。

随着近代腹腔镜技术的普及和机器人手术的应用，使该术式朝着更加微创的方向发展，目前已有学者尝试在腹腔镜下完成 Boari 膀胱瓣代输尿管术，成功率高达 96.6%，不仅减少了开放手术的损伤，而且短期和长期随访(5~60 个月)效果均满意。此外，机器人技术在当代正迅猛发展，机器人具有良好的三维视野，精确的机械手臂，使术中分离膀胱更为精确，吻合操作更加容易，放大的视野可保证尽可能多的膀胱动脉分支被保留，大大提高了膀胱肌瓣的成活率和手术的成功率。但是，当缺损超过 15cm 时，Boari 膀胱瓣长度难以保证无张力修复，术后容易发生狭窄或肾积水等并发症。

早在 1906 年，荷兰学者 Shoemaker 首次报道了 1 例因泌尿系结核行回肠代输尿管治疗的病例，该术式在 Goodwin 等的总结和推广下，经过一系列的基础和临床研究后，逐渐开始应用于临床，成为治疗输尿管长段缺损的主要方法之一。1957 年，我国学者徐学禧首次成功完成了该术式。该术式不受输尿管缺损长度的限制，吻合口大，术后不易再次发生输尿管狭窄及吻合口漏尿等并发症。但是回肠代输尿管也存在无法避免的缺陷：①回肠吸收功能较强，远期可能导致酸碱平衡失调及电解质紊乱；②术前如未充分准备，肠道内容物可能导致严重的感染；③肠吻合可能带来一系列并发症如肠瘘、肠粘连、肠梗阻等；④因肠道疾患无法获取足够的健康肠管。此后，各种改良的术式也不断出现，以 Yang-Monti 术式为代表，采用截取小段回肠，在肠系膜对侧将回肠纵形剖开，以长段周长为长轴重新缝合成管状的方式来延长截取的回肠段长度，Monti 等进行了动物实验证实该方法可行，临床应用于尿流改道手术取得成功。该术式完整保留了肠系膜血供，截取肠管较短，重建后管腔明显缩小，减少了吸收面积，较少引起代谢紊乱的问题。但是该术式在国内外也存在较多争议，Tanagho 等报道回肠代输尿管术后患者并发症较多，因替代输尿管缺损段的回肠肠腔内压力较高，导致肠管内尿液向肾脏反流，最终导致肾积水、电解质紊乱等一系列并发症。对于回肠代输尿管术后是否需要进行抗反流，目前国内报道尚不完全一致，Shokeir 等在 1995 年报道采用抗反流术式能够明显减少术后肠段肾脏反流的发生。国内学者陈晓鹏等则认为只要替代输尿管的回肠段 >15cm，不需要行抗反流吻合术式。Verduyckt 等亦报道回肠与输尿管之间是否做抗反流吻合对术后肾功能影响不明显。近代回肠代输尿管技术在开放手术的基础上进行了改良，借助腹腔镜以及机器人设备使该术式更加微创。

1963 年 Hardy 等首次报道对 1 例严重输尿管损伤的患者进行了自体肾移植获得成功，避免了肾切除的风险。此后，Stewart 等于 1977 年对这一技术进行了总结，认为自体肾移植避免了损伤正常消化道，而且能够达到保护患者肾功能的目的，适合于长段输尿管缺损的修复。1986 年 Bodie 等报道一组 27 例长段输尿管缺损患者行自体肾移植术后，随访 3 年，93% 的患者肾功能良好。但是自体肾移植主要禁忌为全身血管病变如淀粉样变性、结节性动脉周围炎和弥漫性血管炎等；术后并发症主要包括血管吻合口出血、肾动脉或静脉血栓、输尿管膀胱吻合口狭窄等。自体肾移植不会出现肠代输尿管引起的严重电解质紊乱、反复尿路感染、肠黏液梗阻、结石形成等问题，尤其是患者合并肠道疾病时，是挽救患侧肾功能并避免肾切除的良好选择，比回肠代输尿管技术更有优势。

2002 年，武汉大学人民医院杨嗣星等在 Boari 膀胱瓣术式的基础上，改进了肌瓣的设计，切取肌瓣时突破传统 Boari 瓣成形术的限制，将肌瓣基底部宽度缩窄至 2~3cm，而整个肌瓣的切取呈螺旋状 S 形裁剪，在保证肌瓣的血供不受影响的同时，最大限度地延长肌瓣的长度，重建的输尿管长度可超过 20cm，结合肾脏下降固定术及膀胱腰大肌悬吊术，可用于替代全程输尿管缺损。螺旋状膀胱瓣因自体取材无排异反应，不需要特殊术前准备，可替代输尿管全程等优点，是一种全新的、值得关注的长段输尿管替代方案。

另一方面，随着组织工程学技术研究的不断深入，目前国内外报道了不少能够修复、维持或改善损伤组织的生物材料，比如细胞外基质替代物的开发、种子细胞的增殖与性质研究、组织工程化组织对病损组织的替代等，这些新材料和新技术的涌现将会使体外构建人工输尿管成为可能。已有研究报道采用患者自身细胞与人工支架材料在体外构建精准的个体化输尿管，用于长段输尿管缺损的修复，甚至结合 3D 打印技术，利用细胞和支架材料打印出具有生物活性的输尿管，这将是未来的发展方向。

综上所述，输尿管长段缺损的替代材料及修复方法多样，并且已有部分研究应用于临床试验，但是距离真正的临床应用还有很多问题有待解决，比如各种替代材料是否能够恢复输尿管的蠕动功能、其在体内的远期疗效如何、是否会产生副作用等问题，仍有待进一步的观察和研究。

（刘修恒）

## 参考文献

[1] QURESHI K, MASKELL D, MCMILLAN C, et al. An infected urachal cyst presenting as an acute abdomen-a case report [J]. Int J Surg Case Rep, 2013, 4(7): 633-635.
[2] SHOKEIR A A, GHONEIM M A. Further experience with the modified ileul ureter [J]. Urol, 1995, 154: 45-48.
[3] SHOKEIR A A. Interposition of ileum in the ureter: a clinical study with long term follow up [J]. BJU, 1997, 79: 324-327.
[4] STOLZENBURG J U, RAI B P, DO M, et al. Robot-assisted technique for Boari flap ureteric reimplantation: replicating the techniques of open surgery in robotics [J]. BJU Int, 2016, 118(3): 482-484.
[5] VERDUYCKT F J, HEESAKKERS J P, DEBRUYNE F M, et al. Long-term results of ileum interposition for ureteral

obstruction [ J ]. Urol, 2002, 42: 181-187.
[ 6 ] 金锡御，俞天麟鳞 . 泌尿外科手术学[ M ]. 2 版 . 北京：人民军医出版社，2007.
[ 7 ] 杨嗣星，李永伟，张孝斌，等 . 螺旋状带蒂膀胱肌瓣修复长段输尿管缺损的疗效分析[ J ]. 中华泌尿外科杂志，2012，33(3)：206-209.
[ 8 ] 张旭 . 泌尿外科腹腔镜与机器人手术学[ M ]. 2 版 . 北京：人民军医出版社，2015.

# 第三十六章

# 膀胱损伤与外科治疗

## 第一节 概 述

膀胱排空时位于骨盆深部，周围的肌肉、筋膜、骨盆的骨性结构等具有保护的作用，因此膀胱不易发生损伤。当膀胱充盈时，其壁变得紧张而薄，顶部上升高出于耻骨联合与腹壁相贴，从而失去骨盆的保护作用。在下腹部受到外力作用时，有可能导致充盈的膀胱发生破裂；或当骨盆受到强大冲击力作用后发生骨盆骨折，骨折的断端有可能穿透膀胱壁，使得发生膀胱破裂的可能性大大增加。儿童的膀胱不像成人位于盆腔内，膀胱位置较高，骨盆位置相对较低，膀胱稍有充盈就可以突出至下腹部，因此儿童膀胱更易受到损伤。医源性膀胱损伤常发生于下腹部、盆腔手术，妇产科手术或内镜检查时。自发性膀胱破裂多见于病理性膀胱，例如肿瘤、结核、接受放疗或经历多次手术。膀胱穿通伤一般较为少见，可由锐器穿刺、枪弹穿透所致的，常合并子宫、阴道、直肠等其他器官损伤。

## 第二节 膀胱解剖与结构特点

膀胱为肌膜性囊状的空腔器官，具有储存和排泄尿液作用，其大小、形状、位置及壁的厚度均随储尿量而变化。成人膀胱是一个腹膜外器官，位于盆腔深面，耻骨联合后方，四周有骨盆保护，呈四面锥形体，分为底、体、尖及颈四部和上面、二个下外侧面。在成年男性，膀胱位于耻骨与直肠间，其后面与直肠、精囊及输精管壶腹部相邻，下面与前列腺以及肌肉紧密结合而固定。膀胱与直肠之间存在膀胱直肠陷凹（图 36-1）。在成年女性，膀胱位于耻骨与子宫间，其后面为子宫及阴道上部，下面邻近尿生殖膈。膀胱与子宫及阴道上部之间存在膀胱子宫陷凹（图 36-2）。腹膜覆盖膀胱的顶和后上部，脐尿管以下的膀胱无腹膜覆盖。膀胱空虚时，腹膜下降至耻骨联合处；膀胱充盈膨胀时，腹膜随膀胱上升，前面直接与腹前壁相贴。小儿膀胱位置较成人高，部分位于腹膜内。膀胱的解剖特点与损伤的类型、范围和部位密切相关。

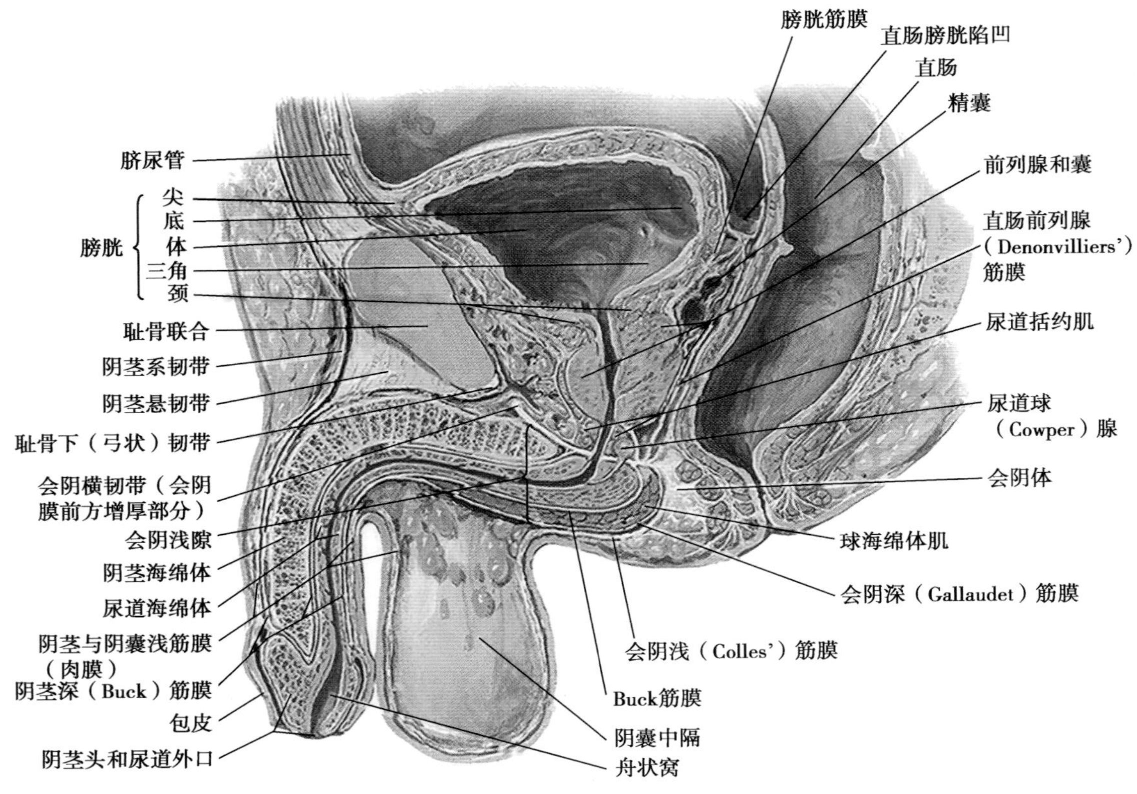
膀胱筋膜
直肠膀胱陷凹
直肠
精囊
前列腺和囊
直肠前列腺
（Denonvilliers'）
筋膜
尿道括约肌
尿道球
（Cowper）腺
会阴体
球海绵体肌
会阴深（Gallaudet）筋膜
会阴浅（Colles'）筋膜
Buck筋膜
阴囊中隔
舟状窝
脐尿管
膀胱
尖
底
体
三角
颈
耻骨联合
阴茎系韧带
阴茎悬韧带
耻骨下（弓状）韧带
会阴横韧带（会阴
膜前方增厚部分）
会阴浅隙
阴茎海绵体
尿道海绵体
阴茎与阴囊浅筋膜
（肉膜）
阴茎深（Buck）筋膜
包皮
阴茎头和尿道外口

图 36-1 男性盆腔脏器正中矢状面

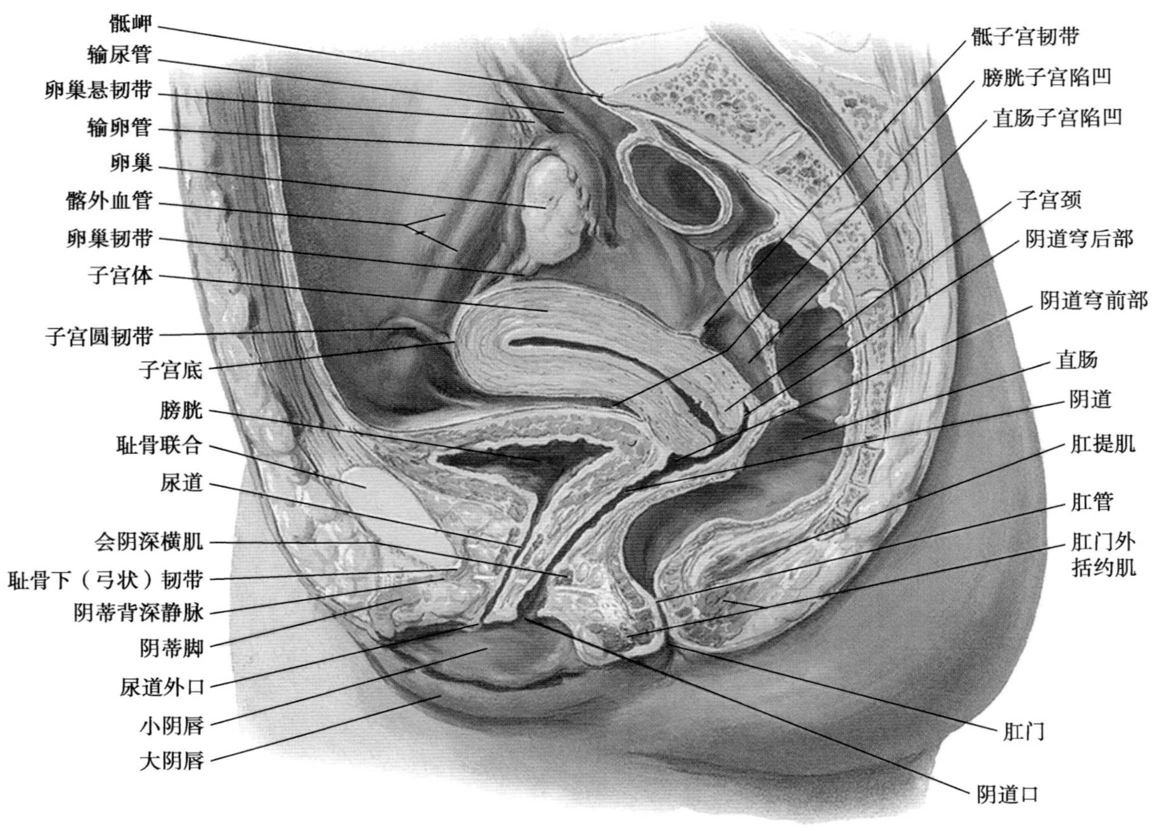
骶岬
输尿管
卵巢悬韧带
输卵管
卵巢
髂外血管
卵巢韧带
子宫体
子宫圆韧带
子宫底
膀胱
耻骨联合
尿道
会阴深横肌
耻骨下（弓状）韧带
阴蒂背深静脉
阴蒂脚
尿道外口
小阴唇
大阴唇
骶子宫韧带
膀胱子宫陷凹
直肠子宫陷凹
子宫颈
阴道穹后部
阴道穹前部
直肠
阴道
肛提肌
肛管
肛门外
括约肌
肛门
阴道口

图 36-2 女性盆腔脏器正中矢状面

## 第三节 膀胱损伤的病因和分类

### 一、概述

膀胱由于位于骨盆深部，一般难以损伤。根据致伤原因可以把膀胱破裂分为创伤性膀胱破裂、医源性膀胱破裂、自发性膀胱破裂和锐器所致膀胱穿通伤。其中创伤性膀胱破裂伤最常见。根据膀胱破裂口与腹膜的关系可以分为腹膜外破裂、腹膜内破裂和混合性破裂。创伤性膀胱破裂多由于膀胱在充盈状态时骨盆骨折或下腹部受外力撞击引起；医源性损伤发生于下腹部或盆腔手术、妇产科手术及腔镜手术或检查时，其中发生于妇产科手术时最多见。自发性膀胱破裂的患者多有病理性膀胱因素存在，例如肿瘤、结核、放疗或多次手术。膀胱穿通伤为锐器穿刺伤、枪弹伤或骨折碎片导致。了解不同类型的损伤对疾病的诊断和采取正确的治疗有指导意义。

### 二、膀胱损伤的分类及其致伤因素

#### （一）腹膜内型膀胱破裂

该类型较少见，但后果较腹膜外类型严重得多。膀胱最为薄弱的地方位于膀胱顶接近腹膜的区域，当膀胱充盈时，突发的直接暴力打击，作用力通过膀胱内尿液的传导将导致膀胱在此部位发生破裂。起病初期低渗的尿液自此进入腹腔，引起的腹膜炎较轻，肠鸣音可正常。如果早期漏诊，至后期发展至感染性尿性腹膜炎时腹部症状才明显。此时腹膜吸收大量尿素致血尿素氮明显升高。

#### （二）腹膜外型膀胱破裂

此类型较常见，多发生于骨盆骨折时，并常伴有尿道损伤。绝大多数的腹膜外膀胱破裂合并有耻骨骨折。严重的骨折端碎片会刺破膀胱，并合并后尿道损伤。这类型的膀胱破裂腹痛范围广，程度轻。可能伴有尿外渗。

#### （三）混合型膀胱破裂

此类型约占 10%，常合并多脏器损伤，病死率高，火器或利器所致穿通伤是其主要原因。

### 三、膀胱破裂的分级

按照美国创伤外科协会分级量表，把膀胱损伤分为 5 级：Ⅰ级挫伤　膀胱壁血肿，裂伤未穿透膀胱壁；Ⅱ级裂伤　腹膜外膀胱壁裂口 <2cm；Ⅲ级裂伤　腹膜外膀胱壁裂口 >2cm 或腹膜内膀胱壁裂口 <2cm；Ⅳ级裂伤　腹膜内膀胱壁裂口 >2cm；Ⅴ级裂伤　腹膜外或腹膜内膀胱壁裂口扩大至膀胱颈或输尿管口。

## 第四节 膀胱损伤的诊断

### 一、病史与体检

有下腹部创伤史、创伤性骨盆骨折史、膀胱尿道内器械操作史、难产或放疗后出现腹痛、排尿困难或血尿。 体检发现下腹部耻骨上区压痛，直肠指检触及直肠前壁有饱胀感，提示腹膜外膀胱破裂；如全腹胀痛，有压痛、反跳痛、肌紧张，并有移动性浊音，提示腹膜内膀胱破裂。

### 二、导尿检查

怀疑有膀胱破裂时应行导尿检查。如果导尿管可顺利插入膀胱，但不能导出尿液或仅导出少量血尿，再经导尿管注入生理盐水 300ml，5 分钟后回抽，如果导出量明显少于注入量，提示可能存在膀胱破裂，此法简单易行，但会出现一定的假阳性或假阴性可作为膀胱损伤的辅助诊断方法。

### 三、膀胱造影检查

骨盆平片可以发现骨盆骨折。膀胱造影对诊断膀胱破裂很有价值：自导尿管注入 15%~30% 造影剂 300ml，行前后位、左斜位、右斜位摄片，放出造影剂，用生理盐水冲洗膀胱，再次摄片，如果显示造影剂外溢，则为膀胱破裂。还有学者应用膀胱注气造影法：经导尿管注入大量空气，如果有腹膜内膀胱破裂，可发生气腹，膈下可见游离气体。排泄性尿路造影：对怀疑同时存在上尿路损伤者，可行此检查（图 36-3）。

### 四、超声检查与腹腔穿刺

超声检查操作简便，无创伤，正确诊断率高，可在床旁进行，不影响抢救时机，可重复检查，动态观察病情变化，能同时检查有无腹部其他脏器损伤，为

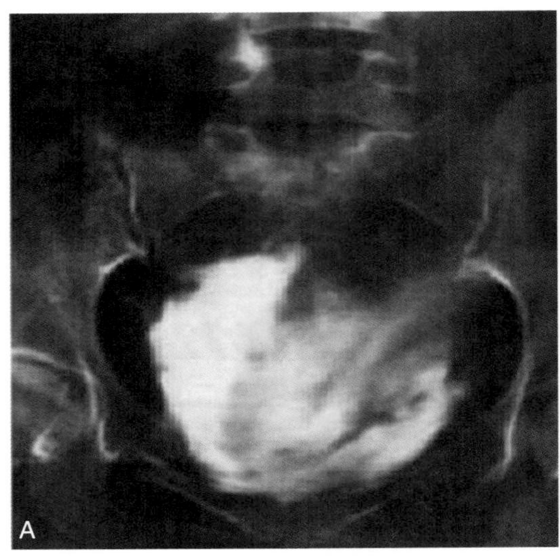


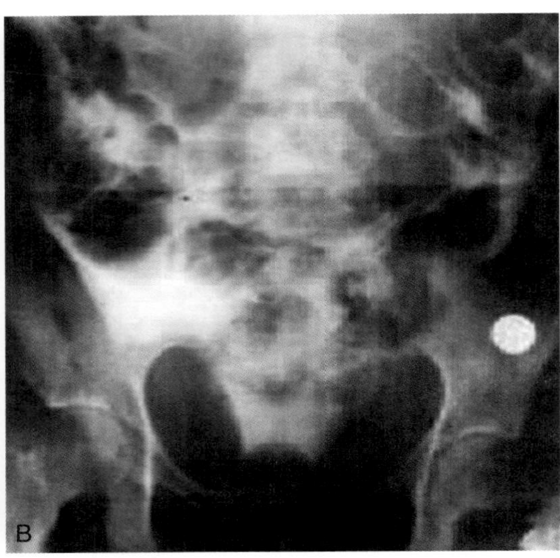


图 36-3　A. 腹膜内膀胱破裂；B. 腹膜外膀胱破裂

及时手术提供有价值的依据。可以明确膀胱破裂的部位、范围以及尿外渗的程度。

当发生腹膜内膀胱破裂或疑有腹腔实质脏器损伤，为判断腹腔是出血还是大量尿液流入腹腔，此时采用腹腔穿刺能客观作出判断，既穿刺抽吸液为全血多为腹腔实质脏器损伤，若淡红色尿液多为腹膜内膀胱破裂所致的漏尿。

# 第五节　术前评估与治疗选择

膀胱损伤常常合并其他合并伤，治疗方案的选择应首先针对危及生命的合并伤进行。处理方式应根据创伤机制（暴力伤和穿通伤）和膀胱破裂类型（腹膜外膀胱破裂和腹膜内膀胱破裂）选择。膀胱挫伤仅需留置导尿管数天即可，但需注意漏诊的发生。如果发生膀胱颈周围的血肿压迫，必须行暂时性地留置导尿管。如果行手术修补膀胱，首选的方法为可吸收线双层缝合膀胱黏膜。

## 一、腹膜外膀胱破裂

由暴力损伤所致的腹膜外膀胱破裂在做出决断时需要认真地分析判断，因许多患者仅需留置导尿管两周就可治愈。膀胱镜检查可以对判断膀胱破裂程度提供一些帮助；膀胱造影的造影剂外漏程度并不能代表膀胱破口的大小，但当有大量造影剂外漏时，手术探查是一种较为明智的选择；当患者情况稳定因其他脏器的创伤需要手术探查时，可以打开膀胱进行修补；闭合性暴力损伤所致较轻的膀胱破裂可通过单纯留置导尿管进行治疗；对于非手术治疗时膀胱周围血肿可以不必手术引流以防诱发感染，但要注意控制感染的发生。手术探查时切口可做下腹部正中切口，对是否伤：及输尿管、后尿道及膀胱三角进行探查。若有骨盆环或股骨断端刺入膀胱，在膀胱修补前应进行复位。修补时从膀胱内用可吸收肠线缝合破口，行高位膀胱造瘘。多数无其他严重合并伤的腹膜外膀胱破裂，即使存在广泛腹膜后或阴囊尿渗出，仅给予留置导尿管 2 周处理即可。但是累及膀胱颈部，膀胱壁中有骨碎片，伴随直肠损伤的患者，必须手术治疗。对于非手术治疗时膀胱周围血肿可以不必手术引流以免造成感染。近年来由于更多地采用开放固定和内固定的方法治疗骨盆骨折，腹膜外膀胱破裂也常手术修补，以预防固定材料造成的感染。如果患者需手术探查其他损伤，建议同时缝合腹膜外膀胱破裂以减少感染并发症（特别是膀胱周围脓肿）的发生。

## 二、腹膜内膀胱破裂

只有极少的腹膜内膀胱破裂病例膀胱造影提示只有很小的破口并且无其他手术指征，可以考虑通过留置导尿管引流 7~10 天进行治疗。但是多数情况下，腹膜内膀胱破裂均需要手术治疗。其理论依据在于腹腔内尿渗可导致腹膜炎、腹腔内脓毒症甚至死亡。手术时对其他腹腔脏器进行探查,并注意是否合并腹膜外膀胱破裂。探查切口可取下腹部正中切口,同时对腹腔内其他脏器进行探查,并注意是否有腹膜外膀胱破裂。探查结束后分层修补膀胱破口,术中如果发现尿性囊肿存在,必须彻底引流。如果无其他腹腔内损伤,可行腹腔镜下膀胱腹膜内破裂缝合修补。修补完膀胱后,根据情况可单纯留置导尿管,也可做耻骨上膀胱造瘘。膀胱造瘘有两个重要原则:①造瘘管应该放在尽量高的位置,可以减轻术后的尿频和膀胱痉挛;②造瘘管应该潜行穿出皮肤,减轻造瘘管拔除后尿瘘的发生。造瘘管在皮肤穿出处固定,以防从膀胱内脱出,10~14 天后膀胱伤口愈合后可以拔除造瘘管。另外还应在膀胱耻骨间隙放置引流。此外,近年来也有学者以腹腔镜修补较小的腹膜内膀胱破裂,取得了较好疗效。

## 三、膀胱穿通伤

所有由枪弹、利器或骨片所致的膀胱穿通伤都应进行手术探查。膀胱周围的血肿应该清除以防脓肿的形成。开腹探查是因为腹膜内脏器受伤的可能性很大,其目的主要是探查修补受损脏器,取出异物。应该打开膀胱认真探查后进行修补,膀胱壁的各层可分层修补,破入腹腔的裂口应从腹腔内关闭;三角区、输尿管开口、膀胱颈都应探查。约有近 30% 的膀胱穿通伤可能合并有输尿管损伤,术中注意检查输尿管。当疑有输尿管损伤,应以输尿管导管试插。若破口邻近输尿管开口,应留置双 J 管两周。对膀胱颈口的认真修补,可以降低术后的尿外渗、排尿困难及颈口的缩窄。修补完膀胱后,置入一耻骨上造瘘管(勿从刀器创口引出)。术后如果发现有很小的瘘口未修补到,一些瘘口通过良好的持续引流可以在 3 周内自行闭合,如未愈,可在 2~3 个月后再进行修补。

## 四、膀胱损伤伴下腹壁撕脱缺损

若出现膀胱损伤伴下腹壁撕脱或缺损严重性创伤,直接缝合膀胱常会导致缝合处张力过大,继而引发膀胱壁缺血,最终导致修补处膀胱壁坏死。因此,在修补较大的膀胱缺损时,必要时可应用膀胱补片。同样的,在修补下腹壁和会阴时,也可应用相应的补片。有文献报道将带蒂的股外侧肌皮瓣应用于创伤后膀胱重建和下腹壁或会阴的软组织覆盖。

## 五、医源性损伤

More 分析了 3 454 例医源性损伤,其中泌尿系损伤 122 例(3.5%),并且发现术中对解剖不熟悉、责任心不强、误诊及泌尿外科腔内操作是造成泌尿系损伤的四个最主要原因。随着经尿道的各种手术操作、腹腔镜检查和手术的推广应用,医源性膀胱破裂的发生也越来越常见,但其中三分之二的医源性损伤是非泌尿科医师所造成的。常见的原因有经尿道的手术操作,因对结构认识不清、出血致视野模糊,导致膀胱穿孔;腹腔镜放置戳卡时误穿膀胱;盆腔手术、疝修补手术误伤膀胱等。由于卵巢、子宫与膀胱解剖关系较为邻近,妇产科手术及难产也是膀胱损伤的重要原因。西安医科大学对 15 944 例妇科手术统计,发现膀胱损伤 11 例,占 0.69%;Onuora 对 48 693 分娩妇女统计,发现膀胱输尿管的损伤率为 0.43%。若合并有阴道的损伤,未及时处理,易发生膀胱阴道瘘。对于该类膀胱破裂伤,应重在预防,高度的责任心、对解剖关系的熟悉可有效避免此类损伤的发生。若在术中发现误伤,可及时进行修补。术中未发现的膀胱破口一般均较小,在确认无感染及其他脏器损伤的情况下,可以通过留置导尿管 2 周,一般即可治愈。外科术中如果发现膀胱穿孔应予以修补。对术中没有发现的膀胱损伤,必须鉴别是腹膜内还是腹膜外膀胱破裂。对于腹膜内膀胱破裂,标准的治疗方法是手术探查并修补。在一些特定情况下(没有腹膜炎和肠梗阻的情况下),也可采用持续膀胱引流和预防性应用抗生素等保守治疗。同时建议留置腹腔引流。对于腹膜外损伤,建议行膀胱引流和预防性应用抗生素等保守治疗。较大的腹膜外穿孔伴有严重膀胱外积液的患者需放置膀胱周围引流。如果穿孔发生在 TURB 术中,术后不可行即刻膀胱灌注化疗。TURB 术后如怀疑膀胱破裂行手术探查,需同时仔细排除肠道有无损伤。如果行中段尿道悬吊术或经阴道网片植入术时出现膀胱穿孔,需要重新调整吊带位置并且留置导尿管(1~2 天)。

## 六、膀胱内异物

若治疗用的网片导致膀胱穿孔,必须通过开放手术或者内镜取出。手术方式的选择需根据外科医师的经验水平和网片的位置来决定。其他类型的异物,可先尝试使用膀胱镜取异物,如果失败可行膀胱切开术。

# 第六节 膀胱损伤的处理原则

## 一、膀胱损伤处理的基本原则

膀胱损伤常常合并其他合并伤，其治疗应首先针对危及生命的合并伤进行。处理方式应根据创伤机制（钝性暴力伤和穿通伤）和膀胱破裂类型（腹膜外膀胱破裂和腹膜内膀胱破裂）选择。

### （一）腹膜外膀胱破裂

多数无其他严重的合并伤，即使存在广泛腹膜后或阴囊尿渗出，仅给予留置导尿管2周处理即可（图36-4）。但若累及膀胱颈部，膀胱壁中有骨碎片或伴随直肠损伤的患者，则必须实施手术治疗。对于非手术治疗时膀胱周围血肿可以不必手术引流以免造成感染。近年来由于更多地采用开放固定和内固定的方法治疗骨盆骨折，腹膜外膀胱破裂也常手术修补，以预防固定材料造成的感染。如果患者需手术探查其他损伤，建议同时缝合腹膜外膀胱破裂以减少感染并发症（特别是膀胱周围脓肿）的发生。

多数情况下，腹膜内膀胱破裂均需要手术治疗。其理论依据在于腹腔内尿渗可导致腹膜炎、腹腔内脓毒症甚至死亡。手术时对其他腹腔脏器进行探查，并注意是否合并腹膜外膀胱破裂。术中如果发现尿性囊肿存在，必须彻底引流。如果无其他腹腔内损伤，可行腹腔镜下膀胱腹膜内破裂缝合修补。修补膀胱后，根据情况可单纯留置导尿管，也可作耻骨上膀胱造瘘。

### （二）膀胱穿通伤

所有由枪弹、利器或骨片造成的膀胱穿通伤均需行急诊手术探查。开腹探查的原因是可能合并腹膜内脏器损伤。膀胱周围的血肿应予清除以防止脓肿形成。约有近30%的膀胱穿通伤可能合并输尿管损伤，术中注意检查输尿管。

### （三）膀胱损伤伴

下腹壁撕脱或伴会阴或伴膀胱组织缺损：若出现上述类型严重的创伤，直接缝合膀胱常会导致缝合处张力过大，继而引发膀胱壁缺血，最终导致修补处膀胱壁坏死。因此，在修补较大的膀胱缺损时，必要时可应用膀胱补片。同样的，在修补下腹壁和会阴时，也可应用相应的补片。有文献报道将带蒂的股外侧肌皮瓣应用于创伤后膀胱重建和下腹壁或会阴的软组织覆盖。

### （四）医源性损伤

外科术中如果发现膀胱穿孔应予以修补。对术中没有发现的膀胱损伤，必须鉴别是腹膜内还是腹膜外膀胱破裂。对于腹膜内膀胱破裂，标准的治疗方法是手术探查并修补。在一些特定情况下（没有腹膜炎和肠梗阻的情况下），也可采用持续膀胱引流和预防性应用抗生素等保守治疗。同时建议留置腹腔引流。对于腹膜外损伤，建议行膀胱引流和预防性应用抗生素等保守治疗。较大的腹膜外穿孔伴有严重膀胱外积液的患者需放置膀胱周围引流。如果穿孔发生在TURB术中，术后不可行即刻膀胱灌注化疗。TURB术后如怀疑膀胱破裂行手术探查，需同时仔细排除肠道有无损伤。如果行中段尿道悬吊术或经阴道网片植入术时出现膀胱穿孔，需要重新调整吊带位置并且留置导尿管（1~2天）。

### （五）膀胱内异物

若治疗用的网片导致膀胱穿孔，必须通过开放手术或者内镜取出。手术方式的选择需根据外科医师的经验水平和网片的位置来决定。其他类型的异物，可先尝试使用膀胱镜取异物，如果失败可行膀胱切开术。

## 二、膀胱损伤急诊手术治疗的指征

需要立即手术是临床泌尿外科医师必须掌握的基本原则。有下列情况时可作为膀胱损伤修补的指征：①创伤导致的腹腔内损伤；②穿刺伤或医源性非泌尿外科损伤；③膀胱引流不畅或尿中有血块；④膀胱颈损伤；⑤直肠或子宫损伤；⑥开放性骨盆骨折；⑦骨盆骨折需要切开复位和内固定；⑧由于其他原因行剖腹探查的稳定患者；⑨骨碎片插入膀胱内。

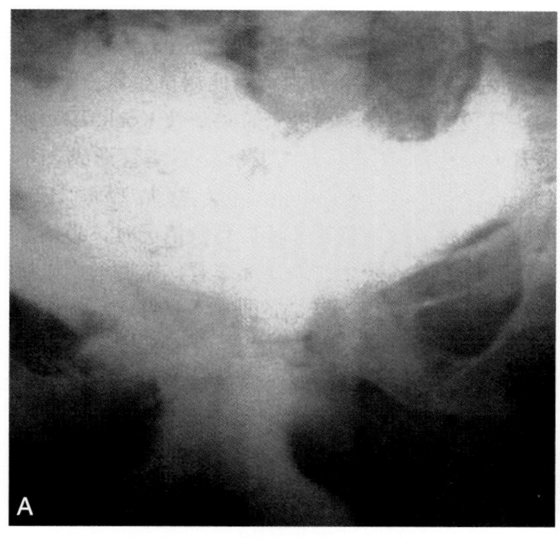


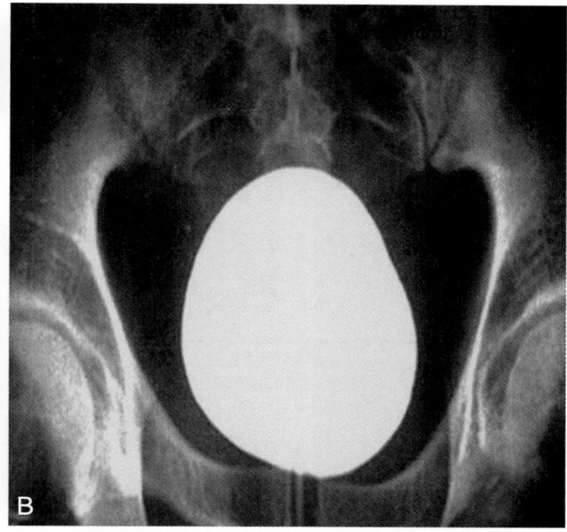


图 36-4 A. 由于腹膜外膀胱破裂导致造影剂外渗，形成盆腔内火焰状密度影；B. 同一患者在留置尿管 2 周后行膀胱造影，显示膀胱完全恢复。

## 第七节 术后并发症与处理

当膀胱损伤得到及时的诊断和正确的治疗后，效果可以非常理想，病死率很低。严重并发症的出现多由于诊断和治疗延迟（误诊、延迟就医或严重的骨盆损伤导致复杂损伤）。不典型膀胱损伤表现为酸中毒、氮质血症、发热和败血症、尿量减少、腹膜炎、肠梗阻、尿性腹水以及呼吸困难。膀胱破裂并发膀胱颈、阴道及直肠损伤时可出现尿失禁、瘘管形成、尿道狭窄、重建恢复延迟。严重的骨盆骨折可导致暂时的或永久的神经损伤，即使在膀胱修复之后仍然排尿困难。膀胱破裂引起的严重并发症多是由于漏诊或尿外渗早期未得到及时处理，从而导致广泛的盆腔和腹腔脓肿形成。较轻的并发症有膀胱造瘘管脱出、伤口漏尿及膀胱痉挛等。术后预防并发症的关键是保持通畅的膀胱引流。盆腔积液或脓肿可以通过超声定位穿刺引流，必要时也可以向脓腔内注射广谱抗生素，腹腔内脓肿和腹膜炎应尽早探查引流，同时用足量抗生素控制感染。膀胱造影或膀胱镜检查可帮助调整膀胱造瘘管的位置。膀胱痉挛常可通过口服抗胆碱能药物控制。

膀胱损伤术后较常见的并发症，感染最常见的部位是膀胱周围，膀胱创口及腹部切口感染。感染最常见的原因与预防处理包括：①膀胱周围的血肿及外渗尿引流不彻底密；②患者受伤后就医较晚，超过了清创时间，局部已有污染和感染迹象；③伤口漏尿主要由于膀胱创口处挫伤组织未彻底剪除，致愈合不良或膀胱裂口漏尿，增加了术后感染的机会；④充分引流膀胱周围的血肿及外渗尿液；⑤术中、术后给予有效的抗生素治疗；⑥感染发生后应及时拆除皮肤缝线，扩大伤口充分引流，并加强有效抗生素的应用；⑦保持膀胱造口管或尿道留置导尿管引流通畅和伤口充分引流，及时清除伤口内丝线头等异物一般伤口多能愈合，极少形成膀胱腹壁瘘。

（潘铁军）

## 参考文献


[1] OBARISIAGBON EO, OLAGBUJI BN, ONUORA VC, et al. Iatrogenic urological injuries complicating obstetric and gynaecological procedures [J]. Singapore Med J, 2011, 52(10): 738-741.

[2] RAMCHANDANI P, BUCKLER PM. Imaging of genitourinary trauma. American Journal of Roentgenology, 2009, 192(6): 1514-1523.

[3] TONKIN J B, TISDALE B E, JORDAN G H. Assessment and initial management of urologic trauma [J]. The Medical clinics of North America, 2011, 95(1): 245.

[4] Wirth GJ, Peter R, Poletti PA, et al. Advances in the management of blunt traumatic bladder rupture: experience with 36 cases [J]. BJU international, 2010, 106(9): 1344-1349.

[5] SONG X, YANG D, CHE X, et al. Comparing the safety and efficiency of conventional monopolar, plasmakinetic, and holmium laser transurethral resection of primary no n-muscle invasive bladder cancer [J]. Journal of Endourology, 2010, 24(1): 69-73.

[6] 夏同礼．现代泌尿病理学图谱[M]. 北京：人民卫生出版社，2013.

# 第三十七章

# 尿道损伤与外科处理原则

## 第一节 男性后尿道损伤与处理原则

### 一、流行病学与发生率

尿道损伤是泌尿系统常见损伤，约占泌尿系损伤的10%~20%。由于男女尿道解剖特点等原因，尿道损伤多见于男性，占97%，以青壮年居多，且以尿道外暴力性闭合损伤为主。后尿道损伤很少单独发生，多合并骨盆骨折和其他脏器损伤，骨盆骨折导致的尿道损伤（pelvic fracture urethral distraction defect，PFUDD）的发生率为2.5%~10%。在处理骨盆骨折合并后尿道损伤时要注意其他脏器的损伤。前列腺部尿道或者膀胱颈部损伤主要见于小孩。女性尿道损伤少见，约占3%。尿道损伤情况复杂多变，需要根据患者总体情况、损伤原因、损伤部位、损伤程度等综合判断，急诊处理方法也存在诸多争议。如何根据患者情况处理尿道损伤直接关系到勃起功能障碍、尿道狭窄、尿失禁的发生率。

### 二、损伤因素

#### （一）尿道内损伤

主要为医源性损伤，多发生于尿道内器械操作或手术，通常为部分尿道撕裂，瘢痕形成，近年来随着经尿道腔镜手术的普及、前列腺癌根治术等手术的增加，后尿道损伤及狭窄也相应增加。

#### （二）尿道外损伤

可分为钝性损伤和穿透性损伤。钝性损伤主要为与骨盆骨折，发生原因包括交通事故、高空坠落、工业事故等。其机制主要是膜部尿道穿过并固定于尿生殖膈，当骨盆骨折导致骨盆环前后径或者左右径受压变窄时，耻骨前列腺韧带受到剧烈牵拉被撕裂，导致前列腺突然移位，前列腺与相对固定的膜部之间产生剪切力导致尿道断裂；少数患者因为骨盆骨折断端刺伤尿道所致。穿通性损伤多为枪伤、刀刺伤及工地钢筋的刺伤。

### 三、尿道损伤的分类标准

目前国内尿道损伤的分类主要参考Goldman分类及欧洲泌尿外科协会尿道损伤分类标准（表37-1）。

表37-1 尿道损伤的Goldman分类

| 分类 | 描述 |
|---|---|
| Ⅰ | 后尿道被拉伸但无破裂 |
| Ⅱ | 后尿道位于尿生殖膈上部分的断裂 |
| Ⅲ | 损伤同时累及尿生殖膈上下尿道，出现前后尿道部分或完全性的断裂 |
| Ⅳ | 膀胱损伤延伸到后尿道 |
| $Ⅳ_a$ | 后尿道损伤同时伴膀胱底部的损伤 |
| Ⅴ | 部分或完全性的前尿道损伤 |

### 四、临床表现与体征

大多数患者有生殖器损伤、会阴部创伤、骨盆骨折或医源性损伤等病史，当出现尿道外口出血、尿潴留、尿外渗等临床体征及表现时，应首先考虑尿道损伤（表37-2）。

#### （一）疼痛

受伤局部可有疼痛及压痛。疼痛可放射至肛门周围、耻骨后及下腹部。下腹胀痛原因主要是可触及胀大膀胱，合并膀胱损伤、尿外渗可导致局部肌紧张等表现与体征。

表 37-2　前、后尿道闭合性损伤的分类、分级及处理方法

| 等级 | 类型 | 临床表现 | 处理方法 |
|---|---|---|---|
| Ⅰ | 牵张性损伤 | 尿道造影未见造影剂外渗 | 无需特殊处置 |
| Ⅱ | 挫伤 | 尿道口渗血，但尿道造影未见造影剂外渗 | Ⅱ/Ⅲ级尿道损伤可行经耻骨上膀胱造瘘或留置导尿保守治疗 |
| Ⅲ | 尿道部分断裂 | 损伤部位造影剂外渗，但能够进入近端尿道及膀胱 | |
| Ⅳ | 尿道完全性断裂 | 损伤部位选影剂外渗，但不能进入近端尿道、前尿道以及膀胱 | 耻骨上膀胱造瘘后延期修复尿道，部分患者可选择一期内镜下尿道重建 ± 延期修复尿道 |
| Ⅴ | 部分性或完全性后尿道断裂合并膀胱损伤 | 尿道损伤部位造影剂外渗或女性阴道口渗血耻骨上膀胱造瘘时膀胱颈部造影剂外渗或直肠及阴道撕裂、直肠或阴道被造影剂填充 | 一期开放手术修复 |

**（二）出血**

1. 尿道外口出血　约 37%~93% 后尿道损伤的患者会有尿道外口出血，虽然缺乏特异性，但仍作为提示尿道损伤的首要指征。尿道出血程度和尿道损伤严重程度不一定一致。如尿道黏膜挫伤或尿道壁小部分撕裂可伴发大量出血，而尿道完全断裂则可能仅有少量出血。

2. 盆腔出血　骨盆骨折常伴有盆腔出血，临床缺乏明显体征，往往通过监测血常规、盆腔彩超或者 CT 检查发现。

3. 膀胱出血　怀疑尿道损伤导尿后可发现持续肉眼血尿，膀胱彩超或者 CT 显示膀胱内血块。

**（三）排尿困难或尿潴留**

排尿困难程度与尿道损伤程度有关。尿道轻度挫伤的患者可不表现为排尿困难，仅仅表现为尿痛；尿道严重挫伤或破裂的患者由于局部水肿、疼痛、尿道括约肌痉挛及尿外渗等则可表现为排尿困难或尿潴留；后尿道损伤多表现为无尿及尿潴留。

**（四）尿外渗**

骨盆骨折合并膜部尿道损伤尿外渗可聚积于尿生殖膈上下筋膜之间。膜部尿道损伤同时合并尿生殖膈下筋膜破裂，尿外渗至会阴浅袋，表现与球部尿道损伤相同。合并尿生殖膈上破裂，尿外渗至膀胱周围，向上沿腹膜外及腹膜后间隙蔓延，可表现为腹膜刺激症状，合并感染时可出现全身中毒症状。如尿生殖膈上下筋膜完全破裂，尿外渗可以向深浅两个方向蔓延。前列腺部尿道损伤尿外渗于膀胱周围，向上可沿腹膜外及腹膜后间隙蔓延。

**（五）失血性休克**

严重尿道损伤，特别是骨盆骨折后尿道断裂或合并其他内脏损伤者，常发生休克，其中后尿道损伤合并休克者为 40% 左右。

## 五、临床诊断要点

在诊断尿道损伤时应注意以下几点：是否有尿道损伤；确定尿道损伤的部位；估计尿道损伤的程度；有无合并其他脏器损伤等。

**（一）根据临床表现特点**

大部分患者会有典型的腹部、会阴及生殖器损伤病史，对于严重复合伤或者无意识患者，往往容易忽视尿道损伤。大多数尿道损伤患者由于括约肌痉挛无法排尿。尿道部分裂伤的患者虽然能够排尿，但是排尿剧烈疼痛，伴有会阴部肿胀、尿外渗，外渗的尿液沿着筋膜边界蔓延，血尿也十分明显。

**（二）体格检查**

1. 直肠指诊　对确定尿道损伤的部位、程度及是否合并直肠损伤等方面可提供重要线索，后尿道断裂时前列腺向上移位，有浮动感；如前列腺位置仍较固定，多提示尿道未完全断裂。但有时因为骨盆骨折引起的盆腔血肿常常干扰较小前列腺的触诊，尤其在较年轻的男性患者，触诊时常触及血肿块，而前列腺触诊不清。此外，直肠指诊是直肠损伤重要的筛查手段。检查时手指应沿直肠壁环形触诊一周以发现损伤部位；如指套染血或有血性尿液溢出时，说明直肠有损伤或有尿道、直肠贯通可能。

2. 诊断性导尿　目前仍有争议，因它可使部分性裂伤成为完全断裂、加重出血，并易造成血肿继发感染。但目前临床仍有使用，因为对于部分裂伤的患者若一次试插成功则可免于手术。应用诊断性导尿应注意以下几点：①严格无菌条件下选用较软的导尿管轻柔缓慢地插入；②一旦导尿成功，应固定好导尿管并留置，切勿轻率拔出；③如导尿失败，不可反复试插；④如尿道完全断裂，不宜使用。

(三) 实验室检查

后尿道损伤常因骨盆骨折引起,易伴有盆腔静脉破裂而引起严重出血,导致出血性休克,应行全血细胞计数、血红蛋白检测等检查,如连续检查发现其指标进行性下降,常提示持续性出血,需要及时手术。

试插导尿管成功或术后留置尿管,早期导出的尿液应做细菌培养,以确定是否已有感染及指导术后抗感染药物应用。

(四) 影像学检查

1. 逆行尿道造影 此检查被认为是评估尿道损伤较好的方法。如有骨盆骨折时,应先摄平片,了解骨盆骨折情况及是否存在结石等异物。行尿道造影时,取斜位摄片。如尿道显影而无造影剂外溢,提示尿道挫伤或轻微裂伤;如尿道显影,造影剂能进入膀胱,并有造影剂外溢,提示尿道部分裂伤;如造影剂未进入近端尿道而大量外溢,则提示尿道断裂。

2. 超声检查 不推荐在尿道损伤的初期评估中作为常规方法,但在耻骨上膀胱造瘘时可用于确定盆腔血肿和前列腺的位置及引导穿刺。

3. CT 和 MRI 不推荐用于尿道损伤的初期评估,但对严重损伤后骨盆变形,相关脏器(膀胱、肾脏、腹腔内器官等)的损伤时,CT 和 MRI 对损伤程度的评估有重要意义。

(五) 内镜检查

在骨盆骨折导致的后尿道损伤的早期不推荐采用,因为它有可能使部分裂伤变为完全断裂,加重损伤或耽误休克的救治。

(六) 合并症相关检查

对严重创伤致尿道损伤的患者,检查时应注意观察患者的生命体征,必要时行腹部及盆腔超声、CT、MRI 等检查,筛查有无重要脏器的损伤,以防漏诊而危及患者的生命。

## 六、术前评估与急诊处理原则

创伤导致的后尿道损伤常合并骨盆骨折和其他腹腔脏器损伤,注意患者的生命体征,防治休克至关重要;后尿道渗出的血液或尿液可产生炎症反应,易感染。渗出液可沿着筋膜扩散,可以进入会阴、大腿、腹部甚至胸部,如不积极治疗渗出液感染后可发展形成脓肿。因此,尽早诊断、适合的尿液引流合并应用抗生素可以减少上述并发症。

(一) 处理原则

1. 严密观察患者的生命体征 观察患者的血压、脉搏、呼吸生命体征,防治休克、预防感染,特别注意与处理其他脏器有无复合损伤,是急诊医师处理急性尿道损伤患者的首要任务。

2. 留置导尿管 尿道损伤不严重者可试行插导尿管,如成功则留置导尿管并持续引流尿液。

3. 耻骨上膀胱造瘘术 耻骨上膀胱造瘘是一种简便减少尿道损伤引起尿液外渗出的有效方法,在对尿道损伤部位、损伤程度尚不完全清楚的情况下,耻骨上膀胱造瘘可以避免盲目的尿道内操作而导致进一步损伤尿道。

4. 早期尿道会师术 患者损伤不是特别严重或者在开放性手术的同时可以进行尿道会师术。其优点是早期恢复尿道的连续性或缩短损伤尿道分离的长度,有利于后期尿道重建时操作容易化。但在儿童,因尿道较细小不宜行急诊尿道会师术。

5. 延期内镜下尿道会师术 伤后 2 周内经膀胱造瘘口处插入膀胱软镜,经膀胱颈到后尿道并置入导丝;从尿道外口采用膀胱尿道镜寻及导丝,用异物钳将导丝拉出尿道外口,沿导丝留置尿管并牵拉。2 周后由于伤口纤维化,瘢痕开始形成,不适合再会师。

6. 早期尿道端端吻合术 如尿道会师失败,应在 2 周内行尿道成形术,但是如果因患者伴骨盆骨折,不宜摆放手术体位;因出血血肿使组织结构分辨困难;病情不稳定,难以耐受手术;性功能障碍、尿失禁的风险大的患者,不推荐一期尿道端端吻合。

7. 开放手术治疗 严重复合型损伤应立即进行开放性手术探查治疗,包括开放性伤口需进行清创,请骨科医师协助处理骨折,如有其他脏器的损伤时,应遵循先处理威胁患者生命安全的脏器损伤,在患者身体情况稳定的条件下,可同时或延时进行尿道会师手术。

## 七、手术操作要点

早期尿道会师术常采用截石位,切开膀胱后经膀胱颈向后尿道插入金属探条;由尿道外口插入金属探条至尿道断裂处,与后尿道金属探条尖端会师,并引导前尿道金属探条进入膀胱;在探条引导下留置尿管。尿道端端吻合术的操作要点和技巧(详见本书第八十章)。

## 八、术后并发症与处理

(一) 尿道狭窄

尿道狭窄是尿道损伤后最常见的并发症,其修复重建以尿道损伤后 3~6 个月为宜，手术方法的选择应根据患者自身的条件、意愿和医疗技术条件而决定。后尿道狭窄由于其所在部位较深，尿道受伤时严重程度不一，受伤初期各地区诊治水平参差不齐，导致后期尿道狭窄的复杂性不一。因此，后尿道狭窄的处理应根据狭窄段的长短、严重程度，是否伴有尿道直肠瘘而选用不同的手术方式（详见本书第八十章）

**（二）尿失禁**

（1）损伤原因：尿道外伤后尿失禁常见于某些严重的后尿道损伤病例，如多发性骨盆骨折时骨折片直接损伤膀胱颈部（男性和女性）或在行尿道会师术时拉力过度（男性）均可直接或者间接损害控尿结构导致尿道关闭功能受损，在尿道重建成功后出现尿失禁症状。此外，医源性尿道损伤或尿道括约肌损伤导致的尿失禁也较常见，如前列腺癌根治术后、开放性或者经尿道前列腺切除术后导致括约肌损伤。尿失禁在男性单纯性后尿道损伤后发生率较低，球部以及远端尿道损伤一般不会发生尿失禁。

（2）尿失禁诊断：根据损害控尿结构的严重程度分压力性和完全性两种，主要通过病史、临床表现、查体和辅助检查可明确诊断。

（3）急性尿道损伤的处原则：尿道外伤后尿失禁其发生机制在于创伤破坏了控尿机制而引起尿失禁，长期尿失禁又使膀胱容量缩小。因此，尿失禁治疗以增加尿道阻力为主，扩大膀胱容量为辅：①保守治疗方法：对尿失禁较轻者以内科治疗、体疗及理疗为主，如盆底肌训练，电刺激以及药物治疗可获得改善；②人工尿道括约肌植入术：对完全性尿失禁，这是一种有效方法，有效率达 84% 以上；③尿流改道：在上述治疗措施完全失败后方可采用。可根据患者情况采用膀胱造瘘、回肠膀胱术或者可控肠代膀胱等；④勃起功能障碍：后尿道损伤勃起功能障碍发生率在 2.6%~75% 之间，具体发病机制复杂，损伤的部位、程度、手术方式均会影响勃起功能。其治疗包括 PDE5 抑制剂为主的一线治疗，阴茎假体植入手术为选择性治疗。

# 第二节　男性前尿道损伤

## 一、病因与机制

前尿道包括球部和阴茎阴囊部尿道，前尿道损伤较为常见，不同受伤原因导致的损伤部位、严重程度和损伤类型不同，处理方法也不尽然。

**（一）钝性损伤**

绝大多数的前尿道损伤是由跌落、打击或交通意外引起。与后尿道损伤不同的是它们很少伴有骨盆骨折。其中以骑跨伤较为常见，致伤的原因是会阴部遭到撞击或会阴部撞击到硬物上，将球部尿道挤压在耻骨联合的下缘所致。

**（二）医源性损伤**

各种经尿道内镜的使用均有可能导致不同程度的尿道损伤、甚至安置气囊（保留）尿管也可导致尿道的损伤，损伤的部位常见为尿道外口、阴茎阴囊交界附近尿道、尿道球部近膜部。

**（三）开放性损伤**

主要见于枪伤，阴茎部尿道和球部尿道的发生率相似。损伤可以伴有睾丸或直肠的损伤。其次的原因是刺伤和截断伤。

**（四）性交时损伤**

一些性交时阴茎海绵体折断伤的患者会伴有尿道海绵体的损伤，发生概率大约是 20%。

**（五）缺血性损伤**

使用阴茎夹控制尿失禁的截瘫患者由于阴茎感觉的降低和缺失会引起阴茎和尿道的缺血性损害。

## 二、临床表现与体征

**（一）疼痛**

受伤局部可有疼痛及压痛。疼痛可放射至肛门周围、耻骨后及下腹部。与后尿道损伤表现无明显差异。

**（二）排尿困难或尿潴留**

排尿困难程度与尿道损伤程度有关。尿道轻度挫伤的患者可不表现为排尿困难，仅仅表现为尿痛；尿道严重挫伤或破裂的患者由于局部水肿、疼痛、尿道括约肌痉挛及尿外渗等则可表现为排尿困难或尿潴留。

**（三）出血及腹痛**

①尿道外口出血：至少 75% 前尿道损伤的患者会有尿道外口出血，虽然缺乏特异性，但仍作为提示尿道损伤的首要指征。尿道出血程度和尿道损伤严重程度不一定一致。如尿道黏膜挫伤或尿道壁小部分撕裂可伴发大量出血，而尿道完全断裂则可能仅

有少量出血；②局部血肿　骑跨伤时常在会阴部、阴囊处出现血肿及皮下瘀斑、肿胀等。

**（四）尿外渗**

尿道破裂或断裂后可发生尿外渗，尿外渗的范围因损伤的部位不同而各异：①阴茎部尿道损伤局限于Buck筋膜内，表现为阴茎肿胀，合并出血时呈紫褐色。Buck筋膜破裂时尿外渗的范围与球部尿道损伤尿外渗范围相同；②球部尿道损伤尿外渗进入会阴浅筋膜与尿生殖膈形成的会阴浅袋，并可向下腹部蔓延。表现为阴茎、阴囊、会阴及下腹部肿胀。

## 三、临床诊断方法

在诊断尿道损伤时应注意以下几点：是否有尿道损伤；确定尿道损伤的部位；估计尿道损伤的程度；有无合并其他脏器损伤等。

**（一）临床表现**

依据前尿道损伤部位位于尿道括约肌远端，常表现为尿道口滴血；大部分患者会有典型的腹部、会阴及生殖器损伤或者医源性操作病史；部分尿道损伤患者由于剧烈疼痛、尿道离断无法排尿。尿道部分裂伤的患者虽然能够排尿，但是排尿剧烈疼痛，伴有初段血尿。

**（二）体格检查**

①直肠指诊：前尿道损伤直肠指诊一般不会出现明显异常，若指套染血，提示合并直肠损伤；②诊断性导尿：尿道阴茎部损伤多为非断裂性损伤，急诊行导尿多能成功，同时，导尿也是一种压迫止血，引流尿液减少继发性感染的有效措施。骑跨伤导致的尿道球部损伤，部分可成功导尿。

**（三）实验室检查**

应行全血细胞计数、血红蛋白检测等检查，如连续检查发现其指标进行性下降，常提示持续性出血，需要进一步排除是否合并后尿道及盆腹腔其他脏器损伤。试插导尿管成功或术后留置尿管，早期导出的尿液应做细菌培养，以确定是否已有感染及指导术后抗感染药物应用。

**（四）影像学检查**

①逆行尿道造影：检查被认为是评估尿道损伤较好的方法。行尿道造影时，取斜位摄片。如尿道显影而无造影剂外溢，提示尿道挫伤或轻微裂伤；如尿道显影，造影剂能进入膀胱，并有造影剂外溢，提示尿道部分裂伤；如造影剂未进入近端尿道而大量外溢，则提示尿道断裂。②超声检查：若患者一般情况良好，可选择性行尿道彩超，在耻骨上膀胱造瘘引导穿刺。③CT和MRI怀疑合并后尿道损伤者，可酌情行CT和MRI检查。

**（五）内镜检查与合并伤相关检查**

男性患者可以考虑对球部尿道损伤的进行尿道镜检查与损伤程度的判断，根据内镜检查结果，在急诊患者体征安全的情况下可以考虑对尿道部分断裂者实施尿道会师术。对严重创伤致尿道损伤的患者，检查时应注意观察患者的生命体征，必要时行腹部及盆腔超声、CT、MRI等检查，以防止重要脏器损伤漏诊而危及患者的生命。

## 四、术前评估与治疗选择

术前评估：怀疑前尿道损伤后需根据损伤的原因及症状判断可能的损伤程度，逆行尿道造影是最有效的办法，如尿道显影而无造影剂外溢，提示尿道挫伤或轻微裂伤；如尿道显影，造影剂能进入膀胱，并有造影剂外溢，提示尿道部分裂伤；如造影剂未进入近端尿道而大量外溢，则提示尿道断裂。

**（一）闭合性前尿道损伤**

1. 钝性不完全性前尿道损伤

1）钝性不完全性前尿道损伤患者可直接留置尿管或者膀胱镜下留置尿管。部分患者留置尿管后尿道内腔得到了自行修复而无需进一步处理。留置尿管动作要轻柔，切记暴力强行试插尿管，导致尿道损伤由不完全断裂变为完全断裂。

2）耻骨上膀胱造瘘　如膀胱镜下留置尿管失败，可行耻骨上膀胱穿刺或开放手术造瘘来分流尿液，当尿道损伤稳定后，行尿道造影等检查评估尿道损伤情况，制订尿道修复重建计划。

3）早期尿道吻合术　仍存在争议。前尿道损伤往往伴有尿道海绵体挫伤、局部血肿，手术时对于需要切除的组织和保留的组织鉴别困难，术后再次狭窄风险加大，而且会加重局部瘢痕形成，加大二次手术的难度和效果。急诊或者早期的尿道成形术效果也许并不优于延期手术治疗，而在尿道部分断裂的患者中，有50%的患者造瘘后尿道内腔得到自行修复而无需进一步处理。

2. 钝性完全性前尿道断裂　由于钝性完全性前尿道断裂往往伴有尿道海绵体较重的挫伤，局部血肿明显，该情况下进行简单的耻骨上膀胱造瘘也许更为适宜。其次，尿液外渗可能会形成感染，甚至脓肿，早期的尿液分流和合理的抗生素运用可以降低感染的发生率。

### （二）开放性前尿道损伤

由于刀刺伤、枪伤和狗咬伤导致的前尿道损伤需进行急诊的手术清创和探查。在术中对尿道损伤情况进行评估并酌情进行修复，一般情况下修复后尿道狭窄发生率约15%。对于完全性的前尿道断裂，应对损伤的近、远端尿道稍作游离后尿道腔剪成斜面后进行端-端吻合。手术时应注意对尿道海绵体的严密缝合以及皮下组织的多层覆盖以降低术后尿瘘的发生。术后的3周行膀胱尿道造影，如果没有尿液外渗就可拔除尿管。如有尿液外渗，应继续保留尿管一周后再次复查造影。在一些严重开放性前尿道损伤的患者，急诊清创时有可能发现尿道缺损较长（球部尿道缺损 >2~3cm，阴茎部尿道缺损 >1.5cm）而无法实施一期的吻合术，此种情况不应在急诊手术时采用皮瓣或游离移植物行一期尿道成形术，因为损伤导致的局部血运不良和手术部位的污染或清洁度均不适合进行这一类手术。在局部清创后行耻骨上膀胱造瘘以分流尿液，3个月后行二期尿道修复重建。

## 五、外科处理原则

### （一）闭合性前尿道损伤

1. 钝性不完全性前尿道损伤的外科处理原则　①引流尿液，减少尿外渗：及早插入导尿管，必要时膀胱镜下插入导尿管，如不成功，行膀胱穿刺造瘘或者开放造瘘术；②预防感染：及早使用广谱抗生素，并留取尿培养；③对症治疗：插入尿管帮助止血，阴茎加压包扎止血；止疼解痉治疗，减少膀胱刺激导致的尿外渗。

2. 钝性完全性前尿道断裂的外科处理原则　①引流尿液，减少尿外渗：由于尿道完全断裂，插尿管可能会加大尿道断端距离及出血，可以尝试内镜下尿道会师术或者即刻膀胱穿刺造瘘或者开放造瘘术；②预防感染：及早使用广谱抗生素，并留取尿培养；③对症治疗：出血部位加压包扎止血；解痉止疼治疗，减少膀胱刺激导致的尿外渗；④不建议一期尿道成形术。

### （二）开放性前尿道损伤的外科处理原则

①清创，探查尿道。如尿道不完全断裂，进行尿道修补，保留尿管2周后行尿道造影，如没有尿外渗，则拔除尿管；如尿外渗，继续保留尿管1周后复查尿道造影。如果尿道完全断裂，行一期尿道端端吻合术；如尿道缺损段过长（球部尿道缺损 >2~3cm，阴茎部尿道缺损 >1.5cm）无法一期尿道端端吻合，则改行膀胱造瘘术，二期再行皮瓣或者游离移植物尿道扩大成形术。②预防感染：及早使用广谱抗生素，并留取尿培养。③对症治疗：出血部位加压包扎止血；解痉止疼治疗，减少膀胱刺激导致的尿外渗。

## 六、术后并发症与处理

尿道狭窄是前尿道损伤后最常见的并发症，其修复重建以尿道损伤后3~6个月为宜，手术方法的选择应根据患者自身的条件、意愿和医疗技术条件而决定。可以选择带蒂皮肤或者游离移植物尿道扩大成形术（详见第八十章）。

# 第三节　女性尿道损伤与外科处理原则

## 一、女性尿道的解剖学特点

女性尿道损伤少见，其原因可能是因为女性尿道短而直；前方受到耻骨弓的保护；尿道与骨盆之间空间较大，尿道移动度较大，受到外力时缓冲较大，不易损伤。未成年少女较成年女性更易损伤。

## 二、损伤原因与发生率

女性尿道受伤机会相对较少，多为医源性损伤或合并有严重的骨盆骨折。致伤原因主要见于：①骨盆骨折：女性骨盆骨折中尿道损伤发病率约0.15%，常伴发阴道撕裂伤以及膀胱和肠道损伤等。骨盆骨折伴尿道损伤的女童约为成人的4倍；②骑跨伤：骑跨伤时尿道被撞击于耻骨联合上，也可导致尿道撕裂伤；③医源性损伤：女性分娩是尿道损伤的重要原因，女性顺产造成的尿道损伤发生率约10.3/1 000人，手术分娩时尿道损伤发生率约4.8/1 000人，分娩过程产钳使用可导致尿道撕裂；产程不顺利，胎儿将阴道壁挤压于耻骨联合下方，可导致局部缺血坏死，产后1周左右，坏死部分导致尿道阴道瘘。尿道损伤阴道前壁修补术，经尿道的器械操作、膀胱膨出的修复、尿道憩室的切除等可造成尿道撕裂、部分或完全缺损，如当时未发现，可能会造成阴道尿道瘘。

## 三、临床表现诊断要点

### （一）临床表现

大约80%以上的骨盆骨折女性患者尿道损伤

后的常见表现是阴道口出血。

### （二）辅助检查方法

①女性患者尿道较短可通过阴道窥器检查发现撕裂处的导尿管；②尿道镜检查以判断尿道损伤的存在和损伤程度；③逆行尿道造影或者顺行膀胱造影可发现尿外渗；④行骨盆 X 线或者 CT 检查了解骨盆骨折程度及破碎的骨头刺入尿道造成的损伤。

## 四、急诊处理原则

### （一）治疗原则

根据损伤原因、血常规化验、辅助检查及生命体征表现，如患者有失血过多，心率过快、血压下降等失血性休克表现特时，应快速建立输液通道，合血备血，防治休克；引流尿液，预防感染和其他并发症的发生，带患者病情稳定后，争取早期恢复尿道的连续性。

### （二）治疗方法及时机

对骨盆骨折导致尿道断裂，急诊行膀胱造瘘术，若并发阴道直肠损伤则同时行结肠造口，3~6 个月行二期手术。对骑跨伤或医源性导致尿道损伤，可急诊导尿或一期手术修复。严重损伤合并有以下情况应立即进行开放性手术治疗，包括开放性伤口进行清创，骨折患者需要请骨科医师协助处理，若有其他脏器合并损伤必要时可行探查手术，对于条件允许的患者，尽量选择一期手术恢复尿道连续性；如情况不允许，应采用耻骨上膀胱造瘘，延期修补。

## 五、术后并发症与处理

大多数女性尿道狭窄伴尿道阴道瘘，少数伴有阴道狭窄，治疗均较为复杂，手术方式也较多，具体选用何种术式应根据患者病变的部位，严重情况、狭窄的长度和阴道的条件。

### （一）经阴道途径手术

适合阴道有足够宽畅，允许可利用阴道壁或邻近组织来修复尿道狭窄和瘘。经阴道途径手术操作较简便、组织损伤小、出血少，术后患者反应轻、恢复快。修复的原则是：①尽可能利用阴道壁作为尿道重建的材料，如阴道壁不富裕，可用大小阴唇来重建尿道；②取外阴部的带蒂脂肪垫插入在重建的尿道与外层阴道壁之间，有利于避免尿道阴道瘘的复发；③如是单纯性尿道狭窄（不伴有尿道阴道瘘）可选用口腔黏膜尿道成形。

### （二）经腹阴道联合途径手术

对病情复杂、多次修补失败、阴道狭窄、局部瘢痕严重或女童患者适合此种方法。经下腹切口切除部分耻骨后暴露病变尿道，选用大小阴唇或外阴大腿内侧皮瓣来重建尿道和扩大阴道。对经耻骨途径患者，取带蒂腹直肌瓣转移至新尿道与阴道壁之间，可起到填充残腔和保护新尿道作用；对创伤较大、局部瘢痕严重、切除后残腔较大也可取股薄肌瓣来填充残腔和保护新尿道。

（陈业刚）

## 参考文献

[1] BASTA A M, BLACKMORE C C, WESSELLS H. Predicting urethral injury from pelvic fracture patterns in male patients with blunt trauma [J]. J Urol, 2007, 177(2): 571-575.

[2] BJURLIN M A, FANTUS R J, MELLETT M M, et al. Genitourinary injuries in pelvic fracture morbidity and mortality using the National Trauma Data Bank [J]. J Trauma, 2009, 67(5): 1033-1039.

[3] BRYK D J, ZHAO L C. Guideline of guidelines: a review of urological trauma guidelines. BJU Int. 2016, 117(2): 226-234.

[4] FRANKMAN EA, WANG L, BUNKER CH, et al. Lower urinary tract injury in women in the United States [J]. Am J Obstet Gynecol, 2010, 202(5): 495. e1-5.

[5] KORAITIM MM, MARZOUK ME, ATTA MA, et al. Risk factors and mechanism of urethral injury in pelvic fractures [J]. Br J Urol, 1996, 77(6): 876-880.

[6] KORAITIM MM. Pelvic fracture urethral injuries: the unresolved controversy [J]. J Urol, 1999, 161(5): 1433-1441.

[7] MOREY AF, BROGHAMMER JA, HOLLOWELL CMP, et al. Urotrauma Guideline 2020: AUA Guideline [J]. J Urol, 2021, 205(1): 30-35.

[8] PATEL DN, FOK CS, WEBSTER GD, et al. Female urethral injuries associated with pelvic fracture: a systematic review of the literature [J]. BJU Int, 2017, 120(6): 766-773.

# 第三十八章

# 阴茎损伤与外科治疗

## 第一节 概　　述

阴茎损伤（penile injury）发病率低，因为阴茎处于受保护位置，且柔性好。目前缺乏单独的阴茎损伤流行病学数据，间接的数据显示，泌尿生殖系统损伤约占腹部损伤的10%；大约40%~60%的泌尿生殖系穿透伤累及阴茎、阴囊等外生殖器。不过，阴茎损伤的发生率可能被低估，部分患者会因为道德和心理原因延误甚至不就医。

阴茎损伤虽少见，在临床上却不容忽视，因为它可以引起性功能和排尿功能障碍等并发症，对患者造成长期的身体和心理上的破坏性后果，严重影响患者的生活质量。因此，临床医师应该能够及时准确地诊断阴茎损伤，熟悉阴茎损伤救治的基本原则。

### 一、阴茎损伤病因

导致阴茎损伤的常见原因主要包括：①性活动，如性交、手淫等；②意外和事故，如交通或生产事故、电击、烧伤、拉链损伤等；③受攻击或自残，如被刺伤、枪伤、动物咬伤，或精神状态异常情况下的自残行为等；④医源性损伤，常见于阴茎手术（包皮环切，或尿道下裂等复杂阴茎畸形矫正手术）或局部放射治疗等；⑤特殊阴茎操作，如不正规或宗教性的包皮环切手术，或阴茎推拿（penile manipulation）等。

### 二、阴茎损伤分类和分级

阴茎损伤分类的障碍包括损伤机制迥异和解剖层次因部位不同而异，因此损伤的变异情况过多。损伤的解剖层次可以从包皮到海绵体，损伤部位可以从龟头至阴茎体近端，损伤的程度则可以从小的撕裂伤到完全性的阴茎离断。目前认同度较高的分类主要包括：阴茎折断、撕裂伤、穿透伤和离断性损伤等。但是，这一分类方法较为宽泛，难以准确描述泌尿外科医师可能遇到和需要处理的所有情况。有人认为，按照累及的阴茎部位和损伤程度对所有损伤进行全面和系统分类更为恰当，这样有助更好理解阴茎损伤的复杂性，减少治疗的风险，改善预后。

目前指南和文献较多采纳美国创伤外科学会（AAST）的5级阴茎损伤分级法（表38-1）。

**表38-1　美国创伤外科学会阴茎损伤分级**

| 分级 | 损伤描述 |
|---|---|
| Ⅰ | 皮肤撕裂/挫伤 |
| Ⅱ | 布克（Bucks'）筋膜（海绵体）撕裂，无组织缺失 |
| Ⅲ | 皮肤撕脱/撕裂直达龟头/尿道口<br>阴茎海绵体或尿道缺损 <2cm |
| Ⅳ | 阴茎海绵体或尿道缺损 <2cm<br>部分性阴茎缺失 |
| Ⅴ | 完全性阴茎缺失 |

（Moore 1989）

### 三、诊断与治疗原则

**（一）阴茎损伤的诊断**

一般较为简单，通常根据病史询问和体格检查即可作出诊断。制定和采用标准的诊断流程更有助于准确诊断和治疗决策。不过，许多患者的确切损伤范围和程度只有通过手术探查才能查明。

**（二）治疗原则**

迄今还没有统一的阴茎损伤治疗流程，也没有任何一种技术能够适用于所有的阴茎损伤。阴茎损伤的治疗策略取决于损伤的部位、损伤的程度以及阴茎和局部组织残留情况，对不同损伤情况，常常需要采用不同的技术。表 38-2 列出了不同损伤部位和程度常用的重建方式。

表 38-2 不同部位和程度阴茎损伤的重建方式的选择

| 累及部位 | 损伤类型和程度 | 治疗方法 |
|---|---|---|
| 阴茎皮肤 | 部分缺失 | 阴茎残留皮肤的再分配，或阴囊皮瓣 |
| | 完全缺失 | 阴囊皮瓣 |
| | 合并阴囊皮肤缺失 | 大腿前内侧皮瓣，或全层皮片 |
| 龟头 | 部分或完全缺失 | 全层皮片<br>包皮内层皮瓣(完全缺失) |
| 白膜 | 破裂或缺失 | 一期缝合或移植 |
| 阴茎海绵体 | 部分或完全缺失 | 移植或假体植入(有足够可用皮肤) |
| | 纤维化 | 假体植入 |
| 阴茎离断 | 部分离断 | 再植或龟头重建等 |
| | 全部离断 | 完全性阴茎成形术(前臂桡侧皮瓣、背阔肌肌皮瓣等) |
| 尿道损伤 | 部分或完全尿道损伤 | 防水性缝合<br>匙状或加强吻合修复<br>移植物分期修复等 |

重建的基本目标是再建阴茎并恢复其功能，尽可能保存所有残留的健康组织是所有手术的目标。血供好的阴茎残留组织应该通过正确使用皮瓣、移植物和假体成分等方法增加组织成活率和回复其解剖完整性。手术面临的另一个挑战是如何最小化其并发症。最好的方案是能够及早开始治疗并获得最佳功能和美容效果，而且可以最大程度减少甚至避免并发症。依据损伤的类型不同其治疗原则包括：①阴茎皮肤缺失：阴茎皮肤缺失应采用最合适的替代物进行重建。最好的选择是阴茎自身残留皮肤的再分配。需要注意的是残留皮肤重分布后应足以覆盖拉伸或勃起状态的阴茎干，否则应考虑其他的选择，如阴囊皮瓣。阴囊皮肤颜色、弹性、厚度以及良好的血供等特征与阴茎皮肤相似。如果阴囊皮瓣不可用，例如阴囊皮肤也存在损伤或缺失，可以考虑皮肤移植片等作为阴茎皮肤重建的材料，也能取得满意结果；②龟头缺失：部分或完全龟头缺失均可采用全层皮片(full-thickness skin graft，FTSG)成功重建，重建后能够达到很好的美容效果，缺点是重建的龟头敏感度较差。采用包皮内层皮瓣(inner preputial layer skin flap)进行重建，可以获得更好的敏感度；③白膜损伤：损伤的白膜可以采用一期缝合或移植的方法进行重建。手术方式的选择取决于损伤的长度和范围；④阴茎海绵体损伤：海绵体部分缺失可以采用移植的方法进行修复；完全性缺失，如果有足够可用的皮肤存留，可以在残留皮肤内植入假体进行重建。阴茎假体植入是放射损伤造成的海绵体纤维化唯一的解决办法。这种情况下海绵体内间隙往往明显缩小，可能需要采用长的纵切口和移植等方法扩宽白膜，保证假体安全和无张力地植入；⑤阴茎离断：阴茎离断可以根据情况，进行远端离断阴茎再植，或采用不同的局部或游离转移皮瓣进行部分或完全性阴茎替代治疗。目前阴茎再植的标准手术方式是显微手术。采用前臂桡侧皮瓣(radial forearm flap)是完全性阴茎成形术的标准方法；也有外科医师选择利用背阔肌肌皮瓣(musculocutaneous latissimus dorsi flap，MCLDF)，原因在于其尺寸更便于掌握，另外同样也适用于儿童，可以使其新阴茎大小达到成年时的水平，避免成年后需再次手术。关于新阴茎中的尿道成形手术，有作者认为，采用颊黏膜移植物进行分期成形明显优于皮肤尿道成形手术；⑥尿道损伤：尿道重建可以采用标准的手术方式：简单防水性关闭、匙状或加强吻合修复等，严重病例则可能需要采用移植物进行分期修复。

总之，阴茎损伤是一个复杂和多面性的问题，需根据不同个体的不同情况，采用不同的技术进行治疗。治疗的目标是达到最佳性功能的、美容的以及排尿的效果；当然最主要还是实现无痛的性交和无梗阻的排尿，美容效果居于相对次要的地位。

## 第二节 阴茎折断与外科治疗

阴茎折断(penile fracture)是指阴茎白膜和/或阴茎海绵体的破裂。阴茎折断是罕见的泌尿男生殖系统创伤，据统计，1935—2001 年间，一共仅有 1 335 例阴茎折断的病例报道。在不同地区，阴茎折断的发病率有所不同：根据不同报道计算出的发病率，在美国和伊朗分别约为 1/175 000 男性和 1.14~10.48/100 000 男性。

### 一、病因和病理生理学

阴茎折断的常见原因是突然的钝性的创伤，包括激烈的性交以及手淫等。比较典型的情况是激烈的性交过程中,坚硬勃起状态的阴茎滑出阴道,快速撞击在会阴或耻骨上,造成屈曲性损伤。应激条件下的性交,如婚外性行为,造成阴茎折断可能性更大。

手淫过程中翻转、下压勃起的阴茎也是阴茎折断的原因。在中东,手淫造成的折断占多数。在以手淫或以快速消肿为目的 Taqaandan 操作过程中,强行扳折勃起的阴茎容易导致阴茎折断。Taqaandan 来自库德语,意为“使发出咔哒声”,是一种阴茎推拿(penile manipulation)手法,指将勃起的阴茎顶部弯曲而阴茎体下部保持不动直至听到或感觉到咔哒声,这一动作据说像扳指关节一样无痛,却可以达到快速消肿的目的,此操作造成阴茎折断发生率增加。

不同国家和地区的阴茎折断病因有明显差异。据报道,在美国费城和宾夕法尼亚,94% 的阴茎折断为性交导致的;而在伊朗克曼莎地区,69% 的阴茎折断是由 Taqaandan 或类似的手法操作造成。发病原因的不同也影响了阴茎折断合并的尿道损伤的发生率:在美国尿道损伤率(20%)明显高于中东和地中海地区(3%)。

阴茎折断的主要改变是创伤造成的白膜破裂。白膜是一个由胶原和弹力蛋白组成的内环外纵的双层结构。外层决定膜的强度和厚度,在阴茎体不同位置有所不同,其中腹外侧最薄。白膜的抗张强度非常好,可以抵抗破裂直至海绵体内压力增加到超过 1 500mmHg。阴茎处于疲软状态时,白膜可以厚达 2.4mm,阴茎可以允许明显的弯曲变形而不对重要的结构产生损伤;但当阴茎处于勃起状态时,白膜明显变薄、变硬、失去弹性,厚度仅约 0.25~0.5mm,变得容易折断,如果此时发生不正常弯曲,可引起海绵体内压力急剧升高,超过白膜抗张强度时就可能导致白膜横断性撕裂。

白膜撕裂通常长约 1~2cm,损伤常为单侧,双侧损伤也有报道。阴茎折断可以发生于阴茎体的任何部位,不过多数情况下发生于悬韧带远端。与性交有关的折断常发生于腹侧或侧面,因为该处的白膜最薄。

## 二、临床表现

典型的临床表现是性生活、手淫或阴茎推拿过程中,阴茎被扭曲,突然发出白膜撕裂的爆裂声或啪的响声,继之出现疼痛,阴茎体迅速消肿、变色以及肿胀。体格检查如果布克筋膜(Buck's fascia)未受损,可发现阴茎血肿包裹于皮肤与白膜之间,呈典型的茄子样畸形(图 38-1);如果布克筋膜破裂,可见血肿延伸至阴囊、会阴及耻骨上区域。患者的阴茎常由于血肿和肿胀偏向破裂白膜的对侧。触诊有时可以触及白膜的折断线。

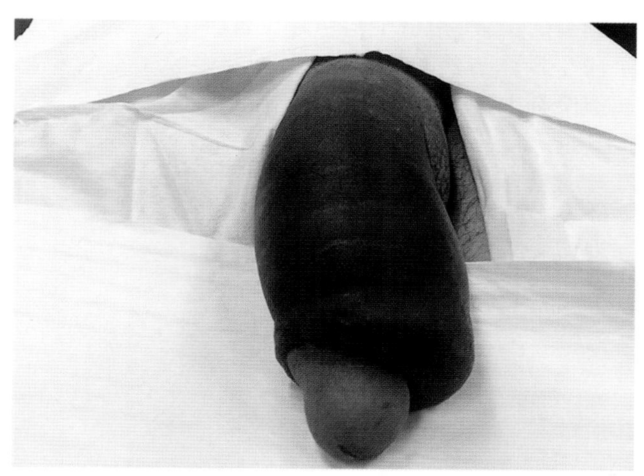

**图 38-1 阴茎折断的典型茄子畸形外观**

主要表现为阴茎干的血肿,瘀斑可延伸至阴囊。

阴茎折断合并尿道损伤发生率为 10%~58%,多数表现为肉眼血尿、尿道滴血或排尿障碍,不过没有这些症状也不能排除尿道损伤的可能性。双侧海绵体撕裂情况下尿道损伤发生率更高。性交导致单纯尿道损伤而无阴茎折断罕见,迄今有 7 例报道。

## 三、诊断要点

美国泌尿学会(AUA)患者阴茎受到钝性暴力作用后发出突然的爆裂声或啪的响声,应怀疑阴茎折断可能(B 级证据)。如果阴茎折断诊断不明确,推荐首先进行超声检查;如果超声检查结果比较模棱两可,则推荐进一步进行 MRI 检查;不推荐 MRI 作为一线检查(专家意见)。欧洲泌尿学会(EAU)则提出海绵体造影、超声或 MRI 作为影像学检查的选项,但并未特指何者为最佳方式。诊断要点包括:

### (一)病史和临床表现

阴茎折断的诊断常常简单直接,基于典型病史和临床表现即可做出可靠诊断,因此很多时候不需要辅助的影像学检查。

### (二)超声与影像检查

1. 超声检查 当病史和临床表现不典型时,超声检查有助于明确诊断。超声检查是阴茎折断的首选检查，其特点是迅速、无创、准确、成本低，而且多数医院可以做。阴茎折断在超声成像的主要表现包括：①白膜的不连续性(图 38-2)；②阴茎邻近部位的血肿表现。合并尿道损伤的患者，超声尿道成像还可能显示出尿道海绵体血肿以及液体外渗的表现。超声检查在以下两个方面非常具有价值：第一为发生阴茎折断风险较低的患者除外诊断；第二识别白膜撕裂的位置，指引手术切开位置。不过，这一诊断手段受操作者经验影响较大，需要经验丰富的专业超声医师进行检查。

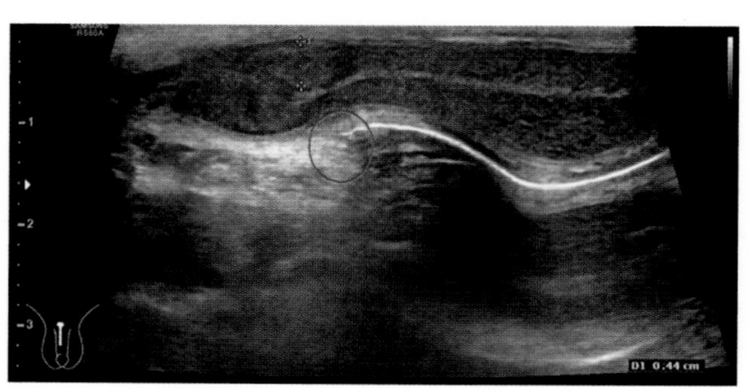

图 38-2 阴茎折断超声成像

注：红圈内所示近端白膜的延续性中断。

2. MRI 成像 MRI 成像是可选的准确显示白膜破裂的无创性检查方法。不过 MRI 检查相对昂贵，检查需时较长，而且不是所有医院或诊所都装备 MRI 设备，因此这一检查目前没有常规用于评估临床症状和体征提示有阴茎折断可能性的患者。不过，MRI 检查的准确性最高，因而可以作为临床表现不典型、超声检查结果不确定的患者重要评估手段。

3. 逆行尿道造影检查(retrograde urethrogram，RUG)和内镜检查 阴茎折断常常合并尿道损伤，AUA 和 EAU 均推荐，在怀疑阴茎折断伴随尿道损伤时，进行逆行尿道造影或尿道镜检查。不过，由于尿道造影检查既费时又不总是准确，而常规尿道镜检查又给患者造成明显痛苦，因此也有作者主张在现代医疗条件下，可于阴茎探查手术术中，在留置尿管前常规进行膀胱软镜检查。

4. 海绵体造影术 海绵体造影术在阴茎折断诊断上的应用价值存有争议。目前一般不推荐将海绵体造影检查用于可疑阴茎折断的诊断，因为这一检查不仅费时，多数时候也不必要，而且许多泌尿外科和影像科医师都对它不太熟悉。多数作者建议将其作为临床表现延迟出现，或临床发现相互矛盾时的诊断选项。

需要指出的是，假性阴茎折断(false penile fracture)占约 4%~10%，这种容易与阴茎折断混淆的情况主要包括：阴茎水肿和瘀血，性交过程中的阴茎背动脉或背静脉破裂等。临床上，这些假性阴茎折断与“真的”阴茎折断常常难以鉴别，尽管一些不易察觉、非特异性的临床表现可能与假性阴茎折断相关：损伤后水肿逐渐消退，以及损伤后阴茎再度勃起等。但多数情况下体格检查难以确定有无海绵体撕裂，需要考虑手术探查或 MRI 检查评估。

## 四、外科处理原则

### (一) 保守治疗

阴茎折断的治疗策略处于变化之中。从最早推荐完全保守治疗(推荐对皮下血肿采用保守治疗，包括非甾体止痛药和冷敷等)，到有选择性的手术治疗，再到延迟手术治疗，再到目前，推荐对多数患者进行即刻手术治疗。即便是在当前影像学技术非常先进的时代，临床医师并非依靠临床病史和影像学检查就足够确定诊断。多数患者还是需要通过手术探查明确诊断并得到治疗。

### (二) 手术治疗方法与选择

1. 即刻手术 对可疑阴茎折断目前一般推荐应积极探查和手术修复。不论 AUA 还是 EAU 均推荐关闭破损的白膜，以防止出现阴茎弯曲和勃起功能障碍等并发症。关于手术时机选择的问题，一个 Meta 分析显示，即刻手术优于延迟手术，不过两种术式之间勃起功能障碍发生率没有显著差异。

2. 手术切口的选择 取决于损伤的位置和暴露的需要。通常情况下冠状沟下切口手术是阴茎折断的标准术式(图 38-3)。腹侧阴茎阴囊纵形切口则

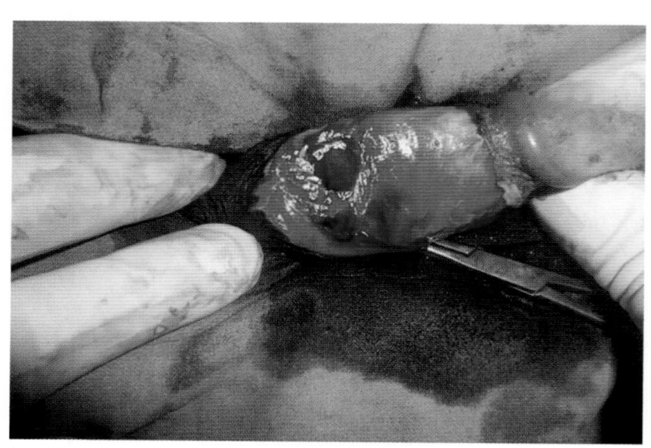

图 38-3 术中所见阴茎折断的海绵体破裂

注：手术采用冠状沟下切口、阴茎脱套，充分暴露阴茎海绵体和尿道。

通常是直接暴露阴茎折断部位的优先选择，因为多数折断发生于腹侧或侧面。侧面小切口可用于局限性的血肿或可触及白膜缺损等情况。远端环状切口便于暴露阴茎的全部三个海绵体，因而适用于折断位置不确定的情况。

3. 采用盐水或有色染料造成人工勃起，有助于确定海绵体的撕裂部位。推荐用 2-0 或 3-0 可吸收缝线间断缝合关闭白膜缺损。术中应注意避免结扎海绵体深部血管以及过度清创，导致深面脆弱勃起组织的损伤。部分性尿道损伤应采用细的可吸收缝线进行缝合；完全性尿道损伤应清创、松解后进行无张力修复。

4. 值得注意的是，环状切口、广泛脱套的手术方式发生并发症的风险较高，包括切口感染、脓肿形成以及包皮缺血坏死等。因此，在未行包皮环切的患者，如果需要选择远端环形切口，在修复手术结束时需认真考虑是否进行包皮环切。

5. 推荐术中留置尿管，必要时留置耻骨上膀胱造瘘管。围手术期使用广谱抗生素预防和治疗感染。术后至少禁欲 1 个月。

### 五、并发症和预后

阴茎折断的并发症主要包括：阴茎弯曲、勃起功能障碍、性交疼痛、阴茎异常勃起、假性憩室以及瘘道形成等。

目前认为，手术治疗优于保守治疗。手术重建后，患者通常迅速恢复，并发症减少。一个包含 352 例阴茎折断患者的研究显示，几乎所有接受手术治疗的患者术后勃起功能均恢复正常。另有研究表明，接受手术修复治疗的患者，阴茎弯曲发生率 <5%，而接受保守的患者则 >10%；而且接受保守治疗的患者，发生阴茎脓肿或影响性功能的斑块的风险达 25%~30%，住院和恢复时间也明显延长。

## 第三节　阴茎穿透伤与外科治疗

阴茎穿透伤（penile penetrating injuries）较为少见，且以战时和军事冲突相对多见。目前缺乏直接的阴茎穿透伤流行病学证据。在一个涉及 28 459 例创伤患者的单中心回顾性研究中，穿透伤患者为 8,076 例，其中外生殖器穿透伤 162 例，分别占所有创伤患者和穿透伤患者的 0.57% 和 2.0%。外生殖器穿透伤中累及阴茎的占 28%，亦即占所有穿透伤的约 0.56%。在该中心收治的外生殖器穿透伤患者中，枪伤是最主要的原因（93%）。

### 一、病因和病理生理学

引起阴茎穿透伤的原因较多。在成年人，穿透性损伤的原因以枪伤、刀刺伤以及异物损伤等为主；在儿童，则以包皮环切损伤、动物咬伤、拉链损伤等较为常见。包皮环切术常于儿童期进行，非专业的手术操作，可以造成从感染、损形到部分甚至完全离断等不同程度的阴茎损伤。正规的包皮环切术，虽然通常被认为是小而简单的外科操作，实际上也并非完全没有风险。据统计，术后出血、淋巴水肿、瘘道形成、医源性尿道下裂以及部分或完全性离断等并发症发生率约 0.2%~0.6%，并且可能导致终身的美容的、功能的和心理的障碍。咬伤以儿童更为常见，原因在于儿童更容易暴露于动物咬伤，其中最常见的是狗咬伤。拉链损伤虽然也见于成年人，但更多见于包皮过长或包茎的儿童。此外，虐待也是值得予以特殊关注的儿童阴茎穿透伤的病因之一。

穿透伤可累及软组织、阴茎海绵体、尿道，或均累及。阴茎脱套状损伤、拉链损伤以及绞窄伤是病因或临床表现较为特殊的阴茎穿透伤。其中，脱套状损伤和拉链损伤一般仅累及阴茎软组织，绞窄伤累及的范围和程度则变异较大，轻者仅累及软组织，严重者则可导致阴茎坏疽或尿道损伤等严重后果。

#### （一）阴茎脱套状损伤（penile degloving injury）

是指阴茎或阴囊皮肤从深部结构剥脱下来，暴露出未受损的阴茎海绵体和睾丸。一般发生于皮肤被夹住的情况下。

#### （二）阴茎拉链损伤（zipper injury of penis）

多发生于性急的男孩或醉酒的成年男性，在匆忙穿或脱有拉链的裤子的情况下，阴茎包皮被嵌夹于锁闭的拉链齿缝产生的损伤。

#### （三）阴茎绞窄伤（strangulation injury of penis）

是丝线、塑料或金属环等异物套箍阴茎干，环状压迫阴茎，导致阴茎血流减少，引起进行性水肿和缺血，严重时导致阴茎坏疽和尿道损伤（图 38-4A）。在成年男性最常见的原因是为增加性快感和延长勃起时间套入异物；在儿童则常常是意外损伤，例如玩耍中采用丝线、毛发或橡皮带捆缚阴茎引起的，但是儿童虐待也是病因之一。

## 二、临床表现

阴茎穿透伤的程度和范围差异可以很大。在阴茎,可累及皮肤、龟头以及海绵体;在邻近部位,尿道是最常被阴茎穿透伤波及的器官,尿道受累及可以出现尿道口滴血和血尿等症状。此外,阴茎穿透伤还常常是与其他组织器官损伤合并存在的复杂损伤的组成部分。

脱套状损伤常常可以深达弹性肉膜,不过出血通常不是主要问题,因为这一间隙大的血管并不多;最令人印象深刻的是损伤后睾丸和阴茎的裸露。阴茎绞窄伤的典型表现是阴茎发红、水肿以及排尿困难等。临床医师如果发现男性儿童出现无法解释的阴茎肿胀、发红,或合并排尿困难等情况时,应警惕阴茎绞窄可能,并仔细检查有无隐藏的毛发或其他异物套箍的可能。

## 三、诊断要点

1. 阴茎穿透伤一般通过询问病史和认真查体即足够明确诊断。不过,对于怀疑合并尿道损伤的病例(11%~29%)应安排接受逆行尿道造影(RUG)等检查;不过在病情不稳定的病例,应推迟至患者病情稳定后再做该检查。

2. 单纯阴茎穿透伤患者通常不需要接受超声或CT扫描等检查。不过,腹部CT等检查主要用于明确有无其他组织和器官的合并损伤。

## 四、外科处理原则

### (一)一般性治疗原则

关于阴茎穿透伤,EAU推荐应手术探查,进行保守清创和一期白膜缝合;如果存在大面积皮肤缺失,采用全层皮片(FTSG)重建优于分层皮片(split-thickness skin graft,STSG)。在对急性损伤进行探查和即刻解剖性修复过程中,如果尿道重建范围广泛,则有必要留置耻骨上造瘘管。

### (二)尿道异物的处理

对于造成阴茎和尿道穿透性损伤的尿道异物,异物取出、阴茎和尿道重建的最佳方法取决于异物的材料和质地、大小和性状、置入和穿透的深度,以及损伤的范围和程度等因素。

### (三)枪弹伤

在枪弹伤,子弹的速度和结构是重要的影响因素。小的、速度慢的弹丸所致尿道损伤能够一期成功重建,大的、高速弹丸所致损伤则可能需要改道和延期重建。如果子弹被设计成碎片,这种情况下即使是速率较低,也能导致相当多的邻近组织损伤。以下情况需要后期重建:损伤后发生尿道狭窄,或海绵体损伤后继发阴茎弯曲,或者二者都存在。阴茎穿透伤合并的尿道瘘通常可以一期缝合,必要时采用尿道和皮肤之间的浅表组织层进行修补。大的尿道瘘则可能需要更复杂的组织转移进行修复和重建,而且手术治疗往往已不限于尿道重建,还存在后期尿道狭窄等问题的处理。

### (四)阴茎咬伤的处理策略

包括有效清创冲洗、切除感染性损伤、伤口缝合等。动物和人咬伤均存在较高的伤口感染风险,除清创和缝合外,还应采用广谱抗生素进行抗感染治疗。可选的抗生素包括:青霉素-阿莫西林克拉维酸、多西霉素、头孢菌素或红霉素等,一般使用10~14天。此外,还需要根据情况考虑接种狂犬病、破伤风、乙肝以及HIV等疫苗。

### (五)脱套状损伤

多数情况下,脱套状损伤应立即进行伤口探查和一期重建。重建的基本目标是保留勃起功能。与阴囊脱套状损伤类似,对阴茎脱套状损伤患者可以先尝试一期皮肤缝合。不过,阴茎皮肤一期缝合通常较为困难,因为阴茎干皮肤的面积和弹性均不如阴囊皮肤。如果一期缝合不可行,可以采用皮肤移植物进行重建。

有关最佳移植物的选择 目前一般认为,分层皮片(STSG)重建效果要优于全层皮片(FTSG),这是因为阴茎脱套状损伤后宿主床已不是最佳状态;尽管由于可能发生瘢痕挛缩的原因,分层皮片不适合用于一期尿道成形,却不影响其用于阴茎干重建;厚的非网状分层皮片又优于网状分层皮片,因为它发生收缩、导致阴茎勃起功能障碍可能性相对较小。皮肤移植物永远无法重建阴茎的正常感觉,不过只要龟头的感觉未受损,性功能一般仍能得到保留。如果不需要考虑保留性功能,例如患者年龄较大、勃起功能障碍,那么网状分层皮片移植也是可接受的。此外,如果患者不介意重建后阴茎含有毛发,还可以考虑使用阴囊皮瓣进行重建。

阴茎损伤重建主要步骤:①准备皮肤移植物。②将皮肤移植物包绕阴茎一周,缝合线置于腹侧,模拟中缝。注意尽可能无张力缝合,避免术后发生阴茎痛性勃起。可采用3-0铬制羊肠线进行间断褥式缝合。③重建完成后,采用无菌或抗菌敷料妥善加压包裹。例如,可依次采用三溴苯酚铋纱布、石蜡油棉纱、蓬松的纱布等覆盖皮肤移植物，然后用弹力绷带加压包扎，最后用缝线妥善固定。④术后嘱患者卧床休养48小时，5天左右去除敷料。

需要注意的是，如果阴茎皮肤缺损呈环状，将引起远端淋巴引流中断，这种情况下应将从损伤处至冠状沟以下的残留皮肤全部切除再进行重建，以预防术后出现慢性淋巴水肿。

**（六）拉链损伤**

阴茎拉链损伤的主要治疗包括伤口探查和一期缝合。手术多数仅需局部麻醉或短暂全身麻醉下进行。多数损伤，包括部分患者的脱套性损伤，均可一期修复。不过拉链损伤处置的重点，往往是如何去除锁闭的拉链、释放被钳夹的皮肤。拉链移除可以采用手术和非手术方法，包括采用润滑法人工解除拉链，或用骨剪或钢锯切开拉链中条，或拆除纽扣，以及去除被夹的皮肤等。

**（七）绞窄伤**

阴茎绞窄伤的急诊处理，首要的是解除绞窄原因，恢复阴茎血流和正常排尿；如果绞窄短时间内无法解除，而患者膀胱已出现明显充盈膨胀，应考虑行耻骨上膀胱造瘘术。由于绞窄远端常常存在组织肿胀，绞窄物往往不能直接退出；引起阴茎绞窄的异物不同，也决定了去除异物、解除绞窄的方法和难度上的差异。非金属异物一般相对容易去除。丝线、头发以及橡皮带等异物，可以直接剪断后移除；而金属、塑料等坚硬异物，则考验临床医师智慧，往往需要根据异物材料、医院具备的设备条件以及经验设法处理。

常用的绞窄物去除方法包括：①润滑法。这是最为简单的方法，可以阴茎干和异物上都涂抹润滑剂，尝试直接顺行退出异物。②套线法。采用丝线从远端开始缠绕阴茎直达异物绞窄处，这样可以压缩水肿组织，使异物更容易取出。如果异物仍不能取出，可以进一步将丝线穿过异物，阴茎干和异物涂抹润滑剂，然后从近端开始反向松解缠绕的丝线，将异物向末端推移。必要时还可以切开肿胀瘀血的龟头，帮助绞窄物的取出。③切开法。非金属的硬物，如塑料制品，通常借助手术刀、剪或钢锯等器械就可以切开。但是金属异物切开较为困难，医院的常规设备，如钢锯、矫形外科器械、头端带钻的高速牙科钻等均可以尝试使用，但未必能够奏效，可能需要工业钻头、消防工具等切开，而且切开过程往往费时又费力。这种情况下，临床医师需要仔细和耐心，并注意采取措施保护好阴茎体避免切割或热、火花等造成损伤，而且手术操作最好在麻醉下进行。

绞窄物及时去除后，一般患者就能很好地恢复，临床结果较好。对部分患者因绞窄或解除绞窄造成的皮肤坏死等损伤，临床医师应根据情况进行清创、缝合或皮肤移植等修复和重建治疗（图38-4B）。

## 五、并发症与预后

常见并发症包括术后阴茎感觉异常、尿道狭窄、射精疼痛、伤口感染以及阴茎脓肿形成等。不过，多数患者治疗后性功能能够得到保留。

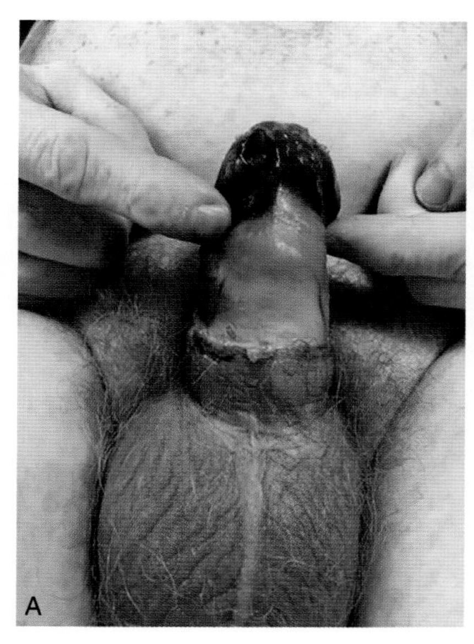


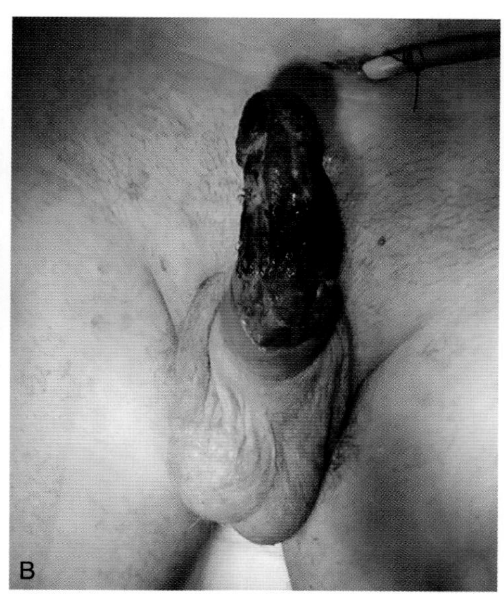


**图38-4　阴茎绞窄伤**

A. 腹侧龟头出现焦痂；B. 分界线远端切除所有无活力皮肤。

## 第四节 阴茎离断与外科治疗

阴茎离断(Penile amputation),或称为阴茎截断,是临床上较为罕见的外生殖器损伤,属于最严重的阴茎穿透伤,是需要引起外科医师紧急关注的急症,如处理不及时或不恰当结局可能非常差。

### 一、病因与病理生理学

阴茎离断最常见于有精神障碍的患者,多数情况下是患者在精神病发作情况下对生殖器的自残(self-mutilation)(55.8%)导致的。部分患者虽没有精神病病史,但在服用成瘾性药物,例如甲基苯丙胺等后出现精神症状发作,发生自残行为。其他原因包括:家庭暴力(domestic violence)(23.1%),以及各种创伤(22.1%),包括车祸、电击等意外,工伤事故(Industrial accident),或受到枪伤或刀刺等攻击。在儿童,最常见的原因是车祸或创伤性(宗教性或不正规的)包皮环切等。阴茎离断可分为部分和完全性离断两类,其中74.8%为完全性离断。在完全性离断,阴茎海绵体和尿道海绵体均被累及(图38-5)。

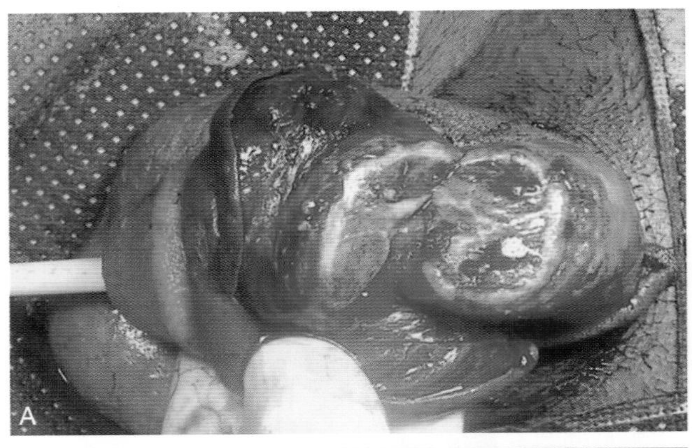


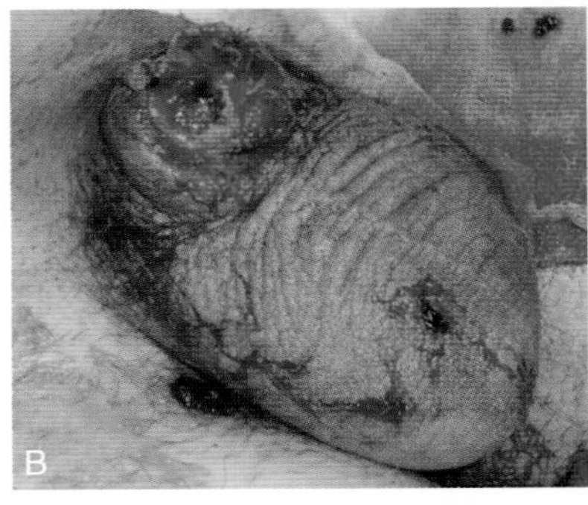


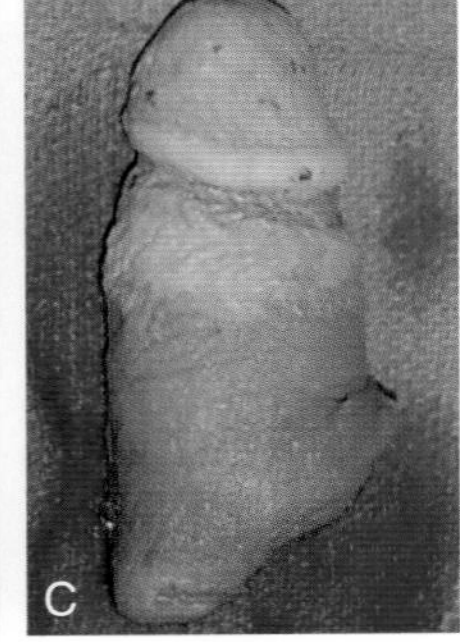


图38-5 阴茎离断性损伤

A. 不完全性阴茎离断;B. 阴茎完全性离断;C. 离断的远端部分

### 二、临床表现

局部损伤、疼痛和出血是阴茎离断最常见症状。局部损伤表现可以是阴茎部分或完全性离断,合并邻近组织,如尿道和阴囊等部位的损伤;在一些患者,阴茎离断可能是全身多发伤的一部分,创伤还累及其他部位和器官。如送医及时,多数患者生命体征可保持稳定,部分患者可出现血压下降、心率加快等失血过多相关症状。此外,阴茎的缺失还可导致排尿功能以及性交插入功能障碍,导致社会心理性后遗症,如感觉功能不全、亲密关系恶化、焦虑抑郁以及自杀倾向等。一般根据临床表现和查体不难诊断,绝大多数情况下不需要影像学检查。麻醉或手术探查有助于明确详细的损伤情况。

### 三、外科治疗原则

AUA和EAU指南对阴茎离断均做了专门陈述。对离断部分,推荐应采用"双袋"技术保存和转运。关于阴茎再植手术的时机,AUA和EAU分别推荐,应立即或在离断24小时内进行(临床治疗原则,AUA)。

#### (一)急诊处理原则

1. 阴茎离断部分的处理 医师、患者或家属应尽可能找到、清洗并保存好阴茎的离断部分。阴茎离断部分应在清洗干净后,用浸泡过无菌生理盐水的纱布或海绵包裹,置于无菌塑料袋中,密封后放入装有碎冰中的外袋中保存。采用这种"双袋"(double bag)技术处理和保存离断阴茎具有两个优点:一是能够较长时间维持离断阴茎的功能,使成功再植的时限延长至离断后18~24小时。目前认为,离断后热缺血6小时、冷缺血16~24小时内,才能保证再植手术高的成功率。二是可以避免组织直接接触碎冰,造成低温损伤。

2. 手术方式的选择 显微外科阴茎再植术是急性阴茎离断优先选择的手术方式。如果医院没有显微外科技术和条件,应尽快安排患者转院;如果患者的状态或其他条件不允许患者转院接受显微外科手术,则可以考虑采用在目视下进行尿道和阴茎海绵体吻合,即目视阴茎再植术,这种非微血管的术式在保存患者勃起功能方面的成功率也比较高。

一般认为,显微外科和目视阴茎再植手术都能够有效保留患者的勃起功能，术后均有超过 50% 患者获得勃起功能。主要区别在于：①手术时机。传统上认为最多 6 小时内应进行再植手术，显微技术使缺血时间可尿道狭窄以延长到 16 甚至 24 小时；②并发症发生率。接受显微外科手术的患者、皮肤缺失以及感觉异常等并发症的发生率更低。在目视阴茎再植术后，仅约 0~10% 的患者阴茎感觉能够恢复正常，而接受显微外科再植手术的患者，80% 阴茎皮肤存在感觉。目视再植手术术后皮肤坏死较为常见，因为阴茎皮肤并不依靠阴茎的血供，而肉眼下表浅的血管结构往往又无法修复。阴茎皮肤坏死有时候是完全性的，是一个非常麻烦的问题，微血管技术可以大大减少但不能完全避免这一问题。阴茎皮肤坏死后，可以采用分层皮片（STSG）进行修复，或将阴茎完全裸露后埋藏于阴囊之中，仅留龟头暴露于外，2 个月后再将阴茎游离出来。

如果离断的远端阴茎已被丢弃，或因为其他原因已经不可用，则需要关闭残端伤口、重建尿道口。在离断过程中，阴茎往往被拉伸，多余的皮肤也同时被切除，只留下离断伤口近端的一段完整但裸露的残端结构。一些外科医师主张用 4-0 或 5-0 的缝线关闭阴茎体部，使尿道口成宽匙状，并以分层厚皮移植片覆盖阴茎残端。另一些外科医师则将阴茎残端包埋于阴囊皮肤之下。只有一部分患者利用残端进行一期皮瓣移植就可以使残留的阴茎有功能，而在多数患者则需要以后进行阴茎再造或阴茎重建手术。目前有许多精巧的用于重建创伤阴茎的技术。前臂皮瓣技术已成为阴茎重建手术的主要方式。离断阴茎的一期重建包括阴茎和尿道的分离。

### （二）合并精神疾病急性发作的处理

阴茎离断许多时候是患者自己造成的，通常见于急性精神病发作期间。这种情况下对患者施行手术是临床医师要面临的一个难题。需要请精神科医师会诊协助诊断和治疗精神疾病。同时，在手术以前取得患者或家属知情同意，或紧急情况下获得卫生主管部门或医院院长的同意，对于临床医师而言也是非常重要的。在国外，现行的法律主张要尊重患者的权利，不能因为精神病发作而妨碍手术，除非患者非常固执地拒绝手术；即便患者拒绝手术，只要有法庭指令或 2 个及以上的外科医师同意手术，临床医师仍可以实施手术。当前关于患者拒绝权利的法律意见，在澄清患者拒绝治疗的所处环境方面没有帮助。医师可能得不到患者的真正知情同意，申请法庭指令是获得许可的最安全办法。

## 四、阴茎再植手术步骤与要点

不论采用显微外科技术还是目视手术，阴茎再植手术的主要目标都是一致的：重新获得可定向的排尿功能；能够完成可插入的性交；以及具有较为满意的外观等。

### （一）目视阴茎再植术（macroscopic penile replantation）

目视阴茎再植手术于 1929 年首次报道，并在此后获得成功应用。目视阴茎再植手术的步骤和要点包括：①止血带置于阴茎近段末端控制出血，尿道内插入尿管（穿过离断部分）；②尿道端端吻合，可使用 4-0 合成可吸收缝线进行间断缝合；③环状修复阴茎海绵体白膜，可使用 3-0 可吸收缝线，如薇乔（Vicryl）、或单乔（Monocryl）缝线；④关闭布克筋膜（3-0 可吸收缝线）和皮肤（3-0 尼龙缝线）。

影响最终结局的主要因素包括：损伤的程度、损伤的类型（伤口为粉碎、撕裂或切开性）、热缺血时间、使用的设备以及手术团队的经验等。有手术者的经验认为，离断的伤口整齐、尿道和阴茎海绵体的不完全离断、冷缺血时间短等是获得好的结局的重要因素。如果尿道海绵体残存，即使静脉引流未能恢复，术后结局仍可很好。

目视阴茎再植术取决于远端离断部分海绵体内的窦状血流情况，因为目视下再植的移植物未进行血管吻合，发生远端阴茎和皮肤坏死、尿瘘形成和感觉与勃起功能缺失等并发症的概率较高。常见并发症还包括尿道狭窄等。多数作者推荐术中通过耻骨上膀胱造瘘术，进行尿流改道。

### （二）显微外科阴茎再植术（microsurgical penile replantation）

显微外科阴茎再植术，或称微血管阴茎再植术（microvascular penile replantation），指采用显微外科技术，修复阴茎背血管和神经，重建尿道和再吻合海绵体（图 38-6）。

与目视阴茎再植手术比较，显微外科技术吻合的阴茎体结构血供更好，移植物存活、正常勃起功能恢复概率更高，患者可以有最佳获益，而皮肤坏死、感觉异常等并发症更少。显微外科阴茎再植手术的步骤和要点：①充盈膀胱，耻骨上膀胱造瘘、尿流改道；②缝合腹侧白膜，可使用 3-0 合成可吸收缝线（单乔或薇乔）间断缝合，暂不打结；③宽匙状吻合尿道，可使用 5-0 合成可吸收缝线 360° 间断缝合，吻合中途插入双腔气囊尿管；④缝合背侧白膜，注意保护

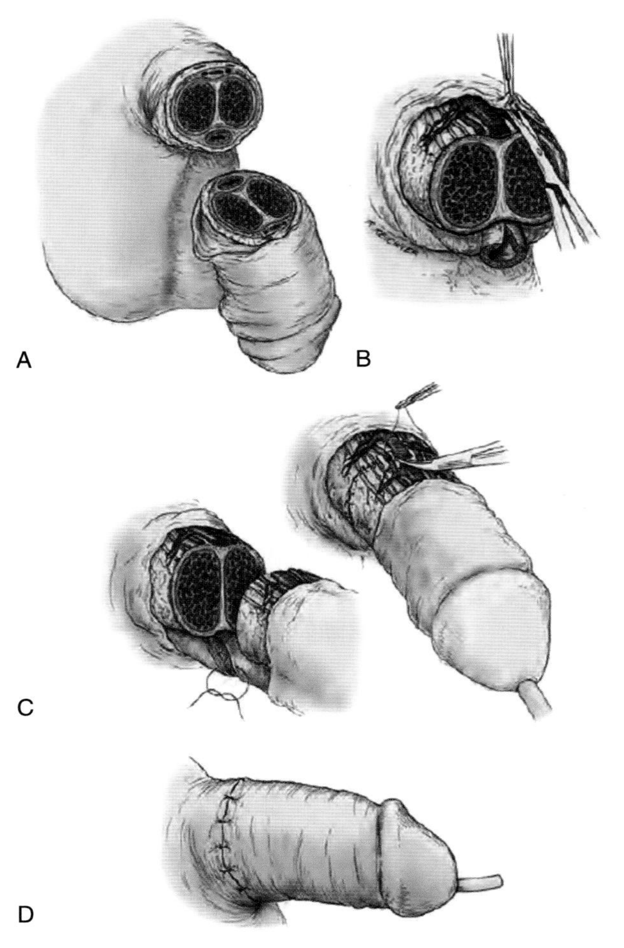


图 38-6 显微外科阴茎再植技术

A. 阴茎离断性损伤的典型外观；B. 尿道、阴茎海绵体、阴茎背血管、神经结构的暴露；C. 左图尿道匙状吻合；右图阴茎背动脉、静脉、神经的显微接合；D. 采用原有皮肤覆盖阴茎干。

背侧血管神经结构；⑤小心分离阴茎背侧动静脉及神经；⑥显微吻合阴茎背侧动、静脉及神经，可分别采用 11-0、9-0 以及 10-0 尼龙缝线进行缝合，吻合结束后可以采用彩色多普勒超声检查阴茎远端血供情况；⑦皮肤覆盖。如果患者此前已接受包皮环切，旧的包皮环切瘢痕与离断损伤之间的袖套状皮肤应予保留。术后如发生慢性水肿，可在以后进行修复整形；⑧术后处理：术后可以采用抗感染纱布（如杆菌肽和三溴苯酚铋纱布）包裹阴茎，必要时还可以使用阴囊托。定期复查彩色多普勒超声，监测阴茎血流情况。术后大约 4 周评估愈合和恢复情况，并视情决定是否拔除耻骨上膀胱造瘘管及尿管。

### 五、并发症和预后

尽管阴茎再植并发症较为常见，但总体而言疗效较好，患者满意度较高。最近，有作者对阴茎离断有关文献进行了回顾性评估，共纳入了 74 个符合标准的研究，涉及 106 例接受了阴茎再植的患者。结果显示，再植术后多数患者排尿功能较好（97.4%）、勃起功能正常（77.5%），并且感觉得到完全保留（68.4%）。皮肤坏死（54.8%）和静脉充血（20.2%）是最常见的并发症，其次是尿道狭窄（11.0%）和尿瘘（6.6%）等尿道并发症。多因素分析表明，完全性离断、背浅动脉的吻合以及更多数量神经的接合是获得更好的性功能、排尿和感觉结果的因素，而血管数量的增加则与结局更差有关。绝大多数患者（91.6%）对阴茎再植的总体疗效感到满意。

## 第五节 阴茎烧伤与外科治疗

### 一、概述

阴茎烧伤（penile burn）所累及的总体表面积不足 1%，发生率非常低。据报道，生殖器和会阴烧伤占所有烧伤病例的仅约 1.0%~1.5%，在需要住院的烧伤患者所占比例约为 1.2%。阴茎受到解剖位置的良好保护，鲜有单独发生，通常是累及腹部、大腿和会阴等身体其他部位的更大面积烧伤的一部分。

阴茎烧伤累及的面积虽小，却是临床医师需要面对的复杂难题。首先，累及到阴茎的烧伤一般病情较重。美国烧伤学会将任何累及会阴和外生殖器的烧伤均列为重度烧伤。研究显示，近三分之一的会阴和外生殖器烧伤患者可能 48 小时内死亡，总的病死率在 25%~50%。其次，周围组织的边界，会阴部持续细菌污染危险，以及患者活动对伤口产生刺激等因素均给治疗增加了难度。第三，阴茎烧伤的重建，需要充分恢复患者器官功能和满意的美容效果，往往需要多学科团队协作。第四，阴茎烧伤和重建过程，对患者身体及心理和情绪上都产生非常大影响。这种情感创伤可能反过来增加外科医师的顾虑。

### 二、病因与病理生理学

阴茎烧伤的病因主要包括热损伤、化学烧伤以及电烧伤等。热烧伤（thermal burn）以火焰烧伤和烫伤最为常见。外生殖器热烧伤比较典型情况是一度和二度烧伤，不过阴茎皮肤较薄，相对于阴囊更容易受到三度烧伤。化学烧伤（chemical burn）主要是与刺激性化学物接触引起的，损伤程度往往与暴露的时间和化学品的浓度成正比。电烧伤(electrical burn)破坏性往往较大，而且损伤程度和深度可能具有一定欺骗性，即常常超出表面看到的范围，需要对深处和周围结构的广泛的探查才能准确评估损伤的范围和程度。

## 三、临床表现

阴茎烧伤的临床表现主要取决于烧伤的深度，即烧伤分度：①一度烧伤(first-degree burn)：一度烧伤的特征为损伤仅累及表皮，表现为皮肤颜色粉红，干燥，组织学损伤很小，但有明显疼痛。一度烧伤没有瘢痕形成的风险。坏死的表皮一般1~2天内脱落，露出完好的表皮。无需特殊处理；②二度烧伤(second-degree burn)：二度烧伤意味着损伤累及真皮。表现为局部粉红或红色，潮湿，以及水肿。一般通过局部处理即可愈合。二度烧伤进一步可分为浅二度和深二度烧伤，对应快速愈合可能性和瘢痕形成的风险：浅二度烧伤累及表皮和真皮乳头层，表现为皮肤敏感、充血，起薄壁水疱；深二度烧伤累及真皮网状层，表现为斑驳的红色和皮肤泛白，起厚壁的水疱。深二度烧伤有较大的风险转变为三度烧伤，需要严密监测，早期切开有助于防止肥厚性瘢痕形成；③三度烧伤(third-degree burn，full-thickness burn)：三度烧伤累及真皮全层，破坏表皮层及真皮层全层，一般需要手术治疗，否则伤口难以愈合。三度烧伤特征为蜡白色或黑色外观，皮肤干燥，失去感觉。值得注意的是，与周围二度烧伤区域比较，三度烧伤没有组织的水肿。

## 四、诊断要点

一般根据临床表现和查体不难诊断，绝大多数情况下不需要影像学检查。由于发病率较低，在这一领域的经验非常有限，目前没有单独的阴茎烧伤临床实践指南，其诊断评估、清创、术后伤口护理以及皮肤移植等问题的处理遵循普通烧伤诊疗的一般原则；不过由于阴茎解剖结构的特殊性，治疗上与普通烧伤有一定区别。对患者的评估内容包括：全身查体、常规实验室检查、烧伤的范围和深度等。由于电烧伤临床表现的特殊性，检查和评估内容还应包括：①膀胱镜、肠镜、阴道镜以及盆腔X线片等检查：除外有无膀胱、直肠、盆腔器官或骨骼等合并损伤；②尿液分析：了解有无血尿、肌红蛋白尿，除外急性肾损伤；③心脏监测：原因在于电击伤还可能造成患者心律失常和心跳停止。

## 五、外科治疗

阴茎烧伤的治疗原则主要取决于烧伤分度。不过总的说来，与普通烧伤比较，生殖器烧伤更倾向于以保守治疗作为优先选择。例如，一个包括71 895例烧伤患者的回顾性研究显示，烧伤累及生殖器和会阴的病例所占比例约为1.7%，其中多数通过保守治疗取得满意疗效，仅约10%需要接受手术治疗，主要是三度烧伤的患者。

仔细清创是生殖器烧伤紧急治疗的规则。AUA泌尿系创伤指南推荐，外科医师应对热、化学或电烧伤导致的生殖器皮肤大面积缺失的患者进行手术探查、冲洗，并对明确无活力组织进行有限清创(标准，证据强度：B)。主张有限清创的原因，是指阴茎海绵体组织无法由移植组织替代，其生理学功能是不能被精确复制，其血供独特性要求不能过度清创。

1. 一般治疗和急诊处置　阴茎烧伤一般治疗和紧急处置包括：①去除所有衣服。化学烧伤的患者，还应同时以大量无菌水冲洗，多数情况下不必费力去查询何种中和剂最为合适，因为时间对患者更为重要；②根据情况积极补液和补充电解质；③监测尿量。关于是否需要留置尿管，临床医师需要综合考虑以下问题：首先，留置尿管增加病原体在泌尿道定植的风险，主要致病菌包括肺炎克雷伯杆菌或铜绿单孢菌等，感染风险每天增加约4%；其次，在生殖器环状烧伤，留置尿管有助于支撑尿道，可以急性水肿消退后再行拔除；第三，龟头或阴茎干腹侧三度烧伤的患者，推荐进行耻骨上膀胱造瘘，而不建议留置尿管，因为留置尿管可能引起压迫性坏死，导致严重尿道下裂。在烧伤重症监护室(BICU)，推荐选择性留置尿管，主要适用于长期气管插管，或所有生殖器烧伤的初次治疗；一旦患者能够自行排尿且不需要输液治疗，应及早拔除尿管；④评估伤情；⑤接种破伤风疫苗；⑥使用抗生素。目前并不主张对所有烧伤常规使用抗生素，文献推荐主要用于创面感染以及明显的菌尿等情况，并且应严格遵循抗菌谱；⑦注意清理粪便，避免感染。

2. 临床管理　生殖器和会阴深度烧伤，尤其是涉及肛门的烧伤，存在肠道致病菌污染导致伤口感染的风险。肛管有助预防感染，可以留置30天；是否需要粪便改道仍有争议，迄今没有达成一致性意见，不过有一个共识是，严重肛门烧伤可以从手术改道获益，这类烧伤通过有效治疗能够恢复较好；

折中的方法是采用粪便管理装置(fecal management device,FMD)。

### (三)保守治疗

①清创:在镇静镇痛情况下,去除伤口创面的失活组织;②评估烧伤深度,对明确为二度以下烧伤的伤口,可以采用不同方法进行处理:采用无菌纱布敷料覆盖,定期更换;磺胺嘧啶银(烫伤宁)软膏或外用的抗生素;封闭敷料,或负压敷料等。磺胺嘧啶银软膏具有抗菌活性和保护伤口的作用,是比较常用的选择之一;③坚持定期换药,浅表性烧伤一般在14~21天内能够自行愈合。

### (四)手术治疗

三度烧伤,以及一些深层真皮层烧伤的患者,需要积极手术干预,因为保守治疗可能导致感染发生率升高,恢复和住院时间延长,以及烧伤瘢痕挛缩。手术治疗主要包括清创和皮肤移植等,需要切除阴茎的情况较为罕见。治疗步骤与要点包括:

1. 清创(debridement) 早期清创和植皮是人体大多数部位严重烧伤的标准治疗。早期烧伤焦痂切除具有预防伤口感染和瘢痕形成的作用。尽管在生殖器烧伤,早期清创具有同样作用,不过,目前文献中公认的生殖器和会阴烧伤外科重建的基本目标是保存组织。而对外科清创最大的顾虑恰恰是对有活力组织的破坏,传统的手术方式,即使是非常精细的操作,也难以避免对阴茎的密集解剖结构的造成损伤。为了尽可能减少或避免这一风险,目前的主要选择包括:①保守治疗。许多作者推荐对真皮深层或全层烧伤的患者,除大面积的环状烧伤以外,初始治疗主要采用保守方法;可以等待烧伤创面坏死组织的分界形成,在愈合过程中,有必要外科切除坏死组织时,再进行削痂手术;②酶促清创(enzymatic debridement)。一些作者认为,能够保存有活力组织的早期、精确、选择性清创手术才是比较理想的。最近,酶促清创,例如以菠萝蛋白酶(bromelain)为基础的技术逐渐开始流行(图38-7);原因即在于其以下明显的优点:操作简单,入院后床旁就可以积极施行;选择性作用,有利于保存有活力的组织;无需等待,因为等待组织坏死分界形成的过程本身就有感染和瘢痕形成的风险。研究显示,酶促清创这一早期组织保存技术能够减少伤口感染风险,适用于精细和敏感的生殖器和会阴组织。需要说明的是,仍有一些作者认为阴茎烧伤也应该与普通烧伤一致,进行早期外科清创治疗。

对阴茎环形烧伤,由于发生严重淋巴阻塞和淋巴水肿可能性增加,因此推荐从损伤部位到冠状沟以下的皮肤均应切除;而对龟头烧伤,鉴于其血供较为丰富,因此除非已经明确坏死,一般无需清创。值得特别关注的是,有关生殖器烧伤的文献常常聚焦

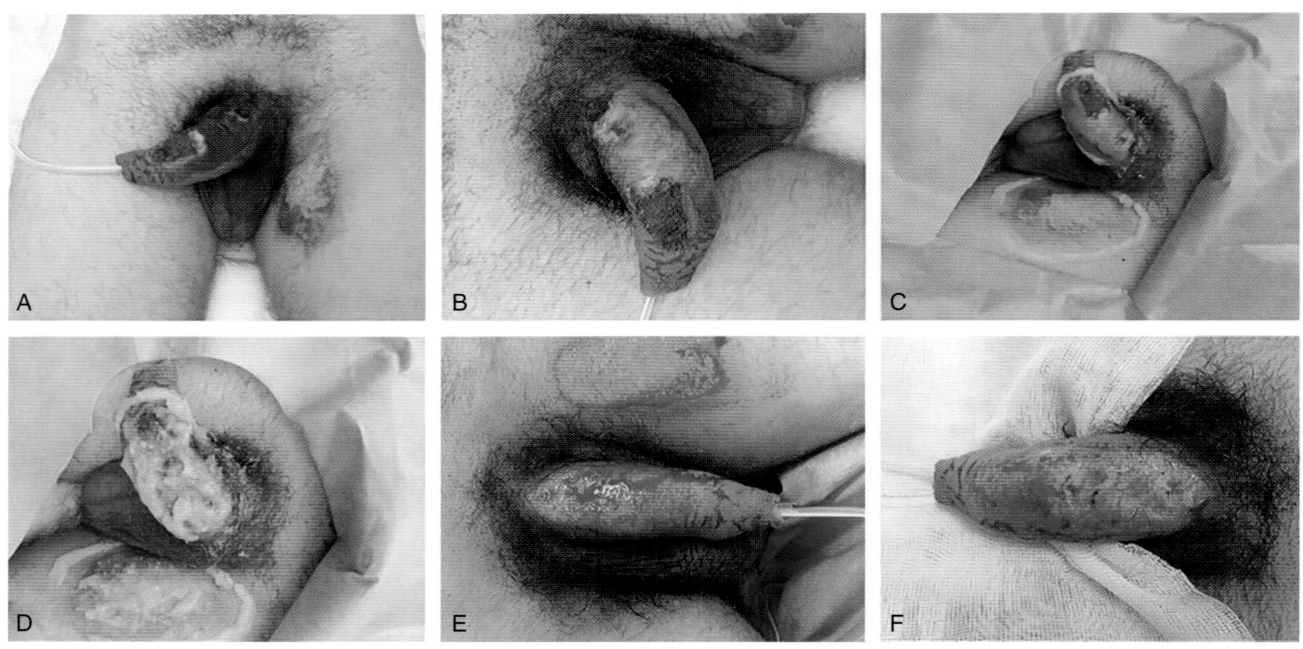


图38-7 阴茎烧伤酶促清创过程

A. 阴茎深层真皮烧伤;B. 机械清洁后外观;C. 凡士林环绕;D. 入院第一天床旁用菠萝蛋白酶(阴茎区域麻醉),在此基础上清创;E. 清创后出血创面;F. 入院第二天伤口创面。

于儿童，而且令人难过的是，儿童生殖器烧伤的原因多数是对儿童的虐待多于意外的损伤，尤其以5岁以下的儿童更为多见。这种烧伤主要是烫伤。目前一般推荐，儿童生殖器烧伤采用保守治疗为主，因为儿童的愈合能力一般优于成人。有作者报道，61%的会阴和生殖器烧伤患者通过简单清创、局部以及口服抗生素等保守治疗，可以获得满意结果。另有作者报道，81%~100%的二度生殖器烧伤，仅通过生理敷料覆盖和外用抗生素就能够顺利愈合。外科手术仅适用于严重烧伤病例。手术治疗一般包括坏死组织的切除以及皮肤移植重建。

2. 阴茎重建(reconstruction of penis) 阴茎烧伤导致的皮肤缺失对整形和烧伤医师而言是一大挑战。在急性生殖器烧伤后，损伤组织的重建方法和效果取决于正常组织的存留情况。阴茎重建技术有许多种，包括一期缝合，前徙瓣(advancement flap)、皮片(skin graft)、游离皮瓣(free skin flap)以及带蒂皮瓣(pedicled skin flap)等。有作者更喜欢选择全层皮片(FTSG)来重建阴茎干(图38-8)，原因在于这一技术形成无弹性和疼痛性肥大瘢痕的可能性低于分层皮片(STSG)。如果生殖器结构被广泛破坏，可以采用腹股沟阴部皮瓣或前臂桡侧皮瓣，均有取得满意的长期效果的报道。

急性烧伤以后，阴茎可能被挛缩的瘢痕组织钳闭。应用股薄肌肌皮瓣可以提供顺应性良好的带血管组织和皮肤，使得阴茎干得到松解。随后，可以采用分层皮片覆盖阴茎干。在一些瘢痕形成严重的患者，可能还需要微血管游离皮瓣转移手术。

3. 尿道修复和重建(repair and reconstruction of urethra) 阴茎烧伤常常合并尿道的破坏性损伤。尿道重建取决于损伤的性质。例如，当尿道破坏较为广泛时，通常没有足够可用的未受累及、没有毛发的生殖器局部组织，需要采用移植技术，导入带血管的组织支持尿道的重建。

许多患者的尿道重建需要分多期进行。一些患者，尿道从膜部尿道进入球海绵体肌的位置直至阴茎尖部完全被破坏，手术可以按以下分期进行：首先利用带血管组织重建阴茎和会阴，大面积的会阴或腹股沟缺陷可以采用大腿后皮瓣，可以得到绝佳的大块的和有感觉的组织，这一过程中需要进行会阴尿道造口术；当这些组织和器官重建妥当、愈合良好时，再采用网状分层皮片或颊黏膜瓣(Buccal mucosal flap)重建尿道。

化学烧伤、电烧伤的治疗与热烧伤类似，主要是保守治疗或手术治疗，手术治疗包括适当清创、一期伤口缝合和植皮。不过，由于电烧伤的独特特点，即损伤范围更大，因此可能需要额外清创，清创后伤口采用皮肤移植物覆盖，术后多数情况下没有其他并发症。如果清创范围深达暴露骨骼和大血管，则可能需要采用肌皮瓣覆盖。

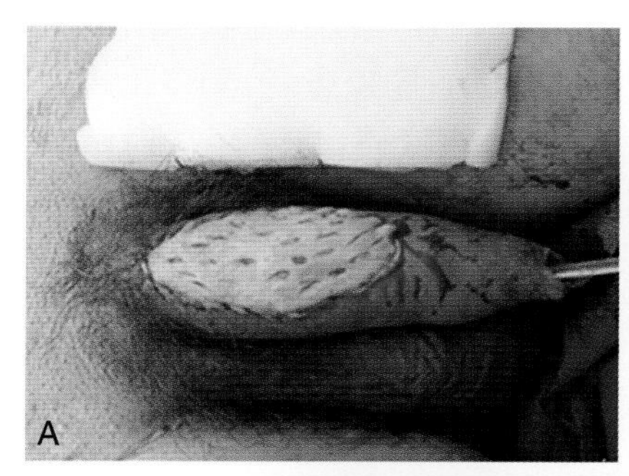

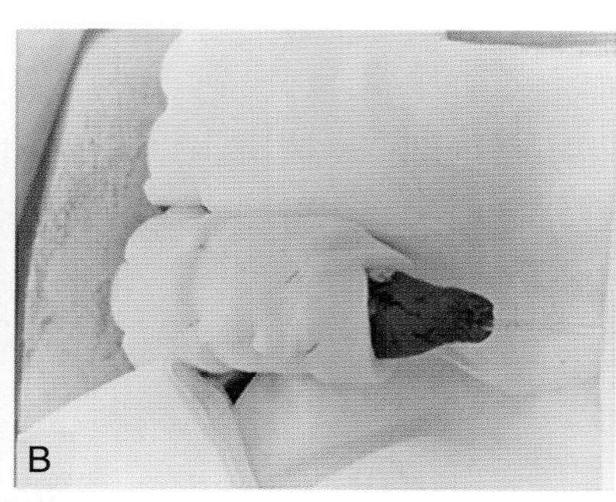

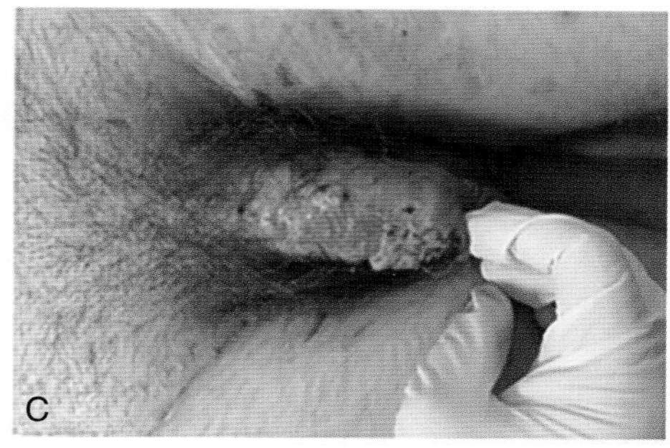

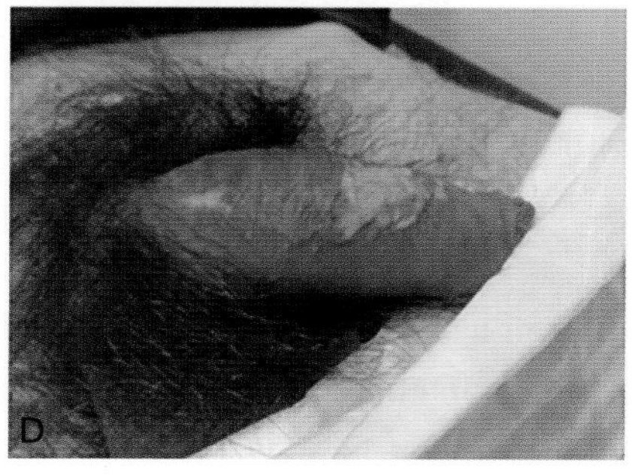

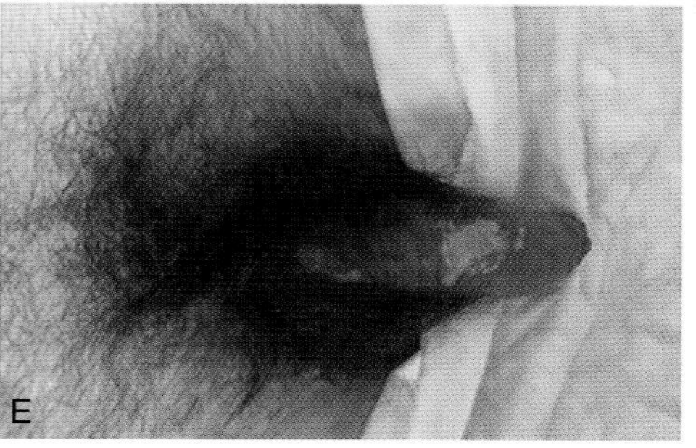


**图38-8 阴茎烧伤全层皮肤移植**

A. 全层皮片移植；B. 压缩绷带环状包扎；C. 皮片上层部分缺失；D-E. 术后12月外观效果。

总之，阴茎烧伤应根据不同烧伤深度，采取专门的高质量的治疗，使患者获得长期的理想的功能和美容方面的效果。因此目前主张，所有生殖器或会阴烧伤的患者均应尽快到专业的烧伤中心接受治疗。

### 六、并发症与预后

生殖器烧伤手术治疗的并发症发生率较高，大约 20% 的患者由于瘢痕形成和瘢痕挛缩需要进行二次手术。儿童生殖器和会阴烧伤治疗最常见的远期并发症也是瘢痕挛缩，其中多数阴茎烧伤患者(56%)需要进行挛缩松解、植皮或局部皮瓣手术，远高于阴囊烧伤(6%)。

热烧伤在损伤发生后 3~6 个月时有发生尿道剥脱、尿道狭窄，以及最终产生瘢痕挛缩等长期后遗症可能。这些后遗症可能需要进行皮肤移植或手术松解等方法来治疗。

## 第六节 阴茎放射损伤与外科治疗

### 一、病因与病理生理学

阴茎放射损伤(penile radiation injury)主要发生于以下两类患者：即因阴茎自身病变接受直接放射治疗，以及因盆腔组织和器官病变接受盆腔内放射治疗的患者。即便采用现代技术，放射治疗仍存在发生严重并发症的风险。放射治疗不仅导致肿瘤细胞死亡，也导致健康组织的破坏。射线的电离辐射主要从两个途径对活细胞产生损伤效应：直接途径，损伤细胞 DNA、导致 DNA 突变；间接途径，与细胞内的自由水相互作用，产生高度不稳定的羟基自由基。两种途径最终均导致细胞凋亡，继之有功能的组织被瘢痕组织所取代。

放射治疗可以引发闭塞性动脉内膜炎等血管损伤效应。通过上述两个机制，血管基底膜被损伤，引起血管闭塞、血栓形成以及血管新生障碍。血管受累导致组织灌注不足、伤口愈合变差，使得成纤维细胞功能变差，不仅不能产生满足伤口愈合所需的胶原蛋白，并且胶原成熟过程也受到影响，从而导致瘢痕形成和挛缩。

### 二、临床表现

阴茎放射损伤可以表现为早期的红斑、肿胀、疼痛以及化脓性改变等急性放射性相关炎症症状，也可以表现为数月至数年后的组织纤维化和性功能障碍等迟发性后遗症。

对阴茎的直接的治疗性照射可能导致阴茎组织萎缩、纤维化以及慢性坏疽等严重后果。例如，一些阴茎纤维性海绵体炎(peyronie disease)患者，在接受接近杀癌细胞剂量的照射治疗后发生阴茎组织萎缩和纤维化，这种情况下采用皮肤移植物进行修复非常困难。阴茎放射性坏疽极为罕见，但后果非常严重，尽管通过坏死组织清创、应用抗生素以及定期换药等治疗后有可能治愈，但许多情况下无法进行修复和重建，常常需要选择阴茎部分切除，然后进行重建。

在接受盆腔照射的患者中，外生殖器通常有以下一个或多个表现：淋巴肿大、蜂窝织炎、渗液和淋巴管扩张等。低位盆腔放射治疗也与性高潮障碍、阴茎形态学改变和感觉障碍等常见的性相关副作用有关，原因在于照射导致的血管和神经损伤。例如，有作者报道在性行为活跃的前列腺癌患者，接受外照射治疗后 44% 出现性高潮强度下降、24% 感觉性快感缺失；42% 主观感觉阴茎长度缩短超过 1cm、12% 注意到阴茎发生弯曲；27% 报道阴茎感觉下降；此外，还有患者报道性高潮相关疼痛、性交时尿失禁等症状，仅约 10% 患者在治疗后没有症状。另有作者报道，在接受放射治疗的直肠癌患者，60% 出现性欲减退，50% 发生勃起功能障碍，45% 存在射精障碍。由此可见，盆腔放射治疗性相关副作用是非常常见的。在罕见的病例，低位盆腔放射治疗也可以出现阴茎、阴囊以及会阴的坏疽。

### 三、临床诊断

阴茎放射损伤主要依据病史和查体做出诊断。怀疑有性相关副作用的，可以结合提问和问卷，例如询问一系列有关性高潮感觉、性交时尿失禁(urinary Incontinence during sexual activity，UIS)、阴茎形态学和感觉改变等问题，完成勃起硬度量表(erection hardness scale，EHS)、国际尿失禁调查问卷简表(international consultation on incontinence questionnaire short form，ICIQ-SF)等，做出系统性评估。阴茎坏疽的及早诊断主要依靠临床医师对肿胀和坏死特征等相关临床症状和体征的高度警惕，许多情况下诊断时间往往被延迟数天之久。

放射治疗后出现下尿路症状的患者,应警惕合并尿道放射损伤可能。临床医师应该对怀疑诊断的患者进行详细病史询问和全面体格检查,特别注意询问接受治疗的类型和剂量,重视尿道口开放情况检查以及直肠指诊等诊察。通过导尿或超声检查等手段检测残余尿量,有助于评估膀胱排空情况。膀胱尿道镜检查和逆行尿道造影(retrograde urethrogram)能够提供尿道狭窄的位置和长度细节。排泄性膀胱尿道造影(voiding cystourethrogram)有助于评估后尿道以及狭窄近端尿道的情况。如果已进行耻骨上膀胱造瘘,则可同时进行顺行(内镜)和逆行造影检查。尿动力学检查有助于术前评估膀胱容量:膀胱容量 <200ml 或存在严重逼尿肌功能障碍,可能需要在尿道重建术前通过保守治疗增加膀胱容量,或必要时进行膀胱扩大或尿流改道手术。

## 四、外科治疗

阴茎放射损伤的病理生理改变使其治疗具有挑战性,临床医师在计划实施外科干预时应充分考虑到受累组织术后愈合的难度。

外生殖器蜂窝织炎可能需要长期的抗生素治疗,如环丙沙星。如阴茎需要重建,需等待蜂窝组织炎控制后再进行。阴茎本身以及直肠癌、前列腺癌等低位盆腔病变放疗引起的阴茎坏疽虽罕见,后果却可能非常严重,多数病例需要反复清创、长时间坚持伤口换药甚至阴茎切除等治疗。不过,也有报道因为前列腺癌接受放疗出现阴茎皮肤坏疽性炎症、最终仅通过类固醇治疗等保守方法治愈的案例。该病例的炎症起自阴茎背侧,细菌培养阴性,活检显示非特异性炎症,经过广谱抗生素以及局部清创治疗后坏疽范围仍然扩大。最终通过泼尼松龙(每日100mg)治疗后,24 小时内发热症状消失,坏疽停止扩散,以后在一个月内伤口逐渐愈合。

发生淋巴结水肿的外生殖器的重建并不困难。在阴茎,淋巴水肿可累及肉膜和皮肤真皮层,水肿的组织可以通过去掉肉膜和皮肤进行切除,在布克筋膜浅面的层次内切开;在阴囊,需要切除科勒斯筋膜(Colles' fascia)、肉膜和皮肤。切除淋巴水肿组织后,睾丸处于游离状态,应将其固定在中线,置于正确的解剖位置上;水肿周围的阴囊皮肤通常是正常的,可以延伸过来覆盖睾丸。

有术者推荐阴茎体应采用分层厚皮移植片(STSG)覆盖。采用分层皮肤移植片的原因是它与全层皮肤移植片不同,几乎不带网状真皮,不含淋巴组织。这样就不会导致淋巴水肿。应该避免采用局部皮肤皮瓣,一旦将它们转移到外生殖器,淋巴水肿又会重新形成。如果阴囊无法关闭,可以采用网状分层厚皮移植片覆盖睾丸。如果合并鞘膜积液,可以切除壁层鞘膜,移植物直接覆于脏层鞘膜。

移植物不影响感觉,良好的感觉来自深部结构。不过,阴茎龟头几乎不会发生致残性水肿,感觉一般也能完整保留,因为淋巴组织是从布克筋膜的浅面切除的,不会损伤到阴茎背神经。

对阴茎的直接辐射可能造成尿道损伤,这种损伤很少单纯累及尿道而不损伤周围结构。通常,由于尿道海绵体血供丰富,可以先进行最小限度的清创手术,瘘道则留待以后进行重建。重建手术成功与否取决于尿道周围结构的放射损伤程度。

## 五、并发症与预后

放射治疗的剂量、治疗距离手术治疗的时间等对伤口愈合均有影响。照射剂量越大,愈合情况越差,呈剂量依赖性;术前数周至数月接受放射治疗的患者与术前 6 个月及以上接受同样剂量治疗患者比较,愈合的情况更差。

(兰卫华)

## 参考文献


[1] ABDEL-RAZEK SM. Isolated chemical burns to the genitalia [J]. Ann Burns Fire Disasters. 2006,19(3):148-152.

[2] AMER T,WILSON R,CHLOSTA P,et al. Penile fracture:a meta-analysis [J]. Urol Int,2016,96(3):315-329.

[3] BARROS R,LACERDA G,SCHUL A,et al. Sexual complications of penile frature in men who have sex with men [J]. Int Braz J Urol,2018,44(3):550-554.

[4] BJURLIN M A,KIM D Y,ZHAO L C,et al. Clinical characteristics and surgical outcomes of penetrating external genital injuries[J]. J Trauma Acute Care Surg,2013,74(3):839-844.

[5] BRYK D J,ZHAO LC. Guideline of guidelines:a review of urological trauma guidelines [J]. BJU Int,2016,117(2):226-234.

# 第三十九章

# 尿路医源性损伤与外科处理原则

## 第一节 概 述

关于医源性损伤(iatrogenic injury)的解释有很多,且没有统一的定义。一般认为医源性损伤是指患者的损伤源自医治过程中医者主观上无过错或过失,在客观上对患者造成的出于治疗目的且合乎技术、伦理、法律要求的有限而必要的损伤。由于造成医源性损伤的原因复杂,因素繁多,医源性损伤的发病因素包括生物因素、物理因素、化学因素、医疗服务因素及机体因素等。

泌尿系统医源性损伤主要包括诊断和治疗过程中的各种操作所造成的泌尿系统相关脏器的不同程度的损伤。有一些医源性损伤是治疗过程中不可避免的,有一些是很难避免的,有一些是经过努力可以避免的,还有一些是不应该发生的。

最好的医疗效果,最大限度地减少或杜绝医源性损伤是临床医师始终以追求医疗安全为目标和德高医粹的职业情操。然而在实践中,有时在医疗过程给患者造成意外地获得性损害,降低了诊疗效果,加重了患者的心理负担,导致病程的迁延,严重的甚至威胁患者的生命。个别情况下患者及家属的不理解等因素就会产生医患纠纷。因此,临床医师对患者服务要医德高尚,对业务精益求精,对于所诊治的患者要非常细致地了解,倾听患者对疾病每一个细节的描述。对于诊治过程中可能出现的各种损伤和并发症做好预判和评估,对有可能发生的风险因素做好充分地预防和应急处理的准备工作。重要的是术前、术中、术后对发生任何意外风险时要及时与患者及家属充分沟通,使他们了解有关治疗过程中更多相关信息和风险因素,这一点在取得患者及家属对损伤因素的理解和规避医疗纠纷甚为重要。

(马洪顺)

## 第二节 医源性肾损伤

### 一、概述

正常的肾医源性损伤是指在有创的医学诊疗工作中,如经皮肾穿刺活检术、经皮肾镜手术、输尿管镜手术、外科手术、腹膜后手术等,造成的肾实质、血管、集合系统损伤,主要表现为术后血尿、腹膜后血肿、尿外渗等。近年来随着泌尿系统微创技术的发展和肾脏活检技术的普及,医源性肾损伤的发生亦随之增加,其中以术后出血最为常见,若处理不当易导致严重后果,甚至引起医疗纠纷。

### 二、损伤因素

1. 经皮肾穿刺活检术和经皮肾造口术 在实施该技术操作时,穿刺针可损伤肾实质或肾窦血管,主要表现为肉眼血尿及肾周血肿。造成肉眼血尿的主要原因是穿刺肾实质过深,贯通至肾盂所致。肾周血肿发生率48%~85%,但多数是无症状的小血肿可自行吸收,临床上无需任何处理。较大的血肿发生率并不高(0.5%~1.5%),是由于肾实质撕裂伤或动脉损伤所致,可形成动静脉瘘、假性动脉瘤,其中假性动脉瘤的发生率约为0.9%。

2. 经皮肾镜取石手术 出血是经皮肾镜手术最危险的医源性肾损伤，特别是经皮肾通道太过内侧或直接进入肾盂时易发生严重出血，急性出血可能由于肾段动脉及小叶间动脉损伤所致，术后出血与创伤后动静脉瘘形成或假性动脉瘤有关。可致患者突发严重血尿或持续血尿、肾周血肿甚至失血性休克。肾脏的解剖结构异常、结石体积过大、肾实质厚度、通道数量、通道大小以及手术操作方法等都是重要的风险因素。术中操作不当造成集合系统穿孔或撕裂，导致术中冲洗液外渗及术后尿外渗。

3. 输尿管镜手术 输尿管镜手术时，为保持视野清晰，过多灌注液使肾盂内压力升高，导致组织间渗透压变化，使肾实质及肾被膜易破裂出血，形成包膜下血肿。高血压、糖尿病、高龄、尿路感染是包膜下血肿发生的危险因素，而手术导致的肾盂内压力改变是其发生的诱发因素。

4. 腹膜后手术 肾部分切除术、肾盂或肾实质切开取石术、肾囊肿去顶术等腹膜后手术相关的医源性肾损伤，主要为出血和漏尿。经腹腔镜或经皮冷冻/射频消融术治疗肾脏较小肿物可能导致无症状的肾周血肿和自限性漏尿。肾窦周围肿瘤或肾上腺肿瘤累及肾血管或严重粘连，术中有可能损伤到肾血管，严重时不得不切除受累的肾脏，以保证患者的生命安全，但必须把处理意见告知家属。

5. 体外冲击波碎石术（ESWL） ESWL 导致的近期肾损伤常见为严重血尿、包膜下血肿及尿外渗，危险因素包括高血压、糖尿病、高龄、出血倾向、使用抗血小板活性药物、肥胖、碎石的强度和频度、遗传性结缔组织病等。另外，ESWL 亦可导致远期肾损伤，表现为出血性改变的间质纤维化及瘢痕形成，严重导致肾萎缩。

6. 肾移植手术 与肾移植相关的医源性肾损伤包括动静脉瘘、肾内假性动脉瘤、动脉夹层和肾动脉肾盂瘘。移植肾活检术后的总并发症发生率为 9%（包括血肿、动静脉瘘、肉眼血尿和感染），但需要介入治疗的血管并发症约为 0.2%~2.0%。危险因素包括高血压、肾髓质疾病和多针穿刺。移植供肾活检中动静脉瘘和假性动脉瘤的发生率为 1%~18%。移植术后肾外假性动脉瘤多发生在吻合口，与局部或血源性感染有关。与移植相关的动脉夹层非常罕见，一般见于术后早期。

7. 血管介入治疗 导丝或导管损伤肾动脉分支导致出血是血管内介入治疗的罕见并发症。

## 三、判定方法

1. 临床表现 出血是医源性肾损伤最常见症状，表现为血肿及血尿。发生肾包膜下血肿时，肾包膜张力增大或者尿液渗入肾周组织刺激腹膜后神经可引起肾区或上腹部钝痛，血尿较重，输尿管内存在凝血块可发生肾绞痛。急促型出血，间断出血未及时处理，可导致失血性休克。集合系统损伤可发生尿外渗及尿性囊肿形成。

2. 实验室检查 ①血常规检查：包括血红蛋白、红细胞计数、血细胞比容的测定。血红蛋白、血细胞比容的持续降低提示有活动性出血；②尿常规：集合系统损伤时，尿常规中可见大量红细胞；③引流液：引流液查肌酐水平判定有无尿外渗。

3. 影像学检查 ①B 超检查：患者术后突发大量血尿，患侧急性腰腹疼痛，考虑血管损伤出血，超声对肾周血肿及尿性囊肿的诊断准确性高。彩色多普勒可见发现动静脉瘘形成和假性动脉瘤。动静脉瘘瘘管较小时不易发现，瘘管较大时瘘管内血流为湍流，五彩镶嵌血流信号超过血管边界，流速快，动脉 RI 值低，相邻静脉内出现搏动性血流频谱。B 超扫描显示无回声区，而彩色多普勒显示有丰富血流信号考虑有假性动脉瘤的可能。②CT 检查：平扫 CT 很容易发现肾包膜下血肿及肾周血肿。增强扫描是医源性肾损伤的首选，能迅速准确地了解肾实质损伤情况，尿外渗、肾周血肿范围；动脉和静脉相扫描可以显示血管损伤情况，延迟期可显示集合系统损伤情况。CT 血管造影中，肾血管出血可见增强剂的主动外渗，动静脉瘘时则在动脉期可见，一支或多支肾内动静脉同时或稍早时出现浑浊。假性动脉瘤在 CT 血管造影中表现为与破裂血管壁相通的，椭圆形或圆形的有增强剂的异常影像。目前由于 CT 检查技术的发展，肾血管造影术一般仅用于出血量大，预计进行介入栓塞治疗的患者。③磁共振检查：对造影剂过敏的患者可选择 MRI 检查，可以明确肾脏实质损伤及血肿的情况。一般不作为常规检查。④肾动脉造影：肾动脉造影检查能对病变部位、范围、血管解剖、形态作出准确判断，但因该检查费为有创检查，仅在疑有肾动脉分支损伤导致突发大量出血或持续出血，并有条件行选择性肾动脉栓塞时进行该项检查。可能的放射学表现包括造影剂外渗、动静脉瘘、假性动脉瘤及动脉夹层。

### 四、外科处理原则

大多数医源性肾损伤都可通过，绝对卧床、保守治疗解决。肾活检术后的小血肿多可自行吸收。经皮肾镜取石术出血大部分为静脉出血，术中可用电凝止血，术后可通过一些非侵入手段解决，例如钳夹肾造瘘管增加肾盂内压力、气囊牵引加压止血、利尿等，需要超选择性肾动脉栓塞的比例不到1%，有效率超过90%。

#### （一）血管内介入治疗

是目前处理医源性肾动脉损伤严重出血的首选方法，如果突发致命性大出血或持续出血超过72h并需要输血时，应及时行超选择性血管介入栓塞治疗。肾动脉造影显示造影剂外渗、动静脉瘘形成、假性动脉瘤而进行超选择性肾动脉栓塞术是安全有效的方法。覆膜支架已在肾动脉瘤、肾动脉主干假性动脉瘤出血等肾血管损伤中成功应用，可作为难以行超选择栓塞治疗的急诊替代治疗手段。

虽然腹腔镜部分切除术后肾脏出血或假性动脉瘤破裂发生时，传统处理原则是转为开放手术，但目前多选择血管介入治疗，实践证明有效且比再次开放手术风险更小。开放手术多作为介入治疗无效的补救治疗手段。大多数手术静脉损伤包括部分撕裂伤，可以通过各种技术治疗，如静脉缝合，自体静脉或人工血管的血管成形术。

#### （二）集合系统损伤的处理

若发生尿外渗量不多，多数可以自行吸收缓解。如果引流持续为尿液，或者形成巨大尿性囊肿，尿性囊肿持续存在等情况，可以选择输尿管支架内引流、经皮囊肿穿刺引流术等处理。

#### （三）结语

随着各类肾脏微创技术及肾移植等手术的广泛开展，医源性肾损伤并非罕见并发症。术后如出现血尿、腰痛加重或血红蛋白下降等情况，警惕肾损伤的可能，应及时重复影像检查。医源性肾损伤多是血管性损伤，严重损伤需要外科干预的仍是极少数，血管介入治疗已成为医源性肾血管损伤的首选治疗方法。严重肾损伤后建议三个月的随访，包括体格检查，尿液分析，影像检查，核素显像，连续血压监测和肾功能检测等。

## 第三节 医源性输尿管损伤

### 一、损伤因素

输尿管为一连接肾盂与膀胱的细长管道，主要位于腹膜后，沿腰大肌内侧前方垂直下降至骨盆。因其尺寸较小，活动度较大，且毗邻皆为肌肉、椎体、骨盆，所以其发生外源性损伤的概率很低。研究表明超过80%的输尿管损伤为医源性。医源性输尿管损伤（iatrogenic ureteral trauma）多发生在泌尿科、普外科、妇产科的腹腔镜、开放手术以及内镜术中，且术中多不易察觉，但其带来的并发症往往很严重。

1. 手术意外损伤　输尿管损伤的原因主要有：盆腔手术时有可能发生输尿管意外损伤，其输尿管损伤多发生于下段，损伤程度有结扎或缝扎，完全性离断或部分撕裂损伤以及热损伤和输尿管缺血损伤。

2. 正常解剖结构的改变　医源性损伤的危险因素主要包括正常解剖结构的改变，如进展期恶性肿瘤，手术史及外放射史，憩室炎，子宫内膜异位，发育畸形，以及术中大出血。隐匿型输尿管损伤的发生要远高于报道，因为所有的损伤术中不一定都能诊断。例如妇科术中，如果常规做膀胱镜检查，那么输尿管损伤的发生率要高于现在5倍以上。有研究资料显示。输尿管医源性损伤中，妇产科手术约占75%，普外科约占20%，泌尿科由于技术及器械的成熟进步以及手术经验的增加，近20年损伤情况逐渐下降约占5%。

最常发生输尿管损伤的妇产科手术包括经阴道、开放、已经腹腔镜子宫切除手术。在女性输尿管跨越髂血管时，行经卵巢悬韧带的后内侧，妇科手术最易损伤之处。输尿管进入盆腔后行经卵巢后方，在接近膀胱时，子宫动脉经其前方交叉内行，交叉处距子宫颈外侧1.5cm，在此处结扎子宫动脉时，最易损伤输尿管。其次为输尿管入骨盆边缘，输尿管中段和上段。输尿管损伤常发生在术者试图控制出血止血时，因为此时出血的周围组织关系不清，手术仓促。

普外科手术时，输尿管损伤主要发生在结直肠术中，大约5%~15%的结直肠盆腔操作会出现输尿管损伤。根据对于腔镜与开放手术下输尿管损伤对比研究，由于在腔镜下输尿管更难辨别，腔镜下结肠切除术开展的初期，输尿管损伤率增加，但是随着医师经验的增加，腔镜下出现输尿管损伤并不会高于开放手术。

在泌尿外科输尿管损伤主要发生在输尿管镜操作。输尿管镜检查时，输尿管穿孔发生率为0.6%~1.0%，大约0.3%~4.1%的患者出现输尿管黏膜擦伤。输尿管损伤的原因多见于以下几点：①输尿管镜与输尿管开口成角插入是易造成损伤常见原因；②结石嵌顿于输尿管内时间超过3个月或有肉芽组织包裹看不清结石是经输尿管碎石时及造成损伤；③麻醉效果不佳，输尿管未完全松弛，导致入镜困难时；④结石未推离梗阻部位而使用套石篮和碎石器械时；⑤结石相对过大未先碎石就盲目取石；⑥结石有锐利面未处理或取石操作不当；⑦输尿管有炎性狭窄和成角时；⑧使用碎石器时急于完成碎石，过于用力把探杆顶住结石易造成管壁的损伤；⑨输尿管腔内出血，操作视野不清时；术者对手术难度估计不足，未放置安全导丝，镜子退出输尿管后再入镜看不清管腔时；⑩并非所有患者输尿管硬镜都能达肾盂。特别是男性患者由于骨盆缘的角度过小，镜子不能到达输尿管上段，强行通过可造成损伤；⑪输尿管部分或全部撕裂甚至撕脱，多发生于输尿管硬镜操作中，患者输尿管管径细，局部黏膜水肿，麻醉不充分，输尿管局部平滑肌松弛不够，操作者强行进镜或退镜可造成输尿管全层撕脱性损伤；⑫此外输尿管腔内操作如激光的应用，造成局部热损伤，可能会出现功能性梗阻或是狭窄瘢痕形成；⑬腹腔镜上尿路手术时，肾下极的病变在游离时容易热损伤上段输尿管，下尿路腹腔镜手术行淋巴结清扫时，容易热损伤中下段输尿管。

## 二、判定方法

输尿管硬镜操作中输尿管撕脱，往往在输尿管镜退出时可以看到撕脱的输尿管包绕在输尿管镜上被拖到膀胱外，既可以判定输尿管撕脱。医源性输尿管损伤早期可以通过静脉注射亚甲蓝排除。但大多数输尿管损伤多于术后发现，此时患者多有上尿路梗阻，输尿管瘘形成，或是尿脓毒血症。常见的临床症状为发热、血尿、排尿困难、少尿无尿、腹部疼痛、腰背部疼痛、腹膜炎、腹痛、腹胀、阴道漏尿。若输尿管损伤引起尿液引流不畅，可引起肾积水、肾功能损伤、血肌酐、血尿素氮水平增加。若输尿管损伤引起尿液外漏，腹腔引流管、肛门、阴道可出现大量淡黄色引流液，可行引流液尿素氮，肌酐等检查鉴别，若引流液尿素氮，肌酐水平明显高于血清尿素氮、肌酐，则为尿液外漏。当漏诊时，并发症明显增加。早期发现有助于及时修复并获得较好的预后。

关于其影像学诊断，CT造影剂外溢是医源性输尿管损伤的标志性表现，但是在有些情况下往往只是单一地表现为肾积水，腹水，尿性囊肿或是输尿管扩张。在不能确定的情况下，顺行或是逆行的输尿管造影是确诊的最佳标准。静脉肾盂造影，尤其是只照射一次的静脉肾盂造影对诊断的帮助往往不可靠，因为其假阴性率高达60%。

## 三、外科处理原则

输尿管损伤的处理取决于多种因素，包括损伤性质、严重程度、损伤位置以及发现时间。支架对医源性输尿管损伤的帮助一方面是提供尿流的管道，另一方面是减低狭窄的风险。在植入支架之前，一定要评估其是否有加重输尿管损伤的风险性。

### （一）损伤的处理

①单纯的输尿管钳夹伤、撕裂伤、穿孔、结扎扭曲，如无缺血坏死，则可单纯留置双J管引流减压。若出现离断损伤，或是缺血坏死需修剪离断时，根据输尿管离断水平，可行输尿管端端吻合，或输尿管膀胱吻合，同时留置双J管引流减压。②若输尿管近端1/3损伤，无明显官腔损失，可行输尿管端端吻合。为降低输尿管狭窄的概率，可适当想对侧切开输尿管两断端，修整断端然后缝合，留置双J管引流减压。③若输尿管长段缺失，无法直接端端吻合，可游离肾脏，将肾脏尽量下移并固定于腰大肌腱膜表明，再进行端端吻合。有时候输尿管缺失过长，需行回肠、阑尾代输尿管术，甚至自体肾移植术。肠代输尿管最大的缺点是肠黏液常常引起尿路梗阻和感染。④若输尿管损伤出现在中1/3段，单纯离断无明显缺失时可行输尿管端端吻合。若出现长段缺失，且端端吻合张力过大，易引起吻合口缺血、愈合不良或有导致输尿管狭窄甚至尿瘘发生的风险时，可选择行膀胱腰大肌悬吊及膀胱肌瓣输尿管成形。膀胱肌瓣输尿管成形术治疗输尿管中下段长段损失效果满意，该术式也降低手术难度及对手术时机的限制，不需要在瘢痕组织中分离输尿管，减少了对输尿管血运的破坏，且吻合口处张力小、血运好，最大程度减少吻合口狭窄及尿瘘等并发症，从而避免施行复杂的回肠代输尿管或自体肾移植术。⑤输尿管损伤大部分都出现在远端1/3段，若输尿管损失短可行输尿管膀胱再植，如果损失段较长不能进行无张力缝合，可行膀胱角悬吊，减低压力，留置双J管及导尿管。

## 四、结语

医源性输尿管损伤重在预防，预防其损伤主要取决于输尿管的视觉识别和术中接近其时的仔细分离。对于复杂的病例术前可预防性植入输尿管支架管，从而在视觉上及触觉上使输尿管得以保护。然而输尿管支架除了其潜在的并发症和额外的花费外，它也会改变输尿管的位置和降低其活动性。所以有人认为支架的优点是使输尿管损伤更容易察觉，但并不会减少输尿管损伤的发生率，因此也不推荐常规置管。二级预防的另外一个形式是术中膀胱镜检查，可在术中静脉注射染料观察输尿管的通畅性。常规膀胱镜检查风险小，而且可明显提高输尿管损伤的检出率。

关于手术修复的时间选择问题，有人认为如能在术中或术后48小时内发现损伤可行一期手术修复。但在术中未能及时发现，输尿管损伤超过48小时，应根据实际情况制订个体化治疗方案，可改道二期修复，于三个月后手术修复。如已产生尿瘘、尿外渗、无尿、继发感染、尿脓毒血症或肾衰竭往往病情复杂，对症支持治疗，尿流改道，待情况稳定后再行治疗。

（姚世杰　马洪顺）

# 第四节　医源性膀胱损伤

## 一、膀胱解剖学特点与损伤

膀胱是泌尿系统中最常发生医源性损伤(iatrogenic bladder trauma，IBT)的器官，有报道膀胱损伤大约50%是由于医源性损伤造成的。膀胱是储存尿液的肌性囊状器官，其形状、大小、位置和壁的厚度随尿液充盈程度而异。膀胱前方为耻骨联合，后方与精囊、输精管及直肠相邻，女性则与子宫相接；男性紧邻前列腺，女性为尿生殖膈。空虚时位于盆腔前部，充盈时可升至耻骨联合上缘以上，此时腹膜反折亦随之上移，膀胱前外侧壁则直接靠近腹前壁。在进行下腹部或盆腔手术、妇产科手术及腹腔镜手术或检查时，尤其以妇产科手术时最容易损伤膀胱。妇科、肛肠手术对膀胱损伤多因盆腔内多次手术致广泛粘连、术中分离困难造成。

## 二、损伤因素

IBT多见于妇产科等开放性手术，另外，近些年随着腔内技术的发展，腹腔镜、宫腔镜、结肠镜及膀胱镜的应用越来越多，和各种植入物的广泛应用(植入物的操作及造成的不良反应等因素)，都明显增加了膀胱医源性损伤的机会。

IBT根据损伤的程度和部位分为腹膜内型膀胱破裂，腹膜外型膀胱破裂和二者的混合型。也可根据膀胱受损伤的方式可分为膀胱外型，膀胱内型和因腔内存留的异物造成的损伤三类。

膀胱外型IBT是膀胱外途径导致的损伤，也就是盆腔或下腹部手术造成的膀胱损伤，主要危险因素包括既往盆腔手术史、炎症和恶性肿瘤等。最常见产科和妇科术中，如难产时对产程延长处理不当、输卵管结扎术、剖宫产术、人工流产、既往手术史导致粘连明显，盆腔脏器切除术等均可能损伤膀胱，其次是普通外科手术，疝修补中膀胱损伤多见于膀胱滑疝，误将膀胱作为疝囊切开。乙状结肠或直肠手术病变累及膀胱，解剖界限不清楚，分离过程中损伤膀胱。下腹部或盆腔术中缝扎过深，缝线贯穿膀胱。

膀胱内型IBT是从膀胱腔内发生的，进行膀胱腔内操作如：膀胱镜、输尿管镜检查或术中造成的膀胱损伤。主要危险因素包括膀胱容量过小(<50ml)、病变过大或位于膀胱顶部、既往TURBT手术史、放疗史和膀胱灌注病史等。膀胱穿孔后可发生液体渗出到膀胱外，检查中可发现膀胱破口出血或下腹部胀满。其中TURBT手术最常见，所造成的损伤类型多为腹膜外型；当肿瘤位于膀胱侧壁时，电切易引起闭孔神经反射，膀胱突然收缩造成穿孔。膀胱镜检查时，尤其当膀胱结核性挛缩时也易穿破膀胱。

造成IBT的膀胱内异物包括：(1)留置输尿管支架管或尿管，或者器械检查时器械零件掉入膀胱的；(2)盆腔术后遗留的纱布、缝线和缝针等；(3)用于尿失禁或盆腔脏器脱垂时应用的吊带，如经阴道无张力吊带术(TVT)手术最常见的并发症是膀胱穿孔，发生率约为3.8%。

## 三、判定方法

### (一)临床表现

准确快速的诊断及分型对治疗有积极意义，发生IBT最典型的表现为肉眼血尿，故疑为IBT时应早期留置尿管、观察尿色对判断有无合并膀胱损伤至关重要。

当为膀胱外型IBT时，可在手术区域见到尿外渗、局部裂伤或清亮的液体，甚至可见到膀胱腔内尿管及尿袋中有血或气体存在。对于一些小的膀胱裂口，经尿管膀胱腔内灌注亚甲蓝是一个发现裂口很有效的办法。如果膀胱损伤靠近三角区，应进行双侧输尿管口的检查，避免出现输尿管口损伤。

发生膀胱内型 IBT 时，在膀胱镜下在膀胱腔内可见到脂肪组织，在膀胱逼尿肌之间出现黑洞，或可以见到肠管等腹腔内组织。在进行膀胱灌注时表现为膀胱不能充盈，回抽液体量少于灌注量及腹胀等表现。

造成 IBT 的膀胱内异物存留于膀胱内，可导致患者出现排尿困难，反复发作的尿路感染，尿频，尿急，血尿和会阴 / 骨盆疼痛，甚至继发膀胱结石的出现。

### （二）辅助检查

术中发现膀胱损伤，直接探查，根据损伤情况即时处理，如果术中没有发现，术后怀疑膀胱损伤，通过下面检查进行诊断。

1. 体格检查　可发现尿液自伤口处流出，则提示可能存在膀胱损伤。损伤为腹膜外型时，可表现为膀胱空虚，耻骨上区压痛及肌紧张，直肠指检有触痛及前壁饱满感。而腹膜内型膀胱破裂，可出现全腹疼痛及肌紧张，伴有压痛及反跳痛，并有移动性浊音。

2. 导尿试验　经尿管注入 300ml 无菌生理盐水，5 分钟后回抽，若出入量相差悬殊，提示膀胱破裂。

3. 膀胱造影逆行或顺行膀胱造影　对可疑发生 IBT 的患者是首选的鉴别与诊断方法，逆行注入膀胱的造影剂的量不能少于 350ml，否则一些小的膀胱裂口可能出现漏诊。建议造影过程中常规三次摄片，即造影前平片，膀胱造影片及膀胱排空后再次摄片，因为有些裂口位于膀胱后方，可能在造影片中不能及时显示。膀胱轮廓周围出现造影剂火焰样积聚多提示腹膜外型膀胱破裂，但是造影剂外泄的数量不一定与膀胱裂口大小一致，而腹膜内型膀胱破裂则可以显示肠型。

4. 超声检查　可以明确膀胱破裂的部位、范围以及尿外渗的程度。操作简便，无创伤，能动态观察病情变化，能同时检查有无腹部其他脏器损伤，为及时手术提供有价值的依据，但仅通过超声不足以诊断膀胱损伤。

5. CT 检查　可见膀胱壁连续性中断，破裂处膀胱壁结构不清。膀胱周围可见液体阴影，提示尿外渗。少数患者由于血块堵塞膀胱破裂口会影响检查结果。合并邻近脏器损伤者，应提倡 CT 检查。

6. 膀胱镜检查　是诊断术中发生膀胱损伤的首选方法，可以直接证实膀胱内损伤的部位、程度。经耻骨后行尿道吊带术后，检查膀胱或尿道损伤推荐进行膀胱尿道镜检查。

## 四、外科处理原则

### （一）预防措施

①盆腔手术时，术前留置导尿，保持膀胱空虚，且保证尿管球囊位于膀胱内；熟悉解剖，直视下逐层分离操作；②切开腹膜前将膀胱腹膜反折轻柔推开，术中遇到盆腔囊性包块应考虑是否为充盈的膀胱，切忌贸然切开；③进行膀胱镜或输尿管镜操作前要了解膀胱容量，并且小心操作。TURBT 手术时，对于膀胱侧壁的肿瘤，应给予闭孔神经阻滞剂及充分地肌松，避免膀胱穿孔的发生；④内腔镜操作前检查器械，避免术中有零件脱落，拔出腔内留置导管时要检查拔出的导管是否完整。

### （二）外科处理要点

鉴别膀胱破裂类型对于下一步治疗的选择十分重要。对于腹膜内膀胱破裂，标准治疗方法是手术探查或修补，应用可吸收缝线单层或者双层缝合膀胱，修补过程中注意输尿管开口，如损伤部位距离输尿管开口过近可直接输尿管口置管，损伤累及开口者需根据情况留置输尿管支架管甚至输尿管再植。术后应用抗生素控制感染。而腹膜外膀胱破裂，如果破口不大，可以采用保守的处理方法，留置尿管，一般选择直径较大的尿管，如 F20 以上，保证充分引流，留置时间两周左右，预防性应用抗生素控制感染。发生在 TURBT 术中穿孔，术后不可即刻行膀胱灌注化疗。

### （三）对于造成 IBT 的膀胱内异物的处理

可行内镜下或者开放地经耻骨后或经阴道途径取出。

### （四）结语

膀胱医源性损伤容易出现漏诊，如不能在损伤当时发现，后期处理较为困难，术前留置尿管，保证膀胱空虚，对于容易引起膀胱损伤的手术，术中小心操作，注意保护膀胱。膀胱肿瘤电切时注意控制电切深度，避免闭孔神经反射等。发生损伤后无论采取保守治疗还是手术治疗，留置较大直径的尿管、保证膀胱充分引流都十分关键。

# 第五节 医源性尿道损伤

## 一、解剖结构

尿道是从膀胱通向体外的管道。男性尿道细长，长约16~22cm，管径平均为5~7m。女性尿道粗而短，长约5cm，直径约为8mm，易于扩张，可达10~13mm。医源性尿道损伤多发生于男性，女性尿道短而直，很少发生医源性损伤。

医源性尿道损伤多发生在男性，根据损伤的部位分为前尿道损伤、后尿道损伤和全尿道狭窄。

## 二、损伤因素

尿道损伤绝大部分为医源性损伤（iatrogenic urethral trauma，IUT），主要有不规范的探尿道、导尿、尿道腔内暴力的器械置入，各种化疗药物的尿道内灼伤等出现尿道狭窄等并发症，另外，新的治疗方法和各种能量平台应用虽然给泌尿外科疾病的治疗带来的新的手段，但也导致医源性尿道损伤的发病率升高。

### （一）医源性前尿道损伤

①导尿管的尺寸和类型及留置时间不当等因素可导致32%的尿道损伤，损伤的部位主要在尿道球部。如尿管选用太粗、太硬，留置时间过长的导尿管均会压迫尿道引起局部缺血、缺氧、感染最终导致尿道瘢痕形成或狭窄。据统计，橡胶管、乳胶管、硅胶管3种不同材料的导尿管以橡胶管所致尿道狭窄的发生率最高，而硅胶尿管的使用可明显减少尿道狭窄的发生；②各种经尿道的操作也是引起前尿道损伤的常见原因。尿道腔内的器械操作不当，如尿道超声、尿道扩张和各种内镜的应用均可造成尿道损伤，严重时可穿破尿道及海绵体；③尿道口狭窄的发生多因为器械的尺寸和尿道口直径的不匹配造成的。

### （二）医源性后尿道损伤

后尿道损伤发生率高于前尿道。引起后尿道损伤的原因包括：①气囊、导尿管压迫损伤。气囊导尿管的损伤主要是由于导尿管放置位置不当，气囊在尿道内充盈造成尿道强行扩张，或长时间压迫缺血坏死造成损伤，有报道此类损伤占医源性后尿道损伤的66.7%；②前列腺开放或经尿道前列腺电切术后也可以出现后尿道狭窄。据文献报道，前列腺切除术后尿道狭窄发生率为18%以上。开放手术多系剥离层面不正确，损伤前列腺包膜，瘢痕增生，引起后尿道闭锁或膀胱颈缝合技术不正确，导致颈部挛缩；③经尿道前列腺切除术因热切割效应，纤维瘢痕组织增生，或误切均可导致尿道狭窄；④经尿道操作，如膀胱镜或输尿管镜检查，尿道扩张术等，操作不当容易造成假道，引起相应的症状。

### （三）全尿道狭窄

全尿道狭窄主要是因严重感染或特异性感染控制不力所致，发生率近年已明显减少，但医源性原因所致的全尿道狭窄却有所增加。一旦发生长段或全段狭窄，治疗非常困难。前列腺癌术后尿道狭窄的发生可以是从膀胱颈至尿道的任何部分，发生率约为1.1%~8.4%。膀胱肿瘤术后多采用经尿道直接灌注化疗药物，如丝裂霉素或卡介苗等，经尿道推注膀胱化疗，尿道黏膜接触高浓度、刺激性药物，尿道黏膜水解剥脱，黏膜下及肌层充血水肿，多形成核心细胞浸润，纤维性变形成瘢痕。故灌注不当或长时间灌注也可能导致长段的尿道损伤。

## 三、判定方法

### （一）临床表现

医源性尿道损伤的临床表现往往根据损伤部位、损伤程度及是否合并其他部位损伤而表现不同：①尿道出血：是尿道损伤的主要表现，前尿道损伤后可出现尿道口鲜血流出，后尿道损伤后若无尿生殖膈断裂，可于排尿后或排尿时伴有鲜血滴出。②排尿困难：尿道损伤后因为疼痛导致括约肌痉挛，出现排尿困难症状，严重尿道损伤致尿道完全断裂可出现尿潴留。直肠指诊常用来除外直肠损伤，而在后尿道完全断裂后能够感觉到前列腺尖部漂浮感。③局部血肿和尿外渗：尿道部分断裂或完全断裂后患者用力排尿后，导致尿液或血液经裂口渗到周围组织内，形成尿外渗及局部血肿。其区域、方向等与局部解剖有关，如果损伤发生在尿道球部，血液及尿液渗入会阴浅袋，使会阴、阴囊、阴茎肿胀，有时向上扩展至腹壁。④如果损伤发生在尿道海绵体部，阴茎筋膜完整时，血液及尿液局限在阴茎筋膜内，表现为阴茎肿胀；如阴茎筋膜破裂，则尿外渗范围扩大，与尿道球部损伤相同；当后尿道发生断裂时，尿液沿前列腺尖处外渗到耻骨后间隙和膀胱周围。

### （二）辅助检查

尿道探子检查：①根据尿道探子检查受阻的部位可判断狭窄的位置，操作需谨慎，不当可加重损伤。对耻骨上膀胱造瘘者，可经造瘘与尿道外尿道探子会师，两探子之间的距离即为尿道狭窄的长度。②逆行尿道造影：是对男性尿道损伤进行紧急评估的标准方法，将患者置25°~45°斜位，将水溶性造影剂从尿道外口注入，斜位可显示全部尿道和任何部位的尿外渗，进而识别损伤部位并评估损伤的程度，影像上显示尿道外的任何造影剂外渗都是尿道损伤的特征。③尿道镜检查：可用于急性尿道损伤的诊断和处理，并可以鉴别完全性和不完全性的尿道断裂。在进行尿道镜检查时，可将导丝置入膀胱，有利于早期尿管的成功留置。对于可疑存在阴茎折断合并尿道损伤时，尿道镜检查甚至可以优于尿道造影先行进行。对于女性患者来说，因其尿道较短，影像学检查有一定的不足，故尿道镜及阴道镜检查十分重要。④其他检查：在急性损伤中，其他辅助检查如超声多用于引导耻骨上膀胱造瘘的操作，CT和MRI多用于评估伴随损伤的程度。

## 四、外科处理原则

### （一）预防措施

预防医源性尿道损伤最为重要，医务人员在操作中应熟悉了解尿道的生理解剖，操作规范、轻巧、熟练，积累经验及增强责任心是预防及减少医源性尿道损伤的关键。

### （二）一般处理原则

①对于已经发生了医源性尿道损伤，应迅速了解损伤部位、范围和程度，估计出血量及邻近器官受损情况，根据具体情况给予相应处理。若损伤广泛、严重，条件不允许时，予以耻骨上膀胱穿刺造瘘；对出血多者进行膀胱冲洗，术后予抗感染等处理，待病情平稳后行Ⅱ期尿道重建术。②对于威胁生命的严重出血或合并伤，应先抗休克处理，建立输液通道，镇静止痛，纠正低血容量等，待生命体征平稳后，择期再行尿道损伤处理。③尿道损伤的处理的原则为恢复尿道的连续性，充分引流膀胱内尿液和彻底引流尿外渗。④急性尿道损伤出现假道时，可以即刻留置导尿管，一方面引流尿液，扩张尿道，同时也可以压迫止血。如果导尿管放置困难，可在膀胱镜下放置导丝，沿着导丝置入导尿管。根据受伤严重程度，原则上导尿管应保留2~4周。

### （三）前尿道损伤的治疗

对于前尿道部分或全层断裂者，应急诊行尿道修补术。尿道修补术或吻合术能够恢复尿道连续性，避免后期尿道扩张治疗，是前尿道断裂最好的治疗方法。有血肿予以清除，尿外渗则进行充分引流。

### （四）后尿道损伤的治疗

对于后尿道断裂，可于术中直接吻合。如果不能够吻合，也可行输尿管镜辅助下的尿道会师牵引术加耻骨上膀胱造瘘术。处理原则为尽量恢复尿道连续性，尿管牵引5~7天，尿管留置3~4周，拔除尿管后视排尿情况酌情性尿道扩张治疗。如尿道损伤严重并伴有直肠等严重损伤，则行单纯的耻骨上膀胱造瘘术及结肠造瘘术。

### （五）尿道狭窄的治疗

医源性尿道损伤后由于伤口愈合、血肿机化、感染、纤维组织增生、瘢痕收缩形成等，多有尿道狭窄相伴随，出现尿道狭窄后治疗上不可操之过急，盲目手术疗效欠佳。建议在上次手术或损伤3个月后才进行再次手术。根据病变情况可行尿道扩张术经尿道内镜下狭窄切除术，长段狭窄尿道扩张效果不好的情况下，可应用替代材料进行成型手术，或永久性尿流改道手术。

## 五、结语

尿道医源性损伤是一种对患者有远期影响的一种损伤，处理不当会造成更严重的尿道狭窄、闭塞、尿失禁及勃起功能障碍等后遗症。出现损伤后应尽快诊断、根据情况采取合理处理方式，最大限度降低损伤的影响及其并发症的出现非常关键。针对于尿道损伤的处理方式，没有哪一种方案是最佳的，应该根据患者全身和局部情况综合考虑选择治疗方案。而损伤后出现尿道狭窄切勿操之过急，建议在上次手术或损伤3个月后才进行再次手术，多会取得较好的效果。

（杨占坡 马洪顺）

## 第六节　输尿管阴道瘘

### 一、概述

泌尿生殖道瘘是指生殖道与泌尿系统间的异常通道，主要表现为阴道不自主漏尿，虽发生率较低，但严重影响女性的身心健康和生活质量。根据瘘道发生的部位可分为膀胱阴道瘘、输尿管阴道瘘、尿道阴道瘘、膀胱子宫瘘及膀胱尿道阴道瘘。其中临床以膀胱阴道瘘和输尿管阴道瘘最常见。输尿管和阴道之间存在的异常瘘道称为输尿管阴道瘘，发生率为 0.5%~2.2%，发生原因主要是盆腔手术损伤输尿管，特别是全子宫切除或广泛全子宫切除术。输尿管阴道瘘的常见危险因素包括子宫内膜异位、肥胖、盆腔炎症性疾病、放疗、盆腔恶性肿瘤等。

### 二、损伤因素

输尿管阴道瘘是输尿管损伤的严重并发症，最常见的病因是妇产科手术操作对下段输尿管的损伤。输尿管阴道瘘在良性疾病术中的发生率比在恶性疾病术中高，子宫切除术中最常见，也包括剖宫产术、膀胱脱垂修补术和其他的盆腔手术。输尿管损伤导致输尿管术后输尿管阴道瘘的机制包括输尿管破口或横断、钝性撕裂伤、碾挫伤、部分或全部缝合结扎、输尿管血供的损伤造成局部缺血或灼烧伤。在妇产科术中输尿管的远端 1/3 或盆腔部分是最常受损伤的部位，这也是输尿管损伤导致输尿管阴道瘘的最常见部位。

随着腹腔镜技术的普及，电凝子宫动脉的过程也是易损伤输尿管的危险因素，损伤部位多见于子宫动脉、主韧带、阴道穹隆或骨盆漏斗韧带等部位。相对于开放手术，腹腔镜术中输尿管阴道瘘的发生率更高。在需要清除盆腔淋巴结的术中，过于广泛的游离可能破坏输尿管的血供，导致缺血性输尿管瘘。

盆段输尿管的走向与女性阴道密切相关。在骨盆底输尿管经过子宫骶韧带侧缘，子宫动脉的背侧，刚好经过子宫颈和阴道穹隆的腹侧缘。由于这些结构位置关系的缘故，在盆底的任何妇产科操作都要小心避免损伤输尿管。输尿管的任何损伤都会导致暴露输尿管破损或导致输尿管部分的延时坏疽（如缝合结扎）和并发的尿液外溢最终可导致瘘的形成。输尿管阴道瘘可继发于一系列事件，包括尿液从输尿管损伤处溢出、尿性囊肿的形成，以及最后通过阴道切口或阴道口的缺血部位排泄。感染、先前有放疗史或其他不利的因素可促进输尿管阴道瘘的发展。

### 三、判定方法

#### （一）临床表现

最常见的症状是在术后 1~4 周持续的阴道漏尿的发生，阴道漏尿是输尿管阴道瘘的典型临床症状，患者平躺、坐位及行走时均会发生漏尿。在此之前患者常有发热、腹痛、腰痛等症状，且患侧肾区叩痛阳性，部分患者因输尿管梗阻可出现恶心、呕吐等消化道症状。腰痛常常由于术后麻醉剂止痛药的使用而被掩盖。与大的膀胱阴道瘘对比而言，患者会因为对侧输尿管没有发生损伤而使得膀胱能正常充盈，从而主诉排尿习惯正常。如发生腹膜外尿液囊肿可形成包块并可通过查体发现，但在漏尿后包块即可消失。双重染色试验在鉴别引起尿瘘是输尿管阴道瘘还是膀胱阴道瘘中有一定价值。亚甲蓝试验：将亚甲蓝生理盐水溶液 200~300ml 通过导尿管注入膀胱，阴道内放入无菌纱条，观察纱条有无蓝染。输尿管阴道瘘因瘘口位于输尿管，亚甲蓝试验呈阴性，而膀胱阴道瘘的无菌纱条则被染成蓝色。

#### （二）影像学检查

①B 超检查可提示患侧有肾盂积水，狭窄段以上输尿管扩张，膀胱充盈良好。②静脉尿路造影（IVU）可很好地显示一定程度的输尿管梗阻以及与之伴随的肾盂或输尿管扩张，如发现输尿管显影后有造影剂外溢或输尿管膀胱连续性中断，将有助于输尿管阴道瘘的诊断。高度斜位或侧位造影有助于鉴别造影剂是在膀胱内还是阴道内。逆行尿路造影可显示输尿管和瘘口，还可以显示距离输尿管开口 3~4cm 处的输尿管中断影像。③CTU 作为更精确、更快捷的影像学检查，可进一步明确瘘口位置、有无尿外渗及尿外渗范围，能够为术者判断病情和选择手术方式提供参考，可逐渐取代 IVU。④对肾功能差、不能耐受 IVU 或 CTU 检查者，可行 MRU，该检查无需造影剂，具有安全、高效的优点。

#### （三）膀胱镜检查

膀胱镜检查对阴道瘘的诊断尤为重要，通过膀胱镜检查，可达到以下目的：观察膀胱内情况，部分输尿管阴道瘘患者同时伴有膀胱阴道瘘；观察双侧输尿管开口排尿情况，结合亚甲蓝试验可鉴别膀胱阴道瘘与输尿管阴道瘘；膀胱镜下可尝试性进行患侧输尿管置管。

## 四、外科处理原则

输尿管阴道瘘的治疗原则是恢复输尿管的连续性，迅速消除尿瘘，预防尿脓毒症，保护患肾功能。术中及时发现的输尿管损伤应立即修复，输尿管的损伤有时较为严重如输尿管完全离断，但一般输尿管周围血供破坏不严重，因此及时修复的成功率较高。如果不能直接行开放式外科修补术，可行输尿管支架植入术或经皮肾穿刺造瘘术。对于延迟发生的输尿管阴道瘘的处理时机应尽可能越早处理越好，但还需考虑输尿管损伤的时间和类型、盆腔组织情况及患者一般状况，同时患者的原发病情及相关后续治疗也应作为综合参考依据。

目前对输尿管阴道瘘手术治疗时机的选择仍存在争议。大多数学者推荐早期手术，因为早期处理可降低输尿管狭窄致肾功能损害的可能性，缩短患者治疗时间，减少住院费用，同时也积极地消除了尿瘘给患者带来的身体上和精神上的伤害。但是，如果损伤后 2 周以内没有及时手术，且损伤较严重，则损伤部位炎症水肿明显，分离输尿管时容易造成再次损伤，并且组织脆而弹性差，容易导致手术失败。因此，如果需要行手术治疗者，建议 3 个月后，待组织炎症水肿缓解以后再行修补手术，以提高手术的成功率。治疗方法主要有输尿管支架管植入术、开放性输尿管膀胱再吻合术、腹腔镜下输尿管膀胱再吻合术等。无论选择何种手术方式均应遵循以下几点：瘢痕的充分切除，输尿管吻合口良好的血运，准确而无张力的吻合，良好的抗反流措施，术后尿管引流通畅和局部炎症控制完全等。

在手术操作时，如果能早期发现输尿管损伤，应同时修复输尿管。早期发现损伤后，应该尝试放入输尿管支架管。如果未能成功植入，应该尝试一期修复输尿管。如输尿管血供相对较好，且损伤范围不大，可选择单纯输尿管损伤修补术或输尿管端端吻合术。如损伤范围较大则不建议行输尿管端端吻合术，推荐行输尿管膀胱再植术。如输尿管损伤水平较高，可行膀胱壁肌瓣输尿管吻合术。严重的高位输尿管损伤较罕见，可行回肠代输尿管或自体肾移植处理。

对于后期发现的输尿管阴道瘘的患者，如输尿管损伤较轻，输尿管连续性较好，可通过输尿管镜植入输尿管支架，推荐留置支架管时间为 3 个月，部分瘘口较小的患者可通过输尿管支架引流完全自愈。一旦置管失败、置管后仍然持续漏尿，应尽快行输尿管膀胱再植术。即使置管后不漏尿，但 1~3 个月后出现拔管后继续漏尿或出现患侧肾积水，也应考虑及时行输尿管膀胱再植术。符合内镜留置输尿管支架管的患者包括：单侧输尿管损伤，患侧肾脏无感染，输尿管连续性存在，患者依从性高。这类患者一经确诊，应早期通过内镜留置输尿管支架管，保持引流通畅，加强抗感染等治疗 1~3 个月，有自行愈合可能。若输尿管损伤严重，如输尿管完全离断、接近离断，以及输尿管损伤段完全闭锁等情况，或输尿管支架无法植入时，推荐积极手术治疗，手术方式包括输尿管膀胱再植术、膀胱壁肌瓣输尿管吻合术、回肠代输尿管术及输尿管皮肤造口术等。如果损伤发现较晚并且出现了并发症（例如：脓肿，泌尿道感染，尿瘘），则会影响输尿管的愈合，需要通过经皮肾穿刺造瘘术来引流近端尿液。

开放性手术创伤大，由于术后局部组织炎症反应、组织水肿粘连等导致解剖结构复杂，暴露困难。同时，在输尿管置管术、输尿管修补术、输尿管端端吻合术中必须处理瘘管，很多复杂性瘘管位置较深，手术视野暴露不好，周围组织粘连较重，手术操作难度较大，且开放性手术术后并发症较多、康复时间长，疗效较差。腹腔镜下经腹入路输尿管膀胱再植术，使输尿管远离阴道，对阴道瘘口不需要做更多处理，可有效地防止复发。手术的关键在于输尿管下段的分离，保证有足够长度。经腹入路可以在髂内外动脉分叉附近找到输尿管，沿输尿管走行向下剪开腹膜，根据输尿管扩张的形态分离到瘘管可能的位置，切断并封闭远端。如果盆腔粘连较重，无需游离出输尿管瘘管，此时可以向上游离输尿管到很高的位置，从而保证输尿管足够的长度，减少吻合后的张力。同时注意输尿管应该在子宫下面走行，防止再次妊娠时压迫输尿管引起梗阻。输尿管吻合部位多选择在膀胱后顶壁，采用“Lich-Gregoir 式法”，或采用 " 插入式（乳头法）" 输尿管膀胱抗反流吻合术，插入深度为 1.0~1.5cm。此法能形成最稳定的乳头，构建很好的抗反流机制。输尿管膀胱吻合时应注意缝合不宜过多，5~6 针为宜，否则易导致吻合口狭窄。术后留置输尿管导管 1 个月，使吻合部位度过急性水肿期，同时放置支架管有助于输尿管摆直，防止术后梗阻、扭曲和粘连。近年来机器人辅助手术也逐渐应用于输尿管阴道瘘的修补。

此外,临床处理时还应根据患者全身和局部情况选择合适的治疗方法。全身情况较好、局部炎症不明显的患者,一经诊断,应积极做出处理。全身情况较差,或局部组织炎症严重,组织广泛坏死的患者,优先处理原则是通过经皮肾穿刺引流术引流尿液,控制炎症,改善肾功能,待患者全身情况改善、稳定后再行二期手术。恶性肿瘤术后患者,考虑其全身整体状况及可能要接受放化疗,易导致输尿管阴道瘘复发或病情迁延不愈等情况的发生,建议行输尿管皮肤造口等尿流改道手术。

总之,输尿管阴道瘘在女性泌尿生殖道瘘中呈逐渐上升趋势,其主要病因为子宫全切术。CTU检查能够快速而准确地诊断输尿管损伤,当尝试放置输尿管支架管失败后,早期输尿管膀胱再植术仍是治疗输尿管阴道瘘的最佳方式,腹腔镜输尿管膀胱再植术因创伤小、恢复快,值得临床探索应用。

# 第七节 医源性膀胱阴道瘘

## 一、概述

膀胱和阴道之间存在的异常瘘道称为膀胱阴道瘘。随着现阶段我国经济、医疗条件的不断改善,临床因产科分娩损伤导致的膀胱阴道瘘逐年减少,而医源性损伤,尤其是经腹全子宫切除术(良性疾病或恶性疾病)后造成的膀胱阴道瘘则呈明显上升趋势。膀胱阴道瘘是最常见的泌尿生殖道获得性瘘,无论其病因如何,都会对患者的身心造成严重影响。

## 二、损伤因素

膀胱阴道瘘的发生多与临床操作有关。在发达国家,大约90%的患者为医源性膀胱损伤造成,包括妇科手术、泌尿外科手术、盆腔手术及盆腔肿瘤放化疗等,其中经腹全子宫切除术后最常见,发生率为0.1%~0.2%,子宫切除术后膀胱阴道瘘主要是因为阴道断端附近偶然发生但未能发现的膀胱损伤所导致的结果。子宫切除术后膀胱阴道瘘的危险因素包括子宫手术史(尤其是剖宫产)、子宫内膜炎、冷刀子宫颈成形术等。子宫切除术的手术入路是膀胱损伤的一个重要影响因素,经阴道子宫切除术导致膀胱损伤的概率至少是经腹部子宫切除术的3倍。在发展中国家,发生膀胱阴道瘘的主要原因是产程延长导致的梗阻性分娩,来自胎儿的压力导致阴道前壁、膀胱、膀胱颈和近端尿道受压缺血坏死。产科瘘一般都比较大,位于阴道的远端,并可能包括大部分的膀胱颈和近端尿道,常由于广泛的软组织缺失同时伴有邻近组织的局部缺血和纤维化而难以修复。

此外,阴道异物、晚期肿瘤侵蚀、创伤也可导致膀胱阴道瘘的发生。在发达国家由宫颈癌、阴道癌和子宫内膜癌这三种最常见的恶性肿瘤导致的膀胱阴道瘘约占膀胱阴道瘘总数的3%~5%。由于放疗造成的膀胱阴道瘘值得特别关注,膀胱阴道瘘的发生可能会在放疗后几十年内发生。由于放疗的类型、剂量和位置不同,尿瘘的发生率也不同。国外有学者报道了1 456例经过内外联合放射治疗Ⅰ-Ⅲ期的宫颈癌患者,其膀胱阴道瘘的发生率是0.6%~2.0%。在一项2 096例宫颈癌治疗后患者的研究中,发生阴道瘘的比率是1.8%,包括直肠阴道瘘、所以并发尿瘘的患者均接受过放射治疗,放射治疗后到发生膀胱阴道瘘的中位数时间是8.7个月。

## 三、判定方法

### (一)临床表现

膀胱阴道瘘患者最常见的主诉是持续的阴道漏尿。漏尿出现的时间可因产生尿瘘的原因而异,压迫性坏死形成瘘孔者多在产后、术后10天左右组织脱落后开始漏尿;手术损伤形成瘘孔又未经修补者,术后即漏尿。子宫切除术或其他手术操作造成的膀胱阴道瘘,可在拔除尿管当时或1~3周后出现,表现为尿液经阴道流出。子宫切除术后并发膀胱阴道瘘的患者,其术后发生肠梗阻、血尿、膀胱炎和白细胞计数升高的现象更普遍。放射性损伤引起的尿瘘常出现较晚,甚至出现在放射治疗后数周或数月。漏尿量的多少因瘘孔的部位、大小和患者体位而异。损伤范围不累及尿道内括约肌者,膀胱仍能保留一定量的尿液,能自控排尿。膀胱阴道瘘的瘘孔大者,完全失去自控性排尿;瘘孔小或瘘道弯曲者,不但漏尿量少,且平卧时不漏尿,站立后才漏尿。患者外阴及臀部皮肤因长期受到尿液的浸渍易继发会阴皮肤炎症、阴道真菌感染等。不少患者可并发泌尿系感染,伴有阴道瘢痕狭窄则可导致阴道结石形成、性交困难等,甚至影响夫妻感情,以致精神抑郁而发生继发性闭经。

### （二）体格检查

内镜检查对于评估膀胱阴道瘘是必备的检查手段。瘘口两端的内镜检查通常能够提供一个准确的判断，包括膀胱阴道瘘的位置、大小和数量。子宫切除术后的膀胱阴道瘘最常见的部位是位于阴道前壁接近阴道残端的水平。瘘周围炎症可影响瘘修复的时间，因此出现严重的炎症、感染或硬结则不能立即进行瘘修补。检查过程中认真记录阴道深度、相关组织脱垂的情况、萎缩情况和阴道口的大小等解剖特点，这些都可能影响到修补手术方法的选择。膀胱亚甲蓝注水试验也有助于膀胱阴道瘘的诊断，患者取膝胸卧位，通过尿道插入导尿管，将亚甲蓝稀释液（2ml 亚甲蓝加入 100~200ml 生理盐水中）注入膀胱内，夹住导尿管。注入过程中，提拉阴道后壁，观察阴道前壁、前穹窿及宫颈口有无蓝色液体流出。自阴道壁有蓝色液流出者为膀胱阴道瘘，同时可知瘘孔数目及部位。自宫颈口或其裂伤中流出者，可为膀胱宫颈瘘或膀胱子宫瘘。如无蓝色液体流出，则应怀疑为输尿管瘘。此时可拔除导尿管，如蓝色液体迅速从尿道口溢出，进一步检测，排除输尿管阴道瘘，也应想到为压力性尿失禁的可能性。在注水试验中需注意牵拉导尿管，避免亚甲蓝从尿道口溢出导致假阳性。

### （三）膀胱镜检查

一个没有完全成熟的瘘表现为局部水肿，而无明显的瘘口，而完全成熟的瘘则有大小不等的瘘口和光滑的边缘。膀胱镜检查的目的是进一步明确瘘口的位置、大小及数量以及判断与输尿管开口的距离，瘘口的周围组织条件等。阴道镜检查可了解阴道内瘘口的位置、大小及阴道内组织情况，观察是否有阴道结石、阴道狭窄等，这些判定有助于治疗方案的确定与选择。

### （四）影像学检查

膀胱阴道瘘的影像学诊断首选静脉尿路造影（IVU）或泌尿系统增强 CT 及三维重建（CTU），通过造影剂的外泄部位来明确诊断，同时可鉴别输尿管阴道瘘。手术引起的膀胱阴道瘘患者中 12% 以上与输尿管损伤或输尿管阴道瘘有关，因此，上尿路评价很重要。

### （五）其他检查

合理尿液检查包括细菌培养，有指征时还可做细胞学分析。发现有感染时，可以选择合适的抗生素。尿动力学检查，包括影像尿动力学通常不用于子宫切除术后膀胱阴道瘘评价。而对于有放疗病史或根治性盆腔手术史（如根治性子宫切除术）的患者，以及先前存在神经源性膀胱尿道功能障碍的患者，尿动力学可以用来评估严重的逼尿肌功能障碍，包括膀胱顺应性降低。对于发生膀胱阴道瘘前就存在严重的排尿功能障碍以及尿失禁的患者，在瘘修补前进行尿动力学评估可以帮助解释这些症状，是术前一项重要的检查，可以对认识手术可能出现的后果及最佳手术方案提供参考。

## 四、外科处理原则

膀胱阴道瘘治疗的目标是迅速中断尿液外漏，恢复正常且完整的泌尿生殖功能。术中即刻发现的膀胱、阴道损伤推荐给予立即修复；其他医源性损伤产生的瘘一般需等待 3~6 个月，待手术瘢痕软化、损伤界线固定及没有自愈可能后，再考虑手术；妇科、普外科恶性肿瘤术后导致的膀胱阴道瘘，原则上在修补前需评估患者生存时间。对于一些较小的膀胱阴道瘘，可留置尿管持续引流 3~6 周或同时对膀胱内瘘口进行电灼，有些瘘道可自行闭合。放射性损伤所致的膀胱阴道瘘，其瘘道大小常发生变化，因此修补手术应延迟至发病后 6~12 个月。放疗所致的膀胱阴道瘘手术时应尽量切除受损组织，或在膀胱和阴道之间填塞无放射损伤的组织。如果合并有输尿管阴道瘘，则必须严密观察肾积水情况，必要时先行处理，以保证在等待时间内不会发生感染及肾功能损伤。

### （一）保守治疗

对术后即刻发现的瘘口 <3mm 的单纯性膀胱阴道瘘可留置导尿管 3~4 周，同时应抗生素预防感染。瘘较小的且有上皮细胞生长的患者，可以做能破坏上皮层的微创治疗，如留置尿管结合瘘道微创电凝治疗。用一个小的电极通过内镜尽可能放置在瘘道深处，电极一边电凝一边向后退，瘘道的边缘应被电凝成白色。膀胱阴道瘘上皮细胞破坏以及随后发生纤维化、瘢痕形成，进而瘘道闭合。应注意切勿过分电灼，以免引起广泛的组织坏死、形成腐肉和扩大瘘道。如果患者膀胱阴道间隔壁薄、有大的膀胱阴道瘘或者没有弯曲的瘘道，以及瘘道有严重感染，电灼疗法有可能失败使瘘道扩大。若留置尿管后仍有阴道漏尿，特别是那些检查提示上皮细胞完全覆盖的瘘道，则建议行手术修补。

### （二）手术治疗

1. 经腹途径膀胱阴道瘘修补术　适应证：①适用于阴道条件差的患者；②膀胱容量小或顺应性低，

术中需同时行膀胱扩大成形术的患者；合并输尿管梗阻或输尿管瘘，需同时行输尿管再植的患者；③复杂性膀胱阴道瘘或合并肠瘘，以及其他需手术的腹腔内疾病；④膀胱子宫瘘及经阴道修补失败的复发瘘。

①患者截石位便于经腹和阴道同时操作；②取下腹正中切口，进入耻骨后间隙，游离膀胱前壁和膀胱顶部，于中线处打开膀胱，经双侧输尿管口植入输尿管导管；③距瘘口最近处切口膀胱壁和阴道壁稍加游离，两侧瘘口边缘稍加修整，切除边缘的瘢痕组织约 2mm；④采用 2-0 可吸收线缝合阴道壁瘘口。游离带蒂大网膜，覆盖于已缝合的阴道瘘口上，并将大网膜局部缝合固定，有利于瘘口的愈合，再用 2-0 可吸收线连续缝合膀胱瘘口，如膀胱壁瘢痕较大，可切除后采用膀胱壁瓣膜修补缺损处；⑤修补完毕后应留置膀胱造瘘管和经尿道气囊尿管引流膀胱。

如患者同时合并输尿管阴道瘘或者瘘口接近输尿管口，应采用经腹修补术。在修补完膀胱阴道瘘后行患侧输尿管膀胱再植入术。如输尿管缺损较大，可游离膀胱对侧，或采用膀胱瓣与输尿管进行吻合。如双侧输尿管均受损，可进行双侧输尿管再植入或双侧输尿管合并后再与膀胱瓣进行吻合。输尿管膀胱再植入的关键是两者吻合后无明显张力，否则将明显影响到输尿管吻合的成功率。如进行了输尿管膀胱再植入术，输尿管支架管应保留 2 周左右。拔除输尿管支架管后，由于输尿管的水肿和炎症产生输尿管的部分梗阻，患者常有发热和腰痛。应行静脉肾盂造影除外输尿管梗阻，积极抗感染，尿培养加药敏选择敏感的抗生素。如梗阻严重或感染控制欠佳，应行肾穿刺造瘘引流肾盂。肾造瘘引流 3 周后，等感染完全控制，可行经肾造瘘管造影，确定输尿管引流通畅后才可拔除肾造瘘管。术后膀胱痉挛和便秘常造成尿液漏出，应适当服用抗胆碱能制剂和通便制剂。在围手术期避免行阴道检查，以防止局部伤口的损伤。如术后再次出现阴道伤口漏尿，应留置气囊尿管，一旦漏尿消失，气囊尿管也应保留至漏尿消失后 4~6 周。

近年来，随着腹腔镜和机器人辅助的腹腔镜手术技术的日臻成熟，已经有很多腹腔镜和机器人辅助的腹腔镜下膀胱阴道瘘修补术的报道。与开放经腹腔手术相比较，创伤更小，对于瘘口位置深在，不易暴露者，腹腔镜和机器人手术更有其优势。

2. 经膀胱途径膀胱阴道瘘修补术　适用于瘘口位于膀胱三角区上部、膀胱底部的高位膀胱阴道瘘；阴道狭窄暴露困难无法经阴道修补的膀胱阴道瘘；膀胱子宫瘘及经阴道修补失败的复发瘘。这种方法竖向打开膀胱，但是切开的两瓣不用达到膀胱阴道瘘的瘘道处。通过经膀胱途径，环形游离膀胱阴道瘘瘘道周围并横断瘘道。然后仔细将阴道边缘从膀胱上游离下来。依次关闭阴道和膀胱。可以拉下邻近的膀胱后壁的 V 型瓣作为瓣膜来关闭很大的组织缺口或降低缝线重叠的程度。该术式不需要打开腹腔，避免了游离粘连的腹腔脏器的困难。与经阴道途径手术相比，可以直视下看清输尿管口和瘘口的关系，降低了损伤输尿管的可能，但对于瘘口较大、合并输尿管损伤或瘘口周围组织损伤粘连严重合并感染时，不推荐应用该术式。

3. 经阴道途径修补术　适用于有足够大的阴道容积，必要时可行会阴侧切；阴道壁柔软，血供未受损；瘘口周围有足够的正常阴道壁。患者截石位，阴道内置入阴道重锤拉钩，将阴唇拉向两侧，并缝合固定在手术巾上以扩大手术视野。如膀胱侧瘘口与输尿管口距离过近，术前可留置输尿管导管，便于辨认输尿管，防止输尿管损伤。术前行耻骨上膀胱穿刺造瘘，行纵形阴道壁切口，切口经阴道侧瘘口，游离阴道壁、瘘口和膀胱壁、膀胱侧瘘口和阴道侧瘘口边缘切除 1~2mm，充分游离膀胱侧瘘口周围的膀胱壁，使其能无张力对合，3-0 可吸收线横行全层缝合膀胱侧瘘口，再用 4 号丝线缝合膀胱壁肌层。纵形缝合关闭盆内筋膜，最后用可吸收线全层缝合阴道壁。经阴道修补的相对优点包括：手术时间短、出血量少，其主要缺点则是对阴道残端解剖缺乏经验者，手术可导致阴道缩短，阴道残端周围高位的或者回缩的瘘道暴露困难，特别是深而窄的阴道或者没有顶端下垂的，如未生育的女性。由于肌肉骨骼的原因，不能采取过度截石位的患者不适合经阴道的方式。放疗患者需仔细评价。对于非巨大的膀胱阴道瘘（瘘口直径 <2.5cm）、瘘口周围瘢痕化较轻的重复修补手术的患者可优先选择该术式。对于有多次经腹手术史，腹腔内脏器粘连严重、腹膜后组织血供较差的患者，推荐首选经阴道修补治疗。

4. 尿道重建同时瘘口关闭术　该术式适用于尿道广泛损伤同时伴有膀胱阴道瘘者。下腹正中切口进入耻骨后间隙，暴露膀胱尿道接合部，于膀胱前壁做一 3cm（长）× 2cm（宽）的膀胱壁瓣，游离膀胱瓣膜后，膀胱被打开同时暴露膀胱侧瘘口。于双侧输尿管口植入输尿管支架。分离膀胱和尿道，常规切除瘘道，于瘘道切除处游离膀胱和阴道间隙，2-0 可吸收线缝合阴道缺损，适当游离膀胱底部，在阴道和膀胱的间隙内用带蒂大网膜填塞并缝合固定，将膀胱瓣卷于 12F 气囊尿管，间断缝合卷成管状的膀胱瓣。经尿道置入 10F 气囊尿管，并代蒂膀胱瓣卷成新尿道内的 12F 气囊尿管。10F 气囊尿管的管头从膀胱壁穿出拉至耻骨上。留置膀胱造瘘管并与双侧输尿管导管一起从膀胱侧壁拉出体外。缝合原膀胱三角区处的膀胱内口，如尿道远端完整者可将新尿道与远端尿道端 - 端吻合，如尿道远端完全缺失，则新尿道可于阴道口处戳孔并吻合。将膀胱前壁近新尿道处缝合关闭并固定于腹直肌鞘，以悬吊新膀胱颈和新尿道。耻骨后留置伤口引流管，常规关闭腹部切口，术后数天拔除耻骨后伤口引流管，术后 10 天拔除输尿管导管，尿道气囊尿管留置 4 周以上。如患者膀胱容量过小者可考虑行肠道膀胱扩大术，以防止出现尿频和尿失禁。肠道膀胱扩大术后可能需要自我间歇清洁导尿。

5. 尿流改道　复杂型膀胱阴道瘘修补失败或局部条件差难以进行修补的情况下可选择行尿流改道处理，包括不可控尿流改道、可控尿流改道及原位新膀胱等几种方式。这种情况最可能与下列因素有关：存在盆腔恶性疾病，严重的放射性损伤，或者大块软组织丧失，特别是存在产科瘘。不能做膀胱阴道瘘修补术或者修补手术失败的患者，可考虑不可控的尿流改道或可控的尿流改道术。内部尿流改道术（输尿管乙状结肠吻合术）适用于那些不用重建下尿路的某些患者，因其可能会引起代谢方面的明显改变以及可能刺激产生肿瘤，这种方法只能留在最后采用。

6. 放射性损伤所致的膀胱阴道瘘处理　放射性损伤所致的膀胱阴道瘘处理取决于放疗损伤的严重程度。如放疗对局部组织损伤较小，局部组织血运尚可，可按照常规方法进行膀胱阴道瘘修补术，在膀胱壁和阴道壁之间填塞正常组织、脂肪或大网膜显得更为必要。放疗损伤严重者，局部组织严重坏死、纤维化和瘢痕化，瘘道自行愈合的机会很小。在进行修补术时，应采用带蒂阴唇脂肪垫，或臀大肌、内收肌、股薄肌、腹直肌、耻骨尾骨肌等肌瓣填塞创面，才能提高放射性损伤瘘修复的成功率。放射性损伤瘘患者多为癌症放疗所致，因此在进行瘘修补术前应活检除外局部损伤之处有无肿瘤复发。输尿管或肠道无损伤者可经阴道修补，而需要处理输尿管者应采用经腹修补术。

7. 结语　膀胱阴道瘘多为医源性损伤所致，如并发于妇产科和输尿管镜手术等。膀胱阴道瘘患者经受着肉体和精神上的极大痛苦，如何尽快确诊、采取相应的有效治疗措施解除其痛苦，促进其康复，仍然是临床值得深入探讨的课题。

（徐磊　马洪顺）

## 第八节　医源性膀胱直肠瘘

### 一、概述

膀胱直肠瘘（vesicorectal fistula）是复杂盆腔手术、结肠憩室疾病和恶性肿瘤的少见并发症。膀胱直肠瘘男性多见。女性少见，女性一般可见于子宫切除患者。恶性肿瘤放疗后导致的放疗性肠炎也有发生膀胱直肠瘘的报道，多见于放射治疗后半年至 2 年左右。膀胱肠瘘瘘口位置多在膀胱底部，瘘口在肠道位置因病因而异。乙状结肠是肿瘤和憩室炎好发部位，多以乙状结肠膀胱瘘最为常见，而膀胱直肠瘘少见。但医源性损伤所致膀胱瘘中膀胱直肠瘘时有发生，尤其是作为前列腺癌根治术中术后并发症而存在。腹膜返折以下 10cm 的直肠段缺乏浆膜层，直肠前面有一筋膜覆盖，称狄氏筋膜，也叫直肠生殖膈（Denovillier 筋膜），分前后两层，前层紧贴膀胱、前列腺、精囊 . 后层紧贴于直肠前壁。手术分离时应在两层之间进行。有时电刀、超声刀或者能量平台输出功率太大，造成肉眼看不见的膀胱和直肠壁双重损伤而成为漏的潜在危险。

### 二、损伤因素

膀胱直肠瘘通常源于直肠癌、乙状结肠憩室炎，乙状结肠癌，乙状结肠和直肠的放疗性损伤、前列腺癌根治术、创伤和其他混杂因素。前列腺癌根治术后直肠损伤发生率较低，但后果严重，可以导致伤口感染，盆腔脓肿，膀胱直肠瘘，甚至死亡。国外文献，开放前列腺根治术后直肠损伤发生率为 1.5%~2.2%，但膀胱直肠瘘的发生率为 0.6%~9%。腹腔镜下前列腺根治性切除术直肠损伤发生率是 0~2.8%。前列腺癌根治术中出现直肠损伤并立即行二层缝合处理的患者中仍有 1/3 出现膀胱直肠瘘，发生时间数天到几个星期不等。即使术中没有损伤直肠，术后仍有发生膀胱直肠瘘的可能。

放疗导致膀胱炎，纤维化和组织变薄坏死、感染、盆腔血肿等是前列腺癌根治术后发生膀胱直肠瘘的危险因素。新辅助内分泌治疗会导致组织粘连，组织间隙变形，加重术中分离难度，也增加了直肠损伤的风险。解剖前列腺尖部或者直肠尿道肌部位时，如果使用了能量器械如超声刀、电刀等，尤其是前列腺精囊腺和直肠间有出血需要止血时，可能会出现直肠前壁的损伤，甚至延迟性膀胱直肠瘘的可能。

## 三、判定方法

### （一）临床表现

最常见的症状包括下尿路症状（lower urinary tract symptoms，LUTS），尿频、尿急、尿痛等，耻骨上疼痛，有时可有肉眼血尿。反复的尿路感染（recurrent urnary tract infections，UTIs）或者持续脓尿通常是最常见的临床表现。膀胱直肠瘘的典型症状是气尿(约50%~70% 的患者会出现这一症状)。但通常在确诊瘘的患者往往症状轻微，尿色清亮。尿液中很少看到粪便，也没有菌尿。消化道症状包括了粪尿和里急后重感，严重者可有粪尿、肛门处有液体排出等症状。气尿或者粪尿具有诊断价值。如尿中出现黄绿色液体，呈粪臭具有诊断意义。典型的膀胱肠瘘的临床表现为 Gouverneur 综合征：包括了耻骨上疼痛，尿频、排尿困难和里急后重感。

### （二）实验室检查

膀胱直肠瘘患者大多数有脓尿、细菌尿，尿培养大肠埃希菌最为常见。Amendola 等报道 Bournes 试验诊断膀胱肠瘘的准确率可达 90%。Bourne 试验是在钡剂灌肠后立即收集尿液标本，将离心后的尿沉渣做 X 线检查，若沉渣中还有钡剂则可确诊。有文献报道在其他检查结果阴性的情况下，Bourne 试验是唯一提示膀胱直肠瘘的检查和检验手段。

### （三）辅助检查

①内镜检查：通常结合膀胱镜、结肠镜和膀胱造影的检查结果可综合判定瘘口的部位、大小等情况；②钡灌肠检查：可显示肠道的病变，但敏感性差。在这些检查之后钡剂可进入尿液；③结肠镜检查：在结肠膀胱瘘的诊断中有一定价值，但常由于瘘口较小，膀胱挛缩难以发现；④膀胱灌注亚甲蓝溶液：观察肛门渗液情况可初步判断有无膀胱直肠瘘。膀胱内注入复方泛影葡胺膀胱造影有时可显示造影剂进入肠腔，通过显影肠管形态及显影速度判断肠道病变的位置和瘘口大小。膀胱镜检查对了解膀胱腔内病变和膀胱内瘘口的位置有重要价值，约 90% 的患者可观察到膀胱镜下的异常黏膜表现，但仅有少数病例可显示开放瘘口。多数未能显示瘘口位置者也可显示膀胱炎的黏膜区域，膀胱黏膜局部红斑、乳头样凸起，大疱样水肿区域，有时可看到膀胱内的粪渣、脓苔附着等特征成为寻找瘘口的线索。膀胱镜下还可钳取组织进行病理学检查排除恶性肿瘤的可能，或放置输尿管支架管。前列腺癌根治术后的膀胱瘘口，膀胱镜检查时可发现，一般在膀胱颈尿道吻合附近。

各种检查与评价：

（1）有时 B 超检查可显示和瘘管有关的部位的炎症病理改变，典型的 B 超表现为“鸟嘴征”的出现。

（2）CT 在诊断肠膀胱瘘中有帮助作用，也可显示膀胱和肠管外的病变。CT 被认为是诊断膀胱直肠瘘的最敏感或最特征性的手段，诊断准确率高达 90%~100%。典型的膀胱直肠瘘患者 CT 检查表现为三联征：①邻近增厚直肠襻的膀胱壁增厚；②未进行下尿路操作的情况下膀胱内有明显气体；③结肠憩室的存在。CT 能够发现膀胱内极少量的气体，但存在假阳性可能，如患者近期做过膀胱镜或者导尿术，或者产气微生物感染性急性膀胱炎者，都会干扰诊断的准确性判断。

对于那些有症状肠 - 膀胱瘘患者，当通过以上方法很难做出准确诊断时，可通过口服木炭粉进行判定，即尿中发现木炭粉黑色颗粒后可以明确肠 - 膀胱瘘的存在。虽然这项检查不能确定瘘口的位置，但对疑似病例的确诊却有帮助。

如果应用传统方法难以发现膀胱 - 直肠瘘，放射性核素扫描可能有所帮助。2014 年伊朗的 Atena 首次报道了应用了放射性核素膀胱显像的诊断价值。患者导尿后膀胱内注入核素 Tc-99m-DTPA，盆腔显像结果排除了膀胱输尿管反流。侧位扫描显示膀胱后有微弱的核素摄取像，在完成了膀胱显像后患者有排便感，收集粪便标本做 γ 照相机核素扫描发现了具有核素活性，从而确诊了膀胱 - 直肠瘘。

## 四、外科处理原则

根据引起膀胱直肠瘘的原因不同，治疗方法也各异。膀胱直肠瘘一旦形成很难自愈，常需手术修复。总的修补原则包括充足的营养支持，保持尿液引流通畅，应用有效抗生素控制感染，积极治疗原发病，改善患者一般情况，警惕可能存在的恶性肿瘤的可能。术中的修补原则包括：彻底清创，清除坏死失活的组织，移除瘘口区域应用的异物或合成材料（如果有的话），仔细切除和 / 或解剖分离受累器官空腔结构；严密闭合瘘道，使用血供丰富的健康组织瓣修补，无张力，术后充分引流尿液，控制感染，仔细止血。膀胱直肠瘘手术修补失败的原因包括：可能存在其他未明确的导致瘘道发生的原因包括恶性肿瘤、营养问题，未发现的异物，组织缺血；或者手术原因包括术后没有充分地尿液引流，持续存在的尿路远端梗阻或者手术技术原因。

### （一）修补时机的选择

医源性损伤手术时机的选择越早越好。早年推荐经典的三期手术治疗强调，近端结肠造口是所有外科手段治疗膀胱肠瘘的先决步骤。一般认为，在修复医源性膀胱直肠瘘的同时行乙状结肠双口造瘘对瘘口愈合有益，有利于手术成功。但是由于抗生素的发展和围手术期营养状况的改善，这一观念已逐渐被改变。目前认为相对分期手术而言，在充分地肠道准备下，一期病变切除加瘘修补术不仅可以减少术后并发症，而且可以显著缩短患者住院时间。医源性损伤导致膀胱直肠瘘如果能在 24 小时内发现可当即手术，如果发现在 7~14 天后，立即修补不易成功，多主张分三期手术，即一期行结肠造瘘术，二期行膀胱瘘修补术，三期再将外置肠管还纳腹腔，恢复肠道连续性。以下情况应考虑分期修复重建手术：感染未得到控制，炎症广泛，蜂窝组织炎、盆腔脓肿形成，肿瘤无法切除，存在复杂瘘或者一般情况较差者。

### （二）修补手术操作原则

膀胱直肠瘘的处理遵循内瘘处理的一般原则，即包括源器官(通常为罹患直肠或者乙状结肠)切除、靶器官修补、吻合肠管和必要时加作近端改道手术等。肠段切除或者膀胱部分切有时是必要的，以获得保证良好的有活力的组织边缘进行瘘道的关闭。修补肠段和膀胱之间可置入大网膜组织，以避免膀胱和肠段修补缝合线的重叠，提供保障愈合的良好血管床，减轻再次瘘道形成机会。手术时可将膀胱从炎性的肠管旁解剖出来，切除受累的部分肠管（通常是乙状结肠)，刮除膀胱壁的瘘组织，接着在腹膜后缝合缺损，放置导尿管引流膀胱 7~10 天。

### （三）膀胱直肠瘘的修补手术途径

文献报道有经会阴、经肛门、经直肠旁、经腹、经膀胱等多种途径的，也有腹腔镜手术、肛门内镜手术、机器人修补等利用多种器械和途径的修补方法。具体方式要根据瘘口的位置、大小、患者一般情况，术者对某种术式的熟练掌握程度来判定。没有文献证实某一种途径能够解决所有的膀胱 - 直肠瘘，或某种手术方式优于其他术式的比较报道。

### （四）OTSC 金属夹系统在膀胱直肠瘘治疗中的应用

2008 年德国 OTSC 金属夹系统的开放使得内镜手术具有和外科手术一样的缝合能力。该系统具有 12mm 的翼展，可咬合更多组织，闭合消化道全层，有效闭合之间在 3cm 一下的瘘孔。多用在消化道出血止血、穿孔封堵和瘘口的封闭。文献报答 OTSC 多成功用于术后 5 天发生的膀胱直肠瘘。2018 年 Langers 报道了 1 例 62 岁的患者腹腔镜前列腺癌根治术后 7 周出现了膀胱直肠瘘，经过 5 个月的保守治疗后瘘口未闭合，在充分清创瘘道后采用 OTSC 成功修补了瘘道。

### （五）特殊情况下的膀胱直肠瘘修补

前列腺癌根治术后形成的膀胱直肠瘘，如果只有尿液流向直肠内形成的水样便，而没有粪尿形成，只需要留置尿管，保持尿管和盆腔引流的通畅，如果术中怀疑直肠损伤而检查没有发现的话，术中可留置硅胶三腔尿管，术后便于生理盐水冲洗引流盆腔，保持引流管通畅，控制感染，加强营养，可等候自愈可能。如果膀胱瘘口较小，膀胱镜检查提示瘘管影响到膀胱三角区，或存在肠道输尿管瘘，术后可发生尿路梗阻，应放置输尿管插管。文献报道自行愈合时间为 28~100 天，如果超过 3 个月还未愈合，应考虑做结肠造瘘，33% 的患者在肠造瘘后 23~99 天愈合。若肠造瘘 3 个月后仍未愈合，则考虑手术修补。

对于放疗导致的膀胱直肠瘘患者来说，近端结肠同时造瘘的决定要根据局部情况，比如炎症过程，肠道准备的情况，患者的身体情况等。如果因放疗直肠膀胱瘘周围组织受到放射性损伤且多存有感染，肠瘘自愈的可能性极小。直接手术修补此类肠瘘通常难以成功，且可能促使瘘口进一步扩大，因此大部分放疗后并发直肠瘘的患者必须接受结肠造口以缓解症状，且多数患者结肠造口是终生的。如果膀胱直肠瘘接近直肠乙状结肠交界处或者位于乙状结肠下段，经腹切除再吻合是有希望愈合的。但是如果瘘口处于更低的位置，则经腹手术难以成功。手术方式可采用乙状结肠旷置术、带蒂肠浆肌层片修补术（取合适长度肠管刮除黏膜保留黏膜下层，覆盖于瘘口表面代替瘘口周围血运不好的组织促进愈合)。

综上所述，膀胱直肠瘘是盆腔手术的少见但处理棘手的并发症之一，预防膀胱直肠瘘的关键是肠道手术降低肠管吻合瘘的发生率。泌尿系手术如全膀胱切除、直肠切除术中在狄氏筋膜水平要注意辨识直肠前筋膜结构，避免反复能量平台的烧灼，防止延迟性膀胱直肠瘘的发生。术后发现要对患者做全面仔细的评估，包括瘘口位置、大小、局部和全身炎症控制程度、确定适宜的处理原则。对于复杂膀胱直肠瘘，应充分认识到修补手术失败的可能，早期粪尿分流有助于控制感染，利于修补手术成功。

## 第九节 医源性尿道直肠瘘

### 一、概述

尿道直肠瘘(urethrorectal fistula)是一种少见的疾病，多见于男性，医源性损伤是常见原因。包括良性或者恶性的前列腺手术，冷冻疗法，盆腔放疗，肛门直肠手术(如先天性肛门闭锁手术)，外在穿透性损伤，尿道操作，局部进展性前列腺癌或者直肠恶性肿瘤，感染(如尿道结核)，前列腺脓肿破裂或者炎性疾病(如 Crohn 病)。保守治疗基本无效，多数需要手术治疗。由于瘘口位置深在，且医源性损伤二期发现时瘘口周围瘢痕形成，又因慢性炎症，血液循环破坏，组织愈合力差，单纯缝合瘘口，成功的把握性较小，大多数需要多次手术，治疗难度较大。

### 二、损伤因素

医源性损伤多见于耻骨后前列腺根治性切除术(RRP)、经会阴切除前列腺术后、直肠癌根治术后。耻骨后前列腺根治性切除术后尿道直肠瘘的发生率较低，但由于前列腺癌根治术总例数的积累量较大，大多数文献病例报道中前列腺癌根治术已经成为尿道直肠瘘最常见的病因。主要是手术时误伤直肠前壁引起(占前列腺癌根治术中 1%~2%)，前列腺癌根治术后发生的尿道直肠瘘多位于膀胱尿道吻合的部位，通常是由于术中未能及时发现所致。如果能做到术中发现并修补，术后发生尿道直肠瘘的可能性较低。前列腺癌侵犯直肠前壁或会阴部感染引流不畅溃破入直肠也可引起。Mayo 诊所的一组前列腺癌根治术研究病例中，2 212 例患者中 26 例术中出现了直肠损伤并进行了修补，其中 4 例患者进行了结肠造瘘手术。在接受前列腺癌根治术的患者中，盆腔放疗病史，直肠手术史或者 TURP 手术史都是增加尿道直肠瘘的危险因素。

局灶性前列腺癌患者接受冷冻消融后发生尿道直肠瘘的概率在 0.5%~2% 之间，而作为挽救性治疗手段的冷冻消融的前列腺癌患者发生率则为 3.3%。前列腺癌近距离放射疗法术后出现尿道直肠瘘的概率是 0.4%。尿道直肠瘘还可见于腹腔镜前列腺癌根治术、高能聚焦超声治疗或 / 和外照射、经尿道前列腺电切术、后尿道吻合术。肛门手术损伤尿道，多见于儿科进行肛门成形术后。直肠内为粪便，细菌含量较高，直肠下段周围组织间隙多，内有疏松脂肪结缔组织，血供差，一旦泌尿道手术损伤直肠，发生粪尿合流，容易感染，极易形成尿道直肠瘘。吻合口瘘一般发生在术后 14 天以内，4~8 天最常见。

### 三、判定方法

#### (一) 临床表现

尿道直肠瘘的临床表现多样。临床症状表现包括粪尿，血尿，气尿、泌尿道感染，恶心呕吐和发热，肛门排尿症状，冲洗膀胱时肛门有液体流出。也可出现腹膜炎和脓毒血症。前列腺癌根治术后不明原因低热、肛门下坠感、里急后重感、引流袋内少量充气均应警惕尿道直肠瘘的可能。肛门指诊常可在直肠前壁触及瘘道。

#### (二) 影像学检查

尿道镜检查可见瘘口或者经尿道注入亚甲蓝后可见直肠内有蓝色液体流出。直肠镜检查大多数可看见瘘口或者直肠前壁可扪及凹陷的硬结(瘘孔)，并可取病理组织进行活检。在有盆腔恶性肿瘤病史的患者中，推荐进行瘘道病理活检以评估肿瘤局部复发的可能。

排泄性膀胱尿道造影或者逆行尿道造影常可明确尿道直肠瘘的诊断，直肠内可见造影剂，并提供具体的瘘口位置和瘘道长度等信息。怀疑瘘道纤细的病例推荐补充膀胱尿道侧位的造影，因为直肠或者尿道里的造影剂可掩盖细小瘘道。建议同时行上尿路造影排除输尿管损伤。

#### (三) 尿道镜检查

可见瘘口或者经尿道注入亚甲蓝后可见直肠内有蓝色液体流出。直肠镜检查大多数可看见瘘口或者直肠前壁可扪及凹陷的硬结(瘘孔)，并可取病理组织进行活检。在有盆腔恶性肿瘤病史的患者中，推荐进行瘘道病理活检以评估肿瘤局部复发的可能。

由于前列腺癌根治术后出现尿道直肠瘘的位置多邻近于膀胱尿道吻合口和尿道膜部的位置，对于前列腺癌根治术后的尿道直肠瘘患者，进行控尿和括约肌功能的评估是很重要的，以免尿道直肠瘘术后出现严重的压力性尿失禁。对于合并尿道直肠瘘和严重压力性尿失禁的患者，关闭瘘口而引发压力性尿失禁对很多患者来也意味着手术失败。在这些患者可能需要再次手术解决尿失禁的问题，这点在术前谈话中应充分进行沟通。

复杂尿道直肠瘘的诊断标准包括：①经过两次以上的瘘孔修补失败手术史；②瘘孔直径大于 1cm，瘢痕广而硬化；③并发长段尿道或肛管直肠狭窄。

## 四、外科处理原则

多数尿道直肠瘘需要手术修补。目前有一期修补和分期修补的方法，文献主要的意见分歧是围绕着是否需要做肠道造瘘，或者是同时还是先于泌尿道修补手术进行肠道造瘘。支持所有尿道直肠瘘都做肠造瘘分期修补的传统观点认为，经过粪尿分流、充分通畅的尿液引流，保守治疗后有一部分尿道直肠瘘的患者可自愈，避免了泌尿道的开放手术操作。支持一期修复的观点认为，一期手术降低了潜在再发生瘘的可能性，减少了分次手术费用。一般认为，对于那些手术引发的尿道直肠瘘、小的瘘道、没有合并感染、脓肿、肠道准备良好的患者可进行一期修复。分期修复适合于那些瘘口巨大、放疗相关瘘道、局部或全身感染未控制，免疫抑制状态、未经过充分地肠道准备的患者。

1. 由于医源性损伤所致的直肠损伤　肠道相对清洁，为一期修补创造了条件。术中及时发生直肠损伤，在处理尿道的同时，应争取对直肠裂口行一期缝合，彻底冲洗创面，可不做乙状结肠造口，但需术后扩肛并延长禁食水时间 10-14 天。

2. 前列腺癌根治术后尿道直肠瘘　通过尿管引流、肠道休息、静脉高营养支持，有自愈可能。一些患者需要粪便改道手术。对这些患者早期行乙状结肠造瘘达到粪尿分流非常重要，否则瘘道不易闭合，也不利于二期修补术。粪尿分流可使 46.5% 的尿道直肠瘘闭合。影响窦道闭合的因素主要与瘘道大小及病变部位纤维瘢痕的范围有关。如果膀胱镜检查中损伤尿道直肠，因损伤时间短，局部无瘢痕，可仅行膀胱造瘘，禁食水胃肠外营养，大多数可一期愈合。

3. 二期尿道直肠瘘的修补　窦道部位深在是手术困难的主要原因。目前被广泛接受的术式包括包括经腹、经会阴径路、经括约肌径路、经肛门径路、联合径路（经会阴联合肛门直肠途径）、内镜术式等。具体手术方式要根据直肠内瘘口的位置、瘘道的大小、炎症控制等选择。对于合并尿道狭窄者，如尿道狭窄长度较短，则行单纯经会阴途径；如尿道狭窄长度较长，则行经会阴切除耻骨下缘途径。修复瘘管的同时切除尿道狭窄段并尿道吻合，最重要的目标是实现尿道黏膜对黏膜的无张力端端吻合。

4. 高位直肠内瘘　直肠内瘘口位置较高者可采用开腹手术修补高位尿道瘘，但对暴露膀胱颈部远端的尿瘘效果不佳，此时可采用后矢状正中劈开直肠后壁暴露直肠前壁的方法（York-Mason 手术）；(1) 中位尿瘘可选择经前会阴入路；(2) 对于瘘口位置低（距离肛门皮肤边缘 <1cm），经肛门入路即可修补尿道瘘。

经直肠括约肌途径（York-Mason 手术）被证实是效果肯定、降低复发率的一种术式。传统上是作为分期手术来实施，但对于瘘口较小，非放疗瘘道，经过充分肠道准备、广谱抗生素应用情况下也可一期修复。患者俯卧折刀状体位（jack-knife position）。从肛门后壁到直肠背侧做全层切开，经过肛门外括约肌直至尾骨水平。分离肛门括约肌时要仔细标记每层位置以利于操作后精细对层缝合，避免肛门失禁的严重并发症的发生。肛门直肠壁这样切开能够充分地暴露直肠前壁的瘘口。切除瘘道，瘘口周围的直肠前壁环形游离。闭合尿道瘘口，关闭直肠前壁，最后直肠黏膜重新对合，这样形成三层组织缝合对合。可选择性地切除瘘道后，可游离直肠前壁，将游离的直肠瓣充填覆盖于瘘口上。手术切口的关闭要对合直肠后壁，然后解剖对位缝合直肠括约肌。York-mason 术式的成功率很高，在一项应用 York-mason 术式治疗尿道直肠瘘的患者病例研究中，24 例患者中 22 例都获得成功，失败的 2 例中 1 例再次实施了 York-mason 术式并取得成功。没有严重并发症出现，没有患者出现肛门失禁或者肛门狭窄。

5. 经肛门途径的术式不分离肛门括约肌瘘道的暴露是通过扩张肛门和固定牵拉的方式。从四个象限游离裸化瘘道和瘘道周围的直肠黏膜，然后分三层关闭瘘道。主要缺点是暴露较差，手术区域操作困难。直肠瓣前移术也可用于这种术式。有些学者推荐在经会阴途径用于特定病例。经会阴途径更为泌尿外科医师所熟悉，在保证手术视野的同时，可同时处理尿道直肠瘘和尿道狭窄，且便于取带蒂组织瓣。无张力黏膜对黏膜端端吻合尿道和修补瘘口后，应用组织瓣填塞尿道直肠间隙，这样能够改善局部血供，促进吻合口愈合，减少术后尿道吻合口漏尿的发生。临床上常用的组织瓣包括：睾丸鞘膜瓣、球海绵体肌瓣、大网膜、阴囊肉膜瓣、长收肌、股薄肌瓣等。会阴皮下带蒂肉膜瓣适合距离肛门 <5cm 的低位尿道直肠瘘。对于高位尿道直肠瘘或会阴局部组织条件差的患者，建议用股薄肌肌瓣填充尿道直肠间隙。手术治疗成功的关键在于切除瘢痕化尿道组织并无张力吻合、彻底清除瘘道及周围瘢痕、缝合直肠前壁瘘口。通过远近端尿道黏膜 - 黏膜端端吻合，辅以组织瓣填充尿道直肠间隙，能增加尿道、直肠切口处血供，加快愈合并减少术后尿道吻合口漏尿，显著提高治愈率。

经腹途径对瘘的修补，其成功的病例有限，但该途径的主要优点是利于游离利用大网膜作为交互转位皮瓣。缺点是开腹手术愈合时间延迟，手术视野暴露较差，盆腔深处操作困难，尿失禁和排便失禁。

6. 复杂瘘的处理　对于外照射放疗、联合放疗、近距离内照射放疗、前列腺冷冻消融术后出现的尿道直肠瘘的处理　这些情况导致的瘘道，瘘道较大，瘘道周围含有距离不等的大量硬结、纤维化、血供很差的组织，限制了修复手术的应用。有些可能难以修复成功，需要做尿流改道。

7. 对于非复杂尿道直肠瘘的处理原则　经过 3~6 个月的膀胱和乙状结肠造瘘，充分控制局部感染的情况下也可采用尿道拖入术。具体手术原则包括：①要充分暴露瘘管，这样才能彻底切除瘘管；②要充分切除瘘管周围的陈旧瘢痕及炎性组织，瘘口要修剪成有血供的创缘；③要用有血供的组织嵌入直肠与尿道之间，以预防瘘管复发。同时针对尿道狭窄行尿道重建。

## 五、结语

尿道直肠瘘的发生多和膀胱、前列腺、直肠、肛门手术并发症有关，手术操作不慎损伤直肠前壁一般术中如果没有及时发现，术后数日才发现尿道直肠瘘较难处理，故重在预防。一旦发生，保守治疗或者单纯修补很难自愈，术中及时发现可做一期修补可避免尿道直肠瘘的发生。粪尿分流可使部分瘘闭合，经会阴联合直肠径路行尿道直肠瘘修补损伤较小，特别适合合并后尿道狭窄的患者。

（刘光明　马洪顺）

## 参考文献


[1] AGHAEI A，SADEGHI R，SAEEDI P. Vesicorectal fistula detected on direct radionuclide cystography--importance of fecal matter imaging [J]. Nucl Med Rev Cent East Eur，2014，17(1)：38-39.

[2] AGUT A，LUCAS X，CASTRO A，DE MEMBIELA F，et al. A urethrorectal fistula due to prostatic abscess associated with urolithiasis in a dog [J]. Reprod Domest Anim，2006. 41(3)：247-250.

[3] AMJ L，RFM B，Boonstra J J，et al. Successful closure of a chronic vesicorectal fistula after radical prostatectomy with an over-the-scope clip [J]. Endoscopy，2018. 50(9)：E272-E273.

[4] CORREIA P，MOREIRA M，RODRIGUES M，et al. Prenatal diagnosis of vesicorectal fistula [J]. Ultrasound Q. 2017. 33(1)：112-114.

[5] GELLHAUS P T，BHANDARI A，MONN M F，et al. Robotic management of genitourinary injuries from obstetric and gynaecological operations：a multi-institutional report of outcomes [J]. BJU Int，2015，115(3)：430-436.

[6] 中华医学会泌尿外科学分会女性泌尿学组 . 膀胱及输尿管阴道瘘诊治专家共识[J]. 中华泌尿外科杂志，2018，39(9)：641-643.

# 第六篇

# 膀胱癌相关疾病与外科治疗

# 第四十章

# 膀胱癌生物学特性与自然病程

## 第一节　膀胱癌流行病学与病因学

### 一、流行病学特征与发展趋势

膀胱癌是全球第九大常见恶性肿瘤，2012 年新增确诊病例为 430 000 例。大多数（75%~85%）膀胱癌在首次诊断时是非肌层浸润性膀胱癌（$pT_a$，$pT_1$，原位癌 CIS）。在非肌层浸润性膀胱癌（non-invasive bladder cancer，NMIBC）中，约 70% 的患者病理分期表现为 $pT_a$，20% 的患者病理分期表现为 $pT_1$，10% 的患者病理分期表现为原位癌 CIS。一般来说，NMIBC 的预后良好，但 30%~80% 的病例会复发，1%~45% 的病例会在 5 年内发展为肌层浸润。NMIBC 是一种慢性疾病，具有异质性的肿瘤学特征，需要频繁地随访和重复治疗，这使得每位患者从诊断到死亡的费用成为所有癌症治疗成本中最高的。在世界上有 270 万人有膀胱癌家族史。在西欧和美国中，大多数（90%）膀胱癌由移形细胞癌组成，而鳞状细胞癌则在非洲更常见，可能与血吸虫病感染有关。最近的研究表明，北美和西欧的膀胱癌发病率较高，而东欧和亚洲国家的膀胱癌发病率较低。

在欧洲，2012 年约有 118 000 例新增病例和 52 000 例死亡病例。其较高的患病率，易于复发或进展的特征，给社会造成了严重的卫生服务负担。以美国为例，截止到 2020 年底，美国癌症治疗的预期医疗费用约为 1 550 亿美元，相比于 2010 年，增加了 300 亿美元，其中膀胱癌的医疗费用为 39.8 亿美元。在生存理想情况下，按照 NMIBC（non-muscle invasive bladder cancer，NMIBC）指南管理单个患者的终生费用为 96 000 美元至 230 000 美元。如果所有 NMIBC 病例在 1 年内仍无复发，那么仅对 37 500 名相关患者进行膀胱镜检查的 5 年费用将为 1.5 亿美元。据估计，2012 年欧盟的膀胱癌成本为 49 亿欧元。膀胱癌的主要危险因素包括吸烟；工业上暴露于潜在的致癌物质，如芳香胺和炭黑粉尘；长期饮用受砷污染或含氯的水和癌症的家族史。其中许多风险因素可以通过改变生活方式和环境保护措施进行降低，这意味着有很强的干预前景。

近期文献的数据源主要来自国际癌症研究机构举办的五大洲癌症发病率系列（five continents series，CI5）、GLOBOCAN 和世界卫生组织（WHO）病死率数据库概述了最新的膀胱癌发病率和病死率模式和趋势。区域和国家膀胱癌发病率数据和相应的人群从 CI5 系列在线提取。CI5 是全球人群癌症登记处提供的全球癌症发病率数据的主要来源。提交给 CI5 的数据质量通过严格的编辑过程进行评估，确保编译的数据集达到最高水平的有效性，完整性和可比性。从 50 多年前开始，最新的（第 10 卷）数据显示了 2003—2007 年期间的数据。法国的发病率数据和更新的欧洲区域数据来自欧洲癌症观察站数据库。汇总了区域登记数据，以获得（未知）国家发病率的代理。年度国家病死率数据和相应的人群来自世界卫生组织病死率数据库，而美国种族的癌症病死率则来自疾病控制和预防中心。2012 年全球各个地区的膀胱癌发病率和病死率估计值摘自 GLOBOCAN 网站。GLOBOCAN 利用一组等级的估算方法，从每个国家的最佳可用数据来源（通常基于 CI5 的数据）提供国家对发病率，病死率和患病率的估计。

另外 IARC 和 WHO 持有的官方数据库的癌症发病率和病死率数据，是以高质量的国家或地区人口癌症登记和国家生命登记系统为基础。然而结果受到世界某些地区高质量癌症数据的限制。68个国家为最新的CI5数量提供了高质量的区域或国家疾病发病率数据，但高质量的国家疾病病死率数据仅在194个世卫组织成员国中的34个中提供。在其他国家以及无法获得国家数据的国家，GLOBOCAN 2012是估计癌症负荷信息的主要来源。这些估计基于每个国家可获得的最佳数据和一组估计方法，这些方法具有不同的准确度，具体取决于设置和癌症部位。在最近的一项验证研究中，挪威对膀胱癌的估计值比记录数据低15%~22%，具体取决于所使用的方法。但在癌症登记数据质量较低的国家，这种差异可能更大。

## 二、膀胱癌发病率和病死率

据估计，2012年全球新增膀胱癌（bladder cancer，BC）病例43万例，死亡人数165 000例。四分之三的新病例发生在男性，男性的发病率始终高于女性：全球不同地区的男：女发病比例从6：1~2：1不等。BC的发病风险随着年龄的增长而增加，特定的年龄曲线在50岁后急剧增加。特别关注BC发病率的地理模式和时间趋势，是区分肌层浸润（MIBC）和非肌层浸润（NMIBC）BC的诊断和癌症登记实践的一次巨大创新。根据最新报道，每年有超过130万患者确诊BC，而75%新诊断的BCs是预后良好的NMIBCs。年龄标准化的发病率和病死率差异很大，欧洲和北美以及北非和西亚的一些国家发病率最高，而拉丁美洲，撒哈拉以南非洲和东南亚的发病率最低。

根据2008—2012年发布在CI5第11卷中的来自65个国家的343个登记处的数据，男性的年龄标准化BC发病率（世界标准人口）在意大利和美国的癌症登记处大于30/100 000，而西班牙、印度、中国和撒哈拉以南非洲的几个登记处获得<3/100 000。较大的地理差异反映了已知风险因素暴露的差异，特别是吸烟流行率，职业暴露和埃及血吸虫感染（后者与非洲和西亚相关并导致鳞状细胞癌，尿路中罕见），同时也是由于不同的诊断和注册实践引发的差异。在另一项对全球五大洲、38个国家及地区的不同时间跨度的膀胱癌变化趋势分析指出，在所有7个发病率上升的国家中，有6个在欧洲，包括德国平均年百分比变化（average annual percent change，AAPC）（AAPC=11.0，95%CI：6.3，15.8，*P*<0.001），保加利亚（AAPC=4.8，95%CI：3.9，5.8，*P*<0.001），法国（AAPC=4.8，95%CI：1.5，8.1，*P*=0.01），斯洛文尼亚（AAPC=2.9，95%CI：0.6，5.2，*P*=0.02）和斯洛伐克（AAPC=2.6，95%CI：1.5，3.7，*P*<0.001），以及拉丁语地区的巴西（AAPC=4.3% CI：1.5，7.2，*P*<0.001）。发病率大幅下降的国家包括新西兰（AAPC=-10.8，95%CI：-15.4，-5.9，*P*<0.001），爱尔兰（AAPC=-3.7，95%CI：-4.9，-2.5，*P*<0.001）中国（AAPC=-3.6，95%CI：-5.4，-1.8，*P*<0.001）和奥地利（AAPC=2.4，95%CI-3.8，-1.1，*P*=0.004）。同男性一样，大多数女性的发病率上升都发生在欧洲国家，但新西兰的发病率却显著下降（AAPC=-6.7，95%CI：-12.5，-0.5，*P*=0.04）。在男性中，表现出病死率上升趋势的国家包括厄瓜多尔（AAPC=4.3，95%CI：1.3，7.3，*P*=0.01）和菲律宾（AAPC=5.1，95%CI：2.0，8.3，*P*=0.004）。38个国家中共有19个国家报道下降趋势，12个国家发生在欧洲国家。其中，意大利（AAPC=-2.7，95%CI：-3.7，-1.8，*P*<0.001），捷克共和国（AAPC=-2.6，95%CI：-3.6，-1.6，*P*<0.001），丹麦（AAPC=-2.5，95%CI：-3.5，-1.4，*P*<0.001）和挪威（AAPC=-2.4，95%CI：-3.8，-1.1，*P*=0.003）显示病死率显著降低。在女性中，厄瓜多尔（AAPC=5.4，95%CI：1.4，9.5，*P*=0.01），菲律宾（AAPC=4.7，95%CI：0.2，9.4，*P*=0.04），克罗地亚（AAPC=2.3，95%CI：0.5，4.2，*P*=0.02）和加拿大（AAPC=0.6，95%CI：0.6，0.6，*P*<0.001）是观察到病死率增加的国家。哥伦比亚的病死率下降幅度最大（AAPC=-3.0，95%CI：-4.7，-1.3，*P*=0.004）。5个欧洲国家报道病死率下降趋势，包括意大利（AAPC=-2.3，95%CI：-3.6，-1.0，*P*=0.004），丹麦（AAPC -2.1，95%CI：-4.0，-0.2，*P*=0.04），捷克共和国（AAPC=-2.0，95%CI：-3.9，-0.02，*P*=0.05），德国（AAPC=-1.8，95%CI：-2.5，-1.0，*P*<0.001）和俄罗斯联邦（AAPC=-1.4，95%CI：2.3，-0.5，*P*=0.008）。

## 三、膀胱癌发病率地区分布特征

近期的文献指出欧洲是世界上膀胱癌发病率最高的国家之一。根据癌症登记数据，南欧记录的男性发病率最高，特别是西班牙（区域数据：ASR=36.7/10万）和意大利（区域数据：ASR=33.2/10万）。北欧国家（例如丹麦：ASR=27.4/10万）和西欧（例如瑞士，区域数据：ASR=26.2/10万）的男性发病率也非常高。来自中欧和东欧国家的男性比率中等（例如，波兰，区域数据：ASR=20.2/10万）。自20世纪90年代中后期以来，西欧和北欧（波罗的海国家除外）的男性发病率一直在稳定或下降，而南欧，中欧和东欧的发病率则在上升。欧洲男性的病死率是迄今为止全球最高,尤其是东欧(例如,波兰:ASR=每10万人8.4),南欧(例如,西班牙:ASR=8.2/10万),以及波罗的海国家(例如,拉脱维亚:ASR=7.5/10万)。正如发病率所观察到的那样,尽管少数南欧、东欧(如斯洛文尼亚,克罗地亚和保加利亚)和波罗的海国家均出现小幅上升,但大多数欧洲国家的男性病死率均有所下降。在女性中,丹麦(ASR=8.4/10万)、挪威(ASR=6.4/10万)和瑞士(区域数据:ASR=6.3/10万)的发病率较高。从20世纪90年代中期开始,许多欧洲国家的妇女比率增加,特别是在中欧、东欧(例如保加利亚;EAPC=+5.5%,estimated annual percent change EAPC)、南欧(例如斯洛文尼亚,EAPC=+3.5%)和波罗的海国家(例如,拉脱维亚,EAPC=+2.7%)。相反,在北欧女性中观察到女性发病占比稳定或略微下降。与发病率一样,丹麦妇女在欧洲的病死率最高(ASR=2.3/10万),尽管这些比率在1998—2012年间每年下降2.3%。在欧洲的大多数地区普遍观察到病死率下降,一些西欧国家(例如德国:EAPC=-2.1%)的下降幅度与丹麦观察到的下降幅度相似。非洲的膀胱癌发病率是世界上最低的,有一些地区则明显例外,例如埃及男性(区域数据:ASR=19.0/10万)或来自马拉维的妇女(区域数据:ASR=9.2/10万)。尽管近年来埃及男性的膀胱癌病死率急剧下降,但仍处于较高水平(ASR=5.6/10万,EAPC=-4.0%)。

在美国白人中观察到的发病率最高(区域数据:ASR 22.8/10万),这一比率比黑人男性高2倍(ASR 11.7/10万)。在女性中观察到类似的模式,但种族之间的差异不太显著。该地区的发病率从20世纪90年代中期开始下降,但美国黑人男性略有增加。美国白人男性(ASR 3.9/10万)的病死率高于黑人(ASR 2.8/10万),但黑人比白人女性略高。总体而言,近年来在研究的北美人群中病死率一直稳定或略有下降。加拿大的发病率和病死率位居美国黑人和白人的之间。

在亚洲可以观察到两种不同的模式:中亚和东亚的发病率和病死率相对较低,而西亚的发病率和病死率非常高。日本男性在中亚和东亚的发病率最高(区域数据:ASR 9.6/10万),其次是韩国男性(ASR 9.4/10万)。相比之下,土耳其男性的发病率是世界上最高的(区域数据:ASR 26.4/10万),以色列男性的发病率也是如此(ASR 25.1/10万)。以色列妇女在西亚的发病率也最高(ASR 4.5/10万),几乎是中亚和东亚妇女记录的最高比率的两倍(泰国,区域数据:ASR 2.3/10万)。对男性和女性的分析中,以色列的病死率也高于中亚和东亚国家。大多数亚洲国家的男女发病率和病死率相对稳定或下降。

贺宇彤等分析2017年全国肿瘤登记中心收集的全国各登记处上报的2014年膀胱癌登记资料,显示2014年全国膀胱癌新发病例约为7.81万例,发病率为5.71/10万,城市地区发病率为6.88/10万,农村地区发病率为4.29/10万。韩苏军等采用Joinpoint模型回归分析病死率流行趋势,结果显示2008年,全国肿瘤登记地区膀胱癌的病死率为2.63/105,0~74岁中国人口膀胱癌累积病死率为0.12%,占中国恶性肿瘤死亡构成的1.42%。中国男性膀胱癌病死率(3.89/105)是女性(1.34/105)的2.9倍。中国城市人口膀胱癌病死率(2.86/105)是农村人口(1.76/105)的1.6倍。1998—2003年间膀胱癌病死率呈波动下降趋势,2003—2008年呈逐年增长趋势。2008年中国膀胱癌年龄病死率与1998年相比,高龄组患者的病死率有所降低。中国属于膀胱癌死亡水平较低的国家之一,1998—2008年的11年间中国膀胱癌病死率相对稳定,但近5年间的病死率呈现逐年增长趋势。人口老龄化可能是中国膀胱癌病死率增长的原因。

## 四、膀胱癌病因学及危险因素

### (一)吸烟因素

目前,估计有4 210万美国成年人吸烟,相当于15.3%的成年女性和20.5%的成年男性。吸烟者被认为患癌症的风险比不吸烟者高2.5倍。在各种人群中,大约50%的膀胱癌病例和40%的膀胱癌死亡病例归因于烟草。膀胱癌发病率和病死率趋势部分对应人口吸烟史。最近对前列腺癌,肺癌,结肠直肠癌和卵巢癌癌症筛查和国家肺癌筛查试验的分析说明了吸烟与膀胱癌风险的关系。有趣的是,尽管吸烟强度相似,但男性被诊断患有膀胱癌的频率大约是女性的四倍。事实上,目前的膀胱癌模式反映了20~30年前的吸烟率。例如,在美国和西班牙男性中观察到的非常高的膀胱癌发病率,可能是这些国家在20世纪70年代和80年代吸烟率非常高的结果。根据美国国家健康调查报道,1965年美国42%的成年人是吸烟者,而1978年西班牙男性中有63%是吸烟者。在过去几十年中,北美和许多欧洲国家的男性吸烟率明显下降,这可能解释了这些地区观察到的膀胱癌发病率和病死率的下降。然而,在世界其他地区，例如，随着中美洲和南美洲或一些中欧和东欧国家的经济增长，导致最近吸烟率开始下降，并开始趋于平稳，这表明在这些地区再过几十年才会观察到膀胱癌发病率和病死率的变化。

烟草是已知致癌化合物的丰富来源，如芳香胺和 N- 亚硝基化合物。这些化合物以双链断裂，碱基修饰和庞大的加合物形成的形式导致 DNA 损伤。当前吸烟与不吸烟者的汇总相对风险（RR）为 3.47（95%CI：3.07~3.91）和戒烟者 2.04（95%CI：1.85~2.25）。前吸烟者较低的风险比率表明戒烟可能会降低 BC 发展的风险。荟萃分析还发现，当前吸烟者与戒烟者 1.53（95%CI：1.12~2.09）和 1.44（95%CI：0.99~2.11）的疾病特异性病死率（DSM）分别更高。有强有力的证据表明吸烟持续时间和强度与 BC 风险增加呈正相关。

BC 也可能与吸食鸦片有关。Afshari 等人对 17 项研究进行了荟萃分析，发现比值比为 3.85(95%CI：3.05~4.87)，如果同时使用烟草，其风险会增加。但加利福尼亚州一项针对 34 000 名大麻吸食者的大型队列研究发现，在 11 年的随访期内，BC 发病风险与吸食鸦片无关。随着美国大麻使用合法化程度的提高，将会出现更多有关其对 BC 影响的数据。电子烟使用对 BC 风险的影响也很重要，因为有证据表明电子烟和普通卷烟使用者的尿液中存在类似的致癌物质。Westhoff 等人的一项研究中 BC 存者往往对可能导致他们疾病的原因一无所知，这表明对戒烟宣传需要进一步增加。

### （二）血吸虫病

在埃及，膀胱癌长期以来一直是最常被诊断出来的癌症，因为它与该地区流行病 - 血吸虫病有关。血吸虫病是由泌尿道寄生虫（S. haematobium）引起的疾病，与血吸虫病相关的膀胱癌主要是鳞状细胞癌，这是一种组织学亚型，在下尿路相对罕见。虽然埃及的埃及血吸虫病发病可能仍然存在，但近年来膀胱鳞状细胞癌的发病率明显下降，而尿路移行细胞癌的发病率一直在上升，特别是在男性，可能是由于血吸虫感染减少和吸烟流行率增加有关。最近的吸烟统计数据显示，埃及男性的患病率非常高（2005 年为 56%），女性患病率非常低（15~49 岁的已婚女性 <1%）。其中马拉维的女性发病率最高，与男性相似。鉴于该国男女吸烟率差异很大（分别为男性和女性的 26.3% 和 6.3%），其他风险因素可能也在发挥作用。然而，马拉维血吸虫病作用的证据仍然有限。

### （三）职业及环境暴露

暴露于涂料，橡胶或铝工业工人的芳香胺和其他化学品已被归类为膀胱致癌物。许多其他职业暴露也被认为可能导致膀胱癌。在最近的一篇综述中，英国 7.1% 的男性膀胱癌（女性占 1.9%）归因于职业性致癌物。最大的研究是由 Cumberbatch 等人审查了 263 份出版物。42/61 种职业中 BC 发病率增加，16/40 种职业中疾病特异病死率（disease-specific mortality DSM）增加。烟草工人［RR 1.72（95%CI：1.37~2.15）］和染料的工人［RR 13.4（95%CI：1.5~48.2）］发病风险最高，而金属工人［10.2（95%CI：6.89~15.09）］的 DSM 风险最高。总体而言，职业致癌物暴露占膀胱癌总风险的 5%~6%。另外，具有疑似 / 已确定的职业性膀胱致癌物质还包括 2- 萘胺，4- 氨基联苯，甲苯，4，4'- 亚甲基双（2- 氯苯胺），金属加工液，聚芳烃（PAH），全氯乙烯和柴油机尾气。然而，职业暴露对膀胱癌发病率的全球影响仍然难以评估，并且可能相对有限。

接触饮用水中的砷是膀胱癌公认的致病因素。40 项研究的系统评价和 17 项研究的荟萃分析显示，砷含量 10μg/L 和 140μg/L 对应的发病风险分别为 2.7（95%CI：1.2~4.1）和 5.8（2.9~8.7）。一项病例对照研究发现，无机砷甲基化能力较差的人患 BC 的风险较高。砷也可能涉及大规模人口暴露环境风险因素。例如，据报道智利 Antofagasta 市饮用水中的高浓度砷会显著增加患尿路癌症的风险，并且可能解释了该地区所观察到的尿路癌症高发病率。然而，鉴于智利吸烟率较高（2015 年男性为 32.1%，女性为 26.3%），这种假设很难得到验证。

### （四）遗传因素

与 BC 相关的主要多态性涉及两种致癌物质解毒基因 NAT2 和 GSTM1，因为这些基因的异常会导致个体更长时间暴露于致癌物。与 N- 乙酰转移酶 2（NAT2）乙酰化状态和 GSTM1 拷贝数的链接已被充分证明与 BC 的发病风险相关。Figueroa 利用并分析来自新英格兰膀胱癌研究和西班牙膀胱癌研究的数据，建立的常见单核苷酸多态性是否与候选基因或全基因组关联研究中的 BC 风险相关，观察到三种 BC 易感性变体，GSTM1 缺失多态性 rs11892031［UDP 葡糖醛酸基转移酶 1A（UGT1A）］和 rs798766（TMEM129-TACC3-FGFR3）有显著的、有相加作用的统计学意义。

在病例对照研究中，对患者 NAT2，GSTM1，GSTT1，UGT1A，rs9642880（靠近 c-MYC）和 rs710521（靠近

TP63）的多态性进行了基因表型与职业性 BC 相关进行分析。GSTM1（暴露于芳香胺和蒽油，油漆的个体）和 UGT1A（暴露于蒽油，裂缝试验喷雾工人和多环芳烃以及油漆的个体）的风险增加。在另一项病例对照研究中，GSTA1 无活性或低活性基因型，T1 和 P1 对男性 BC 的风险没有独立作用。然而，当与职业暴露关联，低活性 GSTA1 和 GSTM1-null 以及 GSTT1 活性基因型会增加个体易感性。GSTM1-null 基因型在病例中过多（OR 2.1，95%CI：1.1~4.2）。低活性 GSTA1 基因型以及 GSTM1 和 GSTT1 活性患者在暴露于有机溶剂和杀虫剂（GSTT1 活性）的个体中表现出增强的 BC 风险。Pesch 等人使用 EPIC 研究的数据显示，芳香胺和多环芳烃的职业暴露与 BC 风险增加有关（分别为 OR 1.37，95%CI：1.02~1.84 和 OR 1.50，95%CI：1.09~2.05）。NAT2 缓慢乙酰化没有改变这些风险估计。一项多中心病例对照研究检查了农药暴露，NQO1 和 SOD2 的遗传多态性与男性农业工人的 BC 风险之间的关联。具有低 NQO1 活性和高 SOD2 活性的基因型组合［RR 2.14（95%CI：1.19~3.85）］受试者的 BC 风险增加。

基因多态性也与吸烟 / 基因相互作用有关。Garcia-Closas 等人的荟萃分析参与国家癌症研究所全基因组关联研究的 7 项研究共纳入 3 942 例病例和 5 680 例对照。该分析评估了先前鉴定为易感性变体的 12 个 SNP。12 个变体中的 6 个显示显著的加性（additive）基因 - 吸烟（曾经与从未）相互作用：8p22，NAT2，2q37.1，UGT1A6，1p13.3 GSTM1，8q24.3 PSCA，8q24.21（MYC），22q13.1 CBX6 APOBEC3A。NAT2 也是唯一显示出显著倍增基因 - 吸烟相互作用的变体。在比较当前和以前的吸烟者与从不吸烟者时，可以看到类似的模式，但在与当前吸烟者进行比较时发现相互作用的证据较弱。

### （五）放疗与药物

对 17 项（8 项队列和 9 项病例对照）研究的荟萃分析显示，对乙酰氨基酚和阿司匹林与 BC 风险（或减少）无关。然而，使用非阿司匹林非甾体抗炎药与非吸烟者中 BC 风险降低 43% 显著相关（RR 0.57，95%CI：0.43~0.76），但与当前吸烟者中没有关联。

放射治疗（RT）卵巢，睾丸，子宫颈，子宫和前列腺癌，非霍奇金淋巴瘤与继发膀胱恶性肿瘤有关。在对 21 项前列腺辐射研究进行的荟萃分析中，BC 风险升高，危险比（HR）为 1.67（95%CI：1.55~1.80）。在一项来自 SEER 数据的回顾性队列研究中，Abern 等人发现 RT 治疗的前列腺癌的比值比为 1.7（PC，95%CI：1.57~1.86）。所有形式的 RT 都显示出风险升高，风险最大 > 10 年滞后。诊断时年龄较大与 BC 风险增加有关，非白种人风险降低。在组织学上，放疗后膀胱肿瘤中非尿路上皮细胞癌肿瘤的占比较大，在尿路上皮癌中原位癌更常见，但肿瘤的分期和分级与先前的放射没有显著相关性，并且发现淋巴结阳性的患者没有显著增加。然而，如果先前接受过放射治疗，当控制竞争风险（PC）时，累积危险曲线显示 BC 患者的病死率增加 30%。

### （六）性别与年龄

膀胱癌在 75 岁以上人群发病率达到峰值，平均诊断年龄约为 67 岁。少见于 40 岁以下患者。

根据估计，2015 年将在美国诊断出 74 000 例膀胱尿路上皮癌，其中有 16 000 例因膀胱癌死亡。有趣的是，已发现膀胱癌的诊断在男性中比在女性中高 3 到 4 倍，因此膀胱癌是美国男性中第四大常见癌症，也是癌症死亡的第 8 大常见原因。此外，在 1998—2008 年间，美国膀胱癌病例数增加的速度男性比女性快 25%。已经提供了关于这种性别差异的许多解释，包括不同的膀胱癌风险因素暴露和性类固醇激素调节的可能性。与此同时，被诊断患有膀胱癌的女性在诊断时更容易患局部晚期肿瘤。此外，据报道，尽管不一致，女性患者与治疗后疾病复发，进展和死亡的较高的风险相关。

### （七）生活方式与饮食

有力的证据表明酒精、咖啡或茶饮料并不增加膀胱癌的风险，这与先前的阳性报道可能已引发混淆。在病例对照和队列研究中总液体摄入量与膀胱癌的风险关联上显示出矛盾的结果。虽然一些小型报道显示与 BC 风险有关，但欧洲癌症和营养前瞻性调查多中心流行病学研究（European Prospective Investigation into Cancer and Nutrition，EPIC）涉及 476 160 人，随访时间超过 13.9 年，显示无关联。报道摄入量高的人患 BC 的风险增加，但没有剂量对应关系，这表明可能存在混淆的生活方式因素。在乙醛脱氢酶不足的亚洲人群中没有观察到增加的风险（这可以代谢酒精中致癌的乙醛）。

人造甜味剂作为膀胱致癌物质证据不足。Meta 分析得出结论，个人使用染发染料与膀胱癌患病的风险增加没有明显关联。最近病例对照和队列研究的系统性综述和 meta 分析表明，体力活动能够降低膀胱癌风险，中位数风险比 0.85(95% CI：0.74~0.98)。国际癌症研究机构（international agency for research on cancer，IARC）癌症专论工作组（Monographs

Working Group）最近对饮用咖啡进行了评估，称其"对人体致癌性无法分类"（第 3 组）。他们回顾了来自欧洲，美国和日本的 10 个队列和几个病例对照研究，发现饮用咖啡与 BC 之间没有一致的证据。

（汤洋）

## 第二节 膀胱尿路上皮癌发生发展的分子机制

膀胱癌是一种多因素相关的分子疾病，它的发生与发展要有大量遗传学事件的参与。在过去的 30 年间，已经鉴定了许多体细胞遗传及表观遗传学变化直接或间接导致细胞表型的改变。研究表明，大部分肿瘤从一个单细胞发展而来，在很长的一段时期获得一系列改变，最终出现在临床中的肿瘤是一种长期自然选择和克隆演进的结果。

膀胱尿路上皮癌在组织病理学及临床行为方面显示出很大的不同，这反映了它们所包含的分子遗传学改变的不同。在所有分级和分期的膀胱肿瘤中，体细胞基因组变化方面已经积累了许多信息。当这些信息与常见的组织病理学表现相联系时，出现了膀胱肿瘤两种主要群体发病机制模型。本节概括了膀胱尿路上皮癌中已经报道的遗传学变化，重点介绍了肌浸润膀胱癌的综合分子特征，并将这些变化与目前肿瘤发展的两种途径模型进行了联系。同时逐一介绍了膀胱尿路上皮癌发生发展的基因组图谱、前驱基因、间质肉瘤样转化及干细胞与上皮可塑性等的研究进展。

### 一、尿路上皮癌发生、发展的两种途径模型

以临床病理观察及全膀胱切除标本的全器官组织绘图研究为基础，膀胱尿路上皮癌（bladder urothelial carcinoma，BUC）发生两种途径概念的最初设想始于 20 世纪 70 年代。早期的这些研究假设：尿路上皮肿瘤从前驱病变如低 - 中度非典型增生即低级别上皮内瘤变（low grade intraepithelial neoplasia，LGIN）发展为重度不典型增生与原位癌即高级别上皮内瘤变（high grade inraepithelial neoplasia，HGIN），最终进展为浸润性癌。此外，还发现每一个临床上明显的病变如浅表性乳头状肿瘤均与显微镜下可以识别的表现为增生或轻度异型的膀胱黏膜上皮改变相关。通过分子方面的研究证实膀胱尿路上皮癌两种类型主要发病机制具有明显的不同，研究显示 RB1 和 p53 基因及其代表的调节通路主要在临床侵袭性高级别非乳头状尿路上皮癌中发生改变。

目前认为人类尿路上皮肿瘤沿着两条主要的途径相互独立，但又互相重叠的生物学途径发展，即乳头状与非乳头状 / 实体肿瘤。LGIN 是与正常尿路上皮表型相似的肿瘤前克隆的扩增，是膀胱尿路上皮癌发生的最早期事件。在这一阶段，前驱（forerunner，FR）基因功能缺失提供了与增殖细胞扩增相关的生长优势。在 LGIN 的全层均可见到增殖细胞表达正常的 RB 蛋白。相反，正常尿路上皮仅仅包含散在的增殖细胞，它们仅在基底层表达 RB 蛋白。LGIN 继续生长发展为低级别浅表性乳头状尿路上皮癌。在非乳头状肿瘤的发展途径中克隆演进导致一个显微镜下具有 HGIN 特征的继发性克隆的建立，HGIN 通常显示主要肿瘤抑制基因如 RB1 基因缺失，而且容易进展为侵袭性高级别非乳头状尿路上皮癌（图 40-1A~F）。

乳头状肿瘤来源于广泛的扁平尿路上皮增生性改变，它们具有典型的较低组织学分级且为非浸润性乳头状方式生长。其生物学特性具有较高复发率，但很少会发生浸润或转移。非乳头实体肿瘤起源于重度非典型增生或者原位癌。资料统计显示，大量的高级别非乳头状肿瘤患者无乳头状肿瘤病史。高级别尿路上皮癌易发生膀胱壁浸润，并容易发生区域淋巴结及远处器官转移。大约 10%~15% 的低级别浅表性乳头状肿瘤患者最终进展为高级别浸润性膀胱癌，尤其在邻近膀胱黏膜或者乳头状肿瘤之间存在原位癌的患者。尽管两类癌都对患者健康与经济造成明显的影响，但预后不同。乳头状肿瘤对患者一般不造成生命威胁，但其具有高复发率，总的治疗费用昂贵。尽管大约一半的肌浸润肿瘤最初对联合化疗方案的治疗有较好治疗反应，但肿瘤耐药性仍是疾病迅速进展的主要问题。

### 二、尿路上皮癌进展的基因组图谱

在原位肿瘤及癌症中叠加在全器官组织学图谱中基因组改变的位置关系，提供了与癌症发展平行事件时间表的唯一信息，（图 40-2）。形成与肿瘤前体细胞克隆性原位扩增相关的斑块区域（这些区域不仅包含浸润性癌与前期病变，而且包含显微镜下正常上皮相邻区域的大面积黏膜），它们代表了与肿

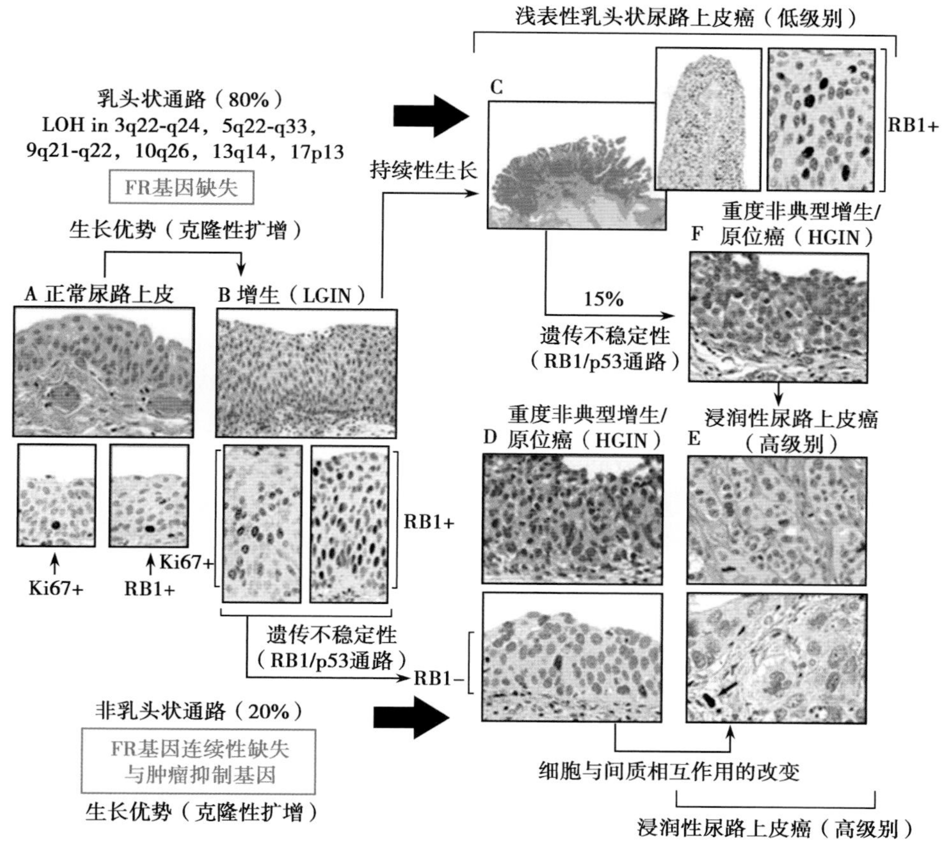


图 40-1　膀胱癌发生两途径示意图

注：图 A. 示正常尿路上皮（上图），正常尿路上皮增生的基底细胞表达 Ki67（下图，左侧），正常尿路上皮基底细胞表达 RB 蛋白（下图，右侧）；B. 示尿路上皮 LGIN（上图），LGIN 的全层表达 Ki67（下图，左侧），LGIN 的全层表达 RB 蛋白（下图，右侧）；C. 示低级别浅表性膀胱尿路上皮癌正常表达 RB 蛋白；C 插图显示低级别乳头状尿路上皮癌中正常表达 RB 蛋白的低倍和高倍照片；D. 示严重的上皮内结构不良 / 原位癌即 HGIN（上图），在 HGIN 中 RB 蛋白不表达（下图）；E. 示高级别浸润性非乳头状尿路上皮癌（上图），在高级别浸润性非乳头状尿路上皮癌中 RB 蛋白不表达，箭头显示在邻近肿瘤的内皮细胞中表达 RB 蛋白，它可以作为内对照（下图）；F. 示在与低级别乳头状尿路上皮癌相邻膀胱黏膜中存在严重的上皮内结构不良 / 原位癌，它在两条途径转换及一些低级别乳头状尿路上皮癌进展为浸润性肿瘤中起主要作用。

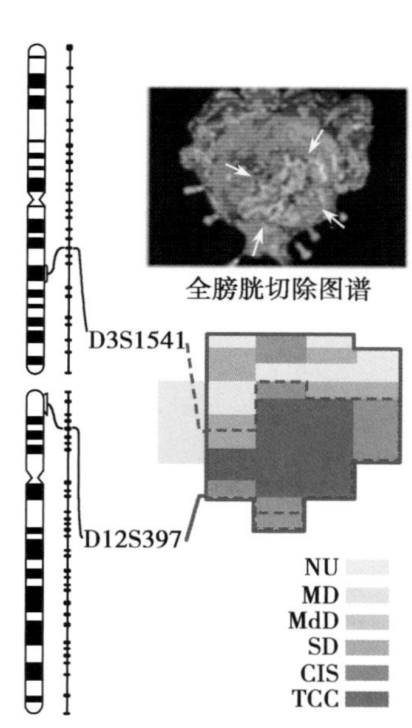


图 40-2　膀胱癌全膀胱组织与遗传图谱组合

注：一例浸润性癌的开放性膀胱切除标本照片显示在上图（箭头显示肿瘤），黏膜切割为 1cm×2cm 标本，冰冻切片 HE 染色显微镜下评估，评估结果记录为组织学图谱显示在底部。连续性及间断性红线分别描绘了 D3S1541 与 D12S397 标记物克隆性等位基因缺失累及的膀胱黏膜区域。在染色体 3 和 12 以重组为基础的图谱中这些标记物的位置及它们的条带位置显示在左侧。标记物 D12S397 显示了包括几乎整个膀胱黏膜的片状克隆性 LOH。相反，标记物 D3S1541 仅限于高级别上皮内瘤变和浸润性膀胱癌的一小块黏膜区域。组织学图谱编码：NU，正常尿路上皮；MD，轻度不典型增生；MdD，中度不典型增生；SD，重度不典型增生；CIS，原位癌；TCC，尿路上皮细胞癌。

瘤初期隐匿阶段发展相关的早期事件。在波谱的另一侧是限制到浸润癌及重度非典型增生或原位癌的区域，它代表了与克隆演进成为完全转化表型相关的晚期事件。应用全器官图谱方法，一个目前可得到的从原位癌癌前病变到人类浸润性膀胱癌的进展图谱和已开发利用的重组标记物，标记物定位于染色体 1~22，平均分辨率为每 5cm 的标记物。图谱已经阐明与尿路上皮肿瘤的两个主要阶段特定染色体区域位置关系的六个关键克隆性缺失区域即 3q22，5q22-23，9q21，10q26，13q14 与 17p13。大约 90% 以上的膀胱癌患者中能检测到六个关键区域中至少一个缺失。其中具有代表性的是 2~3 个区域同时发生变化，其中六个区域均显示等位基因缺失的占 20%。总之，这些区域的缺失在膀胱癌中非常常见，因此这些区域可能包含了膀胱癌发展的关键基因。

缺失模式定义了一个在 RB1 附近与原位肿瘤克隆性扩增相关的最小区域。影响 RB1 及其侧翼调控区的一个 DNA 等位基因的缺失与克隆扩增相关，并且形成一个涉及大面积膀胱黏膜的斑块，但是均与剩余 RB1 等位基因的失活无关。在一些病例中，一个 RB1 等位基因的缺失与通过一个点突变（point mutation，PM）或缺失导致的剩余等位基因的失活相关，同时伴随着 RB 蛋白表达缺失。这表明，一个晚期事件对应出现的是重度非典型增生原位癌进展性浸润癌。在大约 50% 以上的膀胱癌中可检测到涉及 RB1 及其侧翼调控区的多态性缺失，而且在膀胱癌的两种表型中出现的频率相等。相反，RB1 功能缺失主要见于高级别浸润性尿路上皮癌，这进一步支持了假说即定位于 RB1 附近的基因可能导致膀胱癌的早期进展。

## 三、区域效应及前驱基因

流行病学研究已经清楚地将吸烟与发生尿路上皮癌的危险性相联系。烟草致癌物质可能引起全部膀胱黏膜的 DNA 改变，但不是所有的改变都能得到修复，因此，研究者期望观察到导致大部分癌症的共有的分子改变。染色体 9 等位基因缺失就是其中的一个事件。杂合性缺失区域定位于染色体双臂。染色体 9p 区域包括 p16/ARF 基因座的研究已经进一步证明了在浅表型及肌浸润型膀胱癌中 p16 为杂合性缺失和 / 或纯合性缺失，或是甲基化而失活，而这些变化与分期及病理分级无关。基因座也包括干扰素 α（IFN-α）基因，考虑到 IFN-α 在膀胱癌细胞中能诱导凋亡，那么此基因的失活可能也导致了肿瘤的进展。

目前，在 9p 基因座鉴别癌症的相关基因工作仍然进行着，但是一个有趣的候选基因是 TSC1（定位于 9q.34），它是 mTORC1 复合物及下游 mTOR 信号的上游阴性调节基因。总之，在膀胱癌进展中 9p 区域杂合性缺失是至今发现的最早的基因事件。

肿瘤的区域效应是指致癌因素作用于靶器官，可引起整个靶器官的生化改变，远离肿瘤以及肿瘤附近形态学正常的组织也可以发生与肿瘤组织相似的生物学改变。在膀胱癌起源中区域效应似乎起着非常关键的作用，这可能是介导疾病发生的最早遗传学改变以及参与癌症相关表型改变的区域，而且可能存在于表型正常的整个膀胱黏膜区域。膀胱癌的进展似乎包括公式化的表型及分子改变的累积，这种方式与结直肠癌从腺瘤进展为癌的模式相似。

早期的全器官图谱研究显示，尿路上皮癌发生生物学特性是多中心性的。在扁平癌的邻近区域内可以发现增生或非典型增生区域。一组研究人员根据全器官图谱和染色体 1-22 重组标记物的研究，已经在 5 个膀胱癌根治标本中，获得了一幅全基因组改变的图谱，其中鉴别出 6 个位于 3q22，5q22-23，9q21，10q26，13q14 及 17p13 的关键区域，但大部分膀胱癌患者通常只有 2~3 个区域缺失，大约 1/5 患者显示这些部位同时缺失，这些关键区域的缺失共同促进了人类膀胱癌的发生发展。

在上文中总结的全器官图谱研究提供了较强的相关证据，支持在邻近 RB1 基因区域存在另外的靶点基因称为 FR 基因，它们可能驱使原位肿瘤最初的克隆与扩增。最初的研究焦点是 RB1 侧翼两个最近的基因，即 ITM2B 和 CHC1L 基因。ITM2B 基因有一个 BH3 区域，编码线粒体膜蛋白；CHC1L 基因是大鼠肉瘤病毒癌基因（Rat sarcoma virus oncogene homolog，RAS）相关 GTP 酶，它编码一个 GEF 蛋白。在这项研究中意外地确定了第三个 FR 候选基因即 P2RY5 基因，它定位于 RB1 基因的内含子 17，编码一种 G 蛋白藕联受体。FR 基因的突变非常少见，但依然被作为一个有力证据来支持其参与尿路上皮肿瘤的最初扩增。在膀胱癌中发现 P2RY5 错义突变率占 7%，其中一些突变与种系改变有关。在对常见的几种上皮性恶性肿瘤如乳腺癌，结肠癌，肺癌，前列腺癌及子宫癌易感的家族中亦可检测到 P2RY5 的种系突变。这提示，在这些家族中肿瘤的发展与野生型 P2RY5 的缺失及突变等位基因的保留相关。

在膀胱肿瘤患者及相应患者的非肿瘤 DNA 中

检测到一个 P2RY5(G1722T)多态性位点,它使得307位点色氨酸替换为半胱氨酸。P2RY5蛋白的分子模拟显示胞质内的替换可能影响它与G蛋白复合物的相互作用。实际上,在体外转染试验中已经记载了由于1722T等位基因变异产生的凋亡活性的缺失。保留变异体1722 T P2RY5等位基因而缺失野生型1722 G P2RY5等位基因发生于膀胱肿瘤的原位阶段,先于RB蛋白表达的缺失。此外,具有重大意义的是在一个大的病例对照研究中所有具有吸烟史的1722 G-T携带者均发展为膀胱癌。已知FR基因沉默最常见的机制是一个野生型等位基因缺失,同时甲基化其启动子区使剩余等位基因功能缺失。例如,这种机制记载在对ITM2B基因的研究中,其甲基化可见于大约40%的膀胱癌细胞系及人类膀胱肿瘤样本中。

这些资料提示,FR基因功能缺失可能通过直接调节细胞增殖或细胞生长促进肿瘤细胞的早期克隆与扩增。与上述假设相一致,异位驱使ITM2B与P2RY5的表达降低了受体尿路上皮细胞的增殖,这些作用与诱导凋亡相关。

除了对ITM2B,P2RY5,RCBTB2(CHC1L)的原始研究,以及对GPR38,CAB39L,RCBTB1和ARL11表达模式的研究之外,也对几个癌症细胞系中大于50% GPR38及ARL11表达降低及其频繁的甲基化进行了研究,这些研究提示上述基因应该被作为假设的FR基因进一步进行研究。尤为重要的是最初研究的位于RB1基因之内或者侧翼的候选FR基因,在大约60%的源于常见人类恶性肿瘤的几个主要癌细胞系中下调,这提示它们参与了多种癌症的发生发展。

总之,候选FR基因的绘图及功能研究支持它们参与原位尿路上皮肿瘤的早期克隆扩增。它们的功能缺失在肿瘤抑制基因如RB1失活之前,促进了与正常尿路上皮表型相差最小的细胞的克隆扩增。随后邻近的肿瘤抑制基因如RB1的失活与克隆演进为原位癌,这种演进也称为HGIN相关。

通过系统的研究资料与结果,强烈的证据均支持FR基因的概念。13q14区的功能缺失与原位肿瘤早期的克隆扩增相关,显微镜下定义为LGIN,似乎先于RB1功能缺失。在初始阶段,FR基因的功能缺失导致表达正常RB蛋白的增殖细胞群的扩增,且占据了原位肿瘤的全层。相反,正常尿路上皮仅仅包含表达RB蛋白的少数基底细胞。在这种情况下,FR基因为单个肿瘤克隆提供了原始的生长优势,然而,随后肿瘤抑制基因的缺失如RB1基因是一个与重度非典型增生/原位癌进展为浸润性尿路上皮癌相关的转化性事件。

## 四、参与膀胱癌发生、发展的主要分子事件

### (一)低分级非肌层浸润性肿瘤

非肌层浸润性低分级乳头状肿瘤是临床最常见的膀胱肿瘤,对这类肿瘤已经进行了许多分子研究。这些肿瘤细胞丰富,在分析研究之前很少需要或不需要纤维切割。因此,获得的数据可靠,正常组织污染少,对结果影响小。这类肿瘤最常见的遗传学变化是染色体9缺失与成纤维细胞生长因子受体3(fibroblast growth factor receptor,FGFR3)及磷脂酰肌醇-3激酶(phosphatidyinositol 3-kinase,PIK3CA)α催化亚单位点突变。这类肿瘤所报道的遗传学变化(表40-1)。

在膀胱肿瘤中染色体9的缺失是鉴别出的第一个细胞遗传学变化,在一些近二倍体肿瘤中一个完整拷贝数染色体的缺失是唯一的改变。提示染色体9基因可能参与早期肿瘤发展过程。在所有膀胱肿瘤的分级及分期中,超过半数肿瘤显示存在染色体9的改变。在膀胱肿瘤中染色体9是研究最多的染色体区域,在确定基因在染色体中的位置及鉴别肿瘤抑制基因或者驱动这一常见缺失的基因方面已经做了许多研究。但是由于许多肿瘤失去整个同系物,无法指示相关基因位置,因此深入进行这一领域的研究工作是非常困难的。然而,在某些情况下亚染色体的缺失已经允许通过杂合性缺失(loss of heterozygosity,LOH)分析定位其常见区域。目前已经明确了三个主要区域:9p,它的缺失集中于CDKN2A位点,编码p16与p14ARF肿瘤抑制蛋白,二者分别负调节Rb与p53途径。9q伴随定位研究已经提出了三个候选基因,如PTCH1,Gorlin综合征基因位于染色体9q22上一个常见小的LOH区域之内。筛查存留等位基因没有显示常见突变,但是许多肿瘤显示RNA表达降低。在一个小鼠模型中,$Ptch^{-/-}$小鼠对致癌物诱导的膀胱肿瘤形成表现出增加的易感性,这提供了在膀胱癌中它具有抑制功能的额外证据。然而,要求进一步研究证实其在人类膀胱癌中的作用,而相似的定位研究也发现了DBC1基因(9q33)。此外,尚未发现存留的等位基因突变,但是已经报道了一对等位基因偶然缺失(纯合性缺失,HD)并且发生了甲基化诱导地基因沉默。在HD肿瘤细胞中重新表达DBC1基因,肿瘤细胞受到抑

表 40-1 $T_a$ 期膀胱肿瘤的遗传学改变

| 原癌基因(定位) | 突变类型 | 突变频率 |
|---|---|---|
| HRAS(11p15)/NRAS(1p13)/KRAS2(12p12) | 激活突变 | 15% |
| FGFR3(4p16) | 激活突变 | 60%~80% |
| CCND1(11q13) | 激活突变 / 扩增 | 10%~20% |
| PIK3CA(3q26) | 激活突变 | 25%(低度恶性潜能);16%(Ta) |
| MDM2(12q13) | 扩增 | 30% |
| **抑癌基因(定位)** | **突变类型** | **突变频率** |
| CDKN2A(9p21) | HD/PM/LOH/ 甲基化 | HD 20%~30%;LOH~60% |
| PTCH(9q22) | LOH/PM | LOH~60%;PM 频率低 |
| DBC1(9q32-33) | LOH/ 甲基化 | LOH~60% |
| TSC1(9q34) | LOH/PM | LOH~60%;PM~12% |
| **染色体** | **DNA 拷贝数变化[a]** | **突变频率** |
| 2q | 缺失 | 10% |
| 8p | 缺失 | 16% |
| 9p | 缺失 | 36%~47% |
| 9q | 缺失 | 44%~66% |
| 10p | 缺失 | 20% |
| 10q | 缺失 | 20% |
| 11p | 缺失 /LOH | 10%~24% |
| 13q | 缺失 | 17% |
| 17p | 缺失 | 15% |
| 18q | 缺失 | 13% |
| Y | 缺失 | 24%~28% |
| 1q | 获得 | 11%~14% |
| 17q | 获得 | 14% |
| 20q | 获得 | 13%~17% |
| 8p12 | 扩增 | 偶然 |
| 11q13(including *CCND1*) | 扩增 | 偶然 |

HD:纯合子缺失(homozygous deletion);LOH:杂合性缺失(loss of heterozygosity);PM:点突变(point mutation);
[a]CGH analyses。

制,这表明它具有肿瘤抑制基因的作用。然而,基因的功能仍然是未知的,需要进一步研究证实。

第三个涉及的染色体 9 基因是结节状硬化复合物基因 1(tuberous sclerosis complex gene 1,TSC1),它符合 Knudson 的肿瘤抑制基因失活二次打击模型。因此,一个等位基因通过 LOH 失活,在剩余等位基因中发现小的失活性突变。总之,大约 12% 的膀胱肿瘤显示出 LOH 和突变。在大多数膀胱肿瘤中特定染色体 9 基因及它们的功能缺失非常重要。然而,因为不止一个基因可能与一个或两个等位基因的失活相关,因此很难将表型与基因型相关联。这表明,将需要每个基因可能被单独改变或相互结合的模型系统来尝试理解已知染色体 9 候选基因的作用。一个完全的染色体拷贝数缺失可能导致存在或不存在表型影响的许多基因表达降低。有趣的是,与不存在杂合性缺失的肿瘤相比,在 9q 杂合性缺失的肿瘤中许多基因表达发生了变化。如果想要阐明如此多基因的潜在作用是不可能的,假设在染色体 9 上的许多基因确实导致了肿瘤的发展,那么评估单个基因可能是无益的。

尽管在所有分级与分期的膀胱肿瘤中染色体 9 的杂合性缺失最为常见,但是几个研究已经报道了与肌层浸润肿瘤相比在低级别、低分期肿瘤中 9q 缺失的频率更高。同样,9p 缺失尤其是 CDKN2A 纯合型缺失在高级别和高分期肿瘤中可能更常见。关于膀胱癌多中心低分级、低分期肿瘤的研究表明:来自单个患者的一系列相关肿瘤中染色体9杂合性缺失改变常常差异最小,提示在肿瘤发展过程中它确实是一个早期事件。

FGFR3激活性突变是目前膀胱癌中最常见的遗传学改变。其突变常见于低级别Ta期肿瘤中(高达80%),而 $T_{2\sim4}$ 期肿瘤仅仅显示0~34%的突变。突变热点为外显子7,10及15。最常见的突变是S249C(67%),其次为S375C (20%)分别位于外显子7和10。两种突变均产生一个半胱氨酸残基,它能引起不依赖于配体的受体二聚化。位于激酶区的外显子15突变(3%)通过改变蛋白构象诱导组成性激活。

FGFR3激活可能通过丝裂原活化蛋白(mitogen-activated protein,MAP)激酶通路诱导信号传导,而且在膀胱肿瘤中FGFR3和RAS基因突变相互排斥的结果与这一结果相一致。在膀胱肿瘤最早发现的RAS突变为Harvey大鼠肉瘤病毒癌基因(Harvey Rat sarcoma virus oncogene,HRAS)突变。后来又发现HRAS的另两个同源体:Kirsten大鼠肉瘤病毒癌基因同源体(Kirsten Rat sarcoma virus oncogene homolog,KRAS)和Neuroblastoma大鼠肉瘤病毒癌基因同源体(Neuroblastoma Rat sarcoma virus oncogene homolog,NRAS)。其中KRAS突变最常见。RAS突变的总体频率大约为15%,其突变与肿瘤的分级分期没有相关性。多于80%的 $T_a$ 期肿瘤显示RAS或FGFR3基因激活突变。尽管在 $T_a$ 期肿瘤中FGFR3与RAS基因突变相互排斥,但是在 $T_a$ 期与浸润性肿瘤中RAS突变频率相同,表明这可能具有特异性影响,可能定义肿瘤的不同子集。其中一个可能性是具有RAS突变的肌浸润肿瘤通过乳头状低分级肿瘤进展而来,但是这一设想还没有得到验证。

在人类癌症中PIK3CA途径通过几种机制激活。在膀胱癌中已经报道了在浸润性肿瘤中肿瘤抑制基因PTEN及TSC1的失活与PIK3CA p110α催化亚单位的突变激活相关。在13%的膀胱肿瘤中发现PIK3CA突变,多见于低级别低分期肿瘤中。已知的RAS与p110α的相互作用表明这个途径可能在具有RAS或FGFR3基因突变的膀胱肿瘤中也被激活。

尽管在膀胱癌中已经描述了许多拷贝数的改变,但是在低级别Ta期肿瘤中几乎没有发现这些改变。应用基于芯片的比较基因组杂交(comparative genomic hybridization,CGH)及单核苷酸多态性(single nucleotide polymorphism,SNP)阵列分析。染色体9缺失是最常见的事件。在多于20%的肿瘤中发现的其他事件是10p,11p及Y的缺失。

### (二)肌层浸润性肿瘤

肌层浸润膀胱癌(muscle invasive bladder carcinoma,MIBC)显示出广泛的基因组变化。许多已知的基因受到影响,但是也存在大量尤其是拷贝数发生变化的基因组,仍然没有鉴别靶基因。这类肿瘤所报道的遗传学变化(表40-2)。

表40-2 浸润性( $\geqslant T_2$ )膀胱肿瘤的遗传学改变

| 原癌基因(定位) | 突变类型 | 突变频率 |
|---|---|---|
| HRAS(11p15)/NRAS(1p13)/KRAS2(12p12) | 激活突变 | 10%~15% |
| FGFR3(4p16) | 激活突变 | 0~34% |
| CCND1(11q13) | 扩增/过表达 | 10%~20% |
| ERBB2(17q) | 扩增/过表达 | 10%~14% |
| MDM2(12q13) | 扩增/过表达 | 4% |
| E2F3(6p22) | 扩增/过表达 | 9%~11%( ≥T1) |
| **抑癌基因(定位)** | **突变类型** | **突变频率** |
| CDKN2A(9p21) | HD/缺失/甲基化/PM | HD 20%~30%<br>LOH~60% |
| PTCH(9q22) | 缺失/PM | LOH~60%;PM频率低 |
| DBC1(9q32-33) | 缺失/甲基化 | LOH~60% |
| TSC1(9q34) | 缺失/甲基化 | LOH~60%;PM~12% |
| PTEN(10q23) | HD/缺失/PM | LOH 30%~35%;PM~17% |
| RB1(13q14) | 缺失 | 37% |
| TP53(17p13) | 缺失/PM | 70% |

续表

| 染色体 | DNA 拷贝数变化[a] | 突变频率 |
|---|---|---|
| 2q | 缺失 | 12% |
| 5q | 缺失 | 15%~24% |
| 6q | 缺失 | 15%~28% |
| 8p | 缺失 | 29%~34% |
| 9p | 缺失 | 21%~30% |
| 9q | 缺失 | 17% |
| 11q | 缺失 | 22% |
| 10q | 缺失 | 16%~21% |
| 11p | 缺失 | 18%~24% |
| 13q | 缺失 | 19% |
| 15q | 缺失 | 13% |
| 16q | 缺失 | 15% |
| 17p | 缺失 | 17%~24% |
| 18q | 缺失 | 16%~17% |
| Y | 缺失 | 21% |
| 1q | 获得 | 17%~33% |
| 3q | 获得 | 18% |
| 5p | 获得 | 24%~37% |
| 7p | 获得 | 20% |
| 8q | 获得 | 23%~34% |
| 10p | 获得 | 12% |
| 17q | 获得 | 30% |
| 20p | 获得 | 21% |
| 20q | 获得 | 26%~28% |
| 1q22 | 扩增 | <5% |
| 3p24 | 扩增 | <5% |
| 6p22 | 扩增 | 5%~10% |
| 8p12 | 扩增 | <5% |
| 8q21-22 and q24 | 扩增 | <5% |
| 10p13-14 | 扩增 | <5% |
| 12q15 | 扩增 | <5% |
| 17q21 | 扩增 | <5% |
| 20q13 | 扩增 | <5% |

HD:纯合子缺失(homozygous deletion);LOH:杂合性缺失(loss of heterozygosity);PM:点突变(point mutation);
[a] CGH analyses。

近年来,研究者们已经对肿瘤抑制基因 RB1 及 TP53 进行了大量相关研究,结果发现在大多数肿瘤中它们的状态发生了改变。在肌层浸润肿瘤与 Ta 低分级肿瘤间 TP53 的参与是最显著的差别。目前,已经鉴别出不同的 TP53 突变类型并描述了影响 p53 途径功能的另外两个变化。在高级别浸润性膀胱癌中,已经报道了 HDM244 的过表达及 p21 表达缺失。p53 蛋白的稳定性通常代表其突变失活,但它不能提供全面的信息,因为一些不能显示出增加的半衰期及稳定性的突变形式可能通过其他机制出现。最近,一个关于 p53 所有编码序列突变状态及其蛋白的免疫组化分析表明:突变状态与野生型 p53 蛋白的表达水平都有预后意义。在 150 例膀胱切除样本中基于 p53 突变的蛋白表达定义了三个不同预后群体。研究显示，具有稳定的但是未突变 p53 蛋白表达的患者与野生型 TP53 及正常蛋白表达患者相比，显示出前者有较高进展危险性。

在多于 50% 的浸润性病例中发现存在 RB1 部位的杂合性缺失，而且发现蛋白表达发生改变。它包括通过 RB1 失活表达缺失及表达上调，表达上调是对此途径调节者 p16 肿瘤抑制基因缺失的反应。多于 50% 的膀胱肿瘤切除样本显示 Rb 蛋白表达改变。这些改变或者单独或者与 p53 状态结合具有较高预后意义。

最近一项与 Rb 状态相关的研究结果发现在 6p22 区域存在一个扩增子。大约 9% 的浸润性肿瘤显示包含几个基因的一个基因组区域的高水平扩增，其中包括 E2F3 基因及一个不知道功能的 CDKAL1 基因。但不是这个区域内的其他基因显示出表达与扩增间的密切关系。6p 扩增的肿瘤全部显示 Rb 表达缺失，而很少的病例显示 p16 缺失。已知的 E2F 转录因子与 Rb 的相互作用及其扩增的肿瘤显示出高增殖指数的结果，为 E2F3 作为主要靶基因提供了牢固地理论基础。然而，最近来自于几个全基因组关联研究所得结果显示：2 型糖尿病与 CDKAL1 基因的 SNPs 具有强烈的联系，这表明在这些癌症中与葡萄糖代谢或者胰岛素信号相关的作用。它为在尿路上皮细胞中研究 CDKAL1 的功能提供了动力。

在浸润性肿瘤中 10q 杂合性缺失为 24%~58%。这个杂合性缺失区域包括 PI3-kinase 途径负性调节者 PTEN。尽管偶然报道有病例存在整个或部分基因的纯合型缺失，但是在膀胱癌中剩余等位基因突变不常见。目前仍然不清楚尿路上皮细胞中一个等位基因缺失的表型影响，但是杂合性缺失仅见于浸润性肿瘤的结果提示它非常重要。功能性研究提示，PTEN 对膀胱肿瘤细胞的浸润性特征具有非常大的作用，在一个尿路上皮特异性 PTEN 缺失小鼠模型中，所有的小鼠显示尿路上皮增生，其中一些小鼠发展为膀胱癌。虽然所有分级及分期的膀胱肿瘤在 PI3-kinase 途径（TSC1 和 PIK3CA）中发现了其他基因的遗传学改变，但是这些改变是什么关系以及是否通路失调的机制不同、具有不同的表型影响目前还不清楚。

在一些膀胱肿瘤中存在 ERBB2 受体酪氨酸激酶扩增或超表达，尽管 DNA 扩增不常见，但它与高分期及高分级肿瘤相联系。大量的肿瘤显示 ERBB2 受体酪氨酸激酶蛋白过表达而不是基因扩增，但是在蛋白表达与临床参数关系方面存在争论。已知 ERBB2 可以与 ERBB 家族的其他成员进行异源二聚化，尤其是 ERBB3。因此，检测其他家族成员及其配体的研究可能提高对肿瘤的预测能力。

肌层浸润性膀胱肿瘤显示了遗传学的不稳定性，已经描述了许多拷贝数变化及染色体重排。分析了来自同一患者的多发性肿瘤，这些肿瘤通常高度变异，这提示它们之间快速的分子进化。许多肿瘤专家组已经进行了 CGH 及 array-CGH 研究并获得了大量信息（表 40-2）。拷贝数变化区域的候选基因已经列出，但是至今大部分基因尚缺乏功能性验证。因此，仍然不清楚是否其中的一些基因，特别是较少发生的基因事件，可能是所谓的反映基因组不稳定性的“过客”事件，而不是赋予选择性优势的“驾驶”事件。

令人感兴趣的是染色体 8 短臂的改变，因为这个区域在其他几种组织类型的浸润性肿瘤中通常发生改变。在这个区域均可发现扩增和缺失，而且在肿瘤细胞系中已经发现了较复杂的变化。在膀胱肿瘤中已经筛查了几个候选的突变肿瘤抑制基因，但是到目前为止在膀胱或者其他癌症中没有任何基因被确认既可以作为癌基因又可以作为肿瘤抑制基因。在浸润性膀胱肿瘤中可见高频率 8p 改变意味着获得一种选择性优势。因此，鉴定这个区域基因的功能意义将会引起研究者们极大的兴趣。

近年来，研究者们更关注于对 MIBC 综合分子特征的研究。在一项新的研究中，来自美国贝勒医学院、布莱根妇女医院、德州大学 MD 安德森癌症中心、不列颠哥伦比亚癌症研究中心和布罗德研究所等研究机构的研究人员完成了对 412 例 MIBC 样品的综合分子特征分析。重点介绍了对 412 例癌症基因组图谱（the cancer genome atlas，TCGA）研究网络病例的关键发现，并建议上述发现如何帮助人们理解接下来可能要进行的治疗。同时确定了另外 34 个显著突变基因（significantly mutated genes，SMGs）和 158 个受表观遗传沉默影响的基因，两者都可能提供额外的潜在治疗靶点，并且通过同时考虑 miRNA 和 lncRNA 图谱重新定义了表达亚型。

MIBCs 显示出与黑色素瘤和非小细胞肺癌相似的高总体突变率，经证实这些高比率突变主要与内源诱变酶，载脂蛋白 B mRNA 编辑酶催化多肽（apolipoprotein B mRNA-editing enzyme catalyticpolypeptide，APOBEC）胞苷脱氨酶的突变特征有关。大多数膀胱癌的突变都是单克隆性的，这表明APOBEC诱变活性发生在膀胱癌发展的早期。更好地了解APOBEC在正常膀胱黏膜中的表达及活性的起源和调控，有助于制定针对APOBEC作为膀胱癌关键诱变源的预防策略。

APOBEC-a、APOBEC-b，ERCC2以及CpG上C>T转换的无监督聚类分析确定了四类突变特征群（mutational signature cluster，MSig），MSig1到MSig4并与总生存率相关。MSig1癌症患者（APOBEC特征突变和高突变负荷）五年生存率为75%，这一子集分类，存活率最高。MSig2癌症患者的突变率最低，五年生存率也最低（22%）。MSig4类样本中富集了ERCC2特征突变（平均分布为49%，而其他类型为17%）和ERCC2突变（24/39）。ERCC2特征突变在ERCC2突变的吸烟者中最高（$P<0.05$）；对于野生型ERCC2，吸烟者ERCC2基因特征突变高于不吸烟者的水平。MSig1高突变负荷主要由APOBEC特征突变组成。该子集良好的存活率与具有较高突变负荷和较高肿瘤新抗原负荷受试者的存活率提高相关。推测这是由于天然宿主对高突变负荷的免疫反应，抑制了进一步的肿瘤生长和转移。这一假设应该可以在更多的膀胱癌患者中得到验证，并且MSig1亚群应该在正在进行的临床试验包括免疫检查点疗法的试验中得到确认，因为其预后要比平均水平好得多。

染色质修饰基因突变在膀胱癌中很常见，通过重新平衡乙酰化、去乙酰化以及其他染色质修饰，开辟潜在的治疗机会。最近的研究发现BRD4-EZH2染色质修饰是膀胱癌，特别是KDM6A基因缺失肿瘤的重要生长途径，并在临床前模型中显示BET抑制剂JQ1和EZH2抑制剂具有治疗作用。最近，一项关于组蛋白去乙酰化酶抑制剂Mocetinostat在局部进展期或转移性尿路上皮癌患者中的Ⅱ期研究已经完成（NCT02236195）。

通过改变经典信号通路某一节点或枢纽基因为治疗干预提供了多种可能性。例如，在多中心Ⅱ期临床试验中，针对发生转移性尿路上皮癌并具有细胞周期蛋白依赖性激酶抑制剂2A（cyclin-dependent kinase inhibitor 2A，CDKN2A）缺失和Rb表达（NCT02334527）的患者，p53/Rb通路用于评估靶向药物palbociclib（PD-0332991）治疗的有效性。

在mRNA表达聚类分析中鉴定了膀胱癌的管腔亚型和基底亚型，并进一步将其分为5个不同的亚型。其中包括两种之前未发现的管腔亚型和神经元亚型，并在最近的一个独立队列研究中得到证实。在大多数情况下，神经元亚型（5%）与其他类型的MIBC无组织病理学差异。但与其他组织中的小细胞癌一样，它具有高水平的TP53和RB1突变。它的mRNA表达亚型存活率最低，因此在临床上进行识别非常重要。管腔内亚型uroplakin基因表达水平最高，可能为伞细胞表型。管腔内浸润亚型类似于先前描述的TCGA亚型Ⅱ，也类似于Choi等人发现的亚型，具有间充质表达特征。它似乎对顺铂类的化疗具有耐药性，但对检查点抑制剂的免疫治疗敏感。

基于lncRNA和miRNA表达模式分型在mRNA管腔-乳头亚型和基底-鳞状亚型中鉴定出与生存率相关的病例亚群。在膀胱癌亚型中，许多与癌症相关的lncRNA和miRNA含量存在差异。多元回归分析发现lncRNA和miRNA亚型是独立的生存预测因子。

转录驱动事件在膀胱癌发展中也非常重要。与乳腺癌的研究结果一致调节活性与膀胱癌生存有关。在不同编码和非编码基因表达亚型之间，某些调节子的活性谱有很大差异，这表明调节子是这些表达亚型的关键驱动因素。这些发现为临床治疗提供了潜在的靶点，可用于亚类鉴别和治疗方案的选择。

整合RNA亚型分类、通路信息、上皮间质转（epithelial-to-mesenchymal transition，EMT）和原位癌（carcinoma in situ，CIS）标记以及免疫浸润分析，提出一个基于mRNA表达亚型的模型，该模型可能与治疗的独特反应有关，并可能在临床试验中进行前瞻性测试（图40-3）。基于顺铂的新辅助化疗是目前无危险分层的标准治疗。然而，并不是所有的患者都能从化疗中获益，亚型特异性个性化治疗可以帮助优化全球患者预后，以防止对无反应者造成不必要的毒性。管腔-乳头亚型（35%）包括以下特征：①FGFR3突变；②与TACC3融合和/或扩增；③具有乳头状组织形态学；④sonic hedgehog信号通路的激活；⑤极低的CIS分数。这类癌症的进展风险较低，初步数据表明对顺铂新辅助化疗（neoadjuvant chemotherapy，NAC）的反应可能性较低。在管腔乳头状肿瘤中FGFR3变化的频率提示：可能FGFR3基因的酪氨酸激酶抑制剂是一种有效的治疗方法，特别是早期临床试验表明泛FGFR抑制剂对FGFR3选择性晚期实体肿瘤有较好效果。

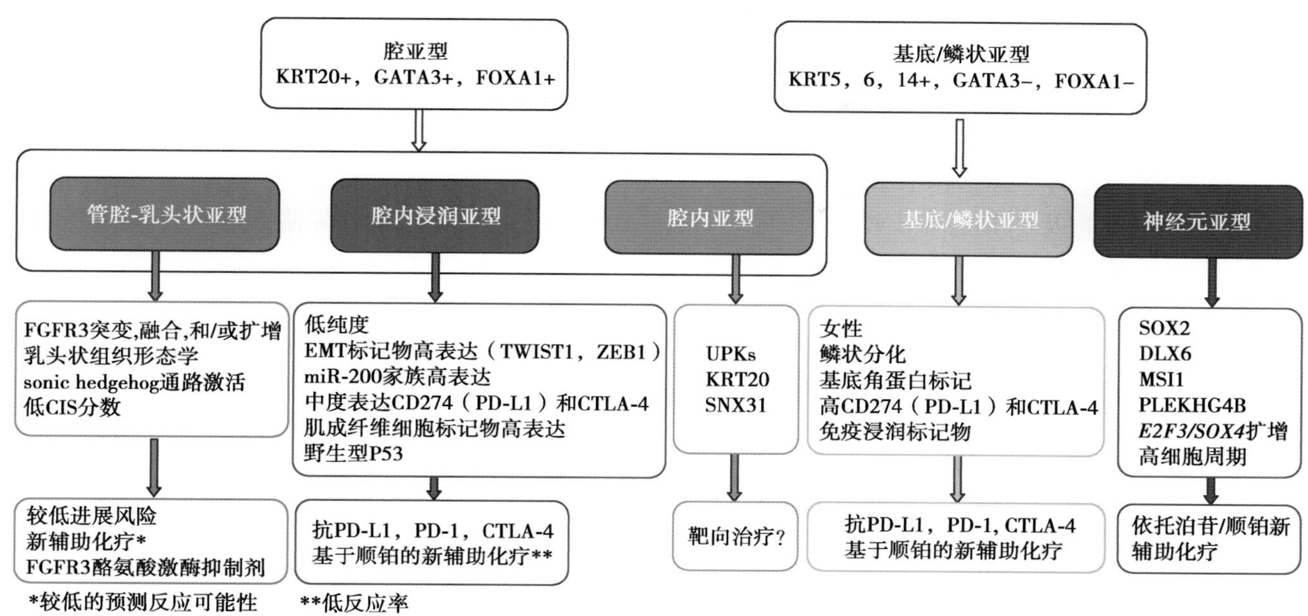


图 40-3　基于 mRNA 表达的亚类型分层治疗方案

腔内浸润亚型(19%)的特征为肿瘤纯度最低、EMT 和肌成纤维细胞标志物及 miR-200s 高表达；CD270(PD-L1)和 CTLA4 免疫标志物中表达。该亚型与之前报道的 TCGA 亚型Ⅱ相对应，据报道，对转移性或不可切除的膀胱癌患者使用 atezolizumab 进行免疫检查点治疗有较好反应。该亚型作为免疫治疗反应的预测指标，目前正在多个临床试验中进行验证。腔内浸润亚型肿瘤可能对顺铂化疗具有耐药性。因此，临床试验可将该亚型作为化疗反应的阴性预测生物标志物进行验证，进而探索替代治疗策略，包括靶向治疗方案。

腔内亚型(6%)特征为腔内标志物高表达、同时 KRT20 和 SNX31 高表达。由于它是新发现的类型，因此尚没有最佳治疗方案。未来的试验设计可能会针对 NAC 或每种癌症特定突变的靶向治疗方法进行相关的研究。

基底 - 鳞状亚型(35%)特征为：女性发病率高、鳞状分化、基底蛋白表达、CD274(PD-L1)和 CTLA4 免疫标志物高表达或其他免疫浸润标志物高表达。基于顺铂的 NAC 和免疫检查点疗法都是较为适合的治疗方案，比较这些治疗方法的实验应该进行。

最后，神经元亚型(5%)的特征是神经内分泌及神经元基因的表达，以及反映增殖状态的细胞周期标志物的高表达。最近独立队列研究识别了神经元亚型。因为它们不具有与神经内分泌肿瘤相关的典型形态学特征，所以目前识别这种亚型需通过 mRNA- 转录组测序或免疫组化检测神经内分泌标记 / 神经元标记的表达。正如在其他部位出现的神经内分泌肿瘤的治疗方法，在新辅助和转移性环境中推荐依托泊苷 - 顺铂疗法，但这也应该在前瞻性临床试验中进行验证。

研究结果表明，随着基因集的减少，mRNA 亚型分类成为可能，从而在独立的队列中进行验证，并为测试新的个性化治疗的临床试验设计提供信息。然而，包括 lncrna、mirna 和调控子关系评估在内的其他整合分析有望完善膀胱癌亚型分类，并有助于寻找最佳的个性化靶向治疗。

### (三) 高分级非浸润性肿瘤

高级别 $T_a$ 期($T_aG_3$)肿瘤显示出较高的进展危险性。它们不常见，而且很少有人用足够的肿瘤数目将 $T_aG_3$ 期肿瘤作为一个独立组，与其他组织病理学分组比较。在一个包括 88 例 $T_aG_3$ 期肿瘤的大系列浅表性肿瘤研究中，已经评估了 FGFR3 突变情况。突变频率在 $T_aG_2$ 与 $T_1G_3$(分别是 58% 与 17%)之间处于中间状态(34%)，并且不能预测复发、进展及膀胱癌特异性病死率。建议这组肿瘤通过协作样本共享方式进行更广泛的分子分析。

### (四) $T_1$ 期肿瘤

尽管 $T_1$ 期肿瘤通常被称为浅表性肿瘤，但已显示出明显的浸润性生物学行为。与 $T_a$ 期肿瘤相比 $T_1$ 期肿瘤更具有较高的进展危险性。如果对有肌浸润行为的肿瘤在出现进展之前进行抽样研究，可发现一个有能力向深层浸润的肿瘤在其向肌浸润进展过程中被捕获，那么 $T_1$ 期病变可能在分子及表型上完全是一个成熟的浸润性肿瘤。这可能解释了为什么 $T_1$ 期与 $T_2$ 期肿瘤通常显示出相似的染色体组变化及基因组不稳定性。许多在 $T_1$ 期肿瘤中已经研究的分子变化与 $T_a$ 及 $T_2$ 期肿瘤比较显示一种中间频率。这可能提示，其中一些与 $T_a$ 期肿瘤相似，而另一些与 $T_2$ 期肿瘤相似。假如 $T_a$ 期肿瘤确实可进展为浸润性肿瘤的话，那么一些 $T_1$ 期肿瘤可能代表了这个过渡阶段的进展。确实，在生长模式上许多 $T_1$ 期肿瘤是乳头状而不是实体状，在这点上更类似于大多数 $T_a$ 期肿瘤。在这种情况下，对单个患者的多病灶肿瘤的一些研究证据证实，多病灶病变中大部分肿瘤是 $T_a$ 期病变，但是与一些 $T_a$ 期肿瘤共享遗传学改变的 $T_1$ 期病变却发生了肿瘤进展。尽管 $T_1$ 期肿瘤也可能是具有较小浸润能力的不同群体，但这个群体不同于 $T_a$ 及 $T_2$ 期肿瘤。对于任何这些可能性均没有正式的证据存在，因此研究 $T_1$ 期肿瘤群体的分子改变非常有意义。

尽管 $T_1G_3$ 期肿瘤为数较少（占所有肿瘤的 10%），但它具有较高进展性危险。在临床处理中也存在特殊的挑战。因为这些肿瘤不常见，所以很少进行分子研究。最近，在一项 119 例 $T_1G_3$ 期肿瘤的样本研究中。分析了 FGFR3 与 TP53 突变状态。两基因的突变频率（16.8% 与 58%）均相似于已报道的 $T_2$ 期肿瘤。然而，在其他膀胱肿瘤群体中这些变化几乎完全相互排斥，通常认为这种现象反映了它们的不同发病途径。在 $T_1G_3$ 期肿瘤中这些事件独立分布并且没有预测价值。随后发现了一个在 HDM2 基因表达及拷贝数上存在改变的肿瘤亚群，其在具有改变的 p53 状态的 $T_1G_3$ 期肿瘤中总体发生率为 85%，提示改变的 p53 途径是这些高危险性肿瘤的关键特点。在包括 $T_1$ 期肿瘤的其他研究中报道了 FGFR3 突变处于 $T_a$ 与 $T_2$ 期肿瘤之间的中间频率。

许多研究者旨在区分 $T_a$ 与 $T_1$ 期肿瘤间的事件，目的是找到一个假定的 $T_a$ 向 $T_1$ 进展的驱动因素。已经报道的在 $T_a$ 与 $T_1$ 期肿瘤间明确的遗传学差异包括 2q、8p 及 11p 的缺失与 1q 及 8q 的获得。

## 五、肿瘤微环境

人们越来越清楚地认识到，肿瘤的浸润能力不仅依赖于肿瘤细胞的内在遗传因素，而且也依赖于肿瘤细胞之间的相互作用，及其与周围事物之间作用的局部环境。然而，许多微环境变化与两种尿路上皮肿瘤途径之间的关系基本上还不清楚。一些研究提示，似乎细胞与细胞之间的黏附性降低、细胞外基质破坏增加、血管生成增加及环氧酶 2（cyclooxygenase 2，COX2）也称为前列腺素内过氧化物合酶 2（prostaglandin endoperoxide synthase 2，PTGS2）超表达是浸润性尿路上皮肿瘤途径的主要特点。

### （一）细胞与细胞之间的黏附

E-cadherin 表达降低或缺失主要发生于浸润性尿路上皮肿瘤，它诱导了细胞与细胞之间黏附性的缺损。在 78% 的高级别浸润性尿路上皮癌中可以见到 E-cadherin 免疫反应性缺失，而在低级别非浸润性乳头状肿瘤中仅仅为 28%。几项多变量前瞻性研究表明，E-cadherin 的状态可能被用作疾病进展的一个独立预后指标。

编码 E-cadherin 的 CDH1 启动子 CpG 二核苷酸的高度甲基化发生于 84% 的尿路上皮癌中，这为 E-cadherin 下调的主要机制是转录沉默提供了证据。在 CDH1 启动子转录起始位点上游 –160 位置的一个单核苷酸多态性（C>A）位点可能也影响了基因的转录，因为具有 A 基因型的个体更容易发展为浸润性尿路上皮癌。此外，代表不同肿瘤分期的一组尿路上皮癌细胞系的 cDNA 芯片分析显示在 TP53- 及 RB1- 缺乏细胞中 CDH1 是一个主要的低表达基因。

不像 E-cadherin 具有一种浸润抑制功能，N-cadherin 的表达似乎具有浸润促进作用。在 E-cadherin 表达的尿路上皮癌细胞系中强迫表达 N-cadherin 在 MATRIGEL 模型中增加了它们的浸润性。因此，在同时表达两种蛋白的细胞中可能预期二者之间存在竞争作用，净细胞效应可能依靠定量比值和两种分子的功能状态。

### （二）基质重建

基质金属蛋白酶（matrix metalloproteinases，MMPs）是蛋白水解酶类，它能够降解细胞外基质和基底膜，在肿瘤浸润方面起关键作用。MMPs 尤其是 MMP9 与 MMP2 的水平通常在尿路上皮癌，尤其是浸润性尿路上皮癌患者尿、血清及肿瘤样本中增加。在一项多变量分析中，Slaton 及其同事们研究了 MMP9 与 E-cadherin 之间的平衡，发现 MMP9:E-cadherin 比率大于 1.8 是疾病进展的一个独立预后指标。这些资料提示 MMP9 对于尿路上皮肿瘤进展非常重要。

### （三）血管形成

在尿路上皮肿瘤中及其周围血管生成增加，这似乎因为血管生成诱导剂的表达增加如血管内皮生长因子，成纤维生长因子及血小板源性生长因子及血管生成抑制剂表达降低如血小板反应蛋白 1。

### （四）前列腺素生成

前列腺素是花生四烯酸的衍生物，它调节细胞生长，血管生成，免疫监视及细胞凋亡，所有的这些在肿瘤发生及浸润方面起关键作用。催化前列腺素合成的酶，如 COX2 在尿路上皮癌尤其在高级别浸润性癌中通常高表达。确实，流行病学研究显示非甾体类抗炎药物（non-steroidal anti-inflammatory drugs，NSAIDs）使用者降低了尿路上皮癌的发生危险性。这提示 COX2 对膀胱肿瘤的发生非常重要，COX2 是控制尿路上皮癌发生及进展的一个潜在治疗靶点。

## 六、上皮细胞 - 间叶细胞转化及其调节蛋白

所有的恶性上皮肿瘤，包括发生在膀胱的肿瘤，在进展过程中可能会脱离其原来的上皮表型，改变为间叶细胞肉瘤样肿瘤。在一个世纪之前首次描述了肉瘤样转化的这种病理现象。有趣的是，未分化梭形细胞肉瘤样成分显示出进一步不稳定性。这通过表型转化为特定的间叶细胞系而证实，最常见的为成骨细胞性和软骨母细胞性细胞系。在诊断病理学中这些肿瘤被称为肉瘤样癌，它们同时具有上皮和间叶组织的复杂的形态学特点。肉瘤样癌是高侵袭性致命肿瘤，目前它们对所有已知的治疗方案均无效。在分子水平上，它们的特点是部分或完全缺失上皮特异性基因，具有复杂的染色体异常及明显的非整倍体。最近的资料显示转变为间叶表型即 EMT 先于进展为显微镜下可识别的肉瘤样变，且发生于一类仍然保持上皮表型的传统的癌中。目前，可获得的资料支持从上皮表型经由间叶组织转换进展为肉瘤样变，一些传统膀胱癌的基因表达图谱向 EMT 特征发展，但是显微镜下它们保持完全的 / 泌尿系上皮表型。继续进展为肉瘤样变与部分或完全缺失上皮表型及间叶肉瘤样表型特点的发展相关。上皮样癌细胞在受到低氧、炎症和病毒感染等有害刺激时，容易发生 EMT。EMT 可以通过多种途径介导，包括：Notch、Wnt、转化生长因子 -β（TGF-β）、表皮生长因子（EGF）、血管内皮生长因子（VEGF）、成纤维细胞生长因子（FGF）和缺氧诱导因子 1（HIF-1）等信号通路。EMT 转录因子（EMT transcription factor，EMT-TFs）即：ZEB1/2、TWIST1 及 Snail1 最终由上述途径激活。这些 EMT- TFs 调控 EMT 标志物的表达（如 E-cadherin），最终发展为 EMT。因此，EMT 在癌症中的过程可以概括为四个阶段：①有害刺激；②激活 EMT 相关通路；③EMT-TFs（EMT 驱动因素）参与；④EMT 标志物的改变（如 E-cadherin）。值得注意的是，最近的研究报道 FOXO 蛋白可以协调 EMT 相关通路、EMT-TFs 和 EMT 标志物来抑制癌症 EMT，这使它们成为逆转癌症 EMT 的有希望靶点。

Forkhead 转录因子以黑腹果蝇叉头基因命名，该基因包括一个编码 FOXO 蛋白的亚家族。在调节细胞增殖和分化中发挥重要作用。四种 FOXO 蛋白的亚型，包括 FOXO1/3/4/6，已经证实在哺乳动物细胞中表达。FOXO1/3/4 亚型在其序列中表现出高度同源性，与 FOXO6 不同，且所有 FOXO 亚型具有相同的 DNA 结合特异性。FOXO 蛋白作为重要的 TFs 因子，从胞质转移到胞核，调控多个基因的转录。除了转录调控外，FOXO 蛋白还结合靶蛋白调控其活性和功能。FOXO mRNA 可作为竞争性内源性 RNA 调控靶基因表达。已经发现 FOXO 蛋白通过抑制增殖、侵袭、转移、促进细胞凋亡和免疫调节发挥抗癌活性。

EMT 中 FOXO 蛋白与 TGF-β 通路之间的相互作用。TGF-β 是一种多效性的细胞因子，调节多种细胞作用和病理生理过程，包括 EMT。经典 TGF-β 信号通路的下游因子为 Smad2/3 和 Smad1/5/8，非经典信号通路的下游因子包括 PI3K/AKT、哺乳动物中的西罗莫司靶点和增殖蛋白激酶。经典下游因子和非经典下游因子在非癌细胞和癌细胞 EMT 中均发挥一定的作用。FOXO 蛋白的作用是聚合多条通路，在包括 EMT 的不同条件下与 TGF-β 通路紧密作用。成人胰岛 β 细胞的体外扩增可以为糖尿病的治疗提供一个丰富的细胞来源，但 β 细胞的增殖伴随着原表型的缺失和 EMT。在这种情况下，TGF-β 通路的上调与 EMT 有关，因为当 TGF-β 受体 1 被阻断时 EMT 特征受到抑制。进一步研究发现 TGF-β 受体 1 增强了 AKT 活性，通过磷酸化使 FOXO1 失活，部分解释了 TGF-β 诱导地 EMT。此外，在另一项关于糖尿病肾病的研究中，高葡萄糖激活 TGF-β1/Smad3/integrin-linked kinase（ILK）通路，促进小鼠足细胞的 EMT，导致足细胞耗竭和蛋白尿。组成型 FOXO1 的激活抑制了 TGF-β1/Smad3/ILK 通路，部分扭转 EMT 过程。在小鼠乳腺上皮 NMuMG 细胞中，TGF-β1 治疗导致 FOXO3 活性降低，增加间充质特征。FOXO3 过表达逆转 TGF-β1- 诱导地表型改变，促进 E-cadherin 蛋白标记的表达。在人类肝癌

细胞系，TGF-β1 可减少 FOXO1 的表达，促进 EMT，导致细胞迁移和侵袭增强。FOXO1 的沉默增强 Smad3 磷酸化，而 FOXO1 过表达抑制 TGF-β1 表达和 Smad3 激活，导致肝癌细胞中 EMT 被抑制。因此，FOXO 蛋白质通过 FOXO-TGF-β 反馈环，对 TGF-β 的 pro-EMT 效应产生强烈影响。

EMT 中 FOXO 蛋白和 Notch 及 Wnt 信号通路之间的相互作用。Notch 通路和 Wnt 通路均促进 EMT，并共享同一个下游调节子即 β-catenin。β-Catenin 通常结合在一个多蛋白质降解复合物上，这个复合物包括糖原合成酶激酶 3β（GSK-3β），酪蛋白激酶Ⅰ，轴蛋白，diversin 以及腺瘤息肉病杆菌基因产物。在这个复合物中，β-catenin 由 GSK-3β 磷酸化，通过泛素蛋白酶复合体系统降解。

据报道，主动脉内皮细胞的 Notch 活化可以调节Ⅰ型 EMT 并影响心脏瓣膜的形成。Notch 通路可以促进 β-catenin/TCF 转录复合体的形成，导致 AKT2 表达。上调的 AKT2 易位至胞核，并通过磷酸化使 GSK-3β 失活。GSK-3β 被证实可磷酸化 Snail1，通过泛素蛋白酶复合体系统促进其降解。因此，Notch 活化上调了 Snail1（一种公认的促 EMT 因子），导致血管 E-cadherin 的表达下调，以及间充质基因上调，如纤连蛋白上调。此外，Wnt 配体与细胞表面受体（Frizzled）及共受体（低密度脂蛋白相关蛋白）结合，导致 β-catenin 从其所在的降解复合物中离解。稳定的 β-catenin 结合 TCF 并促进 ZEB1 的转录，从而加速多种癌细胞的 EMT。值得注意的是，FOXO 可以通过多种机制抑制 β-catenin，β-catenin 是两种通路的常见下游调节者。FOXO3 可以结合于 β-catenin 启动子，抑制其在人类肝细胞癌和结直肠癌细胞系中的表达。通过对人前列腺癌 PC3 和 DU145 细胞系的研究发现，FOXO3 可以反式激活 miRNA- 34b/c（miR-34b/c）的表达，因此抑制 β-catenin mRNA 并且导致 β-catenin 蛋白质水平降低。FOXO3 也可以直接与 β-catenin 结合，与 TCF 竞争 β-catenin 作用位点，从而抑制 β-catenin/TCF 转录活性，降低 β-catenin 靶基因在人类前列腺癌细胞系和结肠癌细胞系中的表达。FOXO 蛋白通过整体抑制 β-catenin 从而抑制癌症细胞中的 EMT。

EMT 中 FOXO 蛋白与生长因子相关通路的相互作用。许多生长因子参与了肿瘤发生、发展、血管生成及浸润转移过程。其中的几个因子包括 EGF、VEGF、FGF 和 TGF-β，通过调节 FOXO 的活性参与癌症细胞 EMT 过程。

在人类肺癌细胞系中，当 E-cadherin 表达下调时，EGF 促进 β-catenin/TCF 转录活性和 Snail 的表达。导致细胞 - 细胞黏附破坏及 EMT 进展。EGF 治疗也导致 PI3K/AKT 活化，使 FOXO4 磷酸化和失活，导致人胆管癌细胞系中 annexin A8（ANXA8）（FOXO4 的转录标靶）表达下调。ANXA8 是 annexin 超家族中特征最不明显的成员之一，其功能范围从膜和细胞骨架组织到调控膜转运和信号传导。Lee 等发现 ANXA8 可以抑制胆管癌细胞系中 F- 肌动蛋白应力纤维的形成，从而抑制与 EMT 相关的形态学改变。因此，PI3K/AKT 对 FOXO4 的失活可以解释 EGF 通过下调 ANXA8 表达诱导指示 EMT 的形态学改变。在砷诱导角质形成细胞恶性转化的研究中，低剂量的砷暴露可激活 EGF 受体（EGFR）/AKT，导致 FOXO3 活性被抑制，5’TG3’- 交互因子（TGIF）表达增加。TGIF 是非典型同源域蛋白的三个氨基酸环延伸亚家族成员之一，它促进 EMT 和迁移 / 侵袭。FOXO3 被证实与 TGIF 启动子结合并抑制 TGIF 转录。因此，通过 EGFR/AKT 轴对 FOXO3 的灭活增强了 TGIF 的表达，这也解释了暴露于低剂量砷的人角质形成细胞中 EMT 标志物的变化。

此外，在人前列腺癌细胞系中，另一种生长因子 VEGF 也通过 AKT 依赖性机制促进 FOXO1 的核输出。FOXO1 是 TWIST1 的转录抑制因子。它对 E-cadherin 的转录有抑制作用。因此，VEGF 激活 AKT/FOXO1/TWIST1 轴，抑制 E-cadherin 表达，从而促进前列腺癌细胞中的 EMT 进程。同样，FGF 激活 PI3K/AKT/FOXO1 通路，消除 FOXO1 对 FYN 的转录抑制。FYN 是 Src 激酶家族的一员，Src 激酶是非受体酪氨酸激酶，在各种癌症中过表达。在乳腺癌细胞系中 FYN 表达的增加诱导了 EMT，提示间充质标志物和 EMT- TFs 水平升高，上皮标志物水平降低。

综上所述，多种生长因子可促进多种癌症中的 EMT，FOXO 抑制是介导上述效应的重要机制。

EMT 中 FOXO 蛋白与 HIF-1 通路的相互作用。缺氧是肿瘤微环境的特征之一，原因是实体肿瘤血管组织不良，肿瘤细胞迅速增殖。在缺氧条件下，癌细胞通过一系列的细胞反应来适应低氧环境，包括 EMT。HIF-1 在调节细胞对缺氧的反应中起着关键作用。HIF-1 是一种异二聚体转录因子，由结构表达亚基 HIF-1β 和氧敏感亚基 HIF-1α 组成，它在低氧条件下可在癌细胞中聚积。HIF-1α 诱导多个 EMT 调节基因的表达，包括 TWIST1，Snail1 和 ZEB1，从而使得肿瘤表型更具侵略性。此外，HIF-1α 增加

ILK 转录激活 AKT(在 PC-3 和 MCF-7 细胞系中),诱导 FOXO3 的转录抑制因子 Y-box 结合蛋白 1(YB-1)的表达(在 LNCaP,PC-3 和 MCF-7 细胞系中)。活化的 AKT 和上调的 YB-1 导致 FOXO3 活性和表达降低,对低氧诱导的癌细胞 EMT 发挥重要作用。HIF-1α 也增强了 VEGF 及其共受体 neuropilin-1 的表达,导致 PC-3 细胞中 FOXO1 活性降低并促进 EMT 进程。另一方面,FOXO3 已表现出抑制 HIF-1α 转录活性,作用机制为通过在血管生成时与 p300 竞争结合位点。在人肺癌 A549 细胞系中,FOXO3 可以促进 HIF-1αmRNA 抑制 miR-622 的表达,导致 HIF-1α 和间叶细胞蛋白质表达水平减少。在裸鼠 A549 细胞异种移植模型中进行的一项研究也表明,miR-622 过表达的小鼠平均只有少量的肺转移结节,且明显少于对照组。因此,FOXO 抑制是 HIF-1 促 EMT 效应的一个关键事件,FOXO 的调控可能是抑制这一效应的一个有前景的靶点。

FOXO 蛋白和其他 EMT 调控因子之间的相互作用。miRs 是癌症进展中 EMT 的重要调控因子,其中一些是通过调节 FOXO 表达来实现的。人肺癌 A549 细胞系中,miR-223-3p 可促进 EMT 和侵袭过程,部分原因是其对 FOXO1 的抑制作用。此外,在人肺癌细胞系中,miR-150 靶向于 FOXO4 mRNA 的 3' 非翻译区域,负调控其表达,导致形态学上的变化:即从鹅卵石形状到纺锤形状的改变。相应地,miR-150 过表达,间充质标志物上调,而上皮标志物 E-cadherin 下调。在 H460 细胞系的小鼠异种移植模型中,正如所预期的,miR-150 过表达导致 FOXO4 表达明显下降,转移发生率更高。此外,miR-9 可以结合 E-cadherin mRNA 的 3' 非翻译区域,抑制其表达,促进 EMT 和乳腺癌的进展。Yang 等发现 FOXO1 mRNA 的 3' 非翻译区域也可以与 miR-9 结合,从而抑制其与 E-cadherin mRNA 的相互作用,增加 E-cadherin 表达,抑制 EMT。

在乳腺癌中,雌激素受体 α(ERα)作为一个重要的预后标志物和治疗靶标。ERα 阳性乳腺癌较 ERα- 阴性者具有更加良好的分化表型并且与较好的预后相关。值得注意的是,ERα 在乳腺癌 EMT 中起负调节作用。一项在 ERα- 阳性和 ERα- 阴性乳腺癌细胞系中的研究证明了 ERα 信号通路抑制 Slug(一种钙黏蛋白抑制因子)的表达,导致 E-cadherin 表达增强和 EMT 抑制。FOXO3 已证实可结合到 ERα 启动子,在人类乳腺癌细胞株中促进 ERα 的表达。相应地,FOXO3 磷酸化失活,抑制 ERα 表达,导致上皮标志物的表达减少,间充质标志物的表达增加,体内肿瘤的生长和肺转移。

腺苷单磷酸盐活化蛋白激酶(adenosine one hosphatate-activated protein kinase,AMPK)是一种公认的调节哺乳动物组织细胞代谢和能量稳态的物质。AMPK 在癌症中的作用近年来引起了越来越多的关注。值得注意的是,Chou 等的研究表明,AMPK 通过调节 FOXO3 来调节癌症中的 EMT。研究发现,变构 AMPK 激活物 OSU-53 促进蛋白磷酸酶(PP)2A 介导的 AKT 失活以及双微体 2 同源癌基因蛋白(MDM2,一个引起 FOXO3 降解的 E3 连接酶)的胞质积聚。这种效应导致 FOXO3 的核转入增加和降解减少,足以逆转乳腺癌和前列腺癌细胞系的间充质表型。

癌症侵袭转移是导致患者预后不良的关键因素。相关机制的研究已经进行了很长一段时间,EMT 近年来引起了广泛的关注。以高度的变异性和适应性为特征,上皮样恶性细胞转变为间充质表型,从而获得极大的移动性和浸润潜力,促进肿瘤细胞远处转移。

如上所述,FOXO 亚型不仅可以被磷酸化修饰,还可以被酰化、泛素化和糖基化修饰。不同类型的修饰对 FOXO 的转录活性和靶基因表达有不同的影响。最近正在进行的对 FOXO 和 EMT 的研究主要集中在 FOXO 蛋白的磷酸化,而忽略了其他修饰。因此,其他类型的修饰和相应的上游分子,如沉默信息调节因子 1 和 3,p300,Skp2,MDM2,Atrogin-1 和 O-linkedβ-N- 乙酰氨基葡萄糖(O-GlcNAc)转移酶(OGT)在今后的研究中也应加以考虑。

除了 EMT 的形态学改变外,癌细胞在从上皮细胞向间充质表型转变的过程中也会发生代谢变化。当使用 EMT 诱导物治疗时,Panc-1 细胞系(胰腺导管腺癌)显示了一般代谢特征的变化,包括增加的葡萄糖摄取和乳酸分泌。同样,乳腺癌细胞系(BT-474 和 MCF-7)的间充质子代与亲代上皮癌细胞相比代谢发生变化,包括糖酵解、糖原代谢、合成代谢通路和糖异生作用的改变。糖酵解、乳酸生成和线粒体氧化的这种变化被称为 Warburg 效应,对癌细胞的快速生长至关重要。最近的研究表明,Warburg 效应可以促进癌细胞的 EMT。丙酮酸激酶 M2(PKM2)改变了糖酵解的最终限速步骤,是 Warburg 效应中的关键酶。EMT 刺激可促进 PKM2 核转位及其与 TGF-β 诱导因子 homeobox 2 的相互作用,进而调节钙黏蛋白表达和 EMT 过程。此外,EGF 通过 EGFR/

PI3 K/HIF-1α 轴协调的糖酵解促进 EMT。FOXO 蛋白已被证明可以调节多种癌症中的 Warburg 效应。并且，在 Warburg 效应中，通过己糖胺生物合成途径的通量增加，导致 O-GlcNAc 在转录后翻译增加，各种核和胞质蛋白量增加。FOXO O-GlcNAcylation 可以增加一些不依赖 AKT 磷酸化的 FOXO 靶基因的转录。这些结果表明 FOXO 蛋白与 Warburg 效应密切相关。然而，FOXO 蛋白与 Warburg 效应在肿瘤 EMT 条件下的相互作用尚不清楚。

自噬是一种基本的分解代谢机制，通过溶酶体的作用和胞质内容物的循环来降解不必要的或功能失调的细胞成分；自噬在多种细胞过程中起着重要作用。自噬与 EMT 的相互作用近年来得到越来越多的研究。最近的一项研究表明，在上皮细胞获得间充质表型的过程中，细胞器数量和细胞体积都有显著增加。然而，在间充质上皮转化（mesenchymal epithelial transformation，MET）过程中，间充质样细胞的细胞器数量减少，自噬结构数目增多，提示自噬在这一转化过程中发挥作用。然而，它们之间的确切关系尚不清楚，并且在自噬和 EMT 相互作用的分子枢纽中存在缺陷。FOXO 蛋白是自噬的调节因子，在许多情况下促进自噬过程。因此，FOXO 蛋白可以作为这两种生物过程之间的分子枢纽。然而，证据不足。

MMPs 是一种能够消化细胞外基质（extracellular matrix，ECM）成分和细胞表面受体的酶，它们是细胞间及细胞与 ECM 相互作用中涉及的可溶性因子和连接蛋白的受体。间充质表型的恶性细胞可以产生更多的 MMPs，这对肿瘤的侵袭和转移至关重要。进一步研究发现，MMP 暴露促进上皮细胞的 EMT 转化。FOXO 蛋白作为多效因子，可调控多种肿瘤中的 MMP 表达。在非小细胞肺癌 A549 细胞中，EGF 治疗激活 EGFR，然后激活 MMP9，导致肿瘤侵袭性增加。然而，FOXO1 的核内组成性表达显著抑制 EGF 诱导地 MMP9 激活。在喉癌和胶质母细胞瘤的研究中也发现了类似的结果。

值得注意的是，关于肿瘤 EMT 的研究主要是使用体外或异种移植模型的癌细胞株进行的，与原发性癌症在体内的实际情况不同。此外，从上皮细胞到间充质表型的转变是一个动态过程，监测自然 EMT 过程的技术方法存在缺陷。因此，迫切需要开发一种合适的动物模型和更好的技术方法，这将极大地促进关于癌症 EMT 和与 EMT 相关的 FOXO 作用的研究。

## 七、尿路上皮癌干细胞和上皮可塑性

尿路上皮癌是一种高度异质性疾病，通过候选基因分析和全基因组筛选可以明显看出，它沿着两种截然不同的生物学途径发展，因此对临床管理提出了不同的挑战。代表真正独特的实体肿瘤的表达分子标志物，其特征在于发育过程和癌症转移的主要机制即 EMT。最近发现的尿路上皮细胞癌干细胞（urothelial cancer stem cells，UroCSCs）在尿路上皮细胞癌中具有自我更新的特性，能够通过分化产生肿瘤细胞异质性，并最终负责肿瘤的生长和活力。近年来，在膀胱癌细胞系和不同癌症亚型的肿瘤组织中的实验和临床研究为诱导 EMT、致瘤性和肿瘤干性在泌尿上皮细胞癌转化中的机制复杂性提供了证据和新见解。靶向 EMT- 癌症干性途径的分化和消除疗法已经被提出作为尿路上皮细胞癌分子生物学中的重要环节，在逆转肿瘤细胞的 EMT 表型，抑制 UroCSC 特性，抑制膀胱癌进展和肿瘤复发方面，在临床上均证明其是有益的，并为尿路上皮癌的治疗和临床管理提供理论依据。

膀胱尿路上皮是一种具有层次结构的上皮组织，由具有组织特异性的正常尿路上皮祖细胞组成，在正常的稳态和损伤反应中起重要作用。UroCSCs/肿瘤起始细胞（tumor-initiating cells，TICs）的肿瘤亚群是从正常的尿路上皮干细胞转化而来。这些细胞亚群具有更新和分化产生肿瘤细胞异质性的能力。最近发现的在尿路上皮癌中尿路上皮分化程序的概念支持实体上皮癌的发生和分化类似于正常上皮，因此，这一事实提供了对 CSCs 空间组织和分子组成的新见解，并为理解膀胱癌的病理生理学和治疗意义提供了机会。此外，EMT 是发育和伤口愈合中的必需过程，其特征在于同型黏附与细胞极性的丧失，侵袭迁移、转移能力和耐药性的增加。因此，产生了更具攻击性的肿瘤类型。

尿路上皮的生物学。膀胱尿路上皮是膀胱壁的移行上皮，其特征是通过扩张和收缩来调节膀胱充盈和排空。分裂和分化从基质 - 上皮界面向腔表面进行。它由高度特化的、巨大的多核的伞细胞组成，在与尿路直接接触时形成单层。单层的小多边形基底细胞与基底膜直接接触，在这两层之间发现了可变数量的多层中间细胞。膀胱尿路上皮是一种有层次结构的组织，在基底膜边缘具有最高的增殖能力，基底干细胞位于基底膜边缘，而在膀胱腔面有较高的分化潜力，完全分化的伞状细胞形成了膀胱屏障。

尿路上皮干细胞。在组织损伤和多谱系分化的共同作用下，细胞的再生和增殖能力显著提高，直到完全恢复尿路上皮的完整性，支持在尿路上皮基底细胞层存在正常的成体干细胞。根据 Kurzrock 等人的研究，循环肿瘤干细胞是一种慢细胞周期的细胞，与快细胞周期肿瘤细胞相比，它能在更长的时间内保留核酸标签，而快细胞周期循环肿瘤细胞则更快地加入标签，并在成熟后死亡，因此被称为标签保留细胞（label-retaining cells，LRCs）。关于 X 染色体失活和天然存在的线粒体 DNA 突变的啮齿动物和人类研究作为尿路上皮中克隆扩增的标志物，鉴定基底细胞层中的干细胞作为起源细胞。基底尿路上皮干细胞显示高核质比率，表达 β1 和 β4 整合素，层粘连蛋白受体（LR），CD44 和特异性基底细胞角蛋白（CK5/14，CK17）。其他研究的发现质疑了尿路上皮干细胞的唯一基底来源，支持了另外的假设。独立的实验研究提供了在缺乏基底和中间尿路上皮细胞的 p63 缺失小鼠的成年膀胱中形成单层伞状细胞的证据，并用 uroplakin-2（一种负责调节渗透性并为尿路上皮伞细胞提供拉伸强度的蛋白质）对伞细胞进行阳性染色，支持在膀胱中存在至少两个独立的尿路上皮干细胞库，从而可以产生成熟的尿路上皮细胞。这些细胞形成了尿路上皮干细胞生态位，这是一个解剖和功能的微环境，在这里干细胞受到保护，免于分化、丧失自我更新能力和凋亡。这些细胞与膀胱 TIC 共享细胞角蛋白和细胞表面标志物表达谱。大鼠膀胱尾区尿路上皮干细胞由三角区和膀胱颈区组成，其定位与该区域人类膀胱恶性肿瘤发生率较高的临床观察相关，与分化较多的细胞相比，转化为恶性细胞需要较少的突变。

尿路上皮癌干细胞定义了一个肿瘤亚群，这一亚群具有肿瘤起始潜能、自我更新、克隆发生和增殖能力，以及通过分化和分层组织结构保存细胞异质性的能力，在肿瘤的正常尿路上皮中可观察到。这些细胞不一定来自正常的干细胞，也发现来自经过突变损伤后分化的后代，并具有致瘤性。由于尿路上皮癌和正常细胞形态和抗原之间的相似性，许多研究人员认为，正常的尿路上皮干细胞标志物可能是鉴定和表征 UroCSCs 群体的良好候选者。研究者观察到免疫缺陷小鼠中 $CD44^+$ 肿瘤细胞的致瘤潜力是 $CD44^-$ 肿瘤细胞的 10~200 倍。进行体外集落形成测定以确定 CD44 剪接变体 CD44v6 标记在上皮膜抗原阴性（EMA-）膀胱癌干细胞亚群中的表达。进一步的表征证明了表达 CD44 的 CSC 与基底细胞标记细胞角蛋白 5 共定位，但与分化的标记细胞角蛋白 20 相互排斥。维持干细胞表型和增强自身抵御基因毒性损伤的能力与醛脱氢酶 1A1（ALDH1A1）的高表达相关，其通过特异性 siRNA 的敲除可显著降低克隆形成和致瘤性。CSCs 亚群表现出参与干细胞自我更新途径的许多致癌基因的上调，包括 β-catenin，B 淋巴瘤 Mo-MLV 插入区 1 同源物（BMI1），信号转导物、转录激活因子 3（STAT3），胶质瘤相关癌基因 1（GLI1），POU 结构域，5 类转录因子 1（POU5F1）也称为八聚体结合转录因子 4（Oct4）和 NANOG。

上皮可塑性以及两种途径尿路上皮癌进展的分子见解。新鲜移植肿瘤碎片和异种移植膀胱癌细胞株的独立实验研究为 UroCSCs 对支持基质元素的独特需求提供了证据。基质细胞提供肿瘤微环境 / CSC 生态位，它影响癌细胞并保留干细胞表型。上皮可塑性使细胞能够适应肿瘤微环境的变化，肿瘤微环境分泌诱导 EMT 的生长因子和细胞外基质，赋予细胞动态变化的能力在两种不同表型细胞状态之间进行动态切换。EMT 程序在癌细胞中的激活，将静止表型的 CSCs 转化为转移表型，使癌细胞进入血液循环，渗出，最终定植靶器官，形成巨转移灶。

EMT 是静止上皮细胞向间充质表型运动细胞转化的过程，其特征是细胞极性丧失，细胞间黏附性下降，迁移能力增强，这是形成转移的必要条件。在缺乏肿瘤间质诱导 EMT 信号的情况下，具有间充质表型的肿瘤细胞迁移到较远的位点，并通过 EMT 的反向过程转化为上皮表型，即 MET，是一种默认机制，定植于此（图 40-4）。原发性肿瘤病理与转移的相似性进一步证实了 MET 的发生与远处的上皮可塑性有关。EMT 的特征在于 E-cadherin 的缺失，它是负责细胞 - 细胞间黏附的蛋白质，并且释放 β-catenin，β-catenin 迁移至胞核并激活 Wnt 通路，从而增加肿瘤细胞的运动性并促进膀胱癌进展。N-cadherin 在肿瘤细胞中的表达增加已被证明是浅表性膀胱肿瘤进展的独立预后标志物。已经研究了 N-cadherin 与 FGFR1 相互作用，激活 MAPK/ERK 通路，从而导致 MMP9 表达的上调，它是 ECM- 降解蛋白质，并在促进肿瘤侵袭中发挥重要作用。P-cadherin 的表达增加与人膀胱癌的迁徙、转移、临床结局及预后不良有关。TGF-β1 处理的异种移植肿瘤样品中激活 sonic hedgehog（Shh）信号通路诱导 EMT，可以通过降低 E-cadherin 和 Zona Occludens-1（ZO-1）的表达，增加 N-cadherin 的表达来评估，CD133、Sox2、Nanog

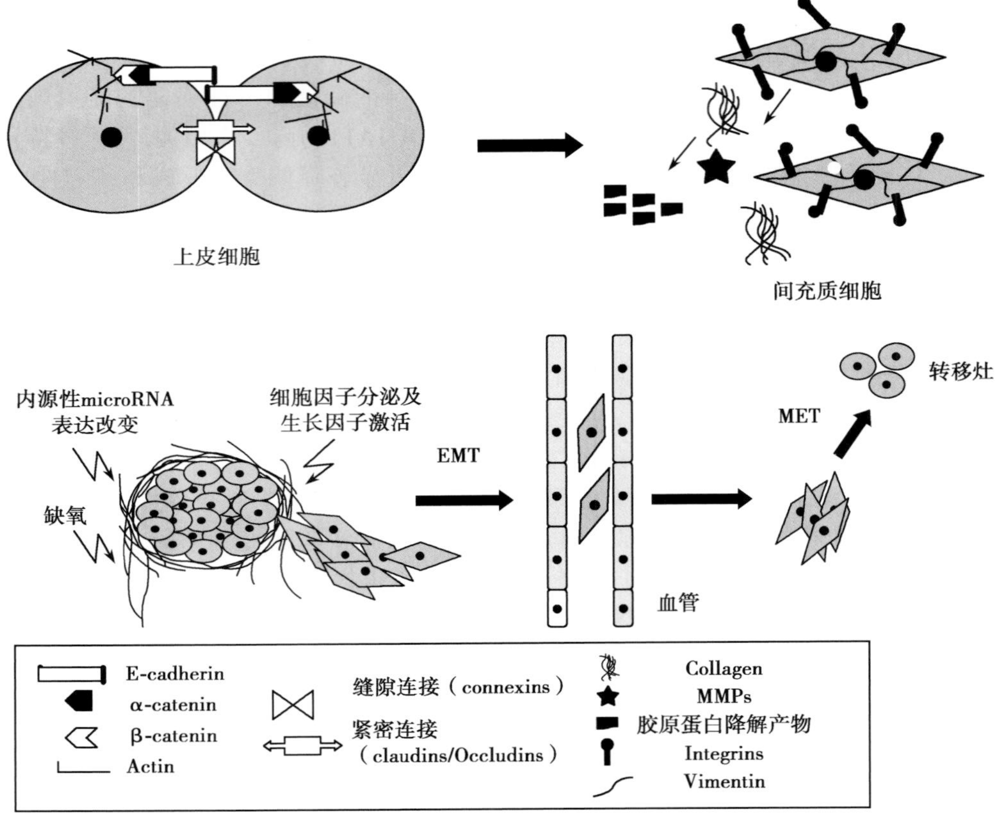


**图 40-4 上皮细胞和间充质细胞的结构及在尿路上皮细胞癌进展中 EMT 和 MET 的过程**

注：具有接触抑制特性的两个上皮细胞之间的细胞与细胞黏附连接基于 E-cadherin 黏附，由 α-catenin 和 β-catenin 锚定至 actin。间充质细胞内不表达 E-cadherin，表达 vimentin，表面表达整合蛋白。这些细胞产生 MMPS 以降解 collagen，并松散细胞外基质，从而赋予细胞增加的细胞运动性。在原发性肿瘤部位，许多刺激包括缺氧，内源性 microRNA 表达增加，细胞因子的分泌和生长因子激活导致 EMT 诱导的细胞内信号。间充质癌细胞随后进入血液或淋巴系统，在继发部位渗出，由于缺乏 EMT 调控因子而发生 MET，并一直处于休眠状态，直到发生巨大转移。缩写：EMT：上皮 - 间充质转化，MET：间充质 - 上皮转换。

和 Oct4 的功能性激活，膀胱癌特异性干细胞标志物 CK5 和 CK14 的上调为 Shh 信号在促进膀胱癌的 EMT，致肿瘤性和干性中的作用提供了有力的证据。此外，Ki-67、Shh、Gli2、N-cadherin 表达升高与膀胱癌的高临床分级和分期相关，而在较低分级和分期的肿瘤标本中，这些基因表达下调。

EMT 在尿路上皮癌干细胞中作为潜在的治疗靶点。高危 NMIBC 患者反复经尿道膀胱肿瘤切除术（transurethral resection of bladder tumors，TURBT）及 MIBC 患者根治性膀胱切除术（radical cystectomy，RC）后，膀胱内灌注免疫调节剂或化疗药物的辅助治疗是治疗膀胱癌患者的标准。尽管在外科和医学治疗方面取得了进展，但被诊断为 NMIBC 或 MIBC 的患者复发率较高，总体生存率较低。在正常干细胞及其恶性干细胞中增强的解毒和基因保护机制赋予肿瘤细胞在化疗中生存的能力，并在适当的时间复发。此外，从手术恢复后数月的化疗延迟可能使 CSC 有足够的时间在远处形成新的转移灶，导致患者的肿瘤复发和治疗抵抗。另外，术后骨盆正常血流和淋巴引流中断，导致药物在组织内穿透力降低，隐匿盆腔部位细胞毒性药物浓度不足，可能是增加对靶向细胞毒性药物耐药性和复发的另一个可能原因。Zhang 等首次提供了顺铂耐药膀胱癌细胞中 CSCs 样细胞存在的直接证据，显示更高水平的 Bmi1 和 Nanog 表达，EMT 特征，CSC 标志物表达和成球能力，从而在膀胱癌的进展和耐药性中发挥作用。尽管通过肿瘤缩小测量，转移性膀胱癌对化疗具有高度敏感性，但只有一小部分患者（10%~20%）对化疗完全有反应，因为转移过程中清除了 UroCSCs，延长了患者的生存时间。由于在绝大多数转移性疾病患者中，潜在的 CSCs 由于其在保护性 CSCs 生态位中的定位而仍然保持活力，因此迫切需要单独或组合设计有效的肿瘤疗法，并探索不仅特异性针对 UroCSCs 的新型靶向药物，而且还杀死分化的癌细胞以根除大部分肿瘤来源，以便在临床环境中提供完全治愈而不复发。

分子生物学和药物设计的最新进展描述了 EGFR，FGFR，VEGFR，PI3K/AKT/mTOR 途径，程序性细胞死亡 1（PD-1），COX-2，极光激酶 A 和 miRNA 作为靶向 CSC 逆转 EMT，减少细胞侵袭，迁移和增殖以及消除转移的一些新靶点。目前有 747 项膀胱癌临床研究使用新的靶向药物，单独使用，顺序使用或联合使用以优化患者预后。

分化疗法旨在诱导 MET，将表型间充质 CSCs 转化为更多上皮细胞，并抑制自我更新特性，从而为常规化疗敏感性的恢复提供了有希望的策略。恢复对 EGFR 的依赖性从而恢复对 EGFR 抑制剂的敏感性是膀胱癌已知的最有效的分化治疗方法之一。已显示抗 EGFR 抗体西妥昔单抗仅在具有表达 E-cadherin 上皮表型的膀胱癌细胞系中有效应答。近年来，已报道在膀胱癌中 miRNA 功能失调参与细胞周期阻滞、凋亡、增殖、转移、耐药、分化及其他功能。通过局部施用 antagomiRNA/ 抗 miRNA 或 miRNA 替代疗法抑制在 CSC 中显示功能获得的内源性 miRNA，其中包括一些 miRNA，它们模拟肿瘤抑制功能以恢复肿瘤的功能缺失，影响靶基因的表达从而逆转 EMT 表型或者通过使他们对抗癌药物敏感杀死 CSC。miR-200 在几种间充质表型人膀胱癌细胞系中的稳定表达已证明可逆转“EGFR 抗性”表型，下调 ERBB 受体反馈抑制因子 1(ERRFI-1)(一种 EGFR 非依赖性生长的新型调节因子）的表达，以及下调 ZEB1 与 ZEB2 的表达，上调 E-cadherin 的表达，减少细胞迁移，调节 EMT，诱导分化，并增加抗 EGFR 疗法的敏感性。

除了分化疗法之外，消除疗法涉及使用新的抗癌策略直接抑制 / 逆转癌症干 / 祖细胞的 EMT 表型，为高度恶性的膀胱癌细胞创造不适合的微环境，有效抑制肿瘤生长和预防转移。啮齿动物模型的临床前研究提供了机制范例，其通过抑制与肿瘤进展相关的许多过程（包括细胞增殖，新生血管生成，EMT 和 CSC 的自我更新）来明确异硫氰酸酯（ITC）的癌症保护作用。最近的研究强调了 ITC 激活 Notch，核因子 -κB（NF-κB），STAT3 对其抑制人癌细胞中癌细胞迁移以引发癌症化学预防反应能力的潜在不利影响。已发现膀胱癌中诱导 EMT，增加细胞迁移性，侵袭性，克隆形成和致瘤性受 TGF-β1 诱导地 Shh 调节。TGF-β1 处理的 HTB-9 异种移植物表现为转变成更多干细胞样表型的强有力证据，具有 CD133，SRY（性别决定区 Y）-box2（Sox2），Nanog 和 Oct4 的功能性激活，促进肿瘤生长。通过用 Hh 抑制剂，环巴胺和 GDC-0449 处理，或通过 ShRNA/siRNA 敲低后，已证实进展相关行为减弱，从而导致肿瘤细胞的 EMT 表型逆转及膀胱癌转移抑制。Wu 等人的研究揭示了水飞蓟宾的一种新机制，水飞蓟宾是一种无毒的天然黄酮类化合物，通过双重阻断 EMT 和干细胞靶向膀胱癌转移，具有多效抗癌作用。机制上已证明，水飞蓟宾可抑制糖原合成酶激酶 -3β（GSK3β）磷酸化，β-catenin 核转位和反式激活，以及 ZEB1 基因转录，随后调节细胞角蛋白，vimentin 和 MMP2 的表达以逆转 EMT 并抑制 CSC 的特性，这可通过减少集落形成，侧群和干细胞因子 CD44 的表达而证实。水飞蓟宾的这些新功能可在体外抑制细胞的侵袭和迁移，在体内减少膀胱癌肺转移，延长动物的生存时间。已发现 FGF 信号传导至 PI3K-AKT 分支和 Hedgehog，Notch，TGFβ 及非经典 WNT 信号级联以调节 EMT，干性，增殖，抗凋亡，抗药性和血管生成。在临床前实验模型中，作为抗癌药物的 FGFR 抑制剂（包括多韦替尼，Ki23057，普纳替尼及 AZD4547）显示出多种作用机制以克服耐药性，从而将 FGFR 靶向治疗作为治疗难治性癌症有希望的策略。

NMIBC 患者复发风险高。而 MIBC 往往是侵袭性晚期疾病，复发率高存活率差。最近对尿路上皮细胞癌中尿路上皮分化程序的鉴定，提供了关于 UroCSC 的空间定位和分子构成的新见解。这些侵袭性 UroCSC 在很大程度上处于静止状态，与相邻基质交换重要信号，诱导 EMT，逃避免疫监视，增加 DNA 损伤反应，停留在难以接触的保护性癌症干细胞壁龛中，表达能够从细胞中排出药物的 ABC 转运蛋白，在细胞毒性治疗中存活，并表现出加速生长，减少分化，肌层浸润和肿瘤复发。EMT 可能使癌细胞具有癌症干细胞特性和 / 或刺激恶性 UroCSC 群体的扩增，因此，产生更具侵袭性的肿瘤类型。

在决策过程中有用的肿瘤反应的确切预后因素和生物标志物仍然缺乏。此外，长期患者随访对于确定 EMT 相关标志物是否可以预测膀胱癌患者的存活和疾病进展至关重要。因此，有必要探索 EMT 与肿瘤干性之间关系的机制，以评估其在膀胱癌治疗中的潜在意义。

需要可靠的方法来经验性选择特异性 UroCSCs 标志物，从而在大多数个体中识别和分离它们，包括肿瘤 / 动物模型。同时，需要可靠且有效的 UroCSCs 培养系统用于新型和现有药物的高通量药物筛选，以鉴定对 EMT 具有特异性抑制活性的药物。在进入临床试验的不同阶段之前，应该先在动物 / 肿瘤模型中测试有希望的治疗药物，这些药物可以模拟从低级病变到转移的人类疾病。膀胱癌的治疗和临床管理成功与否在很大程度上取决于疾病模型。直接皮下注射膀胱肿瘤细胞后，肿瘤无法形成生物学相关的结构，转基因模型缺乏灵活性，对潜伏期要求较长，是目前现有肿瘤模型的局限性，需要解决。有必要开发与生理相关的皮下膀胱肿瘤再生系统，该系统再现了原发性人类膀胱肿瘤的结构，有助于阐明基质对肿瘤生长发育的影响，并提供一个有效的、可访问的治疗测试系统。

目前抗癌治疗通常是短暂的，大多数转移性癌症常常发生肿瘤复发。肿瘤干细胞不能被抗癌药物杀死是导致这种失败和肿瘤复发的可能原因之一。由于传统的治疗方法不加区别地杀死增殖细胞，因此，由于静止的 UroCSCs 的存活而治疗失败。肿瘤休眠可能是转移性疾病治疗的关键限制因素。阐明控制干细胞增殖和分化的生物学机制可导致新的抗癌策略的开发，其单独或联合使用可通过抑制干细胞状态的维持以及杀伤大块肿瘤细胞群，而成功消除 UroCSC 群体。最近发现生长因子如 VEGF, EGF, FGF 和 TGF-β 以及其他细胞因子可调节复杂的肿瘤微环境，诱导 EMT 促进更宽松的基质，并影响恶性细胞的生长和分化驱动肿瘤的发生。由于基质细胞在基因上更稳定，不太可能产生治疗耐药性，因此通过靶向肿瘤基质成分，包括信号分子、ECM 降解蛋白酶、炎症细胞、内皮细胞和成纤维细胞，开发治疗方法的成功概率更大。

肿瘤生态学的复杂性是上皮可塑性和肿瘤干性之间联系的基础，在理解肿瘤生态学的复杂性方面已经取得了相当大的进展，并为设计具有显著协同抗肿瘤作用的基本疗法开辟了道路，这些疗法具有易控制、疗效高和延长患者在临床环境中生存时间的特点。

综上所述，本节概括了膀胱尿路上皮癌中已经报道的遗传学变化，重点介绍了肌浸润膀胱癌的综合分子特征。同时强调了几个领域的发展重要性即 FR 基因、EMT 及 UroCSC，因为它们与我们目前对尿路上皮癌发生及发展的理解密切相关。仍然有大量的令人激动的其他领域研究进展本节没有进行详细的讨论，其中包括膀胱癌干细胞的作用，后天性改变（核染色质与组蛋白甲基化或乙酰化）及在癌症进展中不同 microRNA、LncRNA 及 circRNA 的表达情况。这些领域也非常重要，作者鼓励读者寻求其他完整讨论以丰富对该领域进展的相关认识。

（王爱香）

## 第三节 膀胱癌分子生物学与标志物

### 一、生物学特性与影响预后因素

泌尿科医师通常使用术语“浅表”或“非肌层浸润性”膀胱癌（NMIBC）用于描述非侵入性尿路上皮癌其仅累及至固有层。浅表病例占膀胱癌发病率的 75% 以上。偶然发现部分病灶呈现为高分级原位扁平癌（CIS），其生物学特性具有高进展风险。在大多数情况下，NMIBCs 表现为非侵入性乳头状尿路上皮癌，其生物学特点具有高复发风险，但发展为危及生命的肌层浸润（MIBC）疾病的风险相对较低。对于高复发风险的 NMIBC，采用卡介苗（BCG）膀胱内灌注通过刺激抗肿瘤免疫应答，有效地降低了复发与进展的风险。NMIBC 的不良预后因素包括：肿瘤多灶性生长、TURBT 术后高复发率、肿瘤复发伴病理分级升高，特别是大体积肿瘤患者常伴有 CIS 的存在，这也 NMIBCs 发生进展与影响预后的重要因素。

据统计，大约 15% 的非肌层侵入性病例演变成更具侵袭性的形式，其侵袭膀胱壁肌层甚至发生局部淋巴转移，这几乎是非肌层浸润性膀胱癌获得致命表型所必然的生物学过程。根据临床指南的规定，局部 MIBC 的明确管理集中在根治性膀胱切除术和围手术期铂类化疗方案。然而，这些指南推荐方案的应用和治疗结果均显示有很大的差异。尽管有高水平的证据表明新辅助化疗（NACT）方案可使患者获益，但术前并未得到临床广泛应用。尽管辅助化疗（ACT）可有效控制肿瘤进展，但使患者获益的证据相对较弱。相反，辅助化疗在临床上却更常使用。尽管 MIBC 在局部控制方面泌尿外科医师已经做出了最大努力，但仍有超过 50% 的 MIBC 患者最终死于远处转移。此外，18%~25% 的肌层浸润性膀胱癌患者，在手术时已经发生局部或淋巴结转移。因此，有相当大比例的患者迫切需要有效的全身治疗。与围手术期一样，指南推荐基于顺铂的联合化疗适合转移性膀胱癌的患者。尽管只有约 15% 的患者能够长期存活超过两年，但除化疗外，最近在检查点抑制剂免疫治疗试验中取得的微小成功，代表了数十年来治疗转移性尿路上皮癌的进展。

## 二、膀胱癌分子改变机制与途径

有关尿路上皮癌发生、发展的分子调控机制，通过数十年研究阐明了相互排斥的平行分子途径。这些途径的科学价值是将乳头状尿路上皮癌与相对扁平病变的发病机制区分开来。乳头状癌的特征在于延伸到膀胱腔中的分支结构。在分子水平上，乳头状癌可以激活成纤维细胞生长因子受体 3（FGFR3）致癌基因中的突变，而通过扁平原位癌途径发展的癌症则缺乏 FGFR3 突变，而是表现富含 TP53 和视网膜母细胞瘤（RB1）肿瘤抑制基因的激活与突变。有趣的是，进展到 MIBC 的少数乳头状膀胱癌显示出基因组不稳定性和 CDKN2A 纯合性丢失倾向，这可能是替代 TP53 和 RB1 失活的途径之一。由 CDKN2A 编码的两种肿瘤抑制蛋白 p16INK4a 和 p14ARF 调节 RB 和 TP53 的功能，因此在一个基因组事件中累及了广泛的肿瘤抑制功能。

基于组织病理学和分子学特征的经典“双途径”学说，提供了对尿路上皮癌的发病机制和进展的基础见解。现在认为，NMIBC 和 MIBC 的发病可能存在不同的机制；不同肿瘤细胞的表型可能是异质的，强烈质疑它们是否共有共同的前体“干细胞”。NMIBC 更常见于成纤维细胞生长因子受体 3 致癌基因（FGFR3）的改变，后者是酪氨酸激酶受体基因，导致 RAS/MAPK 信号通路的激活。FGFR3 突变通常发生在基因外显子 7，10 和 15 的三个不同的热点中，外显子 7 和 10 最常见。FGFR3 突变发生在尿路上皮癌转化的早期阶段，因为它们已在超过 80% 的癌前病变中检测到。这些突变已经作为复发性低级别疾病的候选尿液生物标志物进行了测试，这些病灶难以通过尿液细胞学检测。此外，在膀胱癌 RAS 癌基因（KRAS，HRAS，NRAS）突变率约占 13%。HRAS 基因很早被鉴定为 T24 尿路上皮癌细胞系中的人类癌基因，编码小 GTP 酶 p21，具有转化 NIH 3T3 细胞的能力。在尿路上皮癌中的 RAS 和 AKT1 单独或组合的 FGFR3 和 PIK3CA 突变与 AKT 相关，但与 MAPK 信号传导途径激活无关。这些突变，但不是单个 PIK3CA 突变，似乎是低级别膀胱肿瘤的特征。有作者提出，非 FGFR3 突变可能与 MAPK 活化有关，可能代表了一种独特的发病机制。

## 三、膀胱癌的分子通路与靶点

### （一）成纤维细胞生长因子

成纤维细胞生长因子（fibroblast growth factor signaling，FGF）是由 18 种生长因子和 4 种 FGF 同源因子组成的家族，在若干细胞过程中发挥着重要作用，包括发育，伤口愈合，增殖和血管生成。这些生长因子通过四种跨膜糖蛋白受体发出信号，这两种受体具有三个细胞外免疫球蛋白结构域，跨膜结构域和细胞内酪氨酸激酶结构域的一般结构。配体结合导致受体二聚化，发生胞质酪氨酸激酶结构域的磷酸化和磷脂酶 Cc1、FGFR 底物 2、RAS/RAF/MEK/ERK、JNK/MAPK、PI3K 和 STAT3 途径的激活。FGF-1 和 FGF-2 也可以通过受体介导的内吞作用内化，并在胞质和胞核中发挥直接的生物学功能。FGF/FGFR 系统的信号传导的复杂性涉及 FGF 对各种 FGFR 的亲和力，具有不同配体特异性的 FGFR 同种型和由蛋白质和 FGF 结合蛋白的家族调节 FGF。更重要的是，在前列腺癌和膀胱癌中 FGFR 基因高频改变，提示该途径具有作为潜在的治疗靶标。TCGA 的结果记录了 17% 的肌层浸润性膀胱癌中存在导致 FGFR3 活化的多种遗传改变。这些突变通常位于外显子 7，10 和 15 中，编码受体的细胞外结构域，导致配体非依赖性受体激活。通过对 126 例尿路癌的新一代测序分析显示，33% 的肿瘤中存在 FGFR 畸变。FGFR3 是最常见的受体，其活化突变，扩增和融合（FGFR3-TACC3）分别在 16%，10% 和 3% 的病例中检测到。此外，在没有 FGFR 突变的情况下，40% 的肿瘤中可能存在 FGFR3 的过度表达。许多涉及膀胱癌细胞系和膀胱癌异种移植模型的临床前研究证明了 FGFR 抑制剂的抗增殖活性及其阻断 FGFR 介导的信号通路的能力。总之，这些结果突出了 FGFR 在尿路上皮癌发生中起着潜在的关键作用。

FGFR 1，2，3 和 4 的小分子抑制剂在膀胱癌中显示出令人鼓舞的结果。Ⅰ期试验测试口服泛 FGFR 抑制剂 JNJ-42756493，证明了低毒性特征，具有早期疗效信号。在剂量递增阶段期间，不论其 FGFR 突变状态如何，治疗了 37 名晚期实体瘤的患者，大多数不良反应（AEs）为轻度至中度，包括高磷血症（60%），虚弱（46%），口干（30%），呕吐（22%）和便秘(27%)。一名患者发展为3级AST/ALT(天冬氨酸氨基转移酶/丙氨酸氨基转移酶)升高,分类为剂量限制性毒性。该药物还引起钙,成纤维细胞生长因子23和磷酸盐的剂量依赖性增加,同时甲状旁腺激素(PTH)减少,支持FGF/FGFR在骨代谢中的作用。一名携带FGFR3-TACC3易位的转移性膀胱癌患者具有部分反应,另一名FGFR2截短的肾盂肿瘤患者获得接近完全的反应。另外四名患者获得了稳定的疾病进展(乳腺癌,肺癌和软骨肉瘤)。

另一项Ⅰ期研究特异性地检测了泛FGFR抑制剂BGJ398,对携带FGFR遗传改变的实体瘤患者特异意义。在入选的94名患者中观察到的剂量限定性毒性包括氨基转移酶的3级升高,3级高磷血症和1级角膜毒性。其他较轻微的副作用是疲劳,食欲减退,脱发和口腔炎。频繁的高磷血症(发生在高达78%的患者中)由饮食和磷酸盐结合剂控制。值得注意的是,五分之四FGFR3突变的尿路上皮癌患者具有肿瘤反应。在小细胞肺癌,乳腺癌和胆管癌病例中也观察到临床活性。该化合物正在进行膀胱癌扩增队列研究(NCT01004224)。在36例晚期实体瘤患者中评估了第三种FGFR抑制剂(LY2874455),其中包括17名亚洲患者。评估报道的不良反应是胃肠道毒性,高磷血症和血栓形成。未观察到剂量限制性毒性,并且剂量扩展队列正在进行中。与特异性FGFR抑制剂的令人鼓舞的结果相反,多靶点酪氨酸激酶抑制剂在UCB中未显示出显著功效。Dovitinib是一种针对VEFG和FGFR的TKI,在44例晚期尿路上皮癌患者中进行了评估,FGFR3突变患者中没有肿瘤反应。其缺乏活性的原因尚不清楚,但可能与该化合物的非选择性药理学性质和效力有关。可以清楚预测,FGFR抑制剂的进一步开发可能导致将UCB作为单一药剂或与化学疗法组合治疗的有效策略。

### (二) PI3K/AKT/mTOR途径

PI3K/AKT/mTOR(Phosphatidylinossitol 3-kinase/v-akt murine thymoma viral oncogene homolog 1/mammalian target of rapamycin PI3K/AKT/mTOR)途径参与癌细胞存活,运动和代谢。PI3K家族成员是参与多种细胞过程的脂质激酶,包括增殖,分化,迁移,代谢和存活。PI3K一般根据其底物特异性和亚序列同源性分为三类,其中Ⅰ类对肿瘤发生最为重要。Ⅰ类由催化亚基p110(α,β,γ)和调节子亚基p85组成。在与配体结合后,存在于活化的RTK中的磷酸化酪氨酸将与p85结合。随后的构象变化将释放催化亚基p110,其中活化的p110将磷脂-肌醇-3,4-二磷酸(phosphatidy-linositol-3,4-bisphosphate PIP2)磷酸化为第二信使磷脂酰肌醇-3,4,5-二磷酸(phosphatidylinositol-3,4,5-bisphosphate PIP3)。这种反应可以被PI3K拮抗剂PTEN逆转。随后,PIP3将下游Akt募集到内膜并使其丝氨酸/苏氨酸激酶(Thr308和Ser473)上的Akt磷酸化。活化的Akt参与下游mTORC1介导的对蛋白质和核糖体的生物发生的反应。

40%尿路上皮癌具有PI3K/AKT/mTOR途径的遗传改变。突变的频谱包括PIK3和AKT1激活突变或灭活关键调节因子如PTEN,TSC1和TSC2的缺失。因此,已经设计了多种靶向药物抑制该途径(例如PI3K抑制剂,mTOR抑制剂,PI3K/mTOR双重抑制剂,AKT抑制剂和PDK1抑制剂)。

靶向Ⅰ类PI3K的单个或所有同种型(即p110a,p110b,p110c)的多种化合物正在临床开发中。pan-PI3K抑制剂buparlisib(BKM-120)已在晚期实体肿瘤中进行了研究,在乳腺癌和上皮样血管瘤中观察到部分反应。最常见的3级和4级不良反应包括皮疹,高血糖和转氨酶升高。基于这些结果和PI3K阻断对膀胱癌细胞抗增殖作用的临床前证据,Buparlisib正在作为转移性尿路上皮癌患者的二线治疗进行研究(NCT01551030)。鉴于PI3K p110亚基和mTOR的相似结构,一些分子能够阻断两种成分(双重PI3K/mTOR抑制剂,如NVP-BEZ235),并且可以避免由mTOR抑制引起的PI3K的反馈激活。NVP-BEZ235对顺铂耐药的膀胱癌细胞系显示出显著的抗肿瘤作用,但它引起MEK/ERK通路的激活。由于10%~15%的晚期膀胱癌显示突变RAS导致下游MEK活化,因此在患者肿瘤来源的异种移植模型中测试了双重PI3K/mTOR抑制剂(PF-04691502)与MEK抑制剂(PD-0325901)的组合,能显著减少膀胱肿瘤的生长。这种针对多种途径的策略可以减少耐药性的出现。事实上,PI3K抑制剂(BYL719)与MEK抑制剂(MEK162)的组合正在RAS或BRAF突变卵巢和子宫内膜癌中进行研究,并且已观察到初步的肿瘤反应。鉴于这些肿瘤中RAS突变的频率很高,这种方法也与膀胱癌治疗有关。

已经开发了几种AKT抑制剂,例如哌立福辛(perifosine),但在包括UCB病例的Ⅰ期试验中没有观察到显著的功效。然而,已知HER2激活下游AKT,AKT抑制剂AZD5363在HER2阳性乳腺癌中进行了测试,并显示出显著的活性。这些发现提高了这类药物在HER2阳性膀胱癌中具有活性的可能性，特别是鉴于TGCA结果显示HER2参与了膀胱癌疾病的分子发病机制。

已经批准的和新的mTOR抑制剂也代表了膀胱癌中的活跃研究领域。单臂Ⅱ期研究评估了45例晚期尿路上皮癌二线治疗中应用mTOR抑制剂-依维莫司。该试验在2个月70%时未达到PFS的主要终点，仅3例患者出现显著反应。然而，一名患者实现了持续超过26个月的完全反应，来自该患者的肿瘤的新一代测序鉴定出TSC1和NF2（神经纤维瘤病2型）基因中的功能丧失突变，表明两种改变都与依维莫司敏感性相关。虽然在另外96例UCB中未发现NF2突变，但分别在高达16%和57%的膀胱癌中检测到TSC1突变和杂合性缺失。因此，TSC1基因改变可能代表该疾病的预测标志物，并且当在适当选择的患者中使用时，集中体现了靶向治疗的潜力。在另一项类似患者人群中进行的紫癜试验显示，37名患者的疾病控制率（疾病稳定加部分反应）为27%。使用单药替西罗莫司观察到疗效有限，但吉西他滨/顺铂和替西罗莫司或依维莫司联合治疗晚期疾病的一线治疗的结果尚未确定（NCT01090466；NCT01182168）。还研究了mTORC1和mTORC2复合物（双重TORC抑制剂）的抑制剂，并且临床前研究已经显示与拉帕替尼（见下文）在膀胱癌细胞中的协同抗肿瘤作用（NCT01058707）。

### （三）HER2/ERBB2受体

HER2/ErbB2/Neu是同源跨膜受体酪氨酸激酶（EGFR和HER2-4/ErbB1-4）的表皮生长因子受体（EGFR）家族的成员。与EGFR或HER3/4结合的配体诱导这些蛋白质的构象变化，促进受体二聚化。尽管HER2没有已知的配体，但它能够通过杂二聚化与其他EGFR家族成员结合并发出信号，从而影响这些受体的下游信号传导。HER2表达的增加和酪氨酸激酶的激活与细胞转化和肿瘤发生有关，已证实HER2作为一种重要的原癌基因，为HER2靶向疗法的发展铺平了道路。

在尿路上皮癌中已经描述了HER2［Epidermal growth factor receptor 2（HER2）/ERBB2］的细胞外和酪氨酸激酶结构域中的几个突变，受体过表达和基因扩增。TCGA数据集检测到9%的膀胱癌标本中的扩增或突变。其他报道还显示，9%的原发性膀胱肿瘤中HER2扩增与匹配淋巴结转移中较高的频率相关（15%）。有趣的是，在乳腺癌和膀胱癌中缺乏基因扩增的情况下，也发现了激活HER2突变。这些突变中的一些通过TKI neratinib的不可逆抑制和/或对拉帕替尼的抗性（双重EGFR/HER2 TKI）来预测反应。虽然其他疾病中描述的大多数HER2突变与酪氨酸激酶结构域相关，但是在40%的微乳头尿路上皮癌中，描述了HER2细胞外结构域中的激活突变，这种亚型与较差的结果和早期转移性疾病的高风险相关。尽管HER2表达的预后相关性存在矛盾，但HER2 RNA水平与膀胱切除术患者的无复发生存率相关。总之，这些结果强化了该途径在膀胱癌发生中的作用，并强调了HER2途径的全面遗传分析对蛋白表达和基因扩增的重要性。HER2突变或涉及HER2的易位，可能最终鉴定出更多依赖于该途径的膀胱癌亚型，并且可能对抗HER2药物（例如曲妥珠单抗，拉帕替尼，阿托普珠单抗，emtansine和帕妥珠单抗）有反应。在Ⅱ期研究中，转移性尿路上皮癌患者HER2的过度表达或扩增的患者用曲妥珠单抗（针对细胞外结构域Ⅳ的抗体），紫杉醇，卡铂和吉西他滨的一线组合进行治疗。这些患者的显著反应率达到70%（44例患者中有31例；完全反应5例，部分反应26例），中位进展时间和总生存期分别为9.3和14.1个月。lapatinib，一种口服EGFR和HER2 TKI，已被研究作为晚期疾病的二线治疗，这种预治疗患者群体的反应有限，其中包括没有或仅有1+HER2表达的肿瘤。尽管如此，针对HER2的新策略有望改善HER2阳性膀胱癌的预后。

T-DM1抗体（ado-trastuzumab emtansine）是一种抗体-药物藕联物，由曲妥珠单抗与乳腺癌细胞毒性药物梅塔因（mertansine）相连，已显示出令人鼓舞的初步结果。该化合物表现出对表达HER2的肿瘤细胞特异的有效细胞毒性剂。T-DM1与膀胱癌细胞系和异种移植模型的临床前研究显示出显著的抗肿瘤作用，包括顺铂耐药细胞。利用双特异性HER2/HER3抗体融合蛋白（MM-111）作为另一种创新的抗HER2策略，显示出有希望的安全性和早期功效信号。Ⅰ期研究纳入了86名晚期HER2阳性实体瘤患者，其中包括11例膀胱癌患者，这些患者接受了MM-111加用含有曲妥珠单抗+/拉帕替尼的化疗方案。17名患者（20%）获得部分反应，其中包括2名膀胱癌的患者，29名患者具有稳定的疾病（34%），并且1名胃癌的患者具有完全反应。不良事件包括贫血，中性粒细胞减少，口腔炎，恶心和呕吐。afatinib是一种对EGFR，HER2和HER4具有特异性的TKI，目前正在进行一项针对晚期尿路上皮癌患者的Ⅱ期临床试验（NCT02122172）。最后，一项由重组 HER2 衍生抗原(DN24-02)培养的抗原呈递细胞组成的自体细胞免疫治疗,正在作为高风险 HER2 阳性尿路上皮癌患者的潜在辅助治疗进行测试,并且初步结果显示显著的免疫反应和有利的毒性特征(NCT01353222)。膀胱癌中抗 HER2 策略的成功将依赖于明确鉴定适合 HER2 靶向地肿瘤亚型。这些可能包括 HER2 过表达或扩增的标本和激活 HER2 突变的标本。

### (四) Hedgehog and WNT 信号转导

Hh 和 Wnt 途径是控制胚胎发育和成体组织稳态的两种主要信号传导途径。这些信号传导途径的功能失常归因于许多人类疾病,包括出生缺陷和癌症。经典的 Hh 和 Wnt 途径共享许多途径组分,采用相同的途径调节逻辑,因此通常被认为是“姐妹”途径。

在膀胱癌中若干个典型的 WNT 信号通路的几个组成部分发生改变。在 MIBC 中腺瘤性结肠息肉病蛋白(APC)和 CTNNB1(编码 β-catenin)是低突变频率,也可以观察到 β-catenin 的表达减少和 β-catenin 核定位蛋白增加。遗传沉默 WNT 拮抗因子,卷曲受体蛋白(SFRPs)和 wnt 抑制因子 1(WIF1)也有类似报道。在小鼠模型中证实了 WNT 信号的重要性。活化的 β-catenin 与 PTEN 的缺失共同导致了膀胱癌进展。在膀胱癌中,核 β-catenin、PTEN 表达降低和磷酸化 AKT 含量增高的相关性表明:WNT 和 PI3K 信号转导之间存在协同作用。尿路上皮基底细胞表达活化 β-catenin 可以诱导雄性大鼠乳头状癌的进展。β-catenin 与雄激素受体信号的协同作用造成膀胱癌的两性差异性。在大鼠中,β-catenin 和突变体 HRAS 的协同后更多参与 MAPK 通路信号,而不是 PI3K 通路信号激活。

信号在 MIBC 发展中的重要性已经在小鼠模型和人膀胱癌中得到证明。在小鼠中,损伤后的尿道再生是由 sonic hedgehog(SHH)表达的基底细胞驱动的,它通过基质细胞诱导因子的分泌,包括转录因子 GLI1 和 WNT 通路蛋白,进而刺激尿路细胞的增殖和分化。这些细胞也是亚硝胺[N-butyl-N-4-hydroxybutyl nitrosamine(BBN)]诱导的尿路肿瘤模型中的始祖细胞。虽然这些始祖细胞和正常的人尿路上皮细胞表达 SHH,但在小鼠 BBN 诱导 MIBC 和人类 MIBC 细胞系和组织中缺失。进一步解析 BBN 诱导的肿瘤显示,hedgehog 信号的丢失抑制诱导分化的基质因子的产生,其中包括骨形态发生蛋白 4(BMP4)和 BMP5,提示 CIS 向 MIBC 发展是由 hedgehog 的缺失失引起的。重要的是,药物活化的 BMP 通路可以抑制肿瘤的进展,提示了一种可能的治疗人 NMIBC 方法。值得注意的是 MIBC 的癌症基因图谱(TCGA)mRNA 测序数据显示 SHH、BMP4 和 BMP5 被显著的下调,特别是在进展“基底”亚型中尤为明显。

### (五) MAPK 通路的激活

丝裂原活化蛋白激酶(mitogen-activated protein kinase MAPK)级联是人类癌细胞存活,传播和对药物治疗的抗性的关键途径。MAPK/ERK(extracellular signal regulated kinases 细胞外信号调节激酶)途径是接收来自众多刺激的输入的会聚信号节点。包括内部代谢应激和 DNA 损伤途径,改变蛋白质浓度,以及来自外部生长因子的信号传导,细胞 - 基质相互作用以及来自其他细胞的联络。突变基因改变细胞命运、基因组完整性、生存并可导致蛋白质表达增加及微环境恶化,导致过度激活该通路。这些突变可发生在膜受体基因的上游,如上皮生长因子受体(epithelial growth factor receptor EGFR),信号转导子 RAS,调节因子伴侣 Sprouty,以及属于 MAPK/ERK 途径本身的下游激酶如 BRAF 等,涉及的几个突变已经在人类癌症中鉴定出 MAPK/ERK 途径并且已经用于靶向治疗。

就现有文献来看 MAPK 信号的角色,与其他膀胱肿瘤关键性突变的关系尚不清楚。有证据表明 RAS(HRAS 或 KRAS)和 FGFR3 突变在膀胱癌中是相互排斥的。82% NMIBC 中有二者之一的突变,可能表明 RAS 和 FGFR3 具有相似的功能。然而,他们也具有非冗余的功能,因为与 FGFR3 突变相比 RAS 突变相对少见的,而 RAS 突变的频率在 NMIBC 和 MIBC 类似。在尿路上皮细胞中突变体 FGFR3 激活 MAPK 通路而不是 PI3K 通路信号,例如免疫组化显示的磷酸化的 ERK(MAPK 通路活化的指标)并不与 FGFR3 突变或表达水平关系密切,另外一些膀胱癌细胞株对 MEK 抑制剂的敏感性较 NHUCs 降低。虽然 FGFR3 突变和 PIK3CA 突变共同发生在 NMIBC 表明:MAPK 和 PI3K 通路的协同活化作用,但 FGFR3 在活化 MAPK 通路中的确切作用需要进一步澄清。最近的发现在 40% 膀胱癌中 NOTCH 通路基因中存在失活突变,这表明该通路在细胞环境中具有肿瘤抑制作用。有 NOTCH 信号途径改变的肿瘤中磷酸化 ERK1 和 ERK2 的水平高于 FGFR3 或 RAS 突变体肿瘤。这是通过由细胞内域的 NOTCH1(N1ic)来调节,降低几个双特异性蛋白磷酸化酶(DUSPs)的表达靶向性控制靶ERK的磷酸。外源性N1ic或ligand Jagged 1(JAG1)表达降低磷酸化ERK水平并抑制膀胱癌细胞增殖。总的来说,目前的数据表明,大多数膀胱癌可能高度依赖ERK。

## 四、细胞周期调节改变与膀胱癌

### (一) aurora kinases

丝氨酸/苏氨酸极光激酶(aurora kinases)家族(人类同源物A,B和C)通过调节有丝分裂纺锤体在细胞周期进程中起重要作用。极光激酶的破坏导致非整倍性,基因组不稳定性和极光激酶A的表达增加导致成纤维细胞的转化。极光激酶A和B的过度表达也与几种恶性肿瘤如乳腺癌,神经胶质瘤和结肠癌的发病有关。此外,较高的肿瘤分级和尿路上皮癌分期与极光激酶A和B的表达相关。这些发现促进了极光激酶抑制剂的发展,作为实体瘤和血液系统恶性肿瘤的靶向治疗。

正常膀胱上皮和肌层浸润性膀胱癌的比较基因组分析显示,人类UCB标本中有丝分裂纺锤体检查点基因的相关破坏。相对于其他有丝分裂纺锤体的基因,极光激酶A和B在膀胱癌细胞系中过表达并在体外和体内提示极光激酶A抑制剂MLN8237(阿立塞替alisertib)的试验。MLN8237导致极光激酶A的磷酸化,细胞周期停滞,非整倍性和膀胱癌细胞系的凋亡减少。基于不同的IC50值,与正常膀胱上皮相比,癌细胞对极光激酶A抑制表现更敏感(IC50:30nmol/L对比119nmol/L)。MLN8237还在膀胱癌的小鼠异种移植模型中引起肿瘤生长的显著减少。此外,用MLN8237,紫杉醇或吉西他滨依次治疗恶性细胞导致协同细胞毒作用。相反,MLN8237与这些药剂中的每一种的联合施用显示出拮抗作用。这种依赖于时间表的重要协同作用表明,有丝分裂纺锤体机制的破坏可使膀胱癌细胞对紫杉醇或吉西他滨更敏感。总之,这些结果暗示极光激酶作为膀胱癌的潜在相关和新型治疗靶标的应用研究,促进了临床试验的发展。

最近注册的临床试验,将评估口服生物可利用剂alisertib与紫杉醇作为晚期膀胱癌二线组合方案(NCT02109328)。这项研究的结果将与这一有希望的药物类别在尿路上皮恶性肿瘤的未来发展密切相关。由于它们代表了第一代极光激酶A抑制剂的剂量限制毒性,因此将特别关注肝酶升高和嗜睡的频率。其他极光激酶抑制剂如danusertib和AMG900正在进行临床开发,用于治疗实体瘤,白血病,淋巴瘤和多发性骨髓瘤(NCT01380756;NCT01034553;NCT01567709)。

### (二) polo-like kinase 1

polo样激酶家族分子(PLK1~5)与极光激酶一起参与细胞周期进程和有丝分裂的调节。PLK在包括膀胱癌在内的几种恶性肿瘤中过度表达。具体而言,PLK1通过中心体成熟和内聚力降低来调节有丝分裂纺锤体。PLK1过度表达在43%的尿路上皮癌中得到证实,而在正常膀胱黏膜中未见明显表达。此外,过表达PLK1的膀胱癌显示出显著的染色体不稳定性,DNA非整倍性,中心体扩增,更高的病理分级,转移风险和复发。使用膀胱内抗PLK1策略在临床前模型中观察到有望的膀胱肿瘤消退,PLK1,2和3的有效抑制剂(BI 6727;volasertib)在异种移植模型中显示出显著的抗肿瘤作用。这些结果支持了volasertib的临床开发。

第一个人类Ⅰ期研究的volasertib招募了65名患者,并显示出初步的抗肿瘤活性。在三个确诊的部分反应患者中,有一例晚期尿路上皮癌患者,其无进展生存期延长至403天。另一项针对亚洲患者的volasertib研究也显示,转移性输尿管尿路上皮癌患者有一个部分反应。一项Ⅱ期研究评估了单药剂volasertib作为晚期尿路上皮癌的第二线治疗的有效性和安全性,晚期尿路上皮癌是一种没有标准治疗选择的患者。治疗耐受性良好,但volasertib显示疗效有限,总有效率为14%,中位无进展生存期为1.4个月。虽然这些结果降低了使用volasertib治疗膀胱癌的热情,但是一项Ⅰ期试验表明,当vol-asertib与顺铂或卡铂联合治疗实体肿瘤时,其安全性和可能的疗效有所提高,这表明这可能对其有所作用。药物联合化疗方案用于晚期膀胱癌。

### (三) CDK4/cyclin D1/retinoblastoma 途径

几乎每MIBC都有控制G1细胞周期检查点的基因缺陷。TP53、RB1和CDKN2A的灭活是常见的,并有不良的预后。结合MDM2的扩增或过度表达,据推测76% MIBCs的p53丧失功能。同样,RB1缺失是常见的,癌基因E2F3的扩增和过度表达,这通常是由RB1抑制,但MIBC中p16和RB1缺失。

细胞周期蛋白D1(CCND1)和CCND3与NMIBC有关。20%膀胱癌中CCND1(11q13)有扩增。33% $T_a$和$T_1$级肿瘤的核高表达与增生指数升高相关,且无疾病生存率降低。高表达CCND3(在13% NMIBCs)也与生存降低有关。这些细胞周期蛋白的表达上调可能是 NMIBC G1 检查点失活的更深层的机制。

在细胞周期的 4 个阶段（$G_1$ 期，S 期，$G_2$ 期和有丝分裂期）之间的检查点，细胞周期进程受细胞周期蛋白依赖性激酶和细胞周期蛋白的严格调节。$G_1$ 期和 S 期之间的转换由 CDK4（cyclin-dependent kinase 4 CDK4）/cyclin D1）控制，CDK4 与细胞周期蛋白 D1 形成复合物，导致视网膜母细胞瘤（Rb）蛋白的磷酸化和失活。反过来，Rb 的磷酸化导致转录因子 E2F 的激活，其在细胞周期进展中起关键作用。该 CDK4/ 细胞周期蛋白 D1/Rb 途径的另一个重要调节因子是 p16。由 CDKN2A 基因编码的该肿瘤抑制因子直接抑制 CDK4。通过过表达 Cyclin D1，扩增或激活 CDK4 突变，以及 CDKN2A 基因缺失或启动子高甲基化导致 p16 缺失，这种途径经常在几种恶性肿瘤中发生改变。因此，已经进行了大量努力以开发用 CDK4 抑制剂靶向该途径的新型疗法以恢复细胞周期控制机制。

在膀胱癌中已经证实该途径的有几种破坏形式。与正常膀胱组织相比，肌层浸润性膀胱癌中 Cyclin D1 mRNA 和蛋白表达增加，这些发现与淋巴结转移的风险相关。根据 859 例 Ta/T1 尿路上皮癌的多中心队列，细胞周期蛋白 D1 的表达也与从非肌层浸润性疾病进展为肌层浸润性癌症的风险增加有关。在 10%~35% 的膀胱癌中也检测到 CDKN2A 基因的纯合缺失导致 p16 和 p14 缺失（肿瘤抑制因子参与 p53 的稳定）。值得注意的是，与野生型肿瘤相比，具有 FGFR3 突变的肿瘤中 CDKN2A 纯合缺失的频率更高（28%vs.13%）。虽然 CDKN2A 缺失与肿瘤分期之间没有关联，但在 FGFR3 突变的肿瘤与肿瘤分期存在显著正相关性。此外，与没有 CDKN2A 缺失的肿瘤相比，携带 FGFR3 突变和 CDKN2A 缺失的非肌层浸润性肿瘤显示出更大的进展为肌层浸润性疾病的风险。这些发现表明 CDKN2A 在具有 FGFR3 突变的肿瘤的进展中的重要生物学作用和 / 或这两种途径在膀胱癌发生中的关键合作。

最近，对膀胱癌分子亚型的描述增强了这些结果的临床相关性，并突出了可能的新疗法。肌层浸润性膀胱癌的全基因组表达谱分析确定了三个亚组：①基底，管腔和“p53 样”：基底肿瘤富含肉瘤样和鳞状组织学，显示未分化细胞和间充质标志物的特征，并且与较短的存活率相关；②与乳腺癌腔内亚型类似，膀胱癌腔肿瘤表达上皮生物标志物（即 CD24，FOXA1，GATA3，HER2）和高水平的 FGFR3，藕联活化 FGFR3 突变；③p53 样组与腔内亚型共享一些上皮标志物，但显示出野生型 p53 基因标记。因此，可以认为 CDK4/ 细胞周期蛋白 D1/Rb 途径，在经常携带 FGFR3 突变的“管腔”膀胱癌的发病机制中起重要作用；考虑到驱动膀胱癌和乳腺癌腔内亚型的共同途径，以及新型 CDK4/6 抑制剂 palbociclib 在转移性乳腺癌中有显著效果，CDK4/6 抑制剂可能会成为一种有吸引力的膀胱癌试验药物。虽然 CDK4/6 抑制剂 LEE011 即将开展试验，用于实体肿瘤和血液系统恶性肿瘤，该途径受损（即 CDK4 或 CDK6 扩增或突变，Cyclin D1 扩增，Cyclin D3 扩增或 p16 突变）（NCT02187783），根据我们的知识，目前还没有关于 CDK4/6 抑制剂的膀胱癌临床试验。

**（四）热休克蛋白（heat shock proteins HSPs）**

包含一系列伴侣蛋白，通过调节蛋白质折叠和降解来介导几种致癌过程。HSP 的过度表达本质上涉及化学疗法和放射疗法抗性，因此已作为治疗靶标。在几种 HSP 中，HSP27 和 HSP90 在膀胱癌中的重要性通过其与正常上皮细胞相比，在肿瘤中的表达增加以及 HSP 阻断的抑制性生长效应来显示。此外，TCGA 膀胱数据集的通路分析将 HSP90 确定为相关的信号传导中心，使用靶向 HSP27（OGX-427）的反义寡核苷酸的临床前研究显示，膀胱癌细胞系和原位肿瘤的显著生长抑制。OGX-427 还增强了细胞系对化疗药物如吉西他滨，顺铂和紫杉醇的敏感性。基于这些发现，进行了膀胱内 OGX-427 的Ⅰ期试验，结果显示有利的毒性特征，完全反应率为 38%。Ⅱ期研究正在测试 OGX-427 加吉西他滨和顺铂用于晚期疾病的一线治疗，另一项试验是将 OGX-427 与多西紫杉醇联合用于复发性转移性膀胱癌（NCT01454089；NCT01780545）。用 HSP90 第一代安莎霉素（ansamycin）抑制剂 17- 烯丙基氨基 -17- 去甲氧基甘露聚糖（17-AAG）治疗膀胱癌细胞诱导细胞凋亡，细胞周期停滞，致敏细胞进行放化疗。另一种 HSP90 抑制剂 17-DMAG（17-（dimethylaminoethylamino）-17-demethoxygeldanamycin）也显示出膀胱癌的临床前活性，并增强了顺铂的作用。此外，基于间苯二酚的第二代 HSP90 抑制剂 ganetespib 显示携带 FGFR3-TACC3 和 FGFR3-BAI1AP2L1 易位的膀胱癌细胞系的有效细胞毒性，其效力可与 pan-FGFR 抑制剂（例如 BGJ398）在体外和体内相比。此外，ganetespib 对具有 FGFR 突变的细胞也有效，这些细胞赋予对

BGJ398 的抗性，这表明随着对 TKI 耐药性的频繁发展，替代抑制策略可能非常有用。这些结果还表明抗 FGFR 小分子抑制剂与 HSP90 阻断剂组合的潜在作用。在临床开发中的几种 HSP90 抑制剂中，SNX-5422 正在针对 HER2 阳性肿瘤（包括乳腺癌，食管胃癌，肺癌和膀胱癌）的Ⅰ期试验中进行测试（NCT01848756）。

**（五）表观遗传学改变**

膀胱癌有大量的 DNA 甲基化变化，其中许多显示与临床病理学相关。MIBC 的一个主要亚型已被发现，有高水平的启动子甲基与吸烟有关。对 NMIBC 和 MIBC 的比较显示不同模式，NMIBC 表现为非 CpG 岛区域是低甲基化的，MIBC 中广泛存在高甲基化的 CpG 岛。而高甲基化的启动子与基因沉默相关联，基因框内的低甲基化通常与表达上调有关。在髓母细胞，低甲基化的这些区域是一个显示松弛染色质的分子 -histoneH3lysine4（H3K4）trimethylation 所标记，提示 DNA 进入转录或复制。

染色质修饰因子组蛋白甲基转移酶（histone methyltransferase KMT）向组蛋白赖氨酸尾部添加甲基化标记，膀胱癌中最常见的MLL（混合谱系白血病）或 KMT（赖氨酸甲基转移酶）家族的甲基转移酶突变。这些基因包括 KMT2D（MLL2 或 MLL4），KMT2C（MLL3）和 KMT2A（MLL1）分别在 28，18 和 11% 的肌层浸润性膀胱癌中发生突变。与其他实体肿瘤相比，膀胱癌在 TCGA 癌症中具有最高的 KMT2D 和 KMT2C 突变率。肿瘤分子亚型的评估表明，KMT2C 和 KMT2D 中功能缺失突变可能更常见于人类和 BBN 小鼠的基底肿瘤。组蛋白乙酰转移酶（HAT）在增强子位点酶促地将乙酰基添加至 H3K27，导致转录激活。膀胱癌中两种最常见的突变 HAT 是 EP300（15%）和 CREBBP（12%）。由于 H3K27me3 增加，HAT 功能丧失可能导致增强子沉默增加，有利于 polycomb 介导的抑制。

染色质修饰因子 KMT2D，KMT2C 和 KDM6A 与其他蛋白质组装形成更大的多蛋白复合物，称为 COMPASS（Complex of Proteins Associated with Set 1），与组蛋白甲基转移酶一起，协调作用，不同的基因座同时进行甲基化和去甲基化的修饰。因此 COMPASS 可以有效地改变细胞的转录水平。在第一个 TCGA 队列研究中相互排斥 KMT2D/KMT2C 和 KDM6A 的突变表明，虽然酶不同，但 KDM6A 和 KMT2D/C 可以合作具有相似的功能。一种假设可能是 KDM6A 或 KMT2C/D 的突变足以使整个 COMPASS 复合物不稳定。基因抑制的互补活性由 polycomb- 阻遏物复合物 -2（PRC2）介导，其包含亚单位 EED，SUZ12 和 zeste-2 的 SET 酶增强子（EZH2）。EZH2 是组蛋白甲基转移酶，其结合 H3K27 催化 H3K27me3 并导致染色质浓缩和在启动子和增强子位点抑制基因表达，特别是抑癌基因的影响。虽然在 TCGA 队列中 EZH2 没有显著突变，但 EZH2 的表达增加与侵袭性癌症，更高等级，上皮 - 间质转化（EMT）和侵袭性相关。研究 EZH2 抑制剂（EZH2i）使用的药物治疗研究表明，KDM6A 的丢失可能会增加膀胱癌对 EZH2i 治疗的敏感性。

全基因组分析膀胱癌的甲基化和抑制性组蛋白标记也表明了 DNA 甲基化和组蛋白甲基化在基因沉默中的重要性。基因组区域显示 DNA 拷贝数独立的转录去调节被发现与 H3K9 和 H3K27 甲基化和 H3K9 低乙酰化关联，而不是与 DNA 甲基化有关，这种模式可作为 CIS 相关的表达标签。

基因组测序揭示了在 MIBC 中发生染色质调节因子的突变频率高于其他上皮肿瘤。89% 的 MIBCs 有一个或多个染色质调节基因的突变。经常变异的基因包括赖氨酸特异性去甲基酶 6A（KDM6A，编码一个组蛋白去甲基酶），混合谱系白血病（mixed-lineage leukaemia 2，MLL2；也称为 KMT2D，编码组蛋白甲基转移酶）和 AT-rich interactive domain 1A（ARID1A，编码 SWI/SNF 染色质重塑复合物的组分蛋白）。KDM6A 介导 H3K27 的去甲基化，导致更开放的染色质组态。MLL2 甲基化 H3K4，这也有利于染色质的形成，并提示转录激活。

因此，这些基因功能的丧失会导致基因沉默。其他涉及染色质修饰的基因在 5% MIBC 样品中发生突变，包括：MLL（也称为 KMT2A）和 MLL3（也称为 KMT2C），编码组蛋白甲基转移酶；E1A 结合蛋白 p300（EP300）和 CREB 结合蛋白（CREBBP），编码组蛋白乙酰转移酶；核受体阻遏 1（NCOR1），编码一个组蛋白去乙酰化酶；CHD6 和 CHD7 编码染色质螺旋 DNA 结合蛋白（chromodomain helicase DNA-binding proteins）和 CREBBP 激活因子，Snf2 相关的 CREBBP 活化蛋白（SRCAP）。

## 五、糖代谢表型与膀胱癌

癌症的发生和进展的特点是独特的重新编程的能量代谢，借以维持高速增殖癌细胞的病理性需求。因此，了解癌症的新陈代谢是癌症研究的一个重要课题。膀胱癌有严重的代谢异常。几种改变的代谢途径在膀胱肿瘤发生中起作用。此外,代谢组学在理解癌症中受损的分解代谢和合成代谢过程的相关改变方面起了很大作用,发现了具有潜在诊断,预后或预测价值的肿瘤特异性代谢生物标志物。代谢组学研究发现不同代谢途径的各种代谢物(葡萄糖,脂质,氨基酸,核苷酸代谢物)已作为膀胱癌的生物标志物。

**(一)糖代谢途径异常**

有氧糖酵解依赖性代谢(Warburg 效应)的特殊转变是肿瘤细胞的标志,包括膀胱癌。1929 年,Otto Warburg 指出,转化细胞以异常高的速率消耗葡萄糖。然而,Warburg 指出,即使在非缺氧条件下,这种增加的糖酵解通量也会导致乳酸的产生,而不是通过柠檬酸循环导致细胞能量的增加(Warburg,1956)。虽然这种"Warburg 效应"似乎是大多数癌细胞无可辩驳和普遍存在的特性,但在一段时间内仍然神秘的是癌细胞为何采用这种转换为有氧糖酵解的原因和机制。近 80 年后,人们已经获得了关键性的见解,证明癌细胞如何对糖酵解具有多种额外的调节途径,从而将碳从葡萄糖转移到氨基酸,核酸和脂质等分子结构单元的合成中。产生充足的蛋白质,DNA 和细胞膜以增殖。这些发现中的许多都是在创新的大规模基因组学,蛋白质组学和代谢组学分析平台的帮助下完成的,这些平台使科学家能够深入研究癌症代谢的各个方面。葡萄糖分解代谢产生:①ATP 形式的能量(糖酵解);②以 NADH(无氧糖酵解)形式还原当量;③中间代谢物,用作非糖类化合物(氨基酸和脂质)生物合成的前体。糖酵解(葡萄糖厌氧降解为丙酮酸)是葡萄糖利用对能量产生的结合过程。糖酵解丙酮酸可在胞质中转化/还原为乳酸(厌氧条件),或在线粒体中氧化[通过三羧酸(TCA)循环]为二氧化碳和水(有氧状态)。葡萄糖也可以通过戊糖磷酸循环(PPP)进入非产能的代谢途径,产生合成核苷酸和核酸所必需的戊糖,以及促进还原过程(即脂肪酸生物合成)所需的大部分 NADPH。

与健康人体组织不同,癌细胞代谢的特征在于葡萄糖的厌氧分解(葡萄糖发酵成乳酸),降低 AMPK 和 TCA 活性,通过 PPP 非耗能利用葡萄糖,同时为了减少线粒体氧化磷酸化即使在正常氧浓度下,膀胱癌细胞会促进脂肪酸合成。在正常氧条件下,这种肿瘤优先代谢转换为厌氧糖酵解代谢(而非氧化磷酸化)被称为"有氧糖酵解"或 Warburg 效应。糖酵解虽然在能量产率方面比线粒体呼吸效率低,但允许获得其他关键代谢途径的中间体。因此,葡萄糖从氧化磷酸化(导致由于减少的 ATP 产生导致较少的能量产生)转向大分子前体的生物合成(脂肪酸的乙酰辅酶 A,非必需氨基酸的糖酵解中间体和核苷酸的核糖),以维持细胞生长和分裂。因此,为了支持增殖肿瘤细胞的需求,代谢被深刻地改变了。直接或间接参与 Warburg 效应和支持糖酵解特征的代谢基因癌症进展关联,包括葡萄糖转运蛋白的过度表达,PPP 的氧化和非氧化分支的上调。通过分别增加葡萄糖-6-磷酸脱氢酶(glucose-6-phosphate-dehydrogenase G6PD)和转酮醇酶样-1(TKTL1)蛋白的活性,增加 ATP 柠檬酸裂解酶(ACL)活性,将葡萄糖代谢与脂质合成联系起来的关键酶,从柠檬酸盐释放乙酰辅酶 A。此外,由于癌细胞依赖于糖酵解代谢转变而导致的高乳酸量分泌和随后的酸化可能促进癌发生,有利于免疫逃逸,酸介导的基质降解,侵袭和转移,以及化学放射治疗的抵抗。Warburg 效应与膀胱癌强烈相关,与侵袭性肿瘤行为有关。尿路上皮膀胱癌的葡萄糖代谢的主要变化包括:①刺激 GLUT-1 活性:葡萄糖转运蛋白(glucose transporters-1,GLUT)活性在绝大多数肿瘤中包括膀胱癌产生相应的变化,因为癌细胞的存活和增殖与葡萄糖摄取严格相关;②糖酵解的上调:三种关键的限速酶控制糖酵解:已糖激酶(HK),6-磷酸果糖激酶(PFK)和丙酮酸激酶(PK)。首先,HK 磷酸化葡萄糖-6-磷酸中的葡萄糖同时 HK Ⅱ型同工酶在癌症中过表达。PFK 磷酸化果糖-6-磷酸为果糖-1,6-二磷酸,这是糖酵解途径的关键步骤。PFK 活性在癌细胞系中升高,特别是在 RAS 和 SRC 或 HIF-1α 活化等增殖信号过度表达的细胞。PK(特别是 PK 型 M2)控制糖酵解的最后步骤,使磷酸烯醇丙酮酸去磷酸化产生丙酮酸和 ATP,因此有助于强化糖酵解通量。鉴于糖酵解途径酶的上调,糖酵解抑制剂可能是一种有效的抗癌策略,但它们的使用存在一些问题,如效力低,对靶标的选择性低以及导致显著的毒性。

用同位素相对标记和绝对定量技术分析(isobaric tags for relative and absolute quantification,iTRAQ)发现婴儿双歧杆菌介导的 HSV-TK/GCV 自杀基因治疗后,膀胱癌中 PFK 下调(同时观察指标包括增殖胞核抗原 PCNA、PKM2、HK-1 和细胞表面糖蛋白 CD146),间接证明了 PKF 在促进癌发生中的作用。在另一方面,有趣的是膀胱癌中 PFK 蛋白表达水平随着肿瘤分期和分级增加而降低。因此,假设 PFK

蛋白是在癌发生的早期阶段发挥作用;增加丙酮酸代谢,增加乳酸和丙氨酸产量:丙酮酸是无氧糖酵解的终产物。在生理需氧条件下,丙酮酸被氧化成二氧化碳以有效地产能,并且可以用作不同生物合成途径的前体。如前所述,即使在充分氧气可以线粒体氧化磷酸化的条件下,肿瘤细胞表现出独特的高糖酵解通量,肿瘤细胞仍然进行 Warburg 效应代谢。因此,膀胱癌显示丙酮酸代谢的转变,其在晚期癌进展阶段中更明显。膀胱癌从早期到高侵袭阶段的进展与丙酮酸水平的增加相关。有趣的是,丙酮酸成为高增殖膀胱癌细胞的主要能量燃料(而不是葡萄糖),其消耗大部分可用的丙酮酸。这可以解释膀胱癌细胞系中报道的丙酮酸的下调,这可能与乳酸的高合成率有关。因此,在癌细胞中丙酮酸通常被还原为乳酸。乳酸脱氢酶(LDH)将 NADH 转化为 $NAD^+$,催化丙酮酸转化为乳酸。事实上,丙酮酸用作还原 NADH($H^+$)当量的受体,其在甘油醛 -3- 磷酸的氧化反应中形成。如果 NADH($H^+$)未再氧化成 $NAD^+$,则糖酵解流量减少直至耗尽。在 LDH 催化的反应中 NADH($H^+$)的连续氧化允许糖酵解通量持续产生。

癌细胞依赖于发酵糖酵解,无论氧气可用性如何,其中 LDH 同型体 A 将大部分葡萄糖储存转化为乳酸,将葡萄糖从简单的能量生产转化为促进细胞生长。膀胱癌细胞显示乳酸过量产生,乳酸水平升高同时膀胱癌进展至高度增殖期。已经证明 LDH-A 过表达在体外侵袭性膀胱癌细胞系中促进细胞增殖,侵袭和迁移。LDH-A 似乎通过刺激上皮 - 间质转化(EMT)并在肌层浸润性膀胱癌中被赋予主干角色来促进恶性进展。与这些数据一致,代谢组学分析揭示了糖酵解相关代谢物的上调(增强的酸性乳酸产生),以及相应的 TCA 相关代谢物的下调(柠檬酸合成减少)。通过单羧酸转运蛋白(MCT)的作用将乳酸盐排出到细胞外间质,MCT 在调节细胞内 pH 稳态中起关键作用。MCT1 和 MCT4 参与癌细胞的代谢重编程,促成膀胱癌浸润性。膀胱癌细胞中 MCT1 和 MCT4 表达的免疫组织化学分析显示弥漫性膜染色(而正常尿路上皮细胞显示阴性或弱染色),这分别与较差的总体存活率和较差的无复发存活率相关。值得注意的是,MCT 在膀胱肿瘤中的表达显示出独特的模式,从肿瘤细胞到肿瘤基质而不同,以及从缺氧组织到含氧量正常的组织也不尽相同。特别是,从正常氧到低氧区域,MCT1 和 MCT4 阳性显著降低,同时 MCT4 在低氧肿瘤细胞和肿瘤基质中表达,并且正常氧肿瘤细胞中 MCT1 阳性与预后较差和化疗耐药性有关。

令人感兴趣的是,癌症相关成纤维细胞(CAF)上调 MCT1 和 MCT4 的表达,促进氧糖酵解和乳酸过量产生,提供用于支持膀胱癌细胞生长的能量。这证实了肿瘤微环境在维持肿瘤增殖和侵袭中的重要作用。此外,与正常尿路上皮相比,BC 组织表达更高水平的 ABCC3(ATP-binding cassette, subfamily C, member 3)转运蛋白,与 LDHA 表达,更晚的膀胱分期和不良的总体存活率呈正相关。因此,ABCC3 可能是另一种潜在的预后生物标志物,也是膀胱癌治疗的有望的靶点。丙酮酸也可用于生物合成途径。一部分源自无氧糖酵解的丙酮酸可以在由谷氨酸脱氢酶和谷氨酸 - 丙酮酸转氨酶(GPT)催化(反式脱氨)转化为丙氨酸。该反应需要将 NADPH(H+)转化为 NADP+。然后丙氨酸的碳骨架可用于糖异生,而氨基可以加入到尿素循环中。据报道,高侵袭性膀胱癌细胞中丙氨酸的产生增加,而 GPT 水平降低。丙酮酸转化为乳酸或丙氨酸与 NADH/NADPH 氧化成的 NAD+/NADP+ 相结合。因此,乳酸 / 丙氨酸比率是细胞氧化还原状态的指标,反映了这两种中间体之间的平衡。晚期膀胱癌由于丙酮酸代谢增高和乳酸产生增加,乳酸 / 丙氨酸比率较高,同时癌症进展与较高的氧化应激有关。

**(二) 6- 磷酸果糖 -2- 激酶 / 果糖 -2,6- 双磷酸酶 3 的表达升高**

6- 磷酸果糖 -2- 激酶 / 果糖 -2,6- 二磷酸酶(PFKFB1-4)家族是双功能蛋白质,包括参与合成(6- 磷酸果糖 -2- 激酶活性)和降解(果糖 -2,6- 二磷酸酯(F2,6BP))的双磷酸酶的活性。F2,6BP 是一种有效的调节分子,可激活 6- 磷酸果糖 -1- 激酶(PFK-1),从而控制糖酵解。与磷酸酶活性比,在人类癌症中过表达,受 HIF-1a, Akt 和 PTEN 调节,并刺激几种恶性肿瘤的存活和生长。PFKFB3 抑制剂(3PO)被证明可以减少膀胱癌细胞系的增殖,间接提示 PFKFB3 在 UCB 进展中的作用。

**(三) 类固醇受体辅激活因子 -3 过表达**

类固醇受体辅激活因子 -3(steroid receptor coactivator-3, SRC-3) SRC-3 在各种癌症类型中过表达和 / 或扩增,类固醇(其发挥类固醇受体共激活因子功能)和非类固醇功能的肿瘤功能(包括膀胱癌)。已经证实 SRC-3 过度表达与膀胱癌细胞增殖增加之间的相关性,提示 SRC-3 在重编程癌细胞代谢中起作用。事实上,SRC-3 过表达导致参与缺氧诱导的糖酵解（HIF1α- 靶基因，包括 glut1 和 pgk1）的基因的过表达，从而通过提高糖酵解速率促进膀胱癌的进展。

### （四）戊糖磷酸途径增加 TKTL1 蛋白的上调

转酮醇酶（transketolase-like-1）反应是 PPP 的非氧化部分的关键步骤，允许不依赖氧的葡萄糖转化为核糖，并用于核酸合成和肿瘤细胞产生合成反应所需的还原性 NADPH。据报道 TKTL1 过度表达与结肠癌和尿路上皮癌侵袭行为之间有显著的相关性，是导致患者存活率降低的分子病因之一。肿瘤细胞中的 TKTL1 上调导致不依赖氧的葡萄糖分解代谢增加和乳酸依赖性基质降解。已有研究证明几种转酮醇酶抑制剂在临床前癌细胞模型中显著抑制细胞增殖与生长，这一结果支持 TKTL1 作为抗癌疗法的潜在靶标。

PPP 过度活化的促致癌作用的间接证据来自唑来膦酸对 G6PD 酶的活性抑制（通过抑制 RAS-TAp73-G6PD 途径），导致 PPP 抑制和随后的膀胱癌细胞增殖减低。

### （五）Akt 异常激活

丝氨酸 / 苏氨酸激酶 Akt 通常在癌细胞中被激活，充当促进细胞存活的癌基因。通常 Akt 过度激活可间接地由上游 Akt 激活因子磷脂酰肌醇 -3- 激酶（PI3K）的扩增或 PI3K 抑制因子 PTEN 的缺失引起。

Akt 通过促进向有氧糖酵解转换，使癌细胞依赖于大量葡萄糖消耗和有氧糖酵解促进生长和存活，对葡萄糖代谢产生直接影响，从而促成更具侵袭性的癌症行为。几种分子机制与 Akt 依赖性转变为有氧糖酵解代谢有关，Akt 直接刺激糖酵解酶，如葡萄糖转运蛋白，HK 和 LDH；活化的 Akt 降低了葡萄糖缺失时诱导脂肪酸氧化的能力；mTOR（Akt 的下游效应子）诱导糖酵解酶的表达，包括 GLUT1、LDHB、HK2 和 PKM2；mTOR 通过磷酸化 eIF4E 结合蛋白（eIF4E-BPs）和核糖体蛋白 S6 激酶（ribosomal protein S6 kinases S6K）直接刺激翻译机器，增强糖酵解蛋白的表达水平；在正常氧下 mTOR 复合物 1 即能增强 HIF-1α 转录因子的上调，诱导参与糖酵解的基因的表达。

### （六）miR-21 的高表达

微小 RNA（miRNA）是一类内源性非编码单链 RNA 分子，通常长度为 17-27 个核苷酸，通过与靶信使 RNA（mRNA）的 3’ 非翻译区结合，调节转录后蛋白质编码基因的表达。miRNA 与重要的细胞过程有关，即控制正常发育、细胞生长、分化和凋亡。改变的 miRNA 表达在癌症发展中起着至关重要的作用。值得注意的是，异常的 miRNA 表达调节有氧糖酵解。几项全基因组分析分析确定了膀胱癌中发生的特定 miRNA 改变。其中，miR-21 高表达具有致癌作用，其通过抑制 PTEN 表达和促进 AKT 过度活化诱导细胞增殖。此外，已经报道 miR-21 表达水平与通过诱导 PI3K/AKT/mTOR 途径增强关键的有氧糖酵解基因（GLUT-1、GLUT-3、LDHa、LDHB、PKM2、HK1 和 HK2）的表达正相关，强烈提示 miR-21 参与有氧糖酵解转换。因此，抑制 miR-21 可减少通过 miR-21/PTEN/AKT/mTOR 级联激发的高糖酵解水平。

## 六、脂代谢通路与膀胱癌

脂质是由不溶于极性溶剂（疏水性）并且可溶于非极性溶剂（亲脂性）的脂肪酸组成的分子。在生理学上，脂质可以分为储存脂质（具有保护和能量功能 - 甘油三酯）和结构脂质（细胞膜的主要成分，负责细胞间运输系统和细胞内信号传递 - 磷脂，糖脂，胆固醇）。脂肪酸的高能量产率是氧化分解过程（脂质分解）的结果，其由两个主要阶段组成：①线粒体 β- 氧化 - 分解代谢过程，其中需要逐渐氧化裂解两个碳碎片。从先前活化为酰基辅酶 A 的脂肪酸形成乙酰辅酶 A。②随后通过柠檬酸循环（TCA/Krebs 循环）将乙酰 -CoA 氧化成二氧化碳，然后通过线粒体电子传递链释放能量。

虽然脂质的分解发生在线粒体（基质）的内部空间中，但它们对酰基辅酶 A 的活化发生在线粒体内部膜之外。肉碱对于介导线粒体内膜中酰基的转运至关重要。酶肉毒碱棕榈酰转移酶Ⅰ（位于线粒体内膜的外表面）催化酰基转移至肉毒碱的羟基。与酰基辅酶 A 分子（不溶性）不同，酰基肉碱能够穿过线粒体内膜（通过肉碱转位酶），到达线粒体基质。此处，酰基通过肉毒碱棕榈酰转移酶Ⅱ（位于线粒体内膜的内表面上）转移至线粒体 CoA-SH，其中酰基辅酶 A 和肉毒碱作为末端产物。一些研究表明，膀胱癌中肉毒碱水平升高可能具有致癌作用。代谢组学分析显示潜在的尿液代谢物在膀胱癌进展（包括肉毒碱）中发生改变，因此有助于区分膀胱癌与正常对照以及肌层浸润性膀胱癌的非肌层浸润性膀胱癌患者。Jin 和同事使用高效液相色谱 - 四极杆飞行时间质谱（HPLC-QTOFMS）来识别不同的尿液代谢组学特征，以区分膀胱癌患者和健康对照组，以及非肌层浸润性膀胱的肌肉浸润癌症患者。鉴定了几种癌症特异性代谢物，包括肉毒碱和酰基肉碱（肉毒碱，异戊酰肉碱，戊二酸肉碱，辛烯酰肉碱和癸酰基肉碱）。此外，膀胱癌组（尤其是肌肉浸润性肿瘤）表达的肉毒碱棕榈酰转移酶 1A（CPT1A）水平显著高于对照组织。这些结果表明脂肪酸氧化在促进膀胱癌发展和进展中的关键作用。类似的研究结果来源于代谢组学分析，该分析鉴定了尿肉碱 C9:1（与组分Ⅰ结合）作为鉴别膀胱癌患者的可行生物标志物。

在葡萄糖可用性有限的条件下（即禁食状态或快速增殖的癌细胞），脂肪酸 β- 氧化成为主要能量来源。然而，当 β- 氧化中产生的乙酰 -CoA 的量超过其在 Krebs 循环中的利用时（由于缺乏草酰乙酸 - 通过丙酮酸衍生自葡萄糖），发生了酮生成。然后将乙酰 -CoA 用于酮体（包括乙酰乙酸酯，β- 羟基丁酸酯和丙酮）的生物合成，以获得进一步 β- 氧化脂肪酸所需的 CoA。

使用基于 H 磁共振（NMR）的代谢组学分析，可在膀胱癌患者的血清样本中检测到升高的脂质和乙酰乙酸水平。类似的研究发现，基于磁共振的犬异种移植模型的代谢物分析（利用天然存在的犬移行细胞膀胱癌和人类侵袭性膀胱癌之间的类比）证明，与健康对照相比，浸润性膀胱癌尿液样本中的丙酮和 β- 羟丁酸水平高。因此，高水平的酮体可以反映脂肪酸 β- 氧化途径的活性增加而不是膀胱癌细胞中的糖酵解活性升高，导致 TCA 活性和氧化磷酸化的增加，以及随后过量的乙酰辅酶 A 转向生酮过程，与健康对照相比，来源于低甘油三酯（脂肪酸来源）膀胱癌患者肿瘤细胞比健康对照增加的脂肪酸 β- 氧化作为增殖肿瘤细胞的能量供给。与脂解相反，当糖类超过能量需求时，并且在组织糖原沉积物饱和后，葡萄糖（乙酰 -CoA）转化为储存脂质（脂肪生成）。脂肪生成包括脂肪酸和甘油三酯合成（其中脂肪酸甘油酯化）。通过脂肪酸和甘油三酯合成，剩余能量以脂肪的形式有效地储存。

脂肪酸合成由多个单酶构成的酶复合物催化，这种酶称为脂肪酸合成酶（FASN）。FASN 催化乙酰辅酶 A 和丙二酰辅酶 A 来源（依赖于 NADPH）的棕榈酸合成途径，从而介导糖类向脂肪酸的转化。甘油三酯合成源自活化的脂肪酸（酰基 -CoA）和甘油 -3- 磷酸（通过甘油 -3- 磷酸脱氢酶还原二羟丙酮磷酸（DHAP）- 糖酵解中间体产生）。因此，甘油 -3- 磷酸脱氢酶充当碳水化合物和脂质代谢之间的桥梁。肿瘤细胞可以重新激活脂质合成，突显脂肪生成在癌症发病机制中的潜在作用。事实上，脂肪分解为增殖的癌细胞提供脂质（细胞膜的必要成分）。FASN 过表达似乎在膀胱癌发展中起关键作用（与肿瘤细胞存活和迁移，高组织学分级，肿瘤复发和化疗耐药相关）。此外，据报道甘油 -3- 磷酸脱氢酶活性在膀胱癌中上调，为脂质生物合成提供甘油 -3- 磷酸酯。在膀胱肿瘤中多种参与脂质代谢的代谢物有明显的改变（以上调为主），表明生理控制机制的失调，并且增强了潜在的致癌作用。用液相色谱 / 质谱（LC/MS）进行代谢组学分析，发现膀胱癌患者尿样品中游离脂肪酸（油酸和棕榈酸）浓度增加。与脂质代谢相关的尿液代谢物是稳定生物标志，可以辅助膀胱镜检查，用于膀胱癌的早期诊断和复发性疾病管理。对尿液进行全代谢组学分析显示，3 种与脂质代谢相关的代谢物，棕榈酰鞘磷脂，花生四烯酸和磷酸胆碱在膀胱癌患者中显著升高。

花生四烯酸（arachidonate）是一种多不饱和脂肪酸，通常存在于细胞膜的磷脂（特别是磷脂酰乙醇胺，磷脂酰胆碱和磷脂酰肌醇）中，在脑，肌肉和肝脏中含量丰富。花生四烯酸水平增加可能源自肿瘤或邻近组织中磷脂的游离脂肪酸的释放。鞘磷脂（sphingomyelin）是外细胞膜的关键组分，由中性鞘磷脂酶的剪切产生磷酸胆碱和神经酰胺。而磷酸胆碱是甘油磷脂和鞘磷脂的组分。膀胱癌患者中尿液棕榈酰鞘磷脂和磷酸胆碱的增加，其机制可能是伴随肿瘤细胞增殖率增加，癌细胞脂质膜重塑同步增加，导致棕榈酰鞘磷脂脱落于尿液，随后由于鞘磷脂酶活性上调，致尿液中磷酸胆碱随之增加。类似的研究结果来自一项使用高分辨率旋转磁共振（HR-MAS NMR）和气相色谱 - 质谱（GC-MS）方法的研究包含 17 例 Ta-T1 病变和 16 例肌层浸润性肿瘤以及良性对照 26 例，这也证明了膀胱癌患者中含胆碱代谢物上调（胆碱、磷酸胆碱和甘油磷酸胆碱），但在浅表和肌层浸润肿瘤之间未发现明显差异。通过 LC-MS 法（利用反相液相色谱（RPLC）和亲水作用色谱（HILIC）分离）显示膀胱癌患者血清磷脂酰胆碱水平增加。

与低级别膀胱癌和健康对照组相比，高级别膀胱癌患者血清丙二酸水平升高。丙二酸水平取决于丙二酰辅酶 A 的多少。丙二酰辅酶 A 控制酰基辅酶 A 的代谢，然后控制脂肪酸的合成。它通过抑制酰基辅酶 A/ 肉毒碱酰基转移酶的比例，从而控制脂肪酸 β- 氧化的限速步骤，阻止酰基与肉毒碱结合，从而防止脂肪酸进入线粒体（脂肪酸氧化和降解）并抑制 β- 氧化和酮生成。此外，通过使用二维气相色谱飞行时间质谱(GC×GC-TOFMS)分析尿的代谢表型(metabotyping)发现与非癌症患者相比,膀胱癌中甘油(甘油三酯水解的终产物)下降。总之,在健康受试者中,脂质代谢的动态平衡源于脂质分解(脂肪酸β-氧化以满足能量需求)和脂质合成之间的平衡。相反,脂质代谢的失调(如的脂肪酸转运,β-氧化或合成的改变)可能参与膀胱癌的发病机制。

## 七、细胞异质性与膀胱癌

膀胱癌不是一种单纯疾病。即使在同一患者体内,肌层浸润性膀胱尿路上皮癌(urothelial carcinoma of the bladder,UCB)也由具有异质生物属性,由进化和药物抵抗潜能的多个克隆组成。对空间和时间上不同的UCB进行的几项基因组研究分析了这些肿瘤的体细胞突变,拷贝数改变和转录谱。虽然来自相同患者的早期非侵入性和晚期侵袭性UCB肿瘤对之间缺乏显著的遗传差异支持了共同的克隆起源。然而,突变的总数通常从浅表肿瘤到侵袭性肿瘤是显著增加的。进化克隆在肿瘤抑制基因(包括TP53,KMT2C,FBXW7和SETD2)中是积累突变,而不是FGFR3 KDM6A和PIK3CA基因的突变,而这些标签是非侵入性克隆最常见表征。除了这种时间上的亚克隆异质性,单个肿瘤的多区域外显子组测序可以观察到一定程度的空间肿瘤内异质性。

第二级异质性来自"场地癌症效应"(field cancer effect)本身,正如晚期UCB患者肿瘤区域和邻近正常组织的多区域测序所揭示的。场癌症效应最初被提出为"场地先发-肿瘤后至"模型,其中异常干细胞通过细胞移位在尿路上皮中扩散,产生恶性变前细胞的区域,然后在关键遗传事件积累后转化为肿瘤。来自同一患者的肿瘤同时存在的共有和个体驱动基因突变,这导致了三种不同的场地病变发展模式的假设,这些模型通过上皮内迁移,膀胱腔内种植,或在最初从早期的健康干细胞和早期肿瘤克隆干细胞(9p或9q的丢失或TP53的突变)的混合池中而来。

第三级异质性可以作为全身化疗的效果表现。在对匹配的未治疗和化疗耐药的UCB肿瘤的研究中,发现治疗前和治疗后肿瘤之间的大部分突变都没有共同点。此外,化疗耐药肿瘤的克隆性增加,并在整合素信号通路中发生突变,这是一种已知的耐药机制,可促进肿瘤细胞与细胞外基质蛋白的相互作用。肿瘤微环境本身是异质性的重要来源,因为它含有基质细胞,细胞外基质成分,肿瘤血管和浸润性免疫细胞。免疫网络的组成是可变的,并且包括肿瘤浸润淋巴细胞(tumor-infiltrating lymphocytes TIL),髓源抑制细胞(myeloid-derived suppressor cells MDSC),肿瘤相关巨噬细胞(tumor-associated macrophages TAMs),和肿瘤相关的嗜中性粒细胞(tumor-associated neutrophils TANs)。TIL是宿主淋巴细胞(活化的T细胞,自然杀伤细胞和非T或非B淋巴细胞),它们迁移到肿瘤部位以对抗癌细胞;然而,它们的丰度和活化是异质的,并且由肿瘤特异性免疫逃逸机制控制。例如,肿瘤退缩和稳定性转移灶通常以$CD8^+$和$CD4^+$T细胞浸润为主,而进展性转移性病变则表现出T细胞耗竭。UCB中免疫逃避和肿瘤生长的一个充分描述的机制涉及通过IL-6信号传导诱导,由表达CD14的癌细胞驱动的炎症反应。在这种复杂的异质环境中,随着肿瘤的不断演变,基因组改变并不是一成不变的。因此,鉴定"稳定的"基因组(例如,驱动突变和拷贝数改变)或转录组(例如,基因表达和分子亚型中的异常升高或降低)作为生物标记非常困难。总的来说,分子异质性的不同分层可能导致跨样本病变或甚至在给定肿瘤内的分子检测结果不一致。随着时间的推移,积累的分子变化会阻碍不同肌层侵入性UCB患者队列中几种生物标志物的重复性和临床效用性。总体而言,目前尚缺乏可用于临床环境的经过验证的稳健生物标志物。

## 八、分子分型与膀胱癌

基因组学革命性进展产生的丰富信息可以将基于组织学的肿瘤表型再细化分为大量基于单个分子性状的表型。一项重大挑战是通过新的癌症分子分类法将这些大型数据集汇总成肿瘤亚型。这项努力于2000年初在乳腺癌领域开始,近年来通过在癌症基因组图谱(TCGA)和国际癌症基因组联盟(International Cancer Genome Consortium,ICGC)的支持下进行了大规模的基因组测序工作,目前已经扩展到包括几乎所有肿瘤类型。尿路上皮癌(urothelial bladder cancer,UBC)起步较晚,但在过去几年中,经过若干研究团队和TCGA联盟地努力下已经产生了几个分子分型的提议,这些提议预示着在多个方面有明确的临床应用前景。

在TCGA的带领下,几个北美研究小组对从MIBC获得的全转录组数据集进行了独立分析,并得出结论:癌症可分为基底(basal)和管腔(luminal)亚型,这些亚型与相应的乳腺癌亚型具有共同特征。

最近，尝试将原始的Lund亚型与其他组所定义的亚型进行协调，揭示了强烈的共识-uroA和尿路上皮肿瘤在很大程度上对应于其他组定义的“管腔”亚型，而uroB SCCL肿瘤通常归类到“基底”亚型。一小部分基底肿瘤显示与上皮-间质转化（EMT）一致的基因表达模式，这些肿瘤类似于所谓的“claudin-low”亚型乳腺癌。Lund小组和TCGA的并行努力取得了最新进展揭示了另一种基底癌的子集，其特征在于神经内分泌生物标志物的表达和侵袭性临床行为。膀胱癌变异可能表现出强烈的基底/腔内亚型偏倚的观点，不仅常观察到鳞状和神经内分泌/小细胞特征在“基底”癌中的存在，而且几乎所有的微乳头和浆细胞样癌症都与“管腔”癌症聚集在一起。

在UBC-Lund小组，首先使用覆盖广泛的肿瘤表达谱来提出分子分类。随后基于生物学或基于多数据综合平台的研究迅速提供了一致的证据，表明UBC亚型的存在。需要注意的是大多数研究都是在肌层浸润性膀胱癌中进行的。与此同时，这项工作揭示了该领域未满足的需求，例如非肌层浸润性（NMI）肿瘤的更详细的基因组分析。利用对12种不同癌症类型的TCGA泛癌症综合多数据平台分析，将UBC分子亚型定位在更广泛的细胞和组织特异性分化的背景中。

该会议汇集了近年来提出的UBC基因组分子分型的所有小组主题研讨会。会议主要目的是：①介绍用于实现不同分子分类的样本选择和方法策略；②讨论不同分子分类中存在的重叠；③制定合作策略以优化报道的分类；④共同努力验证前瞻性研究中的优化分类。并展望分子分型在临床应用的前景。

The TCGA Project分型系统：最早的TCGA报道包括前131名患者的综合基因组分析。分析化疗初治的侵袭性尿路上皮癌的体细胞突变、DNA拷贝数变异（CNVs）、mRNA和microRNA表达、蛋白质和磷蛋白（反相蛋白质阵列，RPPA）和DNA甲基化。其他组织学被排除在研究之外。遗传信息与综合临床和病理数据相结合。本组浸润性癌群体具有最高的体细胞突变率之一，其平均和中值体细胞突变率为每兆碱基7.7和5.5，类似于肺癌和黑色素瘤的腺癌和鳞状细胞癌（squamous cell carcinoma，SCC）。有32个显著突变基因（significantly mutated genes，SMGs）参与多种途径，包括细胞周期调控（93%的肿瘤），染色质重塑（76%），DNA损伤反应，转录因子和受体酪氨酸激酶（RTK/RAS/PI3K，72%）信号通路。参与表观遗传调控的四种显著突变的基因（ARID1A，MLL2，KDM6A和EP300）在多达四分之一的肿瘤中发生突变。三分之一的肿瘤以癌症特异性DNA高甲基化为特征。

mRNA，miRNA和RPPA数据的聚类表明存在四类表达丛集（cluster），其中3个有完整的表征：①Cluster Ⅰ在形态学上以乳头（papillary）为主合并FGFR3功能失调为特征。数据显示突变，扩增，基因融合，过表达和异常miRNA调节是导致FGFR3的失功能的因素；②Cluster Ⅰ和Ⅱ表达高HER2（ERBB2）和雌激素受体β信号传导标签基因，与Luminal A乳腺癌特征一致；③Cluster Ⅲ显示与TCGA其他肿瘤类型相似，包括头部和颈部以及肺的基底样乳腺和鳞状细胞癌。该组中的肿瘤显示出干细胞标志物KRT14和CD44的高表达，类似于Baylor College of Medicine分类。

最初报道的膀胱癌的基底亚型（basal subtype）以及Sjodahl等描述的预后最差的亚型。对TCGA泛癌分析包括12种肿瘤类型和6类数据证实了这一点。该分析将膀胱癌队列分为3组。一小部分类似于肺腺癌；第二组：最类似cluster Ⅲ和鳞状样本，与头颈部和肺部SCC聚集在一起；第三组包含大部分膀胱肿瘤，是膀胱癌独有的与其他两种亚型相比，预后最好。表达性cluster Ⅳ包括数量最少的患者与cluster Ⅲ有相似的特征，也包含周围基质和肌层的特征。全外显子组测序和拷贝数变异已被整合到412个肿瘤的扩展队列的表达谱中。基底cluster的女性比例较高，表现出免疫应答基因和鳞状上皮标志物的高表达，这表明这种特殊的表型可能对针对免疫检查点抑制的治疗有反应。

The LUND Univeristy分型系统：Lindgren等人首次利用全基因组基因表达对UBC进行分类，标本包括肌层浸润性和非肌层浸润性（NMI）肿瘤。对144个样品的分析鉴定了两种主要的分子亚型，即MS1和MS2。MS1和MS2之间的分界明显地将肿瘤标本分为1级或2级（MS1）和3级（MS2）（WHO1999），以及Ta（MS1）和≥$T_2$（MS2）肿瘤。$T_1$病例在两种亚型之间几乎相等地分布。MS1和MS2类别在基因组改变数量（genomic alterations），FGFR3和TP53突变以及存活率方面存在显著差异。为了深入分析，Sjodahl等人将研究扩展到包括100个$T_a$，100个$T_1$和100个≥$T_2$肿瘤，这使得可以将MS1病例细分为两组（MS1a和MS1b），将MS2亚型细分为五组（MS2a1，MS2a2，MS2b1，和MS2b2.1和MS2b2.2）。对基因表达数据的广泛生物学解释确定了数据结构，包括免疫，细胞周期，角蛋白和 RTK 标签。此外，衍生出与 FGFR3 表达相关的标签。基于组织学，基因特征生物学和 FGFR3，PIK3CA 和 TP53 突变，定义了三种主要亚型：urobasal（Uro）（MS1a，MS1b 和 MS2b2.1），基因组不稳定（GU）（MS2a1 和 MS2a2）和 SCC 样（SCCL）（MS2b2.2）。此外，一个“浸润”组被认为是非肿瘤炎症转录本主导表达模式。一部分的子 urobasal 肿瘤（MS2b2.1）显示出“进展的表型”，其具有显著的细胞周期活性和在基底细胞相关的角质的表达。该组主要与侵袭性肿瘤相对应，并被命名为 urobasal B，以区别于几乎在所有 NMI 病例为 urobasal A。一个重要的发现是分子亚型跨越了病理分期。例如，在 $T_1$ 肿瘤中检测到所有四种亚型（UroA，UroB，GU 和 SCCL），并且在侵袭性和 NMI GU 病例之间未观察到任何功能差异。Lindgren 等通过将基因表达数据与阵列 CGH 数据相结合来扩展这些分析 146 例。这表明 Uro 肿瘤显示低数量的基因组改变，通常是染色体 9 的丢失和 1q 的增加，而 GU 和 SCCL 肿瘤显示出频繁出现局灶性基因组改变，即 6p22（E2F3/SOX4）的扩增。通过综合方法，发现两个主要的基因组通路参与 UBC，Uro 肿瘤中的 FGFR3/CCND1 和 GU 肿瘤中的 E2F3/RB1。对于 SCCL 子类型，不能建立特定的通路。此外，发现 CDKN2A（9p21）纯合子的缺失代表了 Uro 肿瘤的进展事件。

值得报道的是，一组检测 20 种蛋白质的免疫组织化学（IHC）验证基因表达结果，进一步支持了 UroA、UroB、GU 和 SCCL 亚型分型。Urobasal 肿瘤通常表现为完整的基底膜 +KRT5 和 P-CAD+ 基底细胞 +TP63+ 过渡细胞；GU 肿瘤是 KRT5–，P-CAD–和 TP63–，但 E-CAD+ 和 ERBB2+ SCCL 肿瘤是整个瘤体 KRT5+ 和 P-CAD+。使用 IHC，“浸润”组显示由 GU 或 SCCL 含浸润免疫细胞肿瘤组成。最近，Sjödahl 等人描述了基于 IHC 的分类系统的 165 个 T1 肿瘤分析，表明分子亚型（Uro 与 GU 和 SCCL）对进展率有重要影响，支持分类学的临床价值。

一项研究评估了 DNA 甲基化的影响，在 149 UBC 中，显示 MS1 和 MS2 亚型在甲基化模式方面存在显著差异。有文献进一步分析了表观遗传结构中显示 UroA 肿瘤显示出与其余亚型不同的甲基化模式，并且大多数 GU 病例显示出与 Polycomb（PCR1/2）相关的甲基化模式。编译的基因组（array-CGH）和 DNA 甲基化数据支持 urobasal，GU 和 SCCL 膀胱癌亚型的相关性。通过使用公开可用的 Chip-Seq 数据和 IHC 将上述亚型特异性基因表达谱输入至转录因子调节模块。SCCL 亚型过表达富含与 STAT3 结合基因，显示肿瘤磷酸化 STAT3 上调，同时 PPARG，RXRA，FOXA1 和 GATA3 转录因子以及它们的靶基因的下调。urobasal 亚型显示 PPARG，RXRA，FOXA1 和 GATA3 及其靶基因的上调，以及 HOXA 和 HOXB 基因的表达，并且 HOXA2 目标基因的上调。在 GU 亚型中的主要调节是 PLK1-FOXM1 强烈诱导细胞增殖活性。因此，三种主要亚型，Uro，GU 和 SCCL 可以通过特定基因调控网络的活性来解释，这些网络参与尿路上皮分化或与其他肿瘤类型类似。使用膀胱癌 TCGA 数据（234 个浸润性性肿瘤）作为参考集，Lund 小组评估了四个已发表的基于基因表达的膀胱癌分类系统：①两分型的 University of North Carolina（UNC）；②三分型 MD Anderson（MDA）；③四分型 TCGA 和五分型 Lund 系统。该分析表明，UNC，MDA 和 TCGA 分类系统之间存在分型关系，并且基本的生物亚群异质性仍保持最高分辨率。因此，他们推荐六级分类系统：即一个 SCCL/UroB 组，一个 GU 组，一个 urobasal 组，两个从“浸润”类别中出现略有不同的组以及一个“小细胞 / 神经内分泌样”组为临时新变体。

#### （一）The University of North Carolina 分类系统

策略侧重于浸润性肿瘤的分析。使用 K2 共识聚类，达到了富集 basal 基底（KRT5/6 和 CD44）与 luminal 管腔（PPARG，GATA3，KRT20 和 UPK2）亚型的肿瘤的稳健分类。通过微阵列（PAM）的预测分析产生包括 47 个基因（BASE47）的标记，其与 3 个独立患者系列的结果相关联。基底亚型揭示了与乳腺癌基底亚型的相似性，被 PAM50 标记应用于 UBC 数据集所证明的。该组包含乳腺癌中定义的 claudin-low 亚组，其富含上皮 - 间质转化（EMT）和肿瘤起始细胞标志物。肿瘤属于 claudin-low 亚组的患者的结果与“基底”类别患者的结果相似。使用信号途径分析和 GSEA，发现在基底亚组，特别在 claudin-low 肿瘤中观察到显著炎性细胞和免疫检查点相关基因的富集。另外 RNA 表达指向的“基底”亚组也富集 RB 途径的基因改变，而“管腔”亚型则富含 FGFR3 和 TSC1 突变。相比之下，并没有明显富集的 TP53 途径改变。“基底”组在女性中更为常见。

#### （二）The Baylor College of Medicine 的肿瘤分化分型系统

这个分类系统侧重于尿路上皮细胞的分化。部分分化的KRT5/KRT17/CD44阳性代系细胞可以认为起源于KRT14/Thy-1/CD44阳性可自我更新细胞，随后获得KRT8/18表达，最终分化为uroplakins和KRT8/18表达的腔上皮细胞。KRT14+基底亚型在多项患者队列中表现预后不良，其中在一小样本患者队列中这些KRT14+基底肿瘤亚型表现为对新辅助顺铂化疗抵抗。经过一个18个基因组合的筛选，显示在TCGA系列基底肿瘤富含干细胞尿路上皮细胞标志物，如KRT14/5/17，CD44和CD49f，以及信号分子，包括EGFR，JAK2和STAT3。这些发现与CIT组的独立报道相呼应，证明EGFR信号在其基底样肿瘤中具有重要功能，以及来自Lund和MDA组的结论进一步支持STAT3信号传导通路在基底亚型的优势作用。分类为"基底"的肿瘤患者的生存率显著低于"分化"的患者，并且该18基因分类器产生的与临床结果对应的P值比TCGA或其他组使用的聚类方法产生的P值更为显著。贝勒医学院定义的"基底"肿瘤对应于TCGA的Ⅲ/Ⅳ亚型，并与MDA组定义的"基底"肿瘤重叠。类似地，"分化的"肿瘤与TCGA分类器的簇Ⅰ和Ⅱ以及MDA的"管腔"组有很好的一致性。相反，p53样的MDA组在"基底"和"分化的"肿瘤之间被分开。还对Lund的分类进行了比较："基底"亚型在Urobasal A肿瘤（Ms1a）的亚型和"浸润"亚型中适度富集，并且在Urobasal B和SCCL肿瘤中强烈富集。相比之下，"分化"组在Urobasal A肿瘤的Ms1b亚群和GU肿瘤的Ms2a.2亚群中富集。令人感兴趣的是，所有Ms2a.1 GU肿瘤都是"分化的"显示与存活率显著相关，并且基底亚型与TCGA（Cluster Ⅲ/Ⅳ）和CIT的聚类方法所得的结论相关。

### （三）The MD Anderson 分类系统

为了确定膀胱癌是否与具有乳腺癌一致的"内在"（intrinsic）亚型，D. McConkey和MDA小组在Perou等人开创性的乳腺癌亚型分析研究基础上仿照了他们的研究方法。他们分析从一组142快速冷冻侵袭性肿瘤产生全基因组mRNA表达谱数据和非肌层浸润UBC Illumina芯片数据，结果显示存在三个不同的簇（cluster）；对定义每个簇的显著差异表达基因种类的分析显示，这些生物标记与Perou组和其他类似研究的结论一致，分为内在的基底型（KRT5，KRT14，CDH3，CD44）、管腔型（KRT20，CD24，FOXA1，GATA3，ERBB2，ERBB3）。其中一种亚型有活性野生型p53的基因表达特征，因此被称为"p53样"。功能研究表明，活性DNp63a和STAT3参与基础基底表达的控制，而PPARG负责管腔基因表达，DNp63a和PPARG相互拮抗。p53样亚型内的肿瘤大多对新辅助顺铂联合化疗耐药。

总体而言，分类之间存在密切的一致性。MDA"基底"肿瘤与Lund"SCC样"亚型，TCGA的Clusters Ⅲ"squamous"和Ⅳ以及UNC的"基底样"肿瘤相当吻合。MDA"管腔"肿瘤与Lund"基因组不稳定"，TCGA簇Ⅰ和UNC的"Luminal"相对应，而MDA"p53样"肿瘤与Lund"浸润"，TCGA ClusterⅡ相匹配，并合并于"管腔"UNC亚型。虽然每个组使用非常不同的方法来识别它们的亚型，无论它们如何被命名，所有得出相似结论的事实强烈地表明这些亚型具有高度可重复性和生物学相关性。

### （四）The CIT "BASAL-LIKE" 肿瘤分型系统

CIT联盟（Institut Curie，Henri Mondor和Foch医院，Institut Gustave Roussy，CEPH，La Ligue Contre le Cancer）专注于"基底样"肿瘤亚组的研究。该研究基于转录组数据对侵袭性膀胱癌进行分类，通过各种无监督（缺乏临床预后数据）的方法，以确定最大的同质组。在7个侵袭性肿瘤数据集的联合分析中，更多晚期病例在"基底样"肿瘤中的过度代表。生存分析显示，该组患者的预后较差，与分期和分级，淋巴结和转移状态无关。基底样肿瘤患者的生存曲线与其他膀胱癌患者存在差异，大多数死亡事件发生在诊断后一年内。在DNA改变水平上，该组的特征在于更多地EGFR增加或扩增，FHIT缺失和TP53突变；在转录组水平上，富集EGFR途径激活的标签。与该观察结果一致，基底样亚组中EGFR磷酸化较高。这导致在体外和体内测试膀胱癌细胞对EGFR抑制剂厄洛替尼的敏感性的研究。为此目的，通过动物重现人类原发性基底样膀胱肿瘤的相关临床前的模型，使用来自人类侵袭性膀胱癌数据集的转录组标签，他们从22人类膀胱癌细胞系中发现了11基底样细胞。此外，他们的研究表明：小鼠中的N-丁基-N-(4-羟基丁基)亚硝胺诱导的肿瘤，一种常用的化学膀胱癌发生模型，重现了人类基底样肿瘤的关键分子特征，包括自分泌激活EGFR途径。在这些模型中，厄洛替尼治疗显示出抗肿瘤功效，并且基底样表型预测厄洛替尼反应。本研究在各种临床前模型中提供了第一个概念验证，即抗EGFR治疗可有效治疗人类基底样膀胱癌。

在另一项研究中，CIT继续使用独立成分分析（independent component analysis，ICA），这种方法允许将基因置于多个途径中，这一特征更好地与生物功能建立相关联系。使用这种策略，他们可以表征癌症亚型，并确定参与不同途径的候选基因。发现“基底”亚组与 TCGA 簇Ⅲ相对应，它主要富含干扰素反应途径，肌成纤维细胞含量高，T 和 B 淋巴细胞含量低。平滑肌和 T 和 B 淋巴细胞主要富集在Ⅳ组中。根据尿路上皮分化成分，侵袭性癌症可分为两组。与 cluster Ⅲ和Ⅳ相比，cluster Ⅰ和Ⅱ均呈现尿路上皮分化特征。通过结合转录组和拷贝数数据的 ICA，他们可以预测 PPARG 是分子分化肿瘤的致癌基因，功能分析也证实了这一点。当他们将 ICA 应用于 Pan-Cancer 队列时，发现了一些成分在所有癌症类型（即淋巴细胞，细胞周期）存在。相反，其他组分仅在 UBC 中发现，即尿路上皮分化和原位癌途径。

**（五）“基底”型细胞的调控**

已有大量工作显示涉及尿路上皮分化的基因，包括 FOXA，GATA，PPARG，ELF3 和 IRF1。FOXA1 和 GATA3 在 TCGA cluster Ⅰ和Ⅱ中的肿瘤中富集，并未出现在 cluster Ⅲ和Ⅳ中。关于“基底”程序的直接转录调节知之甚少，STAT3 和 DNp63a 已被提议用于参与基底表型的调节。已经有人提出了 FOXA 和 GATA 蛋白参与抑制 EMT 和基底表型的研究，以及这些程序过程在 GATA/FOXA 蛋白沉默或失活后的出现。染色质免疫沉淀后进行大规模平行测序，结果显示 GATA 与不同细胞类型 BASE47 信号的 24/47 基因结合，包括尿路上皮细胞。GATA 和 FOXA 转录因子似乎也参与了交叉调控网络，将上皮分化与 EGFR 的转录调控，磷酸化以及下游 ERK 和 PI3K 途径的激活联系起来。所提供的证据表明，这些家族的个体成员（GATA1-6，FOXA1-3）在不同的组织类型中发挥重要作用，这一事实进一步支持了这些基因中的一些在 UBC 中发生选择性突变。

## 九、膀胱上皮癌分子标志物

尿细胞学检查仍然是临床实践中常规使用的膀胱癌最准确的非侵入性测试。尿细胞学检测尿路上皮癌的敏感性范围为 25%~95%。实际上，尿细胞学检查对于检测高级别和高分期疾病是有效的。尿细胞学显示高级别病变和原位癌（CIS）的敏感性和特异性分别为 80%~90% 和 98%~100%。然而，已有证据显示尿细胞学作为检测低度恶性肿瘤的工具相对无效。一篇综述计算出细胞学检测对低级别疾病的敏感性和特异性分别范围为 0~100% 和 6%~100%。新型分子生物标志物似乎在早期发现疾病或预测复发和进展方面具有前景。

目前已经提出许多生物标志物候选物用于疾病预后和治疗反应的预测。高通量技术发展的巨大进步不但使我们能够更深入地了解控制膀胱尿路上皮癌（urothelial carcinoma of the bladder，UCB）发展和进展的分子机制，而且能持续开发准确的生物标志物，以评估患者对治疗，毒性和耐药性的反应。基因组学和转录组学在临床环境中的广泛应用提高了精准医学方法的前景。世界卫生组织（WHO）将生物标志物定义为“可以在体内或其产品中测量的任何物质，结构或过程，以及影响或预测结果或疾病的发生率”。美国食品和药物管理局最近的一项定义将生物标志物描述为“一种确定的特征，作为正常生物过程的指标或对暴露或干预的反应，包括治疗干预性措施”。

未来的研究应侧重于在多机构群体中进行临床应用验证后提高这些候选生物标志物的预测准确性。预测性的分子生物标志物的实现将彻底改变泌尿系肿瘤学和 BC 的临床管理。

**（一）FDA 批准的标志物**

1. 核基质蛋白 22　核基质蛋白（nuclear matrix proteins，NMP）是 20 世纪 90 年代中期美国开发了一种基于尿中核基质蛋白 22（NMP22）检测的免疫分析方法。NMP22 曾认为是尿路上皮细胞死亡的标志物，在胞核的结构框架中发挥重要作用的蛋白质，并参与从 DNA 复制到基因表达调控功能。NMP22 通过将染色质正确分布到子细胞中，而特异性地参与有丝分裂。在膀胱癌患者的尿液中经常升高，与健康患者相比，BC 或 UCB（膀胱癌）患者的尿液中 NMP22 浓度高 5 倍。

已经开发了两种检测方法来检测尿液中的 NMP22。最初的测定是 NMP22 BC test kit，使用 2 种抗体基于实验室的定量夹心 ELISA 测试。NMP22 BladderChek 测试是一种定性免疫染色测定，设计为医疗点（point of care POC）或床旁测试。在含有 NMP22 检测和报道抗体的药筒上的几滴尿液可在 30 分钟内提供结果。两项测试均已获 FDA 批准用于 UCB 监测，NMP22 BladderChek 测试也被批准用于检测有风险或有可疑症状的患者的 UCB。汇总数据分析，包括研究和招募 13 885 名患者，报道 NMP22 优于细胞学检查灵敏度为 68%vs.44%。这种高敏感性主要是由于与细胞学检查相比，低级别肿瘤的检出率更高。但由于 NMP22 的特异性较高，故无法达到特异性细胞学水平（79% vs.95%）是因为

NMP22 是一种普遍存在的核蛋白,所以尿上皮的任何侵袭(感染,炎症,血尿,尿石症或器官)都会增加尿液中 NMP22 的释放。

NMP22 的临床准确性已在 Grossman 及其同事进行的 2 项大型多中心研究中进行了评估。作为血尿患者的检测工具,NMP22 的敏感性高于尿细胞学(56%vs. 16%),但其特异性仍然较低,在监测环境中,NMP22 的敏感性和特异性分别为 50% 和 87%。但与膀胱镜检查相结合,NMP22 显著提高了复发率检出率,与单纯膀胱镜检查(91%)相比可达 99%。NMP22 检测在监测环境中的低敏感性可以认为诊断时肿瘤体积较大和晚期肿瘤,而随访期间肿瘤较小引发的。因血尿转诊至泌尿科医师的 1 328 例患者队列,总体阳性预测值(positive predictive value,PPV)为 20%,NPV(negative predictive value)为 97%。

因为与细胞学相比,具有较低的特异性,所以 NMP22 的可靠性和临床应用受到质疑。最初的研究是通过基于实验室的分析进行的,这种分析限制临床复杂环境中广泛应用。决策曲线分析表明其临床收益,根据医师进行膀胱镜检查的阈值,可以在即时和延迟膀胱镜检查之间做出决策。与基于细胞学的 nomogram 相比,基于 NMP22 的 nomogram 提供的准确度更高(AUC-ROC 为 75% 对 82%,$P$=0.006)。在检测环境下,使用包含临床因素(年龄、性别和吸烟)和 BladderChek 分析 381 名患者多中心队列中进行前瞻性验证,其中 UCB 检测 nomogram 的预测准确度为 80%。

2. 膀胱肿瘤抗原　膀胱肿瘤抗原(bladder tumor antigen,BTA)是由 UCB 细胞产生的人补体因子 H 相关蛋白(human complement factor H-related protein),与人补体因子 H 相似。通过打断补体级联激活,BTA 赋予选择性生长优势并允许肿瘤细胞逃避宿主免疫系统。BTA 试验存在于 2 个试验中,两者均设计用于检测排尿尿液中的 BTA。BTA TRAK 是一种基于实验室的定量 ELISA 检测方法,而 BTA stat 是一种定性和免疫染色的床旁设备,用于临床环境。这两项测试均已获 FDA 批准,仅用于补充膀胱镜检查而不是代替膀胱镜的监测。研究报道的 BTA TRAK 的总体敏感性和特异性分别为 66% 和 65%,而 BTA stat 的敏感性为 70%,特异性为 75%。对于这两项测试,灵敏度随着组织学分期和分级的增加而提高,但特异性仍低于细胞学检查。在低级别,低分期肿瘤中的敏感性准确性地保持在适度的水平。这些高特异性率必须通过许多研究排除良性泌尿生殖系统疾病患者的事实来平衡,当包括这些患者时,特异性降至 56%。大多数假阳性结果是由于血尿,良性前列腺增生,尿石症,感染,炎症,卡介苗(BCG)灌注的病史。如今,BTA 的临床价值有限,只有少数中心将其用于临床决策。

3. uCyt1　uCyt1 检测是细胞学和免疫荧光的组合,是在 20 世纪 90 年代后期开发的,目的是改善低级别疾病的无创检测。它通过使用 3 种荧光单克隆抗体检测尿中脱落的 UCB 细胞,这些抗体靶向 UCB 细胞的 3 种特异性抗原:M344 是一种高分子量形式的癌胚抗原,LDQ10 和 19A11 是膀胱肿瘤细胞相关的黏蛋白。该测试需要经过培训的细胞病理学家,并在显微镜下进行。需要大量脱落细胞(每个载玻片超过 500 个)才能进行精确测试。当观察到 1 个红色或绿色荧光细胞存在时,该测试得分为阳性,但制造商建议所有阳性细胞应与形态学相关联。该测试经 FDA 批准用于监测有病史的 UCB 患者,作为膀胱镜检查的辅助手段。

在系统评价中,包括 10 项研究和 4 199 名患者,报道的总体敏感性为 84%,特异性为 75%。在低级别和低分期肿瘤中,与单独的细胞学相比,uCyt1 具有更高的敏感性。在一项包括 2 217 例患者的研究中,当与细胞学结合时,uCyt1 的总体敏感性达到 73%,1 级为 59%,2 级为 77%,3 级肿瘤为 90%,但联合检测的特异性仍低于单独细胞学检查(分别为 72% 和 98%)。在一项包括 870 名患者的研究中,细胞学,uCyt1 和两种联合分析的 NPV 分别为 88%,93% 和 95%,PPV 分别为 70%,26% 和 29%。

作为一种基于细胞的检测方法,与其他尿液检测相比,uCyt 对血尿和炎症状况的影响较小。在一项多中心前瞻性研究中,招募了 1 182 例无 UCB 史和无痛性血尿的患者,uCyt1 是一个强烈的预测因子。包括 uCyt1 在内的多变量模型的决策曲线分析达到了最高的预测准确率(91%)。然而,该测定的有限证据和用户依赖性低导致临床中不常使用。

4. UroVysion　2000 年开发了一种新型荧光原位杂交(FISH)探针组用于检测膀胱癌,称为 UroVysion。UroVysion 试剂盒是一种多靶点荧光原位杂交(FISH)试验,可鉴定尿液中脱落细胞中最常见的尿路上皮癌相关染色体改变:染色体 3,7 和 17 的非整倍性和 9p21 基因座的丢失包括 p16 肿瘤抑制基因。使用荧光显微镜,细胞病理学家需要计算 4 色荧光信号,以评估胞核中每个靶标的拷贝数。迄今为止,没有统一的 UroVysion 阳性标准,但是当观察到最少25个异常细胞时,通常认为该测试为阳性,包括4个增加1个或更多染色体,或12个或更多个细胞9p21基因座的纯合性丢失。该测试经FDA批准,与现行标准程序一起用于检测血尿患者的UCB和监测UCB病史的患者。

对涉及2 477次FISH测试的14项研究进行的汇总数据分析发现,UroVysion优于细胞学检查结果(AUC-ROC 87%vs. 63%),总体敏感性为72%,但特异性低于细胞学检查(83%)。当排除Ta肿瘤时,UroVysion的敏感性达到86%,而细胞学检查的敏感性为61%,表明UroVyion对低度恶性肿瘤具有更好的敏感性。由于其基于实验室细胞的性质,UroVyion的准确性取决于几个技术方面,例如实验室工作人员进行FISH的经验和具有足够数量肿瘤细胞的样品质量。结合FISH和细胞形态分析的自动扫描系统的使用提高了UCB检测的准确性。

几项随访研究报道表明,几乎一半的初始假阳性FISH检查和阴性膀胱镜检查结果的患者在试验后一年内出现了疾病复发,这表明检测到染色质异常可以预测复发的诊断,并先于膀胱镜检查或尿细胞学检查。一些其他研究在非典型膀胱镜检查或非典型细胞学发现中使用FISH以评估肿瘤复发。这种策略可以减少不必要的活检数量,并且可能UroVysion也可用于监测接受BCG治疗的患者,但需要进一步的研究来验证这些适应证。

### (二) 未获得FDA批准的商品化分子标志物

1. CxBladder Detect　基于检测4个mRNAs在排尿尿液和BC患者(IGFBP5,HOXA13,MDK和CDK1)和另一个与非恶性炎症状况相关的mRNA(CXCR2)中显著增加。减少假阳性结果。用实时反转录聚合酶链反应(RT-qPCR)评估这些mRNA的表达。在一项前瞻性研究中,包括485例血尿和无BC史的患者,当预测截止值达到85%的特异性时,CxBladder达到了82%的敏感性。CxBladder似乎能够区分低分级Ta肿瘤和其他检测到的尿路上皮癌,敏感性为91%,特异性为90%。这些数据需要进一步研究证实;

2. survivin　survivin是一种抗凋亡蛋白,几乎完全由恶性上皮细胞表达。已经使用几种技术和测定来检测存活蛋白的mRNA或蛋白质水平,但是商业上可获得的测定是斑点印迹技术。一项荟萃分析,包括2 051名受试者,报道的敏感性为77%,特异性为92%,AUC-ROC为94%。然而,这些结果需要通过缺乏标准化测定和截止来平衡由此产生数据解释的困难;

3. 细胞角蛋白片段21.1　细胞角蛋白是上皮细胞分化的标志物家族,一些成员与BC有关。细胞角蛋白片段21.1(CYFRA 21.1)是检测细胞角蛋白19片段的ELISA测定。在汇总的数据分析中,包括2 495名患者,敏感性为82%、特异性为80%、AUC-ROC为87%。当包括良性疾病的患者,例如尿石症,感染,BCG灌注病史和放射治疗时,假阳性率高,特异性降低,导致CYFRA 21.1成为一个无效的监视工具;

4. 膀胱癌快速检测　细胞角蛋白8和18可通过尿液BC试验和POC试验或ELISA试验检测。POC测定可在10分钟内提供定性结果,而ELISA提供定量结果。在一项包括112名患者的研究中,报道的UBC rapid试验的敏感性和特异性均为64%。当在队列中包括潜在的假阳性混杂因素时,例如其他尿道恶性肿瘤或良性病症,敏感性为79%,特异性为49%。在这些情况下,UBC rapid测试表现比BTA测试更差。良性泌尿系统疾病患者的假阳性率达到20%,其他泌尿道疾病患者的假阳性率达到44%。与其他大多数生物标志物并排比较,不赞成UBC rapid测试,但是当使用POC读数器而不是视觉评价时,诊断准确性似乎有所改善。

5. 蛋白及细胞潜在标志物:凋亡相关标志物可溶性Fas(sFas):同种型是由BC细胞产生和释放的抗凋亡蛋白,保护它们免受宿主抗肿瘤免疫,并且可通过ELISA测量。尿液中sFas水平已被证实是BC复发的独立预测因子。在一项包括191名患者的研究中,报道的sFas敏感性和特异性分别为88%和89%。与NMP22相比,sFas似乎更好预测BC和侵袭性,AUC-ROC为76%,优于NMP22(70%)。clusterin是一种多功能分泌型糖蛋白,在几种人类癌症的发展和进展中具有潜在作用,可通过ELISA进行测量。BC患者的尿clusterin水平显著升高。报道的敏感率介于70%~87%。报道的特异性介于83%~97%。

血管形成标志物:血管内皮生长因子(VEGF)是BC细胞产生的血管生成的关键细胞因子,可通过ELISA在排尿尿液中测量。VEGF的平均水平与BC的存在显著相关,并且随肿瘤分期的增加而增加。报道的敏感性和特异性分别为68%~83%和62%~93%,AUC-ROC为89%。

白细胞介素(IL)是白细胞分泌的小分子信号蛋白,参与免疫系统的炎症过程,它们可通过ELISA

测量。BC 患者的尿液中 IL-8 水平显著升高，并与肿瘤分期相关。在检测设置中，IL-8 显示出高准确度，AUC-ROC 为 79%。在 BCG 后监测环境中，疾病复发的患者尿液中 IL-8 水平更高：在截止值为 112pg/mL 时，在 BCG 灌注后 2 小时测量的 IL-8 预测复发，灵敏度为 53%，特异性为 89%，PPV 为 73%，NPV 为 77%。IL-6 也是 BCG 反应的独立预测因子[98]，IL-6/IL-10 比率已被证实可预测 BCG 反应后复发和中度风险患者的复发，敏感性为 83%，特异性为 76%。

增殖与黏附标志物：端粒酶（telomerase）是一种核糖核蛋白酶，可在染色体末端合成端粒（TTAGGG 的重复序列），以确保基因组的稳定性。几种恶性细胞类型，包括 BC 细胞，通过过度活化端粒酶获得永生。端粒酶活性可以通过不同的测定方法来测量：端粒重复扩增测试是基于 PCR 的技术，或通过人端粒酶 RNA 的 RT-qPCR 测量端粒酶反转录酶的活性检查。

（hTERT）最准确的方法似乎是 hTERT，总体报道灵敏度从 75%~96%，特异性从 69%~96%，NPV 为 91%，PPV 为 96%。从 1 级到 3 级，报道的灵敏度分别为 52%，80% 和 94%。在广泛使用之前，测定仍需要标准化和验证。此外，端粒酶活性缺乏特异性使其成为具有高假阳性率的低价值的生物标志物。

透明质酸（hyaluronic acid，HA）是组成细胞外基质的糖胺聚糖，参与细胞黏附和增殖。它被透明质酸酶（HAase）降解成促进血管生成的小碎片。BC 患者尿液中的两种成分均增加。HA-HAase 可通过 ELISA 测量，HAase 可通过 RT-qPCR 评估。结合使用时，测试的性能优于单独测试，灵敏度为 92%，特异性为 85%，准确度为 88%，PPV 为 64%~92%，NPV 为 67%~91%。HA/Hases 水平与肿瘤分级相关需要进一步研究，以评估和确定该生物标志物的临床相关性。

纤连蛋白（fibronectin）是一种结构性糖蛋白，广泛存在于细胞，血浆和细胞外组织基质中，与细胞迁移和黏附有关。当存在肿瘤时，细胞外基质的组分被转移或侵入性条件下的蛋白酶降解。在一项荟萃分析中，包括 5 项涉及 649 名患者和 291 名对照的研究，纤维蛋白尿的尿液水平灵敏度为 81%，特异性为 80%，AUC-ROC 为 86%。这些结果很有意义，但根据临床情况需要确定和测试。

CD44 抗原是参与细胞黏附，增殖和迁移的细胞表面糖蛋白。在 CD44 变异体中，变体 6（CD44v6）的表达可通过 RT-qPCR 在尿液中测量，并且在 BC 患者中显著增加，报道的敏感性在 50%~86%，特异性在 72%~79%，以及 PPV 78%。一个有效、可靠、可重复的分析还远未开发。

循环肿瘤细胞：在过去的十年中泌尿外科外科领域一直力图寻找有临床意义的尿路上皮癌的循环生物标志物，虽然有令人鼓舞的进展，但仍然落后于其他癌症的研究。借鉴了从其他肿瘤（如乳腺癌）的研究的经验，例如利用循环肿瘤细胞（CTC）计数评估肿瘤负荷和对化疗的反应。更新的标志物的出现可能与药物治疗有关，例如激酶抑制剂，细胞毒性化学疗法或免疫检查点阻滞。对于转移性或不可切除的晚期癌的患者，目前没有生物标志物可用于指导初始或后续治疗。靶向和基于免疫的疗法的试验为患者和肿瘤学家提供了希望，并且许多这些研究已经确定了与反应的分子相关性。

尽管循环生物标志物的优势令人兴奋存在，因为缺乏临床相关性和分析有效性的证据，是否能作为膀胱癌患者评估和管理指标目前仍在验证中。此外，它们如何适应当前的管理规则还有待观察，例如最重要的是，它们有多大的权重可影响医师对尿路上皮癌患者诊断结果的解释。虽然意识到这个问题，但各个研究之间仍然缺乏跨项目的标准化和验证，这就限制了临床试验和相关研究之外的潜在适用性。这些细胞被宽泛地定义为已从原发性或转移性肿瘤部位脱离，进入血液并可在那里检测到的肿瘤细胞。尽管并非所有 CTC 都能形成新的肿瘤，但它们被认为是转移的来源。据此 CTC 是播散性肿瘤细胞的前体细胞，可以检测到可能发生临床明显转移的组织部位，如骨髓、肺和肝。然而，这两个细胞群在渗透，再循环，繁殖和治疗反应的方面都存在生物学上的不同。基于对跨膜抗原的抗体的阳性和阴性选择，以及癌细胞的各种其他电 / 化学 / 物理性质，可以获得许多有希望的纯化完整的 CTC 方法。然后，这些细胞可用于生物标志物注释 / 验证、或用于细胞培养、接种免疫缺陷小鼠建立动物模型，用于进一步的实验研究。但在解释这些研究时应持谨慎态度。因为并非所有声称的 CTC 都起源于肿瘤。推定的 CTC 肿瘤起源细胞的遗传或表观遗传证据，例如检测肿瘤中存在的体细胞突变或基因组拷贝数改变，将令人信服地证明是肿瘤 CTC，而不是其他易混淆的细胞，但这些通常被省略。缺乏对推定的 CTC 起源的明确证据和对生物标志物的敏感性及特异性有影响。未经验证鉴定的可以是循环上皮细胞，因为它不是源自肿瘤，也不是真正的 CTC。另外，一些CTC检测试验依赖于鉴定上皮细胞黏附分子(EpCAM)或循环细胞膜上的类似分子,但这些分子在上皮-间充质转变过程中经常丢失,这可能是转移所必需的,这表明依靠单独检测膜抗原的方法,可能会低估CTC的存在和数量,或者可能会错过重要的具有转移潜能的细胞亚群。

IsoFlux与CellSearch一样使用抗体捕获,但IsoFlux结合了微流体来改善标记细胞的捕获。当细胞通过含有磁性顶部的隔离室时,用EpCAM的免疫磁性抗体标记细胞。将推定的CTC吸入室中以用于下游分析。与使用CD45阴性选择的Cellsearch相反,被废弃细胞继续未经选择地流过的微流体装置。该平台用于计算和研究接受新辅助化疗以及转移患者和健康志愿者的患者的CTC。在配对样本的20名患者中,肌层浸润性膀胱癌(MIBC)患者新辅助化疗后,每5至10ml样本的CTC数量从13个减少到5个。化疗后较低的CTC与较好的化疗反应相关。转移患者每个样本携带29个细胞。重要的是,研究人员对8个患者样本中的50个癌症基因组进行了新一代测序,发现只有4个患者发生了突变。考虑到先前报道的测试基因的高频率改变(TP53,PIK3CA,FGFR3,ERBB2,RB1等),这略低于预期,可能会存在对少量细胞进行测序降低检测的可靠性。此外,在13名健康志愿者中,每个样本平均鉴定出2个CTC。这些数据一起表明用该系统分离的一些细胞可能是非肿瘤细胞。还在9个配对样品中将IsoFlux与CellSearch平台进行比较,并且在这些样品中,通过Isoflux在4个样品中检测到CTC,而通过CellSearch则检测到0个。

虽然使用抗体选择的技术很容易进行,但有可能降低灵敏度或特异性,这取决于抗体的质量和抗原的性能。例如,上皮-间充质转变可导致细胞角蛋白或上皮膜抗原的下调,会妨碍部分细胞群的检测。如使用单一技术Epic CTC平台通过完全剔除白细胞中的CTC来解决这一局限性。将细胞涂抹在显微镜载玻片上并用抗体染色,但为了克服免疫组织化学固有的局限性,还使用自动扫描仪测量细胞形态,该扫描仪测量专有细胞特征以鉴定CTC。该平台通过表达变异雄激素受体亚型和PTEN缺失,并最终显示前列腺癌患者中鉴定的细胞的良恶性,但尚未发表尿路上皮癌的同行评审研究。目前已经确定使用该工具鉴定的CTC中的PD-L1表达,但与组织PD-L1或对免疫检查点抑制剂的反应似乎无相关。已经使用CellSearch描述了乳腺癌中CTC的PD-L1检测,但存在CTC鉴定的标记选择可能导致PD-L1+细胞的错误鉴定。第二项研究使用CellSearch评估了从尿路上皮癌患者收集的CTC上ERBB2的表达,但与原发肿瘤中ERBB2状态的关系仅为中度。然而,本研究中最重要的发现是,在没有临床转移的情况下,根治性膀胱切除术前CTC的存在是预后不良的预兆。

在另一项有趣的研究中,Engilbertsson等人在TURBT术前和期间,将17名疑似MIBC的患者通过股静脉将导管放至下腔静脉(IVC)后收集标本,用CellSearch分离的推定CTC。在这些患者中,10例中有MIBC,6例为NMIBC,1例有良性前列腺增生(并且被排除在外)。在TURBT期间,6个样本中的推定CTC增加(术前范围:0-9;术后范围0-28)。这引出了一个问题,即TURBT是否会导致癌细胞传播转移?这似乎是不太可能的情况,其可能的机制是通过微环境或免疫监视,防止由于该过程释放到血流中的癌细胞发生转移。至少有2项研究已经在NMIBC患者中使用CellSearch鉴定了推定的CTC。Gazzaniga等人的研究显示,44例NMIBC患者中有8例患有CTC,这些患者短期复发的风险增加,但由于缺乏证据,而无法评估进展为肌层浸润的时间。对102例接受BCG治疗的高级别T1 NMIBC患者进行的第二项研究显示,CTC的存在和数量与肿瘤复发和无进展生存相关。一些假设可能解释了CTC在通常被认为在低恶性潜能的膀胱肿瘤中是存在的:①初始肿瘤的降期诊断;②循环识别不是肿瘤来源的细胞(即没有用第二标记正交验证);③NMIBC确实有脱落CTC的可能性,但CTC不会发展成转移性种植,随后从体内清除。

### (三)代谢组学潜在标志物

与基因组学和蛋白质组学一样,代谢组学是近年来出现的另一种"组学"科学。它的目的是通过分析BCa细胞与正常细胞相比产生的异常量的代谢物来确定BCa的生物学信号。目前使用基于液相色谱和质谱分析的各种分析平台来分析这些代谢物。到目前为止已经鉴定了10 000多种化合物,但当减少到3~15种代谢物组时,报道的敏感性,特异性和AUC-ROC分别为91%~100%,93%~100%和90%~94%。它们的检测似乎与癌症特异性存活相关。研究领域是初步的,需要进一步的研究来评估这些技术的临床相关性。

### (四)基因潜在相关标志物

1. Aurora A激酶(AURKA) 是丝氨酸/苏氨酸

激酶，其参与有丝分裂期间基因稳定性的调节。AURKA 基因的过表达可通过 FISH 评估，敏感性为 87%，特异性为 97%，AUC-ROC 为 94%。也可通过 RT-qPCR 通过 AURKA mRNA 表达来测量，提供总体敏感性 84% 和特异性为 65%。与细胞学比较，AURKA 的准确性在低度恶性肿瘤患者中尤为明显，预测准确率为 73%vs.59%。这种生物标志物具有很大的前景，等待进一步的研究。

2. 成纤维细胞生长因子 3 受体 成纤维细胞生长因子 3 受体(fibroblast growth factor 3 receptor，FGFR3)的突变存在于 BC 患者排尿尿液的 50% 以上，并且在低级别(70%)和低期 BC(60%)中更常见。多重 PCR 已被用于评估。FGFR3 突变是 BC 复发的独立因素。在低级别肿瘤的监测环境中，该检测的灵敏度为 58%，高于细胞学检查。此外，与细胞学相结合，灵敏度达到 76%。在血尿患者的检测，敏感性，特异性 PPV 和 NPV 分别为 25% 和 99%、17% 和 99%。成本效益研究表明，部分膀胱镜检查被尿液突变分析监测取代似乎安全，有效且具有成本效益。该生物标志物具有很高的潜力，因为它可能具有多种作用，包括癌症检测，治疗目标和监测治疗反应的工具。

3. 微卫星与杂合性缺失 微卫星是通过基因组发现的高度多态性短串联 DNA 重复序列，由 DNA 错配修复失败导致，并在肿瘤细胞转化中发挥重要作用。这种杂合性的丧失可能是致癌作用的标志。已经确定，尿液样本中的微卫星变化与肿瘤组织的 DNA 提取物相匹配。报道的总体敏感性范围为 79%~84%，肿瘤级别 1 至 3 从 75% 增加至 96%；特异性范围从 85%~100%。测试的准确性太低，而无法在监测环境中使用(灵敏度 58% 和特异性 73%)并且不具有成本效益。这种生物标志物可能在特定的作用上尿路上皮癌而不是 BC。

4. DNA 甲基化 一些文献报道的甲基化灵敏度范围为 65%~100%，特异性范围为 77%~100%。很少有研究在监测环境中探索 DNA 甲基化。在一项包括 184 名患者的研究中，6 个基因为一组的敏感性为 82%~89%，特异性为 94%~100%。应进行进一步的研究，采用标准化技术评估 DNA 甲基化检测在排尿尿中的作用，及其在 BC 患者检测和随访中的潜在整合。甲基化生物标志物也可以作为表观遗传修饰的靶标，以提高其他疗法的疗效。

5. 微小 RNA(miRNA) 是一种小的非编码 RNA，通过结合 mRNA 来调节基因的转录后。miRNA 表达的改变可诱导癌发生，并可通过 RT-qPCR 测量。一些研究调查了由 UCB 细胞产生并在尿液中排泄的 miRNA，构成了 miRNA 特征。表 4 总结了尿液中的主要 miRNA 研究。总敏感性为 71%~94%，特异性为 51%~100%，AUC-ROC 为 73%~92%。一些表观遗传改变的 miRNA 沉默已经显示参与 BC 的发展。miR-137，miR-124-2，miR-124-3 和 miR-9-3 的甲基化研究使 BC 检测灵敏度为 81%，特异性为 89%，AUC-ROC 为 92%。这些是稳定的和生物学上合理的生物标志物，将比单一的生物标志物测量更广泛的前景。

6. 预测化疗反应的标志物 基于顺铂的加速 MVAC(accelerated MVAC)或吉西他滨 - 顺铂(GC)化疗仍然是新辅助和晚期 UCB 一线治疗中的标准治疗。尽管顺铂的抗肿瘤活性的机制谱尚未完全阐明，但主要的细胞毒性机制涉及诱导链内和链间 DNA 加合物。特异性 DNA 损伤反应(DDR)途径负责修复顺铂诱导地 DNA 损伤。检测各种 DDR 途径中的缺陷作为潜在生物标志物，以改善接受化学疗法的 UCB 患者的结果。一小群局部晚期或转移性 UCB 的患者(n=57)中改善总生存 25.4vs.15.4 个月中，低 ERCC1 mRNA 表达水平被描述为在的独立预测因子。将基因表达水平归一化为 β- 肌动蛋白，并将七倍变化用作截止值。尽管表达低 ERCC1 的肿瘤患者的进展时间较长，但与基于顺铂的化学疗法的反应无明显相关性。一项类似的研究评估了 BRCA1 mRNA 在经尿道膀胱肿瘤切除术(TUR)患者标本中的应用(n=57)，其中局部晚期 UCB 随后接受了新辅助化疗。低和中等水平的 BRCA1 mRNA 表达预测更大的病理反应(66%vs.22%)和更长的中位 OS(168vs.34 个月)。更全面的分析通过在两个独立的应答者组(n=25)和非应答组(n=25)中进行全外显子组测序(WES)和富集分析，测试了 DDR 基因突变对病理反应($pT_0/pT_{is}$ 与 $pT_2$+)对新辅助顺铂化疗的影响。在具有至少一种可能具有损伤性体细胞改变的 3 277 个基因中，ERCC2 是应答组中唯一显著富集的基因。重要的是，这个结果在来自两个不同机构的 48 名具有相似特征的患者的外部队列中得到验证。ERCC2 非同义突变的存在与更好的化疗反应相关(40% 的反应者与 7% 的非反应者)以及延长的中位 OS。

随后的一项研究使用 Foundation Medicine 平台对 287 个基因进行靶向外显子测序，测序样本包括接受新辅助加速 MVAC 方案的 UCB 患者的治疗前和治疗后肿瘤(发现队列)以及接受剂量密集 GC 方案(验证队列)的肿瘤。在比较病理反应($pT_0pN_0cM_0$和≤$pT_1pN_0cM_0$)、PFS 和 OS 的时,他们发现两组中的大多数反应者(加速 MVAC 组中 87% 的反应者和剂量密集的 GC 组中的 64%)与无应答者相比,ATM,RB1 和 FANCC 基因中的一个或多个改变(突变或 / 和拷贝数变化)。此 panel 中任一缺陷也预示着加速 MVAC 会出现更好的 PFS 和 OS,在剂量密集 GC 方案验证队列中具有显著好的 OS 趋势。一个不同的研究小组在更广泛的 34 个 DDR 基因中进行外显子测序,在更大的队列(n=100)铂治疗具有晚期或转移性 UCB 患者(基于顺铂的 56%,基于卡铂的 44%)。有趣的是,与没有 DDR 改变的患者相比,DDR 改变的患者(48%)改善了 PFS(9.3VS6 个月)和 OS(23.7 个月 vs.13 个月)。

总的来说,目前尚不清楚哪种 DDR 基因组合能提供最佳的阳性预测值。几个差异,包括样本量,回顾性和前瞻性分析,所用方法缺乏统一性(WES 与 Foundation Medicine 与 MSK-IMPACT 靶向测序相比),以及基于铂的方案的差异。研究设计和操作中的这些差异限制了我们使用对肌层侵袭性 UCB 的 DDR 相关生物标志物的临床效用的结论。在新辅助治疗环境中,生物标志物的临床应用可以增强临床决策在膀胱保留方面的作用。这些基因改变的患者更有可能对化疗产生完全反应,因此有合理的膀胱保留可能性。有限(ATM,RB1,FANCC 和 ERCC2)或更广泛的 DDR 组(ERCC2,3/BRCA1,2/RAD51C/ATR/RECQL4/ATM/FANCC)的评估正在进行,作为前瞻性新辅助化疗试验的一部分,化疗后随机分为膀胱保留与膀胱切除术组(NCT02710734、NCT03558087 和 Alliance A0311701)。

经转录组学分析产生基因表达谱,由不同的研究小组分成不同的分子亚型。不同分类的共同主题是基底亚型(basal-like)和管腔(luminal)亚型的出现,反映了不同类型的尿路上皮分化,这与乳腺癌的基底样和管腔亚型相似。其他分类器和聚类,包括更新的 UNC 分类中的 claudin-low 聚类,MDA 分类中的 p53 样和双阴性亚型,新的内腔 - 乳头状,管腔浸润和神经元亚型 TCGA 分类,以及在 TCGA UCB 队列验证的 Lund University 的精细分类学(urothelial-like,genomically unstable,epithelial infiltrated,SCC-like/Mes-like,SCC-like/UroB,and Sc/NE-like),为更好地理解 UCB 的生物学提供了一个通路。同时,由于不同队列中的大多数这些肿瘤未经治疗,除了基底肿瘤患者的预后不良外,很少可以得出这些亚型作为反应生物标志物的可能性。在新辅助顺铂为基础的化疗之前和之后,在匹配的样本中进行 MDA discovery 和验证队列中基因表达谱和亚型的分析。p53 样亚型聚集的患者对化疗耐药,而基底肿瘤患者的 5 年 OS 最短。这些结果支持 p53 样亚型作为化学抗性预测因子的作用。他们还提出化疗可以改变基底肿瘤的自然病程。通过复合基因组亚型分类器(composite genomic subtyping classifier,GSC)预测的四种共识亚型(claudin-low,basal,luminal-infiltrated 和 luminal)在侵袭性 UCB 的大型多中心患者队列(n=343)中显示出不同的预后值。与单纯手术相比,无论新辅助化疗,basal 肿瘤患者在新辅助化疗的 OS 中获益最大。claudin-low 肿瘤患者 OS 最短,而 luminal 肿瘤患者 OS 最长。

尽管这些有趣的发现,但现有的肌层浸润性 UCB 分类法的多样性和复杂性妨碍了转录生物标志物如 p53 或 GSC 在临床试验和实践中的应用。还不知道这些分子亚型在疾病过程中是真正的内在的还是持续稳定的。同时免疫组织化学(IHC)评估与 mRNA 表达均显示肿瘤细胞表型可以相对于基因表达簇的表现。这可以通过肿瘤内异质性(浸润性非肿瘤细胞)来解释。例如,在一项研究中,原发性 UCB 肿瘤和淋巴结转移之间只有 CCND1 基因的扩增,而非 Cyclin D1 IHC 蛋白表达的扩增。对应辅助化疗反应,在转移灶中核 Cyclin 高 D1 表达和 CCND1 扩增,而不是在原发中,预测良好的反应。在另一组配对的肌层浸润性膀胱肿瘤和同步发生的淋巴结转移中,在大约五分之一的肿瘤中发现亚型分类不一致,并且在超过一半的这些病例中主要涉及基底 / 鳞状肿瘤。总的来说,少数研究和有限数量的亚型研究阻碍了关于基因表达化疗反应性生物标志物的确定性结论。

如前所述,最重要认识的是 UCB 的内在(intrinsic)亚型显示出不同的临床行为和对化疗的反应。与其他亚型相比,基底(basal)MIBC 最具攻击性,存活时间更短。但另一方面是,这些患者对基于顺铂的化疗更敏感,患有这种疾病似乎从一线化疗中获益更多。p53 样 MIBC 始终对化疗具有抗性,所有化学抗性肿瘤在化疗后均获得 p53 样表型。

## 第四节 膀胱癌自然病程与预后影响因素

### 一、历史的认识与进展

全世界每年诊断出的386 000例新发膀胱癌病例中约有75%是非肌层浸润性膀胱癌(NMIBC)。在美国,目前有500 000例膀胱癌幸存者,主要是这种分型。目前尚不清楚是什么导致了肿瘤进展,使20%的高风险NMIBC进展为令人生畏的侵入性甚至极端侵袭性肿瘤。对于此类患者,专家建议临床医师优选治疗策略包括从保守治疗到早期根治性膀胱切除术。不得不强烈要求重新检查这些20%具有潜在的侵袭性患者的治疗流程,改善风险分层,并找到可靠的识别工具。

当患者诊断为膀胱癌后,尤其是NMIBC,医师和患者皆面临纠结的选择,即保守治疗、保留膀胱的侵入性治疗抑或根治性膀胱切除治疗;这些研究将为膀胱癌的自然病程提供重要的依据。无论传统的病理分期/分级系统的改进,还是近期涌现的分子分型都是以自然病程(预后)为分层或聚类标准。随着对膀胱癌发展过程及关键节点的深入研究,当代的分类系统以及风险分层不断升级修订,日趋完善。

100多年前,法国外科医师Francois Chopart对膀胱癌的分级进行了研究,他首次描述了低度和高度恶性膀胱癌。数十年后,美国泌尿科医师Hugh J. Jewett才于1946又描述了膀胱壁浸润深度与预后的关系。另一个划时代的泌尿科医师Victor F. Marshall进行了修订了膀胱癌第一个分期分类系统,因此在1952年引入了所谓Jewett-Strong-Marshall分期。从1967年开始,Jewett及其同事根据美国癌症联合委员会(AJCC)的规则,制定了TNM分类。随后又演化WHO版的分期系统。

病理分层的改进是建立在膀胱癌的自然病程再认识的基础之上,也可以这样反推,目前的病理系统是评估预后的最重要的指标。NMIBC包括原位癌、$T_a$和$T_1$期肿瘤。癌细胞侵犯或侵出固有肌层(muscularis propria)为NMBC包括$T_2$、$T_3$和$T_4$。总体上说,非肌层浸润膀胱癌(NMIBC)与肌层浸润膀胱癌(MIBC)和高恶性、低恶性分类有着不同的自然病史与预后。目前来看肌层浸润是最重要的风险因子。按肿瘤细胞的分化级别划分,尿路上皮癌又分为低、高级别癌,是两种截然不同的病变。人们期望将患者的风险因素归纳评分,更明确指导治疗方案。其中著名的欧洲癌症研究和治疗组织(EORTC)评分系统和风险表发表于2006,是目前NMIBC中使用最广泛且经过验证的预测模型。在1979年1月至1989年9月的7项研究中,一组随机分组的患者分析了临床和病理因素的预后价值。共纳入2 596名符合条件的患者,其中大多数具有良好的特征:54%原发肿瘤,56%$T_a$,10%为Ⅲ级和4%伴随原位癌(CIS)。78%的患者接受膀胱灌注治疗,<10%接受TUR后即刻膀胱灌注化疗,只有7%接受卡介菌(BCG)治疗,中位随访时间为3.9年。不幸的是,NMIBC是高度异质的,根据标准临床病理学参数预测肿瘤结局的能力很差。此外,不同指南中的风险分层并不统一,目前可用的风险模型具有一些严重的局限性。首先,没有可靠的预后因素来预测CIS患者的进展。其次,中等风险类别传统上包括不适合低风险或高风险类别的异质患者组。在这方面,美国泌尿学协会指南考虑进一步细分这些患者的危险因素。第三,EAU指南推荐更新的EORTC模型用于预测接受1~3年维持性BCG治疗的NMIBC患者的复发和进展;然而,两项试验中的高风险患者未经历再次经尿道膀胱肿瘤切除术Re-TURB和CIS患者被排除,尤其在国内再次电切的比例并不高。第四,许多报道的风险模型缺乏外部验证,只有少数研究调查通过其改善临床决策的能力来衡量验证模型的临床效用。最后,到目前为止,在大多数评估NMIBC患者预后的研究中使用了固定时间分析。然而,由于NMIBC经常在长期自然历史中多次复发后进入MIBC,因此应开发时间依赖模型。值得注意的是,目前的指南尚未考虑NMIBC风险分层的复发和进展的基因组预测因子。

尽管看似经尿道膀胱肿瘤切除术和佐剂Bacillus-Calmette-Guérin(BCG)治疗是合理的,但仍有五分之一患有$T_1G_3$膀胱尿路上皮癌患者,会出现疾病进展为肌层浸润性膀胱癌(MIBC)。这些患者在根治性膀胱切除术(RC)后的预后比使用RC治疗初始MIBC的患者预后更差。准确识别疾病进展风险极高的患者有助于对RC进行及时咨询。但对BCG保守治疗有反应的患者采用保留膀胱的治疗方案,可能改善肿瘤学结果而不会产生过度治疗。目前的预后模型是基于标准的临床病理特征,如年龄,性别,临床分期,分级,复发率,伴随原位癌,肿瘤大小和肿瘤数，但这些因素预测预后的准确性有限，特别是对于 $pT_1$ 膀胱癌患者。展望改进这些预后模型价值是为准确的个性化治疗方法提供依据。

需要指出的是，所有膀胱癌患者都应接受医学干预，纯粹的自然病史研究和相应的数据积累是高度困难的，而人们对膀胱癌自然病程的了解只是通过阶段性观察拼接而成。例如 $T_a$ 和 $T_1$ 期膀胱癌的自然病程不同，$T_a$ 患者有很大可能经一次经尿道切除术即可控制肿瘤，而 $T_1$ 肿瘤患者会经历十多次复发，即使在 BCG 诱导和充分维持之后，5 年疾病进展率和疾病特异性病死率分别为 20% 和 10%。复发患者需要行根治性膀胱切除术可能性高至 50%，同时淋巴结转移率高达 20%。因此对肿瘤自然病程的了解也是一个按阶段发展的拼图过程。

对膀胱癌自然病史的观察可以最大程度预测新发膀胱癌复发、进展的脉络，为治疗、随访包括时机方案等提供依据，大量数据的积累可以转化为预测模型或风险预测因子。在临床过程中特定患者的肿瘤进展与预测模型有很多差异，这需要我们在肿瘤共性，例如数据模型、共识与特异性性手段。比如精准医学、个体化治疗运用之间可达到医者满意的平衡，使患者在当前的医疗模式下获得最大的临床收益。

## 二、非肌层浸润膀胱癌的自然病程

膀胱尿路上皮癌是一种高度侵犯性恶性肿瘤，可引起显著的发病率和病死率。据估计，2013 年仅在美国新发病 72 570 例，15 210 人死于膀胱癌。值得注意的是，大约 75% 的肿瘤以 NMIBC 形式存在。由于预期寿命随着时间的推移而增加，预计膀胱癌发病率和病死率在不久的将来几乎翻倍，观察当今时代下的 NMIBC 自然病程，找出 NMIBC 的风险因素是确定采用有效医疗干预措施的关键。

### （一）$T_aG_1$ 癌

欧洲癌症研究和治疗组织（EORTC）计算器允许评估单个患者的疾病复发和进展的风险。最近，欧洲泌尿外科协会（EAU）的指导小组根据既往的预后因素和 EORTC 风险表，将简化的风险分层分为三组。NMIBC 患者疾病复发和进展的概率有显著差异，其中良好的分化、无浸润性的乳头状尿路上皮癌（$T_aG_1$），罕有肌层侵犯风险，通常预后良好。但是，经常复发的尿路上皮癌（$T_aG_1$）患者的特定疾病病死率是一般人群的 5 倍。根据 EAU 最新版本的指南，“建议在被认为风险较低或中等风险的肿瘤患者术中应立即进行一次灌注化疗”。在 2004 年公布的 7 项随机试验中，有 11 476 例患者在术后立即接受化疗（IPIC），发现单个和多发性 $T_aG_1$ 患者的 IPIC 后复发风险显著降低。最近的两项试验证实了 IPIC 的作用，包括 2 548 患者在内的 13 个研究进行的分析的结果，均支持 IPIC 能延长无复发间隔和减少早期复发的优点，但是证据质量普遍不高。

在近期发表的文献中，对 1996 年至 2007 年 8 个中心治疗的 1 447 名 TaG1 患者进行了回顾性。中位随访为 67.2 个月（四分位范围：67.2）。患者被分为 3 个欧洲泌尿外科协会（EAU）指南的风险类别；其中高危患者（n=11）被排除。82 例 $T_aG_1$ 患者接受了进一步的辅助治疗（联合卡介苗的 23 例 $T_aG_1$ 患者伴发原位癌），ReTUR 不常规进行。术后即刻膀胱灌注（immediate postoperative instillation of chemotherapy，IPIC）40mg 丝裂霉素或 80mg 表柔比星或 50mg 多柔比星由手术医师酌情管理。在头 2 年患者一般每 3~6 个月进行一次随访，此后每年进行一次随访。结果显示，TaG1 UCB 患者具有异质性自然史。疾病复发是 $T_aG_1$ UCB 的常见事件。发现年龄增大，肿瘤 >3cm，多发肿瘤和复发肿瘤与疾病复发风险增加相关。该研究结果与一组 155 例 $T_aG_1$ UCB 患者的数据相当，其中 58 例患者（50.4%）在随访期间至少有一例复发。

术后即刻膀胱灌药与低风险和中等风险患者的无复发生存率独立相关。近期的荟萃分析证实了 IPIC 在低风险和高风险肿瘤中有减少复发效应。此外，一项包含有 7 项随机对照试验的荟萃分析得出结论，所有 UCB 患者均存在 IPIC 的获益作用。然而，在这项荟萃分析中纳入的患者中，只有 10.3% 和 16.5% 分别有复发或多发肿瘤。因此，这项荟萃分析的证据主要由低风险患者驱动，可能不适用于中高风险组。单项随机试验仅显示 IPIC 对低风险患者的影响。在对 305 名原发性和复发性 $T_a/T_1G_1/G_2$ 患者研究中，单次给予 80mg 表柔比星仅对原发性和孤立性肿瘤患者可减低肿瘤的复发率。然而，该研究未能揭示患者亚组与 IPIC 相关结果的独立关联性。作者还发现含有 50mg 表柔比星的 IPIC 仅能防止 5mm 大小的肿瘤复发。

多灶性肿瘤和复发性肿瘤与复发的高风险性相关。另一项针对 255 例 $T_aG_1$ UCB 患者的研究中，143 例患者（58%）平均随访 59.6 个月期间至少有一次复发。更长的随访期和没有进行 IPIC（术后即刻灌药）可能解释了本研究中较高的复发率原因。最近，Linton 等人报道了 699 例原发性 $T_aG_1$ 患者的长期预后的分析结果，随访中位数为 13.5 个月，28.5% 的患者出现疾病复发。在所有情况下，IPIC 和 $T_aG_1$ 的主要特质可以解释较低的复发率。在没有肿瘤大小和多发肿瘤性信息的情况下，使用肿瘤重量可以被用来作为判断预后的独立风险因素。虽然在 $T_aG_1$ UCB 疾病中肿瘤复发似乎很常见，但很少报道这类疾病发生进展的报道。

文献中报道的 $T_aG_1$ 术后的进展率差别很大。近期的研究发现分别有 7.1% 和 5.1% 的患者出现了任何更高的阶段和肌层浸润的进展。年龄升高 / 多灶性肿瘤，以及高龄 / 复发，分别与进展到高分期和肌层浸润的风险增加有关。在 Holmang 等人的一项研究中，2.4% 的患者进入了任何高级阶段，而在另一项对 $TaG_1$ 患者的研究中，12.2% 的患者出现了进展。在最近的另一项研究中，只有 2.0% 的患者经历了肿瘤进展。另外既往转归是疾病进展风险增加的一个独立预测因子。由于已经确定了膀胱癌中疾病复发和进展的各种独立危险因素。因此，建议对肿瘤进行危险分层评估。

**（二）$T_1$HG（$T_1$ 高分级）癌**

虽然传统上称为浅表性病变，但与 $T_a$ 和原位癌（CIS）相比，$T_1$ 膀胱癌有其独特的性质。$T_1$ 肿瘤具有侵入膀胱壁的能力，它能穿透基底膜进入固有层和相关的肌层黏膜。如果不能有效消除原发病灶，肿瘤具有进展和转移的风险。因此 $T_1$ 病变需要引起高度关注。95% 以上 $T_1$ 病变为高风险 NMIBC。$T_1$HG 尿路上皮癌具有显著高的复发率，进展率和癌症特异性病死率（CSM），肿瘤生物学行为具有显著的异质性。EORTC 试验的 Meta 分析表明，新诊断的高风险 NMIBC 患者有 60%~70% 的复发机会和 5 年内发展为肌层浸润性或转移性膀胱癌的概率为 10%~45%。更多现代数据显示，$T_1$ 疾病患者的复发率为 42%~72.5%，进展率为 21%~29.5%，癌症特异性病死率为 13%~14.8%。

无论使用何种风险定义，高风险 NMIBC 的临床管理都是针对预防肌层浸润的进展，因为这一事件标志着转移风险和疾病特异性病死率的显著增加。这与低风险和中等风险的 NMIBC 相反，它们的重点是成本和生活质量问题，极少涉及致命性问题。一些较早的研究报道，在接受膀胱内灌注治疗的非肌肉浸润性膀胱癌的高风险患者中，34% 的患者死于膀胱癌，36% 的患者接受了根治性膀胱切除术，只有 27% 的患者存活"完整功能性膀胱"。显然，今天采用光学增强膀胱镜检查，重复经尿道切除术（transurethral resection，TUR）以及认识 BCG 维持的重要性以来，这些患者的肿瘤控制已有明显的改善，对但 $T_1$HG 疾病仍需谨慎警惕。

随着对 $T_1$HG 进展的认识，其预后大为改善。过去，大约 30% 的这些肿瘤被认为是进展，这是过时的 $T_1$HG 三分之一法则的一部分。基于超过 12 000 例 $T_1$HG 病例的荟萃分析，确定了 21% 的新的较低临界值。这与之前根据 19 项试验的 3 088 名患者和最近 2 451 例 $T_1$HG 病例的多中心研究的高风险 NMIBC 评估相一致。与其他高达 40% 的进展估计值的 T1HG 报道相比，这一较低的比率可能代表 T1HG 预后随时代变化的真实改善，而且部分地也反映了前面部分中提到的定义的变化。同样，据报道，这类膀胱癌患者的病死率曾经达到 34%，但是最近的报道显示病死率为 9%~14%，79% 的患者保留了膀胱。大部分 T1HG 肿瘤可以通过经尿道切除联合 BCG 的标准治疗而进行保守治疗。预后因素分析可能有助于鉴别 20% 进展风险较高的 T1HG 肿瘤，因此这些患者可以从再次经尿道切除术（reTUR）和 / 或早期根治性膀胱切除术获最大收益。不幸的是，对于高风险的 NMIBC 来说，EORTC 和 club CUET 俱乐部评估系统的预测价值已经被证明是有限的，限制了预测价值并和有预测过度的倾向。侵袭的深度 / 范围是所有 TNM 分类的基础；亚分期结果对 $T_1$HG 病预后的重要性是 20 年前提出的一个风险因素。超过 2 500 例已发表黏膜肌层侵入的病例被分入此类。另外，Martin-Doyle 及其同事分析发现深层固有层浸润对 T1HG 的进展和癌症特异性存活（cancer-specific survival，CSS）具有最大的负面影响。由于此评估受到观察者间和观察者自身观察变异性的影响，因此在过去的 20 年里这种评判方式一直面临着批评，但是有越来越多的证据证明它的可重复性，但需要额外的工作来确定量化侵入深度的最佳方法。

CIS 也是一个影响自然病程的强大因素。一些作者提出，$T_1G_3$ 患者的预后并不一致，进展风险还取决于患者的其他特征，特别是伴随 CIS 的存在，这使得预后特别差。Orsola 等发现，CIS 与 50% 以上的高级别 $T_1$ 肿瘤有关。在一组 194 例 $T_1G_3$ 肿瘤患者的预后研究中，74% 合并 CIS 的患者在五年内发生肿瘤进展，而没有合并 CIS 的患者其进展率为 29%。另一项新研究结果显示，风险比为 1.24（置信区间 1.09~1.4），进展风险上升 2 倍。但这一预后因素受到以下事实的限制:CIS是一种微观病变,(其发病率大约为24%)。如果通过额外的随机膀胱活检进行优化,其CIS的发病率将提高至65%。据报道NMIBC患者CIS可累计前列腺尿道和前列腺导管。如果肿瘤位于三角区或膀胱颈并存在膀胱CIS和多发肿瘤,则风险较高。在这些病例中,当细胞学检查呈阳性时,膀胱内无肿瘤或异常可见前列腺尿道,推荐前列腺尿道的活检。

淋巴血管侵犯也可以预测结果,但发病率相对较低(低于15%)但必须进一步开展工作以加强证据。在T1HG中进行微乳头组织特异性评估时,尚未发现其对复发或进展具有显著影响。特别是在T1HG人群中,鉴于微毛细血管组织学影响的相互矛盾的研究结果,该因素与预后的关联值得进一步评估。最近的报道提出70岁及以上年龄,3cm或更大的年龄组合,以及CIS作为最高级进展风险的,在该组中达到52%,而该组中只有为17%没有任何上述3个风险因素。高龄(70岁)与较高的膀胱癌相关病死率相关,并表明BCG在老年患者中可能效果较差。然而,其他报道指出年龄增长(>70岁)与T1HG中具有统计学意义的较低的进展危险相关。Martin-Doyle及其同事发现女性性别会增加进展风险,但不会增加复发或减少癌症特异性生存,但可能需要更多数据来证实这一发现。导致这种性别差异的潜在因素人们知之甚少,并假设包括激素,解剖学和社会因素,包括对BCG的免疫反应的性别差异。

在T1GH中肿瘤大小和多发肿瘤都与复发和进展的增加以及癌症特异性存活率降低相关,而且与NMIBC人群中的相关性是一致的。BCG对膀胱癌进展具有已知的影响,并对T1HG膀胱癌的特异性存活率具有正面作用。维持BCG灌注也对肿瘤复发、进展和生存率等预后结果均产生显著的影响,这为推荐高风险NMIBC术后BCG灌注治疗提供了证据。此外,膀胱肿瘤术后对BCG灌注治疗的反应可以作为预测进展。一些研究表明,对膀胱内化疗或免疫治疗的反应可用于预测疾病的进展。卡介苗灌注治疗原位癌大约70%~80%的患者达到完全反应率。大部分T1HG亦有较好的完全反应率,但T1HG术后膀胱内和膀胱外复发的比例较高,其中多达20%的患者最终死于转移性疾病。这表明,膀胱内灌注治疗并不总能实现患者长期的完全的反和无瘤生存率。因此,对高恶性膀胱癌患者术后强调终身随访与监测是一项必须规范执行的重要性工作。

在膀胱腔内治疗过程中可能延迟根治性膀胱切除术从而失去治愈的时机。T1HG患者的5年无复发生存率(RFS)高于延迟RC患者(90%vs.62%)。其他研究组表明,对于高风险复发或进展的NMIBC患者,最初接受TUR和BCG治疗,2年内与2年后接受RC治疗的患者相比,存活率提高(92%vs.56%)。此外,从NMIBC进展到MIBC然后进行膀胱切除术的患者的结果始终比最初因MIBC而行膀胱切除术的患者预后更差。

(汤洋)

## 参考文献

[1] Abbosh P H, Rosenberg J E, Plimack E R. Circulating biomarkers to guide systemic therapy for urothelial carcinoma [J]. Urol Oncol, 2016, 34(11): 502-509.

[2] Agrawal L, Engel K B, Greytak S R, et al. Understanding preanalytical variables and their effects on clinical biomarkers of oncology and immunotherapy [J]. Semin Cancer Biol, 2018, 52(Pt 2): 26-38.

[3] Amuran G G, Eyuboglu I P, Tinay I, et al. New insights in bladder cancer diagnosis: urinary miRNAs and proteins [J]. Med Sci (Basel). 2018, 6(4): 113.

[4] Antoni S, Ferlay J, Soerjomataram I, et al. Bladder cancer incidence and mortality: a global overview and recent trends [J]. Eur Urol, 2017, 71(1): 96-108.

[5] Chandrasekar T, Erlich A, Zlotta A R. Molecular characterization of bladder cancer [J]. Curr Urol Rep, 2018, 19(12): 107.

# 第四十一章

# 非肌层浸润性膀胱癌与外科治疗

## 第一节 浅表性膀胱癌认识与概念更新

### 一、现代认识与概念更新

浅表性膀胱癌是泌尿外科医师常用的临床术语，主要是指一组（$T_a$、$T_1$、CIS）未侵及肌层的膀胱恶性肿瘤，该定义不涉及膀胱癌组织类型和分化程度。临床上根据肿瘤侵犯深度来进行浅表性膀胱癌的具体分型。事实上，浅表性膀胱癌并不代表一种特定的病理类型，也不能定义浅表性膀胱肿瘤恶性生物学行为。在新发膀胱癌病例中75%为非肌层浸润性膀胱癌，其中部分是具有高度恶性浸润潜能的CIS、$PT_1$和$T_1G_3$肿瘤。依据2004年WHO膀胱肿瘤病理分类标准，只要肿瘤侵袭突破基底膜，即使仅浸润膀胱上皮下的结缔组织也被视为浸润性膀胱癌。根据以上的认识，以非肌层浸润性膀胱癌（non-muscle invasive bladder cancer，NMIBC）替代浅表性膀胱癌这一临床惯用术语，更能准确定义浅表性膀胱癌的多样性生物学行为。需要指出的是，凡具有浸润潜能的浅表性膀胱癌都具有高恶性肿瘤病理组织学上的特征，只是表现在肿瘤发生、发展的不同阶段。毫无疑问，对高度恶性潜能的非肌层浸润性膀胱癌在肿瘤发生侵袭之前或对浅表性膀胱癌是非肌层浸润性还是浸润性膀胱癌作出判定，对临床医师选择手术方式、术后预防肿瘤复发措施和随访策略的制定都具有非常重要的指导价值。

### 二、非肌层浸润性膀胱癌生物学特性

非肌层浸润性浅表膀胱癌具有以下生物学特性：①在新发膀胱癌的病例中约75%为非肌层浸润性膀胱癌；②非肌层浸润性乳头状肿瘤低恶性、高复发率是其生物学特点，非肌层浸润性肿瘤$T_a$占70%、$T_1$占30%、$T_1G_3$占6%~22%；TURBT术后，若不给予任何治疗其近期复发率为60%~90%，远期复发率几乎100%，进展率为20%~50%；③肿瘤体积>5cm时，肿瘤常为多发，其中5%伴有原位癌；④原位癌是一种扁平状高级别，具有显微镜水平或分子水平的上皮癌特征，以往曾被认为是浸润性膀胱癌的前期病变。目前病理学家已经认识到，将其当作单纯的癌前期病变错误地掩盖了具有浸润潜能的恶性本质。⑤原位癌与低级别乳头状肿瘤有着本质不同，后者高复发率，很少进展为浸润性肿瘤是其特点，而原位癌则具有明显的浸润潜能、病理组织学特征和进展均具有浸润性肿瘤的生物学特性。

## 第二节 病理分期分级与预后

### 一、膀胱癌病理分类的观点

膀胱癌病理组织学类型、肿瘤分级、分期直接关系到临床治疗方法的选择和预后的判断。非肌层浸润性膀胱癌TNM分期主要基于病理组织细胞浸润的深度（图41-1）。分期要点包括：①局限于黏膜的乳头状肿瘤为$T_a$；侵袭固有层的乳头状肿瘤为$T_1$期；而局限于黏膜上皮的高级别肿瘤被归类为CIS（图41-2）；②乳头状肿瘤因其有序的细胞排列、轻度组织结构异常和微小的核异型表现，因而被冠以“低度恶性倾向尿路上皮乳头状肿瘤”（图41-3）；③与$T_a$相比，$T_1$和CIS具有较高的恶性潜能，因

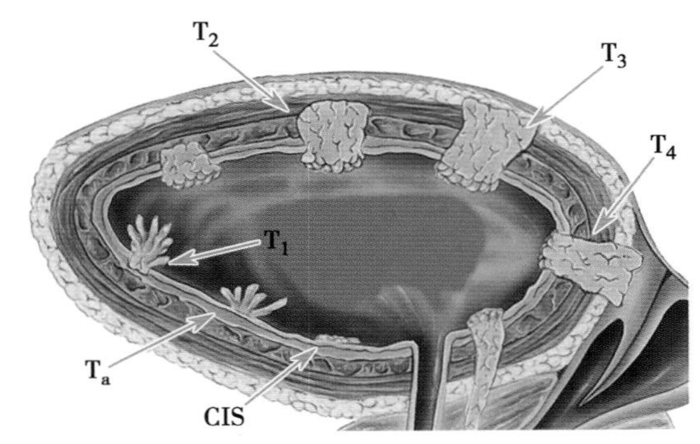


图 41-1 膀胱癌分期示意图

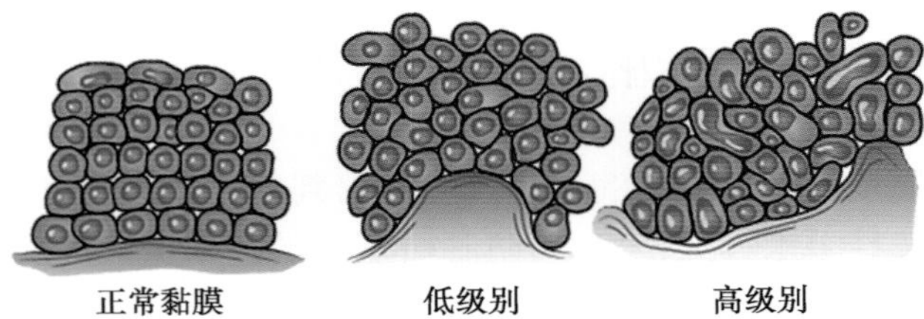


图 41-2 不同级别的膀胱癌细胞示意图

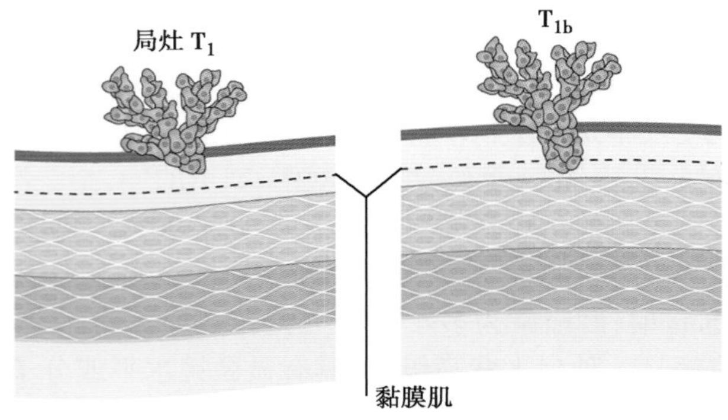


图 41-3 $T_1$ 亚分期示意图

此 NMIBC 一词的描述并不理想，依据肿瘤形态、有无浸润，将膀胱癌病变分为扁平状和乳头状两大类，同时又根据组织结构和肿瘤细胞形态学、分级和浸润状态等特点，又分为低度恶性和高度恶性两类；高度恶性和低度恶性的肿瘤从发育遗传、生物学行为和临床处理观点上，被认为是本质上不同的疾病；预测肿瘤进展的高危险因素是肿瘤病理分级，而不是临床分期；2017 年 TNM 系统建议对肿瘤浸润深度使用分级、分期，不要使用“浅表膀胱癌”这个术语；当个别病例使用“NMIBC”这个术语时，最好说明肿瘤的分期和分级；关于 $pT_1$ 期肿瘤的亚分期情况，目前使用最多的是 $pT_{1a/b/c}$：$pT_{1a}$ 瘤基部只侵犯了黏膜肌层表面的结缔组织，并未到达黏膜肌层；$pT_{1b}$ 瘤基部到达黏膜肌层水平或侵入黏膜肌层，抑或是侵袭固有层内的厚壁血管；$pT_{1c}$ 瘤基部侵出黏膜肌层；$T_{1b}$ 和 $T_{1c}$ 肿瘤中多存在有不规则癌巢。有研究证实，$T_{1a}/T_{1b}$ 系统对于评估膀胱肿瘤的预后有一定的价值；但因为手术方式的原因导致切除的肿瘤空间结构发生了较大的变化，病理医师将 $T_1$ 期膀胱癌进行再分期则存在较大的不确定性，甚至不准确性，这也是在临床工作中 $T_1$ 亚分期系统未被广泛应用主要原因；2005 年，Van der Aa 等人提出一种非浸润性尿路上皮癌的亚分期系统，即基于固有层浸润深度而划分的 T1M/E 系统：①$pT_{1m}$ 期，固有层侵袭 <0.5mm；②$pT_{1e}$ 期，固有层侵袭≥0.5mm。

随着时间的推移和临床实践，已经证明此亚分期系统对黏膜肌层的不规则分布没有影响，可操作性高，又有利于重复观察优点，故被病理学家确认至少与 $T_{1a/b/c}$ 分期系统有着同等的预后价值。Fransen Van De Putte 等人通过对 601 例原发的 $T_1$ 期膀胱癌患者不同亚分期与预后相关性研究。结果显示，$T_{1m/e}$ 亚分期系统能对膀胱癌进展和特异性生存率具有良好的分层预测效果。Van Rhin BW 等人纳入来自两所学术级医院的 134 例 $T_1$ 期膀胱肿瘤病例，发现 $T_{1m}$ 和 $T_{1e}$ 对于疾病进展和特异性生存有着显著影响，并提出可作为独立的预测因子。实践证明，$T_{1m}/T_{1e}$ 在预测膀胱癌患者的临床预后方面明显优于 $T_{1a}/T_{1b}/T_{1c}$ 系统，且 $T_{1m/e}$ 不仅有较强的可行性，重复鉴定方便，而且其成功率可达 90% 以上。

$T_1$ 亚分期系统与肿瘤的预后密切相关。在多变量分析中，$T_{1e}$ 膀胱癌与肿瘤的复发、进展和更短的癌症特异性生存率有着较为密切的关联，且通过 $T_{1m/e}$ 和 $T_{1a/b}$ 的横向比较发现，在多变量分析中并未显示传统的 $T_{1a/b/c}$ 亚分期对于肿瘤预后的指导价值。多数学者认为，$T_{1m/e}$ 亚分期系统重复性好，可操作性强，识别成功率为 100%，可重复性达 81%，比 $T_1$ 的其他亚分期系统更为有效、便捷。尽管如此，学者们对 $T_{1m/e}$ 亚分期系统尚有不同的观点和结果，Turan T 等研究发现，$T_{1m/e}$ 分期系统与膀胱癌复发或进展未证实有显著的相关性。在评估肿瘤复发的风险中，$T_{1a/b}$ 亚分期可以提供更好的疾病生物学行为相关的信息，因为它比 $T_{1m/e}$ 更优越，还可以帮助确定是否需要实施早期膀胱切除术的判定。因此，现阶段关于 $T_1$ 亚分期的划分尚未达成一致意见，尚需进一步的探索研究与实践。

## 二、病理分级与改进价值

1973年世界卫生组织依据膀胱上皮细胞的分化程度提出了三级分级系统：一级，分化良好($G_1$)；二级，中度分化($G_2$)；三级，分化较差($G_3$)；膀胱上皮癌细胞的分化程度越差，其分级越高，恶性浸润、转移的生物学潜能越强。2004年世界卫生组织和国际泌尿病理学会公布了一种新的尿路上皮癌的组织学分类方法，与1973年以前的WHO分类相比，该分类提供了不同患者的个体化分类信息。新的分级系统特点是：①低恶性潜能乳头状尿路上皮肿瘤(papillary urothelial neoplasms of low malignant potential，PUNLMP)；②低级别(LG)乳头状尿路上皮癌；③高级别(HG)乳头状尿路上皮癌。需要说明的是，1973年，世界卫生组织所提出的一级尿路上皮癌在2004年世界卫生组织分类中被重新划分为低恶性潜能(PUNLMP)和低级别(LG)乳头状尿路上皮肿瘤；二级尿路上皮癌被重新划分为低级别乳头状尿路上皮肿瘤和高级别(HG)乳头状尿路上皮肿瘤。所有非肌层浸润性尿路上皮癌的分级系统最早是由Bergkvist等人于1965年提出的，1973年Mostofi等人将其进一步发展为世界卫生组织的分级标准，并确定了分级的形态学标准。然而，对于$pT_a$和$pT_1$肿瘤分级的认知还存在相当大的差别。实际上，1973年提出的分级方法实质是提出了三层系统，因为$pT_1G_1$很罕见，甚至不存在，故被认为该分级系统在$pT_1$期肿瘤中是无用的，这可能导致$pT_1G_1$膀胱癌经常被误诊为一种分化良好的非侵袭性乳头状瘤。为了提高观察者间的多样性，使病理学家忽略模糊的$G_2$肿瘤，以便更准确地判定肿瘤是低级别还是高级别，1998年，世界卫生组织(WHO)对现有的分级系统进行了修订。修订的结果是1973年世界卫生组织三层分级系统被两层分级系统所取代，该系统规避了$G_2$这一中间类别，一方面用于区分非侵袭性低恶潜能乳头状瘤和尿路上皮癌，另一方面则用于区分低度恶性和高度恶性的侵袭性尿路上皮癌。该系统被2004年世界卫生组织分类体系所采用(图41-4)。

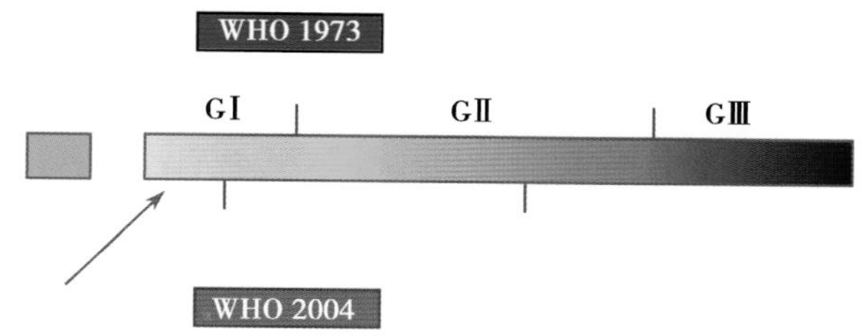


图41-4 1973年及2004年膀胱癌世界卫生组织分级系统的比较

2004年世界卫生组织对于浅表肿瘤(非浸润性尿路上皮癌)的组织学分类包括：①具有恶性潜能的尿路上皮细胞增殖(无异型性的浅表病变或乳头状肿瘤)；②具有异型性(伴有异型性的浅表病变)；③非典型的异型性；④尿路上皮细胞发育异常；⑤高等级的尿路上皮细胞原位癌。

对于NMIBC的两种不同组织学分级系统，学者们试图证明这两种分级方法中的哪一种对于判定预后更具有价值，但始终没有结论，仍存在许多争议。必须指出，2004年世界卫生组织提出的这一分级系统尚未完全用在预测膀胱癌预后的体系中。目前发表的比较性文献中并没有明确与证实世界卫生组织2004年提出的分级方法比1973年的分级方法具有更好的可操作性和预测性。

有相应文献比对了2004年和1973年世界卫生组织的分级系统，通过比较高级别乳头状尿路上皮癌患者与$G_2$患者和$G_3$患者10年内的肿瘤特异性生存率，发现高级别乳头状尿路上皮癌的预后介于$G_2$和$G_3$之间。更重要的是，根据2004年世界卫生组织的分级方法，在高、低级别乳头状尿路上皮癌患者的生存率上并没有发现差异，根据1973年世界卫生组织分类，$G_2$和$G_3$的乳头状尿路上皮癌患者的生存率显著不同。因此，得到的相应结论为1973年世界卫生组织分级方法更适合应用在临床治疗中，这一点在$pT_{1b}$期肿瘤中表现得更加明显。另外，Van der Kwast等人的研究证明，低级别尿路上皮癌通常与低恶性潜能的乳头状尿路上皮肿瘤相关，而并非按想象中进展为高级别尿路上皮癌。虽然2004年调整分级分类的一个目的是实施两层分级系统，但它似乎并没有实现预想的结果，实质上两层系统分界不清，对于预后没有显著的指导意义。

# 第三节 MNIBC 诊断与方法

## 一、临床表现

### (一) 肉眼与镜下血尿

膀胱癌作为尿路上皮肿瘤，血尿是最为常见的临床症状，其典型特点为全程间歇性无痛性血尿，由于具有“间歇性”的特点，临床上有相当一部分患者自认为病情好转，延误最佳治疗时机。血尿指将尿液离心沉淀后每高倍镜视野中的红细胞平均≥3个。血尿类型一般分为肉眼血尿和镜下血尿，肉眼血尿指肉眼能够发现尿液呈血样的现象，严重时颜色深如洗肉水样。临床上患者血尿出现的时间、持续时间、出血量及血尿类型均不确定，这与膀胱肿瘤的大小、位置、数目、分期等有关，而对于非肌层浸润性的膀胱尿路上皮癌，镜下血尿是较为常见的临床表现。

### (二) 膀胱刺激症状

由于血液对膀胱黏膜的刺激、肿物发生溃疡坏死或继发感染，部分患者会有尿频、尿急、尿痛等膀胱刺激症状，但此症状常提示肿瘤恶性程度较高，浸润较为广泛，预后不良，有时可见于分化不良的癌旁原位癌肿瘤。

### (三) 输尿管梗阻与排尿困难

当膀胱肿物位于左、右输尿管开口附近时，其有可能阻塞输尿管管口，造成同侧肾脏不同程度的积水，患者可有腰部胀痛不适等症状。如肿物位于膀胱颈附近或出血量较大造成膀胱腔内血块大量堆积时，可能阻塞膀胱出口，造成排尿困难等症状。

## 二、实验室检查

### (一) 尿脱落细胞学检查

尿脱落细胞学检查是诊断膀胱癌的重要手段之一，理论上对怀疑有尿路上皮癌的患者均应进行尿脱落细胞学检查。尿液标本应选取新鲜尿液，获取尿液的方法可分为自然排尿和膀胱冲洗，但膀胱冲洗并不能明显提高诊断敏感性。尿液标本的量应是充足的，有报道指出，当尿液标本量低于 30ml 时，检出恶性或可疑恶性膀胱尿路上皮癌的可能性也随之降低。

尿脱落细胞学阳性提示包括肾盂、输尿管、膀胱、尿道在内的泌尿系统均有存在尿路上皮癌的可能，但由于其结果易受泌尿系感染、尿液标本及检查技术等因素的影响，所以临床上应采集多次尿液并重复多次检查以确定检查结果的可信性。

对于已行经尿道膀胱肿瘤切除术（transurethral resection of bladder tumor，TURBT）切除肿瘤的 NMIBC 患者，术后不推荐通过尿细胞学进行随访的独立指标，其对膀胱癌复发的敏感性明显低于膀胱镜、组织活检和 CT 等检查。

### (二) 尿液膀胱癌标志物

尿液膀胱癌标志物逐渐引起临床的关注，目前已经有许多基于尿液标志物的测试用于检测和监测膀胱癌，但大部分并不能确定其带来的具体价值，或不能满足“更容易，更好，更快，更便宜”的要求，从而限制了它们的广泛应用。现在美国 FDA 已将核基质蛋白 22（NMP22）、膀胱肿瘤抗原（BTA）、荧光原位杂交技术（FISH）和 ImmunoCyt 实验法纳入膀胱癌的检测方法，它们一般对术前肿瘤诊断的敏感性高于对术后肿瘤复发诊断的敏感性，且诊断敏感性随着肿瘤分期或分级的增加而增加。但它们易发生漏诊或误诊，尤其对低级别低度恶性的膀胱肿瘤诊断准确性较低。与 NMP22 测定相比，尿液 uRNA 及其衍生物 Cxbladder 可以明显提高对膀胱尿路上皮癌检测的灵敏度，并且 Cxbladder 区分低级别 $T_a$ 期膀胱癌与其他级别膀胱癌的敏感性和特异性均较高，为临床膀胱癌的诊断及分期分级提供了一种新的思路，但仍需要进行更多的前瞻性随机对照研究，以确定 CxBladder 是否能有效替代膀胱镜检查和尿细胞学检查。

UroVysion 多探针 FISH 检测膀胱尿路上皮癌的敏感性、特异性、PPV 和 NPV 分别为 61.9%、89.7%、53.9% 和 92.4%，而尿细胞学检测结果分别为 29.1%、96.9%、64.4% 和 87.5%，UroVysion 多探针 FISH 检测方法具有较高的敏感性，但同时它产生更多的假阳性结果。提示在尿细胞学诊断并不能得到准确结果时应用此 FISH 检测可能提供一些有价值的信息（图 41-5）。另外，端粒酶反转录酶（telomerase reverse transcriptase，TERT）经常在膀胱癌的进展过程中被重新激活，对行 TURBT 的 NMIBC 患者进行 TERT 检测膀胱癌复发的敏感性为 80.5%，特异性为 89.8%，初始术后 TERT 保持阳性可能与原位残留癌相关，并且 TERT 不易受到炎症等因素的影响。尿液中 TERT 是 NMIBC 复发的可靠和动态预测因子，有助于早期发现膀胱癌的复发。

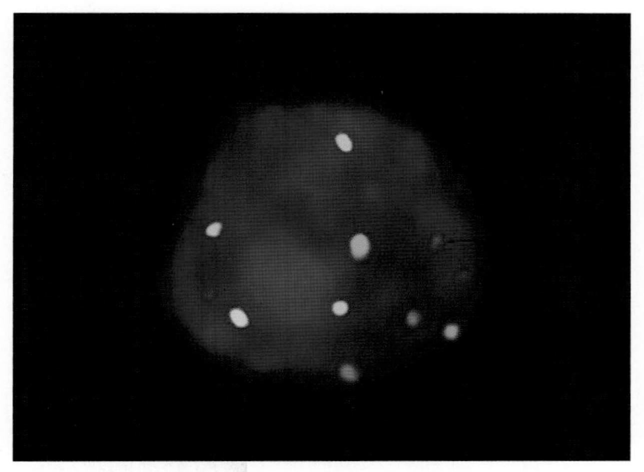

图 41-5　膀胱癌患者尿液 FISH 检测荧光显微镜下表现

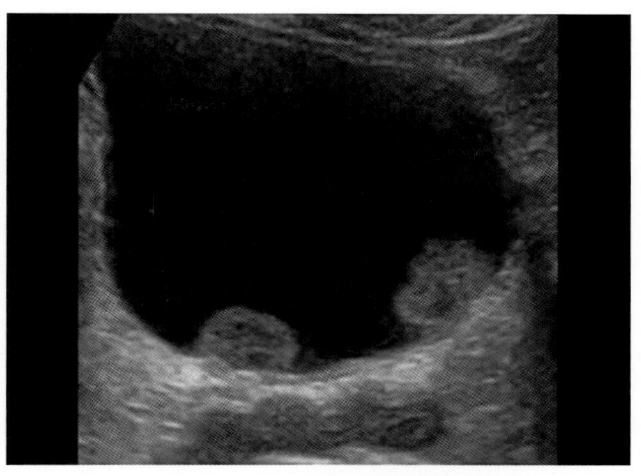

图 41-6　膀胱肿瘤经腹多普勒超声表现

## 三、超声与影像学检查

### （一）超声检查

灰阶超声是筛查诊断膀胱肿瘤最为常用的检查方法，具有无创、操作简便易行的特点，它能较为敏感地发现直径 >0.5cm 的肿瘤，且现在随着超声探头和技术的不断进步，其图像分辨率有了很大提高，有时亦能发现直径 <0.5cm 的肿瘤。

目前临床较为常用的超声检查途径包括经腹、经直肠和经尿道三种，但最为常用的仍为经腹检查途径。在膀胱充盈良好的条件下，经腹检查途径能够清晰地发现突向膀胱腔内的实性肿物，观察肿物的数量、大小、位置及肿物是否有蒂等特征，运用彩色多普勒技术可发现位于肿物内部或基底部的动脉血流信号。经直肠及经尿道超声检查前一般应先进行局部麻醉，经直肠途径对前列腺及膀胱三角区的显示更为清晰，可以更加清晰地显示位于膀胱颈或两侧输尿管开口附近的膀胱肿瘤。但由于受到探头长度、角度及频率等因素的影响，有时不易观察膀胱前壁的肿瘤。经尿道途径可以更加直观全面地观察膀胱肿瘤，更易发现直径 <0.5cm 的膀胱肿瘤，并可更加清晰地显示膀胱肿瘤对膀胱壁的浸润深度，从而获得更加准确的分期（图 41-6）。TURBT 术中应用经尿道超声可以实时观察电切深度，避免膀胱穿孔的发生。三维超声作为一种新技术也逐渐应用于膀胱肿瘤的临床诊断中，有报道指出三维超声诊断膀胱癌的敏感性为 96.2%，特异性为 70.6%，阳性预测值（PPV）为 93.9%，阴性预测值（NPV）为 80%。联合应用灰阶超声与三维超声可以分别将诊断敏感性、特异性、PPV 及 NPV 提高至 96.4%、88.8%、97.6% 及 84.2%。

### （二）超声造影

超声造影（contrast-enhanced ultrasonography，CEUS）通过向人体血管内注入超声造影剂，可以达到增加血液背向散射的效果，能够更加清楚动态地观察肿物的血液灌注情况。并且超声造影剂通过呼吸代谢，所以对于肾功能不全而无法行强化 CT 或 MRI 检查的患者无疑是一种更好的选择。因为肾盂、输尿管或者膀胱内有尿液干扰，CT、磁共振及静脉肾盂造影等检查对于管腔内占位的性质无法准确判断，超声造影不会被尿液干扰，这是超声造影的显著优势。

膀胱癌的 CEUS 检查多表现为膀胱腔内的高增强肿物，增强模式多表现为“快进快退”。与二维超声相比，CEUS 可以更加准确地鉴别膀胱肿物的良恶性，尤其在辨别膀胱内血块或坏死组织方面具有独特优势。另外 CEUS 在诊断膀胱癌及确定肿瘤数量方面也具有更高的准确率（72.09%∶88.37%；60.93%∶65.62%），但 CEUS 对于直径 <0.5cm 膀胱肿瘤的敏感性及 NPV 均较低（20%；28.57%）。CEUS 可以更加准确地观察肿瘤的浸润深度，有报道指出 CEUS 检测 NMIBC 和 MIBC 的敏感性分别为 90% 和 90.4%，特异性为 75.71% 和 92.76%。CEUS 检测 NMIBC 中 $T_a$ 和 $T_1$ 期肿瘤的敏感性分别为 75% 和 65.62%，特异性为 93.33% 和 85.9%。对膀胱癌 T 分期的特异性为 85%~100%，敏感性为 75%~92%。

通过定量软件对肿瘤的增强模式进行分析，可以获得造影剂的到达时间（arrive time，AT）、达峰时间（time to peak，TP）、平均通过时间（mean transit time，MTT）、消退时间（extinctive time，ET）及肿瘤的峰值强度(peak intensity,PI)等数据,从而更加客观地评估肿瘤的增强特点(图 41-7)。据文献报道,低级别膀胱尿路上皮癌的半洗漱时间(time from peak to one half,TPH)明显快于高级别膀胱尿路上皮癌,相应的半降支斜率(semi-descending slope,DS)明显高于高级别膀胱尿路上皮癌,这可能与高级别肿瘤有更多迂曲的新生血管,从而使造影剂洗脱减慢有关。

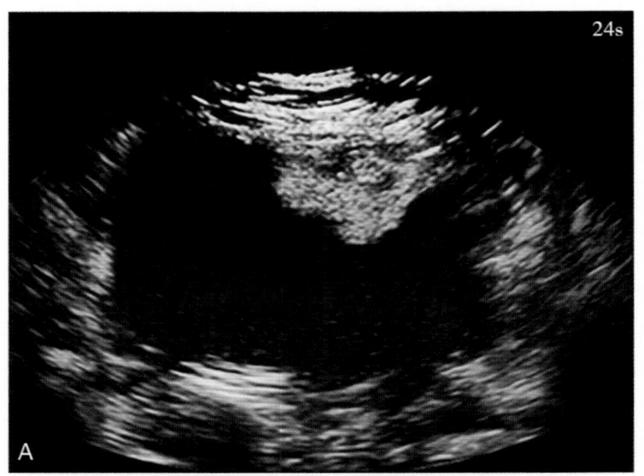


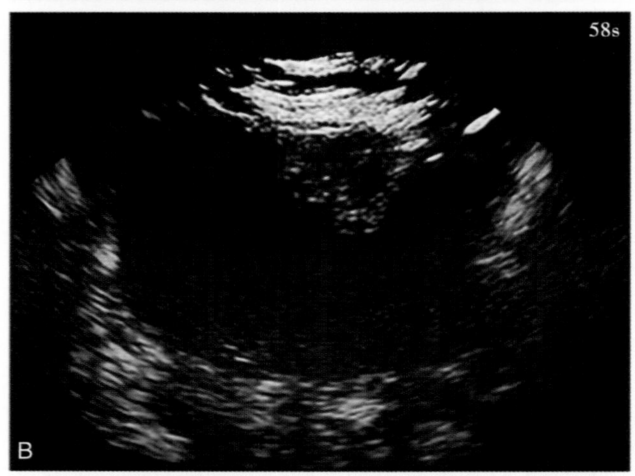


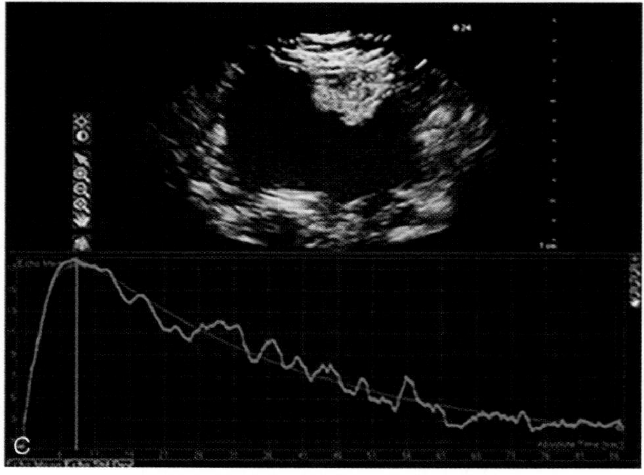


**图 41-7　膀胱癌超声造影不同分期的特点**

A. 注射彩超微泡造影剂后 23 秒后膀胱肿瘤表现;B. 注射超声微泡造影剂 42 秒后膀胱肿瘤表现;C. 膀胱肿瘤组织与正常黏膜对照造影剂吸收情况。

### (三) 泌尿系 X 线片及静脉尿路造影

泌尿系 X 线片能够明确肾脏的位置、大小,是否有脊柱侧弯等,对于是否存在泌尿系统结石等疾病也有一定的提示,但对于非肌层浸润性膀胱尿路上皮癌的诊断价值较低,其获得的有效信息较为有限,只有当继发上尿路肿瘤,或晚期膀胱肿瘤广泛浸润膀胱壁、导致肾积水并肾脏体积增大时能提供少量的信息,一般会结合静脉肾盂造影来进一步判断。静脉尿路造影(intravenous urography,IVU)能够初步判断双侧的肾脏收集系统及输尿管及膀胱内是否有充盈缺损,是否存在肾脏积水及梗阻的部位。但 IVU 不能够明确肿瘤的大小,浸润的深度,与周围脏器的关系等,如果肾脏积水严重甚至无法进行上述的判断。目前 IVU 的应用越来越少,大部分功能已经被其他影像学检查所替代。

### (四) CT 检查

CT 检查多用于评估膀胱癌对膀胱壁的浸润情况,由于 CT 无法准确辨别膀胱壁的黏膜层及浅肌层、深肌层,所以其并不能准确区分非肌层浸润性膀胱癌与肌层浸润性膀胱癌,它更适用于明确有无并发上尿路上皮癌、发现盆腔转移的淋巴结及有无远处器官的转移。据国外文献报道,对于部分入口较窄的膀胱憩室内膀胱癌来说,膀胱镜检查和 IVU 造影剂不易进入憩室内,从而很难发现憩室内的膀胱肿瘤,易造成漏诊,而 CT 对此类膀胱癌的诊断有一定优势,它可以发现不易被发现的憩室口肿瘤(图 41-8),并且观察肿瘤的形态和大小,而肿瘤与憩室壁接触的长度和宽度与患者预后显著相关。

CT 泌尿道造影(CTU)可以提供更多有价值的信息,它对膀胱癌诊断的准确率为 91.5%,敏感性 86.3%,特异性 92.4%,PPV 为 63.6%,NPV 为 97.8%。造成假阳性的原因多为良性增生的前列腺结节、膀胱长期梗阻形成的小梁小室及治疗后的改变,而导致假阴性的主要原因为技术相关问题。CTU 可以提高膀胱癌诊断的准确率,但其灵敏度仍不及膀胱镜检查。CTU 检查过程中,皮髓质强化期图像对膀胱癌诊断的准确率、灵敏度及 NPV 均最高,更适用于对膀胱癌的诊断。

双源 CT(DSCT)可以通过两套 X 射线球管系统、两套探测器系统及两套数据采集系统从更多角

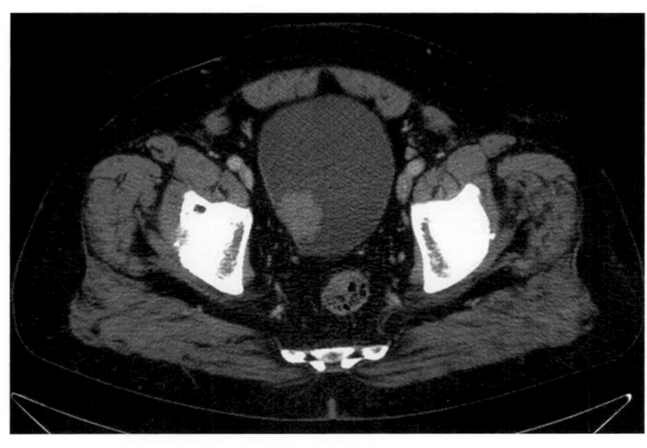

图 41-8 膀胱癌的 CT 表现

度观察膀胱肿瘤的大小、形态、数量(图 41-9)。相较于普通 CT,它的扫描速度更快,获得的图像更加清晰,且辐射更低,通过一定的后处理可以对病灶进行三维重建,更直观地观察其对膀胱壁浸润深度,有无壁外浸润及盆腔淋巴结转移。虚拟膀胱镜技术(VC)似乎可以应用于膀胱癌的诊断和随访中,对于有尿道狭窄等症状无法行膀胱镜检查的患者,可试行 VC 检查。它诊断膀胱癌的敏感性和特异性分别为 81.8% 和 92.1%,但由于患者必须接受更大的辐射剂

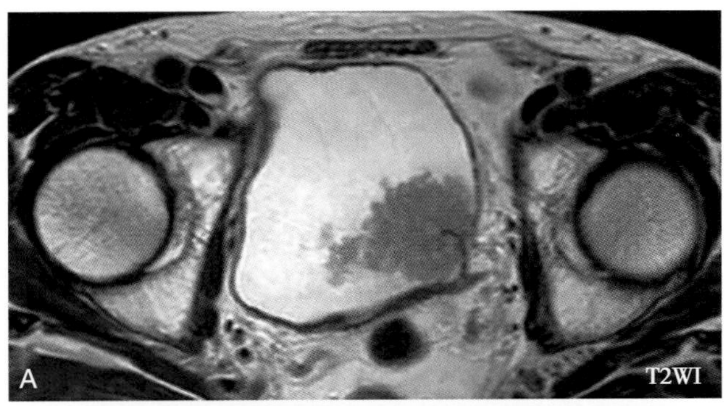


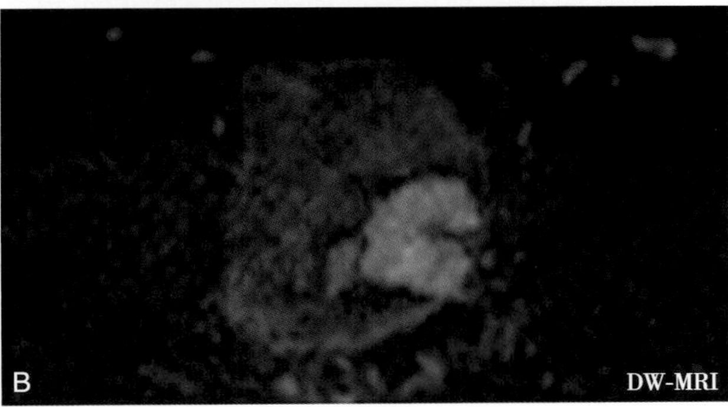


图 41-9 双源 CT 下膀胱肿瘤表现

A. 磁共振 $T_2$ 加权下膀胱肿瘤为低信号;B. 磁共振 DWI 下膀胱癌表现为高信号。

量,且并不能在检查过程中进行组织活检,从而在一定程度上限制了其在临床中的应用。

(五) MRI

磁共振成像(MRI)对膀胱壁组织及周围软组织的显示更为清晰,其观察膀胱肿瘤对膀胱壁浸润深度的准确性要优于 CT。$T_1$ 加权像膀胱周围脂肪显示为高信号,膀胱壁信号偏低,更易观察膀胱肿瘤有无壁外浸润及盆腔淋巴结转移。$T_2$ 加权像膀胱内尿液显示为高信号,膀胱壁肌层为低信号,更易观察肿瘤对膀胱壁的浸润深度,获得较为准确的 T 分期(图 41-10)。MRI 有助于发现膀胱肿瘤对膀胱周围组织的侵犯,并且在检测骨转移方面有较大优势。但传统的 MRI 对于识别较小的淋巴结转移灵敏度并不高,使用超小顺磁性氧化铁(USPIO)的磁共振淋巴造影(MRL)可以提高它们的检测敏感性。

动态对比增强(DCE) MRI 可以改善 $T_2$W-MRI 对膀胱癌诊断的敏感性和准确性,并且 DCE-MRI 能发现更小的膀胱肿瘤或仅表现为局限性膀胱壁增厚的肿瘤。

弥散加权成像(diffusion weighted imaging,DWI)可清晰地识别输尿管、尿道和前列腺延伸部,它可以提供有关膀胱癌分期更为准确的信息,并有助于确定治疗策略。通过 DWI 测定的表观扩散系数(ADC)对膀胱癌侵袭性的评估更为准确,将 ADC 值标准化为肌肉时可以提高对转移淋巴结的诊断性能。DWI 在检测 $T_a$ 或 $T_1$ 期肿瘤方面具有较高灵敏度。

另外当膀胱周围有炎性或纤维化等变化时,$T_2$W-MRI 或 DCE-MRI 易误认为有膀胱外浸润,可能导致分期过高,但 DWI 可以清楚地区分它们。另有文献报道,DWI 在二次经尿道膀胱肿瘤切除术(TURBT)前区分残余膀胱癌的特异性与准确性均高于 $T_2$W-MRI 与 DCE-MRI,它能够更准确地区分残余肿瘤与术后良性改变。国内文献指出 DWI 与 DCE-MRI 鉴别 TURBT 或膀胱切除术后肿瘤复发与周围组织改变的准确性、敏感性、特异性和 PPV 分别为(92.6%、100%、81.8% 和 88.9%) 和(59.3%、81.3%、27.3% 和 54.2%),DWI 的鉴别准确性明显优于 DCE-MRI,复发肿瘤的 ADC 显著低于数轴周围组织改变。

DWI 和 DCE-MRI 联合应用的多参数 MRI(mpMRI)可以更准确地评估膀胱癌的侵袭性,ADC 与通过 DCE-MRI 测出的洗出率呈正相关关系,膀胱癌侵袭性与 ADC 及洗出率呈负相关关系。ADC 和洗出率联合检测膀胱癌侵袭性的敏感性、特异性和准确性分别为 96.7%、94.9% 和 95.7%。

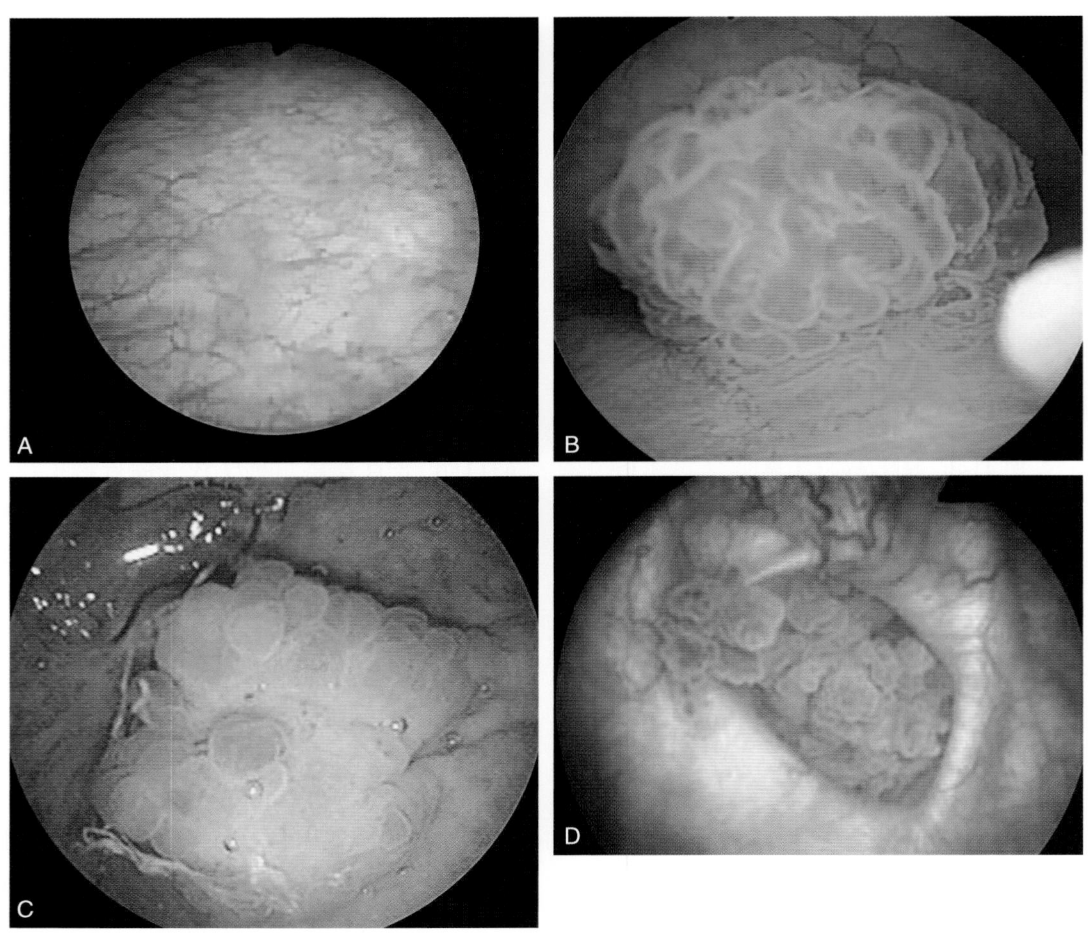


**图 41-10 膀胱镜下膀胱肿瘤的几种表现特点**

A. 原位癌;B. 乳头状瘤;C. 浸润癌;D. 憩室癌。

磁共振尿路成像(magnetic resonance urography, MRU)可用于部分对造影剂过敏或肾功能不全的患者,它在了解膀胱肿瘤的同时,也可以了解上尿路有无并发肿瘤。

## 四、内镜检查

膀胱镜检查被认为是诊断膀胱癌最为可靠的方法,它可以直接观察到膀胱肿瘤的位置、大小、形态及数目等,了解肿瘤是否累及双侧输尿管口,必要时还可对可疑黏膜进行活检(图 41-10)。但其也有一定局限性,有时易忽略原位癌等扁平病变,对入口较窄的膀胱憩室内肿瘤也显得束手无策,同时它无法观察膀胱肿瘤对膀胱壁的浸润深度、无法确认有无局部淋巴结转移或有无侵犯盆腔。

原位癌在膀胱镜下多仅表现为局部膀胱黏膜的改变,与炎性充血黏膜类似,较难分辨。$T_a$、$T_1$ 期膀胱癌多表现为向膀胱腔内突出的淡红色肿物,蒂细长,局部膀胱黏膜连续性较好,在膀胱冲洗液中可自由飘动。

对于影像学等检查无法明确有无膀胱肿瘤,而临床又高度可疑的患者可先行膀胱镜检查,在检查过程中如发现膀胱局部黏膜有异常改变或微小的突起样病变时可立即行膀胱切检,将可疑组织送病理检查以明确诊断。尽管国内外指南均对多点活检做出了明确的规定,但由于过程较为烦琐及重视程度不够,膀胱多点活检在临床应用仍较为局限,尤其是对于前列腺部尿道黏膜的活检在临床中应用更为少见。门诊应用硬性膀胱镜进行膀胱黏膜多点活检时患者疼痛感较强,不易耐受且由于患者膀胱痉挛及后尿道黏膜出血等原因,进行膀胱多点活检时往往不容易实施,随着软性膀胱镜在临床中的应用逐渐增多,通过高清软性膀胱镜进行膀胱多点活检已成为可能。软性膀胱镜在实施过程中不需要患者进行截石位的体位准备,且由于软性膀胱镜粗度一般均小于 Fr16,且前端的流线型设计等人性化设计均能最大限度地减轻患者的痛苦,同时更清晰地观察膀胱内黏膜的情况。应用软性膀胱镜进行膀胱多点活检也存在一定的困难,因为软性膀胱镜整体柔软,通过活检钳无法充分地钳夹可疑黏膜,在临床中最常应用软性膀胱镜进行膀胱黏膜的观察。在笔者工作单位,最常进行的膀胱多点活检是在行 TURBT 的过程中应用电切环进行膀胱黏膜的多点切检。尽管电切环造成的热损伤对病例的诊断有一定影响,但电切活检取的组织较 cold-cup 抓检范围更广、组织更深,能够最大限度地反映出活检部位的黏膜状态。

美国南加州大学 Daneshmand 等报道的研究显示,相比传统的白光膀胱镜(WLC),蓝光膀胱镜(BLC)可明显改善复发性膀胱癌的检出率,包括原位癌的检出率,并且安全可靠。该研究纳入高危膀胱癌复发的患者,这些患者在接受氨基乙酰丙酸己酯注射后,随机分配入白光膀胱镜组或蓝光膀胱镜组,并记录所观察到的情况。怀疑出现复发的患者会进一步复查 WLC 或 BLC,所有病变部位均行活检或切除送病理检查。结果显示,初步筛查 304 例患者共有 103 例膀胱镜检查提示复发,其中 63 例经病理证实为复发,包括 26 例原位癌。其中 13 例复发(20.6%)只有蓝光膀胱镜可以检出,小梁 5 例为原位癌患者。进一步检查明确 26 例为原位癌,其中 9 例只能通过蓝光膀胱镜检出($P<0.000\ 1$),有 29 例患者在蓝光膀胱镜下发现了新的恶性病变。白光膀胱镜和蓝光膀胱镜的假阳性率相同,均为 9.1%。期间一共出现 12 例不良事件,无严重不良事件发生。

荧光膀胱镜作为比较灵敏的异常黏膜检查手段已经在国外大范围应用,但由于设备引进的原因,在国内仅有广州及云南等少数几个泌尿外科中心具有该设备。荧光膀胱镜以其善于发现微小的、早期扁平型病变的优势而受到广泛的重视和研究。并且,随着新型光敏剂的问世,假阳性组织研究的深入,以及荧光量化技术和光学相干断层成像技术的发展,使其对膀胱肿瘤诊断的敏感度和特异度有大幅度的提高,而在其引导下进行经尿道膀胱肿瘤电切术,不仅切除彻底,而且能够明显减少复发率,节省医疗费用,优化了膀胱肿瘤的诊疗过程,具有广阔的应用前景。常规荧光膀胱镜需要使用 5- 氨基乙酰丙酸,该药物价格较高,光敏反应较重,给临床应用带来不便。中山大学孙逸仙纪念医院黄键团队发现膀胱内灌注表柔比星等蒽环类药物后同样能够诱发非常明显的荧光效果,并且表柔比星为膀胱肿瘤常规抗癌药物,在抑制膀胱肿瘤的同时,靶向地与肿瘤细胞结合,在荧光膀胱镜下特异性发光,在治疗肿瘤的同时能够早期发现肿瘤(图 41-11)。

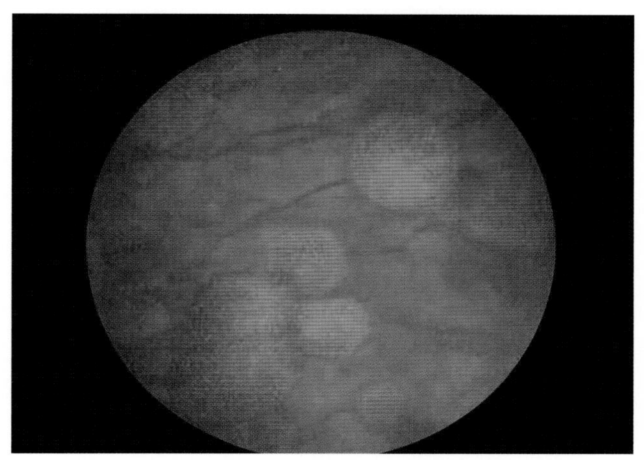

图 41-11　荧光膀胱镜下膀胱肿瘤表现为橘红色

基于膀胱镜的光动力学诊断(PDD)是一种较为简单且可靠的方法,逐渐受到临床医师的关注。它通过在膀胱腔内灌注 5- 氨基乙酰丙酸(5-ALA)等光敏剂,然后使用特定波长激光照射相应部位,使 5-ALA 在尿路上皮癌细胞中转变为原卟啉 - Ⅸ,进而诱导膀胱肿瘤组织发出红色荧光,该方法有助于发现原位癌等不易被发现的隐匿性肿瘤。但应注意的是,当膀胱黏膜有炎性病变或电切术后肉芽及瘢痕组织形成等情况时,可能会影响检查结果。另外尿液在 PDD 检查过程中显示为绿色荧光,它在一定程度干扰了肿瘤组织的红色荧光,有国外文献报道 525nm 处高功率 LED 光源可以有效减少尿液的绿色荧光,并有助于激发正常膀胱黏膜的蓝色荧光,更利于膀胱肿瘤的观察。

## 第四节　非肌层浸润膀胱癌指南推荐治疗与评价

### 一、美国泌尿学会治疗原则与评价

对于已知或怀疑为低度或中度复发风险的患者,美国泌尿学会(American Urological Association, AUA)推荐治疗原则与评价包括:①TURBT 术后 24 小时内可给予一次膀胱灌注化疗,对于可能穿孔或接受广泛电切的患者,术后不可给予化疗灌注。适度建议,证据强度 B 级。②对于低风险患者,不建议给予膀胱内诱导治疗，中等建议，证据强度C级。③对于中度风险患者，建议给予6周的膀胱内灌注化疗或免疫治疗，适度建议，证据强度B级。④对于初次诊断的原位癌、$T_1$高级别或高危$T_a$尿路上皮癌患者，可给予6周的卡介苗诱导治疗，强烈推荐，证据强度B级。⑤对那些膀胱内灌注诱导化疗治疗有完全反应的中危患者，可维持灌注治疗，有条件推荐，证据强度C级。⑥那些对卡介苗诱导免疫治疗有完全反应的中危患者，如果可以耐受的话，可给予卡介苗维持治疗1年，适度建议，证据强度C级。⑦那些对卡介苗诱导免疫治疗有完全反应的高危患者，如果可以耐受的话，可给予卡介苗维持治疗3年，适度建议，证据强度B级。

#### （一）$cT_a$低级别肿瘤的治疗与评价

TURBT是$cT_a$低级别肿瘤的标准治疗方法。虽然TURBT完全可以根治这些肿瘤，但是仍有较高的复发率。在TURBT后，专家组建议术后24小时给予单剂量（吉西他滨或丝裂霉素）膀胱即刻灌注。即刻膀胱灌注化疗之后，可能还需要6周的膀胱灌注诱导治疗，不建议对低危患者进行免疫治疗。

辅助治疗方案依赖患者的预后。由于疾病进展的风险较低，如果患者肿瘤术后的复发风险较低，一次即刻灌注就足够了。但要考虑的复发因素包括肿瘤大小、数目，肿瘤类型和分级以及是否伴有CIS和复发史后，决定是否给予疗程治疗或维持治疗。Meta分析的结果证实，辅助膀胱灌注化疗能降低肿瘤术后的复发风险性。尽管该级别肿瘤进展到更高级别的风险很低，但对所有患者术后均需实施密切随访计划。

#### （二）$cT_a$高级别肿瘤的治疗与评价

$cT_a$高级别病变为有复发和进展高危风险的乳头状肿瘤。当初次TURBT标本中存在肌肉时，有27%的病例可在$T_a$中检测到残留瘤。如果在初次TURBT标本中没有发现固有肌层，那么将有49%的浅表病变的患者被低估；如果标本中有肌层则只有14%病例被低估了，如果切除不完全或标本中没有发现肌层，建议再次电切。

TURBT后，$T_a$高级别肿瘤的患者可以接受并首选卡介苗（bacillus calmette guerin，BCG）膀胱灌注免疫治疗或膀胱内灌注化疗。有4个Meta分析证明：在预防Ta和T1高级别肿瘤复发方面，TURBT术后BCG免疫治疗优于单独TURBT或TURBT联合化疗，NCCN膀胱癌专家组推荐BCG作为高级别肿瘤辅助治疗的首选方案。

#### （三）$cT_1$肿瘤的治疗与评价

基于组织学分化，大多数$cT_1$病变是高级别的，被认为是复发和进展的潜在高危因素。这些肿瘤可能为单发或伴有原位癌的多中心肿瘤，这些肿瘤需要内镜下整块切除。在高风险肿瘤的患者中，特别是由于肿瘤大小和位置不确定、标本中缺乏肌层、淋巴血管侵犯或分期不足时，专家组强烈建议实施二次电切。该建议得到一项前瞻性随机试验（包括142名$pT_1$患者初次电切后，2~6周后实施二次电切或未接受重复电切的患者）的比较研究结果的支持，所有患者均接受膀胱灌注治疗。尽管总体生存期（OS）相似，但二次电切的3年无复发生存期分别为69%和37%，明显高于对照组，特别是高级别肿瘤患者的治疗效果更为显著。

如果发现$cT_1$残留，治疗应包括BCG或膀胱切除术。$T_1$疾病，特别是高风险肿瘤的治疗应包括以下条件：①多灶性病变，伴有CIS或淋巴血管侵犯；②微乳头肿瘤或BCG治疗后复发的病变；③有数据表明，早期膀胱切除术可能是患者的优先选择，因为其肿瘤复发、进展和威胁生命的风险更高；④如果在二次TURBT切除后没有发现肿瘤残留，则推荐膀胱内BCG灌注免疫治疗或膀胱内灌注化疗；⑤在高度选择的病例中，因为小体积肿瘤还没有入侵固有层，也没有CIS存在，故推荐等待观察的建议可能是合理的。

#### （四）原位癌的治疗

原位癌是一种高级病变，曾被认为是浸润性膀胱癌的癌前病变，该病的标准疗法是切除后再用BCG进行膀胱内灌注治疗。如果患者不能耐受BCG，可考虑膀胱内灌注化疗，但支持膀胱灌注化疗的数据是有限的。

#### （五）复发或持续性病变的治疗

膀胱镜检查阳性患者的治疗在初次TURBT后等待观察的患者，显示通过膀胱镜检查证实复发，应该接受二次TURBT，并在随后的24小时内进行单剂量膀胱内灌注化疗。膀胱内辅助治疗或膀胱切除术应根据复发病灶的分期和分级，应该密切随访3个月，然后逐渐增加随访时间间隔。

#### （六）膀胱灌注治疗后复发

在一个Ⅱ期多中心研究中，复发的非肌层浸润性膀胱癌用卡介苗或吉西他滨治疗2个周期后，证实降级为高危非肌层浸润性膀胱癌。在47名可评估的患者中，47%有3个月的无病生存率，1年无复发生存率（RFS）为28%，2年无复发生存率为21%。

吉西他滨膀胱灌注化疗在高危人群中有一定作用。在不适合膀胱切除术的患者中，吉西他滨灌注治疗可能作为一种选择；然而，这项研究结果表明，如果可能，膀胱切除术是首选。同样，对于TURBT术后接受卡介苗治疗的高级别$cT_1$患者，如果复发，膀胱切除术是主要选择。

在初次膀胱灌注治疗和12周评估后，仍为持续性$cT_a$,$cT_1$或$T_{is}$的患者可以给予二次诱导治疗，总治疗时间不超过2个周期。在两个周期的灌注治疗后，可以进行TURBT以确定肿瘤残存。如果没有发现肿瘤残存，推荐接受过BCG治疗的患者继续行BCG维持治疗。在TURBT后复发或有高级别cT1肿瘤残余的患者，建议进行膀胱切除术；对不能手术的患者可以考虑放化疗或改变膀胱灌注药物。TURBT后持续存在的$T_{is}$,$cT_a$或$cT_1$低级别疾病可以更换灌注药物或进行膀胱切除。卡介苗治疗后复发的原位癌可以使用戊柔比星，对于那些对治疗没有反应或反应不完全的患者，膀胱切除术是其后续治疗。不适合膀胱切除的患者可以考虑放化疗。

**（七）细胞学阳性患者的治疗**

对于膀胱镜和影像学检查阴性而细胞学阳性的患者，可以进行选择性活检包括经尿道前列腺切除术（TURP）。此外，必须同时评估上尿路。输尿管镜检查可用于诊断上尿路肿瘤首选方法。如果选择性膀胱活检为阳性，对于卡介苗完全反应的患者建议卡介苗维持灌注。对于BCG灌注失败或反应不完全的患者，可以考虑膀胱切除、改变膀胱灌注药物或参与临床试验；如果经尿道前列腺活检是阳性，前列腺治疗如下所述（具体见前列腺癌治疗）；如果上尿路细胞学阳性或输尿管镜检为阳性，则治疗方法参见上尿路上皮癌的治疗原则；如果膀胱、前列腺和上尿路活检为阴性，随访3个月，然后逐渐增加随访间隔。如果曾给予BCG治疗，可继续给予BCG维持治疗。

**（八）膀胱灌注治疗与评价**

1. 对于已知或怀疑为低度或中度风险的患者，电切术后24小时内可给予一次膀胱灌注化疗，对于可能穿孔或膀胱接受广泛电切的患者，不可给予术后化疗；适度建议，证据强度B级。

2. 对于低风险患者，可不给予膀胱内诱导治疗；中等建议，证据强度C级。

3. 对于中度风险患者，可给予6周的膀胱内灌注化疗或免疫治疗；适度建议，证据强度B级。

4. 对于初次诊断的原位癌、$T_1$高级别或高危$T_a$尿路上皮癌，可给予6周的卡介苗诱导治疗；强烈推荐，证据实力B级。

5. 那些对膀胱内灌注诱导化疗治疗有完全反应的中危患者，可维持灌注治疗；有条件地推荐，证据实力C级。

6. 那些对卡介苗诱导免疫治疗有完全反应的中危患者，如果可以耐受的话，可给予卡介苗维持治疗1年；适度建议，证据强度C级。

7. 那些对卡介苗诱导免疫治疗有完全反应的高危患者，如果可以耐受的话，可给予卡介苗维持治疗3年；适度建议，证据强度B级。卡介苗膀胱灌注免疫治疗失败的几种类型见表41-1。

**表41-1 卡介苗膀胱灌注免疫治疗失败的几种类型**

| 卡介苗治疗失败类型 | 卡介苗难治性肿瘤 | 卡介苗不耐受 |
|---|---|---|
| 在随访期间，检测到肌层浸润性膀胱癌 | 1. 如果第3个月出现高危非肌层浸润性乳头状瘤，进一步的卡介苗保守治疗可能会导致肿瘤进展（LE:3）<br>2. 第3和第6个月出现原位癌，进一步卡介苗治疗的完全反应率>50%（LE:3）<br>3. 卡介苗灌注期间出现高级别肿瘤 | 在完成诱导治疗之前，严重的副反应会阻碍进一步的卡介苗灌注治疗 |
| 卡介苗灌注后出现高级别肿瘤复发（LE:3） | | |

## 二、EAU治疗原则与评价

对不同类型、不同分期分级的非肌层浸润性膀胱癌，欧洲泌尿外科专家委员会对$T_a$、$T_1$期辅助治疗和原位癌的治疗建议见表41-2；对$T_a$、$T_1$及原位癌根据风险分层的治疗建议见表41-3；有关卡介苗灌注治疗失败或卡介苗灌注后复发的治疗建议见表41-4。

## 三、NCCN治疗原则与评价

膀胱灌注化疗可以减少复发或者延缓膀胱癌进展为更高级别，TURBT术后24小时内的即刻膀胱

表 41-2 $T_a$、$T_1$ 期辅助治疗和原位癌的治疗建议

| 治疗建议 | 推荐等级 |
|---|---|
| 劝吸烟的非肌层浸润性膀胱癌患者戒烟 | B |
| TURBT 术后的进一步治疗应该根据风险分层 | A |
| 对于低危和低复发率（≤1 次 / 年）的中危患者，推荐进行即刻灌注 | A |
| 对于接受和未接受即刻灌注治疗的中危患者，推荐 1 年的卡介苗全量免疫治疗（包括前 3 周每周一次，第 3、6、12 个月每月 1 次）或者 1 年的全量灌注化疗（最佳方案尚不明确），最终方案的选择应该考虑患者复发和进展的风险还有治疗方案的有效性和副作用 | A |
| 对于高危患者，可以卡介苗全量灌注 1~3 年(包括前 3 周每周 1 次，第 2、6、12、18、24、30、36 个月每月 1 次)，第 2、3 年维持灌注的获益要与灌注费用和带来的不便相衡量 | A |
| 对于前列腺部尿道上皮的原位癌，在 TURP 术后可以给予卡介苗灌注治疗 | C |
| 对于高危进展的患者可以考虑进行根治性膀胱切除 | C |
| 对于卡介苗灌注失败的患者，可以进行根治性膀胱切除 | C |
| 膀胱灌注化疗 | |
| TURB 术后 24 小时内可给予即刻灌注化疗，2 小时内灌注更加可取 | C |
| 在那些怀疑或已经在腹膜内或腹膜外穿孔的患者（广泛 TURB 术后或者术后出血需要膀胱冲洗），不可以进行即刻灌注化疗 | C |
| 在即刻灌注后，明确告知护理人员放出冲洗液的时间 | C |
| 进一步膀胱灌注化疗的最佳方案和最佳持续时间并不清楚，但不应该超过 1 年 | C |
| 在膀胱灌注化疗时，推荐减少液体摄入保持药物的最佳 pH 并保持药物的浓度 | B |
| 膀胱灌注时间应为 1~2 小时 | C |
| 卡介苗灌注免疫治疗 | |
| 卡介苗灌注治疗的禁忌证：<br>TURB 术后的前 2 周<br>有肉眼血尿的患者<br>有创导尿术后<br>有尿路感染阳性症状的患者 | C |
| 卡介苗灌注治疗后的副作用应该反映他们的类型和级别 | C |

表 41-3 $T_a$、$T_1$ 及原位癌根据风险分层的治疗建议

| 风险类型 | 定义 | 治疗建议 |
|---|---|---|
| 低危肿瘤 | 初发、单发、$T_a$、$G_1$/ 低恶性潜能乳头状尿路上皮癌 / 低级别，无原位癌 | TURB 术后即刻膀胱灌注化疗 |
| 中危肿瘤 | 在低危和高危之间的类型 | 对于低复发率和预期 EORTC 复发评分 <5 的患者，TURB 术后可给予即刻膀胱灌注化疗<br>所有患者可接受 1 年的卡介苗全量免疫治疗（包括前 3 周每周 1 次，第 3、6、12 个月每月 1 次）<br>或 1 年的全量化疗（最佳方案尚不明确） |
| 高危肿瘤 | 下面的任何一种：<br>$T_1$ 肿瘤<br>高危 /$G_3$ 肿瘤<br>原位癌<br>多发、复发直径 >3cm 的 $T_aG_2$ 期肿瘤 | 1~3 年的卡介苗全量免疫治疗或膀胱根治 |
| | 高危肿瘤的亚组 | |
| | $T_1G_3$/ 高级别同时伴膀胱原位癌，多发 / 大的 $T_1G_3$/ 高级别或复发的 $T_1G_3$/ 前列腺尿道伴有原位癌的高级别肿瘤，非尿路上皮癌常规组织学类型 | 考虑膀胱根治，对于拒绝膀胱根治的患者，卡介苗全量灌注 1~3 年 |
| | 卡介苗灌注失败 | 推荐膀胱根治 |

表 41-4　卡介苗灌注治疗失败或卡介苗灌注后复发的治疗建议

| 种类 | 治疗建议 | 推荐级别 |
|---|---|---|
| 卡介苗难治性肿瘤 | 1. 根治性膀胱切除<br>2. 对于不适合膀胱根治的患者采取保留膀胱方法 | B |
| 卡介苗治疗后复发的高级别 /$G_3$ | 1. 根治性膀胱切除<br>2. 卡介苗治疗<br>3. 膀胱治疗 | C |
| 中危肿瘤卡介苗治疗后复发的非高级别 /$G_3$ | 1. 卡介苗灌注免疫治疗或灌注化疗<br>2. 根治性膀胱切除 | C |

灌注治疗可以预防膀胱肿瘤种植和早期复发，即刻膀胱灌注化疗（而非膀胱灌注免疫治疗）已经证实可以减少复发。7 项随机试验的 Meta 分析显示术后即刻灌注可降低膀胱癌患者（单发或多发）11%（从 48% 降至 37%）的复发率。最近，Ⅲ期试验报道：术后吉西他滨或丝裂霉素即刻灌注可降低疑似非肌层浸润性膀胱癌患者的复发率。

一项随机、双盲、Ⅲ期临床试验（包括 406 例低级别非肌层浸润性膀胱癌患者）表明与安慰剂相比，TURBT 术后吉西他滨灌注可降低复发率。在治疗分析中，35% 用吉西他滨治疗的患者、47% 接受安慰剂的患者在 4 年内复发（HR，0.66；95%CI，0.48~0.90；$P$<0.001）；对 35 例曾经诊断非肌层浸润膀胱内治疗患者，如果接受至少 6 个月的膀胱灌注治疗，非肌层浸润性膀胱癌的膀胱灌注治疗也可实行。

在另一个前瞻性、多中心、随机、Ⅲ期研究（包括 2 844 例非肌层浸润性膀胱患者）中，无论佐剂的剂量多少，TURBT 术后即刻灌注丝裂霉素 C 可减少复发，即刻滴注的复发风险为 27%，而延迟灌注复发率为 36%（$P$<0.001）。总之，只要研究对象接受至少 3 年的膀胱灌注化疗就允许入组，治疗组和对照组之间不良事件发生率均无显著差异。这表明，患者对吉西他滨或丝裂霉素即刻膀胱灌注化疗的耐受性良好，对于中、高危患者可给予后续的膀胱灌注诱导治疗，接受广泛 TURBT 或有疑似膀胱穿孔的患者不能接受膀胱灌注治疗，应视为禁忌证。

# 第五节　非肌层浸润膀胱癌的外科治疗

## 一、经尿道膀胱肿瘤切除术

经尿道膀胱肿瘤切除术（transurethral resection of bladder tumor，TURBT）是一个既能进行诊断又能进行治疗的手术。诊断方面，TURBT 的目的是对获得标本进行组织学检查以判断疾病类型及病变程度；在治疗方面，TUR 的目的是将肉眼可见的非浸润性肿瘤全部切除。当患者不适合施行传统的根治性膀胱切除时，TUR 也可以用来切除肿瘤用于病理的诊断甚至能够进行基因检测以确定是否需要进行免疫治疗及靶向治疗。

### （一）手术适应证与术前准备

1. 手术适应证　原则上对膀胱镜检能够达到低分级（Ⅰ~Ⅱ级）、低分期（Cis、$T_a$、$T_1$）的浅表性膀胱肿瘤，都适合采取经尿道膀胱肿瘤切除。$T_{2b}$ 期以上的尿路上皮癌易发生膀胱内血管、淋巴管浸润或转移，不宜使用经尿道膀胱肿瘤切除。鳞癌、腺癌及其他非上皮性恶性肿瘤也不宜使用上述治疗方式。膀胱内非上皮性肿瘤，如病检为良性，肿瘤单发且体积较小，也可采用经尿道切除，但应密切随访。如膀胱恶性肿瘤较大，且恶性程度较高或属于中晚期（$T_3$ 以上），患者一般情况较差或年龄较大，或合并有严重的内科疾病，对这样的高危高龄患者，不能耐受膀胱部分切除或全切时，也可行姑息性经尿道肿瘤电切，但该术式为姑息性手术，只是达到减少肿瘤出血缓解病情的目的。如瘤体较大，基底较宽，估计术中出血较多，此时可先行选择性膀胱动脉栓塞，再行经尿道切除。此外，国内外学者报道，在严格控制适应证、进行严密的术后随访，并及时进行挽救性膀胱切除术的前提下，以“保留膀胱”的手术（根治性 TUR）为主，同时辅以放射治疗、化学治疗的三联保膀胱综合疗法可以作为根治性膀胱切除术之外的肌层浸润性膀胱癌（$T_2$ 以上）患者的一种选择。

2. 术前准备与评估　①尿道膀胱镜检查及活检：膀胱镜检查以了解肿瘤的大小、部位、数量、是否有蒂以及与输尿管口和膀胱出口的距离，活检以了解肿瘤的分级及浸润的深度，初步评估肿瘤浸润深度及手术难易程度。笔者所在中心目前均不常规于术前进行局麻下膀胱尿道镜检，均在影像学及细胞学检查汇报后或是在 TURBT 手术时先进行膀胱镜检、尿道镜检及膀胱和前列腺部尿道多点活检。局麻下如果进行膀胱硬镜检查，可能会因为患者无法耐受伴随的疼痛而导致检查效果不满意，尤其在男性患者中，局部麻醉常无法浸润到前列腺部尿道，如果患者在进行镜检过程中疼痛、前列腺部尿道出血、膀胱痉挛等情况时，膀胱镜检视野不清晰，尤其无法观察到膀胱前壁靠近膀胱颈部位置的肿瘤。术前进行软性膀胱镜检是值得推荐的方法，患者甚至在不需要进行截石位的情况下局麻进行软性膀胱镜的操作，且患者耐受性好。②盆腔 CT 或 MRI：有助于了解膀胱肿瘤的大小、浸润膀胱壁的深度及是否侵犯邻近器官和有无盆腔淋巴结转移，以决定手术方式。为了准确评价肿瘤浸润的深度，CT 或 MRI 检查应在实施经尿道电切手术治疗之前。随着双源 CT 及核磁动态强化的普及，术前影像学分期越来越准确。③加速康复外科：近年来随着加速康复外科理念的引入，主张术前 8 小时禁固体食物，术前 2 小时禁饮，术前 1 天可不需灌肠及禁食水。④闭孔神经阻滞：闭孔神经的变异较多，闭孔神经反射常导致膀胱肿瘤无法进行精准切除，甚至导致手术过程中的膀胱穿孔。通常如果膀胱肿瘤位于膀胱侧壁，常规需要进行术前行闭孔神经阻滞麻醉，以避免电切过程中发生闭孔神经反射引起损伤如膀胱穿孔等。⑤体位：采用膀胱截石位，注意防止腘窝过度受压，两下肢尽量分开、外展并妥善固定，便于术者操作。

### （二）手术步骤与操作要点

1. 膀胱肿瘤电切前应行详细的膀胱镜检查，以了解肿瘤的大小、位置、形态、数目以及肿瘤与输尿管口之间的关系。由于膀胱肿瘤的部位、浸润深度不同，手术方法亦不相同，手术难度也有较大差别。一般三角区、底部肿瘤操作起来比较容易，侧壁肿瘤需注意闭孔神经反射，顶底部肿瘤由于距离较远，在膀胱充盈过程中不易观察到且稍有不慎便导致膀胱穿孔甚至出现腹膜损伤。

2. 膀胱肿瘤电切时冲洗液灌注要缓慢，需要控制好循环水，因为灌注时膀胱不断变形，电切距离不断改变，不但增加电切难度，而且由于膀胱内压力不断变化，膀胱壁厚度变薄，容易引起膀胱穿孔。膀胱内液体容量一般控制在 150~200mL，使膀胱保持在较低的压力状态下，以膀胱黏膜皱襞刚刚展开为佳。

3. 膀胱肿瘤电切是指使用电切环将肿瘤连同其基底一并切除，包括其周围 1~2cm 范围的正常膀胱组织在内，深度应达到肌层，甚至切除全部肌层，而不是肿瘤电灼术。电灼组织的碳化层能保护肿瘤的根部不受损害，术后患者残存的肿瘤很快复发，且受刺激后肿瘤恶性程度会升级，加速其恶性转移。膀胱肿瘤电切方法，因肿瘤的部位、大小、基底部宽窄、有蒂无蒂而不同。如果是多发性浅表肿瘤，应先切不易达到的如前壁或顶部肿瘤，而膀胱底或三角区的肿瘤可放至最后切除。

4. 膀胱肿瘤电切基本方法 ①顺行切除法：即电切环回缩时切除肿瘤组织。切除时先将电切环伸出跨过肿瘤，从肿瘤的远端钩住肿瘤，将肿瘤置于电切环与镜鞘之间，然后踩踏切割电流开关，同时将电切收回镜鞘进行切除（图 41-12，图 41-13）。②逆行切除法：相当于前列腺电切的推切法，即将电切环放在肿瘤的近端，切割时电切环向远侧倒推切除肿瘤及组织的方法（图 41-14）；但此方法不容易掌控，易造成膀胱穿孔。③整块电切法：以逆行切除为基础进行推切结合，先在肿瘤基底近侧点切一标记至肌层，然后沿此层面逐步向远侧倒推切除整块肿瘤，此方法对术者要求较高，适用于带蒂或基底较窄的肿瘤（图 41-15）。④点踩切除法：以顺行切除法为基础，通过反复点踩电源开关以达到切除肿瘤及组织的目的，适用于侧壁肿瘤，此方法可减少电流对闭孔神经的刺激从而降低闭孔神经反射发生率；该方法对术者要求较高，取决于术者的反应速度，加之电刺激神经致肌肉收缩的速度快于术者的反应，故效果并不一定确切，并且具有反复多次后可导致切割深度不够充分、肿瘤组织残留、术后易复发等缺点。

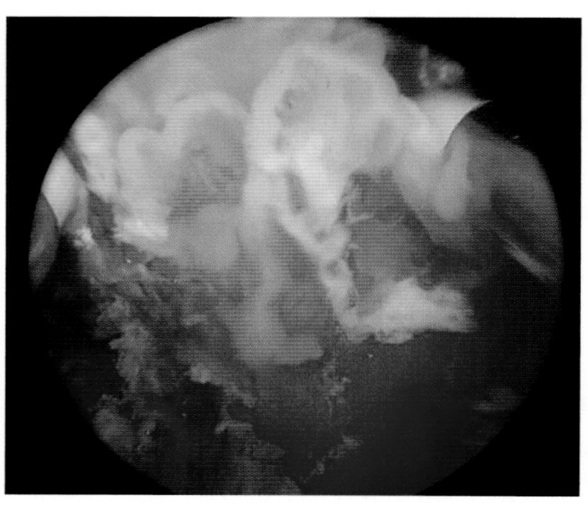

图 41-12 先将电切环伸出跨过肿瘤，从肿瘤的远端钩住肿瘤

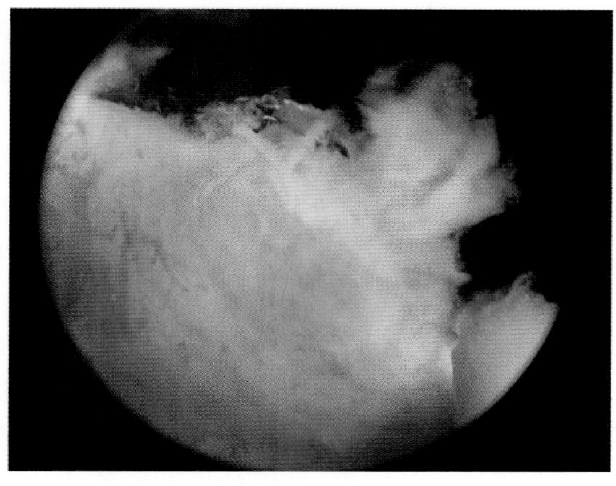

图 41-13　将肿瘤置于电切环与镜鞘后踩踏切割电流开关，将电切收回镜鞘进行切除

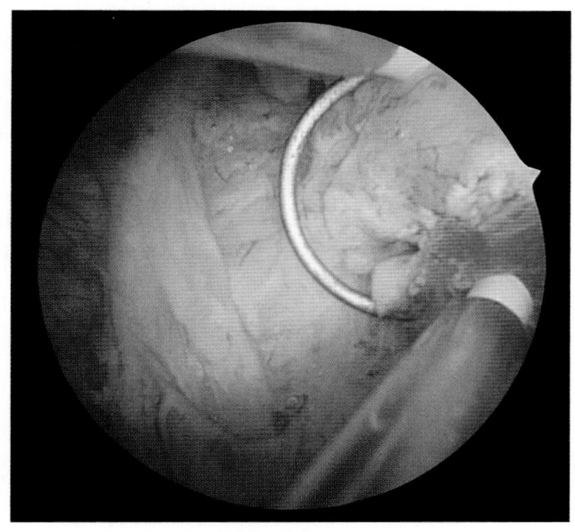

图 41-14　逆行切除法，首先于肿瘤边缘找到浅肌层界限

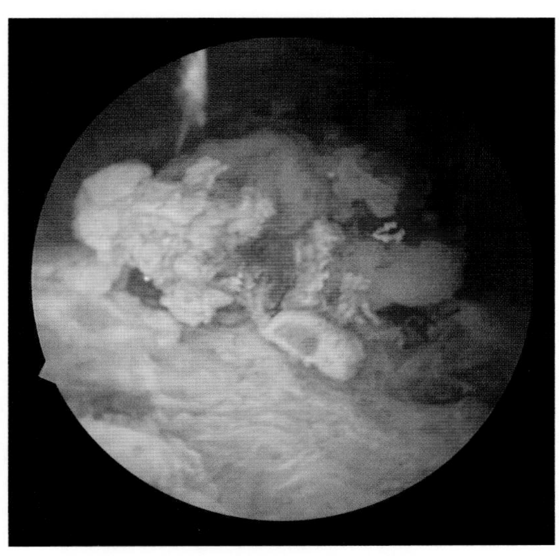

图 41-15　距离肿瘤边缘 0.5cm 沿浅肌层逆行剥离肿瘤

### （三）不同部位肿瘤切除方法及技巧

1. 如肿瘤较小、带蒂、基底较窄，则采用顺行切除法或者整块切除法，范围应包括肿瘤全部及肿瘤基底部肌层，切除后再将基底部电凝止血。

2. 前壁肿瘤　治疗膀胱前壁肿瘤时，膀胱镜难以接近肿瘤，减少膀胱灌注液的同时术者或助手用手按压患者下腹部向下压迫膀胱前壁，使该部位肿瘤移向电切环而便于切除（图 41-16）；此外调节手术台的高度及前后倾斜度亦有助于完成手术。如膀胱内气泡较多应及时将其排出，避免过多气泡造成折射而影响手术操作。在本中心及其他中心的文献中均有膀胱肿瘤电切过程中由于气体聚集过多导致膀胱爆裂的病例。

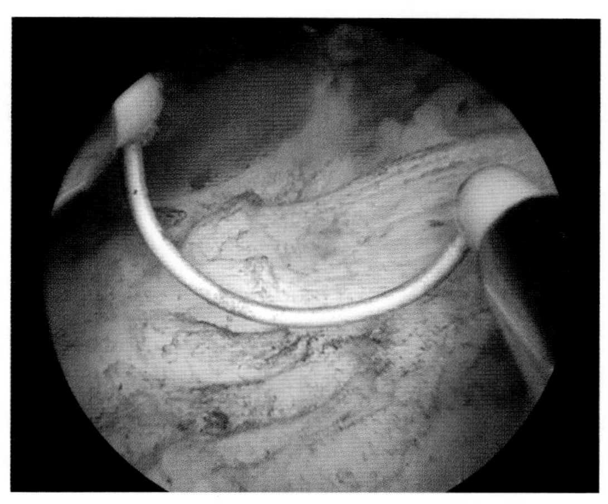

图 41-16　膀胱前壁肿瘤可以通过按压腹部达到精准切除肿瘤的目的

3. 输尿管口附近肿瘤　当膀胱肿瘤位于输尿管开口附近时，可电切肿瘤和输尿管壁内段，以达到完整切除肿瘤（图 41-17）。但切除的输尿管壁内段长度不应超过总长度的 1/3，此外还要尽量避免烧灼，以免术后因瘢痕增生引起输尿管口梗阻。输尿管口部位肿瘤电切还有一个目的就是明确肿瘤是否由输尿管内生长并播散至膀胱，因为输尿管恶性肿瘤的治疗策略与膀胱肿瘤差别较大。

4. 顶部肿瘤　此处肿瘤的电切可先用手将电切环由直角变成钝角，然后将电切环伸出一定长度后采用侧向移动或上下移动进行切割，电切环的移动应与膀胱顶部的弧形轮廓相适应。由于这一部分的膀胱壁由腹膜覆盖，膀胱穿孔时又可能进入腹腔，严重者甚至导致腹腔脏器损伤。

5. 多发肿瘤　膀胱内多发肿瘤时，应先切除直

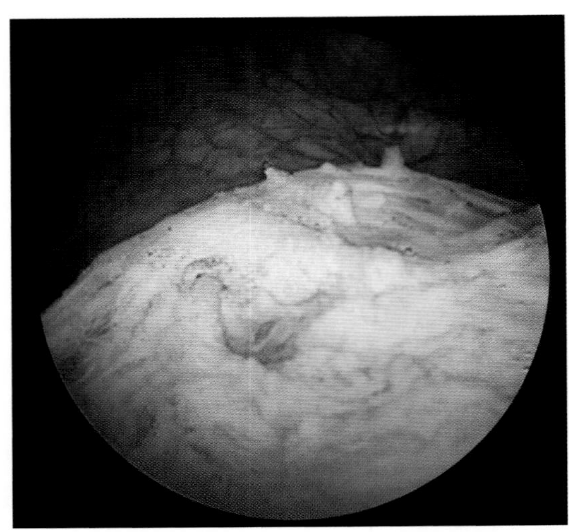

图 41-17 输尿管口附近肿瘤可以通过电切方式安全地保留输尿管口的功能

径较小的或电切环不易到达部位的肿瘤,再切除直径较大的肿瘤,最后切除容易切除部位的肿瘤。如先切除较大肿瘤,可因出血较多、切除时间长或出现其他并发症,而影响其他部位肿瘤切除或遗漏小肿瘤。侧壁肿瘤一般在手术快结束时切除,因先切除两侧壁肿瘤,可能因闭孔神经反射致膀胱穿孔而影响其他部位肿瘤切除。

6. 较大肿瘤 如遇肿瘤体积较大时,即使蒂较小,此时也不宜直接从基底切除,以免过早切穿膀胱而被迫中止手术。电切时应先从肿瘤顶部依次切除,先切除瘤冠,再切除基底部,直至肌层。如肿瘤较大、基底较宽,估计肿瘤血供丰富(有时膀胱镜检可见肿瘤基底周围怒张血管),可先电凝肿瘤周围供应血管,以尽量避免切除过程中的出血而影响视野。

7. 憩室内肿瘤 切除该部位肿瘤时膀胱穿孔的危险性显著增加,在这种情况下很难有精确的步骤予以指导。由于憩室下膀胱逼尿肌已缺失,肿瘤若穿透固有层则立即侵入膀胱周围脂肪组织,即T3期。低度恶性肿瘤最好行瘤体切除及基底部电灼相结合治疗;如果最后的病理为高度恶性,可反复做电切行保守性切除治疗;高度恶性的憩室内肿瘤应考虑行部分或根治性膀胱切除术。

8. 膀胱肿瘤电灼处理 对于较小的多发乳头状瘤可以考虑电灼处理,当然,对于初次发病患者能切除全部肿瘤是最好的,但多发浅表肿瘤重复电切会导致膀胱的纤维化从而导致膀胱顺应性减低。对于较小的肿瘤单纯采用电灼更为合适,也可在局部麻醉下进行。

9. 止血方法与技巧 膀胱肿瘤电切后出血一般不多,如瘤体不大时可在完全切除肿瘤后再进行止血,原因是当突出黏膜表面生长的肿瘤被切除后,基底部血管可很清楚地暴露,止血非常容易。瘤体大的肿瘤或表面松脆的乳头状瘤,由于动脉的断端回缩,出血点不易分辨,且肿瘤组织容易移动,电切环不容易对准出血点,此时电凝止血是比较困难的,可通过加大冲洗液流量及调节电切镜距离,在直视下电凝止血或尽快切除肿瘤至基底部再止血。止血时一般先凝固出血较多的大血管或视野内的动脉出血,尽快获得清晰的视野,然后放慢冲洗液流速处理小的出血点。多发肿瘤电切时,应切除一处立即彻底止血,然后再切另一处;如一处未彻底止血,就急于切除另一处,可导致多处创面出血使视野不清,反而延长手术时间并无形地加大了手术难度。

**(四)术后并发症与处理**

1. 出血 切除浅表的单发肿瘤,因肿瘤浅表,血液供应不丰富,冲洗液不多,膀胱内压力不高,手术时间短,几乎不会发生出血。大的宽蒂肿瘤,血液供应丰富,切除时可能出血较多,不仅会遇到静脉出血,还有可能动脉出血。大的出血需立即电凝止血,否则视野模糊,手术难以继续进行。此时应将电切环对准出血点进行电凝止血,止血后再继续进行电切。如闭孔神经反射引起切除过深或切破膀胱壁,损伤盆腔大血管,应立即实行开放手术止血。术后早期出血可能与痉挛小动脉重新开放有关,术后晚期出血可能由于手术创面大电切电凝后形成的焦痂脱落有关,遇到这种情况可增加术后膀胱冲洗速度并酌情给予止血药物,密切观察冲洗颜色及患者血红蛋白变化情况,如无改善并进行性加重,需二次手术电凝止血。

2. 穿孔 穿孔是经尿道电切肿瘤时特别需要警惕的并发症,穿孔的主要原因是切得太深。电切时膀胱灌入液体不能太多,150~200ml即可,以免膀胱过度膨胀使膀胱壁变得太薄而易切穿孔。闭孔神经反射也是造成膀胱穿孔的另一个重要原因,膀胱侧壁肿瘤电切时,很容易发生闭孔神经反射,膀胱胀满时更易发生。但报道中严重的膀胱穿孔极少见,为预防膀胱穿孔,术者在术中应仔细辨认组织结构,一旦切除组织的底部见到脂肪组织时,提示已经穿孔,应立即停止这一区域的电切。

膀胱穿孔可分为腹膜内穿孔与腹膜外穿孔两种类型。腹膜穿孔多在电切膀胱顶壁肿瘤过深时出现,穿孔如发生在肿瘤已切除干净时,且穿孔小,确认无肠道损伤，即可立即停止手术，放置粗管径导尿管，充分引流尿液，一般可自行愈合。如电切镜毫无阻力地进入腹腔，并见到肠管，应立即停止手术，改为开放手术，打开腹膜，吸净腹腔内液体及充分冲洗腹腔；可给予抗肿瘤药物如表柔比星或丝裂霉素灌洗腹腔，以防肿瘤细胞在腹腔内种植，随后需寻找膀胱穿孔，予以缝合修补，并仔细检查有无肠道损伤，如有损伤需及时做相应处理；如穿孔发生在开始或肿瘤尚未切净时，应同时将肿瘤予以切除。腹膜外穿孔主要由电切或电凝时诱发闭孔神经反射，引起大腿内收肌强烈收缩所致，此外，操作不熟练、视野不清或盲目切割也是造成穿孔的原因。腹膜外穿孔一般无需特殊处理，只需留置粗口径导尿管，并保持尿管引流通畅即可。为防止膀胱穿孔，术中需注意以下几点：防止膀胱过度充盈；保持手术视野清晰，切除肿瘤时应遵循常规，有条不紊地进行操作并仔细止血；切除侧壁肿瘤时，可在术前行闭孔神经阻滞麻醉及电切时采用点踩缓慢切除的方式来避免或减少闭孔神经反射。

3. 闭孔神经反射　在进行两侧壁肿瘤电切时，电切或电凝电流刺激膀胱侧壁浆膜面走行的闭孔神经，使其发生反射，引起所支配的大腿内收肌群剧烈痉挛性收缩，导致同侧大腿突然内收、内旋，从而造成膀胱穿孔、出血甚至膀胱周围组织及脏器的损伤。这种闭孔神经反射可由麻醉科医师术前给予局部闭孔神经阻滞麻醉以阻断闭孔神经反射发生。

4. 输尿管口损伤　如果肿瘤位于输尿管开口附近，不可避免地会切到输尿管开口，但应避免电凝烧灼，否则将来会发生开口处狭窄，如切得太深，亦能发生穿孔。手术时如损伤输尿管开口，最好留置输尿管导管或双J引流管，可避免输尿管开口狭窄，引起梗阻及上尿路积水。

#### （五）电切手术质量评估体系及对预后的影响

经尿道膀胱肿瘤切除术的目的是完全切除肉眼可见的肿瘤并将切除组织进行准确的病理分级和分期，完全的肿瘤切除是获得良好预后的关键，包括分块切除和整块切除，其中分块切除范围应包括肿瘤的外生部分、含有肌层肿瘤下膀胱壁及周围切缘。已经证实，标本中没有肌层显著增加了肿瘤残存、早期复发和分期不足的风险，因此标本中可见肌层被认为标准地切除。结果表明，术者的手术经验可以改善经尿道电切手术的结果。此外，肿瘤切除后建议进行基底部组织活检，便于病理分期和下一步治疗方案的确定；欧洲泌尿外科协会（EUA）非肌层浸润性膀胱癌的诊疗指南同样指出系统的经尿道电切手术应该包括留取肿瘤基底和边缘组织并单独送病理检查，但是目前留取肿瘤基底和切缘标本并未广泛应用于TURBT术中。之前的研究已经报道经尿道电切术中单独留取肿瘤基底和切缘标本可以提高非肌层浸润性膀胱癌病理诊断准确性，并指导了术后治疗方案的选择。

### 二、NMIBC二次电切与评价

#### （一）AUA指南对二次电切的推荐

1. 对于初次电切不完全（并非全部可见肿瘤）的非肌层浸润性膀胱癌患者，如果技术允许的话，应进行二次电切或内镜清除所有残余肿瘤；强烈推荐，证据强度B级。

2. 对于高风险，高级别的$T_a$期患者，在初次电切6周内考虑在原发肿瘤部位进行二次电切，适度建议，证据强度C级。

3. 对于$T_1$期患者，在初次电切后6周内考虑在原发部位包括固有肌层进行二次电切，强烈推荐，证据强度B级。

#### （二）手术适应证与术前准备

非肌层浸润性膀胱癌在初次电切术后，肿瘤复发很多是由于肿瘤残余造成的，特别是中、高分级的$T_1$期膀胱癌。根据文献报道，首次电切术后肿瘤残余率可达到33.8%~36%。此外，由于电切技术和送检肿瘤标本质量问题，首次电切还可以造成一部分肿瘤的病理分期偏差，对非肌层浸润性膀胱癌在首次电切术后短期内进行二次TUR，特别是对那些高风险的$T_1$期膀胱癌，可以降低术后肿瘤复发率和进展率，并且可以获得更准确的肿瘤病理分期。文献报道，二次TUR可以使$T_1$期膀胱癌患者术后的肿瘤复发率由63.24%降到25.68%，肿瘤进展率由11.76%降到4.05%。

根据国内外相关指南的推荐，符合以下情况者建议进行二次TUR：①首次TURBT不充分；②首次电切标本中没有肌层组织，但如果病理提示为$T_aG_1$（低级别）肿瘤和单纯原位癌除外；③$T_1$期肿瘤；④$G_3$（高级别）肿瘤，单纯原位癌除外。关于二次电切的时间和方案暂无一致的观点，大多数推荐术后2~6周行二次电切，术中对原肿瘤部位需要再次切除。

#### （三）手术注意事项与操作要点

1. 患者取膀胱截石位，根据肿瘤位置决定术前是否行闭孔神经阻滞术，麻醉方式采取气管插管下复合全身麻醉或椎管麻醉。消毒会阴及铺单后进入电切镜，由于电切镜为 30° Fr26 膀胱内镜，多数中国男性患者尿道外口相对狭窄，并且由于上一次手术瘢痕的原因，常需术中行尿道扩张，并使用液体石蜡润滑内镜后进入膀胱。

2. 术中采用温热生理盐水循环，保持膀胱充盈，需要关注初次电切时的电切位置，即原瘢痕。对于需要进行二次电切的患者，建议在第一次电切术后详细在手术记录中描述肿瘤的位置、与输尿管口的关系、肿瘤的数量、多点活检的数量及位置等。通过笔者所在中心近 300 例二次电切的数据发现，如果不进行上述指标的记录，在二次电切时很容易出现阴性结果，导致二次电切的准确性下降。

3. 在二次电切的过程中，需要观察原瘢痕处有无肿瘤残留和新发肿瘤。同时，仔细进行膀胱镜检，注意膀胱黏膜有无炎性水肿，有无新发肿瘤，如发现新发肿瘤或黏膜异常，需记录肿瘤数目、大小、形态及位置。然后对残留肿瘤或新发肿瘤或可疑黏膜进行 TUR，然后将标本分装在不同的标本袋中标记送病理检测。

笔者将二次电切的时间定为术后 4 周，观点如下：①术后过早进行二次电切，手术创缘尚未恢复，创缘坏死非常严重，导致切除组织多为坏死组织；②原肿瘤创缘周围常有水肿，同样影响到精准切除；③第一次如果进行较深的电切，而过早地进行二次电切会导致膀胱穿孔的概率增加。行二次电切前后需注意：①在等待二次电切的过程中需要进行规律的膀胱灌注；②二次电切手术与常规经尿道电切程序相同，同样需要术后留置三腔导尿管，保持生理盐水持续冲洗膀胱，待冲洗颜色较清时停止膀胱冲洗。

尿管留置 1~5 天不等，待尿液颜色恢复如常后拔除尿管。经尿道膀胱肿瘤电切术后由于创缘的恢复导致炎性细胞的聚集，同时还有逆行感染的风险，留置尿管带来的术后脓尿及菌尿的风险。在二次电切之前需要进行常规尿培养，并根据培养的结果进行抗生素预防性或者治疗性干预。如果患者仅存在脓尿而无菌尿的证据，同时存在明显的下尿路刺激症状，则需要术后对症应用 α 受体激动剂或者 M 受体拮抗剂进行治疗。

### （四）术后并发症预处理

1. 出血　出血是经尿道膀胱肿瘤电切术术中及术后最常见的并发症，膀胱浅表单发肿瘤因浸润深度浅，且血供不丰富，术中较少出血。但是对于较大的广基肿瘤，由于血供较丰富，切除时会有静脉性出血甚至出现小动脉喷血的情况。术中出血常常造成手术视野模糊，此时应马上电凝止血。由于二次电切时原肿瘤创缘经常处于坏死物质覆盖并水肿阶段，进行肿瘤创缘基底及边缘的切除会由于组织疏松并富含毛细血管组织而更容易出血。术后常因小动脉痉挛或者电凝结痂脱落而造成出血，此时只需要进行持续膀胱冲洗及多饮水即可。

2. 膀胱穿孔　膀胱穿孔是经尿道膀胱肿瘤电切术过程中最危险的并发症，据统计，危急穿孔率约为 0.1%。当膀胱内生理盐水过多，膀胱过度充盈，膀胱壁变薄，此时如果电切过深，很大可能导致膀胱穿孔。手术过程中，电切膀胱侧壁刺激闭孔神经而导致肌肉收缩，也大大提高了穿孔的概率。为避免膀胱穿孔，术中应仔细辨别解剖结构，而且当从切除床切取额外标本时，必须通过减少注入膀胱的生理盐水来适当地减少膀胱内压力来避免膀胱穿孔。术中若观察到切除组织中包含脂肪组织，说明已经出现膀胱穿孔，需立刻停止此位置的电切操作。二次电切时瘢痕处膀胱黏膜相对变薄，水肿和坏死物质覆盖物影响术者电切深度判断力，容易电切过深，造成穿孔。

3. 闭孔神经反射　当电流刺激膀胱侧壁处的闭孔神经时，会造成肌肉（股内肌）收缩，闭孔神经受到刺激，大腿内收、内旋，对术者操作造成影响。严重时，由于膀胱侧壁的突然移动，会导致膀胱穿孔。笔者所在中心大多数病例术前未进行闭孔神经阻滞术，所以在术中要格外小心。

4. 输尿管开口损伤　一般都是由于肿瘤位于输尿管口附近，常不可避免出现输尿管开口损伤，但应尽量避免电凝灼烧，否则易引起开口处狭窄，若切得太深，也有可能引起膀胱穿孔，可以在电切前放置输尿管导管避免损伤输尿管开口，可以有效防止输尿管口狭窄以及可能造成的肾积水。

### （五）二次电切的疗效评价

1. 发现膀胱残留病灶　由于肿瘤位置、局部黏膜水肿以及操作技术等原因，TURBT 术后往往会存在肿瘤残留。TURBT 的术后残留与肿瘤的分期直接相关，$T_a$ 期肿瘤残留率为 12.7%~72%，而 $T_1$ 期则高达 36.2%~78%。有学者认为，TURBT 术后残留与肿瘤的数目、大小亦密切相关。单发肿瘤残留率为 22%，而多发肿瘤的残留率达 45%；直径小于 3cm 的肿瘤残留率为 19%，大于 3cm 的膀胱肿瘤残留率则为 42%。欧洲一项研究发现，膀胱肿瘤的术后残留与手术医师的学习曲线相关，青年医师 TURBT 术后肿瘤残留为37%,而高年资医师则为26%。相关报道显示,TURBT术后肿瘤残留率波动在27%~78%,二次电切可以针对首次TURBT术后膀胱肿瘤的残留病灶以及可疑部位进行有效处理。

由于术后病理中肌层缺失等原因,TURBT术后常存在分期被低估的情况。SCHWAIBOLD等分析了136例$T_1$期患者行二次电切的资料,发现21%的患者分期进展为$T_2$及以上,从而行根治性全膀胱术,改变了患者的治疗路径及预后。另一项研究则发现,2%~2 8% TURBT术后诊断为$T_1$期肿瘤的患者在二次电切后被证实为肌层浸润性膀胱癌。因此行二次电切可以纠正9%~49%患者的病理分期。HERR等研究了150例二次电切的膀胱肿瘤患者,发现在96例首次TURBT术后病理提示为浅表性肿瘤$T_{is}$、$T_a$、$T_1$的患者中,29%的患者经再次电切证实有肌层浸润。作者认为缺失肌层组织导致49%的患者肿瘤分期被低估,因此建议首次电切组织中未发现肌层应为再次电切的指征,特别是当肿瘤级别较高时。由此可见,二次电切可以有效地对膀胱肿瘤患者进行准确分期,从而对患者进行精准治疗。

2. 改善患者预后　二次电切可以显著降低肿瘤复发率,延缓进展,提高患者的生存率,从而改善患者的预后。GRIMM等研究发现高危膀胱肿瘤患者二次电切后的5年复发率为37%,而单次TURBT术后5年复发率为60%,因此二次电切可以显著减少肿瘤残留和降低肿瘤复发率。另一项研究报道二次电切的5年进展率为6.5%,而单次TURBT术的进展率为23%。单次TURBT术后第1年、第2年、第5年的生存率分别为57%、37%、32%;而二次电切术后第1年、第2年、第5年的生存率分别为82%、65%、59%,显著高于单次TURBT术。HASHINE等对二次电切患者进行了长达10年的随访,发现二次电切患者无复发生存率为72%,无疾病生存率为69.7%,而对照组无复发生存率仅为57.4%。

尽管国内外的指南已经明确地提出了二次电切的适应证,但国内二次电切仍未受到广泛的认可。国内梁朝朝等依托中国膀胱癌联盟进行了全国多中心临床对照研究证实,在中国膀胱癌术后进行二次电切临床疗效并不确切,并且由于二次电切需要再次入院手术,增加了患者的痛苦,增加了患者的经济负担,造成患者难以接受二次电切。这表明,二次电切的确切临床疗效尚有待临床大数据评价结果的验证。

## 三、NMIBC根治性膀胱切除与评价

### (一) AUA指南推荐意见

对于非肌层浸润性膀胱癌进行膀胱根治性切除有以下的指导性原则:①对于中高危$T_a$患者,直到保留膀胱治疗失败才可以行膀胱根治;②对于二次电切后为高危$T_1$的患者或者伴有原位癌、LV1、或各种组织学类型的$T_1$患者,可给予根治性膀胱切除;适度建议,证据强度C级;③在2个周期的卡介苗诱导或维持治疗后1年内复发的高危患者,可给予根治性膀胱切除;中等建议,证据强度C级。

### (二) 选择与评价

浅表性膀胱癌的处理方法有多种选择。在一组273名英国泌尿外科医师的调查中,63%的医师首选BCG治疗膀胱原位癌($T_{is}$),24%的医师选用丝裂霉素灌注,仅5%的医师选择膀胱全切。对高分级的$T_1$膀胱癌,45%的医师主张膀胱全切,38%的人选择TURBT术,有17%的医师采用膀胱腔内灌注BCG或化疗药物治疗。目前,越来越多的数据表明:早期膀胱全切治疗BCG治疗失败的浅表性膀胱癌,可较晚期膀胱全切获得更好的预后生存率。多数的泌尿外科专科医师同意这一观点并愿意实施根治性膀胱切除术。

1999年,AUA为了规范浅表性膀胱癌的治疗,由膀胱癌临床指导小组对1996—1998年MEDLINE数据库中所有关于浅表膀胱癌的文献进行了分析,并就不同方案治疗的结果予以统计学研究。结果显示,浅表性膀胱肿瘤电切术后腔内灌注噻替派、BCG、丝裂霉素C或多柔比星对降低肿瘤复发率明显优于单纯电切,但没有证据表明腔内灌注治疗能够影响肿瘤远期进展。故指导小组确定$T_{is}$、$T_1$和高分级的$T_a$期膀胱癌术后应行腔内灌注BCG或丝裂霉素C治疗,并认为BCG及丝裂霉素C降低肿瘤复发率明显优于噻替哌和多柔比星。但对于低分级$T_a$期肿瘤术后是否需腔内灌注化学或免疫药物,缺乏随机对照研究,指导小组仅认为腔内灌注化学或免疫药物可作为一种选择,很多低分级$T_a$肿瘤也可不必行灌注辅助治疗。对$T_{is}$、高分级$T_1$期膀胱肿瘤或复发肿瘤,是否施行根治性全膀胱切除,指导小组无统一意见,仅就数据库文献表明,此类肿瘤存在进展为肌层浸润性肿瘤的可能而建议对直径较大、高级别、电切不易切净、复发性、血管淋巴管浸润、前列腺上皮侵犯或有症状的$T_{is}$、$T_1$肿瘤应选择根治性全膀胱切除。但指导小组并未明确腔内灌注治疗是否可

以改变此类肿瘤进展为浸润性肿瘤的危险，因此对浅表性膀胱癌根治性膀胱切除的绝对指征未作出明确的界定。2003 年 Joudi 等的一组调查报道显示，$T_{is}$ 或 $T_{is}$ 合并 $T_1$ 肿瘤的治疗多倾向于膀胱根治性切除，但对腔内免疫治疗失败两次的 $T_a$、$T_1$ 膀胱癌，仍然有 81% 的泌尿专科医师不愿选择根治性膀胱切除。最近研究已明确，仅用 TUR 治疗的 $T_1G_3$ 膀胱癌，在平均 36 个月的随访中，23.5% 的患者发生原发肿瘤的进展，总生存率是 73.6%，肿瘤相关存活率是 88.2%，而早期实施根治性膀胱切除术，5 年存活率可高达 90%。过多采用偏保守的治疗无疑会增加肿瘤进展、淋巴管浸润、转移和死亡的危险性。目前尚无有效的方法可预测浅表性膀胱癌开始进展的时段，一组膀胱全切除术后发现有 35% 的患者已呈更高分期。系统地回顾或前瞻性研究浅表性膀胱癌不同治疗方法的预后结果，可以使泌尿专科医师在循证医学上获得浅表性膀胱癌规范化治疗的正确依据。

浅表性膀胱癌术前的分期往往被术后的病理资料证实偏低。Bianco 等回顾性分析了 1990—2000 年一组 318 例根治性膀胱切除的资料，其中 66 例术前诊断为 $T_1$ 期肿瘤，部分合并有膀胱原位癌。对这 66 例患者采用多因素分析，年龄、种族、性别、血管淋巴管浸润及术后肿瘤是否有分期增高等临床参数与术后复发和生存预后的关系。结果显示，44 例(66%)患者术前后肿瘤分期一致，但是 27% 的患者术后证实肿瘤超过 $T_1$ 期；合并有 $T_{is}$ 的临床 $T_1$ 期肿瘤术后发现 12% 的患者有淋巴结转移，且随访中位期 4 年，特异性病死率达 22%。鉴于这种术前术后病理资料不一致的情况，作者建议临床 $T_1$ 期的膀胱癌患者应尽早而不是后期行膀胱根治性切除。对 Bianoc 的观点，众多学者持不同意见。Malavaud 等认为，不加选择地对 $T_1$ 膀胱癌行全膀胱根治术，显然有过度治疗之嫌；主张对年轻的“深”$T_1$ 期膀胱癌患者(>Ta 或深度 >1.5mm)，存在下列任意一项情况：多灶性、并有原位癌、前列腺累及或肿瘤所在部位难以切净，立即选择膀胱根治性切除。

Hassan 回顾性地研究了一组 $T_{is}$ 行膀胱根治性切除的 576 例膀胱癌患者资料，作者对 50 例术后病理显示仅为 $T_{is}$ 患者术前的病理分期、各项高危影响因子等进行了统计学分析，并分析了预后的影响参数。平均随访 37.2 个月(3.6~93.5 个月)，其中 44 例(88%)未见肿瘤复发和转移，预后良好。50 例患者中，单发原位癌 21 例，多发 29 例，两组术后肿瘤复发率没有明显差异性(9.5%vs.13.7%，$P$=0.8)。9 例合并近端尿道原位癌患者，术后 3 例发生远处转移。8 例侵犯输尿管口的原位癌患者，仅 1 例术后复发。作者认为，$T_{is}$ 膀胱全切术后的疗效不一致，侵犯近端尿道的患者复发风险较高，但临床和病理分期一致的单纯 $T_{is}$ 患者，无论单发和多发，行膀胱根治性切除后均具有良好的生存率。

关于 $T_1G_3$ 膀胱癌患者膀胱根治性切除的手术指征，Masood 回顾性分析了一组 30 例 $T_1G_3$ 膀胱癌膀胱根治性切除 10 年以上患者的资料，其中 21 例(70%)术前未行膀胱腔内灌注化学或免疫药物。所有患者肿瘤数目、是否合并膀胱原位癌、术后病理分期等给予记录，对疾病特异生存率进行了 Kaplan-Meier 生存曲线评估。单个肿瘤未并发原位癌 17 例(A 组)，多发肿瘤或单发肿瘤合并原位癌 13 例(B 组)。A 组术后病理分期仅 1 例高于术前，而 B 组有 7 例。5 年肿瘤特异生存率 A 组 92%，B 组 82%。作者认为，多灶性肿瘤或单发肿瘤合并原位癌的临床诊断为 $T_1G_3$ 膀胱癌术后病理表明，55% 已经发生肌层浸润，应早期施行根治性全膀胱切除；相反，单发且未合并 $T_{is}$ 的 $T_1G_3$ 膀胱癌，则建议行保留膀胱的肿瘤切除术，术后给予腔内灌注化学或免疫药物，并定期检查，其预后效果显著。

## 四、NMIBC 术后灌注化疗

虽然 TURBT 是治疗 NMIBC 的金标准，但仍有 50%~70% 的患者发生术后腔内复发，约 16%~25% 复发者肿瘤分级增加，约 10% 可进展为肌层浸润癌。术后辅助性膀胱灌注治疗可有效降低膀胱肿瘤 TURBT 术后腔内复发的风险，目前已普遍应用于 NMIBC 患者的术后治疗。膀胱灌注化疗药物的副反应较轻且疗效尚可，常常在 BCG 灌注治疗前应用于低中危 NMIBC 患者的术后治疗。

### （一）膀胱灌注化疗药物与方案选择

1. 膀胱灌注化疗指南推荐方案　目前国内外泌尿外科诊疗指南普遍推荐对于低危(原发、单发、$T_aG_1$、直径 <3cm，且没有 CIS)NMIBC 患者可给予 TURBT 术后单次即刻灌注治疗，中危 NMIBC 患者推荐维持灌注治疗或选择 BCG 灌注免疫治疗，而高危($T_1$ 期肿瘤，或肿瘤分级 $G_3$ 的肿瘤，或 CIS，或同时满足：多发、复发和直径 >3cm 的 $T_aG_{1\text{-}2}$ 肿瘤)NMIBC 建议术后 BCG 灌注免疫治疗，也可选择术后维持膀胱灌注化疗。目前，没有证据表明任何一种术后维持灌注化疗方案明显优于其他，但均不推荐 1 年以上的膀胱灌注化疗。根据复发风险及预后的

表 41-5 EAU 指南推荐非肌层浸润性膀胱肿瘤术后膀胱辅助性灌注治疗方案

| 分类 | | 膀胱辅助性灌注治疗方案 |
|---|---|---|
| 低危 NMIBC | 原发、单发、$T_aG_1$(低级别尿路上皮癌)、直径 <3cm，没有 CIS(注：必须同时具备以上条件才是低危非肌层浸润性膀胱癌) | 术后即刻(24 小时内)灌注化疗后，复发和进展概率很低，不推荐维持膀胱灌注化疗，但术后仍需随访检测 |
| 中危 NMIBC | 所有不包含在低危和高危分类中的 NMIBC | 建议 TURBT 术后维持膀胱灌注化疗，也可选择 BCG 灌注免疫治疗 |
| 高危 NMIBC | 以下任何一项：①$T_1$ 期肿瘤；②$G_3$(或高级别尿路上皮癌)；③CIS；④同时满足：多发、复发和直径 >3cm 的 $T_aGIG_2$(或低级别尿路上皮癌) | 建议 TURBT 术后 BCG 灌注免疫治疗，也可选择术后维持膀胱灌注化疗或者膀胱根治性切除术 |

注：①在 TURBT 术中膀胱穿孔或术后严重肉眼血尿时，不建议即刻膀胱灌注化疗；②中危和高危 NMIBC 在 TURBT 术后，早期灌注(诱导灌注)，术后每周 1 次，共 4~8 周；随后维持膀胱灌注，1 次 / 月，共 6~12 个月。

不同，EAU 指南推荐非肌层浸润性膀胱肿瘤术后膀胱辅助性灌注治疗方案(表 41-5)。

**(二) 膀胱灌注化疗的药物与作用**

1. 丝裂霉素 C　丝裂霉素 C(mitomycin C，MMC)是一种抑制 DNA 合成的 334kD 烷基化剂。此药通常是每周灌注 1 次共灌注 6~8 周，其剂量范围为 20~60mg。一项前瞻性随机对照研究对 MMC 和 BCG 的疗效进行了比较。在 20 年的随访中，BCG 在降低肿瘤复发率方面要优于 MMC，但两组的总体病死率没有显著差异。另一个观察发现，使用 MMC 后肿瘤复发率下降了 38%。MMC 不如卡介苗有效，但由于副作用很小，使应用 MMC 成为有力的选择。此外，有研究发现局部微波治疗及电动力膀胱内给药可促进药物进入膀胱组织内，进一步降低膀胱肿瘤的复发率。

2. 多柔比星　多柔比星(doxorubicin)是蒽环类抗生素类化疗药物，分子质量为 580，极少被吸收，它通过结合 DNA 的碱基对而起作用，引起 DNA 变形，进而改变 DNA 构形，阻碍其复制及转录，阻止 DNA 和 RNA 的合成及 DNA 的修复。有研究发现，与单纯 TURBT 相比膀胱内灌注多柔比星可降低约 30% 膀胱癌的复发率，但在预防肿瘤进展上并无优点。膀胱内灌注多柔比星所产生的副作用主要包括化学性膀胱炎及心脏毒性等。

3. 表柔比星　表柔比星(epirubicin，EPI)即表柔比星，属于第三代蒽环类半合成化合物，其通过插入到 DNA 相邻的碱基对之间，以嵌入的形式与 DNA 双螺旋形成可逆的结合，从而使 DNA 与拓扑异构酶形成复合物僵化，抑制 RNA 的合成，使 DNA 断裂而达到治疗肿瘤的目的。一项前瞻性随机对照研究发现，TURBT 术后膀胱内灌注表柔比星可以延长 11~24 个月的无复发生存时间。与多柔比星相比，其副反应较轻，主要为尿频，尿痛和肉眼血尿等。

4. 吡柔比星　吡柔比星(pirarubicin，THP)是一种新型蒽环类细胞周期非特异性抗肿瘤药，其在多柔比星的氨基糖 47 位上接上一个四氢吡喃基，这一结构的改变使其抗肿瘤活性明显提高。本药可直接嵌入 DNA 双链间，抑制 DNA 聚合酶，阻止核酸合成，在 $G_2$ 期使细胞不能进行分裂，从而导致肿瘤细胞死亡。THP 具有以下药理和临床优点：①半衰期短，肿瘤细胞摄取迅速，能很快进入肿瘤胞核，抑制 DNA 的合成及肿瘤细胞分裂。②选择性地作用于肿瘤细胞，药物进入肿瘤靶细胞的浓度增高，对心脏等正常器官的细胞毒性作用减少。

5. 羟喜树碱　羟喜树碱(hydroxycamptothecin，HCTP)是我国天然特有的珙桐科旱莲属植物喜树中提取分离的左旋微量生物碱，抑杀处于增殖期的肿瘤细胞，属于细胞周期特异性药物，主要作用于 DNA 合成期(S 期)，并对 G2 期及 M 期边界有延缓作用。通过抑制 DNA 拓扑异构酶Ⅰ而阻碍 DNA 合成，使 DNA 链断裂，阻断 DNA 合成，干扰细胞分裂周期以及使染色体 DNA 断裂、降解等反应，在机体多种调控蛋白协同作用下，最终导致肿瘤细胞死亡。目前，国内多项研究已证实羟喜树碱作为膀胱灌注化疗药物预防膀胱癌复发的有效性，且其引发膀胱刺激征或化学性膀胱炎等方面副反应明显低于其他药物。

**(三) 膀胱灌注化疗的方案与疗程**

目前尚无具体的膀胱灌注化疗方案与疗程，根据泌尿外科诊疗指南建议，临床常用化疗药物的常用剂量分别为：丝裂霉素(20~60mg/ 次)、多柔比星(30~50mg/ 次)、表柔比星(50~80mg/ 次)、吡柔比星(30~50mg/ 次)、羟喜树碱(10~20mg/ 次)。膀胱灌注化疗的效果与尿液 pH、化疗药物的浓度相关，其中化疗药物浓度比药物剂量更为重要。灌注方案应包括：早期灌注（诱导灌注），术后 4~8 周，每周 1 次膀胱灌注；之后维持灌注，每月 1 次，维持 6~12 个月。

### （四）膀胱灌注化疗疗效与评价

一项 RCT 研究，录入 303 例患者，分为 3 组，分别为组 1（20mg/40mL 表柔比星，即刻 + 维持）、组 2（50mg/100mL 表柔比星，即刻 + 维持）和组 3（单纯经尿道电切手术）。平均随访 44 个月，无进展生存（RFS）分别为 24、38 和 13 个月（$P$=0.04），因此，足剂量的膀胱灌注化疗可以延长膀胱癌患者的无进展生存。另一项 RCT 研究比较术前即刻丝裂霉素电化学灌注治疗与术后即刻膀胱丝裂霉素灌注治疗和单纯 TUR 的疗效，发现术前即刻丝裂霉素灌注电化学治疗安全、有效；与术后即刻灌注化疗相比，此方法更能降低复发率，提高患者的无瘤时间。

尽管对照性研究不多，但研究表明噻替派、丝裂霉素和多柔比星的疗效相同。两项独立的研究显示，在预防复发方面，BCG 优于噻替派和多柔比星。因此，BCG 也应该作为膀胱灌注治疗方案之一。

一项纳入 120 例复发的 NMIBC，其中大多数 BCG 治疗失败的患者继续采用吉西他滨与丝裂霉素膀胱灌注化疗，共随访 36 个月。无复发生存（RFS）分别为 72%（GEM）和 61%（MMC）；进展分别为 6 例（GEM）和 10 例（MMC）；副反应分别为 38.8%（GEM）和 72.2（MMC）（$P$=0.02）。因此认为，BCG 治疗失败后可以考虑采用吉西他滨膀胱灌注治疗。另一项研究录入 80 例高危的 NMIBC，均为先行一疗程 BCG 治疗失败的患者。分为 A 组：Gem 2 000mg/50mL，2 × / 周 ×6周，3、6、12加强3周；B组：81mg BCG，1 × 6周，3、6、12 加强 3 周。随访 24 个月。复发率分别为 52.5%（GEM）和 87.5%（BCG）；无进展生存分别为 19%（GEM）和 3%（BCG），进展分别为 33%（GEM）和 37.5%（BCG）。此研究也支持 BCG 治疗失败后可采用吉西他滨治疗。

一项 Meta 分析录入了 19 项 RCT 研究，共 3 088 名 NMIBC 患者，其中有 659 例出现进展（21%），且一般在 48 个月内进展为 MIBC 或出现疾病相关死亡。428 例 /659 例（65%）出现进展的患者死于膀胱癌。因此，部分高危非肌层浸润膀胱癌需要及时行根治手术。非肌层浸润性膀胱癌的膀胱根治术术后疾病特异性生存 90%，术后生活质量与一般人群相当。故提示 T1G3 膀胱癌合并下列因素要考虑膀胱全切术：

1. 需即刻行膀胱根治性手术　①CIS；②多发；③肾积水；④T1b。

2. 需尽早行根治性手术　①3 个月时肿瘤复发；②前列腺尿道肿瘤复发。

### （五）即刻膀胱灌注治疗与评价

术后早期膀胱灌注化疗及维持膀胱灌注化疗如下：对于中危和高危的非肌层浸润性膀胱癌，术后 24 小时内即刻膀胱灌注治疗后，建议继续膀胱灌注化疗，每周 1 次，共 8 周，随后进行膀胱维持灌注化疗，每月 1 次，共 8 个月。灌注期间出现严重的膀胱刺激症状时，应延迟或停止灌注治疗，以免继发膀胱痉挛。膀胱灌注治疗的副作用与药物剂量和灌注频率有关，其主要包括膀胱刺激症状（尿痛、尿急、血尿）、过敏反应、骨髓抑制以及皮炎等，BCG 有时可导致全身症状，包括发热、寒战、不适、关节疼痛以及皮疹等。膀胱灌注治疗主要用于减少膀胱肿瘤的复发，大约有 40%~70% 经 TURBT 术后残存的肿瘤对治疗显效，至于辅助性膀胱灌注治疗能否阻止肿瘤发展为浸润性或转移性膀胱癌，尚需进一步的研究。

## 五、NMIBC 膀胱灌注免疫治疗

### （一）总体疗效比较与评价

尽管只推荐膀胱灌注化疗用于术后即刻灌注，但是膀胱灌注化疗和卡介苗灌注免疫治疗都用于非肌层浸润性膀胱癌的诱导治疗，最常用的化疗药是丝裂霉素 C 和吉西他滨。卡介苗诱导治疗已经证实可以预防 TURBT 术后膀胱癌复发，BCG 免疫治疗前 6 周每周一次，停 4~6 周后，在下次治疗开始前需要重新全面评估。有 4 项 meta 分析证明：在预防高级别 Ta 和 T1 肿瘤复发方面，TURBT 术后的 BCG 灌注治疗优于单独行 TURBT，或预防性 TURBT 联合化疗。另一项包括 9 项、2 820 例非肌层浸润性膀胱患者的 meta 分析结果表明，在预防复发方面，丝裂霉素 C 优于 BCG。使用 SEER 数据库进行统计学分析发现，接受 BCG 治疗可降低患者 23% 的病死率。另一项研究数据报道，BCG 在降低中、高危非肌层浸润性膀胱癌复发方面优于丝裂霉素 C。

BCG 也与吉西他滨和表柔比星进行了比较。一个前瞻性随机Ⅱ期临床试验对接受 BCG（$n$=59）和吉西他滨（$n$=61）治疗的患者的生活质量进行了比较，发现没有显著差异。BCG 组的局部和全身副作用更加频繁，但是这些副作用是轻度至中度，两组治疗均耐受良好。在一项对 957 名中、高危 Ta 或 T1 患者的长期研究中，与表柔比星相比，BCG 的益处表现在减少复发,延长远处转移时间,更大的总体生存时间和疾病特异性生存率。一组长期数据通过比较 BCG 与表柔比星联合干扰素治疗 T1 期患者的效应,发现接受 BCG 治疗的患者复发率明显降低;但是,没有观察到疾病进展或不良事件的差异,两项研究中的患者均接受了 2~3 年的维持治疗。

### (二) BCG 灌注方案与评价

1. BCG 维持治疗 膀胱灌注维持治疗可以认为是膀胱灌注诱导治疗的后续治疗,膀胱灌注化疗维持治疗的作用是矛盾的,膀胱灌注化疗一般每月一次。在那些中、高危非肌层浸润性膀胱癌患者中,膀胱灌注免疫治疗的作用是确定的。最有力的数据表明 3 周一次的卡介苗灌注治疗可以降低疾病进展和转移,和表柔比星和异烟肼相比,卡介苗三周疗法可以改善患者预后。

关于 BCG 有效性的一些争议反映在灌注时间间隔和效应的冲突,每季度一次、每月一次以及每 3 周一次和每 6 周一次的灌注时间安排都可评估。迄今为止,SWOG 试验中使用的 3 周 BCG 方案表现出较少疾病进展和转移等特点。与表柔比星或异烟肼相比,BCG 的 3 周间隔疗法更能改善患者预后。在一项随机对照试验和 meta 分析中,BCG 1 年维持治疗的证据是有限的,一项对 1 355 名中危患者的研究(中位随访时间为 7.1 年)表明 BCG 3 年维持治疗并没有比 1 年维持治疗更有益处,相反,3 年 BCG 维持治疗比 1 年维持治疗更能降低复发率,但是在高危患者的进展和生存方面并无差别。这些数据表明:1 年维持治疗可能适合中危患者,3 年维持治疗是高风险疾病的首选。需要注意的是,治疗时间可能会受到毒性的限制。对于在随访膀胱镜检查中未显示残留疾病的患者。对于膀胱镜随访过程中没有肿瘤残余的患者,建议进行 1 或 2 个疗程的诱导治疗后,BCG 维持治疗更为可取。这些建议是根据膀胱灌注诱导治疗后的维持治疗所提出的。

2. 卡介苗灌注后复发与挽救方案 ①对于那些膀胱内灌注治疗后细胞学持续阳性或复发的中、高危患者,在膀胱灌注治疗前,可给予前列腺尿道活检和上尿路评估;对于有条件的进行推荐,证据水平 C 级;②对于卡介苗灌注 1 个疗程后反复复发的伴有原位癌和 Ta 中高危患者,可给予第二疗程的 BCG 灌注治疗;适度建议,证据强度 C 级;在卡介苗灌注 1 个疗程后适合手术的高级别 T1 患者,应该给予根治性膀胱切除;适度建议,证据强度 C 级;③对于不能耐受卡介苗的患者或者电切后复发的高级别非肌层浸润性膀胱癌患者或者接受 2 个周期卡介苗诱导维持治疗的原位癌患者,不能给予额外的卡介苗治疗;适度建议,证据实力 C 级;④在 2 个周期的卡介苗灌注治疗后,对于不愿意或不适合做膀胱根治手术的反复复发的中高危非肌层浸润性膀胱癌患者,可以推荐临床试验入组,在临床试验还不可用时,这些患者专家建议可给予膀胱灌注化疗。

3. 卡介苗毒性 卡介苗存在治疗效果不稳定、严重局部和全身副反应的潜在风险,BCG 可导致系统性非特异性免疫刺激,导致促炎细胞因子的分泌,患者可能会有 48~72 小时的流感样症状。BCG 灌注可能导致尿路感染,可能会产生剧烈的感染局部不适。治疗的副作用是患者拒绝接受 BCG 治疗的主要原因。据报道,60% 的患者会出现局部排尿困难,几乎所有的副反应都可以治疗。为评估减少 BCG 的剂量(三分之一)是否可以降低副反应,一项Ⅲ期研究(包括有 1 316 名中高危 Ta 患者)将 T1 乳头状尿路上皮癌被随机分成两组,一组给予全量卡介苗,一组给予减量的卡介苗,维持灌注 1~3 年。在所有的 4 组患者中,患者的副作用百分比大于或等于 1 ($P$=0.41)。虽然有报道三分之一卡介苗剂量可以减少副作用,但专家组仍建议使用全剂量 BCG 方案,除非有更多大数据可用于评估低剂量 BCG 方案疗效的可靠性。

# 第六节 NMIBC 随访计划及预后分析

## 一、随访计划

NMIBC 患者术后存在复发和进展的风险,因此需要进行规律的监测。膀胱镜目前仍是术后随诊检查的金标准。而且,膀胱镜检查以及影像学检查的频率和持续时间应反映患者的风险程度,EAU 指南推荐使用风险表(EORTC)(表 41-6,表 41-7),预测个体患者复发和进展的风险,根据风险程度调整膀胱镜检查的频率和持续时间。

经尿道膀胱肿瘤切除术后 3 个月的第 1 次膀胱镜检查是复发和进展的重要预测指标。强烈推荐所有 NMIBC 患者行常规膀胱镜检查,低危患者应在 3 个月时行膀胱镜检查。如为阴性,则建议在 9 个月后再次行膀胱镜检查,然后每年 1 次直到第 5 年。

表 41-6 NMIBC 复发和进展评分(%)

| 复发评分 | 1 年复发率 | | 5 年复发率 | |
|---|---|---|---|---|
| | % | (95% CI) | % | (95% CI) |
| 0 | 15 | (10~19) | 31 | (24~37) |
| 1~4 | 24 | (21~26) | 46 | (42~49) |
| 5~9 | 38 | (35~41) | 62 | (58~65) |
| 10~17 | 61 | (55~67) | 78 | (73~84) |

表 41-7 按总分计算的复发概率和疾病进展情况

| 进展评分 | 1 年进展概率 | | 5 年进展概率 | |
|---|---|---|---|---|
| | % | (95% CI) | % | (95% CI) |
| 0 | 0.2 | (0~0.7) | 0.8 | (0~1.7) |
| 2~6 | 1 | (0.4~1.6) | 6 | (5~8) |
| 7~13 | 5 | (4~7) | 17 | (14~20) |
| 14~23 | 17 | (10~24) | 45 | (35~55) |

高危患者前 2 年都应每 3 个月接受膀胱镜检查和尿细胞学检查;此后每 6 个月检查 1 次,直至 5 年,然后每年 1 次直至终身。中危肿瘤患者的随访方案介于前两者之间,根据具体病情行个体化随访。对于肿瘤切除不完全、标本内无肌层、高级别肿瘤和 T1 期肿瘤,可考虑术后 2~6 周行二次电切,降低术后复发率。

当膀胱镜检查显示可疑结果或尿细胞学阳性时应取活检;对于细小可疑病变可于局麻下或者麻醉下切除及活检。当细胞学阳性但膀胱镜检无明显异常时,应行随机切检或者可行光动力学(photodynamic diagnosis,PDD)引导下活组织学检查。EAU 强调 CIS 患者在术后 3 个月或者 6 个月时可行随机切检或者行 PDD 引导下取活检,以确认在伴有 CIS 的患者中进行膀胱内治疗的有效性;低危患者 5 次膀胱镜检均为阴性后复发的风险非常低,可以考虑停止膀胱镜检查。多发和高危患者的上尿路(UUT)复发风险高,及时发现肿瘤(HG/G3)肌肉浸润或非肌层浸润复发是至关重要的,因为延迟诊断和治疗可能会危及生命,建议每年行 CT、MRI 或者 IVU 检查上尿路情况。EAU 强调在中、高风险肿瘤中十年后复发也并不少见,建议终身随访。

目前还没有任何一项非侵入性检查能代替膀胱镜,但在随访中应用超声、尿细胞学、IVU 等检查对诊断和评估都有很大作用,特别是在患者无法行膀胱镜检或拒绝膀胱镜检时。同时我们必须考虑到膀胱外复发的可能性(前列腺、尿道、上尿路等)。AUA 指南强调临床医师应每隔 6~12 个月 1 次,为期 2~3 年获得胸部 X 线和腹部、骨盆的 CT 或 MRI,然后每年 1 次以明确患者病情。随访中需要考虑患者的依从性,现在交通及通信十分便捷,我们可充分利用现在通信及自媒体的优势发挥主动监测,组织开展医患交流会等加强患者对疾病的认识,养成健康的生活习惯,鼓励患者戒烟,加强运动和健康饮食,以改善生活健康和质量。

## 二、预后分析

NMIBC 的预后与肿瘤分级、分期、肿瘤大小、肿瘤复发时间和频率、肿瘤数目以及是否存在原位癌等因素密切相关,其中肿瘤病理分级、分期和原位癌是影响复发和预后的最重要因素(表 41-8)。

表 41-8 非肌层浸润性膀胱癌肿瘤分期及分级与预后及进展的关系

| 临床分期及病理分级 | 5 年复发率 | 进展肌层浸润概率 |
|---|---|---|
| $T_a$,低级别 | 50% | 低 |
| $T_a$,高级别 | 60% | 中 |
| $T_1$,低级别 | 50% | 中 |
| $T_1$,高级别 | 50%~70% | 中 ~ 高 |
| $T_{is}$ | 50%~90% | 高 |

NMIBC 在远期出现复发和分期进展并非少见,所以长期的随访数据对于精确评估 NMIBC 的生物学结果显得尤为重要,目前单纯依靠病理分级和 TNM 分期并不能准确判断 NMIBC 患者的预后。

许多研究者利用尿路上皮癌中发现的基因变化，通过分子分期来确定非浸润性小肿瘤的恶性潜能。通过 cDNA 表达文库的构建，80% 的 Ta 尿路上皮癌通过基因表达谱正确分期。20% 的 Ta 肿瘤由于遗传原因被错误地归类为 T1 或 T2，大多数患者的预后明显比正确分期的 Ta 肿瘤差。研制 16 基因 CIS 表达芯片，用于区分 CIS 与正常膀胱尿路上皮，灵敏度为 80%，特异性为 68%。FGFR-3 是一种酪氨酸激酶，可促进膀胱细胞的生长，在多达 75% 的非侵袭性低级别肿瘤中改变。膀胱癌中遗传、病理和表型的改变是癌症特异性生存率较差的特点，总的遗传不稳定是侵袭性尿路上皮癌的特征，但是 TP53、Rb 和 PTEN 等的改变提示预后非常差。有研究开发了一种能够准确地分离低风险和高风险的非浸润性和侵袭性膀胱癌的基因表达特征，甚至能够在类似病理分期的肿瘤中进行区分。尽管在认识尿路上皮癌遗传学方面取得了重大进展，但原发性肿瘤的分期和分级仍然是最能预测患者生存的因素。研究证明，micro RNA 在正常组织和肿瘤中的表达存在差异，micro RNA 在人血清中稳定存在，参与多种重要生命过程的调控，同时也证实在肿瘤的发生发展过程中起重要作用。肿瘤特异性循环 micro RNA 已被公认为是潜在的癌症非侵入性生物标志物，它在膀胱癌中扮演着致癌或抑癌的角色，与膀胱癌的侵袭、转移和化疗敏感性密切相关，为膀胱癌的诊断、治疗及监测预后提供依据和新的切入点。针对患者血液中相关指标的关注，如 ABO 型血型(19)、血红蛋白含量也可以作为预测原发性 NMIBC 复发和进展的辅助标志物。但目前都还处于实验阶段，能否独立、精准地判断预后尚需进一步研究证实。

（胡海龙）

## 第七节　BCG 灌注抗肿瘤作用机制与相关问题

### 一、膀胱上皮细胞与 BCG 局部免疫应答

基于膀胱灌注 BCG 是如何预防与治疗膀胱原位癌的确切机制尚未完全阐明，这使得众多临床与基础研究者都试图去探索与解释膀胱灌注 BCG 在膀胱是如何工作的以及抗肿瘤作用的确切机制。尽管 BCG 抗癌活性的主要机制是由膀胱局部免疫细胞介导的非特异性免疫反应，但有关膀胱灌注 BCG 是如何工作的，BCG 与膀胱上皮细胞、肿瘤细胞被清除的相关级联反应以及 BCG 激活局部免疫系统之前膀胱黏膜上皮细胞是否执行一些限速过程，这些最初事件的发生顺序已经被标定为一个限速事件或初始效应阶段，其相关研究也有了许多新的认识。目前，有关膀胱灌注 BCG 作用机制的研究已经关注到一个未知的研究领域，即 BCG 与上皮细胞相互作用在宿主抗肿瘤免疫应答中的作用。

#### （一）膀胱上皮的结构与理化特点

膀胱黏膜是由表层、中间层和基底细胞层组成。在正常情况下，膀胱上皮表层细胞被一层亲水的高硫酸氨基葡聚糖（highly sulphated glycosaminoglycans，GAGs）所覆盖，是将膀胱尿液与血液隔离的天然防御屏障。由于 GAG 层和 BCG 细胞壁皆为高负电性理化特点，即各自表面高静电的斥力，使 BCG 菌体与膀胱表层细胞之间保持着 70~100Å 的距离并在尿液与黏膜上皮细胞之间形成一层非接触性界面，这提示，正常膀胱上皮与 GAGs 层的完整性与高负电斥力降低了大剂量 BCG 与膀胱上皮细胞的黏附率和时限性产生的超敏反应。

#### （二）FN 介导地 BCG 黏附

BCG 与膀胱上皮和 / 或肿瘤细胞的直接黏附是诱导局部免疫应答和抗肿瘤作用的中心环节。也就是说，没有 BCG 与膀胱上皮的直接黏附就不可能产生局部免疫应答和细胞介导的抗肿瘤效应。研究发现，一个至关重要因素是 BCG 菌体有一个对 FN 胶原蛋白链很强吸引力的受体，即 BCG 与膀胱上皮细胞基质的纤合素（FN）能够特异性结合的分子结构。Ratliff 的实验研究证实，BCG 与 FN 结合是诱导局部免疫反应和抗肿瘤作用的初始阶段，任何抑制或增加膀胱上皮以及肿瘤细胞的 FN 位点与 BCG 结合都会影响膀胱上皮或肿瘤的 BCG 黏附率。在实验动物研究中发现，若 BCG 预先与膀胱上皮细胞基质 FN 结合后，已被饱和的 FN 位点则不能与另一个 BCG 菌苗结合。这一生物学特点，在 BCG 诱导局部免疫应答初始效应过程中起着限速作用，以防止过量 BCG 结合引起的急性超敏反应（图 41-18）。

#### （三）影响 BCG 黏附的其他因素

一项临床研究表明，膀胱黏膜层的损伤可显著增加 FN（fibronectin，FN）位点，提高 BCG 黏附的黏附率，如 TURBT 手术的创面、局部高温，膀胱灌注 BCG 次数增多以及疗程的延长均可导致膀胱黏膜

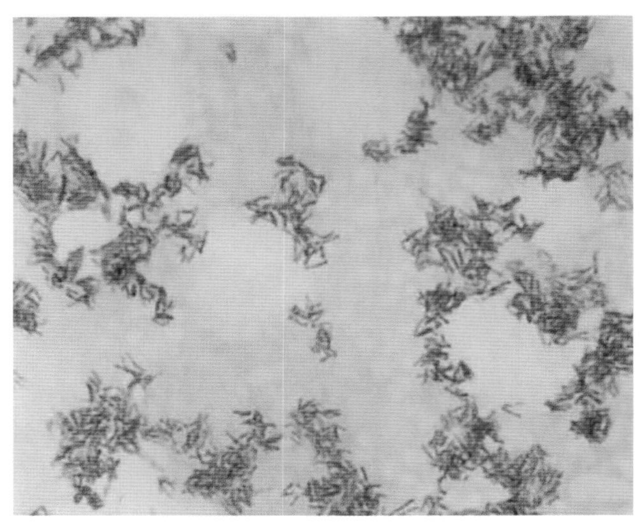

图 41-18　BCG 呈簇状生长和抗酸染色特性

上皮 FN 表露增加及 GAGs 损伤与丢失，从而增加了 BCG 的黏附率。在另一方面，如果术前使用任何纤凝抑制剂（如阿司匹林、双香豆素、肝素等）均可抑制纤维蛋白凝块形成，同时也抑制了 FN 介导地 BCG 与膀胱壁的黏附与结合率。需要指出的是，在膀胱灌注 BCG 治疗期间，若同时使用任何抗结核药物和喹诺酮类抗生素均可影响 BCG 的活性，从而减低了 BCG 的黏附率和抗肿瘤免疫活性。

**（四）膀胱上皮与肿瘤细胞吞噬与内化作用**

在膀胱灌注 BCG 治疗后，膀胱上皮细胞或癌细胞对BCG的内化作用，使其赋予了吞噬细胞的特征。BCG 被膀胱上皮细胞、肿瘤细胞吞噬、内化后，在吞噬体中被传输并与溶酶体融合形成吞噬溶酶体。最近的研究表明，在肿瘤细胞内有活性的 BCG 能促进吞噬溶酶体的形成以及 BCG 分枝杆菌糖蛋白及脂蛋白被运输到肿瘤细胞表面，有利于抗原递呈细胞的识别与抗原介导的局部免疫效应。这提示，黏膜上皮或肿瘤细胞吞噬、内化 BCG 后，将成为免疫细胞杀伤和诱导局部免疫应答的第二效应阶段。膀胱上皮和肿瘤细胞吞噬与内化 BCG 的过程与生物学特点包括：①BCG 与 FN 配体结合使 BCG 与上皮或肿瘤细胞紧密接触，从而保持 BCG 有效黏附在肿瘤细胞表面；②膀胱上皮和肿瘤细胞主动吞饮和内化 BCG 通常在膀胱灌注 BCG 15 分钟后出现，其肿瘤细胞吞噬 BCG 的内化率具有时间和剂量依赖性特点；③在一个球状体 3D 实验模型研究中发现，肿瘤细胞吞噬、内化 BCG 的深度可达四个细胞层，我们以前采用共聚焦生物显微镜也证实了这一结果（图 41-19~图 41-21）；④肿瘤细胞吞噬与内化 BCG 的

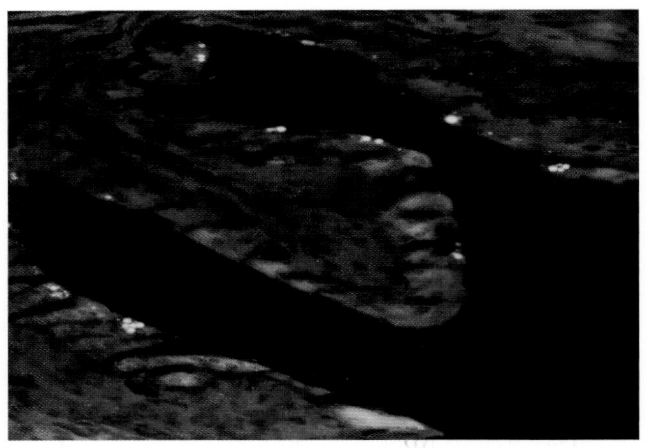

图 41-19　BCG 灌注后，绿色荧光标记的 BCG 在鼠伞状上皮呈点状分布

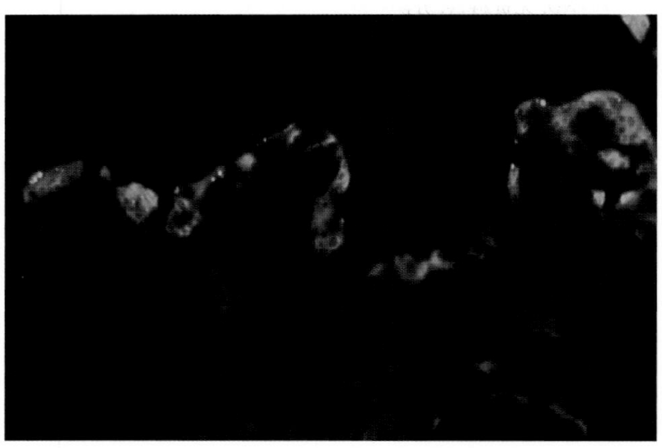

图 41-20　随时间延长，伞状上皮细胞黏附荧光标记的 BCG 呈绿色

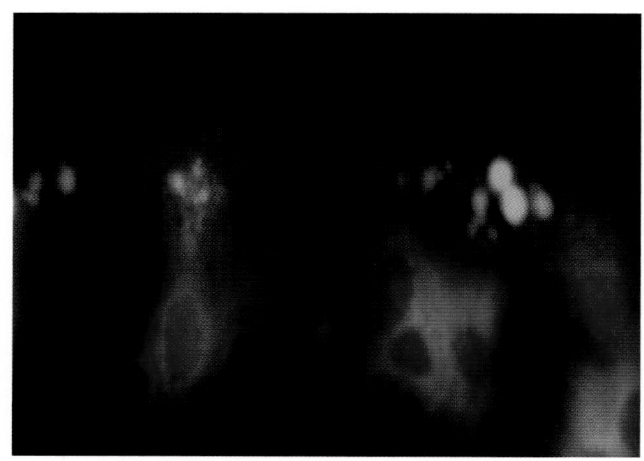

图 41-21　随时间延长，荧光标记的 BCG 被吞噬内化至伞状细胞深层

能力与肿瘤细胞的分化程度有关，即低恶性膀胱癌细胞（$G_1$）其吞噬与内化 BCG 能力明显低于高恶性（$T_1G_3$）膀胱上皮癌。Ratliff 最近研究认为，高恶性膀

胱上皮癌细胞表面存在丰富的高亲和力 BCG 受体，这一结果进一步证实了为什么 BCG 灌注治疗高恶性浅表膀胱癌的临床效果优于低恶性浅表膀胱癌。

**（五）膀胱癌细胞分泌的细胞因子**

1. 英国爱丁堡大学研究组证实，在标准的培养条件下 TCC 细胞系能够分泌多种细胞因子（表 41-9）。

2. 体外研究发现，BCG 能诱导膀胱癌细胞系多种功能性细胞因子的表达。这提示，BCG 与肿瘤细胞之间的相互作用，BCG 与免疫细胞之间的相互作用均可增强细胞因子的表达和 BCG 介导的抗肿瘤作用。

**表 41-9　膀胱癌细胞系分泌的细胞因子**

| 细胞系→ | RT4 | UMU C3 | RT112 | MGH U1 | EJ18 | J82 | SD | 5637 |
|---|---|---|---|---|---|---|---|---|
| IL-1α | + | + | + | ND | + | + | + | + |
| IL-4 | ND | ND | ND | ND | + | + | + | ND |
| IL-6 | ND | ND | ND | ND | + | + | + | + |
| IL-8 | ND | ND | + | ND | + | ND | + | + |

注：ND. 无资料，+. 分泌细胞因子。

## 二、BCG 介导的局部免疫细胞效应

**（一）中性粒细胞在免疫应答中的初始效应**

1. BCG 趋化与募集中性粒细胞　是 BCG 灌注后最先到达 BCG 抗原作用部位的初始效应细胞。研究发现，膀胱灌注 BCG 2~4 小时后，来自周围小血管内的中性粒细胞便快速趋入、聚集在膀胱壁，见图 41-22。在临床研究发现，BCG 灌注后患者尿液出现大量白细胞，其中 75% 以上是中性粒细胞，5%~10% 为巨噬细胞（Mϕ），1%~3% 为 T 细胞和自然杀伤细胞（NK）。这提示，中性粒细胞是启动 BCG 介导局部免疫应答与抗肿瘤细胞免疫效应的初始效应细胞。

2. 白细胞介素 -8（IL-8）与中性粒细胞的趋化　BCG 灌注后不仅能诱导中性粒细胞趋入膀胱上皮、肿瘤细胞组织内，而且通过产生高水平 IL-8 进一步募集中性粒细胞趋入 BCG 抗原作用部位，故 IL-8 又称募集中性粒细胞趋化因子（neutrophil chemotactic factor，NCF）。

3. 中性粒细胞的激活与胞外捕网的释放　BCG 细胞壁的糖脂质脂（LPS）是诱导、趋化、激活中性粒细胞的关键抗原信号。长期以来，BCG 抗肿瘤免疫作用被认识是 T 细胞介导的迟发变态反应，故中性粒细胞在肿瘤免疫调解中的作用一直未引起肿瘤与免疫学家的重视。近年的研究证实，BCG 灌注后膀胱壁中性粒细胞的快速趋入已被认为是局部免疫细胞介导抗肿瘤作用的必要条件，而并非一种过路细胞。作者采用共聚焦生物显微镜研究发现，BCG 在体外诱导中性粒细胞后可产生一种能够参与捕获 BCG 的胞外捕网（neutrophil extracellular traps，NETs），该胞外捕网的主要作用是捕获、黏附 BCG，并有利于肿瘤细胞吞噬与内化作用（图 41-23，图 41-24）。

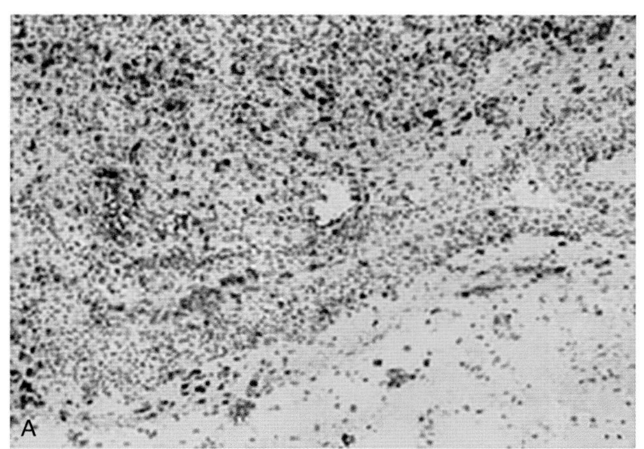


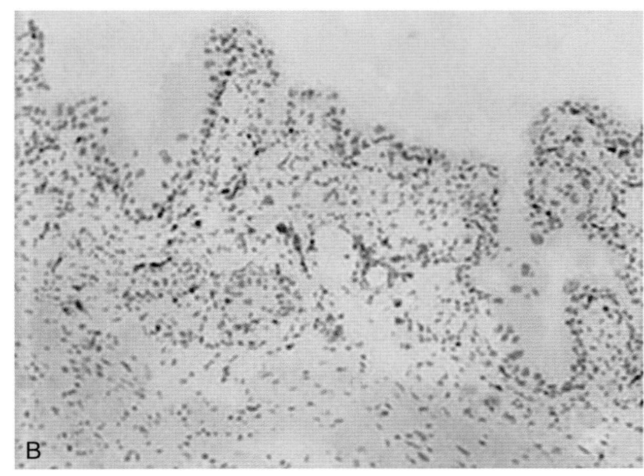


**图 41-22　BCG 灌注膀胱黏膜初始效应细胞**

A. BCG 灌注 4 小时膀胱黏膜层中性粒细胞趋入密度；B. PBS 灌注膀胱黏膜层中性粒细胞趋入呈低密度。

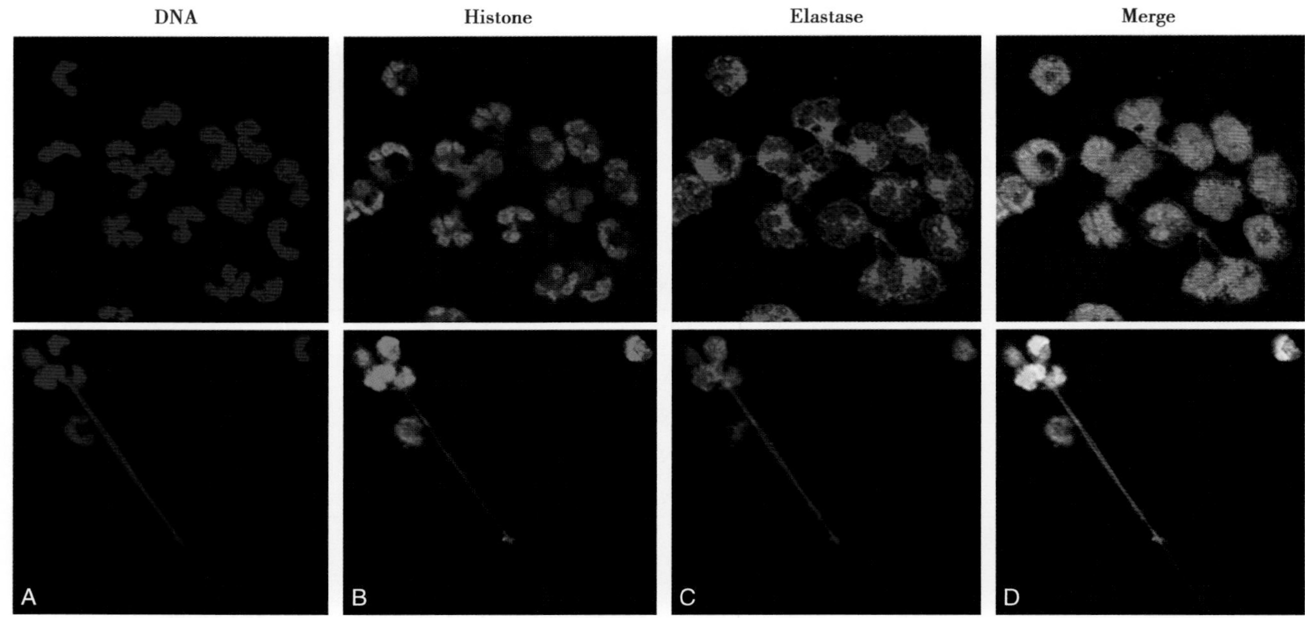


图 41-23　NETs 多重荧光染色

A. 核酸 DAPI 染色为蓝色；B. 组蛋白免疫荧光染色为绿色；C. 弹力蛋白酶免疫荧光染为红色；D. NETs 三种成分合并。

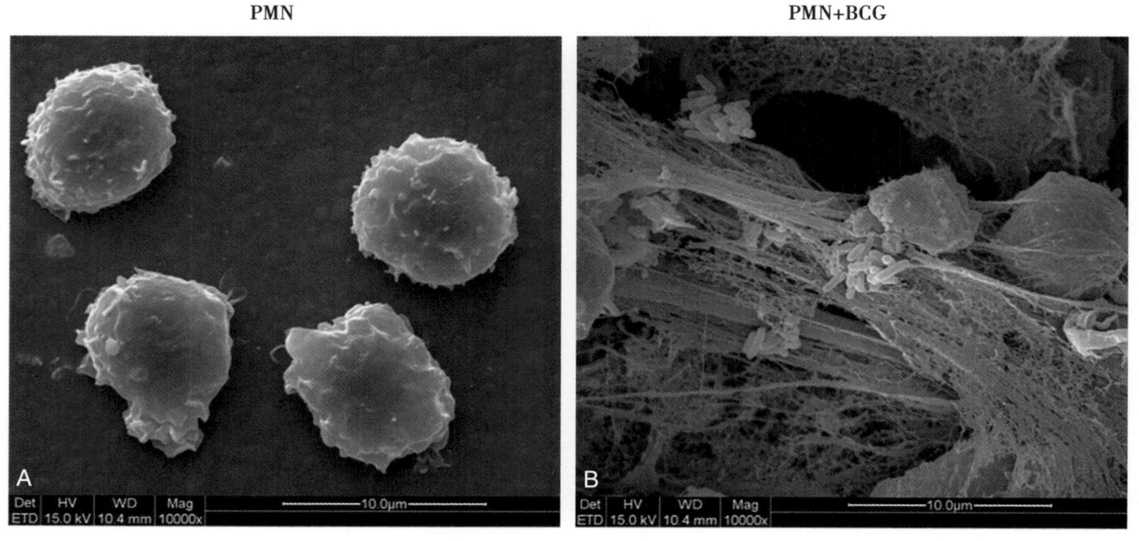


图 41-24　A. 中性粒细胞扫描电镜下形态；B. 扫描电镜下 NETs 捕获 BCG

4. 中性粒细胞直接抗膀胱癌作用　中性粒细胞的直接抗癌机制不同于抗菌机制，也不同于其他免疫细胞。中性粒细胞本身不具有细胞毒性，它的抗癌作用是通过分泌一种叫作肿瘤坏死因子相关的凋亡诱导配体（TNF-related apoptosis-inducing ligand，TRAIL）完成的。临床研究发现，BCG 灌注治疗后患者的尿液 TRAIL 表达水平升高者，其无瘤生存率显著高于 TRAIL 低表达组。这表明，中性粒细胞在 BCG 介导的局部免疫应答关联反应中起着重要的免疫调节效应。

### （二）BCG 介导的单个核免疫细胞效应

T 细胞系统的激活与多种细胞因子的释放是膀胱灌注免疫应答反应中第三效应阶段，其主要免疫应答效应包括：①肿瘤细胞吞噬、内化 BCG 后，首先被溶酶体酶降解为 BCG 微粒（图 41-25~图 41-27）；②肿瘤细胞内化和加工的 BCG 抗原通过 MHC 二级分子和 MHC 一级分子复合物；③抗原呈递细胞（antigen presenting cells，APC）经特异性识别 MHC 二级分子

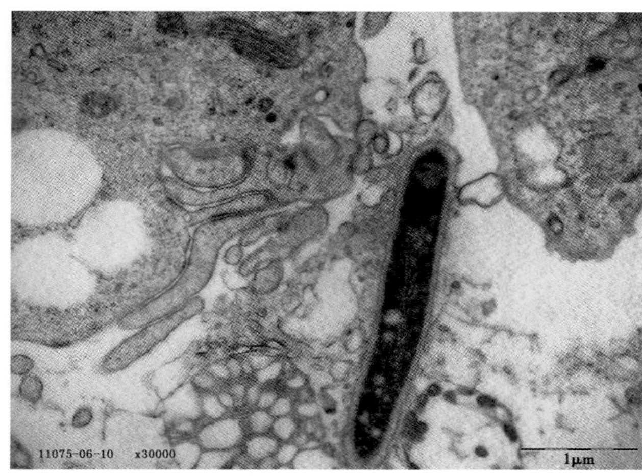


图 41-25 在透射电镜下可见膀胱癌细胞吞噬 BCG

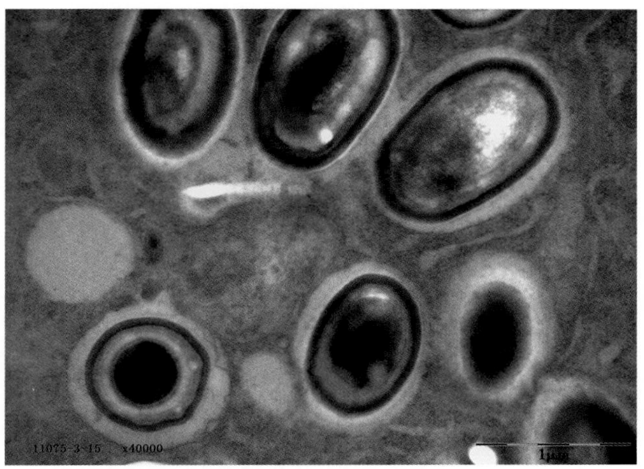

图 41-26 在透射电镜下可见膀胱癌细胞内化 BCG，×40 000

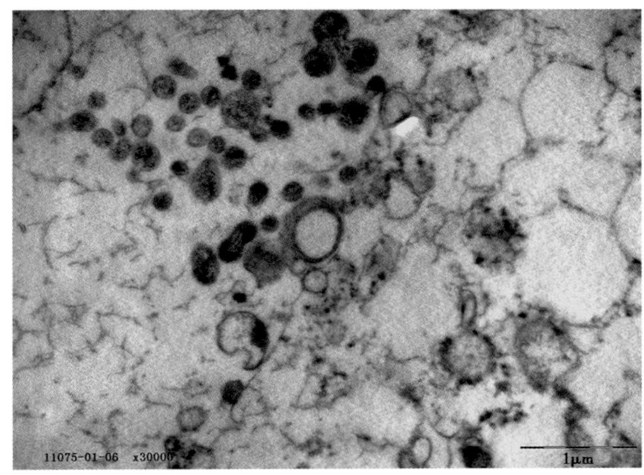


图 41-27 膀胱癌细胞内化 BCG 后降解成 BCG 微粒

和 MHC 一级分子复合物后，分别呈递给 Th-1 型效应细胞（$CD8^+$T 细胞）和 Th-2 型 T 细胞（$CD4^+$T 细胞），进而诱导与启动 T 细胞介导免疫效应，产生 IL-1，IL-2，IL-6，IL-8，IL-12，IL-18，TNF-a（Tumor necrosis factor-a，TNF-a）和 IFN-g（interferon，IFN-g）等多种细胞因子，放大膀胱局部免疫细胞介导的抗肿瘤作用。

**（三）BCG 介导的免疫效应细胞趋入**

在我们以前的研究工作中证实：①BCG 灌注两周后膀胱黏膜中性粒细胞凋亡增加，流入减少。在 BCG 灌注 4~6 周后，膀胱黏膜层、肿瘤组织可见大量单个核细胞浸润；②采用单克隆抗体免疫组化技术对单个核细胞的表型进行分类的显示，在膀胱黏膜层、肿瘤组织以 T 细胞亚群、巨噬细胞、NK 细胞的密度与灌注前相比显著增加，其中以 Th1 细胞增加最为显著，外周血单个核淋巴细胞的表型中 Th2 向 Th1 型漂移，Th1 与 Th2 的比值增大，表明 BCG 对 Th1 型免疫细胞的激活与调节效应；③在高倍显微镜下可见 $CD8^+$ T 细胞、巨噬细胞、NK 细胞与肿瘤细胞紧密接触，表明局部免疫细胞识别与杀伤肿瘤细胞的活性增强（图 41-28~图 41-39）。

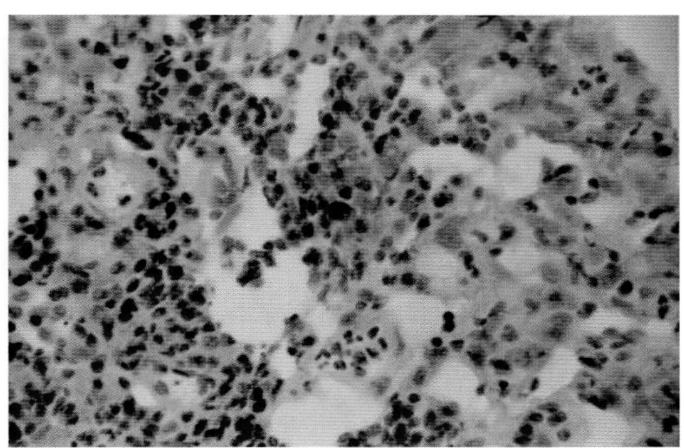

图 41-28 BCG 灌注 6 周后，黏膜层可见大量单个核淋巴细胞浸润，×400

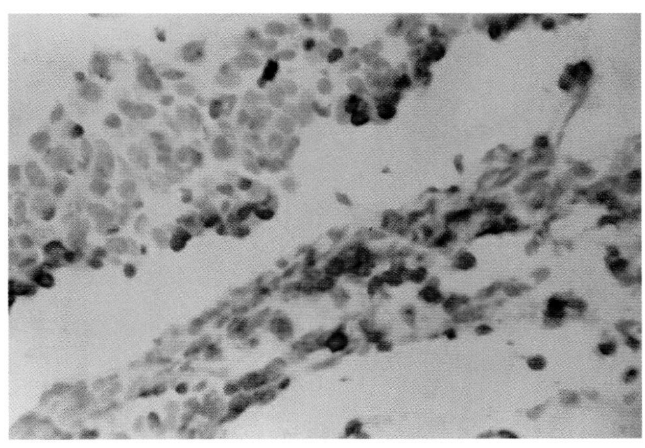

图 41-29 BCG 灌注 6 周后黏膜层可见大量 Leu-1 标记的 T 细胞，×400

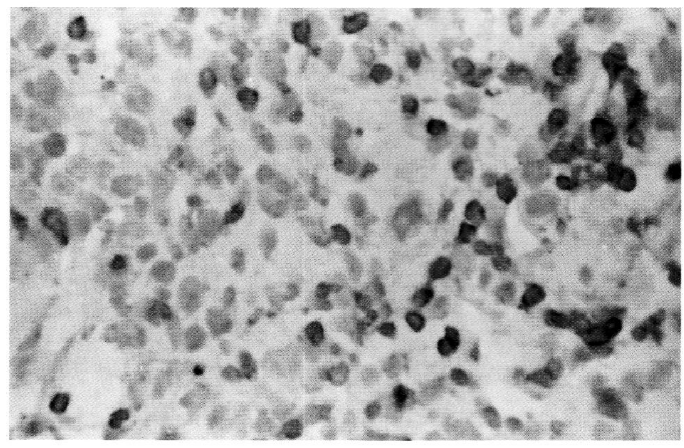

图 41-30 BCG 灌注 6 周后，肿瘤组织可见大量 Leu-1 标记的 T 细胞，×400

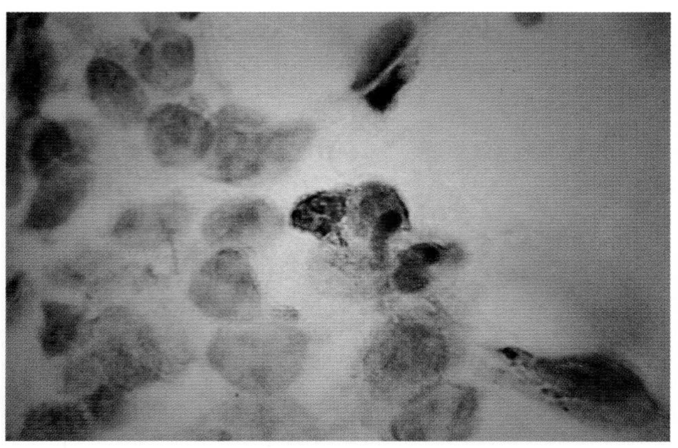

图 41-33 BCG 灌注 6 周后，可见 HLA.DR 标记的巨噬细胞与肿瘤细胞紧密接触，×800

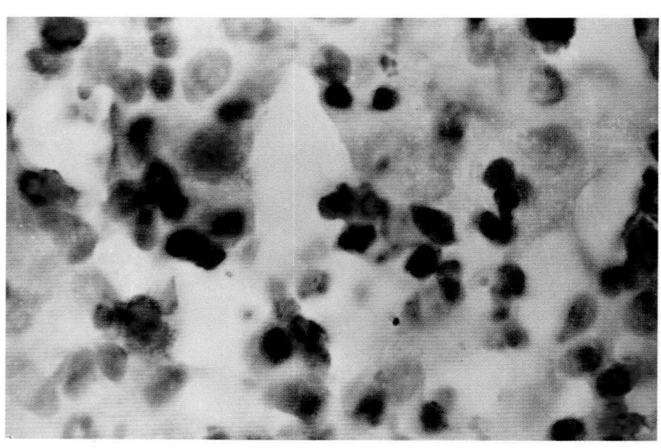

图 41-31 BCG 灌注 6 周后，肿瘤组织可见 Leu-3a.3b 标记的 $CD4^{+}T$ 细胞，×400

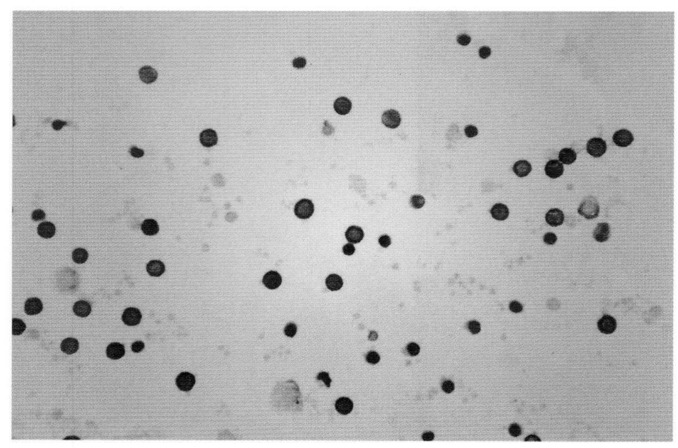

图 41-34 BCG 灌注 6 周后，可见 Leu-7 标记地 NK 细胞与肿瘤细胞接触，×800

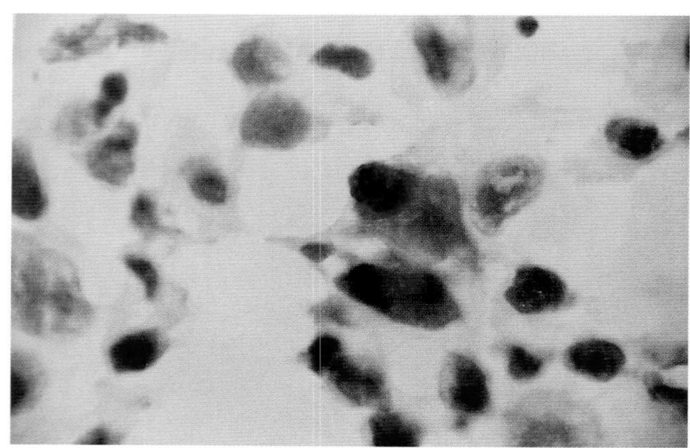

图 41-32 BCG 灌注 6 周后可见 Leu-2a 标记的 $CD8^{+}T$ 细胞与肿瘤细胞接触，×800

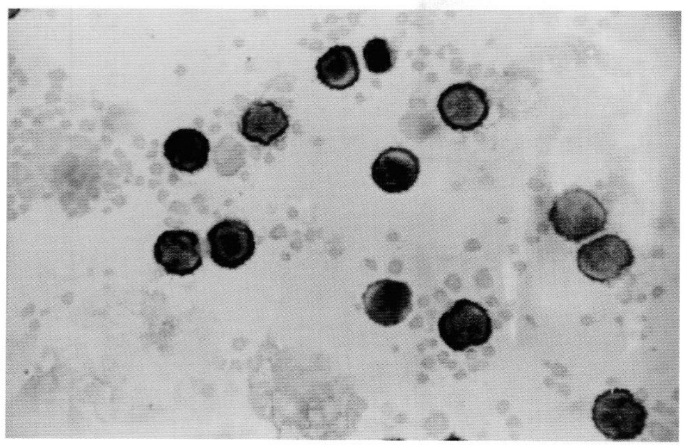

图 41-35 BCG 灌注 6 周后外周血 Leu-1 标记的 T 细胞，×1 000

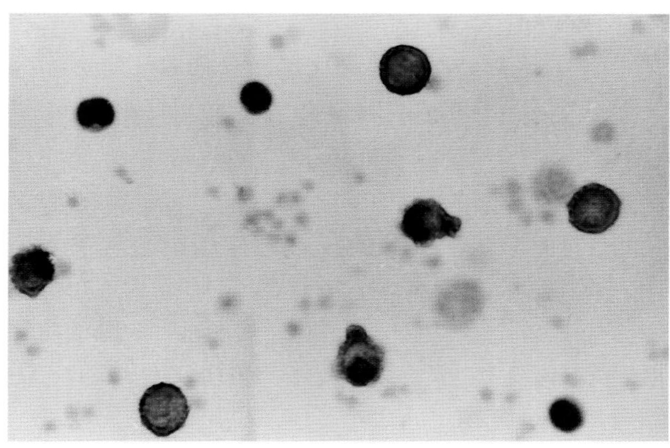

图 41-36　BCG 灌注 6 周后外周血 Leu-3a3b 标记的 $CD4^{+}$T 细胞，×1 000

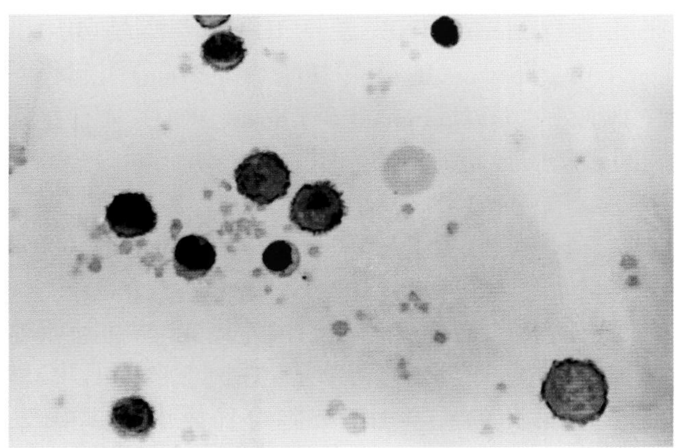

图 41-37　BCG 灌注 6 周后外周血 Leu-7 标记的 NK 细胞，×1 000

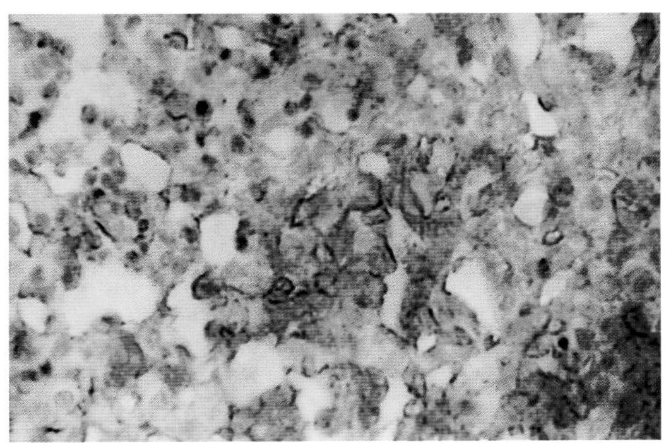

图 41-38　BCG 灌注 6 周后肿瘤细胞 HLA-DR 抗原呈强阳性表达，×1 000

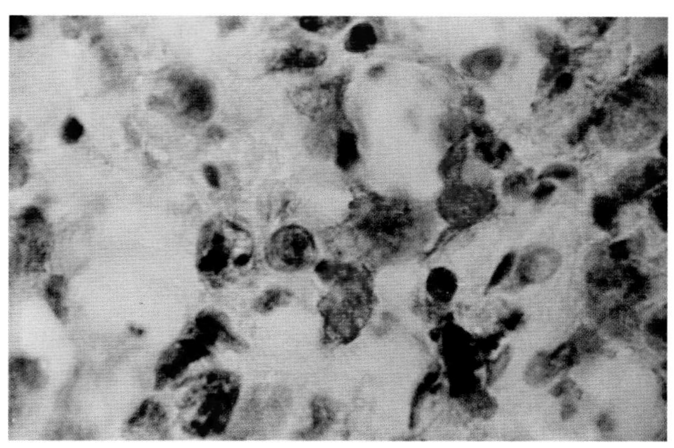

图 41-39　BCG 灌注 6 周后 HLA-DR 标记的巨噬细胞与肿瘤细胞紧密接触，×1 000

**（四）细胞因子的释放与免疫细胞激活**

多项研究表明，膀胱上皮或肿瘤细胞可分泌多种细胞因子。在膀胱灌注 BCG 后，尿样中可检测到多种细胞因子，如 IL-1，IL-2，IL-6，IL-8，IL-12，IL-18，TNF-a 、IFN-g 等细胞因子的表达水平升高，这也是 BCG 局部免疫治疗有效免疫反应的重要标志。毫无疑问，这些细胞因子产生的主要是具有免疫活性的效应细胞。需要说明的是，BCG 灌注治疗膀胱上皮细胞、肿瘤细胞产生的细胞因子所起的作用也是非常重要的。体外实验证实，BCG 能增强人 TCC 细胞分泌 IL-6，IL-8，IL-10，GM-CSF，TNF-a 和 IFN-a 的表达水平，其中 TCC 细胞系产生的 IL-6 和 IL-8 其主要生物免疫调节作用包括：①白细胞介素 6 是一种多功能的细胞因子，严格参与了急性免疫应答的阶段，像 T 细胞的增殖，吞噬细胞的成熟，T 细胞、NK 细胞分化、增殖与细胞因子的产生。在 BCG 激活免疫系统应答过程中，膀胱癌细胞产生的 IL-6 的重要性是已经被证实的。②IL-8 是一种多功能免疫调节因子，其作用的靶细胞是中性粒细胞，并在第一次膀胱灌注 BCG 后，诱导、募集 PMN 快速进入 BCG 作用部位，并通过活化的 PMN、突状细胞，巨噬细胞和 TCC 细胞系进一步产生白细胞介素 8 和其他细胞因子，募集中性粒细胞、T 淋巴细胞和抗原呈递细胞进入炎症和肿瘤组织部位，放大免疫效应细胞的抗肿瘤作用。这表明，白细胞介素 8 是 BCG 诱导局部细胞免疫应答的重要启动因子。

**（五）膀胱癌表型抗原改变与 BCG 免疫应答**

1. BCG 灌注后由 T 细胞产生的 IFN-γ 是导致激活体内肿瘤细胞发生表型改变的关键细胞因子。在 BCG 局部免疫反应中 Th1、巨噬细胞、NK 细胞产生的 IFN-γ 不仅可直接杀伤肿瘤细胞，而且还能诱导肿瘤细胞抗原的表达与表型改变。

2. 在 BCG 治疗前，膀胱癌细胞表达 MHC Ⅰ类（HLA-ABC）和 MHCⅡ类（HLA-DR）弱阳性表达或不表达，ICAM-1 和 ICAM-2 呈阴性表达。BCG 治疗后，膀胱癌细胞 ICAM-1、HLA-A、B、C 和 HLA-DR 呈强阳性表达，结果见表 41-10。

表 41-10　BCG 灌注前后膀胱癌细胞的抗原表型

| 抗原 | BCG 灌注前 | BCG 灌注后 |
|---|---|---|
| Ⅰ类 MHC（HLA-ABC） | + | + |
| Ⅱ类 MHC（HLA-DR） | −/+ | + |
| ICAM-1 | − | + |
| ICAM-2 | − | − |

注：ICAM= 胞间黏附分子；MHC= 主要组织相容性复合体；“+”，= 阳性表达；“−” = 阴性表达，“−/+” 弱阳性表达。

3. BCG 灌注后，最重要的肿瘤表型抗原改变是可溶性 ICAM-1 的分泌增加并提高了 BCG 与上皮和肿瘤细胞的黏附率。

4. 采用不同恶性行为的膀胱癌细胞细胞系如低度恶性细胞系（RT4、UM-UC-3），中度恶性细胞系（RT112 和 5637），高度恶性细胞系（MGH-UI、EJ18、J82、SD 和 MB49）细胞系抗原的表达，可用于研究 BCG 灌注治疗膀胱癌类型的选择，如 ICAM-2 只在低度恶性的细胞系中表达，而其余的细胞系只表达 ICAM-1，见表 41-11。

5. 作者研究发现，在 BCG 灌注 3~6 个月后，上述免疫细胞的密度仍显著高于 BCG 灌注前，其中膀胱癌细胞 HLA-DR 抗原呈持续阳性表达，增强了免疫效应细胞对肿瘤细胞的识别和清除（图 41-28~图 41-39）。需要提出的是，BCG 灌注后能够保持膀胱局部免疫反应的持续状态可能与膀胱上皮 BCG 内化后 BCG 抗原存留与抗原表型的改变有着密切的关系。这提示，BCG 灌注后膀胱局部免疫反应、易感状态、免疫细胞的识别和抗原呈递与抗肿瘤免疫状态的持续性（图 41-40）。

**（六）免疫细胞介导的抗肿瘤效应**

1. $CD8^+$CTL 激活与抗肿瘤作用　膀胱 BCG 灌注预防与治疗浅表膀胱癌介导的局部免疫效应取决于患者健全的免疫系统，特别是 T 细胞亚群的免疫活性在 BCG 介导的抗肿瘤作用中起着关键作用。活化的 $CD8^+$CTL 是经典的抗肿瘤效应细胞。$CD8^+$CTL 活化需要双信号，即加工处理后的肿瘤抗原肽与 MHC-Ⅰ类分子结合，并与 $CD8^+$CTL-TCR-CD3 结合形成复合物。

2. 细胞因子与受体结合　IL-2 和 IFN-γ 与 $CD8^+$CTL 细胞相应受体结合激活 $CD8^+$CTL 发挥抗肿瘤效应。

3. $CD8^+$CTL 激活　活化的 $CD8^+$CTL 通过释放穿孔素（perforin）、TNF、激活 IL-1β 转换酶（IL-1β-converting enzyme，ICE）、颗粒酶（granzyme）引起程序性细胞死亡（programmed cell death，PCD），具有直接和间接杀伤肿瘤细胞的作用方式。

4. $CD4^+$Th1 细胞活化与增殖　BCG 灌注后，$CD4^+$Th1 细胞接受由专职 APC 上的 MHCⅡ类分子与抗原肽复合物和共刺激分子提供的双信号后，细胞发生活化和克隆性增殖，Th1 的密度与活性明显增加，Th2 向 Th1 漂移，Th1 与 Th2 细胞的比值显著增大，活化的 $CD4^+$Th1 细胞可释放出 IL-1、IL-2、IL-6、IL-8、IL-12、IFN-γ 及 TNF-a 等多种细胞因子进一步激活免疫效应细胞，放大 BCG 介导的抗肿瘤效应。

5. NK 细胞介导的抗肿瘤作用　NK 细胞存在 NK 细胞激活性受体（natural killer-activating receptor，NKAR）和 NK 细胞抑制性受体（natural killer-inhibitory receptor，NKIR）。NK 细胞属非特异性免疫细胞，NK 细胞特点是对宿主正常细胞无杀伤作用。NK 细胞能特异性识别异质细胞表面的 HLAⅠ类分子，故无须抗原预先致敏，就可直接杀伤肿瘤细胞。BCG 灌注后可显著增加 NK 细胞的密度与活性，其主要抗

表 41-11　膀胱癌细胞系表面抗原的表达

| 细胞系 | RT4 | UMUC3 | RT112 | 5637 | SD | EJ18 | J82 | MGHU1 |
|---|---|---|---|---|---|---|---|---|
| 肿瘤分级 | G1 | G1 | G2 | G2 | G3 | G3 | G3 | G3 |
| Ⅰ类 MHC | + | + | + | + | + | + | + | + |
| Ⅱ类 MHC | + | − | − | − | − | − | − | − |
| ICAM-1 | − | − | ND | − | − | − | − | − |
| ICAM-2 | + | + | − | − | − | − | − | − |

注：ICAM. 胞间黏附分子；MHC. 主要组织相容性复合体；+. 阳性表达；−. 不表达；−/+. 弱阳性表达；ND. 无资料。

肿瘤作用包括：①穿孔素和颗粒酶，通过释放包含穿孔素和颗粒酶的胞质颗粒引起靶细胞凋亡是 NK 细胞杀伤肿瘤细胞的一个重要途径。②死亡受体介导的靶细胞凋亡，死亡受体（death receptor，DR）属于肿瘤坏死因子（TNF）受体超家族。NK 细胞表达至少 3 种 TNF 超家族死亡配体，即 FasL 配体、TNF 和 TNF 相关凋亡诱导配体（TNF related apoptosis inducing ligand，TRAIL），TRAIL 通过与肿瘤细胞表面的相应受体结合而介导肿瘤细胞的凋亡。③细胞因子介导的杀伤作用，NK 细胞能分泌 IFN-γ、TNF、粒细胞 - 巨噬细胞集落刺激因子、IL-5、IL-10、IL-13 等多种效应细胞因子。IFN-γ 能抑制肿瘤细胞增殖、激活巨噬细胞、阻断肿瘤血管形成及上调 MHCⅠ、Ⅱ分子的表达和刺激 PC 抗原呈递等。④活化的 NK 细胞可释放 TNF-α 和 TNF-β，TNF-α，并与靶细胞表面相应受体结合，通过激活胞内 caspase（半胱天冬酶）参与的信号转导途径，诱导靶细胞凋亡。

### （七）巨噬细胞介导的抗肿瘤作用

在 BCG 介导的局部细胞免疫应答反应中巨噬细胞起着非常重要的免疫调节作用，主要效应功能包括：

1. 介导和促进炎症反应　BCG 抗原是诱导巨噬细胞募集到 BCG 作用部位的抗原信号。BCG 灌注后，膀胱壁局部巨噬细胞密度增加，活化并产生多种趋化因子，如单核细胞趋化蛋白 -1（monocyte chemoattractant protein-1，MCP-1）、IFN-γ、粒细胞 - 巨噬细胞集落刺激因子（granulocyte-macrophage colony-stimulating factor，GM-CSF）、粒细胞集落刺激因子（granulocyte colony-stimulating factor，G-CSF）、巨噬细胞炎症蛋白 -1α（macrophage inflammatory protein-1α，MIP-1α）、MCP-1、IL-8、IL-1、IL-6 和 TNF-α 等趋化因子，发挥其适应性免疫调节效应。

2. 抗原加工和呈递　在 BCG 局部免疫应答中，巨噬细胞通过吞噬、内化、处理 BCG，并以抗原肽 -MHCⅡ和 MHCⅠ复合物的方式递呈给 $CD4^+$ T 细胞和 $CD8^+$ CTL 细胞，这一过程也是巨噬细胞诱发 BCG 特异性免疫应答的先决条件。

3. BCG 激活静止巨噬细胞　经 BCG 胞壁 LPS 或 IFN-γ 等因子激活后，其表面受体的表达增强，将有活性氧、活性氮和水解酶作用的效应物质释放到胞外，直接杀伤与清除肿瘤细胞或其他靶细胞及 BCG 活化的巨噬细胞通过分泌 TNF-α 诱导靶细胞发生凋亡。

4. 抗肿瘤作用　巨噬细胞有很强的吞噬杀伤能力，可非特异性吞噬杀伤肿瘤细胞或微生物。

5. 巨噬细胞介导的 ADCC 作用　巨噬细胞还能够通过 ADCC 途径杀伤靶细胞，参与肿瘤免疫。

6. 免疫调节作用　在特异性免疫应答中，巨噬细胞可分泌释放多种细胞因子，参与免疫调节效应，其主要的细胞因子有：①白细胞介素和干扰素（IFN），可调节抗原呈递细胞（antigen-presenting cell，APC）表达 MHC 分子，促进 T、B 细胞活化；IL-12、IL-18 可激活 NK 细胞促进 T 细胞增殖、分化；IL-10 可抑制单核 / 巨噬细胞和 NK 细胞活化，抑制巨噬细胞抗原呈递功能；②TNFα 可促进 CTL 活化、增值和分化，有关 BCG 介导免疫效应细胞的抗肿瘤作用机制（图 41-40）。

### （八）BCG 毒素直接抗肿瘤作用

已知 BCG 菌体中的核糖核酸、胞壁中磷脂、脂质、菌体蛋白、脂多糖都具有很强的免疫原性。BCG 胞壁中的脂质总量占 45%，其中游离脂质 15%，结合脂质 30%。早期研究发现，磷脂与脂质能激活单核细胞和巨噬细胞形成炎性肉芽肿。菌体蛋白产生致敏作用而引起组织损伤，蜡质 D 和海藻二霉菌酸酯具有直接抑制肿瘤细胞增殖，索状因子（cord factory，CF）是从 BCG 菌壁提取的一种糖脂质，化学结构为 6.6 双分枝菌酸藻糖。CF 借助侵袭肿瘤细胞线粒体影响肿瘤细胞的内呼吸并导致糖代谢紊乱和肿瘤细胞死亡。

作者以前研究证实，BCG 与肿瘤细胞共同培养可直接抑制肿瘤细胞增殖和溶解宫颈癌细胞系（Hela 细胞系）的直接细胞毒作用。在体外实验研究中证明，实验发现将 0.1mg BCG 与（$1 \times 10^4$）肿瘤细胞共同培育 24 小时，部分细胞形态呈圆形，体积增大，有的肿瘤细胞肿胀破碎，随着培养时间增至 48 小时，BCG 剂量增加到 0.2mg/ 小时，肿瘤细胞大部分肿胀变圆，细胞折光性差，细胞间界限不清，细胞肿胀破裂，可见肿瘤细胞小斑块脱壁，但在肿胀破碎的细胞间亦可见相对正常形态肿瘤细胞。与实验组相比，对照组肿瘤细胞形态呈多边形或三角形，细胞折光性强随时间延长其密度明显增加，细胞间界限清楚，其间可见生长增殖的肿瘤细胞成叠层生长及肿瘤细胞分裂现象（图 41-41）。在扫描电镜下，PBS 对照组肿瘤细胞形态呈方巾或多边，胞质丰富，胞质外展表面微绒毛结构清晰，长丝突起卷曲呈丛状。实验组应用 BCG0.1mg 与肿瘤细胞共同培养 24 小时，其扫描电镜下可见肿瘤细胞微绒毛结构显著减少，长突起消失，肿瘤细胞表面小球样结构明显增多

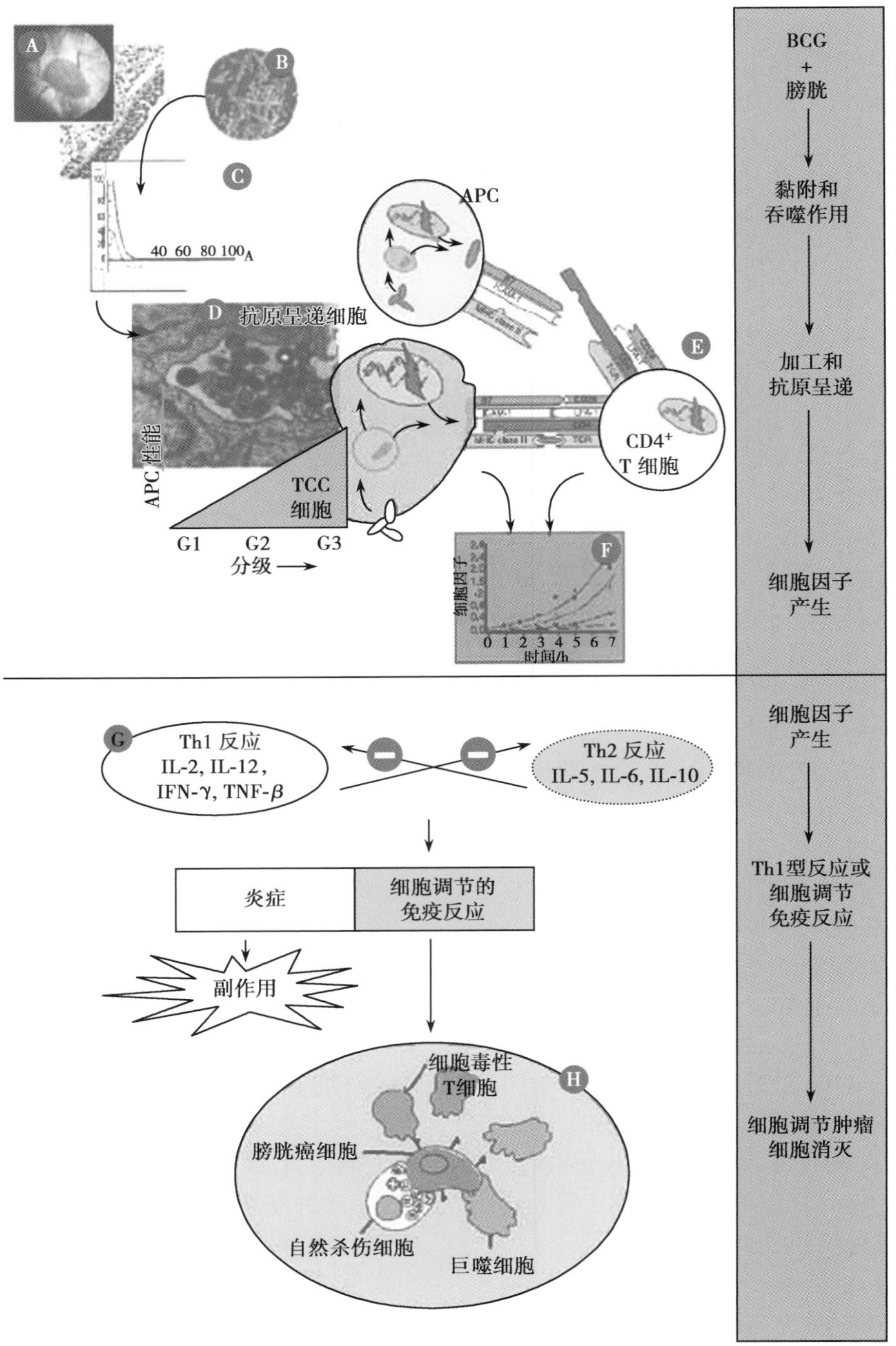


图 41-40 BCG 灌注抗肿瘤作用机制示意

注：A. 膀胱灌注 BCG 后；B. BCG 与膀胱壁黏附，进入膀胱壁的氨基葡聚糖层；C. BCG 被抗原呈递细胞和高分级肿瘤细胞内化和加工；D. BCG 抗原被呈递到 $CD4^+$ T 细胞；E~G. 示 BCG 激活 T 细胞局部产生多种细胞因子；H. 免疫细胞因子进一步促进免疫细胞成熟并放大细胞毒素抗肿瘤效应。

及 BCG 黏附。当 BCG 浓度增加 0.2mg，培养时间延至 48 小时后，肿瘤细胞表面隆起的小球样结构大部分破裂，形成大小不等的小孔，有的肿瘤细胞表面超微结构随 BCG 脱离胞体（图 41-41~图 41-46）。研究结果表明，BCG 对肿瘤细胞的直接抑制作用有着明显的剂量与时间依赖关系，这与临床 BCG 灌注治疗浅表性膀胱癌的症状反应和效果一致。

综上所述，尽管 BCG 灌注抗肿瘤作用的机制尚

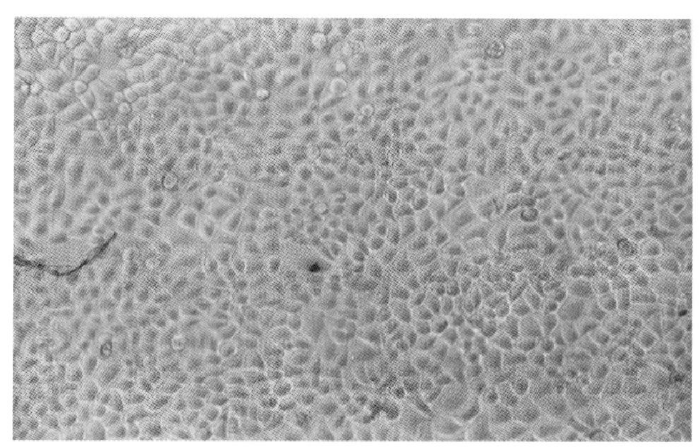

图 41-41 对照组 PBS 与 Hela 细胞培养 24 小时

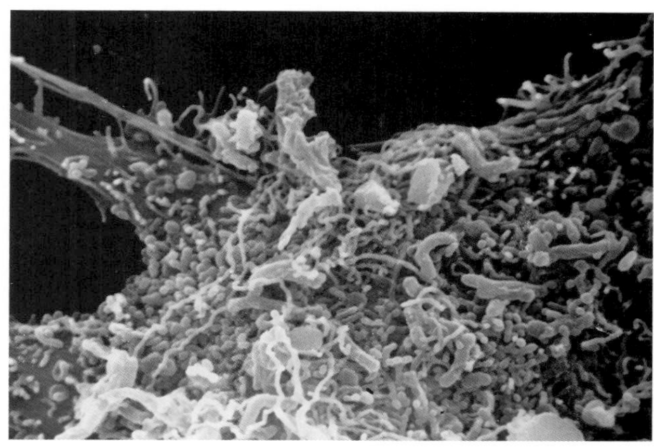

图 41-44 BCG 0.1mg 与 Hela 细胞培养 24 小时可见 BCG 与 Hela 细胞紧密黏附小球结构密集，微绒毛减少（扫描电镜）

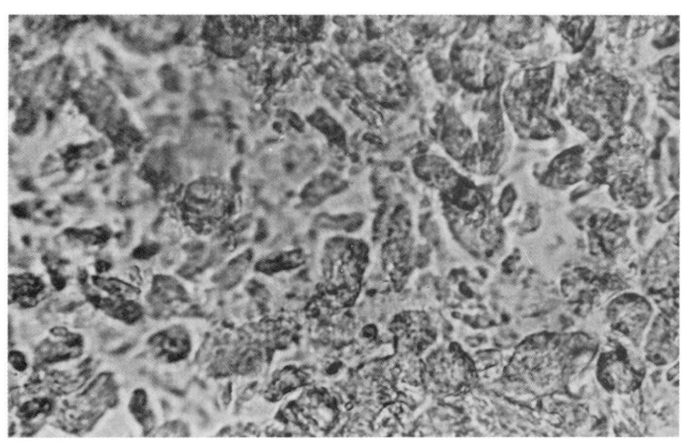

图 41-42 BCG 0.1mg 与 Hela 细胞培养 24 小时

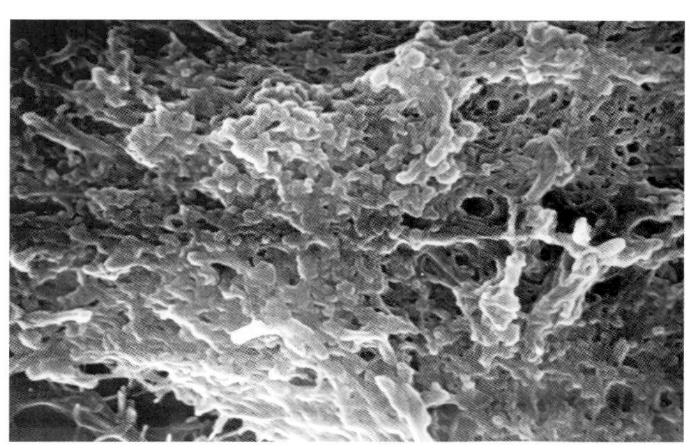

图 41-45 BCG 0.2mg 与 Hela 细胞培养 48 小时，小球结构破裂形成大小不等的小孔（扫描电镜）

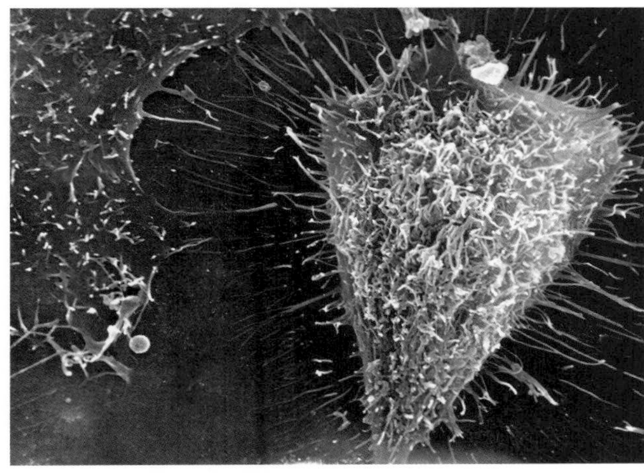

图 41-43 PBS 对照组与 Hela 细胞培养 24 小时，胞体隆起，胞体微绒毛与长丝突起清晰（扫描电镜）

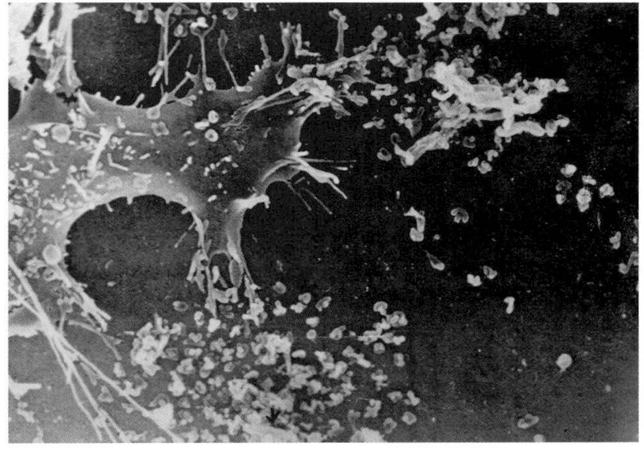

图 41-46 BCG 0.2mg 与 Hela 细胞培养 48 小时，可见 BCG 随肿瘤细胞微结构脱离胞体（扫描电镜）

未完全阐明,但经过40多年的基础与临床研究证实,BCG灌注抗肿瘤作用主要包括以下几个方面:①膀胱是个免疫原性器官,健全的宿主免疫系统应答功能是BCG灌注有效抗肿瘤作用的免疫学基础;②BCG与膀胱上皮细胞或肿瘤细胞的直接黏附与内化是产生膀胱局部免疫应答中心环节,没有BCG与肿瘤细胞的直接接触与内化就不可能产生局部免疫反应,FN是BCG黏附的关键配体;③BCG灌注中性粒细胞的浸润、募集、激活和IL-8等因子的释放是BCG膀胱灌注局部细胞免疫应答的早期事件;④膀胱癌肿瘤细胞表型以及BCG灌注后抗原表型的改变是免疫细胞识别与清除肿瘤细胞的关键效应阶段,BCG抗原对T细胞激活与IFN-γ的产生是导致肿瘤细胞表型改变以及免疫细胞效应的启动因子;⑤膀胱肿瘤和细胞系的恶性程度与抗原表达、BCG内化吞噬和递呈BCG抗原相关,这可能解释了为什么在膀胱原位癌,T1G3浅表膀胱肿瘤对BCG免疫治疗的防治效果高于低恶性潜能的乳头状浅表膀胱肿瘤的重要原因;⑥BCG活菌苗可激活免疫系统和增强膀胱肿瘤细胞产生多种细胞因子,由淋巴细胞因子特别是IL-2和INF-γ激活的内源性LAK细胞是BCG抗肿瘤作用的重要调解细胞和抗肿瘤反应的效应细胞,其作用以MHC非限制形式杀伤肿瘤细胞;⑦通过上调MHCⅡ类及ICAM的表达,增强了免疫细胞对肿瘤细胞的识别和BCG抗肿瘤作用的易感性;⑧BCG灌注预防肿瘤复发和治疗高恶性原位癌的抗肿瘤作用机制包括细胞介导局部免疫效应和非免疫介导的直接细胞毒作用。

## 三、复发因素与BCG防治适应证

### (一)膀胱癌复发因素

在实施膀胱腔内BCG灌注预防肿瘤复发与治疗浅表膀胱癌计划时,既要考虑到BCG活菌苗的残余毒性和BCG菌体抗原的致敏性,也要考虑每个患者肿瘤复发的不同特点,即肿瘤体积大小、单发还是多发瘤、肿瘤的病理分级、低恶性还是高恶性,是否伴有原位癌,有无膀胱出口梗阻或尿道狭窄,有无自身免疫性疾病等相关病因学因素。目前,有关膀胱灌注BCG预防与治疗浅表性癌的适应证主要取决于肿瘤复发的危险因素:

1. 肿瘤体积、形态与复发因素 非肌层浸润性膀胱癌可被分为乳头状肿瘤和实体瘤,两者肿瘤的生物学行为不同,预后各异。乳头状肿瘤进展缓慢,特别是带蒂的乳头状肿瘤极少发生浸润与进展,而实体瘤几乎是一种浸润性肿瘤。大体积非肌层浸润性膀胱癌肿瘤复发率与进展率相对高于体积较小的肿瘤。Pamar等分析了305例不同直径的非肌层浸润性膀胱癌与术后肿瘤复发的关系。肿瘤直径在2.5cm,2.6~4.9cm及5cm以上的患者,其2年肿瘤复发率是38%、15%和71%。Henny研究了肿瘤直径与术后肿瘤进展的关系,肿瘤体积小于3cm或大于3cm的患者其肿瘤进展率分别是21%和28%。美国膀胱癌协作组,对201例肿瘤体积小于5cm和大于5cm的肿瘤与肿瘤进展率的关系进行了比较研究,结果显示,5cm的肿瘤与大于5 cm的肿瘤其肿瘤进展率分别为9%和35%。Loenning分析了79例膀胱肿瘤的预后因素,发现乳头状肿瘤术后无瘤生存率为94%,浅表实体肿瘤为71%。肿瘤形态与肿瘤分级有关,乳头状肿瘤80%为$G_1$或$G_2$肿瘤,实体肿瘤80%为$G_2$和$G_3$肿瘤。即使两种不同形态的肿瘤均为$G_3$肿瘤,其实体肿瘤的进展率明显高于乳头状肿瘤,这可能与较大的实体肿瘤经尿道电切手术切除不够彻底或大体积肿瘤常伴有原位癌有关。因此,对肿瘤体积较大的单发实体肿瘤在实行膀胱部分切除或TUR深切之后,应积极进行BCG灌注治疗,以防原位癌被遗漏。与对照组相比,其预防术后复发的效率可达60%。

2. 肿瘤数目与病理组织学分级 多发性非肌层浸润性膀胱尿路上皮癌是一种高危非肌层浸润性膀胱尿路上皮癌,其生物学行为特点是多灶性或多中心性生长。肿瘤通常呈散发性分布,肿瘤与肿瘤之间为正常的黏膜组织。在同一膀胱癌标本中可同时存在肿瘤体积大小不等,分级不同的浅表膀胱肿瘤,常伴有原位癌,术后复发率高,远期效果差。Smith报道299例多发性非肌层浸润性膀胱尿路上皮癌,TUR术后,1年复发率为57%,5年复发率为100%。Panar报道305例非肌层浸润性膀胱尿路上皮癌的复发率与进展率,其中91例为单发瘤,214例为多发瘤。2年复发率分别为35%和58%。多发性$T_1/G_3$膀胱癌TURBT术后,其近期复发率为73%,5年肿瘤进展率达57%。按WHO肿瘤分级标准,$G_1$,$G_2$和$G_3$肿瘤的进展率分别为2%、11%和45%,$T_1/G_3$非肌层浸润性膀胱上皮癌1年和5年的复发率为50%和95%。膀胱肿瘤进展为34%与53%,5年生存率为57%。与之相比,$T_1/G_1$低危非肌层浸润性膀胱尿路上皮癌无肿瘤生存率是90%,进展率为10%。Dadlament主张,对$T_1/G_1$低危单发非肌层浸润性膀胱上皮癌 TUR 术后可不必进行 BCG 免疫灌注治疗，但对 $T_1/G_3$ 高危非肌层浸润性膀胱上皮癌术后，应首选膀胱灌注 BCG 免疫预防与治疗。如果 $T_1/G_3$ 高危非肌层浸润性膀胱上皮癌在免疫治疗期间或随访过程中有新的肿瘤发生，应考虑实行根治性膀胱切除术。

3. 膀胱原位癌　是生长在黏膜层内高分级，低分期非肌层浸润性膀胱尿路上皮癌。肿瘤体积微小，形态近似扁平，在内镜下肉眼很难被发现，故称之为“显微镜疾病”。作为高分级（$T_a/G_3$）原位癌其生物学行为已具有浸润癌性质，但从低分期角度考虑，它又是非肌层浸润性浅表膀胱上皮癌。由于膀胱原位癌常与大体积乳头状瘤或实体瘤同时存在，在 TUR 切除可见肿瘤之后，常在短时间内肿瘤再发与进展，其原因可能与初诊时原位癌被遗漏有关。换言之，即使原位癌患者在初次就诊时肿瘤已经得到治疗，其 5 年内仍有 82% 的病例肿瘤复发，73% 的复发肿瘤发生进展。自 1976 年 BCG 膀胱灌注用于治疗原位癌之后，大约 75% 的膀胱原位癌患者避免了膀胱全切除术。在 1 组 718 例膀胱 BCG 灌注治疗原位癌的统计报道中，BCG 灌注治疗后 72% 的膀胱原位癌消失。在超过 600 例膀胱原位癌 BCG 灌注治疗的患者中，BCG 治疗原位癌的完全反应率达到 80%，而化疗的完全反应率仅为 49%。

**（二）BCG 灌注适应证**

1. 膀胱原位癌患者。

2. 初诊 $T_1/G_3$ 高恶性浅表膀胱癌 TURBT 术后患者。

3. 多发性浅表膀胱癌 TURBT 术后患者。

4. 体积较大的实体肿瘤或伴有原位癌的术后患者皆应首选 BCG 灌注预防肿瘤复发和免疫治疗原位癌。

**（三）BCG 灌注的禁忌证**

尽管膀胱腔内灌注 BCG 在预防与治疗非肌层浸润性膀胱癌是国际公认的有效治疗方法，但并非所有非肌层浸润性膀胱癌均适宜 BCG 膀胱灌注免疫治疗。其主要禁忌证如下：

1. 绝对禁忌证

（1）免疫抑制以及免疫受损的患者，如自身免疫性疾病、获得性免疫功能缺陷、全身化疗后所致严重的免疫抑制者。

（2）经尿道切除术 2 周内，因手术床面较大或肉眼血尿者，易导致 BCG 渗入创面血管而引起 BCG 超敏反应或菌血症。

（3）术后 2 周内尿道膀胱损伤：如尿道损伤、继发性狭窄等任何原因所致的排尿困难以及不能自主控制排尿或完全性尿失禁者。

2. 相对禁忌证

（1）尿路感染：有严重尿路感染或尿急尿频不能有效控尿 2 小时者。

（2）BCG 灌注后复发：多次复发的非肌层浸润性膀胱尿路上皮癌并肿瘤病理分级升高。

（3）结核患者：有活动性肺结核或肾、膀胱结核病史者。

（4）重要器官疾病：对心肺、肝肾功能等重要器官严重损害的患者。

（5）高龄、体弱者。

（6）有输尿管反流者。

（7）以上任何一种情况存在时，应慎重选择 BCG 膀胱灌注预防与治疗。

**（四）BCG 灌注应注意的几个问题**

1. BCG 活菌单位与灌注剂量　实验研究表明，BCG 抗肿瘤有效免疫应答反应的活菌数应在 $1\times10^8$ 或 $1\times10^9$CFU（colony forming unit，CFU）每次 BCG 灌注高剂量为 120mg 为常用剂量，低剂量以 75mg 或 60mg 为有效反应剂量。这提示，在 BCG 治疗期间应避免同时使用抗结核药物、喹诺酮类或解热镇痛剂，以免影响 BCG 的生物活性和纤维连接蛋白介导的 BCG 黏附。

2. BCG 菌苗溶解剂与灌注时间　BCG 需溶解在 40mL 生理盐水中，原则上在 TUR 切除肿瘤后 3~4 周后进行 BCG 灌注治疗，以免影响手术床面的愈合和防治 BCG 进入血液引发 BCG 血症。

3. 插入导尿管操作要轻柔　在实施 BCG 灌注插入导尿管操作时，切忌操作粗暴以免导致尿道损伤。在插入导尿管时，一旦发现造成尿道黏膜损伤出血，应该推迟 BCG 灌注治疗时间，以防尿道黏膜损伤导致 BCG 感染。

4. BCG 灌注前后的准备工作

（1）BCG 灌注前：BCG 灌注前 4 小时应暂时限制患者饮水、输入液体、利尿剂以及咖啡因饮料摄入，以减少患者尿液生成和排入膀胱的尿液量。

（2）BCG 灌注前应嘱患者排空二便，以保证 BCG 灌注液能有效地在膀胱内保留 2 小时。

（3）BCG 灌注后，患者应在观察床上休息 2 小时，同时每间隔 15 分钟改变一次体位，即平卧位、左右侧卧位和俯卧位，以保证膀胱黏膜各个部位都能接触到 BCG 菌苗。

## 四、BCG 膀胱灌注方案的选择与评价

### (一) 单疗程灌注方案与评价

1976 年 Moralles 首先应用单疗程 BCG 灌注用于预防浅表膀胱肿瘤术后肿瘤复发和膀胱原位癌的免疫治疗。9 例浅表性膀胱肿瘤患者，其中 5 例为预防灌注，4 例为膀胱原位癌。灌注方案如下：

1. 冻干 BCG 菌苗 60mg 溶于 40mL 生理盐水或 PBS 溶液中，充分混匀，室温放置 1 小时，可增加 BCG 与膀胱黏膜或肿瘤细胞黏附率。

2. 按无菌导尿置入术尿管将 BCG 溶液缓慢注入膀胱腔内，保留 2 小时，每 15 分钟更换 1 次体位，平位、仰位、俯卧位和左、右侧卧位，以便使 BCG 与膀胱黏膜广泛接触。

3. 每周灌注一次，连续 6 周为一疗程。

4. 9 例患者 BCG 免疫治疗前有 22 个肿瘤 /77 个患者，治疗后仅 1 例患者于 41 个月复发。其副反应包括膀胱刺激症状，血尿及低热反应外，一般患者均能耐受治疗。

5. Morales 应用 BCG 灌注预防浅表性膀胱复发和治疗膀胱原位癌取得了令世界瞩目的临床研究结果，推动了 BCG 灌注免疫预防与治疗浅表膀胱肿瘤在临床中的广泛应用与深入研究。Lamm，DL 采用 Morales，单疗程 BCG 灌注方案，随机研究 51 例浅表性膀胱癌 TUR 术后灌注治疗效果，24 例接受了膀胱 BCG 灌注治疗，27 例作为空白对照。两组患者 BCG 治疗前在年龄、肿瘤数目、临床分期与病理分级相近。随访 24 个月，对照组肿瘤复发为 46%(11/27)，BCG 治疗组肿瘤复发率占 22%(5/27)，完全反应率为 78%。

6. 尽管目前的研究认为，正常膀胱上皮细胞和低恶性肿瘤细胞对 BCG 的黏附率和吞噬内化率较低，故对于单发性、乳头状、2cm 以内的低恶性浅表膀胱肿瘤已不建议应用 BCG 预防性灌注治疗，但需满足以下几个条件：①必须确定是单发、乳头状的 Ta/G1 或 T1/G1 低恶性浅表性膀胱肿瘤；②对大体积乳头状肿瘤确信没有膀胱原位癌存在；③TUR 操作者对大体积、基底较宽的肿瘤证实没有微小肿瘤残存；④术后尿瘤细胞检查阴性者，也可考虑给予 BCG 单疗程灌注治疗。

### (二) BCG 单疗程加维持灌注方案与评价

BCG 单疗程加维持灌注治疗方案主要用于大体积实体肿瘤或伴有原位癌，多发性浅表膀胱癌、膀胱原位癌和 $T_1/G_3$ 浅表膀胱癌 TUR 术后预防肿瘤复发和原位癌治疗。Brosman 在完成 6 周 BCG 灌注后，每 3 周继续 BCG 灌注 1 次至 3 个月，然后，每 6 个月灌注 1 次，维持灌注 2 年。39 例接受维持灌注方案的高危浅表膀胱癌患者，随访 2 年，100% 无肿瘤复发。33 例接受单疗程加维持灌注治疗的原位癌患者，其完全反应率为 94%(31/33)。Badlament 随机前瞻性研究了 BCG 单疗程加维持灌注对预防浅表性膀胱肿瘤术后复发的效果，与单疗程相比，患者长期无瘤生存由单疗程灌注的 33% 提高到 83%。该研究结果进一步证实了单疗程加 BCG 维持治疗可明显提高浅表膀胱肿瘤术后患者的无瘤生存率。

原位癌极少是单发的，多数病例与可见肿瘤混合存在。在全膀胱切除标本中 28%~57% 的病例末端输尿管或前列腺尿道黏膜有原位癌或微小浸润癌灶。体积较大的乳头状肿瘤，特别是结节状膀胱癌其术后肿瘤复发率和进展率均显著高于非浸润性较小的乳头状瘤。$T_1/G_3$ 肿瘤若同时伴有原位癌者，其 83% 的病例肿瘤自然病程发生进展。原位癌大约 90% 伴有乳头状瘤或结节性膀胱癌，与这些肿瘤混合存在的原位癌 78% 的病例以后发展为浸润性膀胱癌。单发性原位癌仅占 10%，肿瘤进展率为 8%。与可见实体肿瘤混合存在的原位癌，其术后肿瘤复发率达 82%。复发的主要原因是原位癌的多中心生长，微小肿瘤在内镜下很难与正常膀胱黏膜区别和易被遗漏有关，这提示，对较实体肿瘤实施膀胱黏膜多点组织活检是非常必要的评估措施。BCG 是治疗原位癌最有效的生物免疫治疗剂，BCG 对原位癌治疗的敏感性和有效反应率取决于宿主健全的免疫系统功能，BCG 局部免疫效应和 BCG 直接细胞毒作用。我们以前的研究发现，BCG 灌注后尿液中有大量脱落的黏膜上皮细胞，病理组织学可见黏膜层次变薄。基于原位癌位于黏膜上皮层，BCG 灌注后常随黏膜上皮细胞脱落而消退。Lamm，DL 复习美国 34 个 BCG 治疗原位癌协作组 1 345 例患者，BCG 治疗原位癌的平均完全反应率达 72%。美国西南肿瘤协作组对不同治疗计划与完全反应率的关系进行了比较研究：第一组，采用 Connought BCG 菌苗 81mg，每周灌注治疗 1 次，连续灌注治疗 6 周为一疗程，64 例原位癌接受了全疗程治疗，总的完全反应率为 70%；第二组，对完成 6 周 BCG 灌注治疗无反应的患者附加 3 周的 BCG 灌注后，使 BCG 治疗原位癌的总反应率达到 87%；第三组，在完成 6 周单疗程灌注治疗后，再给予每周 1 次，连续 3 周的 BCG 灌注治疗，后每隔 6 个月每周灌注 1 次，连续治疗 3 周，间断维持

灌注治疗共3年，随访4年，无瘤生存率达83%。以上研究表明，BCG维持治疗可有效地提高原位癌的完全反应率。Shelly，MD等对6项随机对照研究进行了分析，共计585例患者，其中281例进行单纯的TURBT手术，304例患者在TURBT术后接受BCG灌注治疗，结果发现接受BCG灌注患者TURBT术后的首次复发风险降低了56%。

$T_1G_3$是一种高分级、高恶性、复发率高、进展快的高危浅表性膀胱癌，TUR术后若不给予任何治疗，其1年复发率为50%，5年复发率达90%，其中44%肿瘤患者发生进展。有关$T_1/G_3$肿瘤治疗以前多主张实施根治性膀胱全切术。Hurle等的研究发现，51例接受BCG灌注治疗的$T_1G_3$期膀胱癌患者在中位数为85个月的随访过程中，复发率仅为25%。美国西南肿瘤学组报道660例原位癌或有复发风险的$T_a/T_1G_3$膀胱癌患者接受了每周1次共6周BCG单疗程和维持膀胱灌注治疗。结果显示，BCG维持灌注组中位无复发的时间为76.8个月，而单疗程BCG灌注组为35.7个月（$P$<0.000 1）。5年总的生存率单疗程灌注为78%，维持灌注为83%（$P$=0.08）。维持灌注治疗的243例患者中没有发生3级以上的不良反应。

欧洲癌症研究和治疗学组（EORTC）的一篇Meta分析文章包含了24项研究，结果发现，对于高复发风险的患者，BCG灌注优于膀胱内灌注化疗。在未行BCG维持灌注的4项研究中显示，肿瘤进展率并未降低。在BCG维持灌注的20项研究结果证明，其肿瘤进展率降低了37%（OR 0.63，$P$=0.000 04）。AUA指南中以非常严格的标准只选择了4个实验进行Meta分析来比较BCG诱导灌注和维持灌注的效果，这些实验总共包含了645个病例，维持治疗的方式不尽相同，随访期为16个月到90个月。结果显示，与单疗程诱导灌注相比，BCG维持灌注肿瘤复发率降低了14%(95%CI：–26%，–1%)，进一步证实BCG维持灌注比单疗程诱导灌注能有效地降低肿瘤复发率与进展。AUA指南还引用了韩瑞发的一个评价Ta、$T_1$以及$T_{is}$膀胱癌BCG疗效的Meta分析：2 342例接受BCG灌注患者的复发率为40.5%（949/2 342），而2 425例未接受BCG灌注患者的复发率49.7%（1 205/2 425），两组间差异显著（OR 0.61，95%CI 0.46~0.80，$P$<0.000 1）；作者还比较了单疗程灌注2 072例患者和1 070例BCG维持灌注（至少维持1年）患者的治疗效果，发现BCG维持灌注能显著降低复发风险性（95%CI：0.28~0.78；$P$=0.004）。因此，BCG维持灌注对中高危浅表膀胱癌患者来说，仍是最佳的选择方案。

## 五、BCG灌注并发症与处理

BCG是一种活的减毒牛型结核分枝杆菌，它包含具有活性的杆菌，死亡的微生物和亚细胞碎片，其生物活性仍具有很强的抗原性、致敏性和残余毒性。而且，重复剂量有累积效应。随着BCG膀胱腔内免疫预防与治疗浅表膀胱肿瘤病例数量的增加，有关的副作用和并发症亦有增高。Lamm等对2 602例BCG腔内免疫治疗的副作用和并发症进行系统性分析，结果表明95%的副作用和并发症是自限性的。当延长BCG灌注的间隔时间或停止BCG的灌注，多数患者的毒性反应与并发症可自行缓解或消退。虽然严重的并发症的发生率仅占3.9%，但这些并发症一旦发生对于患者的生活质量和健康状况的影响十分严重。这表明BCG免疫治疗浅表膀胱肿瘤并非一种十分安全的生物疗法。提高对膀胱腔内BCG免疫治疗所致各种副作用及并发症的认识和处理原则的了解，将有助于泌尿外科医师在应用BCG免疫预防与治疗浅表膀胱癌的临床实践中有所裨益。

### （一）BCG灌注与膀胱炎

BCG灌注引起类似膀胱局部免疫炎症反应的发生率大约占95%，其中严重膀胱刺激症状的患者约40 %发生镜下血尿或肉眼血尿。BCG灌注产生膀胱局部免疫炎症反应的程度与免疫预防和治疗效果存在明显的相关性。大量临床实践证明，BCG灌注引起的膀胱局部免疫炎症反应是自限性症状，停止治疗或延长灌注间隔时间，多数患者膀胱炎反应症状逐渐减轻和恢复，极少数患者需要抗结核药物或抗生素治疗。BCG灌注后所诱发膀胱炎因素主要包括：①BCG菌体中富含的LPS是BCG灌注后引起大量嗜中性粒细胞侵入、激活、释放大量的IL-1、IL-6、IL-8可直接引起黏膜组织炎症并募集大量单个核细胞进入膀胱壁；②再次灌注BCG后，其BCG抗原递呈细胞将BCG抗原递呈给Th1细胞产生多种Th1免疫细胞因子，肿瘤坏死因子等促进并放大局部免疫炎症反应；③BCG、免疫活化细胞释放炎症细胞因子，膀胱黏膜上皮细胞过表达分泌炎症因子，组织胺等致炎物质导致血管通透性增强，组织水肿和刺激膀胱间质C类神经末梢，而产生尿急、尿频、尿痛三大膀胱刺激症状；④BCG灌注大约5%发生混合感染，常见原因与插入导尿管时细菌污染有关，反复插管引起尿道和膀胱黏膜的损伤可引起脓尿；⑤BCG黏附于膀胱黏膜导致黏膜上皮细胞的炎性损伤，在BCG灌注治疗的膀胱尿液中存在大量脱落的上皮细胞，病理组织学发现经过6周BCG灌注治疗浅表膀胱癌患者膀胱黏膜上皮层次黏膜变薄，分子生物学检测发现黏膜上皮细胞层的GAG明显丢失，黏膜屏障保护作用受损。显然，在实施膀胱内BCG灌注治疗前应与患者进行良好的沟通并说明BCG刺激膀胱黏膜产生的非特异性免疫炎症引起急、慢性膀胱炎症是BCG灌注免疫治疗的有效反应。

1. 免疫性膀胱炎与临床表现

(1) 依据膀胱黏膜组织活检及病理组织学分析，BCG诱发的膀胱炎症可分为急性膀胱炎与慢性肉芽肿性膀胱炎。其典型临床表现为尿频、尿急、排尿困难、镜下血尿或肉眼血尿、耻骨上区疼痛。急性膀胱炎的症状多发生在BCG膀胱内灌注后2~4小时，通常可能合并混合感染。一般尿路刺激症状主要出现在第二次灌注后24~72小时，多数患者的症状逐渐减轻或自行缓解。事实上，BCG灌注后通常膀胱刺激症状于前三天均有发生，慢性肉芽肿性膀胱炎常发生在膀胱灌注6周后，而BCG维持灌注治疗肉芽肿性膀胱炎的发生率更高，肉芽肿性膀胱炎的产生与BCG的残留毒性和类郎汉氏细胞的形成、新生血管与上皮细胞增殖有关。

(2) 膀胱镜检查时，可见膀胱黏膜充血水肿，纹理增粗，部分患者可见散在的红斑、出血点、偶见糜烂、溃疡和肉芽肿形成。BCG膀胱灌注所致膀胱刺激症状的反应程度，不仅依赖于BCG灌注剂量的高低、疗程的长短而且与宿主个体免疫系统对BCG抗原的反应强度有关。上述膀胱刺激症状及炎症病理表现，通常在停止BCG灌注之后逐渐减轻或消失。

2. 免疫性膀胱炎的治疗　患者出现膀胱炎症状，通常多数不需任何特殊治疗，在48小时可逐渐缓解，如在48小时后仍不缓解，当膀胱刺激症状严重或持续时间较长时，某些患者需要给予不同治疗，如盐酸苯偶氮吡胺、溴丙胺太林(普鲁本辛)、盐酸羟丁宁、异烟肼、经验性抗生素、非类固醇制剂或全身性应用皮质激素。经上述治疗效果不佳者，有作者应用麻醉抗炎溶液膀胱灌注，每日一次，每次50mL，根据患者耐受情况，最好保留2小时。麻醉抗炎溶液包括：呋喃妥因200mg、盐酸丁卡因1g、6-甲基泼尼松龙165mg、蒸馏水1L。一组16例患者，应用膀胱灌注含局部麻醉药物的抗炎溶液后，94%的患者排尿症状明显好转。如果患者每次BCG灌注后，均有严重的膀胱刺激症状及血尿、高热反应，可在下次BCG灌注前，每天口服异烟肼300mg，连续服用3天。采用预防性口服抗结核药物通常可减轻BCG介导的膀胱炎症症状，但基于BCG对抗结核药物十分敏感，故不能作为常规用于预防膀胱局部副反应的治疗，以免影响BCG介导的抗肿瘤生物活性与临床治疗效果。

### (二) BCG灌注与发热反应

1. 发热原因与临床表现　发热反应是膀胱内灌注BCG预防与治疗浅表膀胱肿瘤的常见并发症，发生率大约占28%~45%，多数患者为低热，少数患者可发生高热反应，3.9%的患者发热可达39℃以上。典型症状多出现在BCG膀胱内灌注后4~12小时，体温一般低于38.5℃，持续48小时。可伴有全身不适、恶心、呕吐，关节疼痛等症状。产生发热反应的主要原因有：①BCG活的菌苗可分泌多种抗原及代谢产物，作为热原质通过毛细血管和淋巴途径进入血液循环，引起高热反应。Stanisic等指出，膀胱肿瘤的瘤体切除后，其黏膜下及肌层很快形成血管、丰富的肉芽组织，在黏膜尚未修复前过早灌注BCG，极易通过这些肉芽组织进入血液循环，而造成一系列的全身反应。②此外，在早期有人将BCG错误地采用自尿道外口直接推注入膀胱的灌注方法，而尿道黏膜下有丰富的血管窦，BCG可经此血管窦进入血液循环引起全身反应及局部刺激症状，如前列腺炎和附睾炎。Tuncer等人应用PCR技术对高热反应患者和低热反应患者外周血BCG进行了监测，他发现，高热反应患者外周血BCG的阳性检出率明显高于低热反应的患者。这提示，BCG血行感染、毒性反应与抗原性致敏性，可能是导致BCG诱发高热反应的重要病因学因素。

2. BCG灌注发热反应的处理　BCG灌注产生的发热反应较为常见，低热反应(体温不超过38℃)时，一般不需要给予任何治疗。有全身不适或关节疼痛时，可临时口服解热镇痛剂或附加抗过敏药物即可奏效。高热患者常需给予退热降温处理，鼓励患者多饮水或适当补液，以防脱水。特别对无膀胱刺激症状的高热患者，应特别警惕全身性BCG感染和过敏性感染的可能性，应暂停BCG灌注或顺延BCG灌注间隔时间。对一些患者全身反应程度与局部反应一致的患者，可通过减少BCG灌注剂量以降低局部和全身反应的程度。对患者高热反应持续不退者，可采用异烟肼300mg/d、利福平600mg/d、泼尼松龙40mg/d，持续3个月的治疗。

### （三）BCG 灌注与前列腺炎

1. BCG 诱发前列腺炎的原因　肉芽肿性前列腺炎是膀胱内 BCG 灌注较为常见的并发症之一，发病率占 33%~75%，在接受 BCG 治疗的患者中，前列腺活检时 40% 者有肉芽肿性前列腺炎。亦有文献报道在接受 BCG 治疗所有男性患者中 100% 均可伴有肉芽肿性前列腺炎。BCG 灌注诱发前列腺炎的原因可能包括：BCG 灌注后膀胱尿液中持续含有 BCG 菌苗，随着排尿过程和排尿次数的增加导致 BCG 随尿液逆流至前列腺，特别是导尿管未放置到膀胱而导致尿道高压。BCG 反流至前列腺所致，这些因素包括：①前列腺大约有 30 个导管呈 45° 角开口于精阜两侧，前列腺导管的这些结构特点可能是导致前列腺易被尿液感染的原因；②男性膀胱癌患者的发病年龄多数在 60 岁以上，该年龄组患者通常伴有前列腺增生，存在不同程度的排尿困难，在 BCG 灌注后，膀胱刺激症状引发膀胱过度活动增加，BPH、尿道炎症增加了尿道阻力，导致排尿过程中尿道压力增高，BCG 尿液反流进入前列腺导管系统产生前列腺炎症；③BCG 尿液反流进入前列腺组织后 BCG 激活前列腺免疫系统 Th1、巨噬细胞产生的 IL-1、IL-6、IL-8、IL-17、IL-15、IL-23、IFN 和 TGF 等多种炎症因子导致前列腺炎症、间质和上皮细胞增殖，长期的 BCG 慢性炎症刺激是诱发前列腺炎和肉芽肿形成的重要原因。

2. 临床表现与治疗　BCG 灌注诱发的前列腺炎和肉芽肿多数患者无临床症状，也不需要任何治疗。对高龄患者在接受 BCG 灌注之前，已存在前列腺增生或排尿困难者，在 BCG 灌注治疗后，随着关注次数和治疗疗程的增加，其排尿困难的发生概率明显增加，排尿困难的症状加重，甚至发生急性尿潴留。因此，老年男性患者在实施 BCG 灌注前，应特别注意询问患者有无排尿困难或尿潴留的病史，并进行 B 型超声和尿流率检查，判定前列腺引起下尿路梗阻的程度。在患者接受 BCG 灌注治疗前对前列腺增生排尿困难程度的了解有助于在实施治疗前与患者或家属进行沟通，说明灌注 BCG 治疗后可能增加排尿困难或发生急性尿潴留的风险性。对有排尿困难的高龄患者来说，合理的处理方法是选择其他的膀胱腔内化疗药物为宜。如果患者和家属愿意承担 BCG 膀胱灌注后可能增加排尿困难或发生尿潴留的风险性，应尽量在实施 BCG 灌注前、后给予非那雄胺、度他雄胺、Alpha 受体阻断剂和相关植物类中草药治疗，可减低排尿困难和膀胱刺激症状。BCG 灌注诱发的前列腺肉芽肿性前列腺炎患者可导致血清 PSA 水平升高。应用肛门指诊、多普勒超声和 CT 检查有时也很难与前列腺癌鉴别，但 PSA 与游离 PSA 比值多数正常。必要时可通过经直肠超声导向前列腺穿刺活检获得前列腺组织学检查，以明确诊断。慢性肉芽肿性前列腺炎常伴有附睾炎，但极少发生睾丸炎。如患者出现会阴部疼痛、高热，应注意前列腺脓肿。超声检查可发现前列腺腺体内有不均的低回声病灶，超声引导下穿刺可抽出浓汁，浓汁普通细菌培养呈阴性，抗酸杆菌染色可呈阳性。盆腔 CT 检查可见前列腺区低衰减病灶（图 41-47）。

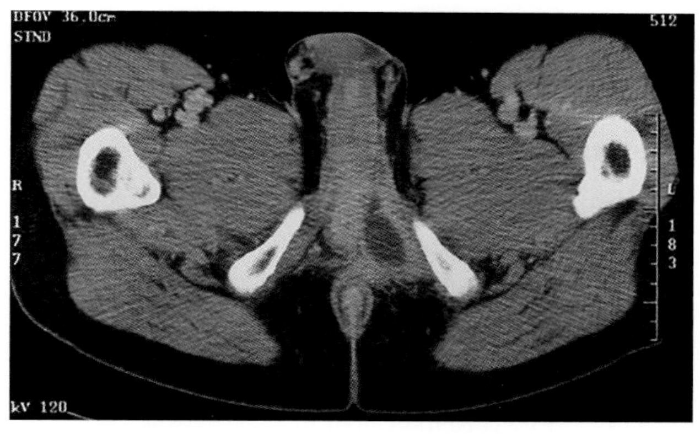


图 41-47　盆腔 CT 显示前列腺尖部延伸到左侧海绵体液性衰减区

3. 临床治疗　对有症状的肉芽肿性前列腺炎，可考虑给予异烟肼 300mg 和利福平 600mg 治疗。前列腺脓肿可经会阴切开引流，附睾脓肿或肉芽肿性附睾炎形成者，可行附睾切除术。术后继续给予异烟肼和利福平抗结核治疗 3~6 个月。

### （四）BCG 灌注与输尿管梗阻

1. 输尿管梗阻的原因　尽管减毒 BCG 活菌苗在临床上的应用是安全的，但仍具有较强的抗原性、残留毒性和致病性。膀胱腔内 BCG 灌注诱发输尿管梗阻是 BCG 免疫预防与治疗浅表膀胱癌较为严重的并发症之一。BGC 灌注引发输尿管梗阻的发生率约为 0.3%，梗阻部位以末端输尿管多见。主要病因因素包括：①膀胱三角区包括两侧输尿管口的位置相对较低，在 BCG 灌注的单位时间内接受 BCG 的作用浓度和时间相对较长；②BCG 反复感染，诱发膀胱黏膜急慢性炎症及末端输尿管炎、管口黏膜水肿、肉芽肿与瘢痕组织形成等病理组织学改变，是造成末端输尿管梗阻的主要病理因素；③BCG 反复感染所致的慢性炎症累及输尿管口，导致输尿管口抗尿液反流的作用降低；④BCG 灌注前患者可能存在不同程度的膀胱出口梗阻或输尿管反流，这些因素增加了 BCG 灌注输尿管反流与输尿管梗阻发生的风险性。

2. 输尿管梗阻临床表现 一般认为，输尿管反流和输尿管梗阻是膀胱内灌注 BCG 的晚期并发症。临床上缺乏特征性症状表现，少数患者可有腰痛。一侧肾盂癌实施根治性术后或孤立肾浅表膀胱癌患者，在应用膀胱内 BCG 灌注预防肿瘤复发治疗过程中，一旦发生无尿，应考虑 BCG 引起输尿管口水肿或狭窄引起的梗阻性无尿。影像学检查显示，多数患者有轻度肾积水表现。对孤立肾 BCG 灌注后梗阻性无尿患者，经皮肾造瘘特别适用于孤立肾合并中重度肾积水的患者。该方法不仅能挽救肾脏功能，而且经造瘘管注造影剂可显示输尿管膀胱连接部完全梗阻的影像特征。一例孤立肾 BCG 灌注后梗阻性无尿患者，经抗结核药物治疗后，于肾造瘘术后 4 天开始自行排尿，且尿量逐渐增加，第 6 天经肾造瘘管造影显示输尿管膀胱连接部无梗阻（图 41-48）。BCG 灌注诱发膀胱和输尿管口黏膜反复感染，膀胱壁、输尿管口的炎症反应，纤维增生、瘢痕形成或收缩，使输尿管膀胱连接部或输尿管口的形态发生异常改变。在膀胱镜检查时可见反流侧输尿管口成高尔夫球洞穴样形状，见图 41-49。静脉肾盂造影可显示反流侧肾脏积水，膀胱造影可显示输尿管反流和肾积水（图 41-50）。

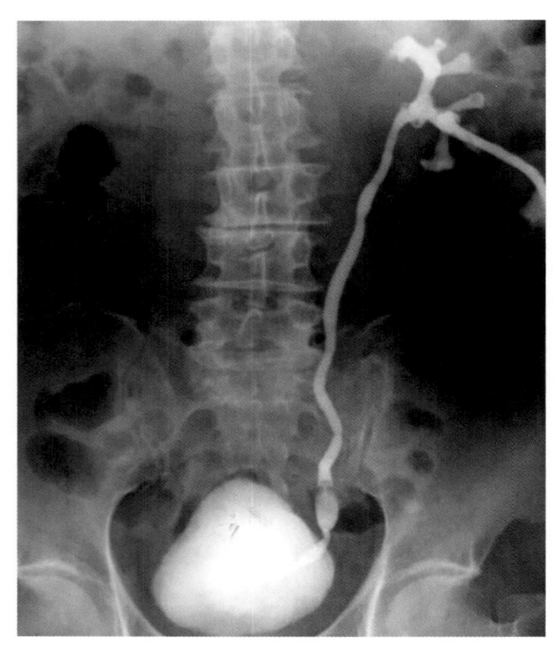

图 41-48 经皮肾造瘘术后第 6 天造影显示输尿管末端无梗阻

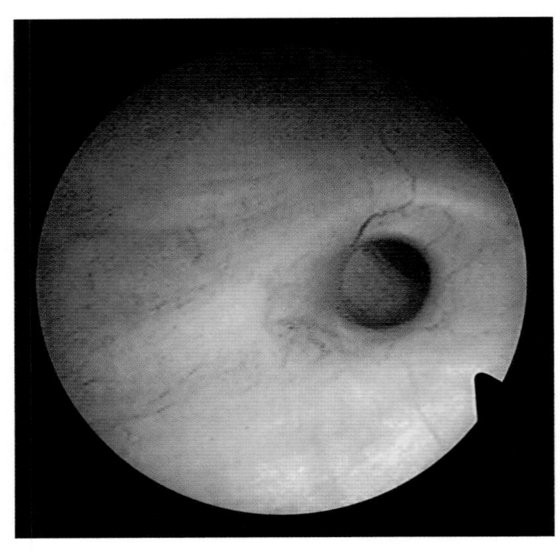

图 41-49 膀胱内 BCG 灌注后 3 年膀胱镜检查见右输尿管口洞穴状

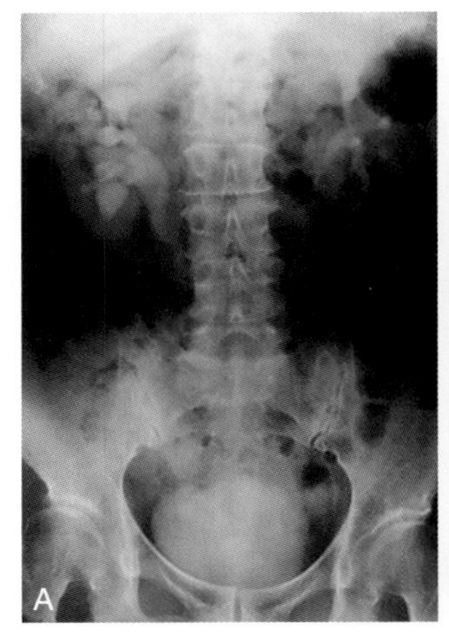


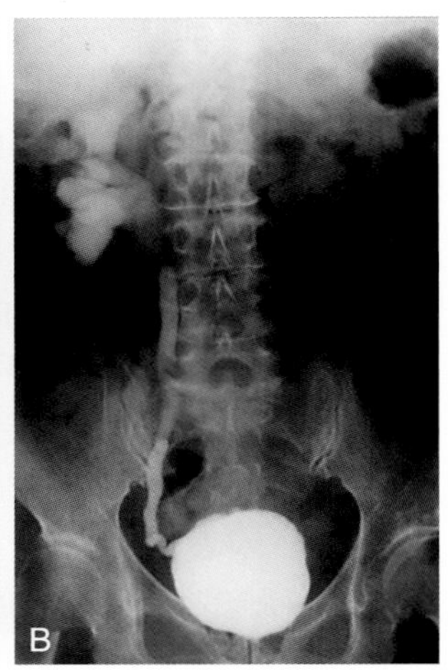


图 41-50 BCG 灌注后 3 年，静脉尿路造影

A. 膀胱造影；B. 右侧肾积水和膀胱输尿管反流。

3. 输尿管梗阻的治疗

（1）经皮肾造瘘特别是用于孤立肾患者合并中重度肾积水的 BCG 灌注导致末端输尿管梗阻性无尿患者，通过该方法能挽救肾脏功能。

（2）对于孤立肾合并浅表膀胱癌的患者，术后应避免选择 BCG 作为预防浅表膀胱癌复发的治疗，以免导致末段输尿管梗阻引起急性肾功能不全。

（3）BCG 感染所致末端输尿管梗阻多为暂时性或自限性的，故当停止 BCG 灌注或给予抗结核药物治疗后，梗阻症状可自行缓解或消退。

### （五）BCG 灌注与膀胱挛缩

1. 膀胱挛缩发生的原因 膀胱挛缩是膀胱腔内 BCG 灌注所致的严重并发症之一，发生率约为

0.2%~0.4%。确切发病原因尚未阐明，可能与下列因素有关：①大剂量BCG腔内灌注和长期的BCG维持治疗，BCG反复地感染膀胱，而导致膀胱黏膜上皮严重的炎症反应和组织损伤；②随着BCG灌注次数的增加，疗程的延长，黏膜上皮细胞的不断脱落，散在的黏膜糜烂、溃疡和基底膜FN的过度裸露，使BCG黏附率显著增加，膀胱黏膜炎症反应与间质水肿加剧，肉芽肿形成、纤维组织增殖与纤维瘢痕化和长期的慢性炎症反应可能是膀胱内灌注BCG继发膀胱挛缩的主要病理过程；③BCG灌注诱发膀胱挛缩极为少见，膀胱挛缩的发生可能与患者个体对BCG强烈的易感与超敏反应有关。

2. 临床表现与治疗　通常膀胱挛缩的患者在治疗初期即表现出严重的膀胱感染、脓尿和膀胱刺激症状。随着治疗次数的增加与疗程的延长，膀胱容量逐渐减少，尿急、尿频的症状越来越严重，常被误判为严重的BCG治疗反应，而忽略了发生膀胱挛缩的可能性。特别是当停止BCG灌注数周后或经系统性抗结核药物治疗后，严重的膀胱刺激症状仍不见缓解，膀胱容量仍未见增加，应考虑有膀胱挛缩的可能。个别患者可出现膀胱瘘口，长期留置尿管引流尿液也很难愈合，即使做局部清创，瘘口切除缝合，也难奏效。膀胱造影可显示膀胱挛缩及双侧输尿管反流(图41-51)。

3. 膀胱挛缩的治疗　BCG诱发膀胱挛缩的治疗关键在于预防和适时处理：①当准备实施BCG灌注治疗计划时，至少在TURBT后2周后再行膀胱内BCG灌注治疗；②若患者为多发肿瘤，切除范围与深度过大，建议膀胱内BCG灌注治疗时间最好在术后4周或更长时间为宜或选择膀胱灌注化疗；③在实施膀胱内BCG灌注治疗过程中，若患者BCG灌注反应强烈，膀胱刺激症状严重，尿液含有大量脱落的上皮细胞，脓细胞或血尿反应者，应预防性给予抗结核药物治疗，如有混合感染者应给予喹诺酮类抗生素治疗或减少BCG灌注剂量，延长BCG灌注的间隔时间，或停止BCG继续灌注治疗，是预防BCG灌注所致膀胱挛缩的重要的防治措施；④一旦发生BCG诱发的膀胱挛缩，在继续抗结核药物治疗3~6个月后，可采用多次间隔膀胱水囊加压扩张，同时给予西施泰或肝素腔内灌注，以增加膀胱容量，修复膀胱黏膜上皮细胞GAG，减少尿液溶质剂残留BCG内渗到膀胱间质，有利于膀胱顺应性功能的恢复，降低膀胱刺激症状，必要时可行膀胱切除或肠管原位膀胱扩大术，可获得满意的临床疗效。

### （六）BCG灌注与肾脓肿

1. 肾脓肿发生的原因　膀胱内BCG免疫治疗继发肾脓肿较为少见，临床仅见2例报道，发生率仅为0.1%。膀胱输尿管反流是导致肾脓肿发生的主要病因学因素，其次是血行播散致肾脏感染。尽管膀胱输尿管反流不是BCG灌注的禁忌证，但有输尿管反流的患者会增加肾盂肾炎、肾脓肿和输尿管梗阻发生的危险性。

2. 肾脓肿的临床表现　常见的临床表现为发热、全身不适、肾区疼痛和腰部包块；B型超声、排泄性尿路造影和CT断层扫描有助于肾脓肿的诊断与鉴别诊断。当肾脏实质形成肉芽肿性肿块时，CT可显示肾脏实质内低衰减值的实性结节影像(图41-52)。当膀胱灌注BCG 6周、12周或长期维持治疗过

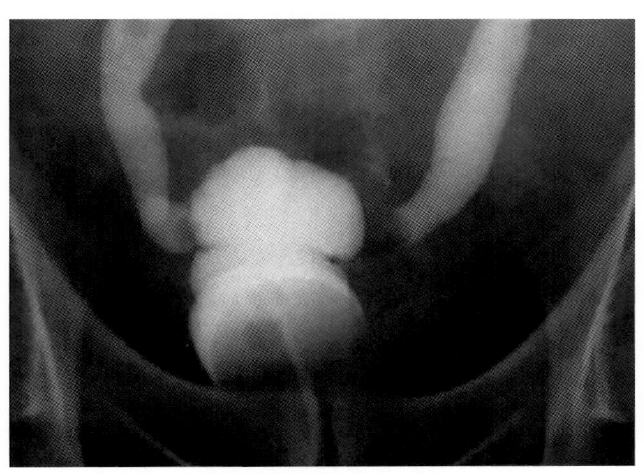

图41-51　膀胱造影显示膀胱挛缩、双侧输尿管反流

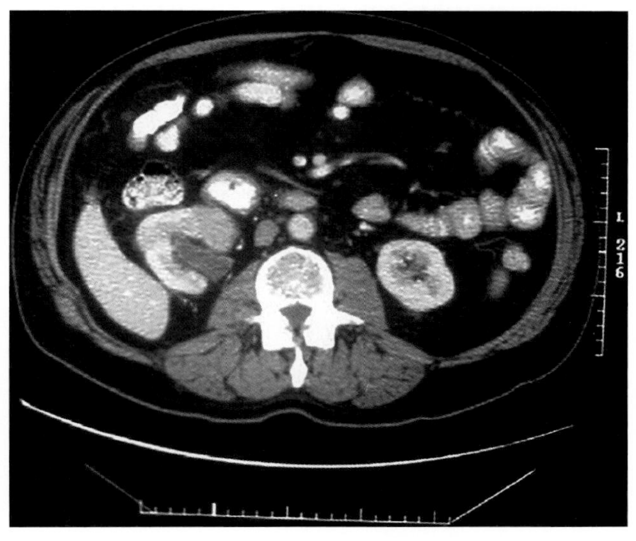

图41-52　CT扫描显示右侧肾脏实质低衰减呈实性结节

程中患者有发热、全身不适、肾区疼痛、不规则液性暗区，在通过对比 BCG 灌注前的肾脏 B 超和 CT 检查图像，应考虑肾脓肿与 BCG 灌注密切相关。当肾脏实质形成肉芽肿性肿块时，此时影像学尚难与肿瘤鉴别，肿块穿刺组织学活检有助于诊断。病理组织学可显示为坏死性肉芽组织，而非肿瘤细胞。

3. 肾脓肿的治疗

(1) 膀胱腔内 BCG 灌注之前，应排除患者是否存在膀胱出口梗阻和输尿管反流。

(2) B 超和尿流动力学检查有助于判断男性患者有无 BPH 症。

(3) 对已明确有膀胱输尿管反流患者或膀胱部分切除输尿管再植者应避免选择 BCG 膀胱灌注治疗，以减少 BCG 尿液膀胱输尿管反流诱发肾盂肾炎、肾脓肿和输尿管梗阻的发生。

(4) BCG 对所有抗结核药物均非常敏感，每天口服异烟肼 300mg、利福平 600mg，连续服用 3~6 个月，一般皆能治愈。当脓肿合并有非特异性细菌感染时，可同时应用喹诺酮类抗生素。

### (七) BCG 灌注与间质性肾小球肾炎

1. 发生原因 膀胱内灌注 BCG 引起间质性肾小球肾炎是较为少见的严重并发症。迄今，文献中仅见 15 例报道。BCG 膀胱灌注诱发的间质性肾炎并非伴有间质肉芽肿。临床特征是在 BCG 膀胱灌注治疗过程中患者发生急性肾功能不全，多数伴有多器官受损。如延误诊断、处理不及时和采取有效的治疗，可造成不可逆性的肾功能损害。BCG 膀胱灌注引起间质性肾小球肾炎的机制尚不清楚，其可能的原因包括：①膀胱肿瘤切除的创面较大、较深，术后 BCG 灌注时间过早，BCG 通过创面内渗入血，导致 BCG 血症或超敏反应；②BCG 通过血液循环或输尿管反流至肾脏间质可诱发肾间质炎症反应和水肿。

2. 临床表现与治疗 主要临床表现是乏力、厌食，严重者可出现血压增高，血清肌酐升高。肾穿刺活检可显示：少数肾小球硬化，小动脉内膜呈中度增厚、管腔变窄。最显著的组织学所见是弥漫性和严重的间质细胞渗出，包括淋巴细胞、浆细胞和嗜酸性粒细胞(图 41-53)。

有关膀胱内灌注 BCG 诱发间质性肾小球肾炎的治疗关键在于掌握 BCG 灌注的适应证、禁忌证和 BCG 灌注的最佳时间。如患者既往已有肾脏免疫性疾病的病史，尽量选用其他化疗药物膀胱灌注。在实施膀胱内 BCG 灌注治疗的过程中，要密切观察

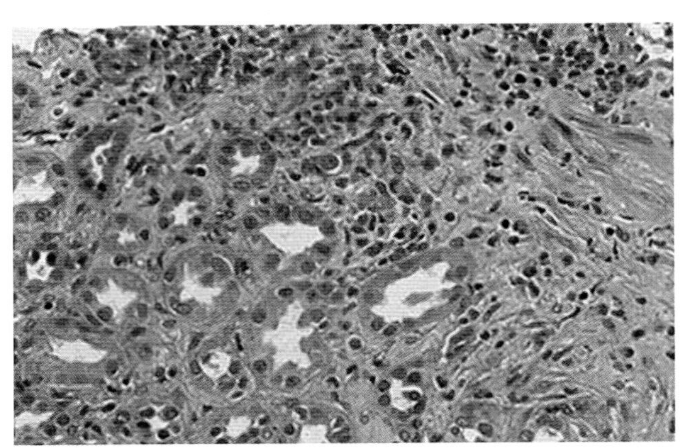

图 41-53 肾脏穿刺活检证实为小管间质性肾炎

患者对 BCG 治疗的反应。对膀胱内 BCG 治疗局部和全身反应症状严重者，必要时需住院观察，注意每日尿量和质量变化，随时检查肾脏功能。一旦患者出现血清肌酐值升高，应考虑间质性肾炎的可能性。临床治疗原则包括：①应立即停止 BCG 灌注；②静脉给予甲基泼尼松龙每天 500mg/ 次，连续 3 天；③此后口服强的松，每天 1mg/kg，应用 4 个月后逐渐减量。

### (八) BCG 灌注与反应性关节炎

1. 发生原因 膀胱内灌注 BCG 治疗浅表性膀胱癌发生关节炎和关节痛较为少见。Tinazzi 等 2006 年复习 48 篇英文文献，加上他本人报道的 1 例共 61 例。发病率约在 0.5%~1%。

发病机制与病理生理学改变仍不清楚，有作者认为宿主对 BCG 重复抗原刺激或 T 细胞依赖的免疫与分枝杆菌成分产生的一种交叉反应。研究证实，BCG 引起的人关节炎与实验室完成的分枝杆菌佐剂关节炎相同。这提示，BCG 抗原、HSPs、T 细胞免疫反应等因素可能与 BCG 免疫性关节炎的发生有关。

2. 临床表现与治疗 BCG 免疫性关节炎以膝关节、踝关节和腕关节较为常见，肩、肘、手、髋、跗骨的关节和颞下颌关节较为少见。脊柱疼痛约占 19%，骶髂关节占 14%(包括疼痛或放射学上的骶髂关节炎)，少数患者可出现香肠状趾变形或跟腱炎症；大约 41.5% 的患者伴有结膜炎或葡萄膜炎，超过半数病例有发热。BCG 膀胱灌注引起的关节炎，通常发生在第 5 次灌注以后，90% 的病例从最后一次灌注到关节炎发作时间不足 2 周。Tinazzi 等总结的 60 例中 Reiter's 综合征 24%，Sjogren's 综合征 2%，关节炎与发热 4%，关节疼痛有或无关节炎占 64%，强直性脊柱炎中周围关节炎 4%，银屑病样关节病为

2%。实验室检查发现：①血沉增快，平均在 90mm/h；②C 反应蛋白平均值 180mg/L；③53% 的患者 HLA B27 抗体呈阳性；④关节液检查可显示炎性特征、多形核白细胞为主；⑤血、尿和关节液中分枝杆菌检查常为阴性。必须提示的是，虽然 BCG 膀胱内灌注骨关节被结核杆菌感染是极少见的，但文献上已有 8 例报道。其中 1 例为单关节炎、2 例膝关节、5 例脊椎椎间盘感染。临床表现主要以全身症状明显不适、发热和关节疼痛。

3. 防治要点

(1) BCG 免疫性关节炎通常于 BCG 最后一次灌注至发病的时间平均 8 个月。

(2) 在膀胱肿瘤切除或膀胱活检 2 周以后再施行 BCG 膀胱灌注治疗，可有效地防止或明显减少这种并发症的发生。

(3) BCG 免疫反应性关节炎的治疗首先是停用 BCG 灌注治疗，同时给予非类固醇抗炎药物（non-steroidal anti-inflammatory drugs，NSAID）治疗。大约 2/3 的患者经过治疗有效。对 NSAID 治疗无效者，可改用异烟肼和利福平抗结核药物，通常能使患者的症状缓解或治愈。

### （九）BCG 灌注与血管并发症

膀胱灌注 BCG 治疗膀胱癌的血管并发症主要是动脉瘤。动脉瘤最常累及的动脉包括腹主动脉、股动脉、腘动脉和颈动脉。BCG 感染造成动脉内皮破坏而导致不可逆的局部血管扩张。虽然这种并发症较为少见，但病死率可高达 23%~60%。作者复习至 2007 年英文文献，共检索出 21 例 31 个动脉瘤的报道。其中男性 20 例，女性 1 例，平均年龄 72 岁，距膀胱内灌注 BCG 平均时间是 23 个月。

1. 发生原因　BCG 血行感染是其主要原因：①在结核杆菌播散的同时动脉内膜直接感染，特别是已经发生动脉粥样硬化的部位，更易感染；②结核杆菌通过血管外膜的滋养血管侵入；③通过 BCG 感染部位局部血管的扩散；④多发性动脉瘤的患者更易血行播散，并非淋巴结受累。

2. 临床表现与治疗　患者的主要临床表现包括：①发热，一般呈高热，体温可超过 39.5℃，报道的 21 例中，11 例有高热病史，9 例体温超过 39.5℃；②从发热至诊断动脉瘤的时间为 6 周至 24 个月，平均 11.4 个月；③全身不适、易疲劳，腹部或背部疼痛，在大动脉处出现波动性或疼痛性肿块；④在 21 例膀胱灌注 BCG 后的患者中 52%（11/21）的患者中存在发热、疲劳；⑤75%（12/21）的患者有腹部或背部疼痛病史；⑥52%（11/21）的患者有全身不适；38% 的患者发热（8/21）；⑦波动性或疼痛性肿块占 19%（4/21）；其中 76%（16/21）的患者动脉瘤发生在腹主动脉，主动脉弓、股动脉、腘动脉和颈动脉，52%（12/21）的患者表现为动脉瘤破裂。

3. 预防与治疗　对膀胱肿瘤 TURBT 创面大避免过早给予 BCG 灌注是预防血管内皮素上的重要措施。BCG 膀胱灌注引起的动脉瘤的治疗有药物治疗和手术治疗两种，药物治疗主要是抗结核药物如异烟肼、利福平和吡嗪酰胺等抗结核药物。在临床上常先给予传统的抗结核药物再行手术两种方法联合治疗。复习文献总结的 14 例中均采取手术治疗，其中 10 例同时接受了药物治疗。12 例存活，2 例死亡，而在死亡的 2 例中均为未给予抗结核药物治疗。

### （十）BCG 灌注与皮肤并发症

1. 发生原因　BCG 膀胱灌注治疗膀胱癌引起皮肤并发症少见，发生率约占 0.3%。主要是发生在手部，而患者多有手部皮肤外伤，被含有结核菌的尿液沾染手部，通过皮肤伤口感染而发生。其次是膀胱内灌注 BCG 后活的杆菌全身吸收致血液传播。而阴茎皮肤的感染，是在灌注时 BCG 溶液溢出、排尿等直接污染阴茎，或在灌注 BCG 插入导尿管时困难而造成尿道损伤，可致血液传播波及阴茎皮肤。

2. 临床表现与治疗　主要在皮肤上出现丘疹样斑疹或呈溃疡，NG 等 2006 年首次报道 1 例膀胱内灌注 BCG 后左侧手背发生斑疹（图 41-54，图 41-55）。皮肤开始时表现丘疹样改变，随后发展成 4cm 紫罗兰色的硬化斑块，与丘疹很容易区别。应用氟氯青霉素和克拉霉素治疗无改善。局部活组织检查显示肉芽肿炎性坏死，真菌和分枝杆菌染色为阴性，组织学显示结核病变。局部组织行分枝杆菌培养呈

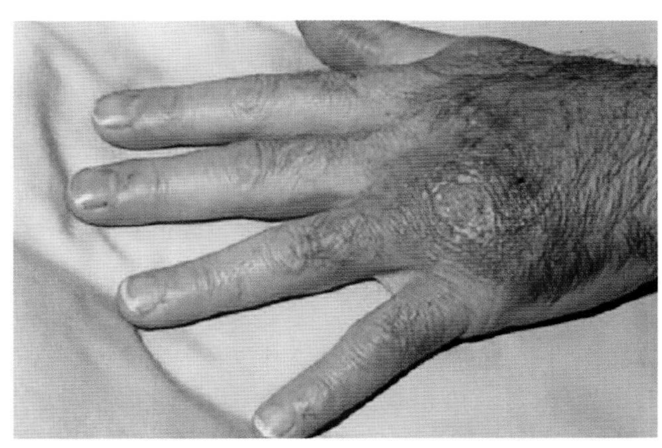

图 41-54　左手背部显示 4cm 紫罗兰色、硬结斑块

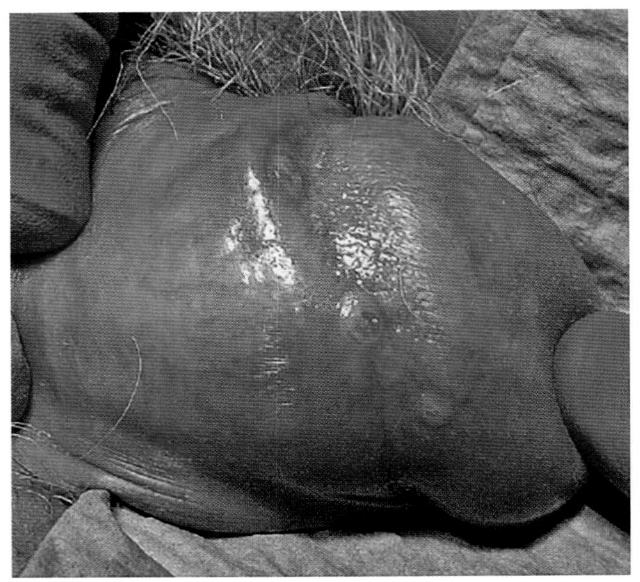

图 41-55 第 6 次膀胱灌注 BCG 后 3 天，阴茎头出现红斑和结节

阳性；胸部 X 线片没有结核病灶。三联抗结核药物治疗 6~10 周治愈。发生在阴茎皮肤上可表现为丘疹皮炎或溃疡，有的患者可同时伴有腹股沟淋巴结肿大，局部组织活检可显示肉芽肿性感染或伴有炎性坏死。活检标本微生物染色可呈阴性，组织培养包括细菌、真菌以及结核分枝杆菌均为阴性，组织抗酸杆菌染色亦可呈阴性。对其诊断依据主要是在灌注 BCG 后出现的皮肤结节或溃疡，组织学检查显示肉芽肿伴皮肤炎性坏死。应用一般抗生素均无效，三种或四种抗结核药物联合应用 2~3 个月可治愈。

（十一）BCG 灌注与睾丸附睾炎

1. 发生原因　膀胱灌注 BCG 后发生结核性睾丸炎附睾炎者极为罕见，迄今英文文献仅有 10 例报道。可能因 BCG 灌注方法不正确，如用注射器针柄直接从尿道外口加压推注或尿管未插入膀胱内，在此种情况下，含有 BCG 的尿液沿精阜的射精管、精囊、输精管至附睾引起感染。如果患者睾丸和附睾同时患病，多数患者因膀胱肿瘤切除的创面过深、范围较大，术后膀胱 BCG 灌注的时间过早或因患者合并 BPH 或灌注插入导尿管时发生尿道黏膜损伤。此时，如果灌注 BCG 的速度过快，压力过大，则可能促进了 BCG 的内渗入血，引发全身播散性感染所致。

2. 临床表现与治疗　多发生在膀胱灌注 BCG 1~2 个疗程后，可出现阴囊肿大，伴有或无触痛，应用一般抗生素治疗无效，在临床上很难与睾丸肿瘤区别。阴囊超声有助于诊断，可显示阴囊皮肤增厚、附睾肿大。睾丸附睾切除后组织学证实为结核性睾丸附睾炎，这些超声显像特征可与睾丸肿瘤相鉴别。附睾增大不均匀回声可提示结核性附睾炎，而附睾增大呈均匀回声提示非结核性附睾炎。此外，阴囊可有钙化、窦道，并有奶油样液体流出。双侧输精管增粗、变硬、不光滑；可同时伴有身体其他器官结核，均有助于结核性睾丸附睾炎的诊断。

3. 预防与治疗　正确掌握 BCG 膀胱灌注的适应证和禁忌证，正确的灌注方法，合理的灌注时间，严密观察 BCG 灌注治疗期间患者的局部与全身反应症状，依据患者对 BCG 反应程度和并发症严重性，适时调整治疗计划或给予拮抗药物治疗，是预防睾丸附睾炎和相关并发症的重要措施。BCG 关注后，一经考虑有结核性睾丸附睾炎时，应及时应用抗结核药物。对药物治疗效果不佳的病例或伴有阴囊窦道者，应手术切除睾丸和附睾。

（十二）BCG 灌注与肉芽肿性肝炎

1. 发生原因　肉芽肿性肝炎是 BCG 膀胱灌注一种少见的严重并发症，发生率大约是 0.4%~0.7%，可引起死亡。主要原因是 BCG 膀胱灌注后导致全身感染，致使肝脏受累和肉芽肿性肝炎。

2. 临床主要表现　发热，特别是高热，其次是脱水、厌食、恶心、呕吐和全身不适。实验室检查：血常规可有白细胞减少，有肝脏功能受损，ALT、AST 升高，经一般抗生素治疗效果不佳，肝脏组织针刺活检能明确诊断。病理检查见肝细胞坏死，微小肉芽肿和非干酪样 - 巨细胞上皮肉芽肿。

3. 临床治疗　对持续高热患者除补液、增加营养外，用普通抗生素无效者可用异烟肼 300mg/d、利福平 600mg/d，用药后 1~2 周高热逐渐缓解。持续用药 3~6 个月。

（十三）BCG 灌注与肺感染

1. 发生原因　膀胱内灌注 BCG 发生肺脏并发症较为少见，目前文献报道 20 例。其发生原因与其他脏器并发症相同，主要是结核菌血行感染和宿主超敏反应。肺脏并发症主要包括：①粟粒样肺结核；②肉芽肿性肺炎；③急性嗜酸细胞性肺炎。需要指出的是，在实施膀胱内灌注 BCG 疗程计划时，粟粒样肺结核是 BCG 膀胱内灌注最常关注的肺脏并发症。BCG 灌注诱发肺部并发症的主要原因与膀胱灌注 BCG 的内渗作用进入血液、导致 BCG 血行播散。急性嗜酸性粒细胞性肺炎的主要原因是 BCG 灌注后宿主对 BCG 抗原引起的超敏反应所致。

2. 临床表现与治疗　基于多种原因，粟粒状肺结核的早期诊断较为困难。主要是临床症状相当不典型,普通X线片对粟粒状结节的影像表现较晚,早期肺间质X线片图像也无特异性。临床主要症状包括高热(体温可达40℃)、寒战、恶心、呕吐、头痛和厌食;体重减轻,亦可出现咳嗽伴呼吸困难。普通痰培养和抗酸染色常为阴性,但痰结核菌培养可呈阳性。普通胸片可无阳性发现,最大强度投影(maximum intensity projection)CT技术可检出微小结节。肺脏螺旋CT扫描有助于诊断。急性嗜酸性肺炎极少见,Orikasa等在2003年首次报道1例。患者亦可表现低热、呼吸困难、严重的低氧血症。胸部X片可见双侧弥漫性网状结节渗出;CT扫描表现混浊、叶间隔增厚,主要在肺脏背侧,提示重力的存在而致影像学所见的混浊。血常规检验嗜酸性粒细胞的比例明显增高,可达40%。Allen和Davis描述嗜酸性粒细胞性肺炎的诊断标准如下:①急性发热病史持续5天;②低氧血症呼吸衰竭;③胸部X线上可见肺泡或肺泡间质混合性渗出;④支气管肺泡冲洗液嗜酸细胞超过25%;⑤无寄生虫或其他感染;⑥对皮质类固醇迅速和完全反应;⑦停止皮质类固醇后无复发。

3. 预防与治疗 一旦可疑肺结核,应及时应用抗结核药物,并停止膀胱内BCG灌注。如诊断急性嗜酸细胞性肺炎,应静脉给予甲基泼尼松龙,500mg/d,连续3天,同时停止应用异烟肼。一般3天后临床症状缓解,胸片和CT所见的异常表现可消失。

### (十四) BCG灌注与全身性感染

1. 发生原因 全身性BCG感染与脓毒血症是膀胱内灌注BCG最严重的并发症,病死率高达50%。一组2 400多例膀胱内灌注BCG治疗膀胱癌,其脓毒血症发生率为0.4%,且有10例死亡的报道。膀胱内灌注BCG发生全身性BCG感染与脓毒血症的原因如下:①在膀胱肿瘤TUR术后,由于操作造成的尿道的损伤,BCG通过内渗作用进入血液、导致BCG血症;②BCG灌注前已存在膀胱或尿道的感染;③TURBT时所致创面过大过深;④在TURBT后过早实施膀胱内灌注BCG治疗。上述这些因素的存在可造成BCG大量内渗吸收入血,引起全身性BCG感染或BCG败血症的发生。

2. 临床表现与防治 典型症状出现在BCG灌注后6~12小时,出现寒战、高热(高于38.5℃)、谵语、疲劳、少尿、全血细胞减少、凝血机制障碍,可出现肝、肾、呼吸功能不全以及循环衰竭等。患者血、尿培养为阴性,并常发生肉芽肿性肺炎和肝炎。胸片和肝细针穿刺活检可明确诊断。

3. 预防与治疗 为避免膀胱BCG灌注全身感染与脓毒血症的发生,以下几个问题对于防治BCG全身性BCG感染与脓毒血症的发生甚为重要:①禁止BCG直接经尿道灌注;②置入导尿管时操作要轻柔,并选择较软的导尿管,特别是有尿道狭窄或TUR插入操作镜时有尿道损伤出血者更要注意延长BCG的灌注时间或选择局部化疗;③膀胱或尿道存在感染者应暂缓膀胱内灌注BCG灌注治疗;④避免过早膀胱内灌注BCG,一般在膀胱组织活检或术后2周以后开始应用必要时可仔周后开始灌注;⑤对BCG灌注后有严重膀胱炎症反应的患者应早期进行预防性抗结核药物治疗,也是防治BCG全身性感染和败血症发生的重要措施;⑥一旦考虑有BCG全身感染或败血症发生时,应给予异烟肼、利福平、乙胺丁醇加环丝氨酸预防和治疗BCG全身感染,如果继发超敏反应的发生,每天给予40mg强的松,可有效地预防BCG所致的超敏反应或过敏性休克的发生。

### (十五) BCG灌注毒性反应的分级与处理

有关膀胱内灌注BCG产生的各种副作用依据毒性反应发生的时间,临床表现不同,其毒性反应的分级不同,评估与处理要点也不尽然。美国Campbell-Walsh泌尿外科学第九版,第三卷总结了克利夫兰对BCG灌注毒性反应的三个分级、相应评估与处理措施。

1. 一级毒性反应的评估与处理 一级BCG毒性反应的评估与处理包括:①BCG灌注后48小时内出现中度症状,如轻、中度膀胱刺激症,轻度血尿,发热<38.5℃;②评估检查,尿常规和尿液细菌培养,尽可能排除细菌性尿路感染;③对症处理,给予抗胆碱能类药物,局部解痉药物(非那吡啶),镇痛药物,非固醇类消炎药。

2. 二级毒性反应的评估与处理 二级BCG毒性反应的评估与处理包括:①严重的症状超过48小时,如严重的膀胱刺激症,血尿,或严重膀胱刺激症状持续48小时以上,并用了第一级中的所有处理措施;②评估内容,尿培养,胸片,肝功能;③处理措施,传染病性疾病及时请对处理分枝杆菌及合并感染经验丰富的内科医师会诊,在重新考虑开始灌注BCG时剂量应减少到1/2~1/3,依据培养结果可选择抗生素治疗,口服异烟肼、利福平,分别为口服剂量300mg/d和600mg/d,直至症状消失,不推荐单一治疗。

3. 三级毒性反应的评估与处理 三级BCG毒性反应的评估与处理包括:①严重的并发症,如血流改变，持续高热，过敏反应，关节疼痛，皮疹或红斑；②处理要点，应包括一级和二级中的所有处理措施，根据症状口服异烟肼 300mg/d，利福平 600mg/d，疗程 3~6 个月，若累及实质脏器如附睾炎，肝脏，肺脏，肾脏，骨髓，前列腺任何一个实质脏器可口服异烟肼 300mg/d，利福平 600mg/d，乙胺丁醇 15mg/(kg·d)；③使用环丝氨酸应注意易引起严重的精神症状；④BCG 对比嗪酰胺耐药，所以吡嗪酰胺治疗无效。患者经过治疗后，若改善症状不明显或出现感染性休克时，在有效的抗生素治疗后，可考虑使用泼尼松 40mg/d 进行治疗。

### 六、问题与展望

野生型 BCG 从预防人类结核病转向膀胱内灌注预防与治疗浅表膀胱癌是生物免疫预防与治疗史上最成功的转化典范。在这一转化应用过程中，众多生物免疫学家和泌尿外科临床治疗专家付出了艰辛的科学探索与临床实践。在 BCG 灌注预防与治疗浅表膀胱癌 36 年的临床实践中，数以万计的浅表膀胱癌患者接受了 BCG 灌注免疫预防与治疗计划，长期的随访研究证实了膀胱灌注 BCG 是一种安全有效的生物免疫治疗方法，临床效果令世人瞩目，主要贡献包括：①BCG 灌注治疗原位癌的肿瘤完全清除率达 80%~95%；②TURBT 术后残留肿瘤的清除率为 60%；③BCG 膀胱灌注预防浅表膀胱肿瘤复发总的有效率达 75%；④对高危 T1 浅表膀胱癌 TURBT 术后 BCG 灌注治疗肿瘤复发率为 16%，单纯 TURBT 组肿瘤复发率达 40%；⑤BCG 灌注免疫治疗能有效影响膀胱肿瘤的进展，BCG 灌注治疗组与对照组相比，明显降低了全膀胱切除率(BCG 治疗组全膀胱切除率为 11%，对照组为 55%)。

尽管膀胱内灌注 BCG 治疗与预防浅表膀胱肿瘤是国际公认的安全、有效的首选方法与一线用药，但随着膀胱灌注 BCG 治疗时间的延长，大量病例的积累，有关 BCG 灌注引发的各种并发症报道也随之增加。本文回顾了临床 BCG 灌注治疗以来文献中报道的各种并发症的发生原因、临床表现与治疗、毒性反应的分级与防治原则。众所周知，虽然膀胱灌注 BCG 引发的并发症 95% 是自限性的，但对于一些严重的并发症也威胁到患者的生命。因此，膀胱灌注 BCG 的安全性是相对的。需要指出的是，BCG 菌苗从 1921 年被世界各国实验室传代应用以来，BCG 的免疫原性不断降低，对预防结核病总的效应不到 50%。在膀胱灌注 BCG 预防肿瘤复发的治疗患者中大约 35%~45% 的患者对野生型 BCG 治疗无反应，25% 的患者因大剂量 BCG 灌注产生的严重毒副作用而不能完成灌注疗程和长期的维持治疗计划。因此，研制一种能减少 BCG 的膀胱灌注剂量，降低 BCG 灌注产生的严重毒副作用，提高 BCG 免疫预防与治疗浅表膀胱肿瘤的高效、低毒副作用的基因重组冻干 BCG 菌苗，已成为临床预防与治疗浅表膀胱肿瘤急需研发的新一代生物免疫修饰剂。

(韩瑞发)

## 第八节 冻干重组人 IFN-2b-BCG 的应用研究

### 一、治疗型卡介苗临床应用中的问题

卡介苗(bacille calmette-guerin，BCG)是目前唯一可预防结核病的疫苗，在世界卫生组织全球性扩展免疫计划中被广泛使用，能有效预防儿童播散性结核。BCG 具有接种安全、热稳定性好、生产成本较低、显著的佐剂效应及可诱导有效的黏膜免疫等特点，同时 BCG 也是一种极具吸引力的活疫苗载体，是一种强的免疫原和佐剂，可刺激机体产生 Th1 偏向的细胞免疫，后者是具有抗病毒和抗肿瘤活性的重要免疫调节因子。BCG 被用于膀胱灌注治疗膀胱肿瘤已经几十年，被视为目前膀胱肿瘤最有效的辅助治疗之一，也是预防浅表膀胱肿瘤复发与治疗膀胱原位癌临床常用的膀胱灌注方案。目前主要用于治疗原位癌和残余肿瘤，预防中、高危乳头状瘤术后复发，防止肿瘤的进展。

BCG 作为一种活的减毒牛型结核分枝杆菌，具有很强的免疫调节作用，通过膀胱内灌注诱导机体局部免疫反应，使膀胱壁内和尿液中免疫细胞聚集，细胞因子表达增加，从而预防膀胱肿瘤复发、控制肿瘤进展。已知 BCG 菌中的核酸、胞壁中的脂质、菌体蛋白及脂多糖均能刺激免疫系统产生抗癌免疫反应，能够刺激机体免疫系统产生多种细胞因子。因此，BCG 主要是通过对宿主免疫系统的调节而发挥抗肿瘤作用，能够调节包括 Th1 和 Th2 细胞的免疫应答反应，尤其是促进 Th2 向 Th1 漂移。产生的白介素(interleukin，IL)-2、干扰素(interferon，IFN)-α、肿瘤坏死因子(tumor necrosis factor，TNF)-α 等多种

Th1 效应因子可直接杀死肿瘤细胞或促进肿瘤细胞凋亡。

但是，BCG 经过 100 多年的传代培养，有报道其免疫原性和预防结核感染的有效性大大下降。近年来，多项研究发现 BCG 对不同地区人群的免疫保护效果差异较大，其有效性为 0~80% 不等，尤其是 BCG 对于成人结核病的预防作用极差。另外，在膀胱灌注预防浅表膀胱癌复发的大量临床应用中也有大约 30%~45% 患者对 BCG 治疗无反应，后者包括复发和难治型患者。另外还有一些患者因严重毒副作用，如严重膀胱刺激症状、高热、败血症、膀胱挛缩等而不能完成治疗，极大地限制了其在临床上的广泛使用，这些都是临床亟待解决的重大问题。

## 二、干扰素联合卡介苗的应用与评价

膀胱癌免疫治疗中的另一重要手段是细胞因子治疗。人们早就发现，干扰素、白介素等多种细胞因子具有抗肿瘤免疫的作用，其抗肿瘤机制主要是通过激活 Th1 细胞产生多种细胞因子，放大免疫细胞分子网络，使静止期的 T 细胞及其 T 细胞亚群激活，促进 T 细胞生长、分裂、增殖并转化为具有细胞毒作用 T 细胞。增强 NK 细胞、杀伤性 T 细胞、单核细胞、巨噬细胞抗肿瘤免疫活性和肿瘤的免疫原性，提高膀胱局部免疫细胞介导的抗肿瘤作用。其中，IFN-α-2b 在肿瘤生物免疫治疗中具有广泛的抗肿瘤生物学效应，其抗肿瘤作用包括：①IFN 能够直接激活肿瘤坏死因子相关凋亡诱导（tumor necrosis factor-related apoptosis inducing ligand，TRAIL）的表达；②IFN 能够通过上调 MHC-1 的表达增强抗原识别从而增强 $CD4^+$ T 细胞的细胞毒作用；③IFN 能够通过诱导肿瘤抑制基因或者抑制肿瘤致癌基因直接抑制肿瘤增殖；④IFN 可抑制肿瘤毛细血管内皮细胞和成纤维细胞生长因子的形成，从而达到抑制肿瘤的生长，有研究表明在经尿道切除术后用 IFN 治疗的膀胱局部血管生成明显减少。

为了解决 BCG 治疗中的上述问题，也基于细胞因子在膀胱肿瘤治疗方面作用原理和应用结果，近年来很多研究时针对 BCG 和各种细胞因子如 IFN-α-2b、IFN-γ、IL-2、IL-18 和 TNF 等联合应用对浅表性膀胱肿瘤进行灌注治疗。采用小剂量 BCG 和干扰素 -α 联合灌注的结果显示，该方案具有较好的耐受性和较高的完全反应率，IFN 通过促进 Th1 细胞因子表达和减少 Th2 细胞因子表达增强 BCG 的免疫效能，BCG 和 IFN-α-2b 联合治疗与单独 BCG 治疗组相比，前者在鼠体内有更强的抗肿瘤作用。美国哈佛大学医院 Donnell MA. 研究证实，采用小剂量 BCG 和 IFN-α 联合灌注不仅减轻了毒副作用，而且患者具有较好的耐受性和较高的完全反应率。特别是 BCG 与 IFN-α-2b 联合膀胱灌注作为膀胱灌注化疗失败肿瘤复发患者的挽救措施，使部分灌注化疗失败复发的患者避免了全膀胱切除和 / 或延迟了肿瘤复发患者全膀胱切除时间。此外，美国 Roswell Park Cancer Institute 和新加坡 National University Hospital 两家机构已经进行了 BCG 联合干扰素复合制剂的临床开发。

需要指出的是，虽然 BCG 联合细胞因子用于膀胱肿瘤灌注比单用 BCG 疗效更佳，但联合使用细胞因子仍有其不足之处，细胞因子具有半衰期短，用量大及毒性强的缺点，该方案需要大剂量 IFN-α-2b，长期维持灌注医疗费用昂贵。更重要的是，IFN 是一种水溶性制剂，2 小时后随尿液排出体外，只有微量 IFN 与肿瘤上皮细胞 IFN 受体结合，这也限制了游离 IFN 的免疫激活与直接抗肿瘤作用，不能有效发挥其生物免疫调节效应，不利于在膀胱壁和肿瘤内发挥直接的和免疫调节放大抗肿瘤效应。

## 三、重组人 IFN-α-2b-BCG 的研究价值

BCG 具有安全、耐热、价格低廉和应用广泛等诸多优点，因此，利用分子生物学技术使 BCG 表达外源基因是改造 BCG 的重要策略。随着基因工程技术等各种实验手段的迅速发展，对重组 BCG 的研究已经成为了提高其作用的一个令人关注的焦点之一。实际上，人们开始研究利用 BCG 与包括干扰素在内的各种细胞因子联合应用来提高膀胱肿瘤疗效和降低 BCG 副作用的同时，许多肿瘤和免疫预防领域的专家学者也着手研发提高免疫预防与抗肿瘤疗效、降低毒副作用的重组 BCG。若能把一些抗肿瘤相关的细胞因子基因掺入到 BCG，构建成重组 BCG（rBCG），作为一种免疫治疗的新工具，就能保证这些细胞因子在适当的时间和部位产生，从而诱导机体的体液免疫和细胞免疫，目前已有研究证实此法的可行性。

BCG 在刺激宿主免疫系统产生抗癌免疫效应与 BCG 的多种活性组分有关。重组 BCG 是将 BCG 作为工程菌，利用基因工程技术将外源基因导入 BCG 中，将其改造成具有携带和表达外源基因的能力。依靠 BCG 在宿主内的复制，表达多种外源抗原，以诱导对多种疾病的特异性体液和细胞免疫，进而发

挥 BCG 与干扰素在内环境中的免疫调节效应与抗肿瘤作用的同一性。在预防接种领域，这种基因工程 BCG 疫苗与分枝杆菌佐剂加病原体抗原配制的混合疫苗相比，重组 BCG 集佐剂和载体于一身，兼多种外源基因与活疫苗于一体，一次接种可获得强而持久的多种特异性免疫。随着基因重组与分子克隆技术发展与进步，一种能够在大肠埃希杆菌和 BCG 共同复制外源基因的载体，以及载体上热休克蛋白（heat shock protein，HSP）启动子和分泌信号序列（signal sequence，SS）的发现，使重组 BCG 能够有效表达不同的细胞因子、标志蛋白和抗原。

rBCG 作为单一载体活转移系统，有效地诱导不同抗原获得性免疫应答，已分别在表达病毒、细菌、寄生虫等的 20 个抗原的 rBCG 中得以证实。目前，实验研究的 rBCG 可防御的疾病有艾滋病、肝炎、白喉、破伤风、麻疹、疟疾和螺旋体病等。研究发现可分泌细胞因子的重组 BCG 具有诱导细胞毒 T 淋巴细胞（cytotoxic t lymphocytes，CTL）的作用并可提高宿主的免疫反应。rBCG 通过有效表达 IL-2、TNF、IFN-γ 等细胞因子加强 BCG 介导的细胞毒活性，促进 T 细胞和 NK 细胞对膀胱癌的杀伤作用，动物实验的效果远高于单独使用 BCG。此外，rBCG 对黑色素瘤、肾癌、肺癌等都显示了较好的疗效。BCG 感染的树突细胞能够激活 $CD8^-$ T 细胞，所以重组 BCG 也已成功应用于树突细胞基因转导的功能载体。当用这种表达细胞因子的重组 BCG 接种后，由于 BCG 在体内持续产生该因子，所以可长期起到免疫调节作用。到目前为止，重组 BCG 已显示出具有较强诱导抗原特异性的 $Th_1$ 细胞因子分泌和 MHC-I 限制性的细胞毒 T 细胞反应。

利用基因工程技术构建的具有分泌 IL-2 或粒细胞巨噬细胞 - 集落刺激因子（granulocyte-macrophage colony-stimulating factor，GM-CSF）的重组 BCG 能够明显提高具有抗原特异性的免疫反应。Murray 等用大肠杆菌 - 分枝杆菌穿梭载体 *pRBD* 系列将诸多免疫因子，包括 IL-2、IL-6、IL-4、IFN-γ 和 GM-CSF 在 BCG 中进行了分泌表达。免疫动物后发现此类重组 BCG 使脾细胞出现抗原特异性增殖和免疫因子释放，其中 IL-2、IFN-γ 和 GM-CSF 尤为有效。Duda 等构建了可分泌表达具有生物学活性的 IL-2 的 rBCG，并用以免疫接种预防黑素瘤和黑素瘤组织内注射治疗。Murray 等同样构建了可分泌 IL-2、IFN-γ 或 GM-CSF 的重组 BCG，并用以免疫小鼠发现可明显增强宿主对分枝杆菌抗原的免疫应答。Kong 等也构建了可分泌 IFN-γ 的 rBCG，用以免疫注射动物发现，该重组 BCG 对于 L.major 感染具有明显的保护作用。Yuan 等构建了表达不同数量串联重复 MUC1 的 rBCG，可诱导小鼠产生抗肿瘤免疫应答，明显抑制小鼠乳腺肿瘤生长。国内报道中，曾星等应用基因工程技术获得能表达 IL-2 基因片段的 rBCG，并有效治疗荷瘤小鼠，其机制是刺激 Th 细胞释放 IL-2 和 IFN-γ，刺激杀伤性 T 细胞即 LAK 细胞及巨噬细胞，起到抗肿瘤作用。陈善闻等利用穿梭表达载体 pMV261 构建了表达 TRAIL 的 rBCG 疫苗，显示对膀胱肿瘤小鼠模型的抗肿瘤效应显著增强，且毒副作用较小。诸多研究结果均表明，rBCG 在抗膀胱肿瘤领域具有重大的潜在应用价值。

基于以上研究结果，研制用于肿瘤治疗的免疫加强型基因重组 BCG 重组也是 BCG 免疫治疗的必然趋势，已成为未来新型生物免疫制剂应用研究与开发的新兴产业领域。天津市泌尿外科研究所利用基因工程技术将人（human，h）IFN-α-2b 构建成能表达、分泌 *h*IFN-α-2b 的重组 BCG，经过临床前体外与动物实验研究，初步证实重组 BCG 有望成为安全、有效、低副作用，膀胱灌注预防与治疗浅表膀胱癌专用型新型生物免疫治疗剂。重组 BCG 可在适当时间和部位产生细胞因子，达到联合治疗的目的，同时又克服了联合应用中的缺点。

## 四、IFN 在肿瘤免疫治疗中的作用

由于 IFN-α 具有很强的免疫调节和抗肿瘤作用，因此，在膀胱癌领域，尤其在膀胱移行细胞癌术后预防复发方面，日益得到临床和研究工作者的重视。近年来，干扰素 -α 作为二线药物用于膀胱灌注治疗膀胱肿瘤，虽然其缓解率仅为 40%，效果差于 BCG，但 IFN 对 BCG 无反应的部分患者却有一定效果。此外，IFN 的局部和全身毒性较小，因此，也引起了人们的高度重视。

干扰素的抗肿瘤作用一方面是通过直接活化肿瘤细胞的效应信号通路而抑制其发生发展：通过作用于特殊受体，刺激靶细胞内腺苷酸环化酶，增加环磷酸腺苷水平，活化信号通路从而抑制 DNA 合成和细胞分裂，起到抑制肿瘤的作用，或诱导肿瘤细胞的分化，抑制肿瘤的增生。另外，干扰素还可通过调节免疫活性细胞功能而实现抗肿瘤作用，包括增加 NK 细胞活性、提高 MHC-Ⅰ类和 MHC-Ⅱ类细胞表面抗原的表达，使 T 淋巴细胞和 B 淋巴细胞功能增强，增强巨噬细胞的杀伤活性，导致肿瘤细胞迅速被破坏

和减少；也可调节机体体液免疫功能，使特异性和非特异性抗体产生速度加快，滴度增高，提前达到免疫保护水平，抑制或辅助杀伤肿瘤细胞。

IFN 作用的受体及信号通路通常适于 IFN-α/β 结合Ⅰ型受体，IFN-γ 结合Ⅱ型受体。IFN 与细胞表面的受体特异性结合后，将受体激活发挥作用，结构完整且具 IFN-α/β 活性部位的受体需要 IFNAR1 和 IFNAR2 参与形成。Ⅰ型 IFN 与受体结合后，活化下游 Janus 激酶一信号转导子与转录激活子通路（Janus kinase-signal transducers and activators of transcription，JAK-STAT）效应信号通路，激活胞内一系列Ⅰ型 IFN 诱导基因（IFN-stimulated genes，ISG）表达，进而发挥Ⅰ型 IFN 效应的生物学功能。STAT 和 JAK 通路是 IFN 介导地信号转导和转录激活主要方式。STAT 是细胞转导与转录关键激活因子，该家族包括 STAT1、2、3、4、5a、5b、6。JAK 是 Janus 蛋白酪氨酸激酶家族，主要包括 Jak1、Jak2、Jak3、Tyk2。其中 STAT1、STAT2 与 Jak1、Jak2、Tyk2 直接在干扰素介导的 STAT 和 JAK 信号转导通路发挥作用。

## 五、干扰素 -α 与 BCG 联用抗肿瘤治疗效应

IFN-α-2b 是目前临床应用最广的干扰素之一，能直接作用于肿瘤细胞，抑制肿瘤细胞增殖和诱导分化，其全身应用可导致骨髓抑制，引起患者白细胞和血小板降低，进而可能引起出血、感染甚至免疫抑制等效应，同时也存在着如发热、寒战、头痛、肌痛和乏力等流感样症状，以及食欲减退、失眠、焦虑、抑郁和肝脏毒性等毒副作用，这些毒副作用在一定程度上影响了其临床应用。因此，IFN 局部或靶向作用于肿瘤微环境已成为目前 IFN 治疗研究的重要方向。膀胱灌注中，剂量在 50~100 百万单位时对治疗 Ta 和 T1 期表浅膀胱癌尤其是原位癌有明显的抗肿瘤作用，BCG 治疗失败的患者常常对大剂量的 IFN-α 治疗有反应。但因外源 IFN-α 半衰期短（约 4 小时），故也存在临床应用剂量大，副作用发生率高、作用时间短暂而需频繁操作等问题，且临床有效期较短，而且大多数在 1 年内复发。

BCG 治疗无效的原因目前尚不清楚，其中一个原因可能是没有足够和适当的免疫反应，BCG 未能结合到膀胱纤维连接蛋白的受体上，一些研究已经证实使用细胞因子增强了治疗成功的可能性。基于上述 BCG 和干扰素在膀胱肿瘤治疗方面应用结果，人们为了进一步提高膀胱肿瘤免疫治疗的疗效，采用小剂量 BCG 和 IFN-α 联合灌注。因为重组干扰素 α 和 BCG 是生物相容的，所以可将它们混合在一起注入膀胱内。研究证明 IFN-α-2b 与 BCG 联合应用可提高 TNF-α、IL-2、IFN-γ 等细胞因子的表达，从而提高 BCG 的免疫活性。相关的临床研究也表明，小剂量 BCG 和 IFN-α-2b 联合膀胱灌注具有更好的临床疗效，特别是对单纯应用 BCG 疗效不佳的膀胱移行细胞癌患者，联合灌注取得了较好的近期疗效，而且还可以减少 BCG 的用量，从而减少 BCG 引起的副作用，但远期疗效仍有待提高。

IFN-α-2b 可以抑制 DNA 合成，导致溶瘤，增加抗原表达，增加宿主细胞功能。体外细胞系试验表明，IFN-α-2b 对人膀胱细胞癌系具有明显的抗生长活性，而 BCG 的活性相对较弱，但以临床使用浓度的 BCG 和 IFN-α-2b 联合应用，效果相当于双倍 BCG 浓度的效果。Stricker 等将 12 例膀胱表浅肿瘤患者分别给予膀胱灌注 $10 \times 10^6$，$30 \times 10^6$，$60 \times 10^6$，$100 \times 10^6$IU 的 IFN-α-2b+BCG，每周 1 次、连续灌注 6 周，患者仅有轻中度不良反应，治疗后 12 个月所有肿瘤均无进展，3 例多灶移行细胞癌患者复发。O'Donnell 等对 40 例 BCG 膀胱灌注失败的膀胱浅表肿瘤的患者进行了小剂量 BCG 与 IFN-α-2b 联合灌注治疗，结果 12 个月和 24 个月的无瘤存活率分别为 63% 和 53%。Mohanty 等在浅表性膀胱癌患者 TURBT 术后 7 天开始采用 BCG + IFN-α-2b 灌注治疗，1 年内 84% 患者无肿瘤复发，5 年内 36% 无肿瘤复发。Bazarbashi 等采用 BCG 81mg 与 IFN-α-2b 100IU 交替灌注 8 周的方法治疗 Ta、$T_1$ 和 Tis 膀胱肿瘤，平均随访 26.2 个月，22/37 例复发，未出现 3、4 级不良反应。

许多学者对 BCG 和 IFN 联合应用的机制进行了探讨，抗细胞增殖作用和免疫调节作用可能同时存在。Luo 等对 34 例患者的外周血单核细胞（peripheral blood monouclear cells，PBMCs）的研究发现，IFN-α 确实可以提高 BCG 诱导产生 IFN-γ，还可上调 BCG 诱导产生 IL-12 和 TNF-α，下调 BCG 诱导地 IL-10 的产生。进一步临床研究还发现，采用 IFN-α-2b（$50 \times 10^6$MU）和小剂量 BCG（1/10 或 1/3 全剂量）联合应用，可提高尿中 IFN-γ，说明 IFN-α 是 BCG 的有力增强剂。BCG 和 / 或 IFN-α-2b 均可不同程度地增加细胞系中 IL-1β、IL-8、GM-CSF 和 TNF-α 的产生。而且 BCG 具有低水平诱导产生 IFN-α 的作用，二者联合应用可完全抑制 MGH 和 RT112 细胞系产生转化生长因子（transforming growth factor，TGF）-β。另外，干扰素增加 HLA 癌细胞的表达可以加强被 BCG 感染的癌细胞被细胞毒性 T 淋巴细胞杀伤。研究还发现，高恶性度细胞系对 BCG 反应明显，低恶性度细胞系对 IFN-α-2b 反应敏感，该结果与其诱导的细胞毒性和生长抑制性相一致。

虽然到目前为止，IFN-α 提高 BCG 的抗肿瘤作用的确切机制尚未清楚，但近来的研究结果显示，IFNα-2b 可以增强和极化人的 BCG 免疫反应，在以下几方面提高 BCG 的免疫活性，包括协同增加免疫细胞产生 IFN-γ 和 IL-2；增加 T 细胞；还可以提高对膀胱肿瘤的直接作用，如抑制生长等。也有研究表明，加入 IFN-α 可以使 BCG 介导的免疫反应向 $Th_1$ 旁路发展，也就是说，增加 IFN-γ 和 IL-12 而降低 IL-10 的诱导产生，而膀胱肿瘤的破坏主要依赖于细胞免疫，因此，$Th_1$ 免疫旁路在膀胱肿瘤的免疫治疗中具有极其重要的地位。IFN-γ 是免疫治疗中一个非常重要的细胞因子，在免疫细胞的培养中发现，IFN-γ 为 BCG 刺激后最晚出现的细胞因子。IFN-γ 的诱导需要多种内源性 $Th_1$ 和 $Th_2$ 细胞因子，去除 IL-2、IL-6、IL-12、IL-18、GM-CSF、TNF-α 和 IFN-α 中任何一种细胞因子均可以减少其产生。此外，IL-2、IL-12、TNF-α 和 IFN-α 与 BCG 对 IFN-γ 的产生具有协同作用，它的最佳诱导需要 BCG 和 IFN-α 同时共同刺激。虽然 IFN-α 本身诱导 IFN-γ 的作用微乎其微，但及时加入到 BCG 可协同提高后者诱导 IFN-γ。但在 BCG 前和后加入均不能做到对 IFN-γ 的最佳诱导。IFN-α 在免疫反应中具有相互矛盾的调节效应。它可以通过 IFN-γ 产生激活 $Th_1$ 细胞而正向调节 $Th_1$，而同时又抑制 $Th_2$ 细胞产生抗体。它还可以抑制膀胱肿瘤的生长、抑制肿瘤血管的形成、上调肿瘤细胞 MHC-Ⅰ的表达、激活 NK 细胞、LAK 细胞和 T 淋巴细胞。但另一方面，IFN-α 也显示了免疫抑制活性，如下调抗原提呈细胞 MHC-Ⅱ和细胞间黏附分子 -1 的表达、干扰免疫细胞各种抗炎细胞因子的合成。

总之，BCG 和 IFN-α 联合应用时，由于降低了 BCG 的用量，从而减轻了其毒性，同时，又保持或提高了 BCG 的抗肿瘤活性。虽然 IFN-α 在 BCG 诱导免疫反应和细胞因子网络级联中的具体作用仍需进一步研究，但是 IFN-α 和 BCG 的联合应用确实使 $Th_1$ 免疫反应得到了最佳的诱导。如前所述，无论是从已知的 BCG 作用机制，还是 BCG 与 IFN-α 联合应用于膀胱灌注治疗膀胱肿瘤在临床和动物模型中显示出的良好疗效，均为 BCG 与 IFN-α 的联合应用的进一步发展提供了基础。然而，IFN-α 除了单独应用或与 BCG 联合应用在体内和体外的实验中均已得到证实的优点外，也存在一定的缺点，需要反复多次灌注增加患者身体和经济负担等。临床上单独或联合用干扰素膀胱灌注一般采用 50~100 万单位稀释到 50mL 生理盐水中，在膀胱内保留 2 小时后排出。虽然该剂量保证了膀胱内干扰素的浓度，但是其消耗了大量干扰素，可能远远超过了诱导局部抗肿瘤免疫的数量。进一步讲，即使 BCG 通过纤黏蛋白结合到膀胱上皮细胞，而且在上皮内存活数天至数月，也会由于干扰素在膀胱内储存时间太短而不能诱导出最佳的免疫反应。因此，如果能够合成具有持续表达分泌 IFN-α 功能的重组 BCG 即可克服上述缺点。

## 六、重组人 IFN-α 冻干 BCG 的应用研究

近年来，基因重组 BCG 的应用基础研究已成为生物免疫制药和临床令人关注的热点领域。BCG 主要是通过对宿主免疫系统的调节而发挥抗肿瘤作用，把其他特异性抗原或细胞因子等基因转导构建成重组 BCG。与分枝杆菌佐剂加其他成分制备的混合疫苗相比，这种基因工程 BCG 疫苗集佐剂和表达载体于一身，能不断表达外源基因的活疫苗，一次接种可获得强而持久的免疫力。重组 BCG 是利用基因工程技术将几种外源基因导入 BCG 中，将 BCG 改造成具有携带和表达外源基因的多能、安全、有效的新型抗肿瘤生物疫苗。BCG 作为加强型生物免疫治疗的活体运载工具，各种抗原依靠 BCG 在宿主体内复制，表达多种外源抗原，有效诱导获得性免疫，以产生特异性体液和细胞免疫。目前实验研究的 rBCG 为预防和治疗肝炎、白喉、破伤风、麻疹、疟疾和螺旋体病等多种疾病开辟了新途径，重组 BCG 表达细菌、病毒、寄生虫等保护性抗原，接种后能有效诱导机体对外源抗原的免疫应答。由此构建的重组 BCG 多价疫苗的研究具有广泛的应用前景。

载体构建是重组 BCG 的基础和关键步骤之一，报道中主要有两种载体：一种是染色体外质粒，另一种是整合到染色体的突变体。质粒的优点是拷贝数高，可高效表达重组蛋白，不破坏 BCG 染色体结构；缺点是部分重组 BCG 在缺乏抗性筛选的长期培养或体内应用过程中出现质粒丢失。染色体整合的突变体则是可稳定表达，不需连续抗生素筛选，但其可能改变了 BCG 生物学特性，产生不希望的改变毒副

作用，尤其是多拷贝插入时更容易出现意想不到的结果，其生物安全性得不到保障。

大肠杆菌 - 分枝杆菌穿梭质粒的发展大致经历了以下三个阶段。1988 年 Rauzier 等从偶然分枝杆菌中分离出质粒 PALt5000，由此产生了第一代穿梭载体，如 pYUB12，但因分子量过大和缺少单一限制性酶切位点，不适于外源基因在分枝杆菌中表达。1991 年 Stover 等构建出包含大肠杆菌质粒复制子、分枝杆菌质粒复制子、卡那霉素的抗性基因、分枝杆菌热休克蛋白 60（hSP60）启动子、下游多克隆位点及转录终止子等元件组成的第二代载体 PMV261。第二代穿梭载体具有分子量小，在分枝杆菌中稳定，含有多克隆位点，容量大，便于外源基因的克隆和分离以及进一步分析等优点。第三代载体主要特征为载体上带有指导外源基因在宿主细胞内定位表达和 / 或易于检测表达情况的特定序列。例如，O'Donnel 等分别将外源基因表达定位于宿主细胞膜和胞质，并在表达鼠 IL-2 的氨基端带上流感病毒血凝素决定簇；Kazuhiro 等建立了以堪萨斯分枝杆菌的 α 抗原为载体与 HIV1 的 GagP17 抗原部位融合所得融合蛋白质的抗酸菌，使外部抗原表达分泌到菌体外。

人们构建了数种分枝杆菌表达系统，包括 *hsp60*、*pAN*、*pBlaF*、*18-kDa*、*19-kD* 和编码抗原 85 复合体基因的启动子。天津市泌尿外科研究所构建的大肠杆菌 - 分枝杆菌穿梭表达质粒 *phIFN-α-2b*，是近年的第三代大肠杆菌 - 分枝杆菌穿梭载体，不仅含有能表达外源基因的启动子 *hsp60*，而且在启动子下游克隆了一段 BCG 主要分泌性抗原 *Ag85-B* 的信号肽序列，该序列能指导外源基因在分枝杆菌中的分泌表达，使重组 BCG 能够将 *h*IFN-α-2b 分泌性表达到 BCG 外，以便能最大程度地发挥其作用。

由于 BCG 的生长周期较长（20~24 小时），胞壁厚，并且对许多抗生素耐药。同时，由于其具有较厚的含有丰富脂质的细胞壁，如果不在培养基中加入去污剂不能形成单一菌落。故此，BCG 相对大肠埃希杆菌来讲，转化效率也很低。因此，大多数研究者均采用同时能在大肠埃希杆菌中复制的穿梭质粒进行实验。大肠埃希杆菌作为基因工程载体因其操作容易，生长周期仅 20 分钟。此外，质粒最后向 BCG 内的转导也是重组 BCG 的关键步骤之一。电穿孔法是一种有效的转化技术，已经应用于原核细胞和真核细胞的转化，对 BCG 也进行了成功转化。影响分枝杆菌转化效率的因素包括质粒 DNA 质量和浓度，BCG 菌活力，BCG 菌龄，时间常数、电压、电容和电阻等参数。

电转化效率的研究表明，质粒 DNA 构象、质粒 DNA 质量浓度、初始培养物的浓度、电压、电阻以及转化前菌体的冰浴时间等都可影响转化效率。①质粒 DNA 浓度对转化效率的影响较大，在 100μL 的转化体系中，最适 DNA 的用量为 3~10μg/5μL。②质粒 DNA 的构象对转化效率的影响也非常明显，高纯度、低内毒素的超螺旋结构质粒最有效，超螺旋质粒的转化效率远远高于线性和开环者，用于转化的质粒超螺旋至少应 2/3。③受体菌原始培养物和所制备感受态菌的状态及活力对转化效率有明显的影响。④操作过程中动作要轻柔，尽可能减少对细菌的损伤。⑤不同浓度的培养物对转化效率也有影响，在 $OD_{600}$=0.2~0.4 时转化效率最高。⑥电穿孔的参数，包括电压、电阻和电容以及电穿孔的时间都是影响转化效率的因素。电穿孔电压可控制在 $5\times10^5$~$9\times10^5$V/m。电穿孔的最适时间为 10~20 毫秒。⑦对转化效率影响比较大的另一个因素是菌液收获前冰浴时间，30 分钟至 2 小时内收获冰浴菌液可提高转化效率。

## 七、重组 *h*IFN-α-2b-BCG 的生物特性

天津市泌尿外科研究所采用现代基因工程技术构建了一种表达 *h*IFN-α-2b 的重组 BCG，以能够发挥干扰素和 BCG 二者优势的同时去除联合应用中的一些不利因素。研究采用的是第三代大肠杆菌 - 分枝杆菌穿梭质粒，构建好的重组质粒中 IFN-α-2B 片段上游由 HSP 启动子和 SS 信号构成，载体上携有卡那霉素的抗性筛选标记；最后通过电转化技术成功建立并筛选出一种遗传表达稳定、无需诱导即分泌 *h*IFN-α-2b 的新型重组 BCG。此外，作为减毒的疫苗，卡介苗在几种固体和液体培养基中生长后抗酸染色的镜下形态均为分枝杆状，而重组 BCG 能否保持 BCG 的生长特性是值得注意的一个问题。BCG 和 IFN 的共同存在是否影响其各自生物特性和作用是构建重组 BCG 也是必须解决的另外一个问题。研究发现，体外培养添加 IFN 对 BCG 的集落影响很小，而且 IFN 的加入也不降低 BCG 的代谢活性和体外培养的生长速度；BCG 也未影响 IFN 的生物活性，这些进一步为重组 BCG 的构建提供了前提条件。我们前期检测的结果中，重组 BCG 的生长情况与 BCG 无明显差别，抗酸染色为阳性，仍保持着相互聚集、连接的特点，但重组 BCG 均较 BCG 体积稍大。

据文献报道，IFN-γ 平台水平的维持需要地 IFN-α 浓度范围很宽，甚至 10IU/ml 即可维持。经检测该重组 BCG 可稳定分泌表达 IFN-α-2b（第 7 天，990.3pg/ml）。虽然重组 BCG 分泌的 *h*IFN-α 量远低于临床上大剂量膀胱灌注，但该剂量的持续分泌足以提高 BCG 诱导的免疫反应。体外分泌水平的检测结果发现，随着生长周期单位重组 BCG 上清中干扰素变化动力学规律一致，可见随着时间延长，rBCG 增值，5~7 天为指数期快速增长之后缓慢进入平台，干扰素分泌量在第 4 天开始陡增，第 7、8 天呈平台期。单位菌量随生长周期的分泌变化呈峰值曲线，第 3 天可达高峰，分泌峰值为 797 ± 22pg/ml，然后开始下降，第 7、8 天处于稳定状态（262~254pg/ml）。

对重组 BCG 进行发酵培养，活菌含量达到活菌 >100 万 CFU/ml。经过发酵液收货、洗涤、浓缩后进行真空冷冻干燥制备，检测冻干制剂的活性单位 >$10^8$CFU/80mg，达到治疗型卡介苗免疫治疗所需。冻干后的形态、生长、表达外源性蛋白——人干扰素 -a-2b 与冻干前无显著性差异。冷冻干燥后 rBCG 的插入基因的遗传表达稳定，质粒丢失率仅 8%，证明了外源质粒、插入基因、遗传表达及生物功能，均可耐受低温与真空干燥过程中的不利影响。其他质量指标还有，$10^8$CFU 的复活 rBCG 分泌干扰素水平 >600pg/mL，干粉剂中水分 <3%，热稳定性 >40%，4℃保存一年活性 >70%，免疫效力符合皮内注射用卡介苗的生物标准。

抗菌药物敏感实验检测发现，除了卡那霉素外，重组 *h*IFN-α-2b-BCG 与 BCG 一样，对一代和二代抗结核药物均敏感，对卡那霉素外的氨基糖苷类及氟喹诺酮类药物也均敏感。根据此结果，无论是在控制重组 BCG 引起的严重副作用，或为控制非特异性炎症反应和并发其他细菌的感染时，我们可以考虑在保持该制剂继续治疗效果不变的情况下，选择合适的抗菌药物。例如在膀胱内重组 BCG 灌注治疗的同时合并其他部位感染时，应避免使用氟喹诺酮类和卡那霉素外的氨基糖苷类药物；而在出现该制剂引起的严重系统并发症下，根据需要可正常使用抗结核药物进行控制。另外，经过豚鼠和家兔急慢性毒理实验，初步证实治疗用本所制备的重组 BCG 是一种低毒性、安全的生物制剂，其毒性反应的靶器官为膀胱，符合临床适应证设定。

## 八、重组 IFN-α-2b-BCG 抗肿瘤作用研究

体外实验和动物研究表明，重组 *h*IFN-α-2b-BCG 结合了 BCG 和 IFN-α 两者在膀胱癌免疫治疗中的优势，形成新的细胞因子调节网络，相互促进、相互作用效果更明显。有研究表明，加入 IFN-α 可以使 BCG 介导的免疫反应向 Th1 旁路发展，也就是说，增加 IFN-γ 和 IL-12 而降低 IL-10 的诱导产生，而膀胱肿瘤的破坏主要依赖于细胞免疫。而且从本室的前期研究及国外的一些研究看出，重组 *h*IFN-α-2b-BCG 较野生型 BCG 不仅在诱导细胞因子表达方面有明显的优势，而且能有效促进对膀胱癌细胞的杀伤作用，其关键在于在 BCG 诱导 T 细胞分化的基础上，IFN-α-2b 增强了细胞因子的网络调节效应。因 IFN-α 作为细胞因子调节网络的启动节点，其作用不可或缺，即使少量的 IFN-α 即可产生网络的反馈、级联放大效应，诱导多种细胞因子的生成。

这些 Th1 细胞因子中，①TNF-α 对肿瘤细胞有直接的杀伤和抑制作用，也可增强 T、B 细胞的免疫杀伤功能；还可以作用于肿瘤局部小血管，直接损伤内皮细胞，导致血管破坏、血栓形成，造成肿瘤组织局部血流阻断而发生出血坏死。②IL-12 是 BCG 腔内灌注介导产生的多种细胞因子中由活化的巨噬细胞产生的第一个细胞因子，因此称为细胞免疫介导效应中的启动因子。大量研究表明，IL-12 是一种能够显著抑制肿瘤细胞生长和转移的细胞因子，具有直接的抗肿瘤效应和间接地通过活化免疫细胞或通过产生其他细胞因子达到抗肿瘤效应的作用。IL-12 是一种多活性的细胞因子，作为一种生物应答调节剂，促进激活的 T 细胞和 NK 细胞的增殖，增强 TH 细胞、NK 细胞、LAK 细胞及 CTL 的生物学活性，可与 IL-4 共同调节 Th1/Th2 平衡。在 IL-12 的刺激下，T 细胞由静止（Th0）转化为效应细胞（Th1）。③IFN-γ 上调 BCG 所诱导地 IL-12 及 TNF-α 的表达、下调 IL-10 的表达。在小鼠膀胱肿瘤模型中，IFN-γ 的检测已经作为 BCG 免疫治疗的有效指标之一。另外，IFN-γ 通过上调黏附分子并介导 T 细胞趋化因子，对 T 细胞有明显的活化作用。IFN-γ 还可以上调肿瘤细胞表面 MHC-Ⅰ抗原的表达，增加其免疫原性，因而能被 T 细胞识别杀伤。

体外免疫实验中，重组 *h*IFN-α-2b-BCG 对不同浓度的人 PBMC 作用后 TNF-α、IL-12、IFN-γ 表达量均有不同程度的升高，当 PBMC 浓度大于 $1.6 \times 10^6$

个 /ml 时，重组 BCG 组与空白组相比诱导 IFN-γ、TNF-α、IL-12 的表达水平有明显优势，且随着 PBMC 细胞浓度的增加，这种促进作用更加明显，存在着一定的剂量 - 效应关系。rBCG 诱导这些因子分泌也存在各自规律的时间依赖性，且存在最佳有效浓度，当 rBCG 过高可对 PBMC 产生一定的细胞毒效应。另外，与 BCG 加外源性干扰素相比，rBCG 能持续增强 Th1 型细胞因子 IFN-γ、IL-12 和 TNF-α 的表达时限。总之，重组 *h*IFN-α-2b-BCG 与 BCG 相比能显著增强 Th1 型细胞因子的表达，表明重组 BCG 具有显著的免疫调节与免疫增强效应。

体外抗肿瘤的细胞实验中，与 BCG 相比，重组 *h*IFN-α-2b-BCG 活化 PBMC 的杀伤肿瘤细胞效应的结果表明，重组 *h*IFN-α-2b-BCG 能显著增强免疫细胞介导的抗肿瘤效应。除了免疫增强作用之外，重组 BCG 能明显抑制膀胱癌细胞株的生长和促进其凋亡的作用，而 BCG 对肿瘤细胞的这一直接抑制作用较弱，重组 BCG 与 BCG 联合干扰素直接抑制肿瘤细胞的作用无显著差异。

小鼠膀胱癌原位模型治疗实验中，该 rBCG 也显示了持续给药 6 周后，可限制肿瘤生长及延长小鼠生存时间的作用。虽然仅是一种局部治疗，但从外周血的 IL-2，IFN-γ 和 GM-CSF 细胞因子的检测水平看，局部治疗也能诱导全身免疫反应，同时还能诱导机体产生 IL-2 和 IFN-γ 因子协同抗癌。另外，间歇给药有利于肿瘤局部存留的重组 BCG 特异性记忆 T 细胞重新启动免疫，更有效杀伤肿瘤细胞。

综上所述，应用基因工程技术构建重组 *h*IFN-α-2b-BCG 既保留了原有 BCG 菌株的免疫原性，又能持续分泌细胞因子 IFN-α-2b，有望比普通 BCG 具有更强的免疫活性和抗膀胱癌作用，从而有望减少 BCG 的应用剂量和毒副作用。同时，*h*IFN-α-2b-BCG 分泌的 IFN-α-2b 蛋白，能够直接作用于肿瘤细胞，抑制肿瘤细胞增殖和诱导分化，而普通 BCG 对肿瘤细胞的直接杀伤作用不明显。

## 九、重组 BCG 研究问题与展望

自基因工程技术问世以来，基因工程药物的研究与开发一直是发展最快和最活跃的领域，同时也是争议最多的领域。争论的焦点主要集中在基因工程药物的安全性及相关的伦理学问题上，安全性问题和伦理学争议的妥善解决势必关系到基因工程药物研究和利用的健康发展。随着分枝杆菌染色体组的测序完成，分子生物学技术会在 BCG 应用上取得更大进步。重组 BCG 疫苗作为一种新型疫苗，从开始构建到现在 30 年的时间里已得到了长足的进展，并已有疫苗进入临床Ⅰ期试验，前景令人鼓舞。虽然 rBCG 在抗原选择、质量控制、临床试验及使用等方面具有明显优势，但同时也存在外源目的基因表达效率不高、表达分子缺乏翻译后修饰加工等问题，亟待我们去探索和解决。

目前存在的主要问题有：①尽管重组 BCG 可产生足够的刺激使原先对 BCG 疫苗敏感者的 BCG 过快被清除；②疫苗中抗生素抗性基因的导入有可能导致这种抗性作用在其他细菌之间的传播产生抗药，但这一问题的担忧尚需要很长的临床随访研究才能验证；③某些抗原和生物活性蛋白的免疫原性取决于它的空间构象，rBCG 仍带有原核生物固有的缺陷，缺乏翻译后的修饰加工，不能解决糖基化、组装、构象等问题，对复杂蛋白的转录修饰和二硫键的形成等的作用极其有限。④引入细胞因子可能干扰机体的正常免疫功能。⑤重组 BCG 安全性及其伦理学问题主要体现在：重组 DNA 试验及大规模产业化过程中病原体的逃逸及其对人体的污染、基因工程药物的安全性、基因治疗的安全性及其伦理问题、基因工程药物与生态伦理及社会伦理、基因工程药物的研究与国际安全、基因工程药物对生物进化的影响等。

虽然分泌 IFN 的重组 BCG 尚处在实验研究阶段，有一些问题仍在研究之中，例如对不同疾病及疾病不同阶段治疗的量效关系及作用于个体所产生的不良反应等。但随着分子生物学技术、基因工程技术和免疫学方法的不断发展，BCG 基因操作及其相关技术也会得到长足的进展，这将有利于基因工程细胞因子药物的应用，为肿瘤的防治提供更加有效的多种方法。人们对干扰素等抗肿瘤活性分子的认识将会更加深入，更多的生物学活性及作用机制将不断被阐明，使免疫加强型的重组 BCG 不断完善，提高抗癌能力并可减少毒副反应，有望成为一种满足患者需求和解决 BCG 临床缺陷问题的有效途径。

（孙二琳　韩瑞发）

## 第九节 膀胱癌耐药机制与防治研究

### 一、膀胱癌耐药概念与定义

化疗药物自应用于临床以来,仅有少数恶性肿瘤患者在化疗中获得满意的效果。大多肌层浸润性膀胱癌的全身化疗在化疗初期疗效显著,但是随着治疗时间延长治疗效果逐渐下降,多以失败而告终。目前肿瘤化疗新方案正趋于个体化,但至今仍无一种方案达到治愈肿瘤的目的。膀胱内灌注化疗虽能显著降低非肌层浸润性膀胱癌的术后复发率,但灌注化疗后 5 年的肿瘤复发率仍高达 48%,且复发后不仅恶性生物学行为升级、分级上升,还增加膀胱癌转移的风险。研究表明,导致化疗失败的关键原因是肿瘤细胞对化疗药物的多次应用已产生多药耐药,这也是限制目前癌症化疗药物疗效的一大难题。

肿瘤的耐药性是肿瘤适应性生存的一种潜能。1970 年 Bielder 和 Riehm 发现 p388 细胞、中国仓鼠肺细胞对放线菌素 D 产生抗药性的同时,对结构与作用机制不同的药物如长春新碱、丝裂霉素等也产生交叉抗药性,这种现象即被称为多药耐药(multidrug resistance,MDR)。MDR 的概念是指肿瘤细胞在接触一种抗肿瘤药后产生耐药性,对未接触过的、结构不同、作用机制不同的其他抗肿瘤药物也产生交叉耐药性。MDR 有两种表型:一种是首次使用化疗药物就产生耐药,称为原发性耐药(primary resistance,PR)或天然性耐药(initial resistance,IR);另一种则是在化疗过程中产生耐药,称为继发性耐药(secondary resistance,SR)或获得性耐药(acquired resistance,AR)。获得性耐药最常见的机制是细胞内表达了一种或多种需要能量的运载体,他们能够发现并把细胞内的抗癌药物排出细胞,除涉及细胞内药物的浓度降低,还与药物靶分子的改变,代谢解毒,DNA 损伤修复功能失衡等多种机制有关。

MDR 的形成机制往往是多因素共同作用的结果,肿瘤细胞可通过不同途径导致 MDR 的产生,同时,单个 MDR 细胞也可同时存在多种抗药性的机制。不同肿瘤耐药机制不同,同一肿瘤不同细胞株也不尽相同,任何一种或多种机制联合均可导致 MDR 的产生。随着 MDR 研究的不断深入,目前可对膀胱癌化疗药物的敏感性进行评价,也可对膀胱癌的多项耐药进行精准预测,实验技术不断为膀胱癌化疗的研究提供新的科学依据。

### 二、肿瘤抗药的形成机制

#### (一)药物外排调控基因

1. 三磷酸腺苷结合(ATP-binding cassette,ABC)转运蛋白超家族成员介导的药物外排是导致 MDR 的基本机制,ABC 超家族由 A~G 七个亚家族组成,是膜转运蛋白家族中的一类特殊蛋白。MDR 有关的 ABC 转运蛋白在细胞膜、核膜上高表达是基于 ATP 水解释放能量将化疗药物泵出细胞外,使肿瘤细胞内化疗药物的浓度降低。B 族 ABCB1 编码的 P-糖蛋白(P-glycoprotein,P-gp)是化疗药物泵出细胞外的功能蛋白,细胞膜上 P-gp 异常高表达是产生肿瘤多药耐药的主要原因。目前研究较多的与 MDR 有关的蛋白还包括:①C 族 ABCC1 编码的多药耐药相关蛋白(multidrug resistance associated protein,MRP);②G 族 ABCG2 编码的乳腺癌耐药蛋白(breast cancer resistance protein,BCRP);③非 ABC 转运蛋白家族成员——肺耐药相关蛋白(lung resistance protein,LRP),它以囊泡的方式将药物及有害毒物包裹,阻断药物与胞核作用靶点结合,从而介导肿瘤细胞产生 MDR。这些外排泵在肿瘤多药耐药形成起着关键作用。P-gp,BCRP 是肿瘤化学治疗的重要靶点,也是临床上评价肿瘤预后的关键因子。此外,多药耐药相关蛋白 -1(multidrug resistance associated protein-1,MRP1)同其他多药转运蛋白已成为一线抗癌药物的调节者,未来可能成为肿瘤化疗的重要治疗靶点。

2. P-gp 蛋白与肿瘤 mrd1 基因 P-gp 蛋白的高表达是产生肿瘤多药耐药的主要原因,已证实在膀胱癌等多种恶性肿瘤中高表达。1976 年 Juliano 等在研究耐药的中国仓鼠卵巢细胞对秋水仙碱等化疗药物的交叉耐药性研究时发现了 P-gp。P-gp 属 ABC 转运蛋白超家族成员,由 7 号染色体上的多药耐药基因 1(multidrug resistance gene 1,mdr-1)编码,相对分子量为 170kDa,是一种具有能量依赖性“药泵”功能的跨膜糖蛋白。由三磷酸腺苷(adenosine triphosphate,ATP)水解为具有膜“药泵”作用的 P-gp 提供能量,以减少肿瘤细胞内化疗药物的浓度,也能主动将细胞内带阳性电荷的亲脂类化疗药物(如:紫杉醇类、长春花生物碱和蒽环类药物等广谱化疗药)逆浓度泵至细胞外,使肿瘤细胞内抗癌药物蓄积减少，达不到有效作用浓度而产生耐药性。

P-gp 可以抑制肿瘤细胞的凋亡，从而增强肿瘤细胞的耐药生存力，P-gp 通过对半胱天冬氨酸蛋白酶 -3 和 -8 裂解激活的抑制，抑制了肿瘤细胞的凋亡。此外，P-gp 还可以保护耐药细胞免于细胞毒性药物的攻击及 Fas 配体诱导地多种形式的半胱氨酸依赖性凋亡。P-gp 的阳性表达率增加是恶性肿瘤预后差的主要原因之一，可作为肿瘤患者预后评价指标。P-gp 的表达程度还与肿瘤的良恶性、复发、转移密切相关。因此抑制其药物泵出功能或下调 P-gp 的表达是有效抑制 P-gp 介导 MDR 的方法。

3. MRP 的发现与 MDR　多药耐药相关蛋白（multidrug resistance associated protein，MRP）属于 ABC 转运蛋白超家族成员，其氨基酸的二级结构与 P 糖蛋白及该家族其他成员相似，都为具有 ATP 结合域的跨膜转运蛋白超家族成员。MRP 与 P 糖蛋白部分同源，表达 MRP 或 P 糖蛋白的细胞有交叉耐药性。MRP 的生理功能主要是参与细胞内物质转运，其次可能与细胞的分泌功能有关，也可能与保护机体免受生物异源性物质造成的损伤有关。MRP 能介导多种抗肿瘤药物的转运，能将细胞内的抗肿瘤药物泵出胞外，降低抗肿瘤药物在肿瘤细胞内的蓄积，使得胞内药物的有效浓度降低，从而导致肿瘤细胞耐药。MRP 还能导致抗肿瘤药物在细胞内重新分布，使细胞毒抗肿瘤药物远离药物靶点，导致了药物对细胞内的药物靶点无法起作用，间接导致耐药。MRP 还可以改变细胞膜通透性或影响细胞内的 pH，导致在酸性环境中质子化的药物大量外排，从而引起耐药的发生。

4. BCRP 分子与 MDR　乳腺癌耐药蛋白（breast cancer resistance protein，BCRP）是由 ABCG2 编码的耐药蛋白，基因定位于人染色体 4q22，因最早被发现在多柔比星抵抗的 MCF7/AdrVp 乳腺癌细胞系中而得名。BCRP 含有一个疏水性跨膜结构域和一个 ATP 结合结构域，在结构上相当于 P-gp 的一半，具有药物排出泵功能，在 MDR 方面占重要地位。BCRP 可能是第一个位于细胞膜上的 ABC 半转运蛋白，细胞膜上的表达主要参与膜内外药物转运，而不是改变药物在胞内的分布。BCRP 蛋白分子上有 6 个跨膜结构形式，减少细胞内 ATP 依赖性药物的积蓄而产生耐药性，肿瘤细胞中乳腺癌耐药蛋白 ABcGZ 高表达可以特异性地转运多种抗肿瘤药物，比如甲氨蝶呤、米托蒽醌以及羟喜树碱等，是该类药物肿瘤细胞产生耐药性的重要因素。

5. LRP 与肿瘤的 MDR　肺耐药蛋白（lung resistance protein，LRP）最初是在研究肺癌细胞过程中发现而得名的，是一种小泡运输复合体，可以调节细胞和与胞质之间的双向物质交换。能被 LRP 转运的物质大多是非典型的 MDR 底物，如卡铂、顺铂等。据最新研究表明，LRP 引起 MDR 可能的机制为：①使那些以胞核为靶点的药物不能通过核孔进入胞核，即使有些药物进入核内也会很快被转运到胞质中；②使胞质中的药物进入运输囊泡，最终通过胞吐机制排到胞外，LRP 主要从胞核转运一些 P-gp 和 MRP 不能介导的药物，如顺铂、卡铂、烷化剂等到胞质，改变细胞内药物的分布，使药物远离靶点，通过靶点屏蔽机制产生耐药。除此之外，LRP 还可通过调节化疗药物在细胞内的再分布，导致肿瘤细胞产生 MDR。LDR 被认为是细胞对顺铂产生耐药的最主要原因，而顺铂是膀胱癌化疗最常用的药物，经 RT-PCR 及免疫组化证实膀胱癌细胞中 LRP 在 mRNA 及蛋白质水平均显著降低，同时，研究已证实 P-gp 和 MRP1 蛋白与顺铂的耐药无关。

**（二）酶介导的耐药性机制**

1. 谷胱甘肽与 MDR　谷胱甘肽（glutathione，GSH）是机体含量较高的一种含巯基三肽，主要生理功能为保护氧化剂对巯基的破坏与保护细胞膜中含巯基蛋白质和酶不被氧化。很多抗肿瘤药物都是亲电性物质，GST 可催化 GSH 与亲电性物质间反应，使其水溶性增加，更易排出体外，还具有过氧化物酶活性，可将有毒的过氧化物转变为低毒的醇类物质，即有阻断脂质过氧化物的作用，有力地减少抗癌药物的损害，并可保护正常细胞免受细胞毒药物的损害。GSTs 可分为 5 种基因家族，一种为结合于胞膜的微粒体 GST，另 4 种存在于胞质中，根据 N 末端氨基酸序列、底物、特异性和对非底物配体的亲和力不同，分为碱性（a）、中性（μ）、酸性或阴离子性（π）3 种，每种之间又可根据个别氨基酸的微小差别分为不同亚型。胞质 GST 均以二聚体形式存在，其活性部分含有谷胱甘肽结合点（G 点）和底物结合点（H 点）。GST-π 与肿瘤 MDR 关系最为密切，其基因定位于 11 号染色体，有 4 621 个碱基，包括 5' 端的 1 200 个碱基和 3' 旁侧区的 200 个碱基。GST 基因有 7 个外显子和 6 个内含子，编码 209 个氨基酸。

GSTs 广泛分布于哺乳动物各组织中，是一个具有多种功能的Ⅱ相代谢酶家族。GSTs 是细胞抗损伤、抗癌变的重要解毒系统，不仅可作为肿瘤转化的生化标志，而且表达水平的改变可能与肿瘤化疗耐药有关。研究表明,Jun 和 Los 蛋白、转录因子 SP1、GST-π 转录阻遏物、视黄酸(retinoic acid,RA)、胰岛素等均可参与 GST 基因转录的调节。其中,转录因子 SPl 在 GST 基因转录水平的调控方面起中心作用。

GST-π 对肿瘤的耐药作用主要由其解毒功能引起,作用机制为:①催化 GSH 与亲电子药物如各种烷化剂结合,增加其水溶性,加速其排泄而使药效减低;②清除蒽环类药物等产生的自由基,减轻药物自由基对细胞的损伤;③通过直接与药物结合的形式降低药物活性;④GST-π 还具有 GSH 过氧化物酶活性,可将有毒的过氧化物转变为低毒的醇类物质,即有阻断脂质过氧化物的作用。

Deng 等的研究显示选取 119 例膀胱癌的标本并将 6 例正常膀胱黏膜标本作为对照,通过免疫组织化学的方法研究不同组织中 GST-Pi 的表达情况,在 119 例膀胱癌组织中,有 67.2% 的组织 GST-Pi 表达阳性,同时 GST-Pi 的表达与病理分级、临床分期及术后肿瘤复发有密切关系,且证实 HIF1 的表达同样与 GST-Pi 密切相关。同济大学的 Yang 等证实 GST-pi 在膀胱癌组织中的阳性表达率为 72.7%,GST-pi 的表达程度与肿瘤的病理分级、临床病理分期的升高密切相关,在肿瘤化疗后出现复发的患者中 GST-pi 的表达明显升高。Hour 在耐药膀胱癌细胞中谷胱甘肽的含量明显增高,细胞耐药的获得可能还与 GST-pi 的表达升高有关,这种机制对顺铂的耐药尤为明显。

2. Topo Ⅱ分子与 MDR DNA Topo Ⅱ又称回旋酶(gyrase),是与细菌 DNA 回旋酶具有同源的同型二聚体蛋白,经过一种完整的 DNA 螺旋结构在分裂的 DNA 螺旋中产生双链断裂,改变核酸的局部状态,控制核酸生理功能。在其功能活动中,Topo Ⅱ首先与 DNA 底物非共价结合,切断双链,并解开螺旋,继而在二价阳离子 $Mg^{2+}$ 、$Mn^{2+}$ 及 ATP 的辅助作用下,TopoⅡ发生构型转换并将断裂的 DNA 双链重新连接起来。当 ATP 水解后,TopoⅡ又恢复了其最初的酶活性。Topo Ⅱ能引起染色体有丝分裂和成熟分裂,维持染色体结构,还能引起 DNA 复制、转录和重组,参与转导姐妹染色体互换等生物过程,是真核生物细胞生存不可缺少的关键酶。

Topo Ⅱ有两种同工酶Ⅱα 和Ⅱβ,分子量分别为 170kD 和 180kD。Topo Ⅱβ 氨基酸显示与 TopoⅡα 有高度同源性,并有相似的酶促活性,但在 C 末端区域有很大差别。TopoⅡα 存在于核浆,位于增殖细胞中,蛋白水平存在明显的细胞周期特异性,表现为 G1 期较低,S 期开始升高,G2-M 期达顶峰。TopoⅡβ 几乎全部存在于核仁中,并广泛存在于几乎所有细胞中,在整个细胞周期保持相对恒定,无明显细胞周期特异性。TopoⅡα 在小鼠增生组织中如骨髓、脾脏表达较高,TopoⅡβ 在小鼠非增生组织中广泛表达。

由 TopoⅡ介导的耐药细胞无 mdr-1 基因扩增和过表达,这被称为非典型 MDR,引起非典型 MDR 的抗癌药物主要是 Topo Ⅱ抑制剂。TopoⅡ抑制剂抗肿瘤活性不仅在于抑制酶活性本身,更主要的是与其特异性影响 DNA 断裂复合物的稳定性,致使 DNA 断裂增加,阻止断裂后的修复有关。其结果引起姐妹染色体交换增加,染色体畸变或激发细胞内一系列可导致细胞死亡的生化过程如凋亡以杀死肿瘤细胞。细胞内 TopoⅡ表达水平越高则对抗癌药敏感性越高。Topo Ⅱ抑制剂根据作用方式不同,可分为两类:其一为嵌合性药物,它是以分子结构中的平面部分,如类似嘌呤或嘧啶碱基的多环结构嵌入 Topo Ⅱ与 DNA 结合部位的双链之间,从而干扰酶 DNA 断端重新连接的反应并使 DNA 损伤,导致细胞死亡。代表药物有胺吖啶(amsacritle)、放线菌素 D、蒽环类、蒽醌类等。其次为非嵌合性药物,其作用模式尚不清楚,可能直接与TopoⅡ结合或仅作用于 DNA 的一条链以影响酶的功能,代表药物包括替尼泊苷、依托泊苷。

Topo Ⅱ介导的 MDR 形成,在许多细胞株的所谓非典型 MDR 实验研究中得到证实,它是以细胞内药物积聚障碍和对所有抗 TopoⅡ药物交叉耐药为特征,主要机制有:①Topo Ⅱ酶水平降低;②Topo Ⅱ基因点突变或缺失;③Topo Ⅱ磷酸化水平提高;④TopoⅡ变异。

TopoⅡ能催化 DNA 超螺旋结构局部构型改变,参与 DNA 的修复、转录和分离。蒽环类、喜树碱及鬼臼毒素类药物等均能与TopoⅡ结合并抑制其活性,使 DNA 断裂致细胞死亡。肿瘤对化疗的敏感与否主要取决于TopoⅡ的水平,当 TopoⅡ的含量减少或活性降低时,肿瘤细胞即可对以上抗肿瘤药物产生耐药性。Tang 等的研究证实在应用苯乙基异硫氰酸盐治疗对多柔比星耐药的 T24/ADM 细胞系时证明了苯乙基异硫氰酸盐不仅能够明显地改善 T24/ADM 细胞对多柔比星的敏感性,还能够导致细胞凋亡,同时细胞表达 NF-κB 下降的同时,GST-π、bal-2、MDR-1、TOPOⅡ等均明显升高。Takano 证实 VP16/VM26 耐药细胞系中 TOPOⅡ的表达在转录水平受到抑制。TOPO Ⅱ的功能表达需要结合多种转录因子才能够起作用，在肿瘤耐药的发生机制中 TOPO Ⅱ需被 ICE1 结合，细胞才能发展为获得性耐药。

3. 蛋白激酶 C 分子与 MDR　蛋白激酶 C（protein kinase C，PKC）是一种钙离子、磷脂依赖，需二乙酰甘油（diacetyl glyceride，DAC）活化的激酶，是由一个超基因家族编码、同源性很高的相关分子组成的一组酶，至少包括 10 个同工酶，可分三个亚型：①普通型，主要是 α、β1、β2 和 γ 等；②新型，主要是 δ、ε、θ 和 η；③非典型型，主要是 ζ、λ、μ 和 τ。且 PKC 各亚型的功能具有异质性。其相对分子量为 77 000~83 000，包含钙依赖性的巯基蛋白酶分解的两个不同部位和含有 ATP 及底物蛋白结合区域的亲水性催化部位或活性中心。

1994 年 Laredo 等选用 2 组不同特征的 AML 细胞，一组耐多柔比星，另一组对多柔比星敏感，他们发现对多柔比星的耐药性与 P-gp 无关，而星形孢菌素（staurosporin，ST）是一种 PKC 抑制剂，加入 ST 可使多柔比星的细胞毒性增加 2~3 倍，由此得出，PKC 活性增强也是一种细胞耐药的机制。进一步研究 PKC 各亚型对 MDR 作用，发现由于 PKC 具有异质性，不同的 MDR 细胞株的 PKC 亚型含量分布不尽相同。如人类神经胶质瘤 MDR 细胞株 GB-1 的 PKC 活性高于敏感株（P-gp 阴性）的 4 倍，其中 PKC-α，PKC-ζ 含量增高，PKC-δ 无差异。Beck 等检测了 62 例乳腺癌患者的 PKC 同工酶及 mdr-1 基因的表达水平，发现 mdr-1 基因表达与 PKC-η 含量高度有关。Hu 等比较了敏感细胞系和 MDR 细胞系中 PKC 各亚型的分布，发现 PKC-α、PKC-γ 和 PKC-ε 在耐药 KB 细胞株中显著增高，而在耐药的 C61V 细胞株中 PKC-α、PKC-γ 下降，提示 PKC-α、PKC-γ 和 PKC-ε 可能与 MDR 有关。

通过逐步增加培养液中细胞毒药物浓度的方法，可使敏感细胞出现 mdrl 基因及 P-gp 过度表达，而将敏感细胞系变为 MDR 细胞系。Chaud-Hary 等逐渐提高 K562、H9、KG1 和 HL60 各细胞系培养液中多种细胞毒药物的浓度，可使上述敏感细胞系出现 PKC 活性增高。Mdr-1 基因和 P-gp 过度表达，提示细胞毒药物可能是通过某种共同机制，使细胞内 DGA 升高，提高细胞内 PKC 活性，进而将敏感细胞系诱导为 MDR 细胞系。而若在 MDR 细胞悬浮液中加入 PKC 抑制剂，如 PKC 拮抗剂维拉帕米等，则可使 PKC 活性降低 50%，MDR 也随之被部分或完全逆转。这说明耐药细胞株较相应的敏感株的 PKC 活性明显增高，而当给予激动剂时，PKC 活性上升，细胞的 MDR 增加。

实验证实 mdr-1 基因表达水平及 P-gp 含量的下降与 PKC 活性的降低是同步的，PKC 活性与 P-gp 介导的 MDR 之间存在一定关系。实验已证实将编码 PKC-α、PKC-β1 的 cDNA 转染敏感细胞后，出现了 mdr-1 基因扩增和 P-gp 过度表达，敏感细胞变为 MDR 细胞，为 PKC 在产生 MDR 中的始动作用提供了直接证据。最近研究发现，基因 C-jun 编码转录激活因子 AP-1（jun/AP-1）可识别特异基因的启动子，与 C-fos 基因产物形成异源二聚体后，即可与基因结合并激活其转录。C-fos 基因产物负反馈调节自身基因，使其转录活性逐渐减弱。但激活的 PKC 可持续活化 jun/AP-1，且其活性增强，而形成异常的同源二聚体，对基因转录产生正调节。人 mdr-1 基因主要启动子下游就有异常形式的 jun/AP-1 基因异常的同源二聚体形成，进而导致 mdr-1 基因的过度表达。由于 P-gp 是 PKC 底物，因此 PKC 磷酸化可调节 P-gp 的功能。P-gp 一方面具有 ATP 酶的作用，另一方面与 MDR 类药有很高的亲和力，这两个性质对维持细胞的 MDR 表型具有重要作用。

激活的 PKC 能够促进 P-gp 的磷酸化使其外泵药物的功能增强，并能诱导 NF-κB 等转录因子活化调控 MDR 表型。Zhu 等的研究结果显示 PKC 在膀胱癌的患者中包膜 / 胞质比例较正常膀胱黏膜显著升高，将 PKC 白搭载体转染进入细胞后发现 RT4 细胞对多柔比星的耐药程度明显增加。PKC 的异常激活不仅导致肿瘤的病理级别显著增高，还能够让肿瘤细胞产生药物抵抗，从而增加肿瘤的恶性程度。Li 等在研究 T24 细胞对染料木黄酮耐药时发现，HRAS（vaI 12）通路对肿瘤细胞耐药发生至关重要，而 PCK 是 HRAS 通路中重要的调节因子。Debal 等通过对 J82 细胞的耐药株（长春新碱）进行研究发现，应用 PKC 的类似物 PMA 能够诱发肿瘤细胞耐药的显著下降，而这些效果可能与 PKC 能够影响肿瘤细胞的细胞骨架有关。

### （三）细胞凋亡相关基因

肿瘤细胞对凋亡的耐受是 MDR 的重要机制之一，近来研究表明多数细胞毒制剂通过诱导凋亡来杀伤细胞治疗肿瘤。细胞凋亡与肿瘤 MDR 已经成为近年研究的热点。研究发现细胞凋亡相关基因如 Bcl-2、BCR-ABL、突变 p53 等的过度表达与肿瘤 MDR 的发生有关。且研究发现细胞凋亡相关基因为肿瘤耐药的靶分子，可与其他途径共同介导 MDR。

1. Bcl-2 基因 近年来研究发现 Bcl-2 基因家族参与了 MDR 的形成,Bcl-2 基因家族是细胞凋亡的重要调控基因,在细胞凋亡的过程中处于调控机制的终末部分,该基因家族在维持细胞生理性分化、发育和细胞数量的动态平衡中具有重要作用,它们的表达状态在一定程度上影响着肿瘤的发生、发展及 MDR 的产生。

实验研究表明,Bcl-2 过量表达可使细胞具有更强地耐受化疗药物的特点,这些化疗药包括:地塞米松、阿糖胞苷、甲氨蝶呤、环磷酰胺、多柔比星、道诺霉素、依托泊普、羟喜树碱、氮芥、氟尿嘧啶、2- 脱氧腺苷、氟达拉滨、紫杉醇、米托蒽醌、顺铂、长春新碱和某些维 A 酸类化合物等。Bcl-2 导致耐药的机制是通过抑制肿瘤细胞的凋亡途径。由 Bcl-2 蛋白水平升高而引起的肿瘤细胞药物耐受不同于一般的化学耐受,其特点表现在以下方面:1. Bcl-2 并不阻止药物在细胞内堆积(与 mdr-1 过度表达相反);2. Bcl-2 不改变药物诱导时 DNA 损伤程度或细胞对损伤 DNA 的修复率;3. Bc1-2 对核苷酸池或细胞周期率也无任何影响;4. 在 Bcl-2 过表达时,抗癌药物也能诱导细胞周期停滞,但不能启动典型的细胞凋亡途径;5. Bcl-2 蛋白可与 P-gp 或 MRP 在同一耐药细胞株中高表达。

Bcl-x 基因是 Bcl-2 基因家族的重要成员,为高度保守的基因。研究表明,Bcl-x 基因在多种肿瘤细胞中高表达,而且基因转染研究获得稳定高表达 Bcl-x 的细胞系 FL5-BcI-x 能抵抗多种化疗药物诱导的凋亡,并产生多药耐药表型。与药物敏感的细胞株 HL260 相比,耐药细胞株 HL-60/TAX 1000 和 HL-60/VCR 具有 Bcl-x 高表达(2.5-3 倍),将 Bcl-xl 因转染到 HL-260 细胞后可显著降低药物所致的 HL-60 细胞凋亡及细胞病死率,而不影响细胞内药物的积聚。Minn 等研究结果与此相似,他们将 BcI-xl 基因转染至鼠 FI5-12 细胞中,使其过度表达,可显著降低博来霉素、顺铂、依托泊苷、长春新碱等细胞毒作用及抑制细胞凋亡。Pallis 等的研究表明,Bcl-x Ⅰ的表达与多药耐药基因 mdr-1 的表达有关。

在 Bcl-2 基因家族中 Bax、Bad、Bak 基因具有促凋亡的作用,它们的高表达可以增加肿瘤细胞对化疗的敏感性。Hong 等的研究证实,在两种顺铂耐药膀胱癌细胞系 T24R1 和 T24R2 中 Bcl-2 的表达较非耐药性 T24 细胞明显升高。应用针对 Bcl-2 的反义核苷酸进行 Bcl-2 的表达抑制实验显示,耐药细胞系中 Bcl-2 的表达下降能够明显地提高膀胱癌细胞系对顺铂的反应性,并能够逆转肿瘤细胞耐药。Cho 的研究表明顺铂能够诱导 Bax 及细胞色素 C 的重新分布。表达的 Bcl-2 能够抑制膀胱癌耐药细胞系 T24R2 中顺铂诱导地 Bax 重分布及其下游通路的信号转导。顺铂诱导地 Bax 重分布及其下游通路的信号转导。如 Bcl-2 功能被抑制,Bax 及细胞色素 C 的重新分布将明显增强,耐药细胞对顺铂的敏感性也显著增加。

2. p53 基因 肿瘤细胞凋亡可分为 p53 依赖型和非 p53 依赖型。野生型 p53(WT p53)为一种抑癌基因,可以控制细胞周期,促进细胞凋亡,而突变型 p53(MT p53)为一种癌基因,可以抑制细胞凋亡。研究证实,p53 基因突变的肿瘤细胞凋亡减少从而产生耐药性,而导入外源 WT p53 基因后能增强化疗药物氟尿嘧啶的细胞毒性作用,此外 MT p53 还可选择性上调 mdr-1 的表达而增加细胞内化疗药物的排出。

野生型 p53 基因在维持细胞正常生长、抑制恶性增殖过程中起着重要作用。p53 基因的结构及表达异常是迄今为止人类肿瘤最常见的基因改变之一,野生型 p53 基因的表达产物半衰期较短,无法用免疫组织化学染色法检测到,而突变型 p53 蛋白的半衰期明显延长容易检测,p53 基因的突变广泛存在于体内多种肿瘤组织,用免疫组化法在癌组织中检测到 p53 基因的突变。p53 突变蛋白蓄积与 mdrI 基因表达而产生较高水平的耐药糖蛋白 P-gp,从而使肿瘤细胞获得 MDR 表型。Chin 等从基因转录水平研究 p53 对 mdr-1 启动因子的调节作用,认为野生型 p53 能够抑制 mdr-1 基因转录,减少 P-gp 生成,其突变型 p53 可增强 mdr-1 基因表达。mdr-1 和 mrp 基因作为 ATP 依赖的糖蛋白形成的药物排流泵,能够逆浓度差将化疗药物进入细胞内的有毒化学物质排出细胞外,因此可能是一种细胞保护基因,它们在肿瘤组织中表达增高,是肿瘤细胞生存、转化、增殖与进展的一种自身保护方式,保护了肿瘤细胞免受攻击,同时这种方式的负效应则是肿瘤的 MDR,造成化疗失败的重要机制。本研究团队前期研究发现,在不同分化程度的膀胱癌组织,mdr-1 表达率与突变 p53 的表达具有相关性,分化差者表达更高,而国外报道同样证明 mrp 基因高表达者预后也较差。因此,认为突变型 p53 与 mdr-1 和 mrp 基因的过度表达体现了肿瘤细胞的恶性生物学行为。由于突变型 p53 对 mdr-1 基因的调节效应,p53 的突变可增加 mdr-1 和 mrp 基因表达,从而提示突变型 p53 和 mdr-1、mrp 基因的异常表达与瘤细胞的分化程度以及病程发展正相关。

Atsui 等研究表明应用双香豆素能够明显提高吡柔比星的抗癌效果，降低膀胱癌耐药的发生率，这些机制均与野生型 p53 有关。野生型 p53 能够通过 p53/p21/p38 MAPK 通路产生抑制膀胱癌细胞增殖，诱导细胞凋亡的作用。研究表明应用腺相关病毒 p53 高表达载体进行膀胱癌 KK47 细胞系的转染能够明显地提高耐药细胞系（KK47/DDP10，KK47/DDP20 顺铂耐药；KK47、ADM 表柔比星耐药）对化疗药物的敏感性。应用相关病毒 p53 高表达载体进行耐药细胞系转染的效果优于正常非耐药细胞系。在探索癌基因蛋白对膀胱癌病理级别、分期及细胞周期影响的研究中发现，膀胱癌耐药细胞系 TCC8702（TCC8702/ADR1000）的众多癌基因蛋白（p21、EGFR-l、erlaB-2、Bc1-2）的表达明显下降，这也包括 p53。随着肿瘤耐药的逐渐发生，p53 蛋白的表达也逐渐下降，这表明 p53 原癌基因与膀胱癌细胞系获得性耐药有密切关系。

3. RAS，FAS 和 FAST 基因　正常细胞 RAS 原癌基因表达产物 p21 蛋白定位于细胞膜内表面，具有鸟苷酸结合的能力及三磷酸鸟苷酶的活性，参与细胞膜的信号传递，维持细胞正常生长和代谢。不良刺激可能使 RAS 癌基因被激活，从而引起细胞功能异常和持续增殖，最终导致细胞癌变。研究表明，单一基因的突变与激活并不能诱发肿瘤的发生与进展，正常细胞向恶性细胞转化可视为个体细胞在内环境发生改变后，为了自身的生存而发生适应性改变与群体演变。在生存、转化、增殖与进展的过程中，肿瘤群体细胞的多基因病可能起着决定性作用。目前认为 mdr-1 表达与调节可能与体内有害化学物质及代谢产物的长期刺激、化疗药物诱导以及多基因调节有关（包括 RAS 癌基因及突变 p53 基因的过度表达）。将突变 p53 和 RAS 基因导入抗药的 NH3T3 细胞，发现突变 p53 及 RAS 基因可明显激活 mdr-1 基因的促进因子，这提示 RAS 癌基因对肿瘤的 MDR 具有促进作用，可增加肿瘤组织中 mdr-1 和 mrp 基因表达，促使肿瘤 MDR 的产生。

体内研究显示，低剂量的抗 Fas 抗体可诱导膀胱癌细胞产生对多柔比星的耐药，这说明 Fas 在膀胱癌耐药机制中产生重要作用。研究结果显示顺铂是通过 Fas 通路对膀胱癌细胞产生细胞毒作用，并且该通路还能够诱导细胞对氟尿嘧啶产生反应。他们联合应用顺铂、氟尿嘧啶及抗 Fas 抗体后发现，耐药膀胱癌细胞系对上述化疗药物敏感性明显增强，并且仅需低剂量的顺铂、氟尿嘧啶就能够产生很高的细胞毒作用，从而诱导膀胱癌耐药细胞发生凋亡。

**（四）转录因子与 MDR**

1. NF-κB　NF-κB 是由 Rel 蛋白家族中的成员以同源或异源二聚体形式组成的一组转录因子。不同的 NF-κB 二聚体有不同的转录激活特性，不同的二聚体也能结合略有差异的 JB 序列，表明组成 NF-κB 亚单位的不同，其调控的基因表达也稍有不同，这可能是 NF-κB 功能多样性的原因。NF-κB 与细胞凋亡有密切关系，大量研究也证实，NF-κB 激活能够阻断细胞死亡通路，为保护细胞免于遭受 TNF 和其他凋亡刺激因子诱导的凋亡级联合反应。TNF-A 在激活细胞凋亡信号的同时，NF-κB 也被激活，并对凋亡具有抑制作用。NF-κB 活性的抑制，可以增强 TNF 诱导细胞凋亡的敏感性。

越来越多的证据表明，NF-κB 在肿瘤细胞恶性转化和增殖过程中发挥重要作用，提示 NF-κB 可能参与这些肿瘤细胞中 mdr-1 基因表达的调控。mdr-1 基因表达能够被多种细胞毒性化合物迅速诱导，而这些细胞毒性化合物诱导 mdr-1 基因表达很可能是由于 NF-κB 活性升高所致。NF-κB 具有抗凋亡的功能，它能够被细胞毒药物激活，一旦被激活，NF-κB 可诱导凋亡抑制基因表达，形成肿瘤细胞的化疗抵抗。Brefeldin A 是一种破坏从内质网到高尔基体蛋白转运的因子，Lin 等发现 Brefeldin A 作用于肿瘤细胞可激活 NF-κB 对肿瘤细胞拓扑异构酶 B 抑制剂的耐药，如依托泊苷、多柔比星等。研究还发现 Brefeldin A 作用于 EMT6 鼠乳腺癌细胞能激活 NF-κB 并导致对替尼泊苷的耐药。用蛋白酶抑制剂 MG-132 阻断了 NF-κB 的激活，同时也抑制了对替尼泊苷耐药性的形成，说明 NF-κB 激活为肿瘤耐药性形成的机制之一。因此，NF-κB 可调节 P-gp 介导的多药耐药机制，但是否诱导 P-gp 高表达并参与肿瘤细胞耐药尚需进一步研究。

膀胱癌对顺铂耐药非常普遍。Kim 等针对膀胱癌细胞系 T24 细胞及其相应耐药细胞系进行反转录聚合酶链检测后发现，顺铂耐药的细胞系中 Bcl-2 家族相关 mRNA 表达明显上升，同时 NF-κB 在 T24R2 细胞系中明显下降，这说明 NF-κB 可能通过 Bcl-2 通路影响膀胱癌耐药的发生。Kamat 等的研究表明 NF-κB 在膀胱癌耐药细胞系中与 DNA 的结合能力是剂量依赖性的下降，这种下降可能在膀胱癌对 As203 产生耐药机制中发挥作用。Kamat 等的研究显示，姜黄素可能通过调节 NF-κB 通路从而调节膀胱癌耐药细胞凋亡的发生。香烟中的芳香胺能够激活 NF-κB 的信号通路，而姜黄素能抑制该信号通路。姜黄素抑制该信号通路的机制可能是通过抑制吸烟引起的 NF-κB 激活，因此，吸烟是膀胱癌发病的高位因素。实验证实 erbB2 和 NF-κB 表达升高能够明显提高肿瘤耐药发生率(88.5%)，而 erbB2 和 NF-κB 不表达的膀胱癌，其耐药发生率仅仅为 11.1%。

2. 缺氧诱导因子 -1 缺氧诱导因子 -1(hypoxia inducible factor，HIF-1)是目前发现的介导细胞低氧反应最关键的核转录因子。已有研究认为，HIF-1 在实体瘤 MDR 的形成中有着多方面的作用：在缺氧条件下，肿瘤细胞通过高表达 HIF-1α，促进下游靶基因的转录，以适应肿瘤微环境的改变。mdr-1 是 HIF-1 调控的靶基因，在 mdr-1 启动子上存在功能性的 HIF-1 结合位点(缺氧反应元件)，缺氧时 HIF-1 可诱导 MDR-1/P-gp 的表达增加，增强肿瘤耐药性，研究证实：用反义寡核普酸封闭 HIF-1 表达时，可明显抑制缺氧诱导地 mdr-1 表达，甚至几乎完全丧失。血管内皮生长因子(vascular endothelial growth factor，VEGF)也是 HIF-1 的调控靶基因之一，HIF-1 通过与存在于 VEGF 基因 3c 和 5c 端的缺氧反应元件结合，上调 VEGF mRNA 的表达。表明肿瘤缺氧的微环境是肿瘤易产生化疗耐受性的重要原因；在膀胱癌耐药中 HIF-1 与多耐药转运蛋白 GST-Pi 的关系也非常密切，应用组织芯片的方法研究了 119 例膀胱癌患者的组织标本资料，发现膀胱癌中 HIF-1 的表达率为 57.9%，而 GST-Pi 的表达率为 67.2%，在 G3 膀胱癌中 HIF-1 的表达率为 64.6%，HIF-1 的表达水平随着膀胱癌化疗的耐药发生率的升高而升高。因此，联合检测 HIF-1α 和 GST-Pi 对膀胱癌耐药的预测具有重要价值。

## 三、基因技术逆转膀胱癌 MDR 的研究

理想的 MDR 逆转剂应具备以下条件：①安全，对正常组织毒性小；②在体内及肿瘤细胞内能达到体外的有效浓度；③本身具有一定的抗肿瘤活性；④稳定，体内半衰期长；⑤其代谢物也有效。耐药细胞中可能有多种耐药机制同时存在并协同发挥作用，尽管如此，自 1981 年 Tsuruo 等报道钙通道阻滞剂维拉帕米能阻断 P-gp 功能逆转小鼠白血病细胞 MDR 以来，体内外大量实验证明在一定条件下 MDR 表型的逆转是肿瘤抗药研究的重要途径。

### (一) 反义核苷酸

反义核酸是指与靶 DNA 或 RNA 碱基互补，并能与之结合的一段 DNA 或 RNA。反义核酸技术是指利用反义核酸特异地抑制某些基因的表达。反义核酸能与特定 mRNA 精确互补、特异阻断其翻译的 RNA 或 DNA 分子。利用反义核酸特异地封闭某些基因表达，即为反义核酸技术。目前的研究主要包括：①Fuessel 等设计和合成靶向 survivin 的反义寡核苷酸及正义寡核苷酸，将其转入 EJ28 和 5637 细胞中发现，预先应用该反义核酸处理的膀胱癌细胞对化疗药物所诱发的细胞凋亡明显增强，survivin 的表达明显的下降；②Bolenz 等针对 Bcl-2 及 bcl-x1 信号通路的反义核酸能够明显地提高膀胱癌细胞凋亡的程度，对顺铂、吉西他滨、丝裂霉素 C 及多西他赛的敏感性均明显增强；③曾晓勇等针对人 C- 谷氨酰半胱氨酸合成酶催化亚基(C2GCSh)的激活剂蛋白 21(AP21)位点核心序列的反义寡聚脱氧核苷酸，并将其转染人膀胱癌细胞株 BIU 87 及其多柔比星诱导的多药耐药亚株 BIU87/A，观察其对 C-GCSH 表达和谷胱甘肽(GSH)生物合成的抑制作用及其对肿瘤细胞多药耐药的逆转，发现反义转染组细胞株对大部分化疗药物的敏感性均出现了不同程度的提高，提示抑制 C2GCSh 基因转录的靶序列是有效的；④针对 MDR-1 设计的反义寡聚脱氧核苷酸技术逆转 MDR 的效果可靠，但临床效果未被证实。将反义 cDNA 插入 pcDNA3 载体中，然后导入耐多柔比星的膀胱癌细胞株 T24 中，结果发现该细胞其 MDR-1 mRNA 水平无明显变化，但 P 糖蛋白明显下降，对多柔比星的敏感性明显升高。

综上，反义核酸技术能够提高靶标亲和性和生物稳定性、降低毒性的修饰核苷的研究取得了重要进展。由于大多数新的 DNA 类似物不能激活 RNAseH，对反义寡核苷酸的设计需要考虑靶 mRNA 是否需要保留，例如，是改变剪接方式，还是降解靶 mRNA(这种情况下应该使用 gapmer 技术)。可以通过有系统地修饰天然核酶或者通过体外选择技术获得具有高催化活性的稳定核酶。一些反义寡核苷酸和核酶已经进入临床试验研究。一个重要的突破是发现短的双链 RNA 分子可用于哺乳动物细胞中特异性沉默基因表达。这个方法与传统的反义技术比效率明显更高，并且一些体内实验的数据已经发表。因此，反义技术有望广泛应用于对未知功能基因的研究、药物靶标的确认和治疗。

### (二) siRNA RNA 干扰(RNA interference，RNAi)

siRNA RNA 干扰是由双链 RNA(double-stranded RNA，dsRNA)引发的转录后基因沉默过程。2006

年美国科学家发现RNAi机制而获得2006年诺贝尔生理学或医学奖。应用RNAi抑制目的基因表达已经成为疾病治疗的热点。RNAi主要是通过小干扰RNA(small interfering RNA,siRNA)进入细胞内与RNA诱导的沉默复合物(RNA induced silencing complex,RISC)结合,siRNA作为引导序列,指引RISC到达靶RNA,随后RISC中的核酸酶对靶RNA进行切割。针对不同的耐药机制,设计不同的siRNA来逆转肿瘤耐药,在目前已经成为研究肿瘤耐药和肿瘤基因治疗的重要组成部分。化疗耐药最主要的机制就是细胞内药物聚集减少,导致到达药物作用靶点的药物量减少,结果使化疗药物对肿瘤细胞的毒性减弱。针对MDR-1设计的siRNA可以减少癌细胞中的MDR-1 mRNA和蛋白的表达,增加细胞内药物浓度,恢复癌细胞对药物的敏感性。Nieth等首先将两个抑制MDR-1 mRNA表达的21-nt siRNA质粒载体(MDR2A、MDR2B)转染人类多药耐药胰腺癌细胞株和胃癌细胞细胞株,通过Northern blot分析表明,在多耐药胃癌细胞细胞株,siRNA-MDR2A和MDR2B都通过时间依赖性方式减少MDR-1 mRNA的表达水平。Li等的研究结果显示,着色性干皮病F蛋白(XPF)在羟喜树碱治疗的膀胱癌患者中表达明显增高。XPF的明显增高降低了T24及5637细胞对羟喜树碱的敏感性,应用RNAi的方法将XPF基因沉默能够增加T24及5637细胞对羟喜树碱的敏感性。

Nogawa等研究表明用阳离子脂质体将4种siRNA导入不同癌细胞株,24小时后内源性有丝分裂激酶的表达量显著减少,且呈时间和剂量依赖性,经siRNA处理的膀胱癌细胞M期细胞增多及纺锤体形成减少,同源染色体分散,明显降低有丝分裂激酶的表达,并抑制其功能。以上研究足以证明利用靶向有丝分裂激酶的siRNA可成功抑制膀胱癌细胞的生长。因此经尿道siRNA脂质体复合物给药作为治疗膀胱癌的手段有望成为可能。根据RNA干扰原理进一步研究,使用RNAi DNA载体技术,将siRNA设计为小发夹样RNA(shRNA),以端粒反转录酶hTERT基因为靶点,用hTERT高表达的膀胱癌细胞为研究对象,利用阳离子脂质体作为载体,将shRNA表达质粒成功导入膀胱癌细胞株T24细胞中,发现siRNA诱导的RNA明显抑制了hTERT基因的表达及肿瘤细胞增殖,部分逆转了膀胱癌细胞的恶性表型,并下调了与hTERT有关的c-myc和TGF-B1的表达。

综上所述,应用RNAi技术可增加耐药细胞对药物的敏感性,并且具有较强的特异性和无毒性,为肿瘤MDR的逆转开辟了崭新的途径,具有广阔的应用前景。但应注意到RNAi技术还不成熟,要真正过渡到临床,尚有大量工作要做。可以相信,随着人们对肿瘤分子生物学机制认识的不断深入及对RNAi技术的不断发展,RNAi技术将会在克服肿瘤多药耐药的领域绽放异彩。

### (三)微小RNA(microRNA,miRNA)

microRNA 微小RNA是一类内生的、长度20~24个核苷酸的小RNA,其在细胞内具有多种重要的调节作用。每个miRNA可以有多个靶基因,而几个miRNAs也可以调节同一个基因。这种复杂的调节网络既可以通过一个miRNA来调控多个基因的表达,也可以通过几个miRNAs的组合来精细调控某个基因的表达。

Tao等通过研究miRNA21在膀胱移行细胞癌中的作用机制发现miRNA21的下游基因为PTEN。与正常细胞比较,T24细胞的miRNA21表达明显升高,而PTEN表达明显下降。当上调miRNA21的表达时,T24细胞对表柔比星的耐药性明显增强,而BCL-2也随之升高并且抑制了T24细胞的凋亡。但PI3K的抑制剂LY29402能够抑制miRNA21的上调BCL-2的作用,这些数据表明,miRNA21调节的信号通路在膀胱肿瘤细胞耐药的发生过程中起重要作用。Chen等人探索利用尿液中miRNA作为高血压肾损伤的非侵入性生物标志物的可能性,经矩阵分析在肾脏中,585种miRNAs中有20种高表达,包括miR-21,miR-146b,miR-155和miR-132。Vinall等的研究显示MiR-34a是p53的下游调控因子。他们通过临床上对化疗无效的27个膀胱癌患者进行研究发现所有的患者均出现MiR-34a的明显下调,结合细胞耐药实验得出的结论为MiR-34a的升高对于判断膀胱癌化疗效果具有指导意义。

### (四)P-gp增敏剂

自从Tsunco等首次报道维拉帕米(verapamil)能逆转P-388/VCR细胞对长春新碱的耐药性以来,P-gp增敏剂的研究进展非常迅速,主要分为以下几代:

第一代增敏剂包括多种结构和功能不同的化合物,主要有钙离子通道阻滞剂(如维拉帕米)、钙调蛋白抑制剂、抗心律失常药、抗疟药、黄体酮和免疫抑制剂环孢素(Closporin A,CsA)等。Harris针对维拉帕米逆转膀胱癌耐药细胞耐药性的作用进行了研究，结果显示，随着维拉帕米逆转及质量浓度的提高，膀胱癌耐药细胞对抗癌药的敏感性逐渐提高，说明维拉帕米能明显增加抗癌药物对耐药癌细胞的细胞毒作用。此外，体外研究证实，钙调蛋白拮抗剂他莫西芬可以协同多柔比星、丝裂霉素C、塞替派增加对MDR的膀胱肿瘤细胞株（TSCH-8301、HTB9）的细胞毒性，其机制可能与他莫西芬可通过自分泌及旁分泌调节TGFβ-1的产生有关；第一代增敏剂多为疏水性化合物，较容易透过细胞膜；除环孢素外，其结构中都有一个在中性pH条件下带正电荷的氮原子。这些特点使其能与P-gp结合，从而逆转耐药。该类增敏剂主要通过与化疗药物竞争结合P-gp的药物结合点，即增加非细胞毒性化合物与P-gp的结合，从而减少化疗药物的排出，逆转MDR。但是由于其低治疗反应性和高细胞毒性，这些抑制剂很快被第二代抑制剂所取代；第二代增敏剂为第一代增敏剂的结构类似物，具有较高选择性和较低毒性，主要包括维拉帕米的衍生物右旋维拉帕米、环孢素的衍生物SDZPSC833、奎尼丁的类似物MS-209和VX-710等。进一步研究发现R-维拉帕米在不影响细胞毒性的同时可以明显减少肾毒性及心血管反应。章小平等证明CsA对人膀胱癌MRP介导的MDR具有良好的逆转作用，可通过增加细胞内的药物聚集和减少外排已进入细胞内的药物起作用，并且这种作用存在剂量依从关系；第三代增敏剂：目前进行临床试验的第三代增敏剂，包括XR9576、LY335979、R101933、F12091、NSC-38721、ONT-093等。药物构效关系研究发现，MDR逆转剂具有一些共同的结构特征：①具有多个芳香环结构；②具有氮原子，且与芳香环的距离要两个碳原子以上；③亲脂性结构，依据这些结构特点，对现有的逆转剂进行结构改造，以寻找高效低毒的逆转剂，成为目前MDR逆转剂研究的一个重要方向。第三代增敏剂能够有效特异地抑制P-gp的活性，且对细胞色素P-450的同工酶3A4无不良影响，对ABC转运蛋白也无抑制作用。与前两代增敏剂相比，效率更高，这是第三代增敏剂的显著特点。

### （五）天然化合物

天然化合物或植物提取物可以有效抑制P-gp的作用，而且它们的细胞毒性较低，且具有更好的口服生物利用度。研究表明新型增敏剂，即从植物中提取的化合物如黄酮类、芪类、香豆素类、生物碱类、萜类及皂苷类化合物，在体外可以有效逆转MDR。由于其在抗肿瘤、抗病毒、抗菌活性等方面的研究，从瑞香狼毒根中提取出的新狼毒B（Neochamaejasmin B，NCB）被广泛应用于传统的中医学治疗中。RT-PCR和免疫印迹分析表明NCB可以抑制P-gp的表达，并以一种剂量依赖的方式抑制P-gp介导的药物外排。其他的一些自然化合物，如阿糖胞苷、曲贝替定和艾瑞布林，目前也已被批准用于临床使用，这是基于它们强烈的MDR逆转活性。此外，近期研究发现姜黄素及其类似物能够抑制P-gp表达及功能，从而逆转MDR，有望成为一类新型有效的增敏剂。

### （六）MRP介导的MDR

Farnesyl蛋白转移酶抑制剂（farnesyl-plotein transferase inhibitors，FTIs），代表药物有SCH66336和R115777，通过抑制转运蛋白ATP酶活性和影响P-gp底物结合区域影响对ATP的利用，而由于MRP和P-gp的结构和耐药机制有许多不同，因此许多已经证实能够逆转P-gp介导的药物对由MRP介导的MDR无效。目前，研究发现主要有以下药物可能逆转由MRP介导的MDR，包括pyridine类似物PAK-104P、非甾体抗炎药物、SN-38白三烯D4受体拮抗剂如ONO-1078，GSH耗竭剂如BSO、双嘧达莫，喹啉类如喹啉类衍生物MS-209，抗激素类如抗孕激素RU486和环孢素类等。最近，Hu等在研究两种异硫氰酸盐（BITC）即苄基异硫氰酸盐（BITC）和苯乙基异硫氰酸盐（PEITc）以及一种合成的ITC即α-萘基异硫氰酸盐（1-NITC）对P-gp和MRPI的作用时，发现BITC、PEITC和1-NITC均可抑制P-gp介导的MCF-7/ADR细胞和MRP1介导的PANC-1细胞对柔红霉素的外排；PEITC和（或）其结合物不是P-gp的底物；BITC和PEITC通过耗竭细胞内GSH而抑制MRP1介导的MDR，而1-NITC不可以；PEITC和（或）其结合物是MRP1的底物，这成为逆转MRP1介导的MDR的另一个潜在机制。Connor等在研究过度表达MRP1的NC IH460细胞时，又发现舒林酸（sulindac）具有逆转MRP1介导的对MDR的耐药。海绵提取物agosterol-A（AG-A）可通过直接抑制MRP1运输药物的能力而逆转MRP1介导的耐药，同时具有减少细胞内GSH的水平而调控MRP1的活性作用。

## 四、耐药基因多态性与化疗敏感性研究

### （一）概述

影响膀胱癌化疗效果的一个重要原因是肿瘤细胞对化疗药物产生耐药性。肿瘤细胞对化疗药物产

生抗药的时限与器官肿瘤组织学特性有关。有些肿瘤细胞本身对化疗药物不敏感如膀胱癌，有些肿瘤细胞是在化疗过程中产生耐药性，前者称天然耐药，后者为获得性耐药。基于无论是全身化疗，还是膀胱局部灌注化疗，药物敏感性都显现出极大的个体差异，这提示上述两种耐药机制可能存在着肿瘤细胞对化疗药物易感基因与耐药基因多态性。化疗药物抗肿瘤效应的差异主要受到药物相互作用、环境因素、遗传因素三方面的影响，而遗传因素涵盖了药物转运、代谢、与药靶相互作用多个关键环节。吉西他滨(2,2'- 双氟胞嘧啶核苷，dFdC)是一个脱氧胞苷拟似物和核苷还原酶抑制剂，它的结构、性质和代谢途径与阿糖胞苷相似，能干扰 DNA 复制，属抗代谢类抗癌药；顺铂中二价铂与 DNA 上的碱基鸟嘌呤、腺嘌呤和胞嘧啶形成交叉联结，破坏 DNA 的结构与功能。这提示药效的发挥与药物有效的转运、代谢和作用靶向等功能的多态性有关。

单核苷酸多态性(single nucleotide polymorphism，SNP)是指在基因组上单个核苷酸的变异，包括置换、颠换、缺失和插入。人体许多表型差异、对药物或疾病的易感性等都可能与 SNP 有关。因此 SNP 将提供一个强有力的工具，用于高危群体的发现、疾病相关基因的鉴定、药物的设计和测试以及生物学的基础研究等。根据 SNP 发生的部位可将其分为 3 类：①发生在基因编码区的 SNP(cSNPs)，其中有些可导致编码氨基酸的改变，研究 cSNPs 对于了解疾病的遗传基础及对药物治疗的不同反应至关重要；②发生在周边基因区的 SNP(pSNPs)，主要是指基因非编码区，如调节区的上游、内含子等；③发生在基因之间的 SNP(iSNPs)，这一部分所占的比例很大，却没有任何功能。目前的研究热点主要集中于 cSNPs。

目前各种与 MDR 相关蛋白的 SNP 研究受到广泛的重视，研究热点主要集中在 MDR-1、MRP、BRCP、GST 等基因的研究。编码这些相应蛋白基因型不同不仅能影响这些蛋白表达的数量，而且也能影响它们的活性。因此，研究这些蛋白的单核苷酸多态性，对于预测肿瘤化疗的疗效和毒副作用的严重程度、及时调整用药剂量以及判定是否容易产生耐药都具有重要意义。

### (二) MDR-1 基因多态性

MDR-1 基因的突变分析表明该基因具有高度多态性，广泛用于研究 P-gp 结构功能关系。据报道，MDR-1 基因有超过 50 个 SNP 以及导致多达 20 个编码区域的变异被确定。在这些 SNP 中，C1236T、G2677A/T 和 C3435T 的报道频率更高，它们改变了由 P-gp 所识别药物的药代动力学。MDR-1 基因 26 外显子 C3435T 的 SNP 被证实与 P2 糖蛋白的表达水平及功能有关，携带 T/T 纯合子的人群其 P2 糖蛋白的表达水平较携带 C/C 纯合子的人群高，转运细胞内药物的能力也较强。早期的研究显示 26 号外显子同义 SNP(C3435T)中突变型等位基因 T 与野生型等位基因 C 相比更容易产生 P-gp 的表达降低。然而随后的研究表明，P-gp 的表达降低主要取决于 21 号外显子非同义 SNP(G2677T/A)。另外一项研究表明，与野生型基因型相比，MDR-1 基因 11 外显子上的 SNP1199(G → A)对特定药物产生了不同的耐药性。据报道，G1199A 细胞比野生型细胞更能抵抗长春花碱和长春新碱。因此，MDR-1 基因中不同的 SNPs 不仅导致了 P-gp 表达方式的改变而且在药物疗效和药物反应中也起着至关重要的作用。

在监测药物的潜在毒性方面，药物转运蛋白遗传多态性及其与药物的相互作用是一个不可忽视的途径。复杂的 MDR-1 遗传多态现象发生在不同等位基因组合上，将这些多态现象以单倍型编组可以应用在对 MDR-1 多态现象功能影响的预测上。Sato 等发现 MDR-1 基因的表达水平与卵巢上皮细胞癌患者对紫杉醇和卡铂的化疗敏感程度呈密切的负相关。此外，研究还发现 MDR-1 基因的多态性与患者对药物的耐受及化疗药物的代谢转化存在关联，也与多种疾病的易感性及临床表现有关。Mlathijssen 等指出，MDR-1 多态现象在决定依立替康(irinotecan)药代动力学和临床毒副作用方面起相当重要的作用。体外实验发现 G1199A 可能改变跨上皮细胞通透性和荧光剂的流出，表现出对细胞毒素选择抗性。因此，评估 MDR-1 基因的变异与肌层浸润高恶性膀胱癌患者化疗辅助治疗及疗效关系的研究工作有待深入研究。

### (三) BCRP 基因多态性

ABCG2/BCRP 被称为“半型”ABC 转运蛋白，它的功能是一种同型分子，转运细胞内抗癌药物，如：伊立替康，7- 乙基 -10- 羟基喜树碱(SN-38)，吉非替尼，依托泊苷、伊马替尼，甲氨蝶呤，多柔比星，米托蒽醌。ABCG2 基因 SNP 及其存在的一种插入 - 缺失多态性和连锁不平衡已在过去 10 年间得到了广泛的研究。目前研究较多的 SNP 位点有 6 个，分别导致不同的氨基酸表达差异(Val12Met、Gln141Lys、Ala149Pro、Arg163Lys、GLn166Glu 、Pro269Ser 和 Ser441 Asn)。Knodo 等详细地阐述了 ABCG2 基因多态性对基因的表达及 RCRP 蛋白转运活性的影响，发现 Gln141Lys 转换可能与 BCRP 蛋白表达水平降低有关；Ser441 Asn 变异型可能既可以降低 BCRP 蛋白表达水平，也减少了 BCRP 蛋白在细胞膜上的分布。但其他的研究者认为 Gln141Lys 变异型对 BCRP 蛋白的影响没有 Kondo 报道的那样大。此外，也有学者发现 ABCG2 基因多态性与 BCRP 蛋白在细胞膜的位置密切相关。De Jong 等通过研究美国高加索人种、非裔美国人、非洲人、中国汉族、欧洲高加索人种在应用依立替康进行疾病治疗时 ABCG2 基因 C421A SNP 位点（此位点可以导致 Gln141Lys 氨基酸改变）的状态发现，依立替康在不同种族中的药代动力学却并未因突变频率的差异发生明显改变，这说明此 SNP 位点对 BCRP 蛋白功能的影响可能被其他位点 SNP 的影响所综合。Honjo 等发现在两种细胞系中发现了 BCRP 蛋白 482 位氨基酸有突变型 SNP，在野生型细胞中 482 位氨基酸为 Arg，这种细胞对蒽环类抗生素有较低的耐药性，但对盐酸米托蒽醌和托泊替康有较高的耐药性。如果 482 位氨基酸 Arg 被 Gly 或者 Thr 替换，则细胞对蒽环类抗生素产生较强的耐药性。综上所述，BCRP 基因多态性影响了患者对化疗药物的有效性及生存期，有功能的 SNP 可以导致细胞内药代动力学变化及临床上肿瘤对药物的耐药。因此，在分子靶向化疗的应用中，BCRP 的药物基因学是一个重要的考虑因素。

### （四）GST 基因多态性

GST 基因具有高度的多态性，四种被广泛研究的 GST（GSTA、GSTM、GSTP 和 GSTT）是胞质内 GST 组的一部分，参与了外源性物质、致癌物和治疗药物的解毒。研究表明 GSTM 和 GSTT1 变异型在多种肿瘤中表现为对化疗药物的敏感性增强，这可以降低肿瘤复发的危险。上述结果在多种肿瘤中都得到了验证，这些肿瘤包括急性成淋巴细胞性白血病、急性原始粒细胞性白血病、乳腺癌、宫颈癌、肺癌、膀胱癌及肾癌。

GST 基因 SNP 同样影响患者对化疗的效果及生存期。有研究表明 GSTT1 变异型可以增强急性成淋巴细胞性白血病患者对包含皮质激素多药联合治疗的完全反应率。在乳腺癌中，如果发现 GSTT1 变异型具有 I105V SNP 位点的话，患者预后较好。女性患者如果具有低活性的 VV 基因型，其对以环磷酰胺为主的联合化疗非常敏感，预后同样非常好。2004 年 Yang 等进行了 GSTPl 多态性与乳腺癌临床预后相关性的研究，结果显示 I105V SNP 位点存在的患者预后都非常好。上述结果同样在肾癌患者中得到证实，但预后与使用药物的多少无明显相关性。Davies 等发现在应用大剂量化疗药物进行肾癌治疗时，不具有 GSTT1 纯合子的患者生存率较具有 CSTT1 纯合子的患者显著升高。最近，Akhdar 等研究证实 GSTA1 的 TT 基因型与肝细胞癌发生的风险显著相关，而 GSTA1 mRNA 表达的减少与术后肿瘤复发的风险和整体预后不良关系密切。GST 多态性除了能够了解肿瘤对化疗药物的敏感性，还能够被用来预测化疗药物产生的相关毒性。耳毒性是顺铂类药物经常出现的副作用之一，Peters 等的研究证实患者如果存在 GSTP3*B 等位基因，其患耳毒性的危险性就相当高。

## 五、问题与展望

本章通过复习大量的国内外文献并结合我团队长期致力于膀胱癌耐药机制研究的临床实践，从多角度对膀胱癌抗药机制与防治对策进行了系统描述，期待对相关的科研与临床工作者有所启发或裨益。但是仍存在一些问题亟待解决，如：如何从肿瘤耐药的分子机制出发寻找耐药的关键基因，进而指导肿瘤靶向化疗新药的研发；肿瘤耐药预测方法和有效分子标志物的研究仍需进一步完善，进而建立肿瘤个体化治疗分子预测系统；以及寻找更为有效的膀胱癌的治疗靶点具有重要的临床意义。肿瘤化疗的耐药机制非常复杂，抗药基因突变与缺失、基因多态性特点是导致化疗失败的重要因素，而耐药途径及耐药信号通路是彼此交叉形成复杂的调控网络，因此，我们认为更深层次的研究膀胱癌的耐药机制，特别是寻找调控网络的关键环节并进行干预的是解决膀胱癌化疗耐药的关键问题。

（刘胜来　吴长利）

## 参考文献

[1] AL-ZALABANI AH, STEWART K FJ, WESSELIUS A, et al. Modifiable risk factors for the prevention of bladder cancer: a systematic review of meta-analyses. Eur J Epidemiol, 2016, 31(9): 811-851.

[2] ANTONI S, FERLAY J, SOERJOMATARAM I, et al. Bladder Cancer Incidence and Mortality: A Global Overview and Recent Trends. European Urology, 2016, 71(1): 96.

[3] AYARI C, BERGERON A, LARUE H, et al. Toll-like receptors in normal and malignant human bladders. Journal of Urology, 2011, 185(5): 1915-1921.

[4] BABJUK M, BOHLE A, BURGER M, et al. EAU Guidelines

on Non-Muscle-invasive Urothelial Carcinoma of the Bladder: Update 2016. Eur Urol, 2017, 71 (3): 447-461.

[5] BABJUK M, OOSTERLINCK W, SYLVESTER R, et al. EAU guidelines on non-muscle-invasive urothelial carcinoma of the bladder. European Urology, 2012, 36 (7): 389-402.

[6] BELLMUNT J, DE W R, VAUGHN D J, et al. Pembrolizumab as Second-Line Therapy for Advanced Urothelial Carcinoma [J]. N Engl J Med, 2017, 376 (11): 1015-1026.

[7] BIERING-SØRENSEN S, JENSEN KJ, AAMAND SH, et al. Variation of growth in the production of the BCG vaccine and the association with the immune response. An observational study within a randomised trial. Vaccine, 2015, 33 (17): 2056-2065.

[8] BIOT C, RENTSCH CA, GSPONER JR, et al. Preexisting BCG-specific T cells improve intravesical immunotherapy for bladder cancer. Science Translational Medicine, 2012, 4 (137): 137ra72.

[9] BOCKHOLT NA, KNUDSON MJ, HENNING JR, et al. Anti-interleukin-10R1 monoclonal antibody enhances bacillus Calmette-Guerin induced T-helper type 1 immune responses and antitumor immunity in a mouse orthotopic model of bladder cancer. Journal of Urology, 2012, 187 (6): 2228-2235.

[10] BRANDAU S, RIEMENSBERGER J, JACOBSEN M, et al. NK cells are essential for effective BCG immunotherapy. International Journal of Cancer, 2015, 92 (5): 697-702.

[11] BURGER M, CATTO JW, DALBAGNI G, et al. Epidemiology and risk factors of urothelial bladder cancer. Eur Urol, 2013, 63 (2): 234-241.

[12] CHEN H, SHEN J, CHOY E, et al. Targeting protein kinases to reverse multidrug resistance in sarcoma. Cancer Treat Rev, 2016, 43: 8-18.

[13] CHEN J, JIANG CC, JIN L, et al. Regulation of PD-L1: a novel role of prosurvival signalling in cancer. Ann Oncol, 2016, 27: 409-416.

[14] CHO MH, KIM S, LEE JH, et al. Magnetic Tandem Apoptosis for Overcoming Multidrug -Resistant Cancer. Nano Lett, 2016, 16 (12): 7455-7460.

[15] DABAGHI M, RAHGOZAR S, MOSHTAGHIAN J, et al. Overexpression of SORCIN is a Prognostic Biomarker for Multidrug-Resistant Pediatric Acute Lymphoblastic Leukemia and Correlates with Upregulated MDR1/P-gp. Genet Test Mol Biomarkers, 2016, 20 (9): 516-521.

[16] DE BARROS GC, MARICHALAR-MENDIA X, SETIEN-OLARRA A, et al, Toll-like receptor 2 rs4696480 polymorphism and risk of oral cancer and oral potentially malignant disorder. Arch Oral Biol, 2017, 82: 109-114.

[17] DEWANJEE S, DUA TK, BHATTACHARJEE N, et al. Natural Products as Alternative Choices for P-Glycoprotein (P-gp) Inhibition. Molecules, 2017, 22 (12): p. 871.

[18] HILTON S, JONES LP. Recent advances in imaging cancer of the kidney and urinary tract . Surg Oncol Clin N Am, 2014, 23 (4): 863-910.

[19] HOLMANG S, STROCK V. Should follow-up cystoscopy in bacillus Calmette-Guerin-treated patients continue after five tumour-free years? Eur Urol, 2012, 61 (3): 503-507.

[20] JOHNATTY SE, BEESLEY J, PAUL J, et al. ABCB1 (MDR-1) polymorphisms and ovarian cancer progression and survival: A comprehensive analysis from the Ovarian Cancer Association Consortium and The Cancer Genome Atlas. Gynecologic Oncology, 2013, 131 (1): p. 8-14.

[21] JOSHI P, VISHWAKARMA RA, BHARATE SB. Natural alkaloids as P-gp inhibitors for multidrug resistance reversal in cancer. Eur J Med Chem, 2017, 138: p. 273-292.

[22] KAUSCH I, SOMMERAUER M, MONTORSI F, et al. Photodynamic diagnosis in non-muscle-invasive bladder cancer: a systematic review and cumulative analysis of prospective studies. Eur Urol, 2010, 57 (4): 595-606.

[23] KIM HS, KIM M, JEONG CW, et al. Presence of lymphovascular invasion in urothelial bladder cancer specimens after transurethral resections correlates with risk of upstaging and survival: a systematic review and meta-analysis. Urol Oncol, 2014, 32 (8): 1191-1199.

[24] KLEINNIJENHUIS J, OOSTING M, JOOSTEN LA, et al. Innate immune recognition of Mycobacterium tuberculosis. Clinical & Developmental Immunology, 2011, 2011 (1): 405310.

[25] KRAMER MW, ALTIERI V, HURLE R, et al. Current Evidence of Transurethral En-bloc Resection of Nonmuscle Invasive Bladder Cancer. Eur Urol Focus, 2017, 3 (6): 567-576.

[26] KUPFERSCHMIDT K. Infectious disease. Taking a new shot at a TB vaccine. Science, 2011, 334 (6062): 1488.

[27] LI W, ZHANG H, ASSARAF YG, et al. Overcoming ABC transporter-mediated multidrug resistance: Molecular mechanisms and novel therapeutic drug strategies. Drug Resistance Updates, 2016, 27: p. 14-29.

[28] MANGRUD OM, WAALEN R, GUDLAUGSSON E, et al. Reproducibility and prognostic value of WHO1973 and WHO2004 grading systems in TaT1 urothelial carcinoma of the urinary bladder. PLoS One, 2014, 9 (1): e83192.

[29] MARTÍNEZ-PIÑEIRO L, PORTILLO JA, FERNÁNDEZ JM, et al. Maintenance Therapy with 3-monthly Bacillus Calmette-Guérin for 3 Years is Not Superior to Standard Induction Therapy in High-risk Non-muscle-invasive Urothelial Bladder Carcinoma: Final Results of Randomised CUETO Study 98013. Eur Urol, 2015, 68 (2): 256-262.

[30] MASSARI F, SANTONI M, CICCARESE C, et al. Emerging concepts on drug resistance in bladder cancer: Implications for future strategies. Crit Rev Oncol Hematol, 2015, 96 (1): 81-90.

[31] REDELMAN-SIDI G, IYER G, SOLIT DB, et al. Oncogenic activation of Pak1-dependent pathway of macropinocytosis determines BCG entry into bladder cancer cells. Cancer Research, 2013, 73 (3): 1156-1167.

[32] RIPPERGER A, BENNDORF RA. The C421A (Q141K)

polymorphism enhances the 3′-untranslated region (3′-UTR)-dependent regulation of ATP-binding cassette transporter ABCG2. Biochemical Pharmacology, 2016, 104: 139-147.

[33] ROSENBERG J E, HOFFMANCENSITS J, POWLES T, et al. Atezolizumab in patients with locally advanced and metastatic urothelial carcinoma who have progressed following treatment with platinum-based chemotherapy: a single arm, phase 2 trial [J]. Lancet, 2016, 387 (10031): 1909-1920.

[34] SEISEN T, COMPÉRAT E, LÉON P, et al. Impact of histological variants on the outcomes of nonmuscle invasive bladder cancer after transurethral resection. Curr Opin Urol, 2014, 24 (5): 524-531.

[35] SFAKIANOS JP, KIM PH, HAKIMI AA, et al. The effect of restaging transurethral resection on recurrence and progression rates in patients with nonmuscle invasive bladder cancer treated with intravesical bacillus Calmette-Guérin. J Urol, 2014, 191 (2): 341-345.

[36] SOAVE A, SCHMIDT S, DAHLEM R, et al. Does the extent of variant histology affect oncological outcomes in patients with urothelial carcinoma of the bladder treated with radical cystectomy? Urol Oncol, 2015, 33 (1): 21. e1-21. e9.

[37] SOBIN LH GM, WITTEKIND C, TNM Classification of Malignant Tumours 7e. UICC International Union Against Cancer. 7th edn, 2009, Wiley-Blackwell.

[38] SOUKUP V, ČAPOUN O, COHEN D, et al. Prognostic Performance and Reproducibility of the 1973 and 2004/2016 World Health Organization Grading Classification Systems in Non-muscle-invasive Bladder Cancer: A European Association of Urology Non-muscle Invasive Bladder Cancer Guidelines Panel Systematic Review. Eur Urol, 2017, 72 (5): 801-813.

[39] SYLVESTER RJ, OOSTERLINCK W, HOLMANG S, et al. Systematic Review and Individual Patient Data Meta-analysis of Randomized Trials Comparing a Single Immediate Instillation of Chemotherapy After Transurethral Resection with Transurethral Resection Alone in Patients with Stage pTa-pT1 Urothelial Carcinoma of the Bladder: Which Patients Benefit from the Instillation? Eur Urol, 2016, 69 (2): 231-244.

[40] VAN DER HEIJDEN AG, DEWHIRST MW. Effects of hyperthermia in neutralising mechanisms of drug resistance in non-muscle-invasive bladder cancer. Int J Hyperthermia, 2016, 32 (4): 434-445.

[41] VELMURUGAN K, GRODE L, CHANG R, et al. Nonclinical Development of BCG Replacement Vaccine Candidates. Vaccines, 2013, 1 (2): 120-138.

[42] XU W, YANG Z, LU N. A new role for the PI3K/Akt signaling pathway in the epithelial- mesenchymal transition. Cell Adh Migr, 2015, 9 (4): 317-324.

[43] YU, J, ZHOU P, ASENSO J, et al. Advances in plant-based inhibitors of P-glycoprotein. J Enzyme Inhib Med Chem, 2016, 31 (6): p. 867-881.

[44] ZHAO M, YU S, ZHANG M. Differential expression of multidrug resistance related proteins in adriamycin resistant (pumc 91/ADM) and parental (pumc 91) human bladder cancer cell lines. Mol Med Rep, 2016, 14 (5): 4741-4746.

[45] ZHENG C, LV Y, ZHONG Q, et al. Narrow band imaging diagnosis of bladder cancer: systematic review and meta-analysis. BJU Int, 2013, 110 (11 Pt B): E680-E687.

[46] 郭应禄，周立群，主译．坎贝尔-沃尔什泌尿外科学．9版，第三卷．北京：北京大学出版社，2009.

[47] 韩瑞发 姚智．膀胱癌卡介苗免疫治疗原理与实践．北京：人民卫生出版社，2016.

[48] 韩瑞发，畅继武．浅表膀胱肿瘤基础与临床．天津：科学技术出版社，2004.

[49] 韩苏军，张思维，陈万青，等．中国膀胱癌发病现状及流行趋势分析．癌症进展，2013，11 (1)：89-95.

[50] 王婵娟，朱熹，张捷．膀胱癌耐药机制的研究进展．肿瘤，2017，37 (02)：195-200.

# 第四十二章

# 浸润性膀胱癌的外科治疗

## 第一节　开放性根治性膀胱切除术

### 一、概述

膀胱切除手术已有100多年的历史，1887年首次报道膀胱全切手术，1949年首次描述膀胱全切加淋巴结清扫方法，但在当时该手术的成功率较低，甚至当时有学者提出这一技术不值得提倡。1939年Hinman报道了250例膀胱全切患者，其病死率高达34.5%。随着麻醉和手术技术的提高，以及围手术期管理的加强，膀胱癌根治性切除术的病死率已降到1%~3%。目前，根治性膀胱切除术是肌层浸润性膀胱癌的标准治疗方法，随之而来的尿流改道技术和方法的发展已不仅仅是针对尿液分流和保护上尿路功能，还应帮助患者建立正常的生活模式，提高生活质量和自我形象，这一目的促使医师根据不同的个体寻找适合的尿流改道方式。

对于男性患者，过去20年的文献资料已明确了它的标准手术范围，包括膀胱及周围脂肪组织、输尿管远端，前列腺、精囊，并行盆腔淋巴结清扫。技术上的变化包括：①保留前尿道和膜部尿道，包括尿道括约肌的原位新膀胱术；②保留部分的前列腺和精囊，以便满足患者生育，性能力要求以及预防尿失禁等；③保留盆腔内自主神经和感觉神经，尽可能保留患者性能力和控尿能力。然而，这些技术方面的变更必须谨慎选择，以防止增加潜在肿瘤残留的风险。对于女性患者来说，标准的手术切除范围包括：膀胱，整个尿道，邻近的阴道，子宫，输尿管远端，以及各自的淋巴结。除非原发肿瘤位于膀胱颈或是尿道，还是可以保留女性尿道和自主神经的主要功能（前提是能够完整地切除肿瘤）以便行原位新膀胱。目前争论的问题仍是子宫和部分尿道切除的必要性，这将有利于保留周围自主神经。

本节主要介绍开放性根治性膀胱切除术，有关尿流改道部分详见相关章节。

### 二、手术适应证与术前准备

根治性膀胱切除术适于有肌层浸润的局限性尿路上皮癌、复发性T1G3尿路上皮细胞癌、原位癌以及膀胱非移行细胞癌等。原位回肠膀胱术还应满足以下条件：①尿道残端2cm内无肿瘤侵犯，即男性膀胱颈以下、女性膀胱三角区以下无肿瘤；②无前尿道狭窄，尿道括约肌及盆底肌功能正常；③无肠道切除史；④术中快速冰冻病理切片证实尿道残端无肿瘤。

根治性膀胱切除术前评估非常重要，包括内科和泌尿科方面的评估。内科评估的目的是减少或控制术前的合并症：①若患者术前有规律性服用阿司匹林应在术前1周停用阿司匹林；②为加快术后肺功能的恢复，应强烈建议患者术前禁烟；③对于可能出现深静脉血栓和肺栓塞的高危患者，建议围手术期给予皮下注射低分子肝素，术后下肢穿戴抗血栓梯度压力带，术后避免久坐，尽可能进行早期下地活动；④术前查体行直肠指诊和双合诊对诊断肿瘤的活动度和分期有一定的帮助；术前膀胱肿瘤即使临床诊断明确也应常规活检做病理组织学检查，尿道和前列腺部的随机活检也是必要的，若提示肿瘤诊断，应考虑实施全尿道切除。

术前辅助检查主要包括影像学评估和实验室检查：①影像学检查主要包括盆腔和腹部的CT检查，了解各重要脏器的功能状况及肿瘤的临床分期以及肿瘤有无全身或局部的转移；②实验室检查包括全血细胞计数，血清电解质测定，以及肝功能检查；

③如果碱性磷酸酶异常则考虑骨转移可能，应做全身骨扫描检查。了解患者既往胃肠疾病史，有助于尿流改道方式的选择，故必要时应进行全面的胃肠检查。

传统的术前准备方案包括：术前三日口服甲硝唑 0.2g Tid，甲磺酸左氧氟沙星片 0.2g QD。术前第二天，第三天每晚 8 时给予甘油灌肠剂 110ml 灌肠一次。术前一天嘱患者流食并给予静脉输入，下午 2 时开始口服复方聚乙二醇电解质散 4 袋。当日凌晨 0 时禁食水，早 6 时温水 42℃加入奥硝唑及庆大霉素清洁洗肠。术前留置胃管。目前多个中心已经开展加速康复外科（enhanced recovery after surgery，ERAS），采用回肠的尿流改道术前一天流食（无渣饮食），无需口服抗生素，术前一天服用抗生素，但均无需清洁灌肠。对一些老年患者，营养不良和低蛋白血症可能对伤口愈合或康复是一个较严重的问题。因此，很有必要提前纠正患者的营养状况，也是预防术后相关并发症的重要措施。

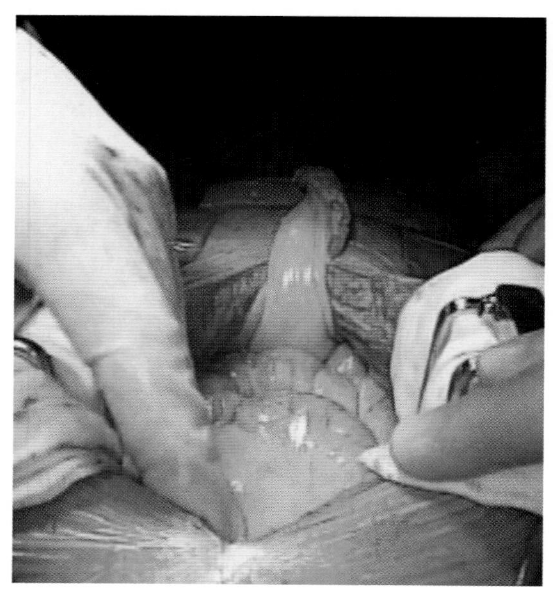

图 42-1 下腹部正中切口及脐尿管

## 三、手术路径与操作要点

### （一）体位与切口

患者仰卧位，腰部留置腰垫，利于腹部和盆腔的暴露，两腿外展，所有的受压部位都应该被垫塞，减少了腓神经麻痹或肢体远端前骨间膜室综合征的风险。行全尿道切除的患者，可摆截石体位。消毒铺巾后放置 Foley 导尿管，女性需阴道内碘伏消毒。

做正中切口起自耻骨联合，如准备采用回肠通道术，正中切口到达脐即可，若非可控尿流改道需游离肝曲，则切口可绕脐左侧向上延长超过脐水平。切开腹直肌前鞘，从中线分离腹直肌，打开腹腔，结扎和切断脐尿管和脐韧带（图 42-1）。松解腹腔内任何粘连，触诊以排除腹腔和盆腔内的转移灶，腹主动脉周围区域应检查以确定有无明显淋巴结转移。游离左侧降结肠，将湿纱布或纱垫放置于两侧结肠沟的底端，以便使升结肠、降结肠及小肠的内容物保留在上腹部而远离术后区域（图 42-2）。游离输尿管时应注意认真保护其周围血供，并在靠近膀胱处切断输尿管，输尿管近端部分送术中冰冻切片检查判断切缘情况，尤其是注意术前活检考虑为原位癌的患者，冰冻切片阳性的患者，可以一直切到阴性切缘，这将有助于减少上尿路肿瘤的复发（图 42-3）。同时需要注意，在离断输尿管和尿道时，要结扎断端，以防止膀胱内的肿瘤细胞泄漏和种植。沿着膀胱两侧切开腹膜，男性在膀胱侧面找到输精管并将其分离结扎（图 42-4），女性则结扎切断子宫圆韧带，分离结扎和切断漏斗骨盆内的卵巢血管。

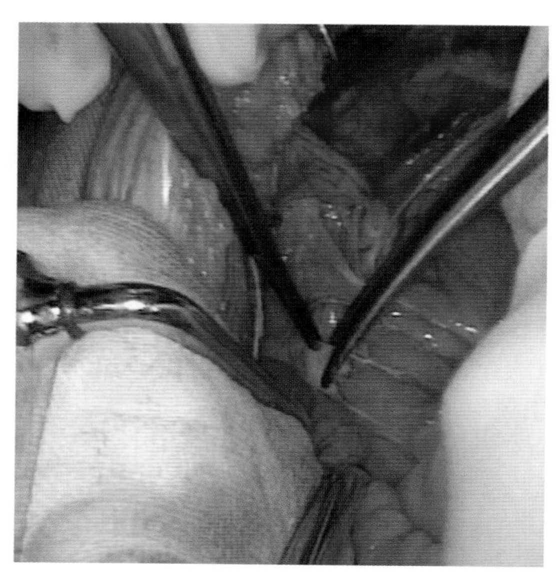

图 42-2 游离左侧降结肠

### （二）盆腔淋巴结清扫术

淋巴结清扫不仅是一种治疗手段，而且为判断预后提供重要的信息。目前主要有局部淋巴结清扫，常规淋巴结清扫和扩大淋巴结清扫三种。局部淋巴结清扫仅切除闭孔内淋巴结及脂肪组织；超扩大淋巴结清扫的范围是：主动脉分叉和髂总血管（近端），生殖股神经（外侧），旋髂静脉和 Cloquet 淋巴结（远端），髂内血管（后侧），包括腹主动脉远端周围，下腔静脉周围，闭孔，两侧坐骨前和骶骨前淋巴结，清扫

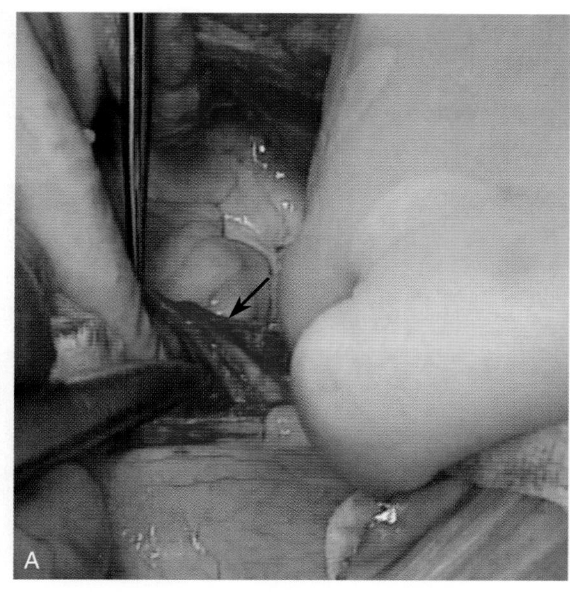


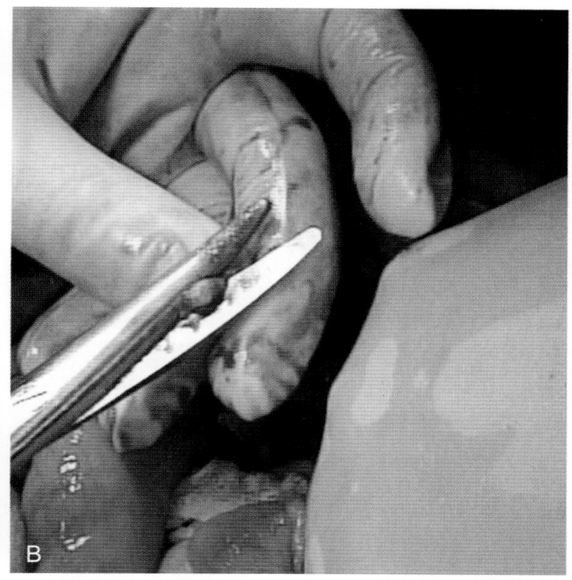


图 42-3　游离右侧输尿管(箭头),近端切除送术中冰冻

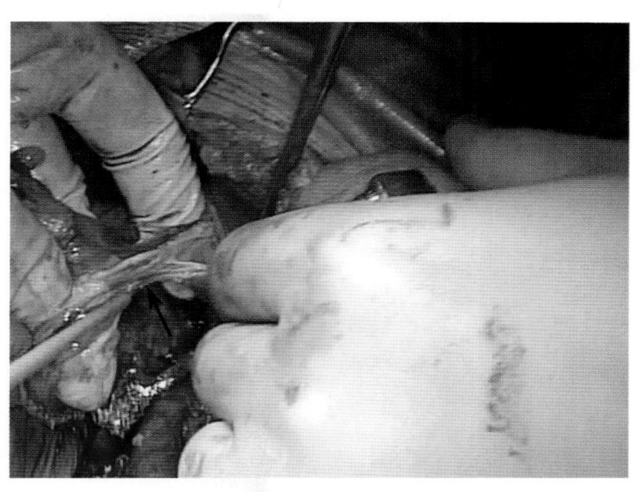

图 42-4　分离结扎右侧输精管(箭头)

范围向上甚至可以扩展至肠系膜下动脉水平;常规扩大淋巴结清扫的上界范围达髂总血管分叉水平,其余与超扩大淋巴清扫范围相同。目前的文献比较一致地支持扩大淋巴结清扫。

淋巴结清扫可先自右侧腹膜反折处切开,充分暴露至右侧腹主动脉范围,从腹主动脉表面开始,可顺行清扫动脉及静脉周围的淋巴组织,暴露和保护支配腰大肌的生殖股神经(图 42-5)。切除范围至血管后的盆壁并达到闭孔血管神经束水平。应用钛夹或血管夹可以降低淋巴囊肿的发生率,注意保护闭孔血管神经束。切除淋巴组织可由外侧向内侧切除以便于无血管平面的操作,从前方处理闭孔血管神经束有时更容易造成破裂出血。

### (三) 盆腔解剖性分离和膀胱切除

在分离髂内动脉过程中,注意切断脐动脉与膀胱上动脉(图 42-6),控制膀胱血流,但尽量不要结扎髂内动脉,以避免血液流入阴部内动脉引起血管性阳痿的危险。

暴露直肠膀胱陷凹并切开后腹膜(图 42-7),找到膀胱直肠之间的间隙并钝锐结合分离,将膀胱和前列腺与直肠分离,此时精囊腺可以从后面清楚地看到,注意保护直肠,如局部粘连紧密,可采用顺行和逆行相结合的切除方法,辨认并分离耻骨前列腺韧带,注意结扎阴茎背侧的静脉复合体(图 42-8)。对于局限于膀胱内的肿瘤,可以考虑保留神经,如果可疑肿瘤局部进展,可以施行肿瘤同侧的神经血管束扩大切除。离断的尿道远端亦送术中冰冻,以证实尿道的切缘没有肿瘤的侵犯,如果冰冻切片为阳性,则应该考虑切除尿道或改行非可控尿流改道方式。

对于女性患者来说,标准的手术切除范围包括:膀胱,整个尿道,邻近的阴道,子宫,输尿管远端,以及各自的淋巴结。除非原发肿瘤位于膀胱颈或是尿道,还是可以保留女性尿道和自主神经的主要功能(前提是能够完整地切除肿瘤)以便行原位新膀胱。目前争论的问题仍是子宫和部分尿道切除的必要性,这将有利于保留周围自主神经。

女性阴道壁较厚,术中应给予缝合以便于止血和牵引。游离并保留足够长的阴道后壁有利于随后的重建。阴道邻近骨盆神经丛,神经丛中部分自主

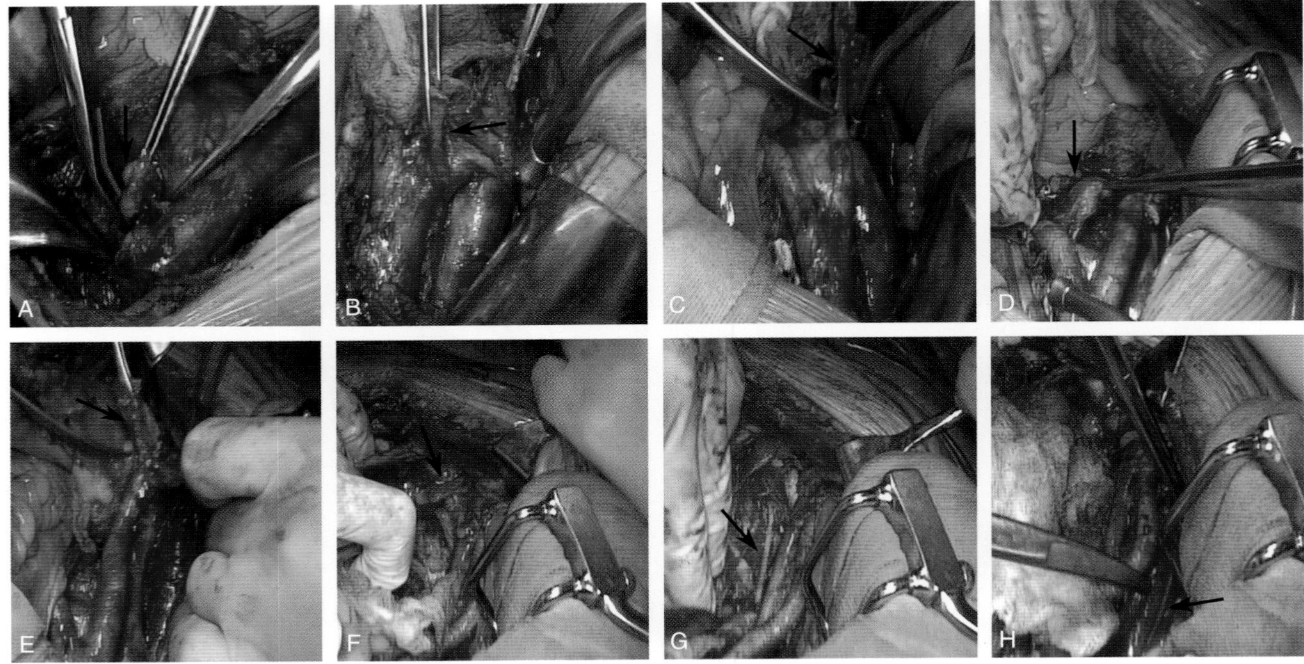


图 42-5　淋巴结清扫（箭头）

A. 腹主动脉旁；B. 下腔静脉旁；C. 髂总；D. 骶前；E. 髂外；F. 旋髂静脉和 Cloquet 淋巴结；G. 闭孔神经；H. 生殖股神经。

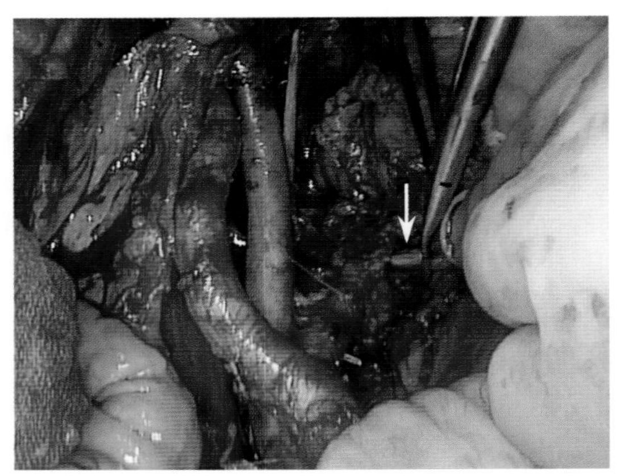

图 42-6　结扎脐动脉（箭头）

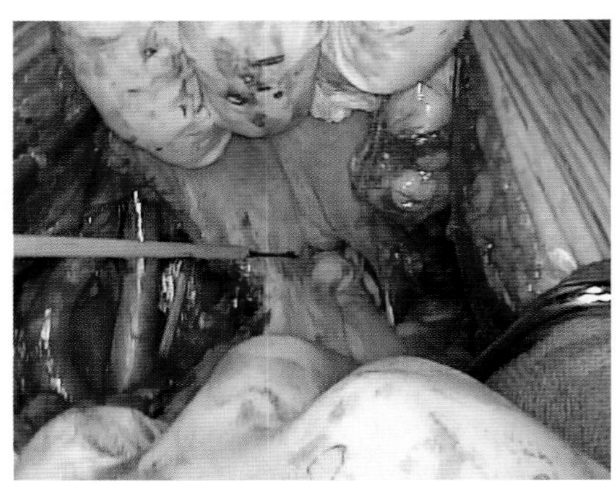

图 42-7　直肠膀胱陷凹

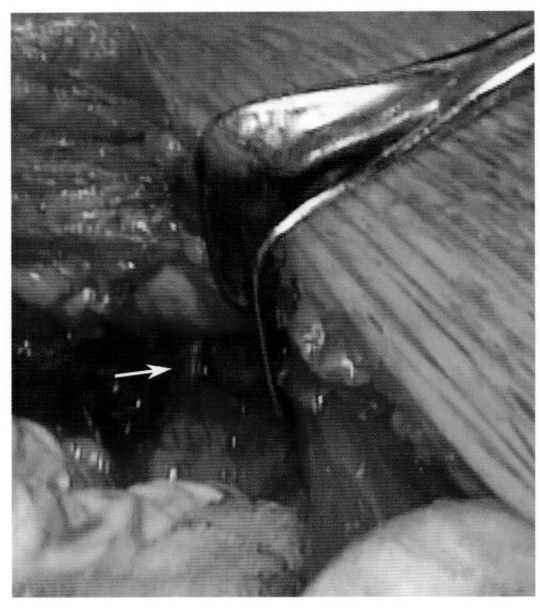

图 42-8　分离耻骨前列腺韧带和背深静脉复合体

神经支配女性尿道平滑肌，阴部神经支配尿道括约肌。由于一部分自主神经沿着阴道侧壁走行，所以在肿瘤局限于膀胱内的情况下，应该避免大范围地切除阴道。如果患者性功能尚正常并且肿瘤不大时，可以考虑重建阴道。

#### （四）尿道切除

由于膀胱肿瘤侵犯前列腺间质时，其 5 年总的生存率仅为 35.8%，因此膀胱肿瘤侵犯尿道，特别是前列腺部尿道，应行尿道切除术。

患者取过度截石位，经会阴入路切除尿道非常简单。取会阴部纵形切口，必要时可以延长切口呈倒Y形，起自阴囊根部，朝向肛门。切开皮下组织后，利用环形牵开器充分暴露。切断中线的球海绵体肌，暴露会阴中心腱。借助导尿管可以轻易地解剖和游离尿道。通过锐性切开 Buck 氏筋膜，将尿道向阴茎头方向游离。因为阴茎很容易翻转，所以尿道可以连续地剥离至阴茎头。最后，尿道从毗邻的阴茎海绵体上游离下来。一旦尿道远端被切开，尿道球部的暴露就更容易。认真分离尿道球部周围，辨认、暴露、结扎尿道球部的动脉血管。如果这些血管被不小心撕裂，血管的末端有可能回缩入更深的创面，造成的术中出血有时候不好处理。术中对于以上区域广泛的电烧有可能损伤对阴茎海绵体供血的阴部内动脉。尿道切除以后，需要彻底地止血。可以选择把小型的引流管，如硅胶管或者烟卷引流，用可吸收线缝合球海绵体肌后，缝于皮下，然后用 4—0 可吸收线作皮内缝合。

## 四、手术并发症与处理

根治性膀胱癌术加盆腔淋巴结清扫和尿流改道是泌尿外科最为复杂的手术之一，早期并发症可以达到 30%~67%，其中胃肠道症状和感染是主要原因，晚期并发症与尿流改道术式相关。主要并发症包括：①出血和感染，术中控制膀胱供应血管降低了出血风险，淋巴结清扫有损伤小静脉的风险，术中可以暂时压迫止血，但最终仍应该结扎止血。伤口感染可能与肠内容物污染切口，胃肠胀气，围手术期营养不良等相关，注意术中无菌原则，纠正围手术期营养状况，必要时持续胃肠减压和给予肠外营养支持。若发生切口裂开，应急诊行切口重新减张缝合。②心肺功能问题，术后需要注意患者的出入量，过量补液可能造成心肺负荷加重，长时间卧床可能导致坠积性肺炎和肺不张，在止痛的情况下建议早期下地活动，发生肺炎时应加强抗炎治疗。③深静脉血栓，膀胱癌根治术后短期发生深静脉血栓的比例达 3%~11.6%，多项研究明确近期手术史，恶性肿瘤和化疗会增加深静脉血栓的风险。因此，围手术期预防深静脉血栓非常重要。通过下肢穿戴抗血栓梯度压力带和早期活动可以减少其发生率，尽管有增加出血的风险，但建议术后给予低分子肝素抗凝，预防血栓引起的致命性肺栓塞。④急性肠梗阻，术后感染，腹膜后血肿或者术中过度操作可能导致肠麻痹和肠胀气，这类麻痹性肠梗阻在影像学上多表现为阶梯状积液积气，而因内疝或吻合口不通畅造成的机械性肠梗阻多表现为多处气液平面，还可能有孤立的扩张肠襻，胃肠减压可以缓解梗阻，但缺血和梗阻的风险存在，应早期手术探查。⑤吻合口漏，包括尿瘘和肠道吻合口漏。尿漏可能是由于输尿管游离不充分（张力过大），过度游离（缺血和扭转）或者没有进行黏膜对黏膜的吻合。由于术中放置输尿管支架管，可以考虑保守治疗，充分引流局部尿液，使吻合口愈合，如果保守治疗不成功，可以考虑再次手术治疗。肠道吻合口漏多见于系膜的边缘，主要是离断肠管时对肠系膜过度地分离和剥光，导致吻合口缺血。其他原因包括吻合技术差，局部血肿和感染，肠道病变，远端肠梗阻或便秘等，常表现为发热，腹痛，白细胞升高，肠麻痹，肠梗阻或肠瘘。对于局部缺血引起的早期肠漏和临床症状严重者，应采取早期探查，切除病变肠段，再吻合。

## 五、术后随访与预后分析

### （一）术后随访

对于行根治性膀胱切除术和尿流改道术的患者应进行长期随访，主要关注肿瘤复发和与尿流改道相关的并发症。随访时间为第 1 年内每 3 个月进行 1 次，第 2 和第 3 年每 6 个月 1 次，之后每年 1 次直到第 5 年，第 5 年后如有临床需要则应进行评估。随访内容主要包括体格检查、血液生化检查、胸部 X 线检查和 B 超检查（包括肝、肾、腹膜后等）。由于肿瘤复发和进展的危险主要与组织病理学分期相关，因此不同分期肿瘤的随访内容有差别，目前推荐 pT1 期肿瘤患者每年进行上述检查，pT2 期肿瘤患者 6 个月进行一次上述检查，而 pT3 期及以上肿瘤患者每 3 个月进行一次。此外，对于 pT3 期及以上肿瘤患者前 3 年应该每半年进行一次胸腔和盆腔 CT 检查，之后每年 1 次直至第 5 年，之后仅根据临床需要而定。

尿流改道患者的随访应注意手术相关并发症：输尿管狭窄或反流、贮尿囊尿潴留、泌尿系感染、结石、尿失禁、相关代谢问题（如维生素 B12 缺乏所致贫血和外周神经病变、水电解质、酸碱平衡紊乱）以及有无肿瘤复发及转移等。

### （二）预后分析

膀胱癌的病理分级和分期是影响根治性膀胱切除术预后的最重要因素，对于晚期膀胱癌患者，身体状态与内脏转移也是影响预后的重要因素。对于肌层浸润性膀胱癌患者，单纯膀胱切除术的总治愈率一般为 50%~65% 不等，而病理分期为 T2 期的患者，治愈率最高可达 80%。相比之下，局部进展期患者的结局有可能更差。肿瘤浸润超过膀胱肌层患者的五年生存率约为 40%，而存在淋巴结转移患者的五年生存率约为 35%。因此，对于局部进展的膀胱癌患者，只要有可能都应当接受新辅助化疗，前瞻性的随机对照研究数据显示新辅助化疗可带来生存优势。对于没有接受新辅助化疗的患者，特别是局部进展患者，如果身体健康且符合化疗的条件，应该建议患者行辅助化疗。遗憾的是约有 30% 的患者在根治术后出现并发症，无法及时接受辅助化疗。

一项多中心研究分析了 888 例患者行膀胱癌根治术 + 淋巴结清扫，5 年的无复发率为 58%，膀胱癌相关的生存率为 66%。一项单中心（$n$=1 054）研究指出 5 年的无复发率和总生存率为 68% 和 66%，10 年的为 60% 和 43%。对于淋巴结阳性的患者，10 年的疾病相关存活率和总生存率分别为 27.7% 和 20.9%。对于肿瘤局限在膀胱内的（病理分期≤pT3a）10 年疾病相关存活率和总生存率分别为 72.9% 和 49.1%，而非局限性肿瘤则为 33.3% 和 22.8%。另外的研究指出 pT1 膀胱肿瘤 5 年无复发率为 76%，pT2 为 74%，pT3 为 52%，pT4 为 36%。

### 六、术式评价

根治性膀胱切除术加标准的盆腔淋巴结清扫仍然是肌层浸润性膀胱癌患者的标准治疗方式，如肿瘤侵犯男性尿道前列腺部和 / 或其远端、女性膀胱颈部和 / 或其远端尿道，或手术尿道切缘阳性时，应行全尿道切除术。尽管微创技术的普及和成熟已逐渐取代开放手术，但开放技术在部分地区和特定患者中仍然是不可替代的治疗方式。

## 第二节 腹腔镜根治性膀胱切除术

### 一、概述

Parra 等于 1992 年首次描述腹腔镜单纯膀胱切除术治疗一例神经源性膀胱引致的脓性膀胱炎。同一年，Kozminski 等报道首例腹腔镜辅助的回肠通道术。1993 年 Sanchez 等首次报道腹腔镜膀胱根治性切除术联合体外构建回肠通道。Gill 等于 2000 年最早报道完全腹腔镜下完成回肠膀胱术。2001 年，Kaouk 等首先报道在完全腹腔镜下成功地完成原位回肠新膀胱动物模型。随后，2002 年 Gill 等报道 2 例完全腹腔镜下膀胱全切除加原位回肠新膀胱术，说明了技术操作方面的可行性。不过，尽管可以完全在腹腔镜下精确地制备新膀胱，但是由于手术操作耗时较长，对术者的腹腔镜操作技术和经验要求较高，大多数医疗中心采用了体外构建新膀胱后再进行腹腔镜下尿道吻合。

随着技术的成熟，越来越多的文献证明腹腔镜手术行膀胱根治术是安全和可行的，该技术可以改善术后的恢复和减少失血。大部分回顾性文献指出腹腔镜手术在总体并发症、术后切缘阳性以及淋巴结清扫效果方面与开放手术相似，但是具有失血量少、缩短住院和恢复时间、术后疼痛轻、恢复较快等特点。不过延长的手术时间和特殊的手术姿势（Trendelenburg 体位：脚部较头部高 15°~30°）是否影响高龄患者，还需要进一步研究。

### 二、手术适应证与术前准备

手术适应证与术前准备同开放手术，但对有以下情况的患者，应谨慎选择腹腔镜手术：高危患者有严重的心血管疾病，术前 ASA 评分达到Ⅳ级或Ⅴ级，不能耐受手术者；腹部皮肤或腹壁组织的感染，活动性的腹腔内感染，腹膜炎，肠梗阻以及未纠正的凝血机制异常；盆腔放疗史及腹部大手术史。目前减瘤手术的预后仍需评估，对于膀胱癌侵犯周围脏器或远处脏器转移的患者不建议手术，除非为了缓解相关并发症，如严重血尿。

### 三、手术路径与操作要点

#### （一）体位及切口

麻醉采用气管插管全身麻醉。取患者头低脚高 20°~30° Trendelenburg 体位，即仰卧位，髋关节稍外展，膝关节稍屈。监视器及气腹机置于患者两下肢之间，术者立于患者左侧，一助立于患者右侧，持镜助手立于患者头侧。手术区消毒铺巾后，置入尿管。对于女性患者，标本可以从阴道取出，因此患者取截石位。

#### （二）气腹制备和放置套管

采用 5 孔法，首先在肚脐上缘作一长约 1~2cm

弧形切口，以 Veress 针穿刺入腹腔，充入二氧化碳至压力 15mmHg。置入 10mm 穿刺套管，放入 30° 腹腔镜。在腹腔镜监视下于两侧腹直肌旁脐下 2 横指分别放置 12mm 套管，在两侧髂前上棘内上两指处放置 5mm 套管。如果做完全腹腔镜下尿流改道，可在耻骨联合上方 1 横指处放置 12mm 套管，用于放置内镜切割吻合器（EndoGIA）。腔镜下可见盆腔内重要的解剖标志，如膀胱、输精管、脐动脉、生殖血管束等（图 42-9）。

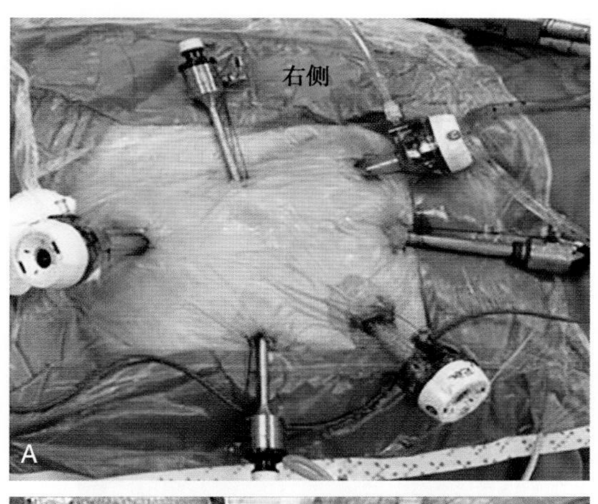


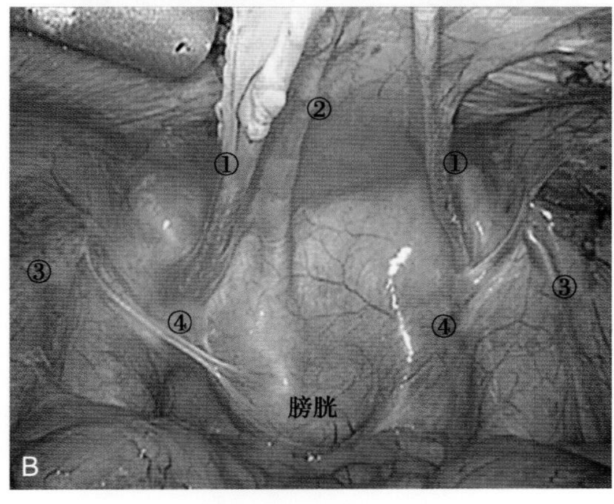


**图 42-9　套管位置及腹腔解剖结构**

A. 套管位置；B. 解剖标志：1. 脐动脉；2. 脐韧带；3. 生殖血管束；4. 输精管。

## （三）男性盆腔解剖性分离和膀胱切除（视频 25）

1. 游离两侧输尿管及脐动脉打开左侧乙状结肠粘连，在输尿管跨越髂血管处分离出左侧输尿管。分离输尿管时尽量不要贴近输尿管，以防损伤输尿管供应血管。分离脐动脉时，沿髂内动脉分出脐动脉，用 Hem-o-lok 夹闭并离断。以同样的方法游离右侧输尿管及离断脐动脉（图 42-10）。

视频 25　腹腔镜膀胱根治性切除术

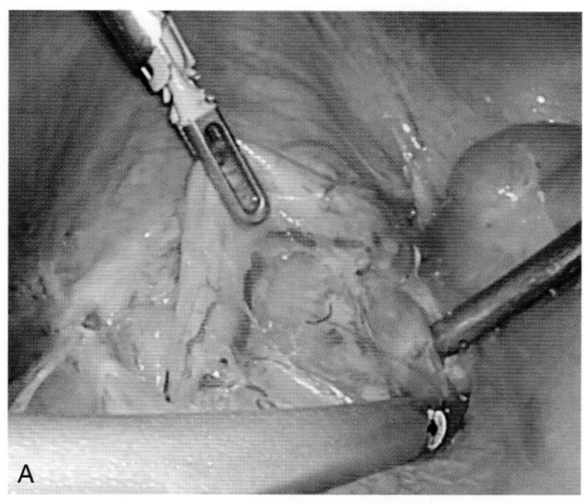


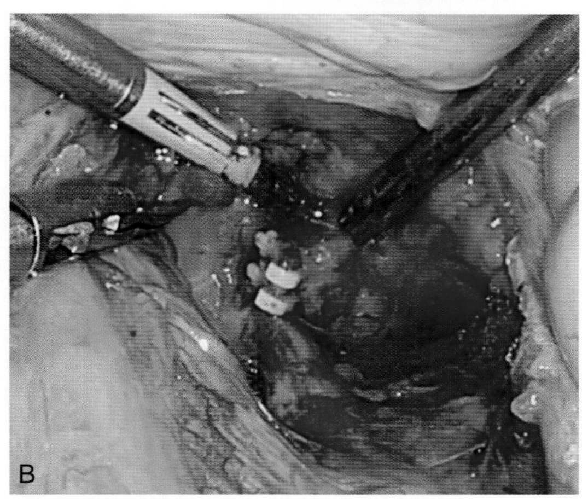


**图 42-10　分离输尿管，离断脐动脉**

A. 游离出输尿管；B. 离断脐动脉。

2. 弓状隆起是寻找输精管的重要解剖标志，打开弓状隆起，游离膀胱底部，翻起膀胱，游离膀胱后壁，暴露输精管，游离后切断，在输精管外下方分离找到精囊腺，紧贴精囊外下方游离至前列腺基底部外侧（图 42-11）。

3. 将输精管及精囊向前牵引，在其下方 2~3mm 处打开 Denonvilliers 筋膜，看见脂肪后靠近前列腺侧分离前列腺背侧，钝性分离前列腺后方至尿道直肠肌（图 42-12）；分离两侧膀胱侧间隙及膀胱前间隙（图 42-13）。

4. 处理膀胱侧血管蒂及前列腺侧血管蒂（图 42-14）。

5. 打开双侧盆内筋膜，并用 2-0 V-lok 线缝扎阴茎背深静脉丛（图 42-15）。

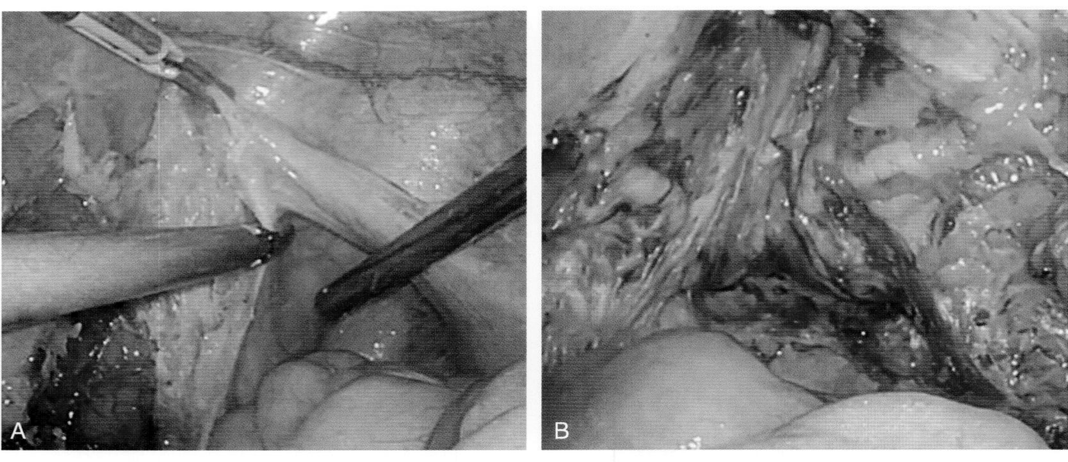


**图 42-11　弓状隆起和暴露的输精管和精囊**
A. 沿弓状隆起打开;B. 暴露出输精管和精囊。

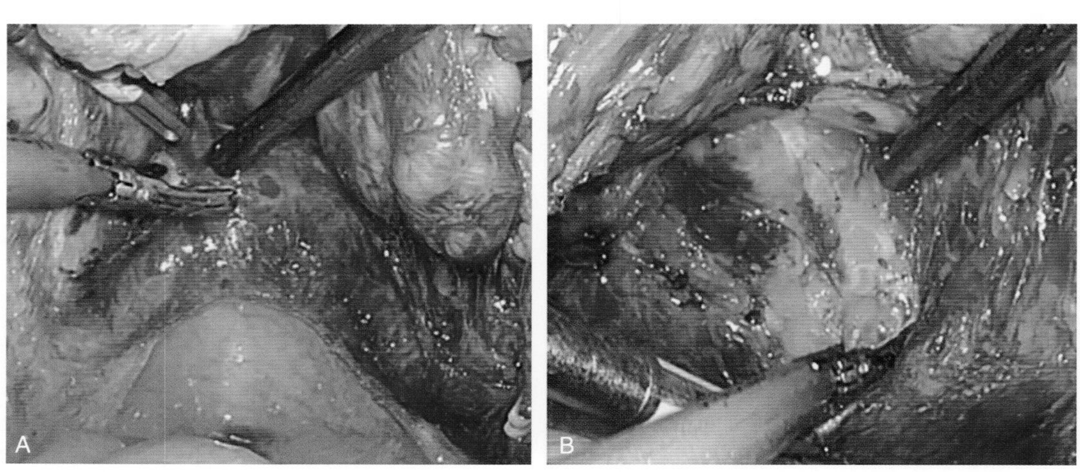


**图 42-12　Denonvilliers 筋膜,分离前列腺背侧**
A. 暴露出 Denonvilliers 筋膜;B. 打开 Denonvilliers 筋膜。

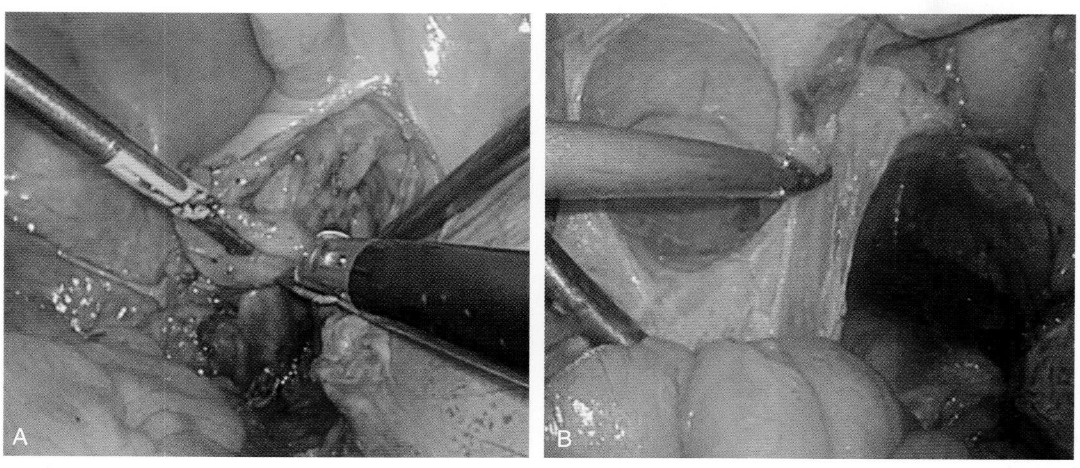


**图 42-13　分离膀胱侧间隙和膀胱前间隙**
A. 游离膀胱侧间隙;B. 游离膀胱前间隙。

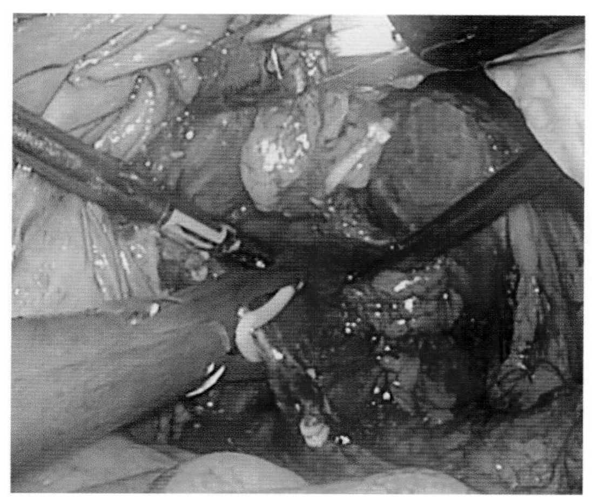

图 42-14　膀胱及前列腺侧血管蒂

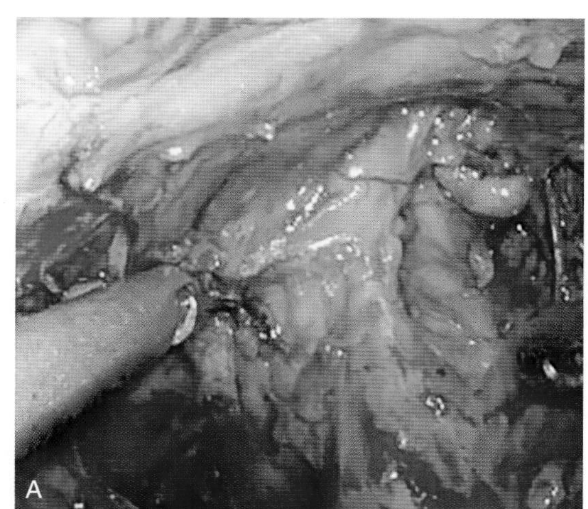

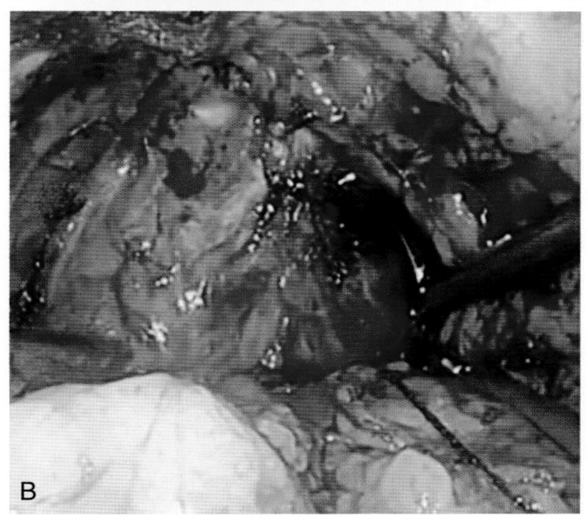

图 42-15　盆内筋膜和阴茎背深静脉丛
A. 打开盆内筋膜；B. 2-0 v-lok 线缝扎阴茎背深静脉丛。

6. 分离前列腺尖部，保留部分前列腺包膜，离断双侧输尿管和尿道（图 42-16）。

7. 将标本放入标本袋中，用百克钳对创面止血，保持术野干净（图 42-17）。

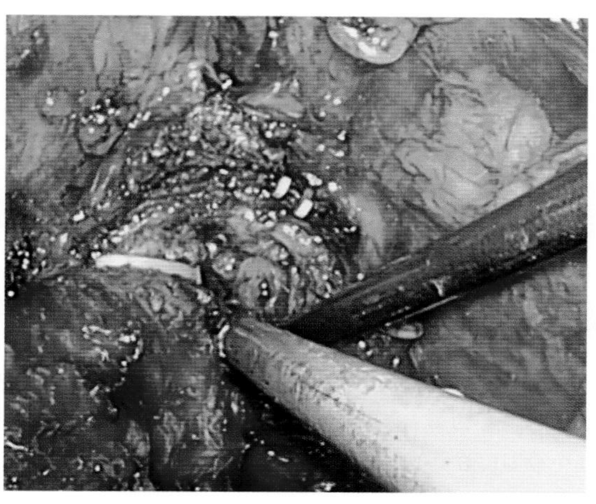

图 42-16　分离前列腺尖部，保留部分前列腺包膜，Hem-o-lok 夹夹闭尿道后，离断尿道

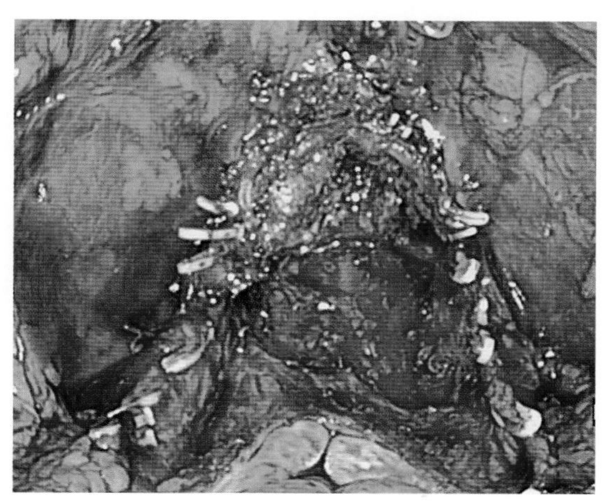

图 42-17　切除前列腺及膀胱后

### （四）女性盆腔解剖性分离和膀胱切除

女性根治性膀胱切除术经典的切除范围包括膀胱、子宫、输卵管、卵巢、阴道前壁及尿道。对于是否切除子宫及双附件一直存在争议，有学者认为女性膀胱癌患者若肿瘤未浸润周围组织，术中女性生殖器官不应切除，若女性生殖器官受累才需在术中一并切除。主要手术步骤和操作要点包括：①在输卵管伞及卵巢外侧分离卵巢悬韧带，并切断结扎。在髂血管分叉处剪开腹膜，游离输尿管。沿髂内动脉向下游离，离断脐动脉（图 42-18）。②沿盆壁向下游离子宫阔韧带，切断子宫主韧带。将子宫前移，暴露骶子宫韧带并切断，打开直肠子宫陷凹，游离并结扎子宫颈旁的子宫动脉。用抓钳提起子宫及双附件，横行切断阴道穹隆，在阴道前壁与膀胱之间游离至后尿道。若肿瘤位于膀胱后壁，则切除阴道前壁（图 42-19）。③游离膀胱侧壁，处理膀胱侧韧带。若保留

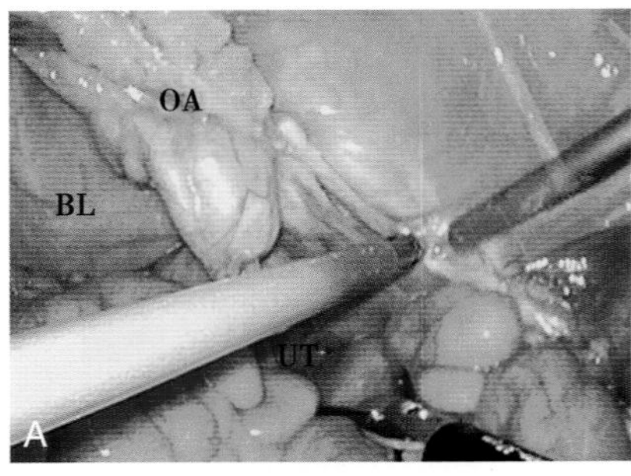

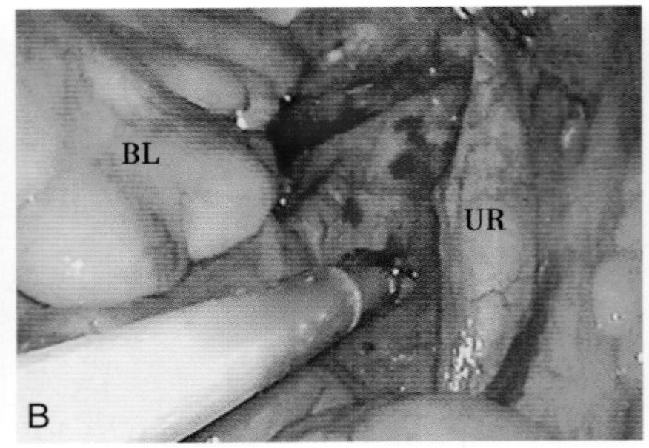

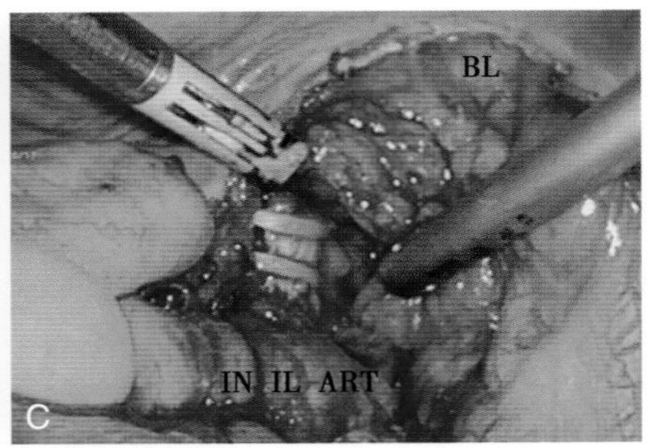


图 42-18　分离子宫及输尿管

A. 切断卵巢悬韧带；B. 游离输尿管；C. 阻断脐动脉。OA 为卵巢，BL 为膀胱，IN IL ART 为髂内动脉，UT 为子宫，UR 为输尿管，IN 为小肠，IL 为髂内静脉。

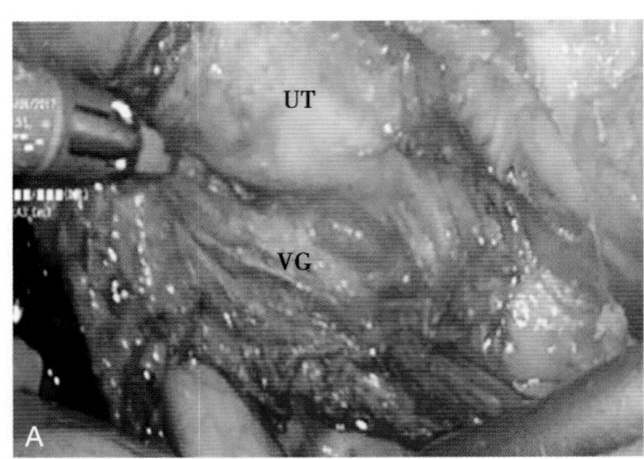

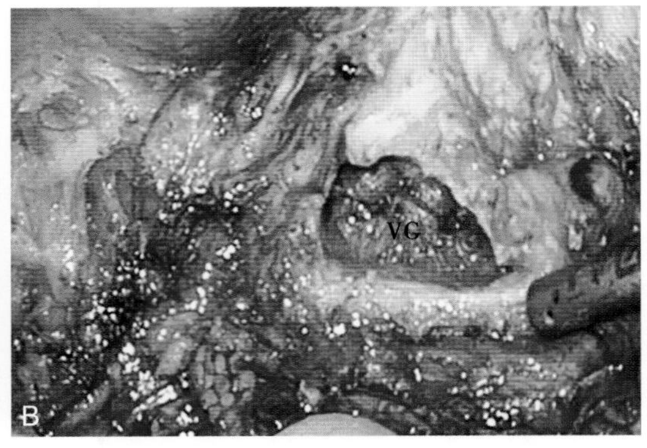


图 42-19　分离子宫后壁

A. 游离直肠子宫凹陷；B. 横断阴道穹隆切断卵巢悬韧带。VG 为阴道，UT 为子宫。

性神经，则尽量使用 Hem-o-lok 夹或钛夹，避免使用可带来热损伤的能量器械。游离达膀胱尿道交界处，暴露耻骨尿道韧带（图 42-20）。④若行原位新膀胱术，可牵拉气囊尿管，判断膀胱颈位置，沿膀胱颈继续向尿道远端游离，剪刀锥形离断尿道，尽量保护尿道环形肌（图 42-21）。⑤切断尿道前，在近端放置大号 Hem-o-lok 夹，以防尿液流出。尿道及输尿管断端送冰冻病理检查。将膀胱、子宫、附件及阴道前壁放入标本袋内，自阴道取出，缝合阴道；保留子宫、双附件的根治性膀胱切除术：在髂血管分叉处找到输尿管，剪开腹膜，将输尿管向下游离至膀胱壁外。在输尿管连线处切开腹膜，于膀胱后壁与子宫体、子宫颈及阴道前壁之间游离至膀胱颈，处理膀胱侧韧带，游离膀胱前壁，牵拉尿管，判断膀胱颈口位置。⑥切开

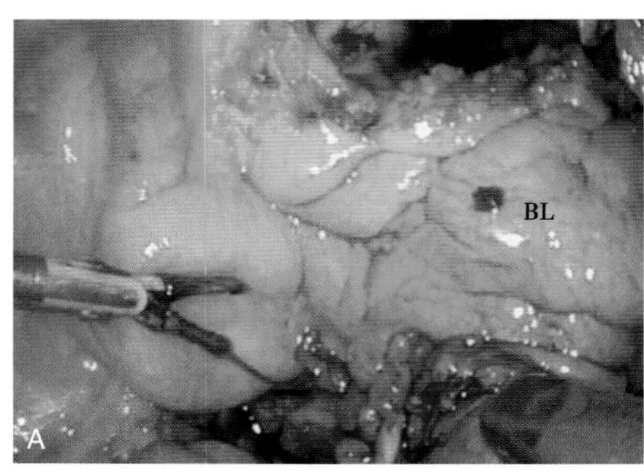

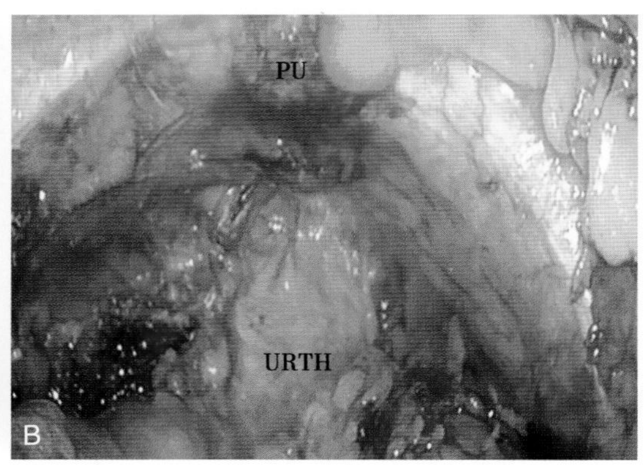


图 42-20　分离膀胱及尿道

A. 处理膀胱前侧壁；B. 暴露耻骨尿道韧带。BL 为膀胱，PU 为耻骨，URTH 为尿道。

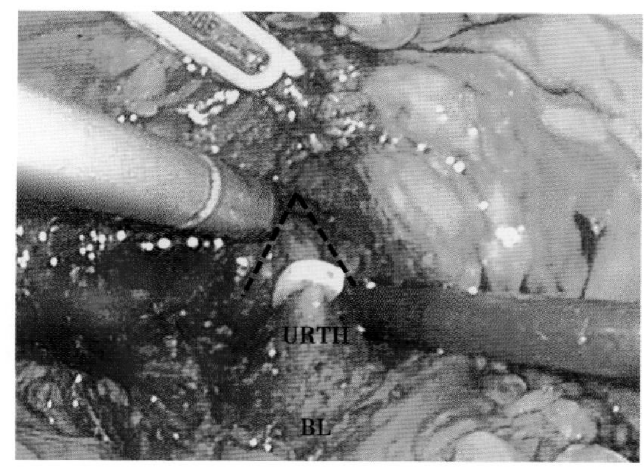


图 42-21 锥形离断尿道
BL 为膀胱，URTH 为尿道。

肌层，向远端游离尿道黏膜，至外括约肌上方，放置大号 Hem-o-lok 夹，以防尿液流出，切断尿道。⑦尿道及输尿管断端送冰冻病理检查。若计划从阴道取出标本，在阴道前穹隆处切开阴道前壁，将标本袋从阴道取出，阴道切口用可吸收线或倒刺线闭合。

（五）清扫盆腔淋巴结

标志淋巴结清扫范围与开放手术相同。清扫右侧盆腔淋巴结，剪开侧腹膜，分离输尿管，沿前外动脉表面剪开血管鞘，远端至旋髂静脉和 Cloquet 淋巴结，近端至髂总动脉分叉处，在髂外动脉内下方寻找髂外静脉，沿髂外静脉内下缘小心游离至骨盆内侧壁，分离找到闭孔神经，注意保护闭孔神经。分离髂内外血管分叉处及闭孔神经周围淋巴组织（图 42-22），同样方法清扫左侧盆腔淋巴结（见视频 25 腹腔镜膀胱根治性切除术）。

## 四、手术并发症与处理

腹腔镜根治性膀胱切除术并发症大体可以分为两类：一类是所有腹腔镜手术共有的并发症，包括：与通道制备相关并发症，如血管损伤；与气腹相关并发症，如皮下气肿，高碳酸血症等；与腔镜操作相关并发症，如脏器损伤；另一类则与膀胱癌根治术相关的并发症，这一类与开放手术相似。

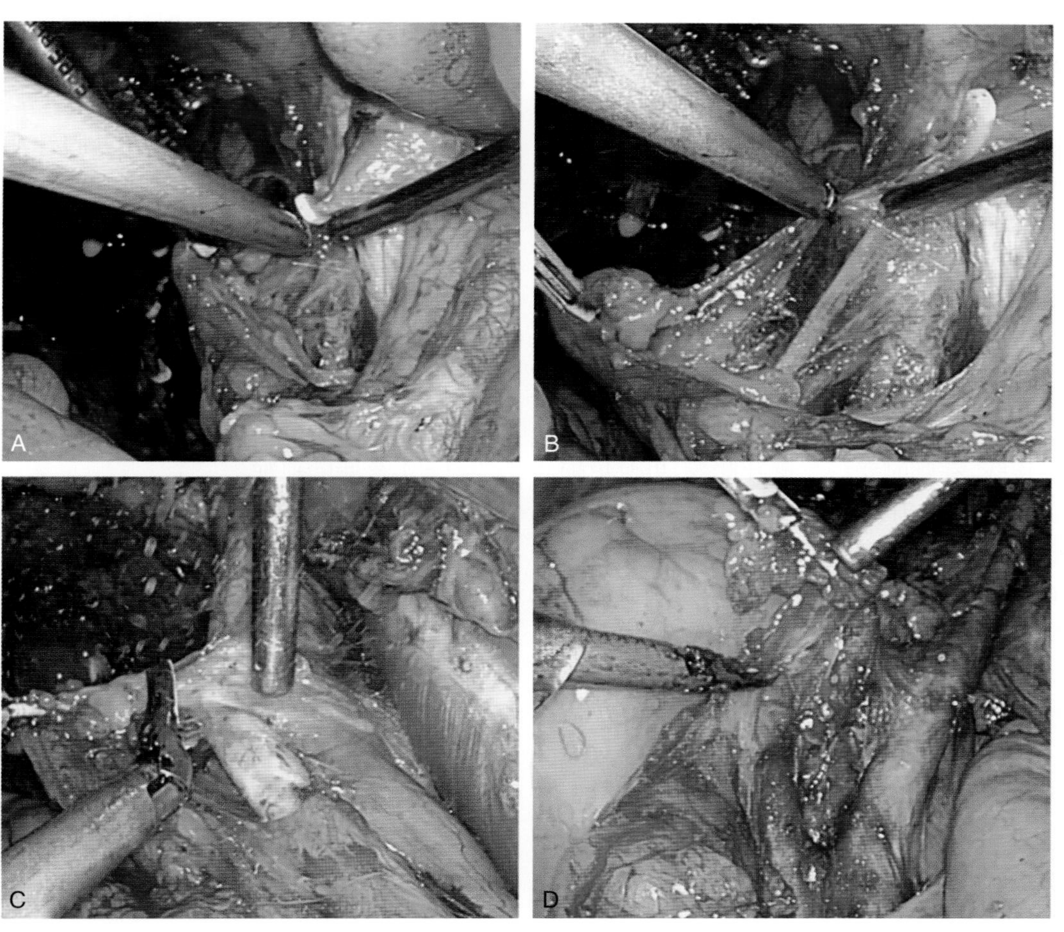


图 42-22 分离髂外血管周围淋巴结
A. 髂血管淋巴结；B. 闭孔周围淋巴结；C. 髂总血管淋巴结；D. 腹主动脉分叉处淋巴结。

### （一）与通道相关的并发症

成功地建立腹腔镜操作通道可以制造理想的操作空间，然而由于第一个通道是盲穿建立，加之术者经验不足和不熟悉解剖结构等原因，可能造成血管和腹腔脏器等损失。对于体形偏瘦和既往有腹部手术史的患者，Veress 气腹针穿刺时要格外注意，刺入角度不能过于倾斜，穿透腹壁筋膜和腹膜时多能感到两次"突破感"，切忌应用暴力。用 Hasson 技术建立气腹，采用直视下小切口入腹腔，可减少盲穿造成的损伤。在充气之前要做确认试验明确气腹针是否进入腹腔。Veress 气腹针末端连接灌生理盐水的注射器，当气腹针进入腹腔后，注射器内水会迅速流入腹腔，如果气腹针未穿透腹膜，则悬滴试验无法进行，且经气腹针注入生理盐水后能部分回抽，以此可以判断穿刺进入位置。目视腹部膨隆情况也很重要，穿刺位置不正确，往往会造成不均匀的腹部隆起。叩击腹部各个象限，确定为对称的鼓音。

需要指出的是，建立通道过程中，血管损伤发生率约为 0.1%。可损伤腹壁或腹腔内血管：前者常见于腹壁上、下动脉；后者常发生于腹主动脉、下腔静脉、髂动（静）脉和肠系膜血管等。腹壁血管损伤多见于在侧腹壁放置套管时，可表现为沿套管向腹腔内滴血或流出腹壁，也可在穿刺部位形成血肿；肠系膜血管损伤，可在损伤部位出现血肿。Veress 气腹针穿刺时，要提起腹壁，增加腹壁至大血管之间的距离。穿刺成功后可增加气腹压力至 20mmHg，进一步增加腹壁至大血管之间的距离，同时需把握穿刺力量，切勿使用暴力。初始套管放入后，置入腹腔镜观察有无脏器血管损伤，在其监视下放置工作套管。腹壁下动脉的体表投影为腹股沟韧带中、内 1/3 交界处与脐的连线，穿刺时要注意避开此线，可避免损伤此动脉。腹壁血管损伤，由于局部缺乏能够压迫止血的组织平面，常不能自行止血，可试用双极电凝止血。如存在持续性出血、血肿不断增大或血流动力学不稳定或怀疑为腹膜后大血管损伤时，应及时中转开放探查。

有资料显示，套管位置发生疝的比率为 0.77%~3%。常发生于 10mm 以上的套管处，5mm 套管处发生疝的概率很小。切口疝常发生于下腹部及脐部，而上腹部及腰部因有发达的肌肉保护，切口易于闭合，很少发生。因疝内容物不同可有不同的临床表现，多数患者表现为切口处不适、局部疼痛，甚至腹痛，腹胀等肠梗阻的征象。查体可触及皮下包块，不易还纳。腹部 X 线透视、B 超检查或 CT 扫描可明确诊断。手术结束排出腹腔（或后腹腔）内的气体时，应防止腹腔内大网膜、肠管、腹膜后脂肪等组织进入切口内。关闭切口时，要缝到深部的筋膜层。一旦诊断为切口疝，应手术还纳，可采用开放或腹腔镜手术。

### （二）与气腹相关的并发症

腹腔镜手术时，需持续注入 $CO_2$ 并维持一定的压力。与 $CO_2$ 气腹相关并发症发生率约为 2%~3.5%，一般不会产生严重后果，主要表现为皮下气肿、高碳酸血症等。

皮下气肿的发生率较高，主要原因为：①套管处皮肤切口缝合过紧，而深部筋膜未缝合；气腹针位于腹膜外间隙。②手术时间过长，气腹压力过高。③临床表现：轻度皮下气肿表现为套管周围皮肤肿胀，按压时有捻发感或握雪感；重度者皮肤肿胀更明显，范围大，沿胸腹壁上下蔓延，上达颈部、头面部，下达会阴及下肢（男性可出现阴囊气肿），可导致高碳酸血症、酸中毒，甚至出现心肺功能障碍。④术中需确保气腹针位置正确，进入腹腔后再充气，避免在腹膜外间隙注入 $CO_2$。⑤充入少量气体却很快达到高压力或腹部膨胀不均匀、叩诊鼓音不明显应高度怀疑气腹针位于腹膜外，如发现上述异常，应立即停止充气，重新穿刺气腹针。⑥气腹针在进入腹腔后，固定穿刺针，防止外移，并应观察气腹机流量变化。缝合固定套管时，应同时缝合肌层和筋膜。尽量缩短手术时间，尤其是老年人腹壁松弛，气体容易外溢。⑦心肺功能正常者，轻度皮下气肿多无需处理；重度的皮下气肿，需给予过度换气，呼吸机加压给氧，降低气腹压力（10mmHg 以下），必要时暂时中止手术。

### （三）高碳酸血症

高碳酸血症发生的主要原因为气腹压力过高致膈肌活动受限，肺顺应性下降，同时静脉回流受阻，心排血量下降，最终导致通气 / 血流比例失调。其次包括手术时间过长，致 $CO_2$ 吸收量增加；严重而广泛的皮下气肿、气胸产生 $CO_2$ 潴留。术中检测血氧饱和度和动脉血气分析，可早期发现。预防措施包括：严格把握腹腔镜手术的适应证，对心肺功能较差的患者，手术时应慎重；尽量缩短手术时间，对手术时间超过 4h 者，术中动态检测血气分析结果，必要时暂时中断气腹，排出 $CO_2$；气腹压力不可过高，10~15mmHg 即可；一旦发现高碳酸血症，应给予过度换气、吸入高浓度氧以及静脉输注 5% 碳酸氢钠等。

#### （四）与腔镜操作相关并发症

腹腔镜手术更多地依赖特制的器械，在体腔内完成各种操作。在使用这些器械时，如操作不当或器械故障均可发生并发症。电外科器械损伤主要是器械直接接触到邻近肠管、实质脏器等造成的误伤；少数则由电流辐射所致，例如通电的器械，碰到不绝缘的器械，后者再对肠管等造成损伤，或者辐射电流进入邻近的导电媒介（例如小肠），导致肠管灼伤。电外科器械所致肠道损伤多在术后出现症状时才被发现，多在术后 3~7 天出现腹痛、恶心、低热以及白细胞升高。患者不排气可能是肠道损伤的早期征象，胃肠道出血则为非典型表现，肠穿孔的症状依赖于凝固坏死的严重性，可表现为腹膜炎症状。防治措施包括：所有操作应在直视下进行，避免电外科器械对正常组织所致误伤；在应用电外科器械操作时，应紧靠靶组织切割、电凝，尽量减少电流辐射所致邻近组织的损伤。一旦发现或怀疑肠管损伤，应立即修补。即使肠管未穿孔，但如肠壁明显呈灰白色，亦应将浆肌层予以缝合修补以防术后发生延迟性穿孔。

### 五、术式评价

1992 年 Parra 等最早介绍了腹腔镜下膀胱切除技术，后来逐渐被大众接受，已成为膀胱癌的标准术式，具有创伤小、患者恢复快的微创手术优势。随着手术经验的积累及医疗设备、器械的发展，腹腔镜根治性膀胱切除术加盆腔淋巴结清扫取得与开放手术相同的肿瘤治疗效果。腹壁小切口完成尿流改道在技术上更容易实现，同时并不损伤腹腔镜的微创优势，这一技术在国内外比较常见，但完全腹腔镜下的尿流改道仍处于探索阶段，具有一定挑战性，对术者的操作技术要求较高，须谨慎采用。腹腔镜根治性膀胱切除术加盆腔淋巴结清扫是否能够成为浸润性膀胱癌的标准术式，有待于大样本的前瞻性随机对照研究来验证。

（瓦斯里江·瓦哈甫　邢念增）

## 第三节　机器人辅助腹腔镜根治性膀胱切除术

### 一、概述

自 2000 年以后，机器人辅助腹腔镜根治性膀胱切除术（robotic-assisted laparoscopic radical cystectomy，RARC）的安全性和有效性逐渐得到认可。机器人系统能将盆腔内精细复杂的高难度手术操作变得比较简单，与腹腔镜相比，机器人辅助腹腔镜在手术创伤、视野暴露、术中出血和术后恢复等方面具有明显优势，同时能达到与开放手术相同的肿瘤学预后，除此之外在扩大淋巴结清扫和保留神经的技术方面也不断取得进展，对提高患者预后和改善患者术后生活质量方面起到了积极的作用。Challacombe 等指出 RARC 可以减轻患者的痛苦，减少术中失血，肠功恢复快，以及使患者能更快地恢复到以前的生活质量，小梁肠道功能的早期恢复是患者快速康复的关键。机器人系统所具备的高清放大、稳定操作、高度灵活等特点，且对术者的操作技术要求并不高，使其在完全体内尿流改道的操作中较单纯腹腔镜具有明显优势。2003 年 Wolfram 等首次报道了机器人辅助的腹腔镜下全膀胱切除原位回肠新膀胱，其可以减轻患者手术切口的疼痛，预防肠管由于长时间暴露于体外引起的功能紊乱以及减少可能的体液丢失，这一优势可以加速术后肠道功能的恢复。国际机器人膀胱根治术联盟数据库（International Robotic Cystectomy Consortium database，IRCC）登记了超过 1 700 例的 RARC，这些数据来自 11 个国家 33 个机构的 58 名外科医师。基于这一数据，IRCC 在 2013 年发表的文章显示大约有 18% 的病例采用完全腹腔内的操作，其中原位新膀胱只采用回肠新膀胱和改良的 Studer 新膀胱技术。

### 二、手术适应证与术前准备

#### （一）手术适应证

RARC 适于有肌层浸润的局限性膀胱高级别尿路上皮癌、复发性膀胱尿路上皮癌、原位癌以及膀胱非移行细胞癌等。正位回肠膀胱术还应满足以下条件：①尿道残端 2cm 内无肿瘤侵犯，即男性膀胱颈以下、女性膀胱三角区以下无肿瘤；②无前尿道狭窄，尿道括约肌及盆底肌功能正常；③无肠道切除史；④术中快速冷冻病理切片证实尿道残端无肿瘤。

#### （二）手术禁忌证

1. 高危患者有严重的心血管疾病，术前 ASA 评分达到Ⅳ级或Ⅴ级，不能耐受手术、预期寿命 10 年以下者。

2. 腹部皮肤或腹壁组织的感染，活动性的腹腔内感染，腹膜炎，肠梗阻以及未纠正的凝血机制异常。

3. 膀胱癌侵犯周围脏器或远处脏器转移。

(三) 术前准备

1. 术前进行全身和泌尿系统的检查评估,了解各重要脏器的功能状况及肿瘤的临床分期,有无全身或局部的转移。通常经腹超声检查可同时检查肾脏、输尿管、前列腺和其他脏器;静脉尿路造影(IVU)可用于排除并存的上尿路肿瘤;CT 和 MRI 检查有助于术前评估肿瘤浸润的深度,并可初步判断是否存在盆腔的淋巴结转移;胸部 X 线和 CT 检查、骨扫描及 PET 扫描主要用于排除全身远处转移;膀胱镜检查和活检是诊断膀胱癌最可靠的方法,近年来应用的 NBI 技术可将不典型性膀胱肿瘤的诊断率加以提高;此外,诊断性经尿道电切术(TUR)可以同时达到两个目的,一是切除肿瘤,二是明确肿瘤的病理诊断和分级、分期,为进一步治疗以及判断预后提供依据。

2. 术前 2~3 天行肠道准备,从半流质饮食、流质饮食过渡到全清流饮食,口服肠道抗生素(如盐酸莫西沙星),静脉补充营养。术前晚及次日晨清洁灌肠,术前常规备血,留置胃肠减压管、肛管及尿管。

3. 术前 2 小时预防性应用抗生素。

## 三、手术路径与操作要点

(一) 体位及切口

气管内插管全身麻醉,取头低脚高截石位,倾斜 50°。da Vinci S 系统的床旁机械臂系统位于患者的双下肢之间。于脐上 1cm 处作长 12mm 纵形皮肤切口为镜头孔,以 Hasson 法将 12mm 套管置入腹腔,注入 $CO_2$ 气体,保持气腹压 14mmHg。以耻骨联合为中心,以其至镜头孔的距离为半径作一弧线,在弧线上于距镜头孔右、左侧各 8cm 及右侧 16cm 位置各作一 8mm 皮肤切口,作为第 1、2、3 机械臂孔,于第 2 臂孔外下 8cm 作 12mm 切口作为辅助孔(图 42-23)。腹腔镜监视下将套管置入上述各位点。各套管分别置入 30° 镜头、单极弯剪(第 1 臂孔)、双极钳(第 2 臂孔)、无创环钳(第 3 臂孔)、吸引器及辅助器械(辅助孔)。术中第 1 和第 2 臂为主要操作臂,第 3 臂起到牵拉周围组织的作用。助手通过辅助孔协助手术。

(二) 男性盆腔解剖性分离和膀胱切除

1. 游离双侧输尿管中下段,用 30° 腹腔镜,向头侧牵开肠管,在骨盆入口可见髂外动脉搏动,右侧比较容易看到腹膜下输尿管的蠕动。在输尿管跨髂血

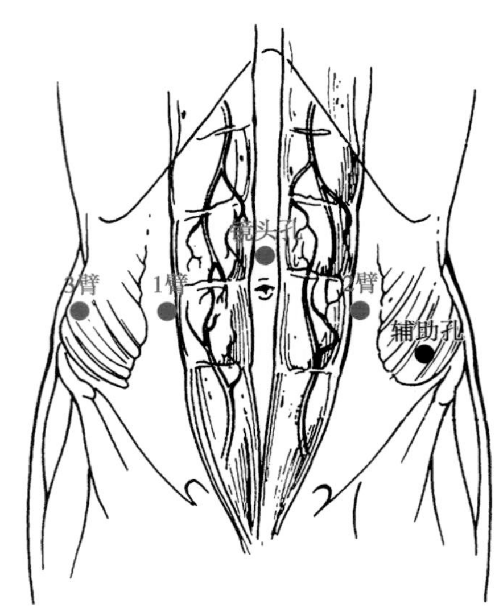


图 42-23 机器人手术套管分布

管处打开侧腹膜,沿输尿管走行继续打开腹膜,向下至近膀胱外,向上至髂窝水平。在输尿管筋膜外游离输尿管,提起输尿管,沿输尿管向下游离至近膀胱入口处。向上游离至近髂窝水平,尽量在输尿管筋膜外游离,避免操作器械直接钳夹输尿管,保护输尿管的血运。同法游离左侧输尿管(图 42-24)。

2. 游离输精管、精囊及前列腺背侧。换用 0° 腹腔镜,用 3 臂抓钳抓住膀胱底部往上牵拉暴露膀胱直肠陷凹。识别解剖标志,一般于此陷凹内可见两处横行的腹膜反折弓,较浅的腹膜反折下为输尿管,而较深者其下则为输精管和精囊。在较深处的腹膜反折线稍上方,横行切开腹膜,与前面游离输尿管时切开的腹膜切口相接,靠近腹膜进行游离,可暴露输精管及精囊,继续向深处游离至与前列腺的交会处。用 3 臂抓钳向上提起精囊,切开 Denonvillier 筋膜,可看到直肠周围的脂肪组织,沿前列腺背面一直分离至前列腺尖部(图 42-25)。

3. 游离膀胱两侧壁,处理膀胱前列腺侧血管蒂,换用 30° 镜。在脐旁正中韧带,输精管和骨盆壁三者之间打开侧腹膜,靠近盆壁游离膀胱侧壁。向上暂不离断脐旁正中韧带,可以起到悬吊固定膀胱的作用。靠近盆壁离断输精管,腹膜切口向下游离,与前面游离输尿管时的腹膜开口相接。继续游离膀胱侧壁与盆壁之间的间隙直至盆底,可见盆内筋膜。打开盆内筋膜,推开肛提肌,从侧面暴露前列腺尖部和尿道括约肌。三臂抓钳抓住膀胱向上向左提拉,暴露右侧膀胱侧血管蒂并保持一定张力。近膀胱壁处用 Hem-o-Lok 结扎输尿管然后离断,将其放至髂窝附近(图 42-26)。

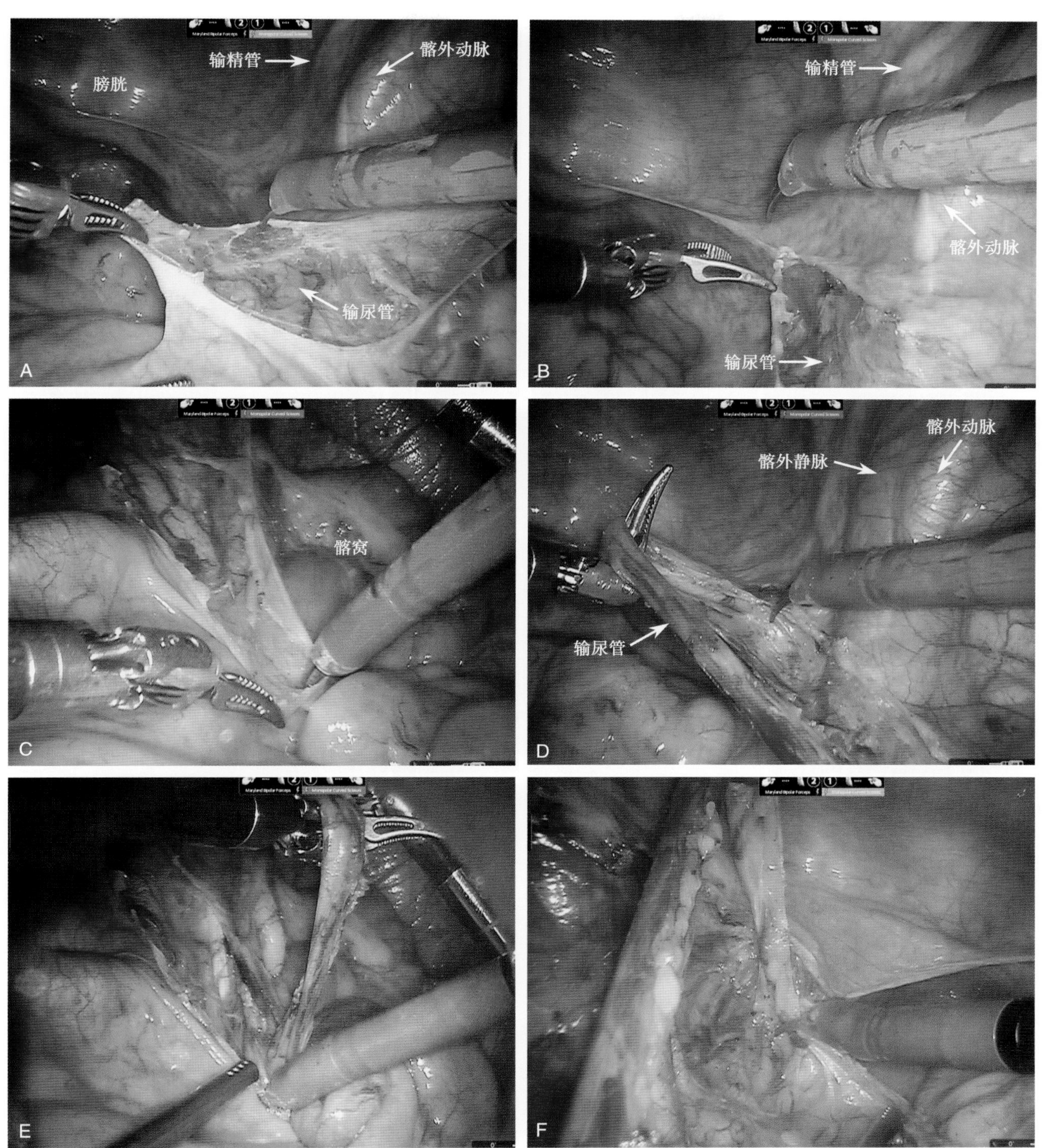


图 42-24　游离双侧输尿管中下段

A. 输尿管跨髂血管处打开侧腹膜；B. 腹膜开口向下至膀胱外；C. 腹膜开口向上至髂窝；D. 游离输尿管向下至近膀胱入口处；E. 游离输尿管向上至髂窝；F. 游离左侧输尿管。

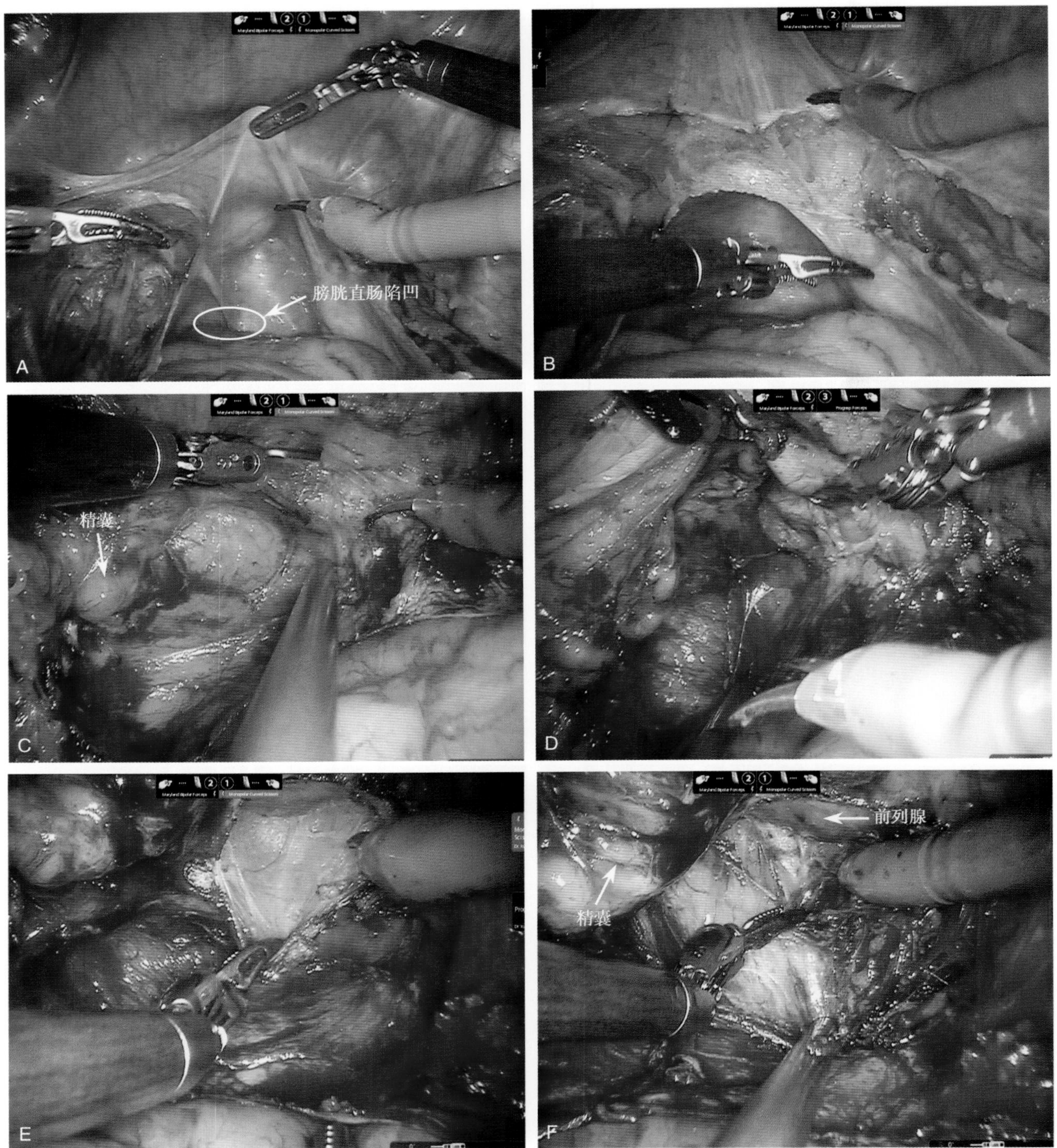


**图 42-25　游离输精管、精囊及前列腺背侧**

A. 暴露膀胱直肠陷凹；B. 横行切开腹膜；C. 游离双侧精囊及输精管；D. 三臂抓钳上提精囊；E. 切开 Denonvilliers 筋膜；F. 游离至前列腺尖部。

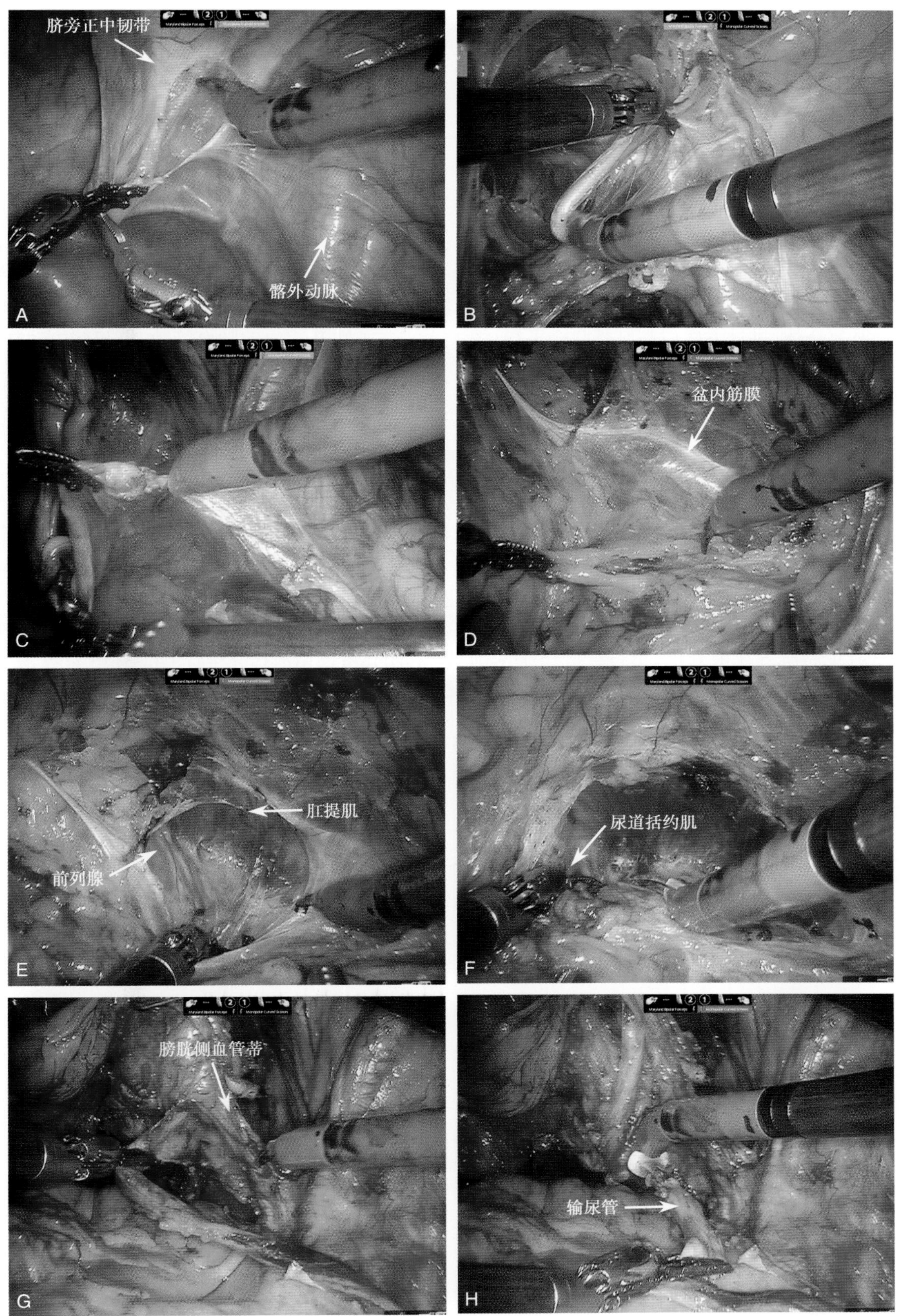


**图 42-26　游离膀胱两侧壁，处理膀胱前列腺侧血管蒂**

A. 脐旁正中韧带外侧打开腹膜；B. 靠近盆壁离断输精管；C. 向下打开腹膜；D. 暴露盆内筋膜；E. 打开盆内筋膜，推开肛提肌；F. 从侧面暴露前列腺尖部和尿道括约肌；G. 暴露膀胱侧血管蒂；H. 离断输尿管。

4. 用 Hem-o-Lok 夹闭脐动脉近端并离断。逐步处理膀胱侧血管蒂和前列腺侧血管蒂，进一步分离前列腺侧韧带至前列腺尖部（图 42-27）。同法处理游离左侧膀胱壁，离断左侧输尿管，处理左侧膀胱前列腺侧血管蒂。

5. 游离膀胱前壁，结扎背深静脉复合体，离断前列腺尖部及尿道，完整切除膀胱，换用 0° 镜。高位切开腹膜，离断脐正中韧带和脐旁正中韧带，分离进入膀胱前间隙至前列腺尖部，暴露阴茎背深静脉复合体。用 2-0 Vicryl 线做 8 字缝合缝扎阴茎背深静脉复合体，进针方向应与耻骨联合平行（图 42-28）。

6. 离断阴茎复合体，靠近前列腺尖部剪开尿道前壁，将导尿管拉起，用 Hem-o-Lok 夹闭导尿管后在其远端剪断尿管，保持气囊充盈用作牵引及堵塞尿道近端开口，牵引导尿管，暴露尿道后壁及其后方的尿道直肠肌，紧贴前列腺将其剪断，完整切除膀胱、前列腺及双侧精囊和部分输精管。也可以将尿道充分游离后，将导尿管撤出，靠近尖部用 Hem-o-Lok 夹闭尿道，然后在 Hem-o-Lok 夹远端锐性剪断尿道。这样可以避免膀胱内尿液外溢，更符合肿瘤手术的"无瘤"原则。将标本装入标本袋，拉紧开口并将其放入腹腔内。检查创面有无活动出血（图 42-29）。

**（三）双侧扩大盆腔淋巴结清扫**

1. 清扫髂外淋巴结、髂内淋巴结和闭孔淋巴结（右侧）沿髂外动脉向头侧切开腹膜至髂总动脉分叉处，沿髂外动脉打开血管鞘，远端至血管穿出腹壁处，近端至髂总动脉分叉处。清除髂外动脉外侧和生殖股神经之间以及髂外动脉后方的淋巴脂肪组织，注意保护下面的生殖股神经，清扫完毕（图 42-30）。

2. 切开髂内动脉血管鞘，提起髂内动脉和髂外动脉之间的脂肪组织，向尾侧游离，暴露髂外静脉近端，沿髂外静脉表面向远端游离。由于气腹的压力可能导致静脉呈塌陷状态，在游离髂外过程中应格外注意避免损伤。外上方牵起髂外动脉和髂外静脉，游离髂外静脉的后面。游离髂外静脉的内侧，注意避免损伤髂外静脉异常分支；向外至骨盆壁，沿骨盆壁内下游离可见闭孔神经及闭孔血管，Hem-o-Lok 闭孔静脉后离断，向下翻转清除闭孔淋巴结，继续向内下方游离，连同髂内淋巴整块清除，右髂外、髂内和闭孔淋巴结清扫完毕（图 42-31）。

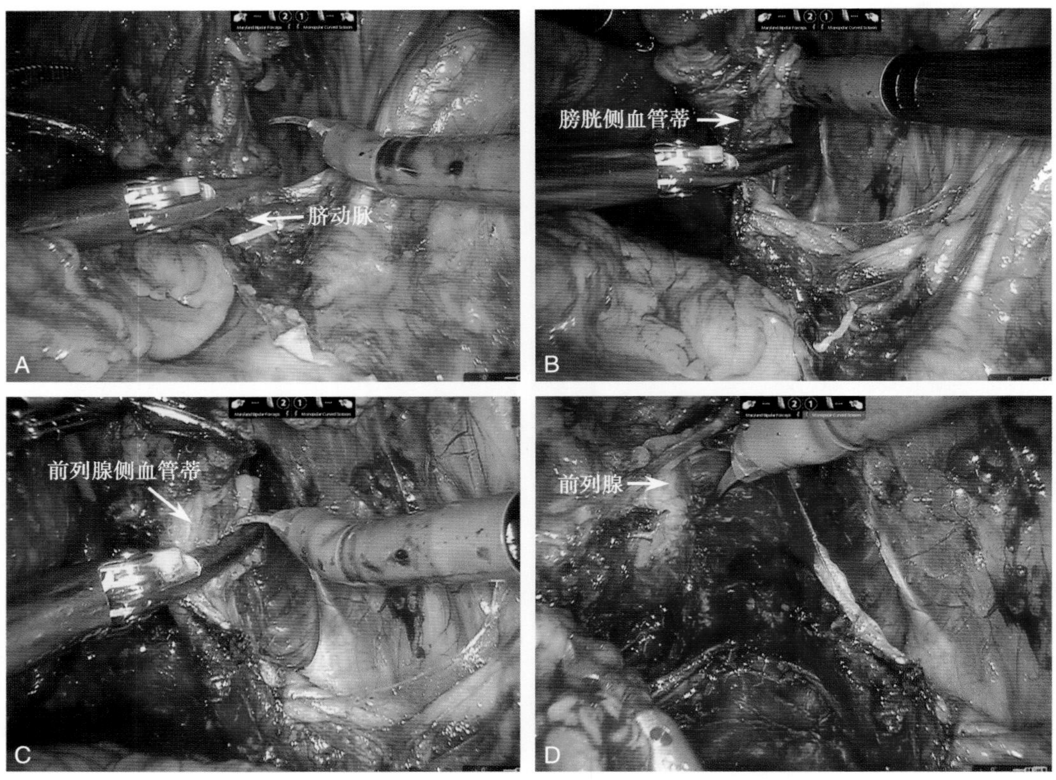


**图 42-27 游离膀胱两侧壁，处理膀胱前列腺侧血管蒂**

A. 离断脐动脉；B. 处理膀胱侧血管蒂；C. 处理前列腺侧血管蒂；D. 分离前列腺侧蒂至前列腺尖部

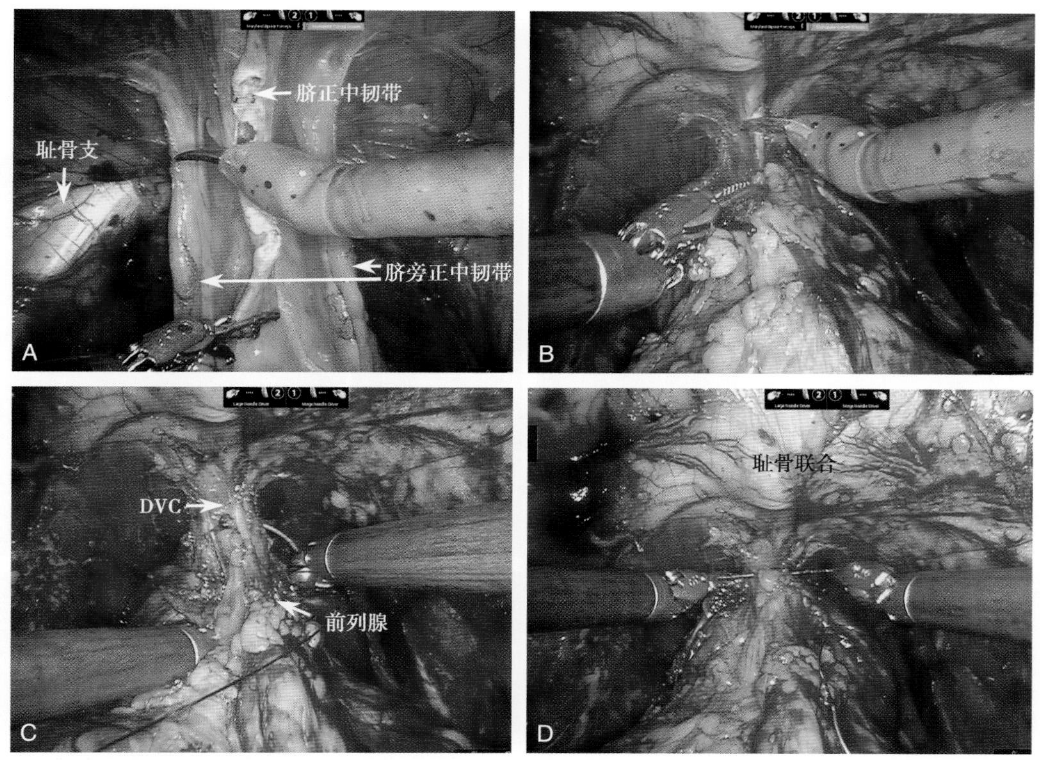


图 42-28　游离膀胱前壁，结扎背深静脉复合体

A. 离断脐正中韧带；B. 暴露阴茎背深静脉复合体；C. 缝合背深静脉复合体；D. 结扎背深静脉复合体。

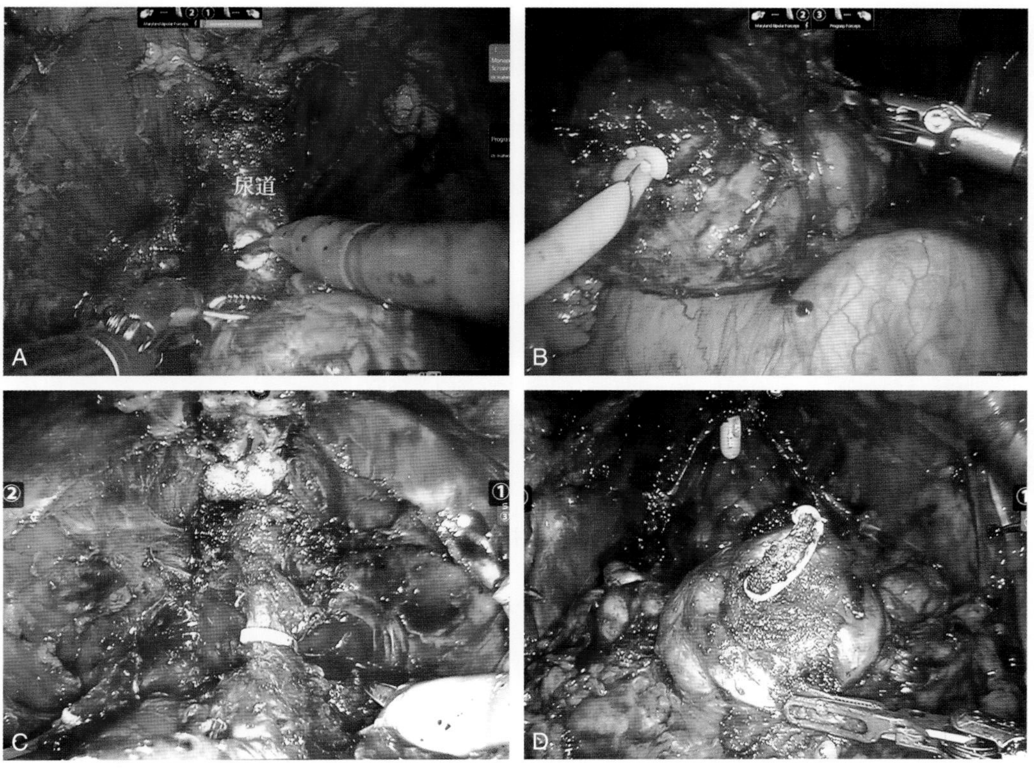


图 42-29　离断前列腺尖部及尿道，完整切除膀胱

A. 切开尿道前壁；B. 完整切除膀胱前列腺；C. 靠近尖部用 Hem-o-Lok 夹闭尿道；D. Hem-o-Lok 夹远端锐性剪断尿道。

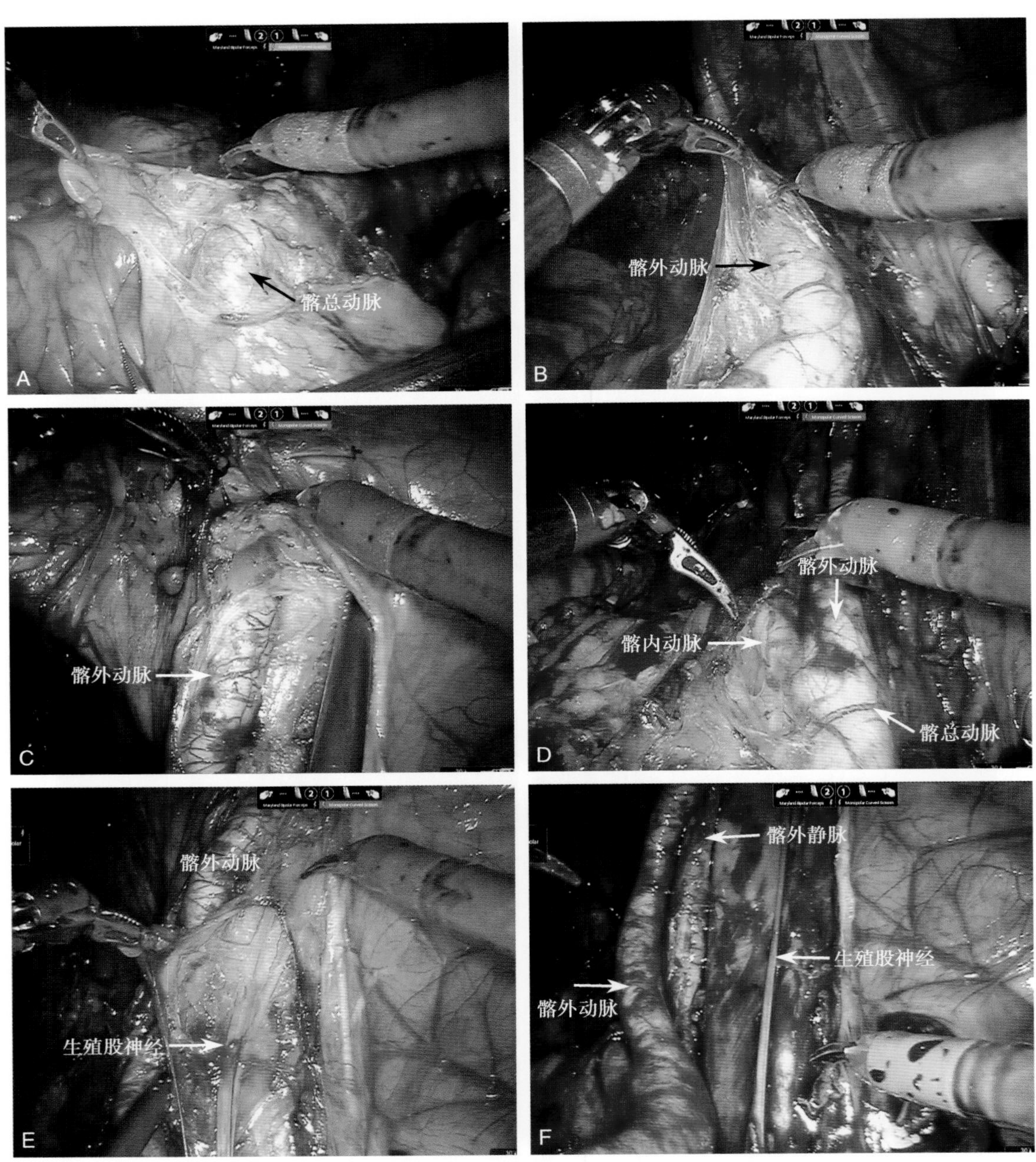


图 42-30 清扫髂外淋巴结

A. 沿髂外动脉向头侧切开腹膜至髂总动脉分叉处；B. 沿髂外动脉打开血管鞘；C. 远端至血管穿出腹壁处；D. 近端至髂总动脉分叉处；E. 清扫髂外淋巴结；F. 髂外淋巴结清扫结束。

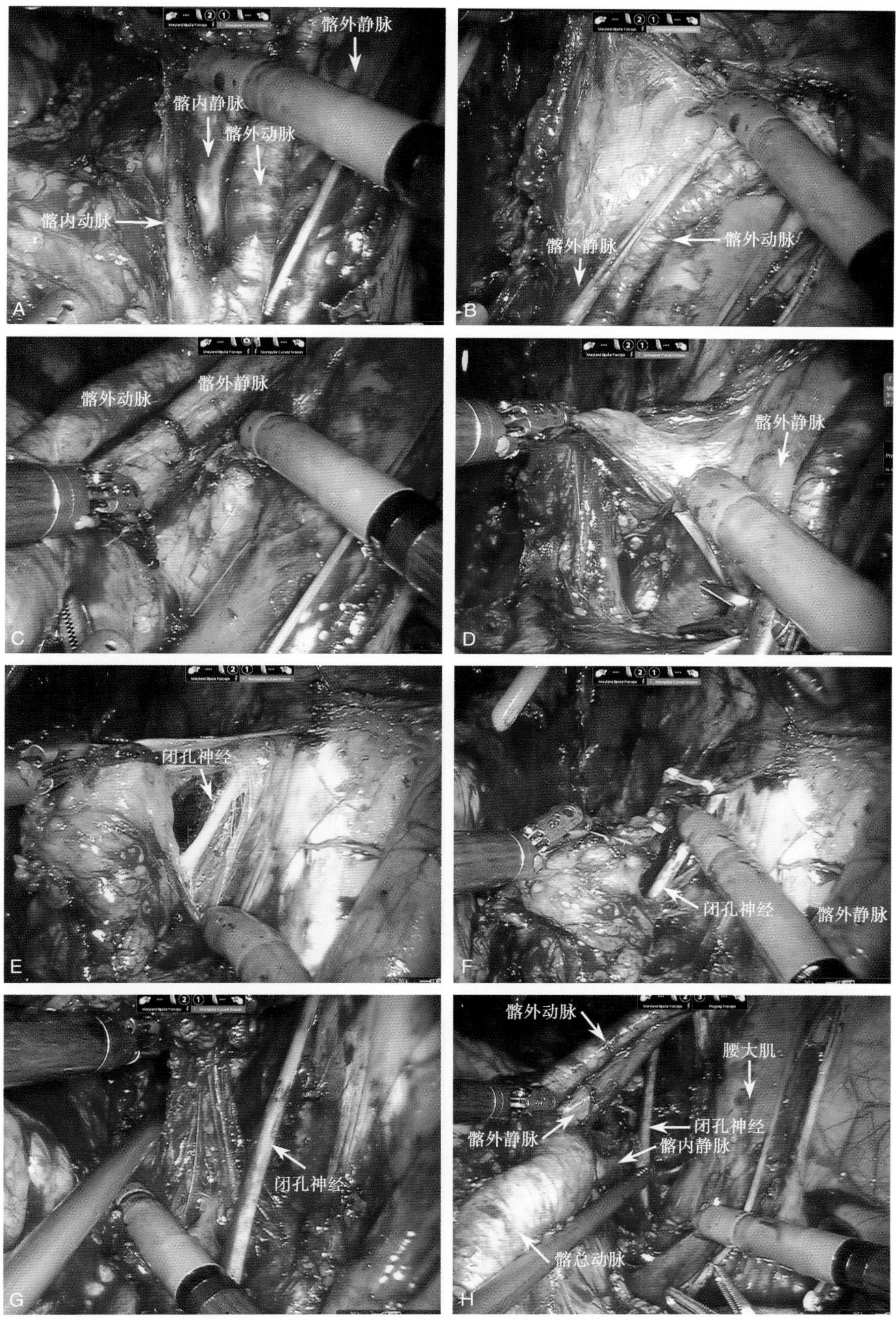


图 42-31 清扫髂内淋巴结和闭孔淋巴结

A. 清扫髂内和髂外动脉之间淋巴结；B. 沿髂外静脉表面向远端游离；C. 游离髂外静脉的后面；D. 游离髂外静脉的内侧；E. 暴露闭孔神经和闭孔血管；F. Hem-o-Lok 夹闭血管后离断；G. 清除闭孔和髂内淋巴结；H. 右侧髂外淋巴结、髂内淋巴结和闭孔淋巴结清扫完毕。

3. 清扫髂总和骶前淋巴结　沿右髂总动脉向头侧打开腹膜，暴露腹主动脉和左右髂总动脉。打开左髂总动脉血管鞘，清除髂总动脉分叉以下和左髂总静脉表面的淋巴脂肪组织以及骶前的淋巴结，清除右髂总动脉周围及腔静脉旁的淋巴组织。牵开髂总静脉，游离髂总静脉和髂内静脉后方的淋巴脂肪组织，右侧盆腔扩大淋巴结清扫完毕（图 42-32）。

4. 清扫左侧髂外淋巴结、髂内淋巴结和闭孔淋巴结以及左侧髂总血管周围淋巴结，挑起乙状结肠，在乙状结肠后方切开左侧髂总动脉血管鞘，清扫左髂总动脉近端周围淋巴组织然后将乙状结肠拉向右侧，清扫左髂总动脉远端周围淋巴组织。然后按照右侧清扫步骤和范围，完成左侧髂外淋巴结、髂内淋巴结和闭孔淋巴结（图 42-33）。

## 四、术后并发症与处理

### （一）直肠损伤

直肠损伤多在游离直肠前列腺间歇时过于靠近分离所致。术中可于直肠内放置肛管或由助手将手指放于直肠内帮助指引直肠前壁。一旦损伤，应先清除切口边缘污染组织，如果术前肠道准备充分，局部污染较轻，可分两层缝合破损处，保持术后引流通畅，术后应用广谱抗生素，手术结束时适当扩张肛门括约肌。如果局部污染较重则应考虑近端结肠造瘘，术后适当延迟进食时间，保持引流通畅。

### （二）出血

出血主要是在离断耻骨前列腺韧带和处理膀胱前列腺侧韧带时，由于过于靠近耻骨，缝扎不可靠，血管断端闭合不牢重新开放所致。在用血管闭合系统处理血管蒂时，可适当地增加凝固次数，或者先用 Hem-o-lok 夹闭侧蒂后再离断。一旦发生出血影响视野，必要时可在切除膀胱后再次缝扎或立即中转开放止血。

## 五、术式评价

经过十几年的发展，RARC 技术在国内外已逐渐开展，机器人辅助手术所具备的高清放大、稳定操作、高度灵活等特点，使其在盆腔手术的操作过程中

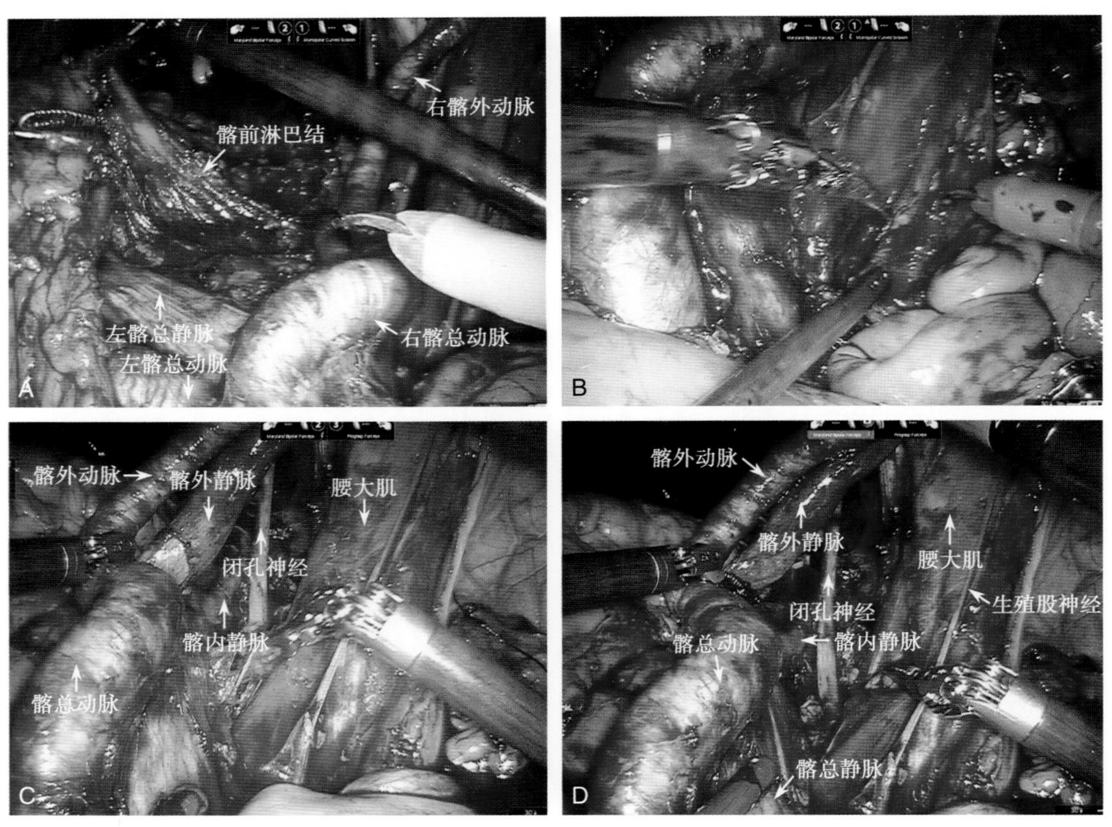


图 42-32　清扫髂总和骶前淋巴结

A. 清除髂总动脉分叉以下以及骶前的淋巴结；B. 清除右髂总动脉周围及腔静脉旁的淋巴组织；C. 游离髂总静脉和髂内静脉后方的淋巴脂肪组织；D. 右侧盆腔扩大淋巴结清扫完毕。

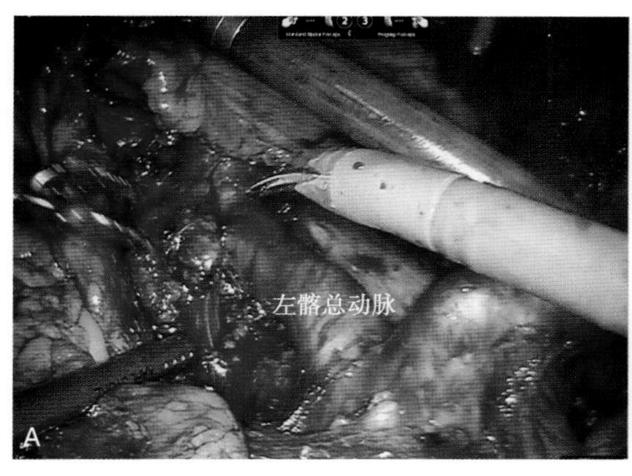


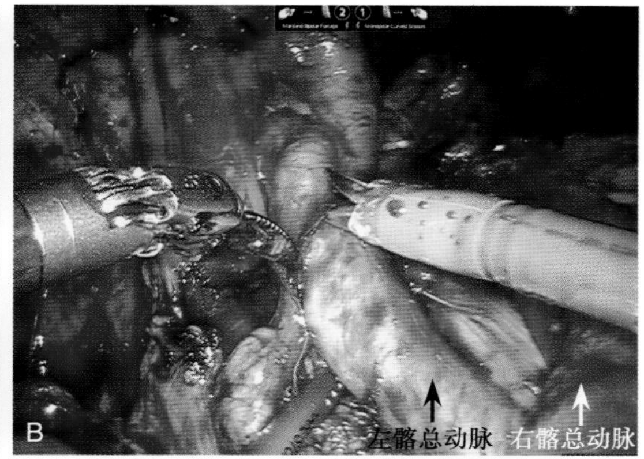


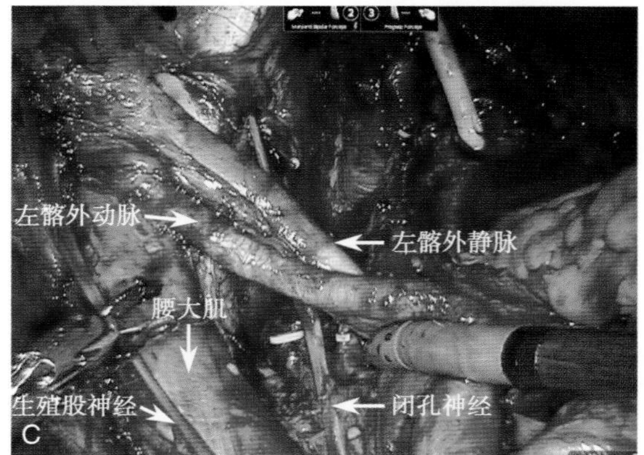


**图 42-33　清扫左侧髂外淋巴结、髂内淋巴结和闭孔淋巴结以及左侧髂总血管周围淋巴结**

A. 清扫左髂总动脉近端周围淋巴组织；B. 清扫左髂总动脉远端周围淋巴组织；C. 左侧髂外淋巴结、髂内淋巴结和闭孔淋巴结清扫完毕。

具有明显优势。大多数 RARC 报道是通过体外进行尿流改道术，近年来不断报道的完全体内尿流改道和保留神经技术，体现了机器人手术的优势，降低了对术者的操作技术要求。Haberman K 等报道指出在手术时间、并发症发生率和肿瘤治疗效果方面，保留神经的 RARC 与传统手术之间没有显著差异。RARC 的安全性和有效性已经被证明，可以完全复制开放手术的同时达到相似的肿瘤学预后，不过 RARC 是否能够成为浸润性膀胱癌的标准术式，还需要前瞻性的随机对照研究验证其长期的生存率。

## 第四节　浸润性膀胱癌保留器官手术的方法和价值

### 一、经尿道膀胱肿瘤切除术

#### (一) 手术适应证与术前准备

对于身体条件不能耐受根治性膀胱切除术，或不愿接受根治性膀胱切除术的肌层浸润性膀胱癌患者，膀胱部分切除术是可以考虑的治疗方法，因为它可以避免尿流改道后的并发症。鉴于肌层浸润性膀胱癌较高的淋巴结转移比例，还是要严格筛选这一类患者。

#### (二) 手术步骤与操作要点

该手术步骤与非肌层浸润性膀胱癌行 TURBT 相同，切除完瘤体后尽量多地切除肿瘤基底部，切除深度应达到正常逼尿肌组织及肿瘤基底周围 2cm 范围正常黏膜，也有报道全层切除，可见膀胱外脂肪组织，但要注意位于膀胱侧壁肿瘤电切过程中出现闭孔神经反射。一旦出现膀胱穿孔，腹膜外穿孔多无需特殊处理，及时停止手术，避免灌注液过多外渗，术后延长留置导尿时间即可。但对于穿孔较大或者出现腹腔内穿孔者，则需要考虑根据术中情况及早开腹修补。

#### (三) 术后并发症与处理

1. 出血　术后出血往往是术中止血不彻底，尤其是对于全层侵犯的膀胱肿瘤，瘤体止血效果欠佳，术中尽可能切至正常组织，必要时可全层切除，但要注意尿外渗。术中发生膀胱穿孔或是切除部位较深，尿管留置时间可以长一些。术后导尿管引流不畅、膀胱痉挛和血凝痂脱落等也是术后出血的原因。

2. 膀胱痉挛　部分患者会因为导尿管的刺激

发生膀胱痉挛，主要表现为耻骨上区疼痛、憋尿感、尿液自导尿管边缘流出等。可给予解痉止痛等对症处理。

3. 液体外渗 对于浸润性膀胱癌行电切处理，术者多会切除部位较深，甚至全层切除，术中可见膀胱外结缔组织和脂肪组织。除此之外，术后膀胱持续痉挛会明显增加膀胱内压力，引起膀胱内液体外渗。处理上首先给予患者足够的镇痛和解痉治疗，注意膀胱保持低压冲洗，保持尿管引流通畅。严重的尿外渗需要急诊给予手术引流。

#### （四）术后辅助治疗与随访

由于单一的治疗手段难以达到理想的保留膀胱的效果，所以目前保留膀胱的治疗多采取手术、化疗和放疗的三联综合治疗。该治疗方案的选择指征必须严格控制，而且患者必须具有良好的依从性，才能得到较好的治疗效果。如果联合治疗不敏感，则推荐早期行膀胱根治性切除术。

#### （五）术式评价

初次诊断为浸润性膀胱癌并要求行 TUR-Bt 的患者，若行二次电切病理提示是 pT0 或者 pT1，其中的一半患者最终将由于浸润性膀胱癌复发而行膀胱全切，这组患者中肿瘤特异性病死率可达到 47%。对于肌层浸润性膀胱癌患者，由于不能耐受根治手术，或者不愿接受根治手术，或者为保留膀胱同意行多种治疗模式的情况下，需要充分告知 TUR-Bt 治疗的风险。对于肌层浸润性膀胱癌，TUR-Bt 可能仅适用于肿瘤局限在浅肌层或者再次活检病理未发现残余癌的患者。

### 二、开放性膀胱部分切除术

#### （一）手术适应证与术前准备

膀胱部分切除术很少适用于肌层浸润性膀胱癌的治疗，仅对严格筛选的患者有利于提高生存率。手术适应证包括孤立的膀胱顶壁，前壁或者后外侧壁肿瘤，不需要行输尿管再植。多中心的膀胱癌，尤其是原位癌则不适合膀胱部分切除。膀胱部分切除患者术前还应该行膀胱多点活检，以排除多中心癌病灶可能，与此同时评估膀胱容量，确保剩余膀胱组织可以履行正常膀胱功能。

#### （二）手术步骤与操作要点

患者平卧位，腰部置垫以利盆腔的暴露。通常选择下腹正中切口，自耻骨联合至脐水平作一垂直切口，经腹膜外间隙分离，沿脐尿管和脐动脉向下分离至膀胱。将腹膜从膀胱上分离，可先向膀胱内注水充盈以便于分离，如果肿瘤位于膀胱顶壁可将此部分腹膜一并切除。游离膀胱时，尽可能确定保留的膀胱壁，以便于充分切除肿瘤。充分游离膀胱后，可先根据术前影像学检查，选择在没有肿瘤的膀胱壁作一个小切口观察肿瘤。在操作过程中一定要注意保护好周围组织避免漏出的尿液引起肿瘤种植。切除范围距肿瘤边缘至少 2cm 的正常膀胱组织，切缘建议送术中冰冻，若冰冻检查切缘阳性，则需扩大切除膀胱切缘；若回报为阴性，则可采用双层缝合关闭膀胱。第一层为连续缝合黏膜和黏膜下层，第二层用可吸收线于肌层做连续缝合。膀胱内放置尿管，向膀胱内注入盐水以检查缝合的严密性。一般无需膀胱造瘘，避免肿瘤种植，尿管通畅引流即可，膀胱缝合处放置引流管。

#### （三）术后并发症与处理

1. 尿漏是术后常出现的并发症，引流量明显增加，查引流液肌酐较高，出现尿漏应延长尿管留置时间，保持尿液引流通畅，拔除引流管之前建议行膀胱造影检查，是否有造影剂外渗，一般都可以自愈。

2. 术中除了完整切除肿瘤，还要尽量保证有效膀胱容量，若膀胱切除过多或术前膀胱容量很小，则排尿紊乱也是常常出现的并发症。

3. 肿瘤复发和膀胱外肿瘤的种植是晚期合并症，术前需要和患者充分沟通，具有很好的依从性，术后需要长期规律地随访，必要时行挽救性根治手术治疗。

#### （四）术后辅助治疗与随访

虽然严格筛选病例可以达到较好的预后，但术后建议联合放疗和化疗的综合治疗。术后需要长时间的膀胱镜复查，严密监测肿瘤复发，必要时行挽救性膀胱切除术。不到 5% 的肌层浸润型膀胱癌可通过膀胱部分切除达到治愈的目的。施行保留膀胱的手术，术后辅以化学治疗和放射治疗的综合治疗可以改善预后，文献统计 5 年总体生存率为 45%~73%，10 年总体生存率为 29%~49%。

#### （五）术式评价

尿流改道手术技术的提高以及膀胱部分切除术后的高复发率，是不建议浸润性膀胱癌患者行部分切除术的主要原因。Capitanio 等对比 1 573 例膀胱部分切除患者和 5 670 例行膀胱根治术患者，两组 5 年的总生存率分别为 57.2% 和 54.6%，没有显著差异。同时疾病相关存活率分别为 70.3% 和 69.2%，也没有显著差异。这项研究提示，膀胱部分切除和适当的盆腔淋巴结清扫与膀胱根治术相比，可以达到相似的肿瘤控制效果。辅助化疗可以提高疾病相关存活率，但不影响总的生存率。术后严密监测肿瘤复发，必要时行挽救性膀胱切除术。需要提出的是，浸润性膀胱癌患者行部分切除术尚需要大数据进一步评估浸润性膀胱癌部分切除术对患者生活质量与肿瘤学预后。

（瓦斯里江·瓦哈甫　邢念增）

## 参考文献


[1] ABAZA R, DANGLE PP, GONG MC, et al. Quality of lymphadenectomy is equiva- lent with robotic and open cystectomy using an extended template. J Urol, 2012, 187: 1200.

[2] ALAN J. WEIN, LOUIS R. KAVOUSSI, ALAN W. PARTIN, et al. Campbell-Walsh urology—Eleventh edition. In: Elsevier. Philadelphia, 2016.

[3] ANTONI S, FERLAY J, SOERJOMATARAM I, et al. Bladder cancer incidence and mortality: a global overview and recent trends. Eur Urol, 2016, 71: 96-108.

[4] CHALLACOMBE BJ, BOCHNER BH, DASGUPTA P, et al. The role of laparoscopic and robotic cystectomy in the management of muscle-invasive bladder cancer with special emphasis on cancer control and complications. Eur Urol, 2011, 60(4): 767-775.

[5] COLLINS JW, SOORIAKUMARAN P, WIKLUND NP. Launching and evolving a robotic cystectomy service by developing your 'FORTE'. BJU Int, 2014, 113: 520-522.

[6] COLLINS JW, SOORIAKUMARAN P, WIKLUND NP. Launching and evolving a robotic cystectomy service by developing your 'FORTE'. BJU Int, 2014, 113: 520-522.

[7] DESAI MM, GILL IS, DE CASTRO ABREU AL, et al. Robotic intracorporeal orthotopic neobladder during radical cystectomy in 132 patients. J Urol, 2014, 192: 1734-1740.

[8] DORIN RP, DANESHMAND S, EISENBERG MS, et al. Lymph node dissection technique is more important than lymph node count in identifying nodal metastases in radical cystectomy patients: a comparative mapping study. Eur Urol, 2011, 60(5): 946-952.

[9] FONTEYNE V, OST P, BELLMUNT J, et al. Curative Treatment for Muscle Invasive Bladder Cancer in Elderly Patients: A Systematic Review. Eur Urol, 2017.

[10] GIACALONE NJ, SHIPLEY WU, CLAYMAN RH, et al. Long-term Outcomes After Bladder-preserving Tri-modality Therapy for Patients with Muscle-invasive Bladder Cancer: An Updated. Eur Urol, 2017, 71(6): 952-960.

[11] HABERMAN K, WITTIG K, YUH B, et al. The effect of nerve-sparing robot-assisted radical cystoprostatectomy on erectile function in a preoperatively potent population. J Endourol, 2014, 28: 1352-1356.

[12] HERR HW. Transurethral resection of muscle-invasive bladder cancer: 10-year outcome. J Clin Oncol, 2001, 19(1): 89-93.

[13] JOHAR RS, HAYN MH, STEGEMANN AP, et al. Complications after robot-assisted radical cystectomy: results from the International Robotic Cystectomy Consortium. Eur Urol, 2013, 64: 52.

[14] KADER AK, RICHARDS KA, KRANE LS, et al. Robot-assisted laparoscopic vs open radical cystectomy: comparison of complications and perioperative onco- logical outcomes in 200 patients. BJU Int, 2013, 112: E290.

[15] KHAN MS, ELHAGE O, CHALLACOMBE B, et al. Long-term outcomes of robot-assisted radical cystectomy for bladder cancer. Eur Urol, 2013, 64: 219.

[16] KNOX ML, EL-GALLEY R, BUSBY JE. Robotic versus open radical cystectomy: identification of patients who benefit from the robotic approach. J Endou- rol, 2013, 27: 40.

[17] MARSHALL SJ, HAYN MH, STEGEMANN AP, et al. Impact of surgeon and volume on extended lymphadenectomy at the time of robot-assisted radical cys- tectomy: results from the International Robotic Cystectomy Consortium (IRCC). BJU Int, 2013, 111: 1075.

[18] MILLER KD, SIEGEL RL, LIN CC, et al. Cancer treatment and survivorship statistics, 2016. CA Cancer J Clin. 2016, 66: 271-289.

[19] PAREKH DJ, MESSER J, FITZGERALD J, et al. Perioperative outcomes and oncologic efficacy from a pilot prospective randomized clinical trial of open versus robotic assisted radical cystectomy. J Urol, 2013, 189(2): 474-479.

[20] SNOW-LISY DC, CAMPBELL SC, GILL IS, et al. Robotic and laparoscopic radical cystectomy for bladder cancer: long-term oncologic outcomes. Eur Urol, 2014, 65: 193-200.

[21] TARIN TV, POWER NE, EHDAIE B, et al. Lymph node-positive bladder cancer treated with radical cystectomy and lymphadenectomy: effect of the level of node positivity. Eur Urol, 2012, 61(5): 1025-1030.

[22] 陈光富，张旭，史立新，等．机器人辅助腹腔镜下根治性膀胱切除加尿流改道术的临床分析．中华泌尿外科杂志，2012，33(10)：744-748.

[23] 邢念增．泌尿外科微创手术图谱．北京：中华医学电子音像出版社，2017.

[24] 张旭．泌尿外科腹腔镜与机器人手术学．北京：人民卫生出版社，2015.

# 第四十三章

# 尿流改道与膀胱重建概论

## 第一节　尿流改道与膀胱重建术发展史

尿流改道(urinary diversion,UD)是泌尿外科一个古老的话题,也是至今没有很好解决的研究课题。一个半世纪以来,泌尿外科的学者为此付出了大量的努力。尿路改道由最初的解决尿液导出问题,逐步发展到保护上尿路功能,直至达到在膀胱切除后近似生理状态的原位膀胱重建,以提高患者的生活质量。目前形成了非可控性尿流改道、可控性尿流改道、原位新膀胱重建三大类方法。自 1811 年 Hayes 行膀胱全切双侧输尿管皮肤造瘘术以来,至今已发展出诸多尿流改道手术类型。从历史变迁过程看,经历了 1850—1950 年的肛门可控尿流改道;1950—1980 年的非可控尿流改道;1980—1990 年的腹壁造口可控性尿流改道;1990 年至今的原位新膀胱重建。

### 一、利用肛门括约肌可控性尿流改道

早期的尿流改道理念出现在 19 世纪中叶,为了解决膀胱外翻患者的排尿问题,英国伦敦圣托马斯医院的外科医师 Sir John Simon 成功实施了第一例输尿管直肠造瘘术,此举开创了肠道应用于泌尿外科的先河,这也是医学史上第一个可控性尿流改道手术。起初,Simon 医师经历了多次失败的动物实验。由于当时抗生素还没有问世,故腹腔手术发生继发感染是手术失败的主要原因。Simon 医师通过解剖膀胱外翻患者尸体,发现腹膜向下延伸到骨盆很低的位置。他认为,在腹膜返折下方将输尿管与直肠吻合是可行的。为此,他设计了银制的导管,并于 1851 年为一位 13 岁的膀胱外翻患儿实施输尿管直肠吻合术。不幸的是一年后患儿死于腹膜炎和全身衰竭。初步尝试失败后,使外科医师进一步认识到,将输尿管吻合到肠管不只是简单的连接。而是连接后的输尿管吻合口既不狭窄又不反流,这样才能有效保护患者的肾功能,在这个时期外科医师尝试各种输尿管吻合方法。在没有良好的输尿管肠道吻合技术之前,为了克服吻合口反流和狭窄带来的并发症,外科医师最初选择利用自然输尿管开口的方法作尿液转流。1892 年,Larl Maydl 将膀胱三角连同双侧输尿管开口吻合到乙状结肠,保留了输尿管口的完整性,且两例引流效果很好。但这种术式只流行一时,因后来研究发现,不是所有的膀胱外翻患者的输尿管口都发育正常。因为异常输尿管口不具备抗反流作用,因此术后依然会产生严重的并发症。

直肠膀胱 + 乙状结肠腹壁造口出现于 19 世纪,主要目的是解决输尿管乙状结肠吻合术尿液吸收产生的代谢性酸中毒和电解质紊乱和输尿管乙状结肠吻合术失败的挽救性治疗。主要方法是在输尿管乙状结肠吻合术基础上通过乙状结肠腹壁造口获得尿便分流。手术大致步骤为:切断乙状结肠下端,乙状结肠腹壁造口。缝合直肠残端,双侧输尿管以黏膜对黏膜的方式做抗反流吻合到直肠。1894 年和 1895 年 Ciordano 和 Mauclaire 分别报道了在动物和尸体上进行该术式的实验,将输尿管吻合到游离的直肠,乙状结肠断端腹壁造口。1895 年 Mauclarie 报道了 64 例该术式的应用结果,1905 年 Ramidi 也将此技术用于临床,此后该术式在相当一段时间内得到了较为广泛的应用。1898 年 Robert Gersuny(维也纳)最先提出并报道了同时保持尿液和粪便可控的尿流改道技术,即直肠膀胱 + 乙状结肠会阴造口术。他将膀胱三角或膀胱与直肠吻合,直接将乙状结肠近端在直肠前面穿过肛门括约肌。这样,肛门括约

肌可以同时控制直肠膀胱和乙状结肠会阴造口。此后 Lowsley 和 Johnson 于 1953 年总结了尸体解剖以及手术经验,使得该术式得到了一定改进,因此也被称为 Lowsley-Johnson 术。

事实上在 Simon 介绍输尿管乙状结肠吻合术之后不久,泌尿外科医师们便发现该术式存在较多并发症,只是当时对于这些并发症发生的机制并不清楚。因此学者们开始探索新的尿流改道方式,在早期主要还是利用直肠作为储尿囊。除了上述两种直肠储尿囊尿流改道方式以外,还有输尿管结肠 - 结肠直肠吻合术,又叫 Modelski 膀胱术。再比如输尿管回盲肠 - 回盲肠乙状结肠或直肠吻合术,甚至还有学者行输尿管空肠吻合,将其作为输入袢,进而将回肠末段与乙状结肠或直肠吻合。总之这类术式其目标都是尽可能达到尿便分流,但相关报道并不多见,尤其是在现代泌尿外科,该类手术并非主流术式,因此应严格掌握其适应证和禁忌证。

虽然输尿管乙状结肠吻合和直肠膀胱获得良好的控尿功能,具有很强的吸引力,但是每个术式都有独特的并发症,这使得这些技术难被推广。这种尿便完全合流的尿流改道因发生电解质紊乱和输尿管吻合口肿瘤等较严重的并发症,而促使外科医师探索新的手术方式。尽管尿便完全分流的直肠膀胱术能够解决这样的问题,但腹壁造口患者需要佩戴粪袋,导致患者的生活质量明显降低;而会阴造口术会产生尿便的控制能力降低,并且一旦括约肌受到损伤或功能下降,则可能会导致患者术后的尿便失禁,给患者的健康与生活质量带来很大影响。部分尿便分流术的目的是良好地保护控尿功能的同时,使尿液接触肠黏膜的范围减少,尿液重吸收产生的代谢紊乱及粪便尿液混合刺激吻合口继发肿瘤的发生概率均明显降低。

1975 年 Knox 和 Jago 等在动物体内成功构建乙状结肠直肠交界处套叠瓣。1988 年 Kock 在动物实验中探索了一种新的直肠尿流改道方法,即回肠补片直肠膀胱术。他随后报道了 19 例该术式的临床应用结果,这种方法通过乙状结肠直肠交界处的套叠瓣防止尿液反流至乙状结肠。另外,切取的回肠远端大部分剖开作为补片与直肠吻合以增加直肠储尿囊之容量,保留输入端部分回肠完整性做套叠瓣达到抗尿液反流的效果。必要时行横结肠造口 6~8 周,以保证吻合口的愈合。作者随访 3~14 个月的结果显示,所有患者术后控尿良好,日间排尿 3~5 次,夜间排尿 2~3 次。随后 Skinner 和他的同事于 1989 年对该术式进行了改进,他们将去管化的回肠储尿囊下缘与直肠吻合,但尚缺乏长期的随访报道。

Mainz pouch Ⅱ是一种更简化改良的输尿管乙状结肠吻合术,由 Fisch 及 Hohenfellner 于 1991 年设计应用。该术式将部分乙状结肠及直肠去管化,以形成一种低压、高容量的储尿袋,并利用肛门控制与进行排尿,首次实现了尿粪相对分流的转流方式,较好地解决了储尿、控尿和保护上尿路的相关问题。特点是只需在肠管对系膜缘沿结肠袋纵形剖开乙状结肠和直肠,共 20~24cm,再做侧侧吻合和双侧输尿管经黏膜下隧道进行抗逆流吻合。该术式的优点是,避免了切断肠管、分离肠系膜和肠端 - 端吻合术。技术难度大大降低,适合于在中等规模以上的医院开展。并发症少,控尿效果好,是一种可以选择的低压可控尿流改道方法。

## 二、非可控性尿流改道

### (一) 胃通道术

1956 年 7 月 30 日美国芝加哥外科医师 Sinaiko 首次为一名 38 岁转移性膀胱肿瘤患者做了胃通道手术。在此之前他做了大量的动物实验,证明了该术式的可行性与安全性。该术式第一例输出道造口的位置是将一个永久性的管子通向胃袋。术后该患者的肾功能和静脉肾盂造影表现正常,体重增加了 3.6kg,存活 18 个月后,最终死于癌转移,但他的肾功能仍然正常,表明术后没有发生有症状的尿路感染。后来 Edwin Sinaido 医师改良了这项技术,特点是沿胃大弯切取胃瓣设计尿流通道,以左侧胃网膜动脉为血供来源,将左右输尿管通过肠系膜引入腹腔,造口置于脐水平旁正中切口。此后虽陆续有学者报道使用胃瓣作为尿液流出道的应用报道,但并不多见。胃通道术相较其他术式的主要优势包括:①胃可以扩张成理想的尿流通道,且收缩良好;②胃黏膜吸收能力低;③可以酸化尿液,可能防止感染及避免尿液碱化的并发症;④血供良好,愈合能力强,吻合口瘘发生率很低。其缺点是胃代膀胱术最常见的不良反应是排尿困难和血尿,也有消化性溃疡穿孔的报道。因此目前并非主流术式,仅用于无其他选择且需要重建尿路的患者。

### (二) 空肠通道术

1935 年,Seiffert 做了两例空肠输出道,其中 1 例存活 3 年,另 1 例早期死于肾衰竭。1960 年空肠通道曾被应用于既往接受盆腔肿瘤放射治疗或肠道疾病患者,因放射治疗可导致回肠或部分结肠损伤、粘连。然而，行空肠通道的患者有较高发生严重代谢紊乱的概率，如不可逆的低氯低钠酸中毒、高钾血症、尿毒症。因此目前鲜有应用。

**（三）回肠通道术**

1911年，Zaayer首先报道了2例回肠通道术。尽管患者于术后11天死于宫颈癌转移，但第1例手术是成功的。第2例患者术后6天死于腹膜炎。1927年，Bollman和Mann做了回肠通道的动物实验，但这些动物术后均死于代谢紊乱，可能是由于肠管太长所致。

1950年，外科医师Eugene M Bricker改良并推广了回肠通道技术。此前，他放弃了用回盲肠做可控性尿流改道，原因在于持续出现的术后尿失禁，而后他采用Dr. Heinz Haffr（St. Louis City Hospital）的技术，创造了回肠通道。Dr. Heinz起初也是因为做盲肠储尿囊失败，不得不用回肠来补救。在2个月之内，他为4名盆腔脏器切除的女性患者做了回肠通道，采用Justin J Cordonnier设计的简单的黏膜-黏膜输尿管回肠吻合术（一位腹部外科医师一年前在做输尿管乙状结肠吻合时也采用此方法）。尽管目前有关输尿管与肠管之间是否应行抗反流吻合一直存在争议，但仍有较多学者采用了抗反流吻合并设计出了一些新的吻合方法，比如Wallanc就在1966年使用了一种新的吻合方式，并以其名字命名为Wallanc术式。回肠通道是选用一部分远端回肠，相对于其他尿流改道方法，该术式操作简单，用时较少，短期并发症亦较少，重建方式成熟可靠，至19世纪90年代开始被作为尿流改道“金标准”，至今仍在世界范围内广泛应用。但长期随访发现，造口旁疝、吻合口狭窄、肾盂肾炎、肾结石、输尿管梗阻、肾损害等并发症逐渐显现。

**（四）回盲肠通道术**

1950年，Bricker和Eiseman报道2例成功的回盲肠通道手术资料。1947年，他们为一位68岁男性直肠癌患者做了输尿管与游离的回盲肠的回肠端吻合，并做了永久性盲肠造口，使用了可控性的引流管。一年之后，他们又为一位48岁的女性直肠癌患者做了回盲肠尿流通道，在本例患者中，输尿管被吻合在盲肠端，并在腹中线行回肠造口。这两例患者都保留了阑尾。但后来Bricker发现回盲瓣并不能有效控制尿液流动，因此放弃了这一复杂术式转而选择回肠通道。

**（五）横结肠通道术**

与空肠通道类似，1960—1970年由于新辅助放疗被用于治疗盆腔恶性肿瘤，因此需要使用未受射线影响的肠管行尿流改道。1975—1980年有关横结肠通道的报道较多。值得指出的是，Moerales和Golimbu（New York）可能是最早做这种手术的医师，Schmidt（Iowa）及后来的San Diego推广了这一技术。目前为止对于盆腔接受放疗的患者，横结肠通道术仍然是可行的方法。此外，横结肠也是肠管肾盂造口术的理想肠段。

**（六）乙状结肠通道术**

1940年，Bricker（Columbia，Missouri）曾经做了4例乙状结肠通道。他将通道造口放在结肠造口附近，结果显示只有2例患者度过围手术期。1959年，Turner-Warwick（London）改进了Bricker的技术，他将结肠造口置于腹部的左侧，而将乙状结肠通道造口置于腹部的右侧，术后效果较前者满意。1965年Mogg（England）推广了此项技术，使用该术式治疗50例尿路异常的患儿，在所有患儿中有2例因肠系膜下动脉异常而不能做乙状结肠通道，其余患儿术后随访结果显示良好，但相关报道并不多见。

## 三、可控性尿流改道

**（一）胃可控膀胱术**

1977年，Rudick（New York）于实验犬模型首次完成了胃可控膀胱术。该术式于胃大弯切取楔形的胃瓣用于设计储尿袋，血供来源于胃网膜左动脉，如果胃网膜左动脉有问题，也可以使用胃网膜右动脉。采用Paquin技术做输尿管胃储尿囊吻合，并用改良Janeway-Depage管状瓣膜胃造瘘做可控性造口。虽然最初的容量只有200ml，但2周后容量便可达到1L，随访6个月显示控尿功能良好。完全用胃做储尿囊并未被广泛接受的原因是，胃瓣较多用于做膀胱扩大术。但用胃做储尿囊也有理论和实际的优势，首先，在储尿囊中使用胃段会大大减少电解质重吸收，因此胃段可作为有代谢性酸中毒或肾功能不全患者的储尿囊。另外，尿液的酸性pH也能降低细菌繁殖的风险。当无法使用肠管设计储尿囊例如患有肠管疾病或者曾行腹盆部放射治疗，此时可选择胃段行尿流改道。

**（二）回肠可控膀胱术**

1982年，Kock等首先报道了回肠储尿囊手术用于尿流改道，Kock等做了12例，随访32个月，有7例需要再次手术修复输出袢乳头。该技术使用60~70cm远端回肠，中间两段20~22cm做去管状化形成储尿囊。两端15~17cm形成套叠乳头用作输出和输入端，分别起到可控和抗逆流作用，最后将远端回肠行腹壁造口。可以说Koch储尿囊的使用在Bricker术后再次创造了尿流改道术的革命。这一术式的最大优势在于可以控制溢尿，患者无需佩戴尿袋，只需在有胀感时自行插尿管以及利用腹压辅助排尿。但缺点在于该术式操作难度较大，术后并发症也较多。

### （三）回盲肠-右结肠可控膀胱术

早在1950年Gilchris就已报道使用盲肠升结肠做储尿囊，用回肠做可控机制，但当时未被广泛使用。1977年，Zingg和Tscholl报道了将12cm末端回肠拉入回盲瓣并用丝线缝合成套叠乳头，完成了盲肠可控性尿流改道。同年Mansson（Lund，Sweden）等也报道了可控回盲肠尿流改道术，他们也使用套叠的回盲瓣作为可控机制，同时应用吻合器固定套叠的回肠乳头，升结肠做去管化处理后再成形。自从1983年起，Mainz和Thuerff等设计了去管状化并联合回盲肠的可控性尿流改道技术并于1985年做了相关报道。1988年他们发现回肠套叠仍然有问题，Thueroff改进了回肠套叠的固定方法，用吻合器不仅将套叠乳头固定在肠壁上，进一步固定在保留的回盲瓣上。我国梅骅等人于1998年在Alcin术式原理（切断结肠带）基础上进行改进，设计了去带盲升结肠储尿囊，切断结肠带不仅降低了肠壁张力从而减少了结肠带本身收缩及其引起的内环层肌活动，同时增加了肠管的半径和长度。相关报道结果显示这是一种安全可行的术式。

### （四）横结肠可控膀胱术

Nelson于1969年首次报道了横结肠通道术在放疗患者身上的应用结果，这也促进了后来横结肠可控膀胱术的出现。1989年Bihrle等报道了横结肠可控尿流改道的动物实验资料。将横结肠去管状化，输尿管用Leadbetter技术做抗反流吻合，基于右胃食管动脉取一部分胃缝合成管状，用隧道潜行的方法吻合到结肠袋上，建立新的抗反流机制。1991年他们将此技术用于4例曾行盆腔放疗并且需要做尿流改道的患者，术后随访1年以上，效果良好。Leissner于2000年设计了一种新的术式，即使用横结肠联合升结肠（transverse-ascending pouch，TAP）或降结肠（transverse-descending pouch，TDP）上部设计倒U形储尿囊，结肠一端裁剪为细管状并埋植于结肠浆膜层之间，最后于脐部造口，该术式也叫Mainz-PouchⅢ储尿囊。Leissner等最初将该术式应用于44例曾接受盆腔放射治疗的女性患者，其中36例使用TDP术而剩余8例为TAP术。术后平均随访52.2个月，尽管有6例患者术后出现造口狭窄，但总体结果满意。由于此段肠管未在盆腔放射区域内，因此适用于术后需接受盆腔放射治疗的患者。

## 四、原位膀胱重建术

### （一）胃代膀胱术

1978年，Leong等报道1969—1975年9例膀胱癌根治术后胃代膀胱术，其中男性8例，女性1例。基于幽门窦设计新膀胱，将胃窦连同胃左动脉移至盆腔。肠道吻合采用Billroth-Ⅰ胃十二指肠吻合方法。3-0羊肠线做胃-尿道吻合，输尿管吻合用Leadbetter黏膜下隧道方式。随访结果显示2例患者术后立即死亡（1例死于麻醉并发症，另1例死于嗜铬细胞瘤），3例在术后数月分别死于支气管癌、肠梗阻和持续的胃尿道吻合口漏尿。其余患者均存活，排尿通畅，很少有残余尿。新膀胱最初容量为100~150ml，术后随访18个月容量平均可达300ml。

### （二）回肠代膀胱术

1951年，Couvelaire（St Louis HospitalParis）首次为一例45岁男性患者行回肠代膀胱术，手术分两期进行。首先缝合肠袢一端，在对系膜缘做回肠-前列腺尿道吻合，肠袢另一端做腹壁造口作为安全阀门。二期行造口关闭术。随访结果显示患者可自行排尿，效果理想。1959年Camey完成了Camey-Ⅰ回肠代膀胱术，使用35cm完整回肠，中点对系膜侧与尿道吻合，此技术是对4年前Pyrah和Raper技术的改进。Camey（Paris）被认为是推广回肠代膀胱的人。

1987年，Hautmann（Ulm，West Germany）报道了11例回肠代膀胱，随访结果满意。他使用60~70cm回肠，去管状化后做M或W型肠袋并与尿道吻合，输尿管采用Le Duc-Camey吻合技术。同年Ghoneim和Kock（Mansoura，Egypt）等也报道了一组病例资料，他们为16例男性患者行改良Kock回肠代膀胱，效果良好。Skinner（Los Aneles）后来推广了此项回肠代膀胱技术，并于1991年报道了126例病例资料，结果满意。1996年，他们又报道了295例手术，效果依然良好。但值得注意的是，Koch回肠代膀胱存在三个主要并发症：①狭窄；②结石；③回肠套叠脱垂。这是导致再手术率高的几项关键因素。正因如此，不断有学者对传统的Camey以及Koch术式进行改进，各种回肠去管状化储尿囊层出不穷，常用的术式如经典的T-Pouch术即是Kock回肠代膀胱术的改良，其独特之处在于能够产生可靠的“瓣-阀”

系统，另外因为储尿囊内没有使用金属钉，减少了术后结石的形成，同时也减少了套叠相关并发症。再比如 Studer 术式，由 Studer 于 1983 年设计使用，这是一种采用长输入道、单向蠕动、管状回肠段的回肠代膀胱术，它结合了 Koch pouch 低压储尿囊的优点以及 Camey 术利用括约肌系统的优点，也是目前常用的原位尿流改道术式之一。其他回肠代膀胱术有 Stanford 大学医学院泌尿外科设计的 Stanford 膀胱以及 Maryland 大学医学院于 1983 年在 Koch 术式基础上设计的 Maryland 膀胱。总之，相关改良术式繁多，一般而言在选择以及设计新膀胱手术时均要考虑以下问题：①肠管去管状化后如何再成形以设计新膀胱；②是否采用抗反流结构或装置，如果使用那么怎样才能有效抗反流。对于尿流改道技术成熟的单位，只要符合相关手术适应证，以上术式均是理想的选择，比如邢念增教授改良的防反流邢氏新膀胱（视频 26）。

视频 26 全腹腔镜下“邢式”回肠新膀胱术

### （三）回盲肠、升结肠代膀胱术

1965 年，Hradec（Prague）和 GilVernet（Barcelona）分别报道了回盲肠代膀胱术的经验。Hradec 做了 10 例回盲肠代膀胱，他将左侧输尿管吻合到回肠近端，右侧输尿管吻合到结肠右上部，最后吻合盲肠与尿道残端。而 GilVernet 的技术是将输尿管均吻合至回肠，用回盲瓣起到抗反流作用，将尿道吻合在结肠近端的侧面，但目前相关报道并不多见。1982 年 Koch 等对肠管去管化处理行进一步尝试和改进，推动了肠管包括盲肠、结肠等在原位尿流改道术中应用的进步，比较有代表性的术式有 Mainz 代膀胱以及后来的改进型 Le Bag 膀胱等。1993 年 Alcin 用切断结肠带的方法建成回盲肠代膀胱，这是结肠代膀胱历史上又一突破性进展。

Goldwasser（Israel）首先使用右半结肠做尿流改道。1986 年他曾于 Mayo Clinic 行 7 例此项手术，大致方法为：截取整个右半结肠及盲肠，切除阑尾，吻合横结肠与回肠，以重建肠道的连续性。沿前方结肠带切开结肠，使用 Heineke-Mikulicz 法折叠结肠继而缝合关闭结肠，保持盲肠近端 2~3 英寸完整性。输尿管以抗反流方法再植于储尿囊，最后行尿道结肠吻合。但目前相关报道亦不多见。

### （四）乙状结肠代膀胱

1957 年，Giertz 和 Franksson（Stockholm）报道了 4 例乙状结肠代膀胱，其中 3 例用去管状化肠管，他们注意到去管状化的回肠代膀胱，其并发症发生率远低于未去管状化的乙状结肠代膀胱。1991 年，Reddy 报道为膀胱癌根治术的患者常规做去管状化的乙状结肠代膀胱。术中处理膀胱左侧韧带时避免结扎腹腔下动脉以保护直肠血液供应，随访结果显示日间控尿满意。

作为膀胱替代物，大肠的共同缺点在于顺应性较差，储存尿液后腔内压力较高，肠道去管状化较好地解决了这一问题。另外大肠也是肿瘤好发部位，但其优点也不容忽视：①其距离尿道膜部近，利于原位新膀胱再造；②毗邻膀胱，神经同源，蠕动节律及压力近似；③就功能方面而言乙状结肠新膀胱排空较回肠有力；④黏液分泌少，吸收有限。与回肠新膀胱相比，二者难度相当，术后效果接近，但乙状结肠新膀胱操作较为容易，手术时间以及术后恢复时间也较短，术后并发症也相对较低，对于符合手术适应证的患者不失为一种理想的手术方式。

## 五、腹腔镜和机器人尿流改道与尿路重建

在 18 世纪 80 年代以前外科学缺乏科学的理念和先进技术。1780 年维也纳外科医师 Billroth 使用手术刀打开了患者的腹腔，完成了人类历史上首例外科手术。自此以后麻醉、无菌术、抗生素、输血等重大外科理念和技术被一一探索应用。现代医学的发展速度远超乎我们的想象，200 年以后伴随着腹腔镜以及机器人辅助外科手术系统的临床应用，外科学尤其是泌尿外科学便进入了微创时代。

1991 年 Clayman 等应用腹腔镜设备成功开展肾脏切除手术，开创了腹腔镜泌尿外科手术的先河。此后美国学者 Parra 于 1992 年报道了首例腹腔镜下良性膀胱切除手术。患者为 27 岁截瘫女性，该患者曾因神经源性膀胱而行开放式经皮造口尿流改道术，此次因化脓性膀胱炎不得已切除废弃之膀胱。手术时间为 130 分钟，术后 5 天患者出院，住院时间远低于其他 5 名接受非腹腔镜膀胱切除的类似患者（20.6 天）。Parra 认为腹腔镜膀胱切除术是一种可行的、微创性的替代标准膀胱切除术的方法。同年 Kozminiski 和 Partamian 等首次完成了腹腔镜下根治性膀胱切除术（laparoscopic radical cystectomy，LRC）+ 回肠通道术（bricker）。同样是在这一年，

Valdivia 在实验猪动物模型上开展了腹腔镜输尿管乙状结肠吻合术。1995 年 Sanchez 也报道了 1 例腹腔镜下膀胱根治性切除术 + 回肠通道术,他们将膀胱从 4cm 长腰部切口取出,并在此切口取出肠管行输尿管肠管吻合。随着技术的发展和不断改进,研究者们将目光投向了全腹腔镜下尿流改道技术。Potter 等人于 1995 年最先报道了完全腹腔镜下回肠通道术,他们为 1 例 28 岁男性神经源性膀胱患者施行该手术,随访 5 年患者尿流输出道无反流以及梗阻,肾功能未受损伤。2000 年 Inderbir Gill 和他的团队也完成了 2 例全腹腔镜下膀胱切除术 + 回肠通道术。并随后于 2001 年报道了首例完全腹腔镜下根治性膀胱切除术 + 原位回肠代膀胱术,他们使用 65cm 回肠构建 Studer 储尿囊,效果良好。此后腹腔镜辅助尿流改道技术得到了长足发展,目前在国内外广泛应用。值得一提的是,在 20 世纪 90 年代学者们曾探索使用手辅助腹腔镜系统,美国 FDA 于 1996 年批准了第一款可应用于临床的手辅助腹腔镜设备,在当时得到了广泛应用。但其缺点同样不容忽视,即漏气或溅血会影响手术操作,这可能是近年来相关应用和报道较少的原因。

腹腔镜下乙状结肠直肠膀胱术(Mainz-PouchⅡ)的开展时间也比较早。Anderson 等于 1995 年首先报道在 9 例实验猪模型上完成腹腔镜辅助 Mainz-PouchⅡ手术,平均用时 122 分钟,其中 8 例存活,储尿囊容量平均 360ml,囊内压均小于 20cm$H_2O$。术后的随访结果显示有 11% 的右侧输尿管以及 33% 的左侧输尿管发生输尿管肠管吻合口狭窄或梗阻,另外 44% 的动物在钛钉处发现了结石。Turk 等报道了 5 例全腹腔镜下膀胱根治性切除术 + 乙状结肠直肠膀胱术,他们认为该术式可缩短患者术后下床活动时间以及住院时间,但该报道无长期随访结果。Deger 等为 12 例患者行全腹腔镜 Mainz-PouchⅡ手术,平均用时 485 分钟,随访 33 个月,所有患者日间尿控均满意,1 人夜间有尿失禁。作者将本组患者肿瘤学相关资料与开放式手术患者资料对比后认为,腹腔镜下乙状结肠直肠膀胱术后患者围手术期结果以及肿瘤学结果与开放式手术相当,但文章并没有报道术后功能学结果的对比。

美国 Menon 教授与埃及 Abol-Enein 和 Ghoneim 教授合作,于 2003 年率先开展并报道了首例机器人辅助腹腔镜下根治性膀胱切除(robotic assisted radical cystectomy,RARC)术。他们对 17 例(14 例男性,3 例女性)患者行膀胱全切术 + 腹腔外尿流改道术,其中 3 例为回肠通道术,其余为原位新膀胱术。膀胱切除术、回肠通道术、原位新膀胱术的平均操作时间分别为 140、120、168 分钟,平均出血量小于 150ml。大约在同一时间 Beecken 等报道了 RARC+ 体内 Hautmann 原位新膀胱术,用时 510 分钟,术中出血量 200ml。随着外科医师操作技术的成熟,RARC+ 尿流改道手术时间也在普遍缩短。综合近年来文献,RARC+ 腹腔外尿流改道手术时间为 260~308 分钟,时间差异主要取决于尿流改道方式,如选用 Bricker 回肠通道术还是 Hautmann 抑或是 Studer 原位新膀胱术,而手术失血量一般≤150ml。膀胱全切后有关机器人手术行腹腔内尿流改道术(intracorporeal urinary diversion,ICUD)的应用报道尚不多见。Balaji 等于 2004 年报道 3 例 RARC+ 完全腹腔内尿流改道手术,手术用时 630~830 分钟,住院时间为 5~10 天。由于完全腹腔内尿流改道仍需做腹部切口取出标本,并未减少机体损伤,反而增加了手术时间和难度。因此完全体内尿流改道的机器人手术其安全性及疗效有待进一步比较验证,或者更适合于女性患者,因为可以经阴道取出切除标本。目前的研究报道多选择 RARC+ 腹腔外尿流改道。近几年文献报道显示,RARC+ 腹腔内原位尿流改道(intracorporeal orthotopic neobladder,ICNB)手术用时 120~780 分钟,术中失血量 40~1 200ml 不等。目前机器人辅助膀胱根治性切除术 + 尿流改道技术尚处于发展早期,病例数量不多,且缺乏长期随访资料。但目前相关短期研究结果显示,机器人手术在围手术期结果、术后早期并发症等方面,与开放式根治性膀胱切除术(open radical cystectomy,ORC)+ 尿流改道以及传统腹腔镜下根治性膀胱切除(laparoscopic radical cystectomy,LRC)+ 尿流改道术效果接近或无劣势。总体而言其优势在于可显著减少术中出血,降低输血率及术后早期并发症发生率,同时缩短术后住院时间。缺点是手术时间较开放及传统腹腔镜手术时间长,当然这和手术者的经验以及操作技术有一定关系。

## 六、问题与展望

最早的尿流改道主要解决先天性膀胱外翻患者的排尿问题,自 1887 年第一例膀胱癌根治性切除术完成后,膀胱癌根治性切除术成为尿流改道的主要适应证。此外,还有膀胱的炎症性疾病(如:间质性膀胱炎),神经损伤(如:神经源性膀胱),先天性脊柱裂等患者都需要做尿流改道。尿流改道与尿路重建始终是泌尿外科医师面临的严峻挑战。自输尿管乙状结肠吻合术问世以来，胃肠道用于尿流改道已经有150多年的历史，到目前为止，形成了以回肠通道为代表的非可控尿流改道，原位肠代膀胱，腹壁造口的可控性尿流改道，乙状结肠直肠膀胱术等术式。虽然自19世纪初，人类首次探索改变尿液流出道至今200年间，外科医师们解决了尿流改道的一个又一个难题。但是，要完全达到生理意义上的代膀胱还有许多问题没有解决。第一例输尿管乙状结肠吻合术似乎解决了如何收集、储存、可控排尿的所有问题。针对肾积水和逆行感染，当时最难解决的问题是输尿管吻合技术，即如何使吻合以后的输尿管既通畅又不出现反流。这个问题通过黏膜下隧道、浆膜下隧道、乳头法、回肠套叠等方法得到了解决。1个多世纪以来泌尿外科医师们穷尽智慧不断探索尿流改道的手术方式，可谓百家争鸣，针对当前应用的手术方式存在的问题，不断有改良的新术式出现。虽然没有尿流改道方面的临床指南，但是基本形成了原位膀胱和非可控性尿流改道两类方案，腹壁造口的可控性尿流改道因手术复杂、并发症多应用越来越少，而部分尿便分流的肛门可控性尿流改道被越来越多的医师和患者接受。关于原位乙状结肠膀胱的报道屡见不鲜，作为膀胱替代物，大肠的共同缺点在于顺应性较差，储存尿液后腔内压力较高，肠道去管状化较好地解决了这一问题。另外大肠也是肿瘤好发部位，但其优点也不容忽视：①其距离尿道膜部近，利于原位新膀胱再造；②毗邻膀胱，神经同源，蠕动节律及压力近似；③就功能方面而言乙状结肠新膀胱排空较回肠有力；④黏液分泌少，吸收有限。与回肠新膀胱相比，二者难度相当，术后效果接近，但乙状结肠新膀胱操作较为容易，手术时间以及术后恢复时间也较短，术后并发症也相对较低，对于符合手术适应证的患者不失为一种理想的手术方式。每一种手术方式都有其相应的适应证和禁忌证，因此如何个性化地选择设计最适合某一位患者的尿流改道方式将是泌尿外科医师为之钻研的重要课题。

近20年来组织工程研究为人体器官替代和组织修复提供了新的途径，组织工程在尿流改道当中应用的研究也在不断深入。目前组织工程通道以及膀胱的相关研究均已取得令人瞩目的进展。2006年，Atala等首次报道了组织工程膀胱应用于临床的研究，他们成功再造了有三层细胞组织结构的组织工程膀胱。7例伴发膀胱功能异常的脊髓脊膜膨出患者在植入自体细胞来源的组织工程膀胱后，经过2~5年的追踪随访结果显示，组织工程膀胱的功能和形态均获得了持续改善，活检显示组织工程膀胱具有移行上皮、黏膜下层和肌层的正常结构。随后相关的组织工程膀胱产品Tengion Neo-bladder Construction于2009年被应用于膀胱扩大成形术，并进入临床Ⅱ期试验。相信在不久的将来，有望用于膀胱癌患者膀胱切除后的膀胱重建。虽然组织工程膀胱在动物实验和临床研究已经取得成功，并显示出巨大的应用潜能。其优势诸多，比如可以避免肠代膀胱带来的诸多并发症。但是，目前组织工程膀胱的研究和应用仍然面临着许多挑战，主要包括种子细胞来源受限、缺乏理想的支架材料和生物反应器、组织工程膀胱血管化不足、膀胱功能恢复欠佳以及面临着医学伦理学的冲突等。目前尚不能在临床上广泛应用。笔者利用腹膜重建膀胱黏膜，在肠代膀胱动物实验中成功地构建了被覆尿路移行上皮的膀胱黏膜。这种在体内直接完成的尿路上皮膀胱黏膜重构克服了体外组织工程关于种子细胞诱导，支架材料、细胞因子毒性等障碍。有希望成为组织工程进行组织修复和器官重建的新途径。相信随着科技进步，人造组织工程膀胱会有突破性的进展，在不久的将来，人造组织工程膀胱将会广泛应用于临床。

众所周知，外科学总是伴随着科学技术的进步而发展，随着腹腔镜技术的广泛应用，外科学已经迎来了微创时代，加之达·芬奇机器人外科系统的初步应用，在尿流改道方面越来越多的泌尿外科医师探索应用微创尿流改道技术，即LRC/RARC+尿流改道术，代替传统的OPC+尿流改道。目前已报道文献证实了腹腔镜以及机器人外科系统在尿流改道应用中的诸多优势，在客观看待二者不足之处的同时我们有理由相信，不久的将来随着技术的改进必将进一步扩大腹腔镜以及机器人手术系统的应用广度以及提高其使用效果，结合尿流改道和尿路重建领域的深入基础和临床研究，最终达到使患者获得最佳外科治疗效果的目标。

（李胜文　陈彪　王帅军　武昊）

## 第二节　肠管解剖功能及特点

膀胱根治术后进行尿流改道手术时，选择肠道的哪一部分用于替代膀胱以及如何设计手术方式，都是泌尿外科医师面临的挑战。因此，系统地认识肠管的解剖功能特点显得尤为重要，只有这样才能正确选择合适的膀胱替代物，使所选择组织对机体的生理影响最小，同时在功能上尽可能接近生理性膀胱。

### 一、肠管组织胚胎学概述

虽然肠管不同部位其生理解剖各有特点，但从组织胚胎学角度而言，它们有共同起源及发育模式，即均来自胚胎时期的原始消化管，该管由位于胚胎中央的内胚层组织形成，主要构成消化道上皮层以及各种腺体细胞和导管细胞，小梁也包括胰腺和肝脏。原始消化管周围的脏壁中胚层形成消化道的血管，淋巴管以及结缔组织和肌层组织，外表面形成间皮组织，该组织可分泌细胞外基质等物质，被覆于腹膜游离面起润滑作用，这一组织如果被损伤常会导致深层组织的粘连，在行肠道相关手术时应予以注意。

各段肠道在机体发育成熟后其各层组织结构大致相同，由管腔内向外侧依次为黏膜层，黏膜下层，肌层以及浆膜层。其中黏膜层又分为上皮层，固有层以及黏膜肌层。黏膜上皮层是一层保护屏障，对于机械，热力以及化学损伤有一定保护作用，这在食管以及直肠下段较为明显，而在小肠中其主要作用是吸收和分泌，腺体可位于黏膜上皮层或固有层，黏膜下层亦有腺体细胞存在。黏膜下层为疏松结缔组织，其中包含较大的神经，血管及淋巴管，值得关注的是，黏膜下层的纤维组织柔韧牢固，在吻合肠道时需注意缝合该层。肌层包括内侧环形以及外侧纵形肌层，两层之间有少许结缔组织及肌肉神经丛。一般来说环形肌比外侧纵形肌厚，但在结肠中纵形肌却较厚，形成三条结肠带。肠管最外层为结缔组织，可有少量脂肪组织沉积，由于肠管被覆腹膜，脏腹膜亦即浆膜与肠管表面结缔组织粘连甚密，故一般而言浆膜层即指脏腹膜，在没有腹膜覆盖的部位，则肠管最外层为其自身结缔组织。

### 二、肠管解剖功能特点与选择

#### （一）小肠的形态及解剖学特点

小肠盘绕于腹腔中下部，周围有结肠围绕，前方为大网膜及腹前壁，占消化道总长的 2/3，其中近侧 2/5 为空肠而远侧 3/5 为回肠。成年人小肠长度为 6~7m，其中空肠约 2.5m，回肠约 3.5m，二者之间无明显分界。空肠上起于十二指肠空肠曲，起始标识为 Treitz 韧带，小肠在走行过程中肠管逐渐变细，借肠系膜悬系于腹后壁，直至凸入盲肠形成回盲瓣。因小肠及其血管由肠系膜所覆盖，因此肠系膜的解剖对于尿流改道术中肠管的辨别以及切除吻合至关重要。肠系膜由两层腹膜组成，包被肠管将其悬系于腹后壁，肠系膜于腹后壁附着处称为系膜根，起自 1，2 腰椎椎体左侧，向右下方斜行约 15cm 止于右骶髂关节前方。因肠系膜根部长度远小于肠系膜之长度，故肠系膜呈扇形。系膜包绕肠管之边缘称为肠缘，系膜中部距肠缘距离最长，约 20cm，向两侧逐渐缩短。末段回肠以及距 Treitz 韧带 1.8m 的一段约 1.5m 长的小肠，其系膜为整个小肠中最长，可下降至盆腔，因此放疗后患者应避免使用。

#### （二）小肠的动脉解剖特点

空回肠血供来自肠系膜上动脉。肠系膜上动脉在第 1 腰椎水平起于腹主动脉前壁，向前下由胰颈下缘左侧穿出，跨十二指肠水平部前方，于肠系膜内呈放射状走向肠壁。肠系膜上动脉向右发出数条分支主要营养结肠，向左发出 12~18 条空回肠动脉支。各动脉主干行至肠管之前多次分出细支，相互之间形成动脉血管网并再次发出分支，一般可形成 1~5 级动脉弓，在接近肠管处动脉弓发出直支到达肠壁内，一般而言，距直动脉侧方 8cm 的小肠可以存活。在尿路整形术中如要切取一段肠管，应保留 2 根以上动脉弓以保证血供。另外，直动脉间缺少吻合，因此行肠切除吻合术时肠系膜应作扇形切除，对系膜缘侧的肠壁应稍多切除一些，以保证吻合后对系膜缘有充分血供。小肠动脉大体及细微解剖见图 43-1，图 43-2。小肠之静脉与动脉伴行，汇入肠系膜上静脉，继而汇入脾静脉并最终形成门静脉。空肠与回肠之特点鉴别见表 43-1。

#### （三）小肠的生理功能

小肠是消化及吸收食物的重要场所，小肠腺分泌黏液，酶类，电解质等。在正常消化状态下，小肠上皮能生成水性分泌物，其生成速率稍慢于它在小肠中被吸收的速率。位于小肠柱状上皮细胞之间的杯状细胞分泌黏液。正常小肠每天分泌 1~3L 肠液

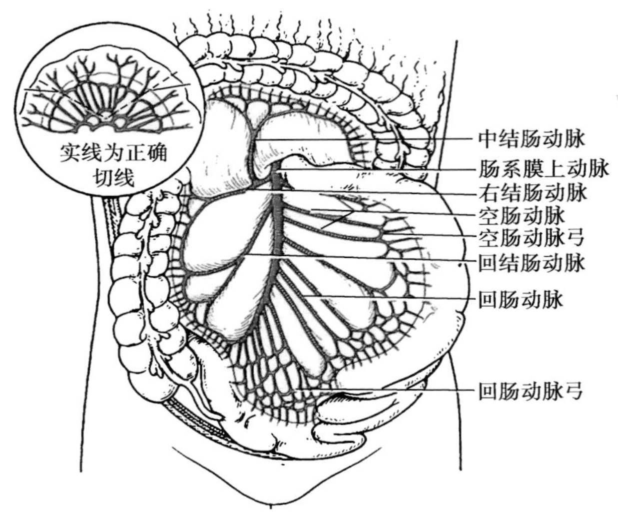


图 43-1　小肠动脉大体解剖示意

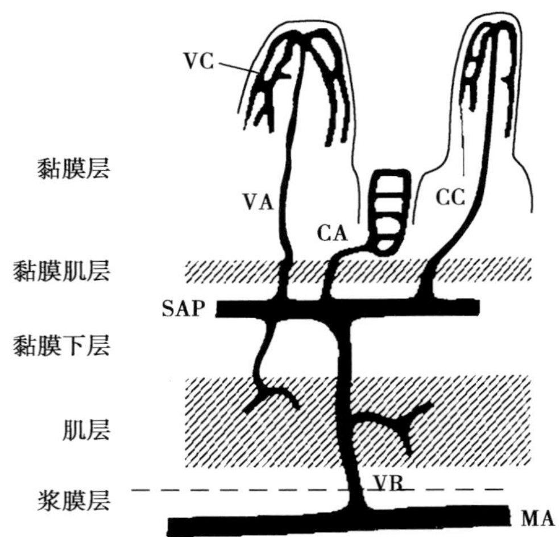


图 43-2　小肠动脉细微解剖示意

VC：villous capillaries，绒毛毛细血管；VA：villous arteriole，绒毛血管；CA：cryptal arteriole，隐窝小动脉；CC：capillaries，毛细血管；SAP：submucosal arterial plexus，黏膜下动脉丛；VR：vasa recta，直小动脉；MA：marginal artery：边缘动脉。

表 43-1　空肠与回肠之特点鉴别

| 鉴别点 | 空肠 | 回肠 |
|---|---|---|
| 直径 | 较大 | 较小 |
| 色泽 | 稍红 | 稍白 |
| 动脉弓 | 1 级 | 4~5 级 |
| 血管直径 | 较粗 | 较细 |
| 肠壁厚度 | 较厚 | 较薄 |
| 系膜厚度 | 较薄 | 较厚 |
| 系膜长度 | 较长 | 较短 |
| 系膜脂肪 | 较少 | 较多 |

入肠腔，但绝大部分都在远端小肠重吸收。目前文献中膀胱替代材料以回肠应用为最多，其优势在于血供丰富，回肠系膜也较长，因此活动度大，利于手术操作，另外回肠再造新膀胱可以达到比较理想的高容量低压力状态。其缺点在于肠管壁较薄，对于术者而言术中容易损伤肠管，另外在行输尿管再植手术时难度较大，就新膀胱的功能而言，回肠壁较薄可能导致新膀胱张力小，排空能力差，因此可能导致泌尿系感染以及影响肾功能。回肠在尿流改道术中最值得关注的缺点还是黏液的分泌，回肠黏膜可分泌较多碱性黏液，可能导致术后结石形成以及尿路堵塞的发生，另外肠管有吸收电解质功能，术后发生高氯性酸中毒的并发症也屡见不鲜，因此对于肾功能差的患者应尽可能少用回肠为宜。尽管术后早期回肠新膀胱往往分泌黏液较多，但有研究发现术后由于尿液影响，肠黏膜会发生一系列变化导致肠黏膜中分泌细胞数量逐渐减少。值得注意的是，由于回肠末端有吸收维生素 $B_{12}$ 等物质的功能，因此一般在尿流改道术中切取回肠时距离回盲瓣至少 15cm，同时注意不要切除过长的回肠段，易导致电解质紊乱以及营养物质吸收不良等并发症。

**（四）大肠解剖功能及特点**

1. 大肠形态与解剖学特点　大肠指从回肠末端至肛门的粗大肠管，长约 1.5m，包括盲肠，阑尾，结肠以及直肠。熟悉各段肠管的长度对于手术的设计以及操作也至关重要，成人大肠各段肠管之长度见表 43-2。

表 43-2　成人大肠各段肠管之长度

| 肠段 | 平均长度 |
|---|---|
| 盲肠 | 6~8cm |
| 阑尾 | 5~7cm |
| 升结肠 | 15cm |
| 横结肠 | 50cm |
| 降结肠 | 20cm |
| 乙状结肠 | 40cm |
| 直肠 | 10~14cm |

其中盲肠管径为最大，向直肠方向逐渐变细。盲肠平滑肌张力较小，顺应性较强，因此盲肠常被用作可控膀胱的储尿囊。盲肠大多固定于右下腹，有两条辅助之腹膜系带将盲肠和远端回肠固定于腹膜后以及侧腹壁，其中一条来自盲肠，将盲肠在侧方固定于侧后腹壁，另一条来自远端回肠，连接到盲肠，

将二者固定于腹膜后。盲肠有 2 个开口，分别是位于内后壁的回盲瓣开口以及其下方约 2cm 处阑尾开口，此开口处有 Gerlach 瓣，在可控膀胱术中可利用此瓣的抗反流作用而采用阑尾作可控腹壁输出道，回盲瓣也常被用于作为自然的输出道抗反流瓣。值得提出的是，阑尾易发生炎症狭窄，术前应注意这一点。

结肠纵形肌纤维集聚为三条结肠带，其中一条位于结肠系膜附着处，称为系膜带，另一条位于大网膜附着处称为网膜带，二者之间有一条独立带，熟悉结肠带的解剖在有些需要松解直肠纵形肌的尿流改道术中非常重要。升结肠由盲肠延续，于腰方肌、右肾前方上行至肝右叶下方。降结肠自结肠左曲于腰方肌、左肾前方下行，越过左髂嵴与乙状结肠相延续。升结肠以及降结肠均为腹膜间位器官，其后以结缔组织附于腹后壁，因此活动度较小。横结肠全长均借系膜悬系于腹后壁，其系膜两端较固定而中间部分较长，因此活动度较大。而横结肠游离于腹腔，通过大网膜与胃相连，在脾曲被横结肠韧带固定于左上腹。升结肠上部即结肠肝曲由韧带将其与肝脏相连接，故该处活动性较小，术中应重视该部位解剖，以免因过度牵拉肠管等原因损伤脏器，在横结肠脾曲部位同样应注意该问题。

乙状结肠起自左髂嵴，在腹下部及小骨盆腔内呈“乙”形弯曲，其仍具有结肠的三个形态，特点是结肠带在此逐渐变宽。乙状结肠属于腹膜内位器官，借系膜悬系于左髂窝，活动度也较大，但乙状结肠与降结肠以及直肠连接处较固定。一般情况下，其头侧部分在腹膜内，而其接近尾侧之远端部分在腹膜后，最终位于腹膜下。需要注意的是，乙状结肠系膜根部外侧有左侧输尿管，术中应注意避免损伤，但一般来说乙状结肠系膜根较易移至手术野，因此其外侧之输尿管便不易受到损伤。但右输尿管无肠系膜根保护，手术时牵拉腹膜，可能被拉至手术野而受损伤，故在游离升、降结肠以及关闭后腹膜时应注意熟悉输尿管解剖以避免损伤之。乙状结肠系膜向上与左 Toldt 筋膜相连续，左 Toldt 筋膜中间偏下部分未完全融合，称之为乙状结肠凹陷，凹陷左后方恰好有左输尿管通过，为最易损伤输尿管的部位，术中应予以注意。乙状结肠在第 3 骶椎处与直肠相延续，此处是行乙状结肠直肠膀胱术的关键解剖部位，理应加以重视。直肠已失去结肠的特点，构成结肠的纵形肌至乙状结肠与直肠相连续处集合成两条宽阔的肌带，下行分布于直肠的前后壁。

2. 大肠动脉解剖学特点　结肠动脉为起于肠系膜上动脉的回结肠动脉，右结肠动脉，中结肠动脉以及起于肠系膜下动脉的左结肠动脉和乙状结肠动脉。中结肠动脉为肠系膜上第一个分支，于横结肠系膜内上行至中线右侧。右结肠动脉常于中结肠动脉下方从肠系膜上发出，但也可来源于回结肠动脉或直接由中结肠动脉发出。这些动脉在结肠内侧周缘围成一连续动脉弓即 Drummond 弓，使得游离结肠时有很大余地。该动脉弓也被称为边缘动脉，自边缘动脉发出直动脉营养肠壁，边缘动脉与结肠内侧壁距离为 1cm 者占 90%，1cm 以上者约 10%。肥胖患者因血管表面脂肪较多可能不易辨认。结肠动脉分布以及细微解剖示意图见图 43-3，结肠静脉与同名动脉伴行，经肠系膜上，下静脉汇入肝门静脉见图 43-4；直肠动脉解剖见图 43-5；直肠血供来源见表 43-3。

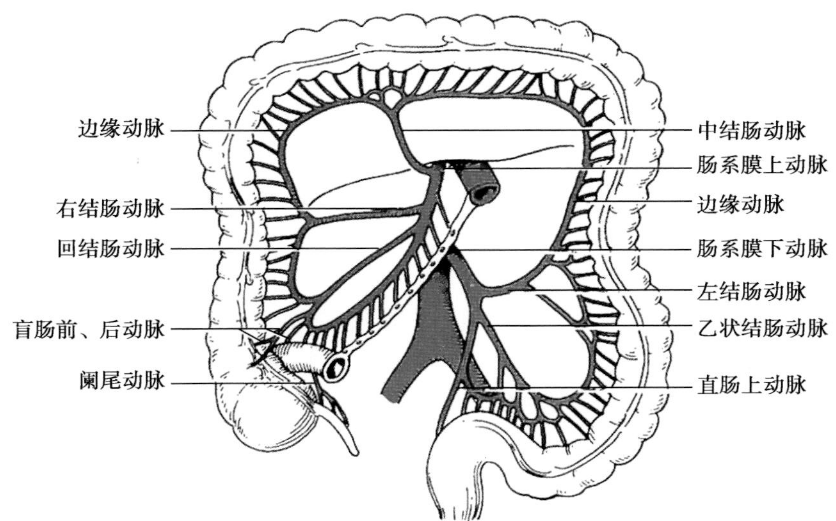


图 43-3　结肠动脉解剖示意

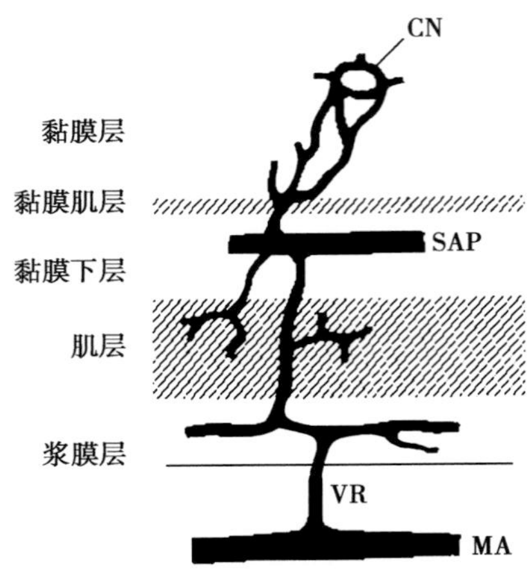


图 43-4　结肠动脉微细解剖示意

CN：capillary network，毛细血管网；SAP：submucosal arterial plexus，黏膜下动脉丛；VR：vasa recta，直小动脉；MA：marginal artery：边缘动脉。

表 43-3　直肠动脉血供来源

| 动脉主干 | 直肠动脉支 |
|---|---|
| 肠系膜下动脉 | 直肠上动脉 |
| 髂内动脉 | 直肠中动脉 |
| 阴部内动脉 | 直肠下动脉 |
| 主动脉 | 骶正中动脉（直肠后部） |

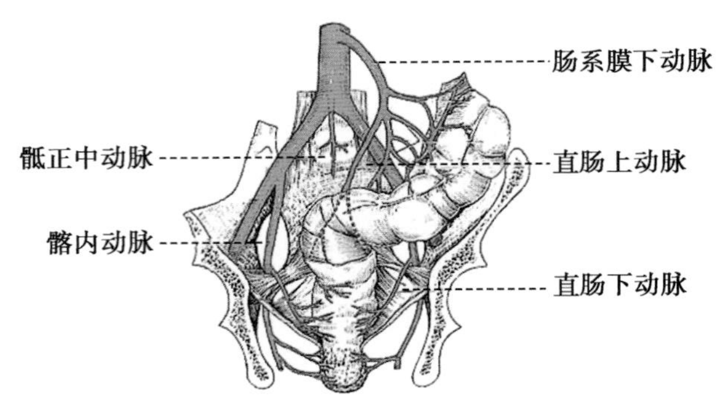


图 43-5　直肠动脉解剖示意

3. 大肠生理功能概述　大肠主要生理功能是吸收少量水分和钠，相较于回肠而言，结肠的吸收功能有限，肠黏膜分泌少，电解质紊乱以及营养方面的副作用更小。结肠管径大，制作储尿囊所需肠管长度较短，另外结肠壁厚，在行输尿管再植术时相对于回肠更容易操作。但应该注意的是结肠是消化道肿瘤的好发部位，设计手术方案时应考虑这一因素。就动力学方面而言，结肠比回肠排空更有力，加之去带之后结肠储尿囊内压较低，因此结肠尤其是乙状结肠也是目前尿流改道术中常用的肠段。但也有学者认为，相比较而言，回肠因其低收缩性和高顺应性，似乎更容易实现可控性排尿。

（李胜文　王帅军）

## 第三节　肠管在尿流改道术中的应用

胃肠道用于尿流改道术历史悠久，自 1852 年 Simon 将输尿管吻合于乙状结肠之后，各种尿流改道的术式层出不穷，包括胃、空肠、回肠、回盲肠、阑尾、升结肠以及横结肠、乙状结肠、直肠的各段肠管都被应用于尿流改道术。应用胃肠道不同部位和不同的新膀胱成形方式形成了众多的改良术式。到目前为止，应用最多的是回肠，其次是结肠，胃在尿流改道中的应用也时有报道。空肠在尿流改道的早期有少量报道，由于代谢方面的并发症多，基本上不再用于尿流改道。不论哪一段消化道，也不论是用于输出道还是储尿囊，尿液对消化道黏膜的作用和消化道黏膜对尿液的吸收都会产生短期或长期的并发症。肠管的吻合技术，输尿管肠管吻合技术，肠管与皮肤的造口吻合技术会产生外科手术相关的并发症。储尿囊的容量、压力、顺应性以及足够的收缩力量影响新膀胱的储尿、排尿和控尿功能。对于原位膀胱重建对患者的选择、肠管的选择、储尿囊的成形以及术者的手术技术要求更高。

### 一、胃在尿流改道术中的应用

1956 年 Sinaiko 医师首先应用胃窦做腹壁造口的尿流改道。1978 年 Leong 第一次报道了应用原位膀胱替代，典型的原位胃新膀胱是 Mitchell 术式。胃窦作为尿流改道的优点是，分泌黏液少，不容易出现黏液潴留，不用经常冲洗膀胱；胃壁肌肉层厚，有利于输尿管的抗反流吻合；有观点认为用胃作为储尿囊有利于肾功能不全甚至肾衰的患者，理由是胃黏膜的生理功能是分泌氢离子和氯离子，不易引起高氯性酸中毒。胃窦用于尿流改道的弊端也是显而易见的。胃分泌氢离子是通过 $H^+/K^+$ 交换实现的。氢离子来源于体内的碳酸盐，氢离子由胃黏膜排出后，碳酸氢根由肾脏排出。当肾功能严重不全时，过多的碳酸根不能排出，会产生代谢性碱中毒。严重时会表现出嗜睡、癫痫甚至死亡。为了减少氢离子的分泌,可以用奥美拉唑、兰索拉唑质子泵抑制剂治疗。Lin(2000 年)报道了 8 例胃新膀胱术尿流动力学随访结果并与小肠和回肠新膀胱术相比较。发现胃新膀胱容量小,顺应性低,尿失禁的发生率较高。

## 二、空肠在尿流改道术中的应用

空肠的直径大于回肠,肠系膜长,从解剖上看更适于尿流改道。1935 年 Seiffert 报道了 2 例空肠通道手术,与回肠和结肠相比,空肠用于尿流改道更容易发生难以处理的电解质紊乱,如低钠血症、低氯血症、高钾血症和酸中毒。这是由于空肠分泌钠和氯,同时丢失水,低钠和低血容量刺激肾脏产生肾素,继而醛固酮升高,使肾脏增加钠的吸收,此外,高钾血症抑制了酸排泄,导致酸中毒。低钠、高钾、高渗的尿液到达空肠储尿囊,空肠重新吸收更多的钠、氯和水。长期如此,引起严重的酸中毒,发生空肠综合征。患者会嗜睡、恶心、呕吐、脱水、虚弱和发热,需要补水,补盐,纠正酸中毒。目前,很少有空肠尿流改道的应用。只有在回肠和结肠受过放疗照射,不能用于尿流改道时才被迫选择空肠。但是,要采用尽量短的空肠段做尿流改道。

手术方法:在距离 Treitz 韧带 15~25cm 处游离 10~15cm 的一段空肠,腹壁造口一般选择在左上腹部,其他手术步骤与回肠通道术相同。

## 三、回肠在尿流改道术中的应用

1891 年时 Zaayer 最早使用回肠作尿液输出道,这是一种尝试开启了利用肠管替代膀胱的先河,此后不断有学者开展相关动物实验以及手术操作。直到 1950 年 Bricker 改良并推广了真正意义的输尿管回肠皮肤造口术,形成回肠尿液输出道,即回肠膀胱术。至此确立了回肠通道在尿流改道术中的重要地位,并命名为“Bricker 手术”(图 43-6),到目前为止一直作为尿流改道的“金标准”。这一术式操作较简便,肠管损失比较少,适用范围广。缺点是手术需在腹壁造口佩戴集尿袋,术后需终身佩戴尿袋对患者心理会产生一定影响,也在生活上带来很多不便,某种程度上影响其社会活动,集尿袋也会带来一定的经济负担。目前回肠是文献报道中用于尿流改道术最多的肠管。有资料分析显示,目前回肠通道术约占全部尿流改道的 42%。Kim 等人对美国 2001—2008 年间 50 635 例患者的研究结果显示,采用回肠通道术者高达 92%(46 584/50 635)。2008 年法国泌尿外科协会也证实回肠通道术为最常用的尿流改道方式。一项有关美国与德国 2006—2014 年间膀胱全切患者尿流改道方式的分析显示,美国 17 711 例患者中采用回肠流出道者高达 87.7%,而在德国 60 447 例患者中该比例为 55.4%。总之,尽管目前在欧美等发达国家原位肠代膀胱术已被认为尿流改道之首选术式,但在世界范围内而言回肠通道术仍是最常用的尿液改道方式。除了 Bricker 术式外,在腹壁造口的可控性尿流改道和原位膀胱重建中回肠的应用也非常广泛,甚至在输尿管修复与替代术中回肠也是最常用的消化道。这主要是回肠比较长,可以取较长的部分用于尿流改道;肠系膜游离度好,血管弓分隔清晰便于保护肠段的血液供应。回肠广泛地用于可控性尿路改道术的里程碑式进步是肠道的去管状化形成低压储尿囊。无论是腹壁造口可控性尿流改道还是原位膀胱重建中,去管状化回肠成形的新膀胱其压力低,容量较大,顺应性好,对输尿管与肠管吻合的抗反流要求低,甚至可以不用抗反流吻合。这些特点有利于肾脏功能的保护。

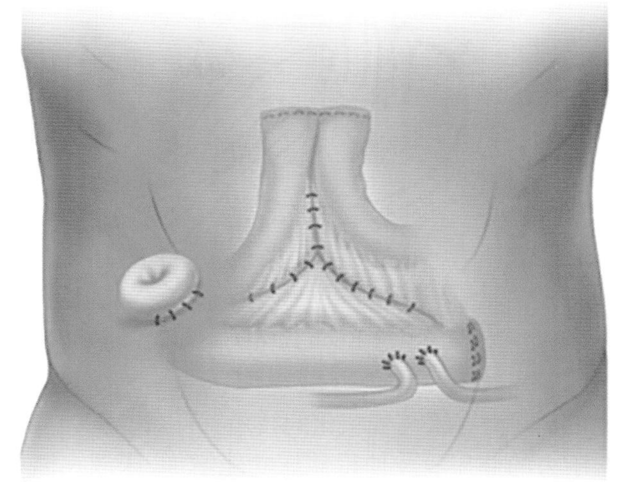

图 43-6　Bricker 术式示意

1975 年 Koch 医师建立的 Kock 氏储尿囊(图 43-7),其特点是肠管去管化,对折成 U 形后再吻合成高容量相对低压力的储尿囊。另外肠管两端采用套叠方式制作成抗反流装置,近侧端与输尿管吻合,远端回肠行腹壁造口。这一术式的最大优势在于患者无需佩戴尿袋,只需在有胀感时自行插尿管利用腹压辅助排尿。回肠的管壁薄,弹性好,便于用套叠的方式作为抗反流和控制流出的输出道。尽管储尿囊的构成可以用结肠,但是,多数结肠可控性尿流改道的输出道也采用回肠。

肠管的去管状化是尿流改道术中里程碑技术,

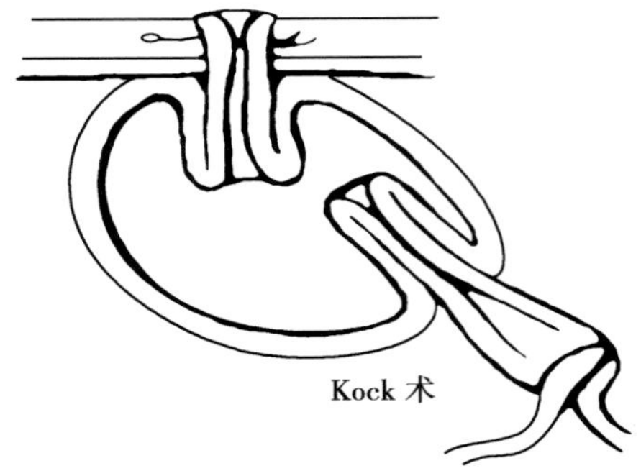


图 43-7 Koch 氏储尿囊示意

也正是因为有了去管状化的技术，可以构建大容量、低压力的储尿囊。使得储尿功能增加，尿液在储尿囊的吸收减少，对输尿管抗逆流的要求降低。这些因素使得“原位膀胱替代(orthotopic bladder substitution，OBS)”理念被越来越多的泌尿外科医师和患者接受。2004 年 WHO/SIU/ICUD 会议将原位尿流改道术作为根治性膀胱切除术后下尿路重建的金标准。原位输出道回肠代膀胱相关术式见表 43-4。

表 43-4 回肠原位尿流改道术式报道者

| 创始人 | 术式名称 |
|---|---|
| Camey | 原位 U 形回肠膀胱 |
| Kock | Kock 原位回肠代膀胱 |
| Hautmann | 原位可控 W/M 形回肠膀胱 |
| Ghoneim | 原位可控 W 形回肠膀胱 |
| Schreiter | 原位可控 S 形回肠膀胱 |
| Stein and Skinner | T- 型原位回肠代膀胱 |
| Studer | Studer 原位可控回肠膀胱 |

原位回肠代膀胱有很多手术方式，主要差异有两方面：

1. 使用肠管的长度及肠管去管状化之后形成储尿囊的方式。

2. 输尿管与肠代膀胱之间是否行抗反流吻合以抗反流吻合方式。例如 Camey 和 Studer 膀胱用 60~65cm 回肠，采用“U”形折叠形成新膀胱。Hautmann 和 Montie 采用“W”形折叠形成新膀胱，前者用 60~80cm 回肠缝合成形。后者用 50cm 回肠，用吻合器成形，而 Ghoneim 的“W”形新膀胱则用 40cm 折叠缝合而成。输尿管回肠吻合方式也各有不相同：①Montie 采用无抗反流的输尿管回肠端侧吻合；②Camey 和 Hautmann 采用黏膜沟法、Ghoneim 采用浆膜下隧道法；③Studer 利用近端回肠袢顺蠕动实现抗反流；④Kock 和 Zingg 通过近端回肠套叠达到抗逆流的作用。但很多术式都是在 Camey 及 Kock 膀胱的基础上改进形成的，如 Studer 膀胱(图 43-8)就结合了 Kock Pouch(低压储尿囊)与 Camey 手术的优点。Stanford 大学医学院设计的 Stanford 膀胱(图 43-9)，以及 Maryland 大学医学院设计的 Maryland 膀胱(图 43-10)，都是在 Koch 膀胱基础上改进形成的，其中 Stanford 膀胱将输入段肠壁进行 3~4 个水平的折叠，而 Maryland 膀胱只将输入段肠管套叠 1 次。另外，二者在肠管去管状化后吻合 U 形肠袢的方式也不同。再比如，T-Pouch 是在 Kock 储尿囊基础上改进而来，其特点在于未使用肠套叠乳头，而是以修剪的漏斗状肠管代替套叠之肠乳头作为尿流输入道，因此避免了肠套叠引起的相关并发症，如金属钉所致结石的形成。目前以 Hautmann 所设计的 W 形储尿囊较为常用(图 43-11)。输尿管与肠管之间的吻合方式众多，在此不一一列举，详见各章节有关术式之具体介绍。

回肠通道与原位肠代膀胱术之间孰优孰劣目前尚无定论，目前文献报道多认为回肠通道术操作

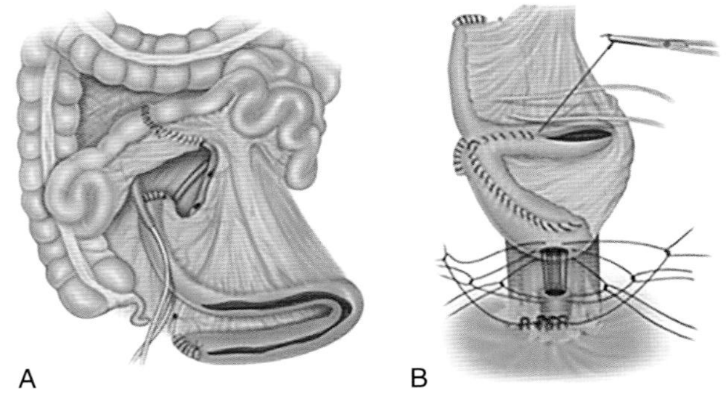


图 43-8 Studer 膀胱示意
A. Studer 膀胱成形前；B. Studer 膀胱与尿道吻合。

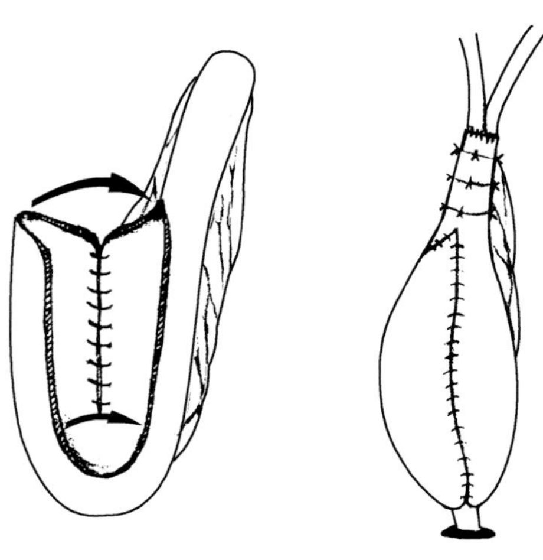

图 43-9 Stanford 膀胱

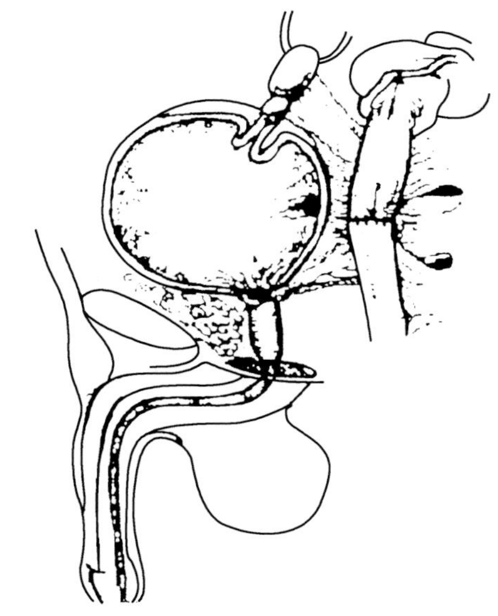

图 43-10 Maryland 膀胱

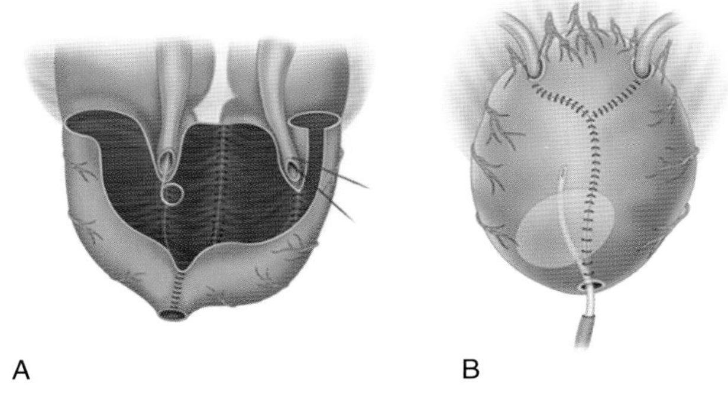


图 43-11 W 形回肠代膀胱
A. W 形回肠代膀胱成形前;B. W 形回肠代膀胱成形后。

较为简单,并发症也较少,在手术量上目前仍占有优势,而行原位新膀胱术的患者术后生活质量更好,但Hautmann 等认为原位新膀胱术与回肠流出道相比,在生活质量方面并无明显优越性。尽管如此,原位可控回肠代膀胱优势显而易见,主要包括:①利于自然的排尿路径和尿控机制,避免尿流腹壁造口带来的生理心理等问题;②通过增加腹压和尿道外括约肌松弛排尿,经训练后可自主排尿;③储尿囊内压力较低,输尿管尿液反流少等。

回肠在吸收营养方面的作用非常重要,糖、氨基酸、95% 的胆汁主要在回肠吸收。通过主动吸收钠和氯,被动地吸收水。失去过多的回肠末段会产生吸收不良。过多的胆汁进入结肠、结肠负荷增加会导致腹泻,同时,维生素 $B_{12}$ 吸收减少会产生再生障碍性贫血。尿液进入回肠储尿囊,尿中的氯和氨被吸收,产生高氯性酸中毒,这是因为氨在钠氢交换中代替钠被吸收。弱酸性的 $NH4^+$ 与氢离子交换伴随碳酸氢盐与氯离子交换,这样氯化铵经肠腔吸收入血交换碳酸。尽管临床上出现酸中毒状的不多,大多数回肠尿流改道的患者都会有高氯性代谢性酸中毒,在可控性尿流改道和原位膀胱中会更明显,因为尿液在储尿囊内接触肠黏膜面积大、时间长。肾功能不全的患者,自身调节酸碱平衡的能力下降,更容易出现高氯性代谢性酸中毒。

## 四、结肠在尿流改道术中的应用

结肠用于尿路重建需要从其固定的位置进行游离。结肠比回肠的直径大,一般容易游离到腹腔和盆腔的任何区域。对于有盆腔放疗史者亦可使用右结肠、横结肠和降结肠。应用结肠的术后肠梗阻发病率为 4%,低于回肠。使用结肠更容易采用黏膜下隧道法进行抗反流输尿管肠吻合术。虽然对于回肠和结肠用于尿流改道有很多争论,一般来说,应用回肠和结肠重建尿路差别不大。

结肠和回肠会造成同样类型的电解质失衡,发病率也相似。结肠的主要功能是吸收一小部分胆汁盐,主动从肠腔转运钠和氯,被动吸收水。如果过多地损失结肠会造成胆汁盐损失。用于储尿的结肠会吸收尿液中的氯,产生高氯性酸中毒,同时会有低钾血症、低镁血症、低钙血症等发生。如果回盲瓣没有破坏,则切除结肠后对营养的吸收影响较切除回肠少。但是如果回盲瓣丧失,则可能出现腹泻、肠道细菌过度繁殖伴吸收障碍以及水和碳酸氢盐丧失。

结肠收缩时会产生 $100cmH_2O$ 以上的压力,这种压力对于非可控性尿流改道不会造成任何影响。但是,完整结肠段用于可控性尿流改道时会增加尿液成分的吸收,引起代谢紊乱,并且引起尿频和尿失禁。所以,结肠原位膀胱、膀胱扩大、可控性皮肤造口必须完全去管状化。

早在 1950 年 Gilchris 就已报道使用盲肠升结肠做储尿囊,用回肠做可控机制,但当时未被广泛使用。1982 年 Kock 尝试对肠管进行去管化处理,推动了大肠包括盲肠、结肠等在尿流改道术中的应用。比较有代表性的术式有 Mainz 原位可控膀胱以及后来的改进型 Le Bag 储尿囊(图 43-12,图 43-13),以及 Indiana 储尿囊(回肠腹壁造口输出道的可控回结肠膀胱术)等。其中以 Indiana 储尿囊(图 43-14)较为常用,其可控率为 72%~98%。输出端选用阑尾和回肠套叠瓣,术后可控率有一定差异,分别为 96% 和 89.5%。

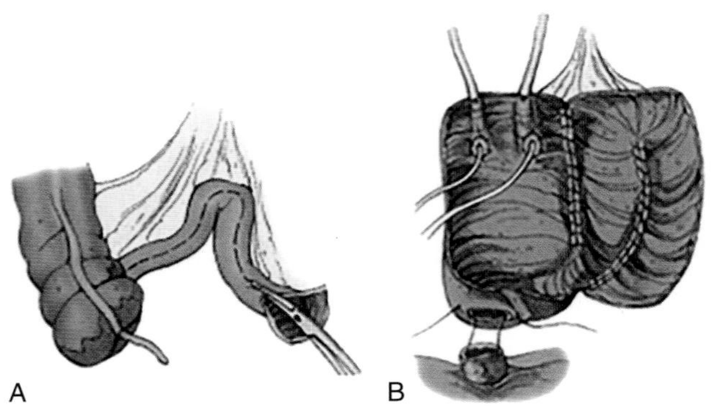


图 43-12　Mainz 原位可控膀胱

A. Mainz 原位可控膀胱成形前；B. Mainz 原位可控膀胱成形后。

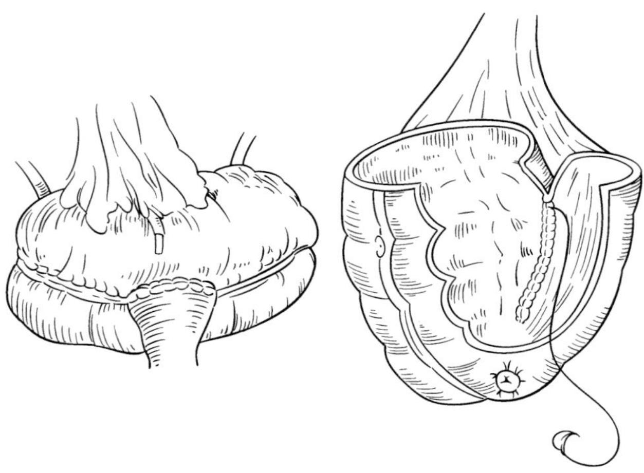

图 43-13　Le Bag 储尿囊

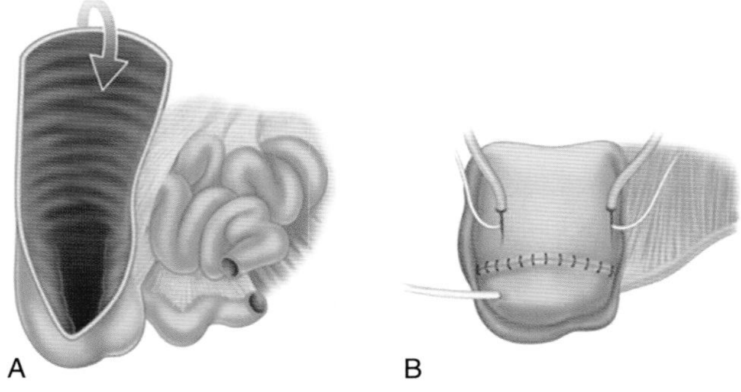


图 43-14　Indiana 储尿囊

A. Indiana 储尿囊成形前；B. Indiana 储尿囊成形后。

1993 年 Alcin 用切断结肠带的方法建成回盲肠新膀胱，我国梅骅等于 1998 年改进此术式并进行了报道，随访结果显示效果良好。有学者使用输尿管 - 回盲肠 - 乙状结肠吻合术，使用末端结肠及肛门作为输出道，方法为：切取末端回肠 10~14cm 以及升结肠 10cm，切除阑尾，封闭回肠及升结肠残端，继而将输尿管缝合至回肠，最后将盲肠底部吻合至乙状结肠，但有关报道并不多见。尿流改道中有关阑尾的代表术式为 Riedmiller 膀胱，即以阑尾为输出道的可控回结肠膀胱。使用阑尾作为输出道时可以使用原位阑尾也可以切取阑尾再与其他肠管做端侧吻合，最后做腹壁造口。如果使用原位阑尾做输出道，则可以利用盲肠之结肠带做抗反流设计，即纵形切开结肠带将阑尾置于其中再缝合结肠带。有时也可应用 Yang-Monti 技术替代阑尾作控尿结构。方法为截取 2~3cm 末段回肠，在对系膜缘纵切后于系膜缘垂直方向卷折肠管，再与盲肠端吻合。使用阑尾作为输出道将面临一些问题，如阑尾易发生炎症反应、管腔较小容易发生黏液阻塞同时也不利于插管等。也有学者单独使用升结肠、横结肠或者联合使用升、降结肠与横结肠行腹壁造口尿流改道，比如 Leissner 等于 2000 年报道使用横结肠联合升结肠（transverse-ascending pouch，TAP）或降结肠（transverse-descending pouch，TDP）上部设计倒 U 形储尿囊，结肠一端裁剪为细管状并埋植于结肠浆膜层之间，最后于脐部造口，该术式也叫 Mainz-PouchⅢ储尿囊（图 43-15）。或许对于行盆部放射的患者使用高位结肠如横结肠比较有优势。

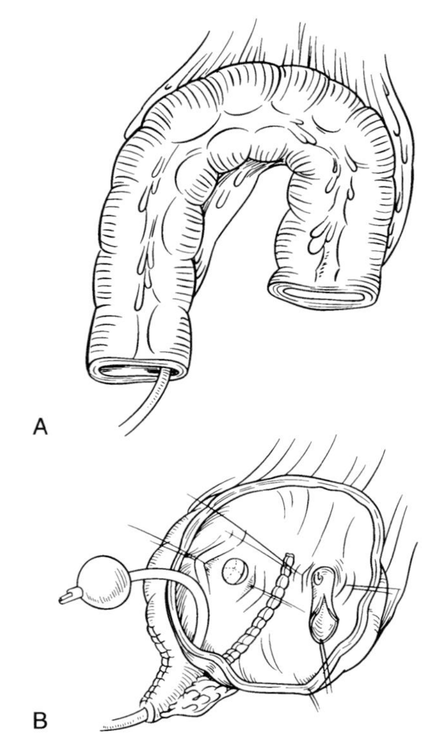


图 43-15　Mainz Ⅲ储尿囊

A. 取一段乙状结肠做 Mainz Ⅲ储尿囊；B. 成形 Mainz Ⅲ储尿囊。

在膀胱肿瘤根治性术中,可能为彻底切除肿瘤而不能很好地保留尿道括约肌升值做同期尿道切除,而无法采用原位排尿。这种情况,除了使用非可控尿流改道、腹壁造口的可控尿流改道术外,利用肛门控制排尿也是一种选择。应用时间最早的利用肛门控制排尿的尿流改道是输尿管乙状结肠吻合术,是一种完全尿粪合流尿流改道术式,由 Simon 于 1852 年报道,该术式存在诸多问题,如逆行感染、高氯性酸中毒、肾功能受损等并发症。为克服这些问题,采用了完全尿粪分流的改道方式。直肠膀胱乙状结肠会阴或腹壁造口也属于这一类可控性尿流改道方法。此术式克服了尿粪合流的缺点,但因为肠管未去管化,直肠的高压力增加了尿液成分的吸收,代谢紊乱仍然是其主要并发症之一。因术后并发症仍较多而未被广泛使用。1988 年 Kock 等对输尿管乙状结肠吻合术进行改进,在乙状结肠直肠交界处设计了肠套叠抗反流瓣,然后切除部分回肠,与直肠吻合以便同时达到抗尿流反流及扩大直肠容积的目的。后来 Skinner 和同事于 1989 年再次改进该术式,他们将去管化的回肠储尿囊之下缘与直肠吻合。1991 年 Fisch 及 Hohenfellner 再次改进此术式,形成 Mainz Pouch Ⅱ术(图 43-16)。

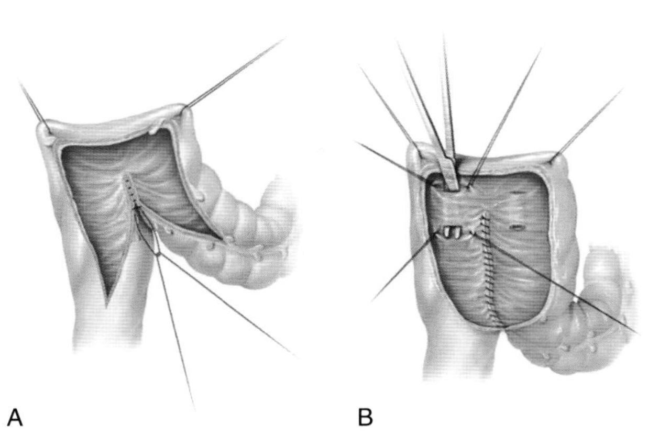


图 43-16　Mainz Pouch Ⅱ

A. Mainz PouchⅡ成形前;B. Mainz Pouch Ⅱ建立输尿管再植黏膜下隧道。

该术式操作简单,临床效果稳定,并发症较此前的术式明显减少。Mainz PouchⅡ是将部分乙状结肠及直肠去管化形成低压、高容量储尿袋,利用肛门进行排尿,形成尿粪相对分流,较好地解决了储尿、排尿、控尿和保护上尿路的问题。由于这种手术操作简单,容易在全腹腔镜下完成,已经有在腹腔镜下完成乙状结肠直肠膀胱术的报道。随着腹腔镜以及机器人手术技术的快速发展,越来越多的学者尝试腹腔镜或机器人辅助下行尿流改道术。

乙状结肠原位膀胱重建是用于尿流改道的典型术式(图 43-17)。早期完整的乙状结肠段作为膀胱替代物,有着大肠的共同缺点:

1. 储尿囊顺应性较差,储存尿液后腔内压力较高。

2. 发生尿频、尿失禁、代谢紊乱的概率很高,影响了术后生活质量。

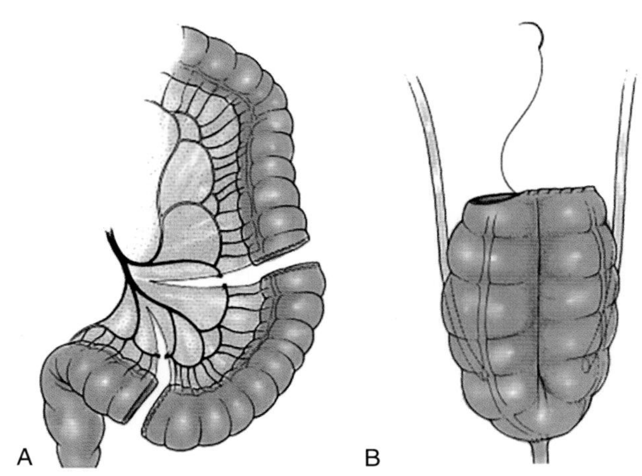


图 43-17　原位乙状结肠膀胱示意

A. 用于乙状结肠膀胱成形的长段;B. 原位乙状结肠膀胱成形后。

肠道去管状化较好地解决了这些问题,去管状化的乙状结肠原位膀胱与回肠原位膀胱比较具有一些天然优势:①其距离盆底比较近,利于新膀胱与尿道的吻合;②毗邻膀胱,神经同源,蠕动节律及压力近似;③就功能方面而言乙状结肠新膀胱排空较回肠有力,较厚的肠壁肌层不容易形成巨大膀胱;④黏液分泌和尿液成分吸收较回肠少。与回肠新膀胱相比,二者难度相当,术后效果接近,但乙状结肠新膀胱操作较为容易,手术时间以及术后恢复时间也较短,术后并发症也相对较低,对于符合手术适应证的患者不失为一种理想的手术方式。

## 五、尿流改道肠吻合术的基本原则

肠吻合技术对从事尿流改道工作的泌尿外科医师来讲是一项基本的却十分重要的技术。无论是肠道连续性的恢复,还是储尿囊的缝合发生的并发症都会影响手术的质量,严重者会给患者健康带来不可挽回的损害甚至死亡。不同于腹部外科医师，泌尿外科的肠吻合步骤常常在复杂的泌尿外科手术之后进行。包括术者在内的手术团队都处在非常疲劳的状态，这会影响手术的质量。因此，要求泌尿外科医师更要有扎实的外科基本功，在术中始终牢记肠道手术的基本原则，采用正确的方法处理肠管。

#### （一）术者要亲自过问肠道的准备情况

手术当中发现肠道准备不充分的情况时有发生，尤其是老年人，依从性不好的患者更应重点关注。笔者即遇到护士和患者都报道肠道准备非常满意，但术中见内容残留很多的情况。有的是便秘患者近端肠管内容未排出，甚至有的老年人将肠道准备的药物藏起来，却向医师报道按照要求做好了一切准备。

#### （二）肠道手术要求

用纱布垫将吻合区与腹腔其他部分隔离开，切断肠管前固定好肠钳，尽量避免在吻合完成前调整肠钳位置，以免肠道溢出物污染腹腔。并用无损伤封闭钳钳闭肠管，使肠内容物溢出的可能性更小。这种手术钳可以防止肠内容物沾染肠道断端，但却不会干扰肠管的血供。重建术中用的游离肠管在剖开之前，隔离保护后用大量生理盐水充分冲洗，冲洗液从肠管的一端注入，在另一端流出时用弯盘接住，一直冲洗到流出液澄清。也可以在一端插入导管并用肠钳封闭导管周围的肠管，再行冲洗。

#### （三）要保证每一个肠管断端血供良好

选择肠管切断的部位时要考虑所用肠段肠管长度、肠系膜的长度、血管弓的分布。在两端肠管血供充分处选择切断肠管的位置，在切断肠管之前透光观察肠系膜确定血供情况。还要考虑到肠系膜切开的深度，以获得合适的肠段活动度。游离过程中注意保护血管，过度分离或使用电灼止血会破坏血液供应。在缝合过程中，吻合口张力过大、缝合过于密集都会损害血液供应。

#### （四）缝合和吻合

在尿流改道手术过程中缝合和吻合占用了大部分手术时间，也是尿流改道术的基本功。无张力吻合是尿流改道手术必须遵守的原则。无论是恢复肠道连续性、通道造口、输尿管肠吻合还是储尿囊与尿道吻合都要求吻合口无张力。高张力的吻合口影响愈合，缺血还会影响组织活性，这些都是发生吻合口漏的因素。

#### （五）吻合两端的肠管浆膜要严密对合

吻合口全层缝合时肠断端浆膜层应紧密贴合，内翻缝合有利于吻合口愈合。术中，应在切断肠系膜的适宜区域确定后，将待吻合肠段的距肠管断端肠钳处适当长度的肠系膜清除掉，暴露足够的浆膜（约0.5cm），以便可以直接在浆膜上进行浆肌层缝合，使浆膜能够良好对合而肠系膜不会嵌入。缝线打结力度适中，以肠壁紧密贴合而又不发生组织切割为标准。连续缝合时，结扎太紧而导致组织切割。连续缝合时，缝线过紧会使组织发生绞窄。显然，必须将两段肠管的浆膜牢固缝合在一起。使用不可吸收线进行的吻合在愈合早期可以使吻合线更加牢固，但与可吸收线吻合差别不大，现在很少用不可吸收线缝合肠管。缝合已吻合的两段肠管的肠系膜，系膜应该彼此平行，保证吻合完成后无扭曲。

### 六、肠道去管状化

#### （一）正常膀胱的动力学特征

Laplace 定律对容器壁所受的张力与其内的压力及容器半径和容器壁厚进行了描述，泌尿外科将其应用于膀胱的生物力学描述上。Laplace 公式 T=Pves R/2d。其中 T 为膀胱壁所受的张力，P 为膀胱内压力，R 为膀胱半径，d 为膀胱壁厚度。更直接的理解是膀胱内压、膀胱大小和膀胱壁内张力之间的关系。在膀胱充盈过程中及储尿期，膀胱内压力 P 基本保持恒定。在极度充盈情况下，膀胱壁变得菲薄，除非有膀胱壁肥厚等疾病存在，其在公式中的作用几乎可以忽略不计，因此在正常膀胱中，膀胱充盈的张力约等于 T=Pves R/2。

随着尿液的充盈，膀胱从最初的塌陷状态逐渐展开。生理状态下，尿液充盈膀胱的过程中膀胱内压力的变化一般不易觉察，膀胱壁自身必须能够伸展和重构，以储存更多的尿液，具备同时保证压力不出现明显变化的顺应能力，即膀胱存在顺应性。膀胱顺应性 C 的定义是膀胱体积 V 变化与膀胱内压 P 变化的比值，C= 体积变化 / 压力变化。

膀胱的高度顺应性取决于膀胱良好的伸展和黏弹性。膀胱壁的伸展，包括黏膜固有层和逼尿肌厚度的改变，可以保证膀胱在扩张到一定程度时膀胱内压力不会出现明显升高。在膀胱充盈停止时，膀胱的黏弹性导致膀胱壁肌纤维伸长，从而延缓压力的升高。膀胱黏弹性主要与膀胱壁内的细胞外基质有关，其主要成分包括胶原和弹性纤维，主要存在于浆膜、膀胱肌肉束之间及平滑肌细胞之间。在膀胱充盈扩张过程中，膀胱壁平滑肌纤维持续进行着不同的收缩活动，调整其自身的肌纤维长度。同时膀胱黏膜上皮也随之扩张，因此，膀胱间质的黏弹性和膀胱逼尿肌的松弛是膀胱在储尿期发生被动扩张和保持膀胱正常顺应性的基础。

膀胱的顺应性非常高，在膀胱缓慢充盈状态下，膀胱顺应性可以无限大。影响膀胱顺应性的因素也有多种，比如膀胱壁黏弹性的改变、膀胱过度膨胀、膀胱充盈速度过快等情况下，顺应性均可发生明显变化。

膀胱壁中胶原蛋白和弹力蛋白的比例发生变化时，膀胱的顺应性随之发生变化。在膀胱损伤、梗阻或者去神经化后，其胶原蛋白含量明显增加。当弹力蛋白含量超过胶原蛋白时，膀胱的顺应性增加，当胶原蛋白含量超过弹力蛋白含量时，膀胱顺应性下降。

膀胱的储尿过程很大程度上是一种非神经调节的过程。动物模型显示，在膀胱充盈到一定程度，脊髓的交感神经反射起到一定的增加膀胱充盈和减轻膀胱内压力的作用。包括：①神经传导至膀胱壁，兴奋 $\beta_3$ 受体，降低膀胱逼尿肌底张力，松弛膀胱；②神经传导至膀胱颈和后尿道，兴奋 $\alpha_1$ 受体，提高尿道内括约肌的张力，增强膀胱出口阻力；③神经传导至盆神经节，抑制副交感神经传出，抑制逼尿肌收缩。此外，阴部神经核的兴奋引起尿道外括约肌收缩也是保证膀胱储尿的因素之一。

随着膀胱内尿液的增加，膀胱体积增大，根据 laplace 定律，膀胱壁的张力随之增加，张力感受器传入排尿中枢的神经冲动增加，当尿量超过排尿阈值时，排尿中枢兴奋性冲动下传，引起膀胱逼尿肌收缩，同时骶副交感神经兴奋，膀胱由储尿期进入排尿期。排尿时膀胱逼尿肌发生收缩，尿道外括约肌松弛，膀胱内压力超过膀胱出口压力，尿液随着压力梯度差自尿道流出。

在尿动力学检查中，膀胱内压力 Pves 是腹压 Pabd 和逼尿肌压力 Pdet 的综合，Pdet=Pves-Pabd。

正常生理状态下的排尿依赖于神经介导的逼尿肌的收缩，而腹压增加不明显。由于肌肉收缩的能量可以转变为收缩力量和肌肉缩短长度，因此，单用逼尿肌压力评价逼尿肌收缩的力量是不够的。膀胱是一个中空器官，肌肉收缩的力量是产生逼尿肌压力的原因之一，但肌肉的缩短速度也对尿流产生影响。

储尿与排尿期存在的问题可以通过尿动力学检查进行解答。在实施尿动力学检查时，应首选简单且创伤小的检查，只有在这些简单检查无法解决问题时才进行更加复杂的检查。必要时可以重复检查。尿动力学检查适用于存在下尿路症状的患者，不论患者是否接受后续治疗。

评估膀胱储尿期和排尿期功能的最主要检查是压力流率测定。其中在膀胱充盈的储尿期需要获得容量、感觉、顺应性和非随意收缩等四项信息：①最大膀胱容量是指充盈性膀胱测压末期患者有强烈的排尿意愿、无法再控制不排尿时的膀胱容量，包括排出的尿液量和膀胱内残余尿量。功能性膀胱容量是指排尿日记记录的最大排尿量，膀胱测压得到的最大容量一般要大于功能性膀胱容量。而膀胱感觉受损患者的最大膀胱容量一般无法测出，其结果仅仅是检查结束时的膀胱容量。膀胱正常容量在 300~500ml 之间。膀胱漏尿点压大于 40cm$H_2O$ 时上尿路发生损伤的概率明显增大，此压力时代膀胱容量即为膀胱的安全容量。②膀胱感觉是在测压过程中通过询问患者得到的，包括初次膀胱充盈感（初感觉）、初次排尿感觉（初尿意）和强烈排尿感觉（强急迫）；由于膀胱顺应性的存在，在膀胱测压的充盈期，随着灌注量大大增加，膀胱内的压力没有或者仅有微小增加。顺应性的计算方法为膀胱容量的变化值除以膀胱内压力的变化值，单位为 ml/cm$H_2O$。通常计算两点之间的变化：膀胱空虚状态下开始灌注时的逼尿肌压力，以及最大膀胱容量或者逼尿肌开始收缩时的逼尿肌压力。正常膀胱的顺应性应该小于 12.5ml/cm$H_2O$。③正常情况下，储尿期膀胱内压力几乎没有变化，逼尿肌没有非随意性收缩。目前将任何导致患者出现排尿感觉到不随意收缩统称为逼尿肌过度活动。膀胱在充盈末期保持一个较稳定的低压力，一般不超过 6~10ml/cm$H_2O$，称充盈末压力，且不应该出现不随意收缩。

### （二）回肠去管化后的容量和尿动力学特点

剖开肠管，将其自身反折，如果末端不闭合，容积可以增加一倍。但肠管替代尿路重建时必须闭合其末端，因此，永远不能完全达到容积增加一倍的极限。实际上，长度和直径的比值越大，末端闭合后容积变化越大。在直径和长度比值达到 1∶3.5 时闭合肠管末端，剖开肠管就不会再使容积增加。剖开大部分肠管实际上可以将容积增加约 50%。重建肠管的目的是形成一个球形囊状结构，这个构造在最小表面积下可以达到最大容积。保持低压储尿，有足够大容量及良好的顺应性。

如上文所述，根据 Laplace 定律，对于一个球体，球壁张力与其半径和压力的乘积成正比。因此，在理论上对于一定的球壁张力，其半径越大，所产生的压力越小，这对于避免上尿路功能受损或预防尿失禁是十分理想的理论依据。但因为肠管不是理想的球体，并且肠壁显示出的黏弹性倾向于改变施加在肠壁的压力和腔内所产生的张力之间的关系，与上文所述的膀胱壁所具备的黏弹性以及其所具有的特征不同。因此，如果想要制作储尿囊，需要尽可能将其做成球形。由于切断了肠管的环形肌肉，而减弱了收缩力量。同时，肠管重新缝合后方向不同、储尿囊部位的肠壁蠕动可以相互抵消其囊内压力，这使储尿囊能够保持稳定的低压状态，增加了储尿囊的顺应性。去管化的回肠制作的储尿囊内压一般在 15cm$H_2O$ 以下，结肠制作的储尿囊内压一般在 30cm$H_2O$。

在对系膜缘剖开肠管会使肠管运动失调，引起腔内压力下降。理想的情况是为患者提供一个球壁很少收缩或者只有无效收缩的球形储尿囊。经动物实验证实，于对系膜缘剖开肠管并进行重建，在急性期肠管的协调性蠕动波有明显破坏，而 3 个月后又恢复正常的协调状态。临床经验也显示，肠管重建后（去管化）的初期协调的蠕动波减少，但后期会有很多蠕动波重新出现，而且很容易显示出来。

两端封闭的肠管腔内压力可以通过增加容积或者通过肠壁收缩减小其体积来增加。因为肠壁对水自由通透，尿液中较高的渗透压成分可使水向肠腔内移动。大多数可控性尿流改道患者每天排泄 2~4L 水。随着时间的延长，肠管容积增加，但这种情况只有在肠管经常充盈时才会出现。如果储尿囊无功能，其容积就会变小。研究证实，用肠管建造的储尿囊的容积随着时间的推移可出现显著的适应性调整。对于回肠储尿囊，有报道显示 1 年后其容积增加了 7 倍。当储尿囊容积增加时，肠壁平滑肌厚度也会显著增加。

上文提到的膀胱安全容量同样适用于去管化回肠的容量。去管化后需要达到大容量、低压力的状态。有报道显示，与术后早期相比，去管化回肠在术后 1 年时运动活动减弱，但也有研究发现相反的现象，即术后 1 年时运动活动增强。有研究发现 25% 的 Kock 储尿囊患者出现不自主压力波，这些储尿囊中的最大膀胱内压平均为 41cm$H_2O$。Camey 对 5 例原位回肠代膀胱患者的控尿效果进行评估，尿动力学检查发现，Camey-Ⅱ术式建立的膀胱具有容量大、压力低、无反流、无吸收酸中毒的特点。大多数患者排尿功能在术后 4 个月逐渐恢复，96% 的患者白天可自主控尿，78% 的患者夜间控尿。Boyd 对 166 例 Kock 回肠膀胱进行尿动力学检查发现，术后 6 个月新膀胱的容量在 180~1 000ml 之间，平均 456ml，平均最大膀胱内压力为 47cm$H_2O$。术后 5 年平均膀胱容量为 411ml，平均最大膀胱内压力为 50cm$H_2O$。对 W 形回肠膀胱的研究显示，其平均容量为 550ml，平均最大膀胱内压力为 26.4cm$H_2O$，平均最大尿流率 25.2ml/s。白天和夜间无尿失禁的比例分别为 92% 和 90%。有关 Studer 回肠膀胱的研究表明，术后 23 个月的膀胱平均容量为 439ml，最大平均尿流率 15.7ml/s，平均残余尿 35ml。术后 8 年的平均容量为 405ml，最大尿流率为 16.7ml/s，平均残余尿 34ml。综上所述可以看出，回肠膀胱术后可以保持良好的膀胱容量。

**（三）结肠去管化后的容量和动力学特点**

肠管去管状化后重建会增加容积，但其对肠管运动活动和管壁张力的长期影响尚不清楚。有报道显示，在单位时间内，回肠的蠕动波少于盲肠，在术后 1 年可观察到盲肠出现同样数量的蠕动波，但是压力波的幅度随时间而降低。正常盲肠内最大压力在 18~100cm$H_2O$ 之间，而在术后 1 年时去管化盲肠的压力在 5~25cm$H_2O$ 之间。也有人将回肠和盲肠进行比较，发现 1 年后产生的压力无差别。应用回肠和盲肠的 Mainz 储尿囊最大容量时平均压力为 39cm$H_2O$，最大压力为 63cm$H_2O$。

有关乙状结肠膀胱的研究显示，术后 6 个月新膀胱的平均容量为 375ml，平均残余尿量为 68ml，平均最大尿流率为 15ml/s，平均顺应性为 25.3ml/cm$H_2O$。77.3% 的患者日间无尿失禁，夜间无尿失禁的患者比例为 72.7%。

一项对乙状结肠膀胱和回肠膀胱进行对比的研究显示，76% 的乙状结肠膀胱患者和 75% 的回肠膀胱患者几乎可以完全排空膀胱，残余尿均小于 10ml。乙状结肠膀胱的平均最大容量为 296ml，回肠膀胱的平均最大容量为 546ml。乙状结肠膀胱的顺应性平均为 11ml/cm$H_2O$，回肠膀胱的顺应性为 34ml/cm$H_2O$。乙状结肠膀胱的平均自由尿流率为 16.6ml/s，回肠膀胱的平均自由尿流率为 16.4ml/s。从上述数据看，回肠膀胱的控尿效果要优于乙状结肠膀胱。

回盲升结肠膀胱的相关研究表明，术后一年的平均容量为 320ml，膀胱内平均压力为 31.3cm$H_2O$。平均最大尿流率为 18.7ml/s，平均残余尿量为 22ml。术后 5 年的平均容量增加至 469ml，膀胱内平均压力下降至30.4cm$H_2O$。平均最大尿流率为20.8ml/s，平均残余尿量为28ml。术后3年内无夜间尿失禁的患者比例为79%，3年后这一比例上升至86%。正如上文所述，肠道去管化后经常充盈的状态下，随着时间的延长，其容量会逐渐增加。

## 七、尿流改道的手术并发症

使用肠管重建尿路会出现一系列烦扰患者和医师的情况。无论是采用输尿管或肠管造口（包括通道术以及经皮可控储尿囊）还是原位新膀胱抑或是经肛门可控尿流改道，术后都会出现以代谢为主的诸多并发症。众所周知，膀胱根治性切除术与尿流改道术一直以来都是泌尿外科领域难度较高的手术。且不谈手术操作之复杂及围手术期间可能出现的各种突发情况，单就术后并发症的诊治与处理而言就对泌尿外科医师提出了颇高的要求。因此对于尿流改道技术理论的综合学习，尤其是对术后并发症的系统认识和实践，显得尤为重要。国内外有关尿流改道术后并发症的研究报道虽屡见不鲜，但遗憾的是到目前为止，国际上还没有一套专门适用于这些并发症的评价体系和分类标准。现有报道多使用美国纪念斯隆·凯特琳癌症中心（Memorial Sloan Kettering Cancer Center，MSKCC）所使用的Clavien并发症分级系统（Clavien classification system，CCS）。鉴于尿流改道术后并发症种类繁多，在此仅对常见术式之并发症加以总结及介绍。另外，相关并发症的具体处理方法详见各有关章节。其他如直肠膀胱乙状结肠腹壁或会阴造口术等不常用的术式，甚至是输尿管乙状结肠吻合术等几近被淘汰的术式之并发症，可参考历史回顾章节之介绍，在此不再赘述。为使读者清晰认识常见尿流改道术式并发症，本节将分别叙述通道术、经皮可控储尿囊以及原位肠代膀胱术早期、远期并发症。其中又以介绍远期并发症为主。

### （一）通道术、经皮可控储尿囊以及原位肠代膀胱术早期并发症

需要指出，以往文献报道有关早期并发症时间限定不一，有使用30天为界限也有使用90天者。膀胱根治切除+尿流改道术后早期并发症发生率为20%~57%。实际可能高于这一数值，因为在所有尿流改道术式中，以经皮可控尿流改道术后并发症发生率为最高，为89%~94%，主要为Clavien 2级及以下的并发症。Nieuwenhuijzen等人于2008年报道的研究结果显示，行回肠通道、印第安纳储尿囊以及原位肠代膀胱患者，术后早期并发症发生率分别为48%(56/118)、43%(22/51)以及42%(26/62)。最近的一项研究显示，术后早期并发症发生率为51.7%(209/404)。其中，Clavien 1~2级占34.4%(139/404)，Clavien 3~5级占17.3%(70/404)，而术后90天内病死率为4.5%(18/404)。在术后早期病死率方面，美国国家癌症数据库一项含35 000例尿流改道患者资料的研究显示，术后30天及90天内病死率分别为2.7%和7.2%。从数据上来看以Clavien分级为分类标准，早期并发症的种类以及在各级别中所占比例，各家报道相差不大。

首先介绍通道术早期主要并发症。使用肠管作为尿液流出道时以回肠（Bricker术）为首选，若回肠有疾患或腹部曾接受射线治疗等原因致使回肠无法使用时才考虑使用大肠，常用横结肠或乙状结肠。既往文献多认为回肠或结肠通道术早期(术后30天)并发症总体发生率接近，为20%~56%。主要表现为以下几方面：

（1）肠道相关并发症：主要包括肠梗阻、肠吻合口瘘。其中肠梗阻最常见，发生率5%~10%，需再次手术者占3%。但应注意，行通道术的患者术后常有麻痹性肠梗阻，这也是导致肠道蠕动功能恢复时间延迟的重要原因，因此应注意患者血钾变化。而肠瘘发生率为1%~5%，多发生于术后1周。一项研究显示，手工缝合和吻合器吻合肠道术后，吻合口漏或瘘的发生率分别为2.8%和3.0%。但有临床意义的吻合口漏发生率仅为0.9%。回肠膀胱术用吻合器吻合时吻合口漏发生率为4.5%。这些并发症在短期内可进而导致腹腔感染、伤口感染或切口裂开。一般认为和术前肠道准备以及手术操作相关，但与采用吻合器吻合与否无关。以往学者们认为术前肠道准备患者相较于未行肠道准备者，术后并发症发生率会有所降低。总之，肠道并发症的出现往往和肠道本身情况（放射治疗、炎症疾病等）、血供、张力等相关，要求术前合理选择肠道，术中精细操作，尤其对于肠道吻合，比如为避免漏针可采用连续锁边缝合。

（2）通道（流出道）相关并发症：主要为肠管缺血，往往和系膜或肠管的损伤、扭转相关，发生率虽较低，但慢性缺血后果往往是远期输出道狭窄、回缩等棘手的并发症。

（3）造口相关并发症：造口黏膜坏死为最常见的早期造口并发症。其发生与乳头造口时局部血管损伤或术中损伤肠袢血管有关，多可保守治疗。另外

因为涉及集尿袋的使用，如管理不当可导致造口周围不适或者炎症，可为过敏或化学性皮炎或者为细菌甚至真菌感染等。其他如造口旁疝、脱垂等远期并发症将于后文一并介绍。

(4) 输尿管肠吻合口瘘：多见于术后 5 天左右。各种输尿管肠吻合术的漏尿发生率为 2%~5%，也有文献报道可达 7%。随着软硅橡胶管的广泛使用，其发生率较前有所降低。在同一机构进行的一组输尿管肠吻合术病例中，无支架组漏尿发生率为 2%，非硅胶硬支架管组狭窄率为 10%，软硅胶支架管组无漏尿。

经皮可控储尿囊以及原位肠代膀胱术后早期并发症在输尿管肠吻合以及肠道相关并发症方面与通道术有相似之处，其处理方法也相近，故不再冗述。特别之处在于：①由于尿液在储尿囊内停留时间较长，故早期即可出现代谢并发症，主要为代谢性酸中毒，发生率可达 60%，偶可继发低钾血症。对于这种情况，在治疗上应注意纠正酸中毒和低钾血症应同时进行。②术后早期可能因为尿流输出道梗阻等原因导致代膀胱压力增高，进而导致输尿管肠吻合口漏甚至代膀胱破裂，其中输尿管肠吻合口漏发生率为 16%，而后者则很少发生。③术后早期可出现代膀胱尿道吻合口漏，多可行保守治疗。下面主要介绍各种尿液转流术式的远期并发症。

**（二）通道术、经皮可控储尿囊以及原位肠代膀胱术远期并发症**

1. 代谢相关并发症　尿流改道术后最常见的代谢并发症当属电解质紊乱。患者血清电解质平衡与否主要取决于肾脏生理功能以及与尿液直接接触的肠道面积。相关并发症主要为高氯性代谢性酸中毒以及可能继发的低钾血症和低钙血症。其中高氯性代谢性酸中毒其机制为各种原因所导致尿液与肠管表面接触时间过长，尿液中 $Cl^-$ 与细胞外液 $HCO_3^-$ 过度交换所致。轻症者可无明显症状，而重症患者往往会出现头晕、疲乏、嗜睡等症状，及时行血气分析即可。低钾血症的发生一般是由其酸中毒后体内 $H^+$ 与 $K^+$ 交换增多所致，肠袢分泌物中也会丢失一部分 $K^+$ 离子。代谢性酸中毒还可导致钙磷代谢异常，进而影响骨代谢，表现为骨质疏松等。Shimko 报道的一项随访中位时间长达 15 年的研究显示，有 12.8%(135/1 057) 的患者出现了电解质紊乱，定义标准为血碳酸氢盐 <20mg/dl，对于有症状的患者而言这一界限应上升，他们同时报道维生素 $B_{12}$ 缺乏者占 3%(32/1 057)。一般而言术后较轻的酸中毒可每日服用 2~6g 碳酸氢钠药物，持续时间根据患者个体情况而定。Hautmann 于 2011 年报道的一项随访人数 923 人，时间长达 25 年的研究中，1/3 患者在术后 1 年停用碳酸氢钠药物，其中有 11 例患者需要于医院再次诊治电解质紊乱。Nieuwenhuijzen 的研究显示，回肠通道、印第安纳储尿囊以及原位肠代膀胱术后代谢性酸中毒发生率分别为 21%(24/118)、26%(13/51) 以及 28%(31/112)。另外有 17% 的患者出现维生素 $B_{12}$ 缺乏，叶酸缺乏者仅 1 例。也有报道显示维生素 $B_{12}$ 缺乏者占 9%(24/271)，而所有患者中叶酸缺乏者也仅为 1 例。其他较为罕见的并发症包括神经系统异常，可能与低镁血症、药物中毒、血氨升高有关。但血氨升高常见于肝功能异常者，尿流梗阻及感染为其诱因。

2. 肾功能减退　近年来文献报道尿流改道术后远期并发症中肾功能减退发生率自 20%~80% 不等。目前常使用慢性肾脏病流行合作方程（the chronic kidney disease epidemiology collaboration equation，CKD-EPI equation）定义肾功能减退，其标准为 GFR<10ml/(min·1.73m$^2$) 或较前减少 10% 以上。病因包括输尿管肠吻合口狭窄，非梗阻性肾积水，尿液排空障碍，尿路结石，既往腹部放射治疗史等，其他如年龄、高血压、糖尿病等也是术后肾功能减退的危险因素。输尿管肠吻合口狭窄目前被认为是引起术后肾功能减退最常见的病因。不同类型尿流改道远期发生肾功能减退的比例相差不大。Gershman 等对 1 383 例尿流改道患者的随访分析结果显示，非可控与可控性尿流改道术患者术后 10 年肾功能减退发生率分别为 81% 和 78%，无明显差异。另一项研究结果显示，在回肠通道以及原位肠代膀胱中，尽管术后输尿管肠吻合口狭窄发生率分别为 <1% 和 12%，但两种术后远期发生肾功能减退（GFR 较前减少 >10ml/min）比率却分别为 0.02% 和 0.05%，亦无明显差异。Nieuwenhuijzen 的研究显示，回肠通道、印第安纳储尿囊以及原位肠代膀胱术后肾功能减退发生率分别为 57%，50% 和 39%，他们的定义标准为 GFR 较前减少 25%。一般而言，对于有储尿囊结果的尿流改道方式，如经皮可控储尿囊以及原位膀胱，只要控制好储尿囊排空能力肾功能就不易受损，因为排空障碍往往会导致非梗阻性肾积水。因此应监测（B 超或静脉尿路造影等）患者上尿路情况，时间建议设定为术后 1 个月、3 个月、6 个月，以后每年至少检查一次尿路情况。

3. 输尿管狭窄　输尿管狭窄也是尿流改道术

后常见的并发症。常常发生于术后几个月以内,但也有术后13年出现输尿管狭窄的报道。一项有关印第安纳储尿囊的研究结果显示,术后7%(8/112)的患者出现了输尿管狭窄。南加州大学对1 964例尿流改道患者资料分析后发现,其中2.5%(49/1 964)患者出现输尿管狭窄,发生狭窄的时间中位值为10个月。狭窄常见于输尿管肠吻合口处,偶可见于中上段输尿管。左侧输尿管更易发生狭窄,因其走行于主动脉与肠系膜下动脉之间。在一项包含436名患者的随访研究中,Richard等报道右侧及左侧输尿管发生狭窄的比例分别为5.9%和10.0%。手术操作中不恰当钳夹或牵拉输尿管或过度剥离输尿管管周组织也是狭窄发生的高危因素。以往认为腹部放射治疗史也是输尿管狭窄发生的危险因素,综合既往报道结果显示,无腹部放疗史患者输尿管狭窄发生率为2.4%~7.2%,如有腹部放疗史则该比例为11%~42%。但最近南加州大学的研究认为二者之间并无明确相关性,其他原因包括输尿管扭曲或吻合张力较大。输尿管与肠管之间吻合方式也是不容忽视的因素。有关输尿管肠吻合是否应行抗反流设计是泌尿外科学界争论不休的问题,但目前的共识为:行抗反流吻合术会增加输尿管肠吻合口狭窄风险。输尿管狭窄临床多表现为狭窄侧腰部疼痛或尿路感染,但有30%的患者表现为无症状细菌尿。输尿管狭窄的治疗可选择球囊扩张,冷刀、激光切开或者开放手术。内镜治疗主要针对长度<1.5cm的狭窄段,尽管对于部分患者内镜治疗明显,但总体效果欠佳,二次手术率为50%。Dimarco对27例行开放以及52例行球囊扩张术的患者随访3年后发现,二者成功率分别为76%和5%。有时输尿管狭窄病因为吻合口处甚至中上段肿瘤,应根据具体情况设计治疗方案。

4. 肠道相关并发症　肠梗阻是尿流改道术后常见并发症,术后早期或远期均可发生。但关于其发生率各家报道不一,我们认为该并发症与患者个体状况如是否有腹部手术史等以及术中操作有很大关系。一般来说若使用回肠重建尿路,术后肠梗阻发生率约10%,这一数字在结肠为5%。梅奥诊所回顾分析1 057例尿流改道患者资料,其中16%的患者有过肠梗阻症状。Shimko的报道也显示术后肠梗阻发生率为16%,需要再次手术者占7%。而在另一项患者总数为923例的随访研究中,该比例为3.6%。肠梗阻的发生与狭窄、粘连带或内疝形成以及肠扭转等有密切关系。其诊断与处理与普通外科无异,故在此不冗述。

另一个与肠道有关的并发症是瘘管的形成,文献报道发生率可达10%。新膀胱可以与皮肤、肠道、直肠甚至与女性阴道之间形成瘘管。其中新膀胱阴道瘘发生率介于3.6%~11%之间。Hautmann报道923例尿流改道患者中仅1例出现新膀胱肠瘘。这些并发症通常发生在术后3个月以内,并且与并发症发生率和病死率密切相关。瘘管一旦形成往往很难处理,手术造成的组织粘连以及炎性反应使得在修复过程中暴露瘘口发生部位非常困难。作者在术中采用软探针阴道收到了很好的效果。尿瘘合并感染如果出现败血症,病死率为2%,保守治疗往往难以奏效。另外瘘管的形成也可能与肿瘤复发有关,需要引起泌尿外科医师注意。同样致命的并发症是储尿囊的破裂或穿孔,其发生率很低,需急诊手术治疗。Hautmann的回顾分析显示储尿囊破裂发生率为0.3%(3/923),其中1例为导尿管操作不当,1例为骑自行车发生意外,最后1例曾有腹部放射治疗史。

有关尿流改道术后癌症相关随访结果目前尚不多见,缺乏大规模回顾性分析,有关不同术式远期肿瘤学结果的前瞻性对照研究似乎更加难以开展。但根据目前文献报道而言,术后非转移癌发生率是罕见的。动物实验已经证实,尿路上皮细胞在粪便环境中可发生癌变(腺癌),目前各种尿路改道方式在设计初几乎都考虑到了这个因素。值得关注的是,结肠本身癌变率较回肠高。因此,所有行尿流改道尤其是使用结肠重建尿路的患者,需要终生随访和评估癌症的发展,如定期行肠镜检查。

5. 造口相关并发症　无论是通道术还是经皮可控储尿囊技术,术后都涉及造口的管理。各种术式造口并发症发生率平均为60%,包括造口出血、狭窄、造口旁疝等。首先介绍造口旁疝,为继发于造口周围筋膜缺陷而形成的切口疝。发生率自2.3%~60%不等,多见于术后1~2年,但实际发病率由于不同的报道中相关定义、随访时间以及诊断依据和方法不同,而难以确定。诊断有时较为困难,目前欧洲疝学会推荐常规术前CT平扫,有助于判断疝环大小以及疝内容物成分。造口旁疝手术指征尚缺乏共识,一般来说症状不明显时可保守治疗,如避免剧烈咳嗽或Valsalva动作以及疝袋的使用。当出现梗阻、疼痛等症状时需手术治疗,往往需要使用补片加强薄弱处筋膜层,有时甚至需要重新选择造口位置。

造口脱垂或回缩相对少见。造口回缩指造口表面低于造口0.5cm以上,一般早期即可发现,多与肠袢过短或腹壁过厚等导致的造口张力增大有关。治疗可采用带凸面的集尿袋保守治疗。其实在手术时可将肠管与邻近腹膜等组织缝合固定，可减少张力。造口脱垂一般发生于术后2年，发生率约为5%，原因多是设计造口时筋膜口较大或者肠袢血供较差等。一般采取非手术治疗，如肠袢脱垂过长或血供差时则应手术治疗，必要时切除远端部分肠袢以及重新造口。

6. 原位新膀胱术后储尿及排尿相关并发症　早期使用完整肠管行原位尿路重建时因为较高尿失禁发生率而使学者们放弃了这一术式，改为剖开肠管重建的方式，从而制作低压、接近原有膀胱容量的储尿囊。但仍然面临一些问题，即重建之储尿囊有时因收缩力过弱等原因导致控尿不理想，尽管可以使用腹压辅助排尿。因此原位膀胱术后患者练习排尿显得至关重要。研究显示，原位膀胱术后有4%~25%的患者因排尿障碍不得不行插管导尿。需要提出的是，尽管在女性患者中行新膀胱重建较男性而言容易操作，但术后排尿功能障碍发生更频繁。Anderson对44名行原位膀胱重建的女性患者随访，结果显示夜间、日间尿失禁以及压力性尿失禁发生率分别为55%，43%和31%。有学者认为既往子宫切除史或在膀胱根治手术时一并切除子宫可能与术后尿失禁相关。

尿道括约肌的功能在控尿中起到决定性作用。目前文献报道老年人控尿效果相较于年轻人普遍不甚理想，考虑为尿道括约肌功能减退所致。令人欣慰的是，随着患者教育质量的提高以及储尿囊本身随时间推移其容量会增大，使得术后控尿率也随时间而逐渐上升。Copenhagen对166例患者随访后发现，夜间控尿率在术后第1年及第3年分别为75%和94%。另一项总数为935例的原位膀胱患者回顾分析结果显示，术后3个月以及1年控尿率分别为59%和92%。我们对自20世纪90年代至今世界大型泌尿外科中心发表的文献分析后发现，所有类型的原位肠道膀胱手术日间控尿率为57%~100%，夜间控尿率为45%~97%。

7. 感染、结石　尿路感染是尿流改道术后最常见的并发症，其发生率为5%~42%。储尿囊结构的排空障碍以及插管导尿均为尿路感染的危险因素。Wood等人对66例行原位肠代膀胱患者随访发现78%的患者有菌尿，但只有一半患者有感染症状。反复的尿路感染可以导致肾盂肾炎甚至尿脓毒症。一项有关回肠通道术后患者随访的研究结果显示，17%的患者出现急性肾盂肾炎，而出现败血症者为4%。Al Awamlh的回顾分析结果显示，在回肠通道术、原位肠代膀胱术以及经皮可控储尿囊术中，肾盂肾炎的发生率分别为15%(25/170)，15%(19/79)和18%(13/73)。很多尿路感染患者并无临床症状，一般不需处理，因为肠道本身有定植细菌，并且肠黏膜细胞不同于尿路上皮细胞，其缺乏抑制细菌生长的功能。有临床症状的患者往往意味着病情比较严重，应积极处理。

结石的发生与代谢、感染相关并发症密切相关。肠道切除以后可能出现的高草酸血症以及储尿囊内异物(往往是缝线或吻合钉)存在等均是结石形成的危险因素。而感染常常诱发磷酸镁胺结石的形成。在一项包括445例原位肠代膀胱术资料的研究中，术后41个月结石发生率为10%，而术后7年这一数字升至25%。随着近年来尿流改道术中胃肠吻合器的广泛应用，似乎较普通缝合方式更容易发生结石，但目前还没有证据证实这一观点。对于泌尿系结石以预防为主，多饮水以及按时规律导尿或排尿，保持水电解质平衡。

## 八、尿流改道术后患者生活质量评估

随着医学的不断发展，评估癌症患者术后的状态不再只是使用治愈率以及生存率等指标，而更加强调生活质量。生活质量(quality of life，QOL)是指不同文化和价值体系中的个体与他们的目标、期望、标准以及所关心的事情有关的生存状况和体验。健康相关生活质量(health related quality of life，HRQOL)是指在疾病、意外损伤及医疗干预影响下，与人的生活条件和事件相关的健康状态和主观满意度。生活质量的评估多采用问卷调查的方式，因此各种研究方法不同之处在于所使用的生活质量量表不同。常用的量表有SF-36，FACT-BL以及BCI等。这些量表都通过了信度及效度的检验，目前在临床应用广泛。

Boyd以及Mansson于20世纪末开创了有关不同尿流改道术后患者生活质量的比较研究。早期的生活质量评估结论认为在通道术、经皮可控储尿囊以及原位新膀胱这3种术式中，以原位新膀胱术患者的生活质量最佳，其次是经皮可控储尿囊，主要体现在心理相关评分较高。目前多数报道认为原位新膀胱患者术后生活质量较高，但也有报道认为回肠通道患者术后生活质量较高。Goldberg等人使用BCI量表收集49例回肠通道以及46例原位新膀胱患者资料后，分析结果显示，回肠通道在泌尿功能方面评分高于原位组（$P<0.01$），在肠道功能方面二者无显著差异，而在性功能方面原位组评分高于回肠通道组（$P=0.004$），但原位组性烦恼评分低于回肠通道组（$P=0.029$）。作者分析后认为，行原位新膀胱术的患者可能由于排尿功能障碍而在一定程度上影响生活质量，相比之下行回肠通道术的患者无需担心储尿及排尿障碍。行原位新膀胱术的患者一般更加年轻、健康，因此对性要求较高，这可能是患者更为之烦恼的原因。Singh 等针对 80 例回肠通道术以及 84 例原位新膀胱术患者进行了前瞻性研究。分别于术后 6、12 以及 18 个月统计 EORTC-QLQ-C30 问卷，结果显示，二者在术后 6 个月各项指标无明显差异。而术后 12 个月及 18 个月，原位组在躯体功能、情感功能以及社会功能方面评分均高于回肠通道组，有显著差异。分析其原因，原位新膀胱更接近生理性膀胱之储尿及排尿功能，避免了腹壁造瘘以及佩戴集尿袋等，改善了患者形象，增加了参与社交活动的信心，利于心理健康，提高了患者的生活质量。尽管原位新膀胱优点诸多，并已几近成为尿流改道术金标准，但就目前健康生活质量相关研究结果而言，各种类型的尿流改道术在生活质量方面并无明显差异。因此仍需进一步前瞻性、随机对照研究加以论证。

（李胜文　王帅军　李世海　武昊）

## 第四节　原位膀胱重建的基本原则与术前准备

### 一、原位膀胱重建的基本原则

原位新膀胱术是尿流改道中较为理想的方法，术后不用佩戴集尿袋或间断导尿，患者保留了自然排尿方式和良好的社会形象，生活质量较高。应用肠道原位重建膀胱的方法很多，但是要取得好的手术效果，必须遵守尿流改道的基本原则：①膀胱镜检查与组织活检，是决定实施根治性膀胱切除 - 原位膀胱重建之前必须遵循的基本原则，以确定膀胱三角区、膀胱颈、前列腺部尿道部是否有肿瘤或受到肿瘤侵袭。据统计，膀胱全切术后，尿道移行细胞癌的总体复发率约为 8.1%，肿瘤复发的病理学高危因素包括乳头状肿瘤、多灶性肿瘤、上尿路原位癌、膀胱原位癌、前列腺部尿道癌，其中前列腺部尿道受累是根治性膀胱切除 - 原位膀胱重建最易引起肿瘤复发的因素。有报道指出，对于女性膀胱癌患者其膀胱颈受累与继发尿道肿瘤的发生密切关联。除膀胱颈受累外，阴道前壁肿瘤侵袭也是同时发生尿道肿瘤的主要危险因素。此外，不同类型的尿流改道术式也是影响术后尿道肿瘤复发的重要因素，如原位新膀胱术与回肠膀胱术相比，前者尿道肿瘤的复发率明显高于后者。这与医师对原位膀胱重建患者的严格筛选与保留膀胱颈和尿道不无关系。②术后是否需要做盆腔放疗，根治性膀胱切除 - 原位膀胱重建术另一基本原则是术后不需要局部放疗的患者。因为盆腔局部放疗对于新膀胱会产生许多不利的影响。这表明，术前对于患者膀胱癌的恶性分级，肿瘤数目与分布，临床分期，淋巴结有无转移等多因素进行预后评估有接受盆腔局部放疗的风险性时，原则上应选择其他尿液转流方式。③必须有良好的尿道括约肌功能，术中保留足够的尿道长度和没有损伤尿道括约肌是原位膀胱重建术的基本条件，并且术后新膀胱流出道没有梗阻。肠道去管状化重建原位膀胱术后尿控与选择肠管没有直接关系。主要因素是术前对括约肌功能的评价和术中对括约肌功能的保护甚为重要。④术前肠镜检查或肠道造影证实，肠道是否有不能治愈的疾病，如多发息肉、溃疡、慢性肠炎、肠肿瘤等。⑤原位新膀胱既要符合低压可控膀胱的要求，又要通过肠道的去管状化获得良好的顺应性，保持新膀胱在储尿期较低的充盈压力。⑥新膀胱要有足够的容量，以保证有足够的排尿间隔，一般需要有 300~500ml 的出尿量。⑦对于结肠原位重建的输尿管吻合要求应具备抗反流机制，高质量的抗反流吻合应该形成接近生理状态的输尿管开口，既引流通畅又不产生反流，二者对保护肾功能同样重要。

### 二、原位膀胱重建的尿控机制

原位新膀胱术后患者的生活质量很大程度上取决于患者的排尿和控尿情况，这一点的重要性仅次于手术对肿瘤组织的彻底切除。术后患者的控尿能力主要受两方面影响：新膀胱的高容量和低压力，新膀胱出口的控尿能力。新膀胱的构建应符合低压高容量的原则，因为新膀胱内尿液压力高于外括约肌及盆底的闭合压时，就会出现尿失禁。新膀胱的构建方式有多种，临床目的是使其容量达到

300~500ml，患者能够3~4小时主动排尿一次。在使用完整肠管用于可控性尿流改道时，肠管的节律性收缩和较高的新膀胱内压力更容易产生尿失禁。

盆底的横纹肌括约肌在控尿方面起主要作用，其支配主要来自阴部神经，阴部神经发出束支沿肛提肌下走行并到达横纹肌纤维括约肌。横纹肌括约肌以及支配其神经的损伤也会导致患者术后出现尿失禁。通常认为膀胱根治性切除术后患者膀胱充盈增加时尿道压力反射性升高的正常神经反射受到损伤，这也会导致患者夜间尿失禁更加严重。此外，肌筋膜尿道支持系统对新膀胱术后患者的控尿也有非常重要的作用。因此，为减少尿失禁的发生，术中应最大程度保护患者的血管神经束和横纹肌括约肌功能，这有赖于对局部组织解剖的深刻认识和术中的精准操作。

## 三、术前准备与相关问题

尿流改道与尿路重建对患者精神心理会产生严重的影响，术前良好的健康教育与科学护理培训是正确地认识疾病，克服心理障碍，缓解术前应激状态，并积极正确地做好术后康复治疗。美国罗切斯特大学精神病学教授恩格尔提出的生物—心理—社会治疗模式被广泛应用于医学各领域，此治疗模式主张从生物、心理、社会等多方面因素综合认识疾病和理解患者，不仅重视治疗患者躯体疾病，也强调治疗患者因疾病导致的心理障碍。尿流改道与尿路重建手术涉及泌尿、生殖、消化等人体多个系统，手术过程复杂，并发症多。尽管随着医疗器械的不断发展、手术方式的持续改进，泌尿外科同道们在简化手术过程、减少术后并发症的发生做出了不懈的努力，但患者术后出现并发症的概率仍较高，严重影响手术的成功和术后患者生活质量。完善的术前准备可使患者从心理到生理调整到最佳状态，有利于手术成功并减少术后并发症的发生，使患者受益。

### （一）术前健康教育

术前充分地与患者沟通和快速康复医学制的宣教是尿流改道与尿路重建术前的重要准备工作。因膀胱疾病而需行尿流改道或尿路重建的患者，常因对癌症的恐惧或因手术改变排尿方式而产生不同程度的焦虑和心理负担，对患者进行充分地、良好的、个体化的术前宣教，有助于建立医患互信。

术前宣教不仅涉及社会、政治、经济、法制、教育等范畴，还包括风俗、习惯、宗教信仰、家庭、自然等内容。首先，对患者及家属要详细告知病情，使患者正确认识疾病，克服对疾病的恐惧心理，缓解患者的术前应激状态。其次，应掌握患者的日常生活习惯及社会经济支撑能力，并选择适宜的手术方式进行详细介绍，使患者对术式的选择有正确的理解，对术中、术后可能出现的并发症及意外情况有充分地认识，对术后治疗及复查有足够的重视，对自身社会经济支撑能力有准确的判断。这不仅有利于建立医患互信，也有利于围手术期患者的康复，保障手术的远期疗效。

行皮肤造瘘的患者，术后需要定期更换造瘘袋，术前良好的宣教可使患者对术后造瘘口的护理引起足够的重视，规范地更换造瘘袋的操作，有利于降低造瘘口周围感染及逆行感染发生的概率，也有利于减少造瘘口周围皮肤组织的不良反应，如皮肤瘙痒、红肿及溃疡形成等。使用肠管行膀胱替代的患者，因肠管分泌黏液，术后需较长时间的康复与护理治疗，如需定时排尿以减少肠黏液瘀滞、定期膀胱冲洗等，术前充分地宣教，有助于帮助患者接受因尿流改道而产生的心理压力，建立良好的术后护理意识与习惯，减少术后并发症的发生。尿流改道与尿路重建患者术后恢复时间比较漫长，患者需建立新的生活习惯，对与患者共同生活的家属进行术前宣教，使患者家属对此类手术患者的手术与术后恢复过程有充分地认识，有利于术前对患者安抚，减少患者术前的心理压力，做好术前准备，也有利于术后患者建立新的生活习惯，促进患者术后康复，减少术后并发症的发生。

### （二）术前全身健康评估与准备

尿流改道与尿路重建手术过程复杂，术前对患者进行充分地手术耐受性评价和手术风险评估是手术成功和患者康复的重要步骤。尿流改道与尿路重建手术涉及中枢神经、循环、消化、内分泌及呼吸等人体多个重要系统，准确评估患者重要器官、生命系统状态，纠正或改善重要脏器、系统功能，有助于提高患者对手术的耐受性，有利于患者快速康复。术前营养状态与手术及麻醉承受力、术后恢复亦息息相关，营养不良降低患者对手术和麻醉的耐受性，也减弱机体防御功能，更易感染，影响术后组织愈合，因此，积极纠正患者营养不良状态，可保障手术顺利实施、术后患者康复。

为评估术前患者状态，临床最早应用Karnofshy活动状态评分表进行生活自理能力及活动情况评估，但此表仅反映部分生存质量，缺乏对患者主观感受、心理状态及社会状态等方面的评价。此后，随着尿流改道与尿路重建手术的广泛开展与深入认识，大量评价量表运用到临床中，如查尔森合并症指数（Clarlson Comorbidity Index，CCI）、年龄矫正查尔森合并症指数（Age-adjusted Clarlson Comorbidity Index，ACCI）、美国麻醉科医师协会评分（American Society of Anesthesioligists，ASA）等。上述量表各有优势，但目前仍无标准的术前评估体系。对患者术前进行充分地评估，应包括性别、年龄、体重指数、全身重要系统（如循环系统、中枢神经系统、呼吸系统、血液系统）功能、患者精神心理状态、既往手术史等。

### （三）术前肠道准备

术前肠道准备是尿流改道与尿路重建手术围手术期的重要工作之一。由于尿路改道与尿路重建手术涉及使用胃、肠等器官，故首先需行肠镜等检查，明确肠道有无肠息肉、肠道肿瘤、克罗恩病等器质性和/或功能性肠道病变。在明确肠道组织无器质性和功能性病变的前提下，还需进行肠道准备，目的是清洁肠道，刺激肠蠕动，软化并清除肠内容物，这不仅便于暴露术野，避免肠内容物影响手术操作，也有助于减少术后因肠道菌群引起的各种感染，促进吻合组织愈合，促进术后胃肠功能恢复，减少术后吻合口瘘、腹腔感染和切口感染等并发症的发生。因此，肠道准备过程中的基本原则应是不增加患者的不适，不影响机体的内环境平衡，不增加肿瘤种植转移的概率，减少术后吻合口瘘、感染等并发症的发生，促进术后肠功能快速康复。术前肠道准备主要包括术前饮食控制、清洁灌肠和抗生素的应用等。

### （四）术前饮食控制

术前饮食控制是常规术前肠道准备的首要条件。传统方法是患者术前2~3天进食无渣或少渣半流质饮食，术前1~2天进食流质饮食，术前12小时禁食，4小时禁水，主要是为了减轻肠道负荷、防止吸入性肺炎等情况的发生，但长时间禁食可引起患者饥饿、口渴、烦躁、体力下降等不适，使患者处于代谢的应激状态，可致胰岛素抵抗，不利于减少术后并发症的发生。考虑到尿流改道与尿路重建手术患者具有一定特殊性，在临床实际应用中，我们需要根据患者实际情况，制定个体化术前肠道准备方案，以满足不同患者的需要。

### （五）肠道准备

尿流改道与尿路重建术中需要处理肠袢，进行肠-肠吻合、肠-输尿管吻合等复杂操作，因此大多数泌尿外科医师要求进行严格的清洁肠道准备。清洁肠道的方法主要有清洁灌肠和口服导泻药物两种：

1. 清洁灌肠　传统的清洁灌肠方法是使用肥皂水、0.9%等渗生理盐水等作为清洁液，借助一次性灌肠筒或肛管自直肠灌入，一部分流入结肠，一部分流入直肠，当灌肠液所致直肠内压力增高后，引起神经反射，患者产生便意进而排便，达到清洁肠道的作用。通常在术前1日晚及术晨使用39~41℃的温肥皂水约500ml低压力清洁灌肠，反复灌洗4~6次，直至肠道内粪便全部排出体外，呈清水样便。患者如合并习惯性便秘病史，可术前3天服用缓泻剂，使大便软化。为改善清洁效果，有学者使用一次性吸痰管和一次性输液器改良灌肠方法，使灌肠液灌入深度和灌注压力更易控制。此法清洁肠道效果直观，但单纯灌肠法主要清理结直肠内的粪便，很难清除回盲部及以上的肠内粪便，不适宜应用于选用回肠行尿路重建手术的患者；反复灌肠容易损伤肠道黏膜、引起肛管水肿，给患者带来痛苦，也易造成患者焦虑；此外，部分患者尤其是高龄患者因肛门括约肌松弛或无法耐受，在灌肠后因不能保留灌肠液，短时间内即排出，清洁效果不佳。

2. 口服导泻药　口服导泻药行全肠道清洁较机械式灌肠法在临床应用上更具优势，是目前最常用的术前肠道准备方法。口服导泻药简单、患者依从性好，可避免反复插入灌肠管引起的肠黏膜损伤，但也有其不足之处，不能完全替代灌肠法清洁肠道。常用的肠道清洁剂有复方聚乙二醇电解质散剂、甘露醇、乳果糖、硫酸镁、磷酸钠盐口服溶液、番泻叶、中药制剂、电解质溶液等。

3. 容积性泻药

（1）复方聚乙二醇电解质散剂：一种纯渗透型等渗口服溶剂，是目前临床上常用的术前肠道准备用药。主要由聚乙二醇、碳酸氢钠、氯化钠和氯化钾等组成。其药理作用为聚乙二醇溶于电解质溶液后形成等渗溶液，聚乙二醇和水分子结合形成较稳定的氢键，进入肠道后，使肠道内容物的水分不被结肠过分吸收，从而起到润滑肠道、软化粪便，使肠道内容物体积增加，促进结肠恢复正常生理运动的作用。大剂量时可起到冲刷、灌洗肠道的作用，并且复方聚乙二醇电解质散剂与胃肠道黏膜之间水、电解质的净交换基本为零，因而可以保持排便或肠道清洁前后机体的水、电解质平衡。用法：术前日午餐后禁食（可以饮水），午餐3小时后开始给药。用量：成人1次量约2 000~4 000ml，以每1小时约1 000ml的速度口服，在排出液变为透明液体时可结束给药；总给药量不能超过 4 000ml。

与传统的导泻剂相比较,复方聚乙二醇电解质散剂肠道清洁度较高,发生不良反应的概率低,患者耐受性好,操作简便,全肠道清洁彻底,是一种较好的术前肠道准备用药。但其也有一定不足,患者短期内需大量饮水,少数患者不能耐受,易出现恶心、腹胀等不适症状,尤其是高龄患者,增加液体摄入量可能增加心脏、肾脏负担,引起心功能、肾功能等的损害。

(2) 甘露醇:是一种六碳多醇糖,属于晶体溶液,几乎不被肠道吸收。其药理作用为患者服用后,肠道内液体晶体渗透压增高,阻碍肠壁对水分的吸收并且吸引组织液中的水分进入肠腔,造成肠腔水分增多,软化肠内容物的同时对肠壁产生机械性刺激,增加肠蠕动,从而达到导泻及清洁肠道的作用。常规的使用方法是:术前 4~8 小时,10% 的甘露醇溶液 1 000ml 于 30 分钟内口服完毕,大多数患者服药 30 分钟后开始腹泻,患者排便后,继续每 30 分钟饮用 5% 葡萄糖盐水 500ml,3 小时内共饮用约 1 000~2 000ml,直至解清水样便。甘露醇口感略涩甜,需顿服。使用大量甘露醇后易导致电解质丢失,尤其是氯化钠,临床使用时需监测患者电解质情况,如不及时补充,容易导致严重的电解质紊乱,因此,使用甘露醇导泻的同时,应予以等渗糖盐水的补充。此外,甘露醇为碳水化合物,在肠道内可被大肠杆菌酵解成大量以氢和甲烷为主的气体,术中需尽量避免使用电刀切开肠壁,以免点燃气体,引起爆炸。此外,甘露醇还可能为肠道内杆菌提供营养,使术后感染率增加。

(3) 磷酸钠盐口服溶液:其主要成分是磷酸二氢钠,属于渗透性导泻剂。其主要作用机制为磷酸钠盐在肠道内不被吸收,使肠道内形成高渗环境促使肠黏膜内水分析出,稀释粪便以利于排出,同时磷酸钠盐还能刺激肠黏膜层的局部神经反射,增加肠壁蠕动,提高肠道动力以促进排便,从而达到清洁肠道的效果。磷酸钠盐用于肠道准备时服药一般分两次,每次服用药 45ml。第一次服用药时间在术前一天晚上 7 点,用法采用稀释方案,750ml 以上温凉开水稀释后服用。第二次服用药时间在手术当天早晨 7 点(或在操作或检查前至少 3 个小时),或遵医嘱,用法同第一次。为获得良好肠道准备效果,建议患者在可承受范围内多饮用水。磷酸钠盐溶液口感较好,患者容易接受,引起腹痛、腹胀、恶心、呕吐等不良反应较低。但有研究显示,磷酸钠肠道准备后容易出现高磷、低钙、低钾血症及体重下降,老年患者尤其伴有肾功能不全者应谨慎使用。

(4) 硫酸镁:硫酸镁属于容积性导泻剂。口服硫酸镁水溶液到达肠腔后,$Mg^{2+}$、$SO_4^{2-}$ 很难被肠壁吸收,肠腔内渗透压升高,使肠内水分不被肠壁吸收,肠内保有大量水分,能机械地刺激肠的蠕动而排便,达到清洁肠道的作用。硫酸镁导泻作用剧烈而迅速,价格低廉,用量少,较甘露醇不良反应小,患者容易接受。但有报道显示硫酸镁对肠道黏膜有破坏作用,可能引起肠黏膜的炎症反应、溃疡的风险,故不推荐确诊或怀疑有炎症性肠病的患者使用,此外,硫酸镁容易引起水钠潴留,增加心脏前负荷,可诱发和加重心力衰竭,故有心、肾功能不全、体质较弱等患者禁用,老年患者需慎用。

(5) 乳果糖:是一种人工合成的双糖,含有 1 分子果糖和 1 分子半乳糖。人体内缺乏水解乳果糖为单糖的酶,其在结肠中被细菌代谢成乳酸等,导致肠道内 pH 下降,并通过提高肠内渗透压,稀释肠腔内粪便,增加肠内容物容积,刺激肠蠕动,从而达到水泻冲洗的作用。成年人可于术前 3~4 天予以 10~30ml 口服,Tid,术前 6 小时口服 200~300ml,饮温开水 2 000~3 000ml。儿童可口服 1ml/kg,最多不超过 30ml/ 次,于术前 1 天中午 12 点和术晨 6 点各服 1 次,服药后饮温开水 300~500ml。乳果糖口感较好,导泻作用安全有效,患者耐受性好,易于接受,可应用于便秘、老年、儿童患者的肠道准备。

4. 接触性泻药

(1) 番泻叶:番泻叶是以往常用的肠道清洗药物,其有效成分是番泻叶苷,经口服后在小肠吸收,分解为大黄素后兴奋骨盆神经,刺激大肠收缩引起肠蠕动,从而产生腹泻通便的作用,达到清洁肠道的目的。用法:将 10g 番泻叶用 250~300ml 开水浸泡 30 分钟后饮用,期间不限饮水,5~6 小时可有便意,共便 5 次。番泻叶药液呈棕黄色,影响肠道清洁效果的观察,服用过量可能引起如上消化道出血、癫痫发作、神经系统中毒等不良反应。

(2) 中药制剂:中药制剂在肠道准备中应用较少,近年有报道使用大承气汤、芒硝、中药胃肠汤、健胃清肠合剂等进行肠道准备,效果尚可。中药制剂配方加工复杂,服药时间长,效果因个体差异而不同,临床使用较少。

5. 电解质溶液 起于 20 世纪 70 年代,常用氯化钠 18.0g,碳酸氢钠 8.8g,氯化钾 2.2g 溶于 3 000ml 温开水中,于术前 12~14 小时开始口服,1 小时内口服约 3 000ml。此法因饮水量多,部分吸收的电解质溶液易增加心脏前负荷或引起水钠潴留,因此,有心肾功能不全患者或可疑肠梗阻迹象者不宜使用此法。

术前清洁肠道一度被认为是减少术后并发症的有效措施,但近年来,一些学者发现,行回肠手术或结肠术前不做肠道清洁,未增加术后吻合口瘘等严重并发症的发生率,这提示术前清洁肠道可能并无益处,同时,术前清洁肠道可能导致患者水、电解质紊乱或酸碱失衡和失水,增加术中低血压、术后肠麻痹等并发症的发生率,降低患者对手术的耐受。

目前,各医疗中心肠道准备仍存在差异,至今未形成统一的标准。但理想的肠道清洁方法,应当在保证安全的前提下,高效、经济、方便,同时应减少或避免不良反应的发生。目前临床应用的清洁肠道方法各有利弊,我们在实际操作中,应针对不同患者进行个体化设计,从而在保证肠道清洁效果的同时减少或避免不良反应的发生。

6. 抗生素的应用 在尿流改道与尿路重建术中,使用结肠或小肠时加用抗生素,目的是抑制肠道细菌或内毒素易位,控制肠源性感染,从而减少术后手术部位的感染及其他相关感染并发症的发生。有研究显示,脓毒并发症发生率可由对照组的 68% 降至抗生素组的 8%,伤口感染率由不应用抗生素时的 35% 降至应用抗生素时的 9%,病死率由 9% 降至 3%。应用抗生素可以保护容易受损的肠管,使薄弱的吻合口得以愈合。但如果存在肠梗阻,则口服抗生素无效,因其使用后不能充分作用于全肠道,因此在肠道灭菌方面作用不大。此外,值得注意的是,应用抗生素可引起术后腹泻、假膜性小肠结肠炎等的发生,理论上也可使手术区肿瘤种植率上升,长期使用抗生素还可导致蛋白质、碳水化合物和脂肪吸收障碍。因此,术前抗生素的使用应适当。

传统的肠道抗生素使用方法为术前 3 天开始口服不吸收性药物,如庆大霉素、甲硝唑、链霉素、丁胺卡拉霉素、氨苄青霉素等。通过适当的抗生素准备,可使肠道细菌减少到 $10^2$ 个 /g 粪便。目前近期研究均建议在肠道术前预防性联合口服和全身应用抗生素。

7. 肠镜的应用 尿流改道与尿路重建手术患者术前需行肠镜检查,以避免因所用肠管病变而导致失败。而肠镜检查时机可选择于术前 1 天或手术当日,这可使一次肠道准备后,患者先行肠镜检查,后行手术治疗,避免了因重复术前肠道准备对患者一般身体情况的影响,术前肠道准备后先行肠镜检查,也有利于观察患者肠道清洁情况,如肠道清洁欠佳,可于术前进一步行肠道准备。

## 四、尿流改道术后加速康复外科的应用

近年来,建立在循证医学基础上的加速康复外科(enhanced recovery after surgery,ERAS)逐渐受到大家的青睐,其旨在使患者快速康复,在围手术期采用一系列经循证医学证据证实有效的优化处理措施,以减轻患者心理和生理的创伤性应激反应,从而减少并发症,缩短住院时间,降低再入院风险及死亡风险,同时降低医疗费用。作为 ERAS 的重要组成部分,术前准备的理念发生了重大的变革并逐渐向标准化发展。

随着加速康复外科理念的不断推广,术前饮食控制有了新的方案。《中国加速康复外科围手术期管理专家共识》(2016)建议,无胃肠道动力障碍患者术前 6 小时禁食固体饮食,术前 2 小时禁食清流质。若患者无糖尿病史,推荐手术 2 小时前饮用 400ml 含 12.5% 碳水化合物的饮料,可减缓饥饿、口渴、焦虑情绪,降低术后胰岛素抵抗和高血糖的发生率。

2008 年美国泌尿协会(AUA)提出抗生素应用指南:推荐所有患者术前常规服用头孢第二代或第三代抗生素≤24 小时。2009 年 EAU 则推荐抗生素最多为 3 天。目前,多数中心采用术前 24 小时内应用抗生素,其预防作用与应用 3 天相当。

基于机械性灌肠方法或口服导泻药进行全肠道清洁有可能对患者造成不良影响,在 ERAS 中,术前不主张常规清洁肠道,而是鼓励患者术前口服糖类液体,以减少或避免患者出现应激反应,从而在术后快速康复。欧洲泌尿外科指南也提出,在全膀胱切除回肠膀胱手术术前准备中,进行肠道准备是非必须选项。

ERAS 的提出为未来外科的发展提供了新的方向,虽然目前其应用于泌尿外科领域的方案仍在探索中,但相信随着其理念的不断完善,实践的不断创新,必将为尿流改道与尿路重建手术患者带来福音。

(李胜文 宋志强 王文佳)

# 第五节 中医药在膀胱癌围手术期快速康复中的应用

## 一、概述

膀胱癌是一组严重威胁人类健康与患者生命的恶性疾病。发生于膀胱上皮的浸润性膀胱癌其主要临床表现为肉眼血尿、膀胱刺激症状、感染与排尿困难。晚期患者可出现体重减轻、贫血乏力，肾功能不全或转移性骨痛等症状。已知局部浸润性膀胱癌的外科治疗原则是根治性膀胱切除术及尿流改道手术，包括回肠膀胱、回肠原位新膀胱术、乙状结肠原位新膀胱术等。这些尿流改道与尿路重建手术的共同特点是切取一段回肠或乙状结肠做新膀胱，同时还要把切断的肠管重新吻合上。这提示，根治性膀胱切除术及尿流改道术后，如何加速患者术后康复，首先需要了解根治性膀胱切除术及尿流改道手术及患者在围手术期有哪些临床表现将影响术后的康复：①浸润性膀胱癌术前长期肉眼血尿以及肿瘤的快速生长与消耗，均可导致患者贫血和营养不良；②严重膀胱刺激症状影响了患者的睡眠质量；③对癌症和切除膀胱后尿流改道的双重精神压力和沉重的心理负担，使患者在精神心理上产生焦虑、烦躁、抑郁，甚至对生活失去信心；④手术创伤、麻醉、肠吻合术等因素均可导致术后肠活动功能减弱；⑤肠粘连、尿失禁以及回肠膀胱术或原位新膀胱术后的并发症等诸多因素，都将影响患者术后的早日康复。

2001年，丹麦外科医师Kehlet提出快速康复外科（fast track surgery，FTS）的理念，对围手术期各种常规治疗措施加以改良、优化及组合，以减少外科刺激、降低患者应激反应、加快康复速度、提高康复效果、降低病死率，其内容涵盖多学科，包括麻醉、液体控制、防治恶心呕吐、预防血栓、微创技术、体温控制、早期营养、术后早期活动、术后伤口愈合等系统康复过程与护理。

需要指出的是，中医学对膀胱癌的认识及术后康复调理有着悠久的历史和丰富的实践经验。中医学认为膀胱癌属“血淋”“溺血”和“癃闭”的范畴。有关该病最早记述见于《素问·四十刺逆从论》：“少阴有余……涩则病积，溲血”。《金匮要略·五脏风寒积聚病》中指出：“热在下焦者，则尿血，亦令淋秘不通”《诸病源候论》指出：“血淋者，湿热淋之甚者，即尿血，谓之血淋。”《素问·气厥论》曰：“胞移热与膀胱，则癃，溺血。”根据膀胱癌不同阶段的临床表现主要分为四型，分别为：①湿热下注型，治则：清热利湿、凉血解毒；②瘀毒蕴结型，治则：活血化瘀、散结止痛；③脾肾两虚型，治则：健脾益肾、补血止血；④阴虚内热型，治则：滋阴生津、清热解毒。

随着中西医结合医学深入研究与快速发展，中医药学在膀胱癌术后快速康复过程中有别于西方医学的思维优势：①整体观，中医学的整体观念就是将人体自身视为一个有机的整体，在结构上是不可分割的，在功能上是互相协调、互相为用的，在病因与病理上是相互影响。这种内外环境的统一性，机体自身整体性的思想就是中医药学在防治疾病与康复医疗的整体观念。这一理念贯穿到生理、病理、辨证和护理等各个方面。中医认为膀胱癌是全身为虚，局部为实。现代中医认为正气虚即全身免疫功能低下，免疫系统不能有效地监视与清除肿瘤细胞，是导致肿瘤进展与术后复发关键原因。肿瘤扶正治则从整体调理，健脾益肾，滋阴生津提高正气，局部治疗以清热解毒，活血化瘀、散结止痛；在疾病与康复过程中强调整体调整与局部治疗相结合。②注重辨证施治、辨病施治，根据每个患者的不同情况实施个体化康复治疗与护理方案。鉴于此，提高中医药学在膀胱癌患者围手术期康复护理的认识与运用，必将为患者术后的快速康复与护理质量提高产生新的飞跃。

## 二、中医情志学在术前沟通中的运用

### （一）情致改变与疾病的关系

人的精神与情绪活动与人体身心健康和疾病的变化有着密切的关系。由于人的精神、意识、思维活动不仅是人的生理平衡调节与应激反应的需要，而且在一定的条件下，又可能影响整个机体功能的协调平衡。如果人经常处于情绪异常，甚至精神刺激，可使人的气机逆乱、气血失调而发病；情绪的刺激还可使机体正气内虚，招致外邪而发病。现代医学研究证实，一次性暴怒、惊恐刺激可使免疫系统停止工作6小时，肝脏充血增大、交感神经系统亢奋，肾上腺素分泌升高，患者脸色苍白，心率加快、血压升高、内分泌与消化液几乎停止分泌，表现为不思食欲，血糖升高等应激状态。相反，心情舒畅、精神愉快，则使人体气机畅调、气血平和有利于身心健康和疾病的康复。

祖国医学早就发现，过度的“喜、怒、忧、思、悲、恐、惊”七情中任何一种情志变化与情绪波动皆可导致七情致病。中医学认为七情通于五脏，情志太过就会产生喜伤心、怒伤肝、悲伤肺、忧伤脾、恐伤肾。对五脏六腑功能的影响先是功能上的失调，诸如消化不良等，进而偏颇久之将会导致实质性的损伤。因免疫力减低而促进肿瘤的形成与进展，因儿茶酚胺作用导致肿瘤血管收缩缺血、出血和坏死。

### （二）癌症患者情志表现与护理对策

1. 癌症患者的情志表　中医学历来十分重视情志致病对疾病的影响，如《素问·汤液醪醴论》中说：“精神不进，志意不治，故病不可愈”。

2.《医宗必读》　强调“境缘不偶，营救未遂，深情牵挂，良药难医”。故历代医家主张“善医者，必先医其心，而后医其身”。凡心之病当须用心药治才能见效。

在临床护理实践中我们必须要掌握膀胱癌患者在围手术期不同的心理变化特征才能做好心理护理：

(1) 怀疑否认期：患者突然得知确诊为膀胱癌，最初的心理反应是怀疑医师的诊断错误或检查上的错误，企图以否认的心理方式来达到心理平衡。在这一时期护理人员主要是安慰与开导患者，告诉患者疾病的最后确诊还有待于病理检查才能确诊，使患者先从绝望中看到一丝希望，接受临床进一步检查与护理治疗。

(2) 悲痛与愤怒：一旦证实癌症的诊断后，患者常会出现强烈的情绪波动和悲痛，患者会立即感到对世间的一切都有无限的愤怒和不平，有被生活遗弃、被命运捉弄得感觉并把这种愤怒向周围的人发泄，如常借故各种理由表现出愤怒，常常与亲人、医护人员发生吵闹等表现。在这一时段主要护理对策是及时了解患者心理变化，随时掌握患者的心理变化情况，了解患者真实的心理状态。就必须要把关心患者，对患者的职业、文化、家庭、配偶以及个人生活境遇等都有所了解，同时还应熟悉患者的治疗方案和具体治疗方法，在掌握全面情况的基础上进行综合分析，根据他们各自不同的职业、心理反应、社会文化背景，超前预测患者可能出现的心理变化和心理规律，从而制定出切实有效的预防措施和心理护理方案，因病施护、因人施护，以达到变“事后护理”为“事先控制”的目的。

(3) 悲伤抑郁期：当患者在治疗或休养过程中，想到自己还未完成的工作和事业，想到亲人及子女的生活、前途和家中的一切而自己又不能顾及时，便会从内心深处产生难以言状的痛楚和悲伤。再加上疼痛的折磨，用药难受，则进一步转化为绝望，从而产生轻生的念头，一旦产生了这种心理之后，就可能采取各种手段过早结束自己的生命。在这一时期，医护人员以关爱、鼓励患者，增强患者战胜病患的信念，唤起患者的希望和求生的信念。护理过程中要用坚定的表情、不容置疑的语言取得患者的信赖，再以抗癌明星战胜疾病的典型故事来帮助患者排除不良的心理状态并能从压抑、焦虑、烦恼、苦闷中解脱出来，在心理上起到积极配合康复医疗与护理的理想治疗效果。

(4) 在治疗过程中的心理护理：浸润性膀胱癌患者在围手术期可能要接受全身化疗，在患者进行手术时、放疗或化疗前，护理人员不仅要向患者宣传进行这种治疗的必要性，也向患者讲清治疗期间可能出现的不良反应，使患者有足够的心理准备，主动克服困难，积极配合治疗。

### （三）结语

心理护理以关爱疏导为主，中医学心理治疗与护理是基于五行相克的理论来表述情绪之间的相互制约关系和中医辨证关系，其基本原理是脏腑情志论和五行相克论的结合，将人体五脏与五行、五志结合。健康良好的就医心理，膀胱癌患者的心理多存在紧张恐惧焦虑，保持良好的情绪可增强免疫系统的功能和免疫细胞监视与清除肿瘤细胞的能力，促进组织细胞新陈代谢与生长有利于患者术后的快速康复。

对此，医疗工作人员可以根据中医情志学快速掌握患者的心理，并及时向患者宣教手术具体过程，告知相关的风险和注意事项，提高其医嘱遵从性，并在术前做到以下三点：①辨证护理，根据患者的实际病况，在辨证的角度上开导患者，并因人制宜，以辨证护理为基础，制定个性化护理方案；②起居护理，制定合理的起居时间，使患者做到起居有常，顺其自然，平衡阴阳，劳逸适宜；③中医饮食护理，调整患者的膳食，辨证饮食，并且根据患者用药合理选用食材，辅助治疗或避免不良反应、提高身体素质等。在患者刚住院后常存在恐惧、紧张、苦闷、悲哀等不良情绪，护理人员一定要注意自己的言行，以热情诚恳的态度去体贴、安慰、同情患者的病痛，主动介绍医院的环境、疏导各种心理矛盾，利用开导、劝解和安慰，有的放矢进行情志护理，使之建立愉快的情绪，使患者感到如同家一样温暖、亲切和舒适，使其消除陌生感带来的顾虑，树立起战胜疾病的信念。

## 三、血瘀证预防与护理对策

### （一）中医对血瘀证的认识

根治性膀胱切除及原位新膀胱术是泌尿外科开放式手术操作时间较长，盆腔创伤较大，术后卧床时间相对较长，术后发生下肢深静脉炎或血栓形成概率较高的并发症。临床表现为下肢突发广泛性粗肿、胀痛，可伴低热。后期可出现浅静脉曲张，下肢肢体水肿，小腿皮肤色素沉着等体征。中医认为本病病因主要是由于盆腔手术创伤或术后卧床时间较长导致气血运行不畅，气滞血瘀，瘀血阻于脉络，脉络滞塞不通，营血回流受阻，水津外溢，聚而为湿发为本病。清代唐容川在《血证论》中指出："瘀血流注，亦发肿胀，乃血变成水之证。"《医宗金鉴》清代吴谦曰："产后闪挫，瘀血作肿者，瘀血久滞于经络，忽发则木硬不红微热。"明确地指出了本病的病因和发病特点。说明它的直接发病原因为跌仆损伤、手术伤害人体，使局部气滞血瘀，瘀血流注于下肢而发；或因长期卧床，肢体气机不利，气滞血瘀于经脉之中，营血回流不畅；或因年老、肥胖及肿瘤侵袭致患者气虚，气为血帅，气虚无力推动营血运行，下肢又为血脉之末，故易发生阻塞。下肢为阴，湿浊易于积聚，如体内有郁热，则发为湿热。

### （二）预防血瘀证的护理对策

1. 早期活动　术后 1~3 天应积极鼓励患者活动下肢从术后第 1 天开始定时在床上活动下肢，如能下床可在护士的协助下做短时活动，可防止下肢静脉炎或血栓形成。对已发生深静脉炎或血栓形成的患者也应鼓励早期下床活动，治疗以中西医结合为主，早期西药溶栓、抗凝、扩血管等，中后期以中医药治疗和适当活动为辅。

2. 中医辨证治疗，多有良策　中医学认为，该病早期多为湿热下注，后期以气虚湿阻为主，而血脉瘀阻则贯穿始终。属中医"股肿"范畴，乃气血运行不畅，气滞血瘀，脉络滞塞不通，营血回流受阻，水津外溢而发。治疗当灵活辨证，以活血化瘀，通络利湿为要，或清热利湿，或益气健脾为法，随证加减。

3. 康复期饮食调理以低脂清淡，出院时每天下床活动 4~6 小时。患者可以下床适当活动后，亦可采用中医特色锻炼方法如五禽戏、八段锦、太极拳等活动，对保持患者术后身心愉悦并加速根治性膀胱切除术后深静脉炎或血栓形成的康复过程。

## 四、中医药在肠道功能康复中的应用

### （一）影响肠道功能的因素与饮食控制

根治性膀胱切除尿流改道或新膀胱术，由于麻醉、手术创伤、干扰与应激反应以及手术切断肠道并通过再吻合重建其解剖连续性，这些因素均可导致患者术后肠蠕动功能障碍。这也是为什么患者术后第一天要求禁食，术后第二天方可进食少量流食。若患者无明显腹胀不适，术后第三天肛门排气后可适当增加流质食量，随着肠道功能的完全恢复，逐渐至半流食，直到普食。

### （二）中医药恢复肠道功能的治则

中医治疗依据"六腑以通为用"的原则，确立本病的治则为健脾行气、通腑化瘀。急则通腑化瘀为主，缓则健脾疏肝，益气补血，滋补肝肾等。临床上术后中药促进肠道功能恢复，重点在调理脾胃气机。

例如：杨武用大承气汤加味（生大黄、厚朴、枳壳、炒莱菔子、广香、赤芍、桃仁、芒硝、银花、蒲公英），治疗腹部术后患者肠胀气。林家进等用四磨汤（木香、枳壳、乌药、槟榔）能有效早期恢复术后胃肠蠕动的功能。郭蕴岚等采用金银花、桃仁，枳实、赤芍、党参、黄芪、木香等药物组成的扶正理气合剂口服液，既可提高患者的免疫力，又可促进肠蠕动，恢复肠功能，对治疗术后肠麻痹和粘连性肠梗阻疗效确切，加速肠道功能快速康复过程。刘爱芬用中医药（肉桂、枳实、木香等）敷脐能明显促进术后肠功能恢复。张跃强等用大黄甘草汤预防术后肠麻痹，治疗组明显地促进术后肠功能恢复与排气。陈建飞用厚朴三物汤加半夏（厚朴、大黄、枳实、姜半夏）高位灌肠治疗，治疗组平均排气排便时间较对照组明显缩短，这提示，中医药能有效加速膀胱癌术后肠道功能过程。

### （三）中医护理技术与胃肠功能快速康复

1. 艾灸技术　中医学认为人体内六腑要以通为主，胃肠运动功能及脾胃气机顺利升降有关。腹部手术对人体内正常稳定的气机运动造成影响，损伤胃肠的气血运行。艾灸可以激发人体经气活动改善体内生理活动功能，促进胃肠功能早日康复：①足三里穴属胃经上的穴位，为中医治疗胃肠疾病的首选穴位之一；②三阴交是太阴及少阴、三条阴经交会穴，艾灸此穴能够起到健脾和胃及滋润肠的作用，并具有提高结肠下端与直肠蠕动的效果。临床上，艾灸这两个穴位能起到行气活血、健脾和胃、扶正培元的效果，可加快术后肠道功能恢复。

2. 中药外敷　外敷疗法利用药物渗透入皮肤，直达经脉，摄入体内，从而达到内病外治的功效。取小茴香、吴茱萸各200g，粗盐炒热，用布包裹后热敷脐部（神阙穴、天枢穴），可以起到促进肠蠕动和肠功能恢复的作用。

3. 穴位按摩与按压　穴位按压与按摩能促进血液循环，改善新陈代谢，通过经络将刺激引起的反应传至胃肠，使蠕动频度和幅度增加，传导速度加快。可采用足三里、三阴交穴位按压可以促进肛门排气，减轻腹部疼痛，腹胀症状亦可明显减轻。

4. 穴位注射　穴位注射是通过针刺与药物对经穴的综合作用，达到调整机体功能和治疗疾病的目的。针刺足三里对胃肠蠕动和多种消化酶分泌有调节作用，可促使胃肠道的功能恢复正常。两侧足三里均注射新斯的明0.5mg，可明显提前肠鸣音恢复及排气时间，缓解腹胀。

5. 针灸镇痛　对于膀胱癌患者，术后疼痛的治疗也是快速康复中非常重要的环节，充分地术后镇痛可以减少应激反应。大量研究证实了针刺镇痛和针刺脏器保护的作用机制，如减轻炎症反应、减少炎症介质的释放和保护肺功能等。在快速康复措施中，建议术后使用非甾体类镇痛药，但在某些膀胱癌患者选择特定穴位的针刺镇痛更为恰当。例如目前应用较广的腕踝针，腕踝针通过调节体内的5-HT和β内啡肽含量，影响伤害性信息的兴奋和传递产生良好的镇痛作用，同时调节胃肠道的功能状态，与西医的药物镇痛机制上有互补作用。其有效降低术后不良反应发生率、减少镇痛药物的应用、提高镇痛有效率和患者满意度等方面有良好的效果，但目前腕踝针用于术后镇痛的研究仅局限于腹部、会阴和下肢手术为主，研究应用范围有限，仍需要在手术适应证以及治疗方法的规范性和镇痛药物合用的协同性等方面进一步研究和探讨。

## 五、快速康复护理的发展趋势

快速康复护理提出的要点包括：①术前加强心理护理和健康教育；②术前无需行肠道准备，可缩短术后胃肠功能恢复时间；③术后患者早进食和早下床活动，可减少术后并发症的发生率和住院时间的延长，减少导尿管和引流管的留置时间；④适当静脉输液，早期进食，术后镇痛和术后进行必要的保暖措施，可避免心脏突发事件发生率、降低术后切口感染率；⑤术后充分止痛是快速康复中的一个重要环节，利于患者早期康复，联合中医按摩、点穴、拿捏、刮痧等护理技术可缓解疼痛提高睡眠质量；根据患者辨证护理，制订个体化护理方案，循序渐进指导患者功能锻炼并给予耳穴压豆、电针、艾灸、按摩等中医护理技术，可预防肺部感染、尿路感染等并发症的发生概率，缩短了术后住院时间，加速患者的术后康复过程；⑥快速康复护理与中医护理技术与理念有机结合，将促进与推动我国中西医结合快速康复护理学的快速发展，使膀胱癌患者在中西医结合快速康复护理的应用中获益良多。

（朱铮　程茹）

## 参考文献


[1] AL H A A B, WANG L C, NGUYEN D P, et al. Is continent cutaneous urinary diversion a suitable alternative to orthotopic bladder substitute and ileal conduit after cystectomy? [J]. Bju International, 2015, 116(5): 805-814.

[2] ALFRED W J, LEBRET T, COMPÉRAT E M, et al. Updated 2016 EAU Guidelines on Muscle-invasive and Metastatic Bladder Cancer. [J]. European Urology, 2016.

[3] ALI A S, HAYES M C, BIRCH B, et al. Health related quality of life (HRQoL) after cystectomy: Comparison between orthotopic neobladder and ileal conduit diversion. [J]. European Journal of Surgical Oncology, 2015, 41(3): 295-299.

[4] ANDERSON C B, COOKSON M S, CHANG S S, et al. Voiding Function in Women with Orthotopic Neobladder Urinary Diversion [J]. J Urol, 2012, 188(1): 200-204.

[5] ARUMAINAYAGAM N, MCGRATH J, JEFFERSON KP, et al. Introduction of an enhanced recovery protocol for radical cystectomy. BJU Int, 2008, 101(6): 698-701.

[6] ATALA A, BAUER S B, SOKER S, et al. Tissue-engineered autologous bladders for patients needing cystoplasty. [J]. Lancet, 2006, 367(9518): 1241-1246.

[7] BALAJI K C, YOHANNES P, MCBRIDE C L, et al. Feasibility of robot-assisted totally intracorporeal laparoscopic ileal conduit urinary diversion: initial results of a single institutional pilot study [J]. Urology, 2004, 63(1): 51-55.

[8] BIVALACQUA T, STEINBERG G, SMITH N, et al. 178 Pre-clinical and clinical translation of a tissue engineered neo-urinary conduit usingadipose derived smooth muscle cells for urinary reconstruction [J]. Journal of Urology, 2014, 13(1): e689-e689.

[9] BODIN A, BHARADWAJ S, WU S, et al. Tissue-engineered conduit using urine-derived stem cells seeded bacterial cellulose polymer in urinary reconstruction and diversion [J]. Biomaterials, 2010, 31(34): 8889.

[10] CHOPRA S, LUIS D C A A, BERGER A K, et al. Evolution of robot-assisted orthotopic ileal neobladder formation: a step-by-step updateto the University of Southern California (USC) technique [J]. Bju International, 2017, 119(1).

[11] COLOMBO R, NASPRO R. Ileal Conduit as the Standard for Urinary Diversion After Radical Cystectomy for Bladder Cancer [J]. European Urology Supplements, 2010, 9(10): 736-744.

[12] COMPLOJ E, WEST J, MIAN M, et al. Comparison of complications from radical cystectomy between old-old versus oldest-old patients [J]. Urol Int, 2014, 93(4): 305-307.

[13] DEGER S, PETERS R, ROIGAS J, et al. Laparoscopic radical cystectomy with continent urinary diversion (rectosigmoid pouch) performed completely intracorporeally: An intermediate functional and oncologic analysis [J]. Urology, 2004, 64(5): 935-939.

[14] ELTAJI O M, KHATTAK A Q, HUSSAIN S A. Bladder reconstruction: The past, present and future. [J]. Oncology Letters, 2015, 10(1): 3-10.

[15] FARNHAM S B, COOKSON M S. Surgical complications of urinary diversion [J]. World Journal of Urology, 2004, 22(3): 157-167.

[16] GHOSH A, SOMANI B K. RECENT Trends in Post-Cystectomy Health-Related Quality of Life (QoL) Favours Neobladder Diversion: Systematic Review of the Literature [J]. Urology, 2016, 93(4): 22-26.

[17] GOLDBERG H, BANIEL J, MANO R, et al. Orthotopic neobladder vs. ileal conduit urinary diversion: A long-term quality-of-life comparison [J]. Urologic Oncology, 2016, 34(3): 121. e1-121. e7.

[18] GROEBEN C, KOCH R, BAUNACKE M, et al. Urinary Diversion After Radical Cystectomy for Bladder Cancer: Comparing Trends in the US and Germany from 2006 to 2014 [J]. Annals of Surgical Oncology, 2018: 1-8.

[19] HAID B, KARL A, KOEN M, et al. Enhanced Recovery After Surgery (ERAS) Protocol, Pediatric Urologic Augmentation and Diversion Surgery Using Small Bowel. J Urol, 2018.

[20] HAUTMANN R E, DE PETRICONI R C, VOLKMER B G. 25 years of experience with 1 000 neobladders: long-term complications [J]. Journal of Urology, 2011, 185(6): 2207-2212.

[21] HAUTMANN RE, ABOL-ENEIN H, et al. ICUD-EAU International Consultation on Bladder Cancer 2012: Urinary diversion [J]. Eur Urol, 2013, 63(1): 67-80.

[22] Hautmann RE, Abol-Enein H, Lee CT, et al. Urinary diversion: how experts divert [J]. Urology, 2015, 85(1): 233-238.

[23] HAUTMANN RE, ABOL-ENEIN H, HAFEZ K, et al. Urinary Diversion [J]. Urology, 2007, 69(1): 17-49.

[24] ITOU K, FUKUYAMA T, SASABUCHI Y, et al. Safety and efficacy of oral rehydration therapy until 2 h before surgery: a multicenter randomized controlled trial. J Anesth. 2012, 26(1): 20-27.

[25] JIN X D, ROETHLISBERGER S, BURKHARD F C, et al. Long-term Renal Function After Urinary Diversion by Ileal Conduit or Orthotopic Ileal Bladder Substitution [J]. European Urology, 2012, 61(3): 491-497.

[26] JOHNSON S C, SMITH Z L, SACK B S, et al. Tissue Engineering and Conduit Substitution [J]. Urol Clin North Am, 2018, 45(1): 133-141.

[27] LEE R K, ABOL-ENEIN H, ARTIBANI W, et al. Urinary diversion after radical cystectomy for bladder cancer: options, patient selection, and outcomes [J]. Bju International, 2014, 113(1): 11-23.

[28] NIEUWENHUIJZEN J A, VRIES R R D, BEX A, et al. Urinary Diversions after Cystectomy: The Association of Clinical Factors, Complications and Functional Results of Four Different Diversions [J]. European Urology, 2008, 53(4): 834-844.

[29] NUHN P, MAY M, SUN M, et al. External validation of postoperative nomograms for prediction of all-cause mortality, cancer-specific mortality, and recurrence in patients with urothelial carcinoma of the bladder [J]. Eur Urol, 2012, 61(1): 58-64.

[30] PANG KH, GROVES R, VENUGOPAL S, et al. Prospective Implementation of Enhanced Recovery After Surgery Protocols to Radical Cystectomy. Eur Urol, 2017.

[31] PEARCE S M, COHN J A, STEINBERG Z, et al. Patient Selection, Operative Technique, and Contemporary Outcomes of Continent Catheterizable Diversion: the Indiana Pouch [J]. Current Bladder Dysfunction Reports, 2014, 9(4): 293-301.

[32] ROMO P G B, STOFFEL J T. The Long-Term Follow-Up and Complications Associated with Urinary Diversion in the Cancer Survivor [J]. Current Bladder Dysfunction Reports, 2016, 11(2): 120-129.

[33] SCHIAVINA R, BORGHESI M, GUIDI M, et al. Perioperative Complications and Mortality After Radical Cystectomy When Using a Standardized Reporting Methodology [J]. Clinical Genitourinary Cancer, 2013, 11(2): 189-197.

[34] SCHNEIDER A, FEUSSNER H. Anatomy, Physiology, and Selected Pathologies of the Gastrointestinal Tract [M]. Biomedical Engineering in Gastrointestinal Surgery, 2017: 11-31.

[35] SCHRIER BP, LAGUNA MP, VAN DER PAL F, et al. Comparison of orthotropic sigmoid and ileal neobladder: continence and urodynamic parameter [J]s. Eur Urol, 2005, 47(5), 679-685.

[36] SEVEN G, SOYUPEK S, ARMAGAN A, et al. IIeal orthotopic neobladder (modified hartmann) via a shorter detubularized ideal segment: experience and results [J]. BJU international, 2004, 94(3): 355-359.

[37] SHABSIGH A, KORETS R, VORA K C, et al. Defining early morbidity of radical cystectomy for patients with bladder cancer using a standardized reporting methodology. [J]. European Urology, 2009, 55(1): 164-176.

[38] SHIMKO M S, TOLLEFSON M K, UMBREIT E C, et al.

Long-term complications of conduit urinary diversion [J]. Journal of Urology, 2011, 185(2): 562-567.

[39] SINGH V, YADAV R, SINHA R J, et al. Prospective comparison of quality-of-life outcomes between ileal conduit urinary diversion and orthotopic neobladder reconstruction after radical cystectomy: a statistical model [J]. Bju International, 2014, 113(5): 726-732.

[40] TANAKA T, KITAMURA H, TAKAHASHI A, et al. Lont-time functional outcome and late complications of studier's ileal neobladder [J]. Jon J clin oncol, 2005, 35(7), 391-394.

[41] TYRITZIS S I, HOSSEINI A, COLLINS J, et al. Oncologic, functional, and complications outcomes of robot-assisted radical cystectomy withtotally intracorporeal neobladder diversion [J]. European Urology, 2013, 64(5): 734-741.

[42] VUKOVIC N, DINIC L. Enhanced Recovery After Surgery Protocols in Major Urologic Surgery [J]. Front Med (Lausanne), 2018, 5: 93.

[43] Wein AJ, Kavoussi LR, Novick, AC et al. Cambell-Walsh Urology, Vol 3, 11th edn [M]. Philadelphia, PA: Saunders, 2016: 2281-2370.

[44] WITZES J A, COMPERAT E, COWAN N C, et al. EAU guidelines on muscle-invasive and metastatic bladder cancer: summary of the 2013 guidelines [J]. Eur Urol, 2014, 65(4): 778-792.

[45] World Health Organization (WHO) Consencus Conference on Bladder Cancer, Hautmann RE, Abol-Enein H, et al. Urinary diversion. Urology, 2007, 69(1 Suppl): 17-49.

[46] ZAINFELD D, SHAH A, DANESHMAND S. Enhanced Recovery After Surgery Pathways: Role and Outcomes in the Management of Muscle Invasive Bladder Cancer [J]. Urol Clin North Am, 2018, 45(2): 229-239.

# 第四十四章

# 尿流改道与膀胱重建术

## 第一节　回肠膀胱术

回肠膀胱术系1950年Bricker首次成功地应用于临床，故又称为Bricker手术。尽管可控性尿流改道及原位尿流改道的适应证在扩大，回肠膀胱术仍然是膀胱切除术后最常用的尿流改道方式。回肠膀胱术的基本步骤是取一段带系膜的游离回肠，将其近口端关闭后与两侧输尿管吻合，远口端行腹部皮肤造口，尿液经此造口排出体外。实践表明，回肠膀胱术是一种简单、快捷、并发症较少，临床效果比较满意的经典尿流改道术式，其优点是回肠膀胱较短，形若"通道(conduit)"，尿液引流通畅，术后回肠膀胱的黏膜对尿液中的代谢产物和电解质的吸收较少，极少发生电解质紊乱，输尿管反流的发生率亦较低。主要缺点是回肠膀胱无储尿功能，需要终生佩戴集尿器，同时也改变了患者的排尿习惯。因此，医护人员在术前后要做好患者的健康教育与心理辅导，使患者术后尽快适应与康复。

### 一、手术适应证与术前准备

#### （一）手术适应证

1. 高恶性膀胱癌、尿道癌或女性内生殖器的恶性肿瘤而需要施行根治性膀胱切除术或全盆切除术的患者。

2. 邻近器官的晚期恶性肿瘤导致膀胱广泛受累而需要全膀胱切除的患者。

3. 间质性膀胱炎或其他炎性疾病所致膀胱挛缩，膀胱容量显著缩小者亦可作为一种治疗选择。

4. 患神经源性膀胱功能障碍，伴有膀胱输尿管反流、上行性肾积水、反复感染及肾功能受损者可选择回肠膀胱术。

#### （二）术前准备

根治性膀胱切除术及尿流改道术是泌尿外科最复杂、并发症最多的手术之一，国内外不少临床研究结果证实采用加速康复外科(enhanced recovery after surgery，ERAS)方案可加快该术式术后患者的康复进程，其优势在于可缩短术后恢复肛门排气时间、促进肠道蠕动、早期进食、缩短住院时间，同时不增加术后早期并发症的发生。术前主要做好以下准备：

1. 驱虫治疗　如患者术前合并有肠道蛔虫感染者，应先行驱虫治疗，如术中发现回肠内有蛔虫，应在肠吻合前将虫取出。

2. 纠正水电解质紊乱或贫血治疗　如患者存在水电解质平衡失调、维生素缺乏、严重贫血等情况应先行纠正治疗。

3. 肠道准备　已有研究结果表明传统机械性肠道准备可导致水电解质的丢失及紊乱，患者并无获益，还会增加手术应激及术后并发症。传统肠道准备要求术前口服不经肠道吸收的抗生素3天，如甲硝唑、庆大霉素、新霉素、红霉素等，近年的研究结果显示，这可能导致肠道菌群失调和维生素K缺乏，破坏肠道自身免疫功能，因此不建议常规使用。建议在术前1天服用泻药，如甘露醇、复方聚乙二醇电解质等，不行清洁灌肠，不使用肠道抗生素。但对于严重便秘的患者，建议术前应予充分地机械性肠道准备，并联合口服抗生素进行术前清洁灌肠。

4. 术前禁食和口服碳水化合物饮品　有研究结果表明，术前给予碳水化合物可缓解口渴、减少手术及饥饿所致胰岛素抵抗、有效减少手术应激。美国及欧洲麻醉学会均推荐术前6小时禁食、2小时禁饮，术前2~3小时可口服含碳水化合物饮品，但须是无渣清亮饮品。

5. 造口位置选择及试行佩戴集尿器　选择一个合适的造瘘口位置很重要。造瘘口位置不佳，可能会导致患者终生的适应性差、尿液渗漏以及随之而来的羞耻感和皮肤并发症等。造瘘口的标准位置在右下腹，为了使集尿袋紧贴皮肤无渗漏，造口必须与脐部、切口、其他腹部伤口及骨状隆起（如髂前上棘）等保持一定距离。此外，造口不宜选择在任何皮肤自然皱褶部位，要在腰线的上部或下部。出于这个原因，术前要对患者的多个体位（包括坐姿）进行评估，并确定患者的上腹部腰带部位。

6. 健康教育与心理辅导　回肠膀胱术后将改变患者正常的排尿途径，术前医护人员应耐心与患者或家属进行沟通与心理辅导，说明选择该术式的必要性，佩戴集尿袋的方法和术后注意事项，以便使患者在心理和相关知识方面做好准备，有利于术后快速康复。

## 二、相关解剖知识

### （一）回结肠动脉

回结肠动脉起自肠系膜上动脉的右侧壁的下部，在壁腹膜之后，斜向右下，至盲肠附近分为结肠支、盲肠支和回肠支，分别供应升结肠下份、盲肠、回肠末端及供应阑尾的阑尾动脉（图 44-1）。

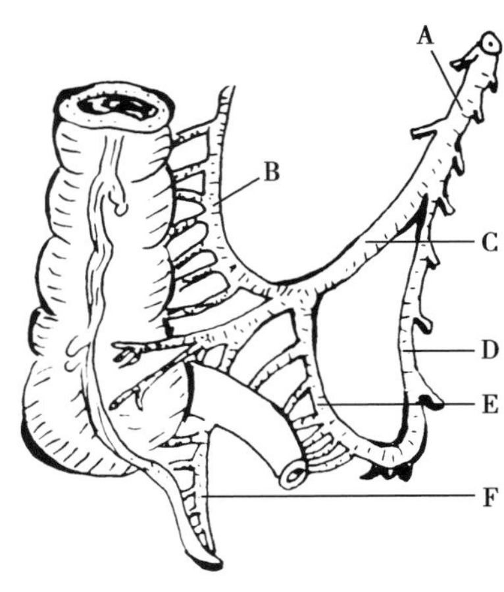


图 44-1　回盲部的动脉

A. 肠系膜上动脉；B. 结肠支；C. 回结肠动脉；D. 回肠动脉；E. 回肠支；F. 阑尾动脉。

### （二）空回肠动脉

空回肠动脉共有 20 余支，自肠系膜上动脉的左侧壁发出，在肠系膜中行向回肠，每支动脉先分为二支，与其邻近的动脉分支吻合形成第一级动脉弓，弓的分支再吻合成二级弓、三级弓，最多可达五级弓，自末级动脉弓上发出的分支，垂直分布到回肠壁，它们在肠壁内吻合不丰富（图 44-2）。一般在空肠的近段只见一级弓，愈向回肠末端，弓的级数愈多。这种弓形吻合，保证肠管在运动和变换位置时都能得到血液供应。作回肠部分切除吻合术时，除肠系膜作扇形切断外，对肠管的切断，应较扇形更多切除一些对系膜缘，以保证吻合的肠管有充分地血液供应。

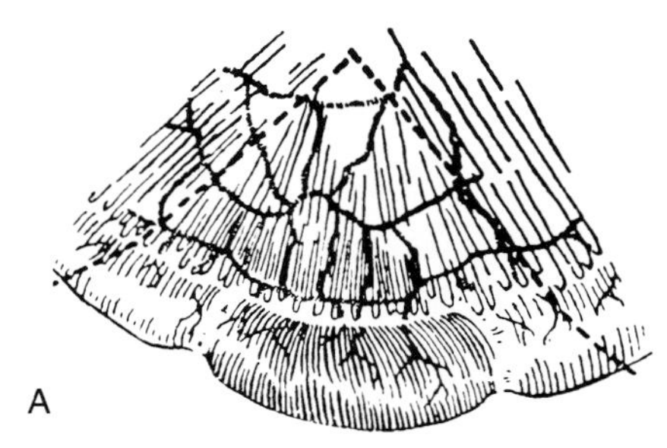


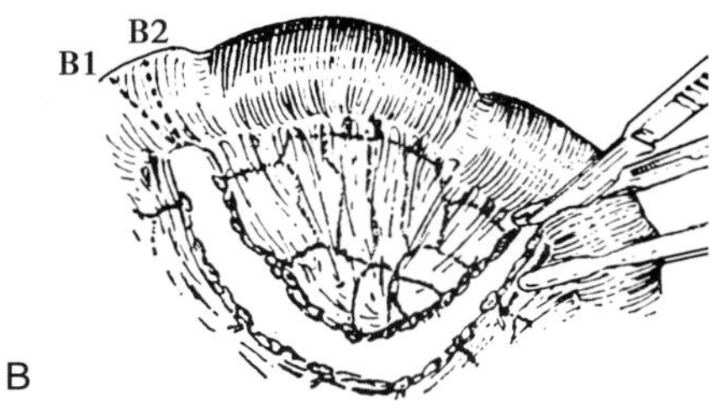


图 44-2　空、回肠切除术的切除范围

A. 虚线表示肠系膜和空、回肠切除术的切除范围；B. B1 示切除肠管的正确切线、B2 示错误切线。

### （三）空、回肠的鉴别

外科术中打开腹膜腔后，可借助下列各点鉴别空肠和回肠：①空肠盘曲在左上腹部、横结肠系膜左侧部的下方，回肠主要位于右下腹部，并有小部分位于盆腔内；②空肠管径大、壁厚、色稍红；回肠管腔较小、壁较薄，色稍白；③空肠的系膜附于腹后壁的上部并位于主动脉腹部的左方；回肠系膜的附着处则较低，且位于主动脉腹部的右侧；④空肠的系膜内的血管形成 1~2 级的弓状吻合，自末级弓发出较长和较少的分支至肠壁；回肠的系膜内的血管则形成三或四级，甚至更多级的弓状吻合，末级弓发出多数短的分支到达肠壁；⑤空肠的肠系膜内仅在根部有脂肪；回肠侧的系膜内，从根部到肠壁侧都沉积有脂肪。

## 三、手术步骤与操作要点

回肠膀胱术主要手术步骤和操作要点包括：①在硬膜外或全身麻醉成功后，患者取平卧位，头部略低。②取下腹部正中切口开腹，于乙状结肠系膜两侧切开盆腔后腹膜，将双侧输尿管中下段游离，注意保护其血液供应。③于接近膀胱处切断输尿管，结扎其远端，近侧端插入 F7 单“J”支架管，暂时引流肾盂内尿液。④用手指于骶岬前方、乙状结肠系膜后方做钝性分离，形成一通道，将左侧输尿管经此通道移至右侧。⑤回肠导管的部位，在回肠末端距回盲瓣 15cm 处切取长约 15cm 游离肠袢，对于腹壁较厚患者需要量取更长的距离。距回盲部的距离，应优先考虑血管走行的状态，没有必要坚持 15cm。⑥可在透光下观察血管走行，确定回结肠动脉与回肠动脉之间界限，决定回肠导管肛门侧切开线（图 44-3）。如有必要，可将肠系膜远端部分切口贴近肠系膜根部；因为这部分系膜将留在腹腔内，故肠系膜近侧部分的切口长度可短些。⑦分离肠系膜，保护其血液供应，最好保留两条动脉，留下尾线用来标识回肠膀胱的近端，并重新评估预备回肠膀胱的血液供应。⑧用生理盐水冲出肠腔内容物，再用碘伏溶液冲洗肠腔，将近端与远端回肠于游离肠袢上方作端端吻合，以恢复其连续性。修补肠系膜空隙（图 44-4）。⑨用 2-0 可吸收缝线间断闭合回肠肠袢的近端，浆肌层包埋（图 44-5）。⑩在回肠肠袢近端对系膜缘侧作两个小切口，分别与双侧输尿管作端侧吻合：修剪输尿管成斜面，用 4-0 可吸收缝线将输尿管与肠袢创缘作全层间断缝合，第一针缝线线结留于腔内并用其固定单“J”支架管后，将单“J”支架管经游离肠袢管腔拉出远侧端之外（图 44-6、图 44-7）。

有作者在输尿管与回肠膀胱吻合过程中采用黏膜下潜行等方法防止尿液反流。作者认为只要通道通畅，利用回肠的顺蠕动便可有效将尿液排出体外。采用抗反流方式则增加了术后输尿管回肠膀胱吻合口狭窄的概率，而此处发生狭窄处理上困难复杂；作

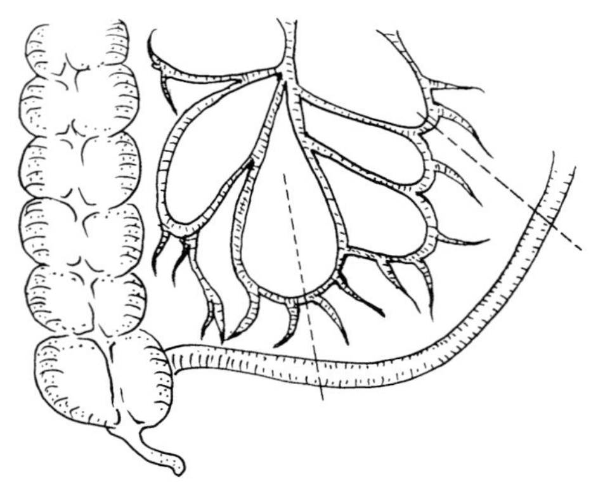

图 44-3　回肠切开线的选择（虚线示切开部位）

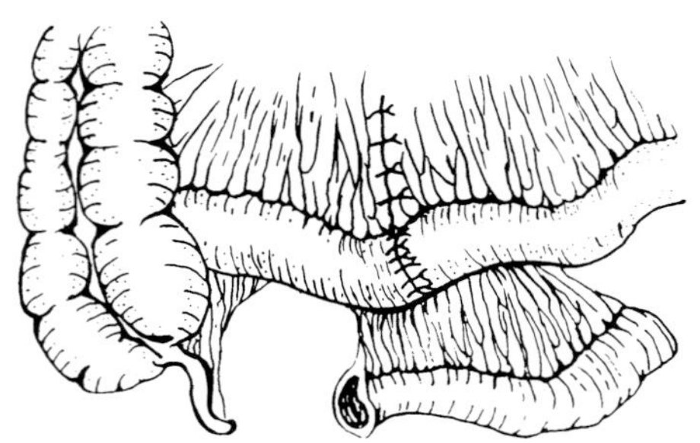

图 44-4　恢复回肠连续性

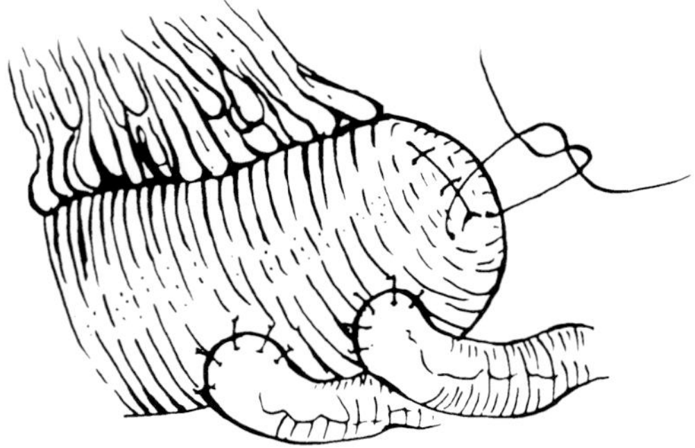

图 44-5　关闭回肠肠袢近端

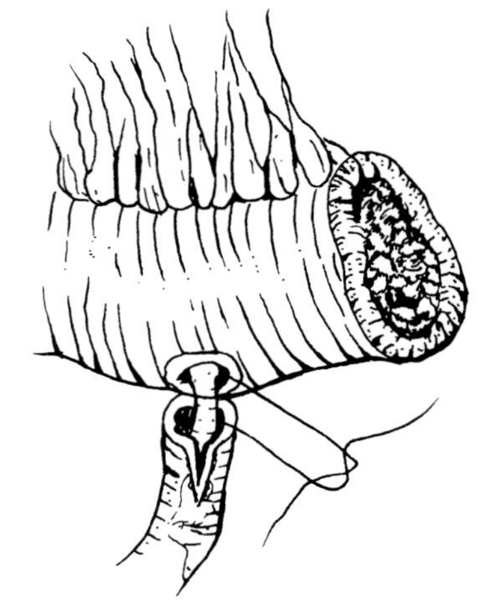

图 44-6　输尿管与回肠肠袢间断端侧吻合（一）

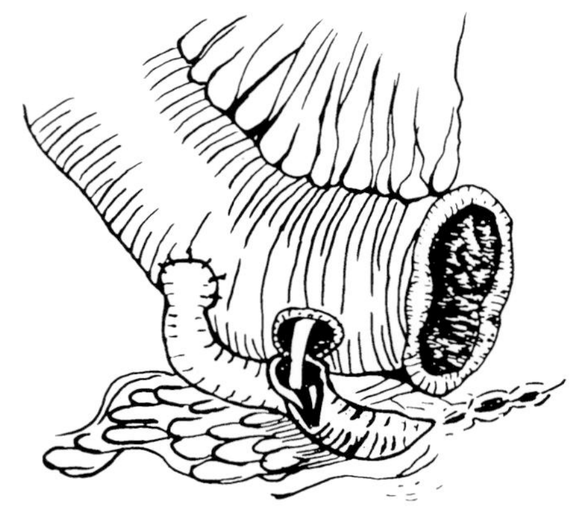

图 44-7　输尿管与回肠肠袢间断端侧吻合（二）

者在输尿管回肠膀胱端侧吻合过程中，在保证通道通畅前提下秉承“宁宽勿窄”原则，百例以上患者5年以上随访，上尿路均无扩张。⑪于右下腹髂前上棘与脐连线的中点处作一长约3cm的圆形切口。切口中部依垂直方向切断两侧的腱膜和肌肉，并以丝线将腹外斜肌腱膜和腹横筋膜与腹膜相对创缘作间断缝合（尾线不剪留作后用），形成回肠通道（图44-8）。将游离肠袢的远端自此通道拉出，留下约5cm的肠段突出皮肤之外，保持肠系膜缘向脐的方向以防止扭转。用预留的尾线将回肠固定于腹膜边缘。将18号多孔导尿管插入回肠膀胱内留作引流及术后早期回肠膀胱冲洗用。⑫于回肠末段的对系膜缘侧纵形切开约0.7cm，用丝线将肠管与皮缘做外翻缝合，系膜对面和两侧的缝线于回肠断端的黏膜面穿过肠壁，并于断端1cm及5cm处，穿过肠壁浆膜、肌层，缝线再穿过皮缘，结扎此3根缝线后，即可将回肠段外翻，形成2cm长的乳头。另外数针缝线将回肠断端与皮缘间断缝合，并将3根导尿管妥善固定（图44-9、图44-10）。⑬造口乳头化设计目的是避免术后尿液渗漏，但乳头化步骤既加大了手术难度（尤其肥胖者），也增加了术后造口处并发症（如乳头炎、狭窄等）的发生率。作者近年采用造口去乳头化，简化了手术步骤，而5年的随访造口的并发症明显减低；步骤如下：从通道拉出的肠袢的远端仅与皮肤相平，丝线将断端肠管壁全层与皮缘做间断缝合（图44-11、图44-12）。⑭用温的生理盐水进行腹腔内充分冲洗，确认无出血和小肠的位置正确后，缝合腹壁切口。有关造口位置选择，国内以腹直肌旁为主流，国外则主张经腹直肌造口。位置的选择主要目的是最大程度降低造口旁疝发生风险，两种选择孰优孰劣尚存在争议。

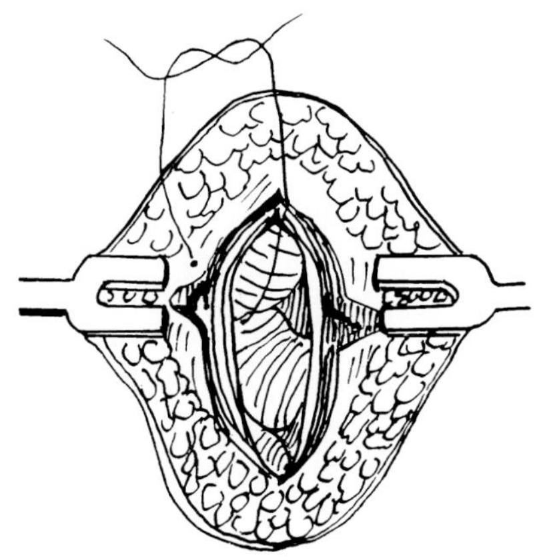

图44-8　建立腹壁通道-间断缝合腹外斜肌腱膜与腹膜相对应创缘

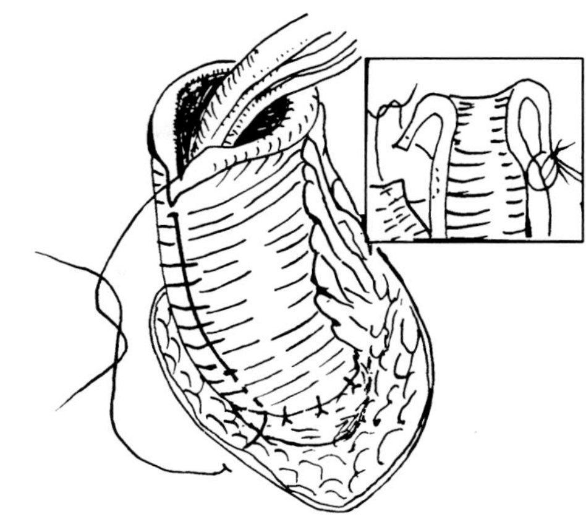

图44-9　将回肠肠袢远端拉出体外形成导管乳头（一）

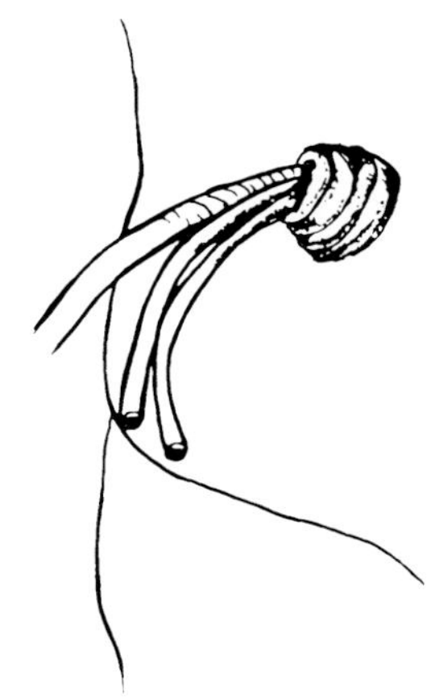

图44-10　将回肠肠袢远端拉出体外形成导管乳头（二）

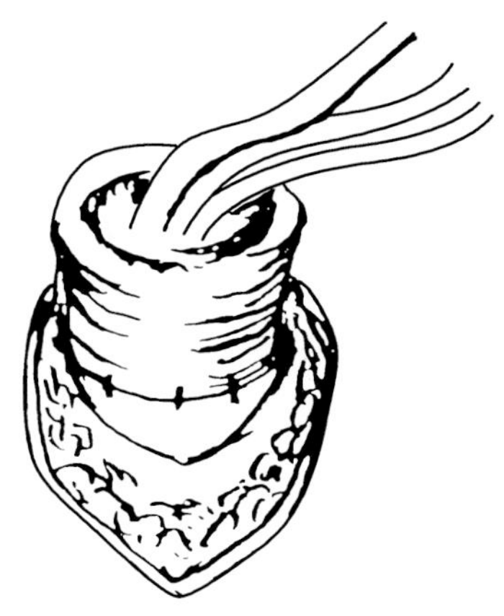

图44-11　造口去乳头化（一）

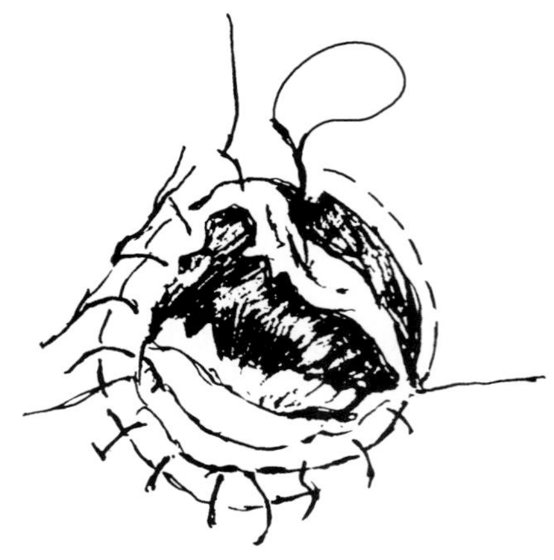

图 44-12 造口去乳头化(二)

## 四、术中注意要点

本手术在腹腔内进行,手术范围较大,操作步骤多,手术时间相对较长,为减少术后并发症和利于患者术后快速康复,手术过程应注意以下问题:

1. 尽量减少腹腔暴露的时间,减少污染的机会,预防和减少术后腹膜炎、肠梗阻等并发症发生的可能性。

2. 腹腔镜微创技术用于膀胱切除术,减少了术中出血及腹腔暴露,而通过标本取出口便可完成回肠膀胱的构建及肠道连续性的恢复,是一项可选择的高效微创外科技术。

3. 回肠膀胱只是尿液的通道,所截取的回肠应以 15cm 左右为宜。回肠导管过长,易引起肠腔内尿液滞留和/或电解质紊乱;如果回肠导管过短,该段肠管及其系膜存在张力,会引起回肠膀胱的血供不良、腹壁乳头状造口缺血、坏死和回缩。在分离该段肠系膜时注意保证其血供良好。

4. 游离输尿管下段时,注意保留其良好的血供。输尿管回肠膀胱吻合处宜留置输尿管支架管,以免术后肠黏液堵塞吻合口;吻合口缝合不宜过密,以防止吻合口坏死、尿瘘和狭窄。

5. 回肠膀胱远端经过的腹壁通道直径以容两横指为度。经腹壁造口的回肠膀胱应无张力,系膜亦应无扭曲和受压。注意将回肠膀胱壁牢固地缝合在腹壁通道的肌层和腹膜上,以免术后发生乳头回缩。

## 五、术后护理原则

回肠膀胱术涉及全膀胱切除,回肠道制作与肠道重建,手术相对较大复杂,术后医护人员应重点管理以下问题:①禁食与酌情胃肠减压,肛门排气后可停止胃肠减压并适量进流质饮食,2~3 天后依据情况改为半流质饮食;②用等渗盐水 20~30ml 经回肠膀胱引流管冲洗,以排除回肠膀胱内积存的肠黏液和血块,每天冲洗 1~2 次,术后 2 周左右先后拔除输尿管支架管和再拔出回肠膀胱引流管。

## 六、主要并发症与处理

### (一) 早期并发症

回肠膀胱术的早期并发症多与术中回肠膀胱的处理不当有关,如注意下述几点细节可减少以下并发症的发生率:

(1) 肠梗阻:使用健康的无放射性损害的肠段、吻合或封闭所有可能引起内疝的孔隙、盆腔清扫手术患者宜用代替大网膜覆盖盆腔创面。

(2) 回肠膀胱坏死:一旦明确诊断,即应切除回肠膀胱改作输尿管皮肤造口等手术。一些患者因术后腹胀造成肠袢的张力增加,以致发生血管梗死。因此,最重要的预防措施是系膜应无张力,要留有余地,并避免术后发生腹胀。

(3) 输尿管回肠膀胱吻合口瘘:此时,不必急于手术探查,只要能维持回肠膀胱引流管通畅,腹腔引流管持续负压引流并加强支持疗法和抗生素的使用,一般经过 1 周左右,漏尿多可停止。

(4) 电解质失调:电解质失调一般只发生在肾功能不全、肠袢过长,并有尿液滞留的病例,若遇此种情况需长期服碱性药物,以防止高血氯性酸中毒。

### (二) 晚期并发症

(1) 腹壁造口狭窄:系回肠膀胱血供不良、张力过大和碱性尿液刺激性皮炎等因素所引起的腹壁造口进行性纤维化所致。处理:尚未出现尿路感染、肾盂肾炎、肾功能损害和回肠膀胱内结石形成等并发症患者,可用手指或宫颈扩张探条定期扩张腹壁造口。已发生上述并发症者应切开腹壁,松解狭窄造口,再重建腹壁造口。

(2) 肾盂肾炎:系腹壁造口狭窄、回肠膀胱段过长和输尿管回肠膀胱吻合口狭窄或反流等因素造成。症状较轻者,应用充分引流回肠膀胱内尿液和抗生素等措施多可控制。症状较重者,则应按上述原因采取相应的手术治疗措施。

(3) 输尿管回肠膀胱吻合口狭窄和回肠膀胱内结石:如果吻合口狭窄引起的上尿路梗阻进行性加重者,应考虑重新施行输尿管回肠膀胱吻合术或者输尿管皮肤造口术;回肠膀胱内结石,采用导尿管冲洗回肠膀胱多可排出或用尿道镜插入回肠膀胱内用异物钳取出。

(4) 晚期发生的输尿管扩张,应注意肿瘤的可能,也可能由其他原因如吻合口狭窄、输尿管下端扭曲、持续感染或放射治疗所引起的输尿管炎所致。

(5) 回肠膀胱乳头黏膜出血及其周围皮炎:系集尿器佩戴不当或者集尿器质地坚硬等因素损伤该处黏膜和皮肤所致,少数病例还可能与尿液刺激有关。造口周围皮炎是由于尿液接触所引起,一般为暂时性的表浅性皮炎。一些患者则为乳头结节状皮炎,皮肤过度角化、萎缩、空泡形成,有炎症浸润。另一些患者与橡皮过敏有关,宜用油膏保护皮肤,应选择质地柔软的集尿器佩戴在适当的位置。注意局部清洁,及时更换和清洗集尿器,局部涂擦氧化锌软膏、氟轻松软膏等保护皮肤和黏膜。

(张志宏)

# 第二节 Studer 回肠膀胱术

## 一、概述

膀胱癌是泌尿系统最常见的恶性肿瘤之一,发病率居全身恶性肿瘤第 9 位,世界范围内,以南欧、西欧、北美、北非、西亚等地区的男性群体的膀胱癌发病率为最高,2012 年全球约有 43 万例新发膀胱癌病例。在我国泌尿系肿瘤中,膀胱癌的发病率仍居于首位,男、女发病率之比约为 3.3 : 1,城市、农村发病率之比约为 2.4 : 1,发病率随着年龄增加而增加,近年来总发病率和病死率均表现为逐渐上升趋势,严重威胁着人民群众的身体健康。按肿瘤发生及生物学行为特点的不同可将膀胱癌分为非肌层浸润性膀胱癌(non muscle-invasive bladder cancer,NMIBC)和肌层浸润性膀胱癌(muscle-invasive bladder cancer,MIBC),二者在膀胱癌中所占比例分别为 30% 和 70%。MIBC 具有较强的侵袭和转移能力,局部浸润和远处转移是导致患者预后不佳的主要原因。

根治性膀胱切除术 + 尿流改道术是 MIBC 的标准治疗方式,是提高患者生活质量和生存率、避免局部复发和远处转移的有效治疗方法。临床最为常见的尿流改道术式包括:原位新膀胱术(如:Studer 膀胱、M 形回肠膀胱、去带乙状结肠新膀胱、去管化乙状结肠新膀胱等)、回肠通道术、输尿管皮肤造口术及直肠膀胱术等。尿流改道术目前尚无统一的标准,选取何种尿流改道术应综合考虑肿瘤的分期、分级、患者身体情况、总体预后情况、医疗成本、患者的意愿及医师对某一技术的掌握和熟悉程度等。理想原位新膀胱应具有容量大(300~500ml)、压力低(<40cm$H_2O$)、无输尿管反流、无代谢紊乱、排尿功能良好等。CUA2014 版指南提出利用去管化的末端回肠制作原位新膀胱是尿流改道术的首选。回肠新膀胱具有解剖优势,对尿液、电解质和代谢产物吸收较少,发生上尿路感染和电解质紊乱机会较少,术后具有良好的控尿和排尿能力等诸多优势。Studer 膀胱是回肠原位新膀胱的一种,在 1988 年最先由国外学者 Studer 报道,具有压力低、抗反流效果理想和术后尿控好等优点,患者术后生活质量较高、并发症较少,是一种效果良好的膀胱全切尿流改道术。1995 年国外学者 Studer 报道了 100 例接受根治性膀胱切除术 +Studer 新膀胱术治疗患者的临床资料,结果显示,早期并发症发生率约 11%,14 例患者因术后出现远期并发症(肠梗阻、尿道狭窄、肿瘤复发、疝气、输尿管狭窄)再次接受手术治疗,新膀胱容量约 450~500ml,术后一年日间控尿率为 92%,夜间控尿率 80%。2006 年学者 Studer 总结并报道了其开展 Studer 新膀胱术 20 年的经验,研究中纳入 482 例患者,61 例因早期并发症需延长住院时间或再次入院治疗,115 例因远期并发症需要治疗,术后 1 年日间控尿率 92%,夜间控尿率 79%,勃起功能障碍发生率约 22.4%,尿道狭窄发生率约 2.7%,尿道复发率约 5%,5% 患者术后需维生素 $B_{12}$ 替代治疗。Studer 新膀胱术自问世以来至今,已广泛应用于临床,随着术式的改良和泌尿外科微创技术的不断发展,其疗效也得到了进一步的提升。在严格把握适应证、加强术后监护管理、及时处理早期并发症的基础上,Studer 新膀胱可以获得较好的远期疗效,使广大 MIBC 患者获益。

## 二、手术适应证与禁忌证

### (一) 手术适应证

1. 膀胱肿瘤行根治性膀胱切除术的患者。
2. 先天性膀胱畸形不能用手术矫正的患者。
3. 尿道完整无损伤和外括约肌功能良好。
4. 术中尿道切缘肿瘤阴性。
5. 肾功能良好可保证电解质平衡及废物排泄。
6. 肠道无明显病变。

### (二) 手术禁忌证

1. 尿道外括约肌损伤和无功能者不适宜施行这种手术。

2. 膀胱肿瘤侵及前列腺和后尿道者。

3. 既往肠道受过放射性照射和有肠结核病史者。

4. 肠粘连和因肠管病变不能截除足够肠管者。

5. 糖尿病和严重的心脑血管疾病不能耐受手术者。

6. 复杂的尿道狭窄以及生活不能自理者。

7. 女性患者肿瘤侵犯膀胱颈、阴道前壁者。

## 三、术前准备与评估

根治性膀胱切除术 + 尿流改道术前准备工作与评估包括：①常规行尿道膀胱镜检查，了解膀胱肿瘤的大小、形态、部位及是否侵及尿道进行评估，对选择手术方式甚为重要；②常规行 IVP、盆腔 CT 扫描，经直肠和腹部 B 超检查及骨扫描检查，以了解上尿路有无肿瘤，浸润范围，是否有盆腔淋巴结转移情况，有助于术式选择及术后治疗；③系统了解心血管、肺、肝肾功能情况，评价其健康指数；④术前应仔细询问患者有无肠道手术史，腹部放疗史，近期肠道有无蛔虫排出必要时应行驱虫治疗；⑤术前禁食、清洁灌肠；⑥加强心理护理与辅导，让患者了解术前后相关的快速康复护理知识，增强患者战胜疾病的信心。主动配合医疗护理过程并从中获益。

## 四、麻醉与体位

一般采用气管内全身麻醉为宜。患者取平卧位，臀部垫高(图 44-13)；手术入路选择从脐到耻骨联合正中切口或绕脐至正中切口(图 44-14)。

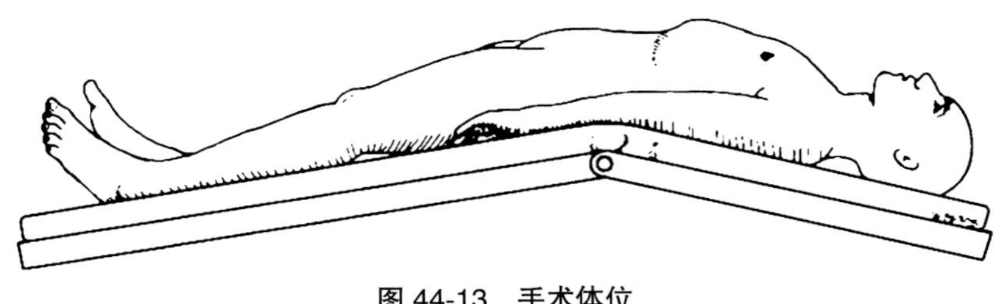

图 44-13　手术体位

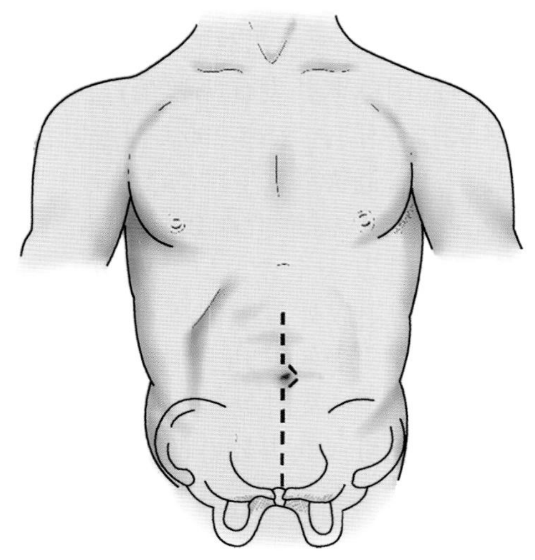

图 44-14　手术切口

## 五、手术步骤与操作要点

Studer 回肠膀胱术的主要步骤和技术要点包括：①根治性全膀胱切除术可选择开放、腹腔镜或机器人任何一种术式，但不论选择哪一种根治性膀胱切除手术方式，都应牢记尽可能靠近前列腺尖部切断膜部尿道，靠近前列腺包膜逐层切断前列腺尖，以尽量保护前列腺的神经血管束。②距回盲瓣 25crn 处取 50~60cm 回肠(所取长短取决于使用的抗反流技术)，分离切断肠管后，用 2-0 可吸收线连续缝合肠壁全层，1-0 丝线间断缝合浆肌层并恢复肠道的连续性。③用剪刀沿着回肠对系膜缘剪开游离的远端 40cm 回肠，使之成 2cm × 20cm 的“U”形，以构建贮尿囊，同时将回肠两端连续缝合关闭(图 44-15)。④如用套叠回肠乳突作抗反流瓣，可采用 Kock 等和 Skinner 等描述的方法，但有所改良，即乳突在贮尿囊外，在近端输入段回肠内，套入部分肠系膜的脂肪组织应被剔除，并保留血管，无需使用吻合钉。⑤在中间和内侧的浆肌层应用不吸收的聚丙烯线做加强缝合(图 44-16)。所构成的乳突约需 12cm，输尿管应移植于最近端；另距乳突套入部分尚应有 3~4cm 的回肠管。输尿管需留置支架管，用 4-0 可吸收线吻合输尿管。⑥用 2-0 可吸收线牵拉连续缝合 U 形回肠中部两缘的浆肌层，构建贮尿囊(图 44-17)；然后将 U 形贮尿囊的底向患者的右边折叠于 U 形的两端之间(图 44-18)，并单层连续缝合下半部贮尿囊。⑦经尿道置入 20F 硅胶导尿管，于贮尿囊的最低位切一直径 2~3cm 大小的孔，用 2-0 可吸收线将此孔与尿道吻合，共间断缝合 4~6 针（图 44-19）。⑧将两侧输尿管支架经贮尿囊引出，同时在贮尿囊插入 22F 硅胶导管，作为安全冲洗管，当导尿管被黏液堵塞时可用此管冲洗。最后关闭贮尿囊的其余部分（图 44-20）。⑨几种其他类型的抗反流机制（图 44-21、图 44-22、图 44-23）。一种是用 Griffith 和 Turner-Warwick 描述的袖套切开（split-cuff）技术，即切开远端输尿管并使之外翻（Turner-Warwick 和 Ashken，1967）（图 44-24）。如输尿管足够长，则只需使用近端 4~6cm 较短的回肠（图 44-25），对于这种患者，使用回肠的总长约需 50cm。另一种是使用远端管状等长回肠袢，输尿管与贮尿囊之间的肠袢长度约为 18~20cm（Mann 和 Bollman，1931）（图 44-26）。

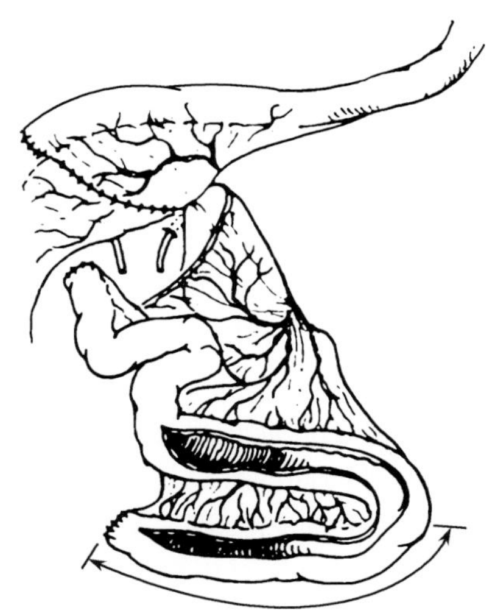

图 44-15　沿着回肠对系膜缘剪开游离的远端 40cm 回肠，使之 2cm × 20cm 的"U"形

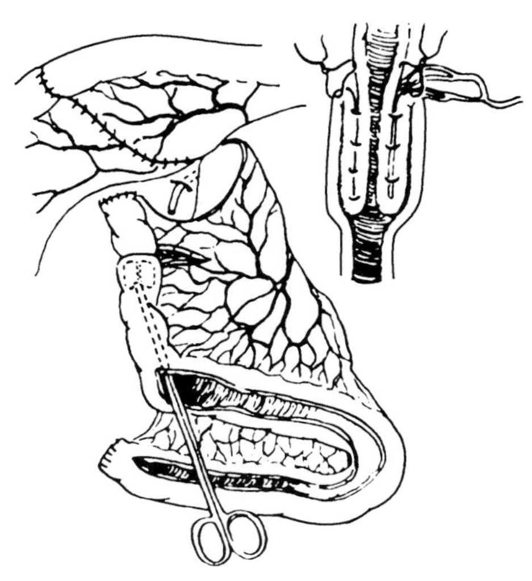

图 44-16　用套叠回肠乳突作抗反流瓣

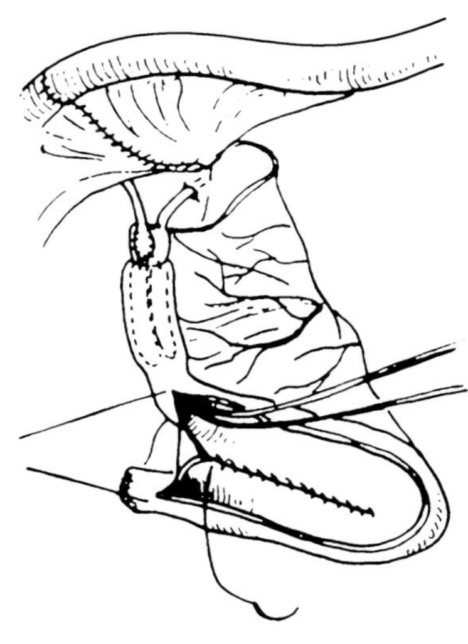

图 44-17　连续缝合"U"形回肠中部两缘的浆肌层

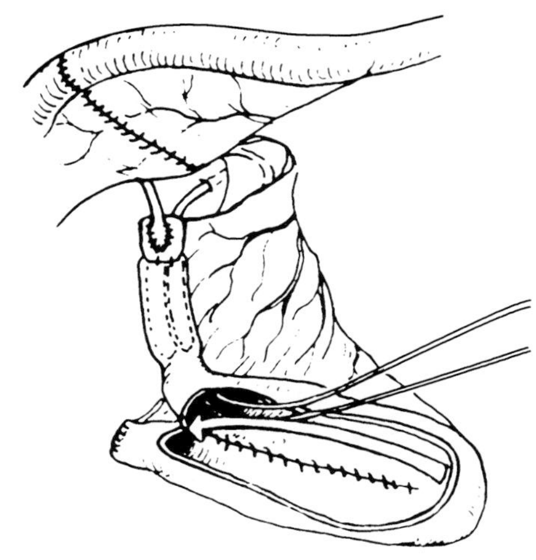

图 44-18　将"U"形贮尿囊的底向患者的右边折叠于"U"形的两端之间

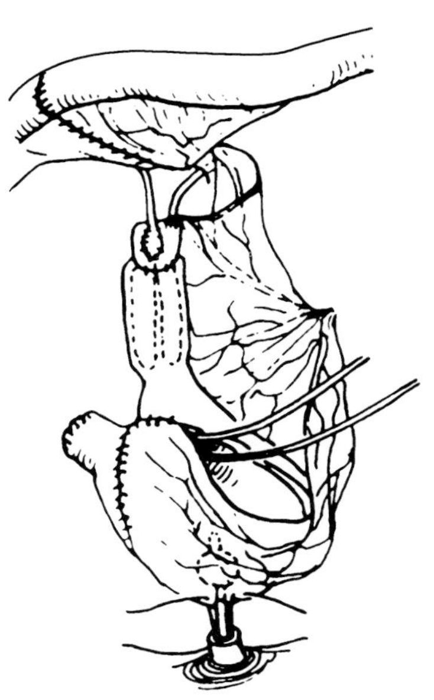

图 44-19　贮尿囊与尿道吻合

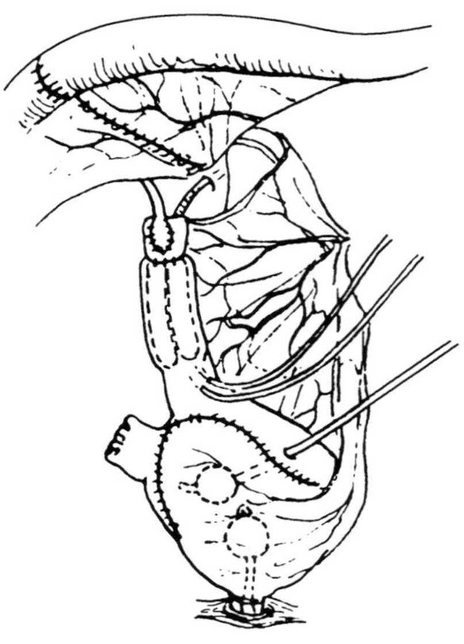
图 44-20　关闭贮尿囊的其余部分

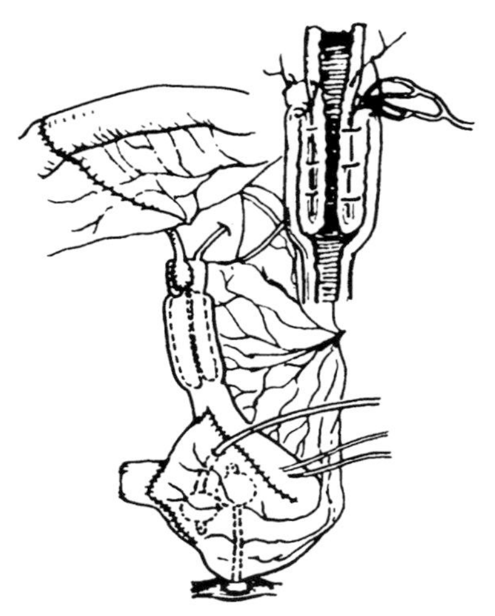
图 44-21　使用袖套切开技术建立抗反流机制

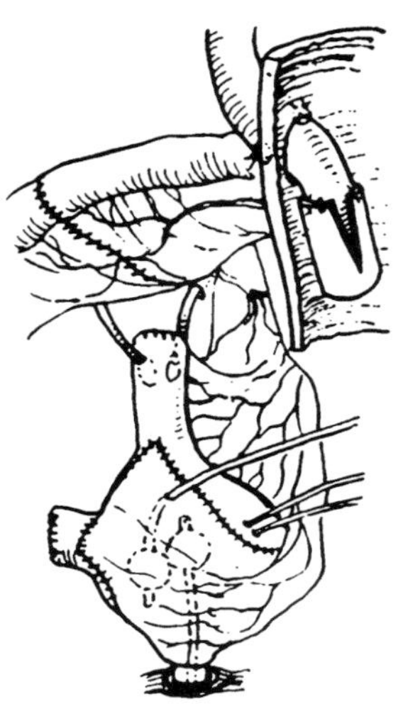
图 44-22　若输尿管不够长，使用远端管状等长回肠袢建立抗反流机制

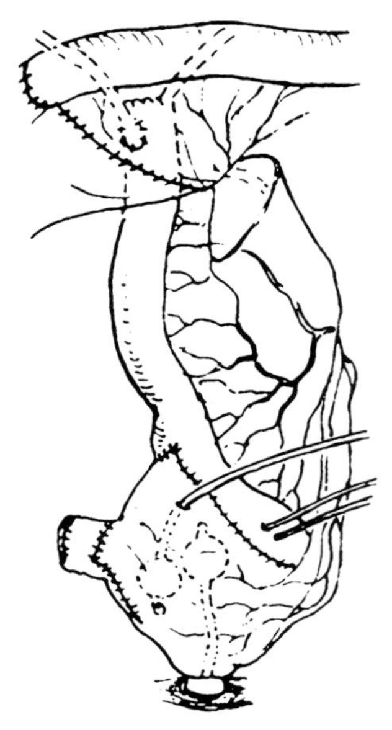
图 44-23　输尿管足够长的情况

## 六、术后并发症与处理

### （一）尿路感染

尿路感染是原位新膀胱最主要的早期并发症，包括肾盂肾炎、储尿囊炎、去除单 J 管后发热等。可先行经验性抗感染治疗，然后根据尿液或者尿分泌物细菌培养和药敏感实验调整用药。

### （二）尿失禁和新膀胱过度活动症

原位新膀胱随时间的被动扩张会使新膀胱容量逐渐增大，吻合的肠段长度、肠腔直径的大小和肠壁的顺应性、术中是否损伤自主神经等情况都可能导致尿失禁、新膀胱容量过大过小或新膀胱发生过度活动症。术后膀胱训练是保证术后排尿功能恢复的首选方法，新膀胱内注射肉毒杆菌毒素对治疗新膀胱尿失禁和新膀胱过度活动症有一定的疗效，低剂量口服去氨加压素、奥昔布宁、索利那辛、贝坦利等可有助于减少夜间尿失禁。

### （三）输尿管肠道吻合口狭窄

输尿管肠道吻合口狭窄的发生率为 3%~18%，吻合口狭窄发生率最高的是输尿管抗反流瓣吻合术，发生率最低的是输尿管回流端对端吻合术。采用输尿管再植术或者终生单 J 支架术可缓解狭窄症状。

### （四）排尿困难

Studer 原位新膀胱的形态、长度、位置、新膀胱颈部的角度发生改变、新膀胱失代偿，以及新膀胱黏膜脱垂致尿道阻塞等情况可能导致排尿困难。应注意区别功能障碍性排尿困难或者尿道阻塞等器质性排尿困难，可采取留置尿管、TUR、腹部造瘘术等方法。

### （五）电解质紊乱

使用回肠代替膀胱的患者可能出现低钾血症，应对方法可用碱化药物治疗，例如预防性给予 $Na^+/K^+$ 柠檬酸盐。当碱剩余低于 –2.5mmol/L 时，应警惕临床上出现酸中毒。

### （六）代谢性疾病

原位新膀胱由于胃肠道功能障碍会导致代谢性酸中毒，由于骨骼的缓冲机制，慢性酸中毒可以导致骨密度降低和骨软化。及时纠正酸中毒，有助于缓解或避免骨软化。

### （七）维生素 $B_{12}$ 缺乏

切除超过 60cm（儿童的标准是 45cm）的回肠与临床相关维生素 $B_{12}$ 吸收不良的风险相关。术后需要进行口服维生素 $B_{12}$（2mg/d）或肌内注射维生素 $B_{12}$ 替代治疗。

### （八）胃肠道功能障碍

切除回肠，胆汁酸吸收不良的风险随切除的肠段长度增加而增加。切除超过 60~100cm 的回肠，吸收不良是不可避免的。继发性结肠胆汁酸浓度增加，水分和钠增加，可能会发生胆色素性腹泻。除了改善饮食外，用消胆胺可减少结肠中的游离胆汁酸以治疗术后腹泻。

### （九）肿瘤复发

原位新膀胱的肿瘤复发率为 1.5%~7%，术后定期复查，长期随访是预防肿瘤复发最好的方法。肿瘤复发可选择二次手术，放疗和化疗。

## 七、术式评价

利用人体自身的回肠（或结肠）制作成储存尿液的容器，并将其与输尿管开口、尿道吻合，形成原位新膀胱，使得新膀胱的生理功能和解剖学位置、结构更加接近于生理状态，是一种较为理想的尿流改道方式，疗效优于腹壁造口术和 Bricker 术。对于 Studer 回肠膀胱术后控尿效果，经过长期随访发现，90% 的患者能达到理想的日间控尿的能力，夜间控尿能力为 76.1%。回肠新膀胱的术后控尿能力主要和术中有效的控尿技术和重要控尿结构的保护有关，而与年龄、性别等因素关系不大，随访发现患者术后 1 年内控尿能力即可恢复并达到稳定状态，并不随时间的延长而有所改善；术后控尿率逐渐下降可能是由于外部括约肌功能随着年龄的下降而下降。

Studer 回肠膀胱术可以获得理想的生存率。相关研究发现 3 年的生存率为 90.5%，5 年的生存率为 70%。在术后影响患者生存率的重要因素是肾衰竭。肾衰竭的原因主要有两个：一是较高的术后肾积水、肾盂肾炎的发生率；二是术后患者出现肾功能减退没有及时就医、医患双方的不及时沟通导致的延误就医。进一步对输尿管与肠管吻合技术及方法进行改进、及时处理输尿管新膀胱的吻合口、尿道吻合口狭窄、医师患者双方及时有效的沟通、合理的护理及宣教，可提高患者的生存率。Studer 回肠膀胱术术后患者具有较低的肿瘤复发、淋巴复发转移率。男性术后复发主要与肿瘤侵犯前列腺有关，女性主要与膀胱颈肿瘤侵犯有关。男女尿道复发率无显著差别；淋巴结病检阳性的患者淋巴结清扫组和未清扫组组间术后肿瘤的复发、转移无明显差别。术后定期复查，肿瘤复发后二次手术能提高患者的生存率。

Studer 回肠膀胱术术后大大提高了患者的生活质量，长期随访发现新膀胱平均排尿量为（344.1 ± 100.2）ml，排尿后残余尿量为（146.8 ± 82.7）ml，尿动力学研究中最大膀胱容量为（484.1 ± 119.2）ml，最大流量为（13.6 ± 9.7）ml/s。用回肠代替了膀胱，生理功能相似、解剖结构相似，患者并发症的发生率相对较低，保留了经尿道口的排尿能力，给患者的日常活动带来便利，提高了患者的生活质量，维护了患者自身形象。

部分学者认为根治性膀胱切除术加 Studer 回肠膀胱术是膀胱癌的标准治疗方法，Studer 新膀胱尿流改道手术疗效确切，是国际上常用的原位新膀胱，回肠新膀胱具有低压、技术简单、解剖优势、生理优势、抗反流保护肾功能、上尿路感染等并发症发生率较低、具有远期良好的控尿和排尿能力等优点。保留尿道自然排尿，提高了患者的生活质量、生存率。缺点是可能出现尿失禁和尿潴留，部分患者需要长期导尿或者腹部造瘘导尿，较少患者可能有尿道肿瘤复发的风险，需要再次手术和长期放疗、化疗。

（王剑松）

## 第三节 原位去管化乙状结肠新膀胱

### 一、概述

本节介绍的用去管化乙状结肠新膀胱代替膀胱的技术是一种非常有吸引力的原位尿流改道方法。有经验的外科医师知道，乙状结肠因病变被切除后并不引起肠道吸收代谢紊乱及排便紊乱，而且作为膀胱的理想替代物，乙状结肠提供了合适的长度和厚度、恰当的解剖位置、与膀胱相近的神经支配以及与尿道吻合简便等良好条件，并且可实施效果较好的抗反流输尿管种植。

### 二、手术适应证与禁忌证

#### （一）手术适应证

1. 膀胱肿瘤行根治性膀胱切除术的患者。
2. 先天性膀胱畸形不能用手术矫正的患者。
3. 尿道完整无损和外括约肌功能良好。
4. 术中尿道切缘肿瘤阴性。
5. 肾功能良好可保证电解质平衡及废物排泄。
6. 肠道无明显病变。

#### （二）手术禁忌证

1. 尿道外括约肌损伤或无功能者。
2. 男性患者肿瘤侵及前列腺和后尿道者，女性患者肿瘤侵犯膀胱颈、阴道前壁者。
3. 既往盆腔或结肠受过放射性照射。
4. 结肠易激综合征、肠结核、乙状结肠息肉或肿瘤和严重的乙状结肠憩室炎。
5. 糖尿病或心肺脑肾等脏器严重疾病而不能耐受手术者。
6. 复杂的尿道狭窄以及生活不能自理者。

### 三、术前准备与评估

根治性膀胱切除术 + 尿流改道术前准备工作与评估包括：①常规行尿道膀胱镜检查，了解膀胱肿瘤的大小、形态、部位及是否侵及尿道进行评估，对选择手术方式甚为重要；②部分患者需行肠镜检查，以排除肠息肉和大肠癌的可能；③常规行 IVP、盆腔 CT 扫描，经直肠和腹部 B 超检查及骨扫描检查，以了解上尿路有无肿瘤，浸润范围，是否有盆腔淋巴结转移情况，有助于术式选择及术后治疗；④系统了解心血管、肺、肝肾功能情况，评价其健康指数；⑤术前应仔细询问患者有无肠道手术史，腹部放疗史，近期肠道有无蛔虫排出，必要时应行驱虫治疗；⑥术前禁食、清洁灌肠；⑦加强心理护理与辅导，让患者了解术前后相关的快速康复护理知识，增强患者战胜疾病的信心。主动配合医疗护理过程并从中获益。

### 四、手术步骤与操作要点

原位去管化乙状结肠新膀胱手术步骤与操作要点包括：①麻醉与体位同“本章　第二节 Studer 回肠膀胱术”。②常规施行开放或腔镜下根治性膀胱切除术，淋巴结清扫并注意保护乙状结肠的血管支。③注意保护左结肠动脉和发自肠系膜下动脉的直肠上动脉及发自髂内动脉的直肠中、下动脉。④解剖乙状结肠，注意保护乙状结肠的侧支循环。截取 20~25cm 乙状结肠管，保护好肠系膜血供（图 44-24，图 44-26a）。⑤用 2-0 可吸收线无张力间断缝合肠管切口，也可采用直线切割吻合器恢复肠管的连续性。⑥用生理盐水或稀碘伏洗净肠腔，将切取的乙状结肠肠段摆放成 U 形，自折叠的肠管两端开口导入直线吻合器，在肠管的系膜对缘（尽可能远离肠系膜）使用吻合器构建贮尿囊（图 44-25），亦可用 2-0 可吸收线连续内翻缝合 U 形肠管，制作球形贮尿囊（图 44-26）。⑦在贮尿囊最低点切开 3~5cm 开口留做新膀胱颈口，新膀胱颈口可用 3-0 可吸收线四针间断缝合形成膀胱颈。对于吻合器制作的贮尿囊，这 4 针缝合具有更多的实际意义：缩小了新膀胱颈口，避免了过大的新膀胱颈口与尿道的不对称吻合；延长了新膀胱颈，对术后尿控的恢复可能具有一定的意义；这 4 针缝线可以作为在膀胱颈与尿道吻合时的锚定点，同时还可以避免吻合张力过大导致新膀胱颈的肠壁撕裂。⑧游离输尿管，保证一定长度以避免贮尿囊尿道吻合时输尿管张力过大（图 44-27）。在贮尿囊两侧肠系膜缘戳孔，采用 Dipping Technique 技术将输尿管经肠系膜浆膜下拖入膀胱约 1.5cm，用 4-0 可吸收线作 4~6 针间断缝合固定于膀胱黏膜（图 44-28~图 44-30）。⑨修整输尿管末端，在输尿管内留置 6~8F 支架管，剖开输尿管末端上缘，将剖开的输尿管向下方展开形成扇形（图 44-31，图 44-32）。⑩用 4-0 可吸收线在扇形顶端将输尿管与贮尿囊后壁黏膜 2 针缝合（图 44-33）；输尿管支架管由贮尿囊前壁引出。⑪直线吻合器封闭贮尿囊顶部或用可吸收线关闭，完成球形贮尿囊的制作。

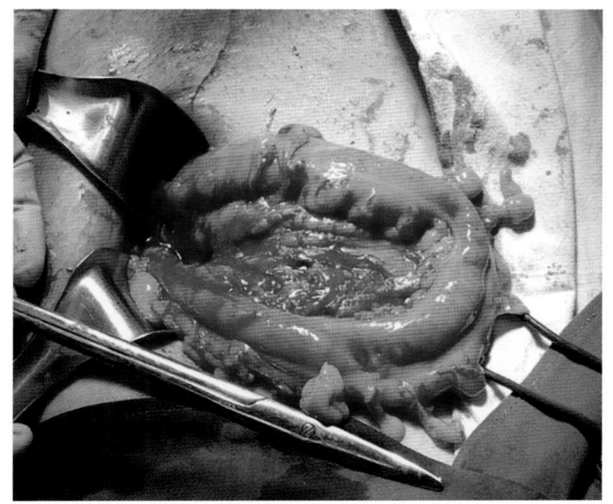

图 44-24　截取 20~25cm 乙状结肠管，摆放成 U 形

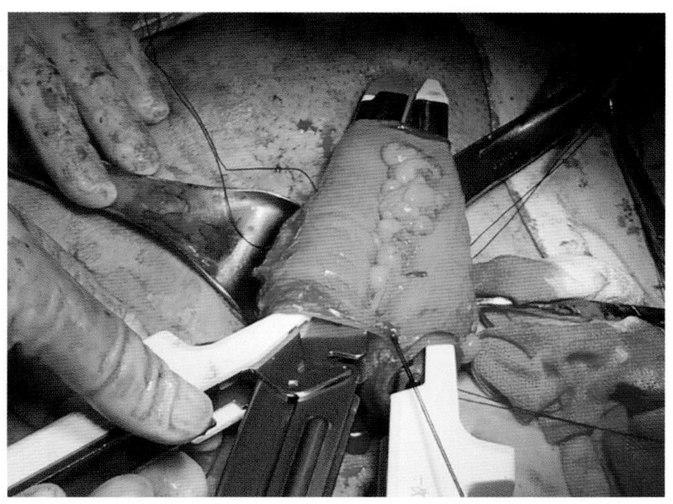

图 44-25　在肠管的系膜对缘（尽可能远离肠系膜）使用吻合器构建贮尿囊

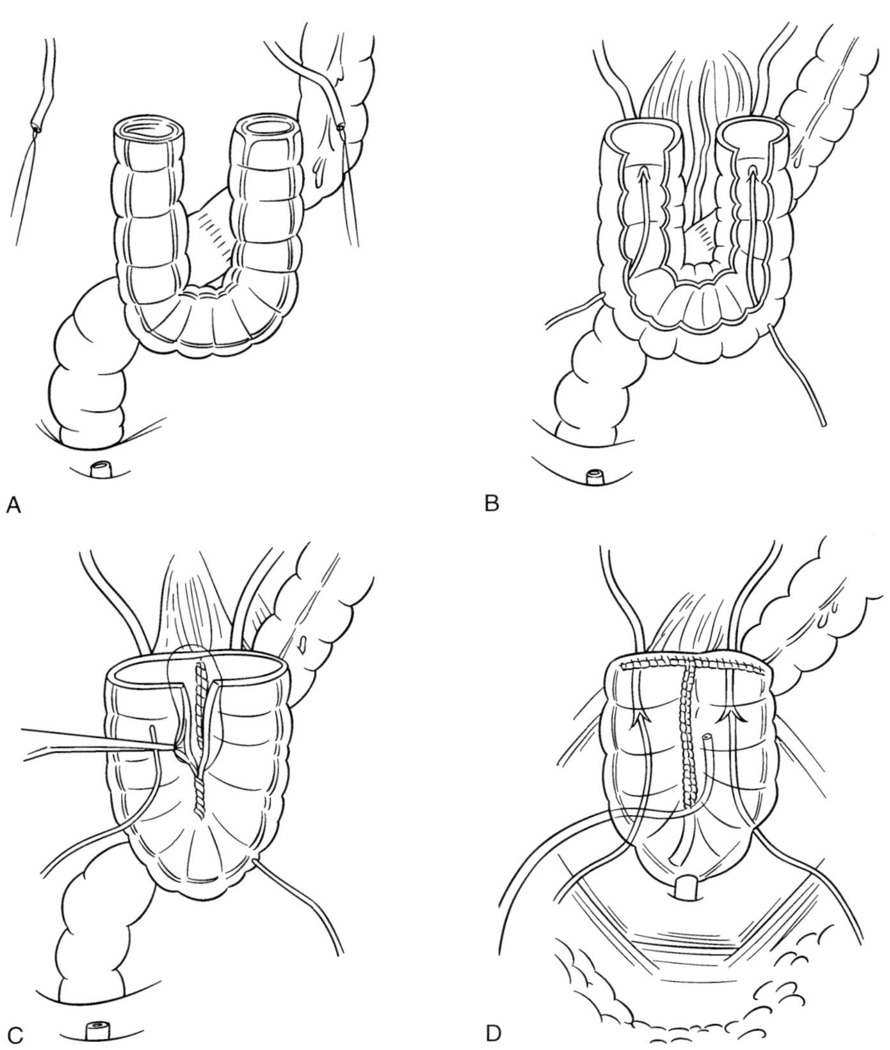


图 44-26　乙状结肠去管化构建 U 型管

A. U 型乙状结肠管；B. 对系膜缘切开；C. 连续缝合“U”形肠管；D. 制作球形贮尿囊。

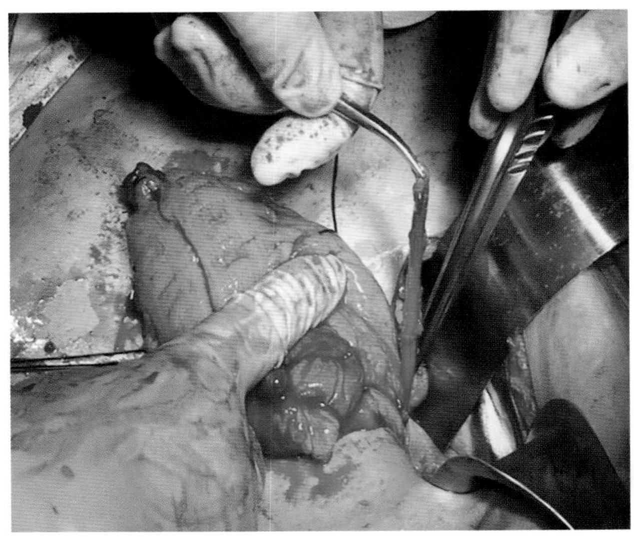

图 44-27 游离一定长度输尿管

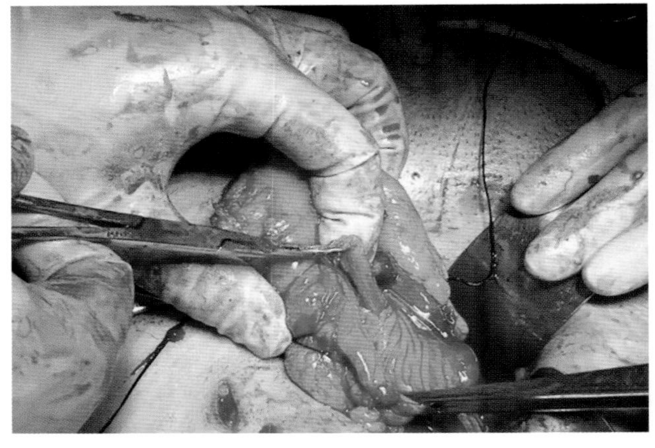

图 44-28 采用 Dipping Technique 技术将输尿管经肠系膜浆膜下拖入贮尿囊(一)

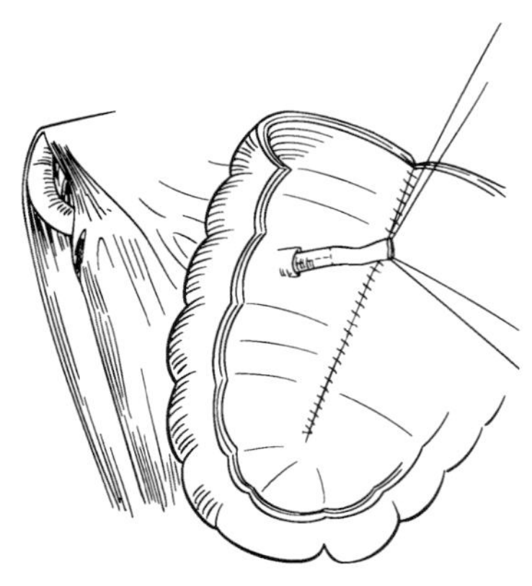

图 44-29 采用 Dipping Technique 技术将输尿管经肠系膜浆膜下拖入贮尿囊(二)

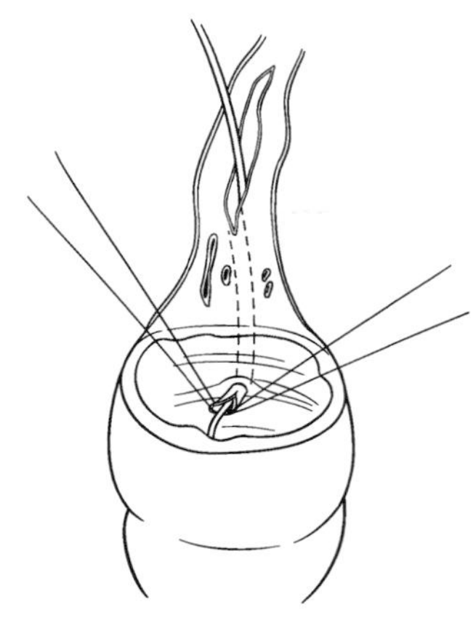

图 44-30 采用 Dipping Technique 技术将输尿管经肠系膜浆膜下拖入贮尿囊(三)

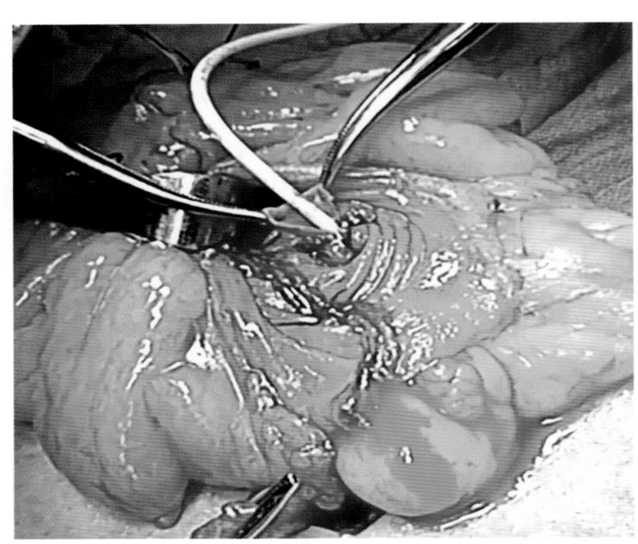

图 44-31 扇形剖开输尿管末端(一)

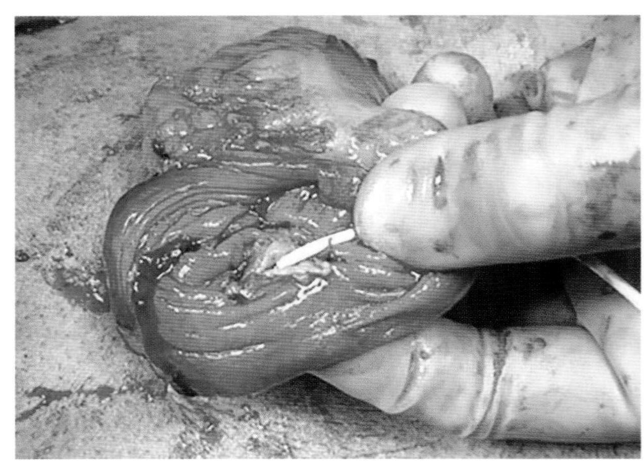

图 44-32 扇形剖开输尿管末端(二)

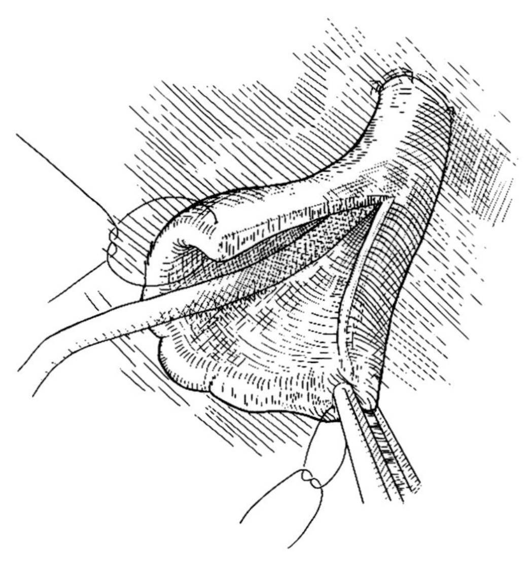

图 44-33　扇形剖开输尿管末端（三）

⑫经尿道向新膀胱内置入 20~24F 导尿管，用 2-0 可吸收线四针缝合新膀胱颈与尿道残端，完成新膀胱与尿道的吻合，从导尿管注入生理盐水检查可能的漏孔并修补。⑬将输尿管支架管和盆腔引流管由腹壁引出。⑭术后并发症与处理同 Studer 回肠膀胱术。

### 五、术式评价

乙状结肠新膀胱的一大优势在于乙状结肠不是主要的营养物质吸收部位，所以几乎无肠道吸收代谢相关并发症，而且较少发生腹泻等肠道功能紊乱，有报道回肠新膀胱腹泻发生率是乙状结肠新膀胱的 3 倍。新膀胱黏液引起的相关并发症乙状结肠也明显地低于回肠。

此外，由于骶神经节段 $S_2$~$S_4$ 支配部分乙状结肠和膀胱的平滑肌，而且乙状结肠肠管壁较回肠厚，再加上乙状结肠在解剖位置上与膀胱接近，更容易与尿道吻合。因此接受乙状结肠新膀胱的患者在自主排尿方面表现较好，而接受回肠新膀胱的患者更容易出现排尿困难，随着时间延长，回肠新膀胱的收缩能力下降更明显。在控尿方面的表现，以目前的证据来看乙状结肠新膀胱并不如回肠新膀胱。总的来说，原位新膀胱的夜间控尿能力不如日间控尿能力，而这种差异在乙状结肠新膀胱中尤为明显。Laguna MP 等对 49 例行乙状结肠新膀胱的患者随访发现，术后第二年 89% 的患者能达到理想的日间控尿能力，但达到理想夜间控尿能力的患者仅为 10%。一项研究对比了 50 位行乙状结肠新膀胱的患者和 62 位行回肠新膀胱的患者，结果发现 90% 行回肠新膀胱的患者和 85% 行乙状结肠新膀胱的患者能达到理想的日间控尿能力，60% 行回肠新膀胱的患者能达到理想的夜间控尿的能力，而仅有 9% 行乙状结肠新膀胱的患者能达到理想的夜间控尿能力。

两种新膀胱的容量差异存在相反的证据。Michel MS 和 Alken P 对比了 10 例乙状结肠新膀胱和 10 例回肠新膀胱术后结果，他们发现在术后第 8 年，2 例乙状结肠新膀胱和 1 例回肠新膀胱患者仍然存在夜间尿失禁，乙状结肠新膀胱比回肠新膀胱有更大的容量（621ml vs. 423ml）。但与之相反，国内外较多研究结果提示，回肠新膀胱比乙状结肠新膀胱容量更大，出现相反结果的原因可能是随访的时间不同。

在尿动力学方面，Schrier BP 等对乙状结肠新膀胱和回肠新膀胱相比较的文献进行系统综述和 meta 分析发现，乙状结肠新膀胱和回肠新膀胱的最大尿流率和排尿量无差异，回肠新膀胱顺应性更好，最大内压较低，乙状结肠新膀胱残余尿量更少。此外，这项 meta 分析结果显示，乙状结肠新膀胱比回肠新膀胱更易出现早期并发症（例如感染和漏尿等），而在晚期并发症（例如吻合口狭窄、切口疝、结石和肠梗阻等）发生率上无差异。

乙状结肠新膀胱和回肠新膀胱都是原位尿流改道的重要方式，目前回肠新膀胱仍然居于主流方式，但随着越来越多的学者对乙状结肠新膀胱的了解，乙状结肠新膀胱的比例在有所增加，两者有各自独特的优点和缺点，术者可以根据患者的肿瘤范围，肠道解剖情况，生活自理能力及自己擅长的手术方式等因素来选择替代膀胱的方法。

（王剑松）

## 第四节　结肠腹壁造口尿流改道术

### 一、概述

回肠和结肠是尿流改道中应用最多的肠段，非可控腹壁造口尿流改道的经典术式是 Bricker 手术。只有在特殊的情况下才选择结肠作为非可控尿流改道的输出道。最早的报道是应用横结肠，继之升结肠、降结肠、乙状结肠都被用于非可控性尿流改道。升结肠、降结肠和乙状结肠本身就位于腹膜后，位置较高,可以在上腹部造口。即使是输尿管很短的患者也能接受这种手术,甚至可以将肠管与肾盂直接吻合。造口位置高可以免受术后盆腔放疗的影响。对于放疗、肿瘤、腹膜后纤维化影响到下段输尿管的情况,也可以采用结肠造口解决尿液排出问题。结肠的管壁厚,如果需要,比较容易进行输尿管的抗反流吻合。结肠的管腔比回肠粗,很少出现造口狭窄的并发症。对于盆腔接受放疗的患者,如果升结肠、横结肠、降结肠未受损伤,它们更适合用于结肠膀胱术。而对于肾盂肠管造瘘的患者,选择横结肠更适合。

## 二、手术适应证与禁忌证

### (一)手术适应证

1. 膀胱恶性肿瘤或女性生殖器恶性肿瘤施行膀胱全切或全盆切除,术后计划做盆腔放疗的患者。

2. 对于放疗造成的放射性膀胱炎、输尿管损伤、膀胱阴道瘘、直肠阴道瘘,回肠同时受到放疗的影响。

3. 尿流改道出现并发症,需要改变尿流改道的方式。

4. 因膀胱结核、间质性膀胱炎同时有下段输尿管病变。

### (二)手术禁忌证

1. 结肠本身有肿瘤、炎症、接受放射治疗或以前做过结肠切除手术。

2. 患者不能自身护理或不能配合护理造瘘口及集尿袋。

## 三、术前准备

### (一)肠道准备

传统肠道准备包括:①术前3天进半流质饮食,并开始口服抗生素,左氧氟沙星联合甲硝唑或替硝唑;②术前2天开始进流食;③术前1天禁食不禁水,并开始服泻药;④术前晚灌肠一次,术前晨灌肠一次;随着加速康复外科在我国各个手术领域普及应用,中华医学会泌尿外科学分会膀胱癌联盟加速康复外科专家协作组推荐行膀胱切除尿流改道患者在术前1天服用泻药,如甘露醇、复方聚乙二醇电解质等,不行清洁灌肠,不使用肠道抗生素。但对于严重便秘的患者,建议术前应予充分地机械性肠道准备,并联合口服抗生素。

### (二)标记造口位置

横结肠造口多选在右上腹,回盲部造口多选在右下腹,乙状结肠造口多选在左下腹。

### (三)心理护理及术前护理教育

1. 与患者沟通交流,做好心理护理,使患者放下心理负担,保持情绪稳定。待身体完全康复后,可以适当参加不剧烈的体育活动。

2. 向患者讲解麻醉及手术的相关知识,包括手术过程、术后需要佩戴造口袋、可能出现的情况以及术后康复过程,使其能够比较愉快地接受手术,增强战胜疾病的信心。

3. 交代术后造口袋的使用及注意事项。保护好造口周围皮肤,保持其清洁和干爽,避免造口周围皮肤出现红肿、疼痛甚至溃疡。一旦出现溃疡,应根据皮肤状况选择皮肤护理用品,如保护膜、保护粉等。应经常检查造口袋粘贴是否牢靠,衣服应以柔软、宽松、舒适为原则,腰带不宜过紧,不要压迫造口处。

### (四)预防性抗生素的使用

推荐选择第二代或第三代头孢菌素,使用原则为:①预防用药抗菌谱应同时包括需氧菌及厌氧菌;②应在皮肤切开前30分钟至1小时输注完毕;③如手术时间 >3 小时或术中出血量 >1 000ml,可在术中重复使用1次。

## 四、手术步骤与操作要点

### (一)横结肠膀胱术(transverse colon conduits)

1. 全身麻醉或硬膜外麻醉成功后,患者取平卧位,臀部垫高。

2. 经下腹部正中切口入路,在完成根治性膀胱切除术后,准备行结肠腹壁造口尿流改道术。

3. 游离横结肠,注意横结肠血液供应主要由结肠中动脉或右结肠动脉提供,故游离横结肠时应注意血管的走行与分布(图44-34)。

4. 切断胃结肠韧带,将网膜从要游离的结肠肠段处分离,游离结肠脾曲和肝曲。

5. 根据预定的造口位置和可用的输尿管长度确定所需的肠管长度,通常需要15cm左右(图44-35)。

6. 需要注意的是肠段不能游离得太短,以防不能达到腹膜后无张力的输尿管结肠段吻合的目的;切断肠管后,将两断端进行吻合,恢复肠管连续性,并缝合系膜。

7. 游离的肠段置于吻合口的尾侧,如果进行结肠肾盂吻合术,游离的肠段需要置于吻合口头侧。

8. 游离的肠段应用生理盐水冲洗至流出液干净,近端用3-0可吸收线连续全层内翻缝合关闭,第

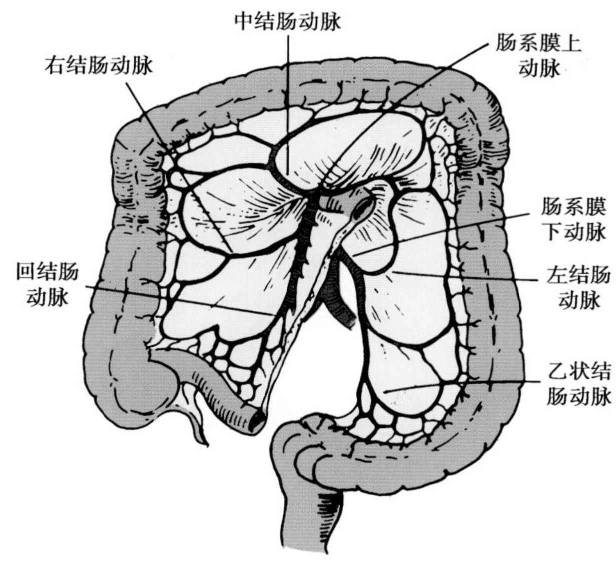


图 44-34　小肠和结肠动脉血供

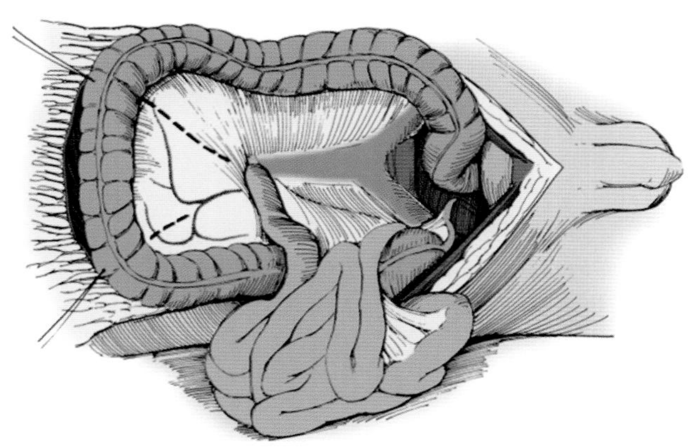

图 44-35　横结肠膀胱术选取的肠段

二层用 3-0 丝线内翻缝合。

9. 采用黏膜下隧道法进行输尿管结肠吻合，在结肠的结肠带上切开 2.5~3cm，于浆肌层下分离，于切口一端切除少许肠黏膜，将输尿管末段裁剪成匙状，以 4-0 或 5-0 可吸收线间断黏膜对黏膜缝合，输尿管内留置支架管一枚，最后将切开的浆肌层缝合覆盖输尿管（图 44-36）。

**（二）乙状结肠膀胱术（sigmoid conduits）**

1. 于全身麻醉或硬膜外麻醉成功后，患者取平卧位，臀部垫高。

2. 经下腹部正中切口入路，在完成根治性膀胱切除术后，准备行乙状结肠腹壁造口尿流改道术。

3. 游离乙状结肠，注意其血液供应血管分布(图 44-34)。

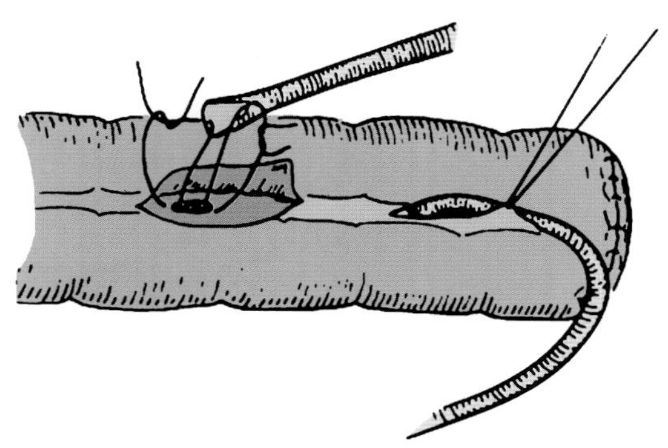

图 44-36　采用黏膜下隧道法进行输尿管结肠吻合

4. 切断乙状结肠与腹膜之间的连接并沿降结肠切开 Toldt 线，游离乙状结肠肠段（15~20cm），将肠系膜带依顺时针方向旋转 180° 角，将肠段置于乙状结肠外侧（图 44-37A）。

5. 恢复肠管的连续性，关闭系膜窗（图 44-37B）。

6. 将右侧输尿管游离后自腹膜后移至左侧，再分别采用黏膜下隧道法将输尿管与肠管吻合，并留置输尿管支架管（图 44-37C）。

## 五、术后处理与护理要点

结肠腹壁造口尿流改道术术后护理要点包括：

（1）饮食控制：禁食 1~2 天，待排气肠蠕动恢复后可先予流质饮食。

（2）早期活动：早期下床可促进呼吸系统、胃肠系统、肌肉和骨骼等多器官系统功能恢复，并可预防肺部感染、胰岛素抵抗、压疮和下肢深静脉血栓形成等，建议患者术后恢复清醒即可采用半卧位或适量床上活动。

（3）造瘘袋的护理：根据造口大小选择合适造瘘袋及底盘。指导患者每周更换 1 次。为防止尿外渗，每 2 小时放尿一次。如有尿外渗，及时更换底盘。

（4）造瘘口护理：术后每日观察患者造口黏膜的血运情况，如出现苍白、紫绀或发黑，及时处理。由于造瘘口不断有尿液流出，有刺激性，应保持周围皮肤清洁干燥；及时清理流出的尿液，如皮肤出现发红，可采用保护剂保护局部皮肤。

（5）预防血栓形成：恶性肿瘤、继往盆腔手术史、术前糖皮质激素使用、合并症多及术前高凝状态均是发生血栓的危险因素。推荐术后采用机械性预防性抗血栓治疗，如弹力袜、间歇性压力梯度仪治疗等；对于高危人群，推荐使用低分子肝素预防血栓形成。

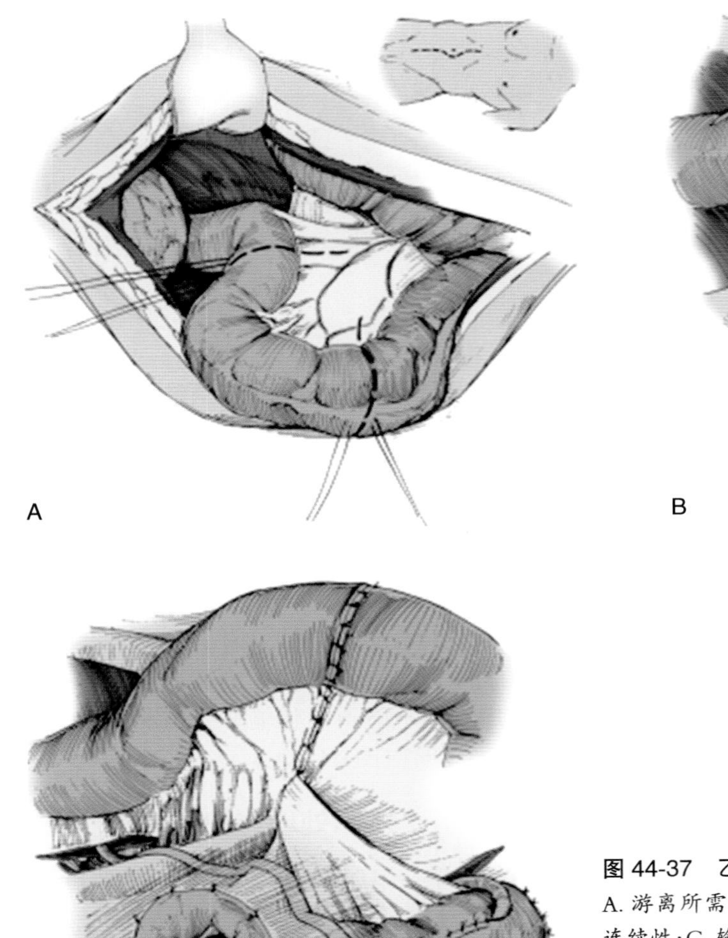


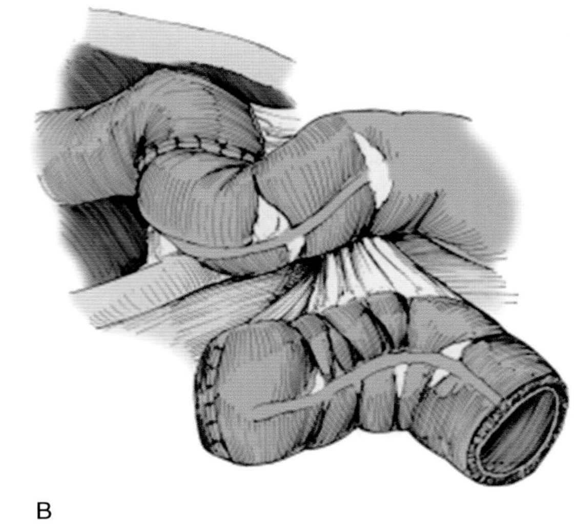


**图 44-37 乙状结肠膀胱术**

A. 游离所需的乙状结肠肠段，置于外侧；B. 恢复肠管连续性；C. 输尿管与结肠吻合，留置输尿管支架管。

## 六、术后并发症与处理要点

术后主要并发症与处理要点包括：

(1) 造瘘口坏死、退缩、狭窄：造瘘口呈暗灰色表明缺血，颜色如果进一步恶化，需手术探查查看是造瘘口肠壁还是整个分流肠袢受到影响。最重要的预防措施是保持系膜无张力，避免术后发生腹胀。假如整个分流肠袢缺血，须将其切除，连接的输尿管闭合并做双侧肾造瘘术，3 个月之后另作新分流肠袢。如果只是造瘘口肠壁坏死，可将其切除，并应用原来分流肠袢制成新的造瘘口。

(2) 输尿管结肠吻合口狭窄：常由于吻合口缺血、尿漏、感染、放疗及输尿管游离不充分引起，此外，左侧输尿管常因穿过肠系膜下动脉下方的主动脉造成输尿管折曲或受压引起吻合口以外的狭窄，患者反复发作腰痛和发热时应予怀疑。静脉肾盂造影显示肾盂及输尿管扩张，但分流肠袢不扩张。术中留置输尿管支架管能够减少输尿管狭窄的发生率。狭窄一旦形成，处理较为困难，可采用腔内技术扩张狭窄段或手术探查并重建吻合口。

(3) 吻合口漏：应持续引流，加强营养支持。

(4) 肾盂肾炎：造瘘口处逆行感染或尿路梗阻可造成肾盂肾炎，患者高热、腰痛，应及时予抗感染治疗，同时保持引流通畅。

(5) 肠梗阻：术中应用健康无放射损伤的肠段，术中缝合可能引起内疝的孔隙，术后胃肠减压，可以减少肠梗阻的发生。诊断一经确定，而非手术疗法又不奏效，应立即手术探查，予以缓解。

(6) 电解质紊乱：电解质紊乱一般只发生在肾功能不全、肠袢过长、伴有尿潴留的患者，应注意监测电解质水平，药物治疗。

(7) 结石形成：结肠膀胱内的结石形成与感染、

尿液流出不畅、尿潴留、黏液或线头异物等有关,结石主要通过手术取出。

(8) 造瘘口旁的疝形成:术后需让患者佩戴一适当的腰带,减少疝形成。

## 七、术式评价

结肠的系膜短而厚,游离度小,不容易清晰地观察肠系膜血管。所以,选取肠段时,最好用冷光源做背光来指导选取。由于非可控性尿流改道尿液排出没有阻力,特别是结肠的管腔粗,不要求一定做输尿管的抗反流吻合。短而粗的结肠蠕动对尿流的影响小,所以做横结肠尿路改道时可以根据术中的情况选择将输尿管与肠段近端或远端吻合,降低手术难度。

上腹部造口并外接集尿装置,并不像下腹部造口那样隐蔽。这无疑会改变和损害患者的自身形象,不同程度地影响患者的社交活动乃至日常生活。所以只有不适合做 Bricker 手术或者术后有并发症需要改变改道方式的情况才选用上腹部造口的结肠尿流改道术。

(吴建臣 李胜文)

# 第五节 乙状结肠膀胱扩大术

## 一、概述

神经源性膀胱、间质性膀胱炎、泌尿系统结核、放射性膀胱炎等疾病常可导致患者出现膀胱容量缩小,顺应性下降,不仅严重影响患者的生活质量,还可导致患者上尿路积水、肾衰竭。对于保守治疗无效的膀胱挛缩患者,肠道膀胱扩大(bladder augmentation)是最有效的治疗手段,它可以显著扩大膀胱容量,降低膀胱储尿期压力,保护肾功能,提高患者生活质量。膀胱扩大术包括回肠、结肠和回盲部肠道膀胱扩大术,其中回肠和乙状结肠应用最多。具体应用哪段肠管进行膀胱扩大术需要结合患者的情况和术者的经验进行选择。乙状结肠膀胱扩大术最早由 Lemoine 等于 1912 年进行报道,目前这种术式临床仍在广泛应用,并且随着腹腔镜的开展,腹腔镜下膀胱扩大术也已在临床开展。

## 二、手术适应证与禁忌证

### (一) 手术适应证

1. 泌尿系结核导致膀胱结核病变的瘢痕性膀胱挛缩,膀胱容量不足 100ml,经抗结核药物治疗半年以上,尿内已无脓球菌、结核菌,体内其他部位结核已稳定者。

2. 非炎症性尿频,膀胱容量在 50ml 以下者。

3. 女性间质性膀胱炎久治不愈者。

4. 神经源性膀胱,导致低顺应性膀胱者。

### (二) 禁忌证

1. 严重尿道狭窄,短期内不能治愈者。

2. 膀胱尿道括约肌功能不良者。

3. 结肠有病变者(如结核性病变或多发性憩室等)。

4. 全身或泌尿系统仍有活动性结核者。

5. 心脑血管疾患、肝功能衰竭、出血性疾病、感染性疾病等身体条件不能耐受较大手术者。

6. 肾小管性酸中毒。

7. 短肠综合征。

## 三、术前准备与评估

### (一) 肠道准备(参见第 43 章第四节内容)

传统肠道准备包括:①术前 3 天进半流质饮食,并开始口服抗生素,左氧氟沙星联合甲硝唑或替硝唑;②术前 2 天开始进流食;③术前 1 天禁食不禁水,并开始服泻药;④术前晚灌肠一次,术前晨灌肠一次;⑤随着加速康复外科在我国各个外科领域普及应用,中华医学会泌尿外科学分会膀胱癌联盟加速康复外科专家协作组推荐,行膀胱切除尿流改道患者在术前 1 天服用泻药,如甘露醇、复方聚乙二醇电解质等,不行清洁灌肠,不使用肠道抗生素。但对于严重便秘的患者,建议术前应予充分地机械性肠道准备,并联合口服抗生素。

### (二) 心理护理与健康教育

1. 与患者沟通交流,做好心理护理,使患者放下心理负担,保持情绪稳定。

2. 向患者讲解麻醉及手术的相关知识,术后治疗及护理过程,使其能够比较愉快地接受手术,增强战胜疾病的信心。

3. 应告知患者术后需要适量多饮水,定期冲洗重建膀胱,减少黏液堵塞管腔。对于术后能自行排尿的患者,应告知患者定期复查排尿后残余尿量情况。

## 四、手术步骤与操作要点

### (一) 乙状结肠膀胱扩大术

1. 麻醉、体位及切口 患者在全身麻醉或硬膜外麻醉成功后，取平卧位，臀部略垫高。经下腹正中切口，由耻骨上缘至脐。

2. 切开膀胱 如果膀胱壁纤维化严重，失去弹性，在膀胱最大横径处切除膀胱上部分，保留的膀胱部分形成盘状。如果膀胱壁弹性良好，在中线做纵形剖开，前壁达膀胱颈，后壁达膀胱三角区，形成对开的贝壳状。

3. 解剖输尿管 对于输尿管口形态和功能正常者，可以保留输尿管口，不用解剖输尿管。对于有输尿管口狭窄或逆流的情况，分离输尿管下段，分离时应注意保留输尿管周围组织，保证血液供应。

4. 游离乙状结肠肠袢 根据乙状结肠的血管分布，选择适当的乙状结肠肠袢 20~25cm。可以用冷光源背光下观察肠系膜下动脉的分布，保证肠管的血液供应。必要时可以沿 Toldt 线分离乙状结肠系膜以获得足够长的结肠和无张力达到膀胱吻合的位置。

5. 用丝线缝合标记切断的位置，试验切除肠段后，远近端肠管可以无张力吻合为宜。切断肠管，将乙状结肠的近端与远端吻合，以恢复其连续性。关闭肠系膜切口，注意应将游离的肠袢系膜置于吻合口的后方。

6. 乙状结肠膀胱扩大补片的制作 传统的乙状结肠扩大膀胱的方法是用完整的肠袢直接吻合于膀胱断端。这样扩大的膀胱容量小，压力高，肠道的自主收缩会产生尿频，尿失禁。利用肠道去管状化的原理进行的膀胱扩大方法有两种：①将乙状结肠袢对系膜缘沿结肠带纵形剖开，折叠成 U 字形，相邻缘做侧 - 侧缝合。这样的成型方法适合于横行去除膀胱顶的盘状膀胱残端(图 44-38)。②将乙状结肠袢两端分别闭合，再沿对系膜缘结肠带纵形剖开至距离肠管两端约 1cm。这种方法更适合于沿中线纵形剖开形成的贝壳状膀胱(图 44-39，图 44-40)。③肠管与膀胱的吻合采用 3-0 可吸收线缝合 2 层，缝合过程中注意保证黏膜层内翻向腔内。

7. 输尿管的处理方法 ①对于原输尿管口正常，输尿管没有狭窄的情况，保留输尿管口；②输尿管口有狭窄或逆流，则应在近膀胱处切断输尿管；③如果膀胱壁组织正常，可以做输尿管膀胱再植；④如果膀胱壁组织不适合做输尿管再植，则需将输尿管与肠壁做黏膜下隧道吻合，再吻合的输尿管内放置支架管；⑤有学者主张做大口径的膀胱造瘘，作者认为，目前的三腔导尿管完全可以满足膀胱扩大术后的引流和冲洗。免除膀胱造瘘可以减少术后并发症，缩短恢复时间。

### (二) 腹腔镜下的乙状结肠膀胱扩大术

1. 于膀胱镜下向两侧输尿管口内各插入单 J 导管一根，并系紧在一根经尿道的 Foley 尿管上。

2. 按图示选择适当穿刺点(经脐，脐水平两侧腹直肌旁及左侧髂前上棘)，放置腹腔镜穿刺器，行经腹四通道腹腔镜。

3. 选择一段长约 15cm 的带有肠系膜动脉弓的肠管，这段肠管应能够无张力地下移至膀胱颈。

4. 将选定的肠管及其肠系膜动脉弓在腹腔镜

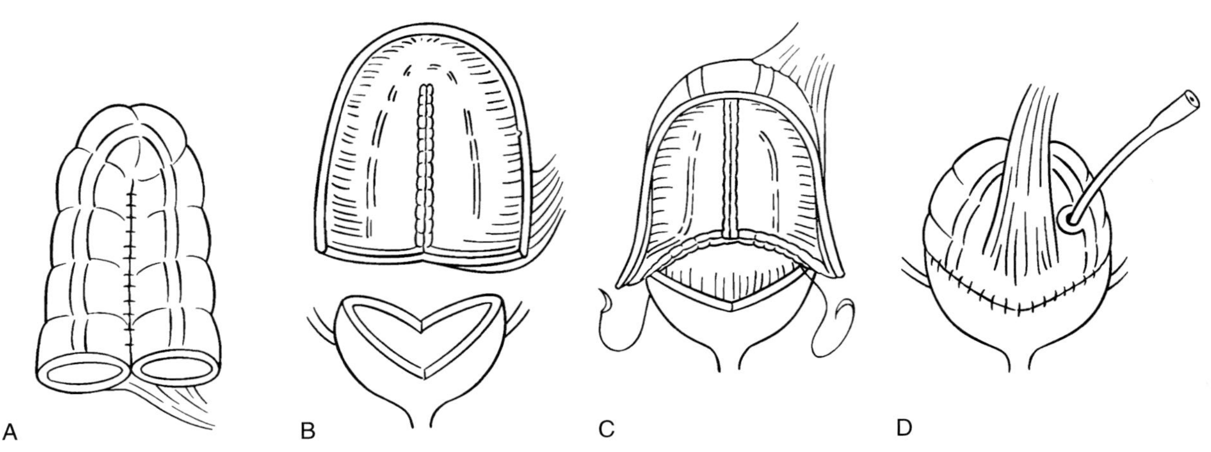


图 44-38 乙状膀胱扩大术示意

A. 选择适当的乙状结肠肠袢，在肠系膜对侧肠壁纵形剖开肠管；B. 将两相邻的肠壁后缘做侧 - 侧吻合，形成储尿肠袋后壁部分；C、D. 将肠袢与膀胱壁缝合。

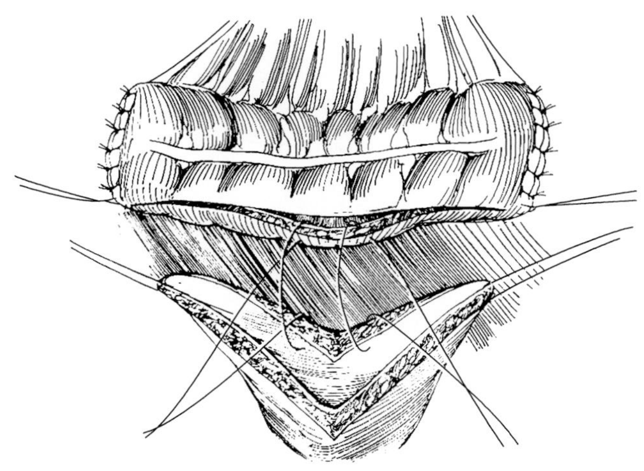

图 44-39 乙状膀胱扩大术示意

选取的肠管两端闭合，于对系膜缘沿肠壁切开肠管至距离肠管两端约 1cm，于膀胱正中沿矢状面切开膀胱壁，前壁达膀胱颈，后壁达膀胱三角区。

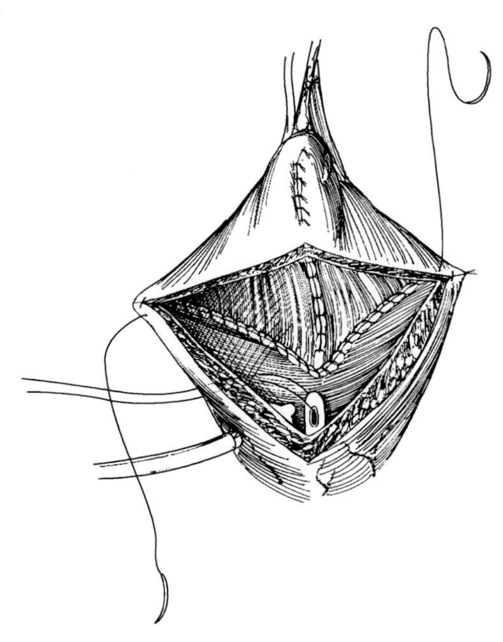

图 44-40 用 3-0 可吸收线缝合肠壁与膀胱壁

下仔细分离，切断肠管，将肠管的近端与远端吻合，以恢复其连续性，缝合关闭肠系膜切口。

5. 将膀胱切开，根据病情切除部分膀胱壁；扩大脐穿刺口，切口长 4cm，将选取的肠管自切口拉出体外。

6. 应用电刀或超声刀于肠系膜对侧肠壁纵形剖开所选肠管。

7. 在腹腔镜下以 2-0 可吸收线将肠袢与膀胱壁分别连续缝合，腹腔镜下膀胱扩大术其关键步骤见图 44-41。

## 五、术后处理与护理要点

乙状结肠膀胱扩大术的术后处理与快速康复护理原则包括：①禁食 1~2 天，建议患者术后恢复清醒即可采用半卧位体或适量床上活动，肠蠕动恢复后可先予流质饮食；②术后保证膀胱导尿管通畅，应每日用生理盐水冲洗膀胱（每日冲洗 2~3 次），防止尿管堵塞，保留尿管引流 1 周以上；部分患者需要继续行间歇导尿和低压膀胱冲洗；③应用抗生素预防感染，如原发病为结核，术后应继续给予抗结核药物治疗；④保持输尿管支架管引流通畅，根据情况，一般术后 4 周拔除；⑤早期下床活动可促肠蠕动恢复肠道功能，促进呼吸改善心肺功能和预防肺部感染；⑥恶性肿瘤、继往盆腔手术史、术前使用糖皮质激素以及术前有高凝状态的患者是术后发生深静脉血栓形成的高危因素，推荐术后应用低分子肝素或机械性预防性抗血栓治疗，如弹力袜、间歇性压力梯度仪治疗等。

## 六、主要并发症的预防与处理

### （一）尿路感染

由于多数膀胱扩大术后患者需要进行间歇性清洁导尿，因此菌尿比较普遍，即使每天预防性使用抗生素亦难以避免。文献报道，膀胱扩大术后菌尿的发生率在 50%~100%，其中 4%~43% 患者会出现发热表现。对于无症菌尿，无需治疗。如存在膀胱输尿管反流、感染症状和产尿素细菌引起的菌尿，则应该使用抗生素治疗。

### （二）膀胱输尿管反流

膀胱扩大术的主要目的是扩大膀胱容量，降低膀胱储尿期压力，改善肾积水和患者生活质量。文献报道，膀胱扩大术后 0~15% 的患者肾功能会进一步恶化，这除与患者术前的基础肾功能有关外，膀胱输尿管反流引起的肾脏感染、瘢痕形成也是一个重要因素。如果单独行膀胱扩大术而不进行抗反流处理，术后 0~16.7%（平均 14.4%）的患者会继续存在膀胱输尿管反流，若同时进行抗反流处理，这一比例下降至 7%。因此，对于术前存在膀胱输尿管反流的患者，膀胱扩大术同时建议进行抗反流处理。

### （三）输尿管膀胱吻合口狭窄

常由于吻合口缺血、尿漏、感染、放疗及黏膜下隧道游离不充分引起，患者反复发作腰痛和发热时应予怀疑。静脉肾盂造影将显示肾盂及输尿管扩张。狭窄一旦形成，处理较为困难，可采用腔内技术扩张

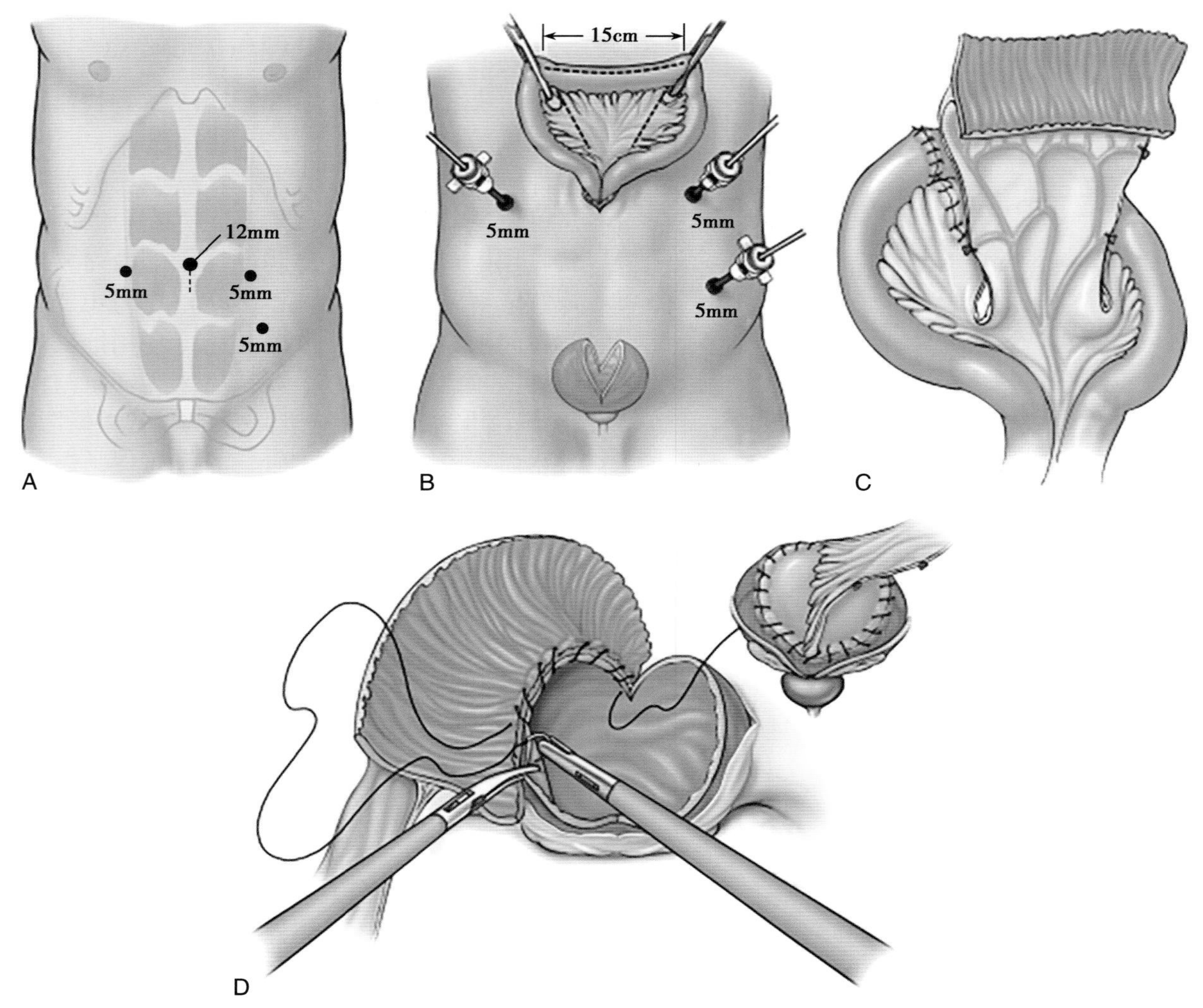


**图 44-41　腹腔镜下的乙状结肠膀胱扩大术示意**

A. 选择适当位置，放置腹腔镜穿刺器；B. 将膀胱前后向切开，扩大脐穿刺口，切口长约 4cm，将选取应用的肠管自切口拉出体外；C. 在肠系膜对侧肠壁纵形剖开所选肠管；D. 在腹腔镜下将肠袢与膀胱壁分别缝合。

狭窄段或手术探查并重建吻合口。

**（四）电解质紊乱**

电解质紊乱一般只发生在肾功能不全、肠袢过长、伴有尿潴留的患者，应注意监测电解质水平。酸中毒的临床表现为疲倦、虚弱、厌食和烦渴。对有酸中毒的患者，可给予碳酸氢盐治疗。

**（五）膀胱结石**

膀胱扩大术后的尿路结石的成分多为鸟粪石，菌尿是一个重要的致病因素。膀胱扩大术后的膀胱结石可以开放手术或腔内手术治疗。

**（六）膀胱扩大术后肿瘤的发生**

膀胱扩大术后肿瘤的发生率在 2% 左右，其中 75% 为腺癌，25% 为尿路上皮癌。腺癌恶性程度高，75% 于诊断后 15 个月死亡。术后是否应定期进行膀胱镜检查目前尚没有统一的意见。

## 七、术式评价

1. 肠道膀胱扩大术的主要目标为建立大容量、高顺应性的储尿囊，降低储尿期膀胱压力，进而保护肾功能，改善尿频、尿失禁等症状。肠道膀胱扩大术包括回肠、结肠和回盲部肠道膀胱扩大术，其中回肠和乙状结肠应用最多。回肠与乙状结肠在扩大膀胱容量、增加膀胱顺应性方面的作用相同。乙状结肠解剖位置更接近膀胱，肠壁较厚且肠系膜血运丰富，可增加手术成功率且可保证新膀胱具有足够的容量完成间歇导尿，并且有利于做黏膜下隧道式的输尿管抗反流吻合。乙状结肠管腔大，用较短的肠管即可满足膀胱扩大术的需求，对肠道功能影响更小。

2. 和所有应用肠道的尿流改道或重建一样，泌尿外科医师应该熟悉不同的肠段的应用和不同的尿流重建方法。因为每个病例都有其特殊性，充分地技术储备对于出现的非计划情况大有裨益，如术中肠粘连、肠系膜活动度不足需要临时调整手术方案。为了减少手术当中的非计划事件，术前做肠道的内镜检查或肠道造影是十分必要的。经常会出现计划选用的肠管有多发息肉、肿瘤、溃疡或肠炎等情况，如果在切开肠管后才发现是十分被动的。术者应该亲自过问肠道的准备情况，充分地肠道准备对于减少术中污染，减少术后并发症是十分重要的。

3. 虽然对于输尿管吻合是否需要做抗反流的问题争论不休。我认为尿路整形手术重要的是恢复生理功能。输尿管开口的重要生理功能是保证尿液的引流通畅和防止尿液的回流，二者缺一不可。非抗反流的方法在非可控性尿流改道中是合理的，但是在可控性尿流改道中尿液逆流对肾功能产生的影响是不言而喻的。由于结肠的肠壁厚，容易形成接近自然输尿管口的抗反流作用。在我们的经验中，这一方法并没有增加输尿管狭窄的概率。

4. 术后的膀胱冲洗对于顺利恢复至关重要。正确的冲洗方法应该是小容量反复冲洗，每次灌注量不超过 50ml，或根据术中吻合后初始容量决定。保证充分冲洗出新膀胱内的黏液。免除膀胱造瘘，可以减少并发症，缩短恢复时间。近来我们采用组织工程膀胱黏膜重建的研究有希望解决肠道黏液和尿液重吸收产生的并发症。

5. 随着微创技术的进步，完全腹腔镜下乙状结肠膀胱扩大术的微创技术日臻成熟，这有赖于微创器械的改进和缝合方法的变化。完全腹腔镜下的手术较传统开放手术创伤更小，术后肠道功能恢复快、住院时间更短。机器人辅助的手术操作更精准，减轻了术者的疲劳，有利于高质量地完成手术。对于我国医疗经济的现状，这种高消费的手术方式还不能广泛应用。

（李胜文　吴建臣）

# 第六节　乙状结肠直肠膀胱术

## 一、概述

在所有利用肠道的尿流改道中，利用肛门控制排尿的尿流改道是最早出现的，也是延续应用时间最久远的形式。1851 年 Simon 报道了第一例输尿管乙状结肠吻合，有一百年的应用历史。直到 1950 年 Bricker 手术被推广后，乙状结肠吻合术的应用才逐渐减少。如何保持肛门控制排尿的天然优势，又能避免或减少电解质紊乱、酸碱平衡失调、肾盂肾炎、肾积水、尿失禁等并发症，是泌尿外科长期探索的问题。尤其是针对输尿管吻合方法和储尿方式的改进有数十种。直到 20 世纪，抗生素、可吸收缝合线、输尿管支架管的应用以及输尿管吻合方法的改进，特别是去肠道管状化理念的出现，才使得这种探索有了突破性的进展，出现了数种以低压储尿囊为特征的肛门可控尿流改道，大大减少了输尿管乙状结肠吻合术的并发症。乙状结肠直肠膀胱术（Mainz Pouch Ⅱ）是其中的代表性术式，也是最简单易行的方法。

## 二、手术适应证与禁忌证

### （一）手术适应证

1. 因膀胱癌行根治性膀胱切除术后的患者尤其是膀胱肿瘤侵犯膀胱颈、前列腺、后尿道，以及尿道肿瘤患者适合原位膀胱重建，患者又不愿意接受腹壁造口的患者。

2. 膀胱外翻，肛门括约肌正常的患者。

3. 间质性膀胱炎、神经源性膀胱、复杂膀胱阴道瘘等膀胱功能丧失的患者。

4. 腹壁造口的可控或非可控尿流改道，造口出现不能修复的并发症，也可以转化为乙状结肠直肠膀胱术，或者膀胱外翻的患者。

### （二）手术禁忌证

1. 肛门括约肌功能不良。

2. 盆腔放疗病史或者预计需要盆腔放疗者。

3. 直肠、乙状结肠本身病变，如憩室、多发息肉、溃疡、炎症等。

4. 肛门疾病，如痔疮、肛裂等。

5. 肾功能不全，血清肌酐大于 200μmol/L。

## 三、术前准备

### （一）肠道准备

传统肠道准备包括：①术前 3 天进半流饮食，并开始口服抗生素，左氧氟沙星联合甲硝唑或替硝唑。②术前 2 天开始进流食。③术前 1 天禁食不禁水，并开始服泻药。④术前晚灌肠一次，术前晨灌肠一次。⑤随着加速康复外科在我国各个手术领域普及应用，中华医学会泌尿外科学分会膀胱癌联盟加速康复外科专家协作组推荐行膀胱切除尿流改道患者在术前1天服用泻药，如甘露醇、复方聚乙二醇电解质等，不行清洁灌肠，不使用肠道抗生素。但对于严重便秘的患者，建议术前应予充分地机械性肠道准备，并联合口服抗生素。⑥术前1天应做结肠镜检查。⑦术前常规检查肛周皮肤感觉，指肛检查、灌肠实验以判断肛门括约肌的功能是否正常。有条件的单位可以使用肛门压力检测仪来评价肛门括约肌功能。

**（二）精神心理准备**

1. 向患者讲解麻醉及手术的相关知识，告知患者手术需要切除膀胱的必要性，告知患者术后大、小便均通过肛门排出，使患者了解手术的大概过程、术后康复过程。

2. 指导患者术后排便训练，逐渐能够区分和控制排尿、排便，提高生活质量。对于术后并发症的宣教，可以增加患者术后的配合程度。

**（三）预防性抗生素的使用**

推荐选择第二代或第三代头孢菌素，使用原则为：①预防用药抗菌谱应同时包括需氧菌及厌氧菌；②应在皮肤切开前30分钟至1小时输注完毕；③如手术时间>3小时或术中出血量>1 000ml，可在术中重复使用1次。

## 四、手术步骤与操作要点

Mainz pouch Ⅱ的主要手术步骤和操作要点如下：

1. 可选择全身麻醉或硬膜外麻醉。

2. 患者平卧位，臀部垫高，下肢分开，消毒前留置肛管。

3. 采用经下腹正中切口行根治性膀胱切除术。

4. 以乙状结肠直肠交界部为中点，在肠系膜对侧肠壁沿结肠带向远端和近端纵形切开肠管各10~12cm（图44-42）。

5. 在乙状结肠直肠交界处缝支持线，使剖开的肠管呈倒“V”字形折叠。

6. 将两相邻的肠壁后缘做侧-侧吻合，形成储尿肠袋后壁（图44-43）。

7. 浆肌层用1号丝线做间断缝合，用3-0可吸收线做连续全层缝合。为了方便输尿管与肠道的吻合，防止输尿管折曲引起梗阻，将左侧输尿管从乙状结肠后方拉至肠袋右侧后方（图44-44）。

8. 在肠黏膜上做支持线后，于两侧肠壁中线上剪孔，左、右输尿管分别由此引入肠袋（图44-45）。

9. 由此孔向下做黏膜下隧道长2~3cm，在隧道的终点切开黏膜。把输尿管拉进隧道，修剪输尿管至合适的长度（图44-46）。

10. 输尿管末端纵形剖开0.5~1.0cm，与肠黏膜做黏膜-黏膜吻合（图44-47）。为保证输尿管愈合良好，双侧输尿管内各放入支架管一枚，由肛门引出。

11. 为避免肠袋过度活动导致输尿管扭曲梗阻，用10号丝线将肠袋固定于骶骨岬纵形韧带上（图44-48）。

12. 3-0可吸收线全层缝合肠袋前壁，1号丝线做浆肌层间断缝合。

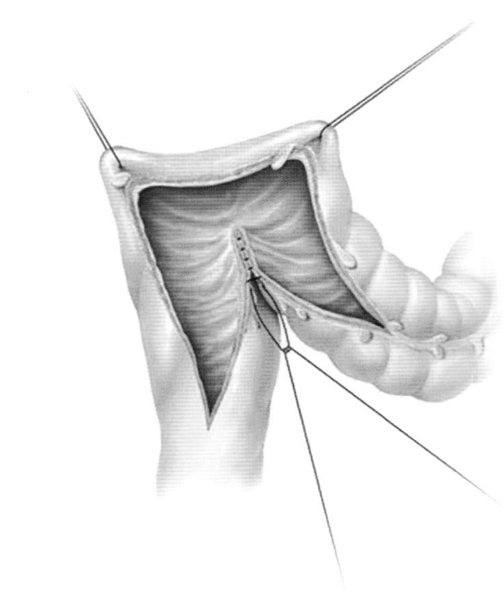

图44-42 以乙状结肠直肠交界部为中点，在肠系膜对侧纵形切开肠管，缝合后壁

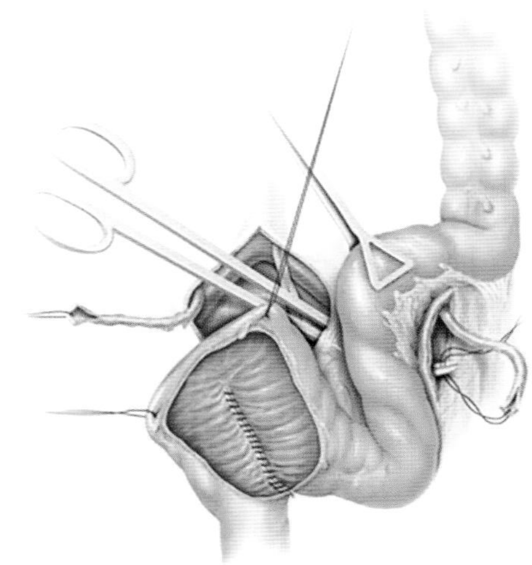

图44-43 将左侧输尿管从肠系膜下动脉下方穿过肠系膜拉至右侧

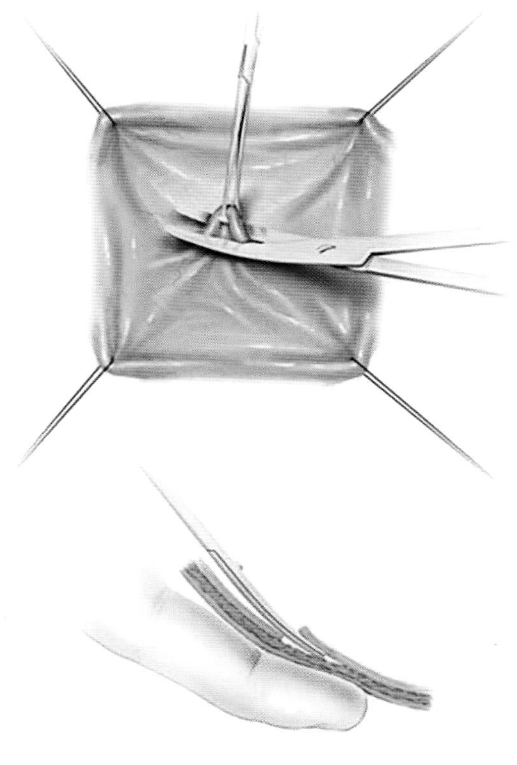

图 44-44　于肠壁中线上剪孔，输尿管分别由此引入肠袋

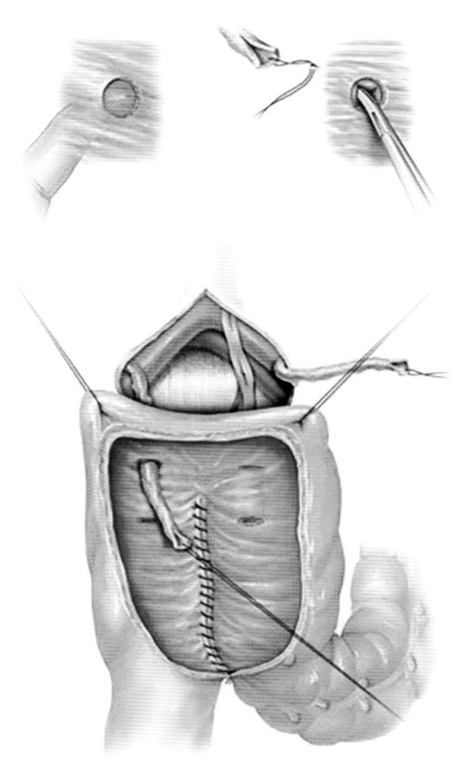

图 44-46　将输尿管拉进隧道，修剪输尿管至合适的长度

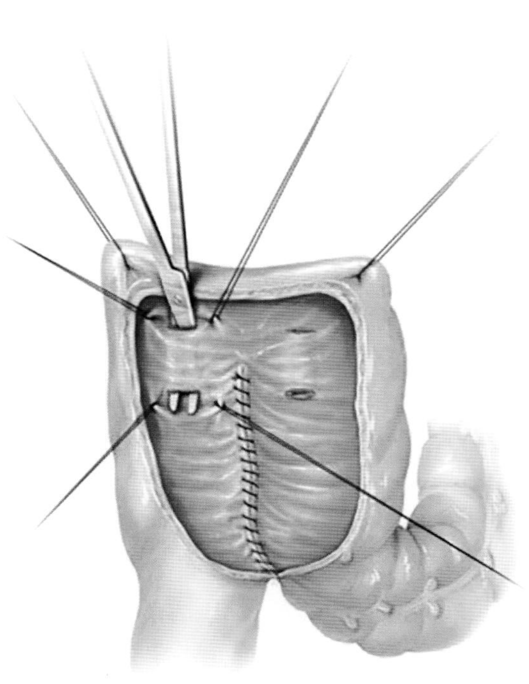

图 44-45　于肠壁做黏膜下隧道，长 3~4cm

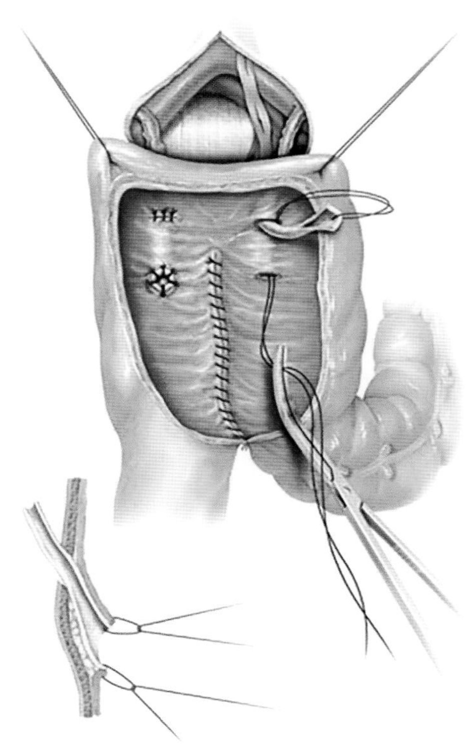

图 44-47　输尿管末端与肠黏膜做黏膜 - 黏膜吻合

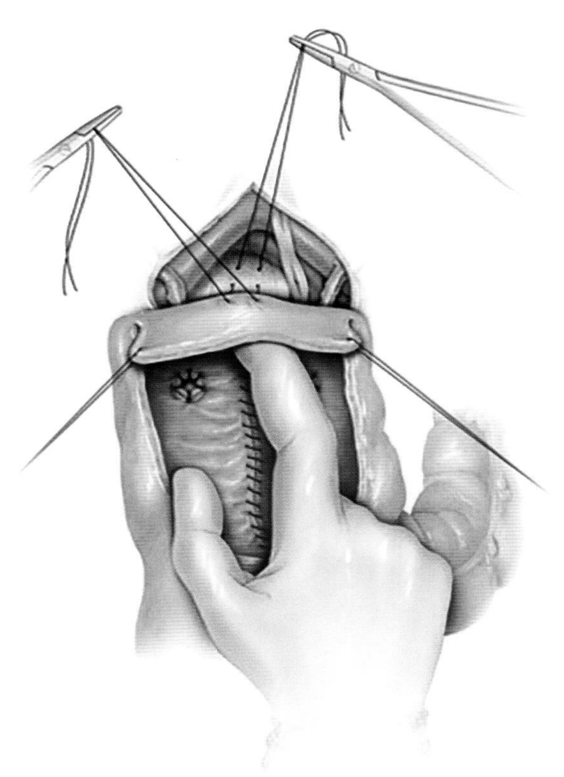

图 44-48 将肠袋固定于骶骨岬纵形韧带

## 五、术后处理与护理要点

乙状结肠直肠膀胱术术后处理与护理要点包括：①术后给予有效抗生素预防或抗感染治疗；②加强各流管的观察与护理，注意盆腔引流，单J管引流和肛管引流通畅；③术后以生理盐水间断低压间断冲洗肛管，预防黏液堵塞肛管；④术后禁食并给予静脉高营养维持7天左右，肠蠕动恢复后可辅以肠道营养液；⑤肛管引流原则上保留7~10天，双侧输尿管导管保留9~11天酌情拔除；⑥盆腔恶性肿瘤术后或继往有盆腔手术史以及术前使用糖皮质激素的患者是发生静脉血栓的高危险因素；术后推荐采用机械性预防性抗血栓治疗，如弹力袜、间歇性压力梯度仪治疗，对于高危患者推荐使用低分子肝素预防血栓形成；⑦长期观察记录患者排尿、排便、夜尿次数、白天及夜晚控尿情况和尿粪分流情况；术后1个月时经超声、排泄造影观察肾脏形态、有无肾积水；肝肾功能检查以及控尿与排尿情况。术后3个月应再次复查，但要注意判定盆腔及局部肿瘤复发或有无转移情况，复查内容同术后1个月。

## 六、主要并发症的预防与处理

### （一）早期并发症

据文献报道，乙状结肠直肠膀胱术后早期并发症发生率为26.6%，类似于其他尿流改道术式，主要的早期并发症包括肠梗阻、肺部感染、切口感染及裂开、盆腔感染、漏尿、肠瘘等。

1. 肠瘘　为最严重并发症，尚攀峰等报道的248例术后患者中，6例(2.4%)发生肠瘘，其中2例死于腹膜炎导致的败血症和多器官功能衰竭，余4例在胃肠外营养、肛管引流保守治疗后痊愈。认为术中腹腔引流管一定要放置于储尿囊前壁最低处，此处为最易发生肠瘘的部位，只要漏出物及时引出腹腔，保持肛管通畅，一般不会出现由腹腔内瘘引起的腹膜炎及内环境失衡等，保守治疗往往可治愈。

2. 肠袋吻合口漏　少见但较严重的并发症，营养不良，切口感染或肠袋内压高是导致肠吻合口裂开，吻合口漏的主要因素。术后保持膀胱引流通畅极为重要，术后间断冲洗肛管可有效地预防吻合口漏。治疗方法可选择经乙状结肠直肠膀胱引流治愈。

### （二）远期并发症

1. 输尿管结肠吻合口狭窄　输尿管肠管吻合口狭窄是尿流改道手术常见的远期并发症，文献报道的发生率为2.6%~9.4%。避免狭窄的主要方法是保证黏膜下隧道足够宽及彻底止血、术后保留输尿管支架管的时间在一周以上有利于保障输尿管的通畅。在20多年中，早期38例总结和以后40多例经验，只有一例输尿管狭窄发生，说明黏膜下隧道的输尿管吻合方法是安全的。采用经皮肾穿刺顺行球囊扩张术治疗输尿管肠吻合口狭窄，效果良好。有学者认为开放手术治疗输尿管肠吻合口狭窄的效果优于腔内治疗，特别是对于狭窄段超过1cm的患者。

2. 输尿管结肠吻合口反流　关于输尿管乙状结肠吻合口反流致上尿路积水、逆行感染，各组病例报道发病率差异较大，可能与吻合方法及手术技巧有关。输尿管结肠吻合口反流可导致患者出现同侧肾积水，易伴发逆行感染和肾盂肾炎，患者可出现腰痛及发热表现。预防的方法是在行输尿管与肠管吻合时采用2~3cm黏膜下隧道的方法形成抗反流机制。此外储尿囊的容量大、压力低也是减少反流的关键，这一点在Mainz Pouch术中得到了很好的解决。

3. 肾盂肾炎　复发性肾盂肾炎的发生率为3.03%~16.00%。输尿管结肠吻合口反流、逆行感染或尿路梗阻可造成肾盂肾炎，患者出现高热、腰痛症状时，应及时予抗感染治疗，同时保持引流通畅。

4. 电解质紊乱　在电解质紊乱及酸碱失衡方面，文献报道主要是高氯性酸中毒。电解质紊乱及酸碱失衡容易发生在肾功能不全、伴有尿潴留的患者。排尿间隔时间过长，尿液流入降结肠，是代谢性酸中毒产生的原因之一。嘱患者定时排尿，缩短间隔时间后，有助于减轻酸中毒。各年龄组之间无明显差异，随着时间推移，高氯性酸中毒会逐渐减轻或痊愈。治疗方面主要是给予碳酸氢钠等对症处理。大多数情况是无症状，不需要特殊处理。

## 七、术式评价

### （一）乙状结肠直肠膀胱术

乙状结肠直肠膀胱术（Mainz PouchⅡ）是在输尿管乙状结肠吻合术基础上改进的一种低压可控性尿流改道。它利用了输尿管乙状结肠吻合术的优点，同时有效地克服了既往由于输尿管吻合口无抗逆流作用及肠管收缩时产生很高的压力所引起的主要并发症，从而满足了膀胱大容量，低压力，抗逆流及可控制排尿的主要条件。

### （二）Mainz Ⅱ

Mainz Ⅱ术操作简便，容易掌握，手术时间短，并发症少，控尿、排尿能力满意，术后生活质量较高。对于膀胱肿瘤侵犯前列腺或尿道不适合行原位膀胱重建的患者，以及拒绝不可控性尿流改道的患者，MainzⅡ术是一种较为理想的可控性尿流改道术式。在所有的可控性尿流改道方法中，Mainz Pouch Ⅱ控尿和排尿功能满意度最高。

患者的选择是决定结果极为重要的因素，肛门括约肌功能良好是术后能够良好控制排尿的先决条件。和其他形式的尿流改道一样，输尿管的狭窄和反流是最受关注的并发症，虽然在输尿管是否抗反流上有很多争议。由于 Mainz Pouch Ⅱ是尿便部分分流，如果逆流，后果十分严重。该术式对输尿管肠吻合质量要求很高，既不能狭窄又不能反流，抗反流吻合是必需的技术要求。我们 20 多年的临床应用经验，认为黏膜下隧道是一种可靠的吻合方式。足够的隧道宽度，输尿管没有迂曲、扭转、成角处在顺畅的位置愈合都是保障输尿管引流通畅的重要因素。肠袋固定在骶骨岬对于防止输尿管梗阻非常重要，黏膜下隧道的长度则是保障不逆流的关键步骤。不建议将输尿管肠吻合的乳头法、末端游离法用于该术式。

（李胜文　吴建臣）

# 第七节　输尿管皮肤造口术

## 一、概述

输尿管皮肤造口是最早的非可控性尿流改道方法。1856 年 Gigon 提出了输尿管皮肤造口的理念，1881 年 hayes Agnew 实施第一例输尿管皮肤造口，患者是因为创伤造成输尿管损伤。1913 年 Papin 首次为膀胱癌根治术的患者实施双侧输尿管皮肤造口。输尿管皮肤造口术常作为永久性尿流改道的简单方式之一，其优点是不需要使用肠道。根据输出输尿管的方法可分为单侧输尿管皮肤造口，双侧输尿管双口皮肤造口，双侧输尿管单口皮肤造口。对双侧输尿管单口造口的输尿管的处理方式，有双输尿管并行吻合，双输尿管侧 - 侧吻合共同出口，输尿管 Y 字吻合，单输尿管皮肤造口。造口的皮瓣有多种形式，常用的皮瓣技术包括：V 形皮瓣造口，Z 形皮瓣造口，H 形皮瓣造口，O 形皮肤切除造口。单纯的 O 形皮肤切除造口术易出现术后造瘘口狭窄、感染、收集尿液困难，因此催生多种皮瓣造口技术应用，以来降低上述并发症的发生：①H 形和 V 形皮瓣相对简单，适合于多数患者；②Z 形皮瓣相对复杂，适合于双侧输尿管均扩张患者；③双侧输尿管双口皮肤造口适合双侧输尿管均扩张的患者；④双侧输尿管单口皮肤造口，适合一侧输尿管扩张，一侧输尿管正常的患者；⑤单侧输尿管皮肤造口，其他不适用上述两种情况的患者。

## 二、适应证和禁忌证

### （一）适应证

1. 膀胱癌根治术，先天性膀胱外翻不能耐受复杂手术或肠道不适合做尿流改道者。

2. 盆腔肿瘤全盆器官切除术患者心肺极差，不能耐受其他手术方式。

3. 盆腔器官晚期肿瘤侵犯或压迫下段输尿管。

4. 其他需要做尿流改道，又不适合用肠道做尿流改道的情况。

### （二）禁忌证

1. 输尿管本身有广泛的病变或狭窄。

2. 输尿管周围组织病变使输尿管不能分离或分离后血液供应丧失。

3. 患者不适合佩戴集尿袋。

## 三、术前准备

输尿管皮肤造口术的术前准备主要做以下工作：①术前教育，做好心理辅导，告知患者术后需要佩戴集尿袋及相关的注意事项；②配血是术前常规准备工作之一；③皮肤清洁与备皮；④做好造口位置标记与设计；⑤常用器械准备包括输尿管支架管（单J管）、导丝和4-0可吸收缝线。

## 四、手术步骤与操作要点

### （一）V形皮瓣造口

1. 在全身麻醉或硬膜外麻醉成功后，患者取平卧位，如果一侧输尿管皮肤造口可以采用患侧臀部垫高倾斜45°。

2. V形切开皮肤，去掉部分皮下脂肪组织。在皮肤切口相对位置+字切开腹外斜肌腱膜，将输尿管无张力拉出皮肤约3.0cm。4-0可吸收线将输尿管固定在腹外斜肌腱膜2针，对系膜侧剪开输尿管壁0.5~1.0cm（图44-49）。

3. 4-0可吸收缝线将皮肤尖端与剪开的输尿管低端缝合（图44-50）。

4. 缝合输尿管两角与皮肤切口两角，外翻输尿管。缝合周边，形成乳头（图44-51）。

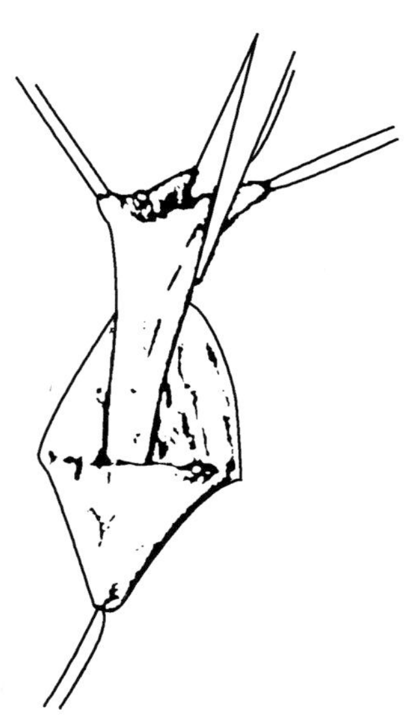

图44-49 对系膜侧剪开输尿管壁0.5~1.0cm

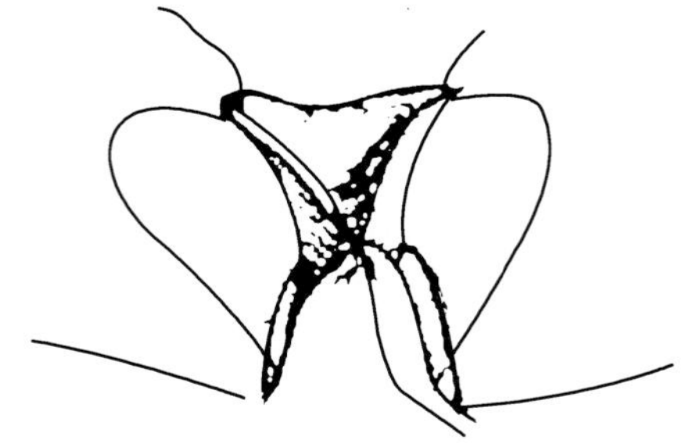

图44-50 将皮肤尖端与剪开的输尿管低端缝合

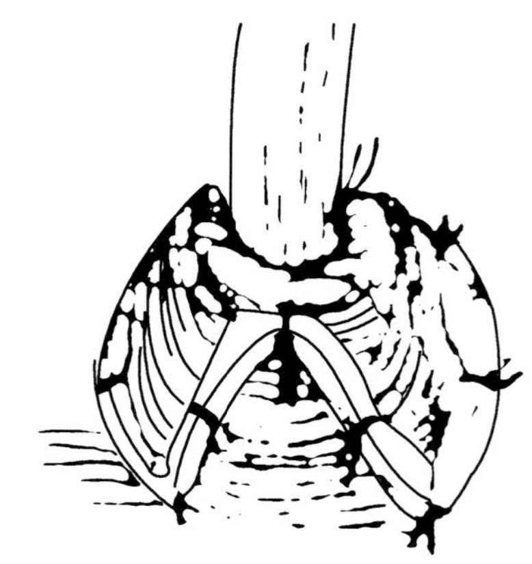

图44-51 输尿管外翻缝合形成乳头

### （二）Z和H形皮瓣造口

1. 做皮肤Z形切口，去掉部分皮下脂肪组织。将输尿管无张力拉出皮肤约3.0cm。4-0可吸收线将输尿管固定在腹外斜肌腱膜2针，对系膜侧剪开输尿管壁0.5~1.0cm（图44-49、图44-52、图44-53）。

2. 在皮肤切口相对位置+字切开腹外斜肌腱膜（图44-54）。

3. 将输尿管无张力拉出皮肤约3.0cm。4-0可吸收线将输尿管固定在腹外斜肌腱膜2针，对系膜侧剪开输尿管壁0.5~1.0cm（图44-55）。

4. 将输尿管与皮肤呈V形缝合（图44-56）；H形皮瓣造口的手术操作要点见图44-57~图44-59。

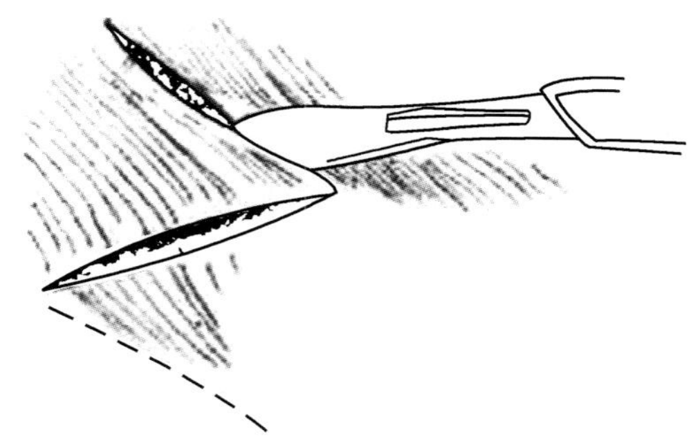

图44-52 做皮肤Z形切口

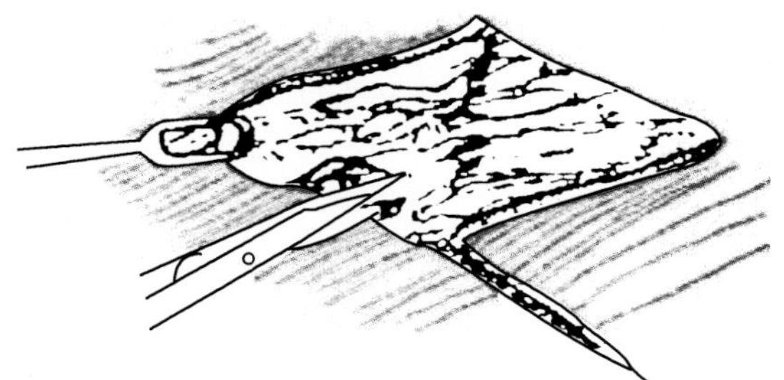

图 44-53　去掉部分皮下脂肪组织

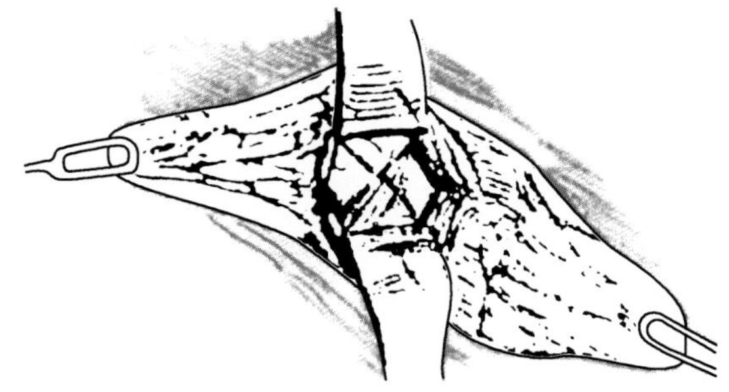

图 44-54　腹外斜肌腱膜做“十”字形切开

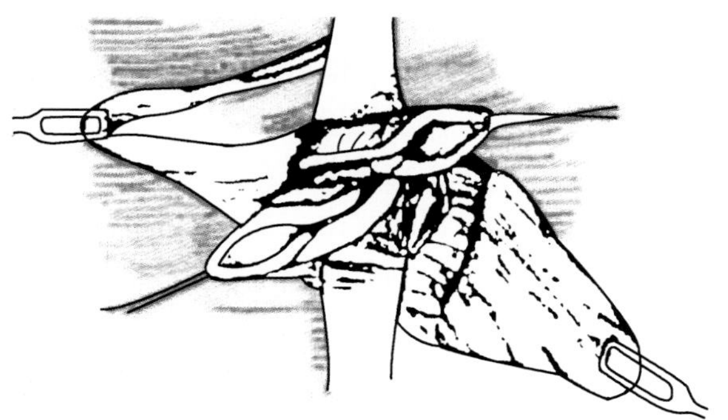

图 44-55　对系膜侧剪开输尿管壁 0.5~1.0cm

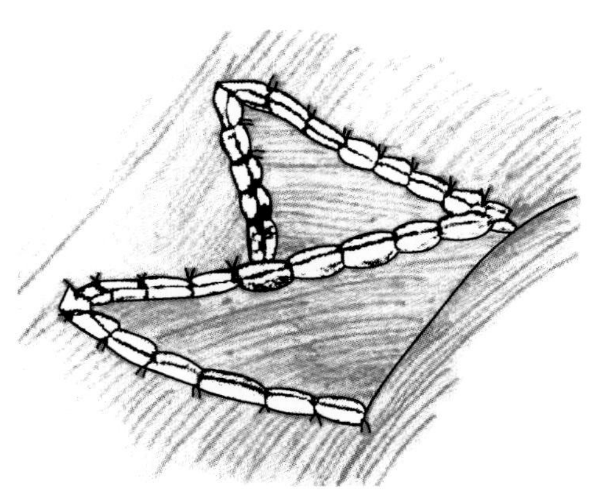

图 44-56　将输尿管与皮肤呈 V 形缝合

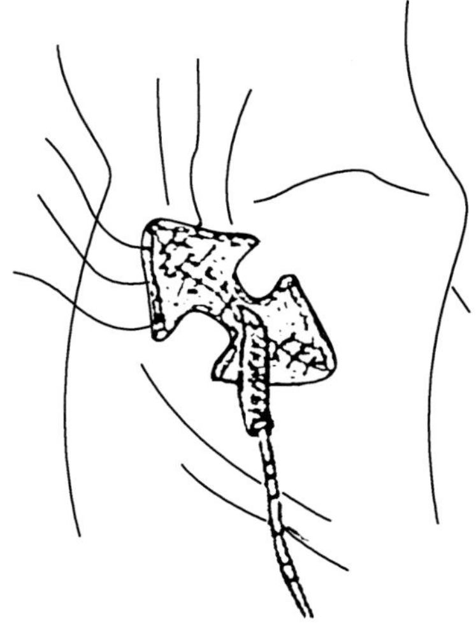

图 44-57　做皮肤弓状切口

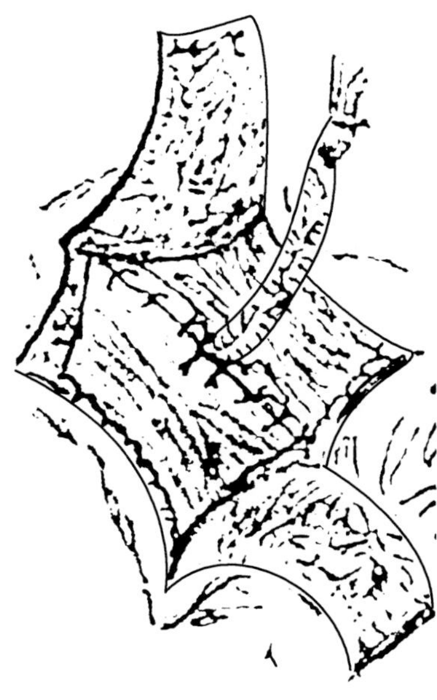

图 44-58　将中央做成对称的皮瓣

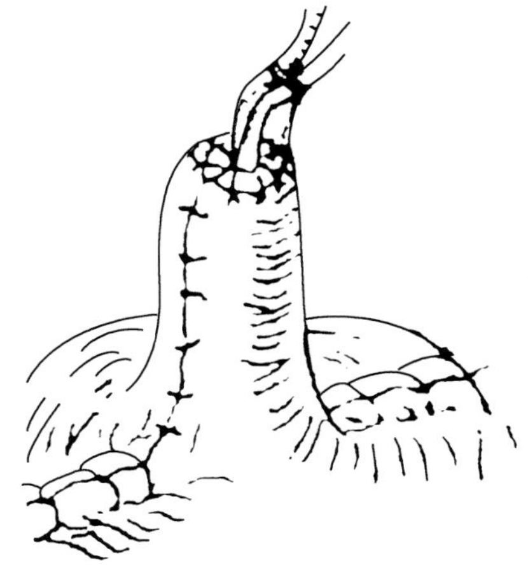

图 44-59　对称皮瓣吻合成乳头状，输尿管从乳头中央牵出

（三）O 形皮肤切除造口

于选定的位置圆形切除皮肤，剪去皮下脂肪至腹外斜肌腱膜，在皮肤切口相对位置“十”字切开腹外斜肌腱膜，输尿管从腹膜后拖出至皮肤切口外，输尿管固定于腹外斜肌腱膜，剪开输尿管并与皮肤外翻吻合（图 44-60）。

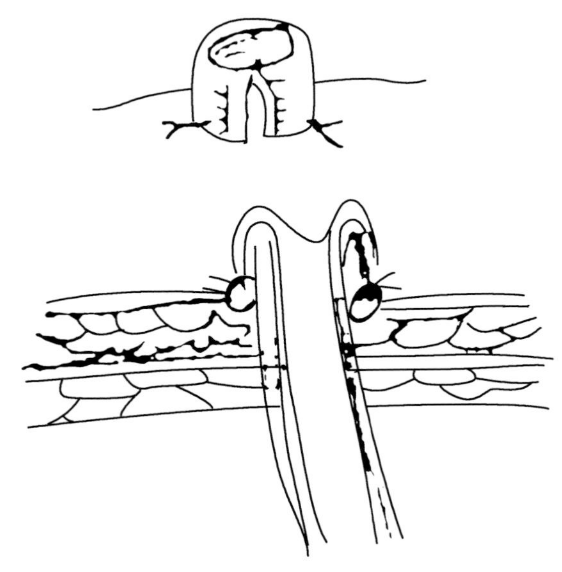

图 44-60　O 形皮肤切除造口

（四）单双侧输尿管皮肤造口

1. 单侧输尿管皮肤造口　选取皮肤切口位置，一般位于髂前上棘与脐连线，腹直肌外缘外侧，在选定的位置做圆形切口。游离输尿管，将其从腹膜后牵出于切口外，将输尿管固定于腹外斜肌腱膜，输尿管末端纵形切开，外翻并与皮肤切口缝合（图 44-61）。

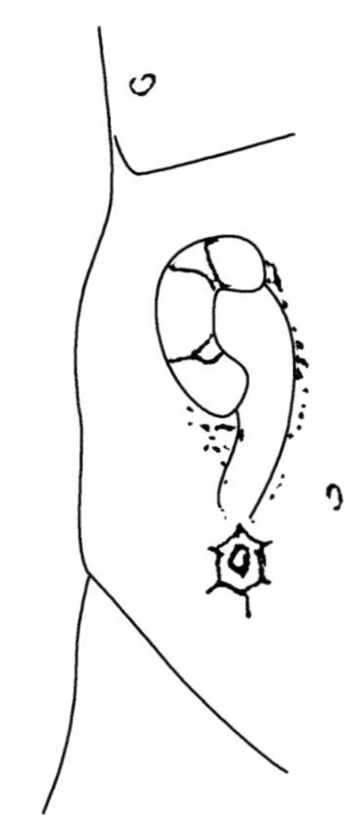

图 44-61　单侧输尿管皮肤造口

2. 双侧输尿管双口皮肤造口　手术步骤同单侧输尿管皮肤造口方法（图 44-62）。

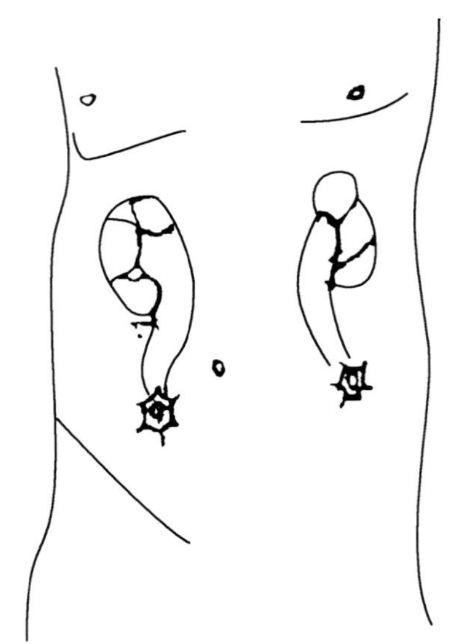

图 44-62　双侧输尿管双口皮肤造口

（五）双侧输尿管单口皮肤造口

1. 一般选取右侧髂前上棘与脐连线腹直肌外缘外侧。

2. 先将右侧输尿管于腹膜后游离。

3. 将左侧输尿管于腹膜后游离，并于腹膜后肠系膜下动脉下方，腹主动脉前方牵向右侧。

4. 将两侧输尿管同时由皮肤切口拉出，输尿管固定于腹外斜肌腱膜。将两个输尿管末端分别纵形切开并做侧 - 侧吻合。

5. 将输尿管侧 - 侧吻合形成的共同开口外翻与皮肤切口吻合（图 44-63）。

## 五、主要并发症与护理要点

（一）主要并发症

1. 尿液性皮炎，严重时出现皮肤溃疡。予以清洁皮肤，可使用护肤粉等。

2. 吻合口感染，注意造瘘口清洁。

3. 吻合口狭窄，吻合时适当扩大皮肤造口。

4. 输尿管扩张，肾积水，肾功能不全，定期更换单 J 管引流。

5. 输尿管末端缺血坏死，游离输尿管时尽量保留输尿管血供，避免剥离输尿管过于彻底。

（二）护理要点

1. 保持各引流管道通畅，尤其是输尿管支架管的通畅。

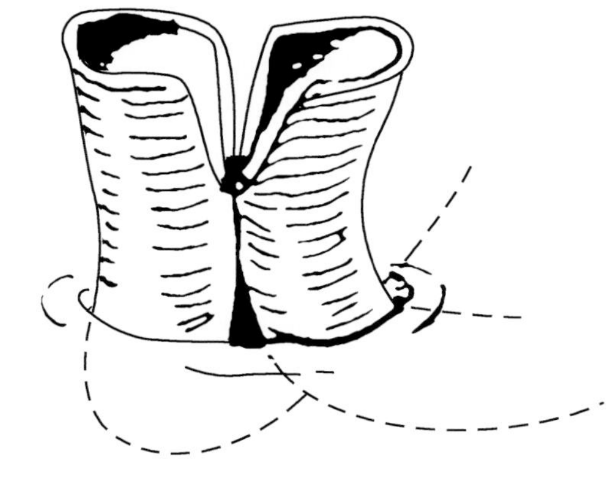


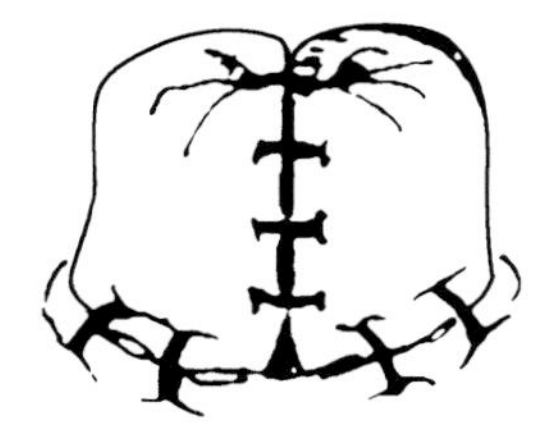


图 44-63 双侧输尿管单口皮肤造口

A. 输尿管侧 - 侧吻合形成单皮肤造口;B. 造口外翻形成乳头状。

2. 皮肤造瘘口的护理,应密切观察造口的活力、形态和大小。

## 六、术式评价

输尿管皮肤造口的并发症主要有输尿管造口狭窄、输尿管坏死、闭塞、回缩等,即使不出现造口或输尿管狭窄也会因为输尿管迂曲、成角、受压等因素造成梗阻。这些情况影响了输尿管皮肤造口的应用。但是,对于年老、身体状态差或者肠道不适合用于尿流改道的患者,输尿管皮肤造口无疑是简单、创伤小的解决排尿问题的方法。有专家改进了造口的腹壁通道,将输尿管与腹直肌前后鞘固定,减轻了腹壁肌肉对输尿管的挤压,可以使约 90% 的患者不用放置输尿管支架管(modified tequenic for improving tubless cutaneous ureterostomy)。在多数专著和论文当中,输尿管多是通过腹直肌与皮肤吻合。由于腹直肌的位置靠近中线,对侧的输尿管从腹膜外拉出,需要有更大的弯曲角度,这不利于保持输尿管的通畅。清华大学第一附属医院采用腹直肌外侧,经腹内斜肌造口更有利于输尿管以较小的角度拉出,有利于保持通畅。虽然这是一个简单的手术,但是,要求的手术精度是很高的。在分离输尿管时精细的锐性分离比钝性分离更有利于保护血液循环。穿过腹壁时要平坦、小角度通过通道、没有扭曲、没有张力。如果是双侧输尿管造口,最好采用单出口,并且两个输尿管同时拉出,并做侧 - 侧吻合的共同开口。Y- 字端侧吻合,由一个输尿管造口的方式容易出现输尿管吻合口的狭窄或漏尿,术后处理时更加困难。由于集尿袋的改进,对造口是否有乳头要求不高。双输尿管共同开口的乳头可以更好地预防狭窄。

(吴小候 李胜文)

## 参考文献


[1] ANTONI S, FERLAY J, SOERJOMATARAM I, et al. Bladder Cancer Incidence and Mortality: A Global Overview and Recent Trends [J]. Eur Urol, 2017, 71(1): 96-108.

[2] BAO J, YUE Z, WU G, et al. Technique and results in total laparoscopic radical cystectomy with sigmoidorectal pouch (Mainz pouch II) - an initial experience [J]. Exp Ther Med, 2017, 13(5): 1749-1752.

[3] D. A. HUSMANN. Mortality following augmentation cystoplasty: A transitional urologist's viewpoint [J]. Journal of Pediatric Urology, 2017, 13(4): 358-364.

[4] DE DOMINICIS C, IORI F, DE NUNZIO C, et al. Technical modification of Mainz pouch Ⅱ urinary diversion: preliminary experience [J]. Urology, 2001, 58(5): 777-778.

[5] FARBER NJ, FAIENA I, DOMBROVSKIY V, et al. Disparities in the Use of Continent Urinary Diversions after Radical Cystectomy for Bladder Cancer [J]. Bladder cancer, 2018, 4(1): 113-120.

[6] FISCH M, HOHENFELLNER R. Sigma-rectum pouch (Mainz pouch Ⅱ) [J]. BJU Int, 2007, 99(4): 945-960.

[7] FRANK HINMAN, 泌尿外科手术图谱[M]. 北京:人民卫生出版社, 2002.

[8] FRANK HINMAN. Atlas of urologic surgery. second edition [M]. Elsevier Science, 2002: 735-741.

[9] GILL IS, RACKLEY RR, MERANEY AM, et al. Laparoscopic enterocystoplasty [J]. Urology, 2000, 55(2): 178-181.

[10] HAYASHI Y, NISHIMURA E, SHIMIZU S, et al. Sigmoidocolocystoplasty for neurogenic bladder reviewed after 20 years [J]. J Pediatr Surg, 2017, 52(12): 2070-2073.

[11] HOHENFELLNER R, FITZPATRICK J, MCANINCH J. Advanced Urologic Surgery (third edition) [M]. UK: Blackwell Publishing, 2005: 380-381.

[12] International Collaboration Of T, Medical Research Council Advanced Bladder Cancer Working P, European Organisation For R, et al. International phase Ⅲ trial assessing neoadjuvant cisplatin, methotrexate, and vinblastine chemotherapy for muscle-invasive bladder cancer: long-term results of the BA06 30894 trial [J]. Journal of clinical oncology: official

journal of the American Society of Clinical Oncology, 2011, 29(16): 2171-2177.

[13] JONG KIL NAM, TAE NAM KIM, SUNG WOO PARK, et al. The Studer Orthotopic Neobladder: Long-Term (More Than 10 Years) Functional Outcomes, Urodynamic Features, and Complications [J]. Yonsei Med J, 2013, 54(3): 690-695.

[14] K. YOSHIMURA, K. ICHIOKA, N. TERADA, et al. ARAI Retroperitoneoscopic tubeless cutaneous ureterostomy [J]. BJU International, 2002, 89: 964-966.

[15] LAGUNA MP, BRENNINKMEIER M, BELON JA, et al. Long-term functional and urodynamic results of 50 patients receiving a modified sigmoid neoblad-der created with a short distal segment [J]. J Urol, 2005, 174: 963-967.

[16] LUKAS LUSUARDI, MICHELE LODDE and ARMIN PYCHA Surgical Atlas Cutaneous ureterostomy [J]. BJU International, 2005, 96: 1149-1159.

[17] MIYAKE H, FURUKAWA J, MURAMAKI M, et al. Orthotopic sigmoid neobladder after radical cystectomy: assessment of complications, functional outcomes and quality of life in 82 Japanese patients [J]. BJU Int, 2010, 106: 412-416.

[18] PATRICK J. BASTIAN, PETER ALBERS, HERBERT HANITZSCH, et al. Health-Related Quality-of-Life Following Modified Ureterosigmoidostomy (Mainz Pouch II) as Continent Urinary Diversion [J]. European Urology, 2004, 46(5): 591-597.

[19] PENG ZHANG, YONG YANG, ZHI-JIN WU, et al. Long-term Follow-up of Sigmoid Bladder Augmentation for Low-compliance Neurogenic Bladde[J]r. Urology, 2014, 84(3): 697-701.

[20] Schrier BP, Laguna MP, van der Pal F, et al. Comparison of Orthotopic Sigmoid and Ileal Neobladders: Continence and Urodynamic Parameters [J]. Eur Urol, 2005, 47(5): 679-685.

[21] SHU-YU WU, YUAN-HONG JIANG, HANN-CHORNG KUO. Long-term Outcomes of Augmentation Enterocystoplasty in Patients With End-Stage Bladder Diseases: A Single-Institute Experience Involving 102 Patients [J]. Int Neurourol J, 2017, 21(2): 133-138.

[22] STUDER UE, BURKHARD FC, SCHUMACHER M, et al. Twenty years experience with an ileal orthotopic low pressure bladder substitute—lessons to be learned [J]. J Urol, 2006, 176(1): 161-166.

[23] STUDER UE, CASANOVA GA, ZINGG EJ. Bladder substitution with an ileal low-pressure reservoir [J]. Eur Urol, 1988, 14 Suppl 1: 36-40.

[24] STUDER UE, DANUSER H, MERZ VW, et al. Experience in 100 patients with an ileal low pressure bladder substitute combined with an afferent tubular isoperistaltic segment [J]. J Urol, 1995, 154(1): 49-56.

[25] STUDER UE, SPIEGEL T, CASANOVA GA, et al. Ileal bladder substitute: antireflux nipple or afferent tubular segment? [J]. Eur Urol, 1991, 20(4): 315-326.

[26] Tao S, Long Z, Zhang XJ, et al. Ileal versus sigmoid neobladder as bladder substitute after radical cystectomy for bladder cancer: A meta-analysis [J]. Int J Surg, 2016, 27: 39-45.

[27] TELLI O, OZCAN C, HAMIDI N, et al. Preoperative risk factors predicting complication rates of augmentation cystoplasty using the modified Clavien Classification System in pediatric population. Urology 2016, 97: 166-171.

[28] TURK I, DEGER S, WINKELMANN B, et al. Laparoscopic radical cystectomy with continent urinary diversion (rectal sigmoid pouch) performed completely intracorporeally the initial 5 cases [J]. The Journal of urology, 2001, 165(6): 1863-1866.

[29] 陈小刚，张青汉，叶绪龙等．原位回肠和乙状结肠新膀胱尿动力学的比较分析[J]．临床泌尿外科杂志，2011，26(5)：367-369.

[30] 韩苏军，张思维，陈万青，等．中国膀胱癌发病现状及流行趋势分析[J]．癌症进展，2013，11(1)：89-95.

[31] 康永明，段建敏，李烨．乙状结肠直肠膀胱术46例报道[J]．中华泌尿外科杂志，2009(7)：479.

[32] 李胜文，张士伟，林相国，等．乙状结肠直肠膀胱术尿流改道的临床应用研究[J]．中华医学杂志，2004(13)：1096-1097.

[33] 罗德毅，杨童欣，林逸飞，等．单纯肠道膀胱扩大术治疗神经源性膀胱合并输尿管反流的初步结果．中华泌尿外科杂志，2015，36(2)：104-107.

[34] 马嘉兴，张涛，毕良宽，等．完全腹腔镜下乙状结肠膀胱扩大术治疗小容量低顺应性膀胱的经验总结[J]．中华泌尿外科杂志，2017，38(9)：391-392.

[35] 马潞林 主译．辛曼泌尿外科手术图解[M]．3版．北京：北京医科大学出版社，2013.

[36] 马腾骧．实用泌尿外科手术技巧[M]．天津：天津科学技术出版社，2001.

[37] 梅骅，陈凌武，高新．泌尿外科手术学[M]．3版．北京：人民卫生出版社，2008.

[38] 沈俊，宋志强，沈海山，等．自体腹膜移植回肠浆肌重建膀胱动物模型的初步建立．重庆医学，2015，44(32)：4471-4473.

[39] 汪泽厚，周高标，洪泉，等．乙状结肠直肠膀胱术的并发症及预防[J]．临床泌尿外科杂志，2010(1)：38-39，41.

[40] 王剑松，詹辉，左毅刚，等．膀胱癌原位新膀胱术后远期并发症观察[J]．现代泌尿外科杂志，2014，19(9)：574-578.

[41] 谢克基，汤平，姜少军，等．乙状结肠膀胱扩大术治疗

神经原性低顺性膀胱 10 例报道. 中华泌尿外科杂志, 2007,28(1):30-33.
[42] 谢桐,尤国才,畦元庚. 泌尿外科手术图解[M]. 南京: 江苏科学技术出版社,1996.
[43] 叶敏. Studer 回肠代膀胱术的技术改进和临床应用[J]. 中华泌尿外科杂志,2003(10):37-40.
[44] 张帆,廖利民,付光,等. 肠道膀胱扩大术治疗神经源性膀胱 77 例疗效观察. 中华泌尿外科杂志,2012,33(9): 655-659.
[45] 周舰,周玉梅,张景宇,等. 回肠代膀胱术和乙状结肠直肠膀胱术在尿流改道术中临床应用效果比较[J]. 临床外科杂志,2010(11):779-780.
[46] 专家协作组. 根治性膀胱切除及尿流改道术加速康复外科专家共识[J]. 中华泌尿外科杂志,2018,39(7): 481-484.

# 第四十五章

# 浸润性膀胱癌围手术期化疗与评价

## 第一节 概 述

膀胱癌首次诊断时大约30%为肌层浸润性膀胱癌(MIBC)。基于MIBC恶性程度高,易发生淋巴结及远处转移,治疗复杂,预后较差。尽管根治性膀胱切除-盆腔淋巴清扫-尿流改道术被认为是MIBC的标准治疗方法,但单纯手术治疗的长期临床结果难以令人满意。大量随访研究结果表明,根治性膀胱切除-盆腔淋巴结清扫后,患者5年总生存期仅为55%~68%,而且接近50%的患者在两年内出现局部或远处转移。其主要原因是手术并不能完全清除MIBC中已经存在的微小转移病灶。

全身化疗已成为MIBC患者术后继续治疗的选择。膀胱尿路上皮癌作为化疗敏感的恶性肿瘤,如何通过围手术期化疗结合手术来改善患者的总体预后一直以来都是临床关注的热点。临床实践证据显示,术前的新辅助化疗和术后辅助化疗均可以在一定程度上提高患者生存率,降低复发率。相比于辅助化疗,患者通常对于新辅助化疗具有更好的耐受性,同时,新辅助化疗能客观地评估肿瘤对化疗的反应和研究化疗效果相关的分子标志物,从而阐明耐药机制。而辅助化疗的优势在于医师能够根据术后的病理分期和淋巴结有无转移情况实施治疗决策。此外,动脉导管化疗作为简单有效的辅助或姑息性治疗手段,在减少术中出血、提高生活质量以及延长生存方面仍然有一定的价值。

## 第二节 MIBC指南推荐化疗与评价

### 一、AUA指南推荐化疗与评价

2017年美国泌尿外科学会(AUA)、美国放射肿瘤学会(ASTRO)、泌尿肿瘤学会(SUO)和美国临床肿瘤学会(ASCO)联合制定的非转移性肌层浸润性膀胱癌(MIBC)治疗指南发布。在这版指南中,强调多学科协作的重要性及根据患者危险度分层实施诊治是本指南的两大特色。关于MIBC患者辅助及新辅助化疗,指南推荐适合进行根治性膀胱切除术的患者,临床医师应在术前经过多学科评估后给予含顺铂的新辅助化疗(证据等级:B);对于临床可切除的cT2-T4aN0期膀胱癌,临床医师不应采用含卡铂方案的新辅助化疗。专家建议对不适合采用含顺铂方案新辅助化疗的患者应进行局部根治性治疗。当患者完成新辅助化疗并产生有效反应后,推荐临床医师应尽早进行根治性膀胱切除术。而对于未接受含顺铂方案新辅助化疗,且在膀胱切除术中发现肿瘤并不局限于膀胱[即pT3/T4和/或ND]的患者,如果条件适合,应进行含顺铂方案的辅助化疗(证据等级:C)。

在指南中,专家充分肯定了新辅助化疗的作用,即对于所有身体情况允许的患者,强烈推荐术前新辅助化疗[包含顺铂的化疗方案,如GC(吉西他滨+顺铂)、MVC(甲氨蝶呤+长春碱+顺铂)、MVAC(甲氨蝶呤+长春碱+多柔比星+顺铂)],但术前新辅助化疗不推荐使用含卡铂的化疗方案。而对于术后病理显示病情较晚的患者,若术前未接受过新辅助化疗,术后应当给予包含顺铂的辅助化疗方案。

## 二、EUA 指南推荐化疗与评价

2015 年，欧洲泌尿外科学会（EAU）对肌层浸润性和转移性膀胱癌诊疗指南更新至第 3 版，该版指南较前两个版本更加强调多学科协作在肌层浸润性膀胱癌（MIBC）治疗中的重要作用。EAU 与 AUA 关于新辅助化疗的指南推荐意见相类似。EAU 指南对 T2-T4a，cN0M0 患者的推荐意见为给予新辅助化疗，强调应包括含有铂剂的联合方案。若患者不能接受铂剂化疗药物治疗，建议不推荐新辅助化疗（推荐等级 A）。EAU 指南指出，不论最后行何种治疗，接受过包含铂剂的联合化疗的患者，其总的生存率（OS）都会有所提高。目前尚无证据表明，新辅助化疗具体能使哪一类患者获益更多。然而，考虑到患者一般情况、手术技术的发展和常规化疗的联合使用，新辅助化疗的应用也受到了一定限制。而对于辅助化疗，EAU 指南的证据支持膀胱切除术后，推荐给予即刻辅助化疗。

需要提出的是，2018 年第 33 届欧洲泌尿外科年会中，我国复旦大学肿瘤医院泌尿外科叶定伟教授团队报道了应用“肿瘤浸润免疫细胞分型预测肌层浸润性膀胱癌（MIBC）辅助化疗及免疫治疗的敏感性”的研究成果，提出免疫分型可能是辅助化疗和免疫治疗潜在预后指标和预测因子，为未来的膀胱癌精准化疗提供了新的研究方向。

## 三、CUA 指南推荐化疗与评价

在 2014 版中国泌尿外科疾病诊断治疗指南中，关于化疗对肌层浸润性膀胱癌的治疗作用，指出化疗是肌层浸润性膀胱癌在根治性膀胱切除术之后的重要辅助治疗手段，化疗的主要方式包括新辅助化疗和辅助化疗。

指南建议对于可手术的 T2~T4a 期患者，可选择根治性膀胱切除术联合新辅助化疗。临床试验数据表明，对于肌层浸润性膀胱癌患者新辅助化疗可以明显提高肿瘤完全反应率并延长患者的总体生存期。但指南同样指出了新辅助化疗是否会影响手术及新辅助化疗相关的毒副作用。因此，CUA 指南中对新辅助化疗的具体方案、疗程以及适应证并未明确做出规定，这也有待于泌尿外科医师在临床应用中根据实际病例做进一步研究与实践。指南建议，对有肾功能不全的患者，应用新辅助化疗时可以考虑使用卡铂替代顺铂治疗，其治疗疗程一般推荐以 2~3 个疗程为宜。

对于辅助化疗，指南同样指出目前尚无临床研究比较术后立即开始的辅助化疗和发现转移病灶后再开始的化疗在生存期上的获益。因此，术后常规辅助化疗仍无充分依据。但已有临床研究证实术后有高危复发风险的患者给予含顺铂的联合化疗可以降低肿瘤复发率。在多数已进行的临床试验中，pT3-4 或伴有淋巴结转移的患者被推荐入组行辅助化疗，方案含顺铂的联合化疗，一般在条件许可的情况下完成 4~6 个疗程。

## 四、结语

肌层浸润性膀胱癌化疗主要包括新辅助化疗和辅助化疗。在最新版 AUA、EAU 及 CUA 指南中，均充分肯定了含铂类化疗药物的新辅助化疗的作用，虽目前尚无证据表明，新辅助化疗明确的获益人群，但相关临床试验数据表明，对于肌层浸润性膀胱癌患者新辅助化疗可以明显提高肿瘤完全反应率并延长患者的总体生存期，为临床泌尿外科医师提供了新的治疗思路。需要注意的是，临床应用新辅助化疗方案需充分评估患者的耐受情况，并权衡新辅助化疗对后续手术的影响。

# 第三节　新辅助化疗的应用与评价

## 一、新辅助化疗概述

新辅助化疗是在确定局部手术治疗之前采用的一种辅助性化疗手段。新辅助化疗主要起两个方面的作用，一是控制局部病变，使肿瘤缩小、降低临床分期，使某些需要全膀胱切除的患者实现保留膀胱的目的，提高了肿瘤局部治疗的适应证或使一些本不能根治切除肿瘤的患者实现了根治治疗；二是通过清除术前可能存在的微转移灶，提高了患者的长期生存率。针对 MIBC 患者接受根治性膀胱全切术后复发率和转移率高的问题，从 20 世纪 70 到 80 年代起，研究者开始探讨新辅助化疗方案的可行性，并筛选出针对膀胱癌较敏感的化疗药物，对改善抗肿瘤药物的敏感性和预后发挥了重要作用。

目前，国际上公认新辅助化疗有以下优点：①可评价肿瘤对化疗的反应，对评估预后有重大意义；

②可以降低肿瘤分期，缩小手术范围，从而达到保留器官的目的；③可以进行体内药物敏感试验，为后续治疗提供相关信息；④患者于术前一般状况较好，较术后能耐受更大剂量和更长疗程的化疗。

在21世纪初期，新辅助化疗在MIBC中的应用并不乐观。研究显示，1998—2003年仅有1.2%的MIBC患者行新辅助化疗，2003—2008年，这一数字提升至12%。影响新辅助化疗临床应用的主要原因包括：①由于临床分期和病理分期存在差异，新辅助化疗的疗效评价相对困难；②新辅助化疗的生存获益比较有限，仅能增加5%的5年总生存率；③新辅助化疗可能增加围手术期并发症的发生率；④新辅助化疗的毒副反应会增加治疗费用和患者不便；⑤新辅助化疗推迟根治性手术的时间，对于化疗无反应的患者来说可能存在延误治疗的风险。另一个不容忽视的问题是，医师对于新辅助化疗的接受度也很大程度上决定了其在临床上的推广情况。有研究认为，医师在使用新辅助化疗中的顾虑主要来自对其不良反应的担心。近年来，医师对待新辅助化疗的态度逐渐开放，例如，最近的一项问卷调查研究对德国泌尿外科协会和德国泌尿外科住院医师协会的141名会员临床应用化疗方案进行了评估，结果显示，常规使用新辅助化疗和辅助化疗的医师占69%和93%，但这些结果与医师的数量、所在医院的类型、医院床位数和每年实施根治性膀胱切除术的病例数量无关。换言之，肿瘤科医师更倾向使用新辅助化疗，这可能与近几年使用新辅助化疗人群的增多，或泌尿外科向肿瘤科转诊率增加有关。一项来自加拿大的研究显示，1994—2008年，新辅助治疗的使用率为4%，2009—2013年，这一数字增加到19%，术前向肿瘤科同期转诊率分别为11%和32%，而且在转诊的患者中最终接受新辅助化疗的比例从32%显著增加至54%。

在评估新辅助化疗肿瘤反应和有预测价值的分子生物标志物方面的研究应用前景广阔。更好的理解膀胱癌生物学和对分子图谱良好的使用，将为精确描绘出哪些患者对化疗敏感并提供了一个理想的环境以预测化疗敏感性和耐药分析。例如，有研究使用高通量表达谱，描述了一个基于14个预测基因的评分系统，可以准确地判定患者是否对于特定的化疗方案有反应。因此，新的研究方向是如何恰当地将最有可能对化疗有反应的患者筛选出来，并准确地预测肿瘤对药物的敏感性，从而实现个体化治疗，提高新辅助化疗的疗效。

## 二、新辅助化疗的适应证

尽管新辅助化疗在膀胱癌中的意义和价值得到了大量临床试验的支持，但患者的选择标准仍有待于进一步探讨。欧洲泌尿外科协会和美国临床肿瘤协会均推荐$T_2$-$T_{4a}N_0M_0$期MIBC给予顺铂为基础的联合新辅助化疗。但有研究人员认为，新辅助化疗对$T_2N_0$期的膀胱癌现有的临床研究结果是否有效，尚无确切证据。为减少不必要的过度治疗，新辅助化疗仅限于侵犯至膀胱外或有淋巴结转移的患者，其中主要为$T_3$-$T_{4a}$-$N_0$-1期患者，并且需在2个周期的化疗后进行疗效的评价，如有效则继续行2个周期的巩固性化疗。如果化疗效果不明显甚至无效者，则推荐应立即实施根治性膀胱切除术。而对于局限于膀胱内（$<T_2N_0$期）或不能耐受顺铂化疗的膀胱癌患者，同样建议立即行根治性膀胱切除术。

回顾之前的研究，可以看到大多数临床试验中的绝大多数患者较为年轻（中位年龄63~65岁）并且身体状态较好。随着平均寿命的增加，膀胱癌的管理预计将成为一个相当大的挑战，阳性的试验数据能否被推广到老年人和/或不合适治疗的患者值得怀疑。肾功能（通常被定义为计算的肌酐清除率>60ml/min）是接受以顺铂为基础化疗方案的先决条件，但在术前只有50%~60%的患者属于这一类。其他不适于顺铂治疗的患者，其标准包括体力状态≥2级、>2级听力损失、≥2神经疾病和纽约心脏协会心功能障碍的心衰≥Ⅲ级。以卡铂为基础的方案已被用于治疗肾功能减退和体力状态不佳的患者，然而，这些方案的有效性不如基于顺铂的方案。在未来，剂量密集甲氨蝶呤、长春碱、多柔比星（多柔比星）、顺铂（MVAC）方案可能成为患者标准治疗方案之外的一个有效选择。与标准的MVAC方案相比，剂量密集MVAC方案其血液净化的并发症发生率更低，而且老年患者的耐受良好。

## 三、新辅助化疗临床疗效与评价

关于新辅助化疗临床疗效，由晚期膀胱癌的Meta分析协作组织出版的Meta分析更新了2003年该组织所做的相似的Meta分析结果。在这份更新的数据中，有11个组随机新辅助化疗协作组，3 005例受试患者的总体分析结果表明，新辅助化疗临床疗效没有明显有利于化疗（IR：0.89；CI 95%：0.81-0.98；$P$=0.022）。对于那些单纯接受顺铂化疗的患者，新辅助化疗实际上是有害的。然而，在一个子集分析中观察到膀胱切除前接受以顺铂为主的联合化疗患者，5年生存率从45%增加至50%，有5%的绝对生存改善（IR：0.86；CI 95%：0.77-0.95；$P$=0.003）。

在评价新辅助化疗疗效中，根治性膀胱切除术后无残余病灶（$pT_0$）是患者对化疗完全反应的标志，目前认为，这类人群无论接受哪种药物治疗都具有最好的预后。在相关的随机试验中，$pT_0$的比例从23%~38%。例如，在Intergroup试验中，$pT_0$患者五年生存率为85%，而有残余病灶的患者为45%。这个结果在一项针对前瞻性和回顾性研究的荟萃分析中得到了一致的发现。因此，获得$pT_0$分期应该成为新辅助化疗后的最终目标。然而，对Intergroup和Nordic试验的析因分析发现，那些肌层浸润性疾病成分被根除但不属于$pT_0$期的患者也有生存收益，尽管这一收益程度小于$pT_0$期的患者。总体来看，这些数据令人鼓舞，然而，仍缺乏精确的方法来确定最易对新辅助化疗作出反应进而有生存获益的患者人群。目前，还没有基于基线人口，临床或生物标志物的预测化疗反应性的方法，能够被推荐用于指定治疗策略。在未来几年中，遗传标志物的验证可能会提高对新辅助化疗个体反应的预测能力。

由于泌尿外科医师发现新辅助化疗在根治性膀胱切除术患者中的效应太小无法证明使用化疗的正当性，以及更倾向于以最终的病理结果指导化疗的实施，因此，与新辅助化疗相关的总体有限的收益也引发了过度医疗的担忧。事实上，对于$pT_2N_0$的肿瘤，单独手术治疗就能够实现5年70%~72%和10年67%的治愈率。然而，25%~30%的复发风险还是非常显著的。无论如何，过度治疗的风险也同样存在于辅助化疗，且无法通过分子标志物评价其反应性，只能通过长期的随访观察评估对患者生存的潜在影响。

## 第四节　膀胱癌常用化疗药物方案与疗程

### 一、膀胱癌常用化疗药物与抗肿瘤作用

#### （一）顺铂抗肿瘤作用特点

顺铂具有抗癌谱广、作用强、与多种抗肿瘤药有协同作用，且无交叉耐药等特点，为当前联合化疗中最常用的药物之一。临床用于卵巢癌、前列腺癌、睾丸癌、肺癌、鼻咽癌、食管癌、恶性淋巴瘤、乳腺癌、头颈部鳞癌、甲状腺癌及成骨肉瘤等多种实体肿瘤均能显示疗效。在膀胱癌中，以顺铂为主或顺铂参加配伍的化疗方案也是临床一线化疗方案。

目前的研究发现，顺铂中的铂价态是正二价，铂周围结合两个氯及两个氨分子，因此顺铂类似于双功能烷化剂。具体作用为顺铂对乏氧细胞较为敏感，以扩散方式通过带电的细胞膜，先将所含之氯解离，然后与DNA上的核碱鸟嘌呤、腺嘌呤和胞嘧啶形成DNA单链内两点的交叉联结，也可能形成双链间的交叉联结，从而破坏DNA的结构和功能，抑制癌细胞的DNA复制过程，但对RNA和蛋白质合成的抑制作用较弱，属于细胞周期非特异性药物。由于铂类药物与细胞内组分作用的非特异性及铂损伤DNA诱导凋亡的机制多样性，导致顺铂的耐药性可来自多种途径，这也是铂类化疗药物所面临的主要问题。大量研究发现，其耐药机制主要包括三方面：①顺铂的转入和代谢改变；②DNA修复或耐受增强；③细胞的凋亡受阻。

#### （二）多柔比星抗肿瘤作用特点

阿霉素多柔比星又称多柔比星，属于高效的广谱抗癌药物。其本是蒽环类抗生素，能嵌合于DNA碱基对之间并紧密结合到DNA上，使核酸中含有相当高浓度的药物，由于这种嵌合所致空间结构的障碍，可抑制DNA以及DNA依赖性RNA的合成。迄今为止，多柔比星单独或与其他抗肿瘤药物联合用药，均被认为是治疗实体肿瘤的一种强有力的化疗药物。研究发现，多柔比星可以激活多种凋亡信号通路诱导肿瘤细胞凋亡，如p53凋亡通路、线粒体凋亡通路、JNK凋亡通路及p38凋亡通路。同时，多柔比星的主要副作用是引用心肌毒性及肾细胞毒性。目前，针对多柔比星的细胞毒性及耐药作用，学者设计了以多柔比星引起的信号通路中的关键分子为靶点的小分子抑制剂等药物，并进行了以降低其毒副作用为目标的前体药物与新剂型方面的研究与探索。临床上通常也采用不同作用机制的抗肿瘤药物联合使用等方法来解决其耐药性等问题。

#### （三）吉西他滨抗肿瘤作用特点

吉西他滨（Gemcitabine）为一种新的胞嘧啶核苷衍生物。和阿糖胞苷一样，进入人体内后由脱氧胞嘧啶激酶活化，由胞嘧啶核苷脱氨酶代谢。本品为嘧啶类抗肿瘤药物，作用机制和阿糖胞苷相同，其主要代谢物在细胞内掺入DNA，主要作用于G1/S期。但不同的是双氟脱氧胞苷除了掺入DNA以外，还能

抑制核苷酸还原酶，导致细胞内脱氧核苷三磷酸酯减少；和阿糖胞苷另一不同点是它能抑制脱氧胞嘧啶脱氨酶减少细胞内代谢物的降解，具有自我增效的作用。在膀胱癌治疗中，吉西他滨既可以作为膀胱灌注化疗药，也可以联合顺铂（GC 方案）用于全身静脉化疗。与其他抗肿瘤药物类似，吉西他滨副作用主要表现为骨髓移植、消化系统反应、肾毒性、过敏反应、流感样反应等，但发生率相对较低，耐受性较好。

**（四）长春碱抗肿瘤作用特点**

长春碱类化合物是从夹竹桃科植物长春花中提取的生物碱。研究表明长春碱类药物可干扰细胞周期的有丝分裂阶段（M 期），从而抑制细胞的分裂和增殖。其细胞毒性是通过与微管蛋白的结合实现的，它们在微管蛋白二聚体上有共同的结合位点，可抑制微管聚合，妨碍纺锤体微管的形成，从而使分裂于中期停止，阻止癌细胞分裂增殖。

长春碱类药物具有较强的抗肿瘤药理活性，但也存在细胞毒性强及水溶性差等问题。在临床应用中，应注意其副作用，主要表现在神经系统毒性，主要引起外周神经症状，如手指、神经毒性等，与累积量有关。足趾麻木、腱反射迟钝或消失，外周神经炎。腹痛、便秘，麻痹性肠梗阻偶见。运动神经、感觉神经和脑神经也可受到破坏，并产生相应症状。

**（五）甲氨蝶呤抗肿瘤作用特点**

甲氨蝶呤为抗叶酸类抗肿瘤药，主要通过对二氢叶酸还原酶的抑制达到阻碍肿瘤细胞合成的目的，进而抑制肿瘤细胞的生长与繁殖。在用甲氨蝶呤后，加用甲酰四氢叶酸钙，可直接向细胞提供四氢叶酸辅酶，避开甲氨蝶呤的抑制作用，以减轻其细胞的毒性作用。

## 二、MIBC 常用化疗方案与评价

尿路上皮癌细胞对顺铂、多柔比星、吉西他滨以及紫杉醇等化疗药物敏感，然而使用单药进行术前全身化疗并未实现患者生存率的提高。1983 年，纪念斯隆 - 凯特琳癌症中心尝试应用甲氨蝶呤、长春新碱、多柔比星、顺铂的联合化疗方案（MVAC 方案）对 MIBC 进行术前新辅助化疗，并成为膀胱癌化疗历史上的里程碑。20 世纪 90 年代新一代的化疗药物（如紫杉醇、吉西他滨等）被发现并迅速应用于膀胱癌，为推动膀胱癌新辅助化疗的发展上了一个新的台阶，成为改善 MIBC 根治性膀胱切除术后预后的重要方式。经过长期探索，目前的化疗方案逐渐演变为以顺铂为基础的多药联合化疗，并让患者的五年生存率至少提高了 5%。此外，近年来，有学者将卡铂、表皮生长因子抑制剂以及单克隆抗体引入到膀胱癌的新辅助化疗，在改善预后的同时降低了化疗的毒副作用。

**（一）甲氨蝶呤、长春碱、多柔比星、顺铂（MVAC）化疗方案**

20 世纪 80 年代开始，以顺铂为基础的甲氨蝶呤、长春碱、多柔比星、顺铂联合化疗方案即 MVAC 方案开始应用于膀胱癌，经过 30 余年研究，已经证实膀胱癌对该化疗方案敏感且疗效确切，该方案一直是膀胱癌的传统化疗方案。但其中约 50% 的 MIBC 因不能耐受其化疗副反应而必须减少化疗药物的剂量，最终导致其疗效下降。MVAC 的优化化疗方案即高剂量强度的 MVAC 化疗方案（HD-MVAC），同时予以粒细胞集落刺激因子，因此该化疗方案的毒副作用相对较小，且在给药剂量相同的同时还能减少给药时间。Sternberg 等研究 263 例 MIBC，比较了 HD-MVAC 方案与 MVAC 方案的疗效，随访 7.3 年，两种方案有效率分别为 64% 和 50%（$P$=0.06），完全缓解率为 21% 和 9%（$P$=0.00），5 年总生存率为 22% 和 14%（$P$=0.042），血液系统毒副作用为 41% 和 84%，中性粒细胞减少相关性发热为 10% 和 26%。研究结果显示 HD-MVAC 化疗方案较 MVAC 化疗方案疗效好，且在予以粒细胞集落刺激因子的支持治疗下前者毒副反应减轻。另外，HD-MVAC 化疗方案能缩短从确诊为 MIBC 到行根治性膀胱切除术治疗的时间间隔，从而降低了因为新辅助化疗而耽误首次手术机会的可能性。因此，HD-MVAC 方案被欧洲泌尿外科指南和 NCCN 指南推荐为肌层浸润性膀胱癌的一线新辅助化疗方案，而传统的 MVAC 方案不再予以推荐。

经典 MVAC 方案每 28 天为一个周期，通常使用 3 周期，其中甲氨蝶呤 30mg/m$^2$ 第 1、15、22 天静脉滴注，长春碱 3mg/m$^2$ 第 2、15、22 天静脉滴注，多柔比星和顺铂第 2 天静脉滴注，剂量分别为 30mg/m$^2$ 和 70mg/m$^2$。

**（二）吉西他滨和顺铂（GC）方案**

吉西他滨是抑制 DNA 合成的阿糖胞苷类化疗药物，与抑制 DNA 复制的顺铂化疗药物联合则具有协同作用，能增强其抗肿瘤的特性。顺铂具有细胞毒性，可抑制癌细胞 DNA 复制过程，并损伤其细胞膜结构，有较强的广谱抗癌作用。目前 GC 方案用于术前化疗的临床数据多源于回顾性队列研究，尚缺乏大规模前瞻性的临床试验，其有效性仍有待证据水平Ⅰ级的数据进一步证实，但该方案在临床中的使用率逐渐超过了 MVAC 方案，成为最常用的标准一线治疗方案。2000 年 Vonder 等研究 405 例 MIBC 患者来比较 GC 化疗方案与 MVAC 化疗方案的疗效，两种化疗的有效率分别为 49% 和 46%，化疗相关的病死率为 1% 和 3%，中性粒细胞减少症分别为 71% 和 82%，2006 年的随访数据更新研究结果表明，两种化疗方案相比较，5 年总生存率没有统计学差异。最近的研究表明，26% 的 MIBC 患者经 GC 化疗方案治疗后能达到 pT0，与 MVAC 化疗方案相比无明显差异。这些研究结果显示，GC 化疗方案与 MVAC 化疗方案疗效相当，但因其安全性、耐受性更好，是绝大多数 MIBC 患者的优选方案。因此，GC 方案正在逐步取代 MVAC 方案，成为目前一线标准化疗方案。

常推荐使用 4 个周期 21 天方案，即吉西他滨 1 000~1 200mg/m$^2$ 第 1、8 天静脉滴注，顺铂 70mg/m$^2$ 第 2 天静脉滴注；如第 15 天增加静脉滴注吉西他滨，则变为 28 天方案，但该方案延长了给药时间，且疗效和不良反应并无明显优越性，故临床并不常用。

**（三）顺铂、甲氨蝶呤和长春新碱（CMV）方案**

目前规模最大的关于 MIBC 新辅助化疗的研究来自于 *International Collaboration of Trialists*，其纳入了全球 106 个中心的 976 名 MIBC 患者，随访时间 5.5 年以上。该研究将 cT2-T4N0M0 的 MIBC 患者随机分为局部治疗组（$n$=485）和新辅助化疗组（$n$=491）。局部治疗组患者单纯行局部治疗。新辅助化疗组患者首先接受三个周期的 CMV 方案化疗，再接受局部治疗。局部治疗包括：根治性膀胱切除、放疗、放疗联合根治性膀胱切除。研究结果表明：单纯局部治疗组和 CMV+ 局部治疗组的 5 年总生存率分别是 50% 和 56%，10 年总生存率分别是 30% 和 36%，并且 32.5% 的患者在新辅助化疗后获得了病理完全缓解。此外，新辅助化疗组死亡风险降低 16%，转移及相关死亡风险下降 23%，从而证实了在局部治疗前使用 CMV 化疗可以让患者生存获益。因此，该临床研究被认为是新辅助化疗可以使 MIBC 患者生存获益的证据。在治疗过程中，化疗毒性相关病死率约 1%，同时有 16%、6.5% 及 10% 的患者分别出现严重粒细胞减少、血小板减少及粒细胞减少相关性发热，约 26% 的患者因肾损害在治疗过程中减量或推迟化疗。目前，尚无大规模研究对比 CMV 方案与当前最常用的 GC 方案，两者的副反应差别仍待进一步证实，当前同样推荐 CMV 方案作为一线新辅助化疗方案。

常推荐使用：甲氨蝶呤 30mg/m$^2$ 和长春碱 3mg/m$^2$ 第 1、8 天静脉滴注，顺铂 100mg/m$^2$ 第 2 天静脉滴注，每 3 周为一个周期，常推荐使用 3 个周期。

**（四）含紫杉醇的新辅助化疗方案**

紫杉烷类能在加强微管蛋白聚合的同时抑制其解聚，形成稳定的非功能性微管束阻断细胞有丝分裂，从而发挥抗肿瘤作用。Sousa-Escandon 等报道，联合使用 DC 方案（多西他赛与顺铂）对 MIBC 患者进行新辅助化疗，有效率高达 76%，平均随访 3 年后仍有 47.6% 的患者无瘤生存。为了进一步提高化疗药物的效果，三药联合 PCG（紫杉醇、顺铂、吉西他滨）化疗方案的Ⅰ/Ⅱ期临床试验得以开展，并证实了其安全性及有效性。基于这些研究结果，欧洲癌症治疗研究组织的国际协作组（EORTC）设计了 30 987 号随机对照的Ⅲ期临床试验，证实对于晚期膀胱癌患者，PCG 化疗方案的有效率高于 GC 化疗方案，并能提高 3.1 个月的生存获益，且两种化疗方案的耐受性相当。近期，美国东部肿瘤合作组纳入 29 例 MIBC 患者行白蛋白结合型紫杉醇、卡铂、吉西他滨的化疗方案（ACaG 方案），术后 ≤pT2N0 期为 55%，pT0 为 27%，其疗效与 GC 化疗方案相当。这些研究结果表明：含紫杉醇的新辅助联合化疗对 MIBC 有效，但其骨髓抑制较严重，最优的化疗方案仍有待于进一步的临床研究结果来确定。

**（五）其他化疗方案**

一些新的化疗方案还处于研究阶段。有学者在经典方案基础上加用表皮生长因子抑制剂，例如，使用舒尼替尼联合 GC 方案组成 GCS 方案，但该研究因患者不能耐受化疗副反应而终止；研究者在降低药物剂量后纳入 9 例 MIBC 患者重启试验，最终 2 例患者达到病理完全缓解，但同样因严重的毒副反应提前终止。此外，还有一些研究将达沙替尼、拉帕替尼、索拉菲尼等药物用于 MIBC 患者的化疗，但其疗效同样存在争议。与此同时，一系列单克隆抗体联合标准化疗方案的临床试验也在进行。例如，将贝伐单抗联合 GC 方案用于转移性尿路上皮癌的化疗，53% 患者达到病理部分缓解。所以，靶向治疗药物能否用于 MIBC 新辅助化疗有待于大样本临床数据的进一步评估。

**（六）结语**

一系列研究已经证实，术前加用以顺铂为基础的新辅助化疗能明显改善患者生存获益。目前，疗效确切且被广泛应用的化疗方案有GC方案、优化的MVAC方案和CMV方案,此类方案也被各大临床指南推荐为一线新辅助化疗方案,而传统MVAC方案因副反应大、化疗周期长正在被淘汰。与此同时,卡铂、紫杉烷类以及序贯化疗方案也因其各自的优势开始走向临床,靶向治疗药物则因临床数据较少尚处于试验阶段。如何为MIBC患者有效地选择个体化治疗方案,仍然需要更多的大规模前瞻性临床试验和高质量荟萃分析进行探索及验证。

## 第五节 MIBC术后化疗效果与评价

根治性膀胱切除术后无残余病灶(pT0)是患者对化疗完全反应的标志,目前认为,这类人群无论接受哪种药物治疗都具有良好的预后。在相关的随机试验中,pT0的比例从23%~38%。例如,在Intergroup试验中,pT0患者五年生存率为85%,而有残余病灶的患者为45%。在一项针对前瞻性和回顾性研究的荟萃分析中得到了一致的发现。因此,获得pT0分期应该成为新辅助化疗后的最终目标。然而,对Intergroup和Nordic试验的析因分析发现,那些肌层浸润性疾病成分被根除,即使不属于pT0期的患者化疗也在生存期方面获益,但这一收益程度小于pT0期的患者。总体来看,这些数据令人鼓舞;然而,仍缺乏精确的方法来确定最易对新辅助化疗作出反应进而有生存获益的患者人群。目前,还没有基于基线人口,临床或生物标志物的预测化疗反应性的方法能够被推荐用于指定治疗策略。在未来几年中,遗传标志物的验证可能会提高对新辅助化疗个体反应的预测能力。

由于新辅助化疗在根治性膀胱切除术患者中的效应太小,以致尚无法证明使用新辅助化疗的合理性,以及更倾向于以最终的病理结果指导化疗的实施,因此,与新辅助化疗相关的总体有限的收益也引发了过度医疗的担忧。事实上,对于pT2N0的肿瘤,单独手术治疗就能够实现5年70%~72%和10年67%的治愈率。然而,25%~30%的复发风险还是非常显著的。因此,过度治疗的风险也同样存在于辅助化疗。由于无法通过分子标志物评估新辅助化疗的反应性,故只能通过长期的随访观察来评价对患者生存的潜在影响。

美国麻省总医院、巴黎大学和埃尔兰根大学等多个中心针对MIBC进行了最大化TURBT联合以顺铂为基础的同期诱导放化疗的多项临床研究。结果显示,近50%的病例成功地保留膀胱,10年OS达60%,与RC的OS相近。陈嵘等对比了MIBC行RC后行或不行辅助化疗的预后,结果化疗组患者的中位生存时间为42个月;3年和五年生存率分别为54.7%和42.5%。对照组中位生存时间为21个月;3年和五年生存率分别为20.5%和13.7%。这表明,术后辅助化疗能明显延长患者的生存时间。有资料报道,1993—2007年德国2家医院行RC治疗膀胱尿路上皮癌592例,患者中位年龄68岁,随访中位时间6.4年,其中淋巴结转移146例,146例中接受化疗者82例(主要是顺铂为基础的化疗)。结果表明,相较于未接受辅助化疗组,接受辅助化疗组可改善膀胱癌淋巴结转移患者的预后。

总之,多项研究结果显示,术后辅助化疗可使患者总的生存期获益,但由于这些研究都不是随机对照研究,故预后分析的选择性偏差较大。结论是术后辅助化疗可延长无复发生存期或无病生存期,因此对于具有高危复发风险的患者可以考虑术后给予辅助化疗。

## 第六节 化疗不良反应与处理

由于绝大多数抗肿瘤药物缺乏抗肿瘤特异性,即在杀死肿瘤细胞的同时,对正常组织细胞也有不同程度的损伤作用,引起心、肝、肾、肺、胃肠道及骨髓等重要脏器受损。因此,化疗中应关注不良反应,积极预防不良反应,避免严重不良反应的发生。

### 一、过敏反应

事实上,所有的药物都可以引起过敏反应。化疗药物引起过敏反应的发生率不足5%。,紫杉醇和铂类是最常引起过敏反应的药物。紫杉醇的过敏反应发生率高,可达39%,其中严重过敏反应为2%,为Ⅰ型超敏反应,多发生在最初的几个化疗周期。轻度反应常见为皮肤潮红、荨麻疹；严重者为低血压性休克、呼吸困难和血管神经性水肿。而顺铂的过敏反应发生率为5%~20%，卡铂为12%。铂类的过敏反应发生多在治疗几个周期后，平均为8周期后。预防处理包括：①详细询问既往用药及过敏史。②化疗前应预处理，即化疗前12小时及6小时分别口服地塞米松10mg；化疗前30分钟予苯海拉明50mg肌内注射，地塞米松10~20mg加西咪替丁300mg静脉滴注。③对于首次使用紫杉醇的患者，可先将紫杉醇30mg加生理盐水或葡萄糖100ml静脉滴注，缓慢输入，如无不适，再将剩余紫杉醇加生理盐水或葡萄糖500ml滴入，时间3小时以上。④输入紫杉醇时应使用避光输液器，且通过所连接的过滤器过滤后，方可静脉滴注。因紫杉醇不溶于水，具有高度亲脂性，可使普通输液器中的非聚乙烯材料的成分分解到液体中从而引起过敏反应。⑤严密观察生命体征的变化，心电监护时间3小时以上；准备好抢救措施。

## 二、骨髓抑制反应

大多数抗肿瘤药物会导致不同程度的骨髓抑制，其中以细胞毒性类药物的作用最明显，发生率可达90%。多药联合或多疗程化疗可导致严重的骨髓抑制。不同抗肿瘤药物对骨髓抑制的程度不同，其中，紫杉醇属重度，甲氨蝶呤和长春新碱属中度，而顺铂属轻度。由于骨髓各种造血细胞生命半衰期的不同，决定了其细胞数是否减少。白细胞减少通常发生在化疗后1周开始，10天左右降到最低点，维持5~7天后恢复到正常。而血小板的减少在14~18天达最低点，维持2~3天后迅速回升。血小板和白细胞降至最低点的维持时间临床意义较大。预防处理包括：

(1) 严格掌握化疗的指征：①血常规检查白细胞数 $<3.0\times10^9$/L，中性粒细胞绝对值 $<1.5\times10^9$/L，血小板数 $<50\times10^9$/L，应暂停化疗。②对一般情况差，近期曾行过化疗或放疗者，贫血或者有出血倾向者化疗应谨慎。

(2) 注意每次化疗前对患者疗效和不良反应的评估，如果患者曾有Ⅳ度骨髓抑制史，则化疗剂量应适当减量。同时，为保证化疗的正常进行，可预防性应用粒细胞集落刺激因子（G-CSF）、血小板生成素（TPO）或白介素11（IL-11），必要时可输注成分血。

(3) 注意化疗中的细节，以免加重骨髓毒性。如PCG（紫杉醇+顺铂+吉西他滨）方案，化疗中应先给紫杉醇，后给顺铂；如果先用顺铂，将会抑制紫杉醇的血浆清除率，加重骨髓的毒副反应。

## 三、肾脏毒性反应

肾脏作为药物代谢和排泄的重要脏器，容易受到抗肿瘤药物的影响。多数药物的肾脏毒性为剂量依赖性，即化疗次数越多，剂量越大或者联合用药时肾脏毒性越大。抗肿瘤药物主要通过直接作用或肿瘤细胞急剧破坏导致肿瘤溶解综合征，从而引起肾脏损害。最常引起肾脏损害的抗肿瘤药物：顺铂（DDP）、卡铂（CBP）、环磷酰胺（CTX）、异环磷酰胺（IFO）、甲氨蝶呤（MTX）、5-氟尿嘧啶（5-FU）。铂类药物中顺铂的肾脏毒性最大，表现为用药后1~2周出现肾小管损伤、血尿、血肌酐升高。每日 >90mg/m$^2$ 需警惕。预防处理包括：①严格掌握化疗药物的正确剂量、控制药物的累积剂量；②化疗前检测小便常规、肾功能、肾小球滤过率（GFR）；③当应用大剂量顺铂时，要充分水化保证尿量 >2 000ml/d；当应用大剂量甲氨蝶呤时应保证尿量 >3 000ml/d，同时给予碳酸氢钠碱化尿液，使尿液pH>7，从而减少药物结晶析出；④当肾脏功能损害时，及时调整抗肿瘤药物剂量。

## 四、胃肠道反应

化疗相关性恶心呕吐是化疗中最常见也是患者最恐惧的不良反应之一，其发生率为70%~80%。可分为预期性、急性、迟发性、爆发性和难治性。剧烈的恶心、呕吐可导致水盐电解质失衡，严重者可导致消化道穿孔、出血、感染甚至死亡。因此，对其处理重在预防。NCCN指南将化疗药物按照致吐风险分为4个级别：高致吐风险药物（90%以上）、中致吐风险药物（30%~90%）、低致吐风险药物（10%~30%）、微致吐风险药物（<10%）。顺铂属于高致吐风险药物（即不用止吐药时的呕吐发生危险为90%以上）。长春新碱属于微致吐风险药物，预防处理包括：①根据致吐风险不同，选择单一或者联合止吐药物。止吐药物应在化疗前30分钟应用，采用最大生物学效应的最小剂量。②预防不同致吐风险药物化疗方案推荐5-HT3受体拮抗剂加地塞米松联合应用；也可给予地西泮10mg加甲氧氯普胺10~20mg联合应用。③高剂量顺铂治疗结束后应再给予止吐治疗至少3天。④第一代5-HT3受体拮抗剂单药对顺铂引起的迟发性恶心呕吐无明显疗效，第二代5-HT3受体拮抗剂帕洛诺司琼对中致吐性化疗药物引起的迟发性

恶心呕吐有效,地塞米松对迟发性呕吐有确切的疗效。⑤预防关键在于第一次化疗时给予最佳的止吐治疗,同时给予抗焦虑和镇静等对症治疗。⑥注意有无其他潜在致吐因素,如电解质紊乱、肠梗阻、前庭功能障碍、脑转移、精神心理因素、合并用药等。

## 五、肝脏毒性

肝脏作为药物的主要代谢器官,容易受到抗肿瘤药物的损害。抗肿瘤药物引起的肝损害主要通过3个途径:直接损伤肝细胞;使原有的基础肝脏疾病加重,特别是病毒性肝炎;潜在的肝脏疾病使药物的体内作用时间延长,从而增加其化疗的毒性。有明显肝损害的药物主要有:环磷酰胺、甲氨蝶呤和长春新碱。预防处理包括:①化疗前充分了解患者的病史、既往用药史、肝功能情况、肝炎相关检测、肝脏基础病变的评估及治疗。②化疗期间严密监测肝功能,注意合并用药情况。合并肝炎者,监测病毒负荷量,对于乙肝患者建议预防性给予抗病毒药物,以减轻病毒负荷,因为化疗可以激活乙肝病毒复制。但对丙肝患者,目前化疗对病毒的复制是否有作用尚不明确,故常规推荐预防性抗病毒治疗。③当发生肝损害时化疗需要考虑减量、停药或换药。

## 六、其他不良反应

新辅助化疗中引起神经毒性的常见药物:顺铂、紫杉醇、多西他赛和长春新碱等,多为周围神经损伤。周围神经病变为剂量依赖性,当紫杉醇 >175mg/m$^2$,多西他赛累积量 >400mg/m$^2$,顺铂5天内给予200mg/m$^2$,神经毒性的发生率极高。对神经毒性目前暂无有效的防治方法,停药后数周或数月,神经症状逐渐改善。细胞保护剂阿米福汀对预防顺铂的神经毒性有一定帮助。新辅助化疗中引起心脏毒性的常用药物有:蒽环类抗肿瘤药、大剂量环磷酰胺和5-氟尿嘧啶。多柔比星的心脏毒性为剂量依赖性,心力衰竭多出现在用药后9~192天,平均34天。心脏毒性主要以预防为主,限制多柔比星的累积剂量在450~550mg/m$^2$,如与长春新碱、环磷酰胺合并使用或纵隔放疗,应减量到300~450mg/m$^2$。

## 七、问题与展望

化疗是恶性肿瘤治疗的重要手段之一,但化疗在给患者带来生存获益的同时,也会给患者的生活质量造成伤害。极少数情况下会出现治疗相关性死亡。现阶段,随着医学的发展及进步,越来越多的高效低毒的药物进入临床,同时对于化疗药物引起的不良反应的处理也逐渐引起医师、护士、患者及患者家属的重视。减少化疗不良反应的药物应用包括预防性使用和解救性使用,如化疗药物实施前给予5-HT3受体拮抗剂属于前者,出现骨髓抑制后给予粒细胞集落刺激因子则属于后者。展望未来,会有更多高效低毒的化疗药物进入一线化疗药物的行列,以减轻患者化疗副作用。同时,也需要我们医务工作者合理掌握化疗适应证,对出现化疗不良反应的患者迅速采取有效措施加以干预,最终达到延长患者生存时间,提高患者生活质量的目的。

(杜君 姚欣)

## 参考文献


[1] Adjuvant chemotherapy in invasive bladder cancer: a systematic review and meta-analysis of individual patient data Advanced Bladder Cancer (ABC) Meta-analysis Collaboration [J]. European urology, 2005, 48: 189-99; discussion 99-201.

[2] ALFRED WITJES J, LEBRET T, COMPERAT EM, et al. Updated 2016 EAU Guidelines on Muscle-invasive and Metastatic Bladder Cancer [J]. European urology 2017, 71: 462-475.

[3] ANAN G, HATAKEYAMA S, FUJITA N, et al. Trends in neoadjuvant chemotherapy use and oncological outcomes for muscle-invasive bladder cancer in Japan: a multicenter study [J]. Oncotarget, 2017, 8: 86130-86142.

[4] APOLO AB, GROSSMAN HB, BAJORIN D, et al. Practical use of perioperative chemotherapy for muscle-invasive bladder cancer: summary of session at the Society of Urologic Oncology annual meeting [J]. Urologic oncology, 2012, 30: 772-780.

[5] BELLMUNT J, PETRYLAK DP. New therapeutic challenges in advanced bladder cancer [J]. Seminars in oncology, 2012, 39: 598-607.

[6] BELLMUNT J, VON DER MAASE H, MEAD GM, et al. Randomized phase III study comparing paclitaxel/cisplatin/gemcitabine and gemcitabine/cisplatin in patients with locally advanced or metastatic urothelial cancer without prior systemic therapy: EORTC Intergroup Study 30987 [J]. Journal of clinical oncology: official journal of the American Society of Clinical Oncology, 2012, 30: 1107-1113.

[7] BOOTH CM, KARIM S, BRENNAN K, et al. Perioperative chemotherapy for bladder cancer in the general population: Are practice patterns finally changing? [J]. Urologic oncology, 2018, 36: 89. e13-89. e20.

[8] CLARK PE, SPIESS PE, AGARWAL N, et al. NCCN Guidelines Insights: Bladder Cancer, Version 2. 2016. Journal of the National Comprehensive Cancer Network [J]. JNCCN 2016, 14: 1213-1224.

[9] COGNETTI F, RUGGERI EM, FELICI A, et al. Adjuvant chemotherapy with cisplatin and gemcitabine versus chemotherapy at relapse in patients with muscle-invasive bladder cancer submitted to radical cystectomy: an Italian, multicenter, randomized phase Ⅲ trial [J]. Annals of oncology: official journal of the European Society for Medical Oncology 2012, 23: 695-700.

[10] DOGAN S, HENNIG M, FRANK T, et al. Acceptance of Adjuvant and Neoadjuvant Chemotherapy in Muscle-Invasive Bladder Cancer in Germany: A Survey of Current Practice [J]. Urologia internationalis, 2018.

[11] DONAT SM, SHABSIGH A, SAVAGE C, et al. Potential impact of postoperative early complications on the timing of adjuvant chemotherapy in patients undergoing radical cystectomy: a high-volume tertiary cancer center experience [J]. European urology, 2009, 55: 177-185.

[12] DORFF TB, TSAO-WEI D, MIRANDA G, et al. Adjuvant chemotherapy for locally advanced urothelial carcinoma: an overview of the USC experience [J]. World journal of urology, 2009, 27: 39-44.

[13] GALSKY MD, CHEN GJ, OH WK, et al. Comparative effectiveness of cisplatin-based and carboplatin-based chemotherapy for treatment of advanced urothelial carcinoma [J]. Annals of oncology: official journal of the European Society for Medical Oncology 2012, 23: 406-410.

[14] GALSKY MD, HAHN NM, POWLES T, et al. Gemcitabine, Cisplatin, and sunitinib for metastatic urothelial carcinoma and as preoperative therapy for muscle-invasive bladder cancer [J]. Clinical genitourinary cancer, 2013, 11: 175-181.

[15] GALSKY MD, HAHN NM, ROSENBERG J, et al. A consensus definition of patients with metastatic urothelial carcinoma who are unfit for cisplatin-based chemotherapy [J]. The Lancet Oncology, 2011, 12: 211-214.

[16] GALSKY MD, STENSLAND KD, MOSHIER E, et al. Effectiveness of Adjuvant Chemotherapy for Locally Advanced Bladder Cancer [J]. Journal of clinical oncology: official journal of the American Society of Clinical Oncology 2016, 34: 825-832.

[17] GRIFFITHS G, HALL R, SYLVESTER R, et al. International phase Ⅲ trial assessing neoadjuvant cisplatin, methotrexate, and vinblastine chemotherapy for muscle-invasive bladder cancer: long-term results of the BA06 30894 trial [J]. Journal of clinical oncology: official journal of the American Society of Clinical Oncology 2011, 29: 2171-2177.

[18] GRIVAS PD, HUSSAIN M, HAFEZ K, et al. A phase Ⅱ trial of neoadjuvant nab-paclitaxel, carboplatin, and gemcitabine (ACaG) in patients with locally advanced carcinoma of the bladder [J]. Urology, 2013, 82: 111-117.

[19] GROSSMAN HB, NATALE RB, TANGEN CM, et al. Neoadjuvant chemotherapy plus cystectomy compared with cystectomy alone for locally advanced bladder cancer [J]. The New England journal of medicine, 2003, 349: 859-866.

[20] GUPTA S, MAHIPAL . A. Role of systemic chemotherapy in urothelial urinary bladder cancer [J]. Cancer control: journal of the Moffitt Cancer Center 2013, 20: 200-210.

[21] HAHN NM, STADLER WM, ZON RT, et al. Phase Ⅱ trial of cisplatin, gemcitabine, and bevacizumab as first-line therapy for metastatic urothelial carcinoma: Hoosier Oncology Group GU 04-75 [J]. Journal of clinical oncology: official journal of the American Society of Clinical Oncology 2011, 29: 1525-1530.

[22] HAUTMANN RE, DE PETRICONI RC, PFEIFFER C, et al. Radical cystectomy for urothelial carcinoma of the bladder without neoadjuvant or adjuvant therapy: long-term results in 1 100 patients [J]. European urology 2012, 61: 1039-1047.

[23] LEOW JJ, MARTIN-DOYLE W, RAJAGOPAL PS, et al. Adjuvant chemotherapy for invasive bladder cancer: a 2013 updated systematic review and meta-analysis of randomized trials [J]. European urology, 2014, 66: 42-54.

[24] MILLIKAN R, DINNEY C, SWANSON D, et al. Integrated therapy for locally advanced bladder cancer: final report of a randomized trial of cystectomy plus adjuvant M-VAC versus cystectomy with both preoperative and postoperative M-VAC [J]. Journal of clinical oncology: official journal of the American Society of Clinical Oncology 2001, 19: 4005-4013.

[25] MILOWSKY MI, RUMBLE RB, BOOTH CM, et al. Guideline on Muscle-Invasive and Metastatic Bladder Cancer (European Association of Urology Guideline): American Society of Clinical Oncology Clinical Practice Guideline Endorsement [J]. Journal of clinical oncology: official journal of the American Society of Clinical Oncology 2016, 34: 1945-1952.

[26] MILOWSKY MI, RUMBLE RB, BOOTH CM, et al. Guideline on Muscle-Invasive and Metastatic Bladder Cancer (European Association of Urology Guideline): American Society of Clinical Oncology Clinical Practice Guideline Endorsement [J]. Journal of clinical oncology: official journal of the American Society of Clinical Oncology 2016, 34: 1945-1952.

[27] NIEGISCH G, LORCH A, DROLLER MJ, et al. Neoadjuvant chemotherapy in patients with muscle-invasive bladder cancer: which patients benefit? [J]. European urology, 2013, 64: 355-357.

[28] PETRELLI F, COINU A, CABIDDU M, et al. Correlation of pathologic complete response with survival after neoadjuvant chemotherapy in bladder cancer treated with cystectomy: a meta-analysis [J]. European urology 2014, 65: 350-357.

[29] RAJ GV, KARAVADIA S, SCHLOMER B, et al. Contemporary use of perioperative cisplatin-based chemotherapy in patients with muscle-invasive bladder cancer [J]. Cancer, 2011, 117: 276-282.

[30] ROSENBLATT R, SHERIF A, RINTALA E, et al. Pathologic downstaging is a surrogate marker for efficacy and increased survival following neoadjuvant chemotherapy and radical cystectomy for muscle-invasive urothelial bladder cancer [J]. European urology, 2012, 61: 1229-1238.
[31] SIEFKER-RADTKE AO, GAO J. Towards effective adjuvant treatment for urothelial cancer [J]. The Lancet Oncology 2015, 16: 9-10.
[32] SONPAVDE G, GOLDMAN BH, SPEIGHTS VO, et al. Quality of pathologic response and surgery correlate with survival for patients with completely resected bladder cancer after neoadjuvant chemotherapy [J]. Cancer, 2009, 115: 4104-4109.
[33] SOUSA-ESCANDON A, VAZQUEZ S, QUINTERO-ALDANA G, et al. Neo-adjuvant treatment of infiltrating transitional-cell carcinoma of the bladder with paclitaxel and cisplatin: a phase Ⅱ trial [J]. International journal of urology: official journal of the Japanese Urological Association 2002, 9: 162-166.
[34] STERNBERG CN, SKONECZNA I, KERST JM, et al. Immediate versus deferred chemotherapy after radical cystectomy in patients with pT3-pT4 or N+ M0 urothelial carcinoma of the bladder (EORTC 30994): an intergroup, open-label, randomised phase 3 trial [J]. The Lancet Oncology, 2015, 16: 76-86.
[35] SVATEK RS, SHARIAT SF, LASKY RE, et al. The effectiveness of off-protocol adjuvant chemotherapy for patients with urothelial carcinoma of the urinary bladder [J]. Clinical cancer research: an official journal of the American Association for Cancer Research 2010, 16: 4461-4467.
[36] TAKATA R, KATAGIRI T, KANEHIRA M, et al. Predicting response to methotrexate, vinblastine, doxorubicin, and cisplatin neoadjuvant chemotherapy for bladder cancers through genome-wide gene expression profiling [J]. Clinical cancer research: an official journal of the American Association for Cancer Research 2005, 11: 2625-2636.
[37] UCER O, ALBAZ AC, ATAG E, et al. The Rate of Neoadjuvant Chemotherapy Use in Muscle Invasive Bladder Cancer and The Approach of Urologists in Turkey. Urology journal 2016, 13: 2841-2844.
[38] WOSNITZER MS, HRUBY GW, Murphy AM, et al. A comparison of the outcomes of neoadjuvant and adjuvant chemotherapy for clinical T2-T4aN0-N2M0 bladder cancer [J]. Cancer, 2012, 118: 358-364.
[39] YUH BE, RUEL N, WILSON TG, et al. Pooled analysis of clinical outcomes with neoadjuvant cisplatin and gemcitabine chemotherapy for muscle invasive bladder cancer [J]. The Journal of urology, 2013, 189: 1682-1686.
[40] ZARGAR H, ESPIRITU PN, FAIREY AS, et al. Multicenter assessment of neoadjuvant chemotherapy for muscle-invasive bladder cancer [J]. European urology, 2015, 67: 241-249.

# 第四十六章

# 膀胱其他恶性肿瘤与治疗原则

## 第一节 膀胱鳞状细胞癌

### 一、概述

膀胱鳞状细胞癌（squamous cell carcinoma，SCC）可分为非血吸虫病性膀胱 SCC 和血吸虫病性膀胱 SCC。SCC 是指肿瘤完全由鳞状细胞癌构成，无任何尿路上皮癌成分，包括尿路上皮原位癌。膀胱原发性鳞状细胞癌很少见，发病率大约占膀胱上皮癌的 5%。

### 二、病因与病理

确切的发病原因尚未完全阐明，可能与吸烟、血吸虫病尤其是埃及血吸虫感染、反复膀胱感染、憩室炎、膀胱结石病、留置导尿管、尿路狭窄史及肾移植等有关。维生素 A 缺乏也可能是膀胱上皮鳞状化生及鳞状细胞癌发生的重要原因之一。

在膀胱镜下或切除的大体标本上，其肿瘤多表现为息肉样外生性或浸润溃疡型孤立性肿块，灰白色，质硬，瘤体表面可见坏死或溃疡灶。显微镜下病理组织学特点与其他部位的鳞形细胞癌一样，癌细胞大，呈多角形，细胞界限清楚，胞质丰富呈嗜酸性，镜下可见细胞间桥、角化珠，核分裂像，常伴细胞坏死。病变周围上皮伴鳞形细胞化生，尤其是鳞状上皮异型增生的典型表现是支持鳞形细胞癌诊断的特征性依据（图 46-1）。尿路上皮癌可伴有局灶性鳞状化生，多取材常能找到典型尿路上皮癌区域。因此，大体病理标本要多点取材以排除尿路上皮癌是否伴鳞状化生。

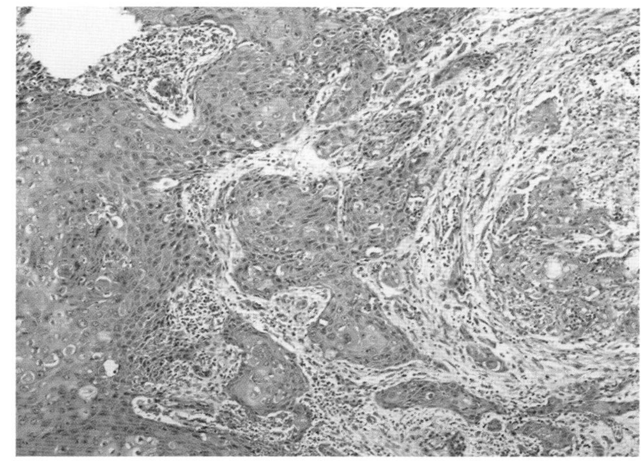

图 46-1 鳞形细胞癌镜下可见癌细胞巢状排列、角化珠及细胞间桥

### 三、诊断要点

#### （一）临床表现

SCC 的主要临床表现是血尿或伴有尿急、尿频等尿路刺激症状，诊断主要靠膀胱镜、组织活检和病理组织学检查判定。

#### （二）病因学诊断

1. 感染因素　非血吸虫病性膀胱鳞状细胞癌的发生可能与细菌感染、异物、慢性下尿路梗阻或膀胱结石等引起的慢性炎症，以及膀胱黏膜白斑、长期留置导尿管等有关，非血吸虫病性膀胱 SCC 好发于膀胱三角区和侧壁，主要是溃疡和浸润，很少呈乳头样生长，可伴有膀胱憩室或膀胱结石。约 8%~10% 膀胱 SCC 就诊时已发生转移。血尿是主要的临床表现，93% 的患者伴有泌尿系统感染。

2. 血吸虫病　血吸虫病性膀胱鳞状细胞癌的发生可能与血吸虫存在导致的细菌和病毒感染有关，而非寄生虫本身。血吸虫病性膀胱 SCC 的平均发病年龄比非血吸虫病性膀胱 SCC 低 10~20 岁。

主要症状是尿频、尿痛和血尿。肿瘤多发于膀胱后壁的上半部分或顶部，很少发生于三角区。

3. 疣状癌　是鳞形细胞癌的特殊亚型，罕见，属于低级别肿瘤，几乎都发生在血吸虫病患者。肿瘤表现为外生性、乳头状或具有乳头状瘤样的“疣状”肿块，细胞及结构的异型性小，边缘呈推挤性向深部生长。

### 四、治疗原则与预后

根治性膀胱切除术是膀胱SCC治疗的主要方法。研究显示，术前放疗可改善高分级、高分期肿瘤患者的预后。膀胱SCC是一种化疗抵抗性肿瘤，目前还未发现有效的化疗方案。膀胱SCC的预后较差，五年生存率约为50%，血吸虫病性膀胱SCC的预后相对较好。

## 第二节　膀胱腺癌

### 一、概述

膀胱腺癌是少见的肿瘤，在尿路肿瘤中，腺癌可以单独发生于膀胱，也可以与其他种类的肿瘤混合发生，例如移行细胞癌、鳞状细胞癌或者癌肉瘤，纯膀胱腺癌约占膀胱上皮癌的0.5%~2%，生物学行为较特殊，有明显的浸润性、弥漫性和转移性，早期诊断困难，预后差。根据组织来源膀胱腺癌可分为五种类型：①起源于膀胱的原发性腺癌；②脐尿管腺癌；③印戒细胞癌；④转移性腺癌；⑤与移行细胞混合的腺癌。

### 二、病因与病理

原发性膀胱腺癌多见于男性。在膀胱癌的病理组织学研究发现，腺性膀胱炎常与膀胱癌同时存在。腺性膀胱炎因移行上皮腺性化生、重度非典型增生以及Von Brunn细胞巢等的病理组织学改变特点被公认是一种高风险癌前疾病。在膀胱腺癌组织病理中可见到分化较好的高柱状上皮细胞并呈不规则腺腔样排列，也可见癌细胞不成腺腔，而成不规则团块。长期的慢性刺激、梗阻及膀胱外翻则是引起腺上皮化生的常见原因。血吸虫感染也是腺癌发生原因之一，在血吸虫流行地区膀胱腺癌约占膀胱癌的10%。

显微镜下表现为管状腺癌、黏液样(胶样)癌、印戒细胞癌及乳头状腺癌，其形态与胃肠道对应的癌相似(图46-2)。管状腺癌为癌细胞排列成腺管状，浸润性生长；黏液样癌表现为肿瘤细胞巢漂浮于细胞外黏液湖中；印戒细胞癌由印戒样细胞组成，胞质内含有黏液，癌细胞呈浸润性生长伴明显的促结缔组织生成；乳头状腺癌为产生黏液的高柱状细胞排列成乳头状结构，肿瘤呈浸润性生长。

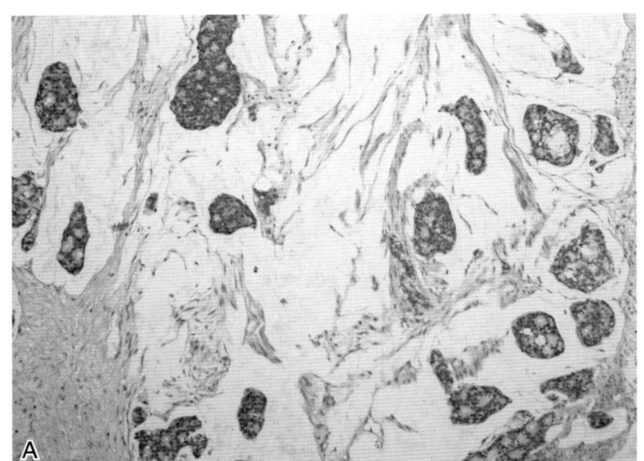


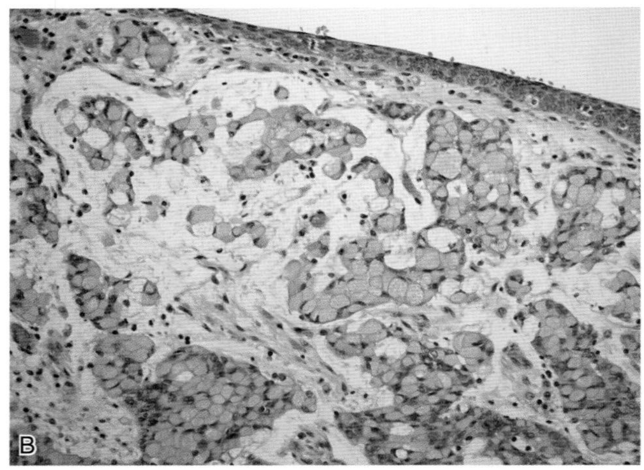


图46-2　膀胱腺癌镜下病理组织学表现

### 三、诊断与鉴别要点

膀胱腺癌临床无特异性表现，主要症状有血尿、尿痛、膀胱刺激症状、黏液尿。原发性膀胱腺癌发生于膀胱三角区及膀胱侧壁，病变进展较快，多为肌层浸润性膀胱癌。原发性腺癌的患者伴腺性膀胱炎比原位癌更常见。膀胱镜检查和病理是膀胱腺癌的主要诊断方法，诊断膀胱原发性腺癌时，必须首先排除其他部位腺癌的转移。

### 四、外科治疗与随访

#### (一) 外科治疗原则

膀胱腺癌临床就诊时大多数已属局部晚期，宜行根治性膀胱切除术以提高疗效，经尿道切除或膀胱部分切除术的疗效差。术后辅以放射治疗，可以提高肿瘤无复发生存率。对于进展期和已有转移的腺癌可以考虑化疗，一般采用5-氟尿嘧啶为基础的化疗，M-VAC方案化疗无效。

#### (二) 预后分析

膀胱原发性腺癌诊断时多处于进展期，恶性程度高，病程进展迅速，易转移，预后较差，印戒细胞型者超过50%患者在诊断后1年内死亡。

## 第三节　脐尿管癌

### 一、概述

脐尿管癌是发生于脐尿管上皮，可能与脐尿管上皮增生及其内覆变移上皮腺性化生有关，占膀胱腺癌的20%~39%。

### 二、病因与病理

脐尿管腺癌发生在膀胱顶部前壁，膀胱黏膜无腺性膀胱炎和囊性膀胱炎及肠上皮化生，肿瘤集中于膀胱壁，即肌间或更深层，而非黏膜层，可见脐尿管残留。脐尿管腺癌可浸润到膀胱壁深层、脐、Retzius间隙及前腹壁。

### 三、诊断要点

主要的临床症状为耻骨上的肿块伴有血尿，好发于50~60岁之间，多见于女性，也可以发生于年轻的群体。Henly等提出脐尿管腺癌的诊断标准为：①肿瘤局限在膀胱顶部或前壁；②膀胱黏膜无腺性膀胱炎和囊性膀胱炎改变；③残存脐尿管可见肿瘤。免疫组化染色示膀胱原发性腺癌表达CK、CK7、CEA及EMA阳性，PSA、CK20及Vimentin阴性。

### 四、外科治疗原则与预后

#### (一) 外科治疗原则

脐尿管腺癌的治疗主要为手术治疗，包括扩大性膀胱部分切除术和根治性膀胱切除术。放疗和化疗的效果不佳。近年来脐尿管腺癌采用扩大性膀胱部分切除术受到重视，手术应尽可能地整块切除膀胱顶、脐尿管和脐，切除范围包括部分腹直肌、腹直肌后鞘、腹膜及弓状线。

#### (二) 预后分析

术后复发和转移是治疗失败的主要原因，一般在术后2年内发生。常见的转移部位是骨、肺、肝和盆腔淋巴结。脐尿管腺癌诊断时往往分期较高，有较高的远处转移风险。脐尿管腺癌的预后比非脐尿管腺癌差。美国M. D. Anderson肿瘤中心的经验：边缘阴性与否和淋巴结情况是影响预后的重要因素，总体五年生存率为40%，平均生存46个月。

## 第四节　膀胱间质恶性肿瘤

### 一、膀胱肉瘤样癌

膀胱间质恶性肿瘤来自于膀胱间质细胞的恶性肿瘤，包括梭形细胞，淋巴细胞等，极为少见。膀胱肉瘤样癌(carcinosarcoma)是一种发生于膀胱的、可能来源于同一克隆细胞的上皮性肿瘤，同时存在上皮与间叶(梭形细胞)等两种形态表现的少见类型的高度恶性的癌，发病原因可能与接触放射线等有关。膀胱肉瘤样癌的发病率不足膀胱恶性肿瘤的0.3%。多见于60岁以上的老年，血尿、尿痛及尿路感染为最常见的症状。膀胱肉瘤样癌免疫组化染色可发现肉瘤样成分表达上皮组织标志物，如CK、癌细胞成分；也表达间叶组织标志物，如vimentin，呈双相表达。

### 二、膀胱恶性淋巴瘤

膀胱恶性淋巴瘤(malignant lymphoma)来源于膀胱壁淋巴组织，临床上非常少见，各个年龄人群都可能发生，但以50~80岁多见。文献上报道，发生于膀胱的淋巴瘤大都属原发性，肿瘤常位于膀胱底部，多为圆形结节状肿块突入膀胱腔。

### 三、膀胱恶性黑色素瘤

原发性膀胱恶性黑色素瘤(malignant melanoma)

临床罕见，发病年龄多在 35~49 岁，女性多见，白种人较多，有家族史者占 6%，预后差，病死率高。

目前临床上诊断主要靠膀胱镜检查和病理组织学定性诊断。手术切除尤其是根治性膀胱切除是治疗膀胱肉瘤样癌的首选方法。但由于膀胱肉瘤样癌常有肌层浸润及远处或淋巴结转移，临床上常采用经尿道肿瘤电切、膀胱部分切除、放疗及化疗等。膀胱恶性淋巴瘤和膀胱恶性黑色素瘤都应根据具体情况给予手术治疗和放化疗。膀胱间质恶性肿瘤的预后都较差，治疗期间应严密随访。

## 第五节　膀胱小细胞癌

### 一、病因与病理组织学特点

膀胱小细胞癌，很少见，是恶性神经内分泌肿瘤，已报道有一种小细胞癌（small cell carcinoma）类型，组织学上类似于肺小细胞癌。该病好发于老年人，占膀胱癌的 0.5%，约 50% 与浸润性尿路上皮癌或尿路上皮原位癌并存。肿瘤好发于膀胱侧壁及顶部，大体上呈结节状、蕈伞状、浸润性或溃疡性肿块。显微镜下见片状或索状排列的小细胞，胞质少，核深染，核仁不明显，核 / 浆比大，核分裂像常见（图 46-3）。常伴有肿瘤性坏死，易出现挤压假象。免疫组化染色示神经内分泌标记如 chromogranin A、synaptophysin 及 CD56 阳性，CK 呈逗点样阳性，TTF1 常阳性，Uroplakin 和 CK20 常阴性。最近的分子生物学证据表明小细胞癌及尿路上皮癌均从同一克隆的细胞起源，因此认为其为尿路上皮癌的一个亚型而不是一个单独的类型。

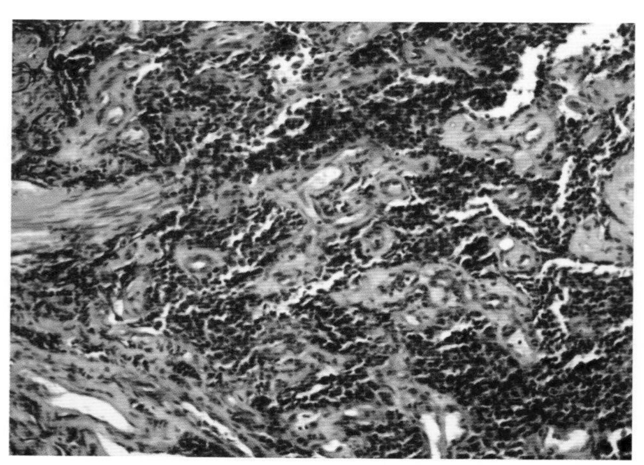

图 46-3　膀胱小细胞癌病理组织学特点
镜下可见：小细胞呈片状或索状排列，胞质少，核深染，核 / 浆比例增大。

### 二、诊断与鉴别诊断

#### （一）临床表现特点

膀胱小细胞癌好发于老年人，发病率少见，约占膀胱癌的 0.5%，约 50% 与浸润性尿路上皮癌或尿路上皮原位癌并存。临床上表现为肉眼血尿，可伴副肿瘤综合征（如异位 ACTH 分泌产生 Cushing 综合征，高钙血症和低磷血症）。

#### （二）病理组织学表现

膀胱小细胞癌的诊断同尿路上皮癌，但应考虑有无远处转移。膀胱小细胞癌与膀胱尿路上皮癌在 CT 上的区别是：膀胱小细胞癌广基、无蒂、息肉样改变，向膀胱壁内浸润明显，在未出现膀胱邻近器官或淋巴结转移时往往已侵犯膀胱全层。

### 三、外科治疗原则与预后

#### （一）外科治疗原则

手术治疗应选择根治性膀胱切除术，病理分期为 T3、T4 期考虑术后辅助化疗，化疗一般选用顺铂和依托泊苷。采用小细胞肺癌的化疗方案做辅助化疗或者新辅助化疗，并联合局部治疗（手术或放疗）。研究认为新辅助化疗有助于提高生存率。

#### （二）预后分析

该肿瘤呈高度侵袭性，近 56% 的病例在发现时已有转移，预后差，与临床分期有关，与是否治疗无关。最近 64 例患者研究发现 32% 为单纯性小细胞癌，68% 伴尿路上皮癌、腺癌、肉瘤样癌等成分，98% 诊断时即有肌层浸润，66% 在膀胱切除时发现淋巴结转移。总的来说，其 1 年、18 个月、3 年、5 年的肿瘤特异性存活率分别为 56%、41%、23% 及 16%。单纯性小细胞癌或混合有其他类型的癌预后无明显差异。

（李鸣）

## 参考文献

[1] ABBAS F, CIVANTOS F, BENEDETTO P, et al. Small cell carcinoma of the bladder and prostate [J]. Urology, 1995, 46(5): 617.

[2] AHMAD I, BARNETSON R J, KRISHNA N S. Keratinizing Squamous Metaplasia of the Bladder: A Review [J]. Urologia Internationalis, 2008, 81(3): 247-251.

[3] ARAPANTONIDADIOTI P, PANAYIOTIDES J, KALKANDI P, et al. Metastasis of malignant melanoma to a transitional cell carcinoma of the urinary bladder. [J]. European Journal of Surgical Oncology, 1995, 21(1): 92-93.

[4] BATES A W, NORTON A J, BAITHUN S I. Malignant lymphoma of the urinary bladder: a clinicopathological study of 11 cases. [J]. Journal of Clinical Pathology, 2000, 53(6): 458-461.

[5] BOUKETTAYA W, FEKI J, CHARFI S, et al. Primary Signet Ring Cell Adenocarcinoma of the Urinary Bladder: A Report of 2 Cases [J]. Urology Case Reports, 2014, 2(3): 85-87.

[6] CASTILLO C M, HA C Y, GATER D R, et al. Prophylactic Radical Cystectomy for the Management of Keratinizing Squamous Metaplasia of the Bladder in a Man With Tetraplegia [J]. The Journal of Spinal Cord Medicine, 2007, 30(4): 389-391.

[7] CHOONG N W, QUEVEDO J F, KAUR J S. Small cell carcinoma of the urinary bladder. The Mayo Clinic experience [J]. Cancer, 2005, 103(6): 1172-1178.

[8] CUESTA ALCALÁ J A, RIPA S L, ALDAVE V J, et al. [Neuroendocrine small cell carcinoma of the bladder. Review of the literature and report of a case]. [J]. Archivos Españoles De Urologí a, 2002, 55(4): 452.

[9] EL-SEBAIE M, ZAGHLOUL M S, HOWARD G, et al. Squamous cell carcinoma of the bilharzial and non-bilharzial urinary bladder: a review of etiological features, natural history, and management. [J]. International Journal of Clinical Oncology, 2005, 10(1): 20-25.

[10] ELSER C, SWEET J, CHERAN S K, et al. A case of metastatic urachal adenocarcinoma treated with several different chemotherapeutic regimens [J]. Canadian Urological Association journal=Journal de l'Association des urologues du Canada, 2012, 6(1): E27.

[11] HERAWI M, DREW PA, PAN CC, et al. Clear cell adenocarcinoma of the bladder and urethra: cases diffusely mimicking nephrogenic adenoma. Hum Pathol, 2010, 41(4): 594-601.

[12] HESS M J, ZHAN E H, FOO D K, et al. Bladder cancer in patients with spinal cord injury. [J]. Journal of Spinal Cord Medicine, 2003, 26(4): 335-338.

[13] HOUSE HB, SPECHT AJ, JOHNSON VS. What is your diagnosis? Lymphoma of the urinary bladder. J Am Vet Med Assoc, 2010, 236(3): 291-292.

[14] HUMPHREY P A, MOCH H, CUBILLA A L, et al. The 2016 WHO Classification of Tumours of the Urinary System and Male Genital Organs-Part B: Prostate and Bladder Tumours. [J]. European Urology, 2016, 70(1): 106-119.

[15] KIM J C, KIM K H, JUNG S. Small Cell Carcinoma of the Urinary Bladder: CT and MR Imaging Findings [J]. Korean Journal of Radiology, 2003, 4(2): 130-135.

[16] KOUBA E J, CHENG L. Understanding the Genetic Landscape of Small Cell Carcinoma of the Urinary Bladder and Implications for Diagnosis, Prognosis, and Treatment: A Review. [J]. Jama Oncology, 2017.

[17] LAGWINSKI N, THOMAS A, STEPHENSON AJ, et al. Squamous cell carcinoma of the bladder: a clinicopathologic analysis of 45 cases. Am J Surg Pathol, 2007, 31(12): 1777-1787.

[18] MOLINA J R, QUEVEDO J F, MS A F F, et al. Predictors of survival from urachal cancer [J]. Cancer, 2010, 110(11): 2434-2440.

[19] PANT-PUROHIT M, LOPEZ-BELTRAN A, MONTIRONI R, et al. Small cell carcinoma of the urinary bladder. Histol Histopathol, 2010, 25(2): 217-221.

[20] PASQUIER D, BARNEY B, SUNDAR S, et al. Small Cell Carcinoma of the Urinary Bladder: A Retrospective, Multicenter Rare Cancer Network Study of 107 Patients. [J]. International Journal of Radiation Oncology Biology Physics, 2015, 92(4): 904-910.

[21] SIEFKER-RADTKE AO, GEE J, SHEN Y, et al. Multimodality Management of Urachal Carcinoma: The M. D. Anderson Cancer Center Experience [J]. Journal of Urology, 2003, 169(4): 1295-1298.

[22] SPIESS P E, AGARWAL N, BANGS R, et al. Bladder Cancer, Version 5. 2017, NCCN Clinical Practice Guidelines in Oncology. [J]. Journal of the National Comprehensive Cancer Network Jnccn, 2017, 15(10): 1240.

[23] TASU J P, GEFFROY D, ROCHER L, et al. Primary malignant lymphoma of the urinary bladder: , report of three cases and review of the literature [J]. European Radiology, 2000, 10(8): 1261-1264.

[24] TRIAS I, ALGABA F, CONDOM E, et al. Small cell carcinoma of the urinary bladder. Presentation of 23 cases and review of 134 published cases. [J]. European Urology, 2001, 39(1): 85-90.

[25] ZAGHLOUL M S, NOUH A, NAZMY M, et al. Long-term results of primary adenocarcinoma of the urinary bladder: A report on 192 patients [J]. Urol Oncol, 2006, 24(1): 13-20.

[26] ZHANG J, WU J. Options for diagnosis and treatment of urachal carcinoma [J]. Asia Pac J Clin Oncol, 2013, 9(2): 117-122.

[27] 程亮, 黄文斌, 饶秋. 膀胱肉瘤样癌病理学诊断、鉴别诊断及分子病理学[J]. 中华病理学杂志, 2013, 42(6): 416-419.

# 第四十七章

# 膀胱良性肿瘤及癌前病变

## 第一节　膀胱良性肿瘤

### 一、膀胱内翻性乳头状瘤

#### （一）概述

膀胱内翻性乳头状瘤（inverted papillonma of the urinary bladder，IPB）又称为 brunn 腺瘤，是指肿瘤乳头状叶突入膀胱壁纤维血管基质，而非是向膀胱腔内生长的泌尿系统少见的良性肿瘤，于 1963 年由 Potts 等命名并确定其组织学诊断标准。IPB 可发生在泌尿系统任何部位，但多发生于膀胱三角区及膀胱颈（约占 78%），以及常伴前列腺炎的尿道前列腺部，发生于肾盂和尿道者较少见，罕见发生于输尿管。其平均发病年龄在 55 岁左右，多为中老年男性患者，但报道也有 10~15 岁的少年发病患者，男女比例为（5~7）：1，发病率约占膀胱良性肿瘤的 6%，泌尿系统肿瘤的 2.2%。

#### （二）病因与病理

IPB 病因不明，目前普遍认为该病的发生与慢性炎症刺激引起局部上皮异常增生有关，同时可能与分子水平基因变化有关。也有学者认为可能与接触化学性致癌因素有关，有报道实验室内采用 N- 丁基 -N-（4- 羟丁基）- 亚硝胺已制作出内翻性乳头状瘤的小鼠模型。但也有人提出异议，认为内翻性乳头状瘤是慢性炎症刺激或膀胱出口长期慢性梗阻导致良性增殖性损伤的结果，虽未将其定性为癌前病变，但也有膀胱恶性内翻性乳头状瘤（malignant inverted papillonma of the urinary bladder）的个案报道。

IPB 病理学特征主要表现为内生性生长，大体形态为有蒂或无蒂的息肉状、乳头状或海藻状实质性肿物。内翻性乳头状瘤多为单发，直径一般在 4cm 以下，呈结节状，表面光滑或覆正常的或稍有增生的尿路上皮，绒毛及苔藓样乳头少见。与同等体积的尿路上皮癌相比，瘤体表面血管不明显，少有出血坏死，但瘤蒂脆弱。其镜下表现呈梭形或卵圆形的瘤体细胞，大小相近，形态与成熟尿路上皮基底细胞相似，潜行挤占于固有膜而非浸润性生长。IPB 的组织分型依据细胞形态和生长方式分为两型：小梁型（trabecular type）和腺体型（glandular type），二者发病率之比为 4：1，一般认为前者系基质细胞增生所致，后者来源于具有潜在恶性倾向的囊性或腺性膀胱炎，但此说至今尚未定论。小梁型镜下表现为不规则分支，互相吻合的上皮条索，病灶部分区小梁相互融合，排列紧密，其间几乎无间质，核分裂像少见；腺体型镜下表现为间质疏松，可见囊性腺体和假腺体结构，松散排列。

IPB 的病理学鉴别依据是基质内无纤维反应性改变，苔藓样乳头凸向富含纤维血管的间质区域，而非膀胱腔，病变周围通常被覆一薄层正常上皮，病变内部常可发现囊性膀胱炎，或鳞状细胞化生的区域，也为内翻性乳头状瘤的组织发生学提供了佐证；核分裂不多，生长规律，偶见有丝分裂和病理性核分裂细胞，呈现不均匀分布，个别区域可见 3~4 个有丝分裂相 / 高倍视野，分散于细胞基底层附近，局限在基底膜内，这是将 IPB 归结于良性肿瘤的主要证据之一。其细胞形态和绝大多数外向性生长的膀胱乳头状瘤无大区别，但其典型的内生性生长和进而形成更加致密的团块是病理上诊断与鉴别内翻性乳头状瘤与膀胱乳头状瘤的唯一特征性表现（图 47-1）。

#### （三）诊断方法

1. 临床表现　IPB 症状常见有血尿、排尿困难、尿路刺激征等，亦可出现腰背部疼痛。血尿常为间

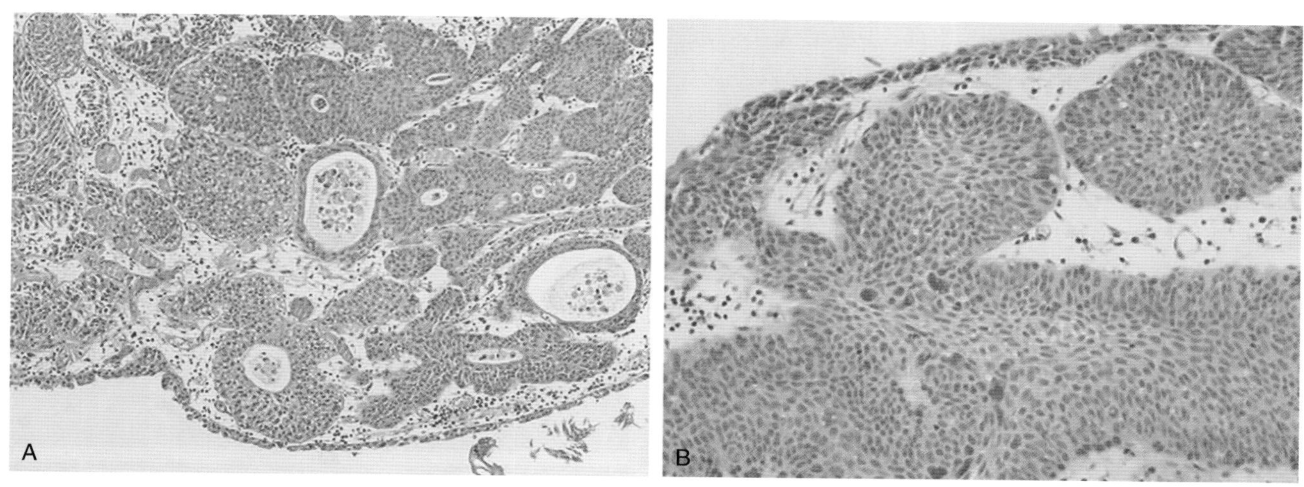


**图 47-1　膀胱内翻性乳头状瘤的病理组织学特点**

A. 镜下显示局部尿路上皮细胞的腺体巢型和小梁型内翻性生长，连接到良性膀胱上皮的光滑表面上，HE（100×）；B. 镜下显示尿路上皮巢中偶见的微囊，HE（200×）。

断性无痛性肉眼血尿，偶有血凝块，终末血尿及镜下血尿。排尿困难者多有排尿中断，少数甚至发生尿潴留。

2. 超声检查　B 超可发现直径 >0.5cm 的肿瘤，了解肿瘤大小、部位、数目、是否带蒂，而且检查简单方便，已成为膀胱肿瘤的重要筛查手段。IPB 与膀胱癌在临床与超声影像学表现都具有一定的相似性，但 IPB 病灶多为窄基底，部分病灶伴蒂形成，病灶纵横比多 >1，尤其小梁型病灶对诊断 IPB 更具有特异度。此外，IPB 病灶多缺乏血供，这些超声影像学有助于 IPB 与膀胱癌的超声鉴别诊断。超声及超声造影特征表现：①多为单发病灶，好发于膀胱三角区；②形态分为乳头状和条带状，乳头状较多见，表面较光整（图 47-2A）；③CDFI 多呈无或少许血流信号，可能是由于 IPB 多无明显微小血管，偶可见血管轴心，其主要血供来自于瘤细胞周围血管（图 47-2B）；④IPB 的超声造影表现为“快进快退”的高增强，膀胱壁肌层完整，与其为良性肿瘤有关，局限于黏膜层，不侵犯肌层，病灶内新生血管迂曲尚轻，血管走行尚规则，扭曲不严重，可出现造影剂到达时间较快且消退亦较快。

3. 影像学检查

（1）CT 检查：可发现 <1cm 的早期肿瘤，还可以显示有无膀胱外或输尿管周围扩散及局部淋巴结情况，但对于膀胱顶部或膀胱颈部较小病灶容易漏诊。IPB 具有以下 CT 征象：①多发于中年以后的男性；

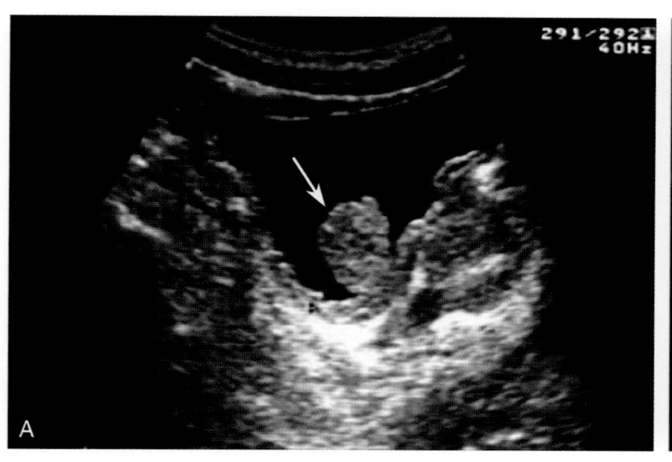


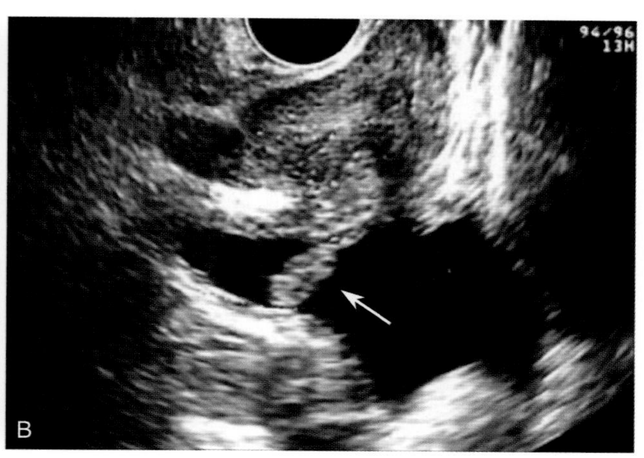


**图 47-2　膀胱内翻性乳头状瘤**

A. 膀胱内翻性乳头状瘤的声像图；B. 内翻性乳头状瘤可见血管轴心（红点）

②好发于膀胱三角区和膀胱颈部；③肿瘤大小一般在4cm以内；④大多数为单发实性肿块，少数多发，一般2~3个，肿块局限于膀胱腔内，有蒂或宽基底与膀胱壁相连，多呈菜花状、乳头状、球形或椭圆形，表面光整，可有分叶，无明显囊变坏死，膀胱外膜层光滑，病灶边缘与膀胱周围结构分界清楚，盆腔无明显异常肿大淋巴结；⑤平扫为等密度，增强扫描肿瘤呈中-高度强化，肿块在膀胱对比剂衬托下呈低密度充盈缺损，邻近膀胱壁及膀胱外结构无受侵改变。

(2) IVP表现：IVP检查作为上尿路疾病的重要诊断方法，可了解肾盂、输尿管有无肿瘤以及膀胱肿瘤对上尿路影响。IVP检查可表现为膀胱充盈缺损，但阳性率不高。

4. 尿脱落细胞学检查　是临床上尿路上皮肿瘤的常用检查手段之一，有一定的意义，但阳性率不高，尤其是对于低级别，分化好的肿瘤敏感性更低。但有报道IPB合并尿路其他肿瘤时，仍有辅助诊断价值。

5. 膀胱镜检查　是目前诊断IPB的"金标准"。膀胱镜检查可确定IPB的瘤体较小及肿瘤形态，组织活检和病理组织特点有助于鉴别诊断(图47-3)。

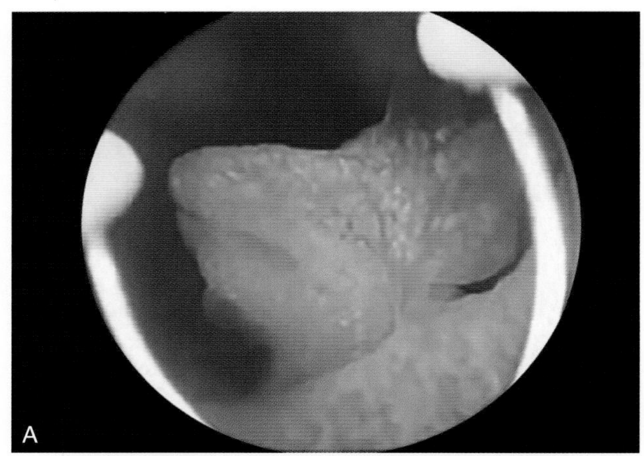


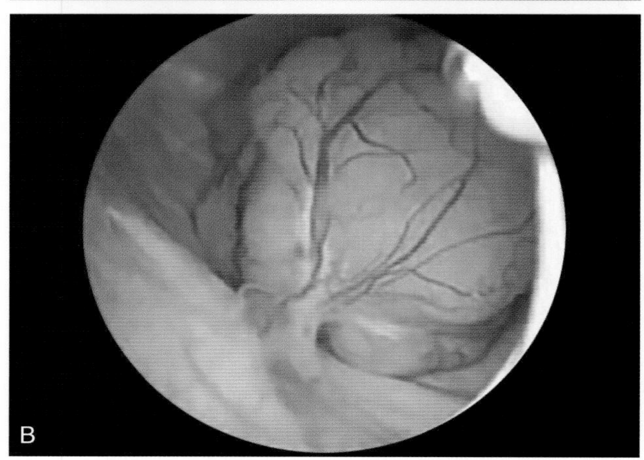


**图47-3　膀胱内翻性乳头状瘤的膀胱镜下表现**

A.肿瘤位于膀胱颈口，表面光滑、完整，可见少量滤泡突起，未见坏死及出血；B.肿瘤位于右输尿管口旁，表面光滑呈圆顶形，肿瘤血管纹理和分支线宽度几乎相同。

**(四) 外科治疗原则**

1. 手术适应证　一旦确断为IPB，均应行手术治疗。经尿道膀胱肿瘤切除术是治疗的标准方法，瘤体较大者可行开放手术或内镜下膀胱部分切除术。

2. 经尿道膀胱肿瘤切除术　经尿道膀胱肿瘤切除术是IPB治疗的标准方法，在麻醉下置入膀胱电切镜，观察膀胱腔的情况以及肿瘤的部位、数目、大小等情况，然后于肿瘤基底部将肿瘤完整切除，通常切至膀胱壁的浅肌层。对于侧壁肿瘤，应行闭孔神经阻滞来预防闭孔神经反射，防止膀胱穿孔等并发症。术后每半年行1次膀胱镜检查，持续4年，如无异常则以后每年1次。最近研究建议复查方案为第1年每4个月行1次膀胱镜检查，随后3年每半年1次，无需对上尿路进行随访检查。另外，据报道在随访过程中有极少数患者发展成尿路上皮癌，约占1.2%。因此，只有在泌尿系统多部位发现内翻性乳头状瘤时应同时行静脉尿路造影对整个泌尿系进行检查，以免漏诊及误诊。

3. 膀胱灌注化疗　IPB具有潜在恶变的可能以及易复发特性，术后常规膀胱灌注化疗是必要的，对改善预后帮助较大，灌注具体实施方法：术后1个月开始，给予丝裂霉素或羟喜树碱膀胱灌注治疗，每周1次×6次，半个月1次×6次，此后每月1次，共2年。也有术后给予膀胱灌注丝裂霉素30mg/次或吡柔比星20mg/次。先每周1次，连续4次，再2周1次，连续4次，后每月1次，连续8次，总疗程1年的报道。化疗后均密切随访长达数月至数年，期间绝大多数患者复查无复发或发展成尿路上皮癌。即使有复发的，再次行经尿道膀胱肿瘤电切术(transurethral resection of bladder tumor，TURBt)仍收到满意治疗效果。因此，术后常规膀胱灌注化疗是必要的，同时建议定期行膀胱镜检查。

## 二、膀胱平滑肌瘤

**(一) 概述**

膀胱平滑肌瘤(bladder leiomyoma)为最常见的非上皮来源的膀胱良性肿瘤。发病率约占膀胱肿瘤的0.04%~0.5%，女性多见，高发年龄为30~40岁。

### （二）病因与病理

膀胱平滑肌瘤的发病原因尚不清楚，有学者认为发病可能与内分泌因素、胚源性因素和炎症刺激因素等有关。根据肿瘤部位与膀胱壁的关系，病理学上分为膀胱黏膜下型（约占 63%）、膀胱壁间型（约占 7%）、膀胱浆膜下型(约占 30%)。肿瘤多包膜完整，表面有正常膀胱黏膜组织覆盖，常见球形，少数可呈分叶状或结节状。肿瘤组织由成束的纵横交错的平滑肌纤维组成，白色或淡红色，多为均质，内无坏死或出血。光学显微镜下细胞分化成熟，呈梭形，无异型性，核细长，无病理性核分裂，排列呈编织样。胞质丰富，轻度嗜酸性染色（图 47-4）。膀胱平滑肌瘤一般不发生恶变，可依据细胞的异型性、有丝分裂程度及组织是否有坏死与膀胱平滑肌肉瘤相鉴别。

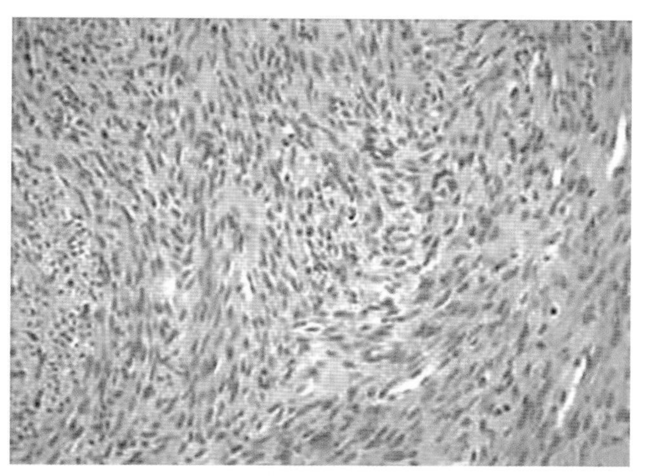

图 47-4 膀胱平滑肌瘤的病理组织学特点

### （三）诊断方法

1. 临床表现 主要与肿瘤发生部位、大小有关。黏膜下型及壁间型多有膀胱刺激征、腹痛及血尿，肿瘤较大或位于尿道内口附近时，可表现为下尿路梗阻症状。浆膜下型肿瘤常无症状，以盆腔肿块为主要表现，常由体检或其他手术时发现。

2. B 超检查 超声检查可了解膀胱平滑肌瘤的大小、部位、范围、与周围组织关系，为首选检查。表现为中等或不均质回声肿块，边缘清楚，肿瘤表面膀胱黏膜常为强回声，无声影；彩色多普勒超声示瘤内血管不丰富（图 47-5）。

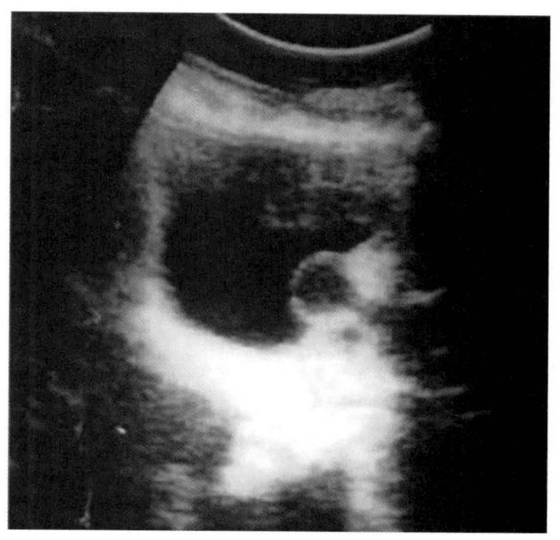

图 47-5 膀胱平滑肌瘤的超声表现

3. CT 检查 一般表现为实质性肿瘤，与周围膀胱组织界限清楚，CT 值约 30Hu，密度均匀，增强后均有不同程度强化。

4. MRI 检查 表现为瘤体多为圆形或卵圆形，形态规则，少数呈分叶状，有完整的包膜，表面光滑，边界清楚，无侵袭表现。肿瘤 T2WI 呈低信号，T1WI 呈等信号。增强后有较为均匀一致有不同程度强化（图 47-6）。

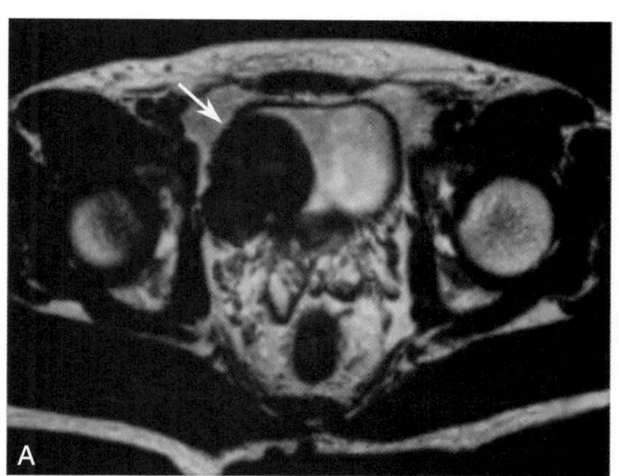



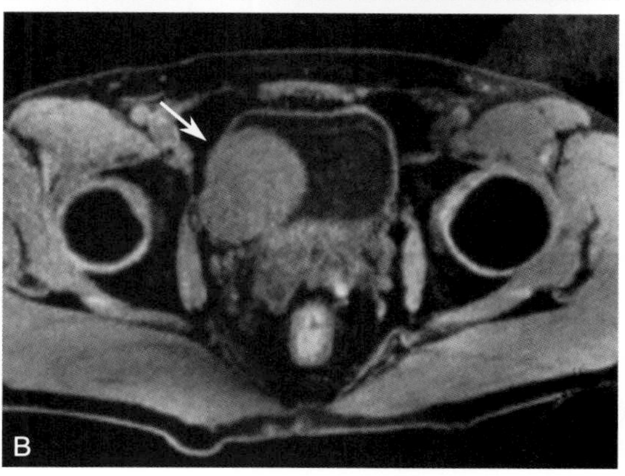



图 47-6 膀胱平滑肌瘤的 MRI 表现

A. 肿瘤 T2WI 呈低信号；B. T1WI 呈等信号，增强扫描后肿瘤出现不同程度强化。

5. 膀胱镜检查 可见被覆正常膀胱黏膜的膀胱壁内、瘤基部宽的实性肿块。肿瘤表面黏膜形成溃疡或糜烂时，容易误诊为恶性肿瘤，需结合影像学检查。

**（四）外科治疗原则**

1. 手术适应证 体积小、无明显症状者，仅通过影像学检查、膀胱镜检及活检发现的可以随诊观察，对于伴排尿梗阻、膀胱刺激症状、血尿等明显临床症状者，及与恶性肿瘤在影像学上区分不清的非典型膀胱平滑肌瘤可行外科手术治疗。

2. 手术方式与选择 膀胱平滑肌瘤治疗以手术治疗为主，可行经尿道膀胱肿瘤电切术（transurethral resection of bladder tumor，TURBt）、经尿道肿瘤摘除术、腹腔镜下膀胱部分切除术等手术方法，手术方法的选择应根据肿瘤大小和位置决定。黏膜下型较小肿瘤或有蒂的肿瘤可选择 TURBt。两侧壁肿瘤较小者可选择经尿道肿瘤剜除术。膀胱颈及三角区以外的平滑肌瘤宜选择腹腔镜下膀胱部分切除术。

3. 手术步骤与操作要点

（1）经尿道肿瘤剜除术：①沿着膀胱平滑肌瘤的解剖边缘切开开始手术；②通过推动切除环将肿瘤与基底分离；③整个包块和完整的包膜从膀胱壁脱落；④平滑肌瘤剜除后肿瘤床暴露。⑤电凝止血，粉碎并吸出切除组织。放置三腔尿管，术毕。

（2）经尿道膀胱肿瘤电切术：①麻醉下置入膀胱电切镜，观察寻找到肿瘤；②然后电刀将肿瘤完全切除直到肿瘤下深层正常组织层；③电凝止血，冲洗取出所切除的肿瘤组织；④放置三腔尿管，术毕。

（3）腹腔镜下膀胱部分切除术：于脐及脐下 2cm 两侧腹直外侧缘分别穿刺置入 3 个；进入腹腔，打开盆底腹膜，暴露膀胱，寻找到肿瘤，然后沿肿瘤周围将肿瘤连同肌层和黏膜全层切除，用 1 号可吸收线连续缝合膀胱，膀胱表面腹膜再缝合一层。如果在膀胱表面找不到肿瘤，那么就先打开膀胱，找到肿瘤将肿瘤及膀胱壁全层切除，1 号可吸收线全层缝合，再关闭膀胱。尿道放置三腔尿管，检查无漏尿。拔除 Trocar，关闭伤口，手术结束。

**（五）并发症处理与随访**

膀胱平滑肌瘤为良性肿瘤，预后良好，国内外均未见该病复发及恶变。但术后应积极随访，每 3~6 个月复查 B 超及尿细胞学检查，对监测肿瘤复发及有无并发泌尿系恶性肿瘤有重要意义。

## 第二节 膀胱嗜铬细胞瘤

### 一、概述

嗜铬细胞瘤起源于嗜铬组织，主要发生于肾上腺髓质，也可发生于其他部位，瘤组织可持续或间断释放大量儿茶酚胺作用于肾上腺能受体，引起持续性或阵发性高血压和多器官功能及代谢紊乱。膀胱嗜铬细胞瘤是一种临床罕见的异位嗜铬细胞瘤，来自膀胱壁副交感神经节的嗜铬组织。绝大部分的膀胱嗜铬细胞瘤可产生激素，在膀胱逼尿肌收缩时，因为肿瘤受到挤压出现分泌作用。

### 二、病因和病理

膀胱嗜铬细胞瘤起源于膀胱壁内的副神经节细胞，发生率较低，Ziammerman 等于 1953 年首次报道本病，其发病率占膀胱肿瘤的 0.06%，嗜铬细胞瘤的 1.00%，异位嗜铬细胞瘤的 10%。其中 85% 为良性肿瘤，15% 为恶性肿瘤，绝大部分为功能性肿瘤。膀胱嗜铬细胞瘤好发于膀胱颈、膀胱顶及三角区。主要位于膀胱内，膀胱黏膜下层与浅肌层间。本病多见于青年人，女性多于男性；发病年龄为 11~84 岁，好发年龄为 30~40 岁。

肿瘤多局限于膀胱壁内或向膀胱壁外生长，突向膀胱内者多不侵及膀胱黏膜。肿瘤多为良性，表面常被覆盖正常膀胱黏膜，尿路上皮可受损。显微镜下其肿瘤细胞排列呈巢状，细胞巢间为丰富的血管网；肿瘤胞质丰富，嗜碱性或嗜双色性，核卵圆形（图 47-7）。免疫组化染色提示瘤细胞嗜铬素（CgA）、突触素（Syn）阳性。

### 三、诊断与鉴别要点

**（一）临床表现**

膀胱嗜铬细胞瘤好发于中年，临床表现多样，缺乏特异性，同时伴多种代谢、激素紊乱，临床上极易被误诊。其典型的三联征：持续性或突发性高血压、间歇性血尿和排尿发作。根据患者临床发病症状是否典型及是否具有内分泌功能，本病可分为三类，即症状型、隐匿型及无功能型。主要临床表现特征包括：

（1）高血压：典型临床表现为排尿时出现阵发性高血压，其特点表现膀胱胀满时出现阵发性头痛、心

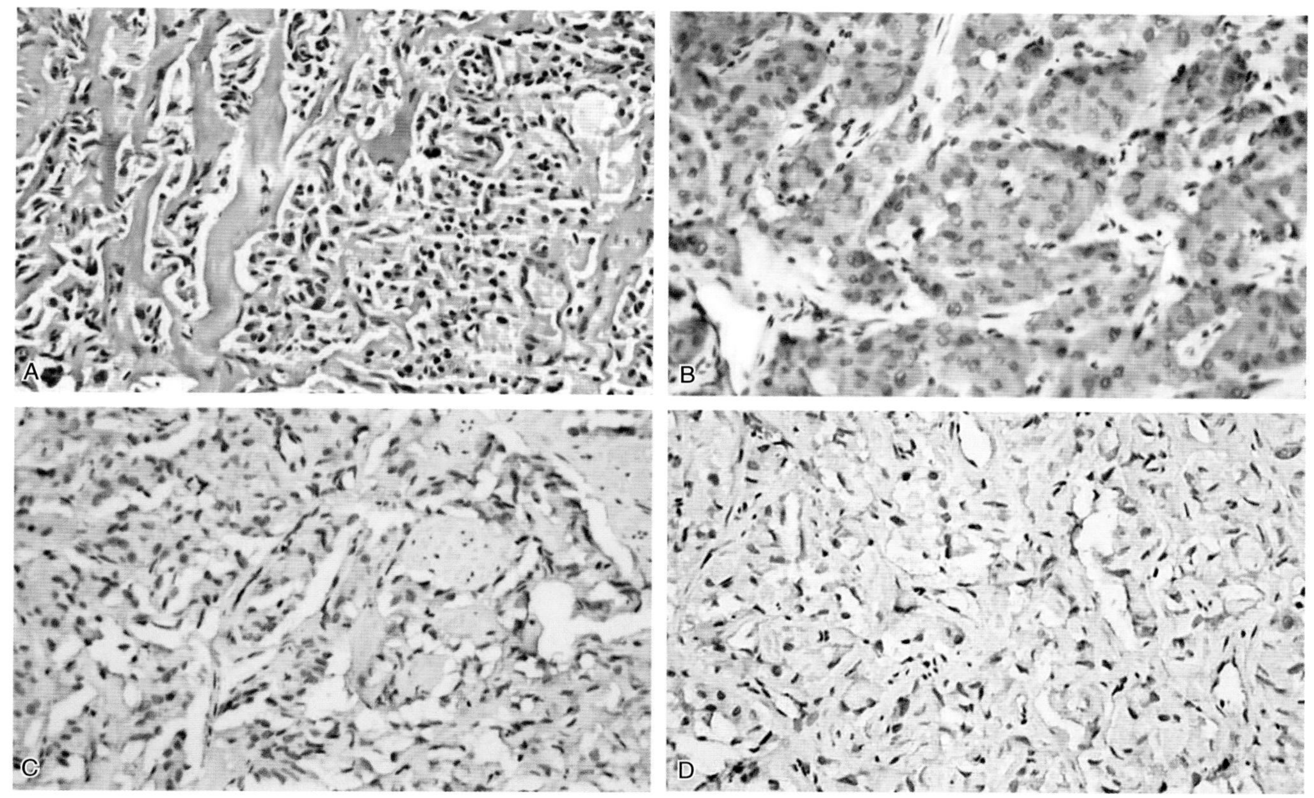


图 47-7 膀胱嗜铬瘤细胞的病理组织学染色表现

A. HE 染色（×200）；B. syn 染色（×200）；C. CgA 染色（×200）；D. CD56 染色（×200）。

悸、呼吸困难、胸闷、心动过速、视觉障碍、脸红和耻骨弓上的疼痛或出汗等症状；同时患者在排尿过程中可发生晕厥，而排尿后患者多无需特殊处理可逐渐缓解。

（2）血尿：典型病例约 60%~70% 出现血尿，且部分患者常以血尿作初诊主要症状，易误诊为膀胱癌。

（3）代谢紊乱：大量儿茶酚胺分泌可引起多种代谢紊乱，可导致血糖和胆固醇增高，甚至出现低钾表现。

（4）儿茶酚胺心肌病：因肿瘤持续或间断向血液中释放大量儿茶酚胺，造成以左心结构和功能受损为主的心肌损害。

**（二）辅助检查**

1. 实验室检查

（1）24 小时尿儿茶酚胺检测：包括肾上腺素，去甲肾上腺素和多巴胺检测。据统计约有 71% 的患者尿儿茶酚胺代谢产物高于 6.8mg/24h，血儿茶酚胺（CA）在高血压发作时测定具有诊断价值。

（2）24 小时尿香草基扁桃酸测定：VMA 是肾上腺素和去甲肾上腺素的代谢产物，由尿液排出体外。该方法的局限性是隐匿型、无功能型膀胱嗜铬细胞瘤的尿儿茶酚胺及其代谢产物可能不增高。

（3）酚妥拉明抑制试验阳性为重要的诊断依据。某些食物和药物（如香蕉，咖啡阿司匹林等）可干扰上述测定值，故检查前必须停用和注意饮食管理。

2. 影像学检查

（1）超声检查：超声检查是一种操作简便、无创快捷、敏感度高，但无特异性，常作为膀胱占位性疾病的首选筛查方法。腹部超声检查可提示以下特征性表现：可探及位于膀胱黏膜下或膀胱肌层内圆形或椭圆形，界限清晰，中低回声，血流丰富的占位病变。

（2）CT 检查：主要表现为圆形、类圆形质地均一的软组织占位影像，肿瘤边界清楚、血供丰富，增强扫描后可见肿物明显被强化（图 47-8），肿瘤内部可见均匀密度降低。CT 典型表现为肿物出现环形钙化，肿瘤内出现坏死。

（3）MRI：膀胱嗜铬细胞瘤 MRI 特异性高，可明确肿瘤与周围组织脏器的关系。与超声相比，MRI 能更好地显示膀胱周围的组织结构以及肿物是否侵袭周围组织及盆腔或腹膜后淋巴结有无转移情况

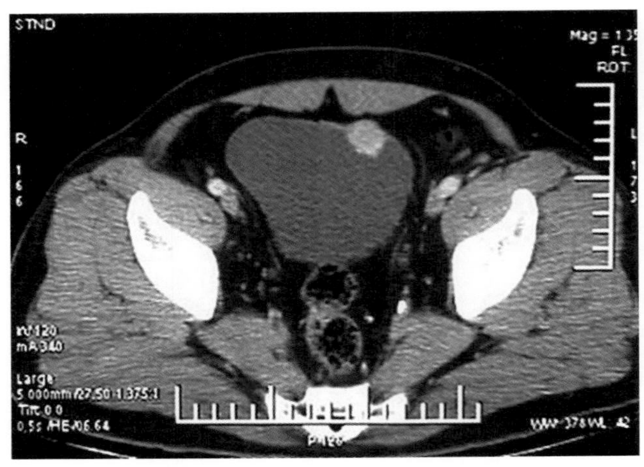

图 47-8　膀胱嗜铬细胞瘤的增强 CT 表现

(图 47-9)。以便对诊断及选择治疗方案提供指导。

(4) 膀胱镜检查:膀胱镜检查的阳性率约 80%。肿瘤在膀胱镜下表现为膀胱黏膜向腔内突出,呈基底广的半球状,表面光整、充血潮红(图 47-10)。需要指出的是,当临床高度怀疑膀胱嗜铬细胞瘤,并行膀胱镜检查时,要注意小心操作,避免膀胱过度充盈以及对肿瘤触碰,以免激发大量肾上腺素释放引起肾上腺危象的发生。由于嗜铬细胞瘤多位于膀胱黏

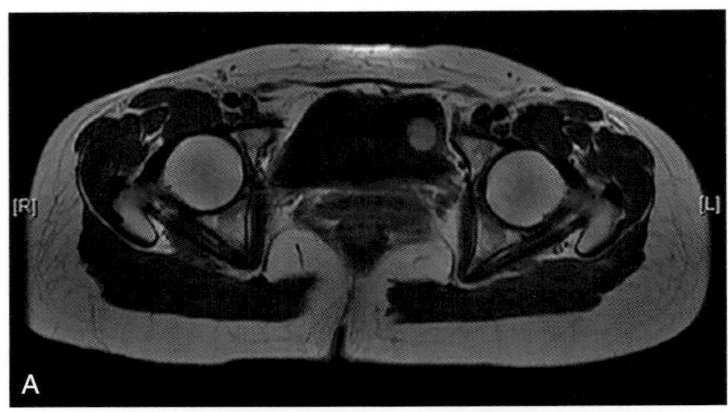


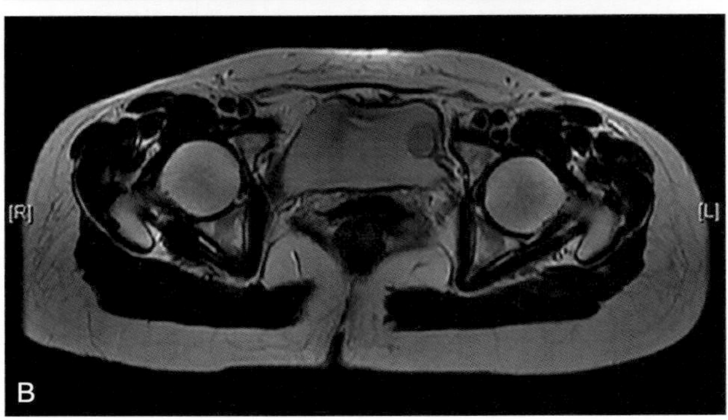


图 47-9　膀胱嗜铬细胞瘤 MRI 表现

A. T1 加权成像的异质高中信号强度;B. T2 加权成像的中信号强度。

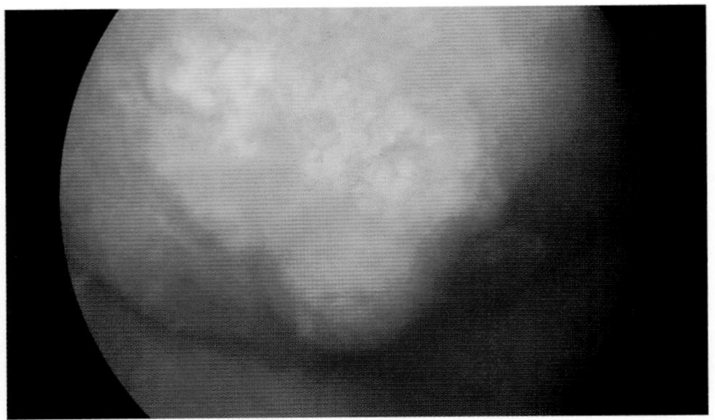

图 47-10　膀胱嗜铬细胞瘤的膀胱镜下表现

膀胱镜检查结果显示膀胱壁可见明显半球状充血肿块。

膜下或肌层中,故仅作黏膜活检阳性率很低,且易出血。因此,不推荐膀胱镜下肿瘤组织活检。必要时可先行肿瘤切除,将标本做快速冰冻病理组织学检查,以判定肿瘤的良恶性,为手术治疗方式提供客观依据。

(5) $^{131}$I- 间位碘代苄胍($^{131}$I-MIBG)显像:$^{131}$I-MIBG 与去甲肾上腺素分子结构相似,可以特异性定位,嗜铬细胞瘤的活性愈高,浓集 $^{131}$I-MIBG 愈多。$^{131}$I-MIBG 扫描可发现直径不低于 0.4cm 大小的病变,灵敏度高于 B 超和 CT,假阳性率为 1.8%,假阴性率 11.8%,已被广泛应用,而且对恶性嗜铬细胞瘤还有治疗作用。

### (三) 鉴别诊断要点

1. 临床表现特点　如果患者在排尿、按压膀胱或膀胱充盈时血压升高,对诊断该病有重要意义。尤其阵发性高血压在排尿后有晕厥史的患者应考虑嗜铬细胞瘤可能。CT 检查表现为密度均匀、边界清晰、血供丰富,如果出现坏死,边界不清以及转移灶,提示恶性嗜铬细胞瘤可能。一般可结合患者病史给予诊断。尿、血儿茶酚胺(CA)测定阳性则进一步佐证膀胱嗜铬细胞瘤的诊断。

2. 鉴别诊断

(1) 排尿性晕厥:主要是由于血管舒张收缩障碍造成低血压,引起大脑一时供血不足所致,多数患者在发病前有头晕、恶心、心慌等症状,而膀胱嗜铬细胞瘤于排尿诱发或加重发作。

(2) 膀胱癌:好发于膀胱三角区,超声、CT、MRI 的表现特征,结合临床症状、有无阵发性高血压和排尿性晕厥三联征病史,血清 CA、肿瘤生物学标志物等检查,通常在术前能做出鉴别与诊断。

(3) 膀胱结石:B 超检查的特征为膀胱内强回声

团块后伴声影，绝大多数可随体位改变而移动，彩色多普勒示钙化后方可有闪烁伪影，易诊断与鉴别。

## 四、外科治疗原则

### （一）手术适应证与术前准备

1. 手术适应证 确立诊断膀胱嗜铬细胞瘤后应手术治疗。如肿瘤超过 5cm，有恶性可能者酌情扩大手术。

2. 术前准备

(1) 控制血压：术前 2 周开始口服 α 受体阻滞剂（如酚苄明），如血压控制不理想时可加用钙离子通道阻滞剂（如硝苯地平片）。

(2) 避免过度憋尿、大便用力。

(3) 纠正心律失常：心率过快的患者应给予 β 受体阻滞剂（如普萘洛尔），原则上将心率控制在 90 次 /min 以下。

(4) 扩充血容量：术前 3 天开始补液扩容，常用低分子右旋糖酐 500ml/d 静脉滴注或输血。

(5) 控制血糖。

### （二）手术路径与关键步骤

1. 开放式膀胱部分切除 传统的膀胱部分切除术可基本避免刺激肿瘤，但创伤大、恢复慢，且易发生漏尿、切口感染等并发症，目前很少应用。

2. 经尿道肿瘤切除术 应用激光和等离子最为合适。操作中尽量避免触碰肿瘤，将肿瘤完整剜除。如切割肿瘤，先将肿瘤周围血管电凝，避免儿茶酚胺释放入血，引起血压骤变。

3. 腹腔镜下膀胱部分切除术 手术在脐与两侧髂前上棘腹直肌外缘分别穿刺 Trocar。进入腹腔，打开膀胱，超声刀沿肿块周围切除肿瘤。用 1 号可吸收线缝合膀胱，检查无漏尿。尿道放置三腔尿管。

### （三）术中注意事项

术中注意监测中心静脉压和动脉血压，补充胶体，尽量减少对瘤体的刺激，争取尽快切断瘤体的供血动脉及回流静脉。术中一旦血压剧烈升高应及时中止手术，并予以酚妥拉明、硝酸甘油等药物控制血压，使血压平稳后再完成手术。注意在离断瘤体血管前需进一步扩容并准备升压药物，以防止发生难以纠正的低血压。

### （四）术后观察与处理

1. 严密观察血压、心率变化，心电监护、血压监测 48~72 小时，吸氧 3~5 升 / 分，监测血氧饱和度，根据血压的变化情况进行调整，患者血压升高，给予小剂量硝酸甘油泵入；血压降低时，可泵入小剂量的去甲肾上腺素；注意水、电解质平衡。

2. 注意监测血糖，术后被抑制的胰岛素大量释放，应每小时定期监测血糖一次，血糖稳定后改为 2~4 小时监测一次。

3. 注意保持引流管及尿管的通畅，防止受压，扭曲，折叠，密切观察引流液和尿液的颜色、性质和量。

4. 患者固定腹带妥当，松紧适宜，观察切口敷料渗血、渗液情况，敷料浸透及时更换。

## 五、结语

膀胱嗜铬细胞瘤临床罕见，诊治过程中容易漏诊和误诊，需结合全身及局部的临床表现进行诊治。对于排尿时出现无痛性肉眼血尿和阵发性高血压要考虑此病的可能，对疑似病例及时测血压，检测 24 小时尿儿茶酚胺水平及泌尿系超声、CT 等检查，一旦确诊，选择合适的时机及时切除肿瘤，即可获得良好预后。

# 第三节 膀胱上皮与癌前病变

## 一、膀胱上皮结构与细胞形态特点

膀胱壁由黏膜层、肌层和外膜组成。膀胱顶部的外膜由浆膜被覆，黏膜层被覆上皮组织，黏膜下的固有膜有不连续的肌纤维。膀胱的上皮组织传统称为变移上皮，现更确切地称为尿路上皮。尿路上皮的厚度与膀胱充盈状态有关，空虚时由 6~7 层上皮细胞组成，充盈时仅见 2~3 层细胞。尿路上皮可分为三层：表层、中层和底层。表层细胞为大的卵圆形、具有丰富嗜酸性胞质、单层排列的盖细胞；中层细胞呈立方状或矮柱状，核为卵圆形，具有细腻略带条纹的染色质，中等丰富的胞质和清楚的细胞界限；底层细胞呈单层立方状，贴附于连续的薄层基底板，而非真正的基底膜。膀胱固有膜由疏松结缔组织组成，含有丰富的血管和淋巴管网，并有少量的弹性纤维，动脉和静脉血管位于固有膜中部，将其分为内带和外带。平滑肌细胞与血管并存，常呈孤立束状，有时呈连续分布构成黏膜肌层。这些不连续的平滑肌与真正的肌层不同，特别是在判断膀胱肿瘤浸润深度时更为重要。肌层的平滑肌可大致分为内纵、中环和外纵三部分,在膀胱颈处结构最为明显。外膜由结缔组织组成,其中可见副神经节细胞,并常伴有神经结构。

## 二、尿路上皮癌前病变

### (一) 尿路上皮异型增生

目前认为与尿路上皮癌相关的癌前病变有尿路上皮异型增生、尿路上皮原位癌、膀胱外翻、腺性或囊性膀胱炎。尿路上皮异型增生属低级别尿路上皮内肿瘤,是一种不足以诊断原位癌(carcinoma in situ,CIS)的癌前病变。重度异型增生与 CIS 不易鉴别,不同观察者之间存在很大差异。5%~19% 的原发性异型增生可进展为膀胱肿瘤,但在大多数病例中,侵袭性病变并不起源于异型增生的区域。异型增生多与非浸润性乳头状肿瘤有关,该病变的出现提示尿路上皮不稳定,也预示着肿瘤复发或进展。当平坦型尿路上皮全层或部分被高度异型的细胞取代,且局限于上皮内,基底膜完整,则诊断为尿路上皮原位癌。

### (二) 尿路上皮原位癌

尿路上皮原位癌又称为高级别上皮内肿瘤。原发性 CIS 少见,占尿路上皮内肿瘤的 1%~3%,但可以出现在 45%~65% 的浸润性尿路上皮癌中,7%~15% 的乳头状肿瘤中也可见到原位癌。有学者研究认为,如果 CIS 不治疗,多数可发展成浸润性癌。在尿路上皮癌中异常表达的标志物对 CIS 的诊断有所帮助,如 CK20 在 CIS 中有异常表达。膀胱镜检查、尿细胞学检查及病理组织学活检的联合应用是诊断膀胱原位癌的主要方法。

### (三) 膀胱外翻

膀胱外翻(bladder exstrophy)又称泄殖腔外翻,是由于胚胎时期泄殖腔发育障碍造成的,膀胱前壁缺失,后壁外翻暴露,常伴有泌尿生殖道其他异常。发生于膀胱外翻的腺癌 4.1%~7.1% 被认为是继发于长期的肠上皮化生。治疗以手术治疗为主,对轻型病例,仅有一小部分膀胱黏膜翻出,腹壁缺损较小,用局部修补方法即可治愈。对较为重型者,局部修补多易失败,可行输尿管直肠移植,乙状结肠造瘘术处理。

### (四) 腺性或囊性膀胱炎

多数腺癌与慢性膀胱炎有关,腺性膀胱炎组织中的 Brunn 巢被视为癌前病变,有发展为腺癌的潜能。14%~67% 的浸润性腺癌伴有腺性膀胱炎,此型膀胱腺癌通常有黏液分泌。其他腺癌可能发生于膀胱憩室或膀胱顶部。有的则可能源于米勒管上皮或与子宫内膜有关,但该病变在浸润性腺癌中的发病机制仍不清楚。

## 三、尿路上皮增生、化生与膀胱癌

目前研究显示与膀胱癌相关尿路上皮增生、化生的疾病有膀胱 Brunn 巢、腺性化生与囊性变、鳞状化生、肾源性化生。在慢性炎症或其他致病因素的刺激下,膀胱黏膜上皮可以出现各种类型的化生(metaplasia),各种化生之间常相互关联或同时存在。它不仅是一种炎性反应,而且具有肿瘤性增生的特点。当刺激因素消除后,一些化生性病变可以完全消失,但有些在治疗后易于复发,并且具有恶变潜能。化生性病变多数呈黏膜局部改变,最常见于膀胱三角区,但有时可呈弥漫性改变累及整个膀胱。膀胱镜下表现为病变区黏膜不规则粗糙起伏,或呈滤泡状或结节状隆起,有的形成乳头状或息肉状,与癌不易区别。

### (一) 膀胱 Brunn 巢

膀胱 Brunn 巢是腺性膀胱炎癌前病变的高危因素,膀胱黏膜尿路上皮的底层细胞局灶性增生,并向黏膜下层呈出芽性生长,当与表面上皮离断时在黏膜下固有层内形成的圆形界限清楚的细胞巢,称 Brunn 细胞巢。此病变较为常见,据文献统计,85% 以上的尸检膀胱标本可见 Brunn 巢。此细胞巢为良性非肿瘤性增生,细胞分化良好,胞核无异型性。当增生性细胞巢明显增多时,与尿路上皮癌相似。有时膀胱尿路上皮原位癌也可与黏膜下的 Brunn 巢相连,对此应与癌的黏膜下的浸润相鉴别。但当大量 Brunn 巢紧密相连且有增生改变时,与内翻性乳头状瘤很难区别。

### (二) 腺性化生与囊性变

正常膀胱黏膜无腺体存在。当膀胱受到慢性炎症或其他刺激,如结石、导尿管留置、神经性膀胱炎和膀胱外翻等,致使局灶性黏膜上皮向下增生伸展形成 Brunn 巢,有些细胞巢中心囊性变,囊内有分泌物。有的囊壁被覆上皮可发生腺上皮化生形成腺体。上述化生性病变与尿路上皮之间常有各种过渡形式,并与内翻性乳头状瘤发生有关。

当囊壁被覆的上皮为尿路上皮时,称囊性膀胱炎(cystitis cystma)。肉眼可见膀胱黏膜下有白黄色透明的囊泡,一般直径 <5mm,大者可达数厘米。囊内含黄色透明液体。囊壁被覆上皮具有柱状的肠上皮时,称为腺性膀胱炎(cystitis glandulans)或腺性化生(glandular metaplasia)。膀胱镜下可见在黏膜表面

形成圆形或结节状隆起，少数可形成较大的息肉样肿物，易误认为肿瘤。

根据腺上皮化生的特点又可将腺性膀胱炎分为非黏液性及黏液性两种类型。前者称为经典型（typtcal type），后者称为肠型（intestinal type）。①经典型：常位于黏膜下固有层内呈腺样结构，腔内壁衬以立方或柱状细胞，其外围绕尿路上皮细胞。部分腔内有大量分泌物使腺体扩张，个别有钙盐沉积。腺细胞无明显黏液分泌，黏液染色为阴性或弱阳性。②肠型：腺体广泛出现在黏膜层及固有层，极似结肠黏膜，有管状腺及大量杯状细胞，可分泌黏液，黏液染色为阳性。病变严重者，可累及整个膀胱壁，患者排出的尿中含大量黏液。免疫组化染色，尿路分化上皮标志物 uroplakmⅢ染色膀胱黏膜上皮呈阳性；而腺性膀胱炎化生的腺上皮呈阴性。此外，在化生灶内可见前列腺特异抗原（PSA）和前列腺酸性磷酸酶（PSAP）阳性细胞，表明膀胱上皮也可能发生前列腺样化生。一般认为，膀胱黏膜出现肠上皮是一种发育异常的肠上皮化生（intestinal metaplama），尤其是弥漫性肠上皮化生的患者具有很高的腺癌发生率。当黏膜固有层深部有不规则排列的腺体，且腺细胞伴有明显异型性时应与腺癌鉴别。

腺性膀胱炎可用药物膀胱灌注或电切治疗，但易复发。复发者恶性变概率增加，故治疗后应密切随访，定期做膀胱镜检查，发现恶变应行膀胱全切。

### （三）鳞状化生

膀胱黏膜尿路上皮被复层鳞状上皮取代时称鳞状化生（squamous metaplasla），最常见于膀胱前壁。鳞化区呈白色或灰白色。鳞状上皮伴有重度角化时，则形成不规则隆起形似癌变。膀胱的鳞状化生可分为阴道型和角化型。①阴道型：只见于女性，约 3/4 以上的成年女性在膀胱三角区及颈部可见富含糖原的非角化鳞状上皮，似阴道上皮，可能是正常现象。但如果出现膀胱刺激症状如尿急、尿频，膀胱镜检查灰白色鳞状上皮区边缘不整，周边充血出现红斑时则称为膀胱三角区炎（trlgomtls）。②角化型：一般被称为白斑（1eukoplaa），多见于长期慢性刺激下的男性膀胱。光镜下，病变处为厚薄不一的鳞状上皮，表面常覆有角化层。上皮细胞一般无异型性，但少数可伴有非典型增生。白斑被认为是一种癌前病变，据文献报道角化性鳞化病例中 22% 同时有癌，而另 20% 可进一步发展为鳞状细胞癌，癌变平均间隔时间为 1 年。因此，发现黏膜白斑应仔细检查，注意鳞化周围黏膜及膀胱各处，慎重排除癌变。本病确诊后，应积极应用抗生素治疗感染。如白斑范围不大，可行电灼或电切，亦可行理疗透热治疗。由于本病有恶变倾向，应密切随诊，包括尿脱落细胞学检查、膀胱镜观察及组织活检。

### （四）肾源性化生

肾源性化生（mesonephrold metaplasla），也称为肾源性腺瘤（nephrogemc adenoma）或腺瘤样化生（adenomatold metaplasla），是一种罕见的、具有某些恶性转化潜能的良性病变，组织学上以衬有立方状—柱状上皮的腺状、囊状和乳头状结构的局限性增生为特征。肾源性腺瘤曾于 1949 年被作为膀胱的错构瘤描述，曾经一直被认为是一种良性肿瘤。现在认为此病变是尿路上皮对长期慢性炎症刺激的一种局部或弥漫性的化生性改变。75% 以上的病变出现在膀胱，偶尔见于输尿管、尿道和肾盂。它的病因学仍不清楚，但有报道与损伤、肾结石、泌尿道感染和辐射有关，尤其是肾移植的患者发生率增加。在这些患者中，通过基因分析检测为肾来源。患者大多数为成人，平均年龄 49.6 岁（23~77 岁），女性多见，男：女 =3：5。肾源性化生临床与病理组织学特点包括：

（1）主要症状：尿频和镜下血尿。有些患者常无明显临床症状，多为膀胱镜检查偶然发现。

（2）大体病理学特点：病变可呈乳头状（55%），无蒂的（35%），息肉样（10%），多发性生长占 20%。直径常小于 1cm，但大于 4cm 约占 10%。

（3）组织病理学特点：病变是由立方上皮或鞋钉样细胞排列成腺管状结构，腺管周围有基底膜包绕，与中肾小管很相似。腺管常有囊性扩张，内含黏液样物，黏液卡红染色呈阳性。病变腺管状结构多呈簇状分布，乳头状及腺瘤样息肉表面被覆立方或低柱状上皮。胞核异型性及核分裂均极为少见。病变间质水肿，有多少不等的炎细胞浸润。病变主要位于膀胱固有层，有时可灶性累及肌层。常与囊性或腺性膀胱炎合并存在。有的病例可见胞核增大，染色质深染具有一定的多形性，但这种非典型增生并不提示癌前病变。这种罕见的肿瘤偶可与膀胱的尿路上皮肿瘤、腺癌或鳞癌有关。免疫表型：细胞呈 Pax-8、CK7 阳性，CK20 和 CA125 也常阳性。

## 四、结语

覆于肾盂、输尿管和膀胱黏膜的尿路上皮均可以出现各种类型的增生、化生及炎性病变，尤其多见于慢性炎症和结石刺激的状态下。各种化生之间常相互关联或同时存在。它不仅是一种炎性反应，而且具有肿瘤性增生的特点。当刺激因素消除后，一些化生性病变(metaplastlc conditions)可以完全消失，但有些在治疗后易于复发，并且具有恶变潜能。化生性病变多数呈黏膜局部改变，最常见于膀胱三角区，但有时可形成弥漫性累及整个膀胱。膀胱镜下表现为病变区黏膜不规则粗糙起伏，或呈滤泡状或结节状隆起，有的形成乳头或息肉状，与癌不易区别。患者的临床表现与一般慢性膀胱炎相似，诊断主要依靠膀胱镜与组织活检。由于癌前病变存在肿瘤样增生的特性，诱发膀胱癌发生的危险性可能增加，因此应当对发现癌前病变的患者进行密切与长期随访。

（李文平）

## 参考文献


[1] BANERJEE K, MITTAL S, MISHRA R, et al. Bladder leiomyoma: rare presentation as a pelvic mass [J]. J Obstet Gynaecol Res, 2003, 29: 239-242.

[2] BOZZINI G, CASELLATO S, PICOZZI S, et al. Inverted papilloma of the bladder: A review and an analysis of the recent literature of 365 patients [J]. Urol Oncol, 2013, 31(8): 1584-1590.

[3] CASTILLO O, HOYOS J, VITAGLIANO G, et al. Inverted papilloma of the bladder [J]. Arch Esp Urol, 2006, 59(7): 691-695.

[4] CHENG C W, CHAN L W, CHAN C K, et al. Is surveillance necessary for inverted papilloma in the urinary bladder and urethra? [J]. ANZ J Surg, 2005, 75(4): 213-217.

[5] DALBAGNI G. The management of superficial bladder cancer [J]. Nat Clin Pract Urol, 2007, 4(5): 254-260.

[6] GONIAS S, GOLDSBY R, MATTHAY KK, et al. Phase Ⅱ study of high-dose [$^{131}$I]metaiodobenzylguanidine therapy for patients with metastatic pheochromocytoma and paraganglioma [J]. J Clin Oncol, 2009, 27(25): 4162-4168.

[7] PENG C, BU S, XIONG S, et al. Non-functioning paraganglioma occurring in the urinary bladder: A case report and review of the literature [J]. Oncol Lett, 2015, 10(1): 321-324.

[8] WEN CY, YU CT, HSIEH CH. Atypical presentation of bladder pheochromocytoma [J]. Ci Ji Yi Xue Za Zhi, 2017, 29(1): 46-49.

[9] 白希永，张菁华，张文侠．恶性肿瘤临床特殊类型[M]. 北京：军事医学科学出版社，2009.

[10] 蔡松良，罗金旦，万群等．尿路内翻性乳头状瘤 151 例临床分析[J]. 中华外科杂志，2005，43(2)：105-117.

[11] 陈志奎，黄丽燕，柯丽明，等．膀胱内翻性乳头状瘤的超声分型与诊断分析[J]. 中国超声医学杂志，2015，31(4)：361-363.

[12] 储成凤，卢光明，徐凯，等．临床 CT 鉴别诊断学[M]. 南京：江苏科学技术出版社，2011.

[13] 戴细华，胡少平，焦次来，等．膀胱内翻性乳头状瘤的 CT 诊断及病理特征[J]. 海南医学，2016，27(02)：243-245.

[14] 邓春华，孙祥宙，涂响安，等．泌尿男科罕少见病[M]. 广州：广东科技出版社，2011.

[15] 甘卫东，刘铁石，薛彦诗，等．膀胱内翻性乳头状瘤的临床特征和内镜治疗[J]. 现代泌尿外科杂志，2012，17(03)：238-240.

[16] 胡向农，杨关天，杨正平，等．膀胱内翻性乳头状瘤的临床诊治[J]. 现代医学，2014，42(12)：1395-1397.

[17] 李金永，马卫国，魏鹏，等．膀胱内翻性乳头状瘤电切术及膀胱灌注的疗效分析[J]. 宁夏医学杂志，2010，32(12)：1182-1183.

[18] 李文广，刘春雨，白铁男，等．膀胱平滑肌瘤 15 例临床分析[J]. 现代泌尿外科杂志，2009，14(2)：133-135.

[19] 刘晓强，孙光，周晓亮．膀胱内翻性乳头状瘤的诊治[J]. 临床泌尿外科杂志，2011，26(05)：341-342+345.

[20] 潘彬．膀胱内翻性乳头状瘤 17 例诊治体会[J]. 交通医学，2010，24(05)：534+536.

[21] 舒泽华，张克勤．膀胱嗜铬细胞瘤诊断与治疗探讨[J]. 检验医学与临床，2016，13(06)：786-788.

[22] 覃业军，王永康，孙锡超．现代泌尿系统及男性生殖系统疾病诊断病理学[M]. 济南：山东科学技术出版社，2012.

[23] 吴阶平．吴阶平泌尿外科学[M]. 济南：山东科学技术出版社，2009.

[24] 吴阶平．泌尿外科学[M]. 济南：山东科学技术出版社，2004.

[25] 吴贻平，周文．膀胱内翻性乳头状瘤 15 例报道及文献复习[J]. 现代医药卫生，2012，28(11)：1632-1633.

[26] 吴瑜璇，赵菊平，祝宇，等．膀胱内翻性乳头状瘤 36 例报道[J]. 现代泌尿生殖肿瘤杂志，2011，3(3)：145-147.

[27] 张庆鑫，孙新光，王璐璐，等．膀胱平滑肌瘤诊疗分析[J]. 中国现代医学杂志，2016，26(5)：87-89.

[28] 陈娟，姜亚卓，潘亮，等．膀胱嗜铬细胞瘤的临床诊疗[J]. 临床医学研究与实践，2018，3(27)：4-6.

# 第四十八章

# 膀胱先天性疾病诊断与治疗

## 第一节　膀胱外翻及梨状腹综合征

### 一、概述

膀胱外翻(bladder exstrophy)通常包括尿路、生殖道、肌肉骨骼系统或肠道一系列异常的一部分。典型的膀胱外翻,是以膀胱黏膜裸露为主的综合畸形,通常表现为腹壁、膀胱、外生殖器、骨盆骨骼、直肠和肛门的缺陷。膀胱外翻发生率 1/(3~4)万,男性约 3~4 倍女性。梨状腹综合征(prune belly syndrome,PBS)是由多种不同程度的病变相互影响而形成的综合性病变。主要表现为三联症状:腹部肌肉缺损、双侧腹内睾丸以及尿路异常。尿路异常主要表现为不同程度的肾积水、肾发育不良、输尿管扩张迂曲、膀胱扩大及前列腺部尿道扩张(图 48-1)。常伴随呼吸道、胃肠道、心血管系统以及运动系统异常。双胞胎、黑人及母亲生产年龄过早时发病率较高。目前此病发病率呈下降趋势,这主要归功于广泛开展孕期诊断并及时终止妊娠。

### 二、膀胱发育与病因学

泄殖腔膜是位于胚盘尾端的一个双层结构,占据了脐下的腹壁。中胚层在泄殖腔部位的内外胚层间向内生长,最终形成下腹部肌肉及盆骨结构。间质向内生长后,尿直肠隔开始向尾部生长,将泄殖腔分隔成两部分:前面是膀胱,后面是直肠。尿直肠隔在远处与双层泄殖腔膜的后部相接,最终该膜将穿孔并形成泌尿生殖系及肛门的开口。成对的生殖结节向中间迁移并在中线融合,在穿孔前头部朝向膜的背侧。泄殖腔膜容易发生早期破裂,其程度取决于脐下腹部缺陷的范围和破裂发生时的发育阶段,

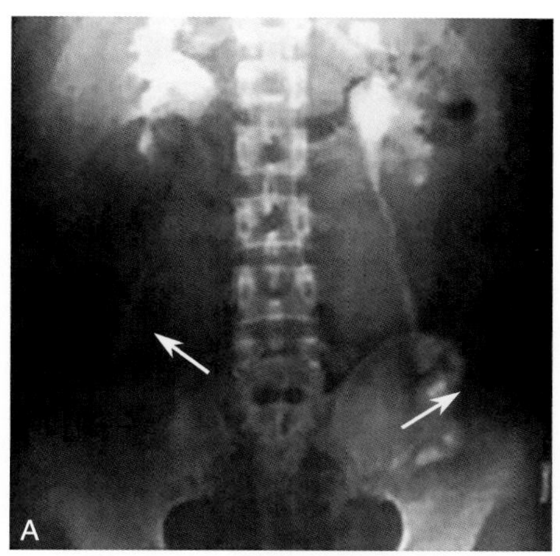


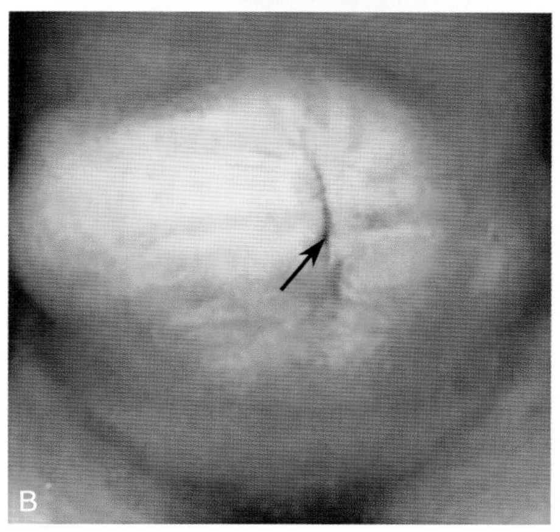


**图 48-1　膀胱外翻患者输尿管扩张、上腹部肌肉缺损**
A. 扩张的双侧输尿管;B. 上腹部肌肉缺损。

破裂发生引起膀胱外翻、泄殖腔外翻和尿道上裂。由于膀胱和尿道在胚胎发育过程中具有同源性,所以最常见的复合畸形为膀胱外翻 - 尿道上裂。

## 三、诊断要点与方法

### (一) 临床表现与体征

1. 膀胱黏膜裸露 可见外翻膀胱黏膜鲜红,易出血且敏感,尿液不断外流至下腹部,会阴部及大腿内侧皮肤。外翻黏膜长期暴露后变厚,形成息肉或者鳞状上皮化生,使逼尿肌纤维化,导致膀胱变为硬块。膀胱外翻黏膜头侧为脐带附着处,患者出生后不能形成肚脐。由于耻骨分离程度不一,外翻膀胱大小差异也较大(图 48-2)。

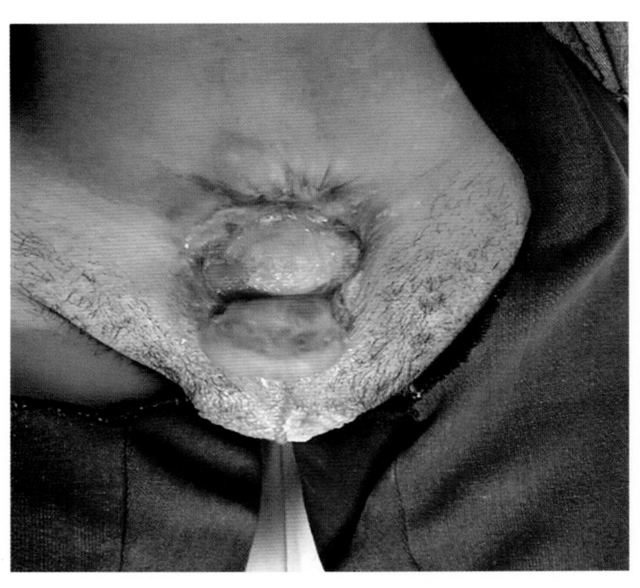

图 48-2 膀胱外翻,膀胱黏膜外露和下腹壁和膀胱前壁缺损

2. 合并尿道上裂 患者阴茎背屈状态,形态短小,阴茎头扁平,包皮堆于腹侧,阴茎基底与阴囊分离加大。海绵体发育差,部分患者合并隐睾。女性阴道口通常较窄,向前移位,阴蒂分叉,阴唇、阴阜和阴蒂也是分开的。子宫明显地进入了阴道,使得子宫颈位于阴道前壁。输卵管和卵巢正常。盆底肌薄弱及肛提肌复合体前部肌力不足常伴有脱肛。腹壁肌肉发育异常,可伴有腹股沟疝。

3. 上尿路积水 膀胱外翻一般不累及上尿路,但是外翻裸露的膀胱变硬,肌肉纤维化造成输尿管膀胱开口处梗阻引起上尿路积水。而且输尿管位置较正常者位置低,缺乏肌肉支持,无壁内段抗反流机制。

4. 骨盆发育畸形 典型膀胱外翻患者骨盆后方两侧的骨骼平均外旋 12°,髋臼后倾,骨盆前方骨骼平均外旋 18°,耻骨支缩短了 30%,同时还伴有前面所描述的耻骨联合分离。偶尔还存在髋关节脱位。对照正常同龄儿童,外翻骨盆的骶髓关节角(闭合前)比正常者要大 10°,相对于矢状面更接近冠状面 10°。这些骨盆骨骼结构的旋转不良导致了膀胱外翻患者阴茎短小和摆动。无名骨的外旋和侧向移位可以解释这些患儿髋关节间距增宽、摇摆步态和下肢外旋。

### (二) 影像学表现

1. 骨盆发育异常 耻骨联合完全分开,分开的宽度约和骶骨宽度相当,使骨盆张开呈马蹄形,两股骨外旋(图 48-3)。

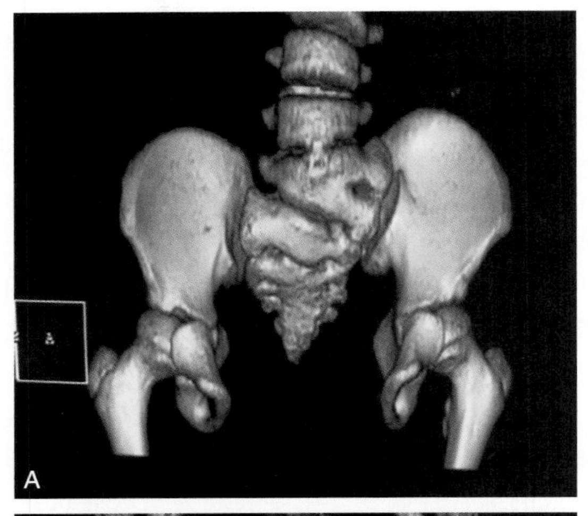


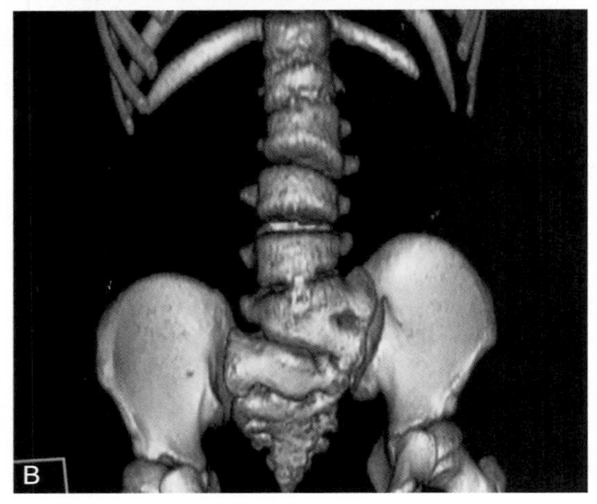


图 48-3 膀胱外翻患者的骨盆

A. 骨盆发育异常;B. 耻骨联合完全分开。

2. 膀胱下移 上部泌尿道极少并发先天畸形,其下段输尿管往往轻度扩张,先弯向外侧,然后转向内侧,并轻微向上呈"钩"形进入膀胱。长期未经治疗的患者,因黏膜擦伤、感染和鳞状化生,致使膀胱输尿管交界处梗阻,因而引起上部泌尿道不同程度的积水、扩张(图 48-4)。

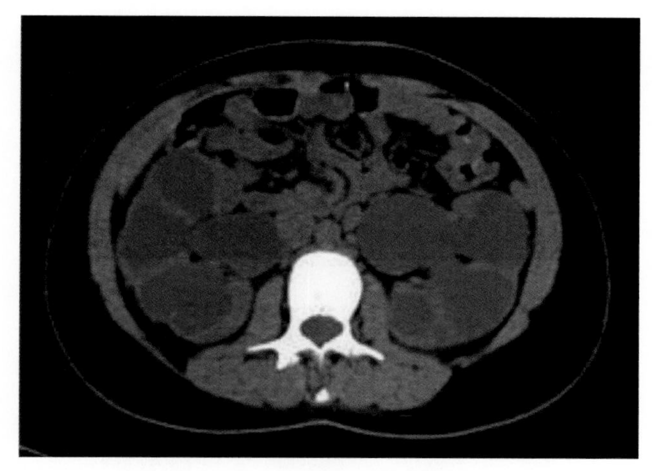

图 48-4　膀胱外翻至双肾积水

## 四、外科治疗原则与方案

外科治疗目的为保护肾功能，控制排尿，修复膀胱腹壁及外生殖器。一般分期完成，其主要外科治疗原则包括：

1. 修复膀胱　膀胱内翻缝合术是保护膀胱的主要手段。主张尽早完成，可在出生 72 小时内完成。

2. 修补骨盆　关闭骨盆环使骨盆恢复正常形态，减低膀胱修复后压力，有利于伤口愈合。

3. 修复尿道生殖器　包括膀胱颈重建术，尿道上裂成形术，从而恢复正常排尿。修复尿道上裂前 5 周肌内注射睾酮使阴茎增大，术后 4 周一般作用消失。

4. 尿流改道术　若膀胱容量小，手术时患者年龄大或术后仍不能自主排尿，可考虑行尿流改道术。根据患儿不同年龄时期、临床表现特征，其临床治疗方案见表 48-1。

## 五、治疗评估与预后

出生时，虽然膀胱黏膜通常是光滑的、颜色粉红且没有受损，但它很敏感并容易脱落。出生时，需要用 2-0 丝线在靠近腹壁处结扎脐带，防止脐带夹损伤细嫩的膀胱黏膜，导致其表面脱落。然后膀胱表面可以被覆非黏附性的塑料薄膜防止膀胱黏膜与衣服或尿布粘贴在一起。另外，每次换尿布的时候，必须去除塑料薄膜，用无菌生理盐水冲洗膀胱表面，同时还要清洗覆盖在膀胱表面的塑料薄膜。这个阶段家长必须要有耐心，不能烦躁。如果产前超声诊断胎儿存在外翻症状，在孩子出生前就要对家长进行心理辅导并考虑决定最终的治疗方案。由于加强了出生后的护理，患者的生存率几乎达到了 100%。

表 48-1　膀胱外翻不同年龄时期的临床处理方案

| 年龄 | 临床特征 | 治疗方案 |
|---|---|---|
| 0~72 小时 | 典型膀胱外翻，膀胱容量适中，中度耻骨分离，背侧条索程度轻 | 正中闭合膀胱，筋膜和耻骨联合至后尿道水平 |
| 0~72 小时 | 具有上述特征，尿道短 | 做上述处理，用两侧外翻皮肤延长背侧尿道 |
| 0~72 小时 | 具有上述特征，耻骨分离严重，就医晚 | 耻骨融合，再做上述处理 |
| 0~2 周 | 男性，阴茎重复或过短 | 考虑变性 |
| 0~2 周 | 膀胱过小，不能膨胀 | 麻醉下证实后有条件做分流术 |
| 1 个月至 3 岁<br>（关闭术后） | 尿道出口狭窄引起尿潴留，感染，出口弹性狭窄<br>膀胱颈部分裂开或部分脱垂 | 尿道扩张，偶尔尿道切开，膀胱颈切开<br>抗感染，输尿管膀胱成形术 |
| 2.5~5 岁 | 尿失禁，IVU 正常，阴茎大小合适 | 双侧输尿管开口切开术，膀胱颈重建 |
| 2.5~5 岁 | 具有生疏特征，膀胱容量小于 60ml<br>阴茎短小，痛性勃起 | 补充睾酮，尿道上裂修复<br>膀胱颈成形，延长尿道，修复上裂，耻骨切开融合 |
| 3 岁以上 | 膀胱，膀胱颈，上裂已修复<br>具有上述特征，尿失禁<br>膀胱容量小 | 生物反馈调节，丙嗪类药物<br>观察，人工括约肌，或矫形<br>膀胱扩大成形术，膀胱颈重建 |
| 3~7 岁 | 膀胱关闭后容量小，不适合膀胱颈重建扩大术 | 永久性内引流或外引流，乙状结肠造口或结肠造口 |
| 3~7 岁 | 就诊晚，不适合关闭手术 | 暂做结肠分流术，7 岁后人工括约肌或可控性分流术 |
| 5~15 岁 | 膀胱已关闭，尿道上裂已修补，伴有不可控尿失禁 | 膀胱颈重建，膀胱颈扩大或修补，可控性分流 |
| 10~12 岁 | 膀胱关闭，阴茎短小 | 延长阴茎，尿道成形术 |
| 10~20 岁 | 膀胱外翻已分离手术，阴茎短小 | 阴茎延长，不做尿道成形 |

## 第二节 先天性巨膀胱症

### 一、概述

1954 年 Williams 首先提出巨输尿管 - 巨膀胱综合征的概念，用以概述有壁薄、平滑、巨大容量的膀胱，并伴大量膀胱输尿管反流的儿童患者。先天性巨膀胱症曾经被认为是由膀胱颈梗阻，引起大量的双侧膀胱输尿管反流（VUR）以及膀胱壁变薄。甚至认为即使在膀胱颈水平行外科手术干预也不能改变本症的预后。该症患者尿道正常，排泄性膀胱尿路造影可见膀胱完全排空。因此反流的存在不是因为梗阻，而是因为在上尿路和膀胱间尿液不断循环而引起的膀胱扩张。

### 二、胚胎学与病因

人胚第 4~6 周，尿直肠隔把泄殖腔分隔为背侧的原始直肠和腹侧的尿生殖窦两部分。头侧的尿生殖窦与尿囊管相连，发展为膀胱及骨盆段尿道。尿生殖窦的尾侧部分上升，在男性发育为阴茎部尿道，女性发育为远端阴道。与男性尿道发育不同，全部女性尿道的发育来源于尿生殖窦的盆段。尿囊管由卵黄囊发育而来，成为胚外腔隙，与泄殖腔的头腹侧相连，最终发育为膀胱。胚胎的第 4~5 个月，尿囊管和泄殖腔的腹侧部分发育为膀胱并下降至盆腔。先天性巨膀胱症现在被定义为膀胱容量大、膀胱壁薄、膀胱三角区变大和发育差。双侧输尿管开口间距增加，导致大量反流。

### 三、诊断与鉴别诊断

#### （一）临床表现与体征

临床表现为膀胱容量大、膀胱壁薄、膀胱三角区变大和发育差。双侧输尿管开口间距增加，导致大量反流。虽然每次排尿时存在膀胱输尿管反流，但膀胱收缩性正常，无神经源性异常。先天性巨膀胱症可合并小结肠 - 肠蠕动迟缓综合征。该先天性疾病罕见，表现为扩张、非梗阻性膀胱以及胃肠道蠕动迟缓。该症在出生前 B 超下可表现为大而扩张的膀胱，文献报道女性多见，且多为致死性。

#### （二）辅助检查

产前超声多提示于胎龄 24~28 周发现胎儿腹腔内有一巨大囊性肿物（考虑膀胱），且定期孕检，超声结果呈一定规律，提示羊水量逐渐增多，但不随膀胱积水增多而减少（图 48-5）。

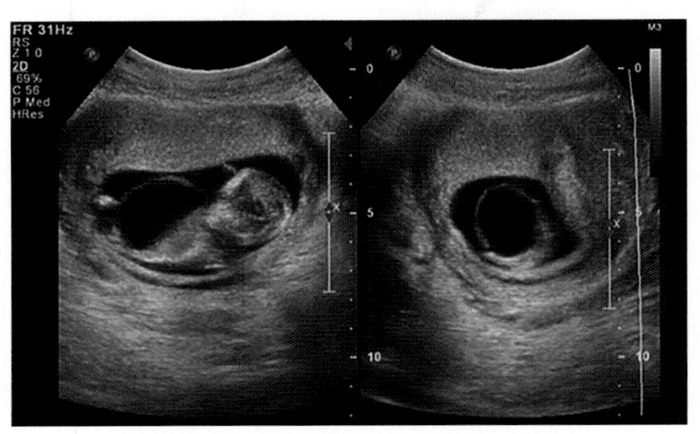

图 48-5 胎儿腹腔内可见囊性肿物

#### （三）鉴别诊断

大多数患者出生前可确诊本病，主要应与以下疾病鉴别：①尿道畸形和膀胱出口外源性梗阻。导致胎儿膀胱扩张的解剖性梗阻主要有尿道畸形或膀胱出口外源性梗阻。尿道畸形包括先天性尿道狭窄、前后尿道瓣膜、尿道闭锁。膀胱出口外源性梗阻包括梗阻性空洞性脊髓突出、骶尾部畸胎瘤或盆腔神经母细胞瘤、骶骨前脊髓脊膜突出或直肠畸形。②扩张型胎儿膀胱畸形。孕期前 3 个月，B 超下膀胱直径 >7mm 被认为是扩张。如果在随后的 B 超检查中，膀胱持续充盈但未见尿液循环，要考虑尿路梗阻的可能。如果羊水量未见增加，提示可能会发展为羊水过少。胎儿性别鉴定很重要，因为男性更容易罹患某种疾病，如后尿道瓣膜或梨状腹综合征。因梗阻原因所致的膀胱扩张在子宫 B 超下很难辨别。

### 四、外科治疗原则

1. 本病为先天性疾病，大多数患者出生前可确诊本病，出生后可预防性应用抗生素。

2. 纠正反流常可恢复正常排尿动力，应在出生后 6 个月内开展手术。可以考虑进行膀胱缩小成形术，但并不是必需的。虽然即使在很小的婴儿，膀胱容量也足够大到适应细小的输尿管，但由于膀胱壁较薄，手术难度也较大。

# 第三节　膀胱真性憩室

## 一、概述

膀胱憩室是指尿路上皮穿透膀胱壁固有肌层突出形成的疝。多见于男性，常为单发性。膀胱壁肌层局限性发育薄弱膨出，憩室含有膀胱黏膜及肌层。大小易变、薄壁、充满尿液、通过狭窄的颈或小孔与膀胱内腔相连。膀胱憩室在排尿时难以排空，残尿尿量多。

## 二、病因与病理组织学

### （一）胚胎学因素

在人胚胎 4~6 周时，后肠末端膨大的泄殖腔被间充质的尿直肠隔分成两部分，其中腹侧为尿生殖窦，主要分化为膀胱和近端尿道；同时随着膀胱的不断发育，来源于中肾管尾部的输尿管被吸收并入膀胱，输尿管开口于膀胱内。膀胱在发育过程中受到某些因素的影响，引起膀胱逼尿肌的局部发育不良或不发育，从而导致膀胱黏膜由逼尿肌纤维向外突出，出现膀胱憩室。

### （二）病理组织学特点

膀胱真性憩室位于输尿管口侧面或后面，多为单发。在没有并存下尿路疾病的病例中，造成憩室的主要原因是在输尿管膀胱的连接处的先天性缺陷而不是膀胱出口梗阻，这也是与继发性膀胱性腹肌缺乏综合征（prune-belly syndrome）和后尿道瓣膜的患者，膀胱憩室可能位于膀胱顶部并伴有异常的尿动力学和解剖表现。当憩室扩大至膀胱颈时，可能引起继发性膀胱出口梗阻，甚至尿潴留。

## 三、诊断与鉴别诊断要点

### （一）临床表现与体征

1. 临床表现　一般无特殊临床症状，排尿时巨大憩室内尿液不能及时排出，从而出现两段排尿现象，此为特异性临床表现。大多数膀胱憩室的诊断，通常是在检查非特异性下尿路症状、血尿、感染，或在放射线和内镜检查时意外被发现的。

2. 超声检查　超声检查便捷、快速、无创，表现特点为膀胱后壁或侧壁可探测一圆形无回声区，向外突出的类囊肿物，且与膀胱相通（图 48-6）。

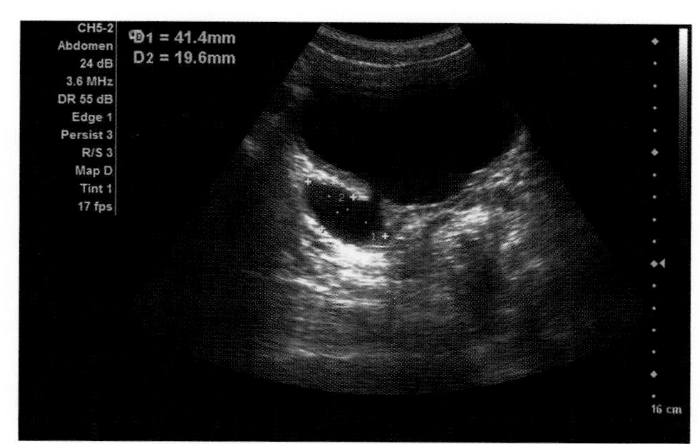


图 48-6　膀胱真性憩室的超声表现

3. 膀胱镜检查　患者在膀胱镜检时，典型的情况是憩室位于光滑的膀胱壁上，没有明显的小梁形成。

4. 排泄性膀胱尿道造影　荧光屏透视监测下的排泄性膀胱尿道造影（voiding cystourethrography，VCU）是一种检测膀胱憩室的良好方法；斜位或侧位 VCU 是诊断本病最有效的方法。VCU 斜位或侧位片可清楚显示膀胱后方大小不等、边缘光滑、圆或椭圆形的憩室影，正位片应包括肾和输尿管，以了解输尿管反流情况，膀胱区正位片也可看到憩室和膀胱相互重叠的影像。透视下可看到排尿时膀胱缩小，憩室增大，膀胱排空后憩室内造影剂缓缓流入膀胱，使膀胱再充盈的影像（图 48-7）。

5. CT、MRI 表现　CT、MRI 的横断面影像可以用来帮助诊断，这对于诊断憩室内肿块也是有价值的（图 48-8）。

## 四、外科治疗原则

### （一）随访观察

一旦确诊后，如果患者不伴有反复感染、梗阻、结石、恶性疾病或同侧输尿管反流等并发症，一般不需要进一步治疗。与膀胱憩室相关的临床症状和并发症大多数与憩室排空不全和尿液滞留有关。膀胱憩室大小不能作为外科手术的绝对指征。无并发症且无症状的患者可使用内镜检查、尿液细胞学检查、尿培养等方式密切观察。

### （二）手术治疗与适应证

1. 尽管切除膀胱憩室是临床最常见的选择方法，但对无症状憩室进行预防性切除以防止发生恶变，还是选择密切观察还存在争议。原则上，选择外

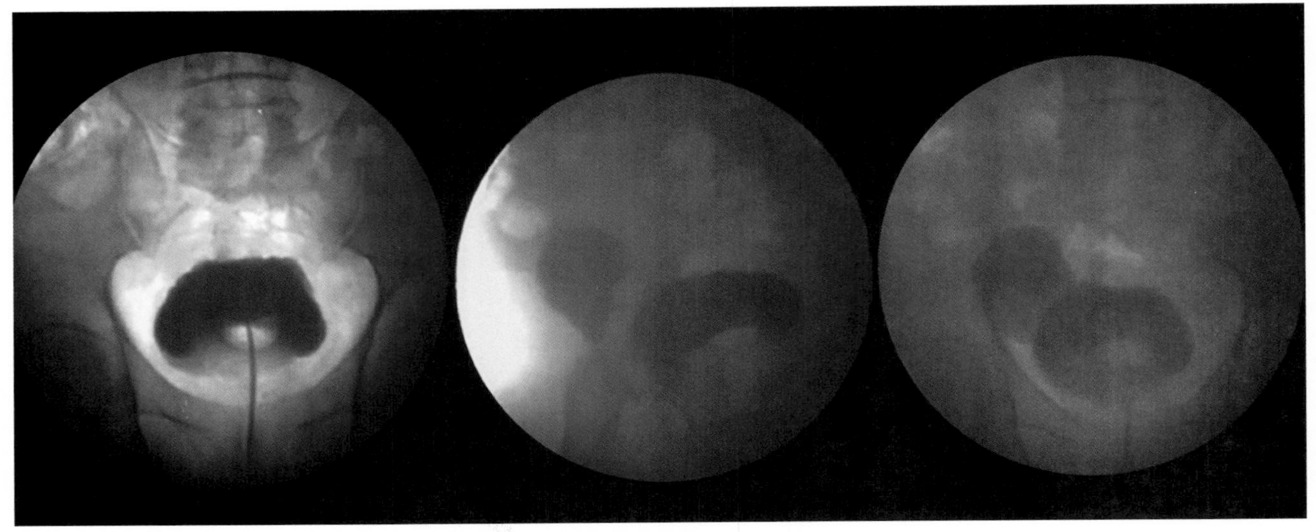

图 48-7　VCUG 影像学表现

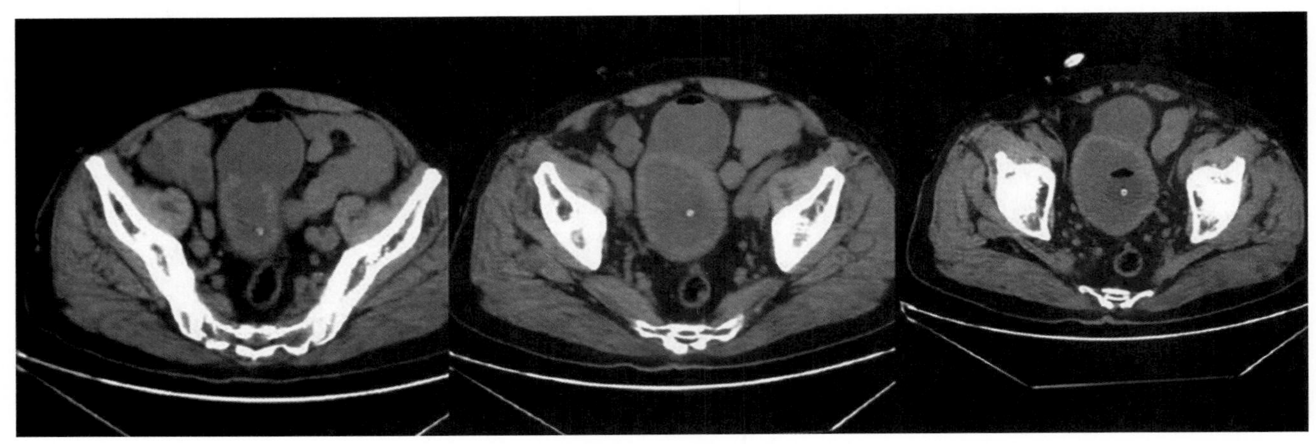

图 48-8　膀胱前壁 CT 扫描可见较大憩室

科手术切除适应证需根据每个患者具体情况而定，如憩室是否有反复感染，有无结石等并发症。

2. 对于出现反复尿路感染或憩室结石等临床症状者建议手术治疗。

3. 手术治疗方法的选择应根据憩室与输尿管开口关系而定，包括憩室切除术 + 逼尿肌修复，若憩室与输尿管开口关系密切者（主要表现为输尿管开口移行于憩室内）则推荐憩室切除 + 逼尿肌修复 + 输尿管移植术。该术式的优点是可降低膀胱输尿管反流等相关并发症发生的概率。

# 第四节　脐尿管畸形

## 一、脐尿管未闭

### （一）病因与发病率

脐尿管是脐与膀胱间疏松结缔组织内的一条纤维索，由胚胎期尿囊管退化而成。脐尿管未闭为泌尿系少见的先天性疾病，多数为儿童发病，国内报道发病率约为 1/30 万，以男性多见。其位于腹膜外锥形腔隙的中央。该腔隙被闭锁的脐动脉贯穿，其基底部分位于膀胱前壁顶部，尖端直至脐部。脐尿管长约 3~10cm，直径约 8~10mm，由一根或两根闭锁的脐动脉连接。脐尿管未闭被认为是膀胱未降，或更为普遍的是被覆上皮的脐尿管未闭。14% 脐尿管未闭的患儿在出生后被证实存在胎儿期膀胱梗阻。脐尿管的闭锁可能与膀胱扩张不相关。所以认为脐尿管未闭的原因是脐尿管再通，而不是脐尿管原发性未闭。

### （二）诊断要点与方法

1. 临床表现与体征　临床表现为脐部漏尿、局部反复感染、脐部可形成囊肿，也可在脐尿管其他部位形成囊肿而触及腹部包块。

2. 新生儿期有尿液持续或间断自脐部流出应考虑脐尿管未闭的可能，脐部细菌尿液培养包括葡萄球菌、大肠埃希菌、肠道球菌、柠檬酸杆菌及罕见的变形杆菌。

3. 扩大或水肿的脐部及脐带残端延迟愈合也是脐尿管未闭的证据。

4. 可以依靠B超下探及纵向充满液体的管状结构CT（图48-9）或排泄性膀胱尿路造影（VCUG）确诊（图48-10，图48-11）。

### （三）外科治疗原则

1. 抗生素治疗　适于发生感染的患者，应先行抗生素治疗，控制感染后行手术治疗。

2. 脓肿切开引流　对于已发生急慢性感染形成脓肿的，应先作脓肿切开引流，控制感染，待炎症消退后再行手术切除。

3. 手术切除　有学者认为，脐尿管憩室只有合并结石、感染或恶性变时才需手术。

4. 残留脐尿管　任何脐尿管部分均可发生癌变，故各类先天性脐尿管异常疾病一旦确诊，在感染控制后宜尽早切除，有包茎、尿道狭窄、尿道瓣膜病患者应预先处理。

5. 目前多数认为，脐尿管瘘患者应将脐尿管及其异常组织一并切除，其切除范围还应包括一部分与脐尿管相连的膀胱壁。

6. 根治性切除术是指彻底切除脐尿管的整条管道组织以避免复发，同时要修补膀胱和脐部缺损。

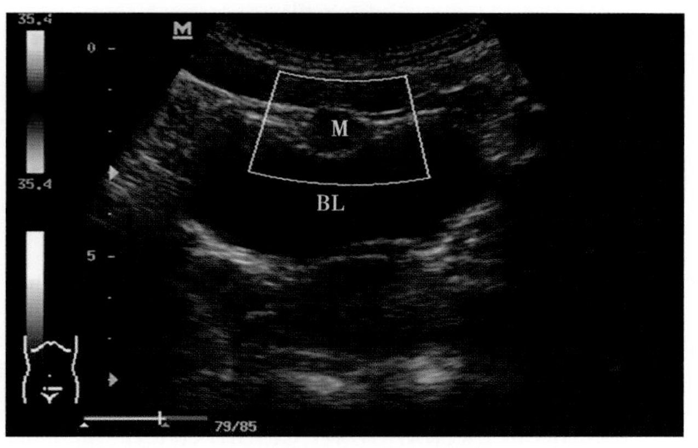


图48-9　超声显示脐下方与膀胱相通的无回声区（BL为膀胱）

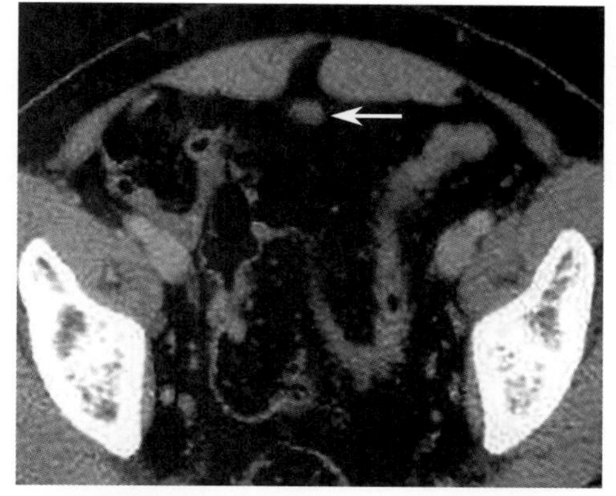

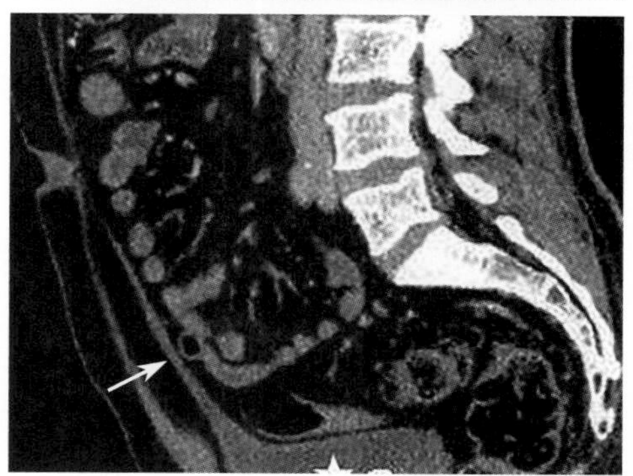

图48-10　CT可见膀胱上方管型通道与脐相连（箭头）

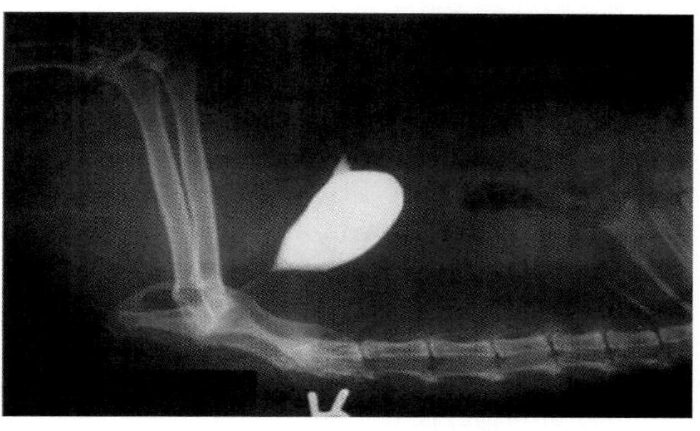

图48-11　膀胱造影提示膀胱上方管型通道残端，提示脐输尿管残留

7. 腹腔镜手术　传统开放手术切口长，创伤大，腹壁手术瘢痕明显，脐部外观损毁严重，对患者心理有较大影响，而腔镜脐尿管切除术具有解剖清晰，操作安全，患者创伤小，术后疼痛轻，下地活动早，住院时间短等优点，基本不影响脐部外观，减少了下腹部术后发生切口感染、切口疝的机会。但由于腹腔镜需要经腹入路，有使感染或恶性变的癌组织向腹腔扩散的可能。

## 二、脐尿管囊肿

### （一）病因与发病率

脐尿管囊肿（urachal cyst）临床少见，多发生于男性。囊肿位于脐下正中腹壁深处，介于腹横筋膜与腹膜之间，是由于脐尿管两端闭合，而中间未闭，脐尿管上皮分泌的液体形成。多在儿童期发现。由于管两端闭锁，中段管腔残存形成脐尿管囊肿，尿管囊肿与脐或膀胱都不相通，但囊液可间歇性地经脐引流或与膀胱相通。脐尿管囊肿多发于脐尿管远端，成人较儿童多见。囊肿内含脱屑的上皮。这些细胞易被感染，金黄色葡萄球菌感染最常见。发病较为罕见，占所有脐尿管畸形的40%左右。

### （二）临床表现与体征

相对先天性脐尿管未闭的其他类型，脐尿管囊肿发病较迟，病史数天至数年不等，可因肿块，疼痛，脐溢液，尿频、尿急发病。患者下腹正中可触及包块，可伴有感染，感染性囊肿有明显的压痛。囊肿感染时可破溃，严重时甚至进入腹腔引起腹膜炎，但很少能造成肠瘘。30岁以下的患者发病多以脐部表现为主，而30岁以上则以膀胱的表现更为突出。

### （三）诊断要点

基于脐尿管囊肿大小不等，小者多无临床症状，大者可引起腹痛及肠道压迫症状，并在脐部正中触及囊性肿块。该症在感染情况下可表现为脐部脓肿或膀胱感染。同时可表现为下腹痛、排尿相关症状甚至扪及痛性包块。本症可依靠B超确诊，表现为前腹壁与腹膜间的局限性囊性包块。严重感染或B超显示不清时，CT有助于明确脐尿管囊肿的解剖情况和范围。本病应与阑尾脓肿，卵巢囊肿，梅克尔憩室鉴别。

### （四）外科治疗原则

脐尿管囊肿的外科治疗与选择包括：①手术切除是临床首选治疗方法；②保守治疗复发率高，且长期的炎症刺激有诱发肿瘤的风险性；③未感染的囊肿可手术切除；④如有感染先切开引流，控制感染，炎症消退后再切除囊肿；⑤对恶变者将脐尿管，部分腹膜，腹横筋膜及膀胱颈部切除，也有人主张行根治性膀胱切除术。

## 三、脐尿管憩室与窦道

### （一）定义与病因

一般脐尿管在出生前退化成为无功能的纤维条索，若退化不全，脐尿管近膀胱处未闭合，则形成膀胱顶部脐尿管憩室，而脐侧未闭则为脐尿管窦道。

### （二）临床表现

脐尿管憩室一般无明显临床症状，继发感染、合并憩室内结石，会引发尿频、尿急、尿痛、血尿等症状。脐尿管憩室也与其他畸形并发。脐尿管憩室常合并结石，为尿液逆流、炎症、尿酸盐类沉积而产生结石，且结石不容易进入膀胱腔内。有人认为，反复感染粘连及憩室开口较小是结石停留于憩室内而不因重力作用坠入膀胱的主要原因。

脐尿管窦道临床主要表现为脐部反复感染流脓，因瘘道较短而萎瘪，超声不易识别。

### （三）超声与影像学诊断

脐尿管窦道诊断依靠窦道造影。脐尿管窦道的尾端充满了脱屑的上皮，与膀胱不相通。本症需与脐肠系膜管未闭相鉴别。脐肠系膜管未闭主要表现为与脐部相连的梅克尔憩室（Meckel diverticulum），由于其与膀胱不相通或肠可在腔窦造影上显现，很难与脐尿管窦道相鉴别。与脐尿管窦道不同，脐部Meckel憩室在组织学上表现为胃和小肠黏膜。

脐尿管憩室病变多位于膀胱前上壁中线区或略偏向一侧。形态呈多样性，可表现为乳头状、尖角状、短管状、多房状及膀胱壁内结石等多种形态，其囊腔与膀胱相通。憩室伴感染者表现为囊性包块，囊壁增厚，周围可见条索状或片絮状密度影，脂肪间隙显示浑浊，周围膀胱壁增厚，增强扫描病灶可见明显强化。

### （四）外科治疗原则

外科治疗原则同脐尿管未闭等脐尿管先天性疾病，建议手术切除憩室及窦道，防止反复感染，并发结石及恶变可能。

（蔡启亮）

## 参考文献

[1] CHAN DY, JEFFS RD, GEARHART JP. Determinates of continence in the bladder exstrophy population after bladder neck reconstruction [J]. Urology, 2001, 165: 1656.

[2] DODSON J, JEFFS RD, GEARHART JP. The small exstrophy bladder unsuitable for closure. J Urol, 2001, 165: 1656.

[3] GEARHART JP, STEC A, TADROS YE, et al. Pelvic floor anatomy in classic bladder exstrophy: First insights. J Urol 2001; 166: 1444. Grady R, Mitchell ME: Complete repair of exstrophy. J Urol, 1999, 162: 1415.

[4] MELDRUM KK, BAIRD AD, GEARHART JP. Methods of pelvic and extremity immobilization following bladder exstrophy closure: Associated complications and impact on

surgical success. Urology,2003,62:1109.

[5] MONFORT G,GUYS JM,BOCCIARDI A,et al. A novel technique for reconstruction of the abdominal wall in the prune belly syndrome. J Urol,1991,146:639.

[6] NOH PH,COOPER CS,ZDERIC SA,et al. Prognostic factors in patients with prune belly syndrome. J Urol,1999,162:1399-1401.

[7] SMITH CA,SMITH EA,PARROTT TS,et al,Voiding function in patients with prune belly syndrome after Monfort abdominoplasty. J Urol,1998,159:80-89.

[8] SPONSELLER PD,BISSON L,JANI L,et al. Anterior innominate osteotomy in repair of bladder exstrophy. J Bone Joint Surg Am,2001,83:184.

[9] STEPHENS FD,GUPTA D. Pathogenesis of the prune belly syndrome. JUrol,1994,152:2328-2331.

[10] Woodard JR,Smith EA. Prune belly syndrome. Campbell-Walsh urology-Eleventh edition. In:Elsevier. Philadelphia,2016.

[11] WOODHOUSE CR,RANSLEY PG,INNES WILLIAMS D. Prune belly syndrome-Report of 47 cases [J]. Arch Dis Child,1982,57:856-859.

[12] 吴阶平．吴阶平泌尿外科学[M]. 济南:山东科学技术出版社,2004:23-42.

[13] 庄乾元,韩见之．先天性泌尿生殖系疾病[M]. 武汉:湖北科技出版社,2001:17-22.

# 第四十九章

# 间质性膀胱炎诊断与治疗

## 第一节　间质性膀胱炎认识史与争议问题

### 一、概念演变与争议问题

间质性膀胱炎（interstitial cystitis，IC）是一种病因尚未阐明，临床表现以尿急、尿频、膀胱充盈后疼痛，排尿后疼痛减轻，尿常规检查和细菌培养阴性为临床表现特征的膀胱疼痛综合征。如果问泌尿外科医师治疗什么疾病让你感到最棘手、最困惑、挫折感最大？几乎十个泌尿外科医师有九个回答是间质性膀胱炎或者说膀胱疼痛综合征。

回顾对间质性膀胱炎100多年来的认识历史，由于病因不清、定义不明确、命名多样，实验室检查，组织活检常不能提供有效的诊断依据，尿动力学检查的作用尚有争议，病理组织学仍存在不确定性，自然病史也不清楚，早期表现与预防手段甚至还没有被考虑。IC诊断主要依靠临床症状和医师的经验，治疗通常以改善症状、延缓疾病进展为主要目的。这些因素不仅影响了流行病学研究的准确性，也是IC发病率在世界各地文献报道差异性很大的主要原因。

需要指出的是，盆腔疼痛综合征或膀胱疼痛综合征定义的是临床症状，而不是疾病的本质，也不能阐明疾病的发生、发展、病理生理变化与临床症状的相关性。直到最近，国际上才对这个历经百年沧桑的疾病认识趋向用间质性膀胱炎来定义这个疾病。更多的专家学者强调，如果用BPS/IC来定义一个疾病，那么再加用BPS就是多余的命名。换句话说，在间质性膀胱炎认识的历史长河中，没有比现在人们更接近发现与揭示盆腔疼痛综合征或膀胱疼痛综合征疾病的本质IC。尽管IC的发病机制复杂，但只要对IC的命名、定义和诊断标准达成共识，相信在未来IC基础与临床诊疗研究工作中将会产生许多新的认识、新的理论、新的诊疗标准和新的防治策略。

### 二、一种需要再认识的疾病

有关间质性膀胱炎的认识历史最早应追溯到1836年美国外科医师Joseph Parrish报道3例有严重下尿路症状，但没有膀胱结石的疼痛症状。在19世纪初，欧洲人群膀胱结石伴有严重下尿路刺激症状十分常见，其疼痛性质类似三叉神经痛，故Joseph Parrish医师把这种没有膀胱结石而产生的膀胱疼痛伴下尿路刺激症状的疾病命名为“膀胱三叉神经痛”。1887年美国医师Skene在*Diseases of the Bladder and Urethra in Women*一书中描述“一种膀胱炎性疾病，该疾病炎性改变可累及部分或全部黏膜上皮并扩展至间质”。1907年，德国医师Nitze第一次详细描述了“一种膀胱黏膜下炎症疾病”的临床表现，他写道“患者通常有耻骨上疼痛，膀胱镜下水充盈至最大时，可见黏膜撕裂现象”并首次提出了间质性膀胱炎的疾病名称。1915年美国Guy Hunner医师报道了一组8例膀胱黏膜溃疡的女性患者，临床表现为尿急、尿频、夜尿次数增多伴耻骨上疼痛。膀胱镜下发现黏膜溃疡为疾病诊断的典型特征，后来人们将这种膀胱黏膜溃疡命名为“洪纳溃疡”，并将其作为间质性膀胱炎诊断的金标准。直至20世纪末，人们才确定洪纳溃疡在IC患者中是非常少见的。1949年Hand医师在回顾233例IC的临床和膀胱镜下表现时写道：在膀胱镜下，可见黏膜下小圆点状出血，其形态各异，但点状出血对膀胱容量的影响很小。他将IC的病状分3级：1级病变占 69%，2 级病变介于 1~3 级之间患病率为 18%，3 级病变占 13%，且符合 Hunner 描述的小容量膀胱挛缩。1975 年 Oravisto 提出，慢性膀胱疼痛伴尿急、尿频、尿细菌培养阴性，膀胱黏膜活检无菌性炎症表现作为 IC 的诊断标准。1978 年 Walsh A. 用"肾小球样出血"（glomerulations hemorrhage）一词来描述在麻醉下，水扩张后膀胱黏膜的点状出血表现是 IC 诊断的特征性指标。同年，Messing 及 Stamey 在讨论 IC 的早期诊断时，才将人们的注意力从 60 年来一直以寻找洪纳溃疡作为 IC 特征性诊断转移到疾病的概念上来。

2002 年国际尿控协会提出了"膀胱疼痛综合征"的正式定义，但后来证实只有 66% 的 IC 患者符合这个定义。2003 年 3 月，在日本东京召开的国际间质性膀胱炎研讨会上，进一步强调"膀胱疼痛综合征"，并不能给疾病以明确的定义，不能反映该病的病理生理特点，并且这种命名方式也给医师治疗的思路带来误导。同年 10 月 29 日，NIDDK 组织了 IC 专家委员会就间质性膀胱炎尿急、尿频、膀胱充盈性疼痛所给出的症状性诊断指标达成共识。2004 年 6 月在世界卫生组织、国际泌尿外科协会、国际尿控协会和妇产科协会的支持下，大会采纳了国际尿控协会提出的 BPS/IC 定义。会议认为，由于不能确定 IC 是 BPS 的一个亚群，故两个词（BPS/IC）合并应用来表示这种综合征。2008 年在格拉斯哥国际疼痛研讨会上对"BPS/IC"的命名提出质疑。部分专家在会上指出，任何一次新的命名都应该以充足的证据为基础。既然 BPS/IC 界定的是一个疾病，那么再冠上膀胱疼痛综合征（BPS）就是多余的。因为 IC 界定的是疾病本质：①病因与病理改变发生在膀胱黏膜上皮层和间质；②伞状细胞层 GAG 损伤与丢失导致黏膜通透性改变；③IC 膀胱黏膜分泌特有的 APF 是黏膜变薄的病理特征；④肥大细胞激活与脱颗粒释放的大量炎性介质与膀胱疼痛症状相关；⑤这些可以重复的证据都趋向界定 IC，而不是其他综合征（图 49-1）。

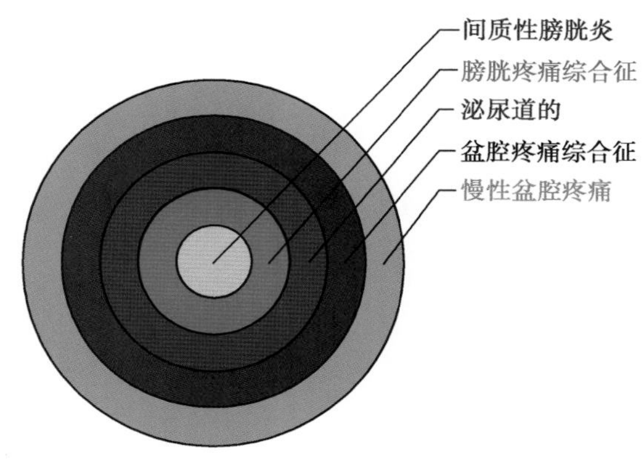


图 49-1　间质性膀胱炎不同命名与疾病本质的关系

# 第二节　流行病学与症状患病率

## 一、流行病学研究

间质性膀胱炎 95% 发生在 40 岁左右的中年女性，18 岁或 80 岁女性极为少见。IC 的男女发病比例为 1∶9，总的发病率为 10.6/100 000。1972 年 Oravisto 报道芬兰赫尔辛基 IC 的发病率为 0.66/100 000，女性为 1.2/100 000，2003 年 Roberts 报道应用临床诊断指标作为 IC 流行病学研究的结果，发现美国明尼苏达州女性 IC 的发病率为 1.6/100 000，男性为 0.6/100 000，故长期以来认为 IC 是一种较为少见的疾病。1995 年，荷兰学者以 IC 病理学和肥大细胞计数作为临床医师问卷调查的主要依据，结果显示，女性 IC 的总体发病率为 16/100 000。1997 年 Jones 和 Nyberg 公布了在美国进行的一项基层医院家庭问卷调查结果，其 IC 的发病率为 450/100 000，但该报道是以临床医师的经验作为确诊 IC 的依据。同年由 Parsons 和 Tatsis 进行的 IC 人口问卷调查研究显示，美国女性 IC 的患病率竟高达 20 000/100 000，如果对所有膀胱疼痛而尿中细菌培养阴性患者都被诊断为间质性膀胱炎的话，那么美国人口中 IC 的发病率将增加 5 倍，也就是说，在美国大约有 500 000 IC 病例。与之相比，2004 年日本报道的 IC 发病率仅为 1.2/100 000，女性为 4.5/100 000。这提示，亚洲女性人群 IC 的发病率远低于欧美国家，究其原因可能与欧美女性服用外源性雌激素或避孕药有关。另外，由于使用的问卷表标准不同，可能导致单纯问卷普查高估或低估了间质性膀胱炎的发病率。直到最近，美国学者通过大量的病例调查研究，才形成以 BPS/IC 症状与定义作为流行病学研究信息的基础。通过采用 BPS/IC 症状与定义对 12 752 名女性受访者进行了电话问卷调查，结果发现，6.53% 的成年女性符合 BPS/IC 诊断（6 530/100 000）。我国还没有规范的 IC 流行病学调查报道标准，李贵忠等人首次采用 O'Leary-Sant 症状调查表和问题指数系统对门诊有下尿路症状的患者进行了随机问卷调查报道。结果发现，有下尿路症状的女性患者 BPS/IC 的诊断符合率为 55%，男性占 30%。也有作者对生育年龄的妇女不明原因的慢性盆底疼痛患者进行诊断性评估，结果 80%~85% 符合间质性膀胱炎的诊断。在男性Ⅲ型前列腺炎中钾离子疼痛试验 85% 患者呈阳性，60% 患者被认为可能是间质性膀胱炎或定义为间质性前列腺炎，但目前仍缺乏足够的支持证据。

综上所述，基于间质性膀胱炎病因机制不清，命名众多，更缺乏被认可的疾病定义。临床诊断尚没有统一的标准，实验室检查缺少足够的支持证据，问卷调查的种类较多，内容严宽不一，也未能满足流行病学调查可信性评价指标。这些因素，不仅使流行病学调查带来问题与困难，而且也是导致 IC 发病率在文献报道中存在很大差异的重要原因。

## 二、IC 症状患病率

### （一）膀胱疼痛

“痛性膀胱症状”是 IC 患者的主要临床特征，也是泌尿科医师诊断 IC 最常用的评价指标。间质性膀胱炎 92% 的患者表现膀胱区疼痛，50% 的 IC 患者每天都出现膀胱疼痛，其中 2/3 的患者为严重疼痛。Helt 和他的同事分析了 902 例 IC 患者疼痛特点，57% 患者描述排尿后疼痛症状出现缓解。Koziol 观察 565 名 IC 患者，73% 病例排尿后可以减轻或缓解膀胱疼痛症状。在另一方面，特定的食物和饮料会加重 IC 疼痛症状者占 92%。食物的类型主要包括：酒精、柑橘类水果、番茄和香辣食物、碳酸类饮料、咖啡、茶和巧克力等。在问卷调查中至少有一种食物或饮品会加重膀胱疼痛症状，其中酸性饮料诱发疼痛占 54%，咖啡为 51%。另外，61% 的女性描述诱发膀胱疼痛与精神压力有关，49% 的患者描述穿紧身的衣服可引发盆腔疼痛。

### （二）外阴与性交痛

外阴痛与性交痛是生育期 IC 患者最常描述的症状。据统计，外阴疼痛症状的患病率为 40%~60%，中年妇女性交疼痛和 / 或性交困难的发生率占 50% 以上。此外，严重的尿急、尿频、夜尿次数增加，精神与心理压力过大，不能正常工作、经济负担沉重等因素，也是影响夫妻性生活质量和性交困难或性冷淡的常见原因。

### （三）排尿症状异常

尿急、尿频、膀胱充盈性疼痛是间质性膀胱炎患者最常见的临床表现，其中尿急占 91.9%、尿频为 71%、51% 因膀胱刺激症状或疼痛夜间起床次数增多、47% 的患者有启动排尿困难、51% 的患者描述排空膀胱困难，65% 患者都有用尿意来减轻疼痛的经历，其中 46% 的患者一致认为尿意有减轻疼痛的冲动。间质性膀胱炎患者发生血尿的患病率为 22%，但必须注意血尿不是 IC 患者的特征性表现，在诊断 IC 性血尿之前，一定要先排除膀胱感染、结石和肿瘤等相关疾病。

### （四）精神社会因素

尽管 IC 是一种慢性良性疾病，但对患者生活质量、精神心理影响的严重程度不亚于癌症，其生活质量的总评分还低于血液透析的慢性肾衰患者。据统计，68% 的 IC 患者无法进行日常生活（其中 6% 无法旅行，10% 不能有日常的休闲，12% 无法正常睡眠），64% 疲倦无力，57% 有精神忧郁，50% 患者精神不集中，31% 产生人生无价值感，28% 对疾病产生恐慌，17% 发生精神崩溃需要精神心理护理。在另一方面，IC 患者能够工作时间只有普通人的 1/6。Held 等人统计，IC 患者每年花费的医疗费用大约 1.7 亿美元，因不能工作造成的经济损失大约 3.1 亿美元，对社会所造成总的经济负担约 5 亿美元。

# 第三节 病因与病理组织学研究

长期以来，由于对该疾病的命名多样性，而导致病因学认识与研究的视角不同。这也是为什么会产生那么多各自认为都有可能的 IC 发病原因。我们在复习有关 IC 病因学因素的大量信息基础上，重点归纳 IC 几个较为被认可的病因、病理和病理生理学变化，以揭示 IC 的发病原因、病理生理改变与临床表现特征的相关性。

## 一、感染与上皮通透性改变

间质性膀胱炎病因学研究的最大困难是疾病初期患者的症状轻微，且与多种疾病症状重叠，故很难与慢性膀胱炎及膀胱过度活动症等一些疾病相界定。下尿路感染是中年女性较为常见的疾病，在 IC 的诊疗过程中，多数患者都经历过应用抗生素治疗泌尿系感染的病史。通常在抗生素治疗症状没有改善的情况下，才被考虑 BPS/IC 的诊断。从流行病学特点看，女性尿路感染与 IC 的患病数据相近。尽管在典型 IC 患者的尿液中白细胞计数和细菌培养阴性患者常作为排除和鉴别感染与 IC 诊断的一个重要指标，但有些细菌、真菌、纳米菌、幽门螺杆菌、解脲脲原体、肺炎衣原体、致病菌残留碎片抗原以及病毒抗原等采用普通的培养基是不能够被检测出来的。这提示，在 IC 排除致病微生物感染后，也应考虑用特殊的培养技术或 DNA 基因探针、PCR 技术对上述致病微生物进行检测以排除感染的可能性。Durier 提出，对疑似 IC 以前又没有用过抗生素治疗的患者，可每天给予强力霉素、乙琥红霉素、甲硝唑、克林霉素、阿莫西林、环丙沙星等任何一种抗生素治疗，但仍有不同观点。

尽管感染是否为引起 IC 早期的病因学因素尚有争论，但最新的观点认为，致病微生物引起膀胱上皮损伤、硫酸氨基葡聚糖(highly sulphated glycosaminoglycans，GAGs)丢失产生的膀胱上皮通透性增强是导致尿急、尿频和膀胱疼痛症状的早期事件，其致病原因包括：①膀胱黏膜是由表层、中间层和基底细胞层组成。在正常情况下，膀胱上皮表层细胞被一层亲水性很高的硫酸氨基葡聚糖所覆盖。由于 GAGs 层和细菌胞壁皆为高负电性理化特点，即各自表面的高静电斥力，使尿液中的水分子和溶质与膀胱表层细胞之间保持着 70~100Å 的距离，在尿液与黏膜上皮细胞之间形成一层非接触性界面，这提示，正常膀胱上皮与 GAGs 层的完整性与高负电斥力可有效阻止细菌与膀胱上皮细胞的黏附率。②致病微生物与膀胱上皮黏附、生长、相互作用，导致黏膜上皮损伤与 GAGs 缺失是膀胱黏膜上皮通性改变的病因与病理生理变化关键原因。③在这种情况下，尿液中溶质如炎症因子、毒性分子、P 物质、尿液钾和组胺等炎症介质不断漏入膀胱间质，进而产生一系列间质性膀胱炎的病理生理改变。④实验研究发现，钾离子浓度在 15mmol/L 时就会引起膀胱感觉神经和肌肉去极化。正常人尿液中的钾离子浓度为 51~102mmol/L，平均 75mmol/L，当 IC 患者黏膜表层上皮缺损、GAGs 丢失，黏膜上皮层通透性异常增加后，其尿液中高浓度的钾离子就会渗透到膀胱间质，导致膀胱感觉神经与平滑肌去极化，膀胱感知信号与逼尿肌收缩频率增强，产生尿急、尿频和膀胱疼痛症状。⑤临床研究证实，采用膀胱灌注透明质酸钠治疗与修复缺损的 GAGs，其短期有效治疗反应率为 73%。这表明，膀胱上皮细胞 GAGs 损伤与丢失是 IC 发病的初始病因和早期事件，见图 49-2~图 49-5。

## 二、肥大细胞激活与炎症介质

肥大细胞是一种从骨髓原始细胞来源的多功能免疫细胞，随后迁徙到组织和血管周围间隙，在过敏反应及迟发变态反应中起着重要作用。肥大细胞在 IC 的病因和产生的病理生理学改变过程中起着主要作用。自从肥大细胞的增殖、激活、脱颗粒和炎症介质的释放作为 IC 发生的病因学机制以来，使得抑制肥大细胞激活和炎症介质的释放成为未来药物治疗靶点研究的发展方向。

目前认为，肥大细胞在 IC 的发病机制与病理组织学改变的证据包括：①研究证实，非溃疡型 IC 肥

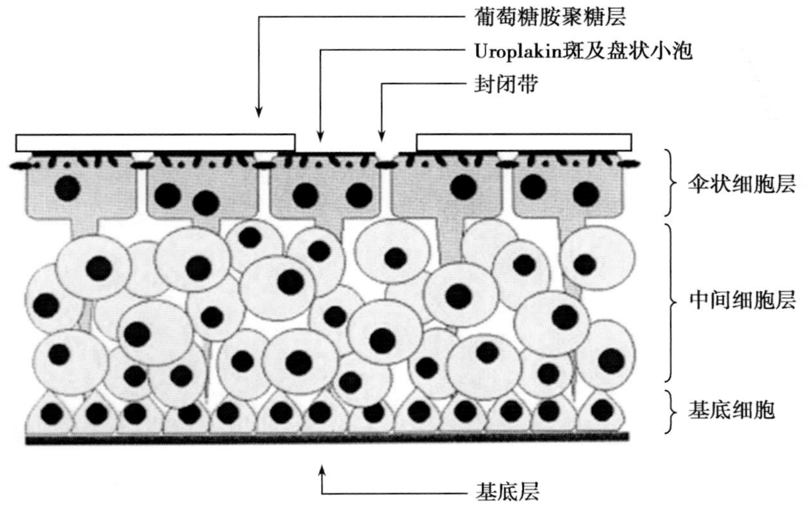


图 49-2　膀胱黏膜 3 层上皮细胞结构示意

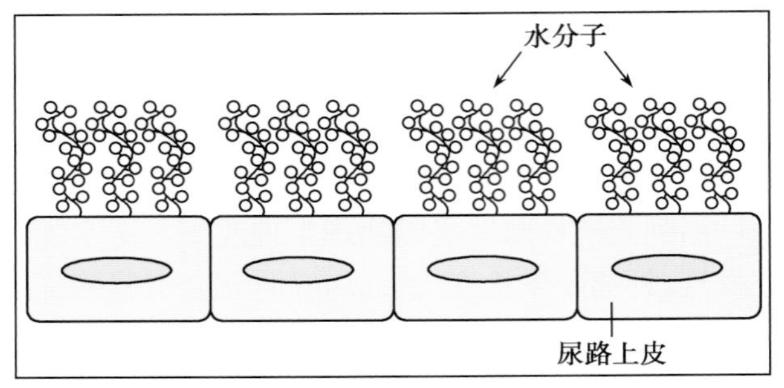


图 49-3 膀胱内水分子与上皮非接触示意

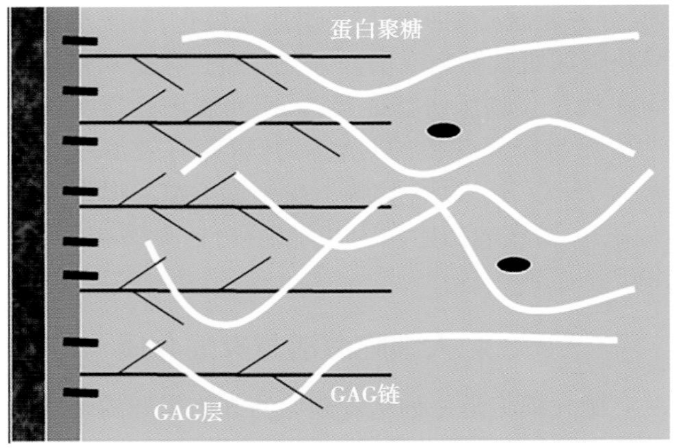


图 49-4 正常膀胱上皮被 GAGs 覆盖示意

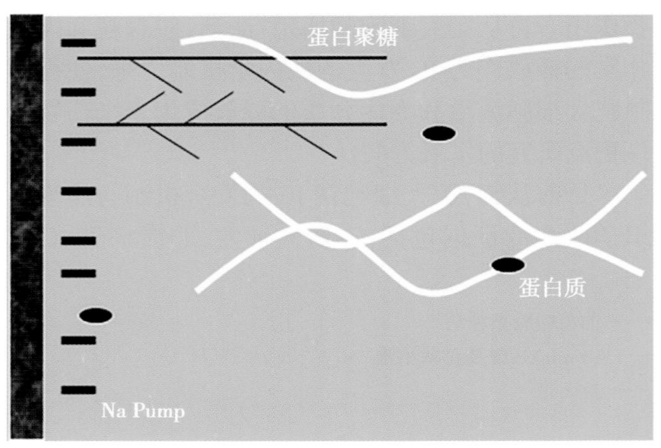


图 49-5 IC 上皮细胞 GAGs 损伤丢失通透增强

大细胞计数比正常对照组增加 20%，溃疡型 IC 组织中的肥大细胞数量增高 60%。以膀胱黏膜肌层肥大细胞计数≥20 个 /mm$^2$，脱颗粒肥大细胞≥50% 作为 IC 诊断标准，其敏感性高达 95%，特异性诊断为 88%。②肥大细胞含有丰富的炎症介质颗粒，肥大细胞激活、脱颗粒释放的炎症介质是 IC 发生、发展的主要病因学因素。③静态肥大细胞能被免疫球蛋白、大肠杆菌脂多糖、化学药物、女性激素、激肽类、神经肽类（P 物质）和乙酰胆碱等多种抗原刺激物与肥大细胞膜表面上的免疫球蛋白 E 受体结合，激活肥大细胞发生脱颗粒并释放多种炎症介质。④肥大细胞表达高亲和力的雌激素受体，雌二醇通过肥大细胞 ER-α 受体结合后，通过激活多种信号途径使细胞外钙离子快速向细胞内流动，同时上调细胞分裂素活化蛋白激酶及腺苷环化酶的功能，促进肥大细胞合成与释放组胺、蛋白酶，趋化物质、血管活性因子、肿瘤坏死因子，白三烯和前列腺素等炎症介质（图 49-6~图 49-11），而这一过程能够被细胞外钙离子通道螯合剂完全阻断。这说明，雌二醇对肥大细胞的激活与脱颗粒作用是通过增加细胞外钙离子内流所介导的。⑤已知间质性膀胱炎组织中存在大量

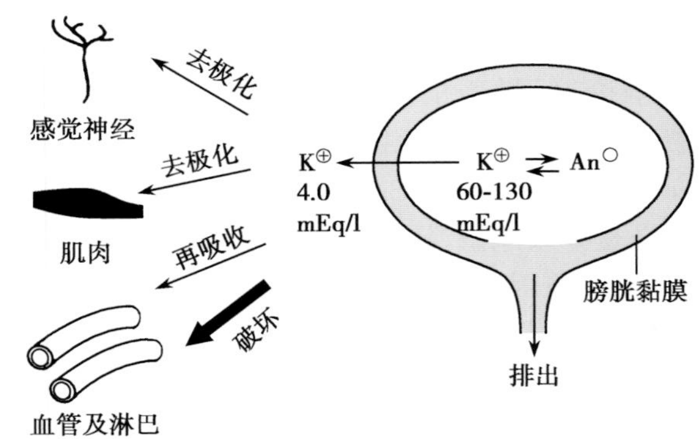


图 49-6 IC 黏膜通透改变尿钾透入间质

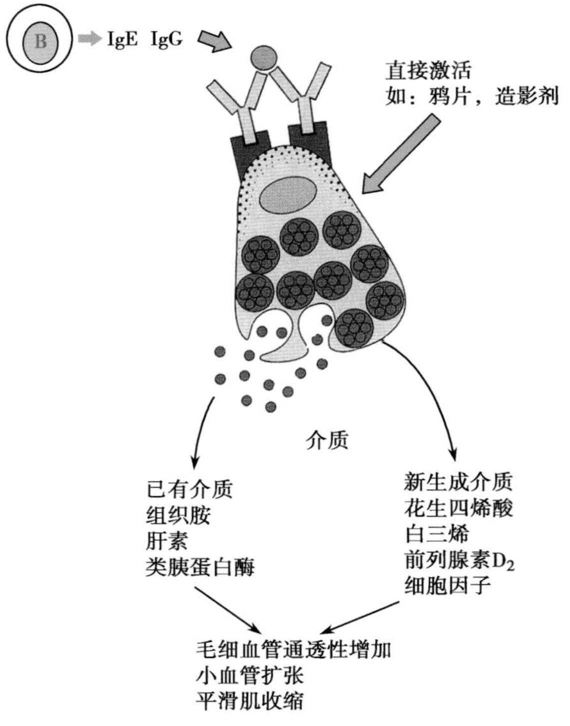


图 49-7 肥大细胞激活与炎症介质释放

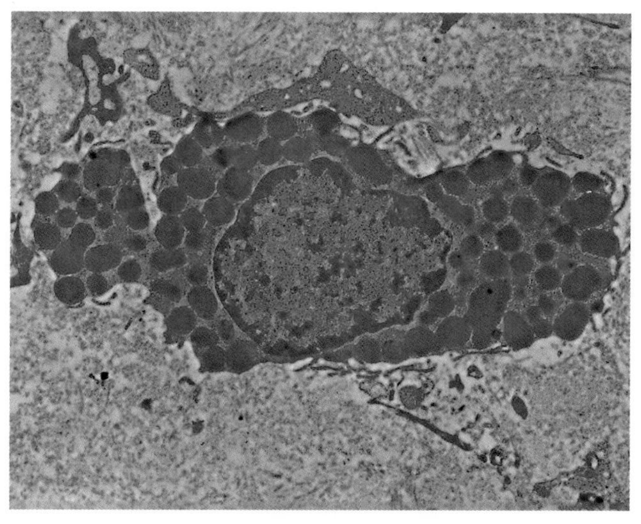

图 49-8　透射电镜下未激活肥大细胞胞质颗粒丰富

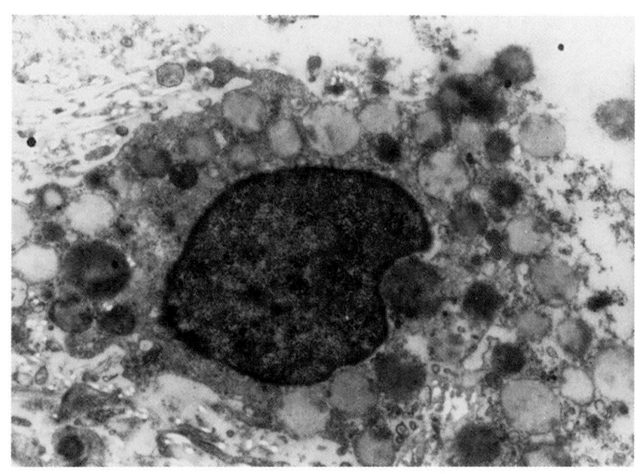

图 49-9　激活后肥大细胞脱颗粒呈空泡改变

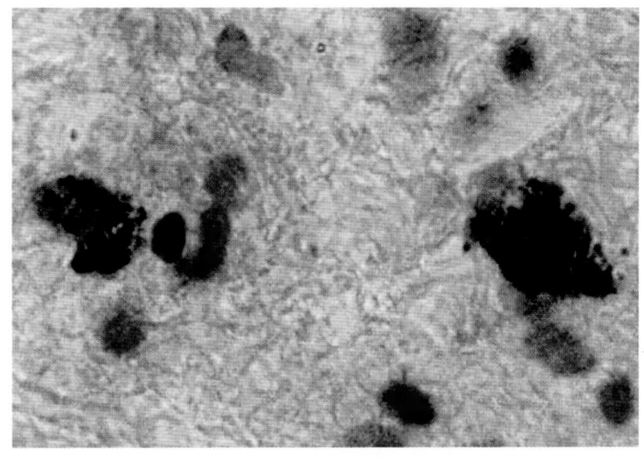

图 49-10　雌激素受体抗体标识的 ER+ 细胞（AEC 显色 ×1 000）

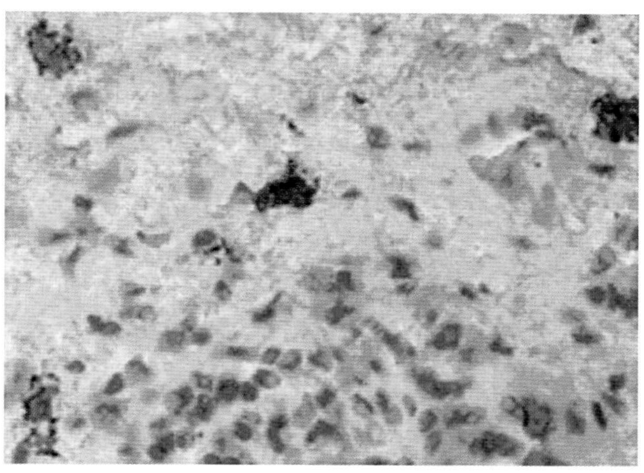

图 49-11　肥大细胞类胰酶抗体及雌体标识阳性的肥大细胞（免疫组化双染色 ×400）

雌激素受体表达阳性的肥大细胞，体外实验证实，雌二醇能快速增加肥大细胞对 P 物质的反应和炎症介质的释放，这有助于解释为什么生育期女性在排卵或月经期间 IC 患者的症状会加重的原因。

## 三、神经源性炎症与膀胱疼痛

肥大细胞的神经免疫作用解释了膀胱感觉神经元高敏感性及 IC 的神经性疼痛的表现。有研究认为：①神经源性炎症是指位于毛细血管后小静脉上的神经激肽 -1 受体被感觉神经末梢所释放的 P 物质、无髓鞘感觉神经纤维产生的神经肽类和递质使膀胱壁的血管通透性和浆液渗出增加，这表明，神经源性炎症在 IC 的发病机制中也起着重要的作用。②实验表明，神经源性炎症可被各种刺激物包括抗原、细菌、病毒感染、炎症因子、寒冷、高温等因素直接刺激无髓鞘感觉神经 C 纤维使膀胱疼痛的敏感性升高。③神经生长因子（NGF）是一种神经营养因子，小鼠膀胱内灌注 NGF 可引起毛细血管血浆外渗，但 NGF 诱导 IC 血管通透性增加是 NGF 与感觉神经元之间相互作用的结果，而不是 NGF 的直接作用。④雌激素受体和 NGF 受体位于小鼠的背根神经节，雌激素受体的激活对 NGF 的转录、翻译起着刺激和支持作用。⑤NGF 选择性地增加了泌尿生殖道的神经分布，协调感觉神经元的适应性和可塑性。这可能解释了为什么在 IC 患者膀胱组织标本中无髓鞘感觉神经纤维分布密度增加的原因。这些结果表明，雌激素影响着 NGF 的合成及肥大细胞炎症介质释放，NGF 作用于传入神经纤维上的立即致敏效应，通过释放神经递质以及刺激肥大细胞释放的炎性介质，是导致 IC 患者产生膀胱疼痛的直接或间接原因。

## 四、自身免疫性疾病说受到质疑

基于间质性膀胱炎发病原因迄今尚未阐明，有关 IC 病因机制的认识也表现出多样性。最早提出 IC 可能是一种自身免疫性疾病，但自身免疫性疾病尚未得到以下证据的支持：①直接证据，即特异性致病抗体或致病 T 细胞的传递；②间接证据，在实验动物复制出同样的自体免疫疾病模型；③基于临床线索的环境证据，包括同一患者伴发其他自身免疫疾病或具有家族史、靶器官淋巴细胞浸润和免疫制剂治疗有效；④认为 IC 是自身免疫性疾病，目前既缺乏直接的证据也没有原发性自身免疫性疾病的明确指标；⑤尽管有的研究发现，IC 黏膜下层及逼尿肌组织内 $CD4^+$ 和 $CD8^+T$ 细胞数量增加，Th1 向 Th2 漂移，Th2 细胞分泌 IL-4、IL-10 等细胞因子诱导 B 细胞分泌 IgE 抗体，这些抗体与肥大细胞 E 受体结合而激活肥大细胞脱颗粒，释放多种炎症介质、组胺、神经肽，从而产生免疫炎症反应，但这种免疫应答过程不能排除感染所致的直接免疫反应。这提示，IC 患者伴有的自身免疫疾病如红斑狼疮、类风湿关节炎更可能是一种巧合，认为自身免疫疾病是 IC 的病因，尚缺乏足够的直接免疫证据。

## 五、病理组织学特征与相关因素

间质性膀胱炎经过 100 多年来的不断探索与实践，已经证实其最初的命名与病理组织学表现是一致的。长期以来，由于该疾病命名的多样性，这可能是人们对 IC 研究的关注点产生偏移的结果。从界定慢性炎症的病理组织学去诊断 IC，显然在显微镜下还未发现 IC 的病理组织学特征。依据我们目前对 IC 的病因与病理组织学改变相关知识的了解，目前有关 IC 的病因与病理组织学改变可概括为以下几个方面：①抗上皮增殖因子（APF）与 IC 黏膜层变薄，由 IC 上皮细胞分泌一种特有的 APF 与膀胱上皮细胞膜上的 CKAP4/p63 受体结合，能特异性抑制膀胱上皮细胞的增殖，导致 IC 患者膀胱黏膜上皮层增殖抑制、退化变薄，黏膜下毛细血管清晰可见。②潜在的感染和肥大细胞激活释放的多种炎症介质可致表层上皮损伤、剥脱，GAGs 丢失致黏膜通透性增强，尿液纤维蛋白溶酶含量增加引起微血管渗漏，黏膜下炎症水肿、间质细胞变性、纤维化明显增多，最终可致膀胱发生挛缩，导致膀胱最大容量显著减少（图 49-12、图 49-13）。③电镜下 IC 患者膀胱黏膜伞状细胞发生变性、缺失，细胞间连接开放，细胞间隙增大（图 49-14、图 49-15）。④肥大细胞密度与脱

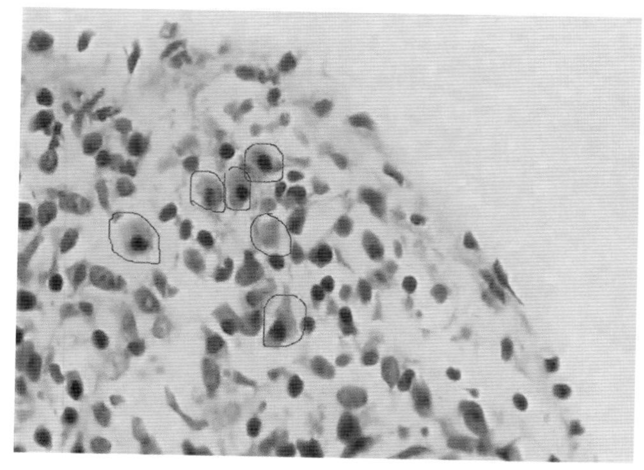

图 49-12 IC 黏膜层变薄、缺损，肥大细胞增多

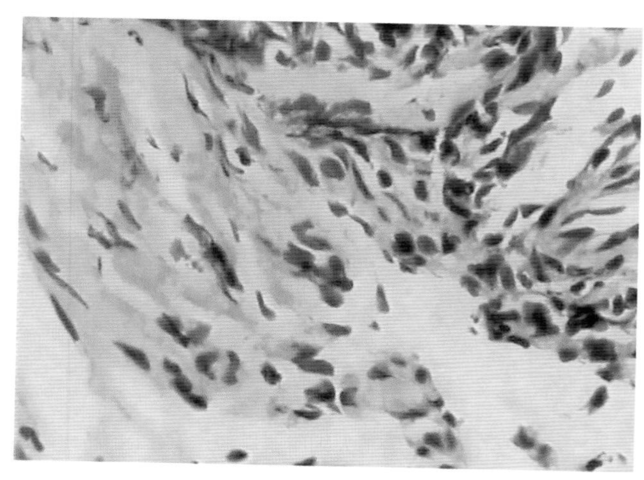

图 49-13 IC 间质细胞水肿、变性

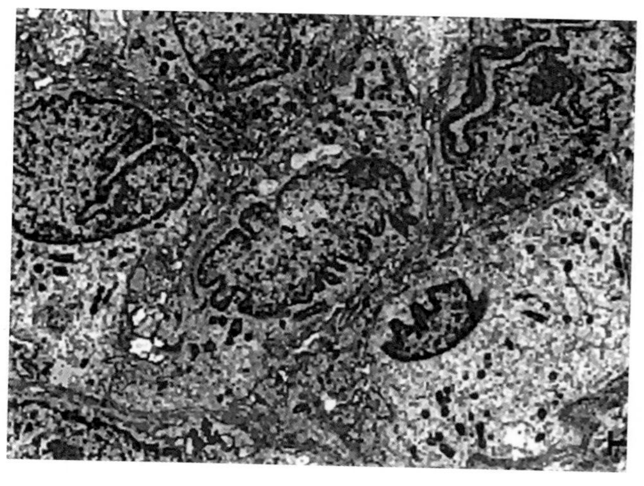

图 49-14 正常膀胱黏膜伞状细胞与结构（透射电镜）

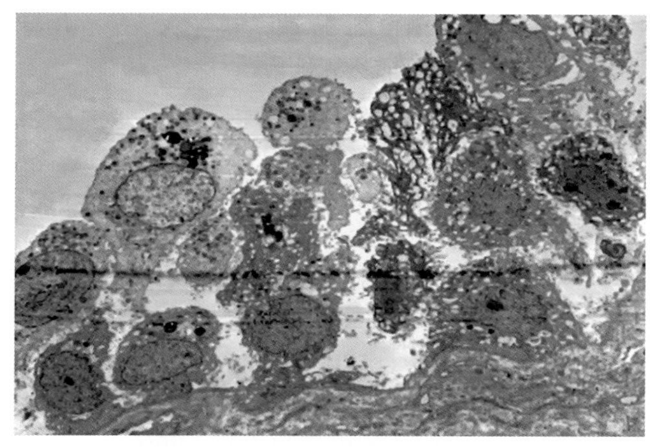

图 49-15　膀胱黏膜伞状细胞缺损、细胞变性、细胞间隙增大（透射电镜）

颗粒，既是 IC 的主要致病原因，也是 IC 病理诊断的特征性指标。目前界定 IC 肥大细胞密度≥20/mm²，脱颗粒肥大细胞比占 50%，具有病理诊断意义，但令人遗憾的是，肥大细胞易被甲醛所固定，但不被酸化甲苯胺蓝或番红精复染的阿辛蓝所染色。已知被10% 甲醛溶液固定的膀胱组织，其黏膜组织中的肥大细胞很难被鉴别出来，这也是造成 IC 病理诊断困难的重要因素。⑤血管活化因子与肾小球点状出血，肥大细胞所分泌的炎症介质、血管内皮生长因子和缺氧诱导因子（HIF）1 的过表达，促进 IC 毛细血管增多，形成 IC 特征性肾小球样点状出血。在膀胱镜下水扩张时，血管内的血流被白色纤维索带所阻断，而形成界限分明的肾小球样毛细血管团。这种病理改变是基于肥大细胞合成释放的肿瘤坏死因子所致，特点是血管脆性增大，易于出血。⑥神经源性炎症与膀胱疼痛，神经源性炎症参与了 IC 发生疼痛的过程，外周和中枢神经系统的神经可塑性和神经元的敏感性升高，膀胱感觉神经纤维通过神经源性炎症诱发膀胱壁的感知与活动增强，并使疼痛区域化。IC 尿路上皮不再被视作一种屏障，黏膜下感觉神经纤维的兴奋性增高，自主神经反应和中枢神经系统的传入刺激，使膀胱壁活性成分表现出特殊的感觉及信号特性。这可能是 IC 产生慢性疼痛症状的神经生物学基础。

## 第四节　问题与展望

在过去的两个世纪里，有关间质性膀胱炎的认识历尽沧桑，由于确切的病因机制不清楚，导致每个作者在撰写 IC 这题材时，总是提出新的命名，如无菌性膀胱炎、无菌性出血性膀胱炎、高敏感性膀胱、纤维肌痛、慢性疲劳综合征、尿道综合征、慢性盆腔疼痛综合征以及膀胱疼痛综合征 / 间质性膀胱炎等。这些众多的命名与定义，使几代泌尿外科医师不仅在疾病诊断和治疗上感到困惑，而且也不清楚这些综合征的疾病本质是什么。需要指出的是，任何一种疾病的有效治疗都必须建立在对该疾病发生、发展的病因学研究基础上，对症治疗只会派生出更多的命名和治疗方法的多样性，这也是为什么人们对这个疾病的认识又回到了间质性膀胱炎的病理组织学概念。

尽管目前对间质性膀胱炎确切的发病机制尚未完全阐明，但已有更多的证据支持与界定慢性盆腔疼痛综合征的疾病本质是间质性膀胱炎。其主要依据包括：①膀胱黏膜上皮层变薄，GAGs 损伤丢失，导致黏膜通透性异常增强进而产生一系列病理生理学变化和相关症状的发生；②膀胱黏膜层次变薄，肾小球样点状出血和 Hunner 溃疡的存在是个不争的事实；③膀胱壁肥大细胞密度、肥大细胞脱颗粒及释放的多种炎症介质与 IC 特征性临床表现密切相关；④IC 的病理改变是膀胱壁全层受累，间质纤维化，其最终的病理表现是膀胱挛缩。很明显，IC 这些病理生理学变化的相关证据，比以往任何时候都更加接近发现 IC 的病因与揭示其疾病的本质。

必须承认，目前我们对间质性膀胱炎的认识还处在初级阶段，还有许多科学问题需要深入探索与实践。作者认为，在临床与基础研究工作中应着力做好以下几个方面的工作：①明确 IC 的确切定义，应用循证医学方法建立与规范统一的 IC 诊疗标准；②建立规范的 IC 流行病学研究内容和数据库，开展区域性 IC 信息互联互通与资源共享，调研我国 IC 的真实发病率；③努力探索 IC 早期的临床表现、诊断与筛查指标；④探索中西医结合治疗 IC 的新途径，确立 IC 的中医分型，研究中药或天然药物在 IC 治疗中的疗效与机制；⑤加强 IC 关键病因学研究，阐明膀胱黏液层 GAG 的损伤、丢失，黏膜上皮通透性改变，黏膜层变薄的分子免疫机制，进一步研究抗增殖因子（APF）对黏膜上皮细胞增殖抑制、损伤修复的分子作用；⑥深入研究雌激素 - 肥大细胞激活，免疫与炎症因子以及膀胱神经生物学改变在 IC 发病中作用和膀胱疼痛机制的研究；⑦随着现代分子生物学、分子免疫学、分子病理学、神经生物学、基因组学、表观遗传学等精准医学的快速发展与应用，必将在阐明 IC 的病因机制、早期诊断与防治研究领域产生突破性进展与质的飞跃。

（韩瑞发）

# 第五节　间质性膀胱炎诊断与鉴别诊断

## 一、IC 症状评分与相关问题

多年来，由于 BPS/IC 临床症状评估困难，发病机制不清，一直都没有公认的适用于临床诊断的金标准。最早应用于 BPS/IC 诊断的标准是由美国国家糖尿病、消化疾病和肾脏疾病协会（National Institute of Diabetes Digestive and Kidney Disease，NIDDK）于 1987 年制定的统一标准（表 49-1），但由于这一标准过于严格，主要用于科学研究，并不适用于临床工作。采用这一诊断标准会导致超过半数 BPS/IC 患者不能得到正确而全面的诊断。1997 年，NIDDK 收集了 424 例 IC 患者的资料并建立了多中心间质性膀胱炎数据库（interstitial cystitis database，ICDB），它在 NIDDK 诊断标准的基础上制定了更加贴近临床的诊断标准（表 49-2）。90% 的临床专家表示：根据 ICDB 标准诊断为 IC 的患者确实患有该疾病，但是仍有 60% 诊断为 IC 的患者不符合 NIDDK 的这一标准。在此之后，为进一步规范 BPS/IC 的诊断，国际尿控协会（ICS）、欧洲间质性膀胱炎研究协会（ESSIC）、欧洲泌尿外科协会（EUA）以及美国泌尿外科协会（AUA）纷纷给出了相应的诊断体系。

2008 年，ESSIC 将 BPS/IC 定义为：持续 6 个月以上的与膀胱相关的慢性盆腔疼痛、压迫感或不适，并伴有至少一种其他泌尿系统症状，如尿频、尿急等，同时除外其他相关疾病（感染、恶性肿瘤、放射性或药物性膀胱炎、膀胱过度活动症（overactive bladder，OAB）、膀胱出口梗阻（bladder outlet obstruction，BOO）、尿道憩室、尿路结石、盆腔器官脱垂、阴部神经卡压、子宫内膜异位、肠易激综合征和憩室病等）。同时，ESSIC 还提出了 BPS/IC 的分类分级标准（表 49-3）。

欧洲泌尿外科协会（European Association of Urology，EAU）2008 年将 BPS/IC 的诊断标准简化，其

表 49-1　NIDDK 间质性膀胱炎诊断标准

确诊间质性膀胱炎时，患者必须在膀胱镜检查时见到肾小球样点状出血或 Hunner 溃疡；必须具有膀胱疼痛或尿急表现。寻找肾小球样点状出血的条件是：在麻醉下膀胱扩张压力为 80~100cm$H_2O$，持续 1~2 分钟。进行评估前膀胱应该扩张两次。肾小球样点状出血应该散布于膀胱壁的 3/4 范围以上，而且每 1/4 范围必须有 10 个以上的出血点，出血点不应是膀胱镜损伤所造成的。有以下之一则排除间质性膀胱炎诊断：

1. 以气体或液体为介质进行膀胱扩张时，膀胱容量 >350ml。
2. 当扩张达 100ml 气体或 150ml 液体后仍未出现急迫性排尿感。
3. 灌注时出现周期性不自主膀胱收缩。
4. 症状 <9 个月。
5. 无夜尿增多表现。
6. 抗生素、胆碱能抑制剂或解痉剂、肌松剂治疗后症状缓解。
7. 清醒时每天排尿 <8 次。
8. 3 个月内诊断过细菌性膀胱炎或前列腺炎。
9. 膀胱或尿道结石。
10. 活动性生殖器疱疹。
11. 子宫、宫颈、阴道、尿道肿瘤。
12. 尿道憩室。
13. 环磷酰胺及其他类型的化学性膀胱炎。
14. 结核性膀胱炎。
15. 放射性膀胱炎。
16. 良、恶性膀胱肿瘤。
17. 阴道炎。
18. 年龄 <18 岁。

表 49-2　ICDB 研究入选标准

| | |
|---|---|
| 1. 给参试者提供足够的相关信息。<br>2. 在研究过程中愿意接受全身麻醉或局麻下膀胱镜检查。<br>3. 年龄为 18 岁以上。<br>4. 尿急、尿频或疼痛症状持续 6 个月以上。<br>5. 每日排尿次数大于 7 次，或者有尿急、疼痛表现。<br>6. 没有泌尿生殖系结核病史。<br>7. 没有尿道肿瘤史。<br>8. 没有膀胱恶性肿瘤、异常高分化、原位癌。<br>9. 男性不存在前列腺癌病史。<br>10. 女性近三年内没有卵巢、阴道、宫颈肿瘤病史。<br>11. 女性近期不存在阴道炎、线索细胞、滴虫病或真菌感染。<br>12. 最近三个月内未患细菌性膀胱炎。 | 13. 近三个月未患过活动性疱疹。<br>14. 近三个月未因泌尿系感染而应用过抗生素。<br>15. 从没有接受过环磷酰胺治疗。<br>16. 不存在放射性膀胱炎。<br>17. 不存在神经源性无功能膀胱。<br>18. 没有经尿流动力学证实的膀胱出口梗阻。<br>19. 男性近 6 个月内未患过细菌性前列腺炎。<br>20. 近三个月内未患过膀胱、输尿管、尿道结石。<br>21. 近三个月内未患过尿道炎。<br>22. 最近三个月未实施过尿道扩张、麻醉下膀胱镜检查、膀胱内测压、膀胱活检。<br>23. 未进行过膀胱扩大成形术、膀胱切除术、膀胱神经截断术。<br>24. 没有小于 12 号尿管直径的尿道狭窄。 |

表 49-3　ESSIC BPS/IC 分类分级标准

| | 膀胱镜检查与水扩张 | | | |
|---|---|---|---|---|
| 活检 | 未做 | 正常 | 肾小球分级 [a] | Hunner's 病变 [b] |
| 未做 | XX | 1X | 2X | 3X |
| 正常 | XA | 1A | 2A | 3A |
| 不确定 | XB | 1B | 2B | 3B |
| 确定 [c] | XC | 1C | 2C | 3C |

a. 膀胱镜检查：肾小球分级 2~3 级；b. 膀胱壁溃疡伴有或不伴有肾小球样出血点；c. 组织学显示炎症浸润和 / 或逼尿肌肥大细胞增多症和 / 或肉芽组织和 / 或肌束内纤维化。

标准主要涉及症状及膀胱镜检查。症状主要包括特征性疼痛和尿频，特征性疼痛是 IC 诊断的重点，其特点是：疼痛随着膀胱的充盈而出现并逐渐加重；疼痛多位于耻骨上，可以向腹股沟、阴道、直肠及骶骨处放射；排尿后疼痛缓解，但很快重新出现。EAU 标准中膀胱镜检查的目的是寻找洪纳病变（Hunner 溃疡）；麻醉下水扩张，膀胱黏膜随机活检除外膀胱原位癌或其他局部病理病变。Hunner 溃疡是 IC 的特征性改变，一旦发现即可诊断。无溃疡的 IC 患者在常规膀胱镜检查中黏膜表现正常，而行麻醉下水扩张后就可能出现黏膜红斑，称为红斑症阳性。接受化疗药物的肿瘤患者、透析患者和尿流改道术后新膀胱长时间未充盈的患者膀胱都可能发现小球样点状出血，因此红斑症本身并无特异性，当合并有尿频、疼痛等临床症状才有诊断意义。但这个标准还是没有客观的症状及病理诊断指标。2013 年 EAU 指南提出 BPS/IC 的诊断应基于膀胱相关的疼痛、压力和不适感，伴随有至少一项其他症状，如日间和 / 或夜间尿频；根据症状的原因排除可能混淆的其他疾病；视患者的病情行膀胱镜水扩张或活组织检查。在 EAU 的 BPS/IC 诊疗指南中提到评分表、临床症状、PST 试验、膀胱镜检查和病理检查均可作为 BPS/IC 诊断的辅助手段，并在指南中推荐了 ESSIC 的 BPS/IC 分类标准。

2011 年 AUA 指南将 BPS/IC 定义为：一种膀胱区域的不愉悦感受（压力感、疼痛感、不适），伴有尿频、尿急等下尿路症状且症状持续 6 周以上，没有感染或其他疾病的证据。提出 BPS/IC 的诊断应包括：①详细的病史、体格检查、实验室检查，以此来评估 BPS/IC 的特征性症状，并且排除其他疾病；②应当记录患者排尿情况的基线和疼痛水平，以便于评估治疗效果；③对于复杂的病例应当考虑行膀胱镜检查和 / 或尿动力学检查作为辅助诊断方法；对于不复杂的病例则没有必要进行这些检查。

综上所述，BPS/IC 的诊断仍是一种排除性诊断。尿频、尿急、尿痛患者需要进行完整的病史询问、体格检查、尿培养、膀胱镜检查，若除外泌尿系感染和其他病理病变，可初步诊断 PBS/IC。随着广大泌尿外科学者及临床医师对 BPS/IC 诊断的不断研究及探索，目前除典型的病史、详细的体格检查及相关实验室检查外还有很多用于辅助诊断的手段，包括尿流动力学、PUF 评分等调查问卷、钾离子敏感实验（PST）、血尿生物标志物、膀胱镜水扩张及膀胱组织活检等。

## 二、PUF 评分系统与 IC

IC 问题指数、盆腔疼痛和尿急尿频评分表（PUF 评分表）是由 Parsons 等专门针对 PBS/IC 广泛的症状表现而设计的，并在一个包括泌尿及妇科患者的大人群研究中证明了其对 IC 诊断的有效性（表 49-4）。PUF 评分包括症状评分和困扰评分两部分。其问卷包括了 IC 的大部分症状，三分之一的问题是关于尿频，并且白天排尿次数和夜间排尿次数被单独列出，三分之一的问题是关于尿急，三分之一的问题是关于盆腔疼痛，这些疼痛可以在盆腔的任何部位，包括阴道、阴唇、下腹部、尿道、会阴、睾丸、阴茎和阴囊。PUF 评分旨在 IC 患者的筛查，据 PUF 评分指标，美国大约 23% 有盆腔疼痛、尿频和尿急症状的女性患者被诊断为 IC，因此其应用应该更加谨慎。相对于 O'Leary 等人提出的 IC 症状指数表（ICSI/ICPI 评分表）而言（表 49-5），PUF 评分表增加了 BPS/IC 患者临床常见的盆腔疼痛和性交不适的问题，从而被广泛认可和应用。Kushner 等认为 PUF 评分表作为 BPS/IC 患者的一种筛查手段，具备较高的敏感性，其效果优于 ICSI/ICPI 评分表。Lubeck 等人认为 PUF 评分表作为对 BPS/IC 症状评估的手段具有较高的可靠性。Parsons 等人对 PUF 评分与钾敏感性试验（PST）之间的相关性进行了研究，发现 PUF 评分为 10~14 分的 BPS/IC 患者中 PST 阳性率为 74%，15~19 分者 PST 阳性率为 76%，20 分及以上者 PST 阳性率为 91%。张卫、韩瑞发等人在研究中也发现 PUF 评分和 PST 成正相关关系。因此，PUF 评分在临床应用中可作为 BPS/IC 诊断、鉴别诊断、病情严重程度及治疗效果评价的重要指标之一。

目前已发表的应用于 PBS/IC 的临床症状评分问卷包括 Wisconsin 大学 IC 症状评分表（University of Wiscosin Interstitial Cystitis），UWIC 评分表（表 49-6）、ICSI/ICPI 评分表和 PUF 评分表。UWIC 评分表包括 7 个 PBS/IC 症状，能很好地区分膀胱相关症状和其他症状，能客观反映 BPS/IC 患者的严重程度，该评分表于 1998 年开始用于 BPS/IC 的临床评估，但因为缺乏循证证据未能普及。ICSI/ICPI 评分表涉及了尿频、尿急及膀胱疼痛症状，却未涉及除膀胱以外的其他部位的盆腔疼痛症状以及与性活动相关的症

表 49-4　PUF 评分表

| | | 0 | 1 | 2 | 3 | 4 | 症状评分 | 困扰评分 |
|---|---|---|---|---|---|---|---|---|
| 1 | 日间排尿次数？ | 3~6 | 7~10 | 11~14 | 15~19 | 20+ | | —— |
| 2 | a. 夜间排尿次数 | 0 | 1 | 2 | 3 | 4+ | | —— |
| | b. 夜间排尿是否困扰你？ | | | | | | —— | |
| 3 | 目前是否有性生活？<br>是____　否____ | | | | | | —— | —— |
| 4 | a. 如果有，是否现在或以前在性生活过程中或结束后有疼痛？ | 从不 | 偶尔 | 经常 | 总是 | | | —— |
| | b. 如果有疼痛，疼痛是否会让你避免性生活？ | 从不 | 偶尔 | 经常 | 总是 | | —— | |
| 5 | 是否感到膀胱或盆腔内（阴道、阴唇、下腹部、会阴、阴茎、睾丸、阴囊）疼痛 | 从不 | 偶尔 | 经常 | 总是 | | | —— |
| 6 | a. 疼痛的程度？ | | 轻度 | 中度 | 重度 | | | —— |
| | b. 疼痛困扰你吗？ | 从不 | 偶尔 | 经常 | 总是 | | —— | |
| 7 | 排尿后是否仍然尿急？ | 从不 | 偶尔 | 经常 | 总是 | | | —— |
| 8 | a. 是否经常尿急？ | | 轻度 | 中度 | 重度 | | | —— |
| | b. 尿急困扰你吗？ | 从不 | 偶尔 | 经常 | 总是 | | —— | |
| 症状评分（1，2a，4a，5，6a，7，8a）： | | | | | | | | —— |
| 困扰评分（2b，4b，6b，8b）： | | | | | | | —— | |
| 总分：症状评分 + 困扰评分（总分值范围 1~35）： | | | | | | | | |

表 49-5　O'Leary Saint IC 症状指数表（ICSI/ICPI 评分表）

| IC 症状指数 | IC 问题指数 |
|---|---|
| 在过去的一个月中 | 在过去的一个月中，以下各项症状在多大程度上成为问题？ |
| 问题 1. 在毫无预警时感觉强烈排尿感？ | 问题 1. 白天频繁排尿？ |
| ________ 0. 没有 | ________ 0. 没问题 |
| ________ 1. 少于五分之一 | ________ 1. 很小的问题 |
| ________ 2. 少于一半 | ________ 2. 小问题 |
| ________ 3. 约一半 | ________ 3. 中等问题 |
| ________ 4. 大于一半 | ________ 4. 大问题 |
| ________ 5. 几乎总是如此 | |
| 问题 2. 两次排尿时间间隔小于 2 小时？ | 问题 2. 夜间起夜排尿？ |
| ________ 1. 少于五分之一 | ________ 0. 没问题 |
| ________ 2. 少于一半 | ________ 1. 很小的问题 |
| ________ 3. 约一半 | ________ 2. 小问题 |
| ________ 4. 大于一半 | ________ 3. 中等问题 |
| ________ 5. 几乎总是如此 | ________ 4. 大问题 |
| 问题 3. 是否夜间需要起床排尿？ | 问题 3. 毫无预警排尿？ |
| ________ 0. 没有 | ________ 0. 没问题 |
| ________ 1. 很少 | ________ 1. 很小的问题 |
| ________ 2. 相当常见 | ________ 2. 小问题 |
| ________ 3. 几乎总有 | ________ 3. 中等问题 |
| ________ 4. 总有 | ________ 4. 大问题 |
| 问题 4. 是否有膀胱疼痛或灼热经历？ | 问题 1. 您是否感觉到膀胱有灼热。疼痛、不适和压迫感？ |
| ________ 0. 没有 | ________ 0. 没问题 |
| ________ 1. 很少 | ________ 1. 很小的问题 |
| ________ 2. 相当常见 | ________ 2. 小问题 |
| ________ 3. 几乎总有 | ________ 3. 中等问题 |
| ________ 4. 总有 | ________ 4. 大问题 |
| 在表格中填入每项得分 | 在表格中填入每项得分 |
| 总分________ | 总分________ |

表 49-6　UWIC 症状评分表

| 症状 | 评分（0~6 分）：0 分表示没有，6 分表示严重 | 症状 | 评分（0~6 分）：0 分表示没有，6 分表示严重 |
|---|---|---|---|
| 1. 膀胱不适 | | 14. 流感 | |
| 2. 膀胱疼痛 | | 15. 腹部痉挛痛 | |
| 3. 其他盆腔疼痛 | | 16. 手脚麻木或刺痛感 | |
| 4. 头痛 | | 17. 恶心 | |
| 5. 背痛 | | 18. 白天尿频 | |
| 6. 头昏 | | 19. 视物模糊 | |
| 7. 窒息感 | | 20. 心悸 | |
| 8. 胸痛 | | 21. 因为膀胱问题难以入睡 | |
| 9. 耳鸣 | | 22. 咽喉痛 | |
| 10. 夜尿 | | 23. 尿急 | |
| 11. 关节痛 | | 24. 咳嗽 | |
| 12. 踝关节肿 | | 25. 膀胱烧灼感 | |
| 13. 鼻塞 | | | |

状，因此它也具有一定的局限性。PUF 评分表能比较客观真实地反映患者的基本临床症状，并且以量化的形式帮助临床医师很好地识别 BPS/IC 患者，为临床医师制定相应的临床决策提供依据。但是任意一种调查问卷都不能对 BPS/IC 作出诊断，它们的主要用途是对可疑 BPS/IC 患者进行筛查。

## 三、临床表现与体征

患者的症状可能随年龄的增长而发生变化，典型的 IC 患者有尿频、尿急、夜尿、膀胱或盆腔疼痛。疼痛是本病的主要症状，通常发生在耻骨上，但不局限于耻骨上，可出现在整个骨盆的位置，包括尿道、阴道、下腹部、下背部、大腿内侧和腹股沟区等处。随着膀胱容量的增加，膀胱疼痛、压力或不适感增加，排尿后疼痛会有所缓解，但很快就会复发。BPS/IC 是引起性交痛的一个潜在原因，当患者出现性交痛时应与之鉴别。患者有时会用"尿玻璃感"来形容排尿时的感觉，但排尿后疼痛也有改善。尿频、尿急症状也出现在 OAB 中，但不同的是 OAB 的尿频是为了避免尿失禁，而 IC 的尿频是为了减轻疼痛。男性应注意性交困难、排尿困难和射精疼痛，女性也应该注意月经与疼痛的关系。

患者通常会描述诱发及加重因素，如性交、受凉或穿紧致内裤时可以加剧疼痛，辛辣的食物、咖啡和酒精饮料也会诱发或加重疼痛。Warren 等人发现，97% 的 BPS/IC 患者描述了某些食物或饮料加重疼痛。

当患者有多种症状及伴随疾病时，诊断就变得更加困难。临床医师应该意识到，由于 IC 有多种不同的发病机制，所以可能有多种不同的初始临床特征。

体格检查应该主要针对膀胱，同时也要注意排除其他引起相似症状的原因。体格检查可发现某些局部疾病，这些疾病可能来自浅表结构、盆底结构、阴部神经、膀胱或尿道。盆腔检查时应特别注意是否有膀胱压痛；可以用棉签进行外阴触痛检查，与外阴疼痛综合征相鉴别；盆底受累在 BPS/IC 中很常见，对盆腔肌肉进行触诊，可以发现疼痛触发点或特定的不适区，应特别关注膀胱和尿道周围的盆内肌和组织。

## 四、钾离子敏感试验

钾离子敏感试验（potassiumion sensitivity test，PST）的原理是基于膀胱黏膜上皮渗漏理论，BPS/IC 患者膀胱黏膜通透性增加，尿中钾离子通过不完整的黏膜屏障顺浓度梯度扩散到膀胱间质引起肌肉和神经的去极化，从而导致膀胱疼痛。该方法最早在 1994 年由 Parsons 等介绍，它为临床医师提供了一种方法来确定盆腔疼痛是否来源于膀胱。大量临床试验证明其是一有效的诊断工具。

Parsons 主张用高浓度的 0.4M 氯化钾溶液（400mEq/L）进行膀胱内灌注来比较感觉神经对钾离子的反应能力，出现疼痛或原有症状加重则试验敏感。具体做法是在患者清醒和没有麻醉的情况下，以两种不同溶液灌注膀胱，溶液 1 为生理盐水 40ml，溶液 2 为 0.4M 的氯化钾溶液 40ml，受试者于测试时均不知溶液为何，先灌注生理盐水再灌注氯化钾溶液，分别保持 5 分钟，对前后两种溶液灌注时膀胱的感觉对比。然后对患者尿急、疼痛的严重程度进行评分（0~5 分之间），0 分代表无症状，5 分代表极度疼痛，总分大于或等于 2 分为阳性。

一般认为 PST 的阳性率可达 70%，其缺点是 30% 的 IC 患者得不到诊断，4.5% 的非 IC 受试者出现阳性。从目前 1 500 多份关于钾离子试验的相关报道来看，PST 试验在 BPS/IC 的筛选诊断中的敏感性大约为 80%，但是 PST 诊断的特异性到目前为止尚存在争议。PST 试验在正常无症状的人群中很少有阳性的表现，但膀胱逼尿肌过度活动的患者中约 25% 患者 PST 试验阳性，Ⅲ型前列腺炎患者约 50%~84% 阳性，尿路感染及放射性膀胱炎患者 PST 试验均为阳性。而 persons 等报道 PST 试验在 BPS/IC 患者的特异性为 97%，可能因为其对照组均为无膀胱刺激症状的健康人群导致的，按照 NIDDK 标准诊断的 BPS/IC 患者中 25%PST 不敏感。尽管 PST 不能确诊 BPS/IC 患者，但作为一种辅助工具其仍有很大的诊断价值。

在行钾离子试验时患者可能体验到强烈的由高浓度钾离子引起的疼痛，为了减轻钾离子灌注引起的疼痛，Daha 等提出了改良式 PST，方法是膀胱压力图测试。先以生理盐水灌注，排空膀胱后，再以 0.2M 氯化钾以每分钟 50ml 的速度灌注，然后检测其最早出现尿急时的灌注容量及膀胱最大容量，结果对照组的膀胱最大容量不受钾离子影响，然而 IC 组则有 92% 的患者其膀胱最大容量因氯化钾灌注而下降 30% 以上，其敏感性和特异性分别达 73% 和 83%，此改良式的 PST 试验似乎是诊断 IC 的一种较舒适而可量化的检查方式。另外，有研究者在行 PST 试验时，为了减轻患者疼痛，在 PST 试验后膀胱灌注肝素钠和利多卡因缓解患者疼痛。

## 五、膀胱镜检查与水扩张实验

膀胱镜检查在 BPS/IC 的诊断中具有举足轻重的地位，根据膀胱镜检 IC 可分为溃疡型（Hunner 溃疡）和非溃疡型，前者表现为在膀胱底或者侧壁一个或多个小溃疡，发现率大约 10%，后者表现在水扩张后膀胱黏膜下血管小球（肾小球样出血点），见于 90% 的患者（图 49-16）。因此，NIH 将上述现象作为诊断 IC 的特征表现。目前认为膀胱镜检查的重要性在于发现水扩张后膀胱黏膜出现 Hunner 溃疡和 / 或肾小球样出血点以及排除其他膀胱良性疾病和恶性疾病。

NIDDK 将麻醉下水扩张后膀胱镜检查中发现肾小球出血点或 Hunner 溃疡作为 IC 的诊断标准。2008 年 ESSIC 认为麻醉下水扩张后膀胱镜检查与活组织检查是 BPS/IC 诊断的先决条件，并提出了以膀胱镜检和活组织检查结果为指标的 BPS/IC 分类标准（见表 49-3）。EAU 在其慢性盆腔疼痛指南中也推荐将麻醉下水扩张后膀胱检查作为 BPS/IC 的诊断手段，而且在其指南中推荐了 ESSIC 的分类标准。日本间质性膀胱炎协会在其间质性膀胱炎诊疗指南中提出 IC 诊断中除了要有下尿路症状并排除其他疾病外，还必须在水扩张后膀胱镜检查中发现 Hunner 溃疡或黏膜下出血。这一标准也得到了东亚专家的认可。在近期 AUA 的 BPS/IC 诊疗指南中将膀胱镜检术作为可疑或复杂病例的诊断手段之一，但是不推荐将水扩张作为 IC 诊断的常规检查。

根据 NIDDK 的标准，水扩张必须在麻醉下进行，在 80~100cm$H_2O$ 的压力下持续 1~2 分钟，连续扩张 2 次后进行膀胱镜检查，必须明确所有阳性 Hunner 溃疡和肾小球样出血点，镜下肾小球样出血

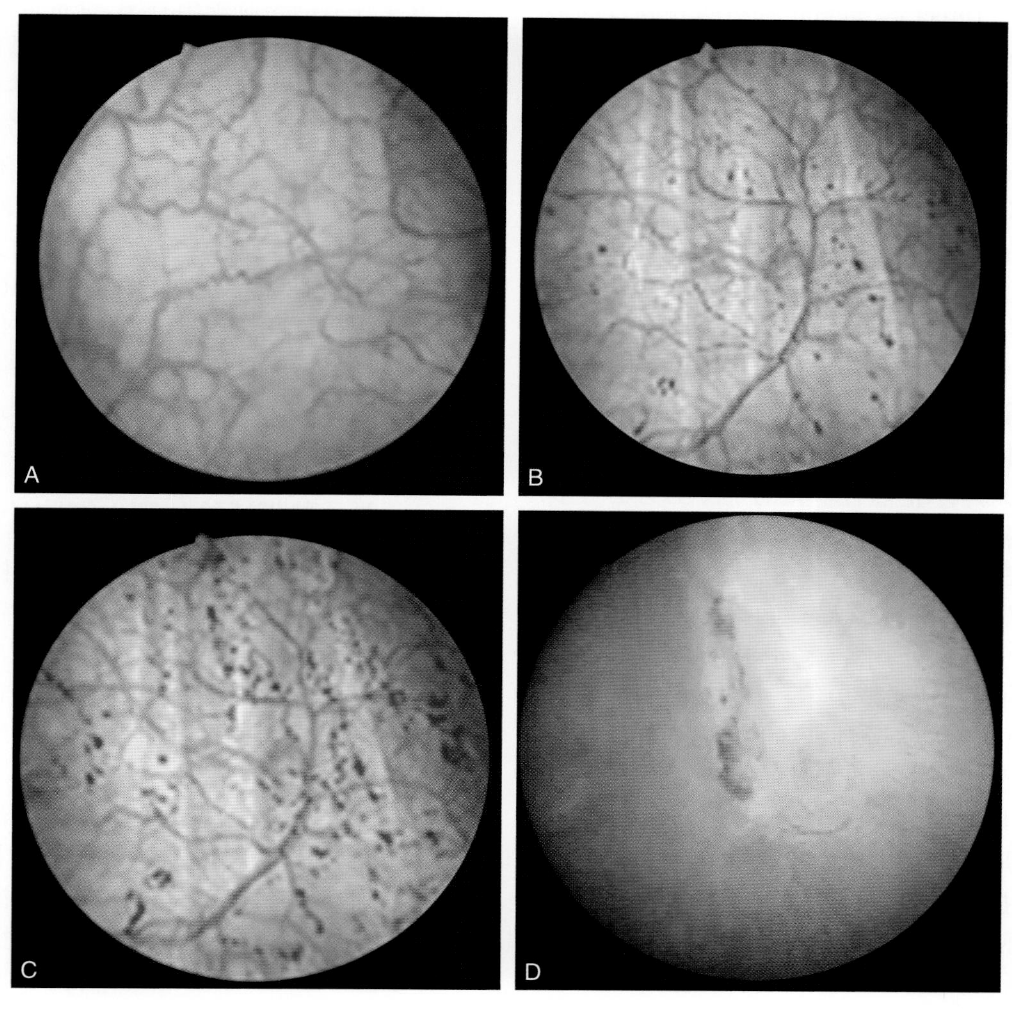


图 49-16　BPS/IC 患者膀胱镜下表现

A. 正常膀胱黏膜；B. 轻度肾小球样出血点；C. 中度肾小球样出血点；D. Hunner 溃疡。

点需弥漫超过 3/4 膀胱黏膜面积，并且每 1/4 面积至少有 10 处出血点，且出血点不应是膀胱镜损伤所造成的。2004 年，Nordling 等人详细描述了膀胱水扩张的技术，建议使用硬性膀胱镜，采用甘氨酸溶液作为灌洗液，以利于活检后凝血。作者建议输液高度应在耻骨联合上方 80cm 处，操作过程中应尽量避免液体从尿道流失，将膀胱扩张直到输液自行停止，以最大容量维持膀胱膨胀 3 分钟，然后排空膀胱。在灌注和排空期间，进行膀胱镜检查以发现膀胱壁的特征性病理学变化，然后进行第二次膀胱扩张。在第二次扩张期间，不必达到最大容量以使病变的表现更为典型，并且有利于活检。结果分为五个等级：正常(0)，至少两个象限存在出血点(Ⅰ)，大的黏膜下出血(Ⅱ)，弥漫性黏膜下出血(Ⅲ)或黏膜破坏或无出血(Ⅳ)。

到目前为止膀胱水扩张仍然没有一个统一的技术标准，无论是诊断还是治疗目的，水扩张的方法仍然是可变的。Turner 和 Stewart 应用问卷调查的形式对英国 244 位泌尿外科医师进行了调查，发现他们在水扩张时间(1~20 分钟)、扩张次数、扩张压力及膀胱容量测量方式上都存在很大差异。他们建议在耻骨上方 100cm 处放置灌注液体，每次扩张时间 1 分钟，次数不超过 5 次，并且灌注量不超过 1 000ml，测量初始和最后扩张后的膀胱容量。ESSIC 和 EAU 指南没有提及该技术，AUA 指南建议，水扩张必须在麻醉、低压(60~80cm$H_2O$)下进行，时间要少于 10 分钟。日本的指导方针建议水扩张应在腰麻 T6 水平(避免高于 T4 水平)的麻醉下用 80cm$H_2O$ 压力进行，如果在达到 80cm$H_2O$ 之前注入的体积达到 800~1 000ml，停止灌注。灌注后，压力必须保持几分钟，然后排空膀胱观察黏膜的变化。另外，Helmstein、张卫等人采用水囊实施膀胱扩张获得了较好的临床效果。张卫等人将生理盐水置于患者耻骨联合上方 100cm 处，水囊内缓慢注水形成梯度增压，当膀胱内压力达稳定后维持扩张 10 分钟，持续 3 次，每次中间休息 5 分钟，其间进行膀胱镜检查。他们发现膀胱水囊扩张可使膀胱扩张更加完全，扩张后膀胱容量增加更为显著，术后患者症状改善优于膀胱水扩张。

膀胱水扩张的麻醉一般采用全身麻醉或腰麻，但有报道称使用局部麻醉也能安全有效地实施膀胱水扩张，在膀胱灌注前 10 分钟膀胱内缓慢灌注 10ml 利多卡因加 40ml 生理盐水再行膀胱扩张，当有排尿感觉或疼痛症状无法忍受时中断灌注。膀胱水扩张的并发症较为罕见，文献报道中有膀胱破裂、急性肾盂肾炎和一例膀胱坏死的报道。只要选择合适患者，膀胱扩张压力维持在 100cm$H_2O$ 基本不存在并发症，有研究显示只有膀胱扩张压力超过 145cm$H_2O$ 才可能出现膀胱破裂。

Hunner 溃疡的存在与疼痛和尿频具有明显的相关性。典型的 Hunner 溃疡表现为一个红色的圆形黏膜区域，小血管向中央的瘢痕辐射，并有纤维蛋白沉积或凝固附着(图 49-16D)。当病变广泛并且不典型时，很难与其他形式的炎症反应相鉴别。许多研究通过水扩张来进一步明确诊断，当膀胱被扩张时，Hunner 溃疡会出现黏膜和黏膜下层的深破裂，从病变和黏膜边缘渗出呈瀑布状的血迹。虽然肾小球样出血点不会在正常的膀胱出现，但实际上它并不是 BPS/IC 的特异性表现。只有在合并盆腔疼痛和尿频等症状的时候它才具有潜在的诊断意义。肾小球样出血点也出现在放射治疗后、暴露于毒性化学物质或化疗后的膀胱癌患者中，也常常出现在透析患者或尿流改道后膀胱长期未充盈的患者中。20% 因下尿路梗阻症状行经尿道前列腺电切术治疗的患者也会出现肾小球样出血点。还有部分患者有 IC 的典型症状，但是膀胱镜检查完全正常，有报道称这部分患者占 8.7%。暂时还没有明确的证据表明肾小球样出血点与疼痛和尿频存在明显相关性。但是在还没有敏感性和特异性更好的 BPS/IC 诊疗手段问世之前，膀胱镜检查在 BPS/IC 诊断中仍然占据着重要的地位，一方面它提供了黏膜损伤的直观证据，另一方面在膀胱镜检查过程中水扩张术还能作为一种有效的治疗手段使 BPS/IC 患者获益。

## 六、黏膜活检与肥大细胞计数

在 BPS/IC 诊断中进行膀胱黏膜活检及病理组织学检查的主要目的是排除其他疾病，包括潜在的恶性疾病，如膀胱癌或原位癌；膀胱镜下的炎症性疾病，如嗜酸细胞性膀胱炎、结核性膀胱炎以及多种化生情况(肠上皮化生、腺性膀胱炎、鳞状细胞化生和肾源性化生等)。

BPS/IC 的病理表现没有明显的特异性，在没有相关症状的前提下单纯依靠病理组织学检查来诊断 BPS/IC 是不现实的。BPS/IC 在病理学检查中可见的改变包括上皮溃疡形成或剥脱、肉芽组织形成、出血、各种急慢性炎症细胞(淋巴细胞、浆细胞、中性粒细胞和嗜酸性粒细胞)浸润和平滑肌纤维化，以及膀胱壁各部分肥大细胞数量的增加。Johansson 和 Fall

对溃疡型IC和非溃疡型IC进行了观察,发现溃疡型IC存在黏膜溃疡、出血、肉芽组织增生、明显的炎症浸润、肥大细胞数量增多和神经周围浸润。非溃疡IC黏膜改变较轻,伴有轻微的炎症反应,大多数患者存在多发的小黏膜破裂和黏膜下出血。由于组织标本都是在水扩张后立即活检得到的,因此非溃疡组IC的这些改变不除外是外科医师操作造成的。在非溃疡IC中可以见到完全正常的膀胱黏膜。Denson等分析69例符合NIDDK诊断标准的IC患者,病理组织学显示30%没有炎症改变,41%有轻微改变,仅13%具有严重的炎症反应。虽然在BPS/IC中上皮裸露的程度、溃疡和黏膜下炎症程度更重,发生率更高,但这些都不是BPS/IC特有的。上皮和基底膜增厚、黏膜下水肿、血管扩张、逼尿肌炎症和纤维化在BPS/IC和对照组中没有差别。

在国内,韩瑞发等人对BPS/IC进行病理组织学研究发现BPS/IC患者光镜下病理改变包括:膀胱黏膜上皮剥脱或溃疡形成,固有膜肉芽组织形成,固有膜出血、各种急慢性炎症细胞浸润,平滑肌纤维化,其中可见肥大细胞黏膜层浸润。免疫组化研究发现以IL-4和IL-10为代表Th2类细胞因子,在BPS/IC中的表达高于正常膀胱黏膜,并且其表达水平与BPS/IC患者的PUF评分水平呈正相关的关系。BPS/IC患者Th2优势表达使膀胱壁的细胞免疫应答不能有效组织,结果导致了膀胱壁的病理生理改变。Th2细胞分泌的IL-4、IL-10等细胞因子可以诱导特异的B细胞分泌IgE和IgG等抗体,这些抗体又可激活肥大细胞和嗜酸性粒细胞,从而释放许多炎症介质(如组胺、白三烯等),导致毛细血管通透性增加,小血管扩张,逼尿肌收缩。Th2类细胞因子可激活肥大细胞,激活的肥大细胞又可释放大量炎症介质,导致膀胱壁炎症的进一步加重。因此两者之间存在一种互相促进的作用。

Tufts大学的研究小组进行了IC组织的详细电镜研究,发现IC患者同对照组相比肥大细胞数量增加并激活,伴胞质颗粒释放的肥大细胞的激活出现在30%的对照组,24%的移行细胞癌患者,80%的IC患者。Theoharides提到:几乎所有的研究均表明IC患者肥大细胞数量增多及激活。Larsen等人报道在IC患者的膀胱肌层中肥大细胞的平均数量是62±8个/$mm^2$,而在对照组中是6±0.5个/$mm^2$,他们在黏膜下层没有发现肥大细胞数量的增加。后来的研究发现:与对照组相比,黏膜下层肥大细胞数目也有明显的增加,但仍以逼尿肌间更为显著。Christmas和Rode评估了在IC、细菌性膀胱炎和对照组中肥大细胞的数量,在IC中,尿路上皮/黏膜下层每10倍视野中有146个肥大细胞(1.665个细胞/$mm^2$),在细菌性膀胱炎中为97,在对照组中为51,在逼尿肌中相对应的水平分别为170、45和46个肥大细胞。

有作者研究表明,在溃疡型和非溃疡型IC膀胱中肥大细胞的数目也有不同,大多数研究认为在两种类型的IC中膀胱肥大细胞的数量均有增加,与非溃疡型IC相比,溃疡型IC膀胱中肥大细胞的数量显著高于非溃疡型IC。目前已经发现在非溃疡IC中,20%的患者存在肥大细胞浸润,而在溃疡型IC患者中65%的患者存在肥大细胞浸润。溃疡型间质性膀胱炎中,黏膜下肥大细胞数量是对照组的10倍,因此认为肥大细胞不但是溃疡型间质性膀胱炎发病机制中的重要环节,而且是其特异性标志物。非溃疡型间质性膀胱炎逼尿肌组织中的肥大细胞正常或仅轻度升高。肥大细胞理论目前被大多数学者接受。Johansson和Fall报道在溃疡型IC中,患者逼尿肌和黏膜下层中都有肥大细胞数量增多。Peeker R等人应用纤溶酶免疫细胞化学技术对IC中的肥大细胞进行了进一步研究,结果表明与对照组相比,溃疡型IC和非溃疡型IC膀胱中肥大细胞计数分别增加6~10倍和2倍。Kastrup J提出以膀胱肌层肥大细胞数量20个/$mm^2$作为诊断IC的标准之一,该标准敏感性为95%,特异性达88%。天津泌尿外科研究所韩瑞发等人的研究也发现,IC患者膀胱黏膜中肥大细胞密度明显高于对照组,并建议把肥大细胞数目≥20个/$mm^2$、脱颗粒状态细胞>50%、PUF≥15分作为联合诊断IC新的评价标准。

## 七、尿液分子标志物的诊断意义

### (一)抗增殖因子

抗增殖因子(antiproliferative factor,APF)最早在1996年由美国马里兰大学的Keay等人从IC患者尿液中分离得到,是一种低分子量、具有热稳定性、胰蛋白酶稳定性的蛋白质。它被认为是最有希望成为IC患者生物标志物的尿液成分。APF能通过与细胞膜上受体结合,上调抑制细胞增殖基因同时下调刺激细胞增殖的基因双重抑制膀胱黏膜的增殖。研究显示:APF是由IC患者膀胱上皮细胞产生的,仅存在于膀胱尿液中,而不存在于肾盂尿液中,而且正常无症状对照组人群膀胱上皮细胞不产生 APF,因此它具有高度的特异性。APF 的表达不具有性别和种族差异。在溃疡型和非溃疡型 IC 患者尿液中 APF 的表达量是相似的,而在与之对照的无症状人群及细菌性膀胱炎、膀胱过度活动症、镜下血尿、压力性尿失禁、神经源性膀胱、前列腺增生、前列腺癌、膀胱癌、慢性非细菌性前列腺炎、外阴阴道炎以及其他泌尿系疾病患者尿液中其表达没有明显的变化。在一项对 58 例 IC 女性患者所进行的预研究中发现 AFP 的敏感性为 91.4%、特异性为 90.6%。随后进行的另一项研究,纳入了 219 例症状性 IC 患者(符合 NIDDK 标准)及 325 例对照(伴或不伴其他泌尿系疾病),显示其敏感性为 94%、特异性为 95%。

APF 与影响尿路上皮细胞增殖的其他生长因子的变化相关。研究显示它能抑制肝素表皮生长因子(heparin-binding epidermal growth factor like growth factor,HB-EGF)的产生。HB-EGF 是由正常膀胱上皮细胞产生的一种生长因子,是一种黏膜损伤的调节因子,对黏膜损伤具有调节作用,研究发现它在 IC 患者尿液中浓度明显降低。研究发现 APF 影响细胞增殖的基因表达,并且在 G2 期阻断细胞周期。体外研究显示,HB-EGF 能够逆转 APF 的作用,表明 APF 抑制细胞增殖的活性可能与影响 HB-EGF 的表达有关。APF 对尿路上皮细胞增殖的抑制作用可能是 PBS/IC 患者受损的膀胱上皮再生能力下降的原因,此外,APF 导致了细胞旁通透性和细胞间紧密连接的改变。这些发现可能解释了在 BPS/IC 患者膀胱上皮渗透性增加的原因。用水扩张或者神经刺激疗法治疗 IC,在症状改善的同时,尿液中 APF 的水平也明显降低,HB-EGF 的水平明显升高。

### (二) 神经生长因子

神经生长因子(nerve growth factor,NGF)是一种神经营养因子,它的作用是协调神经的可塑性,它可以减小周围神经末梢对刺激的阈值,是目前公认的产生疼痛及痛觉过敏的关键因素。NGF 水平升高与多种疾病的疼痛状态密切相关,如 IC/BPS、类风湿关节炎、胰腺炎及癌性疼痛等。当发生创伤及组织炎症后,NGF 表达升高并迅速释放,并通过多种途径发挥作用:首先,NGF 可以结合并激活伤害感受性神经元上的 TrkA 受体,从而激活磷脂酶 A,降低瞬态电压感受器阳离子通道(TRPV1)的开放阈值,最终降低伤害感受性神经元动作电位产生的阈值,使其对伤害性刺激的反应更加强烈。另外,NGF 信号可以直接刺激肥大细胞,使其产生包括前列腺素、缓激肽、组胺等在内的多种疼痛介质,从而刺激伤害感受器并增加疼痛反应。

尿路中的 NGF 主要由膀胱平滑肌细胞和尿路上皮细胞产生,在其调控异常的情况下可以导致疼痛及痛觉过敏。Lowe E M 等人在 IC 患者尿道上皮标本及尿液中检测到了增多的 NGF,认为 NGF 可能在 IC 患者膀胱疼痛中起到一定的作用。后来的多项研究及荟萃分析都显示 BPS/IC 患者尿液及血液中 NGF 水平明显增高。研究发现 BPS/IC 患者经过肉毒素 A 治疗后,其尿液中 NGF 的水平可降低到正常水平。NGF 水平的降低能反映出 BPS/IC 患者疼痛缓解的情况及治疗的有效性。表明尿液 NGF 是评价 BPS/IC 患者症状严重程度的一个有效的生物标志物。但是,尿液 NGF 的水平也在其他一些下尿路疾病中升高,如 OAB、尿路感染、膀胱出口梗阻和尿路结石。尤其是与 BPS/IC 患者症状相似的 OAB 患者,有研究发现这两者之间 NGF 的表达水平差异不明显,因此,必须结合患者的相关症状及其他检查来鉴别这两种疾病。

### (三) 氨基葡聚糖家族

正常膀胱黏膜可以维持低通透性,保持尿液和血液之间的高电化学梯度,构成一个血尿屏障。而这种屏障功能包括膀胱壁表层的 GAG 层和其下的黏膜上皮细胞。氨基葡聚糖家族(GAGs)主要包括:透明质酸、肝素、硫酸肝素、硫酸软骨素 4、硫酸软骨素 6、硫酸皮肤素及硫酸角质素。研究发现 BPS/IC 患者膀胱黏膜 GAG 层明显受损,这就导致上皮下的 GAGs 可以通过受损的膀胱黏膜上皮渗透到尿液中。Lokeshwar 等研究发现尿液中 GAGs 的水平与 BPS/IC 患者症状的严重程度相关,他们选取了 37 例符合 NIDDK 诊断标准的 IC 患者,应用 O'Leary-Sant 问卷判断 IC 患者症状的严重程度,同时选取了 14 例健康成人作为对照组。结果显示与 25 例轻症 BPS/IC 和对照组相比,12 例严重 BPS/IC 患者(评分≥50%)尿液中 GAGs 的水平明显升高。他们发现应用 GAG 诊断症状严重的 IC 其敏感性为 80%,特异性为 92%。Buzzega 等人应用高效液相色谱法评估了尿中的 GAGs 的水平,结果显示 12 例 BPS/IC 患者 GAGs 的总含量比对照组增加了 130 倍。因此,尿液中 GAGs 的水平可作为 BPS/IC 诊断和疾病监测的有用标记。

### (四) GP51

GP51 是一种分子量为 51Kda 的糖蛋白,是膀胱黏膜层的主要组成成分,97% 的 GP51 由膀胱尿路上皮产生。通过免疫组化和 ELISA 的方法检测出 GP51 被覆上皮细胞，并且被分泌到尿液中。GP51 在防御细菌的侵袭中发挥主要作用，能够与 $G^+$ 和 $G^-$ 的尿路病原体结合，并将其包裹、聚集。弱酸溶液可以使膀胱黏膜层脱失，导致抗菌防御机制失活。研究显示 GP51 可能在 BPS/IC 的发病机制中起作用。Byrne 等发现，与正常对照、细菌性膀胱炎、肾结石、逼尿肌反射亢进及嗜酸性膀胱炎相比，IC 患者的尿液中 GP51 水平明显降低。另外，尿液中 GP51 的水平也能反映出膀胱黏膜修复的情况。研究显示小鼠膀胱黏蛋白层被化学破坏后其膀胱活检的 GP51 染色明显减少，GP51 染色随着膀胱的愈合而恢复。同样，在 IC 患者中叶发现，IC 患者水扩张后其尿液中 GP51 的水平明显升高。因此，尿液 GP51 水平的降低一方面可以用作 BPS/IC 诊断的潜在标志物，也能用作 BPS/IC 治疗后的效果监测。

**（五）组胺**

肥大细胞在 BPS/IC 的发病中起到重要的作用，它分泌的介质是导致膀胱壁组织损伤、感觉神经激活和产生疼痛的主要因素。组胺作为肥大细胞的炎性介质之一，是引起 BPS/IC 患者膀胱疼痛的重要物质。BPS/IC 患者肥大细胞脱颗粒现象明显增加。研究发现，IC 患者在膀胱扩张时尿中可测到高浓度的白介素 -6 和组胺；在非溃疡型 IC 患者 24 小时尿中可测到组胺、纤维蛋白溶酶代谢产物的增加。Lamale 等人发现，与无症状对照组及膀胱镜检查阴性的症状性 BPS/IC 患者相比较，符合 NIDDK 诊断标准的膀胱镜下可见肾小球出血点的 BPS/IC 患者膀胱内组胺及其代谢产物甲基组胺的浓度明显增加。在另一项研究中，Yun 等人发现与对照组相比，膀胱镜下可见肾小球出血点的 IC 患者尿液中组胺的水平只有在经过膀胱镜水扩张之后才会升高，而两者之间的随机尿液组胺水平没有差异。但是水扩张前后其组胺 / 肌酐比值与对照组存在明显的差异。Erickson 等人研究了符合膀胱镜检查标准的新发 BPS/IC 患者的甲基组胺水平，并且比较了膀胱症状评分及水扩张对其尿液甲基组胺水平的影响。结果他们没有发现尿甲基组胺水平与 IC 症状、膀胱扩张后的症状变化、膀胱镜检查或膀胱活检结果之间有显著的关联。不同的是：EI-Mansoury 等人报道间质性膀胱炎患者尿甲基组胺比正常对照组有明显升高。这种不同可能与 EI-Mansoury 等人在收集尿液时限制了患者摄入包含生物胺前体的食物有关。虽然检测结果存在较大差异，但组胺及其代谢产物仍是一种潜在的 BPS/IC 诊断标志物。

**（六）透明质酸酶**

透明质酸（hyaluronic acid，HA）是膀胱 GAG 层的重要组成。Lokeshwar 等人研究发现尿液 HA 的浓度与 BPS/IC 的严重程度有关，他们报道严重 BPS/IC 患者尿液 HA 的含量是轻症 PBS/IC 患者尿液 HA 含量的 2.7 倍，是正常对照组人群尿液 HA 含量的 4.6 倍，而轻症 PBS/IC 患者与正常对照组人群尿液中 HA 的含量没有明显差异。HA 诊断 PBS/IC 的敏感性为 83%，特异性为 74.4%。透明质酸合酶（HAS1）能够合成高分子的 HA，研究发现这种分子的 HA 在膀胱组织中存在。Lokeshwar 等的研究发现 IC 患者膀胱活检组织中 HAS1 的表达量是正常对照组的 2.5 倍。因此他们认为尿液中 HA 含量的升高主要是由于 BPS/IC 患者膀胱组织中 HAS1 含量的增加。另外，尿液 HA 也是诊断膀胱癌的一种敏感性和特异性的标志物，不同的是其尿液 HA 的水平要明显高于 PBS/IC 患者。

**（七）尿液钾离子浓度测定**

由于 BPS/IC 患者膀胱黏膜上皮通透性增加，从而导致尿中有害物质渗透入黏膜固有层，特别是钾离子，它能够通过直接的神经去极化导致 BPS/IC 患者的尿急、尿频和疼痛症状，并且能够进一步引起膀胱壁急慢性炎症细胞、肥大细胞等聚集，从而加重 BPS/IC 患者的症状。尿中正常呈高钾状态（平均 60~130mEq/l），而膀胱间质钾的浓度只有大约 4.0mEq/l。当罹患 BPS/IC 时，尿液中的钾离子将顺浓度梯度渗透到膀胱间质中，从而引起一系列的症状，并可能造成尿液钾离子浓度的降低。Parsons 等检测 37 例 IC 患者 24 小时尿液中钠、钾、肌酐浓度，结果显示 IC 患者尿中钾离子浓度、尿钾浓度 / 尿肌酐比值同对照组相比显著降低。并且 37 例患者经过 4 个月的膀胱灌注肝素治疗，尿中钾离子浓度较治疗前显著升高，这同膀胱黏膜上皮的修复尿钾循环减少相关。虽然 PST 评分和尿钾水平测定都是反映膀胱黏膜上皮通透性的，尿钾水平测定能够免去患者行 PST 试验时的痛苦，但是尿钾水平测定更可能受其他因素的影响（如饮水量、食物等），因此其作为反映膀胱黏膜上皮通透性的标志物没有 PST 评分准确。

## 八、问题与展望

目前间质性膀胱炎的诊断仍是一种排除性诊断，并且缺乏统一的诊断标准。病史、体征及膀胱镜检查结果是当前诊断BPS/IC的主要依据。随着APF等分子标志物的发现，BPS/IC的诊断也在向分子水平迈进。期望在今后的研究中能够发现越来越多、越来越有价值的BPS/IC分子标志物，使间质性膀胱炎的诊断更加简便、准确。

（谢林国　张卫）

# 第六节　间质性膀胱炎药物与外科治疗

## 一、指南推荐治疗原则

间质性膀胱炎/膀胱疼痛综合征（interstitial cystitis/bladder pain syndrome，IC/BPS）是主要以疼痛不适为主，伴发尿频尿急的膀胱慢性疾病，严重影响患者的生活质量。目前尚无统一的最佳治疗方案，原因在于不同患者的IC/BPS症状差异很大，尚无统一的诊断标准，临床主要依靠排除法确立诊断，病因不清，多数学者认为IC/BPS包括了一种或多种尚未界定的疾病，因此无法针对特殊的病理生理变化开展相应的治疗。此外，该病治疗结局的观察指标也不统一，妨碍了学者们对研究结果的解读及推广应用。

IC治疗的目标是恢复正常膀胱功能、防止症状复发和提高生活质量。2011年美国泌尿外科协会（AUA）提出IC的治疗总原则，即先行保守治疗和多学科联合治疗，然后过渡到微创治疗，最后才考虑尿流改道伴或不伴膀胱切除。治疗的所有阶段都要密切关注疼痛的处理情况，治疗无效时应该及时终止并更换新的治疗方案，治疗开始越早，效果越好。目前国内外常见的治疗方法包括行为治疗、药物治疗、膀胱内治疗以及外科治疗。

针对间质性膀胱炎这一复杂，难治以及严重影响患者生活质量的疾病，不少国家和国际学术组织制定了相应的指南，供临床医师使用，如美国泌尿外科协会（AUA），欧洲泌尿外科协会（EAU），国际BPS研究协会（ESSIC），国际泌尿外科学会（SIU），国际尿失禁协会（ICS），英国泌尿外科医师协会（BAUS），加拿大泌尿外科协会（CUA），日本泌尿外科协会（JUA），印度泌尿学会，澳大利亚和新西兰泌尿外科学会，国际疼痛研究协会（IASP），英国疼痛协会（BPS）和英国泌尿生殖学协会（BSUG）。在亚洲，2015年由日本泌尿协会（JUA）制定过一项临床指南，发表于2016年5月份《国际泌尿外科杂志》上，提出敏感性膀胱的说法，并将间质性膀胱炎分为Hunner型和非Hunner型。认为其发病率介于0.01%~6%之间，且认为目前大多数治疗方案缺少高水平的证据，可推荐方案寥寥无几。我国曾经于2014年在北京郭应禄院士及金杰教授的支持下，归国博士刘武江组织召开了第一届间质性膀胱炎专业论坛，在天津医科大学韩瑞发教授，北京朝阳医院杨勇教授及张鹏教授，重庆医科大学王德林教授的支持下，就间质性膀胱炎从基础到临床，从诊断到治疗进行了深入讨论和交流，就间质性膀胱炎治疗形成了一个专家共识，可惜未能形成指南予以发表，指导临床治疗。

综合各国指南及建议，BPS患者的治疗原则是提高生活质量，并鼓励患者期望值不宜太高，明确间质性膀胱炎的自然病理过程，把期望设定在现实的基础上，不能寄希望于一种或几种药物就能解决问题等。应采取综合治疗模式，充分应用行为治疗、内科治疗和心理物理治疗技术，并且治疗应该以循序渐进的方式进行，从最保守的方法开始，逐渐过渡到介入和有创的治疗方法，表49-7显示所有治疗方案的不同等级的推荐建议，供临床医师在IC选择治疗时参考。

## 二、所有患者的初始治疗措施

### （一）患者教育

首先应让患者正确地认识该疾病的发生，发展过程及病因发病机制，明确疾病本身的慢性病性质，疾病本身对生活质量的危害等，树立战胜疾病的信心。其次应对患者进行正常膀胱功能的科普，让患者回忆和寻找哪些因素会加重膀胱疼痛，哪些生活因素或治疗措施能减轻膀胱及排尿症状，教育患者增加有利因素，避免不利因素，也是症状控制的一部分。

间质性膀胱炎协会（ICA）是获得信息和教育支持的一个重要资源，网址是http://www.ichelp.org/，成立于1984年，是非营利性组织，为患者和临床医师提供宣传、研究资助和教育。此外，ICA还审查和建议许多网站、在线数据库、电话热线、教育视频、健康杂志、期刊文章和支持小组为患者服务，以教育患者作出正确的健康决策。ICA不仅为全国和世界各地的支持团体提供患者位置和联系信息，而且还链接到多种形式的在线支持。患者可以通过Facebook、Twitter、聊天室或博客寻求到帮助，从而显著增加教育资源和患者的互动。

表 49-7　各指南推荐治疗方案与推荐等级

| 治疗方案 | EAU | AUA | ICI | East Asian | RCOG | CUA |
|---|---|---|---|---|---|---|
| 保守治疗 | | | | | | |
| 多模态治疗 | A | Clinical Principle | C | B | – | A |
| 压力管理 | – | Clinical Principle | C | B | D | B |
| 饮食调节 | C | Clinical Principle | C | B | D | B |
| 物理治疗 | A | Standard | C | C | B | B |
| 针灸 | – | – | – | C | D | B |
| 盆底激发点注射 | – | – | – | – | – | D |
| 经皮神经电刺激 | – | – | – | C | – | – |
| 口服药物治疗 | | | | | | |
| 加巴喷丁 | – | – | C | – | – | C |
| 阿米替林 | A | Option | B | B | B | B |
| 西咪替丁 | 价值有限 | Option | C | C | B | B |
| 羟嗪 | – | Option | D | C | NR | B |
| PPS | A | Option | D | B | NR | D |
| PPS+ 皮下肝素 | A | – | – | – | – | – |
| 抗生素 | – | NR | D | NR | NR | – |
| 甲磺司特 | – | – | D | C | – | – |
| 长期糖皮质激素 | NR | NR | – | NR | NR | – |
| 环孢素 A | – | Option | – | C | D | C |
| 膀胱内药物灌注治疗 | | | | | | |
| DMSO | NR | Option | B | B | C | B |
| PPS | A | – | D | C | – | C |
| 透明质酸 | B | – | D | C | B | C |
| 硫酸软骨素 | B | – | D | C | D | D* |
| 肝素 | C | Option | C | C | D | C |
| 利多卡因 | A | Option | C | C | B | B |
| 奥昔布宁 | 价值有限 | – | D | C | – | C |
| BCG | NR | NR | NR | NR | NR | NR |
| 辣椒素 | – | – | NR | NR | NR | NR |
| 膀胱镜治疗技术 | | | | | | |
| 水扩张(短时低压) | NR | Option | C | B | D | C |
| 溃疡电灼术 | B | Recommendation | C | B | Recommended | B |
| 溃疡注射曲安奈德 | – | Recommendation | – | – | – | – |
| BTA 注射 | C | Option | D | C | B | C |
| BTA+ 水扩张 | A | – | – | – | – | – |
| 神经刺激和外科手术(最后选择) | | | | | | |
| SNM | B | Option | C | C | D | C |
| 尿流改道 ± 膀胱切除,膀胱成形术 | A | Option | C | C | D | C |

注:(1)多模态治疗:联合应用疼痛治疗,行为治疗,心理治疗以及教育;(2) NR:不建议,Option:自愿,Recommendation:建议,Recommended:推荐;(3)*:作为多模态治疗的一部分。

**（二）社会心理支持**

社会心理支持首先来自医务工作者。BPS 患者需要医师和护士提供大量支持和同情。许多患者在找您看病之前，可能已经经历过各种科室和各种医师，各种医治方法，此时医师的情感认同和心理支持就显得非常重要。如果面对既没有时间倾谈，也不同情他们的医师时，患者可能会变得抑郁和绝望，甚至是自杀，此时医务工作者的态度将在患者的情感应对机制中发挥关键作用。如果患者就诊后感觉医师不愿意倾听自己、不理解自己或者没有同情心，那么患者会严重抑郁并且很可能会去找其他医师，形成恶性循环。这不仅对患者而且对整个医疗保健系统都是灾难性的。社会心理维度分析显示，BPS 疾病严重影响患者生活方式和计划自己未来的能力，不仅是对患者本人，对患者的整个家庭都会带来情绪方面的影响，正确评估家庭，社会心理支持对疾病的影响至关重要。及时正确的诊断对于 BPS 患者的疾病控制也非常重要，意味着社会网络可以及时为患者及其家庭开始适当的治疗计划和适应性过程。BPS 的误诊是很常见的，并且在很多情况下，患者不得不接受晚期诊断，这可能导致他们感到绝望。这种情况使他们的痛苦更加严重，随之而来的孤独感和对医疗保健系统的不信任。此外，BPS 症状的特性会影响患者的性生活。对夫妻而言，这可能会加剧夫妻感情的不和谐，对家庭关系产生负面的影响。近年来，正确诊断的时间和误诊的数量似乎有了显著的改善；但是，仍然需要做更多的工作来提高医师迅速诊断 BPS 的能力。此外，鉴于 BPS 的慢性退行性病程，早期诊断而非晚期诊断所带来的临床益处是无可争议的。当医师向患者报道他们的诊断时，他们往往只强调临床方面，忽略了情绪和社会心理方面的意义。医师似乎很少或根本不关注如何使患者接受诊断及心理适应，导致患者和医师之间抱怨和不理解，往往促使患者将这种不满的情绪向家庭转移。一旦诊断确立，家庭成员将在疾病治疗及其医疗保健相关方面发挥重要作用。目前尚无治疗 BPS 这种少见疾病的医疗中心或专业的门诊，患者常常需要奔赴上级医院，旅行费用及任何其他额外费用就需要从家庭开支中支出。由于疾病的影响，患者本人可能无法继续坚持工作，使得他们的家庭收入减少，更加剧了这种负担，因此，这些都需要家庭成员给予强大的心理安慰和支持。有必要在全国建立一个专门治疗少见疾病的正规医院就诊网络，以加强社会医疗系统对这些患者的服务能力。

**（三）共存疾病的治疗**

IC/BPS 的临床表现与慢性盆腔疼痛（CPP）类似，都具有定位不明确的疼痛、性交痛、膀胱充盈痛或排尿异常，且易发生在经前及性交后。要正确诊断 BPS 需详细询问病史，了解疼痛时是否伴有尿频、尿急或夜尿次数增多；辅以尿细菌培养、尿细胞学检查、尿流动力学检查、钾溶液敏感试验（PST）、膀胱镜检查和膀胱组织活检。此外还需和尿路感染、膀胱激惹综合征、泌尿系统恶性肿瘤、嗜酸性膀胱炎等泌尿系统疾病及引起盆腔疼痛的消化系统疾病、女性生殖器官疾病等相鉴别，同时要考虑多种疾病共存的可能。因此在制订详细治疗计划前，对这些共存疾病的准确诊断和治疗就显得尤其重要。

**（四）饮食控制与评价**

2014 年修订的 AUA 指南把饮食控制和行为控制纳入了一线治疗方案。有研究表明，超过 50% 的患者食用酸性食物后，疼痛症状会加重或再次出现。同时有研究证明，避免饮用酸性饮料、咖啡、酒精、茶水、苏打水，避免食用巧克力、辛辣的食物及人工甜味剂可以缓解患者症状。虽然目前尚缺乏饮食调整对 IC 患者症状改善的对照研究，也并非所有患者经过饮食调整后症状均能得到缓解，但由于该法简单、易行，所以推荐饮食调整为患者自我护理治疗的首选方法。

目前关于饮食对于 BPS/IC 的临床研究证据级别较低，临床应用只能作为参考，美国“间质性膀胱炎协会”（ICA）曾发布 BPS 医疗食谱，食谱的内容主要来源于患者的描述。结合中国人的饮食特点，以下间质性膀胱炎患者的饮食禁忌可供参考：

蔬菜、水果类：忌食豆腐、豆类、洋葱、苹果、番茄、杏仁、金瓜、香蕉、柑橘、葡萄、蔓越莓、桃子、梅子、李子、石榴、菠萝、草莓等水果及原汁，可以吃其他蔬菜及自家种植菜类、哈密瓜、西瓜、香瓜、西洋梨。

牛奶及乳制品类：忌食过期的奶酪、奶油、发酸的奶制品、酵母乳、巧克力，可以吃白巧克力、无过期的奶酪及奶油、冰冻的酵母乳。

鱼、肉类：忌食罐头食品、烟熏、腌制、特殊调制做法的鱼子酱、鸡肝、腌牛肉等，可以吃新鲜鱼、肉及家禽。

饮料类：忌喝啤酒、酒精饮料、碳水化合物饮料、蔓越莓汁、地下水、葡萄酒、山泉水，可以喝矿泉水、无酸性的茶、一些草药茶。

其他种类：忌食黑麦面包、酵母面包、加香料食物、色拉酱、人工防腐剂、口味重食物、咖喱、味素、人工原料颜色等、香烟、油炸垃圾食物、冷的食物，可以吃稻米、披萨、马铃薯、蒜头调味品、少量多餐、增加纤维促进有规律地排泄。

间质性膀胱炎协会（ICA）收集的资料表明，调节饮食对于症状的控制是因人而异的，这个结论也是符合我们临床患者的体会。饮食上总的来说：酸性食物、腌制品、熏制品和刺激性太强的食物和饮品尽量少用或不用。要找到适合自己的饮食习惯还需要患者个人去摸索和调整，有时这还是一个相当漫长的过程，而且需要很强的自制力，因为任何一种习惯的调整都绝非易事。具体到每个人的饮食情况都不太一样，我们希望每位患者能够摸索出适合自己的饮食规律来，从而达到减轻症状和避免间质性膀胱炎复发的目的。

**（五）行为治疗与评价**

行为治疗属于一线治疗措施。多数学者认为，并不是所有的患者在诊断的第一时间就应该进行药物或者手术治疗，患者如果仅仅有一些早期症状，如有尿频、尿急症状，但是疼痛不是很明显，同时对其生活质量没有造成明显影响的，可以进行相应的行为治疗，密切观察，定期复查。治疗方法包括适当减少体液摄入量；记录 24 小时的液体出入量；记录排尿延长时间；适当控制饮食；积极锻炼，增强盆底肌的功能；调整心态，正确面对疾病等。有随访研究，得出结果认为合适的行为治疗，对于后期的康复和症状的改善有着积极的影响。行为治疗包括膀胱训练、控制饮水量等疗法。频繁排尿会使膀胱长期处于低容量的状态，成为造成膀胱容量减小的原因之一。定时排尿、延时排尿能扩大膀胱容量、降低膀胱敏感性，从而使尿频、尿急症状得以缓解。超过一半的 IC 患者在接受行为调节治疗后，症状得到改善。

行为治疗在国外属于补充和替代医疗治疗（complementary and alternative medical treatments，CAM）。有时即使难治性 BPS，同样可能在 CAM 治疗中获益。CAM 包括：膀胱再训练，饮食调节，放松及压力管理技术，针灸，瑜伽，认知行为疗法（cognitive-behavioral therapy，CBT）等。据文献报道，这些疗法中许多用于减轻疼痛和改善其他以疼痛为主要表现的慢性疾病患者的生活质量，如类风湿关节炎、纤维肌痛、背痛、痛觉障碍和外阴疼痛等。因此，相应地这些疗法也用于以疼痛为主诉的间质性膀胱炎的治疗。

1. 膀胱训练（bladder training，BT）　排尿通常减轻与 IC/BPS 相关的疼痛和尿急。在 IC/BPS 患者，为了减轻疼痛而出现频繁排尿，每次排出尿量减少，到最后即使疼痛解除仍无法恢复已经形成的排尿习惯。病程较长的 IC/BPS 患者或已有 Hunner 溃疡形成的患者常常表现为膀胱容量减少和膀胱顺应性降低。膀胱训练（BT）就是一种通过增加排尿间隔时间来治疗频繁排尿的行为疗法。延迟排尿，从而增加膀胱容量和减少不适。通过辅助治疗，在与膀胱充盈有关的疼痛明显减少的前提下，BT 治疗尤其有效。最常见的膀胱训练形式是定时排尿。患者被指定在特定时刻排尿，通常在忍无可忍的前一刻排尿。该方法被证明在膀胱过度活动症（OAB）或压力性尿失禁（SUI）患者中是有效的，然而对 BPS 患者，尚有局限性。BPS 患者适合逐渐增加排尿间隔时间，通常是 5~30 分钟。Chaiken 等观察了 42 例难治性 BPS 患者随访 2 年的结果，每 3~4 周增加排尿间隔时间 15~30 分钟，71% 的患者尿频，夜尿及紧迫性症状减少一半以上。

膀胱行为治疗是一个耗时及烦人的过程，需要患者坚持不懈的努力，这一过程因患者对治疗的怀疑而变得更加复杂，患者会有不服从和不满的情况。医师必须以正式书面的形式说明和解释计划，定期随访，对患者关注和鼓励也可以帮助患者坚持行为治疗。成功取决于患者如何看待随时间的推移而取得的进步以及他们对间质性膀胱炎的慢性病性质的接受度和是否乐观地配合治疗。

2. 心理行为治疗　慢性疾病，尤其是那些伴随疼痛的疾病，可能对患者生活质量产生深远的影响。无望和无助通常产生复杂的情感，对慢性疾病的治疗带来重要的影响。其中，灾难性情感以过于关注和反复思考为特征，是一种紧急应对行为的失常，患者往往认为自己已经达到疾病的末期，无可救药。对慢性盆腔疼痛患者，是一种重要的疼痛严重程度的预警及生活质量水准（QOL）下降的指标。近期的病例对照研究表明，紧张，焦虑，压抑及灾难化与 BPS 特异的症状及减少的生活质量（QOL）有密切相关的关系。精神心理支持或药物辅助可以帮助患者快速适应或调整这种心理状态。治疗的总体目标是增强患者对疾病的信心。

自我效能感，即认为一个人能够在某种情况下取得成功的信念，受患者的心理健康、认知思维模式、应对机制以及周围支持的可用性或程度的影响。强烈的自我效能感可以提高应对技巧，增强患者能力，并带来更好的生活质量。相反，随着患者自我效能感和控制能力的下降，他们感到更加无助和孤立。因此，社会支持对患者的影响再怎么强调也不过分。社会支持理论证明，具有较强社会关系的患者具有积极的健康行为结果。除了心理支持治疗，患者的自我效能感还可以通过多种途径来实现。例如，使用一些自助性疗法，自身物理治疗，饮食改变，自助治疗尿路感染以及自助膀胱内灌注，自助导尿等，这些都可以让患者拥有充足的信心，培养起对自身医疗状况的掌控感。

3. 认知行为疗法（CBT） 认知行为疗法是包括由认知（思想）成分和介入行为成分组成的类别广泛的不同治疗方案。旨在帮助患者制定更好的应对策略，改变他们的慢性疼痛信念，减少他们的灾难性思维，并最终增强他们的能力。教导患者去认识一个不合理的或灾难性的想法，然后学会用一种理性的想法来代替它。同时结合行为治疗，可以帮助他们减轻疼痛或特定的痛苦症状。尤其当患者与治疗师面对面地交流并定期练习思维识别和替换以及有益的行为介入，认知行为疗法容易成功。尽管 CBT 不如其他治疗方法标准化，很难研究其疗效，但许多研究显示，CBT 通过减少疼痛、无助、残疾和心理痛苦来增加慢性疼痛患者的感知控制。Sinclair VG 等将 90 名患有类风湿关节炎的妇女纳入旨在教授疼痛应对疗法的干预性 CBT 项目，CBT 后的应对行为、疲劳与整体心理健康，自我效能感、疼痛等得到显著改善。Eccleston C 等人的综述研究了 52 个随机对照试验（RCT），对实施 CBT 或其他行为治疗慢性疼痛的效果进行了分析。结果认为，CBT 对疼痛、痛苦、残疾和情绪有积极影响，干预后的效果甚至可以持续到 6 个月后仍有效。

性治疗被认为是 BPS 症状的另一种可能的治疗方法。然而，文献综述表明，缺乏对性治疗和 BPS 之间关系的良好对照研究。已有的研究表明，用于性治疗的技术，包括 CBT，与减少的慢性前列腺炎 / 慢性盆腔疼痛综合征（CP/CPPS）症状和其他性疼痛障碍正相关。Nikel 等专门开发了针对男性 CPPS 的心理行为治疗（CBT），其理论基础认为，人们对于特定的疼痛反应是压制性或乐观性的反应与过去的自身经历有关，该程序帮助患者评估由症状引起的痛苦、当他们感到痛苦时发生的思想以及与这些想法相关的情绪和行为反应之间的关系。该 CBT 项目是第一次全面针对 CP/CPPS 患者的症状和生活质量改善的循证医学支持的生物心理社会变量（即，灾难性、情绪、社会互动、不适应性休息作为疼痛应对策略）的研究。目前，正在进行一项试点研究，以评估该 CBT 计划如何改善作为主要结果的生活质量，以及如何减少作为次要结果的任何残疾和疼痛严重程度的感知。

搞清楚 BPS、疼痛和性功能障碍之间的关系对于在启动和实施治疗方面发挥关键作用的临床医师具有重大意义。已经证明，疼痛管理的心理学方法能降低慢性疼痛患者的疼痛强度并改善其应对能力，并且在外阴痛的实例中，能减少灾难性思维并改善妇女的性功能。

在 2000 年之前，只有两项已发表的文章研究了性治疗与 CBT 联合治疗的有效性。从那时起，后续研究的总体结果显示即使在短期治疗期间和群体形式的研究环境下进行 CBT 治疗也可显著改善疼痛和心理性功能。

**（六）针刺疗法**

针灸是一种通过神经调节达到有益效果的替代疗法。针刺刺激内啡肽的产生，通过刺激 α-δ 纤维而减轻疼痛，同时抑制无髓感觉 C 纤维。对 12 例难治性 CP/CPPS 患者的初步研究显示：患者每周至少接受两次针灸，共治疗 6 周，92% 的患者症状指数（NIH-CPSI）总分下降幅度大于 50%。83% 的患者有大于 75% 的客观上的总体改善，患者症状指数（NIH-CPSI）总分下降。随访 33 周，有效率没有变化。美国国立卫生研究院资助了一项针对 CP/CPPS 的针灸与假针灸的随机研究。90 名患者被随机分成两组，接受每周两次 30 分钟的治疗，持续 10 周，另外 24 周随访。使用 NIH-CPSI 作为观察指标，发现针灸的效果是假针灸的两倍，更多的针灸患者完全消除了症状，并且在治疗后 20 周，针灸组比假针灸组患者具有更好的长期效果。

最近，Lee SH 等评估针灸、运动和建议的效果，他们将 CP/CPPS 患者分成 3 组：第一组，接受治疗建议和锻炼；第二组，接受治疗建议、运动和安慰性针灸；第三组，接受治疗建议、锻炼和针灸。结果显示接受针灸治疗的患者与接受安慰性针灸治疗的患者相比，疼痛明显减轻，NIH-CPSI 得分明显减少。但未比较排尿症状变化和生活质量改变。在一项基于三臂随机临床试验的 Meta 分析中，研究者评价了针灸的镇痛作用，在针灸、不针灸和安慰性针灸中，针灸具有轻微的镇痛作用，Meta 分析纳入的研究有一些患者的选择性偏倚（结论仅供参考）。

**（七）意象导引**

意象导引是使用语言来引导一个人的思想或焦

点到想象中的视觉、听觉、触觉甚至嗅觉，以便引发放松的生理效应。一些理论试图解释意象导引看到的生理和心理效应。门控理论认为，一次只有一个脉冲可以沿着脊髓传到大脑。如果这条通路被意象导引产生的思想所占据，疼痛感觉脉冲就不能传递到大脑，从而减少疼痛感觉。另一种理论认为，意象导引可通过释放内啡肽，激活副交感神经系统，从而降低血压，降低脉搏和呼吸频率，增加痛阈。无论其机制如何，意象导引在许多情况下都能减轻疼痛，如癌症、慢性下腰痛和术后疼痛。

在一项研究中，30 名患有 IC 的妇女被随机分成两组：一组听专门为 BPS 患者设计的 25 分钟意向导引光盘（CD），每天两次，持续 8 周；另一组被要求在同一时间间隔内休息。在研究结束时，在总体反应评价中，治疗组超过 45% 的患者有中度或显著的改善。平均疼痛评分显示治疗前后症状无改善（从 5.50 降低到 2.57，$P$=0.039），而通过排尿日记（从 16 下降到 12，$P$=0.02）记录的尿急症状显著降低。此外，治疗组 BPS 症状明显减轻，间质性膀胱炎症状指数和问题指数（IC-SIPI）问卷显示：问题指数从 11.13 降到 9.45，$P$=0.006，症状指数从 13.4 降到 11.6，$P$=0.004。相比之下，非治疗组在治疗前后疼痛水平（从 4.9 到 4.4，$P$=0.187）、尿急症状（从 9.8 到 9，$P$=0.684）或其 IC-SIPI 评分（问题指数 11.6~9.85，症状指数 12.26~10.71）上基本保持不变。虽然还需要进行更大的 RCT 实验来证明意向导引的作用，但目前的研究已证明意向导引是减少其他难治性慢性疼痛条件下的压力和疼痛的一个有希望的选择。

**（八）哈他瑜伽**

几个世纪以来，普遍认为哈他瑜伽可以用来减轻压力，所以在 BPS 人群中具有潜在的用途。哈他瑜伽使用体位和深呼吸技术，在患有多种慢性疾病的患者中显示出有益的治疗效果。通过结合 200 多个单独的运动，所有运动都具有各种患者自创的患者特异的动作，因此它几乎适用于任何患者不同的身体状况及不同的医疗状况。85%~87% 的 BPS 患者具有盆底高张力，这种盆底高张可用瑜伽来治疗。骨盆高张可通过特殊的体位，即“瑜伽体式”来改善，瑜伽体式经过多个世纪的进化，在保持身体健康和心态的平和方面发挥着神奇的作用。这种体位促进肛门提肌和尿道及肛门括约肌上层的松弛。脊柱、盆腔、骨盆或骶髂关节的旋转或功能障碍可造成额外的肌肉骨骼损害并加重慢性泌尿系统疾病，如 BPS、前列腺炎、慢性睾丸炎、外阴痛和慢性附睾炎。瑜伽体式已经设计用来治疗骨盆中的那些结构性功能障碍和改善慢性泌尿系统疾病。

哈达瑜伽并不是一个替代传统的治疗如医学和物理治疗，开始任何运动或瑜伽课程之前需注意。然而，规律地练习瑜伽已显示增加内啡肽的释放，提高肌肉力量，有氧能力，控制疼痛和减少压力和疲劳。也有报道显示其提高心理能力及促进健康的情感。

**（九）膈式呼吸**

膈是将肺和胸腔与腹腔脏器分开的一种肌肉。深吸气时，膈扩张（降低），从而最大限度地帮助吸收氧气；而当呼气时，膈放松抬高，使得肺排出二氧化碳。为了完成膈式或胸式呼吸，练习者需平躺，保持双腿并拢，双臂置于两侧，放松身体；然后深慢吸气，同时让腹肌最大限度地向外运动；屏息一会儿，然后深慢呼气，让腹肌最大限度地向内运动。此刻扩张和回缩的部位应只集中在腹部，而不运动胸部。膈肌呼吸，单独使用或与瑜伽一起使用，可以大大减轻压力和焦虑。在压力的时候，我们潜意识地倾向于吸气并屏住呼吸。膈肌呼吸的最显著和治疗优势在于呼气，这种呼气持续时间是吸气的两倍。呼气通知身体它可以通过改善“紧张或松弛”状态来放松和恢复身体的基本功能。膈式呼吸要求患者慢慢地深吸气，以便每次呼吸时都能够进行更深层次的放松。膈肌呼吸常用于治疗低通气、焦虑或口吃障碍。Mendelowitz F 等人的一项小型研究中，对 19 例 BPS 和盆腔功能障碍患者进行坐浴，2mg 地西泮（每日 3 次）和包括膈肌呼吸和进行性放松治疗。治疗 3 个月后，患者报道疼痛和尿急症状明显减轻。

**（十）矛盾松弛**

对盆腔器官的主要支持来自肛提肌，这些肌肉通常具有高张力，从而在 BPS 和 CP/CPPS 患者中产生疼痛和尿路症状。某些类型的慢性骨盆疼痛在骨盆腔内可能表现为一种自我持续，自我追加的紧张状态。紧张、焦虑、压力或疼痛引起的盆底肌张力增高、紧张、痉挛和对触诊敏感的肌筋膜触发点。这更应该称作盆腔功能障碍，在 BPS 的男性和女性中普遍存在。矛盾松弛（PR）是一种通过手动疗法使骨盆肌收缩和放松的技术，从而减少肌肉的静息张力，打破疼痛和痉挛的循环。

Anderson RU 等使用 PR 技术和肌筋膜疼痛触发点松弛治疗（MFRT）技术治疗 138 例 CP/CPPS 患者，72% 的患者在总体反应评价中获得中度到显著的改善，与超过 50% 的患者在尿道症状评分或盆腔疼痛的症状调查(PPSS)有25%或更大的降低。在大于50%改善水平的患者中,中位疼痛和尿路症状评分分别降低了69%和80%。当重复使用该技术或采用的技术适当时,PR练习可明显降低盆腔肌的高张力,并使BPS和合并盆腔功能障碍的患者症状明显缓解。

综上所述,行为治疗对慢性疼痛综合征的患者具有明显益处,并且可能是有效的、适合于许多BPS患者的辅助疗法。行为治疗是一组广泛而多样的治疗方法,可以针对每个患者进行个体化。需要进一步的研究来确定行为治疗适合哪些特定的患者。越来越多的证据表明,行为治疗对BPS的治疗发挥着越来越重要的作用,因此AUA指南将它归类为一线治疗方案。

## 三、物理治疗与评价

### (一)物理治疗

物理治疗简称理疗,属于二线治疗方案。如果有合适的经过培训的临床医师,应当为患者提供适宜的物理治疗技术(例如解决盆腔,腹部或髋部肌肉激发点的按摩,拉伸不当收缩的肌肉,松解疼痛性瘢痕以及其他针对结缔组织束缚的练习),但是不推荐为有盆底疼痛的患者提供盆底强化训练如Kegel训练(A级证据)。

泌尿外科领域里骨盆底功能障碍一般指盆底肌肉低张力或盆底松弛。多数研究集中在诊断盆底肌肉(PFM)松弛导致的疾病,如骨盆器官脱垂和尿失禁。已有的研究显示,以物理治疗师为基础的盆底治疗,多数通过增强肌肉张力的训练在治疗尿失禁中是有效的,物理治疗是治疗压力性尿失禁的主要手段。最近,临床医师已经认识到高张力性盆底与膀胱疼痛综合征(BPS)的关系。与低张力性盆底功能障碍一样,临床医师依靠与物理治疗师的合作来治疗伴随BPS的高张力性盆底功能障碍和其他肌肉骨骼异常。国际尿失禁膀胱疼痛综合征咨询会推荐BPS患者向物理治疗师咨询,作为第一线的治疗方法。

### (二)活动过度盆底肌肉(OPFM)

2005年,国际尿控协会定义了一个新名词,活动过度盆底肌肉(OPFM)。该定义认为:骨盆肌在功能上需要放松时,例如排尿或排便时,不放松甚至可能收缩的情况。这种状况基于排尿障碍、排便障碍或性交困难等症状,以及缺乏自主性盆底肌肉松弛等症状。过去30年,有各种术语来描述这种状况。近年来,OPFM特指高张力性盆底功能障碍,短盆底以及盆底高张力性失调。

此外,还有大量文献关注慢性前列腺炎/慢性盆腔疼痛综合征(CP/CPPS)男性患者盆底功能障碍的治疗。BPS和CP/CPPS患者具有相似的临床症状,并且具有类似的病理生理学。由于缺乏鉴别标准,BPS和CP/CPPS在最近的文献和研究中被合并描述为泌尿系慢性盆腔疼痛综合征(UCPPS)。因此,UCPPS既可以指男性CP/CPPS,亦可特指BPS,其临床表现包括排尿行为异常、心理困扰、直接的骨盆神经肌肉损伤均是OPFM的原因。肌筋膜疼痛综合征是一种肌痛性疾病,其特征是源于肌筋膜触发点(MTrP)的局部和牵涉性疼痛。肌筋膜触发点通常位于骨骼肌或肌肉筋膜的绷紧带内,在压迫时疼痛并引起特征性牵涉疼痛、局部压痛、自主神经现象和本体感觉障碍。OPFM可能具有MTrPs,因此在某些情况下,高反应性盆底可能是肌筋膜疼痛综合征的一部分。Gerwin等的研究指出,MTrP的发展可由急性过度使用、直接创伤、持续性肌肉创伤、长期不动、全身生化失衡、邻近组织的相关触发点、来自关节的传入输入、来自筋膜的传入输入引起,也可以由内脏器官病变或压力而引起。

物理治疗技术对UCCPS患者症状的影响的研究较少。Weiss等报道了10例BPS患者和42例尿频/尿急患者使用物理治疗法,10名BPS患者中有7名症状中度至显著改善。Oyama IA等通过经阴道Thiele推拿治疗BPS和OPFM患者21例。虽然样本量较小,但BPS症状改善及盆腔高张力降低的确具有统计学意义。Fitzgerald MP等报道了一项对物理治疗的前瞻性研究。对23名男性和24名女性进行肌筋膜物理疗法与治疗性全身按摩的对比。随机进入肌筋膜治疗组的患者报道总体反应率为57%,显著高于治疗性全身按摩治疗组报道的改善率(21%)。研究表明,许多BPS患者有盆腔功能障碍(PFD),但并不是所有的BPS患者都有PFD或需要转诊到物理治疗师。有重点地询问病史和体格检查可以帮助临床医师确定哪些患者需要进行物理治疗。肌肉骨骼方面的病史对所有的BPS患者都是必要的。重要的是要详细询问和评估患者从出生开始的整个人生中所发生的所有骨骼肌肉事件,而不仅仅着眼于不久前所发生的骨骼肌肉方面的病症。详细的骨科和创伤史很重要,因为许多事件患者可能认为是不相关的易感因素。肌肉骨骼损伤,尤其是下肢损伤或步态异常,非常重要。应该弄清患者日常锻炼的详细情况(例如是否参加新的运动或试图减肥)、常见的姿势紧张(长时间驾驶、抱小孩等)以及职业细节(如久坐、憋尿等)。在实际临床实践中其实很难确定哪些因素与患者的急性症状恶化相关,包括泌尿道感染、真菌感染、肾结石或卵巢囊肿破裂。医师最重要的是要知道如何利用检查手段来进一步确定这些因素与症状恶化相关。一些肌肉骨骼和肌筋膜异常也可以触发类似的症状,使患者对疼痛的起源感到困惑。有些因素可能并非直接的致病因素,但可以通过内脏 - 躯体反射或内脏 - 皮肤反射加重肌肉骨骼症状,致使诊断更加困难。

详细的病史询问往往可以明确一系列导致疼痛综合征的突发事件。向患者解释清楚这一点很重要,因为他们经常想弄清是什么原因导致了他们隐匿的疼痛发作。盆底功能障碍可以影响多器官系统,因此应该就肠道、膀胱、阴道功能以及性功能和疼痛症状与患者详细沟通。PFM 可影响下尿路,引起尿急和尿频症状。缓慢 / 间歇性排尿或紧张性排尿恐惧是 OPFM 的标志性症状。值得注意的是,尿失禁和盆腔器官脱垂可发生在高张力症盆底功能障碍患者,因为过度活跃的盆底往往影响盆底正常功能的发挥,导致盆底功能障碍。此外,一些肌肉骨骼的症状会随着休息而减轻或恶化,临床医师应该询问患者从醒过来到睡觉的全天 24 小时内的疼痛经历。尤其疼痛是否将患者从睡眠中唤醒可以帮助区分疼痛是内脏来源的疼痛或肌肉骨骼来源的疼痛。同时也应询问一些触发疼痛的事件,如与排尿排便的关系,与肠蠕动活跃的关系,与性交的关系等。

体格检查可以确定 BPS 患者疼痛和功能障碍是来自于外部或膀胱本身,确立活动过度盆底肌肉(OPFM)的诊断,以及鉴别是否需要转诊至物理治疗师。如果患者有特殊腰骶痛或骨科手术史,检查应集中在外骨盆上。对骨盆的骨性标志物进行初步检查,以检查骨盆带肌的移位和触诊是否有压痛。具体而言,检查包括站立和 / 或坐式检查髂嵴、髂后上棘(PSIS)和髂前上棘(ASIS)的高度,触诊骶髂关节(SI joint)是否压痛,触诊尾骨以示位置和压痛。在仰卧位,临床医师可以检查髂前上棘的高度和对称性,耻骨联合的对称性和压痛性,髂腰肌和腹直肌的压痛性和触发点(TrPs)。在侧卧位置,可以检查臀大肌、臀中肌、臀小肌、梨状肌、闭孔肌和大转子是否压痛或具有 TrPs。

PFM 检查的重点是张力、柔软度和识别肌肉激发点。男性患者可以在直肠指诊时进行评估,而女性患者通常通过阴道检查进行评估更舒适一些。耻尾肌、髂尾肌和闭孔内肌应作双侧评估。在某些患者,可以触诊到尾骨。在我们的临床实践中,我们使用改进的牛津肌肉高张力量表(0~4 分)为每块肌肉评分。

总之,物理治疗前的评估包括评估患者病史、骨科 / 生物力学、结缔组织、PFM 本身的病变,最后是生物反馈检查。在患者初次就诊时,对患者进行所有的这些检查可能是不适合的,但患者多次的就诊过程中,应尽可能地完善这些检查。

**(三)骨科 / 生物力学检查**

外部肌肉骨骼检查的主要组成部分是:①姿势及结构性筛查,注意头颈位置、脊柱弯曲(即脊柱侧凸、过度前凸或后凸)、骨盆、臀部位置和任何腿部长度差异;②检查躯干和下肢运动范围和肌肉长度评估;③评估腰 - 骨盆 - 髋关节复合体的肌肉力量和运动控制;④步态分析和功能运动试验。

为了进一步评估在肌肉骨骼检查中发现的损伤,可能有必要进行专科的检查。应特别注意骶骨扭转、髂骨旋转、耻骨联合不对称和尾骨偏离,因为这些骨性标记是 PFM 的附着部位。对于有腰背痛或骶髂关节痛病史的患者,有必要进行激发试验,脊椎和骨盆稳定器的运动控制包括测试横向腹肌、复合肌和臀肌。

慢性盆腔疼痛患者常见的骨科和生物力学功能障碍包括胸腰椎位置失调,特别是在 T12 和 L1 交界区,存在直肌分离,矛盾呼吸模式,髋关节内旋限制,骶髂关节躯干和臀部稳定器的扭转、旋转和不稳定性及弱点。同时也应该评估腹直肌分离,因为许多腹部触发点由腹前壁的不稳定性引起。临床医师应测量患者处于静止状态和外展状态下,脐上和脐下腹直肌之间的距离,任何大于约 2 指的分离是有意义的。另一个常见的现象是矛盾的呼吸模式,它与高张力性骨盆高度相关。正常情况下,吸气时腹部应该扩大,胸部应该保持静止;然而在这些患者中通常可以看到相反的情况。

**(四)结缔组织评估**

结缔组织包括从皮肤真皮到骨骼之间的各层结构。通常评估结缔组织的以下三个区域:皮下组织、肌肉和内脏筋膜。腹壁、下背、臀部、大腿和会阴的皮下组织用皮肤拿捏法(pinch rolling)评估。研究表明这些区域的血管收缩与子宫和膀胱的炎症有关,因此这些区域受到普遍关注。皮肤和肌肉之间的组织在检查者手指间滚动,以评估活动性和任何区域的限制。在组织严重受限的区域,患者即使在最小的压力下也会出现剧烈的疼痛。特别注意,腹部手术瘢痕往往与膀胱和盆腔器官的皮肤反射区重合。可以通过手动触诊检查肌肉是否存在激发点(MTrPs)。一旦 TrP 确定,患者可以明确指出局部压痛的精确位置,甚至疼痛放射区域。含有激发点(TrP)的肌肉可能表现为虚弱、运动功能丧失,以及不能充分伸长。BPS 患者通常在腹部肌肉、髂腰肌、内收肌、腰方肌、闭孔内肌、梨状肌和臀部以及 PFM 内部出现激发点(TrPs)。内脏筋膜通常使用"倾听(listening)"的特殊手工力量来评估,以检查内脏周围结缔组织的移动性和运动。所有的器官都有正常的生理活动,限制、固定或粘连会损害器官的活动性,从而损害器官和周围结构的最佳配合与功能。BPS 患者通常在膀胱,尿道,肾脏和肠道的周围存在内脏筋膜限制。

### (五)盆底内部检查(经阴道 / 直肠)

类似于临床医师进行的盆底检查,理疗师将润滑剂涂抹的手指插入阴道或直肠以评估盆底的强度、张力和压痛。有很多特别的方法用来识别盆底各层中的激发点 TrPs。此外,物理治疗师还将检查尿道、膀胱和尾骨的活动性。

精确定位单个肌肉最好通过触诊骨性标记和每个肌肉的收缩来实现。最上层的触诊是通过将手指插入到第一远端指间关节来评估经耻骨支的最上层的横向会阴肌、球海绵窦和坐骨海绵肌。中间层通过插入手指检查尿道括约肌和会阴深横肌。腹横肌和盆腔层形成连续的连接。要求患者像吹气一样呼气,此时在治疗师的手指尖会感觉到张力,由此判断盆底中层有无病变。第 3 层通过完全插入手指至掌骨关节来评估肛提肌、尾骨和闭孔内肌。检查闭孔内肌时,要求患者在检查期间抵抗髋关节外旋,可以很容易地触诊闭孔内肌。

BPS 患者可伴有尿道、膀胱和尾骨的限制性。通过沿尿道两侧插入两根手指并进入不同的平面确定限制的方向来评估尿道的活动性。膀胱活动性评估的方法是让两名医师将三角肌分开,同时让助手将膀胱向上分开。检查膀胱的这个区域的任何张力或限制。尾骨是盆底肌肉的重要附着部位。任何过度或有限的活动性都会影响盆底功能。有几种评估尾骨活动性的方法,通常,治疗师用手指在内部和拇指抓紧尾骨,并在所有三个平面上评估尾骨的活动性。检查盆腔器官的活动性非常重要。BPS 患者在盆腔器官延伸方面存在困难。通常要求患者模拟开始排尿来使盆腔器官"下降",以此判断盆腔器官延伸性。在健康的骨盆腔,临床医师应该感觉到肌肉的移动或隆起。相反,这些患者很少甚至没有骨盆的运动或收缩。

### (六)生物反馈测试

传统上,生物反馈测试用于评估 PFM 的强度和运动控制。压力探头可以测量静止期间和收缩期间的内部压力。典型的,BPS 患者在休息时出现张力升高,随后快速收缩时逐渐失去峰值收缩,并且在其后 10 秒收缩期间不能维持盆底肌肉耐力。生物反馈测试的局限性在于它不能比较双侧的张力强度和调节,生物反馈不应该作为独立的检查来确定盆底功能,而只是用于对触诊的结果进行进一步确认。

### (七)物理治疗方案

早期干预包括腹直肌分离矫正和使矛盾的呼吸模式正常化,腹直肌分离矫正是在患者处于钩状仰卧位时进行的,用毛巾紧紧地包裹在腹直肌中部,头部和下巴尽量抬举下望,做抬头腹直肌收缩的仰卧起坐起始动作。要求患者至少每天做两次,直到达到腹直肌达到满意的闭合(图 49-17)。正确的膈肌呼吸是通过让患者一只手放在胸部,一只手放在腹部来建立的。患者被要求呼吸同时保持胸部安静,但允许腹部扩大。呼气时腹部应被动下落。患者应该每天做几次这样的呼吸,尤其是在患者合并尿急的症状时。其主要治疗方法如下:

1. 结缔组织治疗　皮下组织的治疗使用评估期间应用的相同手法。使用少量润滑剂涂抹手掌,滚动皮肤和 / 或从各个角度拖曳受限制的组织,直到感觉可移动性提高。最初,患者在治疗期间和治疗之后可能报道严重的不适,特别是在受限制的区域。随着组织移动性的改善,治疗将变得不那么痛苦,临床医师便能够进一步治疗更深层组织。皮肤滚动可改善循环,减少组织过敏,并减少皮下结缔组织对周围肌肉、神经和内脏活动的限制(图 49-18);在评估中发现的肌肉触发点可以用以下几种技术来治疗。通常包括缺血性压迫、弹拨和收缩 - 反收缩技术。缺血性压迫包括直接向触发点施加逐步增大的压力 30~90 秒。弹拨包括划过肌肉激发点 6~12 次或直到感觉松弛为止。收缩 - 反收缩技术是将肌肉被引导到一个缩短的位置,并保持 30~90 秒,以促进放松(图 49-19),如腰大肌治疗技术。此外,内脏筋膜是可以通过一种叫作内脏操作的技术来治疗,使用特定的压力作用于内脏器官周围的筋膜。在内脏器官外部,这种技术可以解决闭孔膜、脐尿管和耻骨膀胱韧带周围的限制,以改善膀胱的移动性和

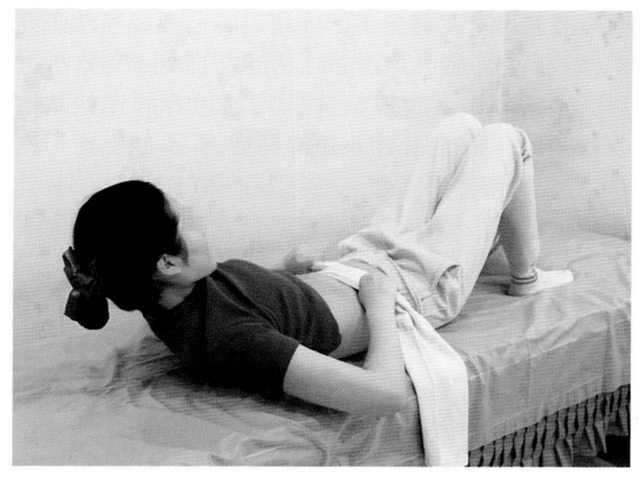

图 49-17　腹直肌分离治疗示意
仰卧位两腿弯曲，暴露腹部，用毛巾紧紧地包裹在腹直肌中部，做抬头腹直肌收缩的仰卧起坐起始动做。

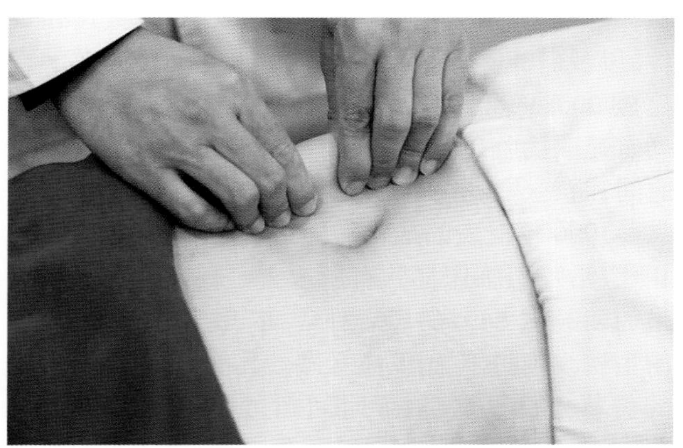

图 49-18　腹部的皮肤滚动技术，皮肤滚动可用于结缔组织限制的评价和治疗

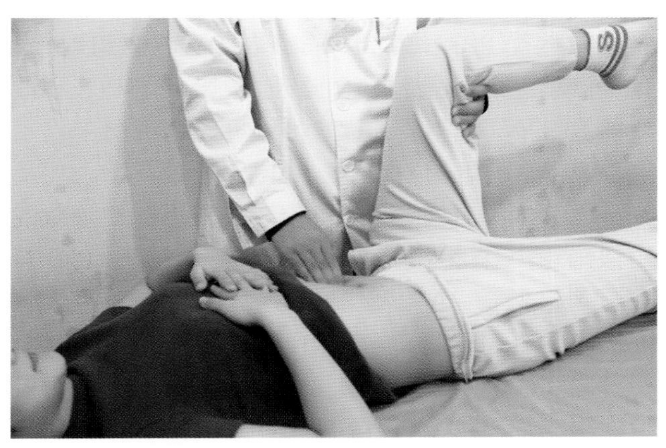

图 49-19　腰大肌肌筋膜触发点可能加剧慢性盆腔疼痛
注：腰大肌收缩 - 反收缩技术，使腰大肌处于一种缩短的松弛状态，为腰大肌筋膜触发点的校正。

充盈。

2. 盆底内治疗　盆腔内治疗的最终目的是降低张力，消除 TrPs，使尿道、膀胱和尾骨活动正常化，并改善盆腔的运动控制。内盆腔是经阴道或经直肠治疗的。肌肉调节和 TrPs 采用与上述相同的技术来处理外部 TrPs。尿道、膀胱和尾骨可以通过特殊的内脏和关节操纵技术来治疗，旨在恢复正常的活动性和运动性。这些结构被引导到它们的限制区，类似于评估，并遵循以上原则，直到感觉肌肉放松。在尾骨不稳定的病例，臀肌绷带和强化治疗可能是合适的。

一旦肌肉调节和症状有所减轻，就可以启动运动控制技术。应该考虑采用自主神经肌肉再教育技术来促进 PFM 的延长。患者被要求抵抗髋关节外翻、外展和内旋 5 秒，重复多次。这样可彻底骨放松盆腔，是患者进行家庭锻炼的有益运动。当患者获得本体感觉知觉时，被动的盆底下降法可以在一天中以各种姿势开始，以帮助维持临床上建立的张力。生物反馈，着重于肌肉放松，可能有助于发展这项技能（图 49-20）。

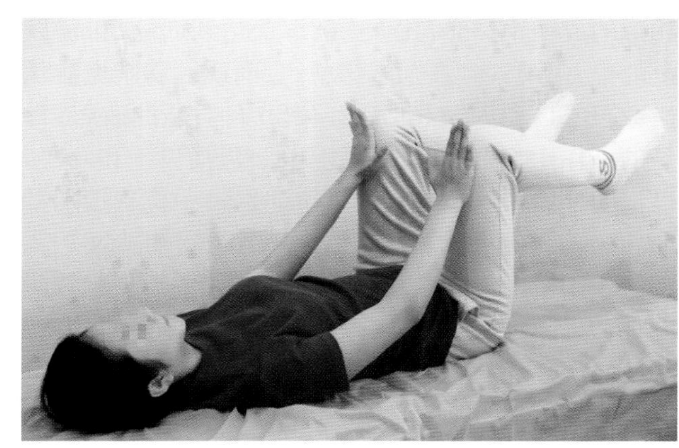

图 49-20　图示在家庭锻炼中如何促进盆底肌的延长
患者被要求抵抗髋关节外翻、外展和内旋各 5 秒。

3. 治疗频率　典型的治疗过程是 30~60 分钟，患者每周随访 1~2 次。根据症状的严重程度、患者耐受性、对治疗的反应和依从性，持续时间从 12 周到 1 年或更长。

## 四、药物治疗与评价

口服药物与物理治疗一样，属于二线治疗。2014 年 AUA 指南推荐四种口服药物治疗 IC/BPS，包括阿米替林、羟嗪、西咪替丁和戊聚糖多硫酸钠

(PPS)。以下首先评价这些药物,然后介绍更新的EAU 2018 BPS指南中引用的药物。

**(一) 阿米替林**

阿米替林是一种三环类抗抑郁药和抗焦虑药,能阻断乙酰胆碱受体,抑制释放的5-羟色胺和去甲肾上腺素的再摄取,阻断组胺(H1)受体。阿米替林和其他抗抑郁药常用于慢性疼痛综合征患者。具体而言,三环类抗抑郁药具有抗胆碱能作用,这可减轻IC/BPS的尿急和尿频症状,而阻断上述神经递质的再摄取可能具有镇痛作用。Hanno和Wein首先报道了间质性膀胱炎的治疗反应。他们在间质性膀胱炎患者中偶然发现一个患者同时在接受抑郁症治疗,他的间质性膀胱炎在接受阿米替林治疗后明显好转。随后多个高质量的研究证明:使用阿米替林改善与IC/BPS相关的症状。在多中心随机对照试验(RCT)中,阿米替林与安慰剂相比较,发现最佳给药量为每天50mg。患者报道在疼痛和尿急程度方面有统计学意义的改善,但是在功能性膀胱容量方面,与安慰剂相比,却未发现有统计学意义的差异。在另一个关于阿米替林75mg与安慰剂对照的RCT研究中,从10mg开始逐渐爬升的试验剂量显示几乎相似的成功率(55%比45%),那些达到剂量50mg以上的患者,观察到在阿米替林组,间质性膀胱炎症状指数(ICSI)和尿频(66%比47%)有明显的改善,常见的副作用与抗胆碱能药物相似,包括口干和便秘。已证明,阿米替林具有明显镇痛效果,中位首选剂量为50mg,剂量可以在25~150mg之间变动。这一范围低于用于抑郁的150~300mg的常用剂量。起效速度(1~7周)比抑郁症报道的要快得多,而且镇痛效果不同于任何对情绪的影响。三环类抗抑郁药在以下患者中禁忌:近期心肌梗死(6个月内)后出现长QT综合征或显著的传导系统疾病(双束或三束阻滞),不稳定性心绞痛,充血性心力衰竭,频繁的室性早搏,或持续性室性心律失常。对于直立性低血压,应谨慎使用。大于100mg的剂量会增加心脏猝死的相对风险。

**(二) 抗组胺药**

膀胱壁肥大细胞的增加在IC/BPS患者可能导致过敏反应,驱动泌尿系统症状。羟嗪和西咪替丁是组胺受体(H1和H2)拮抗剂。通过组胺受体阻断激活肥大细胞可以减轻下尿路症状(LUTS)。

1. 羟嗪 羟嗪是组胺H1受体拮抗剂,也具有抗胆碱能特性。其轻微的镇静作用有助于患者在夜间服用,以帮助躁动和失眠。桑特等人RCT研究证明羟嗪能显著改善患者的症状。在一项观察性研究中,患者在睡前服用25mg,然后增加到50或75mg耐受剂量。作者发现超过90%的患者的症状基线改善,最常见的副作用是镇静和疲乏。

2. 西咪替丁 西咪替丁是一种H2拮抗剂,其作用机制与羟嗪相似。随机双盲安慰剂对照研究表明:34例患者分为西咪替丁400mg一天两次组与安慰剂对照组比较,接受治疗的患者耻骨上疼痛和夜尿明显改善,但膀胱黏膜的组织学检查没有变化。

**(三) 黏膜保护剂戊聚糖多硫酸钠(PPS)**

在IC/BPS患者中,膀胱尿路上皮的糖胺聚糖(GAG)层被破坏。PPS是一种合成硫酸多糖,目的在于替代GAG层的缺陷。其美国食品药物监督管理局(FDA)批准了PPS口服治疗间质性膀胱炎,但目前不少学者也将PPS用于膀胱内灌注治疗,其具体疗效有待进一步验证。

有许多临床随机对照试验(RCT)证明其有效性,以及研究不同剂量以确定适当的治疗方案。在比较300mg,600mg及900mg的RCT中,不同剂量均有显著的临床效果,且效果近似,因而认为,治疗时间,而不是剂量,与治疗反应有关。

1990年发表的最初的随机试验表明,与安慰剂相比,治疗组临床症状有所改善。穆霍兰等研究结果表明超过26%的患者在疼痛、压力、尿频和尿急的主观改善明显,副反应轻微。其他前瞻性、随机化的荟萃分析显示,治疗时间超过8周,37%疼痛改善,28%尿急改善,54%尿频改善,但夜尿改善不明显。然而,最近的研究还没有显示出同样的功效。在最近一次2015年的多中心双盲RCT中,受试者每天给予PPS 100mg,或给予PPS 100mg,一天三次(TID),或给予安慰剂治疗24周。当比较所有三组或比较接受PPS(每日100mg或TID)的两组时,没有统计学上的显著差异。此外,还比较了PPS和羟嗪的RCT研究,与安慰剂对照,两种药物均未显示出统计学上显著的差异。

《2014年AUA指南》也记录了关于PPS疗效的相似结论。作者引用了7个随机试验:5个PPS与安慰剂对照,一个检测PPS的剂量效应,另一个将PPS与环孢素对照。这五项研究的荟萃分析表明,相对危险性为1.69,在统计学上是显著的,但相对危险性很弱,95%的可信区间(CI)为1.16~2.46。副作用包括恶心、腹泻和脱发。PPS是研究最多的治疗IC/BPS的药物之一,虽然经常用于治疗间质性膀胱炎,但它是AUA推荐的四种药物中最昂贵的一种。

**（四）免疫抑制剂**

由于IC/BPS患者膀胱黏膜中嗜酸性粒细胞、肥大细胞和CD4⁺T淋巴细胞浸润，因此不少学者认为该病可能具有自身免疫成分。这个理论暗示了抗体或细胞介导的免疫反应可能对间质性膀胱炎治疗有效。这种免疫反应可能与IC/BPS的“爆发”性发作现象有关。催生了免疫抑制剂在IC/BPS患者中的应用。

环孢菌素A（CyA）：CyA是神经钙调蛋白抑制剂，抑制T细胞活性和细胞因子释放。它在移植文献中得到了很好的研究，并且作为免疫抑制剂已经被研究用于IC/BPS的治疗。已有较强的证据支持CyA在间质性膀胱炎患者中的应用。在一项关于环孢素A与PPS的随机研究中，研究者发现CyA在6个月时优于PPS，尿频、平均最大排空量和夜尿发作以及疼痛均有改善。然而，CyA治疗患者有更多的不良事件（AES）发生率。另外在一些观察性研究中也证明了它的安全性和有效性，每日排尿量，最大膀胱容量，膀胱疼痛均有提高。治疗一年后仍可看到明显的疗效，但停药后疗效减弱。

2016年的系统回顾研究，包括三个RCT、四个前瞻性研究和一个回顾性队列研究。总体显示治疗后症状改善。副反应（AES）包括升高的血清肌酐水平和高血压。在对应用两种以上口服药物治疗失败的间质性膀胱炎患者，应用CyA治疗的研究中，给患者口服CyA，3mg/kg，一天两次，治疗3个月。作者发现患者疼痛和症状严重程度明显好转。在研究期间，同时观察到肾小球滤过率下降，但停止治疗之后恢复正常。

尽管CyA是AUA推荐的治疗方法，但是目前FDA还没有批准其在IC/BPS患者中的应用。目前正在通过测量在治疗前、治疗期间和治疗后各种尿液和血液“生物标志物”，研究阐明CyA用于IC/BPS患者的作用机制和理想治疗剂量，但CyA已被证明对IC/BPS患者具有比PPS更好的长期治疗益处。医师需要明白CyA长期使用其相关的肾毒性和长期免疫抑制剂应用的总体效果。

**（五）非指南推荐口服治疗药物**

1. 神经病理调节剂　由于IC/BPS通常被认为是一种疼痛性疾病，因此不少学者对靶向神经通路的药物治疗很有兴趣。加巴喷丁和普瑞巴林是神经病理性的调节剂，在其他神经病理性疼痛过程中得到了很好的研究。许多患者使用这些药物来专门治疗IC/BPS患者所经历的疼痛。已知神经病理调节剂如下：

（1）加巴喷丁：加巴喷丁是一种抗癫痫药物，也用于减轻慢性疼痛障碍的神经病理性兴奋性。确切的作用机制尚不清楚，但对神经病理性疼痛的治疗作用已被证明在IC/BPS患者中同样有效。在一项观察性研究中，21名患有难治性泌尿生殖器疼痛的男性和女性在根据耐受的副作用从300mg开始逐渐加大到平均每天给予1 200mg。10例患者的症状明显改善。加巴喷丁通常作为其他疗法的辅助剂被推广使用，目的是减少麻醉剂的使用。一项同时使用加巴喷丁、阿米替林和非甾体抗炎药的前瞻性非随机试验的研究表明，疼痛和排尿症状显著获益。加巴喷丁的常见副作用包括嗜睡和头晕。

（2）普瑞巴林：是另一种用于慢性神经性疼痛患者的神经病理调节剂。它是一个α2-δ配体，结合和调节电压门控性钙通道。虽然常用于神经病理性疼痛疾病，但支持其在IC/BPS中特异性应用的文献很少。

（3）度洛西汀：度洛西汀是一种双羟色胺和去甲肾上腺素再摄取抑制剂。由于其改善压力性尿失禁和神经病理性疼痛的作用，其应用被外推到IC/BPS的治疗。然而，van Ophoven等人的观察性研究表明患者症状并未有统计学意义的提高。因此，对于IC/BPS患者来说不是一种常用的药物，需要进一步的试验来证明其有效性。

2. 槲皮素（Quercetin）　槲皮素是一种生物类黄酮，具有广泛的生物学效应，包括抗癌、抗炎和抗病毒活性，以及减少脂质过氧化和毛细血管渗透。其抗炎特性已引起对慢性疼痛综合征的潜在应用的关注，研究表明槲皮素可改善CP/CPPS男性的症状。在随机安慰剂对照的临床研究中，与安慰剂相比，应用于Ⅲ类CP患者的疼痛在统计学上显著改善。20名患者给予槲皮素500mg一天两次，共4周。所有患者在研究结束时症状均有改善，无严重副作用。尽管目前没有将槲皮素的使用与安慰剂进行比较的RCT，但是槲皮素在IC/BPS患者中的应用效果是有希望的，其副作用最小，应该为满足条件的患者使用。

3. 西地那非　西地那非是一种PDE-5抑制剂，主要促进平滑肌舒张。据推测，西地那非通过抑制平滑肌的收缩，使钾离子进入黏膜下层减少，诱发肥大细胞变性。在精心设计的随机双盲安慰剂对照研究中，48名女性，每天给予低剂量西地那非25mg或安慰剂12周。与安慰剂组相比，治疗组ICSI、ICPI

评分和尿动力学参数显著改善。尽管目前关于西地那非应用于治疗间质性膀胱炎的实验数据有限,但这项早期研究确实证实了西地那非治疗 IC/BPS 患者的有效性,值得进一步研究。

4. 甲磺司特(IPD-1151T) 甲磺司特是一种口服免疫调节剂,可抑制辅助性 T 细胞介导的过敏过程,包括 IgE 生成和嗜酸性粒细胞浸润。目前尚未有设计良好的 RCT 研究证明这种疗法的有效性;在一项观察研究中,14 名妇女接受了为期一年每天 300mg 的治疗,结果膀胱容量显著增加,排尿次数减少和疼痛症状减轻。数据资料还显示血嗜酸性粒细胞、CD20 阳性细胞、IgE 和尿 CD45RO 阳性细胞减记忆 T 细胞少。尽管缺乏关于这种药物的有效性数据,但在日本,它是治疗 IC/BPS 患者的常用处方药。

5. L- 精氨酸 L- 精氨酸是一种半必需氨基酸,是一氧化氮(NO)的前体。据推测 NO 具有免疫调节特性。从系统上看,L- 精氨酸增加 NO 的产生。在一项随机双盲安慰剂对照研究中,16 名患者被给予 2.4g/ 天,持续 1 个月,同时进行 2 周的洗脱。作者发现在排尿量、尿频或夜尿方面没有差别,但 ICSI 确实显示出统计学上的显著改善。随着许多患者寻求补充和替代医疗,诸如 L- 精氨酸类的物质需要进一步研究和开发,以证明其疗效和潜在的副作用。

6. 孟鲁司特 白三烯是由肥大细胞产生的,促进炎症发生。研究显示 IC 患者中白三烯 E4 受体增加,孟鲁司特是白三烯受体拮抗剂,可以防止膀胱炎性反应在 IC/BPS 中的膀胱组织中扩散。在 10 例 IC 患者的观察研究中,患者每日服用孟鲁司特 10mg,共 3 个月。在这个小队列研究中,24 小时尿频率下降,夜尿减少,疼痛减少,表现出统计学上的显著性差异。1 个月显效,效果持续到 3 个月,无副作用。目前尚无足够的证据支持其在 IC/BPS 人群中的使用,进一步应加强 RCT 研究,阐明其疗效。

7. 米索前列醇 米索前列醇是一种口服前列腺素类似物,据推测对膀胱具有细胞保护作用。在一项观察研究中,25 名患者入选 3 个月,选择进一步治疗另外 6 名患者。这些妇女每日口服米索前列醇 600μg。3 个月时,56%(14 例)患者的排尿症状和 ICSI 得到改善,9 个月时,12 例(48%)患者出现持续改善。常见的副作用为腹部绞痛和腹泻。自从该观察性研究以来,这种药物在治疗 IC/BPS 方面的研究非常有限,在许多患者中具有显著的副作用,因此,不推荐普遍使用。

8. Rosiptor(AQX-1125) AQX-1125 是 SHIP1 蛋白活化剂,调节磷脂酰肌醇信号发挥免疫 / 炎症调节作用。在随机双盲多中心试验中,将 IC/BPS 女性随机分为每日口服 AQX-1125 或安慰剂 6 周,治疗完成后继续随访监测 4 周。服用 AQX-1125 组在 6 周治疗后,膀胱疼痛程度及排尿症状明显改善。在安慰剂治疗组报道更多的副作用(AES),最常见消化不良、胃食管反流病(GERD)、鼻窦炎,但治疗或随访期间均未发生严重急性呼吸窘迫综合征。随着Ⅱ期研究的成功,目前正在进行Ⅲ期临床研究,以检查口服不同剂量 SHIP1 激活剂的效果。这是一种很有前途的药物,有可能成为自 PPS 以来 FDA 批准的第一种 IC/BPS 治疗用药物。

9. Gefapixant(AF-219) P2X3 嘌呤受体是一类细胞膜离子通道,被认为在 ATP 致敏膀胱传入神经元中发挥作用。IC/BPS 患者尿路上皮 ATP 刺激和 P2X3 表达的上调被认为是导致慢性疼痛、不适和急迫症状的原因。Gefapixant(AF-219)是 P2X3 拮抗剂,因此,阻断 P2X3 受体可使与 IC/BPS 症状相关的膀胱传入过度刺激脱敏。随机双盲安慰剂对照研究显示,对 36 例中重度 IC/BPS 患者进行了研究。接受治疗的患者开始服用 50mgBID,逐渐增加剂量直到 300mg 或达到患者可以耐受的最高剂量。根据总体反应评估(GRA),除了改善尿急症状外,治疗组与安慰剂组相比,疼痛从基线开始明显改善。副作用轻微,最常见的是味觉障碍或味觉减退。这是一项值得进一步研究的药物。

10. 抗生素 Warren JW 等将 50 例患者随机分成 2 组,抗生素治疗组和安慰剂治疗组,抗生素组应用利福平 18 周加上强力霉素、红霉素、甲硝唑,克林霉素、阿莫西林、环丙沙星 3 周。治疗结束后评估:抗生素组有 12 例总体反应改善,对照组只有 6 例。疼痛和尿急的改善,抗生素组是 10 例,对照组是 5 例。在研究期间,抗生素组中有 16 名患者接受了新的 BPS 治疗,而安慰剂组中有 13 名患者也接受了新的 BPS 治疗,这使研究复杂化。以上结果无统计学意义。但不良反应发生率(AE)却显示出统计学意义,在治疗组是 80%,对照组 40%。恶心和 / 或呕吐及腹泻是主要的不良反应。多数受试者猜测他们处于抗生素治疗组或安慰剂对照组,那些猜测正确的人通常报道出好的结果,但研究结束后,常常好的结果迅速消失。

Burkhard FC 等在 103 名具有尿急、尿频和慢性尿道和 / 或盆腔疼痛史的妇女中记录到 71% 的患者应用抗生素治疗后症状有所改善,其实以上疾患者群比 BPS 疾患者群包含更广，绝大多数 BPS 患者在确诊前都使用过经验性抗生素治疗的历史，因此推荐经验性强力霉素治疗。在没有明确的细菌培养结果的前提下，目前还没有足够证据表明抗生素在 BPS 的治疗中占有一席之地。尽管如此，试用一个疗程的抗生素治疗 BPS 也并非不合理，尤其对于那些从来没有应用抗生素治疗过的又有泌尿系统症状的患者。

## 五、膀胱内灌注治疗

膀胱内灌注治疗属于三线治疗方案，由于缺乏肯定的诊断方法和普遍接受的诊断标准，膀胱疼痛综合征（BPS）是一种排除性诊断，因此，设计用于治疗的随机对照试验（RCT）极其困难。因此，关于治疗效果的数据是有限的，并且常常基于不受控制的研究或病例系列。虽然在 BPS 中已经尝试了超过 180 种不同的治疗方法，但仍未得出可靠的结论。然而，膀胱灌注治疗仍然是一个重要的治疗方法，可使 BPS 症状改善或延缓症状复发。应该充分利用治疗表浅性膀胱癌的经验，改良膀胱灌注治疗在 BPS 或下尿路症状（LUTS）治疗中的应用。

将药物灌入膀胱，在疾病局部产生高浓度的药物而不增加全身血药水平，解释了膀胱灌注治疗全身副作用较低的原因。综合目前的膀胱灌注治疗的疗效（表 49-8）。

表 49-8 膀胱灌注药物及疗效

| 灌注药物 | 是否 RCT | 疗效 |
|---|---|---|
| DMSO | 是 | 70% |
| BCG | 是 | 疗效有争议 |
| RTX | 是 | 疗效未证实 |
| 透明质酸 | 是 | 疗效未证实 |
| 肝素 | 否 | 60% |
| 硫酸软骨素 | 否 | 33% |
| 利多卡因 | 否 | 65% |
| PPS | 是 | 可能 40% |

大量证据支持 BPS 症状源自膀胱中的炎性反应的增强。动物实验证实膀胱灌注后中性粒细胞浸润，多种炎性细胞因子的活性增强，炎症相关的基因表达增加。肥大细胞的激活和膀胱壁通透性屏障的破坏是 BPS 相关的膀胱炎症的关键证据。在症状发作期间膀胱灌注为立即缓解症状提供了合理的辅助治疗措施。但考虑到 BPS 疾病的多因素性，常常通过药物和非药物多种治疗模式的联合运用，各种治疗措施相互协同，相互促进，按患者实际情况选用多种治疗模式，如膀胱灌注联合麻醉下水扩张等。

### （一）二甲基亚砜

二甲基亚砜（dimethyl sulfoxide，DMSO）被认为可以减少炎症，松弛肌肉，消除疼痛，溶解胶原以及减少肥大细胞的脱颗粒，是最常用于 BPS 膀胱灌注的药物。1978 年，美国食品药品监督管理局批准其用于 BPS 的灌注治疗，是目前唯一一个经 FDA 批准应用于 BPS 的灌注药物。常规灌注剂量为 50% 的二甲亚砜 50ml，灌注方法是经尿道插管灌注，保留 10~20 分钟，治疗频率从 1 次 / 周至 1 次 / 月。一项随机双盲安慰剂对照研究显示，53% 的患者使用二甲基亚砜治疗后症状明显改善。Rössberger J 等研究显示膀胱灌注二甲基亚砜是治疗 IC 的有效方法，改善时间可达 16~72 个月。

DMSO 灌注后的副作用，大多数患者可闻到大蒜样气味，这种气味在一天内消失，大约 10% 的患者报道有膀胱刺激症状，这些症状在对症治疗后消失。推测这种短暂的恶化是由于肥大细胞脱颗粒活化的结果。总体来说，没有明显的副作用。值得注意的是二甲基亚砜会促进同时灌输的其他药物的吸收，包括氢化可的松、肝素和碳酸氢钠等。

### （二）脂毒素（RTX）

从摩洛哥仙人掌类植物中分离得到树脂素（RTX）。其同型香草环是辣椒素受体的天然配体。可作用于初级感觉传入神经元亚群，参与疼痛传递。当膀胱内给药时，它与位于尿路上皮下层和尿路上皮细胞中 C 纤维中的瞬时受体电位香草酸 1（TRPV-1）受体结合。迄今为止，RTX 已用于神经原性和特发性膀胱逼尿肌过度活动症。在过去的几年中，这种药物也开始用于 BPS 的治疗。

灌注前，必须进行预镇痛，常用 20~100ml 2%~4% 利多卡因溶液灌注膀胱，保留 10~30 分钟以增加耐受性。RTX 常溶于乙醇中，浓度为 10~100nM，30~100ml，药物在膀胱内保留 30 分钟。方案包括单次、多次滴注或延长灌注。延长灌注常利用连接到耻骨上导管的泵来完成。10nM 灌注 10 天。

Payne CK 等进行了最大的随机安慰剂对照研究，研究表明单次给予 0.01~0.10mM 剂量的 RTX 在 12 周的随访期间没有改善总体症状、疼痛、尿急、尿频、夜尿或平均排尿量。RTX 灌注导致疼痛的发生率呈剂量依赖性增加，但通常耐受良好。在 BPS 患者中使用单一剂量 RTX 的其他两项研究更令人鼓舞。结果尽管它们样本量不大，两项研究无论统计学上是否显著，都显示了症状改善，且这种改善在治疗 3 个月后仍进一步改善。

Apostolidis A 等研究了单次膀胱灌注的效果观察，100ml 50nM RTX 治疗尿频和尿急 15 例，其中 4 例有 BPS 的临床和组织病理学诊断。总体结果显示，在第一次排尿时，最大膀胱容量和尿动力学容积均有改善，在所有的时间点(治疗后 1，3 个月和 6 个月)，随访的 24 小时尿频在统计学上均显著改善。

Peng CH 等研究了低剂量 RTX(10nm)膀胱灌注的效果，每周一次共 4 周，13 例接受灌洗治疗的患者中有 7 例(54%)，报道改善显著(2/7)或改善(5/7)的治疗结果。三例患者在第一次输注后 12 周时功能性膀胱容量增加、疼痛和生活质量明显改善。Lazzeri M 等人(2005 年)报道在 5 例延长治疗的患者，在灌注结束后 4 周，尿频，夜尿和疼痛明显减少。疼痛甚至在治疗后 12 周仍有降低。

RTX 治疗一般耐受性良好，只有少数患者有严重的副作用。灌输期间疼痛是最常见的抱怨(0~87.5%)。疼痛通常持续 1 小时，并伴有在灌洗期间收缩压增加。在灌注期间耻骨上或尿道水平的尿急和烧灼样疼痛的报道相对较少。目前为止，关于 RTX 在 BPS 患者的治疗作用仍有争议。

**(三) 糖胺聚糖(GAGs)**

糖胺聚糖(GAGs)是一种长形呈线性的多糖化合物。由尿路上皮细胞合成和分泌，覆盖于尿路上皮表面，加强表面并形成渗透屏障，减少尿液与尿路上皮的直接接触。GAG 缺乏是 BPS 的主要原因，因此设想利用 GAG 的替代策略来治疗 BPS，在 BPS 的治疗中占重要地位。目前已有三种 GAG 取代物(肝素、透明质酸、硫酸软骨素)及一种肝素类戊聚糖多硫酸钠(PPS)应用于替代治疗。

**(四) PPS 灌注**

PPS 是一种半合成的糖胺聚糖，可用于口服或膀胱内灌注。它的结构类似于肝素，在局部使用时具有类似肝素的作用模式。口服 PPS 是一种公认的首选治疗方法，但关于膀胱内灌注治疗还没有很好的证据证明其有效。Bade JJ 等的临床随机对照试验中，10 例 PPS 患者中有 4 例获益，安慰剂组为 2 例。在一项前瞻性、非对照、开放标签的研究中，Daha LK 等报道 29 名 BPS 患者接受 300mg PPS 膀胱内注射，每周两次，持续 10 周，之后每月一次自愿维持治疗。治疗后 3、6、12 个月分别有 16%、27% 和 14% 的患者出现完全缓解。在大多数患者中，这种益处持续时间很短，需要持续治疗或重新治疗。最近一项对 41 名患者进行的安慰剂对照研究发现，在口服 PPS 方案中加入为期 6 周的膀胱内灌注 PPS 具有更好的治疗效果。膀胱内灌注 PPS 没有明显的副作用。

**(五) 肝素灌注**

肝素与膀胱的 GAG 层有相似之处。当灌注到膀胱，理论上，它可以取代受损的 GAG 层。Kuo HC 等报道，每周治疗 3 次，共 12 周，国际前列腺症状评分，排尿量和最大膀胱容量都得到显著地提高。56% 的患者症状减轻。然而，这些报道没有随机比较研究，无法给出令人信服的证据。另一项研究表明，膀胱灌注肝素可以延长 BPS 患者对 DMSO 灌注的反应。没有任何副作用，例如它不影响全身凝血参数。由于灌注和保留时间而引起疼痛或尿道激惹不常见。可以灌注 30 分钟或更长时间。灌注频率可以达到每隔一天一次，并且通常由患者在家自己灌注。

Parsons CL 等报道一组患者应用 40 000 单位肝素加 1%~2% 利多卡因每周灌注 3 次，共 2 周，约 80% 的患者获得缓解。疗程没有限制，但远期疗效尚不清楚。韦尔克和泰克曼等报道一组应用利多卡因、肝素、碳酸氢钠联合灌注治疗 23 例 IC 患者，结果表明，这种方案不但对排尿症状和疼痛有效，还可有效治疗性交痛。

**(六) 透明质酸(HA)**

透明质酸(HA)是一种重要的保护剂，在膀胱黏膜中起着重要的保护作用。HA 抑制免疫复合物的黏附到多形核细胞、抑制白细胞迁移和聚集。它结合到淋巴细胞和内皮细胞，阻断 ICAM-1 受体，减轻炎症过程。Morales A 等报道用 HA 治疗的患者，在治疗后 12 周，71% 部分或完全缓解，但 24 周后复发。另一研究小组的结论证明只有 30% 的反应率，但疼痛和尿频均得到明显改善。

Kallenstrup EB 等的研究报道 65% 的患者获得较好的治疗效果，随访 3 年，疼痛评分显著降低(3 个月后疼痛评分下降 2.2 倍，3 年后疼痛评分下降 5.2 倍)，而尿频症状改善不明显。Daha LK 等人的研究也取得类似的效果。本研究中观察到的最大症状改善是在选定的一组患者中取得的，膀胱测压表明最大膀胱容量增加了 30%($P$=0.003)。

另外两组报道联合使用 HA 联合麻醉下水扩张膀胱灌注。Leppilahti M 等报道 12 例患者中有 8 例患者中的全部或部分症状改善。Ahmad I 等报道了 23 例患者平均随访了 15.8 个月的经验：74% 患者全部或部分症状改善。

### （七）硫酸软骨素（CS）

硫酸软骨素（CS）比肝素类、透明质酸或 PPS 更便宜、更惰性，可以恢复 BPS 中由于上皮功能障碍而失去的屏障功能。Steinhoff G 等人一项研究中，所有患者钾试验阳性。使用硫酸软骨素灌注治疗，共 13 例，随访了 13 个月，结果显示，共有 6/13 例（46.2%）表现良好。2/13（15.4%）有改善，4/13（30.8%）有部分改善，1/13（7.7%）无应答。

在一项多中心研究中，Nickel JC 等报道了 53 例硫酸软骨素灌注治疗的效果，有 47% 的患者在第 10 周时症状改善，60% 的患者在第 24 周时症状改善。症状基线和烦扰评分在 10 周和 24 周均有统计学意义的显著降低（$P<0.001$），没有观察到严重的副作用。

在多中心、随机、双盲的研究中，65 名患者随机分成治疗组和对照组。在灌注的第 7 周时，对照组有 22.6% 的患者症状改善。治疗组有 39.4% 的患者症状改善（$P=0.15$）。总体上，76.9% 的患者报道了至少 1 次不良反应；大多数是轻度或中度的，因此认为可能与对照组的治疗有关。在这项样本量不足的研究中，治疗效果在统计学上没有显著意义，尽管与对照组相比，治疗组几乎有 2 倍的患者报道了治疗获益。

### （八）透明质酸（HA）加硫酸软骨素（CS）

为了最大限度地发挥尿路上皮修复潜力，并阐明最佳的剂量和时间，在两项独立的、开放的、非对照的初步研究中，HA 1.6% 和 CS 2.0% 联合用于膀胱内灌注治疗，每项研究各有 23 例 BPS 患者。在一项研究中，每周膀胱灌注联合用药 20 周，然后每月一次持续 3 个月，平均随访了 5 个月。在另一项研究中，同样的药物组合每周膀胱内给药 12 周，如果有反应，每周两次给药 6 个月。在这两项研究中均有显著的症状改善。

### （九）卡介苗 BCG

在三个 RCT 中评价膀胱灌注卡介苗治疗 BPS 的疗效。彼得斯等人进行了一项随机双盲研究，结果显示，安慰剂有 27% 病例症状改善，而治疗组疗效达 60%，且在灌注后 27 个月疗效最好，具有较好的长期效果。最近的 NIDDK 赞助的 RCT 支持这些发现，表明卡介苗组的 21% 受益，而安慰剂组只有 12% 受益（$P=0.062$）。在卡介苗与 DMSO 的交叉试验中，没有患者在第一次治疗时对卡介苗有反应，而七名患者在使用 DMSO 后有改善，其中两名患者在第一次使用 DMSO 治疗时有反应，5 名患者在 DMSO 治疗后加用 BCG 症状有明显改善。

总之，膀胱药物灌注是治疗 IC 的重要方法之一。与口服药物相比，膀胱药物灌注具有膀胱内有效药物浓度高和对全身影响小的优点。膀胱内可以灌注一种或多种药物，常用的灌注药物有二甲亚砜、肝素、透明质酸、利多卡因、戊聚糖多硫酸钠、奥昔布宁、硫酸软骨素、类固醇、A 型肉毒素等。最近的研究显示透明质酸、肝素和 BTX-A 等药物具有较好的治疗效果，并推荐与其他治疗方法(如麻醉下水扩张)相结合。相反，卡介苗和 RTX 似乎没有预想的效果好，DMSO 和 RTX 可观察到不良反应或副作用。因此有必要设计更多更严密的 RCT 实验，多中心，随机，对照性研究来进一步明确其效果及阐明其作用机制。

## 六、麻醉下水扩张治疗

麻醉下水扩张治疗属于三线治疗方案。Bumpus HC 是第一个将麻醉下水扩张作为间质性膀胱炎治疗措施的人。他发现在麻醉下膀胱扩张患者，可以暂时性地缓解疼痛。随后，该方法逐渐成为一种标准的治疗方法。40 年前，对这种膀胱疼痛难忍的疾病尚缺乏有效的治疗措施，麻醉下水扩张就作为解除疼痛的标准手术应用于患者。此外，麻醉下水扩张是否有红斑症和 Hunner 溃疡仍然是间质性膀胱炎诊断的最重要的证据之一。因此它也是诊断间质性膀胱炎最后的有创性检查，目前对其具体机制仍不清楚，推测其可能打断了内部感觉神经网络或降低了逼尿肌的血供。

通常采用腰麻或静脉麻醉(无需辅助呼吸)。截石位，常规消毒铺巾。灌注液为生理盐水，灌注瓶应在患者耻骨联合上方 80cm 处。先进行膀胱镜检查，观察时应尽量避免黏膜损伤，以避免影响此后黏膜出血的判断。观察内容包括膀胱尿道内任何异常，如有无黏膜肿物，有无黏膜出血，有无黏膜白斑，有无黏膜溃疡，有无膀胱和尿道憩室，积压尿道有无脓液渗出等。观察有无输尿管异常。灌注超过 400ml 后，应主要观察液体滴速，如液体滴速明显变缓或停止，说明膀胱内压力接近或达到 80cm 水柱，保留此压力 3 分钟，排空膀胱。再次观察膀胱内黏膜情况，出血点一般出现在伸展较大的部位，如前壁，顶部，后壁，左右侧壁等。如三个部位以上出现平均超过 10 个出血点，即为红斑症阳性，如出现特征性溃疡也是间质性膀胱炎的诊断依据。观察完毕后还应取黏膜随机活检，随机活检的目的一是除外广泛原位癌，二是了解膀胱有无慢性炎症表现。尽管慢性炎症的病理表现不是间质性膀胱炎的诊断依据，但发现黏膜肥大细胞浸润，可能提示该患者间质性膀胱炎的病因可能与过敏或自体免疫有关，抗组胺类药物可能对这类患者有一定的疗效。对特征性溃疡也需要活检，Hunner 溃疡病理有特征性表现，有大量的肥大细胞和其他炎性细胞的浸润。

麻醉下水扩张后大约有 60% 的患者出现症状缓解，但这种缓解是暂时的，短则数天，长则 3 个月，症状还会恢复到水扩张前。同时患有盆底疼痛者，常主诉水扩张后憋尿时膀胱疼痛症状可缓解，但会阴部，阴道尿道周围疼痛为主的盆底疼痛症状一般无明显改善。

麻醉下水扩张主要用于间质性膀胱炎的诊断，由于对膀胱间质的损害严重，尽管会带来暂时的症状缓解，但不建议作为长期定期的治疗手段。

## 七、水囊扩张治疗

1972，Helmstein K 等提出了一种治疗膀胱浅表肿瘤的方法。他使用带有大气囊的导管，经尿道插入膀胱，用液体膨胀，直到达到高于动脉压的膀胱内压。这种治疗的目的是达到明显的压力，减少流入膀胱的血流量，并在 30 分钟内维持这种压力。由于手术非常痛苦，治疗必须在局部或全身麻醉期间进行。Helmstein K 应用这种手术治疗严重尿急的患者，也在间质性膀胱炎进行了尝试。Dunn M 等人发现这种方法是有用的，但较长的随访时间是不利的，并且由于操作复杂，该方法现在几乎弃用。

## 八、红斑及 Hunner 溃疡的烧蚀治疗

### （一）经尿道切除与电凝

在 BPS 中切除病变的膀胱组织的想法并不新鲜，可以追溯一百年以前，Guy Hunner 报道的溃疡型间质性膀胱炎开放切除术。后来，经尿道手术得以开展，对经尿道切除病变的膀胱组织或对病变处进行烧灼或电凝也进行了研究，大多数研究结果是有效的，但症状的改善效果在不同的患者变化很大。

在 20 世纪 80 年代，更系统地应用经尿道技术，一些学者采用仔细和根治性电切除所有病变，取得了相当好的效果。使用最少的凝固完全切除病变组织，包括周边水肿区和下面的浅层逼尿肌。此后，手术又有所变化，仅针对出血的血管进行电凝，可避免切除表面的广泛凝固。避免促进或加强膀胱挛缩，膀胱挛缩是典型的溃疡型，ESSIC BPS 3C 型间质性膀胱炎的典型并发症。

大约 10 年前，发表了这项技术治疗间质性膀胱炎的结果，本研究对 103 例典型 IC 患者的远期疗效及其对可见病变完全 TUR 切除的效果进行回顾性评价。对 103 例患者共行 259 次 Hunner 溃疡电切术，92 例好转，40% 症状缓解 3 年以上。在其余患者中，尽管症状复发是常见的，但大多数患者对随后再次的 TUR 治疗反应良好。因此作者认为，经尿道前列腺电切术治疗经典性间质性膀胱炎疗效良好，建议将其作为该患者组的一线治疗方法。

伊庆同等发表了经尿道膀胱电灼术治疗难治性非溃疡型间质性膀胱炎 / 膀胱疼痛综合征 56 例的报道，随访 6 个月以上，试验组患者治疗后 1 周及 1、3、6 个月的 ICSI 评分、ICPI 评分、PUF 评分、24 小时排尿次数均显著低于治疗前，平均每次排尿量明显增加，治疗前后比较差异均有统计学意义（$P<0.01$）。试验组患者治疗后 1 周及 1、3、6 个月的各项评分及 24 小时排尿次数均显著低于对照组相应时间点，平均每次排尿量明显增加，2 组比较差异均有统计学意义（$P<0.01$）。试验组患者治疗后 1 周及治疗后 1、3、6 个月的症状缓解率分别为 88.6%（31/35）、82.9%（29/35）、80%（28/35）和 71.4（25/35）。所有患者在治疗期间均未发生严重不良事件。

TUR 可以通过切除由炎症过程参与的壁内神经末梢来改善症状，手术并发症最常见的是腹膜后膀胱穿孔和持续性血尿，这种并发症是罕见的，通常只需要延长引流导尿的时间。

### （二）激光

YAG 激光自 20 世纪 60 年代以来已应用于泌尿外科。Shanberg 等首先使用它来治疗 BPS。激光消融穿透大约 5mm，将组织加热到 60~70℃，对弹性纤维几乎无损伤。一般认为激光优于 TURB 手术，由于反复切除会导致膀胱挛缩。相反激光对于切除的深度难以把握，也经常发生膀胱穿孔等。而 TURB 可允许对手术损伤程度进行合理的良好控制，因此这两种技术中到底哪一种对膀胱壁的修复有益仍然有争论。

## 九、膀胱逼尿肌内注射肉毒杆菌毒素（BTX）

膀胱逼尿肌内注射肉毒杆菌毒素（BTX）已成为治疗难治性膀胱过度活动症（OAB）的一种广泛应用的治疗方法。可用于神经源性和特发性逼尿肌过度活动。在膀胱疼痛综合征（BPS）中的应用表明其在治疗 BPS 也取得好的治疗效果。

### （一）治疗方法与评价

在连续硬膜外麻醉下通过膀胱镜黏膜下注射BTX-A，根据症状的严重程度和镜检的表现给予100U或200U的BTX-A分别溶于20ml的0.9%生理盐水，每个膀胱壁注射6个点，包括两侧壁，前顶壁，后壁总共24个点，注射点不包括三角区。对治疗前，治疗后1个月，以后每隔三个月进行评测与评分，包括O'Leary-sant间质性膀胱炎症状与问题评分（ICSPI），排尿日记（voiding dairy），疼痛模拟视觉评分（VSA）等。

AUA指南最初发布BTX膀胱内注射治疗主要针对尿频及尿急的对症治疗，因此患者应该认识到，应用BTX注射治疗后疼痛可能会持续存在。许多研究提出了BTX的双重作用机制，不仅影响神经传出机制，而且影响神经传入机制；已经证明BTX可以抑制乙酰胆碱、去甲肾上腺素、三磷酸腺苷（ATP）的释放，以及来自尿路上皮和神经纤维的P物质生物合成。BTX可能引起外周传入细胞脱敏，并诱导嘌呤能受体表达的抑制。在更新的AUA指南中，BTX被从第五线治疗移到了第四线治疗。文献回顾研究发现，100U的BTX注射，无论是否合并应用麻醉下水扩张，均能显著减少疼痛（包括疼痛视觉模拟量表VAS），尿频、夜尿，提高生活质量（QOL）和最大膀胱容量。这些研究均是单独观察BTX注射或合并其他治疗方式，随访时间均在数年以上，具有一定可信度。大多数研究注射100U，同时应用或不应用麻醉下水扩张，治疗6个月，多数随访时间超过2年，IC症状明显改善，疼痛评分、问题指数得分，尿频，夜尿均有减少，膀胱容量增加，治疗效果可长时间维持，且可重复注射，副作用少。

### （二）副作用（AES）

副作用主要包括尿路感染（发生率4.9%~19%），约30%的患者出现排尿困难。在一组包含81例患者的研究中，出现排尿困难1例，发生急性尿潴留，需间歇性排尿3个月。研究者同时观察到BTX注射对溃疡型间质性膀胱炎患者的病灶并无好处，需要额外采取电凝或电切。

Kuo HC等观察88例BPS患者的治疗效果，随机入组3组患者：仅麻醉下水扩张（HD），BTX 100U注射和HD，BTX 200U注射和HD。只有BTX组注射组显示疼痛的显著改善（VAS评分）和最大膀胱容量增加；200U剂量并不比100U剂量更有效，且具有更大的AES，包括增加的残余尿和排尿困难。因此，AUA建议使用100U的BTX作为四线治疗，因为它大大减少了并发症的发病率。邹慈等研究了243例逼尿肌内肉毒素注射联合水扩张治疗的BPS患者发现，逼尿肌内肉毒素注射联合水扩张治疗可有效缓解IC/BPS患者的膀胱区疼痛、尿频症状，能提高膀胱容量，改善患者的生活质量，降低焦虑评分，无重大并发症发生。同时发现，逼尿肌联合三角区注射的效果优于单独三角区注射。认为逼尿肌内肉毒素注射联合水扩张是一种安全有效的治疗间质性膀胱炎/膀胱疼痛综合征的方法，值得临床进一步研究推广。

值得注意的是，膀胱内注射BTX对缓解尿频和尿急确实有效，但应用前需对患者交代清楚，术后可能需要自行导尿或留置导尿管。在IC/PBS患者，留置导尿管可能会给他们带来极大的困扰，增加他们的痛苦。

## 十、膀胱疼痛综合征的神经刺激治疗

神经刺激，也称为神经调节，是一种针对各种难治性疾病如下尿路功能障碍（LUT）、慢性疼痛、帕金森病、胃轻瘫等疾病的创新性微创外科治疗。其作用机制包括对神经、脊髓或大脑进行外部的刺激以获得理想的治疗效果。对于下尿路LUT，神经调节主要是通过骶神经刺激（SNS）来实现的，有时也对阴部和胫后神经进行刺激，但应用较少。

Tanagho和Schmidt在1988年首先将SNS用于排尿障碍的治疗。自那时起，美国食品药品监督管理局陆续批准了SNS的四种适应证：急迫性尿失禁（1997），尿急-尿频综合征，非梗阻性尿潴留（1999）和慢性大便失禁。

由于骶神经调节是一种侵入性的疗法，费用较昂贵，所以在考虑骶神经调节治疗之前，需经严格的保守治疗（药物治疗、盆底肌锻炼、间歇性清洁导尿等），无效或不能耐受保守治疗者才选用骶神经调节治疗。AUA指南目前将骶神经调节治疗划归四线治疗方案。除以上3类SNS的绝对适应证外，扩大的神经调节治疗适应证包括：①慢性盆腔疼痛综合征；②多发性硬化；③脊椎裂和栓系综合征；④脊髓损伤（SCI）；⑤难治性间质性膀胱炎（IC）等。目前，InterStim（美敦力公司，明尼阿波利斯，MN）是SNS在美国唯一批准可用的设备，虽然并没有官方许可在膀胱疼痛综合征（BPS）的治疗，最近的临床研究已经显现出其对BPS患者的治疗作用，可有效改善疼痛和尿频尿急症状，提高生活质量。

### （一）SNS 作用机制

膀胱壁包含内脏副交感传入神经纤维，主要有轻度髓化的 A d（δ）纤维和无髓的 C 纤维，分别具有主要机械敏感性（张力感受）和化学敏感性（伤害感受）特性。膀胱充盈时，A d（δ）纤维对膀胱内压力敏感，对压力的生理性阈值作出反应，而 C 纤维通常是不反应的。在动物模型中，无髓 C 纤维膀胱传入神经在化学刺激后显示出脉冲传递，并且在膀胱上皮炎症存在下可显示自发活动和获得新的机械敏感性特性。这种 C 纤维的可塑性在 BPS 症状的演变中起重要作用。慢性炎症存在时生理性膀胱充盈可产生传入性冲动，导致尿频、尿急和疼痛。

### （二）骶神经调节（SNM）

骶神经调节部分作用机制是通过抑制 C 纤维脉冲传递到中枢神经系统，这个理论是由 Shaker H 等人提供的实验证据支持的。他们将 SNS 应用到由 C 纤维介导的膀胱过度反射的动物模型中，39 只大鼠平均分成 3 组，第一组，正常对照，第二组，在胸 10 水平（$T_{10}$）上横断，第三组，在胸 10 水平（$T_{10}$）上横断 +SNS。离断 3 周后，通过测定尿动力学和 $L_6$ 背根神经节水平升高的神经肽（P 物质，神经激肽 A，降钙素基因相关肽）来验证膀胱高反应和 C 纤维的活性。结果第 3 组充盈时逼尿肌活动消失，$L_6$ 背根神经节内的神经肽也明显少于第 2 组，证明了应用 SNS 后，C 纤维脉冲传递减少。

传导痛觉冲动的神经纤维，一般认为是较细的神经纤维，包括 Aδ 纤维和 C 纤维。Aδ 纤维传导快痛，C 纤维传导慢痛。但这两种纤维中有相当数量是传导非痛觉冲动的（如触觉、温觉等），只有一部分是传导痛觉冲动的。如果通过皮肤给人的皮下神经干以电刺激，在只兴奋较粗的神经纤维时不引起痛觉；当刺激强度达到兴奋 Aδ 纤维时，就产生明显的刺痛；达到兴奋 C 纤维的强度时，引起难以忍受的疼痛。因此 SNM 对 C 纤维传输的抑制可能是对大神经的刺激抑制了小的传入神经纤维如 C 纤维的冲动向中枢的传输。内脏和躯体传入通路在骶髓水平汇聚，因此，通过刺激躯体传入，如胫后神经刺激，也可以阻断内脏如膀胱的传入冲动进入骶髓，抑制膀胱活动。

### （三）SNS 合适病例的选择

神经调节的微创性、安全性以及阶段性可逆性使其成为难治性 BPS 的诱人选择，尤其是常规保守性干预措施（例如，饮食改变、行为和物理治疗）治疗失败后，在选择侵入性外科治疗前的正确选择。但是，医师与患者都要清楚该治疗措施及设备属于适应证外的非标签使用且具有潜在的并发症，应用前必须签署知情同意书。

为了确定慢性脉冲发生器植入的可行性及有效性，每个患者都应该进行初步的筛选试验。一般常做两种测试：经皮神经评估（PNE）和第一阶段的细针电极植入（FSLP）。如果患者在这个试验期间尿路症状明显改善（如根据术前和术后排尿日记和疼痛评分，改善大于 50%），则进行植入第二阶段的可编程脉冲发生器电极。

由于电极移动风险降低和持续测试时间延长，FSLP 较 PNE 测试具有更好的疗效。Borawski KM 等在急迫性尿失禁患者的前瞻性随机试验中，发现与 PNE 相比，FSLP 能更好地预测是否可以植入（88% 比 46%，$n$=30）。在另一项回顾性研究中，42 例患者接受双侧 PNE 和 11 接受双侧 FSLP。82% 的 FSLP 进展到可植入脉冲发生器（IPG）电极，而接受 PNE 的患者只有 47% 进展到植入 IPG。

如果患者没有对测试刺激表现出适当的反应或患者无法操作 InterStim 系统，患者就不能接受 InterStim 系统的植入。透热（例如短波透热，微波透热，或治疗性超声透热）是 InterStim 系统禁忌的，因为透热的能量可通过植入系统（或植入的任何零部件）传递，导致组织损伤。同样，磁共振成像不推荐在植入 InterStim 系统的患者中使用。

### （四）SNS 手术步骤

SNM 手术分为两部分：初始筛查试验部分和 IPG 植入部分。在 SNM 最初用于排尿功能障碍的研究中，筛选测试由双侧 PNE 组成，主要使用解剖学 / 骨性标志物通过 S3 孔的“盲”法放置临时电极而无需借助于 X 线检查，筛选试验会持续几天时间。成功进行筛查评估的患者在全身麻醉下接受电极的永久放置，需要在没有透视的情况下确定了合适的骶孔，并且通过骶前切口将导线直接连接到后骶骨骨膜。2002 年，美国食品药品监督管理局批准了这种含倒刺的电极（图 49-21），还技术消除了深部切口和锚固的需要。这一修改彻底改变了手术，可以在静脉镇静和局部麻醉联合的情况下进行微创操作。

Spinelli 等人于 2003 年最先描述了这个手术并结合术中 X 线透视提高电极放置的准确性，带倒刺的电极可以尽量减少在测试期间电极的迁移。以前在 PNE 中使用的刚性、非盘绕的测试引线很容易移位，只能放置较短时间，因此假阴性率较高。在 SNM 中应用的带刺电极，使放置时间明显延长，有时可以

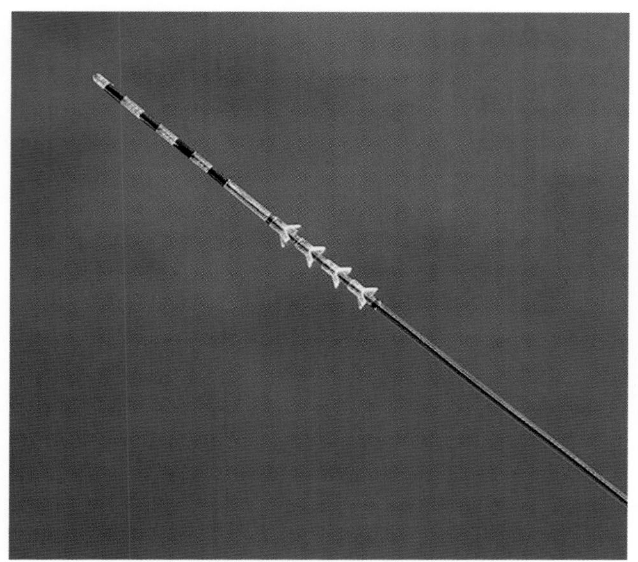

图 49-21　有齿的电极去除了需要深部锚着和固定的必要，减少了电极的移动

放置几个星期，因此允许更长的观察期。在测试期间获得效果的电极就可以在该部位永久植入可编程脉冲发生器 IPG，期望得到与测试期间相同的效果。由于费用和侵入程度的问题，大多数情况下，分阶段试验仅使用单个引线进行。一些研究者提出，仅仅刺激一侧会限制筛选试验全面评估症状改善的能力。双边 PNE 允许以更经济和更少侵袭性的方式进行测试。与以前的试验相比，前后和侧方透视术在 PNE 术中可以精确定位，可以使电极精确定位在裂孔内的位置。目前无论单极或双极的 PNE 均在临床得到一定的应用，是永久性植入电极之前的正式筛选试验。

### （五）经皮神经评估（NPE）

本手术可在局麻下或在局麻加静脉镇静麻醉下进行。患者取俯卧位，臀部与骶骨水平有 30° 弯曲，在腹部以下可以放置两个或三个枕头，以尽量减少腰椎前凸。非无菌的接地垫贴在患者的脚跟或小腿上。整个手术严格执行无菌操作。如果 X 线透视不可用，可以通过触诊骨性标志来识别 S3 水平。在坐骨大切迹上缘的水平面，S3 骶孔位于距中线 2cm 处。S2 和 S4 孔分别位于 S3 的头侧和尾侧。S3 孔距骶骨下垂 9cm，距中线 2cm。如果透视可用，骶骨孔位于骶髂（SI）关节下缘连接线的水平，距中线 2cm。裂孔穿刺针通常从 S3 水平位置的头部插入 1~2cm，以大约 60° 的角度刺穿皮肤，并在到达裂孔之前穿过一定距离的皮肤和皮下脂肪组织。一般以腰髓关节与髓尾关节连线中点为 S3 水平，旁开 1 横指为 S3 进针点，也可以两坐骨切迹连线与骶骨中线交叉处为 S3 水平作体表定位线（图 49-22）。

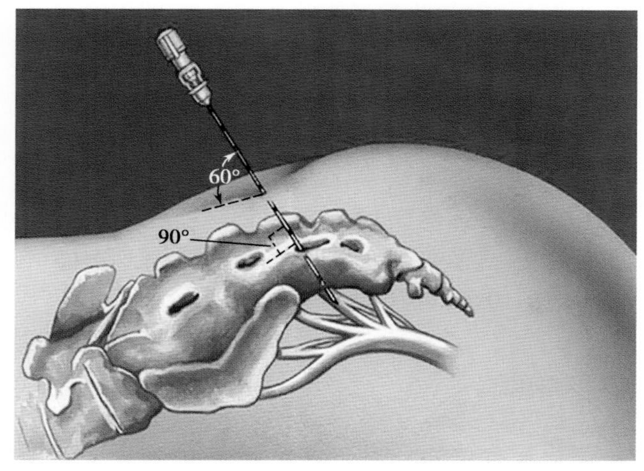


图 49-22　臀部与骶骨水平线有 30° 弯曲，骶孔穿刺针与骶骨水平线呈 60°

以这个角度插入确保裂孔穿刺针垂直于骶骨表面。如果患者超重，则插入点可能偏上。因为骶骨是弯曲的，因此每个孔的插入角度都不同。在插入骶孔之前，应该用针尖来帮助识别骶孔边缘。神经和血管束通常位于骶孔的上内侧。对于大多数患者，3.5 英寸（9cm）针就可以。对于身材较高较粗壮的患者，可能需要 5 英寸（12cm）的穿刺针。

试验性刺激可持续 3~7 天以决定患者对 SNS 是否有效以及是否适合植入神经刺激器。患者在开始试验性刺激前必须进行排尿日记记录。

临床上常用 1% 利多卡因局麻，将一根绝缘穿刺针经皮穿入 S3，电刺激以试验感觉和运动神经根的应答。典型的感觉应答是震颤感或阴道、直肠的牵拉感，典型的运动应答是肛提肌紧缩和大拇趾的背屈运动。当获得典型应答后，将一根绝缘导丝经穿刺针插入 S3 孔作为暂时电极，拔除穿刺针，固定导丝并与外刺激器连接，患者可以回家。患者可以自行调节刺激强度，以舒适为度，同时记录 3~7 天的排尿日记，并与术前排尿日记做比较或关闭刺激器后的排尿日记状态做比较。试验刺激操作完成后应立即行 X 线检查以确定电极导丝的位置，3~7 天后拔除导丝，并继续记录排尿日记 1 周，确定患者是否重新回到初始的排尿状态。如果急迫性尿失禁、次数、尿频尿急症状有 50% 的客观改善，以及主观症状明显改善，残余尿明显减少，表明 SNS 有效，可考虑永久性植入起搏器。

### （六）永久性电极植入术

手术在局麻下进行或全身麻醉下进行。取骶骨中线切口，在骶骨表面触及骶神经孔，刺入穿针孔，达到最佳的肛门收缩及踇趾背屈应答，改用有四个电极头的永久电极插入此S3孔，作缝合固定。通过导线与永久性起搏器连接，后将刺激器置于臀部皮下脂肪组织内。若采用自固定有齿电极（图49-23），该手术步骤则简化许多，仅作臀部切口埋藏刺激器，并连接Tineline电极，术后通过体外遥控器，调节刺激幅度，达到感觉舒适的水平。注意目前刺激器电池只有6~10年的有限寿命。

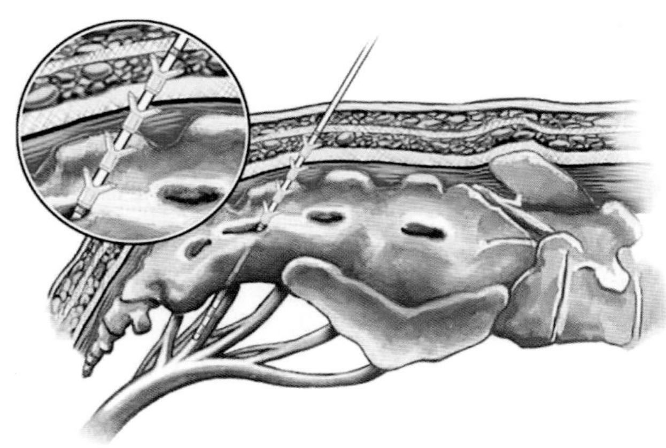

图49-23 有齿电极自固定在皮下脂肪组织及肌肉层，有效防止了电极的滑动

### （七）临床效果与评价

自从FDA批准BPS患者试用于尿频尿急以来，SNM在BPS患者中的应用成为研究的热点。Maher CF等的前瞻性随访研究15例接受S3-SNM的难治性BPS患者。73%患者报道骨盆疼痛、尿频、夜尿和尿急的症状改善。87%患者报道膀胱疼痛减少50%。47%患者24小时排尿频率下降了50%。平均膀胱疼痛从8.9下降到2.4（0~10的得分范围）。此外，表现社会生活质量参数，疼痛和总体健康在刺激期内有显著改善。

Whitmore KE等对患有难治性BPS（$n$=33），在其他治疗失败后的妇女进行多中心前瞻性观察研究。他们发现FSLP后膀胱疼痛、尿频、平均和最大排尿量、间质性膀胱炎症状和问题指数均有统计学上的显著改善。77%的患者主观改善，52%的患者随后接受永久性电极植入治疗。

Comiter CV等在2003年前瞻性地研究了SNS对25例难治性BPS患者的疗效。其中，17例（68%）试验测试成功及植入永久性电极。在平均14个月的随访中，在0~10点的视觉模拟疼痛评分（VAS；$P$<0.01）中，他们在白天的平均尿频次数和夜尿得到改善，平均排尿量增加，平均疼痛得分从5.8降至1.6。到术后最后一次随访时，94%的植入患者报道持续改善。

Peters KM等研究了SNM对BPS继发性疼痛的直接影响。对平均6次治疗失败的21名患者（17名女性和4名男性）进行回顾性检查，所有患者均经过测试评估永久植入了电极，平均随访15.4个月。95%的患者报道疼痛得到中度到显著改善。以肌内吗啡剂量当量（MDEs）测量的平均麻醉剂使用量显著减少了36%，从81.6mg/d减少到52mg/d。在SNS前使用麻醉药的18例患者中，4例患者已经无需麻醉药维持。

Chai TC等报道了S3神经刺激后表皮生长因子样生长因子（HB-EGF）和抗增殖因子（APF）恢复正常，客观地证明了SNS治疗BPS的术后效果。

Powell CR等报道了SNS治疗BPS的远期疗效，仅有9%（2/22）的患者在随访60个月后疗效丧失。该研究包含39例患者，22人成功通过测试，永久植入电极。随访60个月后，成功率达86%（19/22）。Gajewski和Al-Zahrani等报道了随访61个月的治疗效果，成功率在72%。

### （八）并发症

在BPS应用SNS的并发症发生率尚未有单独的研究报道。Leong RK等综述了SNS用于其他泌尿疾病的报道。他们的结论是，不良事件通常与植入手术本身，植入电极本身的异物感或发生不希望的刺激有关。最常见的不良反应是植入部位疼痛，发生率在3%~42%之间。

其他不良事件主要包含电极移位（1%~21%）、肠功能障碍（4%~7%）和感染（4%~10%）。Brazzelli M等人的另一个综述回顾2004年之前发表的研究报道，9%的患者需要再次手术，再次手术率为33%，主要继发于疼痛和感染，需要取出植入的电极。但大多数不良事件不需要手术干预。由于电极移位产生的效果减弱和不良刺激，可以通过重新编程IPG能轻松得到解决。Sutherland SE等回顾分析83例效果减弱或产生并发症的植入患者，如植入IPG部位的疼痛，表明18%的患者可以通过调节刺激器等保守治疗手段解决而无需再次手术。此外，带齿电极与不带齿电极相比，并发症显著减少（分别为28和

73%)。一项包含 235 例患者的研究表明,带齿电极很少移位,仅 5 例发生(2.1%)。

## 十一、IC/BPS 的手术治疗

间质性膀胱炎(IC)/ 膀胱疼痛综合征(BPS)是一种以膀胱疼痛为特征的疾病,常导致日夜频繁排尿。有些患者每天甚至要排尿 50 次以上。不幸患有这种疾病的患者生活质量很差,患者之间的不同主要在于频繁排尿或疼痛的程度或两者兼有,是最令人烦恼的症状。

对于一种临床上没有明确定义的相对罕见的疾病,制定有效的治疗方法是一项艰巨的任务。许多治疗都是基于经验性数据,缺乏前瞻性,随机,对照性试验研究。治疗包括行为治疗、饮食、口服药物、膀胱扩张和针对尿频和 / 或疼痛的膀胱灌注。只有当所有这些治疗失败时,才考虑手术治疗。

### (一) 膀胱扩大术与尿流改道术

如果所有其他治疗都失败了,手术治疗可能是必要的,以减轻患者痛苦的症状。包括膀胱扩大,尿流改道和部分或全部膀胱切除术。必须清楚,在施行不可逆的手术之前,患者必须经过广泛的体格检查和治疗试验,所有合理的保守措施都应首先尝试。重建手术切除范围广,不可逆,且蕴含适度的死亡风险或威胁生命的并发症。除了术中和术后直接的并发症之外,还有不太明显的问题,如代谢方面的后果以及回肠并入尿道后癌症发生率的增加。因此,只有当其他治疗措施均无效时,才考虑重建手术。

在 BPS 中选择哪种类型的重建手术有时是困难的。因此,在决定手术方式之前,应充分与患者沟通,讲清手术过程可能的风险及术后可能的并发症,客观地,实事求是地给予患者切合实际的期望。应慎重选择适合每个患者的手术方式,以便使患者从治疗中获益。尿流改道或膀胱扩大术要求患者具有未受损的认知能力和良好的手动灵活性。例如对于较年轻的患者可以选择原位尿流改道,而对于较年长的患者,Bricker 术式可能更合适。

在选择合适的手术方式时,仔细术前评估肾功能和肠道功能是必要的。必须评估纳入尿道的肠道面积,与尿路上皮不同,肠黏膜对氯化铵有明显的渗透性,其吸收可能导致高氯代谢性酸中毒。如果患者肾功能受损,不能耐受肠黏膜对氯化铵的吸收,因此对于肾小球滤过率低于 40ml/(min·1.73M$^2$) 的患者,只能选择可控性尿流改道术。此外,回肠段的分离可能会损害胆汁酸的再吸收,反过来又可能导致腹泻,同时叶酸 / 黄芩苷的摄取也可能受到损害,因此对于术前有肛门括约肌功能减退的患者或肛门失禁患者,不推荐实施膀胱扩大或尿流改道术。

### (二) 膀胱扩大术

少部分患者膀胱壁内的炎症过程非常严重,导致膀胱壁纤维化和膀胱挛缩,有时即使在全身麻醉,膀胱松弛的情况下,膀胱也显得很小。这些患者往往有严重的尿频,而膀胱疼痛反而变得不那么重要。这些患者是最适合于行膀胱扩大术,同时切除膀胱或不切膀胱。已有不同的肠段应用于膀胱扩大术中的报道,包括回肠,回盲部,盲肠,右结肠,乙状结肠和胃段。在第四届国际尿失禁咨询会关于 BPS 的结论中认为:肠段之间没有显著差异。在胃组织替代时,发现排尿困难和由于产生胃酸引起的持续疼痛。

膀胱扩大术可在膀胱三角区上或膀胱三角区下施行。普遍认为三角区上手术方式效果较好,Nielsen KK 等于 1990 年报道八例患者中有两例失败。van Ophoven A 等报道了 18 例原位小肠替代术的 5 年结果,18 例中仅 2 例失败。三名患者需要自行导尿和一名患者需耻骨上膀胱造瘘。Peeker R 等 1998 年报道膀胱扩大术对于典型的溃疡型终末期 BPS(ESSIC 3C)疗效较好,而对非溃疡型 BPS 无满意疗效(ESSIC 2X)。

低膀胱容量可能是由于长期炎症引起的膀胱壁纤维化。在膀胱镜检查时观察到膀胱容量较小(<200ml)的患者,更适合选择膀胱扩大术。值得注意的是,膀胱容量缩小也有可能是由于炎症引起的膀胱暂时水肿和膀胱壁的增厚,这种情况下的膀胱缩小是可逆的。Sairanen J 等报道了一组利用免疫抑制剂环孢菌素治疗 BPS 的长期疗效数据,功能性膀胱容量在治疗后大大增加,可能就是因为抑制了膀胱壁的炎症和水肿。3 例患者治疗前膀胱体积平均 200ml,功能性膀胱容量平均 70ml,治疗后分别增加到 290,220 和 350ml。2 例治疗前功能性膀胱容量 92ml 和 100ml,治疗后分别增加到 490 和 350ml。这种现象在行耻骨上神经电刺激的患者长期治疗中也可见到。因此,膀胱镜下膀胱容量不能作为 BPS 已发展至终末期疾病的唯一和最终标志。

### (三) 膀胱切除回肠膀胱扩大术

该手术通过腹部正中切口进入腹腔。切开膀胱,输尿管插管,采用 4-0 线缝合将两侧输尿管插管固定在输尿管脊部,然后行膀胱次全切除,仅留尿道内口和两侧输尿管口(图 49-24)。于回盲瓣近端 30~40cm 处切除回肠 40cm,注意保存周围血管供应,肠系膜对侧横向切开回肠段，折成三角形，使用不间断可吸收的3-0缝线与残留的膀胱三角区吻合(图49-25)。腹腔内膀胱外放置引流管1~3天。输尿管插管1周后拔出。导尿管持续导尿至少10天，10天后夹闭导尿管，间隔1小时开放导尿管，逐渐延长间隔时间，直至术后2~3周拔出导尿管。

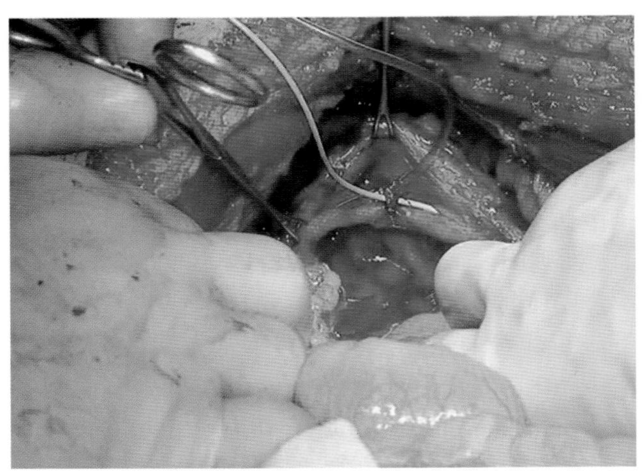

**图49-24 膀胱切除回肠膀胱扩大术**
膀胱部分切除，保留膀胱三角区，输尿管插管处。

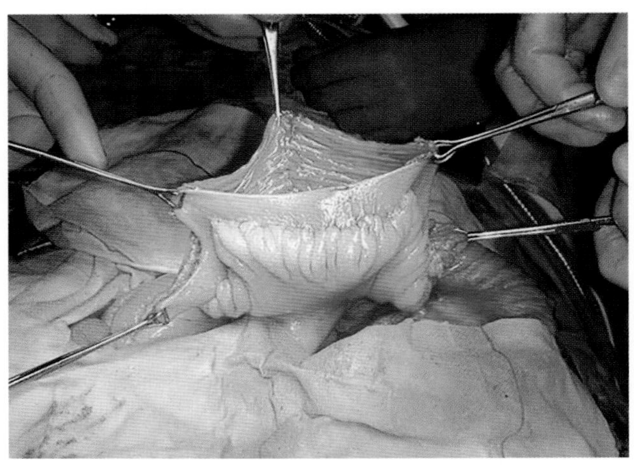

**图49-25 膀胱切除回肠膀胱扩大术**
选择距回盲瓣30~40cm的一段回肠，切开折叠成三角形与膀胱保留部分吻合。

### (四) 三角区下保留膀胱颈的膀胱切除膀胱扩大术

三角区下保留膀胱颈的膀胱切除膀胱扩大术较少见。需要进行输尿管再植，可能出现漏尿、尿道狭窄和输尿管反流等并发症。Linn JF等比较了三角区上膀胱切除回肠膀胱术与三角区下膀胱切除回肠膀胱术的治疗效果，17例有3例患者治疗失败，半数患者治疗效果良好但须自行导尿。对BPS患者来说，间歇性导尿在许多情况下是不可接受的结果，由于膀胱底部和尿道过敏，导尿时非常痛苦。

在第四届国际尿失禁咨询会上专家们一致认为：有一些证据表明，三角区下膀胱切除回肠膀胱扩大术可能对一些处于终末期的ESSIC 3C型BPS患者有益，尤其对于那些合并膀胱挛缩的患者。但没有令人信服的证据表明三角区下膀胱切除回肠膀胱术比三角区上膀胱切除回肠膀胱术有任何预后上的优势，但往往相关并发症多，功能性膀胱容量的恢复差。

### (五) 尿流改道术

在美国泌尿科医师的调查问卷中，Gershbaum D等发现尿流改道还是BPS患者最常见的手术治疗方法。然而关于这方面的文献却非常稀少。多数学者认为这是缓解患者症状的最终治疗方法，尿流改道合并或不合并膀胱切除都获得了成功。关于尿流改道是否应该同时进行膀胱切除术一直是争论的焦点，主要分歧在于是否应该为那些持续性疼痛或严重炎症感染性问题的患者保留膀胱。

Nordling J等总结了过去10年的经验，在16名BPS患者中进行了保留膀胱的尿流改道术，术后15名患者无疼痛，1名患者疼痛持续不变。所有患者均发现逼尿肌肥大细胞增多，其中1名患者具有典型的Hunner病变。膀胱镜膀胱容量中位数为490ml，范围为100~4 000ml。术后持续性疼痛的患者后来再次进行了膀胱切除术，疼痛没有任何改善。1名患者后来由于严重的脓菌感染进行了膀胱切除术，效果良好。Rössberger J等人回顾了哥德堡的结果：在25年期间，47名受试者接受了手术治疗。在34例3C型BPS患者中，28例采用外科手术治疗的患者确实症状完全消退。在余下的6名患者中，4名可以通过增加的手术治疗成功：包括尿流改道，膀胱切除术或经尿道病变切除术。而13例非溃疡型BPS患者中只有3例在术后出现症状消退，其中2例采用了尿流改道术。8名患者进行了增加的膀胱切除术，试图治疗持续性耻骨上疼痛，但疼痛并未缓解。术中和术后并发症很少。对非溃疡型BPS患者行尿流改道的再次手术率很高，主要与乳头瓣膜问题有关。在这些研究中可以看出，尿流改道术用于治疗终末期经典Hunner型BPS与非溃疡型BPS患者，结果具有明显差异。

### (六) 可控性尿流改道

可控性尿流改道(continent diversion)是用一段回肠来代替膀胱,这种方法的不同之处就在于患者不必佩戴造口袋,体内形成的尿液先引流到一个用回肠做成的储尿囊中。尿流改道时把肠道做成储尿囊已经成为患有膀胱癌的膀胱切除术患者的首选治疗方法。因此,对于 BPS 患者,为了获得更好的生活质量,不少学者也建议这样做。但可能会碰到一些预想不到的并发症,例如储尿囊附近的疼痛复发及慢性炎症改变等。但对于某些难治性患者,不论是否行膀胱切除术,可控性尿流改道可能是最终的选择。可控性尿流改道后,尿频症状的消失至少使患者获得更好的生活质量,但疼痛复发的问题有时也难以解决。

## 十二、问题与展望

综上所述,目前在 IC 的各种治疗中,一线治疗方案能使大部分患者症状得到改善。膀胱水囊扩张是治疗 IC 最常用的方式。口服药物、膀胱灌注和膀胱水扩张可同时进行。膀胱壁注射 BTX-A 是四线方案中唯一推荐的方案,其他均为可选方案。对口服药物及膀胱内灌注治疗无效的顽固性 IC 患者,可以考虑神经调节治疗。手术治疗仅作为所有保守治疗失败后的治疗选择。目前没有一种上述治疗会对患者有肯定的疗效,但是暂时的治疗失败也绝不等同于没有有效的治疗方法。通过换用其他治疗方法或者是选择联合治疗方法,即使对一些重症间质性膀胱炎 / 膀胱疼痛综合征患者也可使症状得到显著改善。

随着对 BPS 病因及发病机制的了解,近年也推出一些新的治疗方法。Nickel JC 在 16 例 BPS 患者膀胱植入利多卡因释放系统(LiRIS),观察 2 周发现:疼痛,尿频,尿急都明显改善。尤其膀胱镜下观察到的黏膜损害减轻,疗效维持到移除释放系统后数月。Kuo HC 等应用脂质体 -BTX 运送系统,避免了膀胱内注射的有创治疗,尿频尿急得以显著改善,没有观察到任何副作用。尽管 InterStim 未获准用于治疗疼痛,但新型带有可编程接收器的无线电极(StimWave,Inc.,Pompano Beach,FL)将开始临床试验,该无线电极可以经皮放置在阴部神经处,通过一个小的可穿戴充电电池和放置在接收器附近的天线接受刺激信号。初步试验结果令人满意。

治疗的革新,有赖于新的生物标志物的发现和分子机制的进一步阐明,Corcoran AT 等发现,在行麻醉下水扩张(HD)的患者,术前术后分子标记 MCP-3 和 TRAIL 的水平明显降低,可能是 HD 治疗是否有效的生物标记。Parker KS 等在美国启动的最大多学科联合研究 BPS 的项目(MAPP programm)中发现,磺基衔化的 5-β 还原的睾酮异构体(Etio-S)在 BPS 组和对照组差异显著,特异性在 90% 以上,与症状的严重程度显著相关。Schrepf A 在 MAPP 研究中发现,BPS 患者外周血中的 TLR-4 的炎性反应与患者广泛扩散的疼痛有关,有可能作为 BPS 新的生物标记和治疗靶点。这些多中心,多领域联合研究,会进一步发现新的生物标记,为将来的免疫治疗和基因治疗提供关键的治疗靶点,促进精准医疗在 IC/BPS 治疗中的发展。

(刘武江)

## 参考文献

[1] AKIYAMA Y,NIIMI A,NOMIYA A,et al. Extent of Hunner lesions:The relationships with symptom severity and clinical parameters in Hunner type interstitial cystitis patients [J]. Neurourol Urodyn,2018 .

[2] CHUNG MK,JARNAGIN B. Early identification of interstitial cystitis may avoid unnecessary hysterectomy [J]. JSLS. 2009. 13(3):350-7.

[3] DALE E. BJORLING,ZUN-YI WANG. Estrogen and neuoinflammation [J]. Urology,2001(57):40-45.

[4] DAVIS NF,BRADY CM,CREAGH T. Interstitial cystitis/painful bladder syndrome:epidemiology,pathophysiology and evidence-based treatment options [J]. Eur J Obstet Gynecol Reprod Biol,2014,175:30-37.

[5] DAVIS NF,GNANAPPIRAGASAM S,THORNHILL JA. Interstitial cystitis/painful bladder syndrome:the influence of modern diagnostic criteria on epidemiology and on Internet search activity by the public [J]. Transl Androl Urol,2015,4(5):506-511.

[6] GARDELLA B,IACOBONE AD,PORRU D,et al. Effect of local estrogen therapy(LET)on urinary and sexual symptoms in premenopausal women with interstitial cystitis/bladder pain syndrome(IC/BPS) [J]. Gynecol Endocrinol,2015,31(10):828-832.

[7] GOLDSTEIN AT,PUKALL CF,BROWN C,et al. Vulvodynia:Assessment and Treatment [J]. J Sex Med,2016,13(4):572-590.

[8] GRANNUM R. SANT,DURAISAMY KEMPURAJ,JAMES E. The Mast Cell in Interstitial Cystitis:Role in Pathophysiology and Pathogenesis [J]. Urol,2007(69):34-39.

[9] MCLENNAN MT. Interstitial cystitis:epidemiology,pathophysiology,and clinical presentation [J]. Obstet Gynecol Clin North Am,2014,41(3):385-395.

[10] MEIJLINK JM. Interstitial cystitis and the painful bladder:a brief history of nomenclature,definitions and criteria [J].

Int. J Urol, 2014, 1: 4-12.

[11] MULLINS C, BAVENDAM T, KIRKALI Z, et al. Novel research approaches for interstitial cystitis/bladder pain syndrome: thinking beyond the bladder [J]. Transl Androl Urol, 2015, 4(5): 524-533.

[12] PROAÑO A, GARDE G, GARRIDO G, et al. [ESSIC criteria for the diagnosis of bladder pain syndrome/interstitial cystitis (BPS/IC) and comparison with the NIDDK criteria][J]. Arch Esp Urol, 2013, 66(2): 206-214.

[13] Gardella B, Iacobone A D, Porru D, et al. Effect of local estrogen therapy (LET) on urinary and sexual symptoms in premenopausal women with interstitial cystitis/bladder pain syndrome (IC/BPS). Gynecol Endocrinol, 2015, 31(10): 828-832.

[14] VAN DE MERWE JP, NORDLING J, BOUCHELOUCHE P, et al. Diagnostic criteria, classification, and nomenclature for painful bladder syndrome/interstitial cystitis: an ESSIC proposal [J]. Eur Urol, 2008, 53(1): 60-67.

# 第五十章

# 膀胱感染与炎性疾病

## 第一节　细菌性膀胱炎

### 一、发病率与流行病学

细菌性膀胱炎(bacterial cystitis)是一种泌尿外科常见的感染性疾病,指发生于膀胱的细菌性炎症,常见于老年人、育龄期女性,女多于男,常分为急性和慢性膀胱炎。

膀胱炎的发病率有着性别差异,且在不同年龄段有着各自特点。生育期女性发病率远远高于男性,大约为20%,生育期后,男性与女性的发生率均大幅增加,且女性与男性发生率的比例逐渐下降。

对于幼儿,在一岁以内,男性尿路感染的发生率高于女性。新生儿细菌尿的发生率为1%,这一时期的尿路感染多与菌血症有关。1~5岁,女性尿路感染的发生率上升至4.5%,而男性则降至0.5%,此时男性患儿的感染多数是因为先天性尿路异常或者包皮过长、包茎引起。

20%~30%的女性急性膀胱炎会有复发。在最初发作后的一年内,这些妇女平均会再有2~3次泌尿系感染发生。一项研究中对4例复发性泌尿系感染患者的致病菌进行全基因组测序分析,发现其中2例患者在最初和随后的感染中均为在肠道和尿道中占主导地位的尿路致病性大肠埃希菌。而在另外2例患者中,则发现随后的感染是由肠道或尿道中的大肠埃希菌动态变化定植引起。

不同致病菌的感染率也不尽相同,最常见的是大肠埃希菌,随后是肺炎克雷伯杆菌和变形杆菌,感染率分别是79.4%,7.9%和3.9%,而其他如假单胞菌、肠球菌、肠杆菌则相对罕见。

### 二、病因与病理特征

#### (一)病因学因素

1. 解剖学因素　女性尿道较短,细菌易于入侵,通过挤压可进入膀胱。

2. 性交因素　研究发现13~54岁的修女,细菌尿的年发生率为0.4%,显著低于同龄组其他女性的1.6%,说明尿路感染或细菌尿与性生活具有相关性。

3. 血行感染因素　血行感染途径虽少见,但当机体免疫功能低下或出现某些诱发因素时,体内的感染灶如皮肤疖肿、扁桃体炎、中耳炎、化脓性病灶中的细菌侵入血流,到达肾脏和其他尿路部位也可引起膀胱感染。

4. 尿液排空因素　梗阻、神经膀胱、尿失禁等,均可造成尿液的滞留,尿液又是细菌的良好培养基,故而易于发生泌尿系感染。

5. 导尿、膀胱镜检查　在导尿、膀胱镜检查中,细菌有可能被带入膀胱,一次性导尿可导致1%的患者发生下尿路感染。研究显示导致下尿路感染的致病菌常为定居于尿道或阴道周围的细菌,说明膀胱炎常由上行性细菌感染所致。

6. 糖尿病与膀胱感染　糖尿病引起尿路感染与高血糖有着密切的关系,长期高血糖状态有利于细菌的繁殖。从病例调查中可发现患者的血糖高出正常人2~3倍,且尿糖均在(+~+++),尿液的高糖环境,可成为细菌的良好培养基,所以易发生感染。然而,在一项糖尿病并发症与干预的流行病学研究中发现,患有1型糖尿病和非1型糖尿病的妇女中,膀胱炎的发生仅仅与性活动有关,而与糖尿病的综合控制情况和并发症关系不大。然而,新近的研究发现糖尿病患者因泌尿系感染入院时,年龄偏大,住院时间长,入院时尿中白细胞计数高。

### (二) 组织病理学特征

膀胱炎时,以浅表性膀胱炎症多见。以尿道口及膀胱三角最明显。病变通常仅累及黏膜、黏膜下层,可见黏膜充血、水肿、片状出血斑、浅表性黏膜溃疡或有脓苔,显微镜下可见多数白细胞浸润,炎症有自愈倾向,愈合后不遗留瘢痕。若治疗不彻底,或有异物存在、残余尿、上尿路感染等情况,炎症可转为慢性。

## 三、感染病原体与致病机制

### (一) 感染病原体与生物学特性

1. 大肠埃希菌 大肠埃希氏菌(Escherichia coli, E coli)通称大肠杆菌,一直被认为是人类和动物肠道中的正常菌群,只是因为偶然的机会进入机体其他部位才致病,故又称之为条件致病菌,随着血清分型方法的广泛应用、细菌鉴定技术的不断进展,发现大肠埃希菌并非全是非致病菌或条件致病菌。与粪便中分离出来的非致病性大肠埃希菌相比,尿路致病性大肠埃希菌有着特异性的致病因素,包括对尿路上皮细胞的诱导和黏附能力强,对抗生素耐药,产生溶血素、溶细胞素,K 荚膜抗炎滴定度高等。

2. 厌氧菌 是一大群细菌的总称,包括革兰氏阳性和阴性杆菌及球菌,为专性厌氧菌,必须在无氧环境中才能生长,种类繁多,分布广泛,可引起多种疾病,包括:①梭状芽孢杆菌属;②革兰氏阳性无芽孢杆菌,如双歧杆菌属、乳酸杆菌属、放线杆菌属等;③革兰氏阴性无芽孢杆菌,如梭形杆菌属;④球菌,分为消化球菌属、消化链球菌属、鸡魏荣球菌属。

3. 结核杆菌 结核杆菌有不同于其他细菌的特性,如普通细菌检查方法无法发现、抗酸染色阳性等。另一特性是生长缓慢,需要在特殊的培养基上培养 2~3 周才能长出菌落。分为:人型、牛型、鸟型、鼠型、冷血动物型五种类型,只有人型和牛型可致人类发病,以人型致病为主。

4. 非结核分枝杆菌 非结核分枝杆菌(nontuberculosis mycobacteria, NTM)是指结核分枝杆菌、牛分枝杆菌与麻风分枝杆菌以外的分枝杆菌。这种病菌在环境水体和土壤中广泛存在,现在已知至少有 125 种。人可从环境中感染 NTM 而患病,水和土壤是重要的传播途径。与结核分枝杆菌比较,NTM 毒力和致病性均较低,通常属于条件致病菌,感染的患者大多有慢性基础疾病或免疫功能受损。

5. 衣原体 是泌尿系感染的重要病原体。

### (二) 细菌性膀胱炎发病机制

1. 膀胱上皮防御作用改变 在女性中,细菌入侵膀胱非常常见,但并不代表着有感染发生,多种因素参与了感染的防御过程。酸性、高尿素浓度、高渗透压的尿液可抑制多种微生物的生长;尿液蓄积和排泄过程中,稀释和冲刷可以清除感染源;黏性的前列腺炎可能对细菌生长具有抑制作用;尿道黏液中含有 Tamm-Horsfall 蛋白,该蛋白含有大量的甘露醇残基,可与尿道细菌表面的甘露醇敏感型(Mannitol sensitive, MS)黏附介质相结合,从而形成防御感染的屏障;黏膜本身可对抗细菌的黏附。上述防御机制可以防御少量细菌入侵,甚至是大量细菌或黏附能力较强细菌的入侵。但当尿路有异物存在如有结石或尿路结构异常时,可以为细菌提供庇护,即使是抗生素也难以将它们清除。

2. 致病菌上行感染与黏附 到目前为止,致病性大肠埃希菌如何接近尿道口并沿尿道上行还不清楚,推测可能是从胃肠道菌群在尿道周围定植后开始。上行至膀胱内的细菌以Ⅰ型菌伞与膀胱上皮细胞结合,随后,一部分附着细菌被内化进膀胱细胞,这一动态过程可能依赖于这些细胞中顶端膜段的正常循环。与此致病活性关键点相拮抗的是,膀胱上皮细胞会主动排出内化的尿路致病性大肠埃希菌,作为宿主反应的一部分,膀胱内化了细菌的上皮细胞脱落,从而清除体内内化的细菌。在动物模型中,16~24 小时,参与内化的致病性大肠埃希菌呈中性粒细胞耐药的丝状形态,脱离内化的膀胱上皮,继而重新侵袭未成熟的膀胱上皮细胞。

3. 细菌毒力因子作用 大肠埃希菌的黏附能力依赖于微生物表面特殊的配体,这些配体通常为菌毛与伞。大部分肠道细菌有Ⅰ型菌伞,能与阴道、尿道上皮细胞表面甘露醇糖基化蛋白结合,这种结合可被 α- 甲基甘露醇完全抑制,被称为甘露醇敏感型(MS)。Ⅰ型菌伞介导的结合在膀胱感染的发生中尤为重要。而致上尿路感染的大肠埃希菌还表达其他的黏附介质,其黏附过程不被甘露醇所抑制,称为甘露醇抵抗型(MR)。80%~90% 表达 MR 黏附介质的大肠埃希菌能识别红细胞及尿道上皮细胞表面的糖脂受体,其最小识别单位是 P 群红细胞表面抗原的重要组成部分,因而这一菌毛被命名为 P 菌毛。尿路结构正常的女性及儿童尿道周围的细菌进入膀胱是否能继续生长繁殖,主要决定于其与上皮细胞的黏附及宿主的防御能力,其他的细菌毒力因素决定其是否能导致上行感染，其中P菌毛被认为是关键因素，它参与介导细菌与肾盂及集合系统上皮细胞的黏附。

4. 细菌黏附素　细菌黏附于宿主细胞表面是侵犯机体感染致病的先决条件。黏附需要两个基本因素：一是细菌表面黏附结构——黏附素；二是宿主细胞表面的特异性受体。具有黏附作用的细菌表面结构统称为黏附素，如P菌毛、Ⅰ型菌毛、Ⅳ型菌毛、Curli菌毛、CSl菌毛等。细菌感染的第一步是黏附于易感细胞，以获得立足点，在局部繁殖，释放毒素或酶类损坏组织，导致感染，细菌的黏附作用主要靠黏附素特异性识别宿主细胞上的受体并与受体结合，使细菌在局部定居。

## 四、诊断与鉴别要点

### （一）细菌性膀胱炎诊断要点

1. 临床表现特征

(1) 典型的急性细菌性膀胱炎具有以下临床特征：①起病突然，可有明显排尿刺激征如尿频、尿急、尿痛。严重者数分钟排尿一次，且不分昼夜。排空后仍感到排尿未尽，可有急迫性尿失禁。②常有肉眼血尿，多为终末血尿，有时为全程血尿，甚至有血块排出。③全身症状不明显，体温正常或仅有低热，只有当合并有急性肾盂肾炎、前列腺炎或者附睾炎时才有高热。④多数存在诱发因素，常在劳累、受凉、长时间憋尿、泌尿系侵袭性操作后或性生活后急性起病，女性多于男性。

(2) 慢性膀胱炎的表现特点：①病程长，多持续数月甚至数年，其特点是反复发作或持续存在尿频、尿急、尿痛，并有耻骨上膀胱区不适，膀胱充盈时疼痛较明显，可伴有尿液浑浊。②当炎症累及膀胱肌层而使逼尿肌纤维化时，膀胱容量可缩小，出现憋尿困难，尿频尿急症状加重。

2. 尿常规分析（正常与异常表现）　尿常规分析应该收集新鲜尿液，通常收集中段尿为宜。男性包皮长患者，必须翻起包皮，清洁龟头后采集样本；女性月经期不应收集尿液送检尿常规。新鲜尿经过离心后镜检，尿沉渣每高倍视野下白细胞计数>5个即为白细胞尿。用血细胞计数仪检测未离心新鲜尿中白细胞计数是简单且可重复度高的方法，当其计数>10个/mL时被认为是异常结果。

3. 尿液细菌培养　清洁中段尿培养，若菌落计数大于$10^5$/mL，提示尿路感染。对于有尿路症状的患者，致病菌落数>$10^2$/mL就有诊断价值。O'Grady发现40%细菌性膀胱炎的妇女中虽有膀胱炎症状，但其清洁中段尿培养细菌计数小于$10^5$/mL，这一人群与典型膀胱炎患者（细菌计数≥$10^5$/mL）在年龄、婚姻状态、临床表现、尿道周围细菌定居情况、细菌种类、血清型、细菌毒力因素、对抗生素的反应等方面均相似，提示两者有着相似的发病机制。

### （二）细菌性膀胱炎鉴别要点

1. 结核性膀胱炎　常继发于肾结核，有肾结核或其他部位结核病史，起病缓慢，有尿路刺激症状，可有血尿，多为终末血尿；尿液为脓尿，呈米汤样浑浊，普通抗炎治疗无效或显效不明显。尿沉渣可查到结核杆菌，普通尿培养阴性，静脉尿路造影显示肾盂肾盏有虫噬样改变，输尿管增粗，走行僵硬等；膀胱镜检查可见膀胱黏膜有充血水肿及结核结节，较严重时可见溃疡。

2. 急性肾盂肾炎　育龄妇女最多见，常常起病急骤，多有高热寒战，体温多在38~39℃之间，或更高；伴有腰痛，小腹酸痛。体检时在上输尿管点或肋腰点有压痛，肾区叩痛阳性，儿童患者的症状不明显，起病时除高热等症状外常有惊厥、抽搐发作。

3. 女性尿道综合征　有典型的尿路刺激症状，无发热、腹痛，尿常规无异常，多次新鲜清洁中段尿培养阴性。感染性尿道综合征可检测到衣原体和支原体等，非感染性尿道综合征多与精神因素及过敏有关。

4. 间质性膀胱炎　患者的尿液清晰，极少患者有少量脓细胞，无菌尿，膀胱充盈时有剧痛，耻骨上膀胱区可触及饱满而有压痛的膀胱。

## 五、治疗原则

### （一）抗生素治疗原则

1. 所有有症状的细菌性膀胱炎均应接受抗生素治疗。

2. 在获得尿培养及药敏结果之前，即应开始经验性选择广谱抗生素治疗，其给药原则与其他感染的治疗相似，即低毒、良好的耐受性、较高的抗菌活性、经济。

3. 抗菌药物的选择应遵循覆盖所有可能的致病菌又不破坏正常的肠道菌群及会阴菌群，并选择能在尿液中有足够的抗菌药物浓度。

4. 对于女性无并发症的单纯性膀胱炎，选择敏感的抗生素，采用3日疗法，疗效与7日疗程相当，且副作用少、费用更低，理由如下：①大部分膀胱炎仅为表层黏膜感染；②患者通常在好转后自行停药，最后同样获得了治愈；③膀胱的冲刷程序，包括一次性将抗菌药物灌注进入膀胱，可使 90% 局限于膀胱的感染得到治愈；④一次性给予抗菌药物后，膀胱内有效浓度可以持续 24~48 小时。

### （二）常用抗生素及作用机制

1. 磺胺类　有抑制细菌生长繁殖的作用，抗菌谱广。可对叶酸生物合成中的不同步骤产生对细菌的抑制作用。常用磺胺甲噁唑（新诺明，SMZ）、复方磺胺甲噁唑（TMP/SMX），后者是由甲氧苄啶（TMP）和磺胺甲噁唑（SMX）组成的复合制剂，TMP/SMX 对多种革兰氏阳性需氧菌以及包括大肠埃希菌、奇异变形杆菌、克雷伯菌属和肠杆菌属在内的革兰阴性菌显示抑菌或杀菌作用，但对假单胞菌属无效。不良反应有胃肠道反应、过敏反应、肝肾损害及末梢神经炎等，有致畸作用，孕妇禁用。

2. 硝基呋喃类　是一类合成抗生素，作用于微生物的酶系统，抑制乙酰辅酶 A。呋喃妥因口服每次 0.1g，每日 0.2~0.4g。不良反应有周围神经炎、胃肠道反应、精神症状等。

3. 氟喹诺酮类　是一类新的合成抗生素。抑制 DNA 回旋酶，抑制细菌细胞裂；①吡哌酸：为第二代喹诺酮类药，每次口服 0.5g，每日 3 次；②诺氟沙星（氟哌酸）：为第三代喹诺酮类药，抗菌谱广，作用强。每次口服 0.1~0.2g，每日 3~4 次；③氧氟沙星（氟嗪酸）：具有第三代喹诺酮类抗菌活性，每日 0.2~0.6g，分 2 次口服；④依诺沙星（氟啶酸）：每日 0.4~0.6g，分 2 次口服；⑤环丙沙星：每次口服 0.25g，每日 2 次；⑥洛美沙星：每日 1 次 400mg 口服，10~14 日为一疗程；⑦萘啶酸：每次口服 0.5g，每日 3~4 次。本类药物的不良反应有胃肠道反应、头痛、头晕及精神症状，结晶尿，影响软骨发育，孕妇及未成年儿童不宜用。

4. 青霉素类　为 β- 内酰胺抗生素，与细菌细胞膜上的青霉素结合蛋白结合而妨碍细菌细胞的繁殖，为繁殖期杀菌药。对革兰氏阳性球菌和阴性球菌的抗菌作用强。用此类药物前要做青霉素皮试，既往有青霉素过敏者不宜做皮试。①青霉素钠：每次 80 万 U，每日 2 次肌注，或每日 400 万 ~800 万 U 加入液体中，分 2~3 次静滴；②氨苄西林（氨苄青霉素钠）：对革兰氏阳性菌的作用同青霉素，革兰氏阴性菌对本品敏感。每日口服 1~4g。静脉用每次 1~2g，每日 2~4g。③阿莫西林（羟氨苄青霉素）：成人每日 1~4g，分 3~4 次口服；④哌拉西林钠（氧哌嗪青霉素）：对革兰氏阴性菌的作用强，每次 1g，肌注或静注，每日 3~4 次；⑤羧苄西林（羧苄青霉素）：对革兰氏阴性菌的抗菌谱广，主要用于铜绿假单胞菌的感染。每日 4~8g，分 3~4 次肌内注射或静脉注射；⑥替卡西林（羧噻吩青霉素）：用于革兰氏阴性菌感染，每次 2~3g，每日 3~4 次，肌注或静脉注射；⑦美西林（氮脒青霉素）：每次 0.5~1g，每日 3~4 次肌注或静注。用此类药物易发生过敏性休克，大剂量可出现神经精神症状。

5. 头孢菌素类

（1）第一代头孢菌素：主要用于革兰氏阳性菌、链球菌的感染，常用的药物有①头孢氨苄，每日 1~2g 口服；②头孢唑林，每日 1.5~3g 肌注或静滴；③头孢羟氨苄，每日 1~2g 口服；④头孢克洛，每次口服 0.25g，每日 3 次。

（2）第二代头孢菌素：对革兰氏阳性菌的抗菌效能与第一代相近，而对革兰氏阴性菌的作用较为优异，抗菌谱广，对耐药菌株常有效，如①头孢呋辛钠，每次 0.75~1.5g 肌内注射或静脉注射，每日 3 次；②头孢替安，每日 1~2g 肌内注射或静脉滴注。

（3）第三代头孢菌素：对革兰氏阳性球菌的抗菌效能低于第一代，对革兰氏阴性杆菌的作用较第二代头孢菌素更强，抗菌谱扩大，耐酶性能强，如①头孢噻肟钠，每次 0.5~1.0g 肌内注射或静脉注射，每日 2~4 次；②头孢曲松钠，每日 1g，严重感染每日 2g，肌内注射或静脉注射；③头孢哌酮钠，每次 1~2g，每日 2~4g，静注或静滴；④头孢他啶，轻症每日 1g，中度感染每日 2g，重度感染每日 4~6g。头孢菌素类常见的不良反应有胃肠道反应、过敏反应、菌群失调、肝肾毒性、造血系统毒性等，对青霉素过敏者慎用。

6. 氨基糖苷类　作用于细菌蛋白质合成过程，主要通过结合原核生物核糖体中的 16S 核糖体 RNA 而抑制细菌蛋白质的合成，阻碍细菌细胞的功能，使细胞死亡。其抗菌谱主要为革兰阴性杆菌，常用的药物有阿米卡星（丁胺卡那霉素）、妥布霉素、奈替米星、大观霉素（淋必治）。大观霉素（淋必治）对淋病奈瑟菌有良好的抗菌作用，每日 2~4g，深部肌内注射。此类药物常见的毒副作用有耳毒性、肾毒性、神经肌肉阻滞、面部及四肢麻木、周围神经炎、过敏反应、菌群失调等。

### （三）抗生素选择依据与疗效评价

抗生素的选择应根据尿培养及药敏结果。细菌性膀胱炎常见为大肠埃希菌感染，应首选新型喹诺酮类药物，如氧氟沙星、环丙沙星或莫西沙星；还可以选择头孢类抗生素，对大多数细菌性膀胱炎有效。

复方磺胺甲噁唑对淋病奈瑟菌、肺炎链球菌、乙型溶血性链球菌作用较强。

**（四）女性下尿路感染的预防策略**

1. 养成良好的卫生习惯。女婴在大小便后应及时更换尿布，洗涤会阴和臀部，所用尿布必须干净清洁。1岁以后应穿满裆裤，不要就地而坐，以免外阴和尿道感染。睡前、便后用温水清洗下身。清洗顺序应先洗外生殖器，后洗肛门，避免交叉感染。有条件者可用1‰~2‰的高锰酸钾温水清洗，则效果更佳。

2. 已婚夫妇双方均应养成每晚清洗的习惯，毛巾、水盆、脚布应分开。要适当控制性生活，因为频繁或不洁的性生活会导致尿路感染。有条件者，房事前男女双方都应先洗澡，至少要用温水清洗下身。房事后女方应排空膀胱，可起到冲洗尿道，减少感染的作用。

3. 产后妇女较之其他年龄女性，更容易患上尿路感染。几种生理因素可导致妊娠妇女易于发生尿路感染，雌激素和孕激素可引起膀胱、肾盂扩张，在妊娠后期，膀胱容积可以扩大到正常状态时的2倍，并被增大的子宫所压迫，进而变形，要到产后2个月左右才恢复正常。而妊娠早期曾发生过无症状性菌尿的女性，即使得到了合理治疗，他们产后也易于发生菌尿，治疗妊娠期无症状性菌尿似乎并不影响她们的长期病程。故而，在妊娠首次体检时应筛查细菌尿，若发现有意义的菌尿时，应积极治疗。磺胺嘧啶、呋喃妥因、氨苄西林、头孢呋辛和萘啶酸被认为是妊娠早期较安全的药物。

4. 许多女性出现周期性的膀胱炎发作，但极少一部分患者需要抗生素预防性治疗。一部分患者的再发性感染与性交、阴道隔膜的使用有关，但大部分患者的易感因素不是很清楚，再次感染的风险在治疗结束时最大。

5. 一些简单的方法预防膀胱感染的发生率①性交后排尿。②换用其他的避孕工具（不使用阴道隔膜）。③节制性活动，可预防性活动所致的再发生性感染。④不可憋尿，要勤排尿；⑤要养成多喝开水的习惯，每天喝水量应在1 500~2 000ml。多喝水除能增强利尿作用和肾脏的免疫功能外，还可以起到冲洗尿道、稀释尿液中细菌及毒素浓度的作用，有利于细菌和毒素的排出。⑥急性期一般在1周内应卧床休息，症状控制后可在室内活动，第2周可逐渐过渡到半休、全日制工作。平时要注意劳逸结合，过度劳累或病后休息不好会导致感染复发或转变为慢性。⑦饮食上宜清淡，避免肥甘厚味，多食新鲜水果和果汁饮料，使尿液处于偏碱状态，使细菌不易生长繁殖。尽量避免导尿或尿路器械检查。多食富含水分的新鲜蔬菜、瓜果等，如西瓜、冬瓜、黄瓜、鲜藕、梨、赤小豆等。禁食葱、韭菜、蒜、胡椒、生姜等辛辣刺激性食物，减少对尿路刺激。戒烟、禁酒。忌食温性食物，如羊肉、狗肉、兔肉及油腻之品。⑧加强体育锻炼，增强体质，是预防发生泌尿系感染的重要方面。一旦感染，在急性期，应卧床休息。恢复期就要参加适度的体力活动，避免体质虚弱，迁延不愈。活动的方式可因人而异，但不能过于疲劳。

## 第二节　真菌性膀胱炎与治疗原则

### 一、流行病学与发病率

真菌性膀胱炎（fungal cystitis）是常见的院内感染之一，女性多见，预后良好。侵袭人体的真菌一般分为原发性致病菌和机会性致病菌。原发感染发生在健康人或有细胞介导免疫缺陷的患者；机会感染发生在由于各种原因所致的免疫功能障碍的患者，包括代谢不良、慢性消耗性疾病、激素或免疫抑制剂治疗。常见致病菌是白色念珠球菌和其他念珠球菌属，其他类型真菌所致的真菌性膀胱炎罕见。真菌感染是一种条件致病性疾病，有利于假丝酵母菌感染的因素有：①应用抗生素治疗；②应用糖皮质激素、免疫抑制剂；③保留尿管；④尿路畸形或尿路梗阻；⑤糖尿病患者；⑥肿瘤患者。

### 二、病因与病理特征

**（一）病因学因素**

器官移植患者发生真菌侵袭或感染的菌种较多，值得注意的是：有些菌种在一般患者身上很少出现，而在器官移植患者身上可多次出现或引起严重感染，常见致病菌种有白假丝酵母菌、黄曲霉、烟曲霉、新型隐球菌、毛菌、热带假丝酵母菌、光滑球拟酵母等，其次为类星形假丝酵母菌、克柔氏假丝酵母菌、组织胞质菌、白地菌、构巢曲霉、黑曲霉、日本曲霉、杂色曲霉、根霉属、红酵母菌、青霉属及奴卡氏菌属等，还有一些未能鉴定出菌种的酵母菌。这些患者的真菌感染，可以为单一真菌感染，亦可有两种以上的真菌先后或同时混合感染，有 90% 以上患者伴有细菌感染，亦可合并巨细胞病毒或肺孢子虫感染。

由于器官移植患者一般均有严重的慢性消耗性疾病，如慢性肾炎尿毒症、肝癌等，机体防御功能低下，容易引起致病菌，术后为控制排异反应，长期应用免疫抑制剂，如激素、环磷酰胺、硫唑嘌呤、环孢素等，使机体细胞免疫和体液免疫功能均受到抑制，故而容易发生真菌的侵袭和感染；同时，术后为了防止细菌感染而应用了大量的抗生素，也容易造成菌群失调，发生真菌感染；加上器官移植后较长时间地留置各种导管，也是造成真菌感染的原因之一。

糖尿病患者尿路感染的患病率可以高达非糖尿病患者的 10 倍，尤其是血糖未得到满意控制时。一旦发生感染，程度往往比较严重，感染的控制也比非糖尿病患者困难，预后也远较非糖尿病患者差。同时，感染可以加重糖代谢紊乱，诱发酮症酸中毒或非酮症高渗性昏迷等，增加糖尿病的病死率，有资料表明，75% 的糖尿病酮症感染诱发的或者同时伴有感染的糖尿病酮症酸中毒患者病死率可高达 43%。糖尿病患者真菌尿路感染发生率也同样高于非糖尿病患者，尤其是白假丝酵母菌感染，在某些情况下，白假丝酵母菌引起的尿路感染会有特征性的临床表现，如因"真菌球"的形成而发生尿路梗阻，同样，糖尿病会加重尿路感染的程度。

**（二）组织病理学特征**

光镜下观察，病变处黏膜呈灶性坏死及小脓肿，可见单核细胞、淋巴细胞和中性粒细胞浸润及溃疡形成，常规 HE 染色中可见蓝紫色的假丝酵母菌芽生孢子及假菌丝。在镀银染色中显示更为清晰。菌丝及孢子的检出可作为诊断依据。

**（三）诊断要点**

1. 临床表现与特征 主要症状有尿频、尿急、夜尿、尿液浑浊或血尿，尿中排出白色真菌团块，称为真菌球（fungus balls）。偶有气尿（因尿中假丝酵母菌对尿中的糖发酵所致），有时在膀胱内可见大的真菌球、肉芽肿形成。女性多见，常继发于细菌性膀胱炎治愈后。

2. 实验室检查 凡存在真菌感染的易感患者，出现尿路感染症状或尿中白细胞增多，而细菌培养阴性时，均应考虑到真菌性尿路感染的可能。当满足以下条件之一，即可诊断：①中段尿培养假丝酵母菌菌落计数≥10 000~15 000/mL；②男性的清洁中段尿标本或女性的导尿标本中，真菌培养阳性；③尿中见到霉菌管型。尿液离心取沉渣镜检，可见真菌孢子或假菌丝；行革兰氏染色其孢子、菌丝呈蓝色，且着色不均匀；过碘酸染色其孢子、菌丝呈红色。中段尿培养有真菌生长。

3. 膀胱镜检查 见膀胱黏膜上有特殊的斑状假膜，取活组织检查，用 1/1 000 吖啶橙染色，在荧光显微镜下菌体呈亮绿色。

**（四）鉴别诊断要点**

1. 非特异性膀胱炎 有膀胱刺激症状，与之相似。但尿沉渣镜检可见白细胞、脓细胞，革兰氏染色发现非特异性致病菌，无真菌孢子和菌丝，中段尿培养有非特异性细菌生长。

2. 膀胱结核 有膀胱刺激症状和尿浑浊，但以尿频进行性加重为特征，伴有终末或全程血尿，尿中有大量的红细胞和脓细胞，但结核菌培养阳性，尿路造影提示肾结核改变；膀胱镜检查可见结核结节，或组织检查可以确诊。

## 三、治疗原则

目前还没有治疗真菌性尿路感染的统一方法，现在临床常用措施有以下几种：

1. 消除易感因素 这是预防和治疗真菌性尿感的最好方法，如避免长期使用抗生素、免疫抑制药、解除尿路梗阻，控制糖尿病等使机体抵抗力下降的疾病，尽量减少导尿及长期保留尿管等。

2. 碱化尿液 因真菌在酸性尿中繁殖迅速，故应给予碳酸氢钠口服，每次 1.0g，每日 3 次，以碱化尿液，造成抑制真菌生长的环境。

3. 药物治疗 常用有效药物是两性霉素 B、氟胞嘧啶（5-FC）、氟康唑、伊曲康唑。给药途径包括局部及全身应用。

4. 无症状性假丝酵母菌尿，一般无需抗霉菌治疗，只需去除易感因素即可。但对于新生儿、白细胞减少等高危人群，可以按照侵袭性假丝酵母菌感染治疗。对于需做尿路检查的患者可于检查前后给予氟康唑 200~400mg/d［3~6mg/（kg·d）］或两性霉素 B 0.3~0.6mg/（hg·d）治疗。

5. 局部应用 对导管相关性的假丝酵母菌性泌尿系感染，拔除导尿管换为三通管，注入两性霉素 B 50mg/L 冲洗膀胱，每日 1 次，持续 7~10 天；治疗的成功率在 75% 以上。如能同时消除其他因素，如高三酰甘油血症、皮质激素的应用、广泛抗生素的应用等其成功率会更高。也可经尿道插管，用制霉菌素 200 万 U/L，每 6 小时 1 次，直至尿真菌转阴。适用于膀胱真菌感染。

6. 膀胱灌注　两性霉素 B12.5mg 加蒸馏水 100mL 稀释后做膀胱灌注，每日 1 次，每次保留 30 分钟。同时口服克霉唑，每日 3g 或 5- 氟尿嘧啶，每日 4g，一般疗程为 1 周。尿直接镜检转为阴性者，即可终止膀胱灌注，而继续服用抗真菌药物 2~3 周，以巩固疗效。

7. 全身应用　轻症病例可口服氟胞嘧啶(5-FC)，剂量 150mg/(kg·d)，连服 1~3 个月，由于其 95% 由肾排出，故对肾真菌感染疗效好。也可用氟康唑(200mg/d)、伊曲康唑(400mg/d)。对于播散真菌感染的重症病例，或局灶感染持续不消退者，可用两性霉素 B，静脉滴注 0.1mg/(kg·d) 开始，渐增加至 1mg/(kg·d)，药液应避光缓慢地滴入，耐受性差者可酌减剂量；临床疗效差者可酌加剂量；病情严重者，每天剂量可用至 60mg，病情稳定后再改用 25~35mg/d。本药有肾毒性，在肾脏衰竭情况下，宜按肌酐清除率减量使用。在用药过程中，应每周测血肌酐和血尿素氮 1 次，一旦出现药物肾损害应及时停药或换药。

8. 转移因子　近年来有介绍转移因子治疗真菌感染，认为有调整机体免疫功能，协同传统药物治疗真菌感染性疾病的作用。

9. 停用抗真菌药指征　治疗过程中，应每周验尿 1 次，连续两次尿标本无菌或尿路造影证实充盈缺损消失时方能停止抗真菌治疗。

## 第三节　放射性膀胱炎与治疗原则

### 一、病因与病理特征

#### (一) 病因学因素

放射性膀胱炎(radiation cystitis)多见于盆腔肿瘤放射治疗后，发生率为 2.1%~8.5%。一般认为，膀胱组织对射线的耐受量为 60Gy，超过此剂量易发生放射性膀胱炎。其发病时间取决于患者盆腔局部的放射治疗剂量及个体对放疗的敏感程度，放射性膀胱炎一般于放射线治疗结束后 4 个月到 10 年间发病。因过度劳累或膀胱受刺激导致出现突发性无痛性尿频、尿急、血尿现象，血尿可有镜下血尿、肉眼血尿等，长期肉眼血尿或突发性血尿可致贫血。

#### (二) 组织病理学特征

病变部位常见于膀胱后壁、三角区及其周围组织，因其靠近照射部位以及血液供应较少。主要病理改变为黏膜水肿、充血等，最初表现为弥漫性黏膜水肿，可导致毛细血管扩张、黏膜下出血、间质及平滑肌纤维化等，进而形成弥漫性动脉内膜炎，可使膀胱壁发生急、慢性缺血，同时还可导致膀胱壁神经过度兴奋、逼尿肌功能紊乱等。由于放射线引起的小血管病变(动脉闭塞、血管壁纤维化及硬化)缓慢进行，组织处于缺血状态，黏膜、黏膜下组织、肌肉萎缩及纤维增生，形成慢性膀胱萎缩。

### 二、诊断要点

放射性膀胱炎的诊断要点包括：①有膀胱区或阴道内放射治疗史；②膀胱刺激症状、排尿困难或下腹部触痛；③无痛性肉眼血尿或镜下血尿；④严重血尿者可出现贫血症状或双下肢凹陷性水肿；⑤尿常规检查有多量红细胞，瘤细胞阴性；伴有细菌感染者可有发热及白细胞升高；⑥超声可发现膀胱壁增厚、内壁黏膜毛糙，其中以后壁三角区为显著并可探及肿胀黏膜突起；⑦CT 可发现后壁三角区增厚隆起血块、原发癌或转移瘤；⑧膀胱镜检查可见黏膜有广泛出血点或片状出血斑及小血管怒张，三角区附近有溃疡和炎性肉芽组织，组织活检通常可以明确诊断；⑨晚期形成溃疡并继发膀胱穿孔合并腹膜炎甚至膀胱阴道瘘；⑩如远端输尿管受侵犯，发生狭窄可引起肾盂积水，重者发展成尿毒症。

### 三、外科治疗原则

#### (一) 一般治疗

对于轻度放射性膀胱炎可采取对症治疗如补液、输血、止血、抗炎及保持膀胱空虚状态等，饮食注意忌辛辣刺激性食物，酸化尿液可口服大量维生素 C 或酸性橘汁、氯化铵，并可防止感染性结石的生长。α- 糜蛋白酶具有抗炎、抗水肿、溶解纤维素、分解黏液等作用，对于治疗放射性膀胱炎有一定疗效。每日肌内注射 25u，共 2~4 周，症状体征均可明显改善。

#### (二) 膀胱内药物灌注治疗

1. 明矾液膀胱灌注疗法　明矾用于治疗放射性膀胱炎可以追溯到 1982 年，Ostroff 等应用 1% 明矾溶液治疗 6 例因放射性膀胱炎导致的肉眼血尿患者并取得成功。明矾液是一种不被机体吸收的收敛剂，能使蛋白质沉淀，降低细胞膜通透性，并使毛细血管内皮细胞黏合变硬，从而使毛细血管内血浆蛋白流动减慢，局部组织水肿、炎症和渗出减轻而出血停止。使用前先用生理盐水经三腔 Foley 管冲洗膀胱，尽量排尽血块，然后用 1% 明矾液 250ml 膀胱灌注，保留 20 分钟排出。同法可反复冲洗 3 次。

2. 甲醛膀胱灌注疗法　膀胱内灌注甲醛可以追溯到 1969 年，Brown 等用来治疗膀胱出血，有效率 80%~90%。甲醛溶液沉淀膀胱黏膜细胞蛋白，对毛细血管扩张组织和小毛细血管具有阻断和固定作用，会导致膀胱各层水肿、炎症和坏死。国外报道一般在全身麻醉或者脊髓麻醉下进行，浓度从 1%~10% 不等，据报道 10% 浓度灌注时有高达 75% 的并发症发生率。而应用 1%~2% 浓度时，几乎没有什么显著的并发症。严重并发症包括膀胱挛缩、尿失禁、尿潴留、输尿管狭窄、输尿管膀胱壁内段梗阻伴肾积水、急性肾小管坏死伴无尿、膀胱阴道瘘、膀胱回肠瘘、心肌毒性、膀胱破裂等。经导管注入 2% 苯佐卡因 50mL，保留 5 分钟放出，注入 4% 甲醛液 150~200mL（用量可根据膀胱容量调整）保留 20 分钟后放出，随后注入 50% 酒精 200mL，冲洗 2 次。此法主要用于出血性膀胱炎治疗。

3. 药物膀胱冲洗法　苯佐卡因（Benzocaine）0.3g、颠茄酊 0.5g、庆大霉素 12 万 U、地塞米松 1.5mg，加生理盐水至 30mL，每日膀胱灌注 2 次。膀胱内药物灌注效果显著，但是灌注后膀胱刺激性症状明显，药物灌注保留时间会受到影响，且可以造成膀胱弥漫性纤维化。

除了上述药物，前列腺素、硝酸银和胎盘提取物也被用于出血性膀胱炎的膀胱内治疗。

### （三）高压氧治疗

能提高人体血液及组织中的氧含量，促进有氧代谢，改善组织微循环，缓解组织水肿并促进炎症消退，增强机体功能，有研究表明，高压氧对支配逼尿肌的神经如壁内神经节等，具有营养及修复功能，可促使膀胱顺应性恢复，逼尿肌稳定性提高，故可明显缓解因放疗而造成的膀胱刺激症状。高压氧还可作用于膀胱壁的各层组织中，使在放疗过程中受损的膀胱逼尿肌黏膜上皮等得以修复，减轻或消除膀胱黏膜水肿、充血及毛细血管扩张，促使血尿停止。目前已在临床工作中广泛开展，可用于预防和治疗，治愈率为 64%~75%，有效率可达 92%，且不会促使癌肿增长。在 1995 年时，有学者应用高压氧处理放疗性膀胱炎，其中 30 例（75%）患者至少 3 个月无血尿，7 例（17%）患者偶有轻微血尿，3 例（7.5%）患者治疗无效。4 例严重血尿复发，行膀胱切除术。总复发率为每年 0.12。2012 及 2013 年的研究几乎达到了总有效率 100%，完全缓解率约 82%。

### （四）血管栓塞术

髂内动脉栓塞用于保守治疗无效的患者。治疗性髂内动脉栓塞可通过血凝块、明胶海绵或组织丙烯酸实现。一种更有选择性的方法是识别出血点，然后栓塞动脉特定的分支即所谓高选择性栓塞。栓塞最常见的并发症是臀痛，还可见到膀胱坏疽，罕见的情况下，可发生一侧或双侧甚至点神经系统缺陷。

### （五）经尿道光气化和电灼术

2012 年，激光电凝开始应用于严重的放疗后出血性膀胱炎。激光手术导致出血黏膜的热凝固，使凝固的组织脱落，导致黏膜溃疡和黏膜再上皮化。个别情况下可能导致膀胱组织损伤，并可能最终导致纤维化、瘢痕形成和膀胱穿孔。近年来，应用磷酸钛氧钾（KTP）内镜激光治疗放射性出血性膀胱炎被认为是安全有效的。2005 年 10 月至 2013 年 1 月，20 例患者接受了该项治疗，观察到术中止血 92%，术后平均无血尿间隔为 11.8 个月，范围为 1~37 个月。

膀胱过量照射是导致放射性膀胱炎的主要因素，因此降低膀胱照射剂量可减少放射性膀胱炎的发生。例如，腔内照射不超过 50Gy，给予适当填塞以保护膀胱，可避免放射性膀胱炎的发生。Sanchiz 等用超氧化物歧化酶（SOD）预防放射性膀胱炎，发现 SOD 在降低急性放射损伤方面有效。

## 四、结语

综上所述，如果患者放射治疗后出现尿频、尿急、尿痛，偶有血尿或持续性血尿伴腰酸背痛等症应考虑放射性膀胱炎。处理原则是，应停止放疗，到正规医院接受综合治疗。对轻、中度放射性膀胱炎经过对症、膀胱内药物灌注、高压氧治疗后可得到缓解。对于顽固性的出血性放射性膀胱炎可采取手术或介入治疗，以达到止血、清除血凝块的目的。慢性膀胱炎可致膀胱容量减少、膀胱壁硬化、尿路狭窄并可导致肾盂积水，严重者可诱发尿毒症，需要考虑手术治疗解除上尿路梗阻。

早期发现和早期治疗可以最大限度地减少这些副作用对生活质量的影响。现有的无创技术在很大程度上有效地降低了并发症的严重程度。然而，对于难治性并发症，手术干预是必要的。新的药物，激光疗法有望成为更有效的治疗方法。

## 第四节　化疗药物灌注与膀胱炎

### 一、膀胱灌注化疗药物与膀胱炎

非肌层浸润性膀胱肿瘤，经过膀胱肿瘤电切术后，多采用药物进行膀胱灌注以减少膀胱肿瘤复发。或者腺性膀胱炎经尿道行膀胱黏膜电灼术后，亦有应用药物灌注的治疗。这些药物包括：塞替哌、丝裂霉素、多柔比星（多柔吡星）、表柔吡星、比柔吡星、羟基喜树碱、吉西他滨等。

所谓膀胱灌注后化学性膀胱炎，就是指进行膀胱灌注治疗后出现的一系列排尿异常症状。表现为：尿频、尿急、尿痛，尿意不尽感，血尿，有时伴有下腹部胀痛，是一种受药物作用后导致的膀胱化学性炎症的表现。这种表现的轻重程度有时因人而异，发生的早晚也因人而异，临床上多见于膀胱灌注治疗第 6~8 次左右。不仅影响患者精神状态，也影响患者睡眠，往往导致膀胱灌注不能持续，也会影响治疗。

目前关于膀胱灌注后化学性膀胱炎的发病率，并无统一的报道，就其较严重的一种来说，膀胱灌注后出血性膀胱炎的发病率因所有药物、判定标准等不同而有差异，有文献报道环磷酰胺和卡介苗灌注后出血性膀胱炎的发生率大约为 20%。而有人统计多柔吡星的化学性膀胱炎发生率为 25%，但报道并不一致，也有人认为是 28.8%，也有人报道可高达 49%。化学性膀胱炎似乎是与剂量相关的，接受 8 周每周一次剂量为 50mg 表柔吡星的患者，化学性膀胱炎发生率为 14%，欧洲的研究发现，单次灌注 80mg 比柔吡星，化学性膀胱炎发生率仅有 6.8%，而每 6 周灌注一次 50mg 比柔吡星持续两年引起的化学性膀胱炎发生率是 21%。

国内有学者应用吉西他滨进行膀胱内灌注治疗膀胱浅表性膀胱癌，灌注后的主要不良反应就是化学性膀胱炎，而吉西他滨的发生率为 6.52%(6/92)。有学者观察灌注比柔吡星保留灌注 60、30、15 分钟，膀胱刺激征的发生率分别为 15%、6%、5%。

### 二、化疗药物灌注诱发膀胱炎机制

化学性膀胱炎的发生主要是因为膀胱内灌注化疗药物具有细胞毒性和强刺激性。给予膀胱灌注时在杀死膀胱肿瘤细胞同时也杀死正常的膀胱黏膜上皮细胞，并刺激膀胱黏膜固有层毛细血管扩张、出血，局部发生黏膜坏死形成溃疡。膀胱黏膜的通透性增加及局部黏膜缺损，使膀胱黏膜的固有肌层和膀胱肌层直接暴露于尿液中。尿液中的尿酸盐晶体、细菌等刺激因子刺激肌纤维，引起肌纤维细胞变性、坏死、纤维瘢痕形成，最终可导致膀胱挛缩，并引起膀胱输尿管反流。另外该类药物透过膀胱黏膜刺激该处的感觉神经，引起膀胱区疼痛症状，亦可引起反射性膀胱逼尿肌收缩，导致尿频、尿急症状。正常膀胱黏膜可以维持低通透性状态，并保持尿液和血液之间的高电化学梯度，构成血尿屏障。而这种屏障功能包括膀胱壁最表层的葡萄糖氨基聚糖（GAG）和其下的黏膜上皮细胞。其中在膀胱壁最上层的 GAG，是由附着在膀胱上皮表面黏液状物质构成的一层物理屏障。膀胱黏膜的充血、肿胀及溃疡的出现降低了这层物理屏障的隔离保护作用，进而产生膀胱区疼痛感觉及尿频、尿急、尿痛等膀胱刺激症状。同时当该保护层受到损伤后会加重血液中致伤因子对于膀胱黏膜的损伤，并形成恶性循环。随膀胱黏膜局部炎症加重，黏膜下血管扩张、通透性增加，致使血管内微血栓形成引起局部血液循环障碍，膀胱黏膜坏死形成溃疡。

### 三、化疗药物灌注诱发膀胱炎的诊断要点

#### （一）临床表现

1. 轻度（Ⅰ级），仅有轻度症状及体征，如尿急、尿频、尿痛等；膀胱镜检查可见黏膜充血、水肿。

2. 中度（Ⅱ级），除上述症状外，尚有膀胱黏膜毛细血管扩张性血尿，可反复发作。

3. 重度（Ⅲ级），膀胱阴道瘘形成。溃疡侵蚀较大的血管致膀胱大出血。

#### （二）尿液分析

多表现为尿中白细胞计数升高，红细胞计数升高，细菌计数在正常范围，有时候会有尿蛋白出现。

#### （三）膀胱镜检查

1. 轻度（Ⅰ级）　镜下可见黏膜充血、水肿。

2. 中度（Ⅱ级）　镜下可见黏膜水肿，相当范围纤维化、毛细血管扩张，可伴有溃疡出现，病变常在膀胱三角区后壁及输尿管间的褶皱处。

3. 重度（Ⅲ级），膀胱出血，溃疡侵蚀较大的血管致膀胱大出血；溃疡穿孔，由于膀胱过度膨胀和机械作用而引起溃疡穿孔。

### （四）组织活检与病理特征

肉眼可见膀胱黏膜苍白、变薄或肥厚；有时呈小颗粒状或小囊状，偶见溃疡。显微镜下可见固有膜内有较多浆细胞、淋巴细胞浸润和结缔组织增生。在黏膜固有层的毛细血管扩张，因而发生出血。严重可使膀胱黏膜固有层和肌肉纤维化变导致膀胱挛缩和膀胱输尿管回流，甚至膀胱组织坏死。

## 四、中西医结合治疗的基本原则

### （一）一般处理

这种化学性膀胱炎一般可在灌注后2~3天后缓解，首先在开始灌注化疗药物前，应当向患者及家属充分交代灌注化疗药物的风险和收益，说明灌注后发生化学性膀胱炎的可能，以及可能出现的症状，消除患者恐慌心理。灌注排出药物后，应多饮水。化学性膀胱炎的主要临床表现为尿频、尿急和排尿疼痛，多由于膀胱黏膜表面糖胺聚糖层受破坏导致尿液钾离子渗入膀胱间质，从而刺激膀胱感觉神经纤维产生疼痛。一般可应用减少膀胱过度活动的药物，这类药物分作两类：M受体拮抗剂和β3受体激动剂。代表药物分别是托特罗定、索利那新和米拉贝隆。如患者有明显的血尿可应用止血药物，口服或静脉均可。笔者经验是给予患者云南白药胶囊0.5g，每日4次服用用，可获得良好的止血、止痛效果。

### （二）抗炎治疗

尽管没有细菌学感染的证据，但笔者自己的经验是应用些抗生素是有效的。笔者多用头孢类抗生素，比如头孢呋辛。

### （三）中医辨证治疗与方剂

对于灌注带来的刺激症状，中医古籍中早有类似的描述，如《诸病源候论》中提到“热淋者，小便赤涩”，对于病机则曰“膀胱热则水下涩”，《景岳全书》也有相同的描述“然淋之初病，则无不由乎热剧，无容辩矣”。朱丹溪曰“淋虽有五，皆属于热，治宜解热利水，以山栀子之类”，根据《中医病证诊断疗效标准》，辨证化学药物灌注导致的化学性膀胱炎符合热淋湿热下注证候：小便频急不爽，尿道灼热刺痛，少腹拘急疼痛，或伴有口苦，大便干结。舌红，苔黄腻，脉滑数。由此我国学者提出用清热利湿法治疗膀胱灌注后出现的化学性膀胱炎。在选方用药上，选用《太平惠民和剂局方》中之八正散为主方。方中翟麦、萹蓿利水通淋，清热凉血；辅以车前子、滑石、灯心清热利湿，利窍通淋；炙甘草和药缓急，止尿道涩痛；由于本病可见严重的尿痛及膀胱疼痛，痛者气血不通也，而八正散寒凉有余而温通不足，故弃用大黄、木通，加用了虎杖、王不留行活血止痛而引药下行，加荔枝核行气止痛，又防寒凉太过，诸药合用，则湿热瘀得除，膀胱安矣。

以古方八正散为基础，结合对化学性膀胱炎病机的特殊认识，即湿热下注兼夹气滞血瘀，加减变化古为今用。研究结果显示：清热利湿法改善膀胱刺激和疼痛症状疗效肯定，期间少数患者出现胃纳差，甚至腹泻腹痛者，这与寒凉药物伤及脾胃有关，通过加用陈皮、高良姜、炒白术等温中散寒药物后均可缓解，并继续接受治疗。

# 第五节　膀胱灌注免疫性膀胱炎

## 一、概述

卡介苗（BCG）是预防浅表性膀胱癌复发与治疗原位癌国际公认的首选灌注药物。BCG灌注引起膀胱局部免疫炎症反应的发生率大约占95%，其中严重膀胱刺激症状的患者约40%发生镜下血尿或肉眼血尿。BCG灌注产生膀胱局部免疫炎症反应的程度与免疫预防和治疗效果存在明显的相关性。大量临床实践表明，BCG灌注引起的膀胱局部免疫炎症是自限性症状，停止治疗或延长灌注间隔时间，多数患者膀胱炎反应症状逐渐减轻和恢复，极少数患者需要抗结核药物或抗生素治疗。

## 二、病因与组织病理学特征

BCG是一种活的减毒牛型结核杆菌，具有强烈的免疫原性、致敏性和直接细胞毒性。BCG灌入膀胱后，通常出现膀胱刺激症状发生在第二次灌注后，是一种迟发免疫反应，且随着灌注次数增加，位置灌注的时间延长，引起膀胱黏膜局部炎症反应的症状加重。目前有关BCG灌注诱发的膀胱免疫炎症反应和膀胱刺激症状被认为是一种判定BCG灌注有效免疫反应的指标。反应程度取决于患者的年龄，以及宿主的免疫状态。BCG诱发的膀胱免疫炎症反应其反应程度还与BCG灌注剂量、灌注疗程的增加密切相关，且随着灌注间隔时间的延长或停止BCG

灌注后,其膀胱刺激症状将逐渐减轻或消失。因此,它是一种自限性免疫炎症反应。

目前BCG诱发免疫性膀胱炎主要原因包括:①BCG菌体中富含的LPS是BCG灌注后引起大量中性粒细胞侵入、激活、释放大量的IL-1、IL-6、IL-8可直接引起黏膜组织炎症并募集大量单个核细胞进入膀胱壁;②再次灌注BCG后,其BCG抗原呈递细胞将BCG呈递给Th1细胞,Th1产生多种免疫细胞因子、肿瘤坏死因子等促进并放大局部免疫炎症反应;③BCG刺激免疫活化细胞释放炎症细胞因子、膀胱黏膜上皮细胞过度表达分泌炎症因子、组胺等致炎物质导致血管通透性增强,组织水肿和刺激膀胱间质C类神经末梢而产生尿频、尿急、尿痛三大膀胱刺激症状;④BCG灌注大约5%发生混合感染,常见原因与插入导尿管时细菌污染、反复插管引起尿道和膀胱黏膜的损伤可引起脓尿为特征的尿路感染;⑤BCG黏附于膀胱黏膜导致黏膜上皮细胞的炎症损伤,在BCG灌注治疗的膀胱尿液中存在大量脱落的上皮细胞,病理组织学发现经过6周BCG灌注治疗浅表膀胱癌患者膀胱黏膜上皮层黏膜变薄,分子生物学检查发现黏膜上皮细胞层的GAG明显丢失,黏膜屏障保护作用受损,单核细胞浸润、抗上皮增殖因子减少、血管生成因子增加,使膀胱黏膜细胞产生增殖肉芽肿性炎症反应。因此,在实施膀胱内BCG灌注治疗前应与患者进行良好的沟通并说明BCG刺激膀胱黏膜产生的非特异性免疫炎症引起急、慢性膀胱炎反应是提示膀胱内生物免疫有效治疗的重要指标。

## 三、诊断要点

### (一)临床表现与特征

依据膀胱黏膜组织活检及病理学分析,BCG诱发的膀胱炎症可分为急性膀胱炎与慢性肉芽肿性膀胱炎。其典型临床表现为尿频、尿急、排尿困难、镜下血尿或肉眼血尿、耻骨上膀胱疼痛。急性膀胱炎的症状多发生在BCG膀胱内灌注后2~4小时,通常可能合并混合感染。一般尿路刺激症状主要出现在第二次灌注后4~24小时,48~72小时后多数患者的症状逐渐减轻或自行缓解。事实上,BCG灌注后通常膀胱刺激症状于前三天均有发生,慢性肉芽肿性膀胱炎常发生在膀胱灌注后6周后,而BCG维持灌注治疗肉芽肿性膀胱炎的发生率更高,肉芽肿性膀胱炎的产生与BCG的残留毒性和类朗格汉斯细胞的形成、新生血管与上皮细胞增殖有关。

### (二)膀胱镜检查表现

可见膀胱黏膜充血水肿,纹理增粗,部分患者可见有散在的红斑、出血点,偶见糜烂、溃疡及肉芽肿形成。BCG膀胱灌注所致膀胱刺激症状的反应程度,不仅依赖于膀胱灌注剂量的高低、疗程的长短而且与宿主个体免疫系统对BCG抗原的反应强度有关。上述膀胱刺激症状及炎症病理表现,通常在停止BCG灌注之后逐渐减轻或消失。

## 四、治疗原则

患者出现膀胱炎症状,通常不需要任何特殊治疗,在48小时内可逐渐缓解,如在48小时内仍不能缓解,特别是伴有血尿、发热及全身不适的患者,应给予口服异烟肼、盐酸苯海拉明或解热镇痛剂等治疗,每日一次,连服3天即可。当膀胱刺激症状严重或持续时间较长时,某些患者需要给予不同治疗,如盐酸苯偶氮吡胺、溴苯胺泰林、盐酸羟丁宁、异烟肼、经验性抗生素、非类固醇制剂或全身应用皮质激素。经上述治疗效果不佳者,有作者应用麻醉抗炎溶液膀胱灌注,每日1次,每次50mL,根据患者耐受情况,最好保留2小时。麻醉抗炎灌注溶液包括:呋喃妥因200mg、盐酸丁卡因1g、甲泼尼松龙165mg、蒸馏水1L。一组16例患者,应用膀胱灌注含局部麻醉药物的抗炎溶液后,94%的患者排尿症状明显好转。如果患者每次BCG灌注后,均有严重的膀胱刺激症状及血尿、高热反应,可在下次BCG灌注前,每次口服异烟肼300mg,连续服用3天。采用预防性口服抗结核药物通常可减轻BCG介导的膀胱炎症症状,但基于BCG对结核药物十分敏感,故不能作为常规用于预防膀胱局部副作用的治疗,以免影响BCG介导的抗肿瘤生物活性与临床治疗效果。

## 五、结语

膀胱灌注BCG引起的免疫性膀胱炎是一种自限性疾病,与BCG灌注产生膀胱局部免疫炎症反应有关,其典型的临床表现为膀胱刺激症状,多数患者停止治疗或延长灌注间隔时间后症状可逐渐缓解或消失,极少数患者需要抗结核药物或抗生素治疗,故在实施膀胱内BCG灌注治疗前应与患者进行良好的沟通。

## 第六节　膀胱结核诊断与治疗原则

### 一、概述

肺外结核（extrapulmonary tuberculosis）占所有结核病例数的10%，泌尿生殖系结核（urogenital tuberculosis）是最常见的肺外结核病之一，仅次于周围淋巴结结核，约占30%~40%。2%~20%的肺结核患者同时合并泌尿生殖系结核，在发展中国家这一比例显著较高。膀胱结核（bladder tuberculosis）是泌尿生殖系结核的一部分，其发病率在泌尿生殖系结核中仅次于肾结核。由于膀胱结核的症状为肾结核患者的主要症状，其病变的轻重又关系到泌尿系结核的预后。所以，膀胱结核的早期诊断和治疗对肾结核的诊治和预后有着重要意义。早期膀胱结核在患肾切除或有效抗结核药物治疗后即可恢复，但晚期膀胱结核则会引起严重后果，如膀胱挛缩、严重肾积水、肾功能受损。膀胱结核病变的轻重不一定与肾结核一致，但其病变的轻重与对侧肾积水的发生和程度却有密切关系。

### 二、发病原因

膀胱结核主要来自肾结核，少数病例可由前列腺结核或精囊结核直接蔓延而来。结核分枝杆菌属于分枝杆菌，对人有致病性者主要为人型及牛型结核分枝杆菌。前者主要感染肺部，后者首先感染消化道，然后通过各种途径传播到其他器官。初次感染后，结核分枝杆菌被巨噬细胞吞噬并迅速繁殖，向全身播散，经血流侵入肾脏，在肾小球毛细血管丛中形成微结核病灶。机体抵抗力正常的情况下，感染3~4周后，细胞免疫及迟发型变态反应建立，多数结核分枝杆菌被杀死，病灶相继吸收愈合，病变轻微，不出现临床症状，仅可引起结核菌尿，称为“病理性肾结核”。只有少数小儿及免疫力低下的成人直接由原发感染发展成结核病。少数病理性肾结核在全身或局部抵抗力低下时，残留病灶中的结核分枝杆菌增殖，并进而发展为肾髓质结核，由于机体已感染致敏，组织破坏显著，出现轻重不一的临床症状，称为“临床肾结核”。肾髓质结核病灶通过结核菌尿经直接蔓延可累及全肾，向下累及输尿管、膀胱、尿道及生殖道。结核分枝杆菌进入膀胱后种植于尿路上皮细胞，引起结核性膀胱炎。最初累及输尿管开口部位，随后沿淋巴管扩散到其他区域。

### 三、病理过程与特征

膀胱结核常继发于肾结核。病变好发于膀胱三角区，尤以输尿管开口周围最常见。早期黏膜充血水肿，进一步发展为结核结节，可形成黏膜溃疡，此时病变一般位于患侧输尿管周围。以后病变逐渐蔓延至三角区整个膀胱。结核结节可相互融合、形成溃疡，溃疡可侵及膀胱肌层，引起严重广泛的纤维组织增生，晚期纤维化可导致膀胱广泛性瘢痕形成，使膀胱肌肉失去伸缩的能力，膀胱挛缩、容量变小。纤维组织的增生也可使输尿管口狭窄，或使膀胱口闭合不全，形成洞状，狭窄和闭合不全可同时存在。狭窄引起梗阻、肾积水，闭合不全则可使膀胱内感染的尿液反流至对侧肾脏输尿管入口也可因瘢痕形成而梗阻或反流，导致该侧引起积水并感染健肾。膀胱病变严重，溃疡深在时，病变可穿透膀胱壁，形成膀胱阴道瘘和膀胱直肠瘘。

### 四、膀胱结核的诊断要点

#### （一）临床表现与特征

1. 膀胱刺激症状　膀胱结核的典型症状主要表现为尿频、尿急、尿痛。尿频为进行性加重，排尿从3~5次/天逐渐增加到10~20次/天，排尿终末尿道或耻骨上膀胱区有灼痛感觉，或排尿后感觉尿液仍未排净，如果膀胱有广泛性的溃疡或膀胱挛缩，容量减少，则排尿每日达数十次，甚至尿失禁。在尿频的同时亦有尿急感觉，必须立即排尿，否则难以忍受。

2. 血尿　初始表现为终末血尿，与尿频、尿急、尿痛症状同时出现，主要发生在膀胱结核病变显著时。血尿的程度不等，大多为隐约可见的肉眼血尿或显微镜下血尿；严重的肉眼血尿并混有大量血凝块者比较少见。血尿症状主要由于膀胱收缩排尿引起黏膜溃疡出血所致。

3. 脓尿尿液呈酸性　尿液镜检可见大量的脓细胞。脓尿有时呈米汤样：普通培养无细菌生长，又找不到原发病，对抗生素药物治疗的反应不佳。有时还可混有血丝或脓血尿。

4. 全身症状　膀胱结核尤其是伴有其他部位活动性结核时，可出现低热、乏力、盗汗、红细胞沉降率加快等结核中毒症状。当膀胱结核伴有一侧肾结核和对侧肾积水时，常可出现消瘦、贫血、水肿、食欲减退、恶心呕吐等慢性肾衰竭症状。

**（二）尿液常规与结核菌筛查**

1. 尿液分析和尿沉渣抗酸染色　尿常规检查：尿液呈酸性，可见红白细胞，少量蛋白等，在尿液未被污染的情况下可呈典型的“无菌性脓尿”。尿沉渣抗酸染色涂片：尿沉渣抗酸染色涂片做齐尼（Ziehl-Nellsem）抗酸染色，检查前一周停用抗结核药物和抗生素药物，留取第一次清晨尿送检，连续检查3~5次，或收集24小时尿液送检。为避免其他抗酸杆菌影响诊断，男性患者应注意清洁外阴，防止包皮垢分枝杆菌污染。其阳性检出率仅为5.8%~42.7%，需注意的是，因该检查不具有特异性，抗酸染色结果并不可靠。

2. 尿液结核杆菌培养　选取晨尿标本用于培养，一般培养3~5次。尿结核杆菌培养和动物接种较尿沉渣涂片抗酸染色结果可靠，尿结核杆菌培养最有诊断价值。但该检查阳性检出率低，操作复杂，耗时长，需4~6周，若为耐药结核菌，则更不易培养。

3. 尿结核杆菌DNA检测　尿结核杆菌DNA检测（PCR-TB-DNA）对结核杆菌具有较高特异性和敏感性，但由于标本中存在某些扩增抑制药物、DNA变性，或者操作不规范等，使得该检查易出现假阳性或假阴性结果。因此尿结核杆菌DNA检测结果必须结合培养、影像学或活检标本的组织学检查结果方能确立诊断。

4. 免疫学及分子生物学检查　根据抗原抗体的特异反应原理测定血清及尿中抗原、抗体、抗原抗体复合物可协助诊断。常用的检测方法有：血清学诊断、噬菌体生物扩增法、结核抗原特异性干扰素释放实验、高效液相色谱（HPLC）诊断法、恒温扩增-防污染核酸试纸技术、基因芯片技术，但此类技术的开展多为科研实验室研究使用，因此筛选出适合临床试验室诊断的最佳方法，仍需进一步的研究、评估和验证。

**（三）超声与影像学检查**

1. 超声表现　膀胱结核早期超声无特异性表现，仅为膀胱壁增厚毛糙，当形成肉芽肿、纤维增生、干酪坏死肿块时可见膀胱内呈占位性改变。

2. X线检查　泌尿系X线片可显示肾脏、输尿管、膀胱区的点状钙化。膀胱壁的钙化多出现在晚期膀胱挛缩时。当膀胱结核合并肾结核时可表现为肾区钙化、肾输尿管连接部结核感染性结石或者输尿管钙化。

3. 排泄性尿路造影表现　排泄性尿路造影对了解是否合并肾结核以及双肾、输尿管积水的情况有重要意义。当膀胱结核合并肾输尿管结核时可表现为：①一个或多个肾盏变形、消失，或与肾盏连接的脓肿空腔形成；②肾盂纤维化、变小、形态不规则，肾门狭窄导致多个肾盏扩张、肾积水；③输尿管僵直且多段狭窄，典型的呈串珠样狭窄及其上段输尿管扩张，狭窄最多见于膀胱输尿管连接处；④肾功能损害及肾自截。

4. 膀胱造影表现　可了解膀胱的情况。可表现为小而挛缩的膀胱、不规则的灌注缺损或膀胱不对称。由于膀胱挛缩，膀胱内尿液可反流到输尿管并引起肾、输尿管积水。

5. CT检查　多由于上尿路结核下行蔓延引起。在膀胱输尿管交界处出现模糊不清边缘不整现象，膀胱容积减少，可伴有痉挛及纤维化，出现“小膀胱征”。有时可见膀胱壁上出现片状钙化灶。若膀胱结核累及健侧膀胱输尿管口，引起括约肌闭锁不全，发生尿回流现象，即形成健侧肾积水现象。

6. 磁共振成像（MRI）　由于其他的诊断方法，MRI并不常用于泌尿系结核的诊断中。MRI可检测单个结核肉芽肿，较小的病变在T1和T2图像上均为低信号，较大的病变由于肉芽肿中心细胞增多，T2呈高信号。较大的结核病灶影像学表现与恶性肿瘤，有时候不能区分二者。临床上采用的磁共振尿路造影（MRU）与排泄性尿路造影或逆行尿路造影相类似，但它不能直接反映肾功能的情况。晚期膀胱结核的MRI特点是：肾盏、肾盂变形，肾盏排列乱，肾实质内可有高信号脓腔，输尿管有扩张，膀胱腔缩小。

**（四）膀胱镜检查**

膀胱镜检查是诊断泌尿男生殖系统结核的重要手段，可以直接看到膀胱内的典型结核病变而确立诊断。应在膀胱镜直视下进行膀胱注水，早期膀胱结核可见膀胱结膜有充血水肿及结核结节，病变范围多围绕在肾脏病变的同侧输尿管口周围，以后向膀胱三角区和其他部位蔓延。较严重的膀胱结核可见黏膜广泛充血水肿，有结核结节和溃疡，输尿管口向上回缩呈洞穴样变化。在膀胱镜检查的同时还可作两侧逆行插管，分别将输尿管导管插入双侧肾盂，收集两侧肾盂尿液进行镜检和结核菌培养及动物接种。由于这些是分肾检查数据，故其诊断价值更有意义。在逆行插管后还可在双侧输尿管导管内注入造影剂进行逆行肾盂造影，了解双肾情况。大多数患者可以明确病变性质，发生部位和严重程度。若膀胱结核严重，膀胱挛缩，容量小于100mL时难以看清膀胱内情况，不宜进行此项检查。

此外，膀胱镜下可取黏膜活检，取材部位为输尿管口周围或膀胱三角区出现水肿、结节或溃疡的部位，组织活检可发现膀胱结核，并可排除膀胱肿瘤。急性结核性膀胱炎和尿道结核时禁忌膀胱尿道镜检查及活检。

## 五、抗结核药物与给药原则

### （一）一线抗结核药物与药理作用

术前必须使用抗结核药物，一般用药2~4周，术后继续用抗结核药物短程化疗，抗结核药物治疗与方案包括如下：

1. 异烟肼（isoniazid，INH，H） 异烟肼是单一抗结核药物中杀菌能力特别是早期杀菌能力最强者。INH对细胞内外的结核分枝杆菌均具有杀菌作用，最低抑菌浓度为0.025~0.05μg/mL。口服迅速吸收，血中药物浓度可达最低抑菌浓度的20~100余倍。成人每日剂量为4~6mg/kg，最大剂量为300mg，顿服。间歇用药每次8~12mg/kg，最大剂量为900mg，每周3次。偶可发生药物性肝炎，肝功能异常者慎用，需注意观察。如果发生周围性神经炎可服用维生素$B_6$(吡哆醇)。

2. 利福平（rifampicin，RFP，R） 最低抑菌浓度为0.06~0.25μg/mL，对巨噬细胞内外的结核杆菌均具有快速杀菌作用，特别是对C菌群有独特的杀菌作用。INH与RFP联合可显著缩短疗程。成人剂量为每日8~12mg/kg，最大剂量为600mg，顿服。间歇用药为8~12mg/kg，每日最大剂量为600mg，每周3次。

3. 吡嗪酰胺（pyrazinamide，PZA，Z） 吡嗪酰胺具有独特的杀菌作用，主要是杀灭巨噬细胞内酸性环境中的B菌群。在6个月短疗程化疗中，PZA与INH和RFP联合用药是三个不可缺的药物。成人每日用药剂量为15~20mg/kg，间歇用药每次剂量为25~35mg/kg，每周3次。常见的不良反应为高尿酸血症、肝损害、食欲缺乏、关节痛和恶心。

4. 乙胺丁醇（ethambutol，EMB，E） 乙胺丁醇对结核分枝杆菌的最低抑菌浓度为0.95~7.5μg/mL。成人每日剂量为25~35mg/kg，间歇用药每次为25~35mg/kg，每周3次。不良反应为视神经炎，应在治疗前测定视力和视野，治疗密切观察，提醒患者发现视力异常应及时就医。

5. 链霉素（streptomycin，SM，S） 链霉素对巨噬细胞外碱性环境中的结核分枝杆菌有杀菌作用。肌肉注射，每日剂量为12~18mg/kg，间歇用药每次为12~18mg/kg，最大剂量为1 000mg，每周3次。不良反应为耳毒性、前庭功能损害和肾毒性等，应严格掌握使用剂量，儿童、老人、成人、孕妇、听力障碍和肾功能不良等要慎用或不用。

### （二）二线抗结核药物与药理作用

1. 对氨基水杨酸（paraaminosalicylic acid，PAS） 对氨基水杨酸疗效较一线抗结核药差，仅对细胞外的结核分枝杆菌有抑制作用，作用较弱，但耐药性产生较慢，与其他抗结核病药合用，可延缓耐药性的产生。现主要与其他抗结核病药合用治疗结核病。不良反应主要有胃肠反应，如恶心、胃部不适、腹泻等，甚至引起胃溃疡和胃出血等，饭后服可减轻，必要时可加用抗酸药。

2. 乙硫异烟胺（ethionamide） 是异烟酸的衍生物。单用已发生耐药性。不良反应较多且发生率高，以胃肠道反应常见，表现为食欲缺乏、恶心、呕吐、腹痛和腹泻。患者难以耐受。故仅用于一线抗结核药治疗无效的患者，并且需要联合使用其他抗结核药。孕妇及12岁以下儿童不宜使用。

3. 丙硫异烟胺（protionamide） 为异烟酸的衍生物，仅对结核分枝杆菌有作用，抗菌作用较异烟肼、链霉素弱，但组织穿透力较强，可分布于全身各组织和体液中，已到达结核病灶内，对其他抗结核药耐药的菌株仍有效。临床上主要与其他抗结核病药合用，用于一线抗结核药无效的患者。不良反应以胃肠反应多见，也可致周围神经炎和肝损害，应注意检查肝功能。

4. 氧氟沙星（ofloxacin） 又名氟嗪酸，抗菌谱广，抗菌作用强。由于对结核分枝杆菌有较好的抗菌作用，对已耐链霉素、异烟肼、对氨基水杨酸的结核分枝杆菌仍有效，可作为治疗结核病的二线药物。与其他抗结核药合用时对结核分枝杆菌作用增强。

5. 环丝氨酸（cycloserine） 环丝氨酸对结核分枝杆菌有抑制作用，能阻止细胞壁的合成，疗效相当于对氨基水杨酸。最低细菌抑制浓度为10~20μg/mL，耐链霉素、异烟肼及对氨基水杨酸的细菌常对环丝氨酸敏感，环丝氨酸原发耐药菌株少于1%，口服吸收良好，以游离形式经尿排出，每日剂量如不超过500mg，分2次口服，则副作用较少见。副作用表现为精神错乱、抽风。用药时应避免服用浓茶、咖啡等刺激性饮料。环丝氨酸常用于结核菌对杀菌剂有耐药性或患者对杀菌剂有不良反应者。

6. 卷曲霉(capreomycin)　是多肽抗生素,其抗菌机制是抑制细菌蛋白质合成。单用易产生耐药性,且与新霉素和卡那霉素有交叉耐药性。临床用于复治结核患者。不良反应与链霉素相似,但较链霉素轻。

### (三) 联合用药方案与疗程

标准化疗方案为6个月短疗程方案。每日给药方案:①强化期,异烟肼、利福平、吡嗪酰胺和乙胺丁醇,顿服,2个月;②巩固期,异烟肼、利福平,顿服,4个月;简写为:2HRZE/4HR。巩固阶段如果高异烟肼抵抗或异烟肼试验结果不可用,应用异烟肼、利福平和乙胺丁醇,简写为HRE。

## 六、外科治疗原则

### (一) 原位膀胱扩大成形术

膀胱挛缩时因输尿管口狭窄及反流引起肾功能不全,只要肌酐清除率不小于15mL/min,可行膀胱扩大手术。膀胱挛缩是引起肾结核对侧肾积水最常见的原因,但是膀胱炎性痉挛导致的膀胱挛缩更为常见,膀胱痉挛引起的膀胱挛缩经过积极治疗有改善可能。对于挛缩膀胱,在结核肾切除及抗结核治疗后3~6个月后,如无输尿管口狭窄及反流引起肾功能不全,肌酐清除率不小于15mL/min,可行膀胱扩大术。在有效的抗结核药物治疗基础上,膀胱感染或未愈合的膀胱结核不列为膀胱扩大手术的禁忌证。膀胱扩大术常采用的材料为回盲肠或结肠。

### (二) 尿流改道

对尿失禁及膀胱颈、尿道狭窄者不宜行肠膀胱扩大手术,而应行尿流改道手术。术前患者至少接受4周的抗结核药物治疗。

### (三) 原位新膀胱术

虽然原位新膀胱越来越多地应用于膀胱恶性肿瘤患者行膀胱全切术后的尿道重建,但也可应用于结核患者。当膀胱容量小于20mL时,最好行原位新膀胱术,Hemel和Aron报道了4例晚期膀胱结核患者行原位新膀胱术。尽管他们取得了令人鼓舞的治疗效果,但仍需长时间的随访和进一步的研究来确定其是否优于膀胱扩大术。

# 第七节　膀胱炎性假瘤诊断与治疗原则

## 一、病因与病理

炎性假瘤(inflammatory pseudotumor)多发生于肺部和眼眶,泌尿系非常少见。泌尿系炎性假瘤是一种良性纤维细胞或肌纤维细胞病变。Roch于1980年首先报道了膀胱炎性假瘤,描述其为一种罕见的良性成纤维细胞或肌纤维瘤细胞增生瘤样病变,由于“炎性假瘤”这一术语的非特异性及这种疾病各种组织学表现,又称炎性肌成纤维细胞瘤、炎性肌成纤维细胞增生、浆细胞肉芽肿、肌成纤维细胞瘤等。目前病因尚不明确,可能与反复发作的膀胱炎、膀胱的手术史、糖尿病和免疫系统疾病有关,但具体发病机制仍存在争议,但有学者指出可能与成纤维细胞的梭形细胞和肉芽组织的过度修复有关。

膀胱炎性假瘤病理学特点主要表现有轻度异型的梭形细胞及复杂的间质成分所组成,细胞在间质中紊乱排列,但可组成小束,偶见较大不典型的核,无不典型的核分裂,有弥漫性炎细胞,通常为淋巴细胞、浆细胞、肥大细胞。尽管其细胞有一定的异型性,但排列松散、杂乱,找不到不典型核的分裂象,并可见富于血管的肉芽型间质与较多的炎性细胞浸润。

## 二、临床表现

本病可发生在任何年龄,但更常见于青年人,男女之间的比例各文献报道不尽相同。由于肿瘤主要是外生性生长并常发溃疡,因此无痛性肉眼血尿是主要的临床症状,并因此而引发贫血、也可合并尿痛、排尿困难或泌尿系梗阻。肿瘤一般局限于膀胱内,但有文献报道肿瘤可侵及膀胱壁外累及膀胱周围脂肪,甚至相邻部位的肠管。

## 三、诊断要点

### (一) 膀胱镜下表现

病变可发生在膀胱内的任何部位,膀胱三角区极少发生,肿块大小不定,最大者9.0cm,但一般不超过6.0cm,形态多样,多表现为膀胱内非乳头状肿块,表面圆滑。

### (二) 超声与CT影像学表现

膀胱炎性假瘤主要表现为外生性或息肉性单一肿块,有些病变边界不清,可浸润膀胱周围脂肪组织。超声表现为非特异性,可表现为低回声或高回声病灶,边界清楚或者模糊。在彩色或功能多普勒超声检查中，这些病变的血管密度往往是增加的。CT 表现不一：与周围组织相比，可表现为低密度、等密度或者高密度肿块。MRI 表现为 T1 加权相中为低信号，T2 加权相中肿瘤表面为高信号，但内部为低信号。增强 CT 和 MR 变现为早期周边强化，这主要与病灶周围梭形细胞、血管、炎性细胞的排列有关。延迟显像呈明显强化。

**（三）病理组织学特点**

炎性假瘤的组织学特点为炎性细胞存在，并伴有不同程度的纤维反应。显微镜下可分为两层：浅层主要为梭形细胞增生并有慢性炎症；深层主要为梭形细胞密集交错形成的层状束。尽管其细胞有一定异型性，但排列疏松、紊乱，找不到不典型的核分裂象，并可见富于血管的肉芽型间质与较多的炎细胞浸润。

### 四、外科治疗原则

**（一）抗炎治疗**

病理确诊后可行保守治疗，选用不良反应较小的头孢类或喹诺酮类抗生素，同时加用小剂量激素口服以缓解变态反应、抑制间质增生，经 3~6 个月的治疗，多数患者疗效满意。但保守治疗起效慢、疗效不确切、复发率较高且肿瘤有潜在恶性倾向，建议早期行手术治疗。

**（二）手术治疗**

由于膀胱炎性假瘤的细胞生物学特性及潜在浸润性，有时很难与恶性肿瘤相鉴别，对于膀胱占位诊断明确，建议行经尿道膀胱肿瘤切除术，并送病理检查。浸润膀胱肌层者，建议行膀胱部分切除术。由于膀胱炎性假瘤可能被误诊为肉瘤样癌的风险，不推荐行膀胱全切术。有文献报道膀胱炎性假瘤术后出现局部复发和转移，所以术后应定期随访。

### 五、结语

炎性假瘤是机体局部组织在慢性炎症作用下，局部组织增生形成肿块为特点的一种瘤样病变。临床发生于泌尿系统的炎性假瘤很少见，其中女性患者较多，易误诊为恶性肿瘤。有关研究表明其具有潜在恶性，甚至可以发生远处转移。膀胱炎性假瘤易与其他膀胱疾病相混淆，临床医师需要全面掌握本病的特点、不断总结经验、提高对本病的认识，才能正确地作出诊断并制定相关治疗方案，提高对本病的诊治水平对避免不必要的手术及术后放、化疗十分重要。

## 第八节　泌尿系软斑病

### 一、概述

软斑症（malacoplakia）是一种罕见的炎性疾病，最初在膀胱中被发现，目前发现其可累及泌尿生殖系、胃肠道、皮肤、肺、骨骼和肠系膜淋巴结，最好发部位为泌尿生殖系统，可单发或多发，呈瘤样。1902 年 Michaelis 和 Gutmann 首先报道了这种疾病。1903 年 von Hansemann 用希腊文 Malcao（柔软）和 Plakia（斑块）命名此病为软斑病，并将其描述为伴有肉芽肿性病变的黄褐色软斑块，其组织细胞中包含明显的嗜碱性溶酶体包涵体或 Michaelis-Gutmann 小体。虽然其确切的发病机制尚不清楚，软斑症很可能是由巨噬细胞对细菌感染（通常为大肠杆菌）的异常反应所致。泌尿系软斑多见于 30 岁以上成人女性，而男性多见于 50 岁以上，男女比例为 1：4，儿童更为少见。

### 二、病因与组织病理学特征

**（一）病因与机制**

本病至目前为止，病因尚未明了，目前普遍认为疾病是由于体内免疫反应缺陷和外部感染因素相互作用所致的结果。目前流行三种学说：①细菌微生物的侵入，最常见是大肠杆菌，达到 70%~96%，其次为变形杆菌、克雷伯菌，大肠杆菌可单独存在，也可混合感染，对于 HIV/ARDS 患者马红球菌是常见的细菌；②免疫反应的异常；③巨噬细胞的功能异常，研究表明，软斑症患者的巨噬细胞由于溶酶体功能的缺陷导致巨噬细胞可以吞噬病原体，但不能消化或消化不全。部分消化不全的细菌中的钙及铁沉积于单核或巨噬细胞中，形成特异性诊断膀胱软斑症的特异性小体（M-G 小体）。实验证实由于受环核苷酸控制的微管功能有缺陷，从而导致细胞内杀菌能力丧失。也有学者认为是由于单核细胞功能障碍，导致细胞内消化过程的改变所致。其功能障碍表现为所含的环 - 磷酸鸟苷水平低，减少了 β- 葡萄糖苷酸酶的释放。研究发现单核细胞中的 cGMP/cAMP 比值降低比单纯 cGMP 水平降低对发病更有意义，上述机制为该病的治疗提供理论基础及机制。

### （二）病理组织学表现

软斑症首先由 Michaelis 和 Gutmann 报道，并将病变组织中大嗜伊红细胞（von Hansemanncells）胞质中特征性包涵体命名为 Michaelis-Gutmann 小体。Michaelis-Gutmann 小体是软斑症病理诊断特征性标志物，电镜下可见组织细胞的吞噬溶酶体中含有不同时期的细菌分解碎片，最终的分解碎片形成 4~10μm 同心圆晶状小体，它是由钙化的糖胺聚糖和脂类构成。

肾软斑症分为单发和多发两种类型。单发病例表现为肾肿块，肉眼呈灰黄色，光滑，边界清楚，偶可见囊性或中心坏死钙化。肾多发软斑症表现为肾肿大，肾皮质多发小肿块，偶可见病灶累及肾髓质。仅局限于肾髓质或肾乳头的病例罕见。镜下所见分三期：①炎症早期，在水肿的间质有浆细胞和 PAS 阳性的大嗜伊红组织细胞（von Hansemanncells）。②肉芽肿期，可见典型的 Michaelis-Gutmann 小体，和组织细胞，偶见巨细胞和成纤维细胞。③愈合期，可见组织细胞周围有成纤维细胞，成胶质和极少量的 Michalis-Gutmann 小体。

膀胱软斑症病变分布在两侧壁，膀胱镜可见分散或群集的浅黄色或黄灰色至褐色柔软天鹅绒样或轻度隆起的斑块，大小 0.1~3.0cm，斑块一般被未受损害的黏膜覆盖，有时有浅表溃疡，局部可见凹陷，邻近组织有炎症或出血。镜下可见黏膜固有层有大量组织细胞和多少不等的淋巴细胞、浆细胞、分叶核粒细胞浸润，在一些组织胞质内可见 Michalis-Gutmann 小体，小体呈圆形或卵圆形，苏木精浓染，PAS 反应阳性、铁钙反应阳性。病变中毛细血管扩张、瘀血或伴有出血，表面覆以完整的移行上皮细胞，部分区域有程度不等的坏死。周围有轻度纤维组织增生，肌层小血管四周有少量圆形细胞浸润。

有学者指出，Michalis-Gutmann 小体虽然为该病的特异性表现，但在疾病的早期阶段米 - 古小体（Michalis-Gutmann bodies）可能并未形成，所以 Michalis-Gutmann 小体并不是诊断泌尿系软斑症的必要条件。有研究表明，肾和膀胱软斑症的病灶中包含大量具有免疫活性 $\alpha_1$- 抗胰蛋白酶的巨噬细胞，而巨噬细胞的病理变化过程中，$\alpha_1$- 抗胰蛋白酶的量并没有改变。其他类似于软斑症的巨噬细胞病理过程，由于没有 Michalis-Gutmann 小体，这些巨噬细胞中并不包含 $\alpha_1$- 抗胰蛋白酶。所以 $\alpha_1$- 抗胰蛋白酶的免疫组织学检查可能为软斑症患者提供早期，精确的诊断。

## 三、临床表现

泌尿生殖系软斑的症状因起源位置的不同而有所差异。这些患者通常伴有虚弱、免疫抑制等慢性疾病。膀胱软斑症患者多有肉眼血尿和尿路刺激症状，尿液培养最常见的是大肠埃希菌，其次是变形杆菌、克雷伯菌或混合感染。膀胱镜下常见的表现为中间有脐的黄褐色软斑。当疾病进展时，这些病变逐渐形成菜花状，坚硬无蒂的肿块，排泄性尿路造影可见膀胱、输尿管、盆腔的充盈缺损；当远端输尿管受累狭窄时可引起继发性肾脏梗阻或无功能。上尿路软斑症可表现为不同程度的发热，腰痛或肿物。当肾实质受累时，64% 的患者双肾受累，最后可导致肾衰竭。肾单发软斑症多表现为肿块，肾肿大、囊性或中心性钙化。累及肾髓质、局限于肾乳头或髓质的病例罕见。肾多发软斑症表现为肾肿大，肾皮质多发小肿块，偶见累及肾髓质。KUB+IVP 显示肾轮廓增大，多处充盈缺损，肾排泄功能可减弱，甚至无功能；当病变限于集合系统时，可无明显的放射学发现，有时症状不典型，可无临床症状而偶然被发现；输尿管软斑病可表现为狭窄和梗阻，若双侧输尿管受累时，可表现为双侧肾衰竭。

一般而言，诊断要点除了病史中有反复尿路感染外，主要根据尿液显微镜检查发现典型的 Michalis-Gutmann 小体的组织细胞。肾软斑症影像学表现缺乏特异性，不易与肾恶性肿瘤鉴别，在腹部 X 线摄片中可显示增大的肾轮廓，静脉尿路造影显示肾盂肾盏受压，根据病情发展程度，肾排泄功能可减弱，甚至无功能，患肾不显影。B 型超声检查显示肾脏增大，皮髓质界限不清，肾区多灶性强回声区，偶有弥漫性低回声区。肾 CT 检查通常显示为密度不均匀肿块，因常伴有坏死，CT 增强扫描显示肾病变部位有低密度区。肾脏血管造影显示肾内动脉分支受压外展，有时可见新生血管。肾盂、输尿管、膀胱软斑症尿路造影显示有充盈缺损影，膀胱软斑症膀胱镜检查表现为膀胱肿物和炎症改变。鉴别尿路软斑症与泌尿系感染和肿瘤，主要根据尿液中或活体组织中找到典型的尿路软斑组织细胞。

## 四、治疗原则

泌尿系软斑症属于炎症性改变，需长期应用抗生素治疗，能改善症状，稳定疾病的进展，但易于复发。必要时辅以手术治疗。

### (一) 药物治疗

基于此病的罕见性,目前的治疗都是一些个案报道的经验性治疗,暂无多中心随机对照的循证医学的治疗,主要的治疗是保持尿液的无菌性。尽管有包含抗结核在内的多种抗菌药物应用于软斑症的治疗,但磺胺类、利福平和甲氧苄啶(TMP)等药物由于其细胞内的杀菌活性,对软斑症尤其有效。氟喹诺酮类药物能够直接被巨噬细胞摄取,已经被证明在软斑症的治疗中有效。有研究报道环丙沙星 0.5g 每日 2 次,联合 TMP 疗效较为显著,持续用药周期根据病情的随访结果而定,一般在 1 年以上,结合手术切除可相应缩短用药时间。

### (二) 手术治疗

一般而言,膀胱软斑症是一种良性、自限性过程,预后良好。正规的抗感染治疗往往就能有效地控制病情,经尿道病灶电灼术适用于在药物疗效欠佳时,膀胱切除手术适用于与恶性肿瘤不能鉴别,否则一般不行膀胱切除手术。而上尿路软斑症具有恶性、进行性的特点,必须积极地手术治疗,否则病死率极高。对于单侧肾脏受累的软斑症,只要诊断明确,应立即切除患肾;对于双侧肾脏同时受累患者,目的为抢救肾功能,试行双侧肾盂切开病灶清除术,效果差,患者多在半年内死亡。输尿管软斑症的恶性程度较低,单纯的输尿管节段性切除或输尿管切除加输尿管膀胱吻合术适用于下段输尿管软斑症。肾输尿管切除术适用于已经侵犯肾脏。

### (三) 免疫治疗

近年来研究表明,胆碱能药物和维生素 C 可通过影响氧化应激的状态和增加 cGMP/cAMP 比值从而纠正体内吞噬细胞的功能缺陷。因此,临床上应用氨甲酰胆碱,10~25mg,每日 4 次,与维生素 C 合用配合抗感染、手术治疗软斑症,疗效佳。此外,在治疗过程应该积极寻找抑制免疫功能的因素并解除,如免疫抑制剂的应用,活动性肺结核或 HIV 活动期等。综上所述,膀胱软斑症单纯从症状上确诊是非常困难的,确诊依赖于病理组织学诊断,鉴别需要与尿路肿瘤或膀胱其他恶性疾病相鉴别。

(郭跃先)

## 参考文献

[1] ALAN J. WEIN, LOUIS R. KAVOUSSI, ALAN W. PARTIN, et al. Campbell-Walsh urology—Eleventh edition. In: Elsevier. Philadelphia, 2016.

[2] CHEN SL, WU M, HENDERSON JP, et al. Genomic diversity and fitness of E. coli strains recovered from the intestinal and urinary tracts of women with recurrent urinary tract infection [J]. Sci Transl Med, 2013, 5(184): 184ra60.

[3] DONG H, DAWES S, PHILIP J, et al. Malakoplakia of the Urogenital Tract [J]. Urol Case Rep, 2014, 3(1): 6-8.

[4] FIGUEIREDO AA, LUCON AM, SROUGI M. Urogenital Tuberculosis [J]. Microbiol Spectr, 2017, 5(1). doi: 10.1128/microbiolspec. TNMI7-0015-2016.

[5] FLORES-MIRELES AL, WALKER JN, Caparon M, et al. Urinary tract infections: epidemiology, mechanisms of infection and treatment options [J]. Nat Rev Microbiol, 2015, 13(5): 269-284.

[6] FOXMAN B. Urinary tract infection syndromes: occurrence, recurrence, bacteriology, risk factors, and disease burden[J]. Infect Dis Clin North Am, 2014, 28(1): 1-13.

[7] KONDO T, KAWAHARA T, CHIBA S, et al. Inflammatory Myofibroblastic Tumor in the Bladder: A Case Report [J]. Case Rep Oncol, 2016, 9(3): 554-558.

[8] LIBBY EK, ELLIS LT, WEINSTEIN S, et al. Metastatic inflammatory myofibroblastic tumor of the bladder [J]. Urol Case Rep, 2018, 23: 10-12.

[9] MCLELLAN LK, HUNSTAD DA. Urinary Tract Infection: Pathogenesis and Outlook [J]. Trends Mol Med, 2016, 22(11): 946-957.

[10] MERCHANT S, BHARATI A, MERCHANT N. Tuberculosis of the genitourinary system-Urinary tract tuberculosis: renal tuberculosis-Part Ⅱ[J]. Indian J Radiol Imaging 2013b, 23(1): 64-77.

[11] MODY L, JUTHANI-MEHTA M. Urinary Tract Infections in Older Women: a clinical review [J]. JAMA, 2014, 311(8): 844-854.

[12] OLIAI C, FISHER B, JANI A, et al. Hyperbaric oxygen therapy for radiation-induced cystitis and proctitis [J]. Int J Radiat Oncol Biol Phys, 2012, 84, 733-740.

[13] OSCARSSON N, ARNELL P, LODDING P, et al. Hyperbaric oxygen treatment in radiation-induced cystitis and proctitis: a prospective cohort study on patient-perceived quality of recovery [J]. Int J Radiat Oncol Biol Phys, 2013, 87(4): 670-675.

[14] PARK S, RO JY, LEE DH, et al. Immunoglobulin G4-associated inflammatory pseudotumor of urinary bladder: a case report [J]. Ann Diagn Pathol, 2013, 17(6): 540-543.

[15] PAYNE H, ADAMSON A, BAHL A, et al. Chemical- and radiation-induced haemorrhagic cystitis: current treatments and challenges [J]. BJU Int, 2013, 112(7): 885-897.

[16] ROSADO E, PEREIRA J, CORBUSIER F, et al. Inflammatory pseudotumor of the urinary bladder [J]. J Radiol Case Rep, 2015, 9(1): 36-42.

[17] SAM QH, YEW WS, SENEVIRATNE CJ, et al. Immunomodulation as Therapy for Fungal Infection: Are We ClosER? [J]. FRONT MICROBIOL, 2018, 9: 1612.

[18] TALAB SS, MCDOUGAL WS, WU CL, et al. Mucosa-sparing, KTP laser coagulation of submucosal telangiectatic vessels in patients with radiation-induced cystitis: a novel

approach [ J ]. Urology, 2014, 84 (2): 478-483.

[ 19 ] VERDE I, RUSU E, SULIMAN E, et al. Diabetes in the hospitalized patients with urological diseases [ J ]. J Med Life, 2015, 8 (4): 496-501.

[ 20 ] ZHU J, XUE B, SHAN Y, et al. Transurethral coagulation for radiation-induced hemorrhagic cystitis using Greenlight™ potassium-titanyl-phosphate laser [ J ]. Photomed Laser Surg, 2013, 31 (2): 78-81.

[ 21 ] 曹勇, 张文峰, 申玉芳, 等. 透明质酸钠联合索利那新减轻化学性膀胱炎症状的疗效观察[ J ]. 蚌埠医学院学报, 2015, 40 (10): 1349-1351.

[ 22 ] 韩瑞发, 姚智. 膀胱癌卡介苗免疫治疗原理与实践[ M ]. 北京: 人民卫生出版社, 2016: 477-481.

[ 23 ] 卢扬柏, 湛海伦, 陈俊杰, 等. 膀胱软斑症的临床特征[ J ]. 中华临床医师杂志(电子版). 2011, 5 (16): 4862-4866.

[ 24 ] 周利群, 杨勇. 中国泌尿外科专科医师培养教程[ M ]. 北京: 北京大学医学出版社, 2016.

# 第七篇

# 膀胱排尿功能障碍性疾病

# 第五十一章

# 神经源性膀胱诊断与现代治疗

## 第一节　膀胱功能解剖与排空生理学

### 一、膀胱、括约肌单位与生理功能

#### （一）膀胱壁组织结构与生理功能

1. 膀胱壁　是由不同走向的平滑肌纤维的聚合体组成的，在尿道内口附近可见明显的3层结构：中层为环形，内外两层为纵形。在女性，外层直接延续到整个尿道的全长，而在男性它终止于前列腺尖部，肌纤维成环形和螺旋形围绕尿道结合处，作为平滑括约肌的一部分发挥作用，中层的环形肌层终止于膀胱内口且最先发展成括约肌，内层保持纵形结构，在女性到达尿道的远端，在男性到达前列腺尖部。上述肌纤维汇合形成厚厚的膀胱颈作为内括约肌发挥作用。

2. 正常的膀胱在逐渐扩大到400~500ml容量时仍无明显的膀胱内压的增高，当膀胱胀满的感觉传递到骶髓时，如果随意控制缺乏（例如婴儿），运动反射弧就引起持续有力的逼尿肌收缩并排尿。当儿童的中枢神经系统髓鞘形成、发育完善后，就能抑制骶神经反射，在适合的时机排尿。

3. 膀胱的功能特点　①正常能够容纳400~500ml的尿量；②能感觉到膀胱胀满；③能够适应不同容量的变化而无膀胱内压力的明显变化；④能够启动并维持逼尿肌收缩直到膀胱排空；⑤虽然膀胱有不自主的特性，但能随意开始和停止排尿。

#### （二）括约肌单位与生理功能

男性和女性都有2种括约肌成分：①膀胱颈部的平滑肌形成的不随意的内括约肌；②男性从前列腺到尿道膜部、女性尿道中部的横纹肌形成的随意外括约肌。

1. 膀胱颈括约肌由逼尿肌的平滑肌聚合而成，这个区域有丰富的交感神经分布。膀胱颈的主动收缩几乎和精液射出同时出现，但又正好在射精之前。在膀胱充盈期，膀胱颈保持关闭达到控尿状态，它在刺激盆神经引起逼尿肌收缩时开放，表明纵形肌肉的收缩起着拉开胱颈部的作用。

2. 外括约肌是由慢收缩的小横纹肌纤维组成的，这个随意的括约肌保持着持续的张力，它是主要的控制排尿的机制。在慢收缩肌肉保持静止张力的时候，它也能通过盆底横纹肌（如肛提肌）的收缩随意地增加张力，这些盆底肌包含快收缩肌纤维和慢收缩肌纤维。肛提肌通过支持膀胱底来间接控制排尿，盆底肌的松弛可以损害正常膀胱底来间接控制排尿，盆底肌的松弛可以损害正常膀胱和括约肌关闭机制的有效性。在腹部用力时，膈肌和腹肌收缩，增高的腹压传到膀胱使膀胱压升高，尿道由于盆肌反射性的收缩和腹压的传导而关闭，从而防止了压力性尿失禁。

3. 括约肌的松弛基本上是随意运动，没有它，正常排尿将无法实现，在排尿协同失调的儿童中经常能见到由于不能启动括约肌松弛而出现尿潴留。在婴儿，逼尿肌的活动处于无抑制状态中，当中枢神经系统成熟后，儿童就知道可以通过随意收缩和放松盆底肌肉来抑制排尿和加强排尿反射。

#### （三）输尿管膀胱结合部与生理功能

输尿管膀胱结合部的功能是防止尿液从膀胱反流至上尿路，输尿管的纵形肌参与组成了膀胱三角，在正常的逼尿肌收缩时，增加了对输尿管的牵拉而防止了尿液反流。相反，由于残余尿引起的逼尿肌肥大和膀胱三角区牵拉能显著地阻止尿液从输尿管流入膀胱。

## 二、膀胱神经支配与排尿生理学

### (一) 膀胱的神经分布

1. 下尿路接受从自主和躯体神经发出的传入和传出神经支配，它的副交感神经支配来源于骶2~4神经节段，膀胱和平滑肌括约肌都有胆碱神经节后纤维分布，而交感神经支配来源于胸10至腰2神经节段，去甲肾上腺素能神经节后纤维分布并支配膀胱底平滑肌、内括约肌和近端尿道。躯体运动神经支配来源于骶2~3神经节段，并发出阴部神经分布到尿道横纹括约肌上，还有一些运动神经元可能是通过盆神经分布到横纹肌括约肌的小肌纤维上。

2. 膀胱和尿道都有躯体和内脏传入神经分布，躯体传入通过阴部神经，内脏传入通过交感和副交感神经传到他们各自对应的脊髓区域。

3. 正常的传入神经纤维主要是A-Δ纤维，它能把膀胱胀满的信息传送至脑桥排尿中枢。当脊髓中断后，一条不同类型的通过辣椒素敏感的C纤维传导的传入通路出现，它们传导脊髓段水平的反射，导致了神经源性逼尿肌过度活动的出现。每条传导通路的传入信息有可能来源于从尿路上皮、固有层和膀胱壁感受到信息，另一方面，胸腰内脏传入神经可以传导不适和疼痛。

### (二) 排尿反射

经由脊髓和脑桥的完整反射通路对正常的排尿来说是必不可少的。膀胱的传入信息是激活骶髓中枢的基本条件，接着产生了逼尿肌收缩，膀胱颈开放和括约肌松弛。脑桥中枢通过与骶髓中枢的联系，发出兴奋和抑制的冲动来调节排尿反射，电或化学刺激中脑桥的神经元能够产生逼尿肌的收缩和外括约肌的松弛。脑桥控制的中断，例如上段脊髓损伤，将导致逼尿肌的收缩而外括约肌的松弛(逼尿肌—括约肌协同失调)。如果病情影响到尿道(如尿道炎或前列腺炎)或膀胱(如膀胱炎或梗阻性前列腺增生)，有可能出现排尿反射的兴奋而导致逼尿肌收缩难以抑制。

### (三) 储尿功能

外括约肌在尿液的储存中扮演着重要的角色。从盆神经和阴部神经传入的信息激活了骶髓和侧脑桥中枢，这使得在增强了括约肌收缩的同时抑制了副交感神经传递到逼尿肌的冲动，随意的紧闭括约肌也能抑制排尿的急迫性，另外，交感神经的激活增加了尿道的阻力和膀胱的储存能力(图51-1)。

虽然排尿和尿液储存基本上是自主神经系统的功能，但它也在脑桥上的大脑中枢的随意控制之下，所以其他的肌肉(臀、腿、手和球海绵体肌)能联合起来帮助我们在合适的时间和地点排尿。大脑损害如肿瘤、帕金森病、脑血管意外均可影响它对膀胱储尿感觉的感受能力从而导致了排尿功能障碍。

### (四) 神经递质与受体

在副交感神经支配区，乙酰胆碱和烟碱受体介

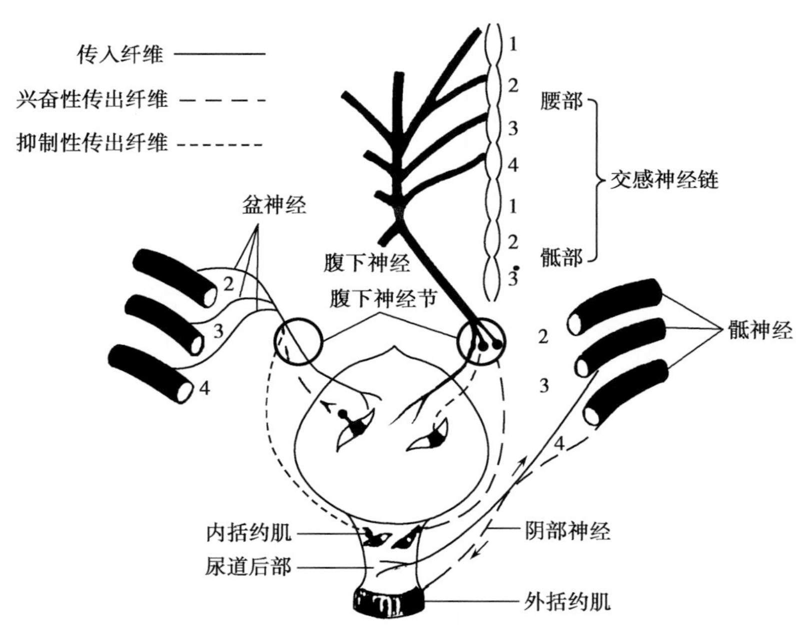


图51-1　排尿生理示意

导了信息从神经节前到节后的传递，而乙酰胆碱和 $M_2$ 毒蕈碱受体介导了从节后神经元到平滑肌的传递。在一些物种中，三磷酸腺苷（ATP）伴随着乙酰胆碱一起释放并作用于平滑肌细胞的嘌呤受体；在交感神经支配区，去甲肾上腺素能作用于 $\beta_2$ 肾上腺素能受体使逼尿肌松弛或作用于 $\alpha_1$ 受体使膀胱颈和外括约肌收缩。

另外，在泌尿生殖道也能找到一些神经肽，它们与传统神经递质相伴。在乙酰胆碱节后神经元能找到神经肽 Y、脑磷脂和血管活性肠多肽（VIP），而在骶部的内脏传入神经纤维中也散布着降钙素基因相关肽（CGRP）、血管活性多肽、P 物质、缩胆囊素和脑磷脂。这些肽被认为参与了调节传入和传出神经传递。

## 第二节 病因学因素与病理生理

神经源性膀胱不是一种单一的疾病，而是由多种神经系统疾病在其进程中，导致调节与支配膀胱活动和排空的中枢与周围神经病变及调节功能障碍引发的一系列临床症状，表现为膀胱过度活动症到膀胱完全丧失排空基本功能。基于病因与病变部位不同，其临床表现也各有特点。

### 一、病因学因素

#### （一）中枢神经系统病因学因素

1. 脑血管意外 脑血管意外（cerebrovascular accident，CVA）在老年人中有较高的发病率和病死率，多由脑血栓形成、动脉粥样硬化和脑出血引起。可引起各种类型的下尿路功能障碍。尿失禁是脑血管意外后的常见症状，但尿失禁多是短暂的。57%~83% 的 CVA 早期出现尿失禁，约 80% 患者能在发病后 6 个月内恢复排尿功能。脑血管意外后的恢复期内很多患者出现尿频、尿急、尿失禁症状，这是逼尿肌收缩功能减退的表现。

2. 颅脑肿瘤 位于额叶的肿瘤患者往往会出现尿路方面的症状，多以尿失禁为主。其症状与肿瘤累及程度和范围有关。一般认为肿瘤发生在额叶部位才可能造成神经源性膀胱。额叶皮质的肿瘤患者 30% 存在排尿困难。

3. 压力正常的脑积水 压力正常的脑积水（normal pressure hydrocephalus，NPH）是指脑脊液压力正常而脑室扩张，患者有进行性的痴呆、步态不稳等代表性的综合征。脑脊液（cerebrospinal fluid，CSF）不能顺利进入蛛网膜下腔可能是该病的发病机制，它是继发于缺乏原始的脑皮质抑制造成的膀胱逼尿肌反射性收缩，故又称为不确定性神经源性膀胱。

4. 脑瘫（cerebral palsy，CP） 是一种非进展性的大脑紊乱疾病，可导致患者有不同程度的活动异常，同时伴有智力受损、抽搐或其他脑部功能失常的表现，1/4 的脑瘫患儿存在膀胱功能障碍问题。

5. 智力障碍 智力障碍也是造成神经源性膀胱的原因之一。感染、中毒、围生期损伤、代谢紊乱（高钙血症、低血糖、苯丙酮酸尿）、畸形（脑积水、小头畸形等）、遗传疾病（Down 综合征）和脑瘫都可以导致智力障碍。智力障碍主要分为先天性精神发育迟滞和后天获得性痴呆（如老年痴呆症）两种类型。

6. 基底节病变 基底节是一组解剖结构关系密切的皮质下核团的总称，其功能复杂而广泛，有排尿调控的作用。故而基底节病变导致神经源性膀胱。

7. 多系统萎缩（multiple system atrophy，MSA） 是脑基底节、脑干、小脑、脊髓和自主神经多部位多系统变性的一组综合征，包括橄榄体 - 脑桥 - 小脑萎缩（olive-pons-cerebellumatrophy，OPCA）、纹状体 - 黑质变性（striatum-nigradegenreation，SND）、夏 - 德综合征（Shy-Drager syndrome，SDS）和小脑脊髓变性病等。多系统萎缩患者出现排尿异常的症状早且很严重。在多系统萎缩的不同进展期，排尿异常的表现各异，尽管在一个阶段患者表现为逼尿肌过度活动（detrusor overactivity，DO），但是几个月或数年后又可能表现为膀胱排空障碍和不同程度的慢性尿潴留。

8. 共济失调 共济失调是浦肯野细胞异常和数量的减少，同时合并小脑的损害；从神经系统受累的部位上，可以从小脑到脑干，也可以累及脊髓及背侧神经根。急性共济失调多继发于各种中毒、脑肿瘤、病毒感染、高热、脱髓鞘疾病以及血管性疾病。一般临床上的“共济失调”，多特指小脑性共济失调。小脑参与调控排尿反射，故小脑疾患可导致人类排尿功能障碍。共济失调患者常见尿动力学表现为 DO，伴或不伴逼尿肌 - 尿道括约肌协同失调（DSD）。

9. 神经脱髓鞘病变 又称多发性硬化症（multiple

sclerosis，MS），系自身免疫作用累及中枢神经系统的神经髓鞘变性，这种脱髓鞘病变最常累及颈髓的后柱和侧柱，但也常累及腰髓、骶髓、视神经、大脑、小脑、脑干。50%~90%的多发性硬化症患者可伴有神经源性膀胱。其临床症状随病变累及的神经部位和病变程度而异。2%~12%的MS患者早期就存在下尿路功能障碍，有些研究甚至高达34%。大多数MS患者在确诊10年后会出现神经源性膀胱症状。

10. 脊髓病变　创伤、血管性病变、先天性发育异常、医源性及药物等原因均可能造成脊髓损伤，几乎所有脊髓损伤性病变都可以影响膀胱尿道功能。不同节段、不同程度的脊髓损伤会导致不同类型的下尿路功能障碍，在损伤后的不同时间段临床表现也有所不同。

11. 椎间盘疾病　多数为$L_{4\text{-}5}$，$L_5$~$S_1$水平的椎间盘向后外侧突出造成的。1%~5%腰椎间盘突出症患者的骶神经根会受到影响，最常见的症状为尿潴留。许多报道认为即便实施了椎间盘手术，术后效果也并不理想。由中央型腰椎间盘突出症引起的马尾综合征比较少见，仅占所有腰椎间盘突出患者的1%~5%。目前临床多提倡要早期行减压手术，但术后并不一定能使各项功能得到恢复。

12. 椎管狭窄　椎管狭窄可分为腰椎管狭窄和颈椎病：①腰椎管狭窄，一般不会引起膀胱尿道功能障碍，但是一旦出现症状往往呈进展性发展，且多与马尾神经受压有关。伴有难治性下肢疼痛的腰椎管狭窄患者中约50%有可能发生神经源性膀胱。②颈椎病，是一种退行性疾病。严重的脊髓型颈椎病（cervical spondylotic myelopathy，CSM）患者会发生神经源性膀胱和肠道功能障碍。

**（二）外周神经系统因素**

1. 糖尿病　糖尿病是最常见的一种代谢性疾病，糖尿病膀胱（diabetic cystopathy，DCP）又称糖尿病神经源性膀胱（diabetic neurogenic bladder，DNB）。其具体机制尚不清楚，一般认为主要与糖尿病外周神经病变在膀胱的表现，以及肌源性异常（即逼尿肌功能损害）等因素有关。DCP作为糖尿病引起的泌尿系统并发症，发病率高，占糖尿病患者的25%~85%。糖尿病病程在10年以上时，糖尿病膀胱的患病率会明显增高。随着2型糖尿病自主神经病变严重程度的增加，发生DCP概率也越来越高。

2. 酗酒　酗酒（酒精滥用）会导致周围神经病变，目前报道酗酒引起神经源性膀胱的患病率差别很大，有报道为5%~15%，也有报道为64%。酗酒导致的肝硬化患者更容易引发神经源性膀胱，该类患者副交感神经的损害要比交感神经严重。

3. 药物滥用　氯胺酮是苯环己哌啶的衍生物，临床上主要用于小儿麻醉，因其英文名为Ketamine，俗称“K粉”，是一种新型毒品。氯胺酮滥用可导致膀胱等泌尿系统损害，但具体机制尚不清楚，可能与免疫反应和外周神经、血管损伤有关。主要表现为下尿路刺激症状、急迫性尿失禁和血尿。其发病率尚无统一认识。

4. 其他不常见的周围神经病变　①卟啉症，高达12%的卟啉症患者可发生膀胱扩张；②结节病，也称肉样瘤病，也可因周围神经病变导致神经源性膀胱，但非常罕见。

**（三）感染性疾病**

1. 获得性免疫缺陷综合征　获得性免疫缺陷综合征（acquired immune deficiency syndrome，AIDS）30%~40%的患者会出现中枢及周围神经系统损害的症状，感染HIV的单核细胞可通过血脑屏障进入中枢神经系统，直接损害大脑、脊髓和周围神经，当神经病变累及支配膀胱尿道的中枢和周围神经系统时，也会导致相应的排尿异常。受累神经部位不同，排尿功能障碍的表现亦有所不同。经过抗病毒、抗感染、抗胆碱药物治疗后，AIDS患者的排尿功能可有所改善。

2. 急性感染性多发性神经根炎　又称吉兰-巴雷综合征（Guillain-Barre syndrome，GBS），是由于病毒或接种疫苗引起细胞免疫和体液免疫介导的自发、多发性炎性脱髓鞘周围神经病，一般神经系统症状较为严重，而下尿路症状相对较轻，其发病机制尚未十分明确。排尿异常的患者多为运动麻痹性膀胱，此类患者均有大量的残余尿，急性期患者通常需留置导尿管。起病迅速，病情呈进行性加重，常在数天至1~2周达高峰，到4周停止发展，稳定进入恢复期。

3. 带状疱疹　是一处或多处表皮部位所属的背侧根神经节因病毒感染造成损害，引起一系列以表皮囊疱疹样表现和烧灼样疼痛为主的症状，感觉和运动神经均可受累。带状疱疹病毒可侵犯腰骶神经，可导致盆丛及阴部神经受损，进而影响膀胱及尿道功能，此症导致的排尿异常多为暂时性。出现在腰骶部和生殖器的疱疹患者神经源性下尿路功能障碍的发生率高达28%，临床上表现为尿潴留、排尿困难。就带状疱疹患者整体而言，神经源性膀胱的发病率是4%。

4. 人T淋巴细胞病毒感染(human T-lymphotropic virus,HTLV)　感染可合并脊髓病(HTLV-associated myelopathy,HAM),以Ⅰ型T淋巴细胞病毒(HTLV-Ⅰ)感染居多,Ⅱ型T淋巴细胞病毒(HTLV-Ⅱ)感染比较少见。HTLV感染合并HAM的患者尿动力学检测证实存在DO及DSD。

5. 莱姆病(Lyme disease)　是由蜱传播博氏疏螺旋体(Borrelia burgdorferi)感染引起的一种全身性疾病。Chancellor等对7名合并有下尿路症状的莱姆病患者进行分析,在尿动力学检查中,5例患者出现DO,2例逼尿肌不收缩,无DSD。

6. 脊髓灰质炎(poliomyelitis)　患者多因逼尿肌不收缩而有尿潴留症状,通常可随疾病的恢复而恢复。脊髓灰质炎患者中存在下尿路症状者高达93%,但只有很少的一部分患者因出现逼尿肌收缩力减弱或不收缩需要导尿治疗。脊髓灰质炎后综合征(post-polio syndrome,PPS)的发生率在女性和男性患者中分别高达87%和74%。在女性患者中尿失禁发生率大于70%,但重度尿失禁多出现PPS患者中;男性患者多表现为排尿后滴沥或急迫性尿失禁,有PPS症状者其下尿路症状也更为严重。

7. 梅毒(syphilis)　在青霉素时代之前,由梅毒引起的神经性的排尿障碍非常常见,膀胱感觉下降导致大量残余尿和膀胱的失代偿状态。随着医疗水平的发展,神经梅毒的发生已经非常少见。约有10%梅毒患者会出现神经梅毒(脊髓痨),腰骶部的脊髓背侧或脊髓根部受累导致的脊髓脊膜炎会导致膀胱尿道功能障碍。Ⅲ期梅毒患者存在膀胱顺应性降低、DO、DSD和残余尿增加等病理生理变化。这也提示Ⅲ期梅毒可能因上运动神经元损伤而产生相应的下尿路功能障碍。

8. 结核病(tuberculosis)　脊柱可以发生结核性病变,尤以儿童的脊柱结核更加严重和危险。发生截瘫的患者均有膀胱和肠道功能异常。行手术治疗的患者,术后膀胱和肠道的功能异常仍占较大比例。

**(四)医源性因素**

1. 脊柱手术　脊柱手术的患者会出现神经源性膀胱。因骶骨脊索瘤实施骶骨切除术后导致神经源性膀胱的发生率高达74%,一些术前因脊柱疾病导致神经源性膀胱的患者,术后有部分病例能恢复正常。

2. 根治性盆腔手术　根治性的盆腔手术术后并发神经源性膀胱者多见于下列手术:

(1) 直肠癌根治切除术(radical rectal resection,RCR):经腹会阴直肠切除术(abdominal perineal rectal resection,APR)并发神经源性膀胱较常见。有研究显示,50%以上的经腹会阴直肠切除术患者术后会出现下尿路功能障碍。最常见的症状是尿意丧失、排尿困难、大量的残余尿,或尿潴留,主要原因是手术过程中损伤了盆神经支配逼尿肌的纤维、阴部神经或直接损伤了尿道外括约肌。直肠保留括约肌的手术,如经腹的低位直肠切除(low abdominal rectal resection,LAR),比APR发生排尿功能障碍的概率要小。研究显示保留自主神经术后88%的患者于术后10天能自主排尿,而行盆腔自主神经完全切除术者78%的患者术后出现尿潴留,需要导尿处理。这提示,手术时神经的保留对于预防神经源性膀胱的发生非常重要。行直肠癌根治性切除时,术中如能保留两侧神经,术后几乎100%都能获得比较好的排尿功能,而仅保留单侧神经的患者则下降至90%左右。行双侧去神经的根治性切除患者中,术后有30%患者需要导尿处理,若不保留神经则只有30%的患者能维持正常的排尿功能。有研究提示RCR术后,长期存在神经源性膀胱的患者只占10%,但该研究并未明确这是否源于神经损伤的治愈和成功的膀胱康复治疗。

(2) 根治性子宫全切除术:子宫的支持韧带中含有来源于下腹下神经丛的自主神经及神经节,其中子宫骶韧带的神经分布密度大于主韧带。因此,根治性子宫切除术对下尿路功能的影响较单纯性子宫切除更大。根治性子宫全切术后、盆腔放疗后、子宫全切并放疗后和宫颈肿瘤术前患者的尿动力学检查对比发现:膀胱顺应性降低或DO发生率分别为57%、45%、80%和24%,各组的膀胱容量都有所减少。前三组术后患者100%存在腹压协助排尿现象,而第四组则为0%,残余尿增多发生率分别为41%、27%、40%和24%。

(3) 前列腺癌根治术:前列腺癌根治术(radical prostatectomy,RP)后可导致盆底神经功能障碍,尿失禁是前列腺癌根治术术后最常见的并发症。前列腺癌根治切除术中,术后引起尿失禁并发症的主要原因为直接的括约肌损伤而造成的控尿功能不全,以及DO等膀胱功能障碍;多数文献报道保留神经的前列腺根治切除术可以更好地保存外括约肌的功能,缩短术后达到控尿的时间。具有脑血管疾病、多发性硬化和帕金森等神经系统疾病相关的DO患者,RP术后尿失禁的危险性大为增加。膀胱颈狭窄是术后充盈性尿失禁的原因。因此,也有术者保留膀胱颈部以减少术后膀胱颈狭窄的可能性。

3. 其他原因

(1) 区域脊髓麻醉：区域脊髓麻醉可能会导致神经源性膀胱，但其发病率尚无确切数据。有个案报道影像引导下腰椎间孔硬膜外注射类固醇和鞘内注射甲氨蝶呤治疗后可导致区域脊髓麻醉，进而发生神经源性膀胱。

(2) Hinman 综合征：发病率约为 0.5%，患者多为成年人，是由于排尿时尿道外括约肌随意性收缩引起的一种功能性膀胱出口梗阻。95% 的患者有严重梗阻症状并有半数以上合并尿急、尿频和夜尿症。所有患者的排尿均为间断、不连续状。尿动力还发现女性欣曼综合征（Hinman syndrome）患者在排尿初感觉膀胱容量明显低于男性，在初次尿急与膀胱容量明显低于男性。部分患者有逼尿肌过度活动，男性在最大尿流率时的最大逼尿肌压力明显高于女性。由于目前尚未找到确切的神经损害机制，多数人认为该病是由于排尿不良习惯、心理或精神因素造成。

(3) 重症肌无力：重症肌无力（myasthenia gravis，MG）是一种自身免疫性疾病，主要影响横纹肌，发生神经源性膀胱的很少。重症肌无力患者的下尿路功能障碍主要表现为排尿困难，尿动力学检查可发现逼尿肌收缩减弱甚至无反射。

(4) 系统性红斑狼疮：大约有 50% 的系统性红斑狼疮（systemic lupus erythematosus，SLE）患者存在神经系统受累情况，因而也可导致神经源性膀胱。SLE 所致神经源性膀胱的发病率约为 1%，但尚缺乏流行病学数据进一步证实。

(5) 家族性淀粉样变性多发性神经病变：家族性淀粉样变性多发性神经病变（familial amyloidotic polyneuropathy，FAP）为一种罕见的常染色体显性遗传性疾病，约有 50% 的 FAP 患者伴有神经源性膀胱。

## 二、病理生理学

膀胱和尿道距离大脑中枢神经系统有很长的距离，但是正常人能够有效控制排尿机制，这是通过神经解剖通路来实现这一功能的。该通路将自主神经和体神经的活动进行整合的部位位于脊髓和脑干，这一神经通路任何部位发生疾病，都会影响到大脑随意控制排尿的能力。下尿路（膀胱和尿道）有两个主要功能：在适当的时机进行储尿和排尿。为了调节这两种生理过程，由一个类似于切换电路的复杂神经控制系统，对膀胱的储尿功能和尿道的括约功能进行协调脑桥排尿中枢对这个系统进行控制，同时又接收来自高级中枢的神经输入，尤其是来源于额叶内侧的神经冲动。因此，脊髓 - 脑干 - 脊髓排尿反射通路的任何部位受损，都将导致储尿和排尿功能障碍。神经源性下尿路功能障碍通常可由脑桥上、骶上脊髓、骶髓、骶髓以下及外周神经病变引起。

### （一）脑桥上病变

脑桥上病变由于损伤了大脑的抑制中枢，大脑皮质无法感知膀胱充盈，不能随意控制储尿和排尿，往往出现逼尿肌过度活动（DO），临床上多表现为尿失禁；由于脑桥排尿中枢是完整的，逼尿肌 - 括约肌协同性通常为正常，很少发生逼尿肌 - 括约肌协同失调（DSD），因此对上尿路的损害较少。常见的脑桥上病变的原因是脑卒中、帕金森病和痴呆等。

### （二）骶髓以上的脊髓损伤

骶上脊髓损伤患者，中枢调节排尿的下行通路被阻断，这种协调膀胱、肠道、括约肌功能的反射通路因此被打乱；同时，完全 SCI 后膀胱尿道感觉的上行通路被中断，括约肌的保护性反射以及中枢对逼尿肌自主反射的抑制作用丧失。所导致下尿路功能障碍的典型模式是 DO 及 DSD，产生逼尿肌高压、残余尿增加、尿失禁及泌尿系感染等表现，进而导致膀胱输尿管反流、输尿管扩张、肾积水及肾脏瘢痕化等上尿路损害，严重导致肾功能不全、甚至尿毒症。

### （三）骶髓以下及周围神经病变

脊髓中枢是膀胱逼尿肌和尿道外括约肌的下级中枢，也是大脑及皮质下中枢传出和传入的必经之路。排尿骶反射中枢受损，或者相关外周神经受损，均可累及支配膀胱的交感神经和副交感神经，或同时累及支配尿道括约肌的神经，导致逼尿肌反射及收缩力减弱或消失、和 / 或尿道内外括约肌控尿能力减低，出现排尿困难或尿失禁。

不同水平的神经病变导致的神经源性膀胱其病理生理改变具有一定规律性，但并非完全与病变水平相对应。同一水平病变、不同病因、不同患者或同一患者在不同病程，其临床表现和病理生理改变可能有一定差异。另外神经源性膀胱患者储尿障碍与排尿障碍常常并存，必须从储尿、排尿及其协同性多方面来分析病理生理改变。影像尿动力学是揭示神经源性膀胱患者下尿路及上尿路病理生理改变及其规律的准确方法、“金标准”，也是分类基础。

## 第三节　膀胱尿道功能障碍类型与分类

### 一、膀胱尿道功能障碍的类型

长期以来，关于下尿路神经肌肉失调的分类问题，有过大量的讨论，曾有过多种分类方法，应该说各有其优缺点。理想的分类法应概括下列内容：①原发病的部位；②能表示膀胱尿道功能障碍的发病机制；③可提示膀胱尿道功能障碍的特征；④能为临床治疗提供直接的依据。但迄今为止，各种分类法均有顾此失彼的缺点。以下介绍两类常用分类方法：

1. 逼尿肌反射亢进　根据逼尿肌和尿道括约肌的协调性又进一步分为下述亚型：①括约肌协调正常；②外括约肌协同失调；③内括约肌协同失调。

2. 逼尿肌无反射　根据尿道括约肌的状态又进一步分为下述亚型：①括约肌协调正常；②外括约肌痉挛或失迟缓；③内括约肌痉挛或失弛缓；④外括约肌去神经。

### 二、膀胱尿道功能障碍的分类

根据原发病的解剖部位及发病机制，膀胱尿道功能障碍分为两类：①脊髓上损害所致的膀胱尿道功能障碍，包括脊髓以上中枢神经损害所致者，其中多发性硬化症除有脊髓上损害外，尚有脊髓损害，故专列为一类。②脊髓损害所致的膀胱尿道功能障碍，因各段脊髓对膀胱尿道功能的控制和调节机制各有不同，所以不同节段脊髓损害后膀胱尿道功能障碍的表现亦不尽相同，必须分段加以论述。

1. 周围神经损害所致的膀胱尿道功能障碍。

2. 多发性硬化症所致的膀胱尿道功能障碍。

3. 特发性自主神经功能不全（idiopathic autonomic insufficiency），即 Shy-Drager 综合征。上述两种分类中前者能较好地反映膀胱尿道功能，对治疗选择有较大的意义，后者在反映病变部位及发病机制上更具优越性。

## 第四节　诊断与鉴别诊断

对于任何一个神经系统疾病引起的下尿路症状患者，我们应该首先对其进行详细地病史采集和体格检查。只有早期诊断才能尽早及时治疗，防止并发症的产生和进展。神经源性下尿路功能障碍的出现有时可能并不伴随神经系统症状，但却仍然提示有神经系统病变存在的可能。早期诊断及治疗，能有效避免不可逆转的下尿路，甚至上尿路病变的发生与进展。神经源性膀胱的诊断主要包括 3 个方面：

1. 导致膀胱尿道功能障碍的神经系统病变的诊断　如病变的性质、部位、程度、范围、病程等，应通过神经系统疾病相关的病程、体格检查、影像学检查和神经电生理检查明确，必要时请神经科医师协助诊断。

2. 下尿路和上尿路功能障碍以及泌尿系并发症的诊断　如下尿路功能障碍的类型、程度，是否合并泌尿感染、结石、肿瘤，是否合并肾积水、输尿管扩张迂曲、膀胱输尿管反流等上尿路损害。应从相应的病史、体格检查、实验室检查、尿动力学检查和影像学检查、膀胱尿道镜加以明确。

3. 其他相关器官、系统功能障碍的诊断　如是否合并性功能障碍、盆腔脏器脱垂、便秘或大便失禁等，应通过病史、体格检查、实验室检查、影像学检查加以明确。在进行任何侵入性检查之前，必须进行详尽的病史采集与全面的体格检查。对于怀疑神经源性膀胱的患者而言，必须在侵入性检查之前完成病史采集、排尿日记以及体格检查，这些初诊资料对于长期的治疗及随访很有必要。

### 一、病史采集

详尽的病史采集是神经源性膀胱的诊断首要步骤。是疾病评估中最能提供有用信息的项目。对神经源性膀胱患者详细询问病史更有其特殊的重要意义，除了对患者的疾病状况有所了解，还可以了解患者如何应对日常工作，这常常能获得不少有关其神经功能与功能障碍的相关资料。大多数患者在就诊时已经知道自己患有神经系统疾病，神经源性膀胱的病因、病理生理及分类已在上节作了较为详尽地阐述，除此之外还应询问患者的生活方式、生活质量等内容。

1. 遗传性及先天性病史，如脊柱裂、脊髓脊膜膨出等发育异常疾病。

2. 代谢性疾病史，如糖尿病史，注意询问血糖控制情况，是否合并糖尿病周围神经病变、糖尿病视网膜病变等并发症。

3. 神经系统疾病史，如带状疱疹、吉兰 - 巴雷综合征、多发性硬化症、老年性痴呆、帕金森病、脑血管意外、颅内肿瘤、脊柱脊髓肿瘤、腰椎间盘突出等病史。

4. 创伤史，应详尽询问自出生至就诊时创伤(尤其是脊髓损伤)的时间、部位、方式，伤后排尿情况及处理方式。

5. 既往治疗史，特别是用药史、相关手术史，如神经系统手术史、泌尿系统手术史、盆腔及盆底手术史、抗尿失禁手术史。

6. 生活方式及生活质量的调查，了解吸烟、饮酒、药物成瘾等情况，评估下尿路功能障碍对生活质量的干扰程度等。

7. 尿路感染史，应询问感染发生的频率、治疗方法及疗效。

8. 女性还应询问月经及婚育史，初潮年龄可能提示代谢相关疾病。

## 二、临床症状

### （一）下尿路症状（LUTS）

症状开始出现的时间非常重要，可为分析与神经系统疾病的因果关系提供证据。LUTS 包括储尿期症状、排尿期症状和排尿后症状。储尿期症状：尿急、尿频、夜尿、尿失禁、遗尿等；排尿期症状：排尿困难、膀胱排空不全、尿潴留、尿痛等；排尿后症状包括排尿后滴沥等。上述症状推荐以排尿日记形式加以记录：膀胱感觉异常，如有无异常的膀胱充盈感及尿意等，如：麻、木、痒、发重、针刺、冷热、肿胀、电击、束带感，总称为感觉异常。

### （二）泌尿系管理方式的调查

泌尿系管理方式的调查包括腹压排尿、叩击排尿、挤压排尿、自行漏尿、间歇导尿、长期留置尿管、留置膀胱造瘘管等。

### （三）性功能障碍症状

性功能障碍症状包括生殖器有无缺损；生殖器区域敏感区；男性注意是否存在勃起功能障碍、性高潮异常、射精异常等，女性注意是否存在性欲减退、性交困难等。

### （四）肠道症状

肠道症状包括便秘或大便失禁；直肠感觉异常、里急后重感；排尿习惯改变等。

### （五）神经系统症状

神经系统症状包括神经系统原发病起始期、进展期及治疗后的症状，包括肢体感觉运动障碍、肢体痉挛、自主神经反射亢进、精神症状及理解力等；其他症状包括腰痛、盆底疼痛、血尿、脓尿等、发热以及血压增高等自主神经功能障碍症状。

## 三、体格检查

### （一）一般体格检查

注意患者精神状态、意识、认知、步态、生命体征等。重要的认知功能障碍和记忆混乱与异常排尿行为密切相关。了解患者精神状态、意识和智力、运动功能状态等有助于制定治疗策略。

### （二）泌尿及生殖系统检查

所有怀疑神经源性膀胱的患者均应进行标准的、完整的泌尿系统体格检查，包括肾脏、输尿管、膀胱、尿道、外生殖器等的常规体检，还要注意腰腹部情况。应常规进行肛门直肠指诊，了解肛门括约肌张力和大便嵌顿。女性要注意是否合并盆腔器官脱垂等。男性还要检查前列腺，了解软硬程度和是否有波动，因前列腺炎症和前列腺脓肿在神经功能障碍的男性并非少见，特别是长期留置导尿管的患者。

### （三）神经系统检查

详尽的神经系统检查，包括意识状态的评估，感觉、运动功能检查即特殊反射(如提睾反射、球状体—海绵体反射、肛门反射)等。

1. 感觉和运动功能检查　脊髓损伤患者应检查躯体感觉平面、运动平面、脊髓损伤平面，以及上下肢感觉运动功能和上下肢关键肌的肌力、肌张力。感觉平面是指身体两侧具有正常感觉功能的最低脊髓节段，感觉检查的必要部分是检查身体两侧各自的 28 个皮节的关键点。运动平面的概念与此相似，指身体两侧具有正常运动功能的最低脊髓节段。脊髓损伤平面通过如下神经检查来确定：①检查身体两侧各自 28 个皮节的关键感觉点；②检查身体两侧各自 10 个肌节的关键肌。应特别重视会阴及鞍区感觉的检查。

2. 神经反射检查　包括膝腱反射、跟腱反射、提睾肌反射、肛门反射、球海绵体肌反射、各种病理反射(Hoffmann 征和 Babinski 征)等。

3. 会阴部 / 鞍区及肛诊检查　此项检查可以明

确双侧S2~S5节段神经支配的完整性。会阴部/鞍区感觉检查范围从肛门皮肤黏膜交界处至两侧坐骨结节之间、包括肛门黏膜皮肤交界处的感觉，通过肛门指诊检查直肠深感觉。运动功能检查是通过肛门指诊发现肛门括约肌张力、有无自主收缩。也可进行球海绵体反射检查，即男性轻轻挤压阴茎或女性轻轻地将阴蒂挤压到耻骨联合，同时将手指置于直肠中感觉肛门括约肌的收缩，可以评估 $S_2$~$S_4$ 反射弧的完整性。通过针刺肛门皮肤黏膜交界处的方法检查肛门括约肌收缩，可以评估 $S_2$~$S_5$ 的完整性。提睾反射弧评估的是 $L_1$~$L_2$ 的感觉神经元。不完全性脊髓损伤指在神经损伤平面以下、包括最低位的骶段保留部分感觉或运动功能；反之，如果最低位的骶段感觉和运动功能完全消失则确定为完全性脊髓损伤。

## 四、实验室检查

### （一）尿液分析

可了解尿比重、尿中红细胞、白细胞、蛋白水平，是否存在泌尿系感染等，并间接反映肾功能状况。尿脱落细胞学检查可以了解有无泌尿系肿瘤的发生。

### （二）肾功能检查

通过血肌酐、尿素氮水平反映总肾功能状况，反映上尿路功能受损程度，为进一步拟定治疗方案和合理选择影像学检查提供依据。肾功能异常时患者用药应相应调整药物剂量。

### （三）尿细菌学检查

通过检查明确病原菌种类，并根据药物敏感试验结果选择敏感药物。

## 五、影像学检查

### （一）泌尿系超声

超声检查费用较低，方法简单，可重复检查，且无放射性和侵入性，常常作为神经源性膀胱泌尿系检查的首选手段。通过检查重点了解肾、输尿管、膀胱的形态及残余尿量。B型超声可用来评估肾脏及输尿管解剖的许多特征，包括肾脏大小、肾积水、肾皮质厚度、肾畸形、肾结石和肿瘤、输尿管扩张等。在神经源性下尿路障碍患者，检测肾脏积水及输尿管扩张极其重要，可提示下尿路严重病变，但超声不能辨别功能及器质性梗阻，也不能证实膀胱输尿管反流及其程度，经常需要其他影像技术进一步明确。超声是一种测定肾积水及输尿管扩张程度、观察病情进展、评估治疗反应的有效工具。

### （二）泌尿系平片（KUB）

泌尿系X线片主要用于了解泌尿系有无钙化和结石阴影，肾脏轮廓，大小、位置，腰大肌阴影。

### （三）静脉尿路造影（IVU）

静脉尿路造影是一个传统的了解肾、输尿管、膀胱形态以及分侧肾功能的影像学方法，检查的成功依赖于有足够的肾功能，在肾功能异常时应慎重使用造影剂，以免加重肾脏的损害。

### （四）泌尿系CT

泌尿系CT所显示的图像很近似于人体断层解剖，器官的轮廓及与邻近结构的相互关系。CT扫描为上尿路解剖提供有用的信息，能够较直观地了解肾脏皮质厚度、肾盂积水的形态改变、输尿管扩张程度、泌尿系结石和新生物等。增强扫描能更清楚显示解剖特征（依赖于肾功能）。与B超和静脉肾盂造影相比，能更清楚显示上尿路及膀胱形态，了解泌尿系统邻近器官情况，但肾功能异常时应慎重选择增强扫描。螺旋CT泌尿系统三维重建技术可以在冠状面等多个层面非常清晰地显示肾脏大小、皮质厚度、肾盂积水形态、输尿管迂曲扩张、壁段输尿管狭窄、膀胱形态等尿路形态变化，并对上尿路积水扩张程度进行分度。

### （五）磁共振成像检查（MRI）

由于人体的组织MR信号的差异，MRI的软组织分辨率比CT高，矢状面扫描图像上可直观地显示脊髓病变的全貌及周围组织结构的关系，是当今诊断脊髓疾病的最佳选择。

### （六）磁共振尿路成像（magnetic resonance urography，MRU）

MRU对上尿路的评估与CT相似，该检查无需使用造影剂即在冠状面等多个层面非常清晰地完整显示肾盂积水形态、输尿管迂曲扩张、壁段输尿管狭窄、膀胱形态等尿路形态变化，并对上尿路积水扩张程度进行分度，且不受肾功能影响。泌尿系MRU检查还可辅助诊断硬脊膜粘连或脊椎手术形成的脊髓栓系综合征。当患者体内有心脏起搏器、骨折内固定等金属植入物时禁用。

### （七）核素检查

核素检查包括肾图、利尿肾图或肾动态检查，可反映分侧肾功能情况，明确肾脏供血状态。利尿肾图可以鉴别上尿路梗阻（如壁段输尿管梗阻）的性质是机械性或动力性梗阻，但检查结果受到利尿剂注射时间、水合作用和利尿作用、膀胱是否充盈和膀胱内压等的影响，当怀疑有上尿路梗阻性疾病时推荐采用利尿肾图联合膀胱引流综合判断。

### （八）膀胱尿道造影

膀胱尿道造影可以了解膀胱尿道形态，是否存在膀胱输尿管反流、并对反流程度进行分级，是否存在DSD等情况；尿动力学检查时可同期行此项检查，即为影像尿动力学检查。

## 六、膀胱尿道镜检查

此检查对神经源性膀胱早期诊断价值不大，镜下所见外括约肌收缩及膀胱颈口的形态并不能真实反映这一复杂结构的功能。但膀胱尿道镜检查可用于下尿路并发症的评估，同时有助于评估尿道及膀胱的解剖学异常。长期留置导尿管或膀胱造瘘管的患者推荐定期行此项检查以除外膀胱肿瘤。

## 七、尿动力学检查

尿动力学检查能对下尿路功能状态进行客观定量的评估，是揭示神经源性膀胱患者下尿路功能障碍的病理生理基础的唯一方法，在神经源性膀胱患者的诊疗与随访中具有不可替代的重要位置。患者病史、症状及体格检查是选择尿动力检查项目的主要依据，鉴于大部分尿动力学检查项目为有创性检查，因此应当先行排尿日记、自由尿流率、残余尿测定等无创检查项目，然后再进行充盈期膀胱测压、排尿期压力流率测定、肌电图检查、神经电生理检查等有创检查项目。影像尿动力学是证实神经源性膀胱患者尿路功能障碍及其病理生理改变的“金标准”。

### （一）常用尿动力学检查项目

1. 排尿日记　是一项半客观的检查项目，建议记录2~3天以上以得到可靠的结果。此项检查具有无创性和可重复性。

2. 自由尿流率　该项检查的结果是对下尿路排尿功能状态的客观和综合反映，但不能反映病因和病变部位。一般在有创的尿动力学检查前进行，并重复测定2~3次以得到更加可靠的结果。需要注意的是某些患者无法以正常的体位排尿，可能会影响尿流率检查结果，须在判读时加以考虑。

3. 残余尿测定　建议在排尿之后即可通过超声、膀胱容量测定仪及导尿等方法进行残余尿测量，对于神经源性膀胱患者的下尿路功能状态初步判断、治疗策划及随访具有重要价值。便携式膀胱容量测定仪使得残余尿量的临床常规测定成为可能。

4. 充盈期膀胱压力 - 容积测定（cystomtrogram，CMG）此项检查是模拟生理状态下的膀胱在充盈和储尿期的压力 - 容积变化、并以曲线的形式记录下来（图51-2），能准确记录充盈期膀胱的感觉、膀胱顺应性、逼尿肌稳定性、膀胱容量等指标，同时，也要记录膀胱充盈过程中是否伴随尿急、疼痛、漏尿、自主神经反射亢进等异常现象（图51-3）。

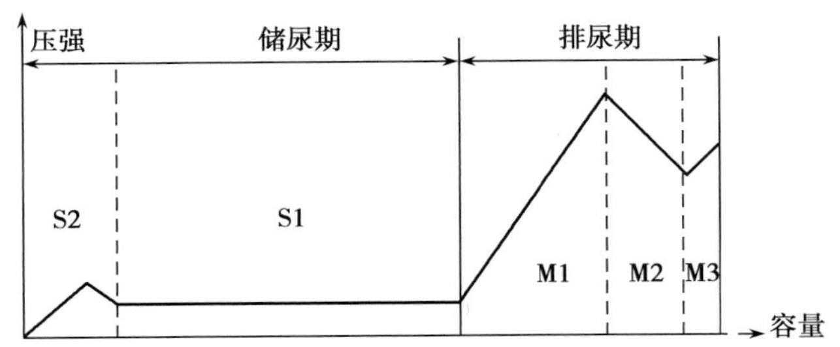


**图51-2　充盈性膀胱测压膀胱压强与容量关系示意**

S1和S2分别为膀胱充盈初期和完全充盈期；M1、M2和M3分别为排尿期。

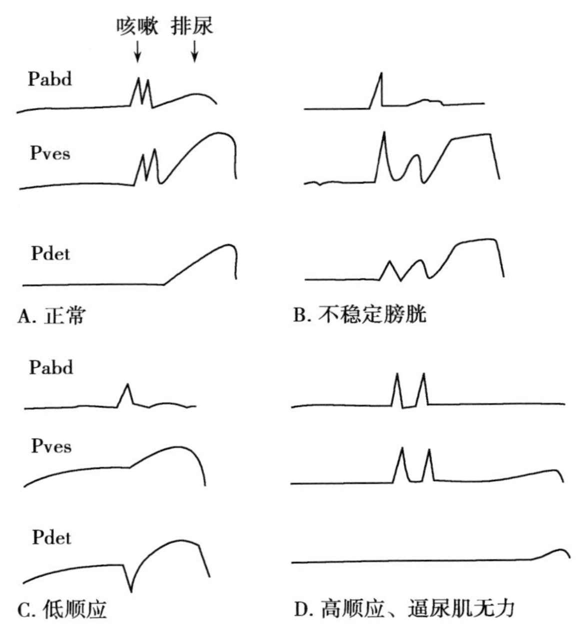


**图51-3　正常和异常膀胱压力关系示意**

5. 漏尿点压测定

（1）逼尿肌漏尿点压（detruser leak point pressure，DLPP）测定：DLPP是指在无逼尿肌自主收缩及腹压增高的前提下膀胱充盈过程中出现漏尿时的最小逼尿肌压力，可用以预测上尿路发生继发性损害的风险显著增加。在无逼尿肌自主收缩及腹压改变的前提下，灌注过程中逼尿肌自主收缩及腹压改变的前提下，灌注过程中逼尿肌压达40cm$H_2O$时的膀胱容量称为相对安全膀胱容量。严重的膀胱输尿管反流可缓冲膀胱压力，这种情况下，若反流出现在逼尿肌压力达到 40cmH$_2$O 之前，则相对安全膀胱容量为开始出现反流时的膀胱容量。因此将 DLPP>40cmH$_2$O 作为上尿路损害的危险因素，其在神经源性膀胱的处理中具有重要意义。

(2) 腹压漏尿点压（abdominal leak point pressure，ALPP）测定：ALPP 指腹压增加至漏尿时的膀胱内压力，主要反映尿道括约肌对抗腹压增加的能力，该指标在部分由于尿道括约肌去神经支配所致的压力性尿失禁患者中具有意义，对于其他神经源性膀胱患者中的临床应用价值有限。

6. 压力 - 流率测定（pressure-flow study）该检查反映了逼尿肌与尿道括约肌的功能及协同状况，是二者在排尿过程中共同作用的结果，主要用来确定患者是否存在膀胱出口梗阻（BOO）特别是有无机械性或解剖性因素所致的 BOO，常用的如压力 - 流率曲线（图 51-4）、线性被动尿道阻力关系图（LinPURR 图），又称 Schafer 图（图 51-5）。然而，大部分神经源性膀胱患者的 BOO 类型为功能性梗阻，如逼尿肌 - 尿道括约肌协同失调（DSD）、尿道括约肌松弛障碍、膀胱颈松弛障碍等，因此此项检查在神经源性膀胱患者应与括约肌肌电图（EMG）检查影像学检查联合同步进行，才能更正确诊断功能性 BOO、更具有临床意义。

7. 肌电图（EMG）检查　用以记录尿道外括约肌、尿道旁横纹肌、肛门括约肌或盆底横纹肌的肌电活动，间接评估上述肌肉的功能状态。尿动力学检查中的 EMG 一般采用募集电位肌电图，通常使用肛门括约肌贴片电极记录 EMG，反映整块肌肉的收缩和舒张状态。检查时常规同步进行充盈期膀胱测压或压力 - 流率测定，可反映逼尿肌压力变化与尿道外括约肌活动的关系、排尿期逼尿肌收缩与外括约肌活动的协调性，对于诊断 DSD 有重要价值。

8. 尿道压力测定　可分为尿道压力描记（urethral pressure profile，UPP）及定点尿道压力测量，UPP 是测量和描记压力沿后尿道的分布，此项检查用以测定储尿期尿道控制尿液的能力，反映的是尿道括约肌的状态，以及尿道有无瘢痕狭窄等。而位于膜部尿道的定点尿道压力测量，即膀胱压力 - 尿道压力 -EMG 联合测定对于诊断 DSD 具有重要价值。值得注意的是尿道压力测定的影响因素较多，测定结果有时存在较多变异。

9. 影像尿动力学检查(video urodynamics，VUDS)　此项检查是将充盈期膀胱测压、压力 - 尿流率测定等尿动力学检查与 X 线或 B 型超声等影像学检查相结合，结合形式可以是完全同步或非同步两种。影像尿动力学检查，特别是结合 X 线的影像尿动力学检查是目前诊断逼尿肌 - 尿道外括约肌协同失调（detrusor-external urethral sphincter dyscoordination，DESD）、逼尿肌 - 膀胱颈协同失调（detrusor-bladder neck dyscoordination DBND），判断膀胱输尿管反流（vesicoureteral reflux，VUR）和漏尿点压力等神经源性膀胱患者尿路病理生理改变最准确的方法。

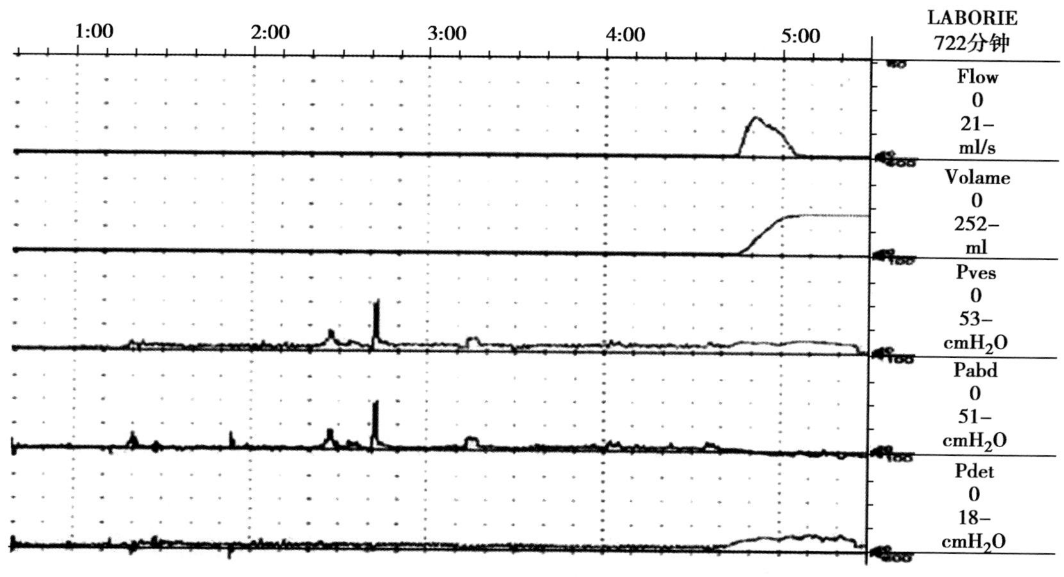


图 51-4　压力 - 流率曲线

Flow：尿流率；Volume：排出尿量；Pdet：逼尿肌压；Pves：膀胱压；Pabd：腹压。

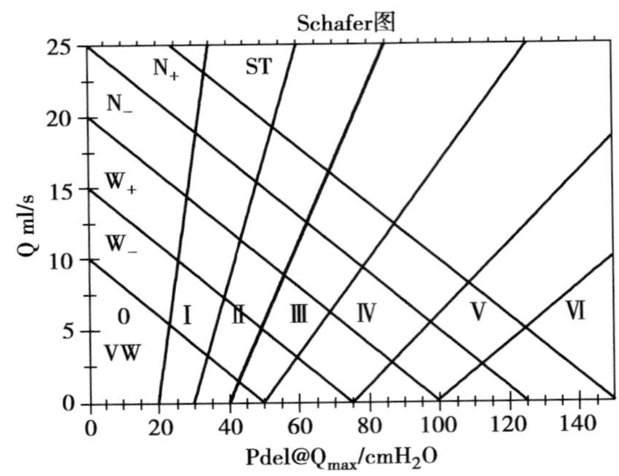


图 51-5 Schafer 示意

0~VI 代表逐渐增加的梗阻等级;VW~ST 代表逐渐增加的逼尿肌肌力(VW:很弱;$W_-$ 和 $W_+$:弱;$N_-$ 和 $N_+$:正常;ST:强烈)。

10. 膀胱诱发试验　为确定有无逼尿肌反射存在以及鉴别神经损伤平面位于上位神经元还是下位神经元,可在充盈期膀胱测压过程中行诱发试验。逼尿肌过度活动往往可以通过增加腹压、改变体位、快速灌注刺激性介质、注射拟胆碱药物等方式诱发出来。

(1) 冰水试验(ice water test,IWT):这一试验是在充盈期膀胱测压过程中应用冰盐水快速灌注膀胱,以诱发逼尿肌收缩的出现。IWT 用于鉴别神经损伤位于上位神经元还是下位神经元方面有一定价值,也可判断膀胱感觉功能。逼尿肌反射弧完整的上位神经元损伤患者 IWT 可以诱发出逼尿肌收缩,但结果存在假阳性和假阴性的可能,应结合其他检查项目对结果进行解释。

(2) 氯贝胆碱超敏试验(bethanechol supersensitivity test,BST):该试验的原理是基于一种观察到的现象,即当一种机体组织结构发生去神经损伤时,该组织对来自于损伤的神经系统所传递的神经递质具有增高的敏感性。对于逼尿肌而言,其副交感神经的递质是乙酰胆碱,因此皮下注射乙酰胆碱药物(氯贝胆碱),可诱发逼尿肌收缩,从而证实膀胱支配神经的损害。

## 八、神经电生理检查

电生理技术是神经病诊断的三大技术之一。神经电生理检查是对神经系统物理检查的延伸,目前已有专门针对下尿路和盆底感觉和运动功能的神经通路的电生理学检查,对神经源性膀胱患者的膀胱和盆底功能障碍进行评估,为治疗方案的制定和患者的预后判断提供参考。下尿路及盆底神经电生理检查项目有尿道括约肌或肛门括约肌肌电图、阴部神经传导速率、球海绵体反射潜伏期、阴部神经体感诱发电位等。

### (一) 球海绵体反射(bulbocavernosus reflex,BCR)潜伏期

BCR 是通过电刺激阴茎或阴蒂神经,记录球海绵体肌在刺激后的电位变化(女性患者以肛门括约肌电位变化为参考),测定其潜伏期。该检查主要用于评估下运动神经元损伤患者 S2~S4 阴部神经反射弧完整性。然而,目前国内外健康人群 BCR 潜伏期尚无统一标准,但通常认为典型均值 33 毫秒。若所测量的 BCR 潜伏期超过均值 ±2.5~3 倍标准差或波形未引出可判断为异常。BCR 潜伏期在正常范围并不能排除骶髓反射弧轴突存在损伤的可能性。脊髓栓系综合征和骶髓上脊髓损伤患者的 BCR 潜伏期经常可缩短。

### (二) 阴部神经体感诱发电位(pudendal somatosensory evoked potential,PSEP)

PSEP 是检测脉冲刺激通过阴茎背神经、阴部神经沿脊髓传导至大脑皮质的速度,从阴部神经刺激点到大脑皮质整个传导通路上存在损害,可以导致诱发电位波峰、潜伏期、波幅的变化。它反映了神经冲动沿阴部神经传入纤维到达骶髓后,沿脊髓上行传导至大脑皮质通路的完整性。

### (三) 阴部神经运动诱发电位(motor evoked potential,MEP)

测定从大脑皮质沿脊髓下传到盆底部的运动传导通路的完整性,从大脑皮质到盆底整个传导通路上的损害,都可以导致诱发电位波峰、潜伏期、波幅的变化。

### (四) 阴部神经传导测定(nerve conduction studies)

(1) 运动神经传导(motor nerve conduction,MNC):使用特殊的 St Mark's 阴部神经电极,食指尖端为刺激电极,食指末端为记录电极,测定运动动作电位的潜伏期及波幅。潜伏期正常小于 5 毫秒,多为 2 毫秒,波幅 1mV,延长或缺失为异常。

(2) 感觉神经传导(sensory nerve conduction,SNC):使用 2 对贴片电极,刺激电极贴于阴茎尖端、记录电极贴于阴茎根部,可测定感觉电位传导的潜伏期、波幅及传导速度。典型潜伏期为 1.5 毫秒,波幅为 5μV,传导速度为 40ms/s,延长或缺失为异常。

### (五) 自主神经反应测定

(1) 副交感神经:使用特定的气囊尿管环形刺激

电极及肛塞记录电极，刺激膀胱颈或尿道黏膜，记录肛门应答，可测定副交感反应的潜伏期。刺激后感觉电位的典型潜伏期为 55~70 毫秒。延长或缺失为异常。

(2) 交感神经：皮肤交感反应(skin sympathetic response，SSR)，使用贴于阴茎或阴蒂的表面记录电极，刺激手掌正中神经，在阴茎或阴蒂记录应答，可测定交感反应的潜伏期与波幅。刺激后 SSR 的典型潜伏期 1.5 秒、波幅 2~3mV。延长或缺失为异常。SSR 是人体在接受引起神经电活动的刺激后出现的皮肤反射型电位，可由内源性和外源性刺激诱发产生。SSR 可以评价下尿路相关交感功能的完整性，下尿路传入冲动在唤醒主观尿意感觉的同时能诱发 SSR，其可作为判断膀胱感觉的指标，有助于判断膀胱颈功能的健全与否，以及是否存在协同失调。

# 第五节　临床评估与治疗选择

## 一、临床评估

尽管神经源性膀胱的临床表现都是排尿功能障碍，但因神经损伤部位的不同，病程进展的不同，其病理生理变化也完全不同，所以准确地评估患者实时状态下的膀胱尿道功能，显得尤为重要。前文中介绍的尿动力学检查、尤其是影像尿动力学，直观地反映了膀胱、尿道肌群的异常生理活动，为神经源性膀胱的诊断、分类提供了明确的依据，并对治疗计划的制定也有着重要的意义。

然而对于神经源性膀胱的评估，首先应了解膀胱顺应性情况，其次要对逼尿肌及括约肌的活动进行判断，之后还应明确逼尿肌与内外括约肌之间活动是否协调。此外为了尽量避免膀胱 - 输尿管反流而造成肾积水，还应留意膀胱首次收缩容量、逼尿肌漏尿点压、腹压漏尿点压及影像尿动力检查时发现的膀胱 - 输尿管反流时的膀胱容量及压力等指标。

## 二、ICS、EAU、CUA 指南推荐治疗

神经源性膀胱治疗方法多种多样，目前大致可分为保守治疗、药物治疗和手术治疗三类。参照国内外治疗指南及 Oxford 循证医学系统，将目前常用的治疗方法的推荐等级分为 A、B、C、D 四个级别(表 51-1~表 51-3)。

表 51-1　神经源性膀胱指南推荐治疗意见与分级

| 推荐意见 | 等级 | 推荐意见 | 等级 |
|---|---|---|---|
| 自身行为训练为其他疗法的辅助方法 | B | 膀胱腔内灌注治疗的药物主要有 M 受体阻断剂 | C |
| 盆底肌肉锻炼在盆底肌及尿道括约肌不完全去神经支配患者中，可抑制逼尿肌过度活动、改善盆底功能或尿失禁状态 | B | 男性尿失禁患者可选择使用阴茎套和外部集尿器，对于已经接受尿道外括约肌切断术的男性患者应使用外部集尿器 | B |
| 任何辅助膀胱排空的方法或手法辅助排尿都必须谨慎，必须在尿动力学检查允许前提下施行、并定期随访 | C | 胫后神经刺激和外部临时电刺激(如阴茎 / 阴蒂或腔内)可抑制神经源性逼尿肌活动过度 | B |
| 盆底生物反馈可结合其他盆底锻炼方法开展，应用 EMG 生物反馈来指导训练盆底肌，可以加强盆底肌张力和控制能力，巩固盆底肌训练的效果 | B | 膀胱腔内刺激的适应证为神经源性膀胱感觉减退和 / 或逼尿肌收缩力低下的患者 | B |
| 间歇导尿是膀胱训练的一种重要方式，膀胱间歇性充盈与排空，有助于膀胱反射的恢复，是协助膀胱排空的金标准；间歇导尿具有实施原则、应用条件与标准方法，必须遵循 | A | 针灸疗法具有易于操作、痛苦小、经济等优点，对于一些疗效确切且安全性好的穴位(如八髎、三阴交和中极)，针灸可作为改善神经源性下尿路功能障碍的选择方法 | C |
| 留置导尿和膀胱造瘘在原发神经系统疾病急性期的短期应用是安全的，但长期留置导尿或膀胱造瘘均有较多并发症 | C | 盆底肌电刺激途径多经阴道或肛门插入电极，以间歇式电流刺激盆底肌肉群，主要用于治疗尿失禁 | B |

表 51-2 神经源性膀胱常用的口服药物指南推荐治疗方法

| 推荐意见 | 等级 | 推荐意见 | 等级 |
|---|---|---|---|
| M 受体阻滞剂治疗神经源性逼尿肌过度活动，可降低储尿期膀胱压力、保护上尿路功能，可配合间歇导尿或其他方式来排空膀胱 | A | M 受体激动剂及胆碱酯酶抑制剂治疗逼尿肌收缩无力的证据不足 | D |
| α 受体阻滞剂可降低神经源性膀胱患者膀胱出口阻力、减少残余尿 | B | α 受体激动剂治疗神经源性尿道括约肌功能不全的证据不足 | D |
| 去氨加压素治疗神经源性膀胱患者夜尿症 | B | 黄酮哌酯治疗神经源性逼尿肌过度活动的证据不足 | D |
| 磷酸二酯酶抑制剂治疗神经源性逼尿肌过度活动 | C | | |

表 51-3 神经源性膀胱手术治疗指南推荐意见

| 推荐意见 | 等级 | 推荐意见 | 等级 |
|---|---|---|---|
| 膀胱壁 A 型肉毒素注射术、肠道膀胱扩大术治疗神经源性逼尿肌过度活动 | A | 在特定患者选用尿道外括约肌切断术降低尿道阻力。应用于男性患者，术后尿失禁可配合外用集尿器 | B |
| 对于严重的膀胱输尿管反流及膀胱壁段输尿管狭窄患者在实施肠道膀胱扩大术时同期行输尿管抗反流再植术 | B | 尿道括约肌 A 型肉毒素注射术降低尿道阻力 | B |
| 自体膀胱扩大术治疗神经源性逼尿肌过度活动 | B | 膀胱颈切开术降低尿道阻力 | C |
| 骶神经调节术、逼尿肌成形术可增加膀胱收缩力 | C | 尿道支架植入术降低尿道阻力 | D |
| 在特定患者选用骶神经调节术治疗神经源性逼尿肌过度活动 | B | 用于增加尿道控尿能力的术式有人工尿道括约肌植入术、尿道吊带术配合间歇导尿 | B |
| 骶神经后根切断 + 前根刺激术可重建完全性脊髓损伤患者的储尿与排尿功能 | C | 尿流改道在神经源性膀胱的手术治疗中具有严格的适应证 | C |
| 单独应用骶神经前根刺激术 | D | 儿童患者填充剂注射术增加尿道控尿能力 | C |

1. 常用的保守治疗方法 保守治疗是神经源性膀胱治疗的初始方法，并贯穿于治疗的不同阶段。不同类型的神经源性膀胱适合不同的保守治疗方法。

2. 常用的手术治疗方法 选择手术治疗方式前患者必须接受影像尿动力学及上尿路影像学等全面检查，评估膀胱感觉、容量、顺应性、逼尿肌稳定性及逼尿肌漏尿点压力，明确膀胱颈和尿道外括约肌的张力状态、是否存在逼尿肌 - 尿道括约肌协同失调、是否存在膀胱输尿管反流以及肾积水等上尿路损害。手术治疗方案确定是应综合考虑患者的全身状态、治疗意愿及期望值、意识状态、肢体功能、治疗依从性、生活环境、经济状态、文化宗教背景等诸多因素，与患者充分沟通后，将患者的期望值控制在合理的范围内，术后需长期规律随访。

## 三、治疗方法与选择

神经源性膀胱较难完全恢复，治疗的首要目标是保护肾功能，保证患者能生存。其次是尽量恢复下尿路功能及改善尿失禁，提高患者生活质量。神经源性膀胱的治疗原则包括：①首先积极治疗原发病，在原发病未稳定之前应以保守治疗为主。②应遵循逐渐从无创、微创、再到有创的循序渐进原则。③应实时根据尿动力学检查评估患者病理生理变化后，制定治疗计划。

### （一）逼尿肌过度活动（DO）的治疗方法

在积极治疗原发疾病的基础上，推荐采用包括行为治疗及药物治疗在内的联合治疗。高度推荐 M 受体阻断剂为代表的抗胆碱能药物治疗神经源性 DO。对盆底肌及尿道括约肌不完全去神经化的患者，推荐使用盆底肌功能训练、盆底电刺激、生物反馈等措施。口服 M 受体阻断剂治疗无效时可使用膀胱腔内灌注抗胆碱能药物、RTX 等。经保守治疗无效但膀胱壁尚未纤维化的患者高度推荐应用 A 型肉毒素（BTX-A）膀胱壁注射术、推荐应用自体膀胱扩大术。DO 合并膀胱顺应性极差（膀胱壁严重纤维化、膀胱挛缩）的患者高度推荐应用肠道膀胱扩大术。骶神经调节对部分神经源性 DO 有效，可选择使用。上述治疗措施因抑制 DO 造成的残余尿增多问题可以由间歇导尿解决。

**（二）逼尿肌无反射的治疗方法**

高度推荐间歇导尿作为协助排空膀胱的标准办法。Crede手法排尿和Valsalva排尿有诱发或加重上尿路损害的风险，除非有尿动力学证明其安全性，否则不推荐常规使用。原发病急性期时可短期留置导尿管或耻骨上膀胱造瘘；原发病稳定之后，可选择应用α受体阻滞剂、部分患者可选择短期联合氯贝胆碱治疗。对于中枢或外周神经不完全性损伤患者，推荐使用膀胱腔内电刺激改善膀胱感觉功能、促进排尿反射。手术治疗方法中推荐BTX-A尿道括约肌注射术，可选择膀胱成形术，但术后应长期观察上尿路情况，不推荐单独应用骶神经前根刺激术治疗逼尿肌无反射。

**（三）低顺应性膀胱的治疗方法**

膀胱顺应性降低是导致肾功能受损的重要危险因素，所有治疗措施均应以将膀胱压力控制在安全范围内、保护肾功能为首要目标。轻度低顺应性膀胱推荐口服M受体阻断剂、A型肉毒素膀胱壁注射术；由于逼尿肌严重纤维化、膀胱挛缩造成的重度低顺应性膀胱高度推荐应用肠道膀胱扩大术治疗。

**（四）尿道括约肌功能不全的治疗方法**

尿道括约肌功能不全可以由解剖性或功能性原因导致，患者的年龄、性别、先天疾病史、既往药物治疗史和创伤手术史、尿道固有括约肌及其周围组织结构状况、尿道活动度、神经系统评估对于治疗方案的选择具有重要意义，在选择有创治疗方式前还要评估膀胱功能以除外逼尿肌过度活动、低顺应性膀胱等病理生理改变。行为训练、盆底肌功能训练、盆底电刺激、生物反馈等适用于轻度尿道括约肌功能不全的患者，目前尚无有效的口服药物能够治疗神经源性尿道括约肌功能不全。神经源性轻、中度尿道括约肌功能不全导致的尿失禁推荐尿道吊带术，尿道吊带术在女性患者中的成功率高于男性，部分患者术后由于膀胱出口阻力增加带来的残余尿量增多可以通过间歇导尿解决。严重的尿失禁患者推荐人工尿道括约肌植入术。儿童神经源性尿失禁可选择填充剂注射术，不推荐该术式应用于成人神经源性尿失禁患者。

**（五）尿道外括约肌过度活动的治疗方法**

针对尿道外括约肌过度活动的保守治疗方法主要依靠间歇导尿，目前尚无有效的口服药物能够抑制尿道外括约肌的过度活动。手术治疗方法高度推荐尿道外括约肌切断术，推荐使用BTX-A尿道外括约肌注射术。需要特别指出的是：尿道外括约肌切断术、尿道支架植入术有着严格的应用指征，术后会加重患者尿失禁症状，因此此类手术主要适用于接受佩戴外部集尿器的男性脊髓损伤患者。短期尿道支架植入值得考虑，但其长期并发症较为严重。

**（六）逼尿肌-膀胱颈协同失调（DBND）的治疗方法**

针对DBND的保守治疗方法推荐口服α受体阻滞剂。手术治疗推荐BTX-A膀胱颈注射术，部分患者可选择膀胱颈切开术。

**（七）逼尿肌-尿道外括约肌协同失调（DESD）的治疗方法**

DESD指逼尿肌收缩时伴随有尿道外括约肌不自主收缩（或不舒张），因此治疗DESD可以从抑制逼尿肌收缩或抑制尿道外括约肌不自主收缩两条途径入手。抑制逼尿肌收缩的治疗方法详见DO的治疗，抑制尿道外括约肌不自主收缩的治疗方法详见尿道外括约肌过度活动的治疗。对于DESD合并反射性尿失禁、残余尿增多的骶髓以上完全性脊髓损伤患者，可选择SARS+SDAF术（即Brindley刺激器植入术）。

## 第六节 问题与展望

神经源性膀胱是世界范围的治疗难题，许多专家学者也一直致力于对神经源性膀胱治疗方法的研究。随着科学技术的不断进步以及新型医用材料的研发，许多处于幻想中的治疗手段已逐渐变为现实，但由于治疗技术的不成熟，一些方法尚存争议，值得进一步探讨研究。

### 一、神经刺激治疗

电刺激治疗：功能电刺激是指借电刺激恢复人体的某些收缩功能，在功能电刺激中我们利用神经细胞对电刺激的响应来传递外加的人工信号。通过外电流的作用，神经细胞能产生一个与自然激发引起的动作电位完全一样的神经冲动，使其支配的肌肉纤维产生收缩，从而获得运动效果。中枢神经治疗神经源性膀胱有一定的效果，但缺点也是显而易见的，因而周围电刺激在泌尿外科中的应用越来越广泛，其刺激部位主要包括：脊神经、周围神经、效应器官。周围神经电刺激的最大临床意义在于其作用结束后和再训练的效果，经过反复的电刺激，一些患者可以获得症状的长期缓解。这种刺激作用治疗效果的神经电生理基础还不能完全阐述清楚，但它对中枢神经系统活性的调整作用是肯定的。

## 二、盆底肌电刺激

电极经阴道或肛门植入靠近后尿道的盆底与经皮植入的接收器连接，由体外的传导器激活，以一定的电流形式刺激盆底肌肉群，达到治疗目的。盆底肌群在尿液控制中起重要作用，其功能状况影响着尿液储存和排放，通过复杂的神经刺激尿路其他器官，一方面引发尿道括约肌收缩，增强尿道关闭功能，另一方面产生对膀胱及尿道的双重作用，通过抑制膀胱逼尿肌、激活尿道括约肌而达到控尿目的。主要治疗不同原因引起的尿失禁。尽管该方法比较便利，但仍存在着一些缺点，因为存在症状的改善与尿动力结果不一致的情况，为了更好的效果，一般会用高强度的电刺激，且治疗疗程较长，所以不少患者不能耐受。因此，这还有待于进一步的实验研究。

## 三、骶神经电刺激及调节

通过短频脉冲刺激电流作用于特定的骶神经，人为地激活兴奋性或抑制性的神经通路，干扰异常的骶神经反射弧，从而调节膀胱、尿道外括约肌和盆底肌的功能，起到治疗排尿功能障碍的目的。$S_{2\sim4}$为逼尿肌和尿道括约肌的低位控制中枢，以$S_3$为主，以适当的电参数和刺激方法进行刺激可改变膀胱逼尿肌和尿道外括约肌的收缩和舒张状态。骶神经根电刺激：主要适用于以尿潴留及残余尿为主要症状的顽固性逼尿肌收缩无力及严重逼尿肌-尿道外括约肌协同失调患者。骶神经调节：可以恢复尿路控制系统内兴奋与抑制之间的正常平衡关系，改善排尿功能障碍的两种相反症状——急迫性尿失禁及尿潴留，所以它既可以治疗逼尿肌过度活动，又可以治疗逼尿肌活动低下，但具体机制尚不明确。骶神经电刺激及调节的疗效各家报道不一，仍需长期观察。其主要并发症为电极移位、疼痛及感染等，但随着技术不断提高，并发症的发生率亦在逐渐降低。

## 四、体表外电刺激

主要集中在耻骨上和骶骨处及阴茎根部或阴蒂的表面电刺激治疗。对于间质性膀胱炎及糖尿病神经源膀胱有一定的疗效。体表电刺激是一种应用相当便利和无侵入性的治疗手段，有着广阔的应用前景，但仍缺少长期治疗的研究资料。膀胱逼尿肌电刺激包括膀胱直接电刺激法和膀胱内电刺激法。直接电刺激法：通过手术将电极埋置于逼尿肌内，基于对逼尿肌直接刺激而诱发其收缩，可以使反射消失的膀胱出现反射性活动，故主要用于逼尿肌无力。然而这种电刺激亦可同时产生外括约肌痉挛从而限制了排尿的效果，可联合膀胱颈切开术以缓解逼尿肌-膀胱颈协同失调。因会发生周围组织糜烂、电极移位脱落等情况，故近期疗效较好，而远期疗效不佳。膀胱内电刺激：通过带有电极的导尿管插入膀胱腔内来完成电刺激。产生的电刺激沿着低位泌尿系通道传入相应的排尿中枢，随之产生膀胱储尿及排尿的感觉，同时加强逼尿肌的自主收缩。适用于不完全神经损伤引起的逼尿肌敏感度减弱或活动低下的神经源性膀胱。虽然疗效满意，但仍是一种有争议的治疗方法，影响了此项技术的广泛应用。

## 五、磁刺激治疗

人体可兴奋的细胞可以在外界用变化的电磁场以无创的方式加以刺激。这种刺激可用直接驱动电流进入组织，对组织直接刺激或用电磁诱发的方式实施。根据电磁感应原理，磁场中形成的感应电流值超过神经组织兴奋的阈值时，便会像产生电刺激一样的效果。下尿路的正常功能依赖于躯体神经系统及自主神经系统的协调来完成，理论上通过线圈产生磁场，当磁场作用于人体组织时，可以使神经组织除极，产生电流，最终改变组织功能。通过磁刺激可治疗逼尿肌反射亢进及逼尿肌无反射。但是具体的作用机制，仍没有明确统一的解释。磁刺激治疗主要包括：①磁刺激周围神经，膀胱逼尿肌和内括约肌由盆神经及腹下神经支配，功能性磁刺激刺激盆神经及腹下神经可以抑制膀胱逼尿肌收缩。磁场在穿透机体组织时无任何变化和损耗，同时是非侵入性治疗，不会引起患者不适，是体外电刺激的最佳替代治疗方法。②磁刺激骶神经根，功能性磁刺激骶神经根可以使逼尿肌压力升高，从而获得良好的膀胱排尿，也可以使逼尿肌压力降低，从而缓解尿失禁。均通过实验证实有一定的疗效。③磁刺激脊髓，可用于压力性尿失禁及逼尿肌功能亢进等疾病。④磁刺激耻骨上区，可有效促使膀胱收缩。目前，磁刺激对逼尿肌的作用及机制仍存在较大的争论。虽然磁刺激有着操作简便、无创伤、副作用小。但目前报道的有效治疗都是短期观察结果，且没有专门用于治疗的磁刺激器，要使磁刺激在临床广泛应用还需进一步完善。

## 六、神经重建治疗

### （一）体神经 - 内脏神经反射弧膀胱功能重建

通过将一根废用体神经的运动支与控制膀胱尿道括约肌的骶神经传出纤维吻合，待体神经纤维再生成功到达所支配的靶器官后，可刺激该体神经感觉纤维分布区的肌肉，引起膀胱排尿反应。根据各类探索的不断深入这种假说得到了多种研究的证实，并且国内已有成功治疗案例。开展人工反射弧理论和手术时，患者的最大顾虑是必须牺牲一根功能正常的下肢运动神经来再生支配膀胱、直肠，势必对下肢正常活动有一定的影响。目前还没有大宗远期疗效的报道，该方法及疗效有待进一步观察及研究。

### （二）植入式中枢神经功能重建

对于大部分的中枢神经系统损伤，生物学方法目前还无能为力。神经元作为一种细胞也有生物电存在，并可进行信息传导。利用神经生物电现象，在神经受损的生物体内植入阈值相容的集成电路芯片，即用植入式中枢神经功能重建系统，代替坏死或严重受损的神经束的功能，为神经动作电位建立一条人工信道，以达到中枢神经功能恢复和重建的目的。这就是利用微电子的手段来恢复神经系统功能的一个研究方向和神经功能微电子技术重建方法。目前国外已有报道将微电子技术应用于视网膜、耳蜗的成功案例，相信不久的将来也会迎来治疗神经源性膀胱的微电子技术。

## 七、神经源性膀胱的组织工程治疗

组织工程学是应用细胞生物学和工程学材料学的原理，研究开发用于修复或改善人体病损组织或器官结构、功能的生物活性替代物的一门科学。其基本原理和方法是将体外培养扩增的正常组织细胞吸附于一种具有优良细胞相容性并可以被机体降解吸收的生物材料上面形成复合物，然后将其复合物植入人体病损部位，生物材料不断被降解吸收，而细胞不断增殖、分化形成与病损组织形态功能一致的组织，从而达到重建功能的目的。近年来，组织工程学的兴起为膀胱替代提供了一种新思路。目前主要包括：①复合肠代膀胱术；②无细胞的材料替代；③结合细胞的功能性材料；④新的组织工程材料与种子细胞等四种基本策略。组织工程学使生物医学走出了器官移植的范畴，步入了制造组织和器官的新时代，是生命科学领域又一新的里程碑。

（崔喆）

## 参考文献

[1] KLAUSNER AP, STEERS WD. The neurogenic bladder: an update with management strategies for primary care physicians [J]. Med Clin North Am, 2011, 95(1): 111-120.

[2] SAMSON G, CARDENAS DD. Neurogenic bladder in spinal cord injury [J]. Phys Med Rehabil Clin N Am, 2007, 18(2): 255-274.

[3] SPINELLI M, WEIL E, OSTARDO E, et al. New tined lead electrode in sacral neuromodulation: Experence from a multicentre european study [J]. World J Urol, 2005, 23: 225-229.

[4] 那彦群，叶章群，孙颖浩，等. 中国泌尿外科疾病诊断治疗指南[M]. 北京：人民卫生出版社，2014，287-308.

# 第五十二章

# 膀胱过度活动症与治疗进展

## 第一节　定义与演变

膀胱过度活动症（overactive bladder syndrome，OAB）的概念是由国际尿控协会（International Continence Society，ICS）于2002年正式提出的。具体定义为尿急，伴或不伴有急迫性尿失禁，常伴随着尿频和夜尿增多。并于2010年，由国际妇科泌尿学会（International Urogynecology Association，IUA）和ICS进一步完善，将其定义为：尿急，常伴有尿频和夜尿的一种综合征，伴或不伴有急迫性尿失禁，除外尿路感染及其他明确病因。其中尿急是指一种突发的强烈的排尿欲望，且很难被主观抑制而延迟排尿。急迫性尿失禁是指急迫排尿感未被抑制，或未及时到达厕所而发生尿失禁，且常出现膀胱完全排空。尿频是指患者自觉每天排尿次数过于频繁。在主观感觉的基础上，成人日间排尿次数≥8次，夜间排尿次数≥2次，每次尿量<200ml时考虑为尿频。夜尿是指夜间患者被迫醒来排尿1次或1次以上。这些症状既可以单独出现，也可以任何复合形式出现。

在定义为OAB之前，该综合征的名称经历了多次演变。早在20世纪70年代，针对尿动力检查发现的一些患者膀胱逼尿肌在充盈期过程中出现的不自主收缩现象，英国、美国、加拿大等英语语系国家使用“unstable bladder”，而丹麦、挪威、瑞典等北欧国家则使用“detrusor hyperreflexia”来描述，这样就产生了用词上的混乱。尿动力学检查中发现的这种现象可以由很多因素引起，最常见的就是神经系统病变，为了进一步区分病因，1980年，第一届ICS年会主席Tage Hald建议使用“detrusor hyperreflexia”来形容有神经系统病因的逼尿肌不自主收缩，而用“unstable bladder”来形容没有明确病因的不自主的逼尿肌收缩。1988年，ICS提出逼尿肌功能过度活动（overactive detrusor function）的概念，将其定义为充盈性膀胱测压时，储尿期患者出现不能完全抑制的、自发或诱发的非自主的逼尿肌收缩。而在1996年Wein和Abram组织的“unstable bladder”的专题会议上，与会的专家们对当时ICS有关定义很不满意，认为造成这一现象的病因很多，这两个术语并不能准确地反映真实的疾病情况，同时，在对医师、护理人员及患者进行宣教时，很容易产生歧义。于是，在1999年，ICS标准化委员会第一次使用“overactive bladder”描述患者的症状，而使用“detrusor overactivity”来形容尿动力检查中发现的逼尿肌不自主收缩，并延续至2002年对其进行目前的定义。

OAB对患者的心理、就业、家庭、身体以及性生活等方面均造成不同程度的影响，必须引起医师和患者的重视。概念的提出和不断完善为此类患者在就医过程中的病情描述以及与医务工作者的沟通提供了一个很好的桥梁，方便了临床诊断及疗效评估；同时也为该类问题的研究提供了统一的概念。随之而来的是临床诊治的逐步规范和完善。中华医学会泌尿外科学分会自2007年开始制定《膀胱过度活动症诊断治疗指南》。2012年，美国泌尿外科学会（American Urological Association，AUA）与尿动力学、女性盆底医学和泌尿生殖系统重建学会（Society of Urodynamics，Female Pelvic Medicine and Urogenital Reconstruction，SUFU）联合发布了《成年人非神经源性膀胱过度活动症诊治指南》。

## 第二节　流行病学与发病率

OAB 整体患病率随年龄的增长而增加，同年龄段女性患病率高于男性。Stewart 等报道(2003 年)美国成年人 OAB 总体患病率约为 16.0%；Irwin 等(2006 年)报道了加拿大、德国、意大利、瑞典和英国等五国 OAB 的总体患病率为 11.8%，其中男性 10.8%，女性为 12.8%。2011 年，中华医学会泌尿外科学分会尿控学组发布了我国首个大规模 OAB 流行病学调查结果。该调查覆盖了我国华北、东北、华东、中南、西南、西北六大地区的 34 个城市，结果显示，我国 OAB 的总体患病率为 6.0%，其中男性患病率 5.9%，女性患病率为 6.0%。

## 第三节　病因与发病机制

OAB 的病因目前尚不明确，相信随着排尿活动相关神经调控研究不断深入，其病因和发病机制将会逐步清晰。从目前研究来看，下列因素可能是导致 OAB 的重要原因：①逼尿肌过度活动，指由非神经源性因素所致的储尿期逼尿肌异常收缩引起相应的临床症状；②膀胱感觉过敏，在较小的膀胱容量时即出现排尿欲；③尿道及盆底肌功能异常；④其他原因，如精神行为异常，激素代谢失调等。

### 一、逼尿肌过度活动与 OAB

尿动力学检查是评估下尿路功能的重要手段，部分 OAB 患者在尿动力学检查时发现逼尿肌过度活动(detrusor overactivity，DO)的现象，主要表现为储尿期出现单次或多次逼尿肌不自主收缩，收缩幅度越高，患者尿意越强。DO 现象可以很好地解释患者的 OAB 症状。尽管导致 DO 的具体机制不明，但此类患者 OAB 症状的产生过程至少应包括两个主要环节：其一，起病因素作用于逼尿肌；其二，逼尿肌组织最终出现不稳定收缩。后一环节所包括的内容较多，如逼尿肌的兴奋及兴奋调节、兴奋的传递、兴奋收缩藕联等。在上述两大环节中逼尿肌本身和逼尿肌的兴奋调控是目前研究的热点。

### 二、膀胱感觉功能增强与 OAB

正常的膀胱感觉功能是周期性储尿和排尿的重要前提。当膀胱感觉功能增强时，在较小的膀胱容量下，频繁地传入冲动到达脑桥排尿中枢必然会导致产生频繁的尿意。因此在膀胱感觉传入通路中任一环节出现问题均可能出现 OAB 症状。

### 三、尿道及盆底肌功能异常与 OAB

尿动力学检查发现，许多 OAB 患者在膀胱测压时不仅没有逼尿肌不稳定收缩，而且没有感觉功能过敏的现象。那么这类患者的 OAB 症状又是如何产生的呢？目前研究表明，膀胱邻近组织病变：如肛门直肠疾病(便秘、内外痔)、盆底肌功能障碍、慢性前列腺炎、妇科疾病(盆腔及生殖道炎症、子宫脱垂)、尿道外口及包皮疾病等，女性内分泌失调，尤其是绝经期前后也是一常见病因。膀胱邻近组织病变同样可以引起患者的 OAB 症状，因此，在 OAB 诊断和治疗时，膀胱邻近组织病变也不容忽视。

### 四、神经中枢和神经传递异常

正常人在膀胱容量达到最大容量的 1/2 出现初始尿意时，上行性神经兴奋冲动和下行性抑制冲动基本相等，在膀胱容量达到 3/4 出现强排尿欲时，若此时无条件排尿，则下行性神经冲动增加，可暂时延迟排尿并防止尿失禁的发生，只有在达到最大膀胱容量或排尿时才出现下行性兴奋性冲动。如果上行性神经冲动增加、下行性抑制减弱或出现异常的下行性兴奋冲动则将导致尿频、尿急或紧迫性尿失禁。曾有学者发现中枢抑制性神经递质 GABA 减少与尿频产生有关。但有关神经兴奋和传递的研究还较少，尚无完整的认识。

### 五、排尿功能发育不全或退化

婴幼儿均为反射性排尿，这种排尿不需要大脑皮质参与，也不能被意识抑制，尿动力学上表现为逼尿肌不稳定。成年后正常人排尿均需要受意识控制，储尿期无逼尿肌收缩。排尿功能发育不全或退化常有以下三种表现形式：①自幼即有尿频、尿急和紧迫性尿失禁症状，其可能的原因是婴幼儿型反射性排尿持续存在，应对造成反射性排尿现象持续存在的原因进行仔细的分析和检查，如中枢神经系统发育、脊髓尤其是腰骶部、膀胱尿道解剖性生理等；②学龄期前后起病，常为突然出现症状，症状也常突然完全消失，尿常规等客观检查常无异常发现，这类患者症状产生的原因多为排尿和控制排尿技能退化或应用错误，暗示治疗及行为治疗多可获得立竿见影的效果；③尿路感染、婚姻生育、妇科疾病或手术、精神创伤等后出现持续的尿频尿急症状，客观检查无明显的异常发现，这类患者中可能有部分与排尿和控制排尿功能退化(类似于婴幼儿排尿)有关，排尿训练可起到较好的效果。

### 六、紧张、焦虑及异常排尿习惯

排尿活动是除中枢神经系统之外，受神经、精神影响最大的功能活动之一。紧张、焦虑、多疑多虑、怕尿失禁、怕排尿疼痛等经常使患者出现有意或无意的“自我提醒排尿”，长此以往将形成不良的排尿心理和习惯。这类患者在精神紧张及休闲无事时症状常较重，而在心情愉快或专心于某些有意义的活动时症状较轻。精神心理因素作为一种病因或易患因素在发病中发挥作用，对病程迁延不愈也有十分重要的影响。

## 第四节 诊断与鉴别诊断方法

### 一、筛选性检查

OAB 患者的每个症状均需要评估，有无此症状、出现的频率、严重程度、影响因素及对生活质量的影响。正确的诊断需要依靠筛选性检查和选择性检查。

**(一) 病史采集**

1. 典型症状 包括症状出现的时间及严重程度。

2. 相关症状 排尿困难、尿失禁、性功能、肢体运动及排便状况等。

3. 相关病史 ①泌尿及男性生殖系统疾病及治疗史；②月经、生育、妇科疾病及治疗史；③其他盆腔脏器疾病及治疗史；神经系统疾病及治疗史。

**(二) 体格实验室检查**

1. 一般体格检查。

2. 特殊体格检查 ①泌尿及男性生殖系统；②神经系统；③女性生殖系统。

3. 尿液分析。

### 二、选择性检查

如不能明确 OAB 诊断或怀疑患者有某种病变存在，应该选择性完成以下检查项目：

1. 尿流率、泌尿系统超声检查(包括剩余尿测定)。

2. 排尿日记 是评估患者下尿路症状严重程度的可靠手段。鼓励记录排尿日记，尤其对于不能描述每日液体摄入及排尿情况的患者。另外，排尿日记还可用于评估治疗效果等。推荐连续记录 3~7 天。

3. 症状问卷 见表 52-1~ 表 52-3。

4. 病原学检查 怀疑有泌尿或生殖系统炎症者应进行尿液、前列腺液、尿道及阴道分泌物的病原学检查，如涂片或培养。

5. 细胞学检查 疑有尿路上皮肿瘤者应进行尿液细胞学检查。

6. 尿路平片、静脉尿路造影、泌尿系内腔镜、CT 或 MRI 检查 怀疑泌尿系其他疾病者。

7. 侵入性尿动力学检查 ①目的：确定有无下尿路梗阻，评估膀胱功能。②指征：侵入性尿动力学检查并非常规检查项目，但在以下情况时应进行侵入性尿动力学检查：尿流率减低或残余尿增多；首选治疗失败或出现尿潴留；在任何侵袭性治疗前；对筛选检查中发现的下尿路功能障碍需进一步评估。③选择项目：充盈期膀胱测压；压力 - 流率测定等。

8. 其他检查 血生化；血清 PSA(男性 55 岁以上)；对于高龄或怀疑认知能力有损害的患者可行认知能力的评估。

表 52-1　膀胱过度活动症评分（OABSS）

姓名：__________　年龄：__________　性别：__________

联系方式：__________　联系地址：__________

| 问题 | 症状 | 频率 / 次数 | 得分（请打√） |
|---|---|---|---|
| 1<br>白天排尿次数 | 从早晨起床到晚上入睡的时间内，小便的次数是多少？ | ≤7 | 0 |
| | | 8~14 | 1 |
| | | ≥15 | 2 |
| 2<br>夜间排尿次数 | 从晚上入睡到早晨起床的时间内，因为小便起床的次数是多少？ | 0 | 0 |
| | | 1 | 1 |
| | | 2 | 2 |
| | | ≥3 | 3 |
| 3<br>尿急 | 是否有突然想要小便、同时难以忍受的现象发生？ | 无 | 0 |
| | | 每周 <1 | 1 |
| | | 每周≥1 | 2 |
| | | 每日 =1 | 3 |
| | | 每日 2~4 | 4 |
| | | 每日≥5 | 5 |
| 4<br>急迫性尿失禁 | 是否有突然想要小便、同时无法忍受并出现尿失禁的现象？ | 无 | 0 |
| | | 每周 <1 | 1 |
| | | 每周≥1 | 2 |
| | | 每日 =1 | 3 |
| | | 每日 2~4 | 4 |
| | | 每日≥5 | 5 |
| 总得分 | | | |

OAB 的诊断标准：问题 3（尿急）的得分≥2 分，且总分≥3 分。

表 52-2　OABSS 对 OAB 严重程度的定量标准

| OABSS 对 OAB 严重程度的定量标准 | |
|---|---|
| 3≤得分≤5 | 轻度 OAB |
| 6≤得分≤11 | 中度 OAB |
| 得分≥12 | 重度 OAB |

表 52-3　OAB-q 简表

姓名：__________　日期：__________

这份问卷主要用于评估在过去 4 周中，以下症状对您的困扰程度。请在最能表述该种症状所带给您的困扰程度的空格内打√。

| 在过去 4 个星期中，您是否曾因以下症状而感到困扰？ | 没有困扰 | 有点困扰 | 有些困扰 | 相当困扰 | 非常困扰 | 极其困扰 |
|---|---|---|---|---|---|---|
| 1. 因尿急而感到不适 | | | | | | |
| 2. 有些预兆或毫无预兆突发尿急 | | | | | | |
| 3. 偶有少量的漏尿 | | | | | | |
| 4. 夜尿 | | | | | | |
| 5. 夜间因排尿而苏醒 | | | | | | |
| 6. 因尿急而出现漏尿症状 | | | | | | |

续表

请仔细回顾在过去的4周中,您所有的膀胱相关症状及其对您生活的影响。请尽可能回答每一道有关您多少时间有此感觉的问题,并在最合适的空格内打√。

| 在过去4周中,有多少时间您的膀胱相关症状使您…… | 从来没有 | 很少时候 | 有些时候 | 相当多的时候 | 多数时候 | 所有时候 |
|---|---|---|---|---|---|---|
| 1. 需在公共场所设计到厕所的最快路径 | | | | | | |
| 2. 觉得好像身体的某些地方出问题了 | | | | | | |
| 3. 在夜间无法良好休息 | | | | | | |
| 4. 因经常去厕所而感到沮丧和烦恼 | | | | | | |
| 5. 尽量避免远离厕所的活动(如散步、跑步或远足等) | | | | | | |
| 6. 在睡眠中苏醒 | | | | | | |
| 7. 减少体育活动(如体育锻炼、运动等) | | | | | | |
| 8. 与伴侣或配偶之间产生矛盾 | | | | | | |
| 9. 在与他人结伴旅行时因需反复停下来去厕所而感到不自在 | | | | | | |
| 10. 和家人或朋友之间的关系受到影响 | | | | | | |
| 11. 睡眠时间不足 | | | | | | |
| 12. 感到尴尬 | | | | | | |
| 13. 一到陌生地点就尽快找出最近的厕所 | | | | | | |

## 第五节 临床评估与治疗选择

由于OAB病因不明,是通过排除诊断确定的一个症候群,因此治疗目的是缓解症状而并非逆转其病理生理异常。综合国内外相关诊治指南及文献,主要治疗方法如下。

### 一、OAB首选治疗方法

#### (一)行为治疗

1. 生活方式指导 通过指导患者改变生活方式,如减肥、控制液体摄入量、减少咖啡因或酒精摄入等,可以改善患者症状。

2. 膀胱训练 膀胱训练的方法有二:其一是延迟排尿,延长排尿间隔时间,逐渐使每次排尿量大于300ml。该方法的治疗原理是让患者重新学习和掌握控制排尿的技能,打断精神因素的恶性循环,降低膀胱的敏感性。该方法要求患者切实按计划实施治疗,可通过排尿日记等方式增强患者的信心。其二是定时排尿,该方法主要针对尿失禁严重且难以控制者。目的是减少尿失禁次数,提高生活质量。

3. 盆底肌训练 是指通过各种方法提高盆底肌肉/肛提肌强度、体积及功能的治疗方法。

4. 生物反馈治疗。

5. 其他行为治疗 改善睡眠等。

#### (二)药物治疗

1. M受体阻滞剂 这些药物通过拮抗M受体抑制储尿期逼尿肌收缩,并对膀胱具有高选择性作用,其在保证疗效的基础上,最大限度地减少了副作用。临床常用的M受体阻滞剂包括:①托特罗定(Tolterodine),托特罗定是膀胱高选择性M受体阻滞剂,能够同时阻断M2和M3受体。对膀胱的亲和性高于涎腺。常用剂量为2~4mg/d,分为速释型和缓释型。②索利那新(Solifenacin),索利那新对M3受体亚型的亲和性较高,对膀胱的选择性也高于唾液腺,半衰期约为50小时。采用剂量为5~10mg/d,可根据病情调整剂量。③其他M受体阻滞剂包括奥昔布宁(Oxybutynin)和丙哌唯林(Propiverine)等。

M受体阻滞剂有一些副作用,如口干、便秘、眼干、视物模糊、尿潴留等。因为缓释型药物造成的口干发生率低于速释型,应首先考虑使用缓释剂。闭角型青光眼的患者不能使用M受体阻滞剂。

2. β3-肾上腺素能受体激动剂 米拉贝隆:作为高选择性β3肾上腺素受体激动剂,它通过激活β3肾上腺素受体,使逼尿肌松弛,在提高膀胱容量并能延长两次排尿间隔的同时，但不影响排尿期的排尿活动。研究表明，米拉贝隆能显著降低OAB患者的24小时尿失禁平均次数、24小时平均排尿次数、24小时的尿急平均次数并显著增加每次排尿的平均排出量，但不增加尿潴留和排尿困难的风险，不良事件发生率与安慰剂相当。米拉贝隆主要不良反应有高血压和心血管事件，但发生率较低，长期服用安全性良好，有良好的耐受性。与M受体拮抗剂相比，米拉贝隆高血压发生率与托特罗定相当，长期治疗的安全性更好，口干发生率明显减低，且患者依从性更高。该药物和索利那新联合使用，对于部分使用单药效果欠佳的患者，还可获得更好疗效。

3. 其他可选药物　有镇静和抗焦虑药、钙通道阻断剂、前列腺素合成抑制剂及中草药制剂，但尚缺乏可信的试验报道。

### （三）改变首选治疗的指征

当出现如下情况时可改变首选治疗：①治疗无效；②患者不能坚持治疗或要求更换治疗方法；③出现或可能出现不可耐受的副作用；④治疗过程中尿流率明显下降或剩余尿明显增多。

## 二、OAB可选择性治疗方法

### （一）A型肉毒毒素（Botulinum toxin A，BTX-A）逼尿肌注射

对M受体拮抗剂治疗效果欠佳或不能耐受M受体拮抗剂副作用者，可以使用BTX-A逼尿肌注射治疗。BTX是肉毒杆菌产生的神经毒素，通过抑制神经节和神经肌接头处的乙酰胆碱释放，使肌肉麻痹。目前市面上销售的医用BTX-A产品虽然血清型相同，但由于生产过程中分离、纯化工艺的差别，它们的使用剂量、疗效及作用持续时间和安全性差异很大。目前的文献报道支持特发性逼尿肌过度活动和神经源性逼尿肌过度活动的注射剂量分别为200U和300U，但存在发生排尿困难的风险，且呈剂量依赖关系，50U时发生率为8.9%，而300U时高达25.5%，权衡疗效和并发症风险，100U的剂量较为适合。BTX-A的作用持续时间在3~12个月不等。Schulte-Baukloh等对17例因脊髓脊膜膨出所致逼尿肌反射亢进症患儿进行了BTX-A逼尿肌注射治疗。患儿年龄1~6岁，抗胆碱药物疗效不佳，或存在难以忍受的副作用，并在注射前行间隔性清洁自家导尿。注射治疗使用BTX-A 85~300U（12U/kg，不超过300U）对膀胱逼尿肌进行注射(膀胱三角区除外)。2~4周后进行尿动力学检查，结果膀胱反射容量、最大膀胱容量和膀胱顺应性均显著增大，最大逼尿肌压显著下降。Rapp等对35例顽固性OAB患者使用BTX-A注射治疗。男6例，女29例，均有顽固的尿急、尿频伴或不伴急迫性尿失禁，抗胆碱药物治疗失败。BTX-A 300U分30个位点进行膀胱逼尿肌注射，包括膀胱底部、两侧壁和三角区。疗效评定指标为尿失禁调查简表评分（IIQ27），未行尿动力学检查。注射后3周，症状完全缓解12例（34%），轻度缓解9例（26%），无改善14例（40%）。7例患者注射后发生轻度血尿、盆底疼痛和排尿困难，但均在3天内消失。

### （二）膀胱灌注辣椒辣素或辣椒辣素类似物（resiniferatoxin，RTX）

RTX是一种从类似仙人掌的植物中提炼出来的刺激性干乳胶，含与双萜植物有关的大戟二萜醇，与辣椒辣素分子结构类似，二者同属辣椒素族药物，可作用于膀胱感觉神经末梢C纤维上的辣椒素受体（vanilloid receptor 1，VR1），特异性阻滞C纤维的感觉信号传入，从而减弱或抑制逼尿肌的自发活动，达到治疗逼尿肌反射亢进的目的。尽管RTX与辣椒素分子结构类似，但两者间仍有明显差异：①RTX的分子更大且脂溶性更高，在组织中的渗透性更慢，因此作用起效稍慢。②辣椒辣素作用快、持续时间短、呈爆发式。而RTX则作用慢而持久，通过抑制电压依赖式钠离子通道，导致钙离子内流，在类似条件下RTX导致的内流比辣椒辣素强300倍，钙离子在细胞内积聚到一定浓度后使神经脱敏。③辣椒辣素最初引起C纤维兴奋，使外周神经末梢除极和释放动作电位，然后才对伤害感受器脱敏(神经肽的消耗)，而RTX最初只引起轻微兴奋，随后迅速脱敏。④RTX同时具有高香草醛族的结构特性，因此比辣椒辣素的效能高出1 000倍。100nM的RTX与1mM辣椒辣素即可导致完全性脱敏作用，但RTX对膀胱传入神经的刺激性更小。辣椒辣素在灌注期间会导致剧烈的不适，如：疼痛、烧灼感、尿频、尿失禁、血尿和尿路感染、自主反射障碍（头痛、焦急、恶心呕吐、出冷汗、竖毛反应、心动过缓、血压高达170/102mmHg）等，患者通常需在全身麻醉下进行灌注，而RTX不会或只会引起轻微的不适感。

### （三）神经调节治疗

行为和药物治疗后OAB患者症状仍不能得到改善，可以进行神经调节治疗。目前临床使用较多的方法包括两种：

1. 经皮胫神经电刺激（percutaneous tibial nerve

stimulation，PTNS）　PTNS安全、经济、有效，于2000年被美国FDA批准用于治疗非神经源性OAB，其治疗机制目前尚不完全清楚，总体有效率约为37%~82%。PTNS的治疗周期尚无统一定论，一般认为应大于12周，每周1~3次，每次不少于30分钟。Peters等报道在对患者完成12周的基本治疗后，在第14天、21天和28天再分别进行1次治疗，随后采用个性化的间歇性治疗方案，77%的患者在3年后仍然有显著的症状改善，生活质量明显提高。PTNS尚无较为严重不良反应的报道，偶有患者会出现针刺部位短暂性的疼痛、出血、电流刺激导致的腿部痉挛、足部麻木等症状。近年来，PTNS以其简便、微创、安全、经济、不良反应少的优点被多数患者接受，主要的缺点在于需要长期反复的治疗。

2. SNM或骶神经刺激（sacral nerve stimulation，SNS）　是指利用介入手段将一种短脉冲的刺激电流连续施加于特定的骶神经，以此剥夺神经细胞本身的电生理特性、以便人为地激活兴奋或抑制神经通路、干扰异常的骶神经反射弧，进而影响与调节膀胱、尿道括约肌及盆底等骶神经支配的效应器官的行为，起到"神经调控"的作用，用于一些下尿路功能障碍及盆底功能障碍性疾病的治疗。美国FDA于1997年批准其用于治疗急迫性尿失禁，于1999年批准用于治疗尿频-尿急综合征和非梗阻性尿潴留。其通过刺激骶3神经治疗药物治疗无效或不能耐受药物治疗的OAB患者。具体机制尚不完全明确，可能的机制包括：①通过刺激骶3神经的躯体传入成分抑制膀胱传入活动，阻断异常感觉向脊髓和大脑的传递；②抑制中间神经元向脑桥排尿中枢的感觉传递；③直接抑制传出通路上的骶副交感节前神经元；④同时还能够抑制膀胱-尿道反射，关闭膀胱颈口；这种机制阻止了非随意排尿（反射排尿），但并不抑制随意排尿。其治疗有效率高达82%。最常见的不良事件包括：不符合期望的电刺激改变，植入部位疼痛与疗效丧失。

### （四）外科手术

手术治疗仅适用于严重低顺应性膀胱，膀胱容量过小，且危害上尿路功能，经其他治疗无效者。主要方法包括逼尿肌横断术、膀胱自体扩大术、肠道膀胱扩大术、尿流改道术等。

1. 膀胱自体扩大术和膀胱成形术（回肠膀胱成形术、结肠膀胱成形术等）　主要适用于OAB中小容量低顺应性膀胱的患者，其目的为增加膀胱容量及顺应性，降低膀胱内压，避免上尿路功能损害，并获得良好的贮尿功能，但是其并发症（排尿困难、尿潴留、膀胱结石、膀胱穿孔等）需引起注意。如出现排尿困难和尿潴留等并发症可以采取间隔性清洁自家导尿。膀胱自体扩大术的手术方法是将膀胱体部的逼尿肌切开或切除，留下膀胱黏膜，形成膀胱憩室，以改善膀胱逼尿肌过度活动。对于神经源性逼尿肌过度活动的疗效比较明确。Leng等对69例OAB行膀胱扩大术（37例行膀胱自体扩大术，32例行膀胱成形术）的患者进行比较，发现两者并发症（尿潴留和膀胱穿孔）发生率分别为3%和20%，差异有统计学意义。

2. 尿流改道术　永久性尿流改道术又分为不可控性和可控性两种。尿流改道术较少用于OAB患者，但在顽固性OAB引起的严重盆底疼痛患者中，尿流改道术优于膀胱成形术。

### （五）针灸治疗

针灸是祖国医学灿烂的瑰宝，与西医相比有着其自身的优越性和独特之处。虽然针灸治疗的确切机制还不十分清楚，但一些研究表明其能改善受损的神经系统功能，故相应改善排尿症状。如研究针灸对脊髓损伤的作用机制，发现针刺能增加损伤段脊髓的含氧量，从而促进脊髓的血运增加，减少坏死的程度及减轻水肿。真正的脊髓横贯性损害虽然是不可逆的损伤，但针刺治疗在一定程度上可取得代偿性的功能重建，使处于正常生理功能的脊髓组织发挥代偿作用，从而使肌容量、肌营养、肌张力有明显改善，使得患者排尿症状有所恢复。

由于排尿低级中枢在腰骶部与盆神经、$S_2$~$S_4$节前角细胞及阴部神经的反射均有密切关系。而这些部位恰是几个针灸治疗脊髓损伤最常用的几个穴位，如位于督脉的主要腧穴如命门、腰阳关和膀胱经脉的肾俞、大肠俞、膀胱俞、次髎穴位所在，通过针灸相关部位，有报道对于顽固性OAB可取得较好疗效。

## 第六节　问题与展望

OAB是泌尿外科常见疾病，总体患病率约为5.9%。虽然近些年随着新型药物和新的治疗方法的出现，大部分患者可通过相应治疗缓解，但仍存在有顽固性、目前治疗均无效的患者。也提示我们还有尚未阐明的发病机制，如非肾上腺素、非胆碱能受体在疾病发生发展中的作用探讨等。β3-肾上腺素能受体激动剂作为国内治疗 OAB 的新型药物，对国人的治疗效果还需要大规模观察；SNM 在国内的应用也尚需进一步推广和普及。目前有关 OAB 的诊治策略与流程见图 52-1。

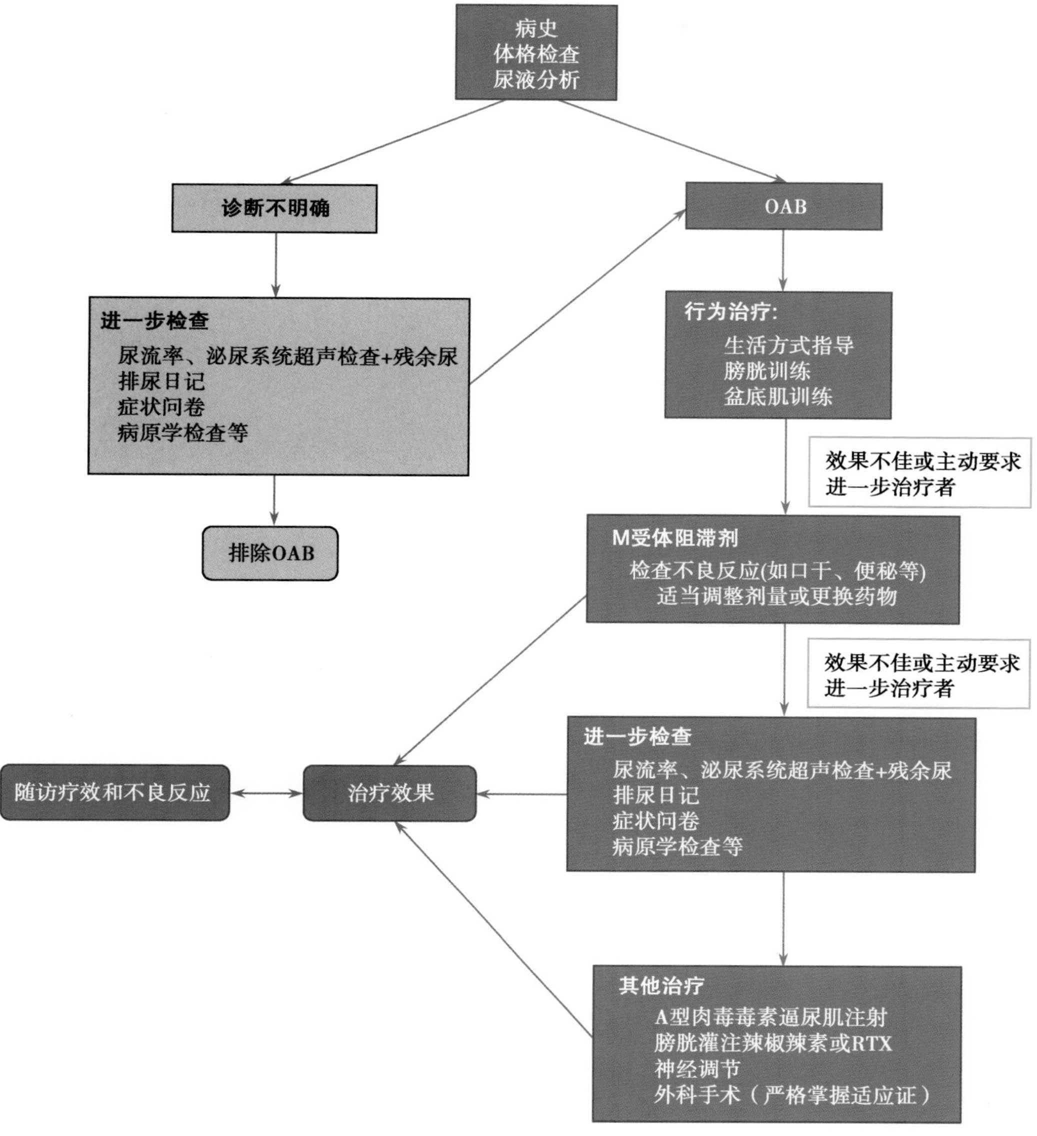


**图 52-1　膀胱过度活动症的治疗策略**

（宋波　沈文浩）

## 参考文献

[1] ANDERSSON KE. On the Site and Mechanism of Action of β(3)-Adrenoceptor Agonists in the Bladder [J]. Int Neurourol J, 2017, 21(1): 6-11.

[2] BUNNIRAN S, DAVIS C, KRISTY R, et al. A prospective study of elderly initiating mirabegron versus antimuscarinics: Patient reported outcomes from the Overactive Bladder Satisfaction Scales and other instruments [J]. Neurourol Urodyn, 2018, 37(1): 177-178.

[3] BURTON C, SAJJA A, LATTHE PM. Effectiveness of percutaneous posterior tibial nerve stimulation for overactive bladder: a systematic review and meta-analysis [J]. Neurourol Urodyn, 2012, 31(8): 1206-1216.

[4] COYNE KS, SEXTON CC, VATS V, et al. National community prevalence of overactive bladder in the United States stratified by sex and age [J]. Urology, 2011, 77(5): 1081-1087.

[5] PETERS KM, CARRICO DJ, MACDIARMID SA, et al. Sustained therapeutic effects of percutaneous tibial nerve stimulation: 24-month results of the STEP study [J]. Neurourol Urodyn, 2013, 32(1): 24-29.
[6] PETERS KM, CARRICO DJ, WOOLDRIDGE LS. Percutaneous tibial nerve stimulation for the long-term treatment of overactive bladder: 3-year results of the STEP study [J]. J Urol, 2013, 189(6): 2194-2201.
[7] WANG Y, XU K, HU H, et al. Prevalence, risk factors, and impact on health related quality of life of overactive bladder in China [J]. Neurourology and Urodynamics, 2011, 30(8): 1448-1455.

# 第五十三章

# 女性压力性尿失禁与外科治疗

## 第一节　流行病学与病因学

### 一、流行病学

国际尿控组织(International Continence Society, ICS)将尿失禁定义为非可控的尿液漏出,并给患者带来社交和卫生方面的麻烦。尿失禁是女性的常见疾病,尿失禁的流行病学调查多采用问卷方式。调查结果显示该病患病率差异较大,可能与采用的尿失禁定义、测量方法、研究人群特征和调查方法等都有关系。因此,不同国家和地区,对其患病率的报道有差异。女性人群中23%~45%有不同程度的尿失禁,7%左右有明显的尿失禁症状,其中约半数为压力性尿失禁,其次为混合性尿失禁和急迫性尿失禁。朱兰教授等人于2006年对我国19 024例成年女性的调查结果显示,全国成年女性尿失禁患病率为38.5%,其中压力性尿失禁为22.9%。围绝经期女性压力性尿失禁的患病率可达28%。

### 二、危险因素

#### (一)患病年龄

随着年龄的增长,尿失禁的发病率呈明显增高的趋势,高发年龄为45~55岁。年龄与尿失禁的相关性可能与随着年龄的增长而出现的盆底肌和尿道支持结构支撑减弱、雌激素减少等因素有关。一些老年常见疾病,如慢性便秘、慢性咳嗽、肺部疾患、糖尿病等,也可促进尿失禁进展。但老年女性压力性尿失禁的发生率趋缓,可能与其腹压增高的行为减少等生活方式改变有关。

#### (二)肥胖因素

研究证明高体重指数(BMI)是女性压力性尿失禁患病率增加的危险因素。在BMI大于26的女性患病率明显高于正常体重指数的女性。在接受减肥治疗的女性中,当体重下降后尿失禁的发生率也明显下降。

#### (三)妊娠和产次

生育的次数、初次生育年龄、生产方式、胎儿的大小及妊娠期间尿失禁的发生率均与产后尿失禁的发生有显著相关性,生育的胎次、生育年龄与尿失禁的发生呈正相关性;初次生育年龄在20~34岁间的女性,其尿失禁的发生与生育的相关度高于其他年龄段;经阴道分娩的女性比剖宫产的女性更易发生尿失禁;行剖宫产的女性比未生育的女性发生尿失禁危险性要大;使用助产钳、吸胎器、会阴侧切等加速产程的助产技术同样有增加尿失禁的可能性;大体重儿的母亲发生压力性尿失禁的风险明显升高。

#### (四)盆腔脏器脱垂

盆腔脏器脱垂(pelvic organ prolapse,POP)和压力性尿失禁常伴随存在。盆腔脏器脱垂与压力性尿失禁有共同的解剖基础,POP患者表现为盆底支持组织平滑肌纤维变细、排列紊乱、结缔组织纤维化和肌纤维萎缩可能,盆底支撑功能的下降与压力性尿失禁的发生密切有关。

#### (五)种族与遗传因素

不同种族尿失禁的患病率存在明显差异,且尿失禁的类型也存在有统计意义的差异。种族与压力性尿失禁的相关性较年龄、肥胖、吸烟、产次等更为密切。其中,白种女性尿失禁的患病率高于黑种人。研究表明,压力性尿失禁患者的直系女亲属患病风险明显高于正常对照组女性的直系亲属。研究者认为可能与盆底组织结构萎缩与缺损的遗传性有关。

#### (六)雌激素水平

研究结果显示绝经期妇女雌激素下降与尿失禁发生相关,但也有结果显示:口服雌激素不能减少尿失禁的发生,甚至诱发和加重尿失禁的风险,而阴道局部使用雌激素可改善压力性尿失禁症状。因此,雌激素与尿失禁的关系尚存在争议。

**(七) 盆腔创伤或手术**

子宫切除术子宫全切术后发生压力性尿失禁与子宫切除的年龄有相关性。大于 60 岁的女性子宫全切术后患者压力性尿失禁发生的风险较高,但小于 60 岁患者尿失禁的发生出现在术后若干年。手术技巧及手术切除范围可能与尿失禁发生有一定关系,但目前尚无足够的循证医学证据证实子宫全切术与压力性尿失禁的发生有确定的相关性。一项 meta 分析显示,由于良性疾病行子宫全切术后,患者尿动力学诊断的逼尿肌过度活动和急迫性尿失禁症状明显减轻,但尿动力学诊断的压力性尿失禁与术前相比较无明显变化。盆腔手术或创伤还可能使盆腔神经受到一定程度的损害,导致尿道括约肌去神经支配,出现尿失禁。

**(八) 吸烟因素**

吸烟与压力性尿失禁发生的相关性尚有争议。有资料显示吸烟者发生尿失禁的比例高于不吸烟者,可能与吸烟引起的慢性咳嗽导致腹压增加时压力传导异常及胶原纤维合成的减少有关。也有资料认为吸烟与急迫性尿失禁的发生显著相关,且吸烟量与症状严重程度呈正相关,可能与吸烟可使尿道括约肌强化有关。

**(九) 长期腹压增加活动**

高强度体育锻炼、长期的重体力劳动、慢性咳嗽、便秘等可能诱发或加重尿失禁,但尚缺乏足够的循证医学证据。

## 第二节　尿控及病理生理学

正常控尿的机制,主要靠膀胱和尿道相互协调,实现储尿期尿道压大于膀胱压。膀胱功能包括膀胱的顺应性、稳定性和正常的神经支配。尿道功能包括尿道的闭合作用、尿道周围盆底组织的支撑结构及影响尿道括约肌收缩与开放的神经调控。包括这一功能的实现需要尿道、膀胱各自功能正常并二者相互协调,这一控尿机制任一环节功能障碍均可导致不同类型的尿失禁发生。在女性最为常见的尿失禁类型为压力性尿失禁,其次是急迫性尿失禁,压力性与急迫性尿失禁合并存在的混合性尿失禁也较为常见。

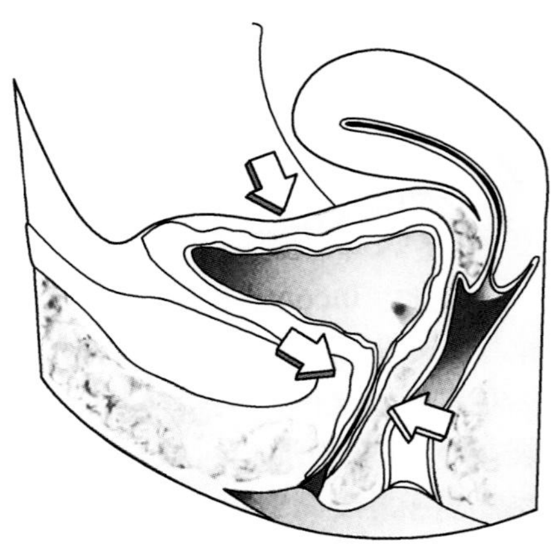

**图 53-1　腹压增加时,控尿正常女性膀胱及尿道压力变化情况**

### 一、膀胱颈及近端尿道下移

正常情况下膀胱及尿道近端位于耻骨上较高位置的盆腔内,即在腹压可及的范围内。在腹压突然增加时,增加的压力会传递到膀胱和尿道,膀胱压增高的同时尿道压也同步增高,仍然可以维持尿道压大于膀胱压。也就是说腹压的增加在生理状态下不会改变尿道压大于膀胱压这一控尿特性。但是,在尿道支撑结构减弱或丧失时,会导致膀胱颈和尿道不同程度下移,出现尿道过度活动,这是导致压力性尿失禁的主要原因。当尿道过度下移时,腹压增高的瞬间仅传至尿道甚至膀胱颈,使瞬时的膀胱压高于尿道压,出现尿失禁(图 53-1,图 53-2)。尽管临床上一些患者存在尿道过度下移,但仍可以控尿。这说明在压力导致尿道下移的情况下,尿道仍可能正常关闭而实现控尿。所以现在更为普遍认可的是基于 DeLancey 提出的尿道支撑理论,即所谓的“吊床”理论。

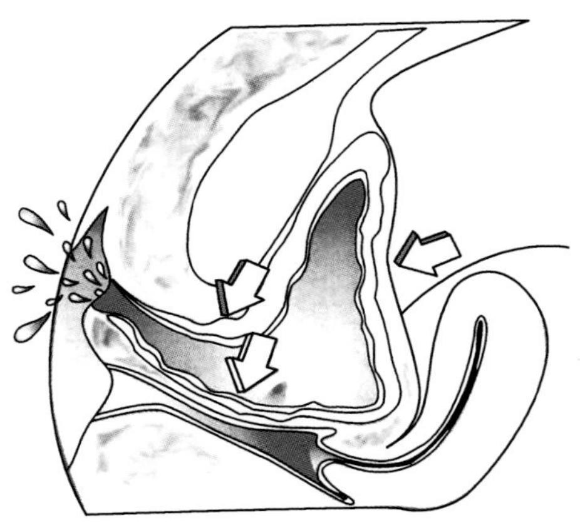

**图 53-2　腹压增加时,SUI 患者膀胱及尿道压力变化情况**

## 二、“吊床”理论

1994 年由 DeLancey J O. 提出，该理论更加强调尿道周围支撑组织的重要性。正常情况下，随着腹压增高，尿道被紧压于由耻骨尿道韧带、尿道盆腔韧带、括约肌周围的骨骼肌等肌肉筋膜所构架的“吊床”样支撑结构上（图 53-3），尿道被双“吊床”支撑。阴道前壁侧向附着于肛提肌（耻尾肌），筋膜支撑结构附着于盆筋膜腱弓上。“吊床”的结缔组织和肌肉组织可以对抗腹压增加时产生的向下压力，通过增加对尿道的支持作用来代偿提高尿道闭合压，当这种支持结构减弱，在腹压增高时，膀胱颈和近端尿道会旋转下移，如果同时伴有尿道开放，就会发生尿失禁。如果这些支撑结构正常，即便存在膀胱颈和尿道过度下移，仍可以保持控尿。这一理论的重要临床意义在于，为外科治疗提供了理论支撑，外科手术的主要目的是提供一个支撑结构（图 53-4，图 53-5），

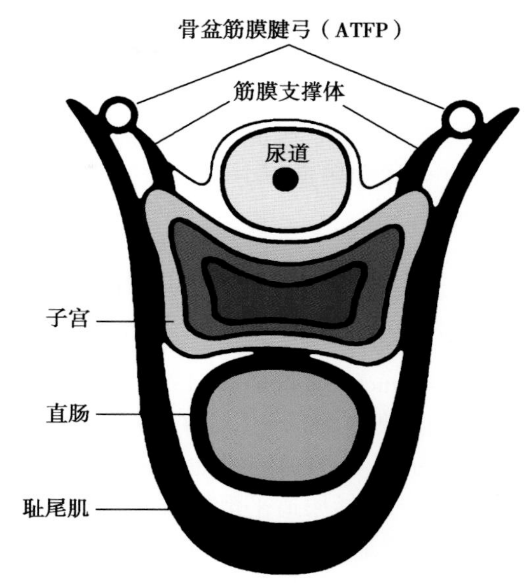


图 53-3 尿道支撑结构横断面

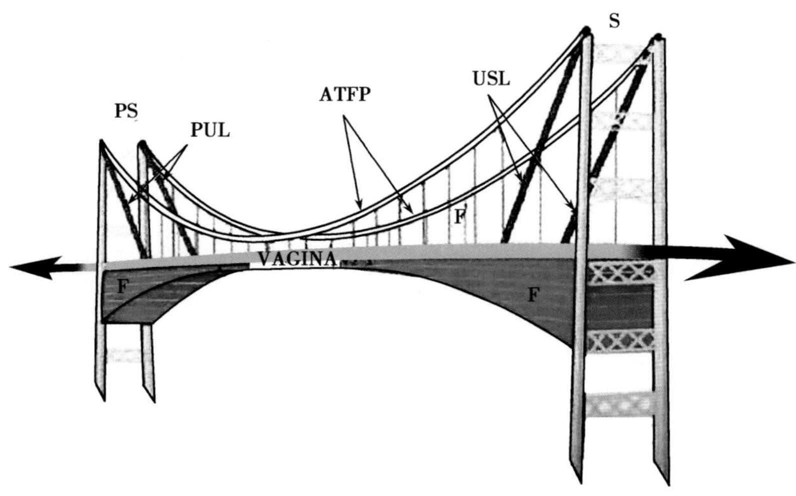


图 53-4 “吊床”理论

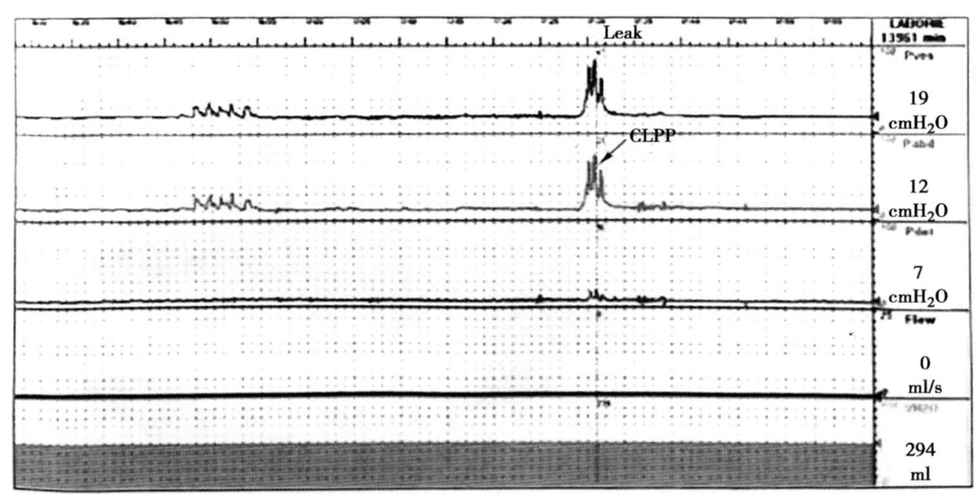


图 53-5 Valsalva 动作不能获得漏尿，此时可以通过咳嗽，用 CLPP 进行补充

在腹压增加时，使膀胱颈和近端尿道被紧压在上面。一些研究还发现，在腹压增加时，膀胱颈和近端尿道前、后壁的不同步移动也是发生压力性尿失禁的原因之一，这也是在尿失禁诊断及治疗中需关注盆腔器官脱垂的重要原因。因此，目前认为，尿道前方的中段尿道复合体和尿道下方的“吊床”对保持控尿功能有重要作用。

### 三、尿道固有括约肌缺陷

1980年由McGuire等提出，尿道固有括约肌缺陷(intrinsic sphincter deficiency，ISD)是指尿道固有括约肌的功能缺陷，而不论其解剖位置是否正常。目前理论认为，所有的括约肌性尿失禁患者均有某种程度的ISD。包括尿道平滑肌、尿道横纹肌、尿道周围横纹肌功能退变及受损，病变严重者尿道可呈“铅管样”改变，使其失去应有的弹性，导致尿道关闭压下降，引起严重漏尿症状。

### 四、尿道黏膜的封闭功能减退

尿道呈血管丰富的海绵样结构，正常尿道有丰满的黏膜皱襞和血供丰富的黏膜下血管网，有密封垫作用，可阻止尿液的渗漏。随着年龄的增长，尿道黏膜萎缩变薄、血流量减少、血管网密度减低、弹性下降，可导致其封闭功能减退。此外，手术、创伤、放疗、炎症均可导致黏膜功能受损，或黏膜纤维化，使尿道黏膜的封闭功能减退或消失而出现尿失禁。

### 五、尿控组织与神经系统功能障碍

支配控尿组织结构的神经系统功能障碍及尿道周围的支撑组织相关的神经功能障碍均可导致尿道关闭功能不全而发生尿失禁。

综上所述，与压力性尿失禁发生关系最为密切的是膀胱颈近端尿道的解剖位置，尿道固有括约肌功能和盆底肌肉功能。各控尿机制并非孤立存在，它是一个整体环链，没有单独作用，只有主次、轻重之分。对于具体病例，常难以准确区分是哪种或哪几种因素，常是多种因素共同作用的结果。

## 第三节 尿失禁定义与分类

### 一、压力性尿失禁定义

2002年，ICS明确定义压力性尿失禁(stress urinary incontinence，SUI)是指喷嚏、咳嗽或运动等腹压增高时出现不自主的尿液自尿道外口漏出。症状表现为打喷嚏、咳嗽、大笑等腹压突然增加时，出现漏尿。在专科查体时，嘱患者咳嗽可见有尿液经尿道口漏出。尿动力学检查可见腹压增加而非逼尿肌的收缩引发了漏尿。

### 二、压力性尿失禁分类

根据漏尿的情况和对患者生活质量的影响，临床一般将压力性尿失禁分为三度，主要依据失禁发生时的情况及对生活质量的影响，记录排尿日记是重要的手段，评估对患者生活质量的影响推荐使用国际尿失禁咨询委员会尿失禁问卷表简表(ICI-Q-SF)(表53-1)。尿失禁分为三度为：①轻度，一般活动无漏尿，只有在腹压突然增加时，如咳嗽、大笑、跳绳等情况下发生的漏尿，一般活动及夜间无尿失禁，腹压增加时偶发尿失禁，不需佩戴尿垫；②中度，腹压增加及起立活动时，有频繁的尿失禁，需要佩戴尿垫生活；③重度，起立活动或卧位体位变化时即有尿失禁，严重地影响患者的生活及社交活动。

根据临床1小时尿垫试验的判定结果压力性尿失禁漏尿还可分为四度：轻度，1小时漏尿≤1g；中度，1g<1小时漏尿<10g；重度，10g≤1小时漏尿<50g；极重度，1小时漏尿≥50g。

### 三、压力性尿失禁的ALPP分型

腹压漏尿点压(abdominal leak pressures，ALPP)，在无逼尿肌收缩情况下，患者进行各种增加腹腔压力的动作，出现漏尿的膀胱内压(图53-1)。代表和定量反映尿道固有括约肌功能，是压力性尿失禁进行分型诊断的重要指标。按增加腹压的不同方式，ALPP测定可分为两类：Valsalva诱发漏尿点压力测定(valsalva-induced leak point pressures，VLPP)和咳嗽诱发漏尿点测定(cough-induced leak point pressure，CLPP)。具体方法：①采取中速膀胱内灌注(50~70ml/min)，在膀胱容量达到200~300ml，或达到1/2膀胱功能容量时停止膀胱灌注；②嘱患者做Valsalva动作，直到可见尿道口有尿液漏出；③记录尿液开始漏出时刻的腹压力即为VLPP。

表 53-1　国际尿失禁咨询委员会尿失禁问卷表简表(ICI-Q-SF)

该表用于调查尿失禁的发生率和尿失禁对患者的影响程度。仔细回想你近 4 周来的症状,尽可能回答以下问题:

| | | |
|---|---|---|
| 1. 您的出生日期: | 年　月　日 | |
| 2. 性别(在空格处打 ✓) | 男 □　女 □ | |
| 3. 您漏尿的次数?(在空格处打 ✓) | 从来不漏尿 | □ |
| | 1 星期大约漏尿 1 次或经常不到 1 次 | □ |
| | 一星期漏尿 2 次或 3 次 | □ |
| | 每天大约漏尿 1 次 | □ |
| | 1 天漏尿数次 | □ |
| | 一直漏尿 | □ |
| 4. 我们想知道您认为自己漏尿的量是多少?(在空格处打 ✓)<br>在通常情况下,您的漏尿量是多少(不管您是否使用了防护用品) | | |
| | 不漏尿 | □ |
| | 少量漏尿 | □ |
| | 中等量漏尿 | □ |
| | 大量漏尿 | □ |
| 5. 总体上看,漏尿对您日常生活影响程度如何?<br>请在 0(表示没有影响)~10(表示有很大影响)之间的某个数字上画圈 | | |
| | 0　1　2　3　4　5　6　7　8　9　10<br>没有影响　　　　有很大影响 | |
| ICI-Q-SF 评分(把第 3-5 个问题的分数相加): | | ▭ |
| 6. 什么时候发生漏尿?(在空格处打 ✓) | | |
| 从不漏尿 | | □ |
| 未能到达厕所就会有尿液漏出 | | □ |
| 在咳嗽或打喷嚏时漏尿 | | □ |
| 在睡着时漏尿 | | □ |
| 在活动或体育运动时漏尿 | | □ |
| 在小便完和穿好衣服时漏尿 | | □ |
| 在没有明显理由的情况下漏尿 | | □ |
| 在所有时间内漏尿 | | □ |

(非常感谢您回答以上的问题!)

在正常情况下,控尿功能正常时,即使腹压增加也不会发生漏尿。VLPP 是一个连续参数,一般认为其参考值范围为:①VLPP≤60cm$H_2O$,提示尿道括约肌关闭功能受损,为Ⅲ型压力性尿失禁;②VLPP≥90cm$H_2O$,提示尿道活动过度,为Ⅰ型压力性尿失禁;③VLPP 介于 60~90cm$H_2O$ 之间,提示尿道括约肌关闭功能受损和尿道过度活动同时存在,或为Ⅱ型压力性尿失禁;④若膀胱压大于 150cm$H_2O$ 仍未见尿液漏出,提示尿失禁有其他因素存在(表 53-2)。在进行 VLPP 测定中,有时单靠 Valsalva 动作不能获得漏尿,此时可以通过多次咳嗽,通过 CLPP 来进行补充(图 53-1)。

表 53-2 压力性尿失禁的 ALPP 分型

| ALPP（$cmH_2O$） | 尿道功能 |
|---|---|
| >150 | 正常 |
| >90，≤150 | 尿道活动度增大 |
| >60，≤90 | 尿道活动度增大合并括约肌功能不全 |
| <60 | 尿道固有括约肌功能不全 |

## 四、压力性尿失禁临床类型

尿失禁患者因盆底支撑减弱，尿道移动度增加，腹压增高时尿道下移，尿道膀胱后角和尿道倾斜角增大，角度改变的多少与尿失禁的程度呈正相关。根据其改变程度的不同，将其分为Ⅰ型、Ⅱ型和Ⅲ型尿失禁。Ⅰ型，尿道轴线正常，但膀胱底不能维持原来的状态，尿道膀胱后角大于 110°，尿道倾斜角在正常范围，或增大但不超过 45°。Ⅱ型，膀胱底不能维持原来的状态，尿道轴线也发生了变化，尿道膀胱后角大于 110°，尿道倾斜角增大超过 45°，膀胱颈和近端尿道已脱出盆底（超出腹压同步传导的范围），膀胱颈尿道连接处低于耻尾线；Ⅰ型和Ⅱ型尿失禁属于解剖型尿失禁。Ⅲ型，腹压增加或应力状态下尿道并不出现下移，但静息状态下膀胱颈和近端尿道呈开放状态，这一特殊类型属于固有括约肌功能障碍（intrinsic sphincter deficiency，ISD）（表 53-3）。

表 53-3 压力性尿失禁分型

| 分类 | 分型 | 尿道移动 | 主要表现 | 尿道关闭压 |
|---|---|---|---|---|
| 解剖型 | Ⅰ | 轻度 | 尿道膀胱后角 >110°<br>尿道倾斜角 <45° | >20$cmH_2O$ |
| | Ⅱ | 较重 | 尿道膀胱后角 >110°<br>尿道倾斜角 >45°<br>严重时尿道倾斜角 >90° | >20$cmH_2O$ |
| 尿道固有肌括约肌功能缺失 | Ⅲ | 无 | 静态膀胱颈近端尿道开放 | <20$cmH_2O$ |

# 第四节 临床诊断与评估方法

压力性尿失禁的诊断需要详尽的病史采集、体格检查、专科影像学及功能学检查，其中患者的主观症状是诊断的重要依据，对于有压力性尿失禁主观症状的患者，诊断内容应包括确定诊断、程度诊断、分型诊断及合并疾病诊断。

## 一、病史采集

详细、全面地询问病史，了解患者有无药物的应用、生活及劳作的情况，专科情况必须要了解诱发漏尿时的行为或动作，漏尿的特征表现是否为“不动不漏”，腹压增加的动作终止即漏尿停止。未予干预的情况下症状加重或减轻有无规律，或是否有明确的影响因素。还需进一步追问是否合并有急迫性尿失禁的症状，以区分是单纯压力性尿失禁、急迫性尿失禁还是混合性尿失禁（急迫性 / 压力性），部分急迫性尿失禁确实是可由腹压改变诱发逼尿肌收缩出现尿失禁，其主诉有尿急感。另外，记录排尿日记（表 53-4）是病史采集中了解症状的重要手段，可以客观记录饮水及排尿的习惯、尿失禁发生的时间、发生的频率、漏尿的量、诱发因素、伴随症状、需采取的护理措施、食物、药物的影响。排尿日记对于尿失禁的程度诊断、有无合并急迫性尿失禁、饮水或排尿习惯是否科学或是否加重了疾病本身对日常生活的影响。一般推荐记录 72 小时。

表 53-4 压力性尿失禁患者排尿日记

| 排尿时间 / 尿量 | 尿急？ | 漏尿？ | 备注？ | 饮水时间、类型和量 |
|---|---|---|---|---|
| 早 6:00 | | | | |
| 中午 12:00 | | | | |
| 下午 6:00 | | | | |
| 午夜 12:00 | | | | |

## 二、体格检查

### （一）一般情况

患者的认知状况、体重指数、腹围、情绪、身体活动能力及协调能力，脊柱有无发育异常，骶尾部皮肤有无凹陷或隆起，下肢感觉及活动异常、会阴部感觉异常。

### （二）专科查体

1. 观察尿道口是存在异常　在膀胱适度充盈时，嘱患者咳嗽或瓦尔萨尔瓦（Valsalva）动作，观察是否有尿液漏出，特别要明确漏出部位是否为尿道，需与尿瘘相鉴别。同时分别检查膀胱、子宫的位置是否正常，尿道口有无异常，静息和腹压增加时是否有阴道壁或膀胱膨出，是否有子宫脱垂并明确其脱垂的程度及类型。

2. 棉签试验　是测定膀胱颈和尿道移动度的一种方法，将棉签消毒、润滑后，自尿道插入至膀胱颈的位置，记录相对水平面的夹角，然后嘱患者增加腹压，观察棉签角度的变化，若角度改变超过 30°，即说明存在尿道过度活动（图 53-6），但也有研究称单纯靠棉签试验不能说明尿道的下移情况。

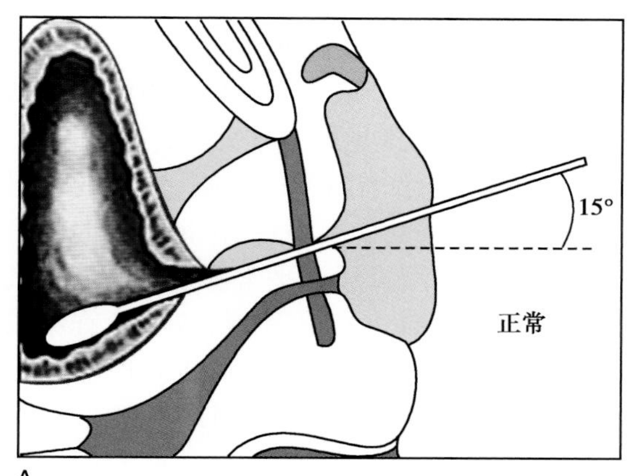


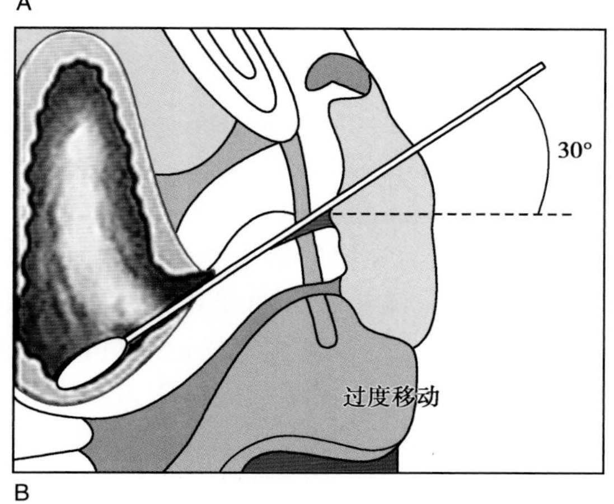


图 53-6　棉签试验示意

A. 正常女性棉签抬高角度；B. 棉签抬高角度大于 30°，提示尿道过度活动。

3. 压力诱发试验　患者仰卧，双腿屈曲外展，观察尿道外口，咳嗽或用力增加腹压时见尿液漏出，腹压消失后漏尿也同时消失则为阳性。阴性者站立位再行检查。检查时应同时询问漏尿时或之前是否有尿急和排尿感，若有则可能为急迫性尿失禁或合并有急迫性尿失禁。

4. 膀胱颈抬举试验　患者截石位，先行压力诱发试验，若为阳性，则将中指及食指插入患者阴道，分别放在膀胱颈水平尿道两侧的阴道壁上，嘱患者咳嗽或 Valsalva 动作增加腹压，有尿液漏出时用手指向头腹侧抬举膀胱颈，如漏尿停止，则为阳性。

5. 1 小时尿垫试验　方法：患者无排尿；称重尿垫并垫妥，15 分钟内喝 500ml 无钠液体，然后坐下或躺下；步行半小时，包括上下一层楼梯；起立和坐下 10 次；剧烈咳嗽 10 次；原地跑 1 分钟；弯腰拾小物体 5 次；流动水中洗手 1 分钟；1 小时终末去除尿垫并称重。

6. 结果判断　①尿垫增重 >1g 为阳性；②尿垫增重 >2g 时注意有无称重误差、出汗和阴道分泌物；③尿垫增重 <1g 提示基本干燥或实验误差。

**（三）专科影像学检查**

对于病史及查体即可获得明确 SUI 定性诊断的患者，如需进一步进行程度及分型诊断或 SUI 诊断尚不确切的患者可行如下检查：

1. 膀胱尿道造影　膀胱尿道造影是评价压力性尿失禁病因和（或）程度的传统检查方法，对比静息状态和腹压增加下膀胱及尿道的影像表现。正常女性，静息状态下，膀胱底部呈水平状，膀胱颈与尿道连接处位于耻骨联合中下 1/3 处，不低于耻骨联合下耻骨联合上缘与骶尾尖的连线（耻尾线），腹压增加时一般下移 0.5~1cm，但在耻尾线之上。侧位片可观察尿道轴与膀胱底所形成的夹角即膀胱尿道后角，正常小于 110°。尿道倾斜角也可经尿道膀胱造影测得，即尿道轴线与身体纵轴形成的夹角，正常值小于 30°（图 53-7）。依据膀胱尿道后角及尿道倾斜角可将压力性尿失禁分为不同类型。

2. 盆底核磁检查　磁共振可更为精细地显示盆腔所有器官、盆底组织及其结构、形态和层次。在膀胱尿道后角、尿道倾斜角、尿道移动度的测定中，

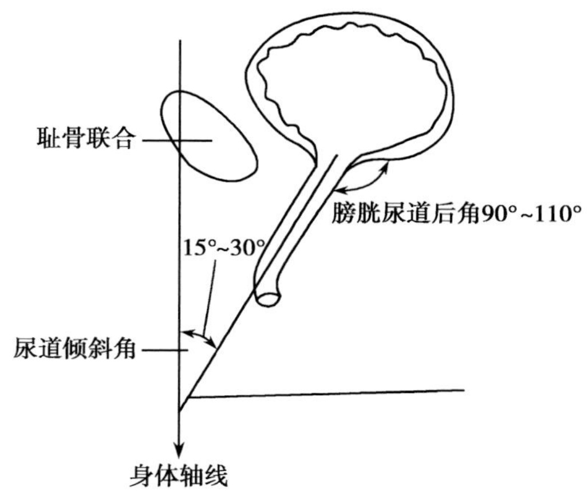


图 53-7　正常女性膀胱尿道后角及倾斜角

可体现其无创、操作方便的特点，对于合并盆腔器官脱垂的患者还能提供包括盆腔内全面、整体的影像信息。对于压力性尿失禁的发病机制、分型、治疗选择均有重要的参考价值。

3. 盆腔超声检查 SUI 诊断应用中，推荐经会阴超声检查，受检者膀胱适度充盈，做矢状和冠状切面，静息状态及 Valsalva 状态下观察膀胱尿道后角、尿道倾斜角、膀胱颈活动度等。如下指标中有两项以上符合，即可诊断为压力性尿失禁：①静息状态的膀胱角≥95°；②膀胱角与耻骨距离≥2.3cm；③膀胱颈的活动度≥20°。超声影像不作为压力性尿失禁诊断的常规检查，但对于复杂性尿失禁及合并 POP 患者超声有其重要的诊断价值。

**（四）专科功能学检查**

尿动力学检查 ①自由尿流率测定：尿流率测定是一种简单、无创的检查方法。由于部分尿失禁的患者存在自己尚未意识到的隐匿性排尿障碍（如腹压排尿、尿流缓慢等），故需常规行该项检查以除外上述症状。测定参数包括最大尿流率、平均尿流率、尿流时间、排尿时间、膀胱容量、达峰时间。单纯压力性尿失禁患者上述参数正常，在侵入性尿动力检查之前，尿流率检查是必须的。②侵入性尿动力检查：膀胱压力测定、腹压漏尿点压测定及尿道压力描记。膀胱压力测定的重点是区分有无腹压增高时诱发的逼尿肌收缩，部分患者可表现为腹压增加时诱发的急迫性尿失禁误诊为压力性尿失禁。③腹压漏尿点压（abdominal leak point pressure，ALPP）：在无逼尿肌收缩的情况下患者进行腹压增加的动作，出现漏尿时的膀胱压。是评估压力性尿失禁患者控尿功能的重要指标，为 SUI 的诊断和分类提供依据。ALPP 测定按增加腹压的不同方式可分为两类：Valsalva 诱发漏尿点压力测定（valsalva-induced leak point pressure，VLPP）和咳嗽漏尿点压测定（cough-induced leak point pressure，CLPP）。

VLPP 是一种动态的激发试验，模拟压力性尿失禁发生的条件诱发症状的出现。操作方法：患者取截石位，留置测压管及灌注管，排空膀胱，中速灌注（50~70ml/min），在膀胱容量达到 200~300ml 或达到膀胱容量的 1/2 时，停止灌注。嘱患者做 valsalva 动作，仔细观察并记录出现漏尿时或患者自诉有尿液漏出时的膀胱内压力，此时的压力即为 VLPP。若压力性尿失禁患者膀胱内压大于 130cm$H_2O$ 时尚未见尿液漏出，需行 CLPP。CLPP 检查时嘱患者用逐渐增强的压力咳嗽直至有尿液漏出。一般做 3 组咳嗽，每组间隔 15~20 秒，记录漏尿时的最小膀胱压即为咳嗽漏尿点压。ALPP 或 VLPP 是压力性尿失禁分型诊断的依据之一（详见尿失禁分类）。需强调的是，ALPP 测定也会受诸多因素的影响，严格的质量控制是获得准确结果的必要条件，保证检查时适宜的膀胱容量；尽量采用舒适或平常易于出现漏尿的体位，体位对检查结果也有显著的影响，检查结果中需标注患者的检查体位，动态尿动力检查可显著提高检查结果的准确性；需控制或调整增加腹压的速度；需明确有无合并疾病如严重的膀胱尿道脱垂、膀胱憩室、膀胱输尿管反流等，上述疾病可以缓冲膀胱压力，影响结果的准确性。④应力性尿道压力测定（stress urethral pressure profile，SUPP）、尿道闭合压（urethral close pressure，Pura.clo）及压力传导率（pressure transmission ration，PTR）。SUPP 主要用于评估压力性尿失禁患者腹压增加时尿道的控尿能力，但是测量结果的变异较大，临床仅作为参考，检查方法：在尿道压力描记的过程中嘱患者不断咳嗽，分析膀胱压力和尿道压力的变化，正常女性咳嗽时 Pura .clo>0，压力性尿失禁患者的 Pura .clo≤0。正常女性的 PTR>1，压力性尿失禁患者 PTR≤1。

# 第五节 手术适应证与合并疾病的处理

## 一、手术适应证

手术治疗的主要适应证包括：①非手术治疗效果不佳或不能坚持，不能耐受，预期效果不佳的患者；②中重度压力性尿失禁，严重影响生活质量的患者；③患者自觉明显影响其生活质量，有强烈求治欲望的患者；④伴有盆腔脏器脱垂等盆底功能障碍性疾病需行盆底重建者，存在压力性尿失禁或隐匿性压力性尿失禁时。但行有创治疗前除需明确压力性尿失禁的诊断外，更需进一步明确有无合并疾病，特别对于手术治疗效果有影响的疾病是否存在。

## 二、合并疾病与处理

**（一）膀胱过度活动症**

如患者主诉存在尿频、尿急伴或不伴急迫性尿失禁，应怀疑是否合并有膀胱过度活动症。压力性尿失禁合并膀胱过度活动症，先通过询问病史及记录排尿日记的方法了解患者尿急的情况，如尿急明显存在，并且是患者就医的主要原因之一，应先治疗膀胱过度活动症状。先给予膀胱训练和/或抗胆碱药物治疗。根据患者保守治疗的效果，决定下一步治疗方案，包括：观察、继续用药、接受抗尿失禁手术。当该类患者压力性尿失禁症状为主时，建议行手术治疗，术后50%~70%患者的OAB症状可能得到一定程度改善，也就是说尿道活动过度可能也是诱发逼尿肌不稳定的原因之一。

**（二）盆腔脏器脱垂**

由于盆底筋膜、韧带的支撑缺陷是压力性尿失禁与盆腔脏器脱垂的共同病理生理基础，所以两种疾病常合并存在。脱垂存在与否及其程度通过查体即可诊断。其处理原则：当患者以SUI症状为主时，Ⅱ度以下的膨出或患者未出现自觉症状及排尿不畅时无需同期处；Ⅱ度以上膨出患者可能出现阴道脱出物症状，且可能因膨出而导致排尿困难，此时不建议单纯行抗尿失禁手术，应同期行相应的盆底重建手术，特别是前盆腔重建手术。当患者以POP症状为主合并隐匿性SUI时，临床表现为曾出现过压力性尿失禁症状，但膨出加重后SUI症状减轻甚至消失；或在POP检查中回纳脱出物（膀胱）或佩戴子宫托后，尿失禁症状重现。这类患者治疗时建议在行盆底重建的同期行抗尿失禁手术。如POP患者无主诉SUI症状或症状轻微，可仅行盆底重建，但术前需告知患者术后新发压力性尿失禁概率不到10%，仅有部分患者压力性尿失禁需手术治疗。

**（三）逼尿肌收缩力减弱**

逼尿肌收缩力减弱常见于老年妇女，如SUI患者主诉排尿困难，首先需行B超检查残余尿量，并测定自由尿流率，但需注意自由尿流率受干扰因素较多，尽量能重现患者日常的排尿，以便做出更为准确的判断。

当患者同时存在压力性尿失禁的症状和因逼尿肌收缩力减弱造成排尿困难时，首先应除外有无充盈性尿失禁，充分沟通并了解患者最想要解决的问题，对于很多女性来讲尿失禁对生活质量的影响远大于排尿困难。所以逼尿肌收缩力减弱非抗尿失禁手术的禁忌，但需术前告知患者，术后可能出现残余尿增加甚至尿潴留，需要清洁自身间歇导尿治疗。

**（四）膀胱出口梗阻**

当SUI患者主诉排尿困难，在排除逼尿肌收缩无力和POP所致因素后，需检查进一步确诊。原则上需要先处理梗阻，之后根据病情再择期行抗尿失禁治疗。在诊断明确，患者及家属充分了解并理解有创治疗的必要性、并发症、术后注意事项的情况下，根据患者的具体情况及尿失禁的分类、分型选择最佳的术式。

## 第六节 手术方式选择与操作要点

女性压力性尿失禁的手术方式包括：尿道旁注射治疗（尿道旁填充物注射术、尿道旁干细胞注射术）、膀胱尿道悬吊（Burch）术、无张力尿道中段吊带术（耻骨后尿道中段吊带术、经闭孔尿道中段吊带术、单切口尿道中段吊带术）和人工括约肌植入术。

### 一、尿道旁填充物注射术

尿道旁填充物注射术（urethral bulking agents）是治疗压力性尿失禁最微创的手术方式。可选择性用于膀胱颈部移动度较小的Ⅰ型和Ⅲ型压力性尿失禁患者，尤其是伴有严重合并症不能耐受麻醉和开放手术者。该方法主要通过增加尿道封闭能力，提高尿道对抗腹压增加的能力，而产生治疗作用。其最佳适应证是单纯因ISD所导致的压力性尿失禁患者，部分学者认为其在解剖型压力性尿失禁中也有一定的临床疗效。常用注射材料有硅胶粒（Macroplastique®）、聚四氟乙烯（TeflonTM）和碳包裹的锆珠（Durasphere®）等，其他可用注射材料有鱼肝油酸钠、戊二醛交联的牛胶原（ContigenTM）、自体脂肪或软骨、透明质酸/聚糖酐和肌源性干细胞等。

操作方法：在膀胱镜下经尿道或尿道旁进行注射，注射部位目前尚无统一或明确的标准。通常为后尿道的4点、8点位，注射至观察见膀胱颈隆起。也有人认为可注射至膀胱颈至尿道中段的任一位置。这一治疗方式创伤小，严重并发症发生率低，并可多次重复进行。但其疗效有限，近期有效率约30%~50%，远期疗效差。而且也有一定并发症，如短期排空障碍、感染、尿潴留、血尿、个别材料可能过敏和颗粒的迁移等，严重并发症为尿道阴道瘘。

### 二、尿道旁干细胞注射治疗

近年来运用各类干细胞作为注射材料进行压力

性尿失禁的治疗取得了一些成绩，通过干细胞的注射促进括约肌的再生，并已经开始运用于临床。小样本量临床研究显示2年的有效率可达75%。其最大的优点组织相容性好，更符合生理性，是一种非常有前途的治疗方法。但总的来讲需要更多的临床研究来证实以及进一步的RCT研究确定其真实疗效。

## 三、膀胱尿道悬吊术

其中耻骨后膀胱颈悬吊术应用最为广泛。膀胱颈悬吊术即Burch术，是纠正局部解剖异常，增强吊床支撑作用的有效方法。其中，开放式的Burch术是治疗女性压力性尿失禁最有效的术式，特别是就远期效果较无张力尿道中段吊带术效果更好，但短期内控尿效果无明显差异。

手术方式：取下腹正中切口，分离进入耻骨后间隙，钝性游离膀胱颈及后尿道，暴露双侧髂耻韧带，于膀胱尿道交界处及尿道中段水平左右分别旁开1cm的位置用2-0铬制可吸收线缝合阴道前壁及髂耻韧带，缝线穿过髂耻韧带提拉阴道前壁组织并固定(图53-8)。其常见的并发症有膀胱和尿道损伤、术中出血、排尿困难、感染、悬吊线断裂或脱落等。

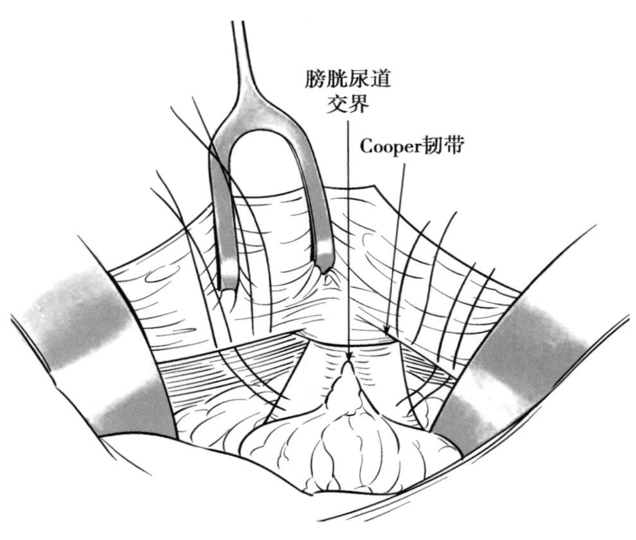

图53-8　膀胱尿道悬吊术示意

## 四、无张力尿道中段悬吊术

Ulmsten(1996)等应用无张力经阴道尿道中段吊带术(tension-free vaginal tape，TVT)治疗压力性尿失禁，为压力性尿失禁的治疗带来了全新的革命。按吊带走行的路径可将此类手术分为耻骨后尿道中段吊带术(retropubic mid-urethral sling)、经闭孔尿道中段吊带术(transobturator mid-urethral sling)和单切口尿道中段吊带术(single-incision mid-urethral sling)。耻骨后途径的手术按吊带穿刺方向又分为术式down-up和up-down术式；经闭孔途径的手术按吊带穿刺方向又分为in-out术式和out-in术式，穿刺方向也可总称为vagina-to-skin术式和skin-to-vagina术式。①耻骨后尿道中段吊带术，耻骨后尿道中段吊带术是指南高度推荐的压力性尿失禁的微创治疗方式，其优势在于疗效稳定、创伤小、并发症相对较少。其10年有效率超过90%。②耻骨后尿道中段吊带术(down-up术式)手术主要步骤：①在耻骨联合上方旁开中线2cm处左右分别做一皮肤穿刺切口，后与阴道前壁尿道下方1~2cm处做一纵形切口，组织剪充分分离阴道壁与尿道间隙(图53-9)。②金属导尿管植入尿道，穿刺针置入分离好的尿道阴道间隙，导尿管将膀胱向穿刺对侧推移，穿刺针向上走行至耻骨下支后穿过盆内筋膜，经耻骨后间隙穿过腹直肌由穿刺口穿出腹壁(图53-10)。③调整吊带张力后缝合切口(图53-11，图53-12)。手术可能的并发症有：排尿困难、耻骨后血肿、膀胱穿孔、吊带侵蚀及肠道损伤，最为严重的是髂血管损伤。因有膀胱穿孔的可能，所以建议穿刺完成后常规行膀胱镜检查。

经闭孔尿道中段吊带术：Delormede和Leval分别于2001年和2003年首先报道了经闭孔尿道中段吊带术不同穿刺途径TOT(out-in)和TVT-O(in-out)术式。与耻骨后穿刺途径的尿道中段吊带术相比，经闭孔尿道中段吊带术膀胱穿孔、甚至肠道或髂血管损伤并发症等风险相对较小，此类术式的近期有

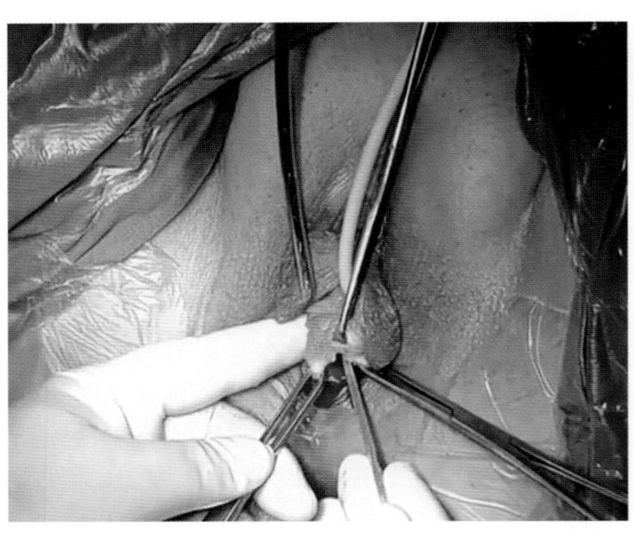
图53-9　分离阴道与尿道间隙至耻骨下支方向分离

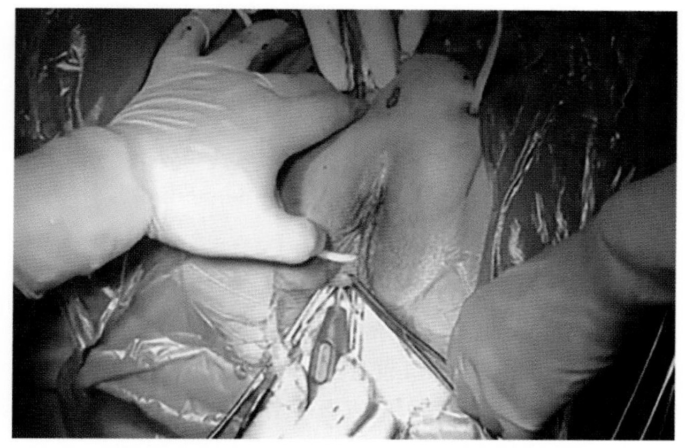

图 53-10　沿分离好的间隙穿刺针经耻骨后穿出

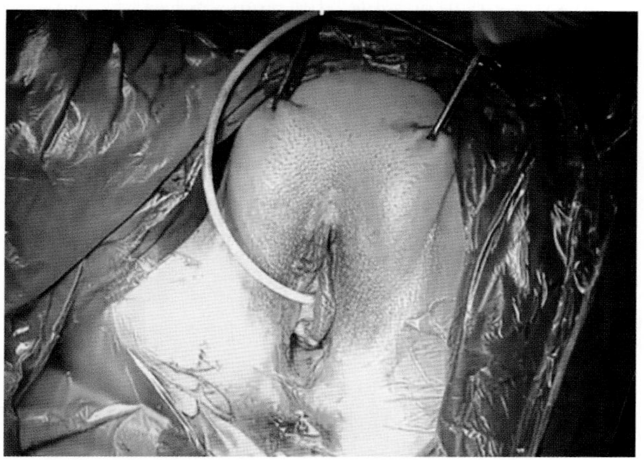

图 53-11　调整吊带张力缝合切口

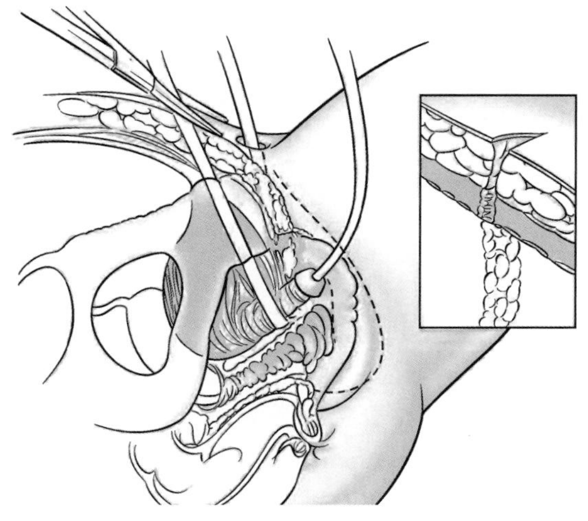

图 53-12　吊带植入侧面观

效率为 84%~90%，对首次接受 MUS 的单纯女性压力性尿失禁患者，与经耻骨后路径的疗效相当，但对于重度压力性尿失禁及合并 ISD 的患者建议行耻骨后尿道中段吊带术。

TVT-O（in-out）术式较 TOT（out-in）尿路损伤的发生率更低而应用更广泛。TVT-O 术式主要手术步骤：①于尿道口上方 2cm 水平，双侧大腿与大阴唇皱褶外 2cm 处标记体表穿刺点（图 53-13）；②阴道前壁尿道外口下方 1cm 处做一长约 1cm 的纵形切口，切透阴道壁全层，使用组织剪“前进—撑开”的手法钝性分离尿道直至耻骨下支，穿破闭孔膜（图 53-14）；③随后将蝶形引导杆置入分离好的间隙，沿导引杆插入螺旋穿刺针，穿过闭孔膜后旋转，经皮肤穿刺点穿出（图 53-15）；④调整吊带至合适的松紧度，原则为“宁松勿紧”（图 53-16）。

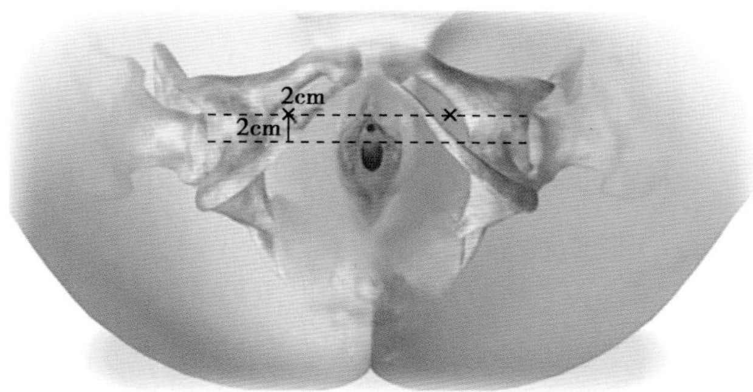


图 53-13　标记体表穿出点

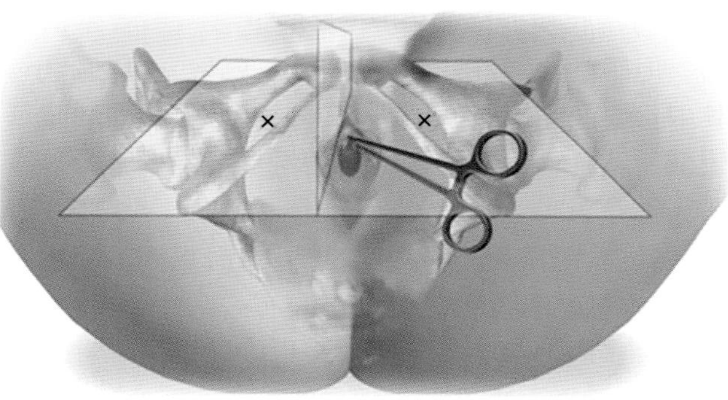

图 53-14　分离阴道尿道间隙直至耻骨下支

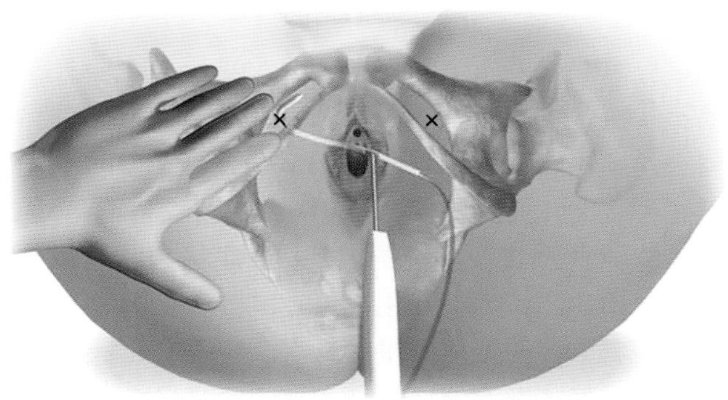

图 53-15　穿刺针经分离间隙穿破闭孔膜环绕耻骨降支穿出

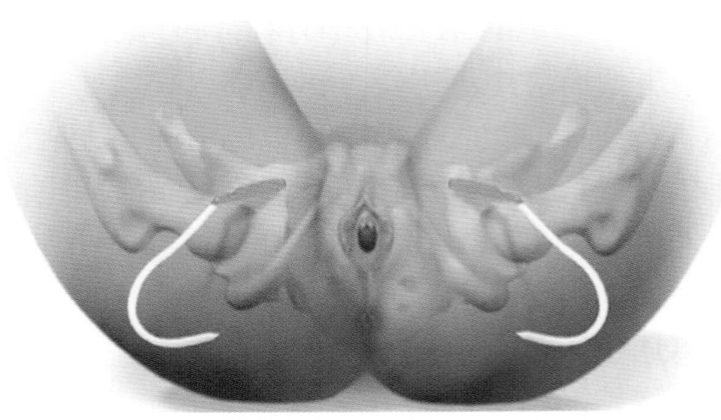

图 53-16 吊带平铺于尿道下方并调整其张力

经闭孔尿道中段吊带术尽管基本排除了损伤膀胱或髂血管的可能性，但有可能增加阴道损伤的风险。少见的严重并发症主要有吊带阴道侵蚀和闭孔血肿、脓肿形成等。阴道侵蚀可能与分离时阴道壁分离较薄有关。

## 五、尿道中段吊带术并发症的处理

### （一）膀胱损伤

如术中发现膀胱穿孔即需退出吊带，重新穿刺，术后留置导尿 3~5 天。如术后发现，激光将膀胱内暴露的吊带处理并取出，术后 3 个月内剪去吊带后可能会出现压力性尿失禁症状复发，可重新植入吊带，术后 3 个月局部瘢痕形成，剪去暴露的吊带后多数患者不会再次出现尿失禁。

### （二）排尿困难

术后出现排尿困难多数是由于吊带松紧度调节过紧有关，另有部分患者可能与术前膀胱逼尿肌收缩力受损或膀胱出口梗阻有关，因此疑有排尿功能异常的患者术前需行尿动力学检查以明确。对术后早期出现的排尿困难，可作间歇性导尿。1%~2.8% 患者术后出现尿潴留而需切断吊带，于术后 3 个月在局麻下经阴道松解或切断吊带，术后排尿困难多可解除，而不影响抗尿失禁的治疗效果。

### （三）出血及耻骨后血肿

经耻骨后路径时并不罕见，当出现耻骨后间隙出血时，可将膀胱充盈 2 小时，同时在下腹部加压，阴道内填塞子宫纱条，严密观察，多数出血可停止，而后血肿吸收。

# 第七节 问题与展望

压力性尿失禁是女性，特别是中老年女性最为常见的盆底功能障碍性疾病，严重影响患者生活质量。但因社会、经济、文化等原因，就诊率极其低下。其中重要的原因之一便是人群对这一疾病的知晓率较低所致，所以，进行该疾病的科普或患者教育显得尤为重要。

目前，对于压力性尿失禁的治疗，保守治疗主要是通过盆底肌训练，无创、方便、有一定疗效；手术治疗方法应用最多的是无张力尿道中段悬吊术，微创、恢复快、效果立竿见影。

近年来，新的治疗手段或方法也在被尝试，有膀胱内气囊置入、铥激光、$CO_2$ 激光等，因其较无张力尿道悬吊更为微创，较盆底肌训练疗效更显著而为更多的人所接受，但远期疗效、手术并发症等还需进一步研究证实。

综上所述，无张力尿道中段吊带术疗效稳定，并发症较少，高度推荐作为尿失禁治疗主要的手术方式，其中经闭孔无张力尿道中段悬吊术因创伤小，住院时间短，并发症少而优势更加明显。

（王东文）

# 第八节 女性盆腔器官脱垂合并压力性尿失禁

## 一、流行病学与患病率

盆腔器官脱垂（pelvic organ prolapse，POP）是由于盆底肌肉和筋膜组织薄弱造成的盆腔器官下降而引发的器官位置及功能异常，主要症状为阴道口组织物脱出，可伴有排尿、排便和性功能障碍，不同程度地影响患者的生活质量。

根据美国国家健康与营养调查(NHANES)报道，症状性 POP 患病率为 2.9%。大约 80% 的骨盆底功能障碍女性同时存在盆腔器官脱垂及压力性尿失禁（stress urinary incontinence，SUI）。虽然这两种疾病通常同时发生，但其中一种可能程度较轻或无症状。无 SUI 症状而因盆腔器官脱垂行手术治疗的女性具有发生术后尿失禁的风险，脱垂修复术后 SUI 也可能加重。

盆腔器官脱垂的患病率随年龄增长而增加，目前 80 岁以上的女性患病率增长最快，80 岁以下的女性至少接受过一次外科手术的终生风险性为

6.3%，其中再手术率为 17%~30%，在美国每年约实施 200 000 例脱垂修复手术，脱垂修复手术年发生率为每 1 000 名女性就有 1.5~1.8 例，其手术发生率峰值年龄在 60~69 岁之间。

## 二、病因及病理生理学

盆底包括神经支配的肌肉和各种结缔组织，这些组织对盆腔器官起支持作用。子宫和阴道被骨盆内的筋膜和悬韧带固定在骨盆壁。肛提肌束缚这些器官的管腔直至其被关闭，形成一个盆腔器官可依附在上面的闭合层。提肌板依附在被关闭和悬吊的器官后部的表面，起到瓣式阀门的作用。阴道悬吊的方式使它靠在与其相邻的支撑壁上，压力增加时把阴道压向支撑壁，从而将其固定。肛提肌的正常张力和完整性可维持泌尿生殖裂孔的正常尺寸大小。而削弱肌肉和结缔组织的支撑机制的因素可引起脱垂和尿失禁。常见引起支持机制削弱的因素包括：①盆底肌源性损伤，包括分娩直接损伤、咳嗽便秘或体重增加导致的腹压增加压迫盆底以及伴随年龄增长的肌肉功能退化等；②盆底神经源性的损伤；③盆底结缔组织的变化，包括胶原比例的变化、胶原相关酶的变化等导致盆底支持结构变得脆弱；④遗传对盆腔器官脱垂的影响，包括家族遗传、人种和种族的差异以及遗传学疾病等。

## 三、临床表现

POP 和 SUI 可能单独发生或以多种组合形式同时发生。很多患盆腔器官脱垂的女性并没有症状，当脱垂位于阴道里时尤其如此，有的患者就诊时除阴道膨出外还有其他症状，因为还伴有器官功能障碍。

### （一）膨出或压迫症状

POP 女性就诊时常诉有阴道或骨盆压迫和 / 或感觉阴道膨出或有东西掉出阴道。症状性脱垂在解剖学上的界限是处女膜。阴道膨出症状预测脱垂超过处女膜的特异性很高（99%~100%），但敏感性很低（16%~35%），因为有些晚期脱垂的女性报道没有症状。

### （二）下尿路症状

阴道前壁或阴道顶端丧失支撑可能会影响膀胱和 / 或尿道功能。盆腔脏器脱垂的分度（表 53-5）与女性排尿功能障碍有关。有压力性尿失禁的患者常与Ⅰ度或Ⅱ度脱垂同时存在。随着脱垂程度的进展，而患者可能会出现 SUI 改善，但排尿困难的症状加重。当脱垂加重时，其压力性尿失禁的症状有所减轻，而在体格检查中使用子宫托或窥阴器减少阴道脱垂时，发现 80% 的临床上没有尿失禁的严重脱垂患者在检查时产生压力性尿失禁。这种现象被称为潜伏性或隐形压力性尿失禁。晚期阴道前壁或顶部脱垂可能“弯曲”尿道，从而导致排尿困难症状（如尿流缓慢），需要改变位置或手动还纳（按压）脱垂才能排尿，极少数患者还会出现完全性尿潴留。手术矫正脱垂后有 13%~65% 能控制小便的女性会出现 SUI 症状。POP 女性出现膀胱过度活动症状（尿频、尿急、急迫性尿失禁）的风险是一般人群的 2~5 倍。

表 53-5 盆腔器官脱垂分度

| 分度 | 内容 |
|---|---|
| 0 | 无脱垂。Aa、Ap、Ba 和 Bp 各点都为 -3cm，D 点（如果子宫存在）或 C 点（行子宫全切术后）等于或接近等于 TVL［即 -TVL 到 -（TVL-2）cm 之间］ |
| Ⅰ | 不符合 0 度的条件，但脱垂的最远端位于处女膜平面以上大于 1cm 处（即，量化值 <-1cm） |
| Ⅱ | 脱垂的最远端位于处女膜平面以上小于等于 1cm 处至处女膜平面以下大于等于 1cm 处之间（即，量化值在≥-1cm 至≤+1cm 之间） |
| Ⅲ | 脱垂的最远端位于处女膜平面以下大于 1cm 处，但小于（TVL-2）cm［即，量化值 >+1cm 但 <+（TVL-2）cm］ |
| Ⅳ | 阴道完全外翻。脱出部位延伸至或超过（TVL-2）cm 处［量化值≥+（TVL-2）cm］ |

### （三）排便症状

POP 女性排便症状的发生率高于普通女性，普通女性人群的排便功能障碍发生率为 20%，POP 患者则为 24%~52%。与脱垂相关的两种最常见症状为便秘和排便不尽。其他排便症状包括大便急迫、大便失禁以及梗阻症状（如排便费力或需要用手指压迫阴道或会阴以完全排空）。排便症状可能存在于任何解剖部位脱垂的女性，但其往往更常见于阴道后壁或顶部脱垂。

### （四）性功能障碍症状

部分患者出现性功能障碍，如性交困难和性交痛甚至性欲减退。有些女性会避免性行为，因为她们担心 POP 带来的不适或窘迫，特别是那些在性行为过程中出现尿失禁或大便失禁的女性。

## 四、诊断与鉴别诊断

POP 与 SUI 的诊断主要结合病史、体格检查、辅助检查，同时需要对泌尿道及肠道功能进行评估。

通过病史以及在还纳脱垂情况下进行临床或尿动力学试验可检测到隐匿性 SUI。

### （一）病史采集

询问病史对了解脱垂相关症状非常重要，因为通常只有在脱垂有症状时才需要治疗。病史包括脱垂的特异性症状，以及常与 POP 相关的排尿、排便和性功能方面的问题。下列情况提示存在隐匿性 SUI：①尿失禁随脱垂恶化而改善或消退；②需要手动还纳脱垂结构至阴道以排尿；③使用子宫托后 SUI 出现或加重。

### （二）体格检查

POP 通过使用盆腔器官脱垂量化（pelvic organ prolapse quantitation，POPQ）系统的妇科检查来诊断。在 POPQ 系统中，用 6 个点（2 个点在阴道前壁，2 个点在阴道顶端，2 个点在阴道后壁）和几个其他的测量指标来描述阴道的局部解剖。这些测量指标合在一起可形成一张脱垂的矢状图。通过沿阴道壁测量或识别脱垂的最远点来定位每个点，然后测量从此点到处女膜平面的距离，每个点的解剖位置如下（图 53-17）。女性 POP 的体格检查包括以下项目：肉眼观察，窥器检查，双合诊检查，三合诊检查，神经肌肉检查。

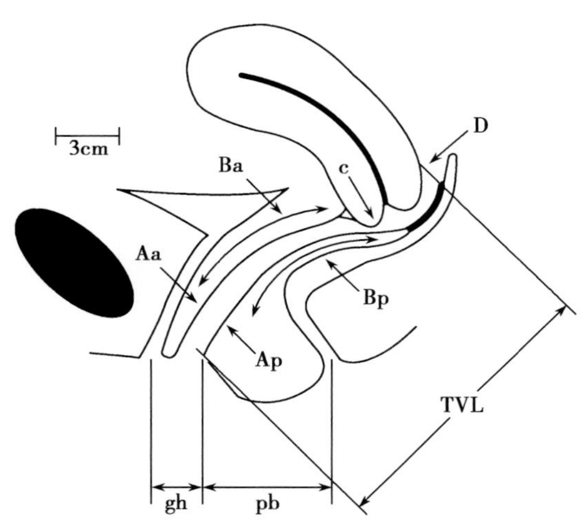


图 53-17　盆腔器官脱垂量化示意

注：Aa= 阴道前壁点，位于阴道前壁中线上，尿道外口近端 3cm 处，大致相当于尿道膀胱连接处，到处女膜平面的量化值为 −3~+3cm；Ba=Aa 点与阴道断端或 Aa 点与阴道前穹隆之间且在阴道前壁的最远处；C= 阴道顶端位点，位于宫颈的最远端或阴道断端前缘；D= 阴道后穹隆的最深点，仅可在有宫颈的女性中测量；Ap= 阴道后壁位点，位于阴道后壁中线上，处女膜后缘近端 3cm 处，到处女膜平面的量化值为 −3~+3cm；Bp=Ap 点与阴道断端或 Ap 点与阴道后穹隆之间、阴道后壁上段的最远端；TVL= 阴道总长度；gh= 生殖道裂孔长度，是从前至后测量从尿道外口中点到处女膜后缘中线的距离；pb= 会阴中心腱长度，是测量从生殖道裂孔后缘至肛门口中点的距离。

1. 视诊　检查的第一部分是让患者处于背侧截石位，视诊其外阴、会阴和肛周区域。与进行其他检查项目时一样，视诊时应首先让患者放松，然后在患者向下屏气用力时进行。同时了解患者在增加腹压后有无尿道口漏尿，明确是否合并压力性尿失禁。

2. 窥器与双合诊检查　窥器和双合诊检查是用于评估 POP 的主要检查方法。检查时患者先采取背侧截石位，然后是站立位，同时患者先放松，之后向下屏气用力。每个解剖学部位的脱垂的评估如下：①顶端脱垂（宫颈或阴道穹窿脱垂），将双叶窥器插入阴道，然后慢慢退出；注意顶端是否有任何程度的下降；②阴道前壁，将 Sims 阴道牵开器或双叶窥器的后叶插入阴道内并轻压阴道后壁，将阴道前后壁分开来，以便能清楚地看到阴道前壁；③阴道后壁，将 Sims 阴道牵开器或双叶窥器的后叶插入阴道内并轻压阴道前壁，将阴道前后壁区分开来，以便能清楚地看到阴道后壁。

3. 三合诊检查的适应证：①诊断肠膨出；②鉴别高位直肠膨出与肠膨出；③评估会阴中心腱的完整性；④检查直肠脱垂，检测肠膨出的最好方法是患者站位时行三合诊检查；拇指与示指之间可触及直肠子宫陷凹处的小肠（图 53-18）。

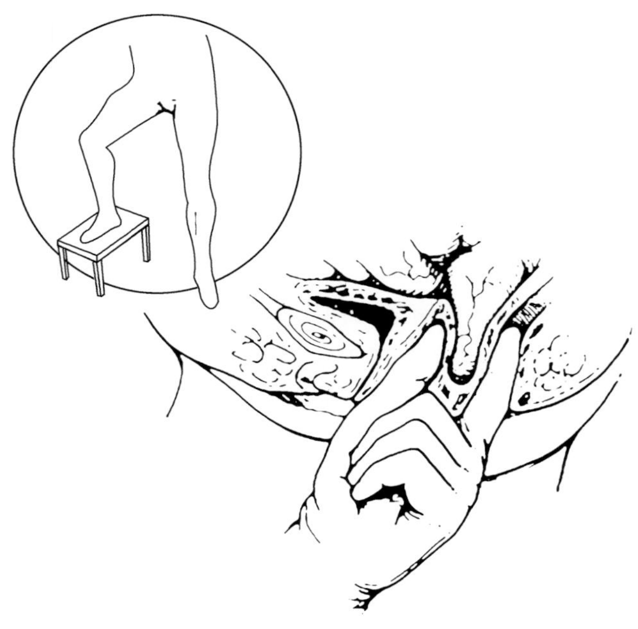

图 53-18　直肠阴道检查示意

注：站立——通过在拇指和食指之间触摸小肠，在直立阴道检查期间检测到肠疝。

4. 神经肌肉检查　尿或大便失禁可能是神经系统疾病的症状，因此，需要进行神经系统评估。神经系统检查应包括对外阴和会阴的肉眼评估、下肢的感觉和运动功能、腰骶神经系统检查，以及盆底肌肉的测试。

### （三）辅助检查

辅助性诊断检查主要用于评估膀胱或肠道的功能。是否进行辅助性检查取决于主诉症状，以及是否存在与体格检查结果不相关的症状（如在没有发生脱垂状况下出现的膀胱或肠道症状）。

### （四）泌尿道评估

女性脱垂患者的泌尿道评估取决于患者的主诉（如尿失禁、尿潴留）。检查可能包括对泌尿道感染、尿失禁或尿潴留的检测。

虽然POP女性通常有SUI症状，但许多Ⅱ度或以上顶端脱垂的女性，尽管缺失了阴道前壁和膀胱/尿道支持，但仍有小便自控能力。然而，13%~65%能自控排尿的女性会在外科脱垂矫正术后出现SUI症状。出现此情况的原因是脱垂扭曲并阻断了尿道，而此梗阻在脱垂被修复时可缓解。这被称为“隐匿性”或“潜在性”SUI。通过病史及在还纳脱垂的情况下进行临床或尿动力学试验可检测到隐匿性SUI。所有能自控排尿的顶端脱垂女性均应在术前评估隐匿性SUI，方法是在脱垂还纳和不还纳的情况下均进行临床或尿动力学的排尿压力试验。然而，脱垂还纳测试的预测价值有限，并不能准确地预测术后是否会出现SUI（约40%的试验结果阴性女性将在术后出现SUI）。是否对合并或不合并症状性SUI的脱垂女性常规进行尿动力学检查，目前还存在争议。尿动力学检查费时且增加支出，并且还不清楚其是否会改善单纯性SUI女性的手术决策。目前认为，尿动力学检查仅用于复杂性SUI女性（如既往已行抗尿失禁手术患者、神经源性下尿路功能障碍患者或怀疑存在非压力性尿失禁的患者），或当体格检查结果与患者症状不符时。

残余尿量（postvoid residual volume，PVR）是评估尿潴留的一种方法。评估PVR的排尿试验可以为逆行排尿试验或自主排尿试验。一般而言，PVR大于100ml就可能提示排尿功能障碍或逼尿肌无力；PVR的正常值范围和治疗方案仍存在争议。在修复了脱垂后，在术前具有尿潴留的多数患者残余尿量有减少。

### （五）鉴别诊断

泌尿道问题（尿失禁、尿潴留、膀胱过度活动症）或肠道问题（大便失禁、梗阻性症状）通常与POP相关，虽然这些症状提示POP，但妇科检查时可能会发现存在其中一个或多个病症但并无明显脱垂。不管是否存在POP，有这些症状的女性均应进行全面的评估，以确定这些症状的原因或加重因素是否是除POP以外的医学问题。

## 五、手术治疗

对于同时存在POP和SUI症状的女性，推荐同时进行脱垂修复术及尿失禁手术而非只进行POP修复术。但在仔细告知患者术后SUI的风险后，仍可以考虑阶段性方案。对于计划行经阴道手术且术前检查发现隐匿性SUI或经评估术后发生SUI可能性较高的Ⅱ期或更严重的POP患者，推荐同时进行POP修复术及尿失禁手术，而非只进行脱垂修复术。对于计划进行经阴道手术且术前检查未发现隐匿性SUI或经评估术后发生SUI可能性较低的Ⅱ期或更严重POP患者，建议只进行POP修复手术。对于优先考虑避免术后尿失禁且能接受围手术期并发症及排尿功能障碍风险升高的患者，同时进行脱垂修复及尿失禁手术治疗是合理的选择。

### （一）前盆腔脱垂修复治疗

1. 阴道前壁缝合术

（1）适应证：拒绝保守治疗或保守治疗失败的阴道前壁脱垂患者适合行外科手术修补，对于无症状或症状较轻微的患者是否通过手术获益尚不明确，而且需要承受手术风险，通常脱垂修复手术在女性完成生育后进行。阴道前壁修复可以经阴道或者经腹部进行，根据患者不同的情况进行具体选择。

（2）操作要点：①手术经阴道进行阴道前壁缝合术，需要一定程度地切除和/或折叠多余的阴道前壁黏膜上皮；②患者取膀胱截石位，留置尿管，暴露手术野——阴道前壁；③在阴道前壁注射生理盐水或稀释的加压素溶液行水压分离；④在阴道断端/子宫颈之间做一横切口，解剖剪分离阴道黏膜与其下层组织，获得充分地阴道黏膜活动度后，在中线位置造一个小的纵切口，进行阴道黏膜自下层组织的分离，延长阴道前壁的纵切口，向两侧进一步分离阴道黏膜与其下层组织，直至黏膜与膀胱完全分离；⑤用8字缝合法对阴道肌层和外膜层进行折叠，缝合深度包括阴道肌层和外膜，不能涉及膀胱黏膜；⑥如阴道壁支持缺陷较大，可考虑多层缝合封闭；⑦应小心避免尿道周围折叠过多的阴道壁组织，以免造成梗阻，修剪去除多余的阴道黏膜；⑧应避免阴道直径过度减小，以免导致严重的性交痛。

(3) 疗效评价：通常认为传统的阴道前壁修复术术后复发率高，国外报道复发率为 40%，国内报道复发率为 37.8%~54%。统计的差异可能与复发定义分度有关。

(4) 并发症：①手术可能发生出血；②膀胱损伤和感染；③输尿管损伤发生率为 0~2%；④9% 的患者性功能受到影响。

2. 阴道旁修补术

(1) 术式评价：阴道前壁膨出是盆腔器官脱出治疗最难和最容易复发的。经阴道的阴道旁修补术效果好，但难度大，缝合部位的准确性难以把握，而腹腔镜下的缝合技术较常使用。

(2) 操作要点：在膀胱顶 2~3cm 处打开前腹膜，暴露耻骨后间歇、阴道壁内侧、膀胱、盆筋膜腱弓，缝合阴道黏膜下组织和腱弓，修补阴道前壁，复位膀胱。

(3) 效果评价：文献报道经阴道旁修补成功率为 76%~100%。

(4) 术后并发症：阴道旁修补术后有可能出现膀胱损伤、出血、感染等并发症。

3. 阴道前壁脱垂补片修复术

(1) 修补材料与选择：在阴道前壁的修补中，可以使用可吸收材料、合成的永久网片和生物材料进行局部组织加强修复，以维持和恢复正常的解剖结构。目前，网片的使用被广泛应用于临床，但也带来网片暴露、穿孔等相关并发症。目前网片种类很多，有自行裁剪的补片、基于穿刺针的网片和无穿刺针的网片，其中前盆腔无张力阴道网片植入术常用于阴道前壁脱垂复发的患者。

(2) 手术操作要点：在分离膀胱阴道间歇后，将穿刺网片浅袋在耻骨下支的边缘经闭孔膜的前内侧缘穿入阴道旁间隙，穿刺网片深带向闭孔后侧缘的坐骨棘前 1cm 穿出，调节网片呈无张力状态，网片体部固定于膀胱尿道连接部，上端固定于阴道或宫颈，前壁网片置于膀胱阴道间隙，无张力衬于膀胱下方。

(3) 疗效评价：有资料显示，前壁修补术中，自体组织前壁修补较聚丙烯网片添加修补术复发风险高，28% vs 18%，复发后再手术率为 3% vs 1.3%，但阴道网片添加的盆底重建手术尚属于起步阶段，需要进一步研究及客观评价，临床上需要慎重选择。

(4) 术后并发症：包括膀胱、直肠损伤，出血及血肿形成，感染、下尿路症状及隐匿性尿失禁或尿潴留以及网片暴露等并发症。有研究显示，经阴道合成网片暴露常于术后 6 周 ~12 个月发生，发生率约占 10.3%。

(5) 术式评价：对于阴道前壁脱垂中阴道前壁中央、阴道旁、横向等特定位置修补，其修补手术或联合手术的选择取决于该缺陷的具体位置。阴道前壁脱垂极少单独发生，常伴有阴道顶端和阴道后壁下降。需通过术前评估指导是否需要进行其他解剖位置的脱垂修补，多数盆腔外科医师赞同术前应对所有患者的阴道顶端支持进行详细评估，以决定是否需要进行阴道顶端悬吊术。研究表明，同时进行经阴或经腹的阴道顶端修补手术，可以显著改善阴道前壁修补术后的结果。在接受骶骨阴道固定术有症状的阴道前壁脱垂患者中，可通过单纯的经腹骶骨阴道固定术或者经腹骶骨阴道固定术联合阴道旁修补，从而使阴道前壁获得支持。

**（二）中盆腔脱垂（阴道顶端脱垂）修复治疗**

1. 手术适应证　阴道顶端脱垂可能包括子宫（可能伴有或无肠疝）和穹窿（通常伴肠疝）脱垂。阴道顶端脱垂修复术的指征为：阴道脱垂出现症状，经保守治疗无效或拒绝接受保守治疗但能够耐受手术。

2. 手术路径　可选择经腹或经阴道入路：①经腹入路手术方案主要为经腹骶骨阴道固定（abdominal sacral colpopexy，ASC）术；②经阴道入路手术方案包括骶棘韧带悬吊术（sacrospinous ligament suspension，SSLS）和宫骶韧带悬吊术（uterosacral ligament suspension，ULS）。

3. 术式评价

(1) 与传统的经阴道修复术相比，通过开腹的骶骨阴道固定术进行阴道顶端脱垂修复，能更有效地恢复阴道的解剖结构，但这两种术式的主观结局相似。

(2) 对于大多数进行阴道顶端脱垂修复的患者，目前仍建议采用经腹骶骨阴道固定（ASC）术，而非经阴道修复术。

(3) 对于有条件的单位可行腹腔镜手术和机器人辅助 ASC 手术，腹腔镜和机器人手术似乎具有开腹手术有效改善阴道支持的优点，并且术后恢复时间也比经阴道手术短。

(4) 下列情况可以考虑选择经阴道手术替代经腹手术：①不能耐受经腹手术；②没有脱垂复发的危险因素，如较年轻、肥胖、Ⅲ度或Ⅳ度盆腔器官脱垂（POP）、先前 POP 修复失败者；③可同时进行其他阴道手术；④术后恢复时间短或避免腹部切口作为优先考虑该术式的主要因素。

(5) 对于有压力性尿失禁(SUI)的女性或存在重度脱垂且可能在骶骨阴道固定术后发生 SUI 的女性,可在 ASC 手术同时进行 Burch 阴道悬吊术或尿道中段吊带术,以治疗或预防 SUI 发生。

4. 骶骨阴道固定术(ASC)

(1) 术式评价:①经腹阴道顶端脱垂修复术是最常进行的手术方式,需通过使用外科网状补片,将阴道前后壁固定于低于骶岬的骶骨前纵韧带上,从而重建一个近似水平的阴道轴(图 53-19);②一般不利用腹壁和圆韧带,因为脱垂复发的风险较高;③通常情况下,对于子宫阴道脱垂患者,在进行阴道顶端 POP 修复术的同时原则上进行子宫全切术。

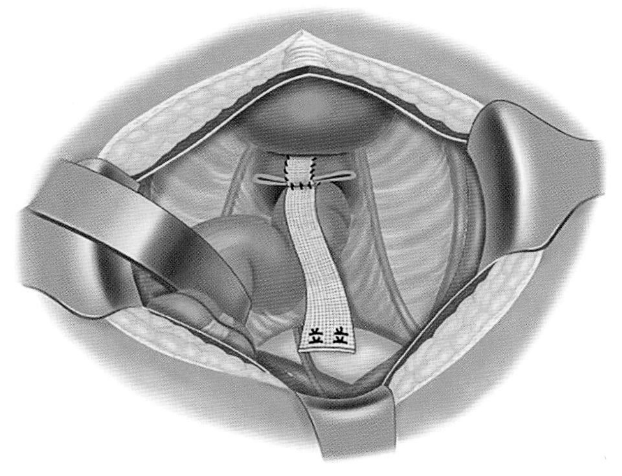

**图 53-19　Y 形永久性补片的两臂均与阴道前后肌层相连,然后将补片的底部附着在骶骨骨膜上,从而悬吊阴道前壁、后壁以及阴道顶端**

(2) 操作要点:①取膀胱截石位,阴道内放置纱布卷或阴道锤上举阴道,置入导尿管以排空膀胱;②采用开腹、腹腔镜或机器人套管等途径进入腹腔,将小肠向上腹腔推入,将乙状结肠尽量推向左侧盆腔,辨认出双侧输尿管整体走行,上举阴道,确定脱垂的阴道穹隆部;③在骶岬上方纵形打开腹膜;④锐性及钝性分离腹膜下脂肪组织,直至暴露出骨性骶岬及其前方约 4cm 长的纵形纤维,需避开骶前静脉丛,特别是分离接近尾骨方向时,辨认出骶正中动静脉并尽量避开;⑤向尾端锐性及钝性分离腹膜及腹膜下脂肪组织,创建一个足够深的可达阴道断端的通道,分离过程中应将直肠和右侧输尿管暴露在视野下;⑥举起阴道,横向切开阴道顶端的腹膜,将膀胱与阴道前壁锐性分离开约 4cm 或直至暴露出缺陷处;⑦切开阴道后壁上方通向子宫直肠陷凹的腹膜,分离至 4~6cm 或直至暴露整个缺陷处;⑧准备移植网片:推荐使用较薄且柔软的聚丙烯网片。使用 5~8 根 0 号或 2-0 不可吸收缝合线将网片连接到阴道后壁上,间隔为 1~2cm。缝线穿透阴道的整个纤维肌层,但不进入上皮层。网片应当向下直至阴道后壁长度的一半;⑨另一网片以同样的方式植入邻近的阴道前壁,该区域末端采用延迟吸收缝合线;⑩向骶岬方向举起阴道,合适高度为存在轻度的张力而不至于过度拉紧阴道。修剪网片至合适的长度。用坚硬的半弯曲针头带 0 号线将网片缝至骶骨的前纵韧带上,需要 2~4 根线;⑪使用可吸收缝合线关闭网片上方的腹膜;⑫如存在 SUI,则进行尿失禁修复术,完毕后静脉应用美蓝后行膀胱镜检查,以评估膀胱完整性并确保输尿管通畅性。

(3) 疗效评价:经腹骶骨阴道固定术成功率为 78%~100%,盆腔脏器脱垂和压力性尿失禁平均再手术率分别为 4.4% 和 4.9%。与骶棘韧带阴道悬吊术相比,经腹骶骨阴道固定术有更低的顶端脱垂复发率和术后性交疼痛率,但需要更长的手术时间和更高的花费。

(4) 并发症:开腹的骶骨阴道固定术中及术后最常见的并发症包括切口问题、输血、肠梗阻、血栓栓塞性事件、膀胱损伤、肠道损伤、网片侵蚀等。其中最严重的并发症是骶前静脉破裂引起的危及生命的大出血,发生的风险为 1.2%~2.6%。因此,靠近骶骨时必须小心进行分离。缝线应穿过骶(前纵)韧带恰好低于骶岬的水平,因为将缝线固定在骶骨较低处(即 $S_{3-4}$ 水平)更有可能导致骶前出血。网状补片侵蚀率因所用补片类型的不同而异,通常采用合成的不可吸收补片,以聚丙烯或聚酯纤维材料为主。有文献报道了所有类型合成补片的平均侵蚀率为 3.4%,其中聚丙烯补片的侵蚀率为 0.5%。

5. 骶棘韧带悬吊术(SSLS)

(1) 术式评价:①骶棘韧带悬吊术又称为骶棘韧带固定术,是治疗阴道顶端(穹隆)脱垂最常见的经阴道术式。骶棘韧带为一个扇形致密结缔组织宽带,后内侧附着于骶骨的第 4 骶椎水平面至尾骨尖的侧缘,向前外附着于坐骨棘。该韧带盆面与尾骨肌密切联系,或者说是尾骨肌后部纤维退变所形成的结缔组织。②SSLS 通常是单侧进行的。因为乙状结肠与直肠的连接在左侧,所以大多数外科医师偏好在右侧进行 SSLS 手术。某些外科医师提出可进行双侧 SSLS,但尚未证实这种改良手术的价值。是否采用双侧SSLS手术取决于阴道长度和宽度是否足够。③有下列疾病如阴道炎、阴道溃疡等生殖道急性感染者；阴道狭窄、阴道畸形等；盆腔急性感染者；严重心肺功能不全、肝肾功能不全等不能耐受手术以及凝血功能障碍的患者被视为该手术的禁忌证。

(2) 操作要点：从会阴中心腱至阴道顶端，沿中线切开阴道后壁，随后将阴道上皮与其下的肌层分离开来，一直分离至坐骨棘水平。通过轻轻向内推移直肠，再穿过直肠柱（覆盖肛提肌且从直肠延伸至盆筋膜腱弓的网状结缔组织），即可进入直肠阴道间隙。一旦进入直肠周间隙，即可触及坐骨棘并在内侧找到骶棘韧带。将长的直角牵开器放置在坐骨棘，以保护阴部神经血管束，再用另外2个长的直角牵开器在内侧牵开直肠和在上方牵开膀胱。此时骶棘韧带清晰可见，用2~3根缝线穿过韧带，选择的位置应在坐骨棘内侧约一指半宽处。将缝线固定于韧带复合体后，将每根缝线穿过阴道后壁上皮下肌层，采用滑轮式缝合打结，同时夹持住缝线游离端。牵拉缝线游离端，将阴道顶端直接向上悬吊至骶棘韧带，然后打结固定。

(3) 疗效评价：有文献报道SSLS术后顶端、阴道前壁和后壁的解剖治愈率分别为98.3%、81.2%和87.4%。术后阴道顶端脱垂的复发率为2%~19%，阴道前壁脱垂的复发率为6%~29%。

(4) 并发症与处理：SSLS术后严重并发症并不常见。主要并发症包括膀胱炎、发热、伤口二期愈合、脓肿或败血症、输尿管梗阻、排尿问题、疼痛（臀部或膀胱痛）、出血、神经损伤（如坐骨神经）、盆腔器官损伤、盆腔或阴道穹隆血肿。其中最常见的并发症是臀部疼痛（0.4%~ 9.3%），这可能是由穿过骶髂尾骨肌复合体的小神经被损伤所致。臀部疼痛一般在6周内自行缓解。疼痛通常可以通过安抚、抗炎药物等来缓解。放射到下肢的疼痛更有可能是由坐骨神经损伤或根部卡压引起的，建议术中固定缝合部位距离坐骨棘2.5cm以上，在骶棘韧带下1/2进针，且深度不宜过深，可避免神经损伤及由此造成的术后疼痛，也可减少术后出血和血肿的发生概率。

6. 宫骶韧带悬吊术（ULS）

(1) 术式评价：ULS术越来越普及，宫骶韧带被认为是支持阴道上段的主要结缔组织之一。ULS通常经阴道进行，但也可在腹腔镜下进行。宫骶韧带由平滑肌、结缔组织和神经构成，起自$S_1$~$S_4$椎骨，止于宫颈旁。

(2) 操作要点：ULS手术成功的关键是同时修复阴道顶端骨盆内筋膜的所有缺陷。应直接对合靠近阴道顶端的阴道前壁和后壁肌层，以保证阴道肌层的连续性。在最常用的ULS技术中，在中线位置打开阴道前后壁，此时，如有肠膨出，可见到膨出的囊。进入腹膜腔，并识别宫骶韧带。可用艾力斯钳（Allis钳）撑起宫骶韧带，使其更容易被识别，直肠则向内侧回缩。每侧分别用2~3根永久性缝线穿过宫骶韧带，缝线的位置应在坐骨棘以内1.5cm，往后1.5cm。这些缝线可用带编号的Kelly钳按顺序标记，1~6号，以便于在阴道内置入。以连续的方式，将每根缝线的一头穿过围绕阴道顶端的阴道前壁肌层，另一头穿过阴道后壁的骨盆内筋膜，这样缝线就跨过了阴道顶端的整个宽度。然后，将所有的缝线打结固定，使阴道前壁和后壁的肌层重新对合在一起，关闭任何潜在的肠膨出缺损，将阴道顶端向骶骨的方向抬升。

(3) 并发症：ULS术的并发症较少见，包括输尿管梗阻（1.8%）、输血（1.3%）、盆腔器官损伤（0.4%），其中输尿管梗阻是最常见的并发症，因此在完成每次术后均应常规进行膀胱镜或输尿管镜检查，以便及时识别输尿管损伤。

7. 髂尾肌悬吊术

(1) 手术适应证：对于年龄较大的女性行阴道固定术，有时阴道长度不能达到尾骨-骶棘韧带复合体（C-SSL），或瘢痕导致阴道不能或不能安全地缝合到C-SSL上，这时可选择将脱垂的阴道顶端分别固定到两侧坐骨棘下方的髂尾肌筋膜上。

(2) 操作要点：于正中线上切开阴道后壁，向两侧分离直肠阴道间隙暴露提肌群；向坐骨棘方向做钝性分离；术者用手向下按压直肠，在坐骨棘后方尾侧1~2cm的区域，暴露出髂尾肌筋膜，单根延迟吸收线较深地缝入肛提肌及筋膜，缝线两端均穿过身体同侧的阴道顶端后方，用止血钳夹住固定，对侧重复操作；完成阴道后壁修补，闭合阴道，系紧缝合线，悬吊阴道顶端后部。

**（三）后盆腔器官脱垂修复治疗**

1. 阴道后壁修补术

(1) 术式评价：直肠膨出修补术的解剖学治愈率为76%~96%。将阴道后壁肌层或肛提肌的内缘折叠于中线，可使阴道后壁宽度减小，中线的纤维肌层增厚，阴道缩窄。

(2) 手术步骤与操作要点：①患者取截石位进行经阴道修补术，或取俯卧位或折刀位经肛门进行手术；②利多卡因和稀释的肾上腺素或加压素注射到阴道黏膜下有助于水分离和止血；③如果计划进行会阴缝合术，则在会阴皮肤做一个三角切口，切口底位于处女膜；④如果阴道口很窄，可选择垂直切开会阴皮肤和阴道黏膜，将皮肤与会阴中心腱分离，于中线切开阴道上皮，扩大切口至缺陷上方区域，这个区域相当于阴道顶端；⑤向两侧将阴道后壁上皮与下面的纤维肌层分离，直至到达肛提肌的侧缘，注意保持分离面贴近阴道后壁上皮对避免损伤直肠非常重要，尤其是在靠近会阴中心腱的区域。剥离上皮后，以间断方式横向或垂直缝合，将阴道后壁折叠于中线(图 53-20)，从而将大量纤维肌层并在一起；⑥折叠缝合从近端开始，然后向处女膜环进行。手术医师应该注意确保每一次折叠缝合与前一次缝合的连续性，否则，阴道后壁表面可能隆起并引起性交痛；⑦为了确保没有需要进一步缝合的薄弱区域，并检查是否有任何直肠损伤或缝合了直肠黏膜的证据，应该进行直肠检查；⑧仅在需要时修剪阴道上皮并用 2-0 可吸收缝线连续缝合，这一操作也会缩窄阴道口径，注意不应修剪过多，尤其对阴道萎缩的患者；⑨对有性生活的女性，阴道重建结束时，阴道应至少可插入 3 根手指；⑩直肠膨出修补术包括肛提肌缝合或肛提肌折叠，侧向间断缝合肛提肌，将一部分后外侧纤维肌层向下紧扎于中线处(图 53-21)。这样就在后部提供了肌性保护架，但是会进一步缩窄阴道口径，也是术后疼痛或性交痛的原因。然而，对于无性生活需求且肛提肌裂隙较宽的老年女性，这是一种有效的选择。

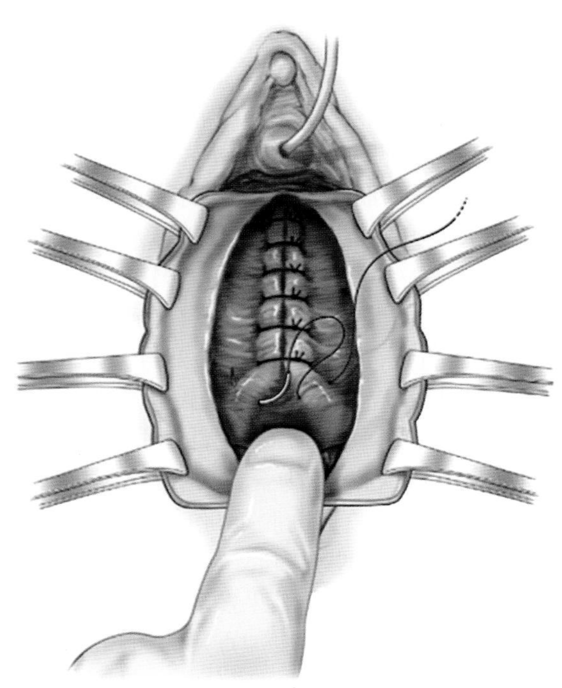

图 53-20　用 0 号可吸收线间断性垂直缝合，将阴道后壁折叠于中线

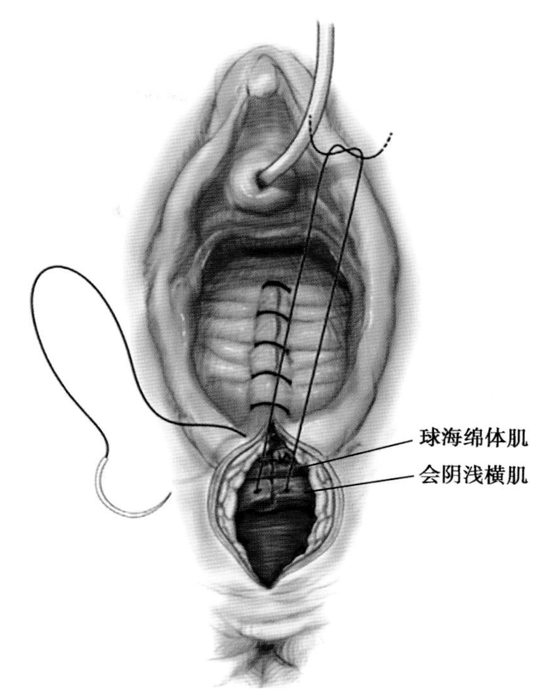


图 53-21　直肠膨出修补后行会阴中心腱修补，球海绵体肌和会阴浅横肌用可吸收线在中线部位缝合

有一种理论认为直肠进入阴道形成疝是由于直肠阴道筋膜特定位点的撕裂，特定位置修补术的基本原理就是基于该理论。特定位置后壁修补术的解剖学治愈率为 82%~100%。阴道后壁的这些撕裂可能是位于壁外侧、远端、中线或上部的独立缺陷，或为多种缺陷联合出现。之前介绍的阴道后壁修补术是在会阴中心腱切开阴道上皮，于中线处切开阴道后壁上皮，切口延至直肠膨出的近端水平，并将其与下面的纤维肌层分离。向外侧延伸，分离至阴道后壁与盆筋膜腱弓和直肠阴道筋膜腱弓的骨盆内筋膜附着处。仔细检查纤维肌层，识别有无断裂。冲洗并使用将非惯用手的食指置于直肠，以识别肌层的薄弱和缺损区域(图 53-22)。单独分离各缺陷部位，用可缓慢吸收的 0 号或 2-0 号缝线缝合(图 53-23)。如果存在远端缺陷(可能是从会阴中心腱分离纤维肌层造成)，应用可吸收线缝合修补，以降低术后性交痛的发生率，也可用间断缝合修补会阴中心腱缺陷。重复行直肠检查应能证实直肠膨出修补，然后用 2-0 可吸收缝线连续缝合阴道上皮。

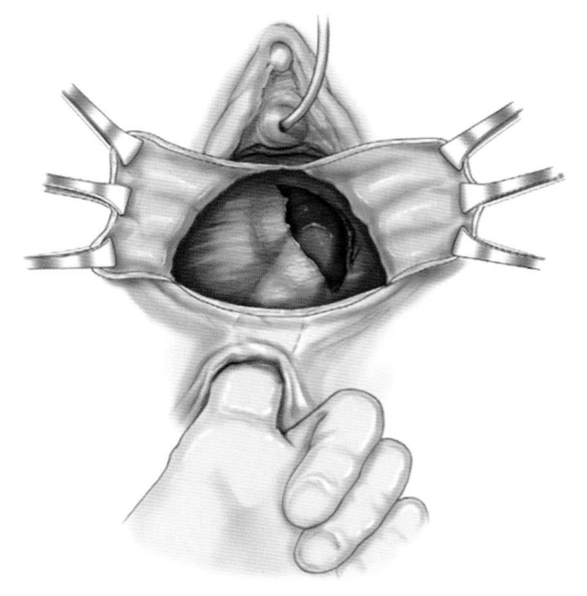

图 53-22 手指放在直肠内，抬高直肠前壁朝向阴道后壁，可以判断薄弱或缺陷区域

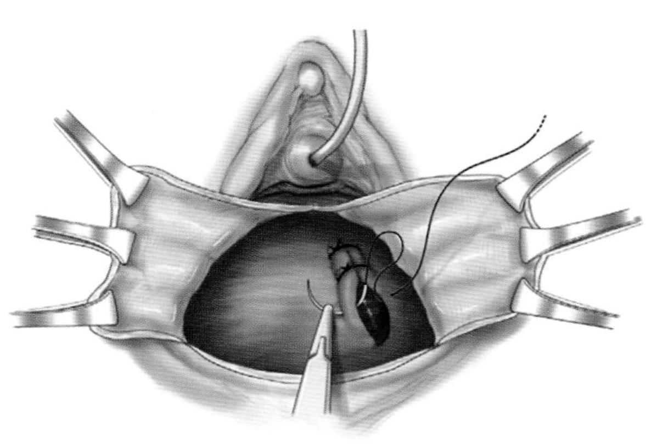

图 53-23 间断缝合修补左侧缺损

移植物填充修补 在完成直肠膨出修补之后，再次对合阴道上皮之前，在进行传统修补术的病例中，将移植物放置于纤维肌层皱褶上；在特定位置修补术后，则将移植物放置于被修补的缺陷上（图 53-24）。在近端，如果患者同时进行阴道顶端悬吊术的话，则移植物可被固定到顶端支持缝合处。使用 2-0 可吸收或不可吸收缝线，将移植材料在两侧以由近至远的方式固定于肛提肌上的骨盆内附着处，移植物应该没有张力。将移植物裁剪至合适尺寸后，将移植物远端用可吸收 0 号缝线间断缝合至会阴中心腱。然后缝合阴道上皮，如有需要，行会阴缝合术。目前还没有证据支持使用重建材料（合成的或生物的）可增强对阴道后壁脱垂的修补，加强后盆腔修复并没有显示出优于自体组织修复的效果。

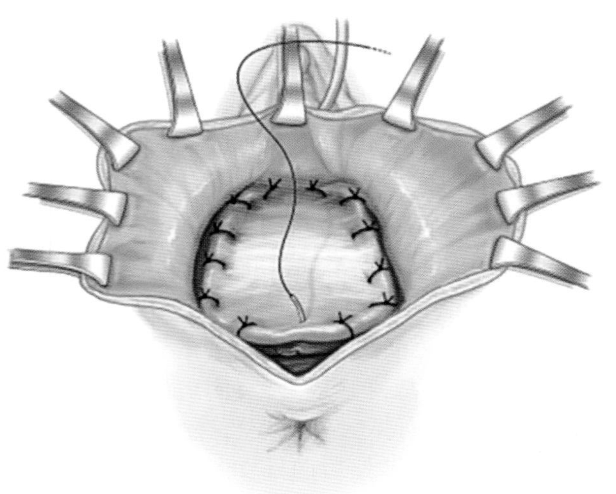

图 53-24 应用移植替代的直肠膨出修补术，替代物修剪后放置在阴道后壁或特异位点修补

经肛门（直肠）修补术 经肛门入路的解剖学成功治愈率为 70%~96%。操作时患者取俯卧折刀位，使臀部两侧展开，并用医用胶带固定。置入一肛门牵引器，暴露直肠前壁。在齿状线或接近齿状线的直肠黏膜上，做一 U 形或 T 形切口。至直肠膨出的近端水平，形成一个黏膜瓣（通常长度约 7cm）。修整直肠黏膜瓣，用 5-0 聚羟基乙酸缝线连续缝合直肠黏膜。如果黏膜未被移除，直肠黏膜折叠会导致坏死和术后感染，部分患者术后还会有持续里急后重感。用 3-0 聚羟基乙酸缝线垂直折叠缝合对合直肠阴道隔，经直肠入路还可实施肛提肌折叠术。经直肠或经肛门修补术存在一些缺点。如果不建立另一个切口，外科医师无法通过这种术式进行会阴缝合术、肛门括约肌成形术或者高位直肠膨出修补术。新发大便失禁也是经肛门修补术后需要担心的问题，其术后发生率可高达 38%。另一个罕见但严重的并发症是发生直肠阴道瘘。目前，正在研究经肛门吻合器直肠切除术（stapling transanal rectocele resection，STARR）治疗与直肠膨出相关的出口梗阻型便秘的方法。该操作使用一次性圆形肛门扩张器、荷包缝合肛门镜和圆形吻合器，由前向后切除吻合一部分直肠膨出和直肠内脱垂（包括黏膜、黏膜下层和肌层）。一个前瞻性多中心试验报道了 90 例因出口梗阻行该操作的患者，结果发现，便秘症状显著改善、肛门失禁或性交痛没有加重，而且直肠顺应性恢复。然而，并发症包括急便感（18%）和吻合口狭窄（3%）。

会阴缝合术 需要时可实施会阴缝合术来完成

经阴道对直肠膨出的修补。将鼠齿钳置于处女膜后缘，然后于中线对合。要至少允许 3 根手指插入阴道，这对将来性生活很重要。在鼠齿钳内侧做一个三角切口，延伸至会阴皮肤中线，三角切口底部位于处女膜后缘。在会阴中心腱中线，用 0 号聚格来丁缝线间断缝合，折叠球海绵体肌。手术医师应该避免过度折叠球海绵体肌而产生隆起，横向会阴肌也折叠缝合。对于肛门失禁和肛门内 / 外括约肌缺陷，根据需要，可行肛门括约肌成形术。用 2-0 聚格来丁缝线连续缝合皮肤，会阴缝合术会轻微增加阴道后壁的功能长度。然而，过度的会阴缝合会限制阴道口，引起浅表性交痛或性交不能。

2. 肛门括约肌成形术

(1) 手术操作要点：做一横向半圆形切口，在切口处分离阴道后壁和直肠前壁，沿侧面及近端扩大游离范围。为了帮助在直肠阴道间隙进行近端游离而不损伤直肠黏膜，手术医师可将非优势手的一个手指伸入直肠。用 3-0 可吸收缝线，将肛门内括约肌折叠缝合于中线。如有需要，可用 3-0 可吸收缝线连续缝合直肠黏膜，缝合可延伸至覆于肛门外括约肌上的皮肤。游离肛门，以识别肛门外括约肌回缩的断端，进行这一步时应当小心，避免广泛向侧面及后侧游离，并避免损伤下面的直肠神经和血管。识别肛门外括约肌断端，并用 0 号缓慢吸收缝线，进行重叠垂直褥式缝合。完整保留肛门外括约肌断端的瘢痕，用于缝合。将横向会阴肌和球海绵体肌折叠缝合于中线。由于会阴中心腱的中线构造，最初切口的横向部分变为垂直方向，用 2-0 可吸收缝线缝合阴道上皮。用 2-0 可吸收缝线间断缝合会阴中心腱皮肤，缝合后切口呈倒 Y 形。要告知患者可能发生会阴浅表伤口裂开，大多数情况下可通过保守治疗处理，而不需要积极清创。

(2) 手术并发症：术后出现疼痛(腹痛、性交痛)、暂时性尿潴留和便秘。严重并发症较为少见，包括血肿形成、感染、包裹囊肿形成、粪便嵌塞，还包括直肠损伤并形成直肠阴道瘘或直肠会阴瘘。肠道或排便功能障碍可能持续很久，可能会复发脱垂。也可能出现新发性交痛或者大便失禁。使用网状补片可导致其他并发症，如网片侵蚀、移植物感染和肉芽组织持续存在。

**(四) 阴道封闭术**

大多数有症状的 POP 女性均采用重建手术治疗，但对于不能耐受较大范围手术的女性和将来不打算阴道性交的女性，封闭手术是有效的治疗选择。

1. 适应证　阴道封闭术适用于拒绝保守治疗或保守治疗失败的且不适合较大范围的手术或将来不打算阴道性交的有症状脱垂女性。

2. 禁忌证　包括以下情况：严重心肺等疾病；不能耐受手术和麻醉；有性生活要求；阴道炎、阴道溃疡，中重度子宫颈糜烂，宫颈溃疡者；宫颈癌前病变、宫颈癌、子宫内膜癌。

3. 术式选择　阴道封闭术分为部分封闭术和完全封闭术。部分封闭术是去除部分阴道前、后壁黏膜，封闭部分阴道，两侧形成引流阴道和宫颈分泌物的腔隙，目前临床上应用较广泛的阴道部分封闭术是 Le Fort 阴道闭合术。阴道完全封闭术是去除尿道外口内 0.5~2cm 的全部阴道前壁和处女膜缘内的全部阴道后壁黏膜并完全封闭阴道，通常仅用于阴道穹隆脱垂的患者。但无论是部分还是完全阴道闭合术，均应保留 3~4cm 的远端阴道上皮，以避免在缝合阴道前后壁肌层时对后尿道造成牵拉。若后尿道和膀胱颈受到向远端方向的牵拉，可能会增加术后 SUI 的发生率。

4. 其他处理　阴道封闭术中是否同时行子宫全切术，目前还没有统一的意见，目前大多数医师常规推荐同时行子宫全切术，因为阴道封闭术会导致将来无法评估宫颈或子宫(例如：宫颈细胞学检查或子宫内膜活检)。但也有研究表明在阴道闭合术的同时进行子宫全切术会延长手术时间并增加并发症发生率。对于存在宫颈癌危险因素(例如：当前或近期高危型人乳头瘤病毒感染或宫颈上皮内瘤变)，或子宫内膜癌危险因素(例如：肥胖、使用他莫昔芬、Lynch 综合征)的女性，可行子宫全切术，但目前尚缺乏评估这些患者接受阴道封闭术的研究。也有作者报道对于 40 岁以上的女性，即便要考虑发生子宫内膜癌的风险，单独行阴道闭合术比阴道闭合术 + 阴式子宫全切术更合适，建议不同时采用子宫全切术。接受 POP 阴道封闭术的女性常存在症状性或隐匿性压力性尿失禁(SUI)。某些女性可同时接受尿道中段吊带术，这似乎不增加术后尿潴留的发生率。

5. 疗效评价　对于合适的群体，与其他类型的 POP 手术相比，封闭手术有以下优点：手术时间更短、围手术期并发症发生率低，且脱垂复发的风险极低。文献报道阴道封闭术的治愈率在 91%~100%。缺点是术后丧失了阴道性交的可能性，以及无法通过阴道途径检查宫颈或子宫(例如：宫颈细胞学检查或子宫内膜活检)，因此对于配偶健在的患者尤其慎重，需告知治疗 POP 的其他术式，必须要求夫妻双方充分沟通，要求患者和配偶双方均签署知情同意书。

6. 并发症 阴道闭合术的并发症发生率低，重大术后并发症常与老年群体中的共存疾病有关，约 2% 的患者可发生术后心脏、血栓栓塞、肺或脑血管事件。4% 的患者出现了与手术本身有关的并发症，如输血或肾盂肾炎，这些事件大多发生在同时行子宫全切术的情况下。少见的并发症包括持续性阴道出血、发热和术中输尿管损伤。一项回顾性研究纳入了 245 例接受阴道闭合术的女性，发现最常见的不良事件是泌尿道感染，占 35%。

## 六、疗效评估与随访

盆腔器官脱垂合并尿失禁治疗的疗效评价应从其解剖复位与临床症状两方面着手。并围绕患者临床症状改善与解剖复位展开随访。

盆腔器官脱垂引起的症状可能对脱垂腔室具有特异性，也可能不具有特异性，很多临床症状与脱垂程度的相关性不强。很多患盆腔器官脱垂的妇女并没有相关症状，当脱垂位于阴道里时尤其如此。有的患者就诊时除阴道膨出外还有其他症状，因为还有伴随的器官功能障碍。主要从以下四个主要部位的症状改善进行疗效评估：①下尿路；②肠道；③性功能；④其他局部症状。

盆腔器官脱垂合并尿失禁患者解剖复位应结合体格检查、辅助检查等手段综合评估，并结合 POPQ 系统进行评估解剖复位情况。

随访的方式多种多样，目前主要采用门诊随访、电话随访、问卷调查形式等。主要随访患者的相关症状、体征、相关辅助检查等。手术类的可大体分为术后 1 个月、3 个月、6 个月、1 年、2 年、3 年、5 年进行随访。根据采用的治疗方式采取个性化的随访，目前尚无统一标准。

（秦友刚）

## 参考文献


[1] COSTANTINI E,LAZZERI M,ZUCCHI A,et al. Long-term efficacy of the transobturator and retropubic mid-urethral slings for stress urinary incontinence:single-center update from a randomized controlled trial [J]. Eur Urol,2014,66:599 - 601.

[2] DE GOUVEIA DE SA M,CLAYDON LS,WHITLOW B,et al. Laparoscopic versus open sacrocolpopexy for treatment of prolapse of the apical segment of the vagina:a systematic review and meta-analysis [J]. Int Urogynecol J,2016,27:3.

[3] ELIOTT DS. Con:mesh in vaginal surgery:do the risks outweight the benefits? [J]. Curr Opin Urol,2012,22(4):276-281.

[4] FONG EDM and NITTI VW . Mid-urethral synthetic slings for female stress urinary incontinence [J]. BJU Int,2010,106:596 - 608.

[5] FORD AA,OGAH JA. Retropubic or transobturator mid-urethral slings for intrinsic sphincter deficiency-related stress urinary incontinence in women:a systematic review and meta-analysis [J]. Int Urogynecol J,2016,27:19-28.

[6] GRIGORIADIS C,BAKAS P,DERPAPAS,et al. Tension-free vaginal tape obturator versus Ajust adjustable single incision sling procedure in women with urodynamic stress urinary incontinence [J]. Eur J Obstet Gynecol Reprod Biol,2013,170:563-566.

[7] HILL AJ,WALTERS MD,UNGER CA. Perioperative adverse events associated with colpocleisis for uterovaginal and posthysterectomy vaginal vault prolapse [J]. Am J Obstet Gynecol,2016,214:501.e1.

[8] JONES KA,ZHUO Y,SOLAK S,et al. Hysterectomy at the time of colpocleisis:a decision analysis[J]. Int Urogynecol J,2016,27:805.

[9] AI-ZAHRANI AA and GAJEWSKI J. Long-term patient satisfaction after retropubic and transobturator mid-urethral slings for female stress urinary incontinence [J]. J Obstet Gynaecol Res,2016,42:1180-1185.

[10] MAHER C,FEINER B,BAESSLER K,et al. Surgical management of pelvic organ prolapse in women [J]. Cochrane Database Syst Rev,2013,CD004014.

[11] MAHER CM,FEINER B,BAESSLER K,et al. Surgical management of pelvic organ prolapse in women:the updated summary version Cochrane review [J]. Int Urogynecol J,2011,22:1445.

[12] MENNFEE SA,DYER KY,LUKACZ ES,et al. Colporrhaphy Compared With Mesh or Graft-Reiforced Vaginal Paravaginal Repair for Anterior Vaginal Wall Prolapse:A Randomized Controlled Trail [J]. Obstet Gynecol,2011,118(6):1337-1344.

[13] MOTHES AR,WANZKE L,RADOSA MP,et al. Bilateral minimal tension sacrospinous fixation in pelvic organ prolapse:an observational study [J]. Eur J Obstet Gynecol Reprod Biol,2015,188:1.

[14] RICHTER LA,CARTER C,GUTMAN RE. Current role of mesh in vaginal prolapse surgery. Curr Opin Obstet Gynecol,2014,26(5):409-414.

[15] ROBINSON D, STASKIN D, LATERZA RM,et al. Defining female voiding dysfunction:ICI-RS 2011 [J]. Neurourol Urodyn,2012,31(3):313-316.

[16] SERATI M,BRAGA A,ATHANASIOU S,et al. Tension-free Vaginal Tape-Obturator for Treatment of Pure Urodynamic Stress Urinary Incontinence:Efficacy and Adverse Effects at 10-year Follow-up [J]. Eur Urol,2017,

71:674-679.

[17] SERATI M, BAUER R, CORNU JN et al. TVT-O for the treatment of pure urodynamic stress incontinence: efficacy, adverse effects, and prognostic factors at 5-year follow-up [J]. Eur Urol, 2013, 63: 872-878.

[18] SIDDIQUI NY, GRIMES CL, CASIANO ER, et al. Mesh sacrocolpopexy compared with native tissue vaginal repair: a systematic review and meta-analysis [J]. Obstet Gynecol, 2015, 125: 44. specialty.

[19] STEELE SR, VARMA MG, PRICHARD D, et al. The evolution of evaluation and management of urinary or fecal incontinence and pelvic organ prolapse [J]. Curr Probl Surg, 2015, 52(2): 17-75.

[20] TÄHTINEN RM, AUVINEN A, CARTWRIGHT R, et al. Smoking and bladder symptoms in women [J]. Obstet Gynecol, 2011, 118(3): 643-648.

# 第五十四章

# 男性压力性尿失禁

## 第一节　尿失禁的定义及流行病学

根据国际尿控协会(International Continence Society,ICS)的定义,尿失禁是指尿液的不自主漏出,包括:压力性尿失禁(stress urinary incontinence,SUI)、急迫性尿失禁(urgency urinary incontinence,UUI)、混合性尿失禁(mixed urinary incontinence,MUI)、夜间遗尿、持续性尿失禁、无意识性尿失禁等。而压力性尿失禁是指在打喷嚏、咳嗽或运动等腹压增高时出现不自主的尿液自尿道外口漏出。其尿动力学定义是指在无逼尿肌收缩的情况下,伴随腹压增加时出现的尿液不自主漏出,但是SUI的诊断并不需要借助尿动力学的检查。

由于在调查时使用的“尿失禁”标准不同、目标人群不同、参加人群的构成比不同,男性患者尿失禁的发病率在各研究中差异较大,由1%~39%不等,且与年龄相关。但总体来讲,男性尿失禁的发病率要明显低于女性,大概是各年龄段女性患者的一半。尿失禁患者中以急迫性尿失禁最为常见,可占到总患者数的40%~80%,其次为混合性尿失禁,占总比例的10%~30%。而压力性尿失禁发病率最低,仅占总比例的不到10%。

在大多数情况下,男性尿失禁的发病往往与良性前列腺增生症或其他原因(如尿道狭窄、包茎等)导致的膀胱出口梗阻、膀胱过度活动症、先天发育畸形或感染性疾病相关。压力性尿失禁男性相对少见,多发生在前列腺相关手术、神经损伤或创伤后。尤其是根治性前列腺切除术,因为术中对尿道括约肌周围组织的破坏,或是直接损伤括约肌,都会造成尿道外括约肌肌力下降,从而引起尿道阻力下降并导致尿失禁的发生。据统计,经尿道前列腺切除术(transurethral resection of prostate,TURP)后尿失禁的发生率约为1%,而根治性前列腺切除术(radical prostatectomy,RP)后则为2%~57%。近年来,随着对前列腺局部解剖层次、手术技巧及控尿机制研究的进展,RP术后尿失禁的发生率已大大下降。但是随着人们饮食结构改变及前列腺筛查的普及等因素影响,前列腺癌的发病率及发现率均呈上升趋势。前列腺根治性切除手术例数的不断增长导致了术后压力性尿失禁患者的群体不断加大。而且根据文献报道,RP术后短期尿失禁发生率的差别很大,从0.8%~87.0%不等。在一些规模较大、前列腺癌患者相对比较集中的医院,专科医师可将前列腺切除术后的尿失禁发生率降低至2%~9%,术后尿失禁持续1年以上的比率低于5%,甚至在个别中心可达到1%~2%。另外,年龄也与术后尿失禁的发病率相关。如Kundu及其同事报道,年龄小于50岁的患者术后控尿情况明显好于70岁以上的老人。尿失禁对于患者的影响是多方面的,包括工作、家庭生活、社交,以及可能造成跌倒及骨折、尿路感染、皮肤疾病,导致生活自理能力下降等。

# 第二节　男性压力性尿失禁的病因

## 一、解剖结构与括约肌功能

尿道起自于膀胱颈并向远端延伸，组织结构中包括了横纹肌和平滑肌。其中尿道括约肌可分为内括约肌和外括约肌。尿道的内括约肌为膀胱壁逼尿肌的延续，属于平滑肌。包括膀胱颈、前列腺和前列腺部尿道，直至精阜近端，神经支配来自于盆神经和副交感神经，其正常功能会随着术中前列腺的切除而丧失。尿道外括约肌主要为横纹肌，是一个从精阜水平延伸至尿道球部近端的功能复合体。包括：膜部尿道及其周围沿长轴生长的杆状括约肌、尿道旁固有肌群及骨盆的结缔组织支撑结构。整个肌群上部呈新月形，覆盖在前列腺组织的腹侧，接近精阜时变为马蹄状，至尿道球部又变回为新月形。

杆状括约肌由平滑肌和慢反应骨骼肌纤维构成，呈同心状结构沿尿道生长，近端与近端尿道的平滑肌纤维相互融合，在静息状态时可闭合尿道并维持控尿状态。杆状括约肌的背侧被邻近的肌肉筋膜组织所支撑，腹侧则与耻骨前列腺韧带相融合，这种背侧及腹侧的支持结构也对括约肌发挥功能起到一定作用。尿道旁固有肌群与横纹肌属于快反应纤维，其作用是对抗生理性的腹压增加。亦即当发生咳嗽、大笑等腹压突然增加的状况时，这些肌纤维可在膀胱内压升高的同时快速收紧尿道，以维持控尿状态。

尿道括约肌的功能完整性需满足下列条件：①可使尿道腔封闭对合；②可压迫尿道壁以增大尿道阻力；③腹压增高时防止近端尿道移位的支撑结构；④具有矫正腹压变化的能力；⑤完整的神经调控。而男性压力性尿失禁的病因更多的是与括约肌本身及其周围支持结构的缺陷有关，同时，下尿路控制神经的损伤也是导致尿失禁的重要因素。

## 二、男性压力性尿失禁的病因

正常的控尿功能依赖于顺应性及收缩功能均正常的膀胱以及功能良好的内、外尿道括约肌。而男性 SUI 多发生内、外括约肌同时损伤。内括约肌损伤多见于盆腔手术、膀胱颈的损伤及特定的交感神经功能受损；而外括约肌功能异常最常见于前列腺根治性切除术后，其他原因还包括骨盆骨折导致的尿道损伤、脊髓病变及某些先天性疾病，如脊柱裂、骶骨发育不良、膀胱外翻、尿道上裂等。

RP 以及其他根治性盆腔手术都是男性尿失禁的危险因素。术后尿失禁发生率各文献间差异较大。据报道，RP 术后 1 年的尿失禁发生率由 8%~60% 不等。其中，术前因素如患者的年龄、既往有无下尿路症状或 TURP 手术史、术前的控尿状态；术中因素如手术技巧（膀胱颈的保留、神经血管束的保护）、术者经验以及术后因素等，这些都与术后尿失禁的发生概率密切相关。另外，手术方式也会对术后尿控的恢复产生影响。机器人辅助腹腔镜技术与传统腹腔镜手术相比，对 RP 术后的控尿功能影响较小，尿控功能恢复更早，术后 1 年时的尿失禁发生率也更低（分别为 5% 及 17%），可与开放手术相当。

RP 术后尿失禁的发生不仅与直接损伤括约肌有关，还与膀胱颈功能不全及周围神经的损伤有关。最近的研究发现，固有括约肌功能障碍造成的括约肌松弛也是引起 RP 术后尿失禁的原因之一，这主要是术中对男性控尿系统的完整性破坏的结果。

影响括约肌功能的因素还包括功能尿道长度。一般认为，功能尿道长度应该在 28mm 以上，但也有一些学者认为功能尿道长度对维持控尿的意义不大。另外，膀胱颈的保留能够降低术后早期尿失禁的发病率；但是对远期控尿功能的恢复没有明显影响。术中保留耻骨前列腺韧带好像也并未获得更好的术后控尿率。另有研究表明，保留精囊及尿道横纹括约肌的背侧部分可以降低术后尿失禁和阴茎勃起功能障碍的发生率，但这一结论还需进一步的证实。RP 术后患者控尿功能可缓慢恢复，目前最长的研究随访期长达 2 年。在此项研究中，男性患者在接受 RP 术后，使用少于 2 块（即≤1 块）尿垫的比例在术后 3、6、12、24 个月分别为 71%、87%、92%、98.5%。

RP 术中保留神经血管束的理念最早由 Walsh 教授提出，现在也已有大量证据证实，保留阴部神经中支配横纹括约肌的感觉和运动纤维可减少术后尿失禁的发生。另外，RP 术中横纹括约肌后壁的重建也加速了患者控尿功能的恢复，但与保留膀胱颈的效果类似，这种手术方法并不能降低远期尿失禁的发生率。

相对于 RP 手术，TURP 手术，无论使用的是传统的单极电切、等离子或是激光，尿失禁的发病率都很低（1%）。甚至在一些研究中，TURP 术后尿失禁的发生率与观察等待组相当。而且，TURP 后的尿失禁大多数可能是 OAB 引起 UUI，只有极少部分是由于损伤了尿道外括约肌导致的 SUI。

如果患者同时存在膀胱顺应性下降或逼尿肌过度活动，则会使尿失禁的症状及诊断过程更加复杂，此时需结合患者的病史及其他检查进行仔细评估。放疗以及神经损伤也能引起括约肌功能障碍。当尿道内括约肌功能缺失或是减弱时，盆腔创伤或是能引起尿道外括约肌创伤的器械检查都可能会导致尿失禁的发生。然而，所有关于前列腺切除术后影响因素研究的证据水平均为Ⅲ级，只有少量的随机对照试验。因此，关于各种手术方式及技巧的优劣，目前还无法做出基于循证医学证据的推荐或建议。

## 第三节 男性压力性尿失禁的诊断及鉴别诊断

虽然对于医师来说，最确切的诊断依据是查体时见证了尿液不自主漏出的发生，但是我们还是可以根据患者的主诉得到一个初步的症状特异性诊断。在开始治疗前，首先要详细了解患者的一般状况、尿失禁的具体原因及严重程度、对患者生活质量的影响，尤其是患者是否有治疗愿望及对疗效的预期，反复权衡治疗方案存在的风险及获益。初始评估完成后，可优先推荐一些无创的治疗方案，当无法确定尿失禁的具体原因或症状较为复杂，考虑存在其他合并问题时，可选择进一步的详细检查。

即使对于症状典型的压力性尿失禁患者，也建议在治疗前进行完整的尿失禁相关评估，以排除一些潜在的问题。尿失禁的初始评估应包括：采集病史、体格检查、测量身高体重指数（body mass index，BMI）、尿液分析、排尿日记、症状及生活质量问卷、尿流率及残余尿等。如果需要更加准确的信息来辅助医师进行临床诊治，应进行更为复杂的检查。在明确尿失禁病因之前，不对患者进行有创的或不可逆的治疗。

### 一、病史采集要点

明确尿失禁的诊断及病因，评价尿失禁的严重程度和对生活质量影响程度的第一步，也是最重要的一步就是病史的采集，所以一定要询问仔细，需包括如下内容：

(1) 发病时间及有无诱因，突然出现还是缓慢进展，有无导致漏尿症状加重或缓解的因素（如：进食辛辣刺激食物；返家用钥匙开门时）。

(2) 漏尿现象发生的频率，有无规律性，如仅在夜间出现。

(3) 在什么时候或是什么情况下会出现漏尿症状，如：打喷嚏、咳嗽或其他腹压增加时？漏尿前或漏尿时有无尿急感。

(4) 每日漏尿量如何？是否需佩戴尿垫采取其他预防措施。

(5) 曾接受何种检查及治疗。

(6) 既往有无盆腔操作史或放疗史，如前列腺、膀胱、直肠、妇科器官等相关手术史。

(7) 有无神经系统创伤史、先天性疾病病史或其他可能影响膀胱及括约肌功能的病史（如脊髓侧索硬化症、脊柱裂、多发性硬化、脑血管疾病、长期控制不良的糖尿病、帕金森病等），有无提示可能存在潜在神经系统疾病的相关症状（异常的背部疼痛、复视、感觉或肌力障碍、震颤、长距离行走后的足弓疼痛等）。

(8) 患者的性功能和肠道功能的情况。

(9) 其他：用药史（有无服用利尿药物等）、吸烟史、每日酒精及咖啡因的摄入情况等。但需要注意的是，在诊断或是鉴别尿失禁类型及病因时，由于对“尿急”或其他症状术语的理解及界定不同，患者提供的病史并非完全准确的依据，虽然重要但不能作为确立诊断和治疗的唯一决定因素。

### 二、体格检查

一般来讲，体格检查的目的是在病史采集的基础上，进一步寻找或明确是否存在导致尿失禁症状的解剖及神经异常，并综合判断个体患者尿失禁的原因。查体如下：

(1) 观察患者的步态。

(2) 皮肤的检查：下腹部、会阴区有无皮肤破损、皮疹或感染，如有应在有创治疗前妥善处理；注意有无既往手术瘢痕，特别是可能会影响后续治疗的部位，如下腹部、会阴区及阴囊。

(3) 常规腹部查体，触诊有无包块，特别是耻骨上有无胀大的膀胱，腹股沟区有无疝。

(4) 外生殖器的检查应包括包皮及尿道外口的情况，明确有无包茎或尿道外口狭窄。

(5) 阴囊内有无异常。

(6) 直肠指诊,了解肛门括约肌的张力及肛管的排空情况,同时应嘱患者收缩肛门以检查盆底肌群的力量,如患者的肛门括约肌松弛或是肌力减弱,以及不能随意控制都是神经受损的表现;触诊前列腺的大小、质地、有无结节等。

(7) 会阴区及下肢的神经检查,包括皮肤感觉、肌力及神经反射。

(8) 压力诱发试验:嘱患者咳嗽或用力以观察有无尿液不自主漏出;如果患者存在压力性尿失禁的病史,但是截石位压力诱发试验阴性,应嘱患者取站立位重复上述实验。检查时患者站立于检查者前方,同时将一脚置于矮凳上。观察者应注意患者漏尿的发生与腹压增加是否呈相同的时相性,即漏尿随腹压的升高出现,随腹压恢复正常而消失,同时应询问患者发生漏尿时是否伴有尿急或排尿感,若有则可能为急迫性尿失禁或合并有急迫性尿失禁。

(9) 对于怀疑存在神经系统疾病的患者,应常规行前庭球反射检查,即突然挤压阴茎头或牵拉尿管,观察或感受患者的肛门括约肌和盆底肌肉的收缩。前庭球反射消失的患者往往提示存在神经损害。

## 三、排尿日记

排尿日记较患者回忆的排尿情况更为精确且重复性更好。它可以客观地表述患者摄入液体的种类及总入量,漏尿发生的时间、次数、膀胱容量、尿垫使用情况、有无夜间多尿或尿急等大量客观的信息。所以应该说,排尿日记是一项至关重要的检查。

排尿日记记录的内容应包括:排尿时间、尿失禁发生的时间及类型、排尿量等。而目前来讲,大多数学者认可和采用的是国际尿失禁咨询委员会排尿日记调查表(International Consultation on Incontinence Questionnaire Bladder Diary,ICIQ-BD)。

尽量鼓励患者客观、详实地完成排尿日记,最好包括工作日及周末的情况,力求真实地反映患者日常生活中的排尿情况。研究表明,3 天的排尿日记可以和 7 天的排尿日记提供相同的信息且不会增加患者的负担。另外,排尿日记不仅可以作为初始评估的重要部分,同时还可作为治疗后随访的工具。

## 四、症状及生活质量问卷

目前临床应用的症状及生活质量问卷种类很多,目前应用最多的就是 ICIQ 简版问卷表。ICIQ-SF 问卷表简洁而实用,应用广泛,并被欧洲泌尿协会所推荐。研究显示,它可用来鉴别 SUI 与 UUI。其他可选的问卷表还包括 ICIQ-MLUTS,这个问卷表的特点就是可同时评价患者的储尿期和排尿期症状以及每个症状对生活质量的影响。

虽然各研究之间结果不尽相同,但是某些问卷表可反映患者症状的变化,所以除了可用于病情评估,还可以用来对治疗的效果进行随访。到目前为止,还没有一个问卷能够满足尿失禁患者评估的所有要求。临床医师需仔细评价每一种问卷表,考虑单独或是联合使用,是用于术前疾病的评估还是术后疗效的随访。同时,患者的治疗意愿也应客观、有效地评估。

## 五、尿液分析

尿液分析应作为所有尿失禁患者的常规检查项目,但此项检查的目的并不是确诊性检查,而是一种筛查手段。通过对尿液分析中各项结果的分析,我们可以获取多种信息,如:白细胞及亚硝酸盐提示有无感染,尿糖情况提示有无糖尿病,有无镜下血尿,比重可反映患者液体的摄入情况,其他还包括酸碱度及有无酮体等。如果指标存在异常,应做进一步评估,包括:膀胱尿道镜检、尿培养、泌尿系统超声或其他影像学检查。对于拟行外科治疗的患者,术前应常规行尿常规及培养检查,如存在泌尿道感染应予以详细评估并彻底治疗。

## 六、尿流率及残余尿量的检测

尿流率可反映患者尿流速度的曲线变化,而超声可用来在排尿完毕后测量膀胱内剩余尿液的体积。急速上升的尿流率提示可能存在膀胱过度活动症(overactive bladder,OAB);而曲线缓慢上升并有明显拖尾则提示梗阻可能。建议在检查时将尿流率检测重复 2 次,以便能够客观反映患者平时排尿的情况。

残余尿量(post-voiding residual,PVR)应在患者排尿后,通过导尿或腹部超声来测定。超声是测定 PVR 最无创的方法,其精确度与导尿相当。更有研究认为超声测量残余尿优于导尿。对于残余尿的正常值范围,目前无循证医学支持的统一标准。根据美国卫生保健政策和研究机构(Agency for Health Care Policy and Research,AHCPR)指南的界定:PVR<50ml 可认为排空充分,>200ml 考虑为排空功能障碍。如果患者残余尿量明显增加则提示存在排尿功能障碍。如果充盈后患者膀胱内压明显升高,那么就会出现夜间遗尿。目前,应建议所有压力性尿失禁患者在接受外科治疗前应检测残余尿量，因为抗尿失禁手术可能会导致或加重排尿困难的症状。

## 七、尿垫试验

尿垫试验就是检测一段时间内是否发生了尿失禁并量化漏尿的情况。目前关于尿垫试验在操作中的具体步骤还存在很多争论，比如采用1小时尿垫试验还是24小时尿垫试验；治疗前测得的漏尿量是否可预测治疗的效果等。而且，尿垫试验并不能用来鉴别UUI和SUI。

1小时尿垫试验要求患者在试验开始前15分钟饮水500ml，然后进行适度运动，研究显示1小时尿垫试验也是可靠的尿垫试验。持续时间较长的尿垫试验可在家中进行，目的是使尿失禁的发生状态与漏尿量的测定更加接近日常生活。24小时尿垫试验的结果与患者临床症状的相关性明显优于1小时尿垫试验，且耐受性良好。而更长时间(24小时以上)的尿垫试验并无明显优势。通过尿垫试验我们可以量化患者漏尿的情况，还可用于制定治疗计划参考。

## 八、尿流动力学检查

尿动力学检查(urodynamic study，UDS)多特指充盈期膀胱测压和排尿期的压力-流率检测。大多数尿失禁的患者并不需要常规进行UDS检查。根据初步评估的结果做出诊断后，如果仅行保守治疗或是药物治疗，则不需行UDS检查；如果前期治疗失败，患者有进一步治疗的意愿和需要(如外科治疗等)，此时再进行UDS检查。因此，UDS检查的指征可包括：①确定引起下尿路功能障碍的因素及相互之间的关联性时；②评估下尿路功能障碍对上尿路有无影响时；③预测或评估某项治疗方案的结果时；④剖析某项治疗失败的原因时。

腹压漏尿点压力(abdominal leak point pressure，ALPP)反映了尿道的闭合功能(即括约肌的力量)，如果出现漏尿则证明括约肌张力不足。假如患者在膀胱初步充盈(容量约150~200ml)时未出现漏尿，则需要求患者在达到膀胱最大容量后重复前次增加腹压的动作。这种对尿道内在控尿功能的测定适用于SUI患者，即ALPP越低则括约肌的力量越弱。

在尿动力学检查时比较特殊的情况就是咳嗽诱发的逼尿肌过度活动性尿失禁。这种情况一般在患者咳嗽时发生，咳嗽诱发了逼尿肌的不自主收缩，而此时患者漏尿的真正原因是逼尿肌收缩导致的膀胱内压升高，而并非咳嗽导致的腹压升高。虽然从临床症状看起来与SUI极其类似，但是尿动力学检查却可以显示潜在的逼尿肌不自主收缩。

对于压力性尿失禁患者，如果考虑采取吊带或AUS等不可逆、有创的、存在潜在致病风险的治疗措施，都应在术前进行尿流动力学检查。需要评估的指标与常规尿动力学检查相同。对于严重尿失禁的患者，由于膀胱充盈困难，可考虑预先留置尿管，利用球囊堵塞膀胱颈以测量膀胱的容量、顺应性及有无逼尿肌过度活动。

有文献报道，膀胱容量下降是男性吊带术后效果不良的预测因素。逼尿肌过度活动的存在虽然不是抗尿失禁手术的禁忌证，但是应在术前向患者及家属交代术后UUI不能缓解的可能性。如果发现膀胱顺应性下降应给予高度重视，因为长期膀胱内高压可导致上尿路损害。如果漠视这些尿动力学异常发现，则有可能会对上尿路的远期功能产生影响。压力性尿失禁同时合并膀胱活动低下的患者可考虑行人工尿道括约肌植入术治疗，因为这类患者的逼尿肌可能没有足够的力量来克服男性吊带产生的尿道阻力。

尿道压力描记检查尚存在局限性，所以不常规使用此项检查来评价尿失禁。另外，尿动力学检查可以鉴别尿失禁的原因，但对于是否能预测抗尿失禁手术的疗效目前还没有定论。

## 九、膀胱尿道镜及影像学检查

多数情况下，膀胱尿道镜或影像学检查是不需要的。但如果怀疑患者存在尿道狭窄等其他泌尿系统疾患，则需要进行此项检查。

通过询问病史或是尿流率检查，绝大多数患者都可在术前明确是否存在膀胱-尿道吻合口狭窄等膀胱出口梗阻的情况。因为任何未发现的尿道异常都会导致手术难度的增加，所以只要术前怀疑存在狭窄，应考虑进行膀胱尿道镜检查。同时，膀胱尿道镜检查还可评估尿道外括约肌的残留功能(再复位试验)，这就可以进一步筛选适合接受经闭孔吊带的患者。而且，对于人工尿道括约肌植入术后复发的患者，膀胱尿道镜检查还可以鉴别手术失败的原因(如是否存在尿道萎缩等)。最后，如果吊带或是人工尿道括约肌因感染、侵蚀等因素被移除后，再次行植入术前应通过膀胱尿道镜的方式评估尿道恢复的情况，明确有无尿道狭窄、憩室或是其他尿道并发症。

影像学检查不仅可作为其他检查异常时(如血尿等)进一步明确诊断的方法,同时很多影像学检查结果还揭示了括约肌体积与手术疗效之间的关系。在前列腺根治性切除术后的患者中,术前及术后膜部尿道越长,则术后控尿功能恢复得越好。

### 十、压力性尿失禁的分级

1. Stamey 分级

(1) 轻度:基本不影响日常生活,只在较大腹压改变时出现压力性尿失禁症状,如咳嗽、打喷嚏或激烈运动时。

(2) 中度:对日常生活造成影响,较小的腹压改变即可出现尿失禁症状,如行走、轻微用力时;可能需要垫护垫或其他防护用品。

(3) 重度:日常生活受到极大影响,即使在卧床休息时也可出现尿失禁。

2. 尿垫使用量分级法

(1) 轻度:每日使用 1 块尿垫。

(2) 中度:每日使用 2~4 块尿垫。

(3) 重度:每日尿垫使用量在 4 块以上。

3. 1 小时尿垫试验分级法　尿垫重量超过 1g 定义为结果阳性。1 级:1 小时漏尿量不超过 10g;2 级:1 小时漏尿量在 11~50g;3 级:1 小时漏尿量在 51~100g;4 级:1 小时漏尿量大于 100g。

4. 24 小时尿垫试验分级法　24 小时尿垫重量增加超过 1.3g 表示结果阳性。

(1) 轻度:24 小时漏尿量不超过 150~200g。

(2) 中度:24 小时漏尿量在 200~400g。

(3) 重度:24 小时漏尿量大于 400g。

## 第四节　男性压力性尿失禁的非手术治疗

### 一、概述

尿失禁并非直接致命性疾病,也不一定会随着时间的延长而进展,其主要危害是降低患者的生活质量,而生活质量的高低受到一定主观因素的影响,所以不同患者对于同一程度尿失禁的评价可能差异很大,因此在治疗计划制定时一定要首先考虑患者的感受、治疗目的及预期结果。建议首先选择一些有一定成功率且侵入性较小的治疗方法,并将治疗方案个体化,因为大多数时候,患者的意愿将决定需要采取的治疗方案。

大多数医师及患者会选择从无创治疗开始的阶梯式治疗方式。但是,当明确患者非手术治疗预期效果较差时,也可选择手术治疗作为首选治疗方案。而医师在向患者介绍可选的治疗方案时,也应遵循循证医学证据进行推荐。

在大多数情况下针对于某一具体患者,并不存在最佳的治疗方案。所以,医师必须制定个体化的治疗方案。在外科治疗中患者观点的重要性已被前瞻性临床研究所证明。在以患者为中心的医疗模式中,应考虑患者期望(expectation)、设定目标(goal setting)、达成目标(goal achievement)和获得满足(satisfaction)这一模式,简称为 EGGS 模式,它使整个沟通过程更加简洁、有效。

### 二、保守治疗

完全可逆的治疗称为保守治疗,但药物是否归为保守治疗尚无统一意见。

#### (一) 尿控产品的应用

一般建议在术后最初的 6~12 个月不要进行有创性或不可逆性的治疗,因为很多患者的控尿功能会逐渐恢复。而在尿失禁症状逐渐恢复期间,可以考虑暂时使用一些辅助性的尿控产品,包括:尿垫、纸尿裤、连接安全套的尿管(condom catheter),防止和减少漏尿的阴茎夹(penile clamp)、帮助排空膀胱的间歇导尿包、经尿道留置尿管或经耻骨上膀胱穿刺造瘘等。

在一项前瞻性随机对照研究中,使用安全套尿管引流与留置尿管比较,二者在菌尿及尿路感染的发生率上无差别,但是使用安全套尿管的患者耐受性更好。在另外一项研究中,发现相对于尿垫,安全套尿管的生活质量更好。有报道对于轻度尿失禁患者,叶片形尿垫(leaf-shaped type of pad)的舒适度要优于经典的长方形尿垫。有研究对比了经尿道留置尿管和耻骨上膀胱造瘘两种引流方式,结果提示二者在尿路感染、上尿路损害、膀胱输尿管反流、泌尿系结石发生率等方面均差异无统计学意义,但是选择耻骨上膀胱穿刺造瘘的患者尿道并发症更加少见。

应用一次性间歇导尿管可能会降低尿道损伤和感染发生的概率。预防性应用抗生素对于间歇导尿或是长期留置尿管的患者是有益的,可降低症状性尿路感染发生的风险,但是长期、反复应用抗生素所带来的潜在风险尚无研究结论。

### （二）行为治疗

行为治疗包括了膀胱训练、定时排尿、减重、限制液体摄入、减少刺激性食物摄入、改变生活方式等措施。对于轻度尿失禁患者，建议通过以上方法来改善尿失禁的症状。减少液体摄入需在保证每日身体基础需要量的前提下，仅对于高出的部分进行液体限制。同时，注意摄入液体的种类也很重要，目前需要减少摄入的食物包括：咖啡、茶、酸性的果汁、酒精以及辛辣刺激食物等，控制以上各种食物的摄入可降低对膀胱的刺激性。对于压力性尿失禁患者，戒烟对控制尿失禁症状是有利的。

### （三）盆底肌肉训练

盆底肌肉训练（pelvic floor muscle training，PTMT）的雏形及理念最早由 Kegel 于 1948 年首次报道，即 Kegel 训练。虽然截至目前，许多研究结果都支持 PFMT 用于治疗 SUI 并推荐作为初始治疗方式，但至今没有大家公认的统一的训练计划。而且在训练开始前，首先要告知患者，即使 PFMT 显现效果，也多是改善，而并非治愈，并鼓励患者能够坚持、足量地完成既定的盆底肌肉训练计划。

PFMT 治疗 SUI 的原理在于通过反复主动收缩盆底肌群以加强盆底肌肉收缩的力量和控制收缩的时机。锻炼后应达到的效果是：强化后的盆底肌群（包括括约肌）能够更好地抵抗腹压增加；在咳嗽等腹压增高即将发生时，能够更好地通过主动收缩盆底肌肉以对抗膀胱内压的升高，杜绝或减少尿失禁的发生。目前尚无标准的 PFMT 训练方法，可供选择的方案是：每次持续收缩及放松的时间间隔均为 6~8 秒，每组 10~12 次，每天 3~5 组，隔日进行，持续 3 个月以上。

在选择针对 RP 术后尿失禁患者 PFMT 包括术前即开始的预防性训练和术后出现尿失禁后开始的治疗性训练。很多泌尿科医师已经主张在术前即开始进行 PFMT。然而，没有任何循证医学证据支持这一做法。有研究提示术前进行生物反馈训练较术后开始并未显现出优势。已有的研究结果表明：拔除尿管后即刻开始或是延迟开始 PFMT 都对有控尿的恢复存在益处。对比治疗组及对照组发现，大部分患者的疗效出现在开始训练后 3~6 个月，1 年后两组患者的控尿率相似。但 PFMT，无论是否合并生物反馈治疗，都可加快患者控尿恢复的进程，而且，即使尿失禁的病程已较长（>1 年），PFMT 仍可产生疗效。

在一个关于男性患者应用电刺激治疗尿失禁的 Cochrane 回顾中，共纳入了 6 个 RCT 研究，结果提示：与对照组及假刺激组相比，电刺激治疗可以强化 PFMT 的短期效果（6 个月内），但 1 年后各组间的控尿率无明显差异。而且，电刺激组的副反应发生率（如疼痛、不适感等）更高。对于愿意长期坚持严格训练的患者，行为疗法可使症状得到一定程度的改善。有效的治疗模式（包括 PFMT、生活方式的调整等）可能需要终生坚持，并将其溶于日常生活中。

### （四）药物治疗

目前国际上尚没有批准任何药物用于治疗男性压力性尿失禁，现在唯一一种尝试用来治疗男性压力性尿失禁的药物就是度洛西汀。度洛西汀是一种 5- 羟色胺去甲肾上腺素再摄取抑制剂（SNRI），可能的机制是特异性阻断骶髓 Onuf 核内去甲肾上腺素以及 5- 羟色胺的再吸收，随着两种神经递质浓度的提高，阴部神经的运动神经元冲动增加，引起尿道括约肌紧张度增加，从而减少尿失禁的发生。另外，横纹括约肌张力增加同时松弛了膀胱逼尿肌。但是这种临床应用并不在说明书标明之列，治疗前需向患者交代清楚。目前度洛西汀只在一些国家被批准用作治疗女性中重度压力性尿失禁，而在男性患者的临床经验还很少。但是已有两个小型研究的结果提示度洛西汀可以明显降低尿失禁的次数，不幸的是，两个研究都只有前后对照，而没有平行对照组。Filocamo 及其同事共纳入了 112 名 RP 术后 SUI 的患者，随后将患者分为两组：PFMT+ 度洛西汀组及单纯 PFMT 组。最终有 102 人完成治疗方案，结果显示，PFMT 联合度洛西汀只能加速控尿功能的恢复，但不能增加总的治愈率。

度洛西汀最常见的副反应而且也是最常见的中断治疗原因就是恶心。采用逐渐加量的方法可以降低恶心发生的风险，最终服用剂量应达到 40mg/ 次，一日两次。

# 第五节　男性压力性尿失禁的手术治疗

## 一、概述

对于不可逆性括约肌功能障碍的男性患者，如果尿失禁严重影响生活质量，且以上治疗方法均不能有效控制症状的情况下，就应该考虑进行外科治疗。

无论是经会阴吊带还是人工尿道括约肌(artificial urinary sphincter，AUS)，都是通过增加尿道阻力来改善漏尿的症状，所以说，外科治疗方式的病理生理基础是固有括约肌功能障碍。尿道旁填充物注射对于RP术后尿失禁患者的疗效相对有限，目前吊带及AUS被认为是大多数括约肌功能障碍性尿失禁患者的一线治疗选择。如果患者的膀胱颈或尿道周围组织过于薄弱以至于不能放置吊带或是AUS的患者，则可能需要进行膀胱颈关闭或尿流改道手术。

随着手术理念、技巧及器械的不断改进，RP术后控尿功能恢复的比例不断提高，而提出了术后1年可作为尿控观察期。但是，对于严重的压力性患者无需延迟干预时间，因为这些患者在术后6个月控尿功能将不会再出现任何改善，特别是膀胱尿道镜检已证实外括约肌功能已完全缺失的患者。

尿失禁外科手术治疗的禁忌证很少，主要包括那些可能会影响到上尿路功能的膀胱病变(如膀胱顺应性下降，在很低的膀胱内压下即出现膀胱-输尿管反流的情况)，未被控制的OAB(特别是低容量性逼尿肌过度活动的患者)等。存在需经尿道治疗的尿路异常、慢性的尿路或皮肤感染、解剖学异常、免疫抑制状态以及局部尿道组织条件较差等，都是手术的相对禁忌证。另外，如果患者的身体疾患或认知能力不足以操作机械装置也不适合接受AUS植入手术。虽然转移性前列腺癌并不是尿失禁外科治疗的禁忌证，但是也应考虑到生存期、生活质量和患者一般状况三者之间的平衡。一旦诊断确立并评估完成，就可以为特定的患者制定相应的治疗方案。需要考虑的因素包括：①患者尿失禁的严重程度及对生活质量的影响；②患者的个体因素(体重指数、既往的手术史、放疗史、膀胱功能检查情况、膀胱尿道镜检的发现)；③双手活动的灵活度及认知功能情况；④各种植入物的有效性；⑤各种并发症及再次手术的长期风险；以及患者的意愿。

## 二、男性吊带手术

### (一)男性吊带手术的历史

现代男性吊带的理念已经从简单的植入物梗阻尿道发展到了更为复杂的装置，它们会与骨盆框架相互作用以达到压迫尿道或是复位尿道的作用。现代吊带的固定方式主要分为两种：骨螺钉锚定和经闭孔固定。典型代表就是InVance吊带(通过骨螺钉将合成吊带固定在耻骨下支上)和AdVance吊带，而这两种吊带也是目前应用最为广泛的吊带类型。InVance骨锚定吊带在美国已停止销售。

新研发的Virtue吊带采用的是经耻骨前和经闭孔复合固定的模式，较过去的经闭孔吊带在观念上有很多创新。首先，Virtue吊带经闭孔放置的过程更加简便易行；其次，增加了两条经耻骨前的吊带臂，从而变成了四臂固定的方式，以上特点就使得Virtue吊带可以更好地覆盖在目标位置且应力指向性更佳，从而提高疗效。同时良好的固定也减小了术后吊带移位的风险，而这也被公认是之前经闭孔吊带术后失败的重要原因之一。而且，Virtue吊带对后续可能存在的AUS植入手术也不会产生不良影响。

### (二)男性吊带的类型及作用机制

目前临床治疗中所使用的吊带按作用机制主要可分为两种：第一种是通过尿道压迫恢复尿控，如InVance吊带、Argus系统等；第二种是通过球部尿道的复位和延长恢复尿控，典型代表就是AdVance吊带。新型的Virtue吊带则兼顾了以上两种作用方式，目标是希望提供更好的稳定性和尿控率。

具体来说，骨锚定吊带辅助控尿的机制是来自于对尿道的压迫，这可以通过尿道阻力的增加而予以证明。而经闭孔吊带并非通过直接压迫尿道，而是通过延长和复位膜部尿道而增强了横纹尿道括约肌的功能。尿动力学检查提示ALPP增加，但是无任何梗阻表现。按照调节吊带张力时机又可分为固定吊带(fixed sling)和可调式吊带(adjustable sling)。固定吊带对尿道的压力或与尿道的相对位置关系仅能在术中进行调节，一旦植入完成后则不能再次调整，代表产品包括了InVance吊带及AdVance吊带。而可调式吊带可在植入手术结束后再次调节吊带的张力。目前市场上有三种成型产品，包括Remeex系统等。

### （三）男性吊带的适应证

目前，AUS植入术仍然是治疗男性压力性尿失禁的“金标准”。但是对于轻-中度尿失禁的患者，部分患者出于对术后感染、尿道侵蚀、萎缩、机械故障等并发症的畏惧，或是生理及认知能力存在缺陷，此时吊带手术可被认为是一种可选方案。因此，骨锚定吊带及经闭孔吊带可被用于轻中度尿失禁的初始治疗。此外，骨锚定吊带也可作为挽救性手术，用于AUS或其他吊带植入术失败的患者，或是一些尿失禁极为严重，需要通过人为制造尿潴留以治疗的患者（经闭孔、经耻骨后无张力尿道中段悬吊术及盆底重建术见视频27~视频29）。

视频27 经闭孔无张力尿道中段悬吊术

视频28 经耻骨后无张力尿道中段悬吊术

视频29 盆底重建

在日常诊疗中，当由医师主导治疗方案的制定时，患者常常会听从医师的建议。然而，当把选择权交予患者时，患者常常会选择吊带手术，以避免将来可能产生的手术相关风险。这种选择性的偏差可能会导致最终吊带手术的失败率升高，而其中的一部分患者会因为疗效欠佳需要再一次接受手术治疗。

### （四）男性吊带手术的疗效

1. 男性吊带术中张力的调节　吊带植入后，术中可通过灌注括约肌测压法来测量逆行漏尿点压力（retrograde leak point pressure，RLPP）。逆行漏尿点压力即为液体开始流出时记录的耻骨联合上方的液柱高度。目前RLPP大约设定为60cm$H_2O$。其他判断吊带张力的方法还包括嘱患者术中咳嗽，一般调整吊带张力高于基线值30~50cm$H_2O$即可。

2. 男性吊带的具体疗效　多数学者认为男性吊带手术只能或最好用来治疗轻中度男性压力性尿失禁患者。目前，关于何为轻中度尿失禁的定义尚不统一。在大多数研究中，治愈的定义是无需尿垫或是24小时只需一块备用尿垫或称预防性尿垫。

目前男性吊带手术已成为轻中度压力性尿失禁患者除AUS之外的另一选择。

临床最常使用的是经闭孔会阴的AdVAnce吊带，它是一种功能性吊带，其治疗原理主要是将括约肌复位和延长功能尿道长度。而其他吊带，甚至包括AUS及Pro-ACT都是通过压迫尿道以达到治疗的目的。植入经闭孔吊带后，因根治性前列腺切除手术造成的松弛和下移的括约肌支持结构被复位了，从而改善了控尿的情况。因此，经闭孔吊带治疗成功所需的条件包括：括约肌局部有良好的活动度；括约肌残留功能良好；接触区域大于1cm。在一项研究中，经闭孔吊带的治愈率为52%，改善率为38%，总有效率可达90%。现有的报道证实，经闭孔吊带（AdVance）在短期及中期随访中疗效良好。在这些患者中，75%的患者被治愈或是明显好转，且疗效可持续12~36个月。放疗是一个预后不良的影响因素。

Remeex系统在一项欧洲多中心研究中，平均随访32个月，33例（64.7%）患者最终治愈，其中25例无需再佩戴尿垫，另外的8例患者每天仅需要一个很小的尿垫。几乎所有的患者都需要在局麻下进行再次的张力调节。3例患者最终需将吊带取出（1例因尿道侵蚀，2例因装置感染），5例患者术中出现膀胱损伤，3例发生会阴血肿。术后会阴不适或疼痛感相对常见，部分需要口服止痛药物。但有另一项研究随访时间为25个月，患者满意率只有36%，且需多次调节张力，机械故障的发生率高达21%。

### （五）男性吊带手术的并发症

AdVance吊带术后短期的急性尿潴留发生率约为21.3%，但总体来说持续时间很短，大多数患者可在数周内缓解。尿潴留发生时可暂行无菌间歇导尿或耻骨上膀胱造瘘引流，如果尿潴留持续，个别患者可能需要对吊带进行松解甚至拆除吊带。术前需行尿动力学检查以评估膀胱的收缩功能，如患者存在膀胱逼尿肌肌力下降甚至无力，应考虑行AUS植入手术。感染或尿道侵蚀的发生率各吊带之间亦存在差异，发生率为2%~15%。大宗长期随访的结果提示感染及侵蚀率还是很低的，约为0~0.4%。其他并发症还包括：切口感染（0.4%）；尿路感染合并发热(0.4%);阴囊及会阴部出现麻木和感觉过敏(5%~10%)等。

## 三、尿道旁填充物注射术及ProACT系统

### (一)尿道旁填充物注射

尿道旁填充剂注射治疗的作用机制就是通过注射后的膨胀效应,促进膀胱颈和近段尿道腔的黏膜贴合。过去,这一方法曾一度作为男性括约肌功能障碍性尿失禁患者的一线治疗,但是随着后续研究结果的出现,绝大多数临床医师更改了一线方案。

1. 理想的填充物应具有以下特点　①良好的组织相容性;②固定于注射区域,不会产生移位现象;③可长时间地维持其膨胀效应。

2. 所有的注射药物存在的共同问题与缺点　①为达到较好的疗效需要多次注射;②随着时间的推移疗效下降;③治愈率低;④自体脂肪及自体软骨细胞有比较明显的迅速移位的倾向;⑤聚四氟乙烯(Teflon)在注射后可随时间的延长转移至淋巴结、脾脏、肺脏以及脑组织中,已被禁止用于填充剂注射治疗;⑥胶原蛋白不仅会产生移位,还可能会诱发过敏反应。

3. 目前常用的注射剂　聚糖酐/透明质酸共聚物、热解碳颗粒微球以及硅胶微粒(代表商品分别为deflux、durasphere EXP、macroplastique)。这些新型注射剂共同的特点就是注射后位置固定,不易向其他器官移位。

膀胱的容量及顺应性正常并有良好的周围解剖结构支持,仅尿道固有括约肌功能障碍,这样的患者适用于注射疗法。注射的途径可应用膀胱镜经尿道逆行注射,也可经耻骨上顺行注射。但为了保证治疗有效,填充剂都必须注射在尿道括约肌以上的部位。注射完成后,尿道黏膜应该完全隆起,从而关闭尿道腔。

尿道旁填充剂注射前24小时内应预防性使用抗生素,备选抗生素的种类包括喹诺酮类以及磺胺甲噁唑,术后应继续使用2~3天。手术结束后患者即可自行排尿并出院,出现急性尿潴留时可暂时留置一根较细的尿管(12~14Fr)并过夜或是采用间歇导尿。虽然没有数据支持,但是推测长时间留置尿管可能会导致注射部位的填充剂变形,从而引起治疗失败,所以应尽量避免。如需较长时间的引流尿液,可考虑行耻骨上膀胱造瘘。

虽然注射后早期的疗效很好,但是随着时间的延长逐渐减弱。有报道尿失禁症状在经历早期改善后即随时间迅速恶化,术后1、3、6、12个月时有效率分别为40%、71%、33%、26%。对比研究显示,填充剂注射治疗的术后控尿率较AUS明显下降,分别为20%和75%。影响治疗效果的因素包括反复注射后导致的瘢痕性尿道狭窄、既往有无放疗病史、尿失禁程度较重或ALPP过低。大量的研究结果表明,尿道旁填充剂注射可获得中等的成功率、较低的治愈率和相对较短的疗效维持时间。大部分患者需要多次反复注射。目前推荐尿道旁填充剂注射的患者群体应严格限定于轻度尿失禁患者。

此疗法并发症包括尿潴留、尿路刺激症状、尿路感染、穿孔及填充剂外渗。发生率最高也是最难处理的就是新发的尿急和急迫性尿失禁。此外,如注射位置错误还有加重尿失禁症状的可能(1.5%)。

### (二)ProACT系统

ProACT系统是一种可调式球囊植入装置,整套装置包括了硅胶球囊、钛金属阀及连接的硅胶管路。使用时尿道两侧需各放置一个球囊,以达到压迫尿道的作用。对于RP术后患者球囊应置于膀胱颈下方,而对于TURP术后患者球囊则应置于精阜远端。钛金属阀放置于阴囊内以便于术后调节球囊体积。在调节球囊的体积时,应采用逐级递增的原则,这样做的优点很多:①可使得装置与尿道达到最佳贴合并提高疗效;②促使球囊周围缓慢形成不断增大的假包膜以减少尿道侵蚀的概率;③避免一次体积变化过大导致球囊移位。

根据现有结果,完全干燥率在14%~67%,使用0~1块尿垫患者比例在44%~81%,但为达到以上疗效需要多次调整球囊体积。有研究共纳入117例患者,平均随访13个月,结果显示67%的患者可达到完全控尿,92%的患者症状好转,8%的患者治疗失败。当随访时间达到2年时,植入球囊的体积平均需要反复调整3次;尿垫使用量从平均每日6块下降至平均每日1块。54例患者出现并发症,其中32例需要再次手术植入,二次术后的有效率为75%。ProACT植入手术的成功率与操作医师的经验呈正相关。

ProACT植入手术最常见的围手术期并发症是尿道及膀胱穿孔,发生率大约是10%~18%,随着手术经验的增加可下降。术后尿潴留发生率约为5%,减小球囊体积后可恢复排尿。将ProACT拆除的发生率为10%~58%。治疗失败与既往放疗史及尿失禁程度过重相关。其他并发症还包括:尿道侵蚀、球囊渗漏等。ProACT植入技术相对简单,中短期可提

高 SUI 患者的控尿率，但远期效果尚不明确。理想的患者群体是轻中度尿失禁、既往无放疗史的患者。

## 四、人工尿道括约肌植入术

人工尿道括约肌经过多年的改进，现已成为压力性尿失禁最为可靠的治疗方法，更被誉为是金标准。经过 40 年的临床应用，目前已积累了大量经验。虽然 AUS 植入手术是治疗根治性前列腺切除术后压力性尿失禁最常用的治疗方法，但全世界只有一小部分泌尿外科医师常规进行该项手术。根据 2005 年的一项调查，每年进行 20 例以上 AUS 植入术的泌尿外科医师只占总数的 4%。并且，医师最终是否应选择 AUS 要根据患者的接受程度、家庭的经济状况、尿失禁的严重程度以及对手术效果的期望值等多种因素来决定。接受 AUS 治疗的患者大多数是重度甚至是完全性尿失禁的患者。

### （一）历史与进展

1976 年，Rosen 设计了第一款 AUS 的雏形。但是由于失败率过高，使这一设计被完全遗弃。几乎与此同时，由美国医学系统公司（American Medical Systems，AMS）生产的 AMS721 型 AUS 问世。Scott 第一个报道了其治疗效果，有效率达 79%。而后的 10 年中，AUS 进一步改进。AMS742 型的袖套部分可在减压后自动关闭，AMS791 型以及 792 型使用了硅胶材质的袖套以及失活按钮。AMS800 型人工尿道括约肌是目前应用最为广泛的类型。在这一型的设计上，AMS 将失活键整合在了控制泵上，并且在 1987 年引入了窄背型袖套。这一改进促进了压力从袖套向下方的组织均匀传导，大大降低了尿道侵蚀和组织萎缩的风险。最新的改进是增加了周径为 3.5cm 的袖套型号。这型袖套的设计非常特殊，可在直径很细的尿道上实现同轴压迫，其目标人群是尿道萎缩以及翻修时需将袖套放置到更远端位置的患者。近年来，随着不断总结既往 AUS 的优缺点，很多新型的 AUS 不断出现，包括：FlowSecure、Periurethral constrictor 及 Zephyr 等。

### （二）适应证

AUS 植入术是一种治疗固有括约肌功能障碍（ISD）的有效治疗方法，ISD 的病因多种多样，包括：RP、TURP、神经性疾病、创伤以及先天性畸形等。在 1985 年以前，AUS 植入术主要用于治疗神经源性疾病引起的尿失禁（17%~50%）。然而，自 1985 年以后，前列腺切除术后尿失禁（postprostatectomy incontinence，PPI）已成为 AUS 植入术的最常见病因。因脊髓损伤需要行 AUS 植入术的非常少见，这主要是由于胸腰椎损伤导致固有括约肌功能障碍的概率极低。绝大部分因为脊髓疾病需要行 AUS 植入术的是患有脊髓发育不良的儿童。女性目前在 AUS 植入所占比例小于 1%，而且美国 FDA 并未批准 AMS800 型 AUS 用于治疗女性尿失禁。

根据现有研究，目前 RP 术后 1 年尿失禁的发生率为 4%~31%。但是，小梁只有一部分人接受了 AUS 植入术。就目前来说，每年全世界一共接受 AUS 植入术的患者约为 11 500 例，而 2005 年，只有 13% 的美国泌尿外科医师实施了 AUS 植入手术，其中 4% 的医师可称为“高产医师”，即年植入 AUS 的例数超过 20 例。

从既往经验上来说，前列腺根治术后控尿功能恢复的观察等待期为 1 年，1 年后可考虑行外科治疗。然而，如果患者尿失禁症状严重，对生活质量影响明显，且保守治疗疗效不佳时，AUS 植入术的时间可提前到 RP 术后的 6 个月。从另一方面说，如果患者的 SUI 症状持续恢复，即使术后的时间已超过 12 个月，仍可根据具体情况以及患者的意愿而推迟外科治疗。接受 AUS 植入术前应常规进行膀胱尿道镜检，以排除可能存在的尿道狭窄等问题。因为这些潜在疾病可能会增加 AUS 植入手术时的失败率。有近 32% 的 RP 术后患者在例行内镜检查时发现存在不同程度的吻合口狭窄，而吻合口狭窄应在 AUS 植入术前优先处理。

### （三）AUS 植入技术要点

AMS800 型 AUS 主要包括了三个部分：袖套（cuff）、压力调节球囊（pressure-regulating balloon，PRB）以及控制泵（control pump）。袖套的尺码由 3.5~11cm 不等，并且最常将袖套放置在尿道球部附近，所以尿道局部的周径就决定了所用袖套的尺码。当袖套充盈后，它将提供长约 2cm 的尿道压迫区，而在此步骤中，压力调节球囊（PRB）可将压力传输至袖套，故压迫的力度取决于调节球囊内的水压。总体来说，我们可以把 PRB 内的压力分为 6 个等级，从 41~100cm$H_2O$，等级间以 10cm$H_2O$ 递增。但具体压力的设定值则取决于患者组织的特点及放置袖套的位置。如果袖套置于尿道球部，PRB 内的压力值一般设定在 61~70cm$H_2O$，这也是在提高尿控率与降低尿道侵蚀率间最为均衡和理想的压力范围；如放置在膀胱颈部，则需将 PRB 的压力控制在 71~80cm$H_2O$。调节压力的目的是找到满足控尿功能的最低压力值。过高的压力将导致袖套下的局部尿道组织缺血，从而增加尿道萎缩和侵蚀的风险。PRB 可被放置于 Retzius 间隙（即耻骨后间隙），位于腹直肌深方，或者经对侧切口放置于腹膜前间隙。

AUS 植入手术需考虑如下几个方面：

（1）手术入路（经会阴或是经阴囊）：经会阴切口将袖套放置在尿道球部是治疗 PPI 的经典术式。但也有人主张采用经阴囊横切口，认为此入路优点是：手术时不需摆截石位，可减少对尿道球部的牵张，使尿道海绵体与阴茎海绵体更易分离。

（2）袖套放置的位置（尿道球部或是膀胱颈）：常规应将袖套放置于球部尿道水平，但对于既往无 RP 手术史的 SUI 患者，袖套可放置于膀胱颈部。

（3）放置袖套的数目（单袖套或是串联袖套）：有的研究者认为，对于严重尿失禁或是有尿道萎缩的患者，主张使用双袖套植入，以增加尿道阻力，但这一观点并不被所有医师所认可。

（4）袖套放置的平面（尿道周围或是经海绵体）：经海绵体植入的方法主要用于因感染、侵蚀等原因导致尿道海绵体难于分离或尿道萎缩的患者。

袖套的尺寸从 3.5~14cm 不等，最常用于放置在球部尿道的袖套尺码是 4.0cm 及 4.5cm。大口径袖套主要用于膀胱颈部植入（8~14cm）。小口径（3.5cm）袖套的出现使得医师可以进一步缩小周径，使袖套更加贴合于尿道外周，尤其是对于那些既往接受过放疗或是 AUS 植入术后尿道萎缩的患者，以及曾多次翻修需将袖套放置在球部远端尿道周围的患者。使用小袖套患者的疗效与其他患者并无差别，且尿道侵蚀或疼痛等并发症的风险也无明显升高。

### （四）AUS 的疗效

既往关于 AUS 植入术疗效的报道很多，但是大部分都属于回顾性研究，缺乏级别较高的循证医学证据。而且各研究间异质性明显，关于有效（如症状改善、成功率等）的定义互不相同，这就造成了很难对这些研究进行直接对比。根据现有研究结果，各报道间手术成功率的差异巨大，从 61%~100% 不等。在一篇近期的报道中，随访时间 5~192 个月，社交控尿率（即每日所需尿垫≤1 块）可达到 79%，完全干燥率为 4%~86%。在另一项前瞻性研究中，共纳入 103 例 PPI 患者，术后的完全干燥率为 57%。在术前，医师应给予患者一个合理的术后预期效果。即术后尿失禁症状多会改善，但不一定能够达到完全干燥。很多患者术后需长期每日佩戴一块安全尿垫，但他们对这种治疗效果仍感到非常满意。总的来说，AUS 植入术具有良好的长期疗效并明显改善患者的临床症状，满意率可达 80%~90%。

接受根治性膀胱切除 + 回肠原位新膀胱术（radical cystectomy with neobladder，RC/NB）的患者很大一部分都会受到 SUI 的困扰。据报道，RC/NB 术后尿失禁的发病率约为 3%~95%。目前，只有很少的研究评估了原位新膀胱患者进行 AUS 植入术后的疗效。在最大的一组病例研究中，共入组患者 29 例，术后平均随访 40 个月，21 例（72%）患者症状改善。然而，60% 的患者因为感染、尿道侵蚀、机械故障或是 SUI 复发需将 AUS 拆除或接受翻修手术。小梁，尿道侵蚀及感染是最常见的因素，而且其中 28% 的患者曾接受过放疗。另外，术前曾行间歇导尿治疗也是术后发生尿道侵蚀的一个重要危险因素，因为反复置管可能会导致尿道黏膜的损伤。

### （五）AUS 的并发症

虽然 AUS 植入手术的疗效肯定且维持时间较长，但术后发生的各种并发症常常令医师及患者在决定治疗方案时需要反复斟酌。AUS 的并发症包括感染、尿潴留、尿道侵蚀、萎缩以及机械故障。总的来说，并发症发生率是低的，但是随着术后时间的延长，手术翻修的概率会逐渐升高。根据 Klijn 及其小组的报道，AUS 术后 5 年不需翻修的 AUS 比例仅为 50%。

1. 尿潴留　尿潴留是 AUS 植入术后最常见的并发症，发生率大概在 31%。尿潴留的持续时间一般比较短暂，这主要是由于术后尿道的炎症及黏膜水肿引起，通常在几天后可自行消退。选用经阴茎海绵体平面的植入方式或是周径 3.5cm 袖套的患者，术后尿潴留的发生率更高。如果术后早期出现尿潴留，可留置较细的尿管（≤12Fr）24~48 小时。留置尿管前应确认 AUS 处于失活状态。如果 48 小时后仍无法排尿，可考虑行耻骨上膀胱穿刺造瘘以减少因尿管留置时间过长导致的尿道缺血，从而增加尿道侵蚀和萎缩的风险。造瘘时应使用超声或是放射线引导，以避免误伤或是污染 PRB。如果尿潴留持续一周以上，往往提示袖套尺码过小，可能需要二次手术并重新调整袖套的大小。迟发型尿潴留需要进行内镜及尿动力学评估以排除可能存在的膀胱出口梗阻、尿道侵蚀或是逼尿肌无力。

2. 感染　对于任何需要植入异物的手术，感染都是最棘手的并发症。首次行 AUS 植入术的感染概率是 1%~3%，但是对于既往有放疗史或是二次手术的患者，感染发生率可高达 10%。而在 AUS 植入手术经验比较丰富的中心，感染率又可控制在 2% 以下。

病原体通常为皮肤来源的革兰氏阳性的细菌，如金黄色葡萄球菌和表皮葡萄球菌，而耐甲氧西林的细菌比例达到了26%。因此围手术期应常规应用抗生素。然而，目前还没有统一的抗生素治疗方案。建议选用抗生素时应覆盖革兰氏阳性及阴性菌，同时应覆盖耐甲氧西林的葡萄球菌属。根据阴茎假体植入术的经验，有人提出联合应用多种药物(Inhibizone+利福平+盐酸米诺环素)在术中对袖套、控制泵等部件的表面进行消毒，希望可降低术后感染的发生率，但这一措施的效力并未被证实。晚期的感染(4个月以上)通常与惰性生物有关(indolent organisms)或是血行播散而来。而目前，已出现了拥有抗菌涂层的AUS。

但是感染早期最先出现的症状是阴囊疼痛，后续会出现皮肤的充血、水肿、硬结或是破溃化脓。因为对抗生素的治疗不敏感，所以建议AUS装置一旦感染应全部取出。待3~6个月感染控制后再二次手术植入。

3. 尿道侵蚀　AUS术后尿道侵蚀的发生率为1%~5%。为此，Furlow和Barrett提出了延迟激活的理念，以降低袖带压迫带来的缺血和坏死的风险，保证创面的良好愈合，尤其对于二次手术的患者。延迟激活理念的引入使得尿道侵蚀的发生率由原来的18%降到了1.3%。高血压、冠心病、既往接受过放射治疗以及AUS翻修手术是尿道侵蚀的危险因素。术后早期侵蚀可能与术中未发现的尿道损伤有关，而晚期侵蚀则常常是由于尿道萎缩或在操作时未排空袖套。如患者出现尿痛、阴囊疼痛、肿胀、血尿以及尿失禁复发等症状，都提示可能出现了尿道侵蚀。因为有继发感染的风险，所以一旦诊断明确应立即拆除所有AUS部件。尿道的破损可通过留置尿管或耻骨上膀胱造瘘的方式进行处理。会阴部的伤口则应被认为是感染伤口进行处理，可进行疏松的缝合或考虑二期再处理。只有等尿道破损完全愈合后方可进行二次植入手术，一般间隔在3~6个月，且需要行尿道膀胱镜进行确认。

在第二次行AUS植入前需通过尿道镜或逆行尿道造影来明确尿道的通畅性及完整性。因为既往手术形成的瘢痕以及欠佳的血供使得原位放置袖套变得极其困难且风险较高，因此二次手术时应将袖套放置在前次手术的近端或远端。有报道二次AUS植入术的有效率为87%，再次侵蚀的发生率为8.7%。而在另一项研究中，术后6.7个月时再侵蚀发生率则达到了35%。因此，部分学者建议有尿道侵蚀病史的患者在二次植入术后应在夜间将AUS失活，并可考虑使用经阴茎海绵体植入袖套的方法，以降低二次手术时尿道损伤的风险，从而减少再侵蚀的发生率。

4. 尿道萎缩　随着AUS术后时间的延长，因长期受压缺血，局部尿道海绵体呈环周萎缩并失去原有的组织体积，使得原来贴合良好的袖套失去了控尿作用。尿道萎缩是AUS植入术后最常见的并发症之一，常和侵蚀合并出现，同时也是最常见的AUS翻修原因。患者在出现尿道萎缩时最主要的表现就是尿失禁的复发。治疗包括：缩小袖套的尺码、重新置入新的袖套(多选择在萎缩段的近端)、经阴茎海绵体袖套植入、使用串联袖套等。但不建议单纯增加袖套内压力，因为这将导致缺血进一步加剧甚至尿道侵蚀的可能。

二次手术时应尽可能采用原切口。如果首次植入的袖套周径是4.0cm，现已有3.5cm尺码的袖套可供选择。如计划更换袖套位置，则应将新植入的袖套尽量放置在萎缩段尿道的近端；如不能成功，可考虑将袖套放置于病变段远端，但是应选择经阴茎海绵体植入的方法。有报道二次术后尿垫使用量明显减少，由平均每日3.9块减少到了0.5块。另外，还可以通过加装串联袖套以治疗因尿道萎缩而导致的尿失禁复发。

5. 机械故障　如果患者在初期AUS使用良好的情况下出现了尿失禁症状的反复或加重，检查也未发现任何尿道侵蚀或萎缩的证据，就应怀疑出现了机械故障。

自从1987年引入了窄背型袖套后，机械故障的发生率已明显下降。机械故障发生时间一般较尿道萎缩、侵蚀及感染均晚。通过超声或CT等影像学检查均可确认压力调节球囊内的液体是否出现了减少或丢失。然而，影像学检查不能明确液体渗透的具体位置。如果在手术3年后出现机械故障，建议对整套AUS进行更换。也有专家提出术后2年即应全部更换，认为仅仅缩小袖套尺码将导致更高的机械故障发生率。

6. 放疗的影响　放疗将增加手术并发症的发生率，尤其是那些局部进展性前列腺癌的患者，因为他们中有相当一部分人曾接受辅助性放疗。放疗可导致血管内膜炎以及慢性血管损伤，从而使尿道血供受损，致使海绵体在AUS植入术前即出现萎缩。很多实验已经证实放疗将增加尿失禁患者术后尿道侵蚀以及其他并发症的发生率。鉴于放疗患者的特殊性，一些医师尝试采用经海绵体植入袖套的方式或将 PRB 内的压力降低至 51~60cm$H_2O$，并且推迟激活时间至术后 6 周，在不增加并发症风险的前提下达到了相对满意的疗效。

7. 翻修手术　翻修手术的原因包括：尿道侵蚀、感染、尿道萎缩以及机械故障。每年翻修手术约占全部 AUS 植入手术的 24%~34%，总体翻修率约为 25%。随着术后时间的延长，功能良好的 AUS 比例逐渐下降。据文献报道，术后 5 年的比例大概在 59%~79%，10 年时降至为 28%~64%，15 年时则仅为 15%~41%。在一项庞大的单中心研究中，共纳入了 1 082 名患者，最长随访时间长达 15 年，AUS 无故障使用率在术后 5 年、10 年、15 年时分别为 74%、57% 及 41%。虽然随着术后时间的延长翻修率逐渐升高，但是大多数研究提示翻修术后的疗效与初次手术相当。在最大的一项多中心研究中，平均翻修间隔时间为 28.9 个月。而且，数据显示患者的满意度与翻修手术的次数无关，只要翻修术后 AUS 的功能良好，患者的满意度仍可高达 90%。

### （六）几种特殊的 AUS 植入术

1. 串联袖套 AUS 术式　即使不断地改进 AUS 的设计及手术技术，单袖套 AUS 植入术后仍有高达 11% 的男性患者存在较为明显的尿失禁症状，此时再增加一个袖套则可使 80% 的患者获得良好尿控。在一项旨在进一步改善控尿试验中，一些学者提出可通过使用串联袖套的方法以达到延长功能尿道长度、改善控尿功能的目的，而且不会增加作用于每个袖套下的尿道压力。

根据 AMS 的数据，临床中有 15% 的 AUS 是串联使用的。有报道使用串联袖套的临床有效率高达 95%，主要适用于严重的 PPI、尿道萎缩及既往单袖套植入治疗失败的患者。但是随着随访时间的延长，采用串联袖套的患者术后并发症的发生率呈现了升高的趋势，且远端袖套部位的尿道侵蚀发生率升高明显，因此不建议使用串联袖套 AUS 作为一线治疗。

2. 经阴茎海绵体袖套植入 AUS 术式　经阴茎海绵体袖套植入主要适用于：尿道侵蚀和/或萎缩、袖套与尿道贴合不良、翻修手术时近端尿道无法游离等。该种术式的优点包括：避免了游离与阴茎海绵体关系密切的尿道背侧，降低了尿道损伤的风险；而且此处即使勉强游离尿道周径也过细，不宜放置袖套。另外，因为游离时纳入了阴茎白膜，增加了球部尿道的周径，可使袖套贴合更好，并降低了潜在的尿道侵蚀风险。有报道经阴茎海绵体植入袖套的 AUS 在术后 17 个月时有效率达到 84%，且未发现尿道损伤或是尿道侵蚀的病例。而在另一项前瞻性研究中，社会控尿率在术后 20 个月时达到了 76%。

有学者担心经阴茎海绵体植入袖套是否会影响阴茎的勃起功能。然而，大多数接受 AUS 植入手术的患者都已行前列腺癌的相关治疗，在此次术前就存在着不同程度的阴茎勃起功能障碍。

3. 经阴囊 AUS 植入术　2003 年，Wilson 及其同事首次报道了经阴囊横切口 AUS 植入术。此种术式最先用于尿道萎缩患者的二次手术治疗，以方便在尿道远端的位置放置串联袖套或是采用经阴茎海绵体的袖套植入方式。虽然最初的试验提示疗效尚佳，但后续的研究提示控尿效果较经会阴切口 AUS 植入术稍差。其中一个可能的原因就是经阴囊切口并不能将袖套放置在近端直径更粗的球部尿道，以上推论的证据来自对于不同入路植入袖套尺码的对比。根据梅奥诊所的数据，在 272 例经会阴入路 AUS 植入术的患者中，267 例使用 4.5cm 袖套，其余使用的为 5cm 袖套。而相较于经阴囊途径，37 例患者中的 32 例用了 4cm 袖套，其余的使用了 4.5cm 袖套。基于以上结果，Wilson 改良了经阴囊切口，使其暴露范围更大，从而可使用更大尺码的袖套，并放置于更加近端的尿道周围，但尚未发表后续的研究结果。

4. 膀胱颈周围袖套植入 AUS 术式　虽然相对于球部尿道，膀胱颈周围袖套置入的 AUS 术式损伤更大，然而对于无前列腺相关手术史或创伤史的括约肌功能障碍性尿失禁的患者（如硬脊膜膨出或是其他神经源性疾病），仍是一种可选的治疗手段，但不适用于已行前列腺根治性切除术的患者。由于膀胱颈组织较厚，故尿道侵蚀率及萎缩率较低。术中选用的袖套尺码一般在 8cm 或以上，PRB 内的压力需增加至 71~80cm$H_2O$。

### （七）新型 AUS 的研发

针对现有 AUS 植入步骤复杂、需要定期翻修等缺点，近年来各研究机构加强了对新型 AUS 的研发工作。主要改进的方面包括：减少部件的数量以简化手术；尝试在体内调节袖套的张力以减少尿道萎缩和侵蚀。目前尚未进入市场的新型 AUS 主要有：

（1）FlowSecure：是一种可调节型 AUS，首次出现于 2006 年。结构与传统的 AUS 类似，同样具有 PRB、控制泵以及袖套等部件，但是加装了一个增压球囊（stress-relieving，balloon），并将所有部件都一体化。设计的主体思想是希望通过降低袖套内的持续压力以减少侵蚀发生率。FlowSecure 具有两个独立的球囊，其中一个用来维持袖套内的低压膨胀状态。当腹内压突然增高时，增压球囊会立即启动并升高袖套内压力，增大了袖套对尿道的压迫强度从而阻止尿失禁的发生。而且，在经阴囊通过穿刺连接压力泵后，FlowSecure 的压力可通过增加和减少盐水的体积进行调节，以适应每个患者不同的尿失禁程度。虽然前期结果满意，但是在后续的 100 例患者的研究中，器械拆除率达到了 28%，主要原因是感染、增压时控制泵破裂以及机械故障。另一个缺点是在达到合适的袖套压之前需要反复调压，多数需要 3 次以上。

(2) Periurethral constrictor(PUC)：从 1996 年开始设计，主要的目标人群是儿童，但目前已有用于成人 PPI 患者的报道。PUC 同样是一种可调式液压系统，包括了一个袖套样结构和放置于下腹部皮下组织中的阀门。患者无需通过机械装置向袖套内加压，但植入后需要腹压辅助排尿。虽然早期的结果不太理想，但在近期的 62 名患者的研究中，随访 18 个月以上时控尿率仍可达到 79%。

(3) Zephyr：Zephyr 或称为 ZSI375，是一种采用整体设计的新型括约肌装置，通过两个切口植入体内。袖套经会阴切口植入，压力泵放置于阴囊肉膜层下。泵的压力可在体内进行调节以提高患者的控尿率。在一项纳入了 34 名 SUI 患者的研究中，术后控尿率可高达 94.2%。两名患者因感染需将装置拆除。尚需长期随访以确定装置的持久性以及因为尿道萎缩或侵蚀导致的拆除率。

(4) Tape mechanical occlusive device(TMOD)：TMOD 是一种正在开发的新型 AUS 系统，与以往的液压动力型 AUS(如 AMS800 型)不同，它使用了压缩的弹簧作为尿道环周压迫的原动力。TMOD 也采用一体式设计以利于手术植入，操控则通过简单的开关键。目前，TMOD 还仅限于在犬类动物模型及人的尸体上进行模拟研究。初步结果显示该装置可提供 50~80cm$H_2O$ 的闭合压。但其技术上的可行性及生物相容性还未证实，人体实验即将启动。

### (八) 其他治疗方法

Strasser 及其研究小组在 2008 年第一个报道了采用自体肌母细胞及成纤维细胞进行局部注射治疗 SUI 的研究结果。在这一试验中，一共纳入了 63 例前列腺切除术后尿失禁的患者，结果显示完全控尿率达到了 65%，另有 27% 的患者认为症状改善。但是随后其他的研究并未能重复这一结果，导致其前期结论也遭到多方质疑。另外，整个的治疗过程非常复杂且耗时明显。

(许克新　张晓鹏)

## 参考文献


[1] BATES AS, MARTIN RM, TERRY TR. Complications following artificial urinary sphincter placement after radical prostatectomy and radiotherapy: a meta-analysis [J]. BJU Int, 2015, 116(4): 623-633.

[2] BIARDEAU X, AHARONY S, AUS CONSENSUS GROUP, et al. Artificial urinary sphincter: report of the 2015 consensus conference [J]. Neurourol Urodyn, 2016, 35 (suppl 2): S8-S24.

[3] CHARTIER-KASTLER E, BALLANGER P, PETIT J, et al. Randomized, crossover study evaluating patient preference and the impact on quality of life of urisheaths vs absorbent products in incontinent men [J]. BJU Int, 2011, 108: 241-247.

[4] CHERTACK N, CHAPARALA H, ANGERMEIER KW, et al. Foley or fix: a comparative analysis of reparative procedures at the time of explantation of artificial urinary sphincter for cuff erosion [J]. Urology, 2016, 90: 173-178.

[5] COLLADO SERRA A, RESEL FOLKERSMA L, DOMÍNGUEZ-ESCRIG JL, et al. AdVance/AdVance XP transobturator male slings: preoperative degree of incontinence as predictor of surgical outcome [J]. Urology, 2013, 81(5): 1034-1039.

[6] COMITER CV, DOBBERFUHL AD. The artificial urinary sphincter and male sling for postprostatectomy incontinence: which patient should get which procedure? [J]. Investig Clin Urol, 2016, 57(1): 3-13.

[7] CRIVELLARO S, MORLACCO A, BODO G, et al. Systematic review of surgical treatment of post radical prostatectomy stress urinary incontinence [J]. Neurourol Urodyn, 2016, 35(8): 875-881.

[8] DE CÓGÁIN MR, ELLIOTT DS. The impact of an antibiotic coating on the artificial urinary sphincter infection rate [J]. J Urol, 2013, 190: 113-117.

[9] ESWARA JR, CHAN R, VETTER JM, et al. Revision techniques after artificial urinary sphincter failure in men: results from a multicenter study [J]. Urology, 2015, 86(1): 176-180.

[10] FICARRA V, NOVARA G, ROSEN RC, et al. Systematic review and metaanalysis of studies reporting urinary continence recovery after robotassisted radical prostatectomy [J]. Eur Urol, 2012, 62(3): 405-417.

[11] GERAERTS I, VAN POPPEL H, DEVOOGDT N, et al. Influence of preoperative and postoperative pelvic floor muscle training (PFMT) compared with postoperative PFMT on urinary incontinence after radical prostatectomy: a randomized controlled trial [J]. Eur Urol, 2013, 64: 766-772.

[12] GOODE PS,BURGIO KL,JOHNSON TM 2ND,et al. Behavioral therapy with or without biofeedback and pelvic floor electrical stimulation for persistent postprostatectomy incontinence:A randomized controlled trial [J]. JAMA - Journal of the American Medical Association,2011,305: 151.

[13] HAKANSSON MA. Reuse versus single-use catheters for intermittent catheterization:what is safe and preferred? Review of current status [J]. Spinal Cord,2014,52:511-516..

[14] HUDAK SJ,MOREY AF. Impact of 3.5 cm artificial urinary sphincter cuff on primary and revision surgery for male stress urinary incontinence [J]. J Urol,2011,186: 1962-1966.

[15] HUNTER KF,BHARMAL A,MOORE KN,et al. Long-term bladder drainage:Suprapubic catheter versus other methods:a scoping review [J]. Neurourol Urodyn,2013, 32:944-951.

[16] INTROINI C,NASELLI A,ZANINETTA G,et al. Safety and efficacy of periurethral constrictor implantation for the treatment of post-radical prostatectomy incontinence [J]. *Urology*,2012,79(5):1175-1178.

[17] LAI HH,BOONE TB. Complex artificial urinary sphincter revision and reimplantation cases - how do they fare compared to virgin cases? [J]. J Urol,2012,187(3):951-955.

[18] LEON P,CHARTIER-KASTLER E,ROUPRET M, et al. Longterm functional outcomes after artificial urinary sphincter implantation in men with stress urinary incontinence [J]. BJU Int,2015,115(6):951-957.

[19] LINDER BJ,DE COGAIN M,ELLIOTT DS. Long-term device outcomes of artificial urinary sphincter reimplantation following prior explantation for erosion or infection [J]. J Urol,2014,191(3):734-738.

[20] LINDER BJ,PIOTROWSKI JT,ZIEGELMANN MJ,et al. Perioperative complications following artificial urinary sphincter placement [J]. *J Urol*,2015,194(3):716-720.

[21] LINDER BJ,RIVERA ME,ZIEGELMANN MJ,et al. Long-term outcomes following artificial urinary sphincter placement:an analysis of 1082 cases at mayo clinic [J]. Urology,2015,86(3):602-607.

[22] MOREY AF,CEFALU CA,HUDAK SJ. High submuscular placement of urologic prosthetic balloons and reservoirs via transscrotal approach [J]. J Sex Med,2013,10(2):603-610.

[23] RAVIER E,FASSI-FEHRI H,CROUZET S,et al. Complications after artificial urinary sphincter implantation in patients with or without prior radiotherapy [J]. BJU Int,2015,115(2):300-307.

[24] SHY M and FLETCHER SG. Objective Evaluation of Overactive Bladder:Which Surveys Should I Use? [J]. Curr Bladder Dysfunct Rep,2013,8(1):45-50.

[25] SMITH PJ,HUDAK SJ,SCOTT JF,et al. Transcorporal artificial urinary sphincter cuff placement is associated with a higher risk of postoperative urinary retention [J]. Can J Urol,2013,20:6773-6777.

[26] SOLJANIK I,BAUER RM,BECKER AJ,et al. Morphology and dynamics of the male pelvic floor before and after retrourethral transobturator sling placement:first insight using MRI [J]. World J Urol,2013,31:629-638.

[27] SOLJANIK I,BECKER AJ,STIEF CG,et al. Urodynamic parameters after retrourethral transobturator male sling and their influence on outcome [J]. Urology,2011,78:708-712.

[28] STAERMAN F,G-LLORENS C,LEON P,et al. ZSI 375 artificial urinary sphincter for male urinary incontinence: a preliminary study [J]. *BJU Int*,2013,111(4 pt B): E202-E206.

[29] SUAREZ OA,MCCAMMON KA. The artificial urinary sphincter in the management of incontinence [J]. *Urology*, 2016,92:14-19.

[30] VAINRIB M,SIMMA-CHIANG V,BOYD SD,et al. Potential risk factors and outcomes of artificial urinary sphincter placement after radical cystectomy and orthotopic neobladder urinary diversion [J]. Neurourol Urodyn, 2013,32(7):1010-1013.

[31] VAKALOPOULOS I,KAMPANTAIS S,LASKARIDIS L, et al,Toutziaris C. New artificial urinary sphincter devices in the treatment of male iatrogenic incontinence [J]. *Adv Urol*,2012,2012:439372.

[32] VAN DER AA F,DRAKE MJ,KASYAN GR,et al. Young Academic Urologists Functional Urology Group. The artificial urinary sphincter after a quarter of a century:a critical systematic review of its use in male non-neurogenic incontinence [J]. Eur Urol,2013,63(4):681-689.

[33] WARNER JN,GRIMSBY GM,TYSON MD,et al. Bladder capacity on preoperative urodynamics may impact outcomes on transobturator male slings [J]. Neurourol Urodyn, 2012,31(7):1124-1127.

[34] WIEDEMANN L,CORNU JN,HAAB E,et al. Transcorporal artificial urinary sphincter implantation as a salvage surgical procedure for challenging cases of male stress urinary incontinence:surgical technique and functional outcomes in a contemporary series [J]. BJU Int,2013,112(8):1163-1168.

[35] WINTERS JC,DMOCHOWSKI RR,GOLDMAN HB,et al. Urodynamic studies in adults:AUA/SUFU guideline [J]. J Urol,2012,188(6 Suppl.):2464-2472.

# 第五十五章

# 女性原发性膀胱颈梗阻

## 第一节 概 述

女性膀胱出口梗阻(female bladder outlet obstruction,FBOO)是指在有足够强度与持续时间的逼尿肌收缩下产生一个低的尿流,是一组由不同原因、不同发病机制引起的膀胱出口梗阻综合征。以往认为是少见病,近年来随着临床研究的不断深入和各种诊疗技术的推广,FBOO 的确诊率不断提高。Blaivas 等报道在泌尿外科就诊的女性患者中可占 6.5%~9.6%。在有下尿路症状的女性患者中可占 19.4%~25.5%。最近,Maldes 等报道在 1 142 例因下尿路症状就诊的女性患者中有 192 例(19%)被确诊为 BOO,其中功能性梗阻 70 例占 36%,解剖因素梗阻最常见的是抗失禁术后与尿道狭窄,各占 21% 与 20%,最常见的症状是尿频。

女性膀胱出口梗阻的病因可为器质性梗阻或功能性梗阻。器质性梗阻包括盆腔器官脱垂、抗失禁术后、尿道狭窄或憩室、局部填充剂过多等。功能性梗阻包括原发性膀胱颈梗阻(primary bladder neck obstruction,PBNO)、功能失调性排尿(欣曼综合征:逼尿肌外括约肌协同失调)等。

梗阻的部位以膀胱颈部为最常见,也可见于尿道中段或外口。功能性膀胱出口梗阻是无异常解剖因素与病理改变存在,但在逼尿肌有效收缩时膀胱颈及功能尿道不能有效开放。有报道此病可占女性下尿路梗阻的 20% 以上。原发性膀胱颈梗阻表现为逼尿肌正常收缩的情况下膀胱颈不能正常开放,约占女性排尿梗阻的 16%。其病因可能是由于膀胱颈平滑肌增生或胶原成分沉积;后尿道平滑肌持续高张力导致膀胱颈僵硬;或 α 受体量或敏感性增加致排尿时膀胱颈不能正常开放。逼尿肌外括约肌协同失调由 Hinman 等 1973 年首先提出,亦称为欣曼(Hinman)综合征。尿动力学表现是外括约肌存在不随意收缩,排泄性膀胱尿道造影表现膀胱颈口开放良好,尿道中段不开放,但解剖上并不存在尿道狭窄。

## 第二节 诊断与鉴别诊断

### 一、临床表现特点

女性原发性膀胱颈梗阻患者临床表现为下尿路症状,表现为尿频、尿急、尿等待、尿流细、尿滴沥、尿无力等,也有患者表现尿失禁。如合并尿路感染,还可出现尿痛、发热。病史询问应详细了解患者有无反复尿路感染病史、是否做过抗尿失禁手术、有无盆腔脏器脱垂病史等,并作与此对应的体格检查。阴道前壁脱垂和子宫脱垂可能造成排尿困难。另外,妇科的肿瘤如果压迫尿道也可造成排尿困难。尿潴留、充溢性尿失禁、肾积水、肾功能不全均为晚期临床表现。

### 二、影像与尿动力学检查

在女性 LUTS 患者中建议常规检查尿流率,必要时检查残余尿,当怀疑有 BOO 时应做影像尿动力学检查。

在接待患者时对患者的症状要做分析,梗阻症状与膀胱刺激症状的含义是不同的。梗阻症状包括排尿困难、尿不尽感、尿线细、尿无力或滴沥。膀胱刺激症状包括尿频、尿急、夜尿次数增多、尿量少、尿失禁等。Lemack 等报道，在 BOO 患者中，以膀胱过度活动和逼尿肌不稳定症状为主要表现者占 36%；在依据尿动力学诊断的 BOO 患者中，如果只考虑主诉是否为 BOO，将有 77% 会被误诊。杨勇等报道女性排尿困难患者 44 例，经影像尿动力学检查，下尿路梗阻仅 16 例(36%)。因此必要时尿动力学检查不可省，这样才能发现一些易被忽略的 BOO，使之得到恰当的诊断与治疗。

诊断应当明确三个问题：①有无梗阻；②梗阻部位；③梗阻的性质。确定有无梗阻可做 B 超检查、残尿测定与尿流率检查。超声检查简便无创，可观察膀胱颈形态，测量膀胱颈前后唇厚度，膀胱壁厚度，测残余尿。对可疑病例做尿动力学检查或影像尿动力学检查，推荐做影像尿动力检查。影像尿动力学能够对梗阻部位做出精确定位，如果没有影像尿动力设备，可应用普通尿动力设备检查压力流率分析加上排泄性膀胱尿道造影，必要时可做尿道膀胱镜检查。

**(一) 正常尿流率**

正常排尿过程包括逼尿肌收缩，同时膀胱出口松弛，尿流曲线表现为连续、钟形、平滑的曲线(图 55-1)。在临床上尿流率常联合残余尿量来评估膀胱排尿功能，尿流率下降伴随着残余尿的增加提示膀胱排尿障碍，但是不能提供原因。最大尿流率(Qmax)为尿流率中最灵敏的参数，Qmax 是由膀胱逼尿肌和膀胱出口条件共同作用的结果，其降低可以是逼尿肌无力或膀胱出口梗阻或两者共同作用。因最大尿流率受总排尿量影响，ICS 规定只有排尿量大于 150ml 才有意义，对于逼尿肌压力正常患者，即使存在膀胱出口梗阻，也可能出现 Qmax 正常(高压高流形)。当尿量在 150~400ml 时，成年男性 Qmax 正常最低值为 15ml/s，女性为 20ml/s，小于最低值时，提示可能存在膀胱出口梗阻。因此，尿流率可以用来初步筛选膀胱出口梗阻，同时在各种下尿路梗阻治疗后随访中起重要作用。残余尿量指排尿结束时膀胱内残留的尿量，可通过彩超或导尿方法测出，ICS 推荐尿流率报道形式：排尿功能 = 最大尿流率 / 排尿量 / 残余尿量(VOID=Qmax/Vv/VRU)。女性正常尿流率见图 55-2。

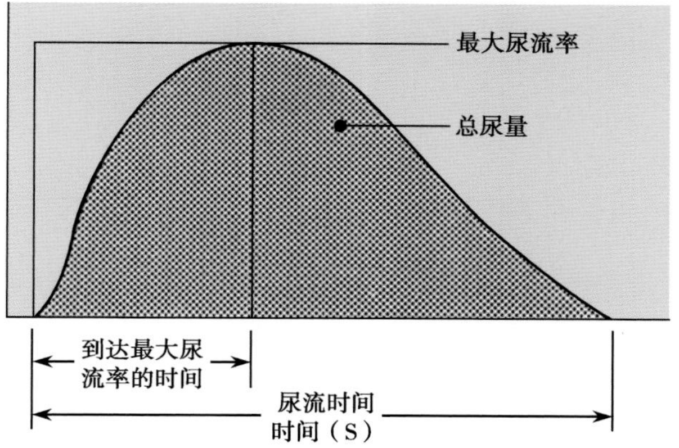


图 55-1　正常尿流曲线

如果女性患者 BOO，其尿流曲线可表现为：①连续排尿模式(图 55-3)，示尿流曲线连续，Qmax 降低，曲线低平无明显波峰，Qmax 与 Qave(平均尿流率)差别小，尿流时间延长；②间断排尿模式，尿流间断排出，Qmax 可以正常，但多数低于正常(图 55-4)。

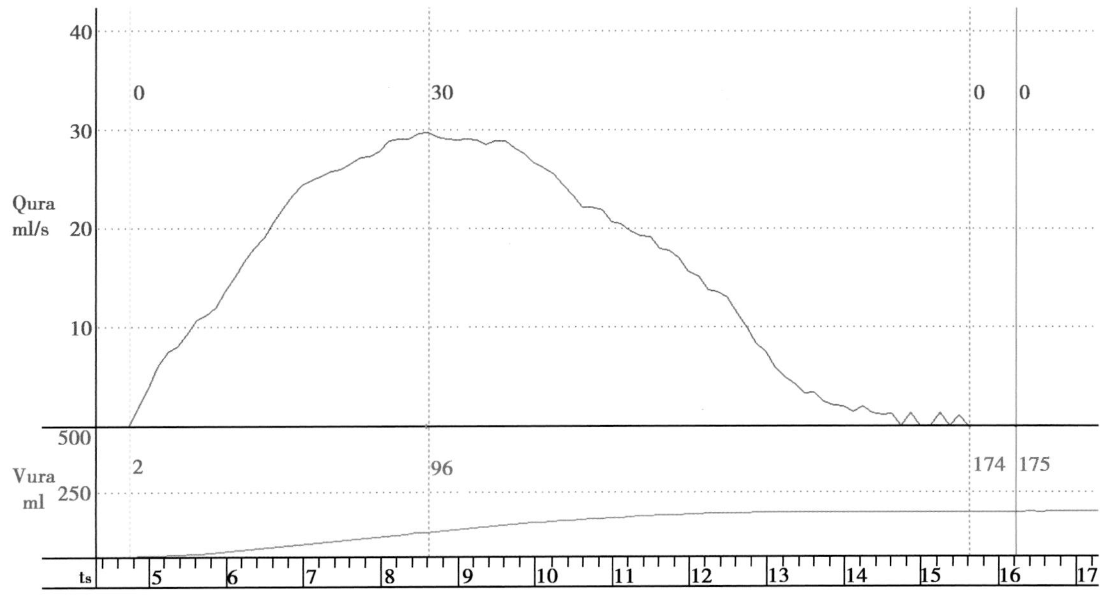


图 55-2　女性正常尿流率图，最大尿流率 30ml/S，排尿量 174ml，无残余尿

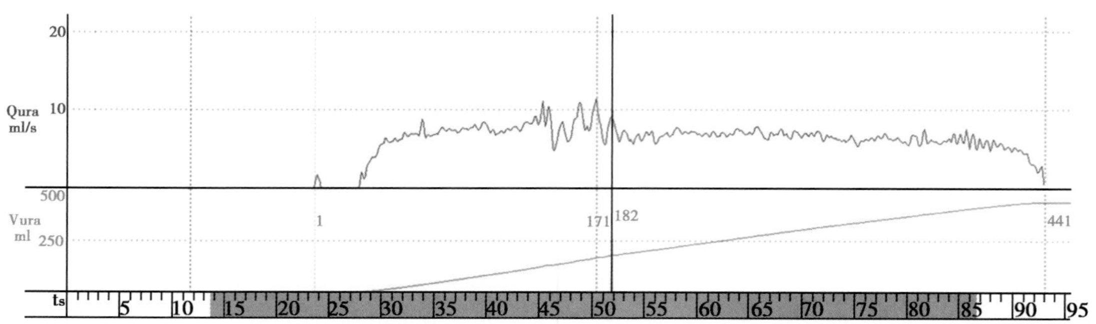


图 55-3 尿流率曲线表现为连续低流率，Qmax：11ml/S，排尿量 441ml

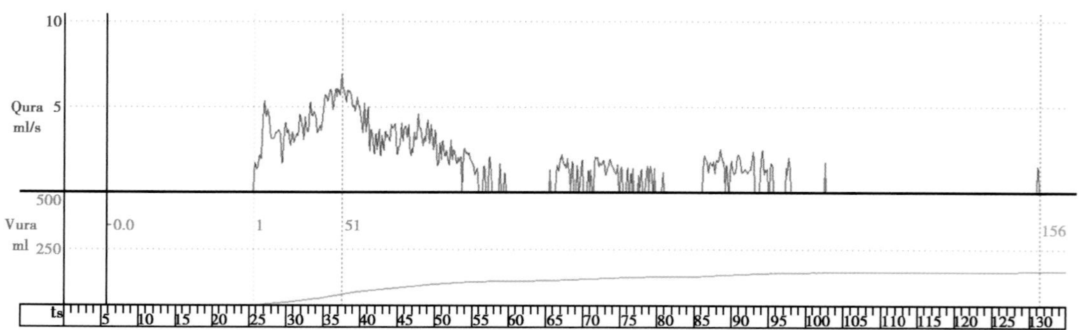


图 55-4 58 岁女性患者，排尿困难 1 年余，腹压辅助排尿，间断排尿模式，Qmax 7ml/S，排尿量 156ml，残余尿 200ml

多见于逼尿肌无反射、逼尿肌收缩力弱、下尿路梗阻及神经源性膀胱患者，多利用腹压协助排尿，也见于正常排尿习惯。

### （二）压力 - 流率测定

压力 - 流率测定是在膀胱排空过程中测定膀胱压力与尿流率之间的关系，可用于对尿道梗阻的客观判断、对逼尿肌收缩力的判断等。如同时测定括约肌肌电图，还可以评估逼尿肌与括约肌之间的协调性。也可同时进行放射或超声影像学检查，即影像尿流动力学检查。压力 - 流率测定的有关术语见图 55-5。

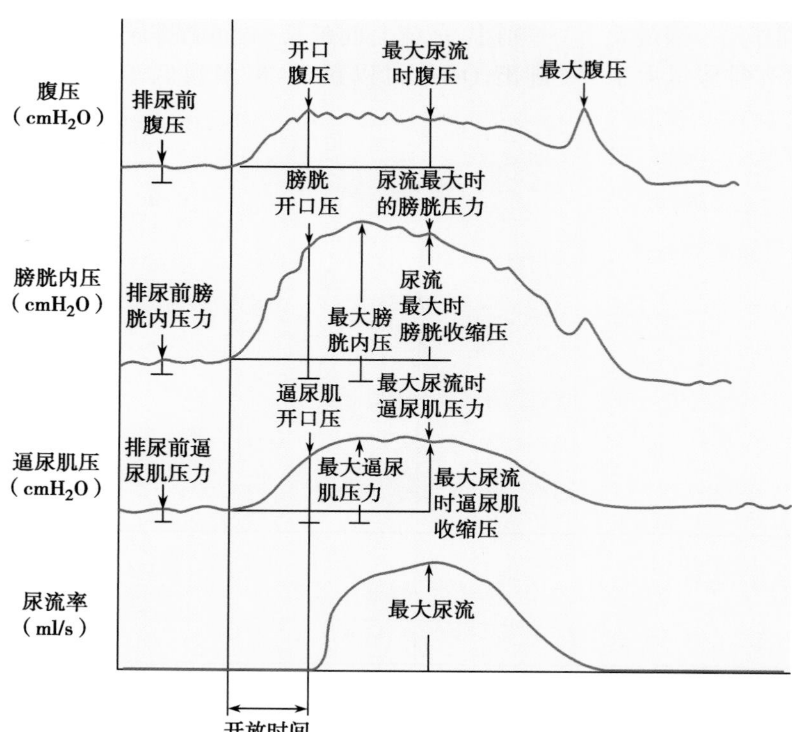


图 55-5 压力流率测定时术语

对于正常的膀胱排空，逼尿肌的收缩力及膀胱出口的阻力很关键，膀胱排空障碍可由于膀胱出口梗阻引起也可以由于逼尿肌收缩功能下降（包括逼尿肌无力、逼尿肌收缩时间短，收缩速度下降等）引起或两者同时作用，梗阻分机械性梗阻（如膀胱颈硬化，尿道狭窄，男性前列腺增生等）和功能性梗阻（如逼尿肌 - 尿道括约肌协同失调）。压力 - 流率测定是评价这两个参数最精确的方法。

为了理解膀胱收缩力与出口阻力的关系，首先要理解正常的排尿过程，最开始尿道横纹括约肌松弛，接着逼尿肌收缩，膀胱颈及尿道开放，尿液流出。当排尿结束时，尿道外括约肌收缩，膀胱逼尿肌舒张，进入储尿期。

国际尿控协会（ICS）规定正常的逼尿肌功能在于能自发地启动逼尿肌持续收缩并在一定时间内完全排空膀胱而没有障碍。逼尿肌功能低下定义为逼尿肌收缩力下降或收缩时间短导致膀胱排空时间延长或在正常排尿时间内无法完全排空膀胱。逼尿肌无收缩指在行尿流动力学检查过程中，逼尿肌无明显收缩。目前对于逼尿肌功能下降的定义受主观解释（收缩力下降、收缩时间短、排尿时间延长）的限制，膀胱压力受出口阻力影响，正常逼尿肌功能与逼尿肌功能低下在压力方面定义模糊。对于正常逼尿肌，出口阻力增大，排尿期逼尿肌收缩力相应增大，这多伴随着尿流率的下降。功能正常的膀胱能通过增加收缩力来克服出口的阻力，虽然尿流率下降，膀胱仍可以排空，随着时间的推移，逼尿肌可能会失代偿不再能产生克服阻力的必要压力，这时就会出现膀胱不能完全排空或出现尿潴留。

压力 - 流率测定可以帮助评估膀胱及膀胱出口两个关键参数：逼尿肌活动（正常或受损）出口阻力（梗阻或无梗阻）。一般来说，压力 - 流率研究可以确定以下 3 个基本状态：①低（或正常）逼尿肌压力和高（或正常）尿流率，提示膀胱出口正常或无梗阻；②逼尿肌压力增高尿流率降低（或正常），提示存在梗阻；③低逼尿肌压力和低尿流率，提示逼尿肌功能下降。重要的是，诊断需结合尿流动力学检查结果及患者临床表现。一旦逼尿肌功能下降（如低压、低流）合并梗阻，如逼尿肌功能失代偿，在尿流动力学检查中无法作出梗阻诊断。

对于膀胱出口梗阻的诊断可通过压力 - 流率测定，用 AG 列线图（Abrams-Griffths nomogram，），线性被动尿道阻力关系（linear passive urethral resistance relation，LinPURR）图或称 Schäfer 图（Schäfer nomogram）和 ICS 暂定列线图等诊断男性下尿路梗阻，但这些列线图不能用于女性 BOO 的诊断，这是因为这些列线图的基础数据来自男性。

诊断女性膀胱出口梗阻较男性困难，目前国际上尚无被广泛接受的诊断女性 BOO 的标准。首先，女性膀胱出口梗阻发病率较男性低，这使得建立女性膀胱出口梗阻列线图困难，其次，因男女尿道解剖不同，其排尿动力学上也不同，男性梗阻列线图不适用于女性。再次，解剖学上的不同使许多女性在仅仅松弛盆底肌或者增加腹压就可以排空膀胱。较小的逼尿肌压力的升高及尿流率的降低，在男性可能不重要，但在女性可能意味着严重的梗阻。因此，对于女性患者有下尿路症状、膀胱排空障碍、持续的下尿路感染、有抗压力性尿失禁手术史、脱垂病史等情况，临床医师应高度警惕下尿路梗阻。Blaivas 和 Groutz 设计了女性膀胱出口梗阻列线图（图 55-6），按此图将女性膀胱出口分为无梗阻、轻度梗阻及严重梗阻。依据压力流率的关系，在特异性及敏感性均较高的情况下，当 Qmax<12ml/s 且 PdetQmax>25cmH$_2$O 时考虑梗阻。需要注意的是，在此列线图中，需要采用自由尿流率，即不带测压管时的尿流率，而非压力 - 流率测定时的尿流率。

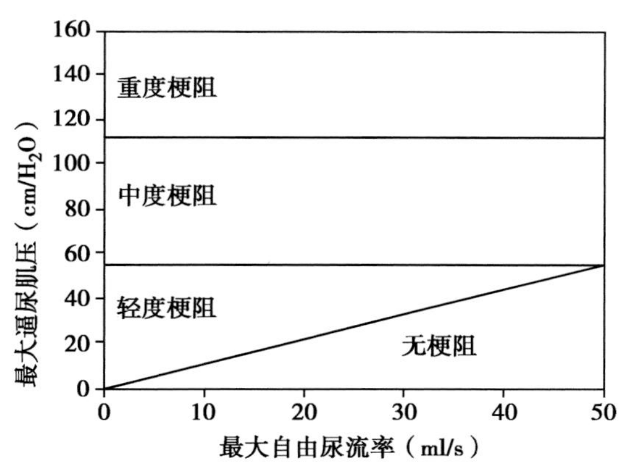


图 55-6　Blaivas-Groutz 列线图

### （三）影像尿动力学

Nitti 提出用影像尿动力检查诊断女性 BOO，在影像尿动力检查过程中，无论逼尿肌压力多大，如果存在持续的收缩，并且影像学提示膀胱颈或远端尿道存在梗阻的证据，则可诊断膀胱出口梗阻（图 55-7 和图 55-8），分别是影像尿动力检查示女性尿道中远段狭窄和膀胱颈梗阻。除诊断梗阻之外，影像尿流动力学还能确定梗阻的部位。

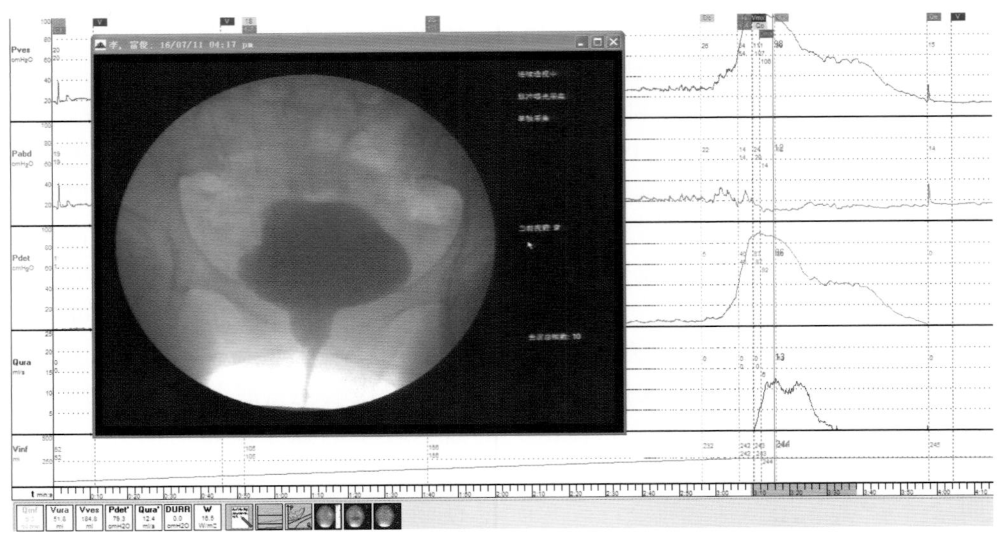


图 55-7 48 岁女性患者，反复尿频、尿急、尿痛十余年，排尿困难 2 年余，影像尿流动力学提示排尿期逼尿肌收缩有力，最大逼尿肌压 91.6cm$H_2O$，尿流率降低，最大尿流率：12.6ml/s，排尿期膀胱颈开放好，尿道近端扩张，尿道远端狭窄

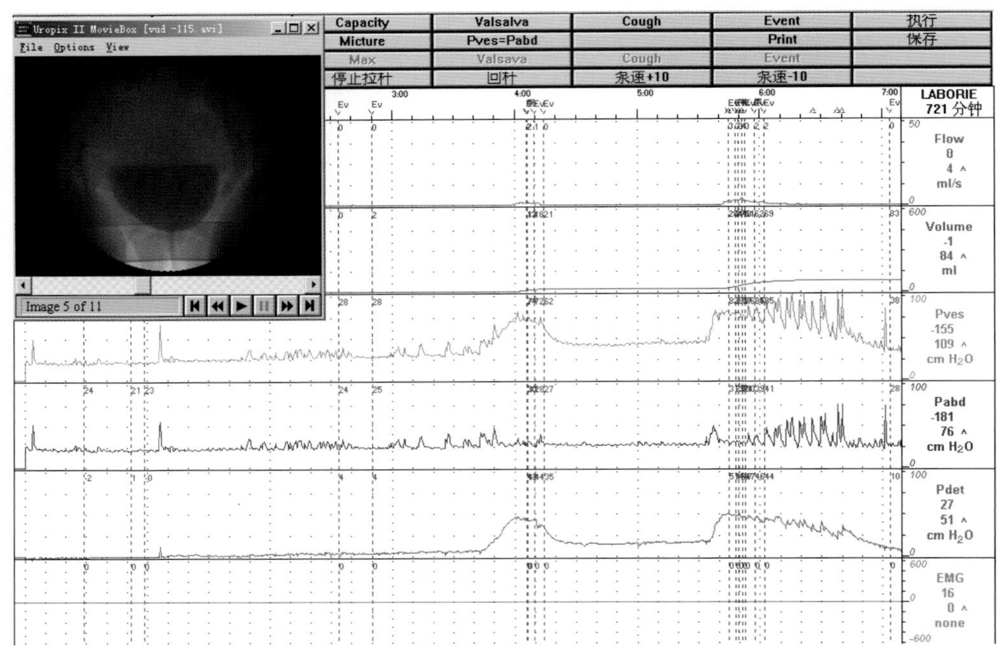


图 55-8 患者，女，66 岁，排尿困难 3 年，尿不净，夜尿 6~7 次，B 超示双肾积水，残余尿 400ml。影像尿动力检查充盈期膀胱呈杯形，膀胱颈未见开放，充水 70ml 出现左侧输尿管反流，排尿期逼尿肌收缩有力。排尿期膀胱颈开放不好。提示：膀胱颈梗阻，左输尿管低压反流。

2017 年 Solomon 和 Greenwell 根据 535 例女性难治性 LUTS 患者的影像尿动力资料提出 SG 列线图，指出最好区分影像 BOO 和非 BOO 的方程是 Pdet.Qmax=2Qmax，其敏感性和特异性是 0.94 和 0.93。并计算出女性 BOO 指数（female BOO index，BOOIf)，BOOIf=Pdet.Qmax−2.2Qmax，如果 BOOIf<0，BOO 可能性 <10%，如果 BOOIf>5，BOO 可能性 50%，如果 BOOIf>18，BOO 可能性 >90%（几乎肯定）。如果用梗阻阈值 Pdet.Qmax=2.2Qmax+5，其诊断 BOO 的敏感性和特异性分别为 0.86 和 0.93。用 SG 列线图和 Nitti 所提出的影像尿动力方法诊断女性 BOO 吻合度高（Cohen's Kappa 系数 0.81）。因此，如果医院

没有影像尿动力设备，可以用此方法诊断女性 BOO。

### 三、内腔镜检查

膀胱尿道镜检查可以发现女性尿道外口狭窄。膀胱颈硬化时可以发现膀胱颈黏膜苍白纤维化狭窄。但对于功能性膀胱颈梗阻患者，膀胱镜检查往往不能明确诊断。

## 第三节 内腔镜治疗与随访

原发性膀胱颈梗阻在排尿期膀胱颈不松弛，形成高压低流，有些患者残余尿增多。治疗选择自家清洁导尿、α 阻滞剂、经尿道膀胱颈切开术(transurethral incision of bladder neck，TUIBN) 或称为经尿道膀胱颈切除术(transurethral resection of bladder neck，TURBN)、肉毒菌毒素 A(Botox)注射于膀胱颈、神经调节等均有报道。这些治疗方法疗效有差别，大约 50%~64% 的 PBNO 患者对 α 阻滞剂反应良好。尿流率增加，残余尿(PVR)减少。有创治疗前应先试 α 阻滞剂治疗。PBNO 一般归入功能性的问题，但在有些患者也存在有膀胱颈纤维硬化改变。膀胱颈纤维化属解剖学因素的器质性改变，α 受体阻滞剂治疗无效，治疗可选择经尿道膀胱颈切开术。

经尿道膀胱颈切开术是 PBNO 决定性治疗方法，Blaivas 等提供的方法在膀胱颈切除 5 点与 7 点间的组织。中位随诊 3 年，7 例中有 6 例自己认为治愈，1 例偶有轻度压力性尿失禁，术后 8 年不需要用尿垫。也有报道仅用切开并未切除组织，即有良好效果。多数作者是用两处切开，一般是在 5 点与 7 点，也有仅切开一处，经常是在中线处。Peng 等报道 PBNO 11 例，在 5 点与 7 点做切开，深达浆膜层。术后放置尿管 48 小时。11 例中有 10 例症状消除或改善，1 例有轻度 SUI。北京朝阳医院张鹏等报道在 6 年内收治 PBNO 84 例。在两个不同部位做膀胱颈切开治疗。随诊时间平均 27.4 个月，71 例(84.5%)恢复满意，各项指标显著改善。并发症有出血、再梗阻、膀胱阴道瘘(VVF)、SUI 与尿道狭窄。3 例 VVF 均修补成功，4 例 SUI 经阴道无张力吊带手术恢复。术后出血 3 例，1 例输血。3 例尿道狭窄，经间断尿道扩张恢复。说明 TUIN 手术成功率很高。该作者在最初 63 例是用 5 点与 7 点两处切开，3 例发生 VVF。另外 21 例是做 2 点与 10 点切开，未发生 VVF。65 例(77.4%)无任何并发症。最常见的并发症是再梗阻。认为切得要够深，在环形纤维间可看见膀胱外脂肪。我们做膀胱颈 3 点和 9 点切开，深至见到膀胱外脂肪，切开长度约 1cm，不要超过尿道脊，以防出现尿失禁。杜广辉研究认为，女性尿道脊是尿道腔关闭的关键结构，是女性尿道的括约肌系统的组成部分。笔者也同意这个观点，笔者开展女性膀胱颈切开术 15 年数十例，无术后尿失禁发生，也印证了杜广辉观点的正确(图 55-9)。如果膀胱颈后唇抬高明显，可适当切除膀胱颈后唇少量组织，避免膀胱颈反复电灼，以减少术后膀胱颈纤维化可能。术后要定期随访并嘱患者再发生排尿困难时随诊。我们认为 3 点和 9 点切开膀胱颈同样可以疗效好，同时可避免阴道损伤。

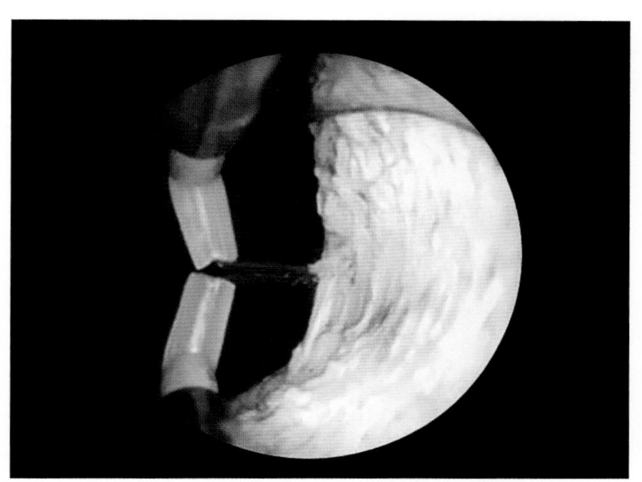

图 55-9 膀胱颈 3 点处切开

作者于 2010 年对 26 例 PBNO 患者行膀胱颈切开术，患者进行随访时发现 3 例出现再次不同程度的排尿困难，需再次行膀胱颈切开术，术后排尿困难症状仍可改善。其中 1 例第一次术后一度失访，术后 6 年因逐渐加重的排尿困难再次就诊，就诊前 2 个月前因肾功能不全，双肾重度积水在外院行临时血液透析加导尿治疗，肾功能恢复近正常 UN10.9mmol/L，Cr128.6μmol/L)。B 超示右肾中度积水，左肾轻度积水，影像尿动力检查示：高压低流，膀胱颈梗阻，未见双侧输尿管反流。因极度肥胖拒绝接受膀胱造瘘手术，再次行膀胱颈切开，术后排尿症状明显改善，随访 6 个月时肾功能未见明显进一步损害，肾积水没有进一步加重。从以上资料可以看到，PBNO 患者行膀胱颈切开术后存在复发排尿困难可能，需要长期随访。

(赵耀瑞)

## 参考文献

[1] Eskinder Solomon, Habiba Yasmin, Megan Duffy, et al. Developing and validating a new nomogram for diagnosing bladder outlet obstruction in women [J]. Neurourology and urodynamics, 2018, 37: 368-378.

[2] Malde S, Solomon E, Spilotros M, et al. Female bladder outlet obstruction: Common symptoms masking an uncommon cause [J]. Low Urin Tract Symptoms, 2019, 11(1): 72-77.

[3] Vein AJ, Kavoussi LR, Partin AW, et al. Campbell-Walsh urology—Eleventh edition. In: Elsevier. Philadelphia, 2016.

[4] Zhang P, Wu ZJ, Xu L, et al. Bladder neck incision for female bladder neck obstruction: long -term outcome [J]. Urology, 2014, 83(4): 262-267.

# 第八篇

# 泌尿系统结石概论与外科治疗

# 第五十六章

# 尿石症应用基础研究概论

## 第一节　尿石症认识与发展简史

### 一、中医关于尿石症的认识

尿石症是泌尿外科常见疾病，尿石症根据发生的部位可分为上尿路结石（肾结石和输尿管结石）和下尿路结石（膀胱结石和尿道结石），中医称尿石症为石淋，中医古籍对尿石症病因曾有不少论述，《诸病源侯论》有"诸淋者，由肾虚而膀胱热故也"的论述，指出淋症的内在因素是肾虚，膀胱有热。《医宗金鉴》中则有"石淋犹如碱结档，是因湿热炼膀胱"的论述，认为"石淋"是由膀胱湿热煎炼而成。中医对尿石症的治疗主要是益肾结合清利湿热、行气化瘀、通淋排石等法。

### 二、西医诊治尿石症简史

#### （一）肾结石的认识史与诊治进展

西方"医学之父"希波克拉底（前460年—前370年）在古希腊时期就描述过肾结石，但希波克拉底是否给肾结石患者实施过结石手术并不确定。希波克拉底之后的时代肾结石的手术治疗没有什么进步。第一例确定的肾结石手术发生于1550年，在接下来的几个世纪里，大多数外科医师达成了共识，开放取石手术的指征是感染性结石。开放手术逐渐发展出肾切开取石术、肾盂切开取石术等多种手术方式。

近几十年，随着纤维光学、放射影像学、碎石术等领域的技术逐渐发展，微创外科技术得到很大的发展，输尿管镜检查术、经皮肾镜取石术和体外冲击波碎石术逐渐替代了传统开放取石术，现在几乎所有的肾结石都能通过微创手术清除结石。输尿管镜检查术在1912年首次实施，但由于纤维光学的滞后，之后30年输尿管镜检查方法没有太大进展，直到1957年软质内镜问世，并于1964年首次实施软质输尿管镜检查。有趣的是，虽然软镜比硬镜出现得晚，但硬质内镜的检查在软镜检查见于报道之后10年才逐渐出现。

经皮取石术首次报道于1941年，当时是在以前肾造瘘术时形成的手术通道里取出了结石，直到1976年才首次报道经皮专一用于取石的方法。此后，内镜、影像设备和体内碎石机的进步，使得经皮技术得到改进，经皮肾镜取石术已成为上尿路结石取石的常规方法。

体外冲击波碎石术是在体外产生低能量的冲击波，然后传到体内并聚焦到肾结石上。体外冲击波碎石术在1982年首次用于人体，由于对人体创伤小，清石率高等优势，此后逐渐成为治疗肾结石的首选方法。

#### （二）输尿管结石的认识史与诊治进展

1564年Ambroise Paré首次描述了输尿管结石，在他的描述下：在结石停留的部位，剧烈的疼痛折磨着患者。他同时认为双侧输尿管都有结石嵌顿的后果就是死亡。1879年首次出现输尿管切开取石术的报道。随着微创技术快速发展，输尿管镜碎石术等多种微创手术方法成为治疗输尿管结石的主要手段。

#### （三）膀胱结石及尿道结石认识与进展

膀胱结石分原发性结石和继发性结石，也可由上尿路排至膀胱。多数从输尿管排出而进入膀胱的结石小于1cm，在成人很容易通过尿道排出。原发性膀胱结石多见于营养缺乏的幼儿。继发性结石多见于成人，主要病因与膀胱出口梗阻或神经源性膀胱功能障碍引起的尿流停滞或反复尿路感染有关。

传统的膀胱取石术为耻骨上膀胱切开取石术，希波克拉底誓言中便提及了膀胱切开取石术。目前膀胱镜直视下碎石技术已经普及，可以用碎石钳将结石夹碎取出，也可用超声、液电、激光和气压弹道碎石器等设备将膀胱内结石击碎后取出。

尿道结石可分为原发性和迁入性，迁入性结石来源于肾、输尿管或膀胱向下排经尿道并嵌入所致，原发性结石与诱发尿流停滞和感染的畸形有关。近尿道口的小结石可注入液体石蜡后试行挤出，后尿道结石可将结石推顶回膀胱，再用膀胱镜机械碎石钳夹碎取出。

## 第二节 尿石症流行病学与发病率

尿石症发病率大约在1%~15%，近年来我国尿石症的发病率有增加的趋势。尿石症的流行病学调查显示，其结石患病率与多种因素有关，包括：

(1) 性别：尿石症的发病率有明显的性别差异，成年男性比女性更容易罹患结石，其中上尿路结石男女之比约为3∶1，下尿路结石男女之比约为6∶1。但近年来发现女性尿石症患病率逐渐上升，与男性患病率之间差距有所缩小趋势。

(2) 年龄：20岁之前发生结石相对少见，结石高发年龄段为21~50岁。从年龄分布看，男性患者的发病率年龄高峰为30~50岁，而女性患者发病率则有两个年龄高峰，分别是25~40岁和50~65岁。尿石症发病的年龄高峰提示性激素的分泌与结石形成密切相关。

(3) 气候与季节：气候温暖或炎热的国家尿石症发病率较高，可能与低尿排量和液体摄入不足所致。我国幅员辽阔，气候多样，南方省份结石发病率明显高于北方。另外，在特定人群中，结石的复发率在夏秋季节比冬春季节要高得多。

(4) 遗传因素：胱氨酸结石和原发性高草酸尿症被定义为常染色体隐性遗传病，在所有的尿石症患者中，胱氨酸结石仅占1%~5%，原发性高草酸尿症发病率更低。家族性出现的原发性高钙尿也与尿石症结石形成有关。尿石症的家族性出现不一定都是遗传因素，也可能是家庭成员受外界影响，主要是饮食有关的习惯。

(5) 职业因素：不同职业人群尿石症发病率是不同的，暴露于热源和脱水是尿石症的职业危险因素。高温作业的炼钢工人比常温工作人员尿石症发病率显著增加。长期久坐工作人员结石形成危险性增加但原因不明。

(6) 肥胖因素：尿石症的形成与肥胖及身体质量指数（body mass index，BMI）有关，结石成分分析证实肥胖人群的结石高风险可能与其钙、尿酸、草酸、磷酸盐、钠、硫酸根和半胱氨酸的尿排泄有关。BMI>30的肥胖人群比较常见结石相关低枸橼酸尿和高尿酸尿症。

(7) 饮食因素：动物蛋白的摄入量与尿石症的高发密切相关，蛋白消耗增加所导致的代谢变化会促进结石形成。另外，低蛋白、低钙、低磷酸盐、高谷物饮食所致营养不良，是发展中国家幼儿膀胱结石的主要促成因素。营养不良会使得尿中铵和尿酸盐离子的含量相对较高，因而易形成铵酸和尿酸盐结石。

(8) 饮水因素：增加水的摄入有助于预防结石，增加液体摄入，能增加尿量，从而明显降低结石复发。另外水中碳酸钙的含量高会导致尿中镁、钙和枸橼酸水平改变，可能导致结石形成。

需要指出的是，尿石症的复发率非常高，是控制尿石症的一大难题，根据流行病学研究及结石形成危险因素，合理干预，是控制尿石症的最具预防性的办法。

## 第三节 尿石症形成的主要机制

### 一、概述

泌尿系结石在体内的形成是一个涉及多种生理病理机制的复杂过程，主要包括结石盐的过饱和；结晶成核、生长和聚集、沉积；结石促进物和抑制物的生成与调节；结石形成及结石经泌尿系腔道移动。简单地可理解为尿中液态物质转化形成固态物质的物理化学过程。

饱和是指含盐的溶液无法再溶解更多盐时的状态。达到饱和点的浓度被称为溶度积，但此时受各种因素的影响（如结晶抑制物的作用），结晶不一定会形成，当盐浓度增加到有结晶形成时，此时的盐浓度被称为形成积。根据溶度积和形成积的不同，可将尿液饱和度分为三种状态：未饱和（溶度积以下）、亚稳态（溶度积与形成积之间）和非稳态（形成积以上）。一般来说，在未饱和的尿液环境里，结晶无法形成及已形成的结晶可发生溶解。在亚稳态的尿液环境里，无新的结晶形成，但原有的结晶无法溶解，此时结晶是否形成与成石或抑石物质的调节密切相关。当尿液处于非稳态（也称为超饱和状态）时，液体分子转化为固体物质，结晶大量形成，称为结晶成核，成核是结晶形成的最初始阶段。结晶形成后，将进一步生长并聚集，在这个过程中，结晶与肾小管上皮细胞之间发生相互作用，结晶可黏附在细胞上，同时细胞吞噬结晶，促进结晶的沉积。

尽管目前对尿石症的形成机制已有一定的认识，但不同成分的结石在尿液中形成的机制不一，所以很难将这些不尽相同的机制笼统地归纳为简单的几点。既往有多种关于泌尿系结石形成机制的假说，都存在片面化的缺陷，很难通过单一的学说去全面阐明泌尿系结石形成的内在原因，以及无法较好地解释不同类型结石形成的具体机制。所以，本节将分别介绍草酸钙结石、尿酸结石、胱氨酸结石、感染性结石的发病机制。

## 二、草酸钙结石形成机制

尿草酸钙结石的形成主要涉及：尿液的高草酸环境；尿钙排泄增加；草酸钙结晶形成；促进结石形成的物质增多；抑制结石形成的物质减少。以上任何一个环节的异常均可诱发草酸钙结石的形成，其主要形成机制如下：

### （一）高草酸尿症

高草酸尿症主要包括三种类型，即原发性（因代谢酶异常等原因使体内草酸合成增加）、外源性（包括摄入草酸过多和肠道草酸吸收增加）、特发性（病因尚不明确的尿草酸轻度增高）高草酸尿症。当尿中草酸持续增高时，草酸钙结晶饱和度增加，以及高草酸尿可诱导并促进肾小管上皮细胞的损伤，从而导致尿中草酸钙结晶的聚集与滞留，促使草酸钙结石进一步地形成与生长。

### （二）高钙尿症

人体内与钙代谢有关的主要器官包括小肠、肾和骨骼，任何一个部位的钙代谢异常均可导致高钙尿，且三者之间存在一定的联系。高钙尿症是草酸钙结石中最常见的异常，可分为肠吸收型、肾漏型和重吸收型。吸收性高钙尿症是由于肠吸收增多引起的血钙升高，抑制了血清甲状旁腺素而促进钙在肾小球的滤过，最终发生高钙尿。肠吸收增加的主要原因涉及维生素 D 摄入过多、维生素 D 受体表达增加、维生素 D 受体基因多态性以及其他维生素 D 非依赖性机制（如编码可溶性腺苷环化酶的基因突变）等。肾性高钙尿症指各种原因引起的肾小管钙重吸收障碍导致的尿钙升高，目前发现与肾小管上皮细胞上离子转运通道缺陷或通道基因变异有关。重吸收型高钙尿症与原发性甲状旁腺亢进有关，甲状旁腺素的分泌增加可促进骨骼过度重吸收，表现为血钙和尿钙水平升高。

### （三）低枸橼酸尿和高尿酸尿

枸橼酸是由草酰乙酸与乙酰辅酶 A 缩合而成，肾脏是枸橼酸合成和分解的重要部位，正常情况下，从肾小球滤过的枸橼酸在肾小管近端重吸收，大约有 25% 的枸橼酸从终尿中排出。枸橼酸对尿草酸钙结晶具有抑制作用，其机制主要表现在：枸橼酸可与钙离子结合，降低尿中钙盐饱和度；枸橼酸可直接阻止草酸钙结晶的成核、生长、聚集和沉积作用；以及枸橼酸可增强某些物质的抑石作用，所以尿中低枸橼酸水平可促进草酸钙结石的形成。枸橼酸地排泄主要受尿液酸碱度的影响，尿偏酸性状态时，尿中枸橼酸水平下降。所以体内代谢酸中毒可降低尿枸橼酸水平。另外长期慢性腹泻、高动物蛋白饮食、药物（如血管紧张素等）、剧烈运动等也可能引起低枸橼酸尿。

高尿酸尿可促进草酸钙结晶的形成，有研究发现高尿酸尿症患者常伴有高尿钠和高尿钙水平，可导致尿中草酸钠和草酸钙饱和度增加；而当尿液里尿酸钠超饱和时，草酸钙结晶的形成可呈趋向性上升。另外尿酸可减少尿液里抑制草酸钙结晶形成的物质，从而促进草酸钙结石的形成。

### （四）抑石与成石物质失衡

正常尿液中存在某些防止结晶形成的物质和促进结晶形成的物质，当抑石物减少和 / 或成石物增多时，人体更易发生尿石症；相反，当抑石物增多和 / 或成石物减少时，晶体即使处于过饱和状态，也并一定会出形成尿结石。这些物质大多数都是在尿形成的化学动力学过程中起作用，调节一系列结晶动力学过程，主要在于改变离子的溶解状态或者晶体颗粒之间的吸附力。目前研究已发现的尿结石抑制物包括：枸橼酸、镁、焦磷酸盐、酸性糖胺聚糖（Glycosaminoglycans，GAGs）、肾钙素（Nephrocalcin，NC）、骨桥蛋白（Osteopontin，OPN）、尿凝血酶原片段 1（Urinary prothrombin fragment 1，UPTF1）、集落

刺激因子 -1（Colony-stimulating factor-1，CSF-1）；尿结石促进物包括：巨噬细胞、细胞因子（如 TNFa、IL-1、IL-6、IL-8 等）、单核细胞趋化蛋白 -1（Chemoattractant protein-1，MCP 1）、高迁移率族蛋白 B1（High-mobility group box 1，HMGB1）。另外，Tamm-Horsfall 糖蛋白(THP) 被认为是一种对尿结石同时具有抑制和促进作用的物质。以下列举出了几种重要的调节结石形成的物质：

（1）镁：镁在人体内主要存在于骨骼中，大约占 60%，只有 1% 左右的镁存在于体液中。98% 的镁经胃肠道吸收后由肾脏排泄，正常人每天尿镁排泄量约为 100mg。镁是一种可以有效抑制含钙结石形成的小分子抑制物，其主要通过与草酸产生络合作用后减少游离草酸，从而降低草酸钙在尿中的饱和度。镁也有降低草酸钙结晶生长速度的作用。同时观察镁和钙的变化，钙 / 镁的水平增高可以作为含钙结石的一个危险因素。曾有研究证实老鼠经补充含镁离子化合物后，尿液草酸钙结晶明显减少。另外镁离子可以促进尿枸橼酸地排泄。

（2）酸性糖胺聚糖：尿液中酸性糖胺聚糖包括软骨素、硫酸软骨素、透明质酸等 8 种。不同类型的酸性糖胺聚糖的化学结构和分子量不同，但均属于大分子化合物。作为一种聚阴离子，酸性糖胺聚糖含有大量负电荷，在抑制结晶成核和生长的过程中具有重要作用。尿液中的酸性糖胺聚糖通过与钙离子结合，降低草酸钙晶体的饱和度，减少结晶的成核。同时酸性糖胺聚糖可以与草酸钙晶体生长位点发生结合，导致草酸根离子和钙离子进一步结合在晶体表面，从而抑制晶体的生长。

（3）焦磷酸盐：焦磷酸盐可抑制草酸钙、磷酸钙结晶的成核、生长，对磷酸钙的抑制作用尤为明显。

（4）肾钙素：肾钙素的命名源于它与骨组织中的非胶原蛋白骨钙素具有相似性。肾钙素是一种分子量为 14 000D 左右的酸性糖蛋白，含有 Y- 羧基谷氨酸（Gla）结构，主要来源于肾近端曲管和髓袢升支厚段，是一种作用较强烈的草酸钙结晶抑制物。

（5）骨桥蛋白：骨桥蛋白也称为尿桥蛋白，于 1992 年被发现并加以命名，是一种磷酸化的酸性糖蛋白，其能够有效促进草酸钙结晶成核、生长和聚集，同时可增加结晶与肾上皮细胞的结合。有研究通过抑制细胞 OPN 的表达，发现草酸钙晶体与细胞混合培养后，黏附于细胞表面的晶体明显减少。

（6）尿凝血酶原片段 1：1991 年 Doyle 等人发现尿凝血酶原片段 1（urinary prothrombin fragment 1，UPTF1）是人尿液中最丰富的蛋白之一，其分子量和氨基端 21 位氨基酸组成与血浆凝血酶原片段（F1）一致。UPTF1 是草酸钙结晶生长和聚集强有力的抑制因子。研究发现人肾脏远曲小管和髓袢升支厚段的上皮细胞可产生 UPTF1，并分泌至肾小管腔内，从而对尿中草酸钙结晶起到抑制作用。2012 年 Rungroj N 等人发现 UPTF1 编码基因 F2 的突变可增加患草酸钙结石风险。

（7）Tamm-Horsfall 糖蛋白：THP 蛋白大量存在于尿中，由肾小管升支粗段和远端小管的上皮细胞表达，附着在细胞膜表面，经磷酸酯酶或蛋白酶分解后进入尿液中。THP 究竟是作为草酸钙结晶的抑制物质，促进物质还是没有作用的物质，一直存在着争议。目前较为主流的观点认为 THP 具备草酸钙结晶抑制和促进的双重作用。THP 在尿草酸钙结晶中具体发挥的作用主要依赖于分子本身的状态。一方面，有研究发现 THP 是一水草酸钙结晶聚集有力的抑制物质。另一方面，有学者证实了 THP 可促进草酸钙结晶的形成。

**（五）基质的作用**

尿结石由无机矿物和有机基质组成，基质一般约占总重量的 2.5%。基质主要的组分有蛋白（约 65%）、非氨基糖（约 9%）、氨基糖（约 5%）、结合水（约 15%）、其他有机物质（约 12%）。已被确认的基质蛋白有 THP、NC、OPN、UPTF1、基质蛋白 A 等。其中关于基质蛋白 A 的认识随着研究的深入而不断发生改变。从被认为是单一的物质，到目前普遍认为的是具有 3~4 个对结石有特异性的抗原。而基质在尿结石形成中的作用也经历了认识上的转变，并一直没有得到共识。最早的观点认为基质在结石形成过程中无显著作用，而后来有人认为基质在结石形成生长过程中起到决定性作用。但从目前的研究来看，从基质中分离出的不同物质对结石形成的影响不同，有的表现为促进作用，有的为抑制作用。所以基质对结石的作用仍需要进一步的研究。

## 三、尿酸结石形成机制

尿酸一般是由嘌呤在体内代谢后形成的产物。因外源性嘌呤摄入过多或嘌呤合成过程中相关酶的缺陷导致尿酸合成增多、肾小管尿酸转运异常等原因，发生高尿酸血和高尿酸尿，最后在尿液里形成尿酸结石。尿酸结石的原因可分为先天性和获得性，后者主要包括痛风、慢性腹泻、白血病、恶性肿瘤等。尿 pH 低、尿量少和高尿酸尿症是影响尿酸结石形成最主要的三大因素。尿 pH 低是尿酸结石最主要的发病因素。当尿 pH 高于 6.5 时，即使尿液里有大量尿酸，尿酸仍不发生成核结晶；而随着 pH 下降，尤其是低于 5.0 时，尿酸很容易析出并出现结晶，结晶的形成与 pH 的降低呈正相关性。

### 四、胱氨酸结石

胱氨酸结石见于胱氨酸尿症者。胱氨酸尿症是一种常染色体隐性遗传疾病，与 SLC3A1 和 SLC7A9 基因的异常有关，表现为胱氨酸、鸟氨酸、赖氨酸和精氨酸在肾小管和小肠上的转运障碍，从而导致这些氨基酸的尿排泄量增加。由于胱氨酸在尿液中的溶解性差，在生理性尿 pH 环境中，胱氨酸几乎不溶解。另外尿中缺乏有效抑制胱氨酸结晶形成的物质，所以胱氨酸很容易形成结晶。胱氨酸溶解度具有尿 pH 依赖性，pH 越低其溶解度越小。

### 五、感染性结石形成机制

感染性结石俗称鸟粪石，主要包括磷酸镁铵结石和磷酸钙结石（碳酸磷灰石）。形成感染性结石的前提条件是尿中存在产尿素酶的病原体感染。尿素酶在生理条件的尿液中是不存在的，其作用在于分解尿素为氨和二氧化碳，使尿液呈碱性。在碱性尿条件下，氨可转化为铵离子，磷酸可解离产生磷酸根离子。尿液里存在的铵、磷酸根、镁、钙离子相互结合后，从尿液中析出，形成磷酸酶铵结晶或碳酸磷灰石结晶。能够产生尿素酶的病原体种类很多，主要有变形杆菌，另外还包括支原体和真菌等。尿液持续反复的感染，加上尿路梗阻的因素，可促进感染性结石的形成与发展。

不同成分类型结石的形成机制存在差异，这些差异为结石的个体化诊断与治疗奠定了理论基础。但无论对于何种类型的结石，尿量减少均会加快尿液过饱和状态，从而加速结晶成核、生长、聚集与沉积。同时泌尿系腔道的梗阻与滞留会迫使结石继续发展生长。随着分子生物学技术的不断发展，尿结石的发病机制有待更深入的研究。

## 第四节　尿石症成因基础研究的热点问题

### 一、尿结石与特发性代谢异常

尿路特发性草酸钙结石病因不明确，在临床上并不少见，与体内特发性代谢异常相关，最常见的原因有特发性高草酸尿症、特发性高钙尿症。

特发性高草酸尿症是指尿草酸轻度、持续增高（24 小时排泄量 45~100mg），有一定家族遗传性，找不到明确的病因，又称为轻度高草酸尿或代谢性高草酸尿。目前研究发现特发性高草酸尿症与肝脏草酸代谢酶、肠道转运体的异常相关。草酸在肝脏中的代谢是一个非常复杂的过程，涉及丙氨酸 - 乙醛酸转氨酶、乙醛酸还原酶和 4- 羟基 -2- 酮戊二酸醛酸酶，这些关键酶的编码基因（AGXT、GRHPR 和 DHDPSL）异常表达可导致草酸的内源性代谢紊乱，最后发生高草酸尿。SLC（溶质结合运载体）基因家族中的 SLC26 基因家族编码了多种阴离子交换转运通道，其中包括氯离子、碳酸氢根离子、草酸盐等。SLC26 基因家族包括 SLC26A1、SLC26A2、SLC26A3、SLC26A6、SLC26A7 等，不同的基因分布在体内不同的组织中，与草酸转运密切相关的有 SLC26A6 和 SLC26A3。SLC26A6 由 738 个氨基酸残基组成，编码 PAT1 或 CFEX 蛋白，位于第 3 号常染色体短臂上，分布在肾脏、胰腺、十二指肠、空肠、回肠、结肠、心肌等组织上。SLC26A6 编码的 PAT1 主要表达在人体内的结肠和小肠段，具有促进草酸肠道分泌与肾脏尿草酸排泄的作用。研究表明敲除草酸转运体 SLC26A6 小鼠，最终发生高草酸尿症和高草酸血症。SLC26A3 大量存在于人的十二指肠、回肠和远端结肠，通过介导草酸和其他阴离子交换而参与了草酸在肠上皮的吸收。研究表明敲除 SLC26A3 小鼠肠内草酸的吸收减少，同时尿草酸排泄量也明显减低。不同的转运体功能存在差异，这些转运体的异常可导致草酸在尿中地排泄增多。

特发性高钙尿症是指排除各种继发因素，尿钙排泄增多（男性 >300mg/d，女性 >250mg/d）、血钙正常的代谢异常，被认为可能与维生素 D 受体（VDR）表达增加、VDR 基因多态性、钙敏感受体（calcium-sensing receptor，CaSR）激活、瞬时性受体电位通道蛋白 5（transient receptor potential vanilloid receptor5，TRPV5）的低表达等因素有关。VDR 高表达导致高钙尿的机制可能为：①肠上皮 VDR 数量的增多，增强了正常循环水平 1，25-$(OH)_2$- $D_3$ 的生理作用，从而使肠道钙的吸收增强；②尿 $Ca^{2+}$ 浓度升高，CaSR 兴奋，抑制肾小管尿钙重吸收，从而导致尿钙排出增多；③VDR 高表达致骨动员增加，尿钙排泄增加。CaSR 是 G 蛋白藕联受体超家族中的一员，基因位于第3号染色体长臂上，由1 078个氨基酸组成。CaSR可调节细胞外钙离子浓度，通过感受细胞外液钙离子浓度变化来维持内环境钙离子稳态。CaSR可通过失活或激活突变，分别导致低钙尿和高钙尿。人体内TRPV5位于第7号染色体长臂上，由729个氨基酸组成。TRPV5广泛分布在体内多组织上，但在肾脏组织的表达最强，主要表达于远曲小管后段上皮细胞管腔侧，是肾脏远曲小管尿钙重吸收的上皮通道，决定着$Ca^{2+}$的最终排泄，维持机体钙平衡。TRPV5基因突变导致表达下降时，体内尿钙排泄量增加。

随着基因组学技术的不断提高，通过全基因组关联分析可发现特发性草酸钙结石相关的致病基因，并检测出存在的DNA突变或单核苷酸多态性(single-nucleotide polymorphisms，SNPs)。目前大量研究发现了基因的单核苷酸多态性与尿石症相关。Taguchi等人通过回顾性分析过去10年里关于基因致病性和尿石症的30篇文献，进行了全面的系统综述和因果网络分析。最后发现有20个致病基因及42个多态性位点可增加患尿石症的风险，这些基因主要作用至结石基质调节、钙磷水平调节、炎症和氧化应激反应。今后的研究可深入探索特发性草酸钙结石的发病机制，进一步发现更多与尿石症发病相关的基因，并找到有效治疗和预防尿石症的基因靶点。

## 二、尿结石与肾小管上皮细胞的损伤

结晶的形成与肾小管上皮细胞之间存在紧密的相互作用。研究表明高草酸尿、草酸钙结晶均可以对细胞造成损伤作用，引起细胞的凋亡或坏死。损伤后的肾小管上皮细胞为结晶的吸附提供了表面，这些细胞表面对草酸钙结晶具有亲和力，促进结晶的吸附。而在此过程中，与结晶黏附相关的蛋白分子加速结晶对细胞的黏附，并促使结晶的滞留，结晶进一步生长并形成结石。骨桥蛋白、胶原蛋白、纤连蛋白等促结晶黏附分子在肾小管上皮细胞损伤后表达明显升高，加强了晶体与细胞的黏附作用。另外草酸钙结晶引起肾脏上皮细胞的凋亡后，凋亡小体和细胞膜的降解产物也可促进结晶黏附在细胞膜的表面。

目前发现氧自由基与炎症反应在草酸钙结晶损伤肾小管上皮细胞的过程中起到了重要的作用。肾小管上皮细胞受到草酸钙结晶的刺激后，细胞内的烟酰胺腺嘌呤二核苷酸磷酸(NADPH)氧化酶激活产生氧自由基，氧自由基可以损伤肾小管细胞膜、线粒体，并发生氧化应激反应，细胞自噬活动增强，导致肾细胞的损伤。细胞发生损伤后，细胞微结构在氧自由基作用下出现一系列损伤改变，如细胞收缩、膜表面粗糙、突触断落等，线粒体结构及功能被破坏，这些损伤后的改变增强了草酸钙晶体在细胞表面的黏附亲和力。炎症因子及其形成的炎症反应促进肾小管上皮细胞的损伤与结石形成。结晶沉积过程中，可出现大量巨噬细胞的聚集，巨噬细胞可吞噬、迁移、降解结晶，但一方面可将未完全消化的晶体转运至上皮细胞，同时能释放大量炎性因子，进一步放大炎症反应，损伤肾小管上皮细胞，促进肾组织纤维化。

局部的炎症反应与细胞的损伤相互作用，同时促进了草酸钙结晶向肾小管上皮细胞的迁移与沉积，最终可导致结石的形成。目前认为原始巨噬细胞可分化为M1和M2两种亚型，其中M1具有促进炎症的作用，而M2具有抑制炎症和促进肾组织修复的作用。研究发现在草酸钙结晶导致上皮细胞损伤的条件下，巨噬细胞明显向M1转化。Kazumi Taguchi等人发现集落刺激因子-1(CSF-1)可通过加强M2的抗炎作用来抑制草酸钙结晶在肾小管上皮细胞上的聚集。

研究发现单核细胞趋化蛋白-1(MCP-1)在结石患者的尿液及肾组织中表达增加，MCP-1能促进单核巨噬细胞进入炎症组织中，加剧巨噬细胞介导的炎症反应。高迁移率族蛋白B1(HMGB1)是一种可以介导细胞趋化运动、促炎因子及黏附因子释放，及启动和维持炎症反应的胞核内DNA结合蛋白，由单核巨噬细胞激活后释放。草酸钙晶体与肾脏细胞相互作用可刺激HMGB1产生，增强局部炎症反应，促进细胞的损伤。HMGB1参与了NF-Kb、RAGE、TLRs等与炎症相关的信号通路。当这些信号通路被激活后，肾脏产生一系列炎性细胞因子并诱发炎症，导致肾小管上皮细胞的损伤，并促进结晶的吸附。

结晶形成与细胞损伤相互作用可产生一个恶性循环的过程。肾小管上皮细胞的损伤在草酸钙结石形成的过程中具有重要的作用，研究发现通过抗氧化应激及抗炎反应，可降低肾小管上皮细胞的损伤，并减少结晶的形成与聚集。如何早期预防细胞的损伤作用或修复已损失的细胞可为结石的防治提供新思路，所以肾小管上皮细胞损伤的具体机制仍有待深入研究。

## 三、尿结石与性激素

流行病学研究表明尿结石的发病率存在性别上的差异，男性罹患尿路结石的概率高于女性，男女比大约为 3∶1。2017 年一项国内的研究发现我国成年人群肾结石总体患病率为 5.8%，其中男性患病率为 6.5%，女性患病率为 5.1%，两者之间存在差异性。由于结石发病率在性别上的差异，学者们开始推测性激素水平以及性激素受体表达的差异可能与尿路结石的发生有关。1999 年 Fan 等人将大鼠随机分为正常对照雌雄组、去势雌雄组、雄性大鼠补充雌激素组、雌性大鼠补充雄激素组、去势大鼠补充雄激素组、去势大鼠补充雌激素组，所有大鼠均予以 0.75% 乙二醇灌胃处理，最终发现雄激素具有促尿草酸排泄以及促肾结石形成的作用，而雌激素的作用正好相反。2001 年 Chen 等人发现雄激素受体基因 CAG 重复序列多态性与雌激素受体基因 TA 重复序列多态性与男性结石易患性有关。2005 年 Kato 等人发现绝经后女性患结石的风险高于绝经前女性，提示雌激素是结石形成的一个保护因子。2010 年 Li 等人通过与非结石患者对比，发现结石患者的血清总睾酮水平及游离睾酮水平、肾组织雄激素受体表达水平较低。2014 年 Liang 等人建立雄激素受体基因敲除的小鼠模型，发现小鼠肝脏的草酸合成明显降低，肾脏草酸钙结晶形成减少。同时他们研究发现雄激素受体可以促进细胞氧化应激反应，导致肾小管上皮细胞的损伤和草酸钙结晶的形成与聚集，而通过雄激素受体拮抗剂处理后，肾脏草酸钙结晶的沉积下降。

通过种种研究的证据，雄激素及雄激素受体可能促进尿结石的形成，而雌激素可能抑制结石形成。Fang 等人利用基因芯片技术，筛选出人肾近曲小管上皮细胞（HK-2）雄激素受体基因表达不同时的差异表达基因谱，发现 64 个基因在 HK-2 雄激素受体基因过表达时明显下降（包括 CCND2，POU1F1，UBD，AICDA，CD44，IL11，MMP9，EREG，LST1，PTPRU 和 VCAM1 等），而 63 个基因明显上升（EGR1，SCEL，MMP19，PRKCQ，RHOB，CSF1，SOAT2 和 WNK1 等）。这些基因的差异表达提示了雄激素受体在结石形成过程中的作用机制。但性激素及其受体在结石形成过程中的具体作用机制仍有待进一步研究。

## 四、尿结石与蛋白质组学、宏基因组学

蛋白质组学（proteomics）是指研究细胞、组织或生物体蛋白质组成及其变化规律的科学。至今已有二十余年的发展历程，最早在 1994 年由 Williams 和澳大利亚悉尼 Maquarie 大学的 Marc Wilkins 教授等首先提出，并将其定义为“基因组所表达的全部蛋白质”。两年后澳大利亚建立了世界上第一个蛋白质组学研究中心。2001 年国际人类蛋白质组组织（Human Proteome Organization，HUPO）在美国成立，提出了人类蛋白质组计划（Human Proteome Project，HPP）。我国蛋白质组学研究正逐步发展扩大，在国际上具有重要的影响。中国科学家团队于 2002 年在国际上率先提出了“人类肝脏蛋白质组计划”（Human Liver Proteome Project，HLPP）。蛋白质组学主要的技术方法有二维聚丙烯酰胺凝胶电泳（2D-PAGE），荧光差异双向电泳（DIGE），同位素标记相对和绝对定量（iTRAQ），高压液相色谱（HPLC），质谱测定，蛋白芯片等。

蛋白质组学技术在疾病的基础和临床研究中具有重要的作用。通过蛋白质组学可认识特定的细胞、组织或器官的蛋白质种类及功能，明确各种蛋白质分子之间的相互作用等。利用蛋白质组学技术可以分析尿石症患者血液、尿液及肾组织中的蛋白表达，从而用于研究尿石症的发病机制。有研究通过建立稳定的特发性高草酸尿大鼠肝脏蛋白质组的双向电泳图谱，探讨其差异蛋白质组与特发性高草酸尿的关系。最后筛选出 21 个差异蛋白质点，有 11 个蛋白质表达水平显著增加，另外 10 个蛋白质表达水平显著下降。

尿蛋白质组学（urinary proteomics）首次于 1996 年由 Marshall T 等人提出，他们运用双向电泳技术分离出尿中的蛋白质，建立了正常人尿蛋白质组双向电泳图谱。尿液标本的获取及储存方式简单，尿液的蛋白质组学分析具有较强的可操作性和可行性。利用尿液蛋白质学技术可以高通量、系统性地分析和鉴定尿中所有蛋白质分子并研究其生物学功能。该技术在研究尿石症的发病机制上具有重要的意义，可用于研究结石患者和正常个体间尿特异性蛋白的差异表达，及筛选与结石形成相关的特异性蛋白分子等，从而有助于进一步发现尿石症的发病机制，及寻找出有助于早期诊断尿石症和监测复发的潜在生物学指标。

宏基因组学（metagenomics）是一门研究生态群体基因功能和其相互作用的新学科，建立在基因学的基础上，通过研究特定生态环境中的微生物（包括全部细菌和真菌）群体基因组，克隆并筛选相关基因

及产物，研究其功能和与环境的关系，以及不同物种之间的相互作用。早在1991年Pace首次提出环境基因组学(environmental genomics)的概念，1998年环境基因组计划(environmental genome project，EGP)在美国启动。接着微生物基因组学与宏基因组学的概念被提出。1998年Handelsman等人将宏基因组(metagenome)定义为研究特定环境中全部微生物的基因组。宏基因组学在医学研究领域的研究中具有很大的价值。目前宏基因组学已被应用至研究人体肠道微生态及相关性疾病。

外源性草酸在肠道中的降解需要一些特定的代谢酶，这些酶类物质只存在某些细菌中，如草酸杆菌、乳酸杆菌、双歧杆菌等。研究发现，有草酸杆菌定植的人群比无草酸杆菌定植的人群尿草酸排泄量减少。有研究者通过对比同时摄入草酸和草酸杆菌的患者和单纯摄入草酸的患者，发现前者尿液中草酸的排泄量明显降低。所以研究肠道内与草酸代谢相关的菌群有助于深入认识尿石症的发病机制。既往检测肠道内菌群的方法是粪便培养或PCR测序，目前已有研究开始利用宏基组学技术检测肠道内菌群的变化，并发现宏基因组学检测肠道细胞的敏感性高于其他的检测方法。所以进一步的研究应将宏基因组学技术运用至尿石症患者肠道微生物的检测中，并找出与结石相关的特定菌群及其功能，以及探索与结石发生的相关性，将有利于为研究结石的成因机制及治疗靶点提供理论依据。

## 五、尿结石与纳米细菌

1988年芬兰科学家Kajander教授及其同事在人和奶牛的血液中发现了一种直径通常在0.2~0.5μm之间的微小生命体，于1990年命名为纳米细菌(Nanobacteria，NB)。通过透射电子显微镜观察到有些纳米细菌的直径只有0.05~0.2μm。纳米细菌体积极小，所以很难被常规方法检测，一般需要联合细菌培养、免疫组化染色、免疫荧光染色、透射电镜扫描、ELISA技术等多种方法。纳米细菌广泛存在于自然界的矿物质和生物体内，可以感染人体的任何组织和细胞，具有较大的毒性，同时具有独特的生物矿化作用，可以在菌体周围产生羟基磷灰石矿化外壳，作为结晶的核心，诱发结石形成。研究发现纳米细菌存在于肾结石患者的血液、尿液及结石，认为纳米细菌与结石的发生存在一定的相关性。体外实验发现纳米细菌可以损伤肾小管上皮细胞，损伤作用随时间加长而加重，草酸钙结晶对损伤细胞的吸附性增加。研究发现胎球蛋白A大量存在于培养纳米细菌的血清中，并认为胎球蛋白A对纳米细菌的生长及矿化作用具有重要的作用。有人提出胎球蛋白A是纳米细菌的一个组成部分，其构型的改变可促进钙化、结石的形成，但胎球蛋白A与纳米细菌的关系有待进一步研究。

目前存在关于纳米细菌的争议，学者们对纳米细菌是否为一种真实的生命体持有不同的观点。有人通过对纳米细菌的分离、观察及分析后，提出纳米细菌并不是真实生命体，可能就是一种矿物质或蛋白物质。部分研究者们通过体内外实验，并未能发现纳米细菌的存在或者没有观察到正常的结构及生物学特征。甚至有人认为所谓分离出的纳米细菌只是实验过程中污染所造成的假象。但另一方面，有研究者通过证实纳米细菌中DNA的存在，提出纳米细菌具有自身的遗传物质，理应是一种真正存在的生命体。

随着研究的深入，发现纳米细菌与泌尿系结石的发生确实存在着密切的关系。无论是钙化还是结石，尤其是磷酸钙结石，均离不开纳米细菌的生物矿化作用。今后可能需要找到更好的方法去分离培养、观察纳米细菌，进一步明确纳米细菌的真实性和探讨纳米细菌在结石发生过程中的作用机制。

## 六、尿结石与人工神经网络模型

人工神经网络(artificial neural network，ANN)是一种通过人工模拟人脑神经组织及其作用机制，建立运算模型来解决实际问题的信息处理系统。ANN作为近30年来人工智能领域的研究热点，被广泛应用至模式识别、智能化处理、自动控制、预测估计、信号处理等领域。1943年，通过美国生理学家Warren McCulloch和数学家Walter Pitts的合作，两人共同提出了形式神经元的数学模型(M-P模型)，由此人们开始了对神经网络的理论研究。随着研究的进展，人工神经网络在20世纪80年代开始受到科学研究者们的关注和重视。人工神经网络的研究得以快速发展和不断完善。人工神经网络由大量的节点相互连接而成。每个节点之间存在关联，其相关性可通过相关函数模型进行量化。人工神经网络主要包括了运算单位、层与网络三个部分。常见的人工神经网络模型有BP神经网络模型、Hofield神经网络模型、线性神经网络模型和Kohonen自组织模型。每种模型有各自的特点，研究者应根据实际问题来选择合适的网络模型，错误选择模型会导致结果的偏差。人工神经网络模型需要通过一定的训练和调整来确定最终网络运算单位间连接的权重关系，这被称为网络模型的学习过程。人工神经网络自身具备良好的联想记忆能力、很强的自适应以及自学习能力。

人工神经网络正被越来越多地应用至医学领域中的研究，涉及临床诊断、医学影像辅助分析、临床决策、疾病预后评估、药物开发筛选等多方面。人工神经网络有助于对医疗大数据的挖掘和分析，使大量的医疗信息得到充分和最优化的利用。

目前已有研究者将人工神经网络应用至泌尿系结石领域。人工神经网络通过模式识别和学习后可以为疾病诊断、概率预测、治疗方案选择等提供具体的帮助。人工神经网络被应用至结石成分预测、输尿管结石自行排出率预测、ESWL 疗效预测、尿石症相关致病基因预测、结石诊断预测、尿石症相关危险因素预测等。Dussol 等人通过建立人工神经网络模型来评估与患含钙结石相关的危险因素。他们选取了 119 个男性特发性草酸钙结石患者和 96 个无尿石症的男性，并观察评估研究对象的年龄、体重、身体质量指数（body mass index，BMI）、尿石症家族史、血钙水平、尿草酸钙过饱和水平、24 小时尿量、24 小时尿生化分析（钙、尿酸、尿素、草酸、枸橼酸、钠及各指标与肌酐的比值）。收集数据后采用多种模型方法进行分析，包括单变量分析（判别分析、logistic 回归分析、ANN）和多变量分析（逐步判别分析和 ANN）。经过统计学分析和 ANN 处理，结果发现 ANN 与常规的统计学方法都能有效地评估各指标与疾病的关系，两者分析结果的敏感度和特异度差不多。通过 ANN 进行单变量分析发现草酸钙过饱和度、尿素水平、家族史、尿钙水平在病例组和对照组之间有明显差异，并可作为预测疾病的独立影响因素，而尿枸橼酸、草酸、尿酸和血钙、年龄、BMI 在两者之间无明显差异。进一步利用 ANN 可计算出各项指标预测患含钙结石的临界值，血钙 >2.36mmol/L，尿草酸钙过饱和水平 >8.9mmol，尿素氮 >363mmol/d，尿钙 >5.7mmol/d，尿草酸 >0.21mmol/d，尿酸 >3.65mmol/d，尿钠 >170mmol/d，而无法计算出年龄、BMI、尿枸橼酸的有效临界值。通过 ANN 进行多变量分析，发现尿草酸钙过饱和水平和 24 小时尿尿素氮是两个最有预测意义的指标，最后以尿草酸钙过饱和水平为横坐标，24 小时尿尿素氮为纵坐标，绘制出一张结石形成概率预测图，从而可作为预测男性含钙结石形成风险的模型。

ANN 方法给解决复杂的医学问题带来了很大的帮助，但目前多数神经网络模型在医学领域应用中还存在训练数量庞大、训练时间长、精确度不够高的问题。ANN 结果的敏感度和特异度仍有待进一步提高，今后随着研究的不断深入，ANN 有望成为尿石症基础及临床研究的有效工具。

## 第五节　中西医结合治疗泌尿系结石的现代观点

中医将泌尿系结石称为“石淋”病，许多古代医学书籍中均有记载，诸如《神农本草经》《黄帝内经》《中藏经》《金匮要略》《千金药方》等。不仅描述了“石淋”的症状，对其病因也做出了中医理论的解释，中医认为肾结石的病因主要为湿热内生，流注下焦；或为肝郁气滞，郁而化火，移热下焦，煎熬尿液，日久尿中杂质结而为石；若年老体弱，肾气不足，肾阴亏虚，膀胱气化不能，湿热蕴结下焦，尿液受其煎熬亦成结石，为继发性疾病。中医学讲究辨证施治，将“石淋”分为湿热下注、气滞血虚、肾气亏虚等 3 个证型。

在临证和治疗时既要重视标与本的结合，又要注重整体与局部的结合，方可收到事半功倍的效果。根据不同的辨证论治，中医对结石治疗的方法主要有：①利水通淋排石法；②化瘀散结排石法；③益气补肾排石法等。治宜清里积热，涤其砂石，诸如包括神效琥珀散、二神散、石苇散、独圣散等药方，金钱草、鸡内金、海金砂、石首鱼脑骨等药物。

西医又将泌尿系结石称为尿石症，是原发或继发于肾、输尿管、膀胱和尿道结石的总称，指尿液中过多晶体析出、滞留于泌尿系统从而导致相应的病理生理改变及相应的症状。西医认为结石的发生主要与钙的代谢异常、高草酸盐尿症、高尿酸血症、镁磷代谢异常相关，也与泌尿系统先天性结构异常相关。西医对尿石症的治疗主要分为外科治疗，排石治疗，对症治疗和病因治疗等。现代泌尿系结石的治疗以微创治疗为特点，如体外冲击波碎石、经皮肾镜、输尿管镜、输尿管软镜、腹腔镜为代表的微创手术治疗极大地减少了创伤、缩短了术后恢复时间，现已基本取代了传统的开放手术。排石药物治疗主要有坦索罗辛、双氯芬酸钠、黄体酮等。

随着中医与西医的同步发展，越来越多的中心采用西医为主中医为辅的方法综合治疗泌尿系结石。现代中西医结合治疗泌尿系结石主要运用于药物排石治疗和对症治疗。随着中医学界对循证医学的重视,越来越多中医学者通过科学研究来证明中药对泌尿系结石的疗效,并研发出多种促进结石排出和溶石的中药处方及中成药,如尿石通、排石汤、通淋化石汤、消瘀化石合剂等。在对症治方面,在应用解痉止痛药的同时,配合针灸治疗,可较好地缓解泌尿系结石引起的肾绞痛。常用穴位有肾俞、膀胱俞、阿是穴、三阴交,疼痛甚者加足三里、京门强刺激。此外,许多循证医学研究表明中成药如尿石通、肾石通、排石汤等有助于肾结石、输尿管结石术后的辅助排石。现代中西医结合治疗泌尿系结石虽然取得了长足的进步,但仍有潜力可挖。循证医学与大数据在中西医结合临床实践中的应用是推动中西医结合尿石症防治研究进展的重要方向。

(陈志强 叶章群)

## 参考文献

[1] AGGARWAL KP, NARULA S, KAKKAR M, et al. Nephrolithiasis: molecular mechanism of renal stone formation and the critical role played by modulators [J]. Biomed Res Int, 2013, 2013: 292953.

[2] FANG Z, PENG Y, LI L, et al. The molecular mechanisms of androgen receptor in nephrolithiasis [J]. Gene, 2017 15; 616: 16-21.

[3] TAGUCHI K, YASUI T, MILLINER DS, et al. Genetic Risk Factors for Idiopathic Urolithiasis: A Systematic Review of the Literature and Causal Network Analysi [J]s. Eur Urol Focus, 2017, 3(1): 72-81.

第五十七章

# 肾结石与微创外科治疗

## 第一节　体外冲击波碎石

### 一、概述

体外冲击波碎石术(extracorporeal shock wave lithotripsy,ESWL)是利用体外产生的冲击波聚焦于体内的结石使之粉碎,继而将其排出体外的有效治疗方法。1980年Christian Chaussy教授和他的研究团队最先将ESWL应用于成人泌尿系结石的治疗,并于1982年首次报道了ESWL在临床实践中可以安全有效地治疗肾结石,该项技术与传统泌尿系结石的治疗方法相比具有显著的微创性,且能兼顾安全性和有效性。1983年Dornier公司生产了他的第一台商品型的HM3碎石机(图57-1),开始在欧、美等国家使用,适应证范围不断扩大,临床治疗效果有较大提高,从而开创了尿石症治疗史上的一次历史性革命。在ESWL应用的早期,适应证控制得相当严格,仅限于结石直径小于1cm,不透X线的单发肾盂或肾盏结石,当时只有大约20%的泌尿系结石患者适合接受ESWL治疗。但随着体外冲击波碎石机在冲击波产生、聚焦、结石定位、耦合技术等方面的不断改进及临床治疗经验的提高,它的适应证也在不断拓展。由于其疗效显著、损伤较轻,到目前为止,ESWL已经成为超过90%的泌尿系结石,特别是大多数上尿路结石的首选治疗方法。

除特殊情况外,ESWL基本上不受患者年龄、性别、结石部位及X线能否显像等因素的影响,能够清除90%以上的成人结石。最新的循证医学研究表明,目前尚未发现ESWL治疗会导致动脉高血压、糖尿病、肾功能不全、不孕不育等远期不良反应,并且ESWL对于儿童患者的治疗效果优于成人,短期和长期随访尚未发现对于儿童的肾脏形态功能及

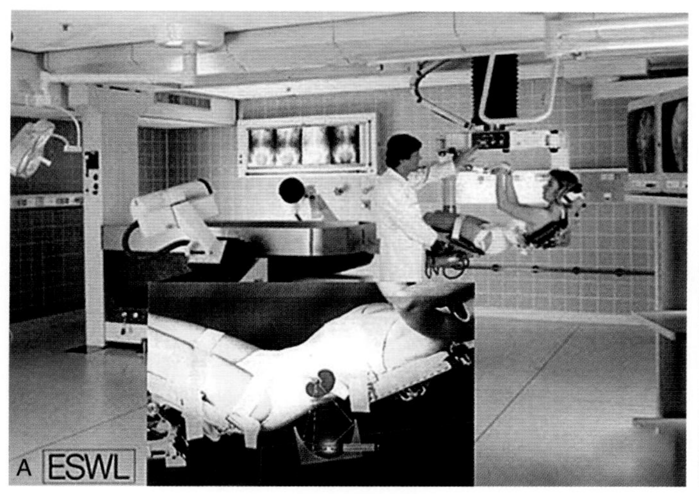


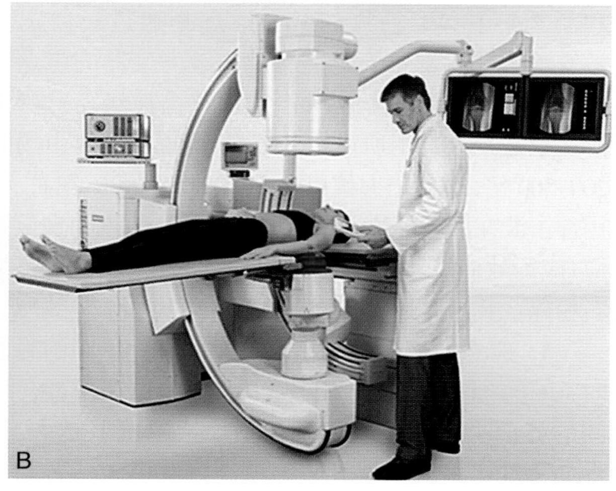


图57-1　A.1983年Dornier公司生产的第一代体外冲击波碎石机,即世界上首台商用型HM3碎石机;B. Siemens生产的第三代体外冲击波碎石机。

生长发育有影响。目前绝大多数尿石症患者可以通过 ESWL 及腔内碎石技术等微创治疗获得满意的疗效，且在一些情况下，腔内碎石技术有其独特的优势，与 ESWL 治疗相比：经皮肾镜更适合肾结石的治疗；输尿管软镜对肾下盏结石的疗效确切；输尿管镜下气压弹道碎石术治疗上段输尿管结石有着更高的首次碎石成功率。尽管如此，ESWL 作为一种微创、不需麻醉、费用低廉、并发症少和仅需门诊治疗的非介入式技术，仍然是大多数尿石症患者首选的治疗方法。随着个体化医疗的兴起，这也给我们泌尿外科医师提出了新的要求，就是要不断学习和掌握新技术，以便在当代高科技迅猛发展过程中，新仪器、新技术不断产生的同时，能够对泌尿系统疾病治疗的适应证做最佳的选择。

## 二、碎石原理与定位系统

### （一）ESWL 的碎石原理

冲击波（shock wave，SW）也是一种机械波，具有声学、光学和力学的一些特性，可通过水、人体组织以及结石进行传播。由于不同介质的阻抗不同，其传播速度及耗损也不一样。如在水中耗损最少，而在空气中则能量耗损最高。由于人体组织的声阻抗，除肺和骨骼外，接近于水，所以冲击波较容易通过人体组织而达到结石，而使能量耗损较少。但由于皮肤、脂肪和肌肉等组织也会造成能量少量耗损，所以在治疗过程中应充分考虑冲击波传导途径中的一些影响因素，如患者的衣服及水囊以及皮肤之间的空气等。

总的来说，所有 ESWL 的碎石机都包括两个最基本的组成部分：能够粉碎结石的冲击波发生器（能产生并聚焦冲击波）和结石的影像定位系统（X 线和超声）。ESWL 治疗的基本原理是通过影像定位系统将人体内部结石定位于冲击波发生器的焦点所在部位，冲击波发生器所产生的冲击波经反射器聚焦在第二个焦点上所产生的能量，可以达到自由场的 200~300 倍，局部压力值可达到 100 个大气压左右，利用冲击波在焦点部位的结石所发生的一系列物理学效应（应力效应、裂解效应、空化效应、挤压效应等）将结石粉碎。其主要的碎石效应是应力效应和空化效应。

1. 应力效应　当冲击波经过两种介质间的界面时，由于两种介质的声阻抗不同，冲击波在两种介质间的界面上会发生反射和折射。声阻抗差越大，在界面上冲击波的反射和折射就越大。由于结石和其周围水的声阻抗差很大，冲击波在结石表面的作用较强，当冲击波达到结石表面时作用较强，产生很大的压力，故可将结石粉碎。同时冲击波在结石表面造成的反射和折射，以及穿过结石的冲击波所形成的拉力，均是造成结石粉碎的重要因素。尿路结石抗压强度高于抗拉力强度十倍左右（抗压强度为 98kg/cm$^2$，抗拉强度为 9.8kg/cm$^2$）。经过冲击波的反复作用，对结石所造成的压力和各方面拉力的作用，可使结石破碎。而破碎的结石产生更多声阻抗不同的界面，实际上每一次冲击波可以产生一系列冲击压力、穿透后拉力、反射、折射及界面剪应力等一系列碎石效果。应力效应碎石特点是可将结石整体粉碎成较大碎块。

2. 空化效应　冲击波在水中传导时会产生大量的空化气泡。这种空化气泡破裂导致的“微喷射”反复捶击结石，可使结石表面发生剥蚀。空化效应的碎石特点是可将较大结石碎块进一步粉碎。冲击波通过水传导介质进入人体，将体内的结石击碎而人体软组织不受损伤，这应由冲击波的基本物理学特性来解释。而不同成分的结石，其碎石的过程及形态是不同的，所以不同成分和不同大小的结石，每次治疗的冲击波次数和重复治疗次数也不同。

### （二）碎石机的种类与特性

根据 SW 发生器类型不同，目前，国际上常用的冲击波碎石机主要有液电式、压电式和电磁式三种（图 57-2）。

1. 液电式冲击波碎石机　又称为液电碎石术。液电效应所产生的冲击波，是由于水下放电，电极附近的水迅速气化，压力和温度急剧升高，放电通道内液体因高温而急剧膨胀，突发推动周围液体介质而产生冲击波。传统的液电碎石术是电极必须靠近结石，所以必须通过内腔镜才能对膀胱结石、输尿管结石及肾结石等进行接触式碎石。为了能够治疗内腔镜所不能达到的体内结石，必须使有足够能量的冲击波聚集在结石上，才能使结石粉碎。Chaussy 等发明了一种用聚焦冲击波粉碎体内尿结石的方法，这就是采用椭圆的弧形反射器，将电极放电区所产生的冲击波反射并聚焦于一个焦点上，造成该部位能量的聚集，可达到自然压强的 200~300 倍。液电式冲击波碎石机的基本结构包括：充电回路，放电回路，换能电极，聚焦反射体装置以及 X 线或超声定位系统。ESWL 治疗时，将放电电极置于充满水的半椭球反射体的第一焦点（F1）处，通过水下高压放电产生的冲击波经半椭球反射体的椭球壁反射并在其第二焦点（F2）处聚焦，将结石通过影像系统定位于第二焦点处即可完成碎石。聚焦反射体是液电冲击波发生器的重要组成部分，它的参数直接反映了液

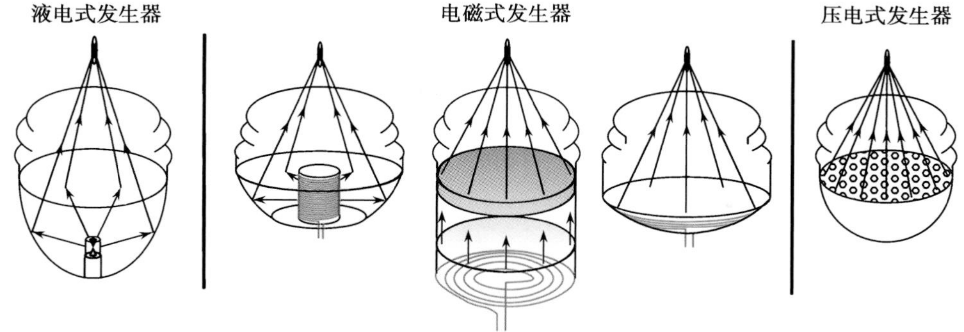


图 57-2　三种类型的体外冲击波发生器

电冲击波源的水平。液电式碎石机冲击波峰值压力较高、穿透能力强，碎石效果明显。但随着 ESWL 过程中电极的损耗，存在能量输出不稳定及焦点漂移（focal shift）现象，治疗时需及时更换电极。

2. 压电式冲击波碎石机　压电式碎石机正是利用了压电陶瓷体的压电效应转变为机械效应所产生的逆压电效应。以 Wolf 的碎石机为例，它是在一个直径 50cm 的凹形反射器上镶嵌 3 000 个压电陶瓷晶体，经高压电激发后每个压电陶瓷膨胀，并产生一束冲击波脉冲，3 千多个压电晶体所产生的冲击波束被聚焦在一个 4~6mm 范围的焦点上，在焦点部位压力波的幅值可达到 40MPa 以上，脉宽时间小于 1μs，甚至可达到 600~1 200bar 的压强。压电式碎石机具有脉宽小，焦点范围小等优点，焦点最为精细，可以将结石粉碎成细颗粒状，同时具有噪声小，痛感小，无须心电同步及监护等优点。但在早期应用过程中，因其故障率较高，一度淡出临床。但近几年来，随着科学技术的不断进步，一些新型的压电式冲击波碎石机再次应用于临床。

3. 电磁式冲击波碎石机　它是通过高压电容器对电磁线圈放电，产生脉冲电流形成一个很强的脉冲磁场，引起膜的机械振动，并在水介质中形成冲击波，再经过透镜聚焦，能量增大使结石粉碎。电磁冲击波是一种平面波，它全部通过透镜聚焦，不存在未经聚焦而直接冲击人体的冲击波，避免了直达波的损伤。电磁冲击波通过透镜聚焦，聚焦后的焦斑直径 10mm，焦斑长度 15mm，峰值在 200Pa 以上。电磁式冲击波碎石机与液电式碎石机相比，电磁式碎石机冲击波能量输出稳定、焦点位置恒定、波源使用寿命较长，噪声小，无痛，粉碎的结石呈粉末状，皮肤损伤少。正逐步替代液电式碎石机成为当前市场上的主流机型。

### （三）ESWL 的定位系统

目前，体外冲击波碎石机的定位系统包括单一 X 线定位系统、单一 B 超定位系统以及 X 线和 B 超双定位系统。X 线与 B 超定位系统各有其不同的特点和不足，而双定位系统可弥补两者的不足。

1. X 线定位系统　由 X 线射线管、影像增强器、摄像机以及监视器组成。X 线定位系统还包括：双束交叉 X 线定位系统和单束 X 线定位系统。双束交叉 X 线定位系统是由双束 X 线交点与聚焦反射体第二焦点 F2 重合，调整体内结石到 F2 焦点处，由两束 X 线来观察结石位置及碎石过程。然而，目前为降低体外冲击波碎石机的成本，很多碎石机设计为单束 X 线定位系统，它只是同一束 X 线旋转一个角度来完成双束 X 线定位功能，这一束 X 线两个位置轴线的交点与反射体的聚焦点是相重合的。

2. 超声定位系统　体外冲击波超声定位系统一般可分为两种模式。一种是超声扫查方向与冲击波方向在同一直线上，称为同轴心超声定位系统。这种超声定位系统只能安装在一个大口径的冲击波发生器的中心，这样才能超声探头不被冲击波破坏，探头也不会减低冲击波的能量。另一种是超声扫查方向与冲击波方向非同一直线，或称非同轴超声定位系统。超声探头位于冲击波发生器的外侧方。这类冲击波发生器口径较小，多见于水下电火花式冲击波发生器。目前国产的一些碎石机常属此类。超声波和冲击波在穿透不同人体组织时，可以发生偏斜。经测试，与冲击波同轴的超声定位系统所产生的超声定位焦点与冲击波的焦点偏斜不超过 2mm。而与冲击波非同轴的超声定位系统所产生的偏斜可以达到 6mm。这表明同轴超声定位系统在定位的准确性方面优于非同轴超声定位系统。

3. 超声与 X 线定位系统的比较

（1）X 线定位的优点：定位时间短，可清楚显示肾和各段输尿管的结石，可准确判断结石是否被粉碎。

（2）X 线定位的缺点：是患者与工作人员受一定的 X 线损害，需用防护设备，尤其是青年人，对下段输尿管及膀胱结石长时间 X 线照射，对性腺有一定损害。另外X线定位不能显示结石与皮肤之间有无气体存在，这往往是冲击波造成内脏损伤（肺和肠道损伤）和影响碎石效果的因素之一。

（3）超声定位系统的优点：①在治疗前用超声检查可以发现很多不适于碎石的泌尿系统其他疾病，如肾盏内憩室合并有憩室内结石等；②超声可了解结石梗阻所造成的肾积水的程度；③超声不仅可以显示阳性结石，而且也可以显示透X线的阴性结石，超声还可显示结石与皮肤之间有无气体存在，尤其是中、下段输尿管结石（图57-3）；④在碎石期间，超声可动态观察患者移动或结石移出焦点以外，均可停止碎石，重新定位，一旦结石被粉碎，治疗即可结束。

（4）超声定位系统的缺点：①超声定位的准确性及碎石效果与操作者的经验及水平关系密切，它需要由丰富超声定位经验的医师操作；②超声定位受皮肤伤口及瘢痕等影响，同时肠道的气体，肋骨的遮掩也影响结石的清楚显示；③部分结石的粉碎效果的判断不如X线显示地准确；④对于过度肥胖的患者，超声定位输尿管中段结石有一定困难。

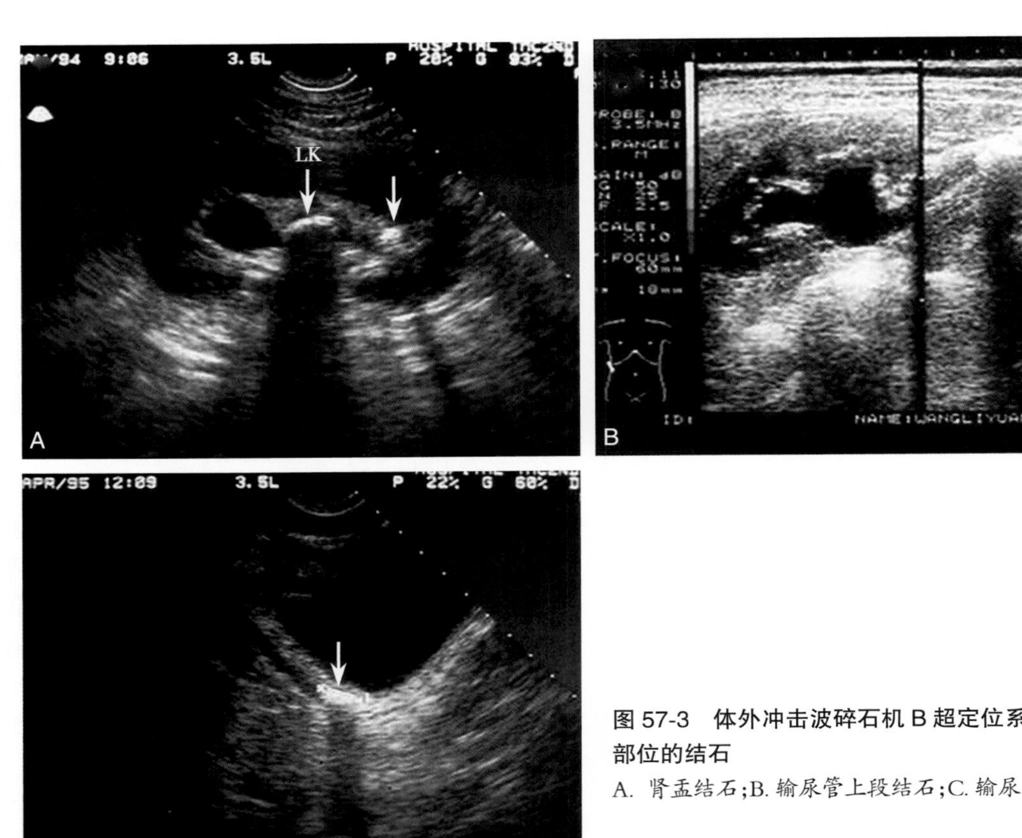


**图57-3　体外冲击波碎石机B超定位系统下显示不同部位的结石**

A. 肾盂结石；B. 输尿管上段结石；C. 输尿管中下段结石。

## 三、诊断性评估与术前准备

目前，ESWL是一种公认的无损伤、无痛苦、疗效佳的治疗方法，并且随着治疗设备的发展，治疗后的并发症已经明显减少。很多新一代的治疗机器，术前不需任何麻醉及镇痛剂，甚至儿童也能很好耐受及配合治疗。尽管如此，但必要的术前检查及准备不可缺少，应根据结石的不同大小，不同部位，以及患者的不同条件，治疗前应充分考虑治疗过程中可能出现的任何问题。对于该结石需要几次治疗以及治疗后可能出现的并发症及处理措施，应当与患者进行详细的谈话，以求得患者的充分配合。

### （一）术前检查

1. 一般性检查　血尿常规、凝血五项、肝肾功能，尿路感染者应行尿培养，帮助了解有无出、凝血疾病，有无感染存在，如血尿常规检查已有明显感染存在，则需在治疗前用抗生素治疗。而对于双侧输尿管梗阻的结石，治疗前应了解肾功能情况，任何不利于肾功能改善和加重肾脏损害的治疗措施应避免。

2. 诊断性检查　超声、KUB和/或IVU是常规性检查,CT扫描、逆行性尿路造影等是可选择性检查。

3. 相关疾病检查 应对影响ESWL治疗的相关疾病进行检查和评估,如心脏病、糖尿病、高血压、慢性阻塞性肺疾病等。对于高龄、危重患者,血压测定和心电图检查是必须的。以避免治疗过程中可能出现的心、脑等脏器的并发症。

4. 急诊ESWL 仅作血尿常规、凝血五项检查即可。超声、KUB或CT扫描的结合应用,可明确结石的诊断。

**(二)术前准备**

1. 沟通使患者获得更多的信息 针对该患者的结石特点、治疗方法及治疗次数、治疗后可能出现的并发症与患者谈话。由于体位冲击波碎石治疗方法新,通过人体软组织将结石击碎,多数患者不了解该治疗特点,均具有一定的恐惧心理,恐怕会造成正常器官的损伤,以及对疼痛的惧怕。这样会使患者紧张,血压升高。以上的问题应向患者做耐心细致的解释工作,尤其应重视儿童患者及家属的宣教解释工作。如治疗后所出现的一过性血尿是碎石后的正常现象,应提醒患者不必害怕。有些单位提倡将以上的解释内容录制成录音带,治疗前或治疗中给患者播放,效果较好。

2. 饮食控制与肠道准备 ①采用X线定位的碎石治疗,于治疗前一天晚上应服缓泻剂,当日晨禁食。而B超定位则不需禁食。②治疗当日清晨应禁食,但为防止术中低血糖,允许饮用少量含糖饮料。

3. 治疗当日复查影像学检查,以确定结石是否移位;结石位于输尿管下段或膀胱内,则需多饮水及憋尿。充盈的膀胱作为声窗,有利用结石定位。

4. 使用抗凝剂者,治疗前需停用至少2周;并检查凝血功能至正常后方可碎石。

5. 术前使用抗菌药物的指征 ①尿液中存在感染或者炎症,术前1~3天应予以抗菌药物治疗至基本正常;②对于感染性结石,治疗前应常规作尿液分析及尿培养+药敏,阳性者禁行ESWL,经抗感染治疗转阴后方可碎石,阴性者碎石前也应使用广谱抗菌药物1~3天;③已有输尿管支架植入和/或有潜在感染可能者,术前使用抗菌药物1~3天。

6. 对严重高血压或心律失常的患者,治疗前应给予控制高血压和抗心律失常的药物,待病情好转后再给予治疗。对于少数有焦虑、紧张的患者,应适当给予镇静剂,如地西泮等。

**(三)术前双J管的放置**

肾结石及输尿管结石ESWL治疗前均不推荐常规放置双J管。通常认为ESWL治疗前放置双J管可使碎石沿导管排出从而降低输尿管梗阻的风险,但是最近的研究却证实,术前留置双J管并不提高无石率,也不降低石街形成及感染发生的风险。有时,双J管不能有效引流脓液或黏液,反而增加了发生梗阻性肾盂肾炎的风险。但留置双J管可减少肾绞痛及梗阻的风险,因而对大于20mm的鹿角形结石留置双J管仍然是有益的。仅在下列情况下,考虑留置双J管:有败血症的风险时;有难以忍受的疼痛;肾功能不全;孤立肾。

**(四)麻醉与镇痛**

ESWL治疗过程中,50%的患者有严重的疼痛。早期的体外冲击波碎石治疗,多采用全身麻醉(5%~25%)或硬膜外麻醉(75%~95%)。随着体外冲击波碎石机的改进,目前很多患者的治疗均不需麻醉,而仅使用少量镇静剂,患者处于清醒状态,治疗结束后即可下地活动。新型的压电式冲击波碎石机,发生器直径50cm,冲击波进入人体的面积大,焦点范围小,患者痛感甚微,5岁以上儿童亦可不用任何麻醉及镇痛剂而可耐受治疗。

## 四、适应证、禁忌证与影响因素

1980年在体外冲击波碎石机发明的初期,有较严格的适应证范围,多发结石或结石大于2cm者以及透X线结石均不适合碎石,仅有约不足20%的尿路结石患者适合于体外冲击波碎石治疗。随着临床经验的不断积累和碎石机设备的不断更新,ESWL的适应证也在逐渐扩大,目前90%以上的泌尿系结石可采用体外冲击波碎石治疗。ESWL对尿路结石治疗的适应证的选择,首先应从保护患者的最佳利益考虑,即这种治疗是否对患者最有利且治疗的效果最佳。如果采用侵入性或手术方法治疗可以获得更好的治疗效果,不应过分追求体外冲击波碎石治疗。体外冲击波碎石的适应证选择不当,不但增加了患者的不必要痛苦,一旦碎石不成功,也增加了进一步手术治疗的难度,甚至产生不可挽回的后果。严格掌握适应证与禁忌证,避免ESWL治疗作为一个独立的方法与泌尿外科临床相脱离。

**(一)肾结石适应证与治疗选择**

体外冲击波碎石的治疗方法,已彻底改变了肾结石采用开放性手术治疗的传统观念。肾结石的开放性手术治疗给患者造成了很大的创伤和痛苦。体外冲击波碎石是一种无痛苦、微创伤最为理想的治疗方法。但由于使用的碎石机的类型及型号各异,操作人员的水平不同,使体外冲击波碎石治疗肾结石的效果及并发症的发生率有一定差异。严重的并发症是由于无限制地增加冲击波治疗次数和双侧鹿角状结石的同时治疗,导致石街形成,继发感染,而使得肾功能严重受损,甚至导致肾衰竭及死亡。虽然体外冲击波碎石已广泛应用,但过高地估计体外冲击波碎石的作用和适应证范围是不适合的。应根据肾结石的类型及特点,综合选择最佳的治疗方案,在保护肾功能不受损害的基础上,力争达到最好的治疗效果。

1. 单纯性肾结石　单纯性肾结石一般是指<2cm的肾结石,是体外冲击波最理想的治疗对象。仅单次治疗成功率可达95%以上。小于0.5cm的肾结石,通常以采用自然排石的方法,多数可自行排出,不需碎石治疗。对于无症状的肾盏内小结石,是否采用体外冲击波碎石治疗,目前意见尚不一致,多数人认为可暂不做碎石治疗,观察其发展再决定是否需要碎石治疗。肾盏内结石的碎石治疗前,应做静脉肾盂造影检查。虽然有时B超检查没有肾盏的扩张,但B超不能同肾盂造影一样可以了解肾盏的长度及角度,以及肾盏漏斗部的宽度,是否有利于碎石后的碎石颗粒容易排出。

肾结石碎石的工作电压一般选择16KV。可根据结石粉碎的情况及患者的耐受程度,略增加或降低工作电压。每次治疗的冲击波次数在1 000~2 000次不等。个别结石仅需600~800次即可全部粉碎。一旦荧屏显示结石变成颗粒状或已经散开,治疗即可结束。超声定位可实时观察碎石的全过程,根据我们的经验,一旦有下述现象说明结石已被粉碎,即可结束治疗:①随冲击波碎石的冲击,结石的核心可见细小的颗粒呈不同步振动;②结石的声影变浅或消失;③结石的体积增大变长,碎石颗粒可以分散到各肾盏内。肾结石ESWL碎石后处理,应当嘱患者适当饮水,向健侧卧位,适度轻拍患侧,有利于患肾内的碎石颗粒排出,必要时可辅助排石机,提高排石效率(B超定位下ESWL治疗肾盂结石术见视频30)。

视频30　B超定位下ESWL治疗肾盂结石

2. 鹿角状结石　鹿角状结石分为完全性鹿角状结石和部分鹿角状结石。完全鹿角状结石是指肾结石充满>80%的肾盂和肾盏,如有结石梗阻因素,肾盂肾盏可伴有积水,也可不伴有积水。而部分鹿角状结石常仅累及1~2肾盏,被结石填充。鹿角状结石大多是有磷酸铵镁和碳酸钙/磷灰石为主的感染性结石,其他成分的结石多为混合型尿酸结石和草酸钙结石。鹿角状结石目前有四种可选择的治疗方法:ESWL治疗、PCNL治疗、PCNL和ESWL联合治疗、开放手术治疗。鹿角状结石的治疗原则:①新确诊的鹿角状结石应积极治疗,否则结石造成的长期梗阻和感染会导致肾功能损害和肾功能丧失;②应根据患者鹿角状结石的具体情况,向患者告知各种治疗方法的益处和风险;③仅一部分<20mm的鹿角状结石可首选ESWL作为治疗方案,而大多数>20mm鹿角状结石应选择PCNL治疗;④对于ESWL治疗有明显抵抗的胱氨酸结石和一水草酸钙结石,和多次ESWL治疗而结石形态无明显改变时,应选择PCNL治疗;⑤如果采用PCNL和ESWL联合治疗,应考虑选择PCNL+ESWL+PCNL的治疗步骤,这样会显著提高结石的清除率;⑥合并感染的肾鹿角状结石一般不建议采用单一的ESWL治疗。

很多临床文献的分析表明,结石的大小与单一的ESWL治疗后结石清除率的关系:<20mm结石,单一ESWL治疗,结石清除率为50%~90%;20~30mm结石,单一ESWL治疗,结石清除率为33%~65%;>30mm结石,单一ESWL治疗,结石清除率仅能达到27%。因此,推荐直径<20mm(<300$mm^2$)的鹿角状结石,ESWL作为可选择的治疗方案,有以下两种情况时应首选PCNL治疗:①预先了解结石可能是胱氨酸或一水草酸钙结石;②CT平扫结石CT值>1 000HU。但在治疗前预置双J导管,以预防结石梗阻引起的积水、感染和肾功能损害,>30mm(900$mm^2$)结石,不推荐ESWL作为首选治疗方法。

鹿角状结石在碎石治疗后,多会造成输尿管石街形成。输尿管石街不仅会继发感染,导致菌血症,同时也会导致肾功能的损害。为防止治疗后的石街形成,而在治疗前常规放置双J管是非常必要的。临床实践表明,鹿角状结石体外冲击波碎石前放置双J管较未放置导管有以下几方面优点:①可以减少碎石后石街形成和发生肾绞痛及发热等并发症的发生;②有效地促进碎石排出,减少碎石治疗次数;③治疗过程中保证尿液引流通畅,有效地减少了肾功能的损害;④显著缩短了疗程,提高了治疗的成功率。但作者的经验放置时间不超过3个月最好,避免长期放置后,由导管所引发的一些并发症。

3. 多发性肾结石　多发性肾结石指双肾或单

侧肾脏的肾盂及各肾盏内可见多发散在结石。结石大小不等,小到几毫米,大则几厘米。既往有排石或肾绞痛的历史,此类结石经体外碎石治疗后常不容易彻底排净结石,且远期易于复发。体外冲击波碎石治疗尽可能将较大颗粒结石粉碎后排出,避免大颗粒结石堵塞输尿管造成绞痛,ESWL多次碎石也不易将结石彻底排尽,而多次重复碎石会造成不必要的肾损害。所以对于较大的多发结石应考虑首选PCNL治疗。对于鹿角状结石、巨大肾结石及多发性肾结石除肾结石的治疗外,还应进一步做结石的病因检查,如甲旁亢等,预防结石复发。

4. 孤立肾结石　孤立肾结石有两方面原因造成:①先天性异常,造成一侧肾缺如。②后天因素使一侧肾功能丧失或已将患肾切除。而孤立肾合并结石或结石梗阻造成无尿临床处理较为复杂。所以应慎重制定治疗方案,在治疗肾结石的同时,应确保肾功能不受损害。较小的肾结石可采用低电压碎石,力争将结石碎成粉末状。而对于较大的结石,碎石前应常规放置双J管,防止石街形成。如盲目碎石,一旦有石街形成,造成梗阻性无尿,将会产生严重的后果。碎石治疗后,应严密观察患者的尿量及排石情况,一旦有梗阻性无尿出现应采取紧急措施,解除梗阻。如有必要可考虑经皮穿刺行肾造瘘引流术,待梗阻解除后,可将肾造瘘管拔除,以确保肾功能不受损害。

5. 马蹄肾结石　两侧肾脏的下极在脊柱及大血管之前相互融合,称为峡部。肾盂由于受肾融合的限制,不能正常旋转,由于引流不畅,易于合并积水和结石。马蹄肾结石的体外冲击波碎石治疗与一般肾结石的治疗不同,仰卧位或侧卧位时结石距腰背部较远,定位有困难,多系采用俯卧位治疗。由于肾盂及输尿管位置的改变造成引流不畅,所以碎石治疗应尽量碎成细颗粒状。治疗后加强利尿,促进排石。

6. 髓质海绵肾结石　髓质海绵肾由于肾乳头和集合管的囊性扩张,囊腔内继发多处小结石。多数患者除偶有血尿外,没有明显的临床症状,一些患者有排石的历史。X线平片及超声检查均可见双肾髓质乳头部粟粒状多发结石。对于髓质海绵肾的体外冲击波碎石治疗,目前意见尚不一致。一些报道也有经碎石治疗后排石的报道。但作者认为由于该病变是弥漫性存在,且囊性梗阻尚不能解除,体外冲击波碎石治疗不能强求排净结石,以免多次重复治疗增加对肾脏的损伤。

7. 异位肾结石　由于先天因素使胚胎期肾脏上升障碍,而停留于中下腹部,个别可造成横过异位。而肾下垂及移植肾则是后天因素所致。异位肾结石其体外冲击波的碎石治疗与常规肾结石的治疗相同,体位多采用俯卧位治疗。

8. 肾盏憩室合并结石　肾盏憩室又称为肾盂源性囊肿或先天性肾盏积水等。憩室多位于肾髓质部位,有一细小的管道与肾盂或肾盏相通。由于憩室内尿液引流不畅,常可继发结石。肾盏憩室合并结石由于憩室的流出道细长,体外冲击波碎石后即使碎成粉末状仍不易排出,故多不主张行体外冲击波碎石治疗,而应考虑行经皮肾镜碎石,同时行憩室漏斗颈的扩张或选择输尿管软镜治疗肾盏憩室结石。

9. 多囊肾合并结石　多囊肾系成人型多囊肾,属常染色体显性遗传性疾病。由于双肾实质内布满大小不等的囊肿,使肾盂肾盏受压、拉长、变形。这些集合系统的变形改变使尿液引流不畅,而容易继发结石,这些多囊肾患者可发生肾绞痛和有排石史。由于体外冲击波碎石治疗容易造成囊肿内损伤及出血,所以多囊肾合并肾结石不适合做体外冲击波碎石治疗。一旦结石堵塞输尿管造成肾绞痛,则应积极行体外冲击波碎石原位治疗输尿管结石,尽快解除梗阻,保护肾功能不受损害。因为如果一侧梗阻,另一侧多囊肾常不能代偿保证肾功能正常。

### (二)输尿管结石

输尿管结石的早期体外冲击波碎石治疗的成功率较低,仅30%~50%。较多碎石中心采用导管将输尿管结石推回肾脏后再行体外冲击波碎石治疗。由于B超定位困难及腹腔内气体的影响,较少采用输尿管结石原位碎石治疗。在我国近年来由于输尿管结石定位技术的提高和输尿管结石原位碎石治疗经验的积累,绝大多数输尿管结石是在原位采用体外冲击波碎石治疗,不仅避免插管减轻了患者痛苦,同时也使输尿管结石原位碎石治疗的成功率可达98%。

由于输尿管结石大小、部位及梗阻的时间长短不同,肾积水的程度不同,而使得体外冲击波碎石的难度及效果不一样。而个别梗阻时间较长,结石被周围炎性肉芽组织包裹,已造成重度肾积水,肾实质变薄的患者,体外冲击波碎石常常效果不明显。这类患者应采用经输尿管镜接触式碎石的方法,常可获得满意的治疗效果。

1. 单纯性输尿管结石　单纯性输尿管结石指结石在输尿管腔内梗阻时间短,结石直径<1.2cm,轻度肾积水,近期有肾绞痛发作史,但没有高热。单纯

性输尿管结石常可在原位一次碎石成功。超过0.5cm输尿管内小结石，虽然也可采用保守治疗，等待自然排石，但小结石的排石过程也可导致反复肾绞痛发作，故也可采用体外冲击波碎石治疗，尽量减轻患者的痛苦。由于输尿管周围无重要脏器，只要定位准确，可适当提高工作电压，加大冲击波能量。

2. 复杂性输尿管结石　复杂性输尿管结石指除单纯性输尿管结石外，临床处理有困难的输尿管结石。如果处理不妥当，将引发一些严重后果。复杂性输尿管结石包括：合并感染的输尿管结石；由于孤立肾输尿管结石或双侧输尿管结石合并急性肾功能不全者；合并有严重积水的无症状型输尿管结石；巨输尿管症及输尿管开口囊肿合并结石。复杂性输尿管结石根据病因与临床处理原则不同，主要包括以下几种类型：

(1) 合并感染的输尿管结石：此类患者通常伴有高热及绞痛的反复发作。应将感染控制后，再考虑体外冲击波碎石治疗。应在抗生素控制感染的同时积极行体内留置双J管引流，尽快解除梗阻才是最有效的控制感染的方法。如果高热持续存在，抗生素不能有效地控制感染，体外冲击波碎石也不能及时解除梗阻，则应考虑体内留置双J管引流或行经皮穿刺肾造瘘引流术，择期再行输尿管镜碎石或取石术。

(2) 合并有急性肾功能不全的输尿管结石：由于孤立肾合并输尿管结石或双侧输尿管结石均可造成少尿或无尿，而使血尿素氮及肌酐水平升高，导致急性肾功能不全。此类患者临床应积极对待，尽快解除梗阻，缓解肾功能损害。双侧输尿管结石的治疗原则是：先治疗急性梗阻的一侧；先治疗简单容易碎石的一侧；先治疗积水较轻、考虑肾功能较好的一侧。首先应选择积水较轻，考虑肾功能较好的一侧放置双J管，一旦导管放置成功，引流通畅，可同时或择期行该侧体外冲击波碎石治疗。如果导管放置失败，可先试行体外冲击波碎石治疗，如果结石被粉碎，梗阻解除，尿量增多，即严密观察尿量及排石情况，定期复查肾功能。如果碎石后尿量没有增加，症状没有缓解，则应考虑行经皮穿刺肾造瘘引流术或微创手术取石术。

3. 合并重度积水的输尿管结石　没有明显肾绞痛史，仅在查体时偶然发现肾积水。这类患者的输尿管结石梗阻时间长，多超过数年。由于长期梗阻，结石刺激周围输尿管黏膜产生炎性增生息肉，将结石包裹。这种输尿管结石的体外冲击波碎石治疗效果不明显，故应采用内腔镜碎石或开放性手术取石。

4. 巨输尿管症及输尿管开口囊肿合并结石　巨输尿管症及输尿管开口囊肿均容易继发结石。巨输尿管合并结石的体外冲击波碎石应尽可能将结石碎成粉末状，以利于排石。而输尿管开口囊肿合并结石，应首先将囊肿电切后再行取石或经内腔镜碎石治疗。单独体外冲击波碎石效果不佳，且易于复发。

**（三）ESWL 治疗输尿管结石的技术要点**

不同于肾结石，由于输尿管本身的解剖特点，输尿管结石 ESWL 治疗最大的技术难点在于结石的定位，输尿管结石临床治疗的安全性和有效性最重要的保障因素也是输尿管结石的定位，因此，如何能够快速准确地进行输尿管结石定位对于输尿管结石的ESWL 治疗至关重要。X 线定位可容易显示 95% 的输尿管阳性结石，部分阴性结石仅能依靠超声定位的方法。但超声定位作者的经验除个别较肥胖患者外，绝大多数患者超声定位均可获得满意效果。且随着超声检查经验的增长，从选择患者的体位，超声定位并将冲击波的焦点对准结石仅需几分钟时间。在碎石期间，超声可动态观察患者移动或结石移出焦点以外，均可停止碎石，重新定位。一旦结石被粉碎，治疗即可结束。

1. 超声定位输尿管结石的基本方法　对怀疑有输尿管结石的患者开始先做双肾的超声检查，了解有无输尿管结石、同侧肾积水和输尿管扩张，以及是否伴有泌尿系统其他的合并症。如发现肾积水和输尿管扩张，换能器可沿扩张的输尿管向下寻找，直到在扩张的输尿管末端发现一个伴有声影的强回声结石反射，以此强回声反射为轴心，换能器做纵向和横向扫查，可测量结石的长径和横径，结石后部由于声能量衰减明显，故厚度不能确定。

2. 超声定位输尿管结石的解剖标记

(1) 扫查腹段输尿管，换能器在腹部扫查时稍加压力将肠管及肠管内气体推开。右侧可沿腔静脉外侧缘或外侧 1cm 处，左侧可沿腹主动脉外侧 1~2cm 处做纵断或横断扫查，寻找输尿管（B 超定位下 ESWL 治疗输尿管上段结石见视频 31）。

视频 31　B 超定位下 ESWL 治疗输尿管上段结石

(2) 寻找越过髂血管段的输尿管结石，换能器可在脐下两侧进行斜行扫查，分别显示两侧髂血管的横断像，在两侧髂总动脉（右侧可达髂外动脉起始部）

的上方或前方寻找伴有声影的结石反射。

(3) 盆段尿管扩张的患者，此段输尿管的扫查有一定困难，但对接近膀胱壁段2cm左右的盆段输尿管结石，通过充盈的膀胱作为声窗，往往能够清楚显示。

(4) 扫查膀胱壁段输尿管，换能器在耻骨上做横断扫查，通过一个充盈的膀胱作为声窗，在膀胱三角区处可显示两侧输尿管开口，并可见间断喷尿。转动换能器斜行扫查可清楚显示膀胱壁段的输尿管。

3. 泌尿系统结石ESWL治疗效果的超声影像特征

(1) 结石的体积较治疗前增大，肾结石可以见到被粉碎的结石颗粒散落到各个肾盏内。输尿管结石可见碎石沿输尿管伸展成长条状。

(2) 声影较治疗前变宽、变弱，表明越来越多的声波可穿透到碎石的后面。

(3) 治疗开始时，随冲击波的打击可见到整个结石有小的移动，而到治疗后期可见到碎石呈不同步跳动。

**(四) 膀胱结石**

膀胱结石多继发于尿路梗阻或尿路结石排到膀胱内停留后继续增长而形成。体外冲击波碎石不是膀胱结石首选的治疗方法。但膀胱结石多较巨大，直径常超过4cm。巨大膀胱结石也可考虑经膀胱镜接触式碎石(液电或气压弹道碎石)，然后将结石一次冲洗干净，碎石效果非常满意。个别单位仍有行开放手术取石。基于膀胱结石个体差异与疾病的特点不同，包括下列情况：

1. 膀胱结石的体外冲击波碎石治疗前应憋尿，使膀胱充盈。男性患者可用一铅板保护外生殖器系统，以防止X线或冲击波的伤害。小于2cm的膀胱结石常一次碎石成功，而对于超过2cm的膀胱结石，可进行分次碎石治疗，将一部分结石尽量碎成细小颗粒，另一部分可在短期内再次碎石治疗。这样可避免过大结石一次过多碎石，碎石颗粒阻塞后尿道，由于尿道内的石街形成而造成尿潴留。

2. 膀胱憩室内合并结石，如憩室开口口径较大者，可行体外冲击波碎石治疗。

3. 膀胱内异物结石，体外冲击波碎石常不能将结石的核心(异物)击碎，治疗不能彻底。所以膀胱内异物结石应当经内腔镜碎石，同时将异物取出。

4. 神经性膀胱合并结石，包括截肢患者、严重的神经性膀胱常伴有膀胱小室形成，膀胱内及小室内均可继发结石存在。此类患者常有较多的残余尿存在，单独体外冲击波碎石后，碎石不易排净。而经内腔镜碎石后，可同时将碎石冲洗干净，使治疗一次成功。

**(五) 尿道结石**

后尿道结石以往多将结石推回膀胱内，在采用膀胱镜钳夹取石或碎石，或经会阴部开放手术，原位于尿道切开取石。由于手术组织损伤大，出血多，易造成尿路感染及尿道狭窄，本文作者采用尿道结石原位体外冲击波碎石的方法，可达到满意的治疗效果。具体操作方法，后尿道结石，首先用胶布将外生殖器向前固定，患者采取坐位，经会阴超声定位，即可清楚定位后尿道结石。由于会阴部组织较薄，对冲击波传递的能量衰减小，故结石易于被击碎。尿道结石原位碎石所需冲击波次数400~600次，即可达到粉碎效果。碎石后即可让患者排尿，将尿道内碎石冲刷干净，绝大多数患者治疗一次成功。尿道结石的原位体外碎石治疗方法简单，患者痛苦小，无尿道损伤及感染等并发症，治疗成功率100%。

在ESWL开展的早期，一方面由于当时设备和技术条件的限制，另一方面由于相关临床经验的匮乏，ESWL的禁忌证相当宽泛。近年来，随着设备的改进和操作者技术的提高，很多之前所谓的禁忌证结石患者都能安全地接受ESWL治疗。目前认为，妊娠是唯一的ESWL治疗的绝对禁忌证，而其他如结石远端尿路梗阻、凝血机制异常、严重心血管疾患等均属于相对禁忌证，即在控制或纠正基础疾病后可慎行ESWL，或在ESWL后出现并发症时有相应的补救措施。

1. 妊娠患者　自ESWL应用于临床以来，妊娠一直是绝对禁忌证。虽然动物研究表明SW对兔卵巢未产生显著的病理改变，并且近年来也有报道妊娠早期的孕妇在无意中接受ESWL治疗后未出现明显异常，新生儿也一切正常，但由于缺乏长期资料和大样本观察，上述证据不能作为普遍结论。鉴于ESWL对孕妇和胎儿有潜在的影响，建议这类患者改用其他治疗方案。

2. 凝血功能障碍　出血是SW最常见的组织生物学效应，如果患者有出血性疾病或可疑凝血机制异常，在ESWL治疗前必须做相应的血液学检查。这类患者需要在凝血机制异常得到纠正后方可行ESWL治疗，否则可能出现引起严重的肾实质或肾周的出血，所以肾结石不应做碎石治疗。但无明显自发出血倾向的患者，输尿管结石合并有绞痛者，可考虑采用低能量体外冲击波碎石治疗。治疗后应严密观察疗效及有无严重出血情况发生。

3. 严重的心肺疾病　严重心肺功能不全或心

律失常患者，由于ESWL治疗有加重病情的风险，暂不宜实施此项治疗。而对于陈旧性心、脑血管疾患的患者，在心电监护下行ESWL治疗常不会使病情加重，仍可安全地完成治疗。心脏起搏器携带者现在并非禁忌。由于ESWL有升高血压的可能，故高血压患者需要在血压控制良好的情况下方可行ESWL治疗。

4. 结石远端解剖性梗阻　各种原因如先天性畸形、息肉、肿瘤等导致的结石远端尿路梗阻，结石在ESWL治疗后难以顺利排出，且结石碎块有可能加重梗阻，故这类患者不宜行ESWL治疗。

5. 感染期　尿路感染及活动性结核，急性尿路感染期，未获控制的尿路感染者均禁行ESWL，主要原因是易诱发炎症扩散，导致尿源性败血症的发生；特别是伴有泌尿系活动性结核的结石患者更应禁行ESWL治疗，以防因ESWL导致的组织损伤，促进结核菌向血液扩散，发生形成全身性粟粒性结核。

6. 肾功能不全　因结石梗阻导致的肾后性肾功能不全，应先行肾脏穿刺引流，待肾功能改善后再行治疗。非梗阻性肾功能不全，原则上不行ESWL，以免加重肾功能的损害。

7. 骨骼畸形或肥胖　虽然影响结石定位，但不属于ESWL的绝对禁忌证。很多碎石机从皮肤到结石的治疗深度可超过14cm。而截瘫患者碎石后应鼓励多坐位活动，避免卧床，以利于结石排出。

### （六）ESWL治疗尿路结石影响疗效的因素

1. 结石的部位　体外冲击波治疗适应证的选择方面，由早期仅适用于粉碎肾及输尿管上段结石已发展到可以粉碎肾结石，各个部位的输尿管结石、膀胱结石和尿道结石。

肾盂内结石由于结石周围有空隙易于粉碎，并易于排出。但个别肾盏内结石如果嵌顿较紧，其结石的粉碎及排净不如肾盂结石。故无症状未造成梗阻的肾盏内小结石，可暂不碎石，定期复查。梗阻时间较长的输尿管结石，肾积水多较明显，且多无绞痛症状。此类输尿管结石由于在输尿管内嵌顿较紧，常被炎性肉芽组织包裹，单纯体外碎石治疗，结石多不易被击碎、分散，故碎石后结石排出不理想。此类患者应建议采用经内腔镜接触式碎石治疗或开放性手术取石治疗。膀胱结石多继发于前列腺增生疾病，前列腺增生较重，特别是向膀胱腔内突出明显者，其膀胱结石粉碎后常难以彻底排净，可联合做内腔镜碎石，并冲洗碎石治疗，也可同时做前列腺的电切治疗手术。

2. 结石大小　结石越大，需要再次治疗的可能性就越大。直径<20mm的肾结石应首选ESWL治疗；直径<10mm的输尿管上段结石应首选ESWL治疗，该情况下其无石率高于输尿管镜碎石取石术。较小的无症状肾盏小结石，可暂时无需碎石治疗，仅需定期复查。而直径>2cm的肾内结石或鹿角状结石，CT值小于1 000HU的，也可选择ESWL治疗，为防治碎石后石街的形成，作者的经验是碎石前常规放置双J管。于体外碎石前放置双J管的临床治疗效果明显优于未放置导管组。前者可减少碎石后石街的形成，发生肾绞痛和发热等各项并发症，减少了碎石的治疗次数，缩短了疗程。在碎石过程中患肾始终保持尿液下流通畅，有效地保护了肾功能不受损害和保持治疗成功。

3. 结石成分　尿酸结石及磷酸镁铵结石相对易于被击碎，而羟基磷灰石、胱氨酸和一水草酸钙结石则很难被击碎。女性的感染性结石多为磷酸镁铵结石，体外冲击波碎石易于将其碎成粉末，但较大的结石碎石后易造成石街形成。随着影像学技术的发展，结石CT值可预测结石成分，进而判断结石易碎性，骨窗下CT值大于1 000HU的结石行ESWL效果不佳。

4. 结石数量与停留时间　因需多次治疗及定位受干扰等因素影响，多发结石ESWL疗效不如单发结石。肾结石在肾内停留时间长短对ESWL治疗效果的影响不大。对输尿管结石则有较大影响，停留时间过长时，由结石刺激引起的局部炎症、增生，形成炎性肉芽肿，甚至纤维包绕，则结石很难击碎。因此，输尿管结石嵌顿时间越长，ESWL治疗效果越不理想。

5. 患者因素　肥胖是影响ESWL疗效的重要因素。体重指数（body mass index，BMI）及臀围越大，ESWL疗效越差。一些解剖异常如：马蹄肾、异位肾、移植肾、重度肾积水等肾集合系统解剖异常以及脊柱畸形会影响结石的定位和结石碎片的排出，可采取辅助的排石治疗措施。患者如因精神疾病、智力障碍或对治疗的不理解等因素难以配合治疗，会极大地影响ESWL的疗效。

6. 技术及设备因素　随着体外冲击波碎石机器的改进，在实际应用中采用低能量，焦点小的发生器，使疗效更可靠，安全性高，并发症减少。震波单次数量限制虽然因碎石机与震波能量不同而不同，但是否可对ESWL疗效造成影响目前尚无定论。有学者认为：ESWL初始低能量设定、能量逐渐递增的方式会获得更佳的无石率和更小的组织损伤。将震波频率由120次/分降至60~90次/分可提高无石率，最佳的震波频率为1.0~1.5Hz，随着震波频率增高，可能加重组织损伤。操作者的ESWL操作经验直接影响到治疗效果。操作者操作ESWL经验越丰富，其进行碎石操作的成功率越高。

**（七）适应证选择中应考虑的一些问题**

1. 年龄因素　虽然体外冲击波碎石对年龄没有绝对的限制，但对于高龄患者应充分考虑全身状况以及不利于碎石的心脑血管疾病及肺感染等合并症存在，这些合并症必须在碎石治疗前纠正。同时应采用低能量，减少冲击波次数，杜绝并发症发生。因为一旦发生并发症，其临床处理及恢复都是相当困难的。而与年龄相关的肾脏生理病理性变化，特别是肾血管硬化，有功能的肾单位的减少，易被冲击波损伤。合理采用低能量，次数少的体外冲击波碎石治疗，对高龄尿石症患者仍可获得满意的治疗效果。

2. 儿童特点　儿童肾结石的发病率为1%~3%，其发生与代谢异常和泌尿系统畸形有关，极易复发。儿童肾脏鹿角形结石较少见。儿童输尿管较成人短、弹性和可膨胀性好，自发性排石和ESWL后的排石能力较成人强且不易引起梗阻及石街；身体容积小，冲击波易于传递且能量衰减少；结石形成时间较短、结构疏松及脆性较高更易于粉碎等。由于儿童常不合作，较小的儿童需在麻醉下进行治疗，一般采用静脉麻醉或基础麻醉。作者曾使5岁儿童在非麻醉状态下成功地配合治疗。低能量、小焦点的碎石机，采用超声定位方法，对于幼小儿童（最小仅10个月）的体外冲击波碎石已证明没有造成术后并发症发生。但对于较大的肾结石一旦碎石后石街形成，进一步的处理较为复杂，治疗前应慎重考虑。而X线定位的碎石治疗，治疗中对儿童性腺的保护不容忽视。治疗时应采用较低的工作电压及减少冲击波次数。短期和长期随访未发现ESWL对儿童肾脏的形态、功能、生长和发育有不良影响，也不会导致高血压。

3. 泌尿系统局部因素　结石以下尿路存在如先天畸形及前列腺增生等原因造成的梗阻性疾患，多由于继发形成结石。原发病因或梗阻不解除，治疗后碎石不易排出，且有加重梗阻的危险。而肾盏憩室、髓质海绵肾、马蹄肾或多囊肾合并结石，其流出道常伴有不全梗阻，碎石治疗应慎重考虑。多囊肾患者碎石后易造成囊内出血，将加重临床症状。

4. 有关肾功能的一些因素

（1）孤立肾合并结石，孤立肾合并肾结石者体外冲击波碎石治疗应慎重考虑。因为肾结石的碎石治疗有加重肾损害的可能，特别是较大结石治疗前应放置双猪尾支架管，否则一旦有石街形成，合并感染，很容易导致肾功能丧失。而孤立肾合并输尿管结石患者，急性期则应考虑碎石治疗，尽快解除梗阻，保证肾功能不受损害。如结石嵌顿较紧可考虑行内腔镜碎石或手术取石。

（2）双侧输尿管结石伴有肾功能不全者，患者多无明显主诉而就诊。双侧输尿管结石多较大，且梗阻时间较长，往往结石嵌顿较紧。单纯碎石治疗，如不能尽快解除梗阻，则有加重梗阻，感染及肾功能受损的可能，故应考虑开放性手术取石。如果两侧同期手术可以最大限度保留两侧肾残余功能，双侧输尿管结石一侧绞痛者，可先行体外冲击波碎石治疗绞痛侧输尿管结石。

（3）尿路结石合并感染，感染常由尿路结石梗阻造成，有时会发生急性期严重感染，应首先用抗生素控制感染。如有急性绞痛，可考虑行体外冲击波碎石治疗，尽快解除梗阻，感染会很快控制。如考虑结石嵌顿较紧，并有炎性肉芽组织包裹者，应在控制感染的同时，考虑微创手术取石治疗。

（4）双侧肾鹿角状结石，即使小于2cm目前也不考虑首选ESWL治疗，如果CT值小于1 000HU的，选择ESWL治疗，应先治疗一侧结石，在确保一侧结石已排净，且肾功能未受损害后，才可治疗对侧肾结石，绝对不能同时治疗双侧肾结石。曾有报道双侧肾鹿角状结石同时行体外冲击波碎石治疗而导致双输尿管梗阻，最终因肾功能丧失，尿毒症死亡的病例。很多鹿角状结石的治疗结果表明，于体外碎石前放置双J管的临床治疗效果明显优于未放置导管组。前者可减少碎石后石街形成，减少肾绞痛和发热等各项并发症的发生，缩短了疗程。在排石过程中患肾始终保持尿液引流通畅，有效地保护了肾功能不受损害和保证治疗成功。而鹿角状结石，如条件许可，尽可能辅助行经皮肾镜碎石治疗，可取得最佳治疗效果。

## 五、操作要点与注意事项

在过去30多年时间里已有多项新技术应用于尿路结石的治疗，其中包括：体外冲击波碎石，经内腔镜接触式碎石有液电碎石、超声碎石、激光碎石以及气压弹道碎石等。体外冲击波碎石的发明使很多尿路结石患者免于手术的痛苦，是一种微创伤的，较为理想的治疗方法。但过高地估计体外冲击波碎石的作用及适应证范围是不适合的。对于一些复杂性尿路结石,单独体外冲击波碎石治疗常不能收到满意的治疗效果。所以应依据不同类型及特点的尿路结石,综合选用最佳的治疗方法,常能收到最好的治疗效果。

### (一)工作电压与冲击波次数的选择

泌尿系统结石依据结石的大小,脆性及结石部位不同,以及患者的体型,年龄等因素,使治疗效果有很大差异。所以根据患者尿路结石的不同特点,选择最佳的治疗方案及在每次治疗中选择最恰当的工作电压及冲击波次数,将会使损伤及并发症缩小到最低限度,而达到最佳的治疗效果。

不同的碎石机由于冲击波源不同,所选择的工作电压和冲击波次数目前还没有一致的意见,这取决于所用碎石机的类型和冲击波的能量。能量设定方法是用最低的冲击剂量开始,逐渐增加能量,观察结石粉碎后逐渐递减能量和冲击次数达到碎石效果。其优点是不仅能降低肾脏的损伤,而且碎石颗粒细小,动物实验和临床研究都支持这一观点。一般情况,每次治疗的冲击波次数为 1 000~2 500 次左右。严格掌握不能无原则增加冲击波次数。如证明结石已被粉碎,即可使用很少的冲击波次数完成治疗。工作电压一般选择 12~18KV 之间,但输尿管结石的治疗可增加电压达 25KV。工作电压与冲击波次数和人体器官的损害成正比,故应尽量避免选择过高电压和过多的冲击波次数。临床经验表明,采用低电压、小焦点范围的发生器可将结石碎成粉末状,并具有组织器官的损伤小的特点。

### (二)冲击波释放频率的选择

ESWL 碎石效率与脉冲频率成反比。冲击频率越快,碎石效果越差,组织损伤越重。因此,推荐高频充电电源的碎石机,冲击波的释放频率应以 60~90 次 / 分为宜。工频充电电源的碎石机,冲击波的释放频率应以 60 次 / 分为宜。最佳冲击波释放频率为 1.0~1.5Hz。

### (三)体外冲击波碎石治疗过程中的保护措施

1. 皮肤损伤的保护　在治疗过程中,应避免皮肤与冲击波发生器水囊之间有空气存在,这将影响治疗效果,也增加了皮肤损伤的可能性。

2. 对于青少年患者的碎石治疗应选择超声定位更好,避免了 X 线对性腺的损害。如采用 X 线定位,应用铅橡皮套保护睾丸,减少 X 线辐射的伤害。

3. 肺损伤的保护　由于肺泡内含气体多,冲击波在肺泡及气体界面上造成的反射,易使肺组织造成损伤。固在治疗肾上盏结石或儿童的肾结石是应使用一块泡沫海绵置于背部肺底处的发生器与皮肤之间加以保护。

4. 肠道损伤的保护　由于肠道内过多的气体及肠内容物的存在是影响碎石效果和造成肠道损伤的因素。所以治疗前一天应服缓泻剂,排清肠道内的气体及内容物。同时在治疗时应适当挤压腹部(升高治疗水囊或在之间垫一薄水囊),将肠管挤压到两侧,从而缩短了治疗距离,减少了腹式呼吸,减少了肠道损伤,同时也提高了治疗效果。

### (四)治疗次数与间隔时间

1. 推荐 ESWL 的治疗次数不要超过 3~5 次(具体情况依据所使用的碎石机),否则,可以选择其他腔内碎石方式。

2. 对于 ESWL 治疗的间隔时间目前无确定的标准。由于肾组织挫伤修复所需要的时间大致在 2 周(13 天)左右。因此,连续两次运用 ESWL 治疗肾结石的间隔时间应在 10~14 天。但是,应用液电碎石术和电磁碎石术的间隔时间应长于压电碎石术。难治型结石常需多期 ESWL 治疗,两期 ESWL 之间的最佳间隔期限,应根据肾损伤的恢复时间、排石时间与梗阻性肾功能损害这三者之间的关系进行权衡后确定,每期 ESWL 的间隔时限以 2~3 周为宜。对于输尿管结石而言,较短的 ESWL 治疗间隔时间也是可以接受的。

### (五)体外冲击波碎石的体位

早期碎石机的碎石治疗,必须将患者放置于支架上,借助控制器将支架缓缓垂直升起并移到治疗台或水槽内,患者头部以下身体浸在水槽内。一次治疗过程中,仅患者的移入和移出就相当费时。由于患者被束缚在支架上,一旦患者出现紧急情况需要进行抢救时,则可能延误抢救时间。新型碎石机多采用发生器局部浸入水中或干式碎石机。根据不同部位的结石,患者可以采用不同的碎石体位:①肾结石患者采用仰卧位,患侧斜仰卧位或侧卧位;②输尿管上段结石多采用患侧斜仰卧位或侧卧位;③输尿管中段或下段,膀胱结石,患者多采用俯卧位;④尿道结石患者的原位碎石均采用坐位,尿道结石可采用经会阴途径,而前尿道结石可采用经阴茎腹侧直接碎石,且尿道结石碎石的定位多采用超声定位方法。

### (六)图像监控

目前多数碎石机采用 X 线系统或者超声系统进行定位,这两种方式各有特点,又互为补充。定位的准确涉及 ESWL 治疗的结果。这与医师的技术操作和临床经验有关。

X线图像监控时推荐每冲击200次后透视1次，观察结石的粉碎情况及结石位置，如有移动则及时校正。超声图像监控推荐医师在操作的过程中，多切面扫描密切观察强回声是否具备连续性，并根据解剖结构分析，判断和区别结石粉碎的情况和结石粉碎后所在的位置。

## 六、并发症与处理

体外冲击波碎石开展的初期，由于设备的原始及操作人员的经验不足，常导致较多的碎石并发症发生。除早期须将患者置于水槽中治疗，由于心电干扰，易引起心律失常外，冲击波碎石所造成的肾周围器官的损伤及肾脏的损伤而丧失肾功能的严重并发症也常有报道。极个别的严重并发症是由于操作人员的水平较低，而将双侧肾鹿角状结石同时碎石，导致双侧输尿管石街梗阻，合并感染，最后由于肾衰竭而死亡。

随着体外冲击波碎石设备的完善和技术上的发展，以及操作医师的经验和水平的提高，使体外冲击波碎石的并发症明显减少，同时还不断地拓宽了体外冲击波碎石的适应证范围，使体外冲击波成为结石患者最受欢迎和易于接受的一种无创伤的治疗方法。虽然体外冲击波碎石是一种安全有效的治疗方法，但对于体外冲击波碎石治疗所容易发生的一些并发症，临床医师在实际碎石过程中应重视预防工作，避免并发症的发生。

### （一）由于机器本身设计所容易导致的并发症

早期体外冲击波碎石机是将患者置于水槽内，由于水淹至颈部，外周血管受压，使中心血管内容量增加，心功能不好的患者，碎石过程中有导致心力衰竭的可能性。同时由于患者浸于水中，冲击波发生器在水中放电，如果不是用R波起爆的碎石机，可引起心电干扰，而导致心律失常。由于碎石机的改进，新一代碎石机已改用水囊式干式碎石机，患者不用浸于水中，心电干扰已明显减少，但采用火花放电式发生器，在个别患者仍可发生心律失常的记录。一旦发生，停止治疗，即可恢复。有些碎石机采用压电陶瓷式或电磁脉冲式冲击波发生器，对心电无干扰，不易造成心律失常发生。

第一代碎石机，多采用水下火花放电式发生器，冲击波产生于水下有椭圆球面反射系统的第一焦点处的火花放电，大约每次放电所产生的冲击波的3/4的能量被反射并聚焦在第二焦点处，产生足以击碎结石的压力。冲击波以球形波传播，未反射的部分通过反射器开口处先于反射波到达体表，此低振幅冲击波，未经聚焦而击中身体，是该型冲击波发生器在治疗中引起疼痛和造成皮肤损伤的主要原因。

### （二）体外冲击波碎石中常见的并发症

1. 皮肤损伤　由于碎石机种类不同，其皮肤损伤的发生率和损伤的程度不同，可表现为红斑、皮下瘀血、表皮破损出血等。一方面是由于未经反射的少量冲击波直接击中皮肤所致，另一方面是由于人体皮肤与冲击波发生器的水囊耦合不好，中间有气体存在，形成界面所致损伤。一般情况，皮肤损伤的程度与内脏损伤程度不成正比。而新一代的压电陶瓷式碎石机和电磁波式碎石机，在治疗上很少见有皮肤损伤现象。

2. 术后血尿　体外冲击波碎石治疗后，绝大多数患者于碎石后仅发现一过性的肉眼血尿，不需特殊处理。如血尿明显且持续出现，则应嘱患者卧床，并给予止血药物治疗。而肾结石较其他部位的结石碎石，血尿更明显。但一般情况下，血尿仅在1~2次排尿后即会减轻或消失，甚者血尿会持续1~2天。极个别较严重的血尿，应给予止血药的治疗，甚至输血。应暂时停止第二次碎石治疗，或间隔较长一段时间后采用低能量碎石方法治疗。

体外冲击波碎石后的内腔镜检查，仅可见尿路上皮黏膜表面的局限性出血点。而大量的动物实验研究，碎石后肾脏局部体积增大，可造成包膜下水肿，肾实质内不同程度地出血瘀斑。至于犬肾形态学改变，体外冲击波碎石后1个月及3个月以肾小管的变性为主，但体外冲击波碎石后6个月及一年肾小管变化已不明显，可能有所恢复，而肾间质及肾小球的病理改变却逐渐明显，其中主要是肾间质纤维化，小血管硬化，肾小球纤维化甚至玻璃样变等情况。在临床上肾实质损伤和血尿的程度常与碎石过程中患者感觉的疼痛成正比。而多次重复碎石治疗有时会造成肾实质较广泛的损伤，结果常会导致正常肾组织的损害，纤维化的形成。远期的结果会产生患侧肾功能的减退和高血压的发生。因此，严格掌握适应证，控制冲击波次数和能量，避免无限制地增加治疗次数。

3. 绞痛与发热　绞痛和发热常不是冲击波本身造成的并发症，而是继发于碎石后所出现的一系列病症。绞痛多是由于肾结石粉碎后阻塞输尿管或输尿管结石碎石后未能很快排出，而发生的急性输尿管结石梗阻的绞痛，给予解痉、止痛药物常可使其缓解。如持续不能缓解，间隔一定时间后，应对阻塞的结石再行碎石治疗。而较大的肾结石碎石后所造成的石街形成，绞痛并不明显，而表现为患侧肾区的胀痛。如有石街形成,应沿石街下端向上分别排列碎石。如效果不满意可考虑行输尿管镜碎石,冲洗后,放置双J管,以利于引流和排石。

体外冲击波碎石后所产生的发热,主要是由于碎石堵塞尿路而引起或治疗前尿路有慢性感染及感染性结石存在。为预防发热的发生,治疗时应尽量将结石粉碎成小颗粒,避免碎石后尿路的阻塞。对存在有慢性尿路感染的患者,碎石前应给予抗生素治疗。如治疗后没有发热,可常规预防性给予2~3日口服抗生素。如发热超过38.6℃,应给予静脉用抗生素治疗,并积极解除梗阻。如发热严重,而尿路梗阻又不能很快解除,应考虑行经皮肾造瘘术。对于碎石后所出现的发热应采取积极措施,不应延误治疗时机。

#### (三)体外冲击波碎石所造成邻近器官的损伤

1. 肾周围血肿　肾周围血肿较少发生,常与过强的冲击波能量及过多冲击波次数有关。常与肾内的损伤同时发生,一般保守治疗常会逐渐吸收消失。

2. 肺损伤　肺泡中空气与人体组织所形成的界面对冲击波非常敏感。尤其是肾上极或身材较小的患者,碎石中易造成肺损伤。碎石后可出现痰中带血或咯血发生。为防止肺损伤的发生,治疗前常在下胸部放置一片薄海绵。

3. 肝损伤　对胆囊或胆总管结石的碎石治疗常会造成肝损伤,一般情况是转氨酶的轻度升高,常在3~5天即可恢复正常。而肝包膜下血肿的损伤,常应密切观察血肿的发展及患者的一般情况。

4. 肠道损伤　由于充满气体的肠道易受冲击波的损害,治疗后会出现黑便等肠道出血症状,一般会自行恢复。为避免损伤,治疗前可服轻泻剂,治疗时有意将肠管隔开,常会减少肠道损伤的发生。

#### (四)远期并发症

随着体外冲击波碎石的广泛开展,其治疗效果已十分肯定。但冲击波对人体组织器官的影响日益受到人们的重视,特别是对可能出现的远期并发症已受到广泛的关注。

1. 高血压　并非所有的研究都支持ESWL可导致高血压的发生,但一项令人信服的前瞻性研究表明,大于60岁的患者ESWL治疗后高血压发生率明显高于普通人群发生率,原因尚不清楚,但也有不同看法,认为正常人群高血压的发病率也可达上述数字。但很多动物实验已表明,冲击波的能量大小及冲击波次数多少与肾实质的损害成正比。而肾实质损害的程度及范围与后期肾实质的纤维化改变的程度密切相关。所以体外冲击波碎石治疗应掌握治疗原则,不能单纯为提高碎石效果而无原则加大冲击波能量,无限制地增加冲击波次数。应避免和减少短期和远期的并发症发生。

2. 肾萎缩　一种情况是由于输尿管结石。由于长期梗阻,肾积水明显,肾实质变薄,肾功能部分或大部分受损害。而梗阻解除后,虽然积水可以缓解,但受损害的肾实质不能恢复,而导致肾脏功能减退,肾萎缩。另一种情况多是由于肾鹿角状结石,多次重复碎石,造成肾实质的直接损害,同时碎石阻塞输尿管,长期不能排净,合并有梗阻性积水和感染,最终也会导致肾功能的明显受损,肾萎缩。为防止肾萎缩发生及保护肾脏功能,应避免长期梗阻和继发感染,在鹿角状结石碎石前应放置双J管。

## 七、术后处理与随访

#### (一)体外冲击波碎石术后的处理常规

1. 卧床　绝大多数患者不需卧床,仅适于一些有并发症出现的患者。治疗后转天应适当活动,但鹿角状结石患者碎石后应避免过多活动,避免石街形成。

2. 利尿　是促进碎石颗粒尽快排出的最后办法,所以碎石后应鼓励患者多饮水,增加尿量,促进排石。推荐每天的液体摄入量在2.5~3.0L以上,使每天的尿量保持在2.0~2.5L以上。但由于恶心、呕吐饮水有困难者,则可辅助静脉输液利尿排石。

3. 体位　多数患者碎石后应鼓励活动,促进排石。肾结石患者应采用健侧卧位,有利于患肾内结石排出。而肾下盏的结石,治疗后应采用将后腰部垫高的头低脚高位置,有利于结石排出。

#### (二)体外冲击波碎石术后的随访

ESWL治疗后2~3周进行常规随访,末次ESWL后3个月内结石排净即可完成近期随访。

1. 若结石未排尽,国际上一般以3个月为限对患者进行疗效评定,6个月应进行远期随访。

2. 对于复杂性结石及ESWL治疗后效果不佳或出现并发症,应增加随访次数,延长随访时间。随访的主要内容包括排石情况,影像学检查,结石标本成分分析,尿液检查,而对于复杂性结石应行结石相关的代谢性监测。

结石成分分析:物理分析方法和化学分析方法均可用于结石成分的分析,但物理分析法较化学分析法精确,红外光谱法为最常采用的物理分析方法。结石成分分析是制定结石预防措施、结石代谢评估策略及溶石治疗方案的重要依据。对于初发结石患者可选择行结石成分分析，推荐复杂性结石患者及结石复发患者行结石成分分析，可根据结石成分选择结石预防措施。

## 八、ESWL 问题与展望

随着体外冲击波碎石设备的不断改进和碎石技术的逐渐提高，ESWL 的适应证和禁忌证较应用初期有了很多改变和修正。目前，运用 ESWL 可清除 90% 以上的成人结石。最新的循证医学研究表明，没有明显的证据支持 ESWL 会造成动脉性高血压、糖尿病、肾功能不全、不孕不育等远期不良反应。ESWL 对于儿童患者的治疗效果优于成人，短期和长期随访尚未发现对于儿童的肾脏形态功能及生长发育有影响。

目前 ESWL 治疗仍然存在一定的局限性：某些类型的结石（如磷酸氢钙、一水草酸钙及胱氨酸结石等）冲击波难以震碎；粉碎不完全的结石或残留的结石，需要再次治疗；输尿管排石能力有限，最大只能治疗 2.5cm 的结石；冲击波可以破坏血管，导致肾脏及肾外严重的急性损伤；ESWL 后肾脏炎症反应可导致瘢痕形成及部分肾单位功能的永久性损伤。近年来，随着人们对 ESWL 局限性逐步认识和腔内手术技术的兴起，许多泌尿外科医师特别是年轻一代的泌尿外科医师对 ESWL 缺乏兴趣，使得 ESWL 的地位日渐受到挑战。

在过去的几十年里，传统的泌尿系结石开放手术几乎完全被 ESWL、输尿管镜碎石术、经皮肾镜碎石术逐渐取代。目前绝大多数尿石症患者可以通过 ESWL 及腔内碎石技术等微创治疗获得满意的疗效，且在一些情况下，腔内碎石技术有其独特的优势。尽管如此，随着个体化医疗的兴起，我们要尽可能根据不同患者的具体情况选择最佳的微创治疗方案。而 ESWL 作为一种微创、不需麻醉、费用低廉、成本效益优势明显、并发症少和仅需门诊治疗的非介入式技术，仍然是大多数尿石症患者首选的治疗方法。

（史启铎　杨雄）

# 第二节　输尿管镜及软镜碎石术

## 一、输尿管镜的发展历程

输尿管镜应用的历史可以追溯至 1912 年，休·杨（Hugh Hampton Young）在一位两个月大男婴身上用 9.5F 儿童膀胱镜观察因后尿道瓣膜导致扩张的输尿管，并一直观察到肾盂内的肾盏。然而在之后的 30 年内，输尿管镜检查方法并没有什么进展。

直至 1957 年，科第斯（Curtiss）和希思乔威（Hirschowitz）把大量的玻璃纤维芯合成一束，并在末端把这些纤维融合在一起，以便使它们根据自身的长度独立活动，就此造就了第一支软质内镜。1960 年，美国内镜制造公司 ACMI 向希思乔威提供了第一支商业纤维内镜，在一输尿管切开术中应用该纤维软镜，输尿管软镜经输尿管切开处进入肾盂并检查有无结石，但该软镜头部无法偏转，且无工作通道。1962 年，麦戈文（McGovern）和威尔卡（Walzak）首次开展经尿道的输尿管软镜手术，他们使用 F9 纤维软镜由 F26 McCarthy 镜鞘经尿道进入左侧输尿管检查输尿管结石。1960 年，日本 Olympus 公司制造了第一支输尿管软镜。1964 年，马绍尔（Marshall）首次报道了这种输尿管软镜在泌尿学领域的应用，用此镜从尿道到膀胱，然后由膀胱经输尿管口进入输尿管，并逐渐从下段到上段直至肾内，完成了整个泌尿系统管道内的观察工作，并且观察到结石，这标志着输尿管软镜的诞生。

1968 年，日本的高木涉（Takagi）首次报道用真正意义上的经尿道纤维输尿管软镜技术来检查上尿路，他们开发了一根长 70cm 的 8F 纤维可视内镜来检查患者的肾盂和肾乳头。但这些早期的输尿管软镜无前端主动偏转功能，仅能被动偏转，也无工作通道，因而仅能用于上尿路的检查。此后一段时间内陆续有使用软镜的报道，但由于软镜本身的缺陷以致未能广泛应用。

直到 20 世纪 80 年代，芝加哥大学的 Bagley 等人才将灌注通道和操作通道整合到输尿管镜中，但是其灌注系统仍很局限，功能仍主要局限在检查。此后，随着光学系统、头端偏转技术、操作通道的不断发展和改进，输尿管软镜的可操作性、视野等不断改善。美国 Gyrus ACMI 公司和美国 Wolf 公司分别推出了具有显著特色的 DUR 8E 型和 Cobra 型纤维输尿管软镜。其中 DUR 8E 型首次将次级主动偏转融入输尿管软镜的设计中，实现同一平面的双向偏转；而 Cobra 型为一款 6/9.9F 的输尿管软镜，它首次采用双工作通道（2 × 3.3F）。这些技术的进步，使得输尿管软镜的视角更大，操作更灵巧，但仍主要承担检查的功能。

1995 年钬激光系统的出现，加上日本 Olympus 公司以及美国 ACMI 公司和 Wolf 公司进一步对纤维输尿管软镜做了改进，两者的结合促使了输尿管软镜应用的一次革命性变革，使其在上尿路结石、肿瘤的治疗方面发挥越来越大的作用，尤其是结石的治疗。2004—2006 年，美国 Olympus 公司制作出了第一支电子输尿管软镜 Invisio DURD，随后 Olympus 和 Stortz 公司分别推出了 URF-V 型和 FLEX XC 型电子输尿管软镜。与传统的纤维内镜相比，电子软镜图像更清晰，色泽逼真，分辨率更高，同时避免了光导纤维易于折断、导光亮度易于衰减、图像放大易于失真等缺点。由于光纤技术的进步和软镜本身的改进，输尿管软镜在肾结石的治疗上得到了飞速的发展，其微创、安全、高效的优点得到了越来越多的泌尿外科医师和患者的认可，应用得越来越广泛。

有趣的是，硬质输尿管镜的起步却晚于软质输尿管镜。1977 年，德国人古德曼（Goodman）和里昂（Lyon）首次报道了输尿管硬镜的使用，他们使用 F11 的小儿膀胱镜观察了 3 位成年人的下段输尿管，并在其中 1 人行输尿管肿瘤电灼。1979 年，Lyon 报道，在 5 例成人患者插入 11F 小儿膀胱镜前，使用 Jewett 扩张器行输尿管扩张来进行输尿管镜检。这些早期使用输尿管镜的患者大多数女性。1979 年，Lyon 和同事 5 报道了使用经特殊设计的连于可弯曲探条头端的输尿管扩张器，可将输尿管口扩张到 16F，从而插入一根标准长度的 F13 膀胱镜，为男性行下段输尿管镜检。Harold Hopkins 发明的柱镜系统使内镜进一步小型化，Richard Wolf 公司以小儿膀胱镜为模板设计了一根专用的输尿管镜，这根输尿管镜直径为 F13，工作长度 23cm，另有 F14.5 和 F16 的镜鞘，13F 的镜体只可以用于检查，其他大号的鞘可以容纳输尿管导管或取石网篮通过。1979 年，Lyon 报道了其使用情况。随后，Enrique-Perez-Castro 和 Karl Storz 公司一起研制了更长的输尿管镜，并于 1980 年报道了其使用，其 39cm 的长度第一次可以检查到肾盂。其他内镜制造商迅速跟着研制了长度 25~54cm、镜鞘 9~16F、操作通道 5F 的整套硬输尿管镜。

输尿管镜最常用于治疗尿石症患者。输尿管镜超声碎石技术的出现是此领域的一项重大进展，早期的超声探针是中空的，可以同时进行碎石和取石。但最初的探针直径是 8F，无法通过输尿管镜的操作通道。使用这些早期设备，输尿管镜到达结石处后看到结石，便移去镜芯、置入超声探针放在结石上进行碎石。这种盲视操作明显的缺陷是可能导致输尿管损伤。随后出现了更为纤细的硬质探针（1.5~2.0mm），能够通过操作通道，但由于太硬无法通过成角的工作接口。这个问题的解决办法是引入偏置目镜，这样泌尿外科医师可以在直视下通过直的操作通道插入超声探针处理结石，后来设计的硬输尿管镜既有可更换偏置目镜的镜芯，也有标准镜芯。使用标准镜芯时输尿管镜更容易上行进入输尿管，然后更换一个带偏置目镜的镜芯用于超声碎石。输尿管镜系统的改进促进了 ACMI 公司 Rigiflex 输尿管镜的发展。这种输尿管镜用柔软的光纤制成可弯曲鹅颈形目镜。这种目镜在插入输尿管镜时可以伸直，然后可以偏置以利于超声碎石。1985 年研制出来的 ACMI HTO-5 型输尿管镜是第一个具备光纤成像系统的输尿管镜，它在 12.7F 的硬质镜体中有一个 5F 的单独通道，比较同时代的柱状透镜输尿管镜、操作通道为 5F 时镜体都在 14.5~15F，这种一体化直通道的输尿管镜设计的基本原理至今仍在应用。需要说明的是，柱状透镜和光纤系统的改进和体积更小的操作器械的应用，将促进更细的输尿管镜的研究与开发。

## 二、输尿管硬软镜的结构与碎石特点

### （一）输尿管硬镜

镜体内主要包含光学系统、照明用的导光束和操作 / 灌注通道。输尿管硬镜的光学系统可以由可弯曲光纤或柱状透镜制成。柱状透镜系统可以提供极佳的视觉质量，但其直径很粗并且不允许成角。当使用柱状透镜的硬输尿管镜成角时，其影像上会出现一个黑色的新月形区域。使用可弯曲光纤用于图像传输的优点在于当输尿管镜成角时很少有图像失真，而且在相同尺寸的内镜中，图像传输系统的直径越小，因而可以有更大的操作通道。目前设计的输尿管镜基本均使用光纤传输图像，输尿管镜的目镜可以是直的或者偏置的。直目镜设计可以使输尿管镜很容易通过下尿路进入输尿管。当使用硬质工作器械时，需要在笔直的操作通道中通过镜子，这就必须使用偏置目镜。为了使输尿管镜体积更小，生产厂家将更细的操作通道和光纤集成到一个金属鞘中。使用光纤的光学系统更细，能够弯曲且影像不会出现失真。绝大多数输尿管镜设计的都是椭圆形操作通道，这样即使在置入辅助器械时也可保证持续灌注。双通道输尿管镜将通过硬性工具的直通道和供灌注或其他器械通过的细通道集成。

### （二）微型输尿管镜和半硬式输尿管镜

在今天仍是最受欢迎的硬输尿管镜。而大通道输尿管镜也有其优势，单个大通道中可以使用大号器械，也可以取出小的结石碎片或者进行活检，并且，单个大通道允许同时置入两种器械，选用哪种输尿管镜取决于每个术者的习惯和使用经验。新的镜体设计在不影响操作通道大小的情况下还可减小镜鞘外径。

### （三）输尿管软镜

早期仅用作上尿路疾病诊断。随着主动偏转功能和软镜工作通道的出现，输尿管软镜具备了真正的治疗用途。此后的几代输尿管软镜的镜身直径越来越细，末端主动偏转角度也越来越大，某些输尿管软镜末端除具有初级主动偏转功能外，还具备了次级偏转功能。近年来，随着光学、材料、电子，特别是数字技术的发展，诞生了电子输尿管软镜及可拆卸输尿管软镜。

1. 纤维输尿管软镜　图像传输原理和半硬式输尿管镜相同，均使用光纤光学系统传输图像。尽管不同厂商制造的输尿管纤维镜有其独自特点和基本构造的差异，但其一般工艺流程相差不多。输尿管软镜由目镜操作手柄和长软杆组成，软杆包括图像传导纤维和导光纤维，传导纤维将图像传入近端透镜和目镜，偏转依靠杠杆和滑轮原理进行操作。手柄还包括各种形状的入口，使得操作器械能顺沿通道进入软杆的顶端，灌注流也由此进入。

2. 电子输尿管软镜　图像传输原理是在输尿管镜头端芯片直接采集图像，实时处理，转换为电信号，然后传入近端继续处理和传导，避免了传统纤维镜的光纤系统易于损坏的弱点。其图像与纤维软镜相比，明显清晰且无摩尔纹，手术视野大且清晰明亮。而且电子镜要比纤维镜轻便。一般电子镜与纤维镜相比，除光学装置外，在结构和材料上都有所改进。所有的电子镜均具有高品质数字成像、自动对焦、数码放大功能。

目前临床常用的软镜主要由5家公司生产的12类不同规格及特点的产品（图57-4，表57-1）。

需要说明的是，硬质输尿管镜和软输尿管镜在进行上尿路操作时可以互补。所谓互补，实质上是常规操作，首先使用半硬输尿管镜检视并扩张输尿管，而后置入输尿管通道鞘或直接置入软镜。相较软镜，硬输尿管镜在治疗输尿管下段疾病，尤其是髂血管水平以下的输尿管更有优势，对大多数患者来说，硬输尿管镜容易通过此段输尿管。硬输尿管镜的优点包括直视下易于通过输尿管口、优质的影像传输和较大的灌注流量和操作通道。软输尿管镜更适合用于上段输尿管、肾盂和肾盏。软输尿管镜的优点在于能够安全地越过输尿管弯曲，同时，软镜通过主动和被动二次弯曲可以进入90%以上患者的上段集合系统。并且，目前部分软镜已经具备二次主动弯曲的功能。

使用输尿管硬镜及软镜碎石时，除输尿管镜、冷光源、电视摄像系统外，还需要导丝、输尿管通道鞘、碎石器械、取石器械等辅助器械。

导丝是腔内泌尿外科的重要工具，泌尿外科医师可以通过导丝逆行进入输尿管，进行扩张、留置支架和输尿管镜检等操作。导丝有不同的直径、长度、

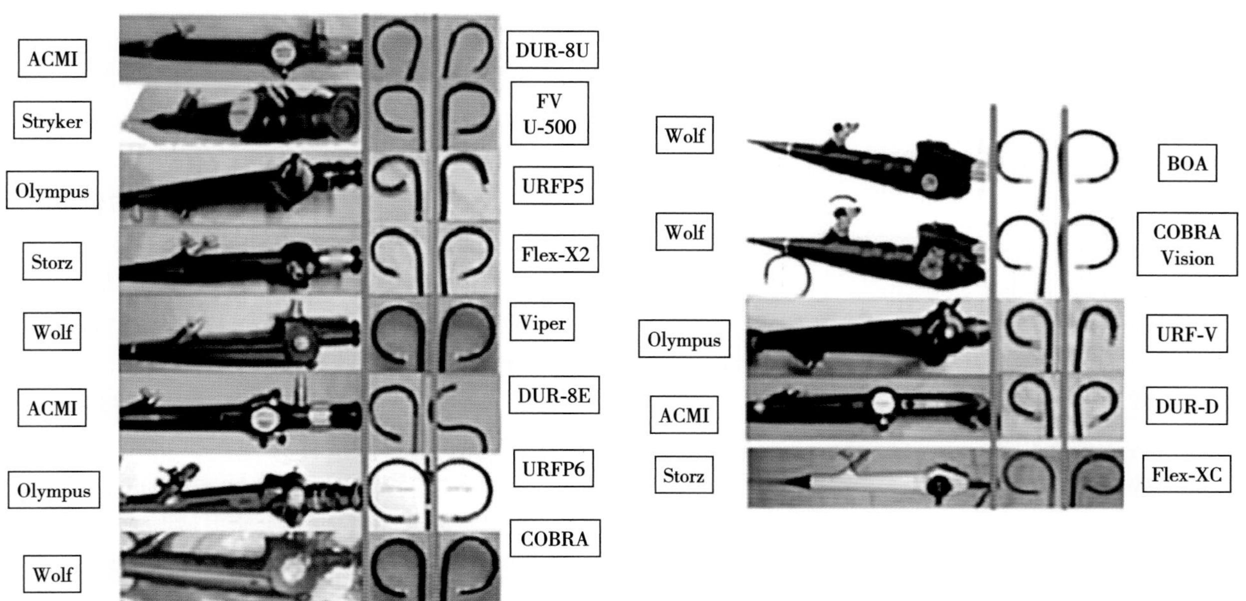


图 57-4　不同规格的光学纤维镜（左）和数字电子镜（右）

表 57-1　目前可供使用的输尿管软镜参数

| Company | Product | Imaging system | Ventral Deflexion（°） | Dorsal Deflexion（°） | Tipdiam Eter（°） | Shaftdiam Dter（F） | Proximal Diameter（F） | French scaletest |
|---|---|---|---|---|---|---|---|---|
| Olympus Gyrus ACMI | DUR-8E | Optical | 270 | 270 | 8.7 | 9.4 | 10.1 | 10 |
| | DUR-8E | Optical | 270 | 270 | 8.6 | 9.36 | 10.1 | 10 |
| | DUR-D | Digital | 250 | 250 | 8.7 | 9.3 | 10.1 | 11 |
| | URF-P5 | Optical | 275 | 180 | 5.3 | 8.4 | 8.4 | 10 |
| Olymus | URF-P6 | Optical | 275 | 275 | 4.9 | 7.95 | 7.95 | 10 |
| | URF-V | Digital | 275 | 180 | 8.4 | 10.9 | 10.9 | 12 |
| | URF-V2 | Digital | 275 | 275 | 8.4 | 8.4 | 8.4 | NA |
| Storz | Flex-X2 | Optical | 270 | 270 | 7.5 | 8.4 | 8.4 | 10 |
| | Flex-XC | Digital | 270 | 270 | 8.5 | 8.5 | 8.5 | 10 |
| Wolf | Cobra | Optical | 270 | 270 | 6 | 9.9 | 10.3 | 11 |
| | Viper | Optical | 270 | 270 | 6 | 8.8 | 9 | 10 |
| | Boavision | Digital | 270 | 270 | 6 | 8.9 | 8.9 | NA |
| | Cobra Vision | Digital | 270 | 270 | 6 | 9.9 | 9.9 | NA |
| Stryker | Flex vision U-500 | Optical | 275 | 275 | 6.9 | 7.1 | 7.2 | 10 |
| Lumenis | PolyScope | Optical | 180 | 0 | 9.6 | 8 | 8 | 10 |

E：elite，U：ultra，NA：not available（尚未上市），Dual channel（双通道）。

头端形状、硬度和涂层。泌尿外科常用的导丝内芯主要有镍钛合金和不锈钢两种，尤以前者常用，导丝主体部分坚硬而尖端逐渐柔软。表面涂层物质包括聚四氟乙烯（PTFE）和各种亲水聚合物。泌尿外科操作中所用到的导丝直径从 0.021~0.038 英寸，长度从 60~260cm，其中 145cm 或 150cm 长的导丝最适用于输尿管镜检。

**（四）输尿管通道鞘（ureteral access sheath，UAS）**

输尿管通道鞘是完成逆行输尿管软镜手术的重要配套器械，其主要作用是为逆行输尿管软镜手术建立直接由体外经尿道、膀胱、输尿管至肾盂的工作通道，方便输尿管软镜通过输尿管，在反复交换器械过程中保护输尿管，同时保护输尿管软镜，提高术中视野清晰度，降低术中肾盂压力，减少术后感染并发症。目前临床上常用的 UAS 主要由 Cook、Boston Scientific、Bard、Olympus 等公司生产，具有多种规格配合临床使用（表 57-2）。

**（五）腔内碎石设备**

腔内碎石设备包括激光、气压弹道碎石、超声碎石、液电碎石等。1995 年钬激光被用于治疗泌尿系结石，由于其可以有效击碎各种成分的结石，加上优秀的安全特性，而作为腔内碎石的"金标准"。在钬激光发明之前，其他的一些设备用于碎石治疗。

1. 超声碎石设备　于 1973 年首次报道，当时使用的是中空的硬质探头。电能首先被传输到陶瓷手柄上，被转化为频率为 23 000~25 000Hz 的声波，通过中空的探头将震动传导到结石上，将结石击碎。利用这种中空的设计还可以将击碎的结石碎片吸引出来。这种探头的缺点在于相对较大，而只能用于输尿管半硬镜。由于探头体积较大，目前，输尿管镜联合超声波碎石已经很少使用。

2. 气压弹道碎石　通过一种电动装置或气泵装置产生能量。它利用压缩空气或者电动装置推动探针，脉冲式撞击结石，其原理类似于手持式凿岩机。气压弹道的优点在于设备价格相对低廉，配件可以重复使用，而且同为探针头部不产生热量，对周围组织的损伤小，比较安全。缺点在于在碎石的同时不能取石，探针可能造成结石上移，并且没有软式探针，无法用于输尿管软镜等。

3. 液电碎石技术　利用电能在电极的绝缘间隙间产生高电压，使液体介质产生空化气泡。空化气泡均匀破裂时可产生二次冲击波，或者非均匀破裂产生高速震荡。这种二次冲击波与高速震荡都可以造成结石碎裂。液电的优点在于与激光相比费用较低。液电电极可以更换，如果结石硬度较高，可能需要使用一条以上的电极将其完全击碎。液电

表 57-2 常用输尿管通道鞘的规格特点

| 公司 | UAS 名称 | 内径规格 | 外径规格 | 长度 /cm |
|---|---|---|---|---|
| Applied | Forte A x P | 10 | 12-16 | 20-28-35-45-55 |
| | Forte HD | 12 | 14-18 | |
| | | 14 | 16-18 | 20-28-35 |
| | Forte deflecting | 10 | 14 | 35-35 |
| Bard | Aquaguide | 12 | 14 | 25-35-45-55 |
| | | 13 | 15 | |
| Boston Scientific | Navigator | 11 | 13 | 28-36-46 |
| | | 13 | 15 | |
| Coloplast | Retrace | 12 | 14 | 35-45 |
| | | 10 | 12 | 35-45 |
| Cook | Flexor parallel | 12 | 14 | 13-20-35-45-55 |
| | Flexor | 9.5 | 11.5 | 13-20-28-35-45-55 |
| | | 12 | 14 | |
| | | 14 | 16 | 13-20-28-35-45-55 |
| | Flexor dual lumen | 9.5 | 14 | 13-20-28-35-45-55 |
| | | 12 | 17.5 | |
| Olympus -ACMI | Uropass | 12 | 14 | 24-38-54 |
| Onset Medical | Psthway | 11 | 14 | 28-36-46 |
| | | 12 | 15 | |
| Rocamed | RocalUS | 10 | 12 | 35-45 |
| | | 12 | 14 | |

电极柔软,插入输尿管软镜的工作通道中不会影响镜身的弯曲能力。液电碎石的主要两个缺点在于有些结石难以击碎,探头末端产生的能量在一定距离内都会产生效应,使其安全界限较窄(Vorreuther,1993)。如果电压峰值过高,会导致输尿管穿孔。有研究表明,EHL 腔内碎石引起输尿管穿孔的发生率为 18%~40%。

4. 激光碎石设备 最初被用来碎石的激光设备为长脉冲的红宝石激光,于 1968 年应用于体外研究。在此之后二氧化碳激光与钕:钇 - 铝 - 石榴石激光被陆续应用于实验碎石。直到 1988 年,经过改进的钕:钇 - 铝 - 石榴石激光设备才被应用于临床碎石治疗。其他另外三种激光碎石设备于此后应用于临床,包括钬:YAG 激光,通常简称为钬激光。钬激光发生器由稀有金属钬加 YAG 水晶制成,产生的光束波长为 2 100mn,接近电磁波谱中红外线的波长,因此肉眼看不到。由于 2 100nm 波长的光束可以通过柔软的硅石英纤维传输,钬激光特别适合内镜操作,输尿管硬镜和软镜均可使用。钬 YAG 激光碎石的光学效应机制与其他几种激光不同,钬 YAG 激光通过它的光热效应使结石汽化。2 100nm 波长的钬 YAG 激光产生的能量能够被水大量吸收,在液体介质中的传输范围不超过 0.5~1.0mm。这使其安全范围确实,减少了输尿管损伤的可能。由于钬激光产生的冲击波极小,降低了冲击波可能造成的副损伤。钬激光产生的切割作用能够切割和击碎任何成分的结石。钬激光光纤目前能够提供的型号为 200、365、400、550 与 1 000μm 等,应用于半硬输尿管镜时,常使用 200~550μm 的光纤,应用于输尿管软镜时,由于较粗的光纤对于输尿管软镜偏转具有明显影响,一般采用 200μm 的光纤。

输尿管硬镜及软镜碎石后,可选择让结石自然排出或取出结石。输尿管硬镜取石常用工具是异物钳或套石网篮等,输尿管软镜取石常用的工具是套石网篮。由于操作通道小以及主动弯曲的要求,输尿管软镜使用的套石网蓝更为纤细柔软。

## 三、适应证与禁忌证

### (一)适应证

输尿管硬软镜治疗肾结石的适应证主要依据我国2014版及欧洲2017版关于肾结石逆行输尿管镜治疗指南中的内容。2014版《中国泌尿外科疾病诊断治疗指南》(CUA Guideline)中逆行输尿管软镜治疗肾结石的内容包括:①ESWL定位困难、X线阴性肾结石(<2cm);②ESWL术后残留的肾下盏结石;③嵌顿性肾下盏结石,ESWL治疗效果不好的;④极度肥胖、严重脊柱畸形,建立经皮肾镜碎石术通道困难;⑤结石坚硬,不利于ESWL治疗伴盏颈狭窄的肾盏憩室内结石。2017版欧洲泌尿外科(European Association of Urology,EAU)指南关于肾结石逆行输尿管镜治疗推荐,其中推荐当ESWL或PCN治疗2cm以上的肾结石不适合时,输尿管软镜是一种选择(推荐等级B)(图57-5,图57-6)。

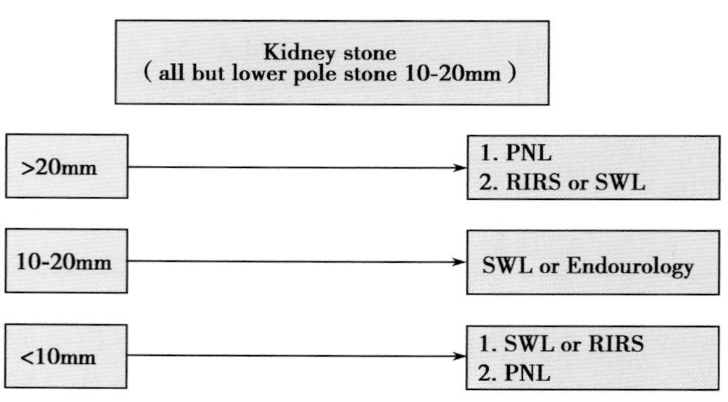


图57-5 肾结石EAU治疗推荐(除外10~20mm肾下盏结石)

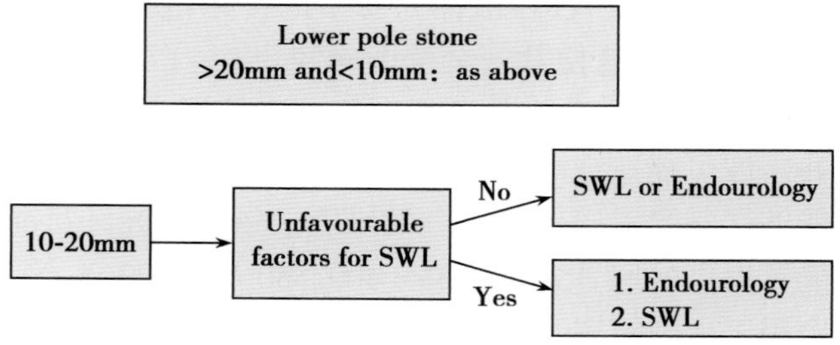


图57-6 10~20mm肾下盏结石EAU推荐治疗意见

1) Endourology:腔内泌尿外科技术,包括所有经皮肾镜碎石术PCN(Percutaneous nephrolithotomy)和输尿管镜URS(Ureterorenoscopy),包括逆行输尿管软镜RIRS(retrograde renal surgery)。2)Unfavourable factors for SWL:体外冲击波碎石的不利因素,主要包括体外冲击波抵抗型结石(一水草酸钙结石、磷酸氢钙结石、胱氨酸结石)、下盏颈长度>10mm、盏颈宽度<5mm、下盏肾盂夹角过小。

### (二)禁忌证

在2014版《中国泌尿外科疾病诊断治疗指南》中提出输尿管软镜手术的禁忌证如下:①严重的全身出血性疾病;②严重的心肺功能不全,无法耐受手术;③严重的尿道狭窄和输尿管狭窄;④不推荐治疗伴发中重度肾积水的鹿角型肾结石;⑤>4cm的鹿角型肾结石应根据术者经验慎重选择。

## 四、术前诊断性评估与准备

### (一)术前诊断性评估

肾结石治疗方案的选择取决于结石的负荷、患者上尿路解剖条件、患者身体状况、感染程度、经济条件等多种因素。目前可以通过影像学、临床检验、微生物等对方面对病情及患者条件进行充分评估,便于治疗方案的选择。

1. 影像学评估

(1) B超:B超是泌尿系结石的初步筛查及评估,能快速判断及评估结石大小、分布、肾积水情况,具有操作简单、使用安全、用途广泛等特点。

(2) 腹部X线片KUB:结石主要诊断手段之一。KUB可评估结石的大小、分布、X线穿透性、密度等。90%结石是不透X线的,目前透X线结石有:尿酸结石,黄嘌呤结石,纯感染石,矩阵石(由黏液和少量结晶凝结而成),硫酸茚地那韦结石。

(3) CT:非增强CT是结石诊断标准。可进一步精确地评估结石的数目、大小、分布及肾积水情况,以及双侧肾脏及肾内结构分布及改变、肾周情况、输尿管条件。还可通过三维计算机图像合成积水CTU来进一步评估结石位置分布、上尿路解剖结构及异常表现。

(4) 静脉肾盂造影IVU或逆行肾盂造影:可通过IVU或逆行肾盂输尿管造影评估结石位置、大小、分布、输尿管条件及肾盂结构等。可计算肾盂下盏漏斗角(infundibu-lopelvic angle,IPA)、下盏漏斗长度(infundibular length,IL)和漏斗宽度(infundibular width,IW);

(5) MRI及MRU:磁共振同样可评估结石及上尿路情况。且磁共振无放射性,对于孕妇、肾功能不全者、发现其他合并病变有优势。

(6) 肾小球滤过率测定:通过核素显像来评估患侧及对侧分肾功能,便于治疗方案的综合选择。

2. 检验评估

(1) 感染治疗评估:血常规、尿常规、C反应蛋白(CRP)、降钙素原感染程度。

(2) 结石代谢评估:24 小时尿液生化分析、尿 pH 评估、甲状旁腺激素、降钙素评估结石代谢因素,了解结石成分、成因。

3. 微生物培养 术前常规留置中段尿培养寻找病原菌及药敏培养结果便于围手术期感染控制,在患者术前出现发热时及时留取血培养寻找病原菌。

**(二) 术前准备**

(1) 留置输尿管支架管:输尿管软镜治疗前需常规留置 5F 或 6F 输尿管支架管(双 J 管)1~2 周预扩张输尿管,提高输尿管输送鞘置入成功率,目前也有应用 α 受体阻滞剂联合 M 受体阻滞剂预扩张输尿管。

(2) 评估患者身体条件:通过病史收集评估患者身体状况,重点评估心、脑、肺、肝、肾、血管等重要脏器功能及筛查手术及麻醉禁忌证。控制血糖、血压。

(3) 手术室相关物品准备:电子输尿管软镜,输尿管硬镜,钬激光碎石机,365-200μm 钬激光光纤,监视器、摄像系统及光源、腔内灌注系统,输尿管输送鞘(UAS 12F-14F)、3F-4F 输尿管导管、斑马导丝、5F 双 J 管。

## 五、碎石操作步骤与要点

**(一) 麻醉与体位**

1. 麻醉可采用椎管内麻醉(腰麻、硬膜外麻醉、腰硬联合麻 醉)或全身麻醉(喉罩、气管插管)。根据患者实际情况,选择最佳麻醉方式。推荐理想的麻醉方式依次为喉罩麻醉、气管插管麻醉、椎管内麻醉。对于手术时间较长的复杂性肾结石,建议使用气管插管全身麻醉。

2. 截石位是输尿管镜手术最常用的体位,手术野暴露完全,无须改变体位,直接交替使用各类经尿道手术器械。该体位的特点是:双腿外展夹角 90°,膝关节弯曲 90°,大脚趾、同侧膝关节、对侧肩关节呈一直线(图 57-7~图 57-10)。

3. 平卧位:平卧位患者的舒适性好,更方便术者操作和观察。完全平卧位手术适合于髋关节活动受限、尿流改道腹壁造口患者(图 57-11);更改平卧位手术主要用于术臂机、与手术床冲突及高龄患者(预防发生血栓)。常规选取截石位,双下肢下垂,使输尿管开口与尿道外口尽量处在同一平面上。此外,可以根据术中情况采用健侧或患侧下肢低垂的截石位;也可采用改良结石位,健侧下肢抬高,患侧下肢下垂。该体位可以拉直患侧输尿管,扩大操作空间,有利于入镜。对于曾行腹壁尿流改道的患者,则采用平卧位。逆行输尿管软镜联合经皮肾镜手术患者可以选择斜仰截石体位。

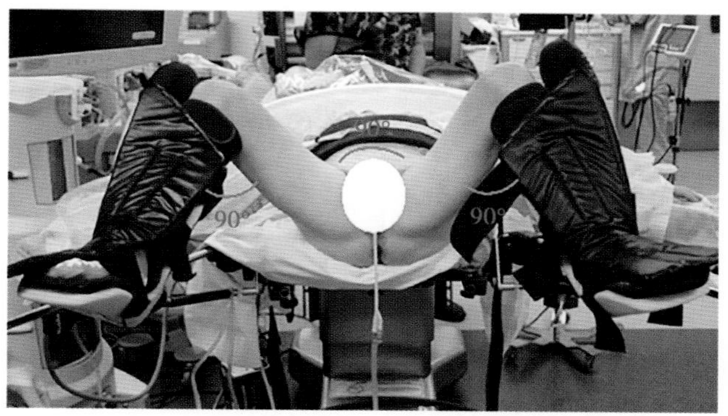

图 57-7 截石位是输尿管镜手术常用体位

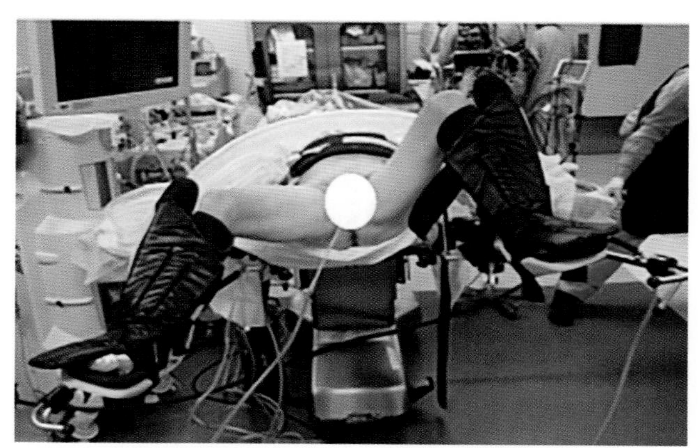

图 57-8 改良截石位特点是结石同侧下肢轻度下垂、伸直并外展

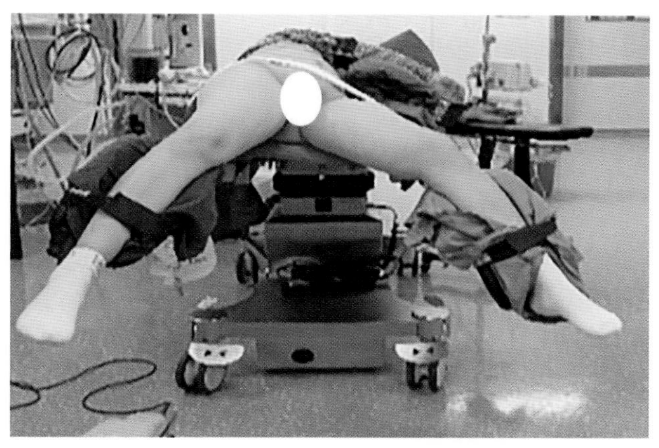

图 57-9 斜仰截石位特点是伸髋外展位

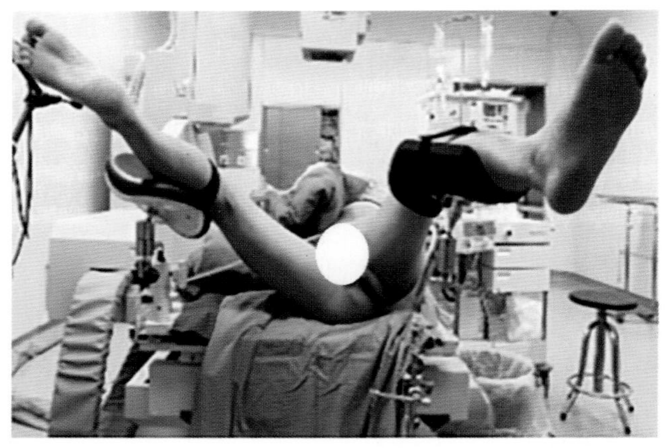

图 57-10 另一种斜仰截石位的特点是屈髋外展位

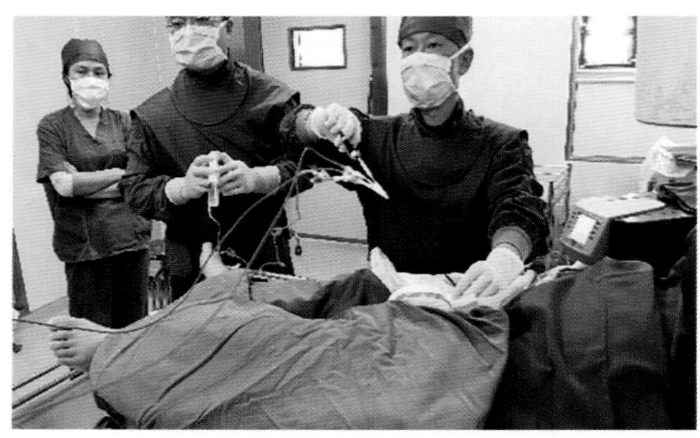

图 57-11 平卧位适合于髋关节活动受限、尿流改道腹壁造口患者

**（二）操作步骤与技术要点**

1. 输尿管硬镜镜检和预扩张

(1) 利用输尿管硬镜行输尿管开口及输尿管下段的预扩张。

(2) 镜检输尿管全段，排除输尿管内可能存在影响输尿管软镜输送鞘（ureteral access sheaths，UAS）置入及软镜插入的因素，如结石、狭窄、扭曲、息肉、肿瘤等。

(3) 输尿管硬镜的上行过程中观察输尿管腔内形态、感受输尿管顺应性，有利于预估输尿管的扩张条件及顺应性，为下一步选择放置 UAS 做准备。

(4) 直视观察下确定斑马导丝安全进入肾盂内，首先采用逆行途径，拔除输尿管支架管，使用末端周径 9.8F 的输尿管硬镜向患侧输尿管内插入 0.038inch（约 0.097cm），输尿管镜导丝引导下上行，尽量上行至输尿管上段与肾盂连接处（ureteropelvic junction，UPJ），直视下确保斑马导丝进入肾盂并适当盘曲后留置斑马导丝，撤出输尿管硬镜。若因输尿管扭曲等使输尿管硬镜无法上行至 UPJ 位置，则术中须行 X 线定位及逆行造影证实斑马导丝进入肾盂。

**（三）固定导丝与放置 UAS 及作用**

1. 固定导丝与放置

(1) 建立外界至肾盂的工作通道，有利于输尿管软镜多次反复进出。

(2) 引流术中灌注液，保持手术视野清晰的同时维持肾盂内低压。

(3) 防止输尿管直接包裹软镜，使得软镜操作不受外力干扰，特别是绕轴旋转。

(4) 保护软镜。为了克服阻力而过度的旋转扭曲动作无疑会加速软镜的损坏。

(5) 缩短手术时间可在一定程度上提高输尿管软镜碎石术后的清石率。

2. 具体操作要点

(1) 近尿道口固定斑马导丝，并防止滑脱移位。

(2) 经尿道放置导尿管排空膀胱，可缩短由于充盈的膀胱拉长的输尿管口与尿道内口的距离，同时松弛输尿管穿越膀胱的壁间段内的 Waldeyer 鞘，便于置入 UAS 或输尿管软镜直接进入。

(3) 选择合适的 UAS，润滑后将留置的工作导丝穿过鞘芯作引导，由助手沿 UAS 推送方向拉直，并固定。X 线监视下首先确定斑马导丝位置正确，进而将 UAS 推入输尿管并至 UPJ 下方 2cm。

(4) 取出 UAS 内芯，沿斑马导丝经外鞘内腔置入输尿管软镜。在进入过程中，手工灌注，保持视野清晰，直视下进入集合系统。如遇扭曲，可通过旋转镜体、调整弯曲角度及方向、适当后退 UAS 增加弯曲半径等方式克服扭曲。

(5) 如果术中 UAS 放置过低，UAS 放置位置以上部位若存在输尿管狭窄等因素时，均可能导致灌注液无法及时引流而产生肾盂高压，增加尿源性感染的风险。

(6) 手术过程中术者需密切关注 UAS 灌洗液的引流通畅以及助手对注射压力的反馈信息等，以判断肾盂内的灌注压力，必要时调整 UAS 位置或及时结束手术。

3. 持镜与入镜　对于右利手的医师，标准的软镜持镜方法为：右手持镜，用右手拇指负责控制软镜中的位键来完成软镜先端部的背侧和腹侧弯曲，左手负责软镜的前进与后退，软镜的旋转是由右手与左手共同旋转软镜体来完成的。欧洲制造的输尿管软镜，其中位键的运动方向与先端部的弯曲方向相反，即中位键向下，先端部向背侧弯曲；中位键向上，先端部向腹侧弯曲（图 57-12）。

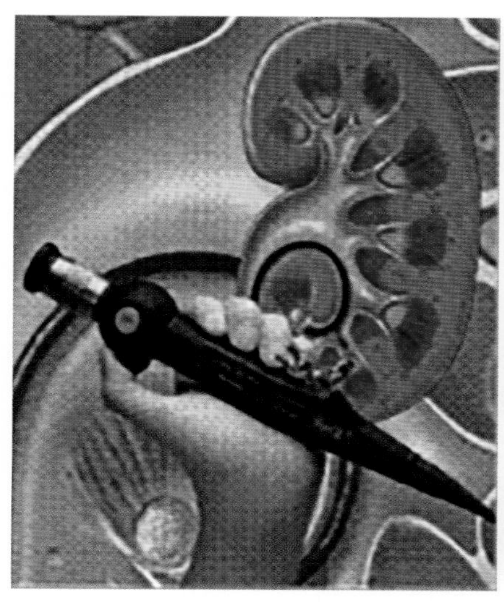
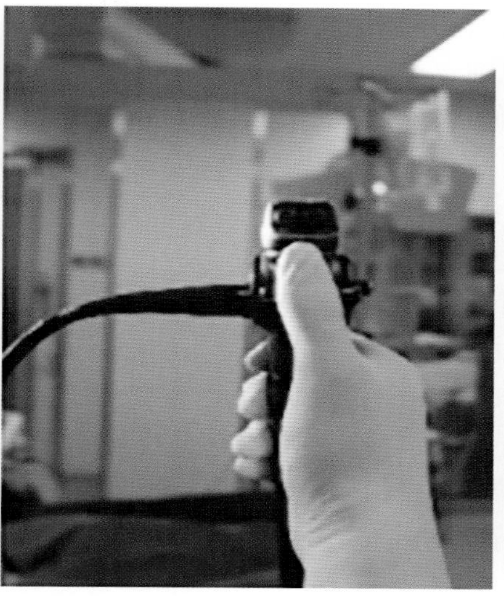
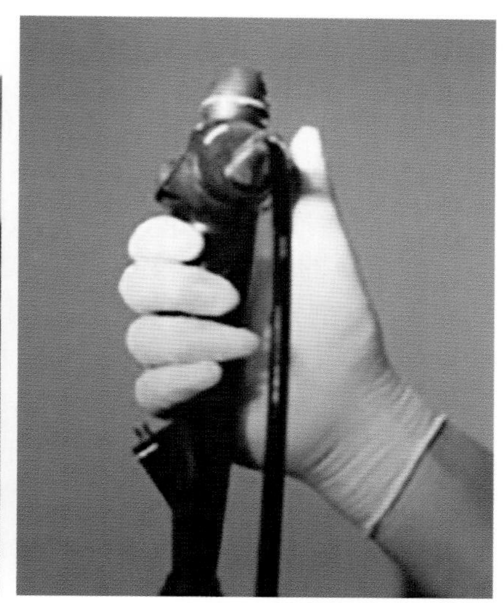

图 57-12　欧洲制造的输尿管软镜标准握镜法

软镜进入肾盂后首先观察识别肾盂输尿管结合部、肾盂及上、中、下各盏的解剖及分布特点，这点对于顺利完成输尿管软镜手术非常重要。若为多发性肾内结石，应在碎石之前将各结石定位并确定粉碎次序。大多数情况下粉碎结石按照肾盂、上盏、中盏、下盏、特殊部位结石（如憩室内结石）的次序进行逐一粉碎；成对肾盏内结石首先处理背侧组盏内结石，再处理腹侧组盏内结石，以防腹侧组盏内碎石堆积在背侧组盏内而影响手术。

4. 碎石与取石

(1) 钬激光光纤置入：光纤在使用前应该经常进行漏光检测，简单易行的方法是：关闭手术室灯光，在黑暗环境下连续激发钬激光，观察光纤在平直和末端弯曲状态下是否有激光击穿保护膜外漏的现象。一旦发现此现象，则需要将光纤漏光段剪除，以防止损伤软镜工作通道。碎石前将软镜尖端退至肾盂或中、上盏，保持尖端平直状态下经工作通道置入钬激光光纤。应用较频繁的软镜即使将弯曲控制推杆置于中部，在软镜可主动弯曲部分仍然出现一定程度的波纹样弯曲，造成激光光纤进入困难或多次尝试后方可克服阻力进入，锐利的激光纤尖端不可避免地会造成软镜工作通道的频繁过度磨损，进而加快软镜损耗。可将软镜退回至 UAS 中，利用鞘腔将软镜塑形、校直后置入钬激光光纤。

(2) 碎石手法：大致可以分为蚕食法、钻孔法、刷漆法等。此类方法其实是将碎石过程中的种种操作分别进行特征化总结，而在碎石操作中不必过分拘泥于此。各种碎石方法需要根据术中光纤可抵触结石部位和结石大小、硬度等综合使用，以求在最短时间内使结石粉末化。在目前没有出现可用于软镜的类似 EMS 碎石清石系统之前，完全碎化结石是提高清石率的最可靠方法。

(3) 取石：输尿管软镜碎石后大部分碎石仍需经输尿管、膀胱、尿道等自然腔道排出，能否完全排出结石，提高术后结石排净率成为评判输尿管软镜治疗效果的主要手段，甚至影响到适应证的选择。在碎石过程中，有条件的中心可术中取结石作结石成分分析，以便根据结石成分制定合适碎石取石策略。碎石完全后尽可能取石进行结石成分分析，术中可以通过比对钬激光光纤直径估算碎石大小。在结石质地硬，碎块偏大，输尿管条件一般，预计排石能力差等情况，尽可能套石篮将碎石取出，或分期碎石，避免术后碎石堵塞尿路，移位输尿管支架。

5. 碎石后处理　再次镜检患肾集合系统，必要时行 X 线检查证实无较大残石或无未发现的结石，经软镜留置斑马导丝，撤出输尿管软镜，撤出过程中同步缓缓退出 UAS 鞘，软镜下再次镜检输尿管全长。循斑马导丝放置双 J 管或术后不再留置双 J 管，放置导尿管后结束手术。

## 六、输尿管软镜手术操作技巧

### （一）如何选择合适的 UAS

目前临床常用的 UAS 主要由 COOK、BOSTON、BRAD 等公司生产提供。临床主要依据外鞘腔内 / 腔外周径及长度进行规格划分，常用 UAS 外鞘腔内 / 腔外周径分为：9.5/11.5F、10/12F、12/14F、14/16F 等，长度分为：55cm、45cm、35cm、28cm、20cm、13cm 等规格。能够顺利置入输尿管腔内而不导致输尿管上皮明显损伤，同时又有足够的腔道内径通过使用的输尿管软镜是选择合适 UAS 的原则。

(1) 目前国内输尿管软镜术中使用最普遍的是 12/14F 周径规格的不同长度的 UAS。

(2) 选择合适的长度：UAS 长度的选择依据尿道外口至结石的距离，受性别、年龄、身高、结石部位、是否存在解剖异常、输尿管条件等因素的影响。目前临床常用的长度是：成年男性 45cm，成年女性 35cm。

(3) 如何安全置放 UAS：在逆行输尿管软镜术中由于放置 UAS 而导致的并发症并不少见，甚至导致较为严重的后果。以下方法可提高 UAS 成功放置率：①放置 UAS 前常规输尿管硬镜预检查输尿管全长及适当预扩张。②根据输尿管条件、感染情况、患者身体条件选择放置 UAS 或无 UAS 软镜直入操作。据患者的性别、身高、年龄、结石部位、输尿管条件、肾脏解剖、输尿管软镜规格等综合因素选择合适周径及长度的 UAS。③推进过程中必须轻柔缓和，严禁暴力。④具体技巧如单手持 UAS 锁扣部位，另一只手扶持女性尿道口或男性阴茎并拉直，推进过程中如遇到阻力，推进手可保持适当推进力的同时小幅度摆动鞘。如阻力仍无法克服或 UAS 弯曲甚至外弹，必须停止置入，寻找原因并处理。具体原因包括不可克服的输尿管开口及输尿管局段狭小、膀胱排空不全、导丝滑脱等。

**(二) 软镜操作技巧**

熟悉输尿管软镜构造、操作方法、详细了解患者肾内集合系统的解剖特点是关键。输尿管软镜手术是依靠软镜主动弯曲进入目标肾盂、肾盏内而完成的。软镜主动弯曲技术是完成输尿管软镜手术操作的核心技术。其核心操作技术如下：

(1) 术前评估：术前通过 CTU /IVU 评估输尿管软镜手术操作时的路径，在行逆行肾内术前，需要详细了解患者的肾内集合系统解剖，静脉肾盂造影（IVU）或逆行造影 /CTU 可以提供更多的三维信息，以帮助手术者构建肾内集合系统三维模型，更准确地掌握可能会影响输尿管软镜手术操作的解剖因素，如下盏肾盂夹角、是否有垂直盏存在、是否存在肾内解剖异常等，从而帮助评估行输尿管软镜手术操作时软镜检查所有肾盏或进入目标盏的困难程度。

(2) 输尿管软镜的操作：输尿管软镜的弯曲方向及弯曲角度由软镜手柄上的推杆控制，目前国内使用的输尿管软镜（一体镜）的弯曲控制方式是：向上推动推杆，镜尖向下弯曲；向下推动推杆，镜尖向上弯曲。需要说明的是，一体镜所谓向上弯曲就是弯向视野 12 点钟方向，向下弯曲则是弯向 6 点钟方向。手术者操作软镜使其末端弯曲平面与肾盏分布平面相一致更有利于辨析视野各肾盏的解剖关系。输尿管软镜进入肾内集合系统后先通过软镜进退来辨识 UPJ，在明确了 UPJ 后再进入肾盂并依上、中、下顺序巡视各盏。在进入上、下盏出现弯曲困难时可适当稍许后退 UAS 增加弯曲半径。

**(三) 碎石技术**

碎石时，如结石周围有空间，可采用周边削切法碎石，即尽量从结石边缘开始，避免直接从结石中央将结石击碎成较大的碎块，增加寻找结石所花费的时间。如结石周围无空间，则可以采用中间钻孔法碎石，即将结石中间蚕食掏空后，再将周边的“壳”粉碎成 <2mm 的碎片，以免损伤肾盂黏膜造成出血，影响视野，增加手术难度。当出现较多结石碎片时，应当先处理靠近肾盏颈口的碎石。因为如先对肾盏内部的结石进行处理，盏颈口附近的结石可能被灌注液冲入肾盂或其他肾盏，导致遗漏。碎石完成后，再次镜检患肾全集合系统，必要时 X 线证实无较大残石或无未发现的结石。

**(四) 输尿管扭曲及狭窄的处理**

(1) 纠正输尿管扭曲：选择合适的导丝是克服输尿管扭曲的关键，目前最常用的腔内工作导丝是镍钛亲水超滑导丝（黑泥鳅导丝）和斑马导丝。镍钛亲水超滑导丝间断圆钝且可带预弯，表面超滑循道能力强，不易损失黏膜，可作为克服输尿管扭曲引导用。而斑马导丝大多无超滑涂层，刚性好，引导性强，但尖端略锐，容易造成输尿管黏膜损伤，适合引导输尿管镜或 UAS 前进。一旦细（0.025~0.028inch）的超滑导丝通过扭曲，则进一步置入粗超滑导丝（0.032~0.038inch）或斑马导丝替换。超滑导丝容易滑脱，固定时需留意。

(2) 输尿管狭窄的处理：输尿管狭窄可能发生于输尿管的每一段，狭窄的发生与慢性感染、排石、外科手术、放射、肿瘤等因素相关。在行输尿管软镜术前，我们可以通过预先放置双 J 管预扩张输尿管，但即便如此仍然有近 5.2%~8.9% 的患者无法成功上插并置放于理想位置。在这类患者中，输尿管狭窄是插入失败主要因素之一。输尿管真正物理性狭窄是不会因为术前留置猪尾管而改善，术中可尝试通过腔内有效处理输尿管狭窄再将决定继续行输尿管软镜手术。

一般而言，在 1cm 以内的短、无肌层萎缩的轻度输尿管狭窄患者，用输尿管扩张鞘扩张和球囊扩张相结合的方式进行输尿管软镜术前的狭窄处理。在处理狭窄后仍可置入 UAS 并进行软镜碎石操作，但需控制手术时间，避免输尿管黏膜长时间缺血坏死。

## 七、术中并发症与发生因素

### （一）术中并发症

1. 输尿管穿孔　术中见到管腔外淡黄色脂肪和灰白色网样疏松组织，通常提示穿孔。输尿管手术所致穿孔多数孔径较小，多为输尿管导管、导丝激光光纤穿透管壁所致。如及时发现并退回器械，术后留置双 J 管，保证引流通畅，则术后恢复良好。但当穿孔较大、尿外渗严重，或无法放置双 J 管时，则须立即中转开放手术。

2. 输尿管黏膜损伤及黏膜下假道　输尿管黏膜损伤多属于轻度损伤，术中及时发现、术后留置支架管保证引流通畅即可，一般无特殊处理。如术中发现黏膜下假道形成，则应立即退回导丝、导管、硬镜或找回输尿管正常解剖管道，术后留置支架管 4~6 周，保证引流通畅。

3. 输尿管黏膜撕脱及袖状剥脱　输尿管黏膜撕脱及袖状剥脱虽然在临床上不常见，但一旦发生，后果十分严重。其发生率为 0~0.5%，容易发生在输尿管上 1/3，需注意避免套石网篮的粗暴操作和退出手术器械遇阻力时暴力操作。一旦发现输尿管撕脱及袖状剥脱，立即手术修补处理。故在临床上，对输尿管黏膜撕脱及袖状剥脱应重在预防，重视围手术期准备。如遇较大直径结石且位置较为固定，手术尽量选用碎石术。若手术发现黏膜有明显损伤，应考虑放置支架。在退出手术器械遇阻力过大时，切忌强行暴力拉出，可考虑解痉、镇痛、注入液体石蜡等措施，并缓慢轻柔退镜。

4. 输尿管断裂　其发生多与操作过于粗暴致输尿管黏膜损伤较为严重有关。在手术操作中如遇到退镜非常困难，后阻力突然减轻时，要警惕输尿管断裂可能，严重时可发现断裂的输尿管被拉至膀胱，甚至尿道内。一旦发生断裂，立即中止输尿管软镜操作，改开放或腹腔镜手术修补。该并发症同样重在预防，警惕粗暴操作所致输尿管断裂的可能。

5. 肾脏及膀胱损伤　随着输尿管软镜技术的不断发展，术者手术技能的不断提高及设备的改良，该并发症在输尿管软镜术中目前罕有发生。多数原因与术中灌注压过高、肾脏本身由于长期梗阻所致的病理改变、膀胱内灌注液过多、手术操作时间长等因素相关。一旦发生，多中止手术，行相应的修补手术处理。而肾脏损伤致破裂时，患者易发生出血性休克，危及生命。因此对于术者，该并发症值得重视及预防。有时因输尿管扩张鞘置入过深，尖端也可以损伤肾集合系统。如果置镜后未手术即发现集合系统内出血，视野不清时，应考虑损伤性出血，须终止手术。预防措施包括：推送鞘置入体内的长短应根据患者身高做大致评判，无法像经皮肾时量比着刻度进行扩张，推送鞘进入输尿管后，留置体外长度为 10~15cm 时放松鞘芯，推送鞘再进 5cm 可免损伤肾脏和造成大出血。如置入输尿管内较短，则在置入输尿管软镜再推进此鞘。

6. 出血　出血为输尿管软镜手术的最常见并发症之一。其临床表现较为轻微，常表现为轻度的血尿，其发生的常见原因主要包括输尿管导管、导丝、通道鞘、内镜进入输尿管口时造成的损伤、嵌顿性结石、炎症等因素所致输尿管病理性改变，输尿管狭窄处进镜粗暴、术中激光、手术器械直接损伤输尿管壁等所致损伤均可引起血尿。轻度出血对手术操作一般无影响，且其术后常能自愈，无须特殊处理。如遇出血较多或活动性出血，可采用电凝及激光等止血或适当增加肾盂压力，待出血明显改善后可继续手术。如出血严重影响手术操作，则可以先置入支架管，应用止血药物对症治疗，待二期进行碎石取石治疗。如遇个别持续出血有发生休克可能，且经常规处理无效的患者，则需要采取血管栓塞或开放手术予以处理。

### （二）术后并发症及预防处理

1. 发热和感染　发热及感染是术后较常见的并发症。如感染严重未及时处理，则有可能引起脓毒性血症及感染性休克的发生。发生该并发症的常见原因如下：

(1) 患者术前已经发生感染，症状轻而未及时发现。

(2) 术中输尿管发生损伤，严重至穿孔、尿外渗等。

(3) 术中灌注压过高，引起尿液、冲洗液的反流。

(4) 未严格遵守无菌操作及器械的严格消毒造成医源性感染。

(5) 术后支架位置放置错误等导致引流不通畅，造成尿路梗阻。

(6) 患者术前合并吸烟、肥胖、糖尿病等感染的高危因素，围手术期未予合理控制。如考虑患者感染可能，应及时行尿培养，并根据经验使用广谱抗生素治疗。待培养结果及药敏试验结果出来后调整抗生素的使用,继续抗感染治疗。该并发症的预防:术前常规做尿液细菌培养,以及时发现感染;注意无菌操作和手术器械的严格消毒;术后留置支架管,以保证引流通畅等。

2. 出血 术后出现淡红色血尿属常见现象,是由于进镜和碎石过程中对周围组织的轻微损伤所致,出现鲜红色血尿属异常现象。术后要密切观察尿量及颜色,并做好记录,避免自身用力翻身,一般血尿可自行消失。对于少数血尿严重患者,可适当应用止血药物,必要时输血支持治疗或选择性肾动脉栓塞治疗,同时注意保持导尿管通畅,保持引流通畅。

3. 疼痛 输尿管软镜手术操作时间通常比硬镜操作时间长,因而发生腰、腹痛的机会较大。其发生的常见原因如下:

(1) 手术时间长,术中灌注压力过大致集合系统扩张、反流等。

(2) 双J管放置位置错误、断裂、移位等导致引流不通畅。

(3) 术后输尿管水肿、血块、残余结石而致输尿管梗阻、痉挛。目前输尿管软镜手术术后多常规留置双J管,以解除梗阻,利于残余结石排出,通畅引流,从而减轻腰痛的发生。大多数患者的疼痛是自限性的,予解痉、止痛等对症处理后多可自行缓解。

4. 暂时性膀胱输尿管反流 目前输尿管软镜手术多术后放置双J管,但植入的支架管如发生移位、位置错误、断裂等,会增加尿液反流的发生机会。同样,输尿管软镜操作中使用鞘扩张输尿管口也易发生术后早期反流。早期反流并发症发生率较低,临床症状不明显。如发现,则应检查双J管是否放置在合理的位置,保证引流通畅。术后应尽早拔出双J管,以减少反流的发生风险。

5. 输尿管狭窄或闭塞 输尿管狭窄、闭塞是输尿管软镜手术的严重并发症。早期输尿管镜术后其发生率较高,随着较细输尿管镜的使用、术后支架的植入、输尿管保护鞘的使用、输尿管损伤发生率的下降,该并发症的发生率较早期有所下降。综合文献报道,输尿管软镜术后并发输尿管狭窄、闭塞的发生率为0~3.3%,其发生可在术后数月至数年。主要预防措施是术前充分评估输尿管条件决定何时碎石治疗方案,术中尽量避免损伤输尿管;如发现输尿管有损伤,术后应放置双管引流,以减少狭窄形成,术后严密观察,及时发现并选择合适方案处理狭窄。在治疗上,如输尿管轻度狭窄,可行狭窄段内切开或气囊扩张;如为重度狭窄甚至闭塞,则多行狭窄段切除,并根据切除部位的不同,选择合适的手术方式进行上尿路重建。

6. 持续性膀胱输尿管反流 该并发症的发生多与手术损伤输尿管膀胱内壁段肌层,从而引起抗反流结构功能丧失有关。该并发症重在预防,切忌在通过输尿管口时粗暴操作及术中碎石器械的直接损伤。治疗上对轻度反流可行黏膜下胶原蛋白注射术,对重度反流则考虑输尿管膀胱再植术。

## 八、术后中西医结合处理与随访

### (一) 双J管处理

术后常规双J管放置2~4周,后再在膀胱镜下拔除。患者留置双J管存在血尿、尿频尿急尿痛、腰疼等"双J管综合征",需及时宣教,告知其处理方案。

### (二) 中医特色治疗

1. 镇痛及改善膀胱刺激症 针灸对于改善术后输尿管痉挛引起的肾绞痛、膀胱痉挛引起的膀胱刺激症有显著疗效,常见针灸穴位为:主穴,秩边透水道、膀胱俞、中极、阴陵泉、行间、太溪、血海、三阴交,双侧可交替取穴。随症加减,热重加合谷、外关,湿热重加委中,阴虚加太溪,肾阳虚加命门、关元。也有研究显示针灸通过松弛输尿管达到促进碎石排出的效果。

2. 中药排石 中医学认为"石淋""砂淋""血淋"范畴。其病因病机主要是湿热之邪蕴结下焦,煎熬尿浊杂质,结为砂石,阻塞水道,导致气滞血瘀水阻。常见证型为湿热下注、气滞血瘀、肾气不足。病位当在"肾"与"膀胱"。华佗《中藏经》记载:"砂淋者。此由肾气虚,虚伪真气,邪热渐强,结聚成砂,非一时之作业"。《中脏经》云:"虚伤真气,邪热渐强,结聚而成砂;又如以火煮盐,火大水少,盐渐成石之类"。故拟方以利尿通淋排石、益肾培元、活血化瘀等为主。湿热下注证型以瞿麦、石韦为君药,利尿通淋下达膀胱;以车前草、金钱草为臣药,共担清热利湿通淋止痛之功。正如巢元方《诸病源候论》记载:"肾主水,水结则化为石。故肾客砂石。肾虚为热所乘,热则成淋"。佐以山药、菟丝子、首乌等益脾肾之气,强先天之本。气滞血瘀证型以金钱草、海金沙、鸡内金共为君药,三棱、莪术、穿山甲、川牛膝,行气活血,化瘀散结,为气滞血瘀证型臣药,使药黄蜀葵花被李时珍命为独圣散,通淋消肿有奇功,现代医学研究其对肾小管间质损害具有保护作用，治疗肾小球疾病，对改善水肿，降低蛋白尿等取得明显效果。同时中药清热利湿对于结石术后的尿路刺激症状、尿路感染也有改善作用，可调加大蓟、大蓟改善术后血尿。

**（三）辅助排石**

体外物理振动排石：利用物理学上多方向简谐振动的原理，将主副振子产生的高频物理振动散射波传导至体内，通过驱动效应、松绑效应、碎石效应，集合体位、利尿、运动等排石手段为一体，达到驱动结石排出的效果。适用于术后小于 6mm 的泌尿系结石。具体操作：治疗前 2 小时口服 α 受体阻滞剂，治疗前 30 分钟开始大量饮水、憋尿，B 超监测膀胱憋尿程度、肾盂肾盏扩张程度。治疗前静推呋塞米 20mg，根据结石解剖位置，选择合适的体位及床面倾斜角度，开启下置床面振动器，使人体随床面一起振动，开启手持式振动器，选择与尿路走行方向一致的振动传导路径，由近及远开始物理振动排石治疗。不同位置的结石进行体外物理振动排石时，体位及床面倾斜角度的选择有所差异。

**（四）结石预防**

1. 水化疗法　流行病学的研究已经证实特殊的液体对结石复发危险的作用。增加饮水量，无论是男性还是女性，都能降低结石形成的危险。大量液体的摄入对结石形成的抑制作用归因于对形成结石的盐类结晶的稀释作用。它的治疗作用是缩短游离晶体颗粒在尿路中的平均滞留时间，促进较小结石自行排出；降低结石物质的尿饱和度以阻止结石继续生长；减少并发尿路感染的机会。推荐每日饮水量在 2 500~3 000ml，保持尿量在 2 500ml 左右。

2. 饮食指导　高钙尿症患者应合理限制钙的摄入。传统观点认为高钙饮食可以增加尿中钙的含量和钙盐的饱和度，是泌尿系结石形成的危险因素。在正常情况下，饮食中的钙和草酸可在肠道中结合，形成不溶性的草酸钙后随粪便排出。低钙饮食反而会使肠道中游离的草酸根增多。草酸经肠吸收入血后排入尿液，结果会导致高草酸尿。可见，虽然低钙饮食可使尿钙的浓度有所降低，但却同时增加了尿中草酸的排泄量，所以高草酸尿是更危险的结石因素。总体而言，“低钙饮食”可引起和加重高草酸尿，既增加了草酸钙结石形成的风险，又会引起佝偻病或骨质疏松，得不偿失。此外还要限制钠的摄入。较多的循证医学证实尿中的钠离子与草酸钙结石与关。大量钠的摄入通过多个途径来增加结石形成风险：①减少钙的重吸收，增加钙地排泄；②减少尿中枸橼酸含量，使抑制形成结石的钙盐结晶的作用减弱；③增加尿酸钠的形成，促进草酸钙结晶。含钙结石患者应严格限制钠盐摄入，每天钠的摄入量在 2 000~3 000mg。对于高钙尿结石患者，服用噻嗪类利尿剂和限制钠的摄入尤为重要，因为尿中钠含量过高会减低这些药物的减低尿钙的作用。噻嗪类利尿剂可用于治疗结石是因为该类药能通过增加肾远曲小管对钙的重吸收直接减少尿中钙的含量，同时当细胞外液衰竭时刺激通过近曲小管对钠依赖的钙的重吸收。

3. 高草酸尿症　对高草酸尿症应限制草酸的摄入，由于不到 10%~15% 尿中草酸盐来源于饮食，因此推荐严格避免饮食中草酸盐的摄入，最终有多大益处目前尚不清楚。已知草酸盐可存在于大多数蔬菜中，然而，这似乎是一种直觉而去避免大量的富含草酸盐的食物，例如菠菜、苋菜、巧克力、坚果和茶。尽管通常给予复发肾结石患者的建议是严格限制富含草酸盐食物的摄入。对于那些肠源性高草酸钙的患者或者那些潜在的肠功能异常的患者来说，低草酸盐饮食将会非常有帮助。尿草酸盐能促进草酸钙形成，使其在尿中的饱和度增加。

4. 低枸橼酸尿　尿液中的枸橼酸被认为可以抑制尿液中的钙盐结晶。低枸橼酸尿是尿结石形成的重要危险因素。柠檬和橘子汁长期以来被用作水的辅助物增加尿量，同时增加尿枸橼酸地排泄。

5. 高尿酸尿症　限制高嘌呤食物的摄入，尤其是动物蛋白。摄入蛋白后的代谢产物主要是尿酸，过多的尿酸不仅形成尿酸结石，更多的情况下是以尿酸钠形式诱导了草酸钙结石的形成。蛋白的摄入亦可增加尿钙、草酸盐、尿酸的分泌和理论上形成结石的可能性。动物蛋白中富含含硫氨基酸，它使机体发生酸负荷，致尿 pH 和枸橼酸含量下降，同时促进肾脏排钙。另外，动物蛋白中富含嘌呤，嘌呤作为酶的底物分解为草酸。

6. 高胱氨酸尿症　由于蛋氨酸是胱氨酸的前体物质，理论上减少富含蛋氨酸的饮食有助于减少尿中胱氨酸的排泄量。这些食品包括各种鱼、肉、蛋、奶、大豆、花生等。

**（五）结石预防与中医体质学说**

目前有研究显示结石的发生及发展、成分与中医的体质学说有密切关联，泌尿系结石患者最常见的中医体质分型以湿热质、痰湿质为主。因年龄、地域、性别等因素不同，体质有区分，男性以痰湿质、气虚质、湿热质为主，而女性则以阳虚质、气郁质、气虚质为主。湿热质及平和质以青年人为主,其余体质均以中老年人为主。可通过对结石患者辨体质,针对不同体质人群调节体质,以达到减少结石发生及复发的目的。

**(六)术后随访计划**

1. 无石率 碎石后于1周、1个月、3个月、6个月进行定期复查X线、B超或CT,并与术前对比。

2. 非复杂性结石无须长期随访。

3. 复杂性结石患者术后应该进行系统随访,随访内容主要包括结石成分分析、血清离子及尿酸、尿液生化检查与评估。

(顾晓箭 张庆玲)

# 第三节 末段可弯硬性输尿管肾镜碎石术

## 一、概述

输尿管镜的临床应用始于1964年,经过50余年的发展,目前形成了输尿管硬镜和输尿管软镜两大技术方向。输尿管硬镜采用钢性结构镜体设计,轴向1∶1稳定扭矩,使用便捷、简单易学、操控反馈良好;但输尿管硬镜也有其不足之处:由于镜体不可弯曲,因此无法处理肾脏结石。

输尿管软镜虽然在1964年即应用于临床,但由于其本身的缺陷,未能在临床推广;直至1971年Olympus公司设计出国际首款主动弯曲输尿管软镜,该技术才真正开始在临床上广泛应用。随着成像技术和制作工艺的进步,目前输尿管软镜和早期相比,图像清晰度更高、管径更细、弯曲性能更好,为治疗输尿管上段和肾脏结石开辟了新的篇章。但是,输尿管软镜在技术和操作上也存在不足:其软性结构导致镜体易损坏,且不易操控、学习曲线较长等。

输尿管硬镜和软镜均有其优点和局限性,如何将两者有机结合、扬长避短,成为输尿管镜技术探索的新方向。2003年,长海医院泌尿外科团队,国际首创、设计并研发出末段可弯输尿管硬镜,该内镜结合了输尿管硬镜钢性结构镜体和输尿管软镜头段可控弯曲的特点,基本实现了兼具输尿管硬镜和软镜功能的目标,一次手术即可完成输尿管结石和肾脏结石的治疗。

十余年来,通过对末段可弯硬性输尿管肾镜临床应用的经验积累和总结,研发团队在内镜设计理念、操作方法等方面不断改进和创新,目前末段可弯硬性肾尿管肾镜已更新至第四代,新增了完全可拆卸金属外鞘、全软内芯等特点,本章节将对此做详细介绍。

## 二、末段可弯硬性输尿管肾镜的特点

**(一)末段可弯硬性输尿管肾镜的结构和性能**

第四代末段可弯硬性输尿管肾镜采用导光纤维成像技术,分辨率10 000华数,视角80°,景深1~20mm;整体类似输尿管硬镜外观结构,卸除可拆卸金属外鞘后,外观类似输尿管软镜;镜体全长700mm,工作长度425mm,前端主动弯曲加被动弯曲总长度130mm;尖端外径8.7Fr,工作通道内径3.6Fr;镜身具有良好的钢性和韧性,手柄操作部分根据人体工程学设计,操作舒适、简便(表57-3)。

**表57-3 末段可弯硬性输尿管肾镜性能参数**

| 名称 | 末段可弯硬性输尿管肾镜 |
|---|---|
| 尖端部 | Fr 8.7 |
| 插入部 | Fr 9.8(带鞘) |
| 器械工作通道 | ϕ1.2mm(Fr 3.6) |
| 工作长度 | ≥425mm |
| 末端可弯段长度 | 130mm |
| 图像分辨率 | 10 000华数(像纤) |
| 照明方式 | 光纤 |
| 弯曲方向和角度 | 下弯:≥270° 上弯:≥270° |
| 工作温度 | +10~+40℃ |
| 相对湿度 | RH 30%~75% |
| 大气压力范围 | 70~106kPa |

相比于其他输尿管镜,该内镜最主要特点在于其独特的软、硬镜一体化结构设计:由钢性结构的可伸缩并可完全拆卸外鞘和末段带有13cm主动及被动可控弯曲段的全软输尿管镜组成(图57-13);对于较大、较硬的结石,术中可将金属外鞘拆卸,置入输尿管软镜输送鞘,采用全软镜模式碎石套石。

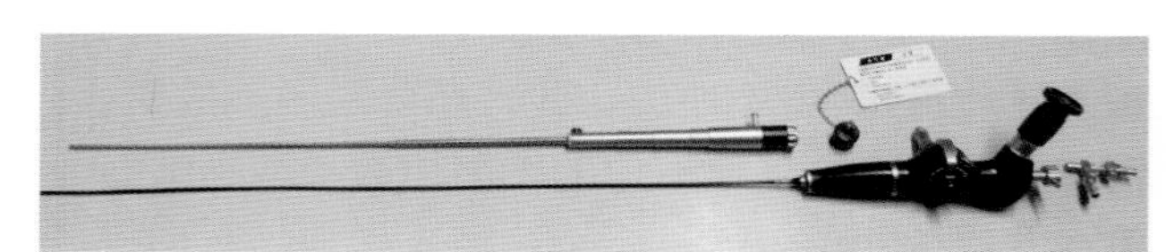

图57-13 末段可弯硬性输尿管肾镜的整体结构

末段可弯硬性输尿管肾镜操作手柄主要包括以下几部分结构(图 57-14):A 为钢性可拆卸、伸缩外鞘及锁定键,用于调节外鞘伸出与缩进,伸缩调节采用分段式设计,以适应不同肾脏集合系统的需要;B 为独立的灌注水流出道外口,该通道可直接将术中灌注液引出体外,降低术中肾盂压力;C 为外鞘连接部,可伸缩外鞘通过该处螺纹与内镜主体部分连接;D 为可弯末端操控杆,采用与输尿管软镜相同的弯杆操控设计,操控杆上推——可弯末端向上弯曲,操控杆下推——可弯末端向下弯曲,调节便捷且精确;E 为三通阀,与内镜工作通道相连接,用于接入灌注水及置入操作器械。F 为目镜及焦距调节,用于调节内镜焦距以及连接视频成像系统;G 为光源接入,用于连接光源线。

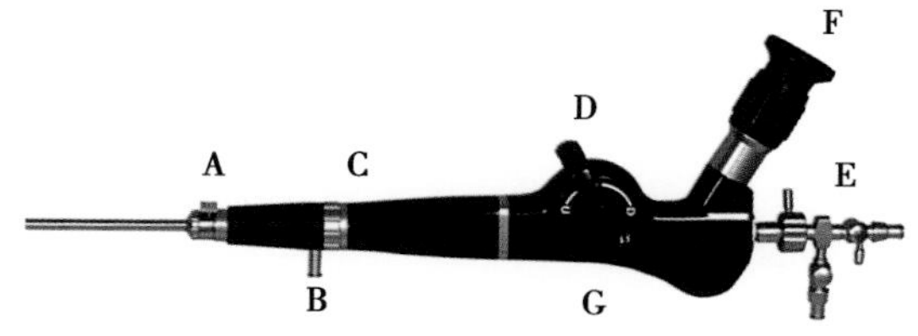


**图 57-14　末段可弯硬性输尿管肾镜手柄部分结构**

A. 钢性可拆卸、伸缩外鞘及锁定键;B. 独立流出道;C. 外鞘固定位置;D. 末端调节弯杆;E. 三通阀;F. 目镜及焦距调节;G. 光源接入(镜体对侧)。

该镜头包括以下几部分(图 57-15):A、B 为两路光源通道,为镜头前方视野区提供光源;C 为目镜,采用导光纤维成像技术,性能参数和成像质量与主流输尿管软镜相一致;D 为器械工作通道,通道粗细 3.6F,可置入输尿管软镜下各类常用操作器械;E 为内部软镜可控弯曲段,可弯段长度 130mm,能探查轻、中度积水肾脏的集合系统;F 为可伸缩、拆卸外鞘,用于切换内镜硬镜、软镜功能。

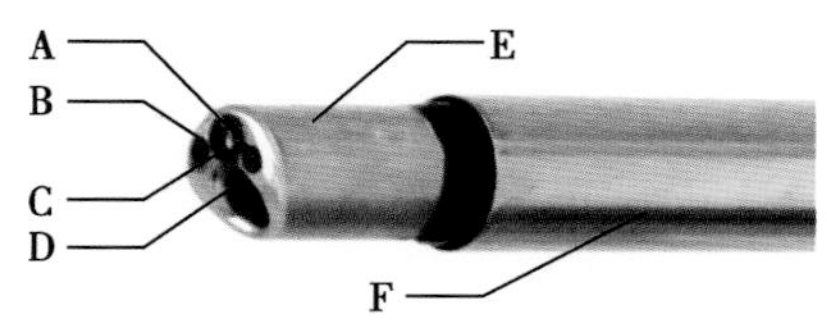


**图 57-15　末段可弯硬性输尿管肾镜末端结构**

A、B. 两路光源;C. 目镜;D. 器械工作通道;E. 内部可弯末段;F. 可伸缩、拆卸外鞘。

### (二) 末段可弯硬性输尿管肾镜的特点

末段可弯硬性输尿管肾镜具有完全自主知识产权,获得国家实用新型和发明专利多项,相比于传统输尿管硬镜、软镜,该镜子具有以下特点:

1. 采用一体式设计,一把内镜兼备输尿管软、硬镜功能,术中无须更换内镜即可一并处理输尿管和肾脏结石。

2. 内镜外鞘为钢性结构,同轴转向稳定一致,操控性能好。

3. 镜子使用以目前开展广泛、技术成熟的普通输尿管硬镜的操作方法为基础,结合类似软镜的操控杆结构控制镜体末端双向弯曲,开展技术门槛较低,易于上手,操作便捷,学习曲线较输尿管软镜明显缩短(图 57-16)。

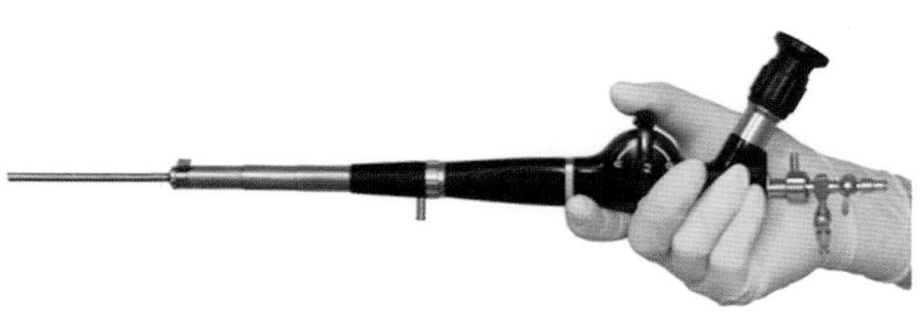

**图 57-16　末段可弯硬性输尿管肾镜的操控方式**

4. 对于较大、较硬结石,需要进行套石时,可卸除金属外鞘,置入输尿管软镜输送鞘,用全软镜模式进行碎石、套石。

5. 末段可弯硬性输尿管肾镜的保养和维护中,特别需要注意,当伸出金属外鞘将软镜模式转换成硬镜模式时,必须在体外直视下操作,否则金属外鞘可能会损伤软头端外皮,其他保养及消毒方法同普通输尿管镜。

6. 镜子完全本土设计、制造,具有自主知识产权,购买和维修成本较低的竞争力具有显著优势。通过对该新型内镜的推广使用,有望进一步提高泌尿系结石微创诊疗技术在国内各级医院的普及率,降低医疗成本,满足广大基层地区诊疗需要。

## 三、适应证与禁忌证

### (一) 末段可弯硬性输尿管肾镜碎石术适应证

末段可弯硬性输尿管肾镜兼具传统输尿管硬镜和软镜的功能,因此其适应证也与普通输尿管硬镜和软镜手术基本一致;需要强调的是,当采用末段可弯软镜模式粉末化碎石时,建议选择直径小于 1.5cm 的结石;当拆除金属外鞘、置入输尿管软镜输送鞘,采用全软镜模式碎石套石时,可将手术适应证适当放宽至直径约 2cm 的结石。

### (二) 末段可弯硬性输尿管肾镜碎石术禁忌证

该手术与常规输尿管硬镜及软镜碎石术手术禁

忌证基本一致，主要包括以下情况：

1. 严重得无法纠正的全身出血性疾病。

2. 严重的心肺等重要脏器功能不全，无法耐受手术。

3. 未控制的泌尿系感染。

4. 严重的尿道和/或输尿管狭窄，镜体无法通过。

5. 其他不适合手术的特殊情况。

## 四、术前评估与准备

### （一）术前评估与准备

同普通输尿管硬镜、软镜碎石手术类似，主要包括以下几点：

1. 一般术前检查　通过胸片、心电图、肺功能、腹部B超、血常规、血生化、凝血功能等检查检验，评估患者的心肺等重要脏器功能和其他一般情况。

2. 影像学检查　主要包括泌尿系B超、腹部平片、腹部CT平扫、静脉肾盂造影或CTU，评估结石的大小、位置，同时评估泌尿系解剖、积水情况、肾脏功能等。

3. 实验室检查　①尿液检查：包括尿常规、中段尿培养及细菌药敏实验，一方面可通过尿常规初步进行代谢评估，另外可通过尿白细胞情况判断患者的感染状态；尿培养可判断患者有无细菌感染并指导选用敏感抗生素；②血液检查：包括血清降钙素原、肝肾功能、凝血功能、血钙、血磷、甲状旁腺素等，评估患者的一般情况、感染情况、代谢情况等。

### （二）手术风险评估

1. 一般状况评估　根据检查结果，对患者进行一般情况评估，预估其接受麻醉及操作的风险，并在术前尽可能纠正，包括控制血糖、血压，纠正低蛋白血症等。

2. 术中术后感染发生的风险评估　感染是该手术最严重的并发症，因此术前充分评估至关重要。首先需进行感染高危因素的评估，包括结石及集合系统的感染情况，术前给予充分抗感染治疗；同时评估患者自身免疫状况，包括有无糖尿病、代谢综合征及其他免疫系统疾病，必要时联合相关学科，联合纠治。

## 五、操作步骤与碎石要点

### （一）手术器械准备

目前，上尿路结石手术治疗是末段可弯硬性输尿管肾镜最主要的临床应用，手术常用器械准备见表57-4。麻醉通常采用全身麻醉、腰麻或硬膜外麻醉，对于特殊病患也可使用局麻联合静脉麻醉；若无特殊情况，推荐选用全身麻醉，有利于术中控制呼吸、精确碎石。

表57-4　末段可弯硬性输尿管肾镜碎石术器械准备

| 末段可弯硬性输尿管肾镜碎石术器械准备 |
|---|
| 内镜 |
| 　末段可弯硬性输尿管肾镜 |
| 导丝 |
| 　斑马、超滑、或亲水等类型导丝 |
| 灌洗液 |
| 　生理盐水灌洗液（50ml注射器接延长管人工灌注） |
| 操作器械 |
| 　输尿管软镜异物钳和取石篮 |
| 导管 |
| 　双腔导尿管 |
| 　6~10F双J管 |
| 输尿管扩张器 |
| 　输尿管球囊扩张器 |
| 碎石器械 |
| 　钬激光机 |
| 配套200μm或超细超软光纤 |
| 仪器设备 |
| 　内镜连接设备、光源系统、成像系统 |

### （二）操作步骤及碎石要点

1. 患者取截石位，连接成像系统、光源、灌洗液等设备，会阴部常规消毒、铺单。

2. 首先用硬镜模式进入膀胱，找到患侧输尿管开口并置入导丝。直视下沿导丝逆行进镜（必要时X线引导），上镜过程注意观察输尿管腔粗细，如输尿管较细、上镜阻力较大则适时退镜，改用球囊扩张或者留置双J管2周后二期手术（图57-17）。我们的研究表明，对于没有预置双J管的患者，末段可弯硬性输尿管肾镜上镜成功率高达91.9%。

3. 如处理输尿管结石，寻及结石后可留置安全导丝并退镜；同法在另一根工作导丝引导下再次上镜至结石处，退出工作导丝，置入激光光纤碎石。如需处理肾脏结石或者输尿管结石碎石过程中碎块上移进入肾脏，则可沿导丝继续进镜直至肾盂。

4. 当镜体进至肾盂输尿管连接部，回缩金属外鞘，暴露内部可弯末段，退出导丝。术者通过扳动手柄部的弯杆调节可弯末段，应用软镜模式，探查肾脏集合系统，寻找到结石位置后，从器械工作通道内置入钬激光光纤碎石（图57-18，末段可弯硬性输尿管肾镜碎石术见视频32）。

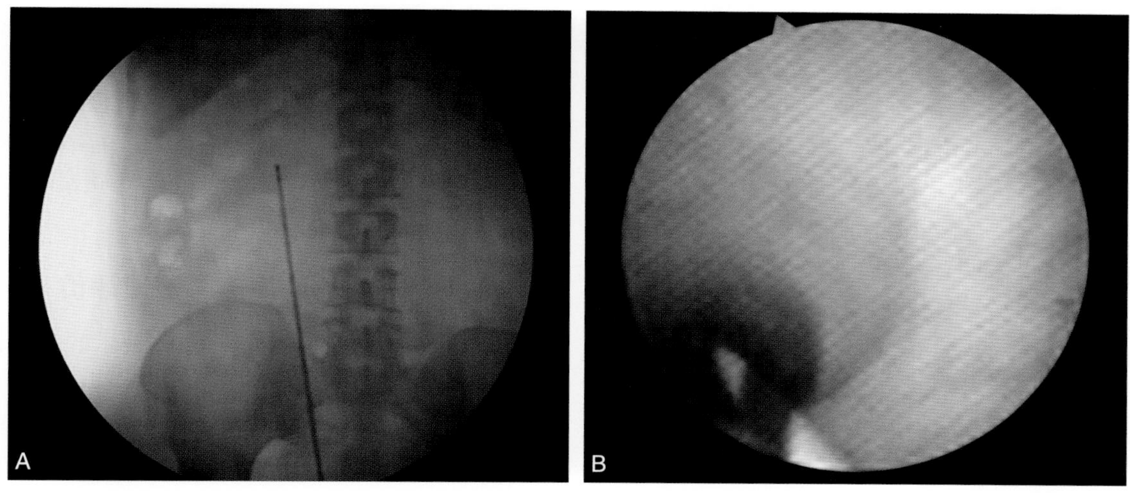

图 57-17　末段可弯硬性输尿管肾镜沿导丝上镜
A. X 线透视下观察沿导丝从输尿管腔内上镜；B. 内镜下沿导丝从输尿管内上镜。

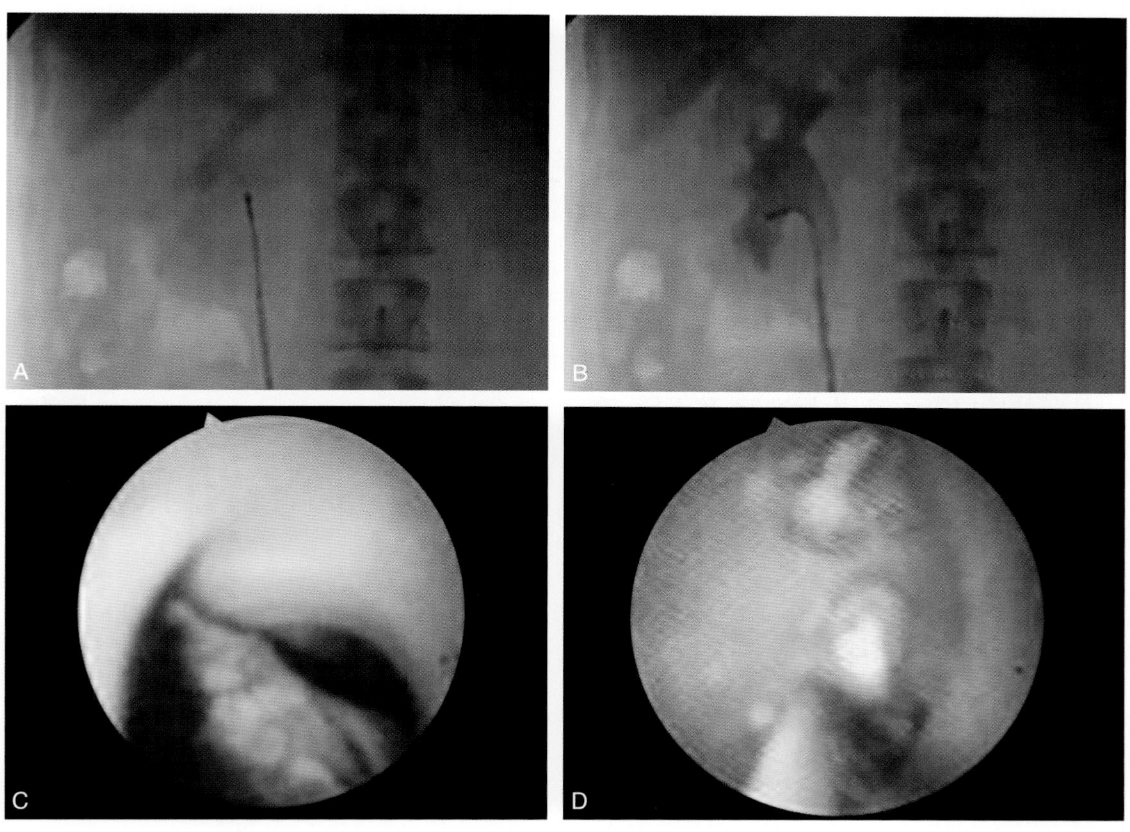

图 57-18　末段可弯硬性输尿管肾镜沿导丝上镜
A. X 线透视下观察镜体伸出至外鞘外；B. 逆行造影引导下观察集合系统；C. 内镜下发现下盏结石；D. 置入钬激光光纤碎石。

视频 32　末段可弯硬性输尿管肾镜碎石术

5. 将结石彻底粉碎后，仔细检查有无结石残留，留置导丝于肾盂腔内，直视下退出内镜，沿导丝留置双J管；对于结石负荷较大或孤立肾肾结石患者，术中需套石时，可留置导丝、退镜，体外拆除镜子金属外鞘，沿导丝置入输尿管软镜输送鞘，采用普通软镜模式碎石，然后置入套石篮套出石块；国内多中心临床研究结果表明：末段可弯硬性输尿管肾镜治疗上尿路结石术后第一天复查，结石清除率可高达94.0%。

目前输尿管镜术中是否需要留置安全导丝尚存有争议。国外学者认为安全导丝术中全程留置于肾盂内，一旦出现肾盂穿孔等严重并发症时可沿安全导丝置入双J管，随时终止手术。另有学者指出留置安全导丝虽可保证工作通道不丢失，但因其盘曲在视野前方输尿管或肾盂内，可能影响碎石；如激光误击导丝甚至可打断导丝，需额外增加手术步骤取出断端。笔者认为如手术操作熟练，可省略此步骤。

## 六、术后并发症预防处理

末段可弯硬性输尿管肾镜碎石术后的常见并发症同普通输尿管镜手术，主要包括感染、血尿、急性肾功能不全、石街形成、输尿管损伤狭窄等，其预防和处理方法同普通输尿管镜手术。

## 七、术后随访与治疗评价

末段可弯硬性输尿管肾镜碎石术的疗效评价和随访同普通输尿管软镜碎石术，术后根据患者生命体征、实验室检验结果及尿液颜色决定拍摄腹部平片时间，通常术后第一天或第二天即可行KUB检查，确认结石清除情况，必要时术后给予药物辅助排石；另外，根据术中有无输尿管损伤等因素决定双J管留置时间，通常为2周至1个月。术后3个月，可再次复查B超、KUB或CT平扫，随访结石清除及排出情况，必要时可行静脉肾盂造影检查，了解肾功能恢复情况。

（高晓峰　明少雄）

# 第四节　负压组合镜治疗上尿路结石

## 一、负压组合镜的结构与原理

负压组合镜又名硕通输尿管镜，是我国拥有自主知识产权的高新技术产品。硕通输尿管镜是带有负压吸引外鞘的输尿管硬镜，由标准镜、碎石镜、镜鞘及负压固定器组成。硕通输尿管镜最大的特色在于具有负压吸引硬性外鞘，术中应用负压吸引外鞘还可以配合各种软性输尿管镜进行碎石及其他操作，并且负压系统可以安全有效地控制肾盂内压力，碎石过程中可同时快速吸出被粉碎的结石及冲洗液，以保持手术过程中视野清晰。是一种安全、高效、集碎石清石一体化的现代微创治疗方法。

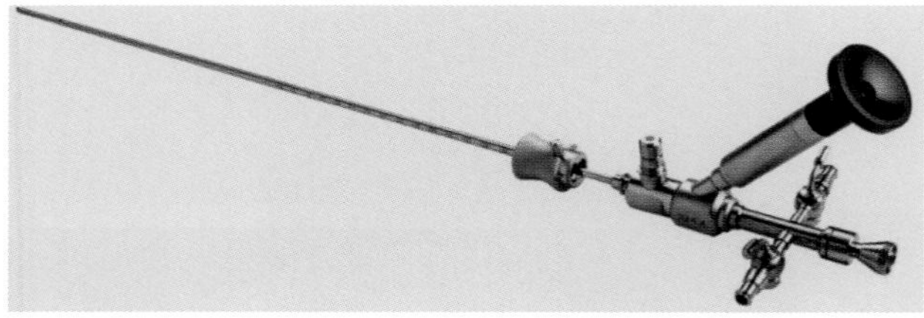

图 57-19　组合式硬镜标准镜

硕通输尿管镜的结构组成与特点包括：①组合式硬镜标准镜的工作长度450mm，最大直径10.8F，最小工作通道内经5.4F（图57-19）；②碎石镜工作长度460mm，最大直径6F，最小工作通道内径3.9F，（图57-20）；③镜鞘有锥形头或圆形头两种，镜鞘锥形头最大直径13.5F，长度400mm；圆形头最大直径12.9F，长度400mm（图57-21，图57-22）；④由长度1 500mm的负压固定器和灌注负压机组成（图57-23，图57-24）。

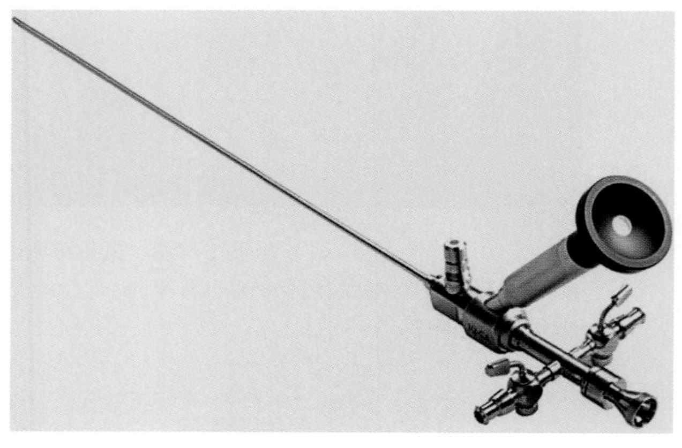

图 57-20　组合式碎石镜

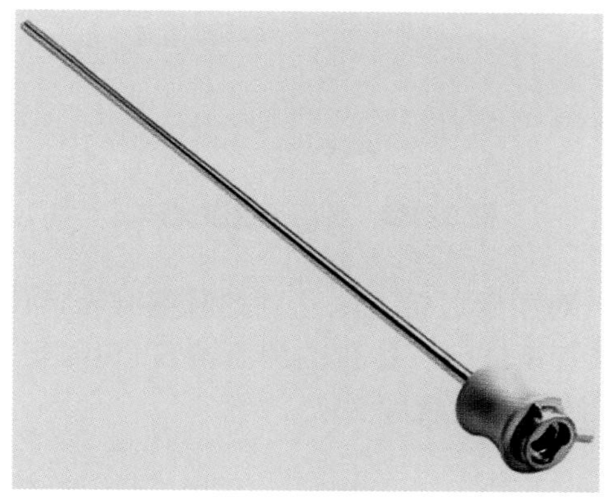

图 57-21　锥形头镜鞘

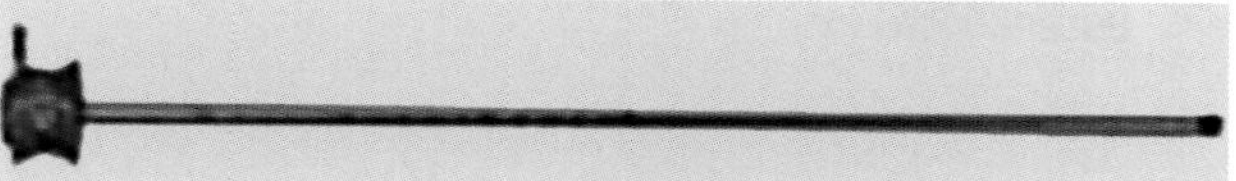

图 57-22　圆形头镜鞘

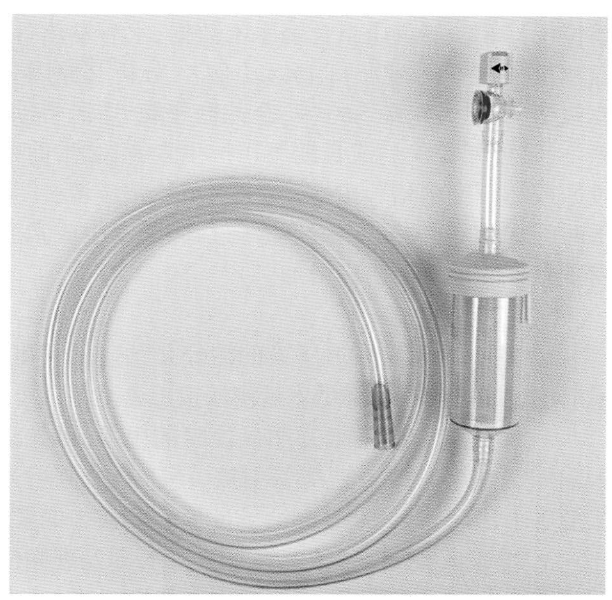

图 57-23　负压固定器

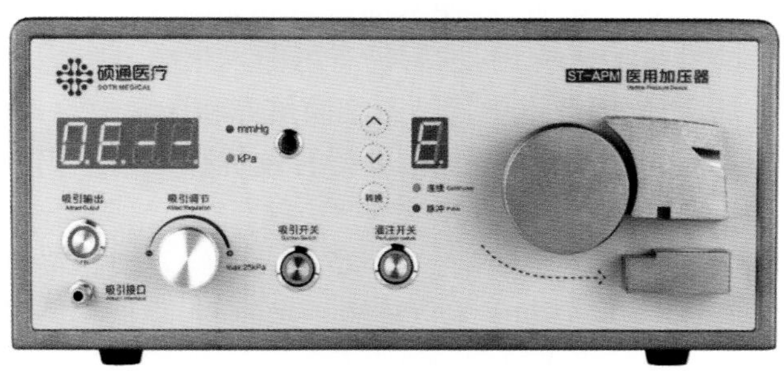


图 57-24　灌注负压机

## 二、适应证与禁忌证

### （一）适应证

1. 不同位置的输尿管结石。
2. 直径≤2cm 的肾盂、肾上盏、肾中盏结石。
3. PCNL 术后残余结石。
4. 联合经皮肾镜进行双镜治疗复杂性肾结石。
5. 对于直径 >2cm 的肾盂、肾上盏、肾中盏结石，直径≤2cm 的肾下盏结石；建议由丰富经验的术者操作。

### （二）禁忌证

1. 不能控制的全身出血性疾病。
2. 严重的心肺功能不全，无法耐受手术。
3. 未控制的泌尿道感染。
4. 严重尿道或输尿管狭窄，无法建立工作通道。
5. 严重髋关节畸形，截石位摆放困难。

## 三、术前准备与评估方法

应用硕通镜碎石取石术患者的术前准备与其他碎石取石术基本相同，其基本原则包括：①若患者患有高血压，应采用有效的降压药物将血压调控在 160/100mmHg 以下；②对糖尿病患者术前空腹血糖应调控在 5.6~11.2mmol/L；③术前患者应常规做尿常规分析，如有尿路感染，应选择有的抗生素进行治疗，直至尿常规分析正常时方可安排手术；④术前原则上应做超声检查以判断结石的位置等情况。

## 四、手术步骤与操作要点

### （一）麻醉与体位

一般采用截石位，如采用双镜联合则根据实际情况可选择侧卧截石位；推荐采用全身麻醉，便于控制呼吸深度及腹肌紧张度。

### （二）操作步骤与技术要点

1. 使用前将标准镜置入镜鞘中，锁紧后直视下将标准镜及镜鞘经尿道直达目标结石部位（图 57-25，图 57-26，图 57-27）。若遇到输尿管狭窄导致进镜困难，可先使用普通输尿管镜检、扩张后再进硕通输尿管镜。

2. 解开锁紧装置退出标准镜，留置镜鞘建立硬性通道；将负压固定器锁紧固定在镜鞘上（图 57-28），并连接负压装置建立负压系统（图 57-29）。

3. 经负压固定器接头置入碎石镜，然后通过碎石镜的工作通道置入钬激光光纤（375μm 以下）并进行碎石清石（图 57-30）。

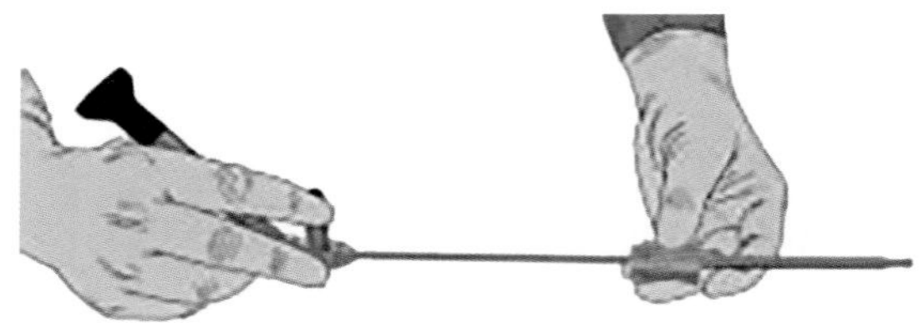
图 57-25 “标准镜”置入“镜鞘”

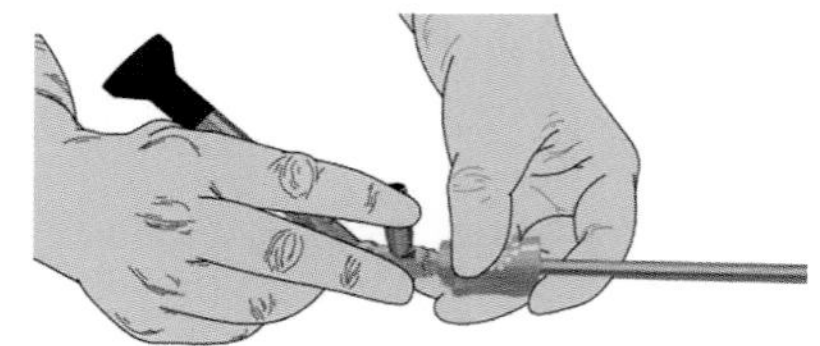
图 57-26 旋锁扣紧

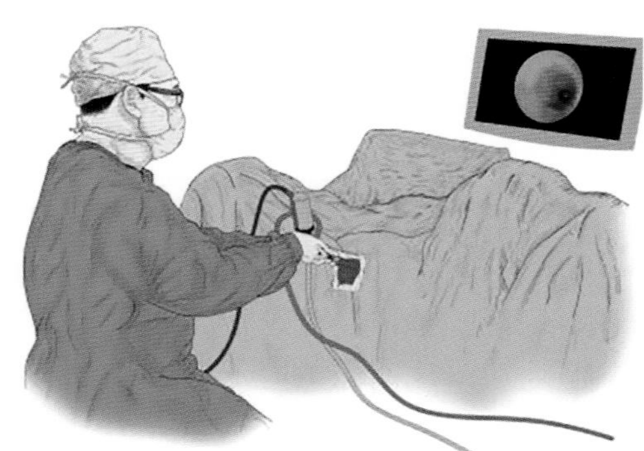
图 57-27 直视下进境

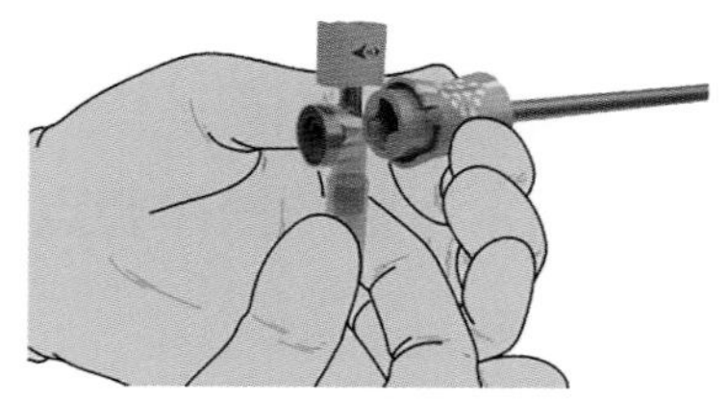
图 57-28 锁紧负压固定器

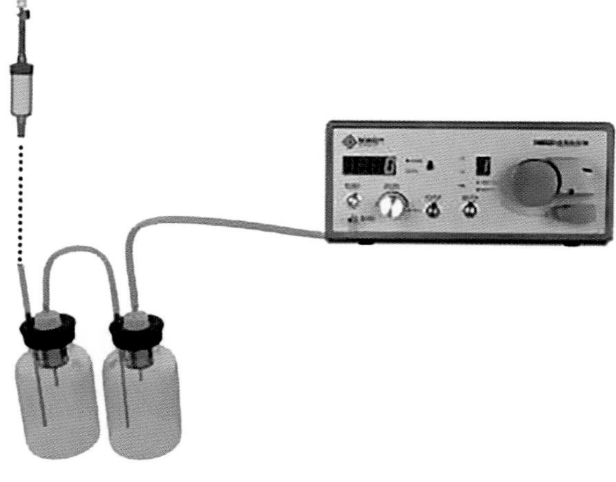
图 57-29 连接负压装置

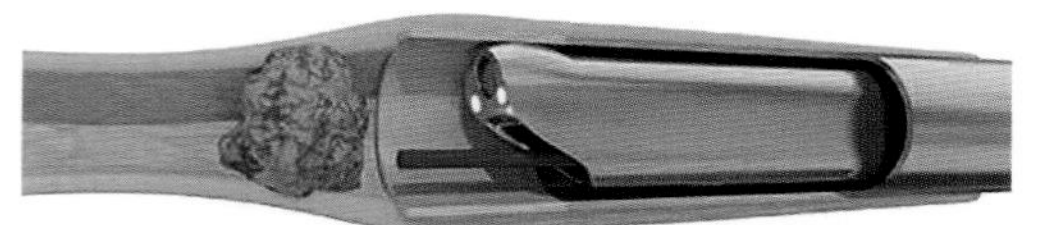
图 57-30 负压下钬激光碎石

4. 对于碎石镜无法达到的肾盏结石，可配合软性输尿管镜进行一体化的碎石清石（负压组合镜治疗上尿路结石见视频 33）。

视频 33 负压组合镜治疗上尿路结石

## 五、手术并发症预防与处理

### （一）术中术后感染

术后感染是负压组合镜最常见的并发症。笔者单位统计 823 例负压组合镜手术数据，术后发热（体温超过 38℃）比例为 11.1%（91 例）。分析其原因主要包括：①患者年龄 >60 岁，合并糖尿病、痛风、肾周感染、脑梗死等疾病或长期服用抗生素者；②术前中段尿或结石细菌培养阳性；③术中可见脓液者；④手术时间 >120 分钟或术中灌注压过高，其术中或术后发生感染的风险性明显增加。

### （二）预防措施

1. 围手术期泌尿道感染的治疗是预防的关键，术前抗生素的使用对降低术后泌尿道感染至关重要。

2. 对于结石感染合并明显梗阻的患者，可先植入输尿管支架管或肾造瘘管引流，待感染控制后再二期手术治疗结石，术后再给予足量的敏感抗生素。

3. 术中应遵循“见脓就停”的原则，即发现脓性絮状物应立即停止手术，同时置内支架管引流。

4. 术中注意控制进水与负压的调节，有助于降低肾盂内压力。

5. 部分患者，即便术前尿培养无菌或术前进行预防性抗生素应用，术后仍有可能发生全身炎症反应综合征，因此术中行结石细菌培养和药敏试验，对于术后选择敏感抗生素，进行有效抗感染治疗仍然很重要。

6. 控制手术时间，对于负荷大的结石或感染性结石，应采取分期手术以缩短手术时间，降低感染发生率。建议手术时间 <90 分钟。

7. 保持术后尿路引流通畅。

### （三）手术并发症

1. 输尿管损伤　主要为组合镜鞘进镜所致的输尿管损伤以及在使用钬激光粉碎输尿管结石时对输尿管黏膜的损伤，分为 5 级：黏膜出血点（0 级），黏膜损伤（1 级），肌层损伤但外膜尚存（2 级），穿孔（3 级），撕脱（4 级）。其中 0 级和 1 级为轻度损伤，超过 2 级为严重损伤。笔者单位统计 823 例负压组合镜手术数据，输尿管损伤发生率为 1.9%（16 例）。如术中发现输尿管明显狭窄或迂曲，I期进镜失败，可留置双 J 管 2 周被动扩张后再次手术，避免造成更严重的输尿管损伤。一旦出现输尿管损伤，术后应及时留置双 J 管。输尿管损伤的程度不同，双 J 管留置的时间不同。0 级和 1 级的输尿管损伤，术后双 J 管应留置 1~2 周；超过 2 级的输尿管损伤，术后双 J 管应留置 3~6 周。

2. 术中术后出血　负压组合镜手术可能因各种原因损伤集合系统黏膜，导致出血。如术中出现出血，若视野不清晰，则应及时终止手术，留置双 J 管二期手术，避免因视野问题引起更为严重的并发症。术后严重血尿发生率，笔者单位数据为 0.6%(5/823)，所有患者均经保守治疗可缓解，均未输血治疗。术后肾周血肿发生率为 0.4%(3/823)，经保守治疗后好转。

综上所述，硕通输尿管镜是带有负压吸引外鞘的输尿管硬镜，是一种安全、高效、集碎石清石一体化的现代微创治疗方法。推荐以直径≤4mm 结石为临床无意义的残留结石。影像学检查方法以腹部平片（KUB）为主，必要时行腹部 CT 平扫（NCCT）。推荐术后第 1 天、1 个月及 3 个月时分别评价结石的清除率。

（王树声　甘澍）

# 第五节　经皮肾镜碎石取石术

## 一、概述

经皮肾镜取石术（percutaneous nephrolithotomy，PNL）最早在 1976 年由 Fernstrom 及 Johansson 报道，随后很多学者将 PNL 应用于较大的肾结石以及复杂的肾结石治疗选择。由于 PNL 较传统的切开取石术术后患者并发症发生率更低，同时术后恢复时间短，花费更低，故该术式越来越多地受到复杂结石患者的选择。20 世纪 80 年代中期以来，随着电子工程技术及腔内治疗设备的发展，经皮肾镜技术在临床上有了飞跃性发展。1997 年国外学界提出使用微创经皮肾镜取石术（minimally invasive percutaneous nephrolithotomy，mPNL），以减少手术并发症与肾实质损伤的现代观点，但在那个时期，mPNL 多用于治疗≤2cm 的结石、小儿肾结石或需建立第二通道的病例，其使用指征较为局限。我国从 1992 年开始采用“经皮肾微造瘘、二期输尿管镜碎石取石术”，随着手术技巧日趋熟练与腔镜设备的改进，微通道经皮肾镜取石术逐步在全国推广应用，使经皮肾镜取石技术的适应范围不断扩大。随后，李建兴提出并倡导超声引导穿刺联合“二步法”建立标准通道经皮肾镜取石术，并得到泌尿外科专家和同道的肯定与实践。经过大量的临床实践，证实了“超声引导穿刺联合‘二步法’建立标准通道经皮肾镜取石术”操作方便、快捷，提高了碎石的效率，减少了辐射和安全性。推动了经皮肾镜技术在全国的推广与应用，在上尿路复杂结石的治疗中“经皮肾镜取石技术”正发挥着越来越重要的作用。

## 二、适应证与禁忌证

### （一）适应证

1. 所有需开放手术干预的肾结石，包括完全性和不完全性鹿角结石、≥2cm 的肾结石、≥1cm 肾下盏结石、有症状的肾盏或憩室内结石、体外冲击波难以粉碎及治疗失败的结石。

2. 输尿管上段 L4 以上、梗阻较重或长径 >1.5cm 的大结石；或因息肉包裹及输尿管迂曲、ESWL 无效或输尿管置镜失败的输尿管结石。

3. 特殊类型的肾结石，包括小儿肾结石梗阻明显、肥胖患者的肾结石、肾结石合并肾盂输尿管连接部梗阻或输尿管狭窄、孤立肾合并结石梗阻、马蹄肾并结石梗阻、移植肾合并结石梗阻以及无积水的肾结石等。

### （二）禁忌证

1. 未纠正的全身出血性疾病。

2. 严重心脏疾病和肺功能不全，无法承受手术者。

3. 未控制的糖尿病和高血压者。

4. 盆腔游走肾或重度肾下垂者为相对禁忌证，部分需要腹腔镜或者小切口开放辅助。

5. 服用阿司匹林、华法林等抗凝药物者，需停药 2 周，复查凝血功能正常才可以进行手术。

6. 脊柱严重后凸或侧弯畸形、极肥胖或不能耐受俯卧位者亦为相对禁忌证，但可以采用仰卧、侧卧或仰卧斜位等体位进行手术。

## 三、术前评估与准备

一般大多数肾结石都能通过经皮肾手术取出，但是，如果患者可以采用ESWL治疗，而PNL的预期治疗效果并不比ESWL好时，则应用PNL必须慎重。虽然PNL是一种微创手术，但它仍然有一定的侵入性和风险。所以，在决定使用这种治疗方法之前，必须对患者肾脏及其周围器官的解剖结构进行仔细的评估，以避免并发症的发生。术前准备与开放手术大致相同。

### （一）术前影像学检查及手术策略制定

所有需行PNL患者术前需行KUB及泌尿系CT平扫检查，以评估结石大小、结石部位、结石硬度，集合系统解剖结构及周围炎症情况，手术穿刺部位的制定及通道数量的评估，周围脏器结构从而避免术中损伤。对于复杂鹿角形结石或肾盏憩室结石可行IVP或CTU进一步评估集合系统解剖结构，对于肾结石合并UPJO或输尿管上段狭窄术前需行逆行肾盂造影明确狭窄位置及长度，以评估腔内治疗的可行性。

### （二）感染控制

术前需至少2~3次尿细菌培养结果，若尿培养有细菌存在，应该选择敏感的抗生素治疗，即使尿培养阴性，手术当天也应选用广谱抗生素预防感染。上尿路结石梗阻并发感染、尤其是急性炎症期的患者不宜碎石，否则易发生炎症扩散甚至出现脓毒血症，必须先控制感染，而此类患者单用抗生素治疗又难以奏效，此时亦不易行输尿管镜取石。通过经皮肾穿刺造瘘及时行梗阻以上尿路引流可减轻炎症，使感染易于控制，避免感染及梗阻造成肾功能的进一步损害。逆行留置DJ管也能达到肾造瘘相同的效果，充分引流同时抗炎治疗至体温、血常规、感染指标等基本恢复正常再行手术干预，一般此类患者抗感染治疗需1~2周以上时间，对于应用足量足疗程抗生素体温及血常规仍无法控制的患者可能存在肾脏实质及集合系统内广泛炎性坏死，同时DJ管或造瘘管引流不畅，继续抗炎治疗感染仍无法控制，需短时间内通过PNL负压吸引下解除梗阻同时给予足量抗炎治疗方能控制感染，一般此类患者预后不佳，往往后期肾萎缩或因反复感染需行肾切除。结石并发尿路真菌感染是临床治疗的难点，常见于广谱抗生素使用时间过长。出现尿路真菌感染时，应积极应用敏感的抗真菌药物。

### （三）配血、备血

所有PNL手术均需术前配血、备血，贫血患者术前需纠正贫血，以保证手术安全，术前Hb≥70g/L。

### （四）肾功能评价

由于结石梗阻及合并感染导致肾功能不全患者，术前需明确肌酐水平，一般来说，肾功能不全代偿期及失代偿期（氮质血症期）可行PNL手术治疗，即术前肌酐 <442μmol/L，若术前肌酐高于此数值，均预示患者术中出血及术后并发症及发生率高的可能，患者术后恢复时间亦会相应延长，因此术前肾功能不全患者若肌酐过高，术前需行透析治疗降低肌酐水平保证手术安全，同时术前一天透析需行无肝素化透析，防止术后出血发生。必须充分地认识到手术的目的是解除梗阻、降低结石对肾功能的损害；结石的残留在术前是难以预料的，残留的结石可以二期PCNL或者软镜手术取石，也可以术后结合ESWL、物理排石床和药物排石进行治疗；对于无意义的残石可以定期复查。

## 四、手术路径与操作要点

采用B超或X线C臂机下定位两种方式。无论何种方式定位，为了显示肾集合系统，建议逆行输尿管插管以便术中行逆行造影或人工肾积水。

### （一）结石定位方法

1. 超声定位　从背侧显示整个肾脏长轴，结合术前CT或其他影像检查制定穿刺部位及顺序。超声识别并选择目标肾盏最为关键，需通过一段时间的训练才能掌握。

2. 目标肾盏的选择标准　距离皮肤距离近；能够最大程度取到更多的结石，减少通道数量；能够避开周围重要器官脏器。

3. 射线定位　射线定位一般采用“牛眼征”方法，进行初步定位，再次调整C形臂位置进行深度的定位，使用CT定位，则直接向肾集合系统穿刺，不需要术中造影或逆行插管。

### （二）穿刺与位点选择

穿刺点可选择在11肋间至12肋下腋后线到肩胛线之间的区域，穿刺首选经后组肾盏入路，经过肾盏穹隆部，沿肾盏的轴向，通过盏颈指向肾盂。对于输尿管上段结石、肾多发性结石以及合并输尿管肾盂的接合处（ureteropelvic junction，UPJ）狭窄需同时处理者，可首选经中盏或上盏入路，通常选第11肋间作穿刺点。穿刺时，须注意可能会发生胸膜和肠管的损伤，需要在超声下仔细辨别周围组织和脏器。

**（三）通道扩张**

肾穿刺通道可以用筋膜扩张器、Amplatz 扩张器、高压球囊扩张器或金属扩张器扩张。但是，具体使用哪种扩张器以及扩张通道的大小，必须根据结石负荷、位置，医师的经验以及当时具备的器械条件以及治疗费用等情况来决定。

**（四）腔内碎石与取石**

目前常用的腔内碎石工具包括气压弹道、钬激光、超声碎石。气压弹道和钬激光碎石大多用于20F 及以下的皮肾通道碎石，结石碎块化以后利用水压冲出体外。近年也有配合应用负压吸引装置同时将结石碎片吸出体外。超声碎石需要配合标准肾镜（20F）和标准皮肾通道（22F 及以上），超声碎石探针在碎石同时可以将结石吸出体外，也可以与气压弹道组合联合碎石，兼有气压弹道碎石和超声碎石。使用有负压吸引作用的超声碎石器不仅仅可以提高碎石效率，同时可以使肾内压降低，减少感染相关并发症。适用于大部分结石，尤其适用于体积较大的感染性结石患者。有关经皮肾镜碎石取石术手术步骤与操作技巧（经皮肾镜碎石取石术见视频 34）。

视频 34 经皮肾镜碎石取石术

**（五）放置双 J 管和肾造瘘管**

放置双 J 管和肾造瘘管使术后患者更安全。手术结束时，留置肾造瘘管可以压迫穿刺通道、引流肾集合系统、减少术后出血和尿外渗，有利于再次处理残石，而且不会增加患者疼痛的程度和延长住院的时间。双 J 管通常于术后 2~4 周拔除。

## 五、术后并发症与处理

术前谈话时应该强调必须将术中术后均可能会发生出血、周围器官损伤、感染、肾动脉选择性栓塞甚至需要行肾切除等情况以书面的形式告知患者及其家属。一般来说，PNL 主要的并发症是出血、感染及肾周脏器损伤。

**（一）出血**

术中可有轻度出血，一般通过阻塞经皮肾通道制造压力，压迫 10~15 分钟，静脉出血大多可以自行停止。此时可继续腔内碎石操作，同时碎石操作后通过电凝设备对可疑出血点进行处理。如果术中出血较多，影响术野操作，则需停止操作，并放置肾造瘘管，择期行二期手术。肾造瘘管夹闭后，静脉出血大多可以停止。术后出血需要输血的比率文献报道 10%~25%，临床上持续、快速、大量的出血一般都是由于动脉性损伤所致，往往需行血管造影明确，超选择性栓塞进行治疗，文献报道栓塞的比率约为 0.8%。若出血凶险，介入栓塞难以控制，应及时改开放手术，以便探查止血，必要时切除患肾。迟发性大出血多数是由于肾实质动静脉瘘或假性动脉瘤所致，血管介入超选择性肾动脉栓塞是有效的处理方法。

**（二）感染**

由于结石使尿液瘀滞易并发感染，同时结石作为异物促进感染的发生，感染可加速结石的增长和肾实质的损害，两者形成恶性循环，对肾功能造成严重破坏，在未去除结石之前感染不易控制，严重者可并发菌血症或脓毒血症，甚至危及生命。PNL 术后感染发生率较高，一般为轻度感染，表现为术后发热，血常规及炎性指标上升，此时需保证造瘘管及导尿管充分引流的同时，予以有效的抗菌药物控制感染，对于重度感染导致的感染性休克需转入 ICU 进行进一步治疗。

**（三）肾周脏器损伤**

肾周脏器损伤多为胸膜、肝脾或结肠穿刺伤，发生比例小于 1%，重在预防和及时发现，一旦出现一般通过保守治疗均可以解决，上述损伤最为常见的是胸膜损伤，主要发生于上盏穿刺，选择穿刺部位大多位于第 10 肋间或第 11 肋间。一般极少因胸腔积液导致术中出现呼吸困难，因为大多数穿刺通道导致胸膜损伤，少量胸腔积液可自行吸收。很多患者术后表现并不明显，拔除肾造瘘后突然出现大汗、胸痛、呼吸困难等症状，此时观察造瘘口可闻及气体进入造瘘口的声音，即时予以油纱填塞并鼻导管吸氧，急诊行胸片检查，中度以上胸腔积液需要胸外科协助行胸腔闭式引流。

## 六、术后随访与术式评价

**（一）术后随访**

尿路结石临床治疗的目的是最大限度地去除结石、控制尿路感染和保护肾功能。因此，无石率、远期并发症的发生和肾功能的恢复情况是临床随访复查的主要内容。

1. 无石率　定期(1周、1个月、3个月、半年)复查X线照片、B超或者CT扫描,并与术前对比,可以确认各种治疗方法的无石率。

2. 远期并发症　PNL的远期并发症主要是肾功能丧失、肾周积液、复发性尿路感染、集合系统狭窄、输尿管狭窄和结石复发等。

3. 肾功能　术后3个月至半年复查排泄性尿路造影或肾动态显像,以了解肾功能的恢复情况。

#### (二)术式评价

随着影像设备和碎石器械的不断进步,PNL手术会越来越简单易行,特别虚拟现实技术、3D超声、融合影像技术等一系列新技术的出现,大大缩短了术者的学习曲线,相信不久的将来,科技的进步会大大降低PNL的手术难度,同时降低手术并发症的发生率,为患者带来更大的获益。

(李建兴)

## 第六节　中西医结合治疗上尿路微小结石

### 一、对微小结石治疗的现代认识

肾和输尿管结石(renal & ureteral calculi)通称为上尿路结石,多发生于青壮年,20~50岁占83.2%,男性的发病年龄高峰为35岁,女性则多发于30岁及55岁。上尿路结石左右侧发病率无明显差异,双侧病例占10%。输尿管结石多停留在输尿管的生理性狭窄,包括肾盂输尿管连接部,输尿管与髂血管交叉处及输尿管膀胱壁段。随着医疗水平的提高以及检查方法的更新,目前上尿路结石多数能在发病比较早的阶段发现,而且,随着微创技术的进步,新的碎石设备不断改进,有手术指征的大部分结石能在早期就得到微创手术(如PCNL、输尿管软镜、硕通负压组合镜、输尿管硬镜等)或ESWL处理,手术疗效确切。以往的排石治疗多用于6~10mm的结石,而传统上认为5mm以下的结石有自排的机会,不需要特殊治疗或处理。但是,临床上亦有许多小于5mm的结石不能自排而逐渐增大,或是排石过程中出现肾绞痛、梗阻等症状。因此,临床上需要我们对此类结石进一步研究。对于小于5mm的上尿路结石或者术后残留的结石或者复发的结石,我们定义为上尿路微小结石。上尿路微小结石,病程可长可短,短则发现一两天,长则达数十年之久。病情可轻可重,轻者十年无变化,重则逐渐增大,或因输尿管较细小或狭窄等因素亦会引起急性梗阻性尿源性脓毒血症或急性肾衰竭;运用中西医结合方法,对这类结石多考虑先用排石的方法治疗,减少并发症,并取得较好的疗效;对于输尿管狭窄者,则宜纠正其狭窄。

### 二、中医对尿石症的认识

中医认为尿石症与气滞血瘀、湿热下注、肾虚等因素有关。若因情志内伤,忧思郁结,致气滞血瘀,郁久化热,燔灼尿液而成砂石;若因感受外界湿热之邪或秽浊之气,或嗜食肥甘厚味,使湿热之邪蓄积下焦,尿液受其煎熬,结为砂石;若因房事不节,损伤肾之精血,阴虚内热,煎熬水液,尿液凝结,日积月累,结为砂石;肾气不足因先天肾阳不足或其他疾病伤肾,膀胱气化不利,泌尿功能失常,复感湿热之邪,尿中杂质结为砂石。结石内阻、湿热蕴结,致气滞血瘀,不通则痛,故见腰腹疼痛;湿热蕴结于膀胱,则见尿频、尿急、尿痛;热伤血络,迫血妄行,血溢脉外,可见血尿;结石滞留日久,或者过用通利,使肾气亏虚,加之湿热内侵,移热于肾,肾阴更伤,故呈现肾阴、阳受损的症状。隋代巢元方在公元610年的《诸病源候论·淋病诸候》曰:“诸淋者,由肾虚而膀胱热故也”“石淋者,淋而石出也,肾主水,水结则化为石,故肾客砂石,肾虚为热所乘”。《中藏经》中记载:“砂淋者,此由得肾气弱……虚伤其气、邪热渐强、结聚成砂……”《诸病源候论》中的肾虚膀胱热理论也成为了后世医家诊治石淋(尿石症)的理论基础。临床上,本病发病早期多以实证表现为主,后期多为虚实挟杂。

### 三、中药排石机制与辨证论治

#### (一)辨证论治

1. 气滞血瘀型　腰部隐痛,或腰腹部绞痛,痛引少腹,或伴血尿,呕吐恶心,小便涩痛不畅。舌质暗红或有瘀斑,脉弦紧。治则宜行气化瘀,通淋排石;方剂选石苇散加减,或中成药可口服石淋通。

2. 湿热下注型　特点是腰痛或少腹急满,小便频数短赤,溺时涩痛难忍,淋漓不爽,伴恶寒发热。舌苔黄腻,脉弦滑或滑数。治宜清热利湿,通淋排石;方剂选八正散加减,或中成药可用五淋化石丸。

3. 肾阴虚型　腰部隐痛,小便淋漓或涩痛,伴头昏耳鸣,腰酸腿痛等。舌质红或少苔,脉细数。治宜滋阴补肾,通淋排石。方选六味地黄丸加味,宜加上行气通淋的金钱草，海金沙，石苇，内金等。

4. 肾阳虚　尿频涩痛或小便不利，夜尿多，伴腰腿酸重，精神不振，四肢欠温或下半身常有冷感。舌质淡苔白，脉沉细弱。治宜温通肾阳，通淋排石；方剂选肾气丸加减行气通淋的金钱草、海金沙、石苇、内金，中成药可选用肾石通。

#### （二）无症状结石是否需要排石

1. 在体检时发现的小结石通常无临床症状，我们称之为静止期结石。静止期上尿路微小结石到底是否需要处理上有不同观点，一般情况下，肾脏的小盏内结石可定期观察，定期复查结石的大小及对肾脏的影响，故既往的指南多推荐等待观察，不需要即刻给予排石溶石治疗。

2. 如果是活动性结石或结石已位于肾盂、输尿管内，则需要给予药物或物理震动排石治疗。

3. 对大的结石微创术碎石或ESWL术后，会残留较多无症状小结石，对这类结石以选择清热利湿通淋，行气化瘀血为主的中药排石为宜。

#### （三）中药排石应注意的问题

1. 常用的中药其排石原理都与增大尿量和加快输尿管蠕动相关；但长期服用单纯排石中药者，常抱怨服药后出现腰酸腿软，疲倦乏力，胃纳不佳等不适症状；中医理论认为这是因为排石中药大多是清热利湿通淋之药性，大量长期服用排石药物易伤及肾气，损伤脾胃，故出现面黄肌瘦、腰酸、食欲减退、怕冷等虚症，而结石的核心病机是肾虚膀胱热，中医治疗的辨证要素是要判断其是肾虚为主还是膀胱热为主，有无挟气虚、气滞血瘀，在辨证论治时，应对患者进行结石体质辨证治疗，在选方用药上，作者单位通过长期临床研究，提出根据体质辨证，在应用排石药的基础上，选择加用黄芪、牛膝、杜仲等健脾补肾药物来治疗，以通淋固本之法达到既能排出结石，又不伤脾肾。

2. 根据肾虚膀胱热的病机，以通淋排石，益气固本为组方为原则，加用基本方药广金钱草、杜仲、牛膝、海金沙、鸡内金、黄芪等组成。

#### （四）中医药排石主要机制

中药治疗尿石症方法可概括为清热利湿、通淋排石、活血化瘀、理气止痛，扶正排石，化石溶石。现代中药药理学研究表明，中药治疗通过增加尿量、增加输尿管的蠕动频率和蠕动幅度，以及扩张输尿管等作用促进结石移动，并通过活血化瘀，改善微循环，减少前列腺素E的释放，解痉、抗菌消炎等多方面作用，使结石与上尿路黏膜分离，从而促进结石的排出。研究证实，以广金钱草为主的中药单方或复方广金钱草颗粒能明显防治乙二醇、氯化铵诱发的肾结石形成，有明显的利尿作用，使大鼠结石的形成率显著降低。

### 四、药物排石溶石的适应证

临床上绝大多数尿路结石可以通过微创的治疗方法将结石粉碎并排出体外，只有少量比较小的尿路结石可以选择药物排石，排石治疗的适应证包括：①结石直径小于10mm；②结石表面光滑；③结石以下尿路无梗阻；④结石未引起尿路完全梗阻，停留于局部少于2周；⑤特殊成分的结石，对尿酸结石和胱氨酸结石推荐采用排石疗法。⑥经皮肾镜、输尿管镜碎石及ESWL术后的辅助治疗。排石方法：每日饮水2 000~3 000ml，昼夜均衡。双氯芬酸钠栓剂塞肛能减轻输尿管水肿，减少疼痛发作危险，促进结石排出，口服α-受体阻滞剂（坦索罗辛）使输尿管下段平滑肌松弛，促进输尿管结石的排出。

药物溶石应用于尿酸结石和胱氨酸结石。尿酸结石口服别嘌呤醇，根据血尿的尿酸值调整药量：口服枸橼酸氢钾钠，维持尿液pH在7.0以上。胱氨酸结石在碱性环境中可溶解。应多饮水，保持尿量3 000ml以上，特别注意保持夜间尿量增多。

### 五、物理震动排石与评价

#### （一）概述

物理震动排石机（EPVL）是依据振动及体位改变促进结石排出的基本原理。由我国自主研发的物理振动排石机由主振子、副振子及可调节上下倾斜角度的床体组成。原理：先由副振子的离心振动作用使结石悬浮于泌尿道液体空间，主振子触压患肾区利用高能物理振动，将结石与组织分离成游离状态。在超声实时监控下，调整治疗床体倾斜角度和调整主振子触压位置，利用体位排石和主、副振子配合体位的改变协同作用，使结石游离向下移动。简言之，EPVL是通过主动的振动和改变患者体位促进结石游离与分散，结石在主动振动、重力及推动等多重因素作用下，能有效、快速、有效地将结石排入膀胱再排出体外。

#### （二）排石理念与原理

传统的排石治疗包括中药药物排石、饮水、运动、改变体位，均属于被动排石治疗，具有一定的局限性。新技术体外物理震动排石术，具有主动排石作用，原理是将低效被动排石转变为高效主动排石，对人体无伤害，安全无副作用，起到排石和降低结石复发率。物理震动排石术能产生三大效应：

1. 碎石效应 对于一些质地松软和细小易碎结石，3 200r/min 的振动频率所提供的能量可将其击碎，便于排出。

2. 松绑效应 在输尿管结石的治疗中，通过物理简谐振动波"撬动"结石改变位置与方向，间接解除梗阻，协助结石排出。

3. 驱动效应 利用主振子垂直方向的简谐振动，形成相对定向的扩散波，同时利用波的相对定向性为结石的排出提供动力，多用于肾结石的排石治疗。

体外物理震动排石术排石迅速，每次治疗仅需5~10 分钟。肾、输尿管结石通常 2~3 次结石即可排出体外。排石彻底，可排出多发性结石、碎石和术后残留结石。无损伤，绿色物理疗法，确保脏器无损伤。体外物理振动排石术增加了排石率、缩短了排石期、减少了镇痛药用量、辅助碎石排出、防止石巷形成，因而有效地突破了冲击波碎石术的局限性。

### （三）物理排石适应证与禁忌证

1. 适应证 ESWL 术后排石、经皮肾镜碎石术后排石、软镜钬激光碎石术后尤其是肾盂肾下盏漏斗夹角（IPA）≤30° 的肾下盏结石碎石术后排石、直径 <6mm 上尿路结石的主动排石。

2. 禁忌证 ①肾内铸型结石及鹿角样结石；②不同部位的输尿管结石嵌顿时间超过 3 个月以上者；③上下尿路解剖变异、畸形、粘连、梗阻，严重影响结石排出者；④多囊肾、海绵肾、马蹄肾、重复肾、肾盏憩室结石及肾囊肿内结石的患者；⑤严重的冠心病、高血压、肺心病、心律不齐、心力衰竭等心脑肺疾病者；⑥肾功能不全、尿毒症、肾积水及全身出血性疾病患者；⑦妊娠期、哺乳期和月经期结石病患者。

### （四）治疗主要步骤与操作要点

1. 排石治疗前用药 黄体酮针 20mg，肌内注射，呋塞米针 20mg，肌内注射，大量饮水或输液嘱患者进行憋尿，待有强烈尿意时，即可开始排石治疗。

2. 主要步骤与操作要点 ①确定结石位置：患者膀胱充盈后，取仰卧位于排石床上，打开上、下置振动器于工作状态；②首先以单频上置振动器给以患肾前区触压，然后取健侧卧位或俯卧位，应用双频上置振动器放置患侧后腰部（相当于肾区部位），然后以双频上置振动器触压，启动床体调节，可调节床体的倾斜角度为上下 35°~45°，每次倾斜程序设置为 1 分钟；③通过床体的向上倾斜，使肾脏的下极变为上极，再通过上、下置振动器的协同作用，推动游离的结石进入肾盂，随后设备进入下一程序，床体向下倾斜（倾斜角 35°~45°），同时在上置振动器的高能直线振动下，根据结石性状，按需调整振动强度，驱使结石沿输尿管向下移行，如此反复操作，经过 6~12 分钟治疗，待患者憋尿已达极限时嘱排出尿液，并注意收集结石标本。

3. 结石体位的确定 根据人体脏器排泄管道的生理走向，确定不同脏器、不同部位结石排出的路径，操作者可随时调整床体以达到最佳排石体位。根据肾及输尿管结石移行的方向，适时调整排石体位和上置振动器的超导方向极为重要。

4. 肾结石排石体位 大致可分为仰卧位、左右侧俯卧位、头高脚低位、头低脚高位等五种体位。根据肾内不同部位的结石在体外物理振动排石机上可随时调整到有利于排石的体位：①仰卧位，应用手持上置振动器于两肋部肾前区触压按摩，以促使肾内结石与肾黏膜及肾乳头分离，呈游离状态。②右肾结石的排石体位，采取左侧俯卧位；左下肢体伸直，右下肢体屈曲。此时肾门向下，漏斗与肾门呈上下垂直状态，利于结石进入漏斗及输尿管，而后按照输尿管结石的体位进行排石。③左肾结石的排石体位，采取右侧俯卧位；右下肢体伸直，左下肢体屈曲。此时肾门向下，漏斗与肾门呈上下垂直状态，利于结石进入漏斗及输尿管，而后按照输尿管结石的体位进行排石。④肾上极结石的排石体位，采取头高脚低位及左右肾结石的不同体位，呈 45° 倾斜俯卧于体外物理振动排石机上；此时肾门向下，肾上极与漏斗呈上下垂直状态，利于结石进入漏斗及输尿管，而后按照输尿管结石的体位进行排石。⑤肾下极结石的排石体位，采取头低脚高呈 45° 倾斜俯卧体位于体外物理振动排石机上，以利于结石从肾下极肾盏内排入肾盂漏斗部，而后调整到头高脚低位，使肾盂内结石进入输尿管后，再按输尿管排石体位和方法进行排石治疗。

5. 输尿管结石排石体位 大致可分为四种：高仰卧位、低仰卧位、高侧俯卧位、直立位四种。①高仰卧位：为常用的输尿管中下段结石排石体位，患者以头高脚低位呈 35°~45° 平卧于体外物理振动排石机上；属于输尿管结石的常用排石体位。一般常用于输尿管结石伴肾内多发结石、肾盂扩张、肾盂积水及输尿管扩张的患者。此体位可有效防止肾内多发结石同时排入输尿管，引起输尿管"石街"的问题。②低仰卧位或同侧结石侧俯卧位：患者以头低脚高位呈 45° 平卧于体外物理振动排石机上，用于较大结石嵌顿在输尿管第一狭窄部不能排出，须退回肾盂内进行碎石后再进行排石的体位，一般不常用。③高侧俯卧位：为头高脚低俯卧于排石机上，患者下肢呈屈曲状，使腰部肌肉松弛。右侧输尿管结石采取左侧俯卧位，左侧输尿管结石采取右侧俯卧位，适合输尿管上中段结石的排石体位；亦是比较常用的输尿管排石体位。一般常用于输尿管结石伴肾内少量结石或经体外冲击碎石后残留结石的排石治疗。④直立位：适合于各段输尿管结石，一般常用于下段（骨盆段）输尿管结石的排石治疗（体外物理排石见视频 35）。

视频 35　体外物理排石

**（五）结语**

运用中西医结合治疗上尿路结石就是运用传统中医药排石的优势与现代体外物理震动排石术相结合，将被动排石与主动排石结合起来，同时整合中医的整体辨证原则，针对患者体质辨证，使结石术后残留或复发结石能够高效地排出，降低碎石术后结石的复发率，减少社会的医疗费用。EPVL 结合中药排石治疗与 ESWL、输尿管软镜钬激光碎石相比，显著降低术后结石复发率，提高上尿路小结石的主动排石率。主动排石和被动排石相结合的理念建立和临床实践，开启了微小结石治疗的新时代，但仍有一些问题尚需实践探索。

（王树声）

## 参考文献


[1] ABOUMARZOUK O M, KATA S G, KEELEY F X, et al. Extracorporeal shock wave lithotripsy (ESWL) versus ureteroscopic management for ureteric calculi [J]. Cochrane Database Syst Rev, 2012 (5): D6029.

[2] AKMAN T, BINBAY M, OZGOR F et al. Comparison of percutaneous nephrolithotomy and retrograde flexible nephrolithotripsy for the management of 2-4 cm stones: a matched-pair analysis [J]. BJU Int, 2012, 109: 1384-1389.

[3] DONALDSON J F, LARDAS M, SCRIMGEOUR D, et al. Systematic review and meta-analysis of the clinical effectiveness of shock wave lithotripsy, retrograde intrarenal surgery, and percutaneous nephrolithotomy for lower-pole renal stones [J]. Eur Urol, 2015, 67 (4): 612-616.

[4] FANKHAUSER C D, KRANZBUHLER B, POYET C, et al. Long-term Adverse Effects of Extracorporeal Shock-wave Lithotripsy for Nephrolithiasis and Ureterolithiasis: A Systematic Review [J]. Urology, 2015, 85 (5): 991-1006.

[5] GAO X, ZENG G, CHEN H, et al. A Novel Ureterorenoscope for the Management of Upper Urinary Tract Stones: Initial Experience from a Prospective Multicenter Study [J]. J Endourol, 2015, 718-724.

[6] GERAGHTY, R, ABOURMARZOUK O, RAI B, et al. Evidence for Ureterorenoscopy and Laser Fragmentation (URSL) for Large Renal Stones in the Modern Era [J]. Curr Urol Rep, 2015, 16: 54.

[7] LAWLER A C, GHIRALDI E M, TONG C, et al. Extracorporeal Shock Wave Therapy: Current Perspectives and Future Directions [J]. Curr Urol Rep, 2017, 18 (4): 25.

[8] MILLER DAAKNL. Surgical Management of Stones: AUA/Endourology Society Guideline 2016.

[9] NEISIUS A, LIPKIN M E, RASSWEILER J J, et al. Shock wave lithotripsy: the new phoenix? [J]. World J Urol, 2015, 33 (2): 213-221.

[10] ORDON M, ANDONIAN S, BLEW B, et al. CUA Guideline: Management of ureteral calculi [J]. Can Urol Assoc J, 2015, 9 (11-12): E837-E851.

[11] RASSWEILER J J, KNOLL T, KOHRMANN K U, et al. Shock wave technology and application: an update [J]. Eur Urol, 2011, 59 (5): 784-796.

[12] RASSWEILER J, RASSWEILER M C, FREDE T, et al. Extracorporeal shock wave lithotripsy: An opinion on its future [J]. Indian J Urol, 2014, 30 (1): 73-79.

[13] Smith-Bindman R, Aubin C, Bailitz J, et al. Ultrasonography versus computed tomography for suspected nephrolithiasis [J]. N Engl J Med, 2014, 371: 1100.

[14] Türk C, Petřík A, Sarica K, et al. EAU Guidelines on Diagnosis and Conservative Management of Urolithiasis [J]. Eur Urol, 2016, 69: 468.

[15] WENDT-NORDAHL, G, MUT T, KROMBACH P, et al. Do new generation flexible ureterorenoscopes offer a higher treatment success than their predecessors? [J]. Urol Res, 2011, 39: 185.

# 第五十八章

# 输尿管结石的外科治疗

输尿管结石是一种常见疾病，临床多表现为急性肾绞痛，是引起急性肾绞痛的最常见原因。输尿管结石的发病率文献报道的差异较大，地区、种族、饮食习惯以及性别和职业等的不同，其发病率显著不同；在发达国家发病率约为总人口的3%~5%。输尿管结石主要是肾内形成的结石排入输尿管所致，原发于输尿管的结石少见，多伴有输尿管病变，如输尿管狭窄、憩室或息肉等。

输尿管结石引起腰痛、血尿等临床症状，结石带来的梗阻，引起肾积水，也常合并尿路感染，这一方面影响患者生活质量，一方面损害肾功能，严重者可导致肾衰竭。因此，解除输尿管结石带来的梗阻，是首要任务。当前，有多种手术方式处理输尿管结石，传统的开放手术由于创伤大，目前已不作为一线治疗方案，而只限于那些合并需要开放手术处理疾病的病例，如输尿管狭窄等。随着手术设备的更新以及临床经验的丰富，绝大多数输尿管结石可以接受微创治疗。

## 第一节　硬式输尿管镜碎石取石术

### 一、历史与进展

1977年，Goodman利用13Fr直径小儿膀胱镜在3名成人中观察到了输尿管下段，首次验证了硬镜进入输尿管的可行性。1979年Lyon与Richard Wolf设备公司研制了23cm长的输尿管硬镜，该镜体与镜鞘可分离，镜鞘有14.5Fr和16Fr两种规格，该设备能顺利进入输尿管下段，前者主要用于输尿管镜检查，后者可用于电切。1980年Perez-Castro制造了第一条直径为11Fr的输尿管硬镜，长度达到39cm，可进入到肾盂。Perez-Castro利用该设备治疗输尿管结石，很快引起了世界同行的广泛关注，此后该技术迅速普及欧洲及美国，至1983年已广泛地受到同行的认可。随后其他厂家相继制造了各种型号的输尿管硬镜，长度25~54cm不等，外径9~16Fr不等，工作通道可达到5.5Fr左右。1983—1985年期间，北京及广州等地陆续开始开展输尿管硬镜取石术。1992年广医一院吴开俊报道应用输尿管硬镜在不到10年时间里治疗输尿管结石2 986例，结石清除率由第一年的74%提高到第三年的97%。

随着科技的发展，输尿管硬镜的工业制造水平逐步提高，输尿管镜的直径趋于缩小，目前已有小直径(4.5Fr)但大工作通道(3.4Fr)的输尿管镜问世，使得输尿管镜更易进入输尿管。同时，输尿管扩张技术从扩张管的盲目扩张到导丝引导下扩张器或气囊扩张，使得输尿管镜进入输尿管变得更为简单。同时，碎石工具也在不断发展，从液电碎石机到气压弹道碎石器、各种激光碎石，都使得输尿管硬镜碎石取石术的效率不断提高。输尿管硬镜碎石取石术在中国经过30余年的发展，目前中国多数基层医院已开展了该项技术，其临床应用已经取得了丰硕的成果，绝大多数输尿管结石患者均能接受输尿管镜碎石取石微创手术治疗。

### 二、适应证与禁忌证

输尿管镜碎石取石术作为一项微创的手术方式，经过自然腔道进行碎石取石，创伤相对经皮肾取石以及开放手术取石要显著减少，由于直接碎石取石，碎石效率较高。相比体外冲击波碎石(ESWL)，输尿管硬镜碎石取石术直接处理输尿管结石并取出，可达到更高的结石清除率，更低的重复治疗率，后续辅助治疗需求减少。随着近年来设备的更新以及经验的丰富，输尿管镜碎石取石术在临床广泛应用，成为输尿管结石的一线治疗方案。

目前输尿管硬镜头端大多数为8Fr左右，甚至4.5Fr，可一期进入绝大多数输尿管，因此输尿管硬镜碎石取石术可适用于多数输尿管结石，尤其是一些保守或者ESWL治疗失败的病例。但输尿管狭窄、扭曲等情况下，输尿管硬镜有时候也会失败，难以处理输尿管上段结石，而且碎石过程中，输尿管上段结石容易反流进入肾内，导致手术失败。因此，在决定是否行输尿管硬镜取石术时，应充分考虑输尿管结石的部位，结石大小，患者主观意愿以及医院、术者等条件。

#### （一）适应证

1. 有症状或梗阻的输尿管结石，保守治疗或ESWL失败。

2. 有症状或梗阻的输尿管结石，不适合经皮肾镜取石者。

#### （二）禁忌证

1. 不能控制的全身出血性疾病。
2. 严重心肺功能不全，不能耐受手术者。
3. 未能有效控制的泌尿系感染。
4. 严重的尿路狭窄，腔内手术无法解决。
5. 严重体格畸形，输尿管镜逆行无法操作。

## 三、术前诊断评估与准备

#### （一）术前诊断评估

术前诊断评估包括实验室检查及影像学检查，主要用于检查电解质生化，尿路感染情况等，以及明确结石的大小部位等。

1. 实验室检查　包括血常规，尿常规，中段尿培养，肝肾功能，电解质，凝血功能等，主要用于评估患者内环境，电解质紊乱、凝血功能有无异常等。特别地，对于输尿管结石腔内治疗者，术前一定要排除有无合并泌尿系感染，尿常规高倍镜检、亚硝酸盐、中段尿培养是重要的指标，应该严格控制泌尿系感染，有助于减少尿源性脓毒症的发生。

2. 超声检查（ultrasonography）　典型的输尿管结石的B超声像图呈现扩张积液的输尿管和其远端的结石强回声影。对不伴输尿管扩张的输尿管结石，B超诊断价值不高。输尿管近段近肾盂输尿管连接部和远段近膀胱输尿管连接部的结石由于有肾下极和充盈的膀胱作声学对比窗，B超常可以探及；输尿管中段的结石如不伴输尿管扩张积液，B超常不能探及。对比IVU，超声对伴有输尿管扩张积液的输尿管结石诊断的敏感性和特异性可高达96.3%和100%。超声结合KUB可提高不伴输尿管扩张的输尿管结石的诊断。利用彩色多普勒测量双侧肾阻力指数（resistive index，RI）有时可用于判断是否存在输尿管梗阻而来间接诊断输尿管结石。但有关RI诊断输尿管梗阻尚无统一意见，诊断结果与操作者个人经验也有较大关系。

3. 腹部X线片（plain film of the abdomen，KUB）常作为诊断输尿管结石的基础，常规的腹部X线片应包括双肾、输尿管、膀胱和后尿道，上至11胸椎上缘，下至耻骨联合或稍低。KUB一般常在静脉尿路造影（IVU）之前评估泌尿道部位是否存在阳性结石影、定位并显示阳性的结石影；在没作肠道准备的急诊患者KUB则常用于了解肠道气体和粪便的情况来判断是否需加行IVU的必要性。对比IVU和超声检查，KUB确认输尿管结石的准确性和特异性仅介于44%~77%和80%~87%。因而单纯KUB对确诊输尿管结石的价值有限，其临床多应用于输尿管阳性结石治疗效果的评估和随访。

4. 静脉尿路造影（intravenous urography，IVU）自从1923年首次运用于临床以来由于其设备的普及性，检查的准确性、安全性和较高的性价比，IVU一直是临床诊断输尿管结石运用最多的检查方法。常规IVU检查前应行碘过敏试验，除做好一般的肠道准备以减少肠气和粪便的干扰外，检查前6小时应禁饮食使尿液浓缩以增加影像的清晰度。发热、肾功能不全（中度以上）、全身情况不良和急性泌尿系严重感染是IVU检查的禁忌证。过敏体质、有造影剂过敏史、哮喘为相对禁忌证，应尽量避免采用IVU检查，必需行IVU检查时，检查前、后24小时应给予皮质激素。口服降糖药二甲双胍的患者在IVU检查前应停药48小时。经典的IVU片上输尿管结石的影像包括：输尿管行程线上的不透光影；梗阻的输尿管影；延迟的肾显影和集合系统的延迟显影或扩张。IVU诊断输尿管结石的优势有：可粗略评估肾功能；确定结石部位；了解集合系统解剖和输尿管梗阻情况以指导治疗方式的选择；也可发现上尿路其他异常（如肿瘤）。不足之处在于：难以显示小的阴性结石；有时难于与其他病变引起的充盈缺损鉴别；严重的梗阻需多次延时摄片常增加了X线的曝光量；造影剂引起过敏、超敏反应和肾毒性等。此外，对于急性肾绞痛的患者IVU检查时由于造影剂的利尿作用可引起肾小盏穹隆部破裂而引起尿外渗。对比螺旋 CT 平扫,IVU 的准确性和特异性介于 70%~83% 和 76%~87%。

5. 螺旋 CT 平扫(unenhanced helical CT,UHCT) 螺旋 CT 平扫是诊断输尿管结石最准确的检查方法,其敏感性和特异性均可达 98%~100%。螺旋 CT 的快速成像可避免呼吸带来的扫描遗漏。对比 IVU,UHCT 具有明显的优越性。

(1) 诊断价值更高。

(2) 可清楚显示结石所在部位及其大小。

(3) 检查费时短(通常 5 分钟内可完成),无须肠道准备。

(4) 不需要使用造影剂。

(5) 可以鉴别由于其他疾病引起的侧腰疼。UHCT 有时可提示结石成分(如尿酸结石),费用上 UHCT 甚至比 IVU 更低。UHCT 的不足在于设备较昂贵,普通医院常不能普及;阅片上也有一段时间的学习曲线。UHCT 的放射剂量曾是临床一度担心的问题,但研究发现与 IVU 相比二者之间放射剂量并无显著差异。Denton 等分析发现 UHCT 的放射剂量约为摄片三张 IVU 的 3 倍(4.7mSv 对 1.5mSv)。结石周围围绕有一圈软组织影(rim sign,圆环征)是 UHCT 诊断输尿管结石的典型征象。

6. 磁共振尿路成像(magnetic resonance urography, MRU) MRU 是利用集合系统尿液长 T2 值呈高信号,而周围组织短 T2 值呈低信号,这样尿液的白色高信号在黑色低信号背景下形成鲜明对比,产生类似静脉或逆行尿路造影的影像。MRU 能清楚显示尿路,特别是梗阻引起的扩张积液的尿路,能明确尿路梗阻的原因和位置。因此 MRU 对伴有梗阻的输尿管结石的诊断较准确,但由于成像原理,MRU 不能直接显示尿路结石,故 MRU 对不伴梗阻的输尿管结石诊断价值不高。

7. 逆行输尿管插管造影(retrograde urography) 当不宜行 IVU 或 IVU 显影不满意且不能通过其他方法明确诊断时,可考虑行输尿管插管逆行尿路造影。逆行输尿管插管造影显影清楚且不受肾功能的影响,但本法为有创性检查,费用较高,操作者也需要有一定的经验,远段的输尿管结石逆行插管也常不能成功。全身情况不良、急性尿路感染、膀胱出血和挛缩膀胱为绝对的禁忌证;尿道狭窄、前列腺重度增生和不适合摆截石位者为相对禁忌证。输尿管结石的逆行尿路造影表现同 IVU。

8. 顺行经皮肾穿刺造影(antegrade urography) 本法不能作为诊断输尿管结石的常规方法。只有当输尿管梗阻严重和 / 或合并感染需顺行经皮肾造瘘引流,待感染控制后可作顺行经皮肾造影。顺行尿路的造影表现同 IVU。

9. 输尿管镜探查(ureteroscopy,URS) 当用上述影像学检查方法难以明确诊断,而输尿管梗阻的表现明显或难以与其他疾病鉴别时可考虑行输尿管镜探查。URS 的优点是在明确诊断的同时完成治疗,但 URS 为一侵袭性手术,需要专业的手术设施,操作者也需一段时间的培训学习,故只有当患者具有明确的手术指征时才能采用。

### (二) 术前准备

对于合并尿路感染患者,术前一定要控制尿路感染,应根据中段尿培养结果选用敏感抗生素抗感染治疗 5~7 天,并复查明确尿路感染转阴(如尿培养转阴,尿亚硝酸盐转阴,尿白细胞转阴等)再择期手术。输尿管硬镜取石术术前预防性使用抗生素方面尚有一定争议,对于术前无尿路感染的患者,目前多数赞同术前单次使用一剂广谱抗生素用于预防感染,常用抗生素的种类包括三代头孢或喹诺酮类药物。

尽管术前留置双 J 管可被动扩张输尿管,增加输尿管镜术的手术成功率及结石清除率,但由于现在输尿管镜口径越来越小,绝大多数输尿管结石术前无需留置双 J 管,但应注意充分准备,以防输尿管狭窄无法入常规口径的输尿管硬镜。目前多采用 8/9.8F,视野为 10° 的输尿管硬镜,可经工作通道置入的操作器械有取石钳、钬激光光纤、液电碎石探头、气压弹道碎石杆、套石网篮等。术中如果发现输尿管狭窄普通 8Fr 输尿管镜无法进入,可尝试使用 4.5Fr 输尿管镜,对于 4.5Fr 输尿管镜也无法进入者,则留置输尿管内支架 2~4 周再择期手术,对于 1cm 以下的输尿管结石者,也可置管后辅以 ESWL。

除需输尿管镜、灌注泵及电视摄像系统外,尚需要斑马导丝、3~5 号输尿管导管、碎石设备等。

## 四、操作步骤与注意事项

### (一) 操作要点

作为一项手术操作,输尿管硬镜碎石取石有一定的手术技巧,但要遵循一定的操作规范。手术操作步骤如下:

1. 尿道膀胱镜检 男性患者,先提起阴茎,输尿管硬镜头端插入尿道,灌注液灌注下冲开尿道,在近尿道外括约肌处,尿道嵴有一隆起,为精阜,越过精阜再通过膀胱颈部即进入膀胱。女性患者，则直接由尿道外口入镜，尿道呈 V 字形，适当调整输尿管镜尾，使输尿管镜尖端进入膀胱。

2. 输尿管镜退至膀胱颈部，向前 3cm 左右可见输尿管间嵴，左右输尿管开口分别居于输尿管间嵴的两侧，典型的输尿管开口呈裂隙状或洞穴状。

3. 寻找到输尿管膀胱开口后，在 3~4F 的输尿管导管或导丝的引导下，输尿管镜接近输尿管开口，同时予以灌注冲水冲开输尿管裂隙，有助于输尿管镜的进入。

4. 具体的入镜方式　直接入镜、下挑入镜、旋转 / 抖动入镜等。对于输尿管开口不太宽阔者，输尿管镜内旋 90°~120°，使输尿管镜尖端紧贴输尿管裂隙状开口的底部，沿着输尿管导管与输尿管间的间隙，将输尿管镜向输尿管走行方向插入 5mm 左右，然后输尿管镜旋回正位，即进入输尿管。

5. 适当下压输尿管镜尾，在输尿管导管的引导下顺着输尿管走行，将输尿管镜推入至输尿管结石所在部位。

6. 经输尿管镜工作通道插入 0.035 英寸斑马导丝，从结石与输尿管间的间隙插入并跨过结石；如果导丝不能通过结石，导丝仍置于结石附近。

7. 退镜并将导丝置于原位，同法再次入镜至输尿管结石所在部位。

8. 使用气压弹道碎石器或者钬激光将结石击碎。注意控制灌注泵的灌注压力，保证低压低流灌注。

9. 碎石的同时，间断使用异物钳将碎石屑取出至膀胱，可保证充分引流以减压，并防止输尿管水肿致使镜体被输尿管抱死。

10. 清理输尿管内的结石碎屑，将较大的结石碎屑取出至膀胱。

11. 输尿管镜探查，入镜直至肾盂输尿管连接部或肾盂，再次插入斑马导丝。

12. 将内支架套入斑马导丝，并在导丝的引导下留置输尿管内支架，镜下或镜外植入 D-J 管，X 线透视证实 D-J 管位置。

**（二）术中注意事项**

输尿管镜碎石取石术操作过程中，也会遇到一些问题，处置不当，往往会带来严重的并发症，因此应该规范化操作。对于输尿管狭窄者，常规的 8/9.8F 输尿管镜难以进入，可更换小口径的输尿管镜，如 4.5F 小儿输尿管镜。如果更细口径的输尿管镜也难以进入，可使用球囊或导管进行主动扩张，或者留置双 J 管进行被动扩张，1~2 周后再次进行输尿管镜手术。输尿管扭曲难以通过输尿管硬镜的时候，可插入超滑导丝通过扭曲段，随后顺着导丝将输尿管镜推入。输尿管息肉可用异物钳钳取送病理检查，但忌用钬激光烧灼，以避免远期输尿管狭窄。

## 五、取石与碎石方法

输尿管结石往往需要击碎后才能从输尿管内取出，目前有多种碎石工具用来碎石，包括液电碎石、气压弹道碎石、钬激光碎石等，结石击碎后一般通过异物钳或网篮取出至膀胱，由患者自行排出。

**（一）液电碎石（electrohydraulic lithotripsy，EHL）**

EHL 是用于腔内碎石最早的碎石技术之一。1985 年，Lytton 首次报道了使用输尿管硬镜和 EHL 治疗输尿管结石。EHL 使用电力液压或火花间隙生成冲击波来粉碎结石，碎石器的电极部位可产生 3~6kV 的高压，并出现电火花，火花间隙可生成空泡，进而转化为声波能量从而分解结石。EHL 的优点包括碎石探针的柔性，特别是较小的探针，如 1.9Fr，可以通过硬性或软性输尿管镜进行腔内碎石。EHL 发生器及碎石探针相对便宜，经济实用。EHL 的主要缺点为容易损伤输尿管黏膜以及导致输尿管穿孔，损伤机制是空泡的膨胀及破裂，即使探头不直接与黏膜接触，也可能发生损伤。由于空化泡的直径取决于所使用的能量，当能量大于 1 300mJ 时可使空化泡直径超过 1.5cm。因此，EHL 在高能量碎石时引起输尿管穿孔的风险更大，尤其是在处理较硬的结石时。即使使用较细的探针和较低的能量设置，如果在黏膜附近施加重复的脉冲，也可能发生输尿管穿孔。当 EHL 处理嵌顿性结石并输尿管水肿，或由于术中出血导致视野不清时，穿孔的风险可能更高。EHL 治疗输尿管结石导致结石反流要高于激光碎石。治疗输尿管结石时，在结石上方放置封堵网篮或其他留置装置可以防止结石迁移返入肾内。但是，应注意不要直接在网篮或导丝上行 EHL。

**（二）气压弹道碎石**

自 20 世纪 90 年代开始用于碎石，现在是临床应用最为广泛的碎石技术之一。其作用机制类似风钻，利用压缩空气推动弹道碎石器里的金属子弹体，撞击碎石探杆，再作用于结石，使结石粉碎。气压弹道碎石采用的是机械能，因此几乎不产热，不会引起尿路上皮的热损伤。相比 EHL，气压弹道碎石引起输尿管穿孔风险较小。气压弹道碎石可击碎几乎所有成分的结石，碎石效率高。气压弹道碎石设备价格低廉，没有一次性耗材的损耗，而且碎石杆的使用寿命非常长,维护成本低。气压弹道碎石的缺点在于,碎石过程中可造成结石后移,甚至反流至肾内造成手术失败。输尿管上段结石较下段结石在碎石过程中更容易位移至肾内,在碎石时可利用网篮在结石近端封堵,减少结石反流肾内的风险。

#### (三) 钬激光碎石

钬激光是目前输尿管软镜碎石术必备的碎石工具,但在硬式输尿管镜碎石时取石术中也同样重要。钬激光是由掺钬的钇铝石榴石激光(Holmium Yttrium-Aluminum-Garnet,Ho:YAG)产生的中红外激光,波长为 2 100nm,接近水的吸收峰 1 940nm,其吸收系数为 $24cm^{-1}$,热弛豫时间为 310 毫秒,其能量很快被水吸收。钬激光碎石机制的理论主要包括光声机制和光热机制,以及在此基础上形成的"等离子体"理论。前者认为,结石周围的水吸收钬激光的能量激发电子和分子至更高能级,局部高温形成气泡,在钬激光辐射至结石表面形成消融。由于水对钬激光的吸收系数很大,光纤头端的水分迅速吸收钬激光的能量,产生热电离而形成等离子体,而形成的等离子体可吸收各种波长的激光,等离子体内部产生可导致金属熔化的高温,估计在 1 500℃以上。等离子体形成后,因不断吸收入射激光而膨胀,产生压强很高的冲击波。等离子体形成所需的能量由激光产生的脉冲能量提供,钬激光剩余的能量才会被传递给目标,冲击波的物理作用、等离子体的光热效应以及结石的化学分解等效应共同作用实现了钬激光的碎石效果。高功率钬激光系统以及多功能的参数设置,使得尿路结石碎石效率得到了极大的提升。但由于钬激光的光热效应,高功率钬激光的一个需要格外注意的问题是热损伤。在临床实践中,应保持充足的灌注以带走热量,尤其是高功率下碎石时;而在对输尿管结石进行碎石时,需要降低能量,并注意光纤与组织间的距离。

### 六、并发症与处理

#### (一) 出血

输尿管硬镜取石术后出血发生率较低,多数是由输尿管黏膜或导丝或输尿管导管操作不当引起肾脏损伤造成。术中若出血严重影响手术视野时应及时终止手术,并留置输尿管支架引流。多数患者可通过保守治疗治愈。

#### (二) 肾包膜下血肿

输尿管硬镜取石术后引起包膜下血肿发生率约为 0.45%。输尿管结石合并有中、重度肾积水、肾皮质较薄、手术时间过长、合并有高血压以及术前有尿路感染的患者,术后发生肾包膜下血肿的可能性较大。对于多数患者可行保守治疗治愈,对于包膜下血肿较大的患者可行经皮肾包膜穿刺引流。保守治疗失败,持续性活动性出血的患者往往需要外科干预,如选择性肾动脉栓塞。

#### (三) 输尿管穿孔

输尿管镜取石术中由于操作不当往往可引起输尿管穿孔,其发生率约为 1%~3%。术前应通过影像学检查充分了解泌尿系统解剖,规范操作导丝、网篮及碎石工具,切忌暴力上镜以减少该并发症发生。治疗上,轻微的输尿管穿孔,术后留置输尿管内支架 6~8 周多数可恢复。

#### (四) 输尿管撕脱

输尿管撕脱为输尿管硬镜取石术最严重的并发症之一。多数发生在输尿管较窄,勉强入镜、操作时间过程长的病例中。由于输尿管镜勉强进入,挤压输尿管黏膜,导致输尿管壁局部缺血水肿,易使输尿管镜体被抱死。术者如果没能意识到这一点,术中会发现输尿管镜移动困难。如果进一步盲目操作,如猛力推拉,突然出现落空感,输尿管镜随即放松,这时候就可能出现了输尿管黏膜撕脱或输尿管断裂。输尿管镜体带着断裂的输尿管或撕脱的黏膜,拖出至尿道外口,形成所谓的"翻鸡肠"事件,临床中处理起来非常棘手。这一严重并发症的预防,主要在于术者加强认识并注意手术操作。入镜前,输尿管镜体涂上液体石蜡,增加润滑度。输尿管镜入镜过程中,如果有阻力,应避免暴力操作,换用小口径的输尿管镜或者终止手术,留置 DJ 管 2~4 周后二期手术取石。碎石过程中,避免长时间操作,应间断退镜,让集合系统内的灌注液流出,降低肾及输尿管内压力,减少输尿管痉挛。如果在碎石过程中发现输尿管镜被抱死,可尝试加深麻醉,经输尿管镜操作侧孔抽吸肾内灌注液,然后左右摇摆输尿管镜,待松动后慢慢退镜;如果输尿管镜操作仍很紧,难以退出,则需要床边逆行造影了解输尿管镜的部位,改开放手术松解输尿管,再行吻合。如果出现输尿管撕脱,应先检查撕脱的输尿管黏膜或输尿管长度,松解后退出输尿管镜,根据撕脱的长度和患者的一般情况,可一期行输尿管端端吻合、肠代输尿管术、输尿管膀胱瓣吻合术、自体肾移植术等,或先行肾造瘘术,3~6 个月后行开放手术治疗。

#### (五) 感染

术中高压灌注引起肾盂内压过高,含有细菌及内毒素的灌注液反流吸收，及手术时间过长易导致尿源性脓毒血症，严重者可致患者死亡。因此，术前应规范使用抗生素控制尿路感染，术中灌注应保持低压低流，并控制手术时间。若发现梗阻以上部位尿液浑浊甚至积脓，宜先留置输尿管支架引流，择期手术处理结石。出现感染症状者，应加强抗感染治疗，必要时使用糖皮质激素；对于严重感染、尿源性脓毒血症的患者，尽快转往 ICU，给予综合治疗，尽早使用碳青霉烯类抗生素抗感染，并使用去甲肾上腺素等血管活性药物处理。

**（六）输尿管狭窄**

输尿管狭窄多为输尿管镜取石术远期并发症，常由术中黏膜损伤缺血、钬激光热损伤引起。一般可考虑狭窄扩张，留置内支架引流。当腔内治疗效果不佳时，可选择输尿管狭窄切除并端端吻合。

**（七）反流**

输尿管硬镜取石术后留置内支架，破坏了正常情况下的输尿管抗反流机制，加上内支架刺激膀胱收缩，排尿时膀胱压增加，引起尿液反流至上尿路，出现腰部胀痛、发热等。术后可嘱患者勿憋尿，排尿时放松，即可减少反流，必要时尽早拔除内支架。

### 七、术后处理与术式评价

输尿管硬镜碎石取石术作为一项微创的手术方式，术中注意操作，能显著减少手术并发症，即便是出现轻微的术中并发症或损伤，术者均能及早发现，及时处理，避免发生严重后果。术后麻醉复苏时的观察尤为重要，并发感染时，患者复苏后常出现心率增加，烦躁不安，血压下降等，即刻复查血常规等会提示存在感染，如果发生感染性休克甚至尿源性脓毒症，应尽早使用碳青霉烯类抗生素抗感染，并使用去甲肾上腺素等血管活性药物处理。术后第二天上午复查 KUB，了解结石取出情况，并复查内支架位置。对于术中取出的输尿管结石或患者自行排出的结石，可送检行结石成分分析，以指导术后饮食，进行结石复发的预防。

## 第二节 输尿管软镜碎石术

### 一、概述

输尿管软镜在国内使用始于 1990 年前后，最早分别在北京、广州和上海的一些大的医学院校附属医院开始开展。在文献方面，1985 年朱文琪在沂水医专学报上介绍了国外使用输尿管硬镜和软镜的经验。1991 年江西省人民医院的金松柏教授等最早在《临床泌尿外科杂志》上发表了他们 26 例纤维输尿管镜的临床经验报道。随后，解放军 301 医院，广州医学院附属第一医院等分别发表了各自使用输尿管软镜的经验报道。这个时期的国内输尿管软镜的使用与国外一样受辅助工具的限制，输尿管软镜的适应证有限，临床应用不多。随着钬激光的面世及引入到国内，从 2000 年起，在国内一些大的泌尿中心逐渐形成了输尿管软镜的使用高潮，广州医学院附属第一医院曾国华教授及其团队分别在软镜操作技术的规范化、软镜下钬激光碎石的最佳频率和能量的设置以及软镜技术在国内的推广都作出了较大贡献。随着国内经济的发展以及泌尿外科医师和患者的需求，输尿管软镜逐渐在全国各地不同规模的医院开展起来。我们相信随着镜体设计和辅助工具的发展以及腔内泌尿外科技术的进步，输尿管软镜必将在泌尿外科疾病领域发挥更大的作用。

### 二、输尿管软镜结构与特点

要做好输尿管软镜术，首先应熟悉输尿管软镜的结构与特性。目前，国内使用较多的输尿管软镜主要为国外品牌，主要生产商有：Karl Stortz（美国）、Richard Wolf（德国）、Olympus（日本）、Circon ACMI（美国）、PolyDiagnost GmbH（德国）。国内已有多家公司进行输尿管软镜的研发和生产。表 58-1 为部分品牌输尿管软镜的性能和特征。输尿管软镜可分为两类：光学纤维软镜和电子软镜。光学纤维软镜的使用较为普遍，电子软镜因价格昂贵的原因，目前只在有条件的医疗机构开始逐步配备。

**（一）光学纤维软镜**

1. 单通道纤维软镜　单通道纤维输尿管软镜是目前临床应用最为广泛的输尿管软镜。光学纤维软镜的基本原理为：①利用外部光源发出的光经导光纤维束传至内镜先端部（软镜的最远端部分）的一个凹透镜上，经凹透镜发散照射，已获得更宽广的照明视野；②人体内脏经光线照射后，器官组织界面反射的光线进入软镜先端部的成像通道，由该物镜成像在图像传导纤维束的端面上，再经图像传导纤维束传导至目镜端，术者从目镜即可看到清晰的体内影像，目镜可连接摄像系统，将内部影像经电视显示

表 58-1 部分品牌输尿管软镜的参数

| | Olympus URF-P5 | Karl stortz Flex-X2 | Wolf Cobra | Olympus URF-P6 | Poly |
|---|---|---|---|---|---|
| 长度(cm) | 67 | 67 | 68 | 67 | 80 |
| 尖部直径(Fr) | 5.9 | 6.5 | 6 | 4.9 | 8 |
| 中部直径(Fr) | 8.4 | 7.5 | 7.5 | 7.95 | 8 |
| 尾部直径(Fr) | 8.9 | 8.4 | 8.8 | 7.95 | 8 |
| 视野 | 85 | 88 | 85 | 80 | 120 |
| 视角 | 0 | 0 | 0 | 9 | 0 |
| 工作通道(Fr) | 3.6 | 3.6 | 3.3/3.3 | 3.6 | 3.6 |
| 弯曲度(腹/背)(°) | 275/180 | 270/270 | 270/270 | 275/275 | 250(单向) |

出来;③在清晰观察体内情况后,术者可经软镜的操作通道置入激光光纤、套石篮、活检钳等器械进行相应的手术操作。

2. 普通纤维输尿管软镜主要由以下几部分组成

(1) 可弯曲的导入鞘、带转向控制旋钮的手柄、目镜、导光纤维束、图像传导纤维束、工作通道及相应的接头。

(2) 纤维软镜的镜体直径为 5~10F,先端部直径因品牌不同,可稍大于或稍小于镜体的直径。软镜的工作长度有 650mm、670mm、680mm、700mm 等。所有纤维软镜操作手柄的设计大致相同,均带有可调节软镜先端部转向的控制旋钮,手术者握住手柄后,以大拇指操控转向旋钮来调节软镜顶端的转向。软镜先端部的设计绝大多数为双向,即向腹侧和向背侧转向,双向转向的角度可达 270°,但不同产品转向角度的大小会有所差异。

(3) 当操作通道内置入光纤、套石篮等器械后,软镜先端部转向的最大角度往往会有所减小,转向旋钮调节软镜先端部的转向是在二维平面上,若要完成在肾内一个平面以上的转向,需要操作者通过旋转手柄带动镜身的旋转来完成。

3. 双通道纤维软镜 双通道软镜是在软镜的镜体内设计两个操作通道。在某些特殊情况下,双通道软镜可展示出一定的操作上的优势。在使用双通道软镜进行操作时,可以经一个通道置入套石篮套住结石,而另外一个通道置入激光纤维进行碎石,这样可解决激光碎石过程中结石不断跳动导致碎石困难的问题。或者在使用双通道软镜时经一个通道进行碎石等操作,经另一个通道进行连续灌注,此时的液体灌注量和速度较单通道高,能更好地保持视野的清晰。有的双通道软镜还增加了一些特殊的设计,有利于操作者操作。如 Wolf Cobra 是第一条双通道输尿管软镜,它设计了先端部转向的制动装置,让软镜先端部调整至合适位置,并进行锁定,让术者可专心进行其他手术操作;设计了光纤移位器,简单便捷的光纤控制,可减少激光纤维的不自主移动对工作通道的损坏。由于镜体直径的限制,双通道软镜的操作通道直径往往较单通道软镜小。如德国 WOLF 品牌 7326071 型双通道纤维输尿管软镜的工作长度为 680mm,两个工作通道直径分别为 3.3Fr,视角角度为 0°,视向角度为 85°,外径为 6/9.9Fr,先端部转向角度双向均为 270°。

4. 组合式纤维软镜 纤维输尿管软镜是一种造价高、精致的器械,但容易损坏,这制约了纤维输尿管软镜的广泛应用。软镜最常见损坏的部位是工作通道,其实为镜体、弯曲转向部分和目镜。

德国 Poly Diagnost GmbH 公司设计并生产了 PLOY 组合式纤维输尿管软镜。该软镜将最容易损坏的镜身外鞘、转向操作部分、冲水操作通道集成,并制成可以单侧有效弯曲的一次性内镜导管系统。传导冷光的导光纤维和传送影像的图像传输纤维是独立的,分别延伸接至冷光源光纤口与摄像头,微小的蓝宝石玻璃片在镜子远侧密封住光学通道。独立的可重复使用的光学系统不会与患者直接接触,因此光学系统不需要消毒处理即可使用,不同于普通纤维软镜,导光纤维和图像传输纤维均置于目镜手柄。目镜、摄像头和两条纤维束从内镜的导管系统中分离处理,并且以无菌的模式装配在手术台边的臂上,使术者可以更轻松地进行手术。

由于 POLY 的组合式设计,可以任意自由地选择一次性内镜套管的长度。如在经皮肾镜术后,需要使用软镜检查各肾盏和处理硬镜难以到达的肾盏内残留的结石，可以使用较短的 POLY 内镜套管进行操作。

### （二）电子软镜

1983 年美国 Welch Allyn 公司发明电子内镜并应用于临床，被认为是内镜发展史上的第三个里程碑。电子内镜是将微型图像传感器（charge coupled device，CCD）装入内镜顶端感受光信号而成像的内镜。成套的电子软镜由内镜、电子摄像装置 / 视频信息系统中心、电视监视器 3 个主要部分组成。

电子软镜的工作原理是将冷光源经内镜内的导光纤维将光导入被检查者体内，对所检查或手术部位照明后，通过镜身前端由集成电路片组成的微型图像传感器（CCD）接受体腔内各脏器组织表面反射的光线，将光量子变换成电荷载流子进行光电转换，并积分储存，收集在陈列存储单位中，把图像的光信息转换成电信号，再通过电缆传输图像信号。图像信号再经过视频处理中心，对图像还原并进行加工处理，然后通过显示屏进行显示和采集储存，提高了获取的图像质量，克服了光纤在使用过程中容易损坏的特点。

电子软镜像质的好坏主要取决于 CCD 性能，其次还有驱动电路和后处理系统的技术性能指标，包括分辨率、灵敏度、信噪、光谱响应、暗电流、动态范围和图像滞后等。光电耦合元件——CCD 是决定电子内镜图像质量的核心部件，它如同电子软镜的心脏，其基本构造是在对光敏感的半导体硅片上采用高精度的光刻技术分割出数十万个栅格，每一个栅格代表一个成像元素，像素数越多，图像的分辨率越高，画面越清晰。CCD 只能感受光信号的强弱，电子软镜的彩色还原是通过在 CCD 的摄像光路中添加彩色滤光片并对彩色视频信号进行处理后获得的。

### （三）电子软镜和纤维软镜的综合比较

1. 图像质量　由于受到镜体直径的限制，纤维软镜的图像传输光纤的数目受到限制，直接影响图像分辨率的提高。电子软镜采用 CCD 或 CMOS 采集图像，在尺寸受限的情况下，更容易突破技术限制，所获得图像像元数不断提高。

2. 电子软镜用电缆线代替光纤传输图像，克服了光纤束内的光线在弯折的情况下容易折损的问题，使得内镜的使用寿命明显提高。

3. 电子软镜由于获取图像的方式改变，可以通过各种技术手段改善图像质量和增加成像信息，以提供更有应用价值的图像信息。

4. 部分电子软镜增加新的应用功能，如 Olympus 电子软镜的插入部可以左右旋转，与纤维软镜相比，更方便在人体内进行转向操作。

5. 电子软镜目前被开发了新的技术，应用范围更广泛，包括放大成像技术、窄带光谱成像技术（NBI）、自体荧光显像（AFI）、近红外成像（IRI）、多功能成像技术等。

## 三、手术适应证与禁忌证

### （一）输尿管软镜碎石术的绝对适应证

根据美国、欧洲及我国泌尿外科结石诊疗指南，无论结石位置（上中下盏）、结石软硬程度及成分，对于≤2cm 的肾结石，均可首选输尿管软镜碎石术。对于输尿管结石可结合硬式输尿管镜进行操作，推荐尽量不在输尿管原位碎石，可先用硬式输尿管镜气压弹道进行碎石，结石进入肾集合系统后改用输尿管软镜碎石术，避免钬激光损伤输尿管造成输尿管狭窄。

### （二）输尿管软镜碎石术的相对适应证

1. 肾脏解剖异常，包括马蹄肾、异位肾等解剖结构异常的肾脏结石，伴盏颈狭窄的肾盏憩室内结石等。

2. 特殊体质患者，包括极度肥胖、严重脊柱畸形、合并出血性体质、孕妇等。

3. 孤立肾结石。

4. 肾结石 PCNL 与输尿管软镜的联合治疗。

### （三）输尿管软镜碎石术的绝对禁忌证

1. 严重的全身出血性疾病。

2. 严重的心肺功能不全，无法耐受手术。

3. 未控制的泌尿道感染。

4. 严重的尿道狭窄，腔道内镜无法通过。

5. 严重体格畸形，无法置入通道鞘及软镜。

### （四）输尿管软镜碎石术的相对禁忌证

1. 严重的肉眼血尿。

2. 输尿管口径较细或输尿管狭窄。

3. 下盏结石且漏斗部 <30°，盏颈长度 >2.5cm，盏口宽度 <5mm。

## 四、诊断方法与术前准备

### （一）诊断评估

术前评估包括实验室检查及影像学检查。实验室检查包括血常规，尿常规，尿培养，肝、肾功能，电解质，凝血功能等。术前存在泌尿系感染的患者，应给予敏感抗生素，待泌尿系感染控制后（如尿培养转阴，尿亚硝酸盐转阴，尿白细胞转阴等）再行手术。

影像学检查包括泌尿系B超，CT平扫，静脉肾盂造影等，部分特殊患者(如孕妇)可选用MRI。

**(二) 术前准备**

尽管术前留置双J管可增加置鞘成功率，且大的通道鞘能增加手术成功率及结石清除率，但由于经验越来越丰富，术前扩张输尿管已不再作为常规。输尿管软镜碎石术术前预防性使用抗生素方面尚有一定争议。对于术前无尿路感染的患者，目前多数赞同术前单次使用一剂广谱抗生素用于预防感染，常用抗生素的种类包括三代头孢或喹诺酮类药物。

## 五、碎石与取石操作要点

**(一) 碎石**

将软性输尿管镜通过扩张鞘或直接到达预定目标，进行激光碎石。若输尿管结石原位难以碎石，可将结石推入肾盂再行碎石。碎石功率应由小到大，以求最佳效果。碎石时起始功率一般为0.6J/6Hz。脉冲能量若>1.0J，有可能使结石移位或碎裂为几大块，需重新寻找结石而减慢碎石速度，降低碎石效率。能量设置低时可增加频率以弥补其不足，能量逐步增加至1.0J后，将频率逐步增加至10Hz，若结石尚未移位，最多可增加至15Hz；碎石时光导纤维的顶端一定要直抵结石，以免损伤黏膜或导致穿孔。碎石过程应呈“蚕食”式，即从结石边缘开始，用光纤抵住结石并与结石呈一定角度，逐层粉碎结石(图58-1，图58-2)。对于坚硬的结石，可以先把结石切割成几小块(图58-3)，然后用“爆米花”式把结石进一步粉碎(图58-4)。碎石过程中在保证视野清晰的情况下，冲洗液压力一般在200~300mmHg，压力过高或流速太快易造成结石移位。

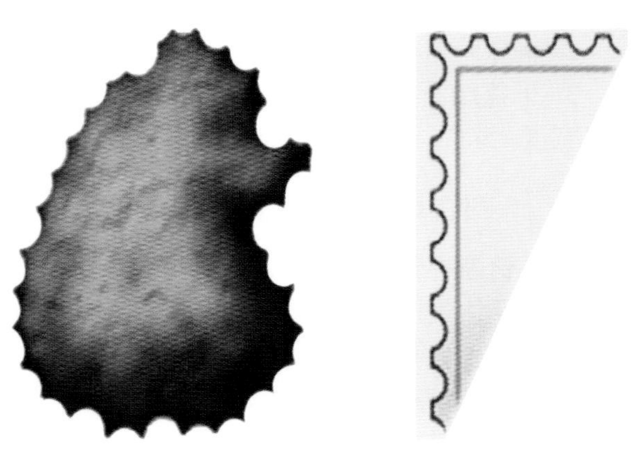

图58-1 “蚕食”式碎石模式(一)

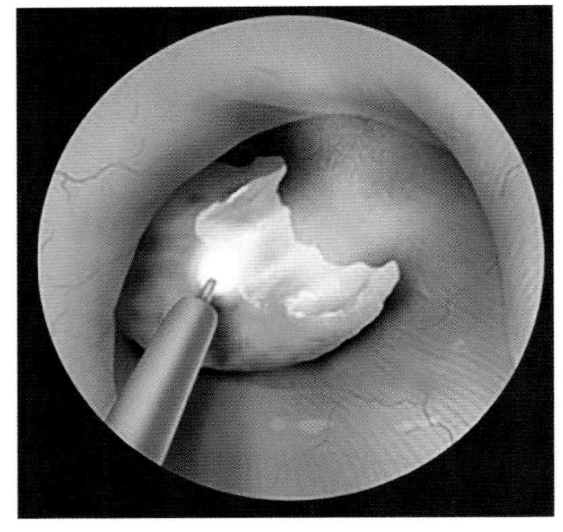

图58-2 “蚕食”式碎石模式(二)

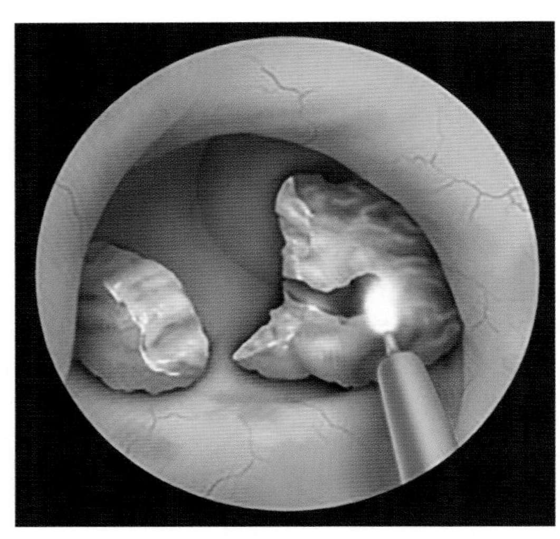

图58-3 把结石切割成几小块

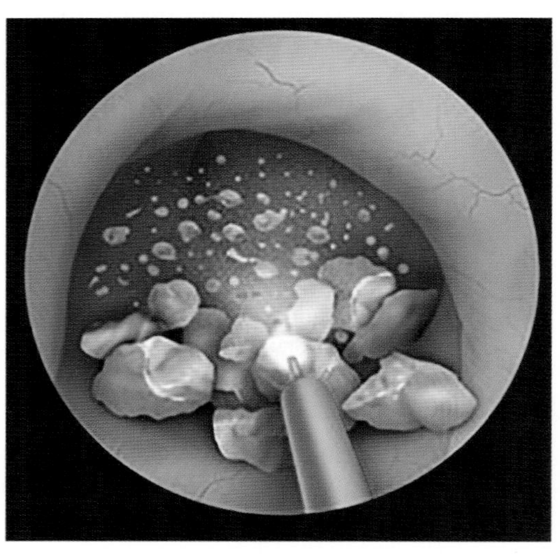

图58-4 “爆米花”式碎石

目前软镜碎石的方法大致可分为四种：

(1) 舞动式：主要针对质地偏软的结石，在结石的表面呈左右来回扫描式碎石，激光能量设置为低能高频，(0.2~0.6J)×(40~50Hz)，若有脉宽参数，可设置为长脉宽，>800 毫秒。

(2) 蚕食式：常用，适合质地适中的结石。从结石外周向中间开始逐步"蚕食"结石。激光能量设置为低能高频，(0.2~0.6J)×(40~50Hz)，若有脉宽参数，可设置为长脉宽，>800 毫秒。

(3) 碎块化：常用，适合质地较硬的结石，在结石中央用激光进行爆破，形成一块块碎石，再通过套石篮取出结石。激光能量设置为高能低频，(1.0~1.5J)×(10~20Hz)，若有脉宽参数，可设置为短脉宽，<200 毫秒。

(4) 爆米花模式：常用，尤其适合肾盏内相对局限的空间里的结石，激光固定在肾盏中央激发，碎石会在激光周围跳动并受到激光的击打，类似"爆米花"，小的碎石大部分被水流冲走，大的碎石仍在激光周围继续被击打，激光能量设置为(0.5~1.5J)×(20~30Hz)。

蚕食法和碎块化是最基本的碎石方法，一般的碎石策略为负荷较大的结石先用蚕食法，然后再用碎块化方法对较小的碎石进行逐个爆破，一分为二。使用输尿管软镜时，最好选用 200μm 的激光纤维，其对软镜的弯曲度影响较小，可进行肾脏上中下盏的碎石。若选用 273μm 以上的激光纤维，使软镜的弯曲度减少 4.44%~10.21%。若选用 365μm 以上的激光纤维，使软镜的弯曲度较大，可能只能处理肾上中盏结石(图 58-5)。激光纤维固定器可限制碎石过程中光纤的移动，保持光纤末端与软镜先端部的距离，防止光纤击穿工作通道(图 58-6~ 图 58-9)。

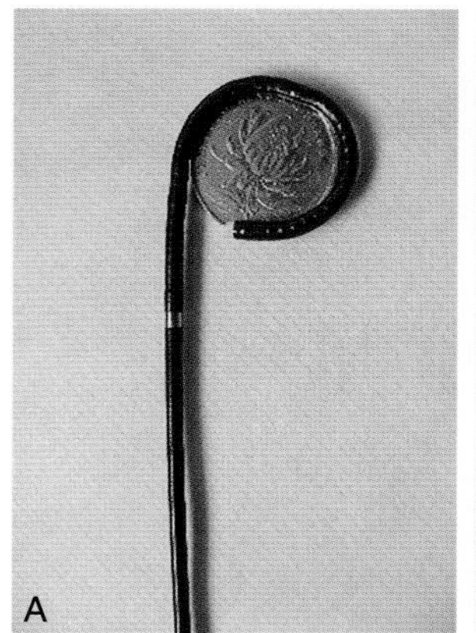

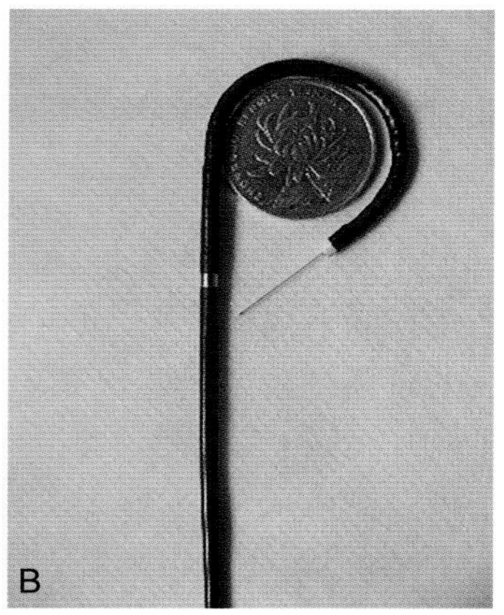

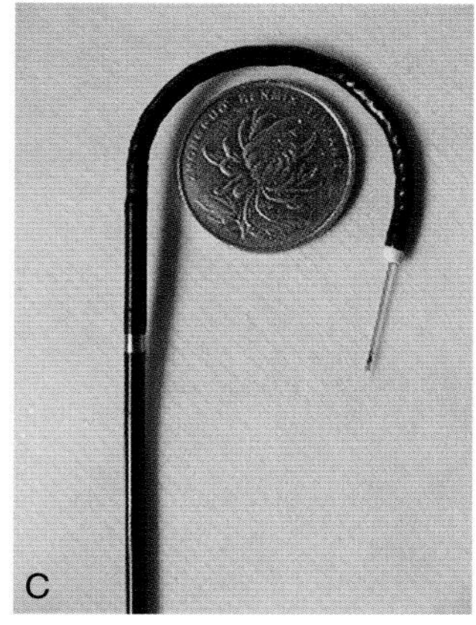

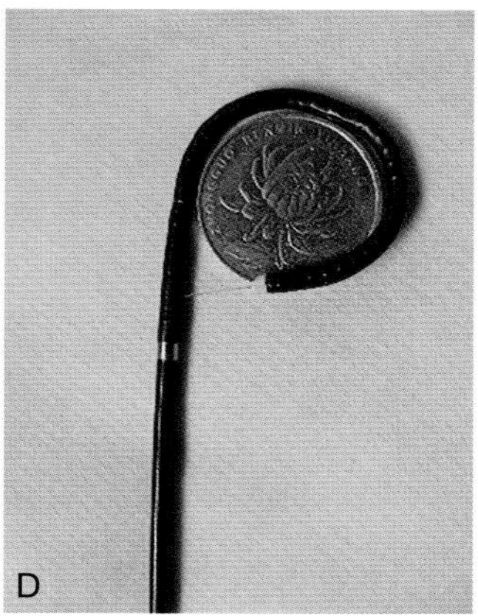


**图 58-5　激光纤维对软镜弯曲度的影响**

A. 自然状态；B. 置入超细光纤；C. 置入 200μm 光纤；D. 置入 365μm 光纤。

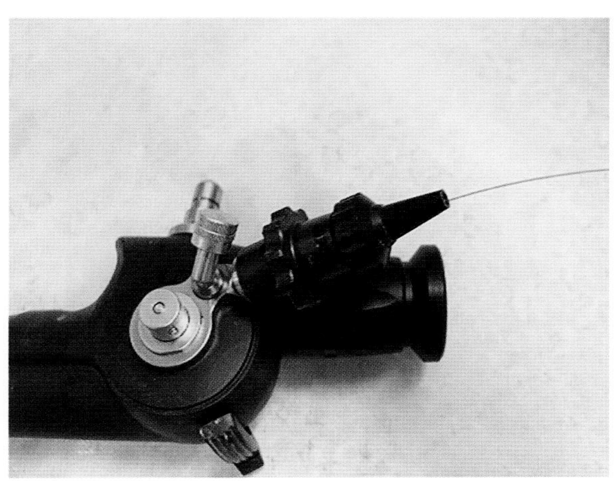

**图 58-6　激光纤维固定器**

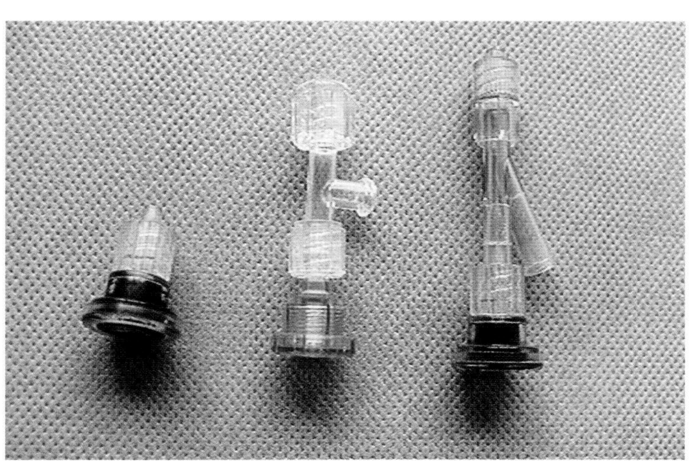

**图 58-7　激光纤维固定器**

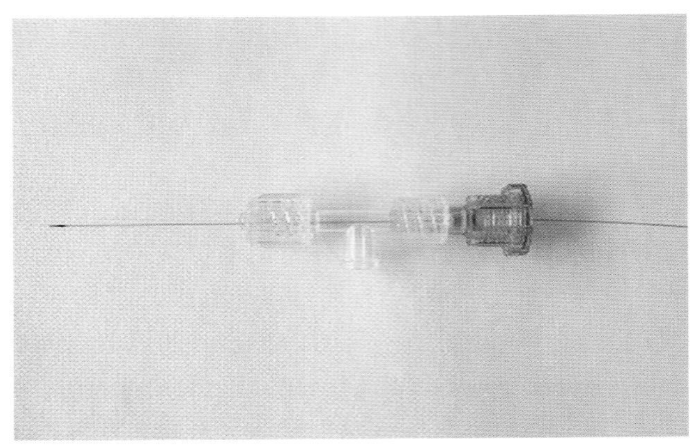

图 58-8 激光纤维固定器

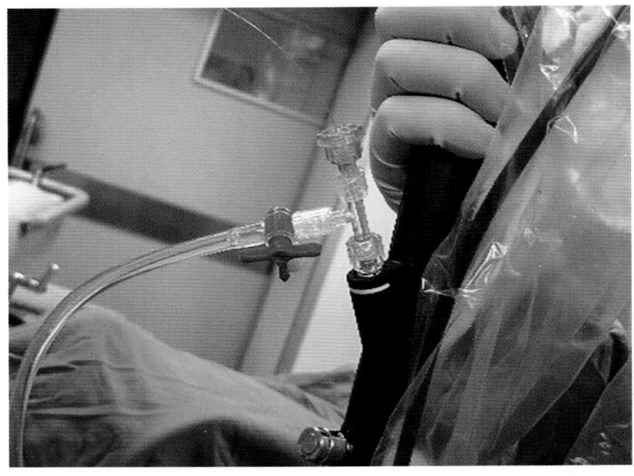

图 58-9 激光纤维固定器

手术当中常用钬激光的大小来估量碎石的大小。常用的钬激光规格大小为 200μm 的激光纤维。其实，激光的粗细算上激光纤维外皮不止 200μm，实际大小大约为 400μm。因此，钬激光纤维 10 倍大小的碎石大约为 4mm，该大小的结石可被套石篮取出或者可术后自行排出。借此种方法，可减少不必要的激光碎石，进而提高碎石效率和缩短手术时间。准确估量碎石大小，还能减少术后因碎石过大无法排出的情况发生。

处理肾下盏结石时往往需要把软镜调节至最大弯曲状态，长时间处于最大弯曲状态容易损坏软镜。因此，为了更好地保护软镜，应尽可能将结石位移至肾盂、中盏或上盏。移位技巧：①用激光将结石打一个洞，将激光伸入洞内，借助软镜带动激光将结石挑动移位（图 58-10）。若结石较大，可能无法通过盏颈或重量偏重难以位移结石，可先用碎块化模式将结石打碎，再逐个位移。②可借助套石篮将结石位移，若结石较大，可先用蚕食法将结石的一角打磨成适合套石篮套入的棱角，或先碎块化模式将结石爆破成小碎石再套石。

经钬激光击碎的适当大小结石，可通过套石篮取出。碎石太小，套石篮难以抓获；碎石太大，碎石无法通过输尿管或扩张鞘。结石太大无法取出时，切忌用力强行取出，以免输尿管损伤，应在相对宽阔的肾盂或肾盏内松开取石篮，再用钬激光击碎后取出（图 58-11）。当然也存在套石篮无法退回相对宽敞处的情况，如果使用可拆卸套石篮，可以卸取网篮末端，用钬激光击碎结石后再取出（图 58-12）。碎石

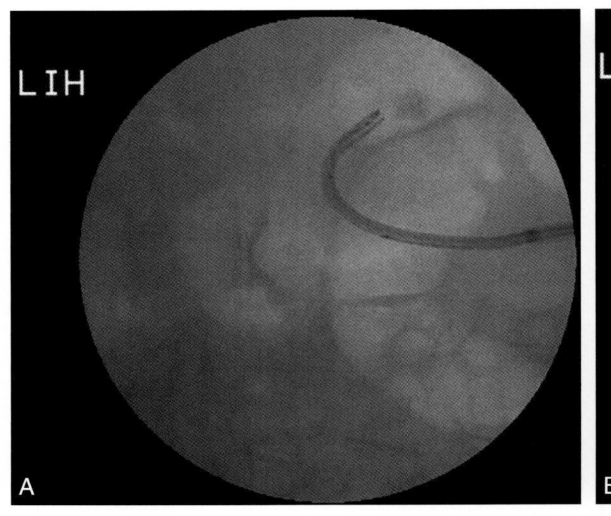


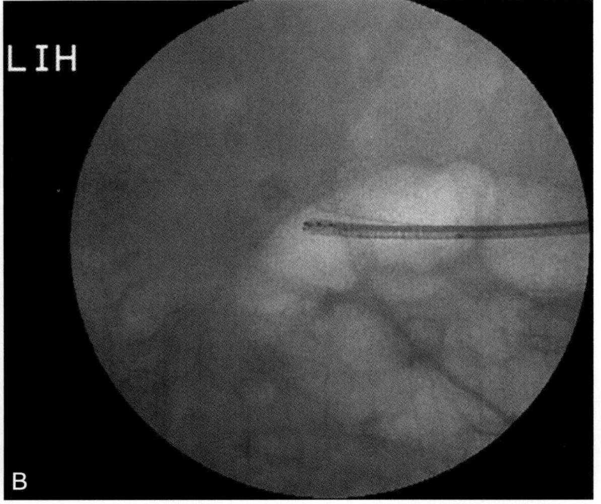


图 58-10 肾下盏结石移位技巧

A. 寻找到肾下盏结石；B. 把结石迁移至肾盂。

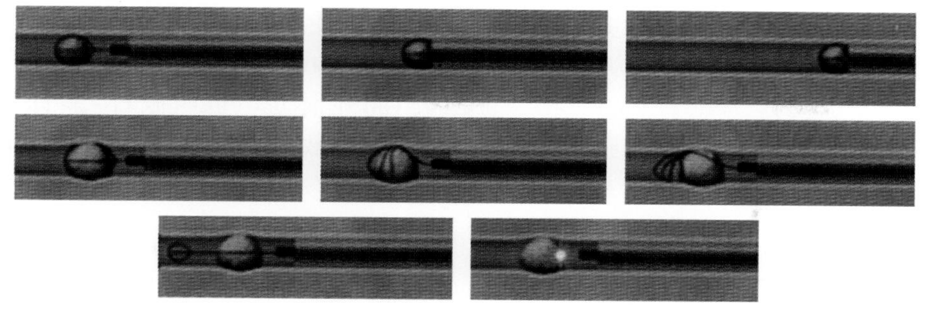

图 58-11 结石过大无法取出时，可把取石篮推回相对宽敞处，再松开取石篮把结石重新击碎

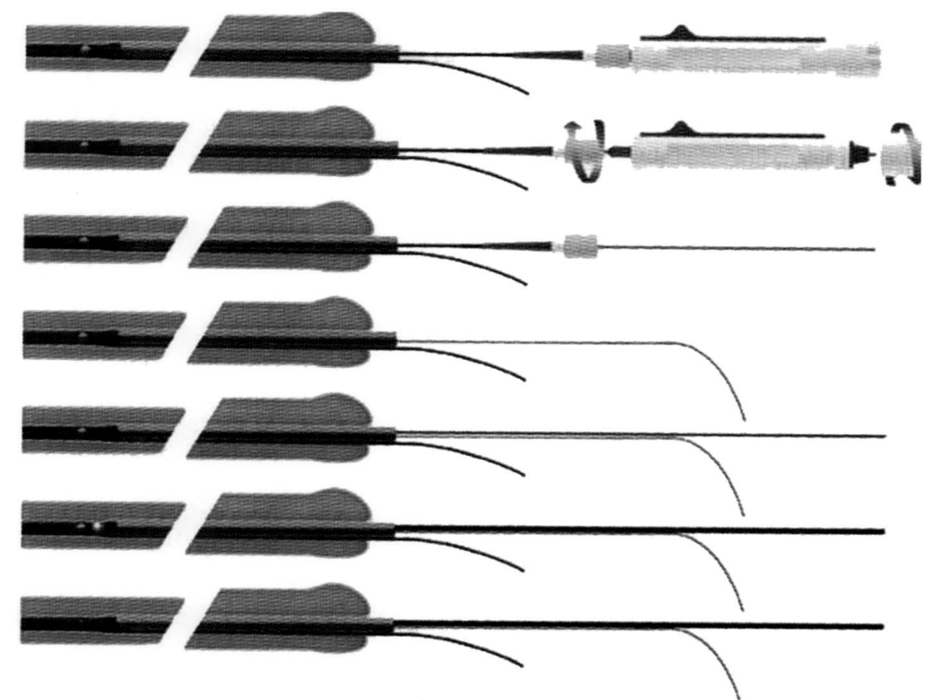

图 58-12 结石过大无法取出时，通过拆卸网石篮，再击碎结石

后，不必用取石篮取尽所有的碎石，通常取 2~3 枚，做结石成分分析。术后须密切随访，结石清除率以术后 3 个月计算，最好 CT 扫描评价结石的清除率。

## 六、操作步骤与注意事项

### （一）器械位置的摆放

根据不同术者的经验存在一定差异，基本原则是术者能舒适进行手术，主要有以下 3 种摆放方法：

1. 患者左侧大腿下放置器械台，高度与固定腿架固定器的高度一致，器械台后放置激光机，C 臂 X 线机置于患者左侧，C 臂 X 线显示屏、冷光源、监视器以及灌注设备可置于患者右上方（图 58-13-A）。

2. 基本和第一种方法相似，只是将 C 臂 X 线显示屏置于患者左上方（图 58-13-B）。

3. 第三种方法适应于一体化手术室，C 臂 X 线显示屏与监视器置于患者正上方，术者正前方（图 58-13）。

### （二）患者体位的选择

输尿管软镜手术患者可选择截石位、改良截石位、侧卧位、Trendelenburg 头低脚高位以及 GMSV（Galdakao-Modified Supine Valdivia）体位，劈腿俯卧位（PCNL+RIRS）。

1. 改良截石位 大多数的输尿管软镜患者采用截石位。改良截石位患者取侧下肢抬高，患侧下肢下垂，该体位可以拉直患侧输尿管，扩大输尿管镜的操作空间，有利于入镜（图 58-14）。

2. 侧卧位 主要应用于下盏结石，由于患侧肾处于高位，下盏结石容易向下盏颈以及肾盂方向移动(图 58-15)。

3. Trendelenburg 头低脚高位 此体位与患侧侧卧位结合，使下盏结石容易向下盏颈以及肾盂方向移动(图 58-16)。

4. GMSV 体位 也叫截石 - 斜仰卧位(图 58-17)，下方接近截石位，上方接近斜仰卧位，适合于同

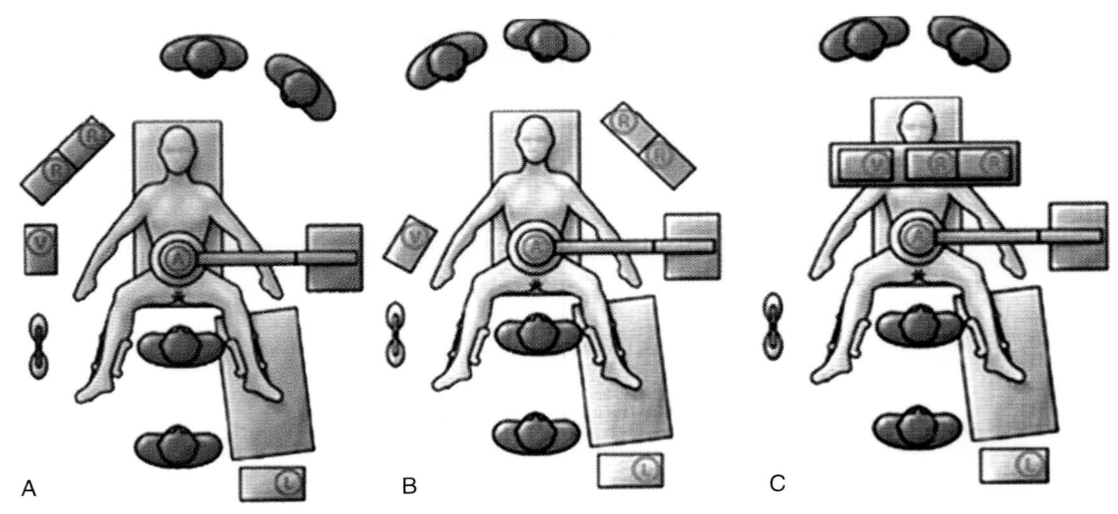


图 58-13 器械位置的摆放

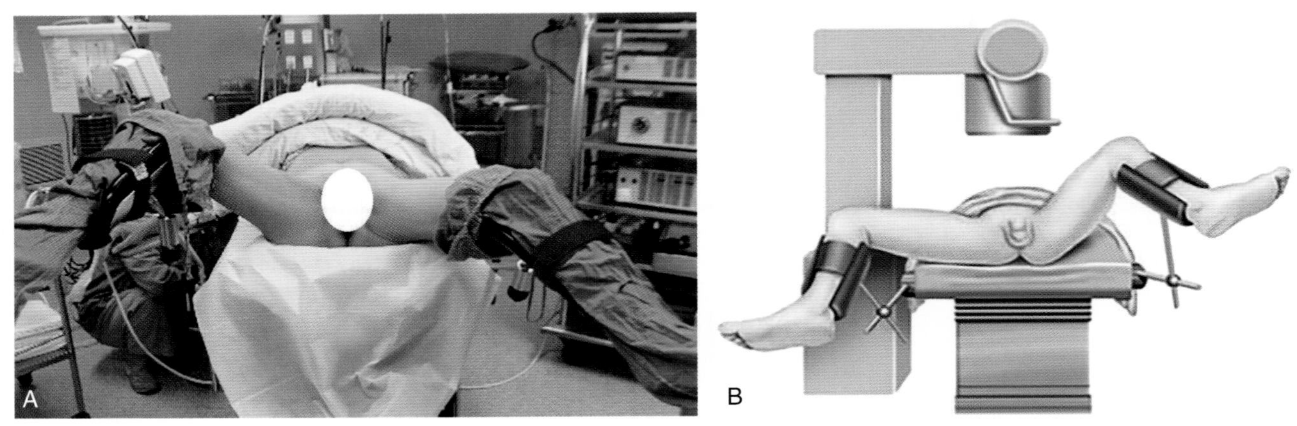


图 58-14 输尿管软镜手术改良截石位

A. 实景图；B. 模拟图。

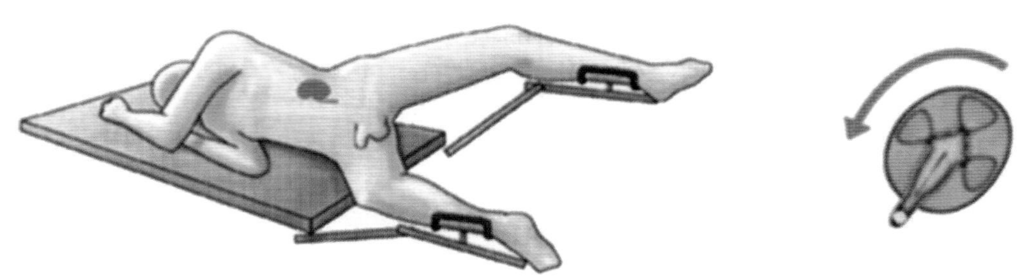

图 58-15 侧卧位

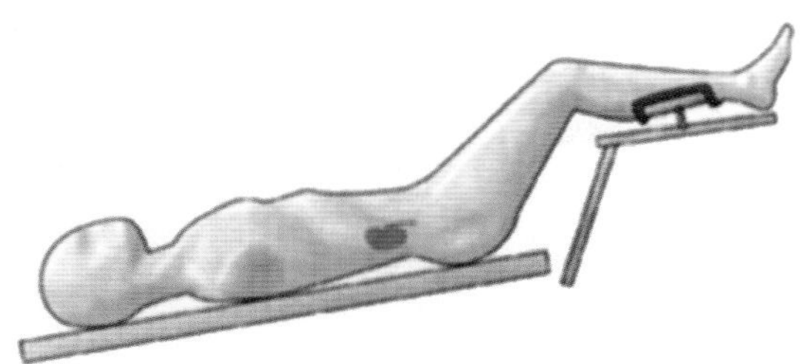
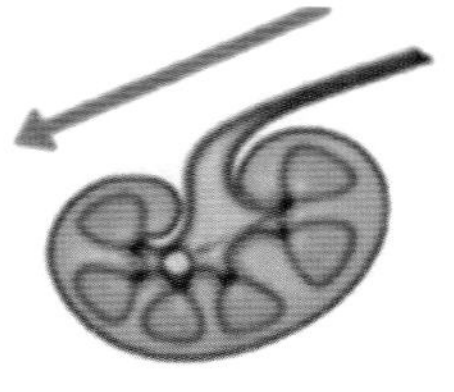

图 58-16　头低脚高位

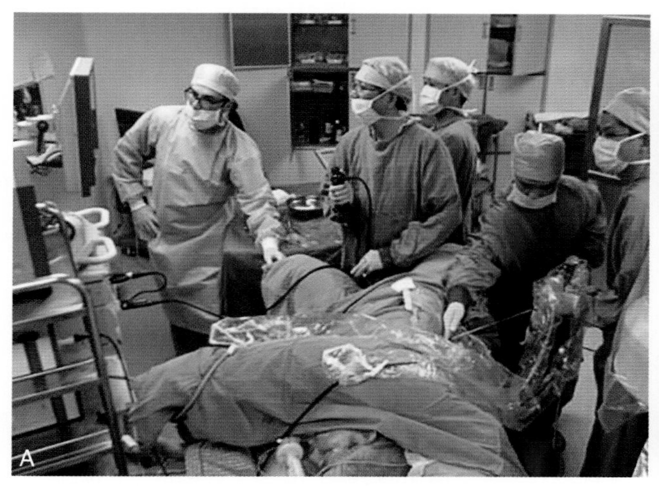
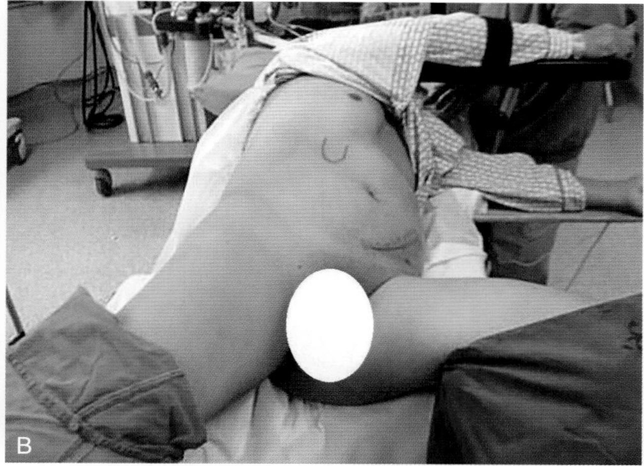

图 58-17　GMSV 体位

A. 截石 - 斜仰卧位手术实景；B. 患者截石 - 斜仰卧位。

时进行经皮肾镜操作及逆行输尿管软镜手术（逆行输尿管软镜钬激光碎石术见视频 36）。

视频 36　逆行输尿管软镜钬激光碎石术

### （三）输尿管硬镜检查和扩张术

在输尿管软镜操作前进行输尿管硬镜检查，有助于了解和清除尿道、膀胱和输尿管的病变，了解输尿管的走行和扭曲情况，同时起着输尿管扩张的作用，并放置好导丝，使下一步软镜操作更简便易行。输尿管镜检中如果发现输尿管狭窄，可主动进行输尿管扩张，可采用镜体逐级扩张、输尿管扩张导管扩张以及输尿管球囊扩张三种方法（图 58-18）。也可在患侧输尿管留置斑马导丝，在 C 臂 X 线监视下，沿导丝用输尿管扩张导管（图 58-19）进行扩张，由 8F 开始逐级增粗，扩张至 14Fr。也可在置入斑马导丝，逆行输尿管造影，在 C 臂 X 线监视下，将带不透

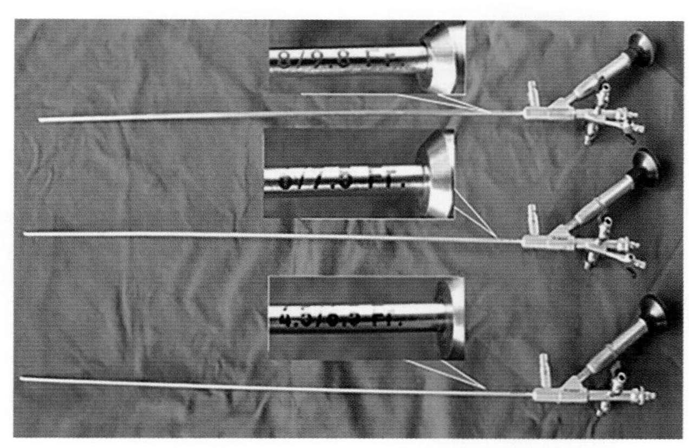

图 58-18　不同口径的输尿管硬镜

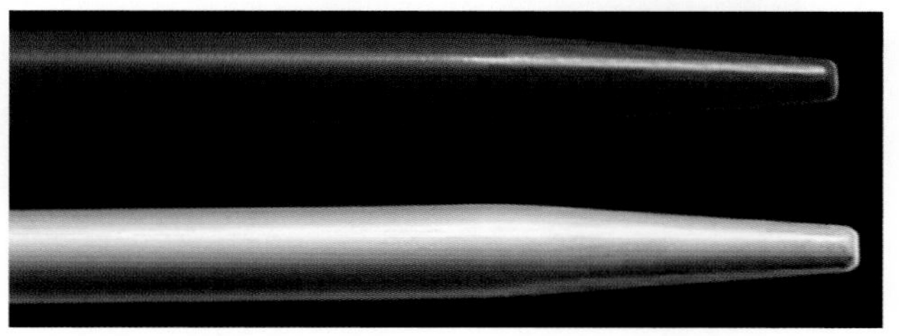

图 58-19　输尿管扩张导管

X线标记的气囊导管(图58-20)放置在目标扩张段(操作前先逆行造影确认狭窄段),注入造影剂使气囊膨胀,X线定位下使气囊蜂腰征位于气囊中部,加压气囊使狭窄段完全扩张并维持此压力约3分钟,一般压力为25~30atm(图58-21)。

### (四)输尿管通道鞘的置入

输尿管通道鞘的置入,有助于灌洗液及时排出,保持视野清晰,减低肾盂内压,缩短手术时间,可减小镜体轴线旋转动作阻力,减少镜体反复进出引起输尿管黏膜损伤和因进镜困难造成输尿管软镜损伤的可能性。理想的通道鞘位置最好放在肾盂输尿管连接部以下1~3cm。输尿管通道鞘有多种型号和规格,若患侧输尿管无留置双J管的病史,我们推荐选择外径为14F、内径为12F的通道鞘,一期置入的成功率较高。男性患者输尿管通道鞘的长度为45cm,女性可选择35cm。一般来说,输尿管通道鞘的直径越小,置入输尿管的可能性越大,Olympus URF-P6能通过F10/12输尿管通道鞘,其他型号的软镜多选择F12/14以上的输尿管通道鞘。理论上,置入通道鞘的型号越粗越好,较粗的通道鞘有利于灌注液回流、降低肾盂内压、更容易取石以及视野更清晰。若患侧有留置双J管的病史,可尝试用13/15F或14/16F输尿管通道鞘。

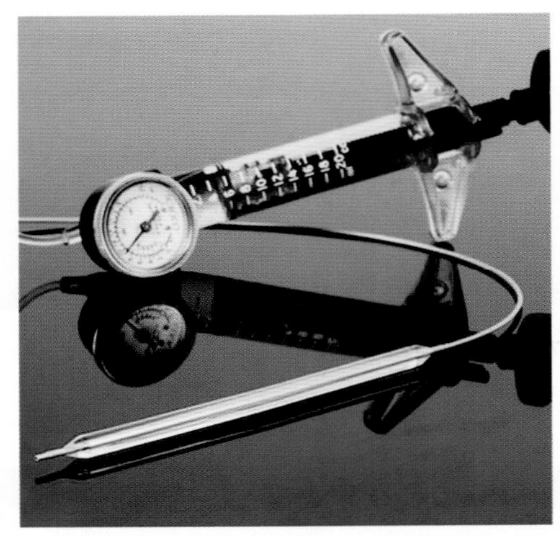

图58-20 球囊扩张导管

输尿管通道鞘的留置必须在导丝的引导下进行,可采用安全导丝及工作导丝的模式,也可不留置安全导丝。国外学者常在膀胱镜或者输尿管硬镜直视下留置2根导丝于肾集合系统内(图58-22A):一根作为工作导丝可置入输尿管输送鞘和软镜;另一根为安全导丝,术中全程留置于肾集合系统内(图58-22B),一旦出现肾盂穿孔等严重并发症时可沿安全导丝置入双J管,随时终止手术。国内学者多认为,留置安全导丝虽可保证工作通道不丢失,但因其盘曲在肾盂内,可能影响软镜操作及激光碎石,因此通常留置一根导丝。

输尿管通道鞘的置入尽可能在C臂X线监视下进行,盲目置入输尿管通道鞘或凭手感容易损伤输尿管。"过深"可能插穿肾实质,造成严重出血;"过浅"放不到位并导致灌注液回流不畅,达不到预期的效果。

输尿管硬镜检查结束时经硬镜工作通道内注入造影剂,显示肾盂肾盏的位置及结构,在C臂X线监视下,沿导丝把通道鞘推送至UPJ以下1~3cm(图58-23)。此法可监视通道鞘推送的全过程,容易把通

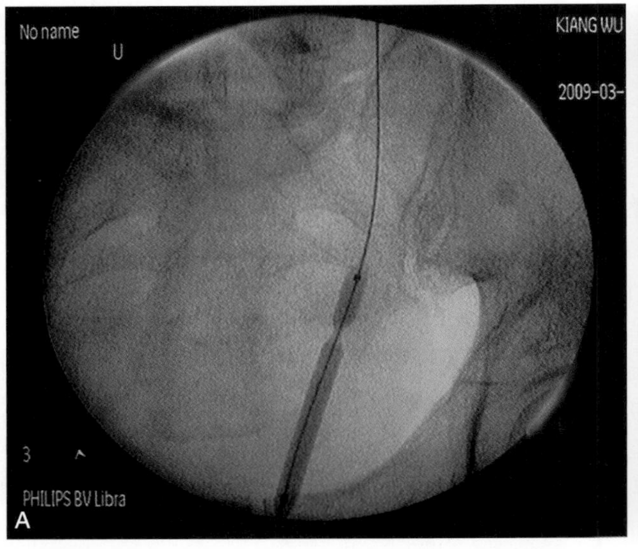



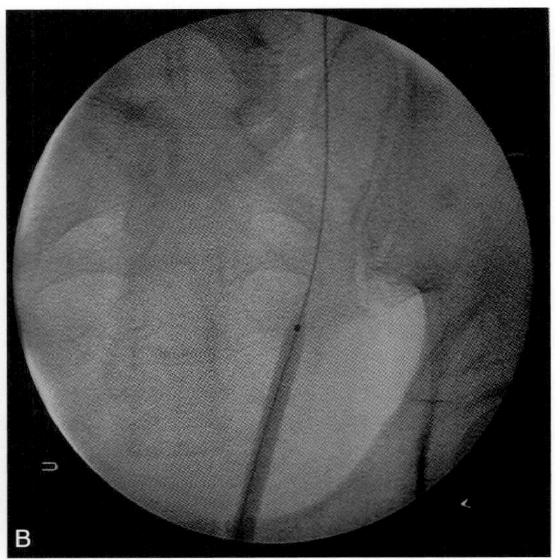



图58-21 输尿管狭窄球囊扩张前后透视图

A. 输尿管狭窄扩张前(蜂腰征);B. 输尿管狭窄扩张后(蜂腰征消失)。

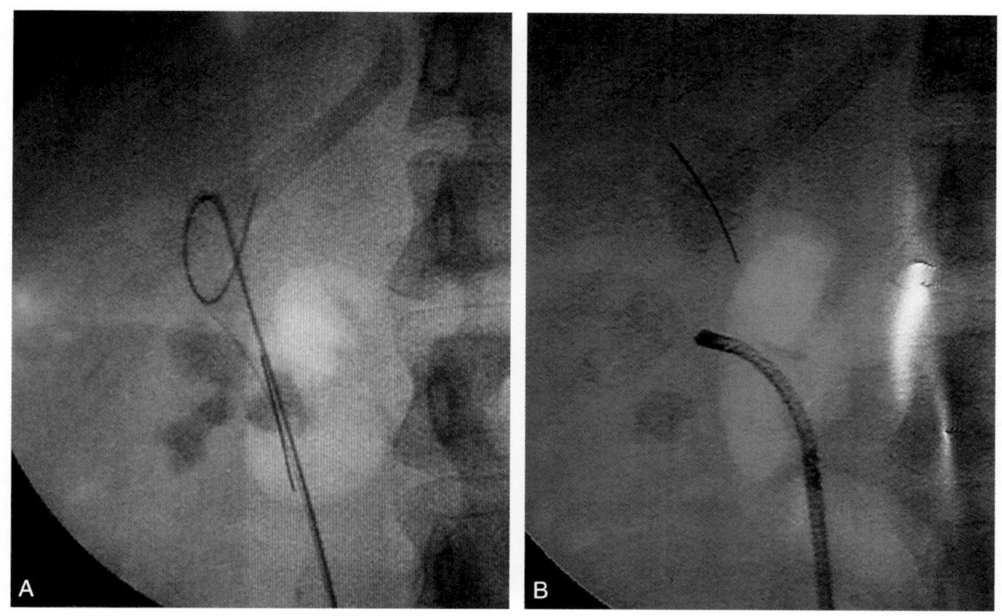


图 58-22 输尿管通道鞘的留置双导丝

A. 硬镜下留置两条导丝；B. 软镜操作时保留安全导丝。

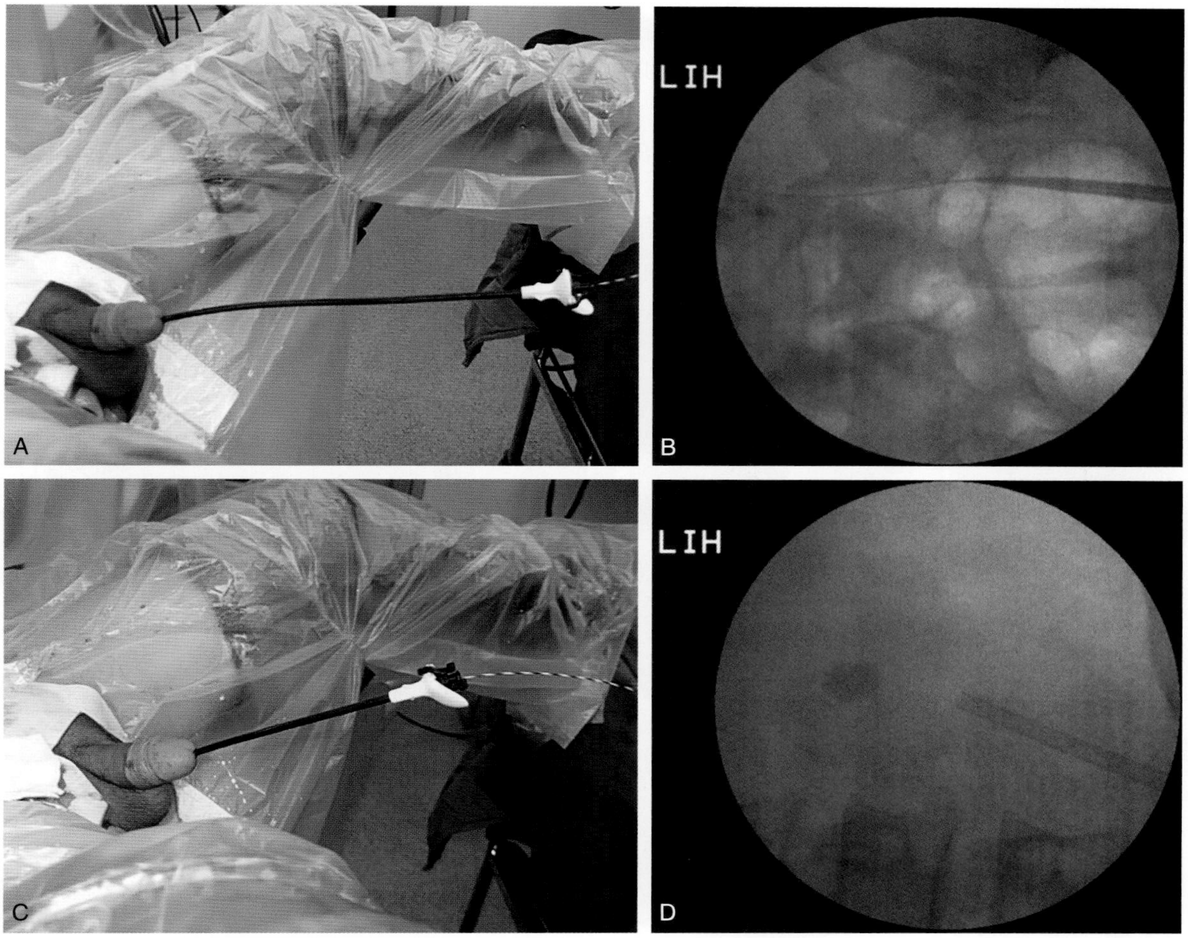

图 58-23 C 臂 X 线监视下置入输尿管通道鞘

A. 把通道鞘经尿道外口置入；B. X 线监视下可见通道鞘位置在输尿管中段；C. 把通道鞘置入肾盂或输尿管上段；D. X 线监视下可见通道鞘位于结石下方。

道鞘放置在所需位置，但术者和患者须接受小剂量的 X 线辐射。

**（五）持镜与灌注方法**

1. 标准的软镜持镜方法，对于右利手医师通常采用右手持镜，右手拇指负责控制软镜中位键，来完成软镜背侧和腹侧弯曲（图 58-24A），一般情况下，欧版软镜，中位键的运动与软镜尖端弯曲是相反的，即中位键向下，镜尖背侧弯曲，中位键向上，镜尖向腹侧弯曲。美国版软镜，中位键的运动与软镜尖端弯曲是相同的，即中位键向下，镜尖腹侧弯曲，中位键向上，镜尖向背侧弯曲。在中国市场上供应多为欧版输尿管软镜。左手负责软镜的前进与后退（图 58-24B）。软镜的旋转，是由右手与左手共同旋转软镜体来完成的（图 58-24C）。

2. 灌洗方式　输尿管软镜操作时须使用生理盐水作为灌洗液，灌洗方式可采用液压灌注泵灌注、悬挂吊带灌注，加压悬挂吊带灌注和注射器人工灌注。临床上结合运用以上两种灌注法，达到优劣互补，相得益彰。术中在保持视野清晰的前提下，需注意控制肾盂内压力于 20~40cm$H_2O$。目前使用的主要关系方式如下：

（1）液压灌注泵灌注法：经软镜的工作通道，接入液压灌注泵，通过脉冲或恒定水流进行灌注。此灌注方法让软镜的术中视野较为清晰，有利于寻找目标肾盏，尤其适合出血的情况下保持视野清晰。然而，该灌注方法容易使小结石活动幅度较大，不利于碎石操作。同时，液压灌注泵灌注法难以实时调节灌注压力和流量，容易引起肾盂内压增高，从而增加术后患者发热和尿源性尿毒症的发生率。尤其对于孤立肾伴感染的病例，肾盂内压过高容易导致感染性休克和肾包膜下血肿等严重并发症的发生，因此不推荐使用该灌注方法。

（2）悬挂吊带灌注：通过悬挂吊带（高度约 60~100cm），接入软镜的工作通道，通过液体的重力关系，进入灌注（图 58-25）。此法灌注入软镜的水压波动幅度较小，使小结石的活动度减小，有利于进行碎石操作，无须助手协助注水，但有时出现视野不清。

（3）加压悬挂吊带灌注：它分人工加压以及束带加压，其中束带加压灌注尽管节省了人力，但是很难控制其灌注流量以及压力，不推荐使用。

（4）注射器人工灌注（图 58-26）：经软镜的工作通道，接入延长导管，助手使用注射器经延长导管匀速推注生理盐水。此法灌注入软镜的水压波动幅度

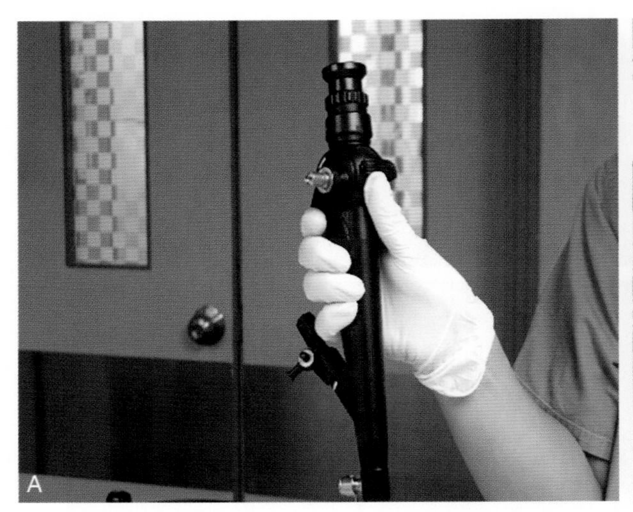


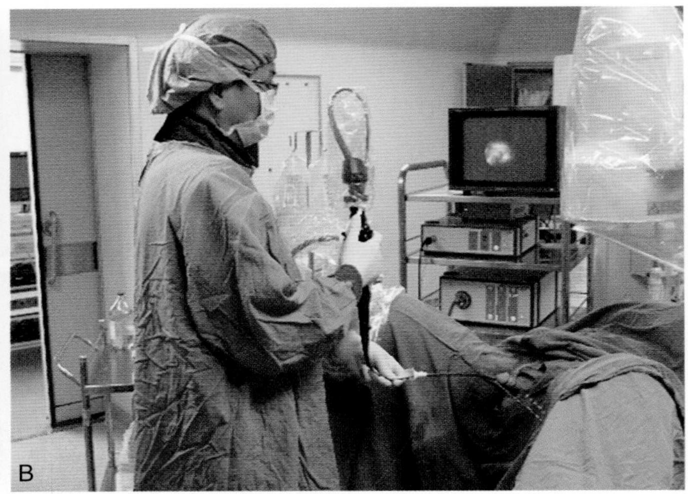


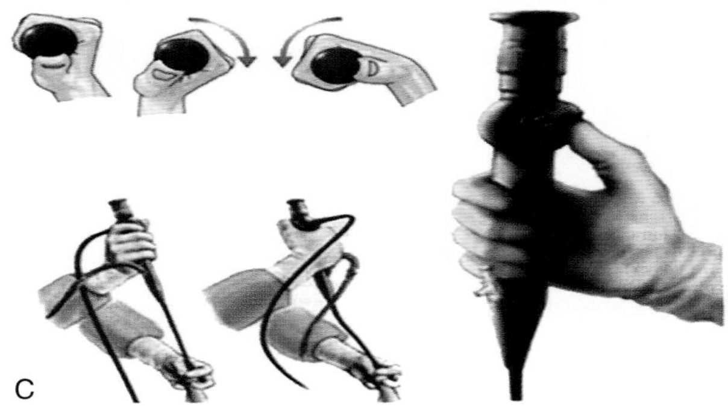


**图 58-24　软镜持镜和操作**

A. 右手拇指控制上下摆动键；B. 左手负责软镜的进退；C. 软镜旋转示意。

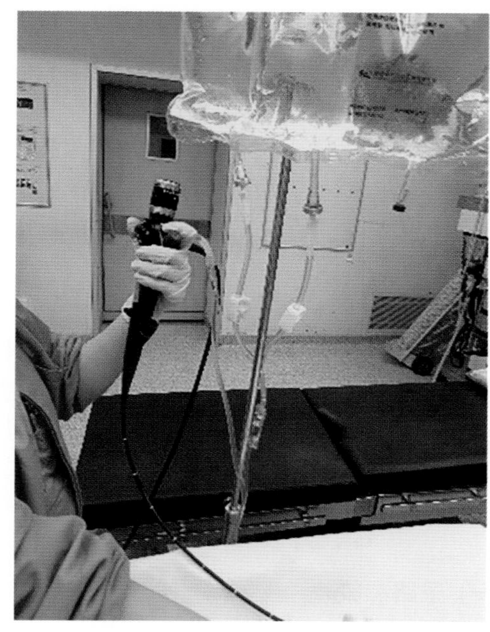

图 58-25　悬挂吊带灌注

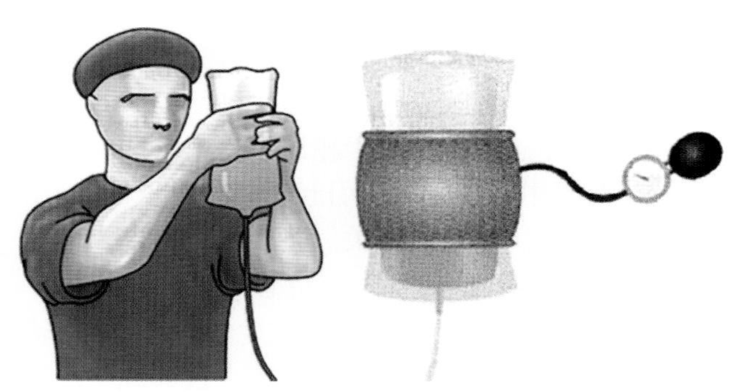

图 58-26　注射器人工灌注

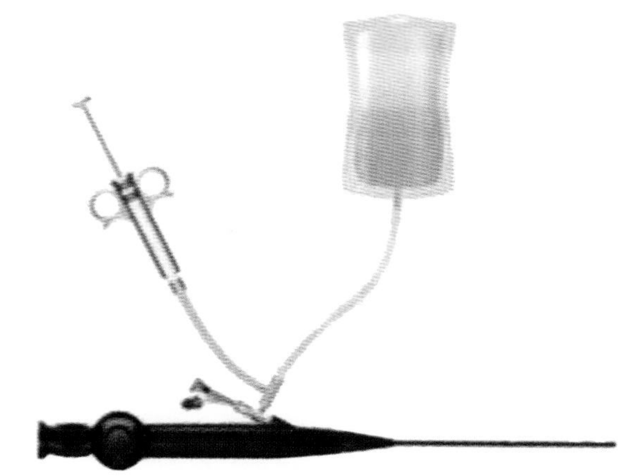

图 58-27　悬挂吊带和注射器联合灌注

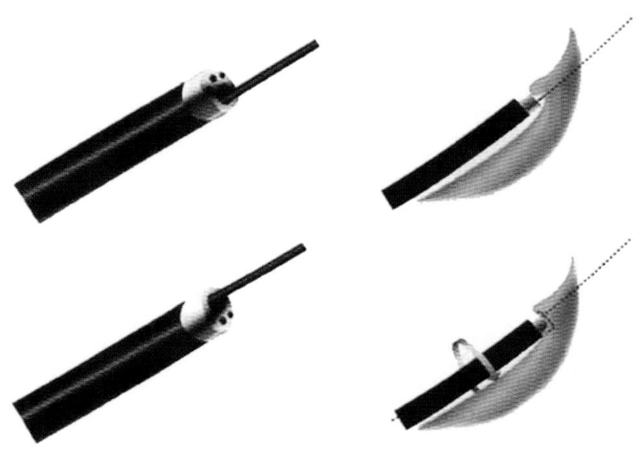

图 58-28　导丝引导下直接进镜法

较小，使小结石的活动度减小，而且根据手术需要调整进水量和进水压力。

(5) 悬挂吊带和注射器联合灌注：当平常使用的悬挂吊带灌注视野不清时，推荐使用注射器人工灌注。我们设计了单向阀三通应用于联合灌注，使其变得更加简单而有效(图 58-27)。

**(六) 入镜**

1. 导丝引导下直接进镜法　留置导丝至患侧集合系统内，经输尿管软镜工作通道套入导丝，由助手固定。在 C 臂 X 线机监视下，输尿管软镜沿导丝，从尿道置镜入膀胱，然后至患侧输尿管开口，加大灌注流量压力，术者左手握住输尿管软镜体部送镜进入，右手控制操作杆调节方向，保持视野清晰，沿着导丝逐步推进(图 58-28)。进镜时术者常有一定程度紧束感，镜端穿过壁段后有明显“突破感”，随之可见黏膜光滑、管腔宽敞的输尿管腔，这是输尿管软镜通过输尿管膀胱壁段的重要标志。通过壁段输尿管后应调低压力及流量，插入过程中，术者操作动作应轻柔，切忌粗暴用力。必须在直视下推进输尿管软镜，只有在看清输尿管管腔和导丝的情况下方可继续上镜，避免出现输尿管出血、穿孔等并发症。该方法虽然可节约手术成本，但由于降低软镜轴向转动的灵敏性，影响碎石效率。另外，采用该方法时术中灌注液回流较差，术中视野欠清晰、容易造成肾内高压，增加感染的风险。该方法相对来说也容易造成镜体损坏。

2. 经输尿管通道鞘进镜法 留置输尿管通道鞘，形成一个从尿道外口至输尿管的通道，输尿管软镜直接经通道鞘进入通道鞘的末端，到达输尿管上段或肾盂(图 58-29)。

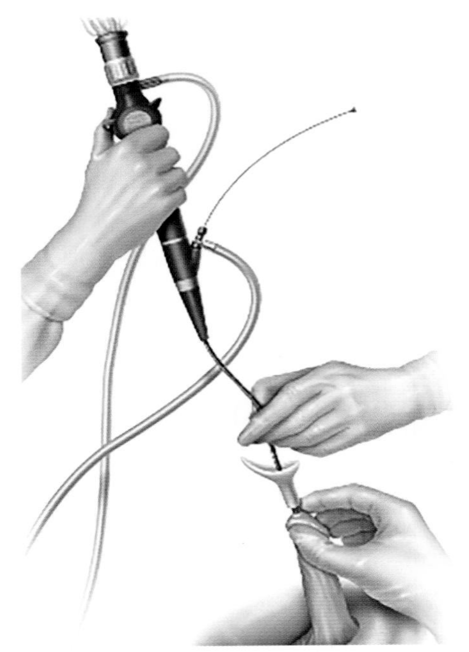

图 58-29　经输尿管通道鞘进镜法

（七）术中定位与目标肾盏的寻找

术中定位与目标肾盏的寻找包括软镜下直接寻找目标肾盏和 C 臂 X 线监视下寻找目标肾盏两种方法。推荐两种方法结合进行目标盏的寻找。

1. 软镜下直接寻找目标肾盏　输尿管软镜先寻找肾盂，然后结合静脉尿路造影中肾盂肾盏的分布，依次寻找肾上盏、肾中盏及肾下盏，直至找到目标肾盏为止(图 58-30)。此法可减少术者和患者的X 线暴露，但可能出现迷失方向和遗漏目标肾盏的情况，尤其是对于初学者容易出现。一般来说，对于右手持镜者，输尿管软镜检查左肾时，向右侧旋转软镜，即可以观察到左肾上、中、下盏，如果检查右肾时，向左侧旋转软镜，即可以观察到右肾上、中、下盏。观察特定盏时注意左右旋转，寻找前后组盏，可结合术前 CT 平扫的情况来辅助判断。

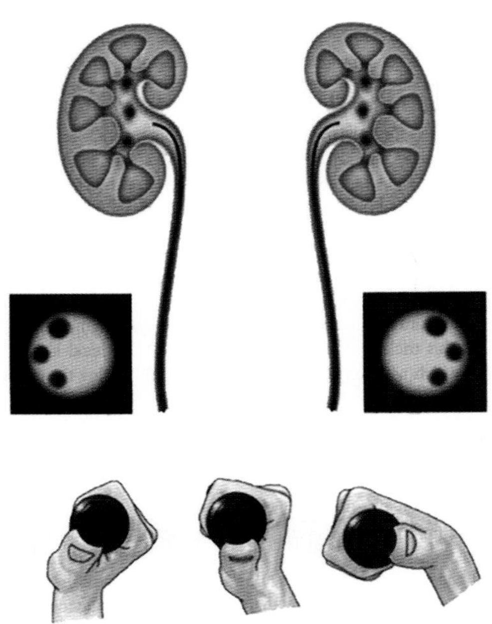

图 58-30　软镜下直接寻找目标肾盏

2. C 臂 X 线监视下寻找目标肾盏　在 C 臂 X 线监视下，经过软镜内注入造影剂，显示肾盂肾盏的分布情况，控制软镜进入 X 线所显示的目标肾盏(图 58-31)。此法让术者和患者存在 X 线暴露，但可指明软镜与目标肾盏的相对关系，避免遗漏肾盏。

## 七、并发症与处理

（一）尿路感染

术后尿路感染一般作对症处理后可缓解。但感染性休克和尿源性败血症病情凶险，常危及生命。其发生原因：①术前尿路感染未控制；②尿路梗阻继发感染；③结石本身包裹或附着了细菌；④术中液体灌注压力过高导致反流性感染(应用输尿管软镜时多见)；⑤术中损伤导致尿外渗；⑥术后引流不畅，尿路梗阻。尿路感染常发生于输尿管梗阻并感染或肾积脓时，与术中肾内压升高引起肾内静脉反流、细菌内毒素及致热源的吸收有关。主要预防措施为输尿管镜术前作经皮肾造瘘引流，待感染控制后再行手术；术前、术后应用足量的敏感抗生素；术中使用输尿管扩张鞘，避免冲水过多、冲洗压力过高或手术时间过长。

（二）输尿管口撕裂假道形成

其发生与使用粗口径输尿管镜和粗暴进镜有关，发生后应逆行植入双 J 管。进入输尿管口时镜尖向内旋转前后抖动法入镜较易插入，且视野清楚，可避免用力下压的入镜方法损伤壁间段黏膜；也可行扩张器扩张输尿管口后再置镜。如不成功则应行开放手术。

（三）输尿管断裂、剥脱

近年采用的输尿管镜为光导纤维镜，管径细小，易于入镜，但镜体呈拉杆天线状，头端至镜体呈阶梯状，入镜至中段时易出现阻力；出现嵌顿，尤其是狭窄的管腔在输尿管壁弹性降低或局部炎症状态下，易造成黏膜或全层损伤。出现上述严重并发症时，应在减少创伤、保留肾脏及其功能的基础上，尽快恢复。建立肾脏、输尿管与膀胱的通路。输尿管断裂时，应及早行输尿管断端吻合，缺损较长者可考

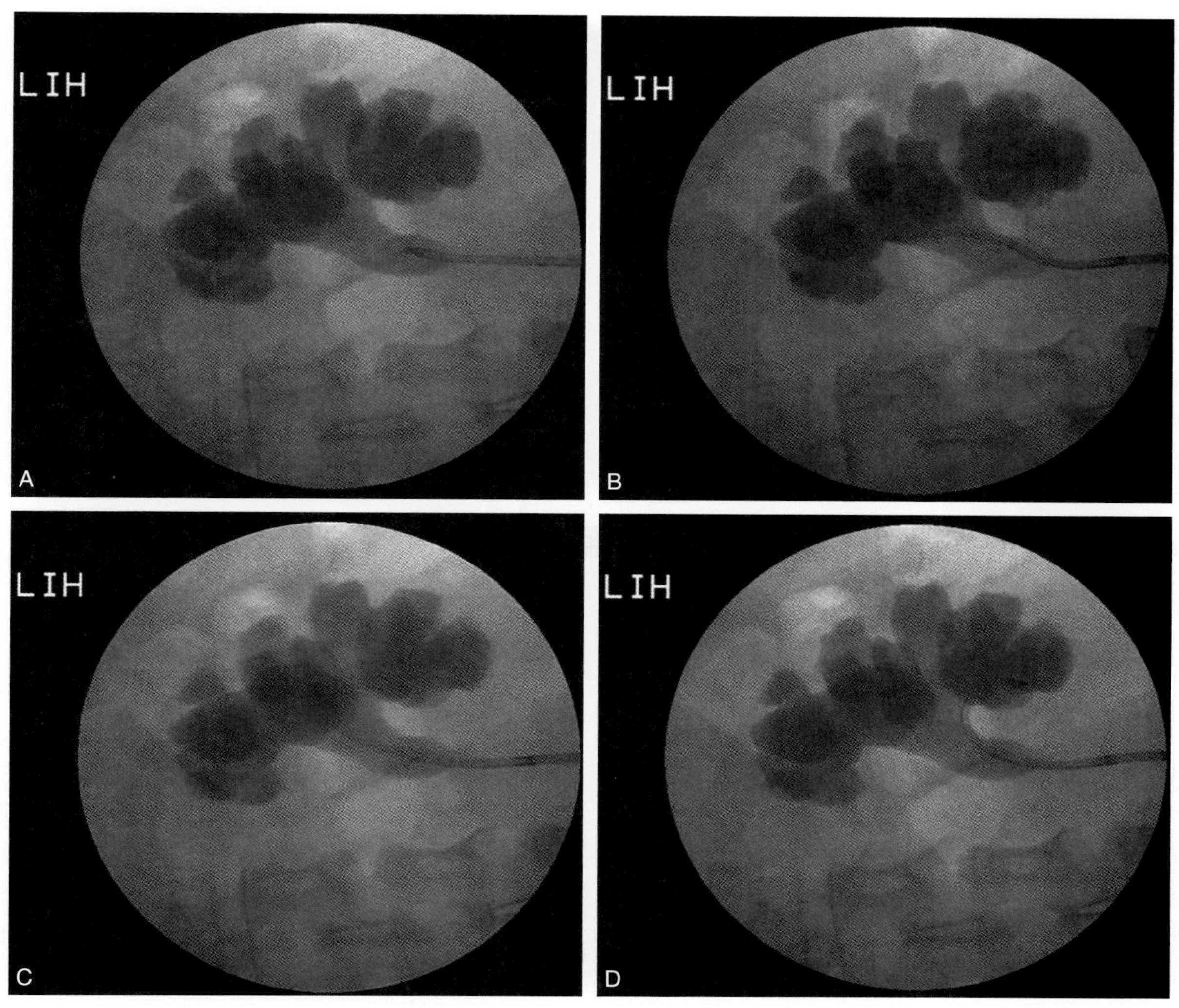


图 58-31　C 臂 X 线监视下寻找目标肾盏

A. 软镜到达肾盂；B. 软镜到达肾上盏；C. 软镜到达肾中盏；D. 软镜到达肾下盏。

虑游离。肾脏，下移吻合或膀胱瓣管吻合，内支架引流 6~8 周，必要时及时切除肾脏。预防措施：出入镜切忌暴力或动作幅度过大，尤其是在输尿管跨髂血管段，遇到阻力应退镜观察等待片刻，麻醉充分后再进镜。入镜时感到管壁同向推动皱褶时，不能强行上镜。退镜时阻力大、难以拔出时注意插入导管引流肾内液体，减少肾内压力，充分麻醉和镇痛，输尿管内可注入液体石蜡或局麻药物，待嵌顿完全松解再拔出镜体。仍难以退镜者应中转开放手术。

**（四）输尿管穿孔**

输尿管穿孔为较严重的并发症，常发生于初学阶段。主要原因：①输尿管扩张迂曲、折叠成角时强行反复进镜；②结石被息肉包裹致视野不清而强行进镜通过狭窄处；③对炎症明显的输尿管管壁脆性高的病变特点认识不足而盲目击碎嵌顿之结石。预防措施：输尿管镜操作时动作轻柔，遇输尿管狭窄或扭曲时需耐心仔细调整角度，认真观察管腔全貌，“循腔渐进”，进退结合，不可强行通过；在导丝引导下适时加大灌注压力，有助于减少穿孔风险。输尿管结石并发严重肉芽组织者输尿管壁往往较脆，钳夹肉芽组织时应小心向上推（向下牵拉肉芽组织有撕裂输尿管黏膜造成穿孔的危险）。碎石时应从不同方向碎石，切忌从一个角度碎石。结石嵌顿于输尿管黏膜者应小心取石，避免发生输尿管穿孔。一旦发生输尿管穿孔，对较小者一般常规放置较粗的双 J 管防止尿外渗和输尿管狭窄；对穿孔较大、外渗较多、不能逆行留置双 J 管和（或）结石大部分未粉碎者，以中转开放手术为稳妥。留置双 J 管时应避免过分用力向上置管，以免因导丝过硬造成肾盂或输尿管穿孔。

### （五）输尿管狭窄

主要原因：①输尿管损伤穿孔后尿外渗引起输尿管周围纤维化；②扩张输尿管口引起损伤；③取石过于频繁，损伤输尿管口。处理：狭窄扩张、冷切开、输尿管—输尿管吻合、输尿管—膀胱再吻合、肠代输尿管术或自体肾移植术。

### （六）严重肾周积液并肾周感染

1. 发生因素　当肾盂内压力轻度升高时肾周水肿可能是肾盂淋巴管经过吻合支外渗到肾周淋巴管所致；当肾盂内压力明显升高时，在一种安全机制的调节下，易在解剖上最为薄弱的肾盏穹隆部发生破裂，尿液经肾间质渗出，压力上升的速度越快，外渗越明显。

2. 预防措施　尽量减慢碎石过程中冲洗液的流速和压力，缩短手术操作时间；联合应用碎石真空吸引装置，可降低灌注液压力和输尿管结石上移及肾实质的反流。总之，输尿管镜手术并发症的发生与操作者的熟练程度有一定关系。针对患者的具体情况制定个体化治疗方案以及熟练输尿管镜操作是减少并发症的关键。

3. 术后处理与术式评价　输尿管软镜碎石取石术与硬镜碎石术类似，术后的评估和观察以及并发症的处理类似，可参考上一章节。

# 第三节　腹腔镜输尿管切开取石术

## 一、概述

大多数输尿管结石可通过排石治疗、体外冲击波碎石术、输尿管镜取石术或经皮肾镜取石术获得满意疗效，腹腔镜输尿管切开取石术在输尿管结石治疗中的应用相对局限，但对于部分特殊情况的患者人群，比如合并有上尿路异常或畸形（例如：输尿管狭窄、肾盂输尿管连接处梗阻等）而需手术修复者，腹腔镜输尿管切开取石术依然不失为可选的微创治疗方法之一。腹腔镜输尿管切开取石术一般不作为治疗输尿管结石的首选方案。腹腔镜输尿管切开取石术与开放手术适应证相同，如果需要开放手术，应该首先考虑腹腔镜输尿管切开取石术。国外资料显示腹腔镜输尿管切开取石术占所有结石手术的 1.1%。

Raboy 和 Gaur 等先后在 1992 年和 1994 年报道了首例经腹腔途径和经腹膜后途径行腹腔镜下输尿管切开取石术。Keeley 及其同事报道了自 1993 年起他们对 14 例输尿管结石患者行腹腔镜输尿管切开取石术的经验，所有患者术后均取得了满意疗效。腹腔镜输尿管切开取石术的适应证主要包括输尿管镜无法上镜、通过其他微创治疗无法将结石击碎或取出以及直径大于 1.5cm 的近端输尿管结石等。截至目前为止，已有大量研究报道了他们采用腹腔镜输尿管切开取石术治疗输尿管结石的成功经验，但在不同的研究报道中，研究者所采用的手术技术又有略微差别，有的术者选择留置输尿管支架管并缝合输尿管，而有的术者则选择不留置输尿管支架管以及不缝合输尿管。

## 二、适应证与禁忌证

### （一）适应证

主要用于较大的嵌顿性输尿管中、上段结石，特别是采用 ESWL、输尿管镜或 PCNL 取石失败的输尿管结石；合并输尿管或邻近组织其他病变需要同时处理的输尿管结石；直径大于 1.5cm，需行多次 ESWL 或输尿管镜治疗，或输尿管严重迂曲，不宜行输尿管镜治疗的输尿管结石。

### （二）禁忌证

禁忌证主要包括术前不能纠正的凝血功能障碍，服用阿司匹林、华法林等抗凝药物者，需停药 2 周，复查凝血功能正常才可以进行手术；严重心血管疾病和肺功能不全，无法承受手术；未控制的糖尿病和高血压；合并感染和肾功能不全，需先行引流，待病情稳定后再行手术；有腹部或腰部手术史，致腹腔或后腹腔粘连严重。

## 三、术前准备与评估

术前常规行血尿常规、肝肾功能、凝血功能、电解质、血糖、血压、心电图及胸部 X 线检查等。对合并泌尿系感染者，行细菌培养及药敏实验，使用敏感性抗生素控制感染。影像学检查包括 KUB 定位，IVU 及肾图等了解分肾功能，必要时行 CT 或肾盂输尿管逆行造影。术前晚普通灌肠一次，术晨摄 KUB 定位片，术前及术中预防性应用抗生素。术前常规行心肺功能评估及麻醉前访视。

## 四、手术路径与操作要点

### (一) 经后腹腔途径腹腔镜输尿管切开取石术

1. 麻醉和体位　采用气管插管全身静脉复合麻醉。体位常规采用完全健侧卧位,腰部垫枕,升高腰桥,充分延伸肋弓与髂嵴之间的距离。头部和健侧肩下腋窝区垫气垫或软枕,防止臂丛神经受压。健侧下肢屈曲 90°,患侧下肢伸直,中间垫以软枕。肘、踝关节部位垫软垫。用约束带在骨盆和膝关节处固定体位。

2. 后腹腔操作空间建立及 Trocar 位置　在腋后线第 12 肋下一横指纵形切开皮肤约 2cm,以能伸入术者的示指为宜。长弯血管钳钝性分离肌层及腰背筋膜,伸入示指,自下向上、自后向前分离腹膜后腔,将腹膜向腹侧推开。将自制扩张球囊(8 号乳胶手套的中指套在肛管或 16F 导尿管上,用丝线扎紧手指套)放入腹膜后腔,充气 600~800ml 扩张后腹腔腔隙,维持球囊扩张状态 3~5 分钟后排气拔除。再次经切口伸入手指,探查扩张后间隙,并在手指引导下,分别在髂前上棘水平,锁骨中线肋下缘分别插入 10mm、5mm Trocar,术中如需可在锁骨中线肋弓下增加一个 5mm Trocar。切口内插入 10mm Trocar。

3. 暴露结石部位的输尿管　检查后腹腔,若扩张不满意,可继续将腹膜从前腹壁下游离,肾旁脂肪较多者,可先切除部分脂肪并取出至体外。沿腰方肌外缘切开与其相连的圆锥外侧筋膜,进入肾筋膜后层与腰方肌、腰大肌之间的间隙,在此层面将肾输尿管随肾筋膜一起游离翻向腹侧。在腰大肌前方切开肾筋膜后层,找到输尿管。特点是,含结石的输尿管段较正常段明显膨出,腹腔镜下常可发现输尿管结石所在部位增粗,用钳夹时质地较硬可证实是结石。分离输尿管过程中注意保护输尿管血供。

4. 取出结石　用无创抓钳固定结石及输尿管,用腔内尖刀纵形切开结石上 2/3 输尿管壁,游离松动结石后完整取出,尽量避免夹碎结石。结石可经下腹壁 10mm Trocar 取出,如较大,可先置入拾物袋,待手术结束后经下腹壁 Trocar 处切口取出。

5. 放置双 J 管、缝合输尿管切口　检查输尿管切口处有无炎性肉芽组织并将其切除送检。然后植入双 J 管于输尿管作内支架,用 3-0 无创可吸收线间断缝合输尿管切口。盐水冲洗手术野,将气腹压降至 5mmHg,检查无出血,经 10mm Trocar 放置腹膜后引流管,缝合皮肤穿刺切口。

### (二) 经腹腔途径腹腔镜输尿管切开取石术

1. 采用气管插管全身静脉复合麻醉。

2. 患者取患侧抬高 60° 的斜卧位,利于腹腔脏器向健侧推移。

3. 在脐水平腹直肌外缘切开皮肤,长约 3cm,钝性分离进入腹腔后插入 10mm Trocar。

4. 注入 $CO_2$ 建立气腹,压力为 12mmHg,分别于锁骨中线髂前上棘水平、锁骨中线肋弓下插入 5mm、10mm Trocar。必要时可在腋中线肋弓下插入 5mm Trocar 供助手协助暴露。

5. 沿 Toldt 线切开侧腹膜,将结肠翻向内侧。

6. 切开肾筋膜,在腰大肌前方找到输尿管和结石后,按前法进行操作。

7. 术前亦可提前留置输尿管导管,以便术中容易寻找输尿管,但注意插管时勿将结石推入肾盂。术后保证输尿管支架管引流通畅,或者用缝线连续缝合关闭侧腹膜切口。

8. 术后常规静脉使用抗生素,术后 24 小时引流物少于 10ml 可拔除腹腔或腹膜后引流管,术后第二天可拔除导尿管。术后一个月左右膀胱镜下拔除双 J 管,术后定期复查 B 超,必要时行 IVU 检查。

## 五、术后并发症与处理

主要术后并发症包括尿漏及输尿管狭窄。良好的腔镜下技术、常规留置双 J 管、保留导尿管保持膀胱低压引流,防止逆流可最大限度避免此类并发症的发生。

### (一) 尿漏

一般 1 周左右能自行停止,如漏尿量大、时间长,多有输尿管支架阻塞,应注意保持引流通畅,加强抗感染。如支架管拔除后出现持续性腹痛或腰痛,多为尿漏所致,应尽快施行输尿管插管引流。

### (二) 输尿管狭窄

输尿管狭窄多为周围瘢痕形成所致,视具体情况可采用输尿管镜扩张或输尿管镜内切开、输尿管气囊扩张术等腔内治疗,必要时可行输尿管狭窄段切除端端吻合术。

### (三) 出血及脏器损伤

术中应仔细辨清解剖结构,尽量避免脏器损伤,认真止血。

## 六、结语

经后腹腔和经腹腔途径的腹腔镜下输尿管切开取石术疗效相当,但经腹腔途径行腹腔镜下输尿管切开取石,手术结束时必须关闭侧腹膜,避免术后尿液渗漏至腹腔引起腹膜炎。前瞻性随机对照研究表明，经后腹腔途径腹腔镜下输尿管切开取石术较开放手术具有显著优势，后腹腔镜输尿管切开取石术微创美观、术后镇痛药需求少、住院及恢复时间短、主要并发症如脏器损伤及出血亦显著减少。

除普通的腹腔镜下输尿管切开取石术外，Rane等在2008年报道了单孔腹腔镜下输尿管切开取石术并取得了良好疗效(详见本章第四节)。尽管目前已有不少研究者在其报道中声称腹腔镜下输尿管切开取石术因其高结石清除率可作为治疗输尿管结石的一线手术方式，但综合来看，腹腔镜下输尿管切开取石术更多地还是应作为一种对于其他微创手术治疗失败的输尿管结石患者的补救治疗措施，或者是患者具有其他的需要行腹腔镜手术的适应证。综上所述，临床医师需根据患者具体病情及身体状况选择最有利于患者的手术方式。

## 第四节　单孔腹腔镜输尿管切开取石术

### 一、概述

Raboy于1992年尝试并首次描述了经腹入路腹腔镜输尿管切开取石术，随后1994年Gaur等报道了经腹膜后入路腹腔镜输尿管切开取石术。经腹途径和经后腹腔镜途径的输尿管切开取石术的效果相当。随后前瞻性研究表明腹腔镜取石相比开放手术有明显优势：微创美容、术后疼痛更轻、恢复到日常活动时间及住院时间更短，发生脏器损伤及出血的并发症也更少，而手术时间和出血等方面相似。标准腹腔镜切开取石术需3~4个孔，而单孔腹腔镜手术仅需一个皮肤切口孔道作为操作通道，我们称之为LESS(laparoendoscopic single-site)技术，因此创伤更小，微创美容更明显。Rane等于2007年首次报道3例经脐单孔腹腔镜(LESS)肾切除术，2008年使用R-PORT系统完成首例经脐单孔腹腔镜输尿管切开取石术，标志LESS进入泌尿外科领域。近年国内外报道LESS技术在输尿管切开取石疗效方面，对于平均大小为1.5~2.5cm的结石，手术时间45~197分钟，总结石清除率在82%~100%，极少病例需转换手术方式。尽管如此，绝大多数输尿管结石可用体外冲击波碎石、输尿管镜和经皮肾镜技术来处理，腹腔镜技术应用相对局限，仅作为少数可选的微创治疗方法。LESS技术相比标准腹腔镜手术，在手术时间、术中失血量、恢复期、围手术期并发症等方面都存在一定的优势，但对术者的腹腔镜操作技术和经验要求更高，存在手术视野小及器械拥挤等方面劣势，大多数医疗中心采用标准多孔腹腔镜方式。

### 二、适应证与禁忌证

手术适应证和禁忌证同于标准腹腔镜下输尿管切开取石术，但对有以下情况的患者，应谨慎选择LESS手术：同时合并输尿管上段及下段多处结石，对于切口位置选择的要求较高，避免手术器械与内镜的碰撞干扰；肥胖患者，因为体形较胖的患者因腹壁及脂肪组织较厚，手术阻力大，到达器官的距离较长，手术难度加大及空间限制增大；既往有后腹腔手术、放疗史或创伤史的患者往往术中粘连严重且解剖层次改变，需耗费更多时间进行粘连松解，且增加了手术难度；对于美容意愿不强烈的患者，如年龄较大，若过分强调美容优势，其意义较小，故建议行标准腹腔镜手术；因LESS需使用专用器械，使用寿命较短，因此费用较标准腹腔镜略高，对于患者经济情况允许可适当考虑。

### 三、术前准备与评估

评估手术的难易程度及患者的个人意愿，再决定是否适合行LESS手术。术前准备同标准腹腔镜输尿管切开取石术，术前常规检查包括血常规、尿常规、肝肾功能、凝血功能、电解质、心电图、胸片等。服用阿司匹林、华法林等抗凝药物者，需停1周以上，复查凝血功能正常才可进行手术；糖尿病及高血压患者需控制病情；合并尿路感染者，术前行细菌培养和药敏实验，使用抗生素控制感染。术前行静脉肾盂造影，了解输尿管的通畅情况。肾功能严重不全者，待病情稳定后再行手术。术前晚普通灌肠一次，可酌情术前留置胃肠减压管。术前应用预防性抗生素。患者于麻醉前先作腹部X线照片，确定结石位置。如为X线阴性结石，应做CT平扫或B超定位。

### 四、手术路径与操作要点

#### (一)麻醉和体位

采用气管插管全身静脉复合麻醉。麻醉成功后留置导尿管并夹闭尿管充盈膀胱。腹腔镜输尿管切开取石可采用经腹腔和经腹膜后腔入路，这里主要介绍最常使用的侧卧位腹膜后入路。取完全健侧卧位，腰部垫枕，腰桥升高至理想位置，充分延伸肋弓与髂嵴之间的距离。头部和健侧肩下腋窝区垫气垫，防止臂丛神经受压。健侧下肢屈曲 90°，患侧下肢伸直，中间垫枕。常规手术野消毒、铺巾。

### （二）气腹制备和放置套管

取患侧腋中线肋缘与髂嵴中点上两横指斜行切口，长约 2~3cm，逐层切开皮肤及皮下各层组织，钝性游离腹膜后间隙，放入气囊，注气约 500~800ml，压迫 2~3 分钟后放气，撑开腹膜后间隙。经切口置入穿刺套管 Tri-Port，其中注气接口接 $CO_2$ 气腹机，压力维持至 12mmHg，其中两个 5mm 操作通道分别插入前端可弯曲操作钳和 5mm 腹腔观察镜，10mm 操作通道插入一次性超声刀，常规清理腹膜后脂肪，辨认腰大肌、腹膜反折、肾周筋膜及膈肌等解剖标志。

### （三）手术过程

超声刀充分游离肾周脂肪体，紧靠背侧切开肾周筋膜，沿腰大肌表面向深面游离，找到目标输尿管段（含结石的输尿管段较正常段明显膨出，由于慢性炎症刺激和周围组织粘连比较严重，结石的近端输尿管常呈扩张状态，钳夹时质地较硬），或者切开肾周筋膜，靠背侧切开肾周脂肪囊，暴露肾脏实质，沿肾实质表面游离肾脏背侧和肾脏下极，在肾下极内侧，找到输尿管，继续找到目标输尿管段。游离输尿管，注意保护输尿管血供，用无创伤抓钳钳夹固定结石近端输尿管，防止结石上移，用腔内尖刀由结石上方扩张的输尿管近端向远端纵形切开输尿管管壁至结石中部位置，游离松动结石后将结石完整取出，经 10mm 通道置入自制标本带并装入结石，确定结石取尽后，经切口处直视下顺行植入 6F 双 J 管至输尿管内，先放双 J 管下端，再放上端，根据双 J 管刻度辨别植入位置，然后打开尿管开关，用 4-0 可吸收线间断缝合输尿管切口，注意要全层，同时要避免缝到双 J 管，打结不要过紧，缝针间距一般 3mm 左右，确认无漏尿、检查术野无活动性出血后，取出结石，沿切口处放置切口引流管 1 根，撤除各器械，间断缝合皮肤切口，切口包扎固定，术毕。

### （四）注意事项

1. 本手术的关键在于寻找输尿管及结石，或结石滑入肾盂。最好在肾下极处切开肾周筋膜，沿着背侧在腰方肌和腰大肌之间游离，或暴露出肾盂输尿管连接处后顺势向下游离输尿管。有学者认为结石位于肾下极至输尿管与髂血管交叉处之间是最合适腹腔镜操作的，上方的结石可采用 PCNL 术，下方的结石可采用输尿管镜处理。

2. 本手术的难点是如何留置双 J 管，正确放置双 J 管时保证通畅引流，防止术后尿漏和输狭窄的关键所在。在顺行放置双 J 管时，远端支架需准确置入膀胱内，术中可根据输尿管切口距肾盂的距离以及双 J 管的刻度以调整植入深度。

3. 本手术的另一难点在于输尿管切口缝合，而以往对是否需要也存有一定的争议，其原因主要为后腹腔手术空间狭小，缝合打结的难度较大，Gaur 等报道显示未缝合组术后漏尿时间要明显长于缝合组。

4. 单孔腹腔镜的主要原理为经过一切口使用多通道进行手术，因此入路套管系统的选择至关重要，目前国内外使用单孔腹腔镜入路套管系统主要有 Tri -Port、SILS、Air -Seal、Uni -X、Gel port 等，但这些器械价格昂贵且使用寿命多为一次性，并且多数未能在国内注册使用，在临床开展具有一定困难。国内外医院结合自身特点，利用外科手套的特性设计出了多种自制单孔通道套管，成本低，经济实惠，使用方便，并可联合传统腹腔镜器械进行手术。

5. 早期的病例选择非常重要，建议早期选择年龄适宜的体形偏高瘦的患者。注意把握手术时间，如输尿管镜或 ESWL 治疗失败，尽量避免在 1~2 周内行腹腔镜手术，因为此期局部炎症水肿明显，容易造成出血，手术风险和转换手术风险增加。

## 五、手术并发症与处理

### （一）吻合口尿瘘

无论标准或 LESS 下的输尿管切开取石术后，均存在吻合口尿瘘的可能性，其发生重要是由于结石嵌顿部输尿管发生水肿，尿流不畅，缝合口愈合不良或局部缺血所致。结石下方输尿管有梗阻或术后肾盏结石排入输尿管，亦可诱发尿瘘。因此有尿漏时，首先需排除吻合口远端有无梗阻的情况，如行 KUB，了解有无双 J 管移位。尿瘘如为非梗阻性因素引起者，一般术后 10 日左右愈合，很少超过 4 周。保持引流通畅，加强抗感染，延迟拔管时间。

### （二）吻合口狭窄

吻合口狭窄多为周围瘢痕形成所致，通常与吻合口水肿、坏死、或输尿管扭曲、缺血、成角有关，插管、球囊扩张或输尿管内切开等腔内治疗作为首选治疗。良好的腔镜下吻合技术、常规留置双 J 管、保留导尿管保持膀胱低压引流防止逆流可最大程度避免此类并发症发生。

**(三) 腹部血肿或积血**

术中仔细止血,若发生时,加强引流和抗感染治疗。

**(四) 严重感染**

尿外渗或尿漏以及腹部血肿或积血处理不及时,常引起严重感染,有必要时实施肾造瘘引流。

## 六、术后随访与辅助治疗

常规静脉使用抗生素。腹膜后引流管留置 3~5 天,一般在无明显引流液体 1~2 天后拔除。导尿管保留 6~7 天防止反流,双 J 管留置 4~6 周后拔除。治疗成功的标准是拔除双 J 管后肾积水减轻,肾功能好转或稳定在一定水平,复查影像学检查显示结石取净,排空正常。术后第 3 个月、6 个月复查 IVU。如结石未取尽,可根据残留结石大小及位置重新评估辅助治疗方式,如 ESWL、URL 或 PCNL 术。

## 七、结语与术式评价

1992 年 Raboy 等最早介绍了腹腔镜下输尿管切开取石技术,后来逐渐被大众接受,选取合适的病例后,依旧具有创伤小、患者恢复快的微创手术优势。但单孔腹腔镜下的输尿管切开取石仍处于探索阶段,具有一定挑战性,对术者的操作技术要求较高,存在一定的技术难点,须谨慎采用。手术的相互拥挤和碰撞是单孔腹腔镜最"头疼"的问题。充足的手术视野是腹腔镜得以顺利进行前提保障,本身操作空间狭小,如果镜头与器械呈或近似平行关系者便会失去对术野深度的感觉。LESS 虽可联合使用标准腹腔镜器械完成,但许多操作却与不同,研究发现与标准腹腔镜下缝合打结比较发现,LESS 缝合、打结时间是前者的 10 倍,同时受到操作三角的限制,术野暴露也存在难度,因此需要大量临床经验积累来不断完善。因此只有选取合适的患者行单孔腹腔镜下的输尿管切开取石术方可使患者最大程度受益。

(曾国华 钟文)

## 参考文献

[1] DEMIRCI D, GULMEZ I, EKMEDCIOGLU M, et al. Retroperitoneoscopic ureterolithotomy for the treatment of ureteral calculi [J]. Urol Int, 2004, 73: 234-237.

[2] FEYAERTS A, RIETBERGEN J, NAVARRA S, et al. Laparoscopic ureterolithotomy for ureteral calculi [J]. Eur Urol, 2001, 40: 609-613.

[3] GAUR DD, TRIVEDI S, PRABHUDESAI MR, et al. Laparoscopic ureterolithotomy: technical considerations and longterm follow up [J]. BJU Int, 2002, 89: 339-343.

[4] HEMAL AK, GOEL A, GOEL R. Minimally invasive retroperitoneoscopic ureterolithotomy [J]. J Urol, 2003, 169: 480-482.

[5] 梅骅,陈凌武,高新. 泌尿外科手术学[M]. 北京:人民卫生出版社,2008: 945-948.

[6] 张旭,米庄国,马鑫,等. 后腹腔镜输尿管切开取石术 26 例[J]. 临床泌尿外科杂志,2003, 18: 327-329.

# 第九篇

# 前列腺疾病与外科治疗

# 第五十九章

# 前列腺炎诊疗与相关问题

## 第一节 前列腺炎认识史与进展

前列腺炎是泌尿外科最常见而又充满困惑的疾病之一，患病率高、治愈率低、复发率高是其特点，严重影响患者的生活质量。同时，其庞大的患者人群和高昂的医疗费用给公共卫生事业造成了巨大的经济负担。前列腺炎分为急性和慢性前列腺炎，临床主要是慢性前列腺炎。在临床上，前列腺炎一直在不断地有新的认识和进展。

20 世纪初，对前列腺炎的认识分为活动性、潜伏性、细菌性前列腺炎；50 年代期间，有临床医学研究人员将无症状的前列腺炎定义为静止性前列腺炎。直到 1978 年，通过"四杯"定位方法才对前列腺炎分为急性细菌性前列腺炎、慢性细菌性前列腺炎、非细菌性前列腺炎和前列腺痛，此分类得到了泌尿科学会的广泛认可，在临床上都采用此分类进行病症的诊断和治疗。直到 20 世纪后期，医学研究人员研究出诸多前列腺痛患者的病症和前列腺毫无关系时，美国 NIH 在 1995 年提出了前列腺炎新的分类：Ⅰ型为急性细菌性前列腺炎；Ⅱ型为慢性细菌性前列腺炎；Ⅲ型为慢性骨盆痛综合征（Ⅲ型又分两个亚型：ⅢA 为炎症性慢性骨盆痛综合征，ⅢB 为非炎症性痛综合征）；Ⅳ型指无症状性前列腺炎。多个研究的总结发现，在四种前列腺炎中，95% 以上为Ⅲ型，此型病因不明，但患者有突出的临床症状，主要表现为长期、反复的会阴、下腹部等区域疼痛或不适，或表现为尿频、尿不尽，可伴有不同程度的性功能障碍、生育能力下降、精神和心理症状等一系列综合征，严重影响患者的生活质量。2007 年，NIDDK 将其定义为泌尿系相关的慢性骨盆疼痛综合征（CPPS），强调本病是与膀胱或前列腺有关联的疼痛症状为主的综合征。在临床上，人们意识到慢性前列腺炎并不是一个单一的疾病，而是有很多临床表现在一起的综合型病症，因此，前列腺炎综合征的定义就被接受了。随着研究的进展，渐渐发现病原微生物不是慢性前列腺炎的发病原因，为此，国内梁朝朝提出以症状为核心定义的前列腺盆腔综合征。总之，随着人们对前列腺炎认识的不断提高，以症状为核心的前列腺盆腔综合征代替传统的慢性非细菌性前列腺炎有助于对该病的诊断和治疗。

需要提出的是，在 20 世纪初，对慢性前列腺炎患者诊治的主要方法是进行前列腺按摩。研究者认为按摩能够有效疏通前列腺管阻塞以及改善局部血液的循环等多种功能，也能暂时取得一定的疗效，但对大多数患者病情没有得到有效的好转。20 世纪 30 年代后，随着磺胺类抗菌药的出现，抗生素治疗逐渐成为主流的治疗模式。抗生素在慢性前列腺炎病患者临床诊治的应用开启了新的时代，但其效果并不非常理想。究其原因发现，慢性前列腺炎并非都需要抗生素治疗。针对以上情况，泌尿外科临床医师对前列腺炎开始针对不同分类的病因进行治疗，研究结果显示：①Ⅰ型急性细菌性前列腺炎可以通过抗生素治疗法来治疗；②Ⅱ型慢性细菌性前列腺炎可以长期使用抗生素进行诊治；③ⅢA 炎症性慢性骨盆痛综合征可以采用广谱抗生素治疗，前列腺按摩也对部分患者的治疗有效；④ⅢB 非炎症性痛综合征较难治愈，改善症状是当前进行诊治的目的，可以使用止痛剂、α 受体阻滞剂、中药、植物制剂、肌松剂和三环类抗抑郁药来缓解症状，生物反馈和盆底按摩治疗对部分患者的治疗有益，抗生素治疗效果不佳；⑤Ⅳ型无症状炎症性前列腺炎因为是无症状的，一般情况下是不需要进行诊治的，但如果患有不育等情况，就需要进行相应的治疗。过去十年，建立的前列腺炎新的定义和分类体系，能帮助泌尿外科医师更好地理解其发病机制，从随机、安慰剂对照试验获得的有效结果使得我们能够从循证医学的角度用最佳的方式治疗前列腺炎。

## 第二节 前列腺炎的流行病学

尽管不同国家及地区有关前列腺炎流行病学与患病率的报道存在差异，但文献中报道的前列腺炎在全世界总的患病率约为5%~20%。在北美地区和非洲国家，16~19岁青年前列腺炎患病率分别约为8.3%和13.3%。而在澳大利亚16~64岁男性中前列腺炎的发病率较低，仅为2%。在我国，2009年梁朝朝等报道的前列腺炎症状的比例约为8.4%。近年的另一项国人的流行病学调查显示，20~84岁男性中前列腺炎症状的发病率约为12.4%。然而，在前列腺炎患者的穿刺标本中前列腺组织学炎症的检出率高达33%。目前的研究认为，前列腺炎症状与前列腺组织炎症之间缺乏明显的相关性，前列腺组织炎症并不增加慢性前列腺炎的风险。然而，组织炎症对前列腺炎患者的症状加重可能具有一定的预示价值。前列腺炎在成年男性的各个年龄段均可发生，尤其以50岁以下的中青年男性最易患病。多种因素可促进前列腺炎的发生、发展。泌尿系统炎症、前列腺增生、性活动、饮酒、不良生活或职业习惯、经济社会发展水平以及精神心理等因素等均可能诱发或加重前列腺炎症状。

## 第三节 病因与病理组织学

### 一、前列腺炎病因学因素

#### （一）Ⅰ型前列腺炎

病原微生物感染为Ⅰ型前列腺炎主要致病因素。多发生于机体抵抗力低下的患者，毒力较强的细菌或其他病原体感染前列腺并迅速大量生长繁殖而引起。感染途径可以有：①经尿道炎引起的尿道逆行感染；②感染尿液逆行至前列腺管；③由邻近器官的炎症，如直肠、结肠、下尿路感染通过淋巴系统引起前列腺炎；④通过血行途径引起感染血行。病原体主要为大肠埃希菌，其次为肺炎克雷伯菌、变形杆菌、假单胞菌属、金黄色葡萄球菌等，绝大多数为单一病原菌感染，先前有下尿路操作史前列腺炎的细菌毒力及耐药性与自发感染者不同。

#### （二）Ⅱ型前列腺炎

致病因素亦主要为病原体感染，但机体抵抗力较强和/或病原体毒力较弱发病机制以尿路感染患者发生尿液反流逆行感染为主，病原体主要为葡萄球菌属，其次为大肠埃希菌、棒状杆菌属及肠球菌属等。前列腺内尿液反流、长期反复的下尿路感染、生物膜、前列腺结石等可能是病原体持续存在和感染复发的重要原因。

#### （三）Ⅲ型前列腺炎

Ⅲ型前列腺炎的发病机制至今尚未完全阐明，病因学十分复杂，存在广泛争议：可能是由一个始动因素引起的，也可能一开始便是多因素的，其中一种或几种起关键作用并相互影响；也可能是许多难以鉴别的不同疾病，但具有相同或相似的临床表现；甚至这些疾病已经治愈，而它所造成的损害与病理改变仍然持续独立起作用。发病的重要诱因包括：吸烟、饮酒、嗜辛辣食品、不适当的性活动、久坐引起前列腺长时间充血和盆底肌肉长期慢性挤压、受凉、疲劳等导致机体抵抗力下降或特异体质等。多数学者认为其主要病因可能是病原体感染、炎症和异常的盆底神经肌肉活动和免疫、心理、神经内分泌异常等共同作用结果。

1. 病原体感染　本型患者虽然常规细菌检查未能分离出病原体，但可能仍然与某些特殊病原体，如厌氧菌、L型变形菌、纳米细菌（nanobacteria）、或沙眼衣原体、支原体等感染有关。有研究表明本型患者局部原核生物DNA检出率可高达77%；临床某些以慢性炎症为主、反复发作或加重的“无菌性”前列腺炎，可能与这些病原体有关。其他病原体如寄生虫、真菌、病毒、滴虫、结核分枝杆菌等也可能是该型的重要致病因素，但缺乏可靠证据，至今尚无统一意见。

2. 排尿功能障碍　某些因素引起尿道括约肌过度收缩，导致膀胱出口梗阻与残余尿形成，造成尿液反流入前列腺，不仅可将病原体带入前列腺，也可直接刺激前列腺，诱发无菌的“化学性前列腺炎”，引起排尿异常和骨盆区域疼痛等。许多前列腺炎患者存在多种尿动力学改变，如：尿流率降低、功能性尿路梗阻、逼尿肌尿道括约肌协同失调等。这些功能异常也许只是一种临床现象，其本质可能与潜在的各种致病因素有关。

3. 精神心理因素　研究表明，经久不愈的前列腺炎患者中一半以上存在明显的精神心理因素和人格特征改变。如：焦虑、压抑、疑病性神经症、癔症，甚至自杀倾向。这些精神、心理因素的变化可引起自主神经功能紊乱，造成后尿道神经肌肉功能失调，导致骨盆区域疼痛及排尿功能失调；或引起下丘脑 - 垂体 - 性腺轴功能变化而影响性功能，进一步加重症状，消除精神紧张可使症状缓解或痊愈。但目前还不清楚精神心理改变是其直接原因，还是继发表现。

4. 神经内分泌因素　前列腺痛患者往往容易发生心率和血压的波动，表明可能与自主神经反应有关，其疼痛具有内脏器官疼痛的特点，前列腺、尿道的局部病理刺激，通过前列腺的传入神经触发脊髓反射，激活腰、骶髓的星形胶质细胞，神经冲动通过生殖股神经和髂腹股沟神经传出冲动，交感神经末梢释放去甲肾上腺素、前列腺素、降钙素基因相关肽、P 物质等，引起膀胱尿道功能紊乱，并导致会阴、盆底肌肉异常活动，在前列腺以外的相应区域出现持续的疼痛和牵涉痛。

5. 免疫反应异常　近年研究显示免疫因素在Ⅲ型前列腺炎的发生发展和病程演变中发挥着非常重要的作用，患者的前列腺液、精浆、组织或血液中可出现某些细胞因子水平的变化，如：IL-2、IL-6、IL-8、IL-10、TNF-α、MCP-1 和 MIP-I 等，而且 IL-10 水平与Ⅲ型前列腺炎患者的疼痛症状呈正相关，应用免疫抑制剂治疗有一定效果。这表明Ⅲ型前列腺炎可能是一种过敏性炎症反应或自身免疫性疾病，一种以细胞因子为中介产生的连锁反应。炎症在始动因素作用下，如：前列腺产生的某些精浆蛋白抗原如 PSA 等可以作为自身抗原性物质；病原体的残余碎片或坏死组织也可作为抗原，进而导致机体产生促炎性细胞因子，这些细胞因子可以上调趋化因子的表达，表达产物通过各自的机制在前列腺局部发生免疫反应，对机体造成影响。

6. 氧化应激学说　正常情况下，机体氧自由基的产生、利用、清除处于动态平衡状态。前列腺炎患者氧自由基的产生过多和 / 或自由基的清除体系作用相对降低，从而使机体抗氧化应激作用的反应能力降低、氧化应激作用产物和 / 或副产物增加，使神经末梢致敏，也可能为发病机制之一。

7. 盆腔相关疾病因素　部分前列腺炎患者常伴有前列腺外周带静脉丛扩张、痔、精索静脉曲张等，提示部分慢性前列腺炎患者的症状可能与盆腔静脉充血，血液瘀滞相关，这也可能是造成久治不愈的原因之一。

8. 下尿路上皮功能障碍　多项研究发现 CPPS 与间质性膀胱炎（IC）在临床表现、钾敏感试验和药物治疗等方面有诸多类似，推测两者具有非常相似的发病机制，即下尿路上皮功能障碍。是由下尿路上皮潜在的保护因素和损害因素之间的平衡破坏所致。损害因素包括尿液中钾离子和抗增殖因子（APF）等，保护因素有上皮细胞表面的糖蛋白（GP51）、表皮生长因子（ECF）、T-H 蛋白等。尿液中的阴、阳离子与保护因素和损害因素相互作用构成一个错综复杂的微环境，而膀胱、尿道和前列腺是这一病理过程的潜在靶器官。膀胱或前列腺的细菌和病毒感染、辐射、肥大细胞活化、神经源性炎症、精神紧张、先天性或尿路本身引起黏膜损伤等因素都可引起这一病理过程。

### （四）Ⅳ型前列腺炎

因无临床症状，常因其他相关疾病检查时被发现，所以缺乏发病机制及病因的相关研究资料，可能与Ⅲ型前列腺炎的部分病因与发病机制相同。

## 二、前列腺炎病理组织学

### （一）急性前列腺炎

急性前列腺炎的病理变化主要是以白细胞浸润和破坏前列腺腺体，或前列腺导管及其上皮和邻近的间质为其特点，是由细菌感染所致。其病理变化又因炎症的类型不同而有所区别。

1. 实质性前列腺炎　病变再发展，间质内嗜酸性细胞浸润，扩展到实质，形成小脓肿。上皮坏死脱落，腺腔因而不易分辨。间质炎蔓延到一叶或整个腺体。

2. 滤泡性前列腺炎　各个腺泡腺管有上皮脱落和脓细胞浸润，由于炎症发展而充血水肿加剧，管腔狭窄闭塞，可形成假性脓肿或小脓肿。整个腺体变软，肿胀具有弹性。

3. 卡他性前列腺炎　感染由前列腺排泄管向腺腔蔓延，充血、水肿、渗出增加。腔内腺上皮伴轻度炎细胞浸润，腺管上皮增生和脱屑。

4. 前列腺脓肿　实质性前列腺炎发展为局限

脓肿，或身体他处炎症经血行感染及淋巴感染而引起前列腺脓肿。约1/2病例脓肿继续增大，最后向尿道、会阴或直肠穿破。

### （二）慢性前列腺炎

慢性前列腺炎病理改变的诊断标准并不十分明确，有些研究甚至缺乏明确的慢性前列腺炎病理诊断的形态学标准。多数研究认为，在间质中腺体或导管周围有单核细胞浸润（包括淋巴细胞、单核细胞、浆细胞），更多见的病理改变为灶性、不规则分布，炎症多发生在增生结节或结节之间，组织学见慢性前列腺炎有腺体结构破坏，腺上皮减少和灶性破坏。慢性前列腺炎病理发生发展过程依次为：腺体周围血管充血和炎性细胞渗出，形成腺体周围炎性细胞套，腺上皮中炎性细胞浸润并破坏腺上皮，腺腔内炎性渗出物形成。

### （三）肉芽肿性前列腺炎

肉芽肿性前列腺炎是一种非特异的、多种组织学反应的炎症。特征性表现为大的结节、混合的各种炎症细胞的浸润，包括组织细胞、淋巴细胞以及浆细胞，它可表现为小的、散在的结节或者明确的肉芽肿。肉芽肿性前列腺炎在接受外科治疗或卡介苗治疗的患者中比较常见，在全身性结核的患者中罕见。

# 第四节 前列腺炎分类与诊断评估

## 一、传统分类方法

20世纪中期，Meares-Stamey采用“四杯法”对前列腺炎进行了规范性分类和定位诊断，通过比较初始尿液（VB1）、中段尿液（VB2）、前列腺按摩液（EPS）、前列腺按摩后尿液（VB3），“四杯”标本中白细胞数量和细菌培养结果将前列腺炎划分为：急性细菌性前列腺炎（ABP）、慢性细菌性前列腺炎（CBP）、慢性非细菌性前列腺炎（CNP）和前列腺痛（PD）。

## 二、NIH分类方法

1995年美国国立卫生研究所（NIH）根据当时对前列腺炎的基础和临床研究情况，制定了一种新的分类方法：Ⅰ型，相当于传统分类方法中的ABP。起病急，可表现为突发的发热性疾病，伴有持续和明显的下尿路感染症状，尿液中白细胞数量升高，血液和/或尿液中的细菌培养阳性。Ⅱ型，相当于传统分类的CBP，约占慢性前列腺炎的5%~8%。有反复发作的下尿路感染症状，持续时间超过3个月，EPS/精液/VB3中白细胞数量升高，细菌培养阳性。Ⅲ型，慢性前列腺炎/慢性骨盆疼痛综合征（CP/CPPS），相当于传统分类方法中的CNP和PD，是前列腺炎中最常见的类型，约占慢性前列腺炎的90%以上。主要表现为长期、反复的骨盆区域疼痛或不适，持续时间超过3个月，可伴有同程度的排尿症状和性功能障碍，严重影响患者的生活质量；EPS/精液/VB3细菌培养结果阴性。Ⅲ型前列腺炎又可进一步分为ⅢA型（炎症性CPPS）和ⅢB型（非炎症性CPPS）。ⅢA型患者的EPS/精液/VB3中的白细胞数量升高；ⅢB型患者的EPS/精液/VB3中的白细胞数量在正常范围。两种亚型各种50%。Ⅳ型，无症状性前列腺炎（AIP）。无主观症状，在有关前列腺方面的检查（EPS、精液、前列腺组织活检及前列腺切除标本的病理检查）时发现炎症证据。NIH分类系统目前认为是科研和临床实践中最好的分类系统。

## 三、诊断与评估方法

### （一）临床症状

诊断前列腺炎时，应详细询问病史，了解发病原因或诱因；询问疼痛性质、特点、部位、程度和排尿异常等症状；了解治疗经过和复发情况；评价疾病对生活质量的影响；了解既往史、个人史和性生活情况。可以分为四型：

Ⅰ型：一种临床比较少见的下尿路感染疾病。临床表现为急性疼痛伴随着排尿刺激和梗阻症状以及全身性的发热。典型的症状为尿频、尿急和排尿障碍，梗阻症状表现为排尿犹豫、尿线间断、尿痛，甚至急性尿潴留。会阴以及耻骨上疼痛伴随着外生殖器的不适或疼痛。而且，通常有发热、寒战、不适、恶心及呕吐，甚至败血症伴低血压。其临床表现个体差异很大。约5%急性细菌性前列腺炎转为慢性细菌性前列腺炎。

Ⅱ型：即慢性细菌性前列腺炎，重要线索是有记录的反复发作性UTI的病史。通过四杯法诊断为慢性细菌性前列腺炎的患者25%~43%有复发性UTIs的表现。多有疼痛和排尿异常等，可表现为反复发作的下尿路感染。

Ⅲ型：Ⅲ型主要表现为骨盆区域疼痛，可见于会阴、阴茎、肛周部、尿道、耻骨部或腰骶部等部位，射精过程中或射精后疼痛是很多患者最显著症状之一。排尿异常可表现为尿急、尿频、尿痛和夜尿增多等。由于慢性疼痛久治不愈，患者生活质量下降，并可能有性功能障碍、焦虑、抑郁、失眠、记忆力下降等。

Ⅳ型：无临床症状。

由于诊断慢性前列腺炎的客观指标相对缺乏并存在诸多争议，因此，慢性前列腺炎症状评分——NIH-CPSI 症状评分（表 59-1）已成为临床诊断中最有价值的评估系统。NIH-CPSI 评估表主要包括 3 部分内容，共有 9 个问题（0~43 分）。第一部分评估疼痛部位、频率和严重程度，由问题 1~4 组成（0~21 分）；第二部分为排尿症状，评估排尿不尽感和尿频的严重程度，由问题 5~6 组成（0~10 分）；第三部分评估对生活质量的影响，由问题 7~9 组成（0~12 分）。NIH-CPSI 已经被国际前列腺研究机构公认作为评估预后的方法，并有效地应用于临床实践，目前已被翻译成多种语言，广泛应用于慢性前列腺炎的症状和疗效评估。

**表 59-1　美国国家卫生研究院慢性前列腺炎症状评分**

NIH- 慢性前列腺炎症状评分（NIH-CPSI）

疼痛或不适

1. 在过去的一周，你的下列局部是否出现过疼痛或不适？

| | 是 | 无 否 |
|---|---|---|
| a. 直肠和睾丸之间（会阴部） | ☐ 1 | ☐ 0 |
| b. 睾丸 | ☐ 1 | ☐ 0 |
| c.（与排尿无关的）阴茎头部疼痛或不适 | ☐ 1 | ☐ 0 |
| d. 腰部以下，耻骨或膀胱区域 | ☐ 1 | ☐ 0 |

2. 在过去的一周，你是否经历过：

| | 是 | 无 否 |
|---|---|---|
| a. 排尿时疼痛或灼热感？ | ☐ 1 | ☐ 0 |
| b. 性高潮（射精）期间或之后的疼痛或不适？ | ☐ 1 | ☐ 0 |

3. 在过去的一周，你的上述部位出现疼痛或不适出现的频率如何？

☐ 0 从不
☐ 1 很少
☐ 2 偶尔
☐ 3 经常
☐ 4 常有
☐ 5 总是

4. 下列哪一个数字是能描述过去一周你所感受的疼痛或不适的平均值？

| ☐ | ☐ | ☐ | ☐ | ☐ | ☐ | ☐ | ☐ | ☐ | ☐ | ☐ |
|---|---|---|---|---|---|---|---|---|---|---|
| 0 | 1 | 2 | 3 | 4 | 5 | 6 | 7 | 8 | 9 | 10 |

无疼痛　　　　你能想象的最痛的感觉

排尿

5. 过去的一周里，你出现尿不尽感的频率如何？

☐ 0 从来没有
☐ 1 少于 20%
☐ 2 少于 50%
☐ 3 约 50%
☐ 4 多于 50%
☐ 5 总是感觉排尿不尽

6. 在过去的一周里，你感觉排尿后 2 小时内必须再次排尿的频率如何？

☐ 0 从来没有
☐ 1 少于 20%
☐ 2 少于 50%
☐ 3 约 50%
☐ 4 多于 50%
☐ 5 总是感觉排尿不尽

症状的影响

7. 过去的一周，这些症状对你的日常活动有多大的妨碍？

☐ 0 没有影响
☐ 1 仅一点点
☐ 2 一些影响
☐ 3 很大影响

8. 过去的一周，你对你的症状关心程度如何？

☐ 0 一点也不关心
☐ 1 有一点点关心
☐ 2 有些关心
☐ 3 非常关心

生活质量

9. 如果过去一周你所承受的那些症状会一直伴随你，你的感觉会怎样？

☐ 0 非常高兴
☐ 1 高兴
☐ 2 满意
☐ 3 喜忧参半
☐ 4 失望
☐ 5 不高兴
☐ 6 可怕

NIH- 慢性前列腺炎症状评分得分

疼痛：1a，1b，1c，1d，2a，2b 以及 3，4 项的总分：

排尿症状：5，6 两项的总分：

对生活质量的影响：7，8，9 三项的总分：

### （二）体格检查

诊断前列腺炎，应进行全面体格检查，重点是泌尿生殖系统。检查患者下腹部、腰骶部、会阴部、阴茎、尿道外口、睾丸、附睾和精索等有无异常，有助于进行诊断和鉴别诊断。直肠指检对前列腺炎的诊断非常重要，且有助于鉴别会阴、直肠、神经病变或前列腺其他疾病，同时通过前列腺按摩获得EPS。不同类型的前列腺炎查体表现不同：

1. Ⅰ型前列腺炎　体检时可发现耻骨上压痛、不适感，有尿潴留者可触及耻骨上膨隆的膀胱。直肠指检可发现前列腺肿大、触痛、局部温度升高和外形不规则等。禁忌进行前列腺按摩。

2. Ⅱ型和Ⅲ型　直肠指检可了解前列腺大小、质地、有无结节、有无压痛及其范围与程度，盆底肌肉的紧张度、盆壁有无压痛，按摩前列腺获得EPS。直肠指检前，建议留取尿液进行常规分析和尿液细菌培养。体格检查对于Ⅱ型前列腺炎、慢性细菌性前列腺炎以及Ⅲ型慢性盆腔疼痛综合征（CPPS）通常无重要意义（除非有疼痛）。

### （三）实验室检查

1. EPS常规检查　EPS常规检查通常采用湿涂片法和血细胞计数板法镜检，后者具有更好的精确度。正常的EPS中白细胞<10个/HP，卵磷脂小体均匀分布于整个视野，pH 6.3~6.5，红细胞和上皮细胞不存在或偶见。当白细胞>10个/HP，卵磷脂小体数量减少，有诊断意义。白细胞的多少与症状的严重程度不相关。胞质内含有吞噬的卵磷脂小体或细胞碎片等成分的巨噬细胞，也是前列腺炎的特有表现。当前列腺有细菌、真菌及滴虫等病原体感染时，可在EPS中检测出这些病原体。此外，为了明确区分EPS中白细胞等成分，可对EPS采用革兰染色等方法进行鉴别。如前列腺按摩后收集不到EPS，不宜多次重复按摩，可让患者留取前列腺按摩后尿液进行分析。EPS中的白细胞计数作为判断前列腺炎的方法，长期得到沿用。但是许多研究都发现EPS白细胞多少与临床症状常常不能对应，白细胞计数与患者症状的严重程度并不一致，白细胞计数对于CP诊断及评价疗效的意义受到挑战。

2. 尿常规分析及尿沉渣检查　尿常规分析及尿沉渣检查是排除尿路感染、诊断前列腺炎的辅助方法。

3. 细菌学检查　Ⅰ型：应进行中段尿的染色镜检、细菌培养与药敏试验，以及血培养与药敏试验；Ⅱ型和Ⅲ型：推荐“两杯法”或“四杯法”病原体定位试验。

4. 四杯法和两杯法　①“四杯法”：1968年，Meares和Stamey提出采用依次收集患者的分段尿液和EPS分别进行分离培养的方法（简称“四杯法”），区分男性尿道、膀胱和前列腺感染（表59-2）；②“两杯法”：因“四杯法”操作复杂、耗时、费用高，在实际临床工作中推荐“两杯法”。“两杯法”是通过获取前列腺按摩前、后的尿液，进行显微镜检查和细菌培养（表59-3）。Ⅱ型和Ⅲ型患者如有淋病感染史，可选择进行EPS淋球菌检测。

表59-2 “四杯法”诊断前列腺炎结果分析

| 类型 | 标本 | VB1 | VB2 | EPS | VB3 |
|---|---|---|---|---|---|
| Ⅱ型 | WBC | – | +/– | + | + |
| | 细菌培养 | – | +/– | + | + |
| ⅢA型 | WBC | – | – | + | + |
| | 细菌培养 | – | – | – | – |
| ⅢB型 | WBC | – | – | – | – |
| | 细菌培养 | – | – | – | – |

表59-3 “两杯法”诊断前列腺炎结果分析

| 类型 | 标本 | 按摩前尿液 | 按摩后尿液 |
|---|---|---|---|
| Ⅱ型 | WBC | +/– | + |
| | 细菌培养 | +/– | + |
| ⅢA型 | WBC | – | + |
| | 细菌培养 | – | – |
| ⅢB型 | WBC | – | – |
| | 细菌培养 | – | – |

### （四）其他病原体检查

1. 沙眼衣原体　沙眼衣原体（chlamydia trachomatis，Ct）检测方法有培养法、免疫荧光法、斑点金免疫渗滤法、聚合酶链反应（polymerase chain reaction，PCR）和连接酶链反应（ligase chain reacton，LCR）等。培养法仅检测活的Ct，且因费用、时间及技术水平等原因，不推荐临床应用。目前主要采用灵敏度高、特异性强的PCR和LCR技术检测Ct的核酸成分。

2. 支原体　可能引起前列腺感染的支原体主要为溶脲脲原体（ureaplasma urealyticum，Uu）和人型支原体（mycoplasma hominis，Mh）。培养法是Uu和Mh检测的金标准，结合药敏试验可为临床诊断与治疗提供帮助；免疫学检测和核酸扩增技术等也应用于支原体检测。由于以上病原体也可能存在于男性尿道中，建议先取尿道拭子检测，在排除尿道感染后，再进行EPS检测，以进一步明确是否为前列腺感染。此外，对于 EPS 中其他病原体，如真菌的检测方法主要为直接涂片染色镜检和分离培养；病毒检测通常采用前列腺组织培养或 PCR 技术。

**（五）其他实验室检查**

前列腺炎患者可能出现精液质量异常，如白细胞增多、精液不液化、血精和精子活力下降等改变。有生育要求的前列腺炎患者可进行精液检查，在部分慢性前列腺炎患者中也会出现 PSA 升高的情况，建议年龄 >50 岁的患者常规进行血清 PSA 检测。尿细胞学检查在与膀胱原位癌等鉴别方面具有一定价值。

**（六）器械检查**

1. 尿流率　可以大致了解患者排尿状况，有助于前列腺炎与排尿障碍相关疾病进行鉴别。

2. 尿动力学检查　研究表明，前列腺炎患者尿动力学检查可以发现膀胱出口梗阻、尿道功能性梗阻、膀胱逼尿肌收缩力减退或逼尿肌无反射和逼尿肌不稳定等膀胱尿道功能障碍。在临床怀疑有上述排尿功能障碍，或尿流率及残余尿有明显异常时，可选择尿动力学检查以明确诊断。

3. 膀胱尿道镜　为有创性检查，不推荐前列腺炎患者常规进行此项检查。在某些情况下，如患者有血尿，尿液分析明显异常，其他检查提示有膀胱尿道病变时可选择膀胱尿道镜检查以明确诊断。

**（七）影像学检查**

1. B 超　前列腺炎患者的前列腺超声表现易出现前列腺结石或钙化，且其大小与症状成正相关。且 B 超检查还可以发现前列腺回声不均、前列腺周围静脉丛扩张等表现，但各型之间无特异性表现，仍无法利用 B 超对前列腺炎进行分型。此外，B 超可以较准确地了解前列腺炎患者肾脏、膀胱以及残余尿等情况，对于除外尿路器质性病变有一定帮助。经直肠 B 超对于鉴别前列腺、精囊和射精管病变以及诊断和引流前列腺脓肿有价值。

2. CT 和 MRI　对除外泌尿系统其他器质性病变，鉴别精囊、射精管等盆腔器官病变有潜在应用价值，对于持续发热或药物治疗效果不佳的前列腺炎患者，CT 或 MRI 有助于诊断前列腺脓肿，但对于前列腺炎本身的诊断价值仍不清楚。

# 第五节　EUA、CUA 指南推荐治疗与评价

## 一、EUA 治疗指南

慢性骨盆疼痛综合征的治疗理念是基于生物 - 心理 - 社会模型而产生的，这是一个包括医师和患者等在内的整体参与的治疗方法。单一干预措施很难取得较好的临床效果，临床上需要综合和个体化的治疗方案。药物和非药物治疗也需要在合适的时间点干预，干预措施包括心理治疗，物理治疗，药物和侵入性干预措施等。

**（一）保守治疗**

1. 疼痛教育　告知患者疼痛原因的相关知识是十分有价值的，通过沟通交流，可以减轻患者对疼痛病因的焦虑，进而改善患者对治疗的依从性并加强自我管理，该方法在其他疼痛疾病中已证实有较好的效果。

2. 物理治疗　良好的疼痛治疗团队应包括理疗师、疼痛医师和心理学医师。理疗师可以专门治疗盆底肌肉的病变，或者治疗肌筋膜疼痛。在大多数研究已经证实盆腔疼痛物理治疗的必要性。研究发现，Mensendieck 认知疗法可使 64% 患者疼痛减轻，这种方法主要包括松弛和紧张肌筋膜，改善运动姿势以及认知行为。

在治疗骨盆疼痛中应充分治疗盆底过度活动以及寻找肌筋膜疼痛触发点。治疗应该由专门的理疗师完成，他们不仅在肌肉骨骼疼痛方面受到严格的培训，而且在疼痛心理和中枢神经系统机制的作用方面都受到过培训。对于伴有盆底肌肉功能障碍的慢性骨盆疼痛患者，学习在疼痛发作时如何放松肌肉是非常有帮助的。然而在肌肉挛缩的情况下，单靠放松不能有效缓解疼痛。拉伸肌肉并恢复其长度和功能是十分必要的。在一项双盲 RCT 研究中，前列腺疼痛患者理疗的总体反应率明显优于膀胱疼痛患者。

3. 其他物理治疗干预措施　①电磁疗法：一项小型随机对照双盲研究显示，电磁疗法治疗一年仍然具有显著的效果。②微波热疗：已有研究报道经直肠和经尿道热疗可显著改善疼痛症状。③体外冲击波疗法：男性慢性骨盆疼痛综合征患者进行每周 4 次会阴冲击波治疗，持续 12 周后，疼痛、生活质量和排尿症状明显改善。其他两项最近的随机对照研究也都表明，治疗 12 周后 NIH-CPSI 总评分和疼痛显著改善。④针刺治疗：在一项针对男性 CPPS 的随机试验中，电针治疗优于安慰剂治疗、咨询治疗和运动治疗。另一项研究发现每周一次针刺疗法，治

疗 6 周和 24 周患者总体反应率和症状评分显示明显改善。同时,两项系统评价和荟萃分析,纳入分析了 7 项随机对照研究共 471 位患者,比较了针刺与口服药物治疗效果,两者结论相似,即针灸治疗是有效和安全的,与对照组相比,NIH-CPSI 总分显著降低,该治疗方法可以作为备选方式。但是,这种治疗的持久性尚不清楚。⑤胫后神经刺激:一项中等规模随机对照研究显示,ⅢB 类慢性前列腺炎 /CPPS 患者总的 NIH-CPSI 评分和疼痛视觉模拟评分在颈后神经刺激后可获得显著改善。⑥经皮神经电刺激:尽管经皮神经电刺激(TENS)正在普及,但系统评价一直未能为该方法治疗慢性疼痛提供很好的证据或支持。

### (二)心理治疗

心理干预可针对疼痛本身或调整疼痛,表现为在疼痛并未减轻的情况下,患者仍可获得功能改善,情绪稳定等。一般情况下,治疗慢性骨盆疼痛需要遵循慢性疼痛治疗领域的一般原则。然而有研究同样报道,慢性骨盆疼痛的单一方法治疗比如情绪宣泄显示疼痛有改善,而另外三种标准的多种方法(包括心理干预)治疗并未取得良好效果。最近随机对照试验也显示多方法综合治疗在减轻疼痛方面没有更多的益处,但对缓解焦虑有益。一些综述强调多学科综合治疗的重要性,并强调高质量心理治疗评估的必要性。对于功能障碍及焦虑症状较轻的患者,这种治疗方式可通过互联网进行。其他一些综述评论同样对心理干预作出了积极评价,并建议从治疗开始就针对疼痛本身进行干预,以减少其对生活、情绪和功能的影响。

### (三)药物治疗

慢性盆腔疼痛综合征的药物:相同药物治疗效果存在很大差异。患者群体的异质性也同样会影响药物的治疗效果,因而对患者进行分类可以作为改善治疗效果的一种方法。研究表明,针对前列腺疼痛,依据其不同类型给予不同治疗方式可以明显改善疼痛症状和生活质量。因此,大多数患者需要针对主要症状进行多种方法的综合治疗:

1. 抗炎药物 对于非甾体类抗炎药(NSAIDs)如塞来昔布,研究报道治疗组疼痛评分,QoL 分和 NIH-CPSI 评分均低于对照组。同样还有研究表明抗炎药物对 80% 的患者有较好疗效。尽管 NSAIDs 效果较好,但治疗 CPPS 方面其应用缺乏证据。在临床实践中,如果考虑使用 NSAIDs 类药物,应该充分考虑注意事项和禁忌证,并检查患者的症状改善情况。如果药物治疗效果不明显,或者副作用较多,应停止使用该药物治疗。总的来说,抗炎药物已显示出较好的治疗效果,但需要临床更多的研究来进一步确认,并且长期随访,明确有无远期并发症及远期疗效。

2. α1- 受体阻滞剂 α1- 受体阻断剂具有良好的治疗效果,可有效缓解患者疼痛和尿频等症状,提高生活质量评分。总体而言,α1- 受体阻滞剂似乎具有显著的效果,但对于病史较长的患者,治疗效果并不满意。因此,未来的研究是否可以考虑延长治疗时间,或针对某一种类型患者,可能会获得更好的治疗效果。

3. 抗生素治疗 临床治疗上可能会经验性使用抗生素治疗,一些患者通过抗微生物治疗改善症状。使用抗生素应该 4~6 周甚至更长时间。然而,前列腺标本的细菌培养结果和白细胞等并不能反映患者的抗生素治疗效果,而且前列腺细菌培养结果与健康对照者相比差异无统计学意义。分析显示口服喹诺酮类抗生素明显可缓解疼痛和尿频症状,提高生活质量。抗生素联合 α1- 受体阻滞剂的联合治疗同样具有良好的治疗效果。如果使用抗生素 6 周以上,并未有很好的治疗效果,应及时采用其他治疗方案。

4. 5α- 还原酶抑制剂 虽然一些小样本研究指出的 5α- 还原酶抑制剂如非那雄胺可改善排尿症状和疼痛,但 5α- 还原酶抑制剂一般不推荐用于 CPPS。但在 PSA 较高的老年男性组中,该药物可能具有一定的治疗效果。

5. 植物制剂 植物制剂及一些中成药治疗 CPPS 可显著改善临床疼痛症状,比如植物制剂花粉提取物舍尼通和 DEPROX 500,还有采用多酚类生物类黄酮槲皮素治疗也可以显著改善患者 NIH-CPSI 评分。此外,中成药物治疗也能减轻患者疼痛评分,证实中成药物治疗 CPPS 是有效的。

6. 肌松剂 肌松剂(地西泮,巴氯芬)被认为在括约肌功能紊乱,盆底 / 会阴肌肉痉挛中能起作用,但现在只有少数前瞻性的临床试验可以支持这些结论。一项 RCT 中,使用肌松剂(tiocolchicoside),抗炎药(布洛芬)和 α1- 受体阻滞剂(多沙唑嗪)的三联组合对首次接受治疗的病患是有效的,但并不比单独使用 α1- 受体阻滞剂更有效。

7. 镇痛剂 如果使用单一的镇痛药不能有效地改善症状,临床上可以考虑使用神经性药物,同时,患者可以考虑去专业疼痛管理中心进一步治疗。

8. 抗抑郁药和抗惊厥药 三环类抗抑郁药

(TCAs)可应用于疼痛治疗方面,但也经常受其副作用的限制。抗惊厥药通常也用于治疗神经性疼痛,尤其是骨盆疼痛,卡马西平在治疗神经性疼痛方面也已经有较长历史,有一定的疗效。该单药物可能具有较强的副作用,已不再作为首选。加巴喷丁治疗神经性疼痛有明显效果,但仍需要更大规模的临床研究来提供更加确定的结果。

9. 阿片类药物 虽然在非癌性疼痛上阿片肽类药长期效果的数据有限,但它可以对于难治性的CP/CPPS患者提供一定止痛效果。其治疗有一定风险,如生活质量下降,成瘾,耐受或者阿片诱发的痛觉过敏等。医师使用阿片类药物时,应该结合疼痛科及其他相关的治疗方法。

### (四) 支持疗法

支持疗法比如生物反射,放松练习,生活方式的改变(饮食,简短地骑行),针灸,推拿,整脊,或者气功都被认为是可以缓解相关症状的。某些患者报道通过经直肠或经尿道的热疗效果不错。

### (五) 外科治疗

没有证据表明手术可以缓解CPPS患者的慢性疼痛。

## 二、前列腺炎CUA治疗指南

### (一) 前列腺炎治疗原则

Ⅰ型:主要是广谱抗生素、对症治疗和支持治疗。伴尿潴留者可采用细管导尿或耻骨上膀胱穿刺造瘘引流尿液,伴前列腺脓肿者可采取外科引流;Ⅱ型:治疗以口服抗生素为主,选择敏感药物,疗程为4~6周,其间应对患者进行阶段性的疗效评价。疗效不满意者,可改用其他敏感抗生素。可选用α-受体阻滞剂改善排尿症状和疼痛。植物制剂、非甾体抗炎镇痛药和M-受体阻滞剂等也能改善相关的症状;ⅢA型:可先口服抗生素2~4周,然后根据其疗效反馈决定是否继续抗生素治疗。推荐使用α-受体阻滞剂改善排尿症状和疼痛,也可选择非甾体抗炎镇痛药、植物制剂和M-受体阻滞剂等;ⅢB型:可选择α-受体阻滞剂、非甾体抗炎镇痛药、植物制剂和M-受体阻滞剂等治疗;Ⅳ型:一般无需治疗。

### (二) 结论

慢性前列腺炎的临床进展性不明确,不足以威胁患者的生命和重要器官功能,并非所有患者均需治疗。慢性前列腺炎的治疗目标主要是缓解疼痛、改善排尿症状和提高生活质量,疗效评价应以症状改善为主(表59-4)。

表59-4 慢性前列腺炎治疗证据和推荐指数

| 措施 | 推荐 |
|---|---|
| 分类治疗可提高治疗成功率 | 3 |
| α受体阻滞剂对CPPS患者的总疼痛、排尿和QOL评分有中度的治疗作用 | 1A |
| 抗生素治疗对总疼痛、排尿和QOL评分有中度影响 | 1A |
| 非甾体抗炎药对CPPS有中度的治疗作用 | 1A |
| 植物制剂对CPPS的疼痛和总体有利的治疗有一些有益的作用 | 1A |
| 戊烷多硫酸酯改善CPPSS的总体评估和QOL评分 | 1B |
| 肌松药的有效性尚无足够的证据 | 2B |
| 普瑞巴林对CPPS的治疗无效 | 1B |
| BTX-A注射盆底(或前列腺)可能在CPPS中有适度的作用 | 2B |
| 针刺可改善症状和QOL | 1A |
| 胫后神经刺激可能是治疗CPPS的有效方法 | 1B |
| 体外冲击波治疗在短期内可能是有效的 | 1B |
| 手术治疗无效 | 3 |
| 认知行为疗法可以改善疼痛和QOL | 3 |

### (三) 治疗方法

1. Ⅰ型 前列腺炎抗生素治疗是必要而紧迫的,一旦得到临床诊断或血、尿培养结果后,应立即应用抗生素。开始时可经静脉应用抗生素,如:广谱青霉素、三代头孢菌素、氨基糖苷类或氟喹诺酮等。待患者的发热等症状改善后,改用口服药物(如氟喹诺酮),疗程至少4周。症状较轻的患者也应口服抗生素2~4周。急性细菌性前列腺炎伴尿潴留者可采用耻骨上膀胱穿刺造瘘引流尿液,也可采用细管导尿,但留置尿管时间不宜超过12小时。伴脓肿形成者可采取经直肠超声引导下细针穿刺引流、经尿道切开前列腺脓肿引流或经会阴穿刺引流。

2. Ⅱ型和Ⅲ型

(1) 一般治疗:健康教育、心理和行为辅导有积极作用。患者应戒酒,忌辛辣刺激食物;避免憋尿、久坐,注意保暖,加强体育锻炼。

(2) 药物治疗:最常用的3种药物是抗生素、α-受体阻滞剂和非甾体抗炎镇痛药,其他药物对缓解症状也有不同程度的疗效。①抗生素:目前,在治疗前列腺炎的临床实践中,最常用的一线药物是抗生素,但是只有约5%的慢性前列腺炎患者有明确的细菌感染。Ⅱ型前列腺炎根据细菌培养结果和药物穿透前列腺的能力选择抗生素。药物穿透前列腺的能力取决于其离子化程度、脂溶性、蛋白结合率、相对分子质量及分子结构等。常用的抗生素是氟喹诺酮类药物(如环丙沙星、左氧氟沙星和洛美沙星等)、四环素类(如米诺环素等)和磺胺类(如复方新诺明)。前列腺炎确诊后,抗生素治疗疗程为4~6周,其间应对患者进行阶段性的疗效评价。疗效不满意者,可改用其他敏感抗生素,不推荐前列腺内注射抗生素的治疗方法。ⅢA型:抗生素治疗大多为经验性治疗,理论基础是推测某些常规培养阴性的病原体导致了该型炎症的发生。因此推荐先口服氟喹诺酮等抗生素2~4周,然后根据疗效反馈决定是否继续抗生素治疗。只在患者的临床症状确有减轻时,才建议继续应用抗生素。推荐的总疗程为4~6周。部分此型患者可能存在沙眼衣原体、溶脲脲原体或人型支原体等细胞内病原体感染,可以口服四环素类或大环内酯类等抗生素治疗;ⅢB型:不推荐使用抗生素治疗。②α-受体阻滞剂:α-受体阻滞剂能松弛前列腺和膀胱等部位的平滑肌而改善下尿路症状和疼痛,因而成为治疗Ⅱ型/Ⅲ型前列腺炎的基本药物。可根据患者的个体差异选择不同的α-受体阻滞剂。推荐使用的α-受体阻滞剂主要有:阿夫唑嗪(alfuzosin)、多沙唑嗪(doxazosin)、萘哌地尔(naftopidil)、坦索罗辛(tamsulosin)和特拉唑嗪(terazosin)等,对照研究结果显示上述药物对患者的排尿症状、疼痛及生活质量指数等有不同程度的改善。治疗中应注意该类药物导致的眩晕和体位性低血压等不良反应。α-受体阻滞剂的疗程应在12周以上。α-受体阻滞剂可与抗生素合用治疗ⅢA型前列腺炎,合用疗程应在6周以上。③非甾体抗炎镇痛药:非甾体抗炎镇痛药是治疗Ⅲ型前列腺炎相关症状的经验性用药。其主要目的是缓解疼痛和不适。迄今只有数项随机、安慰剂对照研究评价此类药物的疗效。临床对照研究证实塞来昔布对改善ⅢA型前列腺炎患者的疼痛等症状有效。④植物制剂:植物制剂在Ⅱ型和Ⅲ型前列腺炎中的治疗作用日益受到重视,为可选择性的治疗方法。植物制剂主要指花粉类制剂与植物提取物,其药理作用较为广泛,如非特异性抗炎、抗水肿、促进膀胱逼尿肌收缩与尿道平滑肌松弛等作用。常用的植物制剂有:普适泰、槲皮素、沙巴棕及其浸膏等。由于品种较多,其用法用量需依据患者的具体病情而定,通常疗程以月为单位。不良反应较小。最近完成的一项多中心对照研究结果显示,普适泰与左氧氟沙星合用治疗Ⅲ型前列腺炎效果显著优于左氧氟沙星单一治疗。另一项随机、双盲、安慰剂对照研究结果显示,与安慰剂比较,普适泰长期(6个月)治疗可以显著减轻Ⅲ型前列腺炎患者的疼痛和排尿症状。⑤M-受体阻滞剂:对伴有膀胱过度活动症(overactive bladder,OAB)表现如尿急、尿频和夜尿但无尿路梗阻的前列腺炎患者,可以使用M-受体阻滞剂托特罗定治疗。⑥抗抑郁药及抗焦虑药:对合并抑郁、焦虑的慢性前列腺炎患者,根据病情,在治疗前列腺炎的同时,可选择使用抗抑郁药及抗焦虑药。这些药物既可以明显改善患者情绪障碍症状,还可明显改善身体的不适与疼痛。临床应用时必须注意这些药物的处方规定和药物不良反应。可选择的抗抑郁药及抗焦虑药主要有三环类抗抑郁药、选择性5-羟色胺再摄取抑制剂和苯二氮䓬类药物等。⑦中医中药:推荐按照中医药学会或中西医结合学会有关规范进行前列腺炎的中医中药治疗,采取辨证论治予以清热利湿、活血化瘀和排尿通淋等方法。根据患者的辨证分型选择汤剂或中成药,如翁沥通、前列安栓、泽桂癃爽胶囊、龙金通淋胶囊或针灸治疗等。

**(四)其他治疗**

1. 前列腺按摩 前列腺按摩是传统的治疗方法之一,研究显示适当的前列腺按摩可促进前列腺腺管排空并增加局部的药物浓度,进而缓解慢性前列腺炎患者的症状,故推荐为Ⅲ型前列腺炎的辅助疗法。联合其他治疗可有效缩短病程。Ⅰ型前列腺炎患者禁用。

2. 生物反馈治疗 研究表明慢性前列腺炎患者存在盆底肌的协同失调或尿道外括约肌的紧张。生物反馈合并电刺激治疗可使盆底肌疲劳性松弛,并使之趋于协调,同时松弛外括约肌,从而缓解慢性前列腺炎的会阴部不适及排尿症状。生物反馈治疗要求患者通过生物反馈治疗仪主动参与治疗。该疗法无创伤性,为可选择性治疗方法。

3. 热疗 主要利用多种物理手段所产生的热力作用,增加前列腺组织血液循环,加速新陈代谢,有利于消炎和消除组织水肿、缓解盆底肌肉痉挛等。有经尿道、经直肠及会阴途径应用微波、射频、激光等物理手段进行热疗的报道。短期内虽有一定的缓解症状作用,但尚缺乏长期的随访资料。对于未婚及未生育者不推荐。

4. 经会阴体外冲击波治疗 初步研究显示体外冲击波治疗对Ⅲ型前列腺炎的症状缓解有一定的

作用（LE：1b），但是具体效果有待进一步研究。

5. 心理治疗　心理干预可能有助于部分患者缓解症状。

6. 前列腺注射治疗 / 经尿道前列腺灌注治疗　尚缺乏循证医学证据。

7. 手术治疗　经尿道膀胱颈切开术、经尿道前列腺切除术对于慢性前列腺炎很难起到治疗作用，仅在合并前列腺相关疾病有手术适应证时选择上述手术。

（五）结语

1. Ⅳ型前列腺炎一般无需治疗。如患者合并血清 PSA 升高或不育症等，应注意鉴别诊断并进行相应治疗。PSA 升高者试用抗生素治疗有助于前列腺癌的鉴别诊断。

2. 以临床表现为导向的多模式疗法　多项临床研究显示，依据患者临床表现 UPOINT 分型，进行个体化综合治疗的多模式疗法优于单一疗法（LE：3）。但在 UPOINT 基础上是否增加勃起功能障碍的评估（UPOINTS），尚存在争议。

## 三、患者健康教育

### （一）普及与呵护前列腺炎知识

前列腺是男性生殖系统的一部分，形状和体积如栗子，位于直肠前和膀胱下，并包绕尿道的起始段，前列腺分泌的前列腺液是精液的组成部分。前列腺炎即前列腺发生的炎症。慢性前列腺炎是一种以排尿异常和疼痛为主要表现，常有精神心理因素在疾病发生发展过程中起着非常重要作用，因此，健康教育尤其重要。

有临床症状的前列腺炎分为 3 种：急性细菌性前列腺炎、慢性细菌性前列腺炎、慢性非细菌性前列腺炎。其中慢性细菌性前列腺炎仅占 5%~8%。前列腺炎的症状包括：骨盆区域如会阴、肛周、尿道、耻骨上、腹股沟、腰骶部的疼痛，尿频、尿急和排尿费力等排尿症状，但不一定每一个患者都出现。况且各类前列腺炎的临床表现还有一些各自的特点：

1. 急性细菌性前列腺炎　急性发作，伴有寒战、发热等全身症状及明显的排尿症状。

2. 慢性细菌性前列腺炎　症状反复发作，实验室检查证明细菌来自前列腺。

3. 慢性非细菌性前列腺炎　绝大部分前列腺炎属于此类，没有细菌感染的证据。前列腺按摩液的白细胞计数可以正常或不正常，白细胞计数与症状的严重程度不一定相关。

### （二）目前没有充分证据表明前列腺炎会癌变

部分前列腺炎患者伴有性欲减退、勃起功能障碍、早泄等性功能障碍的症状，但没有证据表明前列腺炎直接造成性功能障碍。部分前列腺炎患者可有精液参数异常。

### （三）对慢性前列腺炎应采取综合治疗的方法

慢性前列腺炎的治疗目标主要是缓解疼痛、改善排尿症状、提高生活质量。症状的缓解程度是评价慢性前列腺炎治疗效果的主要依据。虽然治疗方法或药物众多，但其中没有一个能够达到治疗所有患者或缓解所有症状的目的。

### （四）前列腺炎的治疗应遵从医嘱，按时复诊

慢性前列腺炎患者应注意戒酒，忌辛辣刺激食物，多饮水；避免憋尿、久坐和疲劳；注意保暖，加强体育锻炼。患者可以进行规律的性生活。治疗结束后，注意以上事项有助于预防症状复发。

### （五）急性和慢性细菌性前列腺炎需要抗生素治疗

即使是部分慢性非细菌性前列腺炎患者可以试用抗生素治疗。α- 受体阻滞剂、非甾体抗炎镇痛药和植物制剂等药物对缓解慢性前列腺炎的症状有不同程度的疗效。

很多发病机制可以用来解释为什么大多数随机对照试验的结果要么是“无效果”或者只是轻度“有效”，这很难制定以证据为基础的治疗指南。首先，在针对 CP/CPPS 患者试验中，基于单一致病机制的治疗研究被推广到整个前列腺炎患者中时可能会失败。前列腺炎所研究的大多数机制都是基于合理的科学理论，并且所有机制都至少与一些确定的临床数据相关。但是，可以看出患者有不同的发病机制和疾病进展。我们必须知道没有一个致病机制适合解释所有 CP/CPPS 患者。最后，研究结果的重新评估将会得到一个不同的结果。抗生素在急性前列腺炎经过严格前期治疗的患者中往往效果更好，但 NIH 发起的多中心大型研究并未能证实 α- 肾上腺素能受体阻滞剂在经历过长期正规治疗和未服用 α- 肾上腺素能受体阻滞剂的前列腺炎患者中的益处。事实上，使用 meta 分析评估所有的随机对照试验的治疗方式得出结论：与安慰剂相比，所有的治疗方式在统计学上都有明显的改善。但是我们必须选择对患者有效的治疗方式，UPOINT 可能是指导个体化治疗的新临床工具，基于最佳证据和专家经验，每个分型适用特定治疗。一项使用这种新的分类系统在治疗 CP/CPPS 患者的临床试验表明这种方法能够显

示出更好的临床效果。基于既往的临床试验数据和临床经验,欧盟、加拿大和国际泌尿系统疾病咨询指南建议将 UPOINT 系统描述的表型治疗方法应用于临床实践中。

## 第六节 问题与展望

### 一、定义及临床症状的意义

历年来对于慢性前列腺炎的定义及分类存在争议,目前多认为慢性前列腺炎是指在病原体和/或某些非感染因素作用下,患者出现以骨盆区域疼痛或不适、排尿异常等症状为特征的一组疾病,围绕前列腺炎出现众多名称,如前列腺痛、前列腺炎综合征、慢性盆腔疼痛综合征等,从前列腺组织学研究提出组织学前列腺炎,从流行病学方面研究提出前列腺炎样综合征或症状性前列腺炎。NIH 分型很好地涵盖了慢性细菌性前列腺炎、非细菌性前列腺炎和前列腺痛 3 种类型及其他类型,改变了以前对前列腺炎分类的混乱状况,并且在流行病学、病原学、病理学及治疗方法等方面都有重大突破,得到了众多学者的认同和推广使用。但在临床实际工作中逐渐发现这种分类方法还是存在着一些不足,容易引起概念上的误解。首先,可以引起前列腺炎的病原微生物除普通细菌外,还包括真菌、支原体、衣原体、病毒、滴虫、原虫等,并且由不同的病原微生物引起的前列腺炎其病理变化、治疗药物、疗程长短都各不相同。Ⅰ、Ⅱ型可以包括"细菌性"前列腺炎,细菌以外的其他病原微生物的感染只能归入Ⅲ型(CPPS),而目前多认为(CPPS)系非感性病因造成的,对于此类病因不同的患者采用相同治疗方案会造成部分患者疗效不满意。所以,有人提出前列腺炎包括"感染性前列腺炎"与"前列腺痛"等概念。此外,诊断前列腺炎的临床症状较多,疼痛部位包括会阴部、生殖器、腰骶部等,且按照 NIH-CPSI 评分大于 1 分即可诊断,容易造成许多非前列腺相关病因的但具备以上症状的患者被诊为前列腺炎,造成过度诊断与过度治疗,增加患者经济及心理负担。因此,有必要对于前列腺炎相关症状进行筛选,制定核心症状及评价标准,减少误诊率。

### 二、细菌培养的意义及分型的局限性

细菌培养是明确 CP 分型必需的检查。一直认为 CP 的主要致病菌中 90%~95% 为革兰氏阴性杆菌,但近年来越来越多的报道证明,革兰氏阳性球菌在 CP 的感染菌谱中开始占据主导地位,认为与近年免疫抑制剂、激素和抗生素的广泛使用,导致机体抵抗力下降,使之成为机会感染的重要病原菌有关。笔者曾对 CP 患者以及健康对照者的中段尿、前列腺液(EPS)/按摩后尿病原微生物进行检测,发现 CP 组及健康对照组(EPS)/按摩后尿细菌培养阳性率差异无统计学意义。说明细菌培养对 CP 患者的临床意义不大,提示我们需要寻找其他的检测手段来明确 CP。

### 三、EPS 的价值

传统观点认为 EPS 常规检查及培养在诊断中起着重要作用,其结果决定了患者的具体分型及亚型。目前最有价值的是 EPS 细菌培养及白细胞计数。若 EPS 培养未查到公认致病微生物的存在,此类患者该如何分类值得讨论。此外,前列腺炎与培养出的微生物是否相关也是困惑我们的因素。

EPS 中的白细胞计数作为判断前列腺炎的方法,长期得到沿用。但是许多研究都发现 EPS 白细胞多少与临床症状常常不能对应,白细胞计数与患者症状的严重程度并不一致,白细胞计数对于 CP 诊断及评价疗效的意义受到挑战。临床上对ⅢA 和ⅢB 与其他类型前列腺炎相鉴别,主要区别于细菌培养阴性及 EPS 中有白细胞阴性,这又使人有理由相信,这一类型的前列腺炎可能与前列腺根本无关,而认为可能是盆底或阴部神经肌肉功能失调所致。对于此类患者(占前列腺炎的多数)检查均为阴性的检查,仅仅增加了医疗费用与患者的痛苦。不难看出,目前的诊断方法过于烦琐,临床很少使用,临床上更倾向于通过症状诊断,由于缺乏相关标准,更容易把许多前列腺炎样症状的求医者纳入前列腺炎患者中。

### 四、对诊断标准的再认识

由于慢性前列腺炎的发病机制不清,可以用于临床研究的方法也非常有限。患者主诉较多,包括疼痛症状、排尿症状、性功能下降及其他全身不适,没有特征性的临床表现和体征。目前的《前列腺炎诊疗指南》核心是前列腺液 + 两杯法 + 病史,但已有研究对前列腺液的检查价值产生质疑,并且慢

性前列腺炎诊断方法过于烦琐，不便于临床操作，更容易把许多前列腺炎样症状的求医者纳入到慢性前列腺炎患者中，因此慢性前列腺炎的诊断尚缺乏“金标准”。因此，探索以症状诊断为核心的诊疗策略对于该病的临床诊疗有重要的意义，迫切需要适合我国国情的《慢性前列腺炎诊断和疗效评价标准》。

（梁朝朝　陈先国）

## 第七节　中医药治疗前列腺炎的特色与优势

### 一、中医对前列腺炎的认识与现代观点

中医学古籍中并无前列腺炎的病名，一般以前列腺炎的尿道症状命名，归属于中医“精浊”“白淫”“淋证”“白浊”等范畴。《素问·玉机真脏论》曰：“少腹冤热而痛，出白。”《素问·痿论》曰：“思虑过度，所愿不得，意淫于外，入房太过……及为白淫。”张仲景的《金匮要略·消渴小便不利淋病脉证并治》详细描述了淋病的发作症状：“淋之为病，小便如粟状，小腹弦急，痛引脐中。”《丹溪心法·赤白浊》谓：“若调摄失宜，思虑不节，嗜欲过度，水火不交，精元失守由是而为赤白浊之患。”《景岳全书·淋浊》曰：“便浊有赤白之分，有精溺之辩。凡赤者多由于火，白者寒热俱有之。由精而为浊者，其动在心肾；由溺而浊者，其病位在膀胱、肝、肾。”可见中医对慢性前列腺炎的认识历史久远。

前列腺位居下焦，古代将其归属于“精室”“精道”“精窍”也是中医认为慢性前列腺炎的病位所在，与肾、膀胱、心、肝、脾等脏腑关系密切。张景岳所著《类经图翼》描述前列腺位“精室于膀胱之上，小肠之右上，大肠之左上。”《医宗必读·淋证》曰：“为病仍在精窍与淋病之在溺窍者不同也。”前列腺与足少阴肾经、足厥阴肝经、督脉及任脉密切关联。正因如此，前列腺的临床症状多与四经的循行路径有关，如：四经均行于会阴和小腹，所以慢性前列腺炎的症状也以会阴和小腹部的疼痛或不适为主要表现，也可沿经络放射至他处。

慢性前列腺炎病因较多，主要与频繁手淫，房事不节，忍精不泄等性行为有关或因嗜食醇酒肥甘，过食辛辣，饮酒过度，长期久坐，外感湿热或毒邪等因素混杂而致。其早期以湿热为主，以实证多见，多为湿热毒邪壅结于精室，致疏泄失常、三焦气化不利，湿阻化热，湿热瘀结，则精气外溢，离为之精化为白浊；中后期则湿热从精道内侵，湿热瘀结致气血瘀滞，瘀结而成块，则可见前列腺质地变硬，致坠胀疼痛等；病久可伤阴耗阳，致虚证，则表现为肾虚、肝虚、脾虚等症状，如腰膝酸软，阳事不举等；总之，慢性前列腺炎病位在精室，与肾、膀胱、心、肝、脾等脏腑关系密切，其病性属本虚标实，肾虚为本，湿热浊毒瘀滞为标，标本相兼为患，发而为病。

### 二、中医对慢性前列腺炎的分型与治则

中医药治疗前列腺炎的机制，也就是病因与病机治疗。慢性前列腺炎病因多为外感毒邪、湿热，蕴结下焦或饮食不节，滋生湿热，湿热下注下焦，致下焦膀胱气化受阻、不利，扰动精室，精与浊相混，而成精浊之证，湿热为其发作的主要病因。湿热日久则缠绵难愈，久之则耗气伤阴，损及脾肾或导致肾虚及脾，运化失调，湿热内生。肾气虚则湿愈难化，且精易下泄，由实转虚，虚实互结而发本病，肾虚为其发病基础。湿热不得清利，相火不得疏泄，湿热之邪入于营血，血与邪互结，血运受阻则为之瘀结，致精道气血瘀滞，瘀滞是其发展趋势。经过大量临床研究，多数学者认为，湿热瘀结是本病主要病因，气滞血瘀贯穿本病始终，久治不愈则气虚血瘀。湿热、瘀血、肾虚是前列腺炎三大病因，湿热内蕴、瘀血内阻及肾虚大病理变化往往互为因果，使前列腺炎病情缠绵难愈。总之，慢性前列腺炎的中医病机是湿热为标，肾虚为本，气血瘀滞则贯穿其中。

#### （一）湿热下注型

《素问·太阴阳明论》“伤于湿者，下先”。巢元方《诸病源候论》中“诸淋者，由肾虚而膀胱湿热也，肾虚则小便数，膀胱热则水下涩，则淋漓不尽”，表明下焦湿热是发病的最根本原因。临床常见“湿热毒邪阻滞下焦、肝郁气滞血瘀、脾肾亏虚、膀胱气化开阖功能失调”。湿热下注证是慢性前列腺炎的主要证型，为病之标，贯穿整个病程，主要表现为尿频，尿道灼热或涩痛，排尿不畅，小便点滴不爽，甚则点滴不出，排出无力，舌质暗红，苔黄或黄腻，脉滑数或弦数等。治疗上予以清热利湿之法；方药可选“八正散”加减。

#### （二）肾气亏虚型

慢性前列腺炎乃因禀赋不足，肾气素亏伤耗肾精所致。青壮年相火妄动无制，易耗。肾精亏耗，阴

虚火动，内扰精室，使精室藏泄功能失调，失其藏则精离其位，随溺而出；或久病伤及脾肾，导致脾虚湿浊难化，肾伤精室不能闭藏，精元流于体外而发病肾虚气化无权，膀胱失约，则致小便频数而短，精浊自下。《医宗必读》曰："心动于欲，肾伤于色……败精流溢，乃为白浊。"肾阴亏虚，阳无以制，虚火扰精；或肾阳亏虚，气化失司，封藏失职，遂致本病。肾气亏虚型慢性前列腺炎临床症状为：排尿用力，尿柱变细，余沥难尽，腰膝酸软，头晕耳鸣，神疲乏力，遇劳后症状加剧，舌质淡，苔薄白，脉沉等。治疗上分为肾阳虚、肾阴虚；肾阳虚则予以补肾助阳之法；方药可选：右归丸或金匮肾气丸加减。肾阴虚则予以滋阴降火补肝肾之法；方药可选：左归丸或知柏地黄汤加减。

**（三）气滞血瘀型**

肝藏血、主疏泄、主筋，前列腺为宗筋会聚之所，肝脉环绕阴器；肾藏精，主发育生殖，开窍于前后二阴。若湿热久羁不解，郁而不去，或相火久遏不泄，致脉络瘀阻；或因七情过极，气机不畅，肝肾精血运行不畅，宗筋失养，精室气血瘀阻，败精湿热生浊而发诸病。有因情欲不遂，肝失疏泄，气机不利，血行不畅；有因性交中断，忍精不泄，精血内停，瘀滞精室；有因湿热久羁，塞堵精道，精血瘀阻，精道不通。气血瘀滞精室，精室脉络不通，从而发为本病。肾阴不足则相火妄动，从而导致前列腺充血，瘀血难消出现小便余沥不尽，不痛，滴白伴腰膝酸痛，会阴部刺痛明显，痛引下腹、睾丸、阴茎、腰骶部。舌质紫暗，或有瘀点、瘀斑，脉细或涩等。治疗上予以活血化瘀、行气止痛之法；方药可选：前列腺汤加减。

## 三、前列腺炎辨证论治与经典方剂解读

中医治疗慢性前列腺炎的精华在于辨证论治，具体体现为对慢性前列腺炎的分型与治则。根据中医对于慢性前列腺炎病因病机的认识，以湿热、瘀滞、肾虚为基础，对其进行辨证分型。临床上，各位医者对慢性前列腺炎的认识有一定的共识，但也有分歧，所以慢性前列腺的辨证分型有多种分法，但是，目前公认的辨证分型为湿热蕴结证、气滞血瘀证、阴虚火旺证、肾阳虚损证 4 个证型：

1. 湿热蕴结证

(1) 临床表现：尿频、尿急、尿痛，尿道灼热感，尿余沥不尽，小便黄，腰骶、会阴、睾丸、少腹等部位坠胀疼痛，常伴有阴囊潮湿，口苦等。舌红，苔黄腻，脉滑数。

(2) 治则：以清热利湿为主。

(3) 方药：八正散（瞿麦 15g 车前子 12g 萹蓄 12g 大黄 6g 滑石 9g 通草 12g 栀子 10g 甘草 9g 灯芯草 12g）加减。

2. 气滞血瘀证

(1) 临床表现：患者病程较长，会阴、腰骶、睾丸、少腹等部位坠胀疼痛，尿不尽感，舌暗有瘀点或瘀斑，苔白脉涩。

(2) 治则：活血化瘀，行气止痛。

(3) 方药：前列腺汤（丹参 12g 泽兰 12g 桃仁 12g 红花 12g 赤芍 12g 乳香 12g 没药 12g 王不留行 12g 青皮 10g 川楝子 10g 小茴香 12g 白芷 12g 败酱草 20g 蒲公英 20g）加减。

3. 阴虚火旺证

(1) 临床表现：排尿终末或大便时尿道口有白浊溢出，尿频，小便短赤，淋漓不畅，伴腰膝酸软，头晕耳鸣，失眠多梦，早泄、遗精、血精等表现；舌红少苔，脉细数。

(2) 治则：滋阴降火补肝肾。

(3) 方药：左归丸（熟地黄 15g 菟丝子 12g 牛膝 12g 龟板胶 12g 山药 15g 山茱萸 12g 枸杞子 12g）加减。

4. 肾阳虚损证

(1) 临床表现：尿频，排尿淋漓，遇劳可见尿道口有白浊溢出，会阴、腰骶、睾丸、少腹等部位坠胀冷痛，常伴阳痿、早泄，形寒肢冷，腰膝酸软，苔白舌淡胖，边有齿痕，脉沉细。

(2) 治则：补肾助阳。

(3) 方药：右归丸（熟地黄 15g 炮附子 5g 肉桂 5g 山药 15g 山茱萸 15g 菟丝子 12g 鹿角胶 10g 枸杞子 12g 当归 12g 杜仲 12g）加减。

以上分型为常见分型，临床亦可见脾虚、肝虚、肝气郁结、中气不足等分型。中医的优势在于根据患者的具体表现，分型论治，不能教条，一成不变，要随证加减，方能达到良好的治疗效果。

## 四、中药治疗慢性前列腺炎研究与评价

在治疗慢性前列腺炎的临床中，中医中药的应用越来越多，疗效佳。下面就中西医结合治疗前列腺炎的疗效与评价举例如下：

1. 郭宏志等在对补肾活血利湿类中药复方治疗慢性前列腺炎疗效与安全性的系统评价中，通过

Meta分析，结果提示：患者总有效率、NIH-CPSI总评分、前列腺液卵磷脂小体数目显著高于对照组，EPS-WBC计数显著低于对照组，差异均有统计学意义。由此说明补肾活血利湿类中药治疗慢性前列腺炎疗效优于常规西药。亚组分析结果提示，补肾活血利湿类中药复方治疗慢性前列腺炎的疗效优于普乐安、普适泰、抗菌药物以及抗菌药物联合α受体阻滞药等。而其中应用频率较高的药物有丹参、赤芍、王不留行、川牛膝、益智仁、菟丝子、山萸肉、萆薢、车前子、蒲公英等，而以上药物与慢性前列腺炎肾虚湿热瘀阻的病机相吻合。

2. 丁劲等通过对除湿通淋颗粒治疗慢性非细菌性前列腺炎42例的研究，提示治疗组NIH评分总有效率及中医证候积分总有效率分别为85.71%、92. 86%，而对照组为69.05%、71.43%，明显优于对照组，表明除湿通淋颗粒治疗慢性非细菌性前列腺炎疗效确切。两组治疗后VB3中IL-2较治疗前升高，IL-6、IL-8较治疗前降低。除湿通淋颗粒可能通过降低患者体内的促炎性细胞因子IL-8水平，减少白细胞聚集和进入炎症部位，达到减轻炎症反应，降低白细胞数；抗炎性细胞因子IL-6水平降低，可能与炎症减轻相关；调节性细胞因子IL-2的水平增高，达到调节机体的细胞免疫的功能。江阴天江药业生产的丹红通精方可明显降低慢性前列腺炎患者的NIH-CPSI评分，缓解患者的症状。治疗后前列腺液SIgA、VCAM-1及血清VCAM-1均明显下降。由此可得，丹红通精方对湿热瘀阻型慢性前列腺炎具有良好的治疗效果，其作用机制可能与调节VCAM-1、SIgA抑制炎症有关。

3. 李杰等通过研究发现宁泌泰胶囊联合盐酸坦洛新缓释胶囊能够通过降低前列腺液中IL-10、TNF-α、PGE-2水平，从而治疗ⅢB型前列腺炎，缓解临床症状，取得了显著的临床疗效。由金银花、黄连、黄柏、白花蛇舌草、败酱草、牡丹皮、赤芍、泽泻、车前子、仙鹤草组成的中成药：癃清片，具有清热利湿、凉血解毒的疗效，主要用于治疗证属膀胱湿热的慢性前列腺炎。研究已证实：癃清片对大肠杆菌、金黄色葡萄球菌、乙型链球菌等具有较强的抑制作用，服药后30分钟即可明显控制炎症，有效增强机体免疫功能的作用。

4. 高筱松等人在癃清片治疗慢性前列腺炎多中心双盲安慰剂对照试验研究中发现治疗组CPSI评分、NIH-CPSI评分、中医证候评分、总有效率等方面，明显优于对照组，而两组间不良事件发生率比较无差异。结论提示癃清片治疗慢性前列腺炎安全、有效。中医中药治疗慢性前列腺炎，不但在临床上取得了明显的疗效；在基础研究中，也证实了其对慢性前列腺炎的治疗作用。

5. 黄鸿源通过观察前列舒通胶囊对慢性前列腺炎模型大鼠前列腺组织中IL-10及TNF-α含量变化的影响，发现：与模型组相比，前列舒通胶囊治疗组前列腺组织中IL-10的表达水平明显增高，TNF-α的表达水平明显下调。结果提示前列舒通胶囊通过上调IL-10，降低TNF-α，从而达到治疗慢性前列腺炎的治疗作用。

## 五、问题与展望

综上所述，中医对慢性前列腺炎的认识历史非常久远。慢性前列腺炎病因繁多，主要与频繁手淫，房事不节，忍精不泄等性行为有关，或嗜食醇酒肥甘，过食辛辣，饮酒过度，长期久坐，外感湿热或毒邪等因素混杂而致。慢性前列腺炎病位在精室，与肾、膀胱、心、肝、脾等脏腑关系密切，其病性属本虚标实，肾虚为本，湿热浊毒瘀滞为标，标本相兼为患，发而为病。中医治疗慢性前列腺炎的优势在于辨证论治，具体体现为对慢性前列腺炎的分型与治则。根据中医对于慢性前列腺炎病因病机的认识，以湿热、瘀滞、肾虚为基础，对其进行辨证分型。临床上，常常将慢性前列腺炎分型为湿热蕴结证、气滞血瘀证、阴虚火旺证、肾阳虚损证4个证型，并根据证型予以清热利湿、活血化瘀行气止痛、滋阴降火补肝肾及补肾助阳等。

对于慢性前列腺炎今后研究的方向，笔者认为：应从中西医结合着手，发挥中医中药的优势，辨证与辨病相结合，通过中西医的相互促进、相互融合，促进对慢性前列腺炎的深入研究，突破、创新理论，改善临床症状，提高生活质量。对于解决问题的方法，笔者认为：结合目前的新技术，通过创新，同时应用大数据在中医中药的作用，通过meta分析等，总结出中医中药治疗慢性前列腺炎的规律，反馈于临床，从而取得更好的疗效。

（邹建安 张崇科）

## 第八节　前列腺其他炎性疾病与治疗原则

### 一、前列腺结核

#### （一）概述

结核病是发展中国家的一个主要公共卫生问题。在 Robert Koch 对结核病进行隔离和描述一个多世纪之后，结核病仍然是一个全球性的健康问题，世界上将近三分之一的人口受到感染，90% 以上的感染者属于发展中国家，而且在最近几十年里，结核病的发病率又呈再次增加趋势。据报道，泌尿生殖道结核包括从肾脏到尿道的任何部位发生率占肺外结核的 10%~14%，估计约有 1 000 多万结核病患者。

Wildbolz 于 1937 年首次提出了泌尿生殖道结核（GUTB）这个术语。超过一半的病例涉及泌尿生殖器官，总的发生率占 20%~40%，是发展中国家肺外结核的第二常见部位，但在发达国家为第三常见部位，肾脏结核为最常见的原发灶。事实上，泌尿生殖器官结核几乎总是继发于身体其他部位的结核，并且很少有传染性。据报道，约 5%~30% 的 GUTB 病例是单独涉及生殖器官。

1882 年贾斯明首次对前列腺结核作了描述。已知前列腺结核（tuberculosis of the prostate）是全身结核的一部分，它是继发性结核的一种形式，临床上极少见，发病年龄与肾结核相同，多见于 20~40 岁，常与其他男性生殖系统结核并发，前列腺结核比肾、精囊和附睾结核要少得多。其发病率估计为泌尿生殖器结核的 6.6%。因此，许多泌尿科医师对前列腺结核的诊断和治疗并不熟悉，许多病例是经尿道切除术后偶然发现的。

#### （二）病因与病理

前列腺结核可能的受累模式包括来自泌尿器官的下行感染，和来自生殖道内邻近结核病灶的直接蔓延或血源性扩散。最大可能的途径有两种：一是经尿路感染，泌尿系其他部位有结核病灶，带有结核杆菌的尿液经前列腺导管或射精管进入腺体；二是血行播散也是常见的感染方式之一，身体其他部位（如肺等）有结核病灶，其结核杆菌随血液循环进入前列腺内。具体以哪种途径为主，目前尚存在争议。但它也可能是原发性或继发性附睾或膀胱结核，直接蔓延也可导致前列腺结核，但尚未发现下行性感染所致的前列腺结核，在发达国家，一些免疫抑制性疾病如艾滋病、服用皮质类固醇和化疗药物都有可能促进结核菌感染。一些作者也提到了在膀胱内灌注卡介苗时有感染前列腺引起前列腺结核的风险性。

泌尿生殖器官结核性病变几乎总是继发于肺部感染，肺部感染导致结核杆菌在肾脏、附睾和前列腺以及身体其他各种器官中的血源性扩散。最初血源性扩散的病变随着免疫力的发展，这些病灶在 6 个月左右会愈合，然后存在结核菌潜伏期。当宿主免疫力下降造成潜伏病灶中结核杆菌可再次激活繁殖或通过泌尿系统从已感染的泌尿生殖器官二次传播，通过顺行和逆行进入前列腺小管扩散或通过可能起作用的淋巴扩散而导致前列腺结核的发生。在结核性前列腺炎中，侧叶和外周叶经常与黏膜或黏膜下病变有关，但这只有在晚期病例中才能看到。这表明血源性扩散是病变的主要机制，而不是直接从尿路蔓延所致。

1949 年 Medlar 在一项尸检分析报道中发现，63% 的男性生殖系统结核患者其前列腺、精囊、附睾三者均有感染，29% 的患者仅前列腺患有结核，但无单独精囊或附睾被结核感染的病例，表明男性生殖系结核的原发灶在前列腺。从病理检查的结果来看，前列腺是男性生殖系统中最常发生结核的部位，一组 105 例男性生殖系结核患者病理结果显示：前列腺结核占 95.2%、精囊结核占 61.9%、附睾结核占 48.5%、睾丸结核占 29.5%，但因缺乏典型的症状及特异性的影像学表现，极易被疏漏误诊。

需要指出的是，除上述病因病理外，与结核病发展有关的易感因素包括长期使用类固醇、免疫抑制疗法、免疫损害性疾病等。据报道，获得性免疫缺陷综合征（AIDS）患者的肺外结核病正在稳步增加。

前列腺结核病理改变与体内其他腺体结核相似，表现为弥漫性干酪样上皮细胞肉芽肿，不局限于腺周和导管周围。结核病变在前列腺中靠近导管管口或射精管开口，也可在黏膜下血管附近开始，组织学表现为典型的肉芽肿，伴有干酪样坏死，形成空洞和纤维化，最后波及整个前列腺，使之成为一硬的坏死纤维块，之后导致继发性前列腺脓肿。前列腺与精囊脓肿可穿破至前列腺周围，自然演化可导致结核性会阴瘘并在会阴部形成窦道，也可破入膀胱、尿道和直肠。精囊的瘢痕有时可于膀胱的后方引起输尿管梗阻。组织化学染色如 PAS、Gomori 染色、

Ziehl-Nielson 染色有助于确定感染的病因。

**（三）诊断要点**

1. 临床表现与体征　诊断前列腺结核可能具有一定难度。前列腺是 GUTB 中第二常见的受累生殖器官，然而很多结核性前列腺炎患者无症状，前列腺结核患者除了少数病例外，通常表现为非特异性症状。像文献中的大多数病例一样，许多前列腺结核是偶然诊断的。前列腺受累最常见表现为尿频，夜尿，可能伴有排尿困难、血尿或血精症。早期缺乏特异性的临床表现，症状不明显，有时表现为慢性前列腺炎的症状。晚期因前列腺组织被破坏，可有排尿困难、血尿、血精、射精疼痛、精液量减少等症状。孤立性血精症被认为是良性的，但持续、频繁复发或大量血精症可能与生殖器结核有关。个别病例或免疫低下的患者可能出现结核性前列腺脓肿或会阴窦道分泌物。在获得病史时应该注意患者免疫受损状态、前往结核流行区和移民等因素。肺结核与泌尿生殖道表现之间的潜伏期可能很长，一些报道显示可能长达 30 年。对于在接受卡介苗治疗膀胱癌后患有下尿路症状和前列腺压痛或结节的患者也应怀疑结核性前列腺炎。

然而在免疫功能正常的患者中，它可以作为孤立的病变而发现。当前列腺在直肠指诊中呈硬结节，尿液为结核杆菌阴性时，前列腺结核可能难以与前列腺癌和慢性前列腺炎鉴别。直肠指检前列腺一般不增大，表面不光滑，质硬，可有轻度压痛，若附睾、输精管有结核改变的表现则有助诊断。在许多情况下，结核性前列腺炎的诊断是由病理学家作出的，或该疾病是经尿道切除术后偶然发现的。1948 年 Lattimer 认为在前列腺结核患者，通过尿道镜检查，常可发现前列腺尿道有三种典型变化：①在精阜近侧端的前列腺尿道扩张，尿道黏膜充血、增厚；②前列腺导管开口扩张，呈高尔夫球洞状；③前列腺尿道黏膜呈纵形成小梁改变。因此，正如对前列腺癌的诊断所倡导的那样，当怀疑结核性前列腺炎或 PSA 高表达时，原则上应实施前列腺活检进行组织病理学判定。

2. 经直肠超声引导下前列腺穿刺活检　它被推荐为诊断和随访的选择方法，亦可做出较可靠的诊断。因此，在影像学检查方面，超声通常显示前列腺肿大，结构不均匀，偶尔有钙化和坏死的区域，结核性病变通常位于前列腺后叶和外侧叶的周围。在前列腺周边区域内弥漫性低回声病变，结核性脓肿。经直肠超声提供更清晰的图像并引导前列腺活检。静脉尿路造影（IVU）以前是首选的检查方法，可以发现肾脏或膀胱结核改变。CT 检查结果显示，前列腺内衰减减弱的圆形区域提示结核性脓肿。MRI 也可以显示结核性空洞或脓肿排入周围组织或形成会阴或直肠的窦或瘘。

3. 在实验室检查方面，结核菌素试验（PPD）阳性支持结核感染，但阴性试验不能排除结核感染。通过阳性培养、Ziehl-Nielsen 染色和 / 或组织学检查可以作出确诊，但敏感性很低。

4. 聚合酶链反应（PCR）检测　是快速、敏感性和特异性高的检查方法，已成为临床诊断的有效工具，但 PCR 的缺点之一是它不能检测结核感染是活动期还是潜伏期。

5. 大约三分之一的结核性前列腺炎患者，其血清前列腺特异性抗原（PSA）有升高表现。

**（四）外科治疗原则**

1. 抗结核药物治疗　已成为所有形式的生殖器结核病管理的第一线治疗，当化疗失败时，手术作为二线干预。在活检或 TURP 诊断为结核性前列腺炎时，应进行为期六个月的全程抗结核治疗，使用 3~4 种抗结核药物进行化疗；异烟肼、利福平、吡嗪酰胺和乙胺丁醇。经过 6~12 周的药物疗程后，异烟肼和利福平再使用 3~6 个月。然而必须说明的是，耐药性正在形成，特别是对利福平、异烟肼和链霉素的耐药性。Lee 报道了为期 6 个月的前列腺结核三联疗法的结果。中位随访 3.4 年（1~9 年），未发现复发。这些发现表明，短期方案可能足以治疗前列腺结核。然而，4 个月的方案或甚至标准的六个月或九个月的抗结核治疗疗程可能不适合感染艾滋病毒的患者。因此，对于具有耐多药结核病或 HIV 或其他严重免疫损害状态的患者，应采用不同的治疗策略。

2. 手术治疗　仍然是前列腺结核治疗计划的重要组成部分，只有极少数患者需要手术治疗。药物治疗无效的前列腺脓肿可经直肠超声引导抽吸，如果感染严重，有干酪化、空洞脓肿形成时，可在抗结核药物治疗的配合下，对病变部位进行手术，彻底清除前列腺内病变，也可切除一部分前列腺及精囊，但此手术范围大，创伤大，并发症多，因此需严格掌握手术指征。当合并附睾结核，且附睾结核病变严重，有冷脓肿或窦道形成，则应采用手术方法切除附睾病变，可使前列腺结核病变得到控制，有利于病灶愈合。组织学随访是监测治疗效果的良好方法。定期经直肠活检以评估抗结核治疗的有效性已成功用于随访。

## 二、前列腺结石

### （一）概述

前列腺结石（prostatic calculi）临床较为常见，多发生于中老年男性。前列腺结石分为真性结石和假性结石，真性结石是指在前列腺组织和腺泡中形成的结石，大多发生于 50~65 岁中老年男性，假性结石是指嵌顿于前列腺部尿道或由尿液反流形成在尿道囊性扩张中的结石，属于尿道结石的范畴，故两者不应混淆。严格来说，前列腺结石是指原发性或内源性的，即真性结石。准确的发病率不详，多数病例是在常规 X 线或经直肠超声检查时偶然被发现。1586 年多纳图斯第一次在尸检中报道了该病，第一次出现结石相关的泌尿系统症状的病例发表于 19 世纪末。

近年来，随着经直肠超声检查的实施，对前列腺结石的研究越来越多，对结石的形态和组成和发病率也有了许多报道。Lee 报道 40.7% 的患者经超声检查时观察到结石，Shoskes 报道 46.8% 的慢性盆腔疼痛患者有前列腺结石，但不包括直径小于 3mm 的结石。Geramoutos 报道患病率为 7.4%。Harada 报道在 68.8% 的前列腺增生患者中观察到结石，Kim 报道 70% 的老年前列腺增生患者中观察到结石。因此，良性前列腺增生或前列腺炎患者前列腺结石的患病率高于正常前列腺患者。良性前列腺增生合并前列腺结石通常无症状，慢性前列腺炎相关的前列腺结石可能与下尿路症状密切相关。在慢性前列腺炎患者中可能是盆腔疼痛患者持续炎症的来源。在这些患者中，前列腺结石不仅作为感染细菌繁殖的场所，而且结石压迫亦可造成前列腺分泌管的闭合，这可能导致对抗生素和其他药物效果不佳的原因。一项应用 Faxitron 显像技术观察 300 例连续尸检结果显示 99% 的前列腺有结石，其结石数量和大小随年龄增长而增加。同时还发现，前列腺结石主要位于中叶和周边交界处的后外侧前列腺导管内，但也常有一些结石位于前部中线部，但结石从来没有出现在中部。研究证实，结石的数目、大小、位置与其他形态学或病理参数之间没有统计学上的显著相关性。结论，前列腺结石似乎是正常衰老过程的一部分，只有在极少数情况下才具有临床意义。

### （二）病因与病理

前列腺结石的确切形成机制尚不清楚。前列腺结石数目不定，可有一个至数百个，常为多发，大小为 1mm~4cm 不等。为棕色圆形或卵圆形，小结石表面光滑，多发结石为多面体形，多发前列腺结石可形成于前列腺的任何部位。一般较硬但可被钳碎。KLimas 提出前列腺分泌物、淀粉样物质或前列腺炎症等因素导致前列腺分泌管阻塞，已形成结石和钙化。内源性前列腺结石主要见于后叶的头部（前）和前列腺外叶的大管和腺泡。腺泡里的结石很细，而管里的结石又大又容易看见。微小结石常伴有前列腺的灶性慢性炎症改变，有圆形细胞浸润，腺泡中充满脱落的上皮细胞和碎片，但腺泡本身不一定扩张。结石较大者前列腺管和腺泡则发生扩张，且周围有大小、形状各异的囊腔，其内壁无上皮细胞覆盖，在腺泡间有圆形细胞浸润及纤维化。结石可位于腺管开口处，也可在腺体深部。长期感染者，可形成前列腺周围炎或囊肿，严重时可破溃至尿道。外源性前列腺结石主要由尿液回流到前列腺引起，所以其数量少于内源性前列腺结石，但通常较大。外源性前列腺结石的发病年龄各不相同，并且常常继发于神经源性膀胱或慢性尿路感染，而不是年龄。在严重病例中，据报道前列腺增大导致尿道狭窄。然而尽管存在各种假说，但前列腺结石发生的确切机制仍然不是很清楚。

关于前列腺结石成分的研究资料很少，缺乏足够的数据。Sfanos 和 Dessombz 发表了前列腺结石成分分析的研究报道，结果显示磷酸钙占前列腺结石的 82.6%（19/23）、碳酸钙占 8.7%（2/23）、草酸钙占 4.4%（1/23）、磷酸钙和草酸钙混合结石占 4.4%。Dessombz 报道显示 23 例前列腺结石中最丰富的成分是磷酸钙、磷酸钙和碳酸钙的混合物。真性前列腺结石是由淀粉样钙化而成。Sutor 和 Woaley 发现前列腺结石多是钙盐和磷酸镁沉积而成，感染可促进某些结石的形成。前列腺结石的主要成分是磷酸钙，有机成分占 20%，其中蛋白占 8%，胆固醇占 3.7%~10.6%，枸橼酸占 0.17%~2.9%。

### （三）诊断要点

多数患者无特异症状，常表现为前列腺增生、尿道狭窄或慢性前列腺炎症状，与慢性前列腺炎相关的前列腺结石可伴有慢性盆腔疼痛。有些小结石可随尿排出，有些患者可出现腰骶部、会阴或阴茎部疼痛。有的则出现性功能紊乱，有前列腺脓肿者，可出现会阴深部及阴囊部疼痛，大便时加重，伴有发热及全身症状，前列腺压痛明显。较大的前列腺结石可引起下尿路梗阻。前列腺结石可增加严重 LUTS、尿潴留和血精症的发生率，可加重男性 LUTS、慢性前列腺炎和性功能障碍，但与前列腺癌的关系仍存在争议。

前列腺结石大多数病例是在经直肠超声(TRUS)诊断 BPH 时偶然发现的。前列腺结石主要使用 TRUS 在诊断下尿路症状的过程中发现其价值,在大多数情况下发现的前列腺结石不是初诊的目的。因此,即使被诊断也大多没有临床意义。直肠指诊、膀胱尿道镜、X 线和超声等检查可作为常规检查方法。直肠指诊时可无异常发现,较大结石可触及前列腺增生硬结。膀胱尿道镜检查仅可见前列腺尿道肿胀,有时当通过前列腺尿道部时有摩擦感,此时作直肠指诊,小结石可凸进尿道。X 线检查有 3 种表现:①前列腺内弥散性致密阴影占据整个前列腺体;②呈马蹄形或以尿道为中心的环状阴影;③孤立性结石。超声检查可发现前列腺内形态各异强回声光点或光团,大小、数目不尽相等,后方可有或无声影。Harada 根据前列腺结石的回声模式将患者分成两组:①A 型,离散的、多发的小回声,通常分布于整个腺体;②B 型,大量多发的、较粗的回声。

前列腺结石需与前列腺癌相鉴别。前列腺癌时腺体固定,质地坚硬如石,且常向精囊扩散侵袭,通常无法触及结石。生化检查酸性磷酸酶、前列腺特异性抗原、穿刺活检及 X 线检查可资鉴别。此外尚需与前列腺结核相鉴别,往往波及一侧或双侧精囊,常伴有附睾结核。

**(四)外科治疗原则**

前列腺结石可能是正常衰老过程的一部分,小前列腺结石在临床上没有意义。静止无症状的前列腺结石可以不用治疗。但在某些情况下,大的前列腺结石突出到尿道引起严重的下尿路症状,如尿路梗阻。在这种情况下,前列腺结石可以通过经尿道镜切开取出。有感染症状和梗阻不严重者,应控制感染,解除梗阻。手术治疗有两种手术方法:①经尿道前列腺切开取石,这是目前最常用的方法,多用于年龄较轻的患者,注意避免造成性功能障碍,亦可用于年老体弱者。与良性前列腺增生相关的前列腺结石往往经尿道前列腺电切术时,观察到的前列腺结石也往往提示接近前列腺的边界。但该方法结石不易完全取净,易复发。研究表明,前列腺结石组在 TURP 后下尿路症状的改善比无前列腺结石组更大。前列腺结石的取出数量越多,下尿路症状的改变越显著。②开放式前列腺摘除术,该方法适用于前列腺深部结石、大而多发结石伴前列腺增生症者,必要时应行双侧精囊切除,但手术创伤大,选择应该非常慎重。

## 三、前列腺结节性肉芽肿

**(一)概述**

前列腺结节性肉芽肿又称肉芽肿性前列腺炎(granulomatous prostatitis),是一组形态学上独特的慢性前列腺炎,常在前列腺切除标本或穿刺病理组织学上被偶然发现。Stillwell 和 Shanggar 报道肉芽肿性前列腺炎的发病率为 0.8% 和 0.65%。发病年龄多在 50~70 岁。1943 年 Tanner 和 McDonald 首先描述了肉芽肿性前列腺炎,发生率约占所有良性前列腺炎性疾病的 3.3%。Kelalis 在 1 100 例手术治疗的前列腺炎患者中发现肉芽肿性前列腺炎的发病率为 9.8%。Prakriti 在 1 181 例前列腺标本中发现本病阳性率为 1.86%。马文香分别在 532 例前列腺标本和 580 例前列腺针吸细胞学标本中发现了阳性率为 1.7% 和 2.1%。其中在大多数情况下,非特异性肉芽肿性前列腺炎是偶然发现的。据报道,非特异性肉芽肿性前列腺炎的发病率在常规前列腺切除标本中为 0.44%,在针吸活检中为 0.29%,在 TURP、单纯前列腺切除和针吸活检中为 0.77%。

尽管发病率低,但是由于 TURP 的增加、针吸活检程序以及膀胱内卡介苗灌注的广泛使用,目前诊断病例不断增多。在临床和影像学方面肉芽肿性前列腺炎有些类似前列腺恶性肿瘤。临床特点包括:LUTS,尤其是尿频和排尿困难、急性尿潴留、脓尿或血尿或伴有发热症状。

**(二)病因学因素**

肉芽肿性前列腺炎的确切病因尚不清楚,被认为是由于细胞碎片、细菌产物、反流尿和前列腺分泌物进入组织间隙,成为基质内异物,激发炎症反应或免疫反应引起的。Epstein 和 Hutchin 根据病因学和病理组织学将肉芽肿性前列腺炎简单地分为以下几类:

(1) 特发性:包括典型非特异性肉芽肿性前列腺炎和黄色瘤 - 黄色肉芽肿性前列腺炎。

(2) 感染性:病因为细菌、真菌、寄生虫和病毒。

(3) 软化斑。

(4) 医源性:包括术后、放射治疗后和卡介苗灌注后引起的炎性肉芽肿。

(5) 系统性疾病:结节病、类风湿关节炎、韦格纳肉芽肿病、结节性多动脉炎、Churg-Strauss 综合征。

(6) 文献报道了肉芽肿性前列腺炎反复尿路感染占 73%。

(7) 各种外科干预措施:如 TURP 和针穿刺活

检，增加了医源性肉芽肿性前列腺炎的发病率。这些外科技术引起的腺上皮和基质改变的反应，导致前列腺内形成多个肉芽肿。

### （三）病理组织学

肉芽肿性前列腺炎可发生在正常腺体、结节性增生腺体或前列腺癌。肉芽肿性炎症可能是局限的，也可能累及整个前列腺。在大多数情况下，肉芽肿性前列腺炎的病灶位于腺体周围，伴有腺体破坏。弥漫性和结节性病变分别占60%和40%。肉芽肿性前列腺炎大体上腺体坚硬，可呈结节状，切面呈结节分叶状，显示结构的闭塞，形成黄色颗粒状结节，部分腺体有小囊腔。组织病理学检查显示局部前列腺腺体和基质被破坏，组织细胞、上皮样细胞、多核增生细胞和浆细胞大量聚集。可见多发的、非坏死性小病灶。病变的最初表现包括扩张的导管和充满中性粒细胞、泡沫组织细胞和脱落的上皮细胞的腺泡。这些导管和腺泡破裂导致局部的肉芽肿和慢性炎症反应。破裂腺泡周围是多核巨细胞、淋巴细胞、浆细胞、上皮样组织细胞和嗜酸性粒细胞。肉芽肿性前列腺炎局部被纤维结缔组织替代，质地发生变化。这些致密的炎性结节浸润后使导管和腺泡破坏消失。前列腺组织中如果存在大的、干酪样肉芽肿和汇合的肉芽肿应考虑结核性前列腺炎的可能性。

如果患者于TURP治疗后发现肉芽肿性前列腺炎，其主要病理组织学改变是基于前列腺上皮和基质被烧灼后的热改变，肉芽肿性前列腺炎的组织病理学上类似于类风湿结节，镜下显示栅栏状组织细胞并有纤维蛋白样坏死病灶，形成的肉芽肿有大量嗜酸性粒细胞浸润。过敏性肉芽肿性前列腺炎是极为罕见的，只有在有全身性过敏性疾病，如哮喘和血管炎病史，组织学显示嗜酸性粒细胞广泛浸润时才考虑过敏性肉芽肿性前列腺炎。

### （四）诊断要点

尽管目前在影像学和血清学研究方面取得了进展，但临床上很难直接诊断出肉芽肿性前列腺炎。因此，病理诊断仍然是肉芽肿性前列腺炎诊断的金标准。临床上，肉芽肿性前列腺炎可表现为局灶性或弥漫性硬结，常在DRE上产生结石性硬感，血清PSA水平正常或升高，和/或血尿，前列腺超声显示可有增大、回声不均、低回声结节、形态不规则等，但这些表现很难与前列腺癌鉴别，而各种研究报道了临床诊断为肉芽肿性前列腺炎患者中10%~14%同时存在癌。特异性肉芽肿性前列腺炎通常由结核分枝杆菌引起，称为结核性前列腺炎。其他不常见的原因是病毒、真菌、梅毒和寄生虫。如果考虑到肉芽肿性前列腺炎并不能排除前列腺癌时，可行B超引导下行前列腺穿刺活检。

### （五）外科治疗原则

肉芽肿性前列腺炎的治疗应根据不同的病因选用药物、局部理疗或手术治疗。非特异性肉芽肿性前列腺炎为自限性疾病，多数病例可以观察，不做处理可自愈，而其他特异性的肉芽肿性前列腺炎则需要针对病因进行治疗。TURP后肉芽肿性前列腺炎也可自愈。对特异性肉芽肿性前列腺炎需针对病原微生物进行治疗，如抗结核治疗。过敏性肉芽肿病需用类固醇激素治疗，对有哮喘或过敏者，尚需联用抗组胺药和对症治疗。Wegener综合征患者需用环磷酰胺和类固醇激素，而Churg-Strauss综合征患者只用类固醇激素。除非有严重的尿路梗阻，常不需手术治疗。对于少数有严重梗阻症状的患者需行手术，应该首选TURP。

### （六）结语

肉芽肿性前列腺炎具有特殊的临床和病理表现，病因多样，非特异性肉芽肿性前列腺炎是最常见的，具有自限性，预后良好。而其他特异性的肉芽肿性前列腺炎需要明确的治疗。识别前列腺标本中肉芽肿的不同组织形态学模式有助于确定潜在的病因，部分患者有可能同时发生前列腺癌。

（王靖宇　张海涛　程育胜）

## 参考文献


[1] D. Engeler European Guidelines on Chronic Pelvic Pain, 2017:37-51.

[2] JAE SEOG HYUN. Clinical Significance of Prostatic Calculi: A Review [J]. World J Mens Health, 2018, 36(1):15-21.

[3] KIM WB, DOO SW, YANG WJ, et al. Influence of prostatic calculi on lower urinary tract symptoms in middle-aged men [J]. Urology, 2011, 78:447-449.

[4] LEE CH, AKIN-OLUGBADE O, KIRSCHENBAUM A. Overview of prostate anatomy, histology, and pathology [J]. Endocrinol Metab Clin North Am, 2011, 40:565-575.

[5] Nickel JC, Freedland SJ, Castro-Santamaria R, et al., Chronic Prostate Inflammation Predicts Symptom Progression in Patients with Chronic Prostatitis/Chronic Pelvic Pain [J]. J Urol, 2017, 198(1): p. 122-128.

[6] PARK B, CHOO SH. The burden of prostatic calculi is more important than the presence. Asian [J]. J Androl, 2017, 19:482-485.

[7] PRAKRITI S, HANNI V. GULWANI. Granulomatous prostatitis: clinical and histomorphologic survey of the disease in a tertiary care hospital [J]. Prostate International, 2017, 1:

29-34.

[8] RAJESHWARI KUMBAR, NANDKUMAR DRAVID, DHIRAJ NIKUMBH. Clinicopathological Overview of Granulomatous Prostatitis: An Appraisal [J]. J Clin Diagn Res, 2016, 10(1): EC20-EC23.

[9] TRIPP, DA, NICKEL JC, PIKARD JL, et al., Chronic prostatitis-like symptoms in African males aged 16-19 years [J]. Can J Urol, 2012. 19(1): p. 6081-6087.

[10] YADAV S, SINGH P, HEMAL A. Genital tuberculosis: current status of diagnosis and management [J]. Transl Androl Urol, 2017, 6(2): 222-233.

[11] ZAJACZKOWSKI T. Genitourinary tuberculosis: historical and basic science review: past and present [J]. Cent European J Urol, 2012, 65(4): 182-187.

[12] ZHANG L, HAO ZY, ZHANG XS, et al. Human papillomavirus sperm infection: a possible risk factor for male infertility[J]. Asian journal of andrology, 2014, 16(6): 929-930.

[13] ZHANG, Z, LI Z, YU Q, et al., The prevalence of and risk factors for prostatitis-like symptoms and its relation to erectile dysfunction in Chinese men [J]. Andrology, 2015, 3(6): p. 1119-1124.

[14] 丁劲，张耀圣，闫博．除湿通淋颗粒治疗慢性非细菌性前列腺炎临床疗效及对 IL-2、IL-6、IL-8 影响观察[J]. 中国性科学，2015，24(5): 82-85.

[15] 郭宏志，刘云波，曾明月，等．补肾活血利湿类中药复方治疗慢性前列腺炎疗效与安全性的系统评价[J]. 中国药房，2016，27(30): 4241-4244.

[16] 郭应禄，周利群，主译．坎贝尔泌尿外科学[M].9 版．北京：北京大学出版社，2012.

[17] 黄鸿源．观察前列舒通胶囊对慢性前列腺炎模型大鼠前列腺组织中 IL-10 及 TNF-α 含量变化的影响[J]. 亚太传统医药，2012：8(9): 55-57.

[18] 李杰，陈挺，蒋悦，等．宁泌泰胶囊联合盐酸坦洛新缓释胶囊治疗ⅢB 型前列腺炎的临床疗效及对患者前列腺液 IL-10、TNF-α、PGE-2 的影响[J]. 中国生化药物杂志，2017，3(37): 135-137.

[19] 梁朝朝．慢性前列腺炎诊断标准的再认识[J]. 现代泌尿外科杂志，2012，12(06): 537-540.

[20] 王磊，高景宇，郑素芬．前列腺疾病临床诊断与治疗[M]. 北京：北京化学工业出版社，2014.

[21] 温思萌，权昌益，罗子靖，等．前列腺结核临床误诊漏诊九例报道[J]. 中华泌尿外科杂志，2011，32(05): 357.

[22] 吴阶平．吴阶平泌尿外科学[M]. 济南：山东科技出版社，2012.

[23] 袁少英，何超拔，金明昱，等．丹红通精方治疗慢性前列腺炎及其对分泌型 IgA、血管细胞黏附分子 -1 表达的影响[J]. 中华中医药学刊，2016，34(4): 966-969.

[24] 曾杨军，胡万里，刘昭，等．前列腺结石相关危险因素的临床分析[J]. 现代泌尿外科杂志，2016，21(12): 914-917.

# 第六十章

# 良性前列腺增生症与外科治疗

## 第一节 流行学与自然病程

良性前列腺增生(benign prostatic hyperplasia，BPH)是老年男性的常见病，其发病率与年龄密切相关。根据尸检研究的资料，组织学良性前列腺增生发病率在41~50岁时为20%，51~60岁为60%，而在80岁以上的男性中大于90%。临床良性前列腺增生的发病率较组织学发病率较低，但仍与年龄相关。在55岁时，约25%的男性存在尿路梗阻的症状，而在75岁的时候，这个比例上升到50%。在全球范围内，2010年约2.1亿男性患有良性前列腺增生(占总人口的6%)。

良性前列腺增生的自然病史呈缓慢发展的趋势。虽然总体而言，良性前列腺增生患者的症状随着年龄增加而加重，但并非所有患者均呈进行性加重，部分症状可以无改变，甚至减轻。因此，并不是所有的临床良性前列腺增生患者均需选择药物或手术治疗。年龄、症状的严重程度、尿流率、前列腺体积和血清PSA等可以作为预测疾病进展风险的关键参数，有助于选择合适的治疗方式。

## 第二节 病因机制与病理组织学

BPH的病因尚不完全清楚，其可能受多种因素影响并受内分泌控制。前列腺由基质和上皮组成，基质或是上皮细胞均可形成增生性结节，并产生BPH相关症状。因此，基质或是上皮细胞均可以作为治疗的靶向目标。观察性研究和临床研究均已明确表明BPH受到内分泌调控，去势可以改善BPH的泌尿系统症状。有研究显示，游离睾酮和雌激素的水平与BPH的体积呈正相关。因此衰老和BPH之间的相关性可能是由于雌激素水平的升高诱导产生了更多的雄激素受体，从而使得前列腺对于游离睾酮的敏感性增高。不过迄今为止，没有研究提示人类BPH中雌激素受体的水平升高。

BPH发生于移行区，它是一个由于细胞数量增加引起的增生性过程，镜下呈结节性生长模式，其由不同数量的基质和上皮组成。基质主要含有胶原蛋白和平滑肌，BPH组织学成分的差异可以一定程度解释BPH对于药物治疗的反应性。α受体阻滞剂可能在平滑肌成分较为丰富的BPH患者中效果较好，而主要是由上皮细胞增生的BPH患者可能对于5-α还原酶抑制剂的治疗反应更佳。基质中含有大量胶原蛋白的患者可能对于任何形式的药物治疗反应都较差，不过目前尚无法可靠地预测对于特定药物治疗的反应性。移行区BPH结节的增大可以挤压前列腺的外周带，从而形成所谓的外科包膜，其将移行区和周围组织分隔，因此在行开放前列腺摘除术和腔内剜除术时可作为手术界限。

BPH的症状可以分为出口梗阻(bladder outlet obstruction，BOO)性症状以及继发性的膀胱功能异常。梗阻性症状可进一步细分为机械性梗阻和动力性梗阻。随着前列腺的增大，机械性梗阻主要是由于增生的前列腺压迫阻塞尿道腔或膀胱颈，导致膀胱出口阻力增加。若前列腺仅向外周带发展，不压迫尿道和膀胱颈，则不易引起梗阻症状，所以临床观察到有些老年男性，前列腺显著增大而排尿自如。前列腺基质由平滑肌和胶原蛋白组成，富含肾上腺素能神经。因此，交感神经的兴奋，如焦虑、紧张和寒冷等可以加剧出口梗阻症状，而使用α受体阻滞剂可以缓解梗阻症状。膀胱出口梗阻导致逼尿肌肥大和增生以及胶原沉积，膀胱顺应性降低，逼尿肌出现不稳定收缩，膀胱内压升高，有时出现尿频和急迫性尿失禁等膀胱刺激症状。如果继续进展，就会发生逼尿肌束之间的黏膜疝，从而导致憩室的形成，这种逼尿肌的不稳定在去除梗阻原因后可以消失。尿路梗阻不能解除，膀胱的代偿功能逐渐降低，逼尿肌收缩力减弱，最终不能排空膀胱尿而出现残余尿。随着残余尿量的逐渐增加，逼尿肌收缩无力，患者会出现充溢性尿失禁。长期排尿困难使膀胱高度扩张，可导致输尿管内压增加，输尿管末端抗反流功能丧失，发生膀胱输尿管反流，梗阻和反流可引起肾盂内压力增加，肾积水，肾功能损害，最终会导致肾功能丧失。由于梗阻后膀胱内尿液潴留，容易继发感染和结石，加速、加剧病程的进展。

## 第三节 临床表现与 IPSS 评分

### 一、临床表现

无症状的良性前列腺增生相关的临床症状随患者年龄的增长而逐渐加重，然而部分 BPH 患者无明显症状。BPH 症状的严重程度与前列腺体积大小（直肠指检或经直肠超声）无明显相关。

前列腺增生典型的表现主要是下尿路症状（lower urinary tract symptoms，LUTS），常见表现如下：

1. 储尿期症状　日间尿频，夜尿增多，尿急以及尿失禁。

2. 排尿期症状　尿流变细，尿流分叉或分散，尿流断续，排尿踌躇，排尿费力以及尿后滴沥。下尿路症状随时间可略有变化，总的趋势是在数年内症状呈渐进性加重。LUTS 的症状程度与触诊的体积不相关，对下尿路症状影响最大的是移行带体积，而这无法在直肠指检时发现。此外，BPH 的患者可能会出现镜下或肉眼血尿。由于 BPH 患者年龄较大，泌尿生殖道肿瘤发病的风险较高，应进一步完善血尿相关的评估，以免漏诊前列腺癌或膀胱癌等恶性肿瘤。

### 二、国际前列腺症状评分（IPSS）

美国泌尿外科学会（American Urological Association）在 1992 年发表了良性前列腺增生的量化评分标准，即国际前列腺症状评分（International Prostate Symptom Score，IPSS）。该问卷一共设有 7 个问题，每项问题得分 0~5 分，共 35 分。其中 1~7 分为轻度症状；8~19 分为中度症状；20~35 分为严重症状，具体评分细则见表 60-1。

表 60-1　国际前列腺增生症状评分

| 问题 | 完全没有 | 5 次中少于 1 次 | 少于半数 | 大约半数 | 大于半数 | 几乎全部 |
|---|---|---|---|---|---|---|
| 过去一个月中是否经常有排尿不尽感 | | | | | | |
| 过去一个月中是否经常排尿后 2 小时内要再次排尿 | | | | | | |
| 过去一个月中是否经常排尿时尿流断断续续 | | | | | | |
| 过去一个月中是否觉得憋尿困难 | | | | | | |
| 过去一个月中是否经常有尿流变细 | | | | | | |
| 过去一个月中是否经常要用力才能排尿 | | | | | | |
| 以及 | 没有 | 1 次 | 2 次 | 3 次 | 4 次 | 多于 5 次 |
| 过去一个月中晚上起来排尿的次数是 | | | | | | |

## 第四节 BPH 诊断与鉴别诊断方法

### 一、临床诊断要点

BPH 需要根据症状、体格检查尤其是直肠指诊、影像学检查、尿动力学检查及内镜检查等综合判断。经过 IPSS 评分确认有 LUTS 影响生活质量的患者，可以通过下述方法进一步进行评估。

#### （一）体格检查

1. 外生殖器检查 除外尿道外口狭窄或其他影响排尿的疾病，如包茎、阴茎肿瘤等。

2. 直肠指检（digital rectal examination，DRE） DRE 是 BPH 诊断重要检查项目之一，检查前应先完成血清前列腺特异性抗原（prostate specific antigen，PSA）测定及排空膀胱。典型 BPH 表现为腺体增大，边缘清楚，中央沟变浅或消失。虽然 DRE 不能精确量化前列腺大小，但能简单地向医师提供前列腺大小的大致概念，并能为排除前列腺癌提供帮助。

3. 局部神经系统检查（包括运动及感觉） 主要为会阴神经功检查。有助于排除神经源性膀胱功能障碍。

#### （二）实验室检查

1. 尿常规 确定患者是否有血尿、蛋白尿、脓尿等异常。

2. 血清 PSA 血清 PSA 不是前列腺癌特有的，BPH、前列腺炎等良性疾病也可有 PSA 升高，可作为一项危险因素预测 BPH 的临床进展，指导下一步治疗方法的选择。

#### （三）前列腺超声检查

超声检查可以经腹壁、经直肠路径探测，前者更为常用。可以了解前列腺形态、大小、有无异常回声、突入膀胱的程度、残余尿量的多少。经直肠超声还能显示前列腺内部血流分布、走向和血流的频谱分析，并能测定前列腺和移行区的体积。前列腺体积约等于 0.52× 前列腺三径乘径（ml）。一般认为前列腺体积大于 20ml，才能诊断 BPH。

#### （四）尿流率检查

尿流率检查主要有最大尿流率（Qmax）和平均尿流率（Qave）两项指标，前者更为重要。50 岁以上男性，Qmax≥15ml/s 属正常，10~15ml/s 可疑，≤10ml/s 为异常。但是最大尿流率减低不能区分梗阻和逼尿肌收缩力减低，必要时需行尿流动力学检查。

#### （五）尿流动力学检查

患者如出现以下情况，建议行尿动力学检查：尿量 <150ml；50 岁以下或 80 岁以上；残余尿 >300ml；怀疑有神经系统病变或糖尿病所致神经源性膀胱；双侧肾积水；既往有盆腔或尿道手术史。

#### （六）尿道膀胱镜检查

怀疑合并存在尿道狭窄、膀胱占位时建议行此项检查。

#### （七）静脉尿路造影

如果 LUTS 患者合并反复泌尿系感染、血尿、怀疑肾积水或输尿管扩张反流、泌尿系结石，应行此项检查。但血清肌酐值升高超过一倍者不宜行静脉造影检查。

### 二、鉴别诊断要点

常需要与其他导致 LUTS 和 / 或下尿路梗阻的疾病鉴别：

1. 膀胱颈挛缩 一般发病年龄较轻，40~50 岁左右常见，排尿梗阻症状明显，影像学检查显示前列腺不大，确诊依赖尿道膀胱镜检查，可见膀胱颈后唇抬高，输尿管间嵴明显肥厚等特征。

2. 尿道狭窄 常有骨盆骨折，尿道炎症，尿道骑跨伤，尿道内器械操作治疗等病史，必要时尿道造影，尿道膀胱镜检查可确诊。

3. 膀胱结石 多数患者有典型的排尿中断现象，常伴随尿痛，血尿等，可以通过超声，膀胱镜等检查明确诊断。

4. 神经源性膀胱 单从临床症状上，和 BPH 很难鉴别，但是神经源性膀胱患者多有明显的神经损害病史，往往伴有下肢感觉和 / 或运动障碍，肛门括约肌松弛和反射消失，确诊依赖于神经系统检查和尿流动力学评估。

5. 前列腺癌 前列腺癌常发生于前列腺外周带，DRE 常可扪及结节，前列腺不规则，质地硬，血清 PSA 明显升高，前列腺癌以 LUTS 就诊时，多数是晚期，多参数磁共振有助于鉴别，必要时可行前列腺穿刺活检确诊。

## 第五节　临床评估与治疗方法选择

### 一、LUTS 对生活质量的影响

下尿路症状（LUTS）最早由 Abrams 教授于 1994 年提出，LUTS 并不单指某种症状，也不具有器官特异性，而是从排尿、控尿异常等临床症状出发来描述一系列相互关联的下尿路疾病，是目前困扰中老年男性主要的泌尿系统症状。LUTS 症状对患者生活质量影响极大，随着人们对健康生活的需求不断增加，生活质量也越来越被人们所关注。国际泌尿系统疾病全体会议（ICUD）指出“对于没有严重并发症的良性前列腺增生症患者，他们就医的主要目的在于减轻症状，提高生活质量。”准确量化 LTUS 症状对患者生活质量的影响，对随访监测疾病进展、优化诊疗方案都有重要意义。

### 二、前列腺体积的测量和治疗评估

正常成年男性的前列腺为类似扁桃形外观，上下、前后、左右径尺寸分为 3cm、2cm、4cm，重量约 18g。早先，人们对于前列腺体积的估计全凭手感，即通过直肠指检感知前列腺大小，有学者提出直肠指诊前列腺大小分度及估重法：一度增大，腺体大小为正常的 2 倍，中央沟变浅，估计重量为 20~25g；二度增大，腺体为正常的 2~3 倍，中央沟近乎消失，估重为 25~50g；三度增大，腺体为正常的 3 倍，手指刚能触及前列腺底部，中央沟消失，估重为 50~75g；四度增大，腺体超过正常 4 倍，手指已不能触及前列腺底部，一侧或两侧的侧沟因腺体增大而消失，估重为 75g 以上。随着经直肠超声技术的推广，人们借助超声探头可以较为精确地测量前列腺的各个径线。由于前列腺外观随着组织增生逐渐近似球体，我们可以用椭球体体积公式估算增生前列腺的大小，即前列腺体积（ml）= 上下径（cm）× 前后径（cm）× 左右径（cm）× 0.52。虽然这种方法具有方便、易操作的优点，也是目前应用最为广泛的测量方法，但仍然存在不足之处。首先是因为操作者之间手法不同，直接导致同一个前列腺径线的测量结果具有个体差异；另一方面，估算公式仅限于前列腺组织均匀增大的情况，而临床上很多前列腺呈现不规则增生，特别是较常见的中叶增生凸向膀胱，此时，公式估算的结果偏差甚大。近年来，得益于影像学技术的进步，结合了 MRI 等断层扫描技术和三维分割软件的前列腺测面法使进一步精准评估前列腺体积成为可能。

临床上良性前列腺增生症的诊断通常依赖于影像学检查证实前列腺体积的增大和前列腺症状评分的升高两个方面，单纯的前列腺体积增加并不等同于良性前列腺增生症，国外多项研究发现，正常成年男性的前列腺体积具有明显地随年龄增长而增加的趋势，对于良性前列腺增生患者，前列腺体积的增加使患者 LTUS 症状评分、生活质量评分和尿流率等参数呈恶化趋势，前列腺总体积增加是 BPH 疾病进展的重要因素，也增加了患者需要手术干预的概率。不过也有研究证实，前列腺总体积和这些指标之间存在的相关性并不强，而前列腺移行带体积和这些指标之间似乎有更好的相关性，这可以从病理学上来解释，因为前列腺移行带是良性前列腺增生的好发区。

### 三、梗阻程度的测定和评估

尿路梗阻的出现是 BPH 疾病进展的危险因素，尿路一旦出现梗阻就意味着膀胱功能开始受损。在 BPH 早期，膀胱功能可能处于代偿期，患者借助腹压仍然能获得较为满意的排尿过程，甚至尿流率测定可能还在正常范围内，此时患者尚无排尿困难感，此后随着病程的发展，梗阻症状逐渐显现，膀胱功能急剧恶化，残余尿量增大，急性尿潴留事件频发。因此，在临床上我们可以见到一部分平时没有 LUTS 症状，却突发急性尿潴留的 BPH 患者。

从病理生理学上看，BPH 的梗阻症状源于增生的腺瘤结节挤压、扭曲后尿道，使排尿压力增大所致。需要注意的是，梗阻症状主要取决于增生腺瘤的位置，其次是数量和大小，它和前列腺总体积大小无关。换言之，增生腺体越靠近尿道和颈口，梗阻症状出现得越早，疾病进展越快，反之，则症状出现较晚，病程较为缓慢，这可以解释为什么有些 BPH 患者的前列腺体积巨大，症状评分却轻微，而有些前列腺体积几近正常的患者，LUTS 症状却十分明显。一个比较典型的例子是源于尿道周围腺体区的腺瘤，如果位置比较靠近膀胱颈口，一旦生长后很容易突入膀胱腔内，在膀胱颈口开放时，腺瘤造成的阀门效应严重影响排尿，这就是所谓的“中叶增生”。

尿路梗阻情况还能通过 IPSS 的症状评分来衡量，只有通过尿流动力学技术才能精确评估。尿流动力学是根据流体力学原理，采用电生理学方法及传感器技术，来研究贮尿和排尿的生理过程及其功能障碍的一门科学。尿流动力学能较为全面地评估排尿过程中的流率、尿路各处的压力、肌力，具体包括自由尿流率测定、膀胱压力容积测定、排尿期压力流率测定、最大尿道闭合压力、漏尿点压力测定术和括约肌肌电图。但由于尿流动力学是一种侵入性操作且费用较高，临床上很难作为常规项目推广，因此目前还没有这方面的大规模临床数据。

尿流率测定通过监测单位时间内经尿道排出的尿量，也就是排尿的速度来评估排尿状态，结果以 ml/s 表示，是筛查膀胱出口梗阻的非侵入性工具。一般认为，最大尿流率小于 10ml/s 时考虑尿路梗阻，大于 15ml/s 时发生梗阻的概率很低，位于 10~15ml/s 时为可疑区。这种分类法在实际运用中会遇到几个问题，首先，最大尿流率受膀胱容量影响很大，其次同一个受试者一天之内或每天的排尿情况会有变化，导致尿流率测定的可重复性较差。残余尿和每次排尿量都是间接反映排尿受阻的指标。残余尿持续大于 100ml 和排尿量持续小于 100ml 意味着膀胱功能受损，对尿路梗阻具有诊断意义。大量残余尿的 BPH 患者发生急性尿潴留的风险极高，需要尿流动力学和膀胱镜等侵入性检查进一步评估逼尿肌情况和膀胱内病变。

越来越多的研究表明，突入膀胱腔内的腺体（intravesical prostate protrusion，IPP）不但是诊断 BPH 的金标准，而且和疾病的进展以及手术干预率高度相关。IPP 是造成 BPH 患者尿路梗阻的直接原因。临床上，通过多普勒超声对 IPP 进行分级（IPP 长度小于 5mm 为一级；长度 5~10mm 之间为二级；长度大于 10mm 为三级），可以间接反映患者梗阻症状的严重性，预测疾病的进展风险。

## 第六节 BPH 指南推荐治疗与评价

### 一、AUA 指南推荐治疗与评价

在患者接受治疗前，必须向患者告知其所有的治疗方法，以及每种治疗方法的相关益处、风险和成本，以便他可以积极参与治疗选择。

对于轻度 LUTS 症状（AUA-SI 评分 <8）或中重度症状（AUA-SI 评分≥8）但是生活质量影响较小、没有引起相关并发症（肾功能不全，反复感染，尿潴留）的 BPH 患者，应当观察等待。

对于中重度 LUTS 症状（AUA-SI 评分≥8）的 BPH 患者，应选择 α- 肾上腺素能受体阻滞剂（阿夫唑嗪，多沙唑嗪，坦索罗辛，特拉唑嗪）治疗。这四种药物除了不良反应有轻微差别外，临床疗效相当。除非患者计划行白内障手术，伴 LUTS 的 BPH 患者不应停止服用 α- 受体阻滞剂。

5α- 还原酶抑制剂（5-ARI）可预防 BPH 患者 LUTS 的进展，并降低尿潴留和前列腺相关手术的风险，适用于前列腺体积明显增大患者。非那雄胺可用于 BPH 导致的顽固性血尿，TURP 术前服用亦可减少术中出血。对于 LUTS 合并前列腺增大（基于体积测定、PSA、直肠指检）的患者，可采用 α- 受体阻滞剂联合 5α- 还原酶抑制剂治疗。

抗胆碱能药物适用于储尿期症状为主的 BPH 患者，但是治疗前应测定膀胱残余尿量，如残余尿大于 250~300ml，应谨慎使用抗胆碱能药物。指南不推荐膳食疗法、联合植物制剂或其他非常规方法治疗 BPH 引起的 LUTS。

手术指征推荐意见为：①BPH 引起的肾功能不全、反复尿潴留、反复尿路感染、复发性膀胱结石或肉眼血尿；②LUTS 药物治疗效果不佳或患者不愿意采用其他疗法的；③无症状的膀胱憩室不是绝对手术指征，但应评估是否存在膀胱出口梗阻；④经尿道前列腺电切术（TURP）应作为伴有 LUTS 前列腺增生患者的治疗方案之一，临床医师可根据技术熟练程度选择单极或双极 TURP；⑤对于前列腺较大的患者而言，可考虑开放性、腹腔镜或机器人辅助前列腺摘除术；⑥对于前列腺≤30g，伴有 LUTS 的 BPH 的患者而言，经尿道前列腺切开术（TUIP）应作为手术治疗方案之一；⑦双极经尿道前列腺电汽化术（TUVP）和前列腺选择性光汽化术（PVP）可用于治疗 BPH 导致的 LUTS；⑧前列腺段尿道悬吊术（PUL）可作为前列腺体积 <80g 且无阻塞性中叶增生的前列腺增生患者的治疗方案之一；PUL 可保留患者的勃起和射精功能，但与 TURP 相比，该术式对患者症状缓解和尿流率改善的程度显著低于 TURP；⑨经尿道微波热疗（TUMT）可用于治疗前列腺增生导致的 LUTS；但应告知患者再次手术率较 TURP 高。对于前列腺体积 <80g 的前列腺增生患者而言，可采用水蒸气热疗法，它适用于希望保留勃起和射精功能的患者。经尿道针刺消融术（TUNA）不适用于治

疗前列腺增生导致的 LUTS；钬激光前列腺剜除术(HoLEP)或铥激光前列腺剜除术(ThuLEP)可用于治疗前列腺增生导致的 LUTS，其优势是对于患者的前列腺大小没有要求。

除临床试验外，不推荐前列腺动脉栓塞术(PAE)治疗前列腺增生导致的 LUTS。

对于出血风险较高的患者，如应用抗凝药物的患者，应考虑采用 HoLEP、PVP 和 ThuLEP 治疗前列腺增生。

## 二、EAU 指南推荐治疗与评价

### (一) 等待观察与药物治疗

对于轻中度 LUTS 患者，建议观察等待，并提供生活方式的指导。对于中重度 LUTS 患者，建议口服 α1- 受体阻滞剂。5α- 还原酶抑制剂适用于治疗中重度 LUTS 并且疾病进展风险较大的患者(例如前列腺体积 >40ml)，起效时间为 3~6 个月。抗胆碱能药物适用于储尿期症状为主的中重度 LUTS 患者，如膀胱残余尿大于 150ml，则禁止使用。磷酸二酯酶 5 抑制剂适用于伴或不伴勃起功能障碍的中重度 LUTS 患者。β-3 激动剂适用于储尿期症状为主的中重度 LUTS 患者。对于中重度 LUTS 并且疾病进展风险较大的患者(例如前列腺体积 >40ml)，则建议联合使用 α1- 受体阻滞剂和 5α- 还原酶抑制剂。如果单用一种药物都不能充分缓解中重度 LUTS 患者的储尿期症状，则建议使用 α1 受体阻滞剂与抗胆碱能药物的联合治疗。如膀胱残余尿大于 150ml，则不建议药物联合治疗。

### (二) 外科治疗方法与选择

1. 前列腺体积 <30ml、无中叶增生的 LUTS 患者建议行经尿道前列腺切开术(TUIP)。

2. 前列腺体积 30~80ml 的中重度 LUTS 患者行双极或单极经尿道前列腺切除术(TURP)，等离子双极经尿道前列腺切除术也可作为一种替代方案。

3. 对前列腺体积 >80ml 的中重度 LUTS 患者建议行内镜下前列腺剜除或开放前列腺剜除术。

4. 钬激光前列腺剜除术(HoLEP)适用于中重度 LUTS 患者，可作为 TURP 或开放性前列腺摘除术的替代方案。80W-532nm 绿激光(KTP 激光)、120W 或 180W-532nm 硼酸锂激光(LBO 激光)前列腺汽化术适用于中重度 LUTS 患者，可作为 TURP 的替代方案。尤其适用于正在接受抗凝治疗或抗血小板治疗的、前列腺体积 <80ml 的患者。

5. 120W-980nm 或 1 318nm 半导体激光前列腺剜除术适用于中重度 LUTS 患者，可作为 TURP 的替代方案。

6. Tm:YAG 激光前列腺汽化剜除术(ThuVEP)和 Tm:YAG 激光辅助解剖性前列腺剜除术(ThuLEP)可作为 TURP 和 HoLEP 的替代方案。

7. Tm:YAG 激光前列腺汽化剜除术(ThuVEP)适用于正在接受抗凝治疗或抗血小板治疗的患者，Tm:YAG 激光前列腺切除术可作为 TURP 的替代方案，也适用于正在接受抗凝治疗或抗血小板治疗的患者。

8. 一些患者无法耐受脊髓或全身麻醉，前列腺支架可作为长期留置导尿的替代方案。

9. 前列腺段尿道悬吊术(PUL)作为前列腺体积 <70g 且无中叶增生、希望保留射精功能的前列腺增生患者。

10. 不推荐肉毒素 A 前列腺内注射治疗 LUTS 患者。

对轻度下尿路症状(IPSS≤7)的患者或者中度以上症状(IPSS>7)，但生活质量尚未受到明显影响的患者可以采用观察等待，接受观察等待之前，患者应全面检查以除外各种 BPH 相关并发症。推荐 α1- 受体阻滞剂治疗中重度下尿路症状的 BPH 患者。5α- 还原酶抑制剂适用于治疗前列腺体积增大同时伴有中重度下尿路症状的 BPH 患者。对于具有 BPH 高临床进展风险的患者，5α- 还原酶抑制剂可用于防止 BPH 的临床进展，包括减少急性尿潴留或 BPH 需要接受手术治疗的风险。BPH 患者以储尿期症状为主时，M 受体拮抗剂可以单独应用。治疗过程中，应严密随访残余尿量的变化。

α1- 受体阻滞剂联合 5α- 还原酶抑制剂治疗适用于中重度下尿路症状并且有前列腺增生进展风险的 BPH 患者，采用联合治疗前应充分考虑具体患者 BPH 临床进展的危险性、患者的意愿、经济状况、联合治疗带来的费用增长及副作用等。α1- 受体阻滞剂联合 M 受体拮抗剂适用于储尿期症状为主的中重度 LUTS 患者。联合治疗方案有两种：先应用 α1- 受体阻滞剂，如果储尿期症状改善不明显时再加用 M 受体拮抗剂，或者同时应用 α1- 受体阻滞剂和 M 受体拮抗剂。联合治疗前后必须监测残余尿量的变化。

### (三) 手术适应证

对中重度 LUTS 已明显影响生活质量，尤其是药物治疗效果不佳或拒绝接受药物治疗的患者。当 BPH 患者出现相关并发症时，建议采用手术治疗：①反复尿潴留(至少在一次拔管后不能排尿或两次尿潴留);②反复血尿,药物治疗无效;③反复泌尿系感染;④膀胱结石;⑤继发性上尿路积水(伴或不伴肾功能损害);⑥当 BPH 患者合并腹股沟疝、严重的痔疮或脱肛,临床判断不解除下尿路梗阻难以达到治疗效果者,应当考虑手术和微创治疗。膀胱憩室如伴有反复性尿路感染或渐进的膀胱功能障碍,也需考虑手术治疗。

TURP 术目前仍是 BPH 治疗的"金标准",主要适用于前列腺体积在 80ml 以下的 BPH 患者。TUIP 适用于前列腺体积小于 30ml,且无中叶增生的患者,但远期复发率较 TURP 高。经尿道前列腺等离子双极电切术(TUPKP)与 TURP 相比术中术后出血少,能降低输血率和缩短术后导尿和住院时间,远期并发症与 TURP 相似。经尿道等离子前列腺剜除术(TUKEP)对于体积大于 80ml 的 BPH 患者也可应用,治疗效果与 TURP 无明显差异。开放性前列腺摘除术主要适用于前列腺体积大于 80ml,特别是合并膀胱结石、或合并膀胱憩室需一并手术的患者。

经尿道前列腺汽化术适用于凝血功能较差和前列腺体积较小的 BPH 患者。经尿道激光手术术中出血相对较少,适合于高因素的患者(如高龄、贫血、重要脏器功能减退等)。经尿道钬激光前列腺剜除术(HoLEP)具有切除彻底、适用于各种体积的前列腺增生患者。KTP 激光(绿激光)前列腺汽化术短期 IPSS、尿流率、生活质量评分的改善与 TURP 相当,术后尿潴留的发生率高于 TURP。铥激光前列腺汽化术近期手术有效率与 TURP 相似。

经尿道微波热疗(TUMT)适用于药物治疗(或不愿意长期服药)而又不愿意接受手术的患者,以及反复尿潴留而又不能接受外科手术的高危患者。经尿道针刺消融术(TUNA)适用于前列腺体积 <75ml,不能接受外科手术的高危患者,对一般患者不推荐作为一线治疗方法。前列腺支架仅适用于反复尿潴留又不能接受外科手术的高危患者,作为导尿的一种替代治疗方法。

### 三、CUA 指南推荐治疗与评价

轻度下尿路症状(IPSS 评分≤7)以及中度以上症状(I-PSS 评分≥8)同时生活质量尚未受到明显影响的患者可以采用观察等待。BPH 患者药物治疗的短期目标是缓解患者的下尿路症状,长期目标是延缓疾病的临床进展、预防合并症的发生。在减少药物治疗副作用的同时保持患者较高的生活质量是 BPH 药物治疗的总体目标。中、重度 BPH 患者或下尿路症状已明显影响患者的生活质量者可选择手术治疗,尤其是药物治疗效果不佳或拒绝接受药物治疗的患者,可以考虑外科治疗。当 BPH 患者出现下列并发症时,建议采用外科治疗:①反复尿潴留(至少在一次拔管后不能排尿或两次尿潴留);②反复血尿,5-α 还原酶抑制剂治疗无效;③反复泌尿系感染;④膀胱结石;⑤继发性上尿路积水(伴或不伴肾功能损害);⑥ BPH 患者合并膀胱大憩室,腹股沟疝、严重的痔疮或脱肛,临床判断不解除下尿路梗阻难以达到治疗效果者,应当考虑外科治疗。

## 第七节 良性前列腺增生症药物治疗作用

目前,针对缓解下尿路症状和治疗良性前列腺增生的药物主要包括 α- 受体阻断剂、5α- 还原酶抑制剂以及植物药等。对于 α- 受体阻断剂和 5α- 还原酶抑制剂来说,这二者的安全性及有效性已经得到了深入的证实,并且也广泛地应用于缓解下尿路症状和治疗良性前列腺增生。药物治疗的短期目标是缓解下尿路症状,长期目标则是延缓良性前列腺增生的疾病进展。

### 一、α- 受体阻断剂

应用 α- 受体阻断剂治疗下尿路症状的基本原理是:在病理生理学上,下尿路症状在某种程度上是由于膀胱出口的动力性梗阻而引起的,而这一动力性梗阻是由前列腺和膀胱颈部平滑肌表面的 α1- 受体所介导的。α1- 受体阻断剂可以阻断人体内释放的去甲肾上腺素对前列腺平滑肌细胞的作用,进而降低前列腺平滑肌的张力和膀胱出口的梗阻。然而,α1- 受体阻断剂对于非动力性的膀胱出口梗阻引起的下尿路症状却几乎没有作用。

根据受体选择性和血清半衰期的不同,α- 受体阻断剂可以分为不同的种类:非选择性 α- 受体阻断剂(酚苄明)、选择性 α1- 受体阻断剂(哌唑嗪、阿夫唑嗪、吲哚拉明)、高选择性 α1- 受体阻断剂(坦索罗辛、赛洛多辛、萘哌地尔)以及长效 α1- 受体阻断剂(特拉唑嗪、多沙唑嗪、阿夫唑嗪)。

酚苄明作为一种非选择性 α- 受体阻断剂可以

十分有效地缓解下尿路症状，最初在20世纪70年代被用于良性前列腺增生的治疗，然而由于酚苄明的副作用发生率高且相对较严重，较难被患者所接受。1977年，Berthelsen与Pettinger发现了α-受体的两个亚型（α1-受体和α2-受体）。哌唑嗪是第一个被用于治疗良性前列腺增生和改善下尿路症状的α1-受体阻断剂，酚苄明和哌唑嗪的疗效类似，而患者对哌唑嗪的药物耐受性更好，也就说明，α1-受体和α2-受体分别介导了α-受体阻断剂类药物的疗效和毒性反应。包括哌唑嗪在内的α1-受体阻断剂，如阿夫唑嗪、吲哚拉明等，由于它们的药物血清半衰期相对较短，所以需要每天至少服用两次。而在此之后的关于α-受体阻断剂类药物的进一步研究与发展，更长血清半衰期的α-受体阻断剂进入了人们的视线，这类药物只需要每天服用一次即可。特拉唑嗪、多沙唑嗪、坦索罗辛、阿夫唑嗪缓释剂都是长效的α-受体阻断剂，并且均被证实可以安全且有效地治疗良性前列腺增生及缓解下尿路症状。

1997年，Andersson等利用分子克隆技术鉴别出了α1-受体的三个亚型，而在1993年，Price等就已经报道在人体前列腺组织中，α1A-受体是最主要的受体。α1A-受体和α1B-受体分别主要位于人体基质组织与上皮组织中，而前列腺平滑肌组织的肌张力主要是由α1A-受体所介导的。坦索罗辛是一种长效的高选择性α1A-受体阻断剂，对于α-受体的亲和性为α1A>α1D>α1B；而最新的高选择性α1-受体阻断剂赛洛多辛对于α1A-受体的亲和性是α1B-受体的162倍。

通过对于不同α1-受体阻断剂之间直接的或间接的比较已经证实，在合适的剂量之下，所有的α1-受体阻断剂都有着相似的有效性，尽管需要应用几周的时间才能使得α1-受体阻断剂发挥最大的有效性，但是，与安慰剂相比，在几小时至几天的时间里，α1-受体阻断剂就能有明显的效果。对照研究的结果表明，α1-受体阻断剂的应用可以使得IPSS的评分平均降低30%~40%，同时可以将最大尿流率平均提升20%~25%。

α1-受体阻断剂可以同时减轻排尿期和储尿期的下尿路症状。在随访研究中，研究人员发现，当随访时间小于一年时，前列腺体积的大小对α1-受体阻断剂的效果并没有显著的影响；而当延长随访时间后，α1-受体阻断剂对于前列腺体积较小（<40ml）的患者似乎更有效。α1-受体阻断剂的疗效在不同年龄阶段的患者中并没有明显的差别。长期的研究结果表明，α1-受体阻断剂既不能缩小前列腺的体积，也不能预防急性尿潴留。然而，研究也同时证实，在α1-受体阻断剂治疗良性前列腺增生的过程中，对于IPSS评分降低和最大尿流率改善的这两项效果可以保持至少4年。

受体的组织分布、亚型选择和药代动力学类型的不同，都会影响患者对不同α1-受体阻断剂的耐受性。α1-受体阻断剂最常见的药物副作用有乏力、头晕以及直立性低血压。多沙唑嗪和特拉唑嗪的血管舒张作用最为明显，而在阿呋唑嗪和坦索罗辛中是最少发生的。对于有心血管疾病，或者同时应用血管活性药物的患者，对α1-受体阻断剂所引起的血管舒张作用更为敏感。然而，高选择性α1-受体阻断剂赛洛多辛所致直立性低血压发生率，与安慰剂相比并没有显著的差别。一项大型的回顾性队列研究发现，66岁以上应用α-受体阻断剂治疗良性前列腺增生的患者中，摔倒和骨折的风险有所增加，并且很有可能是由于药物引起的低血压所致。此外，服用α1-受体阻断剂的患者在接受白内障手术时可能会出现虹膜松弛综合征，因此，在进行白内障术前，应该谨慎服用α1-受体阻断剂。

有系统性综述表明，α1-受体阻断剂对性欲并没有负面影响，并且较小程度地有利于勃起功能，然而，有时也可能导致异常射精。最初，异常射精被认为是由于逆行射精引起的；然而，目前的研究结果表明，异常射精是由于射精过程中精液的减少或缺失造成的，与此同时，相对年轻是其中一个显著的危险因素。一项最近的荟萃分析结果表明，与服用安慰剂的患者相比，服用α1-受体阻断剂的患者中，射精障碍的发生更加常见；坦索罗辛和赛洛多辛更易引起射精障碍，而多沙唑嗪和特拉唑嗪引起射精障碍的风险较小；同时，荟萃分析的结果还进一步证实，射精障碍的发生与尿路症状的和尿流率的改善是呈独立相关关系的，这也就表明，α1-受体阻断剂的疗效越好，发生射精障碍的风险就越大。

由于α1-受体阻断剂起效快，疗效好，药物副作用发生概率小且相对不严重，在临床实践中，α1-受体阻断剂通常作为一线药物应用于治疗下尿路症状。对于有中度到重度下尿路症状的良性前列腺增生患者，欧洲泌尿外科指南和中国泌尿外科指南都推荐使用α1-受体阻断剂进行治疗。然而，服用α1-受体阻断剂并不能预防尿潴留的发生，也不能替代手术治疗。年老的患者在应用非选择性α1-受体阻断剂时需要谨慎直立性低血压的发生；性活动活跃的患者在服用选择性α1-受体阻断剂时则需要告知有射精障碍的风险。

## 二、5α-还原酶抑制剂

良性前列腺增生疾病的发生发展是一个雄激素依赖的过程，雄激素对于前列腺的生物学作用是通过双氢睾酮（DHT）而实现的。睾酮通过5α-还原酶的作用而转变为双氢睾酮，进而发挥其在前列腺组织中的生物学功能。5α-还原酶的基因缺陷会导致男性前列腺不发育以及外生殖器的女性化。5α-还原酶抑制剂通过抑制体内睾酮向双氢睾酮转变而降低前列腺内双氢睾酮的含量，从而实现缩小前列腺体积和改善下尿路症状的目的。5α-还原酶存在两种同工酶，分别为：1型5α-还原酶：主要分布于前列腺外组织中，例如皮肤和肝脏；2型5α-还原酶：是主要分布于前列腺并发挥生物学功能的5α-还原酶。

目前临床上应用的5α-还原酶抑制剂有两种，度他雄胺和非那雄胺。非那雄胺仅抑制2型5α-还原酶，而度他雄胺对于1型及2型5α-还原酶有着相同的抑制效力。5α-还原酶抑制剂能够引起前列腺上皮细胞的凋亡，在应用5α-还原酶抑制剂治疗6~12个月后，可以使得前列腺体积缩小18%~28%，同时能够使循环中的PSA水平下降约50%。进一步地经过更长时间的治疗，前列腺体积的缩小及PSA水平的降低会更加显著。持续的应用非那雄胺和度他雄胺可以使得血清中双氢睾酮的浓度分别降低约70%和95%，而它们对于前列腺组织中双氢睾酮浓度的降低作用是类似的，都可以达到85%~90%。

在临床试验中，与应用安慰剂相比，至少需要应用5α-还原酶抑制剂6~12个月，才会产生效果上的差别。经过2~4年的治疗，5α-还原酶抑制剂可以使得IPSS评分改善约15%~30%，前列腺体积缩小约18%~28%，同时，对于由前列腺体积增大而引起下尿路症状的患者，5α-还原酶抑制剂可以使得最大尿流率提升1.5~2.0ml/s。此外，也有研究表明，非那雄胺和度他雄胺对于下尿路症状的改善具有相同的效果，而症状的改善情况取决于初始的前列腺体积。

对于前列腺体积小于40ml的患者来说，非那雄胺的并没有比安慰剂更加有效；然而，有研究指出，即使是前列腺初始体积只有30~40ml的患者，度他雄胺也能够降低IPSS评分，缩小前列腺体积，降低发生急性尿潴留的风险，并增加最大尿流率。有一项长期的研究表明，在前列腺体积大于30ml，并且有疾病进展风险的患者中，度他雄胺对于下尿路症状的改善效果与α1-受体阻断剂坦索罗辛相比毫不逊色，甚至比坦索罗辛更有效；小梁，前列腺的初始体积越大，或血清PSA水平越高，与坦索罗辛相比，度他雄胺对于改善下尿路症状的优势就越快且越显著的表现出来。

而与α1-受体阻断剂相比，5α-还原酶抑制剂最大的优势莫过于它可以降低远期（1年以上）发生急性尿潴留的风险，或是减少手术治疗的必要性。在PLESS（Proscar Long-term Efficacy and Safety Study/保列治长期疗效及安全性研究）研究中，应用非那雄胺进行治疗4年后，可以使得急性尿潴留的相对风险降低约57%，减少约55%的手术需求。而在MTOPS（Medical Therapy of Prostatic Symptom/前列腺症状药物治疗）研究中，非那雄胺对于急性尿潴留风险及手术需求的降低分别为68%和64%。另一项合并随机对照研究的结果表明，对于中度下尿路症状的患者来说，应用非那雄胺2年后，急性尿潴留的发生率降低了57%，而手术治疗的需求降低了34%。度他雄胺对于减少急性尿潴留的发生和降低手术需求也同样有效。而在经尿道前列腺手术过程中，应用非那雄胺可以减少手术过程中的失血，这一效果很有可能是通过非那雄胺对前列腺血管形成的作用而实现的。

5α-还原酶抑制剂的最常见的副作用就是对于性功能的影响，包括性欲减退、勃起功能障碍以及性生活频率减少，此外还包括异常射精，例如逆行射精、不射精，或是精液体积减少等。然而，性功能障碍及其他相关药物副作用的发生率很低，并且随着时间的延长，发生率会变得更低。1%~2%的患者会出现男性乳房发育。

欧洲泌尿外科指南及中国泌尿外科指南均推荐，对前列腺体积增大（大于40ml）并伴有中度至重度下尿路症状的良性前列腺增生患者应用5α-还原酶抑制剂；若上述患者还伴有PSA水平的升高（大于1.4~1.6ng/ml），也推荐应用5α-还原酶抑制剂。5α-还原酶抑制剂可以延缓良性前列腺增生的疾病进展，包括降低急性尿潴留或接受手术治疗的风险。由于5α-还原酶抑制剂起效相对较为缓慢，它们仅仅适用于进行长期治疗。而在对服用该类药物的患者进行前列腺癌的筛查时，临床医师需要考虑到5α-还原酶抑制剂对血清PSA水平的影响。

## 三、植物药与中药制剂

植物药是由植物的根、种子、花粉、树皮或果实制成的。其中包括有单一的植物所制成的药物，以及由两种或以上的植物共同组成的药物。目前广泛应用于制作植物药的植物有南瓜子、南非马铃薯、非洲刺李、黑麦、锯叶棕浆果、荨麻等。

这些植物中与其药理作用相关的成分可能包括有植物甾醇、β- 谷甾醇、脂肪酸以及凝集素等。在体外，植物提取物具有抗炎、抗雄激素以及类似雌激素的作用；还可以降低性激素结合蛋白的水平，抑制芳香化酶和脂氧合酶的作用，抑制因生长因子刺激而引起的前列腺细胞增生，拮抗 α- 受体，抑制 5α- 还原酶，拮抗 M 型胆碱能受体和二氢吡啶受体，并且可以中和自由基。然而，上述这些生物学作用尚没有在体内得到证实，植物制剂的确切机制仍有待明确。以循证医学为基础的相关研究正在积极推进植物药在良性前列腺增生治疗中的作用。

最新的一项针对植物提取物复合制剂与坦索罗辛的短期研究给出了满意的结果。对有下尿路症状的患者联合应用锯叶棕浆果、番茄红素、硒以及坦索罗辛，比单用其中任何一种成分或药物更加有效：联合用药 12 个月后，能更加有效的改善 IPSS 评分和提高最大尿流率。与单一应用坦索罗辛相比，联合应用锯叶棕浆果和坦索罗辛，能够减少储尿期的症状，然而在 IPSS 评分、残余尿、生活质量、最大尿流率、PSA 及前列腺体积方面，二者并没有显著的差别。

植物药的副作用通常很小，与安慰剂类似。胃肠道反应是最多见的副作用。包含有南非马铃薯的植物药能够引起 0.5% 的患者出现勃起功能障碍。

而在中医辨证理论中，良性前列腺增生具有不同的辨证分型。“2017 版良性前列腺增生中西医结合诊疗指南”推荐对于不同分型的患者应用不同的中药制剂或是中成药进行治疗，如前列舒通、癃清片、前列康、癃闭舒、前列倍喜等中成药也都在临床得到了广泛的应用。目前，已有相关的临床研究表明，中药制剂与坦索罗辛等西药的联合应用，在改善患者症状、缩小前列腺体积等方面具有更好的疗效。

## 四、联合药物治疗方案与评价

联合药物治疗包括使用一种 α1- 受体阻断剂和一种 5α- 还原酶抑制剂。α1- 受体阻断剂在几小时或几天内即发挥出其临床疗效，而 5α- 还原酶抑制剂则需要几个月的时间才能发挥出其最大的药效。临床试验已经对非那雄胺与阿夫唑嗪、特拉唑嗪、多沙唑嗪和特拉唑嗪的联合应用进行了研究，而度他雄胺与坦索罗辛的联合应用也有相应的临床试验。

已有临床试验对于 α1- 受体阻断剂和 5α- 还原酶抑制剂的联合治疗效果进行了研究。最早的研究进行了为期 6~12 个月的随访，结果表明，在缓解症状方面，α1- 受体阻断剂优于非那雄胺，而联合用药的效果并不优于单用 α1- 受体阻断剂。而在设有安慰机组的研究中，α1- 受体阻断剂的效果是持续优于安慰剂组的，而非那雄胺却没有持续优于安慰机组的效果；在 MTOPS 研究中，1 年后的随访结果是与上述结论相类似的。

MTOPS 研究中更长期(4 年)的随访结果，以及 CombAT（Combination of Avodart and Tamsulosin/ 度他雄胺和坦索罗辛联合用药）研究都表明，联合用药在改善症状方面，如提高最大尿流率方面更有优势；同时，与单一应用 α1- 受体阻断剂相比，联合用药在降低急性尿潴留的风险和减少手术需求上更有优势。上述度他雄胺和坦索罗辛联合用药的研究结果表明，无论是单一使用度他雄胺或是坦索罗辛，联合用药在第 9 个月开始即在改善症状和提高最大尿流率方面显出优势；而与单一应用 α1- 受体阻断剂相比，联合用药在对急性尿潴留风险的降低以及手术需求的减少方面的优势，在 8 个月后就开始有所体现。由此可见，上述 MTOPS 研究之所以得出不同的结论，可能是由于入选及排除标准不同，以及入选患者疾病基础水平的不同所造成的。

另一项多中心非盲随机对照临床试验对联合用药 6~9 个月后停用 α1- 受体阻断剂进行了研究。这项研究评估了在联合应用坦索罗辛和度他雄胺 6 个月后，停用坦索罗辛对良性前列腺增生患者的影响。结果显示，大约有 3/4 的患者表示他们的临床症状没有变差。然而，对 IPSS 评分大于 20 的这类症状严重的患者，更长时间的联合用药对他们更有获益。

最近的一项研究则评估了联合用药 9 个月后，单用非那雄胺 3 个月及 9 个月时患者的临床症状。再单用非那雄胺 3 个月及 9 个月后，联合用药所带来的下尿路症状的改善都能够继续得以维持。当然，这项研究的一个缺陷就是联合用药后的单一用药时间及随访时间都相对较短。

无论是在 MTOPS 研究还是在 CombAT 研究中，和单一用药相比，联合用药在预防良性前列腺增生的临床进展上都具有优势；在这里，我们将临床进展定义为由至少下述一种情况所致的 IPSS 评分增高：急性尿潴留、泌尿系统感染、尿失禁、血肌酐升高大于 50%。MTOPS 研究结果表明，与安慰剂相比，联合用药可以使得良性前列腺增生远期临床进展（主要是 IPSS 评分升高）的风险降低 66%；与单用非那雄胺或多沙唑嗪相比，临床进展的风险也有明显的降低，分别降低 34% 和 39%。并且，应用非那雄胺（无论是单一用药还是联合用药）4 年后，可以显著降低发生急性尿潴留的风险，以及减少良性前列腺增生相关手术的需求。而在 CombAT 研究中，联合用药 4 年后，急性尿潴留的相对风险降低了 68%，良性前列腺增生相关手术的需求减少了 71%，与单用坦索罗辛相比，联合用药将症状恶化的风险降低了约 41%。更直观一点的表述，与单用坦索罗辛相比，每减少 1 例患者的尿潴留或是手术需求，就需要 13 位患者进行 4 年的度他雄胺及坦索罗辛的联合用药，小梁的绝对风险降低约 7.7%。

当然，α1- 受体阻断剂与 5α- 还原酶抑制剂的药物副作用在联合用药过程中也都有发生，并且联合用药的药物副作用发生率较单一用药时更高。与单用 α1- 受体阻断剂或 5α- 还原酶抑制剂相比，两种药物的联合用药可以更好地改善下尿路症状，并且提高最大尿流率，同时在预防疾病进展方面更具优势。然而，联合用药也就意味着更高的药物副作用发生率。因此，中度至重度的下尿路症状患者，以及有着疾病进展风险（前列腺体积较大，PSA 水平较高，年龄较大，残余尿较多，最大尿流率较低等）的患者，是我们首先考虑进行联合用药的对象。并且，联合用药只能用于打算进行长期治疗（大于 1 年）的患者，同时需要将风险告知患者。而对于中度下尿路症状的患者来说，在联合用药 6 个月后，可以考虑停用 α1- 受体阻断剂。

## 第八节 良性前列腺增生症的外科治疗

### 一、经尿道前列腺切除术（TURP）

经尿道前列腺切除术（transurethral resection of prostate，TURP）是经典的良性前列腺增生手术治疗方式，它是指经尿道插入电切镜，在直视下切除前列腺突入尿道部分的手术。与以往开放性手术相比，TURP 具有患者痛苦小、恢复快、手术时间短等优点。近年来随着技术的进步，在 TURP 的基础上发明了很多新的微创治疗方式，如单极汽化、双极等离子汽化以及激光切除等，但是综合来看，目前 TURP 仍然是前列腺手术治疗的“金标准”。

#### （一）手术适应证

1. 由于良性前列腺增生膀胱出口梗阻引起的反复发作的泌尿系感染。

2. 反复发生尿潴留。

3. 膀胱结石。

4. 由于膀胱出口梗阻引起的反复发作的肉眼血尿。

5. 由前列腺增生引起的肾积水，肾功能不全。

6. 虽然没有上述情况，但膀胱出口梗阻症状严重，前列腺增生药物治疗效果不好，患者有手术要求，也可以考虑手术治疗。

#### （二）手术禁忌证

TURP 属于择期手术，禁忌证通常为相对禁忌。如经充分准备，仍然可以外科治疗。以下情况为手术的相对禁忌证。经尿道前列腺切除术患者的选择年龄最好在 80 岁以下，前列腺大小估计在 45g 以下，手术在 90 分钟内结束。有人提出应在未出现明显残余尿之前（>50ml），即膀胱收缩代偿功能较好时进行，主要取决于梗阻程度而非前列腺大小。手术禁忌证包括：①严重的心脏疾患，近期内（6 个月）有急性心肌梗死，未经控制的心力衰竭，严重的心律失常患者；②严重的脑血管病变，近期内（6 个月）有脑血栓或脑出血史的患者；③严重的肺部疾患，严重的支气管哮喘、肺气肿，近期内有肺部感染未治愈，肺功能明显减退不宜手术的患者；④严重的肝肾功能异常；⑤全身出血性疾病或凝血功能异常，平时服用抗凝药物患者，术前应至少停用 1 周或肝素桥接抗凝；⑥未能控制血糖的糖尿病；⑦有精神疾患，不能配合治疗患者；⑧急性泌尿生殖系感染，未经治疗患者；⑨严重的尿道狭窄，经尿道扩张电切镜鞘仍不能通过狭窄的患者；⑩髋关节病变，不能采取截石位患者。

#### （三）术前准备与评估

良性前列腺生患者多为高龄，通常有心脑血管病变，慢性肺部疾病、肾功能不全、糖尿病等全身性疾病。因此，需要对患者呼吸、循环、神经及内分泌等各系统情况进行全面仔细的检查和妥善治疗。应无明显血液病，凝血功能基本正常。根据全身情况和前列腺大小备血。术前 5 天停用抗凝剂和血管扩张剂，向患者和家属讲清可能发生的并发症及术后注意事项。TURP患者术前准备与经耻骨上前列腺切除术基本相同。前列腺增生的患者多半是老年人，60岁以上的老人发病率超过50%，70岁以上男性每年因BPH需要接受手术治疗的比例为10.9‰，其中相当一部分患者往往伴有各种不同程度的慢性疾病。术前如不充分了解病情积极准备，术中、术后很容易发生并发症，手术风险较大。因此，需要对患者呼吸、循环、神经及内分泌等各系统情况进行全面仔细的检查。

1. 常规检查　包括泌尿系统B超+残余尿测定、心脏彩超、尿流率、心电图、胸片；实验室各项检查，如血、尿常规、尿培养、凝血功能、肝肾功能、电解质、血糖以及前列腺特异性抗原（PSA）等。术前还应对患者前列腺症状评分（IPSS）作出评估。

2. 超声检查　经腹泌尿系B超可评估前列腺增生大小、形态、质地、膀胱内前列腺突出度（Intravesical prostatic protrusion，IPP）、是否合并膀胱结石、憩室、肿瘤等；如前列腺重量测定>100g需注意选择其他治疗方法；如合并膀胱结石可同期处理。

3. 特殊检查　术前直肠指诊、影像学发现前列腺有结节或前列腺特异性抗原（PSA）升高者，应先行前列腺穿刺活检排除前列腺癌。对某些患者存在外周或中枢神经系统疾病病史，为排除神经源性膀胱功能障碍所致的下尿路症状，除仔细追问病史及神经系统检查外，还应行尿动力学检查了解膀胱逼尿肌功能情况及是否存在膀胱出口梗阻。

4. 尿液引流　前列腺增生引起膀胱出口梗阻，当膀胱逼尿肌失代偿时可引起残余尿增多、肾积水及肾功能损害。术前应及时留置导尿或行耻骨上膀胱穿刺造瘘引流尿液。待患者肾功能恢复或接近正常、全身状况明显改善后，再择期手术治疗较为安全。

### （四）围手术期抗生素

8%~24%的BPH患者术前存在泌尿道感染。术前需要控制感染，预防性使用抗生素。通常手术开始前给予单剂注射抗生素可有效降低术后脓毒血症发生。术前存在菌尿或留置导尿的患者，抗生素使用应至导尿管拔除为止。

### （五）手术步骤与操作要点

1. 患者取截石位，置会阴部于手术床边缘，以便电切时镜身摆动不受阻碍。外阴和下腹部消毒后，铺孔洞巾，其孔仅暴露阴茎。闭孔器封闭状态或直视下置入电切镜，避免无闭孔器盲目暴力插入电切镜，否则易造成尿道损伤，假道形成甚至直肠损伤。如发现尿道外口狭窄，可用剪刀向腹侧剪开少许，扩大尿道外口；若有明显的尿道狭窄，可自Fr18起行尿道扩张，直至尿扩器型号大于电切镜鞘2号为止。先行标准膀胱镜检查，识别相关解剖学标志，如双侧输尿管口、膀胱颈、精阜及尿道外括约肌等，同时观察膀胱全貌，注意有无膀胱肿瘤、结石、膀胱小梁及憩室等病变。观察膀胱出口形态，中叶增生程度、双侧输尿管开口与增生腺体的远近关系。

2. 膀胱镜初步检查　检查膀胱三角区、输尿管口的位置、膀胱颈口、精阜等解剖学标志与前列腺的距离关系。闭孔器封闭状态或直视下置入电切镜，避免盲目或暴力操作，极易造成尿道甚至直肠损伤。如发现尿道狭窄无法插入，可自Fr18起行尿道扩张，直至尿扩器型号大于电切镜鞘2号。

3. 切除增生组织　可先切除中叶，这样可以切出冲洗液循环及组织碎片引出的通道。为增加切除组织体积，可连镜鞘顺弧度一起移动，但须避免镜身前后移动，以免误伤外括约肌。每一区域开始可深切，后逐渐浅切，尤其在膀胱颈口处切至环状纤维时不宜再切，否则易导致术后瘢痕增生引起膀胱颈口挛缩。而且此处膀胱前列腺连接部很薄，可能造成穿孔甚至直肠损伤。电切过程中，膀胱内冲洗液需维持中等容量（200ml左右），否则前列腺窝边缘和膀胱壁之间界限难以辨认，容易误伤。如中叶突向膀胱明显，电切开始时冲洗液须增加至300~400ml，使输尿管口与被切前列腺保持一定距离避免误伤。切除两侧叶时顺时针或逆时针方向均可，凡有悬挂的组织均应切除。最后进行前列腺尖部组织切除，守住精阜这个解剖标志，绝对避免切除范围超过精阜远端，造成外括约肌损伤。较为彻底的电切应可在精阜水平清晰看见宽大圆形的前列腺窝。膀胱保留一定冲洗液，拔出电切镜，可见液体呈线状喷射而出。

4. 电切完成后，使用Ellick将膀胱内组织碎屑冲出，并再次检查出血点，彻底止血。留置22F三腔导尿管，气囊中注入30~60ml无菌水，接膀胱持续冲，适当牵拉导尿管止血；

### （六）术中并发症及处理

1. 出血　文献报道TURP的输血率为0.4%~7.1%。随着电切技术及手术器械设备的发展，TURP的输血率从20世纪70年代的44%降到目前一般在4%以下。任何动脉出血都应确切止血。当发现动脉出血时，将电切襻压在动脉上或从侧边接近动脉后，应用电凝止血。当前列腺残腔的动脉出血强有力地喷射出，可能会在对侧壁形成反弹血流，应马上转向对侧前列腺窝寻找出血源。静脉出血比动脉出血定位困难，特别是在灌洗液压大于或等于盆腔静脉压时，见不到静脉出血。正因如此，在电切的过程中可能根本看不到静脉性出血，但等取出电切镜后就会有大量出血。在手术末尾须花点时间检查前列腺窝并充分止血。如发现静脉窦出血，应避免反复多次进行电凝止血，否则易加重出血，可选择导尿管气囊压迫止血法。

2. 前列腺包膜穿孔　指术中未能辨认外科包膜而将其切穿，可造成冲洗液外渗或静脉窦开放所导致的稀释性低钠血症（transurethral resection syndrome，TURS），其发生率约0.8%~2%。腹膜外渗时冲洗液进入前列腺及膀胱周围间隙，膀胱受压后容量降低，下腹部皮肤张力增高变硬。患者可表现为烦躁不安、恶心呕吐、腹部疼痛等症状。严重者面色苍白、出汗、脉率增快和呼吸困难。如怀疑发生包膜穿孔，在确切止血的同时需尽快结束手术。轻度外渗作保守处理，但中度以上外渗时需做膀胱周围耻骨上引流。

3. 稀释性低钠血症　也称为经尿道电切综合征，其最主要原因是冲洗液被大量快速吸收所致，是一种病情凶险的并发症，如对其早期症状认识不足会贻误治疗导致患者死亡。其临床表现可有：意识障碍、恶心呕吐、血压升高、呼吸困难、视物模糊等。全身麻醉手术时患者症状不易察觉，可表现为血压升高、腹部膨隆。病理生理的改变可导致：

(1) 血容量过多：左心衰竭及肺水肿。

(2) 血钠降低：血钠降低到一定水平可影响神经冲动的传导。当血清钠低于110mmol/L时，可有50%的病死率。

(3) 血浆渗透压降低：脑、肺、肾等多器官水肿以及血液稀释在血管内可引起溶血，产生大量游离血红蛋白。如果疑有TURS，可采取下列措施：①静脉推注利尿剂，如呋塞米10~40mg，促使水分排泄。②纠正低渗、低血钠，缓慢静脉滴注3%氯化钠溶液200ml，监测血钠水平调整剂量。

#### （七）术式评价

自20世纪30年代初创TURP以来，经历了80多年的发展，经尿道前列腺切除术被证明是由BPH引起的膀胱出口梗阻的“金标准”的治疗方法。除了体积巨大的前列腺需行开放手术，这是最有效、最广泛应用的治疗方法。使用双极技术和生理盐水作为冲洗液，术前使用5α-还原酶抑制剂，经验丰富的临床医师可以安全地切除120~150g重量的前列腺腺体。对于中重度由前列腺增生导致的膀胱出口梗阻患者，TURP将在改善下尿路症状、最大尿流率及生活质量等方面继续发挥重要作用。

### 二、经尿道前列腺汽化剜切术（TVERP）

经尿道前列腺汽化剜切术（transurethral vapor Enucleation and resection of the prostate，TVERP）利用等离子纽扣式汽化电极，在腔内模拟外科医师手指，沿前列腺外科包膜汽化剥离增生的前列腺组织，对包膜和增生腺体的血管进行预先凝固、预先止血，随后利用等离子环状电极获取剥离的前列腺组织，最终达到完整切除前列腺增生的目的。

#### （一）适应证和禁忌证

1. 适应证　同TURP，但对于前列腺的体积没有限制。

2. 禁忌证

(1) 全身性疾病：主要脏器（如心、肺、肝、肾、脑）严重的功能障碍，如严重的高血压、急性心肌梗死、未能控制的心力衰竭、严重的心律失常、近期发生脑血管意外者；严重的支气管哮喘、肺气肿合并肺部感染、肺功能显著减退者；严重的肝、肾功能障碍；严重的糖尿病血糖未能有效控制者，精神障碍、不能配合手术者。

(2) 血液系统疾病，如不可纠正的凝血功能障碍（血小板 $<30\times10^9$/L，凝血酶原时间>30秒，凝血酶原活动度<40%）及血常规严重异常的血液病。

(3) 局部异常。

(4) 急性泌尿生殖系感染；严重尿道狭窄或者尿道闭锁，经尿道扩张或者尿道内切开术仍不能置入电切镜鞘者。

(5) 髂关节强直等疾病不能膀胱截石位影响手术操作。

(6) 需要直接进入膀胱处理的膀胱结石或巨大窄颈膀胱憩室等合并症；术前尿流动力学检查膀胱逼尿肌无力。

#### （二）术前准备与评估

1. 常规前列腺内镜手术术前准备。

2. 特殊的手术器械设备包括等离子纽扣式汽化电极，高频电刀，等离子环状电极，组织粉碎器等（图60-1）。

#### （三）手术步骤与操作要点

1. 麻醉和体位　全身麻醉或硬膜外麻醉，选用膀胱截石位，会阴部紧贴床沿，心肺功能良好者可选用过度截石位有利于前列腺侧叶和前叶的剜除。

2. 常规检查尿道和膀胱 经尿道置入镜鞘和电极，常规检视尿道、精阜、膀胱颈部、双侧输尿管口及膀胱各壁。

3. 游离前列腺中叶 使用纽扣式汽化电极，从精阜近端5点位置开始，汽化切开前列腺腺体直至外科包膜，然后以相同方法汽化切开7点位置的腺体直至外科包膜（图60-2，图60-3）。

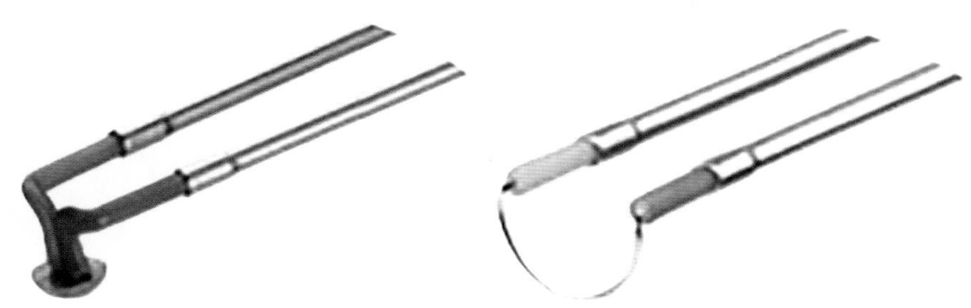

图60-1 等离子纽扣式汽化电极（左图）和环形电极（右图）

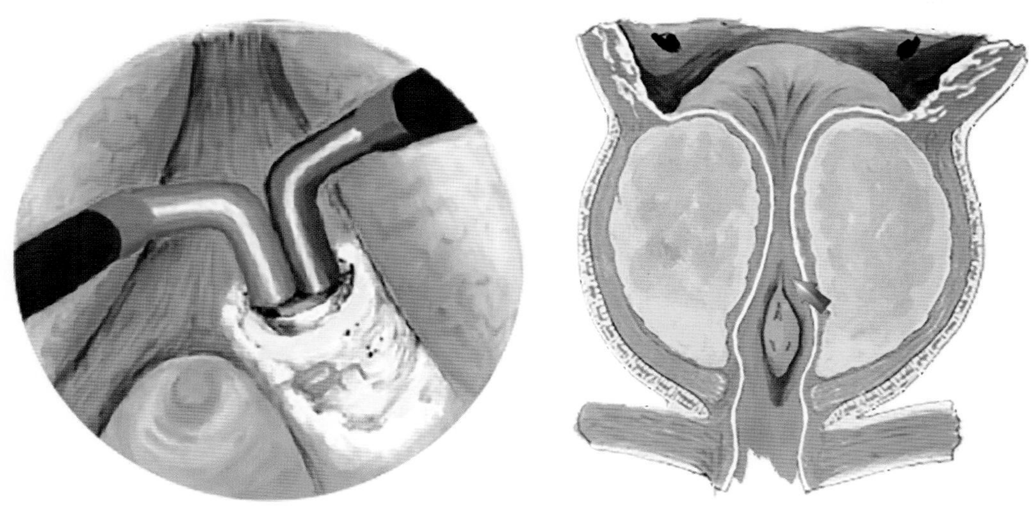

图60-2 游离前列腺中叶5点位置

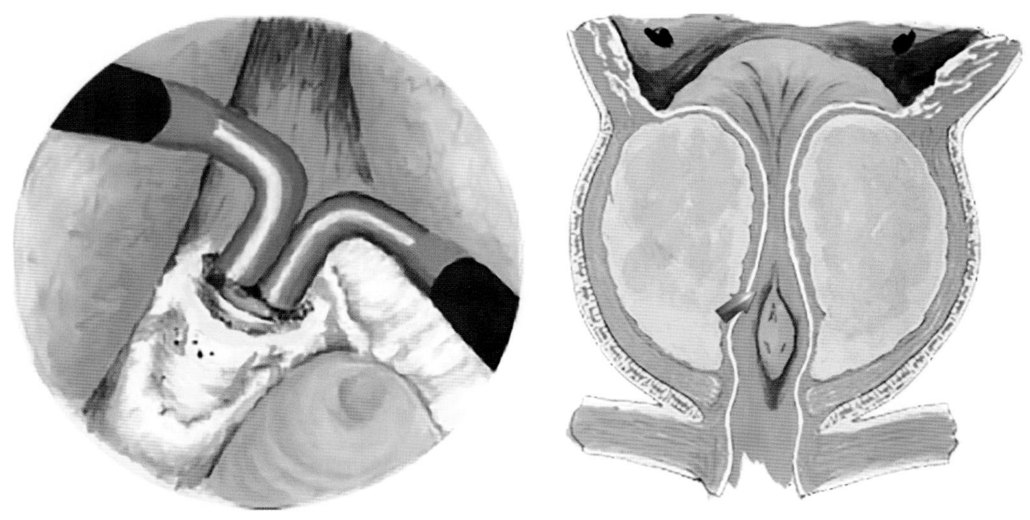

图60-3 游离前列腺中叶7点位置

4. 接着汽化 5~7 点之间的前列腺组织和尿道黏膜桥，到达外科包膜。推挤中叶增生组织，暴露前列腺外科包膜，使用汽化或电凝离断增生腺体和外科包膜之间连接紧密的纤维结缔组织，沿外科包膜逐渐向近端推进，直至接近膀胱颈口或进入膀胱，注意近膀胱颈部的弧度，避免包膜穿孔进入膀胱三角区后方及直肠(图 60-4)。

5. 游离前列腺两侧叶：从前列腺中叶位置开始，沿已经暴露的外科包膜，按照游离中叶的方法，向 12 点钟方向，由远端向近端逆行游离增生的前列腺左侧叶(图 60-5)。

6. 按照相同方法游离前列腺右侧叶组织(图 60-6)。

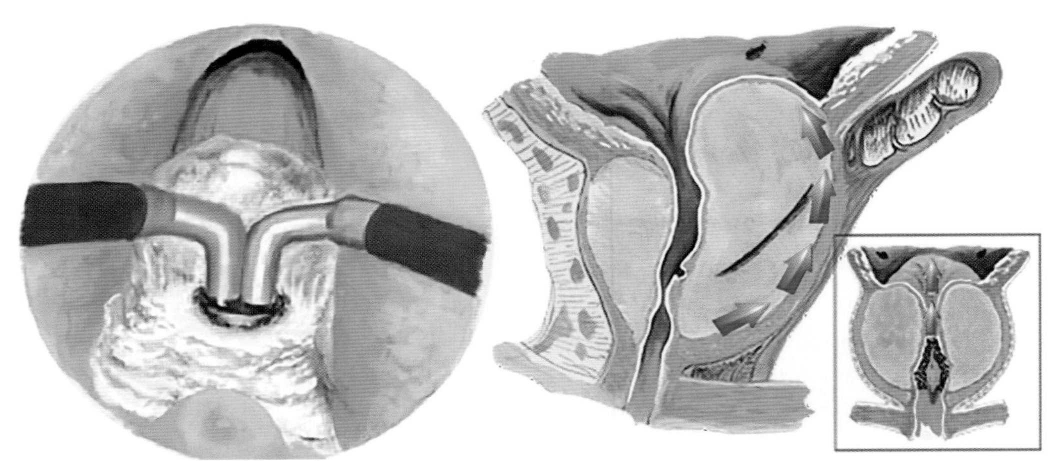

图 60-4 游离前列腺中叶

汽化 5~7 点之间的前列腺组织，沿外科包膜向近端推进。

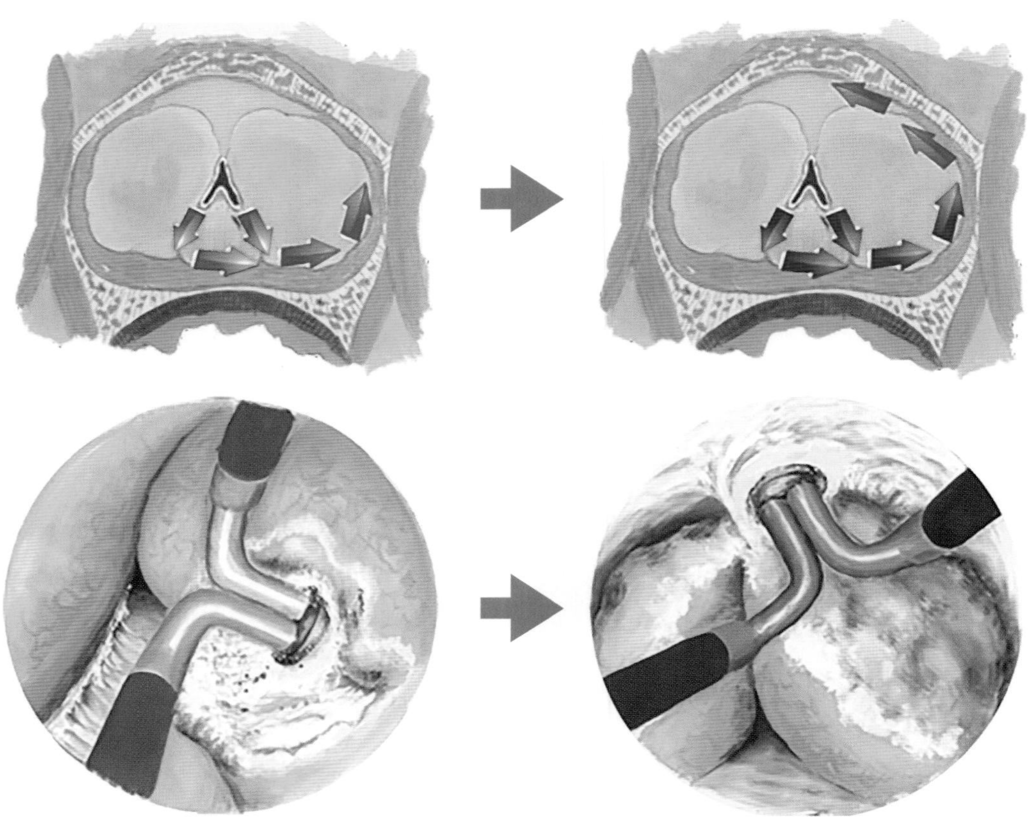

图 60-5 游离前列腺左侧叶

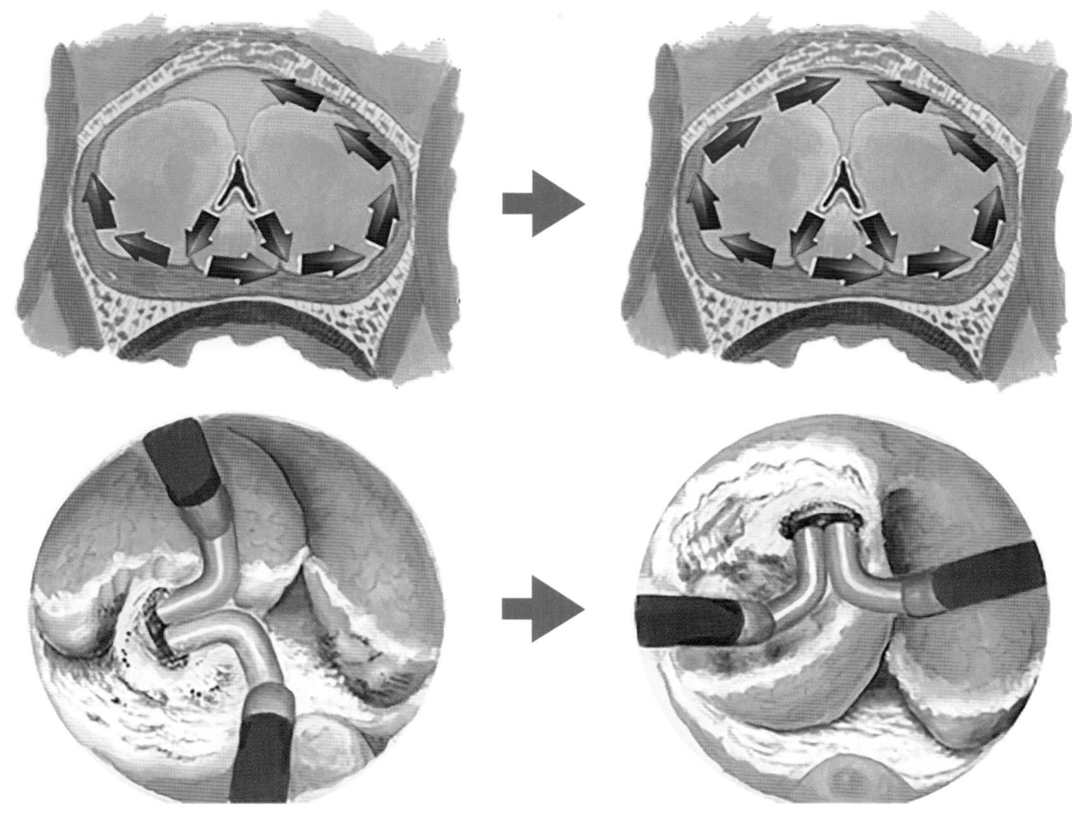

图 60-6　游离前列腺右侧叶

7. 接近膀胱颈口的腺体不做完全剥离，使基本游离的增生腺体组织能够固定于膀胱颈口。

8. 获取前列腺组织，更换等离子环状电极，电切悬挂在膀胱颈口的前列腺增生组织（图 60-7），该方法使前列腺腺叶组织在电切时仍悬挂于膀胱颈口，方便对其进行电切。

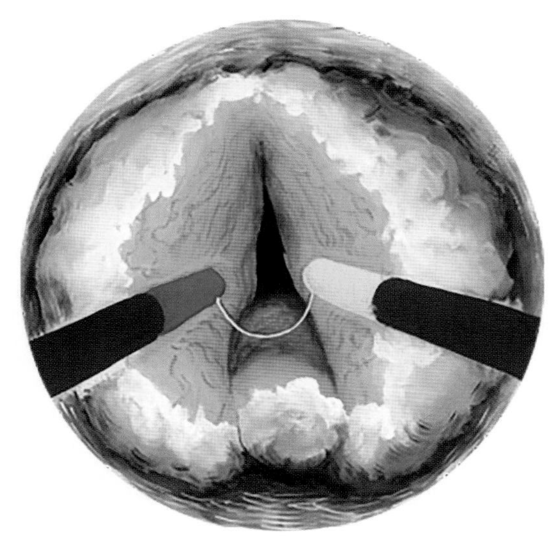

图 60-7　电切悬挂在膀胱颈口的前列腺增生组织（TVERP）

9. 检查和修整膀胱颈口和前列腺窝创面，修整膀胱颈口后可见膀胱三角区，特别是 5~7 点处，最后检查前列腺窝创面，利用纽扣式汽化电极或等离子环状电极进行创面止血和修整。

10. 术后并发症与处理同 TURP。

**（四）术式评价**

1. TVERP 围手术期效果良好，尤其在术中出血控制上的特点突出。该手术在前列腺外科包膜层面对血管进行预先封闭和预先止血，能够达到“少血”甚至“无血”的手术效果。患者返回病房一般不要牵拉导尿管水囊，常规应用抗生素预防感染，保持引流管通畅。膀胱冲洗 1~3 天，术后 2~5 天可拔除尿管自行排尿。

2. 纽扣式汽化电极表面宽大，能够有效地模拟外科医师的手指进行前列腺增生组织的剜除，较容易学习。在具备等离子电切系统的基础上，手术不需要额外添置能量设备或组织粉碎器，方便推广使用。

3. TVERP 可以作为治疗前列腺增生一种可选的手术方式，在临床上已被推广应用。

## 三、经尿道前列腺汽化剜除术(TVEP)

经尿道前列腺汽化剜除术(transurethral vapor enucleation of the prostate, TVEP)利用等离子纽扣式汽化电极,沿前列腺外科包膜彻底汽化剥离增生的前列腺组织,同时对包膜和增生腺体的血管进行预先凝固、预先止血,随后利用组织粉碎器粉碎已经剥离的前列腺组织,最终达到完整切除增生前列腺的目的。

### (一) 适应证和禁忌证

同 TVERP 手术。由于组织粉碎器获取剜除组织的效率较高,TVEP 手术在处理体积大于 80ml 的前列腺时更具优势。

### (二) 术前准备与评估

常规前列腺内镜手术术前准备。特殊的手术器械设备包括等离子纽扣式汽化电极,高频电刀,组织粉碎器等(图 60-8)。

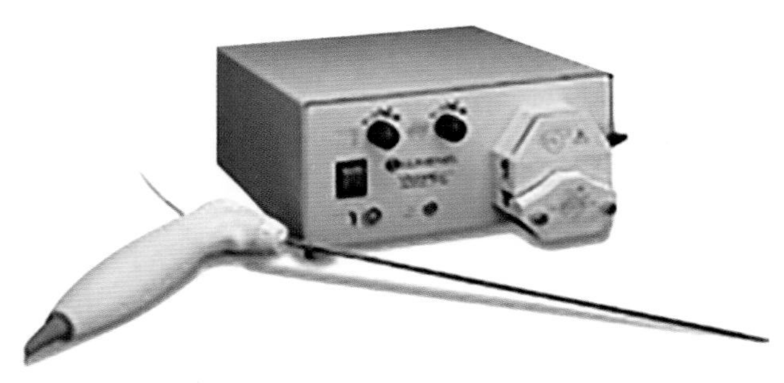

图 60-8 器械设备——组织粉碎器

### (三) 手术步骤与操作要点

1. 麻醉和体位同 TVERP 手术。

2. 常规检查尿道和膀胱,经尿道置入镜鞘和电极,常规检视尿道、精阜、膀胱颈部、双侧输尿管口及膀胱各壁。

3. 游离前列腺中叶和两侧叶,方法与 TVERP 手术相似,但是在使用纽扣式汽化电极进行剜除时,彻底游离包括膀胱颈口附近的前列腺增生组织,将增生腺体分叶或者整体推入膀胱。

4. 获取前列腺组织使用组织粉碎器粉碎并吸取彻底游离于膀胱内的剜除腺体组织(图 60-9)。

5. 检查和修整膀胱颈口和前列腺窝创面,同 TVERP 手术。

6. 术后并发症与处理同 TURP。

### (四) 术式评价

TVEP 术在保留 TVERP 手术止血效果好的优势同时,对增生腺体剜除更加彻底,并且高效获取剜除的前列腺组织,缩短手术时间,在处理大体积的前列腺(大于 80ml)时更有优势。

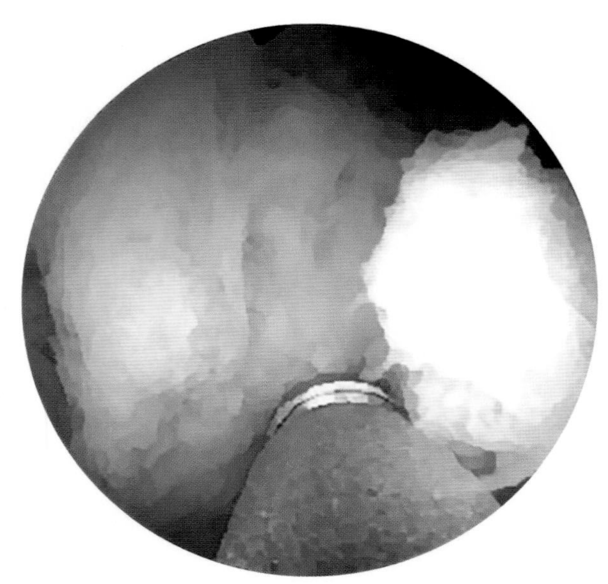

图 60-9 使用组织粉碎器粉碎、获取组织(TVEP)

## 四、超声导航精准经尿道前列腺汽化剜除术(US-TVEP)

### (一) 适应证与禁忌证

超声导航精准经尿道前列腺汽化剜除术(ultrasound navigated precise transurethral vapor enucleation of the prostate, US-TVEP)适应证同 TVERP 和 TVEP 手术。因为该手术需要在术中放置经直肠超声探头进行实时引导,禁忌证除 TVERP/TVEP 的常规手术禁忌证外,还包括直肠肛管炎症、肿瘤、狭窄和严重痔疮等。

### (二) 术前准备与评估

常规前列腺内镜手术术前准备,所需的手术器械设备与 TVEP 相似,另外需要配备双平面腔内探头的超声,用以显示前列腺的横断和矢状超声影像。手术步骤与操作要点:手术开始时经直肠置入双平面超声探头,识别前列腺外科包膜、前列腺尖部、膀胱颈及尿道括约肌(图 60-10)。

### (三) 手术操作步骤

同 TVEP 术,在手术的过程中利用超声的实时影像,精确指引汽化电极的头端位置,避免前列腺包膜及尿道括约肌的破坏和损伤(图 60-11);术后并发症与处理同 TURP(经尿道前列腺剜切术、剜除术见视频 37)。

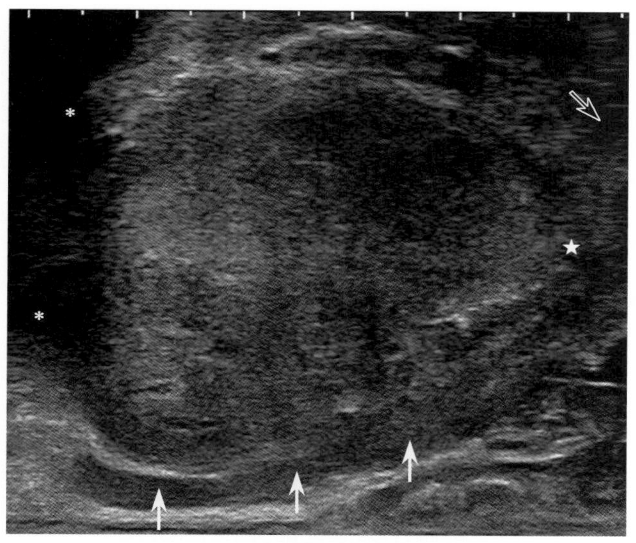

图 60-10　前列腺矢状位超声影像

★ 前列腺尖部，* 膀胱颈，白色箭头前列腺外周带，空心箭头尿道括约肌。

视频 37　经尿道前列腺剜切术、剜除术

（四）TURP 手术术式评价

US-TVEP 在手术的过程中对操作电极进行实时导航，对重要解剖结构的识别更精确，在充分发挥 TVEP 手术优势的同时，使手术更安全，非常适合手术演示、初学者学习以及复杂前列腺的剜除手术。

（谢立平　陈 泓）

## 五、腹腔镜下前列腺剜除术

（一）手术适应证

1. 需要外科干预的体积大于 100ml 的前列腺增生。

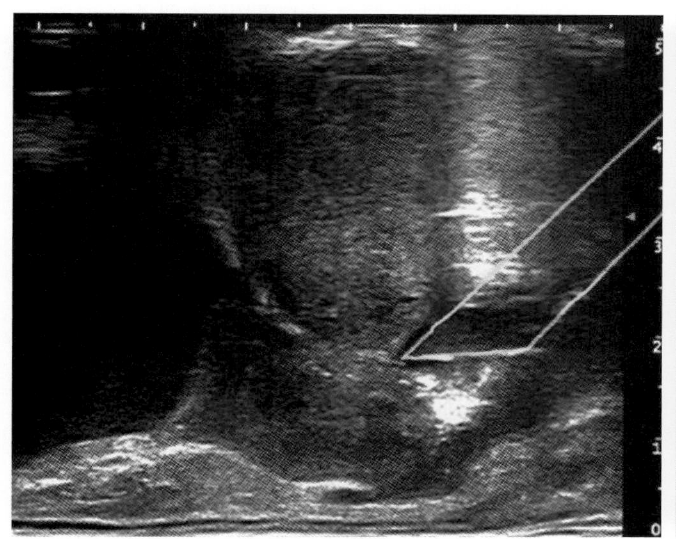

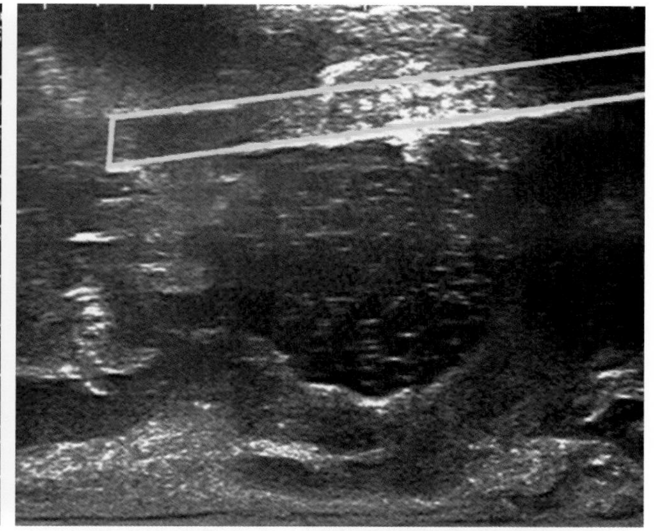

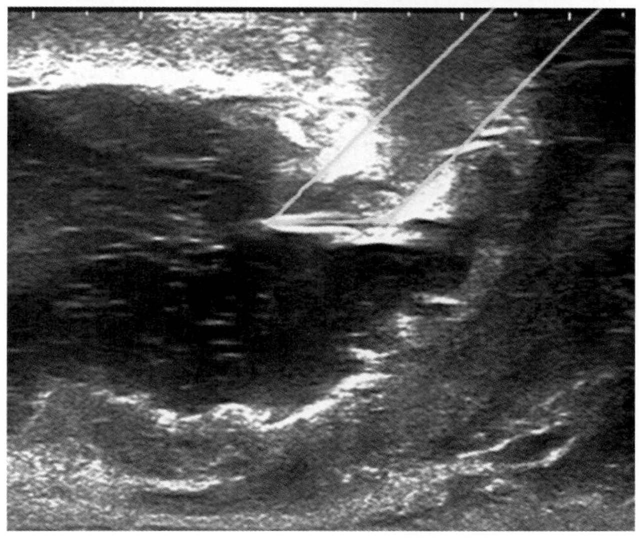

图 60-11　超声导航下 TVEP 示意图

左上图示剜除中叶；右上图示组织粉碎；右下图示腺体剜除后效果。

2. 伴发有较大膀胱憩室或膀胱结石需要同时处理。

3. 患者无法配合摆成截石位。

4. 尿道狭窄等原因电切镜无法置入等情况。

5. 无下腹部、盆腔手术史等可能导致术区粘连的情况。随着经尿道前列腺电切设备和电切技术的进步,前列腺的体积作为选择TURP的界限已经极大地放宽,可根据术者的经验、习惯及医学中心的条件酌情选择。

**(二)术前准备与评估**

1. 病史采集及重要脏器功能评价 考虑前列腺增生的患者多数都是高龄患者,术前需要详细地询问病史,包括对盆腔手术区域有无手术史,以评价术区有无粘连的情况。

2. 查体 完整的体格检查特别是直肠指诊。

3. 实验室检查 常规检查和生化全项检查,以系统评价患者心脑血管、肝肾及肺功能、血糖水平等情况。

4. 前列腺评估 包括国际前列腺症状评分(IPSS)、血清前列腺特异性抗原(PSA)的测定,B超测量前列腺体积、残余尿量、尿流率、尿流动力学检查,以排除有无神经源性膀胱等情况。

5. 超声与影像学检查 B超或静脉尿路造影检查,以了解肾输尿管的形态与结构有无异常。

6. 根据PSA检测结果,必要时还需做盆腔核磁及前列腺穿刺活检术,以除外前列腺癌。

7. 对于血尿、可疑尿道狭窄、膀胱结石或膀胱憩室的患者应进行膀胱镜检查,也可在麻醉后进行。

**(三)手术路径与操作要点**

2002年Mariano首次选择经腹腔途径实施腹腔镜前列腺剜除术,随后Nadler等选择腹膜外途径进入到耻骨后间隙顺利完成手术。至于选择经腹腔或腹膜外手术路径更好,尚缺乏大比较研究,原则上取决于术者的操作习惯和经验而定。不管是选择经腹腔或经腹膜外途径,都可根据是否打开膀胱分为腹腔镜经膀胱前列腺剜除术(类似于开放的耻骨上前列腺摘除术)和腹腔镜经前列腺包膜前列腺摘除术(类似开放的耻骨后前列腺摘除术,即Millin手术)。对于腹腔镜经前列腺包膜的前列腺摘除术,作者模仿开放式手术的Mdigan手术,成功地保留了前列腺部尿道并获得良好的手术效果。

1. 腹腔镜经膀胱前列腺剜除术

(1) 患者平卧位,头侧下斜10°~15°(Trendelenburg体位),置入F16号尿管。于腹正中线脐下取一2~3cm左右切口,切开腹直肌前鞘,沿腹直肌后方至腹膜外,注意不要损伤腹膜,手指钝性分离腹膜外间隙,用气囊扩张器注入800ml气体充分扩张,将12mm Trocar置入该切口,连接气腹,置入目镜,并在目镜直视下置入两个10mm Trocar和两个5mm Trocar。两个10mm Trocar位于两侧腹直肌外缘脐下2cm处,两个5mm Trocar位于两侧髂窝McBurney点。

(2) 清除膀胱及前列腺包膜前的脂肪,通过牵拉导尿管判断膀胱颈的位置。

(3) 在膀胱前壁靠近膀胱颈处横行打开膀胱,进入膀胱后注意辨认膀胱三角区及双侧输尿管口。

(4) 在膀胱颈尿道内口处沿前列腺腺体环形切开膀胱黏膜,分离进入前列腺腺体与外科包膜之间的层面,可采取锐性分离与钝性分离相结合的方法,将腺体从外科包膜上剥离出来,在前列腺尖部将前列腺部尿道切断,注意应紧贴前列腺尖部以避免损伤尿道外括约肌。

(5) 于膀胱颈后唇5、7点钟处分别8字缝合以结扎前列腺动脉止血,对于其他的出血点也应缝扎或电凝止血,检查无出血后缝合膀胱前壁。

(6) 留置F22号三腔导尿管,并连接冲洗管膀胱持续冲洗,防止出血造成膀胱填塞。

(7) 留置引流管,逐层关闭腹壁。

2. 腹腔镜经前列腺包膜Madigan前列腺摘除术

(1) 患者平卧位,头侧下斜10°~15°(Trendelenburg体位),置入F16号尿管。于腹正中线脐下取一2~3cm左右切口切开腹直肌前鞘,沿腹直肌后方至腹膜外,注意不要损伤腹膜,手指钝性分离腹膜外间隙,用气囊扩张器注入800ml气体充分扩张后,将12mm Trocar置入该切口,连接气腹,置入目镜,并在目镜直视下置入两个10mm Trocar和两个5mm Trocar。两个10mm Trocar位于两侧腹直肌外缘脐下2cm处,两个5mm Trocar位于两侧髂窝McBurney点。

(2) 清除膀胱及前列腺包膜前的脂肪,通过牵拉尿管判断膀胱颈位置。在靠近膀胱颈的前列腺包膜处做一横行切口(亦可纵形切口),锐性结合钝性分离,找到前列腺包膜和增生腺体间的层面并逐渐向两侧向后分离。分别于前列腺部尿道前方及后方将前列腺切开分成左右两个叶,锐性将前列腺腺体与前列腺部尿道分开,注意保持前列腺部尿道的完整性,将前列腺两个叶完整剜除。

(3) 出血点可电凝充分止血,必要时需要缝扎止血,确认无明显出血后连续缝合关闭前列腺包膜的前壁切口。

(4) Madigan 手术一般无需膀胱冲洗,如尿道保留不满意可低流量持续冲洗,以防膀胱填塞发生。

(5) 留置耻骨后引流管,逐层关闭腹壁。

**(四) 术后并发症与术式评价**

既往传统的观念认为,经尿道前列腺手术(TURP)仅适用小到中等大小体积(<75g)的前列腺,且不伴发有较大膀胱结石的患者。随着经尿道前列腺手术方法及器械的不断发展,目前对前列腺体积已无明显限制,但是较大体积前列腺增生经尿道剜除术后仍有较大的尿失禁发生率。开放前列腺摘除术作为一项传统手术,仍有其一定的适应证,比如前列腺体积较大、伴有较大膀胱结石、膀胱憩室等。开放前列腺摘除术的优势在于前列腺切除彻底、复发率低、TURP 综合征发生率低及手术时间短等。同时开放手术也存在它的不足之处:创伤大、术后恢复时间长及术后出血风险增加。腹腔镜下前列腺剜除术既有开放前列腺摘除术的优势,又能最大程度降低患者创伤,减少术后恢复时间及并发症。

腹腔镜前列腺摘除术是在开放手术的基础上能最大限度减少患者创伤的一种微创术式,但对术者的腹腔镜技术和操作经验要求较高。随着术者对该术式经验的积累操作技术的提高,对于大体积的前列腺选择腹腔镜前列腺摘除术可获得良好的临床治疗效果。

(权昌益 牛远杰)

## 六、开放式前列腺摘除术

**(一) 概述**

近年来,随着腔内治疗等微创技术的发展,尤其是经尿道前列腺电切技术的进步,良性前列腺增生症实施开放手术越来越少。传统的观念认为,经尿道前列腺手术仅适用小到中等大小体积(<75g)的前列腺,且不伴有较大膀胱结石的患者。但是,随着前列腺电切设备的进步,电切凝血效率的提高,冲洗液改为等渗的生理盐水、术者电切技术的熟练、尤其是各种前列腺剜除技巧的推广、剜除后前列腺组织粉碎器的使用,前列腺电切手术的适应证越来越广,甚至有 >300ml 体积的前列腺也成功经腔内完成的报道。对于合并有膀胱结石的前列腺增生患者,目前各种碎石能量平台的碎石效率也有很大提高,大幅减少了膀胱结石碎石的时间。但是,开放前列腺摘除术作为一项传统手术,仍有其一定的适应证,比如经尿道电切设备不完善的地区、前列腺体积较大、伴有较严重的出血视野不清楚、巨大膀胱结石等。开放前列腺摘除术的优势在于前列腺切除彻底、复发率低、避免了 TURP 综合征的发生,手术时间短等。同时开放手术也存在它的不足之处:创伤大、术后恢复时间长及术后出血风险增加。

目前,开放式前列腺摘除术主要有:①耻骨后前列腺摘除术,即通过直接在前列腺包膜上做一切口来摘除前列腺组织;②耻骨上前列腺摘除术,又叫经膀胱前列腺摘除术,即在腹膜外膀胱前壁切口进入膀胱,通过膀胱颈将前列腺摘除,每一种术式的选择取决术者的经验与习惯。

**(二) 手术适应证**

1. 反复发作的急性尿潴留(至少在一次拔管后不能排尿或两次尿潴留)。

2. 反复发作或者持续性的尿路感染者。

3. 膀胱出口梗阻症状明显且药物治疗效果不佳者。

4. 继发上尿路积水或者肾功能损害。

5. 同时开放式手术也有其自身的适应证 ①伴发有较大膀胱憩室需要同时切除;②巨大膀胱结石;③患者无法配合摆成截石位;④尿道狭窄等原因电切镜无法置入等情况。随着经尿道前列腺电切设备和电切技术的进步,前列腺的体积作为选择微创手术或开放手术的界限已经极大地放宽,可根据术者的经验、习惯及医学中心的条件酌情选择每一种术式使患者从中获益。

**(三) 术前评估与准备**

1. 术前评估

(1) 病史与查体:详细地询问病史,详细的体格检查及适当的实验室检查。因前列腺增生的患者多数都是高龄患者,故术前需要评价患者心脑血管、肝肾和肺功能以及血糖等情况包括胸片、心电图、血尿常规、生化检测及凝血功能等常规检查。

(2) 前列腺情况评估:包括国际前列腺症状评分(IPSS),B 超测量前列腺体积、残余尿量及最大尿流率。

(3) 尿流动力学检查:以排除神经源性膀胱等情况。

(4) 全面了解上尿路情况:包括肾功能,B 超或静脉尿路造影检查,必要时可以通过核素动态显像评价双侧分肾功能。

(5) 前列腺癌:包括直肠指诊、血清前列腺特异性抗原,并根据 PSA 检测水平必要时还需做盆腔磁共振及前列腺穿刺活检术;对于血尿、可疑尿道狭窄、膀胱结石或膀胱憩室的患者应进行膀胱镜检查,也可在麻醉后进行。

2. 术前准备

(1) 术前准备的内容包括术前 1 天流质饮食,晚上灌肠,午夜后开始禁食,术前 4 小时禁水。

(2) 手术开始前可以给予预防性单剂量的喹诺酮类或二代头孢菌素抗生素。

(3) 常规合血。

**(四) 手术路径与操作要点**

1. 耻骨上前列腺摘除术 耻骨上前列腺摘除术最早由 Eugene Fuller 于 1894 年完成,之后 Peter Freyer 在 1990 年在伦敦普及并描述了这一术式。耻骨上前列腺摘除术又叫经膀胱前列腺摘除术,即在腹膜外膀胱前壁切口进入膀胱,通过膀胱颈将前列腺摘除。操作要点包括:

(1) 患者取平卧位,头侧下倾 10°~15°,以便肠管倾向头侧利于手术。取下腹正中线切口至耻骨联合上缘,进入腹膜外膀胱前间隙,注意不要进入腹腔。将膀胱前壁用电刀打开,进入膀胱。辨认好膀胱三角区及双侧输尿管口,避免损伤。

(2) 在膀胱颈尿道内口处沿前列腺腺体环形切开膀胱黏膜,止血钳分离进入前列腺腺体与外科包膜之间的层面。用手指伸入这个层面将腺体从外科包膜上剥离出来,注意避免损伤外科包膜。将前列腺的中叶、左、右侧叶分别剥离后,用拇指和示指在前列腺尖部将尿道掐断,注意应紧贴前列腺尖部以避免损伤尿道外括约肌。

(3) 前列腺摘除后用温盐水纱布填塞前列腺窝压迫止血约 5~10 分钟,于膀胱颈后唇 5、7 点钟处分别 8 字缝合以结扎前列腺动脉止血,对于其他的出血点也应缝扎止血,注意缝合深度都应达肌层及前列腺外科包膜,检查无出血后撤出纱布。

(4) 留置 F22 号三腔导尿管,并连接冲洗管行膀胱持续冲洗,以防出血或血凝块造成膀胱填塞。

(5) 缝合膀胱前壁切口,留置引流管,逐层关闭腹壁。

2. 耻骨后前列腺摘除术 耻骨后前列腺摘除术主要由 Terrence Millin 于 1945 年普及,又称 Millin 手术,即在腹膜外耻骨后间隙通过直接在前列腺包膜上做一横切口或纵切口,摘除前列腺组织。Madigan 于 1990 年将该术式改良,即只将增生的前列腺腺体摘除,保留膀胱颈和前列腺部尿道。改良后的术式叫作保留尿道前列腺切除术,又可叫 Madigan 前列腺切除术。操作要点包括:

(1) 患者取平卧位,头侧下倾 10°~15°,以便肠管倾向头侧利于手术。留置 F16 号导尿管。取下腹正中线切口至耻骨联合上缘,进入腹膜外膀胱前间隙,暴露前列腺包膜,注意不要进入腹腔。

(2) 根据前列腺大小纵形全层切开前列腺包膜(亦可横行切口),用剪刀或手指进入前列腺包膜和腺体间的层次并逐渐向后分离。

(3) Madigan 前列腺切除术需要保留尿道,分别于前列腺部尿道前方及后方将前列腺分成左右两叶,沿前列腺部尿道锐性将前列腺与尿道分开,将前列腺左右两叶完整剜除,注意保护尿道的完整性。

(4) 确认无明显出血后 2/0 可吸收线连续缝合关闭前列腺包膜切口。

(5) Madigan 手术一般无需膀胱冲洗,如尿道保留不满意可持续膀胱冲洗,以防膀胱填塞发生。

(6) 留置引流管,逐层关闭腹壁。

**(五) 手术并发症与处理**

1. 出血 包括术中出血及术后继发出血。术中出血以缝扎、电凝及纱布压迫止血等手段处理。术后继发出血常发生在腹压增加时,术后应避免提重物及大便干燥,必要时可预防性应用通便药物。如发生术后出血导致血块堵塞,则需要重新留置尿管,适当牵拉尿管压迫膀胱颈,保持膀胱持续冲洗,适当应用止血药物。

2. 输尿管口损伤 在前列腺体积较大尤其是中叶向膀胱突出明显的患者中容易出现。手术当中反复确认输尿管口的位置及与切口的位置可有效预防。当术中不慎损伤,则需要留置双 J 管引流防止输尿管口狭窄、肾积水等。

3. 尿道外括约肌损伤 外括约肌损伤可导致术后尿失禁的发生。预防的方法是在处理前列腺尖部尿道时应紧贴前列腺尖,切忌强行牵拉撕扯尿道。处理方法与 TURP 术后尿失禁相同。

4. 直肠损伤 如在分离前列腺后方时过于深入有可能伤及直肠前壁,导致尿道直肠瘘。处理起来比较复杂,必要时行临时乙状结肠造瘘术。

5. 排尿困难 常因术中膀胱颈楔形切除不够,术后膀胱颈挛缩造成。应行定期尿道扩张术,必要时行经尿道膀胱颈切开术。

6. 尿道损伤 Madigan 前列腺摘除术需要保留前列腺部尿道,但当在分离尿道与前列腺时解剖不清、操作粗暴时容易造成尿道损伤。一旦出现,则需要使用可吸收线连续缝合,适当延长术后保留尿管的时间。如果损伤口较大无法缝合则需完整切除前列腺部尿道,改为传统的耻骨后前列腺摘除术。

**（六）术式评价**

与 TURP 相比，开放前列腺摘除术的优势在于直视下前列腺腺体的切除更加彻底，再手术率低，避免了 TURP 综合征的风险。但同时，它也存在患者术后恢复期延长、术后出血风险增加等缺点。此外，不同入路的开放式前列腺摘除术也存在其各自的特点。耻骨上前列腺摘除术需要切开膀胱，在处理中叶突入膀胱明显、膀胱憩室、膀胱结石等方面存在优势，缺点在于对前列腺尖部的腺体处理不精确，可能影响术后排尿，同时对前列腺窝的显示也不足，对止血也造成一定困难。

耻骨后前列腺摘除术的优势在于：对前列腺的显示清楚，腺体切除完整，前列腺尖处理相对精确，前列腺窝显示清楚利于止血，膀胱及输尿管口损伤风险减小。但是，对于一些肥胖的患者难以达到前列腺包膜，操作困难。Madigan 前列腺摘除术改良后保留了完整尿道，降低了尿道内、外括约肌的风险，保留了患者性功能，缩短了患者术后恢复时间。

（温思萌　权昌益）

## 第九节　经尿道前列腺扩开术

### 一、前列腺扩开术历史演变与进展

前列腺扩开术的前身是前列腺球囊扩张术，最早用于临床治疗 BPH 可追溯到 100 余年前，但真正有完整记载的文献则始于 1984 年 Burhene 的报道。在他的论文中描述了球囊通过长时间高压扩张前列腺部尿道，破坏前列腺包膜和纤维组织弹性，并导致腺体萎缩，改善了患者的排尿困难。由于 BPH 患者多为高龄、高危老年男性，常伴呼吸、循环系统等多种疾病，往往不能耐受传统开放手术，甚至是前列腺电切术。基于经尿道球囊前列腺扩张术操作简单，具有一定的临床疗效，使国内外许多泌尿外科医师尝试开展了该项治疗。但经过长期的随访研究发现，该方法近期及远期疗效均不稳定，术后排尿困难的发生率较高，并且存在尿失禁、出血、尿外渗、穿孔等诸多并发症。因此，到了 80 年代后期，国内外已逐渐放弃了这一治疗方法(图 60-12)。20 世纪 90 年代我国基层医师姜汉胜等人多次对球囊导管进行改造，在改变扩张部位和扩张时间的前提下，坚持不断探索和改进前列腺球囊扩张术，取得了良好临床效果，长期疗效达 80% 以上。但因无法科学解释其机制，且有一定的尿失禁发生率，使这一技术未被同行认可与推广普及。

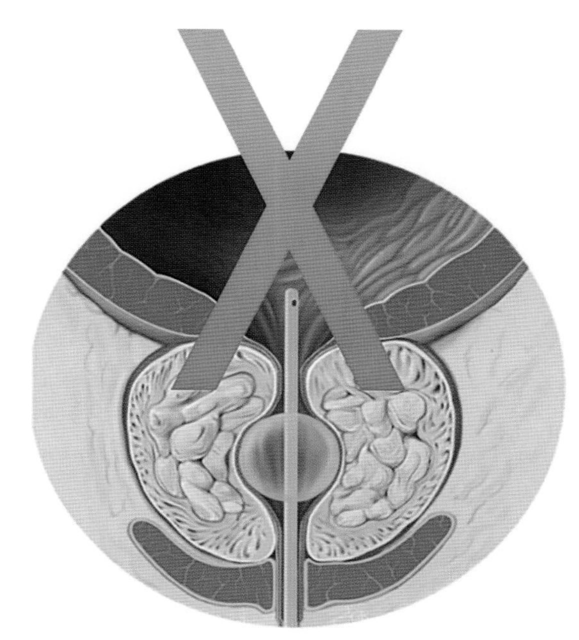

图 60-12　传统的球囊扩张术

此后，我国著名泌尿外科专家郭应禄院士带领研究团队对该技术进行了深入研究与创新改进：①从治疗原理与临床效果角度考虑，将球囊导管改进为柱状水囊导管；②结合动物实验揭示了手术机制是前列腺包膜裂开；③解释了组织垫阻止侧叶腺体闭合、保持尿路长期通畅的机制；④阐释了扩张膜部尿道和外括约肌并不影响括约肌功能的关键问题；⑤简化并改进了导管型号，便于操作选择与推广应用。

需要说明的是，经尿道前列腺扩开术(transurethral dilation of prostate，TUDP)是我国泌尿外科在微创应用技术领域具有自主知识产权的创新成果。长期临床实践证明，保留前列腺组织的前列腺扩开术具有良好临床治疗效果，它的推广正在改变着 BPH 手术治疗的传统观念与评价标准。

经过近 20 年基础研究、动物实验和临床实践，通过不断创新、技术改进与完善，目前已研制出外形不同的柱状水囊前列腺扩开导管(图 60-13，图 60-14)和双水囊前列腺扩开导管(图 60-15，图 60-16)。前者为内外重叠的柱状双水囊，后者为两个独立并列的柱状双水囊，两者的作用机制及临床疗效相同。

与开放手术或微创手术相比，前列腺扩开术在手

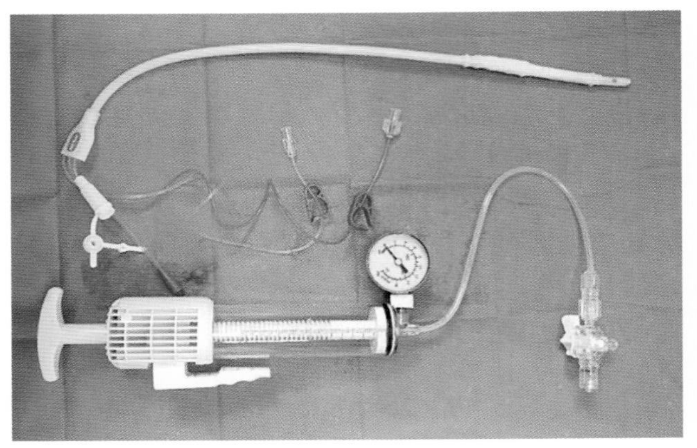

图 60-13　一次性使用柱状水囊前列腺扩裂导管(注水前)

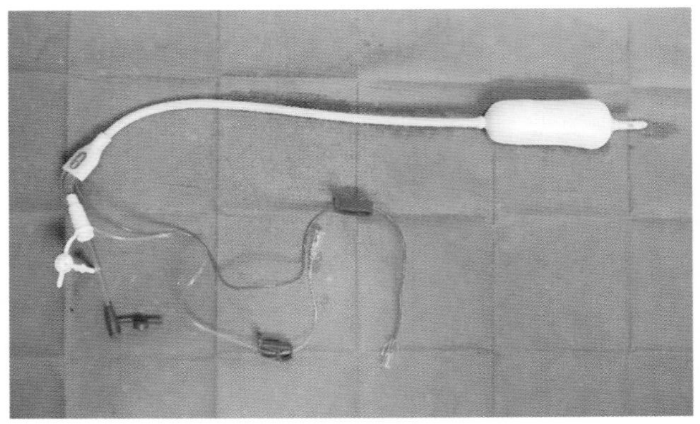

图 60-14　一次性使用柱状水囊前列腺扩裂导管(注水后)

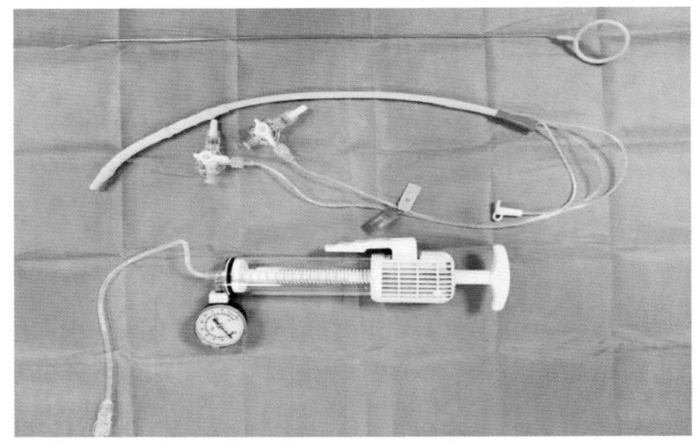

图 60-15　一次性使用双水囊前列腺扩裂导管(注水前)

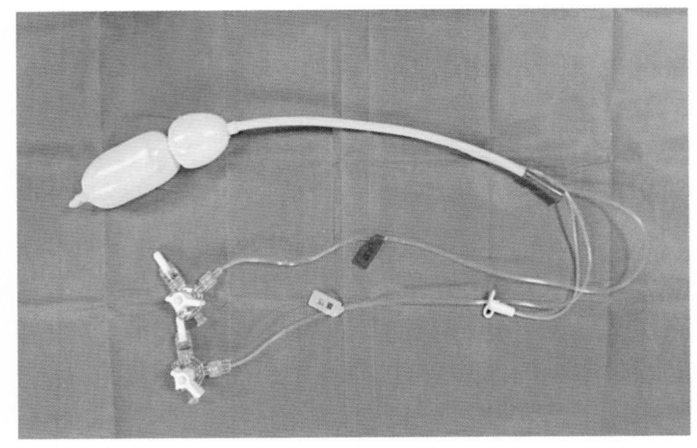

图 60-16　一次性使用双水囊前列腺扩裂导管(注水后)

术适应证、术中患者的安全性、学习曲线等相关问题上具有许多优势,是目前对 BPH 治疗体系的良好补充。随着手术经验的积累和导管结构的不断优化,新一代可视化的前列腺扩开术不久将面世投入临床应用,届时将使众多高龄高危 BPH 患者受益,BPH 的治疗适应证将更加宽泛、手术更为便捷、疗效更加安全可靠。

## 二、水囊扩裂(开)导管的结构特点

### (一) 双水囊结构

1. 传统的球囊扩张导管注水后外形如球形,水囊为单囊,容易前后滑动,常因导管球囊位置不准确,而导致术后并发症的发生,更由于单囊扩开导管的扩张直径仅为 2.5cm,不能有效地扩开前列腺包膜,故远期疗效较差。

2. 经尿道前列腺扩开术水囊导管为双囊结构(图 60-17);其特点是内囊首先扩开前列腺膜部及前列腺尖部尿道,并起着支点作用,防止外囊扩张前列腺尿道时向膀胱内滑入,同时水囊直径增粗至 2.8cm 以上,直视下已证实可以扩开前列腺包膜,故远期效果好(图 60-18,图 60-19)。

### (二) 扩开范围增大

1. 传统的球囊扩张导管的水囊前后径小于 4cm,最大直径 2.5cm,扩开范围较小。

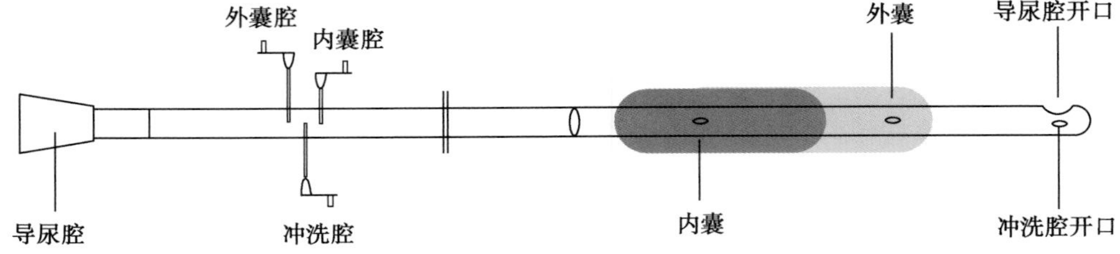


图 60-17　柱状水囊前列腺导管示意图

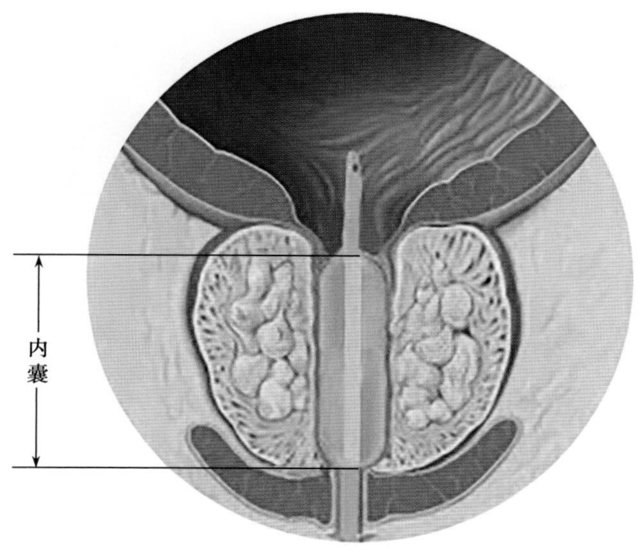


图 60-18　柱状水囊导管内囊

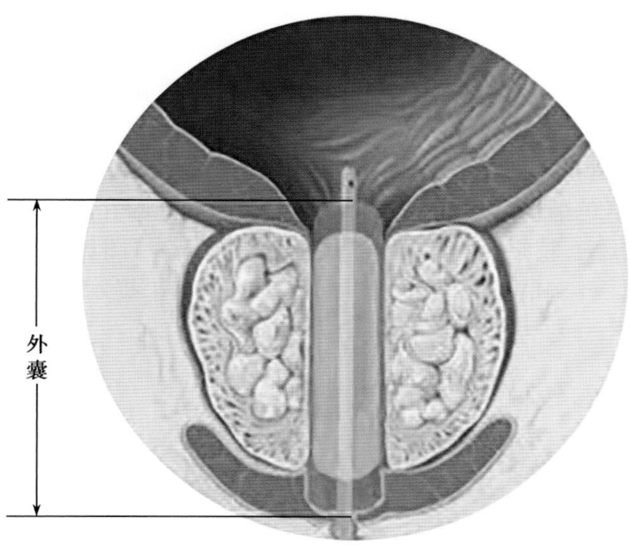


图 60-19　柱状水囊导管外囊

2. 经尿道前列腺扩开导管水囊注水后，其外形如圆柱状，水囊前后径为 7.5~11cm，直径 2.8~3.8cm，扩开范围更宽大，远期疗效好。

## 三、手术原理与技术特点

### （一）手术原理

无论是柱状水囊前列腺扩开术还是双水囊前列腺扩开术，手术原理都是全程扩（开）裂前列腺包膜，解除前列腺腺体的向心压力及束缚，降低尿道阻力，通畅排尿。扩开的范围包括膀胱颈到膜部尿道。它改变了从前所有治疗前列腺增生手段均局限在前列腺包膜内的模式，是对传统治疗模式的突破，是中国人对世界医学发展所做出的创新性贡献。

### （二）技术特点

1. 前列腺扩开术使用长度能包含膀胱颈、前列腺部尿道及膜部尿道的水囊，充水后其压力可达 3 个大气压，对膀胱颈、前列腺部尿道及膜部尿道进行高压扩张，使前列腺包膜由两个开口向前方完全撕裂且两侧叶腺体向前张开、向两侧移位。

2. 前列腺两侧叶在扩张移位的瞬间，侧叶腺体与水囊前缘间形成一负压腔隙，吸附前列腺周围组织如脂肪、结缔组织、血管等进入腔隙填充，形成组织垫，嵌顿于两侧叶腺体间，阻挡两侧叶腺体再次闭合，使尿道即使在拔除支撑的尿管后也可维持通畅。所形成的新尿道呈 U 形而非圆形（图 60-20）。

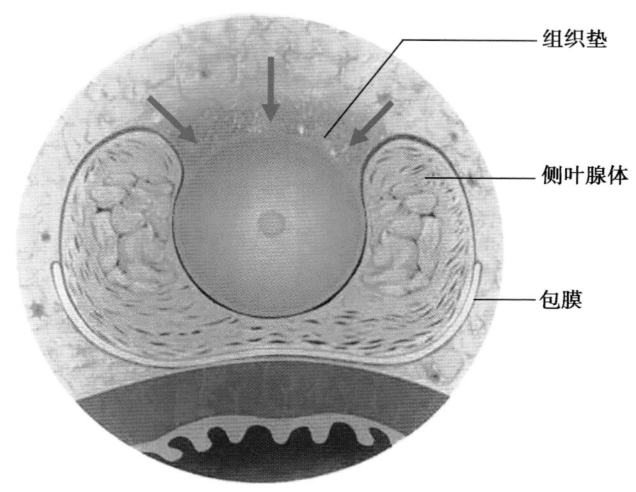


图 60-20　术后形成的 U 形尿道

3. 术中内、外括约肌必然会受到高张力压迫，若时间过长术后有可能发生尿失禁。因此水囊注水高压时间一般不得超过 10 分钟，以免造成术后外括约肌不可逆的损伤。扩开时间控制在 5 分钟左右既可达到治疗效果，又可预防术后并发症特别是尿失禁的发生。

4. 由于该术式保留了前列腺组织，又没有电刀、激光等高温对血管、神经的影响，故术后一般不会发生性功能障碍。但由于手术有可能钝性损伤膀胱颈处内括约肌，术后逆行射精可能会有发生，但发生的概率及程度应远低于前列腺电切术（经尿道柱状水囊前列腺扩开术见视频 38）。

视频 38　经尿道柱状水囊前列腺扩开术

## 四、实验研究与评价

### (一) 实验研究

基于经尿道前列腺扩开术的治疗原理，需要动物实验予以验证、支撑，同时通过尿动力学检查、神经肌电电生理检测，包括对前列腺、膀胱颈以及膜部尿道组织病理学形态的检查，可以客观地评价扩开手术的有效性和安全性。

1. 实验对象与方法　以老年雄性犬 10 只，随机分为扩开组和对照组，每组各 5 只。扩开组行经尿道柱状水囊前列腺扩开术，对照组行假手术。术后一周两组均行膀胱镜检、尿流动力学检测、神经肌电点位测定和组织病理学检查。

2. 实验结果

(1) 实验犬前列腺全程裂开：柱状水囊扩裂导管经尿道逆行进入膀胱，在 3 个大气压下全程扩裂膀胱颈、前列腺、膜部尿道，术中可见犬前列腺全程裂开(图 60-21)。

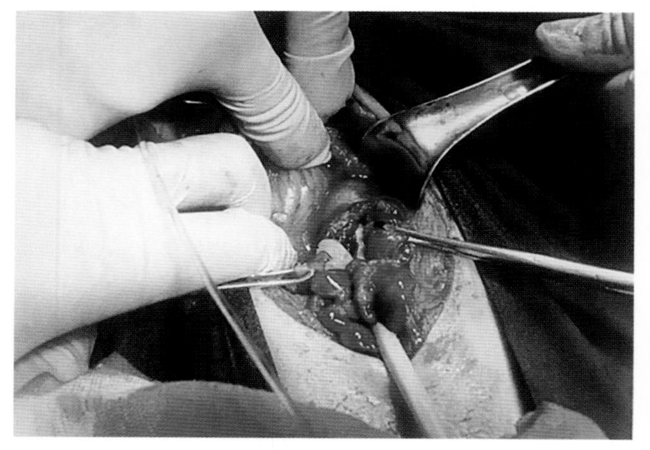

图 60-21　扩开后犬前列腺完全裂开

(2) 尿流动力学和神经肌电检查：①扩开前和扩开术后 7 天膀胱漏尿点压力没有显著差别；②扩开组犬尿道外括约肌舒缩 P 曲线消失，这意味着术后尿道外括约肌可能存在部分损伤，但不同时间点的神经肌电电位测定结果，未见尿道外括约肌异常，这说明水囊扩张术后尿道外括约肌可能存在一定损伤，但程度较轻，不影响正常的排尿功能(图 60-22~ 图 60-24)。

(3) 组织病理学表现：①扩开组犬的前列腺平滑肌纤维内炎症反应和间质出血，前列腺部尿道呈疏松状，表现为塌陷的前列腺组织，有益于排尿时尿道的扩张；②膀胱颈和膜部尿道的尿道黏膜可见坏死和黏膜脱落；③前列腺的外围组织保存完好；④Masson 三色染色结果提示，对照组膀胱颈、前列腺和尿道间质中，胶原含量高，而扩开组胶原含量减少(图 60-25)；⑤ α-SMA(α- 平滑肌肌动蛋白)染色结果提示，术前

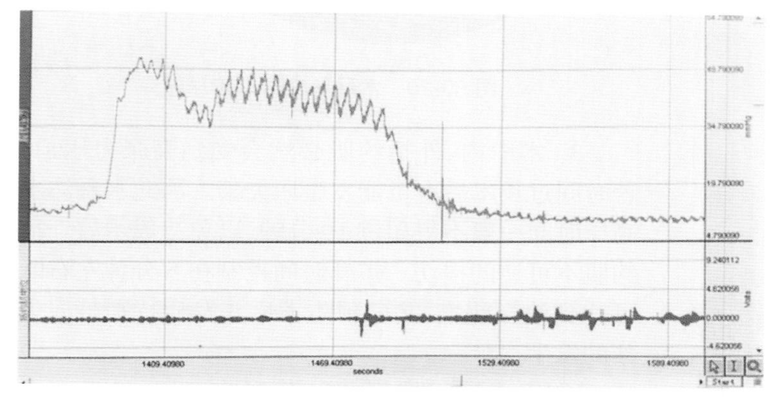

图 60-22　扩开术前膀胱漏尿点压力及尿道括约肌肌电图

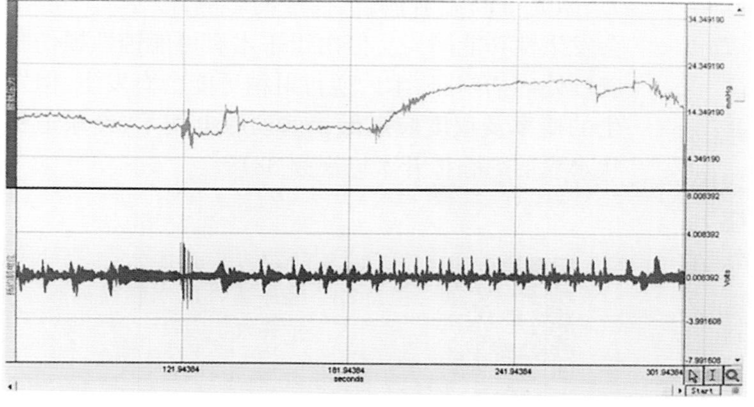

图 60-23　扩开术后马上检测，膀胱漏尿点压力显著降低，尿道括约肌肌电图激惹现象明显

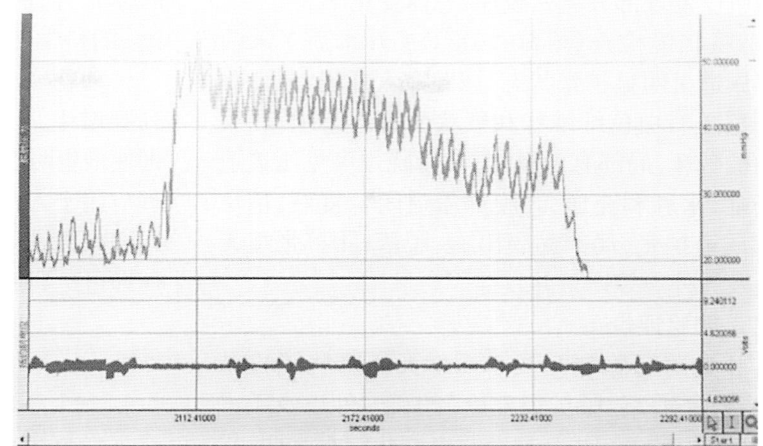


图 60-24　扩开术后 7 天检测，膀胱漏尿点压力基本恢复正常，尿道括约肌肌电图没有显著激惹和减弱

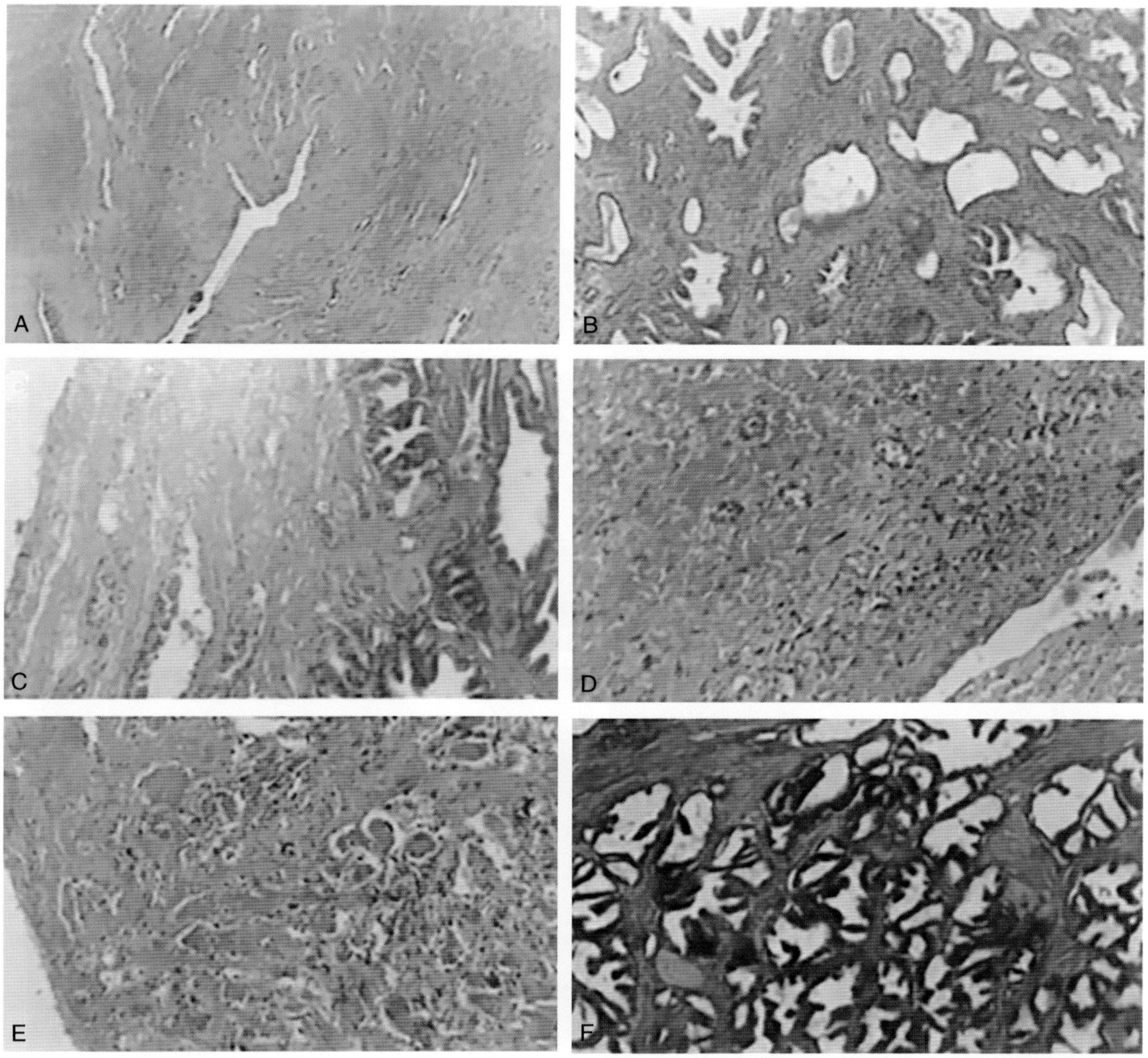

A　B　C　D　E　F

图 60-25　膀胱颈、前列腺和尿道的组织病理学变化

A. 前列腺部尿道黏膜脱落、炎性渗出、黏膜下组织大范围的出血坏死；B. 前列腺间质出血，平滑肌变性坏死，腔隙内炎性渗出；C. 前列腺外围纤维未见明显断裂端，但有出血和充血等损伤表现；D. 膀胱颈部位黏膜脱落、炎性渗出，黏膜下出血、坏死；E. 膜部尿道经过扩张后，黏膜脱落渗出，平滑肌炎症反应及坏死；F. 未经前列腺水囊扩张的正常前列腺组织。

后平滑肌仅发现部分坏死破坏，总体变化不大。

(4) 膀胱镜检查(图 60-26)：①扩开术后 7 天前列腺部尿道呈明显扩张状态，尿路宽大通畅，尿道黏膜表面覆盖有白色纤维状和絮状的脱落组织，黏膜完整性被破坏，局部有出血灶；②膀胱颈可见压迫造成的炎症、水肿和充血；③膜部尿道闭合良好，精阜头局部尿道扩张，局部黏膜出血、脱落；④扩张组无大出血及尿外渗等严重并发症。

**(二) 实验评价**

实验犬前列腺裂开及术后 7 天的膀胱镜检结果，初步验证了“包膜扩裂理论”的科学性以及手术的有效性。尿流动力学、神经肌电变化结果表明，扩开术后膀胱逼尿肌和尿道外括约肌主要功能正常，既保持了正常的生物学排尿功能，验证了扩开手术的安全性。病理学进一步研究发现，扩开组前列腺包膜裂开，尿道扩张明显，扩张的前列腺内可见炎症反应、微小坏死、平滑肌纤维变性，前列腺尿道胶原纤维含量减少，膀胱颈、前列腺及膜部尿道仅部分平滑肌破坏，说明扩开后尿路通畅主要是靠前列腺腺体张开，而非坏死，即进一步证实了“包膜扩裂理论”的科学性、有效性及安全性。

动物实验的另一个启示是，人和犬都会发生前列腺增生，但犬类的前列腺周围因无包膜包绕压迫，即使增生明显，也不会发生排尿困难、尿潴留。将此原理应用于人，前列腺手术并非一定要将前列腺组织予以切除，只需将前列腺包膜撑开、解除腺体对尿道的挤压即可达到治疗目的，这正是扩开术的创新所在。

## 五、病例选择与相关问题

**(一) 手术适应证**

经尿道前列腺扩开术本质上可归属于介入式临床治疗，由于其具有操作简单、术后恢复快、并发症少的优势，在临床应用中，可根据病情及患者意愿适度调整适应证。绝对手术适应证包括：①反复尿潴留(尿潴留次数≥2 次)；②反复血尿，药物治疗无效；③反复泌尿系感染；④膀胱结石；⑤继发性上尿路梗阻，可伴轻度肾功能损害。作者的经验可以作为相对手术适应证选择参考：中重度前列腺增生(IPSS≥8 分)、有尿

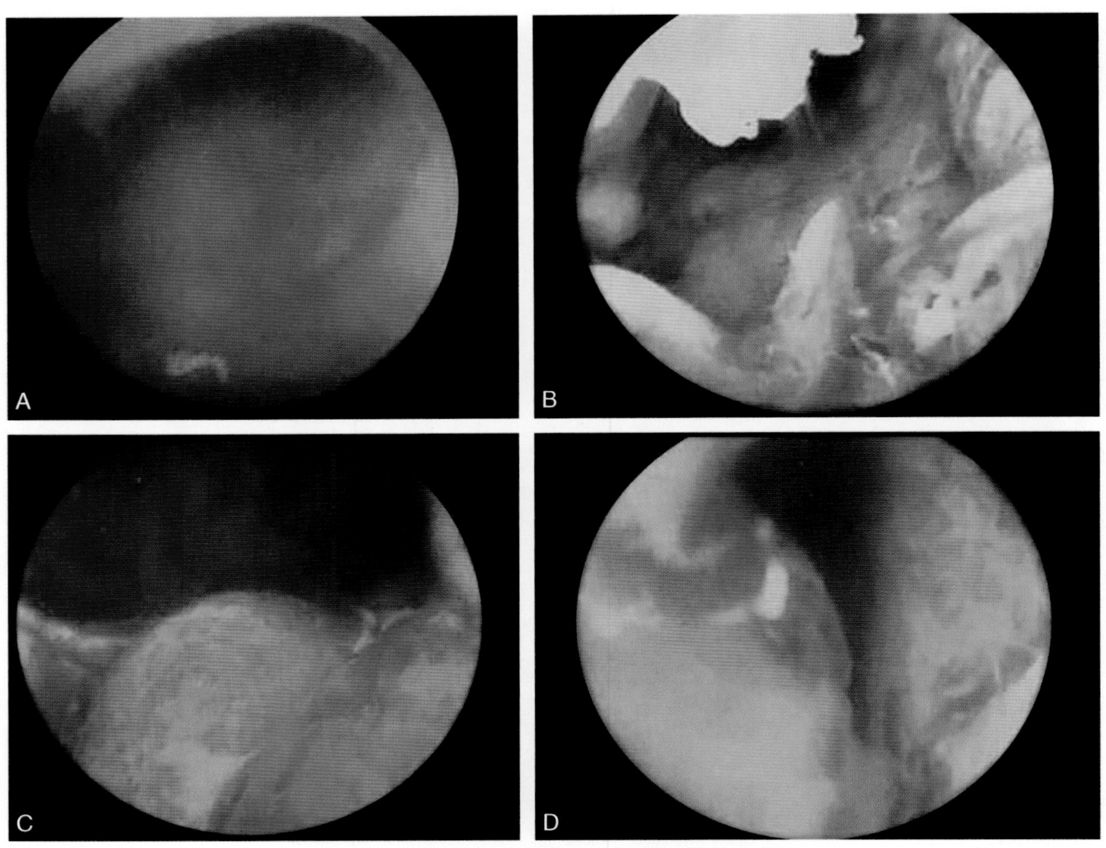


**图 60-26　扩开术后犬前列腺行膀胱镜检查所见**

A. 前列腺部尿道呈明显扩张状态，尿路宽大通畅，尿道黏膜表面覆盖有白色纤维状和絮状的脱落组织，黏膜完整性被破坏，局部有出血灶；B. 膀胱颈可见压迫造成的炎症、水肿和充血；C. 膜部尿道闭合良好，精阜头局部尿道扩张，局部黏膜出血、脱落；D. 扩张组无大出血及尿外渗等严重并发症。

路梗阻表现、3~6个月内科治疗无效、其他微创手术方式失败或不能采纳、患者手术意愿强烈。

（二）手术禁忌证

扩开术手术禁忌证原则上与经尿道前列腺电切术相同：①严重心肺肝肾功能不全、凝血功能不全等全身性疾病；②严重泌尿系感染；③中-重度尿道狭窄；④中叶突出膀胱腔内超过3cm；⑤膀胱严重挛缩致膀胱容量严重减少；⑥膀胱逼尿肌无收缩等神经源性膀胱；⑦超过160g的巨大体积前列腺；⑧前列腺癌。此外，有下肢及盆腔“血栓”病史以及慢性前列腺炎合并LUTS储尿期症状者，可作为相对手术禁忌证；中叶突出膀胱腔内严重者，可结合电切术切除中叶，然后再行扩开治疗，因而也可将其视为相对禁忌证。

## 六、术前准备与评估

（一）术前准备要点

由于接受前列腺扩开术患者多为高龄、高危或合并复杂的内科疾病。因此，术前医护人员要做好以下准备和评估：

1. 对所有患者的全身状况进行系统评估。结合患者及其家属信息采集病史，包括现病史、既往慢性病史及重大手术史，并进行IPSS与QOL评分。

2. 完善术前检查　血液常规、尿液常规、中段尿培养、肝肾功能、凝血功能、前列腺特异性抗原、胸片、心电图等；特殊检查包括经腹部前列腺超声检查、残余尿量测定、尿流率检测，部分患者行24小时动态心电图、肺通气功能检测、尿流动力学检查等；对PSA升高者常规行磁共振检查和/或经直肠前列腺穿刺活检以排除前列腺癌。

3. 尿路感染患者常规应用敏感抗生素至相关指标恢复正常。

4. 高血压患者需调整血压至平稳。

5. 长期服用阿司匹林等抗凝药物者，予以停药1~2周。

6. 双肾积水、肾功能不全者先予以导尿、护肾等对症治疗。

7. 糖尿病患者术前将血糖控制稳定。

8. 术前常规超声检查，排除双下肢及盆腔“血栓”性疾病。

9. 术前常规麻醉手术耐受度评估。

（二）导管型号与选择要点

依据彩超前列腺大小，特别是前列腺上下径距离，结合膀胱残余尿量、患者年龄、病史时间、急性尿潴留发作次数、术中梗阻部位等综合性因素，选择导管型号。术中膀胱尿道镜检结果是导管型号选择的主要依据（表60-2）。

表60-2　TUCBDP选管标准

| 前列腺大小/g | 导管选择型号 |
|---|---|
| <30 | 38B |
| 30~50 | 39B |
| 50~80 | 40B |
| 80~110 | 41B |
| 110~150 | 42B |
| >150 | 42C |

## 七、麻醉选择与手术操作要点

（一）麻醉选择

可采用硬膜外麻醉、全身麻醉或者腰硬联合麻醉。也有报道局麻下完成前列腺扩开术的，但需慎重，特别是对高龄高危患者。局麻下完成前列腺扩开术是需深入研究、进一步探索的目标。

（二）手术操作要点

以柱状水囊前列腺扩开术为例：

1. 膀胱尿道镜检查　术前尽可能行膀胱尿道镜检查，既可以了解膀胱尿道结构，更重要的是可以明确“梗阻”的诊断，包括原因、性质、部位等，同时据此选择合适的导管。通常是用F22~26尿道探子扩张后，直视下置入膀胱（电切）镜，然后注水300~400ml，充盈膀胱（图60-27、图60-28）。

2. 插入导管　术者将外涂消毒液体石蜡的导管以压尾插入法插入膀胱，或应用示指在直肠内前列腺尖部向上轻轻抬送辅助插入，见有尿液从管口溢出，证实已插入膀胱（图60-29）。

3. 定位　①术者左手扶持导管，右手示指在前列腺尖部触及水囊尾端的定位突（图60-30）；②将导

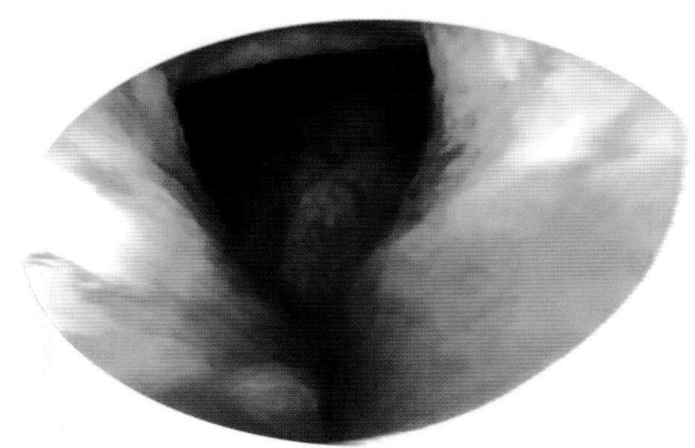

图60-27　术前膀胱镜检查（一）

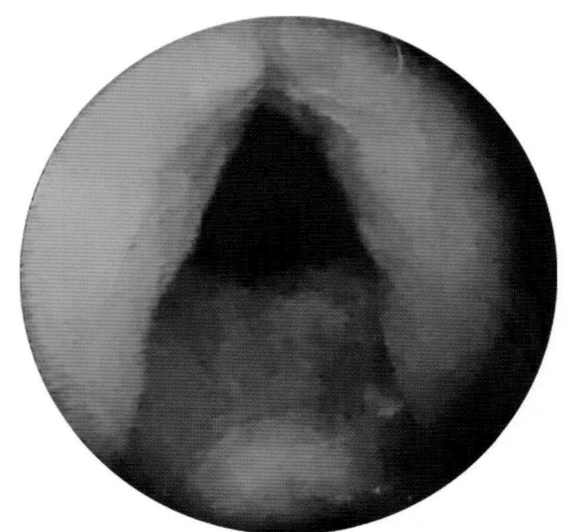

图 60-28　术前膀胱镜检查(二)

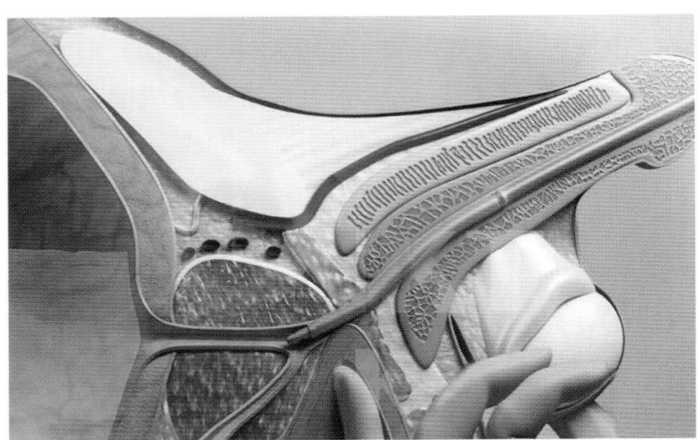

图 60-29　插入前列腺扩开导管

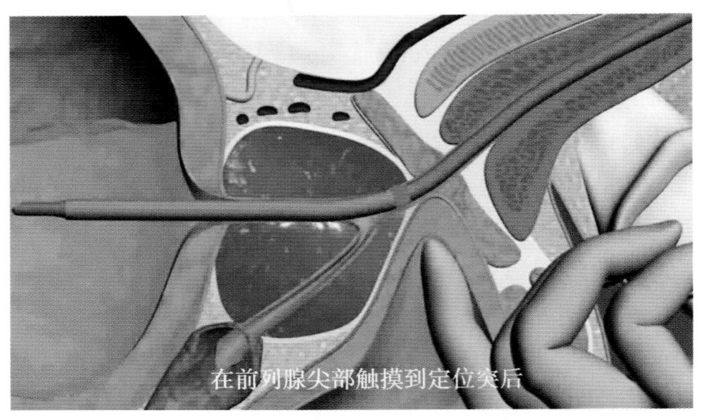


图 60-30　前列腺尖部及定位突

管向外牵拉 1.0~1.5cm(可以感觉到定位突跨过外括约肌时的落空感)(图 60-31);③暂固定导管不动;向内囊注水,压力至 0.15~0.2MPa 适度牵拉内囊,这时术者应该在前列腺尖部扪及膨大的内囊,牵拉内囊,使内囊尾部贴近膜部尿道,则定位准确(图 60-32)。如果内囊尾部跨过膜部进入球部,则重新操作;如果扪及不清内囊具体位置,则抽出内囊水后重新定位。

4. 内囊注水　继续向内囊注水至 0.3MPa,夹闭内囊注水管,注射过程中保持牵拉状态,保证导管位置不向内、向外滑动(图 60-33)。

5. 外囊注水　助手把压力泵接入外囊充压接头并向外囊注水,向外囊注水时注意一定要牵住扩

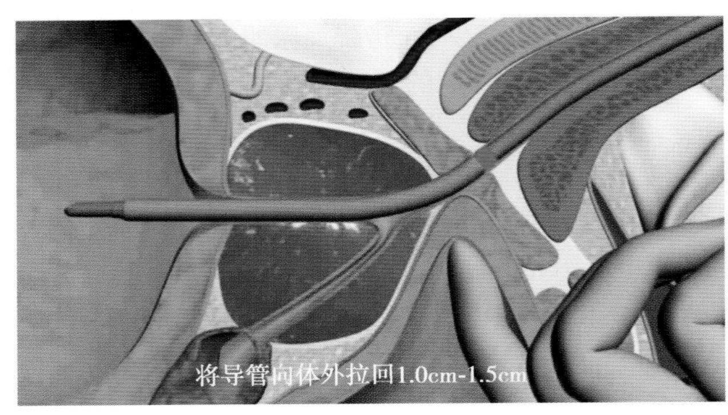


图 60-31　扩张导管向外拉 1.5cm

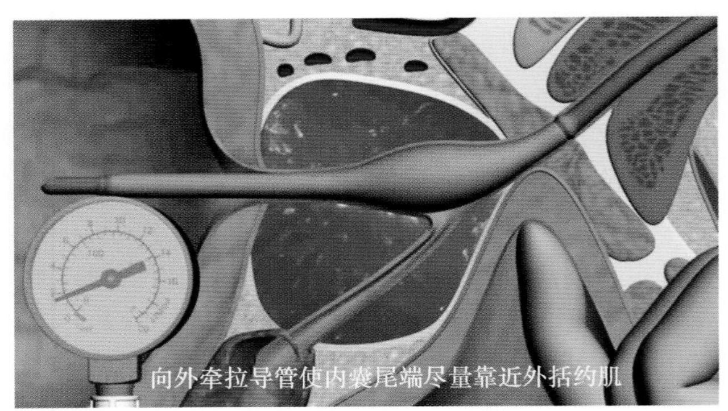

向外牵拉导管使内囊尾端尽量靠近外括约肌


图 60-32　内囊注水至 0.15~0.2MPa

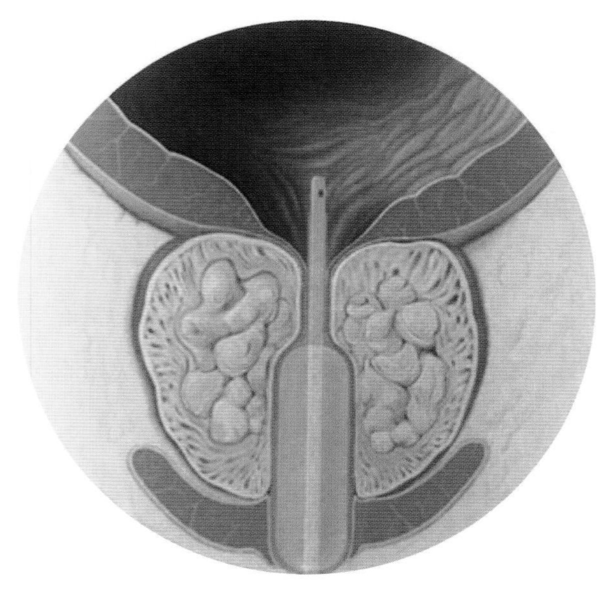

图 60-33　内囊注水至 0.3MPa

裂导管，防止扩裂导管向膀胱内滑入（整个注水过程一定都要始终向外牵拉扩裂导管，而且一定要保证在前列腺尖部一直能扪及囊尾隆起），当外囊压力稳定在 0.3MPa 后，停止注水，维持压力 5 分钟（压力下降需补压到 0.3MPa）（图 60-34，图 60-35）。

6. 排尿试验　将内囊、外囊注水全部放掉，拔出扩裂导管后按压膀胱区，观察排尿通畅情况，若排尿不畅，说明梗阻未解除，需再次检查原因或再行扩开术（图 60-36，图 60-37）。

7. 检查扩开效果　吸净膀胱尿道内血凝块，膀胱尿道镜检查前列腺扩开情况。一般可见前列腺 12 点方向前列腺尖部至膀胱颈包膜全程裂开，前列腺腺体分裂宽度在 10~2 点范围内（图 60-38，图 60-39）；

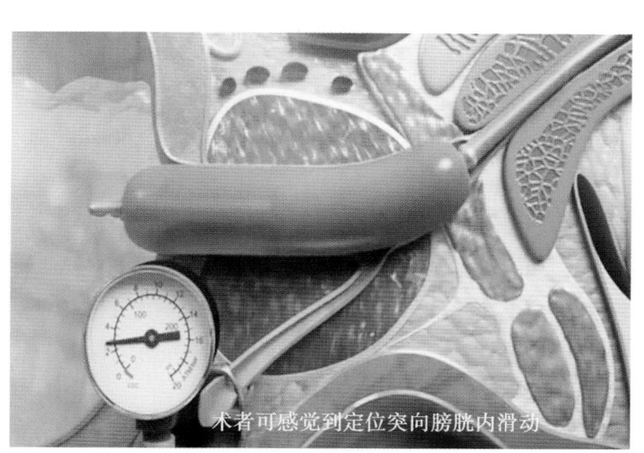


图 60-34　外囊注水（一）

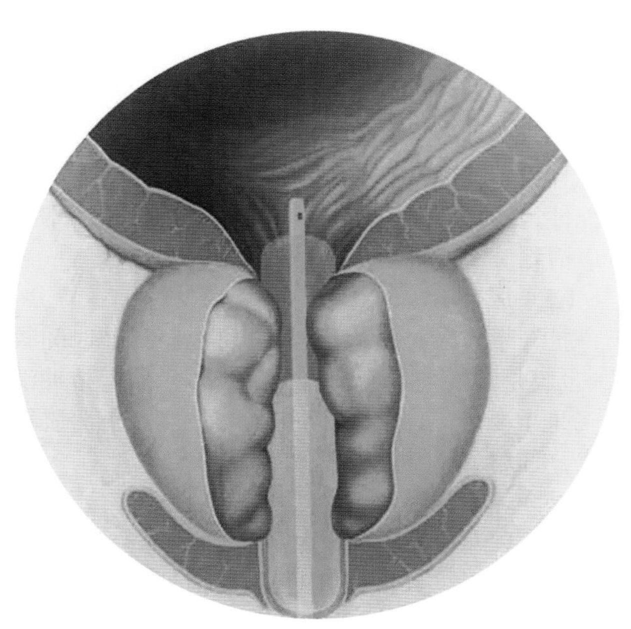

图 6-35　外囊注水（二）

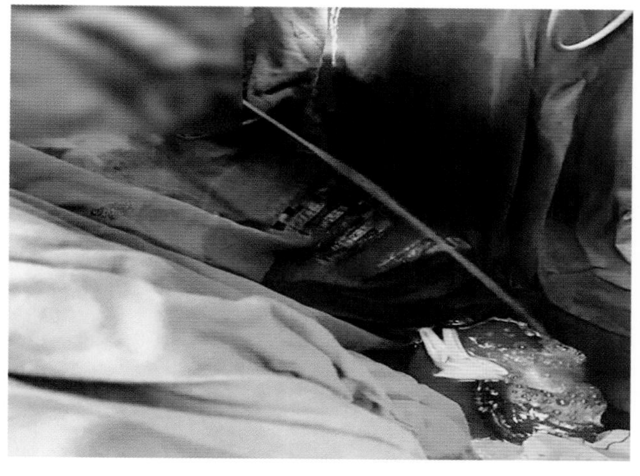

图 60-36　排尿试验（一）

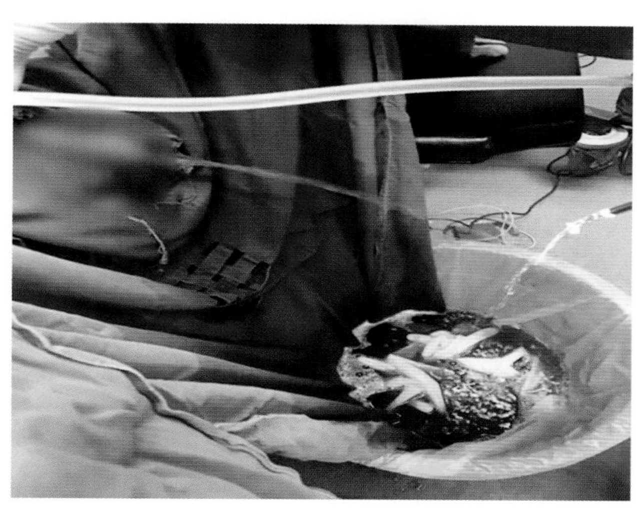

图 60-37　排尿试验（二）

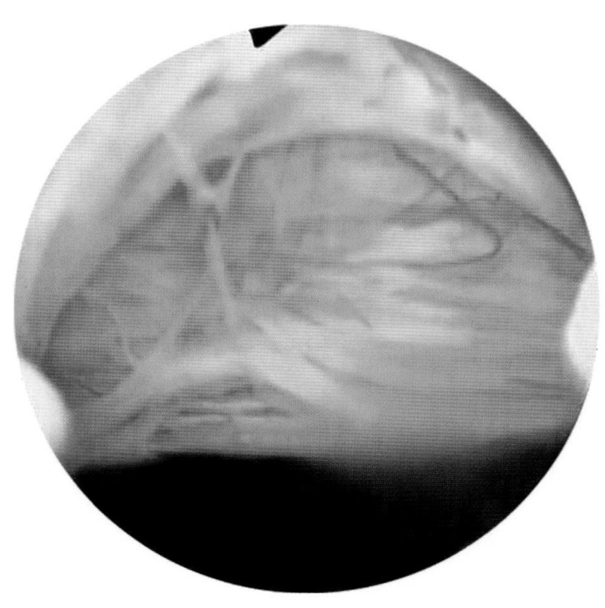

图 60-38　扩开后可见前列腺包膜及纤维征象

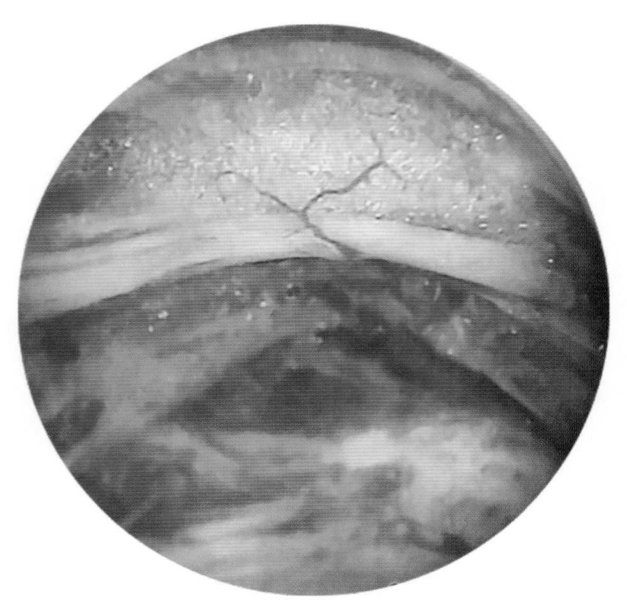

图 60-39　包膜扩裂后可见脂肪征象

有时可见膀胱颈 6 点处扩开（或者其他部位扩开）；若扩开效果不明显可重复 2~5 步骤；如有动脉喷射状出血可用电切镜电凝止血。

8. 置入普通尿管　插入 F-20 或 F-22 普通三腔气囊导尿管，持续膀胱冲洗。在尿道外口系扎纱布条于尿管上对抗牵引（术后 6 小时解除），手术结束。

## 八、术后需要注意的几个问题

扩开术后总体处理原则与经尿道前列腺电切术相同。由于该手术术中不需常规电凝止血，主要是依靠对抗牵引、压迫止血，因而术后处理须关注以下几点：

1. 术后常规吸出膀胱血凝块，以免堵塞尿管。
2. 术毕尽快对抗牵引、压迫止血。
3. 应常规在手术室观察冲洗水颜色，若 10 分钟后冲洗水颜色不清亮，则需及时电凝止血。
4. 手术结束应及时持续冲洗，以免血凝块堵塞尿管，导致膀胱高压出血。
5. 术后需及时止痛处理，以防因疼痛导致膀胱痉挛出血。作者经验是术后早期预防性止痛处理，较为重要。
6. 术后早期鼓励下肢活动，防治血栓。
7. 术后不建议常规使用抗凝止血药。
8. 术后根据情况 5~10 天拔除尿管。

## 九、术后并发症与处理原则

### （一）尿失禁

总体发生率低。按照目前扩裂导管的结构设计及手术原理，经尿道前列腺扩开术可以相对、有限、钝性扩张膜部尿道及外括约肌，即使有损伤也是暂时的、轻微的，动物实验也已充分证明了这一点。只要患者术前膀胱功能以及内外括约肌功能损害不严重，术后一般不会发生严重或真性尿失禁。作者约 500 例的扩开术临床经验中，未见真性尿失禁病例。在手术早期阶段，有时可以见到假性尿失禁的发生，以急迫性尿失禁为主，一般术后 1~6 个月内均可自行痊愈。

尿失禁发生多见于患者自身膀胱尿道括约肌功能不全、膀胱 - 尿道功能失调；此外，操作不规范、不熟练、扩裂导管过于向外牵拉、精阜部尿道穿孔等因素，也会导致尿失禁的发生。一旦发生尿失禁，应与患者进行良好的沟通，讲解病情和治疗措施，稳定患者情绪、嘱患者配合提肛训练等盆底治疗。预防尿失禁发生的关键措施：①术前掌握好适应证；②了解患者膀胱尿道功能状况；③熟悉导管结构及技术原理；④严格执行操作流程。

### （二）出血

导管结构及手术方法不断改进完善后，手术安全性明显提高，表现为术中术后大出血罕见，特别是积累一定临床经验后尤其如此。扩开手术不强调术中常规电凝止血，约 95% 患者依靠对抗牵引即可压迫止血。

术后出血常见原因：①术中膀胱凝血块未及时清除；②术中包膜裂开处动脉喷射状出血未及时处理；③术后疼痛、膀胱痉挛等原因。处理措施：①术毕应常规在手术室观察冲洗水颜色 10 分钟，若冲洗水颜色不清亮，则应及时电凝止血；②严密观察小体积 BPH 术后出血发生；③术后一旦出血，及时给予冲洗、牵拉等保守治疗，多数可以痊愈；若术后反复、间歇性出血，要充分考虑膀胱内存在较大凝血块的可能性，及时 B 超检查明确诊断，必要时应进手术室予以清除。

### （三）尿外渗

扩开手术罕见发生尿外渗，可能与操作时间较短、包膜是钝性均匀撕裂有关。术中术后保持冲洗通畅是重要措施，必要时可更换导尿管或行膀胱造瘘术，可以有效地防治尿外渗。

### （四）术后尿潴留

术后尿潴留最常见原因是各种因素导致的术后尿道组织水肿。其次，术中包膜与前列腺腺体未能均衡撕裂与移位，形成瓣膜、涡流等影响排尿，多见于大体积前列腺。此外，膀胱收缩无力、凝血块等坏死组织堵塞尿道，或者是前列腺包膜未完全扩裂开，都是需要考虑的因素。

鉴于扩开术原理是扩裂前列腺包膜，并非切除组织，理论上因组织水肿发生暂时性尿潴留的概率高于电切手术，因此术后置放尿管时间要相应延长，一般 5~10 天。掌握适应证、选择合适型号导管、膀胱镜常规检查扩裂效果，是减少术后尿潴留发生的重要措施。一般患者经再次导尿 3~5 天处理，多数可以恢复正常排尿，否则必须再次膀胱镜检查，查明原因，相应处理。

**（五）性功能异常**

理论上扩开术对膀胱颈处内括约肌损伤轻微，术后较少发生逆行射精。同时，临床实践已证明扩开术对勃起功能没有明显影响，因而一般术后 1~3 个月左右即可鼓励患者恢复性生活，否则不利于患者性功能康复。

## 十、术式评价

BPH 是一个以患者主观感觉为主要评价指标的良性疾病，不同于肿瘤性疾病的外科治疗，理论上更适合介入式临床治疗。经尿道前列腺扩开术不同于传统的球囊扩张术，是真正意义上的保留组织器官、达到手术切除效果的介入式临床治疗方法，符合精准外科的发展方向，体现了中国人的智慧。其创新之处在于改变了在前列腺包膜内进行治疗的传统模式。“包膜裂开理论”既符合医学原理，又贴近生活常识，大道至简！对膜部尿道及外括约肌的适度、有限、钝性扩张，不仅不会引起尿失禁，而且可以明显缓解排尿困难。这一创新观点符合临床实践。

近 20 年的临床应用证明，经尿道前列腺扩开术具有总体疗效肯定、操作简单、手术耗时短、出血量少、术后恢复快、并发症少等优点。较前列腺电切术、前列腺等离子剜除术乃至激光手术而言，该手术适应证更宽泛、安全性更高、学习曲线更短，是对当今 BPH 治疗体系的较好补充，可以给患者及临床医师带来更多的选择。近几年来导管结构与手术方法的不断改进与完善，将扩开术的疗效和安全性提升到了一个新的高度。

经尿道前列腺扩开术远期疗效尚存在争议。深入接触该手术的医师坚信长期疗效达 80% 以上，但客观数据不完善、评价指标尚不精准、手术理念尚未被完全认可是目前的现状。因而对扩开术机制进一步研究、大样本多中心临床观察的进一步加强，特别是可视化前列腺扩裂导管的研发是今后的研究重点和方向。

（高文喜）

## 参考文献


[1] HUANG WG, GUO YL, XIAO GF, et al. Treatment of benign prostatic hyperplasia using transurethral split of the prostate with a columnar balloon catheter [J]. Journal of endourology, 2015, 29(3): 344-350.

[2] MARTIN S, LANGE K, HAREN MT, et al. Members of the Florey Adelaide Male Ageing S. Risk factors for progression or improvement of lower urinary tract symptoms in a prospective cohort of men [J]. J Urol, 2014, 191(1): 130-137.

[3] MINUTOLI L, ALTAVILLA D, MARINI H, et al. Inhibitors of apoptosis proteins in experimental benign prostatic hyperplasia: effects of serenoa repens, selenium and lycopene [J]. J Biomed Sci, 2014, 21(1): 19-27.

[4] QUAN C, CHANG W, CHEN J, et al. Laparoscopic Madigan prostatectomy [J]. J Endourol, 2011, 25(12): 1879-1882.

[5] VOS T, FLAXMAN A D, NAGHAVI M, et al. Years lived with disability (YLDs) for 1160 sequelae of 289 diseases and injuries 1990-2010: a systematic analysis for the Global Burden of Disease Study 2010[J]. Lancet, 2012, 380(9859): 2163-2196.

[6] WEIN A J, KAVOUSSI L R, PARTIN A W, et al. Campbell-Walsh urology—Eleventh edition. In: Elsevier. Philadelphia, 2016.

[7] 高中伟 . 先天性输尿管膀胱连接部梗阻的诊断与治疗[J]. 中国医师进修杂志，2011，34(32)：40-42.

[8] 郭应禄 . 经尿道柱状水囊前列腺扩开术[M]. 北京：北京大学医学出版社，2015.

# 第六十一章

# 前列腺癌概论

## 第一节　前列腺癌流行病学

前列腺癌（prostate cancer，PCa）是全球范围内男性第二位最常见恶性癌症，在中国是男性第六位最常见恶性癌症。2018 年全球估计新增前列腺癌发病人数和死亡人数分别为 164.69 万和 29.43 万。伴随环境污染、饮食结构改变和人口老龄化，我国前列腺癌的发病率及病死率均呈逐年增长趋势。前列腺癌的发病与年龄、种族、家族遗传背景、地理环境及饮食结构等因素相关。

### 一、发病年龄

前列腺癌的发病与高龄相关。几乎全部前列腺癌发生在 50 岁以上的男性，50 岁以下患者的所占比例不足 0.10%。男性 50 岁以后，前列腺癌的发病率随年龄增长而快速上升，70% 的患者确诊时年龄在 65 岁以上。前列腺癌的病死率也随年龄增长而明显增高，死亡患者中超过 70 岁以上者占 80%。

2008 年，中国肿瘤登记地区前列腺癌发病率为 11/10 万人。0~74 岁中国男性前列腺癌累积发病率为 0.70%，占中国男性恶性肿瘤发病构成的 3.33%。中国年龄别发病率结果显示，70 岁以上男性人群前列腺癌发病率和病死率均居男性泌尿生殖系肿瘤的第 1 位。1998 年至 2008 年中国男性前列腺癌发病率的年均增长率为 12.07%；病死率的年均增长率为 8.44%。随时间推移，在前列腺癌发病和死亡病例的年龄构成中，高龄组比重明显上升。

### 二、地区和种族

不同种族间，前列腺癌的发病率和病死率存在较大差异。据 2006—2010 年美国癌症协会数据，非洲裔美国男性前列腺癌的发病率最高（220.0/10 万），约为美国白人发病率（138.6/10 万）的 1.6 倍，约为亚洲裔人群发病率（75.01/10 万）的 3 倍。非洲裔美国男性前列腺癌的病死率也最高（50.9/10 万），约为美国白人病死率（21.3/10 万）的 2.4 倍，约为亚洲裔人群病死率（10.1/10 万）的 5 倍。

前列腺癌的发病率在全球不同地区差别很大，发病率最高地区可为最低地区的 25 倍以上。相对于发病率，世界各地区前列腺癌病死率差异较小，病死率最高地区约为最低地区的 10 倍。总体上，亚洲国家的发病率远低于欧美国家。2012 年全球发达地区与欠发达地区的前列腺癌发病粗率分别为 125.2/10 万和 12.0/10 万，前列腺癌死亡粗率分别为 23.4/10 和 5.6/10 万。2012 年全球前列腺癌发病率最高的地区是澳洲和北美（111.6/10 万人和 97.2/10 万人）。亚洲男性前列腺癌发病率仍然较低，中南亚地区前列腺癌的发病率仅为 4.5/10 万人。除人种因素外，PSA 筛查也是影响前列腺癌流行病学发病率的因素。

### 三、饮食与环境因素

环境因素同样也对前列腺癌风险有着重要的影响作用。饮食和环境因素可能影响潜伏性前列腺癌向临床前列腺癌的转变。在美国生活的亚裔男性，患前列腺癌和死于前列腺癌的风险均高于其在亚洲生活的亲属。但亚裔美国人前列腺癌的发病率比美国白人和非洲裔美国人低，说明遗传因素仍发挥着一定的决定前列腺癌易感性的作用。

#### （一）维生素 D

维生素 D 摄入不足和合成减少可能与前列腺癌发生发展相关。日本男性的饮食中富含鱼类食物来源的维生素 D，其前列腺癌发病率较低。生活在高纬度地区缺少日照可能导致维生素 D 合成减少，这部分人群的前列腺癌病死率更高。

### （二）番茄红素

番茄红素是一种天然的类胡萝卜素，主要存在于新鲜果蔬中，其中以番茄及番茄制品中含量最高。具有抗氧化损伤、抑制肿瘤细胞增殖、调节细胞周期、增强机体免疫力等功能。既往研究报道饮食中番茄红素在预防前列腺癌方面具有一定益处。在高危前列腺癌患者中，番茄红素持续摄入量大于中位水平者，前列腺癌特异性病死率较小于中位水平的患者更低。

### （三）其他因素

吸烟可摄入 60 余种致癌物质，损伤人体正常 DNA 从而诱发多种肿瘤；同时又通过改变肿瘤细胞的基因表达，增强肿瘤的侵袭性。Rieken 等通过对 6 538 例前列腺癌手术患者的回顾性分析显示，吸烟组患者的生化复发风险明显高于不吸烟组。Zelefsky 也指出有吸烟史的前列腺癌放疗患者的远处转移、生化复发、癌症相关病死率均高于不吸烟史者。

有人认为前列腺癌的发病风险与酒精摄入量有关，但仍然有争议。绿茶可能为前列腺癌的预防因子，研究显示绿茶中的活性成分——茶多酚，其具有清除自由基与抗氧化效能。亚洲地区前列腺癌发病率低，可能与绿茶饮用量相对较高有关。其他危险因素包括红色肉类和奶制品的高摄入，维生素 E、硒、鱼油、番茄红素、大豆、水果和蔬菜的低摄入等。

## 四、家族史及遗传因素

流行病学证据显示，家族和遗传因素是前列腺癌患病最重要的风险因素之一。前列腺癌发病具有明显的家族聚集现象。与前列腺癌患者具有一级亲缘关系的男性发生前列腺癌的风险明显升高。前列腺癌的发病风险随着家庭成员中发病人数的增多、血缘关系亲疏级别以及亲属发病年龄的降低而相应增加。如果 1 个直系亲属（兄弟或父亲）患有前列腺癌，其本人患前列腺癌的风险会增高 2~3 倍。2 个或 2 个以上直系亲属患前列腺癌，相对危险性会增至 5~11 倍。兄弟同患前列腺癌的风险高于父子同患的风险，而同卵双生的兄弟同患前列腺癌的风险明显高于异卵双生的兄弟。低年龄发病的前列腺癌具有更强的家族聚集性，有前列腺癌阳性家族史的患者比那些无家族史患者的确诊年龄大约早 6~7 年。年龄小于 55 岁前列腺癌患者的亲属，比高龄患者的亲属具有更高的发病风险。

分子流行病学研究发现多个前列腺癌基因易感位点，并在多个种族中得到证实，如日本人群 GWAS 研究确定的 24 个前列腺癌风险位点中 19 个与欧美人群报道的相同。易感热点区域 8q24 上的位点也在多个种族前列腺癌人群中得到验证。然而种族之间也存在遗传异质性，表现为不同种族之间前列腺癌遗传风险位点又不尽相同。中国汉族人群 *XRCCI*、*XPD* 和 *GSTM1* 基因多态与前列腺癌发病相关，可能是导致年龄较早发病的因素之一。染色体 8q24 上的 *rs16901966*、*rs1447295*、*rs11986220* 和 *rs10090154* 位点的基因型与前列腺癌具有关联。

## 五、代谢性疾病与前列腺癌

肥胖会增加氧化应激反应，增高雌激素和瘦素的水平，伴随胰岛素抵抗程度增高和脂联素水平降低，均与肿瘤的发生与发展有着密切联系。对 95 万挪威男性进行随访观察发现，肥胖男性较体重正常男性发生前列腺癌的风险增加 9%。对 287 例接受去势内分泌治疗的前列腺癌患者进行 73 个月的随访观察发现，肥胖患者前列腺癌的进展风险更高。提示在标准治疗方案下，肥胖可能加剧前列腺癌的恶化。研究发现，前列腺周围脂肪组织可以通过旁分泌的作用影响前列腺肿瘤的发生与发展。脂肪组织可分泌生物活性的脂肪因子如瘦素、脂联素、白介素 6（IL-6）等物质促进血管新生，并促进前列癌细胞早期发生侵袭和转移。

糖尿病可升高前列腺癌的患病风险。一项对美国患糖尿病的退伍军人罹患前列腺癌的风险研究发现，糖尿病降低了白种人和黑种人患前列腺癌的风险。但也有一些研究却认为糖尿病与前列腺癌的发生呈正相关，但是其机制并不清楚。

## 六、炎症因素

感染可能是前列腺癌的病因之一。前列腺的慢性炎症可引起腺上皮细胞过度增殖，并可能破坏细胞的 DNA，导致前列腺细胞的癌变，并促进前列腺癌的发展。流行病学资料显示，患性传播疾病，如淋病或衣原体感染可以增加前列腺癌患病风险。前列腺癌与梅毒抗体、人乳头状瘤病毒抗体及人类疱疹病毒 16 型和 18 型抗体阳性也存在正相关性。此外，前列腺癌患者的血清中具有更高浓度的炎症急性反应物及促炎症反应细胞因子。病理组织学观察时，经常在前列腺癌的组织标本中发现炎症性增殖性萎缩，可能是前列腺癌发展的一个重要病理生理过程。

（陈岳　尚芝群）

# 第二节 前列腺癌病因与分子遗传学

多种恶性肿瘤，如乳腺癌，卵巢癌，结肠直肠癌和肾癌都与遗传有关，而遗传因素也在前列腺癌的发病中起重要的作用。大约 8%~12% 的晚期前列腺癌存在肿瘤抑制基因的种系突变。评估前列腺癌遗传易感性的相关性研究集中在基因点突变单核苷酸多态性（SNP）和单基因改变方面。

## 一、单核苷酸多态性

在过去的十年中，全基因组关联分析（Genome-Wide Association Studies，GWAS）已经确定了数千个与疾病风险相关的单核苷酸多态性（SNP），建立了一个与人类疾病发生和发展相关的基因组文库。而已知大多数 SNP 定位于基因组的非编码区，通常认为它们能够影响远端转录增强子的作用。尽管 GWAS 研究本身有很多问题，例如变异的关联风险低等，但相比家系连锁研究，GWAS 仍有希望鉴定出常见的、外显率低的易感等位基因。如日本人群 GWAS 研究确定出的 24 个前列腺癌风险位点中 19 个与欧美人群报道的相同。

迄今，GWAS 已发现超过 100 种常见变异，占家族性前列腺癌风险的 38%。截至 2017 年 12 月，搜索 NHGRI 和 EMBL-EBI 的 GWAS 目录数据库，检索到 63 个前列腺癌 GWAS 研究，发现了 587 个与前列腺癌相关的突变，位于 400 多个不同的位点。而新的研究仍在进一步发掘更多种族或地理种群的信息，它们不仅增加了样本量，也促进了罕见突变的发现。

虽然单个风险等位基因的预测作用相对较弱，但多个等位基因的组合可以对前列腺癌的预后以及预测评估提供重要帮助。具有超过 4 个风险等位基因的男性罹患前列腺癌的风险较普通男性升高 4.5 倍，而在此基础上增加 4 个或更多风险等位基因的人患前列腺癌的风险增加了近 10 倍。

染色体 8q24 被称为基因荒漠区，研究发现其变异位点与多种肿瘤关联，包括结直肠癌乳腺癌、卵巢癌、膀胱癌以及前列腺癌。易感位点在 8q24 上的位置被命名为 5 个区：Region1，128.54~128.62Mb；Region 2，128.14~128.28Mb；Region3，128.47~128.54Mb；Region4 和 Region5：128.54~128.62Mb。全基因组关联分析的研究发现 8q24 位点的变异可增加前列腺癌的发病风险。欧洲血统男性的风险增加约 8%，非洲血统男性风险增加 16%。其中，8q24 基因位点 rs1447295、rs16901979、rs7000448 和 rs6983267 突变与非洲裔男性前列腺癌发生风险、更高的病理分期（$pT_3$~$pT_4$）以及更早的生化复发相关。

位于 19q13 的 rs11672691 与前列腺癌的侵袭性相关，此外，还发现 rs11672691 存在于增强子元件中并改变 *HOXA2* 的结合位点。HOXA2 是一种新的致癌转录因子。而本区域内的突变促进了致癌 *HOXA2* 和增强子介导的前列腺癌相关 LncRNA T19-long 的表达，促进了前列腺癌的进展。

## 二、与前列腺癌相关基因突变

通过连锁分析及定位克隆技术，已经成功在乳腺癌、结肠癌以及肾癌中鉴定易感基因，应用这种方法，学者们成功绘制前列腺癌相关的易感基因位点。

### （一）*ELAC2*/*HPC2*、*RNASEL*/*HPC1* 和 *MSR1*

*HPC2* 基因位于染色体 17p11，包含着编码 *ELAC2* 基因的区域。*ELAC2* 基因编码一种金属水解酶。*ELAC2* 的变异集中于 *S217L* 和 *A451T*，这两个等位基因都具有低外显率。在美国白人男性及亚裔男性人群中，*S217L* 和 *A451T* 与前列腺癌的发生风险相关。

*HPC1* 基因位于染色体 1q23~1q25，是家族性前列腺癌的高危险因素。编码肿瘤抑制基因 *RNASEL*。*RNASEL* 基因通过参与干扰素诱导的 RNA 降解路径来间接调控细胞的凋亡。*RNASEL* 突变与前列腺癌的发病相关，最常见的变异是 *R462Q* 和 *D541E*。*D541E* 表型能使白人、非裔美国男性前列腺癌患者风险增加约 2 倍。

此外，巨噬细胞清道夫受体 1（*MSR1*）基因位于 8p22，编码巨噬细胞清道夫受体，而该受体负责吸收细胞因子。在前列腺癌中，*MSR1* 基因经常处于缺失状态。在白人及非裔美国人中，*MSR1* 基因突变与遗传性和散发性前列腺癌的风险相关。虽然 *MSR1* 基因不能独立地预测前列腺癌患病风险，但是联合 *ELAC2*，*RNASEL* 和 *MSR1* 基因对前列腺癌患病风险的预测作用显著增加，成为前列腺癌多基因易感模型之一。

### （二）*HOXB13*

*HOXB13* 基因是经典的 *HOXs* 家族成员之一。它只表达于雄激素受体（AR）阳性的前列腺细胞中。

HOXB13 蛋白通过与 AR 及 FOXA1 的相互作用，抑制 AR 调节基因的转录。*HOXB13* 基因的 *G84E*（rs138213197）突变是遗传性前列腺癌的最显著的种系突变。*G84E*（rs138213197）在前列腺癌患者的发生率是对照组的 20 倍（1.4% vs 0.01%）。此外，*HOXB13 G84E* 突变与前列腺癌家族史及发病年龄相关。在具有家族史或发病早的患者中，*G84E* 突变的比值比为 5.1，差别显著，高于没有家族史或发病晚的患者（1.7）*HOXB13 G84E* 突变在北欧国家，如芬兰（22.4%）和瑞典（8.2%）的前列腺癌患者中较为常见。

#### （三）*BRCA1* 和 *BRCA2*

*BRCA1* 和 *BRCA2* 是肿瘤抑制基因。*BRCA1* 和 *BRCA2* 编码的蛋白质依靠未受损的姐妹染色单体作为模板对双链断裂（DSB）DNA 进行高保真修复。BRCA1 蛋白具有广泛的功能，DSB 位点招募效应子、介导 DSB 的末端切除、激活 G1/S 和 G2/M 检查点、介导同源重组以及单链退火（SSA）修复等。BRCA2 主要用于通过招募 RAD51 到 DSB 的位点以及通过 HR60 修复 DSB，最后实现同源重组。*BRCA2* 和 *BRCA1* 中的有害突变会增加前列腺癌的发生风险。

*BRCA1* 和 *BRCA2* 突变分别使前列腺的发生风险增加 4.5 倍和 8.3 倍，且 *BRCA2* 的突变与前列腺癌发病年龄小及预后不良相关。有研究纳入了 173 例具有乳腺癌 / 卵巢癌家族史并携带 *BRCA2* 突变的人群，发现其前列腺癌的发生增加了 5 倍，并且在 65 岁以下男性中的相对风险更是增加了 7 倍。*BRCA2* 突变携带者因 PSA 升高而进行前列腺穿刺活检的阳性预测值显著高于对照组，且前列腺癌的发生率也是对照组的两倍。一项 12 年的随访研究显示，*BRCA2* 突变的男性前列腺癌病死率（38.2%）显著高于没有发生 *BRCA2* 突变的患者（5.7%）。不仅如此，*BRCA2* 突变与疾病进展至转移性去势抵抗性前列腺癌（CRPC）相关，由此可见，对于携带 *BRCA1* 和 *BRCA2* 突变的男性患者，*BRCA2* 的突变对前列腺癌风险的预测作用更大。*BRCA1* 和 *BRCA2* 突变的肿瘤对 ADP- 核糖聚合酶（PARP）抑制剂的敏感性增加，早期采用 PARP 抑制剂靶向治疗 *BRCA1* 和 *BRCA2* 突变的 CRPC 患者，可以延长患者的总体生存率。

#### （四）DNA 错配修复（*MMR*）基因

最近研究的证据表明：DNA 错配修复（*MMR*）基因发生突变的男性人群，其前列腺癌发生风险增加。*MMR* 基因的突变，包括 *MSH2*、*MLH1*、*PMS1*、*PMS2* 或 *MSH6*，MMR 蛋白能够互相协作共同修复基因错配，还可以修复 DNA 复制和重组过程中产生的插入 / 缺失错配，MMR 蛋白的失活，会导致肿瘤组织的微卫星不稳定性（MSI）的发生率升高。一项来自于挪威的研究显示：*MMR* 基因突变的携带者发生前列腺癌的风险显著高于普通人群。此外，在 *MMR* 突变携带者男性前列腺癌中检查 MSI 检测的存在，而在散发性前列腺癌或其他遗传性前列腺癌中未检测到。一项来自丹麦的研究发现：*MSH2*、*MLH1* 和 *MSH6* 基因突变的前列腺癌具有更高的 Gleason 分级，检测发现肿瘤组织中 MSI 多伴发 MMR 蛋白的缺失。基于 SEER 数据信息，对于非裔美国男人 *MMR* 基因突变携带者，*MLH1* 和 *MSH2* 突变携带者增加前列腺癌发生的风险。但由于 *MMR* 基因突变频率低，包括不同种族或民族群体的研究相对有限。

#### （五）DNA 损伤修复途径中的基因突变

遗传性前列癌患者最常见的突变基因包括 *BRCA2*、*ATM*、*CHEK2* 和 *BRIP1/FANCJ*。DNA 损伤修复（DDR）途径中的基因突变可能影响前列腺癌的发生。其中前列腺癌患者的 *CHEK2* 的错义突变率为 3%~10%，与前列腺癌的发生风险相关。*ATM 3161G*（P1054R）突变与前列腺癌的患病风险增加显著相关。

### 三、基因突变与局限性前列腺癌的易感性

在新一代测序技术（NGS）出现之前，细胞基因突变及信号传导途径的改变主要通过样本中基因表达水平和拷贝数分析来检测，如 8p21 位点的 *NKX3-1*、10q23 位点的 *PTEN* 的缺失、8q24 位点 *c-myc* 和 Xq12 位点 AR 基因的过表达。随着基因表达谱和生物信息学的发展，发现了前列腺癌中 *ERG* 的过度表达，其原因是 *TMPRSS2-ERG* 融合基因的存在。

多个抑癌基因的失活成为癌症进化的基础。Berger 等人首先采用全基因组测序研究了局限性前列腺癌。发现前列腺癌与斑点型 POZ 蛋白（*SPOP*）基因的突变、编码染色质修饰物（CHD1、CHD5 和 HDAC9）的基因及热休克应激反应伴侣复合物（HSPA2、HSPA5 和 HSP90AB1）相关。其中，*SPOP* 是最普遍的基因突变（13%）。此外，局限性前列腺癌患者存在 *MED12*、*FOXA1*、*PTEN*、*NKX3-1*、*CDKN1B*、*TP53* 和 *RB1* 基因突变，以及 *TMPRSS2-ERG* 融合基因。因此，"chromoplexy" 被用来描述高度相互依赖的 DNA 易位和缺失模式，以及由此产生的致癌性基因融合。

癌症基因组图谱（TCGA）数据包含了 333 例原发前列腺癌的全外显子组测序以及 119 例前列腺癌

的全基因组测序数据，显示了前列腺癌的分子异质性以及潜在的个体化治疗靶点。依据不同的致癌驱动因子，他们将74%的肿瘤分为7种分子亚型，分别包括参与ETS转录因子家族基因融合的基因（*ERG*、*ETV1*、*ETV4*或*FLI1*）以及*SPOP*，*FOXA1*或*IDH1*基因的突变。这些亚组具有特异的雄激素受体（AR）信号应答、基因组甲基化和不同的miRNA表达谱。约有20%的前列腺癌存在DNA修复基因(如*BRCA2*、*BRCA1*、*CDK12*、*ATM*、*FANCD2*或*RAD51C*)的突变或缺失；而25%的患者PI3K或MAPK信号传导途径变异；17%的*PTEN*基因丢失或*PIK3CA*、*PIK3CB*、*AKT1*和*MTOR*的基因激活。

加拿大前列腺癌基因组网络（CPC-GENE）与国际癌症基因组联盟（ICGC）合作开展针对200例Gleason评分小于7分的局限性和非惰性前列腺癌的全基因组测序以及全外显子组测序。*MYC*基因扩增以及*PTEN*、*TP53*和*NKX3-1*基因的缺失是最为常见的。*SPOP*（8.0%）、*TTN*（4.4%）、*TP53*（3.4%）、*MUC16*（2.5%）、*MED12*（2.3%）和*FOXA1*（2.3%）6个基因发生单核苷酸突变（SNV）。38%的前列腺癌患者发现大规模的基因组重排，包括*TMPRSS2-ERG*基因融合。此外，在检测过程中发现“kataegis”（DNA单链断裂）和“chromothripsis”（DNA双链断裂），并与特定的基因组谱相关。此外，还发现携带*ATM*基因的SNV患者容易发生生化复发。

其他的前列腺癌易感性基因突变还包括：Toll样受体4（*TLR4*）基因突变会增加前列腺癌患病率。*CYP17*基因编码P450/17α羟化酶，在雄激素生物合成中发挥重要作用，而*CYP17*基因的多态性与遗传及散发的前列腺癌均相关。*SRD5A2*基因编码类固醇5α还原酶Ⅱ型（可使睾酮还原为双氢睾酮），而*SRD5A2*基因突变可改变5α还原酶活性，通过调节雄激素受体途径促进前列腺癌细胞的增殖与分化。还有研究表明维生素D受体基因多态性与前列腺癌有不可分割的关系。*CDKN1B*基因编码周期素依赖性蛋白激酶抑制物P27，属于细胞周期抑制物Cip/Kip家族中的一员。在前列腺癌患者中，低表达或无表达的P27，会使前列腺癌具有更高级别、更高的侵袭性和较低的无瘤生存率。ATBF1是多重同源结构域转录因子，与癌蛋白MYP协同调节α胎蛋白，36%的前列腺癌都有该基因的错义突变。*KLF6*基因是果蝇样的锌指结构，在1/5的前列腺癌组织标本中有该基因的杂合子缺失，*KLF6*的点突变只出现在一些高级别的前列腺癌中。

## 四、mCRPC的基因组研究

Kumar等较早将NGS应用于mCPRCs基因组分析。发现*TP53*、*DLK2*、*GPC6*和*SDF4*基因存在重复性非同义体细胞突变；此外，还存在Wnt途径的大量点突变或高突变表型。Grasso等通过研究mCRPC患者的基因组全外显子信息，发现*CHD1*的基因缺失以及多种染色质和组蛋白修饰基因（包括*KMT2D*）的复发突变，以及AR信号调节因子*ERG*、*FOXA1*、*KMT2D*、*KDM6A*和*ASXL1*的突变参与mCRPC形成机制。

由SU2C-PCF团队进行的mCRPC活检组织的全外显子组和转录组测序发现：与局限性前列腺癌相比，mCRPC组织中*AR*（63%）、ETS家族（57%）、*TP53*（53%）和PTEN-PI3K途径基因（49%）的突变发生率更高。23%的mCRPC患者检测到DNA修复基因的失活，如*BRCA2*、*ATM*和*BRCA1*的改变。3/4的mCRPC标本中检测出MMR途径基因（*MLH1*或*MSH2*）的高突变。

Beltran等对神经内分泌化的去势抵抗性前列腺癌（NeCRPC）的患者进行全外显子组测序，研究发现NeCRPC可能是来自野生型*AR*在治疗选择性压力下发生突变，并在新的表观基因组学的驱动下形成了一个或多个CRPC亚克隆细胞群。

## 五、前列腺癌基因表达及相关机制

基因表达调控也可能是前列腺癌的致病因素。*Ras*基因在前列腺癌组织中的表达水平明显高于前列腺增生组织；并且*Ras*表达水平越高，前列腺癌组织分化越差，五年生存率也越低。将进展期前列腺癌组织与正常前列腺组织和前列腺增生组织中*c-fos*基因表达水平相比较，发现前列腺癌中*c-fos*、*c-myc*、*IGF-1*和*CDKN2D*基因表达增高。此外，*DNMT1*的表达增高和*GSTP1*、*APC*的表达降低也可能在前列腺癌的发生发展中起促进作用。

Fas介导的凋亡被认为是诱导正常细胞和癌细胞凋亡的主要途径，很多前列腺癌中Fas表达降低，表明前列腺癌的发生与Fas介导的凋亡抑制有关。生长因子及受体如PTGF、VEGFR-3在前列腺癌细胞中则有显著表达，前列腺癌的组织中呈高表达，且与淋巴结转移相关。受体型酪氨酸激酶TrkB及其配体BDNF在前列腺癌细胞中高表达，其高表达趋势与前列腺癌的病理分级水平成正相关。

（陈岳　尚芝群）

## 第三节 前列腺癌的转移进展机制

前列腺癌的远处转移具有明显的嗜骨性转移特征，骨骼是前列腺癌最常见的转移部位，超过85%的前列腺癌患者死亡时伴有骨转移。

骨转移的前列腺癌细胞初期多聚集在中轴骨的造血红骨髓。前列腺的静脉血一部分通过椎旁静脉丛回流，这成为前列腺癌发生中轴骨骨转移的解剖学基础。然而前列腺癌的转移是多步骤、多环节的复杂生物学过程，包括肿瘤细胞从原发部位脱离、降解细胞外基质、转移到身体的其他部位、侵袭并定植形成转移灶。除静脉回流客观因素外，前列腺癌癌细胞对骨/骨髓微环境的亲嗜性也起到重要作用，而趋化因子家族、整合素、黏附分子及细胞外基质等因素不同程度地参与这个过程。

### 一、骨/骨髓微环境

CXCL12-CXCR4轴在前列腺癌细胞定植于骨/骨髓微环境中起到了重要介导作用。在趋化因子CXCL12的招募，前列腺癌细胞归巢、定植于骨/骨髓微环境，而CXCL12-CXCR4轴可以激活PI3K/Akt和MAPK/ERK信号通路，促进前列腺癌细胞增殖和侵袭能力的增强，而前列腺癌细胞CXCR4受体的激活还可以上调血管内皮生长因子（VEGF）的表达。

整合素αvβ3、α3β1、α2β1、α4β6、α6β1在前列腺癌的骨转移过程中均发挥重要作用。整合素αvβ3可介导前列腺癌细胞与骨特异性细胞外基质玻连蛋白及骨桥蛋白结合，上调VEGF及VEGFR的表达，还可激活PI3K/Akt信号通路，促进肿瘤细胞运动和侵袭。整合素α2β1介导前列腺癌细胞与层连蛋白及Ⅰ~Ⅳ型胶原蛋白结合；而α3β1介导其与Ⅰ型胶原蛋白结合。

黏附分子也参与骨转移病灶的形成。在前列腺癌细胞中E-cadherin及N-cadherin下调，促进肿瘤细胞发生转移，此外cadherin-11的变异体可促进前列腺癌的骨转移。

### 二、骨重塑与骨髓微环境

骨的重塑主要取决于成骨与溶骨的动态平衡。前列腺癌骨转移以成骨性改变最为常见，前列腺癌细胞可直接或通过骨微环境间接调控成骨细胞，促进成骨性改变。前列腺癌细胞可通过旁分泌TGF-β2、IGF-1、PDGF、bFGF、VEGF、Wnt-1、内皮素1等多种蛋白促进成骨细胞的有丝分裂和分化，并通过影响生长板的血管新生调节骨重塑。

此外，前列腺癌细胞还可以对骨微环境的修饰，促进成骨细胞增殖。前列腺癌细胞可分泌尿激酶型纤溶酶原激活物，降解IGF结合蛋白（IGFBP），释放IGF的活性；同时释放PSA，水解激活破骨细胞的甲状旁腺相关蛋白，抑制破骨细胞的活性。同时，成骨细胞又可通过分泌uPA和间质金属蛋白酶9，促进肿瘤细胞存活。此外，前列腺癌细胞可以与造血干细胞共定位于骨髓，并将造血干细胞动员进入外周血，为维持肿瘤自身的生存和增殖创造条件。

### 三、前列腺癌骨转移相关分子信号通路

#### （一）生长因子及其受体

前列腺癌细胞表达肝细胞生长因子受体c-met，并且其表达水平与雄激素受体水平呈负相关。RANKL信号通路可以上调c-met表达水平。c-met具有增强前列腺癌细胞骨转移的作用。而与软组织和淋巴结转移患者相比，骨转移患者c-met表达水平最高。在原发前列腺癌组织中检测到活化的c-met或者磷酸化的c-met基因表达，对患者的预后预测有重大意义。VEGF信号通路的激活可以促进肿瘤新生血管生成。研究发现，前列腺癌细胞中VEGF和c-met信号通路可相互影响，VEGF经共同受体neuropillin，通过c-Met依赖机制促进BCL2抗凋亡蛋白家族中MCL-1的表达。因此，c-met和VEGF信号通路的双重抑制可能会成为去势抵抗前列腺癌骨转移患者的治疗策略。

#### （二）ADRB2的表达水平影响前列腺癌转移

敲低ADRB2可以导致前列腺上皮细胞发生上皮-间质转化（EMT）。ADRB2敲低的细胞中波形蛋白和N-钙黏着蛋白表达上调，同时β-连环蛋白和整合素β4表达降低，出现间质细胞的表型，其迁移能力和侵袭能力均增加。相反，使用ADRB激动剂处理后的细胞，其侵袭能力下降。

#### （三）RANKL及其相关受体调节前列腺癌骨转移

RANKL在破骨细胞生成和活化中发挥关键作用。由于破骨细胞活性升高与骨转移中骨的重塑过程有关，因此在前列腺癌和乳腺癌治疗中，针对RANKL的靶向治疗成为预防和治疗骨转移的热

门方法。在前列腺癌骨转移模型中，使用药物抑制RANKL可以预防肿瘤骨转移相关的骨质破坏，并可以防止骨转移的发生，这表明RNAKL在早期肿瘤定植和转移进展中扮演了重要角色。

## 四、microRNA与前列腺癌转移

### （一）促进前列腺癌转移的microRNA

miR-21在前列腺癌肿瘤组织中表达升高并与转移相关，特别是miR-21在转移性去势抵抗性前列腺癌（mCRPC）患者血清水平也显著升高。miR-21可靶向调节*MARCKS*、*PDCD4*、*TPM1*、*SMARCA4*的表达，增强前列腺癌细胞的侵袭能力。并且miR-21过表达可通过PTEN，激活AKT和ERK1/2促进前列腺癌细胞血管生成。此外，miR-21可靶向抑制抑癌基因*RECK*、*BTG2*和*P57Kip*。

miR-221和miR-222与mCRPC转移有关。但NF-kB和c-Jun可结合miR-221和miR-222启动子的上游序列，促进miR-221和miR-222在前列腺癌细胞中的表达，而且过表达miR-221可以促进前列腺癌神经内分泌分化。下调前列腺癌细胞系中miR-221的表达可促进细胞的凋亡，降低其增殖、侵袭、迁移能力。*ARHI*、*DVL2*、*SIRT1*、*HECTD2*、*RABIA*等多种与肿瘤进展相关基因均受miR-221和miR-222调节。

miR-182在前列腺癌组织和细胞系中表达显著升高。miR-182靶向调节*RECK*、*MTSS1*、*FOXF2*和*NDRGl*等多种肿瘤转移相关基因。转染miR-182能够增强前列腺癌细胞的迁移能力，而敲除miR-182显著降低前列腺癌细胞系的迁移能力。

DLKl-DIO3 cluster包括：miR-409-3p、miR-409-5p、miR-154和miR-379，可抑制多种抑癌基因的表达，包括*STAG2*、*RBL2*、*NPRL2*、*RSU1*、*PHC3*和*TUSC1*等。上调DLKl-DIO3 cluster能够促进上皮-间质转化，使vimentin表达升高而E-cadherin表达下降。而抑制DLKl-DIO3 cluster的表达可以减少前列腺癌的骨和软组织转移。

除此之外，前列腺癌骨转移患者血清中miR-141表达显著升高；而miR-141可以通过靶向*SHIP*基因，来调控雄激素受体的转录活性。miR-96因介导TGFβ/mTOR通路参与调节前列腺癌骨转移。

### （二）抑制前列腺癌转移的microRNA

miR-205通常表达于前列腺基底细胞中，而在前列腺癌腺上皮细胞中表达量较低，在转移性前列腺癌组织（如淋巴结转移）中表达更低。在前列腺癌中，miR-205具有类似抑癌基因的功能。上调miR-205的表达可逆转上皮-间质转化。miR-205可调控laminin-332及其受体整合素β4促进正常腺泡样结构的形成，阻止前列腺癌细胞的迁移侵袭。miR-205还可以上调IL-24和IL-32的表达，抑制前列腺癌的进展。

miR-34α在转移性前列腺癌中表达显著降低。miR-34α可通过靶向*c-myc*和*c-met*，调控*RhoA*和*E2F1*，进而影响前列腺癌细胞的迁移侵袭能力。此外，miR-34a可以通过调节CD44表达影响前列腺癌干/祖细胞的转移能力。miR-34α还介导Wnt信号参与上皮-间质转化。

miR-143、miR-145在前列腺癌骨转移组织中表达远低于原发性前列腺癌组织。miR-143和miR-145可以抑制前列腺癌肿瘤干细胞标志物CD133、CD44、OCT-4、Sox2、e-myc和KLF4的表达。另外，ZEB2和miR-145之间存在负反馈调控回路，抑制前列腺癌细胞上皮-间质转化过程。此外，通过靶向*KRAS*、*MMP13*、*GOLM1*、*FSCN1*、*SWAP70*、*HEF1*、*ERG*、*PCGEM1*、*DAB2*等多种基因，miR-143和miR-145可以抑制前列腺癌细胞迁移侵袭和骨转移。

miR-224可通过与*TRIB1*、*TPD52*和*apelin*等多种基因的3'-UTR靶向结合，促进前列腺癌细胞的凋亡，抑制前列腺癌转移。

miR-100通过诱导的沉默复合体效应蛋白AG02 mRNA，下调c-myc、Oct4和Klf4的表达，抑制前列腺癌细胞侵袭、迁移、上皮-间质转化、克隆形成和干细胞特性。此外miR-1、miR-200、miR-152、miR-203以及miR-23b和miR-27b等均通过相应机制影响前列腺癌的转移能力。

## 五、lncRNA与前列腺癌转移

MALAT-1是一种与肿瘤转移密切相关的长链非编码RNA。MALAT-1可通过调节EZH2的作用，进一步调节转移相关基因的表达。MALAT-1的高表达与Gleason评分、PSA水平、临床分期和前列腺癌的去势抵抗密切相关。下调MALAT-1的表达可诱导去势抵抗，使细胞周期阻滞于$G_0/G_1$期，抑制前列腺癌细胞的生长、侵袭和转移。

HOTAIR是一段长度为2.2kb的非编码RNA，引导组蛋白修饰物PRC2和LSD1相互作用，并通过组蛋白的甲基化来引导这些蛋白到特定的基因区域，调节基因的表达。HOTAIR在高侵袭性、高转移的去势抵抗前列腺癌细胞中的表达增高，而干扰HOTAIR的表达可明显降低高恶性前列腺癌细胞的

增殖、侵袭和迁移能力，并且诱导细胞凋亡和细胞周期停滞。

SChLAP1 在 25% 的前列腺癌组织中大量表达，尤其常见于恶性程度高的肿瘤中。SChLAP1 是侵袭性前列腺癌的关键驱动因素，SChLAP1 通过干扰 SWI/SNF 肿瘤抑制复合物的功能促进前列腺癌细胞的转移。而 SChLAP1 高表达也是前列腺癌复发的独立预测因子。

此外，linc00963 在前列腺癌细胞中高表达。敲除 linc00963 可明显降低表皮生长因子受体（EGFR）的表达和降低 AKT 磷酸化，从而加快细胞凋亡。lncRNA-ATB 高表达与前列腺癌细胞上皮 - 间质转化相关，促使前列腺癌细胞迁移和侵袭。lncRNA/H19 在前列腺癌中通过 miR-675 发挥肿瘤抑制作用，在转移型前列腺癌中的表达显著降低。lncRNA/DRAIC、lncRNA/T29 的高表达也能够起到抑制前列列腺癌侵袭及转移的作用。

（陈岳　尚芝群）

## 第四节　前列腺癌分子标志物

前列腺癌的早期诊断及预后的判断直接关系到患者的生存，因而前列腺癌相关分子标志物的基础和临床研究具有很大的研究和应用价值，在临床诊断、治疗、预后与随访监测上发挥重要作用。

### 一、PSA 和前列腺健康指数

#### （一）前列腺特异性抗原（PSA）

又称人激肽释放酶 3（hK3），由 *KLK3* 基因编码，在前列腺组织中有丰富的表达。PSA 是一种含有 237 个氨基酸的单链多肽，属于具有组织特异性的有糜蛋白酶样作用的丝氨酸蛋白酶，可以分解精液中的主要胶状蛋白，有稀释精液的作用。正常情况下，PSA 由前列腺上皮细胞合成并分泌到前列腺腺泡内，经前列腺导管，随精液排出体外。最初分泌到前列腺腺腔内的是一种无活性的酶原（proPSA），酶原在氨基端裂解掉 7 个氨基酸后形成有活性的前列腺特异性抗原。前列腺癌细胞合成 PSA 后，由于腺泡结构的破坏，PSA 进入血液循环，与蛋白水解酶抑制物结合，也有一部分被蛋白水解酶灭活后以游离状态存在（f-PSA）。

PSA 分子量为 3.4 万，等电点为 6.9，半衰期为 3.15 天。PSA 具有组织特异性但并无肿瘤特异性，敏感性约为 87.2%~89.5%。前列腺炎、良性前列腺增生和前列腺癌均可导致 PSA 水平的升高，此外急性尿潴留、直肠指检、前列腺按摩或膀胱镜检查等都会导致血清 PSA 水平的升高。由于 PSA 随着前列腺癌病情的进展数值升高，因此可以作为随访指标，用于观察治疗效果、追踪复发和预后判断。尽管存在假阳性结果和过度诊断相关的问题，PSA 仍然是前列腺癌诊断和治疗中最常用的生物标志物。

PSA 的血清正常值范围是 0~4ng/ml。当 tPSA 值为 4~10ng/ml 时，患者仅有约 25% 的概率患有前列腺癌，在判定前列腺癌时存在困难，被称为诊断灰区。而且 PSA 正常值随年龄的增长而增长，需要结合年龄进行评估。我国良性前列腺增生（BPH）患者年龄特异性 t-PSA 正常值分别为：40~49 岁为 0~1.5ng/ml，50~59 岁为 0~3.0ng/ml，60~69 岁为 0~4.5ng/ml，70~79 岁为 0~5.5ng/ml，80 岁以上为 0~8.0ng/ml。所以，当 PSA 值在 4~10ng/ml 之间的诊断灰区时，通常用以下方法帮助判断是否考虑前列腺癌，以及是否需要行前列腺穿刺活检。

1. 血清总 PSA（t-PSA）与游离 PSA（f-PSA）的比值 F/T　已知 f-PSA 的水平与前列腺癌的发生呈负相关关系。如果患者 t-PSA 在 4~10ng/ml 范围，当 f-PSA/t-PSA 小于 0.1，则患者发生前列腺癌的可能性高达 56%；相反，如果 f-PSA/t-PSA>0.25，则发生前列腺癌的概率只有 8%。通常认为 f-PSA/t-PSA 的正常值为 >0.16。

2. PSA 的密度（PSAD）　PSA 水平升高与前列腺体积增大尤为相关。PSA 的密度是 t-PSA 值与前列腺体积的比值。通常前列腺的体积是经直肠超声测定计算得来的。PSAD 正常数值为 <0.15。PSAD 可帮助鉴别良性前列腺增生和前列腺癌。对于 PSA 在正常高限或轻度升高的患者，计算 PSAD 可指导临床医师是否进行必要的活检或继续随访。

3. PSA 速率（PSAV）　连续监测患者血清 PSA 水平的变化，前列腺癌患者的 PSAV 显著高于前列腺增生，其正常值为 <0.75ng/（ml·y），否则应怀疑前列腺癌的可能。

#### （二）前列腺健康指数（prostate health index，PHI）和 4K 评分

一些 PSA 衍生物已被提出作为前列腺癌的生物标志物。最近，f-PSA 被发现包括亚型 BPSA、proPSA（最稳定的形式）和 iPSA（完整 PSA），在前列

腺癌的检测中具有一定价值。前列腺健康指数已被提出作为前列腺癌检测的新指标，其计算公式中就结合了血清中的 p2PSA、f-PSA 和 t-PSA 的浓度。此外，基于总 PSA、f-PSA、iPSA 和人激肽释放酶 2(hK2) 的测量，结合临床和人口统计学数据，提出了一种名为 4K 评分(4K score)的高危前列腺癌的检测指标。

## 二、前列腺特异性酸性磷酸酶

前列腺特异性酸性磷酸酶(PAP)是最早报道的用于前列腺癌诊断的肿瘤标志物。前列腺酸性磷酸酶是相对分子质量为 $1\times10^5$ 的涎酸糖蛋白，其半衰期为 1~3 小时。根据文献报道，早期前列腺癌患者中 PAP 的阳性率仅为 26%~51%，晚期患者的阳性率为 61%~83%，其诊断前列腺癌的灵敏度为 33%~66%。因此，单纯应用 PAP 诊断前列腺癌时，效能较低。但 PAP 对于判断前列腺癌的分期及疗效，具有一定的参考价值。

## 三、前列腺癌抗原 3(PCA3)

前列腺癌抗原 3(PCA3)是 FDA 批准的用于检测前列腺癌的第二个分子标志物。PCA3 是一种前列腺特异性非编码 RNA，PCA3mRNA 高度特异表达于前列腺组织。具有重要临床价值，其为前列腺癌的早期诊断和筛选提供了参考。

*PCA3* 基因定位于第 9 号染色体(9q21~22)，全长 25kbp，含有 4 个外显子和 3 个内含子。*PCA3* 通过调控雄激素受体(AR)依赖性信号通路，参与前列腺癌上皮间充质转化并调控前列腺癌细胞的存活。*PCA3* 在前列腺癌组织中呈高表达，在非癌性前列腺病变，如良性前列腺增生、非典型小腺泡增生、前列腺炎、前列腺增生中无表达。特别是 PCA3 不受前列腺体积的影响，其水平随肿瘤体积的增大而增高。此外，*PCA3* 在其他器官组织、血液或其他部位肿瘤标本中不表达。这些特点使 *PCA3* 在临床应用上具有广阔的应用前景。被认为是目前最佳的前列腺癌早期诊断和预后监测的特异性标志基因。

PROGENSA(Marlborough，MA，USA)开发的尿 PCA3 测定试剂盒可以定量检测前列腺按摩后尿液 PCA3 和血清 PSA，二者比值 ×1 000 即为 PCA3 评分。通常，PCA3 对前列腺癌的诊断灵敏度为 65%，特异度为 66%。当 PCA3 评分 <25 分时，表明前列腺癌发生导管内转移的风险较低，而 >25 分表明活检中发现前列腺癌的可能性较高。正常标志值的选择显著影响 PCA3 评分的特异性、敏感性和预测价值。以 25 分为正常值时，可以显著提高了 PCA3 的诊断敏感性，而以 35 分为正常值则减少了非必要的重复活检样本数量。

据报道，尿液 PCA3 检测的诊断价值优于 PSA 检测及其衍生物、%f-PSA 及 PSA 速率测定。PCA3 与 PHI 的联合应用提高了首次活检患者选择的准确性，总体准确率达到 77%。此外，在直肠指诊后，可以很容易地获得用于 PCA3 检测的尿液样本。总之，PCA3 对高危前列腺癌患者具有较高的诊断价值和实用价值。

## 四、融合基因 TMPRSS2-ERG

*TMPRSS2-ERG* 是指跨膜蛋白酶丝氨酸 2 (transmembrane protease serine 2，*TMPRSS2*) 基因和 v-ets 禽幼红细胞增多症病毒 E26 同源基因(v-ets avian erythroblastosis virus E26 oncogene homolog，*ERG*)的融合基因，受雄激素信号调控。*TMPRSS2-ERG* 融合基因是白人男性在局限性前列腺癌活检中发现的最常见的遗传变异，约占 43%~50%。*TMPRSS2-ERG* 融合基因也可以通过上调丛蛋白 B1(细胞迁移的中介因子)介导癌症进展到转移期。*TMPRSS2-ERG* 融合基因的诊断敏感性为 47.4%，特异性为 92.6%。联合检测 *PCA3* 和 *TMPRSS2-ERG* 可以提高对前列腺癌诊断的准确性，并增加高级别前列腺癌的检出率。

## 五、循环游离的肿瘤 DNA

循环游离的肿瘤 DNA(cell-free circulating tumor DNA，ctDNA)是一个很有发展潜力的前列腺癌标志物。癌症患者的 ctDNA 含有坏死、自噬释放的 DNA，或有丝分裂突变 DNA，并含有疾病特有的体细胞突变。由于这些体细胞突变只存在于肿瘤细胞的 DNA 中，因此有可能在血液中使用 ctDNA 来检测前列腺癌的存在并识别侵袭性前列腺癌。使用 ctDNA 监测前列腺癌的优点是可以动态地非侵入性地检测肿瘤突变。

多种方法被用来检测 ctDNA，如 ctDNA 表观遗传学改变、ctDNA 定量、等位基因不平衡、ctDNA 异质性丢失等检测方法。特别是 ctDNA 中启动子区域的甲基化对前列腺癌患者的风险和 / 或预后预测有一定价值。当 PSA 水平升高和 / 或指肛检查发现异常时，进行 ctDNA 诊断具有潜在应用价值，可以减少接受活检的患者数量，并可提供适当的治疗方案选择。

## 六、长链非编码 RNA

除 *PCA3* 以外，*PCAT1* 在局限性前列腺癌及转移性前列腺癌中表达均上调，在前列腺癌发生发展中起一定作用。其作用机制为，PCAT1 通过调控 *c-myc* 基因促使前列腺癌细胞增殖，同时 PCAT1 还可通过抑制乳腺癌易感基因 2（*BRCA2*）导致同源重组功能的缺失，使 DNA 损伤后无法修复从而促进肿瘤发生。最新的研究发现 PCAT1 能够与 PHLPP 竞争结合 FKBP51 蛋白，同时促进 FKBP51 蛋白与 IKKα 结合，从而激活 AKT 和 NF-κB 两条信号通路，导致去势抵抗性前列腺癌的进展。体内外实验靶向 PCAT1 后，恢复 PHLPP 和 FKBP51 的结合，减少 FKBP51 与 IKKα 的结合，最终抑制 AKT 和 NF-κB 信号通路的活化。另一个与去势抵抗性前列腺癌耐药相关的长链非编码 RNA MALAT1 通过 MALAT1/SF2 剪接体调控 AR-V7 的剪接，促进去势抵抗性前列腺癌对恩杂鲁胺耐药。

## 七、其他生物标志研究热点

睾丸特异性 Y 样蛋白（TSPYL5）在正常人群和 PCa 患者中具有显著差异，且不同 Gleason 分级的肿瘤患者机体中差异也非常大。DIAPH3 参与了蛋白质的相互作用，其作用为保持细胞刚性。当这种生物标志物丢失或降低时，细胞出现“变形”。DIAPH3 的缺失经常与乳腺癌和前列腺癌的转移相关。另外，*SPARCL1* 基因与前列腺癌的发展具有相关性。通常情况下前列腺癌细胞高表达 *SPARCL1*，但当前列腺癌细胞发生迁移时，其表达水平降低。

尽管有些前列腺癌标志物如 PSA、PCA3 和 PHI 已经批准用于临床，但是随着基因检测技术和新一代测序技术的发展，仍将有新的前列腺癌生物标志物被不断发掘，并用于前列腺癌的早期诊断、分级评估和预后疗效评价。未来这些新成果将使临床医师能得知哪些癌症患者在手术后会具有高复发风险，同时帮助选择潜在的新的个体化治疗方法。

（陈岳　蔡启亮　尚芝群）

# 第五节　前列腺癌的病理及分子病理

## 一、前列腺癌的病理分级

前列腺癌的组织诊断对前列腺癌的诊断至关重要，目前组织诊断的基础是苏木精和伊红（HE）染色组织切片的光镜检查。组织切片上的免疫组织化学标志物可以支持原发性前列腺癌或转移癌的诊断。前列腺癌的组织学变异对于癌症的诊断识别或作为具有预后和/或治疗意义的临床病理实体非常重要。前列腺腺癌的组织学分级，包括使用 2014 年国际泌尿外科病理学会（International Society of Urological Pathology，ISUP）改良的 Gleason 分级和新的分级分组，是临床局限性前列腺癌患者最有力的预后指标之一，也是对患者管理方面最关键的决定因素之一。

前列腺癌组织病理学诊断的建立需要光镜检查 HE 染色组织切片。在临床外科病理学实践中，最常见的前列腺组织标本依次为 18G 针芯标本、经尿道切除标本、根治性前列腺切除术标本、开放（简单或摘除）前列腺切除术标本（不常见）和细针抽吸标本（罕见）。针芯活检和细针抽吸可用于诊断转移性前列腺癌。本节将集中于前列腺癌的诊断性组织病理学和免疫表型属性，包括导管内癌、浸润性腺癌、前列腺癌的变异亚型和前列腺癌的治疗效果。同时将介绍前列腺腺癌的组织病理学分级。

### （一）导管内癌

前列腺导管内癌是腺泡内和/或导管内肿瘤，上皮细胞增殖充满大腺泡和前列腺导管，基底细胞保留，形成实性或致密的筛状结构，或疏松或微乳头状结构，伴有明显的核异型性，（核大小是正常的 6 倍或更大）或合并坏死（图 61-1）。导管内癌在 3% 的针芯活检病例和 17%~40% 的根治性前列腺切除术病例中可见；在这些病例中，通常伴有侵袭性腺癌。只有 0.1%~0.3% 的针芯活检病例以孤立形式检出导管内癌，而无侵袭性腺癌，这种情况非常少见。

导管内癌是前列腺癌进化的晚期事件，通常与高级别和高分期浸润性腺癌相关。目前的观点是，大多数导管内癌的病例是侵袭性高级别癌扩散到先前存在的导管和腺泡内。

鉴别诊断主要是高级别前列腺上皮内瘤变（prostatic intraepithelial neoplasia，PIN），呈筛状或实性结构的局限性侵袭性高级别前列腺腺泡腺癌，以及导管内生长的尿路上皮癌和导管腺癌的导管内成分。免疫组织化学可用于解决在特定情况下的鉴别诊断。细胞质表达缺失更支持导管内癌而不是高级别 PIN 的诊断，基底细胞完全缺失（如 p63 和/

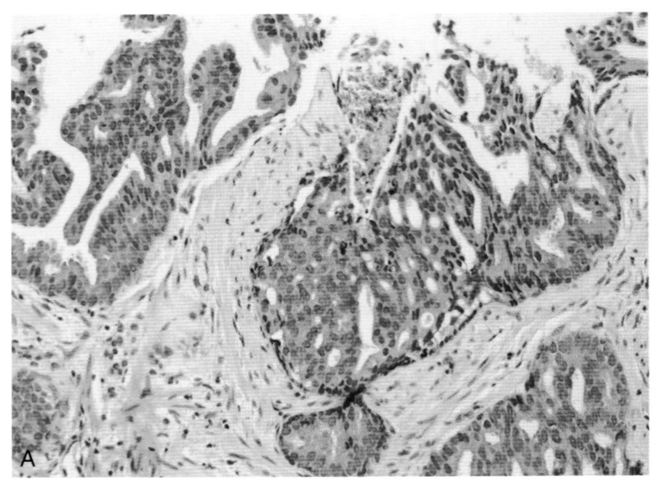


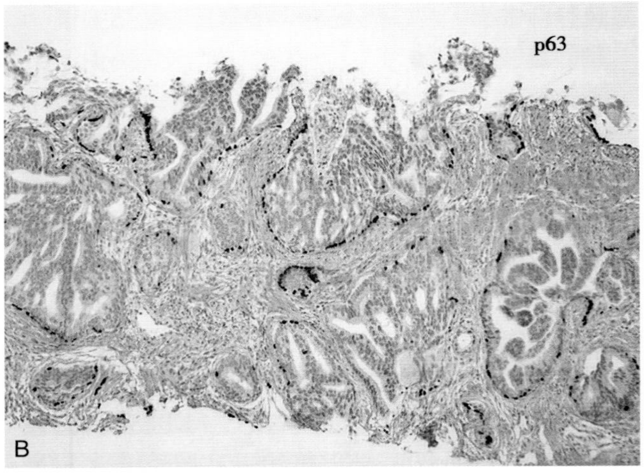


**图 61-1　来自针芯活检组织中的导管内癌**

A. 高倍镜下，核异型性明显的腺细胞呈筛状排列，充满整个腺腔，而基底细胞保留；B. 免疫组化染色基底细胞标志物 p63 核阳性。

或 bE12）表明浸润性癌而非导管内癌。前列腺标志物 PSA，PSAP，prostein（P501S）和 NKX3.1 在导管内癌中呈阳性，而 GATA3、p63 和 34bE12 在肿瘤细胞中的表达将与导管内尿路上皮癌一致。与导管内腺泡癌细胞相比，导管腺癌通常具有导管内成分，并且这些肿瘤细胞更常呈柱状并且具有乳头状结构的假复层，但其形态可能存在重叠。导管内癌不进行 Gleason 评分。通过病理和临床结局终点评估，导管内癌与侵袭性前列腺癌相关，通常与高级别、大体积癌，中位 Gleason 评分 8，病理分期 $T_3$，前列腺外扩散、精囊浸润和盆腔淋巴结转移的风险增加相关。在针芯活检和经尿道切除组织中存在导管内癌是放射治疗后早期生化复发的独立预测指标，并与疾病特异性生存率相关。已证明根治性前列腺切除术组织中的导管内癌是生存的独立预测指标。

在前列腺针芯活检组织中，孤立性导管内癌的诊断可能会提示确定性治疗，尽管在根治性前列腺切除术后 10% 的患者会在整个腺体中分离出导管内癌而没有浸润性癌，因此，在上述情况下也可以选择重新活检。

### （二）浸润性腺癌

主要及次要诊断标准：前列腺腺癌组织学诊断的基础是评估三个主要标准：腺体结构、基底细胞是否缺失及腺上皮细胞核特征（表 61-1）。

前列腺腺癌表现出异常的腺体结构模式打乱了良性上皮 - 间质关系。这些变化在低倍镜下最容易观察到。由 ISUP 2014 修订的 Gleason 分级示意图很好地说明了前列腺腺癌的常见生长模式，该示意图呈现五种生长模式（图 61-2）。最低分级包括 Gleason 评分 1~3 分，在新分级分组方案中形成第 1 组（表 61-2）。这些恶性腺体是一致的，相互分离，且结构良好。它们可以互相拥挤且成结节状，如 Gleason 评分 1 分和 2 分所示，这些结构特征性地出现在移行带中（图 61-3A）。Gleason 评分 3 分，腺体可以相互拥挤或者随意排列浸润间质（图 61-3B）。在 Gleason 评分 4 分和 5 分（分级分组 2~5）中也可以看到间质浸润。各 Gleason 评分中均可观察到正常前列腺组织学结构消失，良性前列腺组织破坏，代之以恶性腺体。高 Gleason 评分 4，腺癌腺体呈筛状（图 61-3C），形态不良，融合或肾小球样。高 Gleason 评分 5 分，腺癌由肿瘤片组成（图 61-3D），单个细胞或者单个细胞排列成索、线、实性巢状。宿主对腺癌间质浸润的反应，包括纤维化反应和炎症反应，在 HE 染色的组织切片上通常不明显。值得注意的是，人体对侵入的腺体可能会产生一种硬化性反应。炎

**表 61-1　前列腺腺癌组织学诊断标准**

| | |
|---|---|
| 主要标准 | 结构：浸润性小腺体或筛状腺体过大或不规则，不能代表高级别 PIN |
| | 单细胞层（无基底细胞） |
| | 核异型性：细胞核和核仁增大 |
| 次要标准 | 腔内淡染蓝色黏蛋白（蓝染的或嗜碱性黏液分泌物） |
| | 粉红色无定形分泌物 |
| | 有丝分裂象 |
| | 腔内类晶体 |
| | 相邻区域的高级别 PIN |
| | 双嗜性胞质 |

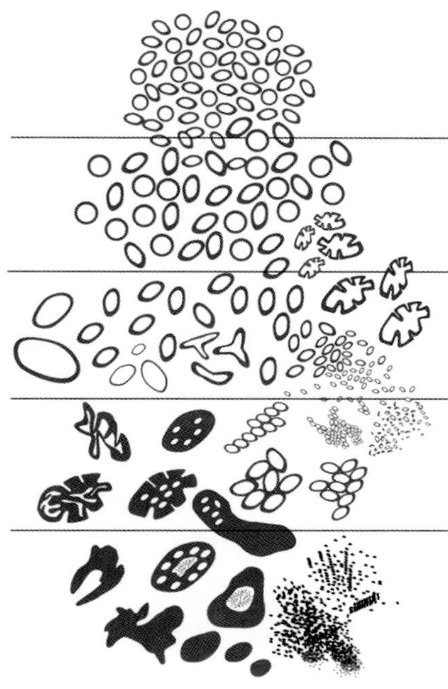

**图 61-2　修订后前列腺腺癌 Gleason 评分系统**
2014 年根据 ISUP 修订的 Gleason 分级示意图，分级评分 1（顶）至 5（底）。

**表 61-2　新分级分组**

| | Gleason 评分 | 镜下表现 |
|---|---|---|
| 分级分组 1 | ≤6 | 只有单个分散的结构良好的腺体 |
| 分级分组 2 | 3+4=7 | 主要是结构良好的腺体，结构不良 / 融合 / 筛状腺体较少 |
| 分级分组 3 | 4+3=7 | 主要为结构不良 / 融合 / 筛状腺体，具有较少（>5%）结构良好的腺体成分 |
| 分级分组 4 | 4+4=8、3+5=8、5+3=8 | 只有结构不良 / 融合 / 筛状腺体，或主要是结构良好的腺体和少数缺乏腺体结构的腺癌成分，或主要是缺乏腺体结构的腺癌成分和少数结构良好的腺体 |
| 分级分组 5 | 9~10 | 缺少腺体结构（或存在坏死），有或没有结构不良 / 融合 / 筛状腺体 |

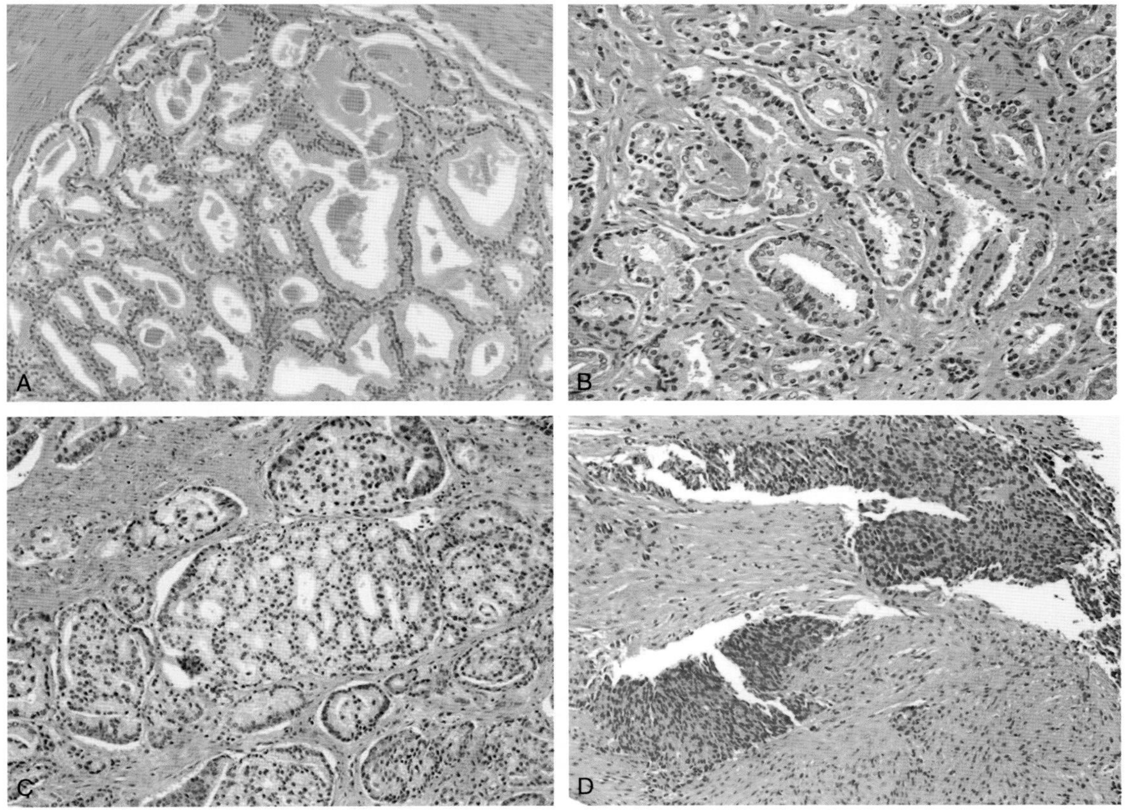


**图 61-3　不同 Gleason 评分相对应的癌性腺体排列结构**
A. Gleason 评分 1~2 分，腺体相互分离，一致，结构良好，呈结节状；B. Gleason 评分 3 分，腺体结构良好，相互分离，可见分枝状腺体；C. Gleason 评分 4 分，腺体相互融合，轮廓不清，呈筛状；D. Gleason 评分 5 分，腺体相互融合，轮廓不清呈大实性细胞巢状。

症反应不常见，在 10% 的病例中可见，通常是淋巴细胞性炎症。急性炎症反应也不常见，通常表现为腔内中性粒细胞浸润。

基底细胞缺失是第二个主要定义侵袭性腺癌的特征。正常基底细胞分离分泌性腔细胞和基底膜。它们常表现为圆形或椭圆形细胞，细胞核小而深染，细胞质稀少。然而，根据 HE 染色切片检查，前列腺基底细胞可能很难与周围成纤维细胞和肌成纤维细胞区分开来。此外，当组织切片较厚，固定或保存不良，组织受到扭曲或挤压时前列腺腺癌细胞可能模拟基底细胞。在诊断具有挑战性时，如诊断小灶腺癌（针芯活检组织中有限或微小腺癌）或具有欺骗性的良性形态的腺癌时，免疫组化检测基底细胞特异性蛋白非常有用。对于浸润性腺癌，基底细胞缺失并非绝对特异性的，因为一些良性腺体也可能缺乏基底细胞（参见下文关于基底细胞免疫组织化学部分）。

核异型性表现为核增大、核仁增大，是第三个主要标准。恶性腺体的核异型性主要表现为核增大与核仁突出。前列腺腺癌的典型表现是细胞核具有染色质清晰的单个大核与深染的核仁。虽然大核仁是前列腺癌的特征，但并不是所有前列腺癌都有突出的核仁。如何定义“突出”是一个有争议的问题，过去认为直径在 1~3mm 或更大的核仁是突出的。一项关于在针芯穿刺活检中局限性癌的研究中，1/4 的病例缺乏突出的核仁。其他可能有小核而无明显核仁的腺癌包括泡沫腺癌和具有雄激素剥夺或放射疗法效应的腺癌。

次要诊断标准可能对于诊断前列腺腺癌有所帮助。这些小的特征并不是前列腺腺癌特有的，但有助于促进对隐藏这些变化的腺体的深入研究，从而评估上述主要诊断标准。它们包括腔内黏蛋白、粉红色无定形腔内分泌物、有丝分裂象、类晶体和双嗜性细胞质。

在 HE 染色切片上可见的腔内淡然蓝色黏蛋白在腺癌中比在良性增生上皮中更常见（图 61-4A）。在针芯活检小灶腺癌中的发生率是 18%~34%，在根治性前列腺切除术样本中的发生率为 72%。这种淡然的蓝色黏蛋白是一种酸性黏蛋白，通常在 pH2.5 条件下，alcian 蓝组织化学染色阳性。但这些酸性黏液不是前列腺癌特异性的，也存在于黏液化生、萎缩、基底细胞增生、硬化性腺病、非典型腺瘤性增生（腺瘤）和 PIN 中。

粉红色无定形腔内分泌物在腺癌中也比在良性腺体中更常见（图 61-4B）。这些分泌物存在于 53%~92% 的针芯活检腺癌和 84% 的根治性腺癌样本中。在大多数高级别 PIN 病例中都可见。只有在 2%~3% 的良性腺体中可见，其中包括 3% 的良性萎缩性腺体。在嗜酸性分泌物中散布的核碎片不应被误认为粉刺癌的坏死肿瘤碎片。

有丝分裂象是前列腺腺上皮的一种不典型的发现，有随着癌性腺体频率增加的趋势，良性腺体中 0.001% 的细胞可见，高级别 PIN 中 0.1% 的细胞可见，而腺癌中 0.06%~0.15% 的细胞可见。有丝分裂象在针芯活检的微小腺癌病例中占 2%~11%，在根治性切除腺癌病例中占 38%。有丝分裂象不是腺癌特异性的，它可以发生在良性上皮中，特别是梗死灶旁。除 Gleason 评分 5 分或神经内分泌癌外，非典型性有丝分裂象的发现在原发性前列腺癌中极为罕见。因为缺乏特异性，有丝分裂象的诊断用途有限，它们在易于诊断的高级别癌中更常见。

前列腺类晶体位于管腔内，明显嗜酸性，非双折射结构，通常呈现几何形状，如针状、三角形和六边形（图 61-4C）。它们在腺癌中比在良性腺体中更常见。腺癌中类晶体的发生率取决于采样范围和腺癌的组织学分级，在 Gleason 评分 1 分至 3 分中检出的可能性最高。在高级别 Gleason 评分 4 分或 5 分的腺癌中很少发现类晶体。类晶体应与腔内淀粉样小体区分开来。腔内淀粉样小体呈同心片状，与类晶体相反，良性组织（78%）较腺癌组织（11%~13% 的前列腺根治组织样本和 <1% 的针芯活检组织）更为常见。从诊断上讲，检测类晶体的主要作用是进一步评价含有类晶体的腺体。

在前列腺癌的诊断中，前列腺上皮细胞细胞质的形态对于诊断的价值有限。双嗜性的细胞质在癌细胞中比在良性腺细胞中更常见（图 61-4D），良性腺细胞的细胞质往往呈颗粒透明状。然而，这不是特异性的，透亮的细胞质也常见于 Gleason 评分 1 分和 2 分的前列腺腺癌中。此外，在相当数量的病例中，良性腺体可以有双嗜性的细胞质。敏感性方面，在前列腺针芯穿刺活检中 36%~60% 的癌组织以及在根治性前列腺切除术标本中高达 100% 的癌组织有双嗜性细胞质。前列腺癌细胞质除了双嗜性或透明外，还能异常显示帕内特细胞样神经内分泌分化，泡沫腺癌中可见黄色瘤样细胞质、嗜酸性细胞质以及印戒样改变。这些细胞质改变都不是腺癌所特有的。

细胞质的量对于良性和恶性肿瘤的鉴别诊断也有一定的帮助，因为前列腺腺癌细胞通常有中等量的细胞质。相反，最可能被误诊为癌的良性病变（良

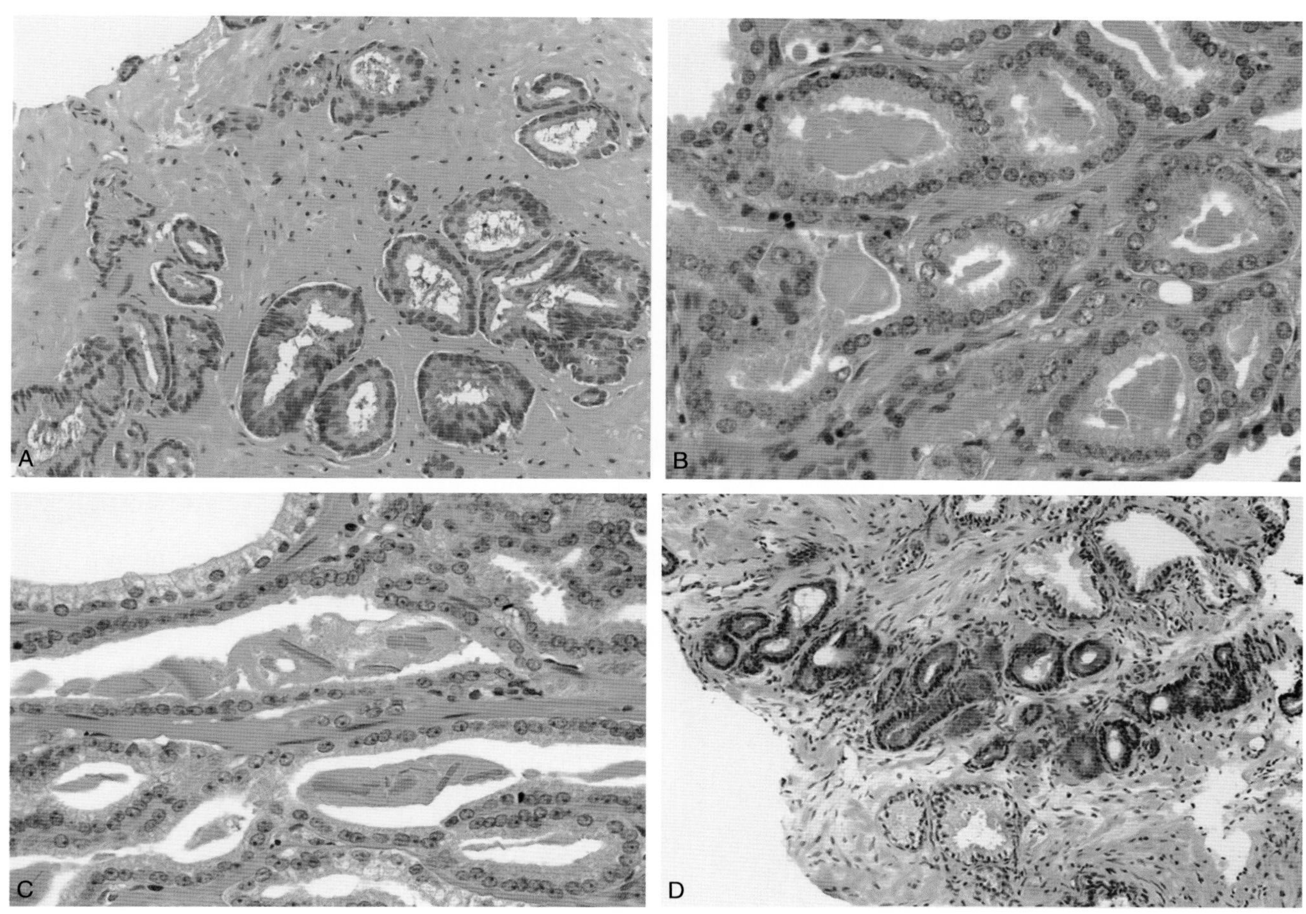


**图 61-4　前列腺癌的次要诊断标准**

A. 腺癌腺腔内可见淡然的蓝色黏蛋白；B. 腺癌腺腔内可见粉红色无定形分泌物；C. 腺癌腺腔内可见嗜酸性针状类晶体；D. 前列腺腺癌的双嗜性细胞质。

性萎缩）具有少量的细胞质。细胞质的量对特定的上皮细胞增殖不是特异性的，因为良性前列腺上皮细胞通常具有与前列腺腺癌细胞相同量的细胞质，而且前列腺腺癌细胞质的量在萎缩性前列腺癌中较少。

不包括在诊断标准清单中的细胞特征包括细胞大小、形状和细胞质边界。腺癌细胞的边界可以是明显的，也可以是不明显的，腺癌细胞形成的管腔边缘，虽然通常是扁平的，但也可能形成皱褶。

### （三）前列腺癌特异性组织病理学特征

诊断前列腺癌的特异性组织学特征包括腺体的前列腺外扩散、前列腺内神经浸润、胶原小结及肾小球样结构。前列腺外前列腺腺体的存在通常提示恶性，但重要的是要知道在前列腺外的许多解剖部位可能发现良性前列腺异位，包括睾丸、附睾、膀胱、阴茎尿道、精囊、阴茎根部、膀胱下间隙、膀胱后间隙、肠壁周围脂肪和黏膜下层、直肠周围脂肪、脐尿管残余和脾脏。

神经周围侵犯是前列腺癌的特点。在整个前列腺中，绝大多数病例可发现神经周围浸润（图 61-5A），文献报道范围为 84%~94%。在针芯活检组织中，大约 1/4 的病例显示出神经周围浸润，但在较低分期肿瘤较小的筛查人群中，只有 11% 的病例有神经周围浸润。对于针芯活检组织中有限或微小癌（最大直径 <1mm），神经周围侵犯的诊断意义有限，因为在这种情况下，发生率降低至 2%。然而，仅仅是紧邻神经的腺体并不能明确诊断为恶性。良性前列腺也可毗邻或环绕神经。应该依靠神经周围上皮细胞的细胞学特征来区分良性和恶性神经周围上皮。

前列腺上皮细胞侵犯淋巴血管间隙也可被视为腺癌的特异性诊断标准之一。但这一发现在针芯活检组织中非常罕见。根治性前列腺切除术中 5%~53% 的病例存在淋巴血管浸润。前列腺内淋巴血管浸润与前列腺根治性切除术后更高的分级、体积和分期有关，并与增加的生化紊乱、远处转移和总体生存风险相关。真正的淋巴血管侵犯应区别于恶

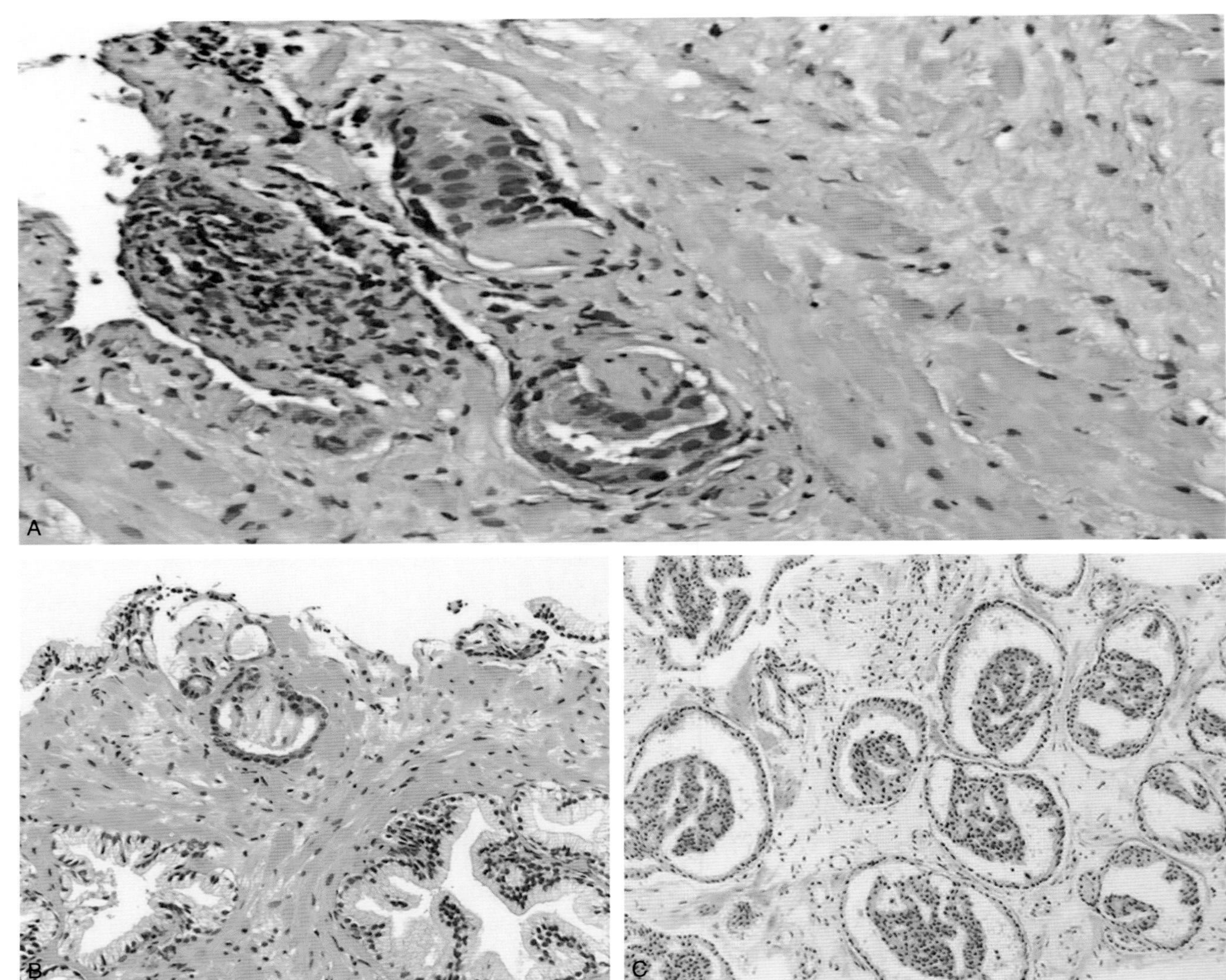


**图 61-5　前列腺癌特异性组织病理学特征**

A. 癌性腺体侵犯神经纤维；B. 腺癌腺腔内可见黏液性纤维组织增生即胶原小结；C. 肾小球样结构：圆形到球状的簇状或芽状上皮伸入到小到中等恶性腺腔中。

性腺体与基质的人为分离、肿瘤对血管间隙的冲击以及良性腺体向淋巴血管间隙的移位，这可能需要内皮细胞 CD31 或 D2-40 的免疫组化染色。

胶原小结，也称为黏液性纤维组织增生，是透明基质的微观聚集物，代表对前列腺侵袭性腺癌的不寻常反应。它们常常与大量黏蛋白的产生有关。微结节主要由胶原蛋白组成，细胞稀少，可见少量伸长的成纤维细胞核。胶原蛋白可以形成真正的结节，模糊的分叶状包块，以及黏液池中条索状的胶原组织。胶原小结可位于腺癌腺体附近的基质中，也可位于腺腔内（图 61-5B）。出于诊断目的，胶原小结似乎对前列腺腺癌具有高度特异性，但它们的整体诊断意义有限，因为发现它们只在 1%~2% 针芯活检癌组织与 13%~22% 的根治性前列腺切除术癌组织中。它们与 Gleason 评分 3 分或者 4 分的腺癌相关。

肾小球样结构是前列腺癌腺泡内肾小球样上皮聚集物。这种腔内上皮生长模式是腺癌特异性的。肾小球样结构的诊断价值受限于其仅存在于 3%~15% 的腺癌穿刺活检和 5% 的腺癌根治性前列腺切除术样本中。显微镜下，肾小球样结构的特征是圆形到球状的簇状或芽状上皮伸入到小到中等恶性腺腔中（图 61-5C）。肾小球样结构通常只占腺癌的小部分。它们的 Gleason 评分为 4 分。

**（四）诊断性免疫组化**

目前，用于诊断前列腺腺癌最有价值的辅助技术是针对基底细胞（34βE12 和 p63）和 a- 甲基酰基辅酶 a 外消旋酶，或 AMACR（也称为 P504S 和外消旋酶）抗体的免疫组织化学方法。最具特征性的基底细胞免疫组化染色使用单克隆抗体 34βE12 以及定位于基底细胞核的 p63 抗体，34βE12 结合在基底细胞而非腔细胞细胞质中表达高分子量细胞角蛋白。细胞角蛋白 5/6 也可作为基底细胞标志物。由 p63 和 34βE12 抗体混合而成的鸡尾酒法能提高基底细胞检测的敏感性。重要的是要认识到，一些良性腺体可能有不连续或缺失的基底细胞层。事实上，最常被误诊为腺癌的良性病变之一（萎缩）可以在多达 1/4 的病例中发现分散的基底细胞阴性腺体。此外，在非典型腺瘤性增生（腺病）中（图 61-6A），平均 50%（10%~90%）的腺体基底细胞不着色（图 61-6B）。因此，在恰当的组织学背景下（图 61-6C），免疫组化证实腺体中弥漫性基底细胞缺失是诊断腺癌的最大支持性依据（图 61-6D）。最后，也存在罕见的分子独特的侵袭性腺癌 p63 免疫反应阳性，但高分子量细胞角蛋白呈阴性。

AMACR 过度表达也作为前列腺癌的确诊标记起重要作用。AMACR 免疫染色的一个优点是它是肿瘤性前列腺上皮细胞的阳性信号。通过使用高通量 DNA 微量分析的 cDNA 文库消减法发现该标记在前列腺腺癌中过表达。免疫组织化学显示这种酶在 80%~100% 前列腺癌中选择性表达，但对前列腺癌没有特异性。高达 20% 的良性腺体也可以表达，但染色比腺癌中弱，且通常呈局灶性。前列腺癌腺体周围颗粒状细胞质染色是前列腺癌的特点。在 AMACR 免疫染色的同时对基底细胞标志物进行免疫染色非常重要，因为高级 PIN 和非典型腺瘤样增生（腺病）也可能 AMACR 阳性（但与腺癌的不同之处在于它们存在斑片状基底细胞层）。AMACR 阳性也见于萎缩（尤其是部分萎缩）和肾源性腺瘤。如果只有少数腺体可用作评价，基底细胞标志物和 AMACR 免疫染色可以分别在不同的切片或

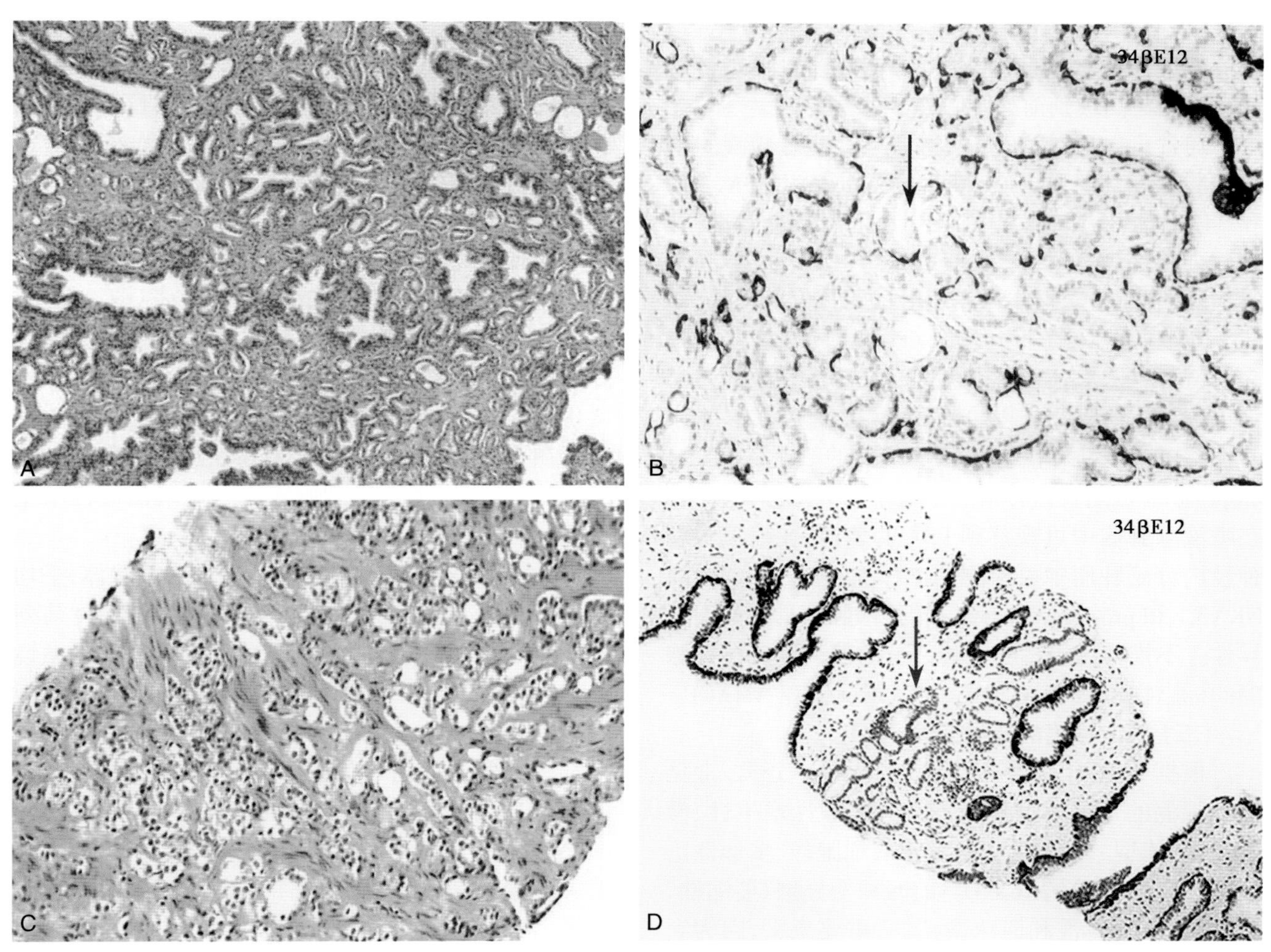


**图 61-6　前列腺腺病与腺癌的基底细胞免疫组化染色**

A. 低倍镜下腺病的 HE 组织切片；B. 腺病的基底细胞 34βE12 染色呈斑片状缺失；C. 低倍镜下腺癌的 HE 组织切片；D. 腺癌的基底细胞 34βE12 染色呈弥漫性缺失。

单切片上作为p63/AMACR的鸡尾酒或使用三种抗体34βe12/p63/AMACR和两种色素进行所谓的“三重染色”。免疫组化检测ERG表达对前列腺腺癌及血管肿瘤特异性较强，但由于相对缺乏敏感性，仅有50%的前列腺腺癌阳性，因此ERG作为诊断标志物的应用受到限制。

免疫组化结果显示：使用一组有针对性的抗体可以帮助鉴别高级别前列腺腺癌和高级别尿路上皮癌，用于鉴别前列腺腺癌的抗体有PSA、前列腺酸性磷酸酶(prostate acid phosphatase，PAP)、NKX3.1或prostein，用于鉴别尿路上皮癌的抗体有GATA3、p63和34bE12。已推荐PSA和GATA3作为一线标志物鉴别高级别前列腺腺癌和高级别尿路上皮癌。

前列腺标志物PSA、PAP和prostein可用于鉴别高级别前列腺腺癌和膀胱腺癌。Villin、thrombomodulin、CDX2和癌胚抗原(Carcinoembryonic antigen，CEA)免疫染色可作为膀胱腺癌的标志物。应用PSA、PAP、prostein和NKX3.1免疫染色(用于前列腺分化)与villin和CDX2在结肠腺癌中的表达进行比较，可以将结肠癌与高级别前列腺腺癌区分开来。

通常可以通过检查HE染色切片进行精囊腺和前列腺腺癌的鉴别。必要时，也可以通过PSA，PAP和34βE12/p63/AMACR免疫组织化学染色实现，其中前列腺癌腺体PSA，PAP和AMACR阳性，基底标志物阴性，而精囊腺体却表现出相反的免疫表型。

转移性腺癌的组织诊断可通过PSA、PAP、prostein和NKX3.1免疫染色阳性来确诊。研究显示这四种前列腺标志物的灵敏度均大于94%。雄激素剥夺疗法可以降低PSA和PAP的表达，NKX3.1和prostein可能在这种情况下有帮助。特异性方面，在唾液腺肿瘤中可观察到PSA的表达，在唾液腺和神经内分泌肿瘤中可检测到PAP的免疫反应活性。NKX3.1和prostein对前列腺转移性腺癌具有高度特异性。不推荐用于诊断转移部位的前列腺转移性腺癌的标志物包括PSA、ERG、雄激素受体和AMACR。

### (五)腺泡腺癌的变异亚型

根据2016年世界卫生组织(WHO)分类，常见腺泡腺癌的变异亚型包括：萎缩性、假性增生性、微囊性、泡沫型、黏液性(胶体)、印戒细胞样、多形性巨细胞性和肉瘤样(表61-3)。前四种变异型(萎缩性、假增生性、微囊性和泡沫型)具有重要意义，因为它们形态学表现常常为良性，难以诊断。最后三种变异型(印戒细胞样、多形性巨细胞样及肉瘤样)具有判断预后意义，与普通腺泡癌相比预后较差。

表61-3 2016年WHO前列腺腺癌与神经内分泌肿瘤分类

| | |
|---|---|
| 腺样肿瘤 | 导管腺癌 |
| 腺泡腺癌 | 尿路上皮癌 |
| 　萎缩性 | 鳞状上皮肿瘤 |
| 　假增生性 | 腺鳞癌 |
| 　微囊性 | 鳞状细胞癌 |
| 　泡沫性 | 基底细胞癌 |
| 　黏液性(胶样) | 神经内分泌肿瘤 |
| 　印戒细胞样 | 　腺癌伴神经内分泌分化 |
| 　多形性巨细胞性 | 　高分化神经内分泌肿瘤 |
| 　肉瘤样 | 　小细胞神经内分泌癌 |
| 导管内癌 | 　大细胞神经内分泌癌 |

萎缩型腺癌可在散发性放射线或去雄激素治疗后发现，其特征是像良性萎缩一样细胞质减少。浸润性结构、大核仁、核大及混合的非萎缩性普通腺泡腺癌与中等量的细胞质是诊断识别中的有益发现(图61-7A)。诊断方面的挑战包括鉴别核挤压引起的核异型性和AMACR表达减少的一些腺体，70%的病例呈阳性。免疫组化显示所有腺体基底细胞完全缺失。大多数萎缩型腺癌的Gleason评分为3分。腺癌中萎缩性特征的存在不具有预后意义，因为伴或不伴有萎缩性变化的腺癌在Gleason分级或病理分期中无差异。

假性增生性腺癌可模拟常见的上皮增生，伴有乳头内折，管腔起伏和分支及囊性扩张(图61-7B)。在70%~83%的病例中可以检测到AMACR的表达，并且通过免疫组化染色未发现基底细胞表达。假性增生性腺癌Gleason评分是3分。假性增生性改变的存在不会影响病理分期。值得注意的是，HOXB13 G84E相关的家族性前列腺癌通常表现出假性增生特征。

微囊腺癌显示腺体扩张，中等大小的腺体，平均是普通小腺泡腺癌腺体大小的10倍。根治性前列腺切除术样本中微囊腺癌的发生率为11%。显微镜下，腔隙扩张形成一个圆形的轮廓，腔细胞内衬层细胞平坦，伴或不伴有萎缩性变化(图61-7C)。腔内晶体和蓝色黏蛋白均匀存在。在免疫组化方面，扩张的腺体缺乏基底细胞，几乎所有病例(96%)均表达AMACR。微囊腺癌Gleason评分是3分。

泡沫腺癌的特征是丰富的泡沫状或黄色瘤型细胞质，常伴有核固缩(图61-7D)。在17%的穿刺活检病例及13%~23%的根治性前列腺切除术病例中可以检测到泡沫腺癌，通常泡沫腺体与普通腺泡腺癌混杂在一起，只有很少以纯泡沫腺癌的形式存在。

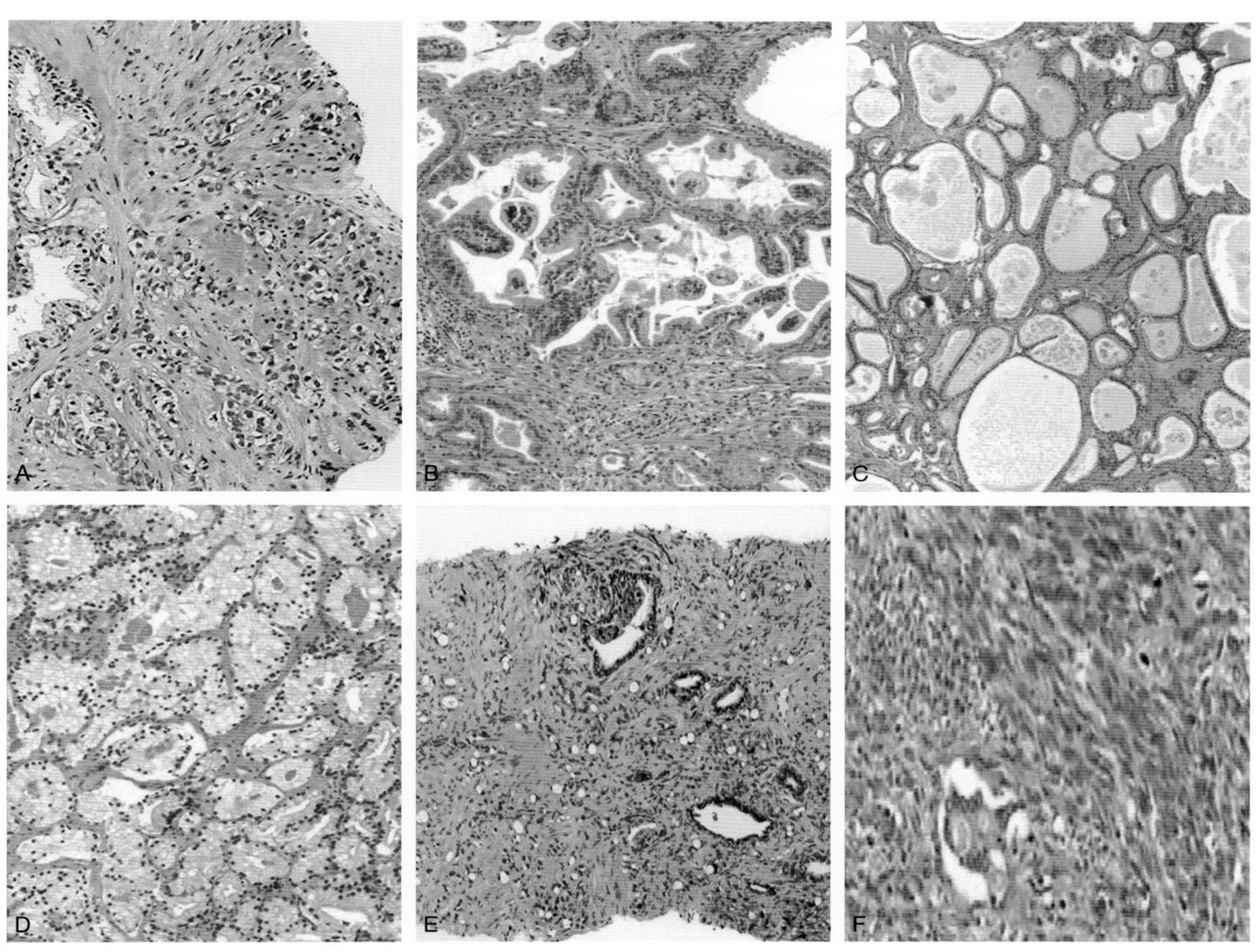


**图 61-7　前列腺腺泡腺癌的变异亚型**

A. 萎缩型腺癌，癌细胞呈浸润性生长，细胞质减少；B. 假性增生性腺癌，模拟腺上皮增生，伴有乳头内折，管腔皱褶和分支；C. 微囊性腺癌，腔隙扩张形成一个圆形的轮廓，腔细胞内衬层细胞平坦；D. 泡沫腺癌，丰富的泡沫状或黄色瘤型细胞质，常伴有核固缩；E. 印戒细胞样腺癌，镜下可见细胞核移位和清晰的细胞质空泡压痕；F. 肉瘤样癌，肉瘤样区域显示未分化的梭形，排列成束状。

缺乏核异性可能会使诊断恶性比较困难，特别是在针芯活检组织中。尽管也存在 Gleason 评分 8 至 10 分的泡沫腺癌。但绝大多数为 Gleason 评分 6 或 7 分。泡沫腺癌的预后与非泡沫腺癌相似。

黏液性（胶样）腺癌是前列腺腺癌，其中至少 25% 的肿瘤由细胞外黏液湖组成。它占所有前列腺腺癌的 0.3%。显微镜下，黏液性腺癌显示肿瘤细胞“漂浮”或嵌入黏液池中。大多数病例 Gleason 评分为 7，少数病例 Gleason 评分为 6 或 8 分。过去，黏液腺癌被认为比普通腺泡腺癌预后更差，但最近的报道表明黏液腺癌并不比普通腺癌更具侵袭性。

印戒细胞样腺癌非常罕见，显微镜下表现为细胞核移位和清晰的细胞质空泡压痕（图 61-7E）。与其他部位的印戒细胞癌相比，前列腺印戒细胞样癌的组织化学黏蛋白染色可能无法检测到胞质内黏蛋白。这些印戒细胞样细胞可以排列成片状、索状、小簇和单细胞。大多数情况下 PSA 和 PAP 免疫染色呈阳性。Gleason 评分是 5 分。预后差，平均存活 28 个月。

多形性巨细胞癌极为罕见。镜下显示巨大的多形性核，伴发高级别普通腺泡腺癌，Gleason 评分 9 分。这一亚型具有很强的侵袭性。

肉瘤样癌（也称为癌肉瘤）是一种罕见的双相前列腺恶性肿瘤，具有恶性上皮和间质成分。在大约一半的患者中，最初的诊断通常是腺泡腺癌，然后是激素和 / 或放疗，平均 7 年后，再次诊断为肉瘤样癌。肉瘤样癌可能是同源的（间充质样区表现为未分化肉瘤），也可能是异种的（肉瘤沿着特定间充质细胞如骨和软骨的方向分化)。癌的部分几乎总是腺体和腺泡,而肉瘤样部分通常显示未分化的梭形和多形性细胞区域,排列成片状、漩涡状或类似多形性未分化肉瘤的束状(图 61-7F)。到目前为止,骨肉瘤和软骨肉瘤是最常见的异种成分。尽管最近的数据表明局限性肿瘤可以通过手术和/或放疗有效治疗,但大部分患者预后较差。

**(六)非腺泡腺癌前列腺肿瘤**

根据 2016 年 WHO 分类,这些非腺泡腺癌的类型包括导管腺癌、尿路上皮癌、鳞状细胞癌、基底细胞癌和神经内分泌肿瘤。

导管腺癌是前列腺腺癌的一种亚型,典型的大腺体内排列着高大的假复层柱状细胞。纯的和混合性导管腺癌分别占所有前列腺癌的 1% 和 5%。与常见的腺泡腺癌不同,梗阻和血尿是常见的临床表现。在尿道镜检查中,可见一种外生性,绒毛状/息肉状生长物突入尿道或位于附近的精阜处。显微镜下,通常为乳头状和筛状结构,实体状和 PIN 样结构不常见(图 61-8A)。导管腺癌的免疫表型和基因表达与腺泡腺癌相似。导管腺癌的增殖指数高于腺泡腺癌。目前还没有任何标志物可以区分腺泡腺癌和导管腺癌。导管腺癌的扩散方式与腺泡腺癌相同,但导管腺癌更倾向于向睾丸、阴茎和肺扩散。在大多数研究中,纯的或主要为导管腺癌的男性的预后平均比腺泡腺癌差,可能是因为它通常具有较高分期和分级的原因。导管腺癌的 Gleason 评分通常为 4 分,但可以看到罕见的评分 3 分(类似 PIN 样结构)或 5 分(实体和粉刺结构)。

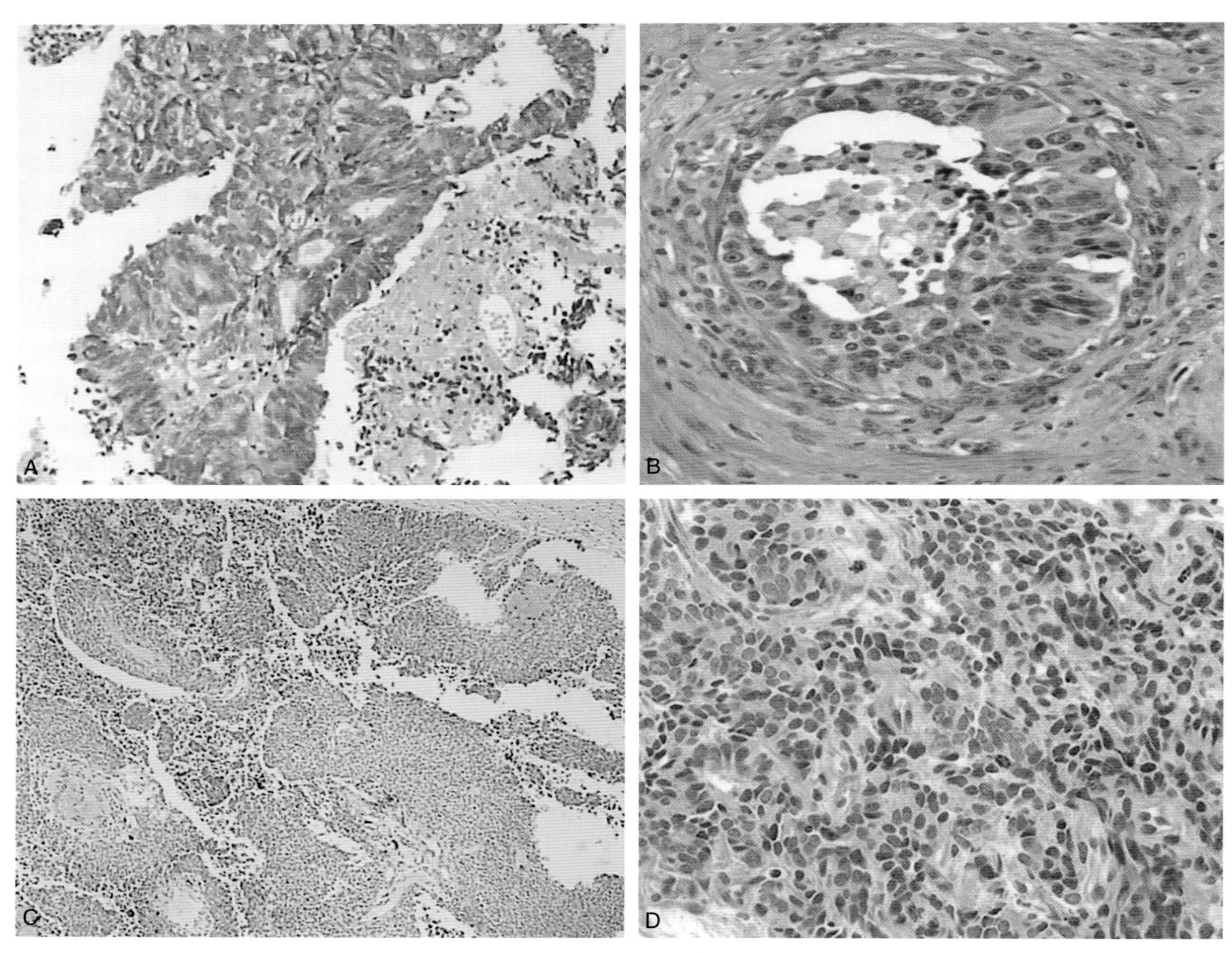


**图 61-8 前列腺非腺泡腺癌的类型**

A. 导管腺癌,癌细胞高柱状,呈筛状结构,伴粉刺样坏死;B. 前列腺尿路上皮癌,细胞质嗜酸性,在前列腺导管内呈显著实性圆柱体样生长;C. 基底细胞癌,癌细胞大小一致,以血管为轴心呈实性片状排列;D. 小细胞神经内分泌癌,具有小细胞癌的一般特征,包括核深染、小点状核仁及活跃的核分裂活性。

前列腺内的尿路上皮癌通常为继发性受累，但也可作为原发性出现在前列腺大的、中央性的、主要的导管中，这些导管通常被覆尿路上皮。显微镜下，常见前列腺尿路上皮癌在前列腺导管和腺泡内呈显著实性圆柱体样生长，伴或不伴粉刺坏死（图61-8B）。可以看到良性前列腺上皮内肿瘤性尿路上皮细胞的佩吉特样和破坏性扩散。基质浸润的典型特征是多形性肿瘤细胞的不规则巢样和索状浸润，通常呈鳞状，嗜酸性细胞质。如上所述，可用于区分前列腺腺癌的尿路上皮标志物包括 thrombomodulin，GATA3，p63 和 34βE12。免疫组织化学染色显示，尿路上皮癌 PSA，PAP，NKX3.1 和 prostein 阴性。预后取决于病理分期。

原发于前列腺的鳞癌和腺鳞癌极其罕见。许多患者在接受放射治疗或激素治疗后被确诊。应排除膀胱鳞状细胞癌或有鳞状分化的尿路上皮癌继发性侵犯前列腺。患者平均存活时间为 1 年。

基底细胞癌是前列腺基底细胞的一种恶性肿瘤。它非常罕见，在一定程度上可以类似于唾液腺腺样囊性癌。显微镜下，生长排列方式包括腺样囊性 / 筛状和周边栅栏状排列的小实性巢（图 61-8C）。其他排列方式包括基底细胞增生样，带有透明质酸的小管和伴或不伴坏死的大实性巢。*Bcl-2* 的表达和较高的 Ki-67 增殖指数更支持基底细胞癌的诊断而不是基底细胞增生。腺样囊状排列方式的部分病例显示 MYB 重排。在少数病例中报道了前列腺外扩散，在 15% 的病例中检测到转移。实性巢状排列方式与更具浸润性的行为相关联。

前列腺神经内分泌癌包括腺癌伴神经内分泌分化、小细胞神经内分泌癌和大细胞神经内分泌癌。10%~100% 的普通型腺泡腺癌病例中表达神经内分泌标记，如 CgA，Syn 和 CD56。不推荐常规使用上述标志物的免疫组化染色诊断典型腺癌病例。腺泡腺癌也可能显示具有神经内分泌细胞质颗粒的帕内特细胞样细胞。原发性前列腺小细胞癌是一种罕见的、极具侵袭性的恶性肿瘤，常伴有转移。在大约一半的病例中，肿瘤是纯小细胞癌，而在另一半病例中，常常伴有前列腺腺泡腺癌。前列腺小细胞癌诊断的一个重要方面是，1/3 的患者最初诊断为腺癌，进行治疗，通常是激素治疗，然后确诊为小细胞癌（中位数为 18~49 个月，范围为 7 个月至 8 年）。显微镜下，前列腺小细胞癌以片状生长，具有条带状，巢状和偶尔的玫瑰花样结构（图 61-8D）。其中混合腺癌的分级和程度各不相同。FISH 检测 *TMPRSS2-ERG* 基因融合，可以在 46%~86% 的病例中确认转移性小细胞癌起源于前列腺。90% 的病例可检测到神经内分泌标志物（Syn、CgA 和 CD56）。相比之下，前列腺标志物 PSA、PAP、PSMA 和 prostein 仅在小部分前列腺小细胞癌病例中表达。前列腺小细胞癌患者的中位生存期为 1 至 2 年。前列腺大细胞神经内分泌癌极为罕见。切片显示大巢周边栅栏状结构，有时伴有地图样坏死。患者平均存活期为 7 个月。

### （七）治疗效果

大体上，用雄激素剥夺疗法治疗后男性的前列腺小而萎缩。显微镜下，雄激素剥夺治疗对前列腺腺癌的影响包括恶性腺体数量减少、管腔间隙减少（管腔塌陷）、基质增加、核固缩和细胞质空泡化。这些经过治疗的癌细胞可以类似于淋巴细胞或组织细胞。不推荐激素治疗后进行前列腺腺癌的组织学分级，因为管腔塌陷的结构变化类似于高级别癌。PSA、低分子量细胞角蛋白、基底细胞和 AMACR 的免疫染色可用于鉴定具有治疗效果的癌细胞。然而，在某些情况下，雄激素剥夺疗法后 AMACR 下调，只有 45%~71% 的病例呈阳性。

激素治疗用 5α- 还原酶抑制剂，如非那雄胺和依立雄胺对前列腺癌组织形态学的影响最小，甚至没有影响，因此在这种类型的治疗后仍可以进行 Gleason 评分。在前列腺癌预防试验中，非那雄胺诱导的低级别前列腺癌的选择性抑制可能是由于非那雄胺对低级别（Gleason 评分 3 分）腺癌和高级别（Gleason 评分 4 分）腺癌的凋亡和雄激素受体表达的差异作用所致。

放射治疗引起的癌症组织学改变包括肿瘤性腺体数量减少、低分化腺体和单细胞的产生、细胞质空泡化、核固缩和间质纤维化。放疗效果不明显时应尝试进行 Gleason 分级，放疗效果明显时不宜分级。这种严重的放射治疗对癌细胞的组织形态学影响应该在报道中指出，因为这些患者与无瘤患者预后相同。基底细胞和 AMACR 的免疫组化染色在放射疗法诱导的异型性良性前列腺上皮细胞与具有明显放射疗效癌细胞的鉴别诊断中有重要作用。

多西他赛与米托蒽醌或阿比特龙与恩杂鲁胺等新辅助化疗可以诱导不太明显的腺体塌陷，小的不明显的单个肿瘤细胞，细胞质空泡化，以及导管内和筛管生长方式。

冷冻手术可导致坏死和非特异性纤维化、钙化及含铁血黄素沉积。高强度超声治疗可引起纤维化、炎症和坏死。未发现残留癌有明显的治疗特异性改变，因此可以对这些治疗后残留癌组织进行 Gleason 分级。

### （八）前列腺癌分级

Gleason 分级系统是目前美国和世界范围内应用最广泛的前列腺癌组织学分级方案。Gleason 分级方法完全基于前列腺癌的排列方式。最新的分级图是根据 2016 年出版的 2014 年 ISUP 共识会议修订而成，并得到了 WHO 的认可。

Gleason 分级系统中，组织学结构按照相对较低的放大倍数（4 或 10 倍物镜）按腺体分化程度和其在前列腺基质中肿瘤生长方式分为五种基本等级结构。这五种基本等级结构通过计算主要等级结构和次要等级结构来生成组织学分数，范围从 2 到 10。主要结构是在简单的视觉检查方面占主导地位的结构。次要结构是第二种常见结构。如果组织样本中只有一个等级结构，那么这个等级乘以 2 就得到组织学分数。然而，如果存在高级别癌（结构 4 或 5），而低级别结构癌 <5%，那么低级别成分不应包括在组织学评分中。例如，如果肿瘤 96% 结构是 4，4% 结构是 3，那么组织学评分应该是 4+4=8。在针芯活检样本中，任何数量的高级别结构都应纳入评分。因此，在针芯活检样本中，96% 结构是 3 且 4% 结构是 4，评分为 3+4=7。所有诊断为前列腺癌的原发性腺癌，甚至针芯活检组织中的微小腺癌，都应提供 Gleason 分级（主要分级 + 次要分级 = 评分）。前列腺腺癌不进行 Gleason 分级的唯一情况是当存在激素或放射治疗效果影响时。请注意，Gleason 分级仅适用于前列腺内的腺癌。

Gleason 分级系统允许在单个组织样本中使用两种不同的分级模式，但前列腺腺癌的组织形态学表现出更大的异质性。事实上，在一项研究中，在整个前列腺腺癌中平均发现了 2.7 种 Gleason 分级模式（范围 1~5）。分级的数量取决于肿瘤样本大小和整个腺体中肿瘤的大小。在穿刺活检组织中，4% 的病例有两个以上的分级，而根治性前列腺切除术组织切片中肿瘤大小为 1~2cm$^3$ 时往往存在两个以上的分级。

根据组织样本的不同，第三种分级处理方式不同。对于分级 3、4 和 5 的针芯活检组织，评分采用主要分级加最高级别的方法。因此，对于分级 4+3+5，按照分级量的顺序，Gleason 评分为 4+5=9。对于根治性前列腺切除术标本，应在报道中注明第三种类型的存在，即第三种成分 <5%，其级别高于主要分级和次要分级，而不应纳入评分。因此，3+4+5，按照前列腺根治性切除术的分级量的顺序，应评分为 3+4=7 分，第三种分级为 5 分。因为这些患者的预后介于 7 分和 8 分之间。很明显，高级别 Gleason 分级 4 或 5 分，作为占整个前列腺肿瘤比例 <5% 的第三种成分时，影响病理分期和进展率。

将针芯活检的 Gleason 分级与对应腺体的分级进行比较，结果显示合理的一致性，但常常分级偏低。在进行 Gleason 分级时，观察者内和观察者间的变异性确实存在，但可以实现相当程度的观察者间一致性。对于针芯活检病例，有几种分级误差来源，包括难以识别的浸润性生长方式、组织取样误差、组织变形、病理学者的经验以及观察者间的变异性。

高级别 Gleason 评分 4 或 5 分的前列腺腺癌的百分比是重要的预后指标。2016 年 WHO 泌尿系统肿瘤和男性生殖器官分类建议报道 Gleason 评分 7 腺癌中 4 分的百分比。在针芯活检和根治性前列腺切除术组织中，Gleason 评分为 7 分的腺癌显示了基于 4 分百分比的风险分层。了解针芯活检组织中 Gleason 评分 7 分腺癌中评分为 4 的百分比可能有助于选择需积极监测的患者。特别是选择临床局限性 Gleason 评分 3+4=7 分的腺癌，且 4 分比例 <10% 的患者可能是进行主动监测的候选者。尽管当评分 3 分和评分 4 分混合时视觉上估计评分 4 分可能是一个挑战，但 Gleason 评分 4 分的百分比评估具有相对可重复性。

分级分组应与 2014 年 WHO/ISUP 修订的 Gleason 评分一并报道。使用分级分组的理由是 Gleason 评分为 6/10 分（表示中等分级），现在更适合归类为最低等级的第 1/5 组，从而告知医师和患者这一大类前列腺腺癌的相对惰性。此外，该分级简化为 5 个类别，而且与标准的 Gleason 评分相比，分级分组似乎提供了更好的风险分层。ISUP 分级分组的预后判断已经应用在许多研究中并得到验证。值得注意的是，对于 ISUP 分级分组系统存在基因组相关性和分子支持。

### （九）前列腺腺癌局部进展或转移的组织病理学

前列腺腺体外扩散的前列腺腺癌的组织病理学表现通常类似于原发肿瘤中的一种结构，通常是高 Gleason 评分 4 或 5 分。然而，Gleason 评分不适用于前列腺外的前列腺腺癌。当转移性腺癌细胞具有激素治疗效果，恶性细胞表现为形态上类似于组织细胞的良性时，这类转移性前列腺癌患者会出现诊断困难。

当一名男性患者有原发部位未知的转移性腺癌时，组织形态学表现为均匀的细胞核和突出的核仁提示前列腺原发，但应始终进行 PSA、PAP 和

NKX3.1 的免疫组织化学染色以支持前列腺转移性腺癌的诊断。

在特定病例中组织病理学评估 HE 染色组织切片，同时结合免疫组织化学是目前诊断和定性前列腺癌的标准方法。未来，除了现有免疫组化的靶向蛋白质外，包括 RNA 表达谱和 DNA 异常在内的其他分子标志物可能会用于前列腺癌的组织诊断和前列腺癌患者的风险分层。

本节中的部分图片由美国德克萨斯大学西南医学中心周敏教授与浙江省人民医院赵明老师提供，特此感谢！

（王爱香）

## 二、前列腺癌的分子病理学

具有生物学意义的分子标志物将有助于完善对前列腺癌的病理诊断及风险评估。这些生物标志物可用于准确地区分前列腺癌的亚类，并对其进展进行风险预测。

### （一）前列腺癌的分子标志物及信号通路

前列腺癌的分子标志物包括细胞增殖指数 Ki67、肿瘤抑制基因（如 *p53*、*p21*、*p27*、*NKX3.1*、*PTEN* 及 *Rb*）、癌基因（如 *Bcl-2*、*Ras*、*EZH2* 及 *HER2/neu*）、黏附分子（CD44、钙黏蛋白）、mTOR/PI3K/Akt 通路分子、凋亡因子（如生存素和 TGFβ1）、雄激素受体（AR）和前列腺特异性标志物（PSA、PAP 和 PSMA）等。前列腺癌标本中 *p53* 的表达具有重要的预后价值。*p53* 在穿刺活检标本中的表达水平和 Gleason 评分可以作为根治性前列腺切除术后生化复发的独立预测因子。

PI3K/mTOR 信号通路在前列腺癌的细胞增殖和进展中起着重要作用。PTEN 是该信号通路的主要负调节因子。前列腺癌组织样本中 *PTEN* 等位基因的缺失可以通过 FISH 法进行检测，也可以通过免疫组化方法来判断。*PTEN* 的缺失作为前列腺癌的辅助生物标志物正发挥越来越重要的作用。在低进展风险（分级分组 1 级和 2 级；Gleason 评分 3+3=6 和 3+4=7）而行主动监测的患者，需定期监测 *PTEN* 的缺失。如果在这样的患者穿刺活检样本中发现 *PTEN* 缺失，那么就应当终止主动监测，并采取积极的治疗方法，因为 *PTEN* 缺失预示着肿瘤具有进展风险。同时，mTOR 信号通路也是前列腺癌治疗的潜在靶点，已有几种西罗莫司类似物被认为是前列腺癌潜在的靶向治疗药物。

*ETS* 基因融合 *TMPRSS2* 基因（21q22）的雄激素应答启动子与 ETS 转录因子家族中的 *ERG*、*ETV1* 和 *ETV4* 三个基因融合。*TMPRSS2-ERG* 融合基因的表达可以预测疾病的侵袭性，并可用于疾病进展预后评估。在穿刺活检标本中，当对非典型腺体的病理诊断存在疑虑时，免疫组化染色 *ERG* 可能有助于确定癌症的诊断。特别是将 *ERG* 阳性染色与其他免疫标志物（如 AMACR、*p63* 和 *PTEN*）相结合，对确立诊断非常有帮助。

### （二）前列腺癌的基因分类

Lapointe 等根据基因表达谱，结合临床不同的转归，将前列腺癌分为三个亚型：①5q21 和 6q15 基因组缺失，与良好的预后相关；②8p21（*NKX3-1*）和 21q22 缺失，*TMPRSS2-ERG* 融合组；③8q24（*MYC*）和 16p13 扩增及 10q23（*PTEN*）和 16q23 缺失组。后 2 组与肿瘤的转移性和肿瘤的侵袭性预后相关。

前列腺癌发生发展可以分为两个阶段，在前列腺癌的发生阶段首先发生的基因改变是缺失 *NKX3-1*、*FOXP1* 或 *TMPRSS2-ERG* 融合；而缺失 *CDKN1B*、*CHD1*、*TP53* 继而导致 *PTEN* 缺失后肿瘤出现侵袭性进展和转移。Markert 等发现 *p53* 和 *PTEN* 失活导致前列腺癌表现出干细胞样特征，患者的生存率明显降低。约有 25% 的前列腺癌潜在的靶向治疗目标为 PTEN/PI3K 或 MAPK（RAS）信号通路；另有约 19% 的肿瘤显示了 DNA 修复基因的改变，可使用 PARP 抑制剂靶向治疗。

癌症基因组图谱（TCGA）研究结果为前列腺癌划分了七个分子亚型。每一种亚型都由一个特定的致癌驱动因子定义，它包括四个融合基因：*ERG*、*ETV1*、*ETV4* 及 *FLI1*；三个突变基因：*SPOP*、*FOXA1* 及 *IDH1*。表观遗传谱显示前列腺癌存在较大的异质性，并划分了具有甲基化表型的 *IDH1* 突变亚型。七个分子亚型的重要临床意义在于为个体化靶向治疗前列腺癌提供了理论依据。

（陈岳　尚芝群）

# 第六节　前列腺癌经直肠超声检查与评价

目前诊断前列腺癌的超声检查有多种模式，其中以经直肠超声（transrectal ultrasound，TRUS）检查最佳。经直肠二维超声联合彩色多普勒、超声造影、弹性成像以及三维超声等多种成像模式，分别从形态学、血流动力学、组织硬度和多平面图像分析等方面检测前列腺癌的可疑病灶，提高前列腺癌的诊断准确性，并引导穿刺活检。但超声诊断前列腺癌的敏感性、特异性及准确性的高低与肿瘤分期有一定关系。

## 一、前列腺的声学解剖

前列腺是男性最大的性附属器官，位于膀胱颈部与泌尿生殖膈之间，前方为耻骨联合及耻骨后间隙，后上方是精囊，其后方紧贴直肠前壁。McNeal 提出将前列腺划分五个区，包括前列腺移行区（transition zone，TZ），中央区（central zone，CZ），外周区（peripheral zone，PZ），前纤维肌质区（anterior fibromuscular stroma，AFS）和尿道旁区（图 61-9）。然而这些区域在超声影像学上无法明确划分，通常超声从病、生理角度将前列腺分为外腺和内腺进行观察。

前列腺与其周围组织、器官具有不同的回声特征。正常横断面前列腺呈左右对称的栗子形，腺体内部回声细腻均匀，回声强度偏低，包膜呈线状强回声。因前列腺的 CZ 与 PZ 均有此表现，因此从图像性质上无法分辨，只能通过分布的解剖位置进行判断。但 TZ 通常可与 PZ 和 CZ 相区分，尤其在前列腺增生明显情况下。TZ 位于前部，回声多不均匀，甚至可见结节样改变，可伴有在 PZ 与 TZ 的交界区出现细小弥漫性淀粉样钙化的强回声反射特征。尿道声像图表现为低回声带状结构，其贯穿于整个腺体长度，在矢状面上可观察到尿道的整个走行。

前列腺矢状面声像图呈椭圆形，可以观察到精囊与输精管融合成射精管，从前列腺基底部后侧楔形进入腺体，在精阜处开口于尿道。声像图中呈细小低回声带结构。双侧精囊呈八字，左右各一，位于膀胱后外侧，其大小受年龄和充盈度影响。正常声像图表现椭圆形或带形，囊壁完整光滑，囊内精液充盈时，呈无回声区或低回声区（图 61-10）。

## 二、经直肠超声检查的应用

### （一）仪器的选择

1. 经直肠腔内探头　探头中心频率一般为 5~7.5MHz。根据换能器位置和数量不同，分为经直肠双平面探头、经直肠端射探头、经直肠线阵探头。目前主要用前两种探头进行前列腺检查及超声引导下前列腺穿刺活检（图 61-11）。

2. 经直肠三维探头　探头内的机械装置，以固定的速率控制其沿某一轴向移动进行数据采集，然后由计算机对这些数据信息处理，重建组成立体图像或对某一断面进行图像重建。容易取得病变处立体概念，同时可利用透视模式、表面模式、高强度显示模式等功能提高图像质量。

### （二）操作方法

受检者可取左侧卧位、膝胸卧位或者截石位。采用左侧卧位者，操作方便，患者舒适。左侧卧位时，患者屈髋屈膝各 90°，暴露臀部，躯体放松。检查前患者最好先排净粪便，适量憋尿。检查前行直肠指检，了解肛门和直肠通畅情况，同时了解前列腺大小、硬度、结节位置。经直肠超声检查前准备好探头，优化好仪器设备检查条件，将探头表面涂抹耦合剂，

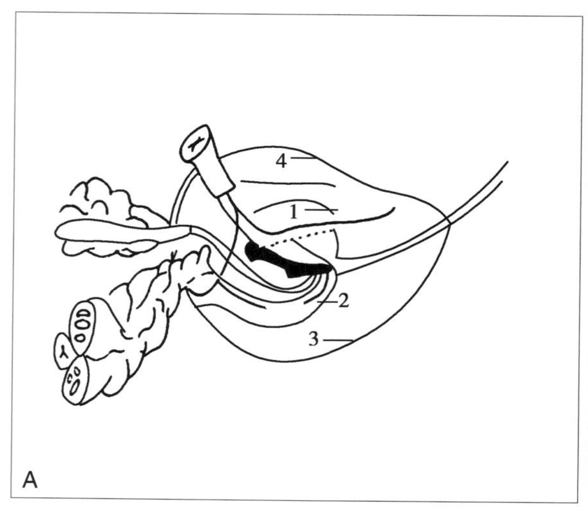


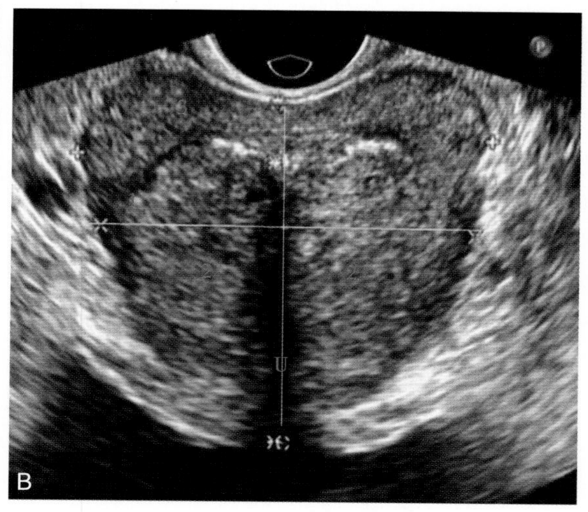


图 61-9　前列腺分区示意图

A. 前列腺解剖示意图；1. 移形区；2. 中央区；3. 外周区；4. 前纤维肌质区；B. 前列腺超声（冠状面）解剖分区示意图。

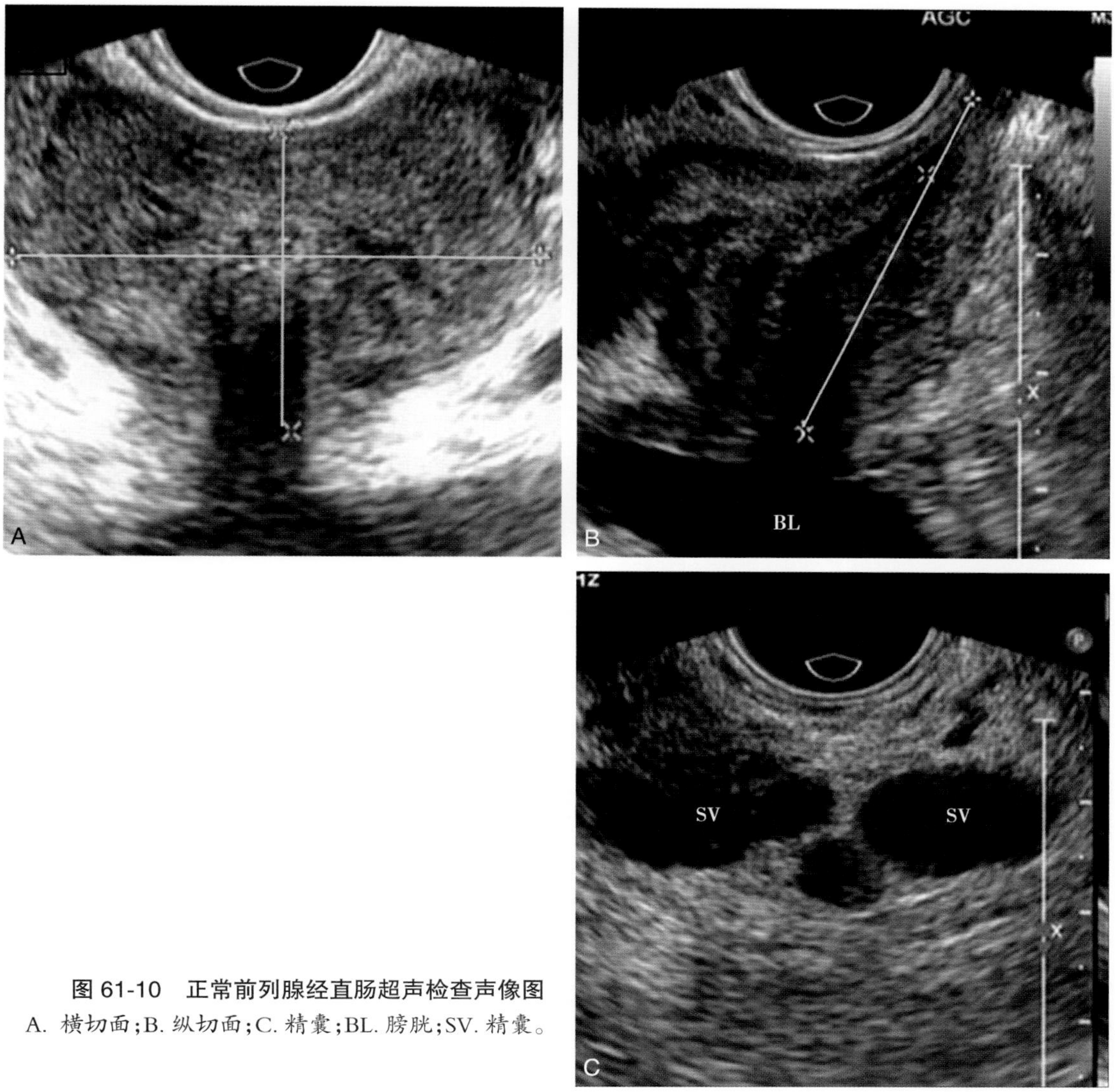

**图 61-10　正常前列腺经直肠超声检查声像图**

A. 横切面；B. 纵切面；C. 精囊；BL. 膀胱；SV. 精囊。

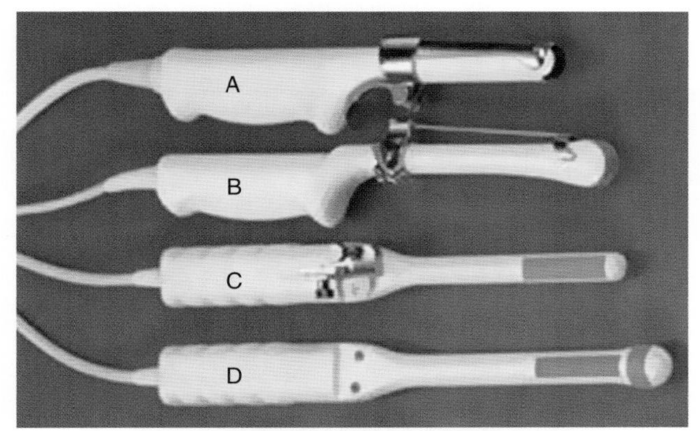


**图 61-11　不同类型经直肠腔内超声探头**

A、B. 经直肠端射探头；C. 经直肠线阵探头；D. 经直肠双平面探头。

外套乳胶套，再涂耦合剂，缓慢将探头放入直肠内，探头长轴与直肠走行尽量一致，探头进入肛门 3~4cm 可探及前列腺。操作时将探头由里(精囊水平)向外(前列腺尖部水平)缓慢拉出，获得一系列横断面图像；切换至线阵换能器时，旋转探头获得纵切面图像。发现病变取得最佳断面，进行分析和图像保留。

**（三）前列腺的测量**

经直肠超声检查对前列腺大小的测量最简单准确。探头于直肠内取得完整纵断面，以尿道为中线，尿道上口至前列腺尖部连线为前列腺长径 L(上下径)，与此连线垂直测量从前列腺前壁至后壁，取最宽处连线为厚径 D(前后径)。在前列腺最大横断面处测量前列腺横径，前列腺最宽处由右至左的连线

W(左右径)。三个径线测出可以根据公式计算体积 V=0.52×L×D×W。

### (四) 其他超声检查模式

1. 超声造影 超声造影成像是利用有外壳包裹的微气泡增强声波散射的原理,提高超声分辨力、准确性、敏感性的检查方法。彩色多普勒超声对低速血流信号不敏感,造影可更好显示病灶血流灌注情况。经直肠超声造影主要用于诊断和鉴别诊断结节的性质并引导前列腺穿刺活检,提高前列腺癌诊断的准确性。使用 SonoVue 进行前列腺造影并引导穿刺活检,病理证实特异性和敏感性分别为 100% 和 48%。

超声造影的操作方法是通过经患者肘正中静脉团注造影剂 SonoVue 1.5ml,再推注 5ml 生理盐水,同时按下仪器的记时键和动态图像存储键,观察并进行图像分析。正常前列腺超声造影表现为外周区与移行区呈均匀增强,内部移行区增强强度略高于外周区。

2. 弹性成像 其原理是给前列腺组织施加一定压力,由于各组织及病变组织的弹性系数不同,通过对加压前后回波信号的改变判断组织的硬度,因而可应用超声弹性成像进行疾病诊断。

弹性成像操作方法为启动弹性成像模式,调整弹性成像取样框大小,存储动态图像,回放评估分析图像色彩,参考 Kamoi 等提出的前列腺弹性成像图分类方法,由红到蓝分为五级,代表组织由软到硬。正常前列腺组织一般呈绿色,以二级为主。经直肠实时弹性成像联合能量多普勒引导下前列腺穿刺活检的阳性率高于系统性前列腺活检。

3. 三维超声 成像原理利用三维容积探头对组织脏器进行三维数据采集,然后通过计算机进行图像重建,再以表明成像、透视成像和多平面成像等方式显示出来。三维图像可以显示前列腺的矢状面、横断面和冠状面,将检查者感兴趣的剖面直观显示出来。同时还可以在三维超声的基础上叠加彩色/能量多普勒图或者超声造影。

## 三、前列腺癌的 TRUS 声像图特点

### (一) 二维超声

早期前列腺癌声像图主要以肿瘤病灶特征为主。典型前列腺癌病灶声像图表现为在外周带等回声均匀背景内出现的低回声结节(约 60%~70%);少数前列腺癌呈等回声(约 30%),甚至高回声(1%)。早期病变较小,形态不规则,边缘较清晰。肿瘤病变范围较大时,前列腺整体形态失常不规则,左右叶不对称,包膜不平整,失去连续性,内部回声不均匀(呈结节状或片状低回声区),外周区与移行区分界不清。肿瘤进展向膀胱腔内凸出生长时,易与膀胱颈部肿瘤混淆,当压迫尿道内口或侵犯输尿管口时,可引起尿潴留,甚至上尿路积水。位于中央区和移行区的前列腺癌,超声图像容易与前列腺增生结节相混淆,难以诊断。

### (二) 彩色多普勒超声

前列腺癌表现为异常的血流丰富区,血流分布不对称或者出现扭曲粗大血管等异常血流信号(图 61-12)。

1. 超声造影 超声造影增强模式可以用于鉴别前列腺癌与前列腺增生。前列腺癌造影增强主要表现为快速增强、高增强和不均匀增强,增强后病变边界清楚,部分较大病灶内存在无增强区等血流灌注特点以及造影剂达峰时间缩短等(图 61-13)。

2. 弹性成像 前列腺癌病灶在超声弹性图上

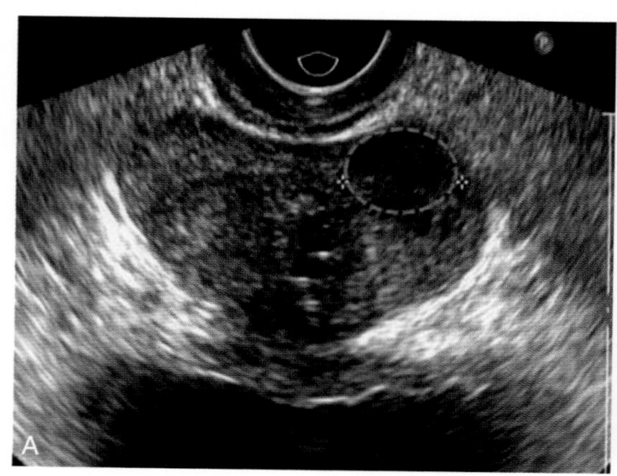


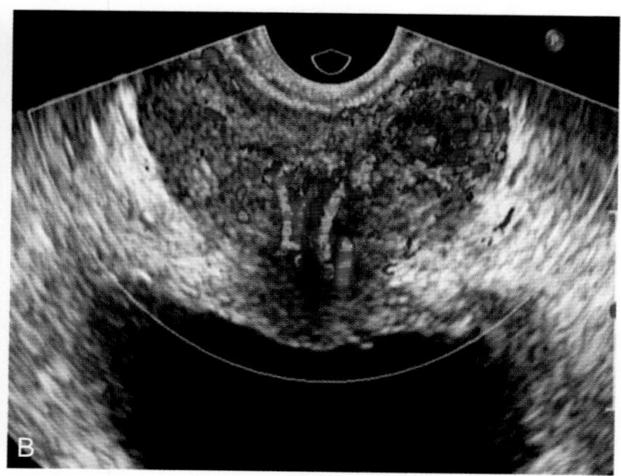


图 61-12 前列腺癌二维声像图

A. 二维 TRUS:发现前列腺左中叶低回声区,边界不清;B. 彩色多普勒 TRUS:左中叶对应病灶血流信号丰富紊乱;活检证实为 Gleason 评分 4+4=8 分的腺癌(红色圆圈所示)。

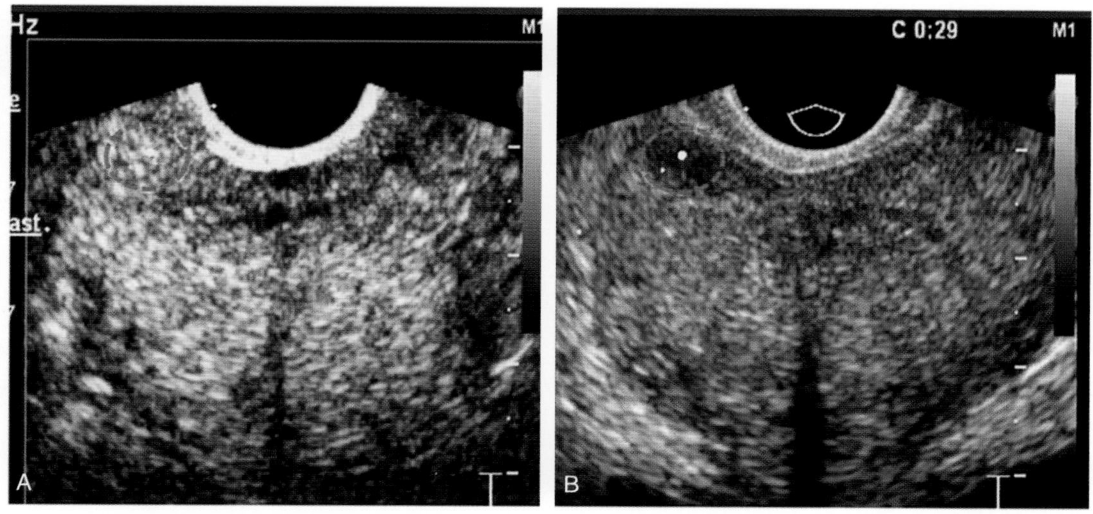


**图 61-13　前列腺癌超声造影声像图**

A. 超声造影：注射造影剂（SonoVue）右中叶对应病灶增强多普勒影像；B. 二维 TRUS：发现前列腺右中叶低回声区，边界不清；活检证实为 Gleason 评分 4+3=7 分腺癌（红色圆圈所示）。

呈蓝色或蓝绿色，弹性等级为 4~5 级，对前列腺癌的诊断有较大帮助。但该技术对前列腺癌诊断的准确性易受肿瘤大小和位置的影响。

3. 三维超声　前列腺癌病灶的经直肠三维超声表现与经直肠常规超声相似，即前列腺内出现异常回声或血流信号。三维超声从多个平面更好显示这些病灶特点。当前列腺癌侵犯精囊及包膜时，三维超声冠状位表现为精囊与前列腺组织间隙的脂肪回声消失，以及在多平面上呈现前列腺包膜回声不连续或包膜隆起。

综上所述，经直肠前列腺超声检查对前列腺癌的早期和初步诊断有很大帮助，但是声学图像不具有特异性，特别是在出现结节性前列腺增生、前列腺肉芽肿性前列腺炎、前列腺肉瘤等情况时，与前列腺癌鉴别困难。

（田晶）

## 第七节　超声引导下前列腺穿刺活检方法与评价

早期前列腺癌的诊断主要依赖于超声引导下的穿刺活检，包括系统活检和可疑区活检。活检是诊断前列腺癌最为可靠的方法，被称为诊断前列腺癌的“金标准”。不仅能够帮助明确诊断，还提供肿瘤分级和临床分期的重要信息，并指导制定相应治疗方案，目前广泛应用于临床。目前，超声引导下的前列腺穿刺活检主要包括经直肠穿刺法及经会阴穿刺法。

### 一、适应证和禁忌证

#### （一）适应证

①经直肠指诊发现前列腺结节的患者；②经直肠超声检查或其他影像学检查（如磁共振）发现前列腺有异常影像的患者；③血清 tPSA 位于 4~10ng/ml 之间，且 f/tPSA≤0.16 或 PSAD≥0.15 的患者，无论经直肠指诊或经直肠超声检查有无发现异常均应考虑行穿刺活检；④血清 tPSA>10ng/ml 的患者均应考虑行穿刺活检；⑤确定前列腺癌的组织类型及病理分期，以确定治疗方案；⑥评价前列腺癌非手术治疗的效果。

#### （二）禁忌证

①患者局部处于急性感染期；②患者有严重的内、外痔或肛周疾病；③患者有严重的心、肺等基础疾病，并处于失代偿期；④患者有严重的出血倾向或患有出血倾向疾病；⑤处于糖尿病血糖不稳定期。

### 二、超声引导下前列腺穿刺活检的操作方法

#### （一）术前准备

因前列腺穿刺活检为有创检查，进行穿刺前应完善血尿常规及凝血功能并排除肝肾功能异常，向患者交代手术风险并签订知情同意书。经直肠途径

穿刺的患者应在穿刺前一晚或当天进行肠道准备，常规灌肠清洁肠道或使用开塞露代替灌肠，并且术前预防性口服抗生素 3 天可有效降低术后感染的风险，首选喹诺酮类及甲硝唑。经会阴途径术前一般无需预防性使用抗生素。尽管国外学者报道前列腺穿刺时继续服用小剂量阿司匹林不会增加严重出血的风险，但国内多数学者认为围手术期需要停用抗凝及抗血小板药物。

前列腺穿刺活检的麻醉方式亦有多种选择，如通过经直肠途径可不采取任何麻醉，或单纯采用局部浸润麻醉或神经阻滞麻醉，效果优于经直肠灌注局麻药物。如为经会阴途径饱和穿刺多选择脊髓麻醉或全身麻醉，可减少患者的痛苦并方便术者操作，但目前也有医师采用前列腺周围神经阻滞麻醉，亦有不错效果。

患者体位：经直肠穿刺多选择左侧卧位，而经会阴穿刺多选择截石位操作。

### （二）仪器设备的准备

超声仪器可选择端射或者双平面直肠探头，自动活检穿刺枪，18G 最好。经直肠活检穿刺架附加在探头背侧，经会阴穿刺在探头可加装穿刺架或穿刺模板。

### （三）穿刺点的选择

一般认为，初次前列腺系统穿刺活检的针数不应少于 10 针。经直肠 13 点穿刺法是指在前列腺的旁正中线矢状面上分别于前列腺基底部、中部及尖部左右各穿刺 1 针，内腺区增加 3 个穿刺点，并在两侧外周带周边各穿刺 2 针。此外尚有 18 点穿刺法、21 点穿刺法等，均为在上述穿刺方法基础上，补充穿刺前列腺癌的好发区域（图 61-14）。

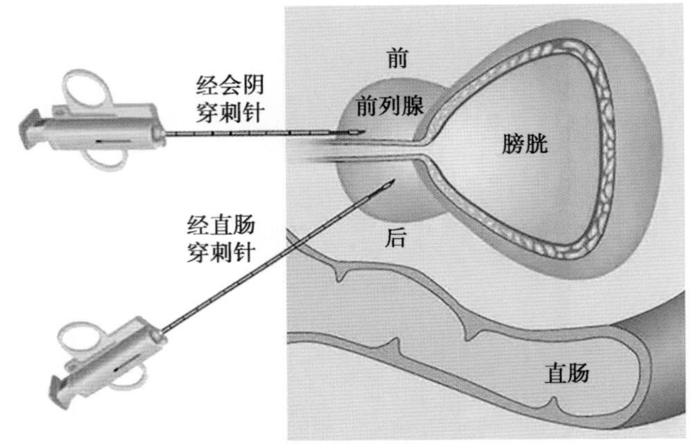


图 61-14A 经直肠或经会阴前列腺穿刺活检模式图

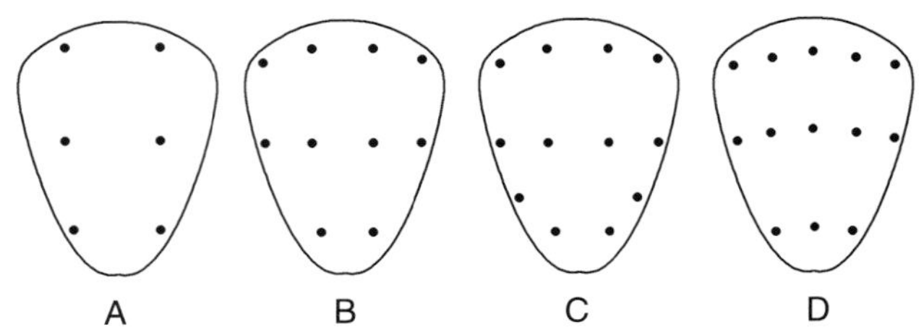


图 61-14B 经直肠前列腺穿刺位点分布示意图（冠状面）

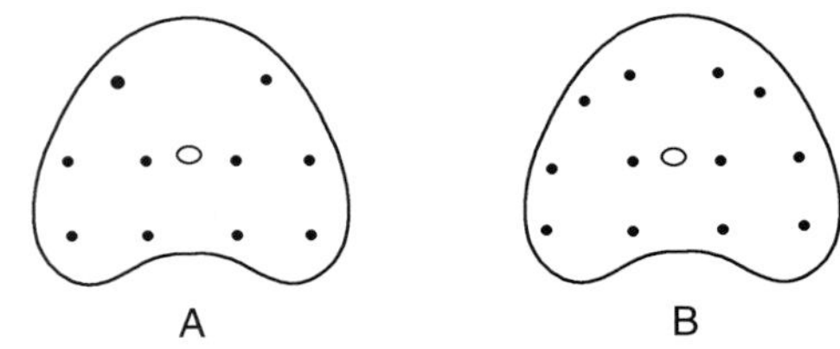


图 61-14C 经会阴前列腺穿刺位点分布示意图（冠状面）

对于体积较大的前列腺（>50ml）或 MRI 等检查高度怀疑为早期前列腺癌的患者可行饱和穿刺，即将前列腺从外周带至中线逐点逐层穿刺，穿刺针数一般 >20 针。但应注意的是，随着穿刺针数的增加，发生术后并发症发生的概率也会增加，而穿刺阳性率并不一定会相应增加，临床医师应根据患者情况选择最合适的个性化穿刺方式。

### （四）重复及饱和穿刺活检

对于初次穿刺阴性的患者，但直肠指检、复查 PSA 或其他衍生物水平提示可疑前列腺癌，可在 3 个月后再次进行穿刺，以提高诊断的阳性率。

当患者血清 tPSA 位于 4~10ng/ml 之间，DRE、影像学检查提示异常、复查 f/tPSA>0.16 或 PSAD<0.15 的患者应严密随访，如连续两次 tPSA>10ng/ml 或 PSV（前列腺特异性抗原速率）≥0.75/（ml·年）应进行重复穿刺的适应证：①血清 tPSA 位于 4~10ng/ml 之间，但 DRE 或影像学检查发现异常，或复查 f/tPSA≤0.16 或 PSAD≥0.15 的患者；②血清 tPSA>10ng/ml 的患者；③初次活检病理结果为非典型增生或高级别上皮内瘤的患者；④有家族史或尿 PCa3 等前列腺癌标志物升高的高危患者。

目前，重复穿刺多采用饱和穿刺或靶向穿刺的方法。穿刺前医师应充分考虑初次穿刺的位置、数量等因素对结果的影响，并在重复穿刺时对位置及角度做适当调整，如第二次穿刺结果仍为阴性时应谨慎考虑是否行第三次穿刺活检，并应避免行第四次或更多次数的穿刺，因为三次或更多的穿刺并不能明显提高阳性率。

### （五）前列腺穿刺并发症

在前列腺穿刺过程中，有时由于患者过于紧张或不适会出现焦虑、大汗淋漓、呕吐、血压下降、心动过缓等迷走神经兴奋的症状，少数患者甚至会出现严重的心血管反应，此时应立即停止穿刺，调整患者至合适体位如头低脚高位，并采取静脉补液等必要措施。

前列腺穿刺的术后并发症主要包括血尿、血便、感染、发热、血精、尿潴留及前列腺炎等，其发生原因，医师对症处理原则见表 61-4。

### （六）穿刺活检的注意事项

①避免在一点反复穿刺，容易引起出血及组织块不完整。不要只求过多获取组织，应尽量全面准确；②活检针过细过粗都不利，18G 探针是最佳选择；③术后多饮水减轻血尿。

### （七）经直肠途径与经会阴途径的选择

前列腺穿刺常用的两种途径为经直肠途径与经会阴途径。①经直肠途径：优点是操作较为简便，采用局部浸润麻醉即可获得十分满意的效果。其缺点是易遗漏位于前列腺尖部和尿道前面部分的病变，并且其感染和直肠出血等并发症较为多见；②经会阴途径的并发症较为少见，穿刺范围较为全面，但其操作时间相对较长，对麻醉要求相对较高，且对医师的经验与感觉要求较高，限制了其在基层医疗单位的普及。

对于初次经直肠途径活检阴性的患者，部分需要行再次活检时，选择经会阴途径可能有助于提高诊断的阳性率。Dimmen 等报道的 PSA 升高、经直肠途径活检阴性者，再次活检改行经会阴途径，活检阳性率达 55%，其中 52.6% 的患者 Gleason 评分 ≥7，为有临床意义肿瘤。伦敦大学医学院研究了 547 例经直肠穿刺活检后行前列腺癌根治术后的前列腺标本，进行肿瘤分布的病理学分析，发现前列腺前半区穿刺诊断率为 21%，远少于后半区的 57%。这种差异的产生原因是经直肠途径活检时漏诊了较多的前半区肿瘤。国外有学者将这种经直肠途径活检漏诊前列腺前半区肿瘤的现象称为前列腺前区肿瘤逃逸综合征（prostatic evasive anterior tumor syndrome，PEAT 综合征）。其特点为：PSA 升高、经直肠途径活检阴性、MRI 提示前尖部肿瘤、最后通过经会阴途径活检检出肿瘤。可以认为，前列腺前半区尤其前尖部是经直肠途径活检的相对盲区。

### （八）靶向穿刺

多参数磁共振成像是目前诊断前列腺癌的最佳影像学检查。其诊断前列腺癌的敏感性为 93%，特异性为 41%，阳性预测值为 51%，阴性预测为 89%。因此，鉴于 mpMRI 图像有更高的分辨率，而 TRUS 可以实时成像且简单易行的特点，近年来出现了 TRUS 引导下的 MRI-TURS 融合导航成像技术，有效提高了前列腺癌穿刺活检的诊断率（图 61-15）。由于 MRI-TRUS 融合导航，实现了只针对前列腺癌可疑病灶的靶向穿刺，不仅可以增加前列腺癌诊断的准确性，而且减少了穿刺针数和并发症的发生率，有望在临床工作中进一步推广应用。研究表明，MRI-TRUS 融合导航活检比单独 TRUS 引导活检更为精确，且不良反应更少。

总之，理想的前列腺穿刺活检术应综合考虑患者的年龄、耐受性、经直肠指诊、TRUS、PSA、前列腺体积等因素对前列腺穿刺活检的影响。多项国际研究表明，mpMRI 及其引导的前列腺癌靶向穿刺是未来的趋势。

**表 61-4　前列腺穿刺活检的并发症与处理原则**

| 并发症 | 发生率 | 引起原因 | 处理方法 |
|---|---|---|---|
| 血尿 | 常见并发症 | 穿刺针刺破尿道或膀胱 | 穿刺术前停用抗凝血类药物<br>穿刺时避开尿道和膀胱减少穿刺损伤，能够有效减少血尿的发生<br>严重血尿时可留置三腔导尿管牵引压迫止血 |
| 血便 | 发生率较低<br>通常在术后很快消失 | 穿刺针损伤患者直肠黏膜 | 如在术中出现直肠出血，可利用手指压迫出血点进行止血 |
| 术后感染 | 0.1%~7.0% | 多与喹诺酮类药物耐药有关 | 如感染无法控制，应及时行细菌培养并调整抗菌药物使用策略 |
| 迷走神经反射 | 1.4%~5.3% | 前列腺穿刺引起的患者过度紧张或不适 | 主要表现为呕吐、心动过缓和血压下降<br>可将患者体位调整为头低脚高位并静脉补液，以缓解相关症状 |

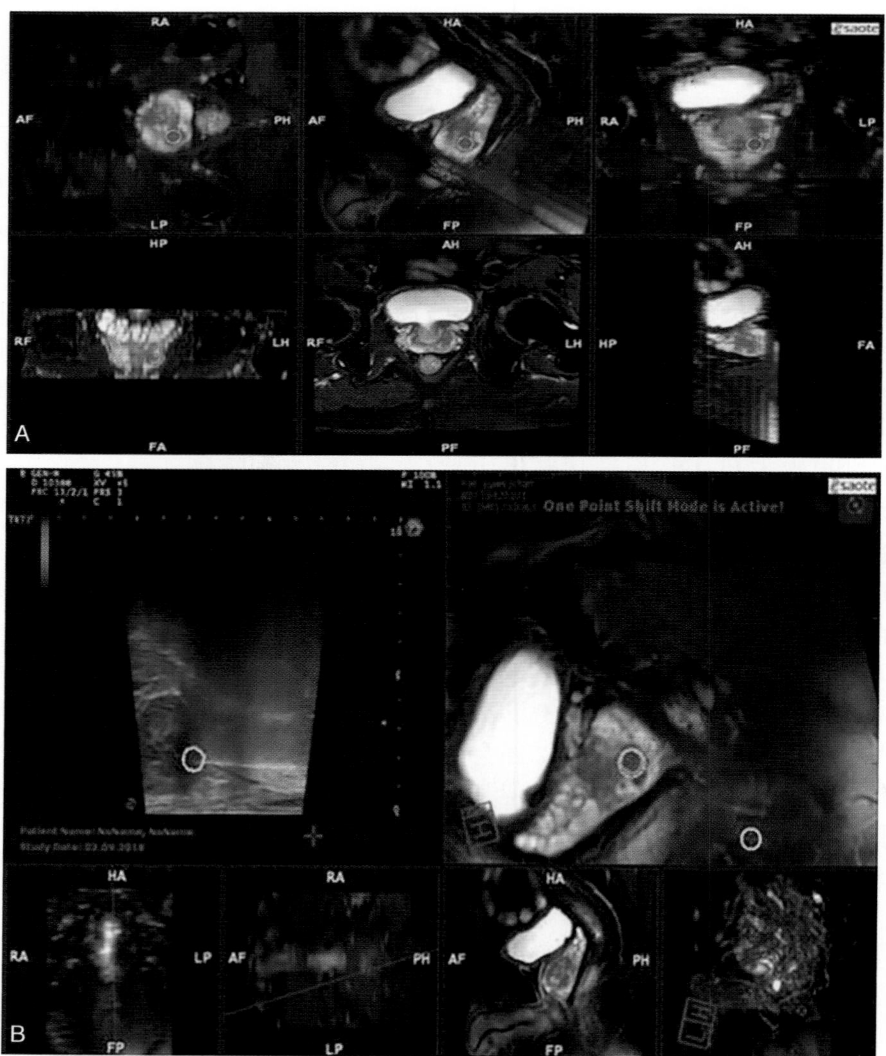


**图 61-15　mpMRI 与 TRUS 融合导航引导前列腺靶向穿刺活检**

A. mpMRI 融合图像显示左外周带靠尖部 $T_2$WI 低信号病灶，DWI 呈高信号；B. 经直肠超声纵断面与 mpMRI 图像融合后进行靶向穿刺，活检证实为 Gleason 评分 4+4=8 分腺癌

（田晶）

# 第八节　人工智能超声 CT 与磁共振融合技术在靶向穿刺中的应用

## 一、人工智能超声 CT 概述

早在 20 世纪 90 年代，谢立平教授就与德国 Tillmann Loch 教授合作率先将人工神经网络（artificial neural network，ANN）技术运用于经直肠超声，并用于前列腺癌的早期诊断。该技术的开发目的主要是为了解决传统 TRUS 面临的困境，即在 TRUS 图像上难以视觉鉴别前列腺良性和恶性病灶的问题。人工神经网络技术能够提高 TRUS 图像对于前列腺癌的辨识度，能够发现人眼不能辨识的肿瘤，具有重要的研究价值。谢立平教授于 2013 年正式将该技术引入中国，并根据中国人群前列腺癌的疾病特点对该系统进行了优化与升级，现在该技术被命名为人工智能超声 CT（ultrasound CT with artificial intelligence，AI-US-CT，简称超声 CT）。

## 二、人工智能超声 CT 工作原理

人工智能超声 CT 技术是通过计算机数字化分析对 TRUS 图像进行参数化标记，利用透明映射技术将同一层面的病理大切片标本与参数化标记后的 TRUS 图像进行融合，采用ANN分析技术建立模型，通过大样本病例训练、验证、完善模型，最终应用于前列腺癌的诊断。

操作者自前列腺尖部起，至精囊水平止，每隔5mm留取灰阶超声图像，储存于计算机备用。前列腺区被定义为关注区(region of interest，ROI)，ROI的像素分布及灰阶程度通过视窗性分析以获得并记录。每幅TRUS图像所包含的不可肉眼识别结构以324位像素方形矩阵的形式包含于六个输入神经元中(E，g，L，I，D及d)，这些输入神经元对像素分布的数字形态测定关系进行了描述(E，number of edges；g，dispersion of edge intensity；L，average size of edges；l，dispersion of edge size；D，contrast intensity of edges及d，dispersion of edge contrast)。

与TRUS图像相对应层面的前列腺癌组织被制成病理大切片，每一层面上的肿瘤区域、前列腺囊、移行带边界等结构用黑色墨水标注，储存于计算机备用。在计算机上利用透明映射技术将病理大切片虚拟覆盖于同一层面的TRUS图像上，并在TRUS图像上将对应良性组织区域、肿瘤组织区域等进行标注。将标注好的每一层面的TRUS图像及其相应的六个输入神经元数据储存为单独的文件备用。

利用Neuroshell 2软件(Ward Systems Group，Inc.，Frederick，MD)将输入神经元(E，g，L，I，D及d)及输出神经元(病理结果)通过隐藏神经元进行关联，以完成ANN的构建。并通过50例样本的训练，500例样本，2 000个层面的验证、评估及优化，最终建立人工智能超声CT。

## 三、人工智能超声CT工作步骤

患者取左侧卧位，自前列腺尖部起，至精囊水平止，每隔5mm留取超声影像。将图像发往人工智能超声CT中心对超声图像进行实时在线分析(图61-16)。

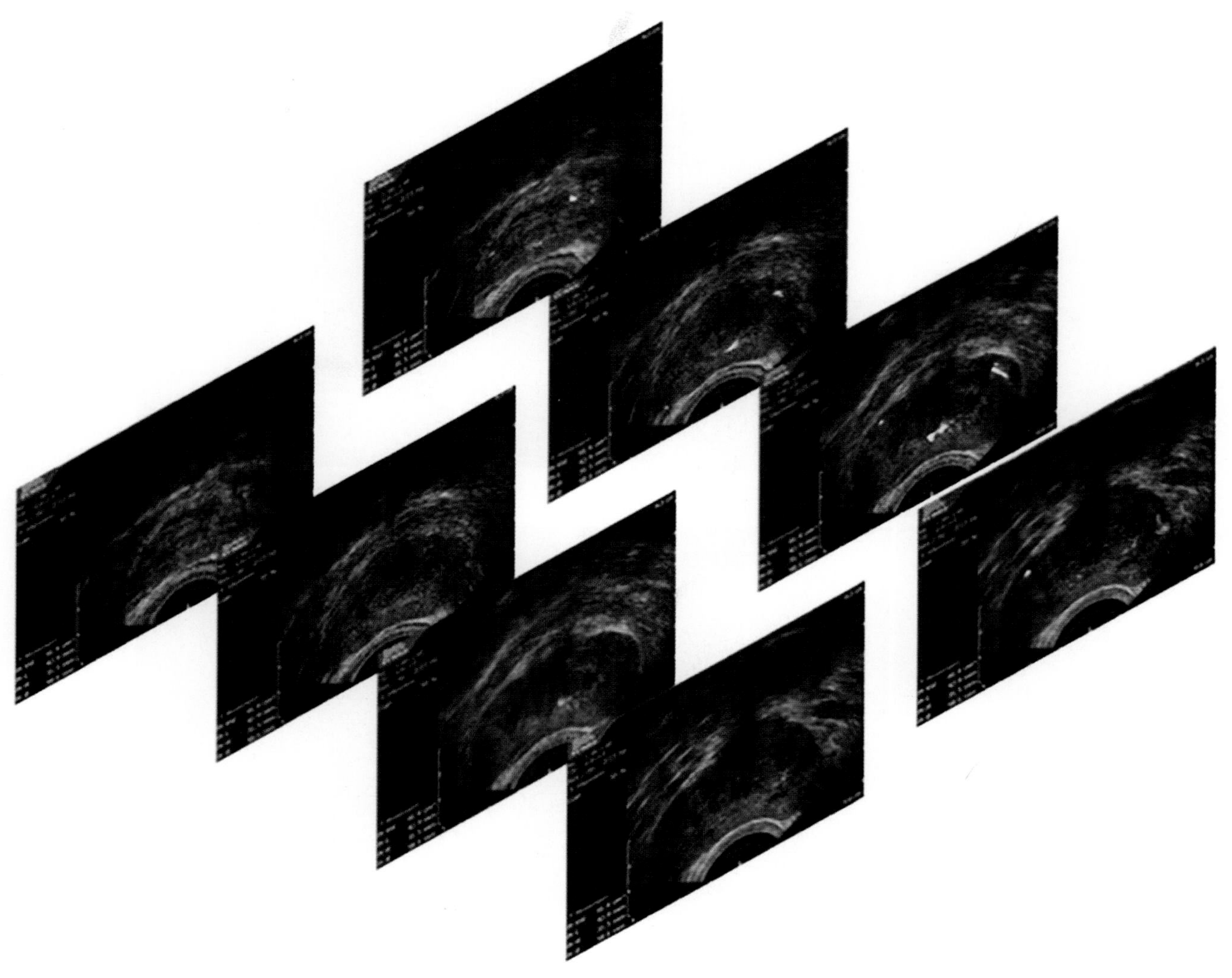

图61-16 人工智能超声CT示意图

左下侧为传统经直肠超声图像，右上侧为人工智能超声CT图像，亮红色区域高度怀疑前列腺癌，用于指导靶向穿刺。

根据分析结果对前列腺进行健康管理,评估前列腺穿刺必要性,指导靶向穿刺。

## 四、临床效果分析

针对人工智能超声 CT 的国际单中心及多中心研究结果显示,人工智能超声 CT 将前列腺癌的检出率提高至 41%~50%。人工智能超声 CT 可以通过趋势监测对前列腺进行健康管理。超过十年的随访数据观察表明,该技术能够清楚地展现前列腺癌的进展过程,其预测准确率达 96%(图 61-17)。

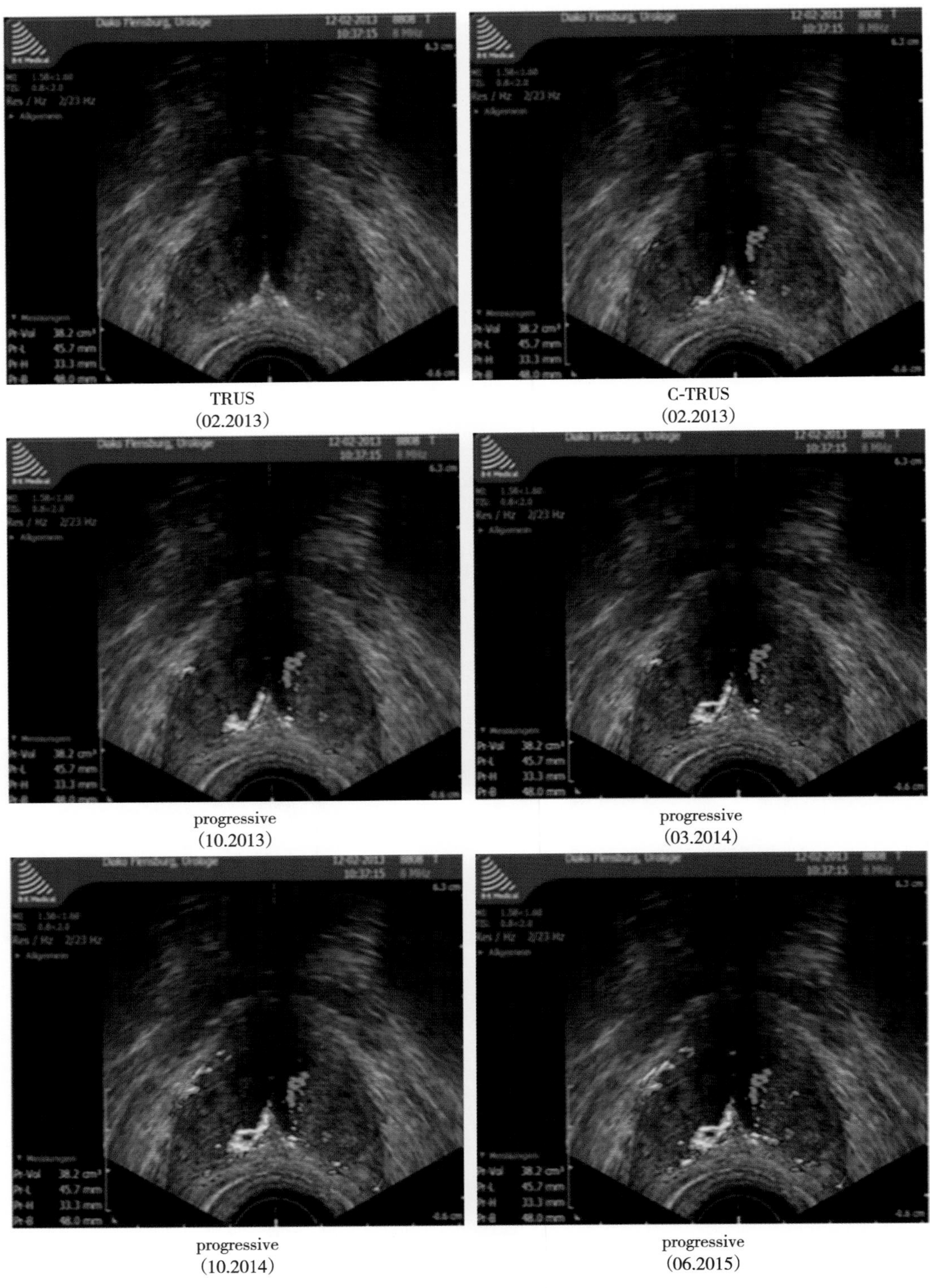


**图 61-17 前列腺健康管理(趋势监测)**

人工智能超声 CT 对同一层面的 TRUS 进行监测,亮红色区域扩大提示前列腺癌风险。

中国人群的研究结果显示，人工智能超声CT靶向穿刺能够将前列腺癌的检出率提高至46.2%，其中，对于传统穿刺阴性的患者，人工智能超声CT仍能够检出36.8%的前列腺癌。在此基础上，谢立平等进一步开展了一项比较人工智能超声CT靶向穿刺（超声CT组）、12针系统穿刺（系统穿刺组）及mpMRI辅助12针系统穿刺（mpMRI组）的随机对照研究。这项针对284例患者的前瞻性随机对照研究结果发现，超声CT组的前列腺癌检出率为47.0%，显著高于系统穿刺组和mpMRI组。人工智能超声CT引导下的前列腺靶向穿刺的优势在于，可以减少的前列腺穿刺针数、获得较高的前列腺穿刺阳性率、提高再次活检阳性率以及有效地监测前列腺癌进展，因而具有重要的临床应用价值。

（王潇　谢立平）

## 第九节　前列腺癌的影像学检查及临床分期

### 一、概述

对于前列腺癌的影像学检查，X线、CT和MRI检查的适应证因病期而异。X线及CT检查对局限于腺体内的早期肿瘤诊断价值较低，此时应以MRI作为主要检查方法，并应联合应用DWI和动态增强检查，不但能够发现外周带内的早期肿瘤，还能够诊断位于中央带内的肿瘤。对于进展期前列腺癌，根据前列腺不规则分叶状增大及其对周围结构的侵犯和/或转移，CT或MRI检查均可作出诊断。

#### （一）X线检查及应用价值

腹部平片是泌尿X线最基础的检查方法。平片可显示前列腺结石，前列腺钙化及精囊钙化等疾病。膀胱及尿路造影可显示尿道管径及膀胱颈形态变化。前列腺癌使尿道失去正常曲度，前后径狭窄，僵硬，轮廓不整齐，不清晰。癌肿累及膀胱，造影可见膀胱下缘不规则充盈缺损。前列腺造影不仅可清晰地显示腺体大小与形态，还可显示盆腔淋巴结情况。X线的胸片可以显示肺转移灶，而前列腺癌的骨转移在X线骨骼平片上多显示为成骨性改变。

#### （二）CT检查及应用价值

在前列腺检查中，CT扫描能确切显示前列腺中度或重度增大，能发现前列腺内结石和钙化，但难以鉴别良性前列腺增生与早期前列腺癌；然而，在晚期前列腺癌中，CT检查多能做出诊断并可较准确显示肿瘤浸润邻近组织和器官情况，盆腔内转移性淋巴结，骨盆骨的破坏及对肿瘤的分期。特别是当患者不能接受MRI检查时，如体内有金属植入物等情况下，盆腔CT是必要的检查。

#### （三）MRI检查及应用价值

MRI检查由于能清楚分辨前列腺各区，因此有助于来自不同解剖区病变的诊断与鉴别，其价值要明显优于CT和超声检查。对于早期局限于被膜内的前列腺癌，MRI应为首选检查方法；此外，MRI对于前列腺癌范围的评价也很准确，有助于临床分期与治疗。常规MRI检查存在局限性，不能确定起源于中央腺体内的早期前列腺癌。而DWI和动态增强检查克服了常规MRI的缺点，对前列腺癌的诊断有很大帮助。因此，前列腺MRI检查时，多参数的联合应用无疑将提高病变诊断和鉴别诊断的准确率。

### 二、前列腺癌的影像学表现

随着医学影像学的发展，普通X线检查已不作为首选检查手段。超声、CT和磁共振检查更能直接显示前列腺的形态变化，对前列腺疾病的诊断及鉴别诊断更具有优越性。

#### （一）前列腺癌的CT表现

早期前列腺癌时癌组织局限于包膜内，CT仅可显示前列腺增大（图61-18），而密度无异常改变。常规增强检查，前列腺组织与肿瘤组织强化程度类似；然而，有时增强扫描能显示前列腺内密度稍低的癌结节，被膜显示不规则（图61-19）。对于进展期前列

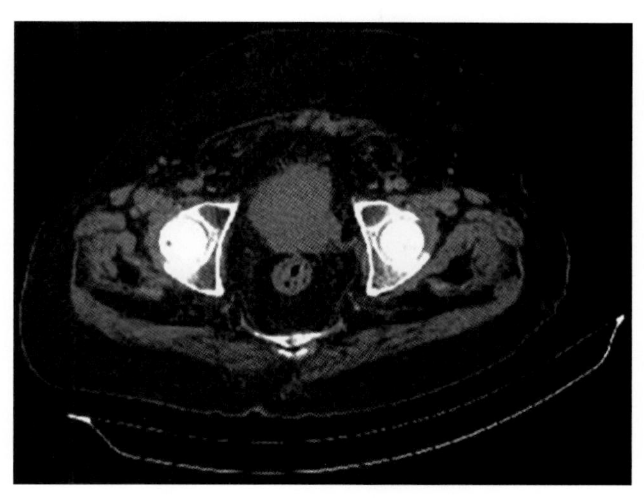

图61-18　前列腺不规则增大

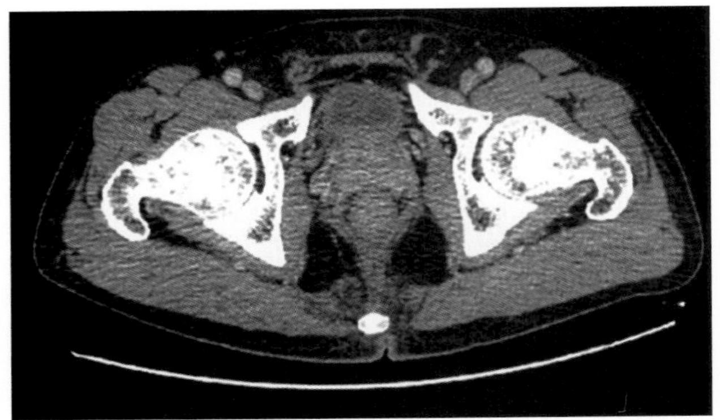

图 61-19　增强扫描，前列腺强化密度不均匀

腺癌，CT 能够显示肿瘤的被膜外侵犯，表现正常前列腺形态消失，代之为较大的分叶状肿块，相邻腺体周围脂肪消失。

前列腺癌侵及膀胱时可显示膀胱底部不对称、不规则增厚或软组织肿块，膀胱受压上移（图 61-20）。肿瘤侵犯精囊，造成精囊不对称，精囊角消失和精囊增大，精囊周围脂肪层消失。前列腺癌累及直肠，使肛提肌增厚。前列腺癌淋巴结转移特别是盆腔淋巴结转移很常见。当 CT 影像显示的淋巴结直径大于 1.5cm 时，考虑为转移；而介于 1~1.5cm 者疑似转移；1cm 以下不考虑转移。CT 能显示前列腺癌的骨转移灶（图 61-21），特异性与 X 线片相似。骨转移以骨盆、腰骶椎、股骨和肋骨较多见。前列腺癌骨转移多表现为成骨型改变，也可呈溶骨型或混合型的骨破坏。

### （二）前列腺癌的 MRI 表现

MRI $T_1$WI 上前列腺癌与前列腺组织均为一致性较低信号，难以识别肿瘤；在 $T_2$WI 上，前列腺癌

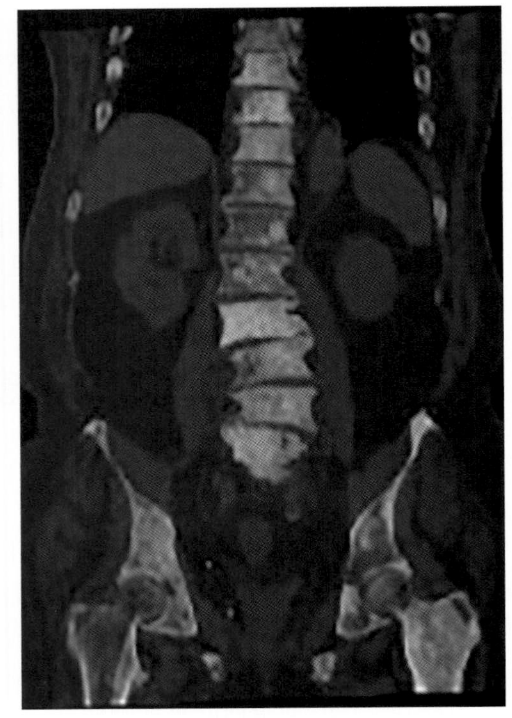

图 61-21　前列腺癌骨转移

典型表现为在正常较高外周带信号内出现的低信号结节影（图 61-22），因此肿瘤与周围组织的信号有显著差异，易于发现早期肿瘤。但有 2% 的病例，前列腺癌可以产生黏液素，导致 $T_2$WI 像上高信号病变。当外周区与中央区界线消失时也应考虑前列腺癌。DWI 检查，肿瘤表现为明显高信号结节（图 61-23）。动态增强检查，肿瘤呈富血供结节。前列腺癌除表现为 MRI 信号变化外，也表现为前列腺外形不规则，其一侧比对侧隆起，伴界限不清。

前列腺包膜破坏最常见于前列腺的后外侧部

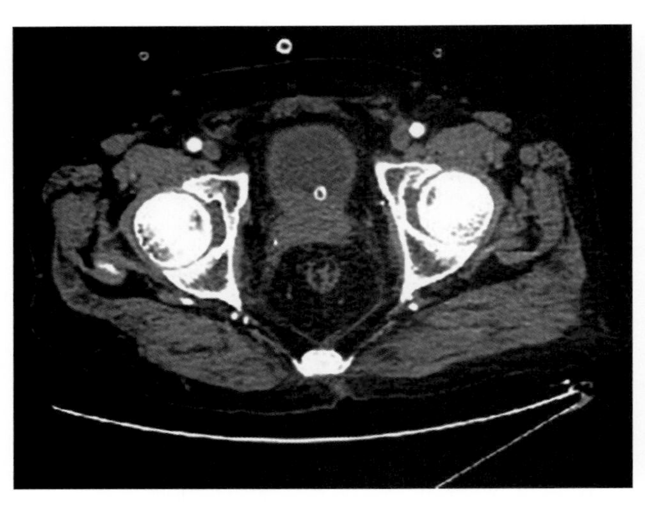

图 61-20　前列腺癌侵及膀胱，膀胱壁增厚

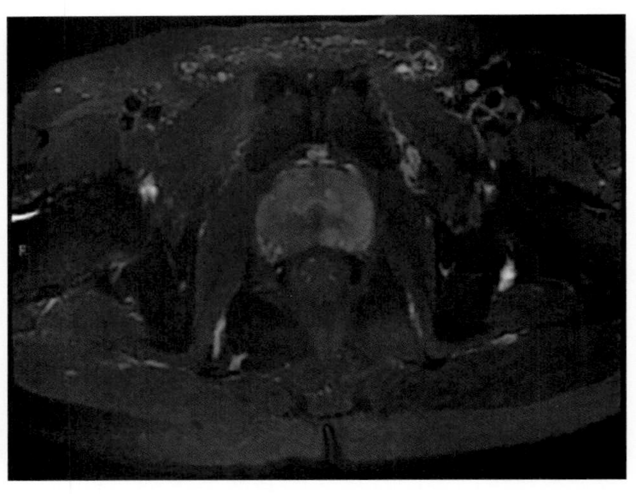

图 61-22　前列腺右后部 $T_2$WI 信号减低

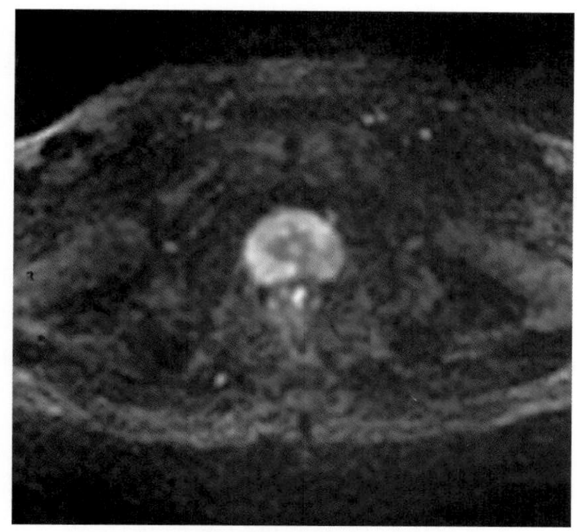

图 61-23　前列腺右后部 DWI 高信号

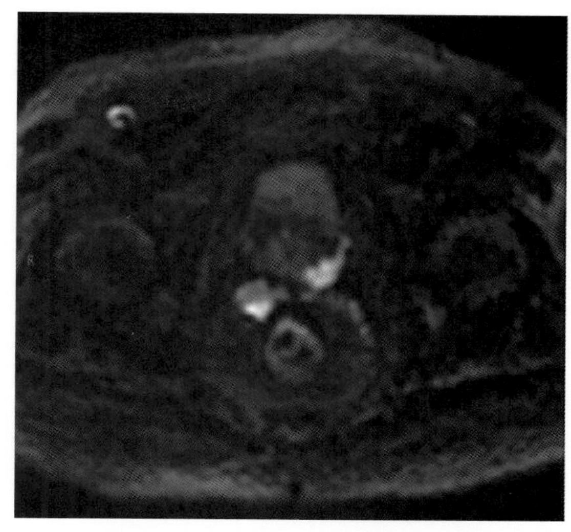

图 61-25　DWI 上受侵的膀胱壁呈高信号

邻近神经血管束，MRI 表现为特征性的尖状轮廓，在横轴位像上特别有价值。前列腺包膜受侵的标准是整个包膜能看见，而出现局限性破坏。当癌瘤侵犯膀胱时，矢状位 $T_2$WI 像显示低信号的膀胱壁增厚（图 61-24），DWI 呈高信号（图 61-25）。精囊腺受侵表现为精囊腺明显增大不对称，和 $T_2$WI 像上有广泛的或灶性信号降低。直肠受侵表现为直肠周围脂肪层面闭塞、前列腺会阴筋膜破坏及直肠前壁有高信号影。前列腺周围脂肪内有异常信号提示有腺体外侵犯，当肛提肌厚度明显不对称或 $T_2$WI 像上有弥漫的或灶性高信号提示肛提肌受累。MRI 诊断盆腔淋巴结转移的标准同 CT，也是根据淋巴结的大小，当孤立淋巴结直径超过 1cm（图 61-26）或出现长串小淋巴结时即为有临床意义信号，信号强度对确定转移帮助不大，MRI 不能根据信号强度鉴别肿大淋巴结是转移或炎症和其他原因所致。DWI 上肿大淋巴结呈高信号（图 61-27）。比 CT 的优点在于不用增强剂就能鉴别骨盆淋巴结和血管，此外 MRI 对发现前列腺周围静脉丛的淋巴结肿大特别有用。转移淋巴结首先累及闭孔和髂内动脉旁组淋巴结，然后为髂外、髂总、腹主动脉旁淋巴结。前列腺癌易转移到骨盆和椎骨，表现为 $T_1$WI 像上高信号的骨髓中出现低信号区，常为多发。

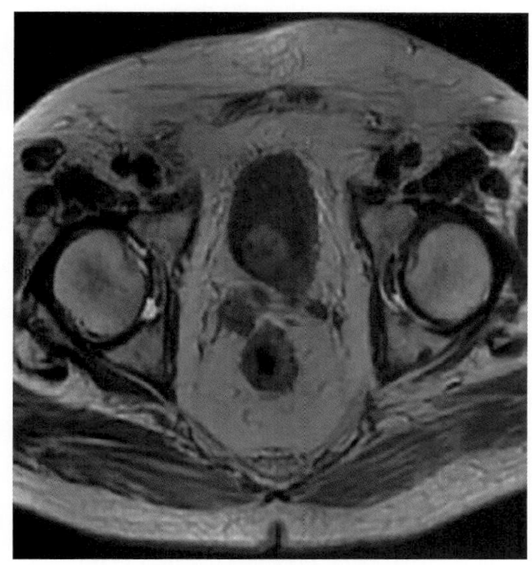

图 61-24　$T_2$WI 像显示低信号的膀胱壁增厚

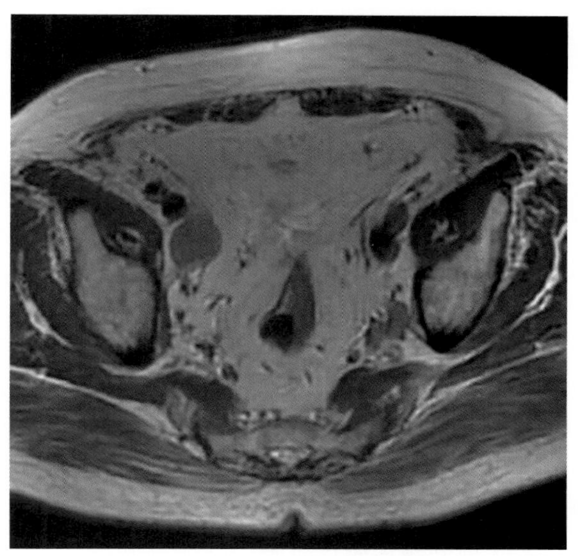

图 61-26　盆腔内直径超过 1cm 的孤立淋巴结

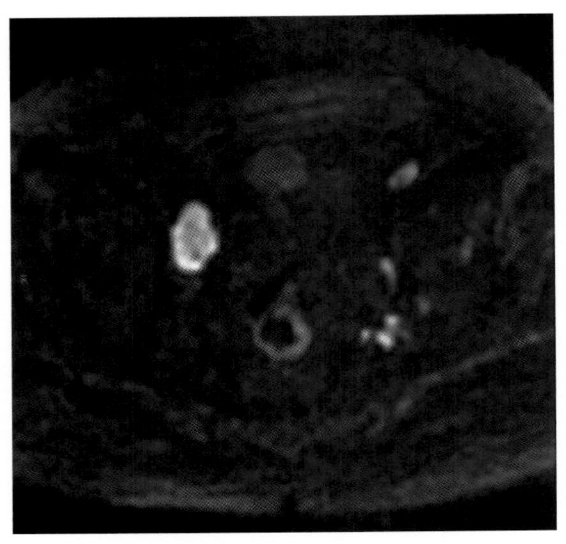

图 61-27 前列腺癌淋巴结转移 DWI 呈高信号

## 三、鉴别诊断

对于早期限于前列腺被膜内的前列腺癌，MRI 宜作为首选影像检查方法。对于进展期的前列腺癌，CT 和 MRI 诊断并不困难，并可根据前述表现均能较为准确地显示肿瘤范围，据此进行肿瘤分期，还可用于评价各种治疗方法的疗效。但其仍需与以下疾病相鉴别。

### （一）良性前列腺增生（BPH）

是移行带前列腺上皮和间质细胞良性增生形成的增生结节，最常见于移行带，但偶尔会突入外周带甚至向前列腺外生长，并表现为盆腔内或膀胱内的肿块。外生性 BPH 应与前列腺内的 BPH 相连，形态结构和信号强度与其类似；通常需要进行活检与腺癌明确鉴别。

### （二）前列腺淀粉样变性

原发性淀粉样变性病因不明，以细胞外淀粉样沉积为特征，仅累及单个器官系统的局限性淀粉样变性较罕见。MRI 表现为前列腺内 $T_2$WI 低信号肿块；无弥散受限，增强后无明显强化；影像学检查可能提示诊断，但治疗前通常仍进行活检。

### （三）前列腺囊肿

前列腺内可发生不同类型的囊肿，有其不同的胚胎起源和临床意义。前列腺囊肿 MRI 表现：囊肿 $T_2$WI 呈高信号，信号较均匀。无弥散受限；如果囊肿内有出血，内部信号复杂或有实性成分，则需进一步检查是否为恶性肿瘤

### （四）前列腺化脓性脓肿

脓肿是细菌性前列腺炎最常见的并发症。急性细菌性前列腺炎患者通常伴有发热和排尿困难，直肠指诊可引起疼痛，触及波动感，尿液分析的结果会提示感染。MRI 上前列腺脓肿表现类似于其他部位的脓肿，表现为不均匀 $T_2$WI 高信号，边缘强化，明显弥散受限。

### （五）结核性前列腺炎

MRI 表现与前列腺腺癌鉴别困难，$T_2$WI 上均呈低信号，但结核弥散受限不如腺癌明显，磁共振波谱（magnetic resonance spectrum，MRS）没有恶性代谢改变，增强强化不如腺癌明显。

### （六）真菌性脓肿

仅见于免疫功能低下患者，通常合并有肾脓肿；与化脓性脓肿在影像学上难以鉴别，确诊依靠尿液或抽吸物培养结果

### （七）前列腺囊腺瘤

罕见的良性肿瘤。MRI 表现为多房囊性病变，$T_2$WI 高信号，周围可见等信号的软组织影；$T_2$ 信号强度变化和液 - 液平面的存在提示继发性出血；病灶大者可占据整个盆腔，占位效应明显，但不侵犯邻近结构；需鉴别包虫感染或囊性腺癌。

### （八）恶性潜能未定的间质肿瘤（STUMP）

是罕见的前列腺间质增生性病变。具有特殊的组织学特征和免疫组化特征，应与前列腺肉瘤相鉴别。MRI 显示病变可发生于前列腺任何部分；体积较大，边界清楚，$T_1$WI、$T_2$WI 呈显著不均匀低信号。与腺癌鉴别要点是其体积较大，信号不均，但影像上与前列腺肉瘤鉴别困难，低侵袭性 STUMP 易误诊为 BPH 结节。

### （九）前列腺肉瘤

罕见的前列腺间叶细胞来源恶性肿瘤。MRI 表现为边界清晰，$T_1$WI 呈均匀低信号，$T_2$WI 信号不均，增强后明显强化；根据细胞成分的不同，弥散受限程度也不一；肿瘤生长迅速，中央坏死，有助于和 STUMP 相鉴别；肉瘤周围常有部分或完整的假包膜，$T_2$WI 呈低信号，是肿瘤与邻近前列腺周围受压脂肪的分界，说明肿瘤生长已超出前列腺；MRS 示胆碱与枸橼酸比例显著升高，有助于与良性病变鉴别，如体积较大的 BPH。

### （十）尿路上皮癌

起源于前列腺导管或腺泡，占前列腺癌的 2%~4%；与来源于膀胱和尿道的尿路上皮癌同时或不同时出现。病理学上兼具前列腺尿路上皮癌和腺癌的特征。MRI 表现为浸润性生长；$T_2$WI 呈稍高信号，有助于与腺癌相鉴别；增强后明显强化。

**（十一）前列腺类癌**

非常罕见，是四大前列腺神经内分泌肿瘤之一。MRI 表现为 $T_2$WI 呈不均匀稍高信号，增强后明显强化。

**（十二）副神经节瘤**

为肾上腺外嗜铬细胞瘤，极其罕见，来源于前列腺旁及后方的副交感神经，可伴有相关综合征，如神经纤维瘤病 1 型 VHL 综合征或家族性副神经节瘤等。MRI 表现：$T_2$WI 呈稍高信号，分叶状，增强后明显强化。$^{125}$I 核素显像：前列腺局灶性高摄取（神经内分泌受体存在）；确诊依靠活检。

**（十三）肉瘤样癌和癌肉瘤**

罕见的双相性肿瘤，高级别上皮癌肉瘤样成分混合，占前列腺肿瘤的 0.1%。MRI 表现为 $T_2$WI 病灶呈不均匀高信号，中央可见囊变 DWI 和表观弥散系数（ADC）经度弥散受限，增强呈早期不均匀强化，MRS 是恶性代谢改变。

**（十四）导管腺癌**

影像学上与前列腺腺癌较难鉴别。单纯导管腺癌表现为不均匀肿块，呈多改变，可侵犯膀胱颈，在 ADC 上明显弥散受限。

**（十五）黏液腺癌**

腺癌的罕见亚型，因肿瘤中含有蛋白液，MRI 表现为 $T_1$WI 和 $T_2$WI 上均为高信号，但因蛋白液含量的不同，信号也不尽相同。DWI 和 MRS 无异常。

**（十六）精囊腺原发性腺癌**

MRI 表现为分叶状，信号不均匀，一般局限于或中心位于精囊内。确诊包含两点：肿瘤位于精囊，镜下组织成分是腺癌；免疫组化：CA125、细胞角蛋白 7 染色反应呈阳性，对 PSA、前列腺酸性磷酸酶、癌胚抗原染色反应呈阴性，可排除前列腺或结肠来源的腺癌。

## 四、前列腺报道和数据系统（PI-RADS）

欧洲泌尿生殖放射学会在 2012 年发表了前列腺的磁共振诊断指南，重点论述了前列腺影像报道数据系统（prostate imaging reporting and data system，PI-RADS）。PI-RADS 目的在于作为一种质量控制手段使前列腺影像报道标准化，减少前列腺影像分析过程中出现的混淆，有利于医疗研究机构之间对诊断结果的监测和研究进展交流，帮助临床医师更好的根据前列腺 MRI 诊断结果处理患者，并协助临床实践前列腺流行病学分析。采用 PI-RADS 规范了前列腺 MRI 报道，具有良好的临床应用价值。

PI-RADS V2 采用 5 级评分法，其建立在 mpMRI，即联合的 $T_2$WI、DWI 和 DCE 的表现基础上，这些表现与前列腺内每个病灶存在的临床显著癌相联系。PI-RADS V2 评分具体为：PIRADS 1 为极低（不存在临床显著性癌）；PIRADS 2 为低（几乎不存在临床显著性癌）；PIRADS 3 为中等（与临床显著性癌间对应关系不明）；PIRADS 4 为高（与临床显著性癌可能存在对应关系）；PIRADS 5 为极高（有临床显著性癌）。

$T_2$WI 和 DWI 的评分标准见表 61-5。如果未行 DWI 或 DCE 检查或检查效果不佳，需要在评分报道中说明，并用 X 表示缺失序列的评分。如果 DWI 和 DCE 二者均未做或者效果不佳，则不进行 PI-RADS 评分，而只评估肿瘤有无包膜外侵犯。

DCE 图像的评估标准：阳性结果为早于或与邻近正常前列腺组织同时强化，与 $T_2$WI 和 / 或 DWI 相应可疑局灶性病变符合者。阴性结果的评分标准为病灶早期无强化；或弥漫性增强，但在 $T_2$WI 或 DWI 上无相应的局灶性表现；或呈局灶性增强，但在 DWI 上对应区域表现为前列腺增生的特征；具有上述三者之一判定为 DCE 阴性。

在 PI-RADS V2 中提出了前列腺常规、最佳以及前列腺癌局部分期的 mpMRI 扫描方案，在临床应用中根据需要选择恰当的扫描方案，可以大大提高前列腺疾病的检出率和准确性，泌尿外科医师可根据 PI-RADS 评分标准选择最佳的诊疗方案，使他们和影像医师间对前列腺疾病的认识更加统一、客观，促进了沟通，减少了成像解读的变异。PI-RADSV2 建立了最低可接受的前列腺 Mp-MR 技术参数，从而使得放射报道中的专业术语和内容得以简化和标准化。PI-RADS V2 还便于使用 MRI 的数据进行有针对性的活检，提出风险水平，指导临床对前列恶性程度分级和治疗，适当管理患者。然而，PI-RADS V2 对前列腺外病变（包膜外病变、精囊、直肠括约肌、膀胱）未进行评分。

## 五、PET 在前列腺癌的应用价值

PET 检查是目前核医学检查中最具发展前景的影像检查技术，也是目前临床上应用最为广泛的分子功能性影像检查。作为早期诊断肿瘤理想工具的 PET-CT，由于 CT 影像上前列腺癌缺乏天然对比，导致 PET-CT 的前列腺癌的检出率很低，应用上受到较大局限。近年来，PET-MRI 的出现，大大提高了核

表 61-5 PI-RADS V2 的 $T_2$WI 和 DWI 评分标准

| PI-RADS 评分 | 临床显著前列腺癌的可能性 | $T_2$WI 评分标准 | | DWI 评分标准 外周带或移行带 |
|---|---|---|---|---|
| | | 外周带 | 移行带 | |
| 1 分 | 非常低 | 呈均匀高信号 | 均匀中等信号强度(正常) | 在 ADC 图和高 b 值图像上无异常 |
| 2 分 | 低 | 线状、楔形或弥漫性轻度低信号,边界不清 | 局限性低信号或不均匀有包膜的结节(前列腺增生) | ADC 图模糊低信号 |
| 3 分 | 中等 | 信号强度不均匀或界限不清,呈圆形、中等低信号,包括其他不符合 2、4 或 5 分标准者 | 边缘模糊,信号强度不均匀,包括其他不符合 2、4 或 5 分标准者 | 在 ADC 图上呈局灶性、中度低信号,在高 b 值图像上呈等、轻度高信号 |
| 4 分 | 高 | 局限于前列腺内,边界清楚,均匀中等低信号病灶或肿块,最大径 <1.5cm | 呈透镜状或边界不清均匀中度低信号,最大径 <1.5cm | 在 ADC 图上呈局灶明显低信号,在高 b 值图像上呈明显高信号,轴面最大径 <1.5cm |
| 5 分 | 非常高 | 与 4 分影像表现相同,但最大径≥1.5cm,或有明确向前列腺外延伸或侵犯 | 影像表现同 4 分,但最大径≥1.5cm,或有明确向前列腺外延伸或侵犯 | 影像表现同 4 分,但最大径≥1.5cm,或有明确向前列腺外延伸或侵犯 |

医学方法检测前列腺癌的灵敏度高和准确性。在本节中我们就针对 PET 结合 CT/MRI 诊断前列腺癌的最新技术和临床应用的最新发展进行讨论。

### (一) PET-CT

随着正电子发射断层显像(positron emission tomography,PET)技术的不断发展,越来越多的放射性示踪剂用于前列腺癌的诊断、分期和疗效评估。下面介绍了几种前列腺癌 PET 显像剂。

1. 葡萄糖成像 享有"世纪分子"之称的 $^{18}$F-氟代脱氧葡萄糖($^{18}$F-FDG)是目前临床上应用最多的肿瘤代谢显像剂。一方面,它具有与葡萄糖类似的化学结构,在己糖激酶的作用下,磷酸化成 6- 磷酸氟代脱氧葡萄糖($^{18}$F-FDG-6-$PO_4$)。$^{18}$F-FDG-6-$PO_4$ 不能进一步代谢,且不能通过细胞膜而滞留在细胞内,它的滞留量与组织细胞葡萄糖的消耗量一致,反映了体内葡萄糖的利用情况。另一方面,大多数恶性细胞具有高代谢特点,糖酵解作用异常旺盛,并且己糖激酶活性增高,葡萄糖 -6- 磷酸酶活性降低。因此 $^{18}$F-FDG 可以反映肿瘤的代谢情况,对良恶性肿瘤进行诊断与鉴别诊断。近期研究显示,$^{18}$F-FDG PET-CT 对于去势难治性前列腺癌的疾病程度评估和治疗反应的评估有一定作用。

2. 脂质成像 ①胆碱类似物:胆碱是磷脂的重要组成部分,参与磷脂酰胆碱和细胞膜的生物合成。在前列腺癌细胞中,细胞增殖活动的增加和胆碱激酶的过度表达,导致通过胆碱转运体进入细胞的胆碱增多。最近几年,$^{11}$C- 胆碱或 $^{18}$F- 胆碱在前列腺癌诊断分期中的应用受到极大的关注。Umbehr 等通过系统评价发现,胆碱 PET 对前列腺癌分期的敏感性为 84%,特异性为 79%;对于复发患者再分期的敏感性为 85%,特异性为 88%;②乙酸盐:乙酸盐从血液中迅速清除,通过单羧酸转运体进入细胞,在乙酰辅酶 A 合成酶(ACS)的作用下转化为 11C- 乙酰辅酶 A,进而参与脂肪酸的合成。在前列腺癌细胞中乙酸盐表达增高。$^{11}$C- 乙酸盐的生理性摄取在唾液腺、扁桃体、胰腺、小肠、脾、心、骨髓中较高摄取,在肝脏和前列腺中等摄取,而在脑、肺和泌尿系统非常低,因此可以更好地定位和显示前列腺癌病灶。乙酸盐 PET 对淋巴结转移的诊断以及治疗后的生存期预测均有一定的应用价值。同时,$^{11}$C- 乙酸盐 PET-CT 在对前列腺癌肿瘤复发的再分期有较高的诊断效能,且对病灶的探测率与血清 PSA 水平增高正相关。

3. 氨基酸转运体成像 反式 -$^{18}$F- 氟环丁羧酸($^{18}$F-FACBC)是人工合成的非代谢类的氨基酸类似物。由于 ASC(丙氨酸,丝氨酸和半胱氨酸)转运体及其他氨基酸转运体的过度表达,18F-FACBC 在前列腺癌中摄取增高。与胆碱等的生理性摄取不一样,反式 -$^{18}$F- 氟环丁羧酸的摄取器官组织有胰腺、肝和骨髓。反式 -$^{18}$F- 氟环丁羧酸 PET-CT 不仅可以用于前列腺癌复发的诊断,并且它能探测到很多局部或远处的转移。由于前列腺癌病灶对于两种显像剂(反式 -$^{18}$F- 氟环丁羧酸和 $^{11}$C- 胆碱)的摄取程度不同，反式-$^{18}$F-氟环丁羧酸的靶/非靶的比值(target to background ratio，TBR)远高于$^{11}$C-胆碱，说明反式-$^{18}$F-氟环丁羧酸PET-CT在复发前列腺癌定位诊断方面优于胆碱PET-CT。

4. 雄激素受体成像　$^{18}$F-双氢睾酮($^{18}$F-FDHT)是雄激素受体类似物，它在前列腺腺体成长发育及发挥功能过程中扮演重要角色。它在体内的生理性摄取部位有心脏和大血管的血池以及肝，它最大的特点就是通过胆管系统排泄到肠道。$^{18}$F-双氢睾酮也许是一种监测药物动态反应的标志物，而不是反映治疗效果的标志物，有关雄激素受体的新型药物目前都在临床一期试验中。

5. 前列腺特异性膜抗原成像　也被称为叶酸水解酶或谷氨酸羧肽酶成像。前列腺特异性膜抗原(PSMA)是前列腺上皮细胞表面的一种跨膜糖蛋白。在前列腺癌中表达明显升高，成为定位诊断和疗效检测的理想靶点。PSMA没有天然的配体，它在小肠、近端肾小管、唾液腺、脑和非前列腺癌的新生脉管系统中表达较低。研究人员经过临床前的动物实验和人体实验，开发出了一些PSMA的标志物，如$^{89}$Zr标记的去铁胺-7E11抗体，$^{64}$Cu标记的核酸适体，$^{11}$C、$^{18}$F、$^{68}$Ga、$^{64}$Cu和$^{86}$Y等标记的小相对分子质量PSMA抑制剂。

PSMA-PET的发展大大提高了评价中等到高等风险的原发性前列腺癌在淋巴结、骨以及内脏器官转移的效率。近年来很多的研究表明Ga-PSMA-PET大大提高了对原发性前列腺癌分级的准确性，从而直接影响了前列腺癌治疗方法的选择和提高了治疗效果。此外，PSMA-PET与传统的显像手段以及其他示踪剂相比大大提高了对低血清PSA值患者的复发性前列腺癌病灶以及转移的检出率。

### (二) PET-MRI

就前列腺癌的诊断而言，由于CT影像上前列腺癌缺乏天然对比，导致PET-CT的前列腺癌的检出率很低，应用上受到较大局限。近年来，PET-MRI的出现，大大提高了核医学方法检测前列腺癌的灵敏度和准确性。

1. PET-MRI成像原理　PET-MRI全称“正电子发射断层显像-磁共振成像系统”，是正电子发射断层显像仪PET和磁共振成像术MRI两种影像设备相互融合、重组形成的一种新型、一体化的大型功能代谢与分子影像诊断设备。应用PET-MRI设备扫描，其中的MRI可提供人体内部器官的结构图像，而PET显示出了细胞在人体内的新陈代谢活动。因此通过一次PET-MRI扫描，即可同时获得MRI和PET两种图像，进而对全身以及特定身体区域的特定部位进行细致、功能化的检查。

2. PET/MRI的优势及发展　PET-MRI的优势具有两个主要方面。其一，MRI在诊断和表征局部软组织疾病方面具有优势，有助于评估特定的骨病变，尤其是T1加权和弥散加权成像。其二，PET在提供有关癌症的生物信息方面具有优势，并且对残留或复发疾病具有高度的敏感性和特异性。将这两个系统结合起来很有吸引力但技术上具有挑战性。现在许多学术中心都可以成功进行PET-MRI扫描(图61-28)。

### (三) PET-MRI在前列腺癌中的应用

自PET-MRI被应用于前列腺癌的临床检查后，该技术已成功用于前列腺癌诊断、穿刺与疗效监测等领域，并多次改写欧洲泌尿外科学会(European

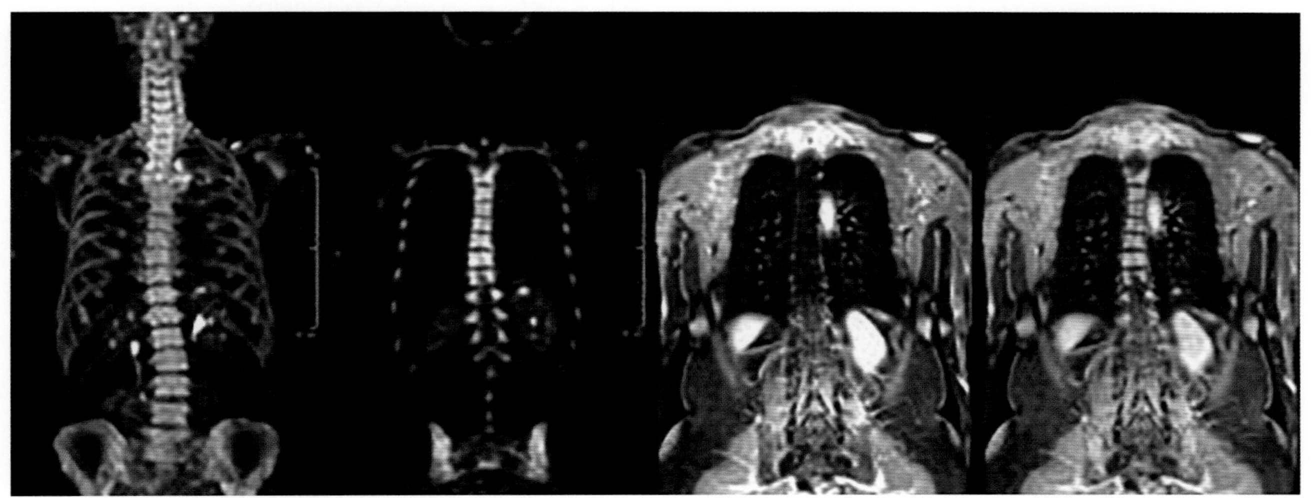

图61-28　正常冠状位$^{18}$F-NaF PET-MRI影像

association of urology，EAU）的前列腺癌诊断指南。有研究报道，PET-MRI 对前列腺癌原发诊断准确率可以达到 98%，能检测出直径仅 5mm 的转移性淋巴结，对淋巴结检出的灵敏度为 65.9%，特异度 98.8%，准确率 88.5%，远优于现有影像学手段。对骨转移灶的检查效能也远远优于目前的核素骨显像。PET-MRI 在前列腺癌中的具体应用包括：①PSA 升高患者的初始诊断；②精确指导前列腺癌的临床分期，以便制订最优的治疗方案；③前列腺癌转移灶的定位、定性；④前列腺癌术后复发病灶的定位等。

由于 PET-MRI 集成了 MRI 的高软组织对比度、多种参数成像和 PET 的分子成像，也深入结合并优化了 PET 的高灵敏度和 MRI 的高特异度及软组织的高对比度优势，因此其在评估前列腺切除术前后的骨盆时较常规影像学手段具有明显的优势。PET 示踪剂的局部摄取可能意味着 PCa 的可能性增加（图 61-29）。凭借其出色的软组织对比，以及通过膀胱和尿道排出强烈的生理放射性示踪剂，MRI 可以克服 PET 在评估解剖结构时遇到的一些局限性，特别是在生化复发疾病中。

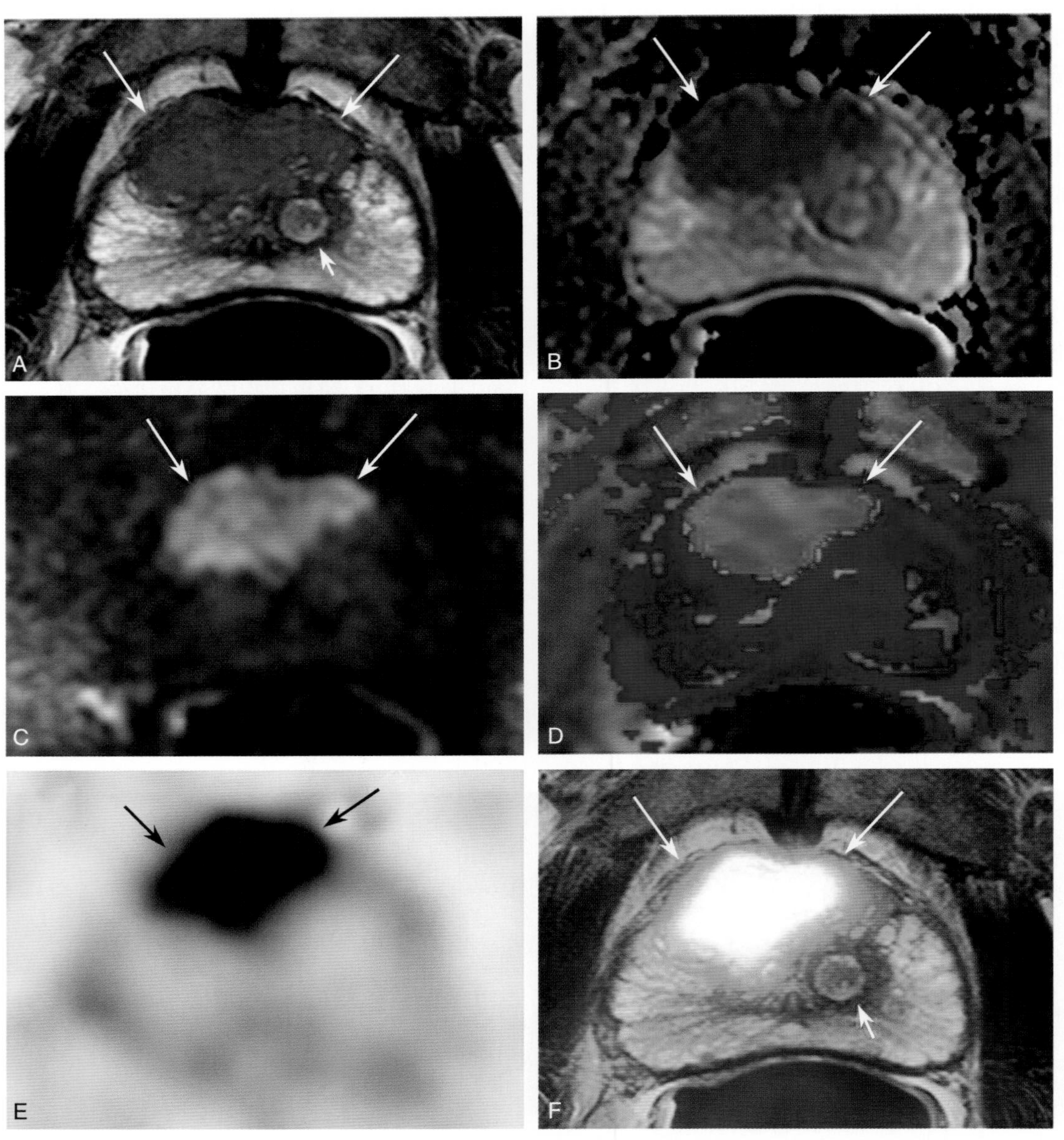


**图 61-29 Gleason 评分 4/5 的前列腺癌**

A、B. T2WI 像，长箭头为低信号的前列腺癌灶，短箭头为良性前列腺增生结节；C. DWI 像，长箭头为高信号的前列腺癌灶；D. ADC 值伪彩图，长箭头所指的红色区域为前列腺癌灶；E. PET 图，长箭头为葡萄糖高摄取的前列腺癌灶；F. PET-MRI 图，长箭头所指的红色区域为高摄取的前列腺癌灶，短箭头为良性前列腺增生结节，未见摄取增高。

## 六、前列腺癌的临床分期

前列腺癌由局部进展，转移至淋巴结，继而发生骨转移和其他脏器转移，这样的疾病发展过程被人为地划分为不同阶段，以区分疾病发展的不同严重程度，这就是临床分期。由于临床分期与治疗及预后密切相关，所以准确的前列腺癌临床分期判断，为拟定恰当的治疗方案提供依据，具有重要临床意义。前列腺癌的临床分期主要根据影像学检查估测肿瘤的分布范围。

### （一）前列腺癌的临床分期

前列腺癌的分期方法较多，目前主要应用美国癌症联合委员会（AJCC）前列腺癌分期（表 61-6）和美国泌尿外科协会（AUA）的临床分期（Whitmore-Jewett）（表 61-7）。

### （二）MRI 对前列腺癌临床分期的应用价值

由于 MRI 检查可确定肿瘤的体积、肿瘤边缘情况、被膜有无侵犯、精囊有无侵犯和淋巴结有无转移，因此 MRI 检查对前列腺癌临床分期的估测更准确。其优势在于 MRI 检查具有较高的软组织分辨率，且具备多方位成像能力，对于发现前列腺癌原发病灶、确定病灶大小、局部受累（肿瘤是否突破包膜、是否累及精囊腺等）范围及盆腔淋巴结转移具有较高诊断价值，还可发现骨转移的早期征象。因此，MRI 对于前列腺癌的临床分期较其他检查更具优势。

对于 A 期的前列腺癌，由于癌灶较小，MRI 表现多正常；对于 B 期的肿瘤，MRI 表现为前列腺内

表 61-6 AJCC 前列腺癌分期

| TNM 临床分期 | 病理分期（pT） |
|---|---|
| 原发肿瘤（T） | |
| $T_X$. 原发肿瘤无法评估 | |
| $T_0$. 无原发肿瘤证据 | |
| $T_1$. 临床隐性肿瘤，既不能触及，影像学也无法发现 | 没有 $pT_1$ 分级 |
| $T_{1a}$. 肿瘤偶然发现，病变小于前列腺组织的 5% | |
| $T_{1b}$. 肿瘤偶然发现，病变大于前列腺组织的 5% | |
| $T_{1c}$. 肿瘤经穿刺活检证实（例如，由于 PSA 升高） | |
| $T_2$. 肿瘤局限于前列腺 | $pT_2$. 局限于前列腺内 |
| $T_{2a}$. 肿瘤累及一叶的一半或更少 | $pT_{2a}$. 单侧，累及一叶的一半或更少 |
| $T_{2b}$. 肿瘤累及一叶的一半以上但仅累及一叶 | $pT_{2b}$. 单侧，累及超过一叶的一半但未累及两叶 |
| $T_{2c}$. 肿瘤累及两叶 | $pT_{2c}$. 肿瘤累及前列腺两叶 |
| $T_3$. 肿瘤突破前列腺被膜 | $pT_3$. 前列腺外侵犯 |
| $T_{3a}$. 肿瘤侵犯达被膜外（单侧或双侧） | $pT_{3a}$. 前列腺外侵犯 |
| $T_{3b}$. 肿瘤侵犯一侧或双侧精囊 | $pT_{3b}$. 侵犯精囊 |
| $T_4$. 肿瘤固定或除精囊外还侵犯邻近其他器官：膀胱颈部、尿道外括约肌、直肠、肛提肌和 / 或盆壁 | $pT_4$. 侵犯膀胱、直肠 |
| 区域淋巴结（N） | |
| $N_X$. 区域淋巴结无法评估 | |
| $N_0$. 无区域淋巴结转移 | $pN_X$. 无区域淋巴结标本 |
| $N_1$. 有区域淋巴结转移（一个或多个） | $pN_0$. 无阳性的区域淋巴结 |
| 远处转移（M） | $pN_1$. 有区域淋巴结转移（一个或多个） |
| $M_X$. 远处转移无法评估 | |
| $M_0$. 无远处转移 | |
| $M_1$. 有远处转移 | |
| $M_{1a}$. 非区域淋巴结转移 | |
| $M_{1b}$. 骨转移（单一或多发） | |
| $M_{1c}$. 单一或多发其他部位转移，伴有或不伴骨转移 | |

表 61-7 前列腺癌 Whitmore-Jewett 分期与 TNM 分期的对比

| Whitmore-Jewett | TNM | 病理表现 |
|---|---|---|
| A | T | 组织学检查偶尔发现前列腺癌 |
| $A_1$ | $T_{1a}$ | 显微镜下检出病灶数量在 3 个以下 |
| $A_2$ | $T_{1b}$ | 显微镜下检出病灶数量多于 3 个 |
| B | $T_2$ | 肿瘤局限在腺体内 |
| $B_1$ | $T_{2a}$ | 肿瘤最大径 <1.5cm，其周缘三面有正常组织 |
| $B_2$ | $T_{2b}$ | 肿瘤最大径 >1.5cm，或一叶以上 |
| C | $T_3$ | 肿瘤侵犯前列腺顶部或包膜，或侵犯包膜以外、膀胱颈部或精囊，但肿瘤尚未固定 |
| $C_1$ | $T_{3a}$ | 肿瘤穿破包膜 |
| $C_2$ | $T_{3b}$<br>$T_4$ | 肿瘤侵犯精囊和膀胱颈<br>肿瘤已固定或侵犯 $T_3$ 以外的邻近器官或结构 |
| D | T（任何）<br>$N_1$<br>$M_1$ | 任何大小的肿瘤已有盆腔淋巴结转移和器官转移 |
| $D_1$ | T（任何）<br>$N_1$<br>$M_0$ | 单个淋巴结转移，最大径 <2cm |
| $D_2$ | T（任何）<br>N（任何）<br>$M_1$ | 远处转移 |

信号不均，多数为低信号，包膜显示完整；对于 C 期的前列腺癌，肿瘤突破包膜，局部侵犯，MRI 表现为前列腺包膜不完整，周围浸润，精囊体积和信号不对称或肿瘤直接侵犯周围组织；对于 D 期的前列腺癌，肿瘤已侵犯邻近脏器，如膀胱、直肠、盆底肌等，或出现远处转移及盆腔淋巴结或淋巴结外转移，膀胱受侵 MRI 表现为膀胱底低信号消失，直肠受侵犯 MRI 显示直肠壁信号中断，盆底肌受侵时，MRI 表现为局限性或弥漫性 T2 高信号；当肿瘤出现淋巴结转移时，MRI 表现为淋巴结直径超过 1cm 或出现长串小淋巴结；前列腺癌易转移到骨盆和椎骨，MRI 表现为 $T_1$WI 像上高信号的骨髓中出现低信号区，常为多发。

同时，磁共振成像（MRI）也可提供三维立体图像，使得分期诊断的准确率得到提高。在 $T_1$ 加权图像中，前列腺内部结构的显示较差，但与精囊以及周围脂肪界限清楚。而在 $T_2$ 加权图像中，前列腺内部结构清晰。典型的前列腺周围呈现高信号，而前列腺癌灶则为相当低的信号。多数其他病变如腺瘤、钙化、前列腺炎等也呈现低信号，所以 MRI 对于前列腺癌的诊断需与其相鉴别。到目前为止，磁共振检查在前列腺癌分期上与经直肠超声相比并无明显优势。由于磁共振提供了三维立体图像，使得分期诊断的准确率得到提高。包膜外受累可以表现为不对称、不规则或前列腺周围脂肪缺损。精囊受累也表现为在正常高信号精囊区域出现不对称的低信号区或精囊角消失。这些影像结果最终需要手术病理或穿刺活检的病理证实。但是在经直肠穿刺后数周内，前列腺内部的血肿可以造成假阳性的影像结果。

除了普通磁共振以外，加入直肠线圈进行前列腺的磁共振检查会使成像质量更高。与经直肠超声、普通 CT 相比，直肠内磁共振成像提高了对前列腺局部以及对周围组织的分辨能力。直肠内磁共振成像对于肿瘤的包膜外或精囊侵犯有很好的敏感性。但是，由于直肠内磁共振成像对于包膜外受累的诊断有很高的假阳性率，导致临床医师对于是否进行根治性前列腺切除术和保留神经步骤可能作出错误判断。

（赵阳）

# 第十节 前列腺癌治疗策略及转归

前列腺癌的治疗策略应该是个体化的、有针对性的；对于进展、复发和转移风险低的患者，治疗策略更倾向于保守，而对于中、高危，尤其是极高危的患者，应积极地采用局部治疗联合全身治疗加以干预。临床据血清 PSA 水平、Gleason 评分和肿瘤分期将前列腺癌分为低、中、高危三个等级，以便指导治疗和判断预后（表 61-8）。

表 61-8 前列腺癌的风险分层

| | 低危 | 中危 | 高危 |
|---|---|---|---|
| PSA（ng/ml） | <10 | 10~20 | >20 |
| Gleason 评分 | ≤6 | 7 | ≥8 |
| 临床分期 | ≤$T_{2a}$ | $T_{2b}$ | ≥$T_{2c}$ |

## 一、低危前列腺癌的治疗策略与选择

广泛开展 PSA 筛查已经为临床发现了越来越多的前列腺癌患者。随着大量早期病例的发现，临床针对这些患者采取了大量侵袭性干预措施。其有利的方面在于挽救了部分致命性前列腺癌患者的生命；但也带来了相应的不利因素，即对那些非致命性前列腺癌患者进行了过度治疗。

对于低危的前列腺癌，首先应关注患者的生活质量，而不是延长疾病相关生存，因此应尽量避免过度治疗。然而，临床分期和穿刺活检标本的病理分级都存在不准确和被低估的风险，所以观察等待又可能使得患者因疾病进展而错过最佳治疗时机。主动监测比消极的观察等待更加积极，要求患者被严密随访，采取定期直肠指诊、PSA 检查、重复穿刺活检和 mpMRI 的方法加以评估，一旦发现肿瘤进展则采取积极干预治疗。

当患者高龄且预期生存期短时，这些低危前列腺癌患者可观察等待，避免过度治疗。然而，在观察等待过程中，如果发现疾病进展并危及生命时，仍应充分考虑到患者自身的特点及疾病生物学特点，合理安排恰当的治疗。为更好地指导患者选择合适的治疗方式，需要进行有关临床研究，研究如何采取临床干预措施及其介入的时机，使医师获得更多的循证证据。

### （一）主动监测（active surveillance）

大部分前列腺癌的生物学行为是惰性的。Gleason 评分为 5~7 的前列腺癌患者，其 15 年的疾病特异性病死率只有约 7%。一项纳入了 993 名低危前列腺癌患者采取主动监测的临床研究显示，患者 10 年和 15 年总生存率分别为 80% 和 62%，疾病特异性生存率分别为 98.1% 和 94.3%，在随访期间约 27% 的患者由于出现疾病进展或者其他原因接受了积极的治疗。Protect 研究是一项有关主动监测的 RCT 研究比较。研究共纳入 1 643 例低危前列腺癌患者，随机采取主动监测、外放疗或者根治性前列腺癌切除术，经 10 年的随访后，主动监测组与积极治疗组在疾病特异性生存率和总生存率上没有显著差异。上述研究表明，对低危前列腺癌患者采取主动监测的干预方式是安全且适宜的。

主动监测是指对已明确前列腺癌诊断且有治愈性治疗适应证的患者，因担心生活质量、手术风险等因素，不即刻进行主动治疗而选择严密随访，积极监测疾病发展过程，在出现肿瘤进展且达到预先设定的进展阈值时再给予治疗。主要针对临床低度风险有根治性治疗机会的患者，选择主动监测的患者必须充分知情，了解并且接受肿瘤局部进展和转移的危险性。主动监测的目的是减少低危前列腺癌患者的过度治疗。

1. 主动监测的指征 ①极低危患者，PSA<10ng/ml，Gleason 评分≤6，阳性活检数≤3，每条穿刺标本的肿瘤≤50% 的临床 $T_{1c}$~$T_{2a}$ 患者；②临床分期 $T_{1a}$，分化良好或中等、预期寿命 >10 年的患者，此类患者要密切随访 PSA、TRUS 和前列腺穿刺活检；③临床分期 $T_{1b}$~$T_{2b}$，分化良好或中等、预期寿命 <10 年无症状患者。

2. 主动监测的内容 ①前 2 年每 3 个月复查 PSA 和 DRE，2 年后每 6 个月复查一次；②主动监测过程中的第一次前列腺穿刺应在诊断性穿刺后的 12 个月以内完成，如果穿刺阴性或者较诊断时的穿刺病理没有变化，则可根据 PSA 倍增时间、PSA 速率、患者焦虑情况、年龄及影像学情况，每 3~5 年重复穿刺检查；

3. 主动监测转为积极治疗的指征：①前列腺穿刺活检的病理 Gleason 评分超过 4+3，或者穿刺组织中发现的肿瘤组织明显增多时，需要积极治疗；②患者的意愿也是转入积极治疗的一个重要因素；③PSA 倍增时间小于 3 年或 PSA 速率 > 每年 2.0ng/ml

可能提示疾病进展，但并不能作为决定性的标准；④Gleason 评分 <6 但 PSA 上升较快时，多参数 MRI 检查是必要的，若结果为阳性，则需要穿刺检查或积极治疗。

### （二）观察等待（watchful waiting）

观察等待是对于已经明确前列腺癌诊断的患者，通过密切观察、随诊，直到出现局部或系统症状（下尿路症状、疼痛、骨相关事件等），才对其采取一些姑息性治疗手段（内分泌治疗、放疗及手术治疗）来缓解转移病灶症状的一种保守治疗前列腺癌的方法。与主动监测不同，观察等待则是保守治疗，直到疾病进展后再行相应的治疗方案，采取观察等待的患者也不局限于早期低危前列腺癌。等待观察的指征：①适用于不愿意或体弱不适合接受手术治疗的前列腺癌患者；②晚期前列腺癌患者（$M_1$ 期），仅限于个人强烈要求避免治疗的不良反应，对于治疗带来的危险和并发症顾虑极大，且大于延长生存和改善生活质量的预期；③预期寿命小于 5 年的患者，充分告知患者及其家属，仍拒绝接受积极治疗；④临床 $T_{1b}$~$T_{2b}$，分化良好（Gleason2~4）的前列腺癌，患者寿命预期 >10 年，充分告知患者及其家属，但拒绝接受积极治疗。

## 二、局限性前列腺癌治疗策略与选择

局限性前列腺癌是指肿瘤病变局限于前列腺包膜内，没有侵犯周围组织器官，没有转移至身体的其他部位的肿瘤，一般在临床分期中归为 $T_1$ 期和 $T_2$ 期。临床可以表现为局部压迫症状，也可无临床表现。这部分患者应根据前列腺癌低、中、高风险评估采取适当的治疗策略。

低危局限性前列腺癌，指 $T_1$、$T_{2a}$ 期肿瘤，Gleason≤6，且 PSA<10ng/ml 时。如果患者生存期少于 10 年，可以观察等待或主动监测；如果预期寿命大于 10 年，需采取治愈性治疗措施，包括根治性前列腺切除术和前列腺根治性放射治疗；部分患者对生活质量要求高、身体健康状况差或拒绝主动监测治疗者，可采用局灶治疗。

中、高危局限性前列腺癌，指 $T_{2b}$、$T_{2c}$ 期肿瘤，Gleason≥7，或 PSA>10ng/ml 时。患者应该积极需采取治愈性治疗措施，但是与低危者不同，当采用根治性前列腺切除术时，需行扩大盆腔淋巴结清扫；当采用前列腺放疗后，需加用去势内分泌治疗。

研究显示，部分局限性前列腺癌存在进展和转移风险。肿瘤细胞的分化程度和 Gleason 评分与发生进展和转移密切相关，高分化肿瘤 10 年发生转移率仅为 19%，中分化为 42%，而低分化为 74%。另外，局限性前列腺癌 10 年生存率也与肿瘤分化和 Gleason 评分相关，高分化肿瘤 10 年肿瘤特异病死率为 9%，中分化为 24%，而低分化为 40%。由于局限性前列腺癌是有可能治愈的，当患者能够生活足够长时间并从治疗中获益时，应及时采取根治性前列腺切除术治疗。

然而，针对每一个病患个体，需要考虑的是治疗的危险效益比，其影响因素包括了患者年龄和健康状况、肿瘤恶性程度、转移风险、手术效果及手术并发症。大多数前列腺癌的病程呈长期缓慢发展趋势，因此患者的年龄和身体健康状况决定了是否能从根治性前列腺切除术中获益。其次，决定采取根治性治疗的关键因素是肿瘤转移性进展的风险，因为转移性进展与疾病特异性病死率密切相关。而治疗的并发症和治疗效果，相对于生存获益来说，是次要的。手术治疗的 $T_{1\text{~}2}N_XM_0$ 期各级前列腺癌患者总生存率与决策分析模式中保守治疗的相比，15 年为 41% 和 29%。

### （一）年龄和健康状况

由于自然病程较长，在为每个临床局限性前列腺癌的患者选择治疗方法时，年龄和健康状况成为至关重要的考虑因素。未治的局限性前列腺癌死于肿瘤的危险性在诊断后 10 到 15 年或更长时间里是持续增加的。据我国 1989 年数据，70 岁男性局限性前列腺癌患者平均预期寿命为 12.1 年，而 75 岁的低于 10 年。因此，随着年龄的增长，患者接受根治性治疗的获益迅速下降。且前列腺癌好发于身体条件差的老年男性，比同年龄组的未患患者群相比，他们的预期寿命可能更低。因此应该在对前列腺癌患者预期寿命做全面的评价的基础上，提出的适合的临床措施，才能使医师向患者全面地解释保守治疗和手术治疗的危险和益处。

### （二）通过临床预后因素选择治疗手段

1. 前列腺特异抗原（PSA）　血清 PSA 水平与临床分期进展成正比。但在手术前血清 PSA 值和临床分期之间常常存在不相符，甚至有矛盾的情况。术前较高的 PSA 水平并不一定伴随临床晚期表现（如穿破包膜、侵犯精囊或淋巴结阳性转移）；同理，术前较低的 PSA 值也不一定提示病变局限于器官内。因此，PSA 不能明确地确定单个患者的肿瘤分期，不能单独用来作为排除治疗的禁忌证。

2. Gleason 分级　局限性前列腺癌行根治性前

列腺切除术可有效延长患者的生存期。但也有学者对采取根治性前列腺切除术治疗的必要性存有疑虑,原因是高、中分化的局限性前列腺癌患者采取保守治疗后,在 10 到 15 年内所增加的肿瘤特异性死亡风险很小;与此同时,低分化的局限性前列腺癌进展迅速,大部分在诊断时已侵犯到前列腺外,这部分患者行根治性前列腺切除术可能残留肿瘤,使得低分化肿瘤预后仍然较差。尽管存在这些疑虑,局限性前列腺癌行根治性前列腺切除术治疗与保守治疗相比,其 10 年肿瘤特异病死率减少,大量的患者被治愈并长期生存。通过早期筛查,及时发现局限于前列腺内的低分化肿瘤,是治愈肿瘤获得良好预后的关键。尽管 Gleason 分级是一个重要的因素,但它不能用来绝对决定预后和确定治疗。

3. 临床分期　临床分期直接影响根治性前列腺切除术的预后。但是目前尚没有一个强有力的证据证明临床分期是局限性前列腺癌根治性手术预后的独立预测因子。局部晚期肿瘤预后较差是因为大多数患者在行根治性治疗时已经发生转移。最新资料显示,切除 $T_3$ 期肿瘤仍可能会使患者生存获益,但是手术增加了勃起功能障碍和尿失禁的发生风险。

## 三、局部进展期(晚期)前列腺癌治疗策略与选择

尽管亚洲前列腺癌的发病率远低于欧美国家,但近年来发病率的增长速度已超过欧美国家,尤其是我国北京、上海等发达城市。由于我国前列腺特异抗原(PSA)筛查工作的相对滞后和普及不善,加之前列腺癌发病隐匿缺乏临床症状,导致我国大量前列腺癌患者在初诊时已是晚期,局部进展期患者占了初诊患者的 30%~40%。对于这部分患者,目前的治疗方案尚无统一标准,疗效也参差不齐。

我国泌尿外科疾病诊断治疗指南中将 $T_{3\text{-}4}N_0M_0$、$T_{1\text{-}4}N_1M_0$ 和 $pT_3N_0M_0$ 称为局部进展期前列腺癌,而美国癌症协会(NCCN)指南已经把局部进展期前列腺癌分为高危($T_{3a}N_0M_0$)和极高危($T_{3b\text{-}4}N_0M_0$)两类,对于术前已有淋巴结转移的前列腺癌归结为转移性前列腺癌范畴。

实际上,目前对于临床局部进展期前列腺癌的诊断主要依靠 PSA 值和影像学检查,特别是经直肠超声、CT 以及 MRI 检查。但是各种检查都有一定的局限性,特别是在判断肿瘤累犯的范围和边界时,常常存在不确定性和模糊性。这些影像学误差除了直接影响肿瘤分期以外,更重要的是误导了给予患者的治疗。

传统观念认为,局部进展期前列腺癌发生转移的风险较高,放射治疗联合去势内分泌治疗是局部进展期前列腺癌患者的主要选择。随着外科手术技术的改善以及微创治疗技术的广泛应用,越来越多的局部进展期前列腺癌患者接受了外科治疗,并取得了一定的效果。国内外的临床治疗结果证实部分局部进展期前列腺癌患者通过外科治疗能够获得治愈,并且患者可以无须接受内分泌治疗及放疗。国际前列腺癌多中心研究 CaPSURE 数据库的 10 年研究结果显示,在接受根治性前列腺切除术的高危前列腺癌患者中,局部无复发率为 90%,全身无进展率为 89%,癌症特异性生存率为 95%,并且 10 年总体生存率达到 80%。即使在 CAPRA 评分为极高危的前列腺癌患者中,单纯根治性前列腺切除术的治愈率也能达到 20%。与此同时,对局部进展期前列腺癌患者,手术技术改善已经可以使其并发症降到与中、低危前列腺癌相当的水平。而且辅助放射治疗和内分泌治疗能改善患者预后,这已被逐渐广泛认可。手术切缘阳性患者中的半数可以通过辅助放射治疗而达到治愈。因此,根治性前列腺切除或放射治疗以及辅助内分泌治疗为核心的综合治疗是局部进展期前列腺癌患者的主要治疗模式。

高危前列腺癌的淋巴结转移率为 8%~48%,淋巴结转移范围与疾病预后密切相关。对于中、高危前列腺癌患者,在开展根治性前列腺切除术的同时,需常规行扩大淋巴结清扫(ePLND)。ePLND 清扫的范围包括髂外、闭孔神经周围淋巴结、髂内血管内侧和外侧区域淋巴结、髂总与输尿管交叉处以及骶前淋巴结。虽然 ePLND 的并发症随着清扫范围的增加而增加,但是与标准的淋巴结清扫相比,ePLND 的意义不仅仅在于能够获得更为精确的肿瘤分期,同时还可以去除微小的转移灶,对疾病进展和长期的疾病无进展生存有益。

与单独接受根治性前列腺切除术者相比,新辅助内分泌治疗使肿瘤更局限于前列腺包膜内,且显著降低淋巴结转移率及切缘阳性率,但无益于患者的疾病无进展生存期及总生存率。根治性前列腺切除术后辅助性内分泌治疗则能够增加无生化复发和无进展生存率。

对于 $pT_3$ 前列腺癌患者,术后即刻放疗或 PSA 值超过 0.5ng/ml 后的挽救性放疗均为可供选择的治疗方案。然而选择监测 PSA 值达到阈值后才采用

放射治疗的治疗策略会让患者面临更高的转移与死亡风险。研究指出，与延迟放疗相比，术后即刻放疗可以显著改善高危前列腺癌患者的无复发生存率及总生存率。

## 四、初诊转移性激素敏感性前列腺癌的治疗策略与选择

转移性前列腺癌的治愈策略是以全身治疗为主，辅助以解除症状为目的的局部治疗。一般来说，内分泌治疗仍然是治疗转移性前列腺癌的金标准，其他全身治疗还有化疗、放射性核素治疗、免疫治疗、靶向治疗和支持治疗等。局部治疗包括了放疗和挽救性手术治疗等。

### （一）全身治疗

1. 内分泌治疗（hormone therapy）或雄激素剥夺治疗（ADT）　转移性前列腺癌的内分泌治疗主要包括了去势治疗（castration）和抗雄激素治疗（anti-androgen）两种方法。去势治疗主要包括手术去势（双侧睾丸切除）和药物去势（LHRH 类似物或者拮抗剂）。去势联合应用非甾体类抗雄激素药物被称为全雄激素阻断（CAB）。

最近，新型内分泌治疗药物蒽杂鲁安或阿比特龙联合去势治疗用于转移性激素敏感性前列腺癌的治疗获得了良好的疗效。STAMPEDE 和 LATITUDE 两个 RCT 研究调查了在接受去势治疗的转移性激素敏感性前列腺癌（mHSPC）患者提前应用阿比特龙的生存情况，结果均发现提前应用阿比特龙可提高 mHSPC 患者的总生存，并使患者的肿瘤无进展生存、影像学无进展生存、无痛生存获益。

2. 化疗　当转移性前列腺癌的肿瘤负荷较大时，应采用 ADT 与多西他赛化疗联合的治疗。目前有三个重要的 RCT 实验研究了 ADT 联合多西他赛化疗对 mHSPC 患者生存的影响。其中 CHAARTED 和 GETUG 15 研究纳入的患者相似，即初次诊断的转移性前列腺癌患者或者经过一线内分泌治疗后仍对内分泌敏感的转移性前列腺癌患者；而 STAMPEDE 研究除了转移性前列腺癌患者还纳入了局部高危或者淋巴结转移的患者。无论 CHAARTED 还是 STAMPEDE 的研究结果均表明，ADT 联合多西他赛化疗可以显著延长 mHSPC 患者的总生存。特别是在亚组分析中发现，肿瘤负荷较大组患者较肿瘤负荷较小组获益更明显。

3. 骨转移的放射性核素治疗　针对全身多发骨转移，可采用 $^{89}$锶、$^{153}$钐和 $^{223}$镭放射性核素治疗。可以达到延缓骨转移进展、减少新发骨转移灶、减轻骨痛和减少止痛药用量的作用。但最常见的副作用是骨髓造血功能抑制。

除此之外，免疫治疗和靶向治疗作为未来肿瘤治疗的新手段和发展方向，已经有多家研究单位开展相关研究，但是它们在 mHSPC 治疗中的价值仍待评价。

### （二）局部治疗

1. 原发灶的局部治疗

（1）原发灶的挽救性切除：来自多个中心的大宗回顾性研究显示，作为转移性前列腺癌全身综合治疗的一部分，针对原发灶的局部治疗可以使患者生存获益。对 SEER 数据库中 2004—2010 年间 8 000 余例转移性前列腺癌患者进行回顾性分析，其中 245 人接受了根治性前列腺切除术，129 人接受了局部放疗，其他 7 811 例未接受局部治疗，接受局部治疗的患者在 5 年总生存和肿瘤特异性生存方面均获益。亚组分析发现，低肿瘤负荷和年轻 mHSPC 患者接受原发灶局部治疗获益更多。

据此，Hellman 等提出了“寡转移性”前列腺癌的概念。现在通常认为影像学检查发现前列腺癌患者的转移病灶局限于淋巴结或骨骼（非内脏转移），且转移病灶数量小于等于 5 个时，可以认为是“寡转移”。“寡转移性”前列腺癌的原发灶减瘤性切除手术的价值尚需探讨，国际和国内多家大学研究中心已在展开临床研究，其关键需解决手术适应证和手术时机问题。

（2）经尿道前列腺电切术（TURP）：主要用于解除 mHSPC 患者的膀胱出口梗阻；前列腺癌膀胱浸润导致的血尿患者的止血；前列腺癌合并膀胱癌患者的肿瘤局部切除等，可改善患者的临床症状，提高生活质量。

（3）原发灶的其他局部治疗方法：针对原发病灶的局部治疗还包括了外放射治疗、放射性粒子植入及局部微创治疗如冷冻消融和高能超声聚焦治疗等。然而，这些治疗是否有临床应用价值尚缺乏有利的循证医学证据。

2. 转移灶的局部治疗　针对转移灶治疗的目的有两方面，其一减轻转移灶局部的症状；其二控制肿瘤的发展。例如，前列腺癌脑转移的患者对内分泌治疗反应不佳，而脑转移通常伴有严重的并发症，作者单位采用伽马刀治疗前列腺癌的脑转移取得了良好的疗效。对于单纯淋巴结转移不伴有器官转移的患者，推荐采用立体定向放疗后，应用 2~3 年的 ADT 辅助治疗的方法。对于骨转移造成的骨痛和病

理性骨折，特别是单发孤立转移灶时，可采取放疗和局部手术干预的治疗。特别是当质子射线治疗采用后，可能为更多晚期患者带来福音。

（王勇　朱识淼　牛远杰）

## 第十一节　前列腺癌的内科治疗

前列腺癌的内科治疗主要包括了前列腺癌的内分泌治疗、化疗、免疫治疗、靶向治疗和内科支持治疗等。本章将详细介绍初诊前列腺癌所涉及的内分泌治疗和化疗。而去势抵抗性前列腺癌所应用的免疫治疗、靶向治疗和内科支持治疗将在相关章节中叙述。

### 一、前列腺癌的内分泌治疗

众所周知，高龄和功能正常的睾丸是前列腺癌发生的两个必要条件。早在1941年，Huggins和Hodges发现了手术切除患者的睾丸可延缓转移性前列腺癌的进展，并首次证实了雄激素去除对前列腺癌的治疗作用。前列腺癌起源于腺上皮细胞，这种细胞是雄激素依赖性的，当去除雄激素或阻断雄激素受体（AR）将导致前列腺癌细胞发生凋亡。临床将任何抑制雄激素活性的治疗统称为雄激素剥夺治疗（androgen deprivation therapy，ADT），也称为前列腺癌的内分泌治疗。内分泌治疗的目的是通过降低体内雄激素浓度、阻断雄激素与AR的结合、抑制肾上腺来源雄激素的合成、抑制睾酮转化为双氢睾酮等方法，达到促进前列腺癌细胞凋亡，控制前列腺癌发展的作用。

ADT主要通过以下策略实现：①抑制睾酮分泌：手术去势或药物去势（黄体生成素释放激素类似物或拮抗剂）；②阻断雄激素与受体结合：应用抗雄激素药物竞争性阻断雄激素与前列腺细胞上雄激素受体的结合。因此，内分泌治疗的方法包括去势和抗雄激素两种治疗，而两者联合应用可达到最大限度雄激素信号阻断的目的。内分泌治疗方案有单纯去势（手术或药物去势）、最大限度雄激素阻断、间歇内分泌治疗、根治性治疗前新辅助内分泌治疗及辅助内分泌治疗等。

#### （一）内分泌治疗的适应证

①转移前列腺癌：包括$N_1$和$M_1$期（去势、最大限度雄激素阻断、间歇内分泌治疗）；②局限早期前列腺癌或局部进展前列腺癌：无法行根治性前列腺切除术或放射治疗（去势、最大限度雄激素阻断、间歇内分泌治疗）；③术前辅助治疗：根治性前列腺切除术或根治性放疗前的新辅助内分泌治疗（去势、最大限度雄激素阻断）；④配合放射治疗：辅助内分泌治疗（去势、最大限度雄激素阻断）；⑤治愈性治疗后局部复发：对无法再行局部治疗（去势、最大限度雄激素阻断、间歇内分泌治疗）；⑥治愈性治疗后远处转移的患者（去势、最大限度雄激素阻断、间歇内分泌治疗）；⑦雄激素非依赖期的雄激素持续抑制（去势）。

#### （二）去势治疗（castration）

1. 手术去势　手术去势可使睾酮迅速且持续下降至极低水平（去势水平）。主要的不良反应是对患者的心理影响。因为手术去势可能会造成患者心理问题和治疗中无法灵活调节方案等问题，有条件的因该首先考虑药物去势。

2. 药物去势　黄体生成素释放激素类似物（LHRH-A）是人工合成的黄体生成素释放激素，已上市的制品有：亮丙瑞林（leuprorelin）、戈舍瑞林（goserelin）、曲普瑞林（triptorelin）。缓释剂型为1、2、3或6个月注射一次。在注射LHRH-A后，睾酮水平逐渐升高，在1周时达到最高点（睾酮一过性升高），然后逐渐下降，至3~4周时可达到去势水平，但有10%的LHRH-A治疗患者睾酮不能达到去势水平。LHRH-A已成为雄激素去除的标准治疗方法之一。由于初次注射LHRH-A时有睾酮一过性升高，故应在注射前2周或当日开始，给予抗雄激素药物至注射后2周，以对抗睾酮一过性升高所导致的病情加剧(flare-up)。对于已有骨转移脊髓压迫的患者，应慎用LHRH-A，可选择迅速降低睾酮水平的手术去势。

3. 雌激素　雌激素作用于前列腺的机制包括：抑制LHRH的分泌，抑制雄激素活性，直接抑制睾丸Leydig细胞功能，以及对前列腺细胞的直接毒性。最常见的雌激素是已烯雌酚，可以达到与去势相同的效果，但心血管方面的不良反应发生率较高，因此，在应用时应慎重。实践证明，手术去势、药物去势或雌激素这三种治疗方式的患者肿瘤相关的生存率、无进展生存率基本相同。

#### （三）单一抗雄激素治疗（antiandrogen monotherapy，AAM）

①目的：单一应用较高剂量的雄激素受体拮抗

剂，抑制雄激素对前列腺癌的刺激作用及雄激素依赖的前列腺癌细胞的生长，而且几乎不影响患者血清睾酮和黄体生成素的水平；②适应证：适合于治疗局部晚期，无远处转移的前列腺癌患者，即 $T_{3\sim4}N_XM_0$ 期；③方法：推荐应用非类固醇类抗雄激素药物，如比卡鲁胺 150mg 每日一次口服；④结果：与药物或手术去势相比，总生存期无显著差异；服药期间，患者的性能力和体能均明显提高，心血管疾病和骨质疏松发生率降低。

**（四）最大限度雄激素阻断（maximal androgen blockade，MAB）**

①目的：同时去除或阻断睾丸来源和肾上腺来源的雄激素；②方法：常用的方法为去势加抗雄激素药物。抗雄激素药物主要有两大类：一类是类固醇类药物，其代表为醋酸甲地孕酮；另一类是非类固醇类药物，主要有比卡鲁胺和氟他胺；③结果：合用非类固醇类抗雄激素药物的 MAB 与单纯去势相比可延长总生存期 3~6 个月，平均五年生存率提高 2.9%，对于局限性前列腺癌，应用 MAB 治疗时间越长，PSA 复发率越低。而合用比卡鲁胺的 MAB 治疗相对于单独去势可使死亡风险降低 20%，并可相应延长无进展生存期。

**（五）新辅助内分泌治疗（neoadjuvant hormornal therapy，NHT）**

①目的：在根治性前列腺切除术前或根治性放疗前，对前列腺癌患者进行一定时间的内分泌治疗，以缩小肿瘤体积、降低临床分期、降低前列腺切缘肿瘤阳性率和提高手术切除成功率；②适应证：适合于 $T_3$、$T_4$ 期，伴有或不伴有区域淋巴结转移者；③方法：采用 LHRH-A 联合抗雄激素药物的 MAB 方法，也可单用 LHRH-A 或抗雄激素药物，但 MAB 方法疗效更为可靠。新辅助治疗时间为 3~9 个月；④结果：新辅助治疗可能降低肿瘤临床分期，可以降低手术切缘阳性率和淋巴结浸润率，降低局部复发率，长于 3 个月的治疗可以延长无 PSA 复发的存活期，然而没有发现新辅助 MAB 改善患者疾病无进展生存或者总生存时间。新辅助的内分泌治疗虽然能让患者得到一个较好的术后的病理结果，但并没有给患者的生存带来获益。所以在各个治疗指南中都不建议局限性前列腺癌采用新辅助内分泌治疗。

RTOG 8610 实验是有关放疗前的新辅助内分泌治疗的 RCT 研究，随机比较了外放射治疗（EBRT）与 EBRT 联合 4 个月的戈舍瑞林新辅助治疗，结果发现新辅助内分泌治疗可以减少患者的肿瘤特异性死亡。在 TROG 96.01 研究也得到了同样的结果，3 个月和 6 个月的新辅助内分泌治疗可将局部进展的高危前列腺癌患者的 10 年肿瘤特异性病死率从 22.0% 降低到 18.9% 和 11.4%。

**（六）间歇内分泌治疗（intermittent hormonal therapy，IHT）**

在雄激素缺如或低水平状态下，能够存活的前列腺癌细胞通过补充的雄激素获得抗凋亡潜能而继续生长，从而延长肿瘤进展到激素非依赖期的时间。IHT 的优点包括提高患者生活质量，降低治疗成本，可能延长肿瘤对雄激素依赖的时间，与传统内分泌治疗相比可能有生存优势。IHT 的临床研究表明在治疗间歇期患者生活质量明显提高（如性欲恢复等）。可使肿瘤细胞对雄激素依赖时间延长，而对病变进展或生存时间无大的负面影响。IHT 更适于局限性病灶及经过治疗后局部复发者。

1. IHT 的治疗模式　多采用 MAB 方法，也可用药物去势（LHRH-A），如亮丙瑞林、戈舍瑞林、曲普瑞林或醋酸环丙孕酮（CPA）。

2. IHT 的停止治疗标准　报道不一，国内推荐停药标准为 PSA≤0.2ng/ml 后，持续 3~6 个月。

3. 间歇治疗后重新开始治疗的标准　报道不一，仍未能达成统一标准。不同文献报道的重新开始治疗的标准如下：PSA>4ng/ml 后；PSA 升至 10~20ng/ml 时；PSA>20ng/ml 后；PSA 升至治疗前水平的 1/2；目前国内推荐当 PSA>4ng/ml 后开始新一轮治疗。

4. IHT 适应证　局限前列腺癌，无法行根治性手术或放疗；局部晚期患者（$T_3$~$T_4$ 期）；转移前列腺癌；根治术后病理切缘阳性；根治术或局部放疗后复发。对内分泌治疗敏感的，内分泌治疗一定时间后 PSA 降低能达停药标准者。

5. IHT 的意义及潜在风险　①治疗的意义：可能保持前列腺癌细胞的激素依赖性，延缓前列腺癌细胞进展到非激素依赖性的进程，从而可能延长患者的生存期；②治疗潜在的风险：是否可加速雄激素依赖性向非激素依赖性的发展；在治疗的间歇期肿瘤是否会进展。

**（七）前列腺癌的辅助内分泌治疗（adjuvant hormonal therapy，AHT）**

AHT 是指前列腺癌根治性切除术后或根治性放疗后，辅以内分泌治疗。目的是治疗切缘残余病灶、残余的阳性淋巴结、微小转移病灶，提高长期存活率。

1. 适应证 ①根治术后病理切缘阳性;②术后病理淋巴结阳性(pN+);③术后病理证实为 $T_3$ 期($pT_3$)或≤$T_2$ 期但伴高危因素(Gleason>7,PSA>20ng/ml);④局限性前列腺癌若伴有以下高危因素(Gleason>7,PSA>20ng/ml),在根治性放疗后可进行 AHT;⑤局部晚期的前列腺癌放疗后可进行 AHT。

2. 方式 ①最大限度雄激素阻断(MAB);②药物或手术去势;③抗雄激素治疗(anti-androgens):包括甾体类和非甾体类。对手术后的辅助内分泌治疗的回顾性研究显示,有淋巴结转移的患者在术后即刻接受辅助内分泌治疗要比延迟的挽救性内分泌治疗在总生存和疾病无进展生存上明显获益。此外,有研究比较了 9 个月辅助治疗采用常规剂量 CAB 与 150mg 比卡鲁胺作对比,经过中位时间约 2 年的随访后发现 CAB 治疗组的无生化复发生存显著优于大剂量比卡鲁胺组。

EORTC 22863 的Ⅲ期 RCT 研究结果表明,EBRT 联合辅助长期的 ADT(3 年)与单纯 EBRT 相比,可使 10 年的疾病无复发生存(47.7% 比 22.7%)和总体生存(58.1% 比 39.8%)均获益。在 PCSIV 研究中,研究者比较了 36 个月辅助 ADT 和 18 个月辅助 ADT,最终结果发现两组 10 年的总生存率分别为 62.4% 和 62.0%,相差无几。

## 二、前列腺癌的化疗

前列腺癌的化疗始于米托蒽醌。研究显示米托蒽醌能显著降低转移性去势抵抗性前列腺癌(mCRPC)患者的 PSA 水平、改善生活质量、减轻疼痛,但不能延长总生存时间。2004 年报道的 TAX 327 研究证实多西他赛较米托蒽醌可显著延长 mCRPC 患者总生存时间,使得多西他赛为主的化疗方案成为 mCRPC 的一线标准治疗方案。2015 年后,以多西他赛为主的化疗在 mHSPC 患者的治疗中也获得重大进展,以 CHAARTED 研究和 STAMPEDE 研究为代表,结果均显示 ADT 联合多西他赛化疗较单纯 ADT 可显著延长 mHSPC 患者总生存期。因此,ADT 联合多西他赛化疗又成为初诊转移性前列腺癌患者的一线标准治疗方案。

### (一) 前列腺癌的化疗药物和方案

1. 多西他赛

(1) 适应证:适用于 mHSPC 及 mCRPC 的一线化疗,均可延长患者的生存期,主要适应证包括:①肿瘤负荷较大,身体状况良好的 mHSPC 患者,年龄应不超过 75 岁;②根治性治疗的新辅助治疗和辅助治疗;③未经化疗无症状或轻微症状且身体状况良好的 mCRPC 患者;④既往接受过多西他赛化疗反应良好,身体状况良好的 mCRPC;

(2) 方案:在治疗 mCRPC 时,多西他赛为主的化疗需联合 ADT 治疗。多西他赛 75mg/m$^2$,注入 250ml 5% 葡萄糖液或生理盐水中,静脉滴注,第 1 天;泼尼松 5mg,口服,2 次 /d,第 1~21 天;每三周为一个周期,共 10 个周期;

(3) 不良反应及处理:①中性粒细胞减少症和发热性中性粒细胞减少症多出现在多西他赛化疗后 7 天。外周血中性粒细胞绝对值(ANC)持续低于 $2.0 \times 10^9$ 个 /L。体温≥38℃超过 1 小时。患者易发生危及生命的感染,需高度重视。应预防性和治疗性使用粒细胞集落刺激因子(G-CSF)。严重时停用多西他赛化疗并应用抗生素;②过敏反应:表现为头晕目眩,恶心呕吐,皮疹,面部潮红,腰痛或腹部绞痛,支气管痉挛和呼吸困难,面色苍白,低血压,低血氧等,甚至危及生命。多发生在多西他赛开始输注的最初几分钟内,特别是在第 1 次和第 2 次输注时。停药及适当治疗后多可缓解。治疗过敏时可给予氯苯那敏 10~20mg 肌内注射(或缓慢静脉注射);给予氢化可的松 100~200mg 肌内注射(或缓慢静脉注射);同时准备复苏用设施设备及抢救药物,如:抗组胺药、皮质激素、肾上腺素等。为预防过敏反应,应该在接受多西他赛治疗前 12 小时、3 小时、1 小时口服地塞米松 7.5~9.0mg。

2. 卡巴他赛 当多西他赛出现耐药后,可选用卡巴他赛作为治疗 mCRPC 的二线化疗物,具有延长患者的生存时间的疗效。与米托蒽醌 + 泼尼松相比,卡巴他赛 + 泼尼松的二线治疗可以延长患者总生存期、疾病无进展生存期、PSA 反应期和维持放疗敏感性。

3. 米托蒽醌 目前多用于多西他赛治疗 mCRPC 出现耐药后的二线化疗。

4. 雌莫司汀 有化疗和内分泌治疗双重作用,可改善 mCRPC 患者的症状、降低 PSA,但不能延长患者的生存期。优点是可以口服用药,可作为多西他赛治疗耐药及不能选择多西他赛治疗患者的治疗选择之一。

5. 顺铂 对于神经内分泌分化或小细胞癌样为主的 mCRPC 患者,建议使用以铂类为基础的化疗方案;而合并有神经内分泌分化的 mCRPC 可选择铂类与多西他赛联合的化疗方案。

### (二) 化疗疗效判断及疗效评价指标

PC 化疗(紫杉醇 + 顺铂)方案的评估应该把

PSA 检测、影像学检查、临床疗效三者有机结合，综合判断治疗效果。基于目前循证医学的证据，对于 PC 化疗过程中疾病进展的判断是：在 PSA 进展、影像学进展和临床症状进展 3 项中至少出现 2 项异常，才确定为疾病进展，应停止或更换化疗方案。

1. 客观反应率　按 RECIST 标准评价客观反应，需先对可测量病灶进行评价，然而大部分 mCRPC 患者没有影像学可测量的病灶，因此不能用 RECIST 标准评价化疗效果。

2. PSA 反应率　PSA 反应率指 PSA 下降幅度超过 50% 并维持 4 周以上者为有效；PSA 进展指 PSA 升高超过基线或化疗期间谷值的 25%，且绝对值 >2ng/ml。

3. 骨痛缓解率　骨痛是晚期前列腺癌患者最常见并且严重影响生活质量的症状，骨痛缓解率是重要的临床疗效观察指标。

4. 多西他赛化疗中的 PSA 闪烁现象　指在化疗初期出现的一过性 PSA 升高，随着化疗的进程 PSA 下降至基线值以下，称为 PSA 闪烁现象。PSA 闪烁现象一般出现于化疗最初的 12 周内，如 12 周后 PSA 还是升高则认为化疗无效，应终止化疗。

### （三）新辅助 / 辅助的化疗

局部高危 / 进展前列腺癌局部治疗前新辅助的化疗早已被大家关注，其中最重要的研究当属 GETUG 12 研究。患者纳入了 Gleason 评分≥8、$T_3$~$T_4$ 期肿瘤、PSA>20ng/ml 或者有盆腔淋巴结转移患者，对照组只接受 ADT 治疗，试验组接受四个周期的 ADT+ 多西他赛 + 雌莫司汀。局部治疗在新辅助治疗后 3 个月进行，对无淋巴结转移的患者主要是手术或放疗，对淋巴结阳性患者只进行放疗。治疗组的 8 年无复发生存率为 62%，显著优于对照组 8 年无复发生存率（50%）。在亚组分析中发现有不良病理特征的患者能够在化疗组获益更多。

（王勇　朱识森　牛远杰）

# 第十二节　前列腺癌的放疗

前列腺癌对于放射线比较敏感，所以放疗在前列腺癌的应用相对比较广泛。通常分为外照射放疗和近距离放射治疗两种。近距离放射治疗是指将放射源置于肿瘤组织间或肿瘤表面的放射治疗，包括腔内照射、管内照射、组织间照射和表面敷贴照射。

前列腺放射性粒子植入术是在 CT 或 B 超引导下，通过特殊的引导系统将放射源直接植入到前列腺组织内，并通过放射性核素释放射线对肿瘤细胞进行杀伤的治疗。然而，这种内照射技术依赖于手工置源，不利于医务人员的放射防护。现代近距离放疗主要通过后装技术，大大减少了医务人员的射线接触量。所谓后装技术是先将施源器或导源针插植到合适的部分，经 X 线核实位置，再经过治疗系统计算剂量分布，获得满意结果后，利用机器将放射源自动送至预置的施源器或导源针内进行治疗。待治疗结束后，放射源可自动回到贮源器内。后装治疗时，医务人员隔室遥控操作，安全可靠。前列腺癌的放射治疗应用范围及适应证（表 61-9）。

表 61-9　放射治疗在前列腺癌的应用

| 方法 | 目的 | 适应证 |
|---|---|---|
| 外照射 | 疾病控制 | $T_{1\sim4}N_{0\sim1}M_0$ |
| | 术后辅助治疗 | $T_{3\sim4}N_{0\sim1}M_0$ 或切缘阳性或 Gleason 8~10 分；单发骨转移患者术后的转移灶 |
| | 挽救性治疗 | 术后生化复发 |
| | 全身治疗的一部分 | $N_2$ 或者 $M_1$ 患者 |
| | 改善生活质量 | 骨转移灶疼痛 |
| 近距离照射 | 疾病控制 | $T_{1\sim2}N_{0\sim1}M_0$ |
| 外照射 + 近距离照射 | 疾病控制 | $T_{3\sim4}N_{0\sim1}M_0$ |

## 一、前列腺癌的外放射治疗

外放射治疗（external beam radiotherapy，EBRT）主要包括传统外照射、三维适形放疗（3D-CRT）、调强放射治疗（IMRT）和离子线治疗。EBRT 是前列腺癌的根治性治疗手段之一，对于局限性、分化好的前列腺癌（$T_{1\sim2}N_0M_0$）效果理想，局部控制率和 10 年无病存活率与根治性前列腺切除术相似。因此它具有疗效好、适应证广、并发症少等优点。对于进展性或晚期前列腺癌患者，效果较差；对于转移性前列腺癌患者可行姑息性放疗，以减轻症状，改善生活质量。

在最近几十年来，传统外照射技术已经被淘汰。与传统外照射技术相比，改进的外放射治疗技术已经发展到能够安全地采用更高的照射剂量。三维适形放疗（3D-CRT）使用计算机软件结合前列腺局部 CT 图像，要求用 3D 图像重建前列腺、精囊及肿瘤轮廓;并根据前列腺癌的临床分期,精确设计照射野;并按照3D图形照射前列腺、精囊及向外扩展的边界。3D-CRT能够以较低的迟发反应风险施加更高的累计剂量。

第二代三维放疗技术称为调强放疗(intensity modulated radiotherapy,IMRT),与3D-CRT相比,IMRT能够显著降低胃肠道毒性风险和补救治疗率。IMRT是运用逆向治疗计划,通过调强放射野以及动态多叶光栅技术,所进行的高剂量3D适形放疗技术。首先,确定放疗所需的靶剂量和正常组织的剂量限制后,通过计算机优化每个野的强度;并计算多叶光栅的运动,通过叶片移动速度的快慢和孔径大小变换获得所需的强度。目的是在最大限度提高肿瘤照射剂量的同时,减少邻近正常周围组织的照射剂量,以提高疗效并降低副作用。

**(一)外照射方法**

临床常采用的外照射方式为分割照射。最常用的照射方式可以分为4类,即常规分割治疗、分段治疗、超分割治疗和加速放疗,其中常规分割治疗为最常用的治疗方式。

**(二)放疗靶区设计**

前列腺癌常呈多灶性,因此外放疗的区域通常包括整个前列腺;如果有指征应当包括精囊;计划靶体积(PTV)应从肿瘤边界外放0.5~0.8cm。

影像学诊断与放疗技术的结合,使高能X线或伽马射线、电子束、质子束等围绕靶点连续旋转或固定野集束照射,在照射部位得到与靶区断层图相适形的剂量分布,放射线最大限度地集中在病变靶区内,如三维适形放疗(3DCRT)和调强适形放疗(IMRT),近年来已逐渐成为前列腺癌治疗的主流技术。

**(三)外照射剂量**

前列腺癌外照射的局部控制率与受照射剂量呈线性关系。由于前列腺周围正常组织对射线的耐受性较差,常规外放疗的剂量被限制在66~70Gy之间。与常规外放疗相比,适形外放疗和调强外放疗能够提高前列腺局部照射剂量,从而提高前列腺癌的局部控制率;同时减少直肠和膀胱的照射剂量,减少副作用。一项针对301名$T_{1b}$至$T_3$期前列腺癌患者的放疗研究显示,患者接受78Gy放疗剂量组比70Gy组患者生化复发率更低。因此,前列腺癌放疗以往常规采用的70Gy剂量已经被提高,对于低危患者应当采用75.6~79.2Gy的总剂量,而对于中、高危患者应采用81Gy的总剂量。RCT研究显示剂量爬坡(74~80Gy)可以显著延长患者的5年生化无复发生存。在一项非随机美国国家癌症数据库的回顾性分析中,该分析倾向性匹配了42 481名患者,结果发现中高危前列腺癌患者总生存时间在接受剂量爬坡放疗后受益,而对低危前列腺癌患者并无影响。

**(四)外照射的优劣**

1. 外照射放疗的优势 ①外照射放疗可以在社区和基层单位开展,降低手术并发症,例如出血和输血;②降低心肌梗死风险;③无须麻醉,降低麻醉相关风险;④适用于高龄患者;⑤降低尿失禁及尿道狭窄风险;⑥降低勃起功能障碍发生率。

2. 外照射放疗的缺点 ①疗程长,一般需要8至9周;②肠道症状和放射性膀胱炎发生率高,约50%的患者在治疗期间可能发生;③勃起功能障碍发生的风险随时间的推移而增加;④生化复发率较高,而因此实施的补救性根治性前列腺切除术的并发症比常规根治手术更高。

3. 放疗失败的原因 ①常规放疗技术未能保证给予足够的根治剂量;②前列腺癌细胞对放射线的抵抗;③放疗计划的靶体积错误;④放疗治疗靶区缺乏足够的安全边界。

**(五)外照射的适应证和禁忌证**

1. 前列腺癌外照射的适应证 ①经病理学证实的前列腺癌;②根治性前列腺切除术后生化复发;③根治性前列腺切除术后残留;④溶骨性骨转移灶造成骨痛的局部治疗;

2. 外放疗的禁忌证 ①先前曾实施盆腔放疗者;②直肠活动性炎性疾病、被诊断为非活动性溃疡性结肠炎或慢性中、重度腹泻的患者;③膀胱出口梗阻、永久性留置Foley导尿管或膀胱容量极低的患者。

**(六)外放射治疗常见并发症**

EBRT引起的不良反应与单次剂量、总剂量、放疗方案和照射体积有关。其中严重影响生活且需外科治疗的并发症发生率较低。EBRT的并发症根据发生时间分为急性和慢性两类。急性并发症是指放疗开始后6个月之内发生的并发症,慢性并发症是指持续存在或治疗后6个月以上的并发症。

急性期常见并发症包括尿频、尿急、夜尿增多、血尿、腹泻、下坠感、里急后重、便血、肛周皮肤糜烂等,一般放疗结束数周后上述症状基本消失,是可逆的病理变化。慢性并发症最明显的是放射性直肠炎、放射性膀胱炎所致的直肠出血和血尿,严重血尿可引起膀胱填塞。此外,放疗有可能损伤盆腔神经血管束，导致勃起功能障碍。骨髓抑制主要发生在常规外照射以及姑息性放疗的患者。也有数据显示，放射线有二次致癌的风险，前列腺癌放疗能增加患者患直肠癌和膀胱癌的风险。

在 EORTC 22991 试验中，大约 50% 的患者报道Ⅰ级急性胃肠道副作用，20% 为Ⅱ级，2% 为Ⅲ级。此外，疲劳等一般副作用也很常见。其中，急性副作用的发生率大于晚期效应的发生率，这意味着大多数急性副作用可控。

#### （七）放疗联合新辅助或辅助内分泌治疗

Ⅲ期 RCT 研究显示，与单纯外照射治疗相比，放疗联合 ADT 治疗可明显延迟复发，长期 ADT 联合 EBRT 可使患者的生存明显获益。对于中危患者而言，ADT 联合治疗时间应持续 6 个月以上；而对于高危患者，则需要辅助长期 ADT 治疗，约 2~3 年。这个结果同样适用于剂量递增的放疗。

#### （八）质子射线治疗

理论上，质子束是光子束放疗的一个非常好的替代方案。因为质子束将几乎所有的辐射剂量都沉积在组织中的路径末端（布拉格峰），而光子束则沿整条路径沉积辐射。质子束在沉积深度以外也会有非常大的衰减，这意味着超过这个深度的临界正常组织可以有效地受到保护。相比之下，光子束会继续蓄积能量，直到离开人体。一个关于剂量增加的 RCT 研究（70.2Gy vs. 79.2Gy）已将质子用于 19.8Gy 或 28.8 Gy 的增加剂量。试验结果显示，随着剂量的增加，疗效有所改善。但是，来自 SEER 数据库和哈佛大学的研究调查了放疗副作用，结果没有发现质子治疗的优势。在长期胃肠道毒性方面，质子治疗甚至可能不如 IMRT。从目前看，质子射线治疗仍是一种有前途的可替代光子束治疗的方法。

### 二、前列腺癌近距离治疗

前列腺癌近距离治疗（brachytherapy）是将放射源密封后直接放入人体的天然腔内或放入被治疗的组织内进行照射。前列腺癌近距离照射治疗包括短暂插植治疗和永久粒子种植治疗，国内多开展永久性粒子植入治疗。永久粒子种植治疗常用 $^{125}$碘（$^{125}$I）和 $^{103}$钯（$^{103}$Pb），半衰期分别为 60 天和 17 天。短暂插植治疗常用 $^{192}$铱（$^{192}$Ir）。

#### （一）低剂量率（LDR）近距离放射治疗

LDR 是将放射性粒子永久植入前列腺。LDR 单一治疗的适应证为局限性的低危前列腺癌患者：$T_{1b\sim2}N_0M_0$ 且 Gleason=6（ISUP 1 级，肿瘤成分≤50%）或 Gleason=7（3+4，ISUP 等级 2，肿瘤成分≤33%）。

#### （二）高剂量率（HDR）近距离放射治疗

HDR 是在前列腺内引入一种暂时的放射源进行放射治疗。高剂量率近距离放射治疗可以单一或者分割进行，通常与至少 45Gy 的 EBRT 联合使用。一项 RCT 比较 EBRT（55Gy，20 个分量）单独治疗 vs. EBRT（35.75Gy，13 个分量）联合 HDR 近距离放射治疗（17Gy，两分割，24 小时以上），在 218 例局限性前列腺癌患者中，EBRT 联合 HDR 显著延长了患者 5 年和 10 年的无复发生存（75% 和 46%，61% 和 39%）。在 EBRT 单一治疗组，早期复发率较高，这可能与其放射剂量较低有关。在 10 年的生活质量随访中，晚期肠道、尿路或性功能并发症无差异。此外，非 RCT 的荟萃分析结果还表明 EBRT 联合 HDR 近距离放射治疗的结果优于单纯近距离放射治疗。

#### （三）适应证

推荐参考美国近距离照射治疗协会（american brachytherapy society，ABS）的标准

1. 单纯近距离治疗的适应证 ①临床分期 $T_{2a}N_0M_0$ 之前；②Gleason 评分低于 7 分；③血 PSA<10ng/ml；④前列腺体积 <60ml。

2. 满足下列任意一条就应采用近距离治疗联合外照射 ①临床分期为 $T_{2b\sim2c}$；②Gleason 评分为 8~10 分；③血 PSA>20ng/ml；④周围神经受侵；⑤多点活检病理结果为阳性；⑥双侧活检病理结果为阳性；⑦ MRI 检查明确有前列腺包膜外侵犯；⑧前列腺基底部肿瘤。多数学者建议先行外放疗再行近距离照射治疗以减少放疗并发症。

3. Gleason 评分为 7 或血 PSA 为 10~20ng/ml 的中危前列腺癌患者，如不能耐受或拒绝行手术治疗，以及不能坚持完成全程外照射治疗的，可进行近距离放疗。

4. 近距离放疗（包括作为外放疗的补充治疗）联合雄激素阻断治疗的适应证 前列腺体积 >60ml。雄激素阻断治疗可在近距离放疗前后进行，一般为 3 个月，目的是缩小前列腺体积、减少并发症、改善术后尿路症状和提高治疗效果。

#### （四）禁忌证

1. 绝对禁忌证 ①预计生存期少于 5 年；②TURP 后缺损较大或预后不佳；③一般情况差；④有远处转移；

2. 相对禁忌证 ①前列腺体积 >60ml；②既往有 TURP 史；③中叶突出；④严重糖尿病；⑤多次盆腔放射治疗及手术史；⑥美国泌尿外科学会（AUA）

评分较高者。

每个患者行粒子种植后都应进行剂量学评估，通常用CT进行评估。由于粒子种植后前列腺可能出现水肿和出血症状，因此过早进行CT检查会低估前列腺所受剂量。因此，建议种植后4周行剂量评估最为合适。若发现低剂量区，则及时做粒子的补充再植；若出现大范围低剂量区，则考虑联合外放疗。

**（五）近距离放疗的技术和标准**

永久性粒子植入有2种最基本的方法。一种是西雅图技术，也是目前常采用的方法。这种技术分2步：第一步列出计划，先经直肠超声从前列腺尖至前列腺底每隔5mm取一横切面图，所有图片经计算机合成可产生三维前列腺模型，然后计算所需要粒子的数量及位置；第二步则是粒子的植入。另一种是实时技术，即所有计划放射量计算工作在植入现场立刻完成。先TURS测前列腺体积，依据直方图或参考表直接计算粒子数后，开始植入粒子。优点是容易操作、患者位置可以随时调整和准确的粒子植入。以上两种技术总体植入效果无差别。

处方剂量所覆盖的范围应包括前列腺及其周围3~8mm，原因是部分患者前列腺包膜外有侵犯可能，以及存在粒子植入偏差。前列腺体积也影响粒子的植入。因此前列腺靶区大约是实际前列腺体积的1.75倍。

**（六）近距离放疗的并发症**

并发症包括短期并发症和长期并发症。通常将1年内发生的并发症定义为短期并发症，而将1年以后发生的并发症定义为长期并发症。

1. 短期并发症　尿频、尿急、尿痛等尿路刺激症状，排尿困难和夜尿次数增多。急性尿潴留的患者主要行间歇性导尿。术前常规应用α受体拮抗剂可以降低尿路并发症的发生率，同时缓解症状。直肠刺激症状多为大便次数增多及里急后重，对症处理可缓解。

2. 长期并发症　①慢性尿潴留；②尿失禁；③尿道狭窄；④性功能障碍；⑤直肠并发症，最常见的是直肠溃疡，其次是直肠炎。

总之，前列腺癌近距离照射治疗是继前列腺癌根治术及外放疗外的又一种有望根治局限性前列腺癌的方法，疗效肯定、创伤小。$T_1$~$T_2$期前列腺癌患者5年无瘤生存率83%~95%，5年无PSA复发率79%~93%。

### 三、体外放射治疗联合近距离放疗

两项多中心的回顾性研究结果表明，局部高危的前列腺癌患者接受联合放疗的疗效要优于单纯外放疗和根治手术治疗，但经过倾向性匹配分析后手术组患者与联合放疗组的患者生存无显著差别。在常规剂量EBRT与EBRT联合LDR近距离放射治疗的随机试验中，近距离放射治疗组急性直肠炎的发生率降低，但其他急性毒性相同。RCT研究中尚未记录HDR近距离放射治疗的急性毒性，但回顾性报道证实，与单纯EBRT相比，HDR近距离放射治疗Ⅲ级胃肠道毒性发生率较低，但尿潴留发生率较高。

（朱识淼　王勇　牛远杰）

## 第十三节　前列腺癌的局部治疗

前列腺癌局部治疗作为非根治性的治疗方式，具有创伤小、并发症少等优点，通常被应用于低危早期前列腺癌的局灶治疗（focal therapy）、晚期前列腺癌的姑息性治疗和放疗后复发性前列腺癌的挽救性治疗。除根治性前列腺癌切除术和放疗以外，前列腺癌的局部治疗还包括前列腺癌的冷冻治疗（cryosurgical ablation of the prostate，CSAP）、高能聚焦超声（high-intensity focused ultrasound，HIFU）和组织内肿瘤射频消融（radiofrequency interstitial tumor ablation，RITA）等治疗方式。

### 一、前列腺癌局部治疗的适应证及治疗范围

虽然前列腺癌局灶治疗目前处于研究阶段，但初步结果表明这种治疗既可兼顾控瘤效果又能有效减少并发症。因此，不少学者认为局灶治疗可应用于低、中危的前列腺癌患者。对于其治疗适应证，目前的专家共识是：预期寿命≥10年，PSA≤15ng/ml，临床T分期≤$T_{2a}$，穿刺Gleason评分≤3+4分且穿刺或影像学检查无肿瘤包膜外或精囊腺侵犯。

传统的局灶治疗按前列腺的解剖分区来进行，临床上一般包括次全、1/2或1/4前列腺的局部治疗。在病理上，前列腺癌是一种多病灶性肿瘤，平均每例前列腺癌患者会有2~4个前列腺癌病灶。然而，并不是所有的病灶都对患者的预后产生影响。有研究把含有这些影响预后的肿瘤细胞的病灶称为主要肿瘤。对主要肿瘤的定义主要根据肿瘤的体积、

Gleason 评分以及临床分期，有研究以体积最大为第一标准，也有研究以 Gleason 评分最高为第一标准。针对主要肿瘤的局灶靶向治疗成为近年来前列腺癌局部治疗的新理念。

## 二、前列腺癌局部治疗的方式与选择

### （一）前列腺癌的局部冷冻治疗（CSAP）

是一种利用低温来裂解肿瘤细胞的治疗方式。临床常用的方法是局麻下经直肠超声引导，冷冻治疗针通过会阴途径送达前列腺组织内。为达到破坏肿瘤细胞的目的，冷冻治疗工作时的最低温度可达 -40℃。由于冷冻区域边缘的温度相对较高，临床上一般建议冷冻治疗范围应在靶区以外 1cm 以上。冷冻治疗更适用于前半区肿瘤的治疗。一方面，经会阴的入针途径能够有效地到达和覆盖前半区肿瘤；另一方面，后半区肿瘤通常紧邻直肠和两侧神经血管束，靶区外延至少 1cm 的治疗范围虽然温度相对较高，但也足以损伤直肠壁和神经组织。患者一般无需住院，治疗结束后保留导尿管 3 周，避免引起尿潴留症状。

1. 冷冻治疗的适应证 ①局限性前列腺癌：不适合做外科手术或预期寿命 <10 年的低危患者；已经发生转移的前列腺癌的姑息性局部治疗；②挽救性治疗：前列腺癌根治性放疗或手术后的挽救性治疗；③冷冻治疗：作为根治性放疗后局部复发的挽救性措施，有一定疗效。挽救性冷冻治疗最佳适合患者为治疗前 PSA<10ng/ml、Gleason 评分 <8 分、临床分期 <$T_3$ 期、无激素治疗史，能够耐受一定程度的麻醉风险。冷冻治疗后，PSA 降至最低水平一般需要 3 个月。因此，治疗后 PSA 复查应从第 3 个月开始，每 6 个月 1 次，PSA 最低值可达 0.5ng/ml。治疗 6 个月后，前列腺体积明显缩小，周围纤维化。

2. 冷冻治疗并发症 冷冻治疗特有并发症包括组织腐肉形成、盆腔和直肠疼痛、尿道直肠瘘和尿道狭窄，其中尿道直肠瘘和尿道皮肤瘘发生概率较高。挽救性冷冻治疗最显著的并发症是勃起功能障碍，其次是尿失禁。

### （二）高能聚焦超声（HIFU）

是利用压电晶体或声透等超声发生器，体外发射高能超声波，并在体内将超声波能量聚焦在选定的脏器组织区域内。高能聚焦超声所产生的能量主要是通过破坏以脂质为基础的细胞（质）膜和蛋白杀伤肿瘤。然而能量在局部聚集可形成气泡，进而产生成穴效应，这可能导致前列腺邻近组织的副损伤。高能聚焦超声则更适用于后半区肿瘤。因为后半区肿瘤距离直肠探头更近，可以减少超声波行进距离以减少因正常组织水肿而导致的治疗偏差。一般多应用于年龄较大、预期寿命小于 10 年的局限性前列腺癌，且有较好的控制率。并发症包括尿潴留、尿失禁、勃起功能障碍等。

在随访 13.1~27 个月后，HIFU 全腺体治疗的患者肿瘤控制率大约为 69%~75%。全腺体治疗相应的副作用也较局部治疗高，阳痿发生率约为 20%~50%；膀胱出口梗阻和狭窄的发生率约为 3.6%~22%；压力性尿失禁的概率约为 0.6%~15.6%；直肠尿道瘘约为 0%~0.5%。一项使用第一代 HIFU 机器的研究纳入了 10 例前列腺癌患者，高能聚焦超声治疗之后，这 10 例患者全部接受了根治性前列腺切除术并经病理验证，发现在 7 例患者的前列腺组织中有肿瘤残留。

### （三）组织内肿瘤射频消融（RITA）

是将针状电极直接刺入肿瘤部位，通过射频消融仪控制单元和计算机控制，将大功率射频能量通过消融电极传送到肿瘤组织内，利用肿瘤组织中导电离子和极化分子按射频交变电流的方向做快速变化，使肿瘤组织本身产生摩擦热。当温度达到 60℃以上，肿瘤组织产生不可逆的凝固性坏死，以达到治疗的目的。到目前为止，仅有小样本的Ⅰ/Ⅱ期临床试验探讨了 RITA 治疗前列腺癌的可行性和安全性，初步结果显示对前列腺癌有治疗作用。

（王勇 朱识森 牛远杰）

## 参考文献


[1] ABIDA W, ARMENIA J, GOPALAN A, et al. Prospective genomic profiling of prostate cancer across disease states reveals germline and somatic alterations that may affect clinical decision making [J]. Jco Precis Oncol, 2017, 2017: 1-16.

[2] AHMED HU, EL-SHATER BOSAILY A, BROWN LC, et al. Diagnostic accuracy of multi-parametric MRI and TRUS biopsy in prostate cancer (PROMIS): a paired validating confirmatory study [J]. Lancet, 2017, 389(10071): 815-822.

[3] AKASH K, WHITE TA, MACKENZIE AP, et al. Exome sequencing identifies a spectrum of mutation frequencies in advanced and lethal prostate cancers [J]. Proc Natl Acad Sci U S A, 2011, 108(41): 17087-17092.

[4] ALBERTSEN PC, MOORE DF, SHIH W, et al. Impact of comorbidity on survival among men with localized prostate cancer [J]. J Clin Oncol, 2011, 29(10): 1335-1341.

[5] ALEXANDROV LB, NIK-ZAINAL S, WEDGE DC, et al.

Signatures of mutational processes in human cancer [J]. Nature, 2013, 500(7463): 415-421.

[6] ALLAN C, ILIC D. Laparoscopic versus robotic-assisted radical prostatectomy for the treatment of localised prostate cancer: a systematic review [J]. Urol Int, 2016, 96(4): 373-378.

[7] ANDRIOLE GL, BOSTWICK DG, BRAWLEY OW, et al. Effect of dutasteride on the risk of prostate cancer [J]. N Engl J Med, 2010, 362(13): 1192-1202.

[8] BACA S, PRANDI D, LAWRENCE MS, et al. Punctuated evolution of prostate cancer genomes [J]. Cell, 2013, 153(3): 666-677.

[9] BANCROFT EK, PAGE EC, CASTRO E, et al. Targeted prostate cancer screening in BRCA1 and BRCA2 mutation carriers: results from the initial screening round of the IMPACT study [J]. Eur Urol, 2014, 66(3): 489-499.

[10] Beltran H, Antonarakis ES, Morris MJ, et al. Emerging molecular biomarkers in advanced prostate cancer: translation to the clinic [J]. Am Soc Clin Oncol Educ Book, 2016, 35: 131-141.

# 第六十二章

# 前列腺癌的外科治疗

## 第一节　根治性前列腺切除术相关局部解剖学

### 一、前列腺的毗邻结构和器官

前列腺位于真性骨盆内，并由两侧前方的耻骨前列腺韧带将前列腺固定于耻骨的深侧面。耻骨前列腺韧带是致密的纤维结缔组织，一端附着于耻骨后方，另一端附着于前列腺前方并向下延伸到尿道的侧前方。男性前列腺和膀胱之前与耻骨联合后面之间的潜在疏松间隙被称为耻骨后间隙，或 Retzius 间隙。

前列腺的尖部紧邻尿生殖膈，尿道横纹括约肌在前列腺尖部环绕膜部尿道，呈马蹄形肌性壳。前列腺的侧方覆盖着盆筋膜，与肛提肌相邻。前列腺的后方覆盖着狄氏筋膜。前列腺的基底部紧邻膀胱颈，与膀胱逼尿肌相延续，并附着在它的前后纵束和逼尿肌环上。膀胱三角区的深部肌肉向下延伸形成一个肌性袖套包绕前列腺部尿道上部。而增大的前列腺中叶也可突入膀胱基底和三角区内。输精管壶腹和精囊附着在前列腺后方头端。

尿道直肠肌位于前列腺尖的后面、耻骨直肠肌的内侧，将前列腺尖及膜部尿道的两侧与后方的直肠相固定，形状呈 Y 型。主要由直肠前壁下端纵行平滑肌纤维组前束组成，水平向前延伸附着于尿道膜部和球部。尿道横纹括约肌与尿道直肠肌的尖部和腹侧紧密附着。膜部尿道背侧主要由尿道横纹肌、狄氏筋膜、直肠纵行肌和尿道直肠肌组成。狄氏筋膜止于尿道直肠肌。同时尿道直肠肌是尿道括约肌复合体的重要组织结构，主要作用是支撑尿道括约肌后壁和增强膜部尿道的稳定性，并与控尿有关。

尿道直肠肌位置较深，经耻骨后前列腺癌根治术时一般不会出现在术野中，但经会阴前列腺癌根治时，则必须切开尿道直肠肌才能显露前列腺的后壁。研究发现大量海绵体神经纤维走行于尿道直肠肌和肛提肌之间或者穿行于尿道直肠肌，因此在前列腺癌根治术，尤其是经会阴根治中，包括重建缝合尿道后壁的肌筋膜层时应保护好尿道直肠肌，以减少术后勃起功能障碍的发生。

### 二、前列腺的动脉

前列腺的动脉血供主要来自膀胱前列腺动脉。盆腔动脉分支变异较多，通常膀胱前列腺动脉发自臀大阴部动脉干，后者发自髂内动脉。膀胱前列腺动脉自发出后向内、下走行，在膀胱的前、下表面抵达前列腺。前列腺动脉在进入前列腺之前分为前后两支，即头侧支和尾侧支。前列腺动脉的头侧支，也称为前外侧支，走行于膀胱和前列腺之间，供应膀胱底部及前列腺头侧和中部；而尾侧支，也称为后外侧支，走行在直肠和前列腺后外之间，分布于前列腺尾侧、前列腺包膜及会阴区，与直肠中动脉关系密切。

根治性前列腺切除手术中，可能会遇到阴部动脉和副阴部动脉。阴部动脉及其分支通常走行于膀胱的侧方及前列腺的侧前方，贴近前列腺包膜。手术中需游离这些动脉，避免损伤，因为阴部动脉和副阴部动脉的分支供应阴茎海绵体，与勃起功能相关。

在男性，副阴部动脉阳性率约为 20%，参与阴茎供血。副阴部动脉变异较大，可能起源于髂内动脉、髂外动脉或闭孔动脉。副阴部动脉可以单侧或者双侧出现，并非都是对称分布。根据副阴部动脉与前列腺的位置关系可分为尖部型和侧方型两类。尖部型，副阴部动脉往往被背血管复合体包绕，参与供应尿道括约肌血液。而侧方型副阴部动脉常位于前列腺侧方，往往在前列腺筋膜内走行，手术分离过程中容易误伤而导致出血。由于副阴部动脉可能是供应阴茎海绵体唯一的动脉，因此，根治性前列腺切除术中应尽可能保留此动脉，切断这些动脉可能影响术后勃起。

## 三、前列腺的静脉

根治性前列腺切除术可能因为伤及位于耻骨后的粗大的阴茎背深静脉复合体而造成术中大出血。阴茎背深静脉复合体位于前列腺前方两侧耻骨前列腺韧带之间。阴茎背深静脉穿过尿生殖膈后分为三个分支，即浅支、左侧支和右侧支。浅支走行在膀胱颈、前列腺及尿道的正前方，两侧耻骨前列腺韧带之间，前列腺筋膜以外。阴茎背深静脉主干和左、右侧支则走行在前列腺筋膜和盆内筋膜以内。在接近耻骨前列腺韧带处，两侧支分出若干细小分支与阴部静脉沟通，并向阴茎侧方分布。向近心端，侧支走行于前列腺的后外方，汇入阴部静脉、闭孔静脉和膀胱下静脉丛。前列腺的血液经侧方的被膜静脉、前下静脉和精囊静脉回流，而被膜静脉汇入背深静脉复合体。

## 四、前列腺的淋巴引流

前列腺每个腺泡周围有毛细淋巴管，毛细淋巴管互相汇合形成毛细淋巴管网。由毛细淋巴管网发出的淋巴管沿着血管走行在腺小叶间的结缔组织内，呈放射状向外汇集于前列腺包膜，于前列腺周围形成前列腺淋巴网，并从前列腺前部、后部和外侧部发出 3 组集合淋巴管走向周围的淋巴结。

前列腺前部发出的集合淋巴管上行到前列腺上方的后面，沿前列腺动脉走行，注入髂内淋巴结；前列腺前侧部发出的淋巴管下行至会阴，沿阴部内动脉走行，注入髂内动脉根部的髂内淋巴结。

前列腺后部上方发出的集合淋巴管沿精囊的边缘上行，注入髂外淋巴结；前列腺后部发出的集合淋巴管沿直肠膀胱筋膜走行至骶骨前，注入骶前淋巴结。

外侧集合淋巴管离开前列腺后沿血管走行，汇入髂内动脉周围淋巴结组，再与髂外淋巴结组沟通。髂内淋巴结组沿髂内动脉及其分支分布，分为壁组和脏组。前者引流骨盆内肌肉骨骼部分，后者引流盆腔脏器部分。髂外淋巴结组包括 3 条淋巴链：内侧链位于髂外静脉的下方，闭孔神经的上方；中间链位于髂外静脉的前面；外侧链位于髂外动脉的外侧。闭孔淋巴结附属于髂外淋巴结组内侧链，被认为是前列腺癌淋巴转移的第一站。

## 五、前列腺的神经

前列腺同时受自主神经系统中交感神经和副交感神经的支配，这些神经属于来自直肠周围的盆腔神经丛。盆腔神经丛由来自 $T_{11}$~$L_2$ 节段的交感神经纤维和 $S_{2\text{-}4}$ 节段的副交感神经节前纤维组成。盆腔神经丛是支配前列腺、尿道及阴茎海绵体的神经。盆腔神经丛走行于真假被膜之间，与血管组成神经血管束，走行于前列腺的后外侧，在膜部尿道 3、9 点位置穿过尿生殖膈。供应膀胱及前列腺的膀胱下动脉分支穿过盆腔神经丛，故结扎膀胱前列腺侧蒂时，易损伤盆神经。

## 六、根治性前列腺切除术层面解剖相关结构

### （一）前列腺前方的重要解剖结构

1. 背血管复合体（dorsal vasculature complex，DVC）　既往认为 DVC 主要由引流阴茎和尿道的背静脉及其分支组成，称为“背静脉复合体（dorsal vein plexus）”。最近研究发现，大约 15% 的 DVC 内包含来源于膀胱下动脉或副阴部动脉的分支，其功能是供应尿道括约肌和阴茎海绵体血供，因而与尿控及阴茎勃起有关。

正确处理 DVC 还与术后尿控恢复有关，具有重要临床意义。在根治性前列腺切除术中缝扎 DVC 的目的是减少术中出血，但是缝扎 DVC 可能破坏盆筋膜、减少括约肌供血、损伤括约肌纤维，因而导致术后尿控恢复延迟。对于前列腺体积较大、骨盆狭窄及 DVC 缝扎困难时，也可先切断 DVC 后选择性缝扎出血的动、静脉，这样不仅能准确止血而且能避免损伤括约肌残端，有利于提高早期尿控。一项临床研究包含了 244 例行根治性前列腺切除的患者，比较先切断后缝扎(126 例)与先缝扎后切断 DVC(118 例)，结果显示无论是在出血量、切缘阳性率还是术后尿失禁率无明显差异。虽然术中出血量可能增加，但是后缝扎能更有利于前列腺尖部解剖，能更精确的解剖前列腺尖部并完整保留尿道外括约肌。有研究甚至认为腹腔镜前列腺癌根治术中可以不结扎 DVC，通过提高气腹压力和利用动脉回缩作用达到降低出血和止血的目的。对其中较严重的小动脉出血可以用电凝止血。

2. 逼尿肌围裙（detrusor apron，DA）　前列腺前

方覆盖着由从膀胱颈远侧延伸过来的前群肌纤维及基质组织，沿前列腺前方表面逐渐移行止于尿道外括约肌起始部上方。DA在膀胱颈与前列腺交界平面的中线位置最厚，侧方与纤维组织融合组成盆内筋膜腱弓。DA中的浅表纵行肌纤维束进入膀胱耻骨肌，向下汇集于耻骨膀胱韧带或者直接附着于耻骨后。

了解DA结构有助于提高前列腺尖部解剖技巧，实际上在DVC和前列腺包膜之间有个无血管区，能将DA和耻骨膀胱韧带从前列腺前方表面分离出来，从而最大限度的保留尿道括约肌支撑组织并保持尿道的生理解剖位置，采用这种技术不需要再进行尿道周围组织悬吊，有利于尿控的恢复。

3. 耻骨膀胱复合体（pubovesical complex，PVC）　研究认为耻骨膀胱韧带、逼尿肌围裙、DVC和尿道括约肌可能作为一个功能复合体参与尿控。既往认为耻骨前列腺韧带止于前列腺表面，并称之为耻骨前列腺韧带，实际上此韧带与膀胱前壁通过耻骨膀胱韧带（pubovesical ligament）与耻骨相连，DVC通过纤维肌肉组织将尿道括约肌连接到膀胱和逼尿肌围裙，而通常讲的耻骨前列腺韧带只是耻骨膀胱韧带的一部分。在经会阴前列腺根治术中PVC通常可以完整保留，但在经耻骨后前列腺癌根治中PVC多被破坏。从生理学方面讲，完整保留这些结构能起到维持尿道外括约肌和尿道正常解剖位置的作用，而不再需要尿道悬吊等重建手术来增加尿道括约肌的稳定性，最大程度保留PVC有利于术后早期恢复尿控。

4. 前列腺前脂肪垫（prostatic anterior fat pad，PAFP）　一般情况下前列腺的前表面均覆盖有脂肪组织，术中切除这些脂肪有利于充分显露前列腺尖部和膀胱颈。有研究发现，这些脂肪组织厚度和密度与肿瘤侵袭性相关，机制为脂肪组织能刺激肿瘤细胞增殖和促进血管形成。目前有研究认为切除PAFP有淋巴清扫的作用，一组356例前列腺癌根治标本检测发现，19例（5.5%）PAFP中有转移的淋巴结，其中3例做了盆腔淋巴结清扫但没有发现淋巴结转移，这表明PAFP中的淋巴结与其他部位淋巴结无关，因此为了准确进行淋巴结分期，应该常规切除并检查PAFP中有无淋巴结转移。一组回顾性分析多中心4 261例前列腺癌根治术标本结果显示，PAFP中发现淋巴结的概率为11.9%，其中淋巴结转移率为0.94%。PAFP中绝大多数（92.5%）淋巴结转移为高危或者中危患者。

**（二）前列腺的侧方结构和解剖层面**

1. 盆筋膜及前列腺筋膜　前列腺的外面有三层膜，从内向外分别是前列腺包膜、前列腺筋膜和盆筋膜（也称肛提肌筋膜）。

前列腺包膜是前列腺表面一层薄而致密的、由平滑肌纤维和结缔组织构成的“真被膜”。前列腺包膜是腺体本身的一部分，与尿道周围的肌肉相连，包膜向腺体深部发出许多小隔，把前列腺分为若干小叶。前列腺包膜自内向外分为三层，即：①外层富有丰富静脉与疏松结缔组织的血管层；②中层即纤维层；③内层：与前列腺组织的大量肌肉相连的肌层，丰富平滑肌的收缩有助于前列腺腺体分泌物的排除。包膜伸入前列腺实质的周围的平滑肌和结缔组织构成腺体组织周围的基质。

前列腺包膜的外面有一层筋膜包绕，称为前列腺鞘，又称为“前列腺筋膜”，由盆筋膜增厚的脏层构成。前列腺包膜和前列腺筋膜之间有丰富的前列腺静脉丛、动脉和神经分支（NVB）。前列腺包膜、静脉丛和前列腺筋膜三者在前列腺侧面相互融合，形成前列腺纤维鞘。前列腺筋膜与其内侧的前列腺包膜连接紧密，与其外侧的盆筋膜壁层连接疏松。

2. 前列腺神经血管束（neurovascular bundle，NVB）和前列腺周围神经网　Walsh等通过解剖研究发现前列腺后外侧存在神经血管束（NVB）。NVB存在于前列腺包膜于前列腺筋膜之间，与阴茎海绵体供血和神经支配有关。近些年的研究还发现NVB与尿道括约肌供血和神经支配相关。有报道根治性前列腺切除术中保留NVB的患者不仅有较好的术后勃起功能，而且有利于术后尿控。由于前列腺的外侧有前列腺包膜、前列腺筋膜和盆筋膜三层膜，所以根治性前列腺切除时可以采用三个不同的手术平面施行，即筋膜内（前列腺筋膜以内）、筋膜间（前列腺筋膜与盆筋膜之间）和筋膜外（盆筋膜以外）途径。其中，筋膜内途径较好地保留了NVB（图62-1）。

然而近年来通过显微解剖发现，除后外侧外前列腺腹侧及四周也存在大量神经纤维，这些神经呈网状分布于NVB之外。有人根据神经支配划分为三个区域，近端神经网、神经束和远端神经网。在前列腺尖部和尿道水平，神经纤维又可分成2个分支，其中由前列腺前方和前侧方纤维延续而成的海绵体神经进入阴茎海绵体，而前列腺后外侧神经纤维延续形成的尿道海绵体神经则进入尿道海绵体。采用电刺激前列腺包膜周围组织，发现刺激前列腺后外侧、前方和侧方都能引起阴茎海绵体压力升高，其中刺激4~5点处神经海绵体压力变化最大，而从后外侧到12点压力逐渐降低，这表明前列腺周围神经网

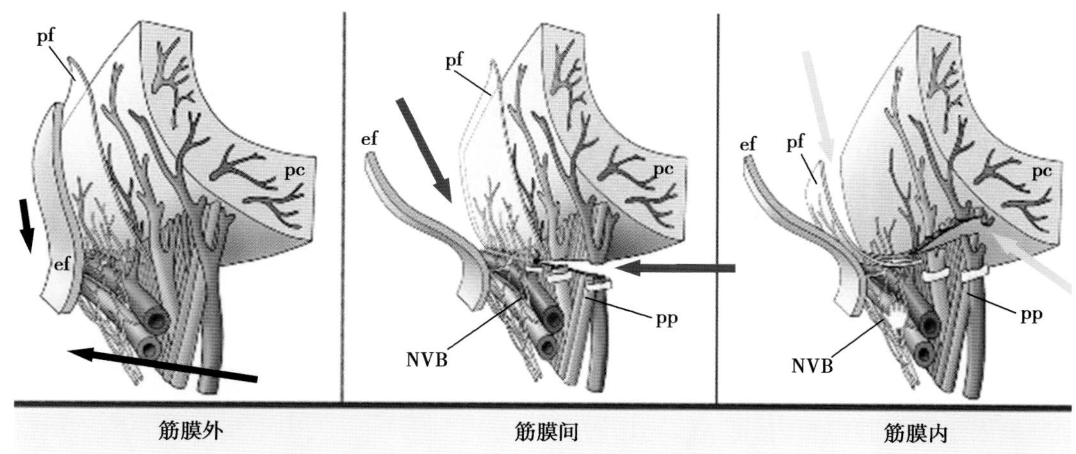


图 62-1 前列腺筋膜解剖

ef:盆内筋膜;nvb:神经血管束;pc:前列腺包膜;pp:前列腺蒂 pf:前列腺筋膜。

络都可能参与帮助勃起。

**(三)前列腺的后方结构和解剖层面**

精囊和狄氏筋膜构成了前列腺解剖的后方层面。

狄氏筋膜起源于胚胎 14 周开始形成的尿生殖膈,在胚胎 31 周一层薄层的垂直纤维结构分割了直肠和前方的生殖系统,即狄氏筋膜。狄氏筋膜可以分为两侧。其前层附着于膀胱后方和精囊后方,向下走行至前列腺包膜后方,至此狄氏筋膜前层与前列腺后包膜融合。狄氏筋膜的后层则逐渐与直肠固有筋膜融合。在狄氏筋膜前层和后层之间存在一个疏松的潜在间隙,是根治性前列腺切除术中良好的解剖层面。在前列腺部,狄氏筋膜的后层向两侧延伸包裹 NVB 的内侧面,因此在狄氏筋膜的前、后层之间游离,便于保留 NVB。狄氏筋膜的头侧起源于腹膜反折,而尾侧终止于会阴体。

(牛远杰 李刚)

## 第二节 根治性前列腺切除术

对于局限性的前列腺癌,根治性前列腺切除术仍然是最有效的治疗方法和金标准。一项随机对照研究发现,根治性前列腺切除术是唯一一种能减少局限性前列腺癌转移机会和降低病死率的治疗方法。根治性前列腺切除术是指在前列腺被膜外切除前列腺,同时切除精囊、射精管和部分输精管,并切除盆腔区域淋巴结的手术。该手术治疗的目的是彻底切除肿瘤,切断肿瘤转移途径。

尽管根治性前列腺切除术已经历经百年的发展与完善,但是其技术难度仍具挑战性。时至今日,医师们仍然在探索精细化的手术技巧和改良手术入路,达到最大限度控制肿瘤,同时降低手术相关并发症的目的。

根治性前列腺切除术可分为开放性手术和微创手术两类。开放手术又有经耻骨后入路和经会阴入路两种途径。就目前而言,开放性经耻骨后入路手术仍然是常用手术方式之一。究其原因,可能与医师熟悉解剖路径、同一切口行盆腔淋巴清扫、良好的盆腔暴露、易于分辨及保护血管神经束、较低的直肠损失风险有关。

尽管经会阴前列腺根治术仍然是一项重要的开放性手术技巧。而且,对于有经验的医师来说,经会阴比经耻骨后入路有许多潜在的优势,但是掌握和采用这项技术的医师仍然很少。经会阴途径前列腺根治术的潜在优势:小而隐蔽的切口、失血少、对于前列腺尖部和后方有良好的暴露、术后切缘阳性率低及易于行膀胱尿道吻合等。但是其缺点也很明显,即需要采取另外的切口来完成盆腔淋巴结清扫,因而术者常需采用腹腔镜下手术的方式完成盆腔淋巴清扫和扩大盆腔淋巴清扫术。

Schuessler 在 1992 年首次报道了腹腔镜前列腺癌根治术。1998 年,法国医师 Guillonneau 和 Vallancien 改善和完善了该项手术,使腹腔镜前列腺癌根治术得到了推广和应用。目前,腹腔镜下的前列腺根治术,特别是机器人辅助的腹腔镜前列腺根治术已经成为一项重要的手术技术。在许多临床医学中心，这项技术开展的普及程度已经超过了开放性的前列腺根治术。微创的前列腺根治术的优点在于切口美观、术后恢复快、失血少、放大的手术视野和良好的功能保护。微创前列腺根治术可通过经腹腔或经腹膜外途径进入耻骨后间隙完成。其中，腹膜外途径对腹腔干扰小，术后恢复快；但是不利于实行盆腔淋巴结清扫。

## 一、手术适应证和禁忌证

手术适应证：年龄小于75岁；预期寿命大于10年；癌细胞局限于前列腺包膜内，即 $pT_{1b}$~$pT_2$ 期；Gleason 评分小于7分；PSA 小于 20ng/ml；对于 $T_{3a}$ 期的前列腺癌是否行根治性手术尚有争议。

手术禁忌证：患者预期寿命小于10年；已有淋巴结转移或骨转移；凝血功能障碍；患者存在显著增加手术风险的疾病。

## 二、手术路径

### （一）顺行和逆行根治性前列腺切除术

顺行切除方式是指由前列腺的上方基底部向下方尖部切除的手术程序；逆行切除则顺序相反。有报道称顺行切除有助于降低前列腺尖部切缘阳性率。

### （二）前入路、侧入路、后入路和经膀胱入路根治性前列腺切除术

顾名思义，前入路是指手术中先游离前列腺前方和耻骨之间的耻骨后间隙，由前向后手术路径。目前大部分根治性前列腺切除术采用这种入路，优点是手术空间大、解剖结构清晰和便于掌握。

前列腺癌根治术的侧入路最早在2012年由 Gaston 报道。其技术特点是，切开腹膜进入右侧耻骨后间隙，在右侧采用侧入路在盆底筋膜反折处分离，从膀胱颈、前列腺基底和侧外方神经血管束的交汇处游离，向后找到精囊，并向前向内显露膀胱颈，然后采用筋膜内技术切除前列腺，保留了左侧的耻骨后间隙，最后再重建右侧盆底筋膜。该术式可能有助于术后早期功能恢复。

前列腺癌根治术的后入路在2010年由意大利学者 Bocciardi 首次报道。也称为保留耻骨后间隙的前列腺癌根治术。该术式仅适于在达·芬奇机器人完成。后入路机器人前列腺癌根治术不打开耻骨后间隙，手术先由膀胱和前列腺后方游离，在膀胱颈由后向前切断膀胱颈，并游离前列腺基底，在两侧紧贴前列腺包膜由后至侧，再由侧向前游离切除前列腺腺体。最后在膀胱的后方实现膀胱与尿道的重建（图62-2）。该术式最大的优点是避免损伤耻骨后间隙，以促进术后早期尿控功能的恢复。

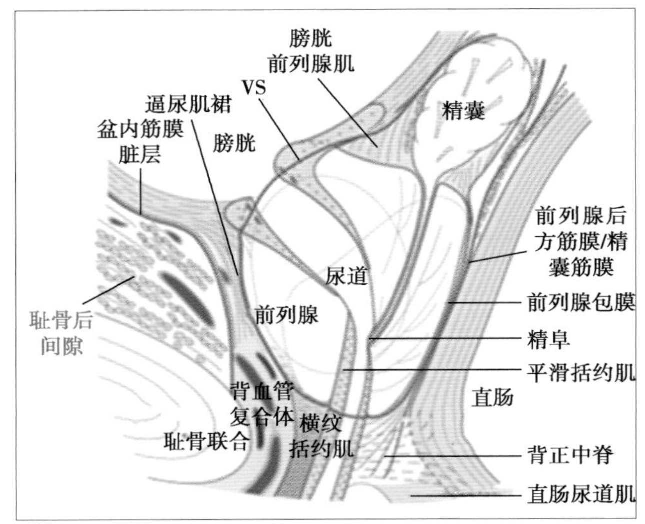


图62-2 保留耻骨后间隙的（后入路）前列腺癌根治术的切除范围（红色线条区域）

经膀胱入路前列腺癌根治术也是在达·芬奇机器人上完成的。术中先纵行切开膀胱，然后沿尿道内口环形切开。于膀胱颈后方分离两侧输精管和精囊，紧贴前列腺后表面游离至前列腺尖部，随后在侧方紧贴前列腺被膜分离两侧神经血管束，并向前方分离前列腺前表面直至尖部，离断尿道后移除前列腺标本，在膀胱内完成膀胱尿道吻合，最后关闭膀胱前壁。该入路是治疗低风险局限性前列腺癌的可选术式，术后即刻控尿较理想，肿瘤控制效果和术后勃起功能恢复情况仍有待长期随访观察。

## 三、手术步骤

### （一）术前准备

1. 心、肺、肝等重要器官常规检查。

2. 术前3天口服红霉素和甲硝唑做肠道准备。术前3天半流食，术前2天流食，术前1天禁食，术前当晚及次日清晨各清洁灌肠1次。手术前静脉注射头孢类抗生素。

### （二）手术器械

需要气腹机、良好的影像系统、超声刀、双极电凝以及常规腹腔镜器械。

### （三）麻醉与体位

全身麻醉，患者取仰卧位，两手放于躯干两侧，肩部放置软垫、肩托固定，腰部下垫软枕。头低脚高

位(15°~30°)。

**(四)手术步骤**

1. 经腹膜外途径手术步骤

(1)穿刺器的放置位置:于脐下缘做2.5cm弧形切口,依次切开皮肤、皮下,沿腹中线切开腹直肌前鞘,手指伸入钝性分离下腹壁前间隙,置入自制气囊,充气300~500ml,保留3~5分钟。置入10mm戳卡并于其两侧全层缝合切口,建立腹膜外气腹空间,气腹压力控制在15mmHg左右。放入腹腔镜。直视下于左、右侧腹直肌旁脐下3cm分别行1.5cm切口置入12mm戳卡,右侧髂前上棘内上3cm处行0.5cm切口置入5mm戳卡。

(2)分离前列腺腹侧和两侧:耻骨后空间建立后,分离开膀胱前壁及两侧壁疏松组织,即可暴露前列腺前方;向左侧分离可暴露左侧盆筋膜,离前列腺左侧2~3mm切开此筋膜或沿折返线切开,紧贴前列腺切开盆筋膜往往容易损伤前列腺表面的血管,引起出血。切开此筋膜后可见少许疏松组织,紧贴前列腺将肛提肌向盆侧方向推开,暴露前列腺尖;同样的方法分离右侧。

(3)缝扎阴茎背深静脉复合体:超声刀切断前列腺悬韧带,缝合阴茎背深静脉复合体。选用2-0可吸收线线长15cm,左手持弯钳从左腹直肌旁穿刺器进入,右手持针自右侧腹直肌旁穿刺进入,这样的双手入路便于完成缝合;针持夹针的方法,针持上锁,前列腺尖与尿道交界处右侧入针,弯钳顶住阴茎背深静脉复合体左侧,即可看到针尖,打外科结结扎该静脉,常常需要助手用弯钳夹住此结再打第二个结。

(4)离断膀胱颈:牵拉尿管用分离钳或超声刀尖触及前列腺,由尖部向底部滑,由硬变软处为膀胱颈部的位置。用吸引器向下压膀胱颈,超声刀切开腹侧膀胱颈中部与前列腺交界处的膀胱前壁约1cm,紧贴前列腺切开膀胱颈肌纤维和黏膜,可看到尿管,取出留置的尿管,插入20号尿道探子至膀胱颈切开处,下压尿道探子抬高前列腺底部,切断膀胱颈两侧,紧贴前列腺切开膀胱颈后壁,使前列腺与膀胱完全分离。

(5)游离精囊与前列腺背侧:术者左手钳夹提起输精管,右手用超声刀锐性分离至精囊,精囊位于输精管末端的外下方,切断输精管;用抓钳提起左侧精囊,超声刀紧贴精囊分离,分开精囊的背侧外侧和尖部,暴露狄氏筋膜的前层,同样的方法游离右侧精囊。在两侧精囊之间剪开狄氏筋膜的前层,可见疏松组织钝性分离狄氏间隙至前列腺尖部,使前列腺后侧面与直肠分离,进入前列腺直肠间隙。

(6)横断尿道和游离前列腺:钝性分离前列腺尖部的尿道,尿道外括约肌以近0.5cm切开尿道前壁,看到尿道探子后,向外拉探子,使探子尖与切开的尿道远端平齐,下压尿道探子远端,使尿道近心端抬高,然后切开尿道的两侧及后壁。将前列腺完整切除后装入标本袋,收紧袋口线从左侧腹直肌旁戳卡引出,取出戳卡重新插入,使标本袋线位于组织与戳卡之间,牵拉固定于腹壁。

(7)膀胱颈口与尿道吻合重建:选用2-0可吸收线全层连续缝合膀胱颈与尿道内口,使膀胱颈与尿道内口对合良好。留置22号三腔Foleys尿管,注入气囊内盐水30ml,适当加压牵引。若膀胱颈口过大,可缝合膀胱颈后壁使颈口缩小,适合尿道内口大小再缝合。

(8)标本取出和缝合切口:将腹腔镜移至左侧腹直肌旁戳卡进入手术野,从脐部戳卡提出标本袋线。扩大脐下穿刺切口至3~4cm,取出标本袋。从左侧腹直肌旁戳卡放入引流管,置入耻骨后间隙,常规缝合切口。

2. 经腹腔途径手术步骤

(1)穿刺器位置:一般穿刺4~5点,第1点经脐,脐部逐层切开放入12mm戳卡。放入腹腔镜,于左右侧腹直肌旁脐下3cm及髂前上棘内侧3cm各放入两个戳卡,型号为10mm和5mm。

(2)分离输精管、精囊及狄氏间隙:于膀胱后方Douglas窝处剪开两侧输精管表面的腹膜。钳夹提起输精管,用超声刀锐性分离至精囊;如果寻找输精管有困难,可沿内环口内下方寻找。用抓钳提起精囊,超声刀紧贴精囊分离。提起两侧精囊和输精管,打开狄氏筋膜;沿着狄氏间隙钝性分离至前列腺尖部,使前列腺后侧面与直肠分离。

(3)缝扎阴茎背深静脉复合体:转向膀胱前方,游离进入耻骨后间隙。沿着两侧脐动脉切开前腹膜,分离扩大耻骨后间隙,充分显露膀胱前壁,游离至前列腺悬韧带。贴前列腺右侧壁向下分离可看到盆筋膜,同样的方法分离对侧筋膜;于前列腺左侧离前列腺2~3mm处切开盆筋膜,紧贴前列腺切开易造成前列腺表面血管破裂,并沿前列腺包膜表面向外侧钝性分开肛提肌,分离出前列腺尖部的间隙,显露前列腺前侧面及尿道的侧面,同样的方法分离对侧;切开前列腺悬韧带。缝合阴茎背深静脉复合体。

(4)离断膀胱颈:牵拉尿管用分离钳或超声刀尖触及前列腺,由尖部向底部滑,由硬变软处为膀胱颈部的位置，用吸引器向下压膀胱颈，超声刀切开腹侧膀胱颈中部与前列腺交界处的膀胱前壁约 1cm，紧贴前列腺切开膀胱颈肌纤维和黏膜，可看到尿管，取出留置的尿管，插入 20 号尿道探子至膀胱颈切开处，下压尿道探子抬高前列腺底部，切断膀胱颈两侧，紧贴前列腺切开膀胱颈后壁，使前列腺与膀胱完全分离。

(5) 横断尿道和游离前列腺：提起已游离的精囊及切断的输精管，沿狄氏间隙、紧贴前列腺切断侧方的血管蒂和筋膜，注意保护左侧筋膜内的神经血管束。切断已经缝扎的阴茎背深静脉复合体。钝性和锐性结合分离前列腺尖部的尿道，注意勿损失尿道外括约肌，且于外括约肌近端至少 0.5cm 切断尿道。将前列腺完整切除后装入标本袋，收紧袋口线从左侧腹直肌旁戳卡引出，取出戳卡重新插入，使标本袋线位于组织与戳卡之间，牵拉固定于腹壁。

(6) 膀胱颈口与尿道吻合重建：选用 2-0 可吸收线全层连续缝合膀胱颈与尿道内口，注意使膀胱颈与尿道内口对合良好。留置 22 号三腔 Foleys 尿管，气囊内注水 20ml，适当加压牵引。若膀胱颈口过大，可缝合膀胱颈后壁使颈口缩小，适合尿道内口大小再缝合(腹腔镜前列腺癌根治术见视频 39)。

视频 39　腹腔镜前列腺癌根治术

(7) 标本取出：将腹直肌旁标本袋线移至脐部穿刺口牵出，略扩大脐部切口，将标本袋及标本取出，冲洗创面，检查有无活动性出血，留置引流管，拔除各戳卡，依次缝合各穿刺切口。

**(五) 术后处理**

1. 应用广谱抗生素 3~5 天预防和控制感染，静脉补液、能量和电解质。

2. 肠鸣音恢复和肛门排气后逐步恢复进食。

3. 鼓励患者早期主、被动活动，预防下肢深静脉血栓形成。

4. Foleys 导尿管保留 4~6 周后拔除，耻骨后引流管在每日引流量连续 3 天少于 10ml 的情况下，可以拔除。

5. 术后第 1 个月和 3 个月测 PSA。并每三个月定期复查，结合术后 PSA、病理结果和切缘情况决定是否辅助放疗或内分泌治疗。

## 四、手术效果的评价

目前，通常用肿瘤控制、尿控功能保留及性功能恢复三项指标作为评价根治性前列腺切除术的标准。

1. 术后血清 PSA 水平　术后 1 个月 PSA<0.2ng/ml 或术后 3 个月 PSA<0.02ng/ml 被认为达到根治目的。PSA 的半衰期为 5~7 天，也可以据此推算是否肿瘤残留。术后 PSA 降低后，反复复查出现 PSA 逐渐升高趋势，且 PSA>0.2ng/ml 被视为生化复发。

2. 术后尿控功能的评价　通常将每日应用尿垫数少于等于 1 块或漏尿量少于 50ml 视为控尿恢复。用术后 1 个月和术后 3 个月控尿率评价术后早期控尿情况。一般，术后 1 年控尿率超过 95%。

3. 术后阴茎勃起功能评价　前列腺癌根治术后阴茎勃起功能障碍的发生率为 30%~90%，严重影响了患者的生活质量。应用勃起功能障碍国际评分表(IIEF-5)评估严重程度，12~21 分为轻度；8~11 分为中度；少于 8 分为重度。一般于手术后 1~3 个月鼓励患者恢复性生活，必要时可应用血管活性药物。

## 五、手术的优化和改良

随着临床越来越多的早期前列腺癌被发现，以及患病年龄年轻化的趋势，患者对根治性前列腺切除术后生活质量，特别是控尿和勃起功能的要求越来越高。基于层面外科的解剖性根治性前列腺癌切除术可以最大限度地保留前列腺周围组织，适用于早期前列腺癌的治疗。我们对该术式做了优化和改良，可概括为三个层面和两个断面，每个层面和断面均有不同的关键点。

1. 先解剖精囊，游离前列腺后方平面　关键是分辨紧贴于前列腺后表面的狄氏筋膜前层与覆盖于直肠前脂肪组织表面的狄氏筋膜后层。在狄氏筋膜前层和后层之间剪开，沿着两侧之间的疏松间隙游离，可显露前列腺后方直至尿道后方。狄氏筋膜前层和后层之间的间隙是筋膜内切除前列腺的关键后方标志。

2. 前方平面　沿耻骨后间隙游离，清除前列腺前脂肪垫，切断阴茎背浅静脉，显露耻骨膀胱复合体及弓状线。辨认膀胱与前列腺交界，在交界处用超声刀切断逼尿肌围裙及延续的背正中纤维脊。

3. 膀胱颈断面　注意保留围绕膀胱颈的尿道内括约肌。在膀胱与前列腺交界，膀胱颈两侧钝性游离，可见膀胱颈与前列腺基底之间的潜在间隙，直至两侧后方，显露精囊。充分游离尿道内口的前、侧、后方，并切断近端尿道。

4. 侧方平面　需顺行由膀胱颈向前列腺尖游离。首先通过狄氏筋膜的前层反折辨认前列腺的后外侧角，紧贴前列腺外侧被膜推开附着于前列腺外的盆内筋膜；于前列腺外侧被膜与盆内筋膜脏层之间游离，并于前列腺外后方锐性剪开前列腺筋膜，将NVB推向外侧。用Hem-o-lok紧贴前列腺组织夹闭进入前列腺的血管，用剪刀剪段，游离前列腺侧方，并向前方迂回。

5. 前列腺尖断面　两侧平面紧贴前列腺被膜向前汇合，不打开盆筋膜，保留耻骨前列腺韧带和背血管复合体，只沿前列腺正中纤维脊和前列腺前方被膜切断进入前列腺的血管，完整保留弓状线。紧贴前列腺被膜游离前列腺尖部，显露进入前列腺尖部的尿道，并沿尿道向近端游离，至精阜远端。切断尿道。

随访证实，这种手术并没有增加切缘阳性率。在获得良好的肿瘤控制率的基础上，尽可能地保留神经血管和尿道周围支撑结构，因此较好地保护了尿控和勃起功能。

## 六、手术并发症

### （一）术中并发症

1. 阴茎背血管复合体出血　在处理前列腺尖部阴茎背深静脉复合体时容易大出血。有效的缝扎该静脉复合体能预防出血。

2. 直肠损伤　游离前列腺尖部后方时容易损伤直肠，尽量紧贴前列腺分开直肠与前列腺之间的狄氏间隙，必要时可用剪刀锐性分离，避免过度使用超声刀或者双极电凝在直肠前壁止血。

3. 输尿管口损伤　紧贴前列腺底部横断膀胱颈，避免膀胱颈口过大。局部晚期肿瘤侵犯膀胱颈，甚至压迫输尿管开口，术中易伤及输尿管口。经新辅助治疗的局部晚期前列腺癌，输尿管开口位置可能移位，比正常更接近于尿道内口，术中需仔细辨认。在膀胱颈于尿道吻合时，注意看清膀胱黏膜，避免缝上输尿管口，引起输尿管的损伤。

### （二）术后并发症

1. 尿失禁　术后大约70%的患者发生一过性尿失禁。术中应避免损伤尿道外括约肌和肛提肌。在离断前列腺尖部的尿道时，保留尿道外括约肌近端0.5~1cm的尿道，足够长且厚的尿道断端是保障尿控功能的关键。紧贴前列腺切断膀胱颈，保留膀胱内括约肌，可以减少尿失禁的发生。

2. 勃起功能障碍　术中应注意保护神经血管束，尽可能地保留海绵体神经和血供。

3. 术后尿漏　膀胱尿道对合不良、吻合口感染、异物、愈合不良等可导致术后尿漏。一旦漏尿需延长留置尿管时间，通常盆腔引流，应用抗生素预防感染，多可自行愈合，但有发生尿道狭窄的可能。预防方法是注意保证尿道残端血运和无张力吻合，术后保持尿管通畅，使膀胱持续空虚。

4. 尿道狭窄　多由膀胱吻合口瘢痕性狭窄、膀胱颈异物和肿瘤复发引发，其发生率约为1%~2%。

（牛远杰　蔡启亮）

# 第三节　腹腔镜盆腔淋巴结清扫术

## 一、概述

近年来，随着泌尿系恶性肿瘤外科手术的微创化，手术中淋巴结清扫的比例以及清扫范围有所下降。究其原因是多方面的，既有泌尿系恶性肿瘤诊断的早期化趋势，也有其他辅助或者挽救性治疗措施的进步，还有外科医师对淋巴结清扫的关注与重视不足等原因。

1991年，Schuesslor等完成了第1例腹腔镜淋巴结清扫术。腹腔镜盆腔淋巴结清扫术可用于评估前列腺癌病理分期中淋巴结受侵袭的范围。尽管淋巴结清扫在前列腺癌手术中的价值有一定的争议，但其作为病理学进行淋巴结转移诊断的金标准，仍具有不可替代的价值。既往，盆腔淋巴结清扫术通常是作为前列腺癌根治术的第一个步骤，如果前列腺癌患者发现有盆腔淋巴结转移，通常会放弃前列腺癌根治性切除术，转而采用内分泌治疗。

临床研究发现，术中切除的盆腔淋巴结链数量越多，发现淋巴结转移的机会就越大，但相应的术后发生并发症的概率也越高。如果清扫的淋巴结数量达到16枚，术后病理发现淋巴结转移的患者比例为13.8%。近20年来，尽管发现阳性淋巴结转移患者的概率有下降趋势，但是高危前列腺癌患者发现淋巴结转移的阳性比例却明显上升。因此，高危淋巴结转移风险的患者推荐进行扩大淋巴结清扫。

前列腺癌手术的扩大淋巴结清扫的价值在于

提供目前最准确的分期诊断和提高预后判断的准确性，具有直接和间接的治疗获益。对于局限性的淋巴结转移患者，有可能通过扩大淋巴结清扫手术达到根治效果。

扩大淋巴结清扫的范围至少包括闭孔、髂外和髂内区域。此外需增加清扫 Marcille 三角以及髂总区域，对于淋巴结转移风险大于 30% 的病例，建议再清扫髂总和骶前区域，即超扩大淋巴结清扫。

扩大淋巴结清扫的风险是增加手术并发症。扩大淋巴结清扫与不进行淋巴结清扫相比，会增加术中血管损伤和出血的风险、延长手术时间、增加术后淋巴瘘和淋巴囊肿的风险，以及延迟康复时间。

前列腺癌和膀胱癌在发生淋巴结转移时约有 85% 首先转移至髂内淋巴结链，而后再侵犯髂外淋巴结和骶前淋巴结。根据盆腔淋巴结链的解剖学特点和机体发生肿瘤时淋巴结被侵犯的顺序和范围，盆腔淋巴结清扫术分为以下 4 种：①传统盆腔淋巴结清扫术：清扫范围包括髂内、髂外淋巴结链和闭孔淋巴结；②扩大盆腔淋巴结清扫术：在传统盆腔淋巴结清扫术范围加髂总、骶前淋巴结清扫；③改良的盆腔淋巴结清扫术：仅清扫髂内淋巴结链和闭孔淋巴结；④闭孔淋巴结清扫术：仅清扫闭孔淋巴结，目的是提供诊断数据，减少损伤，此术式可用于前列腺癌分期。目前多选择改良的盆腔淋巴结清扫术或闭孔淋巴结清扫术。

## 二、手术适应证

1. 中、高危前列腺癌，PSA>10ng/ml，Gleason≥7，临床分期≥$T_{2b}$，应当实施标准盆腔淋巴结清扫。

2. 对淋巴结转移风险较高的患者需进行扩大淋巴结清扫。高危前列腺癌（PSA>20ng/ml，Gleason≥8，临床分期≥$T_{2c}$）以及列线图预测淋巴结转移风险大于 5% 的中危前列腺癌需行扩大淋巴结清扫。

3. 低危前列腺癌患者，当 PSA<10ng/ml，Gleason 评分 <7 分，临床分期≤$T_{2a}$ 时，或列线图预测淋巴结转移风险 <2% 者可不施行盆腔淋巴结清扫术。

## 三、术前准备

常规化验检查，肿瘤标志物检查，行胸部 CT、肝胆彩超、腹部及盆腔 CT、核素骨扫描等检查，评估有无淋巴结或血行转移，明确肿瘤分期诊断。

术前应重点评估患者的心肺功能，凝血机制需正常。术前 1 天低脂饮食，手术前一晚及当天早晨清洁灌肠。术前留置胃管和尿管，术前应用广谱抗生素，备血 2~3U。

此外，对于高危前列腺癌患者，应用多参数磁共振（MP-MRI），以及胆碱和 PSMA 的 PET-CT 成像，可能还能进一步提高术前对于淋巴结转移风险的评估。

## 四、手术步骤

1. 戳卡的位置　放置 4 个戳卡。A 孔位置在肚脐，放置 10mm 戳卡；B、C 孔分别在左、右麦氏点，放置 10mm 戳卡；D 孔位于肚脐和耻骨之间，安置 5mm 戳卡。

2. 分离髂动脉周围淋巴结，先沿髂外动脉表面纵行切开髂外动脉血管鞘，远端至股动脉移行部，近端至左右髂总动脉分叉处。显露并保护好输尿管。

3. 切断输精管　在近腹股沟内环口处游离输精管，切断后牵引远端输精管，显露髂外动脉清扫区域。

4. 清除髂外动脉前面及外侧淋巴结　在髂外动、静脉的远侧分别切断旋髂动、静脉。从髂血管远端向近端用超声刀分离清除髂外动脉前面及外侧的淋巴组织，注意防止损伤与髂血管并行的生殖股神经。

5. 清除髂外动、静脉间淋巴组织　将髂外血管向外侧牵拉，分离其后方和内侧的淋巴组织，同时在髂外动脉的内下方找到髂外静脉，清除髂外动、静脉间的淋巴组织。

6. 清扫闭孔神经周围淋巴结　分离髂血管内侧淋巴结组织时，小心于髂外静脉内下缘分离出闭孔神经及闭孔动静脉，切断闭孔动静脉。打开髂内动脉血管鞘并顺其向下游离，直至脐动脉起始部。之后用超声刀分离髂内外血管分叉处、髂内动脉及闭孔神经周围淋巴脂肪组织，在清除闭孔组淋巴结时要注意防止损伤进入闭孔窝的闭孔神经。

7. 结束手术　继续沿髂总动脉向上游离至左右髂总动脉分叉处，清除髂总血管周围及分叉下方的淋巴组织。将切除的全部淋巴组织放入标本袋，取出体外。同法完成左侧手术。置腹腔引流管 1 根，拔出戳卡，依次缝合穿刺口。

## 五、手术并发症的预防和处理

1. 淋巴液漏或淋巴囊肿　为术后主要的并发症。采用改良的盆腔淋巴结清扫术可减少此并发症的发生。术中使用超声刀，必要时使用钛夹结扎淋巴管，可避免术后出现淋巴液渗出。

2. 下肢深静脉血栓形成　$CO_2$气腹和双侧盆腔手术操作，术后易出现下肢深静脉血栓形成。术前和术后应用小剂量抗血栓药物可以作为预防措施。

3. 闭孔神经损伤　术中损伤闭孔神经可引起单侧下肢内收障碍，若神经未完全切断，短期内通常可以恢复。

4. 输尿管损伤　清除髂总淋巴结时应注意避免损伤输尿管。

### 六、术后处理

术后应用抗生素3天。术后第1天拔出导尿管，第2天即可进食。酌情应用抗凝药物。

（牛远杰　蔡启亮）

## 第四节　机器人辅助腹腔镜根治性前列腺切除术

### 一、概述

2000年达·芬奇机器人系统被美国FDA批准使用，同年Binder和Kramer首次报道了机器人辅助腹腔镜下前列腺切除术（robotic-assisted laparoscopic prostatectomy，RALP）。此后该术式在国外得到迅速推广。目前，在北欧国家超过一半以上的前列腺癌根治手术由手术机器人完成，而在美国，这一比例更是高达90%，已成为前列腺癌根治手术的金标准。机器人辅助外科手术突破了腔镜技术的大部分局限性，将手术精度和难度提升到了新的高度，RALP是前列腺癌微创治疗的最新进展，与开放和传统腹腔镜手术相比具有明显优势。机器人以其独特的深部操作和精细操作的技术优势，可以比较轻松达到保留神经血管束（neurovascular bundle，NVB）的目的，有利于减少手术对患者尿控及阴茎勃起功能的影响，术后病理检查和随访都显示了良好的效果。

### 二、手术适应证与禁忌证

#### （一）手术适应证

根治术主要用于可能治愈的前列腺癌。手术适应证要综合考虑患者的临床分期、预期寿命和健康状况。尽管手术没有硬性的年龄界限，但应告知患者，70岁以后伴随年龄增长，手术并发症及病死率将会增加。概括地说，手术适应证主要包括以下几个方面：

1. 临床分期　①$T_{1\sim2c}$期：推荐行根治术；②$T_{3a}$期：目前认为根治术在$T_{3a}$期前列腺癌治疗中占据重要地位。部分患者术后证实为$pT_2$期而获得治愈机会；对于术后证实为$pT_{3a}$期的患者可根据情况行辅助内分泌治疗和辅助放疗，亦可取得良好的治疗效果；③$T_{3b\sim4}$期：严格筛选后（如肿瘤未侵犯尿道括约肌或未与盆壁固定，肿瘤体积相对较小）可行根治术并辅以综合治疗；④$N_1$期：目前有学者主张对淋巴结阳性患者行根治术，术后给予辅助治疗可使患者生存受益。

2. 预期寿命　预期寿命≥10年者则可选择根治术。

3. 健康状况　前列腺癌患者多为高龄男性，手术并发症的发生率与身体状况密切相关。因此，只有身体状况良好，没有严重的心肺疾病的患者适合根治术。

4. PSA或Gleason评分高危患者的处理　对于PSA>20ng/ml或目Gleason评分≥8分的局限性前列腺癌患者符合上述分期和预期寿命条件的，根治术后可给予其他辅助治疗。

5. 对术前有性功能、$T_1$或$T_2$期、PSA小于10ng/ml及Gleason评分≤7的患者术中可采用筋膜间技术或筋膜内技术保留双侧神经血管束。筋膜间技术是最常采用的保留神经血管束的技术。其中临床分期为$cT_{1\sim2a}$期以及13点针前列腺穿刺活检≤3点阳性的患者，可选择行筋膜内保留性神经的技术。对于不需要保留神经血管束的患者，可采用筋膜外技术。

#### （二）手术禁忌证

手术禁忌证应考虑以下几种因素：①患有显著增加手术危险性的疾病，如严重的心血管疾病、肺功能不良等；②患有严重出血倾向或血液凝固性疾病；③骨转移或其他远处转移；④预期寿命不足10年；⑤近期行TURP术后，尤其是有包膜穿孔，血液、尿液或冲洗液外渗者，最好术后3个月，待血肿消散、局部炎症吸收，前列腺与周围组织的解剖关系清晰可辨之后，再行根治性前列腺切除术；⑥对行前列腺系统活检后的患者，则最好在6~8周后再行根治性前列腺切除术。

### 三、术前评估与准备

机器人辅助腹腔镜下前列腺切除术患者，术前风险性评估与其他根治性前列腺切除术基本相同，评估内容包括：①术前常规应对患者进行系统检查评估，进行血、尿常规、肝肾功能、凝血功能、血糖、心电图、胸部X线检查和无创的心肺功能检查等，以了解患者重要脏器的功能状况以及肿瘤的临床分期，为决定治疗方式的选择及风险性具有重要意义；②术前三天开始口服抗生素进行肠道准备，术前一天晚上进行清洁灌肠，并准备术野皮肤；③手术当天禁食水，术前2小时预防性应用第三代头孢类抗生素。

## 四、患者体位与麻醉

手术通常采用气管插管全身麻醉。患者平卧让臀部位于手术台分隔处。双腿被放置在Allen马蹬状挂腿架上，膝盖弯曲压低，双腿外展支起呈低截石位，以免干扰机器人的对接，常规穿戴抗血栓长袜或其他预防血栓栓塞的连续压迫装置。手术床需要采用防滑垫或肩托，以防止患者向头侧滑落。上肢平放固定于躯干两侧。体位摆好后消毒铺单，将手术床调至头低脚高位，然后放置腹腔镜穿刺通道。经腹腔入路手术时头低脚高位倾斜约30°，经腹膜外入路时头低脚高位倾斜约小于10°。

## 五、手术路径与操作要点

### （一）经腹腔入路

1. 进入耻骨后间隙，显露前列腺 使用0°镜观察，远离膀胱顶部，高位切开脐正中韧带处的腹膜，离断脐正中韧带（图62-3），离断两侧的旁正中韧带、沿腹壁和腹膜之间的白色疏松组织进入耻骨后间隙。腹膜切口向两侧扩大，延伸至腹股沟内环口处输精管的水平。前列腺表面附着较多的脂肪结缔组织，用三臂的抓钳将膀胱向头侧牵拉保持一定张力，锐性剔除前列腺表面的脂肪结缔组织（图62-4），清晰显露耻骨前列腺韧带、盆内筋膜和前列腺。前列腺耻骨韧带之间的脂肪组织中有背深静脉复合体（Dorsal vasculature complex，DVC）的浅支走行，在去除脂肪时注意提前双极电凝封闭血管。

2. 控制背深静脉复合体 用三臂抓钳将前列腺腺体推向左侧，保持右侧盆内筋膜一定的张力，在盆内筋膜弓状韧带的外侧，靠近腺体的底部切开盆内筋膜（图62-5），推开外侧的肛提肌，并向腺体尖部方向扩展。靠近耻骨离断耻骨前列腺韧带，同法处理左侧。充分显露前列腺尖部、尿道括约肌和背深静脉复合体。用2-0号Vicryl缝线8字缝扎背深静脉复合体（图63-6~图63-8）。大多数患者的背深静脉与尿道之间有一可视的出入针的平面，垂直于尿道从右侧向左侧进针。避免出入针位置过于向后，否则可能将导尿管缝住，可通过牵拉尿管的方法观察是否将尿管缝住。有时在盆内筋膜表面可见副阴部动脉（图62-9）走行，保护该动脉有助于保留术后的勃起功能。

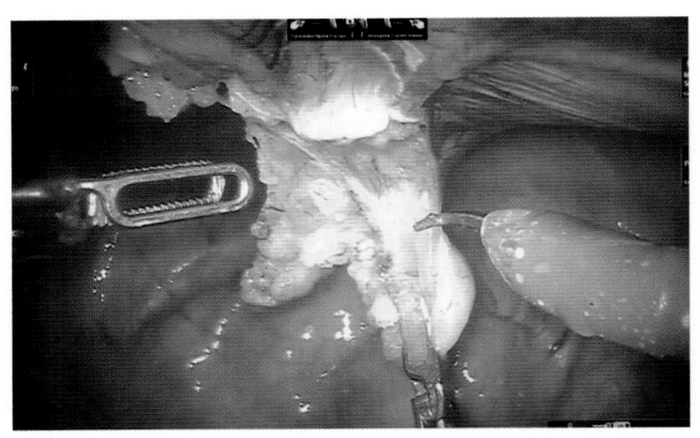
图62-3 离断脐正中韧带

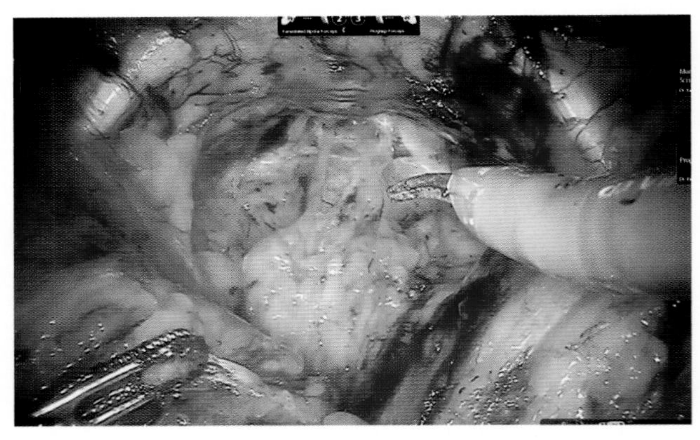
图62-4 前列腺表面脂肪

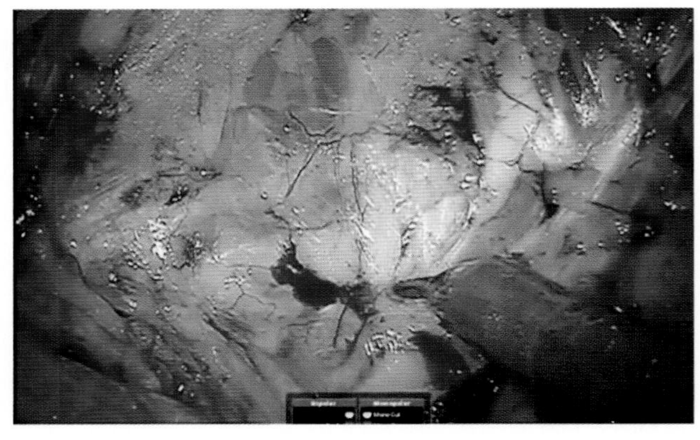
图62-5 切开盆内筋膜

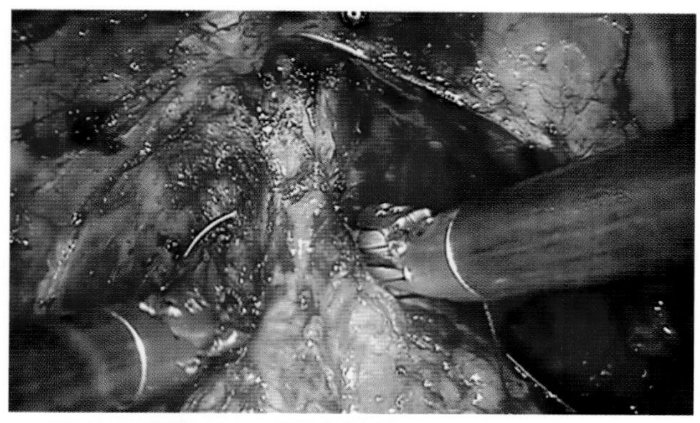

图 62-6　缝扎阴茎背静脉复合体 -1

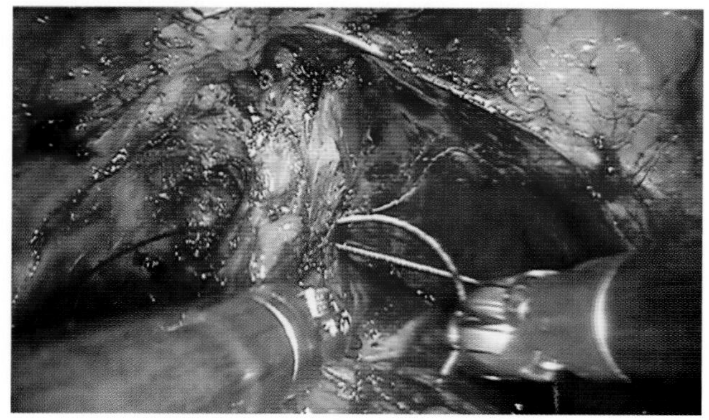

图 62-7　缝扎阴茎背静脉复合体 -2

3. 分离膀胱颈　用三臂的抓钳向头侧牵拉膀胱，移去膀胱颈表面覆盖的松散的脂肪组织，以方便查看膀胱颈界面。助手可轻轻牵拉尿管通过气囊的活动来判断膀胱颈的位置，术者使用机器人的一臂和二臂相互碰触从而显露前列腺的轮廓也有助于术者判断前列腺膀胱连接部。用单极电剪刀由浅入深分离前列腺膀胱连接部，切开尿道前壁（图 62-10），继续离断尿道后壁（图 62-11）。用三臂抓钳将导尿管上提，体外牵拉固定尿管，使腺体上提产生张力方便分离后壁。如有增生的前列腺中叶影响后壁的分离，可用三臂抓钳直接向上提起前列腺中叶来帮助显露，有助于确认膀胱颈后壁和三角区的位置。保留神经的手术不应向侧方过度解剖，避免损伤前列腺侧方的神经血管束。

4. 分离输精管和精囊　膀胱颈回缩后可以很容易看到纵行肌肉纤维交叉向后的膀胱。垂直向下切开膀胱颈后壁，显露其下方的输精管和精囊腺（图 62-12）。三臂抓钳抓起部分输精管，将输精管及相邻的输精管动脉整块钳夹，电凝后离断（图 62-13，图 62-14）。三臂可以用来牵拉输精管以帮助暴露精囊，精囊角处的精囊动脉可予以电凝后离断。助手

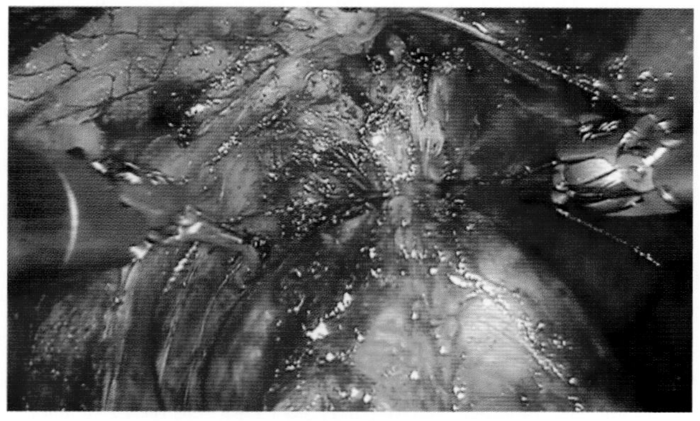

图 62-8　缝扎阴茎背静脉复合体 -3

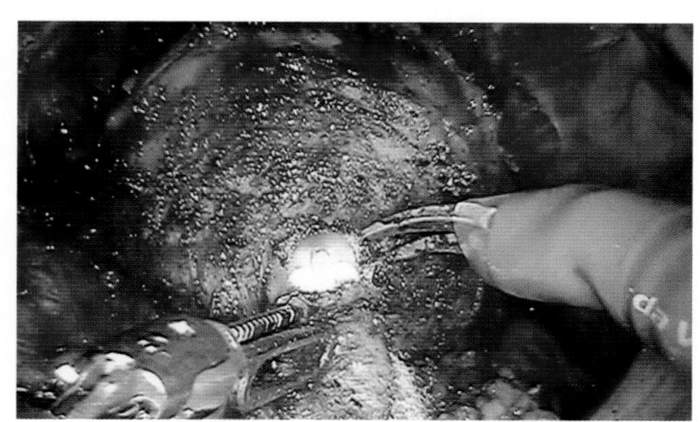

图 62-10　分离膀胱颈，切开尿道前壁

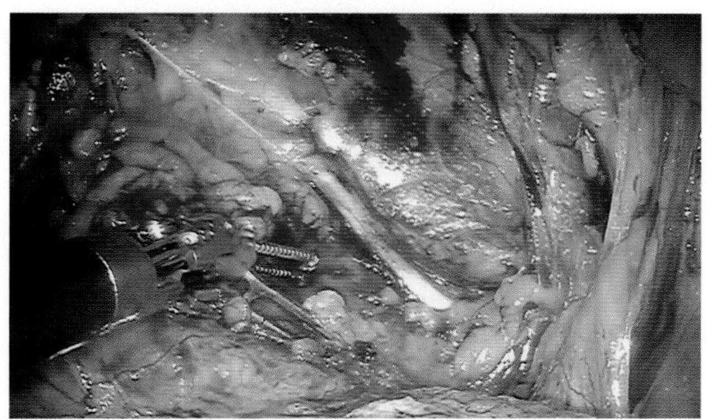

图 62-9　副阴部动脉

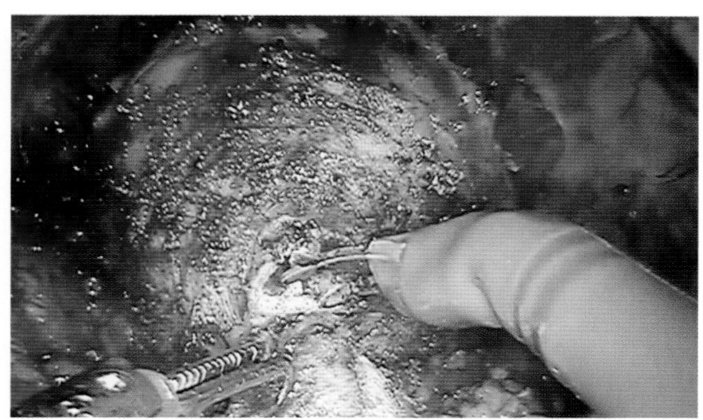

图 62-11　分离膀胱颈，切开尿道后壁

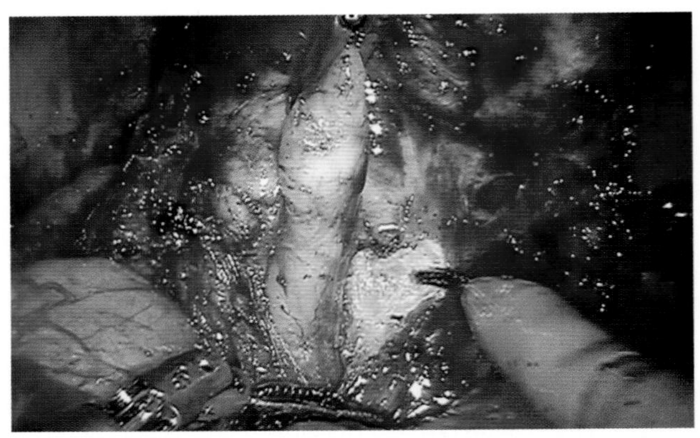

图 62-12 分离输精管、精囊

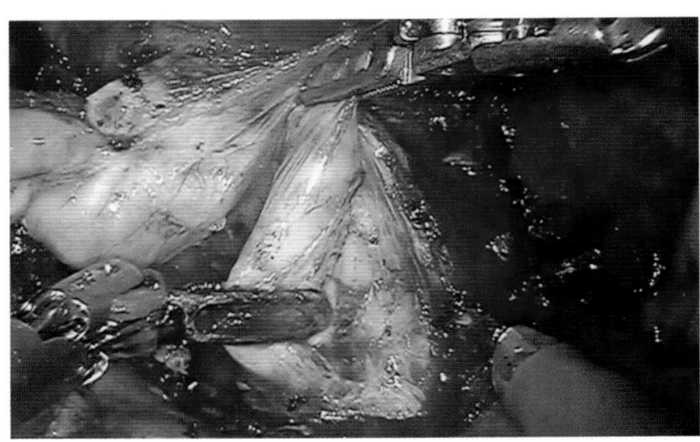

图 62-13 分离输精管

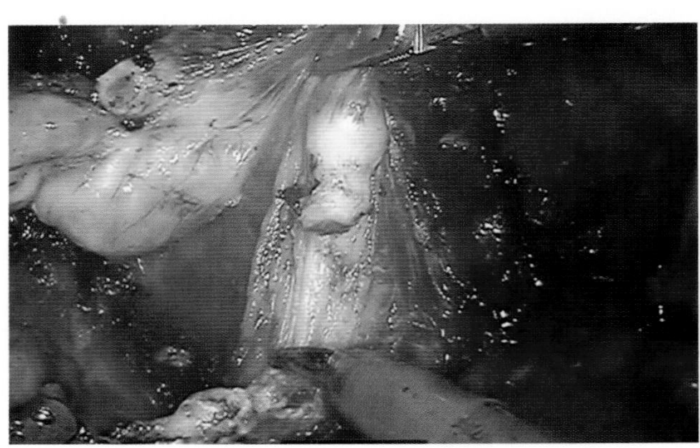

图 62-14 离断输精管

可以使用吸引器或抓钳帮助牵拉膀胱。在保留神经的情况下，精囊的末端避免使用电刀，采用钝性分离的方式，以避免损伤相邻的神经血管束。

5. 分离前列腺的背面 筋膜间技术是最常用的保留勃起神经的技术。其在前列腺背面的分离层面在前列腺与 Denonvilliers 筋膜之间，两侧的分离层面在前列腺筋膜与盆侧筋膜之间。用三臂将双侧精囊提起，暴露后方的 Denonvilliers 筋膜(图 62-15)。横向切开后者，露出直肠周围黄色脂肪。Denonvilliers 筋膜和前列腺筋膜之间的平面很容易用双极钳钝性分离，切开并将其从前列腺后方推开。采用钝性和锐性分离相结合的方式，一直分离到前列腺尖部，仔细避免对尖部和两侧 NVB 的过度分离。直肠紧邻分离平面的背面，应避免过度的电灼。术中可令台下助手进行直肠指诊，以判断直肠位置和组织厚度，小心操作避免直肠损伤。

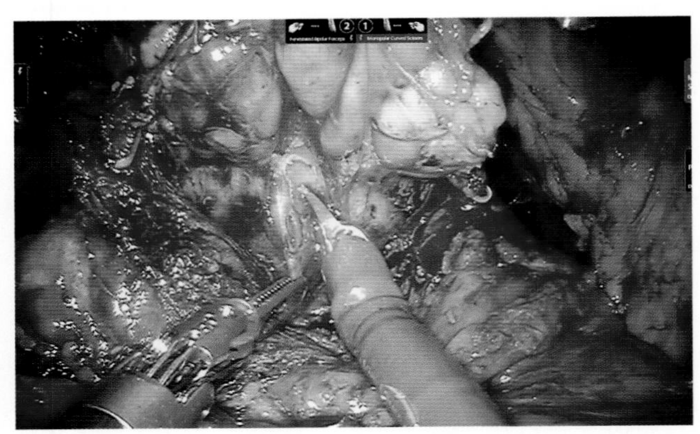

图 62-15 切开 Denonvilliers 筋膜

6. 筋膜内技术 不切开 Denonvilliers 筋膜，前列腺背面的分离层面在 Denonvilliers 筋膜与前列腺之间，两侧的分离层面在前列腺筋膜内(图 62-16)，沿着前列腺包膜向前列腺尖部钝性分离，保留前列腺表面覆盖的筋膜。前列腺背面的分离应在 Denonvilliers 筋膜后方的直肠周围脂肪内进行，将 Denonvilliers 筋膜随前列腺一起切除，两侧的切除范围包括盆侧筋膜并延伸到肛提肌筋膜。

7. 处理前列腺蒂并保留 NVB 神经对于高温十分敏感，因此在 NVB 的分离过程中，应该限制甚

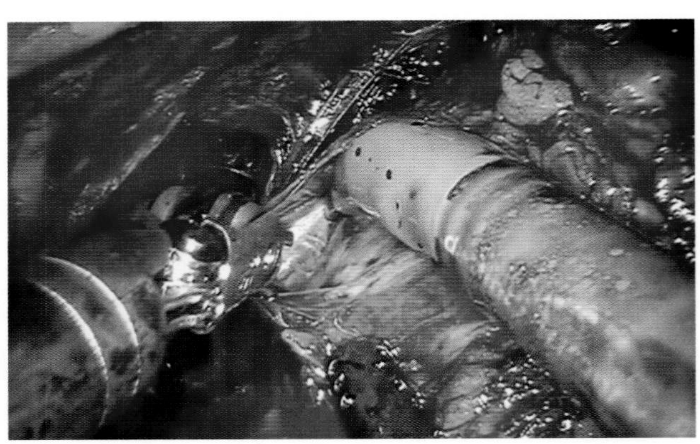

图 62-16 筋膜内分离

至避免使用热处理。同时，神经对于牵拉也十分敏感，所以在盆腔内显露前列腺时应避免过度牵拉。处理前列腺蒂时，电刀或双极电灼有传导热能并损伤附近神经组织的风险，最常用的方式是使用 Hem-o-lok 夹处理前列腺蒂。

筋膜间技术采用 Hem-o-lok 夹闭后切断前列腺蒂并分离 NVB。切断前列腺蒂之后，在 NVB 和前列腺之间残存的侧后方组织可以用剪刀锐性切开，不需要电灼处理。在分离的过程中会有些出血，但通常很少需要缝合处理。筋膜内技术紧贴前列腺表面自前列腺背面向两侧分离，在 3 点和 9 点处切开前列腺筋膜，将神经血管束从前列腺完全游离（图 62-17，图 62-18），其余的手术过程与筋膜间技术相同。

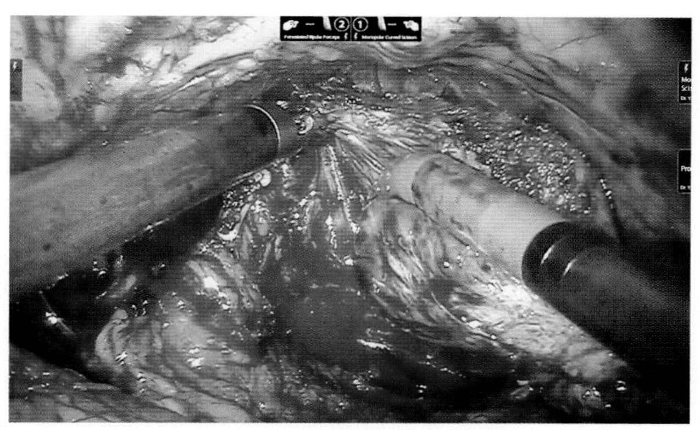

图 62-17　分离神经血管束 -1

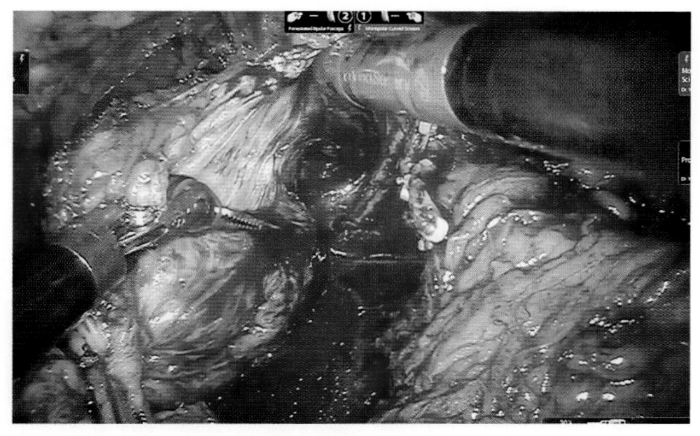

图 62-18　分离神经血管束 -2

8. 分离尿道　前列腺仅与前方的尚未离断的背深静脉复合体及尿道相连，用三臂抓钳将腺体向头侧牵拉维持一定张力，在缝扎线的近端逐步切断背深静脉复合体，保留缝合的背深静脉不应该影响前列腺尖部的横断，或增加尖部切缘阳性的风险。助手牵拉导尿管，以帮助辨认尿道。前列腺的后叶往往比前叶更向尾端延伸，因此横断不应横向进行。如果保留神经血管束，应仔细检查，或进一步解剖前列腺尖部，以避免其损伤。用电剪刀切断尿道（图 62-19，图 62-20）。移除手术标本，然后仔细检查术野有无出血。将标本装入标本袋或先放置在盆腔。

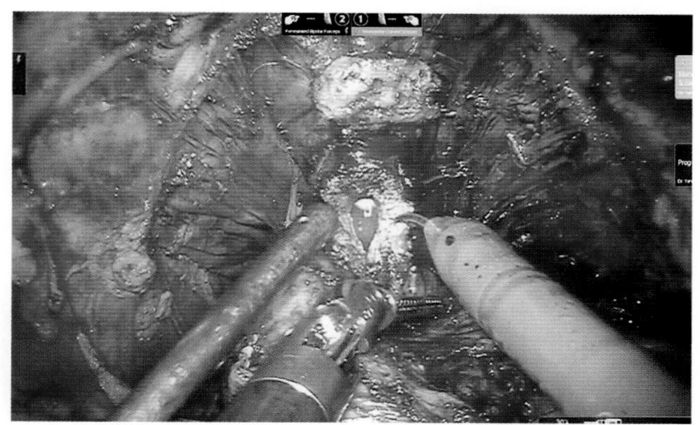

图 62-19　分离前列腺尖部，离断尿道前壁

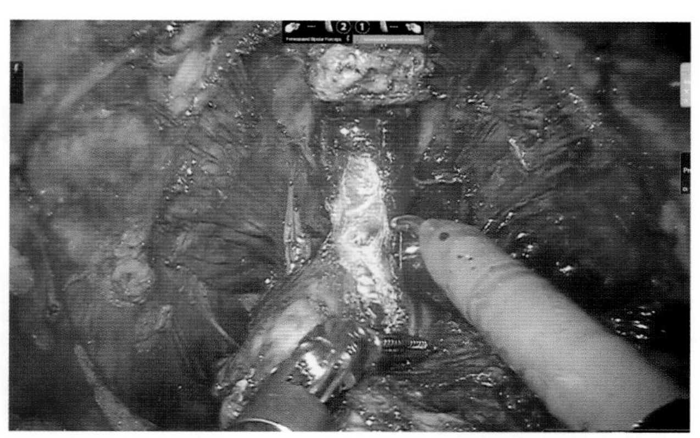

图 62-20　分离前列腺尖部，离断尿道后壁

9. 膀胱颈尿道吻合　检查前列腺窝确保止血后，即开始膀胱颈尿道吻合。将两根倒刺缝线尾部打结缝合于膀胱颈 3 点处，两根针分别顺时针和逆时针缝合，倒刺线能防止组织松开保持组织靠拢。观察三角区，仔细避免损伤输尿管口，用倒刺针进行吻合。从膀胱颈口 3 点起，由外向内开始，左侧针缝合 3、5、6、7、9、11 点位置（图 62-21、图 62-22），右侧针缝合 1、12 点位置，最后在 12 点位置完成吻合（图 62-23，机器人辅助腹腔镜根治性前列腺切除术见视频 40）。

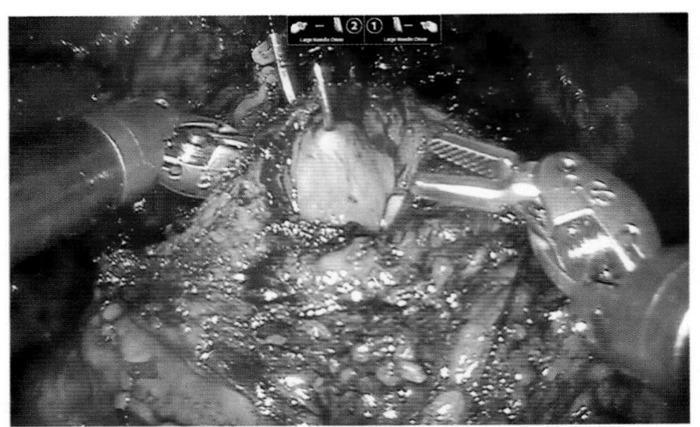

图 62-21 吻合膀胱颈尿道 -1

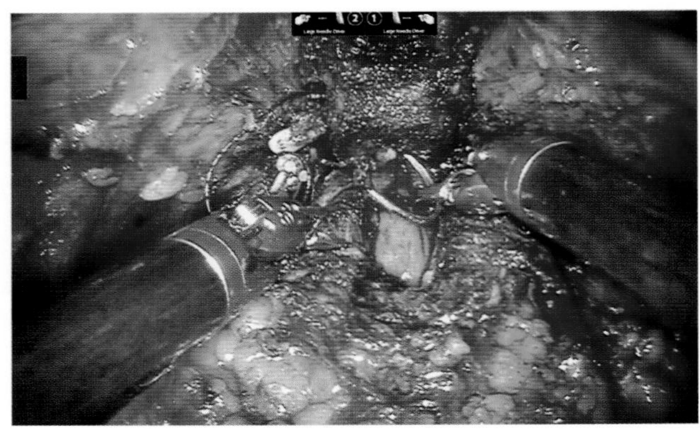

图 62-22 吻合膀胱颈尿道 -2

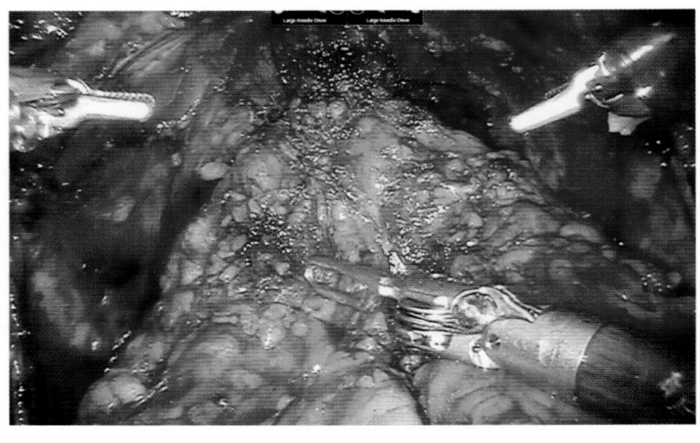

图 62-23 吻合后的膀胱

视频 40 机器人辅助腹腔镜根治性前列腺切除术

也有学者用 2-0 Monocryl(5/8 弧度)吻合尿道与膀胱颈。一般自 3 点钟位置,逆时针连续缝合吻合口后壁,缝合半周后自尿道外口插入一 F20 双腔气囊尿管至膀胱内,继续缝合一周完成吻合。由于Monocryl 缝线的低摩擦特性,缝线可被顺利牵引,该线张力足够强,可以把尿道断端和膀胱颈牵拉在一起。在缝合 8 点钟位置之前,并不立即收紧膀胱颈与尿道之间的缝线。每根缝线共同承担吻合口的张力,这样可以避免膀胱或尿道撕裂。在缝合 8 点钟位置之后,逐针收紧缝线。采用锁边缝合 9 点钟位置,这样能以合适的张力固定吻合口后壁。如果需要重建膀胱颈,可以采用后壁的"网拍样"缝合、侧边缝合或者在吻合完成后进行简单的前壁缝合。吻合完成后,行膀胱注水试验以明确没有吻合口漏水。

一些学者倾向于在膀胱颈尿道吻合前连续或间断缝合尿道后方的浆膜层,将尿道外括约肌的后板拉近 Denonvilliers 筋膜,将膀胱后侧的纵向纤维同时缝合。使用 2-0 Polygalactin 线间断缝合 2~3 针,有助于将膀胱颈拉近尿道以及术后控尿功能的恢复。肌层对肌层的膀胱颈尿道连续缝合是目前最常被采用的缝合方式。

10. 盆腔淋巴结清扫术 尽管目前淋巴清扫范围仍存在争议,但多数专家认为,标准盆腔淋巴清扫应至少包括髂外血管、髂内血管、闭孔神经及周围淋巴结,外侧界应到生殖股神经,远端应到髂外血管远端的 Cloquet 淋巴结,近端应到髂总血管与输尿管交界处。在髂总动脉分叉水平切开血管鞘,并沿髂外动脉外侧向远端游离至内环口处,离断输精管,向内侧游离,显露髂外静脉及耻骨,沿髂外静脉下缘向近端游离至髂内动脉,找到闭孔神经将其向外侧游离,从髂内动脉起始部向远端游离找到脐动脉,将脐动脉向内侧牵开,将闭孔神经周围的淋巴组织清除。髂总动脉分叉处将髂外动静脉挑起,从近端向远端游离其背侧淋巴组织,在内环口处找到生殖股神经,沿该神经向近端游离至输尿管跨过髂血管处,将髂外血管外上方及后方的淋巴脂肪组织清除(图 62-24)。

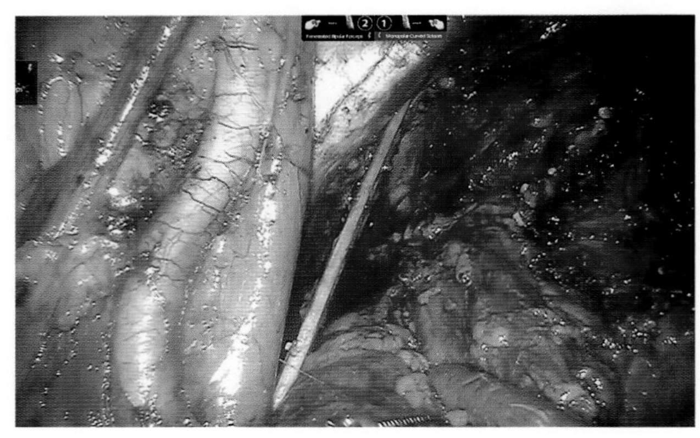

图 62-24 清扫淋巴结

清除的淋巴组织放入标本袋中分块取出。同法清扫另一侧盆腔淋巴结。

11. 机器人移除和伤口缝合 通过三臂孔置入引流管，通过辅助孔置入带有牵引绳的腹腔镜标本袋。机器人从患者身上移除。关闭气腹机，将机械臂从各套管移除，通过延长辅助孔切口取出标本并送病理检查。用可吸收缝线或丝线缝合切口的筋膜以防止切口疝，使用丝线或皮下可吸收缝线缝合手术的皮肤切口。

### （二）经腹膜外入路

与经腹腔入路相比，腹膜外入路具有可以避免极度头低脚高位，缩短操作时间，将腹膜用作天然的牵引结构和屏障，避免腹膜内脏器损伤等优点。同时也存在操作空间狭小，淋巴囊肿风险高，膀胱尿道吻合难度增加等缺陷。下面主要介绍其入路建立的方法：

1. 建立腹膜外空间 取脐下 3cm 切口，血管钳分离皮下组织，牵开皮肤边缘暴露腹直肌前鞘。直接在鞘膜上取一个 1cm 切口，注意不要切开腹直肌的纤维，以减少出血。使用小血管钳分离肌纤维以暴露腹直肌后鞘。将球囊扩张器置入腹膜外间隙，放入 0° 镜，通过球囊可直视腹膜外间隙。气囊顶部被引导到耻骨联合并越过双侧弓状线。腹直肌后鞘在这个层面消失，可允许气囊均匀地在耻骨后间隙扩张。在球囊扩张器插入过程中应避免在弓状线以上扩张球囊，以避免意外地进入后鞘及腹腔。

助手缓慢挤压充气设备开始充气。在顶部，可见腹直肌底部白色的腹直肌后鞘或黄色的膀胱周围脂肪。继续注气，可见腹壁上血管。缓慢注气有助于避免撕开滋养血管，在这个阶段应避免球囊扩张器长时间挤压髂血管，同时避免撕裂腹壁上血管在髂外血管的分支起点。球囊扩张器可能撕裂顶部的腹壁上血管或将其推向一侧，如果球囊扩张器扩张不均，只扩张一侧腹部则可能发生出血。

2. 放置戳卡 充气完成后移走气囊，放置 150mm 长的戳卡。连接气腹机，以 12 到 15mm 汞柱的压力充入二氧化碳。进一步扩大腹膜外侧面空间和头侧，建立腹膜外间隙的侧面。创造足够的空间以允许放置三臂和辅助戳卡。戳卡之间至少维持 8cm 的距离，以避免机械臂和辅助器械相互干扰。

3. 使用三个 8mm 达·芬奇戳卡，两个放置在腹壁上血管的侧面，距离脐 8cm，并形成一个三角形。第三个 8mm 达·芬奇戳卡沿脐水平放置于髂前上棘内侧约 5cm 处。在下腹部左侧建立辅助戳卡，沿脐水平线放置，应避免过于偏向外侧的位置，因为会难以到达骨盆边沿下方的区域。整个手术过程中使用 0° 镜。入路建立完成后，显露前列腺、控制背深静脉复合体、分离膀胱颈、分离输精管和精囊、分离前列腺的背面、处理前列腺蒂并保留 NVB、分离尿道、吻合膀胱颈尿道等操作步骤参考经腹腔入路进行。

## 六、术后并发症与处理

### （一）手术中出血

常源自背深静脉丛和前列腺侧血管蒂。术中紧贴耻骨离断耻骨前列腺韧带可避免损伤背深静脉丛的浅表支；8 字缝合背深静脉丛能有效防止出血。处理前列腺侧血管蒂时，用 Hem-o-lok 紧贴前列腺包膜离断，可有效减少出血。

### （二）消化系统并发症

1. 直肠损伤 直肠损伤的诱因包括前列腺纤维化、既往有前列腺和直肠手术史、放疗、局部晚期肿瘤、激素治疗史、前列腺感染等。有两个步骤易发生直肠损伤：分离前列腺尖部和 Denonvilliers 筋膜和直肠之间的平面时，由于 Denonvilliers 筋膜靠近直肠，分离间隙狭小，特别是在有肿瘤浸润或既往行 TURP 存在包膜穿孔时易发生；另外在切开 Denonvilliers 筋膜时，由于切口过于接近直肠而远离前列腺后面精囊基底部而发生直肠损伤。一旦损伤直肠，应先清除伤口边缘的污染组织，分两层缝合破损处，并用大量抗生素溶液冲洗，保持术后引流的通畅，术后坚持应用广谱抗生素，做膀胱尿道吻合时线结置于尿道内，以避免吻合口瘘或尿道直肠瘘的发生，手术结束时适当扩张肛门括约肌，一般不需做结肠造口。术后适当延迟进食及导尿管的拔除时间，保持尿液的通畅引流。

2. 腹膜炎（腹腔感染） 肠道损伤引起，如回肠损伤、结肠、乙状结肠，直肠穿孔等，主要是由于电凝热损伤造成，也有报道称在通过脐部切口取出手术标本时夹伤回肠。一般请专科医师协助，按照相应损伤的原则处理。

### （三）泌尿系统并发症

1. 吻合口漏尿 术后 24 小时内耻骨后引流管有数毫升的尿液引流比较常见。在确保膀胱引流通畅的前提下，如果有尿液经耻骨后引流持续 6 天以上即可诊断为尿漏。通常是由于吻合技术原因所导致，亦可能由于术后吻合口破裂，有些是由于术后导尿管早期脱落。应适当延长导尿管留置时间，保持尿液引流通畅。若术后导尿管早期脱落应尽可能重新留置导尿管并妥善固定。治疗通常是用导尿管持续引流尿液和安抚患者。如果漏口较小,可能只需几天就恢复正常,但大的漏口,可能需要四周才能愈合。

2. 膀胱损伤 通常发生在分离 Retzius 间隙时,横断脐正中韧带时位置不够高,过于接近膀胱顶部。因此倒 U 形切口应尽量远离膀胱顶部。膀胱穿孔一旦发生,则应用可吸收线修补缝合,并适当延长导尿管留置时间,保持尿液引流通畅。

3. 输尿管损伤 输尿管损伤通常发生在膀胱后壁及三角区的分离时,由于前列腺后间隙分离时膀胱直肠凹陷腹膜反折切口过高,将输尿管误认为输精管。因此要仔细辨认解剖结构,必要时于输精管跨越髂血管处找到输精管,再循输精管向下分离,直至壶腹部及精囊。处理时需放置双 J 管,损伤处修补缝合。

4. 尿道狭窄 吻合口狭窄的发生率很低,多为吻合口瘢痕挛缩所致。可以经尿道电切处理。

5. 术后完全性尿失禁及阴茎勃起功能障碍(erectile dysfunction,ED) 盆腔脏器切除术后性功能障碍的发生率为 25%~100%,排尿功能障碍为 23%~65%,主要是手术损伤了盆腔神经丛及其分支所导致。根治性前列腺切除术后对患者影响最大的是完全性尿失禁,若术中破坏了盆底肌及膀胱颈的完整性,则更加容易发生。保留性神经的根治性前列腺切除术减少了其发生率,但是若操作不当或肿瘤浸润性神经束,则仍然将导致 ED 的发生。由于海绵体神经与尿道腔仅 3~4mm,术中极容易损伤,即使手术中未损伤海绵体神经,术后渗出物、出血、炎症及继发的纤维化也可导致 ED 的发生。

6. 切缘阳性 (positive surgical margin,PSM)临床上 PSM 分为两种:一是真阳性,即前列腺肿瘤包膜外浸润,术中已无法彻底切除肿瘤;二是假阳性,即无包膜外肿瘤浸润。PSM 是由于前列腺解剖切除困难或技术尚不熟练,尤其是前列腺尖部或后侧的包膜裂开所造成。评估前列腺 PSM 的标准方法,是将整个切除标本墨染和固定。前列腺包膜为包裹前列腺腺体的致密纤维组织,表面光滑,膜通常由约 1mm 的疏松结缔组织和脂肪组织包绕。一旦肿瘤穿透包膜,局部即可被墨染。切除标本的墨染缘存在癌细胞即定义为切缘阳性。PSM 最常见部位为前列腺尖部和后侧,少见部位为后外侧和神经血管束区域。PSM 患者的生化复发、局部复发和远处转移的发生率较高。切缘阳性患者的癌症特异病死率为 40%,而阴性者为 10%,切缘阳性者与阴性者的病变进展率存在非常显著的差异。切缘阳性率与诊断时肿瘤体积、肿瘤期别、PSA 水平、穿刺活检组织 Gleason 评分等因素有关。目前认为,手术技巧对避免 PSM 也很重要。手术解剖时误入包膜甚或在包膜内解剖尤其是尖部解剖困难或解剖不够细致导致残留、未能正确进入 Denonvilliers 筋膜解剖面和保留过多神经等操作层面的问题都会导致外科切缘阳性率高。

**(四)其他并发症**

1. 血栓栓塞性并发症 主要是由于这类手术涉及三个风险因素:肿瘤手术、盆腔部位的手术和机器人辅助腹腔镜手术。以前认为手术前即应预防性应用抗血栓药物。后来一项多中心研究认为腹腔镜前列腺癌根治手术围手术期静脉血栓栓塞症总的发病率很低,没必要预防使用抗血栓药物。嘱患者穿弹力袜、使用循序的压力设备以及督促患者早期下地行走,可以减少血栓事件的发生。

2. 闭孔神经损伤 通常是在淋巴结清扫过程中,由于热损伤或意外切断所导致。术中若发现闭孔神经离断,应用细的不吸收线缝合。

## 七、术式评价

前列腺癌根治术是预期寿命超过 10 年的局限性前列腺癌患者的重要治疗方案。开放耻骨后前列腺癌根治术(ORP)是标准的手术方式。但在欧美国家和澳大利亚,机器人辅助前列腺癌根治术(RARP)开展得越来越多,逐渐成为主要方式。与开放前列腺癌根治术相比,机器人辅助前列腺癌根治术可以减少住院时间,降低手术出血量,提高生活质量。两种术式有相似的切缘阳性率(PSM)。但这些结论是基于非随机对照的回顾性研究的结果。

澳大利亚的 Thompson 教授 2017 年发表在 *European Urology* 的文章进行了一项单一术者行 ORP 和 RARP 手术的前瞻性研究,通过长期随访,比较两者术式的肿瘤学效果和长期的生活质量。研究共纳入了 2 206 例患者,其中 1 473 例患者接受 RARP,733 例患者接受 ORP,结果如下:

1. 切缘阳性率 RARP 组的 PSM 风险受术者学习曲线的影响。学习曲线早期阶段施行的 RARP 组的 PSM 风险是 ORP 组的 6.1 倍,随后 RARP 组切缘阳性风险迅速下降,经过 382 例手术的学习曲线后,RARP 组的 PSM 风险低于 ORP 组;经过 484 例手术后,RARP 组的 PSM 风险进入平台期,学习曲线后期阶段施行的 RARP 组的 PSM 风险较 ORP 组降低 34%。

2. 生化复发　经过平均3.5年的随访，学习曲线早期阶段施行的RARP组的生化复发（BCR）风险是ORP组的3倍，随后RARP组BCR风险迅速下降，经过191例手术的学习曲线后，RARP组的BCR风险低于ORP组；经过226例手术后，RARP组的BCR风险进入平台期，学习曲线后期阶段施行的RARP组的BCR风险较ORP组降低35%。

3. 生活质量　通过EPIC-QOL问卷来评估生活质量。结果发现RARP组的性功能和尿控评分也是在学习曲线的早期阶段低于ORP组，随后性功能评分和尿控评分逐渐提高，学习曲线后期阶段施行的RARP组的性功能评分和尿控评分显著高于ORP组。

大型医疗中心有丰富开放前列腺癌根治术经验的医师可以通过不断学习RARP来改善前列腺癌患者的术后生活质量和肿瘤学效果。在不断地学习中，医师可以实现更精细的尖部分离，最大程度保留尿道长度的同时更少地牵拉，更好地保护神经血管束和膀胱颈。当然，RARP的优势还需要更多的随机对照研究来证实。

（袁建林）

## 参考文献

[1] THOMPSO J E, EQQER S, BOHM M, et al. Superior biochemical recurrence and Long-term Quality-of-life outcomes are achievable with robotic radical prostatectomy after a long learning curve-updated analysis of a prospective single-surgeon cohort of 2 206 consecutive cases [J]. Eur Urol, 2018, 73(5): 664-671.

[2] 高旭，王海峰，杨波，等．机器人腹腔镜下前列腺癌根治术中保留性神经的技术改进及短期随访[J]．中华腔镜泌尿外科杂志（电子版），2015，9(7)：2-4.

[3] 王延柱，杨晓剑，袁建林．机器人辅助腹腔镜根治性前列腺切除术34例报道[J]．中华男科杂志，2014，2(9)：808-811.

[4] 张旭，艾青，马鑫，等．机器人辅助腹腔镜下根治性前列腺切除术勃起功能保留的手术技巧和疗效分析[J]．中华泌尿外科杂志，2017，38(6)：417-420.

[5] 张旭．泌尿外科腹腔镜与机器人手术学[M]. 2版．北京：人民卫生出版社，2015.

# 第六十三章

# 去势抵抗性前列腺癌的现代治疗

## 第一节 概 述

在我国，初诊的前列腺癌中约有 60% 的患者是已经局部进展或伴有转移的晚期前列腺癌。这与我国前列腺癌筛查开展欠普及、我国社会和人群缺乏前列腺癌防控意识以及黄种人前列腺癌病变发展隐匿的特点有关。对于晚期前列腺癌，雄激素剥夺治疗（androgen deprivation therapy，ADT）一直是这些前列腺癌的基础治疗策略。在 ADT 治疗的初始阶段，大多数晚期前列腺癌对 ADT 治疗是敏感的。但是，由于前列腺癌的异质性，不是所有的前列腺癌个体都对 ADT 治疗敏感，且敏感程度不同，敏感期限也不同。最终，经过不同的时期后，几乎所有经 ADT 治疗的前列腺癌患者都会变成去势抵抗性前列腺癌（castration resistant prostate cancer，CRPC）。我国晚期前列腺癌患者比例高，应用ADT治疗的人群基数大，因此 CRPC 患者数量庞大。加之，国内缺乏对 CRPC 患者的规范治疗，又缺少有效控制药物，CRPC 病变进展快，病死率高。

### 一、前列腺癌内分泌治疗的历史

早在一个多世纪以前（1840 年），现代外科学之父 Hunter（英国）就已经发现去势后前列腺上皮细胞会发生萎缩。他的这个发现，直到一百年后才被真正重视。Charles Huggins 在 1941 年报道了对 21 例晚期前列腺癌患者进行手术去势治疗的结果，发现除了 3 例患者以外，其余所有患者的临床状况明显改善。从那时起，ADT 一直被用于晚期前列腺癌的治疗。Huggins 也因此研究成果而获得了 1996 年的诺贝尔生理医学奖。

但是，即使 Huggins 自己在获得诺贝尔奖后，他也始终承认："尽管内分泌治疗可以显著消退症状，但很明显，很多内分泌治疗都不能控制疾病的进展"。通过对去势治疗失败病例的研究，Huggins 推测肾上腺来源的雄激素会导致疾病的进展。因而，他和 Scott 又提出双侧肾上腺切除用于治疗激素抵抗性前列腺癌。甚至也研究了垂体切除术和垂体放射治疗的方法通过下丘脑 - 垂体 - 睾丸性腺轴控制雄激素生产，抑制前列腺癌。在男性，约 95% 的雄激素是由睾丸合成和分泌的睾酮；此外，肾上腺合成少量低活性的雄激素，如脱氢表雄酮和雄烯二酮等。雄激素的合成和分泌受脑垂体和下丘脑的调节。下丘脑、脑垂体及性腺之间存在正向调控和反馈调节的复杂关系，称为下丘脑 - 垂体 - 性腺轴（图 63-1）。

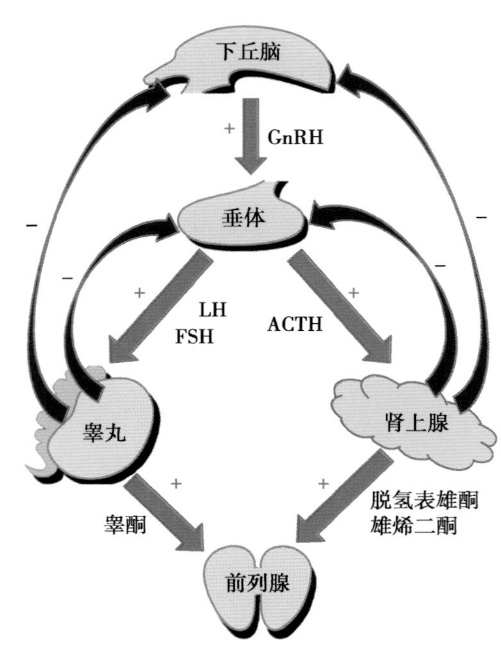


图 63-1 下丘脑 - 垂体 - 性腺轴的调控

直至1971年Andrew Schally第一次成功分离并获得了黄体生成素释放激素(LHRH),前列腺癌的内分泌治疗才有了可选药物,他也于1977年获得诺贝尔生理医学奖。LHRH类似物和拮抗剂通过对下丘脑-垂体-睾丸性腺轴的抑制作用(图63-1),导致睾丸Leydig细胞睾酮合成降低,从而达到去势治疗目的。目前,绝大多数前列腺癌患者选择使用内分泌去势药物,而不是切除睾丸的手术治疗。

### 二、去势抵抗性前列腺癌的定义

抑制雄激素/雄激素受体信号通路是ADT的核心内容。ADT也是目前为止对于人体的实体肿瘤采用姑息治疗最有效的一种。然而不幸的是,在经历最初的一段有效期后,大多数接受ADT的前列腺癌患者都对ADT产生抵抗,进展为去势抵抗性前列腺癌。

去势抵抗性前列腺癌是在患者接受ADT治疗后被人为诱发的疾病最终阶段。CRPC只是部分前列腺癌细胞耐受了内环境中雄激素缺乏而产生的适应性改变。因此,前列腺癌进入CRPC阶段,病变更加恶性,更容易转移进展,且治疗效果不佳,是大部分前列腺癌死亡的最终原因。虽然CRPC作为世界性科学难题已经被研究多年,但是至今CRPC的致病机制不甚明确,已知有多条细胞分子信号通路参与了发病,但是具体到每个患病个体,致病途径又不尽相同。

所谓去势抵抗性前列腺癌(castration resistant prostate cancer,CRPC)是指在接受ADT治疗期间持续进展的前列腺癌。随着认识的深入,对CRPC确切的定义一直在修改,当前认为CRPC应定义如下:血清睾酮达到去势的水平,即<50ng/dl或<1.7nmol/L,且符合以下条件之一:①生化进展:每周测量PSA,连续3次PSA上升,两次PSA结果较最低值升高50%以上,且PSA>2ng/L;②影像学进展,即出现新的转移灶,如骨扫描发现至少两处新的骨转移灶或通过实体肿瘤疗效评价标准(response evaluation criteria in solid tumours,RECIST)判断出现至少一处软组织转移灶。需要注意的是,单纯的出现症状上的进展并不能足以认定进展为CRPC。

在诊断CRPC时需要与发生转移的激素敏感性前列腺癌(HSPC)相鉴别。并非所有的在使用去势治疗(包括药物去势和手术去势)时发生进展或者发生转移的前列腺癌患者均能够诊断为CRPC。鉴别CRPC与转移性HSPC的两个关键点在于:①睾酮水平是否达到去势水平;②达到去势条件后是否疾病持续进展。

### 三、去势抵抗性前列腺癌的预后

内分泌治疗对于绝大多数前列腺癌患者是有效的,能够降低PSA,缩小病灶和缓解症状。但是,几乎所有的前列腺癌患者在接受内分泌治疗后,经过中位时间18~24个月后,都会进展为去势抵抗性前列腺癌(CRPC),并最终死于CRPC。有报道,CRPC患者的中位总生存期短于20个月。因此所有CRPC患者都面临生存期缩短、生活质量下降等问题。如何延长患者的生存期并提高患者的生活质量是治疗的关键。近年来,许多CRPC治疗药物或手段相继出现,给患者带来了希望。由于患者的发病机制不明、个体化差异大、病情复杂等原因,如何对于不同的患者采取个体化的最适治疗策略是当前临床所面临的挑战。

(牛远杰　温思萌)

## 第二节　去势抵抗性前列腺癌发生发展的分子机制

在过去二十年里,随着分子生物学技术的进步,对于CRPC的分子机制的认识也得到了进一步的深化。而对于前列腺癌从激素依赖进展为去势抵抗的机制的理解将为CRPC的治疗指明方向。目前的研究表明,参与CRPC形成的机制有多种,多条分子信号通路参与其中。现代的基因组测序研究发现了大量有临床价值的分子改变,成为精准医学探索治疗CRPC的依据。然而,与精准靶向治疗药物的巨额花费相比,其疗效并不相称。究其原因仍然是CRPC的致病机制不明,相关分子网络复杂,多条信号通路协同致病,并随疾病发展而变化;因此针对单一分子的靶向治疗难以彻底清除病变。

### 一、去势抵抗性前列腺癌的形成机制

目前通常认为,CRPP的分子机制大致可以分为雄激素受体相关机制和非雄激素受体相关机制两大方面。

#### (一) CRPC的雄激素受体相关形成机制

雄激素受体(androgen receptor,AR)是类固醇核受体超家族的一员,其编码基因位于X染色体

(Xql1.2-12)。AR 蛋白包括四个功能区域:配体结合蛋白区域(ligand-binding domain,LBD)、DNA 结合蛋白(DNA-binding domain,DBD)、铰链区(hinge region)和 N'-端(N-terminal domain,NTD)。当 AR 的配体结合区 LBD 与其配体雄激素结合后,AR 可以从细胞质转移至细胞核内并形成二聚体,然后与 DNA 双链雄激素应答元件(androgen responsive elements,AREs)结合,在 RNA 聚合酶Ⅱ参与下,启动下游靶基因(如 PSA、BP5 等)的表达,调节下游基因的转录活性,调节细胞的凋亡增殖活性等。在用 ADT 治疗前列腺癌的过程中,AR 信号通路可能发生多种形式的改变,并促使前列腺癌由激素依赖性向去势抵抗性进展和转变(图 63-2)。

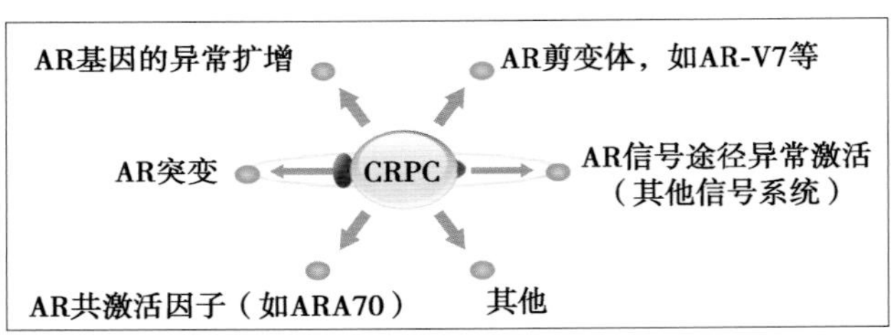


图 63-2 雄激素受体参与 CRPC 形成的机制

AR 基因扩增和过表达 以往的研究表明,AR 基因的异常扩增和 AR 蛋白的过表达是 CRPC 最常见的基因表达水平的改变。大约 80% 的 CRPC 患者都存在 AR 的 DNA 拷贝数增加,以及 AR mRNA 和蛋白水平的增高;而在良性前列腺增生症和未经 ADT 治疗的前列腺癌患者中,AR 基因扩增的现象却不常见。定量 RT-PCR 实验显示,CRPC 患者标本中 AR 的 mRNA 水平比非 CRPC 患者升高两倍。小鼠的去势抵抗性前列腺癌动物模型显示,在小鼠去势后的激素敏感阶段,随着前列腺肿瘤的缩小,其 AR 蛋白水平也是逐渐下降的。然而,随着小鼠 CRPC 肿瘤的复发,AR 蛋白水平也跟着升高。这一模型的发展趋势与临床上 CRPC 的进展较为相似,其 AR 水平的变化在一定程度上解释了为什么在 CRPC 阶段常规的 ADT 治疗效果不佳。除了基因扩增和 mRNA 表达升高造成的 AR 蛋白水平的增加,AR 蛋白的半衰期的增加也是 AR 蛋白水平升高的原因之一。AR 蛋白水平升高所造成的后果就是对雄激素的高度敏感,和肿瘤细胞对低水平雄激素的耐受。即便是低水平的雄激素浓度(例如在去势水平下)也能维持肿瘤细胞的存活,甚至继续增殖。有研究表明,在大部分 CRPC 肿瘤细胞中,AR 信号系统是被激活的,而持续和加强抗雄治疗可以延长患者的生存期。

AR 基因的突变 与 AR 基因扩增相似,AR 基因突变在早期的激素依赖性前列腺癌中并不常见,但随着肿瘤进展为 CRPC,AR 基因突变就变得比较普遍。研究者们已经在 CRPC 细胞中发现了超过 100 个突变点,这些突变点多数位于 AR 基因的 NTD 和 LBD 区域,包括 *T878A*、*AR868*、*AR867*、*H875Y/T*、*W742C*、*L702H* 和 *F877L* 等。许多 AR 突变会导致 AR 活性的增加,同时也会导致 AR 对配体的选择特异性下降。这些 AR 突变让 AR 能够被其他的类固醇激素所激活(如生长激素、糖皮质激素和雌激素等),甚至有些突变让 AR 能够被抗雄药物所激活。例如,最为常见的 *T878A* 突变,被发现于长期接受 ADT 治疗的 CRPC 患者,这一突变会导致 AR 配体特异性发生改变,以至于可以被黄体酮或雌激素所激活。再如 *AR868* 突变,即在 AR 的 LBD 区域的 868 位氨基酸的苏氨酸被丙氨酸所取代,造成 AR 可以被抗雄药物氟他胺和比卡鲁胺激活。同理,*W742C* 突变后,AR 可以被比卡鲁胺激活;*L702H* 突变后,AR 可以被糖皮质激素激活。新上市二代抗雄药物恩扎卢胺同样有报道可以引起 AR 的 *AR867* 突变,即发生在 AR 配体结合区 867 位苯丙氨酸错义突变成亮氨酸,又称为 *AR-F876L*。

通过检测这些 AR 的突变,可以评估 CRPC 进展的潜在风险。用最新二代测序技术检测 CRPC 血液中的循环肿瘤 DNA,发现 15%~20% 的 CRPC 患者的肿瘤标本中可以检测到 AR 基因的突变。除了 AR 突变外,AR 信号通路系统中,其他关键分子的基因突变也很重要,例如 *FOXA1*、*NCOR1/2*、*SPOP*、*ZBTB16* 和 *ASXL2* 等。

AR 剪接变异体(AR splice variants,AR-Vs)的表达 所谓 AR 剪接变异体(AR-Vs)是一系列 AR 剪接过程中产生的不完整形式的 AR 蛋白。其中许多的 AR 剪接变异体都缺乏 AR 蛋白中的 LBD 区域,它们可以不依赖于雄激素而保持持续的激活。AR-Vs 已经被证实与前列腺癌耐药性存在相关性,包括对于新上市的阿比特龙和恩扎卢胺。在这些 AR-Vs 中,AR-V7 是在临床 CRPC 标本中被研究最多的,它的存在会导致前列腺癌的恶性程度更高、患者生存期缩短,且对于传统的及新型的抗雄药物耐药,例如比卡鲁胺、恩扎卢胺等。*ARv567es* 可以结合并增强全长 AR 的稳定性,并增强内源性全长 AR 对雄激素的敏感性。近期的研究证明,靶向 AR 的 N 末端区域的药物(比如 EPI-002)要比靶向 AR 的

LBD 区域的药物更有优势。因为 AR 的 N' 端序列更加保守，且对于正常的 AR 和 AR-Vs 来说都是必不可少的。因而可能成为将来治疗 CRPC 的新药。

AR 共调节因子（AR co-regulators）的异常表达和功能异常　AR 共调节因子是一类与 AR 转录活性相关的蛋白因子，他们在激活或者抑制 AR 介导的转录活动中起着辅助的作用。在 AR 的作用过程中，它可以招募一系列共调节因子，组成共调节因子复合体，来辅助其转录功能。在这个复合体中，许多调节因子就是甲基化、磷酸化、乙酰化或泛素化的关键酶。此外，调节因子复合体中还包括分子伴侣、转录结构招募分子和 RNA 剪接调节分子等。目前已经发现存在超过 150 种 AR 的共调节因子，根据其作用不同可以分为共激活因子（如 p160/SRC、p300/CBP）和共抑制因子（如 NcoR1、NcoR2）等。当 AR 与共激活因子相互作用时，就会导致 AR 的转录活性异常增高。反之，则 AR 的转录活性则受到抑制。AR 共调节因子，如 ARA70，对 AR 活性具有重要的调节作用，可以协助并促使 AR 被去势水平的雄激素所激活，并促进 AR 的转录活性。再如，共激活因子 p300/CBP 能够促进 IL-6 介导的 AR 转录活性的增加，且 AR 的转录活性不需要雄激素的存在，最终促进 CRPC 的进展。因此 AR 共调节因子在 CRPC 的进展过程中发挥着重要的作用。

AR 翻译后修饰的异常　细胞的蛋白包括 AR 在翻译后尚需要通过各种修饰才能发挥其功能，AR 常见的翻译后修饰主要包括磷酸化、乙酰化、甲基化、泛素化和类泛素化等。AR 通过这些修饰后，可以增加其对下游靶基因的转录活性，减少细胞的凋亡，增加细胞的增殖活性。而通过抑制这些修饰可以在一定程度上降低 AR 的活性，从而降低肿瘤细胞的增殖活性。有研究证实，去甲基化药物可以抑制 DNA 甲基化，并能够逆转前列腺癌去势抵抗的过程，因此可以作为延缓 CRCP 发生的治疗药物。对于 AR 的磷酸化修饰，会让 AR 对于低浓度的雄激素更加敏感，并有可能导致 CRPC 的发展。光激酶 -A，作为 AR 磷酸化酶的一种，被发现在前列腺未分化癌和神经内分泌癌中表达升高。

AR 信号通路的旁路激活　在缺乏雄激素配体的条件下，表皮生长因子（EGF）和胰岛素样生长因子 1（IGF-1）可以通过活化 Src 非受体酪氨酸激酶，介导 AR 的 Y534 位点磷酸化，从而激活 AR 下游信号通路。细胞因子白介素 6（IL-6）可以通过 STAT3 信号激活 AR，启动 AR 靶基因的转录。AR 和 Akt 存在相互作用，Akt 可以促进 AR 丝氨酸 210 和 790 位点磷酸化而激活 AR；而去势后 AR 抑制可以通过下调 FKBP5 的表达，抑制 PHLPP 介导的 Akt 去磷酸化，从而增强 Akt-mTOR 活性。

此外，与 AR 同属于类固醇受体家族其他类固醇受体（如雌激素受体 ER，孕激素受体 PGR，糖皮质激素受体 GR）存在着很多相似之处。它们都是由相同的原材料合成，且分子结构高度相似，尤其是在 DNA 结合域（DNA binding domain，DBD）。有研究证实，前列腺癌的患者在接受了 ADT 治疗之后，GR 的表达量升高。而 GR 与 AR 结合在染色体相同的位点，GR 能激活许多 AR 的下游基因，提示 GR 的表达与 CRPC 的进展有密切的关系。有临床研究证据表明，应用糖皮质激素的前列腺癌患者的预后比不用的患者要差。类固醇受体家族的另一员 PGR 也在结构上与 AR 相似。因此，PGR 也是激活 AR 下游基因的一条旁路信号通路。

肾上腺雄激素和肿瘤内雄激素的合成　在正常生理状态下，睾丸合成的睾酮是男性雄激素的主要来源。此外，5%~10% 的雄激素由肾上腺合成。因此，手术或药物去势能够将体内睾酮水平降至正常水平的 10% 以下。但是，无论手术或药物去势都无法完全清除体内的雄激素，剩余的雄激素仍然可以在肾上腺内合成，并可以在前列腺癌患者血液中和肿瘤中被检测到。有研究认为，这些去势后残留的雄激素仍然足以促进前列腺癌的进展，最终发展成为 CRPC。此外，CRPC 患者的前列腺组织中的雄激素水平明显高于激素敏感性前列腺癌组织。进一步的研究发现肿瘤本身可以合成部分雄激素，包括雄烯二酮（androstendione，AD）和脱氢表雄酮（dehydroepiandrosterone，DHEA）。这些雄激素可能在去势抵抗性前列腺癌的进展中起着重要作用。

**（二）非雄激素受体相关的机制**

CRPC 的前列腺癌肿瘤干细胞机制　干细胞是一类具有多向分化潜能、具有自我更新能力的未分化或低分化细胞群，目前已经被报道存在于多种组织器官中。在正常的前列腺组织中，主要存在着两类干细胞，腺上皮干细胞和间充质干细胞。腺上皮干细胞主要存在于腺体的基底层（basal cells），大多数干细胞先分化为过渡 - 放大细胞，再分化成中间分化细胞（intermediate cells），而中间分化细胞又能进一步分化成高度分化的腔上皮细胞（luminal cells）。有证据表明上皮神经内分泌细胞也是由前列腺上皮干细胞分化而来。间充质干细胞则主要存在于前列腺间质中。这两类干细胞均不表达AR，也不依赖于AR信号通路而存活。

前列腺上皮干细胞可以表达CD133、ABCG2、α2β1 integrin，不表达p63、PSCA、AR、PSA。中间分化细胞表达p63、CK5、CK14、Jagged-1、Notch-1，同时低量表达CK8、CK18和AR。腺上皮细胞则表达CK8、CK18、PSA、AR，不表达CK5、CK14（表63-1）。

表63-1 前列腺癌上皮内各类细胞的标志物

| | 干细胞 | 中间分化细胞 | 腺上皮细胞 |
|---|---|---|---|
| CD133 | ++ | − | − |
| α2β1 integrin | ++ | + | − |
| CD44 | ++ | + | − |
| CK5 | +++ | ++ | − |
| CK8 | − | + | +++ |
| AR | − | −/+ | ++ |

越来越多的研究表明，在前列腺癌组织中存在着干细胞或者干细胞样的细胞群。前列腺肿瘤干细胞可能是导致ADT治疗失败的根源。肿瘤干细胞（cancer stem cells）是指一类具有无限再生潜能和能够在免疫缺陷小鼠体内成瘤的肿瘤细胞。肿瘤干细胞具有以下特点：①占肿瘤细胞总数的一小部分；②具有自我更新和增殖能力；③它们可以通过分化再现来源肿瘤的表型。在白血病、乳腺癌、脑肿瘤、肺癌及前列腺癌中，均证实了肿瘤干细胞的存在。

前列腺癌肿瘤干细胞可能有两种来源：①正常干细胞是肿瘤发生的源泉，致癌性突变使正常干细胞内在的自我更新和无限增殖能力得到加强，从而转变为肿瘤干细胞；②分化较成熟的肿瘤细胞受到外界突变剂、诱导剂等的作用而活化了某些干细胞相关途径，逆分化而获得干细胞特性，形成肿瘤干细胞。研究认为，ADT治疗可以诱发前列腺癌细胞的逆分化，因而CRPC的形成可能与肿瘤干细胞相关。

在有关前列腺癌的细胞来源问题上，始终存在争论。有人认为，前列腺癌起源于终末分化的腺上皮细胞，原因是大部分癌细胞表达腺上皮细胞标记分子（如CK8、CK18、雄激素受体、PSA和前列腺酸性磷酸酶），但是不表达基底细胞标记分子（如p63等）。另有一些研究认为：前列腺癌起源于中间分化细胞，因而具有自我更新能力。激素敏感性前列腺癌细胞的增殖和存活依赖于功能正常的雄激素受体信号系统。ADT治疗后，70%~80%的前列腺癌细胞发生凋亡。然而，仍然有一部分癌细胞存活了下来。ADT后复发的前列腺癌瘤体中，肿瘤干细胞的比率也从0.8%增加至47%。我们的研究显示，当前列腺上皮细胞的AR被选择性敲除或去势治疗后，小鼠前列腺上皮内中间分化细胞所占的上皮细胞总数的比例增加。相似的，对TRAMP前列腺癌小鼠做前列腺上皮细胞AR敲除或去势治疗后，瘤体内肿瘤干细胞（大部分为$CK5^+/CK8^+$中间过渡细胞）比例增加。由于肿瘤干细胞的增殖和存活不依赖于雄激素，因此去势抵抗性前列腺癌形成的原因可能与肿瘤干细胞异常增多有关。

另外CRPC可能是去势治疗或抗雄激素药物被动筛选的结果。在ADT治疗前，前列腺癌就是由分化程度不同的前列腺癌细胞构成的混合性肿瘤。分化较好的前列腺癌细胞类似于正常前列腺上皮中的腺上皮细胞（$CK8^+/CK5^-$腺上皮细胞），这类细胞的存活依赖于雄激素。而分化较差的前列腺癌细胞类似于正常前列腺上皮中的基底细胞（$CK8^-/CK5^+$干细胞），其存活不依赖于雄激素。ADT治疗杀死了部分腺上皮类肿瘤细胞，而保留或激活了干细胞类肿瘤细胞（图63-3）。

前列腺神经内分泌肿瘤　除了肿瘤干细胞，在CRPC的患者中，还有一类的肿瘤对于AR信号通路并不敏感，那就是神经内分泌性CRPC（NeCRPC）。它在组织学上表现为神经内分泌的分子标志物阳性，例如：CgA、SYN、NSE和CD56（NCAM）等。作为CRPC中最致命的一种，NeCRPC的患者的中位生存期仅有7个月。在正常前列腺上皮内，神经内分泌细胞所占前列腺上皮细胞总数比例不足1%，在激素敏感性前列腺癌组织标本中难以发现阳性染色的神经内分泌细胞，但是约20%的CRPC病变发生了神经内分泌分化。NeCRPC的详细起源及其机制尚不十分明确，但研究表明，NeCRPC与前列腺腺癌拥有相似的基因组，只是在基因组的转录调控存在差异，且腺癌可以转化为NeCRPC。这就表明，普通的前列腺癌在ADT、放疗、化疗的选择压力下有向NeCRPC转化的可能，称之为治疗诱导的NeCRPC（t-NeCRPC）。NeCRPC具有高度侵袭性，它的诊断常常依靠病理学活检。其临床特征主要包括：激素治疗无效、骨溶解性病变存在、疾病进展迅速、存在内脏转移、早期转移而PSA水平没有相应升高。

我们的研究发现：ADT治疗可以诱发腺上皮样的前列腺癌肿瘤细胞发生神经内分泌分化；发生神经内分泌分化的起源细胞是前列腺癌中间分化细胞；前列腺癌微环境中的肿瘤相关成纤维细胞可以分泌神经加压素（NTS）促进中间分化的肿瘤细胞向神经内分泌细胞分化（图63-4）。

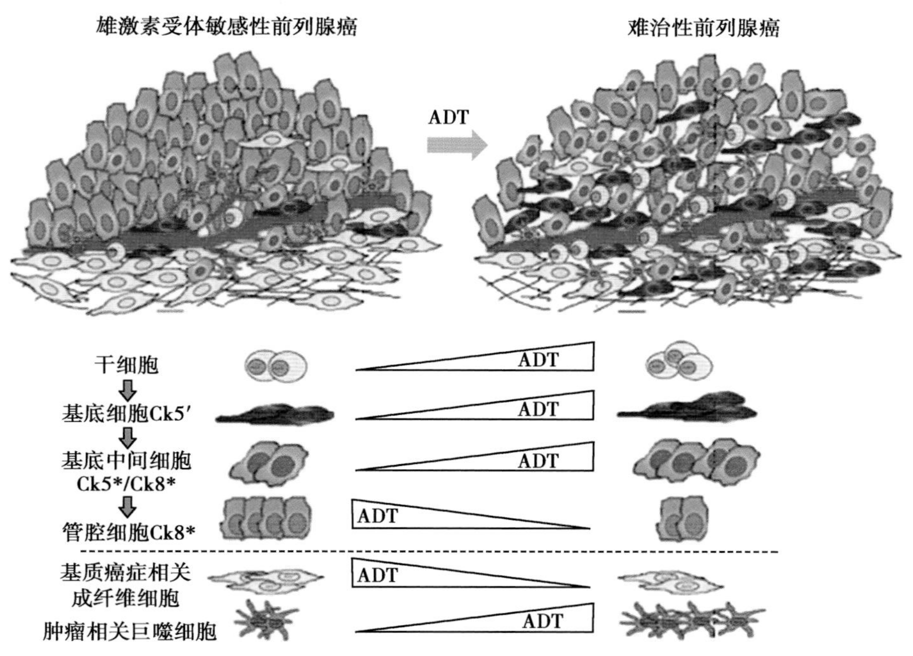


图 63-3　CRPC 的干细胞形成机制

ADT:雄激素剥夺疗法。

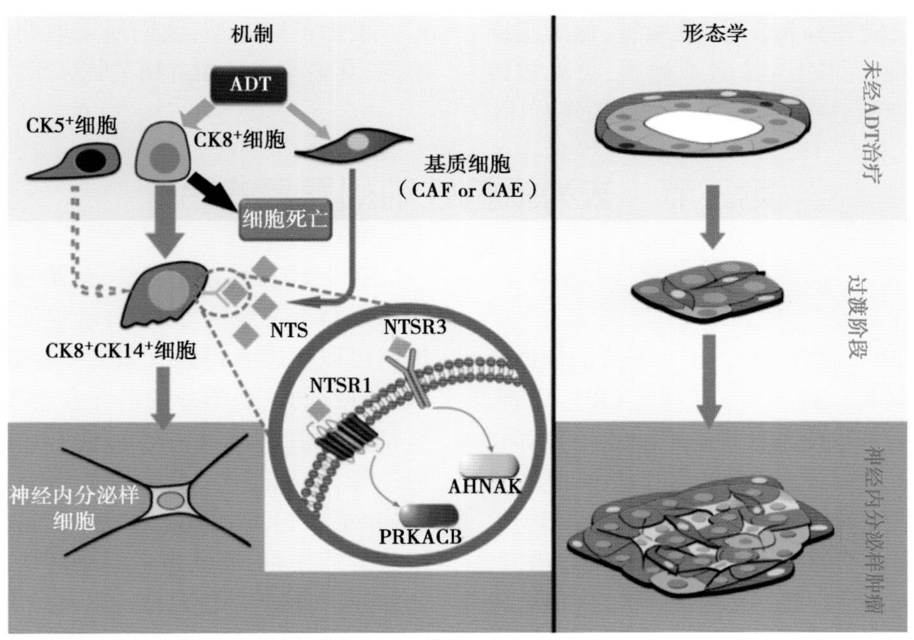


图 63-4　CRPC 的神经内分泌形成机制

## 二、对 CRPC 的分子分型的探索

CRPC 并非一种病，而是一类疾病状态。它的发病有多种复杂机制参与，也就决定了无法用单一的方法进行治疗。所谓的 CRPC 的不均一性主要体现在以下几方面：

### （一）CRPC 的异质性

1. 对 ADT 治疗敏感性的不均一性　晚期前列腺癌患者对 ADT 治疗的敏感性存在差异，体现在对治疗敏感程度的不同和治疗有效期长短的不同两方面。

根据敏感程度不同可以分为：①对 ADT 治疗敏感，这部分患者经过 ADT 治疗后 PSA 可降至 0.2ng/ml 以下；②对 ADT 治疗敏感，但 PSA 不能降至 0.2ng/ml 以下的 CRPC；③ADT 治疗无效，这部分患者占 10% 左右。

根据 ADT 治疗有效期长短的不同又可分为：①短期有效（<1 年），这部分患者占 10%~15%；②中等有效（2~5 年），这部分患者占 70%~80%；③长期有效（>5 年），这部分患者占 15%~20%。

2. 组织病理学的不均一性　不同的 CRPC 患者的镜下组织病理学表现也是不一致的。

典型的腺癌病理组织学特点为癌组织有明显的腺管形成，癌细胞细胞质丰富，胞核染色浅，有突出红染的核仁，染色质粗、空泡状，核分裂罕见。

而有一部分 CRPC 患者具有典型小细胞样癌特征，特点为癌组织成片分布，不形成腺管，癌细胞细胞质少，胞核深染，无核仁，核型不规则，可见核铸型，染色质均匀细腻，核分裂可见，这一部分 CRPC 我们又称之为 NeCRPC。

还有一部分 CRPC 患者的病理类型既不同于典型的腺癌，也不同于典型的小细胞样癌，其特点为癌组织有模糊的腺管形成，癌细胞有细胞质，胞核深染，无核仁或小核仁，核型圆且规则，无核铸型，染色质均匀细腻，核分裂少见。

尽管前列腺癌都是来源于前列腺的腺上皮细胞，但是由于转录调控、转录后修饰等的差异，CRPC 个体在基因的表型上也不一致。仅 AR 基因的表达就存在着 AR 点突变、剪接异构体、异常扩增、异常激活等变化。此外，除了 AR 基因的差异，根据我们前期的蛋白组学结果，还有众多基因的表型也存在着显著差异，如 *FKBP5*、*Yap1*、*NT1*、*PIM-1*、*AKT1*、*ACACA*、*COX-2*、*LYN* 等。

正因为 CRPC 存在着不均一性，临床上对于 CRPC 采用统一的治疗方式就缺乏理论支持，也难以达到理想的效果。有必要根据 CRPC 的分子机制及病理特征进行分型，然后根据各自的特点，采用针对性的个体化治疗方案才能达到理想的效果。

初步探讨进展机制，我们将 CRPC 主要分为三个亚型：①Ⅰ型：AR 信号依赖性，分子标志物为 FKBP5、AKR1C3、PCNA 阳性；②Ⅱ型：肿瘤干细胞型，分子标志物为 Yap1、CD44、CD33 阳性；③Ⅲ型：神经内分泌型，分子标志物为 NTS、CgA、NSE、Syn 阳性。

根据不同亚型，我们所采取的治疗方式和策略不同，其临床意义尚待相关临床研究的最终结果。

（牛远杰　温思萌）

# 第三节　去势抵抗性前列腺癌的治疗

## 一、引言

目前，针对 CRPC 患者治疗的一个重要的依据就是是否存在肿瘤转移。对于没有转移的 CRPC 患者，没有证据显示治疗能够使患者获益，因此并不推荐立即给予治疗。但是，这些没有发现转移的 CRPC 的患者中，有大约三分之一的患者将在两年内进展为骨转移。因此需要持续监测患者 PSA 水平的变化和影像学改变，及时发现患者的转移性进展。无转移症状的 CRPC 患者应该在 PSA 的水平达到 2ng/ml 时进行骨扫描和 CT 扫描；如果监测结果为阴性，那么等 PSA 水平升到 5ng/ml 时再次复查。此后，每当 PSA 水平翻倍时都应复查骨扫描和 CT 检查。对于有症状的 CRPC 患者，无论 PSA 水平多少都应进行骨扫描和 CT 检查。

对于转移性的 CRPC，有两项临床试验表明，在二线乃至三线治疗期间，继续使用 LHRH 类似物仍然可以让患者得到有限的生存获益。因此，目前认为持续的去势治疗的潜在获益要大于其风险，应坚持使用。目前针对转移性 CRPC 的治疗有许多种选择，比如靶向 AR 通路的治疗、化疗、免疫治疗（sipuleucel-T）、放疗等。对于不同 mCRPC 患者选择用药的依据是：既往患者的用药情况、患者的症状、合并症、转移的部位及范围以及患者的倾向性。

## 二、CRPC 的治疗药物

### （一）针对雄激素 / 雄激素受体（AR）信号通路的药物

对于大部分 CRPC 患者而言，其雄激素 /AR 信

号仍具有活性，而且继续强效抑制雄激素/AR信号仍然能够达到控制前列腺癌发展、改善生活质量和延长总生存期的作用。

1. 阿比特龙 细胞色素CYP17酶复合体是雄激素生物合成的关键酶。阿比特龙可以通过抑制17α-羟化酶和17,20-裂解酶的活性，而达到降低体内和肿瘤内雄激素水平的作用。阿比特龙具有高度的选择性，并不可逆地阻断CYP17酶的活性。从药物作用机制上讲，阿比特龙作用靶器官和组织是广泛的，既作用于睾丸、肾上腺，又可以抑制肿瘤细胞自身合成雄激素。当与LHRH类似物等去势药物联合应用时，效果更佳，可以使体内雄激素降至不可测出的水平。研究认为，在选择去势药物时，虽然各种药物都可以使睾酮水平降至去势标准以下，但是去势睾酮水平越低的患者临床获益越大。因此，阿比特龙的应用可以达到有效控制CRPC的目的，被用于多西他赛治疗后或未经化疗的转移性CRPC的患者。

阿比特龙是用于化疗前无症状或轻度症状mCRPC患者的一线治疗。在未经化疗的mCRPC患者中（COU-AA-302），阿比特龙可以提高患者影像学无进展生存期，延缓患者化疗，并提高患者总的生存期4.4个月（34.7个月 vs. 30.3个月）。在经过多西他赛化疗后的患者中（COU-AA-301），与对照组相比，阿比特龙能够延长已经经过多西他赛化疗的mCRPC患者总生存期4.6个月（15.8个月 vs. 11.2个月）。最近，还有临床实验表明，在局部进展期或激素敏感性的转移性前列腺癌中，阿比特龙也能够提高患者的生存期，降低病死率。

阿比特龙对CRPC患者的疗效与安全性已被证实，但对阿比特龙服用剂量和频次是否可以改为间断性给药从而减少药物的副作用，尚需进一步研究。在应用阿比特龙时，建议同时应用低剂量的泼尼松（5mg，bid）来预防高血压、低钾血症和水钠潴留。此外，还应每月检测肝脏功能。

2. 恩扎卢胺 是第二代新型雄激素受体拮抗剂，它能够竞争性地结合AR并抑制AR，AR阻断雄激素/AR信号通路，降低AR的核转位和DNA结合效率，从而抑制肿瘤细胞增殖。与第一代抗雄药物比卡鲁胺相比，它的优势在于：与AR竞争性结合的能力更强；能够有效阻止AR从细胞质进入细胞核；能够抑制AR结合到DNA上；能够抑制AR的共激活因子的活性。与比卡鲁胺相比，恩扎卢胺能够提高患者无进展生存期9.9个月（15.7个月 vs. 5.8个月）。

恩扎卢胺可用于治疗化疗后和未经化疗的mCRPC患者。一项三期临床实验证明，在经过化疗后的mCRPC患者中，恩扎卢胺能够提高患者总的生存期5.2个月（18.4个月 vs. 13.6个月）。而在未经化疗的mCRPC患者中，恩扎卢胺也能显著降低患者的影像学进展风险，并显著提高患者的总生存期4.2个月（35.3个月 vs 31.3个月）。此外，也有研究证实，恩扎卢胺也能够让激素敏感性前列腺癌患者生存获益。

3. 用于CRPC治疗的其他二线内分泌治疗药物 ①加用抗雄激素药物剂量：对于采用单一去势（手术或药物）治疗的患者，加用抗雄药物（比卡鲁胺或氟他胺），有60%~80%的患者PSA下降>50%，平均有效时间为4~6个月。②停用抗雄激素药物：对于采用联合雄激素阻断治疗的患者，推荐停用抗雄药物，停用比卡鲁胺或氟他胺4~6周后，约1/3的患者出现“抗雄激素撤除综合征”，PSA下降>50%平均有效4个月。③抗雄激素药物互换：如比卡鲁胺与氟他胺相互替换，在少数患者仍能获益。④肾上腺雄激素抑制剂：如酮康唑、氨基苯乙哌啶酮、皮质激素（氢化可的松、泼尼松、地塞米松）。⑤应用低剂量的雌二醇，甲地孕酮等。采用药物去势的患者若血清睾酮未达去势水平，则应行手术去势或雌激素治疗，使睾酮达去势水平。

### （二）CRPC的化疗药物

1. 多西他赛 是一种细胞周期毒性药物，是M期周期特异性阻滞剂。它是首个被证实在mCRPC患者治疗中能够延长患者寿命的药物。自2004年以来，多西他赛联合泼尼松的化疗方案一直是mCRPC的标准治疗。与米托蒽醌联合泼尼松相比，多西他赛联合泼尼松治疗能够提高mCRPC患者2~2.9个月的总生存期。此外，对于转移性激素敏感型前列腺癌患者，尤其是那些肿瘤负荷较高的患者，同时使用多西他赛化疗和ADT能显著提高患者的总生存期（57.6个月 vs. 44.0个月）和无进展生存期（20.2个月 vs. 11.7个月）。对于多西他赛治疗失败的患者可选用米托蒽醌或两种药交替序贯的治疗方案可能有较好的疗效；或者选用二线及后续化疗药物，如卡巴他赛、雌莫司汀等。

在多西他赛化疗后应用阿比特龙和恩扎卢胺仍可使患者获益。在临床实验中，经过多西他赛化疗的mCRPC患者，阿比特龙能够提高患者的中位生存期3.6个月（15.8个月 vs. 11.2个月）；应用恩扎卢胺可以提高患者中位生存期4.8个月(13.6个月 vs. 18.4个月)。目前尚缺乏相关的治疗药物最佳顺序的循证医学证据。有关联合用药或序贯治疗是否优于单药治疗的相关研究及临床试验正在进行中。有证据表明,恩扎卢胺和阿比特龙存在交叉耐药。

2. 卡巴他赛 是第二代紫杉醇类化疗药。三期临床试验证实,与米托蒽醌联合泼尼松相比,卡巴他赛联合泼尼松治疗能够提高mCRPC患者2.4个月的中位生存期(15.1个月 vs. 12.7个月)。在作为一线用药时,卡巴他赛并不比多西他赛的效果更好。但是,作为二线用药,卡巴他赛对于多西他赛耐药的mCPRC仍有作用。此外,即便经历过阿比特龙或恩扎卢胺等一线治疗,卡巴他赛仍然具有抑制肿瘤的作用。

### (三)CRPC的免疫治疗药物

1. Sipuleucel-T 肿瘤细胞通过多种机制逃避机体免疫系统的识别和消灭。免疫治疗就是通过增强机体免疫系统对肿瘤的杀伤功能发挥作用。Sipuleucel-T是首个用于mCRPC治疗且被证明能让患者生存获益的免疫治疗药物。Sipuleucel-T是一种肿瘤免疫疫苗,它是由来源于自身外周血的单核细胞,在体外被一种重组的融合蛋白PA2024激活后回输给患者达到免疫治疗的作用。融合蛋白PA2024是将前列腺酸性磷酸酶融合到粒细胞-巨噬细胞集落刺激因子上,可以激活患者外周血单核细胞。三期临床实验证实,IMPACT研究表明,Sipuleucel-T可以提高mCRPC患者4.1个月的中位生存期(25.8个月 vs. 21.7个月),死亡风险率降低22%,36个月存活率为31.7%,生存率比对照组提高38%。因此,它在2010年被FDA批准用于CRPC的治疗。

CTLA-4、PD-1和PD-L1抑制剂 免疫检查点抑制剂包括细胞毒T淋巴细胞相关抗原4(cytotoxic T lymphocyte-associated antigen-4,CTLA-4)、程序性死亡受体-1(programmed cell death-1,PD-1)及其配体程序性死亡配体-1(programmed cell death-ligand 1,PD-L1)抑制剂。这类药物是通过终止T细胞的负性调控信号,使T细胞的活性恢复,进而逆转肿瘤免疫逃逸机制,恢复自身免疫应答,最后起到抑制和杀伤肿瘤的作用。

Ipilimumab是CTLA-4抑制剂,通过抑制CTLA-4与T淋巴细胞表面的CD80(B7)结合,增强T细胞介导的免疫反应。一项Ipilimumab联合放疗治疗mCRPC的研究显示:Ipilimumab使用组部分预后良好的患者呈现PSA持续缓解并生存获益(22.7个月 vs. 15.8个月)。另一项研究显示,联合应用两种检查点阻滞剂Ipilimumab和Nivolumab(PD-1抑制剂)治疗可以延长AR-V7阳性CRPC患者生存。25%的患者获得客观缓解,通常缓解时间持续9个月以上。另一种PD-1抑制剂Pembrolizumab也被证明可以有效治疗一些前列腺癌患者,258名晚期CRPC患者中,用药组有38%的男性在一年后仍然活着,11%的患者在试验开始一年后仍然接受治疗,但未见肿瘤生长。

### (四)对药物疗效的评估

PSA下降≥50%保持8周与较好的预后结果显著相关。当评价药物治疗是否有效时,患者血清PSA的水平不能作为判断治疗效果的唯一依据。当以下三项恶化指标出现两项时,考虑治疗耐受或无效:①PSA持续升高;②在影像学上,骨或软组织转移病灶是否出现进展;③临床症状是否恶化,特别是骨痛。

## 三、无转移的去势抵抗性前列腺癌(NMCRPC)的治疗

NMCRPC是指患者在ADT治疗过程中,发现PSA的生化复发,并且这部分患者在骨扫描、CT或者MRI检测等影像学检查中未能找到阳性转移病灶者。目前没有任何证据表明即刻的药物干预可以使患者总生存期获益。STRIVE研究发现,恩扎卢胺可以延长患者的无转移生存,但没有观察到总生存期的获益。SPARTAN研究发现,阿帕他胺与比卡鲁胺相比可以明显延长$M_0$ CRPC患者的无转移生存,虽然结果没有发现阿帕他胺明显延长患者的总生存期,但有延长总生存期的趋势。在SPARTAN研究的亚组分析中发现,患者的年龄越小、身体状况越好和有盆腔淋巴结转移的患者,临床获益越多。

约1/3的诊断为NMCRPC的患者,在两年后进行骨扫描检测时会发现骨转移病灶。近年来,随着PSMA PET-CT的广泛应用,使得转移病变可以被早期发现。原来诊断分期为NMCRPC的患者可能被发现存在微小的早期转移病灶,其中淋巴结转移居多,对于这部分患者局部的放疗可能使其获益更多。

## 四、转移性去势抵抗性前列腺癌(mCRPC)的治疗

### (一)内分泌治疗

1. 维持性去势治疗 回顾性的临床数据表

明LHRH类似物仍可以使晚期前列腺癌患者生存获益，虽然获益程度有限；此外，几乎所有的关于mCRPC患者药物治疗的三期临床试验均以去势为基础治疗；再者，考虑到LHRH类似物的副作用相对温和，目前仍推荐mCRPC患者需要维持药物去势治疗。

2. 新型内分泌药物治疗，阿比特龙和恩扎卢胺等 临床RCT研究COU-AA-302和PREVAIL分别奠定了阿比特龙和恩扎卢胺在未经化疗的mCRPC患者治疗中的地位，两者均能明显延长mCRPC患者的总生存期和疾病无进展生存期。对于既往多西他赛化疗后的患者，阿比特龙和恩扎卢胺也有比较显著的临床效果，COU-AA-301和AFFIRM两个RCT研究结果已证实。除了阿比特龙和恩扎卢胺之外，新型内分泌药物还有阿帕他胺、Orteronel（TAK-700）、Darolutamide（ODM-201）以及国产的普克鲁胺等。

### （二）化疗

化疗前需先考虑患者对化疗的耐受性、一般身体状况及既往治疗的情况等因素。

1. 多西他赛（docetaxel） mCRPC目前仍采用以多西他赛为基础的标准一线化疗方案；即DP方案：多西他赛75mg/m$^2$，每3周一次，静脉用药；加用泼尼松5mg口服，2次/d。如果能够耐受，可持续10个周期。

（1）DP方案的适应证：①未经化疗的CRPC患者，不论有无症状，身体状况良好，可使用以多西他赛为基础的化疗；②对既往曾接受过多西他赛治疗的患者，身体状况良好，且之前对治疗有反应的可以重新给予多西他赛化疗；③合并神经内分泌分化的CRPC仍可选择含多西他赛的化疗方案；④对于病理类型为单纯神经内分泌分化或小细胞癌的CRPC患者，推荐使用以铂类为基础的化疗方案。可选用依托泊苷+顺铂或多西他赛+卡铂等化疗方案。

（2）多西他赛化疗的疗效：TAX 327研究结果显示，每3周一疗程的DP方案较米托蒽醌方案可延长中位总生存期2~3个月。在接受DP方案化疗的患者中，如果已经伴有内脏转移、骨痛、贫血或者既往接受过雌莫司汀治疗者预后较差。多西他赛联合雌莫司汀与米托蒽醌相比，也能提高约1.9个月的中位总生存期。

2. 以米托蒽醌（mitoxantrone）为基础的化疗方案 米托蒽醌12mg/m$^2$，每3周一次，静脉用药，同时联合泼尼松治疗，可在一定程度控制疾病进展，提高生活质量，特别是减轻疼痛。

3. 其他可选择的化疗方案有 ①雌莫司汀+长春碱；②雌莫司汀+依托泊苷；③卡巴他赛25mg/m$^2$，每3周一次，静脉用药。加用泼尼松5mg口服，2次/d。可作为多西他赛治疗失败后的二线化疗替代药物。

TROPIC研究的结果显示，与米托蒽醌二线治疗相比较，卡巴他赛可以延长多西他赛耐药后患者中位生存期2.4个月。

### （三）免疫治疗

Sipuleucel-T适用于无症状或者只有轻微症状的mCRPC患者。CTLA-4、PD-1和PD-L1抑制剂对mCRPC患者的治疗尚在临床研究阶段。

### （四）对CRPC骨转移的治疗

对于有骨转移的去势抵抗性前列腺癌的治疗目的主要是缓解骨痛，预防和降低骨相关事件（skeletal related events，SREs）的发生，提高生活质量，提高生存率。

1. 双膦酸盐 具有持续缓解骨痛，降低骨相关事件的发生率，延缓骨并发症发生的作用。是目前治疗激素敏感性前列腺癌和去势抵抗性前列腺癌骨转移有效的方法。推荐在诊断前列腺癌骨转移癌的同时开始使用。双膦酸盐适合与化疗、放疗、手术、内分泌治疗等常规抗癌治疗联合应用，也可与阿片类止痛药联合用药。

双膦酸盐分为不含氮类和含氮类两种。不含氮类双膦酸盐代表药物是氯膦酸盐，分为口服和静脉剂型。口服剂型方便患者门诊长期使用。含氮类双膦酸盐均为静脉剂型，代表药物是唑来膦酸盐。需要注意的是，对于基础肌酐清除率<30ml/min的患者，禁用唑来膦酸治疗。目前临床常用双膦酸盐活性差异很大，但尚需要直接临床研究证实不同双膦酸盐之间疗效的差异。

一项RCT研究显示，对于伴骨转移的CRPC患者，唑来膦酸联合多西他赛治疗比单用多西他赛能够降低患者骨相关事件的发生率(44% vs 33%)，尤其是能够降低病理性骨折的发生率（13.1% vs 22.1%）。但是，没有证据显示双膦酸盐可以让mCRPC患者生存获益。双膦酸盐治疗的副作用是导致低钙血症和低磷血症等代谢异常，因此为降低此类副作用的发生，可在双膦酸盐治疗的同时补充钙剂和维生素D。

2. 地诺单抗 是核因子B配体的受体激活剂（receptor activator of nuclear factor B ligand，RANKL）的人源性单克隆抗体，RANKL是一种与破骨细胞的形成、功能和存活相关的重要介质。在CRPC患者的治疗中，相较于唑来膦酸疗法，地诺单抗可明显延长患者骨相关事件的发生时间(20.7 个月 vs 17.1 个月),但是并不能提高患者的生存期和无进展生存期。

3. 放疗和放射性核素治疗 外照射放疗可改善局部骨痛。对于多发骨转移和多发骨痛的患者可采用放射性核素治疗。

(1) $^{223}$镭是一种 α- 核素,也是目前为止唯一能提高 mCRPC 患者生存期的靶向骨转移药物。$^{223}$镭既可作为骨转移的一线治疗,也可用作二线治疗。三期临床试验 ALSYMPCA 发现,在多西他赛治疗失败的患者中,应用 $^{223}$镭能够提高 mCRPC 患者的总生存期 3.6 个月。此外其还可以延后骨相关事件的发生,改善患者的疼痛症状和生活质量。$^{223}$镭毒副作用通常较轻,常见有较强的造血系统毒性和腹泻症状。少见的严重并发症包括腮腺损伤等。此外,$^{223}$镭的有效性和安全性与患者是否应用过多西他赛无关。

(2) $^{89}$锶和 $^{153}$钐也是常用的放射性核素,$^{89}$锶比 $^{153}$钐发出的 β 射线能量高,但半衰期短。应用 $^{89}$锶或 $^{153}$钐可以显著减少患者新发骨转移灶,降低骨痛症状,减少止痛药用量。最常见的副反应为骨髓抑制。

4. 镇痛药物治疗 世界卫生组织(WHO)已经制定了疼痛治疗指南,也适用于前列腺癌骨转移患者。镇痛治疗要求患者必须规律服药以预防疼痛,并按阶梯服药:从非阿片类药物至弱阿片类,再至强阿片类药物,逐级上升,还要进行适当地辅助治疗,包括神经抑制剂、放疗、化疗、手术等。

### (五) 个体化精准医学治疗

高通量测序技术在 CRPC 中的应用,迅速拓展了人们对 CRPC 分子机制认识的广度和深度,为 CRPC 精准医学发展奠定了基础。有研究发现 CRPC 中主要的基因变异包括 *AR* 基因异常、*TMPRSS2-ERG* 基因融合、*PTEN* 缺失、*TP53* 突变、*RB* 缺失、*C-myc* 扩增、*BRCA2* 缺失、*ATM* 突变和 *PIK3CA* 突变,并主要涉及 AR、DNA 修复、PI3K、Wnt、细胞周期等信号通路。

1. 适合基因检测的患者 局限型、局部进展型、转移型(尤其是 mCRPC)患者的基因突变图谱及基因突变负荷差异较大,结合前列腺癌临床实践流程及药物研发现状,符合表 63-2 的前列腺癌患者应考虑进行 NGS 基因突变检测。

检测内容 虽然二代测序可以发现绝大多数 mCRPC 患者存在有临床价值的突变,但是受限于药物的研发。《二代测序技术在肿瘤精准医学诊断中的应用专家共识》建议检测应包含指南中明确指定、FDA 或者中国国家药品监督管理局(China National Drug Administration,CNDA)批准的适应证相关的突变位点,还建议纳入正在进行临床试验的药物相关靶点。

每个检测公司自己设定的检验组(panel)所包含的基因或者相同基因的检测位点都不尽相同,但这些检验组都是基于欧美人群(以高加索人种为主)的数据挑选的。检验组中有限的基因数量则可能导致国人前列腺癌治疗、遗传相关基因突变信息遗漏并增加受试者后续检测费用及样本损耗。因此我们

**表 63-2 建议基因检测的患者**

| 患者 | 家族史 | 指南 |
|---|---|---|
| mCRPC | 有或无 | NCCN Clinical Practice Guidelines in Oncology: Prostate Cancer(2018 V4) & Philadelphia Consensus |
| mHSPC | 有或无 | NCCN Clinical Practice Guidelines in Oncology: Genetic/Familial High-Risk Assessment: Breast and Ovarian(2019 V3) |
| 确诊前列腺癌 GS≥7 分,且满足以下任意条件:有一位卵巢癌、胰腺癌或者转移性前列腺癌直系亲属;有一位年龄小于 50 岁的乳腺癌直系亲属;有两位任意发病年龄乳腺癌或者前列腺癌直系亲属 | 有 | NCCN Clinical Practice Guidelines in Oncology: Genetic/Familial High-Risk Assessment: Breast and Ovarian(2019 V3) |
| 有两位及以上同系亲属有可疑有遗传性卵巢癌 - 乳腺癌综合征、遗传性前列腺癌综合征及林奇综合征家族史的前列腺癌患者 | 有 | Philadelphia Consensus |

建议针对不同遗传背景及检测目的的受检者，应根据实际需要进行检验组的筛选。

常用的CRPC个体化治疗药物 个体化治疗含义非常广，这里指基于前列腺癌分子分型的治疗和基于二代测序(NGS)结果为基础的个体化精准治疗。

针对同源重组修复缺陷：多聚腺苷二磷酸核糖聚合酶(poly ADP ribose polymerase，PARP)在DNA损伤修复和细胞凋亡过程中起重要作用。抑制PARP的活性可使DNA损伤修复受挫，继而诱发肿瘤细胞凋亡，构成PARP抑制剂发挥抗肿瘤活性的内在机制。同源重组修复(homologous recombination repair，HRR)缺陷的前列腺癌患者可能对多聚(ADP-核糖)聚合酶PARP抑制剂如奥拉帕尼或者铂类化疗药物敏感。因此，携带同源重组修复基因突变可能提示对铂类及PARP抑制剂敏感。通过检测*BRCA1*、*BRCA2*、*ATM*、*PALB2*及*FANCA*等DNA同源重组修复基因的胚系与体细胞基因突变，可以指导早期使用铂类化疗药物，并使用PARP抑制剂等临床实验性治疗。

携带胚系*BRCA1/2*基因突变的前列腺癌更具侵袭性、淋巴结和远端转移概率更高、生存时间更短。据报道，携带*BRCA2*胚系突变的mCRPC患者比例约为5%~9%，携带*ATM*胚系突变者约为2%，携带*BRCA1*胚系突变者约为1%。我国mCRPC患者携带*BRCA2*、*ATM*及*BRCA1*胚系突变的数据分析研究较为匮乏，天津医科大学第二医院的未发表数据显示*BRCA1/2*和*ATM*胚系突变概率远高于欧美，约占15%。

除*BRCA1/2*及*ATM*基因以外，在mCRPC患者中还检出*CHEK2*、*RAD51D*、*ATR*、*NBN*、*GEN1*、*MRE11A*、*BRIP1*及*FAM175A*等DNA修复基因胚系突变。在转移性、局部高风险及中低风险前列腺癌中携带DNA修复基因胚系突变的比例分别为11.8%、6.0%和2.0%。导致DNA修复缺陷的相关基因的胚系突变和体细胞基因突变，均可能增加对铂类药物和PARP抑制剂的敏感度。

一项Ⅱ期临床研究中采用PARP抑制剂奥拉帕利治疗mCRPC并做疗效评价，mCRPC总人群的反应率约为33%；而在其中16例携带DNA修复基因突变的患者中，有14例(88%)患者经奥拉帕利治疗后缓解。

2. 免疫检查点抑制剂 有关PD-1和PD-L1抗体或抑制剂的临床试验结果显示，未经筛选的前列腺癌患者受益有限，检测错配修复及微卫星不稳定性筛选出的错配修复缺陷(mismatch repair deficiency，dMMR)及高度微卫星不稳定性(microsatellite instability-high，MSI-H)型前列腺癌患者免疫检查点抑制剂或抗体效果较好。

回顾性研究中纳入了数量有限的dMMR或MSI-H型前列腺癌患者均显示对帕博利珠单抗有比较好的反应。然而dMMR及MSI-H患者比较少，西方前列腺癌患者中dMMR及MSI-H患者比例为2%~5%，另有研究报道约3%的前列腺癌患者携带*MSH2*(2%)、*MLH1*(1%)、*MSH6*(1%)及*PMS2*(<1%)体细胞基因突变，携带上述基因突变的患者往往具有更高的总体基因突变负荷。据此，NCCN指南也推荐在mCRPC进行MSI及MMR检测，如确诊为MSI-H或dMMR的mCRPC患者可以在一线治疗后考虑采用帕博利珠单抗治疗。

3. PI3K抑制剂 PI3K通路是与前列腺癌密切相关的信号通路之一，PI3K通路的激活可导致细胞恶性转化、增殖活跃、侵袭性增强和新生血管形成，从而使肿瘤对抗内分泌治疗。PTEN是PI3K/AKT/mTOR信号通路的主要抑制靶点。另外，哺乳动物西罗莫司靶蛋白(mammalian target of rapamycin，mTOR)是PI3K/AKT通路下游的关键性分子，研究显示抑制mTOR有可能抑制PI3K通路的激活，从而达到抑制肿瘤的作用，并可能逆转CRPC。目前已经有Ⅱ期临床试验，正在进行PI3K抑制剂联合新型抗雄激素药物对CRPC治疗效果的探讨。

AR信号通路基因：mCRPC患者的*AR*基因突变和扩增值得关注。*AR*基因在局限性、转移性非去势抵抗及mCRPC患者中的突变和扩增率分别为2%、4%和52%，提示其可能是形成CRPC的关键机制之一。相较于正常*AR*基因拷贝数的患者，*AR*基因扩增患者可能对阿比特龙和恩扎卢胺不敏感。而位于配体结合域(ligand-binding domain，LBD)的多种突变均显示了对包括阿比特龙等不同新型内分泌药物的耐药。罗军等发现在血液活检中发现AR-V7阳性的患者对阿比特龙和恩扎卢胺均表现为耐药。此外，AR通路中的其他基因的突变也应受到关注，比如*TMPRSS2-ERG*等，当基因发生融合之后，会出现*AR*下游基因异常激活的生物学效应，从而促进肿瘤细胞增殖和转移。

除以上基因，研究发现前列腺癌患者中还会出现包括*PTEN*、*TP53*、*PI3K*信号通路(*PIK3CA*、*PIK3R1*、*AKT1*及*AKT3*)、WNT信号通路(*APC*、*CTNNB1*及*RNF43*)、细胞周期通路(*RB1*、*CCND1*、

*CDKN2A/B*、*CDKN1B* 及 *CDK4*)、MAPK 信号通路(*BRAF*、*HRAS* 及 *K-ras*)以及染色体重塑信号通路(*KMT2A*、*KMT2C*、*KMT2D* 及 *KDM6A*)等基因突变,但是由于药物研发及相关靶向药物在前列腺癌临床应用中的证据有限,上述基因突变检测的重要性有待进一步临床验证。

### 五、结语

CRPC 仍然是一个尚未攻克的科学难题。随着医学科学的进步,虽然针对 CRPC 的治疗手段越来越多,但是当前对于 CRPC 的治疗仍存在以下主要问题:①药物繁多但如何选择有效药物并无有效的证据支持;②发生耐药时如何更改二线药物,以及更改二线药物的时机尚无定论;③最重要的一点是,目前的针对 CRPC 的药物都把 CRPC 当成同一种病来治疗,而忽视了 CRPC 的不均一性。

越来越多的证据显示,CRPC 的发生和发展存在多种不同的机制。因此,没有一种药物能够治疗全部的 CRPC 患者。如何针对 CRPC 的病因施行个体化的精准治疗是问题的关键。我们的探索研究发现,可根据 CRPC 的发生机制及调控的信号通路,将 CRPC 分成不同的亚型,再针对不同亚型选择相应的个体化治疗。例如:对于 AR 信号依赖性的 CRPC,可继续采用针对雄激素信号的靶向治疗;对于肿瘤干细胞型的 CRPC,则采用抑制肿瘤干细胞药物,如抗 Yap1 药物、盐霉素等;对于神经内分泌型的 CRPC,采用针对神经内分泌转化的药物,如抗 NTS1 药物及铂类化疗等。当然,这部分工作尚有待临床 RCT 研究的证实。

(牛远杰　王勇　温思萌　朱识淼)

## 第四节　中医药在前列腺癌治疗中的应用与研究

### 一、中医对前列腺癌的认识

中医古籍中未见前列腺癌病名及前列腺脏腑部位的记载,据其临床表现,可归属于中医学“肾岩”“癃闭”“癥积”“淋证”“腰痛”“尿血”等范畴[1]。如《素问·气厥》:“胞热移于膀胱,则癃溺血。”“癃闭”一名,首见于《内经》:“膀胱不利为癃,不约为遗尿”,“膀胱病,小便闭”。汉代张仲景在《金匮要略·消渴小便不利淋病》中对淋证的病状作了描述:“淋之为病,小便如粟状,小腹弦急,痛引脐中。”巢元方《诸病源候论·注淋病候》阐发本病发生机制:“诸淋者,由肾虚而膀胱热故也”,“劳淋者,谓劳伤肾气而生热成淋也”。王焘《外台秘要》载有治小便不通及小便难的方剂约 20 首,并有“若脏中热病者,胞涩,小便不通……为胞屈僻,津液不通,以葱叶除尖头,内阴茎孔中深三寸,微用口吹之,腹胀,津液大通,便愈。”这是最早用导尿术治疗小便不通的记载。宋元时期,朱丹溪《丹溪心法·小便不通》对其病因则有“小便不通,有气虚、血虚、有痰、风闭、实热”的描述,并将探吐法运用于临床,“譬之滴水之器,闭其上窍,则下窍不通,开其上窍,则下窍必利”。对于前列腺癌等恶性肿瘤的预后,张景岳《景岳全书》有谓“小水不通,是为癃闭,此最危最急证之一,不辨其所致之本,无怪其多不治也。”

现代医家对于前列腺癌的认识,究其病因病机多责之于正气亏虚,以肾、脾、肝三脏虚为主,膀胱湿热是前列腺癌发病的重要因素。前列腺癌发病隐匿,生长缓慢,早期症状不明显,不易被发现,通常出现尿流改变、小便不通、血尿,甚至是腰骶痛、病理性骨折、咳嗽、憋闷等症状才被确诊,此时已属中晚期。目前寻求中医药治疗的前列腺癌患者大多已经过了手术、内分泌治疗及放、化疗,此时治疗的主要目的在于扶正祛邪、减毒增效,提高患者生存质量,延长生存期。

### 二、中医药治疗前列腺癌机制

前列腺癌病变在下焦,涉及肝、脾、肾、膀胱、三焦,病属正虚邪实。本虚以阴阳失调,脾肾两虚为主,邪实以兼夹湿、痰、瘀为多见。湿热、瘀血是本病致病之源,脏腑功能失调是本病发展恶化之本,而肾脏亏损是发病的内在条件。前列腺癌为全身虚损而局部邪实之证,多为本虚标实。虚以肾、肝、脾为主,实以湿热、气滞、瘀血、痰毒为多。临证中应注意清热利湿,活血化瘀,散结解毒。本病又多为虚证,故勿忘扶正,不宜一味攻伐,后期尤重肝脾肾之调补,故大补气血以扶正抗邪。

#### (一)湿热蕴结

下阴不洁,湿热秽浊之邪由下窍入侵下焦;或由他脏他腑转化而来,如嗜食肥甘辛辣之品,或嗜酒太过,脾胃运化失常,积湿蕴热,湿热蕴阻中焦,传入下焦;正气亏虚,感受外来湿热之邪,如夏秋之交,雨多湿重,气候炎热,湿热邪盛;或湿邪内侵,蕴遏而酿生湿热，下注小肠，致分清泌浊功能紊乱而传入下焦；或因情志失和，肝气郁结，胆失通利，肝胆郁热，久郁化火，气火郁于下焦，酿生湿热。前列腺位居下焦，水湿代谢必经之路，湿热之邪滞留于此，导致排尿不畅，而排尿不畅使水湿停滞更甚，日久而成积聚。故临床上清热利湿是治疗前列腺癌的重要治则，以清利下焦湿热，驱邪外出。

**（二）淤血内阻**

前列腺癌患者多年过六旬，脏腑功能减退，机体正气亏虚，气虚则无力推动血液运行而成瘀；癌肿患者长期受疾病困扰，情志不畅，气机阻滞，气滞则血瘀。瘀血内阻，经脉阻塞，凝聚精室，积瘀成瘤，久结为癌。瘀结精室，可致癃闭；血不循经则发为尿血；血行不畅，不通则痛，故患者可见局部疼痛症状。故活血化瘀、祛瘀解毒能够行气活血，减轻患者疼痛症状，血行则气行，疏利全身气机。

**（三）肝阴肾虚**

年四十而阴气自半，女子六七（42 岁）以后，男子六八（48 岁）之后，肾气开始衰弱。前列腺癌患者大多年事已高，肝肾阴虚；或因久病失调，阴液亏虚；或因情志内伤，阳亢耗阴；或因房事不节，肾之阴精耗损；或温热病日久，肝肾阴液被劫；或湿热内蕴，灼伤阴津，致肝阴亏虚，久而伤及肾阴，遂成肝肾阴虚，脏腑失和，气血运行不畅，痰浊内生，积聚于下焦，而成本病，故滋养肝肾是治疗前列腺癌的重要手段。

**（四）气血亏虚**

前列腺癌患者多年过六旬，肝脾肾三脏虚损，阴阳失调，加之久受癌毒“恶气”侵淫，耗伤气血；前列腺癌根治术后患者失血较多，致气血两伤；放射治疗、化学治疗后，患者多脾胃不和，纳食减少，脾为后天之本，脾胃虚弱，气血生化乏源，引起气血两虚。通过补气养血能够扶助正气，可改善患者临床症状，提高生存质量，延长生存期。

## 三、前列腺癌中医分型与辨证论治

①湿热蕴结型：小便不畅，滴沥不通或成癃闭，偶有血尿，口苦口粘，渴而不欲饮，时有发热起伏，腰痛不适，小腹胀满，会阴部胀痛，拒按，舌质红，苔黄腻，脉滑数；②瘀血内阻型：小便滴沥，尿如细线，或癃闭不通，小腹作痛，腰痛连及少腹，时痛剧难忍，行动艰难，痛有定处，烦躁易怒，口唇紫黯，舌紫黯，有瘀斑、瘀点，脉细涩或弦细；③肝肾阴虚型：排尿困难，尿流变细，排尿疼痛，进行性加重，时有血尿，可有腰骶部及下腹部疼痛，头晕耳鸣，口干心烦，失眠盗汗，大便干燥，舌质红苔少，脉细数；④气血两虚型：小便点滴不通或排便无力，尿血及腐肉，腰骶部疼痛并向双下肢放射，神疲气短，面色苍白，四肢倦怠，舌淡，苔白，脉沉细无力。

**（一）辨证论治**

1. 湿热蕴结证　治法：解毒清热，利湿散结；方药：八正散加减；基本方剂：9g，瞿麦 9g，萹蓄 9g，车前子 12g，滑石 15g，栀子 9g，大黄 9g，甘草梢 6g 等组成；加减：若热伤血络，症见尿血者，加小蓟炭、生地、蒲黄炭、黄柏、黑山栀、白茅根、仙鹤草以凉血、活血、止血；湿困脾胃，症见纳呆食少者加党参、茯苓、白术、苍术以健脾燥湿；热甚伤阴者症见口干，五心烦热者可酌情予玉竹、生地以滋阴养血；气虚不足，见神疲乏力者，加生黄芪、陈皮、五味子；便秘者，加郁李仁、火麻仁、全瓜蒌以滑肠通便。

2. 瘀毒内阻证　治法：化瘀散结，活血止痛；方药：桃仁红花煎加减；基本方由当归尾 10g，赤芍 10g，桃仁 10g，红花 10g，炮山甲 10g，丹参 15g，败酱草 30g，瞿麦 30g，马鞭草 30g，猪苓 30g，薏苡仁 30g 等组成；加减：瘀血内阻，血不循经溢于脉外而出现血尿者，加三七、旱莲草、花蕊石以化瘀止血；尿少腹胀者，加萹蓄、沉香、茯苓以疏调气机，通利水道；疼痛明显者，加三棱、莪术、露蜂房以加强活血化瘀止痛作用；发热者加丹皮、丹参清热凉血。

3. 肝肾阴虚证　治法：滋养肝肾，解毒散结；方药：六味地黄汤加减；基本方由熟地 20g，山药 12g，山茱萸 12g，茯苓 10g，牡丹皮 15g，泽泻 10g，黄精 15g，仙灵脾 15g，益智仁 12g，枸杞子 12g，女贞子 15g 等组成；加减：偏于肝阴虚，阴虚火旺者加栀子、黄芩，龟板以滋阴清热；偏于肾阴虚而火热不慎者，可酌加龟板、桑寄生、牛膝以滋阴养肾；血尿较重者加茜草根、大蓟、槐花、紫草以凉血止血。

4. 气血两虚证　治法：补益气血；方药：十全大补汤加减；基本方由人参 10g，茯苓 10g，白术 10g，甘草 6g，生地 10g，当归 10g，川芎 10g，赤芍 10g，大枣 10 枚等组成；加减：气虚甚者加党参、黄芪、大枣以益气助阳；胃纳差者可加炙鸡内金、炒谷芽、炒麦芽；寐差者可加夜交藤、酸枣仁、煅龙牡；有骨转移疼痛甚者可加香茶菜、延胡索、徐长卿；伴有腰酸加枸杞子、杜仲、生地、补骨脂；少腹胀加柴胡、升麻。

**（二）辨证选择针灸治疗**

根据病情及临床实际可选择应用头针、电针、耳针、灸法、穴位埋线、穴位敷贴、耳穴压豆和拔罐等方法。①小便淋漓不畅或癃闭：实证者常选用肾俞、膀胱俞、中极、三阴交等穴位，中弱刺激，留针 15 分钟，间歇运针，每日 1 次，10 次为 1 疗程。虚证选用肾俞、关元、中极、膀胱俞等穴位，轻刺激，再用艾条灸，并针足三里；②小便灼热或血尿：选用肾俞、京门、血海、委中、中极等穴位，肾俞、京门用平补平泻，余穴均用泻法。留针 15 分钟，每日 1 次，10 次为 1 疗程；③小便疼痛及少腹疼痛：选肾俞、足三里、三阴交、膀胱俞、关元俞、委中、承山、阴陵泉、中极、关元等穴轻刺激，留针 15 分钟。每日 1 次，10 次为 1 疗程；④正虚者可于针后加艾灸 1~5 壮（艾条灸 5~15 分钟）。

## 四、中医药在前列腺癌术后中的应用

目前，前列腺癌手术治疗分类方法有根据手术方式分类以及根据手术术区大小分类分为：①根治前列腺切除术，其中根据手术方式的不同，又分为开放式耻骨后前列腺癌根治术、腹腔镜前列腺癌根治术以及机器人辅助腹腔镜前列腺癌根治手术，这类手术主要是切除完整的前列腺，对前列腺周围组织予以保留；②扩大的根治性前列腺切除术，是指将局部肿瘤广泛切除，并注意切除膀胱基底，精囊和输精管的残余部分，膀胱后筋膜及尿生殖膈；③膀胱前列腺切除术和盆腔清扫术，主要指扩大膀胱前列腺根治性切除术加尿流改道及盆腔内脏器根治性切除。由于其术区范围递增，手术后副反应种类以及手术后副反应程度也在不同程度增加，其主要并发症有直肠损伤、术后阴茎勃起功能障碍、尿失禁、膀胱尿道吻合口狭窄、尿道狭窄、深部静脉血栓、淋巴囊肿、尿瘘、肺栓塞。腹腔镜前列腺癌根治术还可能出现沿切口种植转移、转行开腹手术、气体栓塞、高碳酸血症、继发出血等并发症。此外还有手术去势治疗，即双侧睾丸切除术，又属内分泌治疗，主要用于治疗晚期前列腺癌，也有其相对应的副作用：去势综合征（失去性欲、勃起功能障碍、疲劳、智力下降、心理障碍 - 精神抑郁等）、颜面潮热（红）、乳房增大等，统称为雄激素缺乏综合征。

以上这些并发症中，大部分可以通过中医药进行改善，一般在辨证论治的基础上，加之以辨证分治（即根据不同副作用来选择治疗方式以及调整用药），故作者以不同副作用来分论中医药在术后的应用。

### （一）尿失禁

尿失禁是前列腺癌根治术后常见的并发症之一，其发生原因尚无统一定论，一般考虑跟术式（是否保留膀胱颈等）、术中尿控相关结构是否受损、前列腺大小、肥胖等因素相关。中医认为，尿失禁多因脾肾亏虚，下焦虚寒以致膀胱不能收摄尿液；或因为尿路损伤、湿热瘀血阻滞以致尿路失约。肾气不足者治以固肾缩尿为主，常用药物有菟丝子、芡实、山萸肉等；脾气亏虚者治以健脾益气为主，常用药物如黄芪、白术等；下焦湿热者治以清热利湿为主，常用药物有黄柏、秦皮、茵陈等；瘀血阻滞者治以化瘀通络为主，常用药物有三棱、莪术、三七等。此外，还可根据不同证型选择相应的中成药，如肾气亏虚可选用金匮肾气丸，肾阴不足可用缩泉丸，中气下陷可选用补中益气丸，瘀血阻滞者可选血府逐瘀胶囊等。针灸治疗对尿失禁疗效亦佳，常用穴位有大敦、关元、委中、太冲、神门、水道等。

### （二）尿道狭窄及膀胱尿道口狭窄

尿道狭窄及膀胱尿道口狭窄是另外一类常见的并发症，主要是尿路吻合造成的，主要表现为排尿困难、尿流变细、尿潴留等，这一系列症状在中医学中归属于癃闭。中医认为癃闭基本病位在膀胱，与肺、脾、肾、三焦密切相关，总因是气化失司，治疗上以润肺健脾补肾以助气化而利尿，常用中药有猪苓、茯苓、泽泻、桂枝、车前草等。中医针刺治疗虚证常用补法针刺肾俞、脾俞、三焦俞、气海、关元、足三里；实证常用泻法针刺中极、膀胱俞、三阴交、阴陵泉、照海等。此外，艾灸对该情况也有一定作用，常用穴位有气海、关元、中极等。

### （三）淋巴囊肿

淋巴囊肿是前列腺癌淋巴清扫术后的常见并发症之一，主要原因是淋巴管道系统受损，淋巴回流受阻，主要表现是局部包块。中医认为这类情况属于“痰毒”“痰核”“核”一类疾病，多因痰湿交结所致，治疗多以燥湿化痰为主，常用药物有王不留行、瓜蒌、鱼腥草为主，中成药亦可选用口服西黄丸。中医外治法主要有大黄、芒硝外敷治疗，改善局部循环。

### （四）深静脉血栓

深静脉血栓是并发症中较为严重的一种，主要因为深静脉血栓起病隐匿，发现时病情多已危重。中医将深静脉血栓归于应属“脉痹”“肿胀”范畴。深静脉血栓形成是由气滞血瘀、气血运行不畅，瘀血阻于脉道，营血回流受阻，水津外溢，聚而为湿、为肿。中医治疗多以理气血为主，常用药物有川芎、三七、桃仁等，常用的中成药以及中药注射剂有清脉通络丸、丹参注射液等。中药外治法主要是应用活血通络以及凉血解毒药物。

### （五）雄激素缺乏综合征

中医学中没有雄激素缺乏综合征这个概念，但根据其症状可归属于“不寐”“郁证”“阳痿”“心悸”等病证范畴。中医学认为，其根本病因病机在于肾虚，中药治疗应以滋补肝肾、养血生精、疏肝解郁、益气固脱等为原则，常用药有熟地、山萸肉、当归、百合、柴胡、芍药、牡蛎、生黄芪等。

## 五、中医药在激素依赖性前列腺癌中的应用

在我国，前列腺癌的发病率虽低于欧美国家，但其发病增长速度在男性恶性肿瘤中增长最快。我国大多数患者在确诊时已属于晚期，失去了手术治疗的机会，此时针对性的内分泌去势疗法是目前临床上的首选方案，也是我国治疗局部进展期前列腺癌、转移性前列腺癌的重要手段，是晚期转移性前列腺癌患者的一线治疗方案。在历经中位时间约 14~30 个月后，多数患者对雄激素获得耐药性而发展为去势抵抗阶段。中医药作为一种辅助治疗措施，在晚期前列腺癌的治疗中发挥多层次的减毒增效作用，且具有与现代医学相比副作用较小、简便廉用的特点。结合现代医学的治疗手段，中医药通过辨证论治从以下几个方面进行切入和发挥作用。

### （一）补肾法

中医认为肾主骨，肾藏精，纳气，主水液，腰为肾之府。因为肾与膀胱为表里，肾主水液，肾有升清降浊的功能。肾气的固摄能力于推动作用直接关系到了膀胱的开阖。因此，中医脏腑之肾与前列腺癌的关系密切，因此，从肾论治前列腺癌的相关研究也较多。在各项临床研究中，陈高峰等运用补肾法（六味地黄丸加减）联合乌苯美司与比卡鲁胺比较治疗晚期前列腺癌患者 60 例，疗效评价结果显示，在稳定肿瘤基展、改善患者的生活质量方面显示出临床优势。周红等在晚期前列腺癌患者口服比卡鲁胺治疗的基础上，加服用六味地黄汤加味，研究结果也证实联合中医药治疗在降低 PSA、延长生存期方面更有优势。

六味地黄丸来源于《太平惠民和剂局方》，有滋阴补肾的疗效，对于晚期前列腺癌患者耗气伤阴、正气不足，且邪毒积聚之证有较好的临床疗效。

### （二）补脾法

脾胃为后天之本，气血生化之源，补脾即是补肾。明代朱丹溪云：“补肾不如补脾，脾得温则化而食味进，下虽暂虚，亦可少回。”在前列腺癌的治疗中，通过补益脾气，脾气散精，运化水谷精微于周身，并使水道通运。各中医名家在治疗晚期前列腺癌中，亦注重补脾而补肾，补脾以扶正，补脾以祛湿。

贾英杰等将 44 例晚期前列腺患者在注射诺雷德联合口服康士德的基础上加用益气解毒祛瘀方（生黄芪、太子参、白花蛇舌草、猫爪草、预知子、夏枯草、郁金、姜黄、车前草、黄柏、石韦）连服 6 个月，研究结果显示联合中医药治疗在降低 PSA 值、提高免疫功能和改善生活质量方面更有优势。学者庞然将 31 例正在接受西医基础治疗的晚期前列腺癌患者给予前列消癥汤（薏苡仁、炙黄芪、黄精）治疗 3 个月，疗效证实在降低 PSA、改善临床症状和生活质量方面具有重要的优势。

### （三）脾肾双补法

肾为先天之本，脾胃为后天之本，临证亦有学者从脾肾双补上运用中医药辨证施治疗。刘浩等将 90 例晚期前列腺癌患者在标准去势治疗的基础上，加用健脾益肾颗粒（党参、白术、枸杞子、女贞子、菟丝子、补骨脂），在联合应用后症状评分和卡氏评分上有显著差异，免疫评价指标证实，可上调 CD3、CD4、T 细胞亚群及 NK 细胞活性，这提示，脾肾双补法能调动人体免疫细胞抗肿瘤活性，达到调节机体的免疫平衡作用。

陈志强等采用扶正抑癌兼以清热解毒、活血化瘀、利水渗湿、化痰散结等手段治疗 209 位晚期前列腺癌患者，按照不同的中医药治疗时期，运用不同。内分泌治疗期以益气养阴为主，方以生脉散加黄芪、浮小麦、白术等；雄激素非依赖性前列腺癌治以补肾益精、健脾益气为主，方以左归丸合补中益气汤（熟地黄、菟丝子、牛膝、龟甲胶、鹿角胶、山药、山茱萸、枸杞子、黄芪、白术、陈皮、升麻、柴胡、人参、甘草、当归），每 6 个月随访 1 次。结果显示，内分泌治疗过程中明确向雄激素非依赖性前列腺癌转化的有 36 例，平均转化时间 31.86 个月。其中 26 例坚持中药治疗，平均转化时间 39.62 个月；其余 10 个未应用中药平均转化时间为 21 个月，差异有统计学意义（$P<0.05$）。随访患者共有 69 例死亡（其中 42 例因前列腺癌），42 例中 15 例坚持中药治疗，平均生存时间 47.15 个月；27 例未应用中药治疗，平均生存时间 41.59 个月，两组差异有统计学意义（$P<0.05$）。

左归丸源自《小儿药证直诀》，由六味地黄丸化裁而来，具有滋阴补肾、益精养血之功；补中益气汤源自《内外伤辨惑论》，有补益中气之功。二方合用对于治疗晚期前列腺癌，因长期耗气伤精，导致中气不足、肾精亏虚而出现头晕目眩、食欲减退、气短乏力、腰膝酸软等症状的患者颇为适宜。

### （四）中药注射剂

中药注射液作为中医药重要剂型之一，将中医

药理论与现代生产工艺相结合,具有生物利用度高、疗效确切、作用迅速的特点。

在晚期前列腺癌患者治疗中,中药注射液联合应用同样发挥重要的作用。高瞻等通过比较内分泌治疗加复方苦参注射液与单纯内分泌治疗在降低PSA、增大最大尿流率、改善前列腺体积、提高卡氏评分等几方面进行了分析,结果显示,加用复方苦参注射液治疗组能更好地降低患者PSA水平,改善了患者的卡氏评分,但其联合使用的治疗效果未影响到前列腺体积的缩小程度。张晓伟等人为观察复方苦参注射液联合氟他胺治疗晚期前列腺癌的疗效、NK细胞活性和生活质量,单独用氟他胺与氟他胺联合复方苦参注射液的临床疗效比较结果显示,联合药物治疗可降低PSA,提高NK细胞活性,最终达到提高患者免疫功能,改善生活质量之目的。史国军等学者应用复方苦参注射液联合内分泌治疗晚期前列腺癌25例,观察其有效性和安全性。对照组运用戈舍瑞林控释剂及康士得去势治疗,治疗组在对照组的基础上再加复方苦参注射液15ml,连用3个月后的随访研究结果显示,复方苦参注射液联合间歇内分泌治疗晚期前列腺癌在降低PSA、提高机体免疫力、改善生活质量方面均优于单纯内分泌治疗,取得了较好的治疗效果。但对于该药的不良反应还需要进一步监测,对其引起的过敏反应也要足够重视和及时处理。

## 六、中医药治疗前列腺癌的临床疗效与评价

### (一)中医药治疗前列腺癌的临床疗效

现代医学治疗前列腺癌的方法主要有手术治疗、放化疗法、局部治疗、内分泌治疗、等待观察治疗等,不论哪种治疗方式均不能避免前列腺癌的转移及激素依赖转向去势抵抗性进展的问题,且放化疗常伴有严重的不良反应。然而,中药因其多组份、多靶点、多途径的作用特点,临床上常与现代医学治疗方法联用,能减毒增效,提高患者生存质量,增强其免疫功能,延长生存期,减轻不良反应,同时延迟进展成为去势抵抗性前列腺癌的时间。

1. 中医药联合手术治疗 郝晓强等人设计随机对照试验,将40例晚期激素非依赖性前列腺癌患者分为观察组和对照组,对照组行经尿道前列腺切除术,观察组在此手术基础上联合中药川龙抑癌汤(白花蛇舌草30g,地龙15g,莪术15g,三棱15g,龙葵15g,红花10g,灵芝孢子10g,大青叶10g,蜈蚣3g,三七粉3g等)治疗。结果表明,川龙抑癌汤联合手术相比较单纯手术治疗能够更好地预防手术并发症,改善患者生活质量,降低血清PSA水平。赵文硕等研究具有滋阴养血、清热疏肝作用的六味地黄汤与丹栀逍遥散的合方,即加味滋水清肝饮对前列腺癌去势治疗后雄激素缺乏综合征的疗效。针对去势术后患者常出现烦躁、自汗、焦虑、失眠等雄激素缺乏综合征,对36例患者临床疗效观察结果显示:加味滋水清肝饮可使患者血清睾酮水平恢复到手术前相当水平,明显改善患者雄激素缺乏综合征症状。而许树才等也报道了柴胡桂枝汤加减调节气血阴阳,和解少阳枢机同样可缓解去势术后雄激素缺乏综合征症状。

2. 中医药联合放疗 放射疗法是杀伤肿瘤细胞、减轻肿瘤患者疼痛的有效方法之一,为进一步提高患者生存质量,张延可等采用复方苦参注射液联合放疗治疗前列腺癌骨转移疼痛患者45例,发现在止痛效果方面与单用放疗组无显著性差异,但在食欲、睡眠质量、肝肾功能、卡式评分方面均具有显著性差异,提示复方苦参注射液能够从整体上提高骨转移患者的生存质量。另有研究发现,采用康莱特注射液联合放疗可明显提高前列腺癌骨转移患者生活质量,明显减轻骨髓抑制,明显提高重度疼痛完全缓解率,提示康莱特注射液联合放疗可提高患者生活质量、保护骨髓造血功能,提高患者对放疗的顺应性等。

3. 中医药联合化疗 长期存在的观点认为,前列腺癌细胞对化疗不敏感,然而,多项Ⅲ期临床研究表明前列腺癌对化疗有反应。大部分患者初次化疗都会出现严重的不良反应,如恶性、呕吐等症状,长期化疗还会出现免疫力低下等情况。陈永良等通过应用补肾益气汤联合化疗方法治疗激素抵抗性前列腺癌,发现补肾益气汤可增强患者机体免疫力,降低化疗药物的不良反应,临床效果确切。杨宏等通过给前列腺癌患者实施化疗的同时联合使用参芪扶正注射液,发现患者恶心、呕吐的症状得到缓解,且其肝、肾功能损伤程度也较单纯化疗组减轻。

王晔等通过随机对照试验研究表明知柏地黄汤联合化疗治疗后中医证候积分、精子密度、精子活动率、活力及精子DNA碎片化指数(DFI)及最大尿流量、膀胱顺应性、最大逼尿肌压力及最大尿道压力均显著优于单纯化疗,且观察组随访1年生存率显著(95%)高于对照组(75%)。

4. 中医药联合内分泌治疗　内分泌治疗是前列腺癌治疗领域的重要组成部分之一，但因其存在难以避免的副作用，如低雄激素血症所致贫血、心血管副反应、2 型糖尿病、骨质疏松症等，严重的身体和心理创伤使得部分患者难以耐受，最终放弃治疗。中医药因其可在协同增效的同时，减轻内分泌药物带来的副作用，已成为医学研究领域的热点。陈智锋等为探讨内分泌治疗联合自拟养阴益肾汤治疗晚期前列腺癌的临床疗效，将 62 例晚期前列腺癌患者随机分为对照组（n=31）和观察组（n=31），两组患者均进行了最大限度雄激素阻断治疗，观察组在此基础上加服了养阴益肾汤剂（生黄芪、党参、生地、炙鳖甲、白花蛇舌草等），疗程 3 个月。结果显示，治疗后两组患者的 PSA 水平均较前降低（$P<0.05$），观察组血清 PSA 的下降程度较对照组更为显著（$P<0.05$），说明在内分泌治疗基础上加服中药养阴益肾汤可明显降低血清 PSA 表达，增强治疗效果。乔治等人采用调理脾胃的方法配合内分泌疗法治疗前列腺癌，共纳入 30 例，随机分为对照组和治疗组各 15 例，对照组采用西药皮下注射醋酸戈舍瑞林，每 28 天 1 次，同时加用抗雄药物比卡鲁胺片 50mg，治疗组在对照组的基础上加服调理脾胃自拟方（党参、白术、茯苓、甘草、夏枯草等），观察疗程 3 个月。结果显示，对照组白细胞计数$(5.03 \pm 0.80) \times 10^9/L$，血红蛋白$(97.3 \pm 5.59)g/L$；治疗组白细胞计数$(7.17 \pm 0.63) \times 10^9/L$，血红蛋白$(113.1 \pm 6.02)g/L$，治疗组明显优于对照组，差异具有统计学意义（$P<0.05$），可见中药在治疗前列腺癌的同时还可提高患者外周血白细胞、血红蛋白。庞然等人为探讨前列消癥汤对激素难治性前列腺癌的治疗作用，共纳入 63 例前列腺癌患者，随机分为西医对照组（n=30，皮下注射戈舍瑞林 3.75mg，每月 1 次，口服醋酸甲地孕酮 160mg，3 次 /d）和实验组（n=33，在对照组基础上加服前列消癥汤，由生薏苡仁、炙黄芪、黄精、莪术、猪苓等组成），疗程为 3 个月，分别采用 FACT-P 量表、MAX-PA 量表评价生活质量及疾病相关焦虑状态。结果显示，治疗组生活质量及疾病相关焦虑状态均得到明显改善，较之西医对照组的生活质量明显提高（$P<0.05$）。

贾英杰等人为研究益气解毒祛瘀方联合内分泌疗法对机体免疫功能的作用，纳入了 44 例晚期前列腺癌患者，随机分为联合组（n=23）和对照组（n=21），两组均采用内分泌治疗，即皮下注射醋酸戈舍瑞林缓释植入剂，28 天 1 次，配合口服康士得 50mg，每日 1 次，联合组在此基础上加服益气解毒祛瘀方（生黄芪 30g、太子参 15g、白花蛇舌草 15g、猫爪草 15g、姜黄 15g 等），连续治疗 6 个月后进行评估。通过对两组 T 细胞亚群及 NK 细胞检测，得出治疗后联合组 $CD3^+$、$CD4^+$、$CD4^+/CD8^+$ 及 NK 细胞水平均较前明显升高（$P<0.05$），$CD8^+$ 细胞水平较治疗前明显下降（$P<0.05$），且疗效明显优于对照组，差异具有统计学意义（$P<0.01$）。说明将中药联合内分泌疗法治疗前列腺癌在一定程度上能够增强机体免疫功能。此外，还有学者研究将中药与内分泌治疗联合使用可以延缓患者雄激素依赖向非依赖转化的时间。

前列腺癌发病率逐年上升，现有治疗方案疗效不佳。综合各项实验、临床研究证实了中医药治疗前列腺癌有着独特的优势，能够缓解临床症状、防治肿瘤进展、提高患者生活质量。通过对临床研究资料的整理不难发现中医药和西医疗法联用能取得减轻西医疗法毒副作用、提高疗效的作用。这种中西结合模式具有良好的临床应用前景。

### （二）中医药治疗前列腺癌的临床评价

1. 评价标准　参考中华人民共和国药品监督管理局 2002 年发布的《中药新药临床研究指导原则》拟定中医症状积分标准。按症状分为 4 级：无症状（0）、轻度（1）、中度（2）、重度（3）。治疗前后根据症状出现情况记录。前列腺癌主要症状的分级情况（表 63-3）。

2. 评价方法　根据治疗前后症状积分变化，以（治疗前分值 – 治疗后分值）/ 治疗前分值 ×100% 来表示症状病情的疗效，分值下降大于等于 70% 为显效，分值下降大于等于 30%，小于 70% 为有效，分值下降小于 30% 为无效。

3. 生活质量评价方法　①评价标准：采用卡氏评分方法（表 63-4），治疗前后进行生活质量评定。②评价方法：显效为治疗后比治疗前提高 20 分以上；有效为治疗后比治疗前提高 10 分以上；稳定为治疗后比治疗前提高不足 10 分或没有变化；无效为治疗后比治疗前下降。

4. 近期疗效判定　肿瘤疗效评价周期：一般为 6~8 周根据治疗前后检查结果评定疗效。在首次评价完全缓解（complete response，CR）、部分缓解（partial response，PR）者至少 4 周后复核。根据中医临床特点，前列腺中医疗效评价主要进行对会阴部等部位坠胀、疼痛、尿后滴沥的疗效分析。以临床受益度表示，分为明显受益、受益和不受益。明显受益：瘤体评价有效或稳定 + 症状评价显效 + 生活质量评价有效或稳定 + 体重评价有效或稳定。受益：瘤体评价

表 63-3 前列腺癌症状分度表

| 症状 | 无(0) | 轻度(1) | 中度(2) | 重度(3) |
|---|---|---|---|---|
| 尿频 | 无 | 小便次数增加、夜尿两次 | 小便次数增加,淋漓不尽,夜尿 3~4 次 | 小便次数增加,淋漓不尽,夜尿 5 次以上 |
| 尿急 | 无 | 小便急迫,可忍耐 | 小便急迫,仅可忍耐片刻 | 小便急迫,迫不及待 |
| 尿痛 | 无 | 小便时尿道隐隐作痛,不影响排尿 | 小便时尿道痛较重,排尿不爽 | 小便时尿道疼痛难忍 |
| 会阴部等局部坠胀 | 无 | 偶尔出现坠胀 | 间断出现,时轻时重 | 持续出现,难以忍受 |
| 会阴部等局部疼痛 | 无 | 偶尔出现疼痛 | 间断出现,时轻时重 | 持续出现,难以忍受 |
| 腰膝酸痛 | 无 | 晨起腰膝酸痛,捶打可止 | 腰膝酸痛持续 | 腰膝酸痛难忍 |
| 尿刺痛 | 无 | 微感刺痛 | 刺痛明显但能忍受 | 刺痛明显,难以忍受 |
| 心烦热 | 无 | 手足心发热,偶有心烦 | 手足心发热,欲露衣被外,时有心烦 | 手足心发烫,欲持冷物,心烦不宁 |
| 头晕眼花 | 无 | 头晕眼花轻微、偶尔发生,不影响活动及工作 | 头晕眼花较重,活动时出现,休息可安 | 头晕眼花重,影响活动工作 |
| 畏寒肢冷 | 无 | 手足有时怕冷,不影响活动及工作 | 经常四肢怕冷,比一般人明显,夜晚出现 | 全身明显怕冷,着衣较常人差一季节 |
| 尿后滴沥 | 无 | 偶有轻微 | 间断、较明显 | 持续,常湿裤 |
| 尿道灼热 | 无 | 感觉轻微 | 感觉明显,但可忍受 | 感觉明显,难以忍受 |
| 尿道白浊、尿血、腐肉 | 无 | 偶尔出现 | 间断出现 | 持续出现 |
| 阴囊潮湿 | 无 | 微感潮湿 | 潮湿明显 | 潮湿汗多 |
| 小便短赤 | 无 | 尿少,稍色黄 | 尿浑黄而少 | 尿黄赤不利 |
| 精神萎靡 | 无 | 精神欠佳,缺乏生机 | 精神不振,两目无神,少气懒息 | 精神萎靡,状若久病,终日少气、懒息,行动缓慢无力 |
| 大便干结 | 无 | 大便干结,每日一行 | 大便秘结,两日一行 | 大便秘结,数日一行 |
| 夜尿多 | 无 | 夜尿 2 次 | 夜尿 3~4 次 | 夜尿 5 次以上 |
| 疲倦乏力 | 无 | 偏感疲乏,程度轻微,不耐劳力,可坚持轻体力劳动 | 一般活动即感乏力,间断出现,勉强支持日常活动 | 休息亦感疲乏无力,持续出现,不能坚持日常活动 |

稳定 + 症状评价有效 + 生活质量评价稳定 + 体重评价稳定。不受益:未达到上述指标者。

5. 远期疗效评价指标 ①生存时间:指治疗至死亡或末次随访的时间,常用中位数表示;②生存率:以 1 年生存率表示疗效;③疾病进展的时间(time to progress,TTP):从开始治疗到疾病进一步发展的时间;④PFS(progress-free survival):从治疗开始到肿瘤进展或死亡之间的时间;⑤DFS(disease-free survival):根治术后或完全缓解患者从治疗开始到第一次复发或死亡的时间;⑥总生存时间(overall survival,OS):从治疗开始至因任何原因引起死亡的时间。

表 63-4 Karnofsky 患者健康状况评分表

| 体力状况 | 评分 |
|---|---|
| 正常,无症状和体征 | 100 |
| 能进行正常活动,有轻微症状和体征 | 90 |
| 勉强可进行正常活动,有一些症状和体征 | 80 |
| 生活可自理,但不能维持正常生活工作 | 70 |
| 生活能大部分自理,但偶尔需要别人帮助 | 60 |
| 常需人照料 | 50 |
| 生活不能自理,需要特别照顾和帮助 | 40 |
| 生活严重不能自理 | 30 |
| 病重,需要住院和积极的支持治疗 | 20 |
| 垂危,邻近死亡 | 10 |
| 死亡 | 0 |

## 七、问题与展望

去势抵抗性前列腺癌的中西医结合治疗　2018前列腺癌NCCN指南和最新中国去势抵抗性前列腺癌诊治专家共识都提到：细胞毒性药物（多西他赛、卡巴他赛）治疗、内分泌治疗药物（阿比特龙、恩扎卢胺，二线内分泌治疗药物）治疗、抗骨转移治疗等是当前去势抵抗性前列腺癌的主要治疗方式。进一步研究发现，上述药物仅能在有限的时间内控制肿瘤，患者无法通过这些药物治疗获得更好更长的生存，并且有不同副作用。骨髓抑制、过敏反应等是经多西他赛治疗后最常出现的副反应；而经过阿比特龙、恩扎卢胺等药物治疗后最容易出现疲劳，腹泻，潮热等不良反应；经过$^{223}$镭治疗后最容易出现恶心呕吐，腹泻等症状。然而卡巴他赛并未在中国正式上市，因此对于中国用药现状而言，更多的是在多西他赛、$^{223}$镭、恩扎卢胺和阿比特龙之间作何选择的问题。包括免疫治疗和靶向治疗在内的新型治疗手段尚未广泛推广，新型抗雄药物和化疗仍为治疗主要方法。中医药疗法成为被寄予厚望的治疗方法之一。而辨证论治是临床研究最多的治疗方法。中医学认为，前列腺癌总的病机属正虚邪实，正虚包括气血虚弱、阴阳失调、脾肾两虚、肝肾阴虚、气血亏虚等。邪实以湿、瘀、热、毒为主，临床中多见虚实夹杂之症，因此需辨证论治，分清标本虚实，急则治其标，缓则治其本。

### （一）内分泌治疗副作用的中药治疗

前列腺癌内分泌治疗的副作用通常会影响患者的生存质量。其副作用包括潮热、性欲减退以及低钙血症等。祖国医学认为，肾藏精主生殖，为人体的先天之本，性欲减退与人体的先天之本 - 肾阳虚弱有关，滋阴壮阳的中医疗法有增强性欲的作用，治疗多以补肾阳的中药为主，潮热多认为是肝肾阴虚所致，治疗宜滋养肝肾，另外任何激素治疗均会引致低钙血症，适当的中医药辅助治疗能减低骨折的风险。

### （二）中医药对前列腺癌等待观察患者的治疗

由于前列腺癌发展比较缓慢，大多数患者肿瘤可以潜伏很长时间，甚至终生不被发现。因此对于一部分没有症状，发展缓慢的患者可采用等待观察，优点是可以延迟手术或放疗的副作用，缺点是可能会耽误在转移前控制病程的机会。西医对此除了定期复查外，束手无策，中医学主张未病先防，在此方面显示了极大的优势。在观察等待期间，宜补气健脾，滋补肝肾，扶正培本，从而增强体质，提高机体免疫力，以预防肿瘤的转移及提高肿瘤转移后西医治疗的可行性。

（贾英杰　刘小江）

## 参考文献


[1] PARKER C, NILSSON S, HEINRICH D, et al. Alpha emitter radium-223 and survival in metastatic prostate cancer [J]. N Engl J Med, 2013, 369(3): 213-223.

[2] BARBIERI CE, BACA SC, LAWRENCE MS, et al. Exome sequencing identifies recurrent SPOP, FOXA1 and MED12 mutations in prostate cancer [J]. Nat Genet, 2012, 44(6): 685-689.

[3] KYRIAKOPOULOS CE, CHEN YH, CARDUCCI MA, et al. Chemohormonal therapy in metastatic hormone-sensitive prostate cancer: long-term survival analysis of the Randomized Phase III E3805 CHAARTED Trial [J]. J Clin Oncol, 2018, 36(11): 1080-1087.

[4] RYAN CJ, SMITH MR, DE BONO JS, et al. Abiraterone in metastatic prostate cancer without previous chemotherapy [J]. N Engl J Med, 2013, 368(2): 138-148.

[5] SWEENEY CJ, CHEN YH, CARDUCCI M, et al. Chemohormonal therapy in metastatic hormone-sensitive prostate cancer [J]. N Engl J Med, 2015, 373(8): 737-746.

[6] ROBINSON D, VAN ALLEN EM, WU YM, et al. Integrative clinical genomics of advanced prostate cancer [J]. Cell, 2015, 161(5): 1215-1228.

[7] RATHKOPF DE, SMITH MR, DE BONO JS, et al. Updated interim efficacy analysis and long-term safety of abiraterone acetate in metastatic castration-resistant prostate cancer patients without prior chemotherapy (COU-AA-302) [J]. Eur Urol, 2014, 66(5): 815-825.

[8] ANTONARAKIS ES, LU C, WANG H, et al. AR-V7 and resistance to enzalutamide and abiraterone in prostate cancer [J]. N Engl J Med, 2014, 371(11): 1028-1038.

[9] BELTRAN H, PRANDI D, MOSQUERA JM, et al. Divergent clonal evolution of castration-resistant neuroendocrine prostate cancer [J]. Nat Med, 2016, 22(3): 298-305.

[10] BELTRAN H, RICKMAN DS, PARK K, et al. Molecular characterization of neuroendocrine prostate cancer and identification of new drug targets [J]. Cancer Discov, 2011, 1(6): 487-495.

[11] SCHER HI, FIZAZI K, SAAD F, et al. Increased survival with enzalutamide in prostate cancer after chemotherapy [J]. N Engl J Med, 2012, 367(13): 1187-1197.

[12] WANG HT, YAO YH, LI BG, et al. Neuroendocrine Prostate Cancer (NEPC) progressing from conventional prostatic adenocarcinoma: factors associated with time to development of NEPC and survival from NEPC diagnosis—a systematic review and pooled analysis [J]. J Clin Oncol, 2014, 32(30): 3383-3390.

[13] MATEO J, CARREIRA S, SANDHU S, et al. DNA-repair defects and Olaparib in metastatic prostate cancer [J]. N

Engl J Med, 2015, 373(18): 1697-1708.

[14] JOSEPH JD, LU N, QIAN J, et al. A clinically relevant androgen receptor mutation confers resistance to second-generation antiandrogens enzalutamide and ARN-509 [J]. Cancer Discov, 2013, 3(9): 1020-1029.

[15] DE BONO JS, LOGOTHETIS CJ, MOLINA A, et al. Abiraterone and increased survival in metastatic prostate cancer [J]. N Engl J Med, 2011, 364(21): 1995-2005.

[16] FIZAZI K, CARDUCCI M, SMITH M, et al. Denosumab versus zoledronic acid for treatment of bone metastases in men with castration-resistant prostate cancer: a randomised, double-blind study [J]. Lancet, 2011, 377(9768): 813-822.

[17] JAMES ND, SYDES MR, CLARKE NW, et al. Addition of docetaxel, zoledronic acid, or both to first-line long-term hormone therapy in prostate cancer (STAMPEDE): survival results from an adaptive, multiarm, multistage, platform randomised controlled trial[J]. Lancet, 2016, 387(10024): 1163-1177.

[18] SHORE ND, CHOWDHURY S, VILLERS A, et al. Efficacy and safety of enzalutamide versus bicalutamide for patients with metastatic prostate cancer (TERRAIN): a randomised, double-blind, phase 2 study [J]. Lancet Oncol, 2016, 17(2): 153-163.

[19] SARKAR S, BRAUTIGAN DL, PARSONS SJ, et al. Androgen receptor degradation by the E3 ligase CHIP modulates mitotic arrest in prostate cancer cells [J]. Oncogene, 2014, 33(1): 26-33.

[20] BEER TM, ARMSTRONG AJ, RATHKOPF DE, et al. Enzalutamide in metastatic prostate cancer before chemotherapy [J]. N Engl J Med, 2014, 371(5): 424-433.

[21] 贾英杰,李小江,李超,等. 益气解毒祛瘀方联合内分泌治疗晚期前列腺癌临床疗效分析[J]. 中国中西医结合杂志, 2013, 33(4): 448-449.

[22] 张伟,黄教悌,刘东戈,等. 转移性去势抵抗性前列腺癌的病理学特征[J]. 中华老年医学杂志, 2018, 37(4): 423-426.

# 第六十四章

# 前列腺其他肿瘤诊断与治疗原则

## 第一节　前列腺上皮内瘤

### 一、概述

前列腺上皮内瘤(prostatic intraepithelial neoplasia，PIN)由 McNeal 于 1969 年首先提出，定义为前列腺固有腺体及导管上皮细胞的肿瘤性增生。目前应用的 PIN 是 1987 年 Bostwick DG 等提出的概念，世界卫生组织肿瘤分类及诊断标准中(World Health Organization Classification of Tumours)将 PIN 定义为前列腺导管及腺泡的被覆上皮发生瘤变，这种瘤变局限于上皮层，因此称为上皮内瘤。根据其组织结构及细胞特征将 PIN 分为Ⅰ、Ⅱ、Ⅲ级。随后又进一步将三级分类法改为低级别(low grade prostatic intraepithelial neoplasia，LGPIN，即Ⅰ级)和高级别 PIN(high grade prostatic intraepithelial neoplasia，HGPIN，含Ⅱ级和Ⅲ级)。基于 LGPIN 常见于非肿瘤性病变，故在新版 WHO 分类中，不再将上皮内瘤分为高、低两个级别。有作者认为 LGPIN 与前列腺癌的发生无直接转化关系，而仅仅是一种反应性或修复性病理组织学改变。近年来，通过大量临床实践与研究发现，HGPIN 常见于血清 PSA 水平升高的前列腺癌患者标本中，而且并存于前列腺癌同一前列腺标本内，PIN 的分布与前列腺癌密切相关并在各区的发生率非常接近，例如 PIN 在外周区和移行区的发生率最高，中央区最少见。因此，目前多数学者认为 PIN 是前列腺癌的癌前病变。

### 二、病因与机制

HGPIN 与前列腺癌的发生关系密切，已被公认为是前列腺癌的癌前病变。研究统计前列腺癌根治术后标本中，59%~100% 伴发有 HGPIN。HGPIN 同样多发生在前列腺外周带，并且和前列腺癌在病理组织学具有某些相似特征，如胞质染色深、细胞核异型性明显以及基底细胞层不连续。分子生物学研究也进一步揭示了两者的相关性，如 *p504S*、*H1F-1α*、*PTEN*、*p53*、*p63*、*Ki-67*、*EGF*、*IGF*、*TGF*、*PCNA*、*bcl-2* 等也均在 HGPIN 存在不同程度的表达。此外，已有研究成功通过癌基因转染动物实验建立了大鼠 HGPIN 模型，动物实验还进一步证实 HGPIN 是前列腺癌发生的直接环节。

### 三、病理组织学特征与分级

PIN 病理组织学特征主要包括组织结构和细胞学异常改变，LGPIN 和反应性不典型增生难以鉴别，为了避免与 HGPIN 的概念混淆，在病理学诊断中不主张报道 LGPIN。PIN 的镜下典型所见是有明显的基底细胞层和上皮细胞，因 PIN 病变累及单个或多个腺体，可呈单灶性和 / 或多灶性分布。在 LGPIN 病变中，腺体内被覆的分泌性上皮增生呈复层，细胞核大小不一，有不明显的小核仁，基底细胞保持完整，而 HGPIN 中的腺泡细胞排列更密集重叠，细胞核深染，核仁呈一致性增大及一致性核浆比增加是诊断本病变的最主要的组织学改变，但腺泡细胞核形态学改变没有一个特定的标准，可以归纳如下组织学特征：①原有正常的导管及腺泡细胞增生；②细胞核浓染，核大；③细胞核呈假复层排列；④核仁明显；⑤基底细胞常断续。HGPIN 常伴随腺癌，紧贴于腺泡旁，偶尔可见与腺癌的过渡，表现为腺泡出芽，基底细胞不连续性分布。在组织学上 HGPIN 有簇状型、筛状型、微乳头状型、平坦型 4 种结构类型，大部分病例在形态学上呈多样，但以簇状型最为常见：

①簇状型：腺泡细胞核堆积明显，呈复层可多达5层，因细胞聚集呈波浪状，其中无间质(图 64-1)；②筛状型：结构更复杂，可见 Roman 桥和筛状结构，几乎无坏死(图 64-2)；③微乳头状型：腺泡细胞呈柱状排列，增生呈乳头状，细胞核浆比例增高，核仁增大，典型者缺乏纤维血管束(图 64-3)；④平坦型：核具有非典型性，腺泡细胞层次仅 1~2 层，腔内平坦，组织结构无明显改变(图 64-4)。研究认为 HGPIN 的组织形态结构虽然无临床意义，即与患者的预后及同一患者的前列腺癌 Gleason 分级无关，但可作为一种独立预测因素，一般认为微乳头状型及筛状型更易发展成前列腺癌。HGPIN 除了上述主要形态之外还有几种组织学变异型：①内翻型，又称钉突型：此型约占所有 PIN 病例不足 1%，其典型的镜下所见是簇状型或微乳头型 HGPIN 的腺泡细胞增大，具有极向，胞膜凸向腺腔，此型常伴有典型的小腺泡腺癌；②泡沫状腺体型：此型腺体大而淡染，可见乳头状皱褶及实性或筛状结构，细胞核小无不典型性，具有黄瘤样细

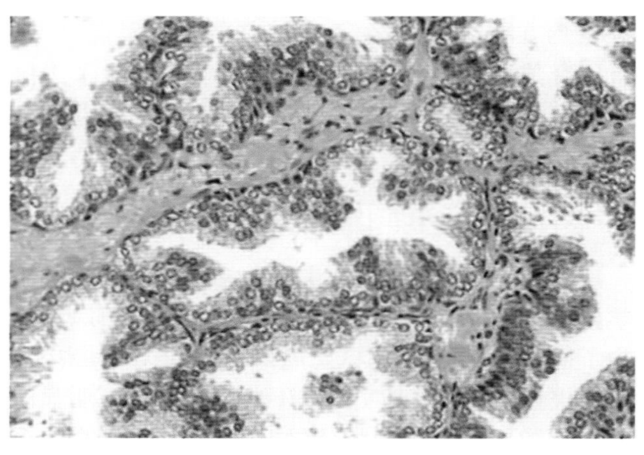

图 64-1 前列腺簇状型 HGPIN

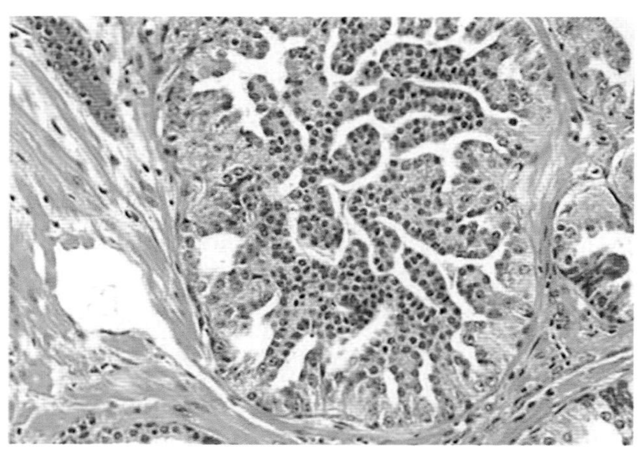

图 64-2 前列腺筛状型 HGPIN

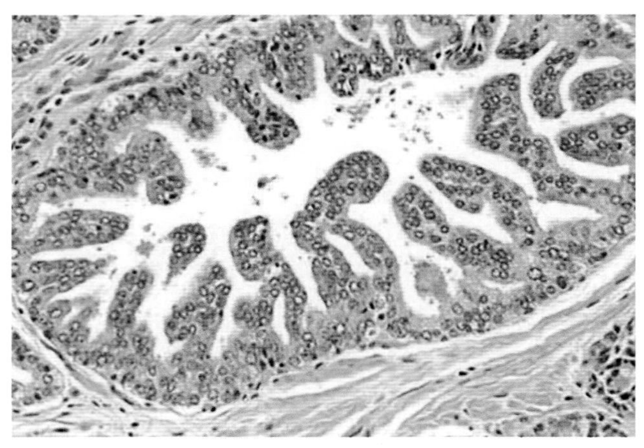

图 64-3 前列腺微乳头状型 HGPIN

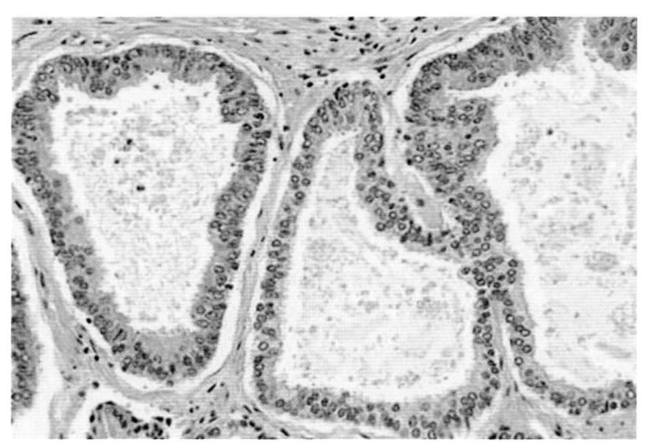

图 64-4 前列腺平坦型 HGPIN

胞质，与前列腺泡沫状腺癌形态十分相似，但在穿刺活检标本中常与普通型腺癌并存，而不与泡沫状腺癌并存；③神经内分泌小细胞型；其特点是 HGPIN 腺体中央具有深染细胞核的小细胞，呈菊花样结构，此型的小细胞嗜铬素及突触素免疫组化染色呈阳性。伴有帕内特细胞样神经内分泌细胞的 HGPIN 类型是此型中的一种特殊类型，此型可见细胞质内具有粗大颗粒的神经内分泌细胞样的细胞单个或成群的分布，研究认为此种细胞的分泌物可能具有促细胞生长及抗凋亡的作用，可能参与前列腺癌的转变；④黏液型：此型罕见，黏液型 PIN 腺腔扩张，腔内可见蓝染的黏液充满，此型 PIN 与典型的浸润性腺泡腺癌有关，但不与黏液腺癌并存；⑤印戒细胞型：这是非常罕见的类型，所有的印戒细胞型均可见邻近的浸润性印戒细胞癌混合存在，此型 PIN 分泌细胞质内可见空泡，细胞核移位，并形成压迹，黏液染色 Alcian blue 染色呈阴性；⑥其他：有时 HGPIN 伴有明显的鳞状上皮化生及黏液细胞化生，此种病变

由 Melissari M 等于 2006 年首次报道,发生于一位以渐进性排尿困难三年为临床表现的 79 岁老年患者,临床表现为良性前列腺肥大,术后两年前列腺活检显示前列腺萎缩及中度炎症,无恶性。上述变异亚型及邻近有非典型小腺体的 HGPIN 在第二次重复活检中前列腺癌检出率明显增高可达 46%,这些变异型 HGPIN 的存在为 HGPIN 与浸润性前列腺癌之间的密切联系提供了更多有利的依据。

## 四、诊断要点

HGPIN 的鉴别诊断主要是与前列腺癌相区别,因 HGPIN 具有不同的形态特征需要与不同类型的前列腺腺癌鉴别,主要如下:①筛状前列腺癌;筛状型腺体大不规则,无间质条索,通常都伴发小腺体癌,在常规染色切片中,当只观察到不典型性的筛状腺体而无浸润性非典型小腺体时,其腺体增大不规则、边缘参差不齐,有神经浸润时才诊断为此型。若在穿刺活检标本中见到少量的非典型筛状腺体,不要做出明确性诊断,要做描述性诊断,在病理报道中只描写,建议重复活检;②泡沫状腺癌:此型是前列腺腺癌的一种变异型,与典型的前列腺腺癌并存,其特征是具有丰富的泡沫状细胞质,核浆比很小,此型癌细胞常不具有核增大,核仁明显等前列腺癌的典型细胞学表现,通常难以诊断为癌,与泡沫状 HGPIN 鉴别困难。虽然其细胞质形态类似于黄色瘤的细胞质,但不含有脂质,而是空泡,在大多数病例中可见泡沫状腺体型癌与典型的腺癌症并存;③前列腺导管腺癌:是前列腺癌的一种亚型,其特点是高柱状肿瘤细胞呈单层或假复层排列,细胞质丰富,嗜双染性,有时细胞质透明。位于外周区的导管腺癌常可见筛状型、腺型及乳头状和/或实性型混合存在,筛状结构的导管腺癌由大的背靠背腺体构成,腺体内有桥状结构,有一些病例,细胞仅有轻度异型性,以致难以诊断癌,尤其是穿刺活检标本中,但其与 HGPIN 最明显的形态学区别常伴有粉刺样坏死。另外,HGPIN 需与导管内癌鉴别,导管内癌的概念尚有争议,因为其部分特征与筛状型 HGPIN 相同,且不能与前列腺癌的导管内扩散相区分,导管内癌的显著形态学特征是具有多数筛状腺体,其细胞具有显著的非典型性,并具有粉刺样坏死,在手术切除大标本中并存浸润腺癌时,不需要进行鉴别诊断,如在穿刺活检中发现筛状型 HGPIN,有必要再次活检。

HGPIN 除了与上述前列腺癌鉴别之外,还需要与前列腺正常组织结构,放射、梗死、炎症等有关的化生性改变和细胞增生以及良性肿瘤进行鉴别:①正常结构:正常前列腺中央区腺体结构较外周区及移行区复杂,腺泡不仅形体大,有时也存在乳头及筛状结构,与乳头型 HGPIN 不易鉴别,但正常乳头有纤维血管束,而 HGPIN 一般无纤维血管束。有时在穿刺活检标本中可能会出现尿道球腺、精囊或射精管上皮细胞,上述正常细胞有时可见大的畸形核,与 HGPIN 混淆,但前者不具有 HGPIN 的细胞不典型性;②化生性病变:尿路上皮化生可见于梗死区周围,细胞质较多,嗜酸或透亮,呈多层排列,但常不伴有微乳头或筛状复杂结构;③基底细胞增生:此种改变好发于移行区,表现为腺泡结构复杂化,增生的基底细胞至少 2 层,如增生明显可不见分泌细胞,呈筛状甚至无腺泡结构呈实性巢,增生基底细胞质透亮,但无异型性,免疫组化显示基底细胞标志物 *p63* 和高分子量角蛋白(34βE12)阳性,有助于与筛状 HGPIN 的鉴别;④腺上皮非典型增生:已明确不属于癌前期病变,是由炎症或修复引起的细胞学改变,常表现为腺体分泌细胞有不典型改变,却不足诊断上皮内瘤;⑤筛状增生:又称透明细胞筛状增生,好发于移行区,组织学表现为较大腺泡内分泌细胞增生,细胞质透明,形成筛状结构,但呈良性形态不具备 HGPIN 的细胞学特征,基底层细胞完整,需与筛状 HGPIN 鉴别。

## 五、外科治疗原则

PIN 与前列腺癌密切相关,特别是 HGPIN 又公认为前列腺癌的癌前病变,所以像其他癌前疾病一样应该得到临床治疗。对 PIN 尤其 HGPIN 患者进行治疗可能会降低其前列腺癌的发病率,有助于预防前列腺癌,亦可能延缓前列腺癌的侵袭过程,从而推迟患者手术或放疗时间,提高患者的生活质量。

Bostwick 等和 Alberts 等对 HGPIN 患者进行了雄激素阻断治疗,与对照组比较,发现治疗后 HGPIN 范围明显缩小,发展被明显抑制,表现为基底细胞增生,腺泡萎缩,腺泡与基质比值下降。从而认为分化不良的前列腺上皮是雄激素依赖性的,HGPIN 的增生细胞对雄激素阻断非常敏感,雄激素阻断促进了分化不良细胞的凋亡,从而预防和延缓了前列腺癌的发生。Steiner 等对选择性雌激素受体调节剂托瑞米芬(Toremifene)逆转 HGPIN、降低或延缓前列腺癌的发生进行了二期临床实验,18 例患者完整接受了托瑞米芬的治疗(60mg/d,口服 4 个月),结果 72% 的患者再次穿刺活检未发现 HGPIN,药物耐受性好,一个双盲随机对照三期临床试验正在进行中。

COX-2 抑制剂塞来昔布(celecoxib)和依昔舒林(exisulind)等非甾体类抗炎药物临床化学预防前列腺癌和结肠癌受到越来越多的关注。Narayanan 等通过转基因鼠模型研究 celecoxib 和 exisulind 对 PIN 的作用,结果 2 周后发现 PIN 病变由 75% 降低到 19%(celecoxib)和 16%(exisulind),更重要的是,药物作用后 PIN 凋亡细胞增多,增殖细胞核抗原和有丝分裂细胞明显减少。

可见,雄激素剥夺或化学药物治疗 PIN,明显逆转了 PIN,同时为化疗预防前列腺癌提供了良好的模型,降低或延缓了前列腺癌的发生。另外,Bostwick 等尝试对 HGPIN 行放射治疗,认为也可以达到治疗 HGPIN 和预防前列腺癌的作用。既然化、放疗能够取得如此理想的效果,Woderich 等对 HGPIN 患者进行的预防性根治性前列腺切除术,其临床效果就要谨慎思考了。

## 六、随访与预后分析

由于 PIN 与前列腺癌的密切相关性,对 PIN 的随访观察显得非常重要。Lefkowitz 等运用单变量回归分析研究 PSA 对 HGPIN 进展为前列腺癌的影响,结果显示 PSA 水平的变化与前列腺癌的发生无明显相关,可见 PSA 水平变化对 HGPIN 患者随访观察是否有前列腺癌没有多大价值。而 B 超、CT 或 MRI 等影像学检查在检测早期前列腺癌方面敏感特异性并不高,所以定期随机前列腺穿刺活检成为 PIN 随访最重要的检查手段。

目前对 HGPIN 患者合理的穿刺方案、穿刺间隔时间尚未统一。Kamoi 等对 63 例在初次前列腺穿刺活检时存在孤立的 HGPIN 患者中的 45 例于一年内进行重复穿刺活检,其中 8 例单纯行肿物部位穿刺,12 例行 6 针穿刺,13 例行 6 针穿刺加双侧移行带穿刺,另 12 例行 11 针多部位穿刺(常规的 6 针穿刺 + 双侧移行带 + 双侧外周带前角 + 外周带中线)。对患者初次穿刺中的高分级病变部位与重复穿刺证实的癌肿部位进行比较,结果显示在 45 例重复穿刺者中发现前列腺癌 10 例(22%),其中 6 例 HGPIN 部位与癌肿部位相关联。在 15 处癌阳性部位中有 8 处位于 HGPIN 部位,6 处位于随机的 6 针穿刺部位,另 1 处位于移行带。HGPIN 1 例存在于癌对侧,余 9 例均与癌位于同侧。作者认为虽然对 HGPIN 患者合理的重复穿刺方案很难统一,但至少应进行靶部位穿刺和同侧的 6 针穿刺。

Roscigno 等研究了 1995—2002 年经过 10~12 针系统化穿刺活检证实的 HGPIN 患者,再次重复穿刺发现 21 例有癌组织,多灶性 HGPIN 明显较单灶性 HGPIN 检测到前列腺癌多(70% VS. 10%,$P<0.01$),再次穿刺活检间隔时间长于 6 个月的也明显较短于 6 个月的检测到前列腺癌多(65% VS. 25%,$P<0.01$;间隔平均时间 15.5 个月 VS. 3.8 个月),多因素分析发现 PSA、PSAD、DRE 和经肛超声检查结果不是前列腺癌发生的预测因素,多灶性和穿刺活检间隔时间是其独立预测指标,同时作者也发现再次穿刺活检间隔时间长于 6 个月与短于 6 个月检测到的前列腺癌病理分期没有明显差异。这似乎也提示了 HGPIN 的重复穿刺间隔时间也可以为一年,甚至一年半。

另外,在 PIN 基因工程小鼠模型上已经证实了由 LGPIN 进展到 HGPIN、前列腺癌的演变过程。Goeman 等前瞻性随访了 43 例 LGPIN 患者,两年内竟有 30% 的患者经过重复前列腺穿刺活检发现前列腺癌,因此其认为 LGPIN 亦应密切随访,甚至进行化学预防治疗 LGPIN 也是有益的。

# 第二节 前列腺导管癌

## 一、概述

前列腺导管腺癌(Ductal adenocarcinoma of the prostate,DAP)是一种主要发生在前列腺导管和尿道前列腺部的乳头状肿瘤,是前列腺癌罕见的亚型,发病率低,单纯的胆管腺癌约占前列腺癌的 1%,合并腺泡腺癌的约占 4.8%,由 Melicow 和 Pachter 于 1967 年首次报道。前列腺导管腺癌主要见于老年人,临床症状主要以排尿梗阻及血尿为多见,且直肠指检常触不到前列腺硬结。早期多因缺乏前列腺质硬结节或 PSA 升高等典型表现,在临床上易被忽略,确诊时肿瘤分期较晚,分化较差;25%~40% 患者确诊时出现了转移。

## 二、病因与机制

临床上,导管腺癌一般发生于前列腺尿道部周围并凸向尿道,因此多表现为血尿或尿路刺激症状,少数导管腺癌发生于前列腺外周带,临床表现与普通型前列腺腺癌相似。导管腺癌患者血清 PSA 水平多数仅轻度升高,然而与普通腺泡性腺癌并存者,其血清 PSA 水平通常较高。与前列腺导管腺癌伴随的腺泡性腺癌大多数级别较高，组织学 Gleason 分级一般在 7 分以上，肿瘤体积较大，常见前列腺外扩散和精囊累及，临床分期较高，常见远处转移。

## 三、病理组织学特征与分级

前列腺导管腺癌病理主要表现为前列腺尿道周围肿物，向外周扩展。组织学上肿瘤主要为前列腺导管高柱状假复层细胞，具有较长的细胞核和丰富的嗜酸及嗜碱性细胞质，肿瘤组织排列成乳头状或筛孔状两种形态，组织学和细胞学特征均类似于高分化子宫内膜癌。前列腺导管腺癌依起源前列腺导管部位的不同，可分为大导管腺癌和次级导管腺癌。大导管腺癌在前列腺实质内呈弥漫性大腺泡结构（导管分化），次级导管腺癌大部呈息肉状和菜花状突向前列腺导管，镜下为绒毛管状结构。这两种类型均可出现实体型、乳头状（图 64-5）、筛状型（图 64-6）、粉刺样和浸润性腺体等组织结构，肿瘤细胞基底部可有 HMCK 阳性表达基底细胞外围、瘤细胞 PSA 和 PAP 阳性表达。

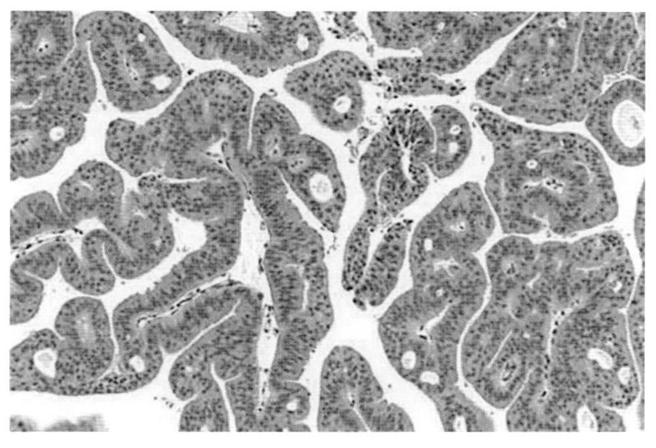

图 64-5 前列腺乳头状结构导管腺癌

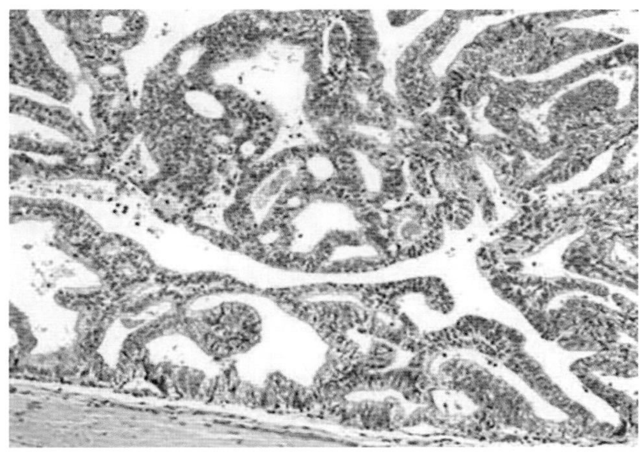

图 64-6 前列腺筛状结构导管腺癌

## 四、诊断要点

前列腺导管腺癌可分为大导管腺癌和次级导管腺癌。起源于尿道周围大导管的大导管腺癌，多表现为外生性生长，在临床上可表现为下尿路梗阻症状、急性尿潴留、血尿；起源于次级大导管的次级导管腺癌的临床表现与通常的腺泡型前列腺癌相似，但在临床症状上较难完全区别这三者。由于肿瘤发生于前列腺导管，肿瘤体积较小时不易通过直肠指诊发现，只有在肿瘤体积足够大甚至侵及前列腺周围组织时指诊才可发现肿瘤结节。血清 PSA 水平在前列腺恶性肿瘤的诊断和治疗中获得了非常广泛的应用，已成为前列腺恶性肿瘤最重要的肿瘤标志物，但在前列腺导管腺癌中，由于肿瘤起源于导管上皮，分泌 PSA 的能力较差，因此 PSA 在肿瘤早期时可无明显升高，只有在肿瘤出现扩散时，才能表现为 PSA 的升高。膀胱尿道镜检查是诊断单纯性前列腺导管腺癌的主要手段。

前列腺导管腺癌在诊断时需与下列疾病相鉴别：①良性前列腺上皮腺瘤样息肉。②前列腺尿道的腺瘤样瘤。③前列腺子宫内膜样腺癌改变。④手术后的假肉瘤样结节。⑤尿道黏膜皱褶或特异性或非特异性的增殖性乳头状尿道炎。膀胱尿道镜检查是诊断单纯性前列腺导管腺癌的主要手段。根据肿瘤的大小、形态，膀胱及尿道内合并的病变以及 PSA、前列腺酸性磷酸酶、免疫组化检查等可对于上述几种疾病相鉴别。⑥前列腺导管腺癌与高级别前列腺上皮内瘤（prostatic intraepithelial neoplasia，PIN）有时较难鉴别，如果病理中存在柱状细胞、乳头状或筛孔状组织形态、粉刺样碎片，则高度提示导管腺癌。⑦前列腺尿道移行细胞癌：因前列腺导管腺癌的肿瘤上皮排列可表现为假复层变移上皮，故应与前列腺移行细胞癌相鉴别，方法主要依靠免疫组化染色，导管腺癌因来源于前列腺导管上皮，故 PSA 和 PAP 染色呈阳性，而移行细胞癌为阴性。多数研究显示肿瘤的 AR 染色呈阳性，说明肿瘤来源于前列腺而不是 Mullerian 管，同时肿瘤可能对雄激素阻断治疗有效。本例患者的 AR 染色呈阴性，可能与肿瘤分化较差、Gleason 评分较高有关。⑧膀胱腺癌和直肠腺癌：腺癌无论发生在膀胱和前列腺，均可相互累及，部分膀胱腺癌也可表达 PSA 和 PAP，但没有 CKHW 性的基底细胞外围现象。而直肠腺癌一般不表达 PSA 和 PAP,更不会同时表达。

### 五、外科治疗原则

治疗方法主要包括手术治疗如 TURP 术、根治性前列腺切除术、切除睾丸去势治疗;药物去势治疗包括雌激素治疗,口服药物氟他胺、比卡鲁胺治疗及缓释剂针剂醋酸戈舍瑞林、曲普瑞林、亮丙瑞林等治疗;以及化疗、放疗和以上方法的联合应用等。临床上主要采用 TURP+ 激素和 / 或放疗,而根治性切除术较少,这可能与此病不易发现、发现时肿瘤分期较晚和患者年龄较大不能耐受根治手术等有关。而 Christensen 等认为导管腺癌行根治性前列腺切除术,术后复发率较腺泡癌高,与导管腺癌手术时肿瘤体积较大,临床分期经常被低估有关。

### 六、随访与预后分析

目前大多学者认为该肿瘤具有侵袭性和转移潜能。Elgamal 等认为预后主要取决于:①临床分期;②部位:起源于末梢次级导管的癌比起源于中心初级导管的恶性程度高;③合并前列腺病变:起源于绒毛状息肉的以及合并有前列腺增生的纯导管癌的预后似乎比合并腺泡样腺癌的患者好。

## 第三节 前列腺移行细胞癌

### 一、概述

原发性前列腺移行细胞癌(primary prostate transitional cell carcinoma)首先发生于前列腺尿道周围的腺体或导管上皮,发病率 <5%,平均发病年龄在 60~65 岁。近年来,随着膀胱癌的保守治疗如 TURP、膀胱灌注化疗的广泛应用,由于膀胱颈的阻隔作用,在致癌因素持续存在的情况下,前列腺移行细胞癌有增多的趋势。原发性前列腺移行细胞癌极少见,大概占前列腺肿瘤的 1%~4%,与膀胱移行细胞癌相关的前列腺移行细胞癌发病率估计在 7%~43%,较为公认的发病率为 12%。

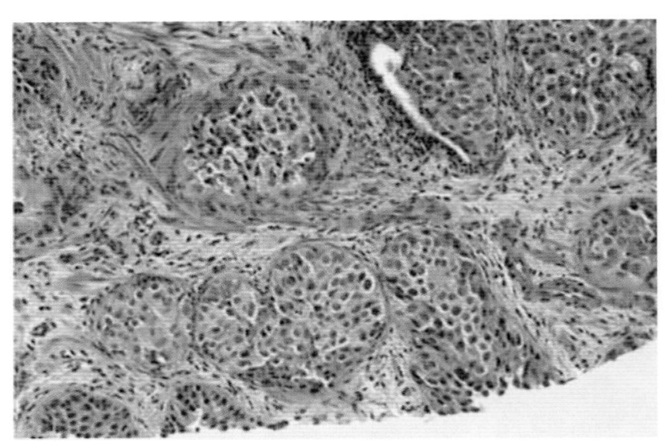

图 64-7 尿路上皮癌导管内扩散

### 二、病理组织学特征

前列腺移行细胞癌(prostate transitional cell carcinoma,PTCC)的发生有三种可能的病理组织学来源:①前列腺变移上皮自身单独恶变或与膀胱癌同时或先后发生,即尿道上皮癌多中心生长的一部分,前列腺移行细胞癌起源于前列腺尿道周围腺体导管的变移上皮组织转化(图 64-7);②膀胱移行细胞癌浸润扩散至前列腺,存在两种方式:即经尿道迁延浸润,先侵犯腺泡(图 64-8)及导管,再浸润间质,膀胱颈和三角区的移行细胞癌明显易侵袭前列腺。经肌层浸润前列腺,发生于膀胱癌晚期,膀胱癌穿透膀胱壁,浸润前列腺间质,然后累及腺管;③尿路上皮癌种植,非常罕见。

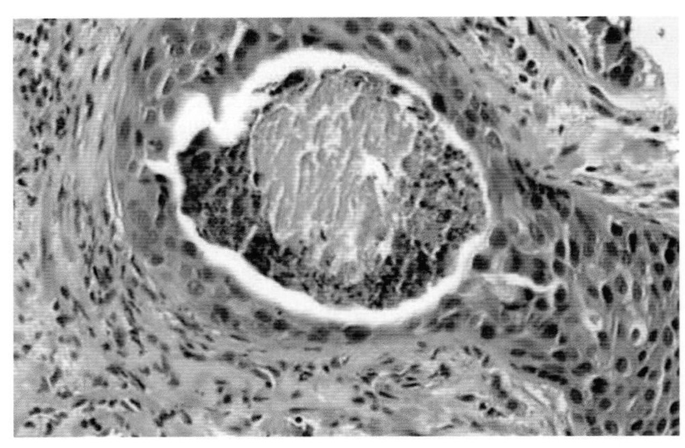

图 64-8 尿路上皮癌侵及前列腺腺泡伴中央坏死

理想的前列腺移行细胞癌分期应能将原位的和浸润性前列腺移行细胞癌区分,并能反映原发膀胱癌的分期和浸润前列腺的途径。达成共识的是不应该按目前的 TNM 分期,都将侵犯前列腺的移行细胞癌归为 $D_1$ 期及 $T_{4a}N_0M_0$,因为它们的预后不尽相同。前列腺腺癌的病理分期标准不适用于 PTCC,目前倾向于采用 Hardeman 等根据基底膜的完整性将前列腺移行细胞癌分期:Ⅰ期为前列腺尿道原位癌;Ⅱ期为癌肿浸润前列腺导管和腺泡，未突破基底膜；Ⅲ期为癌肿浸润前列腺基质。

Cheville 等根据前列腺移行细胞癌的临床和病理特征，将此病分为 5 类：①前列腺部尿道的原位移行细胞癌；②前列腺腺管和腺泡的原位癌；③前列腺移行细胞癌并有基质侵犯；④前列腺移行细胞癌侵犯前列腺包膜外和 / 或侵犯精囊；⑤伴有淋巴结的转移。该分类方法对判断患者的预后具有重要意义。经上皮癌细胞的渗透是癌细胞扩散至前列腺的主要方式。

## 三、诊断要点

### （一）临床症状

PTCC 的平均发病年龄在 60~65 岁，临床表现常被膀胱癌掩盖，主要为血尿、排尿困难、尿路激惹症状、肛门疼痛等，晚期可出现尿路梗阻、肾积水等。其经上皮渗透的方式常导致镜下表现不明显，故不能早期被临床发现，到出现血尿、前列腺触及异常往往已发展至前列腺基质，甚至包膜外。

### （二）直肠指诊

前列腺移行细胞癌可转移至骨、肺、肝、骨髓、软组织等，早期前列腺指检无异常发现，晚期同前列腺腺癌。

### （三）经尿道前列腺活检

TULIP 被认为是 PTCC 首选的诊断手段，其确诊率可达 90%，而经直肠活检阳性率为 40%。多中心多次复发的膀胱移行细胞癌和原位癌以及三角区颈部的膀胱癌易并发前列腺移行细胞癌，对此类患者应积极行经尿道前列腺活检。尿道膀胱镜检查可发现前列腺增大、尿道前列腺部有乳头状肿物或絮状物，但早期病例通常无阳性发现。PTCC 极少呈乳头状生长，膀胱镜检查多难以早期发现病变。

### （四）B 超引导下经直肠前列腺穿刺活检

前列腺移行细胞癌浸润间质及周围精囊、射精管等积极行 B 超引导下经直肠前列腺穿刺活检，B 超上多表现为低回声区，前列腺尿道黏膜及黏膜下导管的移行细胞癌则无特殊表现。

### （五）其他影像学表现

PTCC 浸润间质及周围精囊、射精管等在经直肠前列腺 B 超上多为低回声区表现。肾盂静脉造影所见与良性前列腺增生相似。CT 和 MRI 对发现膀胱癌经肌层浸润前列腺、精囊以及淋巴结转移有指导意义。

## 四、外科治疗原则

继发于膀胱移行细胞癌的 PTCC 的治疗多依据膀胱癌的治疗原则，而原发性前列腺移行细胞癌的治疗至今还没有明确的方案。对于原发性 PTCC，根治性前列腺切除术是首选的手术方式，但早期诊断是关键。多数病例多在行 TURP 解除尿路梗阻后病理检查时被发现，TURP 对于非浸润性 PTCC，病灶局限在前列腺尿道段黏膜或尿道周围导管，而未穿透前列腺基质的病例是有效的，可以达到治疗的目的。

（1）化疗　术后辅助化疗有助于提高生存率，并减轻相关症状。氨甲喋呤、长春新碱、多柔比星和顺铂（M-VCP）方案较为有效。放疗有助于局部控制病灶，但单独放疗者极少有长期生存，在不能手术病例中也可联合应用。

膀胱内化疗药物的灌注效果不是很理想。经膀胱灌注卡介苗（BCG）治疗确有疗效，但对于导管及基质受浸润的 PTCC，是 BCG 治疗的禁忌。

（2）放疗　辅助放疗对于术后复发的病例或已丧失手术根治时机的病例可提高存活率。

（3）手术治疗　内分泌治疗对前列腺移行细胞癌无效。早期诊断和根治性切除是延长患者生命的有效途径，对高分化膀胱癌并发前列腺原位癌的病例可以尝试 TURP 加 TURBT 后应用卡介苗灌注化疗。对前列腺导管和间质浸润的移行细胞癌，无论并发何种分化的膀胱癌，膀胱全切加尿道切除是最佳选择。

## 五、随访与预后分析

原发性前列腺移行细胞癌病例很少有生存 2 年以上者。继发性前列腺移行细胞癌患者 5 年总体生存率约为 30%。一般认为间质浸润与否决定前列腺移行细胞癌患者的预后，前列腺尿道或导管移行细胞癌患者的预后由原发膀胱肿瘤决定，尿道来源的间质浸润前列腺移行细胞癌在原发膀胱肿瘤的生存率基础上明显下降。如果忽略淋巴结状态，前列腺浸润的程度则与生存率曲线没有统计学关联，但无论什么途径发生的前列腺间质浸润移行细胞癌患者比那些前列腺尿道导管移行细胞癌患者更易有淋巴结转移，间质浸润显示明显的淋巴结转移倾向。但是在预测淋巴结转移上间质浸润没有达到统计学显著性，而精囊浸润与淋巴结转移则存在紧密关联，精囊侵犯的病例与淋巴结转移病例生存率相当接近。

淋巴结状态和原发膀胱肿瘤分期是继发性前列腺移行细胞癌患者预后的决定因素。

PTCC 的预后不佳，肿瘤对周围组织的侵犯程度是影响预后的最重要因素。前列腺部尿道的原位移行细胞癌患者的五年生存率可达 100%，而肿瘤侵犯尿道和前列腺基质的患者五年生存率仅为 45%。由于送检的困难，病理上很难做到对肿瘤浸润程度确切的判断。提高对本病的认识，早期发现并积极行根治手术对改善预后意义重大。

## 第四节 前列腺肉瘤

### 一、概述

前列腺肉瘤（prostate Sarcoma，PS）是一种少见的前列腺恶性肿瘤，其主要起源于前列腺间质细胞而非上皮细胞，与前列腺的胚胎发育异常和发育畸形有关。前列腺肉瘤可发生于任何年龄，其中横纹肌肉瘤多发生于儿童，平滑肌肉瘤和纤维细胞肉瘤多发生于成年人。前列腺肉瘤发病率国外报道不足 1%，国内报道约占前列腺肿瘤的 6.3%~7.5% 不等。发病率国外报道低于国内报道，其原因可能与国内整体前列腺癌的检出率较低有关。随着国内前列腺癌检出率的不断增多，前列腺肉瘤所占比率有所下降。

### 二、病因与机制

前列腺肉瘤病变多起源于生殖束的中胚层，包括中肾管及米勒管的终末部分，并可来自尿道生殖窦的环肌层，目前病因及发病机制不明。

### 三、病理组织学特征

前列腺肉瘤的病理诊断并不困难，主要以间质不清、无成巢排列等形态为特点。肿瘤组织主要以梭形、短梭形细胞组成，分化差时亦可见小圆细胞、多形核、奇异核及瘤巨细胞；细胞丰富、密集、浸润性生长、核异型性明显、常见核分裂象。梭形细胞及分化差时诊断及分类就要靠免疫组化染色结果。

前列腺肉瘤的病理分类：①肌肉瘤：包括平滑肌肉瘤和横纹肌肉瘤。平滑肌肉瘤是成人肉瘤中最常见的类型（图 64-9），横纹肌肉瘤为儿童肉瘤中最常见的类型。横纹肌肉瘤又分为胚胎性（图 64-10）、腺泡性和多形性 3 类，其中胚胎性最常见。②梭形细胞肉瘤：包括纤维肉瘤和梭形细胞肉瘤。③其他肉瘤：黏液肉瘤、脂肪肉瘤、骨肉瘤、神经源性肉瘤，以及较罕见的癌肉瘤、未分化肉瘤、间质肉瘤（恶性间质瘤：前列腺恶性胃肠道间质瘤）、恶性间叶瘤和恶性纤维组织细胞瘤等。

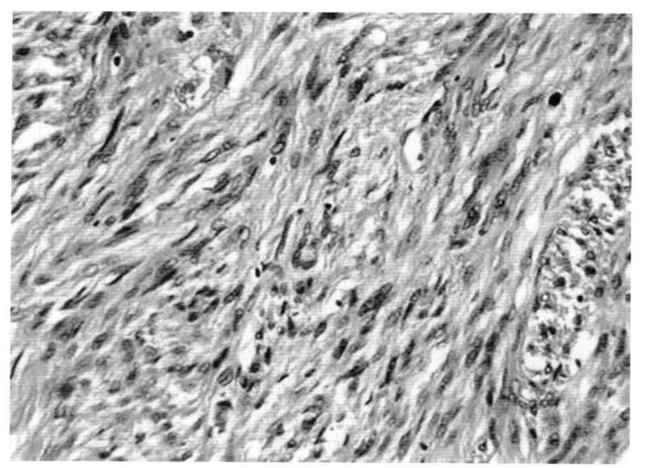

图 64-9 前列腺平滑肌肉瘤

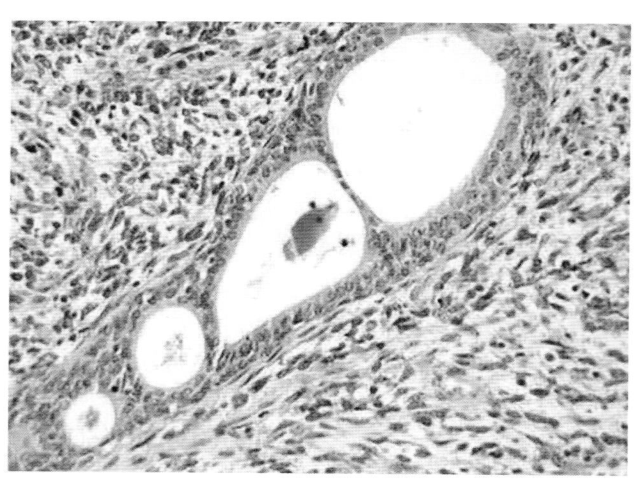

图 64-10 胚胎横纹肌肉瘤浸润前列腺

根据肿瘤范围以及是否能被切除可将 PMMT 分为 4 期：①Ⅰ期：肿瘤局限，能完全切除，区域淋巴结阴性（Ⅰa 切缘镜检阴性：Ⅰb 切缘镜检阳性）；②Ⅱ期：肿瘤浸润到邻近组织不能完全切除，区域淋巴结镜检阴性；③Ⅲ期：肿瘤扩散到邻近组织不能完全切除，区域淋巴结镜检阳性；④Ⅳ期：远处转移。

## 四、诊断要点

### （一）前列腺肉瘤症状

前列腺肉瘤患者的临床症状主要为进行性排尿困难，尿频、尿急。前列腺肉瘤生长迅速，瘤体很少在5cm以下，可填满整个盆腔，肿瘤较大时压迫膀胱、输尿管下段引起肾及输尿管积水，压迫直肠导致大便不畅，或产生肛门区坠胀感、阴囊及腹股沟放射痛，因病程较短一般没有全身症状，少数可出现贫血、消瘦、恶病质。

### （二）直肠指诊

作为最传统的前列腺检查手段，操作简单，可增加包膜内前列腺肿瘤的检出率。前列腺肉瘤直肠指诊可触及肿大的前列腺，较一般的前列腺癌体积稍大，形态呈圆形或椭圆形突入直肠。质地中等或柔软，部分有波动感和囊性感，但纤维细胞肉瘤质地较硬。

### （三）血PSA检查

因为肿瘤来源于间质细胞而非前列腺上皮细胞，血PSA的检查对前列腺肉瘤诊断的敏感性和特异性均不高。

### （四）经直肠前列腺超声

是一种简单可靠、无创的检查手段，其不仅可以观察肿瘤的大小、形态、边界、质地回声以及有无触诊不清的肿瘤病变，还可以在超声引导下可以进行前列腺的穿刺活检从而确诊。

### （五）MRI表现

前列腺肉瘤与前列腺腺癌MRI表现明显不同，前列腺肉瘤前列腺体积明显增大，外形不规则，多呈分叶状外观，正常结构消失，中央带和外周带分界不清，$T_1$WI信号不均，尤其是横纹肌肉瘤及平滑肌肉瘤，由于瘤体生长快，易发生坏死而出现低信号区，$T_2$WI呈高、低混杂信号，75%累及包膜及其周围的神经血管束、闭孔内肌、肛提肌肛提肌、精囊、膀胱和直肠等，40%有淋巴结和肺、骨骼、肝等脏器的转移，且骨骼转移多为溶骨性。增强可见病灶为不均匀强化和液化坏死。

前列腺肉瘤的最终确诊通常依靠CT扫描及MRI检查结合前列腺活检病理诊断。影像学检查虽不能定性，但有助于判断肿瘤与周围组织器官的关系，尤其是MRI检查的组织弥散及压脂像能够判断肿瘤与直肠及盆壁的关系，有助于对肿瘤进行术前分期，合理施治。

### （六）鉴别诊断

前列腺肉瘤生长迅速，很早期无任何临床症状，发病较急，进展快。因此对于50岁左右，且病程短，梗阻症状进展迅速的患者，不能简单主观臆断为前列腺增生症，应警惕此病的发生并需要行进一步检查。

## 五、外科治疗原则

前列腺肉瘤局限于前列腺包膜内而无浸润时，宜行根治性前列腺切除术。肿瘤仅局部扩展至膀胱、直肠，无远处转移时，可行全盆腔清扫术，但效果欠佳。肿瘤较大、无远处转移时，可先行化疗使肿瘤缩小，以利于手术切除。已有转移或局部浸润固定、切除困难者，可行姑息性手术以缓解症状，并辅以放疗及化疗等综合治疗，提高生存率。

目前前列腺肉瘤治疗方法主要有根治性膀胱前列腺切除术、根治性前列腺切除术、经尿道前列腺电切术+内分泌治疗、单纯内分泌治疗、去势治疗+药物治疗、粒子植入进行放疗，以上患者均可辅以化疗（奥沙利铂合并多西他赛）。手术方法包括如下3种：耻骨后根治性前列腺切除术、根治性膀胱前列腺切除尿流改道术以及全盆腔器官切除尿流改道术等。为了保证手术治疗完全彻底，也为了改善肿瘤复发时患者的生命质量，全盆腔器官切除、粪尿双改道术应该在一定条件下首先考虑。早期的前列腺肉瘤的治疗以外科切除为主，并视病情辅助静脉或动脉内化疗，但总体预后极差。

## 六、随访与预后分析

前列腺肉瘤疾病进展快，预后差，前列腺平滑肌肉瘤中位生存期仅为17个月，1、3、5年生存率分别为68%、34%、26%。早期明确诊断并且行根治性外科手术切除能延长患者的无瘤生存期。

前列腺肉瘤发病率低，恶性度高，雄激素依赖性不强，对放疗、化疗的作用尚需进一步明确，新的治疗方式如靶向治疗有可能延长生存期。前列腺肉瘤症状无特异性，因此对于有排尿障碍，与年龄不相符的前列腺体积增大者应引起充分注意，影像学诊断推荐TRUS引导下行前列腺穿刺活检和MRI。临床上做到早发现，早诊断，及时选择合理的治疗方案从而提高患者生活质量及五年生存五年生存率。

术前新辅助化疗或术后化疗等联合治疗较单独手术治疗可改善患者的预后，化疗方案以长春新碱+放线菌素D+环磷酰胺（VAC）及由美司纳（mesna）+多柔比星（adriamycin，ADM）+异环磷酰胺（ifosfamide，IFO）+达卡巴嗪（dacarbazine，DTIC）组成的MAID方案较为常用。

## 第五节 米勒管肿瘤

### 一、概述

癌肉瘤(carcinosarcoma,CS)又被命名为:恶性混合性中胚叶肿瘤或恶性混合型米勒管肿瘤、肉瘤样癌,同时包含癌和肉瘤的成分,是由恶性腺体和恶性间叶组成的混合性肿瘤。它是一种罕见的高度恶性肿瘤,可发生于食管、乳腺、干、喉、肺、肾、膀胱、前列腺等处。前列腺混合型恶性肿瘤临床上少见,发生率小于 0.1%,临床治疗方案及疗效尚不统一明确。

### 二、病因与病理

尽管前列腺混合型恶性肿瘤组织发生不明确,但大多数学者认为:前列腺肿瘤起源于前列腺的全能干细胞,源于全能干细胞的前列腺肿瘤可以分化为腺癌、小细胞癌、鳞癌等。在前列腺混合型肿瘤中,非腺癌成分并不是从腺癌转变过来的,而是前列腺干细胞分化的结果。部分典型腺癌患者在经过内分泌治疗或者放疗一段时间后,由于内分泌治疗和放疗影响了前列腺全能干细胞的分化,单纯腺癌才发展成为前列腺混合型恶性肿瘤,间隔时间为 1 个月到 10 年。

### 三、诊断要点

前列腺混合型恶性肿瘤非常少见,初诊易被误诊。在影像学方面,目前未能发现前列腺混合型恶性肿瘤与前列腺腺癌对比有明显的特异性表现。穿刺活检有助于明确诊断,但仅靠穿刺活检得出病理诊断容易误诊。只有通过广泛仔细的病理标本检查和免疫学技术才可以明确前列腺混合型恶性肿瘤的诊断。前列腺癌肉瘤组织成分是恶性上皮及恶性间质样或间质成分的混合性肿瘤,要注意与肉瘤样癌鉴别。目前比较倾向于前列腺癌中肉瘤样成分≥50% 方可诊断为前列腺肉瘤样癌。如果 HE 切片上肉瘤样间质中出现明确的异源性肉瘤成分,如骨肉瘤、软骨肉瘤、横纹肌肉瘤,命名为癌肉瘤;反之则称为肉瘤样癌。肉瘤成分中最常见的是骨肉瘤、软骨肉瘤、纤维肉瘤、平滑肌肉瘤,血管肉瘤和横纹肌肉瘤罕见。不同类型的肉瘤可出现在同一病例中。

### 四、外科治疗原则

前列腺癌肉瘤进展快,约 25% 的患者在明确诊断时就已有远处转移;预后很差,中位生存期为 3 年,五年生存率为 41%。常见转移于肺、骨、淋巴结、脑,罕见转移扩散到皮肤、肝脏、腹膜、肾上腺、胸膜和肾脏。外科手术以外的治疗方法均无明显效果。由于此类患者总体预后很差,大部分患者手术条件不佳,所以在根治性手术切除前列腺同时,建议行 Bricker 回肠膀胱术,此技术简单易行,术中、术后并发症少。

### 五、结语

总之,前列腺混合性肿瘤是一类少见的恶性肿瘤,发生机制未完全阐明,临床主要表现为下尿路梗阻症状,患者病情进展快,诊断明确须经详细病理及免疫组化技术的检查;建议早期手术治疗联合化疗与内分泌治疗。对其组织学起源和治疗模式还有待于进一步认识。

## 第六节 肠源性间皮细胞瘤

### 一、概述

腹膜间皮瘤(peritoneal mesothelioma,PM)是唯一原发于腹腔浆膜的间皮和间皮下层细胞的肿瘤,侵袭性强,预后较差,是一种罕见病。1908 年 Miller 等首先报道该肿瘤,近年来有逐渐增多的趋势,发病年龄通常在 40~60 岁,国外报道男多于女,男女比例为 2∶1,总发病率约为 1~2/100 万。

### 二、病因与病理

肠系膜恶性上皮性间皮瘤起源于肠系膜表面具有双向分化潜能的间皮细胞或间皮下原始间叶细胞,主要发生在 45 岁以上。石棉暴露史是发病的主要因素,30%~40% 的患者有长期石棉接触史,其他可能病因还包括放射线、病毒、基因遗传等因素,但其确切病因尚不完全清楚。此外,具有霍奇金病史的患者发生间皮瘤的危险性亦增加。

肠源性间皮瘤被认为是石棉粉尘进入呼吸道后经横膈淋巴组织网或血液进入腹腔并沉积，石棉粉尘还可经消化道摄入到达肠壁。早期认为间皮瘤来自2种细胞，即浆膜面的间皮细胞和结缔组织细胞，近年来已证实是来自具有向上皮细胞及纤维细胞2种分化形态的单一间皮细胞。根据其组织学分型可分为上皮型、肉瘤样型及混合型，上皮型最多见，其中局限性间皮瘤多为肉瘤样型和混合型，弥漫性间皮瘤则以上皮型更常见（图64-11，图64-12）。

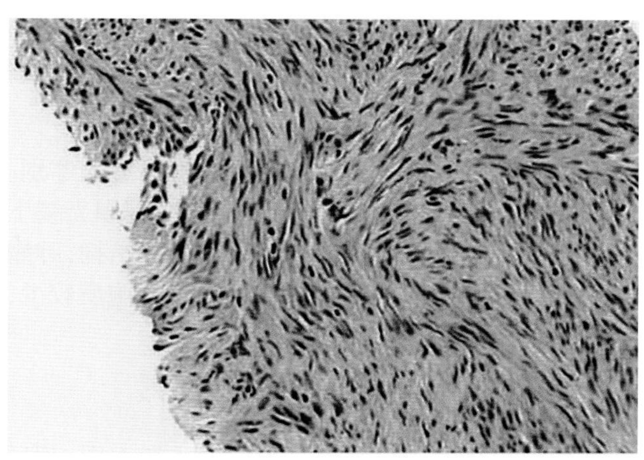

图64-11　前列腺穿刺检出胃肠道间质瘤

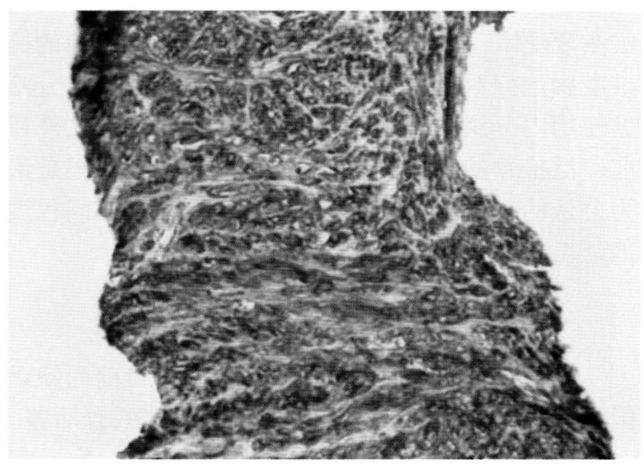

图64-12　前列腺胃肠道间质瘤CD117（c-kit）阳性

## 三、诊断要点

局限性恶性间皮瘤较弥漫性诊断困难，易误诊，主要原因是该病罕见，临床对本病认识不足，影像表现无特异性，易与其他疾病混淆，尤其是间叶来源肿瘤。CT增强扫描被认为是诊断间皮瘤的主要影像学方法，最后确诊有赖于病理证实。影像学检查包括胃肠道造影、腹部B超、CT扫描、MRI、腹腔动脉造影和腹腔镜检查等。据报道，电镜检查是诊断恶性上皮性间皮瘤的金标准。

## 四、外科治疗原则

肠系膜恶性上皮性间皮瘤的预后较差，中位生存期约11个月，尚缺乏规范性的治疗方法，目前主要治疗方法包括手术切除、放化疗和生物免疫等治疗。手术治疗主要是针对Ⅰ期和Ⅱ期患者，手术方式包括肿瘤根治性切除和姑息性切除，即对肿瘤较小、病灶较局限者，应完整切除肿瘤及受累器官，若病变广泛，手术无法切除者，则行姑息性手术以缓解症状，对生物学行为低度恶性的间皮瘤，如有复发可行再次手术。放疗适用于手术切除不彻底或无法切除的患者，包括外照射和内照射，根据病变范围选择全腹或局部照射。化疗分为全身和腹腔内灌注化疗，腹膜间皮瘤对化疗中度敏感，常用药物包括多柔比星、环磷酰胺、顺铂、长春新碱等，其中多柔比星效果最佳。生物免疫治疗是通过调动机体的固有能力抵御和消灭肿瘤，包括淋巴细胞、干扰素和白细胞介素等。早期彻底的减瘤手术联合全身及腹腔内化疗可以明显改善预后，其中腹腔内灌注化疗效果肯定，既能消灭术后残留肿瘤组织，减少复发，还能使部分失去手术机会的患者肿瘤缩小，腹水减少，病情得到良好控制。另有报道，雌孕激素可以有效延长患者的中位生存期。

## 五、结语

临床上部分医师对该病认识不足，加之恶性腹膜间皮瘤病情进展迅速，治疗后易复发。肠源性间皮瘤总的预后较差，多数学者认为生存期不超过1年，但有报道个别患者通过治疗生存期长达7~15年，甚至出现转移后仍能生存较长时间的情况。

## 第七节 前列腺神经内分泌肿瘤

### 一、概述

前列腺神经内分泌癌临床罕见，自 1977 年 Wenk 等首次报该病以来目前全球报道仅数百例；它是一种特殊类型的前列腺癌，包括 3 种类型：前列腺小细胞癌、前列腺类癌和前列腺癌局灶神经内分泌分化。

### 二、病因与病理

目前前列腺神经内分泌癌病因和发病机制仍不清楚，其中类癌(图 64-13、图 64-14)属于高分化肿瘤，小细胞癌属于低分化肿瘤；其大部分为腺癌合并或继发神经内分泌癌，小细胞癌占全部前列腺癌的比例不足 1%。

### 三、诊断要点

前列腺神经内分泌癌的临床表现并不典型，可表现为尿频、排尿困难、会阴部胀痛不适、肛门坠胀等非特异性症状，与典型腺癌并无区别，体检往往无特异表现，血 PSA 可正常，但在部分病例可出现特殊的内分泌症状：如高钙血症、重症肌无力、Cushing 综合征或 ACTH 异常分泌增多症。在诊断上应与原始神经外胚叶肿瘤、膀胱低分化癌、淋巴瘤相鉴别。诊断依靠病理检查并需结合免疫组化，其在光镜下的典型表现：肿瘤呈片槽状分布，无腺泡结构，肿瘤细胞较小，最典型的细胞呈“燕麦”形，细胞质较少，细胞核染色较深但核仁不明显。

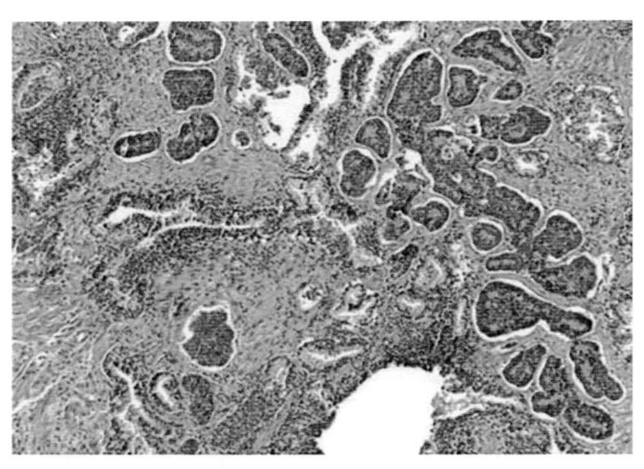

图 64-13 前列腺类癌

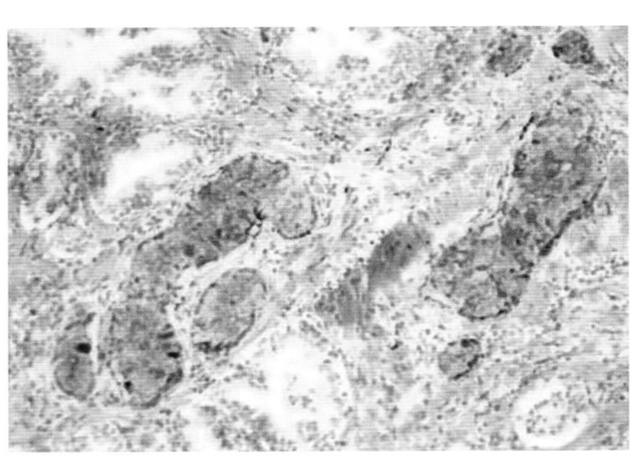

图 64-14 前列腺类癌嗜铬粒蛋白阳性

### 四、外科治疗原则

前列腺神经内分泌癌目前治疗手段有限，预后较差，国际上也无统一的治疗指南。据文献报道早期行根治性切除仍是最有效的方法，即使有局部浸润，也应尽可能采取根治性切除或减瘤手术，不过往往需要联合其他治疗方法。神经内分泌细胞不表达雄激素受体，其生长并不依赖雄激素，因此经典的抗雄激素治疗对其无效；对于合并腺癌的神经内分泌癌使用内分泌治疗仍然有效；化疗是除手术之外目前广泛推荐的治疗方法，顺铂加依托泊苷方案是最为公认的化疗方案，有文献报道该方案可不同程度地延长患者的生存时间。

### 五、结语

前列腺神经内分泌癌临床较少见，目前尚缺乏国际认可的治疗指南，本病进展快、病程短，预后差。

## 第八节 前列腺基底细胞癌

### 一、概述

前列腺基底细胞癌属于罕见的恶性肿瘤，约占前列腺恶性肿瘤的 0.01%，最早由 Frankel 等于 1974 年报道。2004 年 WHO 在泌尿系统和男生殖器官肿瘤分类中将形态类似基底细胞癌和腺样囊性癌的恶性基底细胞肿瘤称为基底细胞癌。

## 二、病因与病理

目前基底细胞癌病因仍不明确，其病理特征：肉眼观，呈灰白色，鱼肉样或实性，有时有散在的灰黄色点状区或米粒大小的囊腔，而普通前列腺腺癌标本通常为黄色；组织学上，癌细胞常排列成基底样细胞巢，癌巢周边细胞呈栅栏状排列并常伴坏死（图 64-15），癌巢中央的细胞呈无序状排列，细胞体积较小、核大、卵圆形、细胞质少、界限不清，核分裂象多见，癌巢中央常伴坏死；部分病例则类似基底细胞增生（图 64-16）或腺样囊性癌（图 64-17）。基底细胞特异性标记 34βEl2 和 p63 蛋白（图 64-18）均阳性表达。

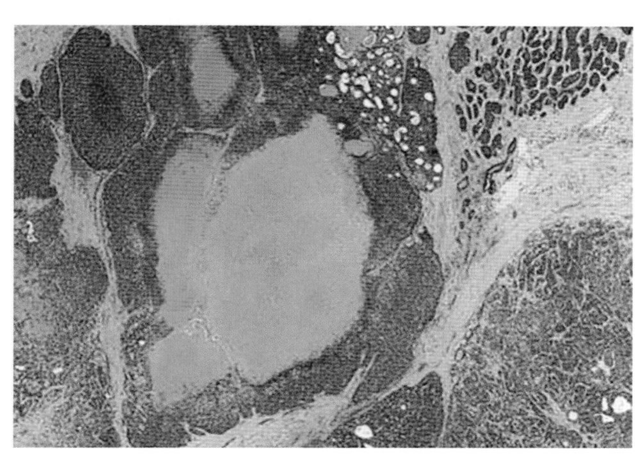

图 64-15　基底细胞癌伴巨大的基底细胞巢，中心坏死

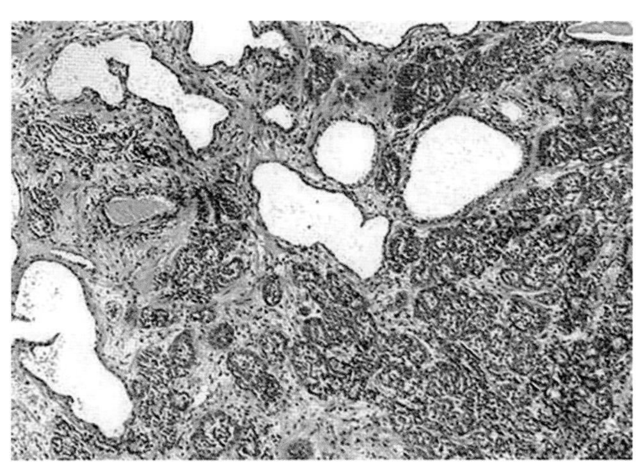

图 64-16　基底细胞癌类似良性前列腺中不规则浸润的基底细胞增生

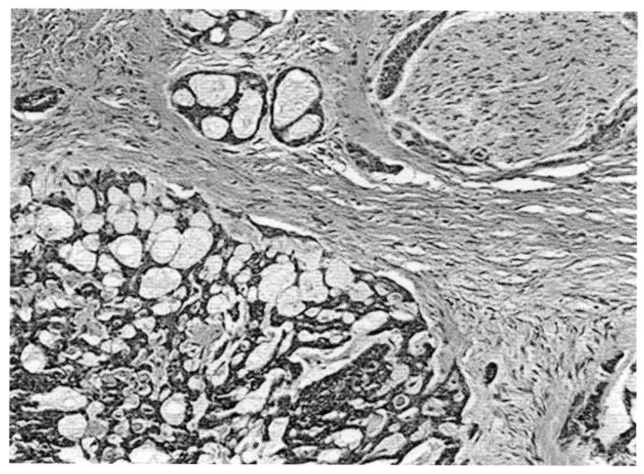

图 64-17　基底细胞癌类似腺样囊性癌伴神经浸润

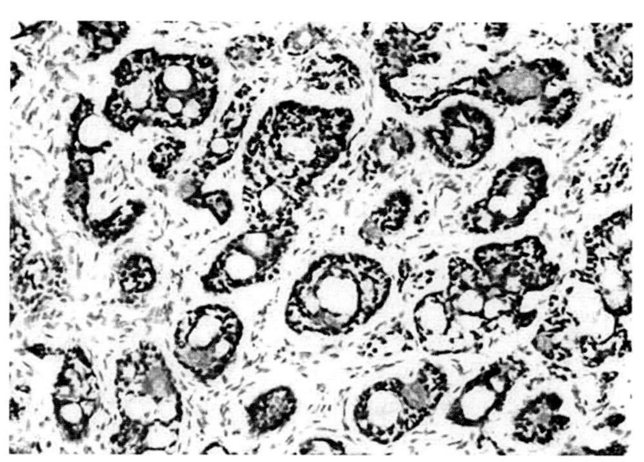

图 64-18　基底细胞癌 p63 阳性

## 三、诊断要点

下尿路梗阻或伴间歇性肉眼血尿为最主要的临床症状，直肠指诊可发现前列腺体积增大、质韧，部分病例可以触及小结节；B 超、CT 或 MRI 表现无异于普通前列腺腺癌，血清 PSA 通常不高，因此经常被当成前列腺增生治疗；确诊主要依靠细针穿刺活检或术后病理组织学检查。

## 四、外科治疗原则

前列腺基底细胞癌较为罕见，目前国内外尚无大规模临床研究，因此其生物学行为及治疗方法存在争议。一些报道认为：前列腺基底细胞癌具有惰性的生物学行为，以局部浸润为主，较晚发生淋巴和血行转移，预后较好，无需积极治疗。大多数报道认为：前列腺基底细胞癌具有侵袭和转移的潜能且常与前列腺腺癌伴发，需要给予积极的治疗和密切的随访；对于病变早期，应尽早行前列腺癌根治术；由于前列腺基底细胞癌属于非分泌性肿瘤，内分泌治疗可能无效；对失去根治手术时机、术后复发者、TURP 或前列腺摘除术后偶然发现的病例，应用外放射治疗可能会取得较好的疗效。

## 五、结语

前列腺基底细胞癌属于临床罕见恶性肿瘤，目前尚无大规模的临床研究，对其生物学行为的评价和治疗方案的选择仍存在不同观点，国际上也无统一的治疗指南。

（王禾）

## 参考文献


[1] BOSTWICK DG, CHENG L. Precursors of prostate cancer [J]. Histopathology, 2012, 60(1): 4-27.

[2] CHANG K, DAI B, KONG YY, et al. Basal cell carcinoma of the prostate: clinicopathologic analysis of three cases and a review of the literature [J]. World J Surg Oncol, 2013, 11(1): 1-6.

[3] DEORAH S, BAN MB, RAMAN R, et al. Survival of patients with small cell carcinoma of the prostate during 1973-2003: a population-based study. BJU Int, 2012, 109(6): 824-830.

[4] ELIZABETH AO, TIM DO. Electron microscopy remains the gold standard for the diagnosis of epithelial malignant mesothelioma: A case study [J]. Ultrastruct Pathol, 2015, 39(2): 153-158.

[5] HUGUET J. Prostatic involvement by urothelial carcinoma in patients with bladder cancer and their implications in the clinical practice [J]. Actas Urol Esp, 2012, 36(9): 545-553.

[6] JARDEL P, DEBIAIS C, GODET J, et al. Ductal carcinoma of the prostate shows a different immunophenotype from high grade acinar cancer [J]. Histopathology, 2013, 63(1): 57-63.

[7] LEINWAND JC, CHABOT JA, KLUGER MD. Preventing recurrence of diffuse malignant peritoneal mesothelioma [J]. Expert Rev Anticancer Ther, 2016, 16(9): 989-995.

[8] MACIAS-GARCIA L, DE LA HOZ-HERAZO H, ROBLES-FRIAS A, et al. Collision tumour involving a rectal gastrointestinal stromal tumour with invasion of the prostate and a prostatic adenocarcinoma [J]. Diagn Pathol, 2012, 7: 150.

[9] MENSI C, DE MATTEIS S, CATELAN D, et al. Geographical patterns of mesothelioma incidence and asbestos exposure in Lombardy, Italy [J]. Med Lay, 2016, 107(5): 340-355.

[10] MERRIMEN JL, EVANS AJ, SRIGLEY JR. Preneoplasia in the prostate gland with emphasis on high grade prostatic intraepithelial neoplasia [J]. Pathology, 2013, 45(3): 251-263.

[11] MOCH H, HUMPHREY PA, ULBRIGHT TM, et al. WHO classification of tumours of the urinary system and male genital organ [M]. Lyon: IARC, 2016: 166.

[12] MUSSERJE, ASSEL M, MASHNI JW, et al. Adult prostate sarcoma: the memorial sloan kettering experience [J]. Urology, 2014, 84(3): 624-628.

[13] PILLAI K, POURGHOLAMI MH, CHUA TC, et al. Oestrogen receptors are prognostic factors in malignant peritoneal mesothelioma [J]. J Cancer Res Clin Oncol, 2013, 139(6): 987-994.

[14] SIEGEL R, NAISHADHAM D, JEMAL A. Cancer statistics, 2013 [J]. CA Cancer J Clin, 2013, 63(1): 11-30.

[15] STEAMS G, CHENG JS, SHAPIRO O, et al. Basal cell carcinoma of the prostate: a case report [J]. Urology, 2012, 79(6): e79-e80.

[16] TAIOLI E, WOLF AS, CAMACHO-RIVERA M, et al. Women with malignant pleura: mesothelioma have a threefold better survival rate than men [J]. Ann Thorac Surg, 2014, 98(3): 1020-1024.

[17] UGURLUER G, CHANG K, GAMEZ ME, et al. Genome-based mutational analysis by next generation sequencing in patients with malignant pleural and peritoneal mesothelioma [J]. Anticancer Res, 2016, 36(5): 2331-2338.

[18] VALLO S, GILFRICH C, BURGER M, et al. Comparative analysis of the effect of prostatic invasion patterns on cancer-specific mortality after radical cystectomy in pT4a urothelial carcinoma of the bladder [J]. Urol Oncol, 2016, 34(10): e1-8.

[19] YOU QH, ZHAO J, SHI GM, et al. Epithelioid malignant mesothelioma presenting with features of gastric tumor in a child [J]. Int J Clin Exp Pathol, 2014, 7(5): 2636-2640.

# 第六十五章

# 前列腺及周围良性疾病

## 第一节　前列腺囊肿

### 一、概述

前列腺囊肿（prostatic cysts）系前列腺腺体由于先天性或后天性的原因发生的囊性改变，病变可位于前列腺内的任何部位或突入膀胱颈部。该疾病较为少见，发病率为 0.5%~7.9%。病因尚未完全明确，大多数无明显症状，少数则合并反复发作的尿路感染以及下尿路症状（LUTS）。

根据囊肿的位置、外形、胚胎起源与周围组织关系以及囊液性质又可将前列腺囊肿分为米勒管囊肿（mullerian duct cyst）、前列腺囊囊肿（prostatic utricle cyst）、射精管囊肿（ejaculatory duct cyst）、精囊囊肿（seminal vesicle cyst）以及前列腺潴留性囊肿。最初的报道始于 20 世纪 80 年代，研究发现，位于前列腺中线的囊肿主要是米勒管囊肿或胞囊肿，米勒管囊肿起源于中胚层，不与前列腺尿道或精囊相通，也不含有精子；而胞囊肿起源于内胚层，射精管可位于囊肿侧壁，常与前列腺尿道相通，可能存在精子。前列腺内侧囊肿位于前列腺的中央区域，其中包含从精囊到精阜的两个射精导管。近年也有研究认为，先天性前列腺囊肿包括米勒管囊肿和前列腺囊囊肿；后天性前列腺囊肿则是由于前列腺泡阻塞，分泌物潴留所致，多因炎症导致前列腺的导管或腺管闭塞、前列腺的分泌物贮积而形成，前列腺腺管开口于精阜两侧，射精管开口于前列腺囊后外侧，因此前列腺潴留性囊肿、射精管囊肿及其他继发性囊肿等后天性囊肿多发生于前列腺周围。

较小的前列腺囊肿的症状常不明显，偶于体检时发现。因囊肿常位于前列腺后方中线处，故当囊肿较大时，则会产生多种临床症状，包括尿路梗阻、尿潴留、反复发作的尿路感染、附睾炎、血尿、脓尿、尿失禁、射精疼痛、血精、少精症、不孕，慢性骨盆疼痛、便秘以及前列腺炎症状，多数还伴有尿道下裂、隐睾、肾发育不全等先天性疾病。

前列腺囊肿的治疗以手术治疗为主，少数病例可选择保守治疗。

### 二、病因与病理

#### （一）先天性囊肿

米勒管囊肿起源于融合精阜水平的米勒管的尾侧末端，与前列腺管以及精囊腺无关，所以其囊液中无精液成分。前列腺囊囊肿则起源于内胚层，可能由米勒氏副中肾管退化所产生，也可在胚胎发育过程中，受过多雌激素水平影响，导致前列腺发育异常，前列腺囊则发展成前列腺囊囊肿。患者幼年即可发病，常伴有尿道下裂、隐睾、肾发育不全等先天性疾病。

#### （二）后天性囊肿

前列腺潴留性囊肿多因坚韧的前列腺基质导致腺泡不完全或完全性梗阻。可能的病因包括：炎症、结石或增生、射精管梗阻、前列腺萎缩以及前列腺肿瘤等导致前列腺的导管或腺管闭塞、前列腺的分泌物贮积而形成。

### 三、诊断要点

前列腺囊肿发病率约为 5%，症状从无症状到复发性尿路感染、附睾炎、血尿、脓尿、尿失禁、少精症、下腹部不适等，盆腔疼痛症状程度常与囊肿大小有关。膀胱出口梗阻可引发排尿困难或便秘、会阴痛、血精症、疼痛性射精和射精量减少或成为男性不育的原因之一。诊断时常需与普通尿路感染、前列腺炎、前列腺脓肿、前列腺内尿道憩室、射精管囊肿、膀胱憩室、畸胎瘤、精囊囊肿等疾病相鉴别。诊断要点在于详细询问病史、直肠指检、尿常规检查、尿道内镜检查和经直肠的超声检查(见图 65-1)。根据经直肠超声表现特征,前列腺囊肿可分为 6 种不同的囊肿类型,包括中线囊肿、实性囊肿、多发性囊肿、复杂囊肿,囊性肿瘤以及继发于其他疾病的囊肿。CT 检查能提供囊肿的位置、大小以及与周围组织的关系等信息(见图 65-2);骨盆 MRI 不仅能清楚的显示前列腺、精囊以及射精管的解剖结构,还能明确囊肿的部位以及囊液的性质,可确定囊肿的组织来源(见图 65-3)。Schuhrke 和 Kaplan 指出,前列腺囊肿恶变发生率为 3%。逆行尿道造影或排尿期膀胱尿道造影可发现增大的前列腺囊肿影像学表现。Ikoma 等通过观察排尿期膀胱尿道造影提出了囊肿分级系统:0 级——开口位于尿道,囊肿不延伸到精阜;Ⅰ级——大于 0 级,但未达到膀胱颈;Ⅱ级——更大并且圆顶超过膀胱颈部。在 0、Ⅰ和Ⅱ级时,前列腺囊位于前列腺尿道的精阜中心区。在Ⅲ级时,囊肿位于远端到外括约肌的球部尿道。

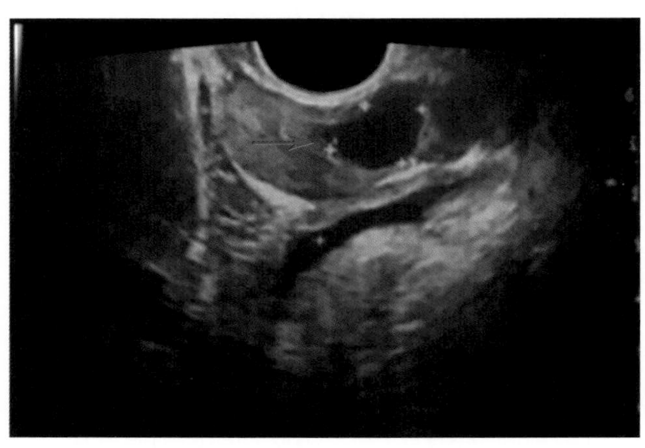

图 65-1 前列腺囊肿的超声表现

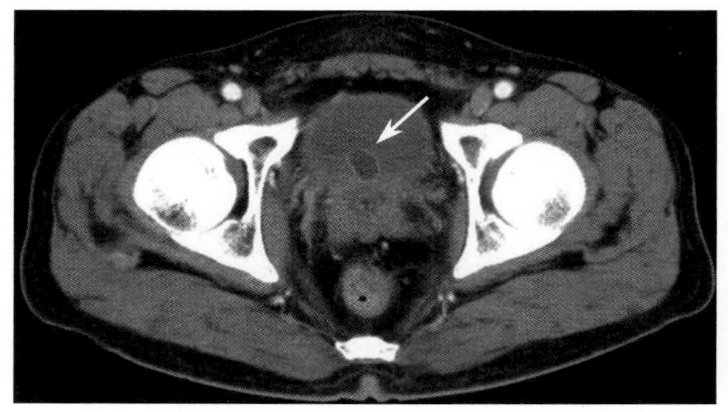

图 65-2 前列腺囊肿的 CT 平扫表现

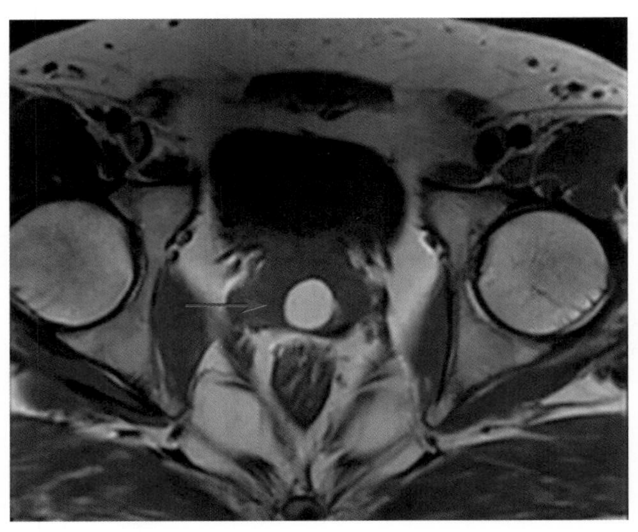

图 65-3 前列腺囊肿的 MRI 表现

## 四、外科治疗原则

根据囊肿多数学者认为,无症状前列腺囊直径 <0.5cm 可以不处理,也不需要外科治疗,推荐密切观察随访即可;有症状且囊肿较大的患者,如有射精疼痛、血精、不育、尿路感染等,则需外手术治疗。治疗方式包括经直肠超声引导下的穿刺抽吸硬化治疗、经尿道电切囊肿去顶术(图 65-4,图 65-5)、腹腔镜手术以及经会阴或耻骨上腹膜外的开放手术。

直肠超声引导下的穿刺抽吸硬化剂治疗,可选用无水乙醇等硬化剂治疗前列腺囊肿,使囊壁上皮细胞固定,失去分泌功能,该疗法具有操作简便、价格便宜、术后并发症少等优点,但缺点是不能处理可疑恶变组织,术后易复发,尤其对囊肿体积较大者穿刺后囊腔不易闭合,具有较高的复发率。

当囊肿近尿道膀胱或突入膀胱可行经尿道电切,去除大部分囊肿顶部使其充分引流,从而解除囊肿对膀胱颈、射精管道的压迫。经尿道囊肿去

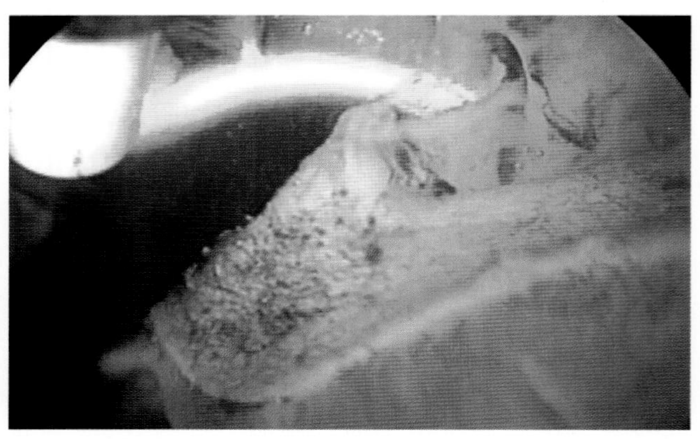

图 65-4 TURP 治疗前列腺囊肿

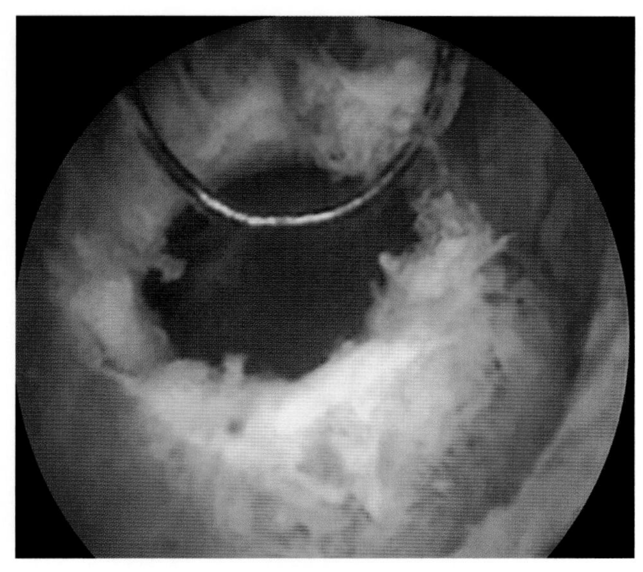

图 65-5 TURP 治疗前列腺囊肿

顶术的优点为方法简便、疗效确切、术后恢复快，适合于囊肿不超过前列腺底部者，尤其适合于囊肿近尿道或突入膀胱腔者。缺点为囊肿过大则去顶后残腔过大，梗阻解除不完全，排尿后尿液残留有导致尿路感染的可能性。此外，有损伤囊肿附近的精囊或射精管的可能，也有造成逆行射精的风险。

腹腔镜手术的放大作用可清楚显露盆底组织结构，不易损伤盆腔周围组织，有助于显露支配海绵体的血管神经束，有助于精细分离，减少了经会阴开放手术易引起勃起功能障碍的缺点。腹腔镜手术创伤小，出血少，恢复快，对于熟悉腹腔镜盆腔手术的医师可以作为前列腺囊肿切除的手术方法之一，尤其适用于向尿道后方及膀胱颈突起的囊肿。

开放手术适合于体积较大的囊肿及怀疑囊肿恶变时。手术途径有经腹膜腔入路、耻骨上腹膜外入路、经膀胱三角区入路、经会阴入路等，但开放手术术野狭小，操作困难，创伤较大，并发症较多，囊肿近会阴时用经会阴入路手术切除易引起患者勃起功能障碍，年轻患者应慎用。

### 五、结语

前列腺囊肿是一种良性病变，是罕见的先天性疾病，系退化不全的米勒管在与尿生殖窦相连时形成，其本质是位于前列腺尿道的憩室。根据病因可分为先天性以及后天性囊肿，先天性囊肿多由于胚胎发育期间的异常所致，这类患者多数还合并尿道下裂、隐睾、肾发育不全等先天性疾病。诊断时应常规行直肠指检，当触及无痛性、非对称性前列腺增大或前列腺部囊性肿块时，应加做 B 超、MRI 或 CT 检查明确诊断。约 60% 的前列腺囊肿患者可无明显症状，无需治疗，手术治疗主要适用于合并射精功能障碍、不育、反复尿路感染等症状明显的患者。手术方式包括经直肠超声引导下的穿刺抽吸硬化治疗、经尿道电切囊肿去顶术、腹腔镜手术以及经会阴或耻骨上腹膜外的开放手术。选择治疗的方案可根据患者的年龄、临床症状、囊肿大小、囊肿部位而定。未婚未育者原则上以保守治疗为主，除非因囊肿阻塞射精管导致不育才行手术干预。对囊肿突向尿道、膀胱者，以电切囊壁为主，而对位于较大且向尿道后方及膀胱颈突起的前列腺囊肿可采用腹腔镜手术或开放手术。

## 第二节 米勒管囊肿

### 一、概述

1873 年首次被英国学者提出米勒管囊肿（Müllerian duct cyst）是一种较为罕见的先天性疾病。其发病原因与胚胎期米勒管退化不完全而导致残留的米勒管未闭有关，随出生后生长发育，其残留的米勒管逐渐囊性扩张形成米勒管囊肿。该病多见于儿科和成年男性患者，女性少见。在新生儿中米勒管囊肿的发病率为 4%，在男性 30~40 岁中多见，且患者的外生殖器外观上与正常人无差异。囊肿为大小不一的圆形结构，位于前列腺或者膀胱颈部中线的后面，一般与尿道不相通。临床上大多数患者因婚后不育就诊而被发现。

### 二、病因与病理

妊娠第 6 周，原始性索分化为男性或女性胚胎，在这段时间内，从第 3 胸节到泌尿生殖窦后壁的增厚体腔上皮组织向头尾两侧凹陷，于中肾管的侧面形成一对称为中肾旁管（即米勒管，Müllerian duct）的新生管道。在 Y 染色体的性别决定区域（sex-determining region on the Y chromosome，SRY）的影响下，原始性索的髓质区域开始分化形成支持细胞（Sertoli 细胞）；女性体内缺乏 SRY，则形成卵泡。

妊娠第 8 周，胚胎睾丸在不依赖于脑垂体激素调节的情况下开始分泌睾酮和米勒管抑制物质(Müllerian inhibiting substance,MIS)。睾酮由胚胎间质细胞以旁分泌的形式分泌。随着支持细胞在SRY的影响下分化生长,它们开始分泌MIS。MIS是一种糖蛋白激素,在妊娠第7周后可以测到,基因编码区为19p13.3,仅由支持细胞分泌,其诱导生殖嵴中的上皮与间充质Müllerian细胞共同基膜的退化萎缩,能抑制米勒管在妊娠第8~10周迅速退化,约第10周退化完成。女性胚胎缺乏MIS,因此中肾旁管并不退化。在MIS和雄激素缺乏的情况下,中肾管退化但中肾旁管分化形成输卵管、子宫和阴道上2/3。所以米勒管囊肿多见于男性患者。

若MIS、雄激素分泌不足或对尿生殖窦刺激减少或基因缺陷导致米勒管不完全退化,尿生殖窦不完全男性化也导致米勒管退化失败形成米勒管残留物(Müllerian duct remnants)。米勒管残留物是米勒管不完全退化的产物,在1873年由英国人首次提出米勒管残留物这个概念。米勒管退化不全并局灶性扩张导致米勒管持续存在并囊肿形成,称为米勒管囊肿。

男女性性腺和生殖器发育,在妊娠第7周就可辨别男性和女性的生殖器结构。男性支持细胞产生的SRY基因引起髓质性索形成并逐渐发育成生精小管,同时引起皮质性索退化。由支持细胞产生的米勒管抑制物质(MIS)引起中肾旁管退化,只留下睾丸附件和前列腺囊。女性皮质性索产生原始生殖细胞并成为卵泡。在缺乏MIS的情况下,中肾管退化及中肾旁管形成输卵管、子宫和阴道上2/3,卵巢系膜上的中肾管残留物称为卵巢冠和卵巢旁体,若中肾管残留物位于阴道前侧壁则称为Gartner囊肿。男、女性性腺和生殖器发育见图65-6。

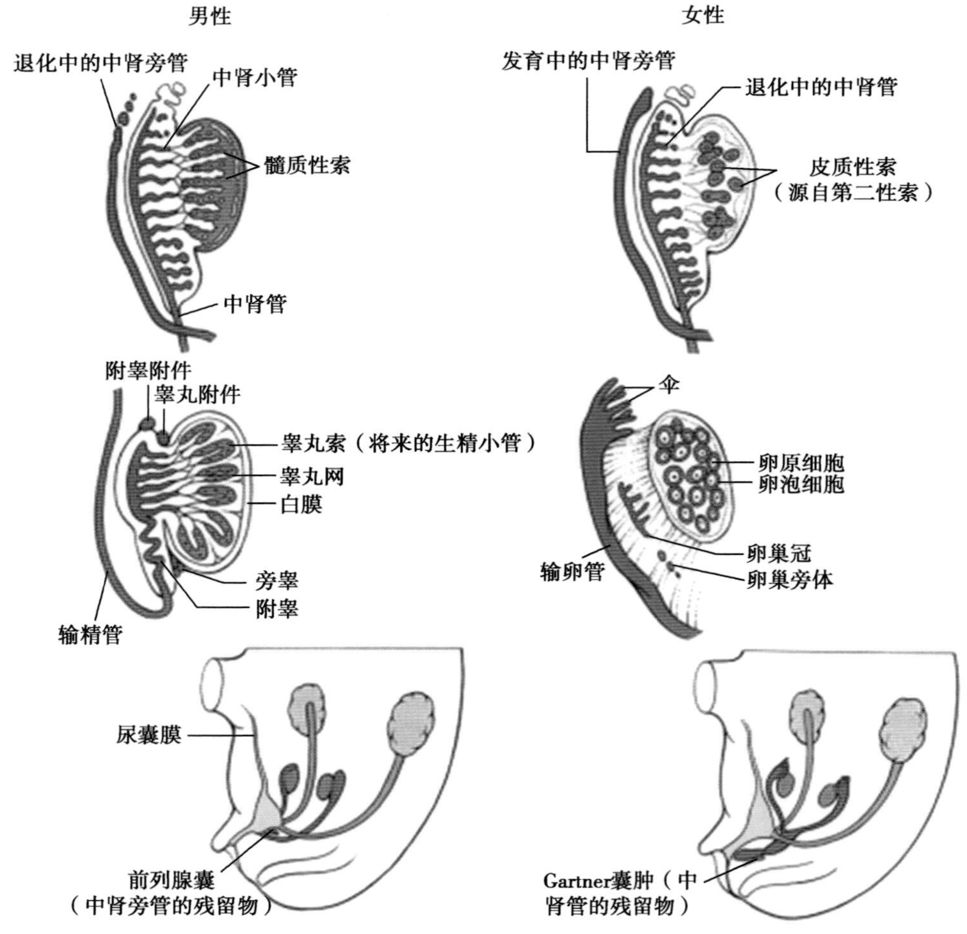


图65-6　男、女性性腺和生殖器发育

## 三、诊断要点

### （一）临床诊断

米勒管囊肿多见于儿科和成年男性患者中。在尸检中发生率为 1%，发病率为 1%~4%，尤其是在 30~40 岁男性中多见，且患者的外生殖器外观上与正常人无差异。。囊肿为大小不一的圆形结构，位于前列腺或者膀胱颈部中线的后面，一般与尿道不相通。囊肿好发于膀胱及前列腺附近，也可见于腹膜后肾脏下方。囊肿多呈单房，内含澄清、草绿色或巧克力样液体。在女性患者中，囊壁则为纤维结缔组织，可伴有钙化灶，内衬上皮多样。

体积较小的米勒管囊肿没有症状；体积较大者，伴发囊内出血或炎症时，可见尿频、排尿困难、尿路感染、血精及腹部包块等临床症状。小的囊肿仅为几厘米，大的囊肿甚至可以充满整个盆腔。常见症状包括腹痛、尿频、尿急、尿痛、排尿困难、血尿、尿道口分泌物、膀胱出口梗阻、射精疼痛、尿路感染、直肠包块等症状。急性尿潴留、肾衰竭也是症状之一，恶性变性是罕见的并发症。

另外，米勒管囊肿与梗阻性不育有关，在临床工作中，大部分患者因婚后不育就诊。米勒管囊肿向后压迫射精管，射精管阻塞，导致少精症甚至不育。仅仅涉及射精管阻塞时，例如精子减少（体积少于 2ml）、严重的精子减少或者无精子，单侧或双侧精囊、精囊壶腹或输精管扩张等，这并不影响正常的生育或性生活，有的患者有 1 个甚至更多的孩子。Jarow 对 150 名不育症患者和 20 名正常男性进行一系列研究，研究证实，有 11% 不育症患者患有米勒管囊肿。Stanley 和 Lucey 认为米勒管囊肿内一般不包含精子，但当异位囊肿插入输精管或射精管时，囊肿内就会含有精子。

### （二）鉴别诊断

之前的观点认为，米勒管残留物包括米勒管囊肿和扩大的前列腺囊。有不少的学者将米勒管囊肿和扩大的前列腺囊混为一谈。虽然他们组织学起源一样，但他们有不同的表现。

前列腺囊囊肿是前列腺囊囊性扩张所导致的实性病变，这些病变体积一般较大，外形呈囊状或管状，位于前列腺的侧面，具有特殊且独立的管道与后尿道相通，在男性的二十岁之前生长。其组织结构看起来是由米勒管残留物表皮细胞被覆，实际上其分化和前列腺主管道和腺体分化类似，上皮细胞分泌前列腺特异性抗原（prostatic specific antigen，PSA）并储存在囊泡内。Yasumoto 等人通过对前列腺中线囊肿壁进行免疫组化研究后发现，囊肿壁被覆柱状和立方上皮，且 PSA 阳性，证实囊肿来自于前列腺囊而非米勒管囊肿。而米勒管囊肿表面被覆鳞状上皮，且 PSA 阴性。

通过对前列腺囊囊肿患者行膀胱镜检查，我们可以观察到，在精阜的顶端可见前列腺囊裂隙样开口，并向上和向后深入前列腺内。前列腺囊囊肿通常与各种泌尿生殖系统畸形有关，包括尿道下裂和假两性畸形。在男性外生殖器发育不良的患者中，前列腺囊可以形成较大的憩室向后伸入前列腺组织内。

## 四、临床评估与治疗选择

辅助检查：直肠指检时可在前列腺上方中线可触及一波动性直肠肿块。经直肠超声在前列腺尿道和膀胱后面可见圆形或者卵圆形液性暗区，壁薄，无回声。CT 和 MRI 可见囊壁薄，光滑，边界清晰，囊肿呈球形或卵圆形，囊内容物均匀一致，类似水密度，注入增强剂后囊肿无增强，若合并射精管梗阻时，MRI 可显示射精管或输精管扩张。MRI 能够很好地显示前列腺解剖形态，明确区分中央叶与外围叶，对病变的定位诊断很有帮助。而 CT 主要依赖于组织的密度对比，不能对前列腺的分叶部位给予准确评价，尤其当病灶较小时更难判断，螺旋 CT 多平面重建技术的应用对前列腺及其周围结构的解剖形态显示有帮助，但其对囊性病灶定性诊断能力仍低于 MRI（图 65-7）。排尿期膀胱尿道造影能清楚地显示向前移位的和受压迫的膀胱颈。膀胱镜检查一般为正常。

米勒管囊肿治疗尚有不同观点，其解剖位置紧邻射精管、毗邻盆神经、直肠、输精管和输尿管等重要结构或器官。米勒管囊肿的治疗方案取决于囊肿大小、临床症状及有无并发症等，小而无症状的米勒管囊肿仅需定期观察，不予任何特殊的治疗。若囊肿较大且出现临床症状，如尿频、尿急、排尿困难、反复出现的尿路感染、梗阻性无精子等，或怀疑恶变，或者影响患者日常生活质量，则行手术治疗。

由于囊肿壁前部与膀胱后侧、前列腺和精囊紧密相连，完整切除囊肿可能较难。处理米勒管囊肿应根据其临床表现、大小以及与膀胱颈、后尿道和相邻结构的解剖学关系。常用的手术方式一般包括引流、电灼或者切除病变部位。

治疗方式包括：囊肿穿刺吸引术、经超声引导下

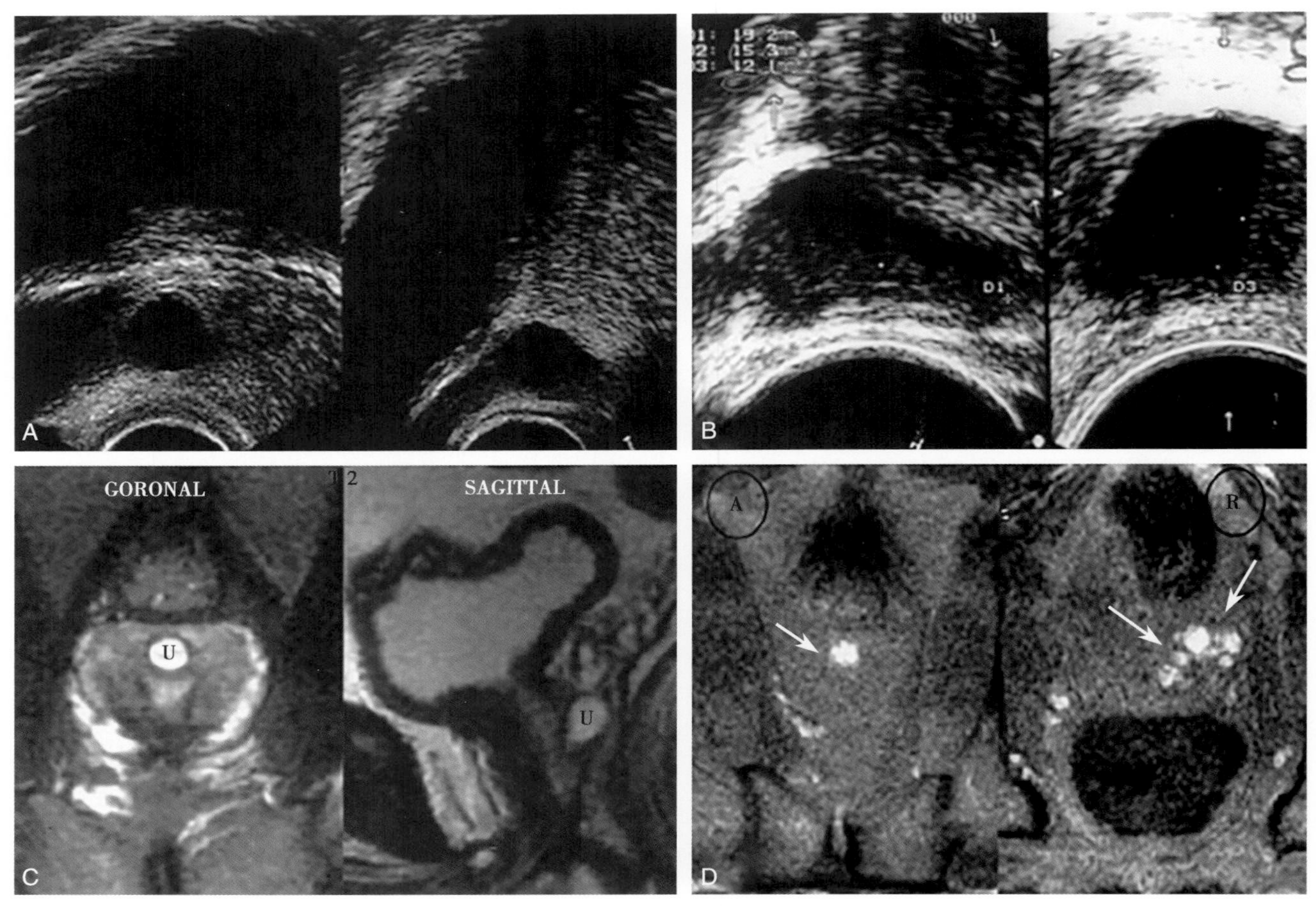


**图 65-7　米勒管囊肿影像学表现**

A. 经直肠超声显示简单或者不复杂囊肿；B. 经直肠超声显示复杂囊肿，伴有回声增强、侧壁增厚；C. T2 加权 MRI 表现为囊内较高强度的液体信号（U 囊）；D. T1 加权冠状位 MRI 显示脂肪饱和度过滤器的高信号提示囊肿内部出血（箭头）。

囊肿穿刺吸引术、经尿道囊肿去顶减压术、开放性囊肿切除术、经腹或经直肠 B 超引导下囊肿抽吸硬化术等。近年来，由于微创技术的发展，经尿道囊肿切除术联合精囊镜下囊肿扩张术、腹腔镜下囊肿切除术、机器人腹腔镜引导下囊肿切除术也逐渐被报道。

其中，囊肿穿刺吸引术、经超声引导下穿刺吸引术仅仅减轻患者的临床症状，大部分患者会复发。

经尿道囊肿去顶减压术已在 1998 年 6 月被报道。局限于前列腺或膀胱内的米勒管囊肿，应行经尿道囊肿去顶减压术或经膀胱囊肿去顶减压术，而该方法可能损伤精阜，导致尿道狭窄，输精管、精囊或附睾的急性或慢性炎症，甚至闭塞。

经腹或经直肠 B 超引导下囊肿抽吸硬化术通过注入乙醇注射液可以达到治愈的目的。开放性手术切除尤其适合大型盆腔米勒管囊肿。

## 五、外科治疗原则

Kavoussi 等在 1992 年首次描述了腹腔镜会阴精囊切除术处理米勒管囊肿这种手术方式，他们使用腹腔镜分离精囊之前就开始保护输精管，膀胱和前列腺后方的解剖可以用 30° 腹腔镜实现。输尿管和精囊可以清楚地看到，并在前列腺周边组织可以准确地分离囊肿，且保留两边的神经血管束。另外电灼法处理剩余的囊肿上皮细胞可完全封闭剩余的小囊腔。腹腔镜下囊肿切除术对直肠和膀胱颈部区域的操作是最小的，避免了对骨盆神经的损伤，从而有助于保留术后排尿和肠功能。并且可有效地减少复发率，减轻术后疼痛，缩短住院时间，患者可在术后 3 周恢复。

经尿道囊肿切除术联合精囊镜下囊肿扩张术在国内外报道罕见，尤其适用于有临床症状且囊肿 ≤2cm 或伴有输精管结石患者。术中需仔细辨别病变部位与精阜、内外括约肌及前列腺组织的关系，切除的范围不应超过精阜。该手术可有效避免膀胱、前列腺、精囊等周围脏器的损伤，既可以减轻输精管梗阻症状，又可以降低相应并发症的发生率。

腹腔镜手术和机器人手术与开放性手术相比，以一种微创的方式进入膀胱后间隙、精囊、输精管壶腹和前列腺后表面，在骨盆后可提供一个清晰的视角，减少周围组织的损伤，缩短恢复的时间。

### 六、结语

由于胚胎期米勒管退化不完全导致米勒管残留于体内，在出生后生长发育囊性扩张形成米勒管囊肿。该病发病率较低，临床上较为罕见，绝大多数男性因不育而就诊。绝大多数患者无临床症状。其常见症状包括腹痛、尿频、尿急、尿痛、排尿困难、血尿、尿道口分泌物、膀胱出口梗阻、射精疼痛、尿路感染、直肠包块等，临床上男性患者梗阻性不育也需高度怀疑此病。较小且无临床症状的囊肿不需治疗；囊肿较大且出现临床症状或者影响患者日常生活质量，则行手术治疗。囊肿与膀胱、前列腺、直肠、精囊和血管等组织或器官粘连致密，通常导致不能完整切除囊肿壁，且手术损伤周围组织结构风险较大，因此大多数手术方式仅达到引流或减轻患者症状的目的。

## 第三节　前列腺缺如

### 一、概述

泌尿生殖系统的先天性异常相当常见，然而先天性前列腺缺如（congenital absence of prostate）却是非常罕见的。先天性前列腺缺如是指由于各种先天性因素导致的前列腺在胚胎发育过程中根本没有长出，约占男性新生儿的 1/5 000，而前列腺在新生儿出生时就已分化，但是由于其他后天因素导致前列腺萎缩或缺失的称为继发性前列腺缺如（secondary absence of prostate），如雄激素减低或手术切除。单纯的先天性前列腺缺如很少见，通常还伴有其他附属性腺的发育不全以及睾丸、阴茎和第二性征发育不良。关于先天性前列腺缺如的病案报道十分罕见，1931 年 Priesel 首次发表了先天性前列腺缺如的个案报道，美国贝勒大学医学中心于 1962 年又首次对一名先天性前列腺缺如合并隐匿性阴茎的患儿进行了个案报道。在门诊中患者常因男性不育或附属性腺发育不良而就诊，精液中 95% 的分泌物来自前列腺和精囊液，因此射精量大大减少。此外，患者也可表现为性功能减退或勃起功能障碍。

### 二、病因与病理

#### （一）前列腺发育与缺如因素

在胚胎发育过程中，前列腺源自尿生殖窦（urogenital sinus），而精囊由靠近尿生殖窦的中肾管（mesonephric duct）演变而来。在胚胎 8 周以前，尿生殖腺没有性别差异。从胚胎 8~9 周开始，胎儿睾丸分泌的睾酮经过血液循环进入细胞质，被尿生殖窦的细胞产生的 5α- 还原酶转化为双氢睾酮并促尿生殖腺分化，其中尿生殖窦生长并分化成为前列腺的外周区，而中肾管分化成为前列腺的中央区及附睾、输精管、精囊等。尿生殖窦和中肾管组织中的间充质，使附性腺上皮细胞获得雄激素的敏感性，即正常的雄激素受体水平。在性分化期，不仅要有明显增加的雄激素，而且不能有间充质的缺陷，否则未分化的尿生殖窦和中肾管上皮将不能形成前列腺和精囊腺上皮。有学者指出，间充质在附性腺上皮发生上起着决定作用。局部组织雄激素受体缺陷、5α- 还原酶选择性缺陷、雄激素缺乏等都能使尿生殖窦不能形成前列腺上皮从而导致该病的发生。

#### （二）激素对前列腺发育的影响

已有确切的研究证据表明前列腺的生长和分化受性激素的调控，特别是雄性激素，在胚胎发育过程中如果雄激素不足将使前列腺的分化受阻从而导致先天性前列腺缺如，而出生后无论是去势或者原发性雄激素分泌不足都可以继发性引起前列腺腺体萎缩。但前列腺的发育并不是由雄激素主导的过程，而是由包括雌激素和视黄酸在内的替代类固醇调节。因此在前列腺发育过程中当雌激素水平过高也将导致前列腺的永久性生长和分化缺陷。这种发育性雌激素化的最终结果是前列腺在成年后易增生和发育不良，并随着年龄的增长对更严重的病变（包括癌症）敏感。

### 三、前列腺缺如对性与生殖能力的影响

精液由精子和精浆组成，其中精子占 5% 左右，其余为精浆，而绝大部分的精浆由前列腺所分泌。患者青春期后常因精液量少、精液不化等问题而导致婚后不育。由于先天性前列腺缺如常伴有其他附性腺发育不良，部分患者可出现勃起功能障碍或无射精功能，附睾、输精管或射精管发育不良可造成梗

阻性无精子。而继发性缺如患者因性激素异常也可导致性功能障碍、性欲减低等。

## 四、诊断要点

### （一）临床表现

青春期之前患者不会出现明显的症状，而前列腺检查也并非医院门诊的常规检查，因此该病很难被早期发现，往往是由于青春发育后因精液量少、不育症、性功能障碍等症状就诊而被发现。

### （二）直肠指诊

直肠指检（digital rectal examination，DRE）是前列腺缺如筛查的一个重要手段，需在膀胱排空后进行。正常成人的前列腺触之似栗子大小，表面规则，质韧而弹性无硬结及柔韧区，前列腺缺如的患者行直肠指检触不到直肠前方的前列腺组织。

### （三）超声检查

正常前列腺横切呈栗子样，包膜光滑整齐，完整，位于膀胱颈部下方。内部回声为分布均匀的细点状回声，正常测量值约 4cm × 3cm × 2cm。前列腺缺如患者尿道前列腺部无腺体中等强度回声。

### （四）影像学表现

主要包括排尿期膀胱尿道造影、盆腔 CT、MRI 等。该病患者排尿期膀胱尿道造影显示膀胱颈扩大，后尿道精阜消失（见图 65-8）；盆腔 CT 是诊断本病的重要检查手段，CT 平扫就可以清楚地显示正常的前列腺是位于膀胱下面的一个圆形或卵圆形的密度均匀的软组织影，它与直肠之间被直肠膀胱筋膜分隔，缺如患者该组织影无显影。MRI 检查可以清楚显示前列腺和前列腺周围的组织，且图像清楚，分辨率较高，前列腺缺如患者在 $T_2$ 加权像上可发现输精管和精囊缺失，前列腺区正常前列腺组织缺如（见图 65-9）。

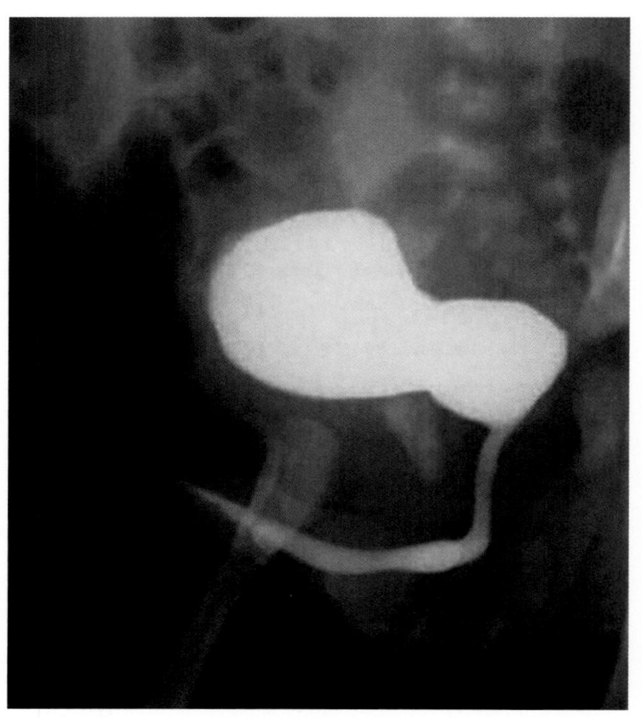

图 65-8 病患者排尿期膀胱尿道造影显示膀胱颈扩大，后尿道精阜消失

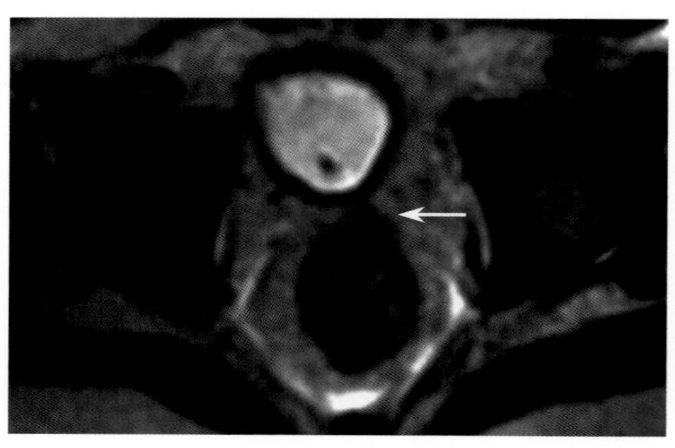

图 65-9 输精管和精囊缺失，前列腺区正常前列腺组织缺如

### （五）尿道镜检查

正常前列腺包绕于尿道周围，被前列腺包绕的这段尿道称为尿道前列腺部，它起自膀胱颈，直达尿生殖膈，平均长度约为 3cm，内镜下可见精阜远端红色腺体样组织。而前列腺缺如患者尿道内镜检查可看到精阜发育不全并且无正常前列腺组织。

### （六）精液分析

正常人一次排精量一般为 2~6ml，前列腺缺如患者因前列腺液和精囊腺分泌液大量减少，精液量通常少于 1.5ml，维持精液渗透压和精子透明质酸酶活性的柠檬酸全部由前列腺分泌而来，因此该病患者精子液化时间延长，精子活力下降。

## 五、结语

先天性前列腺缺如是胚胎发育过程异常的先天性疾病，雄激素对于前列腺的生长发育具有重要调控意义，但往往患儿出生时前列腺根本未萌出，即使后期行激素替代治疗也无法诱导前列腺的再分化，因此现代医学对本病尚无有效治疗方法。因该病常伴有其他附属性腺的发育不全，对合并性发育不良者可用激素替代治疗。

（陈方敏）

## 参考文献

[1] AMINSHARIFI A, AFSAR F, PAKBAZ S. Laparoscopic management of Müllerian duct cysts in infants [J]. J Pediatr Surg, 2011, 46(9): 1859-1864.

[2] CHINYA A, RAJ P, SINHA SK, et al. Symptomatic Mullerian duct cyst in a male infant [J]. APSP J Case Rep, 2016, 7(4): 31.

[3] CHENG G, LIU B, SONG Z, et al. A novel surgical management for male infertility secondary to midline prostatic cyst [J]. BMC Urol, 2015, 15: 18.

[4] MOU P, ZIJUN W, MAO D, et al. Giant multilocular prostatic cysts treated by laparoscopic prostatectomy: a rare case report in China mainland [J]. Int J Clin Exp Med, 2016, 9: 13227-13230.

[5] VALENTINI AL, FERRARA P, MANZONI C, et al. The absence of the verumontanum at voiding cystourethrography as a sign of prostate maldevelopment [J]. Adv Urol, 2011, 2011: 982709.

[6] WEIN, AJ, KAVOUSSI, LR, PARTIN, AW, et al. Campbell-Walsh urology [M]. Philadelphia: Elsevier, 2016.

[7] 柳长坤,宋震,邓云飞,等. 经尿道电切联合精囊镜射精管扩张术治疗苗勒管囊肿[J]. 中南大学学报(医学版), 2015, 40(6): 670-673.

[8] 钱开宇,余旎,王少刚,等. 苗勒氏管源性囊肿 3 例诊治报道并文献复习[J]. 现代泌尿生殖肿瘤杂志, 2011, 3(5): 272-274.

# 第六十六章

# 精囊疾病诊断与外科治疗

## 第一节　精　囊　炎

### 一、概述

精囊(seminal vesicle)是男性生殖道的组成部分,位于膀胱底部、前列腺上方与直肠之间,是由输精管末端向外发出的盲管,管道折叠成多囊状,后汇入前列腺内射精管(图66-1),其血液供应来源于脐动脉分支——输精管精囊动脉。正常成人精囊长约5~10cm,直径3~5cm,平均容积为13ml,体积随年龄增长而缩小。精囊分泌的液体占射精总量的50%~80%,平均约2.5ml,其生理功能尚不完全清楚,其分泌的液体与射出精子的活动力和新陈代谢密切相关。

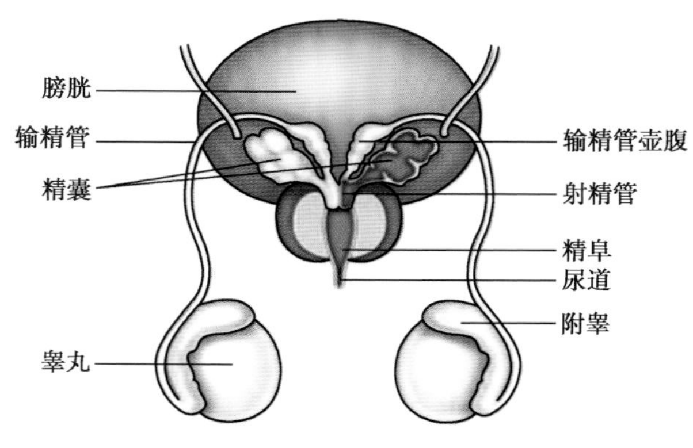


图66-1　精囊解剖背面观

### 二、病因与病理

精囊炎(seminal vesiculitis)好发人群为青壮年。在临床上常与前列腺炎同时发生。精囊炎发病主要原因是经尿道逆行感染所致。病原菌从尿道口等逆行进入精囊;前列腺、睾丸、附睾的局部感染蔓延至精囊。其他感染病灶的病原体通过血液循环至精囊。致病菌一般为大肠埃希菌、溶血性链球菌、葡萄球菌等。由于精囊在解剖上有许多黏膜皱襞及曲折,不利于引流,感染不容易得到有效控制。急性期精囊黏膜充血水肿,慢性炎症还可导致精囊壁的纤维化收缩及狭窄,导致精囊萎缩。精囊炎患者大多因血精、射精痛等症状而就诊,少数是因为不育、结石或息肉等原因就医,慢性精囊炎多为良性自限性病变。

### 三、诊断要点

#### (一)临床表现

精囊炎可分为急性精囊炎和慢性精囊炎。一般急性精囊炎常有下尿路感染的表现如尿频、尿急和尿痛,也可表现为下腹会阴部的非特异性表现如胀痛不适感,还可能出现寒战、高热等全身表现。慢性精囊炎的突出表现为血精,精液呈红色、咖啡色或带血块。病程反复,部分患者还伴有下腹部或者会阴不适,射精疼痛等。病程反复的患者还会出现性欲低下、遗精、早泄等症状。

由于精囊位置的特殊性,精囊炎的诊断较为困难,急性精囊炎可以通过病史采集和直肠指检等明确诊断。但是慢性精囊炎症状与慢性前列腺炎症状相似,血精是其典型表现。

#### (二)直肠指检

急性精囊炎可发现精囊体积增大,伴有触痛和压痛,形成脓肿后可有波动感。慢性精囊炎可发现精囊压痛不明显,与周围组织界限不清,部分患者精囊质地较硬。

#### (三)细菌培养

不能单纯通过前列腺液细菌培养而诊断精囊

炎，若前列腺按摩液培养阴性或者精液内有大量细菌与前列腺液细菌不同，可诊断为细菌性精囊炎（如果进行精囊穿刺获取精囊液进行细菌培养参考价值更大）。

（四）精液检查

精液镜检可见白细胞、红细胞等。精浆果糖正常值为0.87~3.95g/L。慢性精囊炎可有果糖含量降低或缺乏。

（五）超声检查

一般选择经直肠超声检查，声像图上精囊扩大、变形，回声杂乱不均匀，若发展为精囊脓肿，呈囊性和实性交错的混杂回声。病程较长者可见精囊缩小（图66-2）。

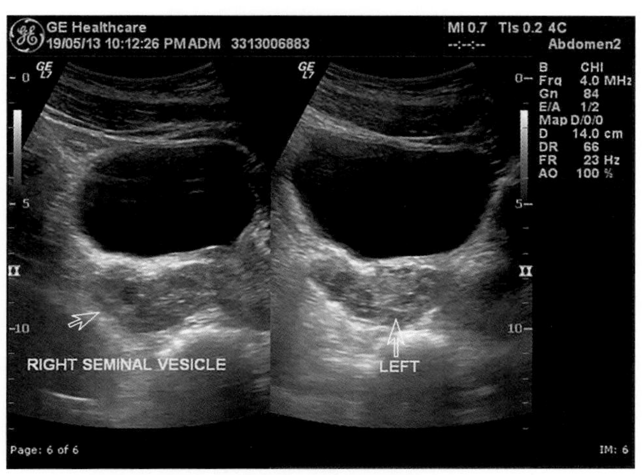


图66-2 精囊炎的超声表现为精囊扩大，结构紊乱，回声不均匀（白色箭头处）

（六）精囊造影检查

经阴囊皮肤直接穿刺输精管精囊造影，X线片上可显示渗出、狭窄、扩张、闭锁和挛缩等，两侧病变多呈对称性。

（七）精囊镜检查

精囊镜具有外径较细的优点，使用精囊镜可以较为方便地对精囊进行全面直观的检查。可见黏膜水肿、充血、出血、囊肿、结石、新生物等异常。

## 四、外科治疗原则

（一）物理治疗

①坐浴：温水坐浴（水温40℃）可以以改善局部血运，减轻炎症。每日1~2次，每次15~30分钟。避免过长时间久坐，以防盆腔充血；②理疗：可选用超短波、微波等，每日1次，10~15次为一疗程；③对于病程长、症状明显或有严重思想负担者，应做好健康教育工作，以消除顾虑，减轻精神压力和心理负担。

（二）药物治疗

①抗生素：急性精囊炎可选用广谱抗生素控制炎症，如头孢类，连续治疗2~3周。慢性精囊炎可选用脂溶性抗生素，如阿奇霉素、喹诺酮类药物，疗程一般为1~3个月。如果有细菌培养结果，可根据药物敏感试验针对性的选用。②抗雄激素药物：己烯雌酚，1mg，一日1次，14天为一疗程，可有效减轻精囊充血水肿。5α-还原酶抑制剂，非那雄胺5mg，一日1次，对顽固性血精有一定疗效，疗程1~3个月。③止血药物：血精严重者可使用止血芳酸等治疗。④精囊内药物治疗：对于难以治愈的慢性精囊炎，可经皮穿刺输精管插管或经会阴超声引导下穿刺精囊置管，一般采用0.7mm硬膜外导管（置管的同时可留取精囊液进行常规检查和细菌培养），注入抗生素并保留。

（三）手术治疗原则

①尿道狭窄者排尿不畅，可行尿道扩张术，每周1次，连续2~4次；②因射精管狭窄导致精囊炎的患者，可行经尿道射精管开口切开术；③双侧者可行经尿道精阜电切术，配合经直肠精囊按摩；④有精阜息肉并影响同侧射精管口排精者，可行经尿道电切术；⑤经尿道射精管、精囊切开术可有效解除输精管梗阻，对慢性精囊炎有一定效果，但精囊解剖位置较为隐蔽，手术具有一定风险，其主要风险因素包括术中电切产热等因素，易造成射精管口、精囊甚至直肠损伤。

# 第二节 精囊结石

## 一、病因与病理

精囊结石（seminal vesicle calculus）临床上较为少见，1928年由Write首次报告了精囊结石的病例。发生在精囊内的结石称为精囊结石，精囊结石可单发或多发，一般不产生临床症状，偶有血精、射精疼痛、尿频、尿痛或会阴部不适。

精囊结石可由精囊的慢性炎症、射精管阻塞、精囊液潴留、尿液反流、代谢紊乱等引起无机盐结晶沉积在脱落的上皮细胞和炎性渗出物上形成。

结石常为多发,一般较小,约 1~2mm,圆形,表面光滑质硬呈棕色。结石成分有磷酸钙、碳酸钙和草酸钙等。

## 二、诊断要点

### (一)临床表现

精囊结石通常无症状。常见的症状为血精。也可有腹股沟部疼痛,部分患者疼痛可放射至睾丸及会阴。阴茎勃起时或射精时,症状加重。结石停留于射精管中阻碍精液排出时,可引起绞痛。偶有射精疼痛后在精液中发现泥沙样结石。

### (二)直肠指诊检查

在前列腺外上缘可触到多个质地坚硬、表面光滑的颗粒,或有结石摩擦感。精囊变硬、有压痛。

### (三)经直肠超声检查

精囊结石在声像图上比较容易辨认,表现为精囊腔内强回声光团,后方伴有声影,精囊形态、大小正常。

### (四)X 线检查

①X 线检查平片可发现精囊部位有结石阴影;②静脉尿路造影(IVU)可以鉴别钙化灶;③MRI 能发现 X 线无法显影的尿酸结石等。

### (五)精囊镜查

可以查观察精囊内有无活动出血、血凝块、结石新生物和精囊液有无混浊等(图 66-3)。

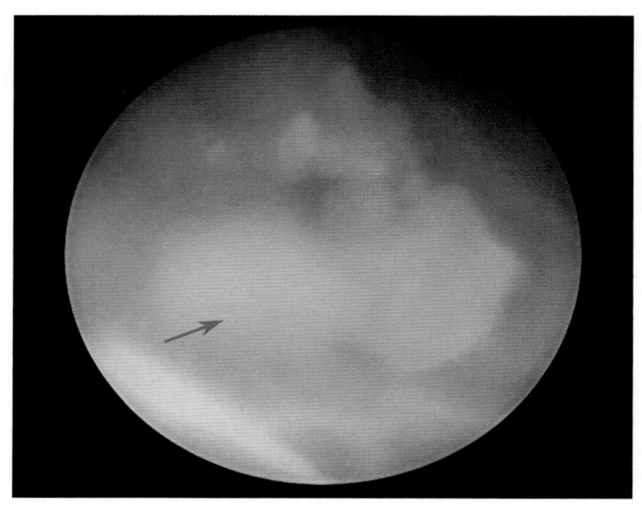

图 66-3 精囊镜检发现精囊结石(红色箭头处)

## 三、外科治疗原则

精囊结石治疗方法的选择:①精囊结石治疗的方法取决于结石的负荷和结石的位置等。②对于无症状精囊结石,可不治疗。③如出现感染症状或梗阻加重,可对症和抗感染治疗。④目前尚无证据表明排石治疗有效。对于合并前列腺增生症的精囊结石,直径在 1.2mm 以下,在前列腺切除解除射精管梗阻因素后,其结石有可能自行排出。⑤对于较大的精囊结石,可以通过开放手术取出结石。⑥精囊镜碎石取石是优先选择的最佳方法,并取得了较好的临床疗效。

# 第三节 精 囊 肿 瘤

## 一、病因与病理

精囊肿瘤(seminal vesicle tumor)起源于精囊上皮或间质,可分为良性肿瘤和恶性肿瘤,原发性良性精囊肿瘤罕见,多为邻近器官恶性肿瘤累及所致。

精囊原发良性肿瘤较精囊原发恶性肿瘤常见。良性精肿瘤包括囊肿、乳头状腺瘤、囊腺瘤、纤维瘤、平滑肌瘤、畸胎瘤等。精囊原发恶性肿瘤罕见,文献报多以个案报道为主,最常见的病理类型为腺癌,其他病理类型恶性肿瘤包括平滑肌肉瘤、血管肉瘤、米勒管以及精囊生殖细胞肿瘤也有报道,如精囊原发性精原细胞瘤和绒毛膜上皮癌,但极为罕见。

## 二、诊断要点

### (一)临床表现

精囊良性肿瘤通常体积较小,生长缓慢,临床症状不明显,常难以发现,偶在体检或尸检时被发现。当肿瘤体积较大时,可出现排尿困难、会阴部胀痛等表现。精囊恶性肿瘤早期无症状,后期可出现血精、尿频、尿急、血尿、排尿困难、尿潴留等症状,晚期肿瘤侵犯前列腺、膀胱、输尿管及直肠,可引起会阴部疼痛。精囊恶性肿瘤患者往往就诊时病变已发展到晚期,累及周围器官,故临床和病理有时难以确定肿瘤是否起源于精囊或周围器官,临床上精囊继发性肿瘤较原发性肿瘤更常见。由于精囊肿瘤少见且缺乏典型临床表现,所以对于血精、年轻的排尿困难患者应对精囊进行系统检查。

### (二)直肠指诊

正常情况下精囊不能被触及,当存在精囊囊肿时,可触及前列腺上方增大及弹性改变,如为肿瘤,可触及实性及坚硬的肿块。

### (三)超声检查

经腹或经直肠超声是诊断精囊疾病便捷、准确的方法，正常精囊在超声下的表现是匀称的，边界清楚、光滑，呈明显囊状结构。精囊原发肿瘤多为单侧，与前列腺分界清晰，而继发性肿瘤常累及两侧且难以区分其来源。超声引导下经直肠或会阴的穿刺活检对于精囊肿瘤的病理学诊断有帮助。

### （四）CT 和 MRI 检查

可对肿瘤进行分期，显示肿瘤范围和淋巴结转移情况（图 66-4）。

## 三、外科治疗原则

### （一）精囊良性肿瘤

精囊良性肿瘤如无症状可密切观察，包括重复直肠指诊及超声检查，随访肿瘤增长情况。如肿瘤较大或有明显临床症状，可行单侧阴囊切除术，如为精囊囊肿，可行囊肿去顶术。手术径路多为经腹途径，手术方式可采用开放、腹腔镜（图 66-5），或机器人辅助腹腔镜手术，部分精囊囊肿患者可采用经尿道精囊囊肿去顶术。

### （二）精囊恶性肿瘤

精囊恶性肿瘤少见，手术方案尚不统一，且多数患者就诊时已广泛浸润。如肿瘤较小时可选择膀胱、前列腺、精囊切除联合盆腔淋巴结清扫术，如病变累及直肠，则需要同时切除直肠（全盆腔脏器切除）。术后辅助盆腔放疗或雄激素阻断治疗可能有一定帮

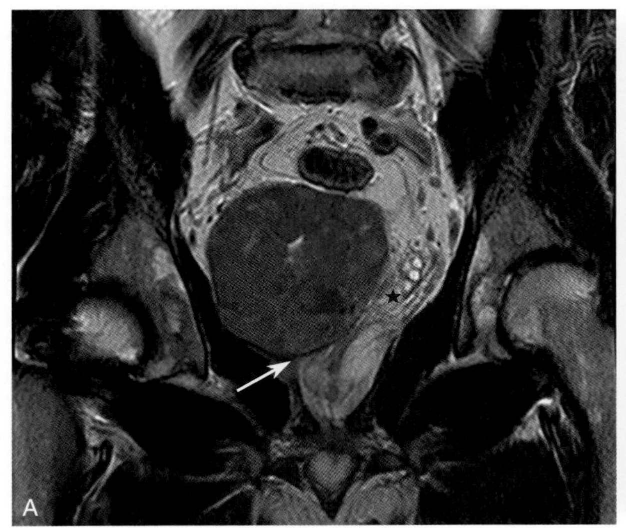


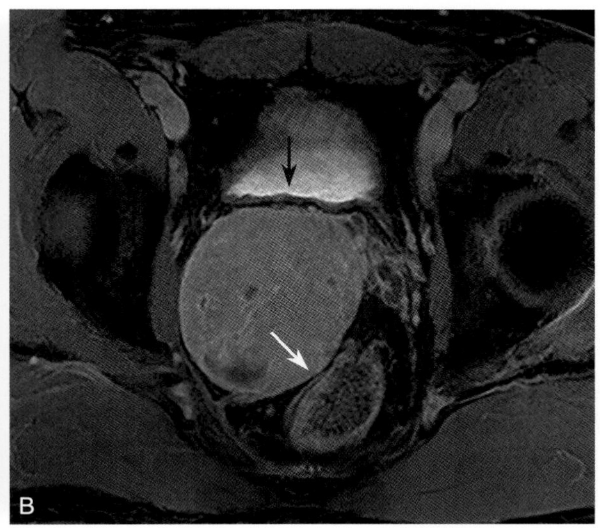


图 66-4　精囊肿瘤的 MRI 表现

A. $T_2$ 加权显像示右侧精囊区域见一巨大肿块，白色箭头显示前列腺被推挤移位，星号显示正常的精囊；B. $T_1$ 加权显像显示肿瘤与膀胱（黑色箭头）与直肠前壁的关系（白色箭头）。

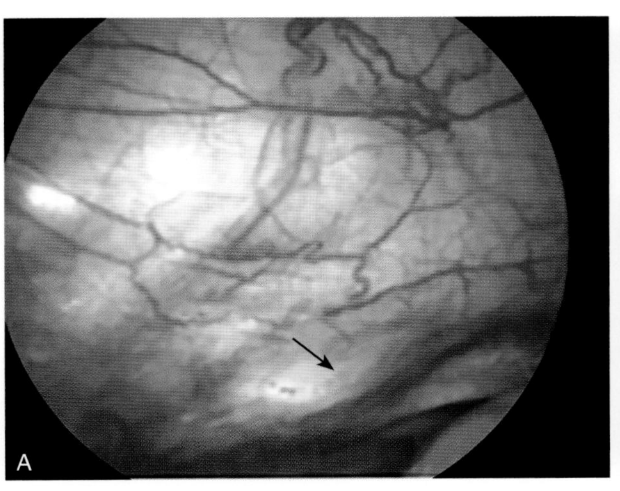


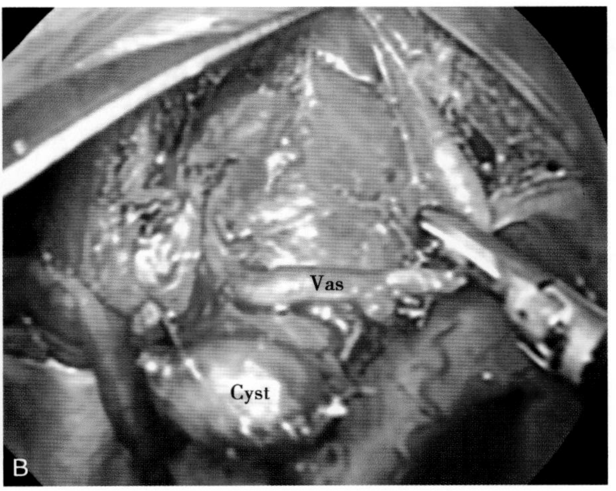


图 66-5　腹腔镜下精囊囊肿切除术

A. 黑色箭头示为精囊囊肿；B. Vas. 输精管；Cyst. 囊肿。

助，但疗效不确切。目前尚没有有效的化疗方案。

(三) 结语

精囊原发性肿瘤罕见，良性肿瘤最常见的是精囊囊肿，恶性肿瘤最常见的是精囊腺癌，无症状的精囊良性肿瘤可密切观察，精囊恶性肿瘤和有症状的精囊良性肿瘤需手术治疗。

# 第四节 精 囊 畸 形

## 一、病因与病理

精囊畸形为先天性异常，较为罕见，包括精囊缺如、精囊发育不全、输尿管精囊异位开口等。精囊缺如通常合并先天性输精管缺如，其中单侧精囊缺如或发育不全较常见，发生率约为 0.6%~1.0%，双侧精囊缺如常伴有双侧输精管缺如和囊性纤维化。

精囊是由胚胎中肾管演化发育而成。在胚胎发育过程中，由于某些因素引起中肾管停止发育或发育缺陷，可导致精囊缺如或发育不全，同时可伴有输精管缺失和同侧肾脏畸形。其原因可能是胚胎发育 7 周时在来自中肾管的输尿管芽分离前受干扰的结果，如果干扰发生于 7 周后，则精囊异常可能与肾脏异常无关。

在正常胚胎发育过程中，输尿管芽与中肾管开口于腹壁的尿生殖窦，后双侧输尿管口上移，开口于膀胱三角区。如发育异常，则可导致输尿管开口于膀胱外，男性可开口于精囊、后尿道等，常合并充分肾和输尿管，异位开口的输尿管常引流重复肾的上肾部。

## 二、诊断要点

精囊缺临床极为少见，诊断包括以下几种特点：①临床表现：精囊缺如没有明显的临床症状，通常婚后不能生育，就医时检查发现精囊缺如等相关发育异常疾病。输尿管精囊异位开口常引起精囊梗阻、扩张和感染，出现腰骶部和阴囊区疼痛及反复发作的尿路感染和附睾睾丸炎。②直肠指诊：输尿管精囊异位开口合并感染时可扪及精囊囊性扩张和压痛。③超声检查可发现精囊缺如，当输尿管精囊异位开口时可发现精囊扩张。④输精管造影可了解输精管梗阻或精囊缺如情况，部分患者可显示开口于精囊内的异位输尿管。

## 三、外科治疗原则

对于有精囊缺如或发育不全而无临床表现者无需治疗，针对不育可采用经睾丸或附睾取精行人工授精。对输尿管精囊异位开口者需手术切除患侧重复肾（上肾部分）及其所属输尿管。

## 四、结语

精囊畸形包括精囊缺如、精囊发育不全、输尿管精囊异位开口等。精囊缺如、精囊发育不全常无临床表现，治疗主要解决不育的问题。输尿管精囊异位开口常合并重复肾、输尿管，常出现精囊梗阻和反复泌尿生殖道感染，重复肾及输尿管切除是唯一的治疗方案。

（唐伟）

## 参考文献

[1] CAUVIN C, MOUREAU-ZABOTTO L, CHETAILLE B, et al. Primary leiomyosarcoma of the seminal vesicle: case report and review of the literature [J]. BMC Cancer, 2011, 11: 323.

[2] CHRISTODOULIDOU M, PARNHAM A, NIGAM R. Diagnosis and management of symptomatic seminal vesicle calculi [J]. Scand J Urol, 2017, 51 (4): 1-8.

[3] 刘冠琳，王国耀，吴科荣，等. 精囊炎伴精囊结石患者病因初步分析[J]. 中华男科学杂志，2018，24 (2): 128-132.

[4] 吴阶平. 吴阶平泌尿外科学[M]. 济南：山东科学技术出版社，2012.

[5] 张祥生，张士龙，闫天中，等. 精囊镜技术在精道结石诊疗中的临床应用[J]. 临床泌尿外科杂志，2012，27 (11): 855-856.

# 第十篇

# 阴囊区疾病与外科诊治

# 第六十七章

# 睾丸肿瘤与外科治疗

## 第一节　流行病学与病因机制

### 一、流行病学

睾丸癌(testicular tumor)占男性肿瘤的1%,泌尿系统肿瘤的5%,西方国家每10万男性每年发生3~10例新病例。在过去的几十年里,在世界范围内,尤其是在工业化国家,其发病率一直在增加。而且睾丸癌的发病率在不同种族之间也有所不同。北欧国家如挪威和丹麦最高,非洲和亚洲国家最低。我国的发病率为1/10万左右,占男性全部恶性肿瘤的1%~2%,占泌尿生殖系统肿瘤的3%~9%。睾丸癌多为一侧发病,双侧睾丸癌仅占1%~2%。睾丸癌病理分型多种多样,但大部分(90%~95%)为生殖细胞肿瘤。非精原细胞癌高发年龄为21~30岁,精原细胞癌好发于31~40岁男性。

### 二、病因学与发病机制

睾丸癌的具体病因尚不十分明确,有研究表明睾丸癌有几个独立相关的危险因素,包括隐睾症、尿道下裂、感染、外伤、微结石,其中最常见的是隐睾症,隐睾症增加了同侧和对侧睾丸癌的风险。之前的研究认为手术矫正的主要益处是手术时可以检查睾丸,进行睾丸癌筛查,并且它可能会降低睾丸癌发展的风险。此外还有研究发现睾丸癌可能与感染和外伤有关。睾丸生殖细胞肿瘤(TGCT)的家族风险远高于大多数其他癌症。据估计,患者兄弟的患病风险比正常高五十倍之多,患者的孩子其风险估计比其他男性高出2到4倍。这些事实强烈指出遗传因素在TGCT发展中的重要性。

睾丸组织受到许多基因和激素活性表达的严格调控。该调控通道的干扰不仅会阻碍了生殖腺的正常发育,而且还促成了睾丸生殖细胞肿瘤的发展。睾丸癌患者的遗传改变已经有相关研究。一种特殊的遗传标记,即12号染色体短臂的等位染色体(12p)已经在生殖细胞肿瘤的所有组织学类型和原位生殖细胞瘤(GCTS)形成中被描述过。66%的GCTS病例中发现了*p53*基因座的改变,*PTEN*肿瘤抑制基因的遗传多态性与睾丸生殖细胞肿瘤(TGCT)的风险之间的关联最近被描述。胎儿生殖细胞多能性程序(通过特异性标志物M2A,C-kit和Oct4/Nanog鉴定)的失调可能导致生殖细胞原位瘤(Germ cell neoplasia in situ,GCNIS)和生殖细胞肿瘤的发生。与此相一致,有研究已经描述了位点4q22.2、7p22.3、16q22.3和17q22上所有编码男性细胞胚发育蛋白质和TGCT敏感性的标志物之间的显著关联。

## 第二节　病理与组织学分类

### 一、睾丸肿瘤的分类标准

有关睾丸肿瘤的分类标准很多,根据目前临床应用情况,推荐使用改良的2016年国际卫生组织(WHO)指定的分类标准(表67-1)。

### 二、睾丸肿瘤的分期标准

推荐国际抗癌联盟(UICC)2017年公布的分期标准:①确定疾病的解剖范围;②评估血清肿瘤标志物,包括睾丸切除术后HCG、AFP和LDH的最低值(S类

表 67-1　2016 年国际卫生组织（WHO）指定的分类标准

| 2016 年国际卫生组织（WHO）指定的分类标准 |
|---|
| 1. 生殖细胞肿瘤 |
| 起源于原位生殖细胞瘤 |
| 原位生殖细胞肿瘤 |
| 精原细胞瘤 |
| 胚胎性癌 |
| 卵黄囊瘤，青春期后型 |
| 滋养细胞肿瘤 |
| 畸胎瘤，青春期后型 |
| 畸胎瘤伴体细胞恶性成分 |
| 混合性生殖细胞肿瘤 |
| 2. 与原位生殖细胞瘤无关的生殖细胞肿瘤 |
| 精母细胞瘤 |
| 卵黄囊瘤，青春期前型 |
| 混合性生殖细胞肿瘤，青春期前 |
| 3. 性索 / 性腺间质肿瘤间质细胞瘤 |
| 成分单纯的肿瘤 |
| Leydig 细胞瘤 |
| 恶性 Leydig 细胞瘤 |
| Sertoli 细胞瘤 |
| 恶性 Sertoli 细胞瘤 |
| 大细胞钙化型 Sertoli 细胞瘤 |
| 管内大细胞透明样 Sertoli 细胞瘤 |
| 粒层细胞瘤 |
| 成人型 |
| 幼年型 |
| 其他性索 / 性腺间质肿瘤 |
| 混合型 |
| 未分化型 |
| 包含生殖细胞和性索 / 性腺间质的肿瘤 |
| 4. 混杂型非特异性间质瘤 |
| 卵巢上皮类型肿瘤 |
| 集合管和睾丸网肿瘤 |
| 良性 |
| 恶性 |
| 5. 附睾肿瘤 |
| 腺瘤样瘤 |
| 间皮瘤（上皮样，双相） |
| 附睾肿瘤 |
| 附睾囊腺瘤 |
| 乳头状囊腺瘤 |
| 附睾腺癌 |
| 精索和睾丸附件的间充质肿瘤 |

别）；③区域节点的定义；④与节点大小相关的 N 类别修改；⑤TNM 分期标准见（表 67-2）；为了临床应用方便，AJCC 根据以上标准制定了简化分期标准（表 67-3）。

表 67-2　UICC-TNM 分期（2017 年第 8 版）

| UICC-TNM 分期 | |
|---|---|
| pT | 原发肿瘤 |
| $pT_X$ | 原发肿瘤无法评估 |
| $pT_0$ | 没有原发肿瘤的证据（例如睾丸中的组织瘢痕） |
| pTis | 精曲小管内生殖细胞肿瘤（原位癌） |
| $pT_1$ | 肿瘤局限于睾丸和附睾，不伴有血管 / 淋巴管浸润，可以浸润睾丸白膜但是无鞘膜侵及 * |
| $pT_2$ | 肿瘤局限于睾丸和附睾，伴有血管 / 淋巴管浸润或肿瘤延伸穿过白膜并伴有阴道鞘膜炎 |
| $pT_3$ | 肿瘤侵犯精索，伴或不伴有血管 / 淋巴侵袭 |
| $pT_4$ | 肿瘤侵犯阴囊伴或不伴有血管 / 淋巴浸润 |
| N | 区域淋巴结临床评估 |
| $N_X$ | 区域淋巴结无法评估 |
| $N_0$ | 无区域淋巴结转移 |
| $N_1$ | 单个转移淋巴结最大径线≤2cm；或多发淋巴结转移，任何一个淋巴结最大径线不超过 2cm |
| $N_2$ | 单个转移淋巴结最大径线 >2cm，但≤5cm；或多发淋巴结转移，任何一个淋巴结最大径线超过 2cm 但不超过 5cm |
| $N_3$ | 转移淋巴结 >5cm |
| pN | 区域淋巴结病理学评估 |
| $pN_X$ | 区域淋巴结转移情况无法评估 |
| $pN_0$ | 没有区域淋巴结转移 |
| $pN_2$ | 单个转移淋巴结最大径线 >2cm，但≤5cm；或者 5 个以上≤5cm 的阳性淋巴结；或者存在扩散到淋巴结外的证据 |
| $pN_3$ | 转移淋巴结最大径线 >5cm |
| M | 远处转移 |
| $M_X$ | 远处转移情况无法评估 |
| $M_0$ | 无远处转移 |
| $M_1$ | 远处转移 |
| $M_{1a}$ | 区域外淋旧结或者肺转移 |
| $M_{1b}$ | 其他部位转移 |
| S | 血清肿瘤标志物 |
| $S_X$ | 无法评估标志物（无法检测或没有检测） |
| $S_0$ | 标志物水平在正常范围 |
| $S_1$ | AFP<1 000ng/ 时，HCG<5 000IU/L，且 LDH< 正常值上限的 1.5 倍 |
| $S_2$ | AFP 1 000~10 000ng/，或 HCG 5 000~50 000IU/L，或 LDH 为正常值上限的 1.5~10 倍 |

*. $T_1$ 可根据 AJCC 标准分为 $T_{1a}$ 和 $T_{1b}$，取决于其大小是否不大于 3cm 或最大不超过 3cm。

LDH. 乳酸脱氢酶；HCG. 人绒毛膜促性腺激素；AFP. 甲胎蛋白。

表 67-3　睾丸肿瘤的简化分期

| 睾丸肿瘤的简化分期 | | | | |
|---|---|---|---|---|
| 分期 | 标准 | | | |
| 0 | pTis | $N_0$ | $M_0$ | $S_0$ |
| Ⅰ | $pT_1$~$T_4$ | $N_0$ | $M_0$ | $S_X$ |
| ⅠA | $pT_1$ | $N_0$ | $M_0$ | $S_0$ |
| ⅠB | $pT_2$~$pT_4$ | $N_0$ | $M_0$ | $S_0$ |
| ⅠS | 任何患者 / $T_X$ | $N_0$ | $M_0$ | $S_1$~$S_3$ |
| Ⅱ | 任何患者 / $T_X$ | $N_1$~$N_3$ | $M_0$ | $S_X$ |
| ⅡA | 任何患者 / $T_X$ | $N_1$ | $M_0$ | $S_0$ |
| | 任何患者 / $T_X$ | $N_1$ | $M_0$ | $S_1$ |
| ⅡB | 任何患者 / $T_X$ | $N_2$ | $M_0$ | $S_0$ |
| | 任何患者 / $T_X$ | $N_2$ | $M_0$ | $S_1$ |
| Ⅱ | 任何患者 / $T_X$ | $N_3$ | $M_0$ | $S_0$ |
| | 任何患者 / $T_X$ | $N_3$ | $M_0$ | $S_1$ |
| Ⅲ | 任何患者 / $T_X$ | 任何 N | $M_{1a}$ | $S_X$ |
| ⅢA | 任何患者 / $T_X$ | 任何 N | $M_{1a}$ | $S_0$ |
| | 任何患者 / $T_X$ | 任何 N | $M_{1a}$ | $S_1$ |
| ⅢB | 任何患者 / $T_X$ | $N_1$~$N_3$ | $M_0$ | $S_2$ |
| | 任何患者 / $T_X$ | 任何 N | $M_{1a}$ | $S_2$ |
| ⅢC | 任何患者 / $T_X$ | $N_1$~$N_3$ | $M_0$ | $S_3$ |
| | 任何患者 / $T_X$ | 任何 N | $M_{1a}$ | $S_3$ |
| | 任何患者 / $T_X$ | 任何 N | $M_{1b}$ | 任何 S |

## 三、预后分期系统与评价标准

1997 年，国际生殖细胞癌协作组（IGCCCG）根据肿瘤的组织类型，病理分期以及肿瘤标志物的情况，制定出了睾丸肿瘤的预后分期系统。研究发现：①ⅠA 期患者的原发肿瘤局限于睾丸和附睾，没有证据证明显微镜下肿瘤细胞侵及毛细血管或淋巴，临床检查或影像学无转移迹象，以及睾丸切除术后血清肿瘤标志物水平在正常范围内；②ⅠB 期患者有更多局部浸润的原发肿瘤，但没有远处转移的迹象；③ⅠS 期患者在肿瘤根治术后血清肿瘤标志物水平持续升高，表现为亚临床转移性疾病（或可能是在剩下的睾丸中存在第二种生殖细胞肿瘤）。在以多样本量为基础的研究中，75%~80% 的精原细胞瘤患者和约 55% 的非精原细胞瘤型生殖细胞瘤患者在诊断时已达Ⅰ期。有约 5% 的非精原细胞瘤患者处于真正ⅠS 的阶段（睾丸切除术后发现血清标志物持续升高或增加）。目前推荐参考国际生殖细胞癌协作组预后因素分期系统作为进行预后评价的指标（表 67-4）。

表 67-4　国际生殖细胞癌协作组预后因素分期系统

| 国际生殖细胞癌协作组预后因素分期系统 | |
|---|---|
| 良好预后组 | |
| 非精原细胞瘤（56% 的病例）<br>五年无进展生存时间 89%<br>五年生存率 92% | 符合所有以下标准：<br>• 原发性 / 腹膜后睾丸<br>• 没有非肺脏内脏转移<br>• AFP<1 000ng/ml<br>• HCG<5 000IU/L<br>• LDH<1.5 倍 ULN |
| 精原细胞瘤（90% 的病例）<br>五年无进展生存时间 82%<br>五年生存率 86% | 符合所有以下标准：<br>• 任何基本位点<br>• 没有非肺脏内脏转移<br>• 正常的甲胎蛋白<br>• 任何 HCG<br>• 任何 LDH |
| 中等预后组 | |
| 非精原细胞瘤（28%）<br>五年无进展生存时间 75%<br>五年生存率 80% | 符合以下任何标准：<br>• 睾丸 / 腹膜后初级<br>• 没有非肺脏内脏转移<br>• 甲胎蛋白 1 000~10 000ng/ml<br>• HCG 5 000~50 000IU/L<br>• LDH 1.5~10 倍 ULN |
| 精原细胞瘤（10%）<br>五年无进展生存时间 67%<br>五年生存率 72% | 符合所有以下标准：<br>• 任何基本位点<br>• 非肺脏内脏转移<br>• 正常的甲胎蛋白<br>• 任何 HCG<br>• 任何 LDH |
| 预后不良组 | |
| 非精原细胞瘤（16%）<br>五年无进展生存时间 41%<br>五年生存率 48% | 符合以下任何标准：<br>• 纵隔<br>• 非肺脏内脏转移<br>• AFP>10 000ng/ml<br>• HCG>50 000IU/L<br>• LDH>10 倍 ULN |
| 精原细胞瘤 | 没有患者分类为预后不良 |

注：应立即在化疗前（当天）评估化疗前血清肿瘤标志物。参考正常上限；PFS. 无进展生存；AFP. 甲胎蛋白；HCG. 人绒毛膜促性腺激素；LDH. 乳酸脱氢酶。

## 第三节　诊断与鉴别诊断方法

### 一、临床表现与体征

本病好发于20~40岁的青壮年，临床症状多变。可能没有症状，常被偶然发现，随着肿块逐渐增大，可能出现下坠或沉重感；少数患者可出现局部皮肤发红、疼痛等症状；隐睾患者可表现为腹股沟区域肿块；晚期患者出现相应转移部位如骨关节疼痛、咳嗽和呼吸困难等症状。体格检查时睾丸肿大，质地坚实并有沉重感，失去正常弹性；肿块与睾丸关系密切，分界不清，表面光滑或有数个较大的结节；少数有HCG分泌的睾丸肿瘤患者可见乳房肿大。

### 二、推荐检查内容与方法

为明确是否存宏观或微观转移，应检查血清肿瘤标志物的半衰期、回流路径的淋巴结；必须排除内脏转移，推荐以下检查：①睾丸切除前后的血清肿瘤标志物的半衰期；②腹膜后和锁骨上淋巴结、骨和肝脏的状况；③是否存在纵隔淋巴结转移和肺转移；④如果存在可疑症状或高级别隐患时，如分级属于国际生殖细胞癌协作组（IGCCCG）高风险组，人绒毛膜促性腺激素（HCG）水平较高和/或多发肺转移时。应检查脑和骨骼的状况；⑤至少应该完成血常规系列检查及腹部和盆腔CT。

### 三、影像学表现

#### （一）超声检查

睾丸肿瘤的影像学检查首选超声检查。超声在判断阴囊肿块与睾丸的关系方面，尤其在肿块较小难以触及时有重要意义。如睾丸回声正常，轮廓完整，说明肿块位于睾丸外；肿块来源于睾丸时，睾丸有回声改变。常见的精原细胞瘤多为一侧睾丸肿大，常呈圆形或椭圆形，为边界清晰的均质低回声，彩色多普勒显示血流信号丰富，动、静脉血流丰富，紊乱，敏感性接近100%（图67-1）。而对于临床诊断较明确的睾丸肿瘤，也推荐行超声检查。其优点是不仅可以确定肿块位置，还可以了解对侧睾丸情况。对于睾丸内不能触及肿块而出现下列情况的患者：腹膜后或脏器上有肿块、AFP/HCG升高等也推荐行超声筛查。此外，对于高危患者如睾丸萎缩或质地不均匀等，也可采用超声进行随访观察。

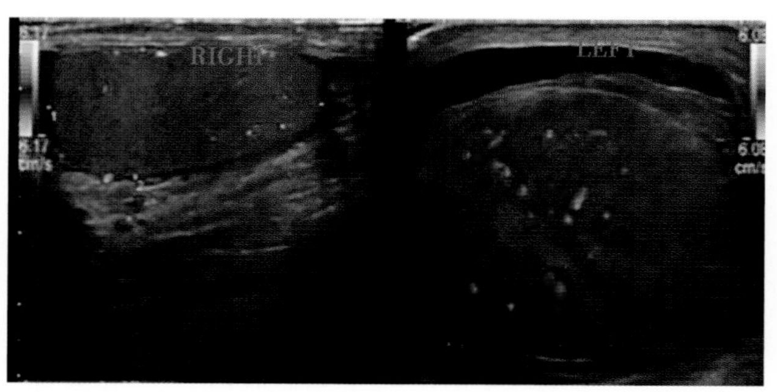


图67-1　左侧睾丸明显增大，其内血流丰富

#### （二）胸部影像学检查

①胸部X线检查：是一项常规而又重要的筛查手段，它可以发现直径1cm以上的肺部转移灶，对排除与判断睾丸肿瘤患者肺部有无转移具有重要价值；②胸部CT检查：可提高对睾丸肿瘤肺部转移的诊断灵敏性。虽然胸部CT能检测小至2mm的病灶，但检出者最终约70%为良性病变。在腹部CT扫描异常的患者，胸部CT可以识别在常规胸部X线中遗漏的病变，所以推荐对腹部扫描异常的患者应常规行胸部CT检查。

#### （三）腹部和盆部CT

是目前判断腹膜后淋巴结转移的主要方法，可检测到直径小于2cm的淋巴结。其优点在于能对肿瘤的大小、相关软组织结构及局部内脏的毗邻关系进行精确的三维评估。此外，CT还可以观察到肋膈脚上方主动脉旁区域里的脚后部位，此为睾丸肿瘤的常见转移部位。不过，CT并不能区分该病变为纤维性病变、畸胎瘤或恶性肿瘤（图67-2）。

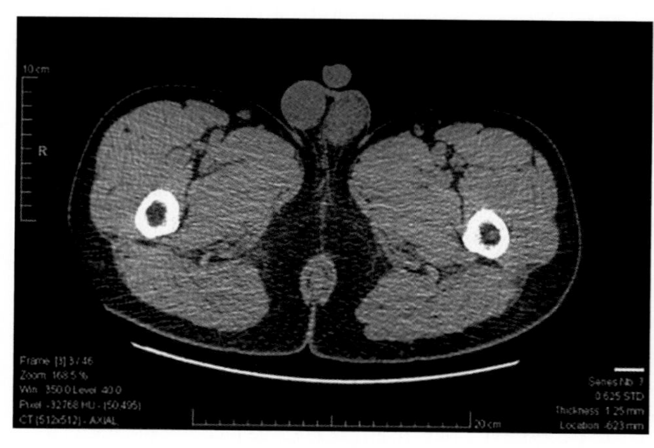


图67-2　左侧睾丸可见一密度不均肿块，对侧腹股沟区可见一肿大淋巴结

（四）磁共振成像（MRI）

在诊断睾丸肿瘤方面 MRI 的敏感性（100%）和特异性（95%~100%）都显著优于超声检查，但 MRI 对判断腹膜后淋巴结的转移并不优于 CT，而且费用昂贵，在很大程度上限制了其在睾丸肿瘤诊断上的常规应用。正常睾丸组织在 $T_1$ 和 $T_2$ 加权上为均质信号，而肿瘤组织在 $T_2$ 加权上则表现为低信号，静脉注射钆造影剂后呈快速、早期强化（图 67-3~ 图 67-5）。

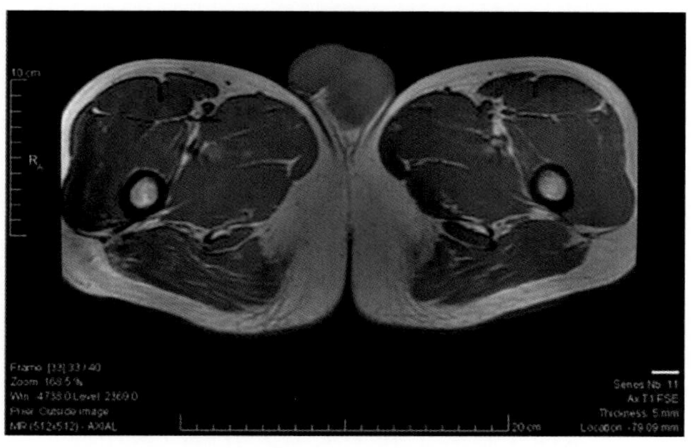

图 67-3 左侧睾丸增大，在 $T_1$ 像呈均质信号影

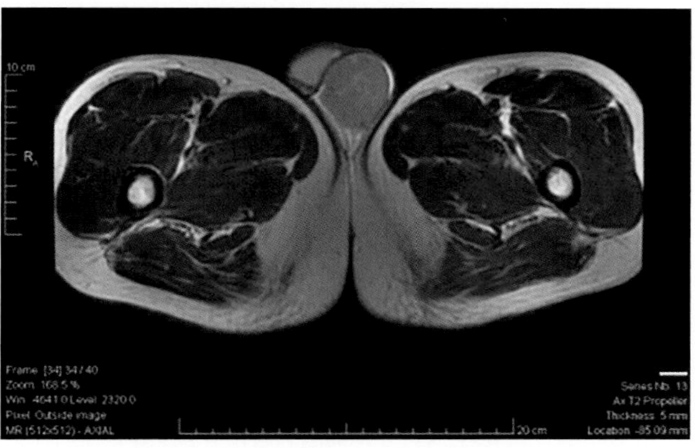

图 67-4 左侧睾丸增大，在 $T_2$ 像呈稍低信号影

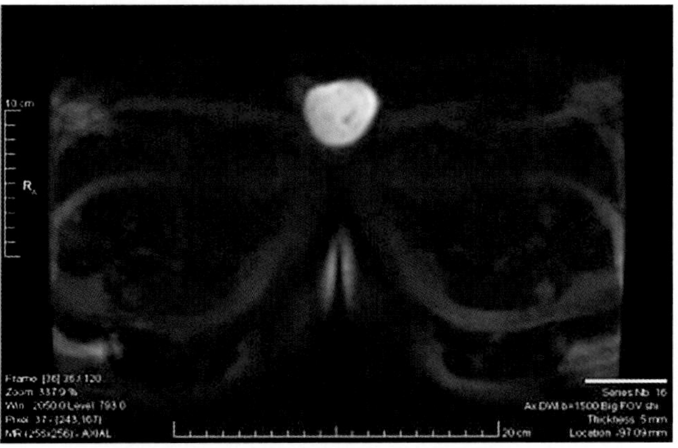

图 67-5 左侧睾丸增大，在 DWI 像呈高信号影

（五）正电子发射断层摄影术（PET）

PET 在评估睾丸肿瘤腹膜后淋巴结转移及肿瘤患者放疗后 X 线检查异常时，对判断肿物性质具有一定的应用价值，但与 CT 相比并没有显示出其优势，因为二者均不能检测到微小的转移病灶。

## 四、血清肿瘤标志物

生殖细胞肿瘤标志物分为与胚胎发生有关的癌胚物质（甲胎蛋白 AFP 和人绒毛膜促性腺激素 HCG）和某些细胞酶（乳酸脱氢酶 LDH 和胎盘碱性磷酸酶 PLAP）。肿瘤标志物，尤其是 AFP 和 HCG 对睾丸生殖细胞的诊断、分期、治疗反应的监测及预后评估提供极有价值的参考指标：①AFP 为单链糖蛋白，分子量约 7 万，半衰期 5~7 天。纯胚胎癌、畸胎癌、卵黄囊肿瘤患者 AFP 增高约 70%~90%，纯绒毛膜上皮癌和 40%~60% 的胚胎癌 HCG 表达增高，纯精原细胞瘤只有 5%~10% 的增高概率。纯绒毛膜上皮癌和纯精原细胞瘤 AFP 则表达正常。②HCG 为多肽糖蛋白，由 α 和 β 链组成，半衰期 24~36 小时（主要是其亚基清除相当迅速，α- 亚基大约 20 分钟即被清除，β- 亚基大约需要 45 分钟被清除）。③LDH 分子量为 13.4 万，LDH 普遍存在于不同组织细胞中，故特异性较低，易出现假阳性。生殖细胞肿瘤可引起 LDH 增高并与肿瘤大小、分期有关。如Ⅰ期 LDH 增高 8%，Ⅱ期 32%，Ⅲ期 81%，Ⅰ、Ⅱ期治疗前 LDH 高则复发率为 77%，LDH 正常者复发率为 40%。④PLAP 为碱性磷酸酶同工酶，结构异于成人型碱性磷酸酶，95% 的精原细胞瘤 PLAP 增高，特异性为 57%~90%，而非精原细胞瘤 PLAP 增高仅占 10%~15%。

## 五、经腹股沟探查和自我筛查

每一个有疑似睾丸肿块的患者都应进行腹股沟探查，将睾丸及其筋膜完整拉出，确诊者在内环口处分离精索，切除睾丸。不能确诊者可取可疑部位睾丸组织行冰冻活检。对有睾丸肿瘤家族史的人群中推荐进行日常的自我体检，发现异常应及时就医检查。

## 六、鉴别诊断要点

在临床实践中若发现阴囊肿物或疑似睾丸肿瘤时应与下列相关疾病进行鉴别。

（一）睾丸鞘膜积液

体格检查肿块有囊性感、质韧、有弹性，透光试验阳性，但鞘膜壁厚或部分钙化时不易鉴别。睾丸肿瘤有时可发生少量鞘膜积液，但有沉重感，透光试验阴性，B 超、CT 检查有助于鉴别。

**（二）急性附睾、睾丸炎**

附睾、睾丸肿大可与睾丸肿瘤相混淆，但患者有畏寒、高热，局部疼痛较重，睾丸触痛明显，并常累及输精管。血白细胞增高。

**（三）睾丸血肿**

有外伤史，体格检查阴囊有淤血斑。B 超检查示睾丸回声内出现低回声区。

**（四）附睾结核**

可累及睾丸，产生结节，与睾丸肿瘤相混淆，但附睾结核常常累及输精管，形成串珠样结节，其附睾尾部的病灶可与阴囊皮肤粘连形成窦道。

**（五）睾丸扭转**

临床表现以突发性睾丸剧痛、肿胀、压痛为特征。体格检查睾丸位置常在阴囊上部，彩色多普勒超声和动态放射性核素扫描显示血流量明显减少或消失。

**（六）精液囊肿**

精液囊肿是精子集聚所形成的位于睾丸附睾部的囊肿，多发生于青壮年，病史长，进展慢。肿块界限较清。透光试验阳性、B 超、CT 检查示肿块为液性表现。

## 第四节 根治性睾丸切除术

### 一、概述

睾丸肿瘤的治疗多采取以手术为主的综合治疗。外科手术是治疗睾丸肿瘤的基本方法，最常用的手术方式为根治性睾丸切除术（radical orchiectomy）。术后应当对切除瘤块常规行病理检查以明确组织类型。根据不同的组织学类型，以选择相应的治疗措施，辅以放疗、化疗等。任何患者如果怀疑睾丸肿瘤均应进行经腹股沟途径探查，将睾丸及其周围筋膜完整拉出，确诊者在内环口处分离精索切除睾丸。如果诊断不能明确，可切取可疑部位睾丸组织冰冻活检。但不建议行阴囊穿刺，因为可能会导致肿瘤局部转移。对于转移患者也可以在新辅助化疗病情稳定后进行上述根治性睾丸切除术。

一般认为，不论何种类型的睾丸肿瘤，首先应行根治性睾丸切除术，采取经腹股沟切口，已成为睾丸肿瘤最基本和标准的外科手术。手术后应准确地行组织学诊断原发肿瘤，确定肿瘤的组织学类型，确定肿瘤的临床病理分期，为进一步的治疗提供依据。

### 二、手术适应证与禁忌证

**（一）手术适应证**

本术式适用于睾丸、附睾及精索肿瘤，或怀疑睾丸肿瘤需在术中行睾丸组织冰冻切片病理检查者。成人单侧隐睾为防止癌变，也应行睾丸切除术。

**（二）手术禁忌证**

除外临床Ⅰ期非精原细胞瘤禁忌行肿瘤活检或经阴囊途径手术，此术式无绝对禁忌证。此外，心、肝、肾等重要脏器功能障碍者，有感染以及发热等严重并发症者，有严重骨髓抑制者不宜行此手术。

**（三）术前准备与评估**

阴囊距肛门很近，而且阴囊皮肤上有很多皱褶，故在手术前 1 日晚上和手术当天清晨应该用温水和肥皂水清洗外阴、阴囊及下腹部。包皮应翻转过来以洗净包皮垢。术前 1 日按常规备皮，剃除阴毛。术前常规消毒手术区。尿道可留置导尿管，以便于术前将其和阴茎向腹侧固定。这样，当术中向切口侧的对侧牵拉时，视野能变得更开阔，操作更容易。基于阴囊皮肤的消毒困难，患者可于术前常规给予抗生素以预防感染。

术前诊断为肿瘤的患者应明确肿瘤的扩散情况或侵犯精索的范围。应检测血清肿瘤标志物，主要包括甲胎蛋白（AFP）、人绒毛膜促性腺激素（HCG）和乳酸脱氢酶（LDH）。其中 LDH 主要用于转移性睾丸肿瘤患者的检查。在所有确诊的睾丸肿瘤患者中，51% 的病例可发现血清肿瘤标志物的升高。术前应拍摄胸片及盆腔 CT 以明确肿瘤的分级分期。

### 三、手术步骤与操作要点

根治性睾丸切除术的关键步骤主要包括：

（一）患者取仰卧位，下腹部包括生殖器消毒、铺巾。取经腹股沟斜切口，于腹股沟韧带上方，平行于韧带作切口。

（二）切开皮肤，皮下组织，结扎此处的数支静脉，暴露腹股沟管前壁。

（三）切口可偏向于腹股沟以便延长至阴囊上方，以利于切除体积更大的肿瘤，也利于术中睾丸能被顺利的在无挤压的情况下被拉出切口。

（四）切口足够长的话，可以暴露内环，以便将精索残端置于腹膜后，这样可以方便以后做腹膜后淋巴结清扫术时找到精索残端（图 67-6）。

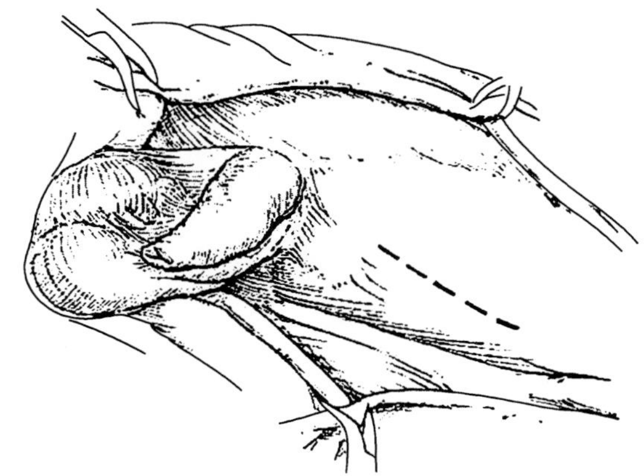

图 67-6 根治性睾丸切除术切口

（五）确定腹股沟管外环后，向内环处锐性切开腹外斜肌腱膜，在切开腹外斜肌腱膜时，要注意不要损伤其附近的髂腹股沟神经及髂腹下神经（图 67-7）。

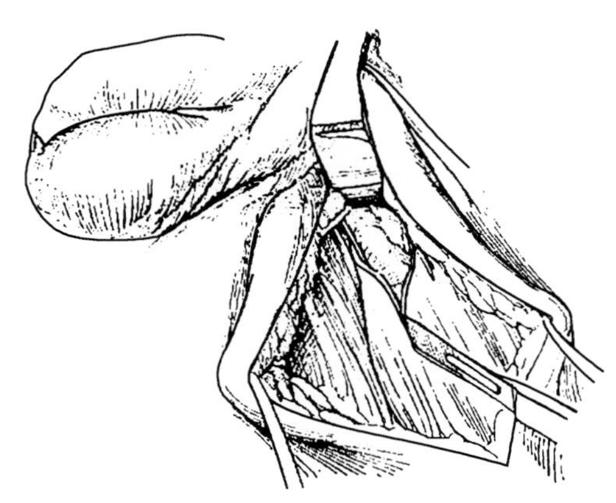

图 67-7 切开腹外斜肌腱膜

（六）用牵开器将腹内斜肌向内上方牵开，可以看到精索，用钳夹有纱布球的血管钳将其和周围的组织进行钝性分离，一直游离到内环附近。先夹起腹外斜肌外侧缘，钝性游离精索外侧，显露耻骨结节（图 67-8）。

（七）提起腹外斜肌腱膜内侧缘，以游离精索内侧。可以先在精索最易分离的地方分离，并在此处用一根引流管或导尿管绕过精索，再提起引流管或导尿管帮助分离精索（图 67-9）。

（八）提起引流管或导尿管，游离精索直至内环。在分离过程中，应注意寻找一支穿入提睾肌的血管，必须予以结扎（图 67-10）。

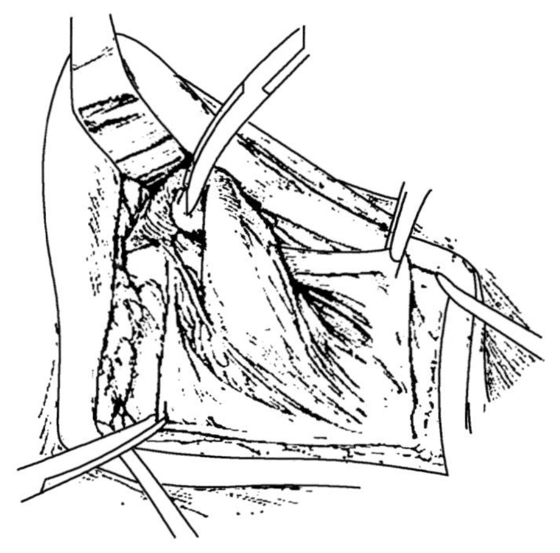

图 67-8 钝性剥离精索，显露耻骨结节

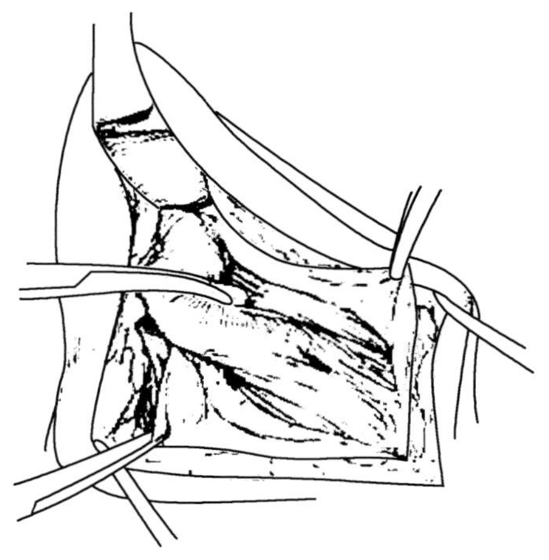

图 67-9 暴露整个精索结构，包括提睾肌

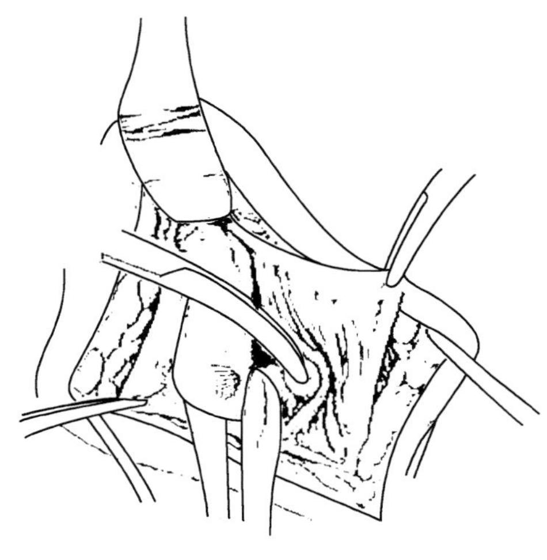

图 67-10 游离精索直至内环，结扎穿过提睾肌的血管

（九）将一条 14F 导尿管在内环下方约 2.5cm 处环绕精索，以便于拉紧而利于分离精索，将其钳夹提起，起到止血带的作用或者用 Penrose 引流条双重环绕并将其钳夹（图 67-11）。

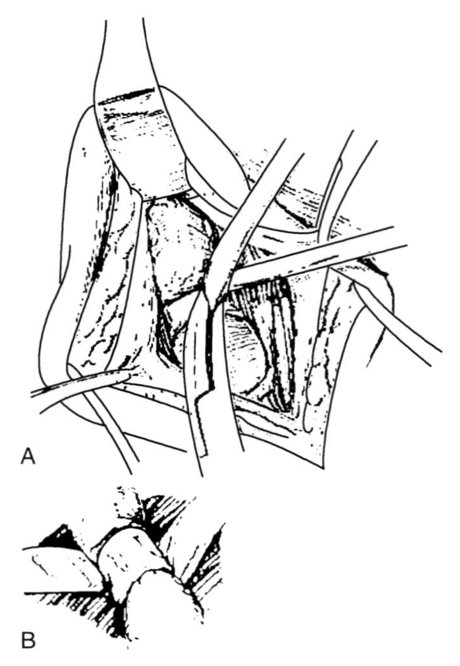


图 67-11 导尿管或 Penrose 引流条环绕精索

（十）从上方扩张阴囊的颈部，从阴囊加压向上挤出睾丸。对于体积较大的肿瘤，可进一步切开 Scarpa 筋膜，向阴囊前外侧延长皮肤切口，但不要向耻骨联合处延长皮肤切口（图 67-12）。

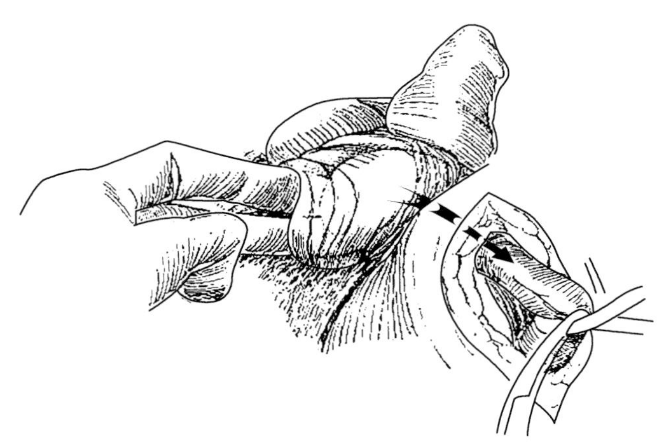

图 67-12 扩张阴囊颈部，向上推动睾丸

（十一）钳夹和切断睾丸引带，然后结扎。在内环处切开腹内斜肌 2cm 或 3cm，在此切口内尽可能分离输精管和精索血管（图 67-13）。

（十二）当不确定是否为肿瘤时，可以先将精索部分阻断，再将阴囊内容物拉出观察。如果不是肿瘤，则重新开放血流。当确定为肿瘤时，再行精索的结扎切断（图 67-14）。

（十三）在接近内环处的止血带上方双重结扎血管束。用 2-0 或 3-0 NAS 缝合，建议将精索断端的结扎线保留足够长，以便在行淋巴结清扫术时便于识别。在止血带上方分离，操作过程中防止造成肿瘤扩散。沿输精管走行向上分离并结扎切断精索。精索此时应位于腹膜后，以便更易于从上方找到。观察出血情况并冲洗切口。如结扎线滑脱，精索会回缩至腹股沟以上，应立即切开腹内斜肌，扩大切口，重新钳夹和结扎精索断端（图 67-15）。

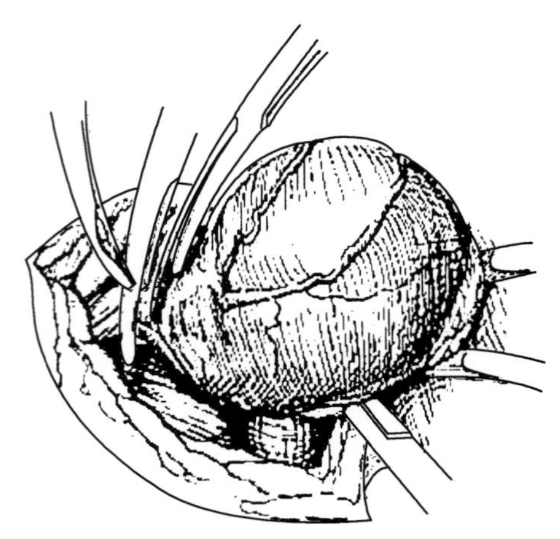

图 67-13 切断并结扎睾丸引带，分离输精管和精索血管

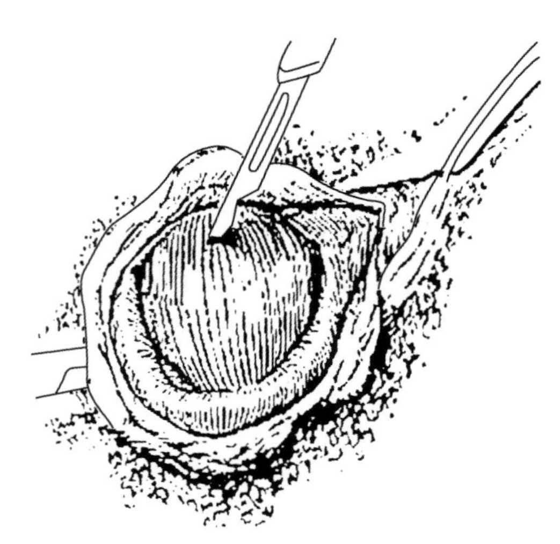

图 67-14 检查和活检睾丸

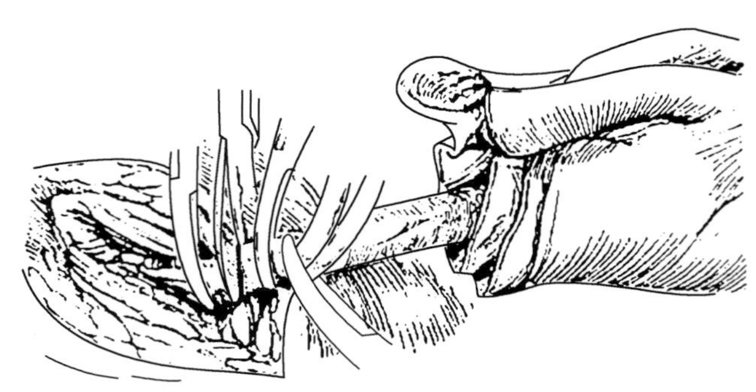

图 67-15 结扎血管束，切断精索

（十四）将联合肌腱间断地缝合在腹股沟韧带上，注意缝合时不要有张力。重叠缝合腹外斜肌腱膜，使得外环完全地封闭，这样可以防止日后腹股沟斜疝的发生。用细的可吸收缝线缝合皮下组织，4-0 SAS 连续缝合皮肤，不需放置引流。用敷料加压包扎阴囊，也可以将阴囊缝至下腹部，并在阴囊和下腹部之间垫一纱布卷。不应同期植入睾丸假体。所有标本应立即送病理学检查（图 67-16）。

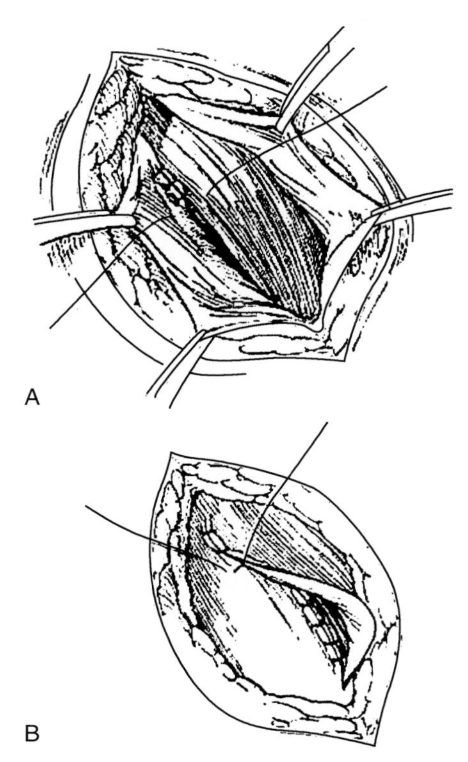


**图 67-16　分层逐步缝合切口**

A. 联合肌腱间断缝合；B. 重叠缝合腹外斜肌腱膜。

## 四、术中注意事项

术前已明确为睾丸肿瘤者，必须先游离精索并将其于内环处结扎切断，再分离睾丸，以减少术中挤压引起的血行扩散。可能阻断精索后肿瘤会继续扩散，也可能术中对睾丸的操作不会引起肿瘤的扩散。若未确定是不是肿瘤，可在游离精索后部分阻断血流，再游离出睾丸，用纱布垫保护好切口，仔细检查睾丸，必要时切开鞘膜或做冷冻切片。确诊为恶性肿瘤后再切除睾丸。若为良性肿瘤，则尽量保留睾丸组织。术中行精索集束结扎时，要用 3 把血管钳夹住精索，在上面一把血管钳处结扎一道，下面两把之间缝扎。若近侧端只有一把血管钳，结扎时线结脱落，精索断端就会缩回，导致大出血。如发生上述情况时，而且血管钳夹不到断端时，不要慌张，立即剪开少许腹内斜肌，找到断端。最好明确睾丸肿瘤的分类，以指导治疗即是否要行腹膜后淋巴结清扫术或化疗和放疗。

## 五、术后并发症与处理

根治性睾丸切除术的主要术后并发症及处理原则包括：

### （一）出血

出血是主要的并发症，多是因为术中操作粗糙大意和止血不彻底所导致，或未分开处理输精管和血管，或者精索结扎不妥。阴囊内小的出血点或渗血，可以通过通畅引流或抽出积血，阴囊冷敷及加压等措施进行治疗。如术后伤口引流物有较多的血液流出，或阴囊呈进行性增大，则应该拆除缝线，清除血肿，彻底止血和放置引流。精索近端必须缝扎和结扎各一道，防止结扎线脱落，发生大出血。一旦有腹膜后出血征象，则要重新打开腹股沟切口，找到回缩的血管进行处理。切口关闭前应仔细检查止血，并留置橡皮引流片。术后加压包扎阴囊及会阴部，防止形成阴囊血肿。

### （二）感染

多是因为阴囊皮肤原有慢性感染，皮肤术前未清洗干净，消毒时不严格，手术当中组织损伤较多，未放置流物或者引流阻塞不畅，以及术后护理措施不当引起。在发生感染后，应当加强原有的抗感染治疗，联合局部理疗等治疗方法，并保持引流管的通畅无阻。如有脓肿形成，应切开引流。

## 六、睾丸生殖细胞肿瘤的随访

### （一）随访的目的

发现复发的病灶：资料表明 50% 复发的睾丸生殖细胞肿瘤患者仍可治愈，主要取决于复发形式和分期。晚期复发（完全缓解 2 年后复发）的患者，对化疗耐药性较高，预后差。研究表明，通过监测血清肿瘤标志物以及影像学检查可以较好地监测睾丸生殖细胞肿瘤的复发。血清肿瘤标志物（AFP 和 / 或 HCG）在大约 2/3 的非精原细胞瘤复发患者以及约 1/3 的精原细胞瘤复发患者中会升高。LDH 是预测肿瘤转移的重要指标，但用于预测复发还有争议。由于一些复发患者的肿瘤标志物并不升高，因此临床体检和影像学的随访亦非常重要。

### （二）发现第二原发肿瘤病灶

目前关于对侧睾丸原发肿瘤的监测还缺乏特异

性的监测指标。危险因素有：睾丸下降不全、不育症、睾丸萎缩、睾丸微小结石、发病年龄轻等。一般不推荐做对侧睾丸活检，但由于睾丸萎缩是第二原发病灶的主要危险因素，所以建议当睾丸体积小于12ml时可行对侧睾丸活检（化疗前或化疗结束2年后）。

**（三）监测治疗作用与反应**

①监测化疗和/或放疗的毒副作用；②监测治疗作用与反应；③监测远期心理健康：由于睾丸肿瘤的治疗可能会对性功能有影响，随访可帮助这些患者重建信心；④监测放射反应。

**（四）随访内容**

包括临床体格检查、血清肿瘤标志物和影像学检查。胸部随访首先推荐胸部X线片，而腹部、盆腔随访仍然推荐CT检查。PET-CT虽然对肿块分类的准确性（约为56%）高于CT（约为42%），然而灵敏度较低且费用高，一般不予推荐。由于大多数肿瘤在治疗后2年内复发，应密切监测。

**（五）预后分析**

大约75%的精原细胞瘤为Ⅰ期病变，15%~20%患者在影像学上有腹膜后淋巴结阳性表现，5%患者有远处转移。复发率波动于1%~20%，主要取决于根治性睾丸切除术后治疗的选择。睾丸网膜的侵犯、瘤体大于4cm、年龄小于30岁以及病理分期$T_2$以上等也是危险因素。资料统计显示，如无危险因素，则复发的危险概率为12%；存在1个因素，复发危险概率为15%；存在2个因素，复发危险概率为30%。2年内复发率为15.2%~19.3%，2年后复发较少，但也有报道6年后复发的。复发的部位排序依次为腹主动脉旁淋巴结、纵隔、锁骨上淋巴结以及肺。仅有30%的精原细胞瘤患者复发时有肿瘤标志物阳性反应。80%的Ⅰ期精原细胞瘤患者单纯行根治性睾丸切除术后即可达到治愈，而另外20%的患者将从术后辅助治疗中受益。根治性睾丸切除术后的治疗有监测、腹膜后放疗和辅助化疗，睾丸肿瘤对放疗和化疗均很敏感，患者生存率可达99%，每种治疗的费用和副作用各异。大约只有30%的精原细胞瘤患者表现为HCG升高，所以随访时完全依靠血清肿瘤标志物并不可靠。

## 第五节 保留睾丸肿瘤剜除术

### 一、概述

保留睾丸肿瘤剜除术相比于根治性手术有许多优势，如降低了补充睾酮的需要、减轻患者心理负担及保留患者的生育能力。目前一些保留睾丸组织的手术报道认为，对于双侧睾丸肿瘤患者或者孤立睾丸的肿瘤患者，如果睾酮水平正常并且肿瘤体积小于睾丸的30%可考虑行保留睾丸组织手术。但是该种情况出现睾丸原位癌（testicular intraepithelial neoplasia，TIN）的比率可高达82%。因此，这些患者术后都要进行辅助放射治疗。放疗后会导致不育症，孤立睾丸在放疗后出现间质细胞功能不足的危险性也会升高，对于有生育要求的患者可考虑延缓放射治疗。总之，选择保留睾丸组织的手术一定要与患者和家属充分沟通，而且该种治疗方案尚未有大规模病例报道。

### 二、手术适应证

双侧同时或先后发生的睾丸肿瘤和孤立睾丸的肿瘤，如睾酮分泌水平正常且肿瘤体积小于睾丸体积的30%，可考虑该术式。术后需行辅助放射治疗。

睾丸肿瘤的大小被认为是决定是否行保留睾丸组织手术的最重要因素。Steiner等的研究发现90%的可触及的2cm以上睾丸病变是恶性肿瘤，Giannarini等表明超过2/3的无临床症状睾丸肿瘤（小于2cm）病理学结果为良性，而Muller等发现小于5mm的睾丸肿瘤良性率高达80%，因而此术式适用于这类小肿瘤的治疗。儿童人群较成年人的睾丸良性肿瘤发病率更高，也是该术式的适应人群。

### 三、术前准备与评估

在手术前1日晚上和手术当天清晨应该用温水和肥皂水清洗外阴、阴囊及下腹部。包皮应翻转过来以洗净包皮垢。术前1日按常规备皮，剃除阴毛。术前常规消毒手术区。尿道可留置导尿管，以便于术前将其和阴茎向腹侧固定。可于术前常规给予抗生素以预防感染。

术前应检测血清肿瘤标志物，术前拍摄胸片及盆腔CT以明确肿瘤的分级分期。

### 四、手术步骤与操作要点

睾丸部分切除术采取阴囊上部切口，切开皮肤及阴囊各层，暴露并切开鞘膜壁层，提出睾丸。在睾丸白膜上做纵行切口，用刮匙、刀柄或纱布完整剜除肿块。再进行冰冻切片检查。如冰冻切片结果为良性肿瘤,则缝合睾丸组织;若为恶性肿瘤,则改行睾丸根治术。而传统的睾丸部分切除术,往往采用腹股沟切口,首先阻断精索血管,再行冰冻切片,若证实为良性,则解除阻断,切除肿瘤及部分睾丸组织;若为恶性,则行睾丸根治术。

白膜内出血点用电凝止血,用0号丝线连续缝合白膜。壁层鞘膜翻转缝合。将睾丸放回阴囊内。阴囊底部戳孔放置橡皮片引流后按层缝合切口。用同法做对侧白膜下睾丸肿瘤剜除术。

## 五、术后并发症与处理

Giannarini 等报道良性睾丸肿瘤行保留睾丸组织手术后,并发症出现率低,约为6%,主要是睾丸萎缩,长期预后良好。

## 六、术后评价与预后分析

Carmignani 等报道22例良性肿瘤患者行保留睾丸组织手术后,平均47个月的随访中未见局部复发。Steiner 等的研究表明18例良性肿瘤患者术后平均3年的随访时间内无肿瘤复发。Liu 等研究表明11例患者术后平均31个月的随访期内无复发及远处转移。Gentile 等的前瞻性单中心研究亦表明15例睾丸小肿瘤患者术后平均19个月的随访期内无局部复发。尽管上述研究表明良性睾丸肿瘤行保留睾丸组织手术后局部复发的风险低,但临床工作中需严格按照适应证选择患者,做好知情同意,对术中冰冻提示肿瘤病理学有恶性倾向的病例,应行根治性睾丸切除术。

(刘晓强)

## 参考文献

[1] ANDREASSEN KE, KRISTIANSEN W, KARLSSON R, et al. Genetic variation in AKT1, PTEN and the 8q24 locus, and the risk of testicular germ cell tumor [J]. Hum Reprod, 2013, 28(7): 1995-2002.

[2] APARICIO J, MAROTO P, GARCÍA DEL MURO X, et al. Prognostic factors for relapse in stage Ⅰ seminoma: a new nomogram derived from three consecutive, risk-adapted studies from the Spanish Germ Cell Cancer Group (SGCCG) [J]. Ann Oncol, 2014, 25(11): 2173-2178.

[3] CHUNG CC, KANETSKY PA, WANG Z, et al. Meta-analysis identifies four new loci associated with testicular germ cell tumor [J]. Nat Genet, 2013, 45(6): 680-685.

[4] DE STEFANI S, ISGRÒ G, VARCA V, et al. Microsurgical testis-sparing surgery in small testicular masses: seven years retrospective management and results [J]. Urology, 2012, 79(4): 858-862.

[5] DIECKMANN KP, WILKEN S, LOY V, et al. Treatment of testicular intraepithelial neoplasia (intratubular germ cell neoplasia unspecified) with local radiotherapy or with platinum-based chemotherapy: a survey of the German Testicular Cancer Study Group [J]. Ann Oncol, 2013, 24(5): 1332-1337.

[6] GENTILE G, BRUNOCILLA E, FRANCESCHELLI A, et al. Can testis-sparing surgery for small testicular masses be considered a valid alternative to radical orchiectomy? A prospective single-center study [J]. Clin Genitourin Cancer, 2013, 11(4): 522-526.

[7] KOBAYASHI K, SAITO T, KITAMURA Y, et al. Oncological outcomes in patients with stage Ⅰ testicular seminoma and nonseminoma: pathological risk factors for relapse and feasibility of surveillance after orchiectomy [J]. Diagn Pathol, 2013, 8: 57.

[8] LIU B, SU H, CHENG G, et al. Experiences and outcomes of organ-sparing surgery for testicular tumour with benign tendency [J]. Can Urol Assoc J, 2015, 9(11-12): E785-788.

[9] MEAD G M, FOSSA S D, OLIVER R T, et al. Randomized trials in 2466 patients with stage Ⅰ seminoma: patterns of relapse and follow-up [J]. J Natl Cancer Inst, 2011, 103(3): 241-249.

[10] MORTENSEN MS, LAURITSEN J, GUNDGAARD MG, et al. A nationwide cohort study of stage Ⅰ seminoma patients followed on a surveillance program [J]. Eur Urol, 2014, 66(6): 1172-1178.

# 第六十八章

# 睾丸精原细胞瘤与外科治疗

## 第一节 概　　述

睾丸精原细胞瘤(testicular seminoma)为最常见的睾丸生殖细胞瘤,约占男性生殖细胞肿瘤的65%左右。其发病率存在种族和地区的差异,例如白人多于黑人,北欧某些国家发病率较高。精原细胞瘤在小于10岁和大于60岁的群体中少见,典型的精原细胞瘤发病高峰年龄为30~40岁,精母细胞性精原细胞瘤发病高峰年龄为>50岁。

睾丸精原细胞瘤是由未分化、多潜能原始生殖细胞组成的恶性肿瘤,同一肿瘤发生在卵巢则称为无性细胞瘤(dysgeminoma)。根据病理组织学特点,可分为典型或经典精原细胞瘤、未分化型精原细胞瘤和精母细胞性精原细胞瘤。精原细胞瘤对放、化疗均敏感,五年生存率可达80%以上。该病的明确诊断需要依据AFP值和睾丸切除术后病理显示只有精原细胞瘤成分。纯精原细胞瘤不分泌AFP,但有10%的病例可分泌HCG。临床中,患者就诊时大多数纯精原细胞瘤局限于睾丸内。疾病晚期通常经淋巴道转移至髂部和主动脉旁淋巴结。

## 第二节 病因与病理

### 一、病因学因素

睾丸精原肿瘤的病因尚不明确,可能与隐睾、遗传、外伤、内分泌及化学致癌物质等因素有关:

#### (一)隐睾

隐睾多见于右侧,因此右侧睾丸肿瘤比较常见。单侧隐睾与对侧下降的睾丸相比,隐睾发生肿瘤的风险明显增加。近年来发现,尽管隐睾症患者发生睾丸癌的相对风险较前稍有下降,但仍为正常发病率的3~14倍。据统计,睾丸位置越高,其患癌的风险性越高,腹腔内睾丸发生癌症风险最高。

#### (二)遗传学因素

睾丸肿瘤患者中16%存在家族性遗传史。有研究表明,睾丸精原细胞瘤的发生与异常的基因表达模式有关,如12号染色体短臂(*12p*)基因高表达,新型生殖细胞标志*BOB1*、*Prominin 1*、*KLF4*、*Lin28*及*N-Myc*等基因在睾丸精原细胞瘤中的表达显著上调。目前已将12p异常作为生殖细胞肿瘤的诊断靶点。

#### (三)内分泌因素

睾丸精原细胞瘤多发于性腺旺盛的青壮年时期或内分泌旺盛时期。在精子形成过程中,精原干细胞是具有干细胞潜能的,一旦出现内分泌的紊乱影响到精原干细胞的微环境,将可能导致精原干细胞向肿瘤的转化。

#### (四)其他因素

①外伤:外伤不与肿瘤发生直接相关,但外伤后造成的血运障碍、炎性反应等变化导致睾丸精原细胞的异常分化;②感染:多种病毒性疾病,如麻疹、天花、病毒性腮腺炎及细菌性炎症,均可并发睾丸炎,致睾丸细胞变形而增加发生精原细胞瘤的可能;③化学致癌物质:研究显示,有雄性生殖毒性的含氯杀虫剂、邻苯二甲酸酯类化合物等与男性生殖细胞肿瘤发生密切相关。

### 二、病理机制

目前关于睾丸生殖细胞肿瘤起源,普遍认为是来自于异常分化的原始生殖细胞(PGC)或生殖母细胞(gonocyte),这些异常分化的原始生殖细胞/生殖母细胞将成为睾丸生殖细胞肿瘤的前体瘤细胞(图68-1),上述过程与KIT、NANOG、POU5F1(OCT3/4)以及AP2c等分子异常表达有关。此外,KIT的去甲基化修饰与睾丸精原细胞瘤的形成也有关。

当原始生殖细胞或生殖母细胞发育成熟过程受到干扰时,他们转化成具有癌干细胞潜能的原位癌细胞,癌干细胞则是一种不断向组织补充成熟细胞,进而引发实体瘤的细胞。这些原位癌细胞进一步促进原位生殖细胞瘤的形成,再进一步向各种睾丸生殖肿瘤细胞分化。

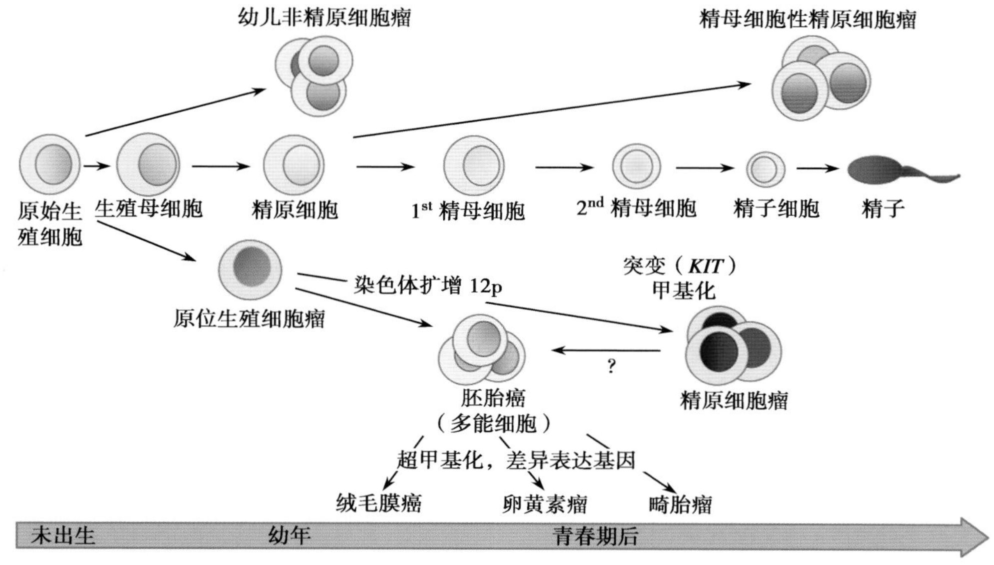


图68-1　睾丸生殖细胞肿瘤形成与生殖细胞分化时期关系示意图

## 第三节　睾丸精原细胞瘤的诊断要点

### 一、临床表现与体征

精原细胞瘤恶性程度较低,生长缓慢,发病距就诊时间往往较长。临床症状隐蔽,不易引起患者注意。精原细胞瘤的常见症状有:①肿块:查体的典型表现为固定无压痛的睾丸肿块,多数为实质性肿块,少数因肿瘤坏死会产生波动感疾病,早期阴囊外观多无改变,晚期时阴囊增大,出现不规则结节。如为隐睾患者,因突然发现肿块就诊,此时可能已发生转移。②疼痛:一般精原细胞瘤不会引起疼痛,患者早期仅有睾丸下坠感,逐渐发展为牵引痛、胀痛等。当肿瘤内出血,会引发睾丸突发疼痛、持续胀痛、肿大,患侧阴囊红肿,走路或跳动时加剧。③外伤:有些患者主诉患侧睾丸有外伤史,可能由于睾丸肿大,较对侧下垂,易受碰撞。④鞘膜积液:5%~10%的睾丸肿瘤可并发鞘膜积液,使阴囊肿大。⑤男性乳房发育症:30%~50%的生殖细胞癌患者和5%的睾丸支持/间质肿瘤可出现男性乳房发育症。⑥隐睾:无论单侧或双侧,均易发生精原细胞瘤,一旦发现,应尽早手术。⑦胃肠道症状:巨大的腹膜后转移可出现背部疼痛和腹部肿块,或胃肠道不适症状。

### 二、超声与影像学表现

#### (一)阴囊超声

超声检查无创、廉价,对睾丸内占位的确认有100%的敏感性。精原细胞瘤超声主要表现为累及侧睾丸体积增大,内部呈低回声均质光团,边界清晰,形态规则,可见包膜,彩色多普勒检查显示肿瘤内部及周边血流信号丰富、杂乱。

#### (二)腹盆腔CT

由于睾丸对射线敏感,通常在临床和超声检查确认存在病变时才进一步行CT检查。精原细胞瘤的CT表现:平扫为等、低密度团块,密度相对均匀,可见钙化囊变,增强扫描可见中度均匀强化、分隔状强化。腹膜后淋巴结转移的CT表现为沿着较大血管的圆形、分叶状或巨大的软组织密度影。CT检查无法明确鉴别出精原细胞瘤。

**（三）睾丸 MRI**

精原细胞瘤的 MRI 表现多为边缘清楚、轻度不均匀信号，$T_2$WI 肿瘤信号低于正常组织。非精原细胞瘤的 MRI 特征为显著不均匀信号。当肿瘤发生出血和坏死时可出现 MRI 信号增加。

**（四）X 线胸片 / 胸部 CT**

睾丸肿瘤易转移到肺部，故可行 X 线胸片 / 胸部 CT 检查，辅助判断有无肺部转移，如提示肺实质、纵隔病变需警惕。

## 三、血清肿瘤标志物

与睾丸精原细胞瘤有关的标志物包括：①人绒毛膜促性腺激素（HCG）：由合体滋养细胞生成，半衰期 1~3 天。5%~10% 的精原细胞瘤可出现，但不应超过 1μg/L，否则应考虑绒毛膜上皮癌的存在；②甲胎蛋白（AFP）：半衰期 5~7 天，单纯精原细胞瘤不会出现 AFP 的增高；③乳酸脱氢酶（LDH）：半衰期 4~4.5 天，在晚期精原细胞瘤中，80% 的患者会出现升高，可用于监测肿瘤。

# 第四节 病理组织学与分期

## 一、病理组织学分型

根据不同的病理组织学特征，单纯精原细胞瘤可分为标准型和精原细胞型两种（图 68-2，图 68-3）。

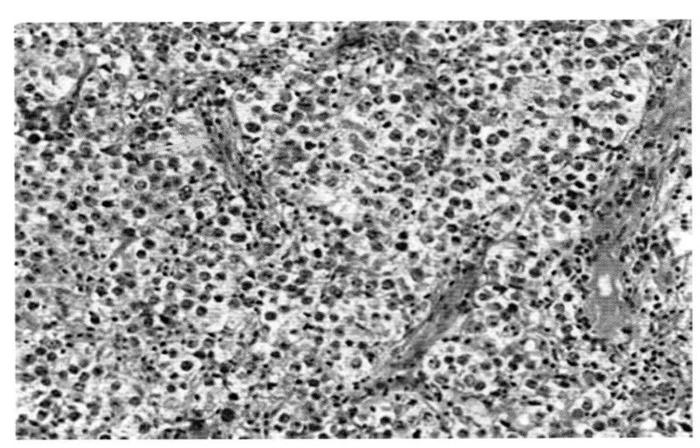

图 68-2 精原细胞瘤病理

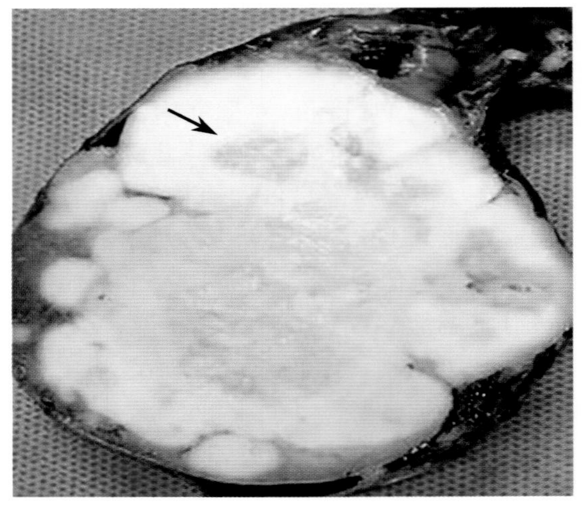

图 68-3 精原细胞瘤大体

**（一）典型的精原细胞瘤**

约占精原细胞瘤的 95%，发病年龄多在 30~40 岁，儿童或 60 岁以上少见。患侧睾丸弥漫性肿大。大体病理呈分叶状、苍白色。组织切片肿瘤细胞相当一致，为大圆形或多角形，胞膜清楚，细胞质透明，核大、球形、居中，胞核浓染。约 10% 的患者存在有合体滋养细胞，因此 10% 的精原细胞瘤可以产生 HCG。约 20% 的病例肿瘤间质存在淋巴细胞浸润及肉芽肿反应，一般预后较好。

**（二）间变型精原细胞瘤**

即未分化型，其细胞特点是细胞特异性明显，核分裂多见，淋巴细胞反应差，预后差于典型精原细胞瘤。临床上发生转移的精原细胞瘤大多数为此型。

**（三）精母细胞性精原细胞瘤**

约占精原细胞瘤的 5%。好发于 50 岁以上人群。组织学表现为细胞大小不等，类似成熟的精原细胞。瘤体大、质地软，有黏液样或囊性区。本病不发生于隐睾症患者，不与畸胎瘤混合，低度转移潜能，预后较好。

## 二、睾丸肿瘤的分期系统

美国癌症联合委员会和国际抗癌联盟的睾丸肿瘤分期与评估系统见表 68-1，AJCC 分期系统见表 68-2。研究表明，对于精原细胞瘤患者，只有肺外脏器转移的情况可以预测肿瘤预后。因此，国际生殖细胞肿瘤委员会（IGCCCG）制定了晚期生殖细胞肿瘤的预后分类并用于预后评估和化疗方案的选择（表 68-3），但该表不适用于复发生殖细胞肿瘤患者。

**表 68-1　美国癌症联合会和国际抗癌联合会的睾丸肿瘤 TNM 分期（AJCC，2010）**

| | |
|---|---|
| 原发性肿瘤（T） | |
| $pT_X$ | 原发肿瘤无法评估 |
| $pT_0$ | 无原发肿瘤证据（如睾丸病理瘢痕） |
| $pT_{is}$ | 生精小管内生殖细胞肿瘤（原位癌） |
| $pT_1$ | 肿瘤局限于睾丸，无血管 / 淋巴管侵犯，肿瘤可侵犯白膜，但无鞘膜侵犯 |
| $T_{1a}$ | 肿瘤最大直径≤3cm |
| $T_{1b}$ | 肿瘤最大直径 >3cm |
| $pT_2$ | 肿瘤局限于睾丸和附睾，伴有血管 / 淋巴管浸润，或者肿瘤通过睾丸白膜侵犯鞘膜 |
| $pT_3$ | 肿瘤侵及精索，伴 / 不伴血管 / 淋巴管侵犯 |
| $pT_4$ | 肿瘤侵及阴囊，伴 / 不伴血管 / 淋巴管侵犯 |
| 区域淋巴结（N）临床分期 | |
| $N_X$ | 区域淋巴结转移情况无法评估 |
| $N_0$ | 无区域淋巴结转移 |
| $N_1$ | 转移淋巴结数≤5 个，最大径≤2cm |
| $N_2$ | 转移淋巴结最大径 >2cm 但≤5cm；或有 5 个以上阳性淋巴结，最大径≤5cm；或存在淋巴结外侵犯的证据 |
| $N_3$ | 转移淋巴结最大径 >5cm |
| 区域淋巴结（N）病理分期 | |
| $pN_X$ | 区域淋巴结无法评估 |
| $pN_0$ | 无区域淋巴结转移 |
| $pN_1$ | 转移淋巴结数≤5 个，最大径≤2cm |
| $pN_2$ | 转移淋巴结最大径 >2cm 但≤5cm；或有 5 个以上阳性淋巴结，最大径≤5cm；或存在淋巴结外侵犯的证据 |
| $pN_3$ | 转移淋巴结最大径 >5cm |
| 远处转移（M） | |
| $M_0$ | 无远处转移 |
| $M_1$ | 有远处转移 |
| $M_{1a}$ | 区域外淋巴结或肺转移 |
| $M_{1b}$ | 其他部位远处转移 |
| 血清肿瘤标志物（S） | |
| S | 分期由根治性睾丸切除术后肿瘤标志物的最低值确定 |

| | LDH | HCG（mIU/ml） | AFP（ng/ml） |
|---|---|---|---|
| $S_0$ | 正常 | 正常 | 正常 |
| $S_1$ | <1.5 × N | <5 000 | 小于 1 000 |
| $S_2$ | 1.5~10 × N | 5 000~50 000 | 1 000~10 000 |
| $S_3$ | >10 × N | >50 000 | >10 000 |
| $S_X$ | 无法评价标志物 | | |

注：区域淋巴结．包括腹主动脉前、腹主动脉旁、腹主动脉后、主动脉 - 腔静脉间、腔静脉前、下腔静脉旁、腔静脉后和精索静脉走行区的淋巴结。盆腔和腹股沟淋巴结不认为是区域淋巴结，除非有阴囊侵犯；AFP. 甲胎蛋白；HCG. 人绒毛膜促性腺激素；LDH. 乳酸脱氢酶；N. 乳酸脱氢酶测定上限。

**表 68-2　AJCC 的分期系统（2010 年）**

| AJCC 的分期系统（2010 年） | | | | |
|---|---|---|---|---|
| 0 期 | $pT_{is}$ | $N_0$ | $M_0$ | $S_0$ |
| Ⅰ期 | $pT_{1\sim4}$ | $N_0$ | $M_0$ | $S_X$ |
| ⅠA | $pT_1$ | $N_0$ | $M_0$ | $S_0$ |
| ⅠB | $pT_2$ | $N_0$ | $M_0$ | $S_0$ |
| | $pT_3$ | $N_0$ | $M_0$ | $S_0$ |
| | $pT_4$ | $N_0$ | $M_0$ | $S_0$ |
| ⅠS | Any $pT/T_X$ | $N_0$ | $M_0$ | $S_{1\sim3}$ |
| Ⅱ期 | Any $pT/T_X$ | $N_{1\sim3}$ | $M_0$ | $S_X$ |
| ⅡA | Any $pT/T_X$ | $N_1$ | $M_0$ | $S_0$ |
| | Any $pT/T_X$ | $N_1$ | $M_0$ | $S_1$ |
| ⅡB | Any $pT/T_X$ | $N_2$ | $M_0$ | $S_0$ |
| | Any $pT/T_X$ | $N_2$ | $M_0$ | $S_1$ |
| ⅡC | Any $pT/T_X$ | $N_3$ | $M_0$ | $S_0$ |
| | Any $pT/T_X$ | $N_3$ | $M_0$ | $S_1$ |
| Ⅲ期 | Any $pT/T_X$ | Any N | $M_1$ | $S_X$ |
| ⅢA | Any $pT/T_X$ | Any N | $M_{1a}$ | $S_0$ |
| | Any $pT/T_X$ | Any N | $M_{1a}$ | $S_1$ |
| ⅢB | Any $pT/T_X$ | $N_{1\sim3}$ | $M_0$ | $S_2$ |
| | Any $pT/T_X$ | Any N | $M_{1a}$ | $S_2$ |
| ⅢC | Any $pT/T_X$ | $N_{1\sim3}$ | $M_0$ | $S_3$ |
| | Any $pT/T_X$ | Any N | $M_{1a}$ | $S_3$ |
| | Any $pT/T_X$ | Any N | $M_{1b}$ | Any S |

**表 68-3　ⅡC 和Ⅲ期生殖细胞肿瘤的风险分类（IGCCCG，1997）**

| 风险状态 | 非精原细胞瘤 | 精原细胞瘤 |
|---|---|---|
| 轻度风险 | 满足以下所有条件：<br>1. 睾丸或腹膜后原发肿瘤<br>2. $M_0$ 或 $M_{1a}$<br>3. $S_0$ 或 $S_1$<br>5 年无进展生存率 89%<br>五年生存率 92% | 满足以下所有条件：<br>1. 任何原发部位<br>2. $M_0$ 或 $M_{1a}$<br>3. 正常 AFP<br>5 年无进展生存率 82%<br>五年生存率 86% |
| 中度风险 | 满足以下所有条件：<br>1. 睾丸或腹膜后原发肿瘤<br>2. $M_0$ 或 $M_{1a}$<br>3. $S_2$<br>5 年无进展生存率 75%<br>五年生存率 80% | 满足以下所有条件：<br>1. 任何原发部位<br>2. $M_{1b}$<br>3. 正常 AFP<br>5 年无进展生存率 67%<br>五年生存率 72% |
| 高度风险 | 满足以下所有条件：<br>1. 纵隔原发肿瘤<br>2. $M_{1b}$<br>3. $S_3$<br>5 年无进展生存率 41%<br>五年生存率 48% | 无 |

## 第五节 外科治疗原则

### 一、根治性睾丸切除与术后处理

精原细胞瘤的治疗以手术、化疗和放疗的综合疗法为主。在行睾丸切除术后，应明确肿瘤的分期，完善血清肿瘤标志物的检测，并按相应的临床路径制定后续治疗计划。根治性睾丸切除的技术要点与后续处理原则包括：①对于怀疑睾丸肿瘤的患者，均应行睾丸探查或切除；②选择腹股沟切口；③先结扎精索血管，防止种植或转移；④注意组织切片中有无肿瘤细胞及血管间隙浸润（VSI)；⑤VSI是指切片中可见肿瘤穿透血管壁，瘤栓与内皮粘连或与栓塞混合，睾丸网、附睾或鞘膜被累及等；⑥I期患者中发生浸润占17%，应辅以放疗，如无VSI只需密切监测与随访；⑦腹膜后淋巴结清除：由于精原细胞瘤恶性度较低，对放化疗比较敏感，故一般不作为首选，如经其他治疗病灶仍存在，再予考虑。

### 二、放疗

精原细胞瘤对放射线极度敏感，其适应证：①I期患者在睾丸切除后，建议行预防性放疗；②ⅡA期或ⅡB期患者睾丸切除后先行放疗，如估计尚有残留病灶，再考虑行腹膜后淋巴结清除术；③ⅡC或Ⅲ期患者，如已有纵隔、锁骨上、肺或其他血行转移，也可先考虑放疗，再配合手术或化疗。

### 三、化疗

精原细胞瘤化疗效果良好，ⅡC或Ⅲ期患者适用化疗，化疗期间注意可能出现耐药性、消化道反应、射精障碍、脱发和骨髓移植等副作用。

## 第六节 预后与随访

精原细胞瘤总体生存情况较好（表68-4)。对于精原细胞瘤，应将随访作为一种积极的治疗，严格执行，包括定期进行血清肿瘤标志物、影像学和体格检查。随访的目的在于发现复发或者新的原发病灶及时治疗、监测放化疗的毒副作用、监测患者的远期心理健康。Ⅰ期、ⅡC~Ⅲ期精原细胞瘤应分别行不同的随访流程（表68-5，表68-6)。

表 68-4 生殖细胞肿瘤预后情况

| 分期 | 风险状态 | 5年总体生存率 | |
|---|---|---|---|
| | | 精原细胞瘤 | 非精原细胞瘤 |
| Ⅰ | — | 98% | 98% |
| ⅡA或ⅡB | — | 95% | 95% |
| ⅡC或Ⅲ | 低 | 86% | 94% |
| | 中 | 72% | 83% |
| | 高 | — | 71% |

表 68-5 精原细胞瘤Ⅰ期化疗/放疗后随访

| 程序 | 年份 | | |
|---|---|---|---|
| | 1 | 2 | 3~5 |
| 体格检查 | 3次 | 3次 | 1次/年 |
| 肿瘤标志物 | 3次 | 3次 | 1次/年 |
| 胸片 | 2次 | 2次 | |
| 腹盆腔CT | 2次 | 2次 | 第36个月和第60个月 |

表 68-6 精原细胞瘤ⅡC~Ⅲ期随访

| 程序 | 年份 | | | |
|---|---|---|---|---|
| | 1 | 2 | 3~5 | 之后 |
| 体格检查 | 4次 | 4次 | 2次/年 | 1次/年 |
| 肿瘤标志物 | 4次 | 4次 | 2次/年 | 1次/年 |
| 胸片 | 4次 | 4次 | 2次/年 | 1次/年 |
| 腹盆腔CT | 2次 | 2次 | 1次/年 | 1次/年 |
| 胸部CT | 1次/年 | 1次/年 | 1次/年 | 1次/年 |
| 颅脑CT | 1次/年 | 1次/年 | 1次/年 | 1次/年 |

（龚侃）

### 参考文献

[1] MARKO J, WOLFMAN D J, AUBIN A L, et al. Testicular seminoma and its mimics: from the radiologic pathology archives [J]. Radiographics, 2017, 37(4): 1085-1098.
[2] FUKAWA T, KANAYAMA H O. Current knowledge of risk factors for testicular germ cell tumors [J]. Int J Urol, 2018, 25(4): 337-344.
[3] WOOD H M, ELDER J S. Cryptorchidism and testicular cancer: separating fact from fiction [J]. J Urol, 2009, 181(2): 452-461.

# 第六十九章

# 睾丸非精原生殖细胞瘤诊断与治疗

## 第一节　疾病命名与发病率

睾丸非精原生殖细胞瘤是甚为少见的睾丸肿瘤。根据睾丸肿瘤的WHO分类和基于构成睾丸非精原生殖细胞肿瘤的细胞类型不同，其命名主要包括：胚胎细胞瘤（embryonal carcinoma，EC）、绒毛膜癌（choriocarcinoma，CC）、卵黄囊瘤（yolk sac tumor，YST）、畸胎瘤（teratoma），以及睾丸间质瘤、睾丸支持细胞瘤、睾丸表皮样囊肿及睾丸淋巴瘤。由于每一种肿瘤细胞的组织学来源不同，其发病率与发病年龄范围也各有其不同特点：①睾丸胚胎性癌（EC）大多发生在25~35岁青年人，纯胚胎性癌的发病率为3%~4%，约40%病例与其他类型的非精原生殖细胞肿瘤混合出现。②绒毛膜癌（choriocarcinoma of testis）占所有生殖细胞肿瘤的1%~2%，20~30岁较为多见。由于发病极为少见，故睾丸纯绒毛膜癌在全球不同地区报道的发病率差异无统计学意义。③睾丸畸胎瘤（testicular teratoma）根据WHO分类，睾丸畸胎瘤又分为成熟性畸胎瘤、皮样囊肿、未成熟性畸胎瘤以及带有恶性灶的畸胎瘤。睾丸畸胎瘤好发年龄为10~30岁，总的发病率占睾丸肿瘤的24%。④睾丸卵黄囊瘤（testicular yolk sac tumor），是一种起源于生殖细胞，恶性程度较高的胚胎源性肿瘤，又称内胚窦瘤。卵黄囊瘤发病年龄较轻，多发生于青春期前的儿童，尤其好发于≤2岁的患儿，是婴儿和儿童中最常见的睾丸肿瘤，总的患病率约占睾丸肿瘤的2%。⑤睾丸间质瘤（leydig cell tumor），又称为Leydig细胞瘤。最早于1895由Sacchi报道，是罕见的睾丸非生殖细胞瘤，睾丸间质瘤可发生于任何年龄，好发年龄范围为5~10岁和30~50岁，发病率约占睾丸肿瘤的1%~3%。儿童睾丸间质瘤大多数为良性肿瘤，年龄较大患者大约有10%病例发生恶变。⑥睾丸支持细胞瘤（Sertoli cell tumor）属于睾丸非生殖细胞瘤，1944年Teilum首先报道睾丸支持细胞瘤，又称Sertoli细胞瘤，临床极其少见，发病率占睾丸肿瘤的1%左右。睾丸支持细胞瘤可发生于任何年龄，大约1/3患者小于10岁，另1/3患者为20~45岁，其余为40~60岁。睾丸支持细胞瘤为良性肿瘤，但大约有10%的病例发生恶性变。需要提出的是，睾丸支持细胞瘤偶有合并雄激素不敏感综合征和息肉综合征的报道。⑦睾丸表皮样囊肿（epidermoid cyst of testis）来源于保留胚胎特性的良性生殖细胞或者来源于移行化生的间皮细胞，是睾丸肿瘤一种罕见的良性肿瘤，发病率约占睾丸肿瘤的1%。发病年龄多为10~30岁，20岁左右的青年患者占50%左右。⑧睾丸淋巴瘤，原发性睾丸淋巴瘤（primary testicular lymphoma，PTL）是一种少见的原发性淋巴结外恶性淋巴瘤，于1877年由法国医师Malassez首次报道，近年更倾向于将睾丸淋巴瘤定义为以睾丸肿块为首发症状或是主要受侵部位，同时伴或不伴有其他淋巴结外器官侵犯的疾病。PTL在临床上十分少见，据统计，其发病率约在0.26/10万，占非霍奇金淋巴瘤的1%~2%，占睾丸恶性肿瘤的9%，其术后复发率高达60%。与睾丸生殖细胞肿瘤的发病患者群不同，PTL常见于60岁以上的老年男性，而30岁以下的男性极为少见。

## 第二节 病因与病理

### 一、病因学因素

睾丸非精原生殖细胞瘤的发病原因与机制目前尚不清楚，隐睾是睾丸肿瘤发生的最重要危险因素，文献报道，隐睾患者发生肿瘤的机会比睾丸正常人群高出20~40倍，其他可能的危险因素包括睾丸慢性炎症、家族遗传因素、性腺发育不全、精曲小管发育不全（Klinefelter综合征）、内分泌失调等。外在因素一般认为与损伤如睾丸损伤、感染和激素治疗有关。基因学研究表明各种类型的睾丸非精原生殖细胞瘤与12号染色体短臂异位特异性相关。基因筛查提示，睾丸癌4，5，6和12号染色体的相关基因发生突变，其中P53基因突变与睾丸肿瘤的发生也有显著相关性。

### 二、病理组织学特点

#### （一）胚胎性癌

胚胎性癌是睾丸最小的非精原生殖细胞癌，40%的肿瘤直径小于2cm，且常接近睾丸网。肿瘤切面呈白色，实质内可见出血或坏死灶。其细胞的恶性生物学行为是未分化的恶性细胞，细胞质少，细胞排列重叠，呈片状、乳头状或管状结构（图69-1）。在生殖细胞肿瘤中大约40%的肿瘤含有胚胎成分。胚胎性癌易产生血管和淋巴管侵袭，也是常见的转移途径。分子免疫病理显示，胚胎性癌细胞的CD30和角质素标记阳性，偶有胎盘碱性磷酸酶（PLAP）以及标准为合体滋养层（syncytiotrophoblast）人绒毛膜促性腺激素表达阳性。需要指出的是，甲胎蛋白（AFP）在胚胎性癌中不升高，如果升高多提示源于卵黄囊成分的存在。

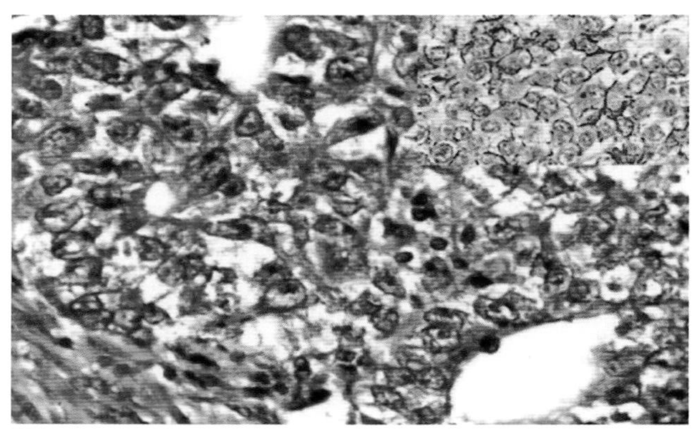

**图69-1 睾丸胚胎性癌病理组织学表现**

镜下细胞细胞质少，细胞排列重叠，呈片状。右上角的小图（HE×40）显示的是在HE染色下典型的、大的多形性上皮细胞，有囊状核，突出的核仁，丰富的细胞质，以及不明确的细胞边界，CD3表达阳性。

#### （二）睾丸绒毛膜癌

绒毛膜癌是一种分泌人绒毛膜促性腺激素（HCG）的高度恶性滋养细胞肿瘤，早期就可以发生血行转移至全身，引起组织和器官出血、坏死。绝大多数绒毛膜癌继发于正常或异常妊娠后的滋养细胞疾病，单纯绒毛膜癌其恶性生物学行为特点表现为睾丸内病变很小，且未破坏正常睾丸大小和形状，但易在癌症早期发生血行转移。大多数患者在初诊时多已发生其他部位的转移灶。如果在大体病例标本中肉眼能看到病变，通常在组织切面中有出血灶，在瘤灶外周有淡白色肿瘤组织。镜下瘤组织呈巢状、条索状排列，由细胞滋养细胞和合体滋养细胞组成，大片不规则出血、坏死是绒毛膜癌的特征性改变。绒毛膜癌和CK18阳性，其中合体样细胞HCG及HPL阳性，细胞滋养细胞成分p63阳性，CD117，CD30，AFP、inhibin及Oct4阴性（图69-2，图69-3）。

#### （三）睾丸畸胎瘤

该肿瘤的确诊依据其包含两层或两层以上的胚胎性生殖细胞层，既有成熟的，也有未成熟的生殖细胞，其病理组织学特点包括：①内胚层：主要为黏液分泌腺体或可见退变成腺癌细胞；②中胚层：主要是由软骨、骨、肌肉或淋巴样组织构成；③外胚层：为多层鳞状上皮细胞和神经组织，肿瘤质地不匀，含有实性和囊性成分。按照肿瘤的分化程度又可分为成熟型（细胞分化良好的外胚层、中胚层或内胚层组织）和未成熟型（组织细胞分化不全伴恶性变的畸胎瘤，如肉瘤、鳞癌和腺癌单纯表皮样囊肿，由角化多层鳞状上皮囊壁被覆的囊肿由纤维组织支撑，见图69-4）。由于病理组织发现只有一个生殖细胞层，故不是严格意义上的畸胎瘤。因为分化成熟的畸胎瘤被认为是由分化完全的组织构成。混合有非精原细胞瘤型生殖细胞瘤，其中的EC细胞分化为躯体组织。这表明，畸胎瘤具有发生恶变的潜能，其生长模式被认为与其他非精原细胞瘤型生殖细胞瘤相似。

#### （四）睾丸卵黄囊瘤

也叫内胚窦瘤，是一种起源于生殖细胞、具有向胚外卵黄囊分化的能力、恶性程度较高的胚胎源性

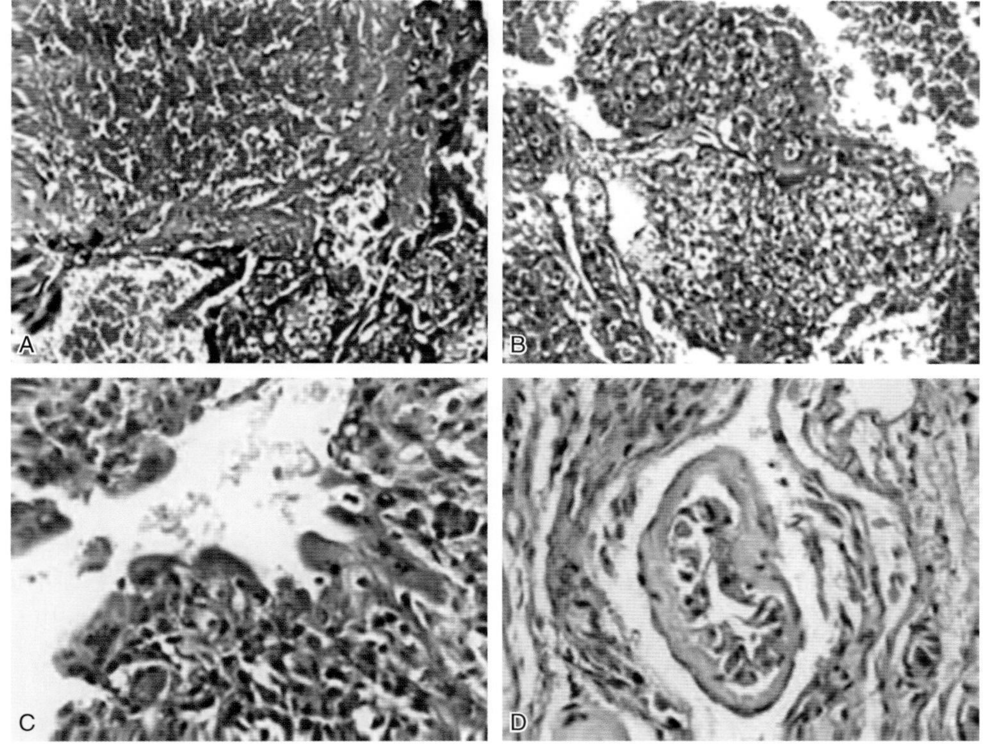


图 69-2　睾丸绒毛膜癌病理组织学特点

A. 合体滋养叶细胞和细胞滋养叶细胞（HE×200）；B. 癌组织侵犯血管（HE×200）；C. 合体滋养叶细胞围绕在细胞滋养叶细胞周围（HE×400）；D. 残存睾丸组织精曲小管（HE×400）。

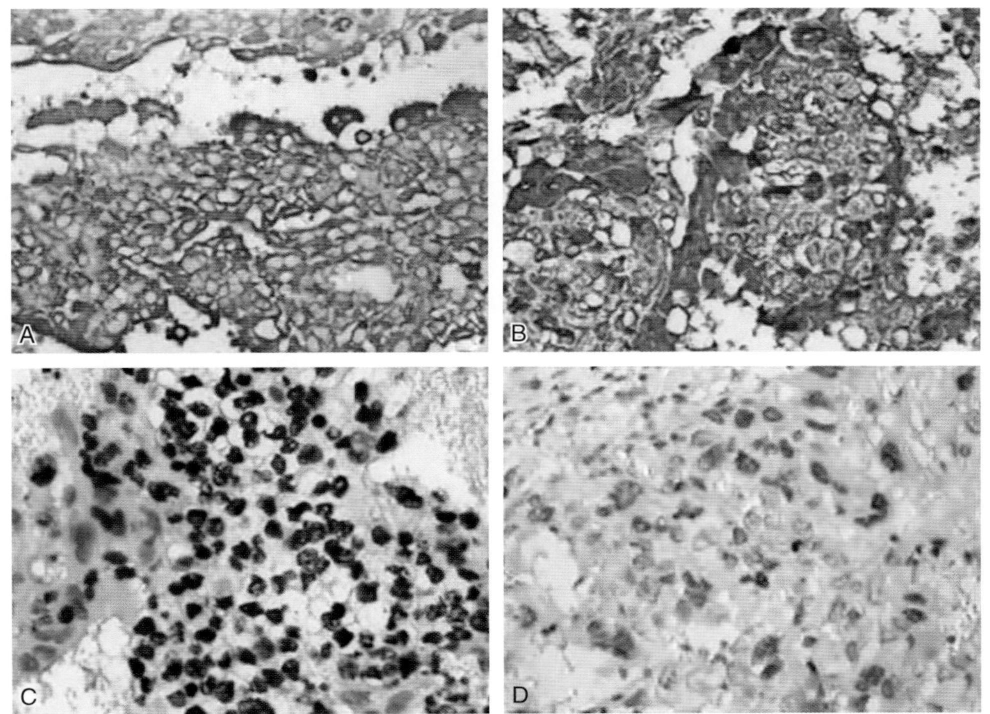


图 69-3　睾丸绒毛膜癌免疫病理组织学特点

A. 合体滋养叶细胞和细胞滋养叶细胞强阳性表达 CK（EnVision×400）；B. 合体滋养叶细胞强阳性表达 HCG（EnVision×400）；C. 肿瘤细胞 Ki67 高表达（EnVision×400）；D. 细胞滋养叶细胞弱阳性表达 P63（EnVision×400）。

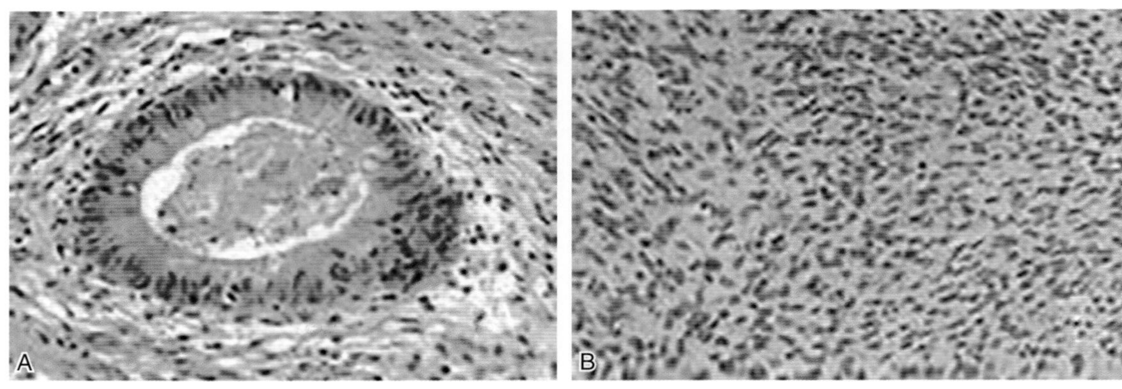


图 69-4　睾丸畸胎瘤（HE×400）
A. 苏木紫染色部分为成熟畸胎瘤；B. 苏木紫染色部分为未成熟畸胎瘤。

肿瘤。睾丸卵黄囊瘤多数为混合性生殖细胞瘤。单纯型睾丸卵黄囊瘤的病灶具有同质的、浅黄色的和黏液样的外观。在卵黄囊瘤中可见胚状体，与 1~2 周大的胚胎相似。由含胞体滋养层和细胞滋养层的疏松间质环绕形成的腔，呈卵圆形结构，其直径通常不到 1mm。镜下可见肿瘤由上皮样细胞组成，形成腺状和导管状的柱状结构，乳头突出或在初级间质内形成实体岛状。上皮肿瘤细胞呈柱状、立方状或扁平状，边界不清，泡状细胞质并含有糖原和脂肪。大小的不规则状胞核含一个或多个突起的核仁和不等的染色质，但镜下最常见的病理组织学特点包括：①微囊：带有透明小体的蜂窝状外观；②内胚层窦：形成于血管周围，即 Schiller-Duval 小体（S-D 小体）；③肿瘤实体：可见小的、多边形细胞及透明细胞质，常见有丝分裂。卵黄囊瘤类似于胚胎细胞癌，大约三分之一为混合型成人生殖细胞肿瘤成分。由于儿童期卵黄囊瘤转移的模式不同于成人生殖细胞瘤，提示儿童期卵黄囊瘤具有更高的血源播散率。免疫组化 AFP（+）、panCK（+）更能支持本瘤的诊断（图 69-5）。

### （五）睾丸间质瘤（图 69-6）

又称 Leydig 细胞瘤，病理组织学特点为：①肿瘤边界清楚，体积相对较大，通常直径超过 5cm，质地实性，呈黄色或褐色，约 30% 伴有出血和/或坏死；②Leydig 细胞瘤其细胞呈多角形态，胞质丰富且多为嗜酸性，偶见 Reinke 晶体，核排列整齐，可见大量具有管状嵴的线粒体；③细胞表达波形蛋白、抑制素、蛋白 S100、类固醇激素、钙视网膜蛋白和细胞角蛋白(局部)。大于 10% 的 Leydig 细胞瘤为恶性肿瘤，常伴有以下特征：肿瘤体积大于 5cm；细胞异型性明显；有丝分裂活性增加（每 10 个高倍视野大于 3 个）；MIB-1 表达增加（恶性为 18.6%，良性为 1.2%）；DNA 非整倍体；肿瘤组织坏死；肿瘤血管侵袭和边缘浸润；病变蔓延至睾丸实质外。免疫组织化学标记，瘤细胞 a-inhibin、Melan A、vimentin 以及 Calretinin 呈阳性表达。

### （六）睾丸支持细胞瘤

肉眼观察肿瘤为实质性，呈灰白色，切面呈淡黄色，有砂砾感，有点状出血或坏死区域。支持细胞瘤的组织学成分多为上皮小管或间质，也可伴有精原细胞瘤、绒毛膜上皮癌及畸胎瘤成分，为未分化间质细胞，体积小，呈圆形、多角形或梭形，细胞质甚少，核小而深染，可向管状形态或间质细胞分化，病理表现为：①肿瘤病灶局限，平均直径 3.5cm，外观呈黄色、褐色或白色。②镜下可见肿瘤细胞呈嗜酸性，细胞质含空泡，细胞核边界清楚，可有包涵体。细胞排列成管状、团状、索状或网状。细胞间质完整，成细管状（图 69-7）。③肿瘤细胞表达弹性蛋白、角蛋白、抑制素（40%）和 S-100 蛋白（30%）。恶性支持细胞瘤占 10%~22%，目前仅不足 50 例报道。恶性支持细胞肿瘤的证据包括：①体积大于 5cm；②细胞核核仁多型性；③有丝分裂活性增加（大于 5/HP）；④坏死和血管侵犯。免疫组化：细胞角蛋白（CK）、AE1/AE3、CAM5.2、波形蛋白、CD56、CK8、突触素及 S-100 表达阳性；部分 CD10 表达阳性；抑制素、钙网膜蛋白、WT1、CD99、CD117、CK5/6、CK7、嗜铬粒蛋白 A 表达阴性。

### （七）睾丸表皮样囊肿

来源于保留胚胎特性的良性生殖细胞或者来源于移行化生的间皮细胞。大体病理表现为病灶多为圆形，有包膜的单室囊肿。囊肿边界清晰、质硬、切面呈淡灰色或浅黄色，干酪样，内部含有角质化碎屑，呈层叠状外观（图 69-8）。显微镜下，囊肿壁常由复层鳞

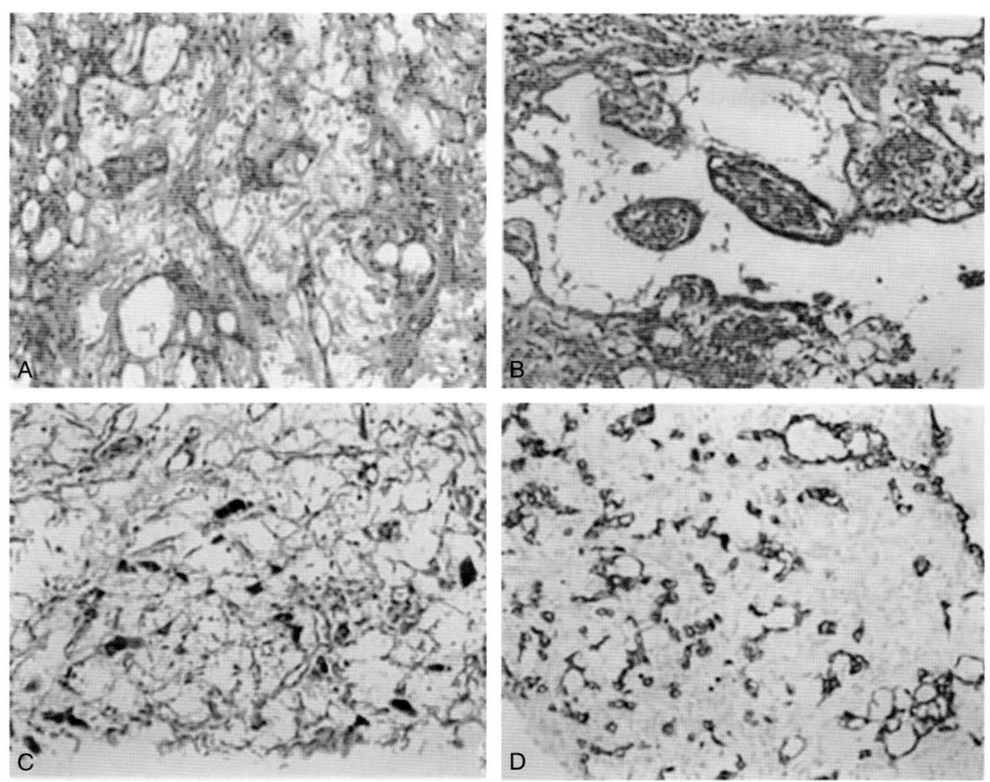

图 69-5　睾丸卵黄囊瘤病理组织学表现

A. 肿瘤中的微囊或网状结构，其中可见嗜酸性透明滴（HE×200）；B. 肿瘤中 S-D 小体结构（HE×200）；C. 部分肿瘤细胞 AFP 阳性表达（免疫组化 ×200）；D. 肿瘤细胞 panCK 阳性表达（免疫组化 ×200）。

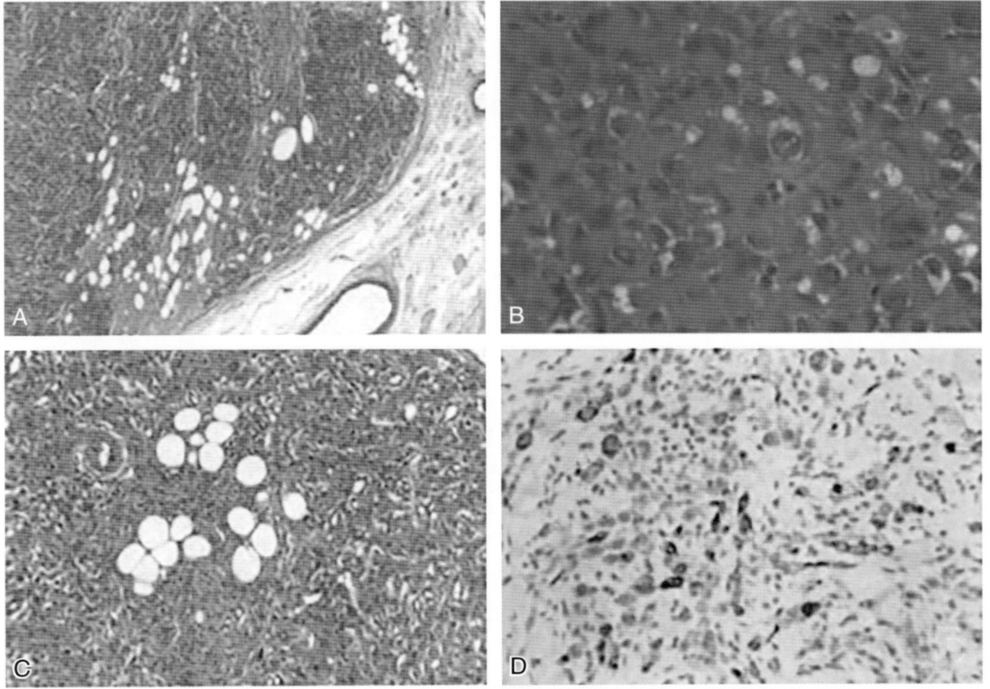

图 69-6　睾丸间质瘤病理组织学表现

A. 肿瘤与周围睾丸组织界限清晰（HE×100）；B. 肿瘤由密集排列的多角形细胞组成，细胞体积较大，细胞质嗜酸性，细胞核呈圆形或者椭圆形，核仁较明显，未见 Reinke 结晶；C. 局部可见脂肪化生（HE×100）；D. 免疫组化显示肿瘤细胞表达 a-inhibin（EnVision×400）。

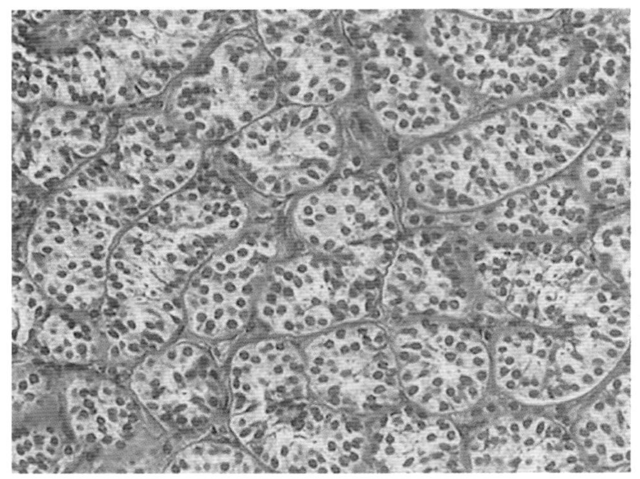

图 69-7　睾丸支持细胞瘤高倍镜下细胞呈管状排列（HE×400）

状角化上皮细胞组织排列的致密纤维组织构成，囊肿内部无定形，存在钙化、纤维化或者坏死组织。

### （八）睾丸淋巴瘤

睾丸淋巴瘤是较为见的淋巴瘤，弥漫性大 B 细胞淋巴瘤（diffuse large B cell lymphoma，DL-BCL）占睾丸淋巴瘤的 80%~90%，其次为 Burkitt 淋巴瘤（Burkitt's lymphoma，BL）和黏膜相关淋巴瘤（mucosa associated lymphoid tissue lymphoma，MALT）。其他类型还包括滤泡淋巴瘤（follicular lympho-ma，FL）、结外鼻型 NK/T 细胞淋巴瘤（extranodal NK/T-cell lymphoma，nasal type，ENKTCL-NT）和外周 T 细胞淋巴瘤 - 非特指型（not other specified-peripheral T cell lymphoma，PTCL-NOS）等。睾丸淋巴瘤的恶性生物行为主要表现为浸润淋巴细胞导管和睾丸间质（图 69-9~ 图 69-11）。

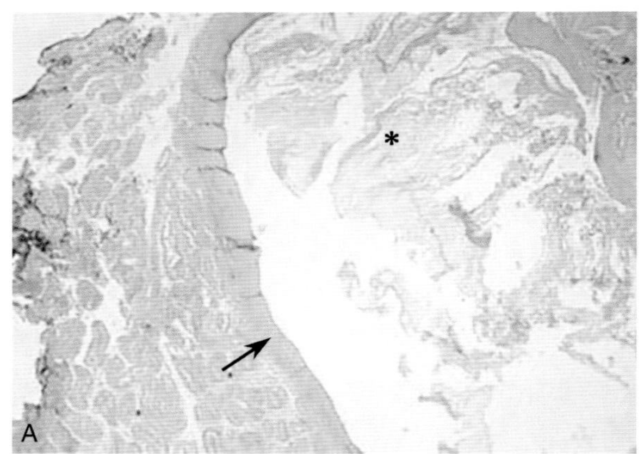


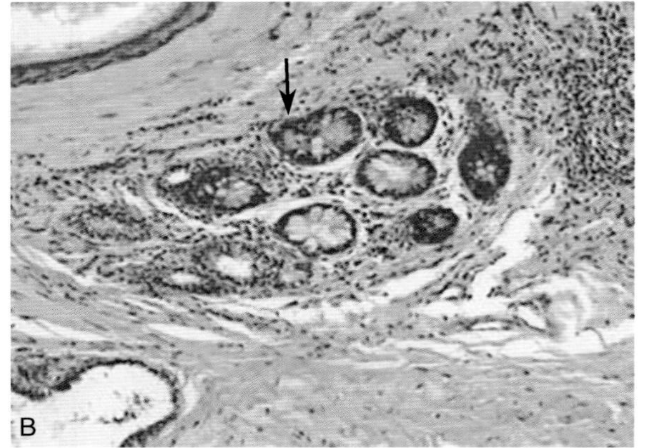


图 69-8　睾丸表皮样囊肿病理组织学表现

A. 箭头所示部位为鳞状上皮和角蛋白碎片，鳞状角化物下是分化好的鳞状上皮，没有皮肤附属器结构；B. 箭头所示部位为腺管样结构和平滑肌细胞（HE×40）。

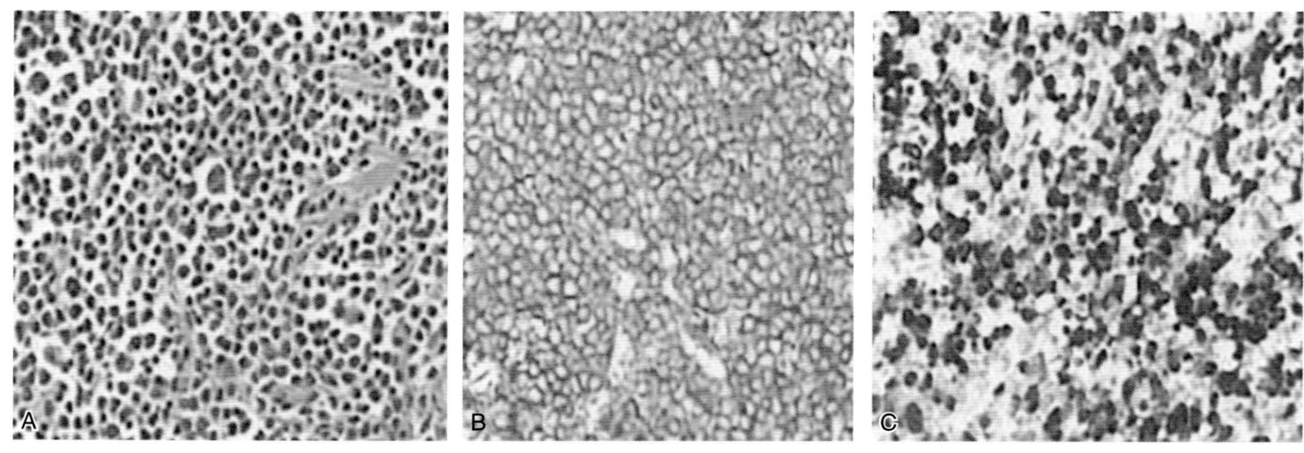


图 69-9　睾丸弥漫性大 B 细胞淋巴瘤的病理形态及免疫组织化学特征（Envision×200）

A. 瘤细胞由大淋巴样细胞组成，细胞圆形、卵圆形，核空泡状，染色质细腻，胞质丰富，嗜碱性；B. 免疫组化显示 B 细胞标志物 CD20（+）；C. MUM1 核（+）。

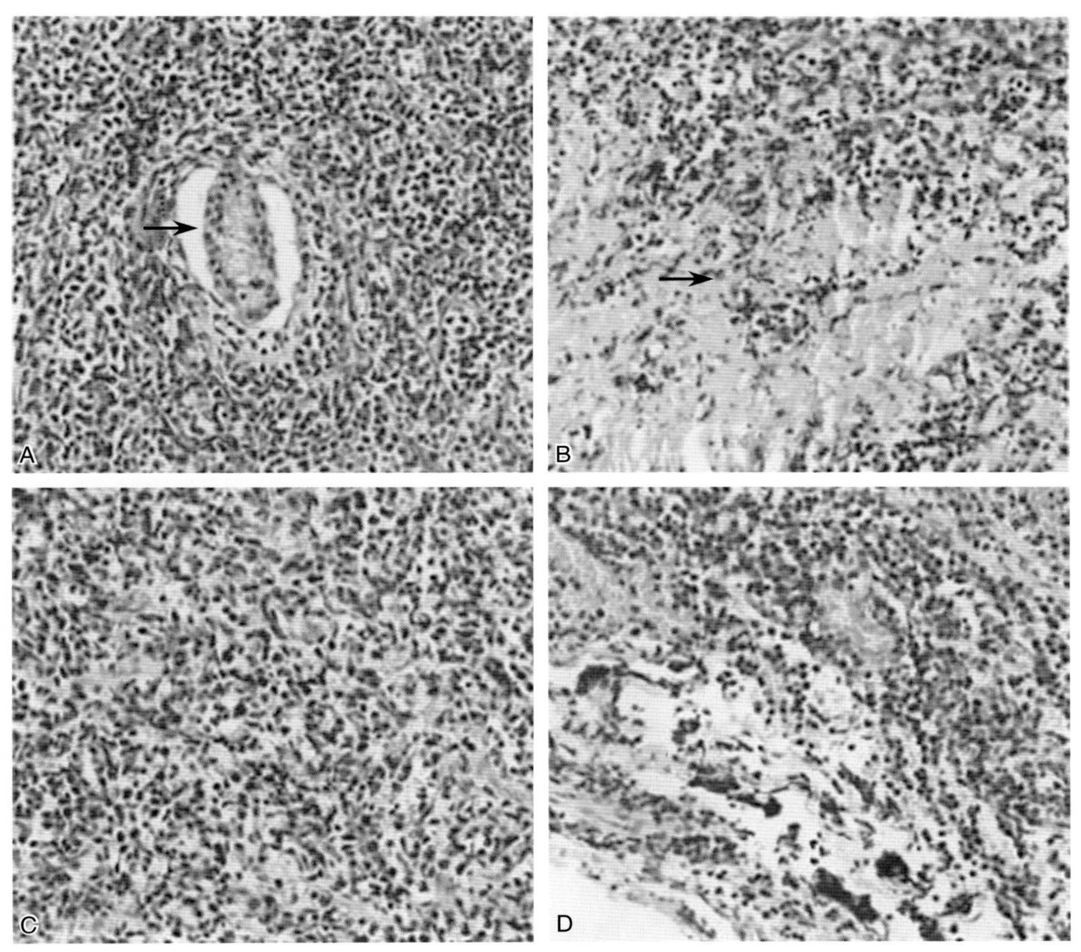


图 69-10　睾丸 NK/T 组织淋巴瘤（HE × 200）

A. 大量癌细胞侵犯正常组织，仅剩下极少数可识别的精曲小管；B. 箭头所示为局灶性坏死；C. 大多数肿瘤细胞都有不规则的细胞核，缺乏细胞质，缺少明显的核仁，有一小部分含有核仁和透明的细胞质；D. 肿瘤鞘膜。

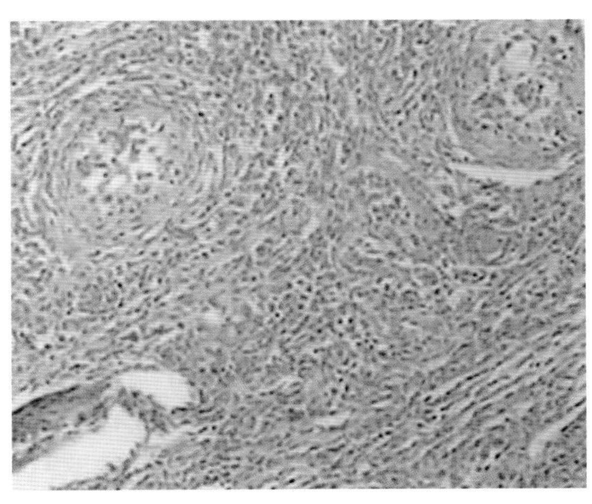

**图 69-11　原发性睾丸淋巴瘤病理组织学表现**
图中可见睾丸精曲小管周围大量淋巴细胞浸润伴纤维组织增生，精曲小管广泛萎缩，生精成分减少（HE × 200）。

## 第三节　诊断要点

### 一、临床表现与体征

非精原生质细胞瘤发病早期通常没有临床症状和明显的体征。多数患者因阴囊或睾丸胀痛、部分患者或家长发现患儿阴囊或睾丸增大或摸到睾丸肿块后就医。依据睾丸非精原生质细胞瘤的类型不同，其肿瘤的年龄分布特点与临床表现也不相同。例如，睾丸胚胎性癌多发生在25~35岁青年人，睾丸卵黄囊瘤好发于≤2岁的患儿，绒毛膜癌20~30岁较为多见，睾丸畸胎瘤是婴儿和儿童中最常见的睾丸肿瘤，睾丸间质瘤发年龄范围为5~50岁，但儿童睾丸间质瘤大多数为良性肿瘤，睾丸支持细胞瘤儿童和青年人约占60%，睾丸表皮样囊肿50%上多发生在20岁左右的青年患者，原发性睾丸淋巴瘤常见于60岁以上的老年男性，而30岁以下的男性极为少见。这些年龄分布特点为临床医师对睾丸非精原生殖细胞瘤类型与性质做出初步判定具有重要的参考价值。对非精原生殖细胞瘤的恶性生物学行可根据肿瘤的临床分期做出判定：①Ⅰ期是指病变局限在睾丸内；②Ⅱ期是指有腹膜后淋巴结转移；③Ⅲ期指的是横膈以上的转移。这些临床表现特征与不同肿瘤类型的年龄发病特点，则有助于非精原生殖细胞瘤的临床诊断。

### 二、影像学检查

#### （一）阴囊多普勒超声

超声检查作为睾丸肿瘤的首选检查，不仅可以确定肿块位于睾丸内还是睾丸外，明确睾丸肿块特点，还可以了解对侧睾丸情况，探测腹膜后有无转移肿块、肾蒂有无淋巴结转移或腹腔脏器有无肿块等，敏感性几乎为100%。对于睾丸内不能触及肿块，而出现如下情况：腹膜后或脏器上肿块、AFP/HCG升高、因不育来就诊的年轻患者更应该进行超声检查。

非精原细胞瘤（NSGCT）是生殖细胞出现三胚层分化，形成不同的组织型肿瘤。其中畸胎瘤当出现骨骼、钙化和内衬上皮囊肿时，声像图上可表现为强回声伴声影和囊肿声像等特征性改变；其他胚胎性癌、卵黄囊瘤、混合生殖细胞癌等则无特征性的声像表现，只是根据胚层的分化和细胞的成熟程度的不同可出现不同的声像改变。超声图像显示胚胎性癌有低回声团块，边界模糊，内部回声不均匀；彩色多普勒显示肿瘤内见丰富血流信号（图69-12）。超声图像显示内胚窦瘤低回声团块，边界模糊，肿瘤内部可见多个簇状强回声；彩色多普勒显示丰富的血流信号（图69-13）。超声图像显示畸胎瘤存在囊实混合回声团块，部分可见强回声伴声影；彩色多普勒显示肿瘤实质部分存在点条状血流信号。超声图像显示混合性生殖细胞瘤存在结构紊乱的混合回声，边界模糊，肿瘤内部可见点状强回声以及不规则液性暗区；彩色多普勒显示肿瘤内部存在丰富的血流信号。

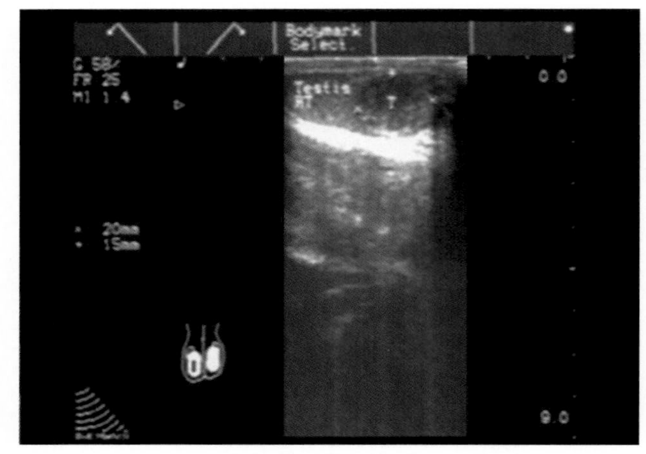

图69-12　胚胎细胞癌超声检查图像

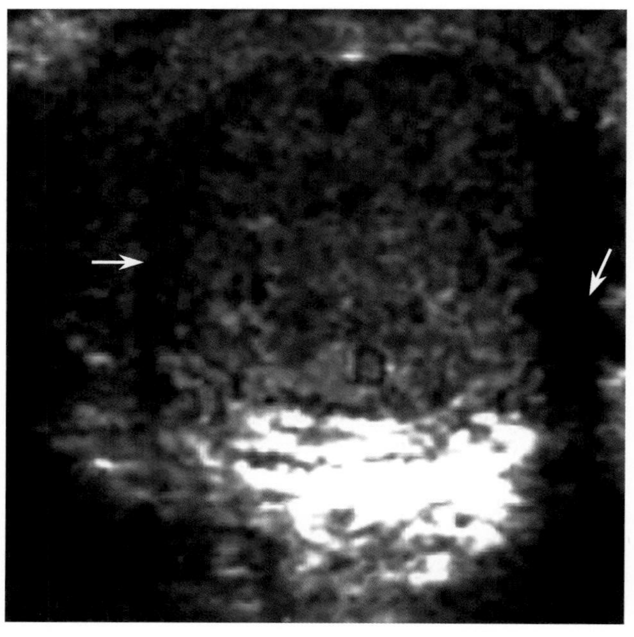

图69-13　睾丸卵黄囊瘤超声检查图像，箭头示超声囊性非均质性低回声

### （二）影像学检查

胸部 X 线检查是最基本的放射学检查，也是睾丸肿瘤的常规检查之一，可以发现 1cm 以上的肺部转移灶。

腹部和盆腔 CT 目前被认为是腹膜后淋巴结转移的最佳检查方法，可以检测小于 2cm 的淋巴结。不同类型的 NSGCT 中，畸胎瘤有较特殊的 CT 表现，肿瘤内常见到钙化影，亦可见脂肪成分，增强后实性成分强化程度轻；卵黄囊瘤、胚胎性癌及混合性生殖细胞瘤均可表现为混杂密度软组织肿块，平扫密度更多地表现为不均匀，三者增强扫描均可见结节状或斑片状中度至明显不均匀强化，CT 表现无显著差异，难以区分（图 69-14）。

MRI 在诊断的敏感性（100%）和特异性（95%~100%）方面，显著优于超声检查，而 MRI 对腹膜后淋巴结转移的检测并不优于 CT 而且费用更高，磁共振最大的优势在于它可以很好地鉴别病变成分，尤其对于液化坏死及出血十分敏感，因此对于肿瘤成分不均匀的非精原细胞瘤有明显的优势，非精原细胞瘤大多病例表现为不均匀信号，病灶主体相对于正常睾丸组织 $T_1WI$ 为等信号，$T_2WI$ 为低信号，伴有出血、坏死、钙化、脂肪等多种成分。由于睾丸生殖细胞肿瘤常为混合性生殖细胞瘤，若肿瘤中存在恶性程度较高的畸胎瘤、胚胎性癌及卵黄囊等成分，其生长速度较快，肿瘤易发生缺血坏死，故肿块体积较大，MRI 信号常不均。PET 作为一种高新检查手段在睾丸肿瘤腹膜后淋巴结转移这一方面也有应用，但是其与 CT 相比并没有显示出优势所在，二者均不能检测到微小的转移病灶（图 69-15~ 图 69-17）。

## 三、血清肿瘤标志物

### （一）甲胎蛋白（AFP）

通常 50%~70% 的睾丸非精原细胞瘤患者血清 AFP 升高，AFP 是一种单链糖蛋白，胚胎时期由卵黄囊细胞及肝脏产生。睾丸卵黄囊瘤可合成 AFP，其中卵黄囊瘤患者血清 AFP 几乎 100% 升高，70% 胚胎性癌和 50% 畸胎癌患者血清 AFP 也会升高，而绒毛膜癌和精原细胞瘤的血清 AFP 一般是正常的。因此，一旦纯精原细胞瘤 AFP 升高则意味着极有可能该肿瘤中含有胚胎性癌等非精原细胞成分。AFP 水平越高，提示肿瘤恶性程度越高，预后越差。XU HX 等在其研究中表明，有 90% 睾丸卵黄囊瘤患者的外周血 AFP 值不同程度升高。在血清学检测中卵黄囊瘤、胚胎性癌和混合性生殖细胞瘤往往 AFP

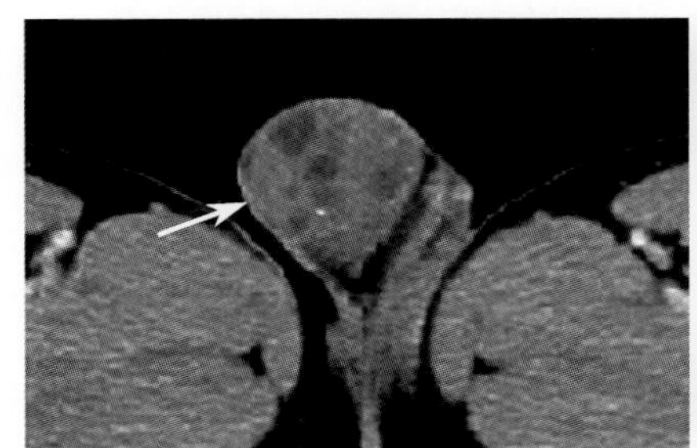

右睾丸混合性生殖细胞瘤CT图像
箭头所指为不均匀强化，内见多发小囊状改变

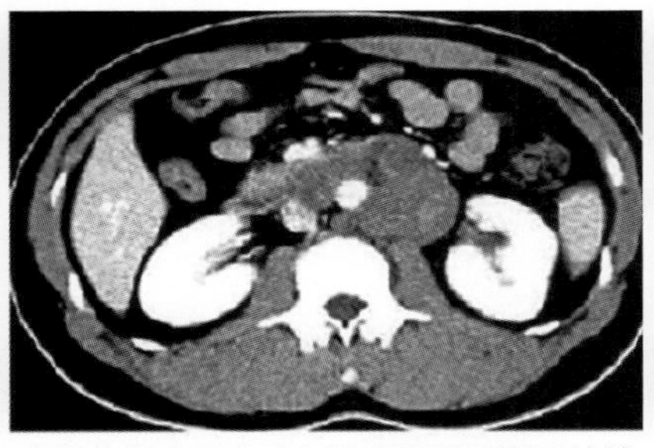

左睾丸混合性生殖细胞瘤腹膜后淋巴结转移CT图像

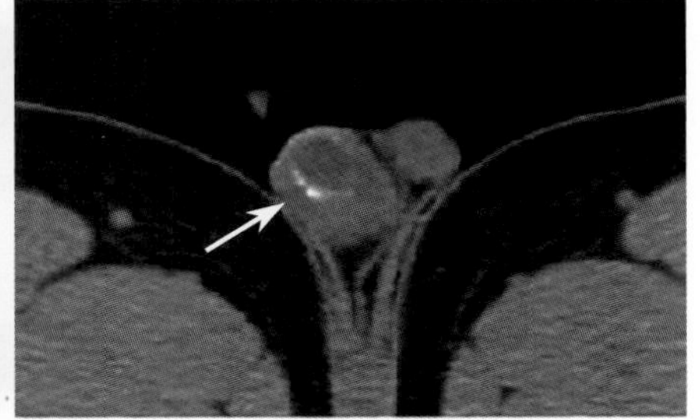

右睾丸畸胎瘤CT图像
箭头所指为囊状低密度及弧形钙化

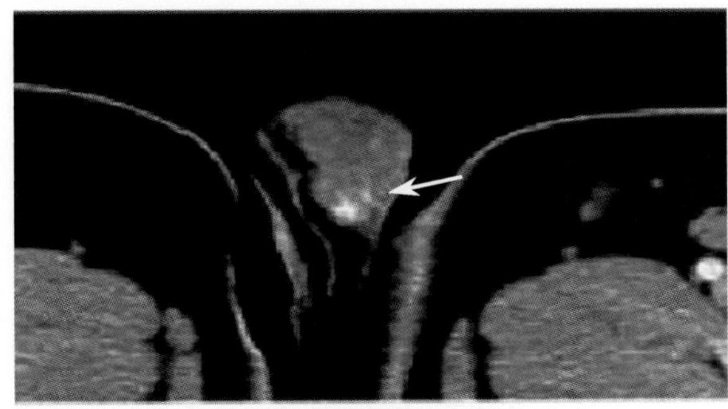

左睾丸胚胎癌CT图像
箭头所指为结节样明显强化

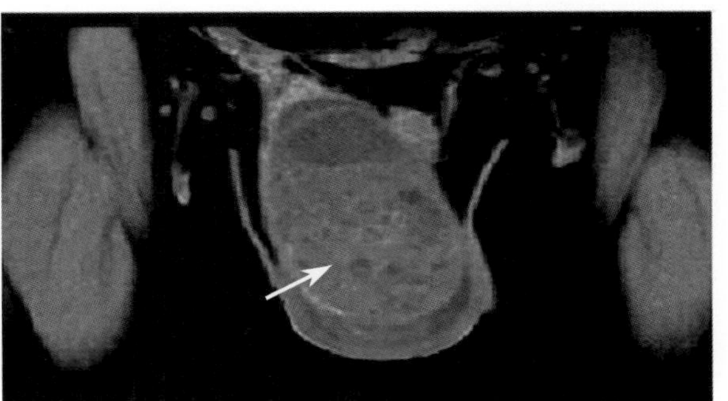

右睾丸卵黄囊瘤CT图像
箭头所指为不均匀强化，内见多发囊变坏死

图 69-14　非精原细胞瘤盆腔 CT 影像学表现

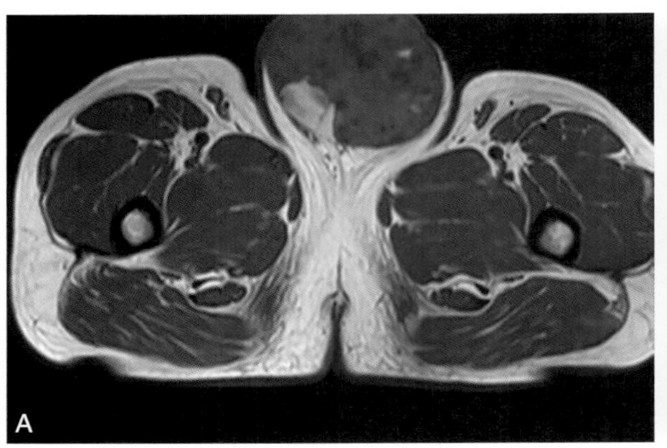
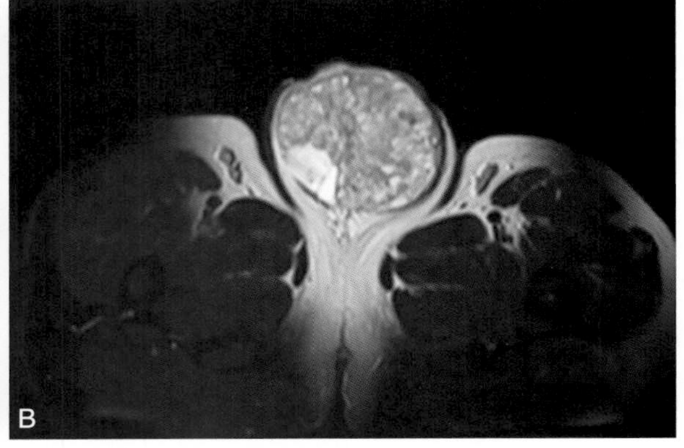

图 69-15 左侧睾丸胚胎性癌合并畸胎癌伴有出血坏死

A. 左侧巨大睾丸肿块在 $T_1$WI 序列呈高低混杂信号；B. 左侧巨大睾丸肿块在 $T_2$WI+FS 序列呈等高信号，边缘光整。

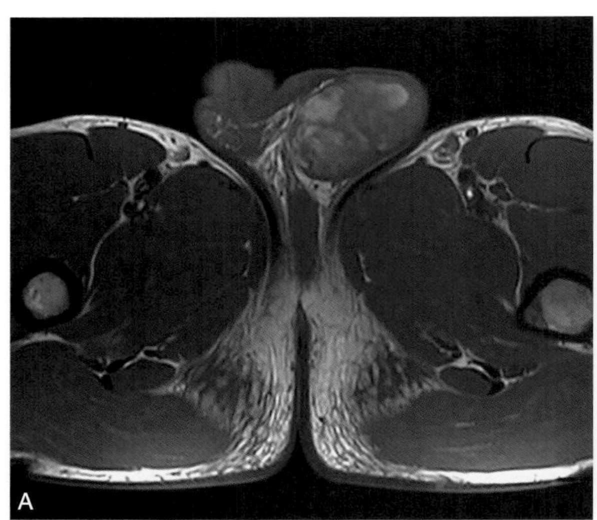
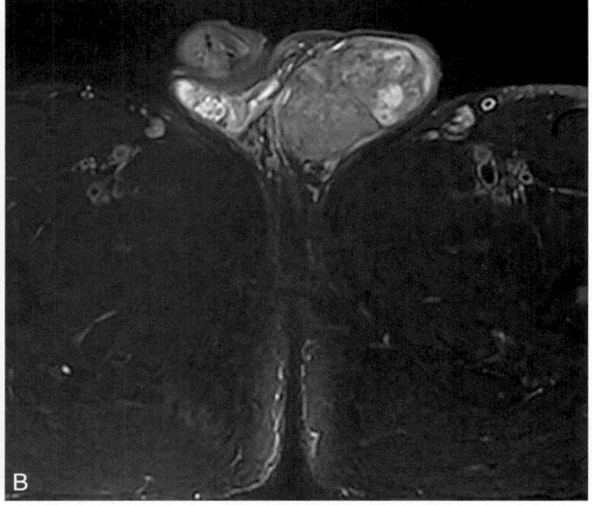

图 69-16 左侧睾丸胚胎性癌合并畸胎瘤

A. 左侧睾丸肿块体积较大，肿块在 $T_1$WI 序列呈等高信号；B. 经过 $T_2$WI+FS 脂肪抑制后肿块内脂肪信号减低。

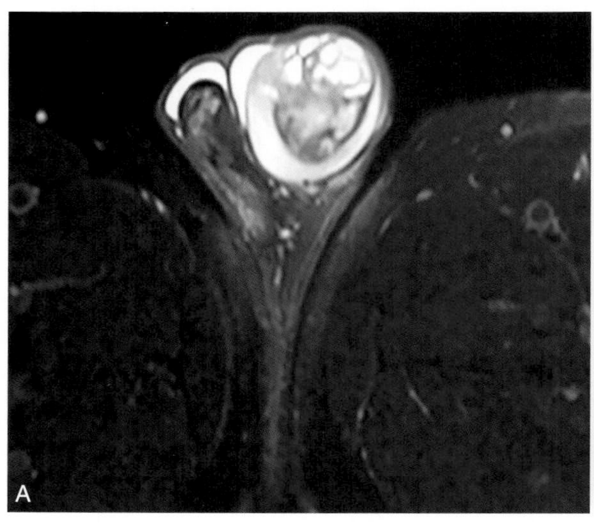
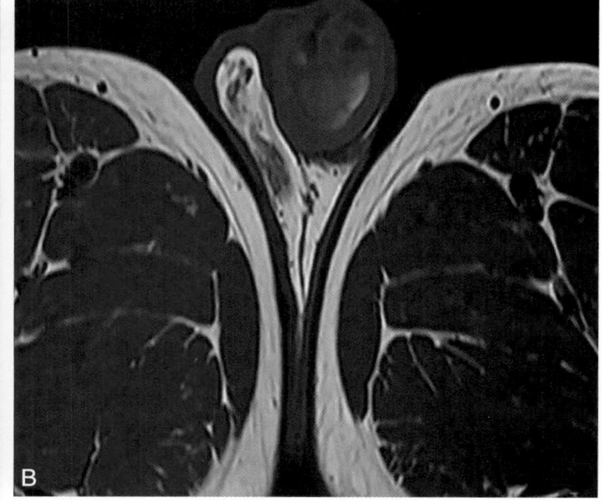

图 69-17 左侧睾丸胚胎性癌合并精原细胞瘤、畸胎瘤

A. 左侧睾丸肿块在 $T_2$WI+FS 序列呈多发斑片状高信号，周围可见弧形正常的睾丸组织信号；B. $T_1$WI 序列呈高低混杂信号。

及 β-HCG 一项或两项同时升高；有研究报道卵黄囊瘤分泌 AFP、而不产生 β-HCG 是其重要生物学特征。需要注意的是：AFP 并不是睾丸肿瘤的特异性肿瘤标志物，肝和胃肠道也能分泌 AFP，所以肝癌、胰腺癌、胃癌等恶性肿瘤也会出现 AFP 升高情况，正常妊娠或肝病时 AFP 也会升高。

（二）人绒毛膜促性腺激素（human chorionic gonadotropin，HCG）

HCG 是一种由合体滋养层组织分泌的多肽链糖蛋白，在正常胚胎发育过程中，HCG 主要由胎盘合体滋养层组织分泌。但当出现肿瘤时，HCG 主要由生殖细胞的合体滋养层细胞分泌。因此，睾丸肿瘤患者 HCG 浓度明显升高是应高度怀疑有绒毛膜癌或绒毛膜癌成分的可能。非精原细胞瘤 HCG 升高者一般占 40%~60%，绒毛膜癌患者几乎 100% 升高。40%~60% 的胚胎性癌和 10%~30% 的精原细胞瘤也因含有合体滋养层细胞而导致 HCG 升高。

（三）乳酸脱氢酶（lactic acid dehydrogenase，LDH）

是一种特异性不高的血清肿瘤标志物，与肿瘤体积相关，在 80% 进展性睾丸肿瘤中升高。LDH 在多种组织中均表达，因此，其浓度升高可由多种疾病引起。尽管 LDH 特异性低，但在对精原细胞瘤和 NSGCT 进行分期时，LDH 是一种有用的标志物。也有人认为纯精原细胞瘤能够分泌胎盘碱性磷酸酶（placental alkaline phosphatase，PALP），其是一种等位基因编码的二聚体酶，大多与细胞膜结合。其在胎盘组织中存在，在卵巢及睾丸生殖细胞肿瘤中均有表达，包括精原细胞瘤、胚胎性癌、卵黄囊瘤及绒毛膜癌等，而非生殖细胞肿瘤常为阴性。在进展性精原细胞瘤 PALP 升高者可达 36%~100%，而非精原细胞瘤仅为 10%~60%。中南大学在对 357 例睾丸肿瘤临床资料回顾性研究中发现 119 例搞完精原细胞瘤中有 116 例 PLAP 呈现阳性表达，占 97.48%。Koshida 等研究发现长期吸烟人外周血 PLAP 也升高；也有研究表明肺癌 / 胃肠道肿瘤中 PLAP 都可见阳性表达。虽然 PLAP 对睾丸肿瘤的特异性不高，但是其阳性率表达极高。

（四）γ- 谷氨酰转肽酶（gamma-glutamyltranspeptidase，GGTP）

与其他一些遗传学和分子水平的肿瘤标志物（CD30、CD117、NSE 等）在睾丸肿瘤检测中也有一定作用，但目前仍处在实验研究阶段。

中国泌尿外科疾病诊断治疗指南中的数据显示非精原细胞瘤出现一种或两种肿瘤标志物升高者可达 90%，AFP 升高者占 50%~70%，HCG 升高者占 40%~60%。而精原细胞瘤出现血清肿瘤标志物升高者为 30% 左右。在杨宏等的研究中发现，26 例 NSGCT 患者 LDH 均升高；3 例卵黄囊瘤患者 AFP 均增高；12 例胚胎性癌中 11 例 AFP 增高，8 例 β-HCG 升高；11 例混合癌中 AFP 均升高，9 例 β-HCG 增高。因此，血清肿瘤标志物在睾丸肿瘤诊断中具有重要价值，但是肿瘤标志物不升高的患者也不能完全排除存在睾丸肿瘤的可能。在诊断睾丸肿瘤时，AFP、HCG 及 LDH 推荐为必查指标，PLAP 可选择性检查。

## 四、鉴别诊断要点

根据病史及体征结合 B 超、CT、MRI、进行血清学检查（肿瘤标志物）等。通常需要与以下疾病相鉴别：

（一）急、慢性睾丸 - 附睾炎

睾丸 - 附睾炎临床表现为阴囊疼痛，一般认为由于尿道逆行感染引起，约 20% 的附睾炎合并睾丸炎，常表现为睾丸体积增大，可合并反应性阴囊积液。值得注意的是，慢性睾丸炎的超声影像学表现与弥漫性睾丸肿瘤之间的相似度非常高，鉴别诊断的难度相对较大，应当结合患者的病史、表现进行鉴别，必要的情况下联合实验室检查或其他影像学手段。肉芽肿性睾丸炎局部形成结节和肿块，与睾丸肿瘤需要鉴别。睾丸的炎症和血肿，一般通过病史不难鉴别。但临床上常有因外伤而引起患者对睾丸疾病的检查，进而发现肿瘤的。所以当诊断睾丸内血肿时，应密切随访至血肿完全消失，避免误诊。

（二）睾丸扭转

睾丸扭转以 12~16 岁多见，婴儿期睾丸扭转表现为阴囊疼痛、水肿、恶心和呕吐。MRI 可表现为睾丸体积增大，合并出血时内可见 $T_1$WI 高信号及 $T_2$WI 低信号。

（三）睾丸精原细胞瘤

睾丸精原细胞瘤是男性睾丸最常见的恶性肿瘤，以成年男性多见。MRI 表现为睾丸内实性软组织肿瘤，常表现为类圆形体积较大的等 $T_1$ 信号，多数病灶 $T_2$ 呈低信号，内部有坏死及囊性变，增强后肿瘤缓慢轻度强化。

（四）睾丸结核

超声检查为低回声，暗区内部有稀小光点，周围有炎症时边界不规则，可类似肿瘤图像，结合病史，予抗结核治疗有效，可以鉴别。

（五）纤维性假瘤

主要特征为纤维结缔组织增生以及炎性细胞浸润，超声表现的病灶比较清晰，在睾丸内部较为少见且没有特征性，容易与恶性病变混淆，通过彩色超声能够了解血流频率，在一定程度上提高鉴别诊断的效果。

（六）表皮样囊肿

属于真性囊肿，病变内部充满了干酪样的层状角化物。

（七）睾丸鞘膜积液

通过病史、体检及睾丸透光实验可鉴别。

# 第四节 治疗原则

## 一、Ⅰ期非精原细胞瘤的外科治疗原则

临床Ⅰ期非精原细胞瘤（non-seminoma germ cell tumor，NSGCT）的治疗主要是针对原发肿瘤行根治性睾丸切除术后根据患者具体情况进行腹膜后淋巴结清扫术（retroperitoneal lymph node dissection，RPLND）、辅助化疗（adjuvant chemotherapy）或监测（surveillance）。

（一）原发肿瘤的治疗

1. 根治性睾丸切除术（radical orchiectomy） 一般应尽早实施，手术前后应检测血清肿瘤标志物。根治性睾丸切除术应取腹股沟切口，游离精索至腹股沟管内环处离断，然后沿精索向阴囊方向剥离并切除睾丸。如阴囊壁有浸润，应连同病变部位一并切除。禁忌行肿瘤活检或经阴囊途径手术。切除标本经病理检查后，根据其病理类型及临床分期决定下一步治疗方案。

2. 保留器官手术（organ-presering surgery） 即睾丸部分切除术。双侧同时或先后发生的睾丸肿瘤和孤立的睾丸肿瘤，如果睾酮分泌水平正常且肿瘤体积小于睾丸体积的30%，可考虑该术式。但是睾丸原位癌（testicular intraepithelial neoplasia，TIN，又称 carcinoma in situ of the testis）发生率可高达82%，因此术后需行辅助放射治疗。如患者有生育要求，应暂缓放疗。睾丸部分切除术亦应取腹股沟切口，沿肿瘤假包膜小心切除部分睾丸组织，完整切除睾丸肿瘤。

（二）腹膜后淋巴清扫术（RPLND）

对临床Ⅰ期的NSGCT患者行RPLND可以对肿瘤进行更加准确的病理分期。有研究表明临床Ⅰ期的NSGCT患者中约30%存在腹膜后淋巴结转移(病理分期Ⅱ期)。如术后证实存在腹膜后淋巴结转移，则应行辅助化疗。如无转移淋巴结（病理分期Ⅰ期），一般无需进一步治疗，但值得注意的是有资料显示大约10%的病理Ⅰ期患者会出现远处转移。

RPLND一般采用自剑突向下绕脐达耻骨联合上方的腹正中切口，将患侧肾蒂上方2cm平面以下的腹膜后脂肪、结缔组织及淋巴结完全清扫干净，也有学者倾向于双侧淋巴结清扫的扩大根治术。虽然有多项研究数据表明双侧保留神经的RPLND术后出现盆腔或腹腔肿瘤复发风险最低（2%），但是关于腹膜后淋巴结清扫手术范围是单侧还是双侧目前尚无统一标准。一般来说，左侧睾丸的主要淋巴引流不越过腹主动脉，肿瘤向右侧转移的概率小，主张经左侧结肠旁沟进行单侧腹膜后淋巴结清扫术。然而右侧睾丸淋巴引流到对侧，肿瘤可累及对侧淋巴结，主张沿右侧结肠旁沟切开后腹膜至盲肠下方转向十二指肠悬韧带，显露腹膜后组织并行双侧腹膜后淋巴结清扫术。RPLND是属于创伤性较大的手术，虽然手术病死率较低，但术中、术后并发症多。可发生乳糜腹、肾蒂出血、肺不张、肠粘连、肠瘘、肠梗阻、胰腺炎、胰瘘、应激性溃疡、切口感染或裂开等并发症。传统的RPLND损伤了腹下神经及盆神经丛，几乎所有患者术后都会出现逆行射精、阳痿或不育等。为减少和避免这类并发症，推荐采用保留神经的腹膜后淋巴结清扫术（nerve-sparing retroperitoneal lymph node dissection，NS-RPLND），采用该术式肿瘤复发率与传统术式相仿，而逆行射精、阳痿或不育等并发症发生的概率大大降低。NS-RPLND采用标准腹正中切口，术中剥离并注意保护肠系膜下神经节周围和沿主动脉下行的主要内脏神经，在清扫淋巴组织的同时注意尽量保护交感神经支干，以保留勃起和射精功能。目前已有多篇报道关于应用腹腔镜或机器人辅助腔镜技术进行NS-RPLND，其治疗效果正逐渐得到肯定。

（三）辅助化疗

目前多采用顺铂（cisplatin）为中心的联合化疗方案（DDP）。DDP能与DNA结合并破坏其功能，从而抑制肿瘤细胞内DNA合成，达到治疗目的。采用DDP联合化疗方案睾丸肿瘤的3年无瘤生存率可达80%以上。临床常用的化疗方案如下：

1. BEP方案 DDP 20mg/$m^2$ 第1~5天静脉滴

注，依托泊苷（etoposide，VP-16）100mg/m² 第 1~5 天静脉滴注，BLM30mg 第 2、9、16 天肌内注射。每三周重复一次，一般 2~4 个疗程。

2. PVB 方案 DDP 20mg/m² 第 1~5 天静脉滴注，长春碱（vinblastine，VBL）10mg 或长春新碱（vincristine，VCR）2mg 第二天静脉滴注；博来霉素（bleomycin，BLM）30mg 第 2、9、16 天静脉滴注（第 9、16 天可肌内注射）或平阳霉素（Peplomycin，PYM）16mg 第 2、9、16 天静脉滴注。每 3 周重复一次，一般 3~4 个疗程。

3. EP 方案 DDP 20mg/m² 第 1~5 天静脉滴注，VP-16 100mg/m² 第 1~5 天静脉滴注。每三周重复一次，一般 2~4 个疗程。

4. VIP 方案（挽救性治疗方案） VP-16 75mg/m² 第 1~5 天静脉滴注或 VNL 0.11mg/kg 第 1、2 天静脉滴注，异环磷酰胺（ifosfamide，IFO）1.2g/m² 第 1~5 天静脉滴注，DDP 20mg/m² 第 1~5 天静脉滴注。每三周重复一次，一般 3~4 个疗程。

上述方案中 BEP 方案因对部分 PVB 治疗失败的病例也有效且并发症相对较少，现已成为一线化疗的首选方案。PVB 化疗方案是经典的睾丸肿瘤化疗方案，问世以来几经修改目前仍被使用。EP 方案作为博来霉素禁忌而不宜采用 BEP 方案患者的替代化疗方案。含有 IFO 的 VIP 方案常用于初次治疗失败病例的挽救性治疗。其他化疗方案还包括 IC（卡铂 + 异环磷酰胺）、HOP（异环磷酰胺 + 长春新碱 + 顺铂）、COC（环磷酰胺 + 长春新碱 + 卡铂）方案等。

#### （四）随访监测内容

对根治性睾丸切除术后的Ⅰ期 NSGCT 患者进行监测和密切观察亦属于治疗方案的范畴。检测内容包括定期体格检查、血清肿瘤标志物、胸部 X 线以及腹部 / 盆腔 CT 检查等。详细的监测方案见肿瘤的随访部分。

## 二、Ⅱa/Ⅱb 期睾丸生殖细胞肿瘤的治疗原则

肿瘤标志物不升高的Ⅱa/Ⅱb 期非精原细胞瘤可以选择腹膜后淋巴结清扫术。肿瘤标志物升高的Ⅱa/Ⅱb 期非精原细胞瘤治疗应在 3~4 个疗程的化疗后实施残留肿瘤切除，大约 30% 的患者在化疗后不能完全缓解，需要实施残留肿瘤切除术；不愿行基础化疗的患者也可以选择保留神经的腹膜后淋巴结清扫术，术后实施两个疗程的辅助化疗。研究表明尽管基础化疗和腹膜后淋巴结清扫术的毒性和副作用是有差别的，但治愈率都可达 98%。

## 三、Ⅱc/Ⅲ期睾丸生殖细胞肿瘤的治疗原则

Ⅱc/Ⅲ期转移性生殖细胞肿瘤的基础治疗按照国际生殖细胞癌协作组（IGCCCG）分类不同包括 3 或 4 个疗程的 BEP 联合化疗，该化疗方案已经证实由于 PVB 方案。资料显示 3 天给药方案与 5 天给药方案疗效相同，但毒副作用增加。

对于预后良好的患者，标准治疗包括 4 个疗程的 BEP 或 4 个疗程的 EP（针对禁用博来霉素患者）方案，化疗剂量应充足，仅在粒细胞 <1 000/mm³ 时考虑暂缓化疗。没有必要预防性给予 G-CSF 等造血生长因子，但如果化疗时出现感染则推荐在后续疗程中预防性应用。

对于中等预后的患者，5 年生存率大约是 80%，目前资料支持 4 个疗程的 BEP 化疗方案为标准治疗方案。由于该组患者预后与预后好的患者相比普遍不够乐观，所以有的研究中心将这部分患者列为一些前瞻性的临床试验对象，例如 BEP 与 BEP+ 紫杉醇的对比研究（EORTC GU Group）。

预后好和预后中等的患者化疗后行胸部、腹部及盆腔 CT 扫描和肿瘤标志物检查，如未发现残余肿瘤且肿瘤标志物正常，后续随访即可；如肿瘤标志物正常，但影像学仍发现可疑肿瘤，进一步行 PET 检查，阴性者随访，阳性者则行活检或补救性化疗或放疗；如无条件行 PET 检查，以 CT 为标准，>3cm 可行随访或手术治疗，≤3cm 单纯随访即可。

对于预后差的患者标准治疗为 4 个疗程的 BEP 方案，4 个疗程的 PEI（顺铂，依托泊苷，异环磷酰胺）化疗也有同样的疗效，但毒性反应更大。5 年无进展生存率在 45%~55% 之间。肿瘤标志物下降缓慢往往提示预后不佳。一项随机试验表明提高化疗剂量对于该组患者无益，但是也有一项前瞻性配对资料又显示提高化疗剂量有可能改善患者预后。

## 四、转移性肿瘤再评估与后续治疗

#### （一）转移性肿瘤再评估方法

转移性睾丸生殖细胞肿瘤经过 2 个疗程化疗后需再次评估，包括影像学检查和肿瘤标志物检测。若肿瘤标志物水平下降且肿瘤稳定或缓解则继续完成化疗方案，通常 3~4 个疗程。如果肿瘤标志物浓度降低，而转移灶进一步生长，除非有手术禁忌，则

推荐在诱导化疗结束后行肿瘤切除术。

如果2个疗程化疗结束后,肿瘤标志物水平仍然持续升高,则采用新的化疗方案。治疗后肿瘤标志物水平稳定,无论是否达到完全缓解均需随访观察,若发现肿瘤标志物浓度明显增高,则需再进行补救性化疗(salvage chemotherapy)。

**(二)残余肿瘤切除与指征**

非精原细胞肿瘤有可见残余肿瘤时,即使肿瘤标志物正常,也推荐行外科手术切除,因为即使病灶<1cm,残余癌或畸胎瘤的可能性也较高。主要转移灶应在化疗结束后4~6周内切除,如果技术允许尽可能选择保留神经的手术方式。到目前为止,尚无有效的影像学检查和预后模型用于预测残余非精原细胞瘤的存在,而BEP诱导化疗后的残余肿块中仍有10%的组织为有活性的癌组织,因此必须切除残余肿瘤。手术对所有病灶的完整切除比术后化疗更重要。

**(三)复发病灶的挽救性治疗**

一线化疗后,非精原细胞瘤复发病灶的标准挽救性化疗方案有:VIP(顺铂,依托泊苷,异环磷酰胺)×4个疗程,TIP(紫杉醇,异环磷酰胺,顺铂)×4个疗程,VeIP(长春碱,异环磷酰胺,顺铂)×4个疗程。15%~40%的非精原细胞瘤复发患者经上述联合挽救性化疗方案治疗可获得长期缓解。挽救性化疗疗效的影响因素包括:原发肿瘤的位置和组织学类型;一线化疗的疗效;缓解持续时间;复发时AFP和HCG水平。

挽救性手术主要包括RPLND、保留神经的RPLND和远处残余灶切除术。根据睾丸淋巴引流途径,左侧睾丸的主要淋巴引流不越过腹主动脉,故左侧睾丸肿瘤从左向右转移的机会很小,左侧睾丸肿瘤可经左侧结肠旁沟入路行单侧RPLND。对于远处复发病灶,可以直接行手术切除或者放化疗后再行手术切除。

# 第五节 预后分析与随访计划

## 一、预后分析

根据国际生殖细胞癌协作组(IGCCCG)预后因素分期系统,睾丸非精原细胞瘤的预后可分为预后良好、预后中等和预后不良三组。①预后良好:睾丸或腹膜后原发,且无肺外器官转移,且AFP<1 000ng/ml,HCG<5 000IU/L,LDH<正常值上限的1.5倍。5年无进展生存率89%,五年生存率92%。②预后中等:睾丸或腹膜后原发,且无肺外器官转移,且具有下列之一者:AFP 1 000~10 000ng/ml或HCG 5 000~50 000IU/L,或LDH高于正常值上限的1.5~10倍。5年无进展生存率75%,五年生存率80%。③预后不良:纵隔原发,或肺外器官转移,或AFP>10 000ng/ml,HCG>50 000IU/L,LDH>正常值上限的10倍。5年无进展生存率41%,五年生存率48%。

## 二、随访计划

**(一)Ⅰ期非精原细胞生殖细胞瘤术后随访计划**

大量的研究显示根治性睾丸切除术后临床Ⅰ期NSGCT患者的复发率为30%,其中约80%在随访的12个月内复发,有12%的患者在两年内复发,在第三年复发的比例为6%,复发率在第四年的第五年降至1%,偶尔也有在更长时间后复发的报道。35%的患者在复发时血清肿瘤标志物正常,约20%的患者复发的病灶位于腹膜后,10%左右位于纵隔和肺。

Ⅰ期非精原细胞瘤监测患者的随访计划 如果患者愿意并且服从监测,可以进行长期随访(至少5年)。在密切监测的措施下,30%的患者可能复发,复发大多发生在2年内,有报道19%的患者出现胸部复发灶,并且胸X线呈阳性改变。因此胸部CT扫描仅在有必要时检查,推荐进行胸X线片复查。随访推荐术后两年内尤其是第一年需密切监测。具体内容见表69-1。

表69-1 Ⅰ期非精原细胞瘤监测患者的随访计划

| 项目 | 1年 | 2年 | 3~4年 | 5年 |
|---|---|---|---|---|
| 体检 | 每3个月 | 每3个月 | 每6个月 | 每年 |
| 肿瘤标志物 | 每3个月 | 每3个月 | 每6个月 | 每年 |
| 胸部X线片 | 每3个月 | 每3个月 | 每6个月 | 每年 |
| 腹部盆腔CT | 每6个月 | 每年 | 必要时 | 必要时 |

Ⅰ期非精原细胞瘤RPLND或化疗后患者的随访 研究显示辅助化疗效果较好,复发率约为3%~4%,大多数发生在两年内。因此,推荐化疗后两年内做腹部CT检查,2年后在有必要时检查。RPLND后腹膜后复发的患者较少,如果复发,一般发生在胸部颈部和手术切缘。无淋巴转移的病例,复发率在10%~30%,大多数发生在第一年。因此,术后第一年需每三个月复查胸部X线片。此外,

RPLND 后腹膜后复发率低的前提是精准而完全的腹膜后淋巴结清扫术，推荐术后 2 年内做腹部盆腔 CT 检查（表 69-2）。

表 69-2　Ⅰ期非精原细胞瘤 RPLND 或化疗后患者的随访

| 项目 | 1 年 | 2 年 | 3~5 年 | 5~10 年 |
|---|---|---|---|---|
| 体检 | 每 3 个月 | 每 3 个月 | 每 6 个月 | 每年 |
| 肿瘤标志物 | 每 3 个月 | 每 3 个月 | 每 6 个月 | 每年 |
| 胸部 X 线片 | 每 3 个月 | 每 6 个月 | 每 6 个月 | 每年 |
| 腹部盆腔 CT | 每年 | 每年 | 必要时 | 必要时 |

（二）进展（转移）性生殖细胞肿瘤的随访计划

Ⅱa/Ⅱb 期和Ⅱc~Ⅲ期进展（转移）性生殖细胞肿瘤的随访计划包括临床检查、肿瘤标志物和胸部 X 线片，检查时间为推荐治疗后 3 年内每 3 个月复查一次，以后每半年复查一次，直至 5 年，以后每年一次。腹部盆腔 CT 扫描仍推荐每年 2 次检查。对Ⅱc~Ⅲ期进展（转移）性生殖细胞肿瘤患者在化疗、放疗后常有肿瘤残留，且通过外科手术很难完全清除，如果肿块大于 3cm，PET-CT 诊断价值较高。建议每半年行 CT 检查，随访时间与计划检查内容见表 69-3。

表 69-3　进展（转移）性生殖细胞肿瘤患者的随访计划

| 项目 | 1 年 | 2 年 | 3 年 | 4~5 年 | 6~10 年 |
|---|---|---|---|---|---|
| 体检 | 每 3 个月 | 每 3 个月 | 每 3 个月 | 每 6 个月 | 每年 |
| 肿瘤志志物 | 每 3 个月 | 每 3 个月 | 每 3 个月 | 每 6 个月 | 每年 |
| 胸部 X 线片 | 每 3 个月 | 每 3 个月 | 每 3 个月 | 每 6 个月 | 每年 |
| 腹部盆腔 CT | 每 6 个月 | 每 6 个月 | 每 6 个月 | 每年 | 每年 |
| 胸部 CT | 必要时 | 必要时 | 必要时 | 必要时 | 必要时 |
| 头颅 CT | 必要时 | 必要时 | 必要时 | 必要时 | 必要时 |

## 第六节　非原细胞瘤应关注的几个问题

### 一、原发肿瘤与转移瘤的病理类型问题

临床上有 10% 左右的睾丸原发肿瘤与转移瘤的病理类型不一致，睾丸原发肿瘤可表现为单一病理类型，而其转移瘤可含有其他病理类型。病理取材时对切面不同颜色、质地处均应至少取 1 块组织染色做显微镜检查。在做病理诊断时还应该结合 AFP、β-HCG 的检测结果，以谋求病理诊断与临床特征相吻合。当睾丸肿瘤伴有转移，按睾丸原发肿瘤病理类型治疗疗效不佳时应考虑到原发肿瘤与转移瘤病理类型可能不同这一特点，必要时应切取转移部位肿瘤组织做病理检查，用于指导临床治疗。

### 二、睾丸肿瘤 S 分期的标准问题

S 分期是以睾丸切除术后 HCG 和 AFP 最低为依据。在睾丸切除术后应即刻进行血清肿瘤标志物检查，如果检测结果较术前升高，应根据 AFP（半衰期 5~7 天）和 HCG（半衰期 2~3 天）的半衰期进行系列的血清学检测来了解血清肿瘤标志物的衰减曲线。血清 LDH 水平对于转移的患者具有预后价值，并且包括在分期中。

### 三、患者的生育和性功能障碍问题

睾丸生殖细胞肿瘤的治疗是综合治疗取得成功的良好典范，根治性睾丸切除术联合放疗、化疗，患者 5 年总生存率高于 95%。因此，保存患者生育能力和性功能是衡量治疗后生活质量的重要指标。

睾丸肿瘤影响局部睾丸微环境、性腺 - 垂体轴、全身等，其中任何一个因素的失常都能对精子的发生产生损害。研究发现睾丸肿瘤患者中有 50%~60% 在治疗前的精液分析不正常，表现为精子缺乏或精子活力减低。确诊睾丸肿瘤后的心理因素也能影响性功能和生育，而盆腔放化疗和腹膜后淋巴结清扫术等治疗方法更会对生育产生潜在的影响。在接受治疗后，患者生育能力下降 30%。因此我们应该对睾丸肿瘤患者进行生育能力方面的相关检查。

在抗肿瘤治疗前医师应与患者讨论关于精液的保存问题，对于有生育要求的患者在接受治疗前应保存精液。另外，虽然睾丸肿瘤患者治疗后的后代中没有出现罹患非遗传性肿瘤危险因素的升高（除视网膜母细胞瘤外），但其治疗后仍有出现染色体异常的可能性，应该在治疗后 12~18 个月再考虑生育

问题，以尽可能减少潜在的胎儿畸形的危险性。需要指出的是，睾丸肿瘤本身和各种治疗方法都可能会导致患者性功能障碍，尤其是腹膜后淋巴结清扫术和腹部放疗，在治疗前医师也应告诉患者。

## 四、睾丸原位癌与癌前病变问题

睾丸原位癌（testicular intraepithelial neoplasia，TIN）属癌前病变，又称为精曲小管内生殖细胞肿瘤或睾丸上皮内肿瘤。主要见于男性不育患者睾丸穿刺活检标本，隐睾、异位睾丸的手术标本中。如不治疗 5 年后有 50% 可发展成为癌。确诊后可对原发病灶进行放射治疗（16~20Gy），对有生育要求的患者可考虑推迟治疗。对侧睾丸正常者也可行经腹股沟睾丸切除术，或密切观察等待发生癌变后再进行治疗。对睾丸肿瘤患者是否进行对侧睾丸穿刺活检存有争议，但对于睾丸体积小于 12ml、既往有隐睾病史、40 岁以下的高危患者可考虑进行睾丸穿刺活检。

（王春阳）

## 参考文献


[1] DENG L, XU-MONETTE ZY, LOGHAVI S, et al. Primary testicular diffuse large B-cell lymphoma displays distinct clinical and biological features for treatment failure in rituximab era: a report from the International PTL Consortium [J]. Leukemia, 2016, 30(2): 361-372.

[2] HOWITT BE, MAGERS MJ, RICE KR, et al. Many postchemotherapy sarcomatous tumors in patients with testicular germ cell tumors are sarcomatoid yolk sac tumors: a study of 33 cases [J]. Am J Surg Pathol, 2015, 39(2): 251-259.

[3] KERKENI W, SELMI MS, BOUZOUITA A, et al. Primary testicular non-Hodgkin lymphoma. A 10-year Tunisian single-institute experience [J]. Tunis Med, 2013, 91(7): 449-452.

[4] ZHU J, ZHANG S, ZHU L, et al. Primary testicular Ph-positive B lymphoblastic lymphoma: an unusual presentation and review [J]. Cancer Biol Ther, 2015, 16(8): 1122-1127.

[5] 陈兰花，李荣岗，孙丽霞，等．睾丸畸胎瘤 57 例临床病理分析[J]. 中外医学研究，2015，13(19)：12-15.

[6] 陈力博，胡蓉，王显丁，等．睾丸卵黄囊瘤 12 例报道[J]. 四川大学学报，2014，45(6)：1054-1056.

[7] 陈少峰，杨永姣，王尚任，等．原发睾丸胚胎性癌的诊断与治疗（附 6 例报道并文献复习）[J]. 临床泌尿外科杂志，2015，30(12)：1080-1082.

[8] 刘飞飞，王建军，沈勤，等．睾丸原发性卵黄囊瘤临床病理分析（附 8 例报道）[J]. 中华男科学杂志，2014，20(5)：435-438.

[9] 卢宝健，张卫，尚芝群，等．睾丸表皮样囊肿 30 例临床诊治分析[J]. 中华男科学杂志，2015，21(3)：283-285.

[10] 莫钦丽，彭志刚，马劼，等．9 例原发睾丸弥漫大 B 细胞淋巴瘤临床特点及预后分析[J]. 中国癌症防治杂志，2017，9(3)：209-213.

# 第七十章

# 阴囊镜在疾病诊疗中的应用

## 第一节　阴囊镜应用的现代观点

腔镜技术是通过人体各种体腔、自然腔道、特殊体内间隙对相应器官组织病变诊断与治疗。近20年来，用于人体的各种腔镜诊断与治疗技术的快速发展，使现代腔镜技术几乎涵盖了人体的各部位及器官。回顾现代泌尿外科腔镜诊疗技术的发展历程，应追溯到1804年时德国医师Philip Bozzini借助蜡烛光源通过细铁管窥视尿道，首创膀胱镜，开辟了内镜微创诊疗技术的先河。尽管泌尿外科腔镜诊疗技术在各个学科领域中应用的最早，发展的也最快，但有关泌尿外科领域内的一个人体体腔——阴囊鞘膜腔的腔镜诊治技术的应用却甚少。这在泌尿外科腔镜技术领域快速发展的历史进程中不能不说是个遗憾之处。基于阴囊内鞘膜腔的存在，阴囊镜腔镜完全可通过其在直视下诊疗相关疾病。

阴囊镜技术最早由埃及人Shafik于1986年报道，他用简易内镜初步观察鞘膜腔，1990年Shafik再次做过相关报道，但以后未再见到Shafik关于阴囊镜技术运用的报道。1990年我国杨金瑞等人开始应用阴囊镜技术诊断与治疗阴囊疾病，并于1992年在《中华泌尿外科杂志》上率先做了较为详细的应用报道。有趣的是，国内外文献关于阴囊镜诊治技术的报道也寥寥无几。是阴囊镜技术不重要？还是开展起来技术有难度？如果从手术部位与切口长度的比例，以及手术野暴露的程度来衡量手术的创伤性的话，那么阴囊部位开放性手术的创伤是很大的。很难想象，一个附睾囊肿也要将阴囊内容物在开放性切口下完全暴露外翻至阴囊外来做囊肿切除手术，为何不能在阴囊镜下做囊肿去顶手术呢？既然如此，说明阴囊镜技术是重要的。那么，是该技术难度很大吗？难度是否可以克服和技术是否可以改进呢？带着诸多问题，作者从1990年起，开展阴囊镜诊断与治疗技术的创新与实践。在该技术缺少在同行中可借鉴的应用经验条件下，通过不断探索与实践，经过20多年的努力，完成了10多项原创性阴囊镜下微创手术技术，填补了国内外阴囊镜应用的空白。

## 第二节　阴囊镜检查术前评估与准备

### 一、阴囊镜手术腔镜

目前在现有内镜技术中，缺乏专门针对阴囊内疾病进行诊治的内镜设备。近几年也有学者开始涉及阴囊镜技术，使用的腔镜有输尿管镜、膀胱镜、经皮肾镜、关节镜等设备。我院主要是利用硬性尿道膀胱镜及等离子电切镜开展阴囊内镜技术。关于尿道膀胱镜及电切镜的基本构造、原理以及照明系统、成像系统等器械设备本节不再赘言，其灌注冲洗装置包括：①灌注液：阴囊镜检查及双极等离子电切均可应用生理盐水灌注；②冲洗器：主要是用艾力克冲洗器将术中切除的组织碎块吸出（图70-1）。

### 二、手术适应证与禁忌证

#### （一）手术适应证

阴囊镜检查及手术均属微创下操作处理，是否施行阴囊镜检查和手术应结合临床体格检查及影像学检查的具体情况。并不是所有阴囊及内容物病变

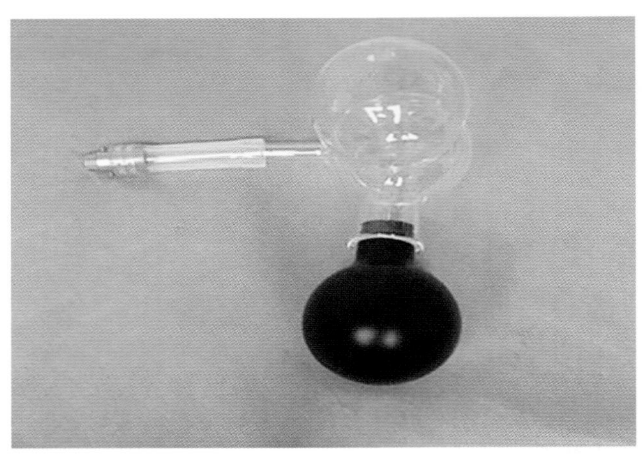

图 70-1 阴囊腔镜冲洗器示意图

均必须做阴囊镜检查和手术。如睾丸恶性肿瘤，通过体格检查及影像学检查可能高度怀疑睾丸恶性肿瘤，且手术根治性切除睾丸肿瘤的手术部位不在阴囊而是在腹股沟区，一般不需做阴囊镜检查。

对于体格检查及影像学检查已明确的病变诊断，一般阴囊镜检查也有适应证的患者，也并不是一定非要做阴囊镜检查不可。如附睾有结节，病情稳定，无不适症状，患者也无治疗要求，则可暂不考虑阴囊镜检查和处理。总之，阴囊镜检查属有创检查，非病情需要不得过度使用。根据作者的经验阴囊镜检查的适应证主要包括：①阴囊内容物（睾丸、附睾、精索）及鞘膜腔壁病变的诊断，如睾丸扭转、附睾囊肿；②附睾炎性结节与肿瘤鉴别；③阴囊内病变活检；④男性不育症检查；⑤阴囊闭合性损伤血肿探查，排除睾丸等内容物损伤；⑥阴囊内容物炎症、脓肿引流；⑦阴囊内病变治疗，如肿块电切、睾丸鞘膜积液阴囊镜辅助鞘膜切除等。

### （二）手术禁忌证

如同适应证一样，禁忌证也应结合临床具体情况综合考虑，如急性睾丸炎，一般情况下是阴囊镜检禁忌证，但如需与睾丸扭转鉴别时，则由禁忌证转为了适应证。主要禁忌证包括：①全身出血性疾病；②全身体质差；③阴囊皮肤炎症；④阴囊内容物急性炎症；⑤交通性睾丸鞘膜积液；⑥腹股沟斜疝；⑦鞘膜腔炎性粘连致鞘膜腔消失。

### （三）术前准备与评估方法

1. 体格检查　术前详细的体格检查很重要。阴囊部位体格检查了解双侧睾丸、附睾及精索情况，发现肿块要了解部位、大小、质地、形状、活动度等，是否有触痛。炎性硬结表现为附睾肿大形成坚硬的肿块，多数患者疼痛不明显。急性附睾炎症患者附睾明显肿大，有明显触痛，阴囊皮肤红肿，同侧精索增粗且触痛明显，炎症蔓延至睾丸形成粘连，两者界限不清。附睾结核肿块大而硬，疼痛不明显，压痛不明显，病变发展肿块与阴囊粘连，干酪样化后形成脓肿，脓肿破溃后形成窦道，输精管呈串珠样改变。附睾肿瘤多为单侧，表现为阴囊内无痛性肿块，质地坚韧，表面光滑，无或有轻微压痛，直径 2cm 以下。

2. 辅助检查　包括血、尿常规，肝、肾功能，凝血功能，血糖，心电图和 X 线胸片，阴囊彩超。

3. 术前常规准备　外阴部备皮、清洗外阴部。手术当日术前半小时手术室内静脉预防性使用抗生素。

4. 附睾结核患者　术前抗结核治疗至少 1 个月。慢性附睾炎患者，术前 1 周口服抗生素。

# 第三节　阴囊镜操作程序与相关问题

## 一、阴囊镜手术麻醉与体位

### （一）阴囊镜手术麻醉

局部麻醉或骶管内麻醉，需行病变手术治疗时宜用硬膜外麻醉或气管插管全身麻醉。一般镜检可考虑局部麻醉。局部麻醉的具体操作步骤如下：术者左手拇指和食指固定患侧精索，右手持注射器扎入皮肤，回抽无血，在皮下先做一个皮丘，然后逐层进入，重复上述动作，逐层麻醉，针尖进入精索后注射麻药（笔者习惯选用 0.25% 的利多卡因）行神经阻滞。退出精索后压迫针眼片刻。在选定切口皮肤的区域周围进行皮下神经阻滞，麻药不宜注入太多，以避免皮下组织水肿影响切口的建立。

### （二）患者体位及灌注液收集

1. 手术体位　患者取截石位，老年患者要注意髋关节外展角度，避免手术中损伤。脚架上放置啫喱垫，没有啫喱垫可以选择松软布料放在脚架窝内，目的在于减少患者术后不适和相关并发症的发生。双脚要固定妥当，避免术中松动滑落造成脚部损伤以及电切过程中因脚松动造成的副损伤。有脊柱畸形和腿部畸形的患者，可以根据患者的具体情况调整脚架的高度和外展角度，在避免患者损伤的情况下为术者提供最佳的操作空间。

2. 灌注液收集　在阴囊镜检和阴囊镜微创治

疗过程中，需要等渗液持续或者间断灌注以形成阴囊内腔隙，术前应该准备好灌注液收集系统，包括铺巾时备置引流袋、收集桶等。

## 二、术者位置及切口定位

### （一）术者及助手位置

一般术者及助手均坐位，助手坐在术者右侧。

### （二）阴囊皮肤切口定位

一般在手术侧阴囊前壁偏下皮肤作小切口（图70-2）。如果阴囊内手术部位是在睾丸上方如附睾头部，则小切口可在阴囊前壁偏上。如果手术部位是位于附睾体或尾部，则小切口可定在阴囊前壁偏下。

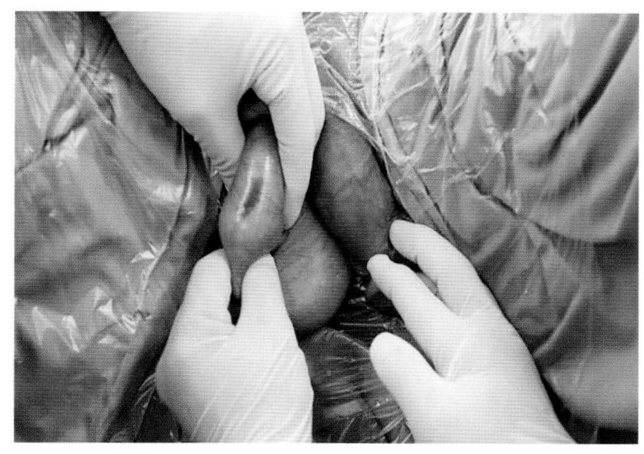

图 70-3　术者左手及助手左手固定睾丸

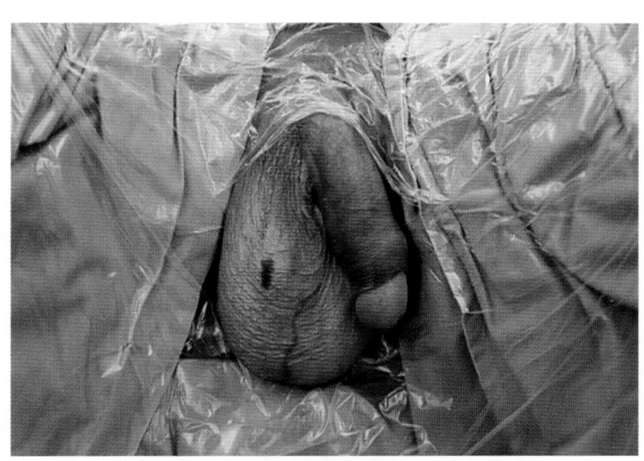

图 70-2　阴囊皮肤切口定位

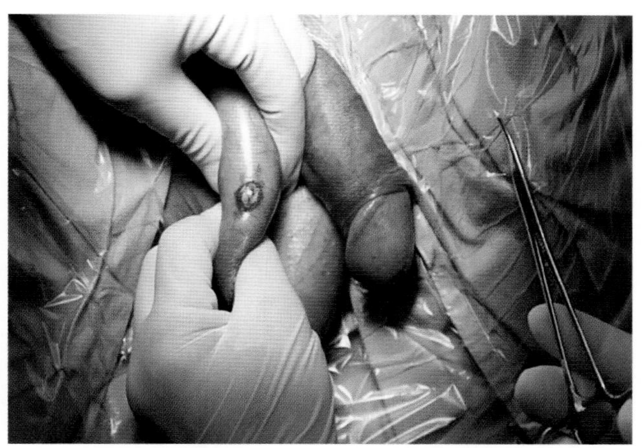

图 70-4　切口的建立

## 三、阴囊镜检查操作步骤

### （一）固定睾丸

由术者及助手一起固定睾丸。助手用左手固定睾丸下端，术者左手固定睾丸上端。术者及助手均用右手持手术器械。术者及助手左手将进行镜检侧的睾丸挤向前方紧贴阴囊前壁，一直固定持续到切开鞘膜腔（图 70-3）。术者右手持尖刀片准备切开皮肤。皮肤切口宜选择无血管区，避免分离过程中出血影响手术视野和解剖层次的判断。

### （二）逐层切开分离

术者在阴囊前壁偏下作长 0.5~1.0cm 切口（图70-4），尖刀片仅仅用于切开皮肤，皮肤切开后由术者和助手各持一把蚊嘴钳提起肉膜，术者用组织剪刀剪开，然后术者用蚊嘴钳提起内层的筋膜，助手则提起该筋膜对侧缘，重复前述动作剪开内层的筋膜。注意术者和助手的蚊嘴钳是交替松开而不是同时松开，术者分离组织进入下一个解剖层次时助手要负责提起对侧缘组织，帮助显露，避免失去解剖层次，即术者提起下层筋膜，助手提起对侧缘，拉直筋膜（图 70-5），由术者用剪刀剪开（图 70-6），并分离下层。术者松开已剪开的筋膜，而助手仍提起不松钳。由术者提起下层的筋膜后，助手再松钳，并重复性地提起下层筋膜对侧缘，拉直，由术者再剪开此层筋膜。依次重复。用此方法依次分离剪开精索外筋膜、精索内筋膜和鞘膜壁层，进入鞘膜腔。

### （三）固定阴囊壁全层切口边缘

进入鞘膜腔后，有多种方法可以证实解剖层次，对于一般的患者可以把睾丸白膜作为标志（图 70-7）。有鞘膜积液的患者，打开鞘膜壁层时可见鞘膜内积液流出（图 70-8）。用两把组织钳在切口两侧夹住阴囊壁全层（图 70-9），由助手轻轻提起。

### （四）置入阴囊镜

由助手提起两把组织钳，术者置入膀胱尿道镜或电切镜，选用 0° 或 30° 镜观察（图 70-10）。检查过程中根据需要持续小量灌注入生理盐水或蒸馏水，

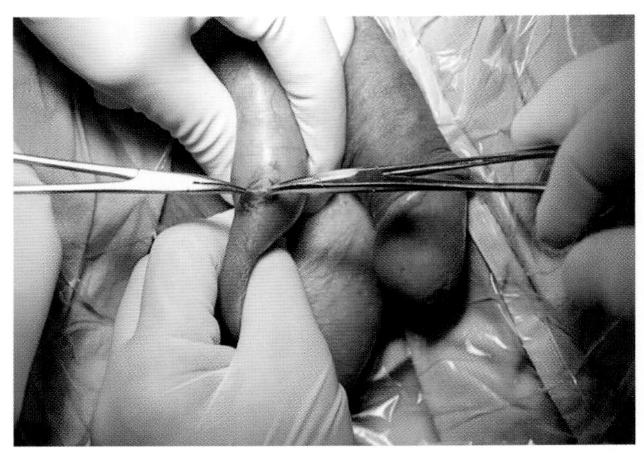

图 70-5　术者及助手拉直筋膜

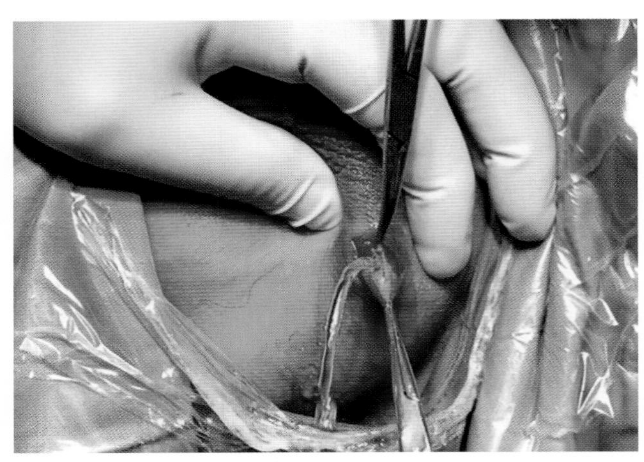

图 70-8　打开鞘膜腔后见鞘膜积液流出

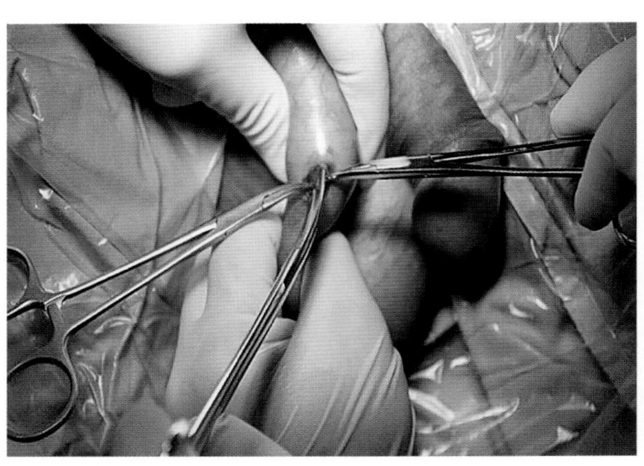

图 70-6　术者剪开筋膜

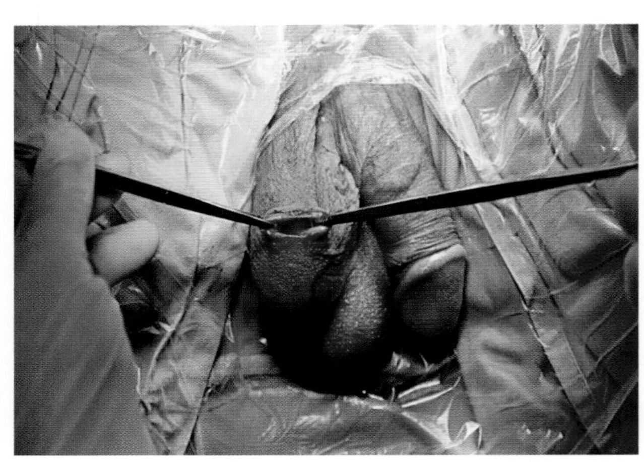

图 70-9　切口两侧固定组织钳

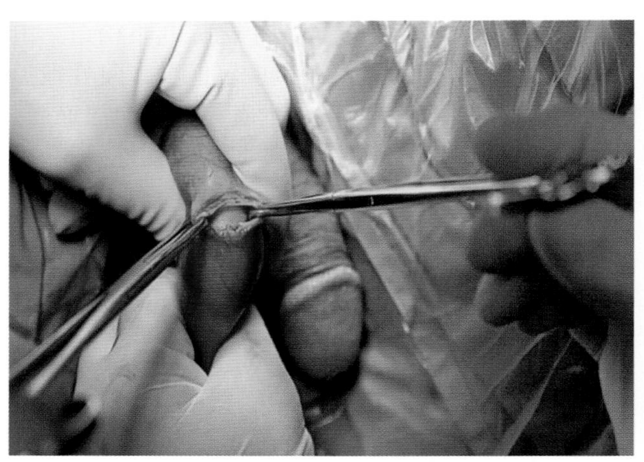

图 70-7　打开鞘膜腔后见睾丸白膜

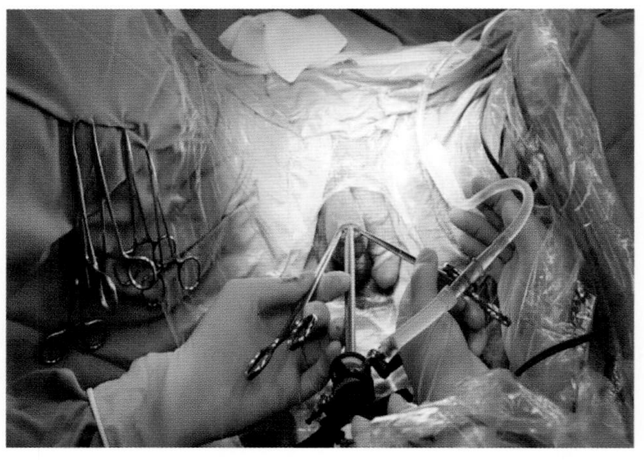

图 70-10　置入电切镜观察

保持阴囊呈充盈状态。

**（五）检查及处理**

按照一定的观察顺序，持阴囊镜观察鞘膜腔及睾丸、附睾和精索等内容物，发现病变给予相应诊治处理。

**（六）术后引流的放置**

对于单纯镜检的患者，术后将鞘膜腔内镜检灌注的液体排空即可，不需要放置引流；对于镜检时间长，镜下活检操作，镜下手术如附睾肿块电切、阴囊镜辅助睾丸鞘膜切除等手术的患者，术后在切口放置橡皮膜引流，小切口可不予缝合，或给予 4-0 可吸收线缝合一针固定，24~48 小时拔除引流膜（图 70-11）。

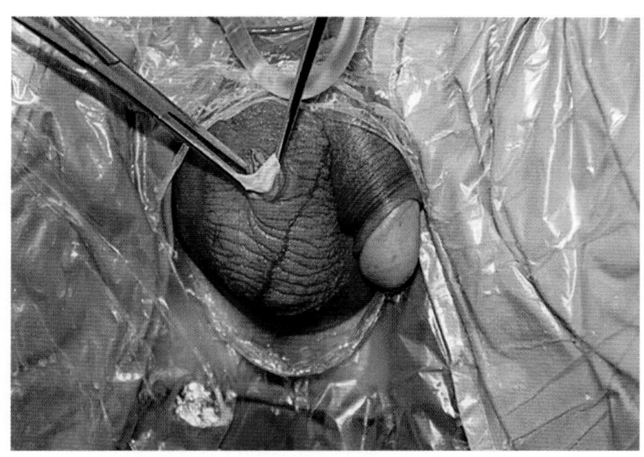

图 70-11　肿块电切后放置橡皮膜引流

**（七）术后阴囊的处置**

术后要妥善处置阴囊，避免阴囊水肿、血肿的形成，通常采用的方法是阴囊托固定。其制作方法是选用大棉垫，在棉垫的四个角用绷带悬吊，类似于吊床将阴囊及阴囊内容物托起，松紧度根据患者具体情况调整（图 70-12，图 70-13）。

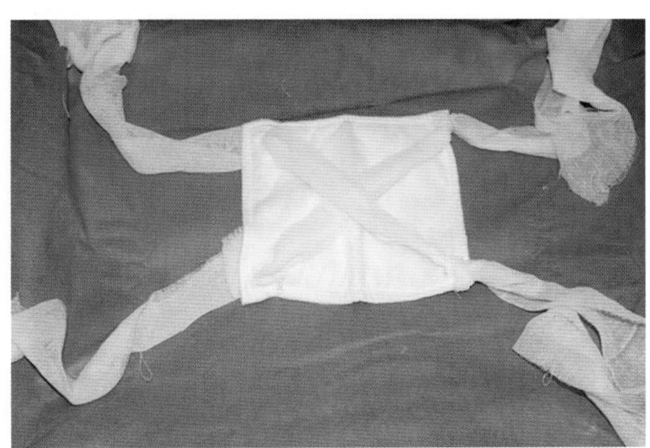

图 70-12　阴囊托棉垫制作

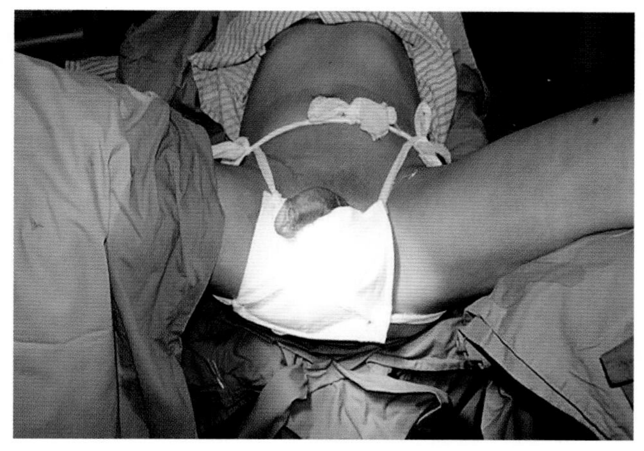

图 70-13　阴囊包扎后

## 四、操作技巧与相关问题

1. 作切口时妥善固定睾丸，避免睾丸滑动失去正常解剖层次。术者应用双手轻挤及检查手术侧睾丸，把睾丸体部前面挤向前方紧贴阴囊前壁，避开附睾组织，由术者左手及助手左手接替固定睾丸。这样，依次切入鞘膜腔后，可看到睾丸白膜，证实已进入鞘膜腔。如不小心使睾丸的附睾和睾丸体部后面紧贴阴囊前壁，则不易入鞘膜腔，而会误入睾丸后面或附睾组织中。

2. 持续固定睾丸至进入鞘膜腔，在切口剪开分离各层筋膜时应持续固定睾丸紧贴阴囊前壁，这样使阴囊壁各层次在分离过程中显露清晰。如未固定睾丸，阴囊壁呈松弛状态时，此时在阴囊壁做切口，由于阴囊壁各层次松软，反而显露不清楚，分离钳及剪刀在阴囊壁夹层中易造成出血和血肿，创伤大。

3. 切口不宜过高，过高容易损伤精索和附睾；切口选择也不宜太低，太低容易误入肉膜而不是进入鞘膜腔的腔隙。

4. 对于囊性病变的患者，要注意多个囊腔互不相通的可能性，要首先确认进入睾丸鞘膜腔后再进行其他操作，避免误伤。

5. 避免在阴囊肿块部位做切口，这样容易失去正常的解剖层次，并且有破坏肿块包膜的风险。

6. 固定阴囊壁的切口边缘。在阴囊切口两侧固定两把组织钳，利于提起阴囊壁切口，避免塌瘪。夹住了阴囊壁全层，即使阴囊镜脱出至阴囊外，也容易再插入。可避免阴囊镜镜体误入阴囊壁夹层而致血肿及水肿（阴囊镜手术切口的建立与检查方法见视频 41）。

视频 41 阴囊镜手术切口的建立与检查方法

## 五、手术并发症与处理要点

### （一）出血

术中电切后电凝止血。阴囊内小出血，通过通畅引流或抽出血液、阴囊冷敷及加压等进行治疗。如术后伤口引流物有血液流出或阴囊进行性增大，应拆除缝线，清除血肿，彻底止血并放置引流条。

### （二）感染

阴囊皮肤有慢性感染、皮肤清洗不净、消毒不严、未置引流物或引流不畅、术后护理不当等可引起。发生感染后，应加强抗感染治疗，辅以其他物理疗法，并保持引流通畅。如有脓肿形成，应切开引流。

### （三）阴囊窦道形成

主要由于结核性病变污染伤口及术前、术后抗结核治疗不良等因素所致。如有阴囊窦道形成，应加强全身治疗和抗结核治疗，1 个月后再行阴囊窦道切除。

### （四）睾丸坏死萎缩

主要由于附睾病变致精索与附睾紧密粘连，误伤精索内动脉所致。如镜下观察不清，可利用阴囊外的手指触摸，达到附睾硬节组织已切除即可停止电切。如术后睾丸已萎缩，若无并发症，可不予处理；若有感染疼痛等可行睾丸切除。

### （五）疼痛

术后患者常表现为阴囊及会阴部疼痛，可适当抬高阴囊缓解，必要时予以药物止痛。

### （六）附睾组织切除不彻底

可术中镜下观察附睾组织情况，并可通过阴囊外的手指触摸附睾硬结是否残留。

### （七）睾丸损伤

因附睾炎症与睾丸侧面粘连，电切附睾可能伤及睾丸，如睾丸白膜损伤，应将白膜损伤处利用左手辅助在小切口处白膜修补数针。

### （八）水肿

电切术中伤及鞘膜壁层，灌注液进入阴囊壁夹层而形成阴囊壁水肿。在电切附睾尾部时需切开鞘膜壁。因此，应在电切附睾头和体部后再行电切附睾尾部。一般只需阴囊引流通畅，水肿数天后便可消退。

### （九）继发性睾丸鞘膜积液

较少见，术后出血较多、水肿严重或者合并有感染可以导致。预防的要点是术中彻底止血，引流通畅，使用阴囊托包扎完全，并预防性应用抗生素。如发生，则利用穿刺抽液或者重新引流的方法治疗。

# 第四节 阴囊镜不同疾病的表现特点

## 一、鞘膜及鞘膜腔病变

### （一）鞘膜慢性增厚性炎症

鞘膜的炎症可以原发于鞘膜的本身，多表现为壁层及脏层鞘膜均累及。慢性炎症改变导致鞘膜增厚、光泽消失、表面凹凸不平，血管纹路不清、鞘膜腔缩小，有时可见炎性粘连带（图 70-14，图 70-15）。鞘膜炎症也可以继发于附睾炎、睾丸炎等器官炎症改变，表现为睾丸、附睾器官附近局部鞘膜的炎症表现，如附睾炎累及局部鞘膜炎病变并粘连（图 70-16）。

### （二）鞘膜黏膜下病变

鞘膜本身无病变，但因正常鞘膜较薄且透明，鞘膜黏膜下组织的病变，有时可在阴囊镜下被发现，如阴囊壁或阴囊纵隔纵隔的肿块（图 71-17）。

### （三）鞘膜腔积液

睾丸鞘膜积液时，鞘膜腔容量增大，可出现在一

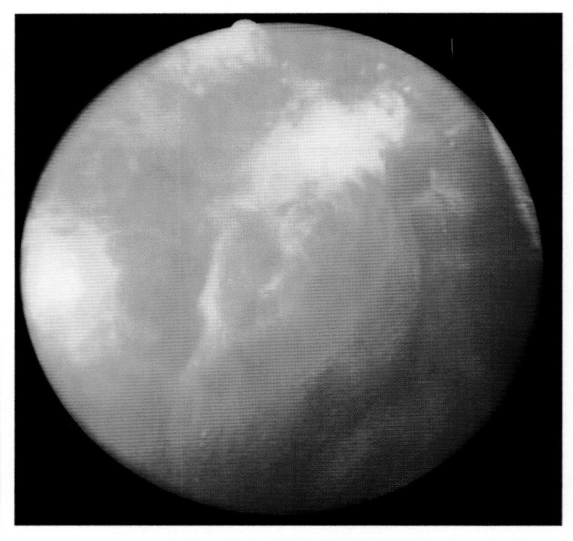

图 70-14 鞘膜壁层慢性炎症

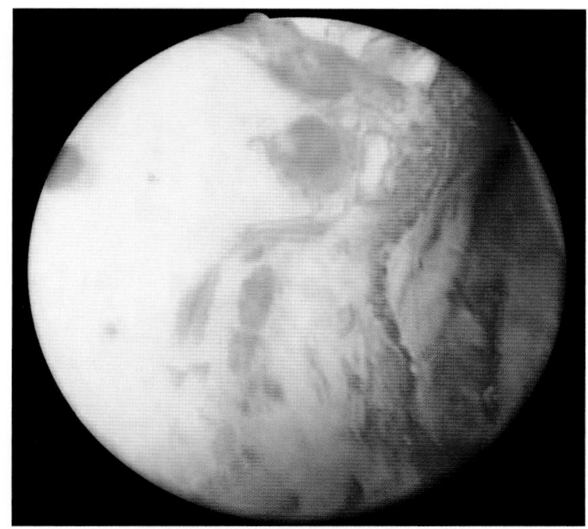

图 70-15 鞘膜脏层慢性炎症

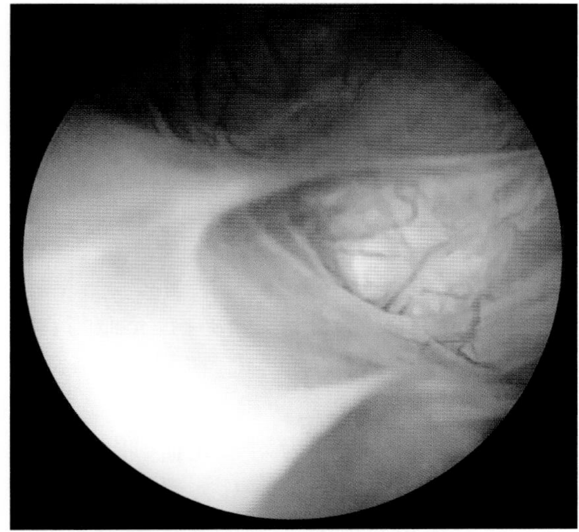

图 70-16 附睾炎累及局部鞘膜炎症粘连

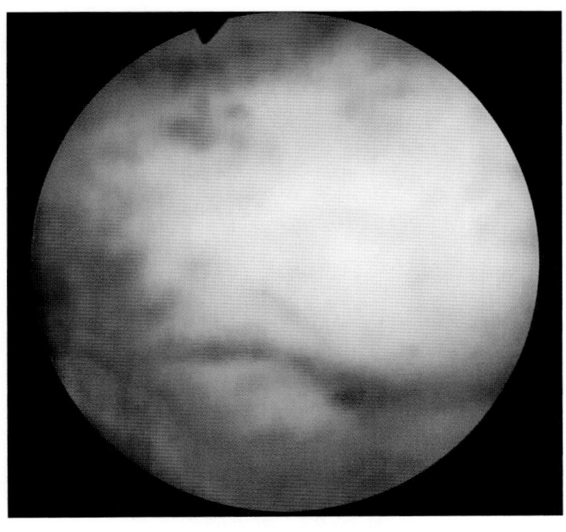

图 70-17 鞘膜黏膜下壁内肿瘤

个视野下，见不到睾丸、附睾内容物等情况（图 70-18）。镜检时需注意鞘膜积液的性质，是正常的淡黄色还是血性、乳糜性、混浊的脓性，异常的积液需送生化等化验检查。鞘膜积液微创手术前的即时镜检其目的是了解阴囊内有否导致继发性鞘膜积液的原发病变。不与睾丸鞘膜腔相通较大精索鞘膜积液做阴囊镜检，其目的和方法与睾丸鞘膜积液一样。

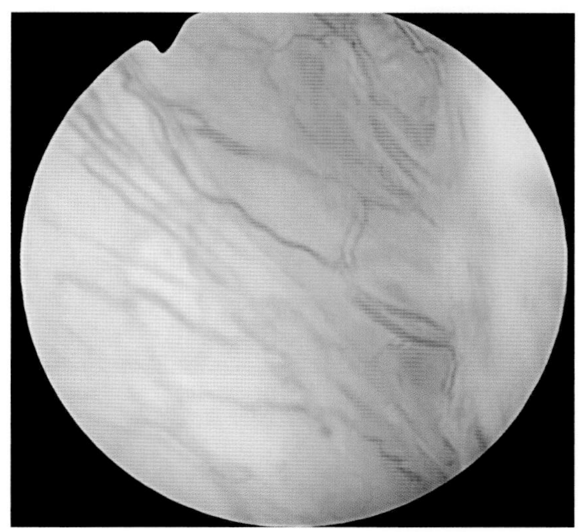

图 70-18 视野中仅见鞘膜壁

### （四）鞘膜腔结石

鞘膜腔结石呈黄色，形状可不规则，在鞘膜腔内不固定，随灌注液冲动可移动（图 70-19）。

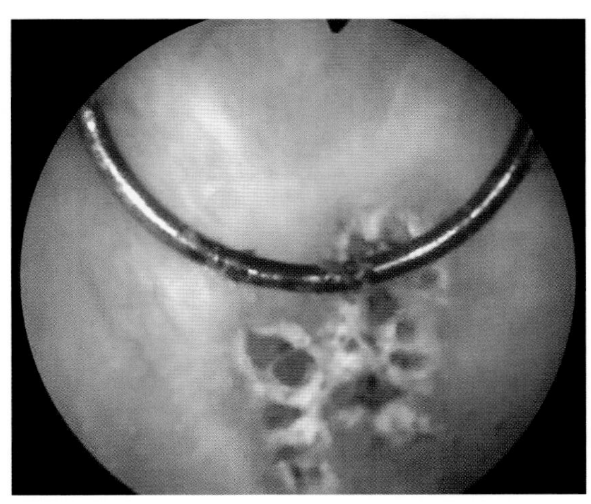

图 70-19 鞘膜腔结石

## 二、睾丸病变

### （一）睾丸炎

睾丸炎有原发于睾丸本身，或继发于附睾炎症，当睾丸炎与睾丸扭转不易鉴别时，需做阴囊镜检，观察睾丸血运情况。附睾炎可波及睾丸形成粘连（图70-20）。

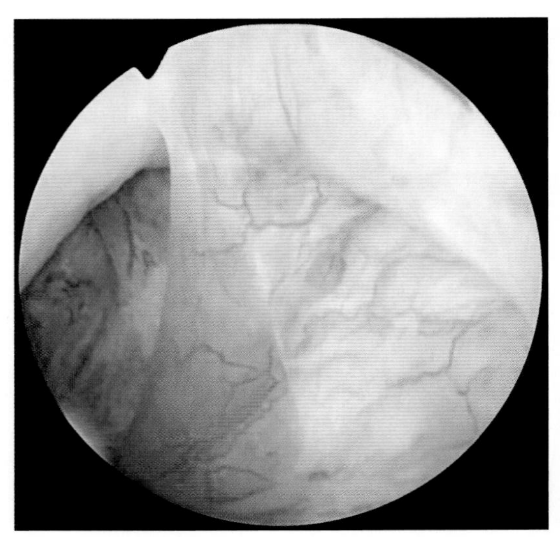

图 70-20　附睾炎波及睾丸粘连

（二）睾丸扭转

体格检查及影像学检查疑睾丸扭转或确认有睾丸扭转，均主张做阴囊镜检查。镜下观察睾丸血运、颜色，排除睾丸炎。当发现为睾丸扭转时，即做手术处理病变。睾丸扭转依据扭转程度与时间不同，可有血运差甚至睾丸坏死的不同表现（图 70-21，图70-22）。

（三）睾丸损伤

由于外力作用下阴囊可形成阴囊与内容物损伤，如为开放性损伤，可行手术探查，不需要阴囊镜检查。如为闭合性损伤，阴囊血肿，需行阴囊镜微创检查。镜下仔细观察阴囊内壁及阴囊内容物有否损伤，有否活动性出血。睾丸破裂时可见睾丸白膜有裂口，裂口大小不一，可见有睾丸内曲细精管组织凸出于裂口外（图 70-23，图 70-24）。

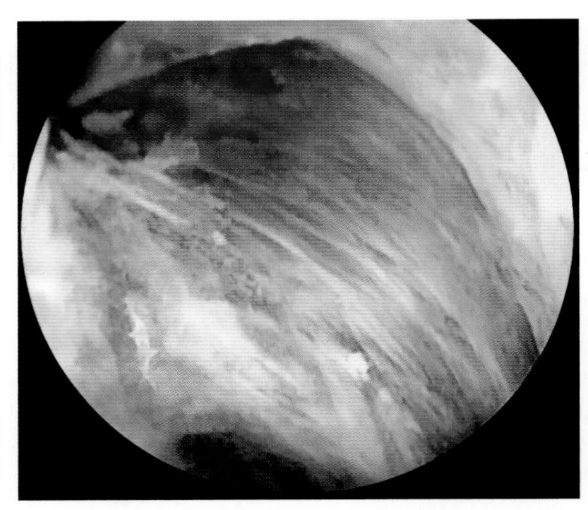

图 70-22　睾丸扭转，睾丸坏死

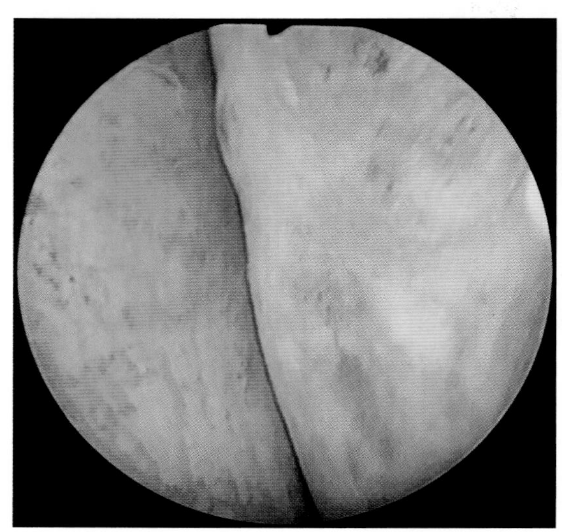

图 70-21　睾丸扭转，睾丸变青紫色

## 三、附睾病变

（一）附睾炎

炎性病变有颜色、光泽、分泌物、充血与否及是否明显炎性粘连带等特有变化，在阴囊镜下观察这些特有变化非常清晰，超声检查则无法显示出来。慢性附睾炎在镜下表现为附睾充血、暗红色、光泽差，整个附睾体和头部均匀肿大，严重时可见分泌物，病史长者还可见附睾头与阴囊内壁及睾丸间有纤维粘连带形成（图 70-25，图 70-26）。附睾尾部的

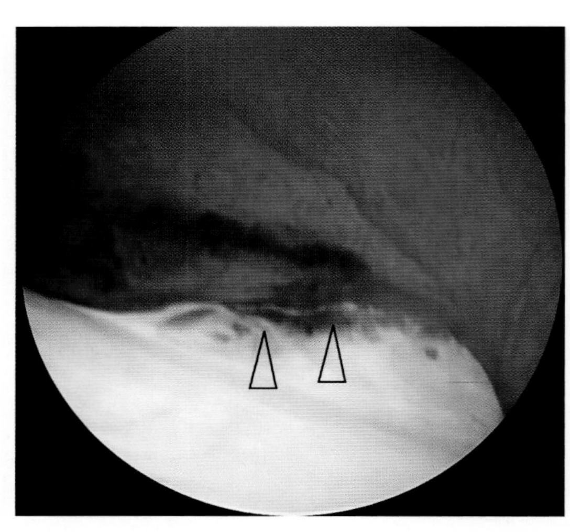

图 70-23　睾丸破裂

箭头所示为睾丸破裂的断面

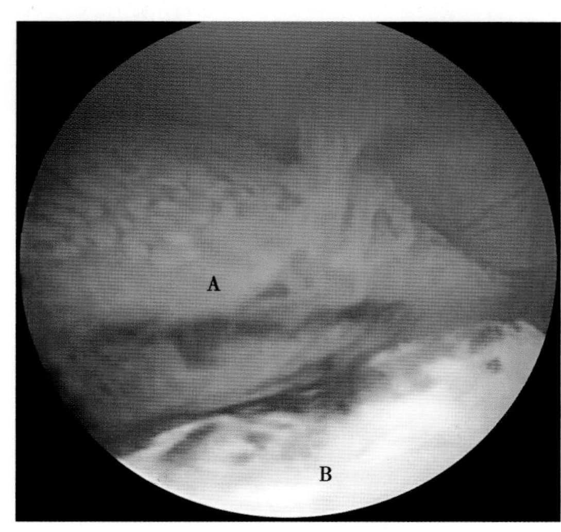


图 70-24　睾丸破裂

A 图示睾丸破裂后出血的血块;B 图示睾丸破裂的睾丸层面

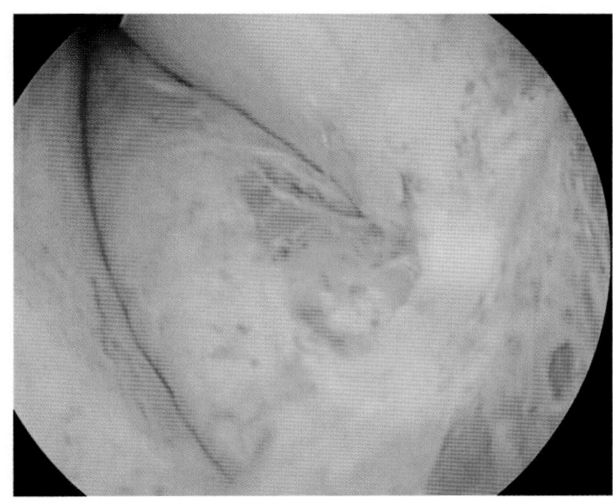

图 70-25　附睾头部炎性肿大

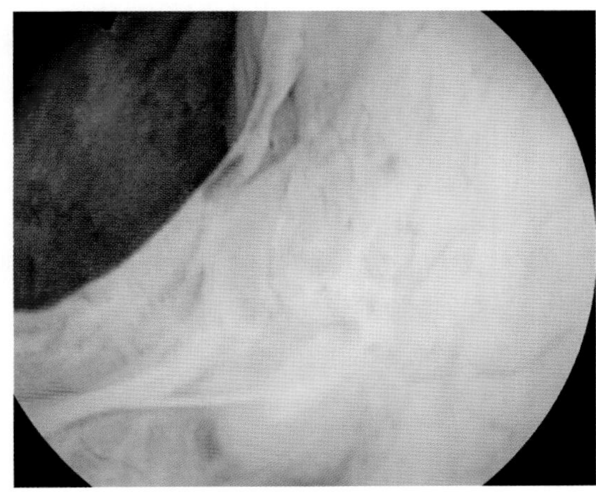

图 70-26　附睾炎炎性粘连带

炎症,由于有壁层鞘膜覆盖,常在镜下表现不明显,临床上主要靠体格检查及 B 超检查。

#### (二)附睾囊肿

附睾囊肿发生的常见部位是附睾头部,而体部及尾部很少发生。附睾囊肿呈圆形或卵圆形,表面光滑,透明状,可见囊肿表面有鞘膜覆盖的血管纹路,囊肿与周围组织界线清楚。附睾头部前面及上面囊肿面向阴囊镜视野容易被发现,附睾头部后面囊肿镜下不易被发现,需镜前端进入附睾头部向下压及应用阴囊外手辅助操作技术,可见到头部后面囊肿(图 70-27,图 70-28)。

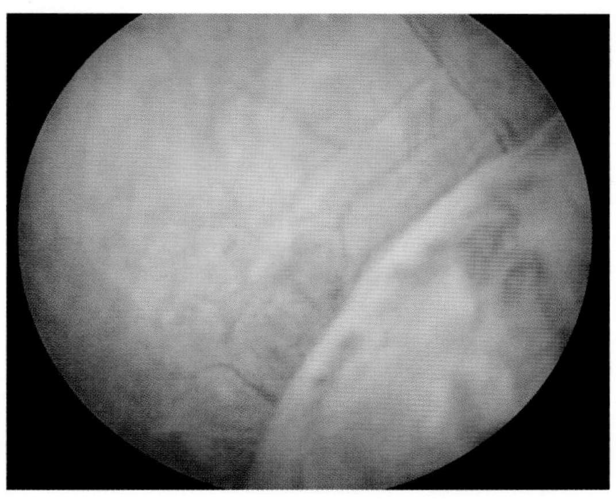

图 70-27　附睾囊肿

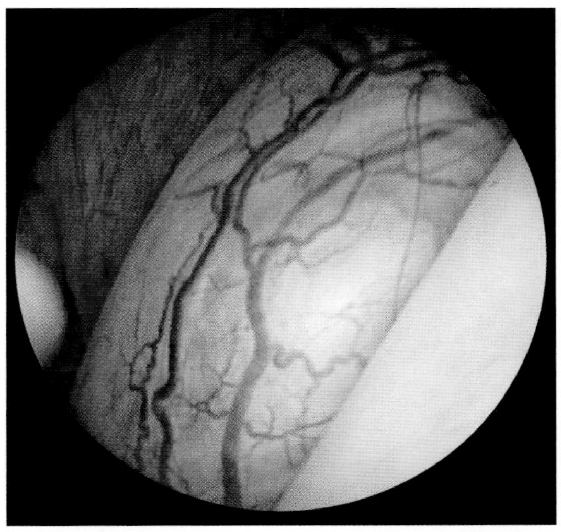

图 70-28　附睾囊肿

#### (三)附睾结核

附睾结核可发生于整个附睾,但多发生于附睾尾部,呈硬结改变,硬结凹凸不平大小不等,通过体格检查可触及附睾尾部体征,但如仅在附睾尾部形成硬结，阴囊镜下不一定能发现病变。在附睾头部及体部的结核病变，在镜下也呈慢性炎症改变，有时与慢性附睾炎不易鉴别。此时需做阴囊镜下组织活检，可区分附睾炎与附睾结核（图 70-29）。

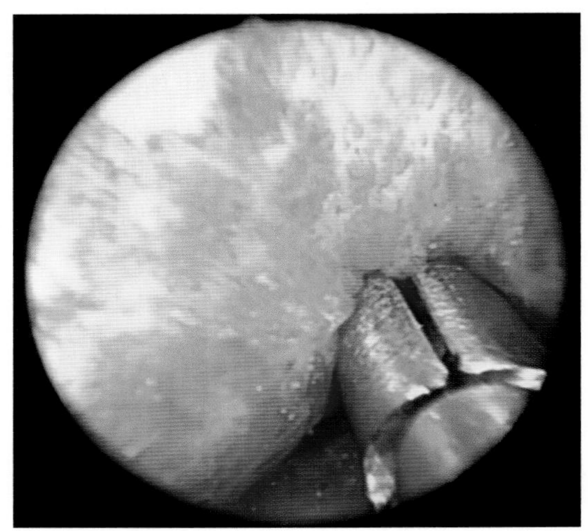

图 70-29 病变活检

（四）附睾肿块

阴囊镜下可清晰辨认附睾实质性肿块与附睾囊肿，囊肿为透明的圆形肿块，而实质性肿块则为不透明的局部隆起（图 70-30，图 70-31）也应注意位于附睾头部后面不易发现的肿块，发现肿块时应注意其部位、形状、大小、色泽。根据具体情况取活检或用高频电刀在电切镜下将肿块切除，也可用钳将其拖

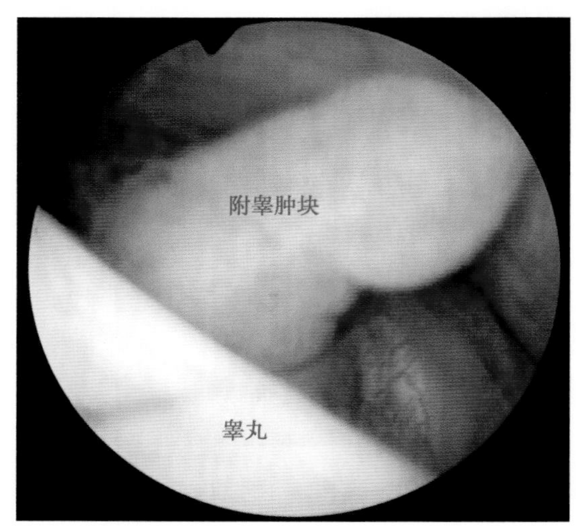


图 70-30 附睾肿块

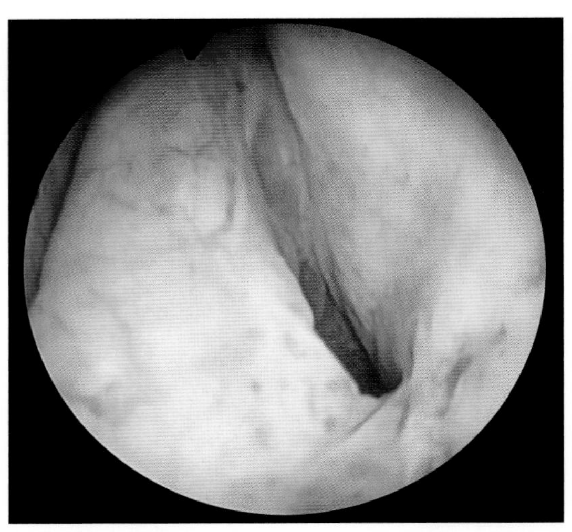

图 70-31 附睾肿块

至阴囊切口处予以切除。（阴囊镜附睾肿块切除术见视频 42）

视频 42 阴囊镜附睾肿块切除术

## 四、精索病变

（一）精索静脉曲张

单纯精索静脉曲张，没有合并睾丸及附睾其他病变与损伤常不需做阴囊镜检，因为体格检查及 B 超已可以明确诊断，而且如需手术治疗其手术部位不在阴囊鞘膜腔内，在合并有其他睾丸、附睾等病变需做阴囊镜检查时，可发现精索静脉曲张的镜下表现。由于鞘膜并不是环绕覆盖包绕精索，镜下所见精索并不是呈条索状，且由于鞘膜腔充盈压力的作用，因此，轻度精索静脉曲张在镜下可无特殊表现，在中、重度精索静脉曲张患者可见到在附睾头上方，鞘膜腔后壁有微凸出的精索条索及血管（图 70-32）。

（二）精索囊肿

鞘膜腔段精索发生的囊肿可在阴囊镜下观察到，其他部位的囊肿则无法在阴囊镜下观察到，但可利用阴囊镜做鞘膜积液腔内检查，排除原发病变（图 70-33）。

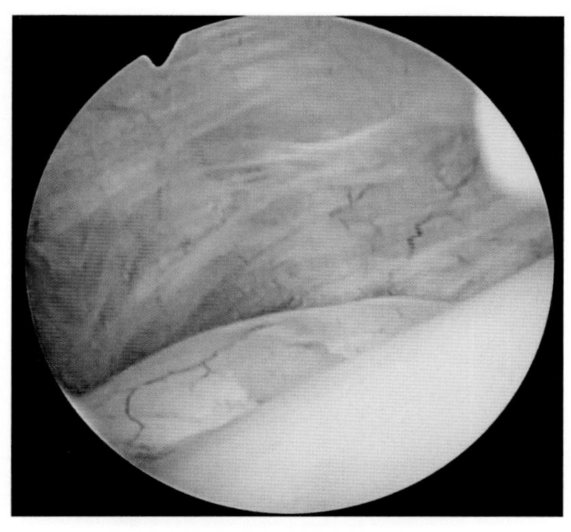

图 70-32 精索静脉曲张

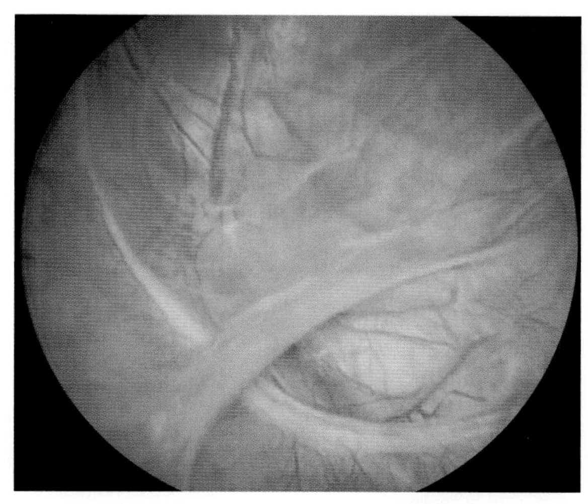

图 70-33 非鞘膜腔段精索囊肿

## 第五节 阴囊镜附睾肿块切除术

### 一、手术操作步骤与技巧

#### (一) 建立切口

术者及助手左手持握阴囊,将睾丸前壁挤至阴囊前壁使其表面阴囊皮肤充分展开绷紧,在阴囊前壁偏下位置做长约 5~8mm 纵行切口,依次切开各层。钝性逐层分离及组织剪剪开筋膜鞘膜,可显露睾丸白膜。用两把组织钳于切口两侧分别夹住阴囊壁全层,由助手提起。

#### (二) 置镜

置入阴囊内镜,采用单手持镜法用 30° 内窥镜检查,灌注液持续灌入,可见灌注液从阴囊切口处持续流出,助手提拉起阴囊皮肤,保持阴囊呈充盈状态。

#### (三) 观察

镜下观察阴囊内壁、睾丸、附睾及精索等组织结构。进镜后由附睾尾部向体部、头部观察,然后分别沿睾丸两侧及前面反复仔细观察阴囊内壁及睾丸,附睾等结构形态。阴囊内镜下可清晰地辨别阴囊内附睾表面血管增粗紊乱,体积增大,结节样改变等(图 70-34~ 图 70-36)。同时可以由阴囊外辅助触摸、摆动阴囊辅助确认肿块位置。

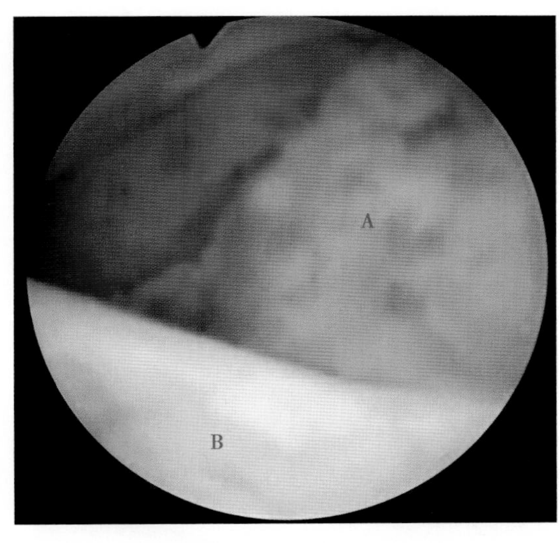


图 70-34 阴囊镜下观察阴囊内壁、睾丸、附睾肿块
A. 附睾头部;B. 睾丸;C. 附睾体部;D. 阴囊壁。

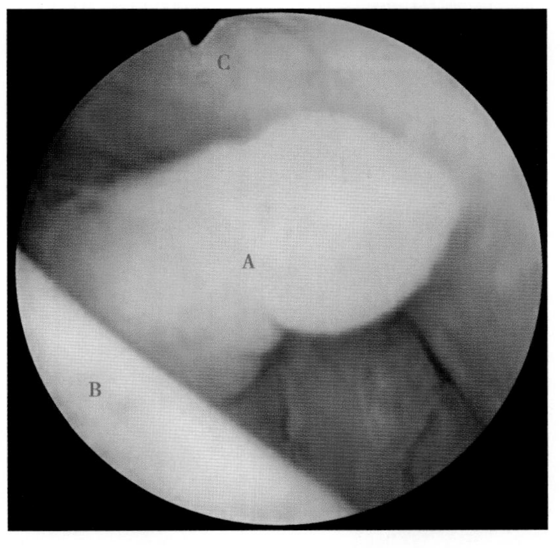


图 70-35 附睾头部肿块肿大变形、血管增粗
A. 附睾头部肿块;B. 睾丸;C. 阴囊壁。

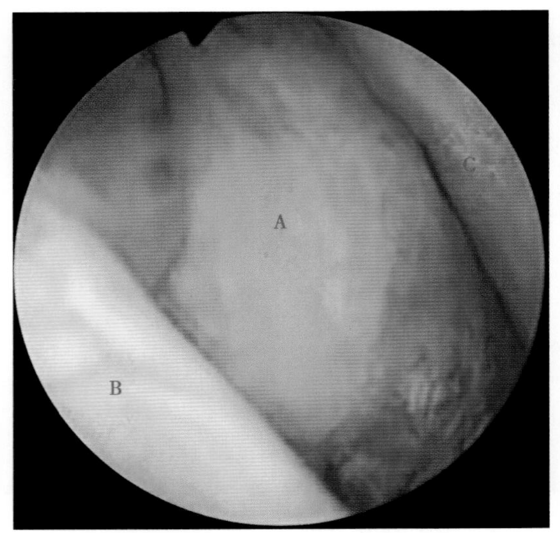


图 70-36 A. 附睾头部肿块；B. 睾丸；C. 阴囊壁

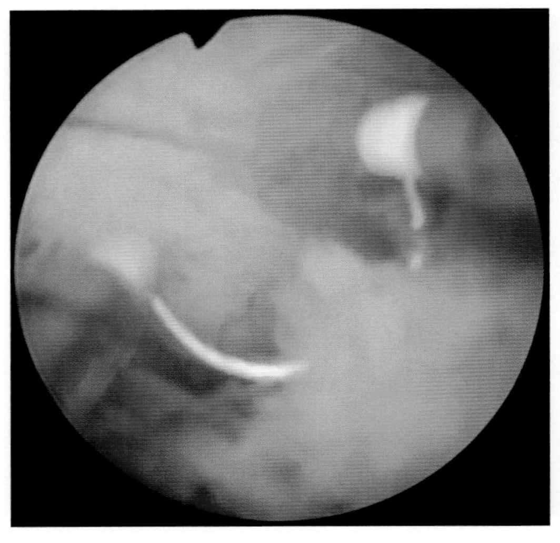

图 70-38 电切环伸入肿块后侧拖动电切环由肿块突出部位开始切除

### （四）镜下电刀切除肿块

完整观察阴囊内结构及明确肿瘤大小和位置后，安装电切环进镜（图 70-37）。术中应注意辨认组织特点和切除深度，切除肿块时避免损伤阴囊内壁，睾丸，精索等邻近组织或器官。将电切环伸入肿块后侧后轻微拖拉电切环逐步切除肿块（图 70-38）。利用电切环推开肿块表面絮状组织或已切除下来的组织碎块，保持视野清楚（图 70-39）。出现小出血点及时电凝止血（图 70-40）。在靠近阴囊壁睾丸等部位时小幅度拖动电切环以免损伤其他部位（图 70-41），因出血导致视野模糊时及时调节冲洗液流速，保持视野清晰及阴囊保持充盈状态（图 70-42）。切除肿块后再次完整观察阴囊内结构，确认肿块切除完整，无明显出血，阴囊内其他结构无明显损伤（图 70-43）。

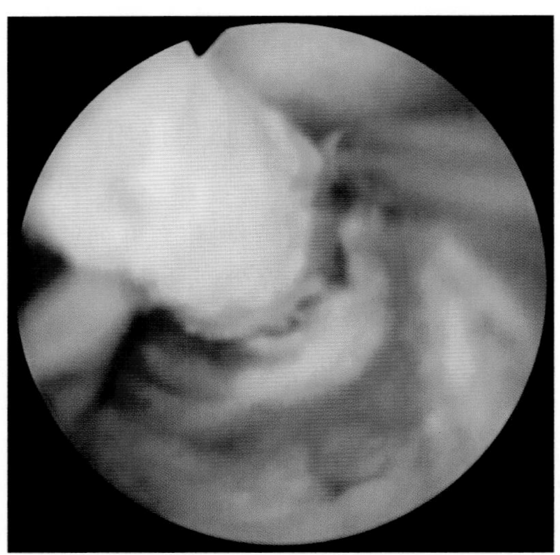

图 70-39 电切环及时推开组织碎块保持视野清楚

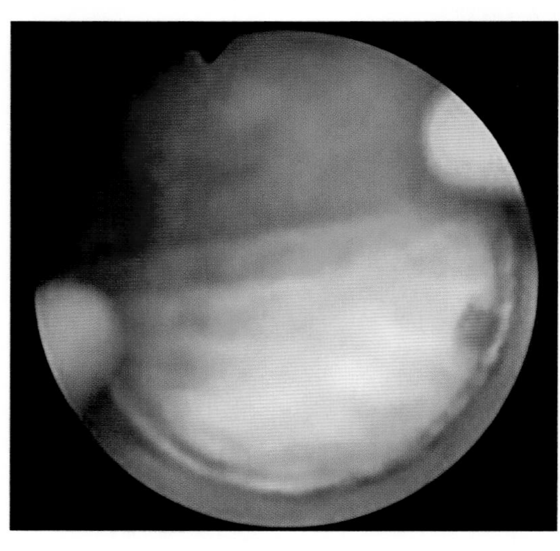

图 70-37 安装电切环，再次进镜

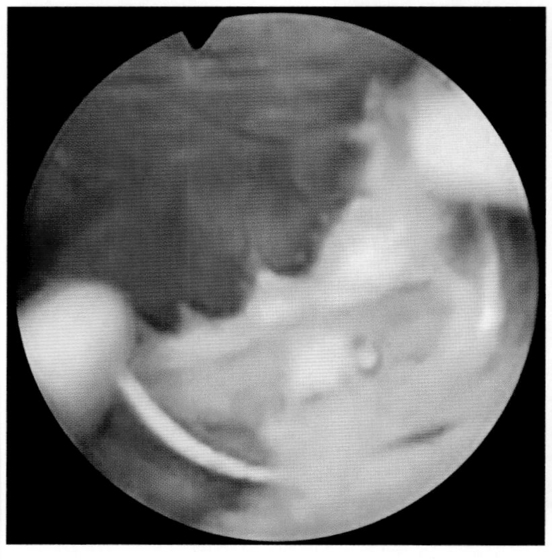

图 70-40 出现小出血点及时电凝止血

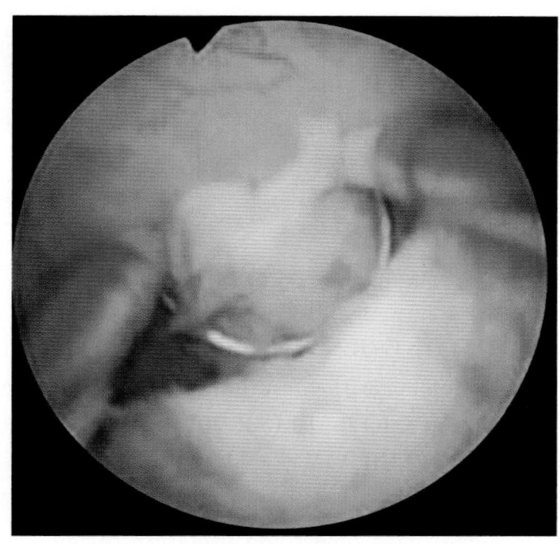

图 70-41　注意切除动作的幅度大小，以免损伤周围组织

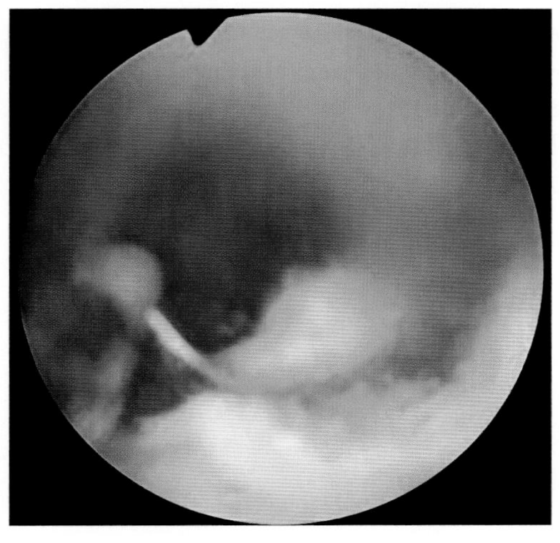

图 70-42　野模糊时调节冲洗液流速保持视野清晰及阴囊保持充盈状态

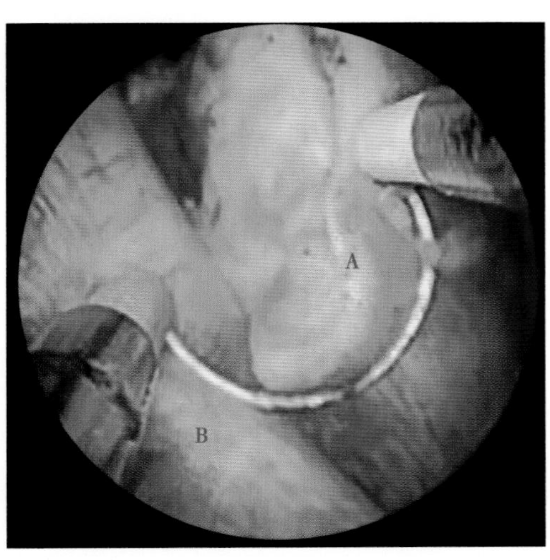


图 70-43　术毕观察，创面平整，肿块切除干净，无明显出血，阴囊内其他结构无损伤

A. 附睾头部肿块切除后体部残端；B. 睾丸。

**（五）操作技巧**

术中保持视野清晰可见 如视野不清晰，可调节冲洗液流速或退镜。对于创面出血可对出血点进行点对点的电凝止血，对于隐蔽部位或陷窝内的出血点可以由辅助手从阴囊外壁辅助按压阻挡视线的隆起部分，或将隆起部位切除后暴露出血点再止血。出血量较大时可改变电切镜位置，稍退镜，增加冲洗液流速，待视野清晰后再止血。

**（六）冲洗出组织碎块**

术毕排空鞘膜腔内灌注液，用艾力克冲洗器冲洗阴囊鞘膜腔内组织碎块并送检（图 70-44）。放橡皮片引流，切口不予缝合或缝合 1~2 针。术后托起阴囊，24 小时后拔除橡皮片。

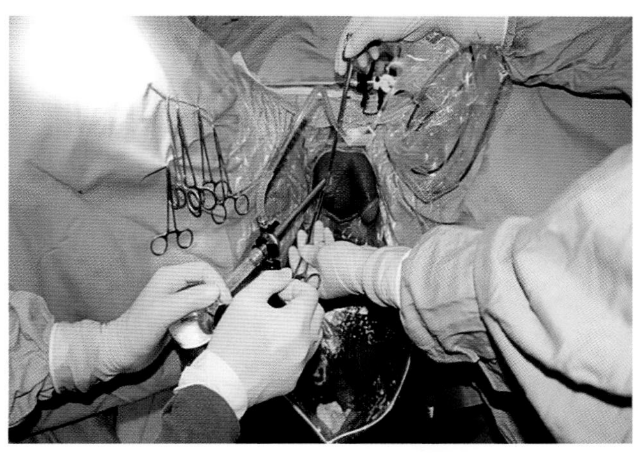

图 70-44　冲洗出组织碎块

## 二、术中注意事项

**（一）保持视野清晰**

保持灌注液持续的流速和恒定压力，保持视野清晰，降低手术并发症，缩短手术时间。出血导致视野模糊时调整冲水速度，旋转或后撤内镜并及时电凝止血。

**（二）助手配合**

助手提起固定的组织钳全力配合。

**（三）辅助手的作用**

辅助手固定阴囊，保持阴囊内结构位置稳定，同时触摸肿块确定肿块位置及大小，并摆动睾丸等组织以暴露肿块。

**（四）观察重点**

肿块大小及位置，与阴囊壁，睾丸，精索等的关系。

## 三、术后并发症与处理

（一）术后采用阴囊托托起阴囊。

（二）预防性使用抗生素。

（三）术后伤口换药。

（四）术后根据伤口情况拔出引流条，一般24~48小时内拔出，当伤口引流较多或阴囊水肿明显者，可更换引流条，择期拔出。

（五）术后根据病理学结果采取其他相应的辅助治疗。

（六）术后定期复查。

## 四、结语

附睾肿瘤相对于其他泌尿系肿瘤发病率低，临床比较少见，常为单侧发病，双侧少见。绝大多数属于原发性良性肿瘤。附睾肿瘤以腺瘤样瘤、平滑肌瘤最常见，其次是错构瘤、血管瘤、脂肪瘤。恶性肿瘤少见，常为肉瘤，其次是腺癌、胚胎癌。继发性附睾肿瘤多为精索、睾丸及鞘膜肿瘤的直接浸润，前列腺癌的逆行转移或全身恶性肿瘤的扩散。附睾肿瘤利用阴囊外触诊可确定其大小范围。电切后可再用手触摸附睾肿瘤是否已被切除，避免肿瘤残存。阴囊镜下附睾肿块电切是指在镜下可直视见到肿块且估计在镜下达到电切效果的新术式。

（杨金瑞）

## 参考文献

[1] BIN Y, YONG-BAO W, ZHUO Y, et al. Minimal hydrocelectomy with the aid of scrotoscope: a ten-year experience[J]. Int Braz J Urol, 2014, 40(3): 384-389.

[2] WANG Z, WEI YB, YIN Z, et al. Diagnosis and management of scrotal superficial angiomyxoma with the aid of a scrotoscope: case report and literature review[J]. Clin Genitourin Cancer, 2015, 13(4): e311-e313.

[3] YANG JR, WEI YB, YAN B, et al. Comparison between open epididymal cystectomy and minimal resection of epididymal cysts using a scrotoscope: a clinical trial for the evaluation of a new surgical technique[J]. Urology, 2015, 85(6): 1510-1514.

[4] 杨金瑞. 阴囊镜手术学[M]. 北京：人民卫生出版社，2016.

# 第七十一章

# 阴囊及附睾肿瘤

## 第一节 概 述

睾丸各叶的精曲小管向睾丸后缘汇集成精直小管,相互吻合为睾丸网,再汇合成8~15条输出小管,从睾丸后上缘穿出与附睾头部连接。附睾的实质主要由输出小管和附睾管组成。输出小管管壁上皮包括两种细胞:高柱状纤毛细胞和低柱状细胞,两者成组相间排列,故管腔面不规则。上皮细胞有分泌功能,并能吸收消化管腔内物质,高柱状细胞的纤毛可向附睾管方向摆动,有助于精子排出。附睾管上皮为假复层纤毛柱状,由主细胞和基细胞组成,管腔规则,主细胞游离面有粗而长的静纤毛,细胞有分泌和吸收功能上皮基膜外有薄层环行平滑肌。

附睾肿瘤极少见,它可分为原发性和继发性两类,原发性占多见;继发性附睾肿瘤多为阴囊内其他组织的恶性肿瘤直接浸润以及前列腺癌,肾癌、肝癌、肺癌、恶性淋巴瘤等全身性扩散转移所致。附睾肿瘤病理类型较为复杂,良性肿瘤有乳头状囊腺瘤、腺瘤样瘤、平滑肌瘤、纤维瘤、纤维假瘤、血管瘤、淋巴管瘤、神经纤维瘤、畸胎瘤等。恶性肿瘤有平滑肌肉瘤、横纹肌肉瘤、淋巴瘤、恶性黑色素瘤、转移癌等。

据文献报道,原发性附睾恶性肿瘤发生率极低,可以在任何年龄段发病,约占男性生殖系肿瘤的2.5%。原发性附睾肿瘤60%~70%为良性,尤以附睾乳头状囊腺瘤、腺样肿瘤(间皮瘤)为常见。原发性附睾肿瘤多发生于30岁左右,为单侧发病,双侧罕见。附睾肿瘤生长缓慢,常表现为阴囊内无痛性肿块,但也有患者表现为阴囊隐痛及坠胀等,易误诊为附睾其他疾病。无症状附睾肿瘤多为查体或患者无意中触及阴囊内肿块,多为圆形或椭圆形,表面光滑与睾丸边界清晰的实质性包块。术前很难对附睾肿瘤的性质做出判断,通常需要病理检查确诊。因此,一旦对附睾肿瘤作出诊断,应进行胸部X线、胃肠镜、骨盆、腹部CT扫面检查,以排除其他脏器转移癌,因附睾肿瘤恶性肿瘤的转移途径与睾丸肿瘤相同,如腹膜后淋巴结、肺、肝、骨等部位转移。

一般来说,临床诊断上依靠病史及体格检查对附睾肿瘤进行临床诊断很容易导致误诊。超声检查是一项检查迅速、简便,无创并且可以重复检查有效手段。优点是还可了解的肿块大小、累及范围及睾丸有无病变,与附睾结核、慢性附睾炎、精液囊肿,精子肉芽肿等阳性疾病相鉴别,提高了诊断率,降低了误诊率。

手术切除是附睾肿瘤首选的治疗方法。原则上,良性肿瘤可进行单纯附睾或肿瘤切除术。需要指出的是,附睾良恶性肿瘤很难根据一般检查及患者的临床表现做出判定,在手术过程中,一旦怀疑患者为附睾恶性肿瘤,则应进行快速冷冻切片进行病理检查,一旦确诊,在实施根治性恶性附睾肿瘤手术之前,应与患者或家属进行充分沟通,说明手术使患者的获益和对生育的影响和不做手术对患者生命的威胁性。

# 第二节 附睾乳头状囊腺瘤

## 一、病因与病理

附睾乳头状囊腺瘤为泌尿生殖系统少见良性肿瘤,好发于单侧,也可发生双侧。1956年由Sherrick首先报道。此瘤多发生在附睾的头部,来源于附睾的输出管上皮,多见于成年男性,年龄可分布于16~76岁,尤其是性功能活跃期,常为患者偶然发现,肿块缓慢生长,无痛或偶有隐痛下坠感,肿块较大时,可引起同侧睾丸萎缩;影像学超声常表现为附睾内边界清楚、有完整包膜的低回声实性占位,内部回声均质。少数患者可引起附睾输出管梗阻而导致不育。

附睾乳头状囊腺瘤被认为是一种上皮的良性瘤样增生,肿瘤大体包膜均完整,表面光滑,灰白色类圆形,与周围组织无粘连。切面灰白色,质地韧,囊腔大小不一,内为灰红色液体并见细小乳头。镜下见肿瘤由纤维血管间质为轴心的乳头状突起、扩张的导管和微小囊肿及致密的纤维性间质组成。囊壁由单层扁平上皮或低立方上皮构成,囊腔内见乳头,部分形成腺样结构。腔内充满伊红样物质,纤维性间质内见玻璃样变区域及少量炎性细胞。瘤细胞立方状或柱状,胞质透亮清晰。细胞核圆形或卵圆形,大小较一致,不易见核分裂象。免疫表型:肿瘤细胞CK、Calponin、vimentin均阳性。

附睾乳头状囊腺瘤形态学表现为肿瘤由纤维血管间质为轴心的乳头状突起,扩张的导管和微小的囊肿及致密的纤维性间质组成。乳头状突起被覆单层或双层排列的上皮细胞形成腺样结构。囊壁由单层扁平上皮或低立方上皮构成,胞质内含嗜伊红的小液滴。囊腔内可见乳头,有时乳头样突起充满扩张的导管或囊腔。乳头状增生的腺样结构以纤维血管间质为轴心,单层或双层高柱状上皮被覆,表面有纤毛,囊内可见胶质样的蛋白质。纤维性间质内见玻璃样变区域及少量炎性细胞。肿瘤细胞瘤细胞立方状或柱状,胞质淡伊红或透明,细胞核圆形或卵圆形、无异型性,常位于细胞的基底部,可见空泡,透亮清晰,界限清楚,有时呈泡状核,核膜厚,可见核仁。

附睾乳头状囊腺瘤病理组织学有3种基本结构:①排列呈乳头状结构,有纤维血管轴心,被覆两种类型细胞,乳头外层是胞质透明正常核的柱状上皮细胞,乳头内层是胞质嗜酸性核异常的立方上皮细胞;②扩张的导管和微囊有类似乳头的上皮细胞被覆;③纤维性间质有炎细胞浸润。

## 二、诊断要点

### (一)诊断要点

临床上以附睾肿块为主要表现的疾病包括:附睾结核、精液囊肿、附睾囊肿、附睾良性肿瘤及附睾恶性肿瘤等。附睾肿块单纯依靠病史和临床表现诊断比较困难,很容易造成误诊。鉴别附睾肿块主要依赖影像学的手段和病理组织学判定。超声学检查方法简便、易行、无放射性损伤,能清晰显示附睾肿块的部位、大小、形态、质地及其周围组织受累情况等优点,成为诊断与鉴别附睾肿物的首选影像学检查方法。CT扫描,尤其薄层CT对于B超怀疑恶性病变而需要临床分期的患者具有重要临床应用价值,结合MRI可使诊断准确率进一步提高。

本病确诊主要依据病理学检查,组织病理学及电镜观察研究表明附睾乳头状囊腺瘤可能发生于附睾表面上皮的包涵性囊肿,上皮增生分泌使小囊增大,形成腺纤维瘤,增大显著时形成囊腺瘤,标本切面可为实质性、多囊状或海绵状,切面呈灰褐色,可见黄色病灶,囊液为无色透明、黄色等。病灶均为囊性或囊性为主包块,可能与病变体积较大、就诊较晚、囊液分泌较多有关。若病灶表现为囊实性、实性为主或镜下带大量乳头状隆起者,需要注意交界性浆液性囊腺瘤或乳头状癌等可能。

### (二)鉴别诊断要点

附睾良恶性乳头状囊腺瘤的鉴别与分级主要依据病理组织学和细胞学分化及分子标志物的表达特点:①低级别乳头状囊腺癌:呈小管乳头、乳头或囊性,瘤细胞柱状或立方,异型性明显,核分裂多见,细胞层次明显增多,腺体排列紊乱,且向间质内浸润性生长,并易见出血坏死,Ki67高表达。②间皮瘤:特别是高分化乳头状间皮瘤,两者在形态学上相似,均表现以纤维血管间质为轴心的乳头状结构,被覆上皮细胞无异型,但前者乳头表面被覆单层或双层高柱状上皮,且有纤毛,后者被覆单层扁平或立方间皮细胞。③肾透明细胞癌转移:附睾乳头状囊腺瘤的大部分肿瘤细胞胞质透明,需与肾透明细胞转移癌鉴别,原发附睾乳头状囊腺癌临床主要表现多为无痛性肿块、无血尿史,附睾肾癌转移瘤主要表现为有无痛性血尿，组织学特点为肾透明细胞癌间质血管丰富，很少形成致密的纤维性间质，透明细胞的胞膜较清楚。④睾丸网乳头状腺瘤：一种发生于扩张的睾丸网、来源于睾丸网上皮的良性肿瘤，形态类似于支持细胞瘤的小管结构，非常罕见。由小管构成的息肉样结节突向睾丸网扩张的腔内，小管类似于良性支持细胞瘤中的小管。而附睾乳头状囊腺瘤位于附睾，发生于附睾的输出管上皮。⑤转移性乳头状腺癌：多见于胃肠道乳头状腺癌转移，呈乳头状浸润性生长，瘤细胞异型性明显，核分裂多见，出血坏死特征明显。

### 三、外科治疗原则

附睾乳头状囊腺瘤属于良性病变，手术完整切除肿瘤是治疗附睾乳头状囊腺瘤首选方法。基于附睾乳头状囊腺瘤的良性生物学行为，故术后患者预后良好。需要说明的是，由于附睾乳头状囊腺瘤常与希佩尔 - 林道病（von Hippel-Lindau disease，VHL）的表现有一定的相关性，因此，在明确附睾乳头状囊腺瘤诊断和手术前应排除希佩尔 - 林道病，以避免遗漏希佩尔 - 林道病相关肿瘤的可能性。

### 四、结语

附睾乳头状囊腺瘤有可能可合并发生视网膜血管母细胞瘤、肾囊肿、肾透明细胞癌、胰腺及肝囊肿等综合征，即希佩尔 - 林道病。希佩尔 - 林道病是 3 号染色体 2 区 5 带第 5 亚带的基因突变引起的一种少见的常染色体遗传性病变，有家族性发病倾向。本病可发于单侧或者双侧，其中单侧更为常见。因此当诊断为附睾乳头状囊腺瘤，尤其是双侧附睾乳头状囊腺瘤时，应检查患者是否有希佩尔 - 林道病的其他病变，如合并有肾透明细胞癌等。如果患者合并上述病变，应首先考虑是否有希佩尔 - 林道病的可能性。

## 第三节 附睾腺瘤样瘤

### 一、概述

附睾腺瘤样瘤（adenomatoid tumor of epididymis）又称腺样肿瘤，是常见的附睾良性肿瘤，起源于附睾的间皮细胞。据统计约占附睾肿瘤的 50% 以上。多数患者在 20~40 岁发病，青春期前罕见，多无特征性临床表现及实验室检查结果，临床极易误诊和漏诊，偶然触及阴囊内孤立肿物，多数为单发，以附睾尾居多，其次是附睾头，肿块生长缓慢。亦有认为来自中肾管、米勒管等，近年经过免疫组织化学和电镜研究已经证实腺瘤样瘤起源于间皮细胞。

### 二、病因与病理

附睾腺瘤样瘤病因不清，腺瘤样瘤的组织学发生曾经有过众多学说和见解，诸如：来源于脉管源性、Mullerian 上皮、中肾管、间皮、淋巴管等等，故其命名也众所不一。多为单发，肿瘤可位于附睾头部或尾部，肿瘤直径大小表现不一，病灶呈实性结节状，表面尚光滑，无明显包膜，切面灰白或灰黄色，质地韧，多呈编织状或漩涡状纹理，部分肿瘤切面可见细小腔隙形成或腺样结构，或伴有半透明黏液。肿瘤呈圆形，表面光滑，有完整包膜，切面呈灰白色，偶尔可见黄色区域。显微镜下可见腺样结构，组织排列形态不一，差别较大，瘤细胞成条索状，细胞为圆柱状或立方上皮，细胞质内有嗜酸颗粒，细胞核呈圆形或椭圆形。多呈境界不清、小结节样的增生，由大小不等的管样、腔隙样、小囊样结构构成，腺样或腔隙样结构内衬扁平、立方或低柱状上皮细胞，细胞质少量至中等量淡染或空泡样，核多小且显著，可见印戒样细胞，无明显核的异形性，核分裂少见。肿瘤间质为致密或疏松的纤维组织或平滑肌组织，无明显界限，伴有不同程度的平滑肌组织增生，呈束状、编织状排列，或伴有淋巴细胞浸润。电镜观察肿瘤细胞具有明显的微绒毛、桥粒和张力丝，细胞间隙扩张等间皮细胞的分化特征。

### 三、诊断要点

#### （一）临床表现

本病可发生在任何年龄，以青壮年多见。附睾尾部发病比头部高 3~4 倍，侧别差异不大，主要症状为良性无痛性肿物，生长缓慢，肿物呈圆形或卵圆形，体积一般在 1.5~3.0cm，表面光滑，边界清楚与睾丸界限明显，部分呈囊性感，有的伴睾丸鞘膜积液。

#### （二）鉴别诊断

术前诊断一般较困难，容易误诊为慢性附睾炎、附睾结核、精液囊肿，确诊主要依据病理组织学检查。附睾良性肿瘤发病缓慢、病程长、好发于附睾尾部或头部、肿瘤一般不超过 3cm 大小、呈圆形或卵圆形、表面光滑、质地硬韧、无压痛或压痛不明显、常无意中发现，结合临床体征，超声检查结果等特点进行诊断。腺瘤样瘤的鉴别诊断须与血管瘤、平滑肌瘤、转移癌以及神经纤维瘤等进行鉴别，血管瘤腔内可见血液成分，血管内皮细胞 CD34 阳性，平滑肌瘤 SMA 阳性，当肿瘤组织中见有胞质丰富的印戒样细胞时要提示注意与转移癌进行鉴别，转移癌 EMA 及癌胚抗原（CEA）阳性，神经纤维瘤组织中 NF 应阳性表达。腺瘤样瘤常伴有增生的平滑肌组织。

### 四、外科治疗原则

附睾腺瘤样瘤的手术治疗原则是：①在局部麻醉或腰麻下行附睾切除术，完整的切除肿瘤是外科治疗的基本原则；②对未婚或未育青年患者可考虑单纯的肿瘤剜除术，以保留更多的正常附睾组织；③附睾腺瘤样瘤的手术预后良好，一般无复发；④无论是睾丸还是附睾的腺瘤样瘤，采用肿瘤免疫学标志物或冰冻切片检查判定肿瘤性质，以避免不必要的睾丸切除，对患者维持患者内源性睾丸酮激素水平并保留其生育能力是非常重要的。

### 五、结语

附睾腺瘤样瘤为良性肿瘤，切除后均无复发或恶变，通常表现为附睾实性结节，组织形态学观察呈腺样（小管样、腺管样）、血管瘤样、实体性以及囊性。尽管多数肿瘤表现为腺样或血管瘤样瘤，然而同一肿瘤组织内通常可以观察到多种不同组织形态，腺瘤样瘤的囊、管样结构外形弯曲不规则，有不对称收缩，腺腔含有嗜碱性分泌物，管周有上皮样细胞等，手术时注意勿将腺样结构误认为脉管。附睾腺瘤样瘤缺乏特异性临床表现，肿瘤体积较小，组织形态多样性，确诊必须依靠病理组织学以及免疫组织化学染色明确诊断。

## 第四节 附睾间皮瘤

### 一、概述

间皮瘤（mesothelioma）是一种发病率很低的肿瘤，主要发生于浆膜腔，如胸膜、腹膜和心包膜等。恶性间皮瘤发病率更低，原发于附睾的恶性间皮瘤（malignant mesothelioma of epididymis）则极为罕见，因为临床上无特异性症状和体征，进行诊断时应极为慎重，需与其他多种附睾肿瘤相鉴别，方能做出正确诊断。其主要发生在年龄 55~75 岁的中老年男性患者，当然任何年龄段的人群都可能发生，包括儿童。附睾及鞘膜的间皮瘤通常以质硬、无痛阴囊包块且伴以积液形式出现。

### 二、病因与病理

恶性间皮瘤发病原因尚不清楚，一般认为与长期接触石棉有关。研究证实，石棉能够与有丝分裂中的纺锤体相互作用，导致单倍体形成和某种形式的染色体损伤。此外，放射线治疗史、慢性炎症、陈旧性瘢痕、玻璃纤维、病毒感染等也可能是间皮瘤的流行病学因素。

目前大多数学者倾向于间皮瘤来源于多潜能的间叶细胞，间皮细胞具有双向分化的特性，可向上皮细胞及成纤维细胞方向分化。间叶组织在胚胎时期形成体腔上皮，再逐步发育成间皮细胞，分布于鞘膜、胸膜、腹膜、心包等处。免疫组织化学检查是鉴别间皮瘤的重要方法，calretinin 对间皮瘤的诊断灵敏度较高，是最特异性的标志。

恶性间皮瘤大体标本可见肿瘤病灶与周边组织无明显的分界线，呈淡白色或浅黄色，其中伴杂着硬的、凹凸不平的、易碎的结构，常伴有出血和坏死。

恶性间皮瘤显微镜下的表现特点包括：①恶性间皮瘤具有较一致的上皮样细胞特征，在纤维母细胞、纤维细胞和胶原纤维组织中，可见片状及条索状或巢团状分布的上皮样瘤细胞团，部分区域瘤细胞排列成不规则腺管状、腺囊状及腺管乳头状，部分区域瘤细胞则呈融合性生长；②实质间皮瘤有小的或面积较大的梭状细胞、类似于肉瘤细胞形态，有的在肿瘤乳头状区可见砂砾体；③根据肿瘤构成的成分，间皮瘤主要分为上皮型、纤维型及混合型三种组织类型；④一般认为，石棉诱发的间皮瘤以混合型居多，局限型多为纤维型，边界清楚，多为良性，弥漫型多为上皮型，恶性程度高，表现为乳头状、斑块状或结节状。

### 三、诊断要点

附睾原发性恶性间皮瘤主要发生在中老年男性患者，临床无特征性表现，部分患者可有阴囊内包块、积液、疼痛及膀胱刺激等症状，病变主要位于阴囊内，瘤体直径可达6~12cm，可侵及睾丸组织、精索及附睾周围软组织。约50%患者出现积液和肿块本身逐渐增大，多数肿瘤通过睾丸切除术治疗并行病理诊断明确。

附睾间皮瘤可导致腹股沟或腹部结构转移受侵犯，乳头状间皮瘤几乎为良性，但是，那些含有多种复合结构的肿瘤可能复发甚至转移。由于间皮的多潜能分化功能使恶性间皮瘤的形态比较复杂，需与附睾原发或转移性肿瘤、反应性间皮细胞增生及其他梭形细胞肿瘤进行鉴别。注意病理组织取材要多点，仔细寻找肿瘤细胞双向分化的特征，并可通过免疫组化技术提高附睾良恶性间皮瘤的诊断准确性。

### 四、外科治疗原则

间皮瘤科治疗原则包括：①间皮瘤因术前通常不能明确诊断，故临床上多首先采用局部肿物切除术，但术中应注意切除范围要足够；②附睾原发性恶性间皮瘤属于预后差的男性生殖系统肿瘤，一般认为手术切除是主要的治疗方法；③对有恶性潜能的间皮瘤，由于有侵犯精索及阴囊的可能，多数研究者建议采用经腹股沟管的高位睾丸切除术，甚至切除半侧阴囊；④由于附睾原发性恶性间皮瘤罕见，对其研究尚缺乏系统性，故对于间皮瘤术后患者仍需进行随访观察。

## 第五节 阴囊佩吉特病

### 一、概述

阴囊是胚胎时尿生殖沟两侧的皱襞逐渐融合而成，阴囊中隔将其分为左右两部分。阴囊皮肤薄而多皱，平时处于收缩状态，其内包容睾丸、附睾及精索等。阴囊壁是下腹壁皮肤的延续，其发生肿瘤的生物学特性基本与其他部位的皮肤组织相似，分为良性与恶性两大类。佩吉特病（Paget’s disease）是一种较少见的皮肤恶性肿瘤，由英国医师Paget于1874年首次报道，其特征是皮损呈湿疹样变，组织中可见Paget细胞，发生于乳头及乳晕部的称为乳房佩吉特病（mammary Paget’s disease，MPD），其他发于生外阴、肛周、阴囊、腋窝等汗腺丰富的区域部位的称为乳房外佩吉特病（extramammary Paget’s disease，EMPD），乳房外佩吉特病比较少见，女性外阴是女性最常见的受累部位，其次是男性肛周和阴囊部位，也可累及尿道、膀胱、直肠和前列腺。

阴囊佩吉特病（Paget’s disease of scrotum，PD）极易被误诊为阴囊慢性湿疹、皮炎和股癣，容易延误病情。对阴囊部位久治不愈的慢性湿疹且病灶在逐步扩大的，应考虑到佩吉特病的可能。及时行病理检查，同时须与皮肤原位癌、皮肤鳞癌、增殖性红斑、放射性角化病相鉴别，病变部位常有渗出及继发感染。

### 二、病因与病理

MPD和EMPD临床特征类似于炎症和感染性皮肤病，常有湿疹样外观，但是病因不明，因此佩吉特病、Paget癌、湿疹样癌等多种名称沿用至今。组织病理检查为本病主要的早期诊断方法，镜下见Paget细胞为本病组织病理的主要特点，Paget细胞较大，形状不规则，胞质淡染，核呈圆形或椭圆形，部分可见核分裂象，可散在分布于表皮内，也可呈巢状，少数累及毛囊。免疫组化证实MPD细胞和其下的浸润性导管癌和导管内癌具有相同的免疫活性，CEA表达均阳性，为较稳定表达的标志物，其他如CK7、EMA等也可有程度不同的阳性表达。

### 三、诊断要点

佩吉特病变通常是红斑斑块，与正常皮肤的边界清楚，可以无症状，或瘙痒或伴随灼痛。组织学上发现染色的腺细胞角蛋白、上皮膜抗原和癌胚抗原的上皮存在空泡的Paget细胞就可以确诊。典型佩吉特病的临床表现及镜下特征诊断并不困难，但是部分皮损特点不是很典型的病例，常被误诊为湿疹、鳞状细胞癌、股癣、体癣及恶性黑色素瘤等。因此对于病程较长、对抗组胺药及外用糖皮质激素治疗效果不佳的患者，应早期行皮损组织病理检查。

### 四、外科治疗原则

阴囊佩吉特病病灶大多数边界清楚，治疗以手术为主，手术切缘距病灶边缘至少需要2cm，病灶切除深度应至深筋膜，必要时可切除睾丸、阴茎全部。有腹股沟淋巴结转移者，可行单侧或双侧腹股沟淋巴结清除术。手术需注意以下问题：①呈多处病灶或伴有继发感染而导致边缘不清；②高龄患者病灶过大或复发病灶，而其又无法耐受创伤较大的皮瓣及肌皮瓣修复术，导致切除范围过于保守，导致切缘阳性，故术中对可疑病灶者须行快速冰冻切片检查；

③阴囊佩吉特病行广泛切除或行腹股沟淋巴结清除术后,创面一般均能直接缝合或利用剩余阴囊皮肤缝合,但对创面缺损较大的患者,亦可运用下腹筋膜皮瓣或腹直肌岛状肌皮瓣进行修复;④手术后患者肿瘤复发率极高,故对切除后的标本应再行组织病理检测,以判断是否切除干净,如有淋巴结转移者应行转移淋巴结清扫;⑤对于合并内脏恶性肿瘤、出现远处转移或不宜行手术治疗的佩吉特病患者可进行化疗。常用于乳房外佩吉特病的化疗药物有:顺铂、氟尿嘧啶、多西他赛及表柔比星等。放疗可以作为佩吉特病的治疗方案或术后复发的辅助治疗。

## 五、结语

阴囊阴茎佩吉特病是一种少见的、进展缓慢的皮肤恶性肿瘤,早期发现、早期治疗预后较好,若术前发现有淋巴结转移,则预后差。所以早期发现、早期治疗是关键。对于久治不愈的阴囊、阴茎湿疹样病变,皮肤科医师和泌尿外科医师要考虑阴囊阴茎佩吉特病的可能性,及时实施组织活检是早期发现、早期诊断的关键。目前认为,影响乳房外佩吉特病预后的主要因素包括:①病变浸润至真皮乳头层或皮下组织;②原位癌;③淋巴结转移;④切缘阳性;⑤是否合并内脏癌。

(李月明)

## 参考文献

[1] CAI H,XU W,YU B,et al. Docetaxel combined with cisplatin for metastatic extramammary Paget's disease [J]. Clin Genitour Ca,2018,16(4):e899-901.

[2] CARBOTTA G,SALLUSTIO P,PRESTERO A,et al. Perineal Paget's disease:A rare disorder and review literature [J]. Annals Med Surg,2016,9(6):5.

[3] CHEN D,YU Z,NI L,et al. Adenomatoid tumors of the testis:a report of two cases and review of the literature [J]. Oncology Letters,2014,7(5):1718-1720.

[4] DAMLE R P,SURYAWANSHI K H,DRAVID N V et al. Adenomatoid tumor of epididymis—a case report [J]. Int J Health Sci Res,2014,4(5):310-313.

[5] HASSAN WA,UDAKA N,UEDA A,et al. Neoplastic lesions in CADASIL syndrome:report of an autopsied Japanese case [J]. Intern J Clin and Experi Patho,2015,8(6):7533-7539.

[6] HSU LN,SHEN YC,CHEN CH,et al. Extramammary Paget's disease with invasive adenocarcinoma of the penoscrotum:case report and systematic review [J]. Urol Sci,2013,24(3):30-33.

[7] JAMES T,QIUYU J,MICHAEL B,et al. Xanthogranuloma of the epididymis [J]. Urol Case Reports,2018,17(1):50-52.

[8] KOJIC D,VUKOTIC V,BORICIC I,et al. Evaluation of indolent epididymal mass adenomatoid tumor of the epididymis [J]. Arch Bio Sci,2014,66(3):1041-1045.

[9] MORENTE GB,CASTRO AM,COLMENERO CG,et al. Extramammary Paget disease:a report of 10 cases [J]. Actas Dermosifiliogr,2015,106(1):e1-e5.

[10] OGATA D,HOKAMA Y,TSUCHIDA T. Successful treatment of bilateral multiple lymph node metastases in extramammary Paget's disease with surgery and sequential chemotherapy of S-1 and docetaxel [J]. J Dermatol,2015,42(6):1193-1194.

# 第七十二章

# 阴囊部炎性疾病与外科治疗

## 第一节　急性睾丸炎

### 一、病因与病理

急性睾丸炎通常由细菌或病毒引起，单纯急性睾丸炎临床相对罕见。由于睾丸有丰富的血液和淋巴液供应，对细菌感染的抵抗力较强，所以睾丸本身很少发生细菌性感染，大多数继发于同侧附睾炎的局部扩散，所以又称为附睾-睾丸炎。引起睾丸炎的原因很多，譬如细菌或病毒感染、外伤都可以引起。常见的致病菌是大肠杆菌、链球菌及假单胞菌等。病毒可以直接侵犯睾丸，最多见是流行性腮腺炎病毒，这种病原体主要侵犯儿童的腮腺。患者往往在流行性腮腺炎发病后不久，出现病毒性睾丸炎。在年轻的性活跃男性中，性传播疾病可能导致急性睾丸炎。非感染性睾丸炎通常是特发性或与创伤有关，少见于自身免疫性疾病。

### 二、诊断要点

#### （一）临床表现

急性睾丸炎患者临床表现为患侧睾丸肿胀、触痛明显，并有阴囊、大腿根部以及腹股沟区域放射痛，伴恶心、呕吐及腹部不适，并常见高热、畏寒症状。部分细菌性睾丸炎患者触诊有积脓的波动感，常伴有阴囊皮肤红肿和阴囊内鞘膜积液。急性睾丸炎患者建议行阴囊超声检查，以排除睾丸扭转及睾丸肿瘤。

#### （二）多普勒超声

彩色多普勒超声检查是一种无创、快速、精准的诊断方法，在鉴别诊断中也甚为重要。在急性睾丸炎诊断中彩色多普勒超声检查主要表现为血流信号显著增多，血流速度或阻力指数降低（图 72-1）。需要指出的是，急性睾丸炎在发病初期常与睾丸扭转仅从临床表现上较难鉴别，特别是间歇性或部分睾丸扭转易导致误诊为急性睾丸炎。当临床高度怀疑睾丸扭转，而又不能排除急性睾丸炎时，临床医师应考虑手术探查，以免延误睾丸扭转的挽救时间。

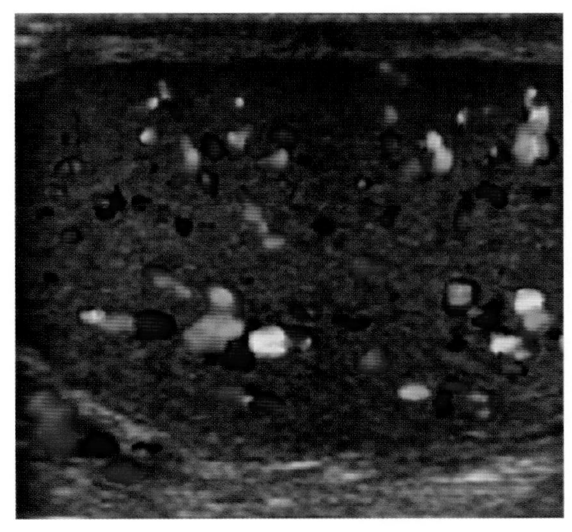

图 72-1　急性睾丸炎的彩超影像

### 三、外科治疗原则

#### （一）急性睾丸炎一般治疗

包括卧床休息，适当托高阴囊，局部热敷，使用退热镇痛药物。阴囊皮肤肿胀明显，用 50% 硫酸镁溶液湿敷，以利局部炎症消退。疼痛剧烈者如止痛药效果不佳，可于患侧注射局麻药物行精索封闭治疗。

#### （二）抗生素与外科处理

急性睾丸炎大多数是一种睾丸急性感染性炎

症，外科处理原则包括：①急性睾丸炎症状较轻的患者，建议给予口服广谱或对革兰阴性菌敏感的抗生素治疗，如氟喹诺酮类药物或头孢菌素类抗生素，并结合中药癃清片或宁必泰治疗；②由腮腺炎引起的急性睾丸炎除一般治疗外，应给予抗病毒药物或中成药板蓝根冲剂；③如有局部脓肿形成，可行经皮穿刺引流或切开引流处理，术后应根据细菌培养结果选择有效的抗生素治疗。

### 四、结语

急性睾丸炎通常由细菌或病毒引起，可根据病因给予敏感抗生素或抗病毒药物治疗。急性睾丸炎通常与睾丸扭转难以鉴别，建议行阴囊彩超检查，必要时需手术探查。

## 第二节　附　睾　炎

### 一、概述

附睾炎是一种常见的男性生殖系统感染疾病，临床上分为急性附睾炎和慢性附睾炎两类。急性附睾炎合并睾丸炎时，表现为阴囊部位突然性疼痛可伴有发热，单纯性附睾炎患者，其临床表现为阴囊坠痛、附睾肿胀，触痛明显，可及附睾硬结等。部分患者因急性期未能彻底治愈而转为慢性，表现为患侧阴囊隐痛，有胀坠感，部分患者存在继发性鞘膜积液。附睾的炎症可影响附睾功能，附睾内环境改变，而影响精子成熟，或因炎症导致附睾管堵塞，影响精子的输出，这些因素均可造成男性不育。

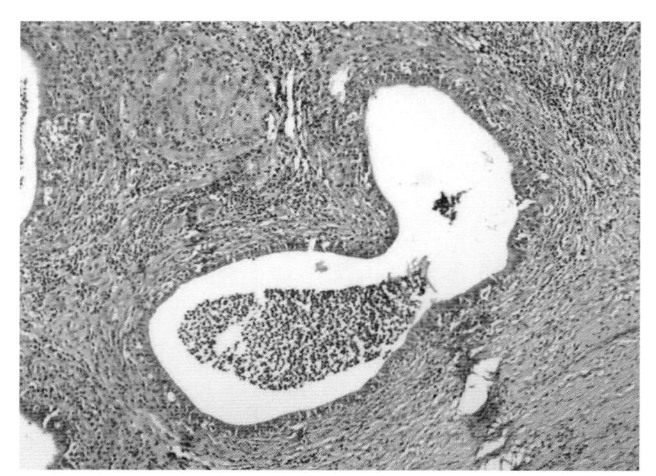

图 72-2　附睾炎的病理组织学表现

### 二、病因与病理

急性附睾炎多因尿路感染的病原体沿射精管和输精管进入附睾所致。经尿道手术操作、频繁导尿、前列腺术后留置尿管等均是引起附睾炎的常见病因。急性附睾炎治疗不当可反复发作，转为慢性附睾炎。常见的致病菌以大肠杆菌多见，其次是变形杆菌、葡萄球菌、肠球菌及铜绿假单胞菌等，淋病奈瑟球菌和沙眼衣原体也可引起急性附睾炎。此外，细菌也可经淋巴管或血行感染侵入附睾引起附睾炎，临床相对少见。附睾炎可发生在一侧或双侧，以一侧多见。附睾炎常先从附睾尾部发生，附睾管上皮水肿、脱屑、管腔内出现脓性分泌物，然后经间质浸润至附睾体部和头部，并可形成微小脓肿(图 72-2)。晚期瘢痕组织形成，附睾管腔闭塞，故双侧附睾炎是造成男性不育较为常见的原因。

### 三、诊断要点

#### (一) 临床表现

依据发病时间和病程，临床上将附睾炎分为急性附睾炎和慢性附睾炎两类，其急性附睾炎临床表现为患侧阴囊胀痛、沉坠感，下腹部及腹股沟部有牵扯痛，站立或行走时加剧。患侧附睾肿大，有明显压痛。当患者阴囊疼痛、附睾睾丸肿大，患侧的精索增粗，触痛明显，突发高热伴血常规白细胞数显著升高时，应考虑急性附睾睾丸炎的诊断。

#### (二) 阴囊多普勒超声检查

在急性附睾炎的诊断，尤其是鉴别诊断上具有重要的价值：①急性附睾炎时，B 超显示附睾弥漫性均匀肿大，也可局部肿大，多见于尾部，呈结节状，内部回声不均匀，光点增粗，回声强度较睾丸低，边境界模糊(图 72-3)；②慢性附睾炎较多见，部分患者因急性期未能彻底治愈而转为慢性。患者常感患侧阴囊隐痛，有胀坠感，疼痛常牵扯到下腹部及同侧腹股沟，有时可合并继发性鞘膜积液。检查时附睾常有不同程度的增大、变硬及结节形成。有轻度压痛，同侧输精管可增粗。部分患者阴囊多普勒超声检查发现阴囊壁粘连，阴囊壁增厚，常伴有同侧或双侧鞘膜积液。

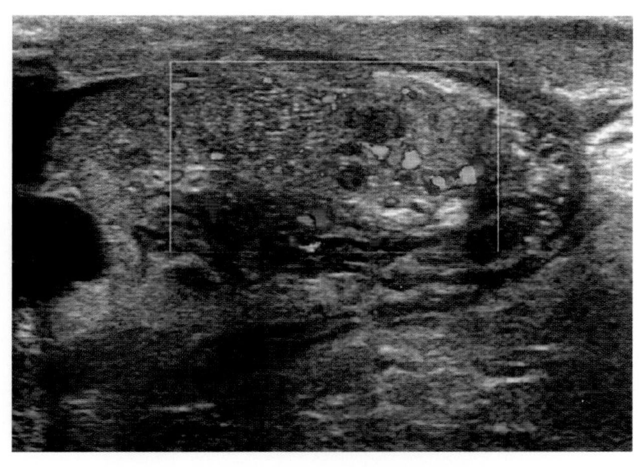

图 72-3 急性附睾炎的超声影像表现

## 四、外科治疗原则

### (一) 急性附睾炎的治疗

1. 一般处理 卧床休息,适当托高阴囊以减轻疼痛症状。疼痛剧烈者可用止痛药,局部热疗可缓解症状,促进炎症消退。急性附睾炎早期可用冰袋局部冷敷,避免性生活和体力劳动。

2. 抗菌药物 应选择敏感抗生素足疗程用药,通常静脉给药 1~2 周后,口服抗菌药物 2~4 周,预防转为慢性炎症。

3. 若抗生素治疗无效 疑有睾丸缺血者,必要时可行探查手术,纵行或横行多处切开附睾脏层鞘膜减压,术中应注意避免伤及附睾管。

### (二) 慢性附睾炎的治疗

慢性附睾炎单纯药物治疗效果欠佳,可给予局部热敷等物理治疗。如有慢性前列腺炎,必须同时进行治疗。对于多次反复发作者,可考虑行附睾切除术。

## 五、结语

急性附睾炎若治疗及时,一般不留后遗症或仅留下极小的病理损害。治疗不及时,可演变成脓肿,导致附睾组织的严重破坏。部分附睾炎可引起继发性改变,如附睾的瘢痕性硬化、附睾纤维化、附睾管狭窄或闭塞。

# 第三节 附睾及睾丸结核

## 一、概述

附睾结核又称结核性附睾炎,是临床最常见的男性生殖系统结核,与泌尿系统结核关系密切,常合并肾结核,可伴有前列腺结核。睾丸结核常继发于附睾结核,少数病例可由血行播散引起,单纯睾丸结核极为罕见。亦有报道称膀胱灌注减毒卡介苗也可引起睾丸、附睾结核。附睾结核可导致附睾管和近端输精管不全或完全性梗阻,临床表现为少精或无精,可导致不育。

## 二、病因与病理

附睾结核主要由血行感染引起,可伴有泌尿系统结核,也可独立存在。结核分枝杆菌通过血源性扩散到达附睾,在附睾上皮内形成结核结节,引起慢性炎症反应,随后导致附睾管纤维化并可能使管腔闭塞。附睾结核病变多在附睾尾部,并可累及输精管,导致输精管增粗呈串珠状。

附睾及睾丸结核镜下的主要病理学改变主要为肉芽肿、干酪样变和纤维化。附睾结核时可见附睾肿大,切面见散在或融合性灰黄色干酪样坏死灶,大小不规则的干酪样坏死灶围绕以结核性肉芽组织。附睾的干酪样变蔓延至附睾外,与阴囊粘连,形成寒性脓肿,破溃形成窦道。附睾结核可蔓延至睾丸,引起睾丸结核。结核结节在生精小管上皮内以及睾丸的结缔组织隔膜内形成(图 72-4)。受累的睾丸组织最终被干酪样物质和纤维化所取代。睾丸固有膜受累时,可有炎性渗出液。

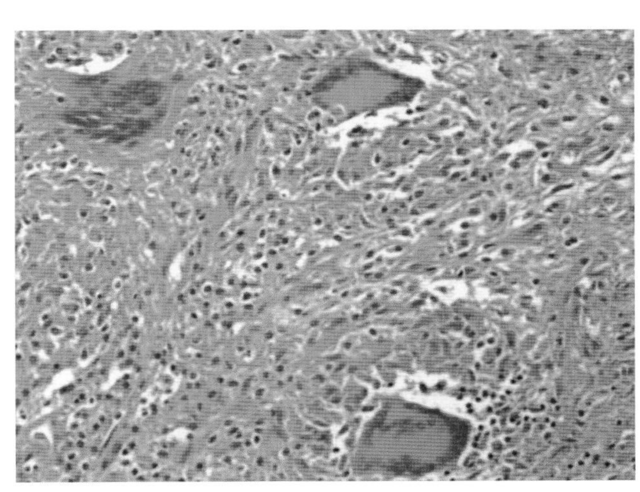

图 72-4 睾丸结核的病理组织学表现

## 三、诊断要点

### （一）临床表现与体征

附睾结核临床多表现为慢性附睾炎，有阴囊皮肤瘘管形成是附睾结核的特异性表现。附睾结核一般进展缓慢，多发于附睾尾部，附睾逐渐肿大，无明显疼痛。肿大的附睾可与阴囊粘连形成脓肿，出现局部红、肿、热、痛，脓肿破溃流出干酪样坏死物后，形成窦道。体检附睾尾部可触及大小不等的硬结，严重者附睾、睾丸分界不清，输精管增粗，呈串珠状。单纯睾丸结核极少，常和附睾结核同时发生。常无明显临床症状，部分患者睾丸实质内可触及硬结，或睾丸肿大、疼痛明显。痛性睾丸肿大可能是睾丸结核唯一的就诊症状。

### （二）实验室检查

①尿常规检查：脓尿、蛋白尿和血尿是附睾及睾丸结核最常见的尿液异常；②附睾及睾丸结核患者的确诊需要结核分枝杆菌培养，结核分枝杆菌培养还可以帮助评估结核分枝杆菌的生物学活性。但尿结核分枝杆菌培养操作复杂，耗时偏长，且阳性检出率低。临床常用结核菌素试验和尿沉渣抗酸染色，但敏感性及特异性均有待提高。干扰素释放分析技术（T-SPOT）对本病的诊断具有较高的敏感性。

### （三）超声检查

对诊断附睾及睾丸结核具有一定的临床价值。附睾结核超声表现为低回声结节，可单发或多发，外形不规则，边界不清晰，内部回声不均匀（图 72-5）。当附睾结核侵及睾丸时，超声可表现为具有特征性的散在点状钙化灶伴声影（图 72-6）。附睾或睾丸穿刺活检建议慎用。

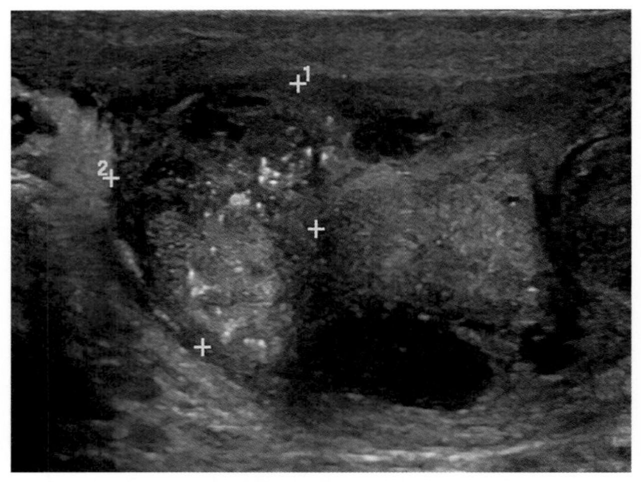

图 72-5　附睾结核的超声影像表现

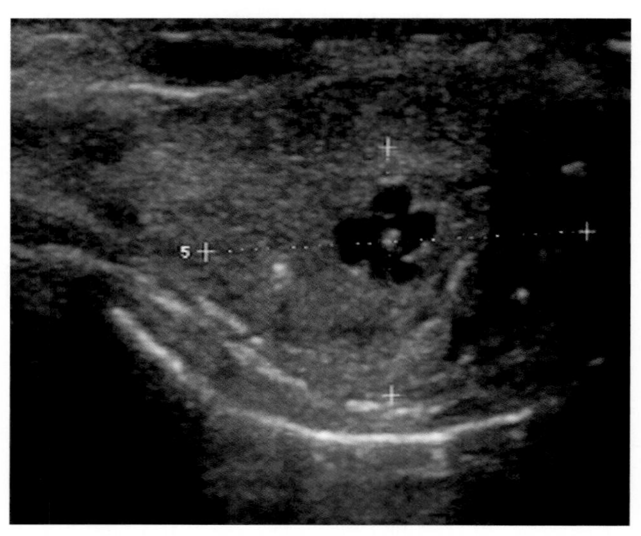

图 72-6　睾丸结核的超声影像表现

## 四、外科治疗原则

附睾及睾丸结核药物治疗效果较好，早期附睾结核药物治疗可治愈，免于手术治疗。抗结核药物治疗遵循五项原则：早期、联用、适量、规律、全程使用敏感药物。推荐方案：标准短程方案 2HRZ/4HR：前 2 个月为强化阶段，服用异烟肼 300mg/d、利福平 450mg/d、吡嗪酰胺 1 500mg/d；后 4 个月为巩固阶段，口服异烟肼和利福平。如果药物治疗效果不明显，局部干酪样坏死严重，病变较大伴有脓肿形成，可行附睾切除术。睾丸正常者术中尽量保留睾丸，累及睾丸者需同时行睾丸、附睾切除。围手术期必须应用抗结核药物，一般建议手术前用药至少 2 周以上，待血沉、病情稳定后手术治疗，手术后继续用抗结核药物 3 个月以上。

## 五、结语

附睾及睾丸结核对于患者生育能力有较大影响，由于生精小管的堵塞或后期睾丸的萎缩，精子的数量和活动性都会下降。药物治疗期间应定期查尿常规、肝功能及详细的体格检查。停药后也应长期随访，定期行尿液检查。

# 第四节　阴囊坏死性筋膜炎

## 一、概述

阴囊坏疽是阴囊皮下组织发生的一种严重的急性坏死性筋膜炎，临床中相对较罕见，因最早由Fournier在1885年描述，故又称为Fournier坏疽或突发性阴囊坏疽。阴囊坏疽起病急，部分患者可快速进展至感染性休克而致死，有报道指出该病的病死率高达13%~45%。

## 二、病因与病理

阴囊坏疽通常由多种细菌混合感染所致，常见的如革兰氏阳性球菌(金黄色葡萄球菌、溶血性链球菌等)、革兰氏阴性杆菌(大肠埃希菌、克雷伯菌、变形杆菌等)及厌氧菌(拟杆菌属)。细菌在阴囊皮肤下的浅筋膜层快速增殖，并沿筋膜层迅速传播引起皮下组织闭塞性脉管炎，进而导致组织坏死。

病菌主要有三个侵入途径：①阴囊皮肤损伤或感染后病原菌经阴囊皮肤直接侵入；②以尿道周围腺体感染为主的尿道感染向周围蔓延，在穿破阴茎深筋膜(巴克筋膜)后，继续沿阴茎阴囊的Darto筋膜或会阴浅筋膜(科利斯筋膜)及腹壁Scarpa筋膜进展播散；③腹膜后感染或肛周脓肿蔓延至阴茎阴囊。

阴囊坏疽所致的阴囊坏死性筋膜炎可扩散至阴茎、会阴、腹股沟管及腹部，感染及炎症伴随的闭塞性脉管炎及血栓使组织缺血、缺氧而坏死，细菌及毒素入血后可致毒血症、脓毒血症甚至感染性休克，进而出现多器官功能障碍综合征(MODS)。

## 三、诊断要点

### (一) 临床表现与特点

阴囊坏疽可发生于任何年龄，但以中老年患者居多。起病急骤，且常发生于夜间，患者因阴囊剧痛感而惊醒。病变初起时表现为阴囊皮肤局部红肿和疼痛，而在短暂的数小时内即可发展至阴囊水肿、紧张、发亮，继而阴囊皮肤有浆液性渗出或脓苔，阴囊皮肤外观呈紫黑色，而出现片状坏死。病变组织内有气体聚集，触之有捻发音，当皮下组织坏死后，末梢神经亦被破坏，疼痛略可缓解。病变多局限于阴茎、阴囊皮肤及皮下组织，严重时可深达阴囊全层，部分患者感染可蔓延至会阴部、双侧腹股沟、下腹部，甚至腋下部位。全身症状主要表现为寒战、高热、恶心、呕吐等感染性中毒症状，体温常达40度以上，严重者发展至感染性休克甚至死亡。

### (二) 诊断与鉴别要点

①根据患者病史、临床表现及体检，即可对本病进行诊断；②B超、CT、MRI有助于明确病变及清创范围；③分泌物培养及药敏试验有助于诊断与治疗；④阴囊坏疽尚需与阴囊丹毒、阴囊急性蜂窝织炎及阴囊炭疽等相鉴别。阴囊丹毒是由溶血性链球菌诱发的阴囊皮肤网状淋巴管的急性炎症，蔓延迅速，但不引起阴囊皮肤化脓与坏疽。阴囊急性蜂窝织炎是阴囊皮肤及内侧组织的急性化脓性感染，病原菌多由金黄色葡萄球菌或链球菌感染所致，厌氧菌亦可致病，可并发阴囊坏疽及败血症等。阴囊炭疽由炭疽杆菌感染所致，畜牧业从业者及皮革类工人接触病畜后易感，典型临床表现为阴囊溃疡基底部呈黑色坏死改变，涂片检查见芽孢或革兰氏阳性长链杆菌有助于明确诊断。

## 四、外科治疗原则

### (一) 全身治疗

①抗感染：感染性休克是威胁患者生命的主要因素，一旦诊断本病后应立即给予大剂量广谱抗生素治疗，待细菌培养及药敏结果回报后及时调整抗生素；②支持疗法：抗休克早期积极扩容抗休克，及时纠正并保持水电解质、酸碱平衡，对高热患者采取适当降温措施，而对于出现谵妄等精神症状的患者可适当予以镇静处理；③高压氧治疗：对于合并厌氧菌感染的患者可予以高压氧治疗；④糖皮质激素应用：糖皮质激素可抑制过强的炎症反应及组织自溶，适量应用有助于病情的控制。

### (二) 局部治疗

①尽早做阴囊皮肤的切开引流，以缓解疼痛并减少细菌毒素的吸收，局部可应用3%过氧化氢溶液进行湿敷；②当坏死组织与正常组织分界清楚时，尽早做清创处理，切除坏死的组织，并以1∶5 000高锰酸钾溶液进行创面的湿敷或坐浴，促进伤口创面的愈合；③由于阴囊皮肤有较强的自我修复能力，一般创面无需进行植皮处置，而对于创面大的患者，在感染控制后，可考虑植皮，而对于严重感染患者，若阴囊切除面过大致使睾丸裸露，可采取两大腿内侧的皮瓣进行阴囊的重建。

### 五、结语

阴囊坏疽临床相对罕见,多发于中老年,起病急,进展快,严重者发展至感染性休克甚至死亡。治疗原则以局部治疗(切开引流)为主,全身支持治疗为辅,合理采用抗生素治疗。

## 第五节 阴囊象皮肿

### 一、概述

阴囊象皮肿(elephantiasis of scrotum)是由于淋巴管的堵塞、炎症或破裂致使淋巴液回流障碍,合并反复感染,使阴囊皮肤和皮下组织增生和水肿,阴囊皮肤变粗变硬,状如象皮。根据 Peaos 等对阴囊象皮肿致病因素的研究,阴囊象皮肿可分为先天性与继发性两大类,前者主要与淋巴 - 血管系统的发育异常有关,而后者主要与丝虫病、细菌或真菌感染、肿瘤、手术损伤或放射性损伤等有关,其中以丝虫病较为多见。

### 二、病因与病理

丝虫病主要由成虫引起,而感染期的幼虫亦起一定作用,自幼虫钻入人体皮肤至发育成成虫的阶段中,其代谢产物与排泄物引起全身性过敏反应及局部淋巴系统的组织反应,早期可表现为周期性发作的淋巴管炎、淋巴结炎及丝虫热等,晚期表现为淋巴组织的病理改变及伴发细菌或真菌感染的结果。阴囊象皮肿多发生于丝虫病流行区域,早期表现为反复发作的阴囊弥漫性淋巴管炎,后期由于反复的淋巴管炎及淋巴液的渗出长期慢性刺激阴囊皮肤与皮下组织,结缔组织增生与淋巴结聚集,使阴囊皮肤变硬变厚,外观如象皮样改变。

### 三、诊断要点

患者有丝虫病流行区居住病史或丝虫病感染史,有反复发作的阴囊淋巴管炎病史和或蜂窝织炎病史。多数患者在早期可有高热、寒战、阴囊皮肤发红、疼痛肿胀的症状,且伴腹股沟淋巴结区域的肿胀与疼痛,压痛感明显,经抗生素治疗后炎症可在数天后消失,但由于感染严重每年有数次发作,致使阴囊逐渐肿大,皮肤表面粗糙蜕皮。体检早期可及阴囊肿大,阴囊皮肤增厚且粗糙,质地尚软,水肿可蔓延至阴茎。晚期体检发现阴囊体积进一步增大、阴囊下垂,重大数公斤甚至达百公斤以上,阴囊皮肤增厚变硬达数厘米,且干燥失去弹性和收缩力,阴囊皮肤易出现皲裂,并继发感染,严重影响患者的生活。由于阴囊体积巨大,阴茎海绵体往往缩入肿大的阴囊内而无法正常外露。

通过流行病学、反复发作的阴囊淋巴管炎病史及血微丝蚴检测可对此病进行诊断,但本病还需与晚期肿瘤、结核、梅毒、链球菌炎、结核等疾病引起的淋巴管堵塞所致的淋巴水肿相鉴别。

### 四、外科治疗原则

早期采用抗丝虫病的药物进行治疗。在药物治愈丝虫病后进行象皮肿的切除和阴囊的成形手术是治疗阴囊象皮肿的主要手段。手术应广泛切除阴囊病变皮肤及皮下结缔组织,并应用阴囊根部较正常皮肤重建阴囊、阴茎的皮肤。创面较大者,需进行植皮处理。该病一般预后良好,但部分患者术后远期可能复发,亦可再次手术予以切除。

## 第六节 肉芽肿性睾丸炎

### 一、概述

睾丸炎是指睾丸发生的炎症,主要用来描述没有客观证据证明的睾丸疼痛。肉芽肿性睾丸炎病程超过六周,主要表现为睾丸发炎并不伴肿胀。

### 二、病因与病理

发病原因不明,可能与急性细菌性睾丸炎迁延不愈、睾丸外伤、尿路感染等因素有关。肉芽肿性睾丸炎病变主要部位在睾丸,少数见于睾丸网。以睾丸结节性增生及生精小管为中心的肉芽肿性病变为特征,部分肉芽肿由精子崩解产物反应引起。病理组织学改变分三个阶段:①早期变现为生精小管的结构轮廓存在,生精细胞消失,可见上皮样细胞、多核巨细胞、淋巴细胞和浆细胞浸润;②中期由肉芽肿性病变所取代;③后期生精小管因 Sertoli 细胞增生而致管腔闭塞,基底膜破坏致其外形不明显,并逐渐纤维化。

### 三、诊断要点

常伴有睾丸疼痛发作史。肉芽肿性睾丸炎与慢性睾丸疼痛在临床上很难区分开，确诊本病主要依赖病理学检查。附睾可有不同程度慢性炎症及坏死，亦可有肉芽肿性病变，少数合并精子肉芽肿。鞘膜炎症是本病的一部分，可发生纤维性渗出、增生和粘连。彩超所见睾丸内为不均匀肿块回声，而且其内部边缘可见彩色血流信号。应与睾丸肿瘤、睾丸结核、精子肉芽肿相鉴别。

### 四、外科治疗原则

主要以支持性治疗为主，抗炎药物、镇痛剂、热疗和神经阻滞在改善症状方面均很重要。对于支持治疗效果不理想的患者，为缓解症状或免除对侧睾丸的免疫损伤，可行睾丸切除术。睾丸切除预后良好，少数病例症状可自然消退，但需要数年甚至数十年，但有些病例通过手术治疗也无法减轻疼痛。

## 第七节　流行性腮腺炎性睾丸炎

### 一、概述

流行性腮腺炎性睾丸炎是青春期及成年男性流行性腮腺炎最常见的并发症。60%~70% 的患者累及单侧睾丸，10%~30% 的患者累及双侧睾丸，30%~50% 的患者出现睾丸萎缩。其中，约 13% 的患者表现出生育能力下降，30%~87% 双侧腮腺炎性睾丸炎患者表现为不育。腮腺炎病毒是一种有包膜的 RNA 病毒，属副黏病毒科。人类是它唯一自然宿主，仅有一个血清型，主要通过呼吸道传播。病毒感染上呼吸道黏膜并在其上皮内进行复制，然后释放入血形成病毒血症，定位于腮腺小管内皮后继续复制增殖，入血形成第二次病毒血症，感染其他器官如睾丸、卵巢、胰腺、乳腺、眼、内耳、中枢及外周神经系统等。

### 二、病因与病理

流行性腮腺炎是睾丸炎最常见的发病原因，多见于青春期后期的男性。肉眼可见睾丸高度增大并呈蓝色。切开睾丸时，由于间质水肿，睾丸小管不能挤出。在腮腺炎性睾丸炎中，可见睾丸间质充血水肿与血管扩大甚至出血，大量分叶核粒细胞、淋巴细胞和巨噬细胞浸润，生精小管有不同程度的变性。睾丸白膜缺乏弹性，限制睾丸体积膨胀，随着水肿加剧，睾丸内压力逐渐增大，压迫生精上皮使其发生变性坏死，间质纤维化，最终导致睾丸萎缩。腮腺炎性睾丸炎还可引起男性生殖激素紊乱，炎症损害睾丸间质细胞，降低其合成及分泌雄激素的能力，睾酮分泌减少，通过下丘脑 - 垂体 - 性腺轴的负反馈机制使垂体分泌黄体生成素增多。少数患者血清可检测到抗精子抗体，但抗精子抗体产生与腮腺炎性睾丸炎的关系尚不明确。腮腺炎性睾丸炎患者不会全部发展为不育，基于病理生理学改变，它可引起生精上皮损害、睾丸萎缩、生殖激素紊乱以及精子发生异常，这些可在很大程度上降低男性生育能力，严重则导致不育。

### 三、诊断要点

腮腺炎性睾丸炎，一般继发于流行性腮腺炎起病后 3~4 天内，一发病较快，少数发生在 6 周后，也可单独发生。急性期患者可出现患侧睾丸的疼痛、肿胀，并可有畏寒发热、头痛、恶心、呕吐等伴随症状，无排尿症状。体格检查可查到腮腺炎或其他感染病灶，可见阴囊皮肤呈红斑和水肿，可触及发热、肿大、质软及压痛明显的睾丸，如有急性鞘膜积液时透光试验阳性，触诊时可区别睾丸与附睾。慢性睾丸炎的患者可因不育来就诊，检查可有睾丸萎缩，也可无明显改变。实验室检查血白细胞升高。急性期可在尿液中发现致病病毒，可检测出血清特异性 IgM 抗体，用 ELISA 法或血凝抑制试验检测患者恢复期血清抗体滴度或效价较急性期相比升高≥4倍。有条件可做病毒培养或行 PCR 法检测病毒 RNA，后者敏感性极高。超声检查患侧睾丸均有不同程度肿大，包膜完整，实质回声不均质；CDFI 血流信号增多，有的患者会探及“棒状”粗大血流信号；部分患者合并睾丸鞘膜积液。需与急性附睾炎、精索扭转、创伤性睾丸破裂和睾丸内急性出血鉴别。

### 四、外科治疗原则

腮腺炎性睾丸炎无特效治疗方法。目前治疗包括卧床休息、禁食酸性食物，抬高睾丸、止痛、退热、使用非甾体抗炎药及其他对症支持治疗等。为了使睾丸肿胀和疼痛得到缓解，可用 1% 利多卡因 20ml 行低位精索静脉封闭注射。如继发细菌感染，可加用抗生素。给予中药清热解毒、干扰素治疗等综合措施，在控制病毒感染、阻止病毒在机体内扩散以及缩短病程、促进疾病痊愈等方面有一定作用。

## 五、结语

腮腺炎性睾丸炎自然病程为 3~10 天，急性期一般为一周，发病后 1~ 个 2 月即可观察到睾丸萎缩。腮腺炎性睾丸炎可使睾丸结构和功能发生改变，引起睾丸萎缩及生精功能障碍，甚至导致不育。流行性腮腺炎引起的睾丸炎约有 30% 患者的精子发生不可逆的破坏，但雄激素水平无明显改变。50% 患者在 1~3 个月内出现严重的生精功能障碍，25% 的患者出现不可逆性睾丸萎缩。在许多未出现睾丸萎缩的患者中仍表现出低的生育能力，3 年后再次对单侧睾丸受累的患者行精液检查发现，30% 以上的患者仍存在精液异常。

# 第八节 精子肉芽肿

## 一、概述

精子肉芽肿（spermatic granuloma，SG）是由于附睾炎症或外伤损伤输精管道致精子溢出至间质内而引起的病变，临床上表现为阴囊可触及结节或肿块，以附睾头尾部较常见。本病多见于青壮年，故可能与性激素分泌旺盛有关。

## 二、病因与病理

输精管结扎术后、炎症或肿瘤等，以输精管结扎术后最常见，其发病概率可高达 41%。尸检中发现精子肉芽肿的概率大约是 2.5%。精子外溢至间质是精子肉芽肿发病的基础，精子外溢的机制主要有：①精曲小管壁的损伤，包括破裂、溃疡、变性等；②精子在某种情况下获得了活动性；③精曲小管内压增高和精子淤积。组织病理改变主要在附睾间质，早期主要为中性粒细胞和巨噬细胞浸润，中央为溢出或退化的精子，晚期为结核样肉芽肿，由类上皮细胞、淋巴细胞和组织细胞组成，可见多核巨细胞，肉芽肿中央为退化的精子及细胞碎片，周围成纤维细胞增生，最后肉芽肿可能为纤维组织代替，形成玻璃样变的纤维结节。

## 三、诊断要点

### （一）临床表现

临床上附睾结节、轻触有压痛感、阴囊疼痛、坠胀时，通常多考虑为附睾精子肉芽肿，特别是青壮年患者无明显病因及结核病史，而附睾出现肿块者应警惕精子肉芽肿的可能。

### （二）超声与影像学检查

①B 超检查：有助于精子肉芽肿的诊断。其超声图像的表现主要与附睾间质组织、附睾管及周围血管管壁的组织结构的纤维化程度密切相关，以低回声型最为常见（图 72-7）。这些管壁组织纤维化的程度表现越低则回声表现愈低，反之这些组织纤维化程度越高则回声表现愈高。②CT 检查：有助于与附睾肿瘤、结核等疾病的鉴别诊断；③穿刺活检：多点穿刺活检有助于明确诊断。

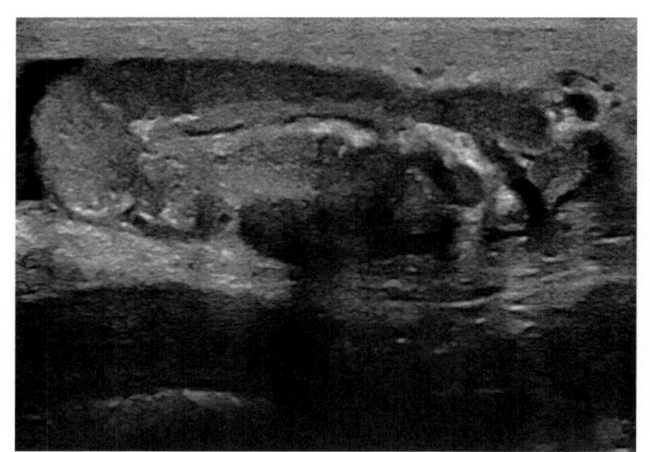

图 72-7 精子肉芽肿的超声影像

## 四、外科治疗原则

附睾精子肉芽肿可引起附睾功能障碍及精子通路受阻，故易影响生育功能。有手术或外伤史，肿块较大，位于腹股沟或输精管旁，沿输精管生长，抗感染和抗结核等药物治疗无效时，应怀疑精子肉芽肿。多点穿刺活检有助于诊断。对明确诊断的患者，短期可使用糖皮质激素有利于肿块缩小，待炎症局限后择期行附睾切除手术，可避免术后复发。对青年患者，如果病灶局限，也有作者主张在病灶切除后行附睾输精管吻合术，可提高保留附睾和生育功能的概率。

（章传华）

## 参考文献

[1] 夏同礼 . 现代泌尿病理学图谱[M]. 北京：人民卫生出版社，2013.

# 第七十三章

# 睾丸附睾及精索先天性疾病

## 第一节　睾丸鞘膜积液

### 一、概况

鞘膜积液可发生于各年龄组。2009 年欧洲泌尿外科学会指南报道，新生儿鞘膜积液占足月男婴的 80%~94%。随着年龄的增长，鞘膜壁层淋巴管吸收功能逐渐成熟，90% 的先天性鞘膜积液通常在 12~24 个月被吸收。而在成人，鞘膜积液的发病率仅为 1%。我国 2 782 名 0~7 岁出生缺陷儿童调查分析中，鞘膜积液占第三位。鞘膜积液常为单侧，双侧同时发病占 7%~10%。

### 二、病因

睾丸由腹膜后下降至阴囊时，腹膜随之下降，成为睾丸鞘膜。包绕睾丸、附睾的鞘膜为鞘膜脏层，其外与阴囊壁组织接触，且与鞘膜脏层相连的部分称为鞘膜壁层，两层之间有一潜在间隙称为鞘膜腔。腹膜向腹股沟内环以下突出形成鞘状突（processus vaginalis），沿精索向下直到睾丸上方。正常情况下，精索部的鞘状突在出生前或出生后短期内自然闭锁，形成一纤维索，使睾丸部的鞘状突成为固有鞘膜囊。

在正常情况下鞘膜囊壁有分泌和吸收浆液的功能，睾丸鞘膜内含有少量液体，其性质与腹腔内浆液相似，有滑润作用，能使睾丸在其中自由移动。正常情况下鞘膜腔内不仅有少量的液体，而且可通过精索内静脉和淋巴系统以恒定的速度吸收、分泌和更新。当鞘膜本身或睾丸附睾发生病变时，液体分泌和重吸收之间的平衡被打破，鞘膜囊内聚集的液体超过正常的重吸收量而形成囊肿者，则称之为鞘膜积液。

若鞘状突闭合不完全，腹腔内液体（腹水）可沿其未闭合的管腔流至睾丸周围或停留于精索的某一段，所形成的鞘膜积液被称为先天性或交通性鞘膜积液或精索鞘膜积液。在睾丸固有鞘膜两层间若有过多液体聚集，则被称为睾丸鞘膜积液；如果未闭合的鞘状突管腔过大，腹腔内容物通过此腔进入阴囊，即形成腹股沟疝（图 73-1）。

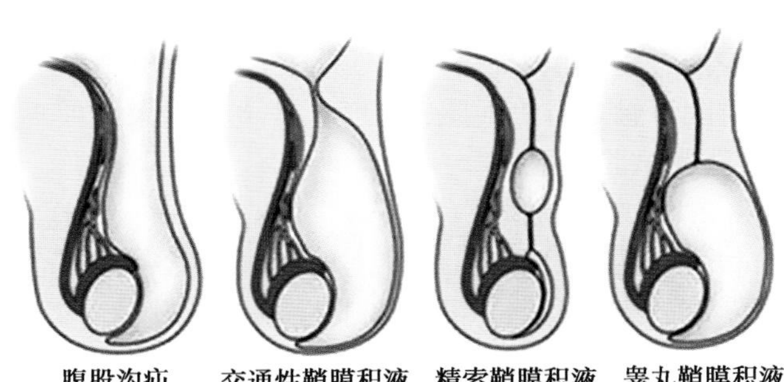


图 73-1　鞘膜积液形成的病因

睾丸鞘膜积液可分为原发性和继发性两种，原发者其病因不清楚，病程缓慢，病理学检查常见鞘膜慢性炎症反应。继发者则伴有原发疾病，如急性者常见于睾丸炎、附睾炎、精索炎、睾丸扭转、创伤、高热、腹水、心力衰竭等疾病。慢性者多无明显诱因，有时可见于阴囊慢性损伤或腹股沟区淋巴、静脉切除以后，尤其精索静脉曲张高位结扎术后易并发睾丸鞘膜积液或阴囊水肿。亦可并发于阴囊内某些疾病，如肿瘤、结核、梅毒等。在热带和我国南方丝虫病、血吸虫病也可引起鞘膜积液。婴儿型鞘膜积液与鞘状突未闭及其淋巴系统发育迟缓有关。右侧睾丸下降比左侧略晚，鞘状突闭锁也较迟，故婴儿型鞘膜积液右侧发生概率较左侧大。

## 三、病理特点与分类

无感染的原发性鞘膜积液多为淡黄色清亮液体，与血浆相似、中性，比重 1.010~1.025，属于渗出液，其蛋白含量占 3%~6%，液体内含电解质、胆固醇、纤维蛋白原、上皮及淋巴细胞。继发性急性鞘膜积液其液体成混浊性或呈乳糜样、如有出血则为棕色，有大量红、白细胞。炎症严重时，积液为脓性。鞘膜壁可有纤维斑块，形成纤维素可使鞘膜脏层和壁层粘连，甚至发生“多房性囊肿”。鞘膜积液可能在液体内产生纤维素的游离体，鞘膜壁常纤维性增厚、钙化。因慢性鞘膜积液的张力不断增大，睾丸的血供和调节温度生理作用受到影响，严重者可使睾丸发生萎缩，甚至对患儿的生育能力产生不利的影响。

鞘膜积液的类型与鞘状突是否闭锁有密切关系，依据鞘膜积液所在部位可分为睾丸鞘膜积液、精索鞘膜积液、混合型鞘膜积液、睾丸精索鞘膜积液、交通性鞘膜积液和腹阴囊鞘膜积液六种类型：

1. 睾丸鞘膜积液（hydrocele of testis） 睾丸鞘膜腔是临床上最常见的一种，鞘状突闭合正常，但鞘膜腔内有较多积液，呈卵圆形或球形，表面光滑。体检时阴囊触之有囊性感，无压痛，睾丸与附睾触摸不清，透光试验阳性。

2. 精索鞘膜积液（hydrocele of spermatic cord） 鞘状突的两端已闭合，而中间的精索鞘状突未闭合而形成的囊性积液。积液与腹腔、睾丸鞘膜腔均不相通，又称为精索囊肿，所以囊性积液位于阴囊内睾丸上方或腹股沟内，呈椭圆形或梭形，多囊时成哑铃状（dumbbell），表面光滑，如牵拉精索可随之移动，透光试验阳性，下方可触及睾丸与附睾。

3. 混合型鞘膜积液（combination hydrocele of tunica vaginalis） 睾丸与精索鞘膜积液同时存在，互不交通，可并发腹股沟疝或睾丸未降等。

4. 睾丸精索鞘膜积液婴儿型（hydrocele of tunica vaginalis，infantile） 鞘状突在内环处闭合，精索处未闭合并与睾丸鞘膜腔相通，外观多呈梨形，位于阴囊内，睾丸与附睾触摸不清，外环口因受压扩大，但与腹腔不相通。

5. 交通性鞘膜积液（communicating hydrocele） 由于鞘状突未闭合，睾丸鞘膜腔的积液可经一小管道与腹腔相通，积液量与体位有关，平卧位积液量减少或消失，站立位时增多，可触及睾丸和附睾，透光试验阳性。若鞘状突与腹腔的通道较大，肠管或大网膜可进入鞘膜突则发生为腹股沟斜疝。

6. 腹阴囊鞘膜积液（abdominoscrotal hydrocele，ASH） 我国曾将该病称为“腹腔哑铃状鞘膜积液”。该病可发生于任何年龄，其发生率占鞘膜积液的 0.17%~3.1%。腹阴囊鞘膜积液的发病机制还未完全明确，其可能的原因为：①当鞘膜腔的压力大于腹腔内压力时，鞘膜囊整体经腹股沟管向腹腔膨胀，形成腹阴囊鞘膜积液的腹腔内部分；②由于腹股沟管前壁肌肉筋膜的压力，此处囊肿变得狭窄，形成囊肿的“颈部”，以致将囊肿分为腹腔和阴囊“葫芦状”形态（图 73-2）。由于鞘突近端开放，阴囊内鞘膜积液量不断增多，当压力过高时，鞘突呈单向瓣反向腹腔，构成腹阴囊鞘膜积液的腹腔内部分。因此，腹阴囊鞘膜积液腹股沟管的内环都很宽大，与存在单向瓣有关。另种假设认为：腹腔内存在先天的囊肿或腹股沟深处的缺陷，使腹腔潜在的囊肿脱入阴囊而导致为腹阴囊鞘膜积液。目前似乎接受第一种假设的较多。

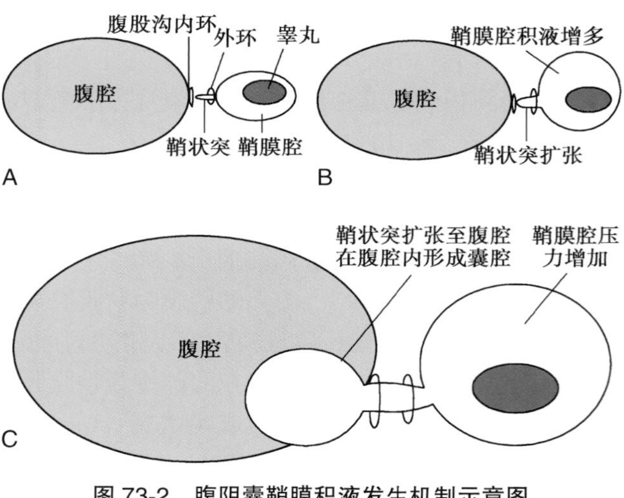

图 73-2 腹阴囊鞘膜积液发生机制示意图

## 四、诊断要点

### （一）临床表现

患者主要表现为阴囊内或腹股沟区有一囊性肿块。少量鞘膜积液无不适症状，常在体检时偶然发现；积液较多者常感到阴囊下垂、发胀，站立时牵引精索引起钝痛和睾丸热感等，巨大睾丸鞘膜积液时，阴茎缩入包皮内，影响排尿与性生活，步行及劳动不方便，影响日常生活；交通性鞘膜积液、站立时阴囊肿大。平卧后托起阴囊，积液可逐渐流入腹腔，其囊肿可缩小或消失。腹阴囊鞘膜积液，若腹腔内部分较小的腹阴囊鞘膜积液，其临床表现和普通鞘膜积液无异，阴囊和精索内会发现透光的囊性肿物，腹腔内部分只有通过一些影像学检查才能发现。腹腔内部分囊肿较大时，可压迫周围组织会出现患侧下肢肿胀、肾积水等（图 73-3）。

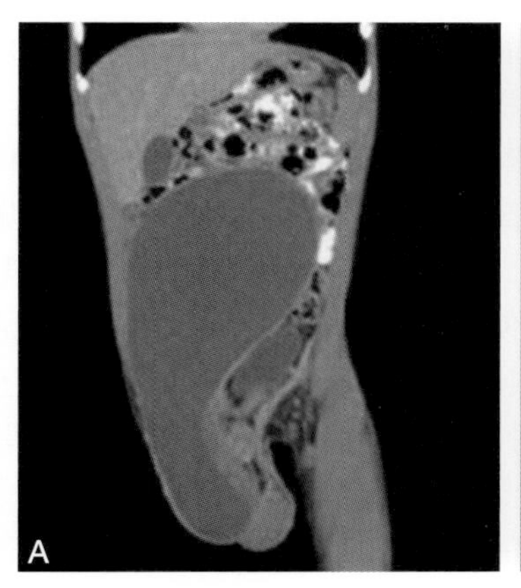


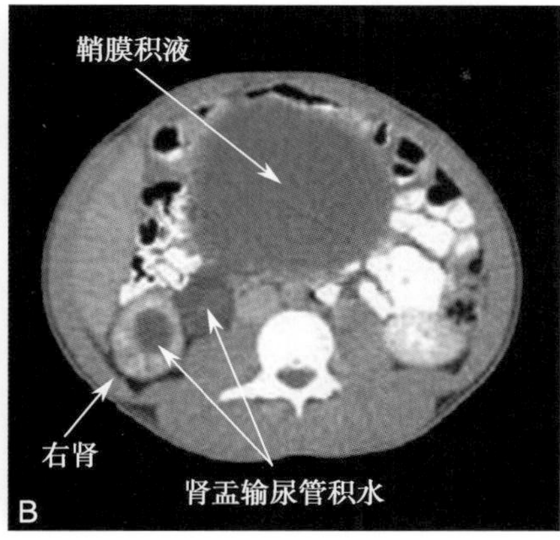


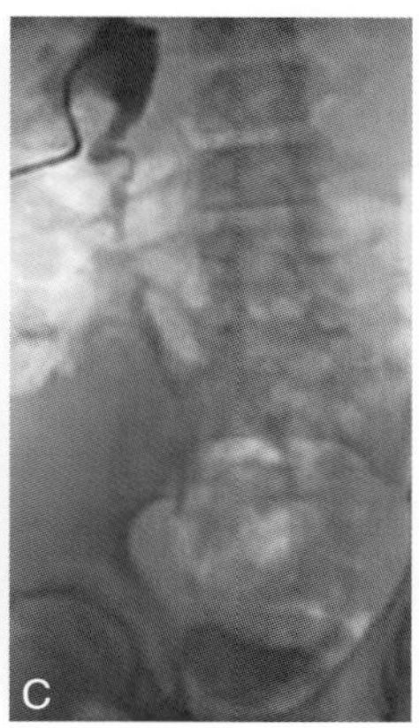


图 73-3　巨大腹阴囊鞘膜积液

A. 冠状位 CT 显示右侧阴囊延伸至腹腔的沙漏样囊性肿物；B. 肾下极横断 CT 显示右肾、输尿管上段扩张积水及上部分积液囊肿，右肾实质显影淡；C. 腹阴囊鞘膜囊切除后，行顺行肾输尿管造影显示输尿管上段迂曲扩张，造影剂流入膀胱。

**（二）临床体征**

1. 视诊　可见阴囊皮肤皱纹消失，表面光滑，睾丸鞘膜积液的肿物位于阴囊内，呈卵圆形或梨形，皮肤可呈蓝色；精索鞘膜积液其囊肿位于腹股沟或睾丸上方，与睾丸有明显分界；交通性鞘膜积液患者卧位时可见积液囊缩小或消失，站立时可再出现。

2. 触诊　可触及睾丸鞘膜积液肿物质软，有弹性和囊性感，触不到睾丸和附睾。精索鞘膜积液，可随牵拉精索而移动，其下方可触到睾丸和附睾。交通性鞘膜积液挤压积液囊可缩小或消失。腹阴囊鞘膜积液当腹腔内囊肿较大时，在患侧下腹可以触及囊性肿物向腹股沟管延伸并与精索阴囊的部分相连续（图 73-4、图 73-5）。以下方法具有诊断意义：双手触诊，挤压腹腔内的囊肿会感觉到阴囊精索内囊肿增大；挤压阴囊精索内的囊肿同样发现囊肿减小，腹腔内增大，当释放被挤压的阴囊内囊肿经过一段时间会恢复原来大小。这种现象称为“回弹球现象(springing back ball)”（图 73-6）。

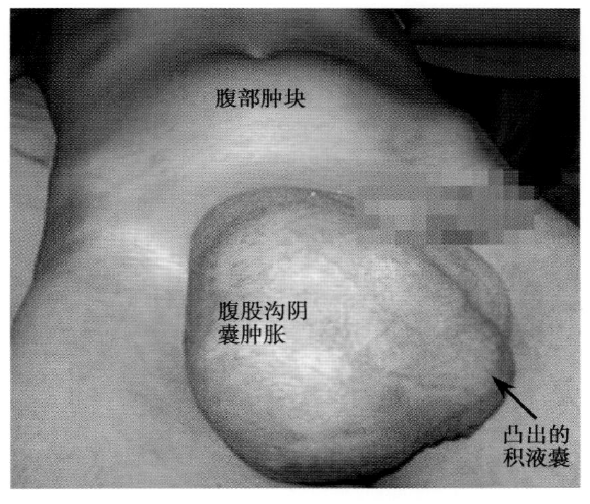


图 73-4　右侧腹阴囊鞘膜积液

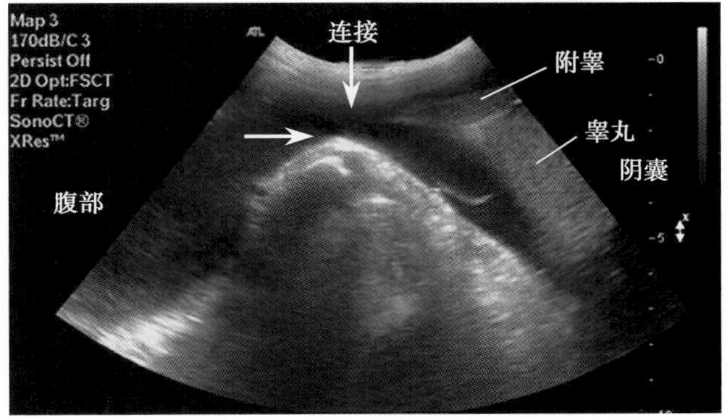


图 73-5　右侧腹阴囊鞘膜积液，超声显示腹部囊腔和腹股沟阴囊相连接

**（三）辅助检查**

1. 透光试验　因阴囊皮肤较薄，肌肉也菲薄，组织较疏松，容易透过光线，若将手电筒从阴囊下面照射阴囊，可在阴囊表面看到皮肤及阴囊内组织呈鲜红色，睾丸呈黑色阴影，这称作“透光试验”。由于鞘膜囊内积液是清亮液体而透光，所以手电筒照后，光线能透过囊肿，阴囊皮肤仍呈鲜红色，称为透光试

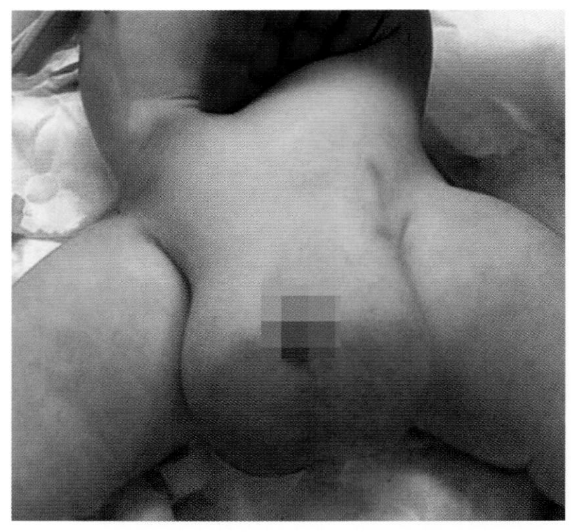

图 73-6 双侧腹阴囊鞘膜积液临床触诊“回弹球现象”

验阳性（图 73-7）。但在继发性炎症、出血、其内为浑浊液体时，透光试验可为阴性；另有一种睾丸鞘膜积液因时间较长，鞘膜壁层增厚明显，透光试验可以为阴性（不透光）。对鞘膜积液不能肯定诊断时，只要能排除疝的可能，可进行试验性穿刺，抽出的液体为淡黄色透明即可判定为鞘膜积液。

2. 超声检查 超声可进一步明确诊断，有助于鉴别鞘膜积液、精索静脉曲张、睾丸扭转等，同时对判断疑为睾丸肿瘤引起继发性睾丸鞘膜积液有重要意义。多普勒超声检查大大提高了腹阴囊鞘膜积液的检出率，其典型表现是阴囊精索无回声囊肿经腹股沟管延伸至腹腔，压迫阴囊内囊肿可见腹腔内囊肿增大。超声检查不仅可以明确诊断，还可以观察突出的囊肿对周围组织的压迫情况以及睾丸结构的改变。必要时可以行 CT 或磁共振成像检查进一步确定囊肿的形态和位置，对复杂病例还需静脉造影来区别肾积水以及膀胱、输尿管位置有无异常（图 73-8）。部分病例可合并其他先天畸形，如肠回转不全等。

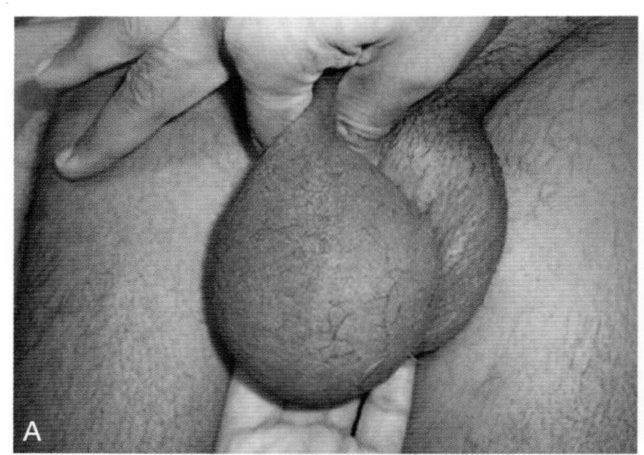


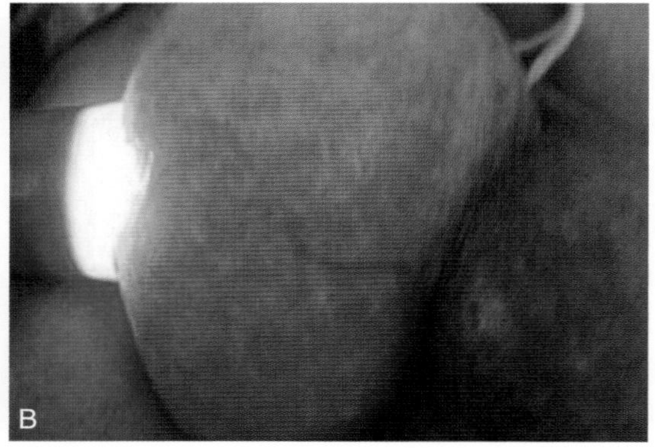


图 73-7 右侧睾丸鞘膜积液

A. 睾丸鞘膜积液；B. 透光试验阳性。

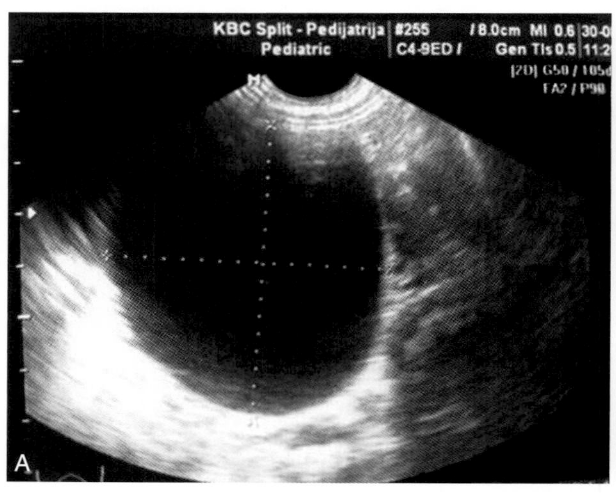


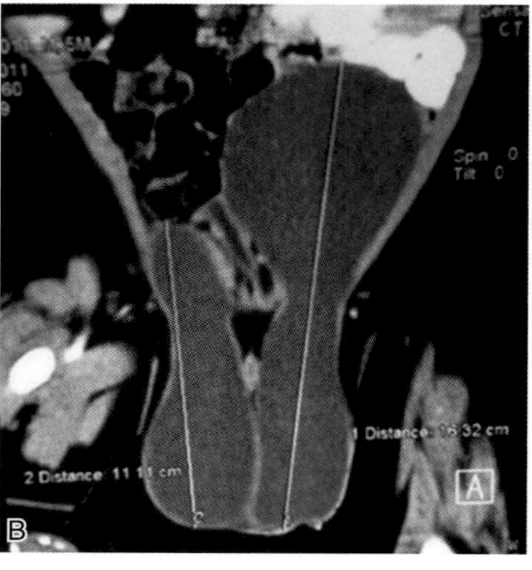


图 73-8 腹阴囊鞘膜积液影像学诊断

A. 腹部超声；B. CT。

### （四）鉴别诊断要点

鞘膜积液应与以下疾病鉴别

1. 腹股沟疝 本病的局部肿块可用手轻压而使之还纳入腹腔内，肿块表面光滑，有弹性感和带柄的特征，透光试验呈阴性，但要注意在婴幼儿有时可呈假阳性。在咳嗽时有冲击感，有时尚可听到肠鸣音。交通性鞘膜积液在平卧时，也可被缓慢挤入腹腔。但不能一次被挤完。精索鞘膜积液在肿物上方可摸到精索，并可摸到外环，咳嗽时无冲击感，存在时间较长而无不适症状。

2. 阴囊血肿或鞘膜积血 这类患者有明显损伤史，阴囊皮肤有挫伤，有触痛。透光试验阴性。

3. 鞘膜乳糜肿 在血丝虫病流行区的小儿应注意鉴别，透光试验阴性。诊断性穿刺可抽出乳糜液，在这乳糜液中约 2/3 可找到微丝蚴。

4. 精液囊肿 肿物常位于睾丸上方，附睾头部，一般呈圆形，体积不大。诊断性穿刺可抽得内含精子的乳白色液体。

5. 睾丸肿瘤 本病的肿块呈实质性、质硬、托起睾丸有沉重感。不透光，无弹性。但睾丸肿瘤也常伴有阴囊鞘膜腔内少量积液，超声能发现睾丸为实性肿块。有疑问时应及早行手术探查。

## 五、治疗原则

### （一）非手术治疗

1. 观察等待 对于病程缓慢，积液量少，其张力小而长期不增长，且症状不明显者，可密切观察、定期随访。针对原发性疾病的治疗成功后，鞘膜积液往往能自行消退而无需手术。特别是小儿鞘膜积液，几乎均有未闭的鞘突管与腹腔相通，在 1 岁以内的小儿随着生长发育，鞘状管有继续自行闭合的机会。此外，2 岁以内患儿的鞘膜积液，随着淋巴管吸收功能逐渐成熟，往往亦能自行吸收，所以可不急于手术。急性炎症引起的反应性积液、外伤性积液可自行消退。只需卧床休息，抬高阴囊，如胀痛剧烈可穿刺抽液减压，解除疼痛，并便于摸清阴囊内容物情况，以确定诊断。因全身疾病引起的积液，在全身疾病痊愈后，积液可逐渐被吸收，也无需特殊治疗。当积液很多，肿块张力高，有明显不适感，甚至有影响睾丸血液供应者，应采取相应的治疗。

2. 注射治疗 在抽液后向鞘膜腔内注射具有刺激性药物，如奎宁、鱼肝油酸钠、无水乙醇、聚桂醇注射液、多西环素等，使发生炎性粘连，以消灭鞘膜腔。国外 Francis 等报道一组 29 例，平均年龄 52.8 岁，采用抽吸鞘膜腔内积液后注射多西环素，27 例（84.0%）治愈。国内一组 35 例患者的研究中，年龄 4~11 岁，抽出睾丸鞘膜腔内积液后，注入聚桂醇注射液，其注入量为抽出量的 1/3~1/6，不超过 10ml，保留 5 分钟，将注入药物全部抽出后拔针，治疗中及注药后患者均无明显不适。35 例患者经 1~2 次治疗后治愈率为 97.1%（34/35）。但有学者对此治疗方法持有不同的观点，认为该法反应较大，粘连不完全，形成多房性鞘膜积液，给手术治疗带来更多的困难。龚以榜等曾对小儿鞘膜积液的病理解剖做了充分的研究，证明鞘膜囊（腔）与腹腔之间均存在未闭鞘突管，位于精索前内侧，为一透明薄膜，管径粗细不一，注射药物后很可能沿此腔隙流入腹腔而引起副作用。另外，临床研究表明，鞘膜囊内注射药物可对睾丸的生长发育造成严重的损害。因此对小儿鞘膜积液不宜采用此种方法治疗。

### （二）开放性手术方法

1. 鞘状突高位结扎术 鞘状突高位结扎被认为是治疗小儿鞘膜积液的标准术式，也是治疗交通性鞘膜积液理想的术式。其损伤小，出血少，术后不遗留阴囊水肿或血肿，效果满意。

(1) 手术适应证

1）2 岁以上的患儿有交通性鞘膜积液，有临床症状而影响生活质量者应给予手术治疗。

2）对 2 岁以下的婴儿鞘膜积液量大，而无明显吸收者需手术治疗。

3）2 岁以下的婴儿鞘膜积液并伴有先天性腹股沟疝或考虑睾丸本身有病变者应早期手术。

4）术前应排除患者是否伴有附睾炎及睾丸扭转等疾病引起的鞘膜积液。

(2) 手术操作关键步骤与技巧：

1）采用连续硬膜外麻醉或全身麻醉。

2）沿腹股沟方向做一斜行切口，或按腹壁下皱褶作一长 2~3cm 横切口。

3）切开皮肤、皮下组织，暴露腹外斜肌腱膜。

4）在外环的上方切开腹外斜肌腱膜，将腹内斜肌稍加分离后，显露精索。

5）在精索的前内方找到未闭的鞘状管，将其和精索一同提出切口，从精索表面仔细分离出鞘突管辨认无误后予以切断，并向近端游离鞘状管至内环口处结扎，远端鞘膜腔不必剥离及处理。

6）检查睾丸位置及切口无活动性出血后，依次缝合腹外斜肌腱膜及切口。

7）术中应避免损伤精索血管和输精管。

2. 睾丸鞘膜翻转术

（1）手术适应证

1）慢性睾丸鞘膜积液或睾丸精索鞘膜积液。

2）鞘膜囊过大者。

3）多房性睾丸鞘膜积液。

（2）手术操作关键步骤与技巧

1）采用局部浸润麻醉、骶管麻醉或硬膜外麻醉。

2）常规皮肤消毒后选择阴囊前壁无血管区切开皮肤、肉膜及各层筋膜至鞘膜壁层。

3）沿鞘膜壁层表面与提睾肌之间的无血管区钝性分离。

4）如鞘膜囊肿小可挤出阴囊，如鞘膜囊较大，可先吸出鞘膜囊内积液后再挤出阴囊。

5）继续游离一小段精索，于鞘膜囊前壁切开并吸尽其积液。

6）扩大鞘膜囊切口，检查睾丸附睾有无异常、鞘膜囊与腹腔是否相通，如无上述异常，距睾丸附睾边缘 2cm 处剪除多余鞘膜，边缘止血后，将其鞘膜壁层翻转至睾丸附睾后侧，用 3-0 或 4-0 可吸收缝线对位缝合（图 73-9）。

7）睾丸下方及侧方鞘膜各与其后方的肉膜固定 1 针，以防止发生精索扭转。

8）手术彻底止血，睾丸正位还纳于阴囊内。阴囊底部放置橡皮片引流，分层缝合肉膜及皮肤。

9）术后用提睾带托睾，如无出血，橡皮片在术后 24 小时拔除。

3. 睾丸鞘膜折叠术

（1）手术适应证

1）非先天性的睾丸鞘膜积液。

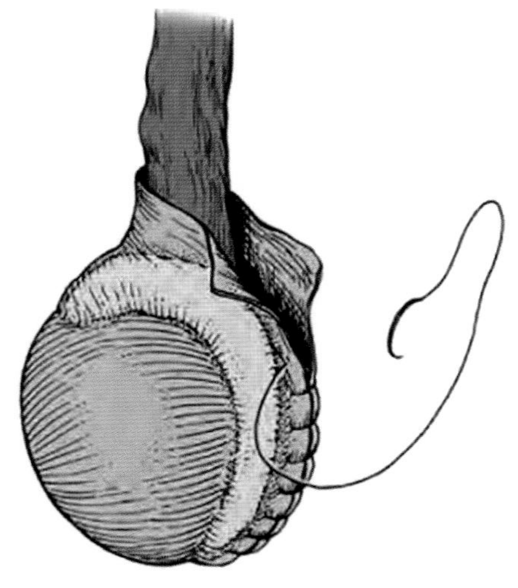

图 73-9　睾丸鞘膜翻转：鞘膜壁层翻转至睾丸附睾后侧，可吸收线对位缝合

2）积液囊肿小、鞘膜壁较薄，无并发症者。

（2）手术操作关键步骤与技巧：

1）麻醉、切口及显露积液囊同鞘膜翻转术。

2）鞘膜囊显露后，在其鞘膜上缝两针，或用鼠齿钳钳夹。

3）在两牵引线或两钳之间切开鞘膜放出积液。

4）将睾丸挤出切口，使鞘膜外翻。

5）间断从鞘膜壁层切口缘向睾丸和附睾连接处用细丝线或 4-0 可吸收线间断折叠缝合 8~10 针，收紧打结后将鞘膜层折叠起来，呈衣领样围在睾丸和附睾连接处（图 73-10）。

6）将睾丸还纳阴囊内，无需放置引流，逐层缝合切口，切记勿将鞘膜切口重新缝合，以免术后复发。

7）术后处理同鞘膜翻转术。

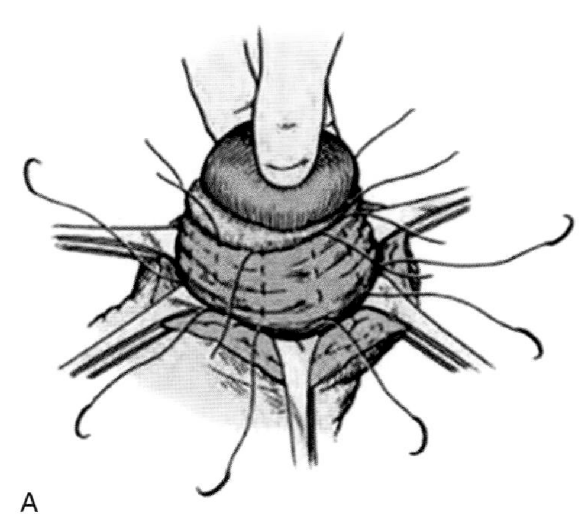



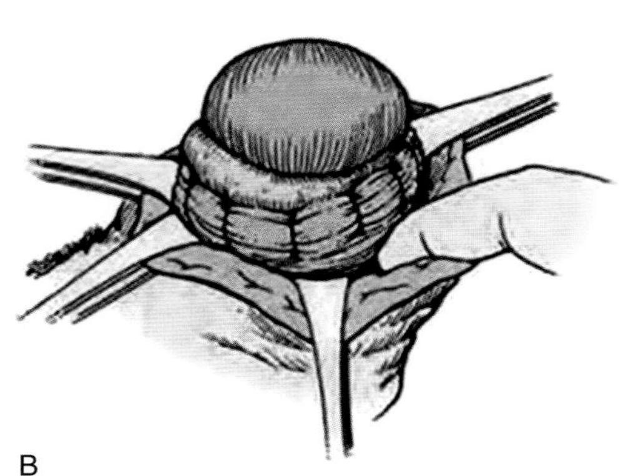



图 73-10　睾丸鞘膜折叠术

A. 折褶缝合鞘膜；B. 缝合完毕后系紧各缝线。

4. 睾丸鞘膜切除术

(1) 手术适应证

1) 适用于鞘膜积液病史时间长，鞘膜明显增厚者。

2) 多房性睾丸鞘膜积液者。

(2) 手术操作步骤与技巧：

1) 麻醉、切口选择及显露鞘膜囊同鞘膜翻转术。

2) 充分游离鞘膜囊后切开鞘膜囊壁层，吸尽囊液。

3) 在距睾丸和附睾 0.5cm 处将鞘膜壁层全部切除。

4) 鞘膜切缘彻底止血后，用可吸收线做连续锁边缝合(图 73-11)。

5) 阴囊底部放橡皮片引流，逐层缝合阴囊切口。

6) 术后处理同鞘膜翻转术。

5. 精索鞘膜囊切除术

(1) 手术适应证：单纯性精索鞘膜积液，即精索鞘膜囊肿。

(2) 手术操作步骤与技巧

1) 麻醉方法同前。

2) 用手将肿物挤压固定在阴囊壁的前外侧，作纵形切口，切口大小应略大于囊肿直径。

3) 切开皮肤皮下各层筋膜，打开提睾肌筋膜，将精索连同肿物一起游离并提出至切口外。

4) 沿肿物边缘剪开精索内筋膜，用钳子夹住或穿线牵引，然后分离肿物与血管束、将肿物切除后妥善止血，精索放回阴囊内。

5) 逐层缝合阴囊深筋膜和皮肤。

6) 术中避免损伤精索血管及输精管。

6. 腹阴囊鞘膜积液囊肿切除术　手术原则要求完整切除囊肿避免复发，手术方式可选择经腹、经腹股沟或经阴囊和腹腔镜辅助经阴囊等方式：

(1) 手术适应证

1) 任何年龄确诊的腹阴囊鞘膜积液者。

2) 手术的目的在于避免复发和减少手术并发症。

(2) 手术操作步骤与技巧

1) 早期经腹股沟入路成为治疗该病的“金标准”，此手术的关键在于避免并发症的发生；经腹股沟入路的手术难点在于：囊肿体积较大、张力较高，与周围组织分离比较困难。

2) 适当地在术中吸出部分囊液，减小囊肿张力，可以方便操作。

3) 由于囊肿壁较厚且与输精管、精索血管关系密切，分离时容易出血增加副损伤。这种手术方法的优点在于完整地切除了囊肿，避免了复发。

(3) 手术缺点

1) 手术时间长。

2) 术后恢复时间长。

3) 阴囊肿胀或血肿的发生率高且持续时间长，部分病例会因此使用抗生素预防感染。

4) 存在输精管损伤的危险。

5) 广泛分离使得肌肉薄弱增加了疝发生的危险。

6) 经腹可以比较可靠地修补腹股沟内环，避免术后复发斜疝。

**(三) 腹腔镜手术**

1. 鞘状突口高位结扎术

(1) 适应证与术前准备：

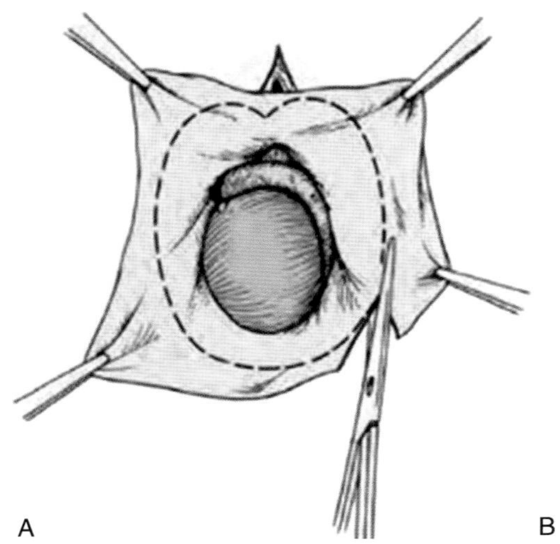


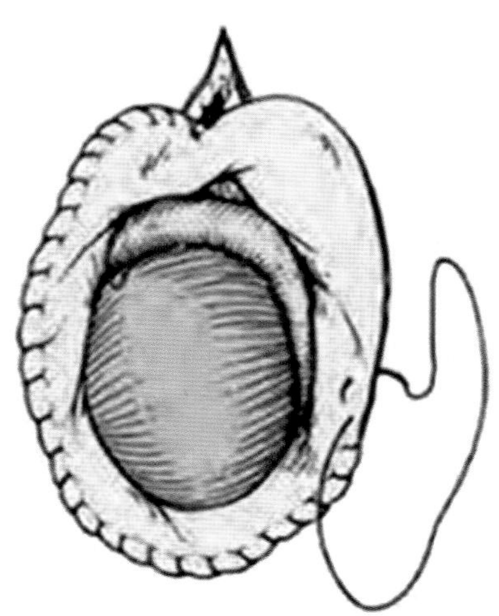


**图 73-11　睾丸鞘膜切除术**

A. 切除鞘膜；B. 鞘膜边缘锁边缝合止血。

1）主要适应小儿鞘膜积液，因其发病与先天性鞘状突未闭有关。

2）术前自行排空膀胱内尿液，无需留置尿管。

3）全身麻醉。

(2) 操作步骤与技术要点

1）患儿取先取平卧位，Trocar 置入成功后改为 15°的头低脚高位，使肠管上移，利于缝合操作。

2）于脐环处置入气腹针，建立 $CO_2$ 人工气腹（维持气腹压 8~10mmHg），并切一小口置入 5mm 的 Trocar。

3）于脐下 3cm 处置入 3mm 的 Trocar。

4）从脐部 Trocar 置入 5mm 腹腔镜，在腹腔镜直视下辨认患侧未闭合的鞘状突内环口，可见腹壁下血管外侧的腹膜呈漏斗状隧道向腹股沟管延伸。

5）于鞘状突内环口对应的腹壁投射点作约 2mm 小切口，从此处刺入带双股 2-0 丝线的"雪橇形"内环口修补针，直达腹膜外间隙，在抓钳辅助下连续于腹膜外潜行缝合鞘状突内环口的外半圈（避免损伤精索血管及输精管），避开输精管约 2mm 后刺破腹膜，将缝线头端留于腹腔，线尾置于体外，退出缝针。

6）同法于腹膜外潜行缝合内环口外半圈，将缝合内半圈预留腹腔的双股丝线经外半圈缝线引出腹壁外，腹腔镜直视下于腹腔外打结双重闭合鞘状突内环口（图 73-12）。

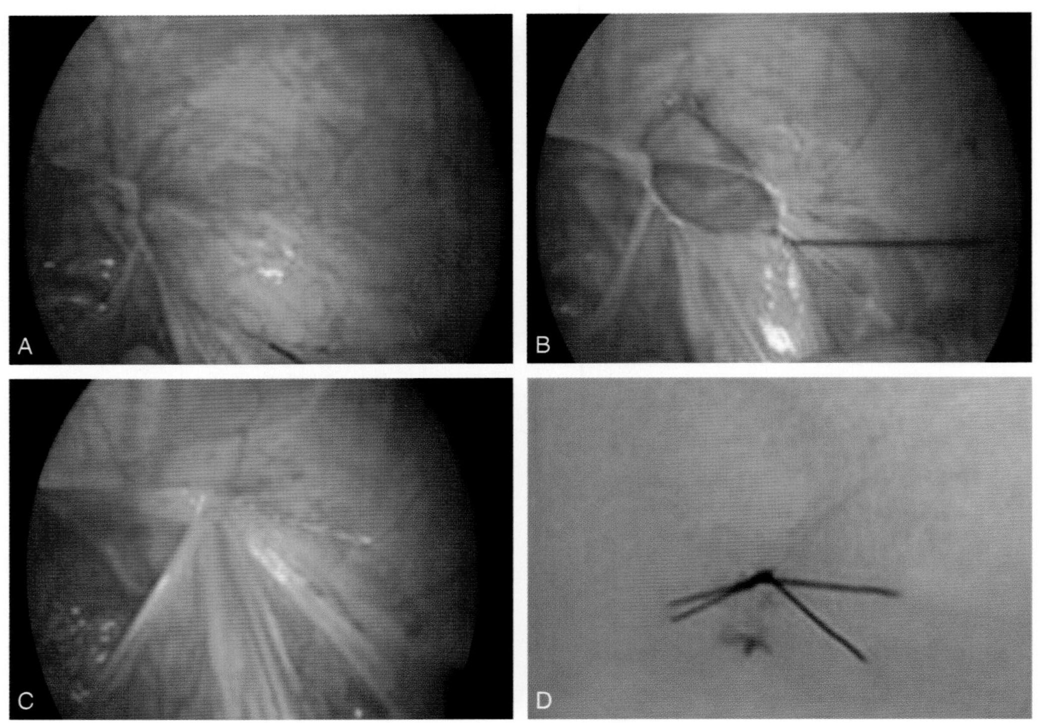


**图 73-12　腹腔镜下鞘膜积液手术过程**

A. 内半圈缝线；B. 外半圈缝线将内半圈缝线引出体外；C. 双重结扎内环口；D. 结扎后体外所见。

2. 腹阴囊鞘膜囊切除术　近年来，腹腔镜治疗腹阴囊鞘膜积液也积累了一定的经验。主要操作技巧和步骤：①气腹建立、腹腔镜及操作通道建立同常规腹腔镜手术；②腹腔镜直视下完成腹腔内部分的囊肿分离、放尽囊液，切除腹腔内的部分的鞘膜囊；③转为腹股沟操作，在腹股沟切口，切除阴囊部分的鞘膜囊；④对于阴囊部分的囊肿较小者，可经腹腔镜一次切除腹腔和阴囊的鞘膜囊（图 73-13）。

## 六、术后并发症及处理要点

1. 鞘膜积液手术并发症的发生率不足 0.3%，主要是出血、感染、阴囊水肿，输精管损伤及由于损伤动脉所引起的睾丸萎缩、不育等。特别对于儿童，因输精管较细，术中需仔细辨认，避免误伤。

2. 阴囊血肿　主要是术中止血不彻底所致，所以在术中要仔细止血，术后要注意引流，加压包扎，24 小时内局部冷敷等。

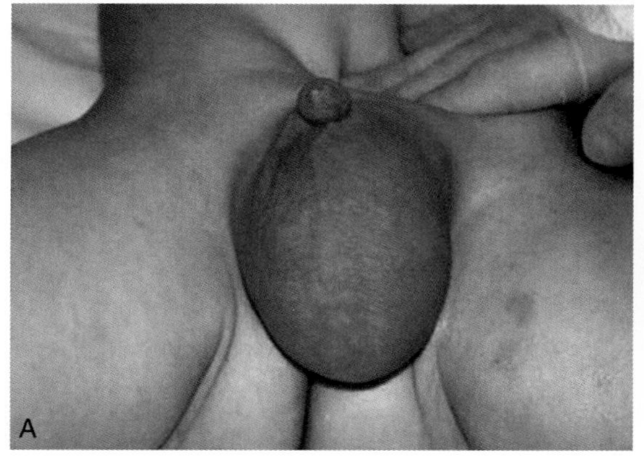
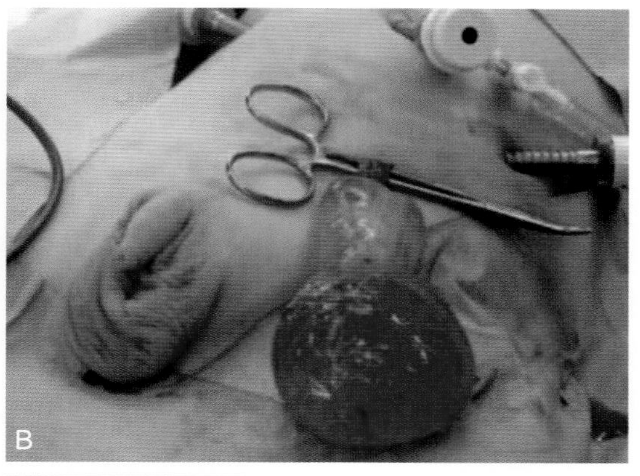
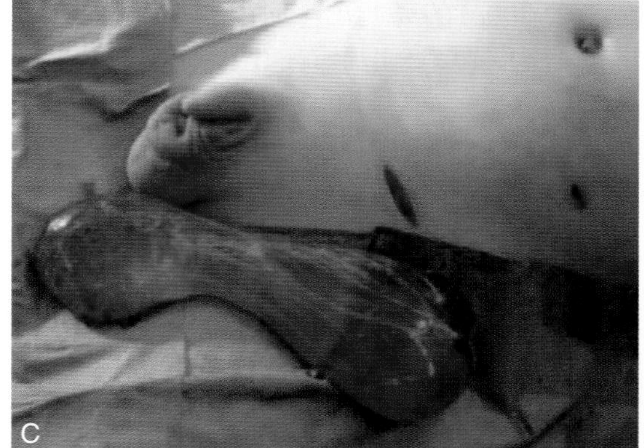

**图 73-13　腹腔镜切除腹阴囊鞘膜积液**

A. 左下腹部检查；B. 腹阴囊鞘膜囊肿切除，注意 Trocar 的三角位置；C. 完整切除腹阴囊鞘膜囊，呈典型的哑铃状。

3. 术后复发　精索鞘膜积液术中需将鞘膜囊全部切除，避免残留其鞘膜而术后复发。鞘膜积液经手术治疗很少复发，而复发的原因主要是把先天性鞘膜积液误诊为单纯的睾丸鞘膜积液，而做了睾丸鞘膜翻转手术，未做高位结扎。腹腔内液体不断外流，促使上皮细胞再生而复发。其他或由于多房性睾丸鞘膜积液未能完全彻底切除而复发的均属少见。

### 七、术式评价

腹腔镜手术较传统手术具有较明显的优势，主要体现在：

1. 手术为微创方式，体表切口较小，腹腔镜可经脐切口置入，操作通道仅 5mm，较传统手术切口更加美观。

2. 手术创伤较小，腹腔镜手术入路不破坏腹股沟管的正常解剖结构，从而降低了髂腹下及髂腹股沟神经、腹壁下血管等损伤风险。

3. 由于腹腔镜局部放大作用，视野较开放手术更加清晰，能清晰辨认内环口的血管，缝合时可避免损伤精索血管及输精管，术后并发症少，疼痛轻，住院时间短，无明显瘢痕。

4. 达到真正的“高位结扎”，腹腔镜在腹腔内环口周围缝针作内荷包结扎，较传统开放手术结扎位置更高，符合小儿鞘膜积液的治疗原则。

5. 操作简单，结扎确实；腔镜下视野清晰，更易发现囊壁撕裂、结扎不全等特殊情况，复发率更低，有报道腹腔镜手术复发率仅为 0.67%。

6. 如为双侧病变可同时处理，腹腔镜手术中可探查对侧内环口，因此可发现对侧隐匿的腹股沟疝或鞘膜积液并及时修补，避免了二次手术的创伤。

## 第二节　隐　　睾

### 一、概述

隐睾，又称睾丸未降或睾丸下降不全。是指睾丸未能按照正常发育过程从腰部腹膜后下降至阴囊。隐睾发病率的报道众说不一，主要是调查的对象、年龄和对隐睾诊断的标准不同所致。据报道，足月新生儿为 1%~4%，出生后 3 个月时为 1%~2%；1 岁时为 0.66%，成年人为 0.3%。隐睾发病率在生长和发育中逐渐降低，表明在出生后睾丸仍可继续下降，但至 6 个月后，继续下降的机会明显减少。早产儿隐睾发病率为 1%~45%。

Scorer 提出了正常睾丸下降的诊断标准，即在检查时，检查者可以用手操作使睾丸下降至耻骨联合以下 8cm。如果睾丸位于耻骨联合以下，但不能位于耻骨联合以下 3~6cm，称为不完全下降，或称高位阴囊睾丸，这些睾丸常常小于正常下降的男性睾丸，而且不完全下降的隐睾常常伴有腹股沟疝。他的统计资料表明，有 48% 的隐睾是不完全下降者。

隐睾的发生和胎儿是否足月以及小孩的年龄有非常重要的关系。Scorer 报道一组 1 500 例足月生产（体重超过 2 500g）的婴儿出生时检查，有 3.4% 发生隐睾，而在 142 例早产儿中有 30.3% 的隐睾发病率。Bishop 报道 99% 的新生儿睾丸下降至阴囊，但是数周后许多睾丸回缩。出生婴儿的体重越小，婴儿隐睾的发病率就越高。出生体重小于 1 800g 的婴儿有 68.5% 隐睾的发病率，而体重小于 900g 者，有 100% 的婴儿发生双侧隐睾。随着体重的增加，到 1 岁左右的发病率大约是 0.8%，也就是在 1 岁以内相当一部分的隐睾会自发性下降。Scorer 的资料也说明，足月出生而患隐睾的患儿中有 75% 和未足月出生而患隐睾患儿中 95% 在 1 岁以内可发生睾丸自然下降。Villumesn 在一组 209 个患者的（包括足月和不足月）出生后以及 1 岁以后的检查中也发现有许多隐睾自发性下降。至于下降的原因可能是因为出生后体内黄体生成素上升所致，而且婴儿在出生后 8 个月内的血清睾酮浓度几乎相当于青春期的血清浓度。一般来讲，隐睾自发性下降大都发生于出生后前 8 个月，少部分在 8 个月到 1 岁之间，1 岁以后至青春期之间下降的比例就很小了。

Klinteich 在一组 39 895 例隐睾的统计报道中指出，8.08% 是腹部隐睾，62.76% 是腹股沟隐睾，23.81% 是高位阴囊隐睾，10.93% 是异位隐睾，2.6% 是无睾畸形。在隐睾患者中，双侧隐睾的发生率占 10%~25%，在单侧隐睾的发病率中右侧隐睾的发生率为 53%~58%，左侧隐睾发生率为 42%~47%。单侧或者双侧睾丸缺如大约占睾丸下降不全总发病率的 3%~5%。Czeizel 报道 313 例隐睾，其中单侧隐睾 174 例，占 69.2%，双侧隐睾 139 例，占 30.8%。单侧隐睾与双侧隐睾的比例为 2.3∶1。值得注意的是 10% 的隐睾患者伴有先天性生殖系统或泌尿系统的异常。

部分隐睾患者有明显的家族史，这表明遗传因素也许是隐睾发生的原因之一。Jones 报道了一组 51 例隐睾患者，9.75% 的同胞兄弟中有隐睾。最近的一项研究报道称，23% 的隐睾患者有阳性家族史，而对照组仅为 7.5%。隐睾阳性家族成员包括祖父、父亲、兄弟、叔叔、堂兄、表兄弟。如果一个家庭成员有隐睾，家族里新生男婴睾丸未降的风险性是正常人群的 3.6 倍。总之，隐睾的发生率为 0.7%~0.8%。在 1 岁以前有相当比例的隐睾由于激素的影响自然下降，但在 1 岁以后至青春期其自然下降的比例极小。

## 二、胎儿睾丸下降的时间进程

睾丸下降是胚胎期睾丸正常发育的一个过程，同时还伴有睾丸形态和功能的改变。它们不仅直接影响外生殖器的发育，也与以后的性、生殖功能及疾病等密切相关。人类胎儿睾丸下降分三个时期：①妊娠 7~8 周时中肾体退化导致肾的移位；②妊娠 21 周时睾丸从后肾经过腹腔至腹股沟内环；③妊娠 28 周时睾丸从腹腔沿鞘状突经腹股沟下降。从解剖学上来说，经腹腔阶段被看作是两种作用的结合，一种是由雄激素调节下的头端悬韧带（cephalic suspensory ligament，CSL）退化过程，另一种是米勒管抑制物质（Müllerian-inhibiting substance，MIS）及雄激素共同调节下的睾丸引带增大。概括来说，睾丸下降最佳诠释为三个阶段：①经腹腔阶段；②经腹股沟管阶段；③腹股沟管外迁移（从外环口下降至阴囊）阶段。也就是说，睾丸经腹腔下降朝向内环口起因于腰部脊柱和骨盆的分化生长。在妊娠第 8 周时睾丸邻近肾脏，直到 23 周时才开始进一步迁移。在经腹股沟下降之前的腹腔睾丸位置就在内环口内侧，然后快速经腹股沟下降，通过腹股沟管并沿着鞘状突后面下降。最后于 28 周以后，从外环口下降至阴囊，绝大多数的睾丸下降在妊娠 30~32 周完成。到了胚胎第三个月初，睾丸就已位于腹股沟附近，在腹壁的腹膜之后。因此，睾丸下降不是主动的迁移，而是与体壁相对位置的改变有关。睾丸保持着主动脉来的血液供应，其血管从原来的腰部水平下行到腹股沟区。按照睾丸引带的行程，通过腹股沟管进入阴囊膨大。延伸到阴囊膨大内的这部分体腔就叫作鞘突（vaginal process）。因此，体壁的肌肉层和筋膜层就伴随着鞘突突入到阴囊膨大内。我们必须知道，睾丸引带的韧带纤维总是在鞘突的外面并使睾丸一直保持在腹股沟附近的腹部位置。直到胚胎第七个月为止，睾丸才继续下降，通过腹股沟环，越过耻骨缘，进入膨大的阴囊（图 73-14）。无疑，睾丸的最后下降伴随睾丸引带的短缩，而在睾丸下降的过程中，也受促性腺激素和雄激素的调控。

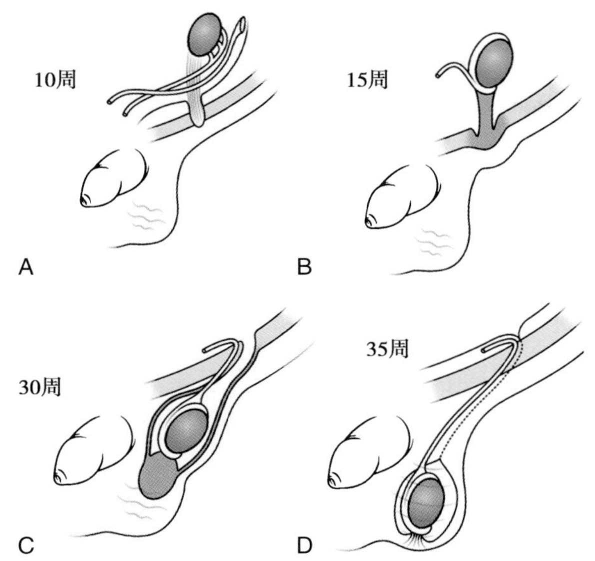


**图 73-14 睾丸下降步骤，胎儿发育的不同阶段的睾丸的位置和韧带发生**

A. 在10周时，睾丸位于泌尿生殖嵴中，同时有中肾管和米勒管以及引带（生殖股韧带），将睾丸附着在腹壁上；B. 15周，米勒管已经退化，睾丸位于将形成的腹股沟管附近，鞘状突开始向韧带中延伸；C. 30周时，韧带和睾丸侧鞘状突向阴囊内迁移，使睾丸可以到达阴囊，鞘状突仍开放。D. 35周后，完成牵引，凝胶状的韧带已吸收，鞘状突附着阴囊的壁。近端鞘状突闭死，保留下的鞘状突（tunica vaginalis）包绕睾丸。

## 三、病因

### （一）解剖上的机械因素

1. 精索血管过短　大多数隐睾者有精索血管过短而造成睾丸下降不全，少数有输精管过短；也有人认为，促性腺激素可增加睾丸血流、血管直径和睾丸体积。

2. 睾丸韧带功能异常　睾丸韧带退变后，回缩异常，使睾丸发生不同程度的下降不全（异位）。

3. 睾丸下降途径上的障碍　睾丸的体积超过腹股沟管的直径，过紧的腹股沟管或内外环口，或外环口远端进入阴囊的口（也有人称此为第三腹股沟环）缺如，则睾丸无法进入阴囊内。

4. 睾丸和后腹壁组织的粘连　如胚胎期发生腹膜炎、输尿管结石，则有可能发生腹膜粘连，阻碍睾丸下降。

5. 提睾肌变异　如提睾肌纤维增厚或肌纤维缺乏弹性都可能产生隐睾症。动物实验显示：切断小白鼠提睾肌的营养神经或生殖神经，可造成小白鼠的隐睾症。

6. 睾丸结构异常　如两侧睾丸融合在一起、睾丸和脾融合，以及睾丸和附睾不相连接等都可阻碍睾丸沿着正常途径下降。

### （二）内分泌因素

有些学者认为，母体促性腺激素刺激胎儿睾丸的间质细胞产生雄激素，这对睾丸下降起重要作用。睾丸下降发生在促性腺激素在血液中浓度很高时期。即胎儿最后1个月和青春期，这说明母体的促性腺激素和青春期垂体促性腺激素在睾丸下降可能起到重要作用。睾丸下降一般不会在胚胎8个月前发生，因此时的睾丸还未成熟，对促性腺激素不产生下降反应。因而，在妊娠后期隐睾，尤其是两侧睾丸未降入阴囊，可能和绒促性腺激素不足、或存在有遗传性缺陷与胎儿睾丸对该激素不发生反应有关。

最近有研究证实，睾酮—双氢睾酮通过生殖股神经的介导，转化为降钙素基因相关肽（calcitonin gene-related peptide，CGRP），其受体定位在睾丸引带上。将离断的睾丸引带孵育在降钙素基因相关肽溶液中，可观察到睾丸引带有节律性收缩。如果对幼鼠阴囊内注射降钙素基因相关肽受体拮抗药，则可阻止或延缓幼鼠的睾丸下降。因此，睾丸下降过程与睾酮水平密切相关。

### （三）米勒管抑制物质（Müllerian inhibiting substance，MIS）不足

在胚胎性别决定之前，每个胎儿同时具有副中肾管和中肾管。当胚胎确定为男性后，原始性腺发育为睾丸。睾丸内间质细胞分泌睾酮，而睾丸内支持细胞分泌米勒管抑制物质（MIS），该物质可抑制米勒管的发育。如果米勒管抑制物质不足或匮乏，则米勒管残留或完全没有退化，残余的米勒管阻碍睾丸经腹移行。

### （四）睾丸本身发育缺陷

对隐睾进行手术时发现，1%~3% 仅有睾丸和附睾残余或精索血管和输精管残端，提示睾丸和附睾在出生之前已经萎缩，很可能是由于宫内睾丸扭转所致；也有为出生后反复或急性睾丸扭转所致。

### （五）腹内压的作用

腹内压增高是造成睾丸离开腹部进入腹股沟管的原始动力。腹压在睾丸从腹腔下降至腹股沟管的移行过程中可能作为一个辅助的因素，但在经腹股沟管至阴囊过程中却起到更为重要的作用。

## 四、病理组织学改变

### （一）大体病理观察

未降入阴囊内的睾丸常有不同程度的发育不

全，其体积明显小于健侧，质地松软。少数患侧睾丸缺如或仅见精索血管的残端。隐睾侧伴有附睾和输精管发育畸形，这种畸形发生率可达36%~79%。附睾畸形是一种较常见的先天性畸形，常同时伴有输精管畸形，约50%的隐睾合并有附睾畸形。附睾及输精管畸形的类型繁多。有附睾缺如、节断性闭锁、附睾发育不全、睾丸不连接、附睾囊肿等（图73-15、图73-16）。

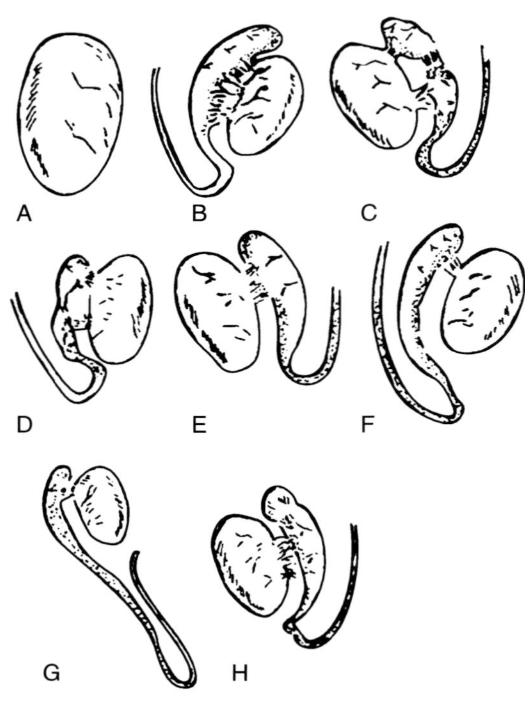


**图73-15　隐睾伴附睾先天性异常**

A. 附睾缺如；B. 附睾头与睾丸不连接；C. 附睾中部发育不全；D. 附睾中部闭锁；E. 附睾尾未发育或闭锁；F. 附睾伸长；G. 附睾伸长更明显；H. 附睾头部囊肿。

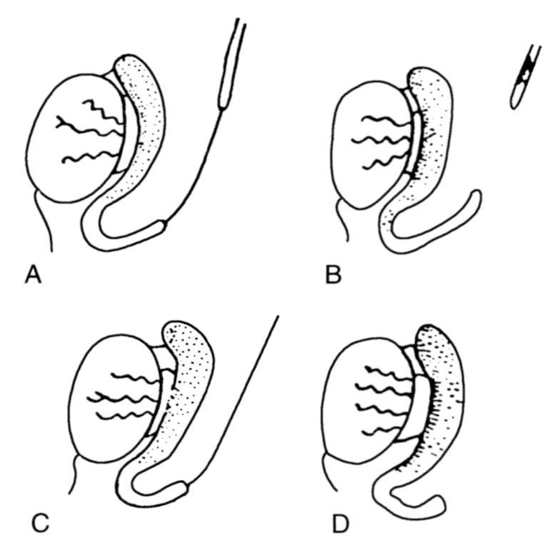


**图73-16　输精管先天性异常**

A. 短段阻塞；B. 短段缺如；C. 长段阻塞；D. 输精管缺如。

### （二）病理组织改变

隐睾的病理组织学改变包括：①1~2岁隐睾症患者为间质细胞减少、支持细胞变性、生殖母细胞消退延迟、精原细胞成熟延迟、初级精母细胞形成障碍、生殖细胞总数减少。②Ad型精原细胞数量减少。③睾丸未降患者在1周岁时即可出现生精小管管周纤维化。隐睾最早的产后组织学异常是间质细胞发育不良，隐睾的病理学主要表现为生殖细胞发育障碍，其次是睾丸的间质细胞数量减少。④隐睾者的睾丸生精小管平均直径小于正常者睾丸的生精小管直径，其生精小管周围胶原组织增生。隐睾的这些病理组织学改变随年龄增大而愈加明显。成年人隐睾的生精小管退行性改变，导致几乎看不到正常精子。⑤隐睾病理组织学改变的程度，也与隐睾的位置有关，位置越高，病理损害越严重，越接近阴囊部位，病理损害就越轻微。对侧的已下降睾丸也可见到与上述类似的病理改变，尽管病理改变程度轻微，这提示单侧隐睾症也是导致男性生育能力下降的原因，这可能是由低促性腺激素型功能减退症所致。一些研究在单侧隐睾症中也发现了下降睾丸和未降睾丸类似的病理学变化，在1岁前生育指数变化不大，但在这之后的各个年龄段，生育指数都发生了显著的变化。1岁后的未降睾丸将持续发生支持细胞衰退现象，这不仅与年龄相关，而且与睾丸位置相关，支持细胞的衰退进一步导致生殖细胞数量减少。这些报道都证实了两岁以前的异常精子发生的组织病理学早期改变可能部分地与激素缺乏相关。也有人认为睾丸受损还可继发于体格检查与睾丸固定术。

## 五、分类方法

依据隐睾发病原因、隐睾的位置和隐睾的性质进行分类，常用的隐睾分类方法如下。

1. 病因分类　①机械因素：由于睾丸系带的异常和腹股沟管的阻塞而影响了正常睾丸的下降；②睾丸发育不良：位于腹股沟管内环以上高位隐睾肉眼的和组织学的异常；③原发性内分泌疾病，如下丘脑、垂体疾病伴隐睾发生。

2. 根据隐睾的位置分类　根据隐睾的位置将其分为6级：①0级，腹内隐睾或睾丸缺如；②Ⅰ级，睾丸位于腹股沟（固定）；③Ⅱ级，睾丸位于腹股沟（可移动）；④Ⅲ级，睾丸位于腹股沟、滑动性，即可以用手移至阴囊，但松手后即回复到腹股沟；⑤Ⅳ级，睾丸位于阴囊高位；⑥Ⅴ级，睾丸位于阴囊正常位。

3. 根据临床应用分类　①可回缩睾丸；②真性隐睾：腹内高位隐睾、腹股沟隐睾、阴囊高位隐睾、滑动性隐睾；③异位睾丸；④无睾畸形（单侧无睾畸形、双侧无睾畸形）。需要说明的是，在临床上约80%的未降睾丸可触及，20%不可触及。约18%的患儿在麻醉状态下可以触及到睾丸。12.6%的存活睾丸停留在腹股沟管远端而在体检时容易被漏掉。1/3至2/3的不能触及睾丸的患者为单睾丸。异位睾丸是指睾丸位于正常下降途径以外部位（图73-17）。

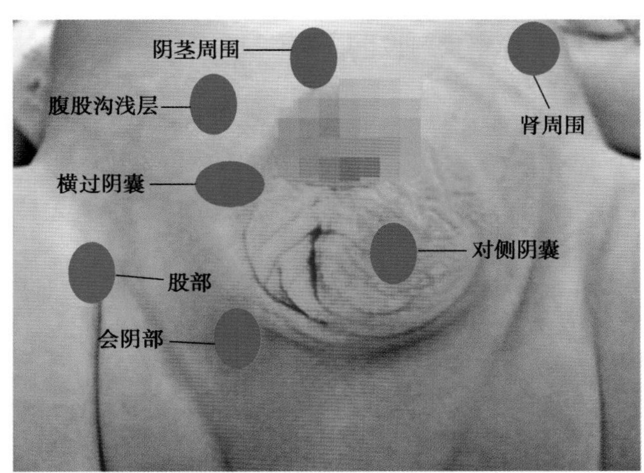


图73-17　异位睾丸的各种位置

## 六、诊断要点

### （一）临床表现与体征

对于临床所遇到的隐睾患者，应详细询问家族史、个人史、母亲妊娠史，进行详细的物理学检查，如检查患者外形、发育、腹部以及外生殖器情况，注意有无小阴茎，尿道下裂及性别难辨，泌尿生殖窦情况。对于怀疑有遗传、内分泌疾病的患者应行一系列遗传、内分泌学检查，包括染色体核型、血清LH、FSH、促黄体生成素（interstitial cell stimulating hormone，ICSH），如果检查有异常的发现，应确定是何种遗传和内分泌疾病伴有隐睾。对于单侧或者双侧隐睾患者，在手术治疗前应先行HCG或LHRH的刺激试验以及HCG或LHRH治疗，因为有50%~70%的患者隐睾可因此下降。

理想的体格检查需要使患儿先取仰卧位，肌肉放松，进行全身体格检查时要注意观察相关综合征的其他先天性缺陷。生殖器检查包括任何阴茎畸形（如尿道下裂、小阴茎、生殖器性别分化模糊）的望诊，注意观察阴囊是否不对称或发育不良。体格检查还包括视诊腹股沟管和通常睾丸异位症形成包块的部位。如果只有一侧睾丸下降，需仔细检查其大小、肿胀状况、有无可触及的睾旁异常、有无疝或睾丸鞘膜积液等。在单侧不可触及睾丸中，如对侧正常下降的睾丸肥大时，常提示同侧睾丸缺如。就生精情况来看，代偿性增生并不能弥补成年后的睾丸功能缺陷。被检查儿童有时需要摆出多种体位来定位未降的睾丸，包括坐、蹲位。检查未降睾丸时检查者应以温暖的手触诊，指尖涂布肥皂水以减轻皮肤摩擦，手法应当从内环口处顺着腹股沟管至阴囊推进。当触及未下降睾丸时，检查者手指尖有推进受阻感觉，或感觉到睾丸弹回隐睾窝处“啵”的撞击。也应仔细检查睾丸下降的异位区域以除外异位睾丸。

对隐睾的诊断并无困难，体检是可见患侧阴囊扁平，双侧者其阴囊发育较差。触诊时，患侧阴囊空虚，无睾丸。但应注意，在阴囊内未扪及睾丸者并非都是隐睾。检查时应注意以下4点：①因小儿的提睾肌反射比较活跃，受到某些刺激后，如寒冷或惊吓，提睾肌即收缩，这样可将本来位于阴囊内的睾丸提至阴囊近端，甚至进入腹股沟管内，临床表现颇似隐睾。但如仔细检查或经热敷后，可将睾丸推至阴囊内，松手后睾丸可在阴囊内停留一段时间，此称为睾丸上缩或回缩性睾丸。此种情况多见于学龄期前后的儿童，亦常被误诊为隐睾。另一方面，有些睾丸可从腹股沟部位逐渐地推入阴囊，放松手后，睾丸即退回原来的位置，此种情况称滑动性睾丸，应属于隐睾。经过仔细的反复检查，约80%的隐睾可在腹股沟区被扪及，压之有胀痛感，可与腹股沟淋巴结区别。一般情况下，隐睾的体积较对侧阴囊内睾丸小，随着年龄的增长，其这种差别也逐渐明显，约20%的隐睾在触诊时难以触及，但这也并不意味着这些隐睾都位于腹内。触不到的隐睾在手术中发现，80%可在腹股沟管内或内环附近被发现，而其余的20%经手术探查，仍未能发现睾丸。如一侧找不到睾丸，则称为单睾或单侧睾丸缺如，其发生率占隐睾探查手术的3%~5%，约5 000个男孩中有1例睾丸缺如；如双侧隐睾经探查均未发现睾丸，称为无睾畸形，约20 000个男孩中仅有1例这种畸形。②仔细探查股部、耻骨部、会阴部，以除外是否异位睾丸。③对于不能触及的隐睾，术前如何判断患侧有无睾丸和其隐睾所在的位置，可通过一些特殊检查，如疝囊造影、睾丸动脉或静脉造影，这些检查有一定的损伤性和并发症，其检查的结果也不令人满意，所以目前在临床上已很少应用。对无损伤性的一些检查，如彩超、CT和磁共振检查有助于对隐睾的定位，也只能作为参考。④对于双侧触不到睾丸者，可行性激素试验。试验前应检查血浆睾酮基础值，然后应用人绒毛膜促性腺激素（HCG）1 000~1 500U 肌内注射，隔日一次，共 3 次。复查睾酮浓度，如睾酮浓度上升，则提示有睾丸的存在。无论哪种检查都有一定的局限性，所以手术探查仍不失为最后明确诊断的手段。

### （二）影像学检查

1. 多普勒超声　多普勒超声是隐睾症首选影像学检查方法，简便、价格低廉，无痛苦不适，安全可靠，对于幼儿可重复、定期检查。还可用于监测隐睾的大小、位置变化，特别对于临床应用激素治疗和疗效追踪观察及手术选择有较大的指导意义。

多普勒超声是筛查与判定隐睾最常用诊断手段，术前超声定位与手术符合率可达 83.1%~95.6%。隐睾的超声声像表现为：①患侧阴囊内未显示睾丸声像；②患侧腹股沟区、腹股沟内环附近等部位，可探及椭圆或扁圆形实性稍低均匀回声光团，边界清晰、光滑，与正常侧睾丸回声相似或稍低，外形常小于对侧正常的睾丸；③部分位于腹股沟区及内环附近的隐睾，其周围可见液性区及附睾、精索等结构有利于隐睾的确定；④CDFI 检查显示，发育较好的隐睾睾丸内部及周围可见点状血流信号，其频谱为动脉低阻血流，但发育不良或萎缩的睾丸，一般无血流信号（图 73-18）。

超声诊断隐睾时，需注意与肿大的淋巴结、输精管盲端肥大、血管的横断面等图像相鉴别。超声不能检出隐睾的原因：①隐睾和腹股沟斜疝同时并存的腹股沟隐睾，隐睾可随疝内容还纳入腹腔，受肠道气体的干扰，即使是难复性疝，隐睾与疝内容物并存，超声难以显示。②腹腔隐睾，主要是隐睾位置较深，受肠道气体干扰，较易漏诊。此时应改用低频探头、适度充盈膀胱、放大图像、有利于腹腔内隐睾的显示。③腹膜后隐睾，腹膜后隐睾位置深而发育差，且多受肠道气体干扰，超声检出率较低。④年龄过小，隐睾的睾丸常常很小，易漏诊。⑤另外肥胖患儿及患儿不能配合检查也影响隐睾检出。

2. CT 检查　对于体检不能触及或超声未能检出的隐睾，为了手术前定位，可选择 CT 检查。检查时患者仰卧位，先扫盆腔定位像，然后从阴囊根部向上扫描至隐睾找到为止。可平扫和增强扫描。腹腔内隐睾 CT 表现为类圆形软组织肿块影，边界清楚，轮廓光整，密度均匀，平扫 CT 值 42.8HU，增强后 CT 值平均 62.5HU。CT 在明确睾丸位置上准确率为 60%，但亦有报道称对 3~31 岁腹腔内隐睾者其定位准确率为 100%（图 73-19）。

CT 尽管检查价值较高，但由于其存在辐射性损伤，且隐睾症多为儿童、青少年就诊，所以对临床上已经摸得到的隐睾和 B 超检查已明确位置的隐睾不必再做 CT 检查，但对临床上未触及，B 超又未发现的腹腔内隐睾，或 B 超检查可疑恶变的隐睾，手术前最好常规做 CT 检查，以避免盲目的手术探查。

3. MRI 检查　MRI 对大部分常见部位的隐睾能准确定位，可清晰地显示其形态、大小；睾丸可显示为椭圆形软组织信号，$T_1WI$ 其信号类似腹壁肌肉，$T_2WI$ 呈高信号，其内可见点状等信号；FS-$T_2WI$ 呈明显高信号（与水信号相似），边界更为清楚，其内对应区亦可见点状等信号。等信号为睾丸鞘膜下引带附着处。冠状面能清晰地显示隐睾长轴，但显示率与切层密切相关。

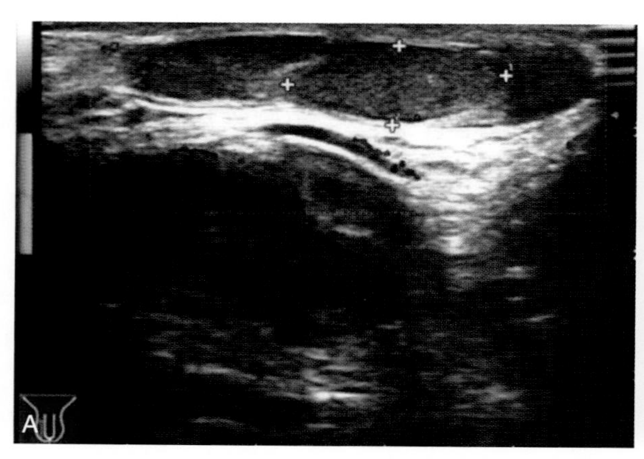


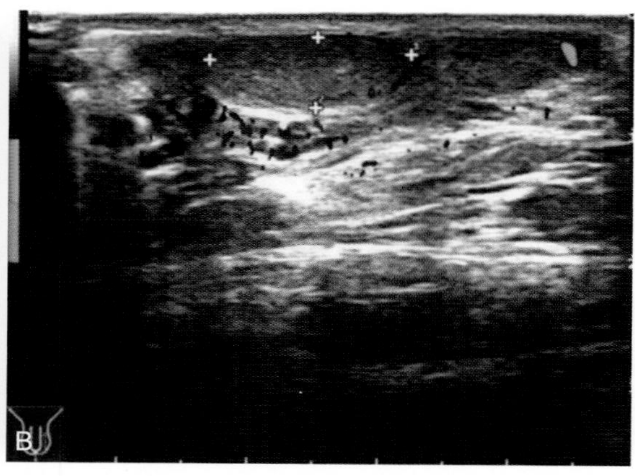


**图 73-18　34 岁不育，睾丸发育不良超声所见**

*A. 右侧睾丸 1.7cm×0.66cm；B. 左侧睾丸 1.55cm×0.57cm，睾丸内无点状血流信号。*

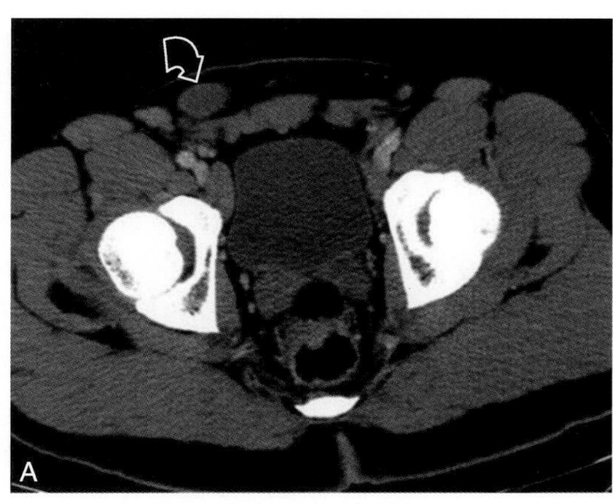
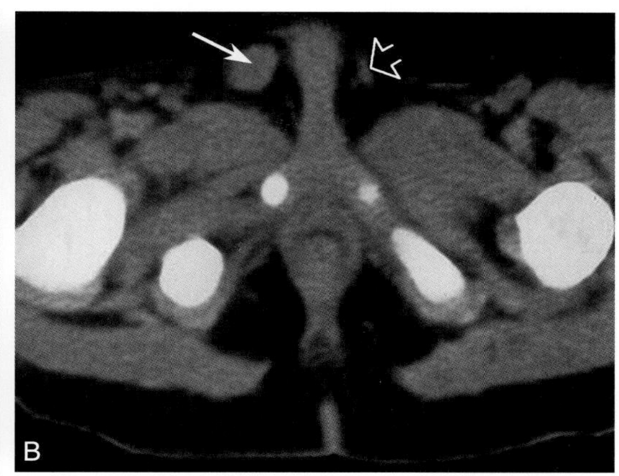

**图 73-19　隐睾 CT 诊断**

A. 盆腔 CT 显示右侧隐睾(弯箭头);B. 横断 CT 扫描可见右侧睾丸位于阴囊高位(箭头),同时可见正常的左侧精索(开口箭头)。

萎缩的隐睾不具有 MRI 典型信号改变,$T_1$WI、$T_2$WI、FS-$T_2$WI 均表现为等、低信号,这种表现与隐睾间质细胞的萎缩、精原细胞的减少、生精小管的萎缩以及水分减少或丢失有关。

MRI 除能确定隐睾的位置、显示其形态、信号特点和邻近结构,以确立诊断、判断隐睾发育情况和显示并发症。还对决定手术方式、手术切口定位具有很大的帮助。此外,其无创、不受射线的照射的特点,使其成为诊断隐睾症的有价值的方法。MRI 能清晰地显示隐睾本身、其所在的位置及隐睾周围结构和病变。其检出隐睾位置的成功率为 42%~92%,也有报道为 100%(图 73-20)。

MRI 表现有时需与腹股沟斜疝及睾丸鞘膜下引带鉴别。前者疝内容的肠袢多含水、气或脂肪,仔细分析信号改变易与引带鉴别。睾丸鞘膜下引带为睾丸下极与阴囊间的索状结构,多位于睾丸尾端,当睾丸正常降入阴囊后,此结构多自行萎缩,如睾丸不能下降则引带呈索条状存留于腹股沟管区域,其酷似隐睾而难以鉴别。从理论上讲,由于引带为纤维结构,$T_1$WI 及 $T_2$WI 多为等或低信号。Gd-DTPA 增强扫描后,隐睾多有中度强化,信号高于腹壁肌肉,而引带应无强化,以上两点有助于鉴别。此外还应与睾丸缺如相鉴别,特别是双侧不能扪及睾丸者,应先做内分泌学有关激素水平的测定及人绒毛膜促性腺激素试验,再结合影像学检查,多能加以鉴别。

4. 腹腔镜检查　对于影像学检查未能发现睾丸者,仍需要手术探查。而腹腔镜是目前不可触及隐睾诊断的金标准,在定位的同时还可进行治疗。

5. 激素刺激试验　应用激素的诊断主要在于明确无睾症,对于双侧隐睾且不可触及的患儿,激素刺激试验目的在于避免不必要的手术。当血中促卵泡生成激素(FSH)及黄体生成素(LH)升高时,睾酮

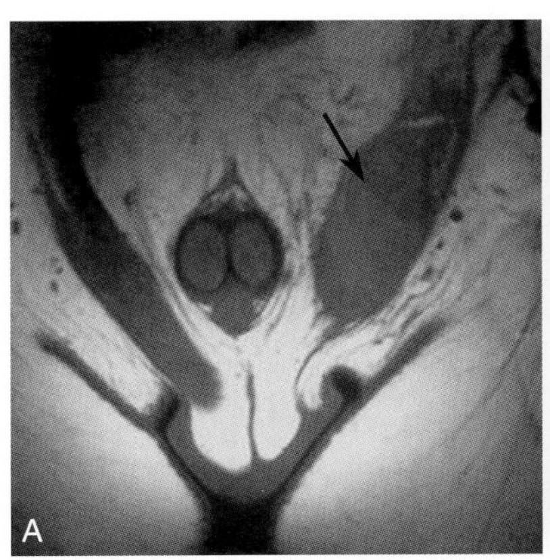
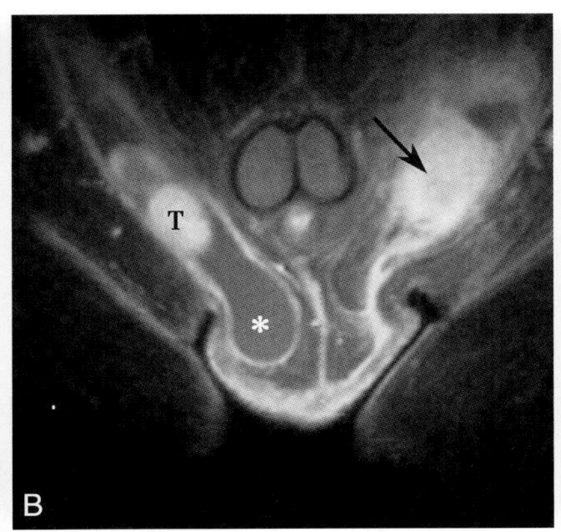

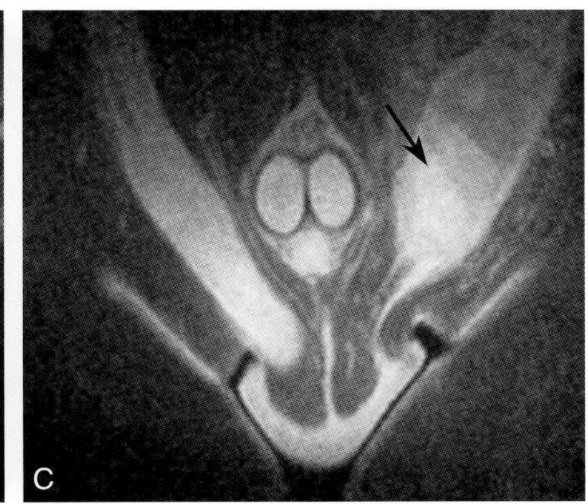

**图 73-20　双侧隐睾在腹股沟皮下浅袋内 MRI**

A. $T_1$WI;B. 冠状增强 $T_1$WI;C. $T_2$WI;双侧未降的睾丸在这三个序列中均可见到。

水平低下，大剂量人绒毛膜促性腺激素（HCG）肌内注射后睾酮水平无升高称为激发试验阴性，提示为无睾症。HCG 试验的敏感度可达 100%，理论上可不必手术探查。

对双侧隐睾或单侧隐睾伴随阴茎短小、尿道下裂等均需要进行 HCG 刺激试验，以及雄激素、FSH、LH、MIS/AMH、染色体核型、遗传基因测定等，以除外其性别异常。

## 七、隐睾症主要并发症

隐睾若不及时处理会带来严重的后果。正常人阴囊内的温度比体温低 2~3℃，正好适合睾丸的发育、精子的生成。如双侧睾丸长期处在温度相对较高的腹腔或腹股沟内，就会妨碍睾丸的健康发育，使睾丸生精上皮细胞萎缩，导致不育；而且，这样的睾丸产生雄激素很少，会使男性青春期性发育受阻，导致性欲低下，从而影响生育能力。一侧隐睾不影响青春期性发育及生育功能。但是，一侧睾丸不发育可影响对侧睾丸，可能使对侧睾丸产生的精子数量减少或生精细胞丧失正常的功能，从而间接影响到生育能力。双侧隐睾则不能生育，最为严重的是，腹腔内睾丸癌变的可能性很大，一旦发生癌变，恶性程度相当高；此外，腹股沟睾丸很容易在运动时被损伤而产生剧烈疼痛，甚至影响发育。需要注意的是，青年隐睾症因阴囊内无睾丸可引起患者精神上的忧虑、自卑感等精神创伤。

### （一）不育症

对隐睾症者未来的生育能力进行评估和预测时，必须基于儿童时期睾丸固定术时的睾丸组织病理情况、成年后精子发生的情况及亲子率。目前已广泛认同隐睾会导致生殖细胞受损，在出现组织病理变化前应及早施行外科处理，使睾丸固定于阴囊内，以减少发生生育能力降低的风险。但越来越多的证据表明睾丸固定术并不能显著减少生育能力降低的风险。未降睾丸与正常睾丸在 1 岁甚至更小时，其生育能力没有大的差异，但在其他年龄阶段时有显著的异常差异。然而，单侧隐睾在各个年龄阶段其生殖指数都要显著低于正常预计的数值，这说明无论何时进行手术处理，其生殖潜力都已明显受损。有报道显示患者 18 个月时，生殖细胞数量开始减少，且随年龄增长减少得越来越快。一组针对 91 例在青春期后行睾丸固定术的单侧隐睾症患者生育能力的研究中，发现 83.5% 的患者有精子缺乏或少精症，伴或不伴有精子活力不足。另一项研究主张青春期后的单侧隐睾应予以摘除，因为其在将来易发生恶变及扭转，且绝大部分睾丸都丧失了生育能力（52 例睾丸固定术中仅 1 例表现出正常的生精能力）。在此研究中 2 例（4%）患者发生了睾丸原位肿瘤。在 4~14 岁行手术治疗的单侧隐睾患者中有 15% 存在精子缺乏，30% 有少精症（精子计数少于 $20\times10^6$/ml），而未治疗的单侧隐睾患者有着极其相似的精子发生情况，而双侧隐睾不治疗将不会获得正常的生育能力，治疗后也仅有 25% 达到正常的生育能力。有证据表明早期行睾丸下降固定术可以逆转未降睾丸的组织学改变。这些报道肯定了睾丸固定术治疗隐睾的意义。

### （二）隐睾癌变

出生时睾丸未降的儿童具有发生睾丸恶性肿瘤的高风险是已公认的情况。睾丸肿瘤多发在青春期及之后，但也有 10 岁以内发生肿瘤的报道。接近 10% 的睾丸肿瘤源于未降的睾丸。正常人中睾丸肿瘤的发病率是 1/10 万，而在有过隐睾的男性中生殖细胞肿瘤的发病率是 1/2 550，相对危险度（relative risk，RR）约是正常人的 40 倍。尽管有人称青春期前进行手术可以降低肿瘤发生的风险，但睾丸固定术是否可以影响恶性肿瘤发生的自然病程仍是一个有争论的问题。睾丸固定术前会对睾丸进行更全面的检查，故从理论上可以使恶性变的肿瘤及早被发现。

在西方国家未经治疗的隐睾已不多见，印度新德里发现 14% 的睾丸原发生殖细胞肿瘤成人患者有隐睾症，英国的睾丸肿瘤研究小组发现睾丸癌与睾丸未降及腹股沟疝有着显著的相关性。然而在 10 岁之前行睾丸固定术的睾丸未降患者没有这种相关性，故得出结论隐睾的早期手术治疗可以减少发生睾丸恶性变的风险。睾丸未降的位置也影响着睾丸发生肿瘤的相对危险度，位置越高，恶性变的风险越大。几乎一半的腹腔内睾丸将发生恶变，高于腹股沟内睾丸的 6 倍。隐睾所致的睾丸肿瘤类型中最常见的是精原细胞瘤。在 125 例具有隐睾症病史和睾丸生殖细胞肿瘤者中，54 例为精原细胞瘤，35 例为胚胎癌，33 例为畸胎瘤，3 例为单纯的绒毛膜癌。

未降睾丸恶性变风险升高的原因仍处于理论推论阶段，隐睾所处环境温度高于阴囊可能是发病因素。但需要注意的是一侧隐睾，对侧的正常下降睾丸形成肿瘤的风险也会升高。有研究发现单侧隐睾症患者其对侧正常下降的睾丸发生恶性变的风险比例升高到3.6倍，在双侧隐睾症的患者中一侧已发生恶性肿瘤，而有15%的对侧睾丸也将发生恶性变。

### （三）隐睾合并症

90%的睾丸未降患者鞘状突未闭，而鞘状突未闭的临床意义是可影响隐睾症的激素治疗效果。这一问题也在接受HCG治疗和随后行腹股沟疝修补术的隐睾症儿童中进行了研究，鞘状突正常闭合者睾丸下降的概率为49.5%，而鞘状突未闭合者无一例睾丸下降。研究发现HCG治疗失败的隐睾患儿在手术时有77%的概率合并有腹股沟疝或睾丸鞘膜积液。

### （四）睾丸损伤

1. 睾丸损伤　位于腹股沟处的睾丸，因其位置表浅，且腹股沟后壁比阴囊坚硬而且无弹性，缺乏缓冲性，故易受创伤。

2. 由于隐睾及其系膜间解剖学异常，易出现睾丸扭转。扭转的机制被认为与睾丸系膜相对更宽大有关。这也可以解释形成肿瘤的隐睾发生睾丸扭转的现象。在成人隐睾症中发生扭转的睾丸有64%伴有生殖细胞肿瘤。尽管未下降睾丸很少发生扭转，但有腹痛或腹股沟疼痛伴同侧阴囊空虚者应注意睾丸扭转。

## 八、隐睾的内分泌治疗

隐睾一经诊断，就应尽早进行治疗。睾丸未降的决定性治疗应在出生后6~12个月间完成。为从理论上预防1岁以前发生的各种并发症，隐睾必须早期治疗。目前认为，应从新生儿开始对隐睾进行监护，因此应与产科医务人员密切配合。新生儿睾丸相对大于其他各年龄期，尚无提睾肌反射。如果发现新生儿阴囊内无睾丸，即应想到隐睾，并嘱家长去有关专科进行随访。如在出生后6个月，如睾丸仍未下降，则自行下降的机会已经极少，不可再盲目等待。

### （一）激素治疗与评价

激素治疗是基于隐睾的病因可能与内分泌失调有关，以及隐睾患者的内分泌改变和睾丸生殖细胞发育障碍等现象，激素用于治疗隐睾受到普遍重视。激素治疗睾丸未降的两种方法是：①外用人绒毛膜促性腺激素（HCG）；②促性腺激素释放激素（GnRH）或促黄体素释放激素（LHRH）。隐睾的激素治疗基础是通过刺激不同水平的下丘脑 - 垂体 - 性腺轴使其体内生成更多的睾酮。而HCG直接作用于间质细胞使其产生睾酮，GnRH则刺激脑垂体分泌黄体生成素（LH），进而促进睾丸产生睾酮。在青春期前的隐睾症男性患儿中，HCG比GnRH更能刺激机体产生更高的血清睾酮水平。

### （二）激素治疗作用

生后10个月仍为隐睾者，就应开始应用激素治疗。早年用于治疗隐睾的激素是人绒毛膜促性腺激素，因有一定的不良反应，如阴茎增大、睾丸肿胀，如果剂量掌握不当，或较长时间使用，可导致骨骺早期愈合。20世纪70年代有了促黄体素释放激素（LHRH）或称促性腺激素释放激素（GnRH），人绒毛膜促性腺激素已非首选药。但目前人绒毛膜促性腺激素仍被广泛应用。人绒毛膜促性腺激素主要成分是黄体生成素，它刺激睾丸的间质细胞产生睾酮，睾丸内的睾酮浓度升高，使生殖母细胞转变为Ad型精原细胞。促黄体素释放激素作用于脑垂体，促使脑垂体释放LH和FSH。被释放的LH作用于HCG作用的同一通道。

### （三）激素治疗效果

1. 术前应用促黄体素释放激素治疗的隐睾患儿与未接受激素治疗对照组相比，睾丸内生殖细胞均值高于安慰剂组和直接手术组。睾丸固定术前未用激素者，应在术后追加激素治疗。但对7岁以后行睾丸固定手术的患儿，即使加用激素治疗，其效果也不明显。

2. 激素治疗可提高隐睾下降率，激素治疗的效果与隐睾所处的位置密切相关，位置越低，疗效越好，但对腹内隐睾的激素治疗几乎无效。有资料显示，人绒毛膜促性腺激素治疗后隐睾部分下移者占30%~40%，促黄体素释放激素有效率30%。如果在促黄体素释放激素治疗后隐睾仍未下降者，再追加促黄体素释放激素1 500U，连续3天，使部分隐睾继续下降，可增加激素治疗总有效率。

3. 一组回顾性研究，LHRH治疗成功的病例中，43%为先前已处于阴囊位置而后回缩的睾丸，而在治疗失败的患者中此种情况仅为17%。在大多数病例中，手术探查显示解剖异常为睾丸未降的最常见原因。因为激素治疗后睾丸回升率高达25%以上，故需要常规复诊。此外，激素治疗不适合先前有过睾丸手术或腹股沟手术瘢痕形成、有移位睾丸以及腹股沟疝的儿童。HCG在结构上类似于LH，能有效作用于间质细胞，最佳剂量应至少大于10 000IU，以最大限度地刺激睾丸间质细胞，同时应小于15 000IU以减少用药不良反应。经典用药方案是1 500IU/$m^2$，肌内注射，一周两次，共4周。如减量则必须增加注射给药次数。FSH 可以影响睾丸的自发下降，刺激 LH 受体活性，但 FSH 与 HCG 联合用药的效果仍不十分明了，所以不推荐联合用药；应用人绒毛膜促性腺激素的剂量为每周两次，每次 1 000~1 500IU，肌内注射，连续 9 次为一疗程，总剂量为 13 500IU 为宜。

**（四）激素治疗的副作用**

1. 阴囊皱褶增加和色素沉着。

2. 少见有阴茎增大及阴毛生长，这在停止用药后即会消退。

3. 行为的变化，如攻击性增加。

4. 在 7~9 岁接受剂量为 10 000IU 时可见体重明显增加。

5. HCG 治疗是否会对睾丸产生有害的组织病理影响仍有争议，尽管 HCG 可以显著增加正常睾丸和未降睾丸的体积和血管密度，却未表现出永久性的损害。

6. 在激素治疗隐睾的过程中，随着撤药会有生殖干细胞凋亡增多的现象。

7. HCG 还引起短暂的外周血中全部淋巴细胞、T 细胞、T 辅助细胞、$CD8^+$ 细胞绝对计数的减少，故应用免疫抑制的患者不宜使用。

8. HCG 可引起 $CD8^+$ 细胞比例以及淋巴细胞对分裂素刀豆球蛋白 A（mitogen concanavalin A）的反应性显著降低，但在撤药后可以回到正常水平；促黄体素释放激素可采用鼻黏膜喷雾给药，每侧鼻孔 200μg，每日 3 次，总剂量 1.2mg，连续 28 天。鼻黏膜喷雾给药无任何痛苦，即使感冒流鼻涕仍可继续治疗。

## 九、隐睾的外科治疗

比如，当对侧睾丸缺如或为腹腔内睾丸时，理论上应当在 1 岁内先下降固定一侧单独的睾丸。在早期必须尽可能保护睾丸组织，尤其是单侧或双侧腹腔内睾丸，这是由于双侧隐睾者生育率低的缘故。对于一侧已有正常下降睾丸的青春期后男性，如对侧隐睾有解剖学或形态学异常，或距阴囊太远，无法行无张力固定而保持血管完整性时，可行睾丸切除术。为保留单独睾丸或双侧腹腔内睾丸，尤其是初次诊断延迟时，就需要用一些特殊的处理方法。

**（一）开放性睾丸下降固定术**

1. 适应证与禁忌证

1）适应证：在临床上，外科医师应根据隐睾患者隐睾形式、隐睾位置、患者年龄以及伴有的异常，做出全面的考虑比较，以决定是否必须手术、手术的时机和手术的方式。手术方式和手术时机由解剖位置和是否为双侧睾丸未降来决定。目前有几个主要的理由促使外科医师用手术方法来将隐睾固定于阴囊中：①使睾丸产生足够的男性激素；②争取最大的生育力，隐睾固定于阴囊中是有助于生精的增加；③减少睾丸生殖上皮肿瘤的发生，即使发生肿瘤也由于睾丸位于阴囊中易于诊断；④修补隐睾伴有的疝；⑤可以防止睾丸扭转；⑥减少可能的睾丸损伤，因为隐睾位于腹部，在患者在运动时易造成隐睾损害；⑦使患者获得心理上的安慰和生理上的美容。

2）禁忌证：①单侧隐睾生精或输精管功能缺陷，特别是单侧腹内隐睾，常伴有附睾异常。②严重内分泌异常与缺陷，下丘脑 - 垂体 - 睾丸激素水平降低或缺乏，导致睾丸发育或功能障碍，隐睾仅是异常表现之一。③纠正激素异常，可能使睾丸正常下降。如失败，睾丸固定术可能无意义。④智力发育不全者。⑤射精障碍，如脊髓脊膜膨出或腹壁肌肉发育缺陷综合征者。⑥青春期后单侧隐睾者，无论是腹股沟型还是腹内型，睾丸固定并无实际意义。

2. 标准的睾丸固定术　一般而言，睾丸固定术的成功率与睾丸的解剖位置有直接关系，睾丸位于外环口以下者手术成功率为 92%，位于腹股沟管者为 89%；微血管睾丸固定术成功率为 84%，标准睾丸固定术为 81%，分期 Fowler-Stephens 睾丸固定术为 77%，标准 Fowler-Stephens 睾丸固定术为 67%。该术式的关键步骤是：①充分游离睾丸和精索；②对疝囊进行高位结扎，修复未闭的鞘状突；③在不破坏血管完整性的情况下无张力地放置阴囊内；④阴囊内制造容纳睾丸的浅窝。

3. 手术技术要点　充分游离精索至足够长度是无张力将睾丸放置于阴囊的先决条件，但不可强行游离，其操作要点包括：①充分离断提睾肌与腹内斜肌间交织在一起的纤维组织；②从精索基部离断未闭的鞘状突，将疝囊或腹膜至少游离到内环口以内的水平；③从精索结构中分离出精索内筋膜；④如仍有张力，可在内环口处从血管束中分离出输精管以增加游离长度，因为输精管在这一层面与精索血管束分开走行。如长度仍不够，有必要行腹膜后精索游离术。轻柔钝性分离头侧的精索血管束，此时必须打开内环口上方的腹外斜肌腱膜、腹内斜肌与内环口浅层侧缘。

4. 经睾丸实质的缝合固定将导致炎症反应，而使睾丸受损。而肉膜固定可以与周围组织完全黏附，所以不给予经睾丸实质缝合固定。有两种情况例外：①当充分游离精索后，睾丸位置不固定，可行约束睾丸或短期外固定于尼龙扣。②对临床上出现精索扭转的同侧或对侧睾丸实施固定术。该技术是在白膜下的表浅层固定睾丸，以完全避免经睾丸实质进行固定。为避免睾丸实质的损伤，必须用细的、永久性单纤丝线（如 5-0 或 6-0 聚丙烯线）和细针。此外还应熟悉性腺内血管解剖，避免血管的损伤。

5. Fowler-Stephens 固定术　该术式在 20 世纪 50 年代末期由国外学者 Fowler 和 Stephens 共同提出，主要用于长输精管、分支血供充足且睾丸发育正常的高位隐睾患儿。精索内动脉、输精管动脉和提睾肌动脉均能向睾丸提供血液供应，这是 Fowler-Stephens 睾丸固定术的解剖学依据。该手术过程中需离断精索动静脉，而保存输精管动脉和提睾肌动脉，这为睾丸提供足够的血流灌注提供了条件。沿腹股沟部切开暴露腹股沟管，掌握隐睾与输精管和精索血管之间联系及其所在部位，对疝囊进行高位结扎。测量精索长度，若精索短小无法延伸，可在离断精索血管之前，行睾丸出血试验，若提示血供不足者不宜切断精索血管，若出血时间超过 5 分钟者，提示侧支血供丰富，可切断输精管与精索动脉汇合处上方精索血管后，将睾丸固定在阴囊内。若睾丸固定后尚存张力，可剥离腹壁下动静脉，将睾丸和输精管、输精管动脉等沿着腹壁下血管下内缘穿出以缩短距离，对睾丸固定在阴囊内有利。术中须避免结扎腹壁下动静脉和过度剥离精索，防止输精管动静脉受损，影响血液供应，这是决定患儿手术能否成功的最主要因素。该固定术需要在精索血管与输精管血管侧支吻合前处离断精索血管，其目的是保证侧支血液供应充足，确保治疗效果。如阻断睾丸动脉后血供情况不佳，须行分两期手术（Fowler-Stephens 睾丸分期固定术）以改善睾丸的侧支循环。即第一次手术只是截断精索血管，使睾丸在腹腔内有时间建立较好的侧支循环，3~6 个月后再将睾丸移至阴囊内。

**（二）腹腔镜下睾丸固定术**

1. 适应证与术前评估　腹腔镜下睾丸固定术的手术年龄与标准睾丸固定术相同，通常是 6~8 个月，务必在 1 岁以前进行。随着腹腔镜设备的更新与技术人员操作水平的提高，由于腹腔镜手术对患儿伤害小，准确率高，恢复快，疗效显著等优点，目前对所有不可触及睾丸均可应用腹腔镜诊断和治疗。腹腔镜可对腹腔内各脏器及组织进行探查，明确有无睾丸的存在，有助于辨认腹腔内睾丸的解剖关系，了解高位隐睾的发育及精索长度，根据腹腔镜所见，可制定一期、二期手术方案或决定是否进行其他手术（图 73-21）。外科处理只是将可以挽救的睾丸下降至阴囊内，或将异常的睾丸切除的一种方法。当患者为可见睾丸或存在附属物时，治疗性腹腔镜手术比标准的开放手术有更多的选择。利用已经存在的镜鞘通道，腹腔镜诊断可以很自然地转换为腹腔镜治疗。腹腔镜禁忌证包括存在急性感染、凝血异常、既往有腹部手术史或疑有腹膜粘连时。

2. 腹腔镜术中所见及处理

（1）所有精索的结构均存在，且进入腹股沟管，比较常见，此时可终止腹腔镜，转为开放手术，修复腹股沟管，关闭开放的鞘状突，切除萎缩睾丸或未发育的睾丸。如果在阴囊内可触及小结节，牵拉时可见精索活动，也可考虑停止手术，不进一步处理，让发育极度不良的或已萎缩的睾丸留在腹腔外阴囊内。即使这些结构存在恶变的风险，也易于发现。

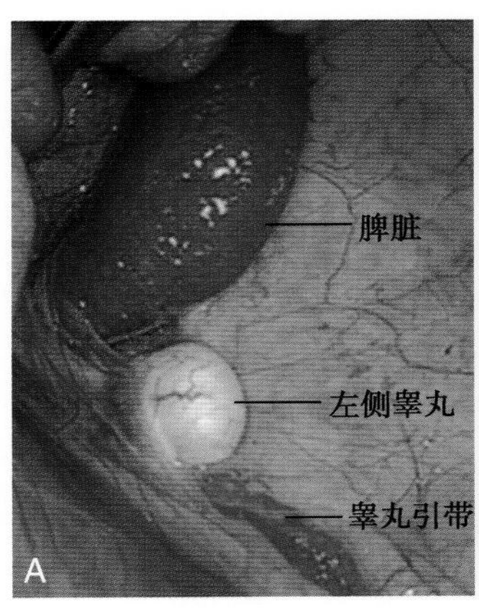

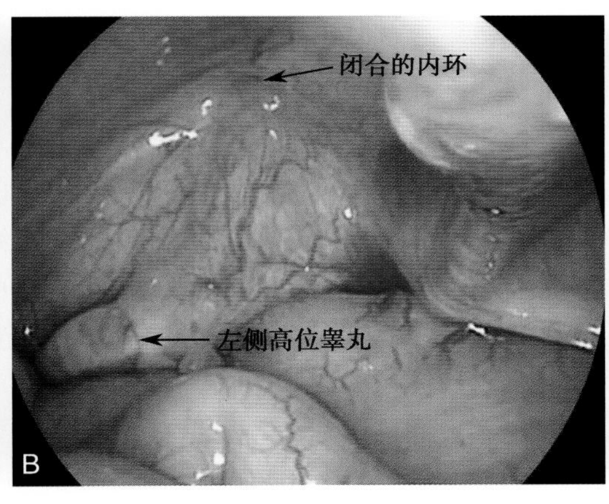

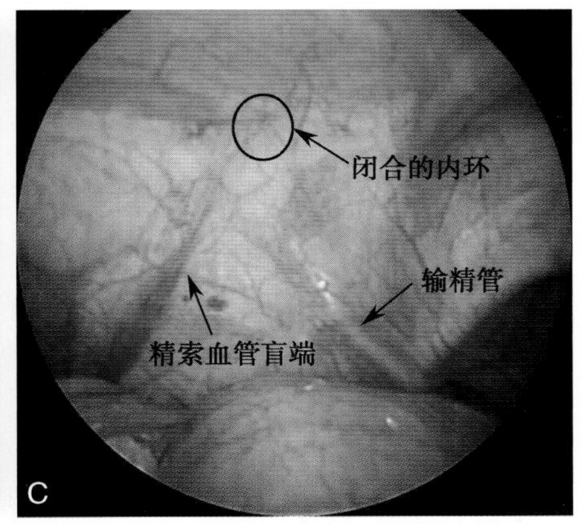


**图 73-21　未触及隐睾腹腔镜下表现**

A. 脾脏下方左侧隐睾；B. 腹内高位隐睾；C. 输精管及精索血管均为盲端，睾丸缺如。

(2) 可见精索和输精管,其盲端位于腰肌,无任何睾丸残迹(消失睾丸、无睾症,少见情况)推荐即刻停止腹腔镜手术,无需进一步手术(图 73-21C)。

(3) 腹腔内睾丸,如睾丸小且萎缩,推荐进一步行腹腔镜睾丸切除。若腹内睾丸外观尚可,距内环口在 2cm 以内,且能牵拉到对侧内环口,可尝试进一步行腹腔镜睾丸下降固定,如睾丸位置高可采用分期的 Fowler-Stephens 手术。腹腔镜睾丸固定术的成功率与方法有关,“初次”腹腔镜睾丸固定术成功率是 97.2%,而 Fowler-Stephens 腹腔镜下睾丸固定术总体成功率为 93%。Ⅰ期 Fowler-Stephens 睾丸固定术为 74.1%,Ⅱ期 Fowler-Stephens 睾丸固定术为 87.9%。睾丸萎缩的总发生率为 6.1%,而直接进行的腹腔镜睾丸固定术睾丸萎缩的总发生率仅为 2%,Ⅰ期 Fowler-Stephens 睾丸固定术发生睾丸萎缩的概率最大,为 22%,Ⅱ期 Fowler-Stephens 睾丸固定术发生睾丸萎缩的概率为 10%。腹腔镜所见及腹腔内隐睾处理流程见图 73-22。

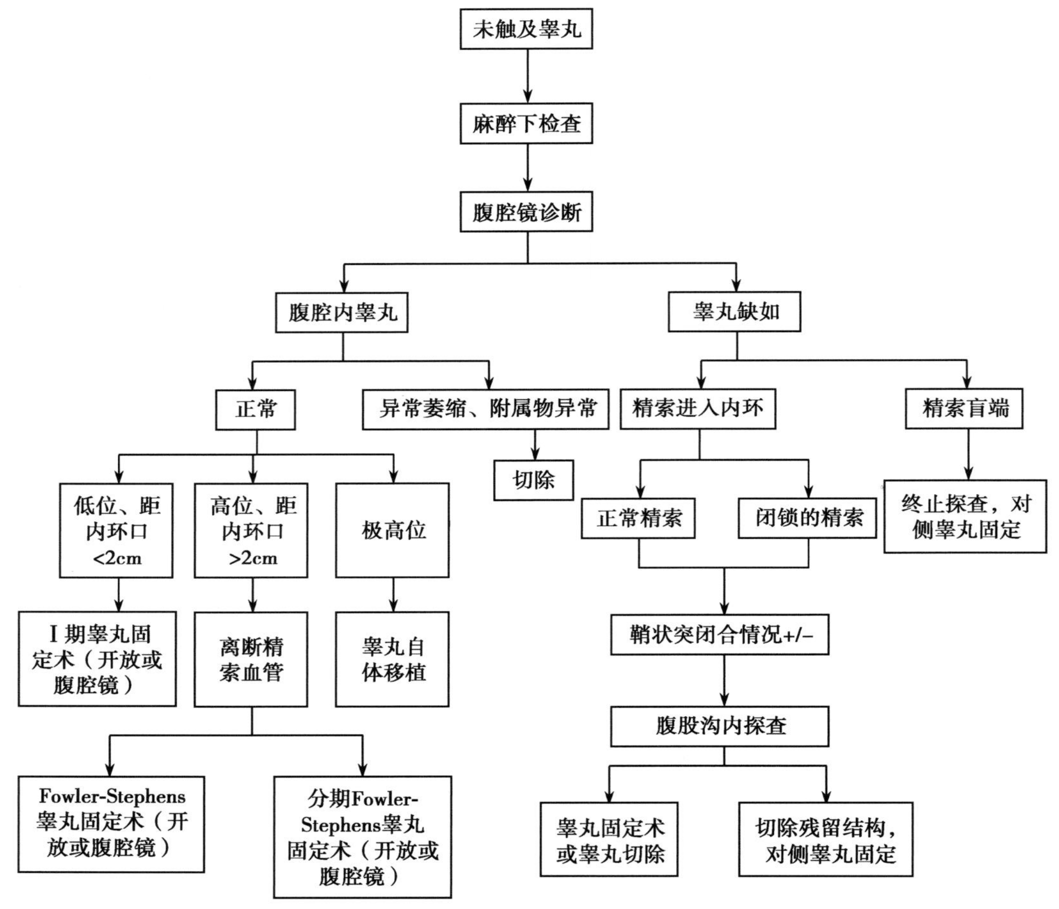


图 73-22 腹腔内隐睾处理流程

### (三) 显微镜下自体睾丸移植

适应于高位隐睾,切断睾丸血管,近心端结扎,将睾丸游离移入阴囊,在显微镜下将睾丸血管与腹壁下动脉吻合,报道其成功率可达 80%~95%。但需要高度手术经验和技巧,不推荐作为常规手术方式。

## 十、手术后并发症

各种手术均可出现一些并发症,包括伤口感染、血肿、髂腹股沟神经损伤、术后睾丸扭转、输精管损伤、睾丸萎缩等。睾丸萎缩是最严重的并发症,其发生率为 5%~10%,但少见于标准的睾丸固定术,而在不可触及的隐睾中,睾丸萎缩的危险大于腹股沟可触及隐睾。导致睾丸萎缩原因:①主要有精索纤维化、过度电凝、下降过程中不经意地精索血管扭转、Fowler-Stephens 睾丸固定术中结扎和离断精索血管等导致睾丸供血中断;②精索轴向张力过大,尤其是在侧支循环不佳的情况下;③术后一定程度的血肿是常见的,但大的血肿易导致感染和脓肿形成;④腹膜后精索游离不充分,引起睾丸退缩,无论离断了多少组织,精索长度的不足都将导致固定术的失败;

⑤如果未闭合的鞘状突是在腹股沟管内结扎，而不是内环口以上，精索与周围粘连，可导致血管游离困难；⑥腹腔镜手术的主要并发症，包括血管损伤、肠管或膀胱穿孔，然而，在应用套管针技术的情况下，这种并发症已经非常少见。次要并发症是一些不需要终止或改变腹腔镜操作的并发症，如血肿、皮下积气和腹壁损伤等。

### 十一、预后与评价

隐睾症患儿的预后主要涉及生育能力和睾丸恶变两个方面，接受正规治疗的单侧隐睾的患儿成年后期生育能力并不比正常对照人群显著降低。对预后判断应注意以下几点：

1. 诊断标准　临床上如果把阴囊内触不到睾丸诊断为隐睾，则谬之甚远。阴囊内触不到睾丸固然是隐睾的一种表现，但并非就是隐睾。可误将回缩睾丸诊断为隐睾，一般发生率为10%左右。其发病率高低与医师的专业训练水平直接相关。但是，即使很有经验的专科医师，有时也在所难免。如果将回缩睾丸当作隐睾治疗，其效果当然是比较满意的。

2. 隐睾的解剖位置　隐睾所处的位置越高，其病理损害越严重；位置越是靠近阴囊，其病理损害就越轻。研究表明，隐睾处于腹外斜肌腱膜浅层的Denis Browne袋者，睾丸组织学的损害较位于腹股沟管的“真正隐睾”要轻得多。因此，认为位于Denis Browne袋的睾丸不应诊断为隐睾，而应属于异位睾丸的范畴。

3. 附睾异常　隐睾伴有附睾异常的解剖类型各异，其产生的影响差别极大。睾丸所产生的精子，必须通过附睾才能进一步成熟并获得能量。如果附睾头不与睾丸附着、附睾体或附睾尾有狭窄，甚至闭塞，都能影响精子的成熟或输送，即使将隐睾的睾丸经手术固定在阴囊内，睾丸组织发育正常，也无法将正常精子输出而影响生育能力。附睾畸形可能是呈对称性的，即使是降入阴囊内的睾丸，附睾也可能有某种程度的异常。

4. 研究方法不缜密　众多的隐睾术后随访报道中，只是凭临床检查如睾丸固定后的位置、大小、质地等，作为评价治疗效果的指标，极少附有隐睾术后的组织学证据或精液分析的结果。即使有睾丸组织学证据，也无法确证输精道有无梗阻。而即使有精液分析的结果，对于单侧隐睾，其结果并不能体现患侧睾丸的功能，只是对于双侧隐睾可有一定的参考价值。

许多应用激素治疗的报道，对隐睾的诊断，治疗对象的选择，所用药物和剂量均无对照，对治疗效果的判断也缺乏统一的标准。对疗效判断所用的术语比较混乱，如有的用成功，有的用有效，有的用下降，有的用改善等。况且在整个诊治过程中均是由自己完成，因此，不可避免地存在片面性和主观性。所以，激素治疗隐睾的效果往往差别极大。

5. 手术时年龄的影响　目前，比较大部分学者倾向于隐睾应在1岁之后2岁之前行隐睾复位固定术。诸多文献中，极少将治疗划分各个不同年龄组进行随访。2岁以前手术治疗的随访，更是少之又少。

国内龚以榜于1985年对715例隐睾手术进行随访。当时年满17周岁以上者162例，其中57例73个隐睾，单侧41例，双侧16例，共行72个睾丸固定，睾丸切除一个。手术时年龄都在6岁以上。18例接受精液分析，单侧隐睾14例，精子密度$0.6 \times 10^8$~$1.12 \times 10^8$/ml者9例，$0.252 \times 10^8$~$0.5 \times 10^8$/ml者5例。双侧隐睾4例，2例无精子，另2例各见3个死精子。24例接受睾丸活检，共28个标本。结果：2个标本只见纤维结缔组织，未见生精小管；26个睾丸组织切片中，按Nistal标准，生精小管管径减少10%~30%为明显发育不全，有9个；减少30%以上为严重发育不全，有17个。26个见有睾丸组织的标本中，除6个能见到少量成熟精子外，其余20个睾丸其精子发育均有不同程度障碍，多数停留在精原细胞阶段。

## 第三节　睾丸其他异常

### 一、回缩睾丸

回缩睾丸（retractile testis）也称上缩睾丸，是一种极为常见的临床现象。这种睾丸在阴囊部位的附着系带大多发育不全，但是在放松的情况下，如夜间休息时，这种睾丸可以下降至阴囊，所以亦有人称这种睾丸为假性隐睾，大约占临床就诊隐睾患者的50%。Browne指出有3/4的位于阴囊以上的睾丸是由于提睾肌过度活动的结果。目前对其实质的认识却还不够深入，而且意见有分歧。国外一些有关隐睾分类的文章，将其归属于隐睾的一种类型，以致对隐睾的诊断、治疗及其效果的判定造成相当混乱的局面。

1. 回缩睾丸的定义　所谓回缩睾丸，是指一个原本已经降入阴囊内的睾丸，上提至阴囊上方、腹外斜肌腱膜与皮下深筋膜之间的浅袋（或称 Denis Browne 袋）、腹股沟管甚至腹腔内，阴囊内扪不到睾丸；这个睾丸能被轻轻地向下牵引至距耻骨结节至少 7cm 而达阴囊底部，但松手后睾丸会立即回缩至阴囊以上。

2. 回缩睾丸的原因　一般认为是睾提肌反射收缩而导致，并且发生的高峰在 5~6 岁，与此时期小儿提睾肌反射比较活跃相一致。新生儿几乎无提睾肌反射，因而不发生睾丸回缩；青春期后，提睾肌反射逐渐减弱，而且，睾丸重量增加，发生睾丸回缩的情况也逐渐减少。

3. 发病率　可回缩的睾丸在临床所见到的阴囊空虚的患者中约占 50%，Farrington 在一组 500 个有可回缩的睾丸追踪观察中，发现在不同的年龄有一定的变化。在 1 岁时有 20% 在阴囊检查中摸不到睾丸，在 3~4 岁时有 25%~30% 在阴囊中摸不到睾丸，在 4 岁以后，大多数睾丸下降到正常位置，在 4~12 岁期间仅有 9.8% 降至腹股沟浅袋，在 12 岁以后均降至阴囊正常位置。所有的患者在不同的年龄均可用手将睾丸推至阴囊。

4. 正常或异常　回缩睾丸究竟是正常的生理变异还是异常的病理属性，远期转归及其临床意义，目前尚无统一意见。一种说法认为，回缩睾丸是正常的，睾丸位置的变化只是生理性变异，待到青春发育期后，即可自行下降。因为可回缩的睾丸精索血管的长度和输精管长度均是正常的，睾丸的发育也是正常的，随着年龄的增长，睾丸产生的男性激素和生精作用都是正常的，而且睾丸的组织学检查均同于正常人。Puri 报道一组 43 例成年男性，在儿童时都有双侧可回缩的睾丸，在成年以后检查睾丸大小、质地均正常，74% 的人已婚并已有子女，生育力同正常人。Sehoolrl 报道 40 例以前有双侧可回缩睾丸病史的已婚成人中，75% 已有子女。另一种看法认为，回缩睾丸是病理性的、有损害。因为回缩睾丸处于相对较高温度的环境里，躯体中心与阴囊之间的温差为 2~4℃，腹股沟管和阴囊上区居于其中，而高温可损害睾丸功能。一组对患有回缩睾丸的成年人不育的研究，患者均有明显的精子减少症；睾丸活检显示生精细胞、支持细胞和间质细胞均有病理性损害。而回缩睾丸的电镜发现，粗内质网扩张，核膜外轮廓不规则，细胞质内空泡形成，均有明显的类似隐睾的组织学改变。Nistat 在一组 23 例以前有可回缩的睾丸病史的已婚成年人中发现有不育症，其睾丸病理也显示，生精小管进行性萎缩和部分输出小管阻塞。他认为行睾丸固定术有助于改善排出管道阻塞的问题，15 例接受了睾丸固定术，其中 9 例精子计数有增加。

5. 临床诊断　对于回缩睾丸是否作为一个实质性疾病，目前尚有争议。但作为一个临床医师应该对回缩睾丸有个明确的认识。否则，有些措施就比较盲目，有些结果就混淆不清。

对于回缩睾丸本身是否必须采取激素治疗或睾丸固定术，其说法也不一，无从判断孰是孰非；但如果在采取措施之前，就对回缩睾丸有个明确的认识，那么，无论采取什么措施，就有明确的目的，属于一种有意识的行为。因此，应该对回缩睾丸做出明确的诊断，诊断标准应能满足于回缩睾丸定义的各项要求。由于种种原因，即使很有经验的医师，有时也难免将回缩睾丸误诊为隐睾。因此，在诊断之前，应仔细了解病史，如有出生时检查睾丸在阴囊内明确记录者，即使睾丸位置较高，甚至一时不能推入阴囊内者，仍应考虑为回缩睾丸。在检查时应注意诊室和检查者的手都应是暖和的，以避免因寒冷刺激，引起提睾肌收缩；另外，不必急于检查，给小儿一点时间，消除紧张情绪，使其松弛；对疑为隐睾者，除平卧位检查外，可让小儿坐着，两大腿外展外旋（即所谓 cross-legged 位），或采取蹲踞位或肘膝位进行检查。处于这样的位置，患儿通常不会有提睾肌反射。如为睾丸回缩，不需检查者的手拉，睾丸就能自动下降。此时，可用拇指和食指轻轻地将其夹住，并可将其牵至阴囊内。对于较大儿童，可在其腹股沟部压迫股动脉片刻，如为回缩睾丸，将立即下降，并停留在阴囊内。对患侧腹股沟韧带以下的大腿内侧用指尖轻轻抚摸，回缩睾丸也可自行降至阴囊内。必要时，可行局部热敷，红外线照射加温；如有条件，可给予温水浴，回缩睾丸可降至阴囊内，而真正隐睾则不可能有所反应。更重要的一点，应反复多次或多位医师共同检查。对于被诊断为隐睾而准备行睾丸固定的患儿，麻醉之后，手术之前，应再仔细检查睾丸的位置。

6. 鉴别诊断　在对回缩睾丸鉴别中应该注意两点：其一，阴囊空虚，腹股沟部的睾丸可被逐渐推入阴囊内；但一松手，睾丸立即回弹至腹股沟部，这种睾丸称为滑动睾丸（gliding testis），应属隐睾范畴；其二，睾丸曾降入阴囊，并有正式医疗文件证实，但检查时阴囊内扪不到睾丸，腹股沟的睾丸也不能被推入阴囊内，这种睾丸称为上升性睾丸（ascended testis），有人称之为后天性隐睾（posteriority cryptorchidism）。

7. 治疗原则　基于以上对回缩睾丸的不同认识，对回缩睾丸的处置也各有不同见解。认为不需要处理者，只需等待其自然下降。一些传统的教科书也认为，回缩睾丸是正常的生理变异，到青春期后，可自行下降，不必处理。

主张应该给予积极处理者认为，回缩睾丸有一定程度的类似隐睾的病理改变，应参照隐睾的治疗，适时进行睾丸固定术。此外，回缩睾丸可发生一些并发症，诸如睾丸扭转或睾丸梗死。将回缩睾丸行阴囊内固定，可作为预防性措施。

近年来，有许多学者认为，对回缩睾丸采取放任的态度是不明智的。应详细告知家属，对回缩睾丸的小儿，应定期请原先检查的医师进行随访复查。至于是否提出手术和是否接受手术，无法统一规定。亦有作者提出，决定对回缩睾丸进行手术之前，可试用一个疗程的 HCG 或 LHRH 治疗。即应用 HCG 1~2 周，剂量低于 10 000IU。如果治疗后发生睾丸下降但紧接着又发生回缩，表明这种患者不适合激素治疗，需要手术治疗。

## 二、单侧睾丸缺如

单侧睾丸缺如（unilateral testicular absence）是指患侧经探查证实没有睾丸，而对侧睾丸正常地位于阴囊内。一般文献用 monorchism 一词，直译为个体只有一个睾丸位于阴囊内，其对侧睾丸可能缺如。

### （一）发病原因

睾丸缺如的原因尚不清楚。可能由于睾丸不发育或睾丸形成后因某种原因发生退化。在 Y 染色体精子致孕的胚胎中，由于 SRY 的影响，原始性腺分化成为胎睾，胎睾形成之后，支持细胞即分泌米勒管抑制物（MIS），抑制米勒管向子宫、宫颈、输卵管和阴道发育而终至退化，而间质细胞分泌睾酮，诱导中肾管发育成附睾、输精管、精囊和射精管。如果睾丸缺如是由于睾丸不发育，那么患侧应有米勒管分化的结构，而不应该有中肾管的衍化结构。但对单侧睾丸缺如进行手术探查中，绝大多数可以找到中肾管的衍化结构而无米勒管的衍化结构，说明该侧胎睾曾经发育过并发挥过其正常功能，不支持睾丸不发育的说法。一侧睾丸缺如可能是在胚胎形成之后的某个时间发生退化。至于引起睾丸退化的真正原因尚不清楚。许多作者都认为可能是睾丸血供意外破坏引起，而其中则以睾丸扭转为最大可能。睾丸扭转可发生在出生前或出生后。如果发生在宫内时期，睾丸坏死萎缩，出生后多被诊断为隐睾。

### （二）临床表现

单侧睾丸缺如多以患侧阴囊内扪不到睾丸就诊。检查患侧未能扪及睾丸。

### （三）诊断要点

Levitt 收集文献统计，单睾畸形占隐睾患者的 4%。龚以榜等对 1 010 例隐睾进行手术，其中 33 例被证实为单侧睾丸缺如，占 3.3%。因此，对一侧扪不到的“隐睾”究竟是腹内型隐睾还是睾丸缺如，是一个比较实际的问题。一方面，如果在患侧只是对腹股沟管或内环之内的腹腔做有限的探查而未发现睾丸者，就诊断为该侧睾丸缺如是为时过早的。文献曾有数例腹内睾丸肿瘤者，都曾因隐睾手术未能找到睾丸而被诊断为单侧睾丸缺如，这样的教训是深刻的。另一方面，如果该侧确实是睾丸缺如。腹腔内或腹膜后广泛彻底地探查，会给患者带来无谓的创伤。如何在术前做出该侧有无睾丸的判断，是多年来临床医师所关注的焦点。一些辅助检查，包括超声、CT 和 MRI 检查等，因分辨标准难以掌握，常有一些假阳性或假阴性结果；血管造影为创伤性检查，尤其婴幼儿血管细小，有相当大的危险性，亦无法进行。目前腹腔镜应用于隐睾的术前检查，已累积了许多值得重视的经验，可以继续探索更为准确的判断标准。

Hurwitz 等报道对单侧扪不到睾丸的青春期前患者，仔细测量对侧阴囊内睾丸的容积或长度，如容积大于 2ml 或长径大于 2cm 者则视为增生。结果发现 16 例对侧睾丸增生超过 2cm 者 14 例（87.5%）为单侧睾丸缺如，2 例（12.5%）为腹内隐睾。而 15 例对侧睾丸测量为 1.8~2.0cm 者 14 例（93%）为单侧睾丸缺如，另一例为卵睾。25 例对侧睾丸测量小于 1.8cm 者 13 例（52%）有睾丸，11 例为腹内隐睾，2 例为腹股沟隐睾。其结论是一侧扪不到睾丸者，如对侧睾丸长径大于 1.8cm 或更大，对预测单侧睾丸缺如的正确率约 90%。该方法可作为诊断和鉴别单侧睾丸缺如的一种简易的方法。

### （四）治疗原则

尽管有许多的术前辅助检查，但对不能扪及的“隐睾”，外科医师仍然倾向手术探查，在手术探查中未能找到睾丸，才能最后做出单侧睾丸缺如的诊断。在手术探查中，如在腹股沟管内找到精索血管的盲端，则是睾丸缺如的确切标志，据文献报道，这种情况占睾丸缺如病例的65%~70%。发现这种情况，探查手术可即刻终止。理论上讲，睾丸虽然是腹膜后器官，但有相当一部分隐睾是位于腹腔内，并有相应的系膜。有时睾丸与壁层腹膜或下腹部肠管粘连。所以，如在腹股沟内环附近未见睾丸，应扩大腹腔切口，进行腹腔内探查。在腹腔探查为阴性后，再做腹膜后探查。其范围应上至肾门或肾下极，下至骨盆边缘，探查必须细致，对可疑组织可予以切除并进行活检。偶尔，可在腹股沟部发现输精管盲端或附睾，也许是睾丸扭转坏死遗留的痕迹，但在广泛探查之前，还不能对此做出睾丸缺如的结论。从胚胎发生学上讲，睾丸起源于原始性腺，而附睾、输精管由中肾管衍化，未与睾丸附着的附睾、输精管可以单独下降进入腹股沟管甚至阴囊内。遇上这种情况，还需按上述原则做进一步的探查。

睾丸扭转可能是睾丸缺如的主要原因。而睾丸扭转常具有其解剖异常的基本因素；并且解剖异常可能具有双侧性，所以有些作者强调对所有单侧睾丸缺如者，应该对对侧阴囊内的睾丸进行探查并行睾丸固定，以防该侧睾丸发生扭转。

## 三、无睾症

无睾（anorchism）定义比较明确，即个体没有睾丸。其内、外生殖器皆为男性，泌尿系统正常。本症细胞核型为46，XY，即个体没有睾丸。发生率极低，男性中约为1/20 000。

### （一）病因病理

病理上通常将无睾症分为3种：①单侧无睾丸、无附睾、输精管以及肾和输尿管全部缺如。这是由于胚胎发育的第4周一侧未形成生肾索所致。生肾索是睾丸、附睾及泌尿生殖道的原基。②单侧无睾丸合并无附睾，泌尿系统正常。可能是由于胚胎发育的第6周，应由卵黄囊迁移到左、右生殖嵴的原始生殖细胞，全部迁移到一侧。导致另一侧缺如。③双侧无睾丸，但泌尿系统正常，虽然染色体核型为46，XY，但由于Y染色体短臂上睾丸决定因子SRY的缺失，导致不能形成睾丸，或者胚胎时曾拥有睾丸，但后来由于某种原因，造成睾丸的退化、萎缩、吸收所致。如胚胎期睾丸被某种毒素感染造成的睾丸扭转、血供障碍等因素所破坏，致使睾丸不能发育而消失。

### （二）临床表现

均以双侧隐睾或婚后不育就诊。临床检查，两侧阴囊或腹股沟区均不能扪及睾丸。临床上单侧无睾如无其他并发畸形，多无临床症状，双侧无睾出现性未成熟的各种表现，如第二性征呈幼稚型，阴茎短小、阳痿和不育等。血中睾酮低，促性腺激素含量高，为典型的原发性睾丸功能障碍。

### （三）诊断要点

仅凭体表未能扪及睾丸不足以诊断无睾。其他辅助检查的诊断意义也不完全肯定。有关激素测定以判断个体有无睾丸组织，还有争议。在青春期前，即使有睾丸的个体，正常血浆睾酮值是很低的，很难检测出来。必须给予人绒毛膜促性腺激素，以刺激睾丸的间质细胞产生睾酮，使睾酮水平提高后，才能检测出来。以下几点有助于诊断：①家族中可能有类似的发病者；②无生殖能力，性功能低下，皮肤细腻、色白，皮下脂肪丰满，语调高尖；③阴囊内空虚无睾丸，阴茎小，阴囊发育不良，无阴毛生长；④B超或手术探查腹部也无睾丸；⑤儿童期血液中FSH、LH就开始升高，到青春期则达到去势水平，相比睾酮降低，染色体检查为46，XY；⑥单侧无睾时必须进行影像学检查（超声、CT或MR）来确定确实没有睾丸组织，必要时可进行手术探查，因为未下降睾丸组织或发育不全的睾丸组织恶变的概率很高。

### （四）鉴别诊断要点

1. 隐睾具有男性的特征，如肌肉发达、喉结发育、阴毛分布可延伸到脐部、有性欲，并且在其他部位可找到睾丸。采用HCG刺激试验能区分有无睾丸，有隐睾存在者，注射HCG后出现血浆睾酮上升，而无睾丸者则血睾酮保持在低水平。

2. 男性假两性畸形，阴囊内无睾丸，阴茎小、外生殖器发育不全，有酷似女性的外阴，腹部和腹股沟可触及睾丸。

### （五）治疗原则

1. 对于无睾患者，必须依赖外源性睾酮制剂，因为没有睾丸间质细胞，应用促性腺激素是无效的。其治疗原则是从青春发育期开始有规律的给予男性激素，应用过早，特别是剂量超过生理需要量时，可促进骨骺加速发育，表现为一时身高高于同龄儿童。过量睾酮也可引起骨骺提前愈合，而表现为身高停滞而落后于同龄儿童。因为无睾患者对睾酮是终身依赖，所以必须经常监测血浆睾酮浓度，依此对睾酮进行适当的调整。有资料表明，血浆睾酮超过150ng/dl者，即使及时停药，亦有加速骨骺成熟的危险。血浆睾酮必须维持在 100ng/dl 以下。近年来常用一种口服的雄激素制剂——安特尔(andriol)含有十一酸睾酮,是一种脂溶性的天然睾酮。它主要与类脂一起经淋巴系统吸收,而可以避开肝脏的减活作用,而使治疗量的活性睾酮到达外周循环。剂量根据每个患者反应情况加以调整,通常起始剂量为每天 120~160mg,共 2~6 周。然后用维持剂量,每天 40~100mg,饭后或饭中服用,每天剂量的一半在早上服用,另一半在晚上服用。也可以采用睾酮小片(pellete testoserone),每 6 周皮下埋植 1 片,每片 75mg。

2. 呈女性表现性的双侧无睾症患者,可应用雌激素替代治疗。外生殖器两性表现型可以予以整形矫正。

3. 睾丸移植　有成功的报道,但尚处于尝试阶段。用睾丸移植手术来解决无睾问题,虽然是最理想的办法。但是到目前为止,除了用孪生兄弟之间的睾丸移植,手术可以成功并有生育力之外,其他同胞兄弟、父子及非亲属之间的睾丸移植,虽有成功的报道,但是最多只能使雄激素保持一定水平,无法使之再生育。为了在心理上安慰患者,使其具有男性阴囊外形,可施行睾丸假体植入术。

4. 对于生育问题,则可做供者人工授精予以解决。

## 四、多睾畸形

多睾畸形(polyorchidism)指个体含有 3 个或 3 个以上的睾丸,是罕见的男生殖器异常,到目前为止,文献报道超过 200 例。临床上最多见的是三睾畸形,四睾畸形仅有 6 例报道。Bergholz 收集到 2008 年 12 月共 178 篇多睾畸形的文献报道,共 191 例。其中 140 例(73%)有组织学证实,其余 51 例(27%)是通过超声或 MRI 诊断。当一侧阴囊内有 2 个睾丸,则必须明确对侧阴囊内或腹股沟区甚至腹内有无睾丸。如对侧阴囊内或腹股沟区甚至腹内有睾丸,则可称为多睾,如果对侧阴囊内或腹股沟区甚至腹内没有睾丸,则应属于横过异位睾丸。

### (一) 病因病理

多睾症的病因尚未明确。可能是胚胎早期生殖嵴上皮细胞群异常分裂的结果。在胚胎期的第 6 周,原始的睾丸开始从原始生殖嵴的内侧开始发育,而附睾和输精管则来自于午非管。他们的发生接近于中肾细胞。在妊娠 8 周之前,多睾症的病因被认为是生殖嵴的意外分裂。理论上包括细胞异常占有、复制或横向与泌尿生殖道的纵向分离、中肾的不完全退化以及腹带的发育。但是没有任何一种理论能够解释所有类型的多睾畸形现象,因为有些涉及睾丸组织,而另一些则涉及睾丸、附睾和输精管的完全复制。没有病因学分类,但用解剖学用来描述似乎合理。

根据胚胎学发育的基础,Leung(1988 年)将其分四类:A 型,多睾,无附睾和输精管;B 型,多睾与另一睾丸共享附睾和输精管;C 型,多睾,有自己附睾,但与正常睾丸共享输精管;D 型,多睾有自己的附睾和输精管。2007 年 Bergholz 将以前的分类,进一步分为几种亚型(图 73-23)。Bergholz 收集的 140 例,位于左侧阴囊区内 93 例(65.0%),右侧 42 例(30.0%),双侧 6 例(4.3%),1 例(0.7%)没有描述侧别。在 146 个多睾中位于阴囊区 93 个(63.7%),其次在腹股沟区 32 个(21.9%),腹内 18 个(29%),没有描述多睾位置 3 个(2.1%)。可与下降的正常同侧睾丸共同包裹在一个鞘膜囊内或各自独立。一般附睾和输精管是共同的,也有分别有各自的附睾,或有某种连接再进入同一输精管。血液供应可完全分离,或在精索部合并,或无丰富血液供应。组织学检查,如附加或额外睾丸位于阴囊内,病理切片可含有正常的生精细胞;位于腹股沟区或腹内的多睾,生精小管萎缩退变,不含生精细胞。当然,多睾位置与病理改变也并非绝对相关。虽有多睾恶变的报道,但其发生率极低。

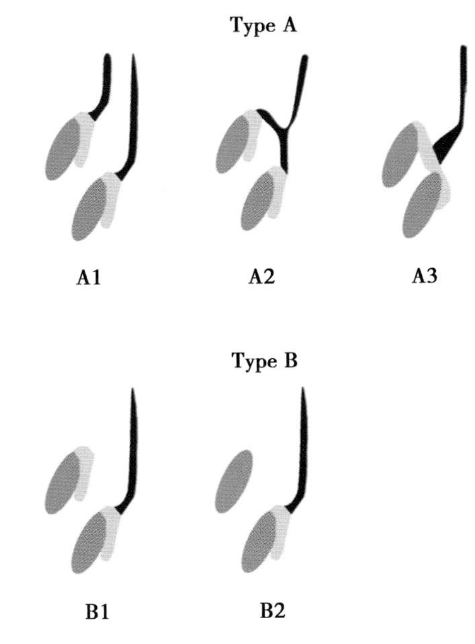


**图 73-23　多睾畸形分类**

A 型,睾丸有输精管(A1 自己附睾;A2 共享输精管;A3 共享附睾);B 型额外睾丸无引流(B1 自己有附睾,B2,无附睾)。

### （二）临床表现

一般多无临床症状，多数是在因其他疾病就诊时偶然发现，偶尔因合并症或并发症就诊。最多见的并发症是腹股沟疝，其次是隐睾，其他还有鞘膜积液、附睾炎、精囊囊肿、精索静脉曲张以及肿瘤。有报道多睾伴有男性假两性畸形者。此外，多睾也可发生扭转。其诊断时平均年龄 17 岁。大多数病例是在治疗其他疾病而在手术中被发现的，包括腹股沟疝、隐睾、睾丸扭转或阴囊疼痛，6.25%~7.0% 多睾可发生恶变。

### （三）诊断要点

至今，所报道的病例绝大多数都未能在术前作出正确的诊断。主要原因是外科医师对该畸形认识不足。偶有在阴囊视诊是可见 2 个包块，或触诊时可在一侧阴囊内扪及 2 个睾丸。因此，对腹股沟疝其包块不大，呈实质性且不易还纳时，而阴囊两侧已有 2 个睾丸者，应高度怀疑多睾畸形。而一些多睾与正常睾丸均在阴囊内，且共同被一个鞘膜囊包裹者，应注意与睾丸肿瘤鉴别。B 型超声和磁共振成像有助于诊断（图 73-24，图 73-25）。

### （四）治疗原则

多睾虽有可能恶变，但其发生率极低，预防性多睾切除并非必要，但常常伴有其他先天畸形。对怀疑多睾者，还是应该进行手术探查、活检和 / 或切除。

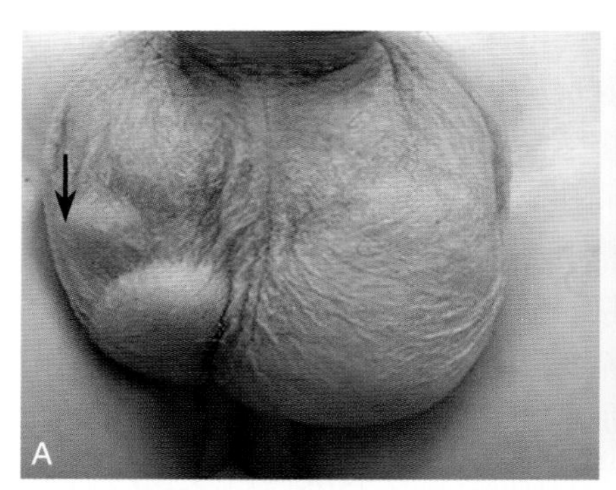


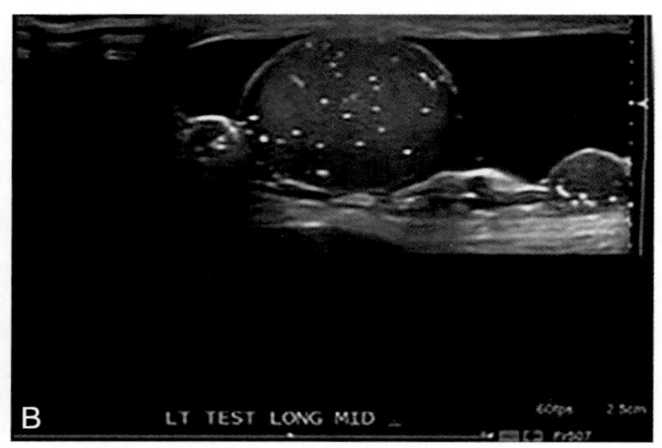


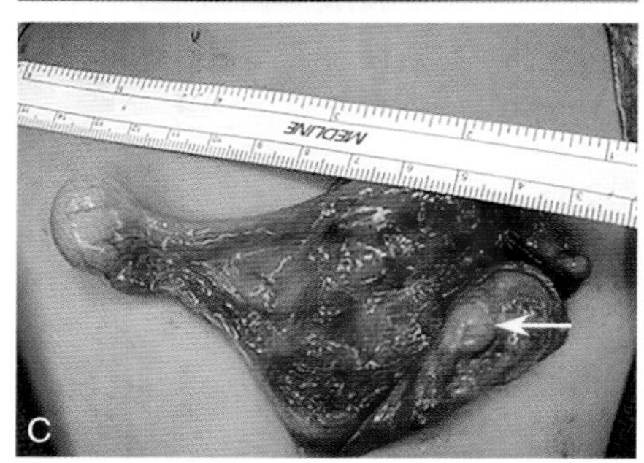


图 73-24　多睾畸形

A. 阴囊外观，右侧 2 个睾丸，左侧鞘膜积液；B. 超声显示左侧鞘膜积液伴有 2 个睾丸及睾丸微石症；C. 术中见左侧多睾（箭头）。

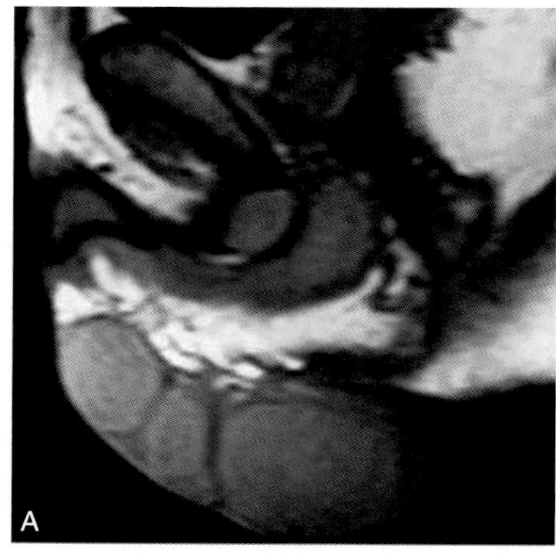


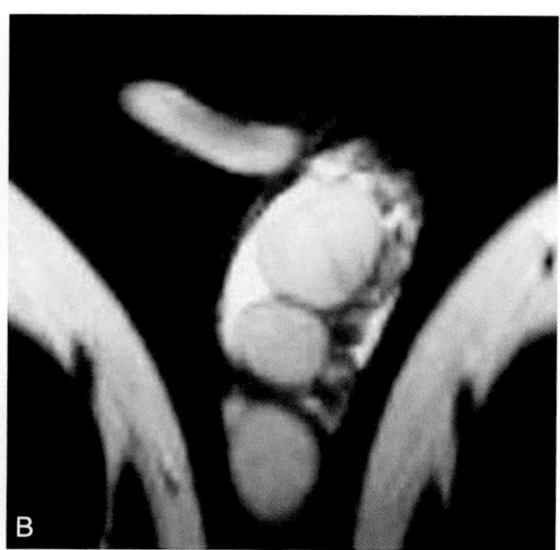


图 73-25　多睾阴囊 MRI（右侧正常睾丸和左侧 2 个睾丸）

A. 矢状位 $T_1$WI；B. 轴位 $T_2$WI。

## 五、横过异位睾丸

### (一)发病原因

横过异位睾丸(transversal ectopic testis)是一种相当少见的先天性异常。Von Lenhossek 在 1886 年通过尸检首先描述。此后,临床上相继报道,目前文献上已有超过 100 例的报道。

关于横过异位睾丸的发生,CampeLl 等解释有可能是胚胎发育时两侧睾丸从一侧发生,双侧睾丸为同一血管供应以及睾丸系带在发育时移向对侧等造成。目前对横过异位睾丸的病因还不十分清楚,可能与胚胎发育有关。以下原因可能会导致横过异位睾丸:①输精管是融合的,那同侧的 2 个睾丸可能起源于同一生殖嵴。真正的横过异位睾丸者,必须是每个睾丸具有分离的输精管。②在胚胎发育的早期,中肾管发生粘连或融合。在一个睾丸下降时,另一个睾丸也跟着下降至同一侧阴囊内。③大多数患者的输精管仍然分开,那么横过异位必定是发生在胚胎较晚时期。④米勒管结构持续阻碍睾丸正常下降而使其进入对侧阴囊内。

### (二)病理与分型

大多数横过异位睾丸都是经膀胱前壁穿过对侧的腹股沟管,紧贴于正常睾丸的精索。横过异位睾丸多数都有其自身的血供。但也有报道 2 个左腹股沟管内睾丸共同接受右侧精索动脉的血供。输精管一般都是分离的,但也有先是分离,在某种水平又融合成单一输精管的情况。横过异位睾丸的组织学差别较大。有的有正常生精功能,而有些则为发育不良的睾丸组织。文献中报道 10 例横过异位睾丸,5 例已有生育。

此外,横过异位睾丸可并存其他畸形,最多见的是隐睾,约占 20%。其他还有尿道下裂、精囊囊肿、肾发育不良、米勒管退化缺陷等。根据同时伴有的各种异常情况将其分为 3 种类型:Ⅰ型,伴有疝(40%~50%);Ⅱ型,伴随着持续性或残留米勒管结构(30%);Ⅲ型,伴有持续性米勒管残留的其他疾病(尿道下裂、假两性畸形和阴囊异常,20%)。

### (三)临床表现

横过异位睾丸本身并无特殊临床症状。以往报道病例多因隐睾或"疝"进行手术才得以发现。亦有两个睾丸同在一侧阴囊内,且另侧阴囊内空虚,而阴囊皮肤可见血管瘤(图 73-26)。

### (四)诊断

早年对本病认识不足,诊断时平均年龄为 21 岁;近年,虽然大多数病例在非手术前做出诊断,但诊断时平均年龄仅提前到 4 岁。如一侧隐睾,对侧睾丸下降而伴有"腹股沟疝"者,应予以考虑横过异位睾丸,超声、CT、MRI 和腹腔镜均有助于诊断。以往还

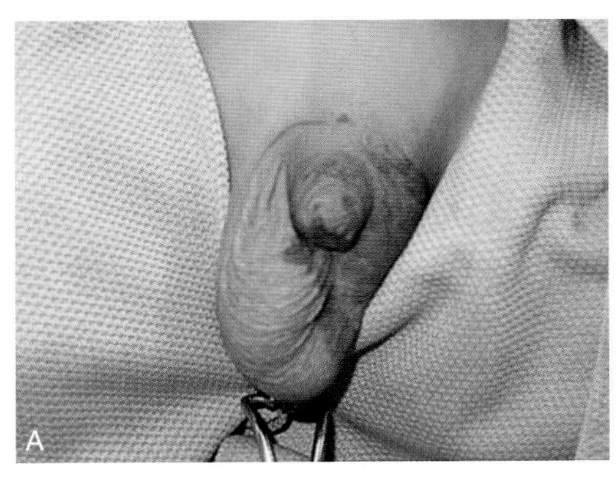


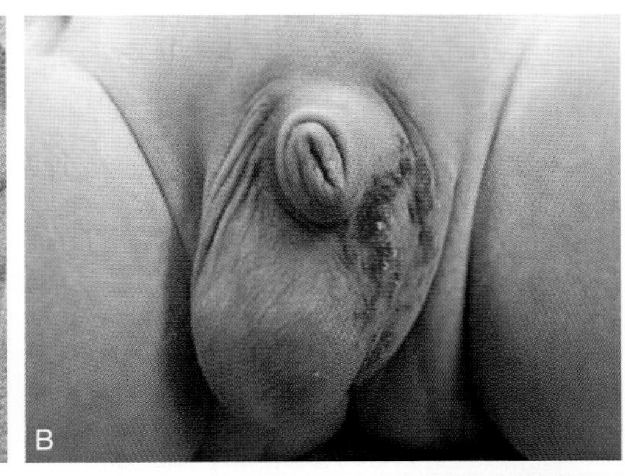


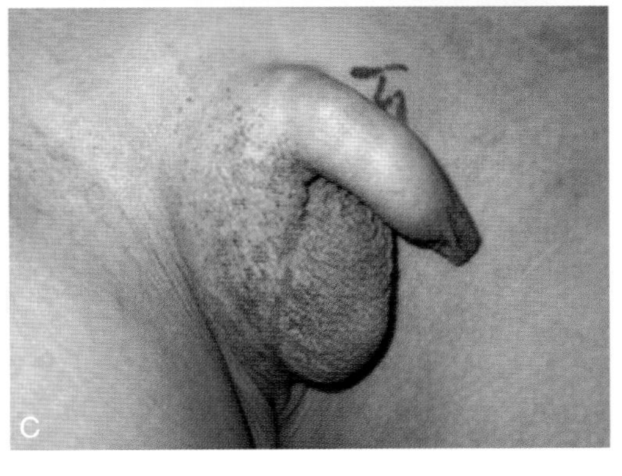


**图 73-26 横过睾丸均在一侧阴囊内,另侧阴囊皮肤血管瘤**

A. 两个睾丸均位于右侧阴囊内;B. 两个睾丸位于右半阴囊内;C. 两个睾丸位于左半阴囊内。

可做动脉造影和静脉造影，因为是有创性的，现在很少应用。而腹腔镜更准确，还可根据睾丸及精索发育情况可同时采取相应的处理。对成年后的一侧隐睾，对侧睾丸已下降，但于该侧腹股沟区扪及比睾丸增大的实质性肿块，应高度警惕横过异位睾丸恶变。文献中已有6例报道。5例为精原细胞瘤，另1例为混合瘤，发病年龄均在25岁以上。

#### （五）治疗

对于已经降入对侧阴囊的横过异位睾丸，如无并发症，不必手术再将异位睾丸复位固定。如横过异位睾丸处于对侧阴囊以外的位置，则应按隐睾进行手术治疗。可采用切开手术或腹腔镜手术，后者更有优越性。充分游离精索后，恢复其原来应有的位置并加以固定。

## 六、克兰费尔特综合征

#### （一）概述

克兰费尔特综合征（Klinefelter syndrome）又称先天性睾丸发育不全、原发性小睾丸症。Klinefelter于1942年首先发现并描述了小睾丸及青春期乳房发育为临床特征。克兰费尔特综合征的个体表现为男性，幼年及少年时期体征不明显，而到青春发育时期逐渐出现乳房增大，胡须、阴毛及腋毛稀少，肩窄，臀宽等女性体态，是一种先天性遗传性疾病。

克兰费尔特综合征是男性不育中最常见的染色体异常，为47，XXY，即在正常46，XY染色体上又多了一条性染色体X，由于性染色体异常，导致睾丸发育障碍，引起不育，并伴有内分泌功能异常和某些先天畸形。其发病率大约为每400名成活男婴中有1名男婴患病。发病率在男性中为0.1%~0.2%，在男性不育症患者中占3.1%，其中无精症中约占10%以上。

#### （二）病因与病理

1. 病因　克兰费尔特综合征是由于男性性染色体畸变而致男性无生育能力或第二性征发育不全，智力、行为障碍以及身材高大等异常症状的一种疾病。或胚胎时期由于血液供应障碍或由于睾丸下降时发生精索扭转，可引起本病。隐睾、性幼稚型及有垂体功能减退时也是引发本病的常见原因。单侧睾丸发育不全者因对侧睾丸代偿性增生可不必治疗，而隐睾的患者则应及早手术治疗。睾丸活检显示生精小管玻璃样变，精原细胞显著减少，间质细胞呈假性腺瘤样聚集。

2. 病理　克兰费尔特综合征病理表现为：睾丸组织内大量生精小管纤维化，管腔内生精上皮萎缩，部分管腔闭锁，无精子；克兰费尔特综合征经典形式是47，XXY，其和随后而来的配子形成性染色体减数分裂不分离（40%期间在精子发生期间，60%在卵子发生），克兰费尔特综合征嵌合体（46，XY/47，XXY），被认为起因于受精卵染色体有丝分裂（mitotic）未能正常分离，并且发生在至少10%个体中。克兰费尔特综合征变异体（48，XXYY、48，XXXY）已被报道。

#### （三）临床表现及诊断

1. 临床表现　本病青春期前缺乏明显临床症状，仅少数有轻度智力低下和行为异常，青春期则出现明显男性第二性征发育不全表现。

（1）智力低下：本病大多数患者智力正常，约1/4患者有轻度智力低下。临床研究发现，性染色体（X染色体）越多，智力低下发生率及其程度越严重。

（2）精神异常：以感情淡漠、主动性缺乏和思维贫乏为主要特征。患儿多表现为害羞、性格孤僻、沉默寡言、不善交往，某些患儿还表现出对父母过分不正常的依赖，上学后常逃学在外游荡，甚至可能出现不端行为。部分患儿可出现神经质倾向，甚至出现精神病症状。研究发现，本病患儿中精神分裂症的发病率较正常人群高几倍。

（3）第二性征发育障碍：患者外表呈男性，但睾丸小（长径在2cm以下），小阴茎，还可出现隐睾、尿道下裂、性欲低、无精子等情况，一般不能生育。10%~30%患者呈女性化，如出现乳房发育、体毛稀少、无胡须、皮肤细嫩、皮下脂肪发达、喉结不明显、身材修长尤以下肢增长明显等。

（4）畸形及皮纹异常：可有小头畸形、骨骼畸形，如尺桡骨骨性联合、肘外翻、膝和髋外翻等；眼部畸形，如严重视力障碍，虹膜、脉络膜、葡萄膜裂开或虹膜缺如等。有的伴有腭裂、唇裂、气管畸形、食管畸形或先天性心脏病。

2. 实验室检查

（1）染色体核型分析：正常男性的染色体核型为46，XY，而克兰费尔特综合征的患儿，其典型核型为47，XXY。此外，还可出现嵌合型（46，XY/47，XXY）、变异型（48，XXYY、48，XXXY）两种。

（2）内分泌改变：患儿进入青春期后，血中睾酮水平降低或在正常的低值，血及尿中促性腺激素水平增高，卵泡刺激素和黄体生成素均增高，尿17-酮类固醇降低，这是由于睾丸间质细胞内分泌功能不足，减少对垂体分泌促性腺激素的抑制作用所致。

3. 诊断 根据男性第二性征发育不全、外生殖器异常、智力发育落后、行为异常等,进一步做口腔黏膜性染色质及染色体核型分析可确诊。

**(四)鉴别诊断**

本病应与青春期发育延迟症鉴别,本病的性染色质为阳性,而延迟症的性染色质为阴性;本病青春期内一般有大量促性腺激素,而延迟症则缺乏此类激素;睾丸活检本病可见前述异常病理改变。

**(五)治疗**

采用雄激素替代疗法。一般青春前期(11~12岁)可开始给予适量睾酮肌内注射,每周1~2次,每次25~50mg。性发育改善后继续给予维持量。一般认为治疗后第二性征有所发育,但不能促进睾丸发育和恢复生育能力。

患儿可存活至成年,但易并发恶性肿瘤,特别是乳腺癌发生率甚高,还可并发睾丸畸胎瘤、白血病等。

# 第四节 睾丸囊肿

## 一、概述

睾丸囊肿(testicular cyst)临床上少见,主要有白膜囊肿(cysts of the tunica albuginea)、睾丸内单纯囊肿(simple cyst in the testis)和睾丸表皮样囊肿(epidermoid cyst of testis)。病因未全明了,它们属于单纯囊肿,且均为良性,通常无症状,所以较小的囊肿对健康无影响,不需治疗。由于超声广泛普及,其检出率明显增加。本病声像图具有明显特征并且高度敏感,有助于这些囊肿的诊断并可除外睾丸肿瘤。

## 二、病因与病理

**(一)发病原因**

睾丸囊肿的病因不清楚,发生囊肿的部位和性质不同,其病因也不同:

1. 睾丸白膜的囊肿 其组织发生的可能解释为外伤性或炎症性囊肿形成,或者认为间皮组织残留。间皮细胞簇在一例囊肿壁和邻近的白膜中被发现,以及酸性黏多糖分泌物的发现,支持了间皮组织残留的发病机制,但在临床上多数囊肿没有外伤病史和没有炎症的组织学证据。

2. 睾丸内囊肿 其病因可能与睾丸外伤、炎症后小管腔阻塞所致。

3. 睾丸表皮样囊肿多数学者认为,是发生在睾丸内的、单胚层构成的最简单的成熟畸胎瘤;少数学者认为是生精上皮鳞状化生的结果。临床上似乎更倾向于前一种观点,因为在某些畸胎瘤中,表皮样囊肿是主要成分。因此,睾丸表皮样囊肿可能是畸胎瘤的一个亚类或是其发展过程中的一个阶段。为此,可以将睾丸表皮样囊肿归类于生殖细胞肿瘤。Younger等研究发现,睾丸表皮样囊肿存在相同位点上的等位基因的突变。

**(二)病理**

大体病理检查睾丸时囊肿发生于睾丸白膜上向表面生长,其囊液为浆液或“巧克力”液、位置在睾丸的前或侧面的表面,囊肿可表现为以单房或多房(图73-27)。病理组织学研究发现,囊内衬扁平上

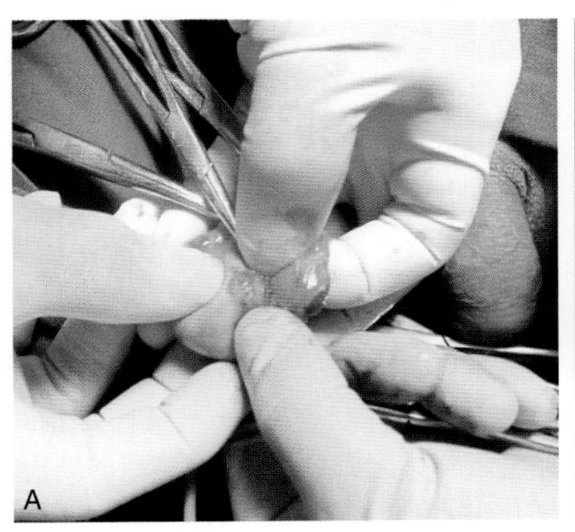


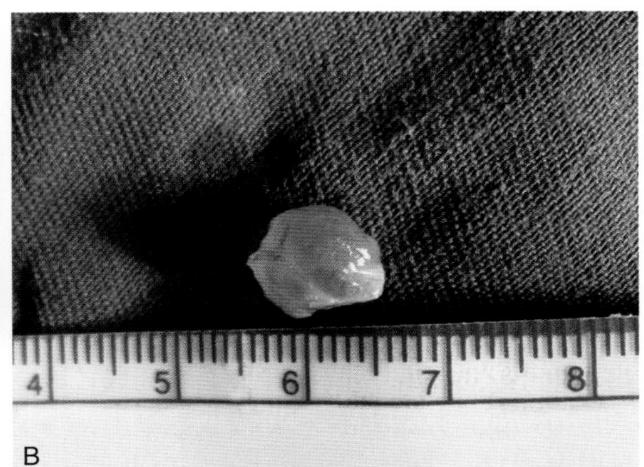


图73-27 睾丸白膜囊肿

A. 术中所见,囊肿位于睾丸白膜上;B. 切除囊肿约1.0cm。

皮或立方上皮、囊壁为与白膜相同的致密胶原组织。有人发现多房性囊肿的被覆上皮有纤毛，表明其来源于输出小管。单纯囊肿主要因生精小管局部阻塞、扩张而形成的。表皮样囊肿大体可见类圆形，包膜清楚，外观黄白色，切面见明显分层，囊内见豆腐渣样物或奶酪样物。镜下病理特征为：①囊性肿物位于睾丸实质内；②囊腔内含角质碎屑或无定形物质；③有完整或不完整的纤维包膜，被覆分化良好的复层鳞状上皮；④囊内无毛囊、皮脂腺等皮肤附属器或其他畸胎瘤成分；⑤睾丸组织内无瘢痕组织；⑥囊壁与睾丸白膜界限清楚。

## 三、诊断与鉴别诊断

### （一）临床表现

睾丸囊肿多为偶然或体检时发现睾丸内肿块，并逐渐增大，但发展很慢，大部分无症状，部分患者有睾丸轻微闷痛或不适感。多为单侧发生。白膜囊肿多见于50~60岁，无任何症状，多为偶然被触诊发现，检查时可在睾丸表面触及体积小，直径约2~5mm结节，呈圆形或卵圆形，边界清晰，质地较硬。睾丸单纯性囊肿(simple cyst)一般发生在中年或中年以上的男性，无任何症状。常为偶然被检出，多为孤立性，少有多发的，亦可双侧发病。可发生在睾丸实质内任何部位。体检可发现睾丸内肿块，质硬，界限清楚，直径1~2cm之间，无明显触痛。常伴有附睾囊肿、如囊肿较大，睾丸可增大、含有多的小囊肿可压迫正常的睾丸实质。囊肿常伴合泌尿生殖器异常，如肾脏发育不全、双肾发育异常、肾脏集合系统重复畸形等。睾丸表皮样囊肿约占睾丸肿瘤的1%，可发生于任何年龄，以20~40岁青壮年多见。临床上睾丸表皮样囊肿通常无任何临床症状，多因阴囊肿大就诊，仅有少数患者存在阴囊轻度疼痛或不适感，少数可有轻触痛。其肿瘤直径平均2cm(0.5~10.5cm)，右侧较左侧多见，一般多为单侧发病，双侧少见。双侧发病或者单侧多发者仅占该病的0.5%，囊肿可发生于睾丸实质任何部位，但以上极较多见，多靠近白膜，因而触诊时比较清楚。

### （二）多普勒超声检查

睾丸囊肿诊断主要依靠超声检查，声像图特征为睾丸内出现单个或多个圆形或椭圆形液性区域，壁薄光滑，边界清楚。囊肿大小不一，小者仅数毫米，睾丸无明显增大；大者睾丸增大明显，可占据睾丸大部分，睾丸组织被压至囊肿的周边。主要声像图特点如下：

1. 白膜囊肿

(1) 位置表浅，相当于睾丸的包膜上面，呈小圆形或卵圆形；

(2) 体积小，直径约2~5mm，边界清晰，常有局部隆起，内无回声；

(3) 可以单发或多发，通常为单房性。

2. 睾丸内囊肿

(1) 囊肿位于睾丸实质内，通常呈圆形或卵圆形无回声区，伴有后方回声增强，睾丸组织被挤压到囊肿周边，边界清晰；

(2) 直径从几毫米至2cm之间不等，偶有达2cm以上者。其边界清晰、整齐、光滑，由于囊肿壁太薄，声像图上见不到囊壁回声；

(3) 囊肿内部纯净无回声，开大增益也不出现任何回声，偶有囊内陈旧性出血，可出现许多细小飘动性回声，部分囊内有细线样分隔。极少可见到少许沉淀物产生底部的一些回声(图73-28)。彩色多普勒血流显像示囊肿内无血流信号，囊肿周围的睾丸实质内见血流信号。

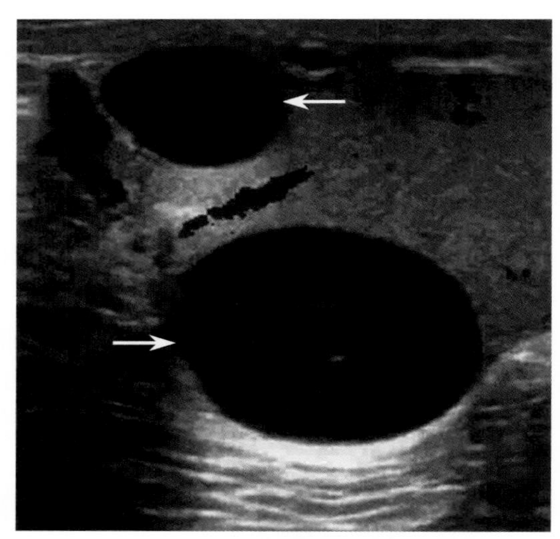

**图73-28 睾丸单纯性囊肿超声所见：右睾丸增大，内见2个类圆形无回声影(箭头)**

(引自：全冠民，董江宁. 轻松学习生殖系统影像诊断[M]. 北京：人民军医出版社，2015.)

3. 睾丸表皮样囊肿 超声对诊断睾丸表皮样囊肿有重要意义，典型的超声表现可分为5型：①洋葱征型：呈同心圆状高回声与低回声相间分布的层状洋葱环样排列，这是该病最典型的超声征象；②周边钙化型(蛋壳样钙化型)；③类实性团块型；④混合回声型；⑤整体钙化型。彩色多普勒超声检查囊肿表现为无血流信号或仅有极少量血流信号(图73-29)。

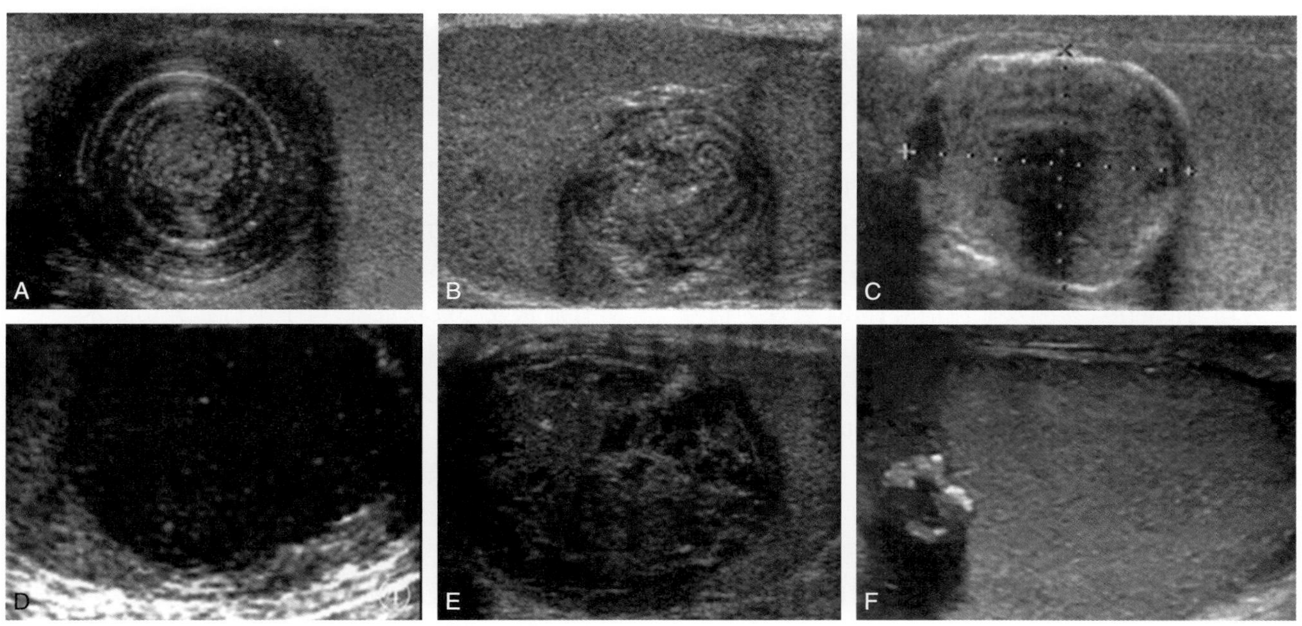

图 73-29 睾丸表皮样囊肿超声所见

A. 肿块呈典型洋葱征；B. 肿块为非典型洋葱征，层状排列结构依然可辨；C. 肿块周边呈典型"蛋壳样"钙化；D. 肿块呈均质低回声；E. 肿块不均质，可见小囊样结构；F. 肿块整体呈强回声，后方伴明显声影。

睾丸 MRI 检查对睾丸表皮样囊肿的诊断有重要价值，病变 $T_1WI$ 序列部分病灶以低信号为主，中心伴灶状高信号（"靶征"）。囊壁由于被覆角化的鳞状上皮，在 $T_2WI$ 和 $T_1WI$ 上均为低信号；$T_2WI$ 序列部分病灶呈现高低信号交替排列。睾丸单纯性囊肿（simple cyst）一般发生在中年或中年以上的男性，无任何症状。常为偶然被检出，多为孤立性，少有多发的，亦可双侧发病。可发生在睾丸实质内任何部位。CT 检查无明显特异性，CT 值低于睾丸实质，增强后大多无明显强化（图 73-30）。

### （三）鉴别诊断要点

睾丸表皮样囊肿需与以下病变进行鉴别：①其他睾丸内良性囊性病变具有各自特征，鉴别较易；②白膜囊肿和单纯性睾丸囊肿表现为典型的无回声囊性结构；③睾丸网扩张表现为睾丸纵隔部位与睾丸长轴方向一致的条带状蜂窝样囊性结构；④睾丸脓肿一般有明显的临床症状，肿块边界不清，内部回声不一，中心部可液化，透声差，肿块实性部分血流信号明显增加，对抗炎治疗效果明显；⑤睾丸血肿有明确外伤病史，血肿形态一般不规则，随时间变化可

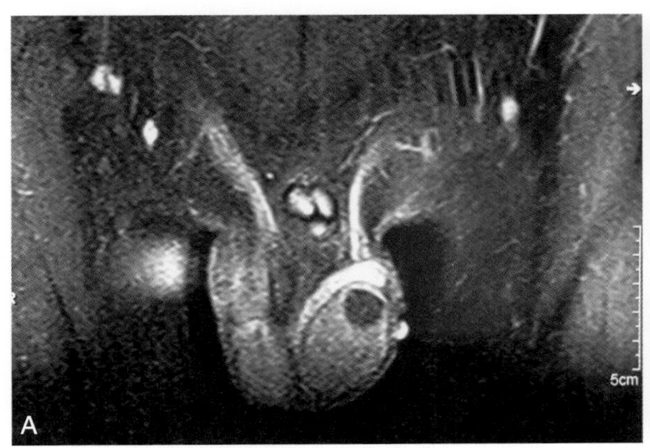

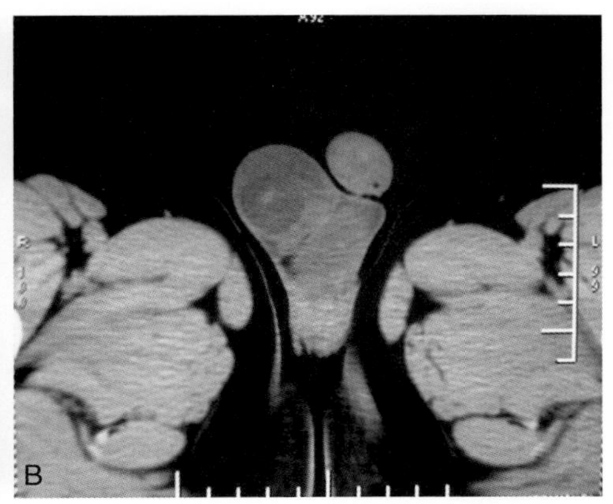

图 73-30 睾丸表皮样囊肿 MRI 和 CT

A. 患者，14 岁，左侧睾丸表皮样囊肿 $T_1WI$ 所见；B. 患者 22 岁，右侧睾丸表皮样囊肿 CT 所见。

有不同表现。

此外，洋葱征型和周边钙化型为睾丸表皮样囊肿的特征性声像图表现，易与其他睾丸肿瘤进行鉴别。另外3型与其他睾丸肿瘤声像图上有交叉，所以睾丸表皮囊肿需与以下肿瘤鉴别：①精原细胞瘤：最常见的睾丸肿瘤，超声表现为睾丸内低回声或略低回声为主的不均匀回声，仅累及部分睾丸时肿瘤常为均匀低回声，易测及血流信号；MRI表现为信号均匀的等 $T_1$、稍短 $T_2$ 信号，增强扫描不均匀明显强化。②胚胎癌：因为有的胚胎癌超声表现存在洋葱征，但胚胎癌好发于小儿、儿童及青少年，病程进展迅速，可使肿瘤内发生出血、坏死，有类似急性睾丸炎症状。③睾丸混合瘤：超声表现为不均匀实性回声或囊实性回声，常无明显包膜，易测及血流信号；睾丸恶性混合瘤MRI信号多混杂，有向周围侵袭的表现，增强扫描呈不均匀明显强化，而且血清HCG和AFP水平会有不同程度的升高。④畸胎瘤：超声表现为内部回声不均匀，强弱不等，可见不规则液性暗区，可探及强回声光点或强回声光斑，后方伴声影，彩色多普勒血流显像显示有血流信号；恶性畸胎瘤，超声显示其边界不清，未见明显包膜，彩色多普勒显示其内部及周边血流信号较丰富。畸胎瘤典型CT表现是由脂肪、毛发和液体等成分混合而成的密度不均匀的囊实性肿块影，囊壁厚薄不等，可有弧形钙化，囊内脂肪成分CT值呈负值。

## 四、外科治疗原则

### （一）睾丸白膜囊肿

因为囊肿小，对健康无影响，可观察，不必治疗。对有症状或心疑较重者，可手术行囊肿切除术。

### （二）睾丸内囊肿

较大的睾丸单纯性囊肿可行保留睾丸组织的囊肿切除术。

### （三）睾丸表皮样囊肿

手术是本病的主要治疗方法，但术式尚有争议。早期多主张行经腹股沟根治性睾丸切除术，但随着对该病的认识及诊治水平的提高，近年来多数学者主张行肿瘤剜除（图73-31）。如果在术前、术中证实为睾丸表皮样囊肿，应该保留患侧睾丸。由于术前很难与睾丸恶性肿瘤相鉴别，术前应考虑到恶性可能，手术探查时应注意无瘤原则，防止肿瘤扩散，术中应首先阻断精索血流，在做好切口保护的情况下切开睾丸白膜，完整切除睾丸肿物并行术中快速冰冻病理检查，若术中快速病理证实为良性病变应予

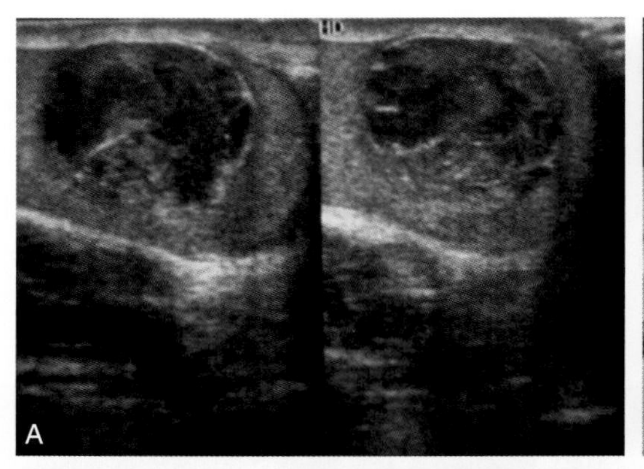

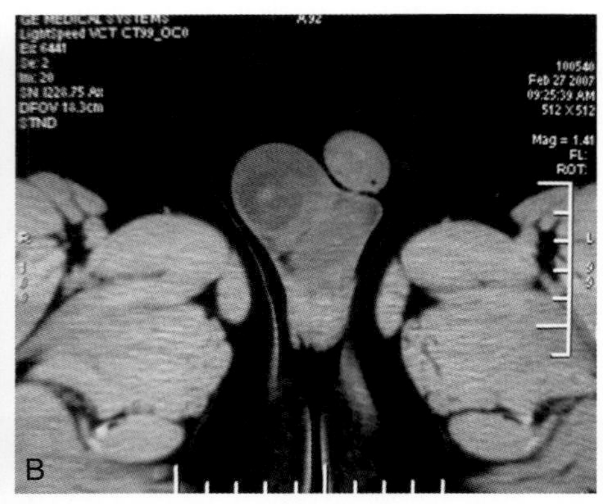

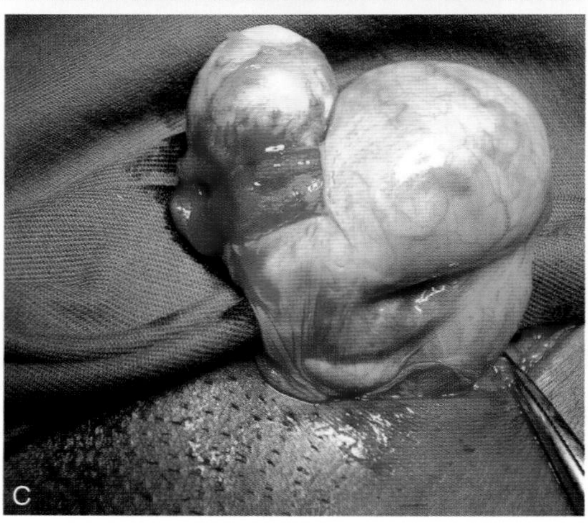

**图73-31 右侧睾丸表皮样囊肿**

A. 超声显示右侧睾丸肿物；B. CT可见右侧睾丸低密度肿物，C. 手术剜出肿瘤，瘤体内为豆腐渣样物（独创）。

以保留睾丸,若为恶性或者病理类型不明确则按恶性肿瘤处理行根治性睾丸切除。睾丸表皮样囊肿是良性病变预后良好,且无局部复发和转移,因此术后无需放、化疗等辅助治疗。

综上所述,睾丸囊肿少见,多无临床症状,睾丸白膜囊肿和单纯性睾丸囊肿影像学容易诊断,而睾丸表皮样囊肿需与睾丸肿瘤相鉴别。对于需手术治疗者,尽量做保留睾丸的囊肿切除术。

# 第五节　附睾囊肿

## 一、概述

附睾囊肿(epididymis cyst)多位于附睾头部,因破溃、出血而导致阴囊病变的少见。附睾囊肿虽在小儿不常见,但发现本病易发生于母亲妊娠期用过已烯雌酚的小儿。据报道正常男性中有5%的人有附睾囊肿,而曾暴露于已烯雌酚的男性中,附睾囊肿发生率可达21%。本病是否影响生育尚无定论。

附睾囊肿有两种,即附睾囊肿(epididymis cyst)和精液囊肿(seminal cyst)。前者病变发生在附睾小管,原因未明,可能与外伤和炎症有关。本病发生率很高,占无症状男性20%~40%,据报道男性成人中1/3有之。精液囊肿好发于有生殖能力的成年人,尸检发生率为8%,而临床发病率仅为1%。主要发生在附睾头部,内含精子、脂肪小球和细胞沉渣,单发性居多;附睾囊肿内仅含清亮液体,多发生在头部,也可发生在体、尾部。精液囊肿穿刺液呈乳白色、镜检有多数精子,附睾囊肿则为清澈液体,二者均为良性经过。

## 二、病因与病理

### (一)病因学因素

输送精子的管道部分梗阻,曾经被认为是形成精液囊肿的主要原因,但是在输精管结扎后并没有使原有精液囊肿增大,这说明梗阻本身并非一个重要原因。因此该病的原因还不是十分明确,可能有以下三个来源:①睾丸输出管扩张;②附睾管的扩张;③病变来自附睾浆膜下或睾丸鞘膜下。

### (二)病理组织学特点

附睾囊肿多见于附睾头部及精索部位,均表现为黄色结节,它的囊壁是由一外层较厚的结缔组织和一内层假复层上皮所构成的。精液囊肿病理切片上显示由睾丸输出管扩张造成的,管内为混浊的奶油样物,输出管失去了正常迂曲的表现,管壁为一单层无纤毛的细胞,细胞内可见脂褐质色素增多,这些管的扩张与大体标本上的结节一致。管内奶油样物质主要包括正常精子和乳白色液体。镜检可以看到不活动精子、脂肪小体、单核细胞、蜕变的精子及碎片、偶见上皮细胞和淋巴细胞。在室温几分钟后不活动的精子就会活动起来。精子发生停止的老年人和未发育的少年都不患该病。

## 三、诊断要点

### (一)临床表现

本病好发于30~40岁成年人。主要表现为阴囊内肿物,单发或多发。大多数患者无不适症状,多数在洗澡或因其他体检时偶然发现,仅10%~20%的病例有轻度疼痛和坠胀不适感。检查发现囊肿呈圆形,光滑,与周围界限清楚。有时囊肿体积较大者可达睾丸同样大小,好似同侧有两个睾丸。如同时并发鞘膜积液,则外表呈多囊性水囊状,透光试验多呈阳性。囊肿穿刺时其囊液内可含有精子。

### (二)影像学检查

超声检查为首选,具有无创、可重复、准确率高等特点。其超声检查的主要表现为:

1. 附睾头部出现圆形或近圆形小囊肿,直径数毫米至数厘米,通常1~2个,亦有数个者。

2. 壁薄而平滑,其囊肿内为无回声。精液囊肿内含有精子成分、故液性暗区内也可含细小的光点,有时囊性暗区内可见沉积物回声,或少许沉淀样回声位于囊肿底部,形成分层征象,囊肿后方回声增强(图73-32)。

3. CT、MRI表现　附睾区单发囊性病变、体积较小,CT平扫为低密度。MRI为明显长$T_1$、$T_2$信号,密度/信号均匀,边缘光整。增强扫描囊壁呈轻度强化,内容物无强化。

### (三)鉴别诊断

根据青壮年患者阴囊内出现无痛性囊性肿物,位于附睾头部附近,呈圆形、表面光滑,无明显触痛,透光试验阳性等待点。一般能做出初步诊断。但本病应与鞘膜积液、睾丸附件囊肿、旁睾囊肿等鉴别。囊肿较大时可占据整个附睾的头部,应与精

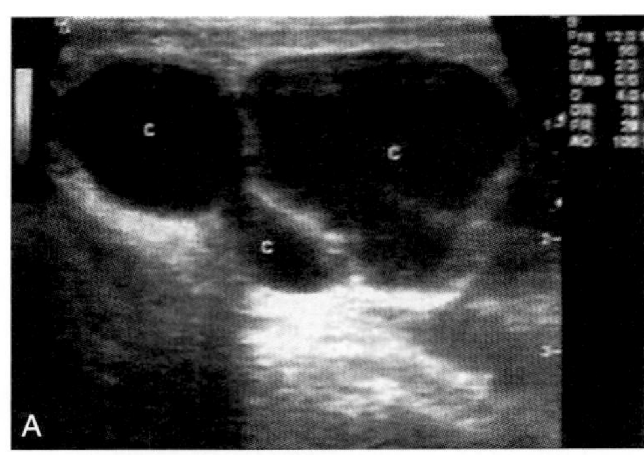

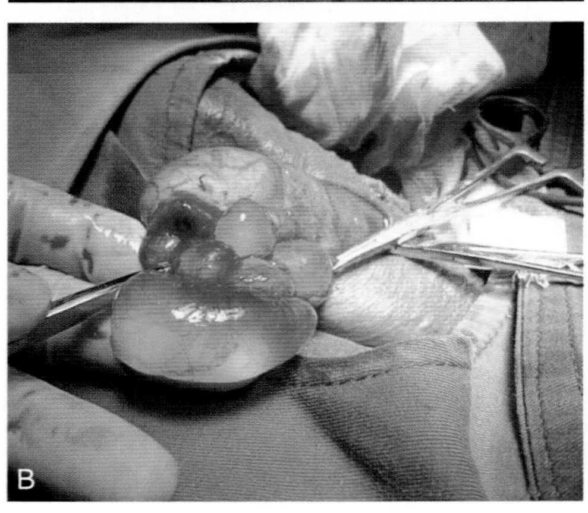

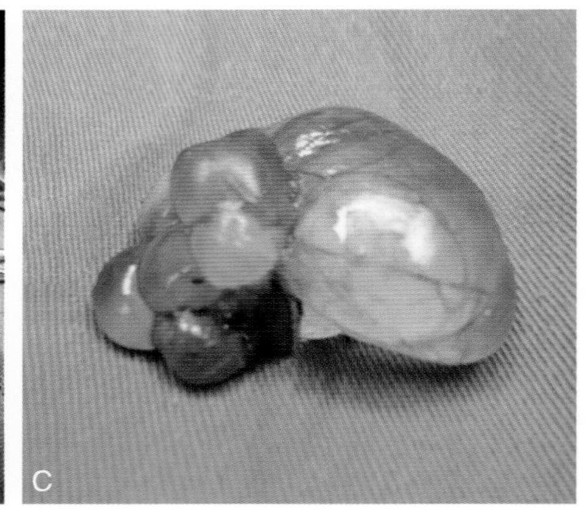

图 73-32　左侧附睾多发囊肿
A. 超声所见；B. 手术中见左附睾多发囊肿；C. 切除标本（独创）。

索鞘膜积液相鉴别。前者如仔细扫查可见残余的附睾组织，后者常可见囊壁。如为精液囊肿，穿刺囊内液可有精子，而单纯性囊肿内液体无精子存在。另外，本病还应与附睾结核鉴别，附睾结核其肿物呈结节状，可与皮肤粘连。甚至破溃形成慢性窦道，输精管常呈串珠状；透光试验阴性，结核菌素试验阳性，肿物多位于附睾尾部，以上特点可与精液囊肿鉴别。

## 四、外科治疗原则

### （一）等待观察

对较小囊肿的无症状者无需特殊治疗，若囊肿增大并伴有症状时可考虑手术摘除治疗。

### （二）穿刺治疗

囊肿体积较大，无炎症症状，可在无菌条件下穿刺抽出囊液并注入硬化剂，虽近期效果良好，但易复发，且有引起感染之弊端。因此不推荐使用。

### （三）手术治疗

对青壮年患者如症状明显或囊肿逐渐增大者，可行囊肿切除术，术后效果良好。对精液囊肿，其直径多在 1cm 以内，较坚韧，活动，易于手术切除。由于可能是单根输出管梗阻或盲端形成或是由最低位输出管之上的附睾管扩张引起，故手术将囊肿切除一般不影响生育。较大的附睾囊肿可压迫附睾管，使之部分梗阻，影响精子的输出，此种情况手术后可明显改善少精子症的情况。

## 五、结语

附睾囊肿临床上较为常见，单纯性囊肿可发生于任何年龄，但以中老年较多见；而精液囊肿多发生于精子旺盛期的 20~40 岁。较大附睾囊肿可压迫附睾管，使之部分梗阻，影响精子的输出，应该手术。术中操作轻微，仅贴囊肿壁锐性分离，避免精索血管及附睾管的损伤。

# 第六节　精索静脉曲张

## 一、概述

精索静脉曲张在男性人群中发病率为 10%~15%，亦有报道在普通男性人群中患病率为 4.4%~22.6%，多见于成年，青少年中相对较少。Akbay 等对 4 052 名年龄在 2~19 岁的男孩的精索静脉曲张发病率进行了评估显示，在 2~10 岁的男孩中，发病率低于 1%，在 11~14 岁发病率为 7.8%，而 15~19 岁发病率为 14.1%。国内相关的文献报道,青少年精索静脉曲张患病率为 8.5%~19.8%。赵良清等报道,年龄 20~55 岁,平均 27.5 岁的 8 414 名婚检男性中共检出精索静脉曲张 895 例,其发病率为 10.64%;梁朝朝等调查 5 172 名青少年,总患病率为 19.8%,其中 7~10 岁组为 2.4%,11~14 岁组为 16.5%,15~18 岁组为 20.6%,19~22 岁组为 27.3%。Levinger 等人评估了年龄在 30 岁以上的男性中精索静脉曲张的发病率与年龄有关,504 名健康人体检时检出精索静脉曲张占 34.7%。进一步的分析发现,在每增长十年岁,静脉曲张的发生率增加了大约 10%。30~39 岁患病率为 18%,在 40~49 岁为 24%,在 50~59 岁 33%,在 60~69 岁为 42%,在 70~79 岁为 53%,在 80~89 岁为 75%。这些流行病学表明,睾丸静脉瓣功能随着年龄的增长而衰弱,精索静脉曲张是静脉瓣膜老化的结果。此外,由于彩色多普勒超声对其诊断敏感性较高,其发病率可能较报道更高。刘贵伦等报道 200 例新入伍和已入伍 1~2 年的男性战士,体检时阴囊无异常而行彩色多普勒超声检查,发现亚临床型精索静脉曲张(精索静脉直径 >1.8mm)26 例,其发病率为 13.0%。

精索静脉曲张的患者中 25%~35% 可引起不育,占继发性不育的 50%~80%。WHO(1992)用超过 1 年的时间研究了 34 个中心,共 9 034 例男性,患有精索静脉曲张者 25.4% 的精液异常。一组针对 1 001 例不育男性的研究中,精索静脉曲张的患者占原发性不育的 35%,占继发性不育的 81%。另一组针对 2 989 名继发性不育患者的研究中,有精索静脉曲张者占 69%。这两组结果表明,精索静脉曲张是有进展性的,能导致继发性不育。

## 二、病因

### (一) 解剖因素

睾丸及附睾静脉汇集成蔓状静脉丛,经 3 条径路回流:①在腹股沟管内汇成精索内静脉,然后在腹膜后上行,左侧精索内静脉成直角进入左肾静脉,右侧在右肾静脉下方约 5cm 处成锐角进入下腔静脉,但有 5%~10% 可直接进入右肾静脉(图 73-33);②经输精管静脉、进入髂内静脉;③经提睾肌静脉至腹壁下静脉,然后再汇入髂外静脉。左侧精索静脉曲张发病率高的原因为:①人的直立姿势影响精索静脉回流;②静脉壁及其周围结缔组织薄弱或提睾肌发育不全;③静脉瓣膜缺损或关闭不全;④左侧精索内静脉行程长并呈直角进入肾静脉,其静脉压力高;⑤左精索内静脉可能受乙状结肠压迫;⑥左肾静脉走行在主动脉与肠系膜上动脉间可能受压,影响精

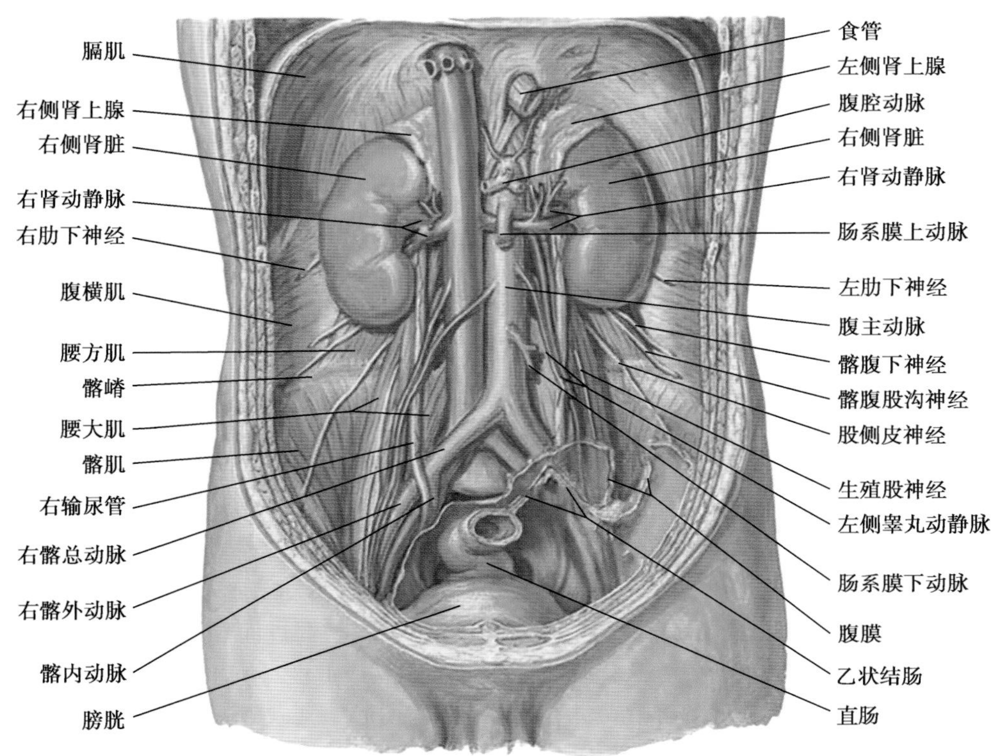


图 73-33 腹后壁的主要血管解剖

索静脉回流，形成所谓近端钳夹（“胡桃夹”综合征）现象，致左肾静脉和精索内静脉静水压升高；⑦右髂总动脉可压迫左髂总静脉，使左侧精索静脉回流受阻，形成所谓的远端钳夹现象。

**（二）生理因素**

青壮年性功能较旺盛，阴囊内容物血液供应旺盛，睾丸动脉灌注超过了静脉血管容积。所以有些精索静脉曲张可随年龄增长而逐渐消失。另外，长久站立，腹压增加也是精索静脉曲张的发病因素。

**（三）其他因素**

腹膜后肿瘤、肾肿瘤、肾积水和较大的肾盂旁囊肿等压迫精索内静脉，特别是左肾肿瘤伴有肾精脉瘤栓者，可引起症状性或继发性精索静脉曲张。这种现象也出现于腹膜后肿瘤或肾肿瘤压迫静脉，使静脉回流受阻，也表现为静脉曲张。两者的主要鉴别依据是，原发性精索静脉曲张在平卧时很快消失，而继发者常不消失或消失很慢。

在精索静脉曲张的病因中，由于前3项因素同时影响两侧精索内静脉，一部分右精索内静脉直接进入右肾静脉，亦可发生右侧精索静脉曲张；另外，在两侧蔓状静脉丛之间存在交通支，左侧精索静脉曲张可以影响右侧。实际上右侧精索静脉曲张的发病率也并不低，一组100例精索内静脉造影证实双侧病变53例，右侧单独发病20例。另一组31例不育者，经体检确诊为双侧精索静脉曲张者占58%。

## 三、病理生理

精索静脉曲张的精索内静脉主要病理组织学改变为血管内皮细胞变性，内膜增生，中膜和瓣膜平滑肌增生肥厚，瓣膜机化，这些改变影响氧和糖的透过。还可导致静脉血管血流淤滞，从而影响睾丸和附睾的血运。精索静脉曲张使睾丸发生病理改变，表现为生精小管出现生精上皮脱落，精母细胞及精原细胞排列紊乱并进行性减少。在严重病例，精原细胞丧失，仅残留支持细胞，并可见多核巨细胞。生精小管管壁玻璃样变性，管腔收缩，间质内一部分睾丸间质细胞退变，另一部分血管有硬化改变。精子数量减少，尖头精子、无定形或不成熟精子增加。

精索静脉曲张可因睾丸局部高温、氧化应激、缺氧、血管活性物质反流、一氧化氮（NO）、免疫因素、生精细胞凋亡、附睾损害、性激素紊乱、精子DNA损伤等多种因素导致，且各种因素之间相辅相成、相互联系、协同变化，最终引起精子形态异常和功能障碍，从而导致男性不育。

**（一）睾丸局部温度升高**

实验表明精子生成的适宜温度比体温低，正常情况下，睾丸动脉与周围的蔓状静脉丛可提供的热交换降温系统，调节精子生成的温度。睾丸中许多DNA合成酶为温度依赖性，而阴囊为睾丸提供了这个特殊的位置。当精索静脉曲张时，由于血液淤滞，可引起蔓状静脉丛热交换效率下降，阴囊内和睾丸温度升高，可使生精小管变性，导致精原细胞减少和生殖上皮细胞凋亡，影响精子的发生，甚至会导致无精子症和少精子症，同时附睾的高温环境也不利于精子的成熟。另外睾丸温度升高，亦可使睾丸支持细胞变性而破坏血-睾屏障，导致其通透性成倍增加，产生抗精子抗体。还可通过热应激引起氧化应激，进而引起生殖细胞凋亡。

**（二）氧化应激**

活性氧类（ROS）是一类具有高度反应活性的含氧基团，包括过氧化氢及外周轨道上含有未配对电子的不稳定自由基，如超氧阴离子、羟自由基、氮自由基等，在精子获能、顶体反应等情况下都需要有ROS参与，而ROS的过度生成和抗氧化机制缺陷均会导致氧化应激。精索静脉曲张导致的氧化应激可发生在睾丸、精浆、附睾及血浆等部位。精索静脉曲张患者睾丸局部缺氧、无氧酵解增强，ATP被分解为次黄嘌呤，并在黄嘌呤氧化酶作用下产生损伤细胞的活性氧，通过破坏氧化/还原动态平衡、脂质过氧化损伤细胞膜等机制诱发生精细胞凋亡。精索静脉曲张时附睾静脉血液淤积，造成回流障碍、局部缺血、代谢产物堆积、白细胞聚集或血小板黏附。随着白细胞聚集，附睾组织中的ROS水平急剧升高，同时消耗了抗氧化物，从而引起附睾内氧化应激。血浆内氧化应激增多也是精索静脉曲张导致DNA损伤和生精细胞凋亡紊乱的原因之一。研究发现精索静脉曲张患者的精索静脉内具有过量的黄嘌呤氧化酶和一氧化氮，这些均可导致氧化应激，从而影响睾丸的生精功能。氧化应激可能通过以下机制引起男性不育：①影响核酸的结构和功能，使蛋白质和氨基酸氧化、交联导致睾丸组织损伤；氧化细胞膜上的不饱和脂肪酸，攻击细胞生物膜，致使腺苷酸环化酶活化受限而引起环磷腺苷减少，导致精子形态改变、功能及代谢异常，进而导致不育；②通过Bax蛋白表达增加和/或Bcl-2蛋白表达降低，使精子细胞凋亡增加；③引起睾丸缺氧，造成睾丸内支持细胞和间质细胞分泌障碍；④造成附睾微循环障碍，导致附睾上皮结构和功能损伤，引起附睾合成和分泌障碍，影响精子成熟;⑤诱导精子 DNA 损伤。

**（三）睾丸缺氧**

精索静脉曲张使睾丸内静脉血回流不畅,静脉压增高,进一步加重曲张的程度,导致睾丸淤血、缺氧和二氧化碳蓄积,由于局部血液循环灌注不良而导致睾丸内支持细胞和生精干细胞功能受损导致不育。而低氧诱导因子 -1α(hypoxia-inducible factor, HIF-1α)为专门定位于睾丸间质细胞上的诱导因子,不仅在氧动态平衡中起着重要的转录因子作用,还参与基因产物的细胞代谢、葡萄糖的转运、血管与红细胞的生成等,这些都有利于维持细胞在缺氧环境中的生存,帮助细胞对抗缺氧损伤。同时在低氧环境中组织细胞还可通过 HIF-1 蛋白的表达增强,提高组织对低氧的耐受性,从而保护睾丸功能免受低氧的破坏,但是这一过程仍然处于失代偿,最终打破活性氧平衡,引起氧化应激,导致不育。

**（四）肾脏及肾上腺代谢产物反流**

精索静脉曲张时由于精索内静脉瓣膜发育不良、缺失等,来源于肾脏和肾上腺的代谢产物可能会随血液反流到达睾丸。目前认为在这些代谢产物中 5- 羟色胺(5-hydroxytryptamine,5-HT)和前列腺素 F2α(prostaglandin F2α,PGF2α),这两种物质对睾丸生精功能有较大影响。5-HT 作为一种重要的神经递质,主要作用于血管平滑肌上的特异性 5-HT 受体而使血管收缩,还能加强去甲肾上腺素和前列腺素作用,使缩血管作用增强。精索静脉曲张时 5-HT 随肾静脉血反流聚积于睾丸内,加上睾丸周围血液淤积,血小板易于黏附聚积,并释放更多 5-HT。随着 5-HT 在睾丸内异常增多,使睾丸微血管过度收缩,直接影响睾丸血供,亦可致睾丸间质纤维化、间质细胞肿胀变性,抑制雄激素的合成,促使精子在成熟前脱落。PGF2α 也是一种血管收缩剂,局部 PGF2α 浓度过高可引起蔓状静脉丛功能障碍,破坏逆流热交换系统,使睾丸温度升高,造成生精功能障碍,还可抑制睾酮产生,而间接抑制精子的产生。

**（五）一氧化氮**

一氧化氮(NO)是一种具有生物学活性的毒性和信使分子,NO 对生育功能的影响具有双向性,生理浓度 NO 可提高精子的活动度,而高浓度则损害生精功能、抑制精子的活动度、降低顶体反应率等。NO 在人类睾丸、附睾、输精管及前列腺中广泛存在。精索静脉曲张时由于精索静脉内血流缓慢、血液淤积,反流的代谢产物刺激血管内皮细胞、巨噬细胞和睾丸细胞产生过量的 NO 合成酶,同时精索静脉血中 L- 精氨酸含量升高,都将导致 NO 合成增多。过量的 NO 使含铁蛋白亚硝基化,抑制三羧酸循环中的乌头酸酶、线粒体电子传递系统中的还原型烟酰胺腺嘌呤二核苷酸磷酸(NADPH)脱氢酶等,抑制细胞呼吸,减少 ATP 的生成,降低精子活力;抑制间质细胞内细胞色素氧化酶 P450 的活性,进而降低精子活力、影响睾酮的合成;NO 在酸性条件下生成毒性更强的亚硝酸盐可使嘌呤嘧啶及核糖核酸脱胺基,产生突变效应,使精子的形态功能受到损害;NO 增高,可能导致 Bcl-2 mRNA 的表达下调,胱天蛋白酶 -3(caspase-3)的酶活性增高,促进生精细胞凋亡;可导致诱导型一氧化氮合成酶(iNOS)的过度表达,进而抑制 DNA 合成,使线粒体呼吸链中的酶对正常细胞产生毒性,抑制精子运动能力及降低顶体反应率。

**（六）免疫因素**

人体在生理情况下受到生殖系统血 - 睾屏障的隔离,机体一般不会产生抗精子抗体(antisperm antibody, AsAb)或其含量很低。精索静脉曲张时可使血 - 睾屏障破坏,精子释放入生殖道产生抗精子抗体。其中精浆中 AsAb 主要有 4 种类型 IgA、IgG、IgM 和 IgE,前 3 类抗精子抗体可在多个环节影响生殖。目前认为 AsAb 通过以下几个方面影响生殖:①AsAb 与精子结合后通过产生凝集与制动作用,干扰精子获能,影响精子活动,也可包裹在精子表面,使精子不能穿过宫颈黏液,并被补体或细胞介导的杀伤作用而损害;②可与精子发生顶体反应的位点结合,从而阻碍了顶体酶的释放及抑制顶体酶的活性,影响顶体反应的发生,阻碍精子获能,影响受精能力;③可阻断透明质酸的释放进而导致精子无法穿过透明带,阻碍精子与卵子的结合;④AsAb 具有细胞毒作用,其与精子结合后,激活补体系统,而改变细胞膜完整性及通透性;⑤精子作为抗原与 AsAb 结合后形成的复合物可影响生精功能,妨碍精子产生,造成少精症或无精症。由于双侧睾丸具有相同的抗原性,即使是单侧精索静脉曲张,只要产生了 AsAb 同样也会造成对侧的睾丸组织损害。

**（七）生精细胞凋亡**

在人类生精过程中,生精细胞的凋亡是一种正常的生理现象,正常生精过程中 25%~75% 的生精细胞要发生凋亡,以维持睾丸生精细胞和支持细胞的最佳比例,以保证正常的生育功能的调节。精索静脉曲张时由于缺氧、氧化应激、局部温度升高及肾脏及肾上腺代谢产物反流等因素诱发生精细胞的凋亡。目前研究发现精索静脉曲张患者精液中精子线粒体功能障碍及精子 DNA 损伤增加，而精子密度及活力正常，与对照组却无显著差异，表明精索静脉曲张患者精液常规分析时其参数正常，但存在精子的凋亡损伤情况。

### （八）附睾损害

附睾是精子运输、贮存和成熟的场所，附睾的损害势必对精子的质量产生影响。正常情况下附睾上皮可分泌一定生理剂量的中性 α- 葡萄糖苷酶、唾液酸和肉碱等，这些物质在精子的发生、成熟、获能、运动和受精等过程中起重要作用。当发生精索静脉曲张时，阴囊温度增高，导致逆流热交换，使氧自由基等有害物质产生增多，造成附睾微循环障碍，继而导致附睾分泌功能的障碍。其中中性 AsAb 几乎专一地为附睾所分泌。可作为附睾功能定位的生化标志物。精索静脉曲张也会导致附睾组织低氧，促使附睾组织细胞内 p53 表达异常增加，进而造成附睾上皮细胞大量凋亡，最终导致附睾功能降低。而影响精子在附睾中成熟和获得前向运动的能力，导致附睾精子活力的降低，从而影响生育。

### （九）性激素紊乱

性激素是精子生存微环境中的重要组成成分，其对性腺发育、生精、精子成熟有重要作用。正常男性的生殖功能和生育能力依赖于雄激素受体和经典的雌激素受体之间的一种微妙平衡，精索静脉曲张可通过下调雄激素受体（androgen receptor，AR）表达和上调 G 蛋白偶联雌激素受体（GPER）表达，引起性激素紊乱，从而导致睾丸功能障碍。也可能由于局部高温、缺氧等各种因素造成睾丸间质细胞直接受损，初期时会造成代偿作用下 FSH 和 LH 分泌增加，使血液睾酮保持正常水平，但随着损伤的加重，逐渐失代偿，LH、FSH 水平进一步升高，血液睾酮却大大低于正常水平。近年来研究认为，精索静脉曲张不育患者与精索静脉曲张能生育者相比，血清 FSH、LH、PRL 水平显著增高，睾酮水平无显著变化，而精液中的 FSH、LH 水平显著性增高，睾酮水平明显降低，PRL 水平无显著性差异。

### （十）精子 DNA 损伤

精子 DNA 是遗传信息的载体，主要位于精子头部，在人类的生存繁衍中起着尤为重要的作用。当精子 DNA 受到损伤时，其精子功能受损和受精能力下降，严重者将导致妊娠率降低、流产率增高，出现低妊娠、高不育、高流产的现象。

而精子 DNA 损伤的机制主要包括生精细胞凋亡异常、氧化应激、精子染色质组装缺陷 3 个方面。研究发现氧自由基与精子 DNA 损伤密切相关，其损伤与氧化应激呈正相关，与胚胎质量和受精率呈负相关。精子 DNA 对氧自由基极为敏感，人体内对精子 DNA 氧化损伤起保护作用的主要是精浆中的丰富的抗氧化剂，二者之间保持着动态平衡。一旦平衡失调，如活性氧（ROS）的产生超越了精浆的抗氧化能力或精浆自身抗氧化能力下降时，过量的 ROS 不能及时清除，不仅产生大量氧化的 DNA 物质，还能通过激活大量核酸内切酶，使精子的生物结构受到破坏，导致精子 DNA 损伤。其中 NO 还可通过硝基化或者脱氨基作用引起精子 DNA 损伤。由于精子 DNA 受损又会更容易受到 ROS 的攻击，促使产生更多的自由基，形成恶性循环，使精子 DNA 损伤逐渐加重，从而导致不育。精索静脉曲张引起的生精细胞凋亡异常，导致不能及时清除受损的精子，体内 DNA 受损的精子与成熟的精子比率失调，产生功能缺陷的精子，引起精子的质量下降，授精功能障碍及胚胎发育异常等。

## 四、临床表现与体征

### （一）临床表现

大多数患者无明显症状，仅在检查时被发现，或在自我体检时发现阴囊无痛性蚯蚓状团块，或因不育症就诊时被检出。有 20%~30% 因阴囊坠胀不适、肿胀和疼痛就诊。精索静脉曲张阴囊疼痛发生率为 2%~10%。其发生机制尚不清楚，可能与曲张的静脉牵拉压迫髂腹股沟神经和生殖股神经的感觉支、血液停滞在精索静脉中引起温度升高和组织缺血等有关。如有症状，一般均在久立或剧烈运动后阴囊有坠痛，重时可牵涉同侧下腹部或大腿内侧，大多数在性行为或长途行走时症状加重，经平卧休息后症状缓解或消失。此外，亦有些患者出现精神不安、焦虑、失眠、全身乏力、阴茎勃起功能障碍等症状。

### （二）临床体征

局部检查时，嘱患者站立。可见患侧阴囊明显下垂，在阴囊部位可见到阴囊内有扩张和扭曲的浅蓝色蔓状血管丛。阴囊内静脉盘曲成团状，用手触诊可感觉到曲张静脉如蚯蚓团块状，偶可触及血栓形成的小结节。平卧后或按压静脉团块后随即消失，站立时又复现。对不典型的病例可采用 Valsalva 试验，即被检查者取站立位，检查者用手压住受检者腹部以加大腹压，嘱患者屏气，做用力来加大腹压的动作，观察与触摸阴囊内精索静脉。若平卧后不能消失，应考虑为继发性的精索静脉曲张。需进行一些相应的检查，如超声、CT、MRI或IVU检查，以排除腹膜后肿瘤、肾肿瘤、肾积水等压迫所致。严重的精索静脉曲张可引起该侧睾丸萎缩，患者可因睾丸变小而来就医。有30%~40%的男性是因不育的问题而就诊，经医师检查而发现精索静脉曲张。

## 五、诊断要点

### （一）诊断标准

精索静脉曲张一般都有典型的局部体征，触诊有呈蚯蚓团块状的曲张静脉，平卧位后静脉团块消失，站立时再复现。再结合一些影像学检查均能明确诊断。依据睾丸精索静脉曲张的严重程度不同，将其可分为四级：①亚临床型（亦可为0级）：无精索静脉曲张症状表现，Valsalva试验不能出现精索静脉曲张。但经彩色多普勒检查时可检测到轻微的精索静脉曲张及精素内静脉血有反流，静脉管径超过1.8mm。②Ⅰ级：只有在Valsalva试验时可触及精索静脉曲张，而其他时间不能扪及静脉。③Ⅱ级；在扪诊时可触及扩张静脉，但看不到。④Ⅲ级：患者站立时能看见在阴囊皮肤处的蚯蚓团块状的曲张静脉，并容易摸到。

### （二）彩色多普勒超声

1. 彩色多普勒超声检查内容与特点　彩色多普勒超声检查对精索静脉曲张的诊断及分型具有重要价值，其诊断的敏感性及特异性均较高，还可以在不育患者中发现更多的亚临床型精索静脉曲张患者。能测定精索静脉的管径、判断其血液反流现象，还可同时测量睾丸的体积。且为无创性检查，简单、实用，并具有价廉、便捷、可重复检查、分辨率高以及诊断准确等特点，可为首选的检查方法。彩色多普勒超声检查既能了解组织器官的解剖结构，包括精索、睾丸及附睾等，又能了解相应部位的血流状况，清楚地显示静脉内有无血液反流，反流部位、程度及与呼吸、Valsalva动作的关系等，成为诊断精索静脉曲张的首选辅助检查手段。其检测项目及诊断方法如下：①阴囊根部纵断扫查：可见精索、附睾头部附近出现迂曲的管状结构，或似多数小囊聚集成的蜂窝状结构，管壁薄而清晰，管腔内呈无回声或见烟雾状活动的低回声，管径增宽。②测定平静呼吸试验时的精索静脉内径（DR），Valsalva动作时的精索静脉内径（DV）和直立体位的超声检查。③反流：静息时和Valsalva动作时的反流持续时间（TR）。有些研究认为反流比内径更有意义，而有些研究则认为仅测内径就足够了。④了解睾丸、附睾有无病变及大小。⑤左肾静脉、下腔静脉（仅在平卧位后精索静脉曲张不缓解、高龄或青少年中重度精索静脉曲张时考虑检查）。

2. 彩色多普勒血流成像（CDFI）诊断标准　①亚临床型：平静呼吸时精索静脉的最大内径（DR）≥1.8mm或Valsalva试验出现反流，反流时间≥1秒；②临床型：平静状态下，精索静脉丛中至少检测到3支以上的精索静脉，其中1支血管内径大于2mm，或增加腹压时静脉内径明显增加，或做Valsalva试验后静脉血流存在明显反流。

3. 彩色多普勒血流成像（CDFI）分度标准　按照临床及超声诊断可将精索静脉曲张分为临床型与亚临床型，其中临床型分为3度：①亚临床型精索静脉曲张：临床触诊阴性而超声平静呼吸检查DR 1.8~2.1mm，但无反流，在Valsalva动作时有反流，TR 1~2s；②临床型精索静脉曲张Ⅰ度：临床触诊阳性且超声平静呼吸检查DR 2.2~2.7mm，在Valsalva动作时有反流，TR 2~4s；③临床型精索静脉曲张Ⅱ度：临床触诊阳性且超声平静呼吸检查DR 2.8~3.1mm，在Valsalva动作时有反流，TR 4~6s；④临床型精索静脉曲张Ⅲ度：临床触诊阳性且超声平静呼吸检查DR≥3.1mm，在Valsalva动作时有反流，TR≥6s。

需要提出的是，对于程度较轻或可疑精索静脉曲张患者，宜采用立位超声检查以提高超声检出率。中度和重度患者可采用平卧位超声扫查，对于观察静脉反流及其程度有帮助。

### （三）其他辅助检查

1. 红外线阴囊测温法　为无创性检查，因阴囊局部温度的高低与精索静脉曲张的程度成正相关，但受周围环境及周围组织温度的影响较大，假阳性率较高。

2. 选择性精索内静脉造影　精索内静脉造影是一种可靠的诊断方法，在X线监视下经由股静脉或颈静脉将导管通过肾静脉插至精索内静脉。其显影结果可分为三级：①轻度：造影剂在精索内静脉逆流长度达5cm；②中度：造影剂逆流至$L_4$~$L_5$水平；③重度：造影剂逆流至阴囊内。但该方法还可同时进行栓塞治疗。因为该检查为有创性检查，技术要求高，操作时间较长，同时接触X线照射，所以限制了对其的临床应用。

### （四）实验室检查

1. 精液分析　若为成年后的精索静脉曲张者，

应该做此项检查。对不育患者或有生育要求者推荐精液检查，鉴于精液质量存在波动，建议在3周内连续两次精液检查，检测项目应包括：精液量、液化时间、pH值、精子浓度、精子形态学、精子活动率等。如精液中检出不成熟的精子，可考虑有睾丸的功能异常。如有条件的单位还可检查精子DNA碎片、精子功能检测、精浆生化、微量元素（如锌）、中性α-葡萄糖苷酶等检测。

2. 抗精子抗体　对伴有不育的患者应该检查血清或精液中精子抗体。

3. 性激素的检查　特别是血清睾酮（T），除血清总睾酮检查外，有条件的单位还可行血清游离睾酮或生物活性睾酮检测；血清FSH是评价睾丸生精功能较好的指标，较低的血清FSH水平提示较好的睾丸生精功能，也预示着较好的治疗效果。有研究认为FSH、LH与青少年精索静脉曲张患者睾丸生精功能相关性大，可用于评价其睾丸生精功能。有研究显示血清抑制素B相对于FSH能更准确评价睾丸生精功能，可作为预测术后生精功能改变的指标。

4. 睾丸活检　一般不推荐，仅在使用上述方法后仍不能充分评价睾丸生精功能时使用。

5. 睾丸容积的测定　在精索静脉曲张的检查中，为了解睾丸是否受损、是否具备手术指征。必须测量睾丸的大小。其测量方法很多，包括尺测、Prader模具、睾丸测量板以及超声等。多数学者认为，超声检查时测量睾丸大小是最为准确的方法。彩色多普勒超声测量更精确，睾丸容积的计算公式：睾丸容积（ml）= 睾丸长度（mm）× 宽度（mm）× 厚度（mm）× 0.71。通常认为生精功能正常的双侧睾丸超声下总容积至少20ml以上，而用Prader睾丸测量器测量总容积至少应为30~35ml以上。对于青少年精索静脉曲张患者，可使用游标卡尺和彩色多普勒超声测量睾丸大小并计算睾丸萎缩指数。通过睾丸萎缩指数（AI）是否大于15%来判定睾丸是否有萎缩，睾丸萎缩指数 =（右侧睾丸容积 − 左侧睾丸容积）/右侧睾丸容积 ×100%。

## 六、外科治疗原则

### （一）非手术治疗

对于无症状、轻度精索静脉曲张且双侧睾丸等大、不影响生育的患者可采用非手术治疗。非手术治疗包括一般治疗和药物治疗，并进行观察，定期随访，每年进行阴囊、睾丸的超声和体格检查来测量睾丸大小并进行精液分析。治疗原则包括：

1. 一般治疗　包括生活方式和饮食的调节、物理疗法等。生活方式和饮食的调节，如控制烟酒、饮食清淡、回避增加腹压的运动，能一定程度上改善精液质量。物理疗法包括降温疗法和阴囊托法等。

2. 药物治疗　针对精索静脉曲张的药物：①七叶皂苷类：代表性药物为迈之灵，具有抗炎、抗渗出、保护静脉管壁的胶原纤维作用，逐步恢复静脉管壁的弹性和收缩功能，增加静脉血液回流速度，降低静脉压，从而改善由精索静脉曲张所引起的症状，如睾丸肿胀、疼痛等；②黄酮类：代表性药物为爱脉朗，为微粒化纯化黄酮，其小肠吸收率是非微粒化黄酮类药物的2倍，具有抗炎、抗氧化作用，可快速提高静脉张力，降低毛细血管通透性，提高淋巴回流率，减轻水肿。可改善临床型精索静脉曲张引起的疼痛症状，并且能延缓亚临床型精索静脉曲张向临床型发展。

3. 改善症状的其他药物　针对局部疼痛不适患者，可以使用非甾体类抗炎药。有研究表明，这类药物能够在一定程度上缓解由精索静脉曲张引起的相关症状，对部分患者还可能改善其精液质量。

4. 改善精液质量的药物　对于合并生殖功能损害且有生育要求的精索静脉曲张患者，可使用促进精子发生、改善精液质量的药物，如复合肉碱由左旋肉碱和乙酰左旋肉碱组成，主要有两方面的作用：一是转运脂肪酸线粒体β氧化过程中的重要因子，参与能量代谢；二是通过降低活性氧（ROS）和抑制细胞凋亡来增加细胞的稳定性。精子的运动依靠在附睾内获得运动能力和受精能力，精子的运动能力和受精能力的获得除依赖于雄激素外，还与附睾上皮分泌的肉碱、甘油磷酸胆碱、唾液酸等相关，而其中肉碱的作用至关重要，特别是体内具有的生物活性的左旋肉碱对精子的成熟和运动有直接的影响。此外，肉碱可以增加前列腺素E2d浓度而提高精子的数量。可使用复合肉碱制剂（勃锐精）2袋（每袋含左旋肉碱10mg，乙酰左旋肉碱5mg）/次，每日2次口服，连服4~6个月。

氯米芬是一种非甾体类雌激素受体拮抗剂，能竞争性结合下丘脑、垂体部位的雌激素受体，从而减弱体内正常雌激素的负反馈效应，致使内源性的GnRH、FSH、LH分泌增加，进而作用于睾丸的间质细胞、支持细胞、生精细胞，调节、促进生精功能；氯米芬还可以提高间质细胞对LH的敏感性，促进睾酮分泌。应用氯米芬能够影响整个下丘脑、垂体、睾丸轴，纠正性腺轴系统激素失衡状态。常用剂量为口服25mg/d，剂量范围为12.5~40mg/d，剂量超过200mg/d会明显抑制精子的发生。腹股沟精索静脉高位结扎术后联合HCG、氯米芬，其疗效明显高于单纯手术治疗。具体用法：人绒毛膜促性腺激素（HCG）1 000U/次，肌内注射，每周3次，总剂量30 000U；氯米芬25mg/d，30天为一疗程，用药25天，停5天，连用3个疗程。

**（二）手术适应证与禁忌证**

1. 手术适应证

（1）精索静脉曲张不育者，精液检查存在异常，病史和体检时未发现其他影响生育的疾病，女方生育力方面检查亦无异常发现者，无论其精索静脉曲张的轻重程度如何，只要一旦确立了精索静脉曲张诊断，应及时手术。

（2）重度精索静脉曲张伴有明显症状者，如在久立或剧烈运动后阴囊有坠胀痛，重时可牵涉同侧下腹部或大腿内侧。体检时发现睾丸明显缩小，即使已有生育，若患者有治疗愿望，也可考虑手术治疗。

（3）临床观察发现前列腺炎、精囊炎发病率在精索静脉曲张的患者中明显增加，为正常人的两倍。因此若上述两种疾病同时存在，而且前列腺炎久治不愈者，可选择精索静脉曲张手术。

（4）对于青少年期的精索静脉曲张，由于往往导致睾丸病理性渐进性改变，故目前主张对青少年期的精索静脉曲张伴有睾丸容积缩小者应尽早手术治疗，有助于预防成年后的不育。

（5）对轻度精索静脉曲张患者，在观察随访中，一旦出现精液分析异常、睾丸缩小、质地变软应及时手术。

2. 手术禁忌证　精索内静脉高位结扎禁忌证为有腹腔感染和盆腔开放性手术病史并广泛粘连。

**（三）开放性手术方法**

1. 经腹股沟管精索内静脉高位结扎术　因位置表浅、术野暴露广、解剖变异小，局部麻醉等优点而普遍采用。但该部位静脉数值较多，淋巴管较为丰富，同时动脉分支也较多，并与静脉属支关系密切，若损伤可能发生睾丸萎缩。临床资料显示术后复发率可高达25%，淋巴水肿的发生率为3%~40%，睾丸萎缩的发生率为0.2%。因此，限制了其进一步的推广和应用。

2. 经腹膜后精索内静脉高位结扎术　改良的Palomo术：在髂前上嵴内上3cm，腹股沟管内环口上方约4cm处，相当于麦氏点处行斜切口，沿精索静脉走行，切开皮肤，并分离皮下组织，暴露出腹外斜肌腱膜并切开，钝性分离，甲状腺拉钩拉开切口，探查见到腹膜后精索血管（牵拉睾丸证实），一般情况下为1~2根，切除约1~3cm的静脉血管，结扎近心端。改良的Palomo术单纯结扎精索内动、静脉而保留其他精索组织，避免一并结扎淋巴管，防止了淋巴回流障碍，因而减少鞘膜积液和阴囊水肿的发生率，与传统的Palomo术相比，改良的Palomo术切口上移，在此水平操作既可避免损伤腹壁下动静脉，又可减少了术后鞘膜积液及阴囊水肿的发生，是手术治疗单侧精索静脉曲张的首选方法。

此外，自Goldstein等在1992年首先创建显微镜外环下精索静脉结扎术，临床应用越来越多。术中可高选择性的精索静脉结扎，保留淋巴管、睾丸动脉，在对术后缓解症状、改善精液质量、术后并发症及复发率等方面均优于传统的腹膜后精索静脉高位结扎术，被认为是治疗精索静脉曲张性不育症的首选。显微手术创伤更小、术后恢复快、切口更隐匿美观，效果更好，复发率低，并发症少，值得临床推广。可局麻，切口2~3cm，术后疼痛与康复与腹腔镜相当。使用放大镜可以增强识别和保护0.5~1.5mm睾丸动脉的能力，从而避免了睾丸萎缩、精子减少的并发症。因保留了淋巴管，可避免或减少睾丸鞘膜积液的发生率。但手术难度稍大，需要专门的显微外科手术技术的培训，需要专门的手术显微镜，前期投入较大，手术时间长。

**（四）腹腔镜精索内静脉高位结扎术**

近年来被认为是一种理想的治疗方法，腹腔镜手术具有视野清晰、创伤少、恢复快、住院时间短、结扎精确度高、可保留精索动脉和淋巴管、并发症少等优点。还可同时处理双侧精索内静脉，有报道成功率可达到99%（图73-34）。

保留淋巴管可明显降低鞘膜积液的发生率，因淋巴管较细，虽然腹腔镜有放大作用，但术中很难辨认。为了术中识别淋巴管并尽可能地保留之，术前可做淋巴管造影，其方法是将2ml异硫蓝溶液注射于阴囊肉膜层内，淋巴管显示可达50%~80%，有利于分离结扎精索静脉时能保留下蓝色淋巴管（图73-35）。另外，除上述注射部位后再加睾丸实质内注射0.5ml，淋巴管显示可达100%。一组50例研究，仅注射肉膜层25例，淋巴管显示蓝色为76%（19/25），而加睾丸实质内注射后淋巴管显示为

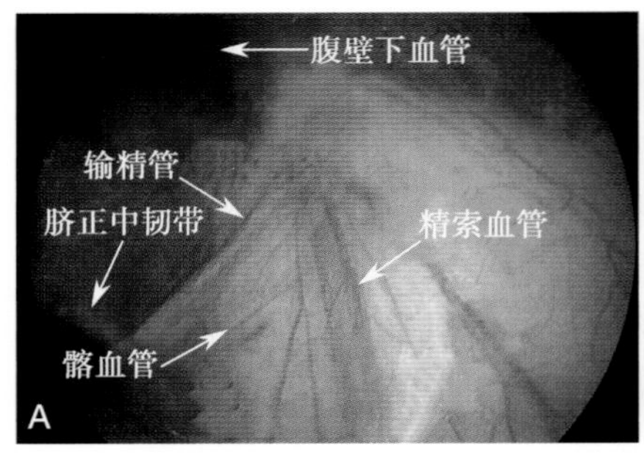

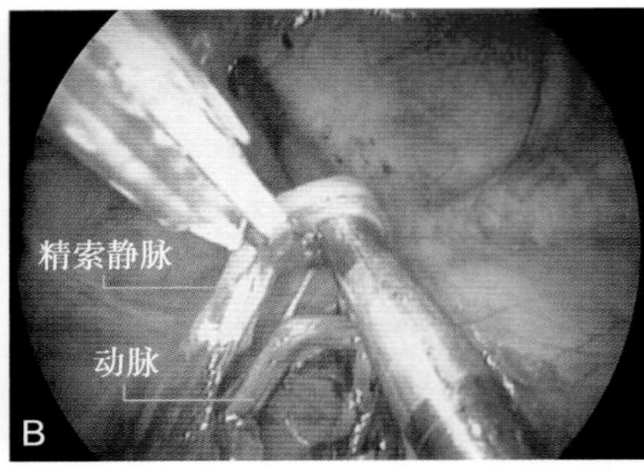

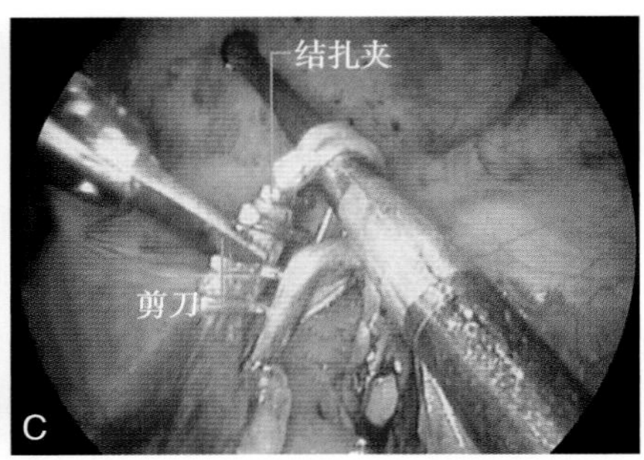


**图 73-34 腹腔镜下保留睾丸动脉的精索内静脉结扎**

A. 腹腔镜下所见；B. 分离出精索静脉和动脉；C. 保留动脉，结扎精索静脉。

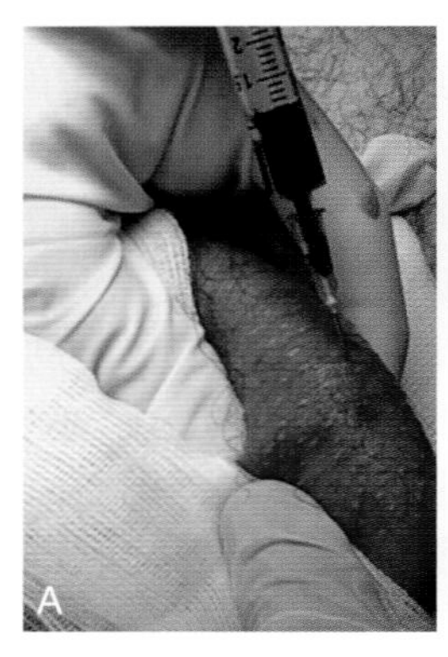

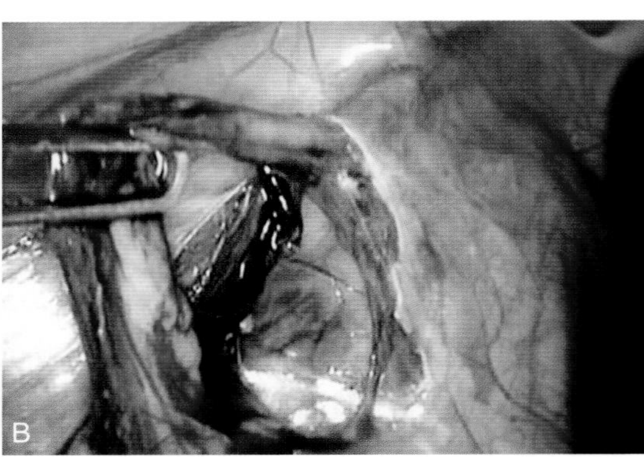

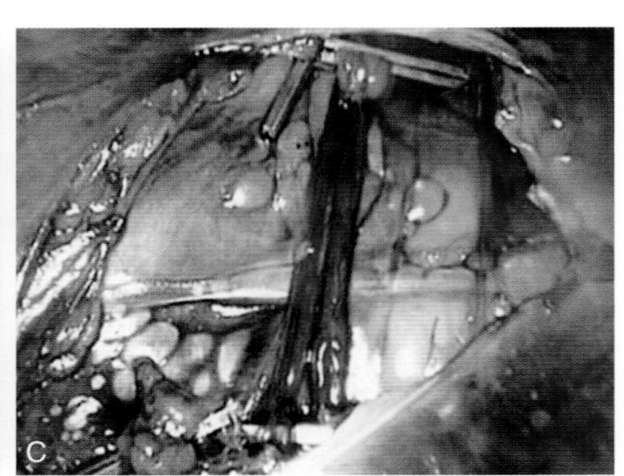


**图 73-35 腹腔镜下保留淋巴管精索静脉结扎**

A. 在阴囊肉膜层和鞘膜内注射异硫蓝溶液；B. 很容易显示位于静脉束后方的 2 根淋巴管；C. 在 Palomo 操作后，保留的 2 根淋巴管清晰可见。

100%。所有淋巴管显示的经腹腔镜结扎后无 1 例发生鞘膜积液和阴囊水肿，而淋巴管未显示的 6 例中，分别在术后 3 个月和 7 个月发生鞘膜积液，其发生率为 33.3%（2/6）。需注意的是，异硫蓝注射液并发症有睾丸炎、过敏、过敏性休克等。另外需告知患者，在 24~48 小时内，尿液和阴囊可呈蓝色或绿色，但无其他影响。相反地，使用其他产品来做淋巴造影，如亚甲蓝，在文献中有很多副作用，如睾丸炎、阴囊皮肤坏死和过敏反应等都有报道。腹腔镜手术不需要解剖提睾肌，能够有效地避免手术过程中精索外静脉、输精管动脉的损伤，从而更加有利于患者术后侧支循环的建立以及恢复等。但腹腔镜需要全身麻醉，费用偏高，此外对合并有腹股沟疝、精索或睾丸鞘膜积液的患者不宜采用。其不足之处可能有肠管、血管、内脏的损伤，气体栓塞，腹膜炎等并发症。

## 七、术后并发症与处理

对精索静脉曲张行手术治疗，无论是开放性手术或是腹腔镜手术，都有可能发生并发症。主要常见的有：

1. 阴囊水肿或睾丸鞘膜积液　阴囊水肿和睾丸鞘膜积液是该手术后最常见的并发症。

2. 睾丸萎缩　术后睾丸萎缩发生率仅为 0.2%，主要原因为结扎了睾丸动脉，导致睾丸血液供应急剧减少，从而睾丸发生缺血性萎缩。传统的切开手术易损伤睾丸动脉，因睾丸动脉直径仅为 1.0~1.5mm。在 40% 的男性中，睾丸动脉与一个大的精索内静脉紧密相连，另外 20% 的男性中睾丸动脉被一个小静脉网络包围着。所以在进行静脉切除术的过程中，动脉可能会进入痉挛状态，甚至在其未受刺激的状态下，通常也不容易识别和保护。有报道，术中仅保留输精管的动脉，睾丸萎缩的发生率可达 14%。但另有研究报道，因为精索内动脉与输精管动脉及提睾肌动脉有丰富的交通支，术后睾丸可通过其他动脉供应营养血管。尤其在青少年中，提睾肌血管的再生能力比成人更强，在睾丸动脉结扎后很少发生睾丸萎缩。

3. 神经损伤　在经腹股沟精索内静脉高位结扎术中，可能损伤的神经有髂腹股沟神经、生殖骨神经，还有为几乎未提及的精索上神经和精索下神经。经腹腔镜手术过程中生殖股神经损伤的发生率为2%~9%。损伤后的症状表现为大腿前内侧和手术切口前外侧暂时的麻木，一般出现在手术后0~10天(平均3天)，症状持续8个月左右。精索上和精索下神经是在显微外科手术过程中被提出的，这些神经的损伤可能导致神经细胞的凋亡。

4. 输精管损伤 输精管损伤是精索静脉曲张手术理论上的并发症，因为在手术中，输精管为管状结构，触之质地坚韧，可明显区别于周围的血管等组织的颜色和结构，容易正确辨认，避免无意钳夹。

5. 急性附睾炎 急性附睾炎可能与损伤或结扎睾丸动脉有关，其主要表现为术后5~10天出现患侧阴囊肿胀、触痛、附睾肿大，并伴有发热。

6. 网膜气肿及阴囊气肿 气肿为腹腔镜手术特有的并发症，与建立气腹有关，而与精索静脉结扎本身无关。

7. 术后复发 精索静脉曲张复发的原因，可能因为在精索内静脉结扎术后新建立的侧支循环的静脉功能异常或漏扎精索内静脉的属支、精索外静脉以及引带静脉等。文献报道精索静脉结扎术后复发率为0.6%~45%。一般认为在术后6个月后，体格检查和彩色多普勒超声两者都达到临床型精索静脉曲张的诊断标准时，可考虑为复发。

## 八、随访与生育力评价

### (一) 随访内容

1. 未行手术治疗的成年患者，精液质量正常，有生育要求者，至少应每1~2年随访1次。对青少年患者，若睾丸大小正常，至少应每年随访1次。

2. 接受药物治疗的患者，随访时限为3~6个月，第一次随访可在用药后2~4周进行，3~6个月再进行疗效评估。若无确切疗效，精液分析显示精液质量仍异常、相关疼痛症状仍较为严重，可推荐手术治疗。

3. 接受手术的患者，第一次随访可在术后1~2周进行，主要检查有无手术相关并发症，第二次随访在术后3个月进行，此后每3个月随访1次，至少随访1年或至患者配偶成功受孕。

### (二) 生育力评价

术前精液异常经手术后，60%~80%患者精液质量均有改善。其配偶妊娠率为20%~60%。一组随机对照研究中，手术组1年配偶妊娠率为44%，而非手术组仅10%。有一组1 500例患者的研究中，采用显微外科精索静脉结扎，在1年时43%的患者配偶已获得妊娠，2年获得妊娠为69%。另一组632精索静脉曲张经手术治疗的研究，其中不育症就诊的573例，术后精液质量有不同程度的改善占23%~62%，术后1年电话随访，有20%~29%的配偶确认已妊娠。

# 第七节 阴囊淋巴水肿

## 一、概述

各种原因引起的阴茎、阴囊淋巴管炎导致的淋巴管阻塞，进而导致淋巴液回流受阻，淋巴液外渗于阴囊皮下，不断聚积而出现局部组织水肿被称作阴囊淋巴水肿。它可以单独发生，也可阴茎、阴囊常同时罹病，有的伴发一侧下肢淋巴水肿、乳糜尿和鞘膜积液等。多数是在丝虫病淋巴管病变基础上继发溶血性链球菌感染所致。急性发作期可有高热、寒战、阴囊皮肤红肿，腹股沟淋巴结肿大及压痛。经过治疗及卧床休息，可以减轻阴茎、阴囊局部水肿症状，如果反复发作淋巴管炎，外溢的淋巴液刺激纤维组织增生，出现皮肤及皮下组织增厚而形成不可逆转的器质性病变——象皮肿。

象皮肿可以单独发生，也可与水肿同时出现，是阴茎、阴囊淋巴管由于丝虫病或其他原因致淋巴管阻塞扩张的淋巴管破裂，淋巴液外溢至皮下，刺激纤维结缔组织大量增生，并形成恶性循环，最终出现阴茎、阴囊皮肤增厚数厘米甚至数十厘米，皮下及深筋膜组织增厚，脂肪硬化，小动脉壁增厚，小静脉萎缩，组织纤维化，皮脂腺破坏，皮肤干燥、角化、无弹性，可有皲裂、溃疡、疣状赘生物，硬似象皮，可反复继发溶血性链球菌感染。在治疗方面，可手术切除阴茎、阴囊病变皮肤及皮下组织，创面进行游离皮肤移植。

## 二、病因与病理

### (一) 病因学

淋巴水肿的病因分类众多，兼顾病因及临床类型，主要分为原发性及继发性两大类：

1. 原发性阴囊淋巴水肿可分为：①淋巴发育不全，伴皮下淋巴缺如；②淋巴发育低下、淋巴结和淋巴管小而少；③淋巴增生，伴淋巴结和淋巴管大而多,时有扭曲和曲张。单纯性淋巴水肿属先天性,继发性淋巴水肿大部分由淋巴管阻塞、损伤引起。国内最常见的是丝虫病性淋巴水肿。

2. 继发性阴囊淋巴水肿 髂腹股沟淋巴结清扫术切断了下肢及会阴部的淋巴管,造成淋巴回流受阻,表现为下肢及阴囊淋巴水肿。

**(二)病理组织学改变**

1. 丝虫感染 阴囊丝虫病的发病和病变主要由成虫及传染期幼虫引起。传染期幼虫经蚊叮咬侵入人体后,在腹部淋巴丛和精索淋巴丛内发育成为成虫,幼虫和成虫代谢产物及雌虫子宫排泄物,引起全身变态反应与腹部淋巴丛和精索淋巴丛的组织反应。表现为急性期的丝虫热及腹股沟淋巴结炎和淋巴管炎、精索炎、附睾睾丸炎。晚期由于淋巴系统炎症的反复发作,则可导致慢性期的淋巴管扩张或淋巴管壁增厚、瓣膜功能障碍、淋巴管被阻塞、淋巴液回流障碍,从而导致腹股沟、精索的淋巴管曲张以及鞘膜积液、阴囊淋巴水肿、阴囊淋巴瘘和象皮肿等。其主要病理表现为渗出性炎症,如淋巴结的充血肿胀、淋巴管壁的水肿,嗜酸性粒细胞浸润,纤维蛋白的沉积。如果炎症持续,淋巴管和淋巴结内逐渐出现增生性肉芽肿反应,肉芽中心为变性的成虫和嗜酸性粒细胞,周围有纤维组织和上皮样细胞围绕,并有大量淋巴细胞和浆细胞聚集,形成类结核结节。晚期丝虫病的病变,主要与淋巴管的阻塞和回流障碍有重要关系。

2. 继发于手术后淋巴水肿 常发生于髂腹股沟淋巴结清扫术后,阴茎、阴囊淋巴水肿尤为多见。淋巴结广泛清扫后远端淋巴受阻,淋巴液刺激组织纤维化,遂使肿胀不断加重。

3. 放疗后淋巴水肿 深度X线及镭锭疗法引起局部组织纤维化,淋巴管闭塞而造成阴囊淋巴水肿。

## 三、临床表现与体征

当感染丝虫后,一般在经历5个月至1年以后才发病。早期阴囊丝虫病表现为精索、附睾、睾丸炎症及鞘膜积液等;晚期则表现为阴囊淋巴水肿,阴囊象皮肿和阴囊淋巴瘘等。而且其病变可以单独或合并出现。阴茎可被埋藏于阴囊皮肤内,亦可出现包皮反向,见图73-36。

**(一)急性精索炎**

又称为流行性精索炎,是由于丝虫成虫和幼虫寄居或死亡于腹膜后淋巴丛和精索淋巴丛内从而产生的免疫反应所引起。其主要表现为精索的弥漫性增粗,并可有1个或多个结节性肿块。发作时有压痛,并可引起局部剧疼,疼痛可放射到下腹和腰部及大腿内侧。牵拉精索时,疼痛可加重。当炎症消退后,精索肿块可变小变硬。急性精索炎可反复发作,并可同时伴发丝虫热,遗留精索结节。此外,急性精索炎常并发附睾炎,偶有睾丸炎。此时可出现阴囊红肿压痛,睾丸及附睾肿大,特别是附睾可触及结节,而睾丸内硬结较少见。

**(二)精索、阴囊淋巴管曲张**

由于感染丝虫所致精索炎的反复发作,使精索、阴囊淋巴管损害,从而导致精索和阴囊的淋巴管迂曲扩张,淋巴管壁增厚和淋巴液的回流淤滞。主要表现为精索呈串珠状或互相粘连成条索状,少数扩大为团状囊肿,内为淡黄或乳糜浑浊液体,部分液体内可找到微丝蚴。阴囊内可有呈蚯蚓状扩张迂曲

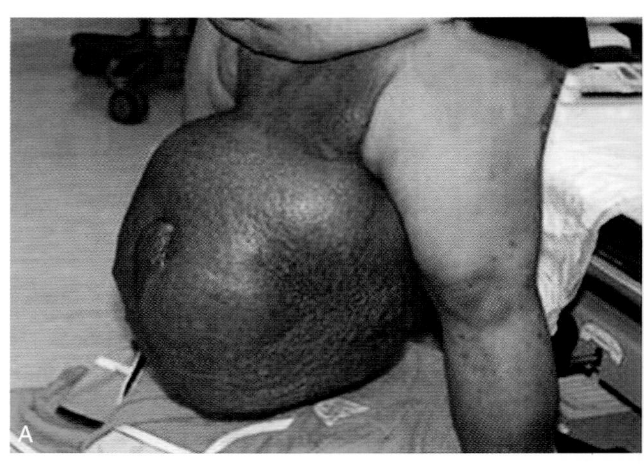

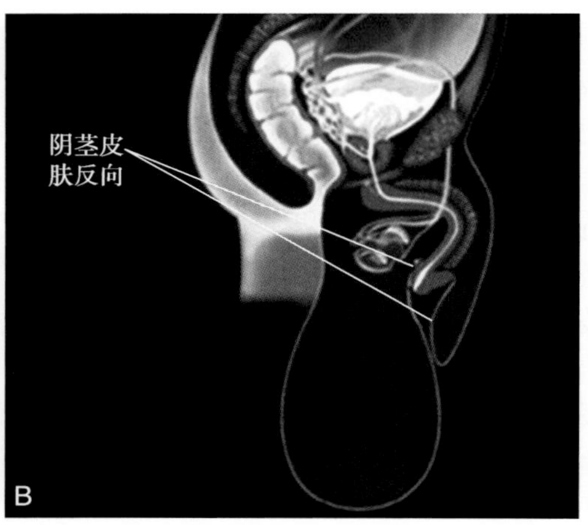


图73-36 巨大局限阴囊淋巴水肿,标本切除后重61kg,阴茎埋藏于阴囊皮肤内

的淋巴管。精索淋巴管曲张易与精索静脉曲张和腹股沟斜疝混淆，一般精索淋巴管曲张所致的腹股沟包块柔软似海绵状，大小如鸡蛋或鸭蛋，在其中有硬核感觉，肿块的出现和消失都很缓慢，且肿块不能还纳。另精索、阴囊淋巴管曲张可与阴囊淋巴水肿同时存在。

### （三）鞘膜积液

为本病常见的体征。由于腰干主动脉旁淋巴结及其远端淋巴管、精索及睾丸等淋巴管阻塞或反复炎症所致。睾丸的鞘膜囊壁增厚，鞘膜腔内聚积液体，轻者无症状，积液较多时阴囊增大、皱褶消失，透光试验阳性。液体呈草黄色、清澈透明，或呈浑浊的琥珀色。少数病例因乳糜液反流坠积、淋巴管破裂后倾入鞘膜囊内，鞘膜液呈乳糜性、乳白色，或血性积液，且鞘膜极度增厚者，透光试验则为阴性。在沉淀的积液中常可找到微丝蚴。

### （四）淋巴阴囊

淋巴阴囊是由于腹股沟表浅淋巴结和淋巴管阻塞，导致阴囊淋巴液回流受阻所致。主要表现为阴囊呈水肿样增大，表面苍白贫血状；表皮增厚似桔柑皮状。触之柔软湿润，可见有许多小结节突起，呈透明或乳白色大小不一水疱，系阴囊浅表淋巴管扩张、淋巴液潴留而形成；有时小疱内可有出血则呈暗赤色。当长时间站立或劳动后，阴囊可肿大变硬，卧位或睡眠后阴囊变松软。水疱可因摩擦、搔抓等损伤后破裂，并有淋巴液渗出或乳糜液渗出，形成阴囊淋巴瘘。渗漏液及患者血中有时可查到微丝蚴。

### （五）阴囊象皮肿

阴囊象皮肿（elephantiasis of scrotum）发病初始时为阴囊弥漫性淋巴管炎，有寒战高热，阴囊发红、肿胀疼痛，同时伴发腹股沟及股部淋巴结的肿胀和压痛，每年可多次发作。发作过后阴囊体积弥漫性增大，表皮水肿，皮下组织肥厚增生，但皮损较轻，仅见表面粗糙，有时脱屑，触压时较松软，称为淋巴水肿。晚期时皮肤增厚、变硬，皮脂腺破坏，不出汗，呈干燥象皮革样或橘皮样，失去弹性和收缩性，有的表面呈颗粒状或疣状苔藓样变，称为象皮肿。象皮肿与淋巴水肿两者在临床上常难以区别，且两者常同时并存。淋巴水肿为可逆性，当淋巴液回流改善后可自行消退，如果淋巴回流不能恢复，日久可发展为象皮肿。此时有或无凹陷性水肿、皮肤肥厚、后期有过度的纤维化。其发生机制被认为系淋巴管损害后渗出蛋白所致的变态反应，约经 1~2 年后，引起永久性水肿和象皮肿。通过反复发作，局部皮肤和皮下组织逐渐增厚并呈疣状增生，阴茎、阴囊也随之增大，阴囊淋巴水肿和象皮肿可使阴囊增大如球状，严重下坠。此时，阴茎可被膨大的阴囊埋入其中，消失不见，有的可见淋巴液从皮肤裂隙中溢出，阴茎、阴囊体积可异常巨大，重量有的达十数公斤到数十公斤，曾有报道重达 102 公斤者，此时多呈象皮肿变化，其范围扩大至两侧腹股沟及下腹部等处，严重影响患者的生活与工作（图 73-37）。同时可继发细菌感染形成慢性溃疡。此外，丝虫病阴囊象皮肿应与

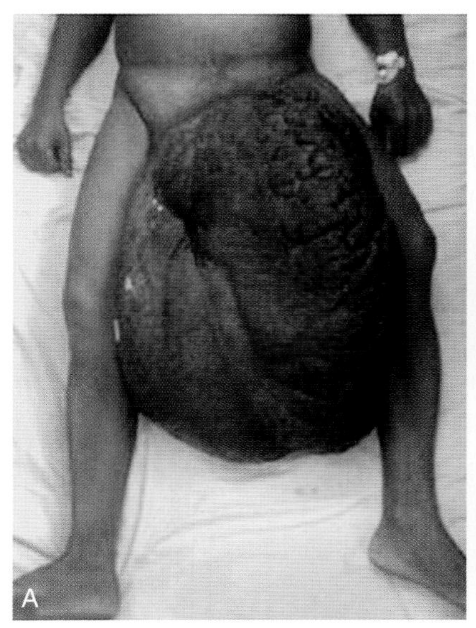


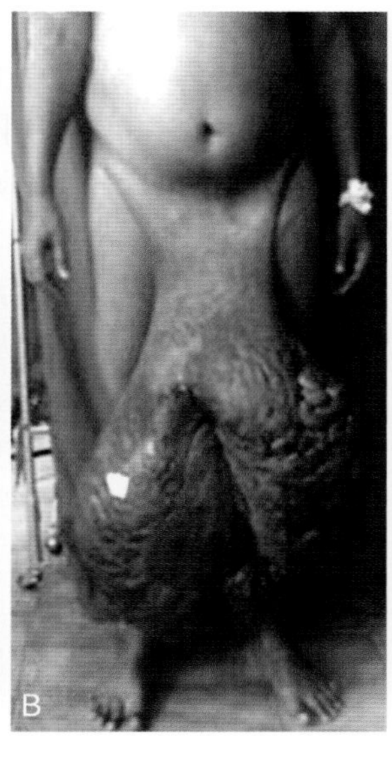


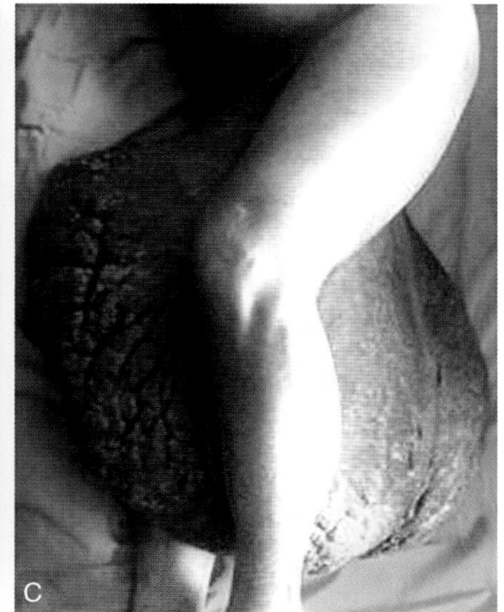


**图 73-37　巨大阴囊淋巴水肿**

A. 正前方；B. 站立位；C. 侧面观察。

假性象皮肿或败血病性象皮肿相鉴别。后者是因阴囊淋巴系统的慢性链球菌感染，反复发作炎症，导致淋巴管阻塞、结缔组织水肿、炎性细胞浸润所致。另外多种淋巴系病变也可引起本症，如肿瘤、梅毒等疾病。

**（六）阴囊淋巴瘘**

由于丝虫在阴囊皮内淋巴管内寄居引起淋巴管炎，导致淋巴管迂曲扩张，形成许多小水疱。当因摩擦、搔抓等损伤阴囊皮肤后，小水疱可破裂，使淋巴液渗出或乳糜液渗出，形成淋巴瘘，常持续数小时或数天。量多时每小时可达200~300ml。阴囊淋巴瘘经结痂愈合后，可再次因淋巴液潴留而复发，病程反复，常伴发阴囊象皮肿。

## 四、诊断要点

**（一）根据流行病学病史**

如3~5月前在蚊虫滋生季节到流行区旅游或居住，有蚊虫叮咬史，或腹股沟部接受淋巴结清扫术和放射治疗史等，结合临床表现进行诊断。如有反复发作的腹股沟和精索的淋巴管（结）炎、精索结节及淋巴管扩张，附睾和睾丸肿大，鞘膜积液，淋巴水肿、象皮肿及淋巴瘘等，可做出临床诊断。

**（二）病原学与影像诊断**

1. 周围血检查微丝蚴　血液中找到微丝蚴是早期诊断丝虫病唯一可靠的方法，夜晚10时至次晨2时的标本阳性率最高。

2. 各种体液检查　可在鞘膜积液、淋巴液、乳糜尿、乳糜腹水、乳糜胸腔积液、心包积液及骨髓等中检查微丝蚴。检查乳糜液时可加乙醇使脂肪溶解，去除上面的脂肪层，加水稀释10倍后，离心取沉渣涂片，染色镜检。

3. 免疫学检查　包括皮内试验、间接免疫荧光抗体试验、补体结合试验、酶联免疫吸附试验等。因与其他线虫有交叉反应，故特异性有限。

4. 诊断性穿刺组织液分析　皮下水肿组织液的分析，有助于疑难病例的鉴别诊断。淋巴水肿液蛋白含量通常很高，一般在1.0~5.59/dl，而单纯静脉淤滞、心力衰竭或低蛋白血症的水肿组织液蛋白含量在0.1~0.99/dl之间。

5. B超、CT和MRI有助于诊断和鉴别诊断。

## 五、外科治疗原则

**（一）手术适应证**

1. 阴囊水肿较大使活动受限。

2. 过度肿胀伴疼痛。

3. 反复发作的蜂窝织炎和淋巴管炎经内科治疗无效。

4. 淋巴管肉瘤，是长期淋巴水肿的恶性致死性原因。

**（二）手术治疗的目的**

是切除病变组织、恢复外形和改善功能。其手术方法：一是淋巴管成形术，二是淋巴管切除重建术。在临床上由于慢性纤维化，缺乏适当的淋巴通道，淋巴管成形术是不可能成功的。多数学者采取后者手术方法。但在术前应严格卧床休息，并用阴囊托压迫，促使淋巴水肿自然地消减。每日用高锰酸钾溶液洗涤或坐浴，细心清除皮肤皱褶和包皮内积垢。如有溃疡或湿疹则因积极治疗，持续多年不愈的溃疡，应行活体组织检查除外可能发生的癌变。

**（三）手术治疗与术后处理**

1. 手术治疗原则　取决于阴茎和阴囊的病理状态，如阴茎的海绵体、睾丸和精索等均属正常时，手术原则为彻底切除病变组织后，妥善修复创面。阴茎部的切除应包括阴茎深筋膜，露出白膜，并保留少许包皮的内板以便缝合，阴茎两端的创缘都应做成锯齿状，切除后的创面行中厚皮片移植术修复。皮片的接缝无论放在阴茎的背侧或腹侧，均须缝合成锯齿形，以缝线包压法固定。阴囊部的切除包括提睾肌，显露出两睾丸鞘膜（图73-38）。如鞘膜下有积液时，则行鞘膜翻转或切除术。由于肿大阴囊的长时间牵坠，周围正常皮肤受其影响而逐渐延伸扩展，故切除后的创面、阴囊两侧及其底部所设计的局部皮瓣应互相缝合修复。

2. 术后处理　留置导尿管直至拆线。术后，应用雌激素和抗生素。阴茎阴囊象皮肿病变组织切除后，阴茎用中厚皮片，阴囊以局部皮瓣修复创面。修复后，应用镇静剂防止阴茎勃起。拆线后须长期使用阴囊托，局部保持清洁，避免皮肤损伤、感染，以防复发。

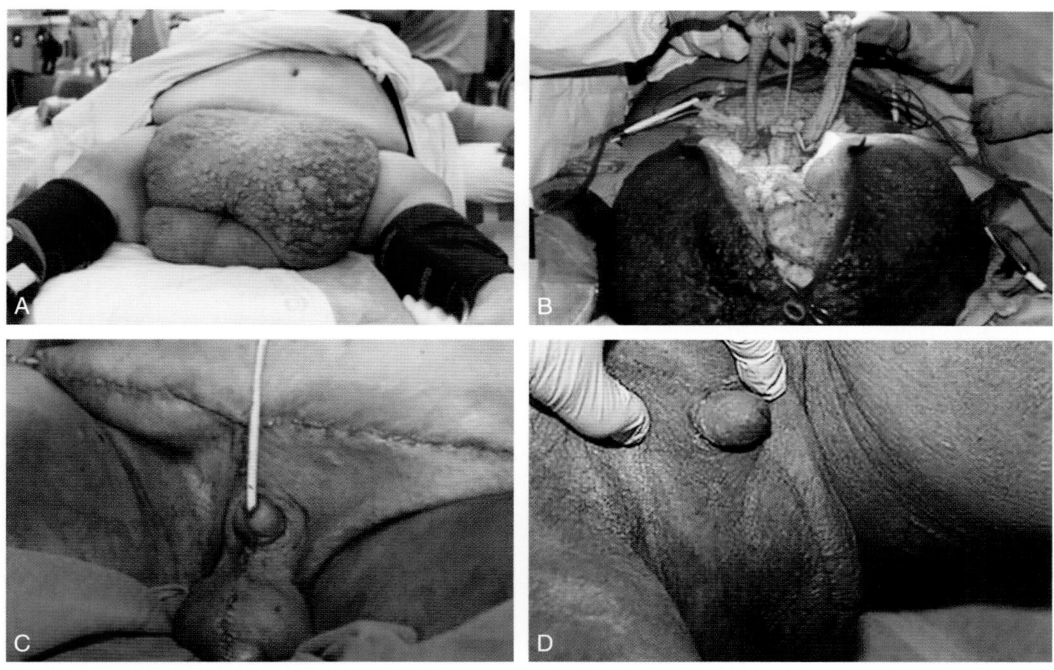


**图 73-38 巨大阴囊淋巴水肿手术**

A. 患者体位;B. 在阴囊作 T 字形切口,在中线处解剖直至阴茎和睾丸完全分离;C. 用局部皮瓣用于关闭切口;D. 皮肤一期完全愈合。

(于满)

## 参考文献


[1] ALSAIKHAN B, ALRABEEAH K, DELOUYA G, et al. Epidemiology of varicocele [J]. Asian J Androl, 2016, 18(2): 179-181.

[2] BILREIRO C, DONATO P, COSTA JF, et al. Varicocele embolization with glue and coils: a single center experience [J]. Diagn Interv Imaging, 2017, 98(7-8): 529-534.

[3] CHAN KW, LEE KH, WONG HY, et al. Use of laparoscopy as the initial surgical approach of impalpable testes: 10-year experience [J]. World J Clin Pediatr, 2015, 4(4): 155-159.

[4] ELLIS H, MAHADEVAN V. Scrotum, testis and epididymis [J]. Surgery (Oxford), 2014, 32: e9-e16.

[5] ESPOSITO C, ESCOLINO M, TURRÀ F, et al. Current concepts in the management of inguinal hernia and hydrocele in pediatricpatients in laparoscopic era [J]. Semin Pediatr Surg, 2016, 25(4): 232-240.

[6] ESPOSITO C, IAQUINTO M, ESCOLINO M, et al. Technical standardization of laparoscopic lymphatic sparing varicocelectomy in children using isosulfan blue [J]. J Pediatr Surg, 2014, 49(4): 660-663.

[7] GARG PK, PRASAD D, AGRAWAL V, et al. Abdominoscrotal hydrocele: an insight into its origin [J]. Hernia, 2011, 15(5): 587-589.

[8] KEYS C, HELOURY Y. Retractile testes: a review of the current literature [J]. J Pediatr Urol, 2012, 8(1): 2-6.

[9] LEE SR. Laparoscopic one-stage orchiopexy for transverse testicular ectopia [J]. J Ped Surg Case Reports, 2017, 27: 47-50.

[10] MOGILNER G, NATIV O, HALACHMI S. Giant abdominoscrotal hydrocele obstructing the right kidney [J]. Isr Med Assoc J, 2014, 16(9): 593-594.

[11] POGORELI Z, JURIC I, BOGDANIC Z, et al. Bilateral abdominoscrotal hydrocele in -month-old infant presented with a left legedema and cyanosis [J]. Hernia, 2013, 17(4): 533-535.

[12] PUNWANI VV, WONG JSY, LAI CYH, et al. Testicular ectopia: why does it happen and what do we do? [J]. J Pediatr Surg, 2017, 52(11): 1842-1847.

[13] 董传江,谢宗兰,张路生,等. 睾丸表皮样囊肿的临床诊断与手术治疗[J]. 局解手术学,2016,25(6):453-455.

[14] 蒋学武. 睾丸下降与睾丸下降不全的已知和未知[J]. 中华实用儿科临床杂志,2017,32(17):1281-1284.

[15] 全冠民,董江宁. 轻松学习生殖系统影像诊断[M]. 北京:人民军医出版社,2015.

[16] 宋庆达,滕剑波,李吉昌. 睾丸表皮样囊肿的超声表现及分型[J]. 中华医学超声杂志(电子版),2011,8(3):525-530.

[17] 杨登科,陈书奎. 实用泌尿生殖外科疾病诊疗学[M]. 北京:人民军医出版社,2015.

[18] 赵良清,胡俊奇. 婚检人群精索静脉曲张的调查分析[J]. 包头医学院学报,2016,32(1):12-14.

[19] 郑晓林. 盆腔疾病 CT、MRI 鉴别诊断学[M]. 西安:世界图书西安出版公司,2015.

# 第七十四章

# 睾丸损伤与外科治疗

## 第一节　睾 丸 扭 转

### 一、概述

睾丸扭转（torsion of testis）又称精索扭转，是由于睾丸和精索本身的解剖异常或活动度加大而引起的扭转，使精索内的血液循环发生障碍，引起睾丸缺血、坏死。睾丸扭转常需要泌尿外科急诊处理。新生儿至 70 岁老人均可发生睾丸扭转，12~18 岁的青少年为本病高发年龄段，约占 65%。一组国外研究资料统计其发病率约为 1/4 000。实际发病率可能并不低，因为有相当一部分病例被误诊为急性睾丸炎或附睾炎，据统计，初诊睾丸扭转的误诊率高达 97.2%。这提示，对儿童或青少年诊断急性睾丸炎或附睾炎时，应高度警惕并排除睾丸扭转的可能性。本病既可发生在正常位置的睾丸，也可发生于隐睾。左侧睾丸扭转的发病率高于右侧，这可能与左侧精索较右侧稍长有关。

### 二、睾丸扭转对睾丸功能的影响

#### （一）对患侧睾丸功能的影响

睾丸扭转后首先发生静脉回流障碍，引起睾丸、附睾及周围组织静脉性淤血及水肿。如未能及时解除扭转，静脉与组织肿胀不断加剧，引起睾丸动脉血供障碍，最终可导致睾丸坏死和萎缩。

缺血时间与睾丸功能：睾丸扭转的病理改变及预后除了与扭转的程度有关外，与扭转后引起睾丸缺血的时间有着重要关系。动物实验表明，睾丸缺血 2 小时，睾丸的生精和内分泌功能可完全恢复。有临床资料表明，睾丸扭转发病后 5 小时内手术复位者，睾丸挽救率为 83%；10 小时以内挽救率降至 70%；超过 10 小时者只有 20% 的睾丸挽救率。

#### （二）对健侧睾丸功能的影响

近年来研究还发现，扭转不仅造成同侧睾丸损伤，而且还可以导致对侧睾丸的损伤。其发生机制目前还不完全清楚。扭转程度和持续时间不同可能触发不同的损伤机制。研究显示，大鼠 2 小时之内单侧睾丸扭转 720° 虽然会导致患侧睾丸生精细胞大量凋亡，但对侧生精功能并无重大影响；而当扭转超过 6~8 小时，对侧睾丸损伤则难以避免。Otcu 和 Tumer 等认为，损伤机制可能与双侧睾丸间交感神经 - 血管反射及雄激素水平紊乱等因素有关。李子明等研究扭转 12~24 小时后对侧睾丸变化，认为短时间和长时间单侧睾丸扭转生精功能损伤机制可能不同。长时间扭转中自体免疫反应可能参与了对侧睾丸生精功能损伤，且扭转时间越长，引起的自体免疫反应越广泛，对侧睾丸生精功能损伤越重。Marcelo 等通过动物实验观察到睾丸结扎后，对侧睾丸间质水肿，精原细胞凋亡、脱落，精母细胞和精子细胞数减少，生精小管萎缩。实验室检查抗精子抗体和 T 淋巴细胞出现。说明扭转后对侧睾丸损伤是体液免疫和细胞免疫共同参与的结果；另外研究也发现，当结扎精索 30 天，对侧睾丸 44.8% 损伤；而结扎 80 天后只有 25% 对侧睾丸损伤。说明扭转后对侧睾丸损伤是可逆性的，其原因还不完全明确。

#### （三）对精液质量的影响

精液分析是衡量男性生育能力的重要指标。世界卫生组织对精液质量的评价标准包括：精子计数、精子活力、精子形态学、精子功能和精浆生化等几个方面。40%~90% 的单侧睾丸扭转患者精液异常。单侧睾丸扭转经过治疗后，部分患者生育能力，如精子计数、精子存活率和精子活力等受到影响。睾丸扭转对于精液质量的影响还与扭转持续的时间有关，精液质量发生显著性降低的患者通常是扭转持续时间大于8小时以上者。睾丸扭转影响精液质量的机制目前尚不明确，动物实验研究发现可能与生殖细胞大量凋亡有关。近年来，在对凋亡相关基因的研究中发现，*Fas*/*Fasl*、*Bcl-2*/*Bax* 等基因在睾丸扭转复位后在健侧睾丸表达增强，可诱导生殖细胞的凋亡。

**（四）对抗精子抗体的影响**

Koar 等发现持续扭转大于12小时可能造成血-睾屏障的严重破坏，引起持久的自体免疫反应，导致抗精子抗体的形成。此时自身抗体就可能攻击对侧睾丸，形成抗原抗体复合物而沉积于精曲小管基膜及间质区，并进一步通过激活补体等后续免疫杀伤效应造成靠近此区域的各级生精细胞损伤。

## 三、诊断要点

**（一）临床表现与体征**

睾丸扭转发病突然。典型表现为突发性一侧阴囊内睾丸疼痛，常在睡眠中突然疼醒。起初为隐痛，继之加剧并变为持续性剧烈疼痛。疼痛有时向腹股沟及下腹部放射，伴有恶心、呕吐。发病早期患侧阴囊可无红肿，扭转时间超过12小时可见阴囊皮肤红肿。睾丸明显肿胀，触痛明显，由于提睾肌痉挛与精索扭转缩短，睾丸向上移位呈横位，有时睾丸可提升到腹股沟外环口处，睾丸与附睾的相对位置发生变化。扭转发生时间较长者，由于局部肿胀严重，睾丸与附睾的界限常不能触清。阴囊托高试验阳性：即托高阴囊时，睾丸疼痛加剧。对阴囊内睾丸缺如的急腹症患者，要高度怀疑隐睾扭转的存在。

**（二）多普勒超声检查**

近年来彩色多普勒超声和血流显像检查在精索扭转中的诊断价值日益受到重视。表现为病侧睾丸血流减少伴阻力系数增高，甚至病侧睾丸内部血流消失，睾丸周围的血流正常甚至增多。该方法诊断睾丸扭转的灵敏度为89%，特异性为99%，假阳性率为1%。由于该方法具有无创性、特异性高和短时间内可重复检查等优点，已经成为诊断精索扭转的可靠方法。对精索不全扭转的判断较放射性核素扫描更为准确。

针对阴囊检查彩色多普勒超声需要用频率在7.5MHz以上高分辨率探头，只有该探头才具备直接扫描及显示阴囊内容物低速血流的敏感性，同时检测时应将声能和门控调至显示低速血流且无色彩噪声的最佳位置，以利血流状态的显示，对患侧血供状况的评价需与健侧相比较。睾丸血供一方面取决于睾丸动脉的受阻程度，另一方面当一侧精索扭转时对侧血流也可反应性减少，使得对比性不强，故睾丸不全扭转时可以缺少低血供的典型征象，而当精索扭转复位或睾丸附件扭转时则可能表现为酷似炎症的高血供改变。另外一些附睾炎，由于明显炎症水肿可使睾丸动脉受压而出现缺血征象，严重者有类似扭转时的血管梗死，但结合灰阶超声发现附睾明显肿大、存在低回声改变可以明确诊断。血流显像对早期扭转和部分扭转的诊断准确性较低，此外因婴幼儿正常睾丸的血流较少，血流显像的显示率亦不高。应用血流显像在诊断睾丸扭转中可有以下3种表现：①缺血型：睾丸内无血流信号；②少血供型：见于不完全扭转或早期扭转，睾丸内可见残余血流；③血供环绕型：见于一些亚急性扭转病例，于睾丸周边可见血流信号，呈“彩色晕环”状，睾丸内部无血流信号。

**（三）同位素 $^{99}$Tc 扫描**

同位素 $^{99}$Tc 睾丸扫描这一检查已成为睾丸扭转术前诊断的准确依据。早期病例采用 $^{99}$Tc 核素睾丸扫描，有助于明确诊断，诊断率达81.8%，曾被认为是诊断睾丸扭转的金标准。主要表现为患侧睾丸出现放射性不聚积的“冷结节”。该检查在诊断扭转早期，静脉淤滞而动脉存在时，可出现假阴性；另外该设备不能普及，且检查复杂费时；还有检查时同位素 $^{99}$Tc 对健侧睾丸功能可能有影响，因此临床应用受到限制。已经被其他方法取代。

**（四）鉴别诊断与相关疾病**

1. 急性附睾炎 ①睾丸扭转多发于青少年，而急性附睾炎多发生在成年人；②睾丸扭转起病急，局部症状较重，全身症状较轻。而急性附睾炎起病较缓，常伴有发热、外周血白细胞增多；③附睾炎时能比较清楚地触及肿大和疼痛的附睾轮廓。而睾丸扭转时，附睾的轮廓往往触不清楚；④睾丸扭转时睾丸往往上提呈横位，而附睾炎时睾丸常呈下垂状；⑤阴囊抬高试验附睾炎患者抬高患侧阴囊时疼痛缓解，而睾丸扭转时疼痛加剧。

2. 绞窄性腹内疝 应特别注意与腹腔内睾丸扭转鉴别。腹内疝具有典型的肠梗阻症状和体征。腹腔内型睾丸扭转，没有肠梗阻的体征，而且疼痛点比较固定，甚至在轻柔手法下可触及腹腔内肿大的睾丸。

3. 睾丸附件扭转 睾丸附件一般指米勒管残

余,包括旁睾、迷管、哈勒器官,这些都是中肾的残余。睾丸附件扭转起病亦急,亦好发于青少年。但睾丸本身无变化,仅于睾丸的上方或侧方扪及豌豆大的痛性肿块。

4. 其他疾病　还须与睾丸脓肿、腹股沟斜疝、外伤和肿瘤相鉴别。

## 四、手术复位及睾丸精索固定

### (一) 手术适应证

睾丸扭转一旦诊断明确后要尽早手术复位,原则上力争在出现症状 6 小时内完成手术。患病后就诊的时间愈早愈好。治疗目的是争分夺秒挽救睾丸。挽救睾丸的关键在于患者从发病到就诊的时间,以及首诊医师的确诊率。更重要的是临床医师对于睾丸突发疼痛者就诊时要想到睾丸扭转的可能性,一旦明确诊断,尽快予以手术治疗,这对提高睾丸的挽救率至关重要。

### (二) 手术步骤与操作要点

在手术探查中,一旦明确睾丸扭转,应立即将睾丸复位,并用温热盐水纱布湿敷 10~15 分钟;若睾丸血液循环恢复良好,色泽红润,应予以保留,并将睾丸、精索与阴囊内层鞘膜间断缝合固定,以防术后再次扭转,反之则应切除睾丸。即使对睾丸扭转的诊断有怀疑时,也应及时进行手术探查,这是一个重要的治疗原则。睾丸扭转的解剖缺陷常为双侧性,对侧睾丸亦具有扭转的因素,在手术中处理好患侧睾丸和精索后还须手术固定对侧睾丸,尤其是患侧睾丸已被切除者。

### (三) 术后处理与随访计划

睾丸固定术后应该长期随访并注意观察以下内容:

1. 观察睾丸大小　一般术后随访 3~6 个月。有随访资料表明,术后仍有 17%~23% 的患者发生睾丸萎缩。

2. 性功能　要随访到青春期,一般单侧睾丸扭转附加对侧预防性睾丸固定者不会有性功能下降。

3. 生精功能　也应随访到青春期,约 50%~68% 的手术后患者可出现精液异常,这可能缘于下列因素:①单侧睾丸不可能产生两个睾丸所产生的精子;②受损或萎缩的睾丸可产生一些异常物质并影响对侧睾丸。

## 五、睾丸扭转手法复位操作要点

该方法可适用于发病初期的患者,多普勒超声对睾丸血流和睾丸体积大小做出判断后,可先试行手法复位。肌内注射杜冷丁和阿托品半小时后,将处于横位并上提的睾丸进行轻柔的手法复位。根据睾丸扭转规律多选择外侧向中线扭转的方向。如果是右侧睾丸扭转,则将患睾呈逆时针方向旋转 360°,若睾丸于手法旋转复位位置稍下降,上提的紧张松弛或多普勒超声检查证明扭转的睾丸血流和位置恢复,则说明复位成功。然后用丁字带托起阴囊,让复位后的睾丸充分休息。同样,左侧睾丸扭转手法复位时则应呈顺时针方向旋转。在国内一组 72 例的临床诊疗研究中,复位成功的有 24 例,手法复位成功者为 15 例,手术复位者为 9 例。需要指出的是,手法复位不能防止以后再次发生扭转。因此,手术复位及睾丸精索固定仍被推荐为睾丸扭转治疗的金标准。

## 六、结语

近年来有研究表明,睾丸扭转复位后因缺血引起自由基释放,细胞内钙超载,能量衰竭,白细胞激活等,可造成对侧睾丸生精功能受损,主张在睾丸扭转复位前应用抗氧化剂以减少缺血 - 再灌注损伤,最大程度保留睾丸的生精功能。对于一侧睾丸扭转后对对侧睾丸的影响至今仍有较多的争论,损害的机制也还不能完全用一种理论来解释,尚有许多问题有待进一步研究:①睾丸扭转后对长期睾丸功能影响的问题,即成人后患者生育能力是否有改变;②扭转后睾丸缺血 - 再灌注损伤的问题,深入机制及怎样预防;③扭转后对对侧损伤影响、损伤机制及预防。

(安瑞华)

# 第二节　睾 丸 外 伤

## 一、概述

睾丸是人体的表浅器官之一,由于阴囊组织松弛,其在阴囊内活动度较大,并有坚韧白膜保护,故睾丸一般不易发生损伤;但其组织脆嫩,抗损伤能力较差,因此睾丸损伤临床上也不少见。睾丸损伤常是由直接暴力作用于睾丸所致,一般多发生于青壮年,常合并鞘膜、精索及阴囊壁的损伤。如果延误治疗或治疗不当，可能引起慢性睾丸疼痛、睾丸萎缩、睾丸坏死，甚至引起免疫反应影响健侧睾丸，出现不育和性功能障碍。因此阴囊外伤患者应警惕睾丸损伤的发生。

## 二、睾丸损伤原因与分类

### （一）闭合性损伤

闭合性损伤是睾丸损伤最常见的类型。可由体育运动、斗殴打架、交通事故等意外情况造成，直接或间接外力将睾丸撞击至耻骨或两侧大腿之间，可造成睾丸的挫伤、破裂、脱位甚至扭转等病理类型，其损伤类型包括：①睾丸挫伤：仅有睾丸间质毛细血管小出血灶，轻度水肿及生精小管破裂等。②睾丸破裂：有白膜的破裂及睾丸实质的损伤和血肿形成，常发生创伤性睾丸炎、睾丸萎缩。③睾丸脱位：较为少见，由会阴部外力挤压作用所致。外力的大小和方向不同可导致睾丸被挤压至腹股沟管、股管、腹腔称为内脱位；睾丸被挤压至腹股沟、阴茎根部、耻骨支及会阴皮下称为外脱位。④睾丸扭转：因外力的作用在某些情况下致使提睾肌强力收缩而造成睾丸扭转，多与睾丸鞘膜囊过分宽大、精索过长、睾丸系膜过长等先天解剖异常因素有关。

### （二）开放性损伤

多由直接外伤作用于睾丸所致，比如刀刺伤、火器伤、动物咬伤等，引起睾丸白膜破裂、睾丸组织受伤、出血。

### （三）医源性损伤

睾丸穿刺、睾丸活检、睾丸显微取精以及阴囊内手术等均可造成不同程度睾丸损伤，但这类损伤多为局部损伤，且损伤均可控制，及时修复一般不会引起睾丸萎缩等严重后果。

## 三、诊断要点

### （一）临床表现与体征

患者有明确外伤史，阴囊及会因部受伤后出现阴囊肿胀、会阴部剧烈疼痛，可向下腹部及腰部放射，患者可出现恶心、呕吐等症状，病情严重者可导致疼痛性休克。

### （二）体格检查

查体可见阴囊肿胀，阴囊皮肤瘀斑或破裂，伤侧阴囊或睾丸肿大或破裂，触痛明显，是泌尿外科急诊常见的临床表现。依据损伤程度不同，其临床表现各异：

1. 睾丸挫伤　可见阴囊肿大、皮下淤血，睾丸肿胀并有明显压痛。因睾丸白膜限制，挫伤睾丸内压增高，查体时可触及坚硬的睾丸为睾丸闭合性挫伤重要体征。

2. 睾丸破裂　一般在开放性损伤时发生，常可看见睾丸组织外露，检查时发现阴囊瘀血斑、睾丸肿大且轮廓不清，有明显触痛。

3. 如伤及阴囊或睾丸动脉，可引起阴囊内大血肿或活动性出血，严重者可引起失血性休克。

4. 睾丸脱位　表现为阴囊空虚，可在腹股沟或会阴区发现明显触痛性包块，常提示睾丸脱位。

5. 睾丸扭转　睾丸升高呈横位，精索变粗，抬高试验呈阳性

### （三）多普勒超声检查

阴囊彩超对睾丸损伤程度的判断有极高的准确性，准确率能达到90%以上，可观察睾丸大小、形态、白膜状况，以及睾丸内部及周围血运情况，由此判断睾丸出血、白膜破裂、睾丸缺血情况，对鉴别睾丸挫伤、破裂伤、睾丸扭转有显著的临床指导意义。因此，对可疑睾丸损伤的患者均应常规行阴囊彩超检查。如果阴囊血肿较大，血凝块干扰超声图像，可能产生假阴性或假阳性结果，必要时可选择时机复查彩超。CT或MR在睾丸损伤中有其独特的影像学特征，但不作为检查首选诊断方法。

## 四、外科处理原则

睾丸损伤的治疗原则是镇痛、止血、预防感染及对睾丸损伤的局部处理。开放性损伤应及时进行清创缝合，清创时应尽可能保留睾丸组织；闭合性损伤时，如果怀疑有睾丸破裂及血肿较大、鞘膜积血较多时，应及早手术探查，清除血肿，以减轻睾丸张力，修补白膜裂口。对于任何阴囊外伤都不应忽视其内容物损失，特别是睾丸损伤，绝大多数都应早期手术以修补睾丸、清除血肿，可显著降低睾丸切除率，减少局部感染形成。

### （一）早期手术指征

1. 彩超发现一侧或双侧睾丸破裂。

2. 彩超发现鞘膜腔中等量积血，即使睾丸白膜完整也需要早期探查手术。

3. 单纯阴囊血肿较大者，一般应早期手术探查。

4. 单纯睾丸内积血是否手术尚存在争议，如血肿不大，应用彩超严密观察随访，一旦临床发现阴囊血肿增大，睾丸不能扪及，应立即实施探查手术。

### （二）外科处理基本原则

1. 睾丸挫伤　一般受伤较轻微，以保守治疗为

主，主要是休息，将阴囊托起，局部冷敷，应用镇痛、止血、预防感染等药物。要注意观察血肿情况及睾丸张力情况，睾丸肿硬、张力过大，可考虑行白膜切开减压，在局部减压处可行鞘膜覆盖，以防止日后睾丸功能萎缩。

2. 睾丸破裂 睾丸破裂应急诊行手术清创探查，主要是清除血肿及坏死组织，彻底止血，修补白膜，阴囊内充分引流，以避免血肿压迫造成睾丸萎缩、继发感染导致睾丸坏死，同时可防止精液外溢所致的自身免疫性睾丸萎缩。术中原则上应尽可能保留有功能的睾丸组织，破裂较大时可行睾丸部分切除术，清创后如白膜缺损较大者，可用睾丸鞘膜覆盖睾丸组织。如睾丸组织完全碎裂、血供丧失，只能行睾丸切除。双侧睾丸严重损伤者，应争取保留部分睾丸组织成活，以最大限度保留其内分泌功能。

3. 睾丸脱位 睾丸脱位应尽早行手法复位，特别是对于位于腹股沟、阴茎根部及会阴部的外脱位，成功率较高。手法复位失败或可疑有睾丸破裂者，应积极手术探查，如有睾丸破裂，应修补白膜，并复位、固定睾丸。手术越及时，越有利于睾丸功能的保留和恢复。

4. 睾丸扭转 外伤后时间不长者，先行手法复位，左侧睾丸扭转顺时针旋转，右侧睾丸扭转逆时针旋转，若睾丸能回纳入阴囊，且疼痛减轻，提示复位成功，如疼痛加重，再逆时针旋转复位。如果手法复位失败，应立即手术探查。将扭转的精索和睾丸复位，如睾丸色泽好转，提示睾丸血液循环恢复，将睾丸顺位固定于阴囊壁。如睾丸血运无好转，组织已坏死，应行睾丸切除术。

## 五、结语

睾丸损伤常是由直接暴力作用于睾丸所致，常合并鞘膜、精索及阴囊壁的损伤。如果延误治疗或治疗不当，可能引起慢性睾丸疼痛、睾丸萎缩、睾丸坏死，甚至引起免疫反应影响健侧睾丸，出现不育和性功能障碍。病史询问要详细，体格检查要仔细，对睾丸损伤的病理分类判定要准确，阴囊彩超检查对临床诊断和治疗有积极指导意义。外科处理时在镇痛、止血、预防感染的同时原则上应尽可能保留有功能的睾丸组织，以最大限度保留患者性功能和生育功能。建议在患者痊愈后 3~6 个月内予以密切观察，尤其是行彩超检查观察睾丸形态、大小、内部实质与血运情况。

（赵文兵）

# 第十一篇 阴茎与尿道疾病

# 第七十五章

# 阴茎癌与外科治疗

## 第一节　流行病学与病因学

阴茎癌在欧美等西方国家的发病率极低，总发病率 <1/10 万；南美洲、东南亚、非洲部分地区的发病率较高，占男性恶性肿瘤发病率的 1%~2%。男性阴茎癌的发病率随着年龄的增长而提高，高发年龄段为 60 岁左右，但年轻男性也可见发病。

阴茎癌与人类乳头瘤病毒（human papilloma virus，HPV）感染有关，HPV 感染是阴茎癌重要的发病风险因素，有报道显示 HPV 感染率高的地区，阴茎癌的发病率也随之升高，但流行病学研究显示，世界范围内 HPV 的感染率差异很大，例如印度 HPV 的年感染率为 0.7~3.0/10 万男性，巴西为 8.3/10 万男性，乌干达 HPV 的感染率更高，阴茎癌为其常见的男性恶性肿瘤。目前认为，世界范围内至少 1/3 的阴茎癌病例与 HPV 感染密切相关，但与人免疫缺陷病毒（human immunodeficiency virus，HIV）并无直接关系。研究显示，HPV 的 DNA 可在 70%~100% 的阴茎上皮内瘤以及 30%~40% 的浸润性阴茎癌组织中被检测到，阴茎癌组织中最常见的 HPV 病毒亚型为 16 及 18 血清型。目前尚不清楚 HPV 感染相关阴茎癌与非 HPV 感染相关的阴茎癌患者之间在疾病预后方面是否存在差异，有报道显示 HPV 阳性病例的 5 年疾病特异性生存率优于 HPV 阴性病例（93% vs. 78%），但其他研究报道显示这两类病例在淋巴结转移率以及 10 年生存期方面并无明显差异。

包茎与浸润性阴茎癌密切相关，可能与包皮垢导致的慢性感染有关。流行病学研究认为，吸烟是导致阴茎癌的高风险因素（OR=4.5，95%CI：2.0~10.1）。阴茎癌患者合并干燥闭塞性龟头炎的概率较高，但与其他恶性病理学特征，例如原位癌，并无关联。其他流行病学风险因素包括社会经济学状态差，以及教育程度低等。

由于宗教及文化的关系，在那些对男性新生儿实施常规包皮环切术的国家中，阴茎癌的发病率非常低，例如以色列犹太人阴茎癌的发病率最低，年发病率为 0.3/10 万人。新生儿包皮环切术可移除一半可能会发生恶变的组织。但是，来自美国的一项“病例 - 对照”研究显示，新生儿包皮环切术并非浸润性阴茎癌发病的保护性因素，也不能降低阴茎原位癌的发病风险。

## 第二节　病理及临床分期

### 一、病理类型

鳞状细胞癌（squamous cell carcinoma，SCC）是阴茎癌最常见的病理类型，其余阴茎原发癌的病理类型并未列在 WHO 的病例分型中，包括假增生性癌、隧道癌、假性腺癌、疣状基底细胞癌。研究发现，存在很多混合型 SCC，包括疣状基底细胞型（50%~60% 混合 SCC），寻常疣型（杂合）、寻常疣状细胞型、寻常基底细胞型或寻常乳头状细胞型、以及其他少见的组合病理类型（表 75-1）。其他阴茎恶性肿瘤还包括黑色素细胞瘤、间质细胞瘤、淋巴瘤、肉瘤以及阴茎转移癌（常见前列腺癌或直结肠癌转移灶）。

表 75-1　常见阴茎癌的病理亚型、发生概率及预后

| 病理亚型 | 发生概率(%) | 预后 |
|---|---|---|
| 鳞状细胞癌(SCC) | 48~65 | 取决于肿瘤位置、分期及分级 |
| 基底细胞样癌 | 4~10 | 预后差,早期出现腹股沟淋巴结浸润 |
| 疣性癌 | 7~10 | 预后良好,很少转移 |
| 疣状细胞癌 | 3~8 | 预后良好,无转移 |
| 乳头状细胞癌 | 5~15 | 预后良好,很少转移 |
| 肉瘤样癌 | 1~3 | 预后极差,早期血行转移 |
| 混合癌 | 9~10 | 异质性 |
| 假性增生样癌 | <1 | 仅存于包皮,于皮肤苔藓样硬化有关,预后良好,未见转移报道 |
| 隧道样癌 | <1 | 预后良好,未见转移报道 |
| 假性腺癌 | <1 | 早期转移,预后差 |
| 疣状基底细胞样癌 | 9~14 | 预后差,转移风险高 |
| 腺鳞癌 | <1 | 转移风险高,但病死率低 |
| 粘液黏液表皮样癌 | <1 | 恶性度高,预后差 |
| 透明细胞癌 | 1~2 | 罕见,与 HPV 感染有关,恶性度高,早期转移,预后差,淋巴转移率高。 |

## 二、病理因素与预后

### (一)病理分级与预后

依据癌细胞的分化程度,将阴茎癌的病理分为 1~4 级:$G_1$ 即分化良好的癌;$G_2$ 为中度分化癌;$G_3$ 为分化较差的癌;$G_4$ 为未分化癌。阴茎癌的病理分级不仅反映肿瘤的恶性生物学行为,也与患者的预后有着密切的关联:①局限于包皮的癌预后较好,区域淋巴结转移的风险低。神经周围浸润以及组织病理学分级是患者预后及肿瘤特异性病死率的独立风险因素。淋巴结浸润是远处转移的独立预测因素,晚期肿瘤患者常可见静脉血栓形成;②预后良好的阴茎肿瘤包括:疣状癌、疣性癌、乳头状癌、假性增生样癌、隧道样癌,这些病理类型的阴茎癌往往在局部浸润、生长,很少出现远处转移,肿瘤特异性病死率极低;③高危 SCC 的病理亚型包括:基底细胞样癌、肉瘤样癌、腺鳞癌、以及低分化的 SCC。这些病理类型早期出现转移,病死率高。中危 SCC 亚型包括常见的 SCC、混合型 SCC 以及疣状细胞癌。

### (二)TNM 分期系统

有关阴茎癌最新的 TNM 分期系统见于国际抗癌联盟(UICC)2016 年的最新版更新,具体如下:T:原发肿瘤;$T_x$:原发肿瘤不能评估;$T_0$:未见原发肿瘤;$T_{is}$:原位癌;$T_a$:非浸润性疣状癌;$T_1$:肿瘤侵犯上皮下结缔组织;$T_{1a}$:肿瘤侵犯上皮下结缔组织,无淋巴血管浸润,癌细胞分化良好;$T_{1b}$:肿瘤侵犯上皮下结缔组织,合并淋巴血管浸润,或癌细胞分化较差;$T_2$:肿瘤侵犯阴茎海绵体和 / 或侵犯尿道;$T_3$:肿瘤侵犯尿道海绵体和 / 或侵犯尿道;$T_4$:肿瘤侵犯阴茎周围组织;N:区域淋巴结;$N_x$:区域淋巴结无法评估;$N_0$:未扪及或未见增大的腹股沟淋巴结;$N_1$:可扪及活动的单侧腹股沟淋巴结;$N_2$:可扪及多个活动的单侧或双侧腹股沟淋巴结;$N_3$:单侧或双侧腹股沟固定的淋巴结或盆腔肿大淋巴结;M:远处转移;$M_0$:无远处转移;$M_1$:合并远处转移。

# 第三节　诊断与鉴别诊断

## 一、评估原发肿瘤

阴茎癌如能早期诊断,80% 的病例均能得到治愈,但阴茎癌的局部治疗会对患者产生持久且严重的心理及生理影响。临床上,阴茎癌通常不难发现,但有时病变或被包茎或过长的包皮所掩盖。查体时除了对原发肿瘤进行检查以外,还需对肿瘤的局部侵犯程度进行评估。超声检查可评估肿瘤是否浸润海绵体。如果手术计划保留阴茎,那么可采取结合人工勃起的方法磁共振检查,来排除肿瘤侵犯阴茎

海绵体的可能性。

### （一）阴茎肿物活检

阴茎癌的确诊必须病理活检来证实，虽然阴茎癌看起来非常明显，但有时候需要与阴茎非鳞状细胞癌或炎症性病变进行鉴别。活检组织的体积非常重要，通常活检组织的平均直径为 0.1cm，所以 91% 的活检标本都很难评价肿瘤的浸润深度。高达 30% 的病例，其活检病理分级与最终术后的病理分级之间存在差异，其中 3.5% 的病例不能在活检标本中找到癌组织。另外，仅在 9%~11% 的活检标本中可证实血管及淋巴浸润。对于浅表性病变而言，仅取少量组织就足矣了，但推荐取材足够深，这样有利于评价肿瘤的浸润程度及病理分期。

### （二）术中冰冻组织切片及手术切缘

手术治疗的目的是完整的切除阴茎癌并保证手术切缘阴性，可通过术中冰冻组织切片来确认手术切缘是否为阴性。如果手术切缘包含尿道及尿道周围组织，那么仅 5mm 的无瘤手术切缘，就可认为手术切缘为阴性。

## 二、评估区域淋巴结

仔细的触诊双侧腹股沟区肿大的淋巴结是阴茎癌患者查体的关键步骤，如果未能扪及肿大的淋巴结，那么转移病灶的发生概率大约为 25%。影像学检查对于腹股沟触诊结果不理想的肥胖患者有一定辅助诊断作用，但无法区分出腹股沟正常的患者。腹股沟超声检查（7.5MHz）可放大腹股沟异常结节的影像。结节长径与横断面直径的比值以及淋巴门缺失对于判断结节性质具有较高价值。CT 及 MRI 无法直接检出微转移灶。$^{18}$FDG-PET/CT 亦无法显示小于 10mm 的淋巴结转移灶。

对于腹股沟触诊正常的阴茎癌患者的诊断则需要通过病理风险因子去判断。一般来说，淋巴血管侵犯、局部分期及肿瘤分级均是判断是否发生淋巴结转移的参考指标。然而现存的判断淋巴结转移的列线图并不够精确。对于具有中、高淋巴扩散风险的患者，对于淋巴结侵犯情况的分期是十分必要的。

腹股沟区可触及的淋巴结高度提示发生淋巴结转移。体格检查是要留意每侧腹股沟区淋巴结的个数及活动度等情况。对于这类患者，腹股沟影像学检查通常不是必须的。但盆腔 CT 可用于评估盆腔淋巴结转移情况。对于腹股沟区有可触及的淋巴结节的患者，$^{18}$FDG-PET/CT 在证实转移性结节方面的灵敏度和特异度分别为 88%~100% 和 98%~100%。

## 三、评估远处转移情况

对于淋巴结异常的患者，均需进行远处转移情况的评估。推荐进行腹部和盆腔 CT 以及胸部 X 线摄影。胸部 CT 的灵敏度远高于胸部 X 线检查。PET/CT 被推荐用于鉴别盆腔淋巴结及远处转移灶。对于阴茎癌目前尚缺乏成熟的分子标志物。SCC 抗原（SCC Ag）在 <25% 的阴茎癌患者升高。有报道认为 SCC 抗原不能预测隐匿的转移病灶，但可预测淋巴结阳性阴茎癌患者的无病生存期（disease-free survival，DFS）。

## 四、鉴别与诊断要点

### （一）在做出阴茎癌诊断时，务必注意与下列疾病鉴别

①阴茎梅毒：阴茎头部及包皮处无痛性溃疡，肉芽呈紫红色，边缘高起发硬，与阴茎癌早期表现相似。但有冶游史，血清梅毒螺旋体血凝试验（teponema pallidum hemoagglutination，TPHA）试验阳性，溃疡分泌物暗视野检查可以查到梅毒螺旋体；②阴茎结核：病变多位于阴茎头、系带和尿道外口处。约 2/3 开始即为溃疡，边缘清楚，溃疡底覆有一层干酪坏死组织，其下为新鲜肉芽组织。约 1/3 开始为结核结节，逐渐发展成为溃疡，部分可形成瘘管。若病变累及阴茎海绵体并发生纤维瘢痕可使阴茎弯曲。分泌物涂片、培养或动物接种，检出结核杆菌或局部活组织检查为结核病变；③阴茎阿米巴病：阴茎头部溃疡，表面出血，有分泌物，可误认为阴茎癌早期。但溃疡渗出物及局部活组织检查可以发现阿米巴原虫及阿米巴包囊；④软性下疳：本病病原体为杜克雷链杆菌，经不洁性交感染。常发生于阴茎头或会阴部，开始为小红色丘疹，继而变为脓疱，扩大、破溃，形成卵圆形或圆形溃疡，深浅不一，有轻度触痛，严重者发生阴茎坏死。腹股沟淋巴结可肿大、疼痛、化脓、破溃。杜克雷菌苗皮肤试验阳性，分泌物直接涂片或培养可检出杜克雷菌；⑤凯腊增殖性红斑：阴茎头及包皮处有界限明显的深红色的圆形片状的斑块，亦有硬结或溃疡者，常误认为是阴茎癌的癌前期病变，但病理学检查表现为表皮棘层细胞不良型增生，真皮内有淋巴细胞浸润；⑥阴茎博温病：为阴茎头部鳞状丘疹斑或红色鳞屑斑，界限清楚，或有浅表溃疡与阴茎癌早期不易鉴别。应用连续切片的病理组织学检查，位于表皮内时期的鳞状细胞癌为博温病，癌细胞侵入真皮，则为阴茎鳞状上皮癌；⑦阴茎角化症：

阴茎角化症的早期阴茎头部出现硬结，逐渐高起长大脱屑，但不破溃；病理组织学检查可见乳头状鳞状上皮细胞团块，有许多棘细胞，基膜肥厚；⑧阴茎尖锐湿疣：阴茎冠状沟处病毒感染后引起上皮细胞增生的瘤样病变，可形成溃疡，与阴茎癌早期相混淆。但病理组织学检查可见上皮呈乳头状增生，表皮向下延伸，棘细胞层增厚，有多数核分裂。但没有细胞的不典型性和多形性生长，更没有浸润性生长；⑨阴茎乳头状瘤：本病是阴茎较为常见的良性肿瘤。初起为一小的局部隆起，渐增大呈乳头状，有蒂或无蒂，呈红色或淡红色，质较软，生长缓慢，继发感染者可有恶臭样分泌物，易误为阴茎癌。通过活检可做出鉴别；⑩阴茎角：属一种慢性增殖性疾病。局部突起呈条状、柱状生长，灰褐色或黄色，边缘清楚，或干硬如羊角，或头端尖锐。虽呈增生性组织改变，但无癌细胞生长，病检可资鉴别；阴茎硬结症：本病多发于阴茎海绵体，以局部纤维结节为主。虽肿块坚韧，界限不清，但较癌变肿块硬度差，增长亦缓慢，且表面光滑，有一定活动性，并很少形成溃疡及腹股沟淋巴结肿大，与阴茎癌不难鉴别。

### （二）诊断要点

检查应包含形态、范围以及对阴茎结构的侵犯情况：①双侧腹股沟均需检查，结节数目、侧别、特征均需记录；②对于腹股沟淋巴结转移的患者，推荐进行胸部、腹部及盆腔 CT 检查；③对于考虑行保留阴茎手术的患者，人工勃起后 MRI 检查验有助于局部分期。

# 第四节　术前评估与术式选择

## 一、术前评估

原发性阴茎癌治疗目的是尽可能地完全切除肿瘤病灶，并尽可能多地保留阴茎组织。局部复发对患者长期生存影响不大，因此可采用保留器官手术。关于原发性阴茎癌术后总体效果尚缺乏研究证据。目前尚无关于局限性阴茎癌外科手术的随机对照研究和观测研究，也无手术治疗和非手术治疗的比较研究数据。

从保留阴茎功能和美观角度来讲，保留阴茎手术具有较大优势。因此保留阴茎手术是局限性阴茎癌的基本治疗方式。然而目前尚缺乏比较保留阴茎手术与其他手术方式的随机研究，仅有回顾性研究，证据水平较低。对于所有局限性阴茎癌患者，尤其是可能施行非手术治疗的患者，组织学诊断尤为重要。手术治疗要求切除所有恶性组织并保持切缘阴性。小的或局限性阴茎癌的局部治疗方式包括外科切除、体外放射治疗、近距离放射治疗以及激光烧蚀等。

## 二、不同分期阴茎癌治疗方法选择

### （一）浅表非浸润性阴茎癌（CIS）的治疗

咪喹莫特或 5-FU 局部化疗可作为阴茎 CIS 的一线治疗。此二药的毒性及副作用较小，但疗效有限。据报道，对阴茎 CIS 的 CR 最高可达 57%。由于肿瘤残留及复发率较高，长期密切随访尤为必要。如果局部治疗失败，则不应再重复治疗。激光治疗也可用于阴茎 CIS 的治疗。光动力治疗可与二氧化碳激光治疗联合用于阴茎 CIS 的治疗。

此外，部分或全部龟头的表面修复治疗也可作为 CIS 的基本治疗，或作为局部化疗或激光治疗失败患者的二线治疗。龟头表面修复技术是一项包含了去除龟头腺上皮和皮肤移植物覆盖的外科技术。另外，研究发现最初诊断为非浸润性阴茎癌的患者，行龟头表面修复治疗后，20% 的病例存在浸润性表浅肿瘤。

### （二）局限于龟头的浸润性阴茎癌（$T_a/T_{1a}$ 期）的治疗

对于 $T_a/T_{1a}$ 期患者，推荐行保留阴茎的手术治疗。在进行保守治疗之前，很有必要行阴茎肿瘤活检证实诊断的可靠性。对于欲行非外科保守治疗的患者，均需接受或接受过包皮环切术。对于局限于包皮的肿瘤，若术后病理检查能证实切缘阴性，彻底的包皮环切术也可能达到治愈目的。

对于所有外科治疗方式，推荐术中通过冰冻切片评估肿瘤切缘，因切缘阳性可能会导致肿瘤局部复发。对于小的阴茎肿瘤，完全切除龟头及包皮后的复发率很低（2%）。对于保留阴茎手术，保持切缘阴性并保留 5mm 安全距离是十分必要的。目前尚无确切资料证实外科治疗、激光治疗和放疗在远期生存方面存在差异，因此治疗方式的选择主要取决于肿瘤大小和组织学，包括肿瘤分级、分期、位置及患者个人意愿与选择。

### （三）局限于阴茎海绵体 / 龟头的浸润性肿瘤（$T_2$）

建议进行龟头全切术，放射治疗也可作为一种选择。对于不适合做重建手术的患者，可考虑阴茎部分切除术。

**(四)侵犯阴茎海绵体/尿道的肿瘤($T_2/T_3$)**

标准术式是保持切缘阴性的阴茎部分切除术并重建尿道口。保持5mm的外科切缘被认为是安全的。患者术后需密切随访。放疗也可作为一种选择。

**(五)侵犯邻近组织的局部进展性肿瘤($T_3/T_4$)**

这些病例相对罕见(欧洲5%,巴西13%)。阴茎全切术与会阴部尿道造口术是标准的$T_3$肿瘤的手术治疗。对于更晚期的肿瘤($T_4$),建议行新辅助化疗,再对有效者行外科手术,类似治疗伴有增大且固定的腹股沟淋巴结的患者。否则,可选择辅助化疗或姑息性放疗。

## 三、保留器官手术后的局部复发

若无尿道海绵体侵犯,可再次行保留阴茎手术。对于大的或高级别复发肿瘤,需行阴茎部分切除或全切术,术后可行生殖器重建。有关阴茎癌的治疗选择、证据及推荐等级(表75-2)。

**表75-2　不同分期阴茎癌治疗选择的指南推荐等级**

| 原发肿瘤 | 尽可能保留器官的局部治疗 | 证据水平 | 推荐等级 |
|---|---|---|---|
| $T_{is}$ | 5-FU或咪喹莫特,行或不行光动力治疗 | 3 | C |
| | $CO_2$或Nd:YAG激光烧蚀 | | |
| | 龟头表面修复治疗 | | |
| $T_a$,$T_{1a}$($G_1$,$G_2$) | 通过包皮环切术广泛切除局部病灶,$CO_2$或Nd:YAG激光治疗配合环切术 | 3 | C |
| | $CO_2$或Nd:YAG激光烧蚀 | | |
| | 龟头表面修复治疗 | | |
| | 龟头切除及重建,行或不行皮肤移植 | | |
| | <4cm肿瘤行外照射放疗或短距离放疗 | | |
| 局限于龟头的$T_{1b}$($G_3$)、$T_2$ | 广泛切除局部病灶及重建手术,行或不行皮肤移植 | 3 | C |
| | 包皮环切加激光烧蚀 | | |
| | 包皮环切、龟头切除及重建手术 | | |
| | <4cm肿瘤行外照射放疗或短距离放疗 | | |
| 侵犯尿道海绵体的$T_2$ | 直径<4cm的肿瘤行阴茎部分切除术及重建手术,或行外照射放疗或短距离放疗 | 3 | C |
| 侵犯尿道的$T_3$ | 阴茎部分切除术或全切术加会阴部尿道造口术 | 3 | C |
| 侵犯邻近组织的$T_4$ | 新辅助化疗及对有效者的手术治疗 | 3 | C |
| | 替代疗法:姑息性外照射放疗 | | |
| 保守治疗后局部复发 | 挽救性手术:小病灶行保留阴茎手术;阴茎部分切除术 | 3 | C |
| | 大病灶或高分级肿瘤:阴茎部分切除或全切术 | | |

# 第五节　原发瘤保留阴茎手术

## 一、激光治疗

激光烧蚀治疗通过钕:钇铝石榴石(Nd:YAG)激光器或二氧化碳激光器实施。光动力诊断可以提高可视化效果。

二氧化碳激光器治疗效果数据来源于同一家研究机构的三项研究。激光治疗被用于联合放疗或化疗治疗CIS或$T_1$期阴茎癌。三项研究的中位随访时间均为5年。三项研究有部分病例重叠,共195例患者参与了该系列研究。未报道发生肿瘤特异性死亡病例。一项研究显示CIS(n=106)和T1期(n=78)患者5年累计局部复发风险分别为10%和16%。综合全部三项研究结果显示,CIS和T1期患者局部复发率分别为14%和23%,而局部二氧化碳激光治疗后的腹股沟淋巴结复发率分别为0和4%。10年内CIS和$T_1$期患者行阴茎部分切除术的患者分别占3%和10%,这取决于肿瘤本身(CIS或$T_1$)以及是否联合其他治疗。

目前有四项关于钕:钇铝石榴石激光治疗效果的研究。这些研究共纳入150例患者,随访时间最低4年。这四项研究中最后一次随访时的局部复发率介于10%~48%之间。在其中一项研究,1年、2年和5年无瘤生存率分别为100%、95%和89%。腹股沟淋巴结复发率为21%。治疗特异性死亡分别为2%和9%。其中三项研究来自同一研究机构,可能研究病例存在部分重叠,显示4年总生存率为100%,7年总生存率为95%和85%。行钕研究病历中:钇铝石榴石激光治疗后的患者再行阴茎部分切除术的患者分别占4%和45%。在并发症方面,只有一项研究评估了29例患者排尿功能和性功能。该研究显示钕:钇铝石榴石激光治疗后没有患者出现并发症或发生排尿及性功能方面的改变。

另有其他几项研究纳入了多种激光治疗方式,包括二氧化碳激光治疗、钕:钇铝石榴石激光治疗后、二者联合治疗以及磷酸钛钾激光治疗等。这些研究共纳入了从CIS到$T_3$的138例患者,平均随访时间32~60个月。研究显示磷酸钛钾激光治疗后5年肿瘤特异性存活率为95%。这与其他研究报道结果类似:5年肿瘤特异性病死率仅2%,局部复发率为11%、19%和26%。还有一项研究显示5年无瘤生存率为88%。

## 二、Mohs显微外科

莫氏显微手术是以做到精准切除肿瘤以及病变组织为目的的一种微创手术,并且也能尽量减少缝合面积,是一种较彻底的微创手术。目前莫氏手术并未广泛用于阴茎癌的治疗。目前只有两项研究报道了66例患者的治疗效果。第一项研究报道了1936—1986年接受治疗的33例患者,其中29例患者随访时间达5年以上。1例再行阴茎切除手术的患者和1例死于阴茎癌的患者。在5年随访期内治愈率为79%。另外一项研究显示,在为期37个月的随访期内,68%的患者无复发,8%的患者出现腹股沟淋巴结复发并死于阴茎癌。

## 三、阴茎头表面修复治疗

目前共报道了71例CIS或T1患者阴茎头表面修复的治疗效果。中位随访时间范围为21~30个月,没有癌症特异性死亡报道。局部复发率为0和6%,未报道淋巴结复发。无明显并发症报道。

## 四、龟头切除术

三项研究报道了另一种相对较新的技术——龟头切除术的治疗结果。而第四项研究则报道了龟头保留手术。共有68名患者被纳入研究,随访时间114个月或63个月。1例患者(8%)局部复发,6例患者(9%)发生腹股沟淋巴结转移。没有报道癌症特异性死亡。另一组报道87例患者随访42个月时有6例局部(6.9%),11例局部(12.6%)和2例全身复发(2.3%)

## 五、阴茎部分切除术

### (一)手术适应证

低分期和分级($T_{is}$、$T_a$、$T_1$、$T_2$;分级1和2)病变较小的阴茎癌患者,是保留阴茎手术的最佳候选者,可行阴茎部分切除术。手术目的:切除肿瘤、良好外观和保留(站立)排尿功能,有时还保留部分性功能。阴茎癌局部切除术后肿瘤局部复发率约0~8%,五年生存率在90%以上。8个不同的研究报道了阴茎部分切除术的结果,共184例$T_{1\sim3}$阴茎癌患者纳入研究,随访40~194个月。癌症特异性病死率范围0~27%,局部复发率为4%~50%。其中三项研究报道五年的OS率为59%~89%。

阴茎部分切除同时可选择显微外科切除技术(mohs micrographic surgery),是指在显微镜调控下对连续切除的新鲜组织做冰冻切片显微镜检查,从而确保完全切除病变,尽量保留正常组织。治疗病变直径<1cm者治愈率为100%,直径>3cm治愈率仅为50%,总体5年治愈率为74%。

### (二)阴茎部分切除术

具体手术步骤如下:①切口划线:乳胶手套缝扎隔离肿瘤;阴茎根部止血带绑扎,距离病变1.5~2.0cm作椭圆形切开标志线,环状切开皮肤及下方的Dartos筋膜至Buck筋膜。尿道处皮肤尽量多留,至少与尿道相一致,便于尿道黏膜与之成形缝合;②缝扎血管:缝扎、切断阴茎背侧血管。包括阴茎背浅、背深静脉,阴茎背动脉。鉴于侧面无血管走行的解剖学特点,从侧面打开Buck筋膜,在背侧白膜与神经血管束间建立手术平面,结扎切断阴茎背侧血管;③锐性切断海绵体:"先尿道后阴茎"的离断原则。在尿道海绵体两侧切开部分Buck筋膜,将尿道海绵体钝性游离2cm左右,在远侧端切断;锐性切断阴茎海绵体,使切面呈斜形。阴茎癌侵犯尿道海绵体的比较少,所以尿道海绵体保留适当多一些,以便于背侧劈开,扩大尿道开口,避免术后尿道狭窄;④整形缝合:2-0可吸收缝线缝合阴茎海绵体白膜,4-0可吸收缝线在中线处将阴茎皮肤缝合;4-0可吸收缝线间断缝合尿道和邻近阴茎皮肤,行腹侧尿道造口术,使其敞开侧朝上。

**（三）疗效与评价**

所有治疗方式都显示出良好的肿瘤治疗效果。目前尚无足够的证据表明不同阴茎保留手术存在疗效上的差异。虽然保留手术可能提高生活质量，但局部复发比根治性手术更容易发生。在接受保留手术的患者中，孤立的局部复发是 8.9%，5 年期 DSS 率为 91.7%。肿瘤分级、分期和淋巴血管侵犯似乎是局部复发的预测因子。有关阴茎癌保留阴茎手术治疗的并发症及疗效（表 75-3）。

**表 75-3 阴茎癌保留阴茎手术治疗的并发症及疗效**

| 治疗方式 | 并发症 | 局部复发 | 淋巴结复发 | 肿瘤特异性病死率 |
|---|---|---|---|---|
| 钕：钇铝石榴石激光治疗 | N.A. | 10%~48% | 21% | 2%~9% |
| 二氧化碳激光治疗 | 出血及尿道口狭窄总发生率 <1% | 14%~23% | 2%~4% | N.A. |
| 其他激光治疗 | 出血 8%、局部感染 2% | 11%~26% | 2% | 2%~3% |
| 莫氏显微手术 | 局部感染 3%、尿道口狭窄 6% | 32% | 8% | 3%~4% |
| 龟头表面修复治疗 | N.A. | 4%~6% | N.A. | N.A. |
| 龟头切除术 | N.A. | 8% | 9% | N.A. |
| 阴茎部分切除术 | N.A. | 4%~13% | 14%~19% | 11%~27% |

## 第六节 阴茎全切除术 + 尿道会阴部造口

### 一、手术适应证

$T_2$ 期以上的阴茎癌，或者阴茎癌侵犯阴茎海绵体至阴茎根部有结节的病例，推荐阴茎全切除术和会阴尿道造口术。$T_2$ 期阴茎癌行部分切除术后不能保留有功能的残端时也应行阴茎全切除和会阴尿道重建。当病灶未侵犯阴囊时，不建议切除阴囊和睾丸，保留阴囊和睾丸对维持男性化的特征和以后行阴茎重建有帮助。当阴囊受累及时（$T_4$ 期），阴茎全切术和阴囊、睾丸切除术同时进行。

### 二、手术主要操作步骤与要点

阴茎全切除术 + 尿道会阴部造口的具体手术步骤如下：①游离阴茎海绵体及尿道海绵体至阴茎根部；②阴茎海绵体游离至阴茎角：切除阴茎悬韧带，剪刀钝性分开耻骨联合下间隙，以便显露双侧阴茎角，将左右阴茎角附着韧带剪除；③阴茎腹侧剪开 Buck 筋膜，在“球部尿道”远端将尿道自阴茎海绵体分离开来，切断尿道，保留足够长度并游离至会阴部；④继续向近端游离，将其与阴茎海绵体角游离。在耻骨支处钳夹并切断阴茎海绵体角，用 2-0 可吸收线反复缝合残端。切除部位距离肿瘤至少 2cm；⑤会阴部皮肤造口：提起会阴部皮肤，并切除 1cm 的椭圆形皮肤。用弯钳钝性分离出一条隧道，以避免尿道成角。将尿道拉入会阴部切口；⑥在背侧楔形切开尿道，置入 F18 号尿管，用 4-0 可吸收线缝合将尿道与皮肤缝合。放置引流，横向缝合阴囊使其抬高，术后 3 天拔除引流，通常 1 周后拔除尿管。

## 第七节 腹股沟淋巴清扫术

### 一、概述

阴茎癌中淋巴转移遵循解剖引流的途径，腹股沟和盆腔淋巴结为阴茎提供区域淋巴引流系统，腹股沟浅表和深层淋巴结是阴茎癌扩增的第一站，可表现为单侧或双侧。几乎所有腹股沟前哨淋巴结都位于上腹股沟区和中央腹股沟区，且多位于在内上侧区域。目前尚未观察到从阴茎到下腹股沟区的淋巴引流，也未见从阴茎直接到盆腔淋巴结的引流路径。阴茎癌区域淋巴引流的第二站是同侧盆腔淋巴结。盆腔淋巴结转移基本都伴随着同侧腹股沟淋巴结转移，尚无报道发现从一侧腹股沟淋巴结扩散到另一侧盆腔淋巴结的交叉转移。盆腔淋巴结扩散的下一站为主动脉旁和副腔静脉淋巴结，已超出阴茎区域淋巴结的范畴，因而被归类为全身转移性。

有研究显示无区域淋巴结转移的患者术后五年生存率可达到 95%~100%，当出现单个腹股沟淋巴结转移时，五年生存率降低到 80%，出现多个腹股沟淋巴结转移时，五年生存率降低到50%，出现盆腔及周围淋巴结转移则为0%。阴茎癌原发灶切除后，确定区域淋巴结清除术的手术指征是关键性的问题。50%的阴茎癌患者就诊时可触及腹股沟区肿大的淋巴结。其中25%的患者肿大的淋巴结与病灶所引起的溃疡和炎症有关，经过4~6周的抗生素治疗，肿大的淋巴结可消失。在腹股沟可触及肿大淋巴结的患者当中只有50%有淋巴结转移。此外在未触及区域淋巴结肿大的患者当中，有20%伴有淋巴结转移。

目前对于切除原发灶后经过4~6周抗生素治疗腹股沟区未触及肿大淋巴结的患者，是否进行预防性的淋巴结清扫存有争议。有研究显示通过预防性的淋巴结清扫证实有淋巴结转移的患者五年生存率可达到80%~90%，但通过观察与等待策略，出现淋巴结转移时再行淋巴结清扫的患者五年生存率只有30%~40%。

为明确有无淋巴结转移，可进行“前哨淋巴结”活检。其解剖位置在腹壁浅静脉前内侧，大隐静脉汇合点的上内侧。但是临床研究的结果证实前哨淋巴结不一定位于特定解剖区域。近年来通过术中在原发灶使用生物活性染料和示踪剂进行动态前哨淋巴结活检技术可发现隐蔽的淋巴结转移，可避免不必要的淋巴结清扫。

切除原发灶后经过4~6周的抗生素治疗后，腹股沟区可触及肿大的淋巴结肿瘤为$N_{1-2}$期，需进行区域淋巴结清扫术。冰冻切片显示腹股沟单个淋巴结阳性且无转移播散，进行双侧腹股沟淋巴结清扫。研究发现腹股沟淋巴结阴性时无盆腔淋巴结转移，有1~3个阳性淋巴结时盆腔转移可能性为22%，大于3个时则高达57%，如果有淋巴结外侵犯也会增加转移的可能性。因此推荐合并≥2个阳性腹股沟淋巴结的患者，还须加行盆腔淋巴结清扫。

## 二、腹股沟淋巴清扫术指征

推荐对于下列情况之一者进行腹股沟淋巴结清扫术：①阴茎癌为低分化癌；②阴茎癌病理分级$G_3$级及以上；③病理分期$T_2$期及以上；④肿瘤伴有血管及淋巴管浸润。需进行预防性的腹股沟淋巴结清扫，根据阴茎淋巴交叉引流的特点，需行双侧清扫。腹股沟淋巴清扫术指征(表75-4)。

表75-4 淋巴结转移治疗策略指南

| 区域淋巴结 | 区域淋巴结的管理是治疗阴茎癌的基础 |
|---|---|
| 腹股沟未触及淋巴结($cN_0$) | $T_{is}$，$T_aG_1$，$T_1G_1$：动态监测<br>>$T_1G_2$：通过双侧改良腹股沟淋巴结清扫术或动态前哨淋巴结活检进行侵袭性淋巴结分期 |
| 腹股沟可触及淋巴结($cN_1/cN_2$) | 根治性腹股沟淋巴结清扫术 |
| 腹股沟固定淋巴结($cN_3$) | 新辅助化疗并在应答者中行根治性腹股沟淋巴结清扫术 |
| 盆腔肿大淋巴结 | 如果一侧($pN_2$)涉及两个或更多个腹股沟淋巴结并且确认了囊外淋巴结转移($pN_3$)，则行同侧盆腔淋巴结清扫术 |
| 辅助性化疗 | 对$pN_2/pN_3$期患者行根治性淋巴结清扫术后辅以辅助性化疗 |
| 放疗 | 不要用于治疗阴茎癌的转移淋巴结 |

### (一)临床上淋巴结正常的阴茎癌患者

对于临床淋巴结阴性患者，早期腹股沟淋巴结清扫术后的远期存活远远优于区域淋巴结复发后再行淋巴结清扫术的患者。一项前瞻性研究比较了临床上淋巴结阳性患者行双侧淋巴结切除术、放射治疗和仅做检测随访的，结果显示行腹股沟淋巴结清扫术的5年OS远高于放疗和观察随访(74%vs. 66%、63%)。

cN0阴茎癌中的腹股沟淋巴结的分期需要侵入性技术，这是由于所有影像学手段(US、CT、MRI)在排除小的和微转移的淋巴结受累方面是不可靠的。虽然已经确定了除大小以外的CT标准用于淋巴结转移的回顾性检测，这些尚未经过前瞻性验证。列线图在预测淋巴结转移方面也是不可靠的。细针穿刺细胞学检查也不能可靠地排除微转移病灶，因此也不推荐。

有两种基于证据水平的侵入性诊断技术：①改良腹股沟淋巴结清扫术(mILND)和动态前哨淋巴结活检(DSNB)。两者都是临床淋巴结阴性患者腹股沟淋巴结的侵入性诊断的标准方法，改良的ILND是标准的手术方法；②动态前哨淋巴结活检(DSNB)：是基于阴茎癌的初级淋巴引流最初会在每一侧进入一个或仅有几个腹股沟前哨淋巴结，然后才播散到更多的腹股沟淋巴结的假设。在手术前一天在阴茎癌周围注射锝-99m($^{99m}Tc$)纳米胶体，也可以在手术前注射专利蓝V。在97%的病例中，术中使用检测伽马射线的设备可检测到前哨淋巴结。该操作已经常规标准化使用，学习曲线较短。有报道认为动态前哨淋巴结活检具有高灵敏度(90%~94%)。在对18项研究的汇总荟萃分析中，DSNB的灵敏度是88%，而使用专利蓝 V 的 DSNB 的灵敏度则高达 90%。

cN0 患者的两种侵入性区域淋巴结分期方法均可能遗漏微转移灶导致区域复发并大大降低长期生存率。即使在经验丰富的中心，DSNB 的假阴性率也可高达 12%~15%。mILND 的假阴性率目前尚不清楚。因此临床实践中必须告知患者所使用的方法以及假阴性结果的风险。如果用任何一种方法发现淋巴结转移，则应进行同侧根治性腹股沟淋巴结清扫术。

**（二）可触及腹股沟淋巴结患者的处理**

对于单侧或双侧可触及的腹股沟淋巴结（$cN_1$/$cN_2$），很可能已发生淋巴结转移。因此使用抗生素治疗以排除感染因素的传统临床建议不再正确。相反，应在发生进一步的转移扩散之前进行适当的肿瘤诊断和治疗，不得延误时机。对于临床上可疑的病例，超声引导下细针穿刺及细胞学检查可作为一种选择。对于明显增大的腹股沟淋巴结，CT 或 MRI 可以提供盆腔淋巴结状态的信息。18F-FDGPET/CT 可识别淋巴结阳性患者的其他转移灶。对于可触及的增大或可疑腹股沟淋巴结患者，动态前哨淋巴结活检并不可靠。对于细针穿刺病理检查证实发生淋巴结转移的患者，同侧腹股沟根治性淋巴结清扫术是十分必要的。

**（三）腹股沟淋巴结固定患者（$cN_3$）的处理**

这类患者往往伴有转移病灶，通过胸部，腹部和盆腔 CT 扫描进行疾病的分期，对于评估是否存在进一步的盆腔淋巴结病灶和全身转移性病灶是十分必要的。对于临床明确诊断的病例，不需要通过活组织检查进行组织学验证。而对于可疑的罕见病例则需要进行切除或穿刺活检。这类患者的预后很差，单靠手术往往难以治愈。一般不建议对此类患者先进行手术，建议采用新辅助化疗加根治性淋巴结清扫术的联合治疗。根据淋巴结转移判断指南推荐治疗策略（表 75-4）。

## 三、腹股沟淋巴清扫范围

**（一）腹股沟淋巴结根治性清扫术**

(1) 手术界限：上界起自外环口与髂前上棘连线，外侧界起自髂前上棘向下 20cm，内侧界起自耻骨结节向下 15cm，下界即为内外侧界限下方两点之间的连线；

(2) 手术范围：需游离并切除大隐静脉主干，股血管前侧分支，以及被缝匠肌覆盖的股血管分支，需要清扫该范围内所有浅层及深层脂肪及淋巴组织；

(3) 术后伤口并发症的发生风险较高，包括伤口感染（1.2%~1.4%）、皮肤坏死（0.6%~4.7%）、淋巴水肿（5%~13.9%）和淋巴囊肿形成（2.1%~4%）。由于腿部淋巴引流受损和伤口迁延不愈，根治性腹股沟淋巴结切除术常带来明显的并发症。在高体重指数等风险因素存在的情况下，这种并发症的发病率可高达 50%。

**（二）腹股沟淋巴结改良清扫术**

(1) 手术溯源：1988 年，美国华盛顿大学圣路易斯分校的 Catalona 医师最早提出了改良术式，在获得同等肿瘤学预后的基础上最大限度地降低了并发症的发生率。

(2) 手术范围：在根治性手术界限的基础上，清扫范围：内界为长收肌，外界为股动脉，上界为精索，下界为卵圆窝。不清扫股动脉外侧以及股管内的淋巴结，保留大隐静脉，不需翻转缝匠肌，保留缝匠肌深面的股血管分支及淋巴结。即只清扫股三角区域内的浅层淋巴结组织。

(3) 手术的关键点：①较小的皮肤切口；②限制了对股动脉外侧和卵圆孔下侧淋巴结的清扫；③保留了大隐静脉；④无需对缝匠肌移位。术中清除该区域所有浅表淋巴结，同时清除主要位于股静脉内侧至腹股沟韧带水平的腹股沟深淋巴结。

**（三）手术路径与操作要点**

(1) 开放手术入路：定位区域、完整切除浅筋膜深层（包含全部淋巴结），保留大隐静脉、皮瓣血供。技术上：起始以腹外斜肌腱膜标志的手术上界，沿正确的层面，手指“钝性分离”，条索集束结扎切断。整个过程基本上是“不停的分离、结扎”。切口：腹股沟韧带上方 3cm 左右平行切口，上至内环口稍上方，下至持股结节外上，再向下弧形转弯跨越腹股沟韧带。切除淋巴结：大致两个区域，以腹股沟韧带为界，分为上区和下区。切开皮肤至腹外斜肌腱膜，显露一部分作为标志。上区：沿层次分离腹股沟韧带上方区域浅筋膜深层，至腹股沟韧带处，完整显露腹外斜肌腱膜及外环口精索。切除范围大约精索上 2cm。下区：锐性切除紧密连接在腹股沟韧带上方的深筋膜。在外环口处可见到髂腹股沟神经和生殖股神经（生殖支）穿出，比较明显。所以，对于睾丸附睾手术局麻要在外环口麻醉，阻断精索内的睾丸神经和精索外的髂腹股沟神经、生殖股神经（生殖支），这样比较彻底。而精索封闭，则两者均可。缝合切口皮瓣：由远至近，缝合皮下脂肪于阔筋膜及腹外斜肌腱膜上，放置细硅胶引流管，常规缝合切口。加压包扎：

常规切口贴覆盖切口，然后在下端（低位处），敷料卷裹压盖，宽胶布加压贴盖；

（2）腹腔镜下手术入路：患者平卧位，双侧大腿外旋外展，双下肢夹角呈 80°，常规消毒铺巾后，于股三角顶点下方 2.0cm 处做一长约 1.5cm 切口，右手食指伸入切口在 Scarpa 筋膜表面钝性分离一腔隙，置入气囊后，充气 300~400ml，充分扩张 Scarps 筋膜与皮下脂肪，在该处留置 10mm Trocar 后，置入腹腔镜并连接气腹与照明光源，注入 $CO_2$ 维持腔内压力 15mmHg，在该孔上方，大腿内外侧各做一小切口，分别置入 10mm 及 5mm Trocar，置入腔镜器械进行操作。分离范围上界为腹股沟韧带以上 2cm，外侧界缝匠肌内侧缘，内侧界为长收肌外侧缘，下界为内外侧界限下方两点之间的连线，清扫该范围内的所有腹股沟浅组脂肪及淋巴组织，保留大隐静脉主干，清扫其属支，同时打开筛状筋膜，清扫股动脉及股静脉表面的腹股沟深组淋巴结组织（腹腔镜下腹股沟淋巴结清扫术见视频 43）。

视频 43 腹腔镜下腹股沟淋巴结清扫术

**（四）术后随访**

（1）随访的合理性：随访期间早期发现复发会增加病灶治愈的可能性。局部复发如果成功治疗，则不会显著降低长期生存率。相比之下，如果肿瘤扩散到腹股沟淋巴结，则会导致无病生存率明显降低。随访对于治疗相关并发症的检测和处理也很重要。

局部或区域淋巴结复发通常在初次治疗后两年内发生。治疗五年后，复发多是局部复发或新的原发病灶。因此在治疗后的前两年采取强化随访方案，往后随访频率可降低，总的随访时间至少为五年。五年后的随访可以在主动性较强患者中定期进行自我检查。

（2）随访时间及方式：对于局部治疗后腹股沟淋巴结阴性的患者，随访应包括对阴茎和腹股沟局部或区域淋巴结的体格检查。额外的影像检查没有证明有益。随访还取决于初次治疗的方式。肿瘤切缘应该由病理确认是否无瘤，以及是否行局部激光消融或局部化疗。对于腹股沟淋巴结转移行根治性治疗患者，CT 或 MRI 成像对于系统性疾病的检测应该在前两年内每 3 个月进行一次，患者可能会从联合化疗中受益。对于晚期局部复发，合并致死性转移病灶，在 5 年后发生非常罕见。因此常规随访可在 5 年后停止，但是患者仍需要注意任何局部临床症状。在不太可能进行自我检查的患者中，长期的随访仍然是有必要的。

（3）原发肿瘤复发：对于所有类型的局部器官保留治疗，包括局部切除后，激光治疗，近距离放射治疗以及其他相关治疗都可能发生原发肿瘤复发。但是，与局部复发相比，原位肿瘤复发不会增加死亡的风险。接受阴茎保留治疗方式的患者在治疗后的两年内发生局部复发的比例约为 27%。而接受阴茎部分切除术治疗的患者，术后局部复发的比例约为 4%~5%。患者自己或他的医师通过体格检查可以容易地检测到局部复发。患者教育是随访的重要组成部分，患者应当在看到任何临床改变时，应尽快前往专科门诊就医。

（4）局部复发的随访：大多数局部复发多发生在诊断和治疗后的前 2 年，无论患者是否接受密切监测的方案或基于前哨节点的治疗方案或改良腹股沟淋巴结清扫术。这虽然很罕见，但两年后仍然会出现意外的区域性复发。因此有选择地继续对这些患者进行密切随访，他们进行自我检查非常重要。接受密切监测方案的患者局部复发率最高（9%），而通过改良腹股沟淋巴结切除术或 DSNB 进行侵入性淋巴结分期，并达到淋巴结阴性的患者局部复发率最低（2.3%）。在可疑病例中使用超声和细针穿刺细胞学（FNAC）可以提高发现早期局部复发的概率。并不支持常规应用 CT 或 MRI 用于局部复发的检测和随访。对未淋巴结转移并接受手术治疗而未接受辅助治疗的患者，其局部复发的风险增加了 19%。局部复发时需要及时接受根治性腹股沟淋巴结清扫术和辅助治疗。

（贺大林）

## 参考文献

[1] CHAUX A, NETTO G J, RODRÍGUEZ I M, et al. Epidemiologic profile, sexual history, pathologic features, and human papillomavirus status of 103 patients with penile carcinoma [J]. World J Urol, 2013, 31(4): 861-867.

[2] SCHLENKER B, SCHER B, TILING R, et al. Detection of inguinal lymph node involvement in penile squamous cell carcinoma by 18F-fluorodeoxyglucose PET/CT: a prospective single-center study [J]. Urol Oncol, 2012, 30(1): 55-59.

# 第七十六章

# 其他阴茎肿瘤与相关疾病

## 第一节　阴茎基底细胞癌

### 一、概述

基底细胞癌（basal cell carcinoma，BCC）是较为常见的皮肤恶性肿瘤，其生长缓慢，较少发生转移。阴茎基底细胞癌极为罕见。据统计，生长于阴茎的基底细胞癌仅占男性基底细胞癌总发病率的 0.01%~0.06%。截至目前，多数的阴茎基底细胞癌信息多来自于个案报道。据文献记载，男性阴茎基底细胞癌患者多集中于 50~70 岁，发病部位较常见于阴茎体部两侧。

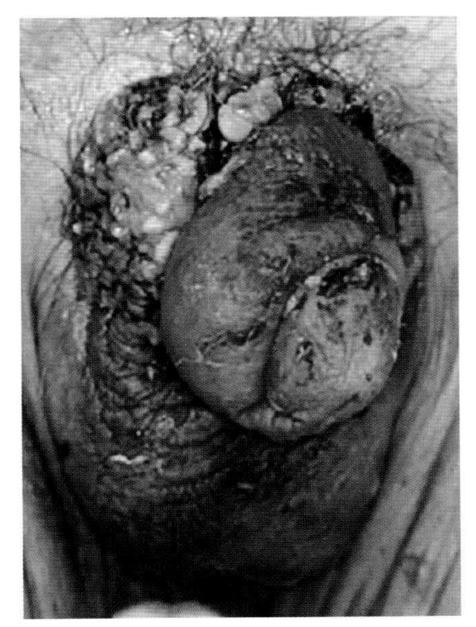

图 76-1　阴茎基底细胞癌局部表现特征

### 二、病因及病理

阴茎基底细胞癌的病因目前尚不明确，而皮肤基底细胞癌的发生多与过度的日光及紫外线照射、皮肤损伤及接触含砷剂的化学品相关。近年来的研究表明，与基底细胞癌发生相关的分子机制包括 Hedgehog 通路的激活、*PTCH1* 及 *SMO* 基因的异常表达，以及 *P53* 基因的突变等。根据肿瘤的生长形态，临床上常分为结节溃疡型、表浅型、硬化型、色素型及纤维上皮瘤型。其中，结节溃疡型最为常见，初期可表现为灰白色结节，而后出现被珍珠状隆起的边缘所包绕的溃疡（图 76-1）。组织病理学检查可见瘤细胞位于真皮内，形似表皮基底细胞，但细胞核较大，胞质相对较少（图 76-2）。此外，肿瘤细胞内可含有较多色素，肿瘤细胞团周边可出现结缔组织增生。细胞团中央也可以出现角化区或坏死性囊腔。

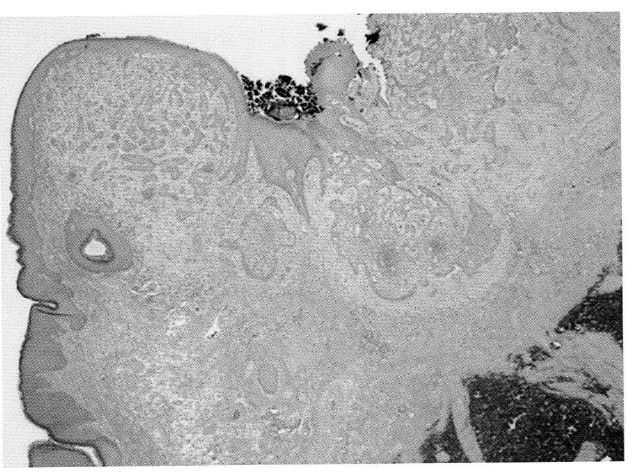

图 76-2　阴茎基底细胞癌组织学表现

### 三、诊断要点

阴茎基底细胞癌起病较为隐匿，溃疡形成后会出现相应的不适症状。临床诊断要结合患者的年龄、临床表现及病理学检查。因为现在对于阴茎基底细胞癌的病因及高危致病因素尚不明确,故在诊断过程中,需参考皮肤基底细胞癌的可能致病因素。对高度怀疑者,需通过病理组织学检查来明确诊断。此外,该疾病还需要与阴茎鳞状细胞癌、阴茎鲍温病、佩吉特病及脂溢性角化病等相鉴别。

### 四、外科治疗原则

结合基底细胞癌的特点,美国国家癌症综合网络(National Comprehensive Cancer Network,NCCN)将其分为低危组和高危组。针对阴茎基底细胞癌,低危组为病变 <6mm,边界清晰的原发肿瘤。患者无既往免疫抑制治疗及局部放疗史。病理分型为结节型或浅表型,肿瘤未侵及神经脉管;高危组为病变 >6mm,边界不清晰的复发肿瘤,患者既往接受过免疫抑制或局部放疗,病理学表现为浸润型肿瘤。

阴茎基底细胞癌主要的治疗手段为 Mohs 手术切除术,术中行快速病理检查以明确切除的范围。术后常常可以达到治愈的标准,鲜有术后转移及局部复发的报道。而针对低危型肿瘤,可行的治疗方案包括电干燥法刮除术,肿瘤表面 5-FU 或咪喹莫特治疗,冷冻手术及光动力学治疗。但对于高危型肿瘤,NCCN 指南不推荐行 Mohs 手术以外的治疗。转移性基底细胞癌十分罕见,针对 Hedgehog 通路的抑制剂维莫德吉(vismodegib)已经上市,其整体有效率约为 30%~50%。目前,亦有研究表明 PD-1 抗体可瑞达(keytruda)对晚期基底细胞癌治疗有效。

### 五、结语

阴茎基底细胞癌为一种较为罕见的阴茎皮肤恶性肿瘤,多表现为阴茎体部的特征性溃疡病灶。该疾病与发生于其他部位的皮肤基底细胞癌可能有相同的致病因素。疾病诊断主要依靠临床表现及病理学检查,目前通过 Mohs 手术多可以治愈,术后鲜有复发或转移的报道。

## 第二节 阴茎黑色素瘤

### 一、概述

黑色素瘤(melanoma)为常见的皮肤恶性肿瘤。据统计,仅有 0.1%~0.2% 的黑色素瘤原发于阴茎。阴茎黑色素瘤占阴茎恶性肿瘤的 1.4%。其多见于 50~70 岁男性。82% 的阴茎黑色素瘤见于阴茎头,其次是包皮,偶见于阴茎体部。其恶性程度较高,往往在疾病发现时即存在远处转移,预后较差,2 年和五年生存率分别为 63% 和 31%。

### 二、病因及病理

黑色素瘤的发病机制目前尚不明确,既往的研究表明其与日光及紫外线照射密切相关。此外,近年来的研究表明 *BRAF* 及 *NRAS* 基因突变、位于 9 号染色体短臂的 *CDKN2A* 基因缺失、痣细胞发育不良、外伤、感染及免疫功能异常亦与该疾病的发生密切相关。组织学检查,可见呈巢状分布的黑色素瘤细胞(图 76-3)。该细胞核较大,内可见核分裂象。胞质内含色素颗粒,对多巴及酪氨酸酶呈强阳性反应。利用 S-100 及 HMB-45 抗体进行免疫组化染色有助于病理学诊断。

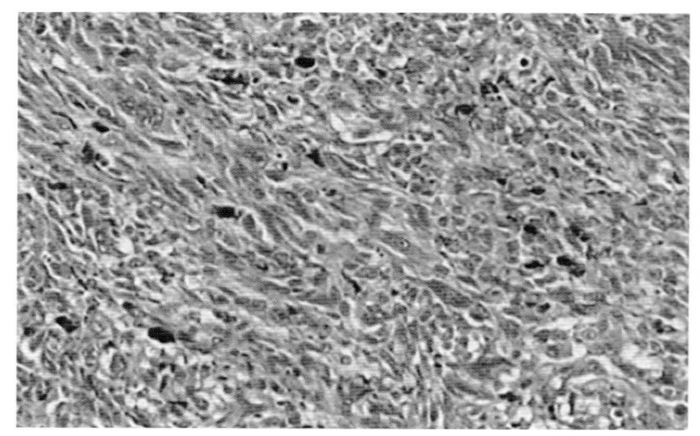

图 76-3 位于组织之中的黑色素瘤细胞

### 三、诊断要点

黑色素瘤常表现为阴茎头部的无痛性丘疹、斑块,伴有蓝黑色或红棕色的色素沉着。其边界清晰,生长迅速,常形成溃疡,伴疼痛、出血及感染等临床症状。根据肿瘤的形态,可分为雀斑痣样黑色素瘤、结节性黑色素瘤及表浅扩散性黑色素瘤。根据肿瘤的形态和病理学检查即可对疾病做出诊断。目前尚无针对阴茎黑色素瘤的标准分期。2005 年,曾有学者将已知的皮肤黑色素瘤的相关预后因素,如浸润深度（Clark 分期）和肿瘤厚度（Breslow 分类）用来参考评估阴茎黑色素瘤的预后。现阶段广泛使用的仍然是阴茎黑色素瘤三期分法（表 76-1）。

表 76-1　阴茎黑色素瘤临床分期与表现特征

| 临床分期分期 | 描述表现特征 |
|---|---|
| Ⅰ期 | 肿瘤局限于阴茎，无淋巴结及远端转移 |
| Ⅱ期 | 单侧腹股沟淋巴结转移 |
| Ⅲ期 | 肿瘤浸润至阴茎周围组织，或出现远端淋巴结转移 |

## 四、外科治疗原则

阴茎黑色素瘤强调早期的诊断与治疗。手术切除病灶是首选的治疗方式。对于Ⅰ期和Ⅱ期的阴茎黑色素瘤，在充分的切除原发肿瘤的同时，需要联合双侧髂腹股沟淋巴结的清扫。既往有学者认为肿瘤的切除范围取决于肿瘤的大小和范围：包皮的肿瘤行环切术；阴茎头部的肿瘤可行阴茎部分切除；对阴茎头和体的肿瘤可行部分或全阴茎切除。而我国的学者主张对Ⅰ、Ⅱ期阴茎黑色素瘤的患者行阴茎全切术联合髂腹股沟淋巴结清扫。针对Ⅲ期的患者，目前多采取以放疗、化疗或靶向药物治疗为基础的综合治疗。其中，靶向治疗以针对 *BRAF* 基因突变为靶点的维罗非尼（vemurafenib）或达拉非尼（dabrafenib）联合考比替尼（cobimetinib）治疗为主，整体有效率达 80%。此外，随着肿瘤免疫治疗的迅速发展，针对 T 淋巴细胞抗原 CTLA-4 的抗体伊匹单抗（ipilimumab）及 PD-1 抗体纳武单抗（nivolumab）亦应用于黑色素瘤的治疗中。至于单一给药或联合给药的整体有效性尚存在争议，其标准化的免疫治疗方案仍有待于进一步的评估。

## 五、结语

阴茎黑色素瘤与皮肤黑色素瘤有许多相同之处，恶性程度高，早期易出现转移。该疾病的诊断主要依据典型的皮损表现及病理学检查。目前手术治疗是早期患者的首选方案，至于是否在手术过程中保留部分阴茎仍有待进一步商榷。中晚期患者预后较差，术后五年生存率为 30% 左右。近年来新兴的靶向治疗可能会成为晚期黑色素瘤患者治疗的有效选择。

# 第三节　阴茎佩吉特病

## 一、概述

佩吉特病（Paget's disease）又称为湿疹样癌。首次由英国医师 James Paget 报道于 1874 年，根据皮疹及病变的位置不同，分为乳房佩吉特病（mammary Paget's disease）及乳房外佩吉特病（extra-mammary Paget's disease）。第一例乳房外佩吉特病报导出现在 1889 年。阴茎佩吉特病为乳房外佩吉特病的一种，极为少见，目前的数据多来源于分散的病例报道，其预后较乳房佩吉特病好，然而乳房外佩吉特病常于其他恶性肿瘤共存，提示预后不良。

## 二、病因及病理

目前，佩吉特病的病因尚不明确，然而根据个别病例报道的免疫组化研究显示，其发生可能与 *GATA3*、*p63* 等基因突变相关。阴茎佩吉特病常见于阴茎头部、包皮及阴茎体部，呈红色湿润的湿疹样外观（图 76-4）。组织病理学检查可见表皮内特异性的佩吉特细胞，胞体及细胞核较大，细胞质丰富而淡染，呈空泡状（图 76-5）。

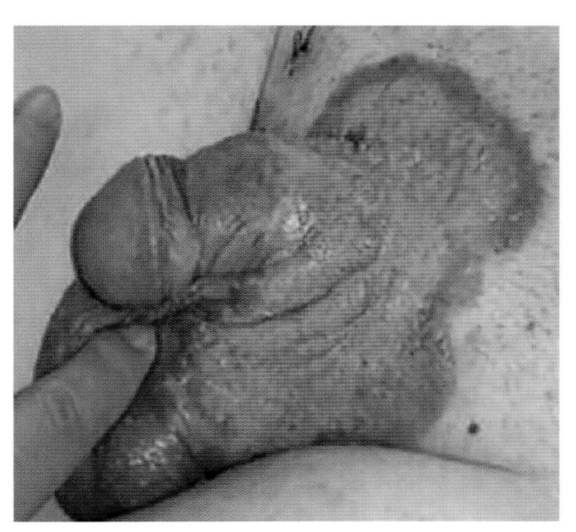

图 76-4　阴茎佩吉特病皮肤特征

## 三、诊断要点

阴茎佩吉特病诊断主要依据包括：①阴茎佩吉特病常表现为界限清晰的红色斑丘疹，似湿疹样外观，可伴有局部的不适、瘙痒以及分泌物；②对中老年男性患者阴茎持续存在湿疹样皮疹，且按湿疹治

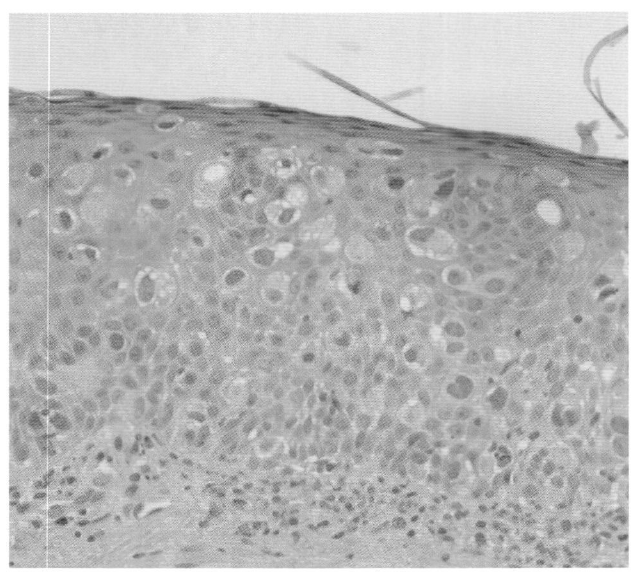

图 76-5　组织学切片显示佩吉特细胞呈空泡状特点

疗无效者，应怀疑本病并行病理组织学检查；③佩吉特病常常预示体内可能存在的实体肿瘤或既往有实体肿瘤病史，故对阴茎佩吉特病患者需详细查体并询问相关病史和进行完善的相关检查；④对乳房外佩吉特病，Lopes 等总结了免疫组化鉴别诊断要点（表 76-2）。

表 76-2　乳房外佩吉特病免疫组化鉴别诊断要点

| 免疫组化方法及标志物 | 原发乳外佩吉特病 | 继发乳外佩吉特病 | 鲍恩病（Bowen disease） | 浅表黑色素瘤 |
|---|---|---|---|---|
| 抗 PAS 淀粉酶 | + | + | − | − |
| 黏蛋白胭脂红 | + | + | − | − |
| 阿尔新蓝 | + | + | − | − |
| 胶体铁染色 | + | + | − | − |
| Masson-Fontana 黑色素染色 | − | − | − | + |
| 广谱细胞角蛋白（AE1AE3） | + | + | + | − |
| CK7 | + | + | + 或 − | − |
| EMA | + | + | | |
| CEA | + | + | − | − |
| GCDFP-15 | + | − | − | − |
| Melan-A | − | − | − | + |
| P63 | − | − | + | |
| S-100 | − | − | − | + |
| HMB-45 | − | − | − | + |

## 四、外科治疗原则

阴茎佩吉特病为乳房外佩吉特病的一种类型，表现为久治不愈的阴茎湿疹样病损，可伴有溃疡。根据临床表现，病理组织学检查找到佩吉特细胞即可确诊。阴茎佩吉特病诊断明确后，早期的患者首选阴茎部分切除术及腹股沟淋巴结清扫。对于晚期的患者可采取放疗和以 5-FU、博来霉素为主的化疗方案中医药结合治疗，可获得一定的临床疗效，延长患者一定的生存时间。

# 第四节　阴 茎 肉 瘤

## 一、概述

阴茎肉瘤（sarcoma of the penis）为原发于阴茎间质组织的恶性肿瘤。根据组织来源不同，可以分为血管源性、神经源性、肌源性和纤维组织源性。其患病年龄可以从新生儿到老年人，但总体而言，阴茎肉瘤较为少见，恶性肉瘤总发病率占阴茎非鳞癌原发恶性肿瘤的 56.3%，发病年龄多集中在 40~60 岁。其恶性程度与肿瘤的类型相关。

## 二、病因及病理

阴茎肉瘤的发病机制目前尚不明确，但一种特殊类型的阴茎肉瘤——卡波西肉瘤（Kaposi sarcoma），其发病与 HIV 感染或机体免疫功能障碍有直接关系。根据肉瘤的组织源性不同，阴茎肉瘤可以表现为血管肉瘤、纤维肉瘤、平滑肌和横纹肌肉瘤、卡波西肉瘤（图 76-6）等。肿瘤可以来源于阴茎包皮的间质组织或海绵体间质组织。表浅的肉瘤可以表现为阴茎肿块突出于表面，深部的肉瘤可以直接表现为阴茎体积的增大。组织病理学检查可以见到类似于纤维和肌肉组织的梭形细胞，部分肿瘤细胞可具备血管内皮细胞的特征。

## 三、诊断要点

阴茎肉瘤多发生于阴茎的近端，诊断要点包括：①主要临床表现包括阴茎肿块、阴茎体积增大、异常勃起和疼痛；②肿瘤体积较大时可出现尿路梗阻排尿困难的症状；③Kaposi 肉瘤可以出现特异性的丘

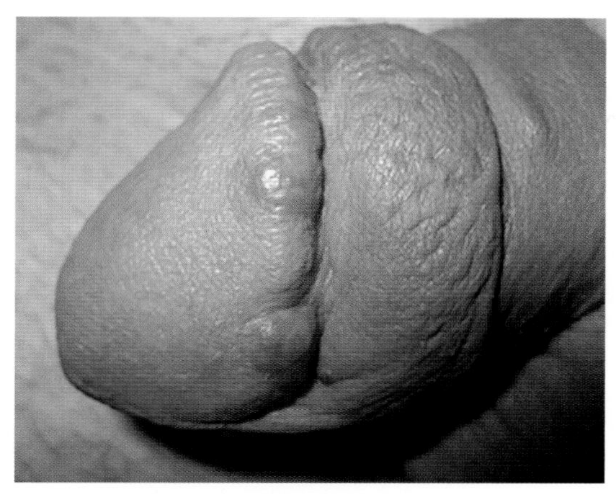

图 76-6　阴茎卡波西肉瘤皮肤表现

疹及蓝色溃疡，部分患者可触及肿大的腹股沟淋巴结，预示肿瘤可能已经转移；④最终诊断需依靠病理组织学检查判定。

## 四、外科治疗原则

阴茎肉瘤源于阴茎的间质组织，因其组织源性复杂，故种类较多。整体而言恶性程度较高，多见于中老年。根据阴茎肿块，可能的压迫症状及相关病史，高度怀疑阴茎肉瘤者需行病理学检查以明确诊断。在这里，我们推荐对早期的阴茎肉瘤行全阴茎的切除，以最大程度地避免局部复发的可能，腹股沟淋巴结可视情况进行清扫。阴茎肉瘤患者的预后较差。

对于早期阴茎肉瘤患者的治疗，应首选手术治疗。对于侵袭深部的肿瘤患者，则首选根治性阴茎切除，可根据腹股沟淋巴结状况选择是否做淋巴结清扫。但对于浅表的部分肿瘤，青中年患者是否保留阴茎学术上仍存在争议。由于阴茎肉瘤整体恶性程度较高，多数专家推荐行根治性阴茎切除术。对于卡波西肉瘤，手术切除、放疗和化疗的患者均可获益。

（王凯臣　孔祥波）

## 参考文献

[1] BRADY KL，MERCURIO MG，BROWN MD. Malignant tumors of the penis [J]. Dermatol Surg，2013，39(4)：527-547.

[2] LIPSON EJ，LILO MT，OGURTSOVA A，et al. Basal cell carcinoma：PD-L1/PD-1 checkpoint expression and tumor regression after PD-1 blockade [J]. J Immunother Cancer，2017，5：23.

[3] LOPES FL，LOPES IM，LOPES LR，et al. Mammary and extramammary Paget's disease [J]. An Bras Dermatol，2015，90(2)：225-231.

[4] MARUYAMA Y，SADAHIRA T，MITSUI Y，et al. Red nodular melanoma of the penile foreskin：a case report and literature review [J]. Mol Clin Oncol，2018，9(4)：449-452.

[5] MARZUKA AG，BOOK SE. Basal cell carcinoma：pathogenesis，epidemiology，clinical features，diagnosis，histopathology，and management [J]. Yale J Biol Med，2015，88(2)：167-179.

# 第七十七章

# 尿道癌与外科治疗

## 第一节　男性尿道癌与外科治疗

### 一、概述

原发性尿道癌被认为是一种罕见的癌症，占所有恶性肿瘤的 1%。2008 年初，27 个欧盟国家的原发性尿道癌患患者数为 4 292 例，估计每年新发病例 655 例。年龄标准化比率为每百万居民 1.1 人。该病通常在 50 岁以后发病。致病因素包括由于频繁患性传播疾病、尿道炎及尿道狭窄导致的慢性炎症，同时人乳头瘤病毒 16 型也可能导致尿道鳞状细胞癌。慢性尿道狭窄患者的恶性病变发生可能是隐匿的，临床可疑指标升高可以方便地帮助诊断这些肿瘤。约 50% 的患者有尿道狭窄病史，1/4 的患者有性传播疾病史。96% 的患者主诉有症状。最常见的主诉症状是尿道出血，可触及的尿道肿块和排尿梗阻症状。

### 二、病因与病理

#### （一）病因与病理

男性尿道癌的病因不明，长期慢性炎症（性病、尿道炎和尿道狭窄）在发病过程中起重要作用。男性原发性尿道癌有各种诱发因素，包括尿道狭窄，间歇性导管 / 尿道成形术后的慢性刺激，体外放射治疗，放射性粒子植入，性传播后的慢性尿道炎症 / 尿道炎（即与人乳头瘤病毒相关的尖锐湿疣）。

原发性尿道癌的组织类型按其起源部位而有不同，以鳞状上皮癌占多数，尿路上皮癌次之，腺癌较少见。尿道球膜部最常受累，占到肿瘤的 60%。其次是阴茎部尿道（30%）和前列腺部尿道（10%）。总体而言，80% 的男性尿道癌为鳞状细胞癌，15% 为移行细胞癌，腺癌、黑色素瘤、淋巴瘤、副神经节瘤、肉瘤或其他肿瘤占 5%。尿道癌的组织学亚型随解剖位置不同而改变。球、膜部尿道癌 80% 来源于鳞状细胞，10% 来源于移行细胞，10% 来源于腺癌或者未分化癌；阴茎部尿道癌 90% 来源于鳞状细胞，10% 来源于移行细胞；前列腺部尿道癌 90% 来源于移行细胞，10% 来源于鳞状细胞（图 77-1）。

#### （二）TNM 分期

原发性肿瘤分期包括尿道癌和前列腺相关尿道癌。在男性和女性中，原发性尿道癌的 TNM 分类

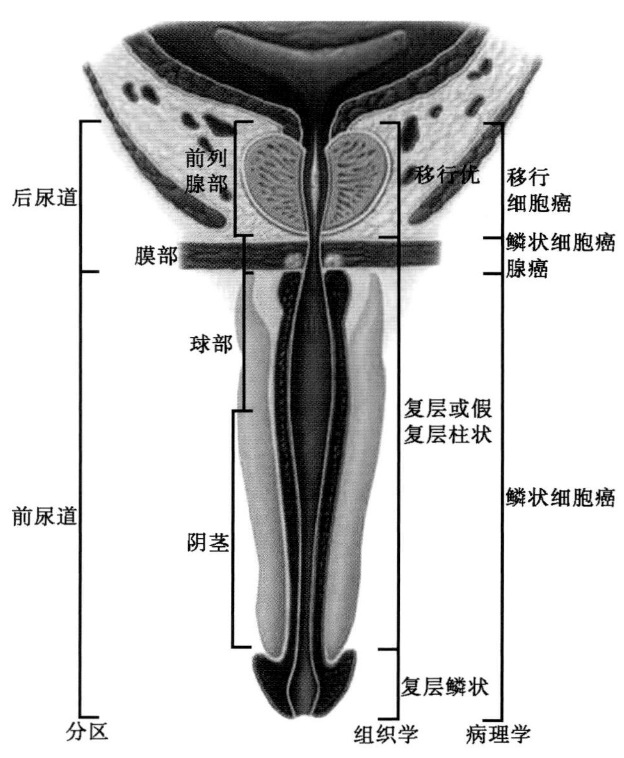


图 77-1　男性尿道肿瘤根据肿瘤位置和尿道细胞组织学特性分类

如下（表 77-1）。

表 77-1 原发性尿道癌 TNM 分期（第八版）

| | |
|---|---|
| 原发肿瘤（T） | |
| $T_X$ | 原发肿瘤不能评估 |
| $T_0$ | 未发现原发肿瘤 |
| 尿道（男性和女性） | |
| $T_a$ | 非侵袭性乳头状、息肉状或疣状癌 |
| $T_{is}$ | 原位癌 |
| $T_1$ | 肿瘤侵犯皮下结缔组织 |
| $T_2$ | 肿瘤侵犯任何以下结构：海绵体、前列腺、尿道周肌 |
| $T_3$ | 肿瘤侵犯任何以下结构：体腔、前列腺囊、前阴道、膀胱颈（前列腺外扩张） |
| $T_4$ | 肿瘤侵犯其他邻近器官（侵入膀胱） |
| 前列腺的尿路上皮（过渡细胞）癌 | |
| $T_{is}$ | pu 原位癌，前列腺尿道受累 |
| $T_{is}$ | pd 原位癌，前列腺导管受累 |
| $T_1$ | 肿瘤侵袭上皮结缔组织（仅适用于前列腺尿道前列腺癌） |
| $T_2$ | 肿瘤侵犯以下任何一种：前列腺间质、海绵体、尿道周肌 |
| $T_3$ | 肿瘤侵犯以下任何一种：阴茎海绵体、除前列腺精囊外前列腺、膀胱颈（前列腺突入膀胱） |
| $T_4$ | 肿瘤侵犯其他邻近器官（膀胱或直肠） |
| 区域淋巴结（N） | |
| $N_X$ | 无法评估区域淋巴结 |
| $N_0$ | 无局部淋巴结转移 |
| $N_1$ | 单一淋巴结转移 |
| $N_2$ | 多处淋巴结转移 |
| 远处转移（M） | |
| $M_0$ | 没有远处转移 |
| $M_1$ | 远处转移 |

### （三）肿瘤分级

世界卫生组织（WHO）1973 年制定的分级制度，将尿路上皮癌分为 G1~G3，2004 年进行了更新，将尿路上皮癌分为低恶性潜能乳头状尿路上皮肿瘤（PUNLMP）、低级别和高级别尿路上皮癌。将非尿路上皮性尿道癌划分为分化良好（$G_1$）、中分化（$G_2$）、低分化肿瘤（$G_3$）。表 77-2 列出了根据世界卫生组织 1973 年和 2004 年的不同的分级系统。2004 年的分类与 2016 年新的分类方式相符。

## 三、诊断要点

### （一）临床表现

患者一般以尿道梗阻、肿物、尿道周围脓肿、尿外渗、尿道瘘和尿道流出分泌物等症状而就医，一些

表 77-2 尿路上皮性和非上皮性原发性尿道癌的组织病理学分级

| 1973 版分级 | 2004 版分级 |
|---|---|
| 尿路上皮肿瘤 | 低恶性潜能的乳头状尿路上皮肿瘤 |
| 低级别 | 高分化的 |
| 高级别 | 低分化的 |
| 非尿路上皮性尿道癌 | |
| $G_X$ | 肿瘤分级不可评估 |
| $G_1$ | 高分化的 |
| $G_2$ | 中分化的 |
| $G_3$ | 低分化的 |

患者有疼痛、血尿或血精症状。舟状窝肿瘤可表现为溃疡或乳头状病灶。直肠双合诊检查可了解肿瘤有无扩展至前列腺、肛门和尿生殖膈。当有明显临床表现时，大部分（45%~57%）原发性尿道癌患者达到局部晚期（$T_3/T_4$）。对于以往无尿道疾病或外伤病史，而出现尿道出血或梗阻症状，尿道狭窄在治疗过程中症状加重，出现尿道周围脓肿或尿道瘘的老年男性，应疑有尿道癌。需行尿道造影、膀胱尿道镜检、活体组织检查及尿道分泌物或尿道冲洗液细胞学检查。

### （二）体格检查

应包括外生殖器触诊，可能发现可疑的硬结或肿块，并行直肠指诊。如果发现腹股沟有肿物，应进行双侧腹股沟触诊以评估是否有肿大淋巴结（LNS）及其活动性。

### （三）尿细胞学检查

对于可疑的原发性尿道癌患者作用有限，其敏感性在 55% 到 59% 之间。尿细胞学的检出率取决于组织学基础。在男性患者中，尿路上皮癌和鳞状细胞癌的敏感性分别为 80% 和 50%，而在女性患者中，敏感性为 50%，因为鳞状细胞癌占 77%，尿路上皮癌为 50%。

### （四）膀胱尿道镜检查和活组织检查

可初步评估尿道肿瘤的肿瘤恶性程度、部位和基础组织学。为了能够准确地评估手术切缘，应将活检部位（近端、远端）标记并与临床信息一起发送给病理学医师。膀胱镜检查是必要的，以排除伴发的膀胱肿瘤。活检可以准确地提取组织学分析，避免人工组织损伤。对于较大病变的患者，可以进行经尿道电切术进行组织学诊断。

### （五）鉴别疾病

尿道癌应与尖锐湿疣、尿道狭窄、尿道周围脓

肿、结核、阴茎海绵体硬结症鉴别。必要时应行活体组织检查。

## 四、术前评估和分期

原发性尿道癌的影像学检查旨在评估局部肿瘤的范围，并检测淋巴结和远处的转移。对于局部分期，有越来越多的证据表明，磁共振成像（MRI）是监测肿瘤对新辅助化学放射治疗的反应和评估手术前局部疾病程度的准确工具。区域性淋巴结转移主要集中在腹股沟和盆腔淋巴结上，远处转移多发生在胸部和肝脏。CTU 检查可了解上尿路等情况。行盆腔和腹部的 CT 或 MRI 检查有助于评价局部软组织侵犯、淋巴结侵犯和骨转移。MRI 检查可能有助于发现阴茎海绵体的侵犯，是一种有用的诊断方法。

原发性尿道癌发现肿大的淋巴结常代表转移性疾病。在男性中，淋巴从前尿道引流到腹股沟浅表和深层淋巴结，随后进入盆腔（髂外、闭孔和髂内）淋巴结。后尿道淋巴管流入盆腔淋巴结。

根据临床和病理活检结果判断临床分期，并根据手术标本病理所见进行复核。O 期：局限于黏膜（原位癌）；A 期：病变至黏膜下层；B 期：病变侵入尿道海绵体；C 期：直接扩展至尿道海绵体外组织或超过前列腺包膜；$D_1$ 期：区域性转移包括腹股沟 / 盆淋巴结（原发瘤可为任何期）；$D_2$ 期：远处转移（原发瘤任何分期）。

## 五、适应证和术前准备

1. 阴茎部尿道癌 O、A 期肿瘤有学者主张行经尿道的肿瘤电切术。但由于临床分期往往不够准确，也可行阴茎部分切除，在肿瘤近侧 1~2cm 处行尿道切除、阴茎或会阴部尿道造口术。

2. 原发性尿道癌 B、C 期肿瘤应距离肿瘤 1~2cm 处行阴茎部分切除术。若不能获得满意的无瘤切缘，则施行阴茎全切除术及会阴部尿道造口术。切除原发肿瘤后，若肿大的腹股沟淋巴结不缩小，活检证实癌转移者，应行腹股沟深、浅淋巴结及盆腔淋巴结清除术。

3. 尿道膜部或前列腺部的 O、A 期肿瘤，可经尿道行电切除。由于电切除肿瘤往往不能完全，且电切除括约肌附近的肿瘤易导致患者尿失禁，所以施行膀胱前列腺及全尿道切除术较为合理，且应同时行盆腔淋巴结清除术。活检证实腹股沟淋巴结转移者，亦应予以清除。一般尿道球膜部肿瘤在确诊时往往已有广泛扩展，即使做根治手术，亦无法治愈。术后复发率高的原因是其邻近的耻骨下支、耻骨联合和盆底肌肉妨碍了对尿道球部肿瘤的局部广泛切除。若将肿瘤、下尿路、生殖系统以及上述结构做广泛整块切除，可提高治愈率。术前放疗可能有价值，但经验尚少。单纯放疗亦能使一些患者的肿瘤获得控制。

## 六、手术步骤和操作要点

男性尿道癌的主要治疗方法是手术切除。前尿道癌更适合于手术控制，预后也比后尿道癌好，后尿道癌常发生局部浸润和远处转移。

### （一）治疗原则

1. 手术治疗　基本原则是手术切除肿瘤，范围取决于肿瘤侵袭的程度、位置和肿瘤的分级。前尿道手术较容易、术后效果好。

2. 化疗　对转移的肿瘤效果较好，目前主要应用于局部进展性尿道癌手术或放射治疗后的辅助治疗。

3. 放射治疗　放射治疗应局限于那些早期和不愿接受手术治疗的患者，作为姑息治疗或手术后的辅助治疗。

### （二）手术治疗方法与选择

1. 远端尿道癌的治疗　可行经尿道电切、局部切除和根治性切除。

2. 球部尿道癌的治疗　多数尿道球部肿瘤在确诊时往往已有广泛扩展，应行阴茎全切术和扩大切除术。

3. 前列腺部尿道癌的治疗　少见，可以是尿路上皮癌和腺癌。明确诊断取决于尿道前列腺活检。表浅的前列腺尿道肿瘤可以行经尿道前列腺电切。

4. 阴茎部尿道癌　对于一些浅表性、乳头状、低级别肿瘤患者，经尿道切除、局部切除、远端尿道切除术及会阴尿道造口术是可接受的治疗方法。其长期无瘤生存率已有报道。

5. 尿道口周围龟头部的原位鳞状细胞癌（图 77-2）可行龟头部分切除术。如果侵及远处尿道，行远端尿道切除同时行尿道重建，或阴茎尿道造口术（图 77-3）即可成功治疗。

6. 阴茎部分切除术　保留 2cm 阴性切缘的部分阴茎切除术适合于肿瘤侵犯尿道海绵体，肿瘤位于阴茎远端 1/2 的患者，其术后良好的局部控制已有报道。如果肿瘤侵犯至近端阴茎部尿道，应行阴茎全切术以保证足够的手术切除范围。有报道称这种方式治疗后的局部肿瘤复发率为 13%。尚未证实预防性的腹股沟淋巴结清扫对治疗尿道癌有好处。

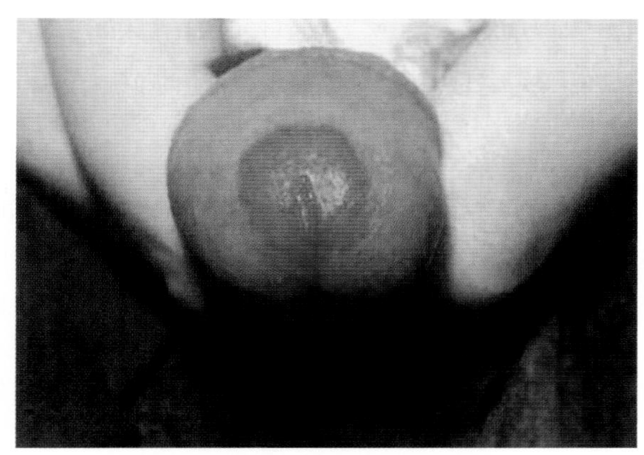

图 77-2　围绕尿道开口处的阴茎龟头部原位鳞状细胞癌，患者同时有严重的远端尿道侵犯

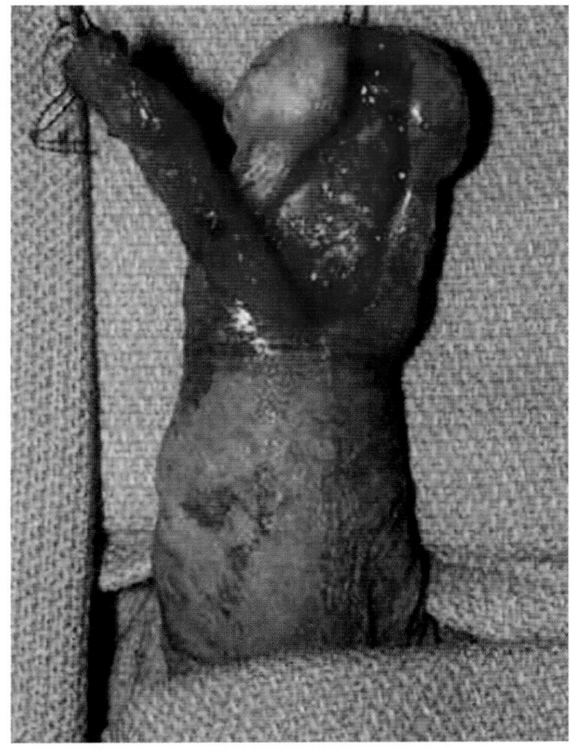

图 77-3　阴茎部分切除术和尿道远端切除术及行阴茎尿道造口术

球膜部尿道癌球膜部尿道的早期病变可以通过经尿道切除或切除病变尿道后行端 - 端吻合成功治疗。然而，适合于局限性切除的病例很少。虽然任何治疗形式治疗的生存率都很低，但根治性切除术提供了最好的长期疾病控制机会和最低的局部复发率。这种手术通常需要行根治性膀胱前列腺切除术、盆腔淋巴结切除术和阴茎完全切除术。将手术切除范围扩大至耻骨支和邻近的尿生殖膈可能会提高切缘阴性率和肿瘤局部控制效果。

7. 阴茎全切术　患者取截石位，暴露会阴区，行标准的腹部膀胱游离术，术中保留盆内筋膜和耻骨前连接。于会阴处行一改良的 Lambda 形或者倒 U 形切口，切口底部为坐骨粗隆内，顶部为会阴正中。在行会阴前列腺切除术时先分离出坐骨肛门窝。在直肠前钝性分离出一个通道，然后从一个隐窝扩展到另一个。锐性分离皮下组织和直肠尿道肌，游离出下侧皮瓣。锐性切开皮下组织至 Colles 筋膜，再于下方耻骨支向两侧连续切开至内收肌，游离出上侧皮瓣。于阴茎阴囊交界处作皮肤和 Dartos 筋膜的环形切口。海绵体于耻骨联合上，向近端游离下来，用于行后来的耻骨下部切除术。术中注意分离不要过于朝向近端，避免破坏局部进展性肿瘤的前侧。阴茎向下穿过会阴切口。如果需要可以在阴囊中央切开获得更充分的暴露。术中通常可以保留阴囊，然而较大的肿瘤可能需要切除部分的阴囊或者会阴皮肤。术后睾丸可被放置入大腿皮袋中。行耻骨弓切除前，将内收肌从耻骨支下侧沿闭孔内侧边缘向双侧锐性分离。Gigli 锯沿耻骨支下侧，在会阴横肌起点后方通过，在上侧行向双外侧的斜切面，这样便于从会阴取出标本。此操作也可以使用骨凿来完成。为了切除侵犯耻骨联合前组织的巨大尿道病变，可能需要切除整个耻骨联合。这通过分离耻骨支和耻骨联合之间的连接完成。然而对于大多数的病变，可以行单纯部分耻骨弓切除，保留大部分的耻骨联合。如果采用这种方式，将可以保持骨盆环的稳定性，对盆底造成较小的创伤。术中 Gigli 锯穿过闭孔或者用骨凿横向切开耻骨联合，进入闭孔（图 77-4），整体移出标本（图 77-5）。在出血控制后，游离网膜遮盖创口。如果行完全耻骨切除术后的盆底创口较大，可以将腹直肌作为骨盆悬韧带来处理。使用肌皮瓣关闭较大的会阴全层皮肤缺失。

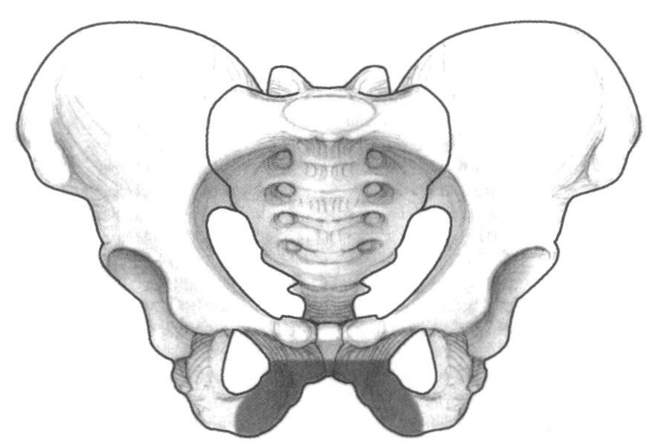

图 77-4　阴影示在行根治性球膜部尿道癌切除术中，下方耻骨切除术的坐耻骨支切除范围

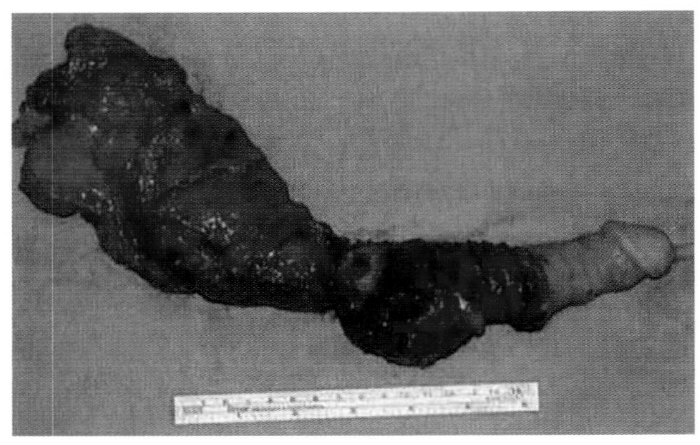

图 77-5　球膜部巨大鳞状细胞癌，行根治性膀胱前列腺切除术、尿道切除术、阴茎切除术

## 七、术后并发症与处理

原发性尿道癌术后并发症的发生率从 20% 到 40% 不等。包括尿失禁、尿道狭窄、瘘管形成、膀胱炎、外阴脓肿、蜂窝织炎、尿道坏死、外生殖器坏死、骨盆骨坏死、膀胱或小肠梗阻。男性在接受放疗后尿道狭窄的发生率更高。总的来说，随着现代手术发展和辐射剂量的减少，并发症相应减少了。处理原则为对症处理。

## 八、预后

原发性尿道癌术后生存率：根据 RaCARARE 项目的研究，欧洲尿道癌患者的平均 1 年和 5 年总生存率(OS)分别为 71% 和 54%。在更长的随访时间里，SEER 数据库中对 1 615 例尿道癌患者的分析显示，5 年和 10 年总生存率中位数分别为 46% 和 29%。5 年和 10 年癌症特异性生存率(CSS)分别为 68% 和 60%。

本病在国内的病例报道多属晚期，预后不良。在欧洲，平均 5 年总生存率在性别上没有实质性的差别。原发性尿道癌患者生存率下降的预测因素有：高龄(>65 岁)和黑色人种；肿瘤的分级、分期、节段受累和转移情况；肿瘤大小和近端肿瘤的定位；外科治疗的程度和治疗方式；基础组织学；有无伴发膀胱癌；尿道和海绵体有无复发情况及部位。在解释这些结果时，必须考虑到一些局限性。在荷兰研究中，样本总数低(n=91)。在大型 SEER 数据库中(n=2 046)，治疗与生存期并没有特别的联系。最后，与 RaCARARE 项目相比，在 SEER 数据库中报道的相反结果，与组织学在男性患者生存期中的作用有关。

原发性尿道癌存活率与肿瘤部位和分期有关。阴茎部尿道癌预后较好，5 年存活率 43%，球部及前列腺部者为 14%。各期尿道肿瘤存活率为：A 期 100%、B 期 80%、C 期 17%、D 期 20%。采用上述扩大根治的手术方法可能会改变疗效。

由于原发性尿道癌的发病率较低，目前尚未有系统的随访。因此，根据患者个人的风险因素，制订监控方案似乎是合理的。在进行尿道保留手术的患者中，提倡进行更长期的尿细胞学的随访，尿道膀胱镜和横断面成像检查缺乏特异性数据。

# 第二节　女性尿道癌与外科治疗

## 一、概述

原发性尿道肿瘤临床上较少见，女性较男性多发，女性与男性比为 4∶1。恶性肿瘤包括鳞状上皮细胞癌、移行细胞癌、腺癌、黑色素瘤、肉瘤、未分化肿瘤、转移癌。早期即可有尿道流血、尿频、尿急、尿痛等症状，肿瘤增大也会引起排尿困难。治疗困难，预后较差。女性尿道癌是泌尿系统恶性肿瘤中唯一的女性多于男性的恶性肿瘤。女性尿道癌是罕见的，约为女性所有癌症的 0.02%，不超过女性所有生殖泌尿系统癌症的 1%。文献报道了 1 200 多个病例，多数在 50~60 岁时被诊断。在美国女性尿道癌大约 85% 的病例为白种人。

## 二、病因与病理

女性尿道癌的病因不清，推测原因有以下几种：①长期慢性炎症刺激如慢性尿道炎；②与产伤、性生活损伤因素有关；③尿道化学药物灌注继发或伴发尿道癌；④与人乳头瘤病毒(HPV)有关，59% 的尿道肿瘤患者 HPV 呈阳性；⑤与尿道增生性病变恶变有关，如尿道肉阜、乳头状瘤；⑥女性尿道憩室也可能会导致恶性病变，约 5% 的女性尿道癌产生于憩室。

熟悉尿道解剖对手术切除和重建是重要的。女性尿道分为前部(远端 1/3)和后部(近端 2/3)。远端 1/3 可以被切除，同时保持自控排尿。近端 1/3 尿道由典型的尿道变移上皮覆盖，而远端 2/3 由复层鳞状上皮覆盖(图 77-6)。沿其全长是由柱状上皮构成的黏膜下腺体。如同男性，女性尿道淋巴回流随位置不同而变化。其中虽然可能存在交叉和交通支，但是后尿道淋巴主要回流至髂外、髂内和闭孔淋巴结。前尿道和阴唇淋巴回流至浅表淋巴结，然后回

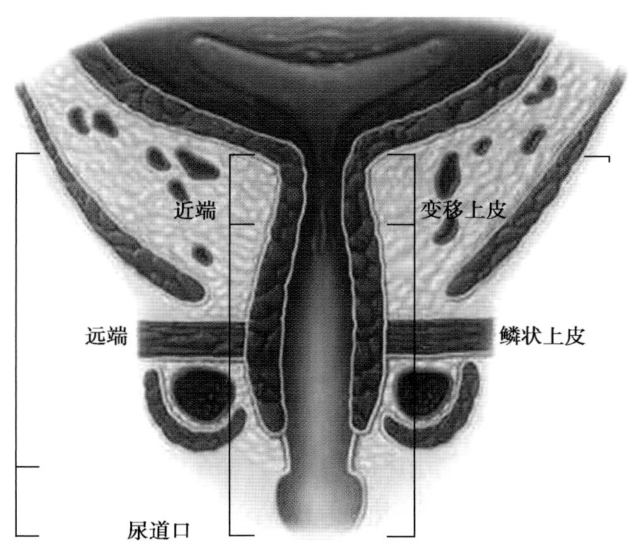


图 77-6　女性尿道解剖结构示意图

流至腹股沟深淋巴结。恶性肿瘤的组织学形态主要依赖于尿道内的原发位置。鳞状细胞癌是最常见的组织学形态，见于 50%~70% 的患者。其次为移行细胞癌和腺癌(各占 10%、25%)。其他较罕见的细胞形态包括淋巴瘤、神经内分泌癌、肉瘤、副神经节瘤、黑色素瘤和转移瘤。在尿道憩室中，腺癌发生率较高。这证实了女性尿道憩室可能来源于腺体的理论。

## 三、诊断要点

### (一) 临床表现

女性尿道癌多见于老年妇女，多发生于 50 岁以上。早期常无症状，易被忽略。一旦出现症状，则出现尿频、尿急及排尿困难，甚至发生尿潴留。女性尿道癌肉眼血尿少见，常有尿道流血或内裤血渍，有时阴道分泌物增多、尿失禁及性交困难。晚期尿道口出现菜花状肿物，并发感染时有恶臭。

常见症状为尿道流血和血尿，其他症状有尿频、尿痛、排尿烧灼感、排尿困难、痛、痒或性感不快等。局部可见到或触到肿块。肿瘤坏死、溃疡和感染则见尿道或阴道流出黄色或血性带臭味的分泌物。晚期症状为体重减轻、骨盆痛、尿道周围脓肿、尿失禁、尿道阴道瘘或尿潴留。位于尿道远段的肿瘤早期可见到乳头状肿物或表浅小溃疡，逐渐发展为菜花状肿块，突出于尿道口。肿瘤硬度不一，表面有溃疡及出血。尿道近段肿瘤则局部有肿胀感、变硬和压痛。阴道触诊可估计病变范围。位于尿道近段的肿瘤有时表现为尿道弥漫性浸润，活体组织病理检查可以确诊。任何尿道口赘生物均应警惕尿道癌的可能性，必要时行活组织检查证实。阴道指诊可触及尿道肿块。

### (二) 女性尿道癌的检查内容

①X 线检查：近段尿道癌可直接侵犯耻骨，造成骨质破坏；②CT 和 MRI 检查：有助于检查盆腔淋巴结，判断分期，了解盆腔淋巴结有无转移；③淋巴管造影：对诊断盆腔淋巴结转移有帮助；④内腔镜检查：尿道膀胱镜检查可观察病灶并取活检；⑤病理学检查：任何尿道口赘生物可疑尿道癌时，应直接行活检；尿道拭子深入尿道擦拭后行脱落细胞学检查；尿道分泌物、尿液沉渣、尿道冲洗或刷取物行细胞学检查或流式细胞分析可发现尿道肿瘤细胞。

## 四、术前评估和分期

肿瘤通常通过局部扩散，当侵犯到皮肤或者阴道时可能造成溃疡。近端的病变向后可能侵犯阴道，向近端可能侵犯膀胱。早期时淋巴转移不常见，但是临床上约 1/3 的患者主诉有可触及淋巴结，同时在 1/2 的进展性近端肿瘤患者中可触及淋巴结。血行转移按发生率依次为肺、肝、骨和脑。

对可疑尿道癌的女性的评价包括膀胱尿道镜检查、麻醉下检查、腹部盆腔 CT 和胸片。MRI 也被用于对盆腔病变的评价，可能有助于确定局部扩散。女性尿道癌的 TNM 分期和男性尿道癌的分期类似(表 77-1)。临床上有 30% 的患者可以触及腹股沟淋巴结，其中约 90% 被确诊为恶性。50% 近段尿道癌或进展性尿道癌的患者可触及淋巴结。盆腔的淋巴转移也较常见，约占 20%。盆腔外的远处转移少见。但是，在随访中，另外有 15% 的患者将发展为远处淋巴转移。

## 五、手术适应证和术前准备

### (一) PSA 测定

一般认为女性尿道癌来源于尿道周围腺体。免疫组织化学显示前列腺特异抗原(PSA)阳性染色。患者血清中 PSA 升高，手术切除肿瘤后迅速下降。故手术前后血清 PSA 监测有助于诊断和判断疗效。女性患者需要仔细检查和触诊尿道，尤其是那些初诊为刺激性排尿或排尿梗阻的患者，应进行进一步的盆腔检查。此外，在全身麻醉下必要时进行双合诊，以进行局部临床分期，并排除存在结直肠癌或妇科恶性肿瘤的可能。应进行双侧腹股沟触诊以评估是否有肿大淋巴结并描述其位置、大小和活动性。

### （二）手术适应证

对于女性尿道癌手术适应证，无统一标准。由于尿道癌为恶性肿瘤，且临床症状无特异性，发现时常常已有淋巴结转移，且预后较差。通常确诊以后，采取手术治疗联合放、化疗的综合治疗模式。但是在女性放射治疗中，远段尿道癌局部病情进展能够得到更好的控制，增加患者生存优势。早期的远段肿瘤可仅应用放射治疗。腹股沟和/或骨盆在内的远段尿道癌局部晚期可应用近距离放射治疗联合外放疗（EBRT）。

### （三）术前准备

需要完善 CT、MR 检查明确病变范围及淋巴结转移情况，术前应用内镜及病理活检对疾病确诊有帮助，结合影像学检查判断临床分期以确定手术方式及范围。对于围手术期患者准备文献未提及，可借鉴妇产科子宫全切术前准备（肠道准备：洗肠或缓泻药；阴道准备：碘附棉球擦洗阴道，连擦 3 天）。

## 六、女性尿道癌的治疗

女性尿道癌治疗主要根据肿瘤位置和临床分期。局部切除可以维持良好功能，适用于相对少见的体积小、表浅性的远段尿道肿瘤。对于近端和进展期的尿道肿瘤，需要行更积极的方法。早期治疗是提高疗效的重要措施。可参照下列治疗方案：

### （一）远段尿道癌

①低分期（O、A、B 期）肿瘤宜用放疗，用镭针或铱植入（60Gy）或体外放射（65Gy），O、A 期的疗效很好，放射治疗的并发症有尿道或尿道口狭窄、尿道旁溃疡、尿失禁、小肠炎及肠梗阻。部分 B 期患者因肿瘤残存或并发症而需行手术治疗。无放疗设备时，可行尿道部分切除术。肿瘤侵犯较广但未浸润阴道者，可行尿道全切除及膀胱瓣尿道重建术。②未侵犯膀胱的 C 期肿瘤可行保留膀胱的手术。累及膀胱的 C 期和 D 期肿瘤宜施行前盆脏器清除术。术前 4~6 周内给予放疗 40~50Gy。浸润较广泛的肿瘤宜行全阴道和外阴整块切除。必要时一并切除耻骨下支甚至耻骨联合的下半部。D 期肿瘤伴有腹股沟淋巴转移者，行腹股沟淋巴清除术。③对 O、A、B 和 C 期肿瘤宜密切观察腹股沟淋巴结；当发现转移时才行淋巴清除术。④远段尿道癌经部分切除或放射治疗反复发，应施行根治性手术。

### （二）全尿道癌治疗原则

①O、A 期或 B 期小病灶可用放射/局部切除治愈，但多数在确诊时已广泛转移，可先行术前放疗，然后行前盆脏器清除术。②治疗女性尿道癌的方法包括手术、放疗和化疗的单独治疗或联合治疗。近年来治疗手段趋向于多方法治疗。③恶性黑色素瘤多主张作根治性手术，由于患者多死于广泛血行播散，对淋巴结清除是否必要尚有争论。④预后分析发现，已有淋巴结转移者手术效果与预后较差，应行化学疗法。⑤多柔比星、博来霉素和达卡巴嗪对一些实体型肿瘤和黑色素瘤有一定疗效，可作为放疗的辅助疗法。⑥当盆腔淋巴结已有转移，可用动脉化疗，继以放疗或手术，对改善疗效，延长生存时间有益。

## 七、手术步骤和操作要点

### （一）远段尿道癌

来源于尿道外口或者尿道远端 1/3 的、体积较小、向外生长的表浅肿瘤可以通过手术环切远段尿道及部分子宫前壁来治疗。术中获取近段尿道的冰冻切片标本以保证足够的切缘。在完全切除的同时将采取保留膀胱的策略。

远段尿道肿瘤趋向于低分期，单纯局部切除治愈率为 70%~90%。然而，Dimarco 等研究报道（2004），21% 的 $T_2$ 期或更低分期肿瘤的患者采用尿道部分切除术后发生局部复发。其他采用单一尿道部分切除或联合使用放疗治疗低分期病变的复发率为 0%~50%。虽然放疗使用的剂量差别很大，但多数病例采用了 55Gy 及 70Gy 的剂量。

女性尿道癌在转移时通常无局部淋巴结侵犯。没有证据显示，行盆腔或者腹股沟淋巴结切除术可增加生存率。由于这些发现和无法预知的淋巴结微转移，目前不推荐采用预防性和诊断性的淋巴结切除。由于没有足够的客观数据用于确定治疗方法，淋巴结切除仅推荐用于腹股沟或盆腔淋巴结阳性且没有远处转移的患者。髂腹股沟淋巴结切除术的方法和行男性阴茎癌手术时类似。

对于复发和抗辐射肿瘤的患者，局部切除手术后行新辅助放疗的生存率优于单一放疗。即使对前尿道病变采用早期和积极治疗，局部复发率和病死率仍很高。因此需要行进一步的研究，用于评价多种疗法对这类患者的作用。

### （二）近段尿道癌

女性近段尿道癌更趋向于高分期，并且可能侵犯膀胱和阴道。单一手术切除后的五年生存率为 10%~17%，局部复发率为 67%。采用单一手段治疗晚期女性尿道癌时，疾病相关生存率低而局部复发率高。因此推荐联合治疗。

女性近段尿道癌包括近段肿瘤、围绕整个尿道的病变或是侵犯外生殖器、阴道、膀胱的局部浸润性病变。前盆腔切除术(膀胱尿道切除术)、盆腔淋巴切除术和广泛阴道或者阴道全切除术通常被采用以保证阴性的手术切缘。如果病变侵犯至外生殖器，可能需要行外阴部分切除术和阴唇切除术。前盆腔切除术方式如同处理女性膀胱癌患者一样，同时还需更广泛的处理会阴部位，从而使尿道周围手术范围更广。淋巴结切除术的范围远端包括 Cloquet 淋巴结。其余的切除范围和行膀胱癌淋巴结切除术相同。前盆腔切除术包括切除整个尿道和膀胱、子宫和附件、阴道前壁和侧壁。一些情况下，也需要切除整个阴道。

会阴部先环绕尿道口作倒 U 形切口。切口推荐延长至阴道后壁再至小阴唇，然后向前包括或者超过阴蒂。如果病变向前侵犯耻骨，整个耻骨联合及耻骨下支可能需要切除。

**(三) 晚期女性尿道癌**

推荐联合放疗、化疗和手术治疗，以得到理想的局部和远处疾病控制。对于鳞状细胞癌的患者，推荐 5-FU+ 丝裂霉素 C 治疗。对于移行细胞癌患者，推荐使用 M-VAC 方案(甲氨蝶呤、长春新碱、多柔比星和顺铂)或者吉西他滨方案。化疗联合放疗可以影响细胞修复，从而可作为一种放射增敏剂。人们希望通过这种方法可以消除微转移病灶，减少局部复发和增加生存率，从而防止由局部治疗失败发展到系统性治疗失败。

## 八、并发症及其处理

尿道口狭窄是最常见的并发症，可以通过将尿道口切开降低其发生率。虽然手术中将阴道前壁和阴唇缩近缝合可以防止尿失禁，但最终可能还是需要采用吊带或其他措施治疗尿失禁。许多作者报道尿道部分切除术并发症发生少，尿失禁很少，但有研究表明 42% 的患者术后发生压力性尿失禁或者原有的尿失禁症状恶化。放疗并发症发生率目前已经下降，为 20%~40%，包括尿失禁、尿道狭窄、尿道坏死、瘘管形成、膀胱炎、阴唇脓肿和蜂窝织炎。

## 九、预后

鳞状细胞癌是女性尿道癌中最常见的组织类型，占所有病例的 50%~70%。多数研究无法根据组织学类型判断生存率的差异。与近段尿道癌相比，远段尿道病变的生存率较高。远段尿道肿瘤趋向于低分期，单一行局部切除术的治愈率为 70%~90%；女性近段尿道癌更可能是高分期的，可能会侵犯至膀胱和阴道。在晚期女性尿道癌中，联合化疗、放疗和手术治疗被推荐用于理想的局部和远处疾病控制。目前的资料显示，恰当选择的女性患者行原位膀胱重建术，很少发生残余尿道癌症复发。与近段尿道癌相比，远段病变可获得更好的生存率。5 年疾病相关生存率远段病变为 71%、近段病变为 48%、侵犯尿道大部的病变为 24%。手术结合放疗患者的五年生存率为 30%~40%。不幸的是，对这个疾病的治疗目前几乎没有进展，生存率在近 50 年没有统计学上改变。本病无特殊有效的预防措施，改变不良生活方式，注意个人卫生是预防的关键。

(林毅)

## 参考文献

[1] PREMPREE T, AMORNMARN R, PATANAPHAN V. Radiation therapy in primary carcinoma of the female urethra. Ⅱ. an update on results [J]. Cancer, 1984, 54(4): 729-733.

# 第七十八章

# 阴茎先天性疾病与外科治疗

## 第一节　包茎与包皮嵌顿

### 一、病因与病理

包茎(phimosis)是指包皮口狭小,使包皮不能翻转显露阴茎头。因包皮内板与阴茎头之间有不同程度粘连,或者合并有包皮狭窄环。正常新生儿、婴幼儿均存在生理性包茎,但出生数月后粘连逐渐吸收,包皮与阴茎头分离。至3~4岁时由于阴茎及阴茎头的生长,包皮可自行向上退缩,外翻包皮可显露阴茎头。小儿11~15岁时,有2/3的包皮可完全上翻。16~17岁时,仅不足5%存在包茎。先天性包茎,如果无排尿困难、包皮感染等症状,大多数不必治疗。

后天性包茎多继发于阴茎头包皮炎及包皮和阴茎头损伤,发生率0.8%~1.5%,急性阴茎头包皮炎,反复感染,包皮口逐渐有瘢痕而失去弹性,进一步出现包皮口的瘢痕性挛缩,失去皮肤弹性和扩张能力,包皮不能向上退缩,并常伴有尿道口狭窄。这种包茎不能自愈,需要手术治疗。

### 二、临床表现

小儿包茎其包皮口非常细小,包皮不能退缩,妨碍阴茎头甚至整个阴茎的发育。有时包皮口小若针孔,以致发生排尿困难,长期排尿困难可引起脱肛等并发症。有包茎的小儿,由于尿液留于包皮囊内,经常刺激包皮及阴茎头,促使产生分泌物及表皮脱落积留于包皮下,形成过多包皮垢,呈乳白色豆腐渣样,经常刺激黏膜,可诱发阴茎头包皮炎。急性发炎期,包皮及阴茎头潮湿红肿可产生脓性分泌物。小儿可出现疼痛不安,由于阴茎痛痒,排尿困难,往往养成用手挤压阴茎的习惯,因此至青春期可能造成手淫。嵌顿包茎是指包茎或包皮过长强力上翻后,包皮狭窄环上移至冠状沟引起阴茎头受压的严重并发症。如未及时复位,包皮环阻塞静脉及淋巴循环可引起水肿,水肿进一步加重受压,进而形成恶性循环,时间越长,复位越困难,严重可使远端阴茎头坏死脱落。

### 三、外科治疗原则

嵌顿包茎应及时就诊,通过手法复位、背侧包皮切开术以及包皮环切术解除包皮嵌顿。包皮嵌顿的早期,多数情况下可以通过手法复位。其他辅助方法还包括冰块冷敷5分钟,或者粗针头于水肿包皮上多处穿刺。

#### (一)嵌顿包茎手法复位

1. 适应证　包茎嵌顿早期多可试行手法复位。而对于嵌顿包茎阴茎头水肿严重,循环受阻,嵌入部形成裂隙并有严重感染者,不能手法复位,强行复位会造成阴茎头的再创伤而加速组织坏死。

2. 操作步骤与要点　患儿取平卧位,不用麻醉,0.5%碘伏棉签清洁消毒阴茎两遍,阴茎冠状沟处涂液状石蜡,两个拇指推顶阴茎头,两手的示指、中指夹住狭窄环处的包皮将其慢慢退下来,使之复位。如出现水肿较重情况,可以先行包皮穿刺,以输血针头于嵌顿远侧水肿之包皮内板穿刺4~8处(视水肿程度及阴茎大小而定),液体随即流出,以无菌纱布拭除,此时可见水肿明显减轻,再行手法复位(图78-1)。

#### (二)狭窄环背侧切开术

1. 适应证　如手法复位失败宜手术切开狭窄环的背侧,此时易将水肿包皮退下复位。但切口不宜过深,以免损伤海绵体。

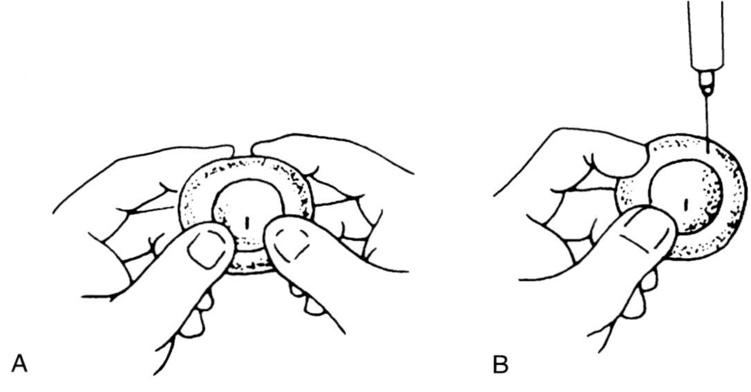


图 78-1　嵌顿包茎的手法复位示意图
A. 嵌顿包茎手法复位；B. 水肿包皮穿刺。

2. 操作步骤与要点　①皮肤常规准备，患者平卧位，手术区域碘附常规消毒铺巾，使用 2% 利多卡因 5~10ml，阴茎根部皮下浸润麻醉；②将探子插入嵌顿包茎的狭窄环内；③完全切断狭窄环，切口不宜过深，保证不损伤阴茎头；④待组织水肿消退后，再行包皮环切术。

3. 术后处理　术后应注意局部应用消毒软膏，如红霉素眼药膏等，如感染较重可予以静脉抗感染治疗。

### （三）包茎手术治疗

1. 手术适应证　包皮环切手术适应证争论较多，不同的宗教、国家和文化对于包皮环切手术存在不同的观点。多数学者认为包皮环切术有潜在优势，包括降低尿路感染的发生风险，预防阴茎癌、阴茎头炎并且有可能预防性传播疾病发生的风险。从长远获益来分析，目前美国儿科学会亦推荐新生儿期行包皮环切手术。目前我们认为包茎外科手术的绝对适应证是：①由于反复感染，包皮口形成纤维性瘢痕狭窄，妨碍包皮的自然翻转，使包皮和阴茎头无法清洗；②阴茎头包皮炎反复发作。

2. 手术禁忌证　包皮环切手术的禁忌证包括：①包皮阴茎头急性感染期暂不宜手术；②患有尿道下裂、不伴尿道下裂的阴茎下弯畸形、蹼状阴茎、隐匿阴茎及小阴茎的新生儿不宜行包皮环切术；③伴有大量鞘膜积液或者巨大腹股沟斜疝的新生儿，包皮环切术后容易形成继发性包茎或是隐匿阴茎，故不推荐同时手术治疗。

3. 术式与选择　包茎手术临床常用的有三种方式，即包皮背切扩大成形术（DFEP）、袖套式包皮环切术及包皮环套术。包皮背切扩大成形术，顾名思义仅切开背侧包皮，扩大包皮口，不切除包皮，术后外观较差，有再粘连的可能，目前应用较少。经典术式为包皮环切术，包括袖套式环切术，适合于瘢痕性包茎患者。而目前应用较为广泛的包皮环套术，有手术时间短，术中出血少，术后不用拆线和换药，创缘整齐，术后护理方便等优点。

4. 操作步骤与要点

(1) 包皮环切术：①据患儿年龄麻醉方式可选择阴茎根阻滞麻醉、基础加局部麻醉、全身麻醉、硬膜外麻醉；②取平卧位，平行于冠状沟水平远端 0.8cm 做一个环形包皮外板切口标记；③按此标记切开包皮外板；④扩大包皮口，分离包皮内板与阴茎头之间的粘连；⑤沿阴茎背侧正中剪开包皮内板，使包皮翻至阴茎头上方，清除包皮内外板之间的包皮垢；⑥沿冠状沟后 1cm 环形切开包皮内板，切除多余的包皮内外板；⑦充分止血后，6-0 或 5-0 可吸收线间断缝合包皮内外板（图 78-2）；⑧术中应注意腹侧包皮系带处，内外板不应保留过多，以免术后臃肿；⑨缝合包皮内外板之前可以于 12 点及 6 点方向各置一牵引线，避免阴茎扭转；⑩同时术中还应注意检查尿道口，如有狭窄，应做尿道口扩张或尿道外口切开术。术后包皮伤口用吸水纱布及弹力绷带包扎固定。

(2) 包皮环套术：包皮环套术是目前应用比较广泛的包茎手术方式，根据阴茎头大小选择适合的塑料环环套入包皮腔，环的底部边缘应完全覆盖阴茎头。按冠状沟的方向将环套向背侧倾斜，用张力大的结扎线将包皮内外板捆扎在环套的浅沟上，第一个结用外科结，用力抽紧结扎线使包皮远端呈缺血苍白状，再打 4、5 个结，除去环套手柄，剪除套外的包皮。检查无出血，阴茎头尿道口无受压即可。术后局部可用消毒液滴洗创面或用抗生素眼膏，术后 2 至 3 周结扎线远端包皮干性坏死，连同塑料套一并脱落，创面自愈。

5. 术后并发症与处理　包皮环切术后并发症

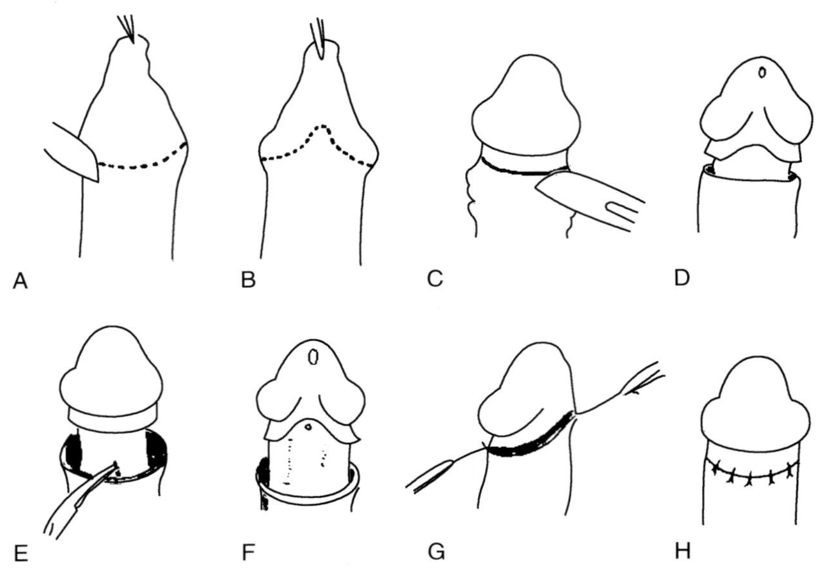


图 78-2　包皮环切术示意图

A、B. 包皮外板切口；C、D. 包皮内板切口；E、F. 切除多余包皮；G. 6 点及 12 点位置牵引线；H. 包皮环切术后外观。

的发生率 0.2%~5%，由于阴茎局部血运丰富，术后压迫止血困难，出血是最常见的并发症，大约为 0.1%。出血常局限于系带部位，通常都有自限性或仅需要压迫止血。伤口感染较少见，可以术后外涂抗生素软膏来避免。包皮环切术后阴茎的轻度粘连也很常见，其发生率随着年龄的增长而降低，据报道婴幼儿的发生率为 71%，1~5 岁为 28%，1~9 岁为 8%，大于 9 岁为 2%。通常认为上皮碎屑的逐渐堆积（包皮垢）也有助于粘连的分离。如果患儿阴茎头与阴茎体之间上皮化粘连出现皮桥，可导致阴茎下弯和阴茎扭曲，通常需要手术分离。闭塞性干燥性阴茎头炎是引起尿道口狭窄的原因。此类患者在行尿道口切开成形术时，建议使用细小且可快速吸收缝线缝合尿道黏膜和阴茎头，以避免复发。有研究报道不需手术缝合，仅用一种特殊器械也可处理尿道口狭窄。阴茎包皮切除量的多少，同样对术后恢复影响较大，如果包皮切除过少，可能有包皮口瘢痕狭窄，需要再次手术，而切除过多，可能有阴茎勃起痛。

## 第二节　干燥闭塞性阴茎头炎

### 一、病因与病理

干燥闭塞性阴茎头炎（balanitis xerotica obliterans，BXO）又称为硬化性苔藓样变，儿童 BXO 发病主要集中在 8~11 岁之间，BXO 病因及发病机制仍不明确，目前认为主要病因包括自身免疫、感染（人类疱疹病毒、人乳头瘤病毒等）、遗传、包茎、尿液慢性刺激，其中包茎被认为是该病发生发展的重要影响因素。病理表现主要为炎性细胞浸润，弹力纤维缺失及变性，以及上皮基底层细胞过度角化和萎缩。

### 二、临床表现特征

干燥闭塞性阴茎头炎的临床表现为包皮外口瘢痕样改变，无法上翻包皮，可见阴茎头上有大片伪膜，排尿时可出现疼痛，病情严重出现尿线变细，排尿困难，排尿时包皮呈气球样改变；BXO 的严重表现是尿道外口狭窄及尿道狭窄。BXO 三大特征有助于诊断：即龟头炎，指阴茎头的慢性炎症；干燥性，指病变部位呈干燥性损害；闭塞性，可伴有动脉内膜炎（图 78-3）。

### 三、外科治疗原则

BXO 治疗分为内科治疗和外科治疗，局部皮质类固醇治疗 BXO 的效果有限。严重和病变广泛的 BXO 需要外科手术，尿道口狭窄、包茎、瘢痕粘连、阴茎头和包皮溃烂，以及尿道受累均是外科

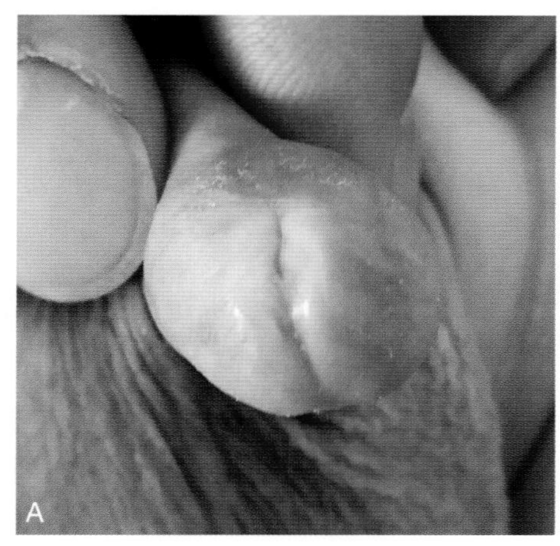


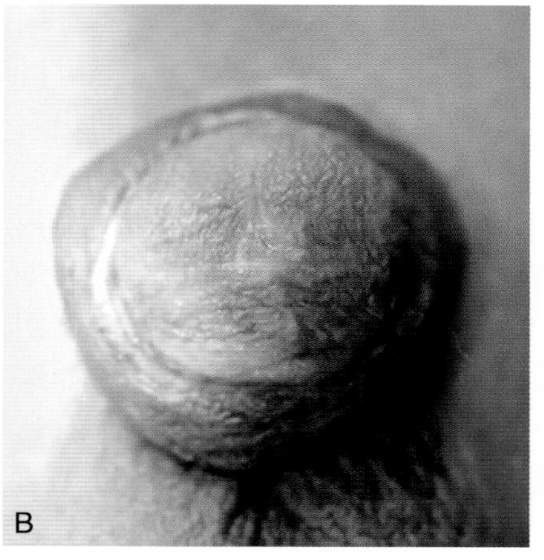


**图 78-3 干燥闭塞性阴茎头炎包皮及尿道口的表现特点**
A. BXO 包皮临床特征;B. BXO 尿道外口表现。

治疗的指征,外科治疗能延缓病变的进展。包皮环切术是首选治疗方法,如累及尿道,则一并行尿道外口切开及成形手术。尿道外口切开术并不能阻止尿道狭窄的复发。对于包皮阴茎头广泛粘连伴有尿道严重受累的患者可行尿道成形术。需要注意的是,与普通包茎和包皮过长的患儿相比,BXO 的患儿建议留取相对更少的包皮内板以防止复发。

# 第三节 隐匿阴茎

## 一、病因与病理

隐匿阴茎(concealed penis)是指阴茎隐匿于皮下,阴茎外观短小。包皮似一鸟嘴包住阴茎,且与阴茎体不附着,特点是背侧短,腹侧长,内板多,外板少。阴茎皮肤没有正常附着于阴茎深层筋膜,致使阴茎隐匿于阴茎皮肤中。另外,肉膜筋膜发育不良,失去弹性,进而会限制阴茎的伸展,可能也是病因之一。肥胖的年长儿及青少年,则是由于下腹部尤其是耻骨前脂肪堆积,使阴茎呈隐匿状,部分患者上述病因可以同时存在。另一种后天获得性隐匿阴茎,是由于阴茎头上形成瘢痕而将阴茎嵌入耻骨上脂肪垫。这种情况多见于存在巨大鞘膜积液或斜疝、蹼状阴茎的婴幼儿,在实行包皮环切手术之后易于出现。

## 二、临床表现

通过外观可以明确诊断,阴茎隐匿于皮下,外观短小,包皮口与阴茎根距离短。包皮似一鸟嘴包住阴茎,与阴茎体不附着,背侧短,腹侧长,内板多,外板少。用手握住阴茎同时将周围皮肤后推,可以显示正常阴茎体(图 78-4)。

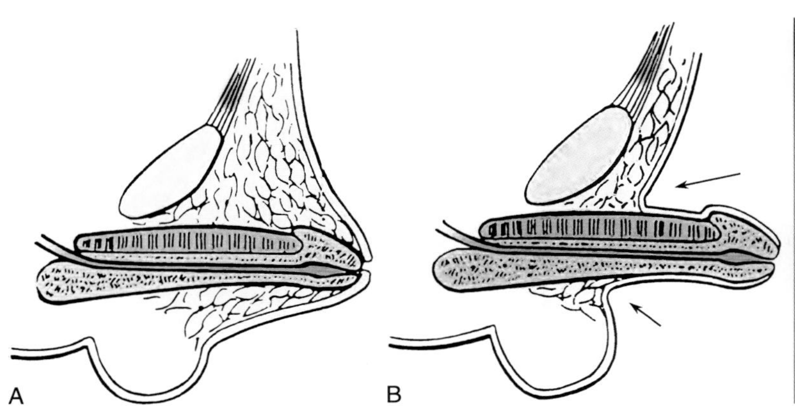


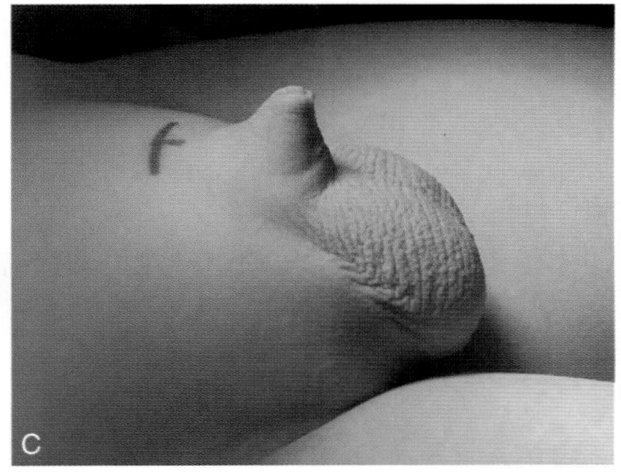


**图 78-4 A. 隐匿阴茎侧面观;B. 隐匿阴茎周围皮肤后退显示正常阴茎体;C. 隐匿阴茎临床表现**

### 三、手术适应证

隐匿阴茎手术治疗的适应证及手术时间仍有争论。如果患儿肥胖，建议家长先进行减肥治疗。成年人罕见隐匿阴茎。因此，儿童时期的阴茎显露不良的男孩，可不必急于手术。但目前对儿童时期的阴茎显露不良的自然转归还不清楚，因而隐匿阴茎是否需治疗及如何治疗尚无公认的准则。如医患双方能达成一致意见，采取使阴茎满意显露，达到美容的目的，排除家属的忧虑心理，是可以理解的。目前我们掌握该手术的适应证包括：①反复包皮感染；②有排尿困难；③年龄较大，包皮口狭小而外翻包皮困难者；④后天获得性隐匿阴茎。手术目的是扩大包皮口，暴露阴茎头。需强调的是决定手术之前绝不可行单独的包皮环切术，以免阴茎皮肤减少。

### 四、操作步骤与要点

手术操作要点与技巧包括 ①自然状态下环形剪去 0.2cm 的包皮口皮肤，使包皮的外层皮肤与内板皮肤彼此分开，在 2、6、10 点纵行剪开外层皮肤 1cm。在 4、8、12 点纵行剪开内板皮肤 1cm，此时能顺利翻转内板露出阴茎头；②将包皮背侧适当脱套，如有引发阴茎不能正常显露的病理因素，予以充分游离和切断；③如仅是脂肪堆积，可将堆积的脂肪予以切除；④对于严重病例，术中可将阴茎根部白膜缝合在耻骨下缘的筋膜上，予以固定；⑤将包皮内外板嵌插式缝合，以扩大包皮口，缝合后创口线在冠状沟之上。手术方法有多种方式可以选择，包括包皮内板外翻覆盖阴茎体、阴茎阴囊成形术及带蒂皮瓣成形术等。

### 五、术后并发症与处理

术后用单层尼龙纱包扎阴茎，可防止阴茎水肿，术后一周可拆除。术后常见并发症包括：①术后疼痛：多由于切口疼痛和阴茎勃起所致，多发生于 24 到 48 小时内，可通过心理疏导缓解，必要时应用镇痛药物。阴茎勃起疼痛多见于年龄较大的儿童，多发生于夜间，可给予己烯雌酚抑制夜间阴茎勃起减轻疼痛。②阴茎血运不良：由于术后阴茎加压包扎以防水肿和渗血。如阴茎头青紫色为静脉回流不良表现，阴茎头苍白提示动脉血供不足。多由于阴茎包扎过紧，可导致阴茎水肿和疼痛加重，严重时阴茎坏死或导致尿道瘘形成。一旦有缺血表现应及时松解加压包扎纱布。③伤口感染：伤口感染与伤口渗血和尿液弄湿敷料有关，术后常规留置尿管，保持尿管通畅，并应用广谱抗生素可预防感染的发生。④阴茎皮肤水肿：原因包括术中损伤阴茎浅层静脉丛及淋巴管，术中保留过多包皮，术后适度加压包扎时间过短。防止阴茎水肿的方法除改进手术方法外，可适当延长包扎时间，一般而言术后 7 天拆除包扎可减少包皮水肿的发生。

## 第四节 蹼状阴茎

### 一、病因与病理

蹼状阴茎（webbed penis）又称阴茎阴囊融合，指阴囊中线皮肤与阴茎皮肤相融合，使阴茎阴囊未完全分离。多数患者无尿道、阴茎、阴囊发育异常，畸变发生在阴茎阴囊连接部。约有 3.5% 的尿道下裂患儿并发此畸形。绝大部分是先天性畸形，有人认为是在胚胎时期包皮的正常发育过程出现障碍所致。蹼状阴茎也可以由医源性因素引起，由包皮环切术或其他手术切除阴茎腹侧皮肤过多所致。

### 二、临床表现

临床表现为阴茎阴囊融合，可以是完全性的，阴茎腹侧皮肤与阴囊皮肤完全融合在一起，彼此不能分离；也可以是不完全性的，在阴茎阴囊之间有一不同长度的薄的蹼状皮肤将阴茎近端与阴囊连接在一起，使之不能完全分离。根据临床表现特征，诊断应包括有无阴茎阴囊融合及融合程度，即完全性或不完全性阴茎阴囊融合。在查体时还应注意是否合并阴茎下弯、尿道下裂等疾病表现。

### 三、手术适应证

蹼状阴茎病变程度也不一样，多数患儿程度较轻，蹼状皱襞不会超过阴茎体中段，随着年龄的增长及阴茎海绵体发育，其症状会自愈，不需要进行手术治疗，其阴茎皮肤向后退缩并因有良好的延展性，对以后的正常性生活无影响。但有少数患儿畸形程度比较严重，如阴茎勃起时阴茎腹侧粘连引起阴茎下弯，对患儿今后的性生活有严重影响，因此需要通过手术治疗。

### 四、操作步骤与要点

在儿童时期阴茎阴囊融合只是外观上的异常，无功能性障碍。但在成人，阴茎阴囊广泛融合可引起性交障碍。外科治疗的目的就是使阴茎阴囊相互分离。对于不完全融合患儿手术方法如下：①据患儿年龄麻醉方式可选择基础加局部麻醉、全身麻醉、硬膜外麻醉；②取平卧位，阴茎阴囊之间的蹼状皮肤上作横切标记；③按此标记切开阴茎阴囊之间蹼状皮肤，游离阴茎阴囊；④充分止血后，6-0 或 5-0 可吸收线间断纵行缝合切口；⑤术中应注意作阴茎阴囊之间蹼状皮肤切口时，不应切除过深，以免损伤尿道；对于完全融合患儿可行倒 V-Y 结合 Z 字成形术治疗（图 78-5）。

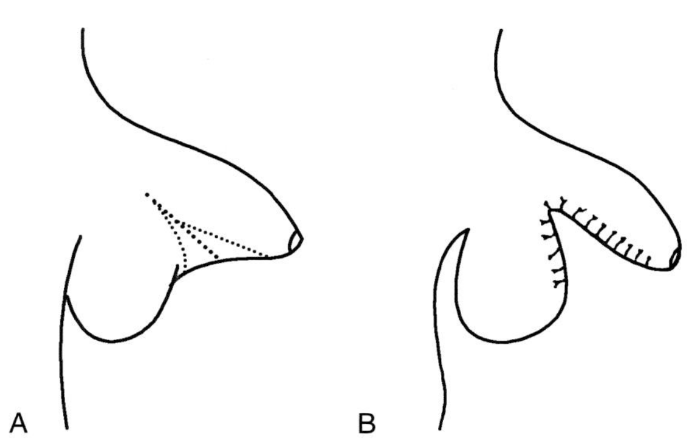


**图 78-5　蹼状阴茎手术示意图**
A. 蹼状皮肤横切口；B. 纵向缝合。

### 五、术后并发症与处理

术后疼痛：多由于切口疼痛和阴茎勃起所致，多发生于 24 到 48 小时内，可通过心理疏导缓解，必要时应用镇痛药物。阴茎勃起疼痛多见于年龄较大的儿童，多发生于夜间，可给予己烯雌酚抑制夜间阴茎勃起减轻疼痛；术后伤口出血、感染：术中注意止血；伤口感染与伤口渗血和尿液弄湿敷料有关，术后常规留置尿管，保持尿管通畅，并应用广谱抗生素可预防感染的发生。

## 第五节　小　阴　茎

### 一、概述

小阴茎（micropenis）是指外观正常阴茎体的长度小于正常阴茎长度平均值 2.5 个标准差以上的阴茎。小阴茎的阴茎体长度与阴茎周长的比例正常。有些患儿阴茎海绵体严重发育不良，阴囊通常融合，且很小。睾丸小且通常伴下降不全。

测量阴茎长度对于诊断小阴茎至关重要，所以测量标准应严格规范。测量阴茎长度时用手提阴茎头尽量拉直，使其长度相当于阴茎充分勃起的长度，测量从耻骨联合至阴茎顶端的距离即为阴茎长度。对于肥胖患儿必须完全压下耻骨上的脂肪垫以获得准确的测量数据，正常阴茎长度参考值（表 78-1）。一般情况下足月新生儿的阴茎长度至少为 1.9cm。必须将隐匿阴茎、蹼状阴茎与小阴茎区分，前两者有正常大小阴茎体。

**表 78-1　正常男性阴茎长度参考值**　单位：cm

| 年龄 | 均值 ± 标准差 | 均值 –2.5 个标准差 |
|---|---|---|
| 新生儿（孕 30 周） | 2.5 ± 0.4 | 1.5 |
| 新生儿（孕 34 周） | 3.0 ± 0.4 | 2.0 |
| 0~5 月 | 3.9 ± 0.8 | 1.9 |
| 6~12 月 | 4.3 ± 0.8 | 2.3 |
| 1~2 岁 | 4.7 ± 0.8 | 2.6 |
| 2~3 岁 | 5.1 ± 0.9 | 2.9 |
| 3~4 岁 | 5.5 ± 0.9 | 3.3 |
| 4~5 岁 | 5.7 ± 0.9 | 3.5 |
| 5~6 岁 | 6.0 ± 0.9 | 3.8 |
| 6~7 岁 | 6.1 ± 0.9 | 3.9 |
| 7~8 岁 | 6.2 ± 1.0 | 3.7 |
| 8~9 岁 | 6.3 ± 1.0 | 3.8 |
| 9~10 岁 | 6.3 ± 1.0 | 3.8 |
| 10~11 岁 | 6.4 ± 1.1 | 3.7 |
| 成人 | 13.3 ± 1.6 | 9.3 |

### 二、病因与病理

妊娠 14 周后激素异常导致小阴茎的出现。男性外生殖器于妊娠 12 周时分化完全，此过程需要睾丸分泌的睾酮，而睾酮的分泌又受到母体分泌的 HCG 的影响。在中、晚期，阴茎的生长是在胎儿雄激素的作用下进行的，而胎儿雄激素受胎儿黄体生成素（LH）的分泌控制。睾酮的产生和利用异常导致小阴茎和尿道下裂。所以说小阴茎的出现往往是因为促性腺激素缺乏所致。

小阴茎病因包括三部分：①促性腺激素分泌不

足的性腺功能减退，最常见的为下丘脑不能产生足够的促性腺激素释放激素，可能起源于下丘脑功能障碍，包括卡尔曼综合征（Kallmann syndrome），普拉德-威利综合征（Prader-Willi syndrome，HHHO syndrome），劳-穆-比综合征（Laurence-Moon-Biedl syndrome）以及 CHARRGE 联合征。②促性腺激素分泌过多的性腺功能减退症，又称为原发性睾丸衰竭，见于性腺发育不全或睾丸退化综合征，妊娠后期睾丸退行性变化，导致睾酮分泌减少，负反馈引起促性腺激素分泌过多。HCG 刺激后血清睾酮浓度不升高常常被用来鉴定这类疾病。③特发性因素，这部分小阴茎患儿内分泌检查显示下丘脑-垂体-睾丸轴是正常的，可能发生原因是胎儿期促性腺激素刺激作用提前或延迟造成的。

### 三、诊断要点

对于小阴茎患儿的初步评估包括完整的病史、体检和出生时的染色体核型。精确测量阴茎长度、会阴部触诊及隐睾的评估是体格检查的重要部分。同时应与小儿内分泌医师一起确定小阴茎的原因，同时评估是否合并其他畸形，并帮助确定阴茎的生长潜力。通过测量 HCG 刺激前后的睾酮水平来评估睾丸功能。原发性睾丸衰竭对 HCG 刺激无反应，而 LH 及卵泡刺激素的浓度是升高的。有些患儿还进行了 GnRH 激发试验。垂体前叶筛查试验包括监测血糖、钠、钾、血清皮质醇的浓度，以及甲状腺功能。脑部 MRI 用于评估下丘脑、垂体前叶以及中脑中线结构完整性。如果通过检查证实激素分泌无异常，考虑是否为对雄激素不敏感而造成小阴茎，这类患儿较少见。

### 四、治疗原则

对于小阴茎患儿在完成病因、生化检查和临床评估后，目前的治疗原则包括：①促性腺激素分泌不足性腺功能减退：最常见的治疗是用 HCG（具有 FSH、LH 类似功能）治疗，首次疗程即 HCG 刺激试验，可以作为检查和治疗，明确是否存在睾丸功能异常。对于下丘脑功能异常的患儿，可以给予促性腺激素释放激素替代治疗，给药方式应呈脉冲式，每 2 小时给增加量，每次 25ng/kg，通过鼻喷或皮下注射给药。②性腺功能异常：单纯睾丸分泌睾酮异常，可予以睾酮替代治疗。外用睾酮霜或肌内注射睾酮，每 3 周 1 次，每次 25mg，共 4 次。虽然长期治疗会增进骨骼成熟，脊柱发育过快，但短期治疗不影响身高。如确定因生长激素缺乏导致的小阴茎，补充生长激素可获得较好的效果。③如患儿存在隐睾、睾丸下降不全，应尽早行睾丸下降固定术。有小部分患儿激素治疗（睾酮替代治疗）无效，而是否要对这部分患儿进行性别重新认定，目前仍存在较大争议。同时多数研究都表明，尽管出生时患有小阴茎，其阴茎长度也可能达不到正常大小，但是他们有男性特征，而且大多数可能会有满意的性功能。

## 第六节　巨　阴　茎

### 一、概述

巨阴茎（megalopenis）是指阴茎外观正常，但与同龄人相比明显偏大甚至超过几倍者。有内分泌功能的睾丸肿瘤、肾上腺肿瘤、垂体功能亢进症等可出现巨阴茎。须与注射性腺激素后的阴茎长大区别，后者停止激素后阴茎恢复正常，而前者需治愈原发病后，阴茎才会缩小。诊断主要根据阴茎长度测量，阴茎大小明显超过同龄人即可诊断为巨阴茎。

### 二、治疗原则

巨阴茎的治疗原则上以治疗原发病为主。如切除睾丸肿瘤、治疗垂体功能亢进等。如阴茎过于巨大，必要时可考虑手术矫正。

## 第七节　阴 茎 扭 转

### 一、概述

阴茎扭转（penile torsion）即阴茎体旋转障碍，阴茎头偏离中线，向一侧旋转，多是逆时针旋转。阴茎扭转多数在包皮环切术或包皮翻下时才能被发现。大多数阴茎扭转阴茎体中缝是斜的，有的合并尿道下裂或包皮呈帽状堆积。阴茎扭转按阴茎头偏离中线的角度可以分为三类：①小于 60°；②60°~90°；③大于 90°。有些患儿的阴茎体及尿道海绵体根部的方向是正常的，而阴茎头扭转却大于 90°。阴茎扭转的病因尚不明确，可能是阴茎体皮肤异常排列的结果。

### 二、临床表现

阴茎扭转主要因包茎、包皮过长就诊时发现，也有因排尿异常、尿线偏移，有时因尿湿衣裤而就诊发现。查体主要见阴茎腹侧中线（以系带为标志）偏向一侧使阴茎头沿纵轴方向发生不同角度的扭转。一般呈逆时针方向，常伴有包茎、尿道下裂等，扭转阴茎大小发育正常，阴茎海绵体根部的位置正常，扭转程度通常由近段向头部逐渐加重。

### 三、外科治疗原则

对轻度扭转的患儿如果不影响外观，可以不必治疗。部分第二类 60°~90° 和第三类大于 90° 的患儿则需要手术矫正治疗。手术方法：在冠状沟上方环形切开皮肤，将皮肤分离脱套至阴茎根部，矫正扭转后以中线为准，缝合阴茎皮肤。但是，对于扭转大于 90° 或更多的患者，简单的皮肤整形效果不佳。此时需要分离阴茎内部，切开退化组织，再行矫正旋转，如果还有旋转，就需要使用不可吸收线将旋转方向对侧的阴茎海绵体根部固定在耻骨联合上，以达到整形目的。

## 第八节 阴茎阴囊转位

### 一、概述

阴茎阴囊转位（penoscrotal transposition）又称阴茎前阴囊，是指阴囊异位于阴茎上方，多合并会阴型尿道下裂、阴囊型尿道下裂或伴有阴茎下弯畸形的阴茎阴囊型尿道下裂，还可以合并骶尾部发育异常和染色体异常。完全性阴囊阴茎转位而阴囊正常的患儿，其中 75% 的患儿存在明显尿路异常，包括肾缺如或肾发育不良，也有报道合并其他非生殖泌尿系统异常，所以这类患儿应进行肾脏超声和膀胱尿道造影评估。胚胎学上认为其病因是生殖膨大向下迁移不全或是不成功。

### 二、临床表现

阴茎阴囊转位主要表现为阴囊不同程度分裂，阴茎位于裂开的阴囊间，形成两侧阴囊夹着阴茎、阴茎位置靠后的外观。严重者可见阴囊前移阴茎完全位于阴囊后（图 78-6）。阴茎阴囊转位一般不影响阴茎发育及将来的性功能。阴茎阴囊转位常合并尿道下裂，后者尿道开口不在阴茎头且常伴阴茎下弯或阴茎发育不良。有时分裂的两侧阴囊可酷似阴唇特别易与两性畸形混淆。此时应先行染色体检查或检测睾丸决定基因（如 SRY 基因），确定性别后再行治疗。

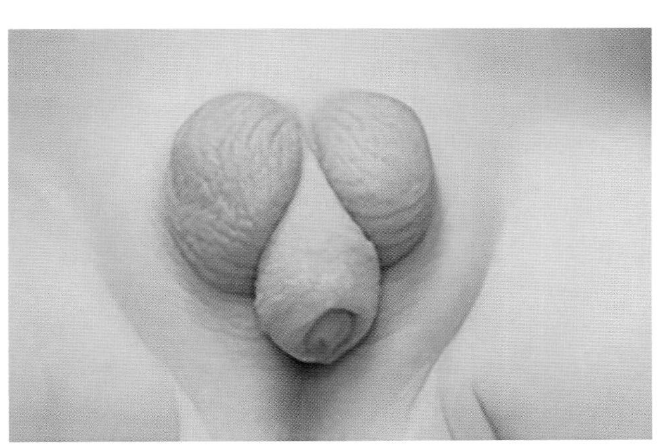

图 78-6 阴茎阴囊转位

### 三、外科治疗原则

#### （一）手术适应证

单纯性阴茎阴囊转位一般不影响阴茎发育及将来性生活，只是外观异常，对于较严重或家长、患儿有要求的阴茎阴囊转位可手术治疗。阴茎阴囊转位合并严重的尿道下裂，为了减少包皮皮瓣血运障碍的可能，阴茎阴囊转位通常在修复尿道之后 6 个月进行。如果患儿阴茎正常，可在患儿 6~12 月大时完成阴囊成形手术。

#### （二）手术步骤

术前保留导尿管。沿两侧阴囊翼上缘、阴茎阴囊交界处作两个弧形切口，两切口于阴茎腹侧汇合，每侧阴囊缘的切口应至少包括阴囊的一半，切口深度达到肉膜层。阴茎背侧的皮条宽度应在 1cm 以上，以保证阴茎皮肤血运。阴茎腹侧的切口不宜过深，以防尿道损伤。分离两侧阴囊翼瓣，于阴茎腹侧外翻缝合，使阴囊转至阴茎下方，缝合创面。

#### （三）操作要点

在切开之前，可以使用 1% 的利多卡因和 1∶100 000 的肾上腺素局部浸润以减少出血。皮瓣分离仅到浅层组织，如分离到深层组织容易损伤到尿道和精索。手术过程渗出较多，需要放置皮片引流条 24~48 小时。严重病例可能需要转移腹部皮肤成形阴茎背侧皮瓣（图 78-7）。

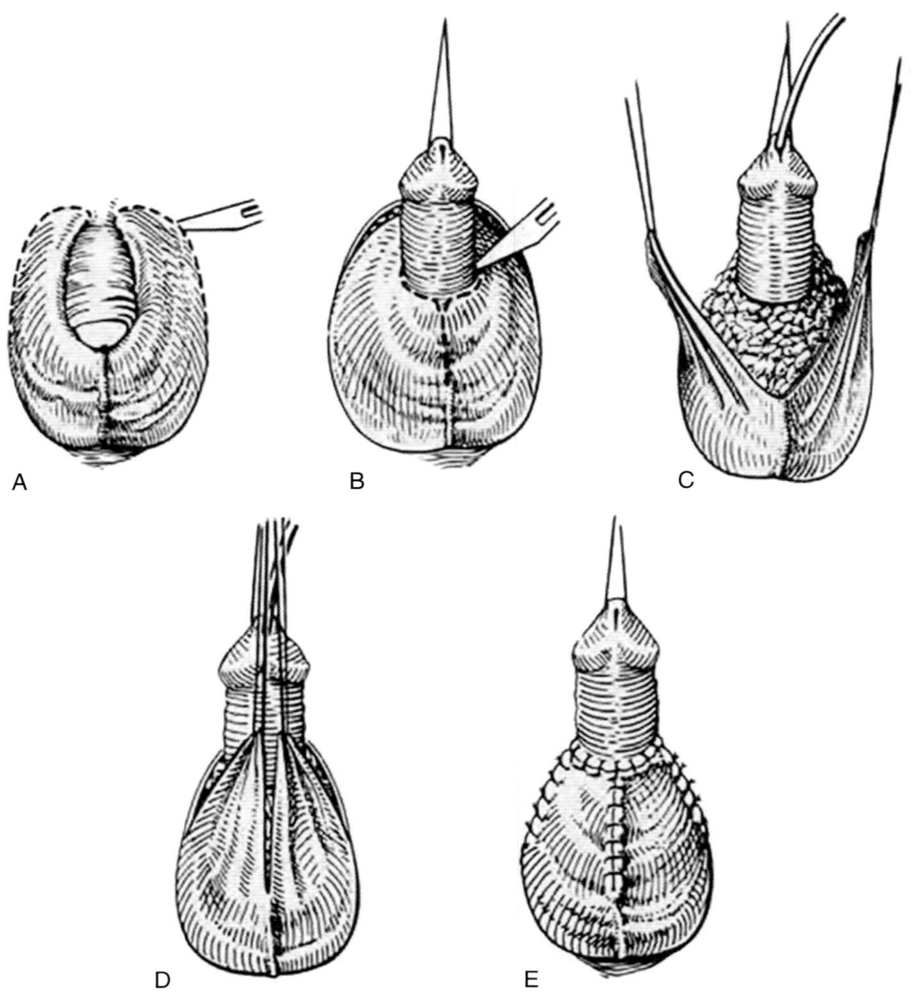


图 78-7 阴茎阴囊转位修复术

A. 两侧阴囊翼切口；B. 阴茎根部及阴囊中部切口；C. 分离两侧阴囊翼；D. 阴囊成形；E. 术后外观。

（关勇 吴勇）

## 参考文献

[1] BECKET K. Lichen sclerosus in boys [J]. Dtsch Arztebl Int, 2011, 108(4): 53-58.

[2] CUBILLOS J, GEORGE A, GITLIN J, et al. Tailored sutureless meatoplasty: a new technique for correcting meatal stenosis [J]. J Pediatr Urol, 2012, 8(1): 92-96.

# 第七十九章

# 尿道先天性疾病与外科治疗

## 第一节 尿道下裂

### 一、尿道下裂修复历史与演变

今天我们能够规范和成功地对尿道下裂实施修复治疗，应当真诚感谢许多外科先驱者在该领域做出的不懈努力与探索实践。但必须指出，同样来自早期外科先驱们关于重度尿道下裂的经验、见解和误解也长期误导了该手术的发展方向，甚至还在继续影响今天的尿道下裂修复治疗的观点。

在16世纪初，Pare根据对尿道下裂患者的外观观察，最初将患儿阴茎弯曲归因于阴茎表面下韧带牵引所致，他最终创造了“chordee”“chord”这一术语，即弦的意思，形象地说明了导致尿道下裂患者阴茎弯曲的原因——在阴茎的腹侧存在着如琴弦一样坚韧紧绷的组织牵拉，使阴茎如弓一样弯曲着。如果想要使这张弓挺直身姿，那么首先要无情的斩断这些紧绷的弦，这一切是如此的形象而且易于理解尿道下裂所致阴茎弯曲的病理组织学表现。这一理论很快得到了大部分医师的认可。随着时间的推移，手术切除尿道下裂患者阴茎腹侧所谓的“发育不良”组织经验得到更广泛推广，其切除的彻底程度已成为衡量阴茎伸直度的标准。在20世纪50年代，Byars建议切除阴茎腹侧沿阴茎海绵体进入海绵体内间隔所有纤维成分，而Devine和Horton医师更强调实施尿道下裂阴茎伸直术时，应扩大清除阴茎腹侧这些“发育不良”组织。

1896年，Van Hook提出尿道下裂阴茎向下弯曲的主要病因是基于阴茎海绵体发育不良问题，但他的观点几乎没有得到支持。直到1952年，Smith和Blackfield才对于盛行的尿道下裂阴茎向下弯曲需要彻底切除所谓“发育不良”组织的观点提出了严峻的挑战。通过对大量病例的研究与实践，提出了仅仅在尿道口远端作一小切口，将阴茎皮肤进行脱套就能矫直阴茎弯曲，而不需要切除“虚幻的”阴茎腹侧的挛缩组织。Allen和Spence也提出了他们的观点，即对于远端的尿道下裂在尿道口近端作环形切口也可以有效地伸直阴茎向下弯曲，而根本不需要做尿道外口的移位。1974年，阴茎海绵体注射被描述为术中评估阴茎弯曲的一种手段并被命名为勃起试验，成为术中对阴茎是否被伸直进行科学有效评价的利器，随后，一代宗师Duckett对阴茎弯曲进行了里程碑式的全面总结：①广泛切除阴茎腹侧组织并不能可靠地伸直阴茎；②阴茎脱套后仍存在阴茎弯曲，表明存在腹侧海绵体的不均衡。

最后的病因学证据来自病理组织学研究，Kaplan、Lamm和Baskin通过检查尿道下裂胎儿标本发现并不存在所谓的阴茎腹侧的纤维索条，Snodgrass的研究进一步证明，尿道板皮下组织显示为血管丰富的结缔组织，而无纤维化。这一革命性的认识，使传承了百年的传统观念终于被彻底颠覆，虽然“chordee”这个单词还在教科书和文献中广泛存在，但那个代表所谓纤维组织的“chord”已成为尿道下裂阴茎弯曲认识史中的一个记忆名词，尿道板的应用价值也终于在新时代病因学认识与临床实践中被广泛地认可与推崇。

1869年Thiersch描述了皮瓣在矫正尿道上裂中的使用，很快，他的这种非对称皮瓣的重叠缝合技术被Anger应用到尿道下裂的治疗上。而Duplay更青睐对称的切口获得皮瓣来重建尿道，但由于腹侧组织缺损较多，他发现不进行阴茎背侧切开松解很难关闭其上的切口。后来他通过切开腹侧狭窄皮瓣使切口皮肤可以达到无张力缝合，而不需要切开阴茎背侧皮肤，缺点是无法保证新尿道有足够的口径。因此，这些技术并未得到广泛应用。直到20世纪50年代Denis Browne恢复了Duplay的第二种方法。今天，应用卷管的方法成形新尿道的术式称为Thiersch-Duplay手术，其实从尿道下裂修复的历史上看，直到20世纪70年代才使用了这个术语。这也是对这些先驱者的一种纪念和尊敬。

Duckett对尿道下裂修复能否应用包皮成形新尿道进行了系统的科学研究。实践发现，这种方法能安全地从包皮外板和阴茎体背侧皮肤分离出带血管蒂的包皮内板。Duckett的技巧改进了这些皮瓣处理，是最早开创与应用包皮皮瓣卷管与尿道板进行ONLAY手术成形尿道的一代尿道下裂修复领域的大家。

在20世纪80年代末，几乎所有的尿道下裂缺陷均可用Duckett提出的尿道口前移阴茎头成形（meatal advancement and glanuloplasty incorporated procedure，MAGPI）、ONLAY、管形包皮皮瓣成形加以修复，但flip-flap法翻转皮瓣也可作为一种相对简单的术式替代ONLAY法。

尿道下裂的修复方法有两三百种之多，由于任何方法都有其局限性，因此探索尿道下裂的修复方法还在继续。我国有大量的尿道下裂的孩子等待着治疗去成为一个健康的男子汉，越来越多的医师投入到尿道下裂修复的研究和实践之中。随着现代分子遗传学、细胞生物学、组织工程技术的快速发展，我们不仅要传承这一领域许多前辈们的丰富经验和成熟技术，更要紧跟国际前沿，加强健康教育，不断创新发展。为我国小儿外科的腾飞与发展做出我们这一代人的贡献。

## 二、流行病学与病因学

### （一）流行病学

尿道下裂是一种因前尿道发育异常而致尿道开口达不到正常位置的尿道畸形，常并发阴茎下弯，是男性儿童泌尿系统最常见的先天畸形之一。大规模人群调查报道其发生率为3‰~8‰，或占出生男婴的1/250。近30年，尿道下裂的发病率逐年上升，欧洲及美国的流行病调查均表明，20世纪70年代到90年代，其发病率增加了近1倍，重型尿道下裂的比例也相应增加。尿道下裂唯一的根治方法是手术治疗。

国内最新流行病学调查发现，1996年至2008年我国部分地区尿道下裂发病率达0.903%，由于调查条件及人员限制，尿道下裂的发病率很难准确获得。尿道下裂的治疗是一个难题，国内得到公认的治疗该疾病的高水平医师尚少，仅部分医师把主要精力放在尿道下裂的治疗上。这也是影响我国尿道下裂流行病学与患病率准确评估的重要因素。

### （二）病因学因素

尿道下裂的形成是由于胚胎期发育停滞，尿生殖沟融合不全所致。近年来的研究主要将病因归于以下几个方面：

1. 环境因素　大量研究表明，环境中的某些被称为内分泌干扰因子的化学物质，部分可以产生抗雄激素效应，部分自身具有或可以同雌激素受体结合产生类似雌激素作用，进而干扰生物体的内分泌功能，包括多种杀虫剂、杀真菌剂、除草剂、工业化学物质及植物雌激素等物质。

2. 内分泌代谢因素　男性外生殖器的发育依赖雄性激素代谢途径和正常的细胞信号传递。由人绒毛膜促性腺激素刺激睾丸间质细胞在孕8周开始产生睾酮，孕12周达高峰。睾酮生成不足、转化障碍、5-α还原酶异常、阴茎雄激素受体缺乏、与雄激素受体结合的双氢睾酮不足都可影响男性生殖道发育。

3. 基因因素　多数学者认为尿道下裂为多基因遗传病，但有关基因异常能否引起尿道下裂的研究还未见确切报道。国外学者报道，转录激活因子3（ATF3）在尿道下裂患者的阴茎组织中增高，提示ATF3在尿道下裂的发生中可能存在一定作用，同时，ATF3 mRNA在体内是雌激素敏感的，而胚胎早期雌激素的刺激可能是子代发生尿道畸形的原因之一。

4. 遗传因素　在临床病例中，尿道下裂20%~25%有遗传因素，尿道下裂患者母亲再生一个男性后代，其尿道下裂的发病率约为12%~14%。7%~9%父子同患尿道下裂，如其再生后代，其子的患病率将升高至26%。最近的研究表明，对于家族性尿道下裂而言，遗传因素是更主要的原因。

5. 母体因素　研究表明孕期前3个月母亲吸烟会增加尿道下裂的风险，母亲本身患有基础疾病也可能增加尿道下裂的患病风险。有学者报道，高血压的母体可能因胎盘灌注不足而引起发育异常，进而增加尿道下裂的发病率。低体重儿患病者亦有报道，但机制尚不明确。

## 三、尿道下裂的定义与分类

### （一）定义

尿道下裂是一种男性尿道开口位置异常的先天缺陷，尿道口可分布在正常尿道口至会阴部的连线上，多数患者可伴有阴茎向腹侧弯曲。尿道下裂是小儿泌尿系统中的常见畸形，国外报道出生男婴中发病率可高达1/125~1/250。

### （二）分类

根据尿道下裂尿道口解剖位置可分为以下几型：①阴茎头型；②冠状沟型；③阴茎型；④阴茎阴囊型；⑤阴囊型；⑥会阴型。另一种分类方法为：①Ⅰ度：阴茎头型、冠状沟型，亦可称为远段型或轻型，患病率约占50%；②Ⅱ度：阴茎型（阴茎远段型、阴茎中段型、阴茎近段型），亦可称为中段型、中型，患病率约占30%；③Ⅲ度：阴茎阴囊型、阴囊型、会阴型，亦可称为近段型或重型，约占20%。此分类不能充分反映病情轻重，其原因是不能反映阴茎下曲程度、远段尿道发育情况及尿道口有无狭窄等病理情况，故对于术式的选择参考价值有限。有学者建议应根据矫正下弯后尿道口退缩的位置分型更具指导意义。另外尿道下裂还包括以下几种特殊类型：①无尿道下裂阴茎弯曲畸形，主要分为皮肤弯曲型、筋膜发育异常型、海绵体背侧白膜发育不对称型、尿道弯曲型等；②巨尿道口伴完整包皮畸形，此型多在行包皮环切时发现；③先天性尿道皮肤瘘。

## 四、诊断要点

### （一）临床表现特点

尿道下裂是外生殖器畸形，根据典型临床表现和体格检查很容易确诊。典型尿道下裂具有如下临床表现：①尿道开口异位：尿道口可位于阴茎腹侧尿道口近端至会阴部的任何部位，多位于中线。部分尿道口有轻度狭窄，其远端有黏膜样浅沟，尿道口附近的尿道常伴有尿道海绵体缺如，如呈膜状。若尿道口不容易看到，可一手垂直拉起阴茎头背侧包皮，另一手向前提起阴囊中隔处皮肤，可清楚观察尿道口。②阴茎下弯：多数存在，阴茎向腹侧弯曲，多为轻度，其原因为尿道口远端尿道板纤维组织增生、阴茎体尿道腹侧皮下各层组织缺乏、阴茎海绵体不对称等。尿道下裂合并明显阴茎下弯者约占35%，阴茎下弯可能是胎儿期的正常现象，随着胎儿生长，大部分阴茎下弯自然矫正。按照阴茎头与阴茎体纵轴的夹角，可将阴茎下弯分为轻度（小于15°）、中度（15°~35°）、重度（大于35°）。也有部分病例无明显阴茎弯曲。③包皮异常分布：背侧包皮帽状堆积，腹侧包皮因未能在中线融合而致缺乏，包皮系带缺损。

### （二）辅助检查

确诊尿道下裂后需进一步检查有无伴发畸形，严重的尿道下裂需行进一步泌尿系检查，如排泄膀胱尿道造影，以除外其他泌尿系畸形。当尿道下裂合并双侧隐睾时要注意有无性别异常，检查方法包括：

1. 体格检查　观察患者的体形、身体发育、第二性征，外生殖器检查有无阴道，触摸双侧睾丸表面质地，评估体积。

2. 腹部超声检查　明确有无伴随泌尿系统畸形，有无隐睾等。

3. 染色体检查　明确有无性别异常。

4. 尿17-酮类固醇测定　尿17-酮类固醇测定是一种临床化验检查项目。尿17-酮类固醇为尿中排出的皮质激素及代谢产物17位上为酮基的化合物，主要代表睾丸和肾上腺皮质所产生的活性较低的雄激素水平，不包括活性最强的睾酮。成年男性尿中17-酮类固醇约1/3来自睾丸，2/3来自肾上腺皮质；女性尿中17-酮类固醇主要来自肾上腺皮质。故尿17-酮类固醇测定对了解肾上腺皮质分泌雄激素的能力很有价值。

5. 腹腔镜检查及性腺活检　了解腹腔内有无性腺、性腺发育情况，必要时性腺活检明确有无性腺异常。

## 五、尿道下裂合并相关疾病

### （一）隐睾和斜疝

尿道下裂中最常见的伴发畸形为隐睾和腹股沟斜疝，各约占9%。重型尿道下裂中合并隐睾者可达32%，其中一些病例应警惕性别发育异常的可能。处理原则可先行处理隐睾和斜疝，或与尿道下裂同期手术。

### （二）前列腺囊

前列腺囊开口于尿道前列腺部后方，常伴发于重度尿道下裂，在会阴型及阴茎阴囊型尿道下裂发生率高达10%~15%，多为米勒管退化不全或尿生殖窦男性化不全的遗迹，输精管可行经囊侧壁或开口于囊内，可能并发感染致附睾炎、结石形成，或致尿管插入困难。术前感染者较少，术后因尿道延长、尿道阻力增加而感染增加。治疗原则为无症状及抗感染治疗有效者暂行保守治疗，反复感染及症状严重者可考虑手术切除。

Vries 把前列腺囊分为五度：①Ⅰ度前列腺囊的深度仅数毫米；②Ⅱ度前列腺囊底部达膀胱颈；③Ⅲ度前列腺囊底部超过膀胱颈；④Ⅳ度前列腺囊底部超过精囊；⑤Ⅴ度前列腺囊伴发其他米勒管残留组织。

**（三）其他伴发畸形**

包括性别发育异常、发育迟滞、智力障碍、面部畸形、肛门直肠畸形、手足指（趾）畸形、其他生殖器畸形等。

### 六、术前对阴茎弯曲的评估

根据阴茎头与阴茎体纵轴的夹角，阴茎下弯曲分为 3 级：①轻度：小于 15°；②中度：15°~35°；③重度：大于 35°。目前对阴茎下弯角度的判断主要是患儿阴茎自然勃起或术中进行人工勃起后外科医师肉眼观察，术中需在皮肤完全脱套和评价尿道板后做人工勃起试验（海绵体内注射罂粟碱、前列腺素 E1 或生理盐水诱发）来判断弯曲的严重程度。

### 七、阴茎弯曲不伴有下裂的处理

先天性阴茎弯曲畸形常伴发于尿道下裂，但也可发生在尿道正位开口者，称为单纯性阴茎弯曲畸形，约占弯曲畸形病例的4%~10%。阴茎可向腹侧（下曲）、背侧（上曲）及侧方弯曲，其中主要病例为下曲。

**（一）皮肤松解**

如阴茎皮肤袖套状游离至阴茎阴囊交界区近侧后，勃起试验示弯曲已矫正，应视为皮肤性弯曲。若仍有轻度残留弯曲，应完全切除松解尿道周围纤维组织，以观察是否属于第二类型。若再次人工勃起仍有持久弯曲畸形而又与尿道长度或发育不良无关，则应按阴茎海绵体、白膜发育不相称处理。

**（二）白膜折叠**

主要用于海绵体不对称的婴幼儿和少年病例。术中明确弯曲系由海绵体不对称所致后，于弯曲顶点背侧中线旁（2 点和 10 点方向）分离并提起阴茎深筋膜以避免操作神经血管束，在两侧白膜上分别作两个平行横切口（长约 8mm，相距 4~6mm），将四条切缘中前、后两边缘缝合（包埋白膜条并埋结在内）。

**（三）阴茎旋转**

常用于伴有尿道下裂的重型弯曲病例。游离尿道板后于腹侧中线纵行切开海绵体白膜，于背侧阴茎深筋膜下（神经血管束下）在海绵体两侧缝合，使海绵体向背侧旋转以矫正下曲。

**（四）真皮移植**

白膜折叠手术伴有一定程度的阴茎短缩，故而对于重型弯曲而阴茎较短的病例，较多医师认为应作海绵体补片以保留足够的阴茎长度。本术式主要用于重型阴茎弯曲病例（常为伴有尿道下裂者）。常用的移植片包括应用同种异体脱细胞真皮补片移植矫正白膜型阴茎弯曲。

**（五）鞘膜移植**

尿道离断，去除引起阴茎下弯的腹侧组织，行横裁包皮内板卷管代尿道术，对于下弯≥30°，于 4~8 点方向横行切开白膜，用代蒂睾丸鞘膜作为白膜补片纠正下弯。常用的移植片还包括白膜片（取凸侧白膜移植于凹侧）、静脉片、硬膜片、人工合成材料片等，近年来由于组织工程技术发展，小肠黏膜下层等组织工程材料被认为是很有应用前景的材料。

**（六）阴茎全长分解**

近年较多应用阴茎全长分解的方法，一些医师也将此方法应用于伴有尿道下裂的重型下曲病例，据报道，在精细操作下完全拆分阴茎海绵体后，约 2/3 病例海绵体得到充分伸直，另 1/3 弯曲明显减轻（仅需另做简单的弯曲直接矫正操作）。该术式手术范围大，易于损伤阴茎的神经血管，对术者的要求较高，推广较为困难。

## 第二节 尿道下裂修复及尿道成形术

### 一、概述

尿道下裂是小儿泌尿生殖系统较为多见的一种先天性畸形。在胚胎第 5 周时，泄殖腔窝前边两侧的组织向前生长，产生两个生殖结节，生殖结节迅速长大，尿生殖窦随之伸长，在生殖结节的腹侧形成一条纵长的沟槽，即尿道沟，它随胎儿发育从后向前闭合成为尿道。发育过程中遇有障碍，尿道沟不能完全闭合到阴茎头的尖部，则造成部分裂开，形成尿道下裂。阴茎头型尿道口位于正常部位偏下数毫米，对排尿和生殖功能无影响，一般无需手术或行简单的尿道口前移手术。其他各类型先天性尿道下裂患儿均应行尿道下裂修补术。

## 二、尿道下裂修复的基本原则

除少数对外观、功能无明显影响的阴茎头型患者外,大部分尿道下裂均需手术治疗,为消除心理影响,轻型的尿道下裂也可手术矫正。手术治疗是矫治尿道下裂唯一有效的手段,手术目的是矫正影响排尿功能及性功能的畸形,如患儿存在阴茎下弯、尿道开口异位、不能站立排尿、痛性勃起、成年后不能生育等则必须手术治疗。

## 三、手术适应证与修复术式的选择

### (一) 无尿道下裂阴茎下弯畸形的治疗

阴茎下弯常伴发于尿道下裂,也可单独存在,称为无尿道下裂阴茎下弯畸形。下弯畸形超过15°应予手术矫正,手术方式的选择在手术过程中方能明确。术前应在阴茎勃起时观察评估阴茎下弯情况,用尿管或尿道探子检查有无阴茎段远端尿道发育不良,了解腹侧阴茎皮肤与尿道的关系。术中在阴茎皮肤袖套状游离后应做人工勃起实验,有时需要多次勃起实验方能准确判断阴茎下弯类型并做相应处理。

阴茎下弯的矫治手术可能在阴茎背或腹侧进行,应根据阴茎发育情况、下弯程度、病理特点而确定矫正部位及使用方法。对于严重下弯者,考虑有短尿道、或远端尿道发育不良者需同期行尿道重建。阴茎下弯几种常见的手术方式,包括阴茎背侧白膜折叠、背侧白膜椭圆形或菱形切除横行吻合、阴茎腹侧白膜移植补片等(图79-1)。大部分弯曲能够通过背侧白膜折叠而得到矫正。目前也有术者用海绵体背侧旋转,尿道及两侧海绵体完全解剖拆分后再重建阴茎等方法来矫正阴茎下弯,但其可能造成神经血管分支损伤,远期结果尚待观察,目前临床应用

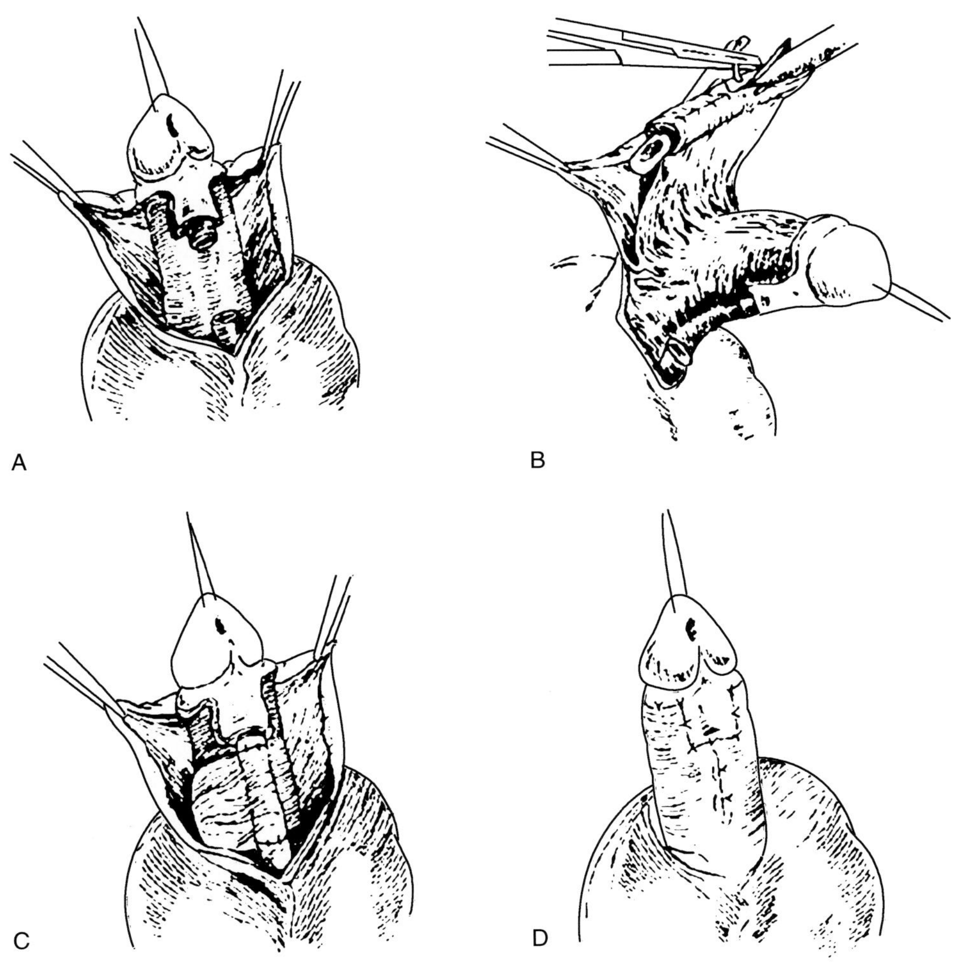


**图79-1 先天性无尿道下裂阴茎下弯曲修复术**

A. 切断发育异常的尿道;B. 阴茎背侧横裁包皮岛状皮瓣转至腹侧形成皮管;C. 分别于尿道两断端吻合;D. 转移皮瓣成形阴茎。

较少。

1. 阴茎背侧白膜折叠术 根据 Baskin 等对胎儿阴茎解剖的研究，在阴茎背侧 12 点方向中线部位无神经结构分布，阴茎白膜在中线区厚度及强度最大，在此区阴茎弯曲顶点行白膜折叠，不仅易行且并发症少。方法是在阴茎深筋膜切开后，显露中线区白膜，在弯曲顶点做 8mm 长，6mm 间距的两横切口，缝合两边的切缘，将中间的白膜片包埋，并埋结在内。若矫正不够完全，沿弯曲区可再加一组折叠。

另一种方式是在中线两侧 10 点及 2 点方向切开抬起阴茎深筋膜，尽量避免广泛解剖伤及神经血管束，分别于弯曲顶点两侧白膜作 8mm 长，6mm 间距的两平行的横切口，同前述方法行折叠缝合。解剖学研究发现，除中线 12 点区外，阴茎海绵体背侧及外侧有较广泛的神经分支分布在白膜表面，很难不受损伤。因此目前较多使用中线区白膜折叠。

2. 背侧白膜椭圆或菱形切除横行缝合 对背腹侧白膜不对称比较严重的弯曲畸形，亦可采用改良 Nesbit 手术处理。可在最大弯曲顶点切除 6~8mm 宽的横行或楔形白膜片，缺损区行横行间断缝合。

3. 阴茎腹侧白膜移植补片 对阴茎偏短、弯曲较重者，背侧折叠可能造成短缩，也可考虑腹侧白膜补片。在弯曲最大点腹侧尿道可部分与海绵体游离分开，白膜作横行切口，切缘松解游离后形成菱形或椭圆形缺损区，取相应大小的鞘膜、无毛皮肤或生物材料等补片，边缘行连续锁扣缝合。目前也有术者用海绵体背侧旋转，尿道及两侧海绵体完全解剖拆分后再重建。

### （二）有阴茎下弯的尿道下裂手术

按国外文献报道无阴茎下弯的前行尿道下裂占多数，而国内文献报道合并阴茎下弯的尿道下裂占绝大多数。由于有阴茎下弯的尿道下裂在切断尿道板、矫正下弯后，均需用代替物形成新尿道，术后并发症尤其是尿道瘘的发生率较高，是一治疗难题。手术方法多达 300 余种，目前主要应用的一期尿道成形术方法可分为三种：①带蒂皮瓣转移；②游离黏膜皮片替代；③尿道口邻近皮肤替代。目前第一种方法应用最多。明显阴茎下弯的尿道下裂可选术式包括：①横裁带蒂包皮岛状皮管尿道成形术（Duckett 手术）；②直裁包皮蒂岛状皮瓣尿道成形术（Hodgson 手术）；③斜裁带蒂包皮岛状皮瓣尿道成形术（Asopa 手术，图 79-2）；④阴囊中缝皮肤岛状皮瓣尿道成形术等。对重度尿道下裂尿道缺损过长的患儿可采用

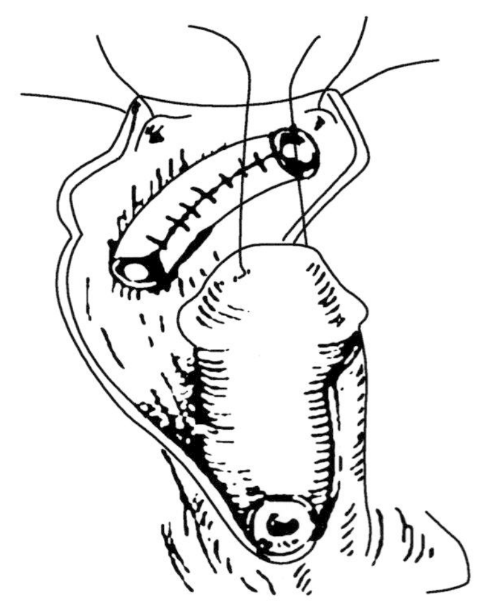

图 79-2 Asopa 尿道成形术

尿道口周围皮肤及尿道板成形部分尿道（Duplay 手术），既解决了带蒂包皮成形尿道长度不足的问题，又保护了成形尿道的血液供应，也未增加并发症的发生率。对于部分重度尿道下裂，一期手术矫正阴茎下弯、二期手术成形尿道的分期手术仍有意义，一定程度上降低了手术难度，减少了术后并发症，缺点是增加手术次数、延长治疗时间。

1. 矫正阴茎下弯操作要点 ①距冠状沟 1.0cm 环形切开包皮内板，阴茎背侧的切口达阴茎深筋膜，阴茎腹侧切断尿道板显露白膜；②将阴茎皮肤、皮下组织呈脱套状退至阴茎根部；③在阴茎白膜表面尽量剥除腹侧纤维索带，一般要分离尿道口周围的纤维组织至阴茎根部后方能完全矫正下弯；④在尿道下裂修复手术中于阴茎皮肤脱套之后，评价阴茎下弯的程度更为可靠；⑤采用人工勃起实验判断阴茎下弯矫正是否成功：在阴茎根部扎止血带，将蝴蝶型针头扎入阴茎头内，在术中间断向阴茎海绵体内注入生理盐水借以评价阴茎下弯的程度；⑥Perovic 等采用动脉血管扩张剂作为药物进行勃起实验判断阴茎下弯程度；⑦Baskin 和 Duckett 认为对于切段阴茎腹侧纤维组织后，对人工勃起实验仍有下弯存在的病例，应用阴茎背侧白膜紧缩术矫正；⑧术中应分离中线两侧阴茎深筋膜，以避免损伤神经血管束；⑨横行切除 5~8mm 白膜，5-0proline 线分别将两侧白膜边缘纵行缝合，以达到矫正阴茎下弯的目的（图 79-3）。后来 Baskin 又经过做阴茎血管的解剖研究，发现阴茎背侧 12 点处坐白膜紧缩，取得了满意效果。

2. 横裁包皮岛状皮瓣管状尿道成形术 包皮是修复尿道下裂的良好材料，这一点早在 20 世纪初就已被很多医师所认识。Duckett（1980）改进了

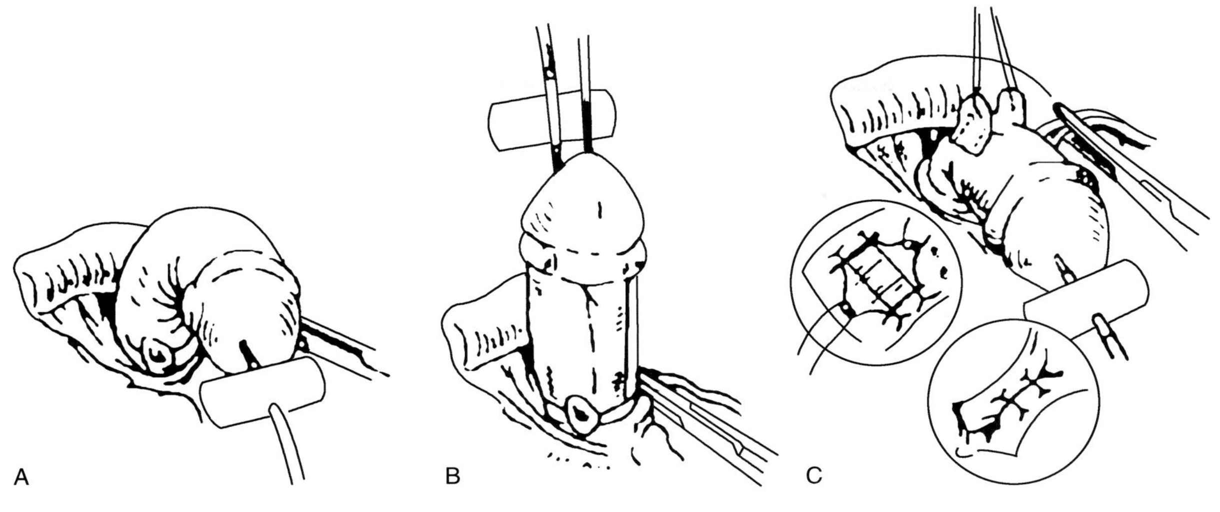

图 79-3 阴茎背侧白膜紧缩术

A. 牵引阴茎；B. 分离阴茎背侧血管神经束，背侧白膜紧缩；C. 伸直阴茎。

Asopa 及 Hodgson 的方法，即横裁包皮内板，分离出供应其血运的血管蒂，形成岛状皮瓣转至阴茎腹侧代尿道，并成形阴茎下隧道。具体方法：①距冠状沟 1.0cm 环行切开包皮内板，阴茎背侧的切口达阴茎深筋膜，阴茎腹侧切断尿道板显露白膜。将阴茎皮肤皮下组织呈脱套状退至阴茎根部。尽量剥除腹侧纤维索带，一般要分离至尿道口周围的纤维组织后方能完全矫正下弯，剥除纤维组织后，尿道口向后退缩，下弯矫正后可采用人工勃起实验检查矫正效果。②测量尿道口至阴茎头舟状窝的距离，即为尿道缺损长度。③取阴茎背侧包皮内板及内板交界处皮肤做岛状皮瓣，皮瓣宽度 1.2~1.5cm，为尿道缺损长度。在皮瓣的各边共缝六根牵引线。用小剪刀将含有供应皮瓣的阴茎背浅动、静脉，深层皮下组织与阴茎皮肤分离开，形成血管蒂。血管蒂长度以能将皮瓣转至阴茎腹侧为准。④用合成吸收线连续缝合皮瓣成皮管。⑤做阴茎头下隧道，于阴茎腹侧用小剪刀沿阴茎海绵体白膜与膨大的阴茎头尿道海绵体间隙分离，于舟状窝处拟作尿道口部位先剪除一小片皮肤后，戳出及扩大成隧道，使能通过 12~15F 尿道探子。⑥将带蒂包皮管经阴茎一侧转至腹侧，其近端与原尿道口做斜面吻合。远端经阴茎头下隧道与阴茎头吻合。若血管蒂过宽，可从其中央分出一个纽扣样孔，穿过此孔使皮管转至阴囊腹侧。近端吻合口及皮管与海绵体白膜固定数针，以防扭曲。可用血管蒂、阴囊内肉膜覆盖尿道。⑦纵向切开阴茎背侧包皮，向阴茎两侧包绕，裁剪缝合皮肤覆盖创面（图 79-4）。留置尿道支架管，术后 10 天左右拔出，观察排尿（图 79-5）。对尿道缺损长的重度尿道下裂，带血管蒂包皮管长度不能弥补尿道时，可利用尿道口周围皮肤做一段皮管，与带蒂包皮管吻合。比较常用的是在尿道口周围作一 U 形切口，行局部的 Duplay 尿道成形，即 Duckett+Duplay 尿道成形术（图 79-6）。

3. 阴囊中线皮肤岛状皮瓣法 国内外应用阴囊中线皮肤修复尿道下裂早有报道，我国李式瀛等

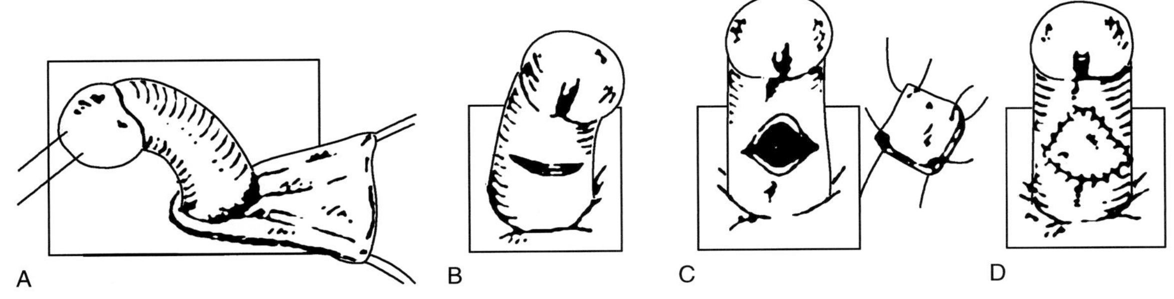

图 79-4 阴茎腹侧插入真皮片矫正阴茎下弯

A. 牵引阴茎头；B. 横向切开阴茎腹侧白膜；C. 白膜内插入真皮片；D. 成形阴茎。

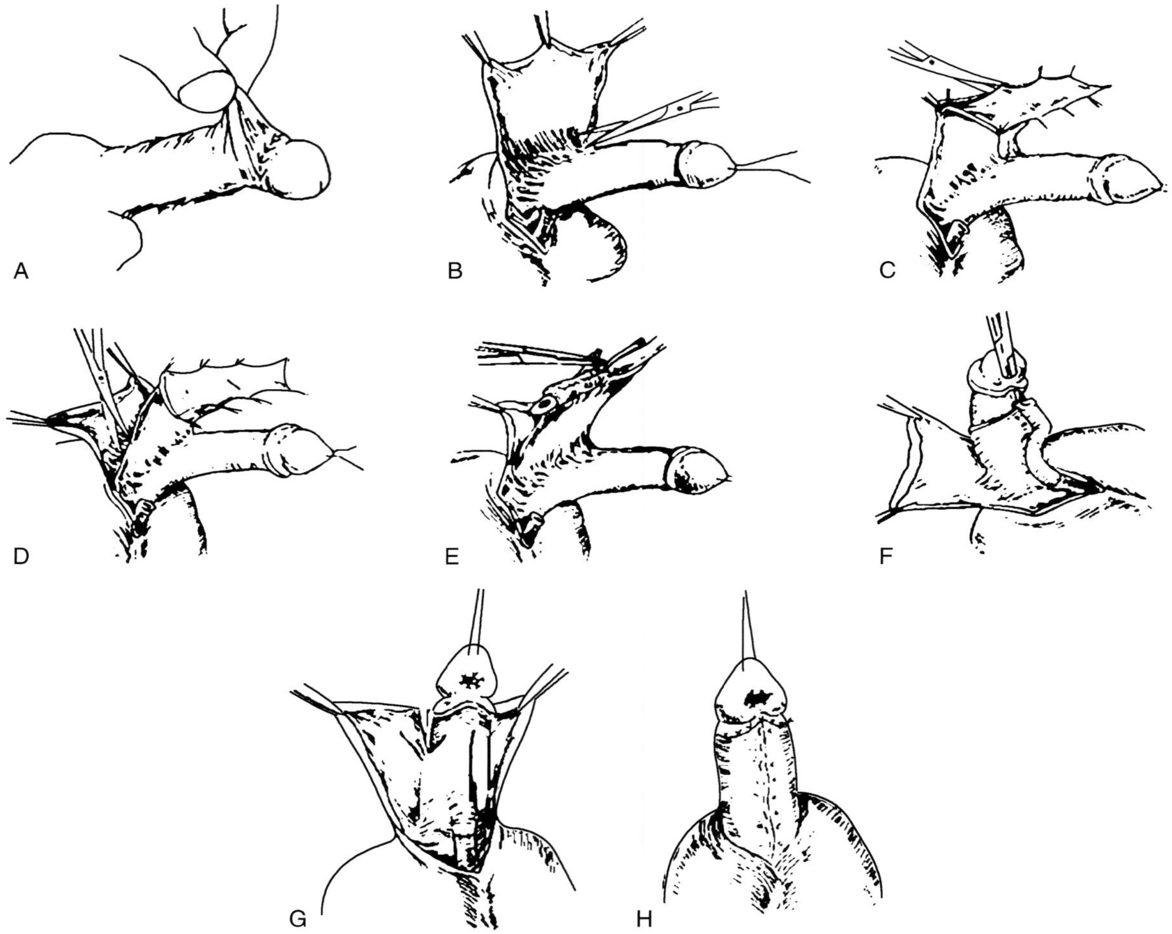

图 79-5　Dukett 横裁包皮岛状皮瓣尿道成形术

A. 距冠状沟 1.0cm 环行切开包皮内板，阴茎背侧的切口达阴茎深筋膜，阴茎腹侧切断尿道板显露白膜；B. 测量尿道口至阴茎头舟状窝的距离，即为尿道缺损长度；C. 取阴茎背侧包皮内板及内板交界处皮肤做岛状皮瓣，皮瓣宽度 1.2~1.5cm，为尿道缺损长度。在皮瓣的各边共缝六根牵引线；D. 用小剪刀将含有供应皮瓣的阴茎背浅动、静脉，深层皮下组织与阴茎皮肤分离开，形成血管带；E. 用合成吸收线连续缝合皮瓣成皮管；F. 将带蒂包皮管经阴茎一侧转至腹侧，其近端与原尿道口做斜面吻合。G. 远端经阴茎头下隧道与阴茎头吻合。H. 纵向切开阴茎背侧包皮，向阴茎两侧包绕，裁剪缝合皮肤覆盖创面。

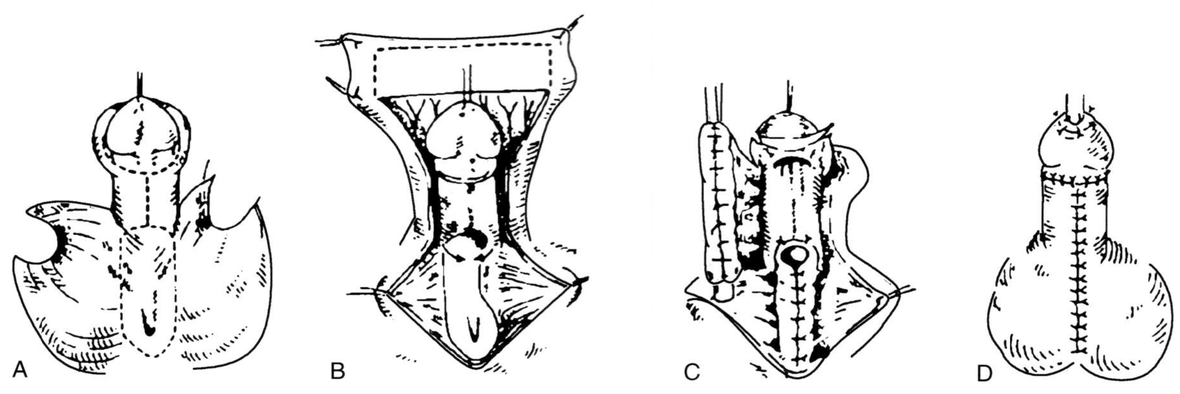


图 79-6　Dukett+Duplay 尿道成形术

A. 带蒂包皮管长度不能弥补尿道；B. 尿道口周围作一 U 形切口；C. 局部 Duplay 尿道成形；D. Dukett+Duplay 尿道成形。

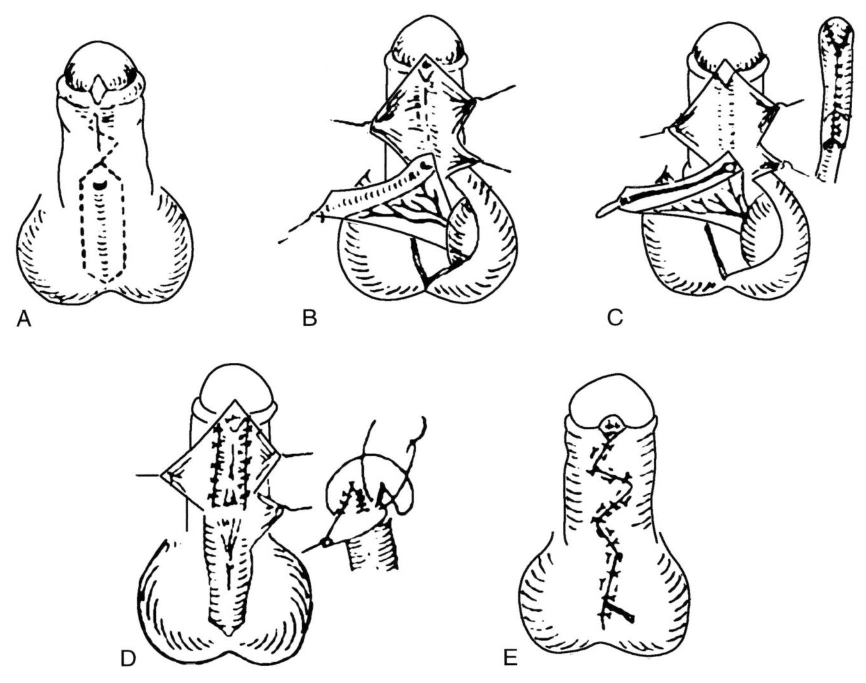


**图 79-7　阴囊中线血管蒂皮瓣法**

A. 根据尿道缺损距离，于尿道口近端阴囊纵隔皮肤上做皮瓣标志，宽约 1.5cm，按标志做切口；B. 切口应达睾丸鞘膜外，充分松解阴囊皮下组织，保护纵隔的血管，做成岛状皮瓣；C. 使皮瓣能无张力、无扭曲地翻转于阴茎海绵体，缝合皮瓣成皮管；D. 皮管远端经阴茎头下隧道或与切开的阴茎头翼吻合，使尿道口位于阴茎头正位，可将皮管的皮下组织与海绵体固定几针；E. 裁剪缝合阴茎、阴囊皮肤。

根据阴囊纵隔有固定血运的特点，设计了一种阴囊中线皮肤岛状皮瓣尿道成形术，具体操作与技术要点包括：①距冠状沟 0.5~1.0cm 环行切开包皮，矫正阴茎下弯。②根据尿道缺损距离，于尿道口近端阴囊纵隔皮肤上做皮瓣标志，宽约 1.5cm，按标志做切口。切口应达睾丸鞘膜外，充分松解阴囊皮下组织，保护纵隔的血管，做成岛状皮瓣。使皮瓣能无张力、无扭曲地翻转于阴茎海绵体。缝合皮瓣成皮管。③翻转皮管，使缝合面对于海绵体上。④皮管远端经阴茎头下隧道或与切开的阴茎头翼吻合，使尿道口位于阴茎头正位，可将皮管的皮下组织与海绵体固定几针。⑤裁剪缝合阴茎、阴囊皮肤（图 79-7）。

4. 游离移植物代尿道　用游离移植物代尿道的应用材料很多，如包皮、膀胱黏膜、睾丸鞘膜、大隐静脉、口腔颊黏膜等。其中应用最多的是 1947 年 Memmallaar 首创的膀胱黏膜代尿道法和 1961 年 Devine 与 Horton 发明的游离包皮代尿道法（图 79-8）。

Browne（1936）报道用阴茎腹侧皮管代尿道，后来仅保留皮条，用皮下组织及皮肤覆盖，阴茎背侧作减张切口（图 79-9）。术后保留支架管 3 周，上皮

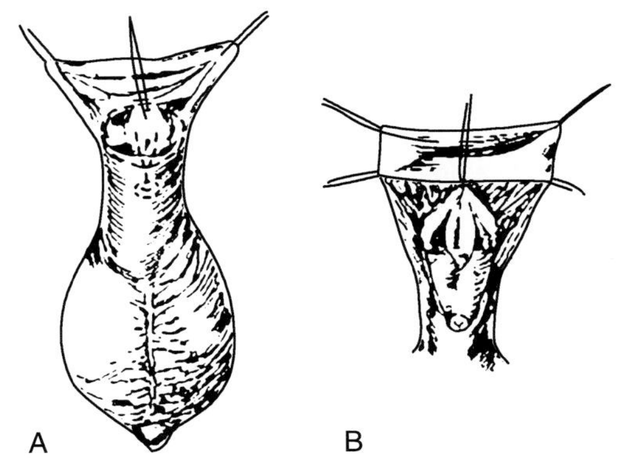


**图 79-8　游离包皮代尿道法**

A. 游离包皮；B. 游离包皮成形尿道。

生长成尿道。该方法是国内早年应用较广泛的分期术式，由于尿道瘘发生率较高，许多医师做了一些改良。20 世纪 60 年代初，吴文斌等强调埋藏皮条两侧的切口应切进阴茎深筋膜，在白膜上间隙进行分离，以获取最厚的皮瓣，出血很少，将筋膜、皮下及皮肤做三层缝合，废除了原始的双阻断缝合，成功率高。具体方法如下：①矫正阴茎下弯，半年后做尿道成形。②沿尿道口两侧至冠状沟作两平行切口，宽

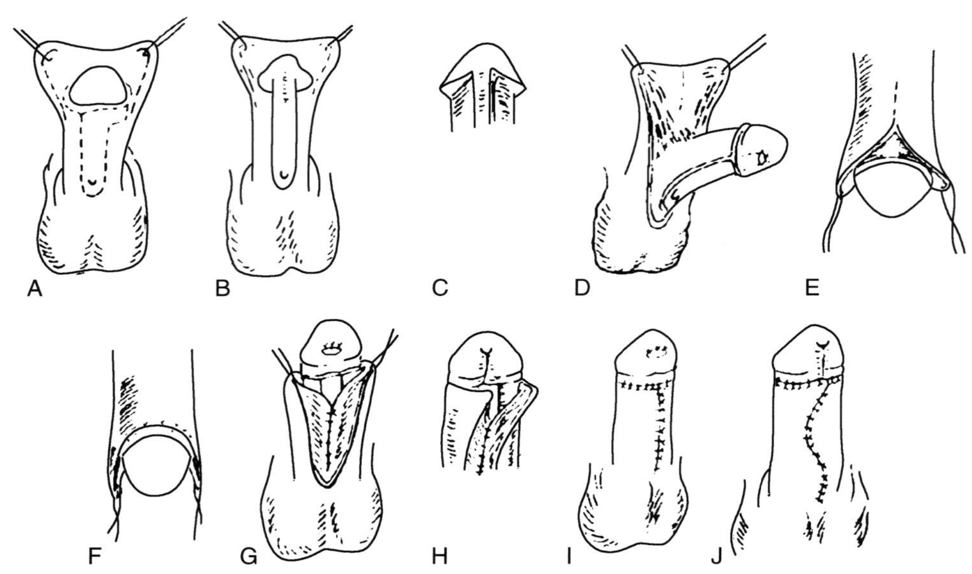


图 79-9 改良式 Denis-Browne 尿道成形术

A. 环切包皮;B. 沿尿道口两侧至冠状沟作两平行切口成形尿道;C~D. 将成形尿道口抬至正位;E、F. 成形背侧包皮;G~H. 游离皮下组织覆盖尿道;I~J. 成形阴茎。

约 0.5~1.0cm。若阴茎头发育良好,切口可至舟状窝。于白膜与阴茎深筋膜间隙做游离,至两侧皮下组织对合无张力。③若冠状沟处皮肤充裕,可沿冠状沟偏向一侧作平行切口,分离出皮瓣后自冠状沟向阴茎头舟状窝处呈隧道样戳出,使尿道口抬至正常位。术后 2 周,观察排尿。若阴茎腹侧皮肤充裕,也可将皮条缝合成皮管,即 Duplay 尿道成形术。如阴茎腹侧切口能偏向一侧,使成形尿道切口与皮肤切口错开,以提高手术成功率。该方法为 Thiersch 尿道成形术。

5. 分期手术 尿道下裂的治疗最初为分期手术,但 20 世纪 80 年代以来一期修复已基本替代了早期的分期修复,成为当前的主流术式。然而近年来随着尿道下裂手术远期效果不断受到关注,一些学者意识到对于某些难治性尿道下裂,如重型或多次手术失败病例,片面追求一期修复可能会面临较高的并发症风险,造成再次修复的难度进一步加大,甚至遗留阴茎外观及功能上的严重障碍。因此,分期修复的概念又重新被提出并受到关注。

重型初治尿道下裂分期手术适应证包括:①纤维化尿道板造成的重度阴茎下曲(大于 45°),需切断尿道板才能达到充分的弯曲矫正,同时造成长段尿道缺损;②局部皮肤材料不足以完成矫形;③阴茎发育不良、阴茎头窄小,一期手术难以达到正位开口;④严重的阴茎阴囊转位,其矫正可能因创伤范围过大而危及成形尿道;⑤背侧包皮帽皮肤量不足或其形态、血供模式不适合取带蒂皮瓣重建尿道;⑥勉强一期手术难以得到可接受的外观;⑦手术医师对尿道下裂手术矫治经验不足。

分期手术主要分为 2 个步骤:一期矫正阴茎下弯,主要术式包括:①Byars 手术:背侧包皮转至腹侧预铺平整的尿道床并填入阴茎头缺损区;②Bracka 手术:取口腔黏膜片或者包皮预铺尿道板;③一期部分尿道成形的手术:部分重建尿道,二期成形尿道,根据尿道板质量和宽度采用新尿道口与阴茎头之间原位皮瓣卷管(Duplay 法)、纵切卷管(Snodgrass 法)或 Thiersch 法等方式。

## 四、无阴茎下弯的尿道下裂手术

尿道口位于阴茎体前端的前行尿道下裂占多数,而且少有合并阴茎下弯。本类手术特点是可用异位尿道口远端尿道板作为修复尿道的部分材料,手术相对简单,成功率要高于合并阴茎下弯的病例。没有或仅有轻微阴茎下弯的尿道下裂可选以下术式:①尿道板背侧中线切开腹侧缝合卷管尿道成形术(Snodgrass 法);②尿道口基地矩形皮瓣尿道成形术(Mathieu 法);③保留尿道板加盖包皮岛状皮瓣尿道成形术(onlay island flap 法);④尿道口前移阴茎头成形(MAGPI)等。必要时包皮可加做背侧白膜紧缩矫正轻度阴茎下弯。

**（一）尿道口前移阴茎头成形术（meatal advancement and glanuloplasty incorporated procedure，MAGPI）**

本术式是 Duckett 于 1981 年介绍的。手术方法具体如下：①向尿道口远端纵向切开阴茎头舟状窝背侧约 0.2~0.3cm。②横向缝合伤口 3~5 针，使尿道口前移，距冠状沟 1.0cm 环行切开包皮至阴茎深筋膜，将阴茎皮肤呈脱套状退至阴茎根部。操作时插导尿管，以免损伤尿道。③用神经拉钩或缝线，提起阴茎腹侧冠状沟皮肤，纵向褥式缝合后加固前移的尿道口。④纵向切开阴茎背侧的包皮，呈围巾式从两侧包绕阴茎，裁剪缝合阴茎皮肤（图 79-10）。

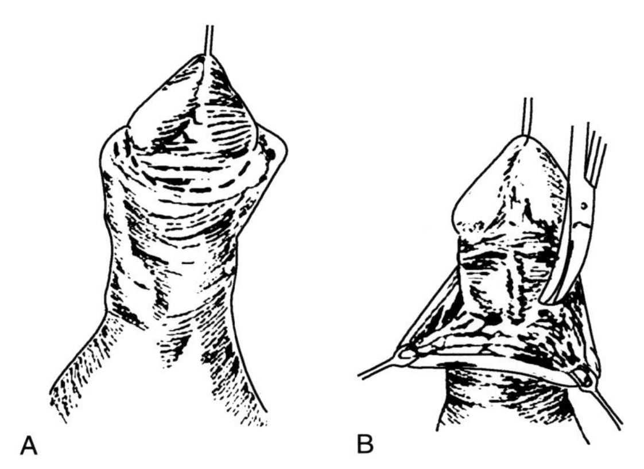


图 79-10　尿道口前移阴茎头成形术
A. 环切包皮；B. 脱套包皮纵切横缝使尿道口前移。

**（二）尿道口基底血管皮瓣法**

包括翻斗式皮瓣，Mathieu 或 flip-flap 法。Mathieu 于 1932 年发表本术式后，经过多年的使用、总结，已被公认是修复无阴茎下弯的前型尿道下裂的一个良好术式，手术步骤与技术要点如下：①用着色笔在阴茎上做切口标记。②按标志沿尿道口两侧作平行切口，切口宽度不超过 0.5cm。远端至舟状窝顶，近端至与尿道缺损相等的长度。阴茎头处切口应深达显露阴茎海绵体白膜。阴茎处切口亦达到阴茎深筋膜，显露白膜。③距冠状沟 0.5~1.0cm 环行切开包皮，将阴茎皮肤呈脱套状退至阴茎根部。④分离出两侧阴茎头翼瓣及尿道口基底皮瓣。分离皮瓣时注意保护尿道口基底血运。⑤翻转皮瓣与尿道板处切口做吻合。⑥缝合阴茎头翼，尿道口位于舟状窝处。⑦裁剪缝合阴茎皮肤（图 79-11）。

**（三）加盖岛状皮瓣法（onlay island flap 法）**

本术式是 Elder、Duckett 等于 1987 年根据横裁包皮岛状皮瓣法改进的，其特点是保留尿道板，用带蒂岛状皮瓣与之吻合形成新尿道。手术方法如下：①在尿道板上作一从尿道口至舟状窝宽约 0.5cm 的平行切口，成为新尿道的背壁；②距冠状沟 1.0cm 处环行切开包皮，将阴茎皮肤呈脱套状退至阴茎根部；③根据尿道缺损长度，于阴茎背侧包皮内板或内外板交界处做相应长度、宽约 0.5~1.0cm 的带蒂皮瓣；④分离出两侧阴茎头翼，将岛状包皮瓣转移至腹侧，与尿道板行 U 形吻合，用血管蒂、肉膜覆盖尿道；⑤缝合阴茎头翼，裁剪缝合阴茎皮肤（图 79-12）。

**（四）尿道板纵切卷管法（Snodgrass 法）**

1994 年 Snodgrass 首次报道尿道板纵切卷管尿道成形术。即将尿道板正中纵行切开，向两侧游离、扩展，加宽尿道板后，缝合成形尿道。本术式适用于前型尿道下裂，可明显缩短手术时间，尿道口呈裂隙状使阴茎头和尿道口更美观。手术方法如下：①在尿道板上作从尿道口至舟状窝宽约 0.6~0.8cm 的平行切口。②距冠状沟 1.0cm 处环行切开包皮，将阴茎皮肤呈脱套状退至阴茎根部。如有轻度阴茎下弯，

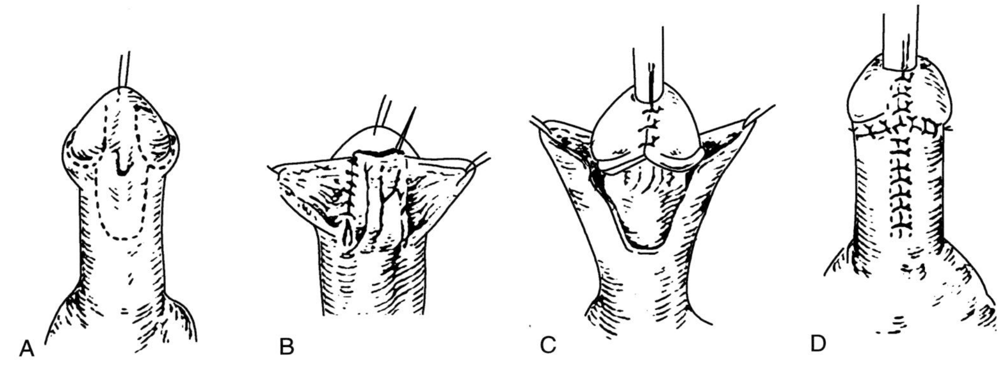


图 79-11　尿道口基底血管皮瓣法
A. 用着色笔在阴茎上做切口标记；B. 分离出两侧阴茎头翼瓣及尿道口基底皮瓣，分离皮瓣时注意保护尿道口基底血运；C. 缝合阴茎头翼，尿道口位于舟状窝处；D. 裁剪缝合阴茎皮肤。

结合阴茎背侧白膜紧缩术矫正阴茎下弯。③分离两侧阴茎头翼，于尿道板中央作纵切口达阴茎海绵体白膜层，向两侧分离，使其可以围绕 8~10F 导尿管缝合成尿道。④取阴茎皮下浅筋膜覆盖成形尿道。⑤关闭阴茎头翼瓣成形尿道口，裁剪缝合阴茎皮肤（图 79-13）。

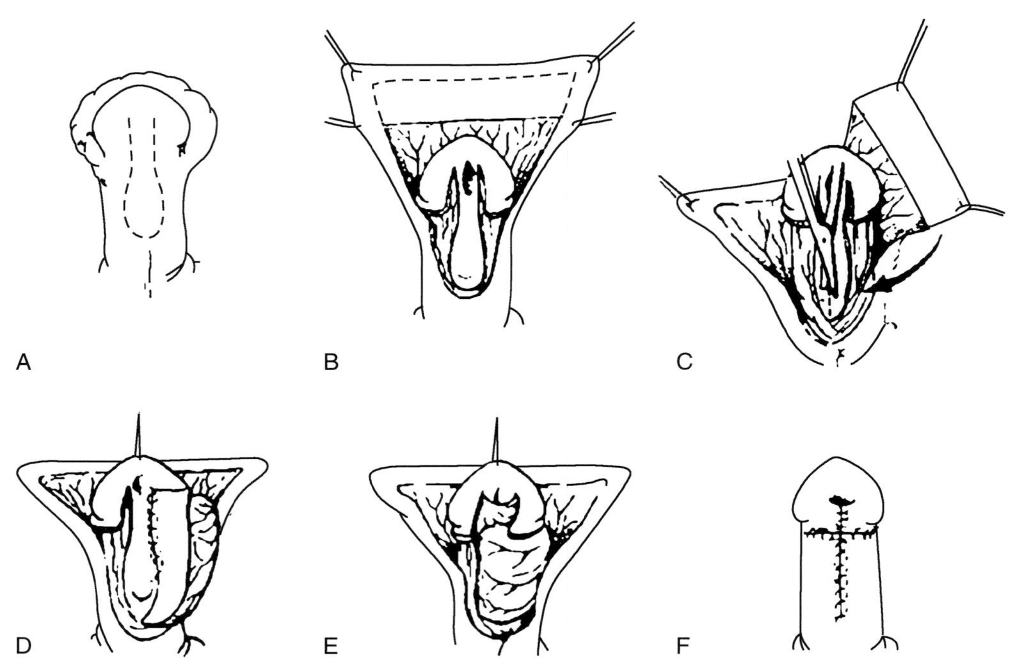


**图 79-12 加盖岛状皮瓣法**

A. 在尿道板上作一从尿道口至舟状窝宽约 0.5cm 的平行切口，成为新尿道的背壁；B. 根据尿道缺损长度，于阴茎背侧包皮内板或内外板交界处做相应长度、宽约 0.5~1.0cm 的带蒂皮瓣；C. 分离出两侧阴茎头翼；D. 将岛状包皮瓣转移至腹侧，与尿道板行 U 形吻合；E. 缝合阴茎头翼；F. 裁剪缝合阴茎皮肤。

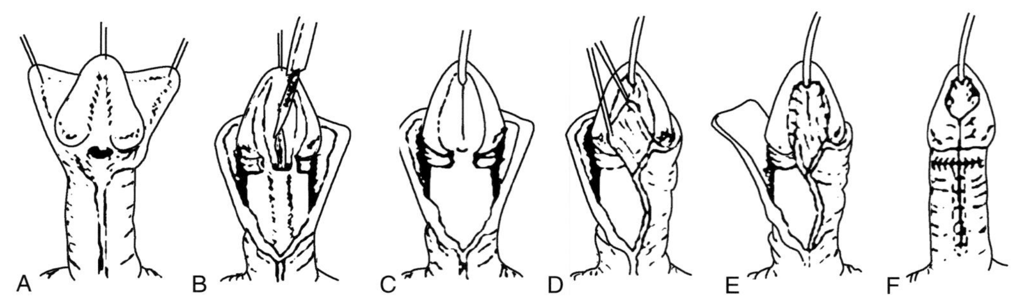


**图 79-13 尿道板纵切卷管法**

A. 在尿道板上作从尿道口至舟状窝宽约 0.6~0.8cm 的平行切口；B. 距冠状沟 1.0cm 处环行切开包皮，将阴茎皮肤呈脱套状退至阴茎根部；C. 分离两侧阴茎头翼，于尿道板中央作纵切口达阴茎海绵体白膜层，向两侧分离，使其可以围绕 8~10F 导尿管缝合成尿道；D. 取阴茎皮下浅筋膜覆盖成形尿道；E. 关闭阴茎头翼瓣成形尿道口；F. 裁剪缝合阴茎皮肤。

## 五、手术步骤与操作要点

目前已发表的手术方法至今尚无一种令所有医师接受且满意的术式。有学者趋向一期手术完成，也有报道分期手术效果更好。外观和功能的修复是尿道下裂远期评价的重要指标，手术治疗目标包括外观接近正常、勃起伸直、正位开口、尿流尿线恰当、并发症少。

### （一）阴茎伸直

术中通过人工勃起实验或药物勃起实验评估阴

茎弯曲程度,并明确弯曲的主要病理因素,进而选择纠正弯曲的方式及选择尿道重建术式。矫正方式主要包括以下两种:①松解延长腹侧:横断尿道板,松解阴茎腹侧纤维瘢痕组织;②紧缩背侧:背侧白膜紧缩对矫正轻微阴茎弯曲简单有效,松解延长腹侧多可充分矫正明显阴茎弯曲,重度阴茎弯曲从皮肤至海绵体白膜间各层均有短缩,联合使用上述两种方法方能矫正满意。

**(二)尿道成形**

尿道成形的原则是组织转移用于尿道重建。成形尿道的材料主要包括以下两类:①有血液供应的包括尿道板、阴茎腹侧原位皮肤、尿道口基底矩形皮瓣、包皮岛状皮瓣、阴囊中部皮肤岛状皮瓣等。阴囊皮肤因有毛发,日后易形成结石,故现已较少使用。②无血液供应的包括口腔颊黏膜、膀胱黏膜、游离包皮等。口腔颊黏膜为首选。对成形的尿道可用皮下组织筋膜瓣、鞘膜、海绵体组织等覆盖以改善循环,减少尿瘘发生。

尿道成形手术中有些经验可以参考:双极电凝比单极电凝止血组织损伤小,更安全;合适的情况下使用血管活性药物止血,无持久的组织损伤,比电灼要好;2.5~3.5 倍的光学放大技术应在尿道下裂修复术中规范使用;在有质量良好的硅胶气囊导尿管的情况下,多数尿道成形术膀胱造瘘转流尿液与留置导尿管相比没有明显优势。

**(三)尿道口及阴茎头成形**

常用三角翼瓣或隧道法,对小而畸形的阴茎头亦可采用双面包皮瓣腹侧转移等。

**(四)阴茎成形**

阴茎皮肤覆盖可用背侧包皮侧方腹侧转移,缝合时应避免与成形尿道缝合缘对应重叠。

**(五)阴囊成形**

会阴、阴囊型或合并阴茎阴囊转位或阴囊对裂者应在阴囊成形时矫正。尿道下裂手术修复成功的关键在于术者要具备尿道下裂修复方面的综合知识、正确选择应用血供良好的组织、轻柔的显微操作技术以及无张力的尿道重建与吻合。

## 六、术后并发症与处理

尿道下裂手术后最常见的并发症包括:尿道瘘、尿道狭窄、尿道憩室样扩张等。即使对于有经验的专科医师而言,尿道下裂修复术后仍难以避免会产生并发症。影响并发症发生的因素包括设计修复的准确性、手术医师的经验及对选术式的熟悉程度、是否违背手术原则及恰当的术后处理等。

**(一)尿道瘘**

尿道皮肤瘘是尿道成形术后最多发的并发症,发生率为 15%~30%,即使术者操作熟练,发生率也在 5%~10%。20 世纪 90 年代后,随着手术经验积累、技术改进,尿道瘘发生率逐渐下降,保留尿道板手术的尿道瘘发生率小于 5%,重度尿道下裂尿道瘘发生率为 10%~20%。

尿道瘘可大可小,单个或多个,多在排尿检查时发现。有时需要逆行注射亚甲蓝或盐水方能确定部位。通常认为影响尿道瘘发生的有尿道成形材料、局部血液供应、感染、伤口缝合张力、新尿道覆盖层次等因素。大部分尿道瘘在术后第一次排尿时发现,也可有小尿道瘘出现较晚者。早期应检查尿道口有无水肿、狭窄或痂壳等可引起排尿阻力增加的因素,若无明显阻力或感染,瘘孔较小者有自愈可能。发现尿瘘后不要急于处理,应在手术后 6 个月以上,局部皮肤瘢痕软化、血液供应重建后再修复,不要机械地认为 6 个月以后即可手术,特别是对复杂或复发尿瘘者。

修补尿瘘手术之前需了解瘘的数量、周围情况、直接或间接、是否合并尿道口或远端尿道狭窄、瘘部位尿道有无憩室样扩张等易导致复发的因素。可用尿道探子、尿管探查,有时可应用尿道造影协助诊断。尿道瘘修补时争取较厚的筋膜层覆盖并转移局部皮肤增加伤口与尿道瘘口距离可提高成功率,长度大于 1cm 的尿道瘘常需做尿道成形手术。尿道瘘的修复可分为口径大于 1.0cm 的大尿道瘘及小于 1.0cm 的小尿道瘘两种处理方法。对小尿道瘘修补方法有三种:①结扎法:瘘周围皮肤环行切开,游离尿道瘘,用合成吸收线贯穿缝扎,本法仅适用于针眼大小的瘘;②切开缝合法:沿尿道瘘周围切开,分离皮肤、皮下组织,分别缝合尿道、皮下组织及皮肤;③皮瓣覆盖瘘口法:在修补完尿道瘘后,用局部皮肤做成皮瓣覆盖瘘口。

目前应用最多的 Y-V 皮瓣法操作方法如下:①沿瘘口作一 Y 形切口,分离皮肤、皮下组织,做出三个皮瓣;②修补尿道瘘:缝合皮下组织,用皮肤最宽裕、血运最好的皮瓣插进对侧切口缝合,皮瓣完全覆盖瘘口;③缝合后切口呈 V 形。本方法优于单纯缝合方法,对大的尿道瘘修复方法应按瘘口位置、大小、局部皮肤的条件而定,利用各种皮瓣修复效果较好。但由于尿道成形术后阴茎皮肤的正常解剖、血运已被破坏,适于做岛状皮瓣的病例很少,最常用的还是就地取材的 Denis-Browne、Duplay、Thiersch、Snodgrass 等方法。如尿道瘘周围皮肤充裕，可用 Thiersch 法。Thiersch 法是偏向一侧作瘘口周围切口，分离尿道瘘周围皮肤、皮下组织后，翻转一侧皮肤覆盖瘘口，再缝合皮肤。由于里外两层伤口错开，减少了术后尿道瘘的复发。

### （二）尿道外口狭窄

在尿道口及阴茎头成形时，阴茎头三角翼瓣包裹法较之阴茎头隧道法狭窄发生率低。尿道口发生狭窄症状时可先行尿道探子扩张 2~3 次，若效果不佳，可试经尿道口植入短段硅胶支架管，带管排尿 2~4 周，需手术处理时可考虑尿道口背侧切开、前移成形。当狭窄段包括整个阴茎头段，可考虑做腹侧切开至正常组织再行重建术。

### （三）尿道狭窄

尿道狭窄多见于阴茎头段尿道及吻合口处，以吻合口处最为常见。术后尿道狭窄多因成形尿道缺血、成形尿道皮瓣宽度不足、器械操作损伤、吻合口成形不当等所致。术后 3 个月之内的早期狭窄可试用尿道扩张治疗，或在尿道内留置硅胶支架，带管排尿 2~4 周。

1. 阴茎头短尿道狭窄　原因是阴茎头下隧道做得太小或切开阴茎头后缝合阴茎头翼方法不当，有的病例是由于新形成尿道的血运差，导致尿道缺血、挛缩。这类狭窄通过扩张，大多数可好转，否则应切开狭窄尿道，6 个月后行尿道成形术。

2. 近端尿道吻合口狭窄　成形尿道与原尿道口应做斜面吻合；吻合前应切除无尿道海绵体段尿道；吻合口应固定在海绵体白膜，防止扭转；尤其要保证成形尿道的血运良好。做不到以上几点易造成吻合口狭窄。如尿道扩张无效需切开吻合口，做局部尿道造瘘，半年后再修补瘘口。

3. 成形尿道狭窄　大多数病例是因成形尿道的血运差，导致组织坏死、挛缩，如游离移植物未成活，岛状皮瓣的血管蒂被破坏等。也有的病例是成形尿道扭曲，产生皱褶造成梗阻。这类病例很少能通过尿道扩张进行治疗，多需切开狭窄段尿道，6 个月后行尿道成形术。

4. 尿道憩室　尿道憩室与皮肤尿道瘘相似，尿道憩室样扩张可伴随于尿道口或远端尿道狭窄等远端梗阻因素。其原因有：①继发于远端尿道狭窄；②手术成形的尿道口径过大，或成形尿道过长、扭曲，造成排尿时形成局部涡流；③成形尿道没有尿道海绵体，周围组织覆盖薄弱，缺乏支持。上述多种原因可导致局部尿道扩张。对继发于尿道狭窄的小的憩室状扩张，在解除狭窄后，大部分可好转。大的憩室状尿道扩张应裁剪扩张的尿道壁，重新成形尿道。需要注意较多患者憩室样扩张尿道的远近端并无狭窄。

5. 残留下弯畸形　残留下弯畸形多发生于近段型尿道下裂。由于解剖范围较广和重建尿道较长，引起重建尿道的纤维化及周围组织的纤维化。若原尿道与海绵体仍呈弓弦关系，应在最大弯曲点切断尿道，应用带蒂皮瓣间置修复或重建远端尿道，对材料不足者，可用口腔黏膜预制尿道板。对海绵体不对称者可考虑白膜折叠或腹侧白膜补片等处理。

6. 残废性尿道下裂　是指经历多次未成功尿道下裂修复，仍残留主要的问题如尿道开口异常、尿道狭窄、阴茎下弯等，而局部修复材料高度缺乏者。这些病例代表了最复杂的尿道下裂修复及并发症，因为他们需要在广泛的瘢痕和组织活力差的基础上进行手术。

处理原则包括：①绝不要在前次手术失败后的 6 个月内考虑再次手术，一定要在所有水肿及炎症反应消失、局部组织软化、血运改善后再考虑手术。对这类再次手术的复杂病例，应行逆行及排尿期膀胱尿道造影以了解整个尿道的全貌，作为设计手术时中重要的参考。②检查可用于评估重建尿道的组织以确定是否足够，是否需要生殖道外组织移植。③对经历多次未成功手术病例，宜采用口腔黏膜瓣分期手术方式处理。

## 七、术式评价

### （一）尿道下裂修复术应注意的问题

尿道下裂的治疗在总体原则的基础上还需要注意个体化和特殊性，手术操作原则如下：①术者需在 1.5~2 倍手术放大镜下操作。②皮肤切口应用精细手术刀片，细小无齿镊及眼科剪进行轻柔操作。③缝合材料可选用 6-0 或 7-0 无创可吸收缝线，皮肤可用 5-0 或 6-0 肠线。④术者保持组织湿润，应用生理盐水湿纱布或间断用生理盐水冲洗。⑤谨慎且恰当地应用血管收缩剂注射用于阴茎头部的解剖。电凝止血应做到定位精确、范围局限、用时短暂。双极电凝比单极电凝更安全。手术期间可间断应用弹性止血带（30 分钟左右）以保持手术野清晰，减少解剖时出血，松开后仔细电凝止血，术中应减少使用电凝，尤其在成形尿道附近及带蒂组织处，热辐射可引起周围的损伤。尿道下裂手术出血少的关键是正确的解剖平面。⑥重建尿道前，应行阴茎人工勃起实验，以确定阴茎已伸直且限制性的纤维组织已切除、松解，或决定对保留尿道板者是否需要做背侧折叠。⑦重建尿道应尽量先考虑选择保留尿道板及带血管蒂包皮瓣、阴茎皮肤筋膜瓣。需切断尿道板后重建尿道时可用带蒂岛状包皮瓣卷管，必要时可考虑口腔黏膜瓣。重建尿道应避免应用带毛发的皮肤，以免造成尿道内毛发生长或结石形成。⑧成形尿道时需要注意新尿道口径与近端尿道的一致性，注意预防尿道狭窄或憩室样扩张而引起尿流动力学改变。⑨成形尿道皮瓣应有血供良好的蒂、筋膜及皮肤覆盖以保证新尿道愈合。⑩尿道吻合近端应达到有海绵体组织的尿道，避免吻合口呈圆形且无张力。⑪尿道成形采用连续皮内（或全层）内翻严密缝合，缝合缘外翻会增加尿道周围反应，有潜在发生尿渗漏、尿瘘、假性憩室的风险。⑫成形尿道的缝合缘应尽可能对向阴茎腹侧并利用筋膜瓣包绕覆盖新尿道，亦可用鞘膜瓣覆盖，特别是原位尿道板卷管成形尿道、游离移植瓣尿道以及带血管包皮瓣尿道者。上述方式提供了非对应缘的尿道覆盖，有利于减少尿瘘。⑬在缝合覆盖阴茎腹侧各层时应避免出现张力，必要时适当游离邻近组织，强调各层间非对应缝合。⑭绝大多数病例可采用多侧孔硅胶管经尿道引流尿液兼作支架管，不做近端转流。对短段尿道修复病例亦可留置短段尿道支架管带管排尿。⑮包扎可用内层为抗生素的多层纱布或自黏性网状胶膜环形包扎，外面可用弹力绷带适当加压。

### （二）几种术式的评价

1. Duckett 手术　由于包皮具有取材方便、抗尿液刺激能力强、血运丰富、与尿道口邻近等优点，是做尿道成形的良好材料。Duckett 手术充分利用了阴茎皮肤的生理解剖特点，设计合理，术后阴茎外观类似包皮环切术后。针对做成形尿道的包皮血管解剖分布，国外曾做过研究，结果证明与 Duckett 所见相同，即阴茎皮肤的血管分两层：阴茎背浅动、静脉浅层，供应阴茎皮肤与包皮外板，阴茎背浅动、静脉深层，供应包皮内外板交界处及包皮内板。两层血管容易分离，包皮内外板交界处血管分支最丰富，适合做血管蒂皮瓣。这样的血管分布为本手术提供了确切的解剖学基础，既能保证包皮瓣的血运，又避免了阴茎皮肤坏死。

2. Duplay 手术　其缺点是操作复杂，手术技巧要求高，需积累足够经验才能取得满意效果。Duckett 报道术后并发症不一，但普遍将该手术作为治理有阴茎下弯的尿道下裂首选方法。对于重度尿道下裂使用的 Ducket+Duplay 手术成功率也逐步提高，由于尿道口周围皮肤多位于阴囊纵隔，也有固定的血管支配，而且 Duplay 尿道成形的应用减少了 Ducket 带蒂包皮瓣的长度，更充分地保证了成形尿道的血液供应，同时近端尿道吻合口可用阴囊肉膜来保护，所以对于阴茎皮肤发育较好的重度尿道下裂使用 Ducket+Duplay 手术，近年成功率也逐步提高。对于阴茎下弯重、包皮少的重度尿道下裂，很多作者主张分期手术。

3. Ducket+Duplay 手术　最常见的并发症为尿道瘘，而绝大部分为直径小于 1cm 的小尿道瘘，修补方法简单，成功率高。如包括尿道瘘修补术，几乎所有尿道下裂患儿经过两次手术后可治愈，经过长期随访，笔者认为 Duckett 术后外观最满意，故对于有尿道缺损的尿道下裂，应使用 Duckett 手术。

许多轻度甚至中度阴茎下弯的原因并不是尿道板处的纤维索带引起，而是因为阴茎海绵体白膜背、腹侧两侧不对称，所以 Duckett 认为这类患儿在使用阴茎背侧白膜短缩等方法矫正阴茎下弯后，保留尿道板，应用加盖岛状皮瓣法。这种方法成功率略高于 Duckett 岛状管形包皮瓣法，但若仍有阴茎下弯，只能采用阴茎腹侧插真皮片等方法矫正下弯，而后用 Duckett 手术。

### （三）阴囊中线皮肤岛状皮瓣法

对合并阴茎下弯的尿道下裂治疗还有很多方法，国内应用较多的是阴囊中线皮肤岛状皮瓣法以及使用膀胱黏膜为主的游离移植物代尿道法。利用阴囊纵隔血管的解剖特点，设计合理，减少了尿道近端吻合，皮管的缝合面贴于海绵体，术后尿道瘘发生率低。国内很多作者报道使用本术式效果满意。阴囊中线皮肤岛状皮瓣尿道成形术最适用于阴囊纵隔发育好的阴茎阴囊型尿道下裂。目前对本手术争论的最主要问题是阴囊皮肤长有毛发，远期可能并发结石。若阴囊皮瓣有回缩，则阴茎上细下粗，像胡萝卜样，阴茎外观不满意，因此国内外已很少使用本术式。

### （四）游离移植物代尿道

优点是手术方法简单，容易掌握，国内有报道用膀胱黏膜代尿道法，取得了满意的效果。但由于移植物本身无血运，易挛缩，术后常因尿道狭窄需做尿道扩张，因此国内外大多数作者认为该方法只能用于不能应用带蒂皮瓣代尿道及多次手术后局部取材困难的病例。而口腔颊黏膜由于取材方便、抗干燥、抗感染能力强、易存活，逐渐作为游离移植物的首选材料。

**（五）Denis-Browne 皮条埋藏法**

虽然目前的一期尿道成形术已取代了分期手术，但应用 Denis-Browne 皮条埋藏法的尿道成形术仍有使用价值，如用于阴茎下弯已矫正的尿道下裂或长段尿道瘘。黄澄如等总结 314 例病例后认为，该手术对于阴茎下弯已矫正、手术失败的长段尿道瘘仍有一定的使用价值。

**（六）MAGPI 术**

操作简单，只要病例选择适当，术后效果好，适用于阴茎头型、冠状沟型病例。阴茎头舟状窝发育好、尿道口呈圆形的病例术后外观更加满意。如术中未损伤尿道，术后一般不会发生尿道瘘。

**（七）Mathieu 法**

适用于冠状沟型、冠状沟下型及尿道口位于阴茎体前 1/3 的病例，并且要求阴茎头发育好，阴茎腹侧皮下组织充裕。目前国外多组报道成功率在 95% 左右。手术成功关键是取阴茎的浅筋膜，或用翻转皮瓣的皮下组织覆盖尿道。缺点是阴茎头小的病例有合并尿道口狭窄的可能性；基底血管皮瓣的长度受血运影响，尿道缺损长的病例不宜使用。且该术式术后阴茎头大、阴茎体小，与加盖岛状皮瓣法相比不太令人满意。

**（八）加盖岛状皮瓣法**

对于尿道板发育好，尿道口位于阴茎体、阴茎根部的病例可用本术式。由于应用了有血运动岛状包皮瓣，避免了近端尿道口的环行吻合，术后尿道瘘、尿道狭窄等合并症均很少。因尿道的一半是固定于阴茎体的尿道板，成形尿道不易扭曲，术后尿道憩室样扩张发生率很低。虽然操作方法比较复杂，但是还是被越来越多的医师接受并取得了满意效果，且术后阴茎外观好。

**（九）Snodgrass 法**

也可用于失败的尿道下裂修复，长段尿道瘘修补。但是因为有瘢痕的阴茎皮肤的血液供应比原始尿道板要差，所以手术成功率低于首诊病例。此法还适用于尿道板发育好的病例，而且应该取阴茎皮下组织或肉膜保护尿道，这样可以提高手术成功率，反之易合并尿道狭窄、尿道瘘。

**（十）其他相关问题的的评价**

很多轻度或中度阴茎下弯是因阴茎海绵体不对称，阴茎腹侧的各层皮下组织缺乏引起，在阴茎背侧白膜紧缩、短缩，阴茎皮肤脱套，切开尿道板两侧、分离阴茎头翼瓣时切勿切至白膜层，向上下松解等方法可矫正阴茎下弯，保留了尿道板，也可使用以上几种方法修复尿道下裂，提高成功率。

尿道下裂的修复是一个相当复杂的过程，既要功能复原，又有美观要求，还有尿流动力学的评价标准，更要保障患者将来性生活的需要。完成一个合格的尿道下裂修复手术需要较高的手术技巧以及对于疾病的深刻了解，还要有熟练独到的技术。一个成功的尿道下裂手术医师需要经验和知识的积累，甚至要懂得美学。经典尿道下裂手术方式只能是参考，因为很多手术是不能复制的，即使是相对简单的尿道板纵切卷管尿道成形术（TIP）手术，大部分医师也不能达到 Snodgrass 本人做出的效果。因此，对于一个好的尿道下裂手术医师，手术积累很关键。一般认为尿道下裂的学习曲线至少是 200 例以上。另外，在诊疗的过程中，要善于和家长沟通，让家长们初步了解尿道下裂，尤其让他们知道手术修复的不易，给他们切合实际的疗效预期。

（关勇 王欣）

## 第三节 男性尿道上裂与外科治疗

### 一、概述

尿道上裂多与膀胱外翻并存，单纯尿道上裂少见，在膀胱外翻 - 尿道上裂复合畸形中占 30% 左右。尿道上裂可见于女性或男性，畸形变化范围包括简单的单纯阴茎头部缺陷，直至伴有完全性尿失禁的阴茎耻骨分裂型。伴有膀胱外翻的患儿，尿道上裂修补可以与缝合膀胱或截骨术同时一期进行。

### 二、病因与病理

膀胱外翻 - 尿道上裂复合畸形这一综合征的可能病因仍在探寻之中，Shapiro 等判定膀胱外翻 - 尿道上裂复合畸形患者存活后代出现膀胱外翻的为 1∶70，是普通人群的 500 倍。以色列一份报道显示，在怀孕前 3 个月孕早期母亲接受大剂量的黄体酮，膀胱外翻新生儿增加了 10 倍。Wood 等 2003 年报道很大一部分患有膀胱外翻的儿童都是应用辅助生育技术致孕的，采用体外受精技术使其发病率增加7.5倍。这些报道表明内分泌因素在膀胱外翻-尿道上裂综合征发病过程中起着重要作用。Boyadjiev等2004年报道，第9号染色体的*CASPR3*基因的5′端存在一个断裂点，这一发现提示了膀胱外翻-尿道上裂综合征发病的遗传学基础。目前正在进行一些遗传学上的研究，以确定这一综合征的遗传位点。2011年北美及欧洲多机构分析了一系列包括441例病患，该研究将病例分组为轻度尿道上裂43例，中度膀胱外翻366例，重度泄殖腔外翻31例，所有组中男性发病率均过高，同时唇裂、腭裂患病率较高，孕期前3个月母亲吸烟与泄殖腔外翻密切相关，母亲孕前补充叶酸与尿道上裂相关。Gambhir等人，2008年报道在214名女性患者的研究中，发现膀胱外翻-尿道上裂综合征发病与父母年龄、母亲生育史或怀孕期间母亲接触酒精、药物、辐射或感染的情况无相关性。

胚胎3周时后肠末端和尿囊基部的扩大部分成为泄殖腔，泄殖腔的末端有一层由内、外胚层组成的薄膜与羊膜腔分隔，称之为泄殖腔膜。胚胎4~7周泄殖腔被尿生殖膈分为背侧的直肠和腹侧的生殖窦。胚胎期4~10周时，泄殖腔膜内、外胚层间的间充质向内生长，发育成下腹部的肌肉和耻骨，构成脐以下的腹壁。从胚胎学上描述膀胱外翻-尿道上裂综合征的发病原因是，泄殖腔膜内、外胚层之间的间充质没能向内生长而起到加固泄殖腔膜的作用(Muecke，1964)。泄殖腔膜发生早期破裂，破裂程度和破裂发生时的发育阶段决定了膀胱外翻-尿道上裂综合征的三个变体的类型：膀胱外翻、泄殖腔外翻以及尿道上裂。Marshall和Muecke于1968年提出胚胎发育异常理论，指出其基本缺陷是由于泄殖腔膜的异常发育，阻止了间充质向中线迁移形成适当的下腹壁结构，而有缺陷的泄殖腔膜破裂的时机决定了将产生哪种膀胱外翻-尿道上裂综合征的变体。

## 三、诊断要点

单纯的尿道上裂是一种罕见的畸形，据报道在男性中其发病率为1/117 000。大多数的男性尿道上裂(约70%)为合并尿失禁的完全性尿道上裂。尿道上裂是指尿道背侧壁的缺失，阴茎背侧被广泛的黏膜所覆盖成形尿道沟，一直延伸至括约肌功能不全的膀胱。畸形尿道沟可出现在阴茎头、阴茎或阴茎耻骨区。所有类型的尿道上裂均合并不同程度的阴茎背侧弯曲。因髋骨外翻引起尿道上裂存在不同程度的耻骨联合分离。男女尿道上裂的比例在3∶1至5∶1之间。

根据裂开程度，男性尿道上裂分为3个类型：①阴茎头型：尿道开口于阴茎头或冠状沟，自尿道口至阴茎头尖部有一裂隙，阴茎头呈扁平状，阴茎体较短，包皮在背侧裂开，临床上无尿失禁现象。②阴茎型：尿道口位于阴茎体背侧，阴茎体尖部至尿道口间形成槽沟，为黏膜所覆盖。阴茎较小，包皮悬垂在阴茎的腹侧。根据膀胱括约肌的发育情况不同，可以合并尿失禁。③阴茎耻骨型：尿道全长均向背侧开放，有的缺损范围向上扩展，涉及下腹壁，耻骨均呈分离状态，仅有纤维束带互相连接，可因尿道括约肌缺损而呈尿失禁。Kramer等总结了其治疗82例男性尿道上裂的经验。其中49例为阴茎耻骨型，21例为阴茎型，12例为阴茎头型尿道上裂。阴茎耻骨型尿道上裂患者有46例存在尿失禁，而阴茎型患者有15例，而阴茎头型患者中无尿失禁者。

完全性尿道上裂的合并异常通常包括外生殖器的畸形、耻骨联合的分离、控尿机制的缺失。Campbell报道11例尿道上裂患者因左肾发育不良出现肾功能不全。Arap等报道其治疗的38例尿道上裂患者中有1例肾缺如，1例异位肾。完全性尿道上裂患者的膀胱输尿管连接部存在先天异常，而膀胱输尿管反流的发生率在30%~40%。在Ben-Chaim等在1995年的一篇报道中分析了在其单位治疗的15例完全性尿道上裂患者，与典型膀胱外翻患者相比，其膀胱输尿管反流的发生率较低(100% vs 82%)，腹股沟斜疝的发生率同样低(33%)，一个可能的解释是完全性尿道上裂的患者其直肠子宫陷凹不是特别的宽和深，使其输尿管远端进入膀胱时有一个更加倾斜的角度。

## 四、外科治疗原则

### (一)概述

历史上，膀胱颈的重建一般在阴茎和尿道修复之前进行。而阴茎耻骨型尿道上裂尿失禁的治疗应与关闭膀胱外翻同时进行。Young在1992年报道其首次治愈一个男性完全性尿道上裂的尿失禁。后来尿道上裂的重建手术逐步改善。具有良好膀胱容量的完全性尿道上裂患者可以一期进行尿道上裂和膀胱颈的重建。起初尿道上裂的修复都是在重建膀胱颈之后进行。然而，随着小膀胱的膀胱容量增加，合并膀胱外翻的尿道上裂可以先进行尿道成形术，再进行膀胱颈的重建。存在尿失禁和反流的小容量膀胱，不适合进行膀胱颈的重建和输尿管膀胱再植术。在进行膀胱颈重建手术前，完成尿道成形术可以使膀胱容量增加，可以使这类合并尿道上裂的小膀胱患者避免进行膀胱扩大术。膀胱外翻患儿经过初始的膀胱闭合后，仅有一个小容量的膀胱，尿道上裂修复术后22个月内，膀胱容量提升约55ml。通过对一系列完全性男性尿道上裂的研究，Ben-Chaim等人发现，患者进行尿道修复术后18个月，其膀胱容量平均增加42ml。对于合并膀胱外翻的尿道上裂患者，膀胱容量是尿流控制的主要指标。Arap等于1988年报道在进行在膀胱颈重建之前，膀胱容量较大的患者比膀胱容量不足者有较高的尿控率(71% vs. 20%)。所以现代对于合并膀胱外翻的尿道上裂治疗多采取分阶段的功能性重建，第一阶段在出生时实施，关闭膀胱外翻，第二阶段为阴茎重建，即尿道上裂的修补，第三阶段则是膀胱颈的重建。因为多数合并膀胱外翻的患儿存在阴茎短小和皮肤软组织不足的问题，所以在尿道修复和阴茎重建之前，所有患者接受睾酮刺激治疗。

尿道上裂的尿道成形手术与尿道下裂手术方式相似，手术方式多种多样，以往的手术方式包括：Thiersch-Duplay术(尿道板成管术)、阴茎腹侧岛状皮瓣转移尿道成形术等。这些手术方式逐渐被淘汰，目前较流行的手术方法为：①Cantwell-Ransley法；②改良Cantwell-Ransley法；③Mitchell法(拆开再组装)。

### (二) 改良 Cantwell-Ransley 术式

1. 适应证　①阴茎上弯严重患者；②海绵体分离严重患者。

2. 禁忌证　对于单纯性尿道上裂，患儿年龄不宜过小，手术多选择在生后6~12个月进行。早期治疗可减轻患儿的心理负担，同时3岁以内患儿阴茎增长幅度小。而对合并膀胱外翻的尿道上裂修复，手术时间的选择多在一期关闭膀胱外翻后6~9个月进行。

3. 手术步骤

1) 在尿道板两侧各作一纵形切口，上方绕过尿道口，可以向上延伸直至能充分松解海绵体为止，下方绕过冠状沟(图79-14A)。

2) MAGPI手术使尿道开口靠近阴茎头腹侧。纵行切开位于阴茎头顶端的远端尿道板，用细的可吸收线横向缝合切口，为尿道口前移并转向腹侧准备条件：①自切口两侧游离阴茎皮肤，使其全部与海绵体分离(图79-14B)；②尿道板两侧切口向远端延伸至阴茎头，切除部分阴茎头海绵体，使之足以包埋新尿道(图79-14C)；③6-0可吸收线连续缝合尿道板，成形新尿道(图79-14D)；④在海绵体背侧最凹陷处做菱形切口(Ransley切口)，切除部分海绵体白膜(图79-14E)；⑤将两侧海绵体对向旋转，使两菱形裸面靠拢，用5-0可吸收线缝合菱形的四边，中线加强缝合，使两侧海绵体靠拢，并将新尿道转移至海绵体腹侧(图79-14E、F)；⑥分两层缝合成形阴茎头部，一层间断缝合，一层皮下连续缝合(图79-14F)；⑦腹侧包皮纵切翼状覆盖阴茎体背侧，阴茎腹侧中轴线间断缝合固定腹侧包皮，同时成形阴茎阴囊连接部，Z型皮瓣关闭阴茎背侧皮肤(图79-14G、H、I)。

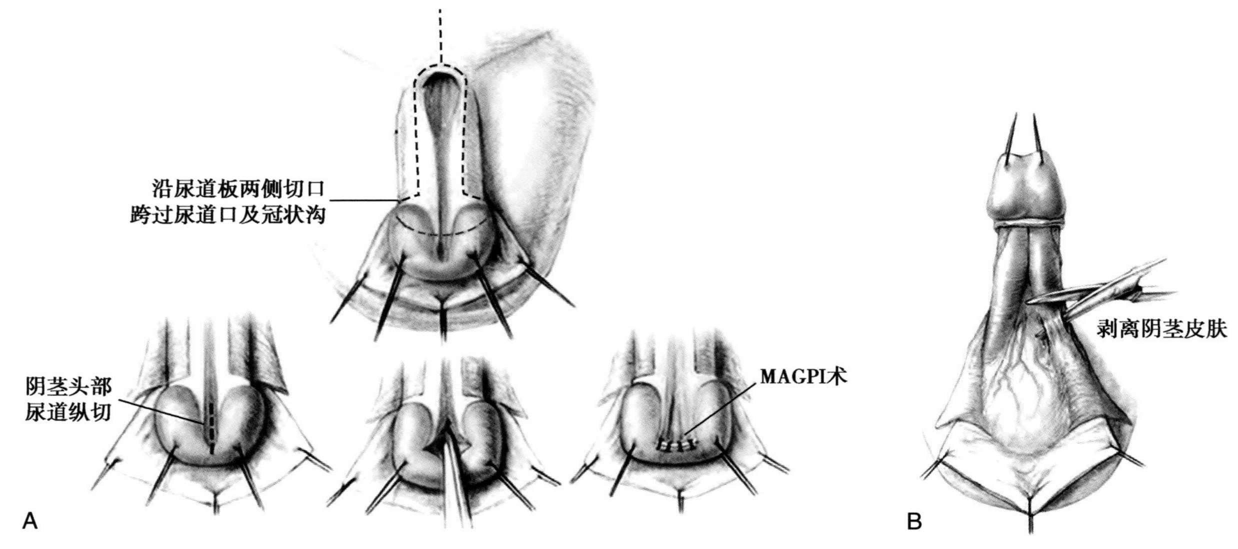

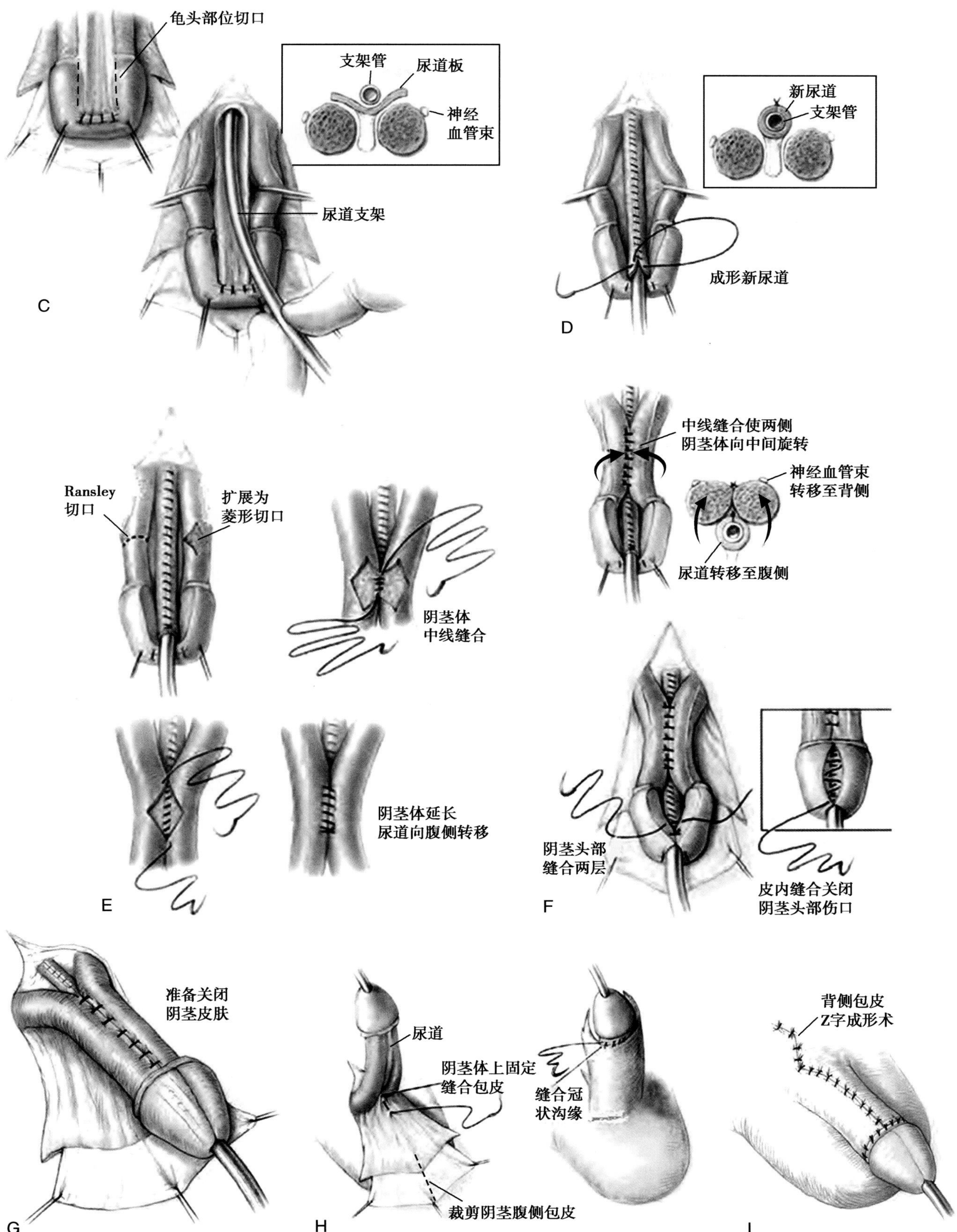


图 79-14　A. MAGPI 手术；B. 剥离阴茎皮肤；C. 包埋新尿道；D. 成形新尿道；E. Ransley 切口、新尿道转移至腹侧；F. 成形阴茎头部；G. 阴茎成形术后外观；H. 裁剪缝合阴茎腹侧包皮；I. 关闭阴茎背侧包皮

**（三）术后并发症的预防与处理**

①伤口感染：因创面大、止血不彻底，可形成局部积血，容易并发感染，严重者可造成伤口全部裂开；②尿道坏死：尿道黏膜缝合成管状后，尿道内留置导尿管可压迫尿道，导致压迫性坏死，一般不留存导尿管；③尿道狭窄：尿道外口要足够大，如外口偏小，术后往往要行尿道扩张术，术后尿道感染、尿道坏死均可并发尿道狭窄，术后 3 个月内尿道狭窄可试行尿道扩张术治疗，若无效则行手术治疗；④尿道瘘：尿道瘘发生的主要原因是尿道成形术所用的材料，血液供应差，局部组织缺血、坏死、感染，也有尿道狭窄、尿液引流不畅增加了切口张力使其裂开及尿道覆盖层次少等原因。

**（四）术式评价**

改良 Cantwell-Ransley 术式适合阴茎上弯和阴茎海绵体分离严重患儿，术中尿道板游离必须足够广泛，使缝合成形的尿道能充分移位至腹侧，海绵体能在其上方紧密靠拢而恢复正常的解剖结构。同时游离尿道板时注意紧贴阴茎白膜，如深及海绵体，可有难以控制的出血。解剖尿道板游离阴茎海绵体时，注意保护腹侧至肉膜血管蒂以及神经血管束，避免阴茎头血运受损。由于海绵体向两侧分离，阴茎背神经亦远离正常位置而转向外下方，术者应熟悉这种变异，在游离阴茎两侧皮肤时，应注意加以保护，避免神经损伤。术中应止血彻底，黏膜创面渗血可用温盐水纱布压迫止血，尽量少做结扎，减少线头。术后保持引流通畅，并合理使用抗生素。

运用改良的 Cantwell-Ransley 术式治疗尿道上裂患儿，相对于以前的手术，并发症明显减少。Ransley 等的研究中获得了非常好的结果，尿道瘘的发生率为 4%，尿道狭窄的发生率为 5.3%。Baird 等报道了其对 129 例尿道上裂患儿实施改良的 Cantwell-Ransley 术，其中阴茎耻骨型尿道上裂 32 例，一期修复 24 例，二期修复 8 例，一期修复后尿道瘘发生率为 13%，二期为 25%，其中一例出现尿道狭窄情况。

Mitchell 等报道了在 Cantwell-Ransley 术式基础上改进而来的阴茎完全分解技术，该技术的解剖学理论是基于阴茎的三个部分（尿道板、右侧和左侧阴茎海绵体）分别有自己单独的血供。该手术方法是在阴茎体修补前先充分游离分解，同时使阴茎头和尿道板完全独立，也可以使两侧阴茎海绵体分离，最后通过旋转松解来纠正背曲，最后尿道板成形后，尿道外口在腹侧尿道下裂的位置（70%）。该手术方式适合于阴茎过于短小的患儿（图 79-15）。

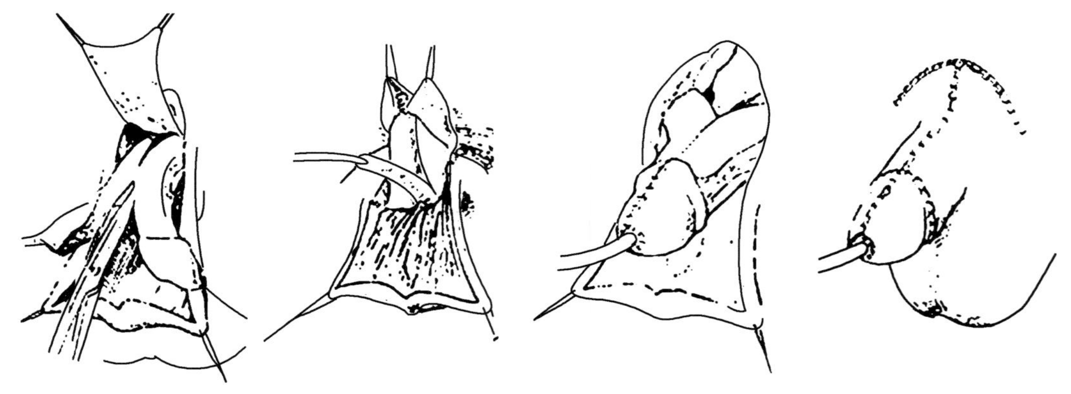

图 79-15　Mitchell 术式

## 第四节　女性尿道上裂与诊断要点

### 一、流行病学与病因学

女性尿道上裂也是一种罕见的先天畸形，其发病率为 1/484 000，使用 Davis 分类法，可以将女性尿道上裂分为三度，最严重的尿道上裂耻骨联合分离，尿道及括约肌完全裂开，多伴有尿失禁。中度则是尿道沿着尿道背侧大部分裂开，轻度则是尿道基本完整，仅阴蒂裂开。典型女性尿道上裂外生殖器可见阴蒂分裂，阴阜处凹陷，由光滑无毛的皮肤覆盖，也可能有适量的皮下组织和脂肪组织，这部分皮肤也可能存在于耻骨联合的前下方，小阴唇发育不良，分别于两侧终止于分裂的阴蒂，可能伴有退化不完全的包皮皱褶。阴道和内生殖期通常是正常的。有些患儿生殖器外观变化可能很小，而是因为存在尿失禁而确诊。

尿道上裂患儿输尿管膀胱连接处多数存在先天性发育不良，而且输尿管一般呈直线型进入膀胱，所以往往出现膀胱输尿管反流，据报道反流比率高达30%~75%。由于流出道没有阻力，尿道上裂患儿的膀胱壁薄而且容积小，经过初步的尿道重建，膀胱容量可以适当增加，从而使我们能够进一步行膀胱颈重建术。

## 二、外科治疗原则

女性尿道上裂患者关注拥有一个外观满意的外生殖器，同时具有良好的尿流机制，这对外科领域来说是一个挑战。已报道有许多手术方法用来治疗尿失禁，但是结果都不尽如人意。这些手术方法包括：经阴道尿道及膀胱颈折叠、肌肉移植、尿道扭曲、尿道烧灼、成形膀胱瓣以及 Marshall-Marchetti 膀胱尿道悬吊术，这些方法可能增加尿道阻力，但不能矫正尿失禁或尿道、膀胱颈和生殖器的畸形。与合并膀胱外翻的男性尿道上裂相似，合并膀胱外翻的女性尿道上裂患儿，应首先闭合尿道，这样膀胱容量增加的同时不会导致肾积水。许多研究证实，尿道上裂尿道成形手术在膀胱颈重建手术前进行具有更加重要的优势。

### （一）女性尿道上裂修复术

1. 适应证　①伴有尿失禁的典型尿道上裂；②合并膀胱外翻尿道上裂的一期修复。

2. 禁忌证　对于单纯性尿道上裂，患儿年龄不宜过小，手术多选择在生后 6~12 个月进行。

### （二）麻醉与体位

全身麻醉或基础麻醉加硬膜外麻醉，截石体位，双腿分别无菌巾包裹，充分暴露手术野，另外用 3-0 PDS 线荷包缝合肛门以防止手术过程中粪便溢出，缝线术后即拆除。

### （三）手术步骤

①典型女性尿道上裂有比较明显的缺陷，阴蒂的两半广泛分离，尿道顶部在 9 点和 3 点位置之间裂开，光滑的尿道黏膜向上延伸，与薄而无毛的阴阜相连（图 79-16A），从阴阜基底向上作垂直切口，而后向下沿 9 点和 3 点位置切开尿道壁全层（图 79-16A、B）；②放置 10FR 尿管后，行尿道内翻缝合，从膀胱颈部开始缝合尿道直至远端，成形新尿道（图 79-16C、D）；③剥离阴蒂及小阴唇的内侧面，阴阜和皮下脂肪覆盖尿道的缝线处，填充耻骨联合前面的空隙（图 79-16E）；④用 6-0 合成可吸收线间断缝合两侧的阴蒂和小阴唇，使其在中线对合（图 79-16F、G）；⑤用 4-0 可吸收线间断缝合关闭皮下层，用 6-0 合成可吸收线关闭皮肤（图 79-16H）。

## 三、术后并发症与处理

术后带尿管 5~7 天，如果患儿要进行膀胱颈重建，可不保留尿管，患者呈仰卧位，有利于接下来的腹部手术操作。与其他尿道上裂手术一样可以见到尿道瘘、尿道狭窄等并发症，处理与男性尿道上裂类似。

## 四、术式评价

缝合成形新尿道时，在尿道上缝一牵引线，使得尿道可以向下牵引，这样尿道的顶部则可以切除至膀胱颈部为止。经常我们解剖至耻骨联合之下，以 10 号尿管作为支架，剥离阴蒂及小阴唇的内侧面时应小心谨慎，这样可以使两边的外生殖器很好地结合起来。成形新尿道以后，我们可以用阴阜和皮下脂肪覆盖尿道的缝线处，也可以用其填充耻骨联合前空隙。将海绵体从耻骨前支部分剥离，这样有利于关闭尿道。另外，将这些组织缝合在一起对增加尿道阻力有帮助，动员旁边的皮下组织，使其向中间靠拢填充前面的缺损，可以进一步帮助阴阜闭合。

## 五、结语

女性尿道上裂的手术目标与男性尿道上裂相似，建立正常的尿控机制，保护上尿路，重建外观、功能均可令患者接受的外生殖器。在手术时机的选择上，我们应在出生后及时闭合膀胱外翻，第二阶段修复尿道上裂，最后在膀胱容量增加的基础上，再行膀胱颈的重建。

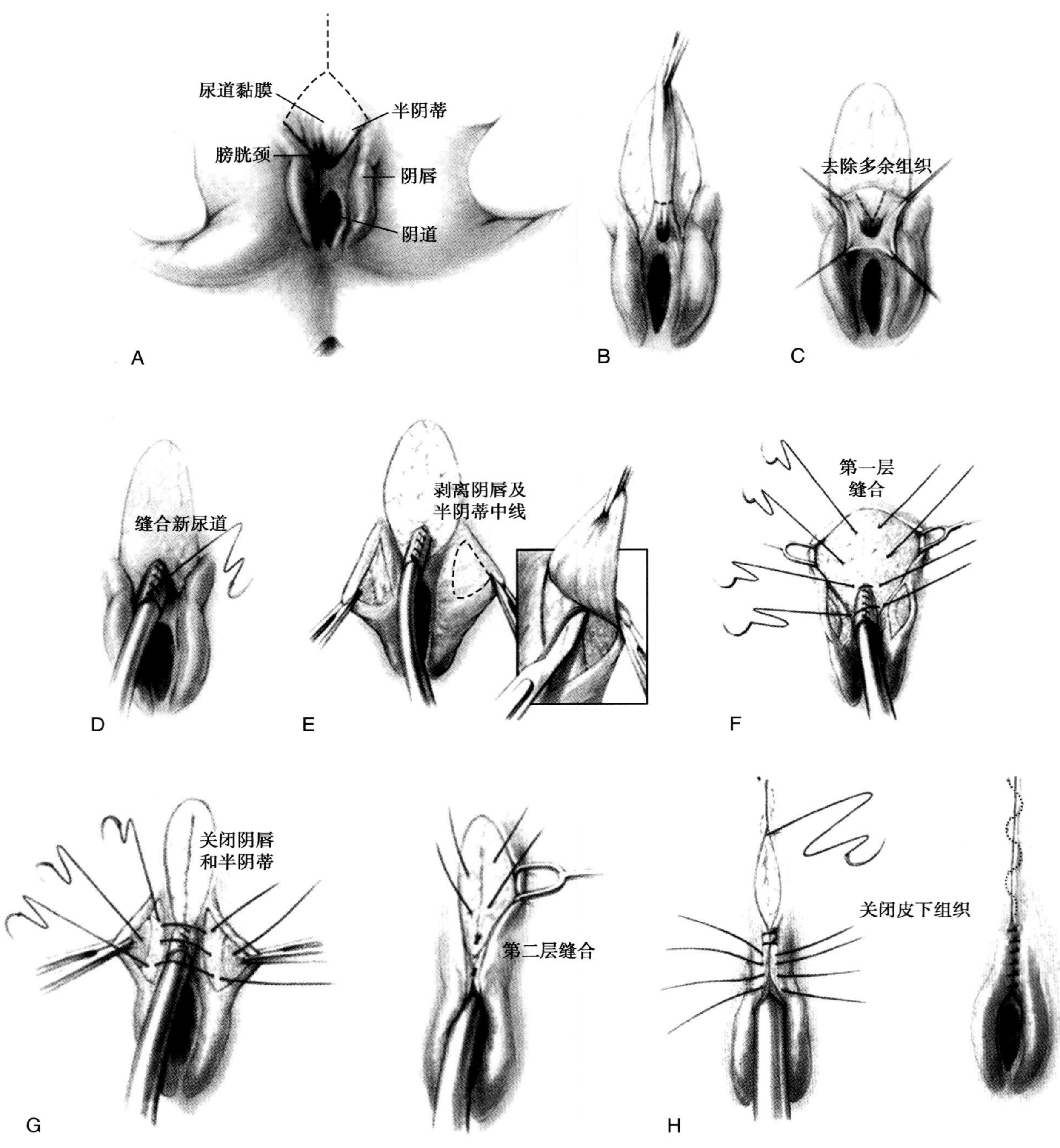


图 79-16　A. 尿道上裂外观及阴阜切口；B. 切除阴阜处光滑皮肤；C. 背部楔形切除多余组织使尿道变细；D. 缝合重建尿道；E. 剥离小阴唇及阴蒂中缝内侧面；F. 缝合第一层；G. 缝合小阴唇及阴蒂，缝合第二层；H. 缝合皮肤及术后外观。

（关勇　吴勇）

# 第五节　尿道瓣膜

## 一、后尿道瓣膜

后尿道瓣膜（posterior urethral valves，PUV）是男性儿童先天性下尿路梗阻中最常见的疾病。后尿道瓣膜在胎儿的发病率约为 1.4/10 000，且绝大部分是男婴，而在出生后存活的男性发病率为 1/25 000~1/8 000。最早 Maorgani 和 Benjamin 于 1769 年曾报道后尿道瓣膜，Young 于 1919 年首先详细描述了本病，并做了合理分型。我国在 1937 年首先由施锡恩和谢元甫报道，1987 年北京儿童医院黄澄如报道了国内病例数最多的后尿道瓣膜病例。

## 二、后尿道瓣膜病因及发病机制

对于后尿道瓣膜的形成有 4 种学说：①正常精阜的远近均有几条黏膜皱襞，如果这些黏膜皱襞肥大，突入尿道，即形成第Ⅰ型或第Ⅱ型后尿道瓣膜；②胚胎时期的尿生殖膜没有完全消退，尿生殖膜的残留，即形成了第Ⅲ型后尿道瓣膜；③中肾管或米勒管先天畸形；④精阜的黏膜与尿道黏膜粘连融合。有报道，同卵双生兄弟全有后尿道瓣膜，该病与遗传有何关系尚难确定。

Young 将后尿道瓣膜分为三型：Ⅰ型最常见，占引起梗阻瓣膜的 95%，是一对瓣膜像大三角帆样，起自精阜，远端走向前外侧膜部尿道近侧缘，两侧在中线汇合，仅留一孔隙。Ⅱ型是指黏膜皱襞从精阜走向膀胱颈，大多不造成梗阻，有些学者否认其存在。Ⅲ型瓣膜位于精阜远端膜部尿道，呈环状隔膜样，中央有一孔隙，约占梗阻性后尿道瓣膜的 5%。Ⅰ、Ⅲ两类瓣膜虽然病理构成不相同，但其临床表现、治疗方法、预后均无明显区别，甚至尿道镜检查也难以辨认（图 79-17）。

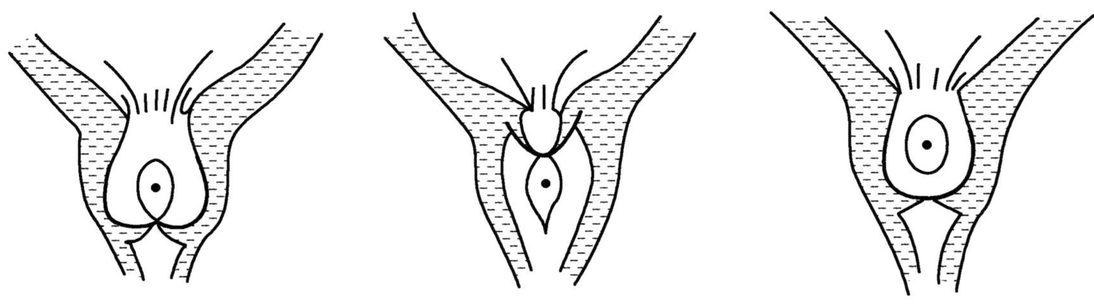

图 79-17　后尿道瓣膜Ⅰ型、Ⅱ型、Ⅲ型三种类型

1983 年 Stephens 认为，还有一种造成前尿道梗阻的原因，并称之为Ⅳ型后尿道瓣膜。他认为后尿道前壁和前侧壁瓣膜延伸悬浮在膜部尿道腔，多见于腹肌发育缺陷综合征（Prune-Belly 综合征），排尿期膀胱尿道造影发现松弛的前列腺部尿道扩张以后尿道前壁的憩室状，产生唇状或瓣膜状梗阻就可诊断为此症。

## 三、后尿道瓣膜的病理生理改变

后尿道瓣膜造成的下尿路梗阻影响上尿路，如不及时治疗，将引起酸中毒、电解质紊乱，最终导致肾衰竭，其病理生理改变如图 79-18。

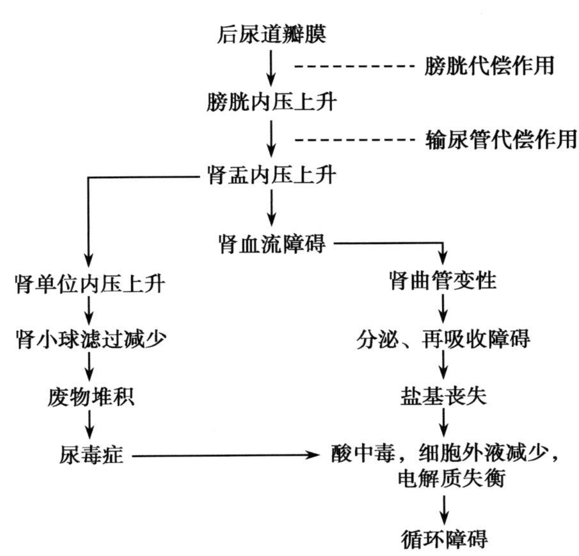


图 79-18　后尿道瓣膜病理生理改变

后尿道瓣膜于胚胎形成早期就已经出现，可引起泌尿系统及其他系统发育及功能异常，如：①羊水过少造成肺发育不良。②肾小球滤过功能不良。在

PUV 造成的尿潴留及膀胱输尿管反流（vesicoureteral reflux，VUR）基础上，易并发尿路感染、肾萎缩。治疗后膀胱、输尿管内压力降低可防止肾实质进一步被破坏，促使肾功能恢复。③肾小管功能异常。PUV 造成上尿路内压增高，肾小管浓缩功能障碍，尿量增多，使输尿管逐渐扩张。膀胱内压增高，加重上尿路损害。④上尿路扩张及 VUR。如尿道瓣膜切除后上尿路扩张无改善，并伴尿路感染时，应怀疑膀胱功能不良和/或膀胱输尿管连接部梗阻。VUR 更加重了肾实质的损坏，易复发尿路感染，形成肾瘢痕、远期高血压、肾衰竭等并发症。⑤膀胱功能异常。膀胱功能异常包括膀胱低顺应性、逼尿肌不稳定、膀胱反射亢进、非抑制性膀胱收缩增多及肌源性衰竭等。后尿道瓣膜切除术后的膀胱功能异常被称为瓣膜膀胱综合征。膀胱功能异常可使膀胱内压增高，残余尿量增多而导致肾、输尿管积水恶化，最终导致肾功能恶化。

## 四、后尿道瓣膜的临床表现

由于年龄和后尿道瓣膜梗阻的程度不同，临床表现各异。产前超声的普及和技术水平的提高，相当一部分后尿道瓣膜可于产前被检出。新生儿期患儿可有排尿滴沥、费力，甚至急性尿潴留。如果并发严重的肾、输尿管积水或膀胱过度充盈可于腹部触及包块，可有尿性腹水，还可因为肺发育不良引起呼吸困难、发绀、气胸或纵隔气肿。很多新生儿因无特异性症状而被延误诊断，进而出现反复的尿路感染和败血症，甚至生长发育迟滞。重度后尿道瓣膜的新生儿可有严重的尿路感染、尿毒症、脱水及电解质紊乱，存活率低。

学龄期儿童多因排尿异常就诊。表现为尿流细、排尿费力，也可表现为尿失禁、遗尿。有的儿童排尿症状不典型，影像学检查只见有尿道环周的充盈缺损，但无典型的尿道及继发的膀胱病变，也不一定有残余尿，这就是所谓的非梗阻性瓣膜，仅有尿动力学的改变，表现为排尿压增高及尿流率降低，切除瓣膜以后排尿压及尿流率恢复正常。

## 五、后尿道瓣膜的诊断及鉴别诊断

### （一）产前诊断

由于妊娠期 B 超的普及以及技术的提高，后尿道瓣膜被检出率位于肾盂输尿管连接部梗阻、巨输尿管之后，居于第三位，占产前尿路畸形的 10%。超声有以下特点：①多为双侧肾输尿管积水；②膀胱壁增厚；③前列腺尿道长而扩张；④羊水少。

### （二）产后诊断

1. 静脉尿路造影、放射性核素肾图和超声检查　静脉尿路造影及肾核素扫描能够了解肾功能及上尿路形态，可以发现肾输尿管是否积水；B 型超声可以观察整个尿路形态，可作为筛查方法。可发现有双侧肾积水，两侧积水的程度可不一致，亦可为单侧积水。当肾功能丧失后，静脉肾盂造影可不显影。双侧肾、输尿管积水、厚壁膀胱及扩张的后尿道高度提示后尿道瓣膜。放射性核素肾图可用于观察总肾和分肾功能，对新生儿须延迟至出生 1 个月后进行，以利于肾脏发育成熟，初期的肾图检查可作为治疗效果的评价指标。

2. 尿道造影　对有临床表现的患者，采用排泄性膀胱尿道造影（voiding cystourethrography，VCUG）检查，是比较可靠的检查方法，可见前列腺尿道伸长、扩张，尿道瓣膜有时可以脱垂至球部尿道。梗阻远端尿道变细。后尿道极度扩张时，与膀胱颈连在一起，形似葫芦，而前尿道尿流细或无尿液。膀胱颈肥厚，通道比后尿道细小。膀胱边缘不光滑，有小梁及憩室形成。40%~60% 病例有不同程度的膀胱输尿管反流。由于这种检查的应用，本病的诊断率逐年增加（图 79-19）。

3. 尿道镜检查　膀胱尿道镜检是最直接最可靠的检查方法，因为有创，多与手术同期进行。于后尿道可清晰地看见从精阜腹侧两侧发出的瓣膜走向远端，于尿道背侧汇合，在膜部尿道呈声门样关闭。

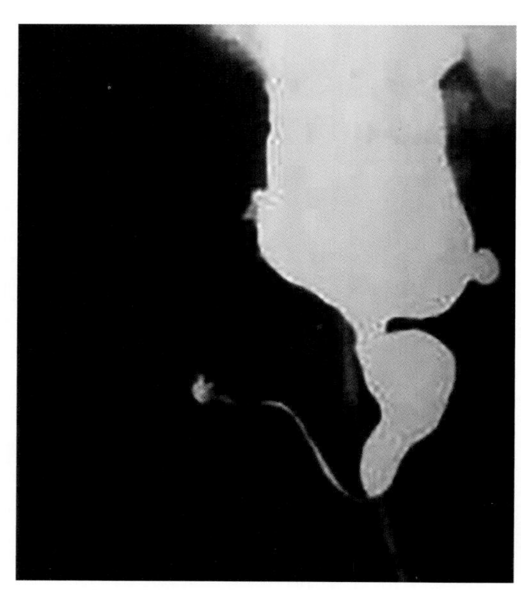

图 79-19　VCUG 显示膀胱边缘不规则，有小憩室形成，后尿道扩张，前尿道细

尿道镜进入膀胱顺利，但退出经过瓣膜时有过门槛样梗阻感，通常看到膀胱内有小梁及憩室形成。

4. 尿动力学检查　对于能合作的大孩子，可做尿动力学检查，术前、术后测定，对术后效果评估有重要临床意义。尿流率检查对膀胱下尿路梗阻诊断价值很大，但因婴幼儿不合作而受到了限制。膀胱测压显示为失代偿膀胱，残余尿多，膀胱容量大，低顺应性膀胱。如膀胱顺应性过低所致的膀胱内高压，则不能进行输尿管再植。尿道压力图测定对定位诊断有较大的意义，正常婴幼儿尿道压力图为坡形，先天性后尿道瓣膜则可于瓣膜处突然压力升高呈鞍形曲线。压力/流率检查、膀胱尿道造影-压力-尿流率检查诊断最准确，但常常因儿童不合作而不能进行。上尿路动力学检查也有一定意义，当后尿道瓣膜处理后上尿路积水不缓解时，须行本检查以明确积水原因。

### （三）鉴别诊断

1. 先天性膀胱颈挛缩　多见于小儿，因膀胱颈部肌肉、纤维组织增生及慢性炎症，导致膀胱颈部狭窄而发生尿路梗阻。有排尿困难、尿潴留、膀胱输尿管反流、肾输尿管积水、肾功能减退及反复发作的尿路感染。直肠指检可触及膀胱颈部硬块。排尿期膀胱尿道造影示膀胱出口抬高，膀胱底部呈圆形，膀胱尿道镜检查可见膀胱颈部环状狭窄，后唇呈堤状隆起，三角区肥厚，膀胱底部凹陷。

2. 先天性精阜增生　系精阜先天性增大，突入尿道，形成阻塞所致的排尿障碍性疾病。可有排尿困难、尿线细、尿频、尿失禁、遗尿、肾功能不全、水电解质紊乱等表现。排尿期膀胱尿道造影可见后尿道充盈缺损，其上之尿道扩张，膀胱输尿管反流。尿道镜检查可见隆起、肥大的精阜。

3. 尿道狭窄　由先天性、炎症性、损伤性、医源性等原因所造成的尿道纤维组织增生，导致尿道管腔的狭窄。有排尿困难、尿潴留，甚至继发感染。尿道造影可显示狭窄段。用尿道探子探查时，可在狭窄段受阻。

4. 神经源性膀胱　控制排尿的中枢或周围神经受到损害后所引起的排尿功能障碍。可有排尿困难、尿失禁、尿潴留、双肾积水、肾功能减退及继发尿路感染表现。一般多由于外伤或手术所致的神经损伤、脊柱裂、脊膜膨出或骶骨发育不良等先天性畸形引起，也可由糖尿病，脊髓灰、白质炎等全身性疾病或某些药物引起。除排尿困难等症状外，尚有便秘、大便失禁、膀胱感觉减退或消失、会阴部皮肤感觉减退或消失、肛门括约肌张力减退、肢体瘫痪等表现。膀胱造影可见膀胱呈“圣诞树”样改变。尿动力学检查示膀胱顺应性增加、膀胱逼尿肌收缩力减退或丧失。

## 六、后尿道瓣膜的治疗

### （一）产前干预适应证与禁忌证

目前产前干预分歧很大，部分学者认为，由于肺发育不良、肾衰竭是新生儿后尿道瓣膜患儿死亡的主要原因，所以主张对胎儿期诊断后尿道瓣膜的患者，应根据相应指征进行干预。另一部分学者认为产前干预有其弊端，包括产前诊断的误差、产前治疗可造成宫内感染、流产等并发症。

1. 适应证　胎儿外科本身有其治疗原则，产前干预患者的选择包括以下适应证：①没有严重的相关畸形；②染色体组型正常；③自然病程明确；④存在可纠正的病变，该病变若不纠正可致胎儿死亡或出生前不可逆的脏器功能障碍；⑤没有子宫和胎盘畸形；⑥有多学科组织的胎儿审查委员会支持。最后，应该考虑孕妇的社会支持体系及孕妇其他合并症。对于后尿道瓣膜患者而言，除上述适应证以外，还应该包括：产前超声诊断后尿道瓣膜、羊水减少、经过抽取羊水检查证明肾脏本身有能力产生足够的羊水。如果羊水减少，肺已发育成熟，可以早期引产，产后监护。

后尿道瓣膜胎儿期手术的目的是行羊水膀胱引流。术式较多，常用的有做胎儿开放性膀胱造口，经胎儿镜于膀胱与羊膜腔之间放置引流管，甚至还有人尝试用经皮内镜切除后尿道瓣膜。

2. 禁忌证　Harrison（1982）认为对于胎儿期诊断的后尿道瓣膜，如果患儿肾功能良好或很差均不宜进行产前治疗，前者的肾脏功能有足够代偿能力至产后治疗，后者治疗后肾脏功能无恢复可能。

### （二）术前评估和准备

通过绒毛膜取样法或羊膜穿刺术评估胎儿染色体组型。连续超声用于胎儿畸形的识别，评估其自然病程，且可以检查胎盘方位、胎产式及任何子宫畸形。胎儿超声心动图用于排除先天性心脏病。孕妇要经过完整的体格检查，血清筛查肝炎、梅毒、HIV情况及查找子痫前期征象（高血压、水肿、蛋白尿）和任何可能成为外科手术或全身麻醉禁忌证的情况。产前评估主要包括：

1. 胎儿后尿道瓣膜的宫内评估　产前对PUV胎儿明确诊断及宫内评估同等重要，因为这样既可以早期干预以挽救胎儿的肾功能，又可以避免对无法存活的胎儿进行无谓的治疗，以减少母体并发症。当诊断为 PUV 时，应对胎儿进行全面的宫内评估，以确定下一步处理措施，其中主要包括肾脏与膀胱功能评估、染色体检查及其他系统畸形筛查。

2. 肾脏、膀胱功能及预后评估　先前有研究表明胎儿尿液分析有预测肾功能的作用，但是最近的研究结果表明：胎儿尿液分析对生后肾功能的预测价值不大。因此，胎尿评估肾功能的作用还有待进一步研究证实。

3. 超声检查　不仅在诊断胎儿 PUV 上有很大意义，还能评估胎儿的肾功能及其预后，肾脏回声增强，皮质、髓质区分不清和皮质囊肿常提示肾发育不良，也是预后差的征象。肾皮质囊肿预测生后肾功能不全的特异性为 100%，敏感性为 44%；肾脏强回声预测肾功能不全的特异性是 80%，敏感性是 73%。B 超发现羊水过少提示可能存在肾发育不良和肺发育不全，这是一个重要的致死信号，其宫内病死率高达 80%，幸存胎儿有严重的肾损害，25%~30% 发展为终末期慢性肾病，需要透析或肾移植。Mitchell 提出"瓣膜膀胱综合征"这一说法，即膀胱壁厚、顺应性降低、膀胱内高压等特征，认为这是胎儿膀胱功能丧失、需尿流改道的直接依据。但是由于这些超声下的指标难以量化，且各个中心的研究存在异质性，因此国内外仍没能找到非常确切的肾功能评估指标。目前比较可靠的预测生后肾功能的指标为羊水量减少和拟诊后尿道瓣膜时肾皮质变薄。其他提示肾脏与膀胱功能异常的超声指标还包括：①24 周前出现重度肾盂分离；②膀胱壁厚度大于 2mm 及膀胱壁回声增强等；③染色体检查及系统畸形排查；④B 超发现胎儿泌尿系统异常征象时，有必要行染色体核型分析及全身超声扫描以排除其他系统畸形；⑤PUV 和尿道闭锁在男性胎儿中高发，一般只对孤立性 PUV 进行宫内治疗，如合并染色体异常或其他系统严重畸形已无治疗意义。

4. 宫缩抑制剂使用　在子宫上操作，不论穿刺或是切开的方法，均会刺激子宫收缩。在开放胎儿手术之前经验性使用宫缩抑制剂，术前应用吲哚美辛，术中、术后监护时静脉应用拟 β 类药物和硫酸镁。术前应用大剂量的吸入性卤代烷和硬膜外途径为母体提供麻醉，必要时可行全身麻醉，有松弛子宫、阻止子宫收缩的好处。母体准备包括建立动脉通路、监测脉搏血氧饱和度、行导尿留置导尿管和使用连续肢体静脉加压装置。预防性使用头孢类抗生素降低伤口感染和绒毛膜羊膜炎的风险。

**（三）外科治疗与选择**

1. 麻醉和体位　采用全身麻醉或硬膜外麻醉的方式，孕妇体位应该是右侧垫高避免下腔静脉被妊娠子宫压迫。胎儿镜操作时孕妇应该采用低截石位，需要两台显示器，一台用于显示胎儿图像，另一台用于术中超声。

2. 宫内治疗术式　Harrison 等研究表明，产前对下尿路梗阻的患者进行治疗可有效地防止胎儿肺发育不全和肾发育不良。为了防止先天性后尿道瓣膜带来的严重并发症，不同的产前干预措施在 20 年前已被提出，早期宫内干预能有效缓解梗阻和增加羊水量，从而改善胎儿预后。目前使用最多的是膀胱 - 羊膜腔分流术，胎儿膀胱镜后尿道瓣膜消融术也已经进入实验研究阶段，开放性膀胱造口术则已被弃用。有分析认为：不同的宫内干预措施对远期慢性肾脏疾病发生率的影响没有统计学差异。不管采用何种方法，治疗前都应充分对胎儿进行宫内评估。操作方法包括子宫切开及胎儿镜技术。

3. 子宫切开技术　母体切口取耻骨上横切口，用超声定位胎儿和胎盘，选择子宫切开位置。前置胎盘需将子宫向前倾斜，这样可以在后方行子宫切开术。暴露胎儿时用手将其在宫内摆好体位，暴露需要的部分或腔隙，剩下部分仍留在宫内。在子宫深处放置以软导管，经其灌注温的乳酸林格液，使胎儿持续沐浴。将一无菌脉搏血氧计放在胎儿手部。

4. 胎儿镜技术　在皮肤上作一小切口（4mm）使 3mm 套管针在超声引导下进入羊膜腔。用胎儿镜灌洗，将浑浊的羊水置换为清澈的乳酸林格液以提高可视度。

5. 膀胱 - 羊膜腔分流术　膀胱 - 羊膜腔分流术（vesicoamniotic shunting，VAS）旨在胎儿膀胱和羊膜腔之间放置一根分流管，使胎儿尿液从旁路进入羊膜腔，既有效地缓解了肾脏及输尿管的压力，又增加了羊水量，从而防止继发的胎儿肾功能损害和肺发育不全。这一技术要求在超声介导下进行，严重羊水过少时在分流前应先行羊膜腔灌注以获得足够的操作空间。至今已有多个中心成功施行了膀胱 - 羊膜腔分流术，Coplen 对 5 个中心共 169 例成功施行 VAS 的病例进行了总结，得出总的胎儿存活率仅为 47%，原因在于羊水过少导致肺发育不全等并发症的发生率高达 45%。Biard 等的研究表明 VAS 可明显改善肾功能、增加羊水量、防止胎肺发育不全，这些经过宫内治疗的胎儿出生后虽然需要长期的支持治疗，但大多数对生活质量满意。尽管 VAS 简单有效且可增加 PUV 患者的围生期生存率，但仍有许多并发症，如膀胱收缩功能丧失、引流管堵塞、胎膜早破、尿性腹水、绒毛膜羊膜炎等，其预后主要取决于病例的选择及术后膀胱功能的恢复。

6. 胎儿膀胱镜下后尿道瓣膜消融术 胎儿膀胱镜最早主要用来诊断胎儿泌尿系统疾病，Quintero 在 1995 年首先提出并实施了胎儿膀胱镜下放置分流管及切除 PUV 的方法，该方法使尿流通畅，对孕妇和胎儿造成的影响相对较小。它可以明确梗阻的具体位置，从根本上消除梗阻的病因，改善胎儿的肾脏和膀胱功能。对于合适的病例，该手术宜尽早进行，解除胎儿膀胱流出道梗阻，防止胎儿肾功能进一步恶化，从而改善胎儿预后。其最大的困难在于膀胱与后尿道之间存在一个角度，怎样使镜子通过膀胱与后尿道夹角进入后尿道，成为手术能否成功的最大关键。对于胎儿 PUV 的治疗，胎儿膀胱镜下激光消融可以避免 VAS 后出现排尿困难，从根本上解除梗阻，既能使胎儿膀胱动力和生理功能恢复，还有可能彻底治愈 PUV，它的损伤比膀胱造口术小，治疗效果理论上比 VAS 好，所以胎儿膀胱镜下激光消融术有望成为治疗胎儿 PUV 的主要措施。但是现今胎儿膀胱镜手术只在少数几个中心开展，它的发展还处于实验研究阶段，在广泛应用于临床之前仍需要更深入的探讨和研究。

7. 术后处理及护理要点 成功的术后管理是建立在良好的围手术期镇痛基础上的，通过除痛泵的使用可帮助母体子宫持续放松。同时使用抗分娩药物硫酸镁，按 2~4g/h 连续输注预防母体肺水肿等，到恢复期仍继续输注，调整剂量以便达到想要的效果，同时检测镁中毒征象，使用吲哚美辛从术前到术后 48 小时。术后，患者 100% 会发生早产，但程度不同。硫酸镁和特布他林是术后安宫保胎的主要药物。在出院前，通过口服硝苯地平或使用特布他林泵注的形式维持，达到安宫保胎的目的。子宫切开的患者，在余下怀孕期间应卧床休息，这对于胎儿镜手术患者来说是不必要的。

8. 术式评价 肾脏及膀胱功能、羊水量、诊断孕期、诊断孕周、干预时间是判断胎儿预后的几个关键要素。胎儿 PUV 发生率低、介入手术操作困难，使得宫内治疗胎儿 PUV 仍然是一个具有挑战性的课题，存活新生儿的远期结局和预后缺乏有效的文献资料依据。虽然宫内干预能减低胎儿肾发育不良和肺发育不全的发生率，但是 PUV 患者的远期严重并发症并不能被阻止，如慢性终末期肾病、肾衰竭、膀胱功能丧失，且宫内治疗本身不可避免地会带来出血、感染、流产、早产等并发症。总之，对 PUV 胎儿进行宫内干预有很大的风险，胎儿病死率达到了 43%，手术治疗宜选择羊水过少而肾功能正常的病例。Hutton 等提出孕 24 周前发生胎儿 PUV 提示预后不良，若诊断时双侧肾功能已严重损害且不可逆转，则宫内治疗失去意义，此时单纯梗阻的解除不能解决泌尿系统畸形的问题，不会使膀胱内压完全恢复正常，发育不良的肾皮质功能也不会逆转。因此，早期发现并早期治疗是改善胎儿远期预后的关键。

对于胎儿而言，我们应将手术风险与纠正致命或致残的缺陷所得到的收益相权衡。然而对于母亲而言，这种风险和收益更难以评估。母体安全是最重要的，因为大多数胎儿畸形并不直接危及母体的健康，然而手术过程及术后安胎保胎治疗会对母体带来显著的风险和痛苦。

超声在诊断和评估胎儿 PUV 中具有极大的作用，宫内成功治疗 PUV 且远期预后良好的病例报道并不多。由于缺乏大样本研究，目前尚无确切的胎儿肾功能评估指标，宫内干预后 PUV 患者远期生存率的提高和肾功能的改善有待进一步证实，故而有必要对胎儿 PUV 的治疗进行大规模前瞻性队列研究以明确宫内干预的价值。随着产前诊断和宫内干预技术的不断提高，宫内治疗的安全性包括母体的安全性及治疗有效性终会提高，我们期待着美好未来。

### （四）生后治疗

后尿道瓣膜是源自精阜下缘的一个结构。尽管其胚胎学的发生机制尚未得知，但它位于精阜皱褶位置，在后尿道从精阜到尿道球部中轴线的任意一边都可以发现。

大多数瓣膜都是很薄的结构，表现为两叶分开的瓣，排尿时向下膨胀，在尿道前形成一个薄膜，常导致梗阻的发生；但有些瓣膜很厚很坚固，在中后部尿道形成一个横向的梗阻。真正的瓣膜都源于精阜的后部，有时候瓣膜两侧叶和下尿道壁混合在一起，它们被认为是持久的精阜皱襞更合适，一般这种瓣膜不会有症状或发生梗阻，所以不需要治疗。

在瓣膜上方，常发生反流 - 压力作用，出现广泛扩张的尿道，膀胱后壁通常会形成小梁，造成输尿管广泛迂曲扩张和双侧或对侧的肾盂积水，膀胱输尿管反流也很常见。由于部分逼尿肌肥大，膀胱颈部常会增厚，不过这种增厚很少导致梗阻或需要治疗。

1. 适应证与禁忌证

1）适应证：①确诊为后尿道瓣膜；②有明显的排尿异常表现；③尿动力学有改变；④出现上尿路继发改变。

2）禁忌证：①合并其他严重脏器畸形不易存活者；②合并肾发育不良、肾功能严重异常、肾功能衰竭；③有活动性出血；④有未经治疗的严重尿路感染或脓毒血症。

2. 术前准备

1）血液检查：包括血常规、凝血项、电解质、肝肾功能、乙肝全项、梅毒、HIV 抗体等检查。对于严重的酸碱平衡紊乱，特别是高钾血症或严重代谢性酸中毒，应及时纠正。必须对患儿的体液情况进行评估，在病情严重的病例中，有时需要儿科肾病专家的帮助。

2）尿常规及尿培养检查：如果有尿路感染现象，需要静脉使用氨苄西林、氨基糖苷类抗生素或三代头孢菌素，可以根据尿培养结果选择敏感药物。感染控制后才能手术治疗。对于败血症的患儿，需要进行凝血检测，凝血功能正常后方能手术。

3）影像学检查：泌尿系统 B 超、排泄期膀胱尿路造影可确诊，必要时行 CT 或肾动态显像了解肾功能。胸片检查排除肺部发育不良导致的气胸。

4）心电图及超声心动图检查：除外心脏疾病，评估麻醉耐受性。

对于尿路感染不能控制者可采用经尿道插入尿管引流，达到控制目的。如果患儿营养状况差，感染不易控制，需做膀胱造口（把膀胱前壁固定在腹壁上开窗，不带造瘘管）或膀胱造瘘引流尿液。膀胱造口的优点是不带造瘘管，减少了膀胱刺激症状及继发感染的机会。极少数患儿用以上引流方法无效，如果明确输尿管有梗阻或中毒症状无改善，或 24 小时内肌酐未下降，无论其他代谢异常是否纠正，都应考虑行双侧输尿管皮肤造瘘或肾造瘘。对有尿性腹水的新生儿应做适当的膀胱减压以防止反流及腹水积聚。对于腹部过度膨胀引起呼吸困难的患者，则需腹腔穿刺减压。

3. 麻醉及体位　采用全身麻醉或连续硬膜外麻醉的方法，对于有肺发育不良的患儿，采用气管插管，呼吸机辅助呼吸的方法，体位根据术式及年龄采用截石位或平卧位，臀部垫高。

4. 手术步骤与要点

1）内镜瓣膜切除法需要准备的特殊器械包括：小儿膀胱镜、小儿电切镜、冷刀、bugbee 电极和电凝、钬激光、2μm 激光等。

2）患儿术前一次性静脉给予治疗革兰氏阴性菌的抗生素。

3）采用截石位，双腿应用棉垫充分保护，用弹力绷带固定在儿科尺寸的蹬脚上或摆成蛙腿样体位，注意给双腿充分支撑物。皮肤消毒并分开包皮使之回缩露出尿道口以便观察，测量尿道口，如有需要也可以进行连续扩张。铺巾注意把肛门排除在手术区域之外。

4）首先进行诊断性膀胱镜检查，使用 6~7.5Fr 有刻度的 Wolf 或 Storz 膀胱镜，首次操作这个装置需要用 0° 镜调节。

5）镜鞘放置到位后，同时使用水溶润滑剂彻底润滑，然后通过这个通道进行操作。

6）取出导引器，再次组成该设备并在目视下缓慢进入膀胱颈部。该装置通常需要向下成角来让尖头部向前通过膀胱颈部，一旦进入膀胱，记录下输尿管口的形状和位置以及任何围绕输尿管的膨胀。

7）低压冲洗，逐步后退膀胱镜，在精阜的上方，可以看见像窗帘一样的瓣膜。操作过程中使用无菌注射用水或葡萄糖水持续冲洗（图 79-20）。

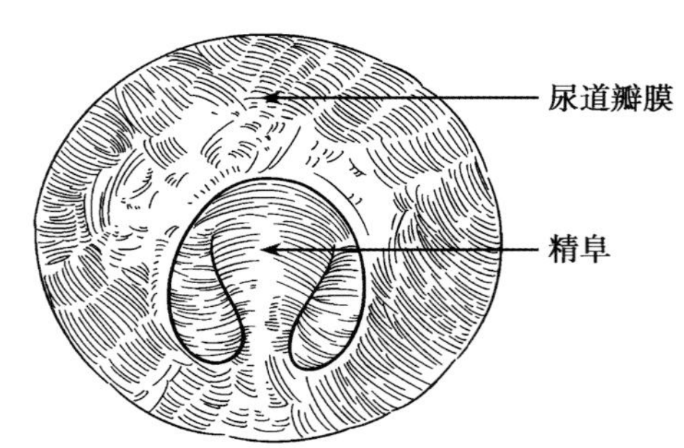


**图 79-20　膀胱尿道镜所见瓣膜情况**

8）在确定诊断之后，更换 11Fr 或 8Fr 带有冷刀或 bugbee 电极的电切镜进行瓣膜切除。该电切镜的优点是鞘的尖端为无胶木嘴，可以减少损伤及易于置入。瓣膜切除位置在 5 点、7 点、12 点方向。

9）将电极定位在瓣膜 12 点的位置快速电切一下，该装置退回到原来位置，并退至部分切开的瓣膜 12 点位置，快速电切并反复进行直到瓣膜前壁完全切开（图 79-21）。相同操作方式将瓣膜 5 点及 7 点位置切开，任何自由漂浮的残端都不需要治疗。冷刀切口可能会有一些渗血，但留置导尿管以后通常会自行停止。膀胱镜下钬激光、2μm 激光切除方法与电切一样。

10）输尿管镜下钬激光或 2μm 激光治疗时，看

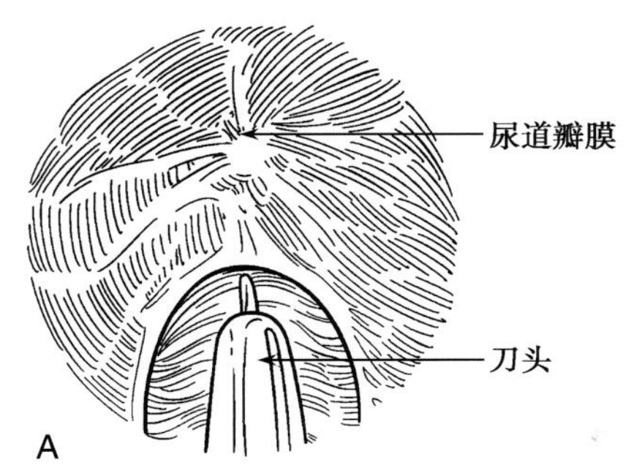


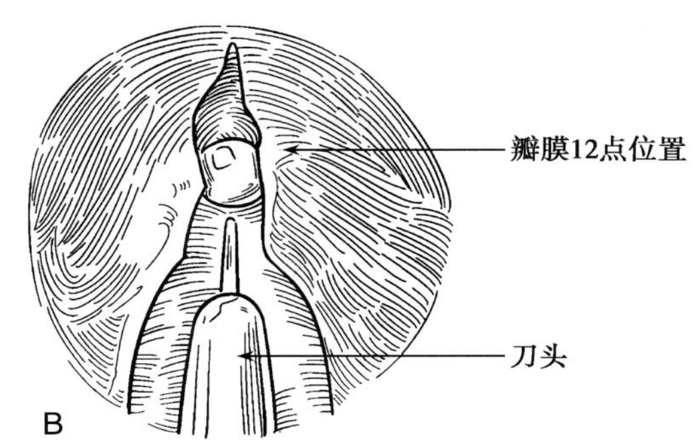


**图 79-21 电切镜进入后首先在 12 点位置切开瓣膜**

A. 尿道瓣膜位置形态；B. 尿道瓣膜切开位置。

清瓣膜后将接触式激光导管从输尿管镜操作腔插入，在电视监视下将激光头贴近瓣膜，激光输出功率在 15~25W 之间，单次发射时间控制在 30 秒，分别从 12、4、8 点位将瓣膜逐步气化切除。对瓣膜根基的残留部分换用 90°侧发光纤予以侧照射。术中导管发光部位距离输尿管镜口始终控制在 5mm 以上，以免损伤输尿管镜。气化瓣膜时应以精阜为标志进行气化，以防损伤尿道外括约肌造成尿失禁。切除瓣膜时注意保护尿道腹侧精阜，切除时注意观察瓣膜边缘位置，切除过多可造成尿道狭窄，尤其 1 岁以下的患儿。

11）退出操作镜，通过挤压膀胱看排尿尿线情况来确定尿道梗阻是否解除，成功切除瓣膜之后，膀胱内留置导 8 号或 10 号尿管 1~2 周。年长的患儿可以使用 13Fr 电切镜，采用相似的技术进行操作。

12）在体重小于 2.5kg 的患儿中，不应使用 9.5Fr 的电切镜，在这样的病例中，进行数天的膀胱引流后，一开始用 6Fr 的胃管能缓缓扩张尿道，之后就能安全使用 6.5Fr 或 9.5Fr 的电切镜了。或者也可以用很小的膀胱镜，通过顶端切除的 3Fr 导尿管进入膀胱。金属探针暴露的末端用来一圈一圈地电凝瓣膜。

13）在很小的患儿中，可以用其他技术切除瓣膜，但都有其缺点：Whitaker 钩状电极是一个细长隔热的金属装置，能在透视控制下通过尿道进入，并回退电切瓣膜。少量的切割电流能解除梗阻，但这个操作是在完全盲视下操作并有导致尿道损伤可能。

14）Fogarty 导尿管头部气囊注入 0.1~0.3ml 水后同样能破坏瓣膜，但有撕裂尿道的可能。尿道探子扩张术也有撕裂尿道的可能。

15）拉网法既用 7 号丝线扎结使之密集成串，并相互编制成网，大小依据患者年龄而定，能容纳 0.6~1.0cm 球形水囊，将双腔气囊尿管置于网中，注水入囊，使网固定于水囊上。

16）麻醉成功后，取平卧位，下腹部正中切口，腹膜外切开膀胱，将双腔气囊尿管自尿道外口置入膀胱，按上述方法织网并固定在气囊上，注水使气囊成为 0.6~1.0cm 球形，直视下向外拉尿管，尿道拉网通过瓣膜区后，再将网退回膀胱内，如此反复 4~6 次，可见网上滞留有黏膜样物，留置尿管作为支架。同样的缺点是有尿道意外损伤的可能。

17）通过会阴尿道切开，小儿电切镜也能达到瓣膜的位置，然而由于尿道直径小而且尿道上皮很脆弱，可能导致出血、永久性尿道瘘、尿道憩室或狭窄，使得该手术很难应用于新生儿。

18）还有一种进入的切口是耻骨上膀胱切开，然后向下顺行切开膀胱。使用 10Fr 的鞘套和钩状电极，首先在 12 点位置切开。然而，有时肥大的膀胱颈部狭窄明显，目镜不能进入，导致该操作必须在盲视下进行。

19）有的学者对于较小婴儿，倾向于膀胱切开术而不是切除瓣膜，当数月后患儿长到足够大，再用其他标准方法切除瓣膜。

5. 术后处理

1）术后常规处理：留置导尿管 1~2 周，术后预防性应用抗生素。拔除导尿管后必须通过临床检查或 B 超来确定膀胱是否充分排空。需要补充碳酸氢钠来纠正持续的代谢性酸中毒，而且有时候需要使用 1 年甚至更久。多尿症及腹泻有可能发生，一旦出现，需对症处理。临床上，小儿一般情况的改善较快，但膀胱的恢复要慢得多，而扩张输尿管的恢复更慢。有些膀胱输尿管反流可能会缓解乃至消失。

2）术后 3 个月：每侧肾的肾小球滤过率通过 $^{99m}$Tc-DTPA 清除率的斜面来估算，还要进行静脉尿路造影。采取血样来检查血肌酐、电解质、酸碱平衡状态。

3）术后6个月：进行排泄期膀胱尿路造影以确定瓣膜是否充分切除以及任何存在的尿路狭窄，同时确定是否之前的膀胱输尿管反流依然存在。

4）其他预处理：所有肾功能受损的婴儿和年长儿直到成年都要密切监护。患儿儿童期常发生进行性肌酐升高，在最严重病例中，在青春期之前就要进行肾移植。

6. 术后并发症处理

1）膀胱输尿管反流（VUR）：膀胱输尿管反流与治疗效果相关，继发性VUR在电灼瓣膜后有1/3自行消失；有1/3在给预防量抗生素的治疗下可控制感染；另1/3反流无改善，并伴反复尿路感染。应该注意的是有时重度膀胱输尿管反流也有自愈的可能。而尿动力检查，对了解膀胱功能很重要，因为膀胱功能不良导致的膀胱内压增高，残余尿量增多，也是VUR不能消失的因素。改善膀胱功能后也能使部分反流好转。Cohen输尿管膀胱再吻合术多需要做抗反流手术。手术时机应在电灼瓣膜后6个月以上，待膀胱及输尿管条件改善后。与原发的输尿管反流Cohen手术相比，后尿道瓣膜的防反流手术，因为膀胱壁厚，输尿管弹性差，手术难度增高。对个别不能控制的尿路感染病例可做输尿管皮肤造口引流尿液。对于单侧严重VUR，可能因肾发育不良、分肾功能低于10%或肾脏无功能，导致上尿路反复感染，如对侧肾功能较好，可考虑做肾切除。需要了解的是，单侧重度VUR、肾发育不良、而对侧肾脏正常者预后好。这是因为一侧积水的肾脏，输尿管容纳了大量尿液，缓解了对侧肾脏的压力，保护了肾功能，这就是所谓的“pop-off”现象。

2）膀胱输尿管连接部梗阻：当瓣膜已切除，下尿路引流通畅后仍有严重的尿路感染，静脉尿路造影显示肾、输尿管积水，无VUR，经过尿动力检查排除膀胱功能异常，可行肾穿刺造影以确诊有无膀胱输尿管连接部梗阻，也可用利尿性肾核素扫描检查。如膀胱条件不良，患儿一般情况差，应先做肾造瘘或输尿管皮肤造口，待患儿状况好转再行输尿管膀胱再吻合术。无论反流还是梗阻，在做输尿管再植术前，必须明确下尿路梗阻已解除，膀胱功能正常，否则手术效果不佳。

3）膀胱功能不良：一部分患儿经过瓣膜切除以后仍有持续的排尿困难或尿失禁，上尿路扩张无好转，应考虑膀胱功能异常，根据尿动力检查结果制定相应治疗方案，对膀胱低顺应性、逼尿肌收缩不稳定者可用抗胆碱类药物治疗；对膀胱肌肉收缩不良、排尿时腹压增高、残余尿量增多可用清洁间歇导尿；对经过以上治疗无效，膀胱顺应性差，安全容量低者，可用肠道扩大膀胱以改善症状。与一般的膀胱扩大手术患儿不同，后尿道瓣膜患儿膀胱扩大术后残余尿量少，因此不用清洁间歇导尿。后尿道瓣膜患儿的膀胱功能不良随着年龄增长可好转，膀胱容量增大，尤其到青春期后很多患儿尿失禁好转甚至恢复正常。

7. 术后护理

1）导尿管护理：对导尿管进行妥善固定，标识明显避免导尿管出现折叠、受压、扭曲或者脱落等，保持引流通畅，如尿管堵塞，1~2小时挤压尿管一次，予生理盐水冲管。指导患儿每日饮水达1 500ml，以达到冲洗尿道的作用。注意观察尿液的颜色、性质和尿量并记录。严格无菌操作，保持尿道外口清洁。每日用0.5%碘附消毒尿道口2次，避免尿液反流引起感染，尿袋不可高于膀胱水平。

2）尿道瓣膜切除术护理：尿道瓣膜切除作为一种有创操作，由于小儿尿道瓣膜普遍很薄，虽然切除本身不会引起过量出血，但瓣膜破溃极易导致出血，因此在术后要密切监视患儿尿液颜色及其生命体征变化，包括血压、心率等异常变化。若术后出现明显的血压升高，迅速告知医师，并评估是否存在活动性出血。引流管护理也是重要的护理环节。一般来说，术后3天内引流管内血性尿液较多，但多属一过性的，及时告知患儿家属不要紧张，注意观察。在引流过程中，始终确保引流管通畅，由于小儿易动，容易发生引流管弯曲、扭曲、打折等，建议对引流期间患者进行密切监视。此外，连接的引流袋位置应低于耻骨，目的是预防尿液反流至膀胱内，发生逆行感染。为尽快促进正常排尿，鼓励患儿多饮水，保持膀胱充盈，将血凝块、分泌物及时排出。由于小儿导尿管偏细，容易被分泌物、尿沉渣、血凝块等阻塞，导致引流不畅，可采取氯化钠溶液冲洗，适当地辅助挤压导尿管。

3）造瘘口的护理：由于经皮肤造口直触及皮肤，在操作、置管和后期维护过程中极易发生感染，进而诱发皮肤糜烂、溃疡等不良反应，影响切口愈合。对此，一是确保无菌操作，手术器械严格消毒杀菌，手术者术前实行“六步洗手法”，消除感染源；二是适当地给予抗感染治疗，降低感染发生；三是保持病房通风干燥，擦洗过程中注意保护好造口，避免接触水。

4）排尿护理：对于小儿而言，留置引流管、引流袋会引起小儿的不适，甚至出现不良的应激反应，部分患者还会进入排尿不应期。对此，患儿家属应认识到，这种排尿不应期属于恐惧所致，而非尿失禁，对此要及时给予患儿心理安慰，缓解其不良应激情绪，必要时给予药物通便刺激排尿。

5）疼痛护理：疼痛与恐惧相似，也会引起小儿排尿障碍。由于尿道内留置导尿管会引起膀胱痉挛，进而加重疼痛，对此可给予药物口服解除膀胱痉挛，快速缓解疼痛，若效果不佳，可给予镇静药物干预，同时分散患儿注意力，引导排尿。

6）给予出院指导：出院时护理人员要指导患儿家属对患儿每天的排尿情况进行记录，主要包括排尿次数、时间、尿量以及尿液性质等，观察患儿是否出现排尿困难和尿道狭窄等异常情况，发现异常症状要及时来院就诊。并给予饮食指导，建议低盐、低脂肪食物为主，限制蛋白质食物摄入。建立患儿档案，通过随访或者电话等联系方式和患儿的家属保持联系，对患儿的情况能够及时了解，指导患儿家属定期带患儿来院进行复查。

8. 术后并发症的预防与处理 随着内镜的微型化，与手术过程直接相关的并发症已很罕见，伴随操作过程的潜在并发症包括如下几点：

1）出血：这可以是尿道过度扩张而撕裂或用冷刀切开时偶发的出血。预防方法为尿道扩张操作时动作应该轻柔，冷刀切时尽量避开有血管的地方，寻找较薄部位切开。术后使用导尿管固定压迫止血，辅以止血药物。

2）感染：由于操作为逆行插入，且为反复操作，易导致尿道局部水肿及尿路感染，预防措施为注意无菌操作，预防性使用抗生素。一旦发生尿路感染，需要细菌培养及规范使用抗生素。

3）损伤外括约肌：当操作仔细和解剖标志识别清楚时很少见。

4）尿道狭窄：这可能与后尿道瓣膜切除时电凝有关。也可以发生在长时间器械反复操作时，特别是在内镜刚能置入新生儿尿道时。预防方法为切除瓣膜时注意瓣膜边缘位置，不要切除过多。新生儿操作时，器械较粗时，不强行插入，避免损伤导致狭窄。处理方法为留置2周尿管作为支架或手术解决。

5）尿道口狭窄：多发生于为了适应器械而对尿道口强行扩张时。预防方法为轻柔操作，不强行操作，一旦发生尿道口狭窄，使用尿道探子扩张或留置支架管。

6）瓣膜切除不完全：当用 bugbee 电极电凝时，由于过度电热会对新生儿尿道造成极大损伤，故操作谨慎有时会导致切除不全。解决办法是术后 3 个月，对患儿进行尿道膀胱造影及膀胱镜复查，如果有该现象，则去除所有残留的瓣膜阻塞物。

以下几点对于减少手术后并发症有重要意义：①选择合适口径的小儿内镜；②选择合适的电灼器械；③手术时应选择瓣膜 5 点钟及 7 点钟处进行电灼；④对于较厚的瓣膜不强求一次手术完全切除，只要将瓣膜破坏、解除尿道梗阻即可，必要时可分期行瓣膜电灼手术。总之，只要术者手术时操作仔细，选择合适的器械与方法，就可以最大限度地减少术后并发症的发生。

9. 术式评价

1）以往传统的经尿道采用尿道探子破坏瓣膜、插入 Fogarty 球囊、拉网法、导管或电热导丝破坏瓣膜等手术都具有非直视下手术的特点，手术中定位不准确，破坏瓣膜的同时极易误伤周围尿道、尿道括约肌及精阜等组织，而且往往因瓣膜破坏不全，需反复多次手术，术后并发症较多。现上述方法随着小儿尿道内镜的问世，已逐渐被淘汰。

2）早期行膀胱造口、输尿管造口的尿流改道手术可以暂时解除尿路梗阻，但该手术创伤大，往往需至少行 3 次手术，增加患儿痛苦。膀胱造口的主要目的是早期引流尿液解除梗阻以期保留远期肾功能，但临床研究认为膀胱造口引流与直接行内镜下瓣膜电灼术的患儿相比，在预防远期肾衰竭上疗效并无差异，而且会增加膀胱功能失调及尿流动力学异常的风险。输尿管造口术手术创伤较大，但对于伴发输尿管膀胱连接处狭窄并引起难以控制的尿路感染或肾功能损害的病例仍然适用。

3）下腹部入路经膀胱切除瓣膜手术同样具有手术创伤大、影响膀胱功能的缺点。经膀胱造瘘口内镜下电灼或激光烧灼相对于经尿道手术仍创伤较大，而且有术后行膀胱造瘘及影响膀胱功能的风险。其他经耻骨联合或经会阴尿道瓣膜切除等手术方式虽可直视下切除瓣膜，但开放手术打击大，术后并发症多，除术后尿道狭窄外，部分患儿可因损伤尿道外括约肌而致术后尿失禁。

4）尿道内冷刀切开术相对安全，适用于瓣膜薄、血管少的病例，但由于冷刀没有止血作用，一旦切开瓣膜组织时出血，手术视野不清，将影响手术顺利进行，尤其是对瓣膜较长，存在多重瓣膜等较复杂的患者，可能造成瓣膜残余和 / 或尿道及周围组织损伤，且无法切除瓣膜，术后易复发。

5）小儿细径内镜的出现使得经尿道直视下行瓣膜电灼术成为早期治疗后尿道瓣膜的首选手术方

式，相对于开放手术，小儿内镜手术不仅对尿道、膀胱等创伤小，术后并发症少，而且术式较开放手术简单，大部分患儿仅需 1~2 次手术即可根治，术后恢复快。而相对于非直视下手术，小儿内镜手术可直视下操作，术中解剖结构清楚，可最大程度避免损伤尿道及精阜，减少术后并发症的发生，而且直视下可观察瓣膜形态及梗阻程度，可据此制定手术方法及术中切除范围，确保安全有效地切除瓣膜。现今即使对新生儿及低体重儿，也能行此手术早期解除梗阻，而不必行尿流改道手术。缺点是热损伤较大，易导致新的瘢痕形成，故对操作技能要求较高。在既往报道的手术方法中，电灼瓣膜采用的电刀有多种。环状电刀因其破坏面大，现已应用较少。钩状电刀电灼时在小儿狭小的尿道内操作仍较困难，对于较厚的瓣膜更是如此。另外，钩状电极需配合 11F 以上的膀胱镜进行手术，不适用于对婴儿及新生儿进行手术；与针状电极相比，钩状电极的破坏面仍较大。针状电极电灼瓣膜时不需勾住瓣膜，操作简便，又可直视下电灼，避免灼伤瓣膜后的精阜等组织。该电极前端细小，与瓣膜接触面小，既可保证接触瓣膜，又不会因过多的热量穿透而引起尿道、精阜及尿道括约肌等组织损伤，可有效减少术后并发症。但另一方面，针状电极因前端细小，故定位电灼部位的操作对术者技术要求较高，因一次电灼瓣膜量较使用环状电极及钩状电极少，故手术中电灼次数较多，手术时间较长，特别对于增厚的瓣膜更是如此，因而需要术者手术时更加细致、耐心。

6）膀胱镜下钬激光切开瓣膜术，钬激光的光热特性为能量集中，瞬时高温使组织汽化、凝固、血管闭塞，术中创面不出血，视野清楚，便于操作，可将瓣膜尽可能切除，减少瓣膜基底痕迹的存在，术后尿道更为通畅。具有创伤小，患儿术后恢复快，可反复手术等优点。操作更加精准，尿道损伤机会少，有效减少手术时间及术后尿管留置时间。

7）输尿管镜下激光治疗：利用其口径小，工作腔道直而便于激光纤维及其他器械操作等特点，使瓣膜切除的准确性大大提高。输尿管镜的操作腔孔径可插入接触式激光导管，根据接触式光纤是向前发射的原理，将光纤头始终与瓣膜接触，气化切割瓣膜，瓣膜残根部可用侧射光光头沿瓣膜环间断、反复照射，保证瓣膜部彻底切除。由于激光光热特性是能量集中，可在照射部位产生高温，使组织气化、凝固、血管闭塞，术中创面基本不出血，视野清楚便于操作。接触式激光能量直接经传输系统和组织接触，避免了自由光束所致光斑受照射角度和距离的影响，激光能量集中，精度较高，气化瓣膜时不损伤精阜，对周围尿道损伤亦小，很少有瘢痕形成。缺点：输尿管镜视野较小，出血、气化产生的气泡及组织焦痂极易影响操作，留置斑马导丝指示方向有助于手术顺利完成。

## 七、后尿道瓣膜的预后

由于对 PUV 的深入认识以及产前诊断、治疗技术的提高，PUV 患儿的病死率已由原来的 50% 降至 5% 左右，其中新生儿病死率为 2%~3%。对 PUV 患儿应长期随诊，因有的患儿是在青春期或成年早期发生肾衰竭。患儿的病情恶化表现为蛋白尿、高血压及持续血肌酐升高。这类患儿最终处理方法是血液透析或肾移植。

总的来说，肾功能预后与以下因素有关：

### （一）预后较好的因素

①产前诊断在 24 周以后，24 周以前尿路正常；②B 超检查：至少在一侧肾脏内有正常肾乳头；③肌酐在 88μmol/L 以下；④无膀胱输尿管反流；⑤尿失禁在 5 岁前好转；⑥合并尿性腹水或大尿囊，一侧重度输尿管反流，而对侧肾脏正常，以及巨大膀胱憩室可使尿液缓冲，保护正常肾脏。

### （二）预后较差因素

①产前诊断在 24 周之前；②B 超检查：双侧肾脏强回声，肾脏内无正常肾乳头；③肌酐在 88μmol/L 以上；④双侧膀胱输尿管反流；⑤尿失禁无好转；⑥膀胱功能不良。后尿道瓣膜肾衰竭晚期需做肾移植。有报道后尿道瓣膜患儿肾移植远期存活率略低于其他患儿，其原因是膀胱功能不良。在解决了膀胱功能不良的后尿道瓣膜患儿，肾移植同样可取得满意效果。

## 八、女性先天性后尿道瓣膜

女性先天性后尿道瓣膜（congenital urethral valve of the female，CUVF）是引起女性先天性尿道梗阻的罕见原因。检索国内外文献，女性先天性后尿道瓣膜相关报道不足 5 例，1964 年 Nesbit 等首先报道 CUVF，并认为女性先天性后尿道瓣膜不如男性典型；随后 1967 年 George 等报道 1 例 CUVF；国内许久芹 1993 年也报道 1 例 CUVF，并描述瓣膜始于后尿道内口后壁，酷似二尖瓣。当排尿时黏膜皱襞展开挡住尿道内口。尿路感染常为并发症，可加重梗阻症状，可能与黏膜皱襞炎性水肿有关。

CUVF 的发生机制尚没有合理的理论，可能与女性尿道在胚胎发育时就存在差异有关，从形态上看，虽没男性后尿道瓣膜那么典型，但因梗阻产生的临床表现、病理损害及处理预后是相同的。

## 九、前尿道瓣膜及憩室

先天性前尿道瓣膜（anterior urethral valves）是男性患儿中另一较常见的下尿路梗阻疾病，可伴发尿道憩室（urethral diverticulum），较后尿道瓣膜发病率低，发病率仅为后尿道瓣膜的 1/7，伴发憩室者仅占 1/3，伴发膀胱输尿管反流者占 1/5。除尿道梗阻引起的排尿异常外，还可以导致膀胱、输尿管及肾脏病变。最早是由 William 于 1969 年报道，国内例数最多的是黄澄如于 1990 年报道的 50 例。

### （一）前尿道瓣膜及憩室的病因与病理

前尿道瓣膜及憩室的胚胎学病因不清，约 1/3 的前尿道瓣膜并发前尿道憩室。前尿道瓣膜及憩室是否为同一疾病目前存在争议。有学者认为，解剖学上分析二者的不同在于病变本身与尿道海绵体的关系。有前尿道瓣膜的那一段尿道虽然外观看来有时合并小憩室，但仍在尿道海绵体包裹内。而真正的前尿道憩室发展到海绵体外，憩室外是一层覆盖尿道上皮的纤维壁。另外一些学者则认为前尿道瓣膜应包括前尿道憩室，因为憩室的前唇起到瓣膜作用。憩室有可能是尿道板在胚胎期某个阶段融合不全，也可能是尿道海绵体发育不全使局部尿道缺乏支持组织，尿道黏膜因而向外突出而产生瓣膜。憩室的产生考虑为尿道海绵体发育不全，尿液向前受瓣膜阻挡，而向后受尿道外括约肌夹持的尿道膜部或瓣膜阻挡所致。有些病例出现瓣膜近端尿道腹壁呈局限性向外膨出而无憩室，考虑为与受阻程度及受阻时间有关，尚未形成憩室。也有学说认为尿道周围腺体先天性囊状扩张导致尿道内活瓣样瓣膜形成。

Firlit 将前尿道瓣膜的严重程度分为 4 级，第 1 级：前尿道瓣膜合并尿道扩张；第 2 级：有前尿道憩室存在；第 3 级：有瓣膜、憩室，近端尿道扩张，膀胱扩大，但没有输尿管扩张；第 4 级：出现严重的上尿路损害。

前尿道瓣膜可以发生于前尿道的任何部位，可发生于尿道球部、阴茎阴囊连接处及悬垂部，其发生率各为 40%、30%、30%，偶见于舟状窝。两侧瓣膜从尿道背侧向前延伸于尿道腹侧中线会合。同后尿道瓣膜一样不妨碍导尿管插入，但阻碍尿液排出，造成近端尿道扩张。前尿道瓣膜可单独存在，有时并发前尿道憩室或因梗阻继发尿道憩室或扩张。前尿道瓣膜的 1/3 伴发憩室，憩室一般位于阴茎阴囊交界处近端的阴茎体部、尿道球部。

憩室分为两种：一种为广口憩室，若被尿液充满时，远侧唇构成瓣膜，伸入尿道腔引起梗阻；另一种为有颈的小憩室，不造成梗阻，可并发结石而出现症状。憩室后唇不影响排尿。做尿道镜检时仔细观察，前尿道瓣膜同样有不造成梗阻的后唇。前尿道瓣膜梗阻造成的泌尿系统及全身其他系统的病理生理改变与后尿道瓣膜相同，也有膀胱功能异常。

### （二）前尿道瓣膜及憩室的临床表现

前尿道瓣膜的发病率较低，但与后尿道瓣膜一样，可导致严重下尿路梗阻和继发性上尿路功能损害，25%~30% 未得到合理治疗的患儿在青春期前就会出现肾衰竭。症状出现越早，预后越差。故早期诊断、早期治疗是关键。

患儿有排尿困难、尿线变细、尿滴沥、尿频等，膀胱有大量残余尿。严重者引起肾输尿管积水、膀胱输尿管反流、膀胱扩大、肾功能不全等。根据梗阻程度，症状可早可晚，有的在新生儿和婴儿期即出现症状，有的则在学龄期或少年期出现。并发憩室者，如果憩室被充满，排尿时增大，可于阴茎阴囊交界处出现膨隆肿块，排尿后仍有滴沥，用手挤压肿块缩小并有尿排出。若并发结石可被触及。危重患儿临床表现与后尿道瓣膜相同，婴幼儿常有反复尿路感染、败血症、电解质紊乱、肾功能不全及尿毒症，表现为发热、脓尿、腹部肿块、生长发育迟滞，而排尿困难症状反而被忽视易造成误诊。

### （三）前尿道瓣膜及憩室的诊断

小儿前尿道瓣膜诊断不难，除病史、体检外，泌尿系平片观察有无结石；静脉尿路造影了解上尿路功能形态；采用 B 超检查可以了解并发症，上尿路有否扩张、积水。重度前尿道瓣膜也常引起输尿管积水。静脉尿路造影及核素扫描可了解肾功能、分肾功能，应进行尿动力学检查。尿动力学检查有助于排除神经源性膀胱，如在尿道测压图上出现前尿道较长的高压区段应怀疑有前尿道瓣膜。

1. 排尿期膀胱尿道造影　可根据尿道内腔造影剂的骤然变细或直视下尿道腹侧一城墙形线样缺损来明确有无瓣膜及瓣膜的位置，并可明确有无憩室，是否有膀胱输尿管反流等，造影显示阴茎阴囊交界处前尿道近端尿道扩张，伴憩室者可见尿道腹侧憩室影像。梗阻远端尿道极细，膀胱可有小梁及憩室形成，可有膀胱输尿管反流（图 79-22）。

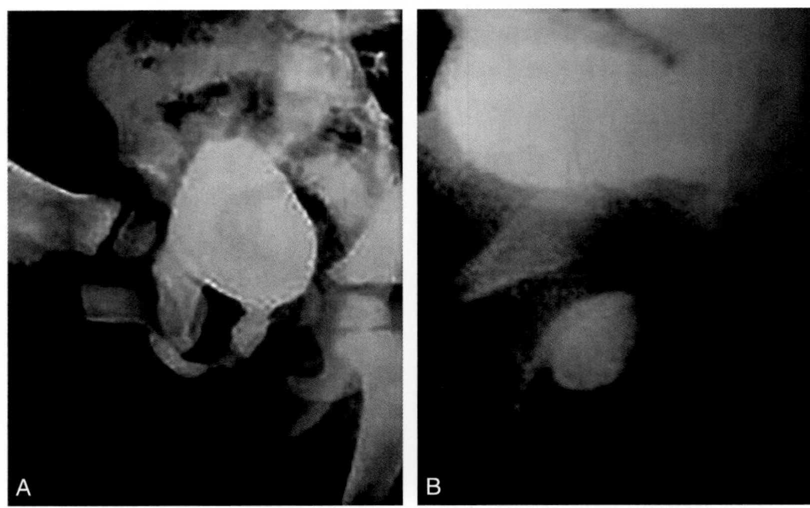


**图 79-22 排尿期膀胱尿道造影显示前尿道瓣膜及前尿道憩室**
A. 前尿道瓣膜;B. 前尿道憩室。

2. 尿道镜检 可清晰地观察到瓣膜形状、位置,在确定有瓣膜存在的同时还可行内切开。在瓣膜较小时,通常通过灌水,进、出镜反复观察才被发现,尤其在出镜时。其镜检特点是:瓣膜为带孔隔膜或尖端起自尿道球部腹侧壁的黏膜组织,突入尿道,不影响镜鞘的通过,出镜时易被观察。

**(四)前尿道瓣膜及憩室的治疗**

前尿道瓣膜的治疗主要包括原发病和并发症的处理。前尿道瓣膜的病因治疗近年来多主张内镜下尿道瓣膜切除术,合并尿道憩室的需要开放性手术。

1. 适应证与禁忌证

1)适应证:①确诊为前尿道瓣膜;②合并尿道憩室;③有明显的排尿异常表现;④尿动力学异常;⑤出现上尿路继发改变。

2)禁忌证:①合并其他严重的脏器畸形不易存活者;②合并肾发育不良、肾功能严重异常、肾衰竭;③有活动性出血;④有未经治疗的严重尿路感染或脓毒血症。

2. 术前准备

1)血液检查:包括血常规、凝血项、电解质、肝肾功能、乙肝全项、梅毒、HIV 抗体等检查。对于严重的酸碱平衡紊乱,特别是高钾血症或严重代谢性酸中毒,应及时纠正。

2)尿常规及尿培养检查:如果有尿路感染现象,需要静脉抗生素控制感染,根据尿培养结果选择敏感药物。感染控制后才能手术治疗。

3)对于败血症的患儿,需要进行凝血检查,凝血功能正常后方能手术。

4)影像学检查:①B 超检查了解合并症;②排泄期膀胱尿路造影确诊;③必要时行 CT 或肾动态显像了解肾功能。

5)胸片检查排除肺部发育不良情况。

6)心电图及超声心动图检查除外心脏疾病,评估麻醉耐受性。

对于尿路感染不能控制者可采用经尿道插入尿管引流,达到控制目的。如果患儿营养状况差,感染不易控制,应先行耻骨上膀胱造口或膀胱造瘘引流尿液。膀胱造口的优点是不带造瘘管,减少了膀胱刺激症状及继发感染的机会。待一般症状改善后再处理瓣膜,对新生儿、小婴儿可先实施尿道憩室造瘘,日后切除憩室,修复尿道。应尽可能避免膀胱造瘘或尿流改道,仅在留置导尿仍不能控制感染及改善上尿路损害的前提下采用。极少数患儿用以上引流方法无效,如果明确输尿管有梗阻或中毒症状无改善,或 24 小时内肌酐未下降,无论其他代谢异常是否纠正,都应考虑行双侧输尿管皮肤造瘘或肾造瘘。对有尿性腹水的新生儿应做适当的膀胱减压以防止反流及腹水积聚。对腹部过度膨胀引起呼吸困难者,则需腹腔穿刺减压。

3. 麻醉及体位 采用全身麻醉或连续硬膜外麻醉的方法,对于有肺发育不良的患儿,采用气管插管,呼吸机辅助呼吸的方法,体位根据术式及年龄采用截石位或平卧位,臀部垫高。

4. 手术步骤

1)对瓣膜的处理:目前对于前尿道瓣膜治疗方法的临床研究较少,若为单纯前尿道瓣膜,可经尿道膀胱镜切除瓣膜，简单有效。患儿术前一次性静脉给予治疗革兰氏阴性菌的抗生素，采用截石位，双腿应用棉垫充分保护，用弹力绷带固定在儿科尺寸的蹬脚上或摆成蛙腿样体位，注意给双腿充分支撑。皮肤消毒并分开包皮使之回缩露出尿道口以便观察，测量尿道口，如有需要也可以进行连续扩张。铺巾注意把肛门排除在手术区域之外。

先进行诊断性尿道膀胱镜检查，使用6~7.5Fr有刻度的Wolf或Storz膀胱镜，可以在前尿道清晰地看到瓣膜（图79-23）。操作过程中使用无菌注射用水或葡萄糖水持续冲洗。在确定诊断之后，更换11Fr或8Fr带有冷刀或bugbee电极的电切镜进行瓣膜切除。瓣膜切除位置在4点、6点、8点方向，注意电灼6点方向时，勿损伤正常尿道，否则易造成术后局部尿外渗形成尿道瘘。选用电刀以钩状最佳，也可以用冷刀。将电极定位在瓣膜6点的位置快速电切一下，该装置退回到原来位置，并退至部分切开的瓣膜6点位置，快速电切并反复进行直到瓣膜前壁完全切开。相同操作方式将瓣膜4点及8点方向切开，任何自由漂浮的残端都不需要治疗。冷刀切口可能会有一些渗血，但留置导尿管以后通常会自行停止。膀胱镜下钬激光、2μm激光切除方法与电切一样（图79-24）。

2）对尿道憩室处理：合并尿道憩室的前尿道瓣膜患儿由于憩室壁薄、水肿，尿道内切开极易损伤尿道引起尿瘘，最好采用开刀的方式。对憩室大、位置明确的病例可直接作阴茎腹侧切口。对憩室小、位置不确切的病例，可从耻骨上切开膀胱，从尿道内口顺利插入导尿管，前尿道梗阻处即为瓣膜位置。一般均在阴茎阴囊交界处的阴茎腹侧作纵切口，切开憩室，沿中线剪开瓣膜远侧唇后，可见瓣膜破裂成两叶片，切除瓣膜，裁剪憩室，使之口径与正常尿道相

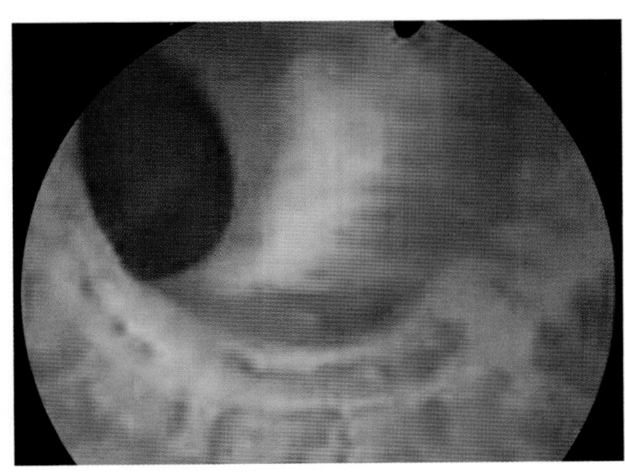

图79-23 膀胱镜下前尿道瓣膜

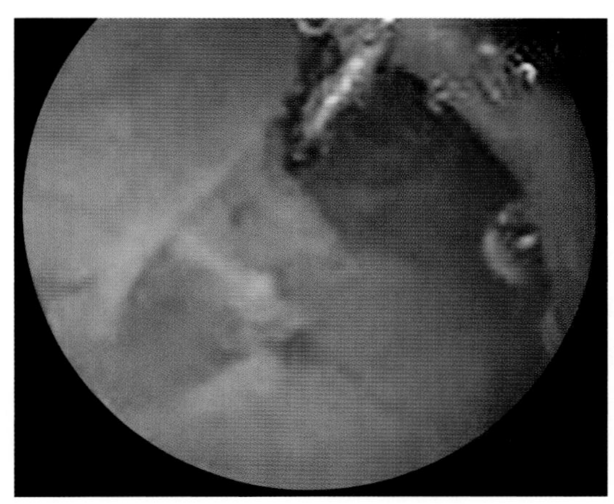

图79-24 电刀电切瓣膜

一致。缝合尿道，加强皮下各层组织的缝合，以加固尿道腹侧，术中留置导尿管作为支架。膀胱造瘘管及尿管引流一般1~2周可拔除。

**（五）术后处理及护理要点**

1. 术后常规处理 ①留置导尿管1~2周，术后预防性应用抗生素。拔除导尿管后必须通过临床检查或B超来确定膀胱是否充分排空。②术后3个月，通过$^{99m}$Tc-DTPA清除率来估算每侧肾的肾小球滤过率，还要进行静脉尿路造影。采取血样来检查血肌酐、电解质、酸碱平衡状态。③术后6个月，进行排泄期膀胱尿路造影以确定瓣膜是否充分切除以及任何存在的尿路狭窄，同时确定是否之前的膀胱输尿管反流依然存在。④所有肾功能受损的婴儿和年长儿直到成年都要密切监护。儿童期常发生进行性肌酐升高，在最严重的病例中，患儿在青春期之前就要进行肾移植。

2. 术后护理 ①导尿管的管理。②术后麻醉未醒、烦躁及夜间睡眠时，均予约束带约束双下肢。术后第3天在患儿安静、能配合且有家长看护的情况下解除约束。向患儿家长讲解保持引流通畅的重要性，避免导尿管受压、扭曲、折叠、堵塞、脱落，并妥善固定，引流袋的位置应低于耻骨联合。指导家长每天为患儿适当增加饮水量，2岁以下的患儿每日饮水1 000ml，2岁以上每日饮水1 500ml，以达到冲洗尿道的作用。术后1~2小时挤捏尿管1次，防止血块、尿液沉渣堵管，并注意观察尿液的颜色、性质和尿量。每3~5日更换尿袋1次，严格无菌操作。③术后并发症的观察及护理：术后出现轻度肉眼血尿，可能与术中输尿管镜损伤尿道膀胱黏膜、术后患儿剧烈活动或不慎抓拽导尿管等所致。可采取讲故事、唱儿歌等方法减少患儿烦躁不安，避免其因活动

过多而引起出血量增多。可遵医嘱给予止血药物治疗；术后严密观察患儿体温变化，有无发热，有无持续存在的膀胱刺激征或突发腰痛、寒战、高热等症状，有无尿色浑浊、脓尿等排除尿路感染可能。④出院指导及随访：出院时指导家长开始记录患儿的排尿日记。详细记录每天排尿的次数、尿量、排尿时间、尿液性质，有无排尿困难，观察排尿过程，尿线粗细，有无尿道狭窄等排尿异常情况，发现异常应及时就诊。通过与家长电话联系，术后半年内1~2个月随访1次，半年后每2~3个月随访1次，1年后每6个月随访1次。了解患儿出院后的排尿情况。提醒患儿家长按时复诊。

3. 术后并发症的预防及处理　术后并发症与后尿道瓣膜相似，由于存在憩室切除，所以又有其独特的并发症。

1）出血：这可以是膀胱镜进入时黏膜挫伤或用冷刀切开时偶发的出血。预防方法操作时动作应该轻柔，冷刀切除时尽量避开有血管的地方，寻找较薄部位切开。术后使用导尿管固定压迫止血，辅以止血药物。

2）感染：由于操作为逆行插入，且反复操作，易导致尿道局部水肿及尿路感染，预防措施为注意无菌操作，预防性使用抗生素。一旦发生尿路感染，需要细菌培养及规范使用抗生素。

3）尿道狭窄：这可能与前尿道瓣膜切除时电凝有关。也可以发生在长时间器械反复操作时，特别是在内镜刚能置入新生儿尿道时。预防方法为切除瓣膜时注意瓣膜边缘位置，不要切除过多。新生儿操作时，器械较粗时，不强行插入，避免损伤导致狭窄。另外，尿道憩室切除范围过大导致尿道吻合时张力大，组织血供不良，组织坏死、挛缩，瘢痕增生狭窄，处理方法为尿道扩张，留置2周尿管作为支架，或手术切开狭窄段尿道，半年后再次行尿道成形。

4）尿道口狭窄：多发生于为了适应器械而对尿道口强行扩张时。预防方法为轻柔操作，不强行操作，一旦发生尿道口狭窄，使用尿道探子扩张或留置支架管。

5）切除不完全：解决办法是术后3个月，对患儿进行尿道膀胱造影及膀胱镜复查，如果有该现象，则去除所有残留的瓣膜阻塞物。

6）尿道瘘：尿道憩室切除、尿道成形时，局部血供不良或者覆盖的组织厚度不够可形成尿道瘘，治疗方法是半年后行尿道瘘修补术。

7）尿道扩张：尿道扩张与憩室切除尺寸不足、手术形成口径过大的尿道有关，还可能是尿道海绵体发育不良，成形尿道周围组织少、支持少，导致局部尿道扩张。扩张不严重可不予处理，如果扩张严重则需要再次手术治疗。

**（六）术式评价**

尿道内冷刀切开术相对安全，适用于瓣膜薄、血管少的病例，但由于冷刀没有止血作用，一旦切开瓣膜组织时出血，手术视野不清，将影响手术顺利进行，尤其是对瓣膜较长，存在多重瓣膜等较复杂的患者，可能造成瓣膜残余和/或尿道及周围组织损伤，且无法切除瓣膜，术后易复发。

经尿道镜直视下行瓣膜电灼术成为治疗前尿道瓣膜的首选手术方式，术中解剖结构清楚，可最大程度地避免损伤尿道，减少术后并发症的发生，而且直视下可观察瓣膜形态及梗阻程度，可据此制定手术方法及术中切除范围，确保安全有效地切除瓣膜。现今即使对新生儿及低体重儿，也能行此手术早期解除梗阻，而不必行尿流改道手术。缺点是热损伤较大，易导致新的瘢痕形成，故操作技能要求较高。

合并尿道憩室的前尿道瓣膜患儿，由于憩室壁薄、水肿，尿道内切开极易损伤引起尿瘘，建议开放手术；而对于憩室而言，是否切除前尿道瓣膜以后，合并的尿道憩室能够自行消退？因为这种病例研究较少，目前尚无定论，但对于较大憩室，开放手术切除是目前最有效和最安全的手术方式。

（关勇　孟庆娅）

# 第六节　重复尿道

## 一、胚胎学因素

重复尿道的真正原因尚不十分明确，有多种学说，但每种学说也不能解释所有类型的发生原因，其主要学说有：

1. Das在1977发表的研究认为，在胚胎尿道发育过程中，阴茎及尿道板发育互相不平衡、不协调，而发生了以下3种情况：①尿生殖窦的阴茎已发育，而尿道嵴发育迟缓。因阴茎已经发育，尿生殖窦也随着阴茎向前发育，即形成了副尿道。当副尿道形成后，尿道嵴才开始发育，形成了正尿道。结果成为Ⅰ型重复尿道；②生殖皱襞畸形融合，使尿道交叉，结果形成了Ⅱ型不完全性重复尿道;③中肾管及米勒管对男女尿道的分化有重要作用,中肾管占优势则发展成女性尿道。在尿道发育过程中,若开始时中肾管处于劣势,尿道即开口于会阴部,继而中肾管由劣势又转为优势,则尿道随着阴茎又发育成男性尿道,结果形成了重复尿道。一条尿道开口于会阴部另一条尿道随着阴茎而发育,开口于阴茎头,即Ⅲ型重复尿道。

2. Wilson 在 1971 年发表的研究认为,尿直肠隔将穴肛分隔为前后两个腔,前面发育成膀胱及后尿道,后面发育成肛门直肠。尿生殖膈止于穴肛膜。若继续向下发育,则把尿道也分隔成前后两部分,形成重复尿道,即Ⅰ型重复尿道。

3. Tripathi 在 1969 年发表的研究认为,间质从尿道原基的侧面插入,将尿道隔成前后两个管腔。

4. Moog 在 1968 年发表的研究认为胚胎时尿道沟交叉,即形成了重复尿道,呈Ⅱ型。

## 二、重复尿道分型

### (一) 尿道上裂型重复尿道

这是重复尿道畸形中最多见的一种。主尿道位于阴茎腹侧,副尿道位于阴茎背侧,其主要亚型有:①完全型:两条尿道均与膀胱相通;②不完全型:尿道出膀胱后在阴茎根部分叉,形成上、下两支尿道;③发育不全型:副尿道的后段极度发育不全而萎缩。

### (二) 尿道下裂型重复尿道

正、副尿道均位于阴茎腹侧,其中一根尿道形成尿道下裂开口。主要亚型有:①完全型:两根尿道完整进入膀胱,远端形成尿道下裂尿道口和正位尿道口;②不完全型:尿道出膀胱后分叉,形成尿道下裂尿道口及正位尿道口;③发育不全型:盲端尿道位于尿道下裂处的背侧位。

### (三) 梭状尿道

尿道在中部分裂成重复尿道,多在出膀胱颈后开始分裂。

### (四) 肛前副尿道

尿道出膀胱后分叉,副尿道远端与肛管相通,形成肛前副尿道畸形。

## 三、临床表现

重复尿道临床表现不尽一致,与其类型有关。最常见的症状是尿道感染,副尿道尿流不畅,所以副尿道常有感染。由于病灶隐蔽,常是慢性尿路感染的一个病灶。Ⅰ型及内口与正尿道相通,同时有外口的Ⅱ型重复尿道排尿时尿液由两个尿道口排出,为双股,副尿道尿线较细,有的仅滴沥数滴尿液。副尿道既可排尿,亦可排精,有的只排精不排尿。Ⅲ型重复尿道排尿时,会阴部漏尿或直肠排尿。若副尿道近端为盲端,不与尿道相通时,则只能看到副尿道外口既不排尿也不排精。若副尿道远端为盲端,感染后分泌物聚集,则副尿道扩张呈囊状,形如尿道憩室。副尿道开口于阴茎背部时,尿道口的远端呈索状,与尿道上裂相同,阴茎勃起时向背侧弯曲,影响性生活。

Ⅰ型重复尿道的副尿道平滑肌发育不全,约半数患者有尿失禁。轻者发生压力性尿失禁,重者为完全性尿失禁。

Ⅱ型重复尿道若副尿道发生炎症,尿道分叉处的黏膜水肿,或副尿道内分泌物积聚,可压迫正尿道发生排尿困难,产生尿道梗阻的症状。

## 四、诊断要点

重复尿道因其不同类型,临床表现各异,其诊断除临床症状、体征外,需依据尿道逆行造影及排泄期膀胱尿道造影做出诊断,并可了解副尿道与正尿道以及膀胱之间的关系。

## 五、外科治疗原则

根据病变及体征考虑与选择治疗:①Ⅰ型重复尿道无症状者可不予治疗,轻度感染者可用抗生素治疗,症状严重者可将副尿道切除或用电凝器烧灼,注入硬化剂使副尿道封闭,但可使阴茎下弯加重,发生阴茎勃起疼痛。②Ⅱ型重复尿道副尿道的外口在阴茎头部者,可将两个尿道之间的间隔切开,使两条尿道变成一条。副尿道开口于阴茎者,远端尿道呈索状,若有阴茎畸形,需行索状尿道切除,矫正阴茎下弯。Ⅱ型重复尿道副尿道通向会阴部者,可单纯切除。通向直肠者可将副尿道切除,行尿道直肠瘘修补。

## 六、结语

重复尿道是罕见的先天性发育畸形,常与其他畸形一并出现,因此在诊疗过程中应该更加重视诊断和治疗方案的个体化。治疗过程中应该重视恢复患儿正常的生理功能,同时兼顾美观,最大程度保护患儿生理及心理上的健康。

(关勇 孟庆娅)

# 第七节 尿道憩室

## 一、病因与病理

先天性尿道憩室，又称原发性尿道憩室或真性憩室(图 79-25)，真正病因尚不清楚，可能由下列 4 种原因引起：①尿道海绵体先天性发育不良：尿道腹侧组织薄弱，尿流的压力使前壁扩张、突起，形成憩室；②尿道沟未融合：像尿道下裂一样，尿道壁部分缺损，但周围组织发育良好，形成憩室；③胚胎时尿道旁残留的细胞团发育成囊状，进而与尿道沟相通，即成为憩室；④尿道憩室的远端常有尿道狭窄：Campbell 憩室远端尿道狭窄对憩室形成有一定作用。如果远端狭窄又同时有重复尿道，顶端呈盲管，则副尿道逐渐扩张形成憩室。Shintaku 于 1996 年报道了 1 例尿道球腺腺管扩张引起的先天性前尿道憩室。

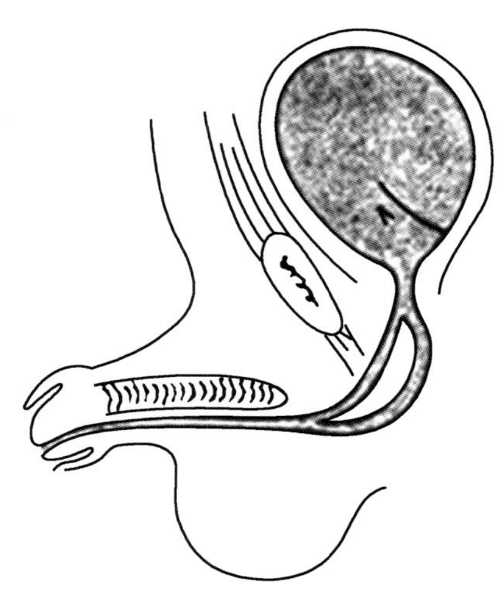

图 79-25 先天性尿道憩室

继发性尿道憩室或假性尿道憩室又称后天性尿道憩室，可发生于尿道的各个部位(图 79-26)。目前认为继发性尿道憩室的发病原因主要有以下 3 点：①尿道外伤：这种原因最为常见。尿道损伤后周围血肿、尿外渗、感染未能及时充分引流，周围组织机化，成为憩室壁。②尿道结石：结石在尿道内停留，压迫尿道，局部坏死、穿破，形成憩室。③尿道周围脓肿：尿道周围脓肿穿破尿道，形成憩室。病原菌为革兰氏阴性杆菌混合感染，埃及报道有因血吸虫病引起者。憩室位于前列腺者，多因前列腺脓肿引起，临床上较常见。

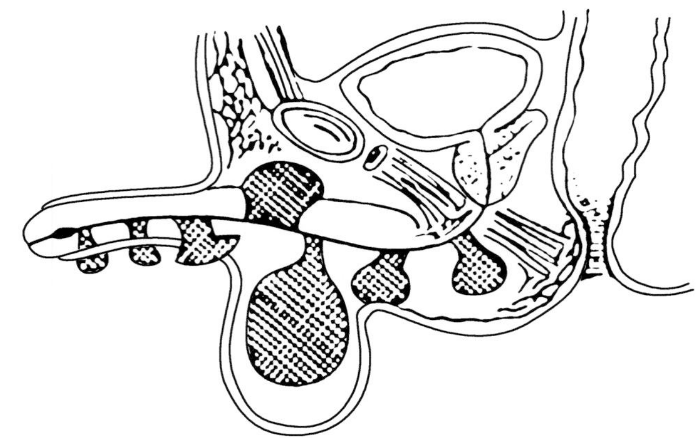

图 79-26 继发性尿道憩室

## 二、临床表现

小的憩室无临床症状，不易被发现。憩室较大时，在排尿时由于尿液灌入憩室内，可在尿道腹侧看到或触及肿块，肿块可压缩，压缩时可有尿液自尿道口滴出。有上述临床症状者，应怀疑本病。若憩室口大，导尿时导尿管可插入憩室内，有时导尿管可盘曲于大的尿道憩室内，用手可触及盘曲的导尿管。

## 三、诊断要点

根据临床表现、实验室检查及影像学检查可以诊断：①实验室检查：憩室合并感染时，尿常规检查可有红细胞、白细胞，尿培养可有致病菌；②尿道造影与尿道镜检查：后尿道憩室应行排尿期膀胱尿道造影。尿道镜检查可看到憩室，对诊断亦有帮助，但应注意避免穿破憩室。

## 四、外科治疗原则

尿道憩室的治疗，原则上应当完全切除。憩室口小者，切除后将尿道缝合；口宽大者，憩室切除后，尿道行 Cecil 尿道成形术，以弥补尿道的缺损。憩室切除有困难者，将憩室大部分切除，残余部分行内翻缝合。单纯切开引流，多形成反复发作的尿瘘。各种憩室切除术，均需行耻骨上膀胱造瘘术或会阴部尿道造瘘，待尿道完全愈合后，再拔除造瘘管。经尿道切开憩室口前后唇的治疗可立即解除梗阻。

## 五、结语

尿道憩室更多的是一种临床表现，病因不同，治疗方案不同，因此我们在诊疗过程中更应查明病因，同时要重视女性患儿尿道憩室。女性尿道憩室多为单发，但有并发结石和癌变可能，建议尽早行手术切除治疗，效果较好。综上所述，无论男女，一定要查明病因，对因治疗。

（关勇　王欣）

## 参考文献


[1] HEIKKILÄ J, HOHNBERG C, KYLLÖNEN L, et al. Long-term risk of end stage renal disease in patients with posterior urethral valves [J]. J Urol, 2011, 186 (6): 2392-2396.

[2] SPINOIT AF, RADFORD A, ASHRAF J, et al. Modified tubularized incised plate urethroplasty in distal hypospadias repair: stepwise technique with validated functional and cosmetic outcome [J]. J Pediatr Urol, 2017, 13 (1): 86-87.

[3] KRISHNAN A, CHAGANI S, ROHL AJ. preoperative testosterone therapy prior to surgical correction of hypospadias: a review of the literature [J]. Cureus, 2016, 8 (7): e677.

[4] SHETTY MV, BHASKARAN A, SEN TK. Female epispadias [J]. Afr J Paediatr Surg, 2011, 8 (2): 215-217.

[5] SIEVERT KD. The next step in urethral reconstruction [J]. Lancet, 2011, 377 (9772): 1130-1131.

[6] 程志刚，魏辉，杨慧智，等．女性先天性后尿道瓣膜的诊断及治疗（附1例报告）[J]. 国际泌尿系统杂志，2013，33(6): 748-750.

[7] 郭云飞，马耿，葛征，等．经尿道电切治疗新生儿后尿道瓣膜症[J]. 中华腔镜泌尿外科杂志：电子版，2012，6(6): 48-50.

[8] 韩刚，张军勇，杨斌，等．经尿道输尿管镜下2μm激光汽化切除术治疗小儿后尿道瓣膜症[J]. 解放军医学院学报，2015，36(11): 1096-1098.

[9] 王淑艳，刘印，李红芹，等．尿道下裂患儿心理行为问题调查[J]. 中国妇幼保健，2016，31(14): 2937-2938.

[10] 吴瑞娟，贾璐彩．小儿后尿道瓣膜切除术围手术期护理[J]. 临床医药文献杂志，2016，3(23): 4644.

# 第八十章

# 尿道狭窄与外科治疗

## 第一节　概　　述

尿道狭窄(urethral stricture)是指基于各种病因导致尿道管腔变窄造成以排尿困难为主要特征的一种疾病。根据尿道狭窄的部位,临床上分为前尿道狭窄和后尿道狭窄。

尿道狭窄的发病率随年龄的增加逐渐增加,在年轻人中的发病率约 1/10 000,65 岁以上可达到 1/1 000 万。在英国,每年约有 16 000 例尿道狭窄患者需要住院治疗,在美国发病率更高。目前在中国尿道狭窄发病率尚未见确切的流行病学统计资料,但随着交通业、建筑业的发展以及经尿道手术技术的普及与快速发展,其尿道狭窄的发病率必将呈增高趋势。

尿道狭窄的治疗一直是泌尿外科医师颇感棘手的问题。由于尿道狭窄整体发病率较低,狭窄的病因多样,解剖部位特殊,病例分散,接诊医师对尿道狭窄的认知不同,处理方法多样,造成了外科治疗效果报道不一,单个医院对尿道狭窄的治疗难以积累足够经验。多年来,尿道狭窄的治疗多采用尿道扩张、膀胱造瘘、尿道内切开及简单尿道修补等方法,临床远期效果不佳。近年来,随着自体组织用于尿道修复以及组织生物材料的发展应用,极大地丰富了尿道狭窄的治疗手段,其疗效也有了明显的提高。

本章节介绍尿道狭窄的病因、诊断及治疗方法,并结合目前国内外对尿道狭窄的治疗经验,介绍几种尿道狭窄的手术方法与我们的一些经验。

## 第二节　尿道解剖与病因学

### 一、男性尿道解剖与形态结构

男性尿道起于膀胱的尿道内口,终于阴茎头的尿道外口。成年男性尿道长度平均 16~22cm,尿道内径平均为 5~6mm。男性尿道全长以尿生殖膈为界分为前尿道和后尿道,前尿道包括海绵体部,后尿道包括前列腺部和膜部(图 80-1)。

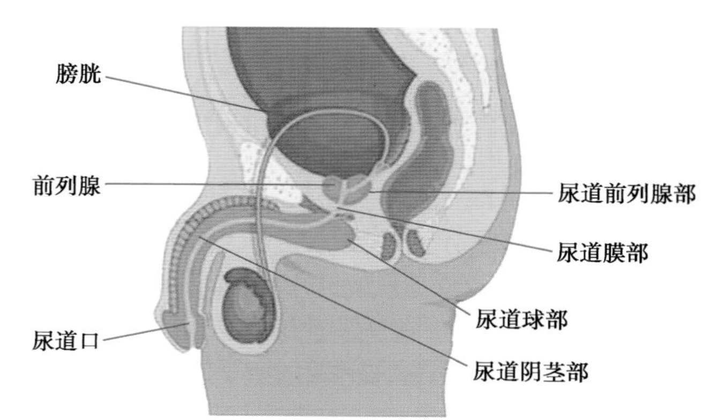


图 80-1　男性尿道解剖与形态结构

#### (一) 尿道前列腺部

为尿道穿过前列腺的部分,长约 2.5cm。后壁中线上有一纵行隆起称为尿道嵴,尿道嵴中部有一纺锤形隆起,称为精阜。精阜中央有凹陷,称前列腺小囊,囊的两侧有一对细小的射精管开口。精阜及附近的黏膜上有许多前列腺排泄管的开口。

（二）尿道膜部

为尿道穿经尿生殖膈的部分，该部尿道较短，约1.2cm，是尿道最狭窄的一段。该段尿道位于前列腺与球部尿道之间，自后上向前方延伸，形成前上方的凹陷，约于耻骨联合后下方2.5cm处贯穿尿生殖膈，被尿道外括约肌和会阴深横肌包绕。它与耻骨联合之间的位置关系由耻骨前列腺韧带和尿道海绵体中隔的纤维组织所维持，是骨盆骨折时最易损伤的部位。

（三）尿道海绵体部

自尿道膜部至尿道外口，全程被尿道海绵体包绕，是尿道中最长的部分，又分为球部、阴茎部和阴茎头部。此段尿道起始部位位于尿道球内，称为尿道球部，尿道球腺开口于此，这些导管开口可通过尿道镜看到，尿道球腺分泌清亮黏稠物，与精液混合，具有润滑作用。此部位尿道近端管腔较远端管腔稍宽大，其后方被球海绵体肌所包绕，球海绵体肌的收缩可以挤压球部尿道以排泄其内容物，这可以保证射精的力度，另外在排尿的终末阶段，球海绵体肌的收缩也有助于尿液的排出。同时，前尿道损伤也以尿道球部损伤最为常见，多见于会阴部撞击伤或骑跨伤。尿道阴茎部位于海绵体之间，被阴茎深筋膜固定，是随阴茎活动度最大的部分，尿道受伤的机会最少。尿道阴茎头部位于阴茎的腹侧，管径扩大形成舟状窝，是尿道结石易驻留的部位。从舟状窝向外至尿道外口，管径逐渐缩小，形成尿道狭窄的常见部位之一。尿道海绵体部与尿道膜部交界处的前壁只有疏松结缔组织包绕，是尿道薄弱部位，尿道器械检查时常在此产生假道。

（四）男性尿道生理性狭窄

男性尿道全长有3个生理性狭窄、3个扩大和2个弯曲。3个生理性狭窄即尿道内口、尿道膜部和尿道外口。3个扩大为尿道前列腺部、尿道球部和舟状窝。当阴茎自然下垂时，尿道有2个弯曲，1个是耻骨下弯，在耻骨联合下方2cm处，凹向上，包括尿道前列腺部、膜部和海绵体部起始段。由于耻骨前列腺韧带和尿生殖膈筋膜的固定作用，该段尿道位置较为固定，无论怎样调整阴茎，此弯曲无变化，故该段尿道称为尿道的固定部。另1个弯曲为耻骨前弯，在耻骨联合的前下方，凹向下，在阴茎根与体之间，如将阴茎向上提起，此弯曲即可消失，故又称为尿道的可动部。

（五）男性尿道的组织结构

男性尿道各段的组织结构有所不同，尿道壁由黏膜层、黏膜下层、肌层构成。前列腺部的黏膜上皮为变移上皮，膜部与海绵体部上皮为复层或假复层柱状上皮，近舟状窝处移行为复层扁平上皮，并与阴茎头端的鳞状上皮相连。尿道黏膜上皮表面常有分散的杯状细胞，上皮下陷形成陷窝，如继续向深面延伸则形成尿道腺，主要集中于前尿道。黏膜固有层由疏松结缔组织组成，含有丰富的弹性纤维和血管。黏膜下层与固有层分界不清，也为疏松结缔组织。尿道前列腺部肌层分为内纵、外环两层平滑肌。膜部不但含有内纵、外环两层平滑肌，最外层还有一层环形横纹肌，是膜部括约肌的组成部分。海绵体部肌层仅一层环形平滑肌。

（六）男性尿道的血管、淋巴管和神经

男性前尿道的动脉来自于阴部内动脉、尿道球动脉及尿道动脉的分支。后尿道血供来自膀胱下动脉的前列腺支，并有直肠下动脉的痔中动脉及阴部内动脉的分支穿过前列腺至后尿道，它们之间存在广泛的吻合支。前尿道的静脉回流至阴部内静脉，后尿道的静脉回流至膀胱前列腺静脉丛，后尿道外伤及后尿道手术时损伤此静脉丛可引起大量出血。

尿道的淋巴引流非常丰富，它起源于尿道黏膜下的淋巴网，分布于尿道全程。在男性以舟状窝最为丰富，淋巴液向近端引流至阴茎和球膜部尿道淋巴干。男性前尿道淋巴液引流至腹股沟淋巴结，并沿髂外淋巴结向上引流，男性后尿道淋巴液引流至髂外淋巴结、闭孔淋巴结及腹下淋巴结。

男性尿道主要受阴部神经的支配，其中包括会阴神经、交感神经及副交感神经的分支。尿道膜部括约肌的神经受来自骶神经2~4节并受阴部神经的分支支配。

## 二、病因学因素

尿道狭窄是泌尿外科的常见病，在发展中国家中发病率较高。过去，炎症是尿道狭窄的主要病因，淋球菌性尿道炎中有40%会导致尿道狭窄。随着中国对性传播疾病的防控和尿道炎症的早期和充分治疗，尿道炎症导致的尿道狭窄明显减少。目前，不同国家尿道狭窄的原因不尽相同。尿道外损伤和尿道内的损伤性操作是工业化国家尿道狭窄最常见的病因。会阴部钝性创伤会导致球部尿道损伤，骨盆骨折会导致后尿道断裂和分离。据统计，约50%的创伤性尿道狭窄发生于尿道球部，后尿道约50%，悬垂部最少约10%。长期留置尿管、经尿道的检查和手术操作是医源性尿道狭窄的最常见原因，医源性尿道狭窄可发生于尿道的任何部位。先天性疾病如尿道外口狭窄、尿道瓣膜、精阜肥大、尿道管腔先天性缩窄、包茎等，也是尿道狭窄的病因。

# 第三节 诊断方法与评价

## 一、尿道外伤史及临床表现

尿道狭窄的诊断应根据病史、临床表现及体格检查，辅以必要的辅助诊断方法。诊断应明确狭窄部位、狭窄长度、严重程度，有无并发症如假道、瘘、憩室、结石等，评价尿道周围组织状态。有既往手术史者，应分析手术失败的原因。仔细询问病史及分析临床表现，对确定尿道狭窄部位及估计狭窄程度，以及有无并发症等都有重要价值。会阴部骑跨伤所致的尿道损伤引起尿道球部狭窄；骨盆骨折所致的尿道损伤多在后尿道，多次尿道扩张术治疗而效果不佳，或扩张后有过大出血、尿道热、排尿困难加重者，应想到假道、感染或存在其他并发症的可能。

## 二、体格检查

沿尿道仔细触诊，可扪及狭窄部位的尿道硬结，它的范围与尿道狭窄的长度有关，短者呈结节状，长者呈索状。注意有无压痛，尿道口有无脓性分泌物。压痛明显、有分泌物时，表明尿道有炎症存在，注意尿道海绵体与周围组织有无粘连以及尿道周围组织瘢痕的范围。

外阴检查应注意皮肤有无炎症，炎症的性质（急性、亚急性、慢性）、尿瘘的位置、瘢痕的范围、阴囊的舒展性、有无湿疹、淋巴水肿等。尤其是尿道狭窄范围较长需要进行尿道成形术者，外阴及阴囊的检查更显重要，因手术方案必须根据阴囊、外阴的情况来设计。部分先天性尿道狭窄常见于尿道外口狭窄，伴有包茎或包皮过长反复感染致尿道外口过小，因此应检查有无包茎及包皮口大小。肛门直肠检查应常规进行，注意前列腺及后尿道瘢痕情况。

## 三、尿道探子检查

尿道探子检查可确定狭窄的部位、长度和程度。由尿道外口将尿道探子送入尿道，狭窄处探子受阻，由此确定狭窄远端。尿道探子由大号开始，逐渐向小号探子过渡。狭窄部位能通过探子的号数，即为尿道狭窄部位的宽度，这样也就确定了狭窄的程度。如有耻骨上膀胱造瘘，同时用两根探子行会师检查可明确狭窄的长度。

## 四、尿道影像学检查

### （一）尿道造影检查

尿道造影检查可在清晰显示狭窄的部位、长度、程度及各种并发症，是诊断尿道狭窄的首选方法。造影方法有两种：逆行尿道造影和排尿期膀胱尿道造影。对于不严重的前尿道狭窄，逆行尿道造影可满足诊断需要。但严重者，造影剂不能通过狭窄部位，不能确定狭窄长度，尤其是后尿道狭窄，造影剂通过外括约肌时有时呈细线状，有时不能通过，常误认为该处有狭窄。因此为使狭窄的近端尿道得到充盈，应行排尿期膀胱尿道造影或两种方法同时使用（图 80-2）。

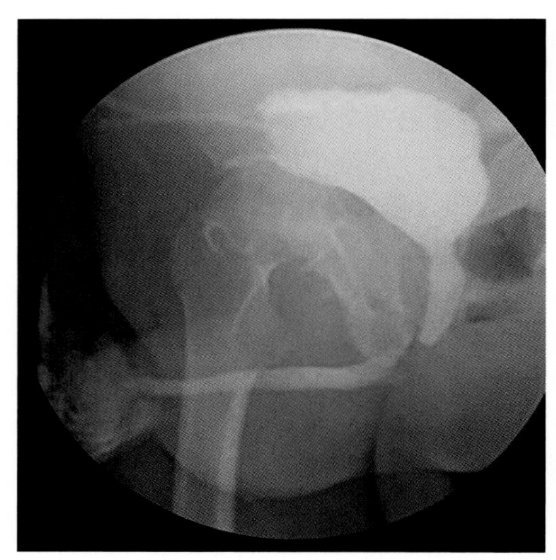

图 80-2 尿道造影尿道膜部狭窄

### （二）超声检查

尿道超声检查能清晰显示膀胱颈、前列腺、尿道膜部结构、尿道海绵体及尿道周围层次结构，能明确诊断出尿道狭窄的部位、长度、程度、残余尿道长度，尿道闭锁段长度及其周围瘢痕组织范围，伴存的假道长度、位置、开口情况及与尿道的关系，及结石、憩室等诸多信息，对于尿道狭窄的临床治疗有重要指导意义。

## 五、尿道膀胱镜检查

在尿道成形手术前应行尿道膀胱镜检查观察狭窄两断端尿道情况，估计“灰色尿道”的长度，排除膀胱或尿道肿瘤，进一步明确尿道狭窄的诊断。若有耻骨上膀胱造瘘口时，可经瘘口插入膀胱软镜观察膀胱及后尿道情况，以协助确定尿道狭窄的近端位置，后尿道有无瘢痕组织等。

### 六、尿动力学检查

尿流率检查常用来判断尿道狭窄的严重程度及术后疗效。但只有尿道管径缩小 30%~50% 时，尿流率才发生明显改变，因此尿流率测定对于早期尿道狭窄诊断价值较小。此外，尿流率受许多因素影响，在老年患者，因前列腺增生可使尿流率改变，对尿道狭窄的判断更加困难。术前及术后尿流率的对比是判断手术疗效的一种客观且可靠的指标。

## 第四节　术式选择与操作要点

近半个世纪以来，尿道狭窄的手术方式已经发生了显著的变化。如今，绝大多数的尿道狭窄都可以通过手术进行修复重建。尿道狭窄的病因、长度和位置是选择手术方式的重要依据。操作者在术前必须熟悉多种尿道重建的手术方法以便处理术中遇到的各种情况。对于部分合适的患者而言，尿道扩张或尿道内切开仍不失为一种合适的方式，而开放性尿道成形术（urethroplasty）术式的不断涌现，使得尿道狭窄的治疗效果显著提高。本节就各种尿道狭窄手术方式的选择及操作要点展开介绍。

### 一、尿道扩张术

尿道扩张术（urethral dilatation）是治疗尿道狭窄最传统、最简单的方法，对那些没有海绵体纤维化的上皮性狭窄患者来说，通过这种治疗手段可获得治愈的效果。尿道扩张术通过机械扩张狭窄瘢痕，使得局部血液循环改善，进而软化瘢痕，扩大尿道腔。如果在扩张的时候伴有出血，那么狭窄段更多的是被撕裂而非伸展，这也进一步损伤了狭窄区域。因此，进行尿道扩张时应注意动作轻柔，并选择合适的扩张器，这对于经验不足者至关重要。

#### （一）适应证与术前准备

1. 适应证　探测尿道有无狭窄，以及狭窄部位及程度；了解尿道内有无结石或异物；预防和治疗尿道炎症、损伤、手术后的狭窄；膀胱颈部挛缩性梗阻；女性远端尿道缩窄伴有不同程度的排尿困难，可用大号尿道探子行扩张操作。

2. 术前准备　尿道扩张术前必须准备好各种型号的探杆并仔细检查有无损坏。对患者进行局部麻醉，男性患者可向尿道内注射奥布卡因凝胶或 2% 盐酸利多卡因，注射完后局部按摩 5 分钟；女性患者可用棉签蘸以 2% 盐酸利多卡因或奥布卡因凝胶插入尿道，放置 5 分钟。

#### （二）操作要点与注意事项

①患者平卧位，常规消毒铺巾，予以局部麻醉；②操作者站立于患者右侧，以右手拇指、示指、中指持探杆柄，探杆表面涂以无菌润滑剂或奥布卡因凝胶，左手扶持患者阴茎，使其与身体垂直，用拇指及中指分开并固定尿道外口，将探杆尖端缓缓插入尿道；③探杆插入尿道外口后，仍保持其与患者腹壁呈平行状态，继续将探杆向内插入，经过悬垂部尿道后，探杆尖端滑入至尿道球部内。④探杆尖端进入尿道球部后，术者松开左手，使阴茎无张力牵拉，术者再轻柔地将探杆逐渐向后尿道方向推进，边推边将探杆由与腹壁平行位抬至垂直位，使其尖端跨过尿道膜部进入尿道前列腺部内；⑤探杆尖端通过膜部尿道之后，再将探杆向前推进，并边推进边将其由与腹壁呈垂直位下压使之与腹壁呈平行位。当完全呈平行位时，探杆前部即已进入膀胱，从而完成了整个尿道扩张术的操作。当探杆进入膀胱后即可在尿道及膀胱中左右拧动。尿道扩张术完成后，按上述操作步骤相反的程序拔出探杆（图 80-3）。

#### （三）术后并发症与处理

①尿道出血：尿道探杆通过狭窄部位，可使局部黏膜撕裂发生出血。出血不重无排尿困难者，可嘱其多饮水，适当给予抗菌药物，一般数小时内局部出血可自行停止。出血较重有排尿困难者，应留置导尿，如能插入气囊导尿管更好。气囊内注入 15~20ml 无菌液体并稍加牵引，以防尿道内出血反流入膀胱阻塞导尿管。同时，会阴及阴茎部位垫以棉垫或置冰袋压迫止血，加强抗感染治疗，待出血停止 2~3 天后拔除导尿管。若尿道出血严重，排尿困难又不能插入导尿管引流者，则应行暂时性耻骨上膀胱造口术。②尿道穿破：穿破部位多见于尿道球、膜部及后尿道。探杆尖端自尿道狭窄部位的远侧穿入，可穿至黏膜下、尿道全层甚至进入直肠，或形成假道通入膀胱。尿道穿破者，应立即采取止血措施

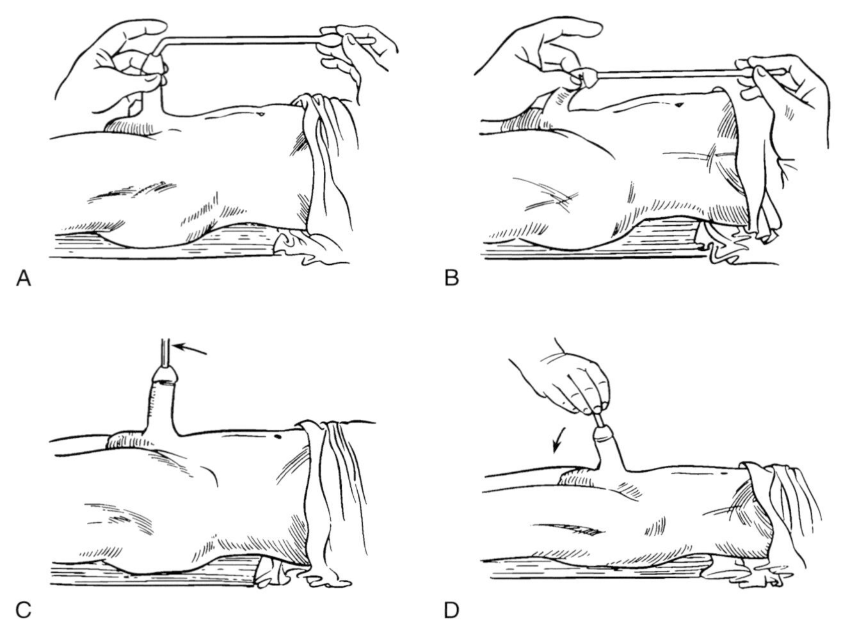


图 80-3　尿道扩张术

A. 探杆尖端缓缓插入尿道；B. 探杆与腹壁平行，继续进入至尿道球部；C. 探针与腹壁垂直，继续进入后尿道；D. 探针继续进入与腹壁呈垂直位并下压，与腹壁呈平行位。

及抗感染措施，出血不止及排尿困难者应行暂时性耻骨上膀胱造口，尿道留置气囊导尿管。尿道周围感染或脓肿形成者，应切开引流。③感染：尿道扩张术除可引起上尿路感染及生殖系统感染外，还可引起尿道热或败血症。后两者是尿道扩张术最严重的并发症，抢救不及时可致死亡。尿道热及败血症必须立即采取有效的治疗，静脉滴注有效抗生素直至感染完全控制。有低血压者应使用升压药物，静脉应用肾上腺皮质激素类药物并注意保持血容量，纠正代谢性酸中毒。

## 二、尿道内切开术

尿道内切开术（direct vision internal urethrotomy，DVIU）指的是经尿道在内镜下将狭窄段切开的手术方式。尿道内切开术通过切开瘢痕组织至正常尿道组织使瘢痕扩张（松弛瘢痕挛缩）并使管腔扩张愈合。其目的是在管腔愈合后使其直径增大。伤口可通过上皮对合产生原发性愈合。但尿道内切开术的目的不是为了产生上皮性对合，而是为了分离瘢痕上皮使其发生继发性创面愈合。在继发性愈合过程中上皮形成从伤口边缘开始。当上皮形成从伤口边缘开始后，其进程随之减慢。如果上皮形成过程在伤口收缩而使尿道管腔显著缩窄之前完成，那么尿道内切开术是成功的。如果伤口收缩使尿道管腔显著缩窄在上皮形成完成之前发生，那么狭窄将再次形成。本节主要介绍直视下尿道内切开术。

### （一）适应证与术前准备

1. 适应证　经尿道扩张治疗不佳或失败者，包括前尿道或后尿道的先天性、炎症性、尿道下裂成型术后以及前列腺切除术后的尿道狭窄；作为经尿道手术的术前准备。

2. 术前准备　术前必须明确狭窄的部位、长度以及严重程度。可行顺行加逆行尿道造影及尿道彩超明确狭窄位置及瘢痕情况。术前应保证尿道内为无菌状态，有感染者需行局部或全身的抗感染治疗。手术开始前应准备好所需器械并严格消毒，仔细检查各器械性能是否良好。患者可在局麻下完成操作，亦可选择硬膜外麻醉或脊椎麻醉。

### （二）操作要点与注意事项

①麻醉成功，取截石位，常规消毒铺巾；②置入电切镜，寻找狭窄环；③置入安全导丝，用冷刀或者激光将狭窄段尿道瘢痕向背侧放射状切开，扩大狭窄的尿道，顺利通过内切开镜直至膀胱；④留置三腔尿管。

### （三）术后并发症与处理

①尿道出血：术后出血常有 2 种原因，一是切开时伤及尿道海绵体，术后阴茎勃起导致出血；二是术后炎症改变，使尿道黏膜水肿、充血，加上导尿管刺

激导致出血。一般可选用较粗的导尿管，稍作牵引，防止血液流入膀胱，并进行加压包扎，一般可将出血止住。②尿道穿孔：多由于切开过深导致，穿孔后可出现尿液外渗，阴茎阴囊水肿，严重者可造成尿道直肠瘘。尿液外渗一般通过耻骨上膀胱造瘘，阴囊托起后数天水肿即可消失，尿道直肠瘘则需行结肠造瘘。③尿道热：多由于术前尿道内存在细菌入血感染所致。应在术前、术中及术后均应用抗生素预防感染，术前应使用稀碘伏冲洗尿道。④尿失禁：多由于术中损伤尿道外括约肌所致，对尿道膜部狭窄应尽量应用冷刀行内切开，避免应用电切及电凝。

**（四）术式评价**

尿道内切开术优点是安全、方便、可重复、并发症少、住院时间短。但其疗效维持时间短暂，复发率较高，6 个月内约有 50% 复发，而 2 年内复发率约 75%。目前尿道扩张或者尿道内切开术后的保留导尿时间为 1~8 天不等，没有任何证据表明保留导尿超过 72 小时可以获得更好的结果，导尿管可在 24~72 小时内拔除。

## 三、开放性尿道重建术

近半个世纪来，尿道狭窄的治疗进入了一个突飞猛进的发展阶段，新的手术方式不断涌现，疗效较以往有了显著提高，事实上相比尿道扩张术与尿道内切开术，开放性尿道手术成功率高，长期疗效确切，在很多情况下应该作为首选。在此主要介绍带蒂阴茎阴囊皮瓣尿道扩大成形术、游离口腔黏膜尿道扩大成形术、尿道端 - 端吻合术三种术式。

**（一）带蒂阴茎阴囊皮瓣尿道扩大成形术**

1. 适应证与术前准备 ①适应证：阴茎段尿道狭窄；②术前准备：所有尿道狭窄患者术前均应完善尿培养及药敏检查，对尿培养有菌落生长者应针对性使用敏感抗生素治疗，术前使用稀碘伏进行膀胱冲洗。

2. 手术步骤与操作要点 ①麻醉满意后，患者取截石位，稀碘附冲洗尿道，常规消毒铺巾，阴茎头用 4 号丝线贯穿作牵引；②尿道外口置入探杆探查狭窄段位置，于狭窄近心端游离尿道，于尿道一侧剖开尿道直至正常尿道黏膜处，测量狭窄段长度；③根据狭窄段长度取阴囊纵隔皮瓣（flap）；④将皮瓣与切开的狭窄段尿道黏膜做侧 - 侧吻合；⑤扩大尿道腔直至尿道外口，顺利通过 24F 探杆；⑥置入 18F 硅胶导尿管，5-0 可吸收线缝合尿道腔；⑦逐层关闭切口，切口加压包扎。关键操作步骤与要点见图 80-4。

**（二）游离口腔黏膜尿道扩大成形术**

1. 适应证与术前准备 ①适应证：前尿道狭窄；②术前准备：所有尿道狭窄患者术前均应完善尿培养及药敏检查，对尿培养有菌落生长者应针对性使用敏感抗生素治疗，术前应使用稀碘附进行膀胱冲洗。全身麻醉需经鼻插管。术前三天进行口腔准备，每日刷牙、漱口水漱口三次。

2. 手术操作步骤 ①麻醉及体位：采用经鼻气管插管全身麻醉，取平卧或截石位。②尿道狭窄段的切开：根据尿道狭窄部位作经阴茎、阴囊或会阴部直切口，逐层切开筋膜至狭窄段尿道海绵体表面，尿道内置入 5F 输尿管支架管作为切开尿道的引导，腹侧或背侧纵行切开狭窄段尿道，并向两端延伸至 0.5cm 正常尿道黏膜处，标尺测量狭窄段长度。尿道切开创面用生理盐水湿纱布覆盖。手术转至口腔区域取口腔黏膜。③口腔黏膜（oral mucosa）的获取：用安尔碘消毒口腔黏膜，根据所需长度和宽度用无

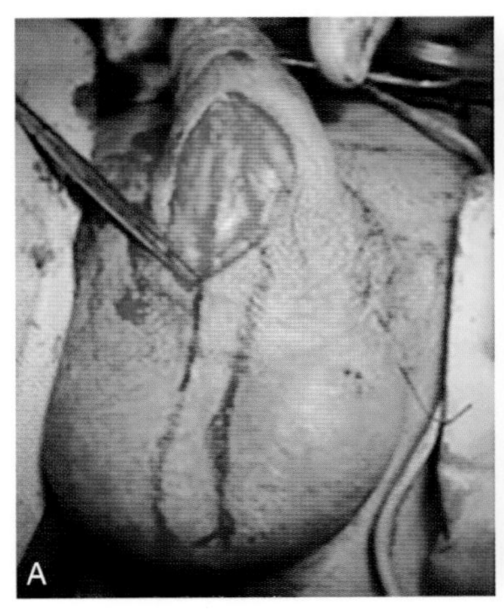

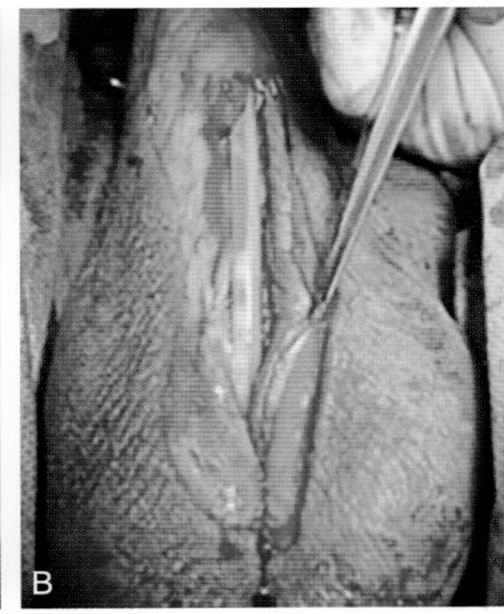

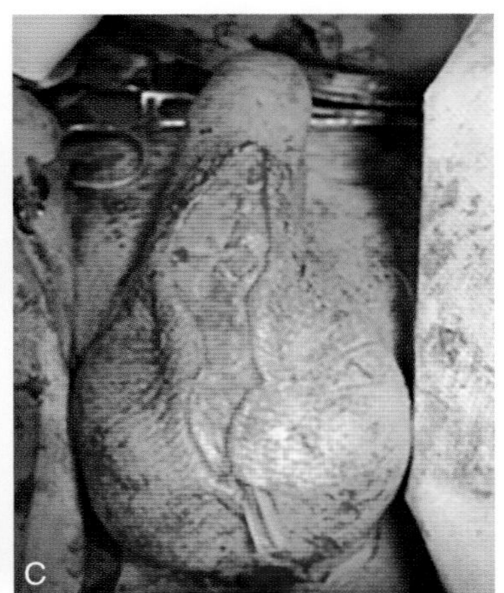


图 80-4 带蒂阴茎阴囊皮瓣尿道扩大成形术

A. 根据狭窄段长度取阴囊纵隔皮瓣；B. 将皮瓣与狭窄段尿道黏膜侧 - 侧吻合；C. 缝合尿道腔。

菌记号笔在颊黏膜(buccal mucosa)或舌黏膜(lingual mucosa)上做好标记,选取颊黏膜时,避开腮腺导管开口。黏膜下注射肾上腺素生理盐水(浓度为1:200 000),切取黏膜条,口腔创面4-0可吸收线间断缝合。取下的黏膜条用生理盐水湿润并修剪多余的脂肪和纤维组织,制作成口腔黏膜条备用。④尿道成形:尿道内留置14F硅胶导尿管,在无张力的状态下,用5-0可吸收线将口腔黏膜条缝合于切开的尿道黏膜上,阴茎皮下筋膜层多层覆盖扩大的尿道,伤口加压包扎。手术主要操作步骤与技术要点见图80-5。

3. 操作技术要点　①口腔黏膜条的要求:获取黏膜宽度一般在1.5~2.0cm左右,黏膜长度根据尿道狭窄长段选取。口腔颊黏膜:单侧可获取5~7cm,双侧可同时选取。舌黏膜:单侧最长可获取7~9cm,双侧可同时选取,或双侧不间断获取长段黏膜条,切取的长度有个体差异,一般可获取16~18cm。取下的黏膜条需将皮下脂肪、纤维组织切除干净,仅留较厚的上皮层,利于黏膜成活。②获取黏膜条的技术要点:用肾上腺素生理盐水黏膜下注射,将需标记范围内的黏膜充分隆起,便于分离黏膜并利于创面止血。③吻合口狭窄的预防:为避免黏膜与正常尿道黏膜吻合处狭窄,首先狭窄段尿道切开一定要到位,需切至正常黏膜下0.5cm,同时将黏膜条修剪成梭形。吻合口腔黏膜与尿道黏膜先间断缝合两端及正中以固定黏膜的长度,然后分别向两侧连续缝合。④防瘘处理:对于腹侧黏膜镶嵌术式,可将皮下筋膜层多层覆盖扩大成形的尿道。将筋膜层多层交替缝合加盖于黏膜上,目的是提供良好的黏膜接收床,利于黏膜的存活,同时也可有效地预防尿道皮肤瘘的发生。对于背侧镶嵌方式,包皮环切脱套至根部的手术方式能预防术后尿道瘘的发生。⑤术后对移植区加压包扎4~5天,使移植物与接收床紧密粘合而消除死腔,这对于保证移植物存活至关重要。⑥黏膜拼接时尽量使拼接端呈斜行以增加接触长度,利于接口愈合;若长度不够,要牺牲宽度挽救长度,在黏膜侧面间断剪出锯齿形豁口伸长黏膜;黏膜与阴茎海绵体白膜固定时缝线方向根据长度改变:若黏膜过长,可平行于黏膜长轴固定;若黏膜过宽,可垂直于黏膜长轴固定。

**(三)尿道端-端吻合术**

1. 适应证与术前准备　①适应证:因骨盆骨折或骑跨伤造成的尿道狭窄;②术前准备:患者术前已完成膀胱造瘘,所有尿道狭窄患者术前均应完善尿培

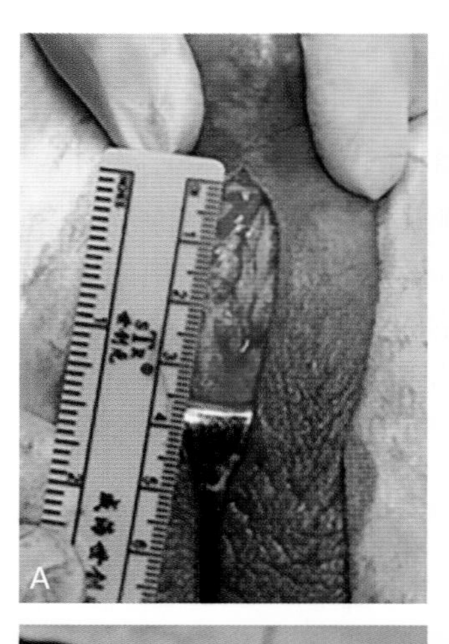
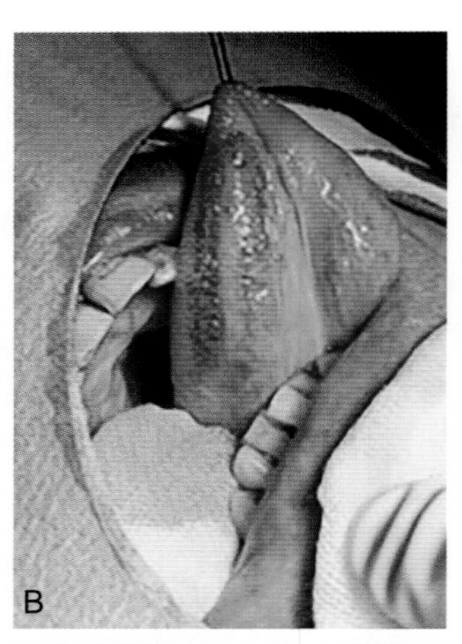
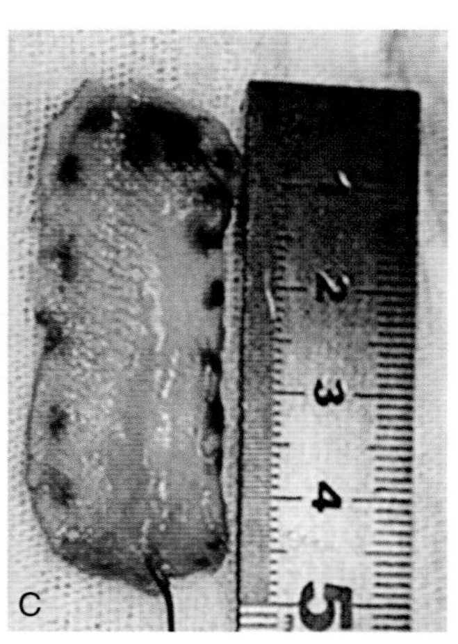
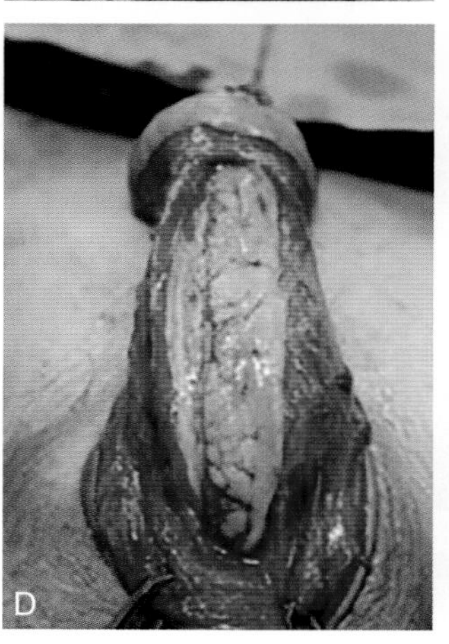
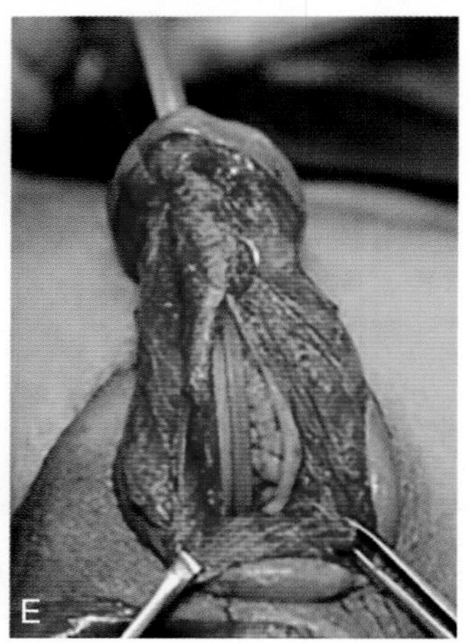

**图80-5　游离口腔黏膜尿道扩大成形术**

A. 剖开狭窄段尿道并测量其长度;B. 取舌黏膜;C. 游离的舌黏膜;D. 将舌黏膜与尿道侧-侧吻合;E. 缝合尿道腔。

养及药敏检查，对尿培养有菌落生长者应针对性使用敏感抗生素治疗，术前应使用稀碘附进行膀胱冲洗。

2. 手术主要步骤　①麻醉及体位：采用全身麻醉，过度截石位，臀部垫高；②切口及显露后尿道狭窄部位：会阴部倒 Y 切口，两侧达坐骨粗隆前缘，切口上缘至阴茎耻骨前弯处。逐层切开皮肤及皮下组织暴露球海绵体肌（如为再次手术，很难分离出球海绵体肌结构层次，被瘢痕组织所替代）。中线用电刀切开球海绵体肌，显露尿道球部，用血管钳游离尿道球部后缘与阴茎海绵体之间的间隙，在其深面将尿道球部充分游离并用细尿管牵拉便于操作。提紧尿道，用眼科剪剪开尿道后缘与阴茎海绵体之间的中线无血管附着处，注意操作时避免损伤海绵体组织。游离时可以发现尿道球部处明显膨大，随后尿道进入尿生殖膈后逐渐变细，提示可能已游离到狭窄或闭锁部位，如无法确定，以尿道探杆为指引，参考手感准确辨认狭窄部。③尿道狭窄段切除：在狭窄或闭锁处眼科剪离断尿道，离断时尽可能靠近闭锁部位。通过耻骨上膀胱造口，尿道探杆经膀胱颈进入前列腺部尿道并顶住，以示指及中指指腹感受探杆头部位置。在探杆的引导下，将近端尿道周围密集的纤维化瘢痕组织彻底切除，同时去除远端尿道瘢痕。④尿道端 - 端吻合术：确保球部和前列腺部尿道黏膜间无张力的吻合，吻合线可应用 4-0 或 5-0 可吸收缝合线，8 针法缝合。⑤放置引流片：缝扎或电凝止血，放置引流片位于吻合口一侧，缝合球海绵体肌，缝合皮下筋膜层，逐层关闭切口，局部加压包扎。

3. 手术操作要点

1）彻底切除尿道周围瘢痕组织：在切除瘢痕组织时，用手指指腹触摸局部尿道及周围组织床，若有硬感则提示瘢痕切除不彻底，待局部触摸组织柔软，无明显瘢痕组织时再行吻合。

2）近端尿道瘢痕切除及正常尿道黏膜的显露关键点在于探杆内引导：①通过耻骨上膀胱造瘘口，合适大小的尿道探杆经膀胱颈进入前列腺部尿道。示指与中指指腹仔细辨别尿道探杆的位置并保持固定姿势，使用手术刀逐层切除后尿道周围的瘢痕组织，边切除瘢痕边触摸与尿道探杆之间的距离，直至显露后尿道黏膜，切开正常黏膜约 0.5cm。使 22~24F 探杆顺利通过。切除后尿道周围瘢痕，边切除边触摸，以判断是否彻底切除。②完整切除瘢痕组织的尿道，触摸起来较柔软，此时利用尿道探杆自由伸缩，局部生理盐水冲洗，可清晰地显露正常的尿道黏膜。能使用无齿镊轻松地提起尿道黏膜，无明显张力，以便于吻合。

3）进行无张力吻合：在保证彻底切除瘢痕组织及狭窄段尿道后，必须保证尿道的无张力吻合，如狭窄段太长，可使用以下几种方法缩短尿道断端之间的间距以减小张力：①适度游离前尿道：将远端尿道游离至阴茎悬韧带水平，前尿道的血供主要依赖于远端阴茎头和侧支的供应。为了防止阴茎痛性勃起，原则上尿道游离不能超过阴茎悬韧带。游离满意后，结合尿道自身的弹性作用可以将整个前尿道延长约 2~3cm；②切开并分离阴茎海绵体中隔：通过游离前尿道如仍无法达到无张力吻合时，则可以切开阴茎海绵体中隔，将尿道从其中穿过，可以再延长尿道 1~2cm。阴茎海绵体中隔为相对少血管区，可以用电刀切开 4~5cm，直到远端阴茎脚水平。由于阴茎海绵体中隔组织结构致密，切开时极易伤及阴茎海绵体组织，如有损伤，可以用可吸收线缝合白膜；③耻骨下缘切除术：应用前尿道游离 + 阴茎海绵体中隔切开法约有 55% 的后尿道闭锁患者可以完成无张力吻合，如果仍有张力，可采用耻骨下缘切除术。先用电刀将骨膜均匀切开直达耻骨联合下缘，注意保护耻骨联合下缘侧方走行的神经血管束，完整暴露耻骨下缘，用骨凿和咬骨钳切除一块 1.5cm × 2.0cm 宽的楔形骨片，形成一条更为直接的尿道捷径，同时使后尿道吻合空间明显扩大，器械的操作也更为便利。既往被证实采用经会阴径路无法进行无张力吻合的患者中采用此项技术，至少可以使 30% 的患者顺利完成尿道球部和尿道前列腺部的无张力吻合；④尿道远端从一侧阴茎脚脱出：游离一侧阴茎脚，将尿道远端从耻骨阴茎脚间隙脱出，可以进一步缩短两断端的距离约 1cm，利于无张力吻合（图 80-7）；⑤如果缺损段太长，可以利用伤口周围带蒂皮瓣卷管后与两个断端吻合，也可将整个阴茎转位至会阴处，缩短两断端的距离，完成无张力吻合。完成尿道无张力吻合后，将远端尿道海绵体向近端尿道周围组织牵拉并缝合固定，做减张缝合，有利于进一步减小吻合口的张力。

4）避免直肠前壁的损伤：对于既往曾经行后尿道手术者，局部瘢痕广泛，组织粘连严重者，在切除后尿道瘢痕组织时稍有不慎就可能损伤直肠前壁。避免该损伤有以下方法：①术中可通过在后尿道放置探杆作为引导，游离后尿道时始终在探杆周围操作；②术者亦可将左手示指插入直肠内作为标志，在示指引导下，紧贴尿道后壁游离和切除瘢痕。③由于摆手术体位时适度抬高了臀部，使手术切口位于直肠的上方，在向近端尿道游离时尽量沿水平方向深入，可以避免误伤直肠。

5）尿道端-端吻合的8针法：4-0/5-0可吸收线，将尿道分为四个象限，每个象限均匀进针两针，先在近端尿道缝8针，注意尽量使黏膜外翻（外少内多），缝完近端8针后，先缝合上半圈的尿道4针，缝完插入尿管（18F带凹槽），然后缝合下半圈尿道4针，用Allis钳夹住尿道球部海绵体，将远端尿道拉向近端，无张力依次打结。打结前注意拉紧8根线，避免线之间相互交叉。

6）术中出血的处理：游离时尿道球部5、7点常见球动脉喷血，一般可以电凝止血，如出血严重可以缝扎止血。尿道近端耻骨后有背侧血管丛，位置在10点至2点附近有静脉出血的风险，多采用电凝、缝扎止血，如位置过深不便缝扎时可去除一部分耻骨，也可用纱布条填塞压迫止血，术后逐渐撤除纱布条。有关后尿道端-端吻合术的主要操作步骤和技术要点见图80-6，图80-7。经会阴尿道端-端吻合术见视频44。

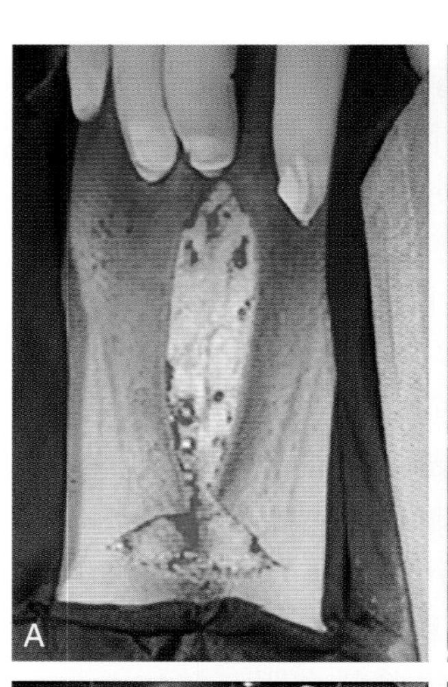

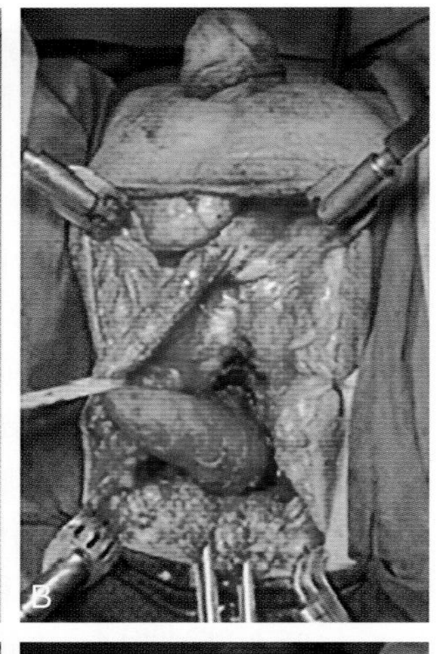

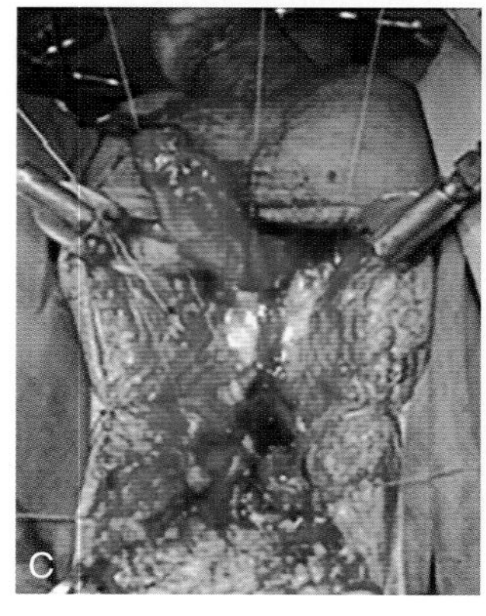

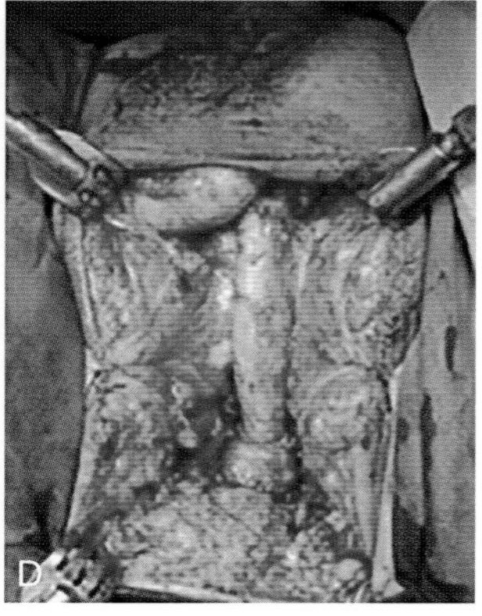


图80-6 尿道端-端吻合术

A.会阴部倒Y型切口；B.游离尿道并提起；C.剪断尿道并切除瘢痕，8针法吻合尿道；D.尿道端-端吻合。

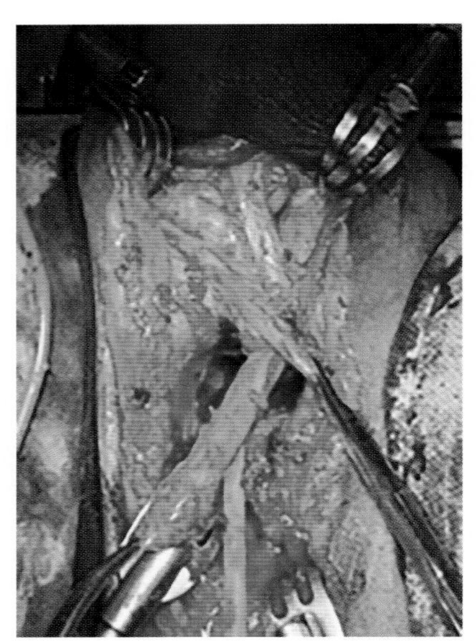

图80-7 尿道从一侧耻骨阴茎脚间隙脱出

视频44 经会阴尿道端端吻合术

## 四、术后并发症与处理

### （一）皮瓣或游离黏膜坏死

原因有以下几点：①缝合张力过大；②局部渗血、漏尿、感染；③皮瓣血供缺乏。术中缝合时尽可能保证缝合松紧度合适，术后换药时需将分泌物从尿道外口及时挤出。

### （二）尿外渗

多由于膀胱痉挛频繁排尿，尿液经尿道吻合口和尿道缝合处进入皮下或新尿道周围，严重影响手术效果。需注意尿道及造瘘管位置，必要时可加用解痉药物。

### （三）尿道皮肤瘘

其发生主要与术式及术者操作有关，术者操作粗暴引起局部损伤，局部坏死感染及缝合张力过大等均可导致。对于较小的瘘口可采取尿液转流并保持局部清洁，一般可自愈；对于严重者必要时可行尿瘘修补术。

### （四）尿道内毛发形成

由于移植物中有皮脂腺和毛囊，可形成毛发，远期可形成尿路结石。

### （五）尿道端-端吻合术的并发症及处理

①直肠损伤：常由于尿道走行移位而损伤下方

直肠，术中往往不易发现，术后患者伤口可出现粪便，导致伤口感染；②性功能障碍：多由于术中分离损伤阴茎深动脉及盆神经所致，术中应仔细操作，避免损伤；③会阴及阴囊血肿：多由于引流不畅所致，术中应注意摆放引流管的位置，术后应加压包扎，注意阴囊情况。

## 五、术式评价与预后

尽管开放性尿道成形术对术者技术要求更高，手术时间长，术中出血多，情况多变，术后护理更严格，但其长期疗效显著，预后较好。需要指出的是，依据术者的临床经验，对尿道狭窄手术方式的选择可能不同，需要根据患者个体情况，结合术者经验决定具体手术方式。术者应当尽可能全面掌握各种尿道修复技术，在有多种选择情况下选择最擅长的手术方式。

作者特别感谢上海市第六人民医院泌尿外科宋鲁杰主任为本章节提供的手术视频及帮助。

（陈业刚）

## 参考文献

[1] ANGERMEIER KW，ROURKE KF，DUBEY D，et al. SIU/ICUD consultation on urethral strictures：evaluation and follow-up [J]. Urology，2014，83（3 Suppl）：S8-S17.

[2] JAIN SK，KAZA RC，SINGH BK. Evaluation of holmium laser versus cold knife in optical internal urethrotomy for the management of short segment urethral stricture [J]. Urology Annals，2014，6（4）：328-333.

[3] MAAROUF AM，ELSAYED ER，RAGAB A，et al. Buccal versus lingual mucosal graft urethroplasty for complex hypospadias repair [J]. J Pediatr Urol，2013，9（6 Pt A）：754-758.

[4] MANGERA A，PATTERSON JM，CHAPPLE CR. A systematic review of graft augmentation urethroplasty techniques for the treatment of anterior urethral strictures [J]. Eur Urol，2011，59（5）：797-814.

[5] MUNDY AR，ANDRICH DE. Urethral strictures [J]. BJU Int，2011，107（1）：6-26.

[6] 徐月敏，宋鲁杰 . 尿道狭窄最佳术式选择的探讨[J]. 现代泌尿外科杂志，2011，16（2）：91-92.

# 第八十一章

# 尿道及尿道腺旁炎性疾病

## 第一节 尿道肉阜

### 一、概述

尿道肉阜是女性常见的尿道疾病，多发生于20~60岁，大多数发生在绝经后妇女，据统计占女性尿道疾病的73%。尿道肉阜是一种良性息肉样病变，又称尿道肉芽肿、血管性息肉、毛细血管瘤或尿道痔等。病变呈正常或暗红色，直径可为1~2mm或1~2cm，可出现溃烂，质软易出血，术后具有复发倾向。

### 二、病因与病理

尿道肉阜形成的病因目前尚不完全明确，可能与以下因素有关：①雌激素缺乏。雌激素水平的变化是绝经后女性的显著变化，这一生理现象可能是通过影响尿道上皮、肌层和黏膜下起作用的，这种现象被认为在尿道肉阜的进程中发挥了重要作用。②尿道外口及外阴部慢性炎症刺激与创伤。女性尿道口位置的特殊性，导致了其易暴露在日常活动中，其与内裤等长期摩擦，引起尿道口充血、水肿、黏膜下炎症反应，造成尿道黏膜外翻，尿道口周围上皮细胞增生，有可能是导致尿道肉阜发生的诱发因素。③尿道出口梗阻。尿道出口梗阻或其他原因引起排尿时过度用力，黏膜下静脉回流受阻，迂曲扩张，管壁变薄，形成尿道肉阜。④尿道旁腺破裂和尿道黏膜脱垂外翻。可能是由于分娩损伤、绝经后雌激素水平降低、尿道周围组织萎缩或全身衰弱等所致的尿道壁薄弱、尿道周围组织松弛以致尿道黏膜翻出，而形成尿道肉阜。尿道肉阜分为乳头状瘤型、血管瘤型、肉芽肿型和混合型。临床上以乳头状瘤型多见，约占70%，其次为血管瘤型及肉芽肿型。尿道肉阜主要由尿路上皮、血管、肉芽组织三种成分混合组成。

### 三、临床表现与特征

尿道肉阜从外观看较小，其可发生于尿道壁的各个方位，以6点方向多见，少数可累及尿道周围。多数基底较宽，突起于尿道黏膜表面，质软，色淡红或深红，感染时可有分泌物，易出血。患者可无任何症状，部分患者表现为膀胱刺激征如尿频、尿急、尿痛，及其他尿道炎症状，可伴有终末血尿等。

### 四、外科治疗方法与术前准备

#### （一）手术适应证

对于尿道肉阜直径大于1cm、伴有尿频、尿急、尿痛或合并出血的患者需行手术治疗。尿道肉阜的治疗方法较多，对于小的尿道肉阜可用药物治疗，包括雌激素治疗、药物烧灼、药物注射及口服中药等。还有一些非手术物理治疗包括冷冻、微波、射频和针刺消融治疗。而手术治疗是较为彻底的治疗方式。

#### （二）术前准备

术前准备需排除严重的心脑血管疾病、肺部疾病、凝血功能障碍等全身手术禁忌证，术前一天可应用高锰酸钾外用片1∶5 000清洗患处，每日2次。

#### （三）手术路径与操作要点

1. 传统尿道肉阜切除术　腰硬联合麻醉下，患者取截石位，用丝线悬吊牵开患者小阴唇暴露尿道，将Foley导管缓慢插入尿道，环形切开尿道外口黏膜，在Foley导管深入15mm处时，切除尿道口肉阜和部分黏膜，并将尿道断端黏膜与尿道口黏膜缝合完成手术。使用碘附进行切口消毒，术后每天应用高锰酸钾外用片1∶5 000坐浴进行抗感染治疗，1周后拔管，1个月内避免性生活。

2. 等离子尿道肉阜电切术

(1) 患者取截石位,采用局部麻醉。

(2) 特殊器械选用 Olympus F26 等离子电切镜和丝状电切袢。

(3) 操作步骤与技术要点:①先将两侧小阴唇用丝线悬吊于手术巾上,暴露尿道外口。②取 10ml 注射器外鞘将针头一端在刻度为 1ml 处切断备用,另将油纱缠绕在等离子电切镜外鞘上连接注射器形成密闭腔隙以延长尿道(图 81-1),平滑一端向外对准尿道肉阜。将注射器套管内的空气排净以免电切时产生气泡影响视野。③若肉阜肿块较小未完全占据尿道,可先进入尿道观察尿道黏膜和膀胱黏膜有无异常,尿道肉阜基底部起源于距尿道外口 1.5cm 之间,截石位 3~9 点方向,采用薄层电切肿物,勿损伤尿道括约肌,然后电凝止血,处理基底部在电切镜放大作用下完整切除肿物(图 81-2,图 81-3)。④若肿物较大,则可以先切除部分肿物后,再进入尿道。边电切边止血,直至彻底切除肿物。⑤术后留置 F16 导尿管,术后第 2 天即可出院,出院后应用高锰酸钾外用片 1∶5 000 清洗尿道外口每日 2 次,1 周后拔除导尿管。

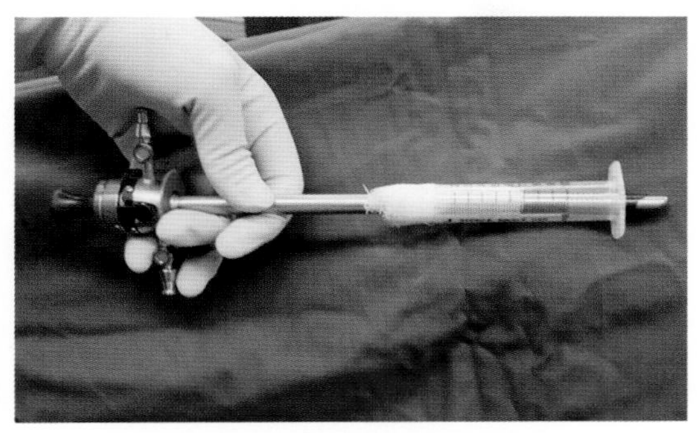

图 81-1 将油纱缠绕在等离子电切镜外鞘上连接注射器形成密闭腔隙以延长尿道(原创)

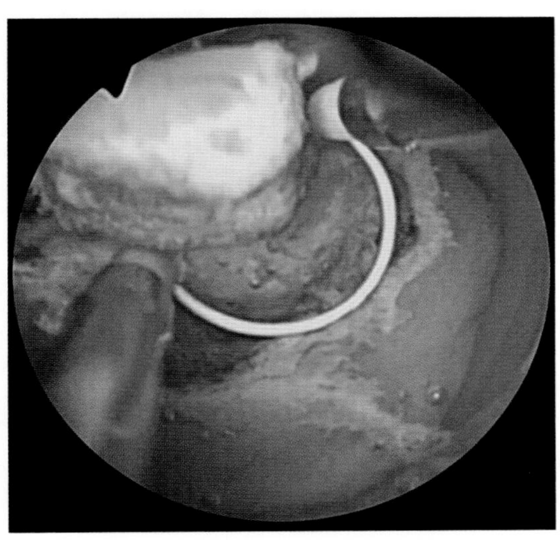

图 81-2 薄层切除尿道肉阜(原创)

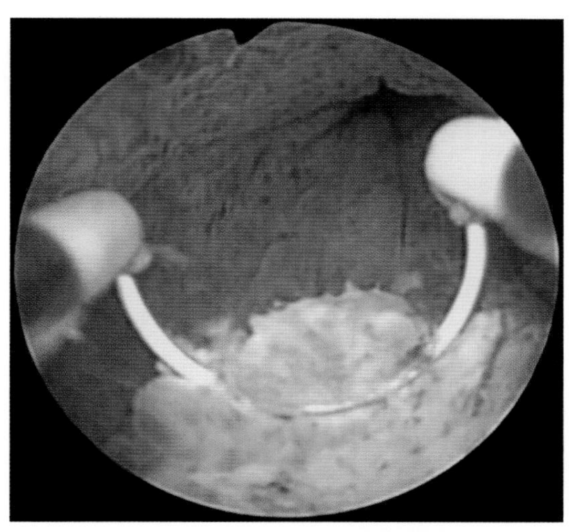

图 81-3 完整切除肿物基底部(原创)

## 五、术后并发症预防与处理

尿道肉阜术后并发症包括近期和远期并发症:①尿道出血,是较常见的术后并发症,术中仔细缝合止血或电凝止血、术后应用止血药物对症治疗可防止出血并发症的发生;②切口及泌尿系感染,术前 30 分钟及术后 48 小时应用抗生素预防感染;③尿道狭窄,术中避免过多缝合或大面积电凝,术后留置导尿管 1 周。若出现尿道狭窄,需行尿道扩张术,必要时行尿道狭窄内切开术处理;④尿失禁,术中仔细操作,沿尿道肉阜界限切除肿物,在电切镜放大视野下则更容易保护正常尿道结构;⑤尿道肉阜复发,术中尽量完整切除肉阜,若肉阜复发,可行等离子尿道肉阜电切术,术中尽可能切尽肿物。

## 六、术式评价

尿道肉阜传统手术切除与等离子尿道肉阜电切术相比,创伤相对较大,出血相对较多。特别是对于血管丰富的尿道肉阜,如果视野模糊、手术时间延长、止血不彻底、组织损伤较大,均可影响患者术后早日康复,甚至发生较严重的并发症。由威海市中心医院王军创建的等离子尿道肉阜电切术经过 200 余例临床实践,证明该微创技术具有安全可靠、操作简便、手术创伤小、手术时间短、术后患者恢复快等优点。

(刘雍 王军)

# 第二节 尿道息肉

## 一、概述

尿道息肉(urethral polyps)是一种罕见疾病,最早由Randall在1913年报道。先天性尿道息肉(congenital polyps)可见于男性后尿道、前尿道及女性阴唇内,前列腺尿道息肉(polyp of prostatic urethra)见于成年男性,后者因息肉上皮细胞组织类型不同与先天性尿道息肉相区别。

## 二、病因与病理

尿道息肉的病因目前尚不明确,可能与先天发育、不良刺激、感染、外伤等因素有关。妊娠期女性尿道息肉较多见,可能与妊娠期雌激素增加、尿道黏膜下静脉扩张、黏膜增生有关。前列腺尿道息肉可能与病变处变移上皮被前列腺上皮替代并增生有关。尿道息肉肉眼观多表现为孤立的细长带蒂肿物(图81-4、图81-5)。先天性尿道息肉被覆尿路上皮,可发生炎症、鳞状上皮化生,上皮下为纤维组织、血管和少量平滑肌(图81-6)。前列腺尿道息肉在膀胱镜下呈散在的小乳头状生长,有时可表现为水草样、天鹅绒样改变。镜下细胞形态与前列腺上皮相似,细胞无异型性,免疫组化前列腺特异性抗原(prostate-specific antigen,PSA)、PAP阳性(图81-7)。

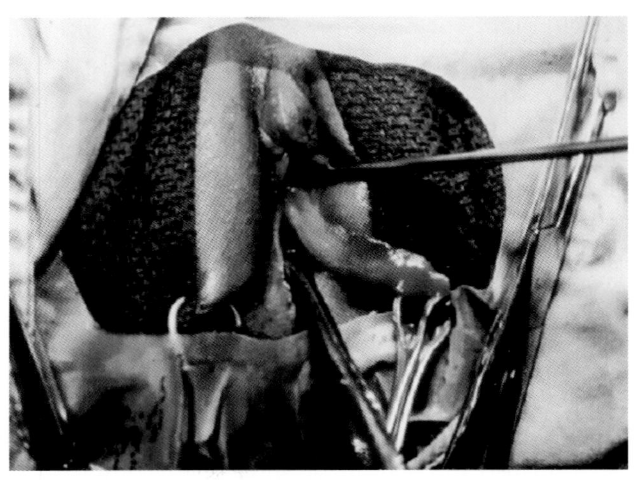

图81-5 女性尿道息肉,位于阴唇内,Babcock钳夹组织

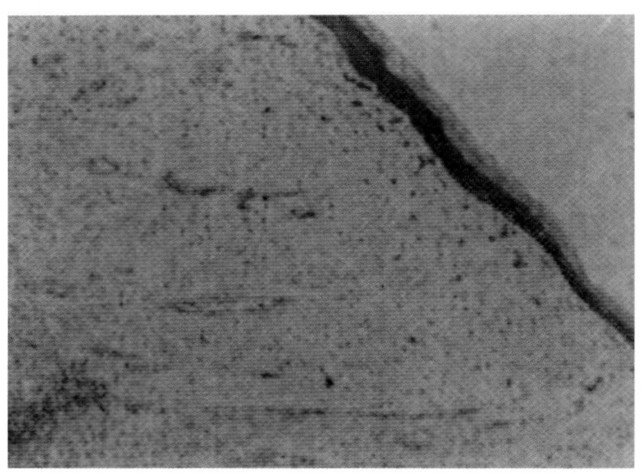

图81-6 先天性尿道息肉,镜下为鳞状上皮

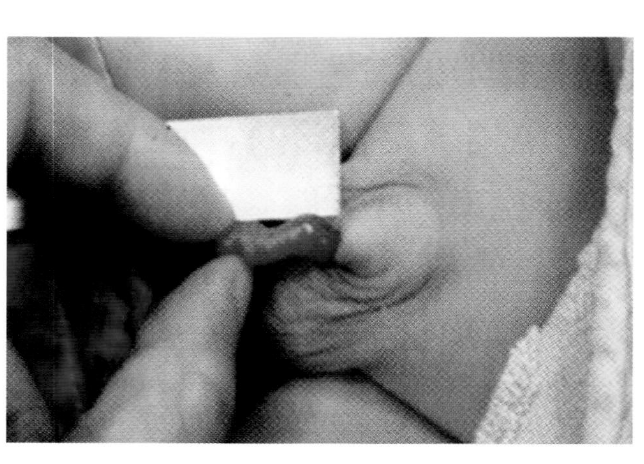

图81-4 出生30天男性患儿,包皮口至阴茎头可触及肿物,挤出包皮可见2cm×0.5cm肿物,蒂细长,与尿道相连

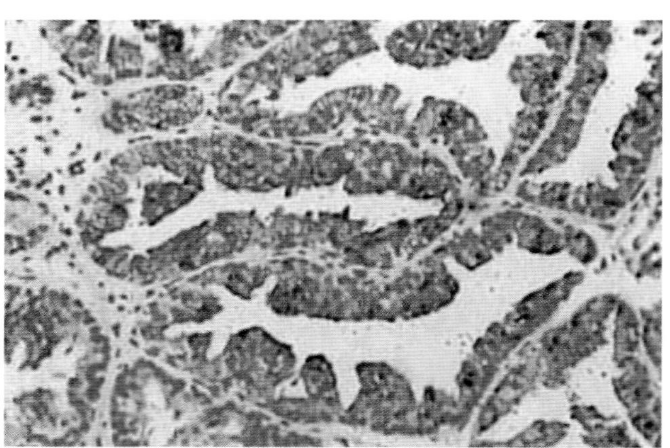

图81-7 前列腺尿道息肉,镜下可见乳头结构,被覆前列腺上皮,免疫组化PSA+

### 三、诊断方法

1. 临床表现 尿道息肉主要表现为尿频、尿急、尿痛等膀胱刺激症状，息肉加大时可伴有排尿困难，甚至发生尿潴留。男性前尿道息肉有时可见带蒂细长的肿物脱出尿道外口。女性患者常因尿道反复出血就医检查被发现。

2. 辅助检查 通过尿道造影可发现后尿道息肉（图 81-8），多普勒超声检查可见膀胱内或后尿道稍强回声，很难做出定性诊断。主要依靠膀胱镜检查或活检来判定男性前尿道息肉和女性尿道息肉的诊断与性质。本病需与尿道癌、尿道尖锐湿疣鉴别。前列腺尿道息肉还需与前列腺导管癌、尿道异位前列腺组织相鉴别。

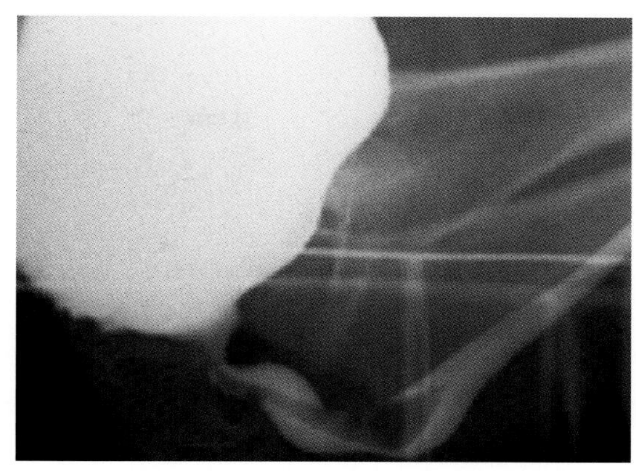

图 81-8 后尿道息肉，尿道造影可见后尿道细长充盈缺损

### 四、外科治疗原则

尿道息肉是一种少见的尿道良性疾病，患者多有尿路刺激或出血症状。尿道息肉基底窄，多位于尿道内，一旦经膀胱镜或组织活检明确尿道息肉诊断，外科治疗应积极首选经尿道肿物电切处理。妊娠期尿道息肉有自愈可能，因产后激素水平降低，息肉可发生萎缩或消失，但需要定期随访。

（解放 王军）

## 第三节 尿道周围脓肿

### 一、概述

尿道周围脓肿是发生在男性尿道和尿道周围组织威胁生命的感染。最初感染受累区域较小且局限于 Buck 筋膜。当感染穿透 Buck 筋膜后，可产生广泛的皮下组织和筋膜坏死，甚至向后可以扩散到臀部，向上可扩散到锁骨。如不及时诊断与处理，可严重威胁患者的生命。

### 二、发病原因

尿道周围脓肿的发病原因常与淋病、尿道狭窄或导尿术所致的感染密切关联。尿道周围脓肿常见的的致病菌包括革兰氏阴性杆菌、肠球菌和厌氧菌，且其所引起的重感染较常见。来自尿液的致病菌、特别是有导尿、尿道扩张等操作后也可引起尿道周围脓肿发生。

### 三、诊断要点

尿道周围脓肿的患者中，94% 的患者临床表现为阴囊肿胀，70% 的患者有发热，5%~8% 的患者有排尿困难和尿道流脓，19% 的患者有急性尿潴留，以及 11% 的患者有自发性脓肿破溃。从早期症状到出现典型临床表现平均间期为 21 天。首杯尿样分析可发现脓尿和菌尿。

### 四、治疗原则

尿道周围脓肿可以继发于尿道狭窄或导尿术后。治疗原则包括：①基于细菌和药敏试验结果，选择有效的抗生素治疗，在未获得药敏试验结果前，原则上推荐应用氨基糖苷类和头孢菌素类抗生素控制感染；②对排尿严重困难或发生尿潴留，特别是有尿道狭窄的患者，应立即行耻骨上膀胱造瘘术，有助于控制感染和预防近期疾病进展；③经超声确定脓肿范围后应实施脓肿切开引流术，并较大范围清创周围坏死组织；④在脓肿切开后应取脓液做细菌培养和药敏试验，为术后选择有效抗生素治疗提供科学依据；⑤清创活检组织需送病理检查，以明确炎症性质。

（刘磊 王军）

## 第四节 尿道球腺脓肿

### 一、解剖学与病因

#### （一）解剖学特点

尿道球腺（cowper's gland）来自尿生殖窦初阴部内胚层上皮，为一对豌豆大的球形器官，位于膜部尿道后外方两侧，包埋于三角韧带两层之间和尿道膜部括约肌肌囊之中，肛提肌前方，其排泄管细长，长约3cm，在3点和9点方向开口于尿道球部的后部，尿道球腺由许多弹性纤维组织包绕，在射精时分泌清晰而略带灰白色的黏液，组成精液的一部分，其功能可润滑尿道，中和尿道内残存的酸性尿液，有利于精子的生存。成人尿道球腺解剖测值大小如下：①长径，左侧为(9.5 ± 2.0)mm，右侧为(9.2 ± 2.3)mm；②宽径，左侧为(6.0 ± 1.3)mm，右侧为(6.1 ± 1.4)mm。尿道球腺相当于雌性的前庭大腺。

#### （二）病因与发病率

尿道球腺脓肿指由淋球菌或非淋球菌病原体所致的化脓性感染。常见病原菌有革兰氏阴性双球菌、沙眼衣原体、支原体，性传播为主要感染途径，尿道化脓性感染的病原体可以在尿道内直接波及尿道球腺，引起急性尿道球腺炎，其发病率低于1%。

### 二、诊断要点

#### （一）临床表现

尿道口排出脓性分泌物，排尿不适，尿频、尿急、尿痛，阴茎根部肿胀。如感染反复发作可引起慢性尿道球腺炎。

#### （二）影像学检查

超声示尿道球腺内部回声减低、不均，呈小片状低回声，包膜完整。

#### （三）实验室检查

尿道外口分泌物行细菌培养可见致病菌，尿常规可见白细胞阳性。

### 三、治疗原则

#### （一）抗生素治疗

根据细菌培养及药敏结果选择敏感抗生素，如为淋球菌感染按淋球菌性尿道炎治疗，首选头孢菌素类药物；如对头孢菌素类药物过敏可应用左氧氟沙星抗感染。如为沙眼衣原体、支原体感染，应用阿奇霉素等大环内酯类药物。待尿路刺激症状及阴茎根部肿胀感消失后，复查尿常规、超声检查、尿道涂片及细菌培养，以观察其治疗效果。

#### （二）外科治疗

极少需脓肿切开引流。

（于鹏　王军）

## 第五节 阴茎头包皮炎

### 一、病因与发病率

阴茎头包皮炎是男性常见疾病，发病年龄为20岁~50岁，儿童、老年人不多见。阴茎头包皮炎是指包皮内板与阴茎头的炎症。正常情况下包皮腔内分泌的一种类脂物质，在包皮过长或包茎时，此类物质可积聚成包皮垢刺激包皮和阴茎头引起阴茎头包皮炎。本病亦可由细菌、真菌感染或药物过敏引起。本病发生原因可分为两类：①单纯性或非感染因素，包括生理性包茎、包皮过长、性成熟以后包皮垢刺激、机械性损伤因素而导致的龟头炎症改变；②感染性或可传染性因素，如由病原微生物为主导因素所导致的阴茎头包皮炎，其中以细菌性与真菌性感染最常见。

### 二、临床表现

根据不同原因导致的炎症，表现有所不同。①急性浅表性阴茎头包皮炎皮损表现为局部红斑、肿胀、糜烂、渗出，严重时可出现水疱；②念珠菌性阴茎头包皮炎皮损表现为红斑、丘疹或丘疱疹，继而呈片状糜烂，表面附着白色点状乳酪状分泌物，易被刮除(图81-9)；③浆细胞性阴茎头包皮炎皮损表现为龟头局限性浸润性暗红色斑，表面光滑有少许脱屑，患者多为中老年人；④云母状和角化性假上皮瘤样阴茎头包皮炎皮损表现为角化过度或浸润肥厚，云母状痂屑，患处弹性差，日久呈萎缩性改变(图81-10)。

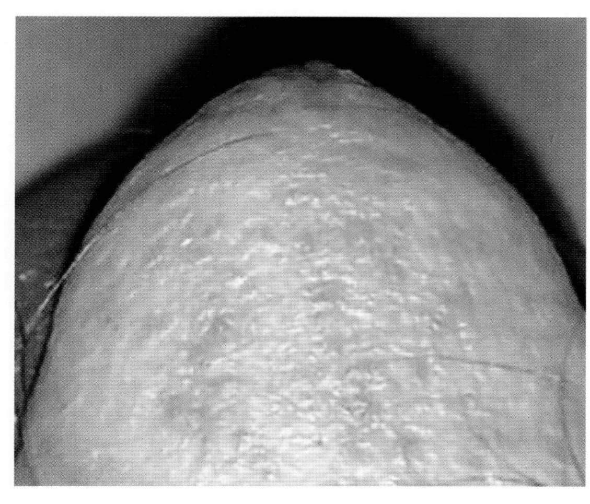

图 81-9　念珠菌性阴茎头包皮炎表现

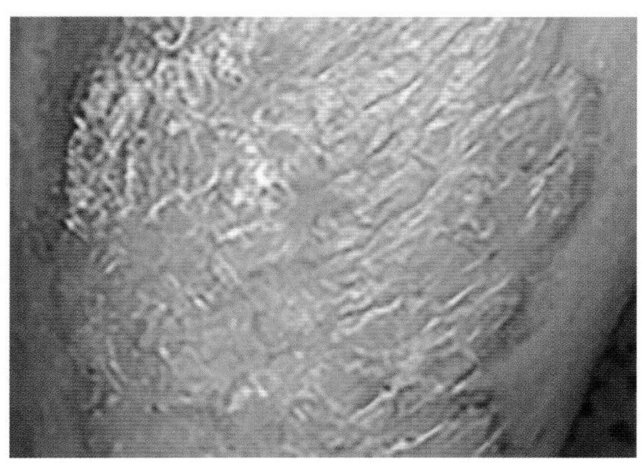

图 81-10　云母状和角化性假上皮瘤样阴茎头包皮炎

## 三、诊断与鉴别要点

**（一）诊断要点**

根据不同原因导致的炎症，表现有所不同，分为以下 4 型。

1. 急性浅表性阴茎头包皮炎

(1) 皮损表现为局部红斑、肿胀、糜烂、渗出，严重时可出现水疱。

(2) 常由局部摩擦、包皮过长翻转不良所致。外用药物、避孕套过敏也可造成急性浅表性阴茎头包皮炎。

(3) 此型应与固定性药疹鉴别。后者有服药史，皮损初期为圆形或椭圆形鲜红色斑，以后变为紫红色斑，边界清楚，逐渐渗出、糜烂或形成表浅溃疡。

2. 念珠菌性阴茎头包皮炎

(1) 皮损表现为红斑、丘疹或丘疱疹，继而呈片状糜烂，表面附着白色点状乳酪状分泌物，该分泌物易被刮除。

(2) 可为原发性，也可继发于糖尿病或长期应用抗生素、皮质类固醇激素治疗后，患者配偶可有念珠菌性阴道炎。

(3) 局部分泌物取材真菌镜检和培养可见念珠菌。

3. 浆细胞性阴茎头包皮炎

(1) 皮损表现为龟头局限性浸润性暗红色斑，表面光滑有少许脱屑。

(2) 患者多为中老年人。

(3) 组织病理具有诊断价值，其特点为表皮增生，真皮内有大量浆细胞浸润。

4. 云母状和角化性假上皮瘤样阴茎头包皮炎

(1) 皮损表现为角化过度或浸润肥厚，云母状痂屑，患处弹性差，日久呈萎缩性改变。

(2) 组织病理改变可见角化过度呈假上皮瘤样增生，真皮炎性细胞浸润。应注意局部清洁，避免各种刺激。

**（二）鉴别诊断要点**

1. 梅毒　病变处有溃疡、渗液，质硬，可查到梅毒螺旋体（图 81-11）。

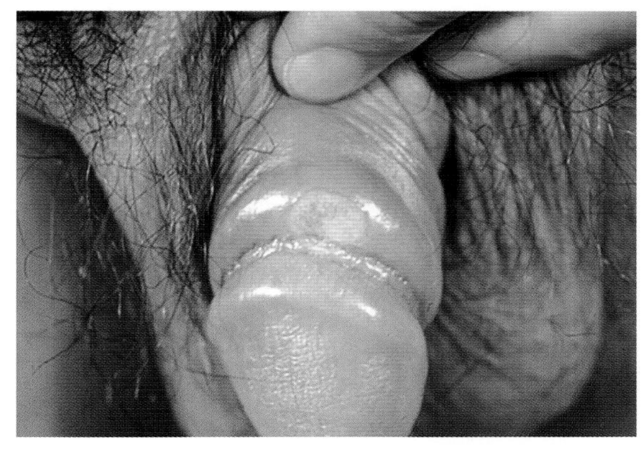

图 81-11　梅毒的阴茎皮肤表现特征

2. 淋病　可伴发阴茎头包皮炎，但尿道有脓性分泌物，分泌物可查到淋球菌。

3. 固定红斑性药疹　常常由口服药物引起，发生于阴部，有红肿，常破溃、糜烂，也有复发（图 81-12）。

4. 生殖器疱疹　包皮阴茎头红肿，有水疱，抽血可查到疱疹病毒（图 81-13）。

5. 阴茎阴囊坏疽性脓皮病　表现可为首先出现水肿，随后出现溃疡、触痛性的结节红斑，病变区刚开始是红色的，中央会逐渐变成蓝色（图 81-14）。

6. 阴茎 Paget 病　发生在阴茎皮肤的湿疹样癌，多合并阴囊发病，皮肤活检病理可确诊。

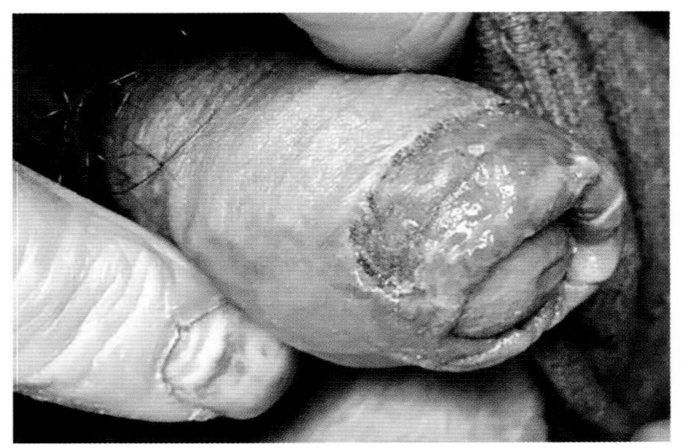

图 81-12　阴茎固定性药疹

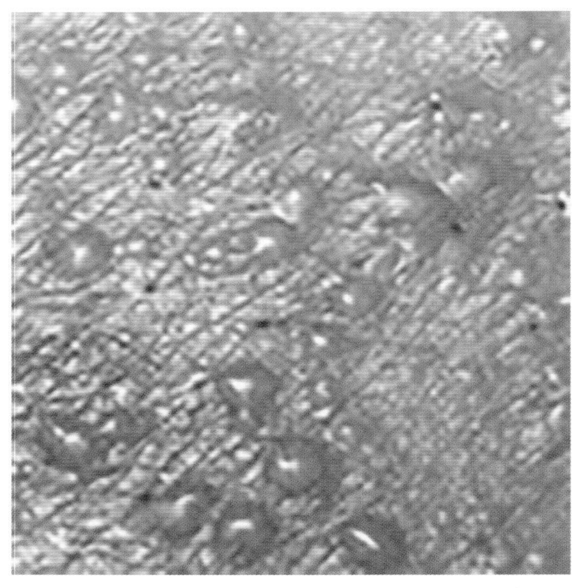

图 81-13　单纯性疱疹

### 四、治疗原则

该病是男性外生殖器常见疾病，平时应注意养成良好的卫生习惯，经常清洗包皮和阴茎头，保持包皮腔内清洁和干燥。对包皮过长或包茎（包皮不能翻转）者行包皮环切术有很好预防作用，该病一旦发现，需在患处用高锰酸钾液浸泡清洗，适当应用抗生素，多在数天内治愈；若较严重则需在医师指导下进行有效治疗。总的治疗方法与原则包括：①药物治疗。a. 保持局部清洁，防止继发感染。局部可用碘伏溶液或消炎软膏涂抹，过敏性阴茎头包皮炎须口服抗过敏药物及外用可的松类软膏。b. 渗液糜烂可选用 3% 硼酸水或 0.1% 雷夫奴尔湿敷。c. 非感染性亚急性期者可用皮质类固醇霜。d. 慢性期或干燥脱屑可用四环素、可的松类软膏。e. 感染明显，发热和淋巴结肿大，可全身应用抗生素，如头孢氨苄或氧氟沙星等。②外科治疗。包茎、包皮过长或因包茎或包皮水肿不能翻转浸洗、引流不畅者，经一般治疗炎症仍不能消退时，原则上待炎症完全消退后再行包皮环切术，患者可获得以下 3 种益处：a. 有效的控制感染；b. 预防炎症复发；c. 预防与降低阴茎癌发生的高危因素。

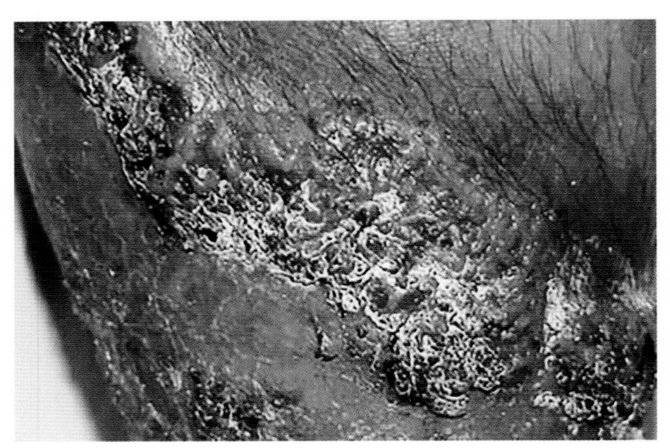

图 81-14　阴茎阴囊坏疽性脓皮病

（阎宗毅　王军）

## 第六节　尿道黏膜脱垂

### 一、病因与发病率

尿道黏膜脱垂（urethral prolapse）表现为尿道外口周围环形黏膜脱垂，常见于儿童及绝经后妇女，是女性泌尿外科特有疾病。儿童发病主要与发育时骨盆快速增大、变浅，尿道黏膜及黏膜下纤维组织、尿生殖膈发育薄弱有关。绝经后妇女由于雌激素水平降低，尿道周围组织松弛，加之咳嗽、便秘、分娩等致腹压升高因素，最终导致尿道黏膜脱垂。

### 二、诊断要点

#### （一）临床表现

尿道黏膜脱垂常可表现为无痛性外阴出血，部分患者有尿道疼痛、尿频、尿急、尿痛及排尿不畅。少数患者有会阴坠胀不适、发热等。尿道黏膜脱垂患者常伴有便秘、慢性咳嗽病史。查体可发现尿道外口环形或半环形脱出肿块，多为紫红色，伴有嵌顿时可为紫黑色。完全型肿块中央常可发现尿道口，部分型肿块腹侧多可发现尿道外口(图 81-15)。伴有感染或嵌顿时肿块表面可有溃烂、坏死(图 81-16,图 81-17)。

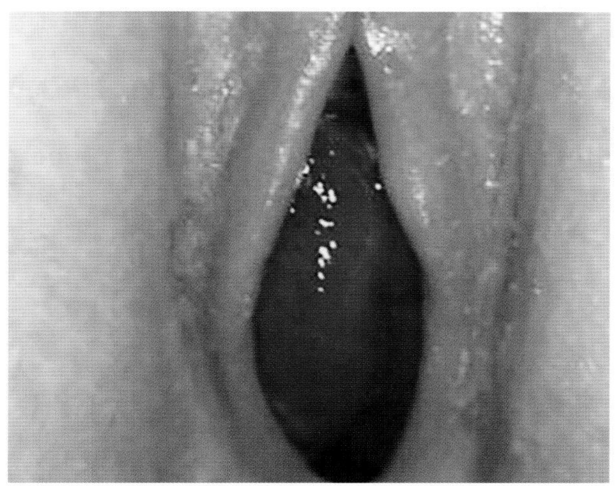

图 81-15　尿道黏膜脱垂中央可见尿道口,脱垂黏膜充血水肿

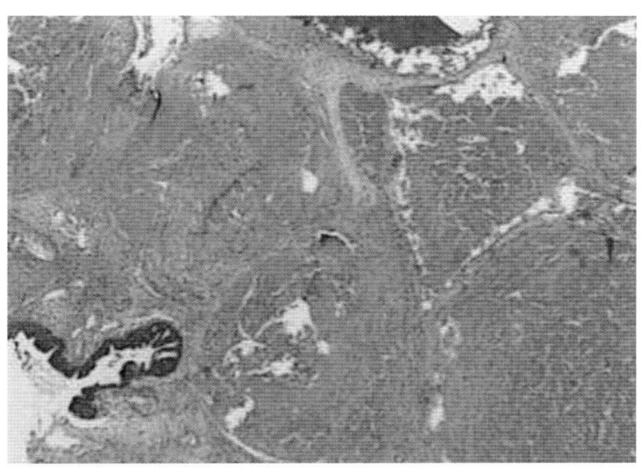

图 81-16　尿道黏膜脱垂病理改变:黏膜充血、水肿,黏膜下血管增生,管腔充血扩张

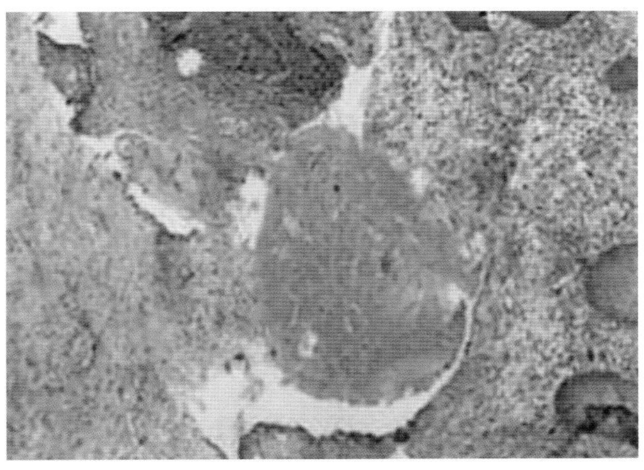

图 81-17　尿道黏膜脱垂病理改变:中性粒细胞、淋巴细胞、浆细胞浸润,部分也可见嗜酸性粒细胞

**(二)辅助检查**

1. 膀胱镜检查　尿道外口肿胀,可见尿道外口暗红色或紫黑色肿物,表面光滑,质软易出血。肿物基底与尿道外口延续。沿尿道外口进入膀胱内,可见正常的双侧输尿管口。

2. 膀胱造影　主要用于与膀胱脱垂鉴别,可见位置、形态正常的膀胱。

**(三)鉴别要点**

1. 尿道肉阜　与部分型尿道黏膜脱垂外观相似。尿道肉阜好发于 20~60 岁女性,肿物较柔软,易出血,多位于尿道外口截石位 6 点方向处。

2. 尿道癌　完全型尿道黏膜脱垂伴有嵌顿坏死、分泌物增多时,表现与尿道癌相似。后者常质地较硬,可通过脱落细胞学多次检查鉴别,但检查阴性仍不能排除尿道癌的可能,确诊需病理检查。

3. 输尿管膨出　输尿管膨出较大时可脱出尿道外口,脱出包块上可见小孔,有尿液流出。包块一般为囊性,与尿道外口不延续。

## 三、治疗原则

**(一)非手术治疗**

主要包括黏膜复位、抗感染、激素治疗和外用药物治疗。保守治疗可使部分黏膜脱出缩小,并能控制局部感染、水肿等情况,使脱垂黏膜由完全型转化为部分型甚至完全复位。保守治疗无效或局部出血、溃疡等症状严重者首选手术治疗。

**(二)手术治疗**

1. 尿道黏膜脱垂结扎术　先留置尿管,在尿道外口水平将脱垂黏膜环形结扎于尿管上,使脱垂黏膜坏死脱离。该方法操作简单,但存在脱落不全、术后复发可能。

2. 尿道黏膜脱垂环形切除术　先在膀胱内留置尿管,牵拉尿管,将脱垂的尿道黏膜牵出,在病变与正常黏膜交界处边切开边缝合。需注意切除过多易出血,切除不足术后易复发。

3. 内腔镜尿道黏膜脱垂切除术　建立人工尿道(见本章第一节),采用薄层电切脱垂黏膜,注意避免损伤尿道括约肌,边电切边电凝止血,在电切镜放大作用下完整切除肿物,直至彻底切除病变黏膜。该方法能避免切除组织过多或不足,减少术后复发、出血情况。

(马圣君　王军)

## 参考文献

[1] CONCES M R, WILLIAMSON S R, MONTIRONI R, et al. Urethral caruncle: clinicopathologic features of 41 cases[J]. Hum Pathol, 2012, 43(9): 1400-1404.

[2] WEI Y, WU S D, LIN T, et al. Diagnosis and treatment of urethral prolapse in children: 16 years' experience with 89 Chinese girls [J]. Arab J Urol.2017, 15(3): 248-253.

[3] WILLIS H L, SNOW B W, CARTWRIGHT P C, et al. Parameatal urethral cysts in prepubertal males [J]. J Urol, 2011, 185(3): 1042-1045.

[4] Wei Y, Wu S D, Lin T, et al. Diagnosis and treatment of urethral prolapse in children: 16 years' experience with 89 Chinese girls [J]. Arab J Urol.2017, 15(3): 248-253.

[5] 高莉娟，刘殿勇，邵辉．新生儿前尿道息肉一例[J]. 中华小儿外科杂志 2012, 33(11): 880.

[6] 刘雍，王军，赵永伟，等，经人工尿道电切术治疗女性尿道肉阜临床疗效观察[J]. 临床泌尿外科杂志，2015, 12(30): 1137-1138.

# 第十二篇

# 性功能障碍与生殖疾病

# 第八十二章

# 阴茎勃起功能障碍与中西医治疗

## 第一节 流行病学及病因学因素

近年来，有关勃起功能障碍(erectile dysfunction，ED)的基础和临床研究有了很大的进步，随着新技术新方法的不断发展，人们对ED的认识也不断深入，流行病学研究内容也不断扩展。多项研究表明，ED的发病率随着年龄的增大而增加。早在1948年Kinsey发现在50名40岁男性中，只有1人患阳痿，但在65岁之后，4名男性就有1人患有阳痿。Braun等在德国的研究也得出相似的结果：30~59岁男性ED的患病率与年龄呈线性相关，但当60岁以后，两者关系则呈指数相关。国内冷静等的流行病学调查也显示，中国男性ED的患病率也随年龄增加而增加：40~70岁的ED患病率为73.1%，70岁以上达到86.3%。2002年我国的另一项研究也支持上述论点：272例老年男性中，60岁以上的ED患病率为75.9%，70岁以上为78.6%，而80岁以上则为100%。

国际上关于ED发病率最著名的就是美国麻省男子增龄研究(MMAS)研究，它采用现代概率抽样技术，以社区为基础，研究内容主要关于ED及其相关的生理和社会心理因素。MMAS研究共进行了两次，第一次调查是在1987—1989年，第二次是在1995—1997年。MMAS从生理指标测定、人口学信息和自我ED状态等方面调查了1 047名波士顿地区男性，结果也显示ED发病率随年龄增加而增加：40~70岁，完全性ED的发病率从5.1%增加到15%，中度ED的发病率从17%增加到34%，轻度ED发病率17%，保持不变。同时，MMAS对两次调查还进行了纵向比较，美国白人ED发病率为25.9/1 000人/年(95%CI：22.5~29.9)。随着时间推移，ED年发病率呈逐渐增加趋势，即40~49岁增加了12.4例，50~59岁增加了29.8例，60~69岁增加了46.4例。

除了年龄因素之外，关于性功能障碍的危险因素还包括总体健康状况、吸烟、糖尿病、饮食、肥胖、高脂血症、心血管疾病、药物、激素、精神和心理障碍、社会经济状况及其他泌尿系生殖系统疾病。①吸烟因素：已知吸烟是ED的一个独立风险因素，吸烟者ED发生率明显高于不吸烟者，且吸烟的数量与ED的患病率呈正相关。Kupelian等在美国波士顿地区的研究发现，主动吸烟可以增加1.68倍的ED患病风险，甚至被动吸烟的ED患病风险率也提高了1.33倍。Feldman等也发现吸烟者ED发病率两倍于不吸烟者。②糖尿病因素：糖尿病与ED的关系也早已明确，其人群ED的患病率高达35%~75%，与非糖尿病患者相比，其患病率升高了2~3倍，并且随着年龄和病程的增长，患病率明显增加。此外，除了性功能障碍，糖尿病男性性欲降低和性高潮障碍的发病率也较高。③肥胖因素：肥胖也是ED的一个风险因素，Riedner等调查256名40岁以上中心性肥胖男性，发现年龄60岁以上、腹围超过正常者ED患病风险是腹围正常者的19.3倍。目前认为肥胖造成的低睾酮水平及内皮细胞功能下降可能是发生ED的主要原因。④焦虑和抑郁等心理因素：可使性欲、性活动频率和阴茎的勃起功能减退。有报道证实，精神抑郁患者患ED的风险较无精神抑郁者高1.875倍。多项研究表明，不良精神状态往往与其他因素协同作用影响ED发病。

# 第二节 阴茎勃起功能解剖学

## 一、阴茎的结构与毗邻

阴茎是主要的性器官，具有排尿、排精和性交三大主要功能，曾被奥地利心理学家、精神分析法的奠基者弗洛伊德称为性行为的执行器官。

阴茎由阴茎海绵体、尿道海绵体等部分组成，分为头、体、根三个部分，阴茎前部为阴茎头，是阴茎的膨大部分，呈蕈状，由尿道海绵体前端膨大而成。阴茎中部为阴茎体，呈圆柱状，悬于耻骨联合的前下方，内有阴茎海绵体和尿道海绵体，活动度较大，称阴茎可动部。阴茎后部为阴茎根，位于会阴部尿生殖三角内，包括左、右阴茎海绵体脚和尿道球部，藏于阴囊和会阴部皮肤的深面，会阴浅窝内，固定于耻骨下支、坐骨支及尿生殖膈，故阴茎根部又称固定部(图 82-1)。

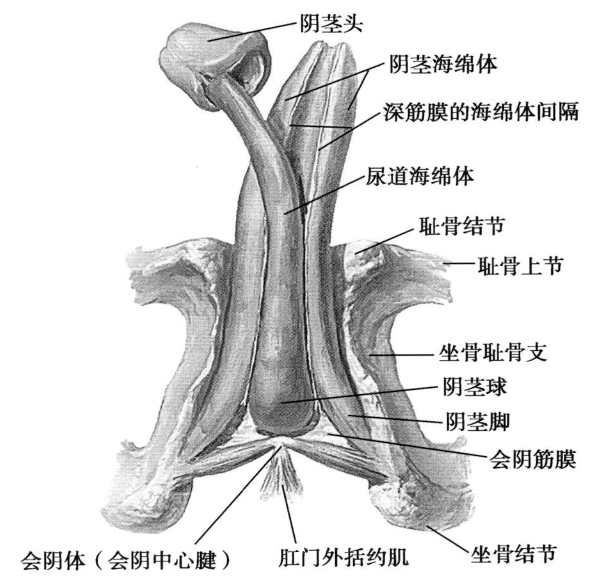


图 82-1 男性阴茎解剖示意图

阴茎长度受情绪和外部温度影响而变化，松弛时的长度是由阴茎平滑肌的收缩状态决定的，而勃起时则是平滑肌舒张状态的表现，并且勃起长度与松弛时的长度无直接关系。一项研究表明，测量阴茎根部与耻骨联合至尿道口的长度，松弛时为 8.8cm，伸直时为 12.4cm，而勃起时为 12.9cm。有关阴茎形态和勃起，一项研究发现大约 15% 的男性阴茎勃起时有向下的弧度，其中 25% 的男性勃起时的角度低于水平面，而 40% 的男性阴茎勃起长度较短。

阴茎由外向内依次的解剖层次为皮肤、会阴浅筋膜(Colles 筋膜)、阴茎深筋膜(Buck 筋膜)、阴茎海绵体白膜(albuginea of penis cavernous body)、阴茎海绵体、尿道海绵体及尿道(图 82-2)。

### (一) 阴茎皮肤

阴茎皮肤具有较高的弹性，没有皮肤附属物，也没有皮下脂肪，只在冠状沟处有能产生包皮垢的腺体。阴茎皮肤在远端折叠形成包皮，并在冠状沟下固定。阴茎皮肤血供主要来自股血管的阴部外侧分支，并不依赖阴茎体。股血管的阴部外侧分支在基底部进入阴茎，纵向走行于皮肤、肉膜之间，并相互之间形成丰富的网状吻合。由于阴茎皮肤血供丰富，因此是尿道重建的理想组织。

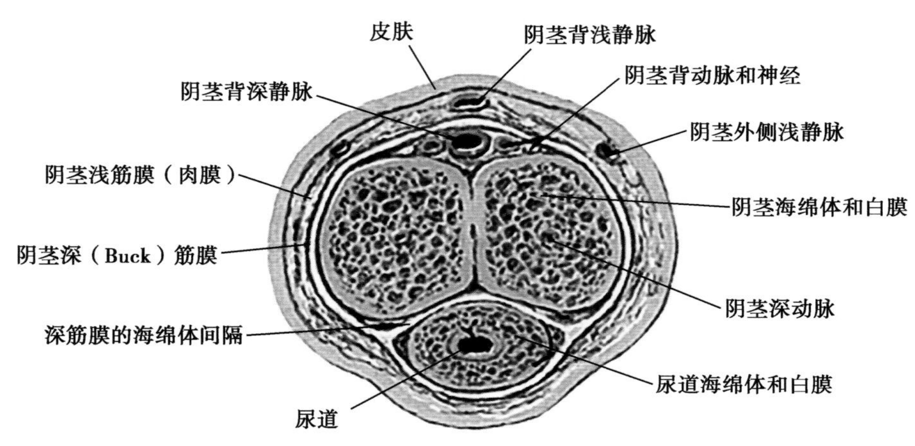


图 82-2 阴茎冠状面解剖示意图

### （二）会阴浅筋膜

又称为 Colles 筋膜，由疏松结缔组织组成，包括少量平滑肌纤维，以及极少量的脂肪组织，致使阴茎皮肤极易滑动。Colles 筋膜在阴茎根部移行为阴囊肉膜，并和腹壁浅筋膜的深层相融合，内含供应皮肤的血管——来自阴部外浅动、静脉的阴茎背浅动、静脉。

### （三）阴茎深筋膜

阴茎深筋膜又称 Buck 筋膜，阴茎深筋膜在背侧包绕阴茎海绵体，而在腹侧分开包绕尿道海绵体。阴茎深筋膜与白膜两端相互融合，在近端，两者在会阴部融合至勃起肌肉的深层，在远端，它在冠状沟与龟头的基底融合。阴茎撕裂出血往往在阴茎深筋膜以内，这样瘀斑的范围常常局限在阴茎体部。

### （四）阴茎的韧带

阴茎的外部支持来自阴茎悬垂韧带和阴茎悬带状韧带。阴茎悬垂韧带由两个侧束和一个中间束组成，来源于阴茎深筋膜，围绕阴茎背静脉，将阴茎海绵体白膜固定于耻骨上，对阴茎的悬垂活动提供部分支持。在有先天性缺陷或因阴茎手术而切断阴茎悬垂韧带的患者，勃起时阴茎可能不稳定或发生方向改变。阴茎悬带状韧带分布于外侧，较表浅，来源于会阴浅筋膜，不附着于阴茎海绵体白膜。

### （五）阴茎海绵体

在阴茎体部平滑肌肌束横穿形成多房腔隙，因为这些腔隙组织看起来很像海绵，故叫阴茎海绵体（图 82-3）。阴茎海绵体近侧（阴茎脚）起自两侧耻骨坐骨支，在耻骨弓下融合，向远端延续到阴茎头。阴茎海绵体由纤维性骨架所支撑，包括白膜、纵隔、海绵体柱、海绵体内纤维性网状组织和动脉、神经周围纤维鞘等。在白膜内海绵窦间隙互相连接，被平滑肌小梁分隔，每个阴茎海绵体均是海绵窦的聚合体，中部较大，而周围较小。在阴茎松弛时，血流从中央弥散流入周围海绵窦，血气水平与静脉血相似。在勃起时，动脉血快速流入中央和周围部位的海绵窦，而使海绵体内的血气水平达到动脉血水平。尿道海绵体位于尿道周围，在阴茎海绵体下方走行。尿道海绵体在球部远端逐渐变细，之后又逐渐膨大覆盖阴茎头部形成龟头。龟头基底部为冠状沟，将龟头与阴茎体分离。

### （六）阴茎海绵体白膜

阴茎海绵体在耻骨下形成阴茎体的主要部分，其表面被坚硬的白膜包裹，富含大量弹性纤维和胶原纤维。白膜胶原纤维多是Ⅰ型，也有Ⅲ型，与弹性

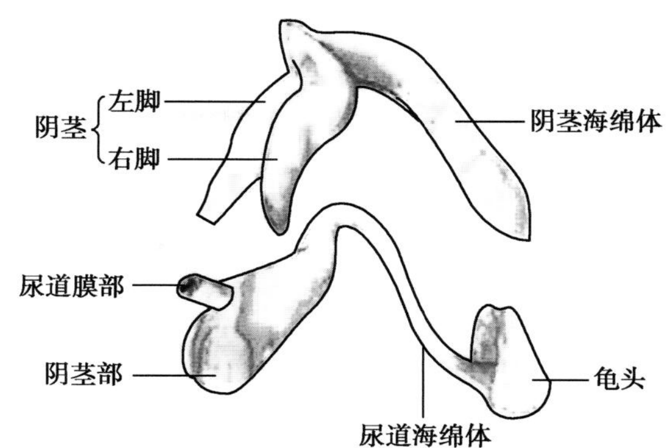


图 82-3　阴茎海绵体示意图

纤维相互交织组成。虽然胶原纤维伸缩性较强，但弹性较差。相反，弹性纤维能被伸长 150%。正常阴茎伸展时的长度由白膜弹性纤维成分多少决定。

阴茎海绵体白膜为内外双层结构，内层呈环行网状结构，支持阴茎海绵体维持阴茎环形结构；外层呈纵行走行，从阴茎头延伸到阴茎脚，与耻骨下支相连。白膜的厚度和长度主要由外层决定。不同部位，白膜厚度存在明显差别：在 6~7 点方向之间，白膜厚度是 $(0.8 \pm 0.1)$mm；9 点方向是 $(1.2 \pm 0.2)$mm；11 点方向是 $(2.2 \pm 0.4)$mm。不同厚度决定了不同部位白膜所能承受的压强亦不同，在 6 点和 7 点方向之间是 $(1.6 \pm 0.2) \times 10^7 n/m^2$，9 点方向是 $(3.0 \pm 0.3) \times 10^7 n/m^2$，11 点方向是 $(4.5 \pm 0.5) \times 10^7 n/m^2$。白膜最脆弱的区域是腹侧沟处（5 点和 7 点方向之间）。此处纵行走行的外层缺如，因此许多假体植入术后由此突出。尿道海绵体没有白膜外层，这样可以确保阴茎勃起时尿道海绵体仍然保持柔软状态。

### （七）尿道海绵体

尿道海绵体位于阴茎海绵体腹侧的尿道沟内，有尿道贯穿其全长。尿道海绵体呈圆柱状，但较阴茎海绵体细。尿道海绵体的后端庞大，称尿道球。尿道球位于两侧阴茎海绵体脚之间，包于球海绵体肌及坐骨海绵体肌内，与尿生殖膈下筋膜相附着，尿道于尿道球的后上方穿入并贯穿尿道海绵体全长。尿道黏膜形成许多不规则皱襞，上皮为复层柱状，部分上皮伸入到海绵体内形成尿道腺。尿道球向前上方延伸并变窄，然后弯向前下方，并移行至尿道海绵体部。尿道海绵体继续延伸至前端并膨大，形成阴茎头。阴茎头底部回陷，阴茎海绵体前端嵌入其中。

### （八）浅层会阴肌

坐骨海绵体肌与球海绵体肌及会阴浅横肌一起统称为浅层会阴肌。坐骨海绵体肌位于会阴浅隙，

该肌包绕会阴脚的大部分,肌束平行走行,起自坐骨结节,覆盖于阴茎脚,止于阴茎脚下面,它的收缩可压迫阴茎海绵体根部,阻止静脉血回流,对维持阴茎的坚硬勃起起重要作用。球海绵体肌与坐骨海绵体肌不同,不附着在骨骼上,包绕尿道球和尿道海绵体的近段,斜向走行。它由左右对称的两部分借正中腱缝连接而成,起于正中腱缝及会阴中心腱,肌纤维斜向两侧包绕尿道球和相邻的尿道海绵体,止于会阴膜、阴茎背侧的腱膜、尿道海绵体及阴茎背血管表面的腱性结构,在腹正中线汇合成中缝为轴形呈羽毛状形态。其远端肌束称为阴茎根收缩肌,到达坐骨海绵体肌远侧的阴茎海绵体;此肌的近侧部分构成球海绵体肌的主体,进人尿道海绵体和阴茎海绵体之间的凹陷处,称为固有收缩肌。坐骨海绵体肌和球海绵体肌协同压迫尿道球,参与排尿和射精。

## 二、阴茎动脉系统

阴茎是一个血液供应十分丰富的器官,主要由源自阴部外动脉的阴茎浅动脉及源自阴部内动脉的三支阴茎深层动脉系统供应(图 82-4)。

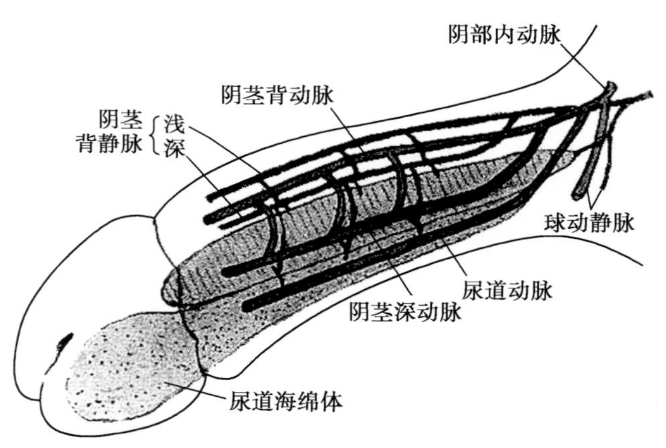


图 82-4　阴茎动脉供血系统

阴部外动脉主干分支阴茎浅动脉供应阴茎皮肤和包皮,该动脉血管位于阴茎浅筋膜的浅层,左右两侧各有一支,依次分出前外侧支和后外侧支供养相对应的阴茎局部皮肤,环绕于阴茎冠状沟,其主干逐渐深入并进入龟头,承担起龟头处血液供应之责任。包皮系带的血液供应主要来自阴茎背动脉的系带支,该血管穿过耻骨韧带及阴茎悬韧带,位于阴茎背侧阴茎深筋膜下方,阴茎背静脉及阴茎背神经之间。阴茎浅动脉只在冠状沟处和阴茎深部动脉系统吻合,且浅动脉亦在此处回流入阴茎背动脉。

阴部内动脉为髂内动脉的分支,常常在发出会阴动脉后延续为阴茎动脉。在会阴膜部阴茎动脉分成 3 支:球部尿道动脉、阴茎海绵体动脉和阴茎背动脉。球部尿道动脉在尿道海绵体两侧进入,供应尿道海绵体及龟头。由于动脉较粗较短,在尿道切除术中较难游离,容易出血。阴茎海绵体动脉从阴茎的中心穿过,供应阴茎海绵体小室,其分支为垂直状或螺旋状。阴茎背动脉在阴茎海绵体脚和耻骨之间到达阴茎背部,行走于阴茎背神经和阴茎背静脉之间。阴茎背动脉走行中不断发出阴茎海绵体分支和尿道海绵体分支,这样尿道海绵体丰富的血供允许我们在尿道狭窄的修复手术中游离尿道。

阴茎动脉的分支和吻合支变异性较高。有些只有一条海绵体动脉供应两侧阴茎海绵体,并且此情况并非少见,有时甚至双侧海绵体动脉都可能缺如。而存在起于髂外动脉、闭孔动脉、膀胱动脉和股动脉的副阴部动脉,在有些男性中,成为主要供血动脉或是唯一的阴茎海绵体供血动脉。Croupy 等对 20 具新鲜男性尸体进行研究后发现,阴茎供血动脉主要有三种类型,Ⅰ型主要来源于阴部内动脉(3 例),Ⅱ型来源于副动脉和阴部内动脉(14 例),Ⅲ型主要来源于副阴部动脉(3 例)。另外,有人也在 10 例尸体标本中发现 7 例存在副阴部动脉,而在 4% 的根治性前列腺切除术中也发现此动脉。副阴部动脉发自闭孔动脉或者膀胱下动脉后,在前列腺的前外侧或内部走行,到达阴茎后与阴茎背静脉并行。由于其紧贴前列腺,在前列腺或盆腔术中容易损伤此动脉,进而引起阴茎勃起功能障碍。

## 三、阴茎静脉系统

阴茎静脉回流系统主要包括阴茎背浅静脉、阴茎背深静脉及海绵体静脉等,分别由浅至深引流相对应区域静脉血液(图 82-5)。

### (一) 浅层静脉回流系统

阴茎背浅静脉位于阴茎深筋膜之外,毗邻阴茎背动脉,负责引流阴茎包皮和阴茎皮肤的血流,并汇入阴部外静脉。

### (二) 中间层静脉回流系统

包括阴茎背深静脉和旋静脉,阴茎背深静脉起源于龟头冠状沟,位于阴茎深筋膜的下面,在两侧阴茎背动脉之间走行,最后注入前列腺静脉丛。旋静脉起源于尿道海绵体,其分支只在阴茎的远端 2/3 处,绕过阴茎海绵体后与阴茎背深静脉垂直汇合。海绵体各腔隙通过中间小静脉引流,在白膜下形成毛细血管静脉丛,这些静脉丛又汇集形成导静脉,最

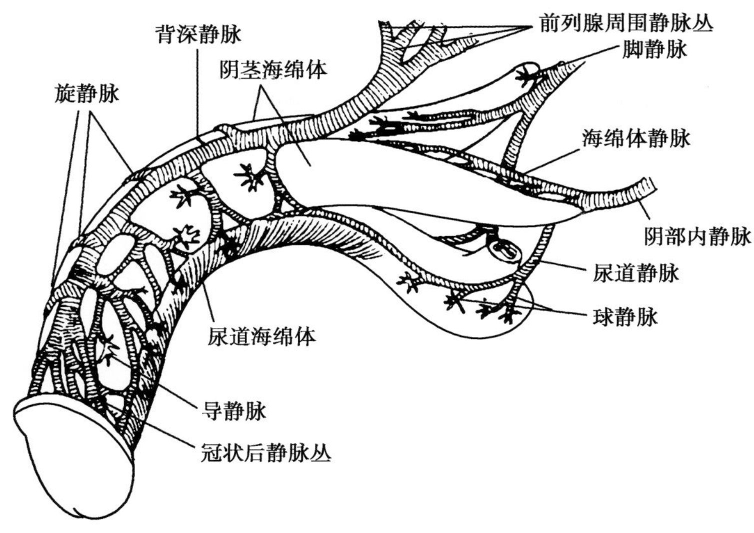


图 82-5　阴茎静脉回流系统

后汇入背外侧的旋静脉。导静脉穿行于白膜内外层之间，其间距离很短，经常斜行穿过外层，在勃起时，白膜下的导静脉由于被压向无法伸展的白膜而受到阻断。如果导静脉受阻断不完全，可以引起血管源性勃起功能障碍。

**（三）深层静脉回流系统**

包括阴茎海绵体静脉和球静脉。其中海绵体静脉主要引流来自阴茎海绵体近端 1/3 的血流，并经旋静脉与阴茎背深静脉相吻合，在海绵体脚处汇集成一条或两条较粗大的静脉，并行走于海绵体动脉和神经的深面，经球部汇入阴部内静脉。而球静脉引流球部尿道海绵体的血液并且汇入前列腺静脉丛，前列腺手术时较易损伤，可致静脉性勃起功能障碍。

阴茎勃起与疲软状态下的血液回流途径略有不同。阴茎勃起时，血流主要通过阴茎深动脉→螺旋动脉→螺旋动脉与海绵窦之间的吻合支→海绵窦→海绵窦后静脉→导静脉回流，此种回流主要起功能作用。当阴茎疲软时，血液回流主要通过阴茎深动脉→白膜下小动脉→毛细血管网→白膜下静脉丛→海绵窦后静脉→导静脉回流，此种回流主要起营养作用。最后，在这些阴茎静脉之间都存在抗反流的静脉瓣，这使得试图用血管重建的方法吻合动静脉恢复阴茎血供的方法很难实现。

## 四、阴茎的淋巴引流

阴茎及会阴部淋巴液的引流主要由腹股沟淋巴管完成。腹股沟淋巴结常被阔筋膜分成深、浅两组。深部腹股沟淋巴管在股静脉的内侧，与阴茎背浅静脉伴行，经腹股沟韧带下方（股管）注入髂外淋巴结和髂总淋巴结。浅部腹股沟淋巴管负责收集包皮、阴茎皮肤、阴茎皮下组织及阴茎静脉的淋巴液。深、浅两组腹股沟淋巴管直接注入髂内、外淋巴结，经此汇总于髂总淋巴结（图 82-6）。

## 五、阴茎的神经支配

分布于阴茎的神经有躯体神经和自主神经。躯体神经为阴茎背神经，主要支配阴茎的感觉，由阴部

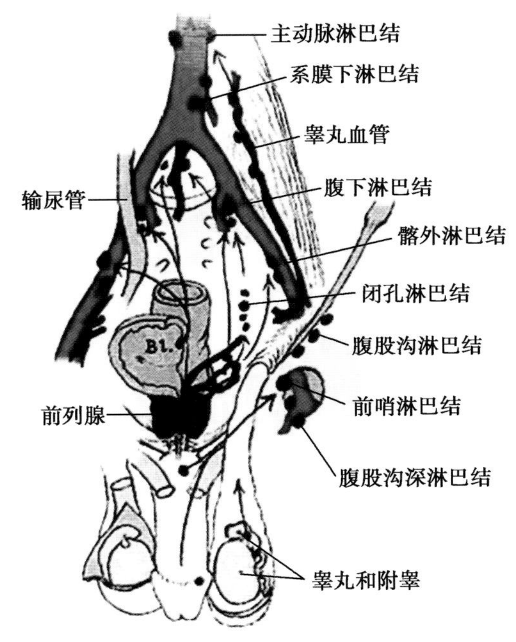


图 82-6　阴茎淋巴引流示意图

神经分出,左右各一支,与阴茎背动脉伴行,行走于其外侧,末梢分布于阴茎皮肤、包皮和阴茎头。阴茎腹侧尿道周围的感觉主要由会阴神经的细小分支支配。自主神经主要为阴茎海绵体神经,支配阴茎勃起组织。第2、3、4骶神经发出分支形成盆腔内脏神经,与下腹神经和骶交感神经节的分支一起,共同组成下腹下神经丛(即盆腔神经丛)。下腹下神经丛中点位于精囊尖端处,矢状面上位于直肠两侧,呈直角型,长4~5cm。左右两侧的下腹下神经丛在直肠后方和膀胱颈的前后方交汇,在其尾部分出前列腺分支及阴茎海绵体神经。阴茎海绵体神经位于阴茎海绵体动脉外侧,沿着前列腺侧面穿过尿生殖膈,由阴茎脚入阴茎海绵体,与阴茎勃起息息相关。阴茎交感神经兴奋抑制勃起,而副交感神经释放乙酰胆碱、一氧化氮(nitric oxide,NO)、血管活性肠肽(vasoactive intestinal peptide,VIP)等物质,这些物质能够引起海绵体平滑肌和血管松弛,从而引起阴茎勃起(图 82-7)。

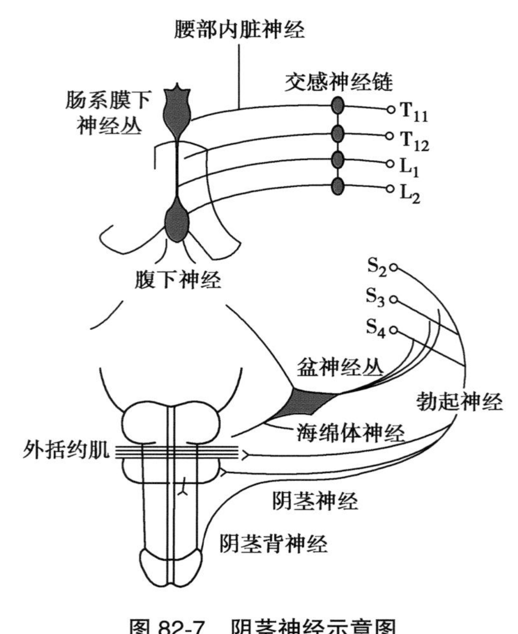

图 82-7 阴茎神经示意图

# 第三节 阴茎勃起功能相关生理学

## 一、概述

人类对于勃起的认识,不同时间具有其不同的特点。亚里士多德认为阴茎的勃起是由于神经将精力和能量传输至阴茎,使得气体内流充盈所致。他的理论在当时被广泛接受。1585年,Ambroise Pare在 *Ten Books on Surgery* 和 *Book of Reproduction* 中描述阴茎的解剖:由动脉、静脉、神经、尿道、两条韧带(阴茎海绵体)和四块肌肉等形成同中心性的包裹。认为阴茎勃起是由于男性产生欲望后,血液流入阴茎所致。Dinois认为阴茎勃起是由于近端的肌肉挤压静脉引起血液在阴茎的滞留,而Hunter却认为是静脉痉挛阻止了血液回流所致。19世纪后越来越多的研究者强调阴茎动脉血流增加在勃起中的重要性。Shirai等1978年得出结论认为,阴茎勃起静脉和动脉血流都会增加,但动脉血流增加更明显。Wagner等也观察到阴茎勃起时静脉回流减少,动脉血流增加。与血流动力学方面的争论相比,阴茎勃起的解剖机制争论更多。动脉膨出、动静脉膨出、闸门机制、动静脉分流和阴茎海绵体平滑肌收缩等等各种不同理论被用来解释勃起的机制。

20世纪80年代,人们认为阴茎勃起除了动静脉血流调整外,白膜的解剖结构和静脉血流阻断作用可能在其中扮演了重要角色,其机制也逐渐得到了阐明。

后来关于勃起机制的研究成果越来越多,特别是NO及磷酸二酯酶在阴茎勃起中的作用具有划时代的意义。之后,内皮细胞、缝隙连接、离子通道(钠和 $Ca^{2+}$ 通道)、Rho/Rho激酶信号通路等在勃起中的作用也得到了明确,确定了平滑肌、神经末梢、内皮和纤维弹性组织等病理生理改变在阴茎勃起中的作用。

## 二、阴茎勃起与消退机制

Bosch根据动物实验将阴茎消退过程分三期:①第一期,平滑肌开始收缩,由于此时静脉系统仍存闭塞状态,海绵体内压力瞬间可增加;②第二期,静脉系统缓慢开放,海绵体压力也缓慢降低;③第三期,静脉血液回流系统完全恢复,压力快速降低。当阴茎疲软时,阴茎海绵体平滑肌和小动脉、动脉壁的平滑肌处于中等收缩状态,仅提供少量血流供应来维持氧运输(氧分压大约35mmHg)。在性刺激后,海绵体神经末梢释放神经递质,导致动脉及海绵窦扩张,同时白膜伸展容积增加,内外层之间的导静脉及白膜下静脉受压,静脉回流减少;这些导致阴茎血氧分压增加达到90mmHg,海绵体内压力增加至大约100mmHg,引起阴茎从疲软状态变为坚挺勃起状态。

## 三、阴茎勃起的神经生理

### （一）周围神经途径

阴茎同时受自主神经系统（交感神经和副交感神经）和躯体神经（感觉和运动神经）支配。其中自主神经在阴茎勃起和疲软过程中调节神经血管效应，而躯体神经主要调节阴茎感觉及球海绵体肌和坐骨海绵体肌的收缩功能（图 82-8）。

### （二）自主神经途径

一般骶副交感神经信号的传入，例如刺激盆丛和海绵体神经，可引发阴茎充血膨胀勃起，而刺激来自胸腰部脊髓节段的交感神经通路，则可引起阴茎充血消退。一般低位脊髓（$T_{12}$ 以下）损伤的患者，反射性勃起消失，但心理性勃起频繁；而高位脊髓（$T_9$ 以上）则不会发生心理性勃起。对猫和鼠的动物实验表明：$L_4$ 或 $L_5$ 以下脊髓移除后，反射性勃起消失，但在视前内侧区（medial preoptic area，MPOA）给予热或电刺激，可以诱发明显的勃起。Paick 和 Lee 也报道在骶副交感损伤的鼠模型中，给予阿扑吗啡也可诱发勃起。许多骶髓受损伤的男性患者也表明，尽管其反射性勃起消失，但具有心理性勃起的能力，只是心理性勃起的患者阴茎长度增加和充血膨胀，但硬度不够。这是因为骶髓损伤的患者，大脑神经冲动仍可通过交感神经通路传递，抑制去甲肾上腺素释放，同时通过副交感神经和躯体神经的神经元突触释放 NO 和乙酰胆碱，只是这些突触的数量少于骶髓完整的人，所以勃起时的硬度相对差一些。

### （三）躯体神经通路

躯体感觉神经通路起始位于阴茎皮肤、阴茎头、尿道和阴茎海绵体内的感受器，通过神经纤维汇合形成阴茎背神经束，并形成阴部神经。阴茎疼痛、温度和触觉信息通过阴部神经传递于脊髓神经元和腰骶脊髓节段的中央灰质的中间神经元，并通过脊髓丘脑束和网状脊髓束传递到丘脑和大脑皮质感觉区。以前认为阴茎背神经只是单纯躯体性神经，但最近研究清楚表明阴茎背神经不仅具有躯体神经成分，也具有自主神经成分，能够调节控制阴茎勃起和射精。Giuliano 等刺激阴茎背神经可以诱发腰骶部交感神经链的反射性冲动，而刺激大鼠 $L_4$ 和 $L_5$ 水平的交感神经链又可以诱发阴茎背神经冲动。

阴茎神经可支配坐骨海绵体肌和球海绵体肌运动。外部等温触觉信号通过神经纤维传递至阴部神经支配的坐骨海绵体肌，引起其收缩，使阴茎勃起更加坚硬；传递至球海绵体肌引起其节律性收缩，从而引起射精。这样我们可以刺激外生殖器，诱发多种脊神经反射，作为外生殖器神经系统检查和电生理实验的基础。我们了解最多的是球海绵体反射，尽管坐骨海绵体肌和球海绵体肌的功能障碍将影响勃起。

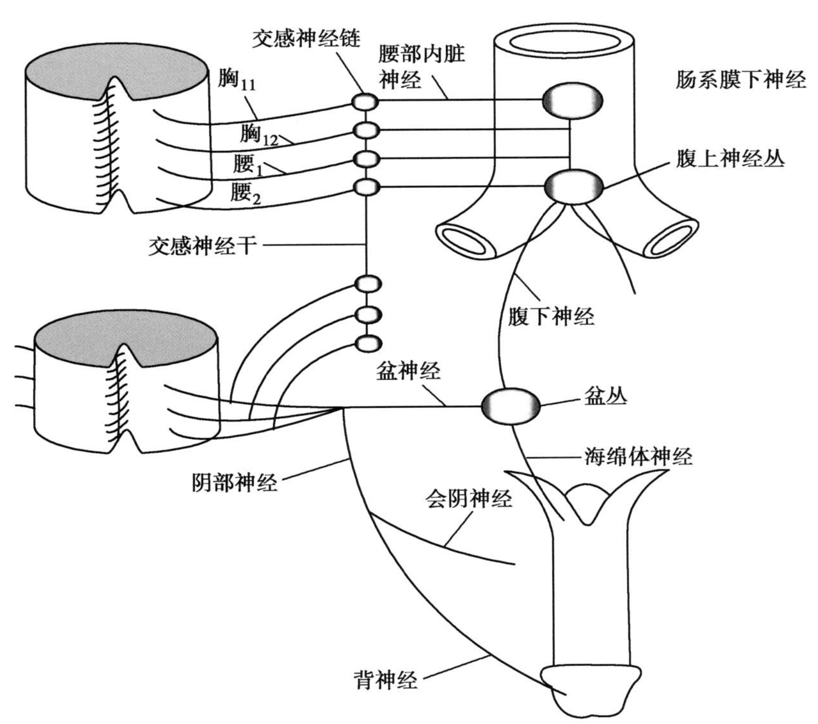


图 82-8　阴茎海绵体神经支配示意图

**（四）脊髓上通路和中枢**

目前认为下丘脑的视前内侧区（medial preoptic area，MPOA）、海马和室旁核（paraventricular nucleus，PVN）是阴茎勃起的重要整合中枢。这些区域的病理改变，如帕金森病和脑血管意外，通常导致ED。Stoleru等对8名健康男性进行头部正电子发射断层显像（positron emission tomography，PET）研究发现，两侧颞叶下部皮质对色情信息进行加工分析，感知信息的性刺激性质，然后在右侧岛状叶、右侧额叶下部皮质和左侧扣带回皮质部分将感知信息和情绪反应进行整合，最后协调内分泌系统和自主神经系统，启动一系列生理性反应。我们都知道阴茎存在反射性、心理性和夜间勃起。

反射性勃起是由外生殖器的触觉刺激产生的，神经信号传到脊髓勃起神经中枢后，兴奋自主神经，从而诱发阴茎勃起；当然也有一些神经冲动通过上行传导束传至大脑，产生感觉，在上部脊髓损伤的患者保留有反射性勃起功能。心理性勃起是视听刺激或幻想的结果。来自大脑的神经冲动调节脊神经勃起中枢，从而引起勃起过程。夜间勃起最常发生于快速眼动睡眠（rapid eye movement sleep，REM）。REM时，脑桥被盖外侧的胆碱能神经元被兴奋，蓝斑的肾上腺素能神经元和位于中脑脊的5-羟色胺神经元被抑制，这种不同的神经兴奋性可能引起阴茎夜间勃起。

**（五）周围神经递质和内皮源性因子**

1. 阴茎疲软和勃起消退　①α肾上腺素能神经纤维和α受体已被证实存在，去甲肾上腺素是控制阴茎疲软状态和勃起消退的主要神经递质。在阴茎海绵体小梁和阴茎海绵体动脉周围被证实存在α肾上腺素能神经纤维和α受体，并且进一步证实阴茎海绵体平滑肌收缩是由突触后$\alpha_{1a}$和$\alpha_{1d}$受体介导，而突触前是由$\alpha_2$肾上腺素受体介导。②内皮素（endothelin，ET）是一种强效的血管收缩物质，由内皮细胞产生。内皮素发挥收缩血管的作用主要是通过与内皮素受体相结合产生的。ET有ETA和ETB两种受体，可以促进磷酸肌醇（phosphoinositide）的降解，调节细胞内钙离子（calcium ion，$Ca^{2+}$）释放和激活蛋白激酶C（protein kinase C，PKC），从而促进阴茎血管的收缩。内皮素还参与小梁平滑肌功能的调节和阴茎平滑肌细胞的增殖。③目前由人海绵体组织合成的前列腺素物质主要包括前列环素（prostacyclin，PGI2）、PGF2α、血栓素A2（thromboxane A2，TXA2），其可与人类海绵体小梁和阴茎动脉壁平滑肌细胞前列腺素受体结合，从而介导前列腺素的收缩效应，同时可伴随NO释放，前者可减弱后者的血管扩张作用。④肾素血管紧张素系统可能也在维持阴茎平滑肌张力方面发挥一定的作用。人体阴茎海绵体内皮细胞和平滑肌细胞存在血管紧张素Ⅱ，通过AT-1受体途径增加阴茎平滑肌的收缩力引起阴茎勃起消退。其机制是AT-1受体亚型是G蛋白偶联受体，活化后能激活磷脂酶C，促进三磷酸肌酶的产生和诱导细胞内$Ca^{2+}$释放。已知阴茎勃起消退除了上述内在肌源性活动增加、肾上腺素能神经兴奋性和内皮源性收缩因子如血管紧张素Ⅱ、PGF2α和内皮素等因素外，还包括NO停止释放、环磷酸鸟苷被磷酸二酯酶降解，以及射精过程中交感神经兴奋等各种因素。

2. 阴茎勃起　电刺激时人类勃起组织可释放乙酰胆碱，以前认为乙酰胆碱是勃起主要的神经递质，但是后来发现静脉注射或海绵体注射阿托品并不能使得阴茎勃起消退。随后发现，尽管乙酰胆碱并不是阴茎勃起的主要神经递质，但它通过对肾上腺素能神经元的突触前抑制和刺激内皮细胞释放NO而间接诱发阴茎勃起。目前大多数研究者认为NO是介导阴茎勃起的主要神经递质。

神经元型一氧化氮合酶（neuronal nitric oxide synthase，nNOS）合成的NO主要启动平滑肌的松弛作用，而内皮型一氧化氮合酶（endothelial nitric oxide synthase，eNOS）合成的NO主要维持阴茎勃起。当然还有研究者认为VIP可能也是勃起的主要神经递质之一。其他的神经递质还包括一种非NO CGMP依赖性途径、$K^+$通道、前列腺素等。

不同的神经和神经递质间也发生着相互作用。乙酰胆碱通过作用于肾上腺素能神经元调控去甲肾上腺素释放，这种作用可被前列腺素E抑制。同样，NO可调控肾上腺素能神经的生物学效应，相反，肾上腺素能神经元通过突触前$\alpha_2$受体又可调节NO的释放。目前几个研究表明NO能和非肾上腺素能神经活动途径存在相互作用，在勃起功能障碍的患者中发现其阴茎海绵体组织NO能神经传递的缺陷可导致NO能和非肾上腺素能活动的失衡。与此相似，NO也可抑制内皮素的血管收缩作用。一氧化氮合酶（nitric oxide synthase，NOS）活性也受多种因素影响。雄激素、分子氧、L-精氨酸、PGE等可增加NOS活性和NO的释放；胆固醇血症、糖尿病、去势治疗、神经损伤等可降低NOS活性，减少NO的释放。不同类型的NOS间也可发生相互作用：阴茎海绵体内注射生长因子$\beta_1$后，神经型一氧化氮合酶

(neuronal nitric oxide synthase, nNOS)的活性降低,诱生型一氧化氮合酶(inducible nitric oxide synthase, iNOS)的活性增加, nNOS 基因敲除后, nNOS 表达下降,而 eNOS 表达水平却明显增加。

## 四、平滑肌收缩和舒张的分子机制

### (一)平滑肌收缩的调控

虽然有多种神经因子及信号途径调控着平滑肌的收缩,但最后大部分都是通过调控肌质中游离的 $Ca^{2+}$ 而实现的。神经因子激活平滑肌细胞的受体后,启动下游信号通路, $Ca^{2+}$ 从肌质网释出,或平滑肌细胞膜的 $Ca^{2+}$ 通道开放, $Ca^{2+}$ 内流,肌质中 $Ca^{2+}$ 短暂增加; $Ca^{2+}$ 可与钙调蛋白结合,钙调蛋白构象发生改变,暴露了与肌球蛋白轻链激酶相互作用的位点,催化肌球蛋白轻链发生磷酸化,引起肌球蛋白间桥沿肌动蛋白丝环化,从而产生收缩力。同时也可激活肌球蛋白 ATP 酶水解 ATP,为肌肉收缩提供能量。

肌质中 $Ca^{2+}$ 短暂增加后,随后会恢复到基础水平,要维持肌肉的张力性收缩,主要是通过钙致敏途径实现的。机制主要是与 G 蛋白偶联的兴奋性受体激活后,增加对钙的敏感性,不改变胞浆内游离 $Ca^{2+}$ 的浓度,从而引起肌肉收缩。这一途径也包含 RhoA 和 Rho 激酶机制。RhoA 在全身平滑肌中均存在,但阴茎海绵体平滑肌中的表达量是血管平滑肌的 7 倍。Rho 能激活 Rho 激酶,而 Rho 激酶的磷酸化能抑制平滑肌肌球蛋白磷酸酶,阻止肌丝的去磷酸化,从而维持肌肉的张力。有报道转染了 RhoA 阴性基因的小鼠,阴茎勃起功能得到了提高。

除肌球蛋白磷酸化在平滑肌收缩中起中心作用外,还存在其他机制参与调控肌肉的收缩状态。例如,钙调素结合蛋白可能参与了维持肌肉在较低的肌球蛋白磷酸化水平和消耗较少能量的前提下的收缩力。

影响肌肉松弛的神经因子及信号通路也有很多,但大都是降低肌质中游离 $Ca^{2+}$ 水平,促进钙调素结合蛋白与肌球蛋白轻链激酶脱离,使肌球蛋白轻链磷酸化下降,同时,肌球蛋白轻链磷酸酶活性增加,使肌球蛋白去磷酸化,导致肌球蛋白与肌动蛋白丝脱离,肌肉松弛。

细胞因子与平滑肌细胞受体结合后启动一系列信号通路,产生生物学效应,这些效应的产生很多是通过细胞内第二信使传导实现的。环磷酸腺苷(cyclic adenosine monophosphate, cAMP)和环磷酸鸟苷(cyclic guanosine monophosphate, cGMP)是平滑肌松弛的第二信使。他们分别激活 cAMP 和 cGMP 依赖性蛋白激酶,继而使特定蛋白和离子通道磷酸化,导致钾通道的开放和钙通道的关闭,并封闭内质网中的钙,最终使得细胞内游离 $Ca^{2+}$ 浓度下降,平滑肌松弛。典型的就是西地那非抑制磷酸二酯酶 -5 的活性从而增加细胞内的 cGMP 浓度(图 82-9)。

### (二)平滑肌收缩与舒张的调控分子

(1) cAMP 信号通路:cAMP 信号通路中的信号分子包括腺苷、降钙素基因相关肽(calcitonin generelated peptide, CGRP)、前列腺素和 VIP。①腺苷:腺苷属于基因蛋白偶联受体超家族,目前包含 $A_1$、$A_{2a}$、$A_{2b}$ 和 $A_3$ 四种受体亚型。腺苷对血管的反应可以是松弛,也可以是收缩,这主要依赖何种腺苷亚型受体被激活。$A_1$ 受体和 $A_3$ 受体激活后引起腺苷环化酶的抑制导致血管收缩。$A_2$ 受体激活后可促进腺苷环化酶的活性,引起血管松弛。研究表明向狗的海绵体注射腺苷后,可以引起完全性勃起。但是,腺苷不参与生理性勃起。在麻醉下的狗,腺苷受体抑制剂 8-SPT 对盆腔神经刺激诱发的充血反应没有效果。②CGRP 家族:包含降钙素基因相关肽、肾上腺髓质素,他们由血管周围神经纤维释放,通过与降钙素受体样受体(CRLR)结合而发挥作用。有研究表明 ED 患者静脉注射 CGRP 后,阴茎动脉的血流量增加。转染 CGRP 基因可引起阴茎海绵体内 cAMP 含量增加,老龄鼠的勃起反应增强;海绵体内应用肾上腺髓质素也可引起海绵体的松弛,但是通过 NO-cGMP 通路而不是 cAMP 通路。③前列腺素类(prostaglandins, PGs):人的阴茎海绵体中可产生多种 PGs,包括 PGF2α、PGE2、PGD2、PGI2、TXA2。不同的 PGs 可产生不同的生物学效应,有些甚至完全相反。例如 PGF2a, PGI2, TXA2 使阴茎海绵体和尿道海绵体收缩, PGE1 和 PGE2 却能够拮抗去甲肾上腺素或者 PGF2α 所引起阴茎海绵体的收缩作用,从而舒张阴茎海绵体。同样,同一种 PGs,在不同的组织所发挥的作用却不一样,例如 PGI2 是一种强烈的血管松弛剂,能扩张血管,但在勃起组织中,其作用可以是收缩,也可以是中性的。这种功能在不同组织中的差异可能是由于 PGs 受体的分布不同所致。目前前列腺素受体分为三种类型:第一种是松弛性受体,包括磷酸肌醇、$DP_1$、$EP_2$ 和 $EP_4$,他们与含有 αs 的 G 蛋白偶联激活 AC 而增加细胞内 cAMP。第二种是收缩性受体,包括 $EP_1$、PP 和 TP,他们与含有 αq 的 G 蛋白偶联激活磷酸脂酶 C,而不激活腺苷环化酶,从而使得细胞内 $Ca^{2+}$ 增加。第三种是 $EP_3$ 受体,也是一种收缩性受体,它与 G 蛋白偶

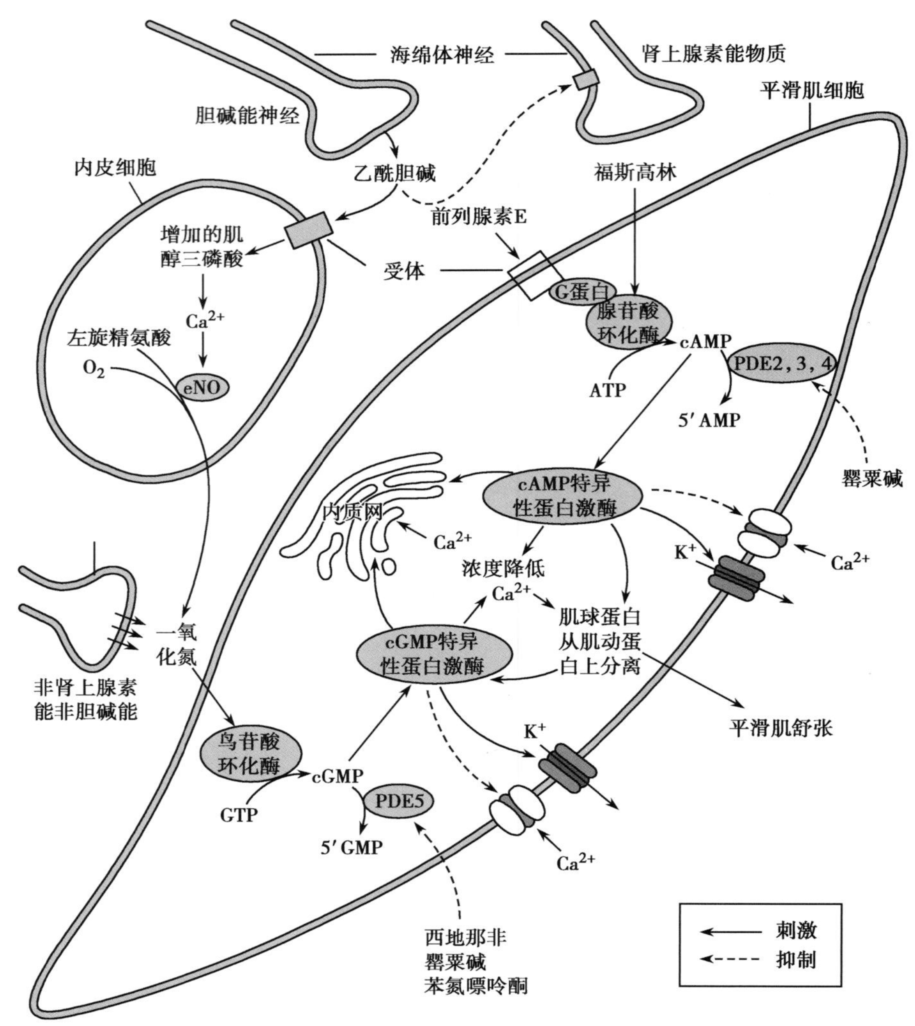


图 82-9 平滑肌舒张的分子机制

联抑制腺苷环化酶,从而导致 cAMP 的形成减少,可见 $EP_3$ 这种收缩性受体的信号传导是通过 cAMP 途径达成的。目前研究已证实,阴茎海绵体组织中类前列腺素的松弛效应是由 EP2 或 EP4 受体(PGE1 和 PGE2)或者两者同时介导的,不是磷酸肌醇受体介导的(PGI2)。④VIP:人和动物的阴茎由丰富的含有 VIP 的神经支配,其结构与垂体性腺苷环化酶激活多肽相类似。VIP 受体属于 GPCR 家族成员,分为 VPAC1 和 VPAC2 两种亚型。有研究表明人的海绵体平滑肌松弛过程中,VIP 的释放并非必须的,在人阴茎海绵体注射不能引起阴茎完全勃起,但是它能增加使用罂粟碱和酚妥拉明后阴茎勃起成功的机会。⑤cAMP 依赖性蛋白激酶 A(cAMP-dependent protein kinase,PKA):cAMP 的主要受体是 PKA,也被称为 cAMP 依赖性激酶。PKA 是由两个调节亚单位和两个催化亚单位形成的四聚体全酶 R2C2,PKA 全酶存在两种形式,Ⅰ型由 RIα 和 RIβ 二聚体组成,Ⅱ型由 RⅡβ 和 RⅡa 二聚体组成。PKA 不同的组成形式使得其在多种生理过程中对 cAMP 信号的反应表现出广泛的特性。多于 100 种的 PKA 底物不同的细胞蛋白,90% 以上(135/145)在丝氨酸被磷酸化。在阴茎组织中有三种 PKA 底物已被确定:PDES、cAMP 应答元件结合蛋白质(cAMP response element binding protein,CREB)和 KATP 通道。

(2) cGMP 信号通路:cGMP 信号通路中的信号分子包括利钠肽和 NO。①利钠肽:利钠肽家族包括心房利尿钠肽(atrial natriuretic peptide,ANP)、脑利尿钠肽(brain natriuretic peptide,BNP)和 C 型利尿钠肽(C-type natriuretic peptide,CNP)。其受体分为 NPR-A、NPR-B 两种。由于他们也是鸟苷酸环化酶家族的成员,因此也被称为 GCA 和 GCB。有研究表明在人和动物阴茎海绵体中,最强的利尿钠肽是 CNP,它通过与 NPR-B 结合松弛离体阴茎平滑肌,但是否在生理性勃起中发挥作用尚有待进一步研究。

②NO：因为分子量较小，NO 主要通过弥散方式进入靶细胞。NO 主要由 NOS 催化 L- 精氨酸和氧转化为 L- 瓜氨酸和 NO 而来。在哺乳动物中，NOS 有三种亚型，nNOS 和 eNOS 分别主要在神经元和内皮细胞表达，而 iNOS 可以在所有类型细胞表达。目前认为与勃起有关的主要是前两种亚型，分别控制着阴茎勃起的启动和维持。NO 最具有生理重要性的受体是 sGC，NO 与 sGC 结合后，激活下游 cGMP 信号分子，介导内皮依赖性血管扩张（图 82-10）。

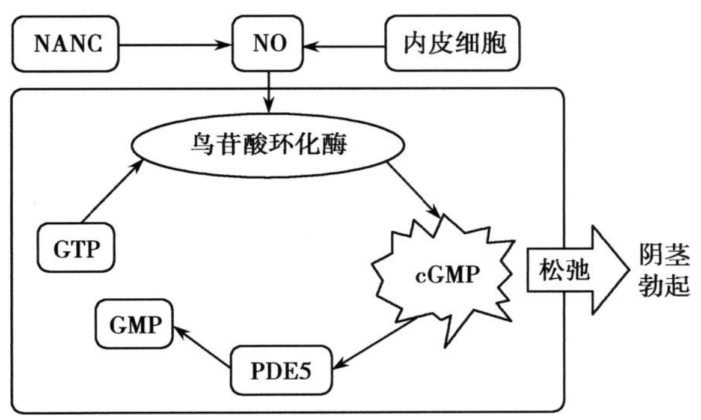

图 82-10 NO/cGMP 通路舒张海绵体平滑肌

(3) cGMP 依赖性蛋白激酶：cGMP 信号通路的主要受体和介导物质是 cGMP 依赖性蛋白激酶（cGMP-dependent protein kinase，PKG），也称为依赖 cGMP 的蛋白激酶。在哺乳动物，PKG 主要以两种形式存在，PKG-Ⅰ和 PKG-Ⅱ。PKG-Ⅰ以 α 和 β 两种亚型存在，在调节阴茎海绵体张力方面起重要作用。当然 PKG 不仅能被 cGMP 激活，也可被 cAMP 交叉激活。有研究表明 cAMP 和 cGMP 可以相同的方式激活转染了 PKG-Ⅰα 和 PKG-Ⅰβ 的 COS-7 成纤维细胞。PKG-1 缺陷老鼠，NO 增加 sGC 活性和 cGMP 的产生，通过激活 PKA 使血管平滑肌松弛。

PKG 底物较少，且大多数也可被 PKA 磷酸化。阴茎海绵体平滑肌中的 PKG 底物主要有如下几种：三磷酸肌醇受体、磷酸二酯酶（phosphodiesterase，PDE）、肌球蛋白磷酸酶、磷酸酶抑制剂 -1、热激蛋白、钙激活的钾通道等。其中 PDE 研究最为广泛。PDE 可催化 cAMP 和 cGMP 分别水解为腺苷 - 磷酸（adenosine monophosphate，AMP）和鸟苷 - 磷酸（guanosine monophos-phate，GMP），从而终止环核苷酸信号通路的传递。目前哺乳动物 PDE 超家族包含 11 个成员（PDE1~PDE11），他们分别由 21 种不同的基因编码。不同的 PDE 具有不同的作用：PDE1、PDE2、PDE3、PDE10、PDE11 对 cAMP 和 cGMP 有水解作用；PDE4、PDE7、PDE8 可水解 cAMP；PDE5、PDE6、PDE9 特异性可水解 cGMP。目前几乎所有的 PDE 在阴茎海绵体中都有所表达（PDE6 在光感受器细胞特异性表达除外），但是 PDE5 仍是目前发现的终止海绵体 cGMP 信号通路的主要 PDE。西地那非主要是抑制 PDE5 的活性从而抑制了 cGMP 的水解，显示了治疗 ED 的高效性。

**（三）离子通道**

目前已知的离子通道有四种形式：①电压门控通道：膜电压的变化控制通道的开放，常见的钠通道、钾通道、Ca 通道都属于此类；②外部配体门控通道：细胞外的分子可引起通道的开放或关闭，例如乙酰胆碱；③内部配体门控通道：细胞内的信号分子引起通道的开放或关闭，例如 ATP；④机械门控形式，：机械压力引起通道的开放或关闭。前面提到，肌质中 $Ca^{2+}$ 的变化影响着平滑肌的收缩和舒张。目前已知有三种跨膜蛋白调节 $Ca^{2+}$ 的内流和外流：①钙通道是 $Ca^{2+}$ 内流的主要调节者，阴茎海绵体平滑肌中的钙通道是电压依赖性 L 型钙通道，$Ca^{2+}$ 必须在动作电位期间通过质膜进入细胞质；②钙 ATP 酶调节 $Ca^{2+}$ 从肌细胞外流；③钙钠交换器。当然阴茎海绵体平滑肌中还存在其他的离子通道，例如钾通道、氯通道等，它们不能直接引起平滑肌的收缩或者舒张，但是可通过影响平滑肌细胞膜的超极化影响着钙通道的开放或者关闭，从而影响平滑肌的松弛。例如目前已知存在两种钾通道：ATP 敏感钾通道和 $Ca^{2+}$ 激活的钾通道的开放可引起平滑肌细胞超极化，应用 $K_{ATP}$ 通道的开放剂 PNU-83757 可引起阴茎勃起。PKA、PKG、cGMP 等的刺激也可引起钾通道的开放。

**（四）细胞间信息交流**

阴茎海绵体平滑肌作为成对的器官，收缩与舒张具有整体协调性，在勃起和消退过程中，海绵体平滑肌细胞间应该存在相互联系以便介导这些细胞的同步收缩和松弛。多数观点认为缝隙连接（gap junction，GJ）是阴茎海绵体平滑肌细胞网络同步兴奋并快速协调一致舒缩的解剖生理基础（图 82-11）。构成阴茎海绵体平滑肌缝隙连接的主要成分是连接蛋白 43（connexin 43，Cx43）（图 82-12），Cx43 间隙通道大部分时间是开放的，允许分子量小于 1kD 的物质通过，如代谢产物前体、营养素，以及包括 $Ca^{2+}$、$K^+$、三磷酸肌醇（inositol triphosphate，$IP_3$）、cAMP、cGMP 在内的离子和第二信使分子等，现已有很多证据表明细胞内 $Ca^{2+}$ 浓度过高或酸中毒、低氧、低血糖等情况可导致 GJ 关闭及 Cx43 的表达改变，并引起勃起功能异常，但其具体病理生理机制仍不清楚。

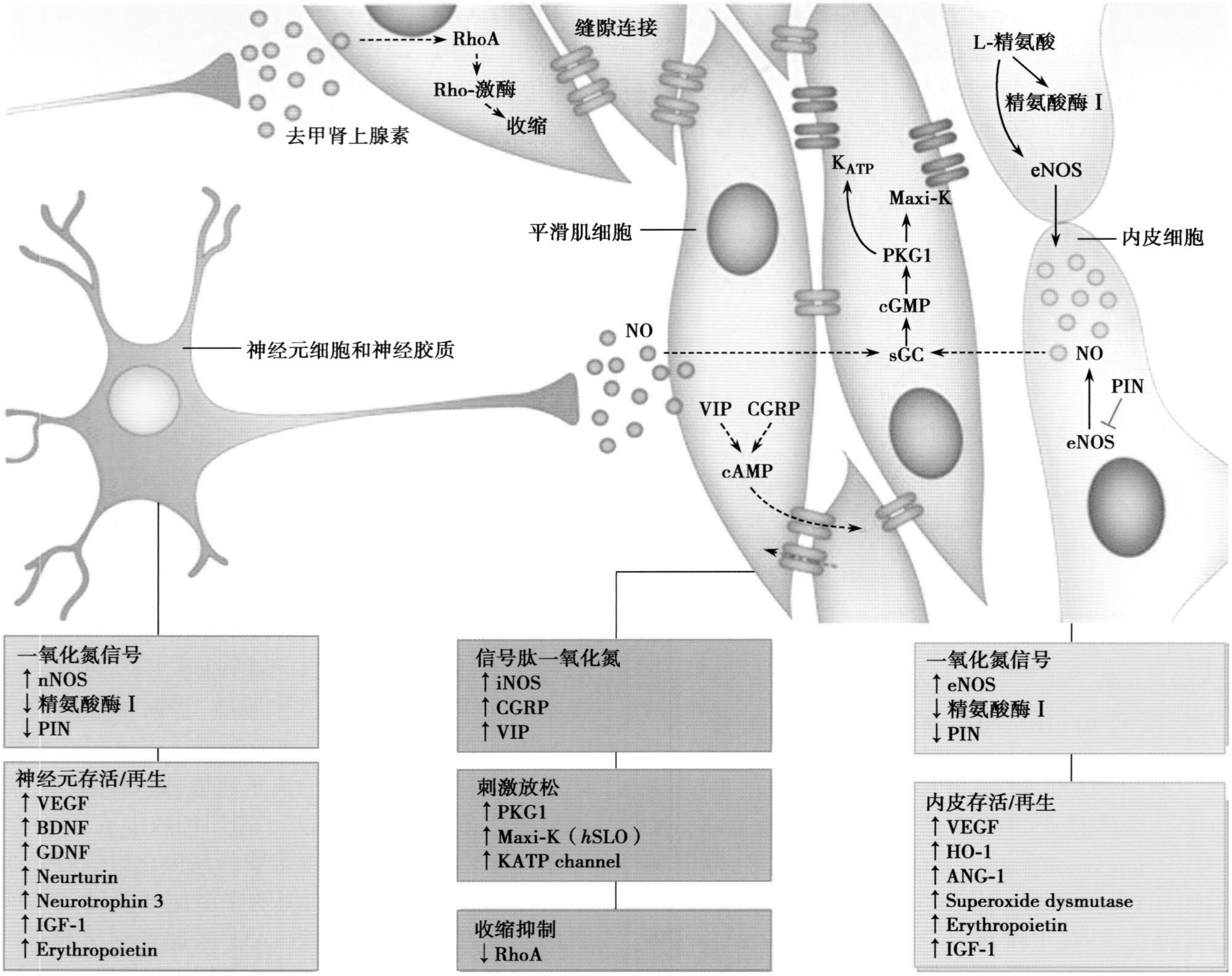

RhoA
Rho-激酶
收缩
去甲肾上腺素
缝隙连接
L-精氨酸
精氨酸酶 I
eNOS
$K_{ATP}$
Maxi-K
PKG1
cGMP
sGC
平滑肌细胞
内皮细胞
神经元细胞和神经胶质
NO
NO
PIN
eNOS
VIP CGRP
cAMP
一氧化氮信号
↑ nNOS
↓ 精氨酸酶 I
↓ PIN
神经元存活/再生
↑ VEGF
↑ BDNF
↑ GDNF
↑ Neurturin
↑ Neurotrophin 3
↑ IGF-1
↑ Erythropoietin
信号肽一氧化氮
↑ iNOS
↑ CGRP
↑ VIP
刺激放松
↑ PKG1
↑ Maxi-K（*h*SLO）
↑ KATP channel
收缩抑制
↓ RhoA
一氧化氮信号
↑ eNOS
↓ 精氨酸酶 I
↓ PIN
内皮存活/再生
↑ VEGF
↑ HO-1
↑ ANG-1
↑ Superoxide dysmutase
↑ Erythropoietin
↑ IGF-1

图 82-11 海绵体平滑肌缝隙连接在阴茎勃起功能中的作用

关闭
开放
缝隙连接
跨膜区（M1-M4）
细胞外循环（E1 and E2）
细胞质循环（CL）
末端（N and C）
连接体
（cell A）
细胞质
质膜
细胞外基质
质膜
细胞质
连接体
（cell B）
联接蛋白
E1
E2
M1
M2
M3
M4
CL
N-term
（NH2）
C-term
（COOH）
联接蛋白结构

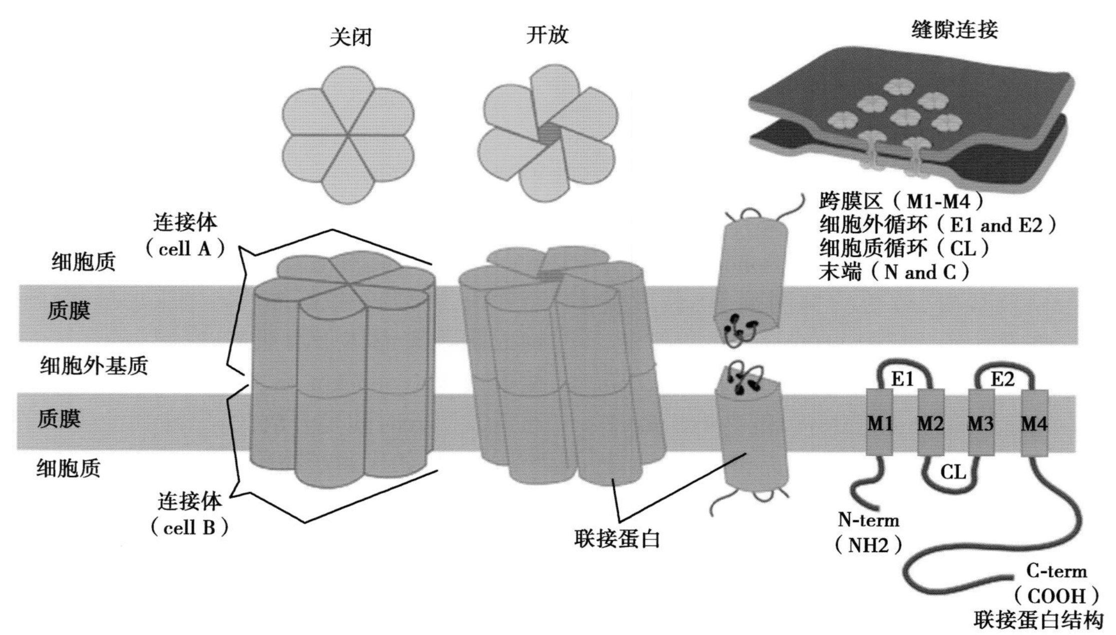

图 82-12 Cx43 组成的 GJ 模式图

# 第四节　勃起功能障碍病理生理学

勃起功能障碍是一个古老的疾病，早在公元前2000年的埃及纸草本中就有记录。后来，希波克拉底报道了居住在Scythia的富裕人群中许多男性阳痿的病例，并将其归因于骑马过多，而穷人发病少是因为他们主要靠步行。

目前关于ED的分类方法有很多，常见的有两种，一种是基于病因分类，例如糖尿病、医源性疾病、创伤性疾病等；一种是基于神经血管机制分类，包括神经源性、动脉性、静脉性等（图82-13）。

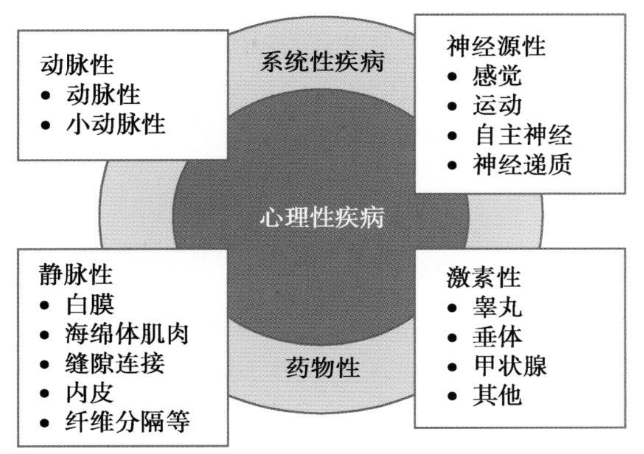


图82-13　勃起功能障碍的分类

## 一、心理性勃起功能障碍

以前心理性勃起功能障碍被认为是最常见的，占勃起功能障碍患者的90%。但目前的观念已经认识到ED的原因通常是混合性的，可以是功能性为主，也可以是器质性为主。正常情况下兴奋性和抑制性的信息被传递到脊髓勃起中枢，进而诱发或抑制勃起。心理性ED患者骶髓以上中枢的抑制作用被扩大，同时交感神经过度活动或者外周儿茶酚胺水平增高，增加了阴茎平滑肌的张力。

## 二、神经源性勃起功能障碍

目前神经源性ED患者占10%~19%，如果研究包括医源性和混合性ED，发病率可能更高。任何影响大脑、脊髓、海绵体和阴部神经功能的疾病或功能障碍都可引起勃起功能障碍。颅内疾病，例如帕金森病、脑卒中、脑炎或颞叶癫痫，经常伴发ED，其主要是影响MPOA、PVN和海马区域，而这些区域被认为是性欲望和勃起的重要整合中枢。同样多巴胺能神经通路的失衡也可引起ED。

脊髓损伤的男性也可发生ED、射精及性欲高潮障碍。在高位脊髓完全损伤的患者中有95%的患者保留有反射性勃起，但低位损伤者仅25%的患者保留有反射性勃起。脊髓的其他病变，如脊柱裂、椎间盘突出症、脊髓空洞症、肿瘤等，可以同样的方式影响传入和传出神经通路，造成患者阴茎勃起功能障碍。

在外周，由于盆腔脏器与海绵体神经之间关系密切，盆腔手术易损伤海绵体神经造成医源性勃起功能障碍。有报道，根治性前列腺切除术后ED发生率高达43%~100%。目前由于对盆腔和海绵体神经解剖认识的增加，在根治性前列腺切除术中注意保护性神经，术后ED发生率由100%下降到了30%~50%，同时早期应用西地那非治疗有助于防止因神经功能恢复期间很少或没有勃起所致的组织结构改变。

在其他类型的ED中常伴有神经传导的异常。Bemelmans等对没有任何神经系统疾病症状的勃起功能障碍患者进行了躯体感觉诱发电位和骶反射潜伏期的研究。发现有47%的患者至少有一项结果异常。因此，不管有无明显的神经系统异常，神经评估应该作为ED完整性评估的一部分。

## 三、内分泌性勃起功能障碍

目前雄激素在男性性功能方面具有重要作用，其主要是保障了男性的性驱动力，增加了性欲和性行为的频率，同时也可增加夜间勃起的次数。但一般认为对性幻想和视觉刺激诱发的勃起作用不大或没有作用。有研究发现，去势大鼠的阴茎动脉血流下降，阴茎静脉漏增加，同时阴茎平滑肌α肾上腺素能神经的反应性增加，海绵体细胞凋亡上调，小梁平滑肌含量减少。目前认为任何下丘脑-垂体轴的功能障碍都会导致性腺功能低下、雄激素水平降低。性腺功能低下分两种，一种是低促性腺激素型性腺功能低下，可以是先天性的，或者由肿瘤或外伤引起；另外一种是高促性腺激素型性腺功能低下，主要由肿瘤、外伤、手术和腮腺炎后睾丸炎所致睾丸功能下降，反馈引起促性腺激素升高。

高催乳素血症也可引起阴茎勃起功能障碍，同时还可引起性欲丧失、溢乳、乳腺增生和不育等。其机制主要是催乳素抑制促性腺激素的释放，从而引起血液循环中睾酮水平降低。

甲状腺功能异常也可引起ED。甲状腺线功能亢患者，血液循环中雌激素水平增加，性欲减低；在甲状腺功能减退患者，睾酮分泌减少和催乳素水平增高导致ED。

## 四、动脉性勃起功能障碍

任何引起动脉供血不足的疾病均可降低阴茎勃起的硬度，包括高血压、高脂血症、吸烟、糖尿病、会阴或盆腔的钝性损伤和盆部放疗等。勃起功能低下伴动脉粥样硬化性疾病患者，动脉造影显示两侧阴部内动脉、阴茎海绵体动脉、阴茎动脉存在弥漫性病变。糖尿病男性和老年男性海绵体动脉有很高的纤维化发生率，同时伴有管腔狭窄、内膜增生。钝性盆腔或阴茎外伤，可造成阴茎动脉或海绵体动脉的局灶性狭窄，常见于年轻人动脉性ED。由于勃起功能低下患者阴茎动脉的病变比正常同龄人更常见，因此，ED也是全身性和局部性动脉病变的表现。

目前认为引起动脉性勃起功能障碍的机制主要有三个：①动脉管腔狭窄，血管阻力增加，海绵体内血液的氧分压下降，而氧张力的下降，可引起PGE1和PGE2的形成减少，弥漫性静脉漏的发生增加；②动脉性ED患者交感活性增强，动脉的基础张力水平和肌源性张力均也较正常人增高；③动脉性ED存在内皮依赖的血管松弛障碍，当给高血压患者注入乙酰胆碱或缓激肽时，血管扩张减弱，主要是血管紧张素Ⅱ、血栓素、超氧化物等所致。

## 五、海绵体性（静脉性）勃起功能障碍

静脉性ED的主要原因是静脉闭塞功能障碍，其由多种病理生理过程引起：白膜退化改变、纤维弹性结构改变、小梁平滑肌松弛缺陷和静脉分流等。阴茎海绵体硬结症、老龄、糖尿病、白膜外伤患者，白膜弹性纤维的减少和超微结构的改变，可以影响导血管的关闭，从而导致一些男性勃起功能障碍。同时，小梁平滑肌松弛不足，又会对白膜下小静脉的压迫不够，形成一个恶性循环。

在糖尿病、高胆固醇血症、血管疾病、阴茎外伤和老龄情况下，阴茎海绵体组织由于弹性纤维减少和胶原沉积增加而导致顺应性降低，造成ED。Sattar等报道平均弹性纤维组织的百分比具有明显的差别：健康人为9%，静脉漏患者为5.1%，动脉疾病患者为4.3%。同时，因为海绵体平滑肌控制勃起的血管机制，所以可以认为海绵体平滑肌含量和结构的改变也可以影响勃起反应。Sattar研究发现正常人和ED患者的阴茎海绵体的平滑肌百分含量具有明显的差别：正常人为38.5%、静脉性勃起功能障碍患者为27.4%、动脉性勃起功能障碍患者为23.7%。

离子通道在肌肉活动的生化改变中也具有重要作用。勃起功能障碍患者的细胞maxi-$K^+$通道发生改变，这可能与超极化能力降低、钙稳态改变、平滑肌松弛功能障碍有关。在严重的动脉性疾病，细胞膜间存在的胶原纤维可以减少或损害细胞间缝隙连接，影响细胞间通信功能，从而改变平滑肌活动的协调性。但是其病理生理影响还有待进一步研究。海绵体内皮组织可以调节相邻平滑肌细胞的张力和影响勃起的产生，NO、前列腺素和多肽内皮素已经在内皮细胞中被确定。在糖尿病和高胆固醇血症中发现患者海绵体内皮功能下降、内皮介导的海绵体平滑肌松弛功能障碍，这些共同作用引起ED的发生。

## 六、药物诱导的勃起功能障碍

多数ED患者常伴有其他疾病，例如高血压、糖尿病、抑郁症等。而在这些疾病治疗过程中，ED是所有这些治疗药物潜在的副作用（表82-1）。利尿剂治疗高血压已有较长的历史，对其引起的勃起功能副作用已进行了较为广泛的研究，与安慰剂比较，大剂量应用明显增加了ED的发生率。一项TOMHS研究发现，服用小剂量噻嗪类利尿剂的男性两年时ED的发病率是服用安慰剂或其他药物者的两倍，但治疗四年后，噻嗪类利尿剂组ED发病率接近安慰剂组，可能是噻嗪类利尿剂诱发ED易被早期发现，但不是直接引起ED的原因。

β肾上腺素受体阻滞剂也能引起ED，早期的实验发现，非选择性药物普萘洛尔比安慰剂和血管紧张素转换酶抑制剂有较高的ED发生率，而高选择性β受体阻滞剂如醋丁洛尔却大大减少了ED的发病率，其原因可能是在阴茎海绵体中引起其舒张的β肾上腺素受体主要是$\beta_1$受体。动物实验证实α肾上腺素受体拮抗药，特别是作用于$\alpha_1$受体者，可以增加对海绵体平滑肌的松弛引起勃起反应。另外临床观察发现，α肾上腺素受体拮抗药如多沙唑嗪等，其ED发生率比安慰剂组低。血管紧张素转换酶抑制剂是目前较常用的治疗高血压的药物，这类药物没有明显的干扰性功能的外周或中枢效应，多项研究比较了血管紧张素转换酶抑制剂和其他药物及安慰剂在治疗高血压中的ED发生率，均发现血

表 82-1　与勃起功能障碍相关的药物

| 与勃起功能障碍相关的药物 | | | |
|---|---|---|---|
| 利尿剂 | 噻嗪类 | $H_2$ 受体拮抗剂 | 西咪替丁 |
| | 螺内酯 | | 雷尼替丁 |
| 降压药 | 甲基多巴 | 激素及相关药物 | 雌激素 |
| | 可乐定 | | 黄体酮 |
| | 利血平 | | 皮质激素 |
| | β- 受体阻滞剂 | | 环丙特龙 |
| | 胍乙啶 | | 非那雄胺片 |
| | 维拉帕米 | | 促性腺激素释放激素类似物 |
| 心脏病用药 | 氯贝丁酯 | 细胞毒类药物 | 环磷酰胺 |
| | 吉非罗齐 | | 甲氨蝶呤 |
| | 地高辛 | 抗胆碱类 | 磷酸丙吡胺 |
| 安定类 | 硫乙拉嗪 | 其他 | 甲氧氯普胺 |
| 抗抑郁药 | 三环抗抑郁药 | | 碳酸酐酶抑制剂 |
| | 单胺氧化酶抑制剂 | | 非甾体抗炎药 |
| | 锂剂 | | |

管紧张素转换酶抑制剂组与安慰剂组对性功能的影响没有差别，与其他药物比较对性功能也没有改善作用。临床研究证实钙通道阻滞剂也没有影响勃起功能的不良反应，但它可能降低球海绵体肌的收缩力，造成射精持续时间缩短。因此对于高血压患者，由于噻嗪类利尿剂具有较高的 ED 发病率，可以通过联合治疗和减轻体重使之降低。对于治疗前即存在 ED 的患者，由于 $\alpha_1$ 受体阻滞剂和血管紧张素Ⅱ受体拮抗剂可改善性功能，应用这些药物可有一定的益处。

像高血压一样，精神性药物也可造成阴茎勃起功能障碍。由于受体的复杂性和中枢神经通路之间的相互作用，在性功能中发挥重要作用的神经元和神经节更容易受到精神性药物的影响，导致正性或负性的功能改变。

抗精神病药主要通过阻滞大脑边缘系统和额前部区域的多巴胺能受体而发挥作用。其副作用与拮抗 β 肾上腺素受体和抗胆碱能作用有关，同时也可引起锥体外系的副作用，产生性功能方面的症状。经典型抗精神病药产生性功能方面副作用的机制主要是多巴胺能受体阻滞产生高催乳素血症，以及大脑中枢多巴胺释放的减少。在一项抗精神病药的非随机对照研究中，性功能障碍的发病率为 40%~70%。新的药物如氯氮平对性欲影响较轻，硫利达嗪可引起射精方面的问题而不引起 ED。抗抑郁药主要通过抑制中枢神经系统的去甲肾上腺素和 5- 羟色胺（5-hydroxytryptamine，5-HT）的再摄取而发挥作用。它们性功能方面的副作用被认为与外周抗胆碱能和 β 肾上腺素能效应有关，也可能与拮抗 5- 羟色胺受体有关。有研究表明抗抑郁药的副作用主要是射精抑制引起的性高潮紊乱。5- 羟色胺选择性重摄取抑制剂（serotonin-selective reuptake inhibitor，SSRI）是目前常用的一类治疗抑郁症的药物，据估计接近 50% 的应用这些药物的患者可发生性功能的改变，其机制可能与 5-HT2 和 5-HT3 的刺激减少了 MPOA 区域多巴胺释放和 NOS 活性下降有关。安慰剂组随机对照研究显示在 SSRI 治疗后出现性功能障碍主要是性快感缺失，应用西地那非或米安色林可改善。既往认为抗焦虑药不会引起 ED，但一项实验研究证明 γ- 氨基丁酸（γ-aminobutyric acid，GABA）类药物可以抑制由阿扑吗啡（一种多巴胺激动剂）诱导的勃起。目前新出现的抗焦虑药如安非他酮和丁螺酮被证实未发现性功能方面的副作用，并可用于减轻由其他抗抑郁药引起的性功能症状。

抗雄激素药物主要是通过抑制雄激素的产生或拮抗雄激素受体而起到阻滞雄激素的作用。一般认为快速眼动睡眠的夜间勃起是雄激素依赖性的，而视觉性刺激引发的勃起是非雄激素依赖性的。实际上，在对良性前列腺增生（benign prostatic hyperplasia，BPH）接受非那雄胺治疗的患者进行的安慰剂对照研究表明：约 5% 有性欲下降和 ED，而安慰剂对照组是 1%。治疗男性脱发应用低剂量

(1mg/d)时，未见到有性功能障碍发生。非类固醇类药物如氟他胺和比卡鲁胺具有相对的单纯雄激素受体作用，当与黄体激素释放激素激动剂合用时，睾酮减少至去势水平，主要副作用是性欲降低，经常伴有ED，发生率约达70%。

其他许多药物被认为具有性功能方面的副作用，特别是ED。地高辛可减弱阴茎海绵体对乙酰胆碱和内源性神经刺激的松弛反应，但在给予视觉性刺激的男性受试者中并未发生勃起功能下降。他汀类药物被用来降低血脂水平，因此主要用于可能存在性功能障碍(特别是ED)危险因素的老年人群。目前多项研究指出他汀类药物治疗的患者，ED发生主要是潜在的病理改变，药物并不能提高ED的发生率。随着血脂的下降，内皮细胞功能得到改善，勃起功能可在阿托伐他汀治疗2~5个月后得到恢复。$H_2$受体拮抗剂是被广泛应用预防和治疗消化性溃疡的药物。病例报道表明西咪替丁具有抗胆碱能效应和雄激素抑制作用。抗反转录病毒也可能与ED有关，许多抗癌药也可引起性欲的逐渐丧失、周围神经病变、无精症和勃起功能障碍。

### 七、原发性ED

原发性ED是指从第一次性交开始都不能正常诱发或者维持阴茎勃起。大多数是由于心理性因素，儿童时期的有害事件、早期性经历创伤或教育的误导等可造成患者对性生活的焦虑，产生原发心理性性功能障碍。少数原发性ED也存在器质性原因，例如阴茎发育不全、动脉和静脉闭塞机制功能障碍、神经供应异常等，并且其病因常常合并存在，阴茎发育不全者可能伴有神经供应异常、内分泌紊乱等。

## 第五节　阴茎勃起功能障碍的诊断

19世纪70年代以来随着对ED认识的不断深入，ED健康顾问专家也由最初的心理学专家转换成泌尿科医师。不同时间，ED的评估重点也不一样。在采用阴茎假体及心理疗法治疗ED的时期，评估重点主要关注阴茎海绵体压力指数测试和夜间勃起试验，防止错把阴茎假体 置入“心因性”ED患者阴茎体内。在以阴茎局部注射为主要治疗的时期，主要应用多普勒超声显影、药物海绵体内注射及海绵体造影检查阴茎血管的功能。1999年6月巴黎举行了第一届国际ED联合会并达成了诸多共识，ED被重新定义为遇到性刺激时，持续或间断地无法达到或维持阴茎足够的勃起。医学评估也转化到以患者为中心，着重强调了患者的教育背景、对话，以及患者诊断治疗的目标和动机在疾病评估中的重要性。4年后，第二届国际性学联合会(ICSM)进一步确定了治疗ED的方法应建立在以患者、证据为中心的基础上。以患者为中心的医疗模式是一个整体模式，不仅考虑到疾病的生物学深度，还要考虑心理、社会因素，尊重患者的意愿、期望及价值观，从患者的角度考虑患者的疾病。

### 一、问卷和性功能评分

目前关于男性性功能情况调查问卷和量表较多，最初主要是用来区分心理性ED和器质性ED。SAQs为一类自我评估的问卷，在临床调查中已被广泛运用，主要对性兴趣、性刺激和性满意度进行量化。其中BMSFI量表是由O'Leary在1995年制定的简易男性性功能调查表，包括性冲动(2项)、勃起(3项)、早泄(2项)、每个问题的发生率(3项)、整体的满意度(1项)(表82-2)。EDITS也是一种SAQ，由Althof在1999年制定，主要关于ED治疗的满意度调查，在药物研究方面非常有用，通过统计重复处方、失控及对将来的评估测算出满意率。

国际勃起功能问卷评分表(IIEF)是目前应用最广泛的SAQ，通过15项问题描述将患者勃起功能、生殖功能、性欲、相互的满意度及整体满意度5个方面进行了量化。为了给医师提供1份用于办公室测评的关于勃起功能的简易量表，从IIEF15项问题中拣选出5个项目(4个是关于勃起功能方面)组成IIEF-5量表，用于患者自己评估过去6个月内的勃起功能和满意度(表82-3)。根据IIEF-5评分，将ED分为5度：严重(5~7分)、中度(8~11分)、中低度(12~16分)、轻度(17~21分)，以及没有ED(22~25分)。

然而，SAQs并不能有效完全区分各种原因导致的ED(动脉性的，神经性的或混合血管性的)，ED的诊断仍需借助现代诊断技术。因此一个好的ED评估应以患者为中心，包括病史、量表问卷、物理检查、实验室检查等。

### 二、病史采集

虽然男性性功能情况调查问卷和量表在性问题的首要评估中很有帮助，但是不能替代详细的病史

表 82-2　简易男性性功能调查表(BMSFI 量表)

| 根据最近 30 天内的状况评估 | | | | | | |
|---|---|---|---|---|---|---|
| | 0 | 1 | 2 | 3 | 4 | 得分 |
| 1. 您多少天有性欲 | 无 | 少数几天 | 几天 | 多数天 | 几乎每天 | |
| 2. 您的性欲程度 | 无 | 低 | 中 | 中上 | 高 | |
| 3. 性刺激下有多少次能达到部分或完全勃起 | 无 | 少数时候 | 大约一半时候 | 多数时候 | 每次 | |
| 4. 有多少次勃起硬度足以插入阴道进行性交 | 无 | 少数时候 | 大约一半时候 | 多数时候 | 每次 | |
| 5. 勃起有多大困难 | 完全不能 | 困难极大 | 有些困难 | 稍有困难 | 无困难 | |
| 6. 射精有多大困难 | 无性刺激 | 困难极大 | 有些困难 | 稍有困难 | 无困难 | |
| 7. 对射精量的关注 | 无性高潮 | 很大关注 | 中等关注 | 很少关注 | 无所谓 | |
| 8. 您对性欲问题严重性的关注 | 很大关注 | 中等关注 | 很少关注 | 极少关注 | 无所谓 | |
| 9. 您对 ED 问题严重性的关注 | 很大关注 | 中等关注 | 很少关注 | 极少关注 | 无所谓 | |
| 10. 您对射精障碍严重性的关注 | 很大关注 | 中等关注 | 很少关注 | 极少关注 | 无所谓 | |
| 11. 您对性生活的满意程度 | 非常不满意 | 多数不满意 | 一半一半 | 多数满意 | 非常满意 | |

表 82-3　国际勃起功能问卷评分表 -5(IIEF-5)

| 请根据过去 6 个月内的情况评估 | | | | | | | |
|---|---|---|---|---|---|---|---|
| | 0 | 1 | 2 | 3 | 4 | 5 | 得分 |
| 1. 对阴茎勃起及维持勃起有多少信心 | | 很低 | 低 | 中等 | 高 | 很高 | |
| 2. 受到性刺激后,有多少次阴茎能坚挺地进入阴道 | 无性活动 | 几乎没有或完全没有 | 只有几次 | 有时或大约一半的时候 | 大多数时候 | 几乎每次或每次 | |
| 3. 性交时,有多少次能在进入阴道后维持阴茎勃起 | 没有尝试性交 | 几乎没有或完全没有 | 只有几次 | 有时或大约一半的时候 | 大多数时候 | 几乎每次或每次 | |
| 4. 性交时,保持勃起至性交完毕有多大困难 | 没有尝试性交 | 非常困难 | 很困难 | 有困难 | 有点困难 | 不困难 | |
| 5. 尝试性交时是否感到满足 | 没有尝试性交 | 几乎没有或完全没有 | 只有几次 | 有时或大约一半的时候 | 大多数时候 | 几乎每次或每次 | |

采集。一个详细的病史采集包括性生活、药物、精神社会史等。男科医师应该注意性功能障碍的内在及外部原因。在整个评估过程中临床医师要始终保持缓和及灵活的态度。性生活史的采集与患者的全部性功能评估一样,对明确诊断都很必要。访问病史时,注意保护患者隐私,努力获得患者的信任,有时为了确证性生活史、评价相互目标,访问配偶也很重要。在性生活史采集时,要确定是否目前出现的问题(如 ED、早泄)是首要想解决的问题,或是否其他性问题(性欲、射精、性高潮)也被包含在其内;在采集用药史时,要评估患者疾病状况(如动脉硬化症、糖尿病)、并存病(如抑郁症)的潜在影响、药物的潜在作用等,同时详细记录服药情况。其他还包括是否有开放式盆腔脏器手术、骨盆损伤史等。同样,一个详细的社会心理史评估也很必要。社会交往、工作情况等都会影响到患者的自信及社交能力,从而影响到性功能。男科医师应该仔细评价患者与过去、现在配偶的关系、人际关系、财务情况、职业情况、家庭生活及社会支持等。

## 三、体格检查

虽然体格检查可能无法鉴别性功能障碍的病因,但仍然是评估的必要组成部分。生殖器的发育评估可发现一些性功能障碍的原因,例如小阴茎、阴茎硬结症等;身体体形(第二性征、乳房等)等检测可以发现性腺功能减退的体征及特有的体形;生殖器、会阴部感觉及阴茎海绵体反射试验(BCR)等评价可以提示神经性阳痿。

## 四、实验室检查

男性性功能障碍的实验室检查目的主要是鉴别或确诊阳痿的原因,例如性腺功能发育不良、糖尿病、高脂血症、甲状腺疾病等，50 岁以上、有前列腺癌家族史的患者要测量 PSA。另外，对于性激素低下的 ED 患者，如果要行激素替代疗法，也建议测量 PSA。

## 五、阴茎血管评估

血管评估的目的是诊断动脉或静脉闭塞性勃起功能障碍，目前常用的包括：

### （一）阴茎血流的一线评估法

联合腔内注射与刺激　海绵体注射与性刺激联合试验（CIS）是最普通的诊断血管性 ED 方法，主要通过海绵体注射血管扩张剂（含 2 种或 3 种血管扩张剂的联合注射）、生殖器或视听上的性刺激进行勃起评估（图 82-14）；目前 CIS 注射方法包括前列腺素 E1 的单独注射（Caverject 或 Edex，10~20μg），罂粟碱和苯妥拉明的联用（Bimix，0.3ml），或是这三种药物的联合应用（Trimix，0.3ml）。注射后压迫针眼 5 分钟以防止血肿。前列腺素 E1 海绵体注射主要副作用是痛性勃起，特别是前列腺、膀胱根治性切除术后患者表现明显；0.3ml Bimix 注射诱发勃起效果与前列腺素 E1 相似，但痛性勃起发生率低，一般建议选择使用。如果勃起情况不好，可以接下来注射 0.3ml Trimix。

CIS 副作用除了阴茎痛性勃起外，还包括阴茎持续勃起。在注射之前告知患者试验的目的、替代方法、危险及益处。一旦出现持续勃起可注射稀释的脱氧肾上腺素 0.5μg/ml，每 3~5 分钟注射 1ml 直到消退。目前认为 CIS 反应与血管的闭塞程度有关。由于焦虑、对针头恐惧及不充分计量等会导致检查存在假阳性。同时大概有 20% 的边界动脉血流的患者可出现假阴性。

### （二）阴茎血流的二线评估

心脏舒张时，血液返回心脏，测量心脏舒张末期血流速度（EDV）可反映血液流出动脉的情况，评估海绵体静脉闭塞功能。许多机构研究报道正常男性的平均 PSV 为 34.8cm/s、40cm/s 和 47cm/s（图 82-15）。Mayo 临床中心的数据来看，对阴茎血管造影发现异常的患者，多普勒测量 PSV 小于 25cm/s 的敏感性为 100%，特异性为 95%。严重的单侧海绵体动脉灌流不足会导致大于 10cm/s 的 PSV 差异（图 82-16）。阴茎勃起时，海绵体静脉闭塞，动脉血流入静脉受限，正常男性 EDV 小于 5cm/s；如果 PSV>25cm/s 和 EDV>5cm/s，且伴有勃起时快速的消肿，患者被认为有静脉源性阳痿，其敏感性高达 90%，特异性 56%。

海绵体动脉直径及其变化也是反映阴茎动脉情况的可靠指标。充血后阴茎动脉血流速度升高伴有动脉直径的增加，但在严重血管性 ED 的患者，直径的增加通常小于 75%，并且充血后管腔直径很少超过 0.7mm。阴茎动脉解剖的变异可以干扰多普勒血管检查。Arow 和同事们发现在典型阴茎动脉解剖的患者中，动态超声成像和外阴血管造影之间有极好的相关性；但是，在有解剖变异的患者中则相关性较低。阴茎海绵体动脉变异包括血管的数目和位置、多个分支的存在，可能导致临床医师低估整个动脉血流和错误做出动脉源性阳痿的诊断，这需要有经验的 B 超医师进行检查。

1974 年，Planiol 在多普勒波谱检查中引用阻力指数（RI）概念来描述血管阻力。RI=PSV-EDV/PSV。RI 主要反映海绵体内压的变化：在勃起直至完全坚挺的过程中，收缩期血流是升级的，RI 值保持在小于 1。EDV 和 RI 都是预测静脉闭塞功能的参数，RI 小于 0.75，则在 95% 的病例中与静脉泄漏有联系。

### （三）阴茎血流的三线评估

①药物性动脉 X 线造影：动脉 X 线造影首先需要进行海绵体药物注射诱导阴茎勃起，然后在血

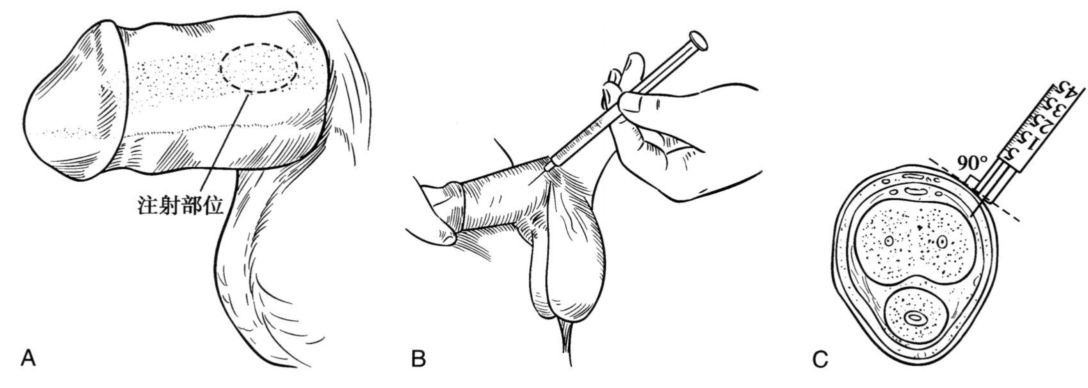


图 82-14　阴茎海绵体注射示意图

A. 注射部位；B. 持针注射部位与角度；C. 进针角度。

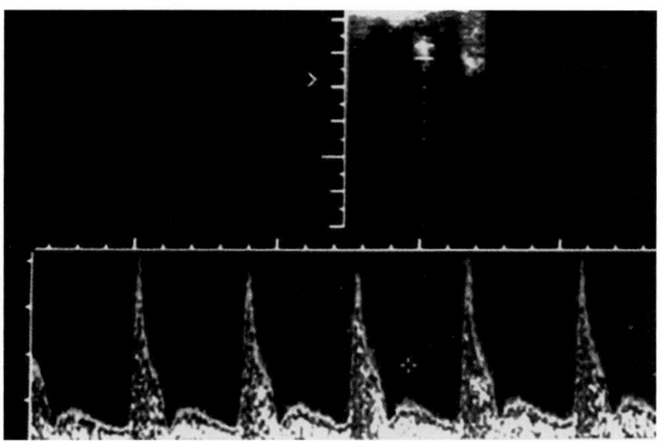

图 82-15 正常阴茎动脉超声影像

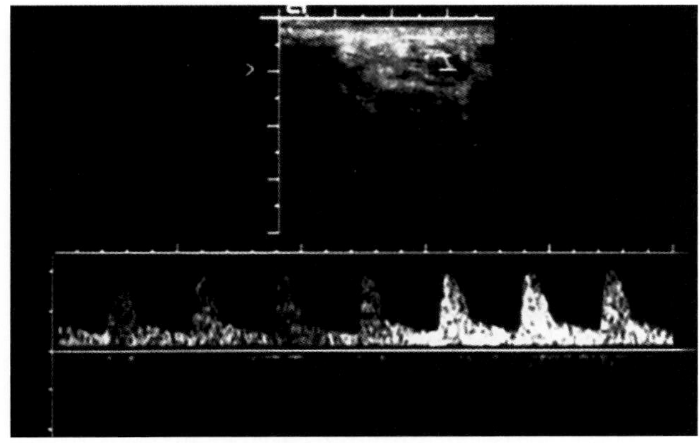

图 82-16 阴茎动脉供血不足超声图，PSV 下降

管舒张最明显时注入造影剂，在外阴动脉内部选择性 X 线造影检查(图 82-17)。②动脉 X 线造影能较好地反映阴茎动脉解剖学信息，而不是功能性信息。同时由于阴茎总动脉变异率高达 50%，这为如何区分后天性异常和先天性变异也带来了困难。由于此项检查费用高昂和具有侵入性，最好的指征就是那些年轻的继发于创伤性动脉断裂的 ED 患者或是有会阴挤压伤的患者(图 82-18)。③药物性海绵体血管造影检查也需要首先向海绵体注射药物诱导勃起，但与药物性动脉 X 线造影不同的是，随后向海绵体内注射 X 线造影剂，从而显示静脉泄漏的部位，如泄漏至龟头、球海绵体阴茎背部表浅静脉和海绵体及阴茎脚静脉的情况，而且在大部分患者中可以看到不止一处的造影剂泄漏(图 82-19、图 82-20)。④药物性海绵体测量是一种评定阴茎流出系统的方法，主要是在海绵体内注射血管舒张剂后，向海绵体注射盐水，同时进行海绵体内压力监测。静脉闭塞功能不良的指征是，盐水注入时海绵体内压力不能升高至平均收缩期血压水平，或停止注射后海绵体

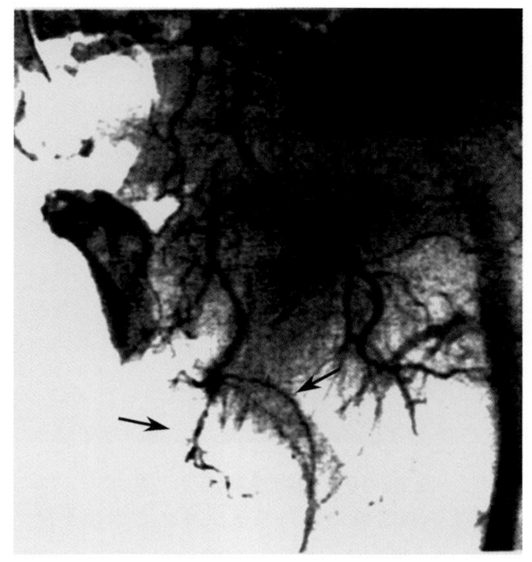

图 82-17 正常阴部内动脉造影图

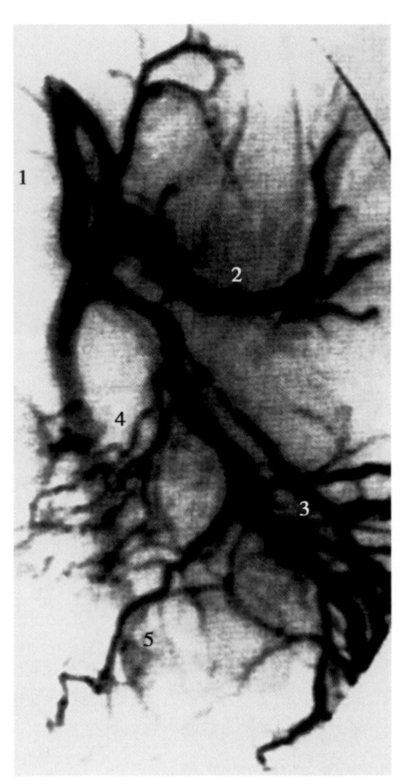


图 82-18 髂内动脉狭窄和阴部内动脉远端闭塞

内压力迅速下降。

**(四) 阴茎血流的影像学评价**

①磁共振血管成像(magnetic resonance angiography，MRA)：目前有多个研究对阴茎血管 MRA 的敏感性和特异性进行了评价。MRA 定位了从髂动脉下至外阴内动脉的病变过程。②放射性核素阴茎成像

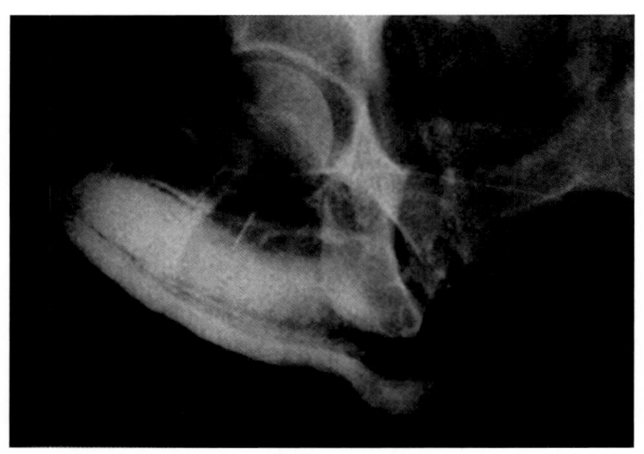

图 82-19　药物性海绵体造影术
造影显示阴茎海绵体与尿道海绵体之间的交通。

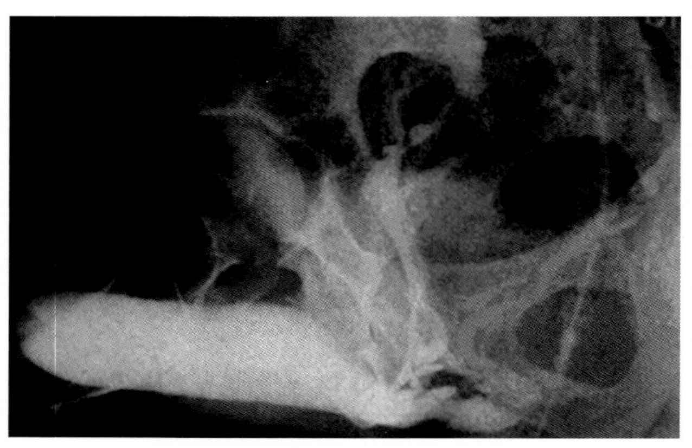

图 82-20　药物性海绵体造影术显示阴茎脚部静脉泄漏

术：放射性核素阴茎成像术主要是在注射血管活性物质后使用 99m 锝标记的红细胞量化阴茎血液体积的变化，并且可测量阴茎血流，将严重动脉源性阳痿患者与那些有正常血流的患者分开。③红外线分光光度测量法：红外线分光光度测量法是一种安全的生物医学光学技术，它能提供大量阴茎勃起的血管生理测量数据，通过分光光度测量仪连续监测可以评估阴茎勃起时血流动力学变化。

（五）海绵体平滑肌容量测定

通过荧光显微镜进行海绵体活组织检查，并以计算机细胞形态学分析作为辅助技术测量海绵体平滑肌细胞容量，年轻人中阴茎海绵体中含 40%~52% 的平滑肌，海绵体静脉闭塞功能不良的老年人，阴茎海绵体中只有 19%~36% 的平滑肌，动脉性阳痿老年患者，阴茎海绵体平滑肌只有 10%~25%。虽然海绵体平滑肌容量检查不能区分 ED 的病因，但勃起终末器官阴茎损伤既是 ED 的病因，也是 ED 的结果，这为治疗时需考虑阴茎海绵体保护提供了依据。

（六）阴茎分支压力指数

用儿科血压袖带放在软化的阴茎根部，同时多普勒连续波探头测量收缩期血压。阴茎分支压力指数（Penile branch stress index，PBI）反映的是阴茎收缩期血压被分支分去的收缩期压力。PBI≤0.7 提示动脉源性阳痿。阴茎搏动体积记录的方法主要是阴茎体积描记术。阴茎体积描记术是通过将一个 2.5cm 或 3cm 的袖带套在阴茎根部并充气使之膨胀至超过臂部收缩期压力，然后将压力以 10mmHg 的速度减小，另一端连接一个空气体积描记器从而得到各个水平的波形。正常波形是一个迅速的上行波、一个尖峰、一个较低的下行波，偶尔有双凹形的波形。在血管源性 ED 的患者，波形显示为一个慢的上行波、一个低圆形峰、一个慢的下行波，没有双凹形波。

## 六、夜间阴茎勃起试验

夜间阴茎勃起试验（nocturnal penile tumescence test，NPT）测试检测夜间睡眠时阴茎勃起情况，其优点主要是相对脱离了心理影响，用以区分心理因素性 ED 和器质性 ED。目前 NPT 检测方法有多种，包括邮票试验、测量箍带、睡眠实验室阴茎夜间勃起硬度测定（nocturnalpe—niletumescenceandrigidity，NPTR）、硬度扫描和 NPT 电生物阻抗测定。NPT 第一次由 Halverson 提出并用于描述婴儿夜间勃起情况。随后 Karacan 证实 80% 的 NPT 发生在 REM。随着年龄增大，总勃起时间较少：0~20 岁时，夜间勃起的平均持续时间是 38 分钟；成年人中，平均持续时间则为 27 分钟。NPT 检查包括用夜间监测设备测量勃起事件次数、勃起度、最大阴茎硬度和夜间勃起持续时间。NPT 可以联合脑电图、电子动眼描记仪肌电图、氧饱和度、鼻腔气流等记录确定 REM 和排除氧不足，例如睡眠呼吸暂停综合征。同时为了克服初夜效应，NPT 需要重复检测超过 2~3 晚。有些研究者也使用白天阴茎勃起监测（监测白天小睡过程）。

目前使用最多的是便携式 NPTR 记录设备，并且可以家中使用。它包括一个数据记录元件、两个记录测量环。一个记录测量环被放置在阴茎根部，而另一个放置在冠状沟，通过收缩这两个环，记录阴茎勃起周径和阴茎根部和末端的基本硬度。NPT 检查首先在清醒时测量 15~20 分钟建立一个个体基线，在睡眠时每 3 分钟登记 1 次，每晚最大记录时间为 10 小时。NPTR 正常标准：每晚 4~5 次勃起事件，平均持续时间超过 30 分钟，阴茎周径增加在根部超过 3cm，末端超过 2cm，最大硬度在阴茎根部和末端均超过 70%。

## 七、夜间电生物阻抗体积测量评估

夜间生物电阻抗容积测定（nocturnal elect robio-impedance volumetric assessment，NEVA）是用电生物阻抗来评定夜间勃起时阴茎体积的变化，是对 NPT 试验的补充。因为夜间勃起时的阴茎横断面的面积变化，阻抗是下降的，通过测量交流电从龟头电极向臀部传送的速度计算电阻和阴茎长度的变化。但目前 NEVA 与阴茎硬度和血流量变化的关系还需要进一步确定。

## 八、视听性刺激和振动刺激

夜间阴茎勃起和硬度在不同年龄的男性是不同的，在清醒状态进行视听性刺激（audiovisual sexual stimulation，AVSS）时阴茎勃起硬度可以有相同的强度。AVSS 可增强阴茎对不同试验刺激物的反应：单独给予 AVSS，34% 患者可达到部分或完全勃起，接受 AVSS 和振动刺激的患者 52% 能开始勃起，联合使用 AVSS 和海绵体内注射罂粟碱（15~60mg）可使 82% 患者达到勃起。

## 九、心理学评价

现代人口研究如麻省男性老龄化研究（Masach-usettsMale Aging Study，MMAS）和国际健康及社会生活调查（National Health and Social Life Survey，NHSLS）报道，ED 与焦虑、抑郁症状、对生活的消极态度、自我尊重程度低、情感压力和性强迫相联系。如果主要或仅仅由精神性因素造成，称为心因性 ED；如果合并有器质性和心理性危险因素，被称为混合性（器质性 / 心因性）ED。

心理学评价首先是病史的采集，重点关注性问题和它的直接原因，包括人际关系、失败恐惧、焦虑表现、性特征、药物、性创伤和文化 - 宗教禁忌等。同时也需要关注心因性 ED 的临床亚型：包括 ED 是广泛的还是特定环境下的、原发的还是继发的（物质滥用或主要的精神疾病）。收集的信息还应该包括性接触过程中的感受、行为焦虑或抵触情绪。同时，还应该收集关于自慰、夜间或者清晨勃起等非性交时勃起的信息。

目前有三组测量工具被用于评价 ED 男性心理问题：①抑郁量表；②人格问卷；③性功能障碍和关联因素问卷。贝克抑郁量表是自评测试，当得分超过 18 分则提示为有意义的临床抑郁。婚姻调节测试（用于已婚夫妻）、双值的调节量表（用于未婚者）被用来评价人际关系质量。明尼苏达多项人格量表（Minnesota Multiphasic Per-sonality Inventory，MMPI）-2 可以评定患者人格和中肯评定性功能障碍。尽管早期声称这些报道可以将生理性原因和心理性原因区分出来，后来的研究已经不能证实这些结果，因为器质性 ED 患者随着病史延长，也会出现严重的心理问题。

## 十、神经学评价

目前勃起分类主要有夜间性、心因性和反射性三种类型。神经学测试主要为了评定与三种勃起类型和性唤醒相联系的神经通路。由于神经学因素很少有改变方法，目前还没有一种可靠的测试去评定神经传导，因此，神经学测试只应用于特殊的研究，包括创伤或外科并发症的法医评估等。①躯体神经系统：生物节律测量。这个测试主要是通过测量生物节律仪在示指、两侧阴茎轴和龟头表面不同振幅产生的感知觉。但在一项研究中，Bemelmans 发现在阴茎龟头生物节律测量的结果与神经泌尿生理学测试结果之间并没有联系，阴茎龟头神经支配的生物节律测量研究并不适合评价阴茎神经支配。②骶骨诱发反应——球海绵体反射潜伏期（bulbocavernous reflex，BCR）：这项测试是在阴茎根部和冠状沟各放置一个环形刺激电极，在球海绵体处左右放置一个针状电极，通过直流电刺激物发送方波脉冲。反射潜伏期包括从开始刺激到开始反应。长于平均值（30~40ms）三个标准差以上表示有较高的神经病理学改变的可能性。③背侧神经传导速度：通过两次（一次从龟头部测量，一次从阴茎根部测量）BCR 潜伏期测量来确定阴茎背侧神经的传导速度，正常个体的平均传导度是 23.5m/s，其范围为 21.4m/s~29.1m/s。④生殖大脑诱发电位：主要是采用阴茎背侧神经电刺激来进行的，但不是记录肌电反应，而是记录在骶髓和脑皮质上的诱发电位波形。第一个被记录的潜伏期是从刺激到脊髓反应的时间（外周传导时间）。第二个是从刺激到大脑反应的时间（总传导时间）。生殖大脑诱发电位可以对传入性阴茎感觉功能障碍的存在、位置和性质提供客观评价。

## 十一、自主神经系统评价

### （一）心率变异性和交感神经性皮肤反应

主要测量在安静呼吸、深呼吸时的心率变异，和在抬脚时的反应。正常参数如下：①安静呼吸时，41~60岁的成年人心率变异系数应该小于1.88，≤40岁的成年人则为2.52；②3个呼吸循环中，最小吸气与最大呼气心率最大平均差异，年轻人组应该高于每分钟15次，老年人组则为每分钟9次；③在心动过缓期的最长呼吸间隔和在心动过速期的最短呼吸间隔的比例应该大于1.11。

### （二）皮肤交感反应（sympathetic skin response，SSR）

SSR主要测量被电击刺激后的皮肤诱发电位，反映交感神经和自主神经纤维的可能损伤。在糖尿病患者中，SSR振幅显著低于控制组个体。SSR测试阴茎自主神经支配是一个有用的方法，但是目前关于该技术的基础问题仍未得到解决，它的临床有效性仍是有限的。

## 十二、阴茎温度感觉测试

阴茎温度感觉测试与勃起功能的临床评价具有强烈相关性，是一种新的有前途的诊断神经源性阳痿的工具。它通过测试感觉神经纤维电导系数，间接反映自主神经干扰，特别适合弥漫性神经病变。

阴茎海绵体肌电图（corpus cavernosum electromyogram，CC-EMG）和海绵体电活动单电位分析，Wagner1989年首次用针状电极记录不同状态的海绵体电活动。正常静止阴茎松软时，阴茎海绵体电活动是一个节律性的慢波并有间歇性的活动脉冲，在勃起反应开始后，这些脉冲就消失了，阴茎消退期这些电活动又重新出现。自主神经病变患者表现为不同的节律在视觉性刺激或海绵体内注射后时有持续的电活动。

## 十三、性激素评价

### （一）性腺功能减退症

既往认为性腺功能减退引起的ED是少见的，但是随着对疾病认识的深入，更多数据支持性腺功能减退的发生率随年龄增长有显著的升高，老化是男性激素减少的主要原因：雄性激素减退症、老年男性雄性激素缺乏症（ADAM）、老年男性部分雄性激素缺乏症（PADAM）、有症状的晚期发作的性腺功能减退症（SLOH）和雄性绝经。

睾酮每天以脉冲的方式产生，凌晨为高峰，夜间达到最低点。睾酮可被5α-还原酶转化成双氢睾酮（dihydrotestosterone，DHT），也可被芳香酶复合体代谢为雌二醇。在所有睾酮中，非结合的（游离睾酮）占2%，结合睾酮[与性激素结合球蛋白（sex hormone-binding globulin，SHBG）结合]占30%，其余的与更低亲和力的白蛋白和其他血浆蛋白结合。白蛋白结合睾酮和游离睾酮具有生物学活性，统称为生物体可利用睾酮。SHBG可调整生物体可利用睾酮相对浓度：雌激素、甲状腺激素和老龄化使血SHBG水平升高，结合睾酮升高，游离睾酮浓度下降；外源性的雄激素、生长激素和肥胖抑制SHBG水平，游离睾酮水平升高。

虽然游离睾酮反映睾酮生物的利用度，但目前对于游离睾酮的商业性化验还不成熟。最好的雄激素活性的指标就是计算可生物利用的睾酮（游离睾酮和与白蛋白结合的睾酮）。在测定血清睾酮时，应该考虑到睾酮水平的生理节律，血样应该在8:00AM和11:00AM之间抽取。一般早晨睾酮低于350ng/d，可以对性腺功能减退症作出诊断，但有时需要再进行第2次测定并与黄体生成素（luteinizing hormone，LH）、卵泡刺激素（follicle-stimulating hormone，FSH）、SHBG和催乳素一起评价。

### （二）高催乳素血症

以前认为高催乳素血症发病率较低，几乎不常规检测催乳素，只有在低血清睾酮或性需求低的ED男性中测定。然而，Buvat和Lemaire进行的一项研究发现，如果只有在有低睾酮水平的男性测定催乳素，将会错过50%的高催乳素血症患者和3/7的垂体肿瘤患者。同样地，在高催乳素血症的男性，性需求可能是正常的。检测时应该在一个安静的地方休息20分钟后快速抽取，避免由饮食、压力、或药物引起的高催乳素血症的误诊。对于高催乳素血症患者应该进行下丘脑-垂体部磁共振成像检查，排除导致高催乳素血症的肿瘤的存在。

### （三）其他激素异常

对于男性女性化或者雄激素抵抗者，应该进行血清雌激素、雌二醇和生殖器皮肤雄激素受体测定；怀疑有肾上腺功能障碍者，应该进行肾上腺相关激素测定；如果怀疑其他内分泌失调，如甲状腺素功能亢进和甲状腺功能减退等，也应该进行相关激素水平的检测（图82-21）。

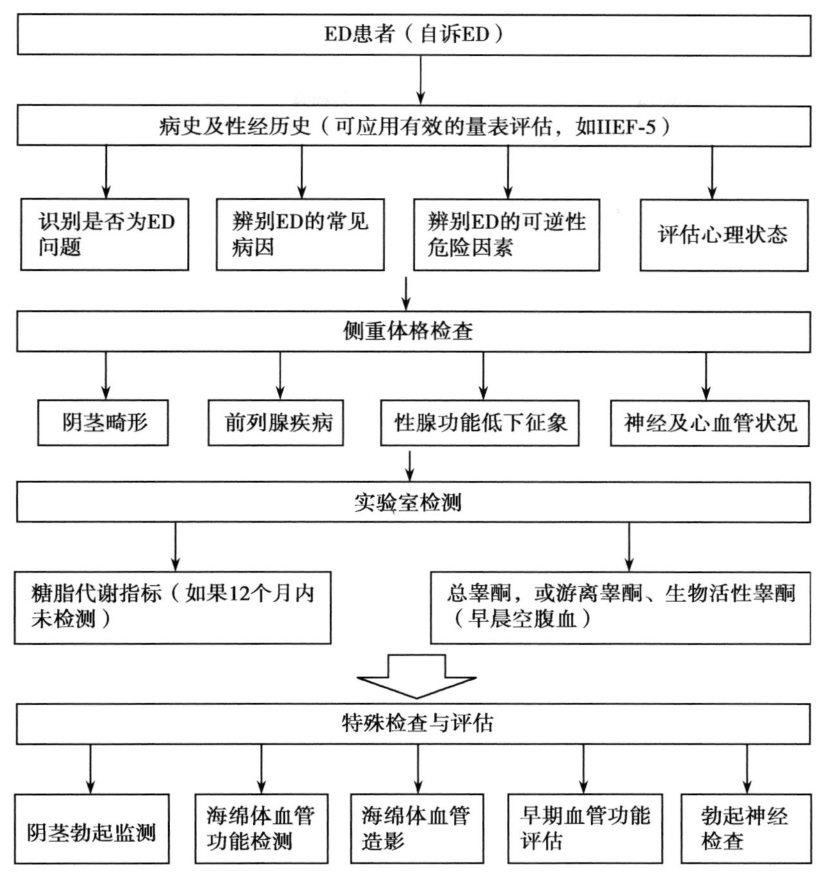


图 82-21 勃起功能患者诊断流程

# 第六节 勃起功能障碍的非手术治疗

ED 治疗前应明确其基础疾病、诱发因素、危险因素及潜在的病因，应对患者进行全面的医学检查后确定适当的治疗方案。尤其应该区分出心理性 ED、药物因素或者不良生活方式引起的 ED，以上原因引起的 ED 有可能通过心理辅导或去除相关因素使之得到改善。器质性 ED 或混合型 ED 通常要借助药物等治疗方法。

作为一种同时影响生理和心理的慢性疾病，ED 治疗的目标应该是全面康复，达到和维持坚挺的勃起硬度并恢复满意的性生活。以往治疗以患者能够达到充分勃起、完成性交为目的，现在人们认识到勃起硬度与患者的自尊心、自信心及治疗满意度等相关。

ED 的治疗不仅涉及患者本人，也关系到患者伴侣，因此既应和患者本人单独的沟通，也应与患者及其伴侣共同交流。治疗应该基于患者及其伴侣的预期值、性生活满意度、总体健康满意度等要求，告知可选的治疗方法、有效性和风险、是否有创伤性。对治疗的经济性也应该适当考虑。由于 ED 的影响因素多，治疗方法的选择也应该同时考虑患者的经历、社会背景、家庭状况等社会因素。对不同患者制订个体化的方案会有更好的治疗效果。

## 一、生活方式的改变

ED 的病因中，许多与不良生活习惯有关。肥胖是勃起功能障碍的诱发因素之一，不注意减轻体重的人群发病率较高。运动也被认为与勃起功能障碍有关，不运动的人群发病率最高，经常运动的人群发病率较低。虽然在吸烟与不吸烟人群中完全性 ED 的发病率在统计学上没有差别，但心血管疾病、高血压和使用药物的患者同时吸烟会增加 ED 的发病率。Esposito 在 2004 年报道了改变生活方式的好处，通过减少热量摄入和运动来减轻体重，2 年后，干预组 IIEF 评分较对照组有所改善，17 位男性中有 3 名

IIEF 评分达到了 22 分或更高。胆固醇的控制也可以为高胆固醇血症 ED 患者带来益处。Saltzman 在 2004 年报道了阿伐他汀治疗的高胆固醇血症患者，平均给药(37±21)个月后,9 人中有 8 人在性生活中阴茎能完全的勃起。

## 二、用药改变与选择

许多药物的副作用可以引起勃起功能障碍,改变用药方案,选择对性功能影响较小的药物是有效的第一步选择。在高血压用药中,噻嗪类利尿剂与 ED 有关,螺内酯可以影响睾酮的合成。非特异性 α-受体阻滞剂对阴茎勃起功能有严重影响。使用甲基多巴和利血平的患者性功能障碍的发生率较高。钙通道阻滞剂和血管紧张素转化酶抑制剂,在某些患者中能够逆转 ED 的发生。ED 发病率与氟羟甲睾酮(1.7%)、舍曲林(2.5%)和氧代丙酮(6.4%)也有关,替代疗法包括换药聚酰胺纤维、安非他酮、米氮平、丁螺酮、停药、SSRI 减量,严密观察病情和使用 PDE5 抑制剂。

## 三、盆底肌的锻炼

多项研究表明盆底肌的锻炼对改善勃起功能也具有一定的益处。在一个包含 55 名 ED 患者改变生活方式的随机交叉试验中,试验组 28 名给予盆底肌锻炼。在三个月的试验中,与对照组相比,试验组性功能明显提高。其中 IIEF 评分(6.74 点, $P$=0.004),肛压力(44.16cm$H_2O$, $P$>0.001);肛门测压数字级(1.5 级, $P$>0.001)。

## 四、性刺激治疗

性刺激治疗包括感觉集中训练和排除焦虑感,其过程包括初期的非性接触治疗,接着脱敏治疗,最后转向更多的性刺激。性刺激治疗强调不要求性行为,从而解除患者的压力。性治疗手段包括感知行为的干涉以纠正不适应的感觉,行为疗法包括脱敏治疗和建立自信心。性治疗方案目前常采用一周一次的单独治疗,但最近国外研究发现一周来看单个治疗者与两个治疗者效果一样,后者不仅可节省治疗者时间,还可能增强患者之间的相互支持和经验交流。多人同时治疗是否符合中国文化特点,还有待进一步的观察。

有时一些侵袭性小疗效好的治疗方案对心理性 ED 也是有效果的,例如 PDE5 抑制剂,真空抽吸器、腔内注射等;同时对于器质性 ED 患者,可继发心理问题,也需要针对性的心理治疗;部分混合性 ED 患者,性心理治疗能够缓解紧张情绪和清除对药物和手术治疗不切实际的期望。

## 五、性激素治疗

环戊丙酸盐睾酮和庚酸睾酮是注射剂型,每两星期深部肌内注射 200~250mg。这些激素制备并不是简单的复制生理节律,开始的超生理水平的激素会使患者有不适的反应。经皮给药可以更接近正常生理规律,一般早晨使用。睾酮透皮吸收贴剂(4~6mg)只能用于阴囊皮肤,能够达到 65% 的生理血药浓度,但由于阴囊皮肤中有高浓度的 5a 还原酶,能够产生高浓度的 DHT。最主要的副作用有瘙痒、慢性皮肤刺激和过敏性接触皮炎,需避免阳光的照射,应用可的松可缓解。由于睾酮是可以通过皮肤扩散的,睾酮局部凝胶剂 testim 含有 50mg 睾酮激素,1 次应用能够提供持续 24 小时的扩散。睾酮的口服片剂最大的难点是肝脏的首次灭活作用,要达到正常血药浓度,口服剂量需超过 200mg/d,大剂量的睾酮激素会导致肝炎等严重并发症。经过化学修饰的十一酸酯睾酮,能够吸附淋巴细胞从而逃脱肝的灭活,TU 用法是 1 天 3 次,1 次 40mg,饭后服用。

由于双氢睾酮(DHT)不能被芳香化为雌二醇,与睾酮激素相比 DHT 更有优势,如男子女性乳房化或男孩青春期推迟患者。DHT 凝胶剂每天用 125~250mg 即可达到睾酮激素水平。脱氢表雄酮(dehydroepiandrosterone,DHEA)作为性功能治疗的替代疗法还是存在争议的。在一项长期研究中,DHEA 和安慰剂相比,在性功能、骨质密度、心血管系统方面没有差别。但是在 70~79 岁组从第 6 个月开始可出现性欲增强。DHEA 向雄激素和雌激素转变的结果对人体是无害的。但是可能影响激素敏感疾病,例如乳腺癌和前列腺癌。人类促绒毛膜激素可以提高总的和游离的雌雄激素血浆浓度,无脂肪堆积、血红蛋白和前列腺的副作用。

激素替代疗法的一个基本原则是血药浓度必须在 24 小时内接近正常值,因此激素是否足够应在下次激素制剂使用前通过血浆睾酮浓度测定来确定。睾酮激素替代疗法对年轻性功能低下男性有明确的治疗指征,乳腺癌和前列腺癌是激素治疗的绝对禁忌证。睾酮及其代谢产物 DHT 是生长因子,长时间治疗可引起红细胞增多症,增加心血管危象的概率。另外,睾酮激素还可导致血栓素 -A2 的升高和血小板的聚集。关于前列腺的安全性，许多论著中都提到激素替代治疗不会引起前列腺癌发病。然而，Morley 研究指出 3 个月的睾酮激素治疗后，患者血 PSA 会从 1.7ng/L 增加到 2.5ng/L。

对于高催乳素血症伴或不伴性功能低下的患者，单纯睾酮替代治疗不能改善性功能。治疗前首先要排除药物性高催乳素血症：雌激素、镇静剂、吗啡、精神类抑制药物等。高催乳素血症的治疗首选溴隐亭，它能够激活多巴胺受体，降低催乳素的血浆浓度，维持睾酮激素的正常水平。然而有一项研究表明，催乳素血浆浓度为 20~40ng/ml 的患者中，溴隐亭治疗后只有一个患者能完全勃起；在血浆浓度达到 40ng/ml 以上时，77% 患者完全勃起。这说明轻微催乳素升高患者，其他因素，例如心血管和神经缺陷，可能才是此类 ED 的潜在原因。当然对于神经垂体腺瘤引起的高催乳素血症，除了溴隐亭药物治疗外，还可以选择手术切除。

## 六、药物治疗

### （一）口服药物

1. PDE5 抑制剂与相关问题　1998 年磷酸二酯酶 -5 抑制剂西地那非（万艾可）的上市具有划时代的意义，从那以后又增加了伐地那非（levitra）和他达拉非类(cialis)。伐地那非在结构上与西地那非类似，他达拉非与前两者结构则大不相同（图 81-21）。性刺激后阴茎神经末梢释放 NO，NO 作用于海绵体血管平滑肌细胞，与受体结合激活鸟苷酸环化酶，产生大量 cGMP，从而导致细胞膜超极化，细胞膜钙通道关闭，降低 $Ca^{2+}$ 内流，致使平滑肌细胞松弛，阴茎勃起。磷酸二酯酶催化 cAMP 和 cGMP 分别水解为 AMP 和 GMP，从而终止环核苷酸信号通路的传递。PDE5 抑制剂通过抑制磷酸二酯酶催化作用，提高细胞内 cGMP 水平，增强 NO 的作用。所以，PDE5 抑制剂能发挥作用，必须有性刺激造成 NO 的释放。

目前已知 PDE 家族有 11 个成员（PDE1 到 PDE11），阴茎海绵体血管平滑肌细胞内有高浓度的 PDE5。对于 PDE5 抑制剂来说，选择性是通过识别 PDE5 的 IC50 表现出来的。西地那非和伐地那非除了对 PDE5 有抑制作用外，还对 PDE6 也有作用，这就可以解释某些患者有视觉障碍（非动脉性前部缺血性视神经病，NAION）问题。他达拉非作用于 PDE11，但有何作用效果还不清楚。除了视觉障碍外，PDE5 抑制剂目前观察到的副作用还有头痛、消化不良、充血、肌肉疼痛、鼻炎、视觉障碍等。西地那非和伐地那非的副作用主要以充血和心血管方面明显，他达拉非主要以肌肉疼痛为主，但这些症状大都比较缓和，且能随着时间慢慢消失，只有少数患者会导致停药。有研究表明，在三种 PDE5 抑制剂中，伐地那非出现的副作用的概率最高。PDE5 抑制剂的副作用大多发生在治疗最初几个星期内。在一项双盲随机对照试验中，西地那非治疗剂量为 25~100mg，观察时间为 8~26 个星期，副作用在最初两个星期内达到高峰 15%，随后 6 到 8 周降低到 4%。

西地那非、伐地那非和他达拉非三者半衰期各不相同。他达拉非由于在肝内的降解缓慢，半衰期比其他两种 PDE5 抑制剂长（西地那非和伐地那非 4~5 小时，他达拉非 17.5 小时），这使得服用他达拉非的患者有自发性的性冲动。三种 PDE5 抑制剂对于治疗 ED 并没有明显差异，都表现出良好的耐受性。同样，三者也具有相同的禁忌证，唯一的区别就是伐地那非需预防心脏传导阻滞。

目前推荐西地那非、伐地那非和他达拉非的口服起剂量分别为 50mg/d、10mg/d、10mg/d，根据情况这三种剂量可以分别增加至 100mg/d、20mg/d、20mg/d，也可以分别降低至 25mg/d、5mg/d、5mg/d。在起效时间方面，西地那非为 14 分钟、伐地那非为 10 分钟、他达拉非为 16 分钟，但是使用药物后 20 分钟的成功率要差于 1 小时后，因此建议患者服药后 1 小时或 2 小时，待药物浓度达到高峰时再进行性生活，这样才能有一个较满意的体验。同时，医师在宣告治疗失败前要应用多次，因为开始的 9 到 10 次西地那非治疗只是蓄积浓度。

对于睾酮激素缺乏的患者，单用 PDE5 抑制剂是不起作用的，只能采用睾酮激素补救治疗。在一项随机对照试验中，75 名性功能低下的患者，每天分别给予睾酮激素凝胶剂 5mg+ 西地那非 100mg 混合药剂，12 个星期后，勃起功能得到了明显改善。两者合用的治疗效果与单用西地那非在很多方面都有优势，在性满足方面能大大得到改善。同样，PDE5 抑制剂治疗 ED 合并糖尿病的患者也显示了较好的疗效：应用西地那非（剂量 25~100mg）治疗 12 周后，56% 的患者勃起功能明显改善。应用伐地那非治疗，10mg 组性生活成功率为 49%，20mg 组为 54%。前列腺癌的患者经放疗或者手术治疗后，并发性功能障碍的可能性均较高。PDE5 抑制剂对此类患者也显示了较好的有效性。前列腺癌放疗后，

53% 患者经 50~100mg 西地那非治疗后勃起功能明显改善,40% 性功能增强。在一项关于前列腺癌术后(保留双侧性神经)ED 的随机对照研究中,给予他达拉非 20mg,12 周后,62% 患者勃起功能明显改善,对照组只有 23%。

2. PDE5 抑制剂与心血管疾病 由于不少男性同时有 ED 和心血管疾病,这就特别需要关注药物、性活动与心血管疾病发病风险的关系。针对三种 PDE5 抑制剂的随机对照研究显示药物没有增加心肌梗死的发生率和病死率。冠心病和心力衰竭患者应用 PDE5 抑制剂后,没有出现冠脉痉挛、心肌缺血加重、影响血流动力学和需要心导管置入治疗的迹象。虽然 PDE5 抑制剂对于心血管疾病本身是安全的,但需要评估男性患者服用药物后是否可以耐受性活动。在第一次普林斯顿专家委员会上将心血管疾病男性患者性生活的风险进行了低度风险、中度风险、高度风险性分级。进行中度强度的运动而不表现出典型的临床症状为低度风险性,对这一类患者来说,性生活不是心血管疾病的主要危险因素,可以安全进行性生活或根据需要接受 ED 治疗。对于中度风险患者需通过专业的心血管检测再次进行分级:低度风险和高度风险。而对于高危患者,需先稳定心血管疾病,之后再进行 ED 的治疗。

PDE5 抑制剂对冠心病介入治疗有微小的影响。①伐地那非不被推荐用于先天性 QT 延长综合征或者服用 1A 型、3 型抗心律失常药物的患者;②PDE5 抑制剂具有扩血管作用,特别是高血压和冠心病患者更加明显,对于低血压、低血容量、主动脉狭窄、左心室流出道梗阻等容易引起灌注不足的情况,用药时要特别注意;③α- 肾上腺素阻滞剂和 PDE5 抑制剂联合使用可导致过度的扩血管和低血压,需谨慎应用。

这里需要重点强调的是,PDE5 抑制剂对于服用硝酸盐类制剂患者是绝对的禁忌证,这些硝酸盐制剂包括硝酸甘油、异山梨醇二硝酸酯、单硝酸异山梨酯等。这是因为 PDE5 抑制剂和硝酸酯类相互作用可引起顽固性低血压,并且目前还没有专门的药物能够拮抗。两周前使用硝酸盐制剂,不被视为服用 PDE5 抑制剂的禁忌证。服用 PDE5 抑制剂的患者在性活动中发生心绞痛,应及时终止性活动,并放松 5~10 分钟。如果疼痛不能缓解,需及时前往医院,并告知医务人员服用了 PDE5 抑制剂,除给予硝酸酯类制剂治疗外,还应根据病情给予其他治疗。在服用西地那非和伐地那非后,至少 24 小时内不要服用硝酸甘油,如果是他达拉非则至少需要 48 小时。对于服用有机硝酸酯类制剂和 PDE5 抑制剂后出现低血压的患者,首先应将患者放置为卧位,根据需要给予 α- 肾上腺素能激动剂,甚至给予主动脉内气压反搏术。

目前有许多研究者尝试 PDE5 抑制剂和其他应用于阴茎治疗的血管活性药物联合使用治疗复杂性 ED,但仍处于探索阶段。McMahon 发现阴茎海绵窦注射失败后,仍有 34% 的患者对西地那非单药有反应。阴茎海绵窦注射治疗失败后是能够通过西地那非单药或联合治疗进行补救的,但治疗副作用会有所变化:单独服用西地那非时 15% 的患者出现眩晕,联合治疗时约 20% 的患者出现眩晕。

**(二)海绵体内注射**

1983 年美国泌尿协会年会上,Brindley 亲自阴茎海绵体注射酚苄明后产生勃起,震惊学术界。目前海绵体内注射血管活性药物以诊断和治疗勃起功能障碍变得十分常见。临床上用于海绵体内注射的药物主要有罂粟碱、酚妥拉明、前列腺素 E1。①罂粟碱:是由罂粟花分离出来的一种生物碱。它能抑制 PDE 活性,阻滞电压依赖钙通道,减少钙内流,以及减少钙激活钾和氯电流,从而松弛海绵体平滑肌及舒张阴茎血管。罂粟碱海绵体注射主要的缺点是阴茎异常勃起(发生率多达 35%)、海绵体纤维化、肝转氨酶升高,以及血管迷走反射(脸色苍白、出冷汗、头晕等)。部分专家认为纤维化可能是与注射技巧有关:按压注射部位过短和注射剂量大于 1ml。②甲磺酸酚妥拉明:是一种 $\alpha_1$ 和 $\alpha_2$ 肾上腺素受体拮抗剂,单独海绵体内注射时,它能增加海绵体血流而不显著地引起海绵体内压升高。莫西塞利(酚苄明)是一种竞争性的 $\alpha_1$ 肾上腺受体阻滞剂,有研究表明以莫西塞利治疗 ED 患者,完全而持久的勃起有效率占 68%,稍低于罂粟碱(79%),但是,莫西塞利阴茎持续勃起的发生率(1.3%)和海绵体纤维化的发生率(1.3%)也均显著低于罂粟碱(8.8% 和 32%)。③前列地尔(前列腺素 E1):使平滑肌松弛、血管扩张,并通过升高细胞内 cAMP 水平来抑制血小板聚集。有研究发现阴茎海绵体注射前列地尔 10~20μg 能使 70%~80% 的勃起功能障碍患者产生完全勃起。前列地尔静脉注射后 6 分钟内,96% 在阴茎局部被前列腺素 -15- 羟基脱氢酶代谢,并且 90% 可以经肺首过清除,故全身副作用罕见。副作用最多见于局部反应,包括注射部位疼痛或勃起时疼痛(16.8%)、血肿淤血(1.5%)、阴茎持续勃起/异常勃起(1.3%)等，海绵体纤维化发生率较低。

不同的血管扩张药物也可以联合使用。Zorgniotti和Lefleur首先报道罂粟碱(30mg)和酚妥拉明(0.5mg)联合使用后情况，72%患者可达到足够进行性生活的勃起，并发症方面海绵体纤维化4.1%、阴茎持续勃起为1.6%。后来，Bennett应用2.5ml罂粟碱(30mg/ml)、0.5ml酚妥拉明(5mg/ml)和0.05ml前列地尔(500μg/ml)三种药物作海绵体内注射，89%患者可达到足够的勃起，阴茎持续勃起发生率为5.6%，无一例发展成纤维化或硬结。一般PGE1或罂粟碱/酚妥拉明治疗失败、使用PGE1后阴茎疼痛显著的患者，可考虑三联用药法。

海绵体药物注射治疗引起的阴茎异常勃起和纤维化是两个更为严重的副作用。在8 090名注射前列地尔的患者中，阴茎异常勃起发生率占1.3%，约5倍低于注射罂粟碱(10%)或罂粟碱/酚妥拉明(7%)；使用前列地尔患者的海绵体纤维化发生率为1%，约10倍低于使用罂粟碱(12%)或罂粟碱/酚妥拉明(9%)。海绵体内注射禁忌证包括严重精神障碍(如精神分裂症)、严重全身性疾病、镰状细胞贫血。对于正在服用抗凝药物或阿司匹林的患者无用药禁忌，但建议在注射后局部按压7~10分钟以防止血肿形成。

**(三) 尿道内给药**

前列地尔可以经尿道途径给药治疗勃起功能障碍。目前专门设计的经尿道给药器(Medicated Urethral System for Erection, MUSE)，可以将一颗非常小的含有前列地尔的半固体药丸注入尿道远端。药物由尿道海绵体吸收，通过静脉通道转运至阴茎海绵体。目前已有的资料报道，MUSE使用后成功性交总比例为43%。阴茎疼痛是MUSE普遍存在的副作用，发生率为33%，并与药物剂量相关。此外，还包括低血压和晕厥(1%~5.8%)、射精后性伴侣阴道不适(10%)等。

**(四) 中枢作用药物**

(1) 育亨宾是一种$\alpha_2$肾上腺素能拮抗药，通过增加肾上腺素受体、阻滞突触前自身受体活性，进而改变中枢多巴胺和5-羟色胺的传递来促进性行为。育亨宾对男性性行为的功效是行为性的。在一个随机对照的研究中，器质性勃起功能障碍患者与安慰剂相比无显著差异，但在心因性ED患者研究中，阳性反应率为62%，安慰剂只有16%。育亨宾初次治疗推荐剂量为5.4mg。3次/d，但也可以按需服用(性行为前1~2小时服2片)。副作用包括心悸、头痛、激动、焦虑、血压上升、胃肠道不能耐受。

(2) 曲唑酮：是一种轻度抗抑郁处方药，有临床研究表明它对性刺激勃起和夜间勃起均有效果。然而一个双盲研究表明，针对严重生理性ED的患者，曲唑酮并不能明显改善勃起和性功能。曲唑酮副作用包括恶心、呕吐、瞌睡、低血压和高血压、阴茎异常勃起(特别是治疗抑郁症的剂量水平)、尿潴留。

(3) 阿扑吗啡：早期报道可引起帕金森病患者自发勃起增多，而性欲无增加。后来发现它主要在作用于脑内与室旁核，室旁核在哺乳动物中是性控制中心，能唤起性觉醒。Heaton报道让药物从颊部吸收(口服摄入无需吞咽)，可使67%的精神性阳痿患者产生勃起。阿扑吗啡不是阿片制剂，在化学上与吗啡无关联，常规剂量一般无成瘾性，且与硝酸盐类药物无明显相互作用。阿扑吗啡副作用包括恶心(16.9%)、头晕(8.3%)、呵欠(7.9%)、瞌睡(5.8%)、流汗(5%)、呕吐(3.7%)。

(4) 黑皮质素拮抗剂：黑皮质素-4-受体(MC4R)在体内参与控制进食和能量支出，也调节勃起功能和性行为。PT-141是一种黑皮质素类似物，有研究报道PT-141对使用西地那非产生不良反应的勃起功能障碍患者有显著疗效，首次勃起起效时间为给药后大约30分钟。PT-141最常见的不良反应为面部潮红和恶心。另外，PT-141能使女性阴道血流明显增加，目前在正常绝经前女性性功能障碍患者的Ⅰ期临床试验中显现阳性结果。

## 七、真空负压吸引

真空负压装置由导管与真空产生源构成，当阴茎因负压充盈后，于根部予压缩环以保持勃起。一般根部压缩环不应放置长于30分钟(图82-22)。据报道使用真空负压装置的患者满意率为68%~83%，性伴侣满意率则为85%，对严重血管关闭不全的患者，真空压缩装置与海绵体内注射联合使用可增强勃起。真空负压装置产生的勃起和生理性勃起或海绵体内注射产生的勃起不同，其并发症主要有阴茎疼痛和麻木、瘀斑和瘀点、难以射精。凝血功能异常患者使用真空负压装置时应慎重。

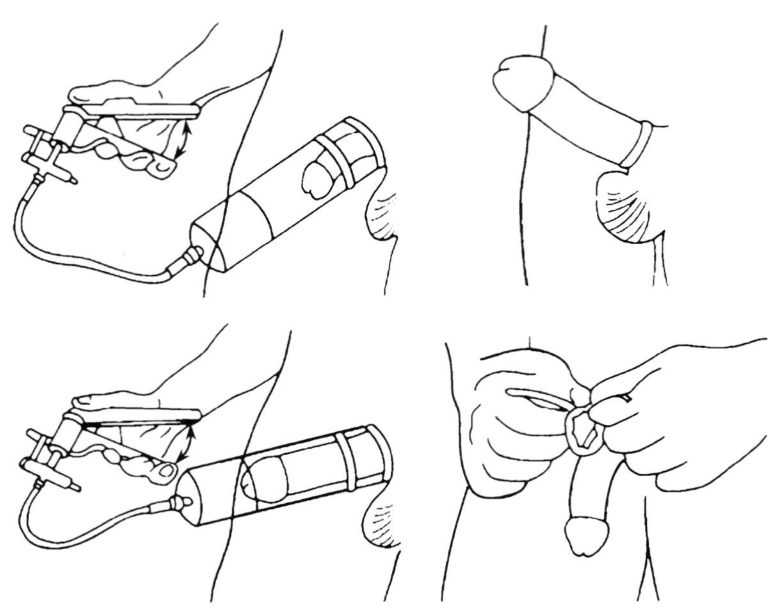

图 82-22 负压吸引装置使用示意图

## 第七节 中医对勃起功能障碍的认识与调治

中医对性功能障碍也有自己的认识，记载阳痿最早的中医文献为《马王堆医书·养生方》，称之为"不起"，春秋战国到宋代多称"阴痿"，尚有称之为"筋萎""阴器不用"等。如《灵枢·邪气脏腑病形》等称阳痿为"阴痿"，《素问·痿论》中称为"宗筋弛纵"和"筋萎"。到明清以后，"阳痿"命名才逐渐统一，明代周之干以"阳痿"首次命名此病，《慎斋遗书·阳痿》中有"阳痿多属于寒"的记载。随着命名从"不起"到"阳痿"的转换，其中蕴含的是随着时代变化，医家对疾病认识的不断拓展。

### 一、金元宋之前的认识

在金元宋以前，多数医家认为阳痿与肾虚有关，其理论来源于《内经》中"肾藏精""足少阴之筋，起于小指之下……结于阴器""肾者，作强之官，伎巧出焉""肾脉急甚为骨癫疾……大甚为阴痿"等观点。《素问·上古天真论》亦云"丈夫……二八，肾气盛，天癸至，精气溢泻，阴阳和，故能有子……七八，肝气衰，筋不能动，天癸竭，精少，肾气衰，形体皆极……"，认为肾精是性功能的基础，肾气的兴奋鼓动和温煦推动作用，是性功能正常的必备条件。年老体弱者肾中阴精亏虚或肾中气阳不足，从而导致性功能失常。故在那个时期，阳痿的治疗主要以补肾为主，《神农本草经》所载治疗阳痿的药物也多为温补肾阳之药，这也反映出当时从肾论治阳痿的理念。

### 二、金元宋时期的认识

中医的理论体系经过前代的积累，并随着社会经济文化的发展，也发生了巨大的变化。但是由于受儒家传统思想的影响，医家关于阳痿的研究却显得较少，其中最为有名的是李东垣为代表的以肝论治。李东垣认为前阴疾病与足厥阴肝经密切相关，以肝经寒热分治阳痿，并创制了补肝汤、龙胆泻肝汤和柴胡胜湿汤，突破了前代仅从肾出发论治阳痿的局限。

### 三、明清时期的认识

由于考据和训诂学的兴盛，明清时期医家开始整理先秦两汉的文献，从中找到早已被世人忘却的一些内容，并加以发挥使用，促进了中医的发展与创新。在阳痿方面，不仅继承了前代以来的治疗经验，还推究出许多新的思想，对阳痿的认识有了更全面和深入的认识。主要特点是：医家从五脏的各个角度来分析阳痿的病因病机。例如明代王纶《明医杂着》曰："肾经郁火而有此症，令服黄柏、知母清火坚肾之药而效，故须审察，不可偏认作火衰也。"认为阳痿不是由于肾阳虚引起的，而是由于肾阴不足、相火尤盛所致。而赵彦晖在《存存斋医话稿·卷一》曰："阳明与外肾关属，不更信而有征哉。是则治阳痿当遵素问治痿独取阳明之旨，弗徒沾沾于补肾壮阳焉可已。”赵氏明确地提出了阳明病而导致的阳痿不能用补肾壮阳的方法去治疗，并且还借以告诫治疗阳痿不能只知道补肾壮阳。

陈士铎从心论阳痿，在《辨证录·阴痿门》曰：“人有交感之时，忽然阴痿不举，百计引之，终不能鼓勇而战，人以为命门火衰，谁知是心气之不足乎……君火先衰，不能自主，相火即怂恿于其旁，而心中无刚强之意，包络亦何能自振乎。”这反映“心”与勃起的关系和特点，阳痿不仅与所谓的心气有关，而且与心意有关。

冯兆张则以脾胃论阳痿，在《冯氏锦囊秘录·杂症大小合参卷一先天根本论》曰：“故胃强则肾充而精气旺，胃病则精伤而阳事衰也。”说明脾胃强健，则精气旺盛，精气旺盛，则阳事兴，而脾胃病，则化生不足，精气亏伤，遂成阳痿。

明清时期以肝病而致阳痿的文献亦不少，谢星焕《得心集医案卷四诸病门》曰：“今春肝阳暴升，恶寒鼓栗，玉茎痿缩，脉得关弦尺数，洪而有力，固非阳绝，亦非阴虚。细按诸症丛杂，由乎肝阳拂逆，木盛生火生风。”细述了肝火旺盛所致阳痿的表现和诊断方法，以脉洪、关弦而尺数为诊断依据。清代叶天士《叶天士晚年方案真本》曰：“朱，此操持太过，肝血胆汁内耗，致阳气上冒如岁，外泄汗淋，阳不入阴，阳晓穴空不寐，芸痿不举，非寒，皆肝液无有，有暴仆暴厥之危。”叶氏认为长期房事易致胆汁肝血亏虚，肝血亏虚致使阳气偏亢，阳气偏亢，则汗泄，其阴更亏，而人不能寐，亦可表现出阳痿，这些都是因为肝阴不足所导致的。

在这一时期，医家还特别重视情绪所导致的阳痿。清代李中梓《证治汇补·腰膝门》曰：“亦有思想无穷，气郁心肾而为阴痿者，乃下焦火郁。”明确说明了人思索太过，追求太多，而导致心之气郁结不调达，使得气郁化火。

明清医学分科也逐渐完善，对阳痿的论治也更加深入，开始从病因、病机、诊治、方药等多方面认识阳痿，尤以张景岳的因证分类思想最具代表性。张景岳在《景岳全书》中，首次将阳痿独立列出，分别从“经义”“论证”“论治”“述古”“简易方”“阳痿论列方”等多方面论治，较之前代，更为系统全面，对后世影响较大。

## 四、现代中医学的认识

新中国成立以后，国家对中医十分重视，中医药得到了快速发展。大量中医学者、专家对古代文献进行了前所未有的整理与研究，进一步加深了对阳痿的认知，使阳痿的论治更加系统化、个性化。在20世纪80年代末，形成了两种主要共识，一种认为阳痿的病因病机是命门火衰、心脾受损、恐惧伤肾和湿热下注四种病因机制；另一种理论认为是肝气郁结、肝胆湿热、大卒惊恐和命门火衰四种病因病理。在这个时期，学者、专家对阳痿的病因病机进行很多的探讨和临床试验。从五脏划分：①从肾论治：主要分为肾阴虚和肾阳虚；②从肝论治：主要认为有肝郁气滞、肝阳上亢和肝经湿热；③从脾胃论治：主要认为有脾胃虚弱和脾胃湿热；④从邪论治：认为血瘀和痰是导致阳痿的病因病机。

20世纪90年代后期到21世纪初，通过讨论整理、总结过去经验，对阳痿的认识有了更进一步的发展，其中徐福松影响最大，他认为“命门火衰”“心脾受损”“恐惧伤肾”“肝郁不舒”“湿热下注”是阳痿的五个基本病机。现今由于社会压力的原因，房劳损伤不是现代人类阳痿的主凶，而情志之变为其主要发病学环节，且实多虚少是其普遍规律，同时亦指出：人身乃一小天地。当今全球气候变暖，加快水分蒸发，水源枯竭，此自然界“阴亏”之一也；太平盛世，性事过频，膏粱厚味，辛辣炙煿，此生活方式“阴亏”之二也；社会变革，竞争激烈，工作压力加大，人际（家庭）关系紧张，此心因性“阴亏”之三也；温肾壮阳药充斥市场，医患滥用成风，此医源性、药源性“阴亏”之四也。有鉴于阴亏是现代阳痿的主要原因，徐福松教授提出了最为有名的滋阴法治疗阳痿的“禾苗学说”新理念。

同时，秦国政采用现代流行病学方法，调查了717例阳痿患者的中医证候，认为现代人的阳痿病实证多（38.49%），虚证少（25.10%）；阴虚证多（14.92%），阳虚证少（2.51%），肾阳虚证更少（0.56%）；寒证、热证无明显差别。脏腑定位上，与肝肾关系最密切（与肝肾相关的证候比分别为42.31%和57.38%）；与脾关系较密切，与脾相关的证候比为23.08%；与肺、心、胃、胆有一定关系。

西医研究发现器质性ED中，很多具有心因原因；同样，中医医家也发现了相同问题：情志变化而致阳痿者，即“因郁致痿”，然在非情志因素所致阳痿者，病后亦多出现情志抑郁，即“因痿致郁”。秦国政指出“因郁致痿”和“因痿致郁”相互影响，形成一个恶性循环，使阳痿病机变得更加复杂。

综上所述，目前大多数医家认为阳痿病因病机比较复杂，但总与肝、肾、心、脾功能失调密切相关。

主要表现为肝郁、血虚、肾虚。情志伤肝，忧郁不舒，情志不遂，致肝疏泄不利、气机不畅、阳气不伸、宗筋弛缓；同时忧思气结，伤及脾胃，水谷不化，致宗筋失养，二者致病阳痿。具体主要有如下病因机制：①湿热伤筋。嗜食醇酒或辛辣致脾胃湿热内生，或外感湿热郁滞肝胆，两者终致流注下焦，伤及宗筋，故阳事不举。②心脾两伤。思虑及用脑过度等易致劳伤心脾，心脾两虚，气血不旺。③心虚而神不守舍。阳不下煦外肾；脾虚而精微不能下养于茎，而致阳事不举。④气滞血瘀。忧郁不舒 疏泄不利，或久病不愈，或阴茎外伤，气血滞缓，则宗筋受血不足而不振。⑤脾胃不足。大病久病，或饮食失调致脾胃运化功能不足，气血生化下降，精微不能营养宗筋，则玉茎房事萎软。⑥色欲过度。房事过多，肾气亏损，命门火衰，宗筋失于温养，故疲软不兴；或肾阴损伤致内火偏亢，灼伤宗筋而致玉茎萎软。

## 第八节 中医治则与经典方剂解读

### 一、概论

阳痿中医治则主要以疏肝、补肾、活血为主，以肝肾论治，兼顾心脾，反对滥用燥烈温补。年轻患者实证居多，病多在心肝，治疗故以调和心肝，适当辅以补肾益气、疏肝理气、清热利湿的中药，在选择活血化瘀中药时不宜使用破血耗气的中药；年老患者虚证或虚实夹杂居多，病多在脾肾，治疗故以调和脾肾为先。由于存在“因痿致郁”及“因郁致痿”，治疗时可适当加用解郁的中药。

基于临床上各医家对阳痿的认识有些差别，治则治法侧重点也各有所已。刘庆申认为阳气郁滞是现代阳痿发病的基本病机，祛邪通阳是治疗阳痿的主要治法。王劲松等认为阳痿的治则应谨守“恒变”“应变”之法，实则泻之，虚则补之，夹杂并见，标本兼而顾之。张春和也指出，历来关于阳痿，重视对肾的探讨，临床多以治肾为常法。后来中医医家认为肝主宗筋，其经脉络阴器，淫气于筋，在男性的生理、病理中占有重要的地位，与阳痿有密切的关系，从肝论治阳痿有着十分重要的临床意义，但是目前其重视程度却远远不够。不管各医家对阳痿治疗有所差别，但都坚持根据患者的病情、病程、年龄及患者夫妻治疗本病的实际愿望，制订适合每个患者的个体化治疗方案，同时中医药治疗主要适合以功能性勃起功能障碍为主的阳痿，对其他器质性和混合型勃起障碍应采用综合治疗。

### 二、辩证论治

#### （一）命门火衰

①证候：阳事不举或举而不坚，精液稀薄，面色㿠白，头晕耳鸣，腰膝酸软，畏寒肢冷，舌淡苔白，脉沉细。②治法：温肾壮阳。③方药：赞育丹加减。④组成：附子 3g、肉桂 6g、仙茅 9g、淫羊藿 9g、巴戟天 6g、熟地黄 15g、当归 9g、山茱萸 9g、枸杞 15g、韭菜子 6g、杜仲 9g、肉苁蓉 6g、蛇床子 3g、白术 9g。⑤方义：附子、肉桂、仙茅、淫羊藿、巴戟天——补肾助阳；熟地黄、当归、山茱萸、枸杞——滋阴养血，补肝肾；韭菜子、杜仲、肉苁蓉、蛇床子——温壮肾阳；白术——补气健脾。

#### （二）肾精亏损

①证候：阳事不举，头晕目眩，夜寐不宁，多寐神疲，小便短赤，腰酸膝软，舌红少苔，脉细数。②治法：滋阴降火，填精益髓。③方药：知柏地黄汤加减。④组成：熟地黄 24g、山茱萸 12g、山药 12g、茯苓 9g、泽泻 9g、丹皮 9g、知母 9g、黄柏 6g。⑤方义：知母、黄柏——滋阴降火。

#### （三）心脾两虚

①证候：阳事不举，面色萎黄，心悸失眠，纳呆乏力，苔黄白，脉细弱。②治法：益气养血，健脾养心。③方药：归脾汤加减。④组成：人参 6g、白术 6g、黄芪 6g、炙甘草 3g、生姜 3g、当归 9g、茯神 9g、枣仁 9g、龙眼肉 9g、远志 6g、木香 6g。⑤方义：人参、白术、黄芪、炙甘草、生姜、大枣——补脾益气；当归——养血；茯神、枣仁、龙眼肉——养心安神；远志——安神定志；木香——理气醒脾。

#### （四）肝气郁结

①证候：阳事不举，情志抑郁，胸肋胀满，急躁易怒，舌红，脉弦数。②治法：疏肝解郁，健脾助阳。③方药：逍遥散加减。④组成：柴胡 6g、当归 9g、白芍 6g、白术 6g、茯苓 6g、薄荷 3g、炙甘草 3g、巴戟天 9g、淫羊藿 9g。⑤方义：柴胡——疏肝理气；当归、白芍——养血柔肝；白术、茯苓——健脾和胃，益气生血；薄荷——疏肝达郁；巴戟天、淫羊藿——温肾壮阳。

#### （五）湿热下注

①证候：阳事不举，或举而不坚，阴囊潮湿，小

便黄赤，大便黏滞，肢体困重，舌红苔黄腻，脉弦数有力。②治法：清热利湿。③方药：龙胆泻肝汤加减。④组成：龙胆草 6g、黄芩 6g、山栀子 6g、柴胡 6g、木通 6g、泽泻 6g、当归 6g、生地黄 6g、甘草 3g、蜈蚣 1~2 条(3g~5g)。⑤方义：龙胆草、黄芩、山栀子——清泄肝火；柴胡——疏肝解郁；车前子、木通、泽泻——清利湿热；当归、生地黄——养阴凉血；蜈蚣——清肝热，通肝络，利宗筋。

**(六) 恐惧伤证候**

①证候：惊恐之后阳事不举，胆怯多疑，心悸易惊，夜寐多梦，舌淡苔薄白，脉沉迟。②治法：益肾宁神。③方药：大补元煎合远志丸加减。④组成：人参 10g、生山药 10g、山茱萸 10g、枸杞 10g、杜仲 10g、当归 10g、金樱子 10g、生地黄 15g、玄参 15g、知母 15g、糯稻根须 15g、远志 9g、茯神 9g、朱砂 0.3g、石菖蒲 9g。⑤方义：山药、山茱萸、枸杞、杜仲——补肾益精；人参——大补元气；知母——清热泻火、滋阴、养神；远志——宁心安神；朱砂——镇心安神；金樱子——固气；糯稻根须——益胃生津；石菖蒲——开窍宁神，化湿。

**(七) 肾虚血瘀**

①证候：阳痿时轻时重，头晕目眩，面有褐色素斑，舌淡有瘀斑，脉沉细。②治法：补肾化瘀。③方药：五子衍宗丸合桃红四物汤加减。④组成：枸杞 9g、覆盆子 9g、五味子 9g、菟丝子 9g、车前子 6g、桃仁 9g、红花 9g、当归 9g、生地黄 9g、赤芍 9g、川芎 9g。

(吕伯东 黄文杰)

# 第九节 中药治疗 ED 作用机制的研究

## 一、中药治疗 ED 的研究思路与方法

中医药在治疗勃起功能障碍 ED 方面有着悠久的历史，了解其机制对于中医药的推广应用具有重要价值。目前大多通过现代医学、生物学对勃起进行生理和病理生理过程的再认识，采用具有明确化学结构式的中药(成分)，对参与勃起过程的重要信号传导通路进行研究，是阐明中药治疗 ED 分子机制的重要思路，已取得较多成果。例如，一氧化氮 / 环磷酸鸟苷(nitric oxide/cyclic guanosine monophosphate，NO/cGMP)和 RhoA/Rho 激酶信号通路是影响勃起过程中平滑肌细胞舒张和收缩最重要的 2 条信号通路，因此可采用 mRNA、蛋白质分析等方法对影响这 2 条通路及关键调控分子的中药及有效成分进行研究。目前已证实大多数治疗 ED 的中药或中药成分与这 2 条通路有关。同时，对于可能影响内皮细胞合成和释放 NO 的其他信号通路、调节平滑肌细胞胞内 $Ca^{2+}$ 浓度、神经细胞生长和再生等的研究，有助于更为全面深入地了解中药治疗 ED 的机制。

复方中药是中医药治疗方案的核心，其成分复杂多样，分子结构难以确定，并含有鞣质、无机盐等可能干扰实验结果的成分，无法完全通过上述方法检验，因此对大多数复方中药的作用机制了解甚少。一方面，可以通过谱效相关研究、多靶点高通量筛选等系统提取、分离、富集等处理方式再结合药理学活性实验进而明确药效物质；另一方面，复方中药经过血液循环代谢、生物转化后，其有效成分经血液到达靶组织器官而发挥其药理作用，血清中亦含有复方中药有效成分，因此，还可采用血清药理学的方法，使用药物后分离血清并作用于体外模型进行药效评价。

随着中医系统药理学的出现，对传统药物的研究趋势已转移到系统分析中，以阐明生物活性成分和作用机制。使用系统 - 药理筛选平台，集成多种方法，包括数据库挖掘、基于谱效关系的研究(系统分离有效部位谱效关系研究、拆方谱效关系研究)、分子生物色谱法、多靶点高通量筛选技术、血清药物化学及血清药理学、成分敲除技术、代谢组学研究基于数据库的计算机技术靶点识别和网络分析，以建立药物 - 靶点网络，从多层次、全方位的角度来研究中药复方物质基础，已成功用于复方中药(如：伊木萨克片)治疗 ED 的相关机制研究中。

## 二、中药治疗 ED 作用机制与评价

**(一) 概述**

阴茎勃起是在神经内分泌调节下的阴茎动脉、阴茎海绵体、阴茎静脉回流等一系列血流动力学的变化过程。一氧化氮(nitric oxide，NO)是阴茎勃起过程中重要的信号分子，一氧化氮合酶(nitric oxide synthase，NOS)催化 L- 精氨酸产生 NO，NOS 有 3 种亚型，即：内皮型一氧化氮合酶(eNOS)、神经型一氧化氮合酶(nNOS)、诱生型一氧化氮合酶(iNOS)。nNOS 定位于阴茎海绵体神经细胞，eNOS 定位于血

管内皮细胞，两者在海绵体平滑肌松弛过程中均起重要作用，iNOS 在正常的海绵体组织中不表达，而在病理进程中可能呈现双重作用。NOS 亚型在海绵体组织中的表达和活性与阴茎勃起功能密切相关。在平静状态下，阴茎海绵窦和小动脉的平滑肌细胞在收缩因子 RhoA/Rho 激酶的作用下发生收缩，使血流阻力增大，进入阴茎海绵体的血量减少，阴茎处于疲软状态；性刺激后，由非肾上腺素能和非胆碱能神经末梢及海绵体血管内皮细胞释放的 NO 进入阴茎血管平滑肌细胞，激活鸟苷酸环化酶，使 cGMP 浓度升高，随后作用于依赖 cGMP 的蛋白激酶 PKG，主要通过以下 3 个途径发挥作用：阻断 L- 型钙通道、激活肌质网上 $Ca^{2+}$ 依赖性 ATP 酶、增加细胞膜通透性和开放 $Ca^{2+}$ 依赖性 $K^+$ 通道，最终使阴茎平滑肌细胞超极化，阴茎海绵窦和小动脉的平滑肌细胞和内皮细胞舒张，在体循环压力的驱动下，血液充满阴茎内脉管系统，由于阴茎白膜的可扩张性，使阴茎长度和宽度增加，并激活了依赖于压力的静脉闭塞机制，阴茎内血管阻力增加，血液流出减少，导致阴茎勃起。

**（二）单味中药治疗 ED 作用的研究**

从中医学的角度，可用来治疗 ED 的药物非常多，如淫羊藿、菟丝子、鹿茸、人参、冬虫夏草、枸杞子、肉苁蓉等。目前治疗 ED 的常用中药的作用机制包括：

1. 活化 NO/cGMP 途径：是中药治疗 ED 最重要的机制之一。①阴茎勃起过程中，血管和海绵窦扩张引起剪切应力，导致蛋白激酶 AKT 活化（PKB），随后 eNOS 磷酸化，促使内皮细胞释放 NO。来源于氮能神经中 nNOS 合成的 NO 是启动阴茎勃起和大部分平滑肌舒张的原因，eNOS 合成的 NO 则在勃起功能的维持中发挥作用。NO 使 cGMP 浓度升高，促进 $Ca^{2+}$ 外流而松弛平滑肌细胞，而 cGMP 在阴茎海绵体组织中经磷酸二酯酶Ⅴ型（phosphodiesterase type 5，PDE5）作用下水解。抑制 PDE5 可延长 cGMP 代谢时间而延长平滑肌细胞的松弛能力；②上调 NOS 表达及活性，促进细胞释放 NO 的中药：淫羊藿（epimedium brevicornu maxim；小檗科，淫羊藿属）是广泛用于改善性功能的重要中草药之一。淫羊藿提取物具有淫羊藿苷Ⅰ和淫羊藿苷Ⅱ两种重要的活性成分。胆汁排泄是淫羊藿代谢的主要途径。淫羊藿苷能增加插入次数、射精次数，缩短射精潜伏期，提高老年大鼠勃起功能。淫羊藿苷通过提高 NOS 活性，包括阴茎海绵体组织 eNOS、nNOS 与 iNOS 的 mRNA 和蛋白表达，增强 NO/cGMP 信号通路表达，舒张阴茎海绵体平滑肌，促进阴茎勃起。

小檗碱（berberine，Ber）：为植物川黄柏树的根、皮提取物，小檗碱可使海绵体组织 eNOS 基因 mRNA 表达增加，提高阴茎海绵体平滑肌中 cGMP 的浓度，但对 iNOS 基因 mRNA 的表达无影响，可浓度依赖性地引起离体兔阴茎海绵体平滑肌舒张，其强度弱于西地那非但强于罂粟碱。杜仲是经典的壮阳中药，主要成分有木脂素类和环烯醚萜苷类物质，能促进糖尿病大鼠阴茎海绵体组织中 nNOS 的表达。川芎嗪对阴茎海绵体平滑肌具有浓度依赖性的舒张效应，其机制与增加 cGMP、cAMP 浓度有关。红景天苷对 2 月龄大鼠细胞 NOS 活性无影响，但可通过提高 NOS 活性促进 8、12 月龄大鼠阴茎海绵体平滑肌产生 NO，具体机制不清。桑椹（mulberry fruit；桑科，桑属）提取物矢车菊色素 -3-β- 吡喃型葡萄糖苷（cyanidin-3-O-β-D-glucopyranoside）可提高糖尿病大鼠阴茎海绵体内压、平滑肌含量、平滑肌与胶原蛋白比值、eNOS 及 nNOS 表达量、超氧化物歧化酶含量，降低胶原沉积、氧化应激、细胞凋亡等作用，从而改善其勃起功能。小盘木可上调 eNOS 的 mRNA 表达，促进血管内皮细胞合成 NO 和阴茎勃起。参类主要包括人参和高丽红参，目前缺乏两者作用机制的比较研究，人参能够促进内皮细胞释放 NO，诱导阴茎海绵体平滑肌松弛，人参皂苷提高去势大鼠阴茎海绵体组织中 NO 含量是通过提高 NOS 的活性还是抑制 PDE5，目前未见报道。高丽红参治疗后 ED 患者国际勃起功能障碍评分（international index of erectile function，IIEF-5）显著增加，不影响患者血清睾酮、催乳素、胆固醇的浓度，高丽红参改善勃起功能的具体机制不明。泡林藤（paullinia pinnata L；无患子科，泡林藤属）根及叶甲醇提取物含有大量的酚类化合物、儿茶素高度聚合的单宁和黄酮类，可以增加 eNOS 的 mRNA 表达而上调 eNOS 的含量，抑制内皮素 -1 的 mRNA 表达；另外还可以增加过氧化物酶体增殖物激活受体的活性，从而通过稳定 NOS 的 mRNA 间接诱导 NOS 在内皮细胞表达增加。白藜芦醇（resveratrol）可以增加并激活糖尿病大鼠海绵体组织中沉默信息调节因子 2 相关酶 1（silent mating type information regulation 2 homolog 1，SIRT1）的表达，激活 eNOS，抑制阴茎海绵体内凋亡和氧化应激的发生，增加糖尿病大鼠阴茎海绵体内压 / 平均动脉压的比值。三七总皂苷（panax notoginseng；五加科，人参属）可以通过调节 NO/cGMP 信号通路和恢复糖尿病大鼠阴茎海绵体内皮功能而改善其勃起功能。

2. 抑制 PDE5 的药物　淫羊藿苷选择性剂量依赖性抑制 PDE5 活性，从而抑制 cGMP 代谢，淫羊藿苷主要抑制 PDE5 的 3 种异构体（PDE5A1、PDE5A2、PDE5A3），淫羊藿苷Ⅱ主要与 PDE5A1 的功能域活性位点结合而抑制其酶活性，淫羊藿次苷Ⅱ的 PDE5 抑制作用约为西地那非对 PDE5 抑制作用的十分之一，因此与目前使用的 PDE5 抑制剂（如西地那非、伐地那非和他达拉非）相比，淫羊藿苷对 ED 的治疗作用较弱。对轻中度 ED 患者进行口服淫羊藿苷治疗（100mg，3 次 /d，共 1 个月），IIEF-5 结果显示淫羊藿苷能显著增强阴茎勃起功能，临床有效率达 75%，除少数轻度胃肠道刺激症状外无明显全身性副作用。用从淫羊藿中提取的脱水淫羊藿素（淫羊藿苷代谢产物之一）同系物治疗中老年性 ED，可以提高阴茎勃起强度和勃起持续时间，疗效与 PDE5 抑制剂枸橼酸西地那非无明显差异。

粉防己碱、甲基莲心碱（neferine，Nef）通过抑制 PDE5 活性而增加阴茎海绵体组织中 cAMP 含量松弛阴茎海绵体组织。山奈（kaempferia parviflora；姜科，山奈属）根茎提取物分离出的 4 种 7- 甲氧基黄酮对 PDE5 有抑制作用，但抑制作用低于西地那非。大青蓼（clerodendron capitatum；马鞭草科，大青属）甲醇提取物中存在黄酮类、苷类及还原糖，对阴茎平滑肌细胞有较强松弛效应，抑制 PDE5 作用比西地那非强，并且该抑制作用不受游离 $Ca^{2+}$ 释放、肾上腺素受体或者钾通道激活后的调节或影响。

### （三）抑制 RhoA/Rho 激酶信号通路，降低海绵体平滑肌细胞张力

血管平滑肌收缩的经典机制是 $Ca^{2+}$ 依赖机制，$Ca^{2+}$ 激动剂活化 G 蛋白偶联受体，增强磷脂酶 C 的活性，使 IP3 与甘油三酯增多，IP3 使得 $Ca^{2+}$ 从肌质网中释放，胞内 $Ca^{2+}$ 水平升高。$Ca^{2+}$ 与钙调素结合后激活肌球蛋白轻链激酶，并增强肌球蛋白轻链磷酸化水平，磷酸化的肌球蛋白轻链与 α 肌动蛋白结合并相互作用使平滑肌收缩。由于 $Ca^{2+}$ 敏感性机制，即使在胞内 $Ca^{2+}$ 水平较低的情况下，平滑肌仍具有收缩的能力。在体内多数血管组织中 $Ca^{2+}$ 敏感机制均由 RhoA/Rho 激酶系统介导，Rho 激酶是一种丝氨酸 / 苏氨酸激酶，其 C 端及 N 端分别具有 RhoA 与催化剂的结合位点。目前已知 Rho 激酶有两种亚型：α-Rho 激酶（ROCK2/ROKα）与 β-Rho 激酶（ROCK1/ROKβ）。在平滑肌细胞中，Rho 激酶通过肌蛋白轻链磷酸酶的磷酸化，引起平滑肌细胞收缩。另外，RhoA/Rho 激酶降低 eNOS 的活性，也抑制 NO 的产生，降低 cGMP 水平。淫羊藿苷对 ROCK1 没有影响，但明显降低了 ROCK2 在自发性高血压大鼠阴茎海绵体组织中的高表达，降低平滑肌的张力，协同松弛海绵体平滑肌细胞，从而改善阴茎勃起功能。灯盏花素有抑制 ROCK1、ROCK2 信号通路的作用。

### （四）调控离子通道

阴茎海绵体平滑肌细胞上的离子通道是调节阴茎海绵体舒缩的重要结构。参与阴茎勃起的各种神经递质，大多通过离子通道及离子跨膜流动来调节阴茎海绵体平滑肌的紧张性，从而发挥其生理作用。人体阴茎海绵体平滑肌细胞上存在多种离子通道，如钙通道、钾通道、氯通道及钠通道等，尤其是钙通道和钾通道是调节阴茎海绵体平滑肌紧张性的主要通道。各种神经递质、激素、第二信使等介导的细胞信息传递途径最终也是通过作用于离子通道而发挥生理作用，导致阴茎的勃起或疲软。

五味子（schisandra chinensis；木兰科，五味子属）提取物激活钾通道和抑制瞬时受体电位阳离子通道，导致细胞内 $Ca^{2+}$ 的减少从而产生松弛作用，五味子诱导的松弛作用不依赖内皮细胞途径。甲基莲心碱通过抑制胞外钙内流和胞内钙库释放、降低阴茎海绵体平滑肌细胞 $Ca^{2+}$ 水平，浓度依赖性地松弛离体新西兰白兔阴茎海绵体，而与 NO、前列腺素类的释放或钾通道激活等介导的途径无关。粉防己碱为防己科植物粉防己的干燥根提取物，可通过阻滞电压依赖性钙通道、$\alpha_1$ 受体依赖性钙通道和抑制细胞内钙库释放，降低阴茎海绵体平滑肌细胞 $Ca^{2+}$ 水平，介导其对海绵体平滑肌的舒张作用，与 NO/cGMP 通路无关。川芎嗪舒张阴茎海绵体平滑肌的机制可能与抑制细胞外 $Ca^{2+}$ 内流有关，应用激光扫描共聚焦显微镜实时测定胞质内游离 $Ca^{2+}$ 浓度的变化发现，川芎嗪通过对家兔阴茎海绵体平滑肌细胞电压依赖性钙通道和细胞内钙库释放的双重抑制作用来降低阴茎海绵体平滑肌细胞胞质内游离 $Ca^{2+}$ 浓度水平。山奈提取物五甲氧基黄酮（3，5，7，3′，4′-pentamethoxyflavone，PMF）主要通过电压依赖性钙通道和其他与 $Ca^{2+}$ 动员相关的途径松弛海绵体，与 PDE5 抑制剂、钙通道阻滞剂及 Rho 激酶抑制剂等作用机制不同。白藜芦醇也有与胞外 $Ca^{2+}$ 内流交互作用的非内皮依赖性松弛作用。

### （五）抗氧化应激

减少阴茎组织活性氧的产生：超氧化物、自由基的产生损伤阴茎海绵体内皮细胞，降低 eNOS 的表达和活性，而超氧化物歧化酶具有保护内皮细胞的作用。

黧豆（mucuna pruriens；豆科，黧豆属）乙醇提取物可抗氧化应激，减少糖尿病大鼠阴茎组织活性氧的产生，保护其阴茎组织结构，黧豆抗氧化作用强于西地那非。黧豆还可以增加糖尿病大鼠硝酸盐和亚硝酸盐而使 NO 增加，显著恢复还原型辅酶Ⅱ黄递酶的活性。从小盘木（microdesmis keayana；攀打科，小盘木属）根部分离出的两种生物碱 keayanidineB 和 keayanine，对 $O^{-2}$、$H_2O_2$ 有较强抗氧化作用，可以清除活性氧（活性氧簇可以降低 NO 的生物利用率导致 ED）。桑椹提取物可以使平滑肌细胞的胶原蛋白比值增加、eNOS 及 nNOS 表达上升、降低平滑肌细胞凋亡。参类具有抗氧化应激作用，高丽红参通过其抗氧化应激作用改善非胰岛素依赖型糖尿病大鼠的勃起功能。

**（六）抑制阴茎海绵体平滑肌细胞从收缩表型向合成表型转化**

α 平滑肌肌动蛋白（α-SMA）、平滑肌肌球蛋白重链（smooth muscle myosin heavy chain，SMMHC）、碱性调宁蛋白、肌滑蛋白、肌间线蛋白等为收缩型平滑肌细胞分子标志物，波形蛋白、骨桥蛋白、Ⅰ型胶原蛋白等为合成型或增殖型平滑肌细胞分子标志物。阴茎海绵体平滑肌细胞由“收缩型”向“合成型”或“增殖型”转变与 ED 的发生有关。

缺氧是 ED 的一个重要的独立危险因素。红景天苷是从红景天分离出的主要活性成分，具有抗缺氧活性。红景天苷降低了体外低氧诱导的胶原蛋白的表达和海绵体平滑肌合成的波形蛋白（vimentin）的含量，增加阴茎海绵体平滑肌细胞收缩蛋白、α-平滑肌肌动蛋白（α-SMA）和结蛋白（desmin）的表达。红景天苷抑制双侧海绵体神经切除术后大鼠阴茎海绵体组织中胶原蛋白和低氧诱导因子 -1α 的高表达，上调 α-SMA 和结蛋白，抑制波形蛋白，表明红景天苷具有抗缺氧的能力，并能抑制缺氧引起的阴茎海绵体平滑肌细胞的从收缩表型向合成表型的转化，对预防缺氧引起的 ED 可能具有临床价值。

**（七）增加睾酮水平**

睾酮参与维持男性性欲、维持阴茎海绵体组织的正常结构和调节阴茎勃起功能，包括调节勃起开始和终止期间相关酶的表达。仙茅可以提高糖尿病大鼠血清睾酮水平。红茶（black tea；山茶科，山茶属）可增加性功能和促进性欲，延长射精潜伏期及缓解早泄症状，缩短爬跨、插入潜伏期，增加血清睾酮量。牛蒡（arctium lappa L.Burdock roots；菊科，牛蒡属）水提取物可以增加大鼠的性行为及阴茎的反射频率，增加爬跨、插入及射精次数，缩短爬跨和插入潜伏期及射精后的不应期，延长射精时间，大剂量（1 200mg/kg）可以增加大鼠血清睾酮水平。

**（八）其他中药作用**

淫羊藿及其提取物对内源性干细胞具有直接促增殖作用，淫羊藿可通过动员与提高激素、细胞因子水平激活内源性干细胞，淫羊藿次苷Ⅱ增强内源性干细胞的分化可能是由于 p38 蛋白激酶的激活引起的；淫羊藿次苷Ⅱ还能通过下调转化生长因子 $β_1$/Smad2 信号通路降低阴茎组织细胞凋亡，通过 miR-34a/STAT3 途径降低 miR-34a 的表达，促进脂肪源干细胞向施万细胞的分化，有助于改善海绵体神经损伤后勃起功能。抑制 eNOS 解偶联是淫羊藿苷改善自发性高血压大鼠勃起功能的重要机制。

此外，有记载龙虾、蝎子、田鳖、斑蝥等多种动物药也可用于治疗 ED。服用雄性蚕蛹粉后大鼠的阴茎海绵体内 NOS 表达上调，勃起功能恢复，阴茎海绵体组织中的脂质过氧化反应明显减少。而斑蝥素不良反应明显。

**（九）复方中药与联合使用**

疏肝益阳胶囊由柴胡、蒺藜、蜂房、蛇床子、地龙、水蛭、九香虫、紫梢花、远志、肉苁蓉、菟丝子、五味子、巴戟天、蜈蚣、石菖蒲组成，可以增加动脉性 ED 大鼠阴茎海绵体组织中 eNOS 表达和 cGMP 含量，并抑制 PDE5 表达，显著改善性欲、勃起和射精功能并减少阴茎的静脉回流。

伊地饮由地黄、山茱萸、山药、泽泻、茯苓、鸡内金、锁阳、淫羊藿、芍药、丹参、怀牛膝、菟丝子、太子参、郁金、枸橼组成，能增加糖尿病大鼠阴茎海绵体内的 NOS 活性，增加 NO/cGMP 的含量。临床上糖尿病 ED 患者使用伊地饮和降糖药 16 周后勃起功能指数明显高于单用降糖药物患者。

Etana 由人参、淫羊藿、积雪草、东革阿里、花粉组成，可增加睾酮量、促进 NO 释放、增加阴茎海绵体内压，积雪草和花粉可改善前列腺及阴茎的血液循环且有抗氧化作用。组合以后呈现剂量依赖性增加大鼠阴茎勃起功能指数，高于使用单味药或其他组合，还可抑制 PDE5。

淫羊藿与灯盏花联合使用协同改善自发性高血压大鼠的阴茎海绵体内压 / 平均动脉压的比值，较单一用药取得更好疗效。自发性高血压大鼠（SHR）对照组与淫羊藿苷治疗组比较 ROCK1 蛋白表达无显著性差异，灯盏花素治疗组 ROCK1 蛋白表达明显低于 SHR 对照组（$P<0.05$），联合治疗组 ROCK1 蛋

白表达明显低于 SHR 对照组、淫羊藿苷治疗组和灯盏花素治疗组（$P<0.05$），灯盏花素治疗组 ROCK1 蛋白表达显著低于 SHR 对照组（$P<0.05$），在 SHR 对照组中，ROCK1 蛋白表达量最低；SHR 对照组 ROCK2 蛋白表达显著高于健康雄性（WKY）大鼠对照组、淫羊藿苷治疗组、灯盏花素治疗组和联合治疗组（$P<0.05$）。灯盏花素治疗组的 ROCK2 蛋白表达明显低于淫羊藿苷治疗组（$P<0.05$），联合治疗组与灯盏花素治疗组 ROCK2 蛋白表达无显著性差异（图 82-23，图 82-24）。

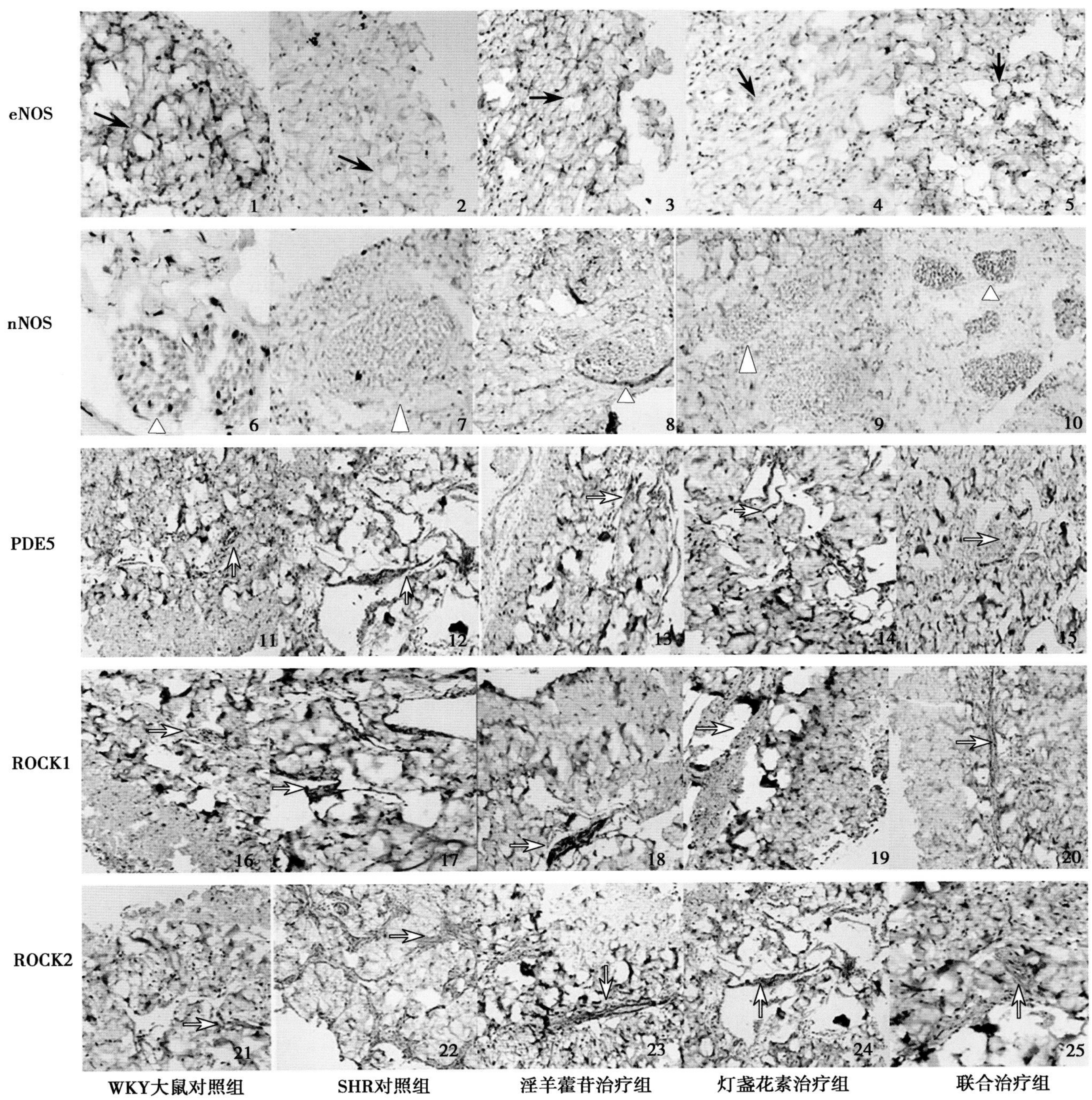


**图 82-23　淫羊藿苷、灯盏花素和淫羊藿苷联合灯盏花素**

nNOS、PDE5、ROCK1 和 ROCK2 表达的影响；注：eNOS、nNOS、PDE5、ROCK1 和 ROCK2 的免疫标记染色呈棕褐色；（黑箭头，×400）示：eNOS 主要表达于血管内皮细胞膜；（空三角形，×400）示：nNOS 主要表达于神经元；（空箭头，×200）示：ROCK1、ROCK2 和 PDE5 主要表达于平滑肌细胞的细胞质。

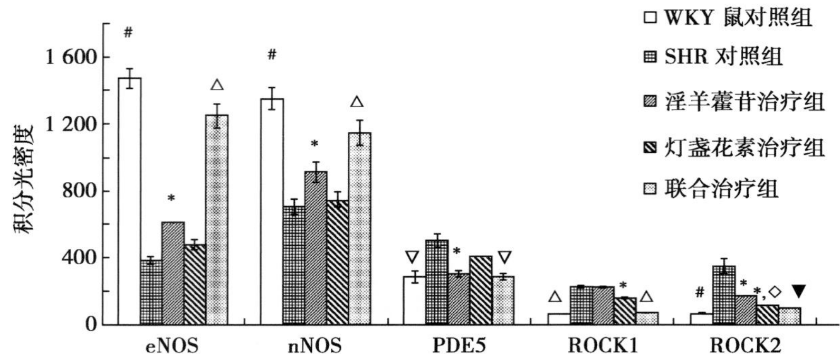


图 82-24 积分光密度(IOD)与 eNOS、nNOS、PDE5、ROCK1 和 ROCK2 表达水平的比较

## 三、问题与展望

目前中药治疗 ED 的机制包括促进 NO 释放、提高 NOS 的活性及 cGMP 含量、抑制 PDE5 及 Rho 激酶、减少胶原沉积、抗氧化、对离子通道和内皮细胞的调控等途径。中药治疗 ED 已从临床经验积累向分子机制研究过度,增加了中药在 ED 治疗领域中应用的医学证据和说服力,并有希望开发出疗效确切、不良反应少的新药。

中医学经过辨证把相同的疾病分为不同的证型,将不同的药物经过配伍组成方剂辨证治疗,作用方法大体上分为补肾、活血、疏肝、通络等,给予个性化的 ED 治疗方案,可以改善治愈率、提高临床总有效率,提高 IIEF-5 评分。中药治疗 ED 的优势有:①中药多为植物药,获得比较方便,价格低廉,容易被人们接受;②以中医基础理论为依据,配合针灸、外敷可以提高疗效。

目前中药治疗ED研究中存在的主要问题包括:①多数传统壮阳中药缺乏临床大样本随机对照研究,淫羊藿治疗 ED 疗效确切,具有多靶点作用的特点,而目前关于淫羊藿治疗 ED 研究的样本量较小、观察的时间较短,而长期低剂量应用淫羊藿治疗 ED 的临床效果需要进一步观察。传统认为鹿茸具有提高勃起功能作用,但随机对照试验证实并不能提高正常男性的勃起功能。②中医药理论中的阴阳气血脏腑及辨证等并不能与西医相关概念一一对应。按照中医药理论指导并将不同单味药通过君、臣、佐、使合理搭配形成的中药复方制剂是 ED 中医药治疗的重要组成部分,这些中药复方制剂多从补肾填精入手,依据体质辨证论治,其作用机制大多是根据中医药理论进行探讨而缺乏采用现代医学方法研究其分子机制,这些都阻碍了中药的推广。③现有研究大多集中于单味中药对阴茎海绵体平滑肌细胞舒张的 NO/cGMP 信号途径的影响,而对影响阴茎海绵体平滑肌收缩的重要信号 RhoA/Rho 激酶通路及其他信号通路的研究较少,此外,还应注意某些传统中药及有效成分具有明显抑制性功能的不良反应,如五味子乙醇提取物可以抑制雄鸡性功能,知母、黄柏能降低性神经兴奋性。因此,需进一步阐明中药治疗 ED 的相关分子机制,重视临床应用和基础作用机制、中药治疗 ED 所产生的不良反应的研究,这些都可能是将来的研究方向。

(姜睿)

## 参考文献


[1] FENG X T, QIN C B, LENG J, et al. Yidiyin, a Chinese herbal decoction, improves erectile dysfunction in diabetic patients and rats through the NO-cGMP pathway [J]. Biosci Biotechnol Biochem. 2012, 76(2): 257-263.

[2] HA U S, KOH J S, KIM H S, et al. Cyanidin-3-O-β-D-glucopyranoside concentrated materials from mulberry fruit have a potency to protect erectile function by minimizing oxidative stress in a rat model of diabetic erectile dysfunction [J]. Urol Int.2012, 88(4): 470-476.

[3] CAO J F, ZHANG P Y, XU C W, et al. Effect of aqueous extract of Arctium lappa L. (burdock) roots on the sexual behavior of male rats [J]. BMC Complement Altern Med, 2012, 12: 8.

[4] LI H, JIANG H, LIU J.Traditional Chinese medical therapy for erectile dysfunction.Transl [J]. Androl Urol, 2017, 6(2): 192-198.

[5] LI Y, JIANG J, HE Y, et al. Icariin combined with breviscapine improves the erectile function of spontaneously hypertensive rats [J]. J Sex Med, 2014, 11(9): 2143-2152.

[6] LONG H, JIANG J, XIA J, et al. Icariin improves SHR erectile function via inhibiting eNOS uncoupling [J]. Andrologia, 2018, 50(9): e13084.

[7] WANG J, LI Y, YANG Y, et al. A new strategy for deleting

animal drugs from traditional chinese medicines based on modified yimusake formula [ J ]. Sci Rep, 2017, 7 (1): 1504.

[ 8 ] WANG J, WANG Q, LIU B, et al. A Chinese herbal formula, Shuganyiyang capsule, improves erectile function in male rats by modulating Nos-CGMP mediators [ J ]. Urology, 2012, 79 (1): 241.e1-6.

[ 9 ] XIONG G, LI B, WANG K, et al. Chinese herb formulae for treatment of erectile dysfunction: a systematic review of randomised controlled clinical trials [ J ]. Andrologia, 2014, 46 (3): 201-223.

[ 10 ] XU Y, GUAN R, LEI H, et al. Implications for differentiation of endogenous stem cells: therapeutic effect from icariside Ⅱ on a rat model of postprostatectomy erectile dysfunction [ J ]. Stem Cells Dev, 2015, 24 (6): 747-755.

[ 11 ] YIEE J H, BASKIN L S. Penile embryology and anatomy [ J ]. Scientific World Journal, 2011, 10: 1174-1179.

[ 12 ] ZHANG J, WANG Y B, MA C G, et al. Icarisid Ⅱ, a PDE5 inhibitor from Epimedium wanshanense, increases cellular cGMP by enhancing NOS in diabetic ED rats corpus cavernosum tissue [ J ]. Andrologia, 2012, 44 (Suppl 1): 87-93.

[ 13 ] ZHANG X, ZHAO F, ZHAO J F, et al. PDGF-mediated PI3K/AKT/β-catenin signaling regulates gap junctions in corpus cavernosum smooth muscle cells [ J ]. Exp Cell Res, 2018, 362 (2): 252-259.

[ 14 ] ZHANG X, ZHAO J F, ZHAO F, et al. The protective effect of salidroside on hypoxia-induced corpus cavernosum smooth muscle cell phenotypic transformation [ J ]. Evid Based Complement Alternat Med, 2017, 2017: 3530281.

# 第八十三章

# 阴茎勃起功能障碍的外科治疗

## 第一节　阴茎起勃器类型与选择

### 一、概述

勃起功能障碍(erectile dysfunction,ED)指的是性生活时阴茎勃起硬度不足以插入阴道,或勃起维持时间不足以完成满意的性生活,临床上患勃起功能障碍的时间3个月以上可诊断为勃起功能障碍。

尽管近年来开发出多种有效的口服药物,以及阴茎海绵体药物注射疗法、经尿道给药疗法或阴茎真空负压装置吸引等治疗方法,但这些疗法属于一次性诱发勃起完成性交的方法,约20%的重度勃起功能障碍患者对此无反应。对一线和二线治疗方法无效的患者和拒绝其他治疗方式的患者,可考虑阴茎起勃器植入术(penile prosthesis implantation,PPI)治疗。作为半永久性最佳治疗方法,其临床有效率95%左右,并且不影响原有的阴茎感觉、排尿、射精功能和性快感,目前已成为治疗勃起功能障碍的第三线标准治疗方法。

阴茎起勃器(penile prosthesis,PP)是利用现代科技,根据阴茎海绵体结构使用与人体组织相容性良好的硅橡胶圆柱体,通过手术安放到阴茎海绵体内,扶持阴茎勃起。阴茎起勃器的设计既考虑要有足够的硬度,还要有良好的柔软性、伸屈性和隐蔽性。早期的圆柱形硅橡胶阴茎起勃器,伸屈性和隐蔽性差,机械故障等并发症发生率较高。经过不断改进,现在常用的是液体充胀性三件套阴茎起勃器,包括三个部分:阴茎圆柱体、泵和储水囊。泵置入阴囊,储水囊置入膀胱前间隙,圆柱体置入两侧阴茎海绵体内,三个部分利用细导管相连接。三件套可膨胀性阴茎起勃器在性能和隐蔽性方面得到显著改善(图83-1)。

历经近40年的发展,阴茎起勃器立足于改善和

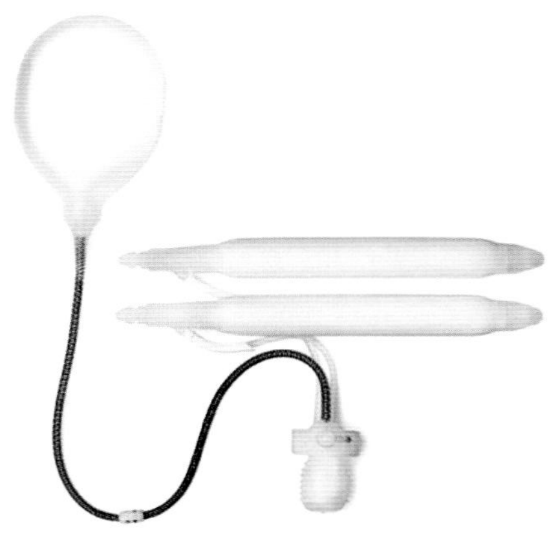

图83-1　新型AMS700CXR三件套可膨胀性阴茎起勃器

提高机械性能和隐蔽性,现有多种阴茎起勃器上市,随着阴茎起勃器性能的不断更新,置入阴茎起勃器治疗重度勃起功能障碍的患者日渐增加。但是,由于患者对阴茎起勃器不了解,且价格昂贵、手术操作复杂等原因,在先进国家接受阴茎起勃器置入术的患者只占接受治疗的勃起功能障碍患者的7%左右。我国阴茎起勃器置入术处于起步阶段。

### 二、起勃器类型与治疗选择

早期起勃器属于非膨胀式,即半硬性起勃器。随后出现膨胀式起勃器,分为机械性和液体膨胀性起勃器。机械膨胀性阴茎起勃器是由近端、远端和中间体构成的一对圆柱形阴茎起勃器。中间体内有两种弹性可膨胀性支撑装置连接其轴心部不锈钢丝,外部有一层硅橡胶膜以防止与组织黏着。近端或远端可连接2~7cm长度接头用于调整阴茎起勃器

长度，可屈性强而且隐蔽性也有所改善，但钢丝折断等机械故障是棘手的问题，且由于中间体部分长而不能弯曲阴茎起勃器置入较困难，需要较长的切口。

液体膨胀性起勃器的发展经历了单件套、两件套、三件套（图 83-2）。单件套为一对硅橡胶制成的空心圆柱体，其前端近龟头处有加水泵，远端有储水囊，中间有圆柱体。捏挤龟头处的加水泵时使圆柱体膨胀，当圆体弯曲时膨胀消失。这种阴茎起勃器有时出现泵失灵或在性交过程中被弯曲而膨胀消失，常需要重新充胀来完成性交。两件套由圆柱体和泵连接水囊，两件套手术置入较方便，但是阴囊里要有较大的水囊，隐蔽性较差。三件套阴茎起勃器的泵置入阴囊、储水囊置入膀胱前间隙，在性能和隐蔽性方面得到显著改善。

目前，液体膨胀性阴茎起勃器三件套是应用最多的起勃器，其材质和细节设计也不断改进，我国于2001 年引进美国 AMS700CXM 三件套可膨胀性阴茎起勃器，最新型 AMS700CXR 也经国家药品监督管理局审批获准上市，与 AMS700CXM 比较，其设备性能和坚固性均得到显著改善与提升，为重度勃起功能障碍患者带来福音。

总之，应根据患者本人的意愿、阴茎的解剖学结构、勃起功能障碍的原因并且与患者充分商谈后由患者选择阴茎起勃器。大多数患者宁愿选择能够接近自然勃起，而且疲软时能接近还原成自然状态的可膨胀性阴茎起勃器。对患阴茎硬结症而阴茎弯曲者、再次置入者、截瘫患者需要用避孕套导尿的患者置入单件套可屈性阴茎起勃器较为理想。

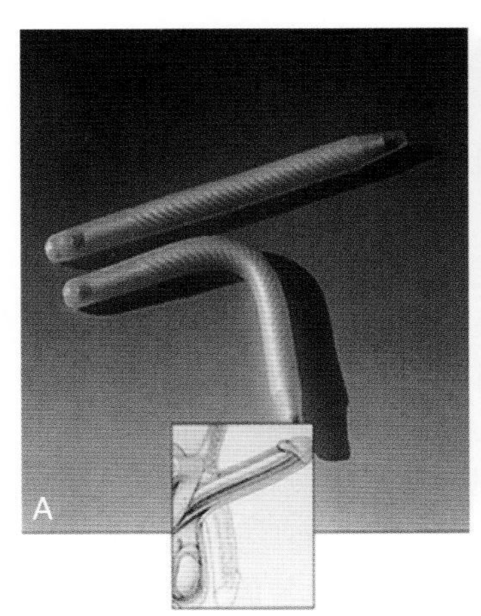


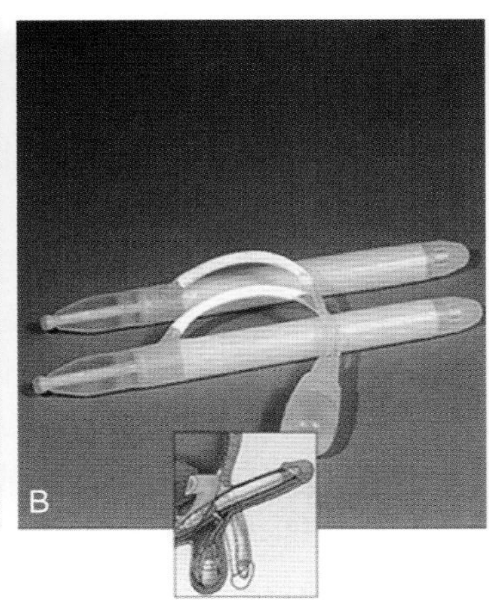


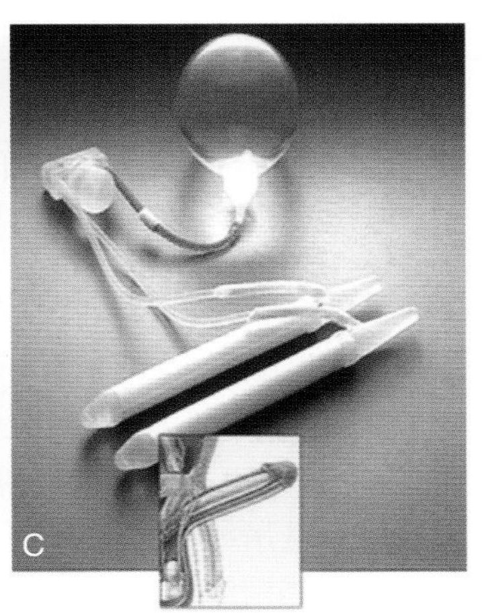


**图 83-2　不同类型的阴茎起勃器**

A. 可屈性单件套；B. 阴茎起勃器两件套；C. 可膨胀性阴茎起勃器三件套。

## 第二节　勃起功能障碍的外科治疗

### 一、手术适应证与禁忌证

目前，阴茎起勃器植入术的手术适应证主要是器质性勃起功能障碍而其他治疗无效及自愿者。术前，应当让患者了解除了阴茎起勃器外还存在其他可供选择的治疗方法，并解释其各自的优缺点。对于第一、第二线治疗有效的 ED 患者，不建议其采取阴茎起勃器植入治疗。有关阴茎起勃器植入术的适应证和禁忌证见表 83-1。

### 二、术前沟通与相关问题说明

阴茎起勃器植入术治疗勃起功能障碍的机制是，通过置入人工辅助装置以扶持阴茎勃起而完成性交，与自然勃起有区别。然而，由于术前医师对有关阴茎起勃器的性能、效果、合并症及使用方法未能解释清楚，患者常抱有过高的期待感，使术后对阴茎起勃器的满意度在 85% 左右。有些患者常抱怨像“笔式阴茎”而影响配偶满意度，单件套阴茎起勃器隐蔽性差，多件套操作困难。所以在阴茎起勃器植入术前，给患者及配偶详细介绍各种治疗勃起功能障碍的方法、有效率及各种利弊关系，还要介绍阴茎起勃器的性能、手术并发症如感染、可能发生的损伤疼痛、糜烂、隐蔽性及阴茎温度和长度变化等十分重要。要让患者明确知道阴茎起

表 83-1 手术适应证和禁忌证

| 手术适应证 | 手术禁忌证 |
|---|---|
| 器质性勃起功能障碍患者,包括血管性、神经性、内分泌性、阴茎海绵体纤维化等 | 阴茎海绵体长度过小,不能承受阴茎起勃器置入 |
| 重度勃起功能障碍患者,临床上第一线、第二线治疗效果不佳 | 没有得到治愈的全身或局部感染性疾病 |
| 患者及配偶熟知阴茎起勃器植入术的效果及风险,填写知情同意书 | 糖尿病患者血糖没有得到稳定控制 |
| 没有手术治疗禁忌证 | 高血压患者血压没有得到稳定控制 |
| 能够承受治疗费用 | 截瘫阴茎感觉丧失患者容易引起糜烂,禁忌单件套可屈性起勃器 |
| | 精神心理障碍患者 |
| | 过度期望患者 |

勃器植入术对原有的阴茎感觉、射精和性高潮、排尿功能和生殖功能无影响。还要介绍各种阴茎起勃器的优缺点,要让患者和配偶选择阴茎起勃器的种类。

### 三、术前准备与评估

预防感染是保证阴茎起勃器植入术成功的重要措施之一,手术前嘱患者连续 3 天全身洗浴,特别是在外阴部用肥皂水彻底洗净。尿液必须保持无菌状态,对放置导尿管的神经性膀胱患者,在术前用聚乙烯吡咯烷酮碘或抗生素溶液冲洗膀胱和尿道,在冲洗膀胱和尿道时严格掌握其浓度以防止对尿道黏膜的刺激。手术前日开始静脉滴注青霉素类抗生素或麻醉前静脉注射头孢曲松钠,在手术室术前准备皮肤,彻底清洁外生殖器,术前置硅胶导尿管。备足各种型号的阴茎起勃器和特殊手术器械。

## 第三节 起勃器置入与操作要点

### 一、单件套阴茎起勃器植入术

#### (一) 手术步骤与操作要点

①取阴茎腹侧近冠状沟作纵行切口,切开皮肤、浅筋膜显露白膜;②先于一侧阴茎海绵体腹侧尿道外两侧 1cm 处用针悬吊线固定;③两个悬吊线中间白膜纵切口长 2cm,用组织剪在白膜下先做潜行分离,利用 9 号、10 号、11 号子宫颈扩张器逐步扩张近段和远端阴茎海绵体;④相同方法切开扩张对侧近段和远端阴茎海绵体;⑤利用测量器分别测量两侧阴茎海绵体长度和粗度,选择适当长度阴茎起勃器;⑥将选定的两根阴茎起勃器先后从两侧切口内向近侧插入,深度到阴茎脚,再用眼睑拉钩牵开切口远侧,同时,将阴茎头向腹侧倾斜,即可将阴茎起勃器头端置入;⑦用 4-0 合成纤维线连续缝合白膜及阴茎筋膜,丝线间断缝合皮下筋膜和皮肤,稍加压包扎(图 83-3、图 83-4)。

### 二、三件套可膨胀式阴茎起勃器植入术

#### (一) 手术关键步骤与操作要点

①在阴茎腹侧于阴茎阴囊纵行切开皮肤长 4cm,用静脉拉钩牵拉,逐层将筋膜剥离至暴露白膜,切开白膜前切口两侧各留置缝扎线,在两侧缝扎线之间纵行切开白膜并向两侧牵拉,将白膜切口延长到 3cm 左右,用弯组织剪靠阴茎海绵体外侧轻巧地分离白膜与阴茎海绵体,利用 9 号、10 号、11 号子宫颈扩张器逐步扩张近段和远端阴茎海绵体。②扩张阴茎海绵体时按阴茎海绵体生理弯曲向近端和远端逐步扩张,扩张时要注意方向和力度以防止阴茎海绵体交叉或白膜穿孔及尿道穿孔,阴茎海绵体近端要扩张到坐骨粗隆,远端扩张到阴茎头下冠状沟。③在两侧阴茎海绵体内各放置扩张器后,其间隙用拇指和食指提捏测法测定其合适的宽度。④阴茎海绵体充分扩张后用导针器以留置缝扎线为准测量两侧的长度之和再减去 1cm,为圆柱体的长度,然后测量阴茎海绵体远端和近端的长度;所选阴茎起勃器的直径要比最终使用的扩张器直径小 1mm。我国人阴茎海绵体直径多在 12mm 左右,阴茎起勃器的长度应比所测定阴茎海绵体的长度短 1cm 以保持良好的屈曲性和减少不适感(图 83-5)。⑤如果置入的阴茎起勃器过长可致阴茎呈 S 形畸形,过短可导致阴茎头处成角畸形,这也是导致阴茎近端或远端糜烂的常见原因。当阴茎海绵体白膜切开后,扩张并测定阴茎海绵体的长度,将阴茎起勃器的各部件从无菌包装盒中取出,在无菌操作下将圆柱体和水囊的空气排空,泵里充满生理盐水保证无气泡,各导管用胶皮套止血钳锁住。通过增加适当长度的圆柱体后端(长度有 1cm、2cm、3cm)以适配其所选阴茎起勃器的长度(图 83-6)。⑥插入圆柱体时应排空圆柱体内的空气保持非膨胀状态,在阴茎起勃器远端的

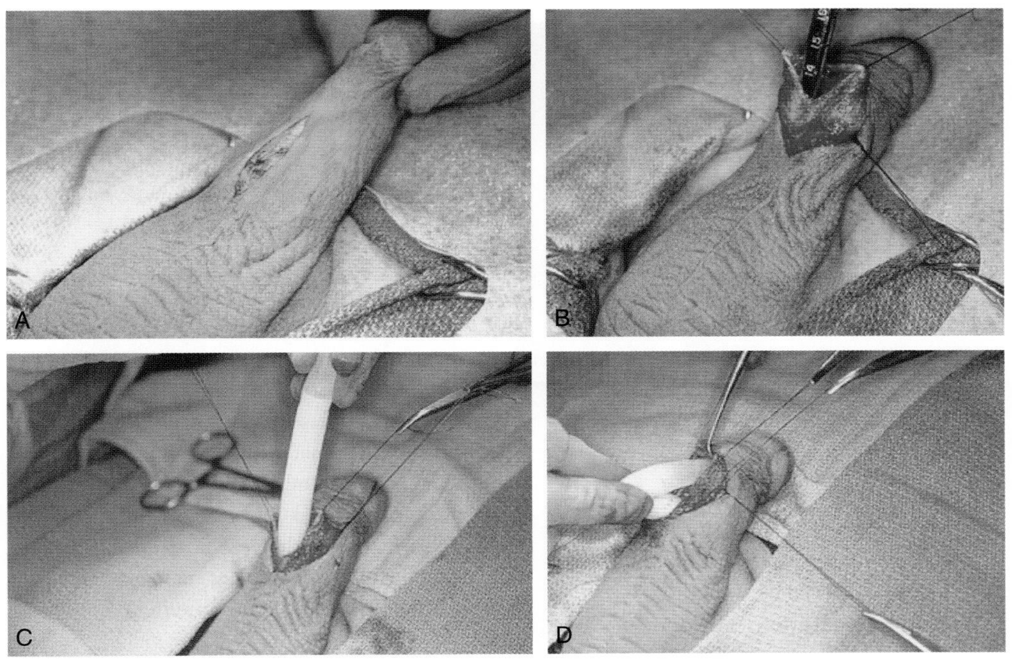

图 83-3　单件套阴茎起勃器植入术

A. 阴茎腹侧近冠状沟纵行切口;B. 测量阴茎海绵体长度;C. 起勃器插入阴茎近侧;D. 起勃器头端置入

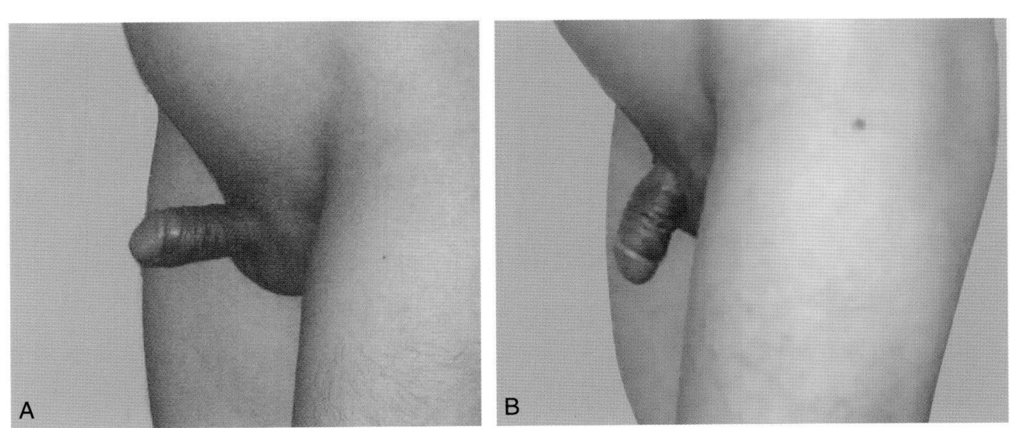

图 83-4　单件套阴茎起勃器植入术效果图

A. 单件套阴茎起勃器植入后膨胀状态;B. 单件套阴茎起勃器植入后非膨胀状态

顶部用 Keith 针穿出导线，借助导针器将 Keith 针向阴茎头方向穿出，牵拉导线使柱体顶部到阴茎头下冠状沟，再将阴茎起勃器远端插入阴茎海绵体近端至坐骨粗隆。⑦圆柱体内注入生理盐水时容易刺破圆柱体，可在事前在白膜留置缝合线，置入圆柱体后结扎保证阴茎起勃器无损伤。⑧为了安放储水囊，术者常在切口处用示指伸入腹股沟管钝性剥离腹横筋膜在膀胱前间隙做空间。如果此空间位置不充分，常为引起阴茎起勃器自动膨胀的主要原因。⑨膀胱前间隙充分扩张后，借助于肛门窥镜将排空的储水囊送入膀胱前间隙到位，并注入 50ml 生理盐水，泵安放在两侧睾丸之间阴囊深筋膜下方，在后分离间隙放入并固定，用导管连接器将相应的导管连接，连接时严格防止空气或血块进入导管而阻塞管道(图 83-7，图 83-8)。⑩导管连接完成之后，按捏泵进行阴茎起勃器充盈试验，观察阴茎勃起和疲软状态以确定柱体适宜长度及试验阴茎起勃器性能无误，再用抗生素溶液冲洗导管，逐层缝合、包扎。⑪由于阴囊组织疏松容易形成血肿，可在阴囊内留置负压引流管(图 83-9)。阴茎假体手术见视频 45。

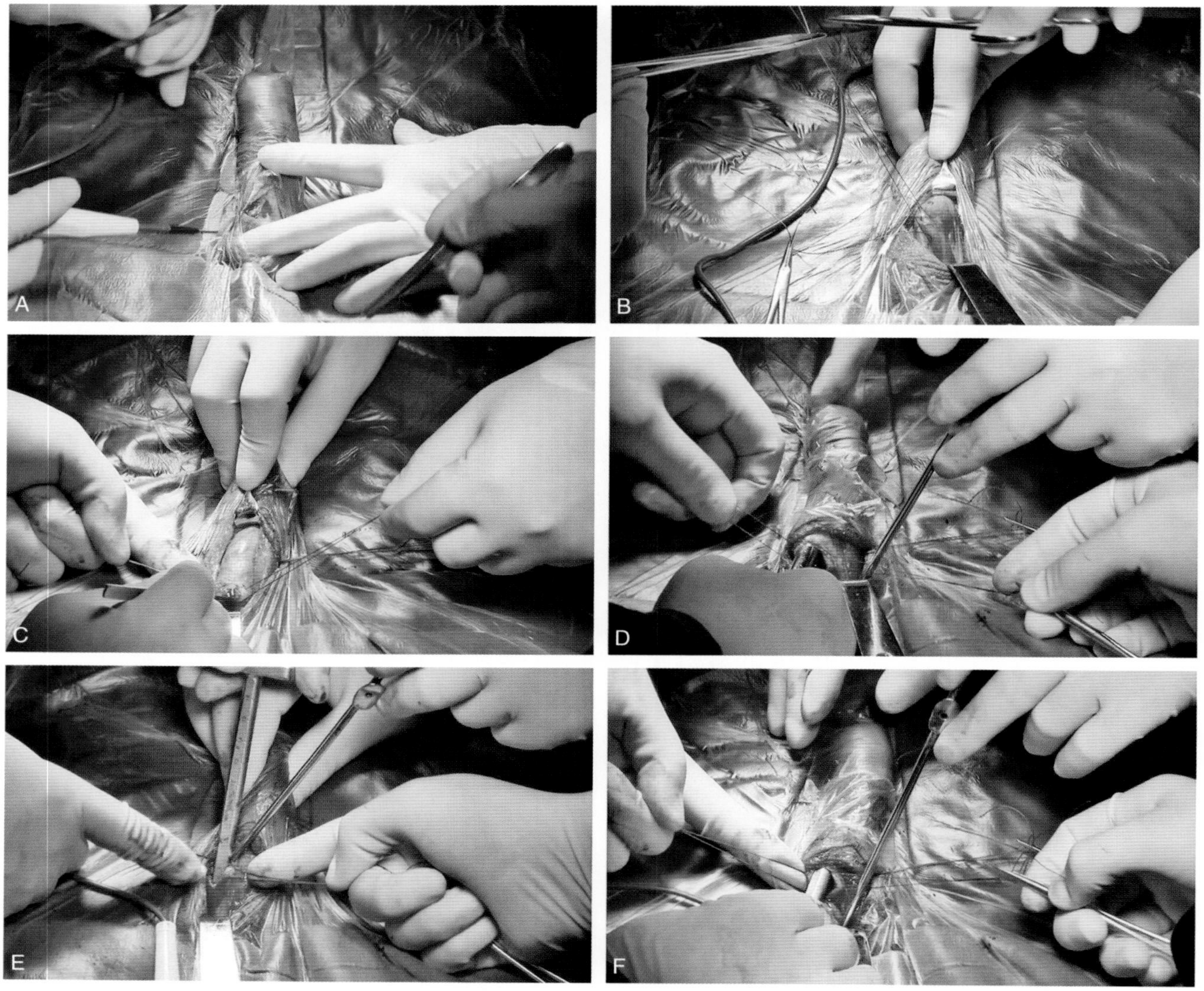

图 83-5　阴茎海绵体切开、扩张、测量长度示意图

A. 阴茎靠近阴囊处切口；B. 留置缝扎线；C. 开白膜；D. 扩张阴茎海绵体；E. 测量阴茎海绵体近端的长度；F. 测量阴茎海绵体远端的长度。

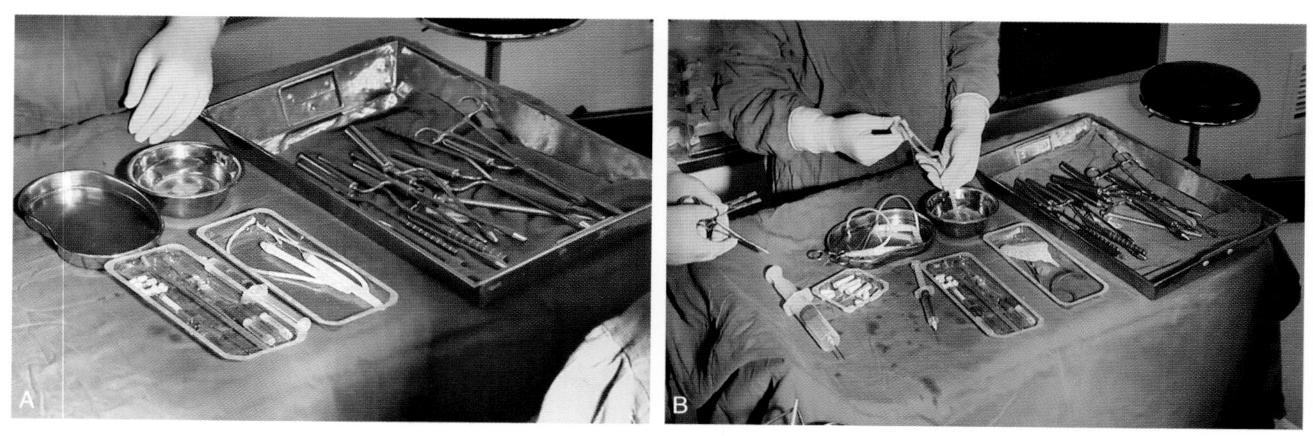

图 83-6　阴茎起勃器部件选择及准备

A. 选择阴茎起勃器并检查；B. 起勃器检查并排空气。

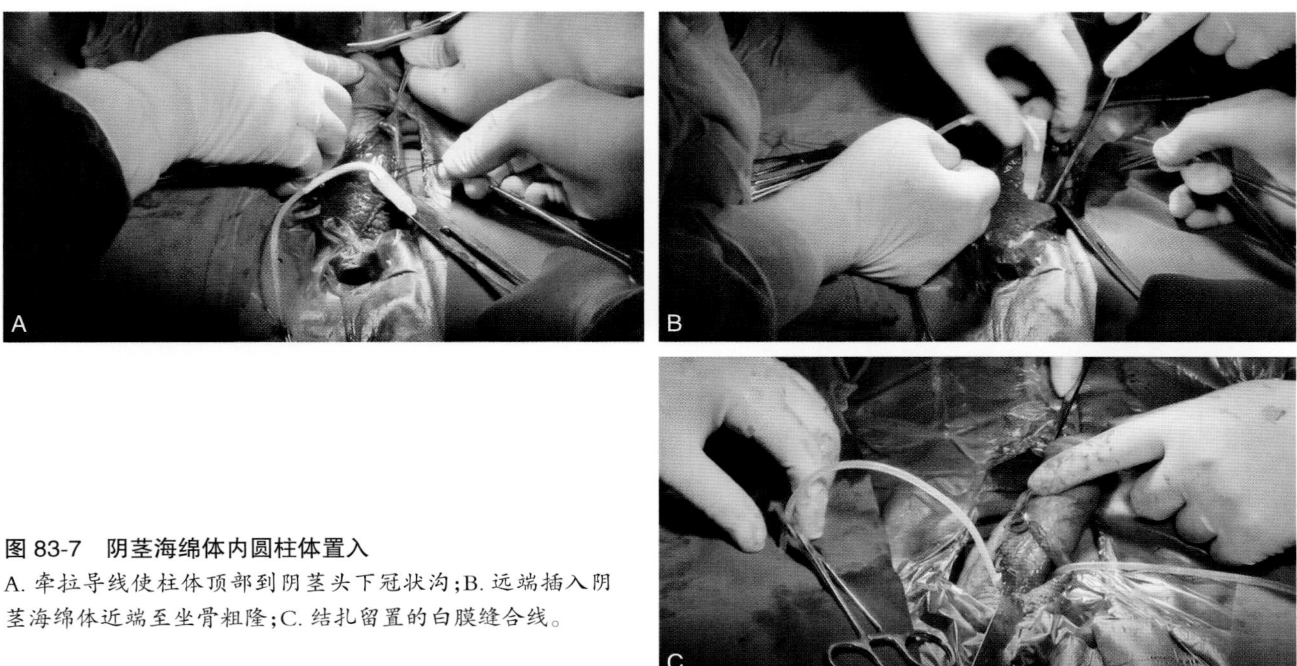


**图 83-7　阴茎海绵体内圆柱体置入**

A. 牵拉导线使柱体顶部到阴茎头下冠状沟；B. 远端插入阴茎海绵体近端至坐骨粗隆；C. 结扎留置的白膜缝合线。

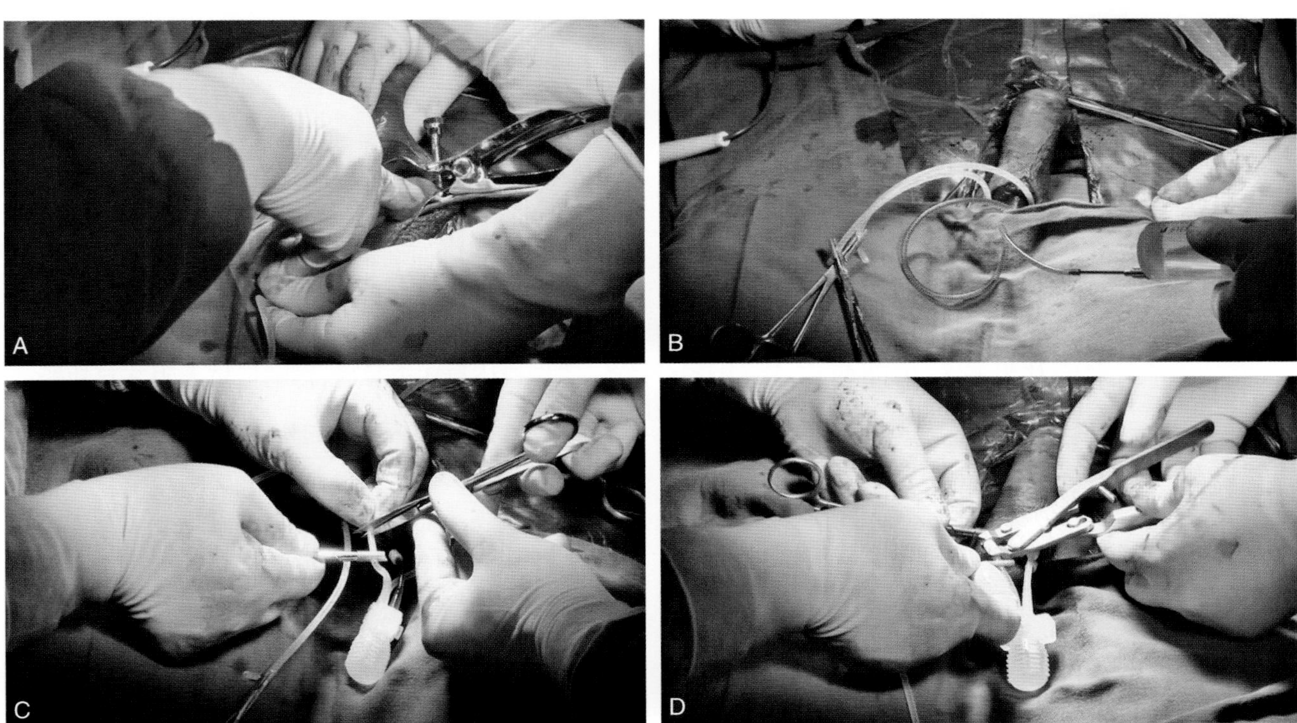


**图 83-8　膀胱前间隙扩张，安放水囊、连接相应导管**

A. 膀胱前间隙扩张，安放水囊；B. 注水；C. 剪断管子；D. 连接管道。

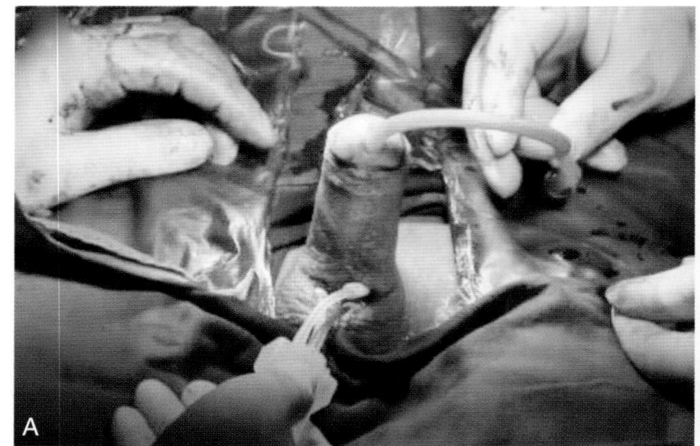


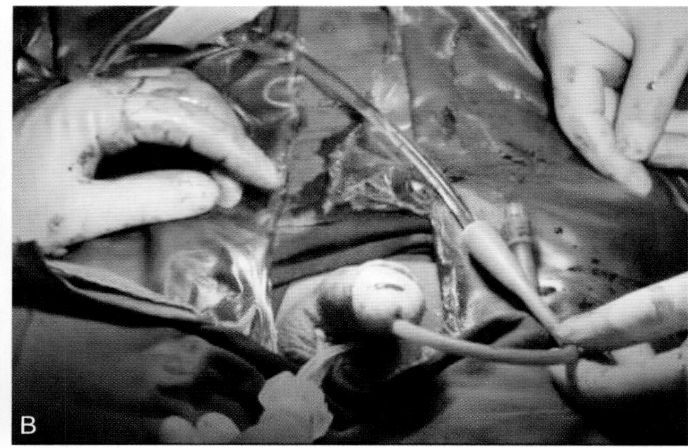


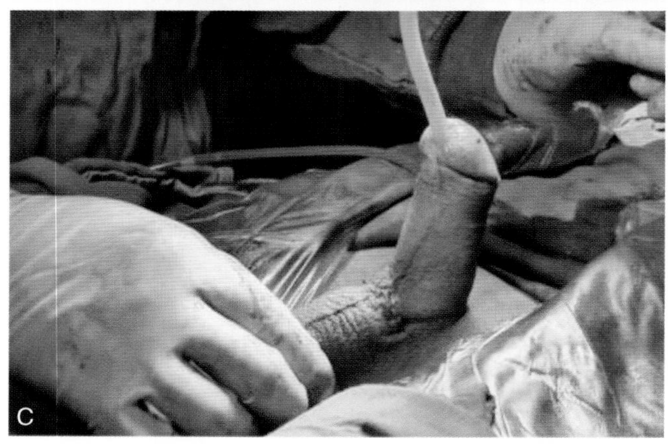


**图 83-9 测试设备功能，勃起及疲软功能良好**

A. 缝合皮肤前测试起勃器功能；B. 缝合皮肤前测试疲软功能；C. 泵置入阴囊且缝合皮肤后测试起勃器功能。

视频 45 阴茎假体手术

## 三、术后并发症与护理要点

### （一）术后并发症与处理

1. 感染 ①感染因素：阴茎起勃器植入术的感染率为 1%~8%，但有报道在脊髓损伤患者达 16.7%。诱发感染的危险因素有再次手术、无菌操作不彻底、抗生素用量不足、包茎或患者患有糖尿病及神经源性膀胱有菌尿等。②感染致病菌：临床研究发现阴茎起勃器植入术感染菌株以革兰氏阴性菌为主（表 83-2）。③感染预防：感染可发生在术中，也可发生在术后因泌尿科的处置而诱发，所以阴茎起勃器植入的患者实施泌尿科各种处置时应投用足量抗生素。④临床表现：持续性术后疼痛、红肿、发热、结节、波动感、创口溢脓应考虑阴茎起勃器感染，如压迫阴茎起勃器的某一端时由创口溢脓，或阴茎起勃器的一部分漏出即可确定感染。如上述症状不典型时可借助于白细胞计数和血沉，如两者术后 3~4 周仍超出正常范围，应怀疑感染发生。⑤感染的处理：临床一经确定感染或强烈怀疑感染发生时，应立即切开清创，创口如确认脓性分泌物与阴茎起勃器尚未接触，可将分泌物进行革兰氏染色，如查出革兰氏阴性菌时，应取出阴茎起勃器所有部件并放置引流条，待伤口痊愈 4 个月后，再酌情植入阴茎起勃器。

**表 83-2 阴茎起勃器感染菌株**

| 阴茎起勃器感染菌株 |
|---|
| 表皮葡萄球菌（staphylococcus epidermidis） |
| 奇异变形杆菌（proteus mirabilis） |
| 铜绿假单胞菌（pseudomonas aeruginosa） |
| D 型链球菌（group D streptococcus） |
| 短小棒状杆菌（coryebacterium parvum） |
| 大肠埃希菌（escherichia coli） |
| 粘赛菌（serrtia marcescence） |
| 摩氏摩根菌（morganella） |
| 金黄色葡萄球菌（staphylococcus aureus） |
| 普罗威登菌（providencia） |
| 克雷伯菌（klebsiella） |
| 非铜绿假单胞菌（pseudomonas nonaeruginosa） |

据统计，各种阴茎起勃器植入术的平均感染率

有明显差别，即单件套可屈性阴茎起勃器感染发生率为 1.5%，单件套可充胀性阴茎起勃器占 2.4%，多件套膨胀性阴茎起勃器达 3.3%。这表明，阴茎起勃器的类型与感染的发生率有关。

2. 圆柱体糜烂 糜烂指圆柱体从阴茎海绵体近端或远端穿出白膜，常合并感染。发生在皮下的阴茎起勃器远端糜烂可出现疼痛或局部不适感，有时在皮下可触到突出的阴茎起勃器。阴茎起勃器糜烂多见于半硬性可屈性阴茎起勃器，膨胀性阴茎起勃器虽发生频度较少，但是也有报道阴囊皮肤糜烂而使泵或导管露出引起感染的病例。神经源性膀胱排尿障碍患者、使用避孕套或导尿管患者、糖尿病患者和脊髓损伤致局部感觉迟钝或消失患者，也易发生阴茎起勃器糜烂。尿道内发生糜烂时可见红肿、血性或脓性尿道分泌物和导管插入困难。处理阴茎起勃器糜烂，如果阴茎起勃器已经露出表皮应拔除阴茎起勃器，如果仍被皮肤所覆盖又无感染，可保存阴茎起勃器进行阴茎海绵体修补术。

3. 阴茎头成角畸形 手术过程中阴茎起勃器长度选择错误、阴茎起勃器远端扩张不够或解剖异常可造成阴茎头成角畸形，严重者需手术矫正。

4. 自动勃起和阴茎感觉异常 膨胀性阴茎起勃器植入后少数情况下可出现自动勃起，这种情况由储水囊安放位置不当而增加腹压时受压所致，严重者需手术矫正。经耻骨下切口置入阴茎起勃器，有时由于损伤阴茎背神经而引起阴茎感觉障碍。阴茎起勃器植入术后的部分患者抱怨阴茎有发冷感，大小变化差和隐蔽性差等问题。

5. 阴茎起勃器机械故障 阴茎起勃器置入术后 10 年内的机械故障发生率为 10% 左右，因阴茎起勃器种类和手术熟练程度的不同而不同。随着阴茎起勃器性能的改善和手术技术的提高，阴茎起勃器机械故障发生率有降低趋势。各种阴茎起勃器的机械故障率有所差异，膨胀性阴茎起勃器较可屈性阴茎起勃器的机械故障率高。

**（二）护理要点**

①保留导尿管 1~2 天；②术后 1 天须换敷料，以免切口处渗出血清，干燥后形成硬痂，从而使包皮上下受压，造成局部小范围的循环不良；③围手术期抗生素的应用；④术后调整阴囊内泵和导管位置，以免导管或泵紧贴皮肤发生糜烂；⑤健康教育与让患者获得科学使用方法；⑥术后 2 个月后开始尝试性生活，性交开始前需用少量润滑剂；⑦术后第 3 个月、第 6 个月随访，以后每年随访 1 次。

## 四、结语

阴茎起勃器植入术作为治疗勃起功能障碍的半永久性治疗方法疗效确切，尽管阴茎起勃器的性能和隐蔽性有了很大提高，但是目前阴茎起勃器价格较昂贵且需要较熟练的手术技巧，阴茎起勃器机械性能和坚固性还有待于进一步完善。需要说明的是，目前已不推荐应用动静脉重建手术方法治疗阴茎勃起功能障碍。

（辛钟成 李猛 封玉宏）

## 参考文献

[1] KUCUK E V，TAHRA A，BINDAYI A，et al. Erectile dysfunction patients are more satisfied with penile prosthesis implantation compared with tadalafil and intracavernosal injection treatments [J]. Andrology，2016，4(5)：952-956.

[2] SONG W D，YUAN Y M，CUI W S，et al. Penile prosthesis implantation in Chinese patients with severe erectile dysfunction：10-year experience [J]. Asian J Androl，2013，15(5)：658-661.

[3] STALLER A L，CHANG C M，WAGENHEIM G N，et al. A novel approach for removal of an inflatable penile prosthesis reservoir using laparoscopic instruments [J]. Asian J Androl，2017，19(1)：132-134.

# 第八十四章

# 阴茎异常勃起与外科治疗

## 第一节　阴茎异常勃起的定义和分类

阴茎异常勃起，英文为 priapism，取自 Priapus（Priapus 是古希腊生育、农业生产和狩猎的保护神）。阴茎异常勃起是指与性欲和性刺激无关，持续 4 小时以上的阴茎勃起。阴茎异常勃起是一种少见的病理性勃起状态，可发生于任何年龄阶段。由于低流量型阴茎异常勃起可引起严重后果，包括阴茎勃起功能障碍、阴茎海绵体纤维化和阴茎畸形，所以成为泌尿男科的急症之一。

阴茎异常勃起可分为低流量型（静脉型、缺血型）（low-flow priapism，LFP）、高流量型（动脉型、非缺血型）（high-flow priapism，HFP）及复发性（或间歇性）（recurrent priapism）三种类型，其中以低流量型阴茎异常勃起较常见，约占此类疾病的 90% 以上。

## 第二节　阴茎异常勃起的流行病学与病因学

阴茎异常勃起发病率没有种族差异。非洲裔美国人略多。统计表明美国年发病率为 1.5/100 000，>40 岁者的年发病率为 2.9/100 000，新生儿到老年均可发生，相对集中在 5~10 岁和 20~50 岁。38%~42% 的成人镰状细胞贫血患者，至少有一次发作。阴茎异常勃起有很多是特发性的。

### 一、低流量型阴茎异常勃起的病因

1. 阴茎海绵体内药物注射　由于阴茎海绵体内药物注射的广泛应用，使得低流量型阴茎异常勃起的发生率明显增加。其中以阴茎海绵体内注射罂粟碱，或包括有罂粟碱在内的其他药物发生阴茎异常勃起的概率最高，阴茎海绵体内药物注射是我国低流量型阴茎异常勃起最常见的原因（34.5%）。

2. 血细胞性和血栓性因素　镰状细胞贫血是最常见的儿童低流量型阴茎异常勃起的原因，主要是由于镰状红细胞导致阴茎白膜下小静脉阻塞，阴茎静脉回流障碍引起。白血病也是引起阴茎异常勃起的原因之一，可能与白细胞数目增多引起血液黏稠度增加有关。

3. 药物因素　引起低流量型阴茎异常勃起的药物主要有抗抑郁药、镇静剂和一些抗高血压药物等。也有关于 PDE5 抑制剂和大剂量睾酮的使用引起阴茎异常勃起的报道。

4. 肿瘤　一些肿瘤和阴茎异常勃起的发生有关，如膀胱癌、前列腺癌、尿道癌和转移至阴茎的肿瘤均可压迫血管，阻断阴茎静脉回流，引起低流量型阴茎异常勃起。

5. 神经因素　脊髓损伤患者，特别是高位脊髓损伤患者，容易发生阴茎异常勃起，极少数椎管狭窄的患者可发生复发性 / 间歇性阴茎异常勃起。

6. 炎症和感染　盆腔感染导致血管神经束受压也是引起低流量型阴茎异常勃起的原因之一。

7. 特发性　30%~50% 的阴茎异常勃起为特发性，原因不清，而且多为低流量型阴茎异常勃起。

### 二、高流量型阴茎异常勃起的病因

多数高流量型阴茎异常勃起的患者有会阴部或阴茎外伤史，阴茎海绵体动脉与海绵体窦形成异常血管通道，使动脉灌流和静脉回流失衡，阴茎海绵体内血液的高灌注率和低流出率是高流量型阴茎异常勃起的发病机制。

### 三、复发性阴茎异常勃起的病因

复发性阴茎异常勃起是缺血性阴茎异常勃起的一种变异形式，其特点是患者间歇性出现阴茎痛性勃起，可以自行缓解，其每次异常勃起的持续时间多短于低流量型阴茎异常勃起。本类型多为特发性或伴有血液性疾病，镰状细胞贫血是常见原因。有一项多中心研究表明，在 98 名镰状细胞贫血的青少年患者中，发生阴茎异常勃起的有 35%，其中 72% 的患者出现复发性阴茎异常勃起。其发病机制尚不明确，牵涉到炎症、细胞黏附、一氧化氮代谢、血管反应及凝血途径异常等诸多因素在内。

## 第三节　阴茎异常勃起的病理生理学

阴茎异常勃起是阴茎疲软机制障碍所致。阴茎疲软是交感 - 肾上腺素能神经兴奋性增加，通过神经递质，引起阴茎海绵体血液动力学变化的结果。疲软期主要表现为阴茎海绵体动脉以及海绵体窦平滑肌收缩，阴茎海绵体动脉血液灌注量降低，同时静脉开放，流出阻力降低，阴茎海绵体内压力降低，血液减少。

阴茎异常勃起临床上分为缺血性（低流量型）和非缺血性（高流量型）。低流量型的病理生理改变是由于长时间海绵体内血液淤滞，流出受阻，导致低氧血症，高碳酸血症，引起酸中毒，12~24 小时就可引起血管内皮损伤，36~48 小时可导致平滑肌坏死，最后海绵体纤维化，平滑肌与胶原纤维比例失调，导致勃起功能障碍的发生。而高流量型常见于会阴或者阴茎的外伤导致动脉和海绵体窦组织形成动静脉瘘造成，但是由于可以通过增加静脉血液回流从而增加灌注血量，使其异常勃起的硬度小于低流量型，也不伴有明显疼痛。

## 第四节　阴茎异常勃起的诊断

### 一、诊断原则

阴茎异常勃起应根据患者的主诉、病史、体检及阴茎海绵体血气分析结果进行诊断评估，彩色多普勒超声检查有助于阴茎海绵体的诊断，高选择性阴部内动脉造影可明确诊断动脉损伤所致的阴茎异常勃起。

### 二、诊断方法

阴茎异常勃起的主要症状为持续 4 小时以上的疼痛或无明显疼痛的阴茎勃起。对阴茎异常勃起者需进行以下四个方面的评估：病史、体格检查、实验室检查和影像学检查。

#### （一）病史

了解阴茎异常勃起事件发生的病史非常重要，清晰的病史和明确的病因有助于选择最有效的治疗方案。病史应包括：①阴茎异常勃起的持续时间及变化情况；②疼痛的程度；③以往的异常勃起史和治疗情况；④与阴茎异常勃起相关的药物使用，如抗高血压药、抗凝血药、抗抑郁药物及阴茎海绵体注射的血管活性药物等；⑤骨盆、生殖器或会阴部外伤，特别是会阴部骑跨伤史；⑥镰状细胞贫血或其他血液病病史等。

#### （二）体格检查

阴茎检查：阴茎硬度、温度、触痛程度和颜色变化等是阴茎异常勃起的重要体征。低血流量型阴茎异常勃起患者的阴茎海绵体硬度明显高于高流量型，且阴茎皮肤的温度较低，颜色暗紫。

#### （三）腹部检查

会阴部检查常可发现这些部位的创伤或恶性肿瘤的证据。

#### （四）实验室检查

①血液学实验室检查：白细胞计数、分类和血小板计数检查可发现血液病患者。镰状细胞贫血患者的网织红细胞计数升高。血红蛋白电泳有助于诊断镰状细胞贫血或其他血红蛋白病。②血气分析：阴茎海绵体内血液的血气分析是目前最可靠的区分低流量型和高流量型阴茎异常勃起的诊断方法。低流量型阴茎异常勃起患者阴茎海绵体内血液的血气分析典型表现为氧分压（partial pressure of oxygen，$PO_2$）低于 30mmHg，二氧化碳分压（partial pressure of carbon dioxide，$PCO_2$）高于 60mmHg，而高流量型血气分析结果与正常动脉血相似（表 84-1）。

表 84-1　阴茎异常勃起的血气分析结果

| | $PO_2$/mmHg | $PCO_2$/mmHg | pH |
|---|---|---|---|
| 低流量型 | <30 | >60 | <7.25 |
| 高流量型 | >90 | <40 | >7.35 |

#### （五）影像学检查

①彩色多普勒超声检查：低流量型阴茎异常勃起患者的海绵体动脉和海绵窦血流很少或没有。而高流量型阴茎异常勃起患者的海绵体动脉和海绵窦有正常或高流速的血流，有时可显示海绵体动脉周围高速的动脉血湍流和动脉 - 海绵体瘘。彩色多普勒超声检查多取平卧或截石位。②动脉造影：目前多采用高选择性阴部内动脉造影术，可用于阴茎海绵体动脉瘘和假性动脉瘤的确定和定位诊断，还可同时为需要治疗的患者实施动脉栓塞术。③阴茎海绵体磁共振成像：可以发现高流量型患者的海绵体动脉瘘，帮助判断缺血型患者阴茎海绵体平滑肌坏死的程度，还能提示阴茎肿瘤和局部血栓。④阴茎海绵体造影：低流量型表现为静脉血在阴茎海绵体内淤积，高流量型则表现为海绵体内血液的快速排空，低流量型和高流量型阴茎异常勃起的临床特征（表 84-2）。

表 84-2　低流量型和高流量型阴茎异常勃起的临床特征

| | 低流量型阴茎异常勃起 | 高流量型阴茎异常勃起 |
|---|---|---|
| 海绵体完全坚硬 | 通常是 | 很少是 |
| 阴茎疼痛 | 常有 | 少有 |
| 血气分析 | 低氧血症、酸中毒 | 接近动脉血 |
| 血液系统疾病 | 有时有 | 很少有 |
| 海绵体注射血管活性药物 | 有时有 | 很少有 |
| 会阴阴茎外伤 | 很少有 | 通常有 |
| 相关药物 | 通常有 | 很少有 |
| 发生 ED 风险 | 高 | 低 |
| 保守治疗 | 不推荐 | 推荐 |

## 第五节　阴茎异常勃起的外科处理

### 一、治疗原则

阴茎异常勃起患者的治疗目的是消除持续勃起状态、恢复阴茎海绵体正常血流和保存阴茎勃起功能，处理原则包括：

#### （一）低流量型阴茎异常勃起

尽快进行阴茎海绵体减压和阴茎海绵体注射拟交感神经药物治疗。对海绵体减压和海绵体注射治疗无效者，可选择阴茎海绵体分流术。

#### （二）高流量型阴茎异常勃起

推荐保守治疗并密切观察病情变化。对保守治疗不能缓解、局部疼痛难以耐受，并明确有阴茎海绵体动脉病变者，可行高选择性阴部内动脉暂时栓塞术，或开放性手术治疗。在有创治疗前，必须进行凝血功能检查，以减少或防止因有创治疗造成的并发症。

### 二、阴茎异常勃起治疗方法

#### （一）低流量型阴茎异常勃起的治疗

低流量型阴茎异常勃起诊断后，需要紧急处理。治疗目的是减轻海绵体内压，恢复静脉回流通道，减轻海绵体损伤，保存勃起功能。

#### （二）保守治疗

异常勃起不超过 24 小时可以采用镇痛、镇静、输入碱性药物，部分患者可缓解。镰状细胞贫血可以采用水化、碱化血液、吸氧、输血（提高血细胞比容到 30% 以上）。也有报道采用走楼梯、射精、冷水浴、冰袋冰敷（超过 8 小时不宜使用此法，防止因冷敷加速血凝）、前列腺按摩、加压包扎、冷水灌肠（但阴茎异常勃起早期不宜施行）、麻醉、抗凝、阴茎海绵体注射亚甲蓝等治疗方法，也可使部分患者缓解。亦可口服肾上腺素能受体激动剂特布他林，首次 5~10mg，15 分钟后可再次口服 5~10mg，约 1/3 患者可缓解，如果 30 分钟不缓解可以考虑注射疗法。也可以口服麻黄素 60~120mg，注意监测血压。但是美国泌尿外科协会不推荐使用口服药物治疗，而推荐直接采用海绵体内注射拟交感类血管活性药物。有多种肾上腺素能受体激动剂可以使用，包括麻黄素（50~100mg）、肾上腺素（10~20μg）、脱氧肾上腺素（新福林，100~200μg）、去甲基肾上腺素（10~20μg）。脱氧肾上腺素是选择性肾上腺素 α 受体激动剂，通过收缩阴茎海绵体血管诱导阴茎疲软，心血管并发症较少，是治疗的首选。注意：最好稀释使用，一般取 10mg（1ml）加入到 50ml 生理盐水中制成溶液 200ug/ml，每次 1ml，海绵体注射，每 5~10 分钟注射 1 次，可尝试使用 3~5 次。本法适合异常勃起 12~24 小时内患者，使用时注意监测血压。

#### （三）阴茎海绵体穿刺抽吸或冲洗

早期多数患者可以通过注射药物缓解，如果失败，可以考虑进一步行阴茎海绵体抽吸和 / 或冲洗。

一般采用输血器粗针头在阴茎海绵体 2~3 点方向或者 9~10 点方向穿刺(图 84-1);穿刺放出阴茎海绵体内积血,同时加用血管活性药物。也有在阴茎头和阴茎体用输血器粗针头分别穿刺,形成对流,用配置溶液(生理盐水 500ml+ 脱氧肾上腺素 10mg+ 肝素适量)冲洗海绵体内积血,直至疲软,效果明显。对于停药再次勃起时,可在心电监护下,利用输液泵持续灌注脱氧肾上腺素肝素溶液。

**(四)阴茎海绵体分流术**

对于持续时间较长(24~48 小时以上),保守治疗及阴茎海绵体穿刺抽吸或冲洗效果不好者,可以采用分流手术治疗。分流手术有三大类:阴茎海绵体远端分流术(阴茎海绵体 - 阴茎头分流术)、阴茎海绵体近端分流术(阴茎海绵体 - 尿道海绵体分流术)和阴茎海绵体 - 大隐静脉或阴茎背深静脉分流术。各种分流术的基本原理是利用外科手术来重新建立海绵体的循环,各有优缺点,总的来说,分流越大,效果越好,但是勃起功能障碍的发生率也随之增高。各种分流术的方法及优缺点(表 84-3)。很多患者接受过多种治疗方法,并且手术时机不同,缺

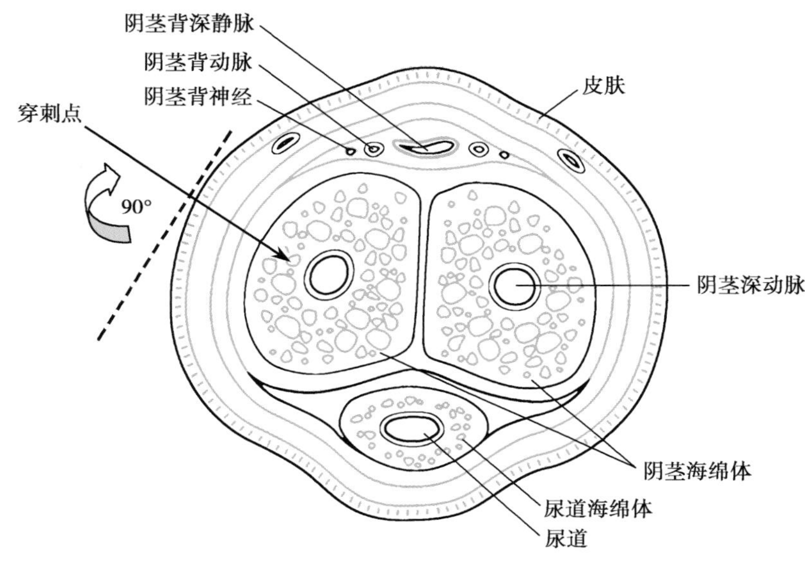


图 84-1　阴茎穿刺点示意图

表 84-3　阴茎异常勃起各种分流术的比较

| 分类 | 术式 | 方法 | 成功率 | 勃起功能障碍 | 优缺点 |
|---|---|---|---|---|---|
| 远端分流术 | 阴茎海绵体 - 阴茎头分流术 | Winter 分流:利用 Tru-cut 穿刺针在阴茎头经皮穿刺阴茎海绵体分流术 | 66% | <25% | 手术简单,分流较小,AI-Ghorab 分流术较 Winter、Ebbehoj 和 T 型分流术分流大 |
| | | Ebbehoj 分流:刀片经皮插入阴茎头,切开阴茎海绵体尖端白膜而建立阴茎海绵体 - 阴茎头血流通道<br>T 型分流:刀片经皮插入阴茎头,切开阴茎海绵体尖端白膜,同时刀片旋转 90°,建立分流通道 | 73% | | |
| | | AI-Ghorab 分流:经阴茎冠状沟切口切除阴茎海绵体尖端制造阴茎头和阴茎海绵体之间通道 | 74% | | |
| | | Quackles 分流:近端阴茎海绵体和尿道海绵体吻合术 | 77% | 50% 左右 | |
| 近端分流术 | 阴茎海绵体 - 尿道海绵体分流术 | Grayhack 分流:阴茎海绵体和隐静脉吻合术 | 76% | — | 手术相对复杂,分流较大,并发症:尿道瘘和化脓性海绵体炎 |
| 静脉分流术 | 阴茎海绵体尿道分流术 | Barry 分流:阴茎海绵体与背深静脉吻合术 | | | 手术相对复杂,分流较大,并发症:肺动脉栓塞 |

乏大样本随机对照研究，很难说明一种分流术的效果优于另一种术式。在各种分流术式中，远端分流术操作简单且并发症最少，推荐作为首选。很多学者在此基础上还推出许多改良术式，比如T型分流术 ± 隧道形成。重度患者、阴茎海绵体 - 阴茎头分流术或阴茎海绵体 - 尿道海绵体分流术治疗无效的晚期白血病或肿瘤患者，可以选择阴茎海绵体 - 大隐静脉分流术。各种阴茎海绵体分流术见图 84-2~图 84-6。

**（五）阴茎假体置入术**

异常勃起超过 72 小时患者，将会发生阴茎纤维化，勃起功能障碍将不可避免。为防止阴茎短缩、变性及纤维化，可以考虑立即行阴茎假体置入术，研究表明效果优于延迟手术。

**（六）高流量型阴茎异常勃起的治疗**

该类型异常勃起多因会阴部外伤导致海绵体动脉破裂所致，阴茎无缺血表现，不需要紧急处理，患者可自愈，勃起功能障碍发生率不高。可以采取观

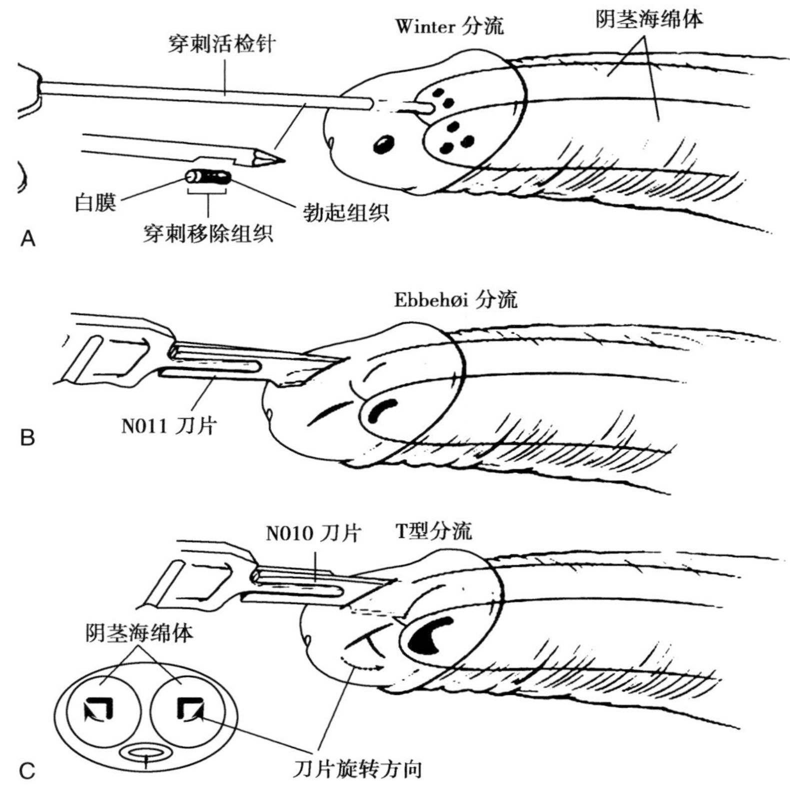


图 84-2　远端经皮途径分流术

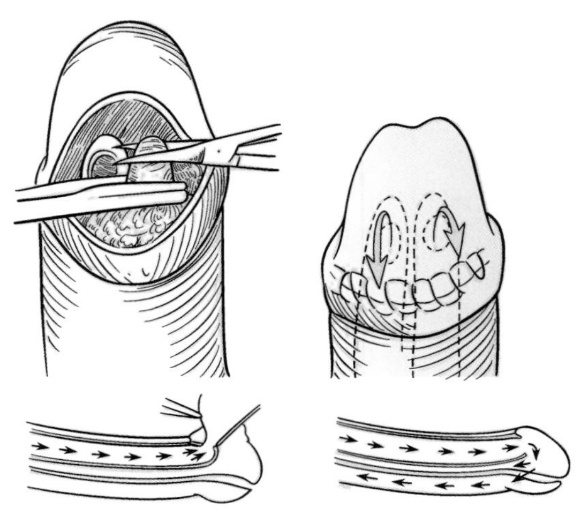

图 84-3　Al-Ghorab 分流术

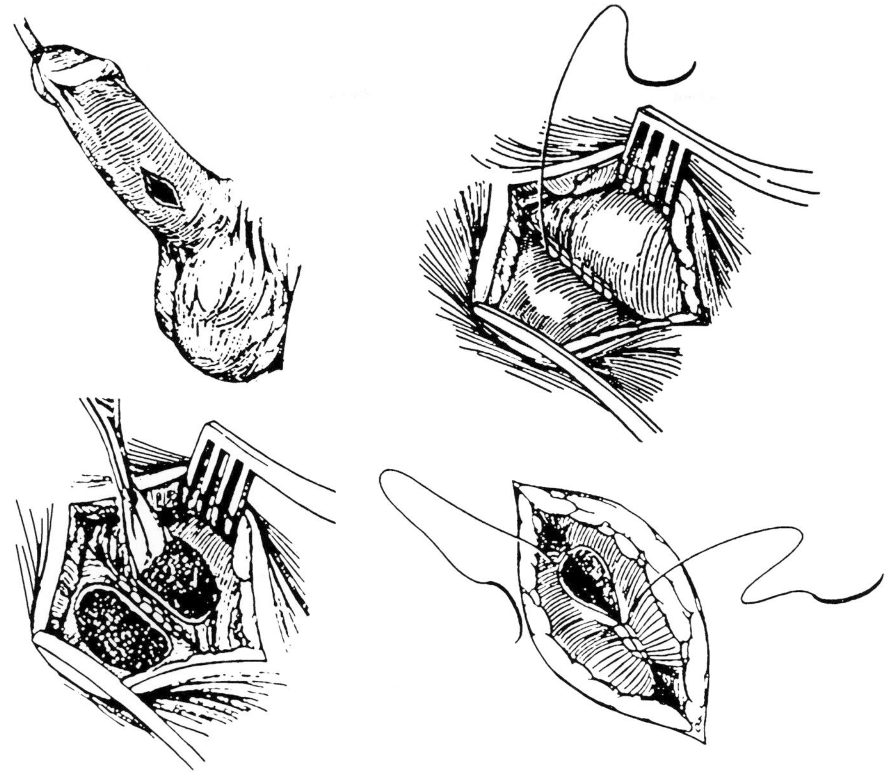

图 84-4　Quackles 分流术

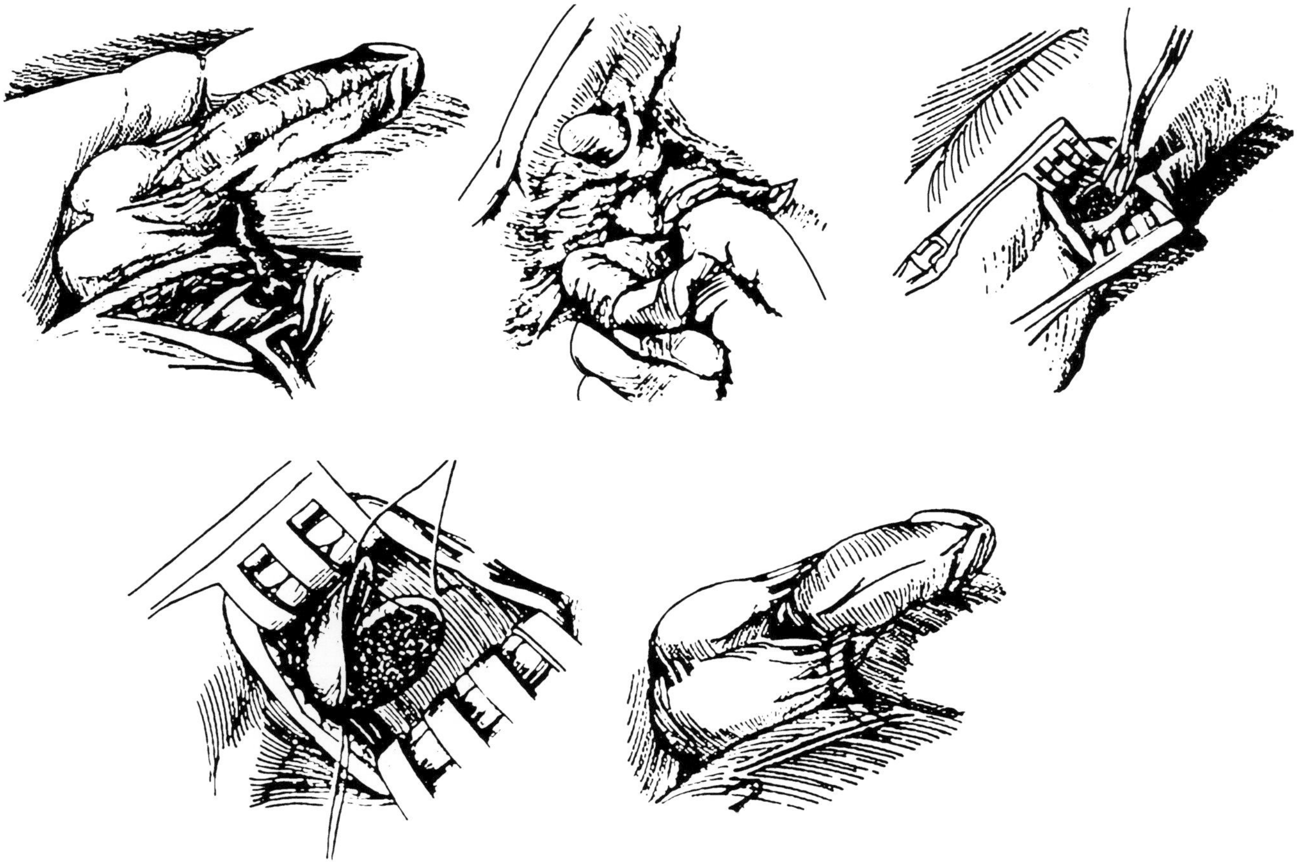

图 84-5　Grayhack 分流术

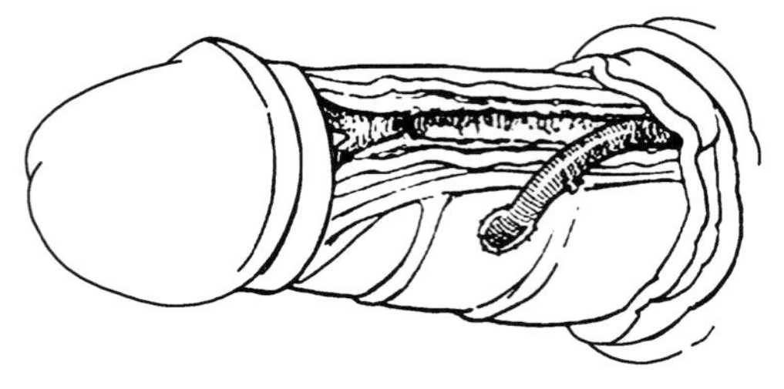

图 84-6 Barry 分流术

察治疗，也可采取选择性动脉栓塞，非永久性栓塞如自体血块和吸收性明胶海绵效果较好。如果上述治疗无效，可以考虑行动脉结扎手术。手术结扎动脉瘘口或切除假性动脉瘤的有效率在 60% 以上，但手术难度较大，术中找到瘘口是关键，需要借助术中超声，术后 ED 的发生率相对较高，可达 50% 以上。

**（七）复发性阴茎异常勃起的治疗**

①缺血性异常勃起患者可发展成为复发性 / 间歇性阴茎异常勃起，而不是异常勃起持续存在或迅速地重新出现。镰状细胞贫血等血液疾病容易发展为复发性 / 间歇性阴茎异常勃起，但成人大多数是特发性的，每次勃起的治疗应按照缺血性阴茎异常勃起的处理原则进行。早期患者可以自行注射肾上腺素能药物，最后可能需要放置阴茎假体。全身性治疗包括激素治疗，以及巴氯芬、地高辛和特布他林、酮康唑等的应用。②雌激素、促性腺激素释放激素类似物（戈舍瑞林缓释剂，3.6mg，每月 1 次，皮下注射）或抗雄激素药物（氟他胺，250mg，每日 3 次，口服；比卡鲁胺，50mg，每日 1 次，口服）也可以用于此类患者的治疗，但不适用于儿童和欲生育的患者。③阴茎异常勃起的诊断和治疗流程可参考美国泌尿外科协会诊疗指南（图 84-7）。

## 三、结语

阴茎异常勃起是泌尿男科的急症，早期识别和恰当治疗是防止病情进一步加重的关键，一些患者即使在 24 小时内治疗也可能产生海绵体纤维化和缺血性损伤。患者的年龄和治疗效果密切相关，越年轻其疗效越好，高流量型阴茎异常勃起的治疗效果好于低流量型。低流量型阴茎异常勃起的持续时间与海绵体纤维化程度及远期 ED 密切相关。随着缺血时间的延长，阴茎海绵体组织病理改变逐渐加重，因此早期明确阴茎异常勃起状态，是预防并发症、保持患者正常阴茎勃起功能的关键。单纯阴茎海绵体抽吸或联合冲洗可以使约 30% 的低流量型异常勃起获得缓解，结合海绵体注射拟交感神经药物可以使 43%~81% 的患者得到缓解。高流量型阴茎异常勃起不属于急症，亦很少出现阴茎海绵体组织的损伤与纤维化，观察等待可使约 60% 的患者病情自行缓解。超选择性海绵体动脉栓塞以其良好的

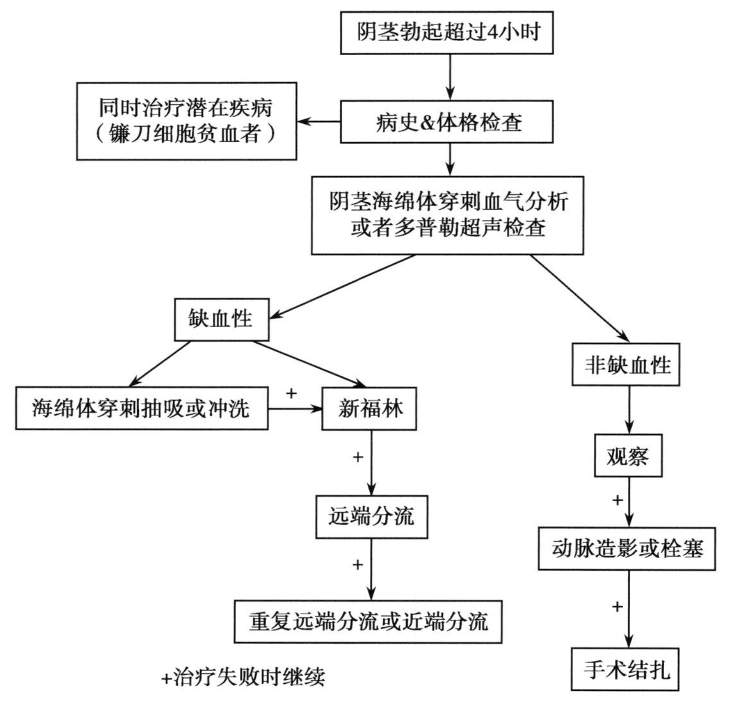


图 84-7 美国泌尿外科协会阴茎异常勃起诊疗流程图

疗效及预后，成为高流量型阴茎异常勃起治疗的首选方法，术后阴茎勃起功能正常，很少有并发症发生，远期性功能保存率为80%~100%。

由于目前缺乏对阴茎异常勃起预测的可靠指标，预防的重点应着重于高风险人群的检测和提高医务人员对疾病的警惕性，注意以下事项可一定程度预防阴茎异常勃起的发生：①保持乐观豁达的心态，善于调节和控制不良情绪；②节制房事，避免强烈的性刺激；③少吃肥甘厚味，少饮酒，多吃粗粮、萝卜和青菜；④不要滥用各种滋肾壮阳的补品。

（马志方）

## 参考文献

[1] SALONIA A, EARDLEY I, GIULIANO F, et al. European association of urology guidelines on priapism [J]. Eur Urol, 2014, 65(2): 480-489.

[2] BRODERICK G A. Priapism and sickle-cell anemia: diagnosis and nonsurgical therapy [J]. J Sex med, 2012, 9(1): 88-94.

[3] CARNICELLI D, AKAKPO W. Priapism: Diagnosis and management [J]. Prog Urol, 2018, 28(14): 772-776.

[4] SPYCHER M A, HAURI D. The ultrastructure of the erectile tissue in priapism [J]. J Urol, 1986, 135(1): 142-147.

# 第八十五章

# 阴茎海绵体硬结症与中西医结合治疗

## 第一节　概　　述

阴茎海绵体硬结症（peyronie disease，PD）是一种以阴茎白膜形成纤维样、非顺应性硬结为特征的男科常见疾病，亦称阴茎纤维性海绵体炎、结节性阴茎海绵体炎、海绵体纤维化等。

法国医师 La Peyronie 首次对此病进行具体描述，并命名为 Peyronie 病。以往认为该病多数可自愈，但有统计显示，仅 13% 的硬结可自行消退、40% 有所加重、47% 没有变化。一般认为病程在 2 年以上、伴有掌腱膜挛缩（Dupuytren 挛缩）或跖部纤维瘤病（Ledderhose 病）、已出现钙化和阴茎弯曲大于 45° 的硬结无法自行消退。

PD 可以导致患者不良的心理及生理后果。PD 临床表现差异较大，可以仅表现为无痛的可触性阴茎斑块，也可以表现为阴茎异常弯曲、阴茎功能性缩短、勃起功能障碍（erectile dysfunction，ED）、勃起疼痛和性交困难。PD 可分为三种类型，Ⅰ型：无症状性硬结或不影响性交的阴茎弯曲；Ⅱ型：硬结使阴茎弯曲加剧导致性交痛和 / 或无法完成性交；Ⅲ型：伴有 ED。

PD 在各个年龄段均有可能发病，多见于中年男性，平均发病年龄在 55~60 岁。不同调查关于 PD 的流行病学数据差异较大，且部分患者因羞于就医，PD 的真实患病率往往被低估。德国的 Sommer 等首次报道了欧洲的 PD 流行率，4 432 例男性中有 142 例（3.2%）自我报道有可触及的硬结，在 30~39 岁、40~59 岁、60~69 岁和 70 岁以上的男性中患病率分别为 1.5%、3%、4% 和 6.5%。需要注意的是，尽管年轻患者 PD 患病率较低，但是病情更易于进展，年龄低于 40 岁者更有可能表现为多发硬结及复杂性弯曲，也更有可能合并糖尿病，针对这类患者需积极治疗。近年来 PD 总发病率及伴随疼痛和 ED 的发生率均有增加趋势。

过去缺乏有关 PD 的多中心、随机、双盲、安慰剂对照研究，从而无法正确指导医师了解其诊断、病程和治疗方法。近年来，随着病理生理学的发展，关于 PD 的基础学研究开始大量涌现，例如对斑块的组织学研究、细胞学分析、体外动物模型的构建等。尽管这些研究还无法完全重现 PD 的复杂病理过程，却有助于我们进一步了解 PD，并为治疗提供一些新指导。近年来的多项临床对照研究也为 PD 治疗提供了新的证据和思路。

本章节主要就阴茎海绵体硬结症的解剖学特点、病因学因素、病理生理过程、自然病程、诊断与外科治疗及中医诊疗等方面展开讨论。

（栾阳　刘继红）

## 第二节　解剖学特点与病因学因素

### 一、解剖学特点

阴茎海绵体白膜分外纵、内环两层，外纵层在腹侧中部变薄，5 点至 7 点方向之间无外纵层，海绵体纵隔纤维呈扇形排列并与内层纤维紧密交织在一起，承担勃起时大部分腹 - 背轴向应力。折叠外伤可能引起内外两层纤维部分剥离，血液内渗或纵向纤维撕裂，导致局部炎症反应，最终形成硬结。性交过程中的阴茎屈曲创伤与 PD 的发生发展有关。急性损伤时，弯曲勃起的阴茎张力作用于白膜纵隔纤维束，使白膜分层，发生出血，断层间隙充满血块，形成瘢痕，成为阴茎硬结。慢性损伤时，阴茎在性交过程中不完全勃起使阴茎屈曲，产生弹性组织疲劳，进一步降低组织的弹性，导致被膜纤维的多发微小破裂和血肿，最终产生多发性瘢痕。

由于腹侧 5 点至 7 点方向外纵层纤维变薄使阴茎背侧折叠损伤的可能性增大，故 PD 患者的硬结多见于背侧，另外，白膜缺乏血管的特性导致包括转化生长因子 -β（transforming growth factor-β，TGF-β）在内的多种生长因子清除缓慢而聚集，因此更易在损伤局部发生纤维化病变而导致 PD（图 85-1，图 85-2）。

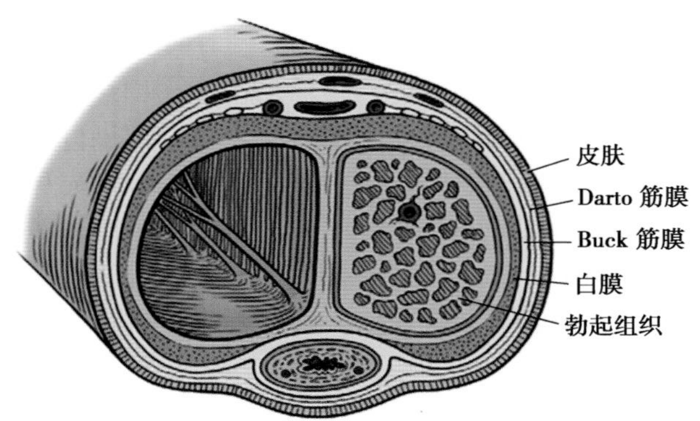


图 85-1　阴茎解剖图解

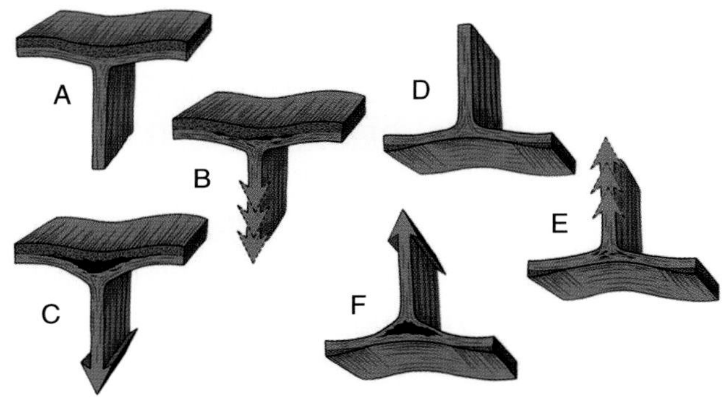


图 85-2　阴茎屈曲损伤机制模式图

A. 正常阴茎纵隔与背侧白膜附着，纵隔纤维向两侧展开，与白膜内层纤维附着；B. PD 表现为慢性期症状时，如阴茎硬度不够，性交时发生屈曲，使得弹性纤维疲劳，组织弹性进一步降低，白膜发生多处破裂、渗血，随后导致斑块形成；C. PD 表现为急性期症状时，阴茎弯曲会导致阴茎纵隔处产生张力，牵拉白膜内层纤维，白膜双层结构分离，并伴有出血，血块形成、组织对出血发生反应，诱发纤维斑块形成；D. 阴茎腹侧白膜结构示意图，白膜变为单层，纵隔附着处两边白膜变薄；E. PD 表现为慢性期症状时，阴茎屈曲导致白膜损伤的机制（同 C）；F. PD 表现为急性期症状时，阴茎屈曲导致白膜损伤的机制（同 D）

## 二、病因学因素

从发现 PD 以来，其病因研究的进展甚微，至今 PD 的病因尚不明确，可能包括外伤、尿道内器械操作、尿道感染、糖尿病、痛风、应用 β- 受体阻滞剂和先天性染色体异常等。有学者报道该病常与骨 Paget 病、Dupuytren 挛缩、Ledderhose 病等伴发，因此 PD 患者并不总是以阴茎硬结为主诉，而可能因为上述疾病的某一表现而就诊。PD 的病因机制尚不完全清楚，目前较为认可的病因学因素包括：

### （一）基因学说

PD 与遗传性疾病 Dupuytren 挛缩密切相关。Dupuytren 挛缩是一种常染色体显性遗传病，以手部和手指特定筋膜的纤维化为特征，Nyberg 等对 PD 患者家系调查发现 78% 的 PD 患者伴有 Dupuytren 挛缩。

另外，90% 的 PD 患者中 HLA-B7 交叉反应组抗原阳性，这类抗原包括 B7、B27、Bw42、B40、Bw40。有报道表明，如果某人父亲或兄弟患有本病，则本人患有本病的概率大大增加。以上证据表明，PD 有一定遗传倾向。

### （二）PD 与自身免疫因素

患者阴茎白膜对机械性压迫及微血管损伤呈现异常活跃的创伤愈合反应，长时间的炎症反应将导致结缔组织重塑成纤维化斑块。阴茎斑块形成可导致弯曲，如果严重弯曲则会难以插入阴道进行性交。因此，部分患者可能存在创伤愈合过程中易于形成 Peyronie 硬结的遗传背景。

### （三）TGF-β 表达异常学说

TGF-β 可增加胶原、蛋白多糖、纤连蛋白的转录与合成，同时也能增加组织胶原酶抑制剂的合成，防止结缔组织分解，在 PD 发病过程中具有重要意义。PD 硬结中 TGF-$\beta_1$ 高表达，位于 TGF-$\beta_1$ 编码区的单核苷酸多态性 G915C 野生型纯合子表达频率增高。PD 硬结中多效蛋白、单核细胞趋化蛋白 1（monocyte chemoattractant protein 1，MCP-1）及早期生长反应蛋白表达上调，分别参与成骨细胞募集、炎症反应和成纤维细胞增生；而参与组织重塑的泛素、分化抑制因子 -2（inhibitors of differentiation 2）则表达下调；参与弹性蛋白降解的弹性蛋白酶表达上调；参与抗胶原蛋白积聚的胶原酶Ⅳ、TGF-$\beta_1$ 调节因子及平滑肌肌动蛋白 α、γ、结蛋白等则下调，这些因素均会导致纤维化发生。另外，PD 硬结的形成也可能与金属蛋白酶基质、p53 蛋白、氧自由基代谢紊乱等有关。

（四）异常创伤修复学说

阴茎海绵体受到损伤后，如果正常愈合，不会留有任何瘢痕组织。但是对于一些易感人群，损伤后产生了过量的纤维化组织，最终形成了小的瘢痕，逐渐积聚于包绕阴茎海绵体的白膜，形成了PD的纤维斑块。早期可能很小，不易发现，但是之后逐渐增大，因为缺乏弹性，不能和弹性良好的白膜组织随着海绵体的充血膨胀而拉伸延长，随即产生了疼痛、弯曲，以至于发生ED。

另外，伴有雄激素缺乏的PD患者在阴茎畸形、斑块大小和勃起功能障碍等临床症状上更严重。PD是一种逐步进展的疾病，如不给予治疗，约48%的患者将进一步恶化。

（江弘炀　刘继红）

## 第三节　病理生理改变与自然病程

PD是阴茎海绵体白膜的获得性炎性障碍，其主要诱因是性生活过程中阴茎损伤引起的海绵体微血管病变。有的患者未曾发生过阴茎损伤，而是由于长期的微小损伤所致，其病理过程包括血管外蛋白沉积、巨噬细胞浸润、细胞因子过度释放和弹性蛋白酶释放等，这些改变导致白膜内的主要成分由Ⅰ型胶原蛋白变为Ⅲ型胶原蛋白。此外，白膜内弹性蛋白的含量也降低，导致白膜的弹性变差。

PD的病程可分为两个阶段：活动期和静止期。活动期为急性炎症期，持续6~18个月，此期多伴有疼痛，阴茎白膜内可触及斑块或结节，阴茎可能发生进行性弯曲。静止期为病情稳定期，此期疼痛很少见，白膜内结节发生硬化甚至钙化，阴茎弯曲不再变化。不同患者PD的临床表现和转归会有所不同，阴茎疼痛可见于35%~45%的患者，随着时间推移，90%的患者疼痛会自行消失。阴茎弯曲多为不可逆的，随着时间的推移，3%~13%的患者阴茎弯曲可自行改善，30%~50%的患者阴茎弯曲进行性加重，47%~67%的患者阴茎弯曲保持不变。除了阴茎的生理和功能改变，患者也可出现抑郁症状。研究显示，48%的阴茎海绵体硬结症患者有轻度到中度的抑郁。

（江弘炀　刘继红）

## 第四节　诊断要点与外科治疗

### 一、诊断要点

对患者的评估包括症状及病程，如疼痛、阴茎结节、畸形或弯曲、阴茎长度、周长和勃起功能等，此外还需评估患者有无焦虑或抑郁症状，并了解有无PD及ED的相关危险因素。

检查阴茎时应触诊结节的大小、数目、位置、质地，并观察有无触痛。大部分阴茎硬结位于阴茎背侧，可导致阴茎背弯。腹侧或侧面硬结较少见，但更容易导致性交困难。极少数患者的阴茎硬结环绕阴茎，导致阴茎出现纺锤样或漏斗样畸形。值得注意的是，阴茎结节的大小和弯曲程度之间没有必然的联系，也不能把结节大小作为衡量治疗效果的标准。阴茎结节钙化多出现于静止期，但也可见于疾病早期，因而不能将钙化作为硬结稳定的标志。

阴茎弯曲是PD的重要标志，测量阴茎勃起状态下的弯曲程度是一项必要的检查，有助于选择治疗方法、评估治疗效果。可以由患者提供自然状态下阴茎勃起的照片，也可在院内通过真空装置或海绵体内注射诱导阴茎勃起后进行评估，最好用量角器进行测量。弯曲的方向也有重要意义，大部分阴茎弯曲为背侧弯曲，治疗相对容易。腹侧弯曲的患者术后容易出现ED，因为在进行背侧折叠术时有可能会损伤阴茎背神经，术后阴茎缩短的风险也较大。

对于需要手术治疗的患者，术前测量阴茎长度非常重要，阴茎长度的大小会影响手术方法的选择。多在勃起时测量阴茎背侧冠状沟至耻骨联合的距离，应在测量时用力按压耻骨弓区域的脂肪垫。

此外，需要评估患者的勃起功能，勃起功能状况也会影响后续治疗方案的选择。研究显示，超过一半的PD患者伴有ED。勃起功能的评估可以借助国际勃起功能指数量表-5（IIEF-5）、勃起质量量表（EQS）或其他量表，也可采用夜间勃起功能监测。对于伴有ED的患者，需要通过详细问诊确定ED的出现是早于还是晚于PD，也要明确ED是由阴茎硬度不足还是勃起痛所导致的。阴茎硬结可能会导致阴茎的静脉系统闭合不全，也可能破坏阴茎的动脉而导致血供不足，这些都会使阴茎无法充分勃起。另外，PD导致的勃起疼痛可使患者畏惧勃起或者难以勃起。

体格检查时除了检查阴茎，还应检查患者的手和脚，以确定是否伴有 Dupuytren 挛缩和 Ledderhose 病。有的 PD 患者甚至不是以阴茎硬结为主诉，而是因为这些伴发疾病而就诊。Dupuytren 挛缩主要表现为掌部多发坚实性结节，可使指关节屈曲。而足底跖肌筋膜处交错性结节则提示 Ledderhose 病可能。

确定疾病是处于活动期还是静止期有十分重要的意义，这将直接影响后续治疗方法的选择，静止期的 PD 才可以采用手术治疗。病程较短、疼痛、阴茎弯曲程度发生变化等是活动期的特点，疼痛可表现为触痛、勃起痛或性交痛。疼痛消失且阴茎弯曲不再变化超过三个月可以确定为静止期。

通过体格检查可以基本明确 PD 的诊断，辅助检查的意义不大。常用的辅助检查是超声检查。通常在药物诱导阴茎勃起后行多普勒超声检查，可以获得阴茎勃起时的血流参数，也可以评估阴茎畸形及阴茎硬结的大小、位置和钙化，但用超声评估硬结大小的误差较大。X 线片、CT、MRI 等检查均有助于发现钙化的存在，CT 和 MRI 还可以发现白膜增厚，但这些检查意义不大且价格较贵，在临床上应用并不多。

## 二、药物与物理治疗

目前尚缺乏 PD 治疗的统一标准，治疗方法包括保守治疗和手术治疗。保守治疗分为口服药物治疗、硬结内注射治疗及局部治疗。手术治疗包括阴茎白膜缩短术、阴茎白膜延长术及阴茎支撑体置入术。

### （一）药物治疗

PD 的口服药物种类繁多，包括卡尼汀、维生素 E、秋水仙碱、己酮可可碱和对氨基苯甲酸钾等，这些药物对于缓解疼痛有一定效果，但对于改善阴茎弯曲的作用不大。由于口服药物的疗效不确切，美国泌尿外科学会不推荐使用口服药物治疗 PD，这一方面增加了患者不必要的医疗花费，另一方面也延迟了患者选择更佳治疗措施的时间。

### （二）硬结内注射治疗

硬结内注射药物，可增加病变局部药物浓度且减少全身用药的副作用，常用药物包括胶原酶、干扰素、维拉帕米和甾体类药物等。其中，溶组织梭菌胶原酶（collagenase clostridium histolyticum，CCH）疗效较好，是目前唯一经过美国食品药品监督管理局（FDA）批准用于治疗 PD 的药物，其对于治疗阴茎弯曲具有良好效果，是目前保守治疗的最佳选择。CCH 是梭菌类胶原酶的一种，可在多个位点降解纤维蛋白，降解比较全面且速度较快。多项临床试验已经证实了溶组织梭菌胶原酶治疗 PD 的安全性和有效性，其适应证为静止期 PD、阴茎弯曲角度 30°~90° 并且有明显的硬结，但不适用于腹侧弯曲、沙漏状畸形及钙化斑块等情况。CCH 治疗最多 4 个周期，每个周期注射两次，两次注射间隔 24~72 小时，在第二次注射后 24~72 小时需到医院进行矫形，之后患者每天在家中自己进行矫形（纵向拉伸阴茎 30 秒，每天 3 次）。每个周期注射后两周内禁止性生活。相邻周期之间间隔 6 周。其他药物如干扰素能够阻止成纤维细胞增殖并增加胶原酶活性，静止期 PD 患者接受硬结内注射干扰素治疗可改善阴茎弯曲、缓解疼痛，但干扰素注射对活动期 PD 的治疗效果欠佳。维拉帕米也可以增加胶原酶活性，减少胶原蛋白的产生，但其疗效目前还有争议。

### （三）局部物理治疗

局部物理治疗包括体外冲击波治疗、阴茎牵引、真空负压装置及离子电渗疗法等，这些方法的疗效有待进一步验证。体外冲击波治疗可以直接破坏硬结，并改善局部血液循环，其对缓解阴茎疼痛有一定的效果，但对阴茎弯曲的改善作用不明显。阴茎牵引通过牵拉组织可以破坏硬结的结构，并产生新的结缔组织，有利于改善阴茎弯曲，并可在一定程度上延长阴茎。真空负压装置治疗的原理与阴茎牵引类似。离子电渗疗法的作用是增加局部药物的吸收，常用的药物有维拉帕米、甾体类药物等。

## 三、外科治疗

### （一）手术适应证与术式选择

①手术治疗用于静止期患者，治疗方式主要包括阴茎白膜缩短术、阴茎白膜延长术及阴茎支撑体置入术。②手术方式的选择需考虑阴茎长度、阴茎弯曲程度及勃起功能等因素。对于勃起功能正常或勃起功能可通过药物维持的患者，可选择阴茎白膜缩短术或阴茎白膜延长术，其中，对于阴茎弯曲 <60°、无漏斗样畸形且阴茎长度较长的患者选择阴茎白膜缩短术，反之则选择阴茎白膜延长术；对于勃起功能障碍且服药无效的患者，则需进行阴茎支撑体置入术。③外科治疗的主要目的是矫正阴茎弯曲，使患者能够进行满意的性生活。其适应证为阴茎严重弯曲以至于无法顺利进行性交，病情需稳定至少 3 个月且无疼痛。术前需向患者讲明术后存在弯

曲复发、阴茎缩短、阴茎感觉减退、勃起硬度降低等风险。

**（二）外科治疗方法与操作要点**

1. 阴茎白膜缩短术　适用于阴茎较长、勃起功能正常或服药后可正常勃起的患者，分两种术式：Nesbit 术和白膜折叠术。1965 年，Nesbit 实施了第一台 Nesbit 术，用于矫正阴茎先天性畸形。1979 年该术式被 Pryor 和 Fitzpatrick 用于治疗 PD。方法是将包皮环切脱套或者做一纵行长切口，暴露阴茎海绵体，在阴茎弯曲的凸面横行切除 5~10mm 大小的椭圆形白膜后横向缝合，从而缩短凸面的白膜长度，使阴茎变直。在切除白膜前应该反复进行人工勃起试验，以明确切除的范围。手术过程中需仔细分离血管神经束，注意保护尿道，仔细止血，严密缝合，防止术后血肿机化形成新的瘢痕。术后进行阴茎牵引可以在一定程度上减少阴茎缩短的发生。手术的远期效果良好，阴茎弯曲矫正率在 80% 以上，阴茎弯曲复发、阴茎感觉减退及术后 ED 的风险较低。但术后容易出现轻度的阴茎缩短，大部分患者术后阴茎缩短 1~1.5cm。然而，患者自我感觉的阴茎缩短往往要比实际的阴茎缩短严重，因此应该在术前术后均进行阴茎长度的测量。

随后出现了多种改良的 Nesbit 术。Rehman 对 Nesbit 术做了适当的调整，不需要切除白膜，而是磨削阴茎白膜，使白膜变薄，然后再进行缝合，这样避免了切除白膜所造成的出血，也减少了对海绵体的损伤。Yachia 术是在阴茎弯曲的凸面做一纵行切口，对切口进行横向缝合（依据 Heineke-Mikulicz 原则），从而缩短了凸面的白膜长度，该术式避免了切除白膜所带来的危害。

白膜折叠术与 Nesbit 术的原理类似但操作更简单，也可以看作是一种改良的 Nesbit 术。方法为在阴茎弯曲凸面用不可吸收的缝线进行多处缝合，达到缩短凸面白膜的目的。该方法对阴茎损伤较少，术后发生 ED 的可能性很低。现在常用的方法是 Gholani 和 Lue 发明的 16 点和 24 点缝合，即在阴茎弯曲的凸面，沿着阴茎体进行双排 16 点或三排 24 点的白膜缝合，这种方法可以减少阴茎白膜撕裂及阴茎弯曲复发的风险（图 85-3）。白膜折叠术的术后效果较好，风险低，患者满意度高，而且操作简单，是目前在临床上应用最广泛的 PD 手术治疗方式。

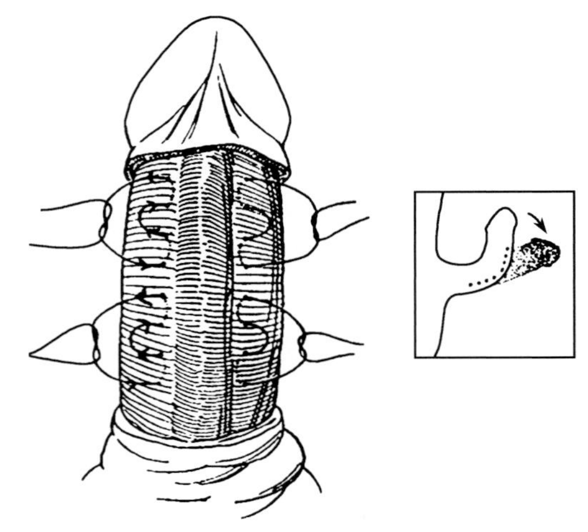

图 85-3　PD-16 点缝合示意图

2. 阴茎白膜延长术　阴茎白膜延长术即阴茎硬结切开 / 切除 + 补片移植术，该手术首先要切开或切除阴茎硬结，矫正阴茎弯曲，然后在白膜缺损部分行补片移植。该手术适用于阴茎弯曲 >60°、有漏斗样畸形或阴茎较短且勃起功能正常的 PD 患者。手术优点是不会导致阴茎缩短，缺点是手术难度较大，且术后 ED 风险较高。另外，术后容易出现移植物并发症，如补片收缩、血肿、动脉瘤样扩张、补片破损等，据统计，约有 17% 的患者会因为补片收缩或损害等问题而进行二次手术。

手术时，将阴茎包皮环切脱套，暴露阴茎深筋膜，找到阴茎血管神经束并提起，以免术中损伤。阴茎海绵体内注入生理盐水诱导勃起，寻找阴茎硬结，进行硬结切开或切除。硬结切开可以采用单纯的横向切口（图 85-4），也可以采用 H 形或双 Y 形切口（图 85-5，图 85-6），后两者尤其适用于有漏斗样畸形的患者。硬结切除一般是椭圆形切除部分硬结处白膜，并向两侧适当延长切口（图 84-7），硬结切除适用于较大的或者发生钙化的硬结。硬结切开或切除后，采用补片修复白膜缺口。手术过程中需保护白膜下海绵体组织及静脉回流系统，防止术后 ED 的发生。

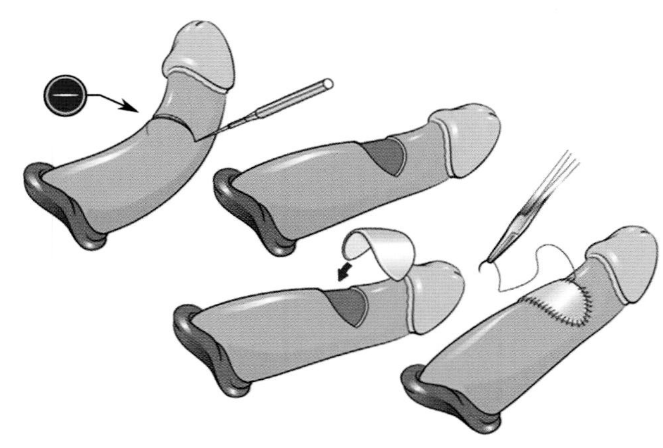

图 85-4　横向切开阴茎硬结后行补片移植

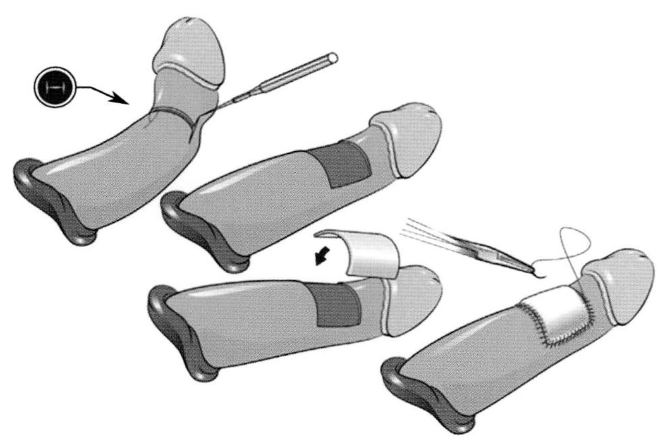

图 85-5　阴茎漏斗样畸形，H 形切开阴茎硬结后行补片移植

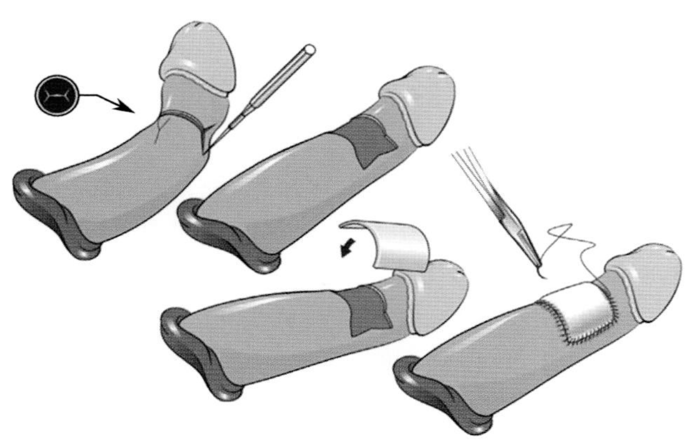

图 85-6　阴茎漏斗样畸形，双 Y 形切开阴茎硬结后行补片移植

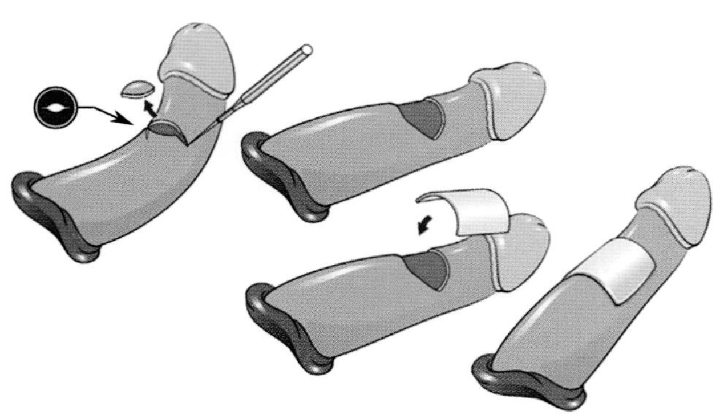

图 85-7　椭圆形切除部分硬结后行补片移植

手术后需要通过注射药物或生理盐水使阴茎勃起，观察缝合处有无渗漏。术后需禁欲 4~6 周。为了避免阴茎缩短，术后 2~3 周后可以进行阴茎牵引，每天牵引 2~8 小时，持续 3 个月。为了降低术后 ED 的风险，可以在术后 7~10 天开始夜间服用 PDE5 抑制剂，持续至少 6 周。

1974 年，Devine 和 Horton 首次采用真皮移植来修补白膜的缺失，此后各种各样的补片都被尝试过（表 85-1），但目前尚无令人满意的补片。理想的补片应该价格便宜、稳定可靠、容易获取、无排斥反应且不影响勃起功能。现在的补片根据来源可以分为自体组织补片、同种异体组织补片、异种补片及人工材料补片。总体来说，自体补片移植需要做两个切口，手术时间较长，术后并发症也较多；同种异体或异种补片的手术时间较短，目前应用较多；人工合成补片发生感染和纤维化的风险较高，目前很少使用。

表 85-1　PD 常用的补片组织与材料

| 自体组织 | 异体组织 | 异种组织 | 人工材料 |
|---|---|---|---|
| 真皮 | 真皮 | 猪小肠黏膜下层 | 涤纶 |
| 静脉 | 心包膜 | 牛心包膜 | Gortex |
| 颞筋膜 | 硬脑膜 | 猪真皮 | |
| 睾丸鞘膜 | 阔筋膜 | | |
| 颊黏膜 | | | |
| 睾丸白膜 | | | |

自体真皮补片是最早使用的补片，但术后容易收缩导致阴茎静脉系统闭合障碍，从而引发 ED，而且真皮补片需要在身体其他部位切下皮肤，影响美观，故现在应用不多。静脉补片的优势在于静脉内皮可以和海绵体组织很好地生理性融合。静脉补片大部分取自隐静脉或阴茎背深静脉。静脉补片移植的术后并发症较少，阴茎弯曲的发生率约 20%，阴茎缩短发生率约 17%，另外有约 5% 的患者会在补片移植处形成疝。睾丸鞘膜补片的优势在于血管含量少，容易获取且切口隐蔽不影响美观，术后不容易出现感染。该方法尤其适用于硬结位于阴茎腹侧的患者，这类患者可以直接通过阴茎腹侧的切口获取睾丸鞘膜补片，不需要另外做一个切口。Teloken 于 2000 年首次使用睾丸白膜补片治疗 PD，睾丸白膜的组织学特性较好，术后并发症少。颊黏膜补片的动物实验结果显示，颊黏膜能迅速促进血管再生，其组织适应性和弹性均很好，移植效果优于真皮、静脉和腱膜等组织。2005 年颊黏膜首次用于临床，近年来颊黏膜补片的应用逐渐增多，颊黏膜补片移植后勃起功能的恢复较快，且很少出现补片收缩。

心包膜补片主要由胶原蛋白组成，能够促进移植部位的细胞迁移，形成类似海绵体白膜的结构。心包膜在很多其他手术中也有所应用，因而临床上比较容易获取。心包膜的弹性较好，也不容易引起排斥反应，且不需要行第二个切口，减少了术后并发症，在临床上的应用逐年增多。与心包膜类似，猪小肠黏膜下层也是一层细胞外基质，主要由Ⅰ型胶原蛋白组成。猪小肠黏膜下层补片含有促血管生成因子和多种生长因子，能够促进移植部位的细胞聚集、增殖和分化，有利于内皮细胞的生长和血管生成，术后也不容易出现补片收缩。

总的来说，心包膜补片和小肠黏膜下层补片的手术效果好，应用更加广泛。但每种补片各有优缺点，具体选择哪一种，需要考虑临床医师的个人经验、患者的偏好、经济等因素。

置入术　阴茎支撑体置入术适用于 PD 合并药物治疗无效的 ED 患者。对于轻度到中度阴茎弯曲的患者，只需单纯地置入阴茎支撑体。对于重度阴茎弯曲的患者，则还需要对阴茎进行塑型，即在置入阴茎支撑体后，使其膨胀，然后手动矫正阴茎弯曲并维持约 90 秒，通常可以听到爆裂声。塑型后，如果阴茎弯曲小于 30°，则无需进一步处理，阴茎支撑体本身会促进阴茎弯曲的恢复；反之，则需要进一步行阴茎白膜缩短术或阴茎硬结切除 + 补片移植术。阴茎支撑体置入术具体操作方式详见具体章节，在此不作详述。

PD 患者行阴茎支撑体置入术的术后并发症类型和概率与一般人群类似，包括尿道损伤、海绵体白膜穿孔、海绵体纵隔交叉穿孔、感染、阴茎头弯曲、阴茎头糜烂及机械故障等。

（李浩　刘继红）

## 第五节　中医对阴茎海绵体硬结症认识与辨证治疗

### 一、中医对阴茎海绵体硬结症的认识

阴茎海绵体硬结症又称为阴茎海绵体纤维硬结症，中医称之为“玉茎疽”，属于“厥阴气滞，痰瘀凝结”的辨证范围。情志不遂，肝郁气滞，气滞则血流不畅。饮食不节，喜食肥甘，酗酒无度，伤脾碍胃，则生痰湿；纵欲房劳，损精伤肾，肝肾同源，则肝肾经脉空虚，肝肾经脉空虚，则痰湿流注；肝郁气滞则经络阻滞，日久则血瘀夹痰，凝结成块，发于阴器则成本病。

### 二、临床特点与中医表型

初期不易被发现，以后生长较快，几个月后发展趋于缓慢。可在阴茎头、阴茎海绵体或阴茎脚等处扪及单个或多个硬结，形状有椭圆形、片状、条索状。硬结大小不等，差别很大，小者如栗，大者可如鸽卵，一般如豆者多见。硬结边缘清楚，推之不移，坚硬度不相同，触之可有轻微疼痛，但始终不溃烂。性交时可有疼痛性阴茎勃起、勃起不坚、阴茎勃起时弯曲等障碍，甚至可出现阳痿。部分患者常有会阴下坠不适感，排尿时可有轻度刺痛及排尿不适。偏于肝瘀者，可伴肋腹胀痛，舌质红而有瘀点，脉多弦涩；偏于脾虚痰盛者，可见体质肥胖，舌淡苔腻，脉多沉滑。

### 三、中医分型与治法解读

本病以痰瘀为患，病位主要在肝，总的治则应以疏肝理气、化痰散结为主。偏于痰湿者，健脾除湿，化痰散结；偏于血瘀者，以活血化瘀、化痰散结为主。本病辨证要点应以局部与整体相结合，视其局部以辨轻重，观其整体以分主次。一般硬结数少，体小，较软者为轻；数多体大而坚硬者为重。伴其体胖而痰湿症状明显者，病以脾湿痰盛为主；伴见肝瘀气滞症状明显者，病位则在肝。

#### （一）肝瘀痰结型

阴茎硬结，按之如软骨，轻微疼痛，勃起时疼痛加重，伴少腹坠胀，情志不畅，舌质暗，有瘀点，脉沉弦或沉涩。①治法：疏肝理气，化痰散结。②方药：柴胡疏肝散加减：柴胡 15g、枳壳 12g、陈皮 10g、香附 10g、川芎 12g、赤勺 10g、昆布 10g、海藻 10g、王不留行 10g。水煎服用，日一剂。③方药解读：方中柴胡、枳壳、陈皮、香附疏肝理气，川芎、赤芍主活血化瘀，昆布、海藻行软坚散结，王不留行通络软坚。排尿刺痛者加乳香、没药以活血止痛；排尿不畅者加川牛膝、泽泻以利湿化痰。

#### （二）脾虚痰凝型

阴茎硬结，按之如软骨，轻微疼痛，勃起时疼痛，伴神疲纳呆，大便溏泄，舌淡，苔薄，脉沉弱。①治法：健脾除湿，化痰散结。②方药：五苓散和二陈汤加减：茯苓 15g、陈皮 10g、半夏 12g、山药 15g、香附 10g、柴胡 10g、川楝子 10g、泽泻 12g、海藻 12g、昆布 12g、丹参 10g、川芎 12g、赤芍 10g。水煎服用，日一剂。③方药解读：方中五苓散健脾除湿；二陈汤除湿化痰；再加海藻、昆布以软坚散结；加入丹参、赤芍、川芎以活血化瘀。排尿困难者加车前子、扁蓄、瞿麦以利水通淋；会阴坠胀者加柴胡、枳壳以疏肝理气而散结；硬结坚硬不消者加炮山甲、王不留行、路路通

以通络散结。

**（三）其他疗法**

1. 红灵丹或藤黄粉缚于硬结处，用胶布盖贴，隔日一换。

2. 当归液 2~3ml，加入普鲁卡因 1ml，注射于硬结周围海绵体组织内，1 周 1 次，连续 3 周或酌情延长。

## 四、中医药治疗评价

阴茎海绵体硬结症属于中医学玉茎结疽、阴茎痰核范畴。中医认为本病肾虚在先，又因外伤阴器，邪气侵淫，血瘀宗筋，脉络不畅，聚而成结，或肝肾不足、感受寒湿，入于厥阴之络，或脾虚生痰，痰浊凝聚与血互结阻滞宗筋形成痰核。病变涉及肝肾及脾。根据本病特点治疗方法多为活血、疏肝、散瘀散结的原则，这类中药大多有抑制纤维组织增生、改善微循环、缓解疼痛等作用。对于早期的轻症患者，经过一定时期治疗，症状可以得到改善甚至治愈。对于症状较重患者可以在抗纤维化疗法、局部注射激素、理疗及手术等治疗的同时再配合中医辨证治疗，可大大增强临床治疗效果。

（张亚强）

## 参考文献

[1] GABRIELSON A T, ALZWERI L M, HELLSTROM W J. Collagenase clostridium histolyticum in the treatment of peyronie's disease: review of a minimally invasive treatment option [J]. World J Mens Health, 2017, 35 (3): 134-145.

[2] GARCIA-GOMEZ B, RALPH D, LEVINE L, et al. Grafts for Peyronie's disease: a comprehensive review [J]. Andrology, 2018, 6 (1): 117-126.

[3] HATZICHRISTODOULOU G, OSMONOV D, KÜBLER H, et al. Contemporary review of grafting techniques for the surgical treatment of Peyronie's disease [J]. Sex Med Rev, 2017, 5 (4): 544-552.

[4] HATZIMOURATIDIS K, EARDLEY I, GIULIANO F, et al. EAU guidelines on penile curvature [J]. Eur Urol, 2012, 62 (3): 543-552.

[5] NEHRA A, ALTEROWITZ R, CULKIN D J, et al. Peyronie's disease: AUA guideline [J]. J Urol, 2015, 194 (3): 745-753.

[6] YAFI F A, HATZICHRISTODOULOU G, DELAY K J, et al. Review of management options for patients with atypical Peyronie's disease [J]. Sex Med Rev, 2017, 5 (2): 211-221.

[7] 邓中甲 . 方剂学[M]. 北京：中国中医药出版社，2011.

[8] 谷翊群 .WHO 人类精液检查与处理实验室手册[M]. 北京：人民卫生出版社，2011.

[9] 林浩成，张海涛，姜辉 . 溶组织梭菌胶原酶治疗阴茎硬结症：一种新的微创有效的治疗方法[J]. 中华男科学杂志，2017，23 (9)：771-775.

[10] 秦国政 . 中医男科学[M]. 北京：科学出版社，2017.

[11] 商学军，王忠 . 阴茎硬结症[M]. 北京：人民卫生出版社，2015.

[12] 王琦 . 王琦男科[M]. 北京：中国中医药出版社，2012.

[13] 徐福松，黄馥华 . 徐福松男科纲目[M]. 北京：科学出版社，2012.

[14] 尹国有 . 男科病辨治实录[M]. 北京：学苑出版社，2016.

# 第八十六章

# 男性不育症诊断与外科治疗

## 第一节 流行病学与患病率

不育症是指育龄夫妇不采取避孕措施情况下，1年以上未实现自然受孕（WHO，2000）。大约15%的育龄夫妇存在不育情况并且需要治疗。1/8的夫妇在生育第一胎时出现受孕困难，1/6的夫妇在生育第二胎时发生再育困难。大约50%的不育是由男方因素造成的。

需要强调的是，正常夫妇每月的自然受孕率为20%~25%，半年约75%，一年约为90%。男女生育率高峰均在24岁；超过这个年龄，生育率在两性之间均会随着年龄而下降。根据对一组未做生育力评估，有生育愿望夫妇一年的前瞻性观察，有约15%的夫妇未能怀孕。近20%不育完全是男性因素造成的，30%~40%是男女双方共同的因素造成的。因此，男性因素占了不育夫妇的一半。未经过治疗的夫妇，在正常性生活状态下有25%~35%可在今后的某一个时段自然怀孕。其中2年以内占23%，2年以上占10%。在评价不孕不育夫妇的治疗效果时必须了解有1%/月~3%/月受孕率（不包括无精子症）。尽管一般认为超过12个月正常夫妻生活未受孕者为不育，但对于高龄不育夫妇并不推荐以此为起始评价点。不育的初步筛选应该是男女双方基本的、简单的、经济的、有效的方法。

大约有25%夫妇在1年内不能实现怀孕，其中15%的夫妇会因为不育而去寻求治疗，但最终仍有5%的夫妇不能生育。不育可能涉及男女双方，其中因为男性因素导致的不育占50%。在许多夫妇中同时存在男性和女性不育因素。如果仅存在一方不育因素，那么有生育力的一方可能会弥补生育力较差的一方。如果男女双方都存在不育因素那么不育就更明显了。这就解释了为什么在不育症的夫妇中同时存在双方的问题。

## 第二节 男性生殖生理学

### 一、下丘脑垂体轴

男性生殖功能通过由下丘脑、垂体和睾丸组成的三级组织结构来控制。下丘脑和垂体均能产生促使下一级组织分泌促性腺激素或性激素的内分泌信使分子。位于视交叉前区的下丘脑神经元的轴突延伸至正中隆起，并分泌促性腺激素释放激素（gonadotropin-releasing hormone，GnRH）进入垂体门脉系统，即下丘脑垂体回路。垂体前叶含有促性腺物质，或者特异性分泌促性腺激素的细胞，GnRH可刺激促性腺物质的分泌活性。垂体促性腺激素细胞分泌两种促性腺激素，即黄体生成素（luteinizing hormone，LH）和卵泡刺激素（follicle-stimulating hormone，FSH）。除GnRH外，垂体的局部产物二聚体肽也可选择性地刺激FSH分泌。这两种促性腺素通过血流到达睾丸，LH刺激睾丸间质细胞产生睾酮，而FSH刺激生精上皮的支持细胞促进精子发生。睾酮的分泌量和生精的频率由睾丸与上位生殖轴之间的负反馈网络来协调。睾酮和其代谢产物，即雌二醇通过GnRH神经元和促性腺物质抑制其分泌活性。

#### （一）下丘脑

GnRH神经元接受大脑其他部位包括杏仁核和嗅觉及视觉皮层的输入信号。GnRH的分泌量受三种节律性的影响：①季节性，春季为高峰值；②昼夜节律，清晨时睾酮水平最高；③脉冲性，平均 90~120 分钟有一次峰值。脉冲式分泌 GnRH 的神经元尚未发现，但季节性和昼夜节律分别由来自松果体和视交叉上核的信号调节，在哺乳类动物 24 小时为一间隔。在胚胎发育过程中，GnRH 神经元的前体从嗅球的基板移动到下丘脑的固定区域。在 Kallman 综合征，即促性腺激素分泌不足性性腺发育不全，GnRH 前体神经元未能正常地移动到下丘脑而导致不能分泌 GnRH。故伴随促性腺激素分泌不足的嗅觉缺失或唇腭裂可诊断为 Kallman 综合征。

### （二）垂体

垂体分后叶和前叶两叶，后叶即神经垂体，是发育过程中形成的位于下丘脑腹侧的囊袋样结构。分泌两种激素即缩宫素和升压素，受神经刺激调节。而垂体前叶是由血液中的因子来调控的腺体样结构。LH 和 FSH 由垂体前叶的促性腺激素细胞分泌。除了促性腺激素细胞外，垂体前叶还有特异性地分泌其他糖蛋白激素的细胞：促皮质激素细胞分泌促肾上腺皮质激素（adrenocorticotropic hormone，ACTH）；垂体催乳素细胞分泌催乳素（prolactin，PRL）；腺垂体细胞分泌生长激素（growth hormone，GH）；另外还有分泌促甲状腺激素（thyroid-stimulating hormone，TSH）的细胞。这四类糖蛋白激素对男性生殖功能有显著的影响，ACTH 在男性生殖系统中的功能尚未被确定。在鼠类，观察到 ACTH 对胎鼠的睾丸间质细胞甾体合成的刺激作用，并被解释为肾上腺皮质和睾丸间质细胞共同来源于中肾间充质干细胞的迹象。四种糖蛋白激素——LH、FSH、PRL 和 GH 显著影响男性生殖功能，例如垂体腺瘤导致的 PRL 过剩分泌可抑制精子发生。在正常男性，LH 以平均每 2 小时 1 次的脉冲式分泌，每次脉冲的幅度为 6IU/L。血流中 LH 的水平为 10IU/L，维持睾酮水平在 5ng/ml。

### （三）下丘脑和垂体的类固醇反馈

GnRH 的负反馈抑制是通过存在于下丘脑神经元和垂体的雄激素受体来产生的（图 86-1）。

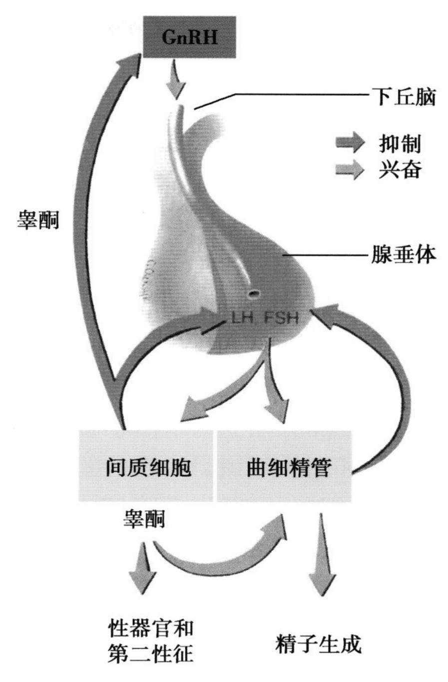


图 86-1　下丘脑 - 垂体 - 睾丸轴的反馈调节

睾酮在靶细胞内并非必需的活性类固醇：睾酮可分别被芳香化酶和 5α 还原酶进一步代谢为雌二醇和双氢睾酮（dihydrotestosterone，DHT）。遗传学突变导致的雄激素和雌激素受体功能的部分或完全缺失可引起垂体分泌 LH 增多，提示两种性激素均参与负反馈。先天性男性 5α 还原酶活性缺失者血清 LH 水平较正常者高，说明 5α 还原酶参与负反馈。然而其他研究提示 5α 还原酶在睾酮通过 DHT 转变为更弱的雄激素即二氢雄酮这一代谢灭活过程中起一定的作用。所以，雄激素受体与睾酮结合，协同雌激素受体与雌二醇结合引起的类固醇负反馈是可能的。在调节 GnRH 节律引起的促性腺激素分泌中，睾酮的反馈作用主要在下丘脑水平，而雌激素的反馈作用在垂体水平。在男性，不同调节作用的促性腺激素分泌导致不同的类固醇激素分泌。而睾酮对 LH 的负反馈作用主要由雄激素本身来调节，对 FSH 的负反馈作用主要由睾酮的芳香化形式即雌二醇来调节。所以雌二醇是男性 FSH 分泌的主要调节因子。A 型和 B 型雄激素受体的配体结合及转录活性是不同的，但目前对其在下丘脑中的表达是否不同尚不明确。

## 二、睾丸的结构和功能

### （一）大体结构

在健康青年男性卵圆形的睾丸体积为 15~20ml，纵向长度为 4.5~5.1cm。睾丸实质被由三层结构组成的囊包绕：最外面是鞘膜脏层，中间是白膜，最里面是血管膜。白膜的胶原组织中含有大量的平滑肌细胞，这些平滑肌细胞赋予人类睾丸囊收缩的能力，因为通过电刺激和特殊的自律药物可引出离体人类和其他种属睾丸囊的收缩。在人类和其他一些种属，睾丸囊平滑肌的紧张性可影响进入睾丸的血流，因为睾丸动脉以一个倾斜的角度横跨睾丸囊。睾丸动脉穿透白膜在其下方沿着睾丸实质表面的后方穿行，其分支向前方以多种横向的方式分布于睾丸的实质。较大的睾丸动脉分支也可到达睾丸的下级，穿行到前方并分支于睾丸表面。这种血管分布在临床上非常重要，因为在睾丸固定术或睾丸活检时会损伤血管。从内外侧正中切开睾丸可见少量血管，而前后切开睾丸可见较多的血管。个别分布于小管的动脉在含有精曲小管中隔内穿行。

在睾丸囊内，睾丸被中隔分隔为独立的睾丸小叶。每个中隔分离一条精曲小管并含有至少一支传出动脉。每个中隔有独立的精曲小管，包含正在发育的生殖细胞和间质组织。间质由睾丸间质细胞、乳突细胞、巨噬细胞及神经、血管、淋巴管组成。在人类，间质组织占睾丸总容量的 20%~30%。

精曲小管是长的、高度卷曲的管道，其两端通常终止于睾丸网。人类睾丸的 600~1 200 条小管加起来总长度约 250m。在睾丸网融合为 6~12 条输出小管，作为运输睾丸内体液和精子的管道进入附睾头。睾丸在局部可能具有固有的“阀门”机制推动精曲小管液和精子向附睾移动（图 86-2）。

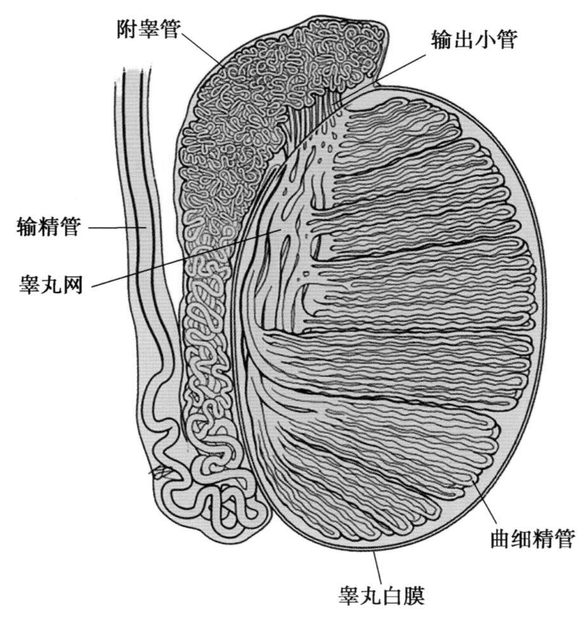


图 86-2　睾丸、附睾和输精管结构

人类睾丸和附睾的动脉供应有三个来源：睾丸动脉及其分支，输精管动脉和提睾肌动脉。睾丸动脉起自腹主动脉上肾动脉的下方，成为内环以上精索的主要成分，且与最终形成蔓状血管丛的血管网密切相关。与动脉和静脉血流方向相反的蔓状血管丛在一些区域围绕在血管壁周围仅有非常薄的组织相间隔，其血管分布有利于热量和小分子的交换。例如，睾酮从静脉到动脉的转运就是通过浓度梯度来实现的被动扩散过程。在正常人精索的热量交替传递以提供睾丸的血液温度较直肠温度低 2~4℃。导致睾丸内的温度较直肠内低 3~4℃。这种温度差异的缺失与睾丸功能异常的男性特发性不育、精索静脉曲张及隐睾症相关。

睾丸动脉在离开蔓状血管丛进入睾丸纵隔后变为高度卷曲状进入睾丸组织。在睾丸动脉和输精管动脉之间有广泛的相互联系，一些男性即使在睾丸动脉切断之后也不影响睾丸的功能。

### （二）睾丸的细胞结构和功能

1. 睾丸间质　间质含有血管、淋巴管、成纤维支持细胞、巨噬细胞、柱状细胞和睾丸间质细胞。最近发现睾丸巨噬细胞与睾丸实质细胞和睾丸间质细胞的功能调节有关。静息的巨噬细胞常通过释放类固醇前体 25- 羟基胆固醇来促进睾酮的生物合成。相反，在一些疾病情况下，睾丸巨噬细胞激活后释放促炎症反应细胞因子，比如白介素 -1，可抑制睾丸间质细胞功能。立体分析结果显示，20 岁男性的睾丸大约含有 70 亿个睾丸间质细胞。仅睾丸间质细胞就占睾丸总体积的 5%~12%。

睾丸间质细胞可产生大量的类固醇产物。从类固醇前体胆固醇合成而来的睾酮是人类睾丸主要产生的类固醇激素，也产生 $C_{18}$、$C_{19}$、和 $C_{21}$ 几种类固醇。

睾酮产生的主要的、快速的调节作用依赖于 LH。通过产生腺苷 - 磷酸（adenosine monophosphate，AMP）和其他几种细胞内因子，LH 启动胆固醇向线粒体的转运。氯离子流出，钙离子进入，且磷脂释放花生四烯酸都对类固醇激素有快速的刺激作用。垂体肽除了 LH 外，FSH 和（prolactin，PL）也可调节 LH- 受体的增多。

可改变睾丸间质细胞激素产生的非垂体因素包括 LH、抑制素和激活素、表皮生长因子（epidermal growth factor，EGF）、胰岛素样生长因子 1（Insulin-Like Growth Factor，IGF-1）、转移生长因子 -β（transforming growth factor，TGF-β）、前列腺素（prostaglandin，PG）和肾上腺素能刺激。然而大部分资料来自实验动物的体外试验，且这些因素的作用对人类正常睾丸功能的影响还不肯定。雌激素和雄激素对睾丸间质细胞的直接抑制作用可能存在。男性外周血中睾酮浓度在不同年龄阶段有显著的不同。在妊娠 12~18 周间有一个峰值。另一个峰值发生于出生后两个月左右。睾酮在出生后第二个或第三个十年中达到最高浓度，然后是一个平台期，然后降低。另外睾酮浓度还有年和日中的节律存在。进一步观察外周血中睾酮的节律显示是没有规律的波动。这在一些种属已有详尽的研究。

睾酮产生的主要时期代表下列有序结果的短暂信号的发生：①胎儿生殖道的分化和发育；②新生儿雄激素依赖性靶器官的"烙印"形成，以保证其在青春期和成年后对雄激素产生适宜的反应；③男性青春期的雄性化；④维持成人雄激素依赖性器官的发育和功能。这种睾酮产生的短暂变化可部分地反映垂体和睾丸之间复杂的相互作用。

2. 精曲小管　精曲小管及其生殖成分和支持细胞为精子的产生提供了独特的环境。支持细胞包括基底膜的支持细胞和 Sertoli 细胞。生殖细胞由一群上皮细胞组成，包括一群分裂缓慢的原始干细胞、快速发育的精原细胞、可减数分裂的精母细胞和变形精子细胞（图 86-3）。以下部分叙述精曲小管的组成及其中"血 - 睾屏障"的形成。

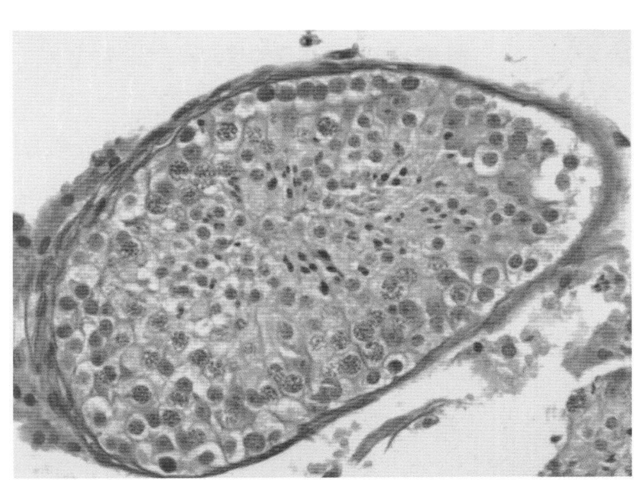

图 86-3　生精功能正常的精曲小管

(1) 小管周的结构：在人类精曲小管周围包绕着几层管周组织。外膜的纤维细胞层将间质和精曲小管分开。下一层由结缔组织薄层和散在的肌样细胞组成。小管周的第三层结构是紧贴生精上皮下面基膜的一层组织，由大量胶原组成。小管周组织分布于生精上皮（spermatogenic epithelium，SE）的基膜（BM）和间质（IS）之间，共有三层：内层（IL）；肌层（M），含有肌样细胞（MY）和丰富的微纤维（Mf）；含有成纤维细胞（F）的外膜层。在人类小管周肌样细胞被认为主要有收缩功能。

(2) Sertoli 细胞：Sertoli 细胞的特征为具有不规则形状的细胞核，明显的核仁，低有丝分裂指数，Sertoli- 生殖细胞结合及相邻 Sertoli 细胞膜的独特的紧密结合复合物。Sertoli 细胞附着在精曲小管的基膜上，并伸出丝状的细胞质分支到达小管的内腔。生殖细胞在这些 Sertoli 细胞间的突出物之间排列。未分化的精原细胞靠近精曲小管的基膜，而发育更进一步的精母细胞和精子则连续地排列到这一上皮组织的更高水平。在这方面，Sertoli 细胞的功能如同两极分化的上皮细胞，其底部在细胞质环境，而顶部则在上述的精曲小管环境中。

通常认为，Sertoli 细胞通过以下方式支持生殖细胞的发育：①创造生精上皮细胞层的特殊微环境；②Sertoli 细胞和生殖细通过胞间的缝隙连接支持生殖细胞；③促进分化的生殖细胞在精曲小管中的运动。此微环境为血 - 睾屏障的层次之一。血 - 睾屏障存在于睾丸的不同水平。Sertoli 细胞间的连接被转变为允许"开放"和"关闭"的状态，以促进生殖细胞与 Sertoli 细胞间的连续的相互作用和生殖细胞向小管腔的运动。Sertoli 细胞功能还包括与精细胞直接接触、吞噬作用、体液分泌和各种分子的分泌。

雄激素结合蛋白（androgen binding protein，ABP）是已知最早的 Sertoli 细胞分泌产物之一。ABP 是 Sertoli 细胞内的雄激素载体。另外，它可作为精曲小管和附睾的雄激素储藏库，在附睾可能也有此功能。在体外，ABP 产物被证实是测定 Sertoli 细胞雄激素调节功能的良好标志物。但是，ABP 或其他 Sertoli 细胞产物作为反映 Sertoli 细胞功能的标志物在评估男性不育中的作用尚不明确。

(3) 血 - 睾屏障：有学者观察到许多物质注入血流将很快出现在睾丸的淋巴液中，而睾丸网液中则没有。基于这种观察，形成了"血 - 睾屏障"的概念。超微结构研究显示一些种属相邻的 Sertoli 细胞间的特异性连接复合物可将生精上皮细胞分为基底层和发育层，包括人类。有研究显示 Sertoli 细胞间的紧密连接可阻止微小物质从睾丸间质向生精上皮的渗透。睾丸内的血 - 睾屏障有三个不同的水平，主要的水平由 Sertoli 细胞和不同于其他生殖细胞的减数分裂前的生殖细胞（精原细胞）间的紧密连接形成。另外两个血 - 睾屏障的水平存在于毛细血管的内皮细胞和小管周围的肌样细胞。

血 - 睾屏障功能在精子发生初始阶段发育形成。然而生殖细胞的存在对血 - 睾屏障的形成并不是必需条件。这一屏障似乎对精子的减数分裂很重要，因为生殖细胞周围的液体比屏障外更稳定且明显不同。另外，血 - 睾屏障可隔离男性免疫系统不能识别的单倍体雄性配子。血-睾屏障的临床重要性只有在青春期后才被认识,因为通过减数分裂发育的生殖细胞"抗原"仅在青春期启动后存在。所以青春期前的睾丸损伤,比如活检、扭转或创伤,将不会诱导抗精子抗体。但是,导致血-睾屏障物理性中断的类似损伤和发育中的生殖细胞的免疫暴露会引起与生殖细胞相关(包括精子)抗体的免疫反应形成。临床实践中不同的药物途径对屏障内细胞作用的可能性,包括化疗药物对精曲小管内肿瘤细胞有限的治疗作用。

(4) Sertoli 细胞和生殖细胞的关系:实验动物研究揭示睾丸内细胞间相互关系的复杂网络,如睾丸间质细胞和 Sertoli 细胞之间、睾丸间质细胞和小管周细胞之间、Sertoli 细胞和小管周细胞之间(见前述小管周结构)、Sertoli 细胞和生殖细胞之间。Sertoli 细胞和生殖细胞的物理接触可能在促使生殖细胞从基底层进入精曲小管腔中起到一定作用。而且,浓缩细胞质的精子细胞和 Sertoli 细胞顶部精子发生中的密切关系与精子细胞成熟过程中残余的细胞质的脱去有关。最后,相邻 Sertoli 细胞间的连接复合物明显地形成血-睾屏障的重要组成部分。

3. 生殖上皮 男性精曲小管上皮每天可产生大约 $123 \times 10^6$($21 \times 10^6$~$374 \times 10^6$)个精子。这一精子产生的过程称为精子发生。包括在增殖期精原细胞变迁为代替其细胞数量(干细胞更新)或者产生成为精母细胞的子细胞,在减数分裂期精母细胞进行减数分裂,结果产生单倍体精子;在精原细胞期精子发生大小和形状的奇特变形,形成成熟的精子。

借助光学显微镜的组织学检查揭示人类睾丸有大量的生殖细胞排列在 Sertoli 细胞间且从精曲小管基膜到管腔均有分布。形态学研究表明人类睾丸中至少存在 13 种可识别的生殖细胞类型。这些细胞被认为是代表发育过程的不同阶段。在从最初到最高分化的进程中,它们被命名为 Ad 型精原细胞(暗型)、Ap 型精原细胞(亮型)、B 型精原细胞(B)、前细线期初级精母细胞(R)、细线期初级精原母细胞(L)、偶线期初级精母细胞(Z)、粗线期初级精母细胞(P)、次级精母细胞(II),以及 Sa、Sb1、Sb2、Sc、Sd1、Sd2 型精子。

通过细胞质桥互相连接的 B 型精原细胞进行有丝分裂形成最初的将进行减数分裂的精母细胞。互相连接的成熟精母细胞链存在于 Sertoli 细胞间紧密连接形成的血-睾屏障后的精曲小管发育层。精母细胞完成随后的减数分裂。在大多数有机体减数分裂随后是中间分裂,导致子细胞群有单倍体的染色体数目,且重组后具有不同的遗传信息。在人类这一过程的结果是形成圆形的 Sa 精子(图 86-4)。

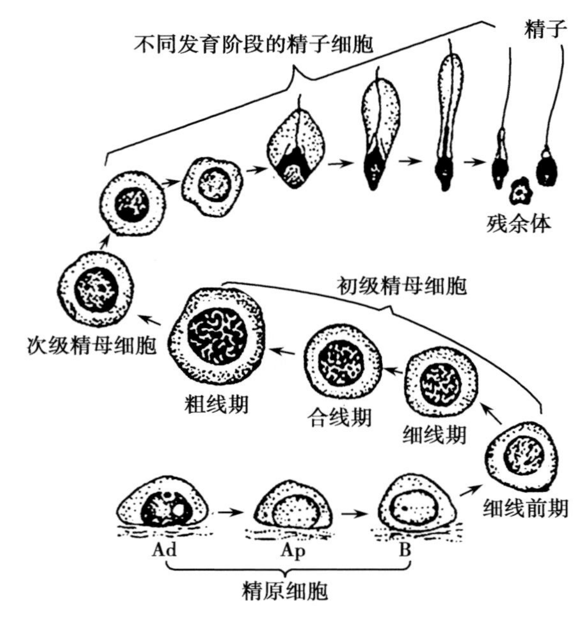


图 86-4 精子生成的模式图

(1) 精子发生:在精子发生过程中,减数分裂的产物圆形的 Sa 精子变形为成熟的精子。在变形过程中精子的细胞质和细胞核发生多方面的变化,但细胞不再分裂。包括细胞质的丢失、顶体的形成、鞭毛的形成和成熟精子的细胞器向特定位置移动。如果人类与大鼠相似,精子的克隆与细胞质桥和 Sertoli 细胞间的外质膜的特殊性有关。

人类整个精子发生的过程大约 64 天。如果在固定的精曲小管点中观察精子发生,精子发生是一个连续且非同步化的过程,表现为生精上皮的细胞组合存在周期性变化,沿生精小管纵轴方向的不同位置处于不同的生精上皮周期共同存在并顺序发生。相应地,精子发生的增殖期(Ap 到 B 型精原细胞的分化)在周期中发生 4 次(每 16 天 1 次)并保证 Ap 型精原细胞分化为精子。结果是在人类睾丸内存在精原细胞,精母细胞,精子细胞群簇样分布。这种精原细胞的时期专一性保证每天有数百万个精子产生。

(2) 精子发生的激素调节:男性和其他哺乳动物睾丸的睾酮水平比外周血高近 100 倍。用外源性雄激素治疗严重的无精子症以维持外周血的睾酮水平,支持人类男性睾丸内高雄激素浓度。20%~30% 的不育男性外周血睾酮浓度低。睾酮(或 GnRH 促效剂）作为男性节育的使用已经受到限制，这些措施对于完全抑制垂体产生 FSH 是失败的。睾酮很确切地启动并维持人类精子的发生。目前尚不能保持人类男性的精子发生数量，可能因为很难保持血睾酮的足够高水平。

FSH 在精子发生中的作用尚有许多争议。FSH 受体缺失且几乎丧失功能的男性被报道有生育力，尽管睾丸容量、精子浓度和形态已被严重损害。性腺功能减退症男性的研究也证实在缺乏 FSH 的情况下存在生育力。有研究提示，FSH 可促进青春期男性精子发生的启动和引发垂体摘除术后生精上皮退化的动物的精子发生。尽管 FSH 在低促性腺素性功能减退症男性的精子发生的启动中不是必需的，但最理想的数量和质量的精子发生要求 FSH 疗法。尽管睾丸内一些精子的发生是在缺乏 FSH 的情况下，但只有 FSH 和睾酮的联合才能保证质量和数量足够正常的精子发生。

(3) 精子发生的遗传学基础：与精子发生有关的特异性基因的位置仍然是研究的热门课题。与精子缺乏男性相关的 Y 染色体区域微缺失的检出涉及 5%~10% 间隔的区域将人们的注意力集中于对精子发生非常关键的因子（azoospermic factor）的位置。在 Y 染色体长臂上与 AZFc 相关的基因是 *DAZ*（deleted in azoospermia）。一项关于 12 位非梗阻性无精男性的研究证实 AZFc 区域包括 *DAZ* 基因的缺失。无精子症男性通常有 Y 染色体其他缺失的区域，涉及 AZFa 和 AZFb，但正常男性则没有。有 AZFa 完全缺失的男性出现精子缺失，睾丸活检可显示只有 Sertoli 细胞的结构。在所有严重精子发生损害的患者 AZFa 区域缺失的基因是 *DBY*，一种转录调节的 DEAD-box 蛋白。AZFb 区域对精子发生的完成起到关键性作用。AZFa 区域未完全缺失的患者睾丸内存在完全发育的精子。其他直接或间接地调节精子发生的自分泌和旁分泌因子可能包括精子生长因子、基本的成纤维细胞生长因子、IGF-1、Sertoli 细胞分泌的生长因子、转化生长因子 -α、白介素 -1、抑素、减数分裂抑制物和减数分裂阻挡物。

最近的研究显示男性配子的组成成分在胚胎发育中起到非常重要的作用，胚胎生长能力的种间差异显著性已被揭示。在人类胚胎有丝分裂的活性通常是通过父向衍化的中心体完成。对人类胚胎发育的观察支持男性配子不仅提供遗传信息而且赋予来自雄性配子的中心体的正常有丝分裂的活性。如果男性配子没有这些功能，男性胚胎有丝分裂的活性是混乱的，且不能形成能够生长发育的胚胎。进一步的观察和实验将对确切描述男性配子中哪些成分对促进胚胎发育是必需和必要的。

## 三、附睾的结构和功能

一般来说，睾丸内的精子不显示渐进的活力则不能形成受精卵。在进入附睾后，精子具有活动力且可以与卵母细胞结合。然而，在流出管道阻塞时，睾丸精子不能逐渐获得活力。在没有阻塞的情况下，睾丸精子能显示强烈的活力并在应用细胞浆内注射精子时可形成受精卵。大量体外实验和动物研究证据及少量人类的资料提示精子的功能是在附睾的运输过程后获得。不幸的是，附睾对运输中的精子发挥作用的机制大多仍然不清楚。而且，对人类生殖管道在保存、释放精子后，以及阻塞后的生理学也不很了解。

### （一）附睾结构

在男性，附睾管长 3~4m。附睾管呈卷曲状被包裹在白膜结缔组织形成的囊状鞘内。在解剖上，附睾可分为三个区域：头部、体部和尾部。在组织学原则的基础上，每个区域可被分为不同的更小的带。人类附睾头由 8~12 个输出小管和附睾管近端组成。靠近睾丸的输出小管内腔在某种程度上是大的和不规则的，靠近与附睾管结合部时变为窄的和椭圆形的。尸检和活体的附睾显示结合部远端小管的直径轻微增加且保持相对的连续性。在附睾尾小管的直径明显增大，管腔变为不规则形状。远端继续延伸，小管则逐渐成为有特征的输精管形状。

### （二）附睾的功能

1. 精子的运输　据测算，人类精子在附睾中的运输需要 2~12 天。精子从附睾头到体部的运输时间与从附睾尾到体部的运输时间类似。精子在附睾中的运输时间受到睾丸内每天精子产量的影响而不是年龄的直接影响。有学者研究发现精子在附睾内的运输时间在 20~49 岁和 50~79 岁两组之间没有不同。而且，他们观察到在每天高产精子的男性（每侧睾丸 $137 \times 10^6$ 个），精子在附睾内的运输时间平均仅为 2 天，而在每天低产精子的男性（每侧睾丸 $34 \times 10^6$ 个）平均为 6 天。

一般认为在无梗阻因素存在的情况下，人类精子在附睾腔中是不动的，其他机制一定参与精子在附睾中的运动。这种机制可从动物研究的结果中得到推断。最初，精子从睾丸网液被运到输精管是通过小管上皮细胞对水的重吸收促进液体的流动。这种重吸收通过雌激素受体的作用来调节。能动的纤毛和小管周围肌样细胞的收缩也协助精子进入附睾。精子通过附睾的主要机制可能是由附睾管周围可收缩细胞的自发性节律性收缩引起的。平滑肌细胞的区域化和上述的附睾内肾上腺素能的神经支配使附睾管运输精子到输精管的能力得到完善。

2. 精子的储存　精子移动通过附睾头和体之后，精子在附睾尾的停留时间长短根据性活动的程度而不同。Amann观察到在年龄为21~55岁的一组男性中，每侧附睾有约(155~209)×$10^6$个精子。在人类，约一半的附睾内精子在附睾尾区域。

3. 精子的成熟　动物实验的研究结果提示除了作为精子输送和储存的场所，附睾还能使精子获得渐进的活动力和受精能力。

(1) 精子活动力的成熟：当人类精子通过附睾移动时可获得渐进的活动力。这种活动力成熟的过程以精子活动力的改变表现出来，显示具有更“成熟”活动力精子的百分数也增加。Bedford及其同事观察到从输精管取出的精子使其再悬浮于培养基中大部分是不能动的或者仅显示微弱的尾部运动。这些标本中的一些精子具有“不成熟的”尾部运动，特征是导致精子小幅度向前的宽的弧形“鞭打样”搏动。在附睾的初始节段精子获得这种不成熟的活动力的数目是增加的。在远一些，在附睾体的中部区域，不成熟活动力精子的比例下降，相应的具有“成熟”活动力的精子数量增加，特征是向前活动力的高频、低幅搏动。在附睾尾，当精子在培养基中稀释时50%以上获得成熟的活动力，其余的精子是不动的或者有类似附睾近端观察到的不成熟的活动力。将取自输精管、附睾头、附睾体近端、附睾体远端或附睾尾的精子在生理缓冲液中稀释，活动精子的比例分别为0%、3%、12%、30%和60%。

在与近端附睾上皮细胞接触期间的精子有内在的产生一定活动力的能力，但正常精子活动力的成熟可能是在通过更远端的附睾管区域期间与附睾的相互作用而形成。

(2) 精子生育力的成熟：实验研究证据证明睾丸内的精子不能使卵子授精，除非采用细胞浆内精子注射的方法将其带到卵子内。大多数动物精子的授精能力是在精子进入附睾远端区域时逐渐获得的。例如，1969年Orgebin-Crist等揭示取自家兔附睾头、体、尾的精子使家兔卵子授精的能力分别为1%、63%和92%。使用无透明带的仓鼠卵子评估人类附睾内精子的生育力，证明从附睾近端区域取出的精子可与无透明带的卵子结合，只有从附睾尾取出的精子能够穿透透明带和卵子结合并。总之，这些研究提示人类精子生育力的成熟很大程度上是在附睾体远端和附睾尾近端的水平完成。

(3) 精子在附睾内成熟过程的生化改变：在通过附睾时精子经历繁多的生化和分子改变。精子在附睾内运输过程中其表面膜有逐渐增加的阴性剩余电荷。另外，精子膜上的巯基团经历氧化作用成为二硫化物结合物，精子头和尾部结构中也有同样的巯基团。细胞内二硫化物结合物的形成可能提供精子尾和头向前活动力和成功穿透卵子所需的严密结构。

在附睾内运输期间精子也经历很多代谢的变化，如获得糖酵解能力、细胞内pH值和钙离子含量的变化、腺苷酸环化酶活性的改变，以及磷脂和磷脂样脂肪酸含量的改变。

4. 精子　成熟的精子储存在附睾尾。人类精子长度约60μm。椭圆形的精子头部长约4.5μm，宽约3μm，主要由细胞核组成，含有高度致密的染色质和一个顶体(一种包含受精前穿透卵子外衣所需酶类的与细胞膜结合的细胞器)。精子的中部节段是高度致密组织含有螺旋状排列的线粒体片段，包围着一组外周致密的纤维和特异性的9+2微导管结构的精子鞭毛轴丝。外周致密的纤维，富含二硫化物，被认为是给精子尾部(长约60μm)提供向前活动力必须的结构。精子线粒体含有氧化代谢和产生ATP所需要的酶，是细胞的主要能量来源。精子鞭毛轴丝含有使ATP的化学能量变为机械能运动所需要的酶和结构蛋白，导致活动力的形成。外周致密纤维和鞭毛轴丝的结构存在于中部，延伸到精子的主要片段而仅有轻微变化，并被纤维鞘包裹。在主要片段的远端外周致密纤维终止，剩余鞭毛轴丝作为末端区域的主要结构。除了末端区域，精子被高度特异的浆膜包裹，从而调节离子和其他分子的跨膜运动。此外，在大鼠的研究显示，包裹精子头部区域的浆膜含有在受精早期参与受精卵相互作用的特异性蛋白。特别是精子膜上的碳水化合物结合蛋白与卵子透明带的种族特异性蛋白相互作用，首先导致精子与透明带结合，随后引起顶体反应。另一个精子膜蛋白PH3，存在于睾丸内精子，在精子迁移通过附睾的过程中变为活性形式，其功能是在受精过程中作为精子和卵子浆膜之间的融合蛋白。

## 四、输精管

输精管是组织学上源于中肾(woffian)管的管状

结构。在人类，输精管 30~35cm 长；起于附睾尾止于前列腺的射精管。输精管可被分为五部分：①没有鞘的附睾部分包含于鞘膜中；②阴囊部分；③腹股沟部分；④腹膜后或盆腔部分；⑤壶腹。在横断面，输精管包括含有血管和神经纤维的结缔组织外膜层、中间环行内外纵行所组成的肌层和黏膜上皮组成的黏膜内层。输精管直径 2~3mm，无梗阻的输精管内径 300~500μm。

**（一）血管和神经支配**

输精管的血供来自膀胱下动脉的分支输精管动脉。人类输精管接受交感和副交感神经系统的神经纤维。胆碱能的神经支配在输精管的活动力方面起的作用较小。相反，人类输精管由丰富的交感肾上腺素能神经支配，源于骶前神经的腹下神经。

**（二）输精管的功能**

1. 精子运输　在即将射精前，精子从远端附睾和输精管发生快速有效的运输，这明显和交感刺激有关。在人类男性，附睾储存的精子总量约 $182 \times 10^6$ 个，26% 在附睾头，23% 在附睾体，52% 在附睾尾。精子在通过附睾头、体和尾部的运输时间估计分别为 0.7 天、0.7 天和 1.8 天。输精管中大约储存 $130 \times 10^6$ 个精子。所以，人类射出的精液中大部分精子储存在输精管中，不足一半储存在附睾尾。在性刺激和 / 或射精后，输精管内容物被推回到近端附睾，甚至附睾尾，因为输精管的远端部分收缩幅度、频率和持续时间均较输精管近端显著。重要的是，这一过程在延长的无性欲期可被逆转，且来源于附睾内过剩的精子再次被运输到远端。这些结果意味着家兔的输精管不仅在性活动期间对精子运输起重要作用，而且在维持附睾储存精子的过程也起重要作用。人类输精管在精子运输中是否有类似机制尚需观察。

2. 分泌和吸收　人类输精管的主细胞具有合成和分泌糖蛋白功能的细胞特征。人类输精管主细胞的硬纤毛、顶端的囊泡及主要和次要的溶酶体也是细胞参与吸收功能的重要结构。大鼠的输精管可观察到从管腔内吸收糖蛋白。电子显微镜扫描的结果报道，人和猴的输精管壶腹区域的上皮细胞有精子吞噬体。在人类这种精子吞噬体在壶腹区域和其他区域的数量是否足够排出过剩的精子仍需观察。

输精管的结构和功能可能依赖于雄激素的刺激，因为①人类输精管转化睾酮为 DHT；②去势引起猴输精管的萎缩，雄激素治疗可恢复；③自发的和 α 及 β 肾上腺素能刺激引起的输精管收缩可被去势和 / 或睾酮治疗改变。

## 第三节　男性不育的诊断与程序

与其他的医学评价类似，不育的评价应包括：完整病史的采集，对可能影响生育的因素要特别关注；物理检查；所需要的基本实验室检查；根据病史、物理检查和基本实验室检查的初步结果为进行鉴别诊断而进行的特殊检查。有许多检查可以用来进行男性不育的鉴别诊断，但不是所有的检查都需要进行。评价男性不育的目的是：①是否可逆（可以纠正）；②不可纠正的是否可以应用本夫精子通过辅助生殖技术（assisted reproductive technology，ART）解决；③本夫精子不能应用 ART 技术是否劝说患者接受供者人工受精或领养孩子；④是否有潜在的病理损害；⑤是否有基因或染色体异常损害患者或后代。理想的不育患者评价应该是能够找出造成不育的特异性原因。这种情况在某些患者可以实现，但许多精液异常的患者并不能够找到明确的病因。如果可能的话，尽量采取针对病因的特异性治疗。但在无明确病因的情况下，经验治疗、人工受精及 IVF 仍然为重要的治疗手段。供者人工受精及领养也应是治疗的选择之一。不育患者有这些选择的知情权，医师也应该发挥自己的指导、咨询作用，以避免患者在无效的治疗上过度花费时间。

### 一、病史与体格检查

**（一）询问病史**

1. 性生活史　询问不育之前怀孕的时间及细节，过去应用避孕的方法及性交的频率和性爱时间均应详细记录。要询问患者夫妇是否知道月经中期才有排卵，且此时女方才具备受孕的能力。而在月经周期的其他时间进行性交是无法使女方受孕的。性交的时间不要求与排卵的时间完全吻合，但精子可在宫颈黏膜和阴道后穹隆存活 48 小时或以上。有研究证实在排卵前 5 天的性交可以导致受孕，但是由于卵子的生存时间太短，排卵后的性交不能导致怀孕。尽管这些观点还存在着一些争论，但大多数专家认为应在接近排卵期时每两天进行一次性交，以保证卵子在输卵管内的 12~24 小时有精子存在,保持受孕的能力。频繁的性交可导致阴道穹隆的精子储存减少,同样的也会减少受孕概率。对于排卵来说,性交的时间与胎儿的性别无关。

勃起和射精功能也需要评价。另外也要注意性交时阴道内是否应用了润滑剂。大多数常用的润滑剂如astroglide、lubafax、K-Y Jelly、Keri Lotion、Surgilube和Saliva等均可影响精子活力。不影响精子活力的润滑剂包括花生油、红花油、菜籽油和鸡蛋清。一般来说,只推荐在必要时使用那些不影响精子功能的润滑剂。

2. 发育史 单侧隐睾轻微降低生育力,双侧隐睾可严重影响生育。有试验和临床证据显示只有在青春期前,睾丸下降固定术的时间选择与生精异常无明显关联。青春期延迟或缺乏可能与内分泌或雄激素受体异常有关。男性乳腺增生可能与睾丸癌、高催乳素血症或雌激素代谢异常有关。

3. 手术史 盆腔或腹膜后手术可影响勃起和射精功能。膀胱颈手术可导致逆行射精。睾丸癌的腹膜后淋巴结清扫可损伤交感神经,导致不射精或逆行射精。通过术式的改良或神经保留可保护交感神经支配的射精功能,临床上已使得大多数患者保留了射精功能。疝修补术可能造成医源性输精管或输精管供应血管损伤。另外,任何阴囊手术均可造成输精管和/或附睾损伤;睾丸损伤或扭转可导致睾丸萎缩。这些患者也可因感染形成抗精子抗体,虽然这方面尚缺乏足够的证据。

4. 既往疾病史 患者应被询问泌尿系感染或性传播疾病的病史。前列腺炎和/或脓精病史也应了解,尽管没有证据证明这些因素可造成不育。青春期前的流行性腮腺炎不影响睾丸功能,但是青春期后可发展为流行性腮腺炎并睾丸炎或其他病毒性睾丸炎。10%~30%的青春期感染患者可发生流行性腮腺炎并睾丸炎。双侧受累者为20%~60%。

5. 用药史 越来越多的运动员滥用合成类固醇。大量使用合成雄激素可导致低促性腺激素的性腺低下。大多数情况下停药后可以恢复正常性腺功能,但也有例外。环境毒素的暴露如杀虫剂等也应注意,它们可能具备性腺毒性。许多药物或毒品如呋喃西林、西咪替丁、柳氮磺吡啶、可卡因、烟碱、大麻可损害精子生成。但停止用药后精子生成和/或精子功能可恢复正常。睾丸温度较正常体温低1~2.5℃。已有试验证明高温可损害精液质量和精子生成。与之相似,频繁的热水浴可以使精子活力下降10%。因此,当精液分析在正常值以下时应避免桑拿和热水浴。没有证据显示内衣的穿戴可影响精子生成。

6. 吸烟史 吸烟是否影响精子生成还不清楚。21项研究的统计学荟萃分析提示吸烟可降低精子密度的13%~17%,但也有其他14项研究未发现吸烟对精子生成的影响。但是,吸烟可以是作为其他男性不育的共同因子。患者有性功能障碍的家族史时应考虑雄激素受体异常的可能。包括雄激素受体基因在内,许多影响男性生育力的基因都定位X染色体上。因此,家族史应主要集中在母性家族内。宫内己烯雌酚(diethylstilbestrol,DES)暴露可增加附睾囊肿的发生,还可轻度增加隐睾的发生率。最后,还需了解女性配偶的生育力。

**(二)体格检查**

体格检查主要是确定与不育有关的异常体征。应观察患者的体型和男性化特征。第二性征的异常可能提示着先天性内分泌紊乱,如类无睾症应考虑Klinefelter综合征。

1. 生殖器检查 生殖器检查应予特别关注。阴茎检查应注意有无尿道下裂和痛性勃起。这些情况的出现可能会影响精子进入宫颈附近,减少阴道内精子的储存。阴囊内容物的检查应该在温暖的房间,站立检查以使睾提肌处于松弛状态。睾丸应仔细触诊以确定睾丸的连贯性和排除肿物的存在。因为睾丸内80%为精曲小管和生精成分,当这些成分减少后可造成睾丸体积缩小或睾丸萎缩。

2. 睾丸直径的测定 睾丸直径可用睾丸测定器或超声测定。美国白种人和黑种人的睾丸大于4cm×3cm或20ml。亚洲人正常值要稍少些。睾丸容积缩小,不论单侧或者双侧,均可影响生精功能。附睾的头、体、尾也应仔细触诊检查。当有附睾硬结、囊性扩张时提示有附睾梗阻的可能性。前列腺囊肿和附睾囊肿是常见的,但它们不会造成梗阻。输精管触诊可判断有无缺如和排除萎缩部位。

3. 精索的检查 应注意有无精索静脉曲张。轻度精索静脉曲张(G1)仅在Valsalva方法可以摸到。中度精索静脉曲张(G2)在患者站立位是可以触摸到的,而重度精索静脉曲张(G3)患者站立位时透过阴囊皮肤可以看到,触诊可摸到。精索不对称,经Valsalva法更明显,说明有轻度精索静脉曲张存在。如睾提肌反射敏感或高位睾丸,可轻轻牵拉睾丸通过Valsalva法可更准确地检查精索。平卧位精索持续增粗和不对称,提示可能有精索脂肪瘤或腹膜后肿瘤、肾肿瘤造成的腔静脉梗阻。原发性精索静脉曲张平卧位后消失或缓解。

## 二、男性不育的辅助检查

### （一）精液分析

大多数样本通过手淫采集。手淫采集时应使用精液采集专用的避孕套，也可以性交时采集。普通的乳胶避孕套可影响精子活力，还常含有杀精剂。性交中断精液采集不是一种理想的方法，因为这种方法会造成初段精液的丢失及细菌和阴道酸性分泌物的污染。精液的实验室检查应在精液采集的1~2小时内进行。采集器的标签上应注明患者的姓名、采集日期和时间及禁欲时间。大多数患者，几周内2~3次的精液检查可以对生精的基本功能有一个适当的评价。对于精液参数差异较大的患者，应在2~3个月内进行追踪检查。

新鲜射出的精液呈胶冻状，5~25分钟内液化。精子计数是指精浆中精子的浓度。利用精子计数器，有许多方法可以在一定模式下对精子进行计数。目前有许多种计数器可以应用。不同的计数器和方法其结果可以出现较大的差异。因为许多实验室缺乏质量控制，不同实验室精液分析的结果可以出现很大差异。为了统一实验标准，有些权威机构发布了精液分析技术的详细描述（WHO，1999）。当标本中未发现精子应离心后在沉渣中寻找精子。活率是指鞭毛样运动精子的比率。要求最好在射精后1~2小时内，室温或体温保存，以避免精子活率的降低。应注意精子前向运动质量的评价。一般精子活动率分为5级：0级指精子无活率；1级是指缓慢的或无积极运动的；2级是指缓慢的、迂曲前向运动的精子；3级是指中等速度直线运动的精子；4级是指快速直线运动的精子。目前大多数采用的是一种四级分级方法：A级，快速前向运动；B级，缓慢前向运动；C级，缓慢迂曲运动；D级，无运动。精子的形态学检查对于精子生成的质量和生育力的判断是一项很敏感的指标。在普通光镜或位相显微镜下可大体判断未染色精液的精子形态是否异常，但这样的检查敏感度较低。准确的形态学检查应进行精液标本染色。目前应用多种系统精子形态分类，各实验室缺乏一致性。性交后子宫颈黏膜或透明带获取精子被应用于正常精子形态的确认。旧方法把精子分为几种，如正常（椭圆形头）、异形（不规则形头）、尖头、大头、小头及不成熟型头。这种分型系统将正常形态精子大于60%，而不成熟型精子小于3%定义为精子形态正常。大多数的实验室目前使用的是更严格确定精子形态正常临界值的标准。处于临界值的精子被认为是异常。

计算机辅助精液分析（computer assisted semen analysis，CASA）的定义为：应用半自动化技术进行个体化和数字化统计来获得精子动态图像。计算机系统可以检测到手工无法检测到的参数。曲线速率是每个精子在动态位置单位时间内运动的距离。直线速率是精子前向运动的速率。这种前向运动的检测与手工检测的前向运动有相关性。线性的确定是曲线速率除以直线速率。其他的检测还包括侧头精子、鞭毛击打频率和环形运动分析。超活跃活动是精子获能后的一种活动状态，此时精子头和尾大幅度移动，并且呈较慢或不动的活力。尽管CASA检测系统有20余种不同的精液参数，但这些参数大多数的临床价值是有限的。CASA的优点在于可进行定量数据分析，并且有使精液分析标准化的潜力。但是，设备昂贵，技术仍然缺乏标准化。临床CASA的使用并不能比手工检测更准确的预判病情或对治疗有更大的指导意义。

### （二）精浆检查

精浆中还可进行其他许多成分的检测，如柠檬酸盐、肉毒碱、α-苷酶、果糖、粒细胞弹性蛋白、锌、PSA、葡萄糖、胃蛋白酶C、IGF、PGDS等。尽管有些成分与精子活力有关，但目前这些检测临床意义不大。

### （三）精子功能检测

精子功能检查的目的是明确精子在女子生殖道内的存活性和运输及受精各步骤的异常情况。精子功能检查可分为活力检查、体内体外精子-黏液相互作用检查及有关获能、顶体反应、透明带结合和穿透卵子各个步骤的检查。只有将这些结果结合起来才能判断精子的活力情况。虽然某些检查和体外受精妊娠率相关性很好，但目前尚无通用的标准检查方法组合。以下介绍常用的方法及WHO手册推荐的方法。精子功能检测主要包括：①活力检查。低渗肿胀试验（hypotonic swelling test，HOS）是一项检查精子尾部半透膜完整性和顺应性的简单实验。精液用低渗液稀释后，低渗液就渗透性地进入精子内部。完整的精子因肿胀呈现各种形状，而死精子的膜不完整它们的尾部仍保持正常的形态。伊红检查法的原理是活精子可将伊红排出，死精子的膜已破坏可被特异地染色。②精子-黏液相互作用检查。宫颈黏液是精子在女子生殖道内遇到的首道屏障。精子-黏液相互作用检查包括体内性交后检查和多种体外检查法。在宫颈取出黏液后即可根据WHO提供的标准进行评分,经过联合评分判断黏液是否适于精子穿过。体外精子一宫颈粘液接触试验(sperm-cervical mucuscontact test,SCMCT)检查精子或黏液内有无抗体,以及黏液的其他决定性因素。③精子获能。体外获能状态的测定方法是用IVF中所用的含白蛋白的培养基洗涤和孵育精子。除了检测获能状态以外,还能同时检测顶体反应。④顶体反应。随着荧光显微镜的普及,以前顶体反应的染色方法如三联染色和锥虫蓝染色法已经被能够产生更强、更清晰信号的染色方法所取代,如荧光植物凝集素和抗体染色法。因为在体内顶体反应发生在卵子的区带处,并且透明带是生理性的启动剂,所以有学者认为检查区带结合的精子相关性最好。⑤区带结合实验(zona-bingding assays)。半区带实验中透明带在超微操作器下被精确地切为两等份,一份和患者获能后的精子共同孵育,另一份和健康人获能后的精子共同孵育作为对照。结合力用半区带指数(half zone index,HZI)来表示(HZI=患者结合精子数/健康人结合精子数 ×100)。竞争性结合实验是将患者和捐献者的精子标记上不同的荧光素(绿色的异硫氰酸荧光素(fluorescein isothiocyanate,FITC)和红色的四乙基若丹明异硫氰酸盐(tetraethyl rhodamine isothiocyanate,TRITC)和卵母细胞区带共同孵育。患者和健康人精子结合比率反映受试样本相对于对照样本的结合能力。⑥仓鼠-卵子-穿透实验(hamster - ovum - penetration test,HOP test)。精子/卵子相互作用的最终步骤是精子结合到卵膜上最终两者的膜融合,精子细胞核进入卵浆内。检查精子这种功能的实验是用激素刺激仓鼠过度排卵后搜集卵子来进行的。仓鼠的卵母细胞分别用透明质酸酶(hyarulonidase)和胰酶去除卵丘和透明带。只有顶体反应后的精子才能结合到卵膜上,所以WHO 1999年手册指出在和仓鼠卵子孵育之前应将精子和离子载体A23187预先短暂或过夜孵育来诱发顶体反应。Aitken 1994年指出虽然此项实验已在临床应用了数十年,但对它的诊断价值仍有争议,原因是此实验难以优化实验方案易造成假阴性结果。⑦活性氧和精子功能。包括检测精液或精子产生的活性氧的量、精子清除活性氧的能力、抗氧化酶的保护能力、检测精子脂质过氧化程度。这些检查能否用于临床精液分析正在进行研究。对于是否应该对精子质量低于正常的患者应用抗氧化剂治疗仍有争议。

精液分析应该遵从WHO的指南和人类精液检查和处理实验室手册来进行。精液分析可以显示精子密度下降(少精子症)、活力降低(弱精子症)和精子形态异常(畸形精子症)。这些异常通常同时出现,称为少弱畸形精子症。精液量和pH值也可以提示一些疾病,如精囊和输精管发育不良。一般来说,精液分析结果不能很好地预测自然受孕概率。通过精子染色质结构分析来评价的精子DNA完整性似乎是预测自然怀孕的一个有价值的指标。

### (四)激素检测

男性不育患者激素评价的目的是为了确定有无影响男性生育力的内分泌紊乱,以及获得生殖预后的信息。尽管男性的生殖功能主要受内分泌的调控,<3%的男性不育患者是由原发性激素紊乱导致。大多数不育患者常规化验的激素异常为FSH升高。正常生精过程中,FSH的分泌被Sertoli细胞产生的抑制素负反馈抑制调节。当生精功能异常时FSH经常升高(也有例外)。因此,FSH升高提示生精功能受到损害,而FSH正常不能说明生精功能正常。当患者睾丸功能完全衰竭时可影响睾丸间质细胞和Sertoli细胞功能,引起促性腺激素水平升高,而睾酮水平可正常或偏低。当下丘脑或垂体功能紊乱时患者血清促性腺激素和睾酮水平下降,生精功能缺乏(低促性腺激素性腺低下)。

促性腺激素释放激素(GnRH)以脉冲模式分泌,所以促性腺激素是间断分泌的,尤其是LH。一些临床医师认为为了准确评价激素水平,常规应间隔15分钟分段采集血液标本进行测定。尽管单次检查存在着不准确性,但临床患者很少因为单次检查判断出现内分泌结果不准确。我们推荐仅在激素检查结果与临床不符合时才采取分段检测。

整个少儿阶段促性腺激素和睾酮一直保持较低水平。6~8岁时LH和FSH开始上升。10~12岁睾酮水平开始上升。育龄期促性腺激素和睾酮保持相对恒定的水平。老年人的睾酮水平开始下降,尤其是游离睾酮,而促性腺激素开始上升。

激素筛查可以局限于检测FSH、LH和睾酮水平,对所有的不育症男性和可能增加性腺功能低下风险的疾病患者都应该进行激素检测。在无精子症中,激素检测对鉴别梗阻性和非梗阻性原因很重要。对于梗阻性无精子症患者来说,FSH和双侧睾丸体积都应该正常。但是,有29%FSH正常的男性却表现为生精功能缺陷(如生精停滞)(表86-1)。

### (五)遗传检测

男性不育的遗传病因包括核型异常(染色体结

表 86-1　各种临床状态下的性激素水平

| 临床状态 | FSH | LH | 睾酮 | 泌乳素 |
|---|---|---|---|---|
| 生精功能正常 | 正常 | 正常 | 正常 | 正常 |
| 低促性腺性性腺功能低下 | 低 | 低 | 低 | 正常 |
| 生精功能异常 | 高 / 正常 | 正常 | 正常 | 正常 |
| 高促性腺性性腺功能低下 | 高 | 高 | 低 / 正常 | 正常 |
| 泌乳素性垂体瘤 | 正常 / 低 | 正常 / 低 | 低 | 高 |

注：FSH. 卵泡刺激素；LH. 黄体生成素。

构和数目异常)，Y 染色体微缺失和基因突变。遗传检测包括核型分析、Y 染色体微缺失分析、特异性基因突变检测。在一般亚生育人群中这些异常出现的频率很低，但是阳性结果的缺乏不能排除目前未知基因异常的存在。染色体异常包括数目增多或减少。核型分析的缺陷包括数目和结构异常及 DNA 增多。这种技术不能确认小的缺失，需行微缺失分析。约 6% 的男性不育症患者染色体核型分析发现染色体异常。随着精子数量的减少，这种异常发生率升高。无精子症患者发生率最高，其核型异常发生率为 10%~15%，少精子症为 4%~5%，而患者精液正常约为 1%。这较新生儿染色体异常近 0.4% 的发生率明显升高。无精子症主要为性染色体异常，而少精子症以常染色体异常为主。无精子症最常见的染色体异常是性染色体非整倍体的精曲小管发育不全(克氏综合征)。这种疾病相关的不育有近 50% 的患者可以应用睾丸内精子进行单精子卵细胞胞浆内注射(intracytoplasmic sperm injection，ICSI) 的 IVF。这些患者的医学咨询是很重要的，因为有很多与克氏综合征相关的风险因子，如乳腺癌。

男性不育中，微缺失无精子症中占 13%，少精子症中占 3%~7%。近 7% 的男性不育患者有 Y 染色体微缺失。首先发现 Y 染色体与精子发生有关是在 1976 年，6 例无精子症患者核型分析示 Y 染色体长臂缺失。长臂的该区被命名为 AZF(无精子症因子)。随着分子生物学技术的发展使该区域染色体微缺失的检测成为可能，AZF 区目前分为三个亚区，分别是 AZFa、AZFb、AZFc。该区域有各种基因被确认，包括睾丸特异性 RNA 结合的序列如 DAZ(删除无精子症基因)。一般来说，AZF 区域微缺失的大小与精子生成活力成反比。AZF 区域内的缺失似乎可提供一些预后信息，当 AZFa 和 AZFb 严重损害时，回收精子行 IVF 预后较差。目前因遗传原因造成的不育治疗效果较差，但是许多患者可行 ICSI 的 IVF。严重少精子症($<5 \times 10^6$/ml)和非梗阻性的无精子症在进行 ATR 之前应行遗传检测，包括核型分析和染色体微缺失分析。

遗传检测也包括表型可疑的特异性基因突变分析。最常见的是先天性双侧输精管缺如(congenital bilateral absence of vas deferens，CBAVD)。CFTR 的突变，可引起囊性纤维化，与双侧输精管缺失有关。大多数囊性纤维化的男性都有因输精管缺如造成的无精子症。大多数因 CBAVD 引起的无精子症男性都有 *CFTR* 基因轻度的隐匿性突变，即使他们没有囊性纤维化的临床表现。北欧配偶的携带率相当高，约为 1/20。对于这些患者配偶双方的遗传学检测和咨询是相当重要的。

**(六) 微生物学检**

有尿标本异常、尿路感染、前列腺炎、附睾炎、男性附属性腺感染和性传播疾病的男性应该进行微生物学检查。一般来说，微生物学检查对男性不育的诊断作用较小，而且，在精液中检测到白细胞的临床意义仍不明确。如果同时伴有射精量少，可能提示前列腺活精囊感染造成射精管部分或完全梗阻。

**(七) 超声检查**

男性不育的阴囊超声检查主要用于精索静脉曲张的诊断。精索静脉曲张主要通过体格检查，但有些患者体格检查无法确诊。与精索内静脉造影术相比，阴囊彩色多普勒超声属于无侵袭检查，并能客观地诊断精索静脉曲张。精索静脉曲张其他无侵袭的检查包括多普勒听诊器、阴囊热相图和放射性核素检查。诊断精索静脉曲张的初步标准为静脉增粗(>3mm)或 Valsalva 法时静脉逆流。与体格检查和静脉造影术相比，阴囊彩色多普勒超声诊断精索静脉曲张的准确率仅为 60%，进一步的研究还需继续。亚临床精索静脉曲张的修复对男性不育的改善作用有限。当体格检查未发现精索静脉曲张时没有必要进行影像学检查。对那些过于肥胖或睾丸过于敏感的患者无法进行适当体格检查时，适合采用阴囊彩色多普勒超声。静脉直径 >3.5mm 作为临床诊断精索静脉曲张的标准。阴囊超声还可对低生育力患者进行睾丸肿瘤的排查，并且是最好的诊断方法。睾丸间质细胞肿瘤在睾丸触诊时一般扪不到，患者出现生育力低下、睾酮水平和/或雌二醇水平升高或男性乳腺增生时应怀疑该肿瘤的存在。对于阴囊超声睾丸肿瘤的检查应在病史、体格检查或激素检查的提示下进行。这不是男性不育的常规检查。

阴囊超声对评估睾丸大小是必须的，还可发现梗阻征象，如睾丸网扩张、附睾囊性病变、输精管缺如。阴囊超声还可以发现不育症男性中的睾丸微石症，这可能提示睾丸原位癌。对于精液量少和怀疑远端梗阻患者，如精囊扩张、前列腺中线囊肿和射精管梗阻等，可以进行经直肠前列腺和精囊超声检查。

## 三、睾丸组织活检与方法

有两种睾丸活检术。第一种为诊断性睾丸活检术。对于精液中无精子、睾丸体积正常和生殖激素正常的男性可以进行诊断性睾丸活检，但不用于鉴别梗阻性无精子症（obstructive azoospermia，OA）和非梗阻性无精子症（non-obstructive azoospermia，NOA），另外睾丸活检也可用于前面所述的睾丸 CIS 的诊断。第二种睾丸活检术是为 IVF 获取精子进行的。睾丸内精子可以成功用于卵泡浆内单精子注射 ICSI，因此强烈推荐进行睾丸组织冷冻保存［睾丸精子提取（testicular sperm extraction，TESE）］，以备将来的 ICSI。

### （一）正常睾丸

正常睾丸容积的构成主要是精曲小管，精曲小管间被一层疏松的间质分隔，间质内有睾丸间质细胞、血管、淋巴细胞和结缔组织。睾丸间质细胞是嗜酸的、圆的、多角形的，经常成群聚集，含有 Reinke 类晶体。支持细胞和精原细胞组成精曲小管的基底膜。各级生精上皮包括有丝分裂的干细胞、有丝分裂的生殖细胞（初级和次级精母细胞）、精细胞或发育成熟的精细胞。生精上皮的各级生精细胞都应在精曲小管内观察到。但是，不是所有的小管都包含各期生精细胞。不像其他大多数哺乳动物的睾丸各期生精细胞沿小管呈波浪形，人类生精上皮呈混杂模式。在 OA 患者睾丸活检的标本可能是正常的。但是由于远端梗阻，呈现管腔拥挤和层次紊乱。另外，由于长时间梗阻可造成精曲小管扩张和管壁增厚（图 86-5A）。

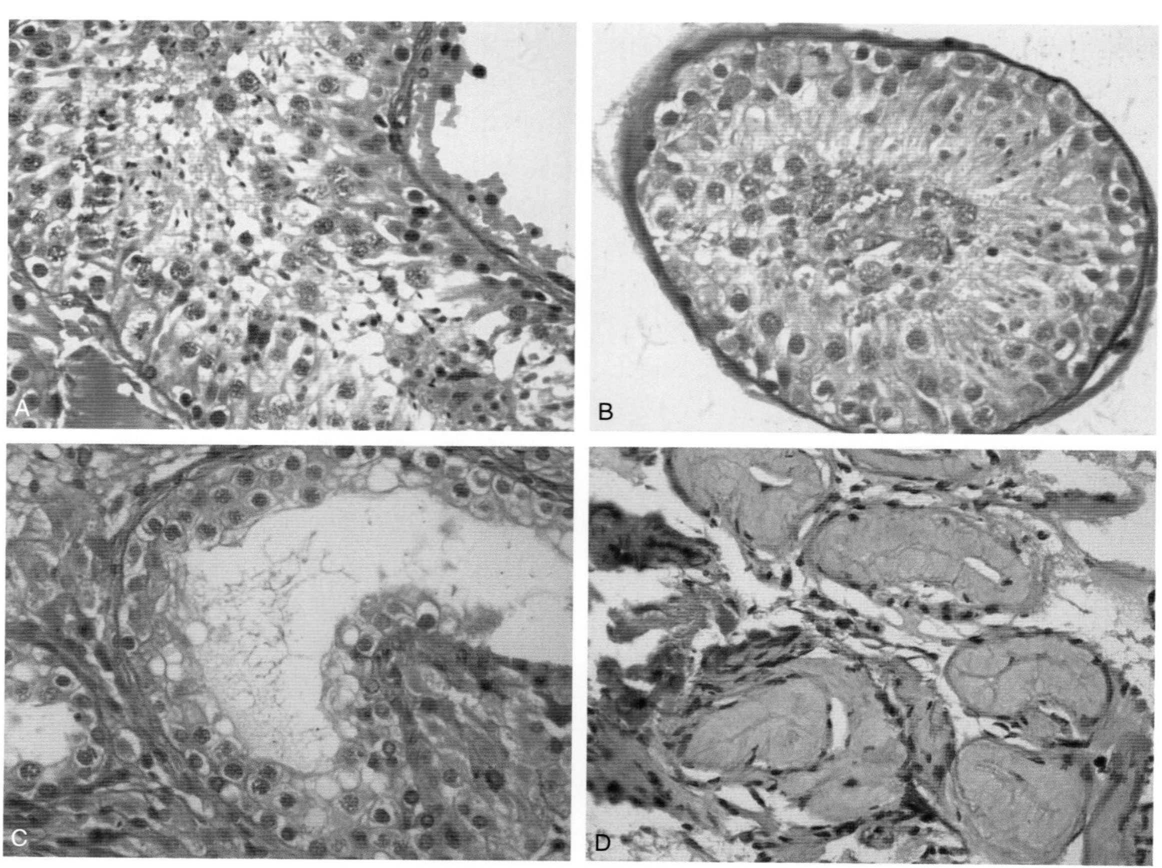


**图 86-5 各种临床状态下睾丸精曲小管的病理表现**

A. 梗阻性无精子症；B. 生精功能低下；C. 生精成熟停止；D. 唯支持细胞综合征。

### （二）生精功能低下

生精上皮低下的患者精曲小管内各种生精成分的数目均减少。组织学检查显示精曲小管内生精细胞层次减少。生精上皮结构中断，在某些病例管腔内有非成熟生精细胞。间质和睾丸间质细胞是正常的。生精上皮低下的患者经常表现为少精子症，严重者为无精子症。精子产生必须达到一定水平才可在射出精液中找到精子（图 86-5B）。

### （三）成熟阻滞

这些睾丸的组织学检查显示生精上皮停止在特殊时期的某一点，而在之前的分化是正常的，且之后没有更成熟的生精细胞。这种停止可以发生在初级精母细胞、次级精母细胞或精子细胞期。在这样的患者，这种障碍在睾丸内是典型一致的。晚期的成熟停止很难与正常生精上皮鉴别。在睾丸接触准备后正常生精上皮可以发现成熟精子而完全晚期成熟停止患者没有成熟精子。完全成熟停止发生在精子成熟的任何阶段均表现为无精子症，而不完全成熟停止表现为少精子症。在同一睾丸内经常发现成熟停止和生精上皮低下混合存在（图 86-5C）。

### （四）唯支持细胞综合征

睾丸组织学检查显示精曲小管内仅为支持细胞而生殖细胞完全缺乏。精曲小管直径缩小而间质轻微变化。唯支持细胞综合征患者睾丸体积可正常或缩小，FSH 水平可正常或升高。这种情况无有效治疗方法。但是，许多睾丸活检诊断的唯支持细胞综合征患者在睾丸其他区域有低水平的生精上皮。这种情况很难与末期睾丸鉴别，末期睾丸是指硬化的睾丸某些小管为唯支持细胞综合征（图 86-5D）。

### （五）末期睾丸

末期睾丸的特征是小管和管周硬化。在硬化的精曲小管内无生殖细胞。正常细胞可有可无。在硬化的间质内可没有间质细胞或间质细胞数目减少。临床上，双侧睾丸萎缩而坚硬。克氏综合征患者生精活动逐渐减少导致所有生殖细胞和支持细胞减少或消失。

### （六）女性配偶的系统评估

不育夫妇中女性的因素占了近 3/4。其中卵巢功能紊乱约 30%，输卵管异常约 25%，子宫内膜异位症约为 5%，宫颈黏膜异常和高催乳素血症各占约 4%。女性配偶的评价与男性一样，也需要详细的病史、体格检查及合理的化验检查。

## 四、综合评估与诊断分类

### （一）生精功能障碍

原发性生精功能障碍是指除下丘脑和垂体疾病之外的原因导致睾丸内精子发生障碍。生精功能障碍在临床上常常表现为严重的少弱畸形精子症（oligoasthenoteratozoospermic，OAT），严重者表现为 NOA。生精功能障碍患者的典型体格检查结果是睾丸体积小（每侧睾丸 <15ml），和 / 或 FSH 升高，而血清睾酮在正常范围或较低水平。有些患者甚至出现第二性征异常和 / 或男子乳房发育（表 86-2）。

表 86-2　生精功能障碍的原因

| 先天性因素 | 获得性因素 | 特发性因素 |
|---|---|---|
| 无睾症 | 创伤 | OAT 综合征 |
| 睾丸发育不全 / 隐睾 | 睾丸扭转 | |
| 遗传性疾病（克氏综合征、Y 染色缺失） | 炎症后（睾丸炎）表现 | |
| 生殖细胞发育不良（唯支持细胞综合征） | 外源性因素（药物、细胞毒性药物、放疗、高温） | |
| 精子发生停滞（成熟停止） | 系统性疾病（肝硬化、肾功能衰竭） | |
| | 睾丸肿瘤 | |
| | 精索静脉曲张 | |
| | 损伤睾丸血供的手术 | |

### （二）遗传性疾病

1. 染色体异常　一个来自 11 篇文献、包含 9 766 位不育男性的综合资料调查发现，染色体异常的发生率为 5.8%，其中，性染色体异常占 4.2%，常染色体异常占 1.5%。相反，来自 3 个队列研究总计 94 465 个男性新生儿的调查发现，染色体异常的发生率只有 0.38%，其中性染色体异常 131 个（0.14%），常染色体异常有 232 个（0.25%）。核型异常的风险随生精功能障碍的严重程度而增高。精子密度 $<10\times10^6$/ml 的男性常染色体结构异常的发生率比普通人群高 10 倍（4%）。根据不同精子密度患者出现染色体缺失的频率，建议无精子症和精子密度 $<10\times10^6$/ml 的少精子症患者进行核型分析。如果有反复流产、畸形或精神障碍家族史者，无论精子密度如何都应该进行核型分析。①性染色体异常克氏综合征最常见于性染色体异常的男性。表型可以从外观正常的男性到雄激素缺乏的特征，如女性毛发

分布、缺乏体毛、由于骨骺延迟闭合出现长臂长腿。但所有克氏综合征的人都有小而坚硬的睾丸，睾丸间质细胞功能常常受损。睾酮水平正常或低下，雌二醇水平正常或增高，以及 FSH 水平增高。随着年龄增长常常需要雄激素替代。生精功能常常受损，在青春期之后进一步恶化。大多数患有这个疾病的患者都表现为无精子症。然而，睾丸取精，尤其是显微镜下睾丸取精仍然可以达到平均 30%~50% 的成功率，从而使得克氏综合征患者通过 ICSI 可以生育遗传学上属于自己的孩子。根据近期的报道，克氏综合征父亲生育的孩子都是健康的，只有 1 例 47,XXY 胎儿的报道。由于克氏综合征患者的胚胎产生性染色体和常染色异常的风险明显增加，因此可以考虑将 ICSI 和胚胎着床前遗传学诊断作为一种预防措施。②Y 染色体微缺失：人类 Y 染色体长臂（Yq）上有几个基因与精子生成相关，目前存在几种形式的 Yq 缺失，称为 AZF 缺失，已经明确与生精功能障碍相关。AZF 缺失分为 AZFa、AZFb 和 AZFc 段缺失，是无精子症和严重少精子症最多见的分子遗传学原因。AZF 缺失的临床意义总结如下：①精液质量正常的男性中未发现过典型的 AZF 缺失，因此 AZF 缺失与生精功能障碍有明显的因果关系；②AZF 缺失在无精子症患者中最常见（8%~12%），其次是少精子症（3%~7%）；③精子密度超过 $5 \times 10^6$/ml 的男性极少出现缺失（0.7%）；④最常见的缺失区域是 AZFc（65%~70%），其次是 AZFb 和 AZFb+c 或 AZFa+b+c 段缺失（25%~30%），而 AZFa 段缺失非常少见（5%）；⑤完全 AZFa 和 AZFb 段缺失与严重的睾丸功能障碍相关，分别表现为唯支持细胞综合征和生精停滞；⑥完全 AZFc 段缺失可导致各种临床表型，从无精子症到少精子症。

由于特异性和基因型 / 表型相关，意味着 Y 缺失分析既可以作为诊断工具，又可以作为睾丸精子提取成功与否的预测指标。所有精子密度少于 $5 \times 10^6$/ml 的不育症男性都建议进行 Yq 微缺失筛查。Y 微缺失存在于睾丸或射出精液的精子中，必会传递给男性后代，因此，在生育前必须进行遗传咨询。男性后代出现生精功能障碍的严重程度可能有很大差异，但 AZF 缺失会导致生精功能受损是很明确的，因此男性后代不可能出现正常的生精功能。已经有几个关于 AZFc 缺失传递给后代的报道，因此建议对 AZFc 缺失携带者的男性亲属都进行分析以查明这个缺失是新产生的。近期有 4 个荟萃分析证实有一种新型的 AZFc 缺失，称为 gr/gr 缺失，是影响精子产生的重要危险因素。在不同种族中这种微缺失的发生率和病理影响是不同的，因此对这种结果进行解释需要谨慎。

2. 囊性纤维化基因突变和男性不育症　囊性纤维化（cystic fibrosis，CF）是一种常染色体隐性遗传病，也是白种人最常见的遗传性疾病。患有 CF 的男性由于有 CBAVD 表现为无精子症。单独的 CBAVD 被认为是 CF 的轻度外显形式，因此 >80% 的患者携带有 CF 跨膜传导调节蛋白基因（*CFTR*）突变。这个基因定位于 7 号染色体短臂上，编码一种膜蛋白。这种膜蛋白起离子通道的作用，也影响着射精管、精囊、输精管和 2/3 的附睾生成（Wolffian 管结构）。所有的 CBAVD 男性都应该筛查 *CFTR* 突变，除了表现为肾脏发育不全 / 畸形的患者，因为这些患者可能与其他的未知基因缺陷有关。在欧洲家系的个体中 *CFTR* 突变携带率较高（1 ∶ 25），因此有 CBAVD 而无先天性肾脏异常或有 CF 的男性的女性配偶在辅助生殖前也应该筛查 CF 基因突变。如果双方都检测到突变，那么后代出现 CF 的风险就较高。然而在大多数病例也很难做出准确的风险评估，因为不同个体间的相同基因型的外显程度不同。

**（三）精索静脉曲张**

精索静脉曲张是一种可导致男科并发症的常见疾病：同侧睾丸生长发育障碍、疼痛、不适症状和生育功能下降。

1. 分类　在临床上常用如下的精索静脉曲张分度：①亚临床型，在安静或 Valsalva 呼吸时既触摸不到也看不到静脉曲张，但可以通过阴囊超声和彩色多普勒检查发现；②1 级，只在 Valsalva 呼吸时可以触诊到；③2 级，平静呼吸时可以触诊到，但不能看到；④3 级，平静呼吸时即可触诊到，也可看到。

2. 精索静脉曲张和不育　精索静脉曲张见于 11.7% 的精液分析正常的男性和 25.4% 的精液分析异常的男性。男性生育力下降和精索静脉曲张之间的确切关系不清楚，但荟萃分析显示在精索静脉曲张手术矫正后精液质量常常得到改善。当前的信息符合这个假说：在一些男性中精索静脉曲张可引起从青春期前就逐渐出现睾丸功能损害，导致以后的生育力下降。精索静脉曲张还会增加精子 DNA 损伤，这种精子病理可能是继发于精索静脉曲张介导的氧化应激。有些研究已经显示精索静脉结扎可以逆转这种精子 DNA 损伤。

3. 促性腺激素功能低下型性腺腺功能减退症　低促性腺性性腺功能低下由下丘脑或垂体疾病

所致，是先天或后天获得的。特发性性腺功能低下可能是个独立疾病，也可能与嗅觉减退/嗅觉丧失有关（Kallmann 综合征）。有几种遗传性疾病可导致促性腺激素（LH 或 FSH）的先天性缺乏，但 70% 的患者病因不清楚。先天性促性腺性激素功能减退通常是在成年之前就被诊断了，因为绝大多数男孩会有青春期延迟。但有部分患者因为只表现为生精功能障碍和轻度的雄激素缺乏，可能会延迟到成年后才被诊断。获得性低促性腺性性腺功能低下可由一系列作用于下丘脑或垂体的因素所致。临床表现取决于病因。大多数病例中，促性腺激素缺乏同时伴有其他的垂体激素缺乏或过多（如泌乳素瘤和类肢端肥大症）。

4. 隐睾和睾丸肿瘤　隐睾是最常见的男性生殖器先天性异常，新生儿发生率为 2%~5%。在 3 个月时发生率自然降至 1%~2%。隐睾的原因是多因素的，可能与内分泌调节失常和基因缺陷有关。睾丸正常下降需要正常的下丘脑-垂体-性腺轴。尽管大部分睾丸未降的男孩在出生后没有显示出内分泌异常，但妊娠期的内分泌异常有可能会影响性腺发育和睾丸下降。据推测可能由于妊娠早期环境和/或遗传的影响导致性腺发育异常，睾丸发育异常就可造成隐睾。这种睾丸发育异常综合征可造成睾丸下降异常、生育力下降、尿道下裂和恶变风险增加，主要包括以下风险：①隐睾与不育的关系。有隐睾病史的男性的精液参数常常受影响。2%~9% 的不育症男性有隐睾病史。一般认为 3 岁以内进行隐睾的手术治疗对精液质量有积极作用。然而，单侧隐睾的男性生育率（89.7%）与没有隐睾的男性生育率（93.7%）几乎相当。而且，单侧隐睾的男性生育率似乎与睾丸固定术的年龄、术前的睾丸位置和睾丸体积都没有关系。在双侧隐睾的男性中，少精子症占 31%，无精子症占 42%，生育率仅有 35%~53%。②生殖细胞肿瘤。隐睾是睾丸癌发生的一个危险因素，还与睾丸微石症（testicular microlithiasis，TM）和睾丸 CIS 有关。5%~10% 的睾丸癌患者有隐睾病史。隐睾患者的生殖细胞肿瘤发生风险增高并影响生育，2%~6% 的隐睾男性和 0.5%~1% 的不育症男性发生睾丸肿瘤。

5. 睾丸微石症　0.6%~9% 的男性在做睾丸超声时发现睾丸实质内有微结石。尽管在一般人群中微石症的真正发生率不清楚，这有可能是一种少见病。然而，在生殖细胞肿瘤、隐睾、睾丸发育不良、男性不育、睾丸扭转和萎缩、Klinefelter 综合征、性腺功能低下、男性假两性畸形、精索静脉曲张、附睾囊肿、肺小结石和非霍奇金淋巴瘤患者中超声检查常常可以发现微结石。随着高频超声的应用，微石症的发生率似乎在增高。TM 和不育症的关系不清楚，但可能与睾丸发育不全有关，变性的细胞堵塞精曲小管而 Sertoli 细胞不能吞噬细胞碎片，继而发生钙化。睾丸中发现 TM 提示有发生恶变的风险，据报道，生殖细胞肿瘤患者中 TM 发生率为 6%~46%。这就导致这个假说：TM 可能是一种癌前病变。对 TM 男性进行睾丸活检发现原位癌（CIS）更多见，尤其是有双侧微石症和超声发现睾丸实质不均匀的患者。对于有 TM 同时有男性不育、隐睾或睾丸癌、睾丸萎缩的患者推荐在超声随访时进行睾丸活检。也鼓励和教育患者进行自我检查，这有助于早期发现睾丸生殖细胞肿瘤。对于单一的 TM 不建议常规进行肿瘤标志物、腹部和盆腔 CT 扫描或睾丸活检。

**（四）梗阻性无精子症（OA）**

1. 定义　OA 是由于双侧附睾或精囊或输精管梗阻导致精液和射精后的尿液中没有精子或生精细胞。当睾丸体积和 FSH 正常，而精液中没有精子或严重少精子时应该怀疑有精道梗阻。

2. 分类　①睾丸内梗阻：OA 患者中 15% 为睾丸内梗阻，通常是由于睾丸网的炎症后梗阻所致。②附睾梗阻：是 OA 最常见的原因，占 30%~67%。先天性附睾梗阻少见，如输出小管与附睾体失去连接，附睾部分发育不良或闭锁。Young 氏综合征，也被称为鼻窦炎-不育综合征，是一种少见的症状组合，如支气管扩张、鼻-鼻窦炎及附睾梗阻，附睾梗阻是由于细胞碎片机械性阻塞近端的附睾管所致。在获得性原因中，附睾炎症是最常见的。另外，输精管结扎也是获得性附睾梗阻的常见原因，当输精管结扎超过 15 年时有 56% 的患者可能出现附睾梗阻。但在国内很多附睾梗阻的患者没有发现明确的原因，这种附睾梗阻被称为特发性附睾梗阻。输精管结扎后的输精管梗阻是最常见的输精管获得性梗阻。在这些患者中有大约 2%~6% 以后需要行输精管复通。③CBAVD：发生率 1∶1 600，绝大多数发生于有 CF 的男性。至少 85% 患 CBAVD 的男性出现 CF 基因突变。因此 CBAVD 被认为是 CF 的一种较轻的生殖器表型。④射精管梗阻：占 OA 的 1%~3%。这些梗阻可以分为囊性或炎症后梗阻。囊性梗阻通常都是先天性的（苗勒氏管囊肿或尿生殖膈窦/囊囊肿），位于前列腺内、射精管之间。射精管的炎症后梗阻常继发于尿道前列腺炎。射精管或精囊的先天性或获得性完全梗阻通常表现为精液量少、精浆果糖减少或缺失和精液呈酸性。

**（五）男性附属性腺感染**

男性附属性腺感染是男性不育中可以纠正的病因，如尿道炎、前列腺炎、睾丸炎和附睾炎等。一般认为泌尿生殖道感染对精子质量和生育可能有不利影响。尿道炎和前列腺炎不一定与男性生育力降低或不育有关。在许多患者中，基本的精液分析并不能揭示附属性腺感染和精子功能受损的关系。而且，抗生素治疗常常只能根除微生物，但对炎症变化和/或逆转功能缺陷或解剖和分泌功能障碍却没有肯定的作用。

**（六）特发性男性不育**

许多男性不育症为特发性OAT或特发性无精子症。特发性男性不育可能是由遗传和环境因素所致。据推测，超过1 000个基因与精子生成有关，但只鉴别出非常少的一部分。遗传因素可能是不育的直接原因，也可能是诱发不育。遗传易感和环境因素（如环境污染和活性氧物质）可能共同作用导致睾丸生精功能障碍，影响精子生成。

## 第四节 男性不育症的外科治疗

### 一、精索静脉曲张手术

**（一）手术适应证**

正常男性中15%存在精索静脉曲张，其中40%患有男性不育。约70%继发性不育的患者精索静脉曲张是基本的病因。世界卫生组织认为精索静脉曲张与睾丸功能损伤和男性不育密切相关。精索静脉曲张的修复不但可以提高精子发生，还能改善睾丸间质功能，精索静脉曲张被认为是最需外科手术校正的男性不育的病因。精索静脉曲张修复是治疗男性不育的常规外科手术。适应证如下：①已婚夫妇不孕不育，女方生育力正常或者女方不孕可治疗，身体检查可触及精索静脉曲张或者疑似通过超声检查确诊，男性精液质量异常；②患有精索静脉曲张的青少年男性同侧睾丸体积减小；③重度精索静脉曲张导致阴囊坠胀疼痛等。

**（二）手术路径与操作步骤**

1. 手术路径 ①阴囊入路：阴囊入路是精索静脉曲张修复手术最早的入路之一，但该术式已经基本废弃，因为损伤睾丸动脉的风险高而且失败率高。②腹膜后入路：Palomo是最早描述在腹股沟管内环上方高位结扎精索静脉的人之一。在腹股沟内环水平的横切口，结扎全部的精索内静脉，实际操作中难以保留精索动脉，如果勉强保留动脉易增加精索静脉曲张的复发率。③腹腔镜入路：与腹膜后入路程序基本一致。④显微外科入路：显微外科技术多采用腹股沟或腹股沟下入路。术中保留睾丸动脉和淋巴管，更彻底结扎精索静脉（图86-6）。

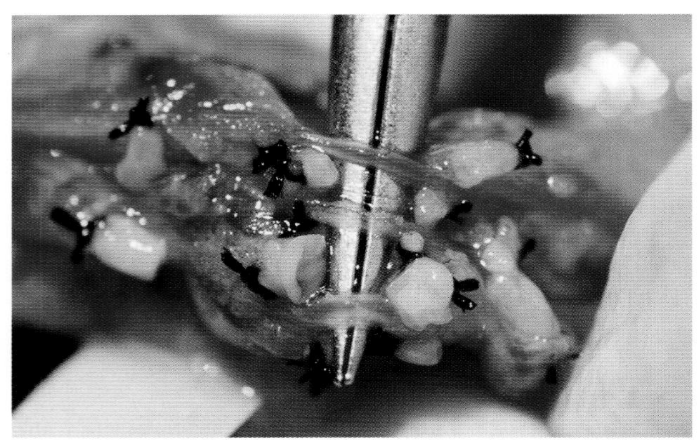

图86-6 显微镜下精索静脉结扎术中保留的动脉和淋巴管

2. 操作步骤 ①切口：在外环下做斜切口，长约3cm，切开皮下组织，游离精索，提出睾丸，结扎并切断睾丸引带静脉和精索外静脉分支，剥除睾丸鞘膜表面粗大静脉。②切开各层筋膜：精索外筋膜和提睾肌筋膜，将输精管及周围血管丛分离，在其上方垫以乳胶片，保护输精管及血管丛。③移入手术显微镜：在10~16倍显微镜下分离精索内静脉，双线结扎并切断，电凝细小的静脉分支。游离并保护睾丸动脉及淋巴管。结扎彻底后仅保留睾丸动脉、淋巴管和输精管及周围血管丛（偶尔可保留精索神经）。逐层缝合。

**（三）术后并发症与处理**

显微外科手术与非显微外科手术入路的主要区别在于术后并发症显著减少，如睾丸动脉的损伤、阴囊水肿和精索静脉曲张复发。非显微外科手术治疗后睾丸鞘膜积液发生率3%~39%，而显微外科手术治疗中罕见报道，并发症的减少归功于更好地发现和保护了淋巴管。显微外科手术治疗后精索静脉曲张的复发率在1%~2%，而非显微外科手术的复发率为9%~16%（表86-3）。

**（四）随访与精液质量评估**

研究表明，精索静脉曲张手术治疗能阻止其对

表 86-3　不同精索静脉修复术的并发症比较

| 术式 | 动脉保留 | 鞘膜积液 /% | 复发率 /% |
|---|---|---|---|
| 阴囊入路 | 否 | 7 | 11~15 |
| 腹股沟入路 | 否 | 3~39 | 9~16 |
| 腹腔镜 | 是 / 否 | 5~8 | 11~18 |
| 介入栓塞 | 是 | 0 | 4~10 |
| 显微镜 | 是 | 0 | <2 |

睾丸功能的进一步损害。大多数文献支持精索静脉曲张手术可有效治疗不育。前瞻性随机对照研究显示，精索静脉曲张术后患者精子密度有显著地提高，配偶怀孕率也有显著提高。研究表明，精索静脉曲张未治疗者的配偶怀孕率低于 20%，而进行精索静脉曲张手术治疗者的配偶怀孕率可达 30%~60%。一项由 Goldstein 等进行的包括 1 500 例经精索静脉显微外科治疗患者的研究，显示术后 1 年有 43% 的患者配偶怀孕，第 2 年有 69%，同时排除由于女方原因导致的不孕。

多个随机对照研究和荟萃分析研究均证实显微镜下精索静脉结扎术对精液参数的改善和配偶自然怀孕率的提高明显高于开放精索静脉结扎和腹腔镜下精索静脉结扎术。Al-Kandari 等随机比较了 3 种术式对精液质量和配偶自然怀孕率的效果，显微手术组、开放组和腹腔镜组精液参数的改善率分别为 76%、65% 和 67%；三组的自然怀孕率分别为 40%、28% 和 30%，但没有统计学差异，可能与随访时间短有关。Al-Said 等通过随机对照研究也证实显微手术可以更明显地改善精液质量。Cayan 等荟萃分析了 36 项研究、包含 4 473 例精索静脉曲张患者，显微组、开放组和腹腔镜组总体怀孕率分别为 41.97%、37.69% 和 30.07%，各组间差异有统计学意义（$P$=0.001）。Ding 等荟萃分析了 4 项随机对照研究，包含 1 015 例患者，3 组的怀孕率分别为 40%、29.3% 和 31.8%，显微手术组的自然怀孕率最高。我们的经验证实显微镜下精索静脉结扎术可使 45.4% 的配偶受孕，远高于 20% 的自然怀孕率，而且随时间延长怀孕率可能更高。

对于精索静脉曲张患者，由于我们无法确定精索静脉曲张对精液质量影响的程度和可能的改善概率，因此在决定手术前应该仔细评估患者的精液质量、曲张程度、配偶的生殖功能等，甚至在手术前可以先尝试药物治疗。在配偶生殖功能基本正常和药物治疗无效的前提下才选择手术治疗。

术后 1 个月后开始监测精液质量的变化，还可以辅助药物治疗以求提高精液质量。在术后 1 个月后即可以开始尝试怀孕，而不一定要等到精液参数恢复到正常参考值范围内。能否真正怀孕有很多的影响因素，因此需要有一定的观察随访时间。如果术后 6 个月内精液质量没有明显变化说明手术的效果不明显，这时可以考虑辅助生殖技术。如果精液质量恢复到参考值范围或接近参考值下限，在女方条件许可的情况下可以等待观察，但不应超过 2 年。如果女方年龄偏大或有生育问题，应缩短观察时间。

## 二、输精管复通术

### （一）概述

输精管结扎术是男性结扎的常用方法，尤其在西方国家。有部分男性在结扎后因为再次生育要求而要求行输精管复通术。输精管复通术的成功率高，尤其手术显微镜的引入极大提高了复通率，而且治疗费用比辅助生殖技术低得多，因而成为输精管绝育术后男性的首选治疗方法。

### （二）手术适应证与术前准备

输精管结扎术后要求复通者；手术损伤输精管，如疝修补术、阴囊手术等。

### （三）输精管吻合方式与设备

传统的吻合方法是在肉眼下进行吻合，吻合处留置支架管。此种吻合方法失败率较高，手术显微镜的引入极大提高了输精管吻合术的成功率。目前，输精管吻合术常用的技术有单层吻合法和多层吻合法，多层吻合法可以更好地防漏，因此手术成功率更高。

### （四）手术操作步骤与吻合要点

①取阴囊纵行切口，将睾丸挤出切口外，于精子肉芽肿处向上和向下分别游离输精管，于精子肉芽肿两端分别切断输精管；②灌注试验：向输精管的远睾端推注生理盐水，如果阻力大盐水不能注入，考虑输精管远端有梗阻，则终止探查，如果生理盐水顺利推注提示输精管远睾端通畅，继续探查近睾端输精管；③附睾液镜检：对近睾端输精管内流出的附睾液行镜下检查，发现精子者可行显微镜下输精管吻合术；④采用 4 层吻合法：在无张力条件下，在两断端的黏膜层、肌层、浆膜层和被膜分别缝合 6 针；⑤如果附睾端输精管内无附睾液流出或挤出“牙膏样”分泌物，考虑为附睾端梗阻，行显微镜下输精管附睾吻合术（图 86-7）。

### （五）术后并发症与随访评价

输精管吻合术最好在显微镜下进行，这样能更

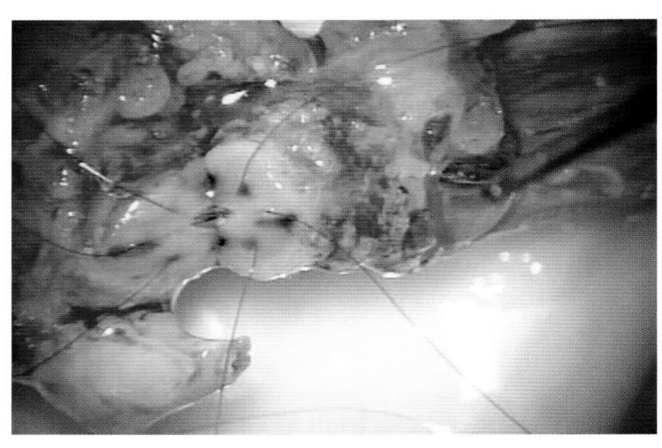

图 86-7 显微镜下输精管端端吻合术

有效地提高怀孕率。大样本的研究报道输精管吻合术后通畅率为 75%~85%,配偶怀孕率为 45%~70%。怀孕率可能与梗阻时间呈反比,在梗阻 8 年以后怀孕率 <50%,然而,梗阻时间与继发梗阻后的输精管附睾吻合的相关性更小些。其他的预后因素有抗精子抗体的形成、精液质量和配偶年龄。另外,约 20% 的患者在输精管吻合后 1 年内精液质量出现下降,表现为无精子症或严重少精子症。术后精液质量差影响了以后的自然受孕,这时建议采用 ART。

## 三、输精管附睾吻合术

### (一) 概述

输精管附睾吻合术发明至今已有 100 余年历史。1901 年宾夕法尼亚大学的外科教授 Martin 首创该术式来治疗附睾梗阻。最初的做法是在输精管壁和附睾分别做侧切口,然后用 4 根细银丝将输精管和附睾切缘吻合,做成所谓的"精液池",这不是输精管与附睾管的精确吻合,但这种术式一直被沿用直至 1978 年。随着手术显微镜的引入,输精管附睾吻合术的技术得到不断改良,成功率也得到提高,使得输精管附睾吻合术成为治疗附睾梗阻的有效方法。

### (二) 手术适应证

先天性或获得性附睾梗阻;输精管结扎后的附睾梗阻;阴囊手术所致的医源性附睾梗阻。

### (三) 术前评估与准备

术前严格筛选患者可以减少阴性探查率。附睾梗阻患者附睾饱满,通过阴囊的体格检查就可以明确,同时触摸输精管是否存在、睾丸体积是否正常。精液常规可以帮助进行鉴别诊断,附睾梗阻患者的精液量正常,超过 2ml,果糖阳性。有经验的超声科医师还可以看出附睾有网格样扩张。这些都有助于诊断附睾梗阻。

### (四) 手术步骤与吻合方式

由于附睾体尾部只有一根附睾管,如果将附睾管直接与输精管吻合可以达到精确吻合。基于这个解剖基础,在 1978 年 Silber 首先使用显微技术进行输精管管腔与附睾管的端端吻合,揭开了显微镜下输精管附睾吻合术发展的序幕。此后,手术技术不断改良。端端吻合需要横断附睾,附睾管切开过多,出血多,后来又出现了输精管附睾的端侧吻合术,在附睾管上开窗,直接与输精管管腔行端侧吻合,避免了过多切开附睾管和出血。但此吻合需要缝合 8~10 针,手术难度较大。

手术改良的目的在于更容易操作和更高成功率,套入吻合术的出现极大地简化了手术过程。Berger 报道了 3 针输精管附睾端侧套入吻合法。游离扩张的附睾管袢,在附睾管上留置 3 针,呈三角形放置,在 3 针中间切开附睾管壁,将切口拉入输精管腔内,保证精确吻合。Marmar 又将 3 针法改良为 2 针横向套入吻合法,进一步有效地简化手术。改良之处在于垂直附睾管留置 2 针,在 2 针之间切开附睾管壁。Chan 等又提出 2 针纵向套入吻合法,平行附睾管留置 2 针。这种方式足以切开附睾管壁,同时保证附睾管壁的支撑而减少精液漏的发生。Chan 通过随机动物实验证实了这种术式的术后复通率高于前 2 种套入术式,而精液漏的发生率却低于前 2 种术式。目前,国内中心所采用的术式多为 2 针套入吻合法。手术步骤与吻合方式包括①麻醉与体位:脊椎麻醉联合硬膜外麻醉,采用平卧位。②手术路径:取阴囊正中切口(或阴囊旁正中切口),逐层切开,将睾丸挤出切口外,切开睾丸鞘膜,观察附睾饱满情况。③游离输精管管腔:游离约 5cm 输精管,用 G24 套管针穿刺输精管,注入亚甲蓝溶液,留置尿管观察尿色变蓝,证实输精管通畅。④切断输精管:近附睾端结扎。⑤显微吻合:将手术显微镜移入术野,在附睾管饱满处剪开附睾被膜,分离附睾管,选取饱满的附睾管袢,在附睾管壁上留置 11-0 双针,在两针之间剪开附睾管壁,流出的附睾液送检可见大量精子,拔出留置的缝针。将输精管断端拖至附睾管处,用 8-0 尼龙线固定输精管鞘膜与附睾被膜。⑥套入吻合法:采用 2 针纵向套入吻合法,将附睾管切口套入输精管腔内,吻合线自身打结。用 8-0 尼龙线缝合输精管和附睾被膜,共 8~10 针。缝合睾丸鞘膜(或翻转鞘膜),还纳睾丸,逐层缝合(图 86-8)。

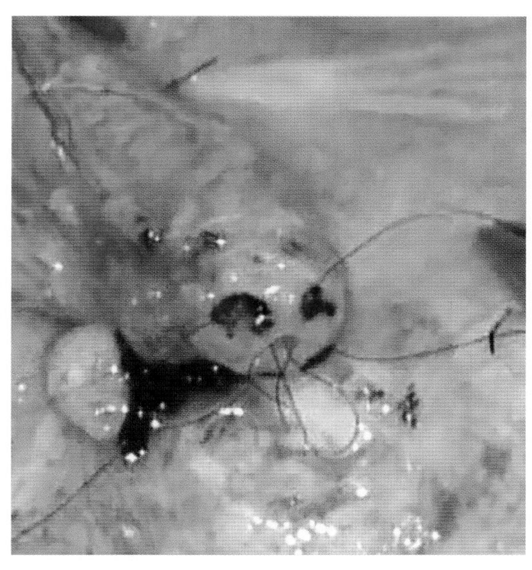

图 86-8　显微镜下输精管附睾吻合术

**（五）术后并发症与处理**

术后并发症少见，如术后出血、鞘膜积液、附睾炎等。术中严格止血、留置引流或采用睾丸鞘膜翻转等措施可以减少并发症发生。如果术后发生急性附睾炎可以抗生素对症治疗。据文献报道约 20% 的患者术后可能出现后期失败，因此建议患者在复通成功后尽早生育。

**（六）术后随访与精液质量分析**

Chan 等初次报道其中心开展显微镜下套入吻合术以来的术后复通率为 84%，3 年后再次报道时复通率已提高至 92%。随访时间长短影响着术后复通率的判断。Chan 等术后 1 个月时随访，复通率仅为 60%，而延长至 36 个月时，复通率达 84%。Jarow 等分析了 89 例吻合术后患者，发现仅有 35% 的患者在术后 3 个月内能找见精子，而 41% 的患者延迟 3~15 个月才出现精子，平均延迟 6 个月。精子延迟出现可能与吻合口水肿、吻合口部分梗阻或精液漏形成精子肉芽肿有关。精子延迟出现并不影响精液质量和配偶的自然受孕率。Matthews 等总结了 100 例输精管附睾吻合术病例，发现将随访时间延长 >12 个月时，94% 的复通患者可找见活动精子，因此建议输精管附睾吻合术后的随访时间至少 12 个月。北京大学第一医院男科中心在 2009 年—2010 年共对 73 例特发性梗阻性无精子症患者施行显微镜下 2 针纵行套入输精管附睾吻合术，术后 53 例患者得到随访。总体复通率 72.7%，配偶怀孕率达 33.3%。

复通率直接影响配偶怀孕率。此外，怀孕率还与精液质量、配偶年龄等因素有关。只有有显微外科经验的泌尿科医师才可以开展这种手术。考虑到怀孕率不是很高（20%~30%），理想情况是在输精管附睾吻合术的同时进行显微附睾精子吸取和收获精子进行冻存以备未来的 ICSI。

## 四、无精症精子回收方法

**（一）概述**

对于不适合行重建手术或重建手术失败的无精子症患者均可以通过取精术和辅助生殖技术来实现生育目的。取精技术需要根据患者病因、本单位的设备和技术条件来选择。

**（二）输精管精子抽吸**

从输精管内吸取活动精子适用于由于神经性原因导致的不射精患者。如果患者有正常的神经感觉（例如糖尿病或肌肉硬化症导致的不射精症），可以使用局部麻醉来进行输精管切开。一旦暴露输精管后用 1.5mm 显微刀在输精管前壁做半环形切口，轻柔地挤压附睾远端和输精管近端来吸取从近端输精管流出的液体。当获得足够液体而且镜下检查有足够量的活动精子时可以用 9-0 尼龙线间断缝合输精管切口，并将输精管还纳回阴囊内。皮肤用 1-2 针可吸收线缝合。获得的精子通常可用于子宫腔内注射或冻存和以后用于 IVF-ICSI。

**（三）附睾抽吸精子**

通过经皮吸取或开放显微镜吸取的方式从梗阻的附睾中获得精子。有 2 类患者最常采用这种方式：输精管结扎后或附睾梗阻不愿意进行复通手术者和先天性双侧输精管缺如者。

**（四）经皮穿刺抽吸回收精子**

①优缺点：相比开放和显微镜下精子吸取，经皮附睾精子吸取快速和廉价，吸取的精子可用于冷冻或新鲜的 IVF-ICSI。这种方法的一个最主要的缺点就是获得的精子量少，常常不足用于冷冻。当附睾管扩张不明显时可能获取的精子数量就会很少。②设备：经皮附睾精子吸取所需要的设备容易获得而且廉价，1 个 23 号蝶形针、1 个 10ml 注射器、1 个 3ml 注射器带 30 号针头、1 个小止血钳、2 个 1ml 微量离心管、5ml1% 盐酸利多卡因和 5ml 精子营养液。③技术要点：外阴清洗消毒后，精索阻滞。用非操作的拇指和食指捏住附睾头，有时可以让助手帮助用手握住睾丸底部以固定睾丸。在拇指和食指之间穿刺点处用 1% 利多卡因打起皮丘，然后用连接有 10ml 注射器的 23 号蝶形针沿纵轴刺入附睾头（图 86-2）。助手帮助抽吸注射器造成注射器内负压。针

头可以在附睾头前后移动几毫米，挤压附睾头使附睾液流入针头内。当在针头上方的透明连接管中看到抽吸出的液体时用小血管钳夹住连接管，让液体维持在原位，缓慢地去除注射器内的负压。将针头从附睾上拔出后轻微压迫穿刺点防止血肿形成。将针头放入微量离心管内，用 0.5ml 精子营养液冲洗连接管和针头。立即检查抽吸的液体内是否有足够的活动精子用于冻存或新鲜 ICSI。如果精子数不够，可以在患者没有不适的情况下进行有限次数的重复。如果未获得精子，推荐开放吸取或睾丸活检。

**（五）显微外科手术附睾精子回收**

①优缺点：这种技术适用于附睾或输精管梗阻。显微镜下附睾精子吸取能使医师收集大量的活动精子进行冻存。在经皮附睾穿刺取精量少或未取得精子的情况下可以采用。不利之处就是需要使用手术显微镜来进行手术，相应地会增加费用。有时可在显微重建手术过程中切开附睾管后吸取附睾精子冻存。②设备：手术显微镜、显微器械、显微刀、显微双极、24 号动脉套管针、10ml 注射器、微量离心管、9-0 和 10-0 尼龙线。③技术要点：在手术显微镜下显露和检查附睾，寻找附睾管扩张的部位。切开附睾包膜，显露附睾管，用显微刀挑开单根附睾管袢，用连有 1ml 结核菌素注射器（含有 0.1ml 缓冲液）的 24 号动脉套管针吸取涌出的附睾液。检查确定有无活动精子，如果没有活动精子，就再往头侧选择另一根附睾管，可以重复直到找到活动精子为止。吸出的液体放入混有精子营养液的 1ml 微量离心管内。在收集足够的精子后用 10-0 和 9-0 尼龙线分别缝合附睾管和包膜。

需要根据患者梗阻的原因、选择的治疗方案和中心自身的条件来选择取精方式，不建议在没有显微重建技术和辅助生殖技术的情况下进行诊断性附睾穿刺，在显微重建术前尽量避免附睾穿刺，有研究证实反复附睾穿刺可能损伤附睾。

**（六）睾丸精子抽吸与组织活检**

开放睾丸活检唯一与单一诊断性活检不同的就是需要在同一切口内切取 4~6 块睾丸组织，分别放于不同的含有精子营养液的容器内。从正常的睾丸组织内很容易获得精子，可立即用于 IVF-ICSI 或冻存。主要适应证与设备条件包括①适应证：通过睾丸针吸的方式来获得精子。获得的精子数量可能不足以进行标准的冻存但通常足够用于新鲜周期的 IVF-ICSI。主要的好处和经皮附睾精子抽吸类似，就是花费少和并发症少。②设备：20 号套管针、20ml 注射器、手枪式握把装置、5ml1% 盐酸利多卡因、微量离心管、精子营养液。③技术要点：Belker 等报道了一种同时对梗阻性无精子症和非梗阻性无精子症都有效的精子吸取方法。梗阻性无精子症患者有非梗阻性无精子症患者更高的精子获取率（100%vs.27%）。一个 1.5 英寸、20 号套管针连接一个 20ml 注射器与一个适当尺寸的能容纳注射器的手枪式握把装置相连。绝大多数人可以在局部麻醉下就可以进行。最常见的术后处理是有些出现感染的患者需要口服或静脉给予抗生素。在睾丸适当备皮和消毒后进行精索阻滞。术者用非操作手托着睾丸将阴囊皮肤紧紧推向睾丸的前表面，1ml 盐酸利多卡因浸润要穿刺的皮肤。操作手握持抽吸装置，刺入睾丸，通过提拉手枪式握把装置在注射器上产生负压。持续负压状态下，术者在不同的方向后前移动针头，但不拔出针头。持续 30~60 秒后将活塞回到初始位置来降低注射器内的负压。这种缓慢的减压可以将抽吸的组织从针头内推回睾丸的可能性降到最低。当注射器内没有压力时将针头拔出睾丸，任何突出于穿刺点的组织都要切断并转移到含有精子营养液的 1ml 微量离心管内。用手轻轻按压穿刺部位将出血风险降到最低。将针头从 20ml 注射器上取下，连接充满空气的 10ml 注射器。用空气冲刷针头内液体进入含有 50μl 精子营养液的微量离心管内，取一部分液体进行精子检查。

**（七）显微外科下获取睾丸精子**

①适应证：唯支持细胞综合征、Klinefelter 症、睾丸萎缩、隐睾和以前有睾丸炎的精曲小管通常比有生精活力的精曲小管更细小。使用手术显微镜仔细检查精曲小管，识别饱满的精曲小管并单独挑取出来。②设备：手术显微镜、显微器械、显微刀、显微双极、微量离心管、5-0 Prolene 线、光学显微镜。③优点：对非梗阻性无精子症患者使用手术显微镜来识别可能含有精子的宽口径的精曲小管，被一些临床医师认为有比睾丸随机活检更好的几点优势。a. 可以更加精细地切开睾丸白膜，可以避免切断睾丸的主要血供；b. 需要切取的睾丸组织更少，因此可以保留更多的睾丸组织；c. 有更高的取精率以用于 ICSI。Schlegel 首次报道了这个方法。他报道 45%~63% 的患者可以产生精子，包括 6 个活检没有发现精子的患者。而且，显微技术切取的组织量平均为 9.4mg，而非显微手术切取的组织量为 750mg。随后作者连续报道了各种原因的非梗阻性无精子症都可以达到较高的获精率。然而 Tsujimura 在一项比较显微取精和标准多点

活检的研究中也认为这项技术在精子获取方面更好，但差异较小，没有统计学差异。④技术要点：在睾丸中部做水平切口，切开长度达睾丸周长的 2/3。动脉和粗大的静脉要仔细保护，但细小的静脉可以用双极电凝烧灼。一旦切口的出血控制住，轻柔地分开睾丸，显露精曲小管小叶。使用高倍视野系统寻找可能含有成熟精子的饱满小管。绝大多数睾丸组织都可以通过一个切口来探查。任何粗大、饱满的、被认为含有精子的小管与细小的小管分开并放入一个含有精子营养液的收集器中。然后由胚胎学家或技术人员立即检查，将组织分开以确定是否有精子存在。如果发现精子或在足够的样本中没有发现精子，手术都应该结束，切开的白膜用 5-0 Prolene 线缝合。

对于 NOA 患者选择显微镜下睾丸切开取精术还是睾丸多点活检术没有统一标准，总体来说显微取精的获精率高于常规的睾丸活检术。对于隐睾、Klinefelter 症、Y 染色体 AZFc 缺失、放化疗后 NOA 等显微取精的成功率较高，而唯支持细胞综合征、早期生精停止的取精率相对较低，因此也不能盲目地进行显微取精术。由于 NOA 患者即使取到精子，精子的数量也较少，尽可能采用微量精子冻存方法。另外进行冷冻复苏后可能损失部分精子而影响后期的 IVF-ICSI，因此可以根据条件采取取卵日前取精，进行新鲜周期的 ICSI。

## 五、射精管梗阻的外科治疗

### （一）概述

射精管梗阻大约占到梗阻性无精子症的 1%~3%，可能原因有先天性、感染性和尿道内操作所致。患者的典型表现为精液量极少，B 超显示双侧精囊扩张。

### （二）经直肠超声检查

经直肠超声主要是观察前列腺、精囊和输精管壶腹位置及形状改变。无精子症患者怀疑有射精管道梗阻时应行(transrectal ultrasound，TRUS)(图 86-9)。完全射精管道梗阻患者的典型表现包括射精量少 <1ml、酸性、果糖缺乏，因缺乏精囊液分泌精液不能凝结。这些精液结果的鉴别诊断包括射精管道梗阻和输精管发育不全伴精囊发育不全或萎缩。膀胱后测得的精囊横断面直径正常为 1.5cm。精囊发育不全或缺乏很容易被诊断，但一些完全射精管道梗阻的患者没有精囊扩张。超声检查不明确的完全射精管道梗阻患者有必要进行精囊或输精管穿刺造影。精囊穿刺用长 30cm 以上的 20 号针头在经直肠超声

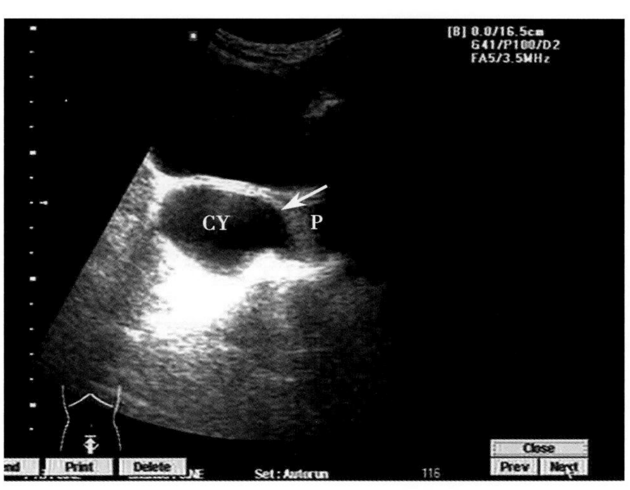


图 86-9　射精管梗阻，精囊扩张，射精管像“鸟嘴样”进入前列腺基底部

引导下进行。如果无精子症患者精囊穿刺有上百万精子提示为射精管道梗阻。此外，这些患者应进行睾丸活检证实有活动的精子发生并排除同时伴发附睾梗阻的可能性。

一些研究发现有些男性不育患者有部分性射精管道梗阻。与射精管道部分梗阻相关的临床表现有精液量减少或正常、精子活率下降、精子排出体外后迅速死亡、性激素和睾丸容积正常。精囊扩张 >1.5cm 伴有射精管道扩张提示有射精管道梗阻的可能，但这些结果不能作为确诊依据。另外前列腺的囊肿和高回声损害也与射精管道梗阻有关。前列腺的高回声损害也常见于生殖力正常的志愿者，而前列腺囊肿可能是偶发的。精囊穿刺找到大量活动精子与射精管道部分梗阻吻合，但这样断言还缺乏证据。超声诊断部分性射精管道梗阻的标准还存在很大争议，其治疗也需进一步探讨。

### （三）输精管精囊造影

输精管造影术是以往常用的诊断无精子症的检查，目前已较少采用。当睾丸活检有活动精子时，输精管造影术用于确定无精子症患者梗阻的部位。输精管造影术最好在重建手术时进行，因为单独进行输精管造影术会增加输精管损伤的风险。内镜下射精管道的逆行造影已不采用，主要缺点是逆行注射造影剂会增加附睾炎发生的风险。输精管造影术一般在阴囊水平的输精管直接穿刺或横行切开。梗阻部位是根据造影剂的注射和远端输精管流出液的显微镜检查来确定的。注射盐水或盐水 + 染料初步确定远端梗阻的部位。但是如果盐水不容易通过，可注射稀释的非碘造影剂或使用 2-0 单纤丝来确定梗

阻部位。正常的输精管造影应显示全长的输精管、精囊、射精管和膀胱。对附睾近端输精管液进行显微镜(X400)检查以判断是否有精子。当严重的少精子症怀疑一侧输精管梗阻(如疝气)而对侧睾丸异常时也应进行输精管造影术。但是,如果行经直肠精囊穿刺而非直肠周围穿刺会增加闭合系统的感染机会。因此这种检查最好的方式是在诊断的同时解除梗阻。当怀疑为腹股沟段输精管梗阻时可进行精囊造影术,而阴囊段梗阻应禁忌实行以避免附睾炎的发生。少精子症病史和物理检查未提示单侧输精管梗阻时不能进行输精管造影术(疝修补和睾丸不对称大小)。

**(四)射精管梗阻诊断要点**

射精管梗阻患者精液量少,不到1ml,排除逆向射精;精浆果糖阴性;TURS提示双侧精囊扩张,射精管口呈"鸟嘴样"改变(图86-10);精囊MRI可以更清晰显示射精管位置,有助于手术中寻找射精管。

## 六、经尿道射精管口切开术

**(一)手术适应证与操作要点**

①适应证:射精管梗阻和射精管囊肿。②手术操作要点:采用各种电切设备或激光,于精阜饱满处切开,适当挤压精阜可见乳白色精液流出。如果未见精液流出,可配合精囊镜寻找射精管开口。射精管开口经常有变异,大部分患者的射精管开口于前

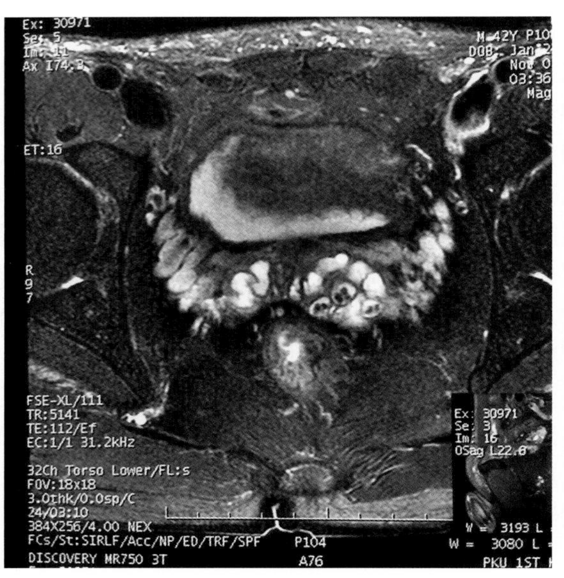


**图86-10 射精管梗阻MR表现**

双侧精囊扩张,右侧精囊内可见多发小结石

列腺小囊的5点和7点方向侧壁位置。

**(二)术后并发症与随访分析**

常见术后并发症有开口再次梗阻,术后可以通过精液常规检测来观察;精阜切开过大造成尿液反流引起附睾炎等。

对于射精管梗阻导致无精子症的患者,建议术后尽早排精,比如术后1周开始手淫排精,定期检查精液常规,手术成功精液质量恢复者尽早怀孕。

# 第五节 辅助生殖技术与相关问题

## 一、适应证

辅助生育技术已经在越来越多的不育症夫妇中应用。这些技术包括精子或卵子或精子和卵子的操作,以改善受孕率和新生儿的出生率。大多数的ART用的是缩写而不是全称(表86-4)。ART主要用于特发性男性不育、无法解释的不育症或无有效治疗和治疗无效的患者。技术的范围包括仅进行精子操作到更为复杂的精子、卵子和/或胚胎的操作。授精可发生在女性的体内或体外。控制性卵巢超刺激,也称为超排卵,指女性用激素刺激多个卵子同时发育,在大多数ART技术中起着关键作用。由于进行ART的中心越来越多和对严重男性不育应用ICSI进行IVF的技术越来越成熟,IVF已经出现跃居一线治疗的趋势。但IVF也存在一定的局限性,这种方式既没有考虑男性参与不育治疗的意愿也忽

**表86-4 辅助生殖技术名称和缩写**

| 技术名称 | 缩写 |
|---|---|
| 宫腔内人工授精 | IUI |
| 体外受精 | IVF |
| 单精子卵细胞质内注射 | ICSI |
| 显微镜下附睾精子抽吸 | MESA |
| 经皮附睾穿刺取精 | PESA |
| 睾丸精子提取 | TESE |
| 睾丸精子抽吸 | TESA |

略了更为简单和价格低廉的辅助生育手段。从经济角度考虑,每个新生儿平均的花费还不支持这样的治疗。精索静脉曲张的修复已经显示是较IVF-ICSI更经济有效的治疗。相似的是,输精管造影后再进行重建的患者比IVF-ICSI更经济有效。如果一次输精管重建手术失败,再次的重建手术也比IVF-ICSI

经济。附睾梗阻患者进行输精管附睾吻合术也比IVF-ICSI更经济。这些数据清楚表明ART的治疗要有适当的选择,而不是全部治疗的替代。对于许多轻度或中度男性不育的夫妇,IUI或IVF是可行的选择。因为IUI的成本明显低,使它经常成为初始治疗,如果夫妇受孕失败可选择进行IVF。如果有可以确认的原因,精子在没有辅助的情况下不能使卵子授精,就可将IVF-ICSI作为初始治疗。这些病例包括男性没有足够数目的活动精子可用进行常规的IVF或宫腔内人工授精(intrauterus insemination, IUI)。另外,精子功能异常的患者如SPA评分为0分,可进行IVF而不是IUI。

## 二、精液处理

在ART之前,精液必须进行处理。有各种的处理程序可以应用,包括简单的精子洗涤、上游法(使圆头精子进入上清液中)、沉淀法和梯度离心法。在这些程序中精浆被去除,其他方法还可将活动精子和不动精子及白细胞分开。

## 三、宫腔内人工授精

宫腔内人工授精(IUI)应用细的导管将处理过的精子通过宫颈注射入子宫内。这可以绕过宫颈黏液,使更多的活动精子可以到达输卵管,增加受孕的机会。精液原液的注射是禁忌的,因为精液中的血清蛋白可引起严重的子宫痉挛,精液中的细菌污染还可导致盆腔感染。男性不育症、不能解释的不育症、宫颈黏液异常和解剖异常导致的精液储存在宫颈外口(严重的尿道下裂、逆行射精和某些勃起功能障碍)均是IUI的适应证。女性因素如宫颈因素的不育症、解剖异常导致的性交困难或心理性性功能障碍也可进行IUI。女性进行IUI可通过自然排卵(自然周期的IUI)和药物诱导的多个卵子成熟[超排卵或控制性超排卵(controlled ovarian hyperstimulation, COH)]。自然周期的IUI适应于原发性精液进入阴道后不能适当的储存(尿道下裂、射精障碍和性功能障碍),也适合于冷藏保存的精子在冷藏保存前精液参数正常。这些病例一般是供者授精或在化疗或放疗前冷藏保存的精子。当男性精液参数异常时自然周期授精效果不佳,但IUI结合COH怀孕率明显上升。活动精子计数上升到$(10\sim20)\times10^6$/ml怀孕率明显上升,但超过$20\times10^6$/ml再无明显上升。我们的策略是精液处理后活动精子至少在$(1\sim3)\times10^6$才为夫妇提供IUI。因为精液处理后精子仅存留10%~50%,在精液处理前一般至少有$(5\sim10)\times10^6$/ml的活动精子。IUI的并发症包括子宫痉挛(一般为自限性的)、盆腔感染(发生率<0.5%)及罕见的对授精介质过敏。尽管诱导排卵可增加受孕率,但也可导致多胎妊娠(发生率15%~20%)。多胎妊娠近80%为双胞胎,12%为三胞胎,7%为三个以上胎囊。偶尔有HIV阴性的女性要求与HIV阳性的男性受孕。HIV存在于精液的白细胞而精浆中没有。已经有中心报道应用清除病毒后的处理精液成功IUI的病例。这种方法要求具备检测和处理精液中病毒RNA的条件。这种方法进行的IUI已经在欧洲广泛实行,在已进行的4 989个循环出生的500个以上的新生儿中没有发现母体传播病毒感染的情况。ICSI的IVF也用于这些夫妇中。也有丙型肝炎的男性应用类似方法的报道。

## 四、体外受精

越来越多的不育夫妇实行IVF,2002年美国应用IVF技术出生的新生儿有45 000个。为了获得更多的卵子,大多数中心应用促性腺激素进行COH。通过超声检测卵泡的发育,在排卵前应用超声引导穿刺收获卵子。体外受精的进行是将处理过的精子和回收的卵子混合。标准的IVF,受精完成后,发育的胚胎在培养液中孵育2~3天,然后通过子宫颈置入子宫内。仅有20%~30%的转移胚胎可以被植入成为临床妊娠。最近,有培养5天的胚胎在胚细胞期进行转移的报道。胚细胞期转移种植成功率可能要高于标准的3天胚胎转移,但培养到5天只有少数胚胎可以存活。目前的研究提示这种方法对整体妊娠率无明显改善,但可减少多胎妊娠的发生。削弱透明带(辅助孵化)也被用于改善种植率,这可能有助于IVF亚组患者。当精子功能正常时,90%以上的受精卵常规进行受精。但是,当男性因素存在时受精率明显下降。应用IVF-ICSI,单精子注射进入单个卵子中。这种情况使得数量极低的精子授精成为可能。IVF-ICSI可应用于严重的男性不育,如当常规的IVF失败或受精率很差,或精子授精能力缺陷时。临床妊娠的定义为通过超声检查至少在子宫内发现了胚囊的妊娠。这是相对于生化妊娠而言,尚未达到临床妊娠期。临床妊娠率应用于IVF结果的报道。ICSI的IVF每个初始循环的临床妊娠率为20%~30%。女性年龄对IVF或ICSI的妊娠率影响很大。如疾病控制和预防中心2002年的调查,在IVF和ICSI的循环中,35岁以下妇女妊娠率为

36.9% 而 40 岁以上为 10.7%。应该清楚的是妊娠率不是活产率，因为不是所有的刺激排卵均可获取卵子和胚胎转移，流产也是普遍的。30 岁以下女性流产率为 14% 而 40 岁以上女性流产率为 30%。目前推荐的是每次 IVF 或 ICSI 循环种植不超过 2~4 个胚胎，胚细胞期转移甚至更少。多胎妊娠发生率为 45%。尽管大多数为双胞胎，7% 为三胞胎或三胞胎以上的妊娠。

## 五、精子获取

ICSI 的 IVF 仍然要求有活力精子的存在。无精子症或精液中仅有无活力精子存在时，应考虑精子获取。这可在梗阻性无精子症或非梗阻性无精子症患者中进行。目前常用的是经皮穿刺和开放取精技术。梗阻性无精子症患者精子获取可在输精管道或睾丸实质进行，而非梗阻性无精子症仅能在睾丸内获取精子。

显微外科附睾精子穿刺（microsurgical epididymal sperm aspiration，MESA）普遍用于梗阻性无精子症如 CBAVD 的附睾取精。一些学者提倡经皮附睾穿刺取精（PESA），作为一种侵袭较少的技术其不要求显微外科技巧。梗阻性患者，开放和经皮取精技术怀孕率相当，但 MESA 与 PESA 相比可以获取更多的精子（表 86-5）。由于过量精子可以冷冻储存用于随后的 IVF 循环中，当需要进行多次 PESA 循环时应采用 MESA。对于梗阻性无精子症患者，冷冻和新鲜附睾精子怀孕率无明显差异。梗阻性无精子症患者的精子获取技术还包括精囊和输精管穿刺。这些技术仅限于远端梗阻或不射精患者。睾丸精子获取技术可用于梗阻性和非梗阻性无精子症患者。对无精子症患者，无论哪种取精技术对受孕率无明显影响，精子的获取可使用任何技术，但是，开放技术比经皮技术能获得更多的精子。然而，经皮技术不适用于非梗阻性无精子症。大多数的非梗阻性无精子症患者采用开放手术睾丸取精以获取精子，因为这能比经皮取精获得更多的精子。有些学者发现对非梗阻性无精子症应用显微外科手术技术有助于寻找到可能含有精子的较多的精曲小管。应用这种方法开放获取睾丸精子的精子获取率可达到 45%~63%。最近的试验提示这种方法最适合于异质性精曲小管，而对均质性精曲小管与多点开放活检相比并没有明显优势。对非梗阻性无精子症患者我们推荐开放的睾丸取精术。非梗阻性无精子症患者的怀孕率低于梗阻性无精子症。非梗阻性无精子症患者应用

表 86-5 各种精子获取技术的优点和缺点

| 精子获取技术 | 优点 | 缺点 |
|---|---|---|
| MESA | 临床怀孕率最高 | 需要显微外科专家 |
| | 可获得大量精子 | 费用增加 |
| | 非常好的冷冻保存结果 | 全身麻醉或局部麻醉 |
| | 减少血肿的风险 | 有切口 |
| | | 术后不适 |
| TESE | 不需要显微外科专家 | 获得的精子数量相对少 |
| | 局部麻醉或全身麻醉 | 多点活检时有睾丸萎缩的可能 |
| | 需要的设备少 | |
| | 快速和可重复 | |
| PESA | 不需要显微外科专家 | 获取的精子数少 |
| | 局部麻醉 | 血肿的风险 |
| | 需要的设备少 | 可能损伤邻近的组织 |
| | 快速可重复 | |
| | 术后不适少见 | |
| 经皮睾丸活检，TESA，睾丸细针抽吸 | 不需要显微外科专家 | 获得的精子数量少 |
| | 局部麻醉 | 睾丸萎缩的风险 |
| | 需要的设备少 | 血肿的风险 |
| | 快速可重复 | |
| | 术后不适少见 | |

冷冻精子和新鲜获取的精子其怀孕率是一样的，其原因仍不清楚。目前的资料显示新鲜或冷冻的睾丸精子其怀孕率可能是相同的。非梗阻性无精子症患者如果无法获取精子，可使用长形的或圆形精子细胞。在有些中心已经有应用长形的精子细胞成功授精的报道。但是，因为存在着几个未解决的问题，圆形精子细胞的应用还存在着争议。准确的确认圆形精子细胞还存在困难，胚胎中心体也可能受到潜在损害（可能损害卵细胞活性）和未知的遗传异常传给后代。报道的怀孕率也很低，这种方法仍在试验阶段。

在目前男性不育的处理中这种技术尽管代表了主要进展，但必须清楚的是这些技术是相对新的，其长期安全性还需进一步确认。尽管有些报道指出通过ICSI受孕的孩子出现了延迟性的心理问题，但最新的研究资料表明这与ICSI技术本身无关。另外受到质疑的是先天性畸形的发生率增加，但目前还存在很大争议。尽管这些技术为许多其他方法无法治疗的夫妇提供了做父母的机会，但是仍有没有解决的安全性问题。临床医师必须合理的应用这些技术，并且尽可能减少潜在危险因素的发生。

（金杰　彭靖）

## 第六节　中医对男性不育症的认识与辨证治疗

### 一、中医对男性不育的认识与分型

#### （一）中医对男性不育的认识

中医对男子不育的认识源远流长，早在两千多年前《周易》中就有关于“不育”的记载：“妇孕不育”。而有关中医对不育的治疗，始载于公元前11世纪的《山海经》，如“有木焉，员叶而白柎，赤华而黑理，其实如枳，食之宜子孙”“有鸟焉，名曰䴔，其状如凫，青身而朱目赤尾，食之宜子”“有兽焉，其状如马而白首，其文如虎而赤尾，其音如谣，其名曰鹿蜀，佩之宜子孙”。在婚配生育问题上，《礼记》曰：“三十曰壮，有室”，《周礼》云：“男三十娶，女二十嫁”，指出适龄结婚，是孕育的先决条件。《左传》言：“男女同姓，其生不蕃。”疑似当今倡导避免近亲结婚的雏形，这些观点至今仍具有重要的意义和参考价值。

《内经》将男子不育称之为“无子”，并指出人的生命来源于父母的生殖之精。如《灵枢·本神》中“生之来谓之精”，《灵枢·决气》中“两神相搏，合而成形，常先身生，是谓精”，且与肾的关系最为密切，《素问·六节脏象论》记载：“肾者，主蛰，封藏之本，精之处也……”《素问·上古通天论》对肾之精气盛衰与男子的生长发育生殖的关系做了详细地阐述，“帝曰：人老而无子者，材力尽耶？将天数然？岐伯曰：……二八，肾气盛，天癸至，精气溢泻，阴阳和，故能有子；三八，肾气平均，筋骨劲强，故真牙生而长极；四八，筋骨隆盛，肌肉满壮；五八，肾气衰，发堕齿槁；六八，阳气衰竭于上，面焦，发鬓斑白；七八，肝气衰，筋不能动；八八，天癸竭，精少，肾藏衰，形体皆极，则齿发去。肾者主水，受五藏六府之精而藏之，故五藏盛，乃能泻。今五藏皆衰，筋骨解堕，天癸尽矣，故发鬓白，身体重，行步不正，而无子耳。帝曰：有其年已老而有子者，何也？岐伯曰：此其天寿过度，气脉常通，而肾气有余也。此虽有子，男不过尽八八……而天地之精气皆竭矣。”指出男子的生育力取决于肾中精气的强弱、天癸的盈亏，并随年龄的增长，肾气渐衰、天癸渐竭，男子的生育力逐渐丧失。同时《内经》中论述许多可致男性不育的病证，如“精少”“精时自下”“阴痿”“白淫”“阴挺纵不收”等。《神农本草经》称不育为“无子”“绝育”，并备有促进生育的药物，如五味子“强阴，益男子精”。医圣张仲景认为男子不育属于“虚劳”范畴，精气亏虚，精冷不温是不育的主要病因病机，如《金匮要略·血痹虚劳病脉证并治》云：“男子脉浮弱而涩，为无子，精气清冷”。

两晋南北朝时期，南齐《褚氏遗书》专设“求嗣”一节，“男子精未通而遇女以通其精，则五体有不满之处，翌日有难状之疾。阴已痿而思色已降其精，则精不出”“男虽十六而精通，必三十而娶”，认识到早婚伤精可致男性不育，并提出晚婚、节育、优生等问题。隋·巢元方在《诸病源候论》中对“丈夫无子”的病源及证候颇多阐述，“丈夫无子者，其精清如水，冷如冰铁，皆为无子之候。又，泄精精不射出，但聚于阴头，亦无子”指出精液异常和功能性不射精均可致不育。他还首次发现“血精”（现代之精囊炎），肾痨（现代之肾结核）引起“子痰”（现代之附睾结核），均可致不育。

唐·孙思邈在《备急千金要方》“求子”篇谈到“凡人无子，当为夫妻俱有五劳七伤，虚羸百病所致，故为绝嗣之患。”，指出诸虚劳损致精气血亏虚而无子的机制，并最早提出治疗不育的专方"七子散"(组成：五味子、牡荆子、菟丝子、车前子、菥蓂子、石斛、薯蓣、干地黄、杜仲、鹿茸、远志、附子、蛇床子、川芎、山茱萸、天雄、人参、茯苓、黄耆、牛膝、桂心、巴戟天、苁蓉钟乳粉)和"庆云散"(组成：覆盆子、五味子、天雄、石斛、白术、桑寄生、天门冬、菟丝子、紫石英)。清·卢若腾在《岛居随笔》中指出"五不男(天、漏、犍、怯、变)"可致不育。"天"即"天宦"，泛指男子先天性外生殖器或睾丸缺陷及第二性征发育不全；"漏"指精关不固，遗精；"犍"指睾丸、阴茎被阉割；"怯"指阳痿；"变"为两性人，俗称阴阳人。

五子衍宗丸起源于唐朝，据考证由道教的《悬解录》五子守仙方化裁而来，五子衍宗丸全方由枸杞子、菟丝子、覆盆子、五味子、车前子五种中药组成。枸杞子、菟丝子可生精补肾，覆盆子、五味子可养精生血，车前子可利尿固肾。全方有补肾填精、疏利肾气、种嗣衍宗之功，对男性不育症有较好的疗效，被誉为"古今种子第一方"。南宋·陈自明《妇人大全良方》言："阴阳充实，然后交而孕，孕而育，育而子坚壮强寿"。强调了男子肾阴阳充实方能生育，而非无子尽是女子之过，应首先从双方的体质找原因，并具体地提出了"男子受胎时日法"，用于增加生育的概率。金元时期，朱丹溪力倡的"阳常有余，阴常不足"对男子不育的治疗具有重要的影响，他对当时许多由于过服金石药品和房事过度致使精子稀少而不育者警示"以房中为补，实为杀人。急欲过度者当以此为戒。"并指出"更当察其男子之形气虚实何如。有肾虚精弱，不能融育成胎者；有禀赋微弱，气血虚损者；有嗜欲无度，阴精衰惫者。各当求其源而治之"，主张保阴养精，惯用知柏地黄丸、大补阴丸等一类滋阴降火的处方。

元·李鹏飞《三元延寿参赞书》云："丈夫劳伤过度，肾经不暖，精清如水，精冷如冰，精泄聚而不时，皆令无子。"认为男子"劳伤过度""精气伤败"是造成不育的一个重要原因。对封建社会"无子专责于女子"进行了有力的批判。

明代对不育症已有专题研究，并出现专著，如万全的《广嗣纪要》、岳甫嘉的《妙一斋医学正印种子编》。《广嗣纪要》将有子之道归纳为"一曰修德，以积其庆；二曰寡欲，以全其真；三曰择配，以昌其后；四曰调元，以却其疾；五曰协期，以会其神"，并记载治疗不育症的专方如螽斯丸、壮阳丹、养精种子方、滋阴大补丸、乌发种子方、补阴丸等。《妙一斋医学正印种子编》指出"生子专责在肾"，肾藏功能失调是不育的基本因素；而七情、六淫、痰滞等病因可通过导致肾藏功能失调而发病。

张景岳指出"种子之方，本无定规，因人而施，各有所宜，故凡寒者宜温，热者宜凉，温者宜涩，虚者宜补，去其所偏，则阴阳和而生化著矣"，强调了辨证施治不育的重要性。清·陈士铎所著《石室秘录》记载："男子不能生子有六病……一曰精寒，二曰气衰，三曰痰多，四曰相火盛，五曰精稀少，六曰气郁。"从精液异常论病因病机。在治疗方面主张或温肾阳或益肾气或滋肾水，或疏肝郁，皆以调补脏腑功能为主。清·傅山《傅青主男科》是我国第一部以男科命名的专著，虽无种子专论，但论述了精滑、梦遗、夜梦遗精、遗精健忘和阳痿不举与不育有关。叶天士的《秘本种子金丹》是历代论述男子不育内容最丰富的求嗣专著，对男子不育的原因、证候、治疗、处方及养精、受孕要点等均有详细记载。

当代中医借助现代医学的有关研究成果，对男性不育症进行了深入的研究，提出来许多新观点，以及辨病辨证相结合的论治方法，提高了诊疗水平，丰富了中医中药治疗不育症的内容和手段。

总之，中医整体观思维认为男性的生育功能是人体有机协调的综合表现，包括了脏腑、气血、经络功能，因此，任何环节出现异常，都有可能影响到男性的生育，造成男性不育症。男性不育的病因病机极其复杂，常见病因有先天因素(禀赋不足，生殖系先天畸形)、后天因素(房劳过度、情志失调、久病劳倦、饮食不节、毒邪侵袭、阴器损伤)和不明原因。病机主要有肾阳虚衰，生精动力缺乏；肾阴不足，阴精亏虚，生化乏源；气血两虚，精失化源；肝郁气滞，血脉瘀阻，疏泄失司；肝经湿热，精室受扰；外伤损络，瘀血阻窍等等。

## 二、中医对少精液症的认识与辨证论治

### （一）辨病因病机

正常情况下，禁欲 2~7 天，如果一次排精量少于 1.5ml，即为少精液症。本病属中医"虚劳少精"等范畴，《诸病源候论》认为"肾主骨髓，而藏于精，虚劳肾气虚弱，故精液少也"。《辨证录·种嗣门》云："男子有泄精之时，止有一二点之精，此等之人，亦不能生子。"

少精液症与脾肾关系尤为密切，虚证居多，实证居少。虚证多由脾肾不足而致肾精、气血亏虚，实证多因湿热、瘀血为患。中医学对少精液症的认识包括①肾精不足：先天禀赋不足，后天脾胃失养，或房

劳过度,耗液伐精,以致精液不足而无子;②气血亏虚:思虑过度,劳伤心脾,或久病、大病未复,或饮食不节,损伤脾胃,致气血化源不足,精血无以充养,故精液量少;③湿热下注:过食膏粱厚味、烟酒辛辣之品,内生湿热,或因湿热之邪外袭,留滞下焦,蕴结精室,煎熬精液而致精液过少;④瘀血阻滞:跌仆损伤,精道瘀阻,或因湿热之邪久恋化瘀,蕴阻精道,或因忍精不泄,败精,或因情志不畅,气滞血瘀,阻滞精道而致精少。

**(二)辨证与论治**

本病常见于虚实之分,临证须辨病因、虚实。虚证常伴腰膝酸软、神疲乏力、面色不华等症,禁欲2~7天后,一次排精量少于1.5ml;实证常伴少腹胀痛、射精疼痛等症。

辨证论治要点如下。

1. 肾精不足 主证:婚后不育,精液量少,伴有神疲乏力,腰膝酸软,头晕耳鸣,四肢不温,性欲淡漠,舌淡苔薄,脉沉细。治则:补肾填精。方药:龟鹿二仙膏合五子衍宗丸加减。处方及加减:龟板胶50g,鹿角胶25g,人参6g,枸杞子15g,菟丝子24g,五味子3g,覆盆子12g,车前子6g。畏寒加附子,小腹冷加小茴香,小便频数加益智仁,大便溏薄加山药、补骨脂。中成药:全鹿丸,每日3次,每次9g;右归丸,每日3次,每次6g。

2. 气血两虚 主证:婚后不育,精液量少,伴有神疲乏力,形体消瘦,面色无华,头晕目眩,少气懒言,纳呆便溏,舌淡有齿印,苔薄白,脉细无力。治则:益气养血补精。方药:十全大补汤加减。处方及加减:人参6g,肉桂3g,川芎6g,熟地黄12g,茯苓9g,炒白术9g,炙甘草3g,黄芪12g,当归9g,白芍9g。加紫河车、山茱萸等血肉有情之品以加强补肾填精、益气养血之功;失眠多梦者,加制远志、酸枣仁安神定志;心悸不宁者,加柏子仁、丹参、茯苓。中成药:人参养荣丸,每日3次,每次9g;归脾丸,每日3次,每次9g。

3. 湿热伤精 主证:婚后不育,精液量少而稠或不液化,射精后有灼热感,小腹、会阴坠胀,周身困倦,小便黄浊或尿后白浊,大便不畅,胸胁痞闷,舌红苔黄腻,脉滑数。治则:清热利湿化精。方药:龙胆泻肝汤加减。处方及加减:龙胆草6g,酒黄芩9g,炒山栀子9g,泽泻12g,车前子9g,当归8g,生地黄20g,柴胡10g,生甘草6g,熟地黄10g,苍术10g,黄柏12g,薏苡仁20g。腹胀满,食欲减退者,加陈皮、白术;口臭加炒黄芩、仙鹤草;尿道灼热加金钱草、车前子(因关木通是本方导致中草药肾损害的元凶,故弃木通,亦不选)。中成药:当归龙荟丸,每日3次,每次6g;

4. 瘀血阻滞 主证:婚后不育,精液量少,兼见少腹会阴疼痛,排精刺痛,两胁胀痛,舌紫黯或有瘀斑瘀点,苔薄白,脉弦或涩。治则:活血化瘀通精。方药:血府逐瘀汤加减。处方及加减:桃仁12g,红花、当归、生地黄、川牛膝各9g,川芎、桔梗、赤芍、枳壳、甘草各6g,柴胡3g。少腹胀痛明显者,加川楝子、延胡索、乌药等;会阴或茎中疼痛加乳香、没药;中成药:桂枝茯苓丸,每日3次,每次6g;云南白药胶囊,每日3次,每次3粒。

## 三、中医对精液不液化的认识与辨证论治

精液不液化是以精液黏稠、浑浊,良久不化,影响生育力为主要表现的病症。在正常情况下,男性的精液在射出体外后10~30分钟,精液就会从果冻状液化成水样液体。若射精后的精液,超过60分钟仍呈果冻状,称为精液不液化,或精液液化迟缓;60分钟内部分液化,称液化不全,或不完全液化。本病属于中医"精凝""精浊"范畴。

**(一)辨病因病机**

本症亦有虚实之分,虚证以阴虚为主,病位在肾经,实证见湿热、痰瘀,病位在肝经。其病因分为三型:①阴虚内热。欲念妄动,酒色过度,损耗肾阴,阴虚则火旺,灼伤阴精,煎熬精液以致精液不液化。②肾阳不足。先天禀赋不足,或后天失养,或久病伤肾,或恣情纵欲,耗伤气精,以致肾阳不振气化不利,而成精液液化失常。③湿热扰精。饮食不节,过食肥甘厚味,湿热内生,或外感湿热,湿性重浊,下移精室,煎熬精液以致稠厚不化。④痰瘀阻滞。忍精不射,败精瘀阻,郁而化痰,或久病入络,或外部伤阴,损及血络,痰瘀交阻,精室失养,致精液不化。

**(二)辨证要点**

①射精后精液在60分钟内不液化或部分液化;②本病临证须辨阴阳虚实,阳虚以虚寒证为主,阴虚见本虚标实,肝经湿热多见湿热证,痰瘀可见寒象。

**(三)辨证论治要点**

1. 阴虚内热 主证:不育,精液黏稠,射精费力,兼见头晕耳鸣,腰膝酸软,五心烦热,口干咽燥,便难溲赤,舌质红苔少,脉细数。治则:滋阴降火,益肾化精。方药:知柏地黄汤加减。d处方及加减:熟地黄24g,山萸肉、山药各12g,泽泻、牡丹皮、茯苓各9g,知母、盐黄柏各6g。滑精、遗精,加枸杞、五味子

以固摄肾精，填精补髓；多梦滑精者，加酸枣仁、柏子仁；大便干结者加玄参、麦冬。中成药：知柏地黄丸或大补阴丸，每日 3 次，每次 6g。

2. 肾阳不足　主证：不育，精液黏稠有凝块，伴有头晕耳鸣，腰膝酸软，畏寒肢冷，小便清长，夜尿频多，阳痿早泄，下身冰冷，舌淡胖有齿印，脉沉细。治则：益肾壮阳，散寒化精。方药：金匮肾气丸加减。处方及加减：熟地黄 24g，山萸肉、山药各 12g，泽泻、牡丹皮、茯苓各 9g，制附子(先煎)、肉桂各 3g。阳虚甚者，加干姜助肾阳；腰酸重者，加杜仲、续断、牛膝；脾阳虚、湿浊重者，加苍术、法半夏。中成药：金匮肾气丸或济生肾气丸，每日 3 次，每次 6g。

3. 湿热扰精　主证：婚后不育，精液不液化，色黄稠有凝块，伴有尿频尿急尿痛，阴囊湿痒，小腹拘急，舌红苔黄腻，脉滑数或濡数。治则：清热利湿、疏肝化精。方药：龙胆泻肝汤加减。处方及加减：龙胆草、生甘草各 6g，酒黄芩、车前子、炒山栀子各 9g，泽泻 12g，当归 8g，生地黄 20g，柴胡、熟地黄各 10g，苍术 10g，黄柏 12g，薏苡仁 20g。腹胀满，食欲减退者，加陈皮、白术；口臭加仙鹤草；尿道灼热加金钱草、车前子。中成药：四妙丸，每日 2 次，每次 6g。

4. 痰瘀阻滞　主证：婚后不育，精液稠厚黏腻，头身困重，神疲气短，头晕心悸，胸脘痞闷，舌质淡紫或有瘀斑，苔腻，脉细滑。治则：燥湿化瘀，活血通精。方药：苍附导痰丸合失笑散加减。处方及加减：苍术、香附、陈皮、炒神曲各 10g，制南星、炒枳壳、法半夏、川芎各 6g，滑石 20g。纳食不香者，加鸡内金、焦山楂；便溏者加炒白术、薏苡仁；神疲乏力者加山药、生黄芪。中成药：桂枝茯苓丸，每日 3 次，每次 9g。

## 四、中医对脓精症的认识与辨证论治

脓精症是指精液中发现脓细胞，而且白细胞计数大于 5 个 /HP，且有不育表现。中医学古籍中虽无“脓精症”病名，但历代医著中“淋浊”“淋证”与本病有相似的描述。现代医家多认为与泌尿生殖系统的感染有关。

### （一）辨病因病机

①精室湿热：嗜食辛辣厚味，内生湿热，或外感湿热外邪，循经下注，蕴结精室，日久化毒，腐精酿脓，而成脓精症；②阴虚火旺：湿热内蕴，耗阴伤津或热毒久驻，耗伤阴精，导致肾阴不足，阴虚火旺，煎熬精液，化腐酿脓。

### （二）辨证要点

①不育者精液中出现脓细胞，且白细胞大于 5 个 /HP，可伴有精液液化时间延长或精子数量减少；②本病初起多因湿热下注，热毒内蕴，扰动精室，化腐酿脓，可见湿热偏盛或热毒偏盛证候，病久湿热之邪耗阴伤津而致肾阴不足、阴虚火旺、虚火伤精之证。

### （三）辨证论治

1. 精室湿热　主证：婚后不育，精液脓稠腥臭，会阴小腹不适，阴囊湿痒，常有尿频、尿急、尿痛，舌红苔黄腻，脉滑数。治则：清利精室，解毒排脓。方药：龙胆泻肝丸加减，热毒偏盛加五味消毒饮。处方及加减：龙胆草 6g，酒黄芩、炒山栀子各 9g，泽泻 12g，车前子 9g，当归 8g，生地黄 20g，柴胡 10g，生甘草 6g，蒲公英、薏苡仁、紫花地丁各 15g。热毒盛者，加金银花，野菊花，紫背天葵子；尿道灼热不适、小便赤涩者，加萹蓄、黄柏；会阴、少腹胀痛甚者，加土鳖虫、皂角刺、白芷；后期湿热减轻，加黄精、菟丝子。中成药：黄连解毒丸，每日 3 次，每次 9g；宁泌泰胶囊，每日 3 次，每次 4 粒。

2. 阴虚火旺　主证：不育，精液量少，可伴脓液，头晕耳鸣，腰膝酸软，五心烦热，口干咽燥，潮热盗汗，舌质红苔少而干，脉细数。治则：养阴清热，排脓通精。方药：知柏地黄丸加减。处方及加减：熟地黄 24g，山萸肉、山药各 12g，泽泻、牡丹皮、茯苓各 9g，知母、盐黄柏各 6g。头目眩晕、耳鸣甚者加菊花、女贞子、旱莲草；口干喜饮者加石斛、天花粉；五心烦热、夜寐盗汗者加龟甲、鳖甲。中成药：知柏地黄丸，每日 3 次，每次 9g；大补阴丸，每日 3 次，每次 6g。

## 五、中医对少精症的认识与辨证论治

### （一）病因病机

少精子症是指生育期男性具备正常的性功能和射精功能，在禁欲 2~7 天后，3 次以上精子浓度少于 $15\times10^6$/ml 或每次射精精子总数小于 $39\times10^6$，而其他精液参数基本正常的病症。本病大多无明显症状，是男子不育症的主要原因之一，占男性不育的 20%~30%。属中医“精少无子”“精清”“精薄”等范畴，历代文献对此症阐述颇多，《诸病源候论》曰：“肾主骨髓，而藏于精。虚劳肾气虚弱，故精液少也”。《金匮要略》指出“精气清冷……故无子”，丹溪认为“精虚脉弱不能成胎者”，陈士铎认为精少为男子不育六病之一。

本病以虚证为主要表现，多见脾肾、精血亏虚；亦可见实证，以湿热、瘀血为患。少精症中医学病因分四型：①肾精不足。先天禀赋不足，或后天房劳过度，不知持满，亏耗肾精，以致肾精不足，无以生子；或温病后期热极伤阴，下元不固，可见精子稀少、精液稀薄。②脾肾阳虚。禀赋薄弱，久病不愈，脾肾受损，全身功能衰退，或色欲过度，下元亏损，命门火衰，不能温煦生精。③气血两亏。久病或饮食不节，脾胃受损，水谷精微不能化生为精血，先天之精失于充养，故排精量少。④湿热下注。嗜食肥甘，烟酒过度，内生湿热，或感受湿热外邪，循经下注，扰动精室，灼伤精液致精少不育；或湿阻精窍，涩精难出，生精减少。⑤气滞血瘀。久病入络，精室失养或跌扑外伤，瘀血阻滞经络，精道不通导致精少不育。

**（二）辨证要点**

①生育期男性具备正常的性功能和射精功能，在禁欲2~7天后，3次以上精子浓度少于$15\times10^6$/ml或每次射精精子总数小于$39\times10^6$，而精液其他参数基本正常。抗精子抗体导致的精子减少不在本节讨论范畴。②本病以虚证为主，不外于脾、肾二脏，涉及精、气、血，实证以湿热、瘀血扰乱精室，阻滞精道为主。也可见虚实夹杂证，或因虚致实，或因实致虚，当辨明何者为本，何者偏重，以免误治。

**（三）辨证论治**

本病当首辨虚实，次辨阴阳。治疗原则为虚证当补肾填精、补肾壮阳、益气养血；实证当清热利湿、活血化瘀。对临床表现不明显者，应从肾论治。

1. 肾精不足　主证：婚后不育，精液点滴量少或有精子异常。兼见头晕耳鸣，健忘发落，腰膝酸软，目眶黧黑，手足心热，舌红，苔少，脉沉细弱。治则：补肾填精。方药：七宝美髯丹合五子衍宗丸加减。处方及加减：覆盆子、茯苓各25g，枸杞、当归、怀牛膝、菟丝子各12g，补骨脂6g，五味子、车前子各10g(包)。午后潮热，五心烦热，精液不液化、死精子多者，加丹皮、白芍、地骨皮各10g；盗汗明显者，加五味子、浮小麦各10g。畏寒者，加附子；小腹冷者，加小茴香；小便频数者，加益智仁；大便溏薄者，加山药；现代药理学研究证实，七宝美髯丹中何首乌具有肝毒性，尤其是生首乌，故不用。中成药：七宝美髯丹每日3次，每次9g；五子衍宗丸每日3次，每次9g。

2. 脾肾阳虚　主证：婚后不育，精子稀少，精液清冷，腰膝酸软，畏寒肢冷，面色不华，自汗便溏，小便清长，夜尿频多，阳痿早泄，舌淡胖，脉沉细无力。治则：健脾补火，温肾生精。方药：右归丸合保元汤加减。处方及加减：熟地黄24g，山药、菟丝子、鹿角胶、杜仲各12g，山茱萸、枸杞子、当归各9g，肉桂、制附子各6g，人参、黄芪各10g，甘草、肉桂各3g。滑精者，加莲须、芡实以涩精；腰痛者，加续断、桑寄生以补肝肾，强筋骨；腹痛喜温、大便溏薄者，加干姜、炒白术以健脾止泻；纳差者，加炒谷芽、炒麦芽以消食。中成药：右归丸每日3次，每次9g；全鹿丸每日3次，每次9g。

3. 气血亏虚　主证：精子数目稀少，精液稀薄而少，不育，神疲乏力，面色无华，头晕耳鸣，食少便溏，爪甲淡白，舌淡苔薄，脉细无力。治则：健脾益气，养血充精。方药：人参养荣汤加减。处方及加减：黄芪、当归、桂心、炙甘草、橘皮、白术、人参各15g，白芍30g，熟地黄、五味子、茯苓各5g，远志8g。加紫河车、山茱萸等血肉有情之品以加强补肾填精、益气养血之功；失眠多梦者，加制远志、酸枣仁安神定志；心悸不宁者，加柏子仁、丹参、茯苓；中成药：归脾丸每日3次，每次9g；十全大补丸每日3次，每次9g。

4. 湿热下注　主证：不育，精液少而黏稠，精子少，周身困倦，口苦咽干，胸胁痞闷，少腹不适，阴囊湿痒，舌红苔黄腻，脉滑数。治则：清热利湿。方药：龙胆泻肝汤加减。处方及加减：龙胆草、生甘草各6g，炒黄芩、炒山栀子、车前子(包)各9g，泽泻12g，当归8g，生地黄20g，柴胡、熟地黄各10g。尿频、尿急、尿痛明显者，加萹蓄、瞿麦；尿道灼热刺痛者，加白茅根、槐花；精液黏稠不液化者，加蒲公英；胸胁胀满明显者加柴胡、郁金；湿热瘀阻者，加桃仁、地龙；内热重者，加紫花地丁；湿热瘀阻者，加桃仁、地龙；阴部胀痛者，加川楝子、橘核。中成药：一清胶囊，每日3次，每次4粒。

5. 气滞血瘀　主证：不育，精液少，精子量少，排精时疼痛，或有跌扑外伤、手术史，少腹会阴刺痛，或阴囊青筋暴露，或有附睾肿大疼痛，舌黯有瘀斑瘀点，脉弦或涩。治则：活血理气，化瘀通精。方药：血府逐瘀汤和逍遥散加减。处方及加减：桃仁12g，红花、当归、生地黄、牛膝各9g，川芎、桔梗各4.5g，赤芍、枳壳、甘草各6g，柴胡3g，茯苓、炒白术各10g。少腹胀痛明显者，加川楝子、延胡索、乌药等；会阴或茎中疼痛加乳香、没药。中成药：九气拈痛丸，每日3次，每次6g；血府逐瘀丸，每日3次，每次6g。

## 六、中医对无精子症的认识与辨证论治

无精子症是指3次或3次以上精液离心后镜检未发现精子，同时排除不射精和逆行射精等。本病属中医“无子”“难嗣”等范畴，是引起不育症较严重的病因。目前临床多借助现代辅助生育技术，中药可资参考。

### （一）辨病因病机

①肾精亏极：先天禀赋不足，肾精匮乏，或因房事不节，手淫频繁，耗伤肾精，以致精室无以充，故无精子；②气血亏虚：大病久虚，耗伤元气，气血不足，或致脾失健运，水谷不能化生为精微，肾精失于充养，以致无精子；③湿热扰精：嗜食烟酒厚味，损伤脾胃，脾失健运，内生湿热，或因房事不洁，外感湿热邪毒，湿性重浊，下移精室，精室不安，难以生精；④瘀血阻络：禀赋乖异，精道不通，或久病入络，或跌扑外伤，或同房用力不当，导致瘀血内生，阻滞精道，而致无精子。

### （二）辨证要点

①射出的精液经离心沉淀后显微镜观察，连续3次均未发现精子可考虑本病；②本病病因不外虚实两类，虚者多因禀赋不足，天癸不充，肾精衰竭，气血亏虚；实证常因瘀而起，或禀赋乖异，精道不通，或湿热瘀血阻滞精道，故治疗当分清虚实，辨明病位。

### （三）辨证论治

1. 肾精亏极　主证：不育，精液中无精子，睾丸大小正常或小而软，胡须、阴毛稀疏，头晕目眩，耳鸣腰酸，性欲低下，阳痿早泄，舌淡苔薄，脉沉细。治则：滋补肝肾，充养精室。方药：五子衍宗丸合金匮肾气丸加减。处方及加减：覆盆子25g，枸杞子、菟丝子、车前子(包)各10g，熟地黄24g，山萸肉、山药、肉苁蓉各12g，泽泻、牡丹皮、茯苓各9g，五味子、制附子、肉桂各3g。若性欲淡漠、阳痿精薄者，加阳起石、韭菜子；遗精早泄者，加莲须、龙骨、芡实；不射精者，加紫石英、王不留行。中成药：龟灵集，每日2次，每次0.3g；生髓育麟丹，每日3次，每次6g；

2. 气血亏虚　主证：婚后不育，无精子，面色无华，神疲乏力，少气懒言，肢体倦怠，纳谷不馨，便溏，舌淡有齿痕，苔薄白，脉细无力。治则：健脾益气，养血生精。方药：十全大补汤加减。处方及加减：人参、川芎各6g，黄芪、熟地黄各12g，茯苓、当归、白芍、炒白术各9g，肉桂、炙甘草各3g。若不射精加石菖蒲、远志、茯神、蜈蚣以通精道、开下窍；失血者，加旱莲草、女贞子。中成药：人参养荣丸，每日3次，每次9g；归脾丸，每日3次，每次6g。

3. 湿热下注　主证：不育，无精子，素有泌尿生殖系统感染史，或有腮腺炎史，口干口苦，尿频、尿赤，少腹、会阴胀痛，阴囊湿痒，大便干结，舌红，苔黄腻，脉滑数。治则：清利湿热，消肿解毒。方药：萆薢渗湿汤加减。处方及加减：萆薢、薏苡仁各30g，茯苓、黄柏、丹皮、泽泻、车前子各15g，滑石30g。若精液中有脓细胞、口干尿黄者，加蒲公英；若大便不通畅者，加枳壳、大黄。中成药：四妙丸，每日2次，每次9g；一清胶囊，每日3次，每次4粒。

4. 瘀血阻络　主证：婚后不育，无精子，少腹会阴刺痛，甚或剧痛，射精疼痛，或睾丸、附睾肿痛，精索增粗，有结节，质地硬，或如蚯蚓成团，舌质黯，有瘀斑瘀点，脉涩。治则：活血化瘀，疏通精络。方药：桃红四物汤加味。处方及加减：桃仁、当归、白芍各9g，红花、川芎各6g，熟地黄12g。兼气虚者，加人参、黄芪以补气生血；血虚有寒者，加肉桂、炮姜、吴茱萸以温经通脉；输精管阻塞者，加穿山甲、路路通；少腹隐痛者，加延胡索、没药；精索触及硬结者，加皂角刺、威灵仙。中成药：大黄䗪虫丸，每日3次，每次3g；血府逐瘀丸，每日3次，每次6g。

## 七、中医对死精子症的认识与辨证论治

### （一）辨病因病机

死精子症是指精子成活率降低，精液中存活精子低于58%的病症，属中医的“无子”“绝孕”“不育”范畴。主要病因包括①肾气不足：先天禀赋不足，肾气衰弱，或早婚房事过度，或手淫过频，损伤肾气，肾气虚弱，命门火衰，下焦阳气不足，失于温煦，影响精子生存；②阴虚火旺：素体阴血不足或房劳过度，或嗜食温燥劫阴之品，或久病及肾，耗伤肾阴，肾阴不足则阴虚火旺，煎熬精室致死精增多；③肝郁气滞：情志不遂，七情所伤，致肝气郁结，疏泄失常，影响精子生存；④痰湿蕴阻：素体肥胖或脾不健运，痰浊内生，阻滞下窍，致死精子数量上升。

### （二）辨证要点

①精子成活率降低，精液中存活精子低于58%；②本病病位主要在肾，涉及肝、脾二脏，以虚证居多，也可见虚实夹杂，阴虚常夹杂湿热，肝郁气滞常夹杂阴血不足。治疗当以滋阴、补肾、利湿、疏肝为法，辨明虚实。

### （三）辨证论治

1. 肾气不足　主证：婚后不育，死精子增多，常有腰膝酸软，神疲乏力，头晕耳鸣，性欲低下，射精无力或早泄，舌淡苔薄，脉沉细。治则：温肾补气强精。方药：五子衍宗丸加减。处方及加减：覆盆子25g，当归20g，车前子(包)、枸杞子、菟丝子、熟地黄、淫羊藿各10g。气虚盛者，加党参、山药；肾阳虚者，加仙茅、巴戟天；兼便秘者，加肉苁蓉、淫羊藿。中成药：五子衍宗丸，每日3次，每次9g。

2. 肾阳虚衰　主证：不育，死精子多，形寒肢冷，面色无华，精神不振，夜尿频多，阳痿早泄，舌淡胖，苔白润，脉沉细无力。治则：温肾壮阳填精。方药：赞育丹加减。处方及加减：熟地黄、白术各25g，当归、枸杞各18g，仙茅、杜仲、山茱萸、淫羊藿、巴戟肉、肉苁蓉、韭菜子各12g，蛇床子、制附子、肉桂各6g。若阳衰气虚，加人参以补之；阳虚滑精或带浊、便溏，加补骨脂以补肾固精止泻；肾泄不止，加五味子、肉豆蔻以涩肠止泻；饮食减少或不易消化，或呕恶吞酸，加干姜温中散寒；腹痛不止，加吴茱萸散寒止痛；神疲乏力加党参、黄芪；性欲减退加威灵仙、韭菜子。中成药：全鹿丸，每日2次，每次9g；右归丸，每日2次，每次6g。

3. 阴虚火旺　主证：不育，死精子多，精少，腰膝酸软，潮热盗汗，五心烦热，早泄、遗精，口干咽燥，舌红，苔少而干，脉细而数。治则：滋阴降火益精。方药：知柏地黄丸加减。处方及加减：熟地黄24g，山萸肉、山药各12g，泽泻、牡丹皮、茯苓各9g，知母、黄柏各6g，赤芍10g。尿急、尿痛者，加瞿麦、萹蓄、滑石；血精者，加仙鹤草、茜草炭；耳鸣眼花者，加枸杞、益智仁；潮热盗汗者，加五味子、煅牡蛎；遗精者，加金樱子、芡实；颧红口干者，加地骨皮、麦冬；腰酸膝软者，加菟丝子、狗脊。中成药：知柏地黄丸，每日2次，每次6g；大补阴丸，每日2次，每次6g。

4. 肝郁气滞　主证：郁郁寡欢，死精子多，不育，胸胁胀满，少腹、会阴作胀，性欲淡漠，舌偏黯，苔薄，脉弦。治则：疏肝理气通精。方药：柴胡舒肝散加减。处方及加减：陈皮、柴胡各12g，川芎、香附、枳壳、白芍各9g，炙甘草3g。肝郁气滞较甚，加香附、郁金、陈皮以疏肝解郁；肝郁化火者，加丹皮、栀子以清热凉血；小腹疼痛者，加川楝子、延胡索；胸闷胁胀者，加全瓜蒌、木香。中成药：逍遥丸，每日3次，每次6g；舒肝丸，每日3次，每次1粒。

5. 痰湿蕴阻　主证：形体肥胖，不育，死精子多，胸膈痞闷，头晕身重，胃纳不佳，小便不利，舌质淡，苔白腻，脉滑。治则：化痰利湿通窍。方药：导痰汤加减。处方及加减：法半夏12g，橘红、枳实、茯苓各10g，天南星、炙甘草各3g，生姜6g。湿痰甚者，加苍术、厚朴以增燥湿化痰之力；寒痰者，加干姜、细辛以温化寒痰；热痰者，加瓜蒌；风痰者，加天麻、僵蚕以化痰息风；治食痰，可加莱菔子、麦芽以消食化痰，治郁痰，加香附、青皮、郁金以解郁化痰；生殖器官炎症加蒲公英、紫花地丁；小便赤热加淡竹叶、猪苓。中成药：指迷茯苓丸，每日3次，每次6g。

## 八、中医对弱精症的认识与辨证论治

弱精子症是指至少连续3次精液检查所得的结果中精子总活率小于40%，或前向运动的精子小于32%的病症，是导致男性不育症的常见病因之一，本症与“精冷”有关，又称“精寒”。

### （一）病因病机

①肾气不足：先天不足，禀赋素弱，或房事不节，色欲过度，使肾气受伤，甚至伤及元阳，肾阳的温煦功能失职，精液得不得元阳的温阳，则生成本病；②气血两虚：久病体虚，气血不足，精失所养，而成精弱；③湿热下注：嗜食肥甘厚味，酿湿积热，湿热下注，阻遏阳气，气机不利，而成弱精子症；④气滞血瘀：肝气郁结，气滞血瘀，阻于络道，血脉瘀滞，精失所养，而成本症。

### （二）辨证论治

1. 肾阳不足　主证：婚未育，精液清冷；腰膝酸软，形寒肢冷，面色晄白，精神萎靡，小便清长，夜尿频数，舌淡苔白，脉沉迟无力。治则：温肾壮阳。方药：右归饮加减。处方及加减：熟地黄20g，山药、枸杞子各6g，山茱萸、炙甘草、肉桂各3g，杜仲9g，制附子6g。性欲低下者，加淫羊藿、巴戟天；腰膝酸软者，加续断、桑寄生；精神萎靡者，加黄芪、制黄精；失精者，加金樱子、芡实；便溏者，加补骨脂、佛手。中成药：金匮肾气丸，每日2次，每次5g；右归丸，每日3次，每次9g；五子衍宗丸，每日2次，每次6g。

2. 肾阴亏虚　主证：久婚未育，头晕耳鸣，阳强易举，遗精，早泄，口干，五心烦热，潮热盗汗，舌红少苔，脉细数。治则：滋阴补肾。方药：知柏地黄丸加减。处方及加减：熟地黄24g，山萸肉、山药各12g，泽泻、牡丹皮、茯苓各9g，盐知母、盐黄柏各6g。遗精早泄者，加金樱子、芡实；五心烦热、潮热盗汗甚者，加浮小麦、煅牡蛎、五味子；夜寐不安者，加酸枣仁、煅龙骨、煅牡蛎。中成药：左归丸，每日2次，每次9g。

3. 气血两虚　主证：久婚未育，神疲乏力，头晕耳鸣，少气懒言，面色萎黄，舌淡苔白，脉细弱。治则：益气养血。方药：十全大补汤加减。处方及加减：人参、川芎各6g，肉桂、甘草各3g，熟地黄12g，当归、白芍、茯苓、白术各9g，黄芪12g，生姜3片，大枣2枚。常感冒者，加防风、山药、薏苡仁；纳谷不香者，加炙鸡内金、焦山楂、焦神曲。中成药：补中益气丸，每日3次，每次10丸；八珍颗粒，每日2次，每次1袋。

4. 血脉瘀阻　主证：久婚未育，小腹或会阴部坠胀、疼痛，有时牵及睾丸、腹股沟；舌质暗，有瘀点或瘀斑，脉涩；治则：活血通脉。方药：桃红四物汤加减。处方及加减：桃仁、当归、白芍各9g，红花、川芎各6g，熟地黄12g。会阴坠胀者，加黄芪、党参；骨盆周围疼痛甚者，加金铃子散或四逆散。中成药：桂枝茯苓丸，每日3次，每次6g；血府逐瘀口服液，每日3次，每次1支。

5. 湿热下注 主证：久婚未育，口苦心烦，阴囊潮湿，尿赤，舌红苔黄腻，脉滑数。治则：清热利湿。方药：程氏萆薢分清饮加减。处方及加减：川萆薢、黄柏、石菖蒲、莲子心各10g，茯苓、白术各15g，丹参、车前子各20g。兼有腹痛者，加乌药、生山楂；兼有尿频、尿急者，加马鞭草、菟丝子；尿道灼热刺痛者，加金钱草、通草；兼有精液不化者，加制水蛭、赤芍、生甘草。中成药：四妙丸，每日2次，每次9g。

## 九、中医对男性不育的治则与治法

治疗男性不育症，首先要寻找病因，详辨虚实寒热、气血阴阳，可以采用辨证论治和辨病论治相结合的方法。益肾补精是治疗本病的重要治则。本病病变关键在肾，治疗当注重调理肾之阴阳，补充肾之精气，疏导肾之精道。本病多为本虚标实，治本有益肾、填精、滋阴、壮阳、健脾、补气、养血之分，治标有活血、化瘀、清热、利湿、散寒、解郁之异。需要注意的是，治疗该病切忌不加辨证就妄投苦寒或温热之品，苦寒过度，不仅败胃，引起胃脘疼痛、恶心呕吐，而且伤阳，导致性欲淡漠、阳痿不举，同时影响精子质量。温肾壮阳太过，每易致生殖道充血水肿，不仅加重炎症，而且阴精被灼，影响精子数量和质量。中医辨病辨证治疗养护的方法丰富多样，包括中药内服法、针灸、推拿、埋线、穴位贴敷、功法、饮食疗法等。在此重点介绍中药内服法和饮食疗法。

### （一）泻实类治法

①疏肝解郁：适用于肝郁气滞所致的病症，如阳痿、睾丸肿胀疼痛、精索静脉曲张等。临床多有情志抑郁，性急多怒病史。治疗或迅疾奏效，或难以收敛，或时常反复，常受精神情绪的影响。除药物外，需配合精神、心理疗法。方选逍遥散、柴胡舒肝散、沉香散、荔枝核汤等。②清肝泻火：适用于肝胆火炽或肝经火热所致病症临床中多有性情急躁易怒、长期抑郁不舒病史。代表方有当归龙荟丸、丹栀逍遥散等。③温肝散寒：适用于寒邪郁滞、肝经挛缩所致病症，如寒疝、阳痿、阴冷、阴缩、精清、精少等。临床常有遇寒加重、得温痛减的特点。常用方有暖肝煎。④清热利湿：适用于湿热下注，扰动精室，灼津伤阴，精液凝聚不通而不能生育者。如阳痿、早泄、血精、精液不化、赤白浊等。方有龙胆泻肝汤、八正散、泻热汤等，使用该法，清热应防苦寒败胃伤阴，利湿既防祛邪不去，恐过利损阴。⑤活血化瘀，理气通精：适用于瘀血内阻精道，败精阻滞，或气滞血瘀，精道不通，生精通精不利所致不育症。临床常有外伤或过度负重或强力行房史。如睾丸血肿、精索静脉曲张、血精、前列腺肿痛、前列腺增生、不射精、阳痿早泄、无精子症等。方有桃红四物汤、膈下逐淤汤等。⑥清火解毒：适用于火毒蕴结所致男性生殖系统感染、性病、疮疡肿毒等。如子痈、囊痈、龟头包皮炎等。临床上或包皮过长，或性交不洁，或皮肤破损，易染毒邪病史。方选黄连解毒汤、五神汤等。⑦交通心肾：适用于心肾不交所致的遗精、早泄、阳强等病症，临床上每伴有心烦、遗精等。方有交泰丸、安神定志丸等。

### （二）补虚类治法

①温阳补肾：适用于肾阳不足，命门火衰，精液清冷，不能成孕者。如无精子症、少精子症、精子活力低下、滑精等。方选金匮肾气丸、济生肾气丸、右归丸等。常选药物有：仙灵脾、仙茅、巴戟天、肉桂、附子、锁阳、葫芦巴、知母、狗脊、续断、杜仲、鹿角、肉苁蓉、枸杞子、菟丝子、补骨脂、紫河车等。②滋养肾阴，生精养髓：适用于肾气不足，肾阴亏损，阴精乏少，或阴虚火旺，灼伤肾阴，精液亏耗，久不成孕者。常用方有六味地黄丸、左归丸、聚精丸、还少丹、龟鹿二仙膏等。常用药有熟地黄、山茱萸、枸杞子、知母、黄柏、桑椹子、女贞子、旱莲草、当归、紫河车粉、菟丝子。③固摄肾气：适用于肾气不足、精关不固，或带脉失约所致病症，如遗精、早泄、阳痿、尿精等。代表方有菟丝子丸、固本摄精丸、五子补肾丸等。④补益气血：适用于气血两虚不得化精、精室空虚所致病症，如少精子症、阳痿等。方选嗣育汤、人参养荣汤、十全大补汤等。

## 十、结语

男性不育病机复杂，证型繁多，根据精液异常的几种情况，本着补虚泻实法则辨证治之。如精液不化，多责于阴虚、湿热；死精过多，多责于肾阳亏虚，肾阴亏损，气血两虚，或精室伏热；少精症者多属于脾肾不足，气血两虚，或败精阻窍，精室伏热；若无精症者多责于先天禀赋不足，命门火衰、孤阴不生，或精室伏热、湿热毒邪伤精，或气血不足、无血化精，或肝气郁滞，精血不畅，精虫不生等。

中医药治疗男性不育以辨证论治为总则，把人体作为一个整体考虑其内在的病因病机，并进行辨证施治，按证施药。正如《医述》所述“种子之方，本无定轨，因人而施，各有所宜。故凡寒者宜温，热者宜良，滑者宜涩，虚者宜补，去其所偏，则阴阳和而生化着矣”，充分体现了中医个性化的辨治精神。肾阳虚衰者，温补肾阳；肾阴不足者，滋补肾阴；气血两虚者，补益气血；肝郁气滞者，疏肝解郁；湿热下注者，清利湿热。同时要重视肾在男性不育症治疗中的地位。大量流行病学资料表明，肾虚证型出现频率最高，多合并其他证型出现。对无症可辨，精液检查异常者，依然可从肾论治。

临床上同病异治、异病同治都是中医辨证思维的具体应用，同病异治是指同一种病，由于发病的时间、地域不同，或所处的疾病的阶段或类型不同，或患者的体质有异，其反映出的证候不同，因而治疗也就有异。弱精子症可因其病因病机和患者体质的不同而出现肾气不足、气血两虚、湿热下注、气滞血瘀等不同的证候，因而有温肾壮阳、肾阴亏虚、益气养血、活血通脉、清热利湿等相应的治法。异病同治是指几种不同的疾病，在其发展变化过程中出现了大致相同的病机，大致相同的证，故可用大致相同的治法和方药来治疗。如无精子症、弱精子症、少精子症等不同疾病，在其发展变化过程中，可能皆出现气血两虚的表现，出现相同的证候，故皆可用益气养血法进行治疗。中医学诊治疾病的着眼点是对证候的辨析和因证候而治。证同则治同，证异则治异，是辨证论治的精神实质。

中医治病强调辨证的同时也不忽视辨病，辨病与辨证，都是认识疾病的思维过程。辨病是对疾病的辨析，以确定疾病的诊断为目的，从而为治疗提供依据；辨证是对证候的辨析，以确定证候为目的，从而根据证候来确立治法，据法处方以治疗疾病。辨证与辨病都是以患者的临床资料为依据，区别在于一为确诊疾病、把握全局；一为确立证候、对证处理。只有两者有机结合，才能使对疾病的诊治既有原则性，又有灵活性。辨病论治是认同性思维，强调的是治病的原则性；而辨证论治则是差异性思维，突出的是治病的灵活性，是个体化治疗，两者各具特色，因而需要配合应用。

中医临证着重整体调理，在辨证的基础上确定疾病治疗的总体原则，中医为不育症的治疗提供了更多的选择，丰富了治法，增加了疗效；而西医对疾病的认识基于对人体的解剖结构及细胞基因等实验室指标，可以补充中医在诊疗疾病时的不足，协助明确具体病因，提高诊病的准确性和全面性。中医辨证与西医辨病结合有助于更好、更全面地认识疾病，提高临床疗效。

（卢建新）

## 参考文献

[1] MEHTA A，GOLDSTEIN M.Microsurgical varicocelectomy：a review [J]. Asian J Androl，2013，15(1)：56-60.

[2] PENG J，YUAN Y，ZHANG Z，et al. Microsurgical vasoepididymostomy is an effective treatment for azoospermic patients with epididymal obstruction and prior failure to achieve pregnancy by sperm retrieval with intracytoplasmic sperm injection [J]. Hum Reprod，2014，29(1)：1-7.

[3] PENG J，ZHANG Z，CUI W，et al. Pregnancy and live birth rates after microsurgical vasoepididymostomy for azoospermic patients with epididymal obstruction [J]. Hum Reprod，2017，32(2)：284-289.

[4] PENG J，ZHANG Z，CUI W，et al. Spontaneous pregnancy rates in Chinese men undergoing microsurgical subinguinal varicocelectomy and possible preoperative factors affecting the outcomes [J]. Fertil Steril，2015，103(3)：635-639.

[5] 谷翊群 .WHO 人类精液检查与处理实验室手册[M]. 北京：人民卫生出版社，2011.

[6] 秦国政 . 中医男科学[M]. 北京：科学出版社，2017.

[7] 王琦 . 王琦男科[M]. 北京：中国中医药出版社，2012.

[8] 徐福松，黄馥华 . 徐福松男科纲目[M]. 北京：科学出版社，2012.

[9] 尹国有 . 男科病辨治实录[M]. 北京：学苑出版社，2016.

# 第十三篇

# 肾功能衰竭与肾移植术

# 第八十七章

# 急性肾损伤诊断与治疗

急性肾损伤(acute kidney injury, AKI)既往称急性肾衰竭(acute renal failure, ARF),是一种常见的临床综合征,主要表现为肾功能的快速下降及代谢废物的蓄积,其诊断有赖于血清肌酐(serum creatinine, Scr)的升高和尿量的减少。AKI 的发病率高,且呈逐年上升趋势,在住院患者尤其是重症患者中十分常见,重症 AKI 患者病死率高。目前尚无治疗 AKI 的特效药物,严重时需进行肾脏替代治疗。AKI 患者发展成为慢性肾脏病的风险大大增加,有部分患者会直接进展到终末期肾病。如果及时识别、去除危险因素或积极干预,许多 AKI 的肾功能可完全或部分恢复,并脱离透析。因此,早期诊断、早期干预是改善 AKI 预后的关键。既往文献中急性肾衰竭和急性肾损伤区分并不明确,因此在本文中急性肾衰竭和急性肾损伤的表述均存在。

## 第一节 流行病学与病因学

近些年 AKI 的发病率呈逐渐上升的趋势,这其中需要进行血液净化治疗的 AKI 患者也呈现增加趋势。这些研究数据存在一定的不确定性,主要是由于 AKI 多种多样的临床特征和不同的临床诊断标准。研究表明不卧床的患者 AKI 发病率低,而病情较重、长期卧床患者的 AKI 发病率较高,且大多需要进行肾脏替代治疗。Ronco 等研究发现在失代偿性的心力衰竭的住院患者中,AKI 的发病率可以达到 40%,这也许是所谓的心肾综合征。

依据病因 AKI 可分为肾前性、肾性及肾后性,但这些病因又可以相继出现。同一种致病因素也可以引起不同的 AKI。AKI 病因常常难以确定,多是综合性因素的联合致病。临床工作中有时难以区分肾前性、肾性和肾后性因素(表 87-1)。

**表 87-1 急性肾损伤的病因分类**

| |
|---|
| 肾前性(肾脏低灌注) |
| 血容量不足: |
| 细胞外液丢失(烧伤、腹泻、呕吐、消化道大出血、盐消耗性肾病、利尿、尿崩症、原发性肾上腺皮质功能不全) |
| 细胞外液重新分布:(烧伤、挤压伤、胰腺炎、营养不良、肾病综合征、严重肝脏疾病) |
| 心输出量下降: |
| 心肌功能下降(心肌梗死、心律不齐、缺血性心脏病、心肌病、瓣膜病、高血压性心脏病) |
| 周围血管扩张: |
| 药物引起(抗高血压药物、麻醉药、药物中毒) |
| 脓毒血症 |
| 其他疾病:肝衰竭、过敏、肾上腺皮质功能不全、低氧血症、低磷血症 |
| 肾脏血管收缩、扩张失衡 |
| 脓毒血症 |

续表

| |
|---|
| 药物:NSAIDs,ACE 抑制剂,α 肾上腺受体拮抗剂 |
| 肝肾综合征 |
| 肾动脉机械性梗阻 |
| 夹层形成 |
| 外伤(血肿压迫、血管创伤) |
| 药物引起血液胶体渗透压高张状态 |
| 肾实质性(肾脏本身疾病) |
| 肾小球疾病 |
| 各型急进性肾炎 |
| 急性感染后肾小球肾炎 |
| 肾小管坏死 |
| 缺血性(肾前性急性肾衰竭迁徙而致) |
| 肾毒性(药物、造影剂、高渗性肾病、重金属或有机溶剂) |
| 色素尿(肌红蛋白尿、血红蛋白尿) |
| 肾间质疾病 |
| 药物 |
| 自身免疫疾病 |
| 感染 |
| 肿瘤细胞浸润(淋巴瘤、肉瘤、白血病、结节病) |
| 肾血管疾病 |
| 小血管炎(常表现为急进型肾炎Ⅲ型) |
| 血栓性微血管病(恶性高血压、溶血性尿毒症综合征、硬皮病肾脏危象、弥散性血管内凝血等) |
| 肾梗死(肾动脉栓塞、动脉粥样硬化性肾动脉闭塞、肾小动脉胆固醇栓塞综合征) |
| 肾后性(尿路梗阻) |
| 肾内梗阻 |
| 骨髓瘤、轻链病、尿酸和/或草酸钙、磺胺、阿昔洛韦等药物结晶 |
| 双侧肾盂、输尿管梗阻 |
| 管腔内梗阻肿瘤、结石、血块、组织块或脓块、脱落肾乳头、真菌团块 |
| 管腔外压迫肿瘤、肿大淋巴结、腹膜后纤维化、误结扎 |
| 膀胱及以下部位 |
| 结石、肿瘤、血块 |
| 神经性膀胱 |
| 前列腺肿大(恶性或良性) |
| 尿道狭窄(外伤、肿瘤)、严重的包茎 |

## 第二节 急性肾损伤病理生理学

### 一、肾前性急性肾损伤

正常情况下机体对肾血流量在相当程度中的变动仍可维持稳定的肾小球滤过率,即肾脏的自身调节(autoregulation)现象。在肾脏血流灌注下降超过自身调节的范围引起肾脏缺血、缺氧及肾小球滤过功能下降时,即出现肾前性 AKI。传统的肾前性致病因素已得到普遍的公认,如各种原因引起的血容量下降(胃肠道丢失、皮肤丢失、尿液丢失或体液向第三体腔重新分布)或心输出量下降引起的对整个肾脏供血下降等。临床上对于血容量不足的判定是医师的基本功，但却又常被忽视。由于严重心力衰竭，心输出量下降引起的肾功能下降，称之为心肾综合征（cardiorenal syndrome）。由于脱水或应用NSAIDS或ACE抑制剂后易发生。

对于肾小球血管收缩、扩张调节失衡引起的肾脏血液供应下降导致的AKI应引起特别重视。肾小球血流受入球小动脉及出球小动脉二者流量的动态平衡所控制，从而影响滤过压及下游肾单位的血液供应。临床上，应用血管紧张素阻抑药物（包括ACE抑制剂、血管紧张素受体Ⅰ阻断剂）后可引起肾小球滤过率下降，重者可达到急性肾衰竭程度。这种影响在原有疾病存在着高肾素、高血管紧张素状态时，如严重水肿、严重容量不足或原有慢性肾脏病、重度肾动脉狭窄、慢性心力衰竭时，更为突出。非甾体类抗炎药（nonsteroidal anti-inflammatory drugs，NSAIDs）可选择性地阻断花生四烯酸的合成，导致具有扩血管活性的前列腺素合成减少，从而抑制入球小动脉扩张，引起肾小球滤过率下降，重者出现急性肾衰竭。当患者出现容量不足（特别是强利尿后）、低蛋白血症水肿、慢性肾脏病、NSAIDs与ACE抑制剂合用时、老年患者均更易出现此不良反应。上述药物相关的AKI在及时停药后大部分患者肾功能可以恢复。

另一类与治疗用药有关的肾前性AKI是由血浆胶体渗透压过高引起的渗透性肾病（osmotic nephropathy）。常见于过度应用甘露醇、右旋糖酐、蛋白制剂（如大剂量免疫球蛋白），淀粉代血浆、菊糖、甘油、明胶等。

## 二、肾实质性AKI

肾实质性急性肾衰竭是我国最常见的AKI。各种不同原因的肾实质性疾病引起的AKI治疗方法及强度完全不同，如：由ATN和药物过敏或感染相关性急性间质性肾炎（AIN）引起的AKI，去除病因对治疗AKI十分重要；再如急进性肾炎常需进行强化免疫抑制治疗；而重症急性肾炎除透析治疗外，对症治疗即可，一般不必应用免疫抑制治疗，三者的治疗十分不同。因此，谨慎地鉴别诊断十分重要。

## 三、肾后性急性肾损伤

肾后性急性肾衰竭是AKI中较少见的病因，但这一类急性肾衰竭在男性老年人群中较多见，与前列腺疾病及肿瘤性疾病的高发有关，在ICU患者中很少见，而在一般社区来源的患者中较多见。大部分肾后性梗阻可以经过干预后永久或暂时解除、从而使肾功能好转。因此，临床上早期明确诊断甚为重要。除了传统的尿路梗阻之外，肾内梗阻（intrarenal obstruction）随着各种治疗措施的进展而日趋多见，其防治更应引起重视。如白血病、淋巴瘤及其他肿瘤化疗后出现肿瘤溶解综合征（tumor lysis syndrome）时的高尿酸血症造成肾小管液中尿酸浓度上升、在酸性环境中形成结晶、阻塞肾小管腔，如合并高钙血症时则形成混合性结石。因此，在化疗过程中应充分地水化、给予碱性药物及预防性应用黄嘌呤氧化酶抑制剂。大剂量应用化疗药物氨甲蝶呤（methotrexate，MTX）时，其不溶性代谢产物也可能在肾小管沉积，形成梗阻。其他如阿昔洛韦（acyclocir）、茚地那韦（indinavir）及磺胺类等药物也有类似作用。此外，多发性骨髓瘤的大量轻链蛋白在脱水、应用利尿剂或造影剂或伴高钙血症或高尿酸血症引起肾小管腔内梗阻，导致AKI。

尿路梗阻多有典型的超声表现，比较容易作出诊断；而超声对肾内梗阻则很难作出诊断。对于临床高度可疑的患者，尿沉渣检查中的结晶及肾穿刺活检可发现典型的广泛肾小管内结晶或蛋白沉着时则有助于诊断。由于梗阻导致肾小管排泌尿素下降，此类患者的血尿素氮与肌酐比值大于15。

# 第三节 急性肾损伤诊断与鉴别诊断

自ARF概念提出以来，一直缺乏统一的定义和诊断标准。由于ARF的定义长期未达成共识，导致其发病率、病死率等流行病学研究结果存在巨大差异，其疗效判定也无法达成共识，这也是不同研究结果难以进行比较的原因，并在一定程度上影响了ARF诊治水平的提高，成为限制ARF诊治及研究的障碍。此外，ARF忽视了肾脏损害早期的病理生理变化。因此近年来国际肾脏病、急救和重症医学界提出用AKI来取代ARF的概念，并试图建立统一的AKI诊断和分类标准。

## 一、ADQI诊断分期标准（RIFLE标准）

2002年急性透析质量指导组（Acute Dialysis Quality Initiative Group，ADQI）提出了AKI的RIFLE诊断分级标准，其核心是依据Scr、肾小球滤过率

(glomerular filtration rate,GFR)和尿量的变化,将AKI按临床严重程度及预后分为5期:1期,风险期(risk of renal dysfunction,R);2期,损伤期(injury to the kidney,I);3期,衰竭期(failure of kidney function,F);4期,功能丧失期(loss of kidney function,L);5期,终末期肾病期(end stage renal disease,ESRD)。其中RIF为3个等级,L和E为预后级别。2004年正式发表的RIFLE标准(表87-2)。

该标准对AKI进行了定义,使临床早期诊断成为可能。RIFLE分期诊断涵盖了肾脏急性损伤时肾功能从轻微病变向终末期肾病演变的一个完整的病理过程。表明AKI是对ARF概念的扩展。RIFIE标准是第一个受到广泛认同的AKI定义及分期标准,特别是对于危重患者,RIFLE标准有助于早期发现和诊断AKI。分级严重程度的升高对患者的临床预后有预测价值,但RIFLE分期标准仍存在一定的局限性,包括全球50万AKI患者在内的多个流行病学调查及临床研究均证实,以RIFLE标准诊断AKI时,患者的生存率降低。RIFLE标准是以GFR或Scr变化、尿量为标准进行划分,但未考虑年龄、性别、种族等因素对Scr的影响。

此外,根据公式计算得到的GFR估测值在急性、非稳定状态下对肾功能的评估价值有限,只能作为粗略的参照。

表87-2　AKI的RIFLE诊断标准

| 期别 | 肾小球功能指标(Scr或GFR) | 尿量指标 |
|---|---|---|
| R期 | Scr升高>1.5倍,或GFR下降>25% | <0.5ml/(kg·h),时间>6h |
| I期 | Scr升高>2倍,或GFR下降>50% | <0.5ml/(kg·h),时间>12h |
| F期 | Scr升高>3倍,或>353.6μmol/L(4mg/dl)或急性增加>44.2μmol/L(0.5mg/dl);或GFR下降>75% | <0.3ml/(kg·h),时间>24h或无尿>12h |
| L期 | 持续肾衰竭>4周 | |
| E期 | 持续肾衰竭>3个月 | |

注:AKI为急性肾损伤;Scr为血清肌酐;GFR为肾小球滤过率。

## 二、AKIN标准

2004年国际肾脏病学会(International Society of Nephrology,ISN)、美国肾脏病学会(American Society of Nephrology,ASN)、美国肾脏病基金会(National Kidney Foundation,NKF)、ADQI、欧洲重症医学协会(European Society of Intensive Care Medicine,ESICM)及急诊医学专业等来自全球多个国家和地区的专家在意大利Vicenza成立了急性肾脏损伤网络(Acute Kidney Injury Network,AKIN)专家组,并于2005年在RIFLE基础上对AKI的诊断及分期标准进行了修订,达成并制定了新的AKI共识,建立了AKI的AKIN标准(表87-3)。

AKIN标准将AKI定义为:不超过3个月的肾功能或结构方面异常,包括血、尿、组织学检测或影像学检查所见的肾脏结构与功能的异常。新的AKI诊断标准:①48h内Scr升高,其绝对值增加≥26.5μmol/L(0.3mg/dl),或者增加≥50%(达到基线值的1.5倍);②尿量减少<0.5ml/(kg·h),持续超过6h。当仅根据尿量改变作为诊断与分期标准时,需排除影响尿量的一些因素如尿路梗阻、脱水或血容量状态、利尿剂的使用等。AKIN标准对RIFLE标准进行了简化,仅保留前3个急性病变期,分别与RIFLE标准的R、I和F等级相对应。同时对分期指标做了调整,去除了RIFLE标准中GFR的指标,仅以Scr或尿量变化为依据。

AKI分期诊断标准与RIFLE分期诊断标准相比,主要有以下不同:①AKI新诊断标准的诊断时

表87-3　AKI的AKIN的诊断标准

| 期别 | 肾小球功能指标 | 尿量指标 |
|---|---|---|
| 1期 | 升高≥26.5μmol/L(0.3mg/dl)或升高1.5~2倍 | <0.5ml/(kg·h),时间>6h |
| 2期 | 升高2~3倍 | <0.5ml/(kg·h),时间>12h |
| 3期 | 升高>3倍,或升高>353.6μmol/L(4mg/dl)伴急性升高≥44.2μmol/L(0.5mg/dl),需要肾脏替代治疗 | <0.3ml/(kg·h),时间>24h或无尿>12h |

AKI为急性肾损伤;AKIN为急性肾损伤网络;Scr为血清肌酐。

间窗为 48h。②降低了对 Scr 基础值的要求，扩大了“危险期”的范围，强调了关注 Scr 绝对值的变化。Scr 绝对值增加≥26.5μmol/L（0.3mg/dl）即可诊断 AKI，提高了 AKI 诊断的灵敏度。③删掉 L 期和 E 期两个期别，因为这两个分期是对预后的判断，与 AKI 严重性无关。④新的标准去掉了 GFR 的标准，由于目前临床 GFR 数值是应用 CKD-EPI、MDRD 或 Cockcroft-Gauh 公式计算出来的，而上述计算只有在病情平稳时才可靠，在急性状态下评价 GFR 是困难的，由于计算偏差可能导致错误分期，因此，AKIN 的 AKI 标准去除了 GFR 做为分期指标。AKIN 的 AKI 诊断标准强调了 AKI 的诊断时间窗为 48h，并以尿量作为判断指标之一，使早期干预成为可能。但仅根据尿量标准进行诊断可能有假阳性，必须排除梗阻以及可逆性少尿。

与 RIFLE 标准相比，虽然 AKIN 标准可以提高 AKI 诊断的敏感性，但预测危重患者死亡的能力并无提高。而 RIFLE 标准更稳定，更适合用于临床试验的预后研究。也有研究认为，AKIN 标准并没有提高 AKI 诊断的敏感性、可靠性及预测预后的能力。

## 三、AKI 的 KDIGO 标准

对于 RIFLE 与 AKIN 两种标准诊断 AKI 的准确性，国内外做了大量比较研究。结果显示，对于同一患者群体应用两种标准诊断 AKI，均具有较高的相互漏诊率。因此，改善全球肾脏病预后组织（Kidney Disease Improving Global Outcomes，KDIGO），在 RIFLE 和 AKIN 标准的基础上对 2011 年 2 月之前发表的相关文献进行系统回顾，综合循证医学证据，于 2012 年 3 月在 Kidney Int Suppl 上发布了最新制定的 KDIGO 的 AKI 临床指南，确立了最新的 AKI 定义、诊断及分期标准。KDIGO 指南融合了先前 RIFLE 标准和 AKIN 标准的各自优点，目的是能早期诊断 AKI 并且降低漏诊率。该标准仍采用 Scr 和尿量作为主要指标，符合以下情况之一者即可诊断 AKI：①48h 内 Scr 升高≥26.5μmol/L（0.3mg/dl）；②Scr 升高超过基础值的 1.5 倍及以上，且明确或经推断上述情况发生在 7d 之内；③尿量减少 <0.5ml/（kg·h），且时间持续 6h 以上。KDIGO 指南将 AKI 分为 3 期（表 87-4），当患者的 Scr 和尿量符合不同分期时，采纳最高分期。KDIGO 指南标准与 RIFLE 及 AKIN 两种标准相比，最大的改进是将肾功能受损的诊断提前并降低了早期漏诊率，利于 AKI 早期救治。

在临床上，鉴别肾前性、肾性和肾后性 AKI（ARF）有一定困难。对 AKI 患者完整的病史采集及体格检查是必要的，这包括评估容量状态、心血管血流动力学、潜在的肾毒性及系统性疾病。所有关于 AKI（ARF）的有创和药物治疗手段都应该在肾功能变化之前制订方案。因此，了解以前的肾功能就显得非常重要了。我们应该识别与 AKI（ARF）相关的危险因素，例如心力衰竭、肝衰竭、肾功能不全、糖尿病、暴露于放射性物质、氨基糖甙抗生素的使用、非甾体类抗炎药、ACEI、动脉粥样硬化等相关危险因素。而明确手术的性质和强度如开放手术或内镜手术、失血、血流动力学的稳定性、尿路完整性和手术期间药物治疗等问题，对 AKI（ARF）的手术患者也极为重要。

尿量是诊断 AKI 的指标。少尿提示尿路梗阻、肾血管阻塞或肾皮质坏死。相反，重复监测患者 SCr 被视为发现 AKI（ARF）的首要方法。尿常规检查是评估 AKI（ARF）的基本指标，可以鉴别 AKI 的病因。例如蛋白尿、血尿及和红细胞管型是肾小球肾炎的特异性病理表现。经典的 ATN 尿沉渣有色素颗粒管型和肾小管上皮细胞，在近 80% 的少尿型 AKI（ARF）中都能找到。测定尿电解质对明确 AKI（ARF）的病因也十分有益。有必要测量尿钠、肌酸及尿渗透压，也可以测尿钠排泄分数或肾衰指数。

## 四、鉴别诊断

由于 AKI 是一组由很多种疾病，通过不同的发病原理形成的、以短时间内 Scr 上升为共同特点的

表 87-4 AKI-KDIGO 的诊断标准

| 分期 | 肾小球功能指标 | 尿量指标 |
|---|---|---|
| 1 期 | 升高≥26.5μmol/L（0.3mg/dl）或升高 1.5~1.9 倍 | <0.5ml/（kg·h），时间 6~12h |
| 2 期 | 升高 2.0~2.9 倍 | <0.5ml/（kg·h），时间≥12h |
| 3 期 | 升高≥353.6μmol/L（4mg/dl），或需要启动肾脏替代治疗，或患者 <1 岁，估计 GFR 降低到 <35ml/（min·1.73m$^2$），或升高≥3 倍 | <0.3ml/（kg·h），时间≥24h 或无尿≥12h |

注：AKI 为急性肾损伤；KDIGO 为改善全球肾脏病预后；Scr 为血清肌酐；GFR 为肾小球滤过率。

临床综合征,其治疗各有特点,截然不同;又由于多种AKI如能及早确诊、正确治疗可以治愈或使肾功能稳定。因此,其早期诊断十分重要而且又比较困难,是对临床医师的严峻挑战。

AKI的诊断应包括三个过程:①鉴别急性还是慢性肾衰竭,不要忽视慢性肾脏病基础之上的AKI;②分析病因;③如属肾实质性AKI则需寻找其确切病因。鉴别急性还是慢性肾衰竭决定了患者的肾功能还有没有可逆的余地。除替代治疗之外,还需不需要针对病因治疗以及治疗的强度。在临床工作中,切忌武断地将患者诊断为"慢性肾衰竭"或"尿毒症"并以为必要时用上透析治疗就完事大吉了,而放松了对AKI的病因诊断与追溯,从而导致贻误患者宝贵的肾脏功能可恢复的时机。针对我国当前尚不能普遍地对所有肾衰竭患者进行长期维持性替代治疗的现状,二者之鉴别将有助于指导医师、患者家属和单位决定对于治疗的积极程度和评估预期所需付出的经济代价。

## 五、AKI病因类型、临床表现及其鉴别

在判明为AKI诊断之后,第二个需回答的问题是导致AKI的病因是什么。首先应分清AKI属于肾前、肾后或肾小球、肾小管、肾间质等哪一类的疾病。在此基础上,即可大体上制定各自不同的治疗方案和具体的治疗措施,最终还必须对具体的疾病做出较明确的诊断。因为只有得出了具体疾病的诊断,才能使治疗更加具有针对性和特点。

肾脏血液灌注不足引起的AKI应切实鉴别属于肾前性阶段还是已进入肾小管坏死。二者临床过程很相似,在应用利尿剂之前尿钠排泄指数和尿渗透压值有重要参考意义,必要时应作输注甘露醇试验治疗。两个不同的诊断决定了扩容利尿是否可行。又如肾小球及小血管疾病引起的AKI具有蛋白尿、血尿及高血压、水肿等肾小球受累的共性表现,进一步特异性免疫血清学检查又为病因诊断提供诊断线索或依据:如狼疮肾炎(Ⅰ型新月体肾炎)、特发性小血管炎(Ⅲ型新月体肾炎)、或链球菌感染后急性肾炎;而血管内溶血的化验检查结果可为血栓性微血管病提供诊断线索。再如药物引起的AKI常常表现为ATN或AIN,如有典型的全身过敏性表现(皮疹、药物热、嗜酸性白细胞升高等)和/或典型的尿液检查表现可提示间质性肾炎,如临床诊断根据不足需依靠肾活检病理检查作出诊断;然而,病理上呈急性间质性肾炎者,又必须结合临床鉴别其病因系药物过敏反应还是自身免疫性炎症。总之,AKI的病因诊断必须由临床(病史、体检、尿液检查、特殊化验检查)与病理检查相互配合,经过一个综合思维,分析与判断的过程,方可能避免误、漏诊。

## 六、慢性肾脏病基础上的AKI

在慢性肾脏病基础上发生的急性肾衰竭(ARF on CKD,A/C)是仅次于ATN和肾前性急性肾衰竭的AKI的第三位发病原因。国内有研究收集了从具有较为完整临床资料的慢性肾脏病合并AKI的187例患者的临床病例。分析结果发现,除原发病加重外,常见的诱因有感染、血容量不足、肾毒性药物的应用、高血压病未控制,其中感染是最常见的诱因,而血容量不足所致的A/C预后较差。其中感染、多器官功能障碍综合征(MODS)、贫血是影响A/C预后的独立危险因素。最终,66%患者的肾功能可恢复或部分恢复,7%的患者出院后需要继续血液净化治疗。

慢性肾病患者一旦发生AKI后,其病死率明显上升。一组造影剂肾病的研究表明,应用造影剂行冠状动脉造影或者血管成形术的慢性肾脏病患者,约有36.4%的患者术后会出现不同程度的急性肾损伤。

根据我国的临床资料,A/C常见于以下四种情况:①积极治疗原有疾病可使AKI恢复:最常见的是狼疮性肾炎,在劳累、感染、分娩(或流产)等因素影响下病变进一步活动,转型成为弥漫增生型(Ⅳ型),可伴新月体形成及肾小球毛细血管襻坏死。临床上5%~10%狼疮患者出现AKI。又如特发性肾病综合征(微小病变肾病或轻度系膜增生性肾小球肾炎),在肾病综合征严重阶段,由于大量蛋白尿对近曲小管上皮的毒害作用和/或严重肾间质水肿,压迫肾小管使小管内静水压上升而导致相应的肾小球原尿滤过率下降,临床上可出现少尿、尿浓缩功能下降、尿钠增加、急性肾衰竭。②在原有肾脏疾病过程中,由于并发症或治疗措施不当,出现肾前性肾脏血流灌注下降或肾单位血流灌注不足而致肾前性AKI,如:各种肾脏患者合并胃肠炎、过度利尿;肝肾综合征患者在放腹水伴强力利尿之后;各种肾脏患者应用大量NSAID类药物引起肾皮质血液供应下降、或应用ACE抑制剂因肾小球内压下降而致肾小球灌注下降;或老年伴高血压良性肾小动脉硬化患者,使用强力利尿措施后或与NSAID合用时,及时停用上述药物,肾功能可以完全或部分改善。③原有肾

脏病的基础上诊断治疗用药导致伴发 ATN 或 AIN。因此，对于有基础肾脏病的老年患者，尤其应慎用有肾脏毒副作用的药物。④肾脏病患者容易发生血压急剧升高，是继发性恶性高血压的重要病因，也是慢性肾脏疾病出现 AKI 的原因之一。⑤其他：偶有膜性肾病时伴发急性双侧肾静脉血栓导致 AKI 的报道，经过及时处置后肾脏功能完全恢复，国外的 A/C 病因构成与我国有所不同，前述西班牙资料表明动脉粥样硬化栓塞占发病第一位，AIN、恶性高血压及骨髓瘤肾病占第二位，其他包括血管炎、硬皮病、继发性肾小球肾炎、肿瘤梗阻等。随着在经济发达国家及地区糖尿病肾病发病率不断提升，在糖尿病肾病原有肾脏损害、特别是肾缺血的基础上，相伴的一些并发症和 / 或治疗均可引起 AKI，成为 A/C 的常见原因，如 ACEI 类药物及造影剂应用、血管介入性治疗、伴有败血症、休克、心输出量下降等情况。

## 第四节　急性肾衰竭的治疗方法与评价

急性肾损伤如果没有得到及时的治疗会导致严重的后果，因此早期发现，早期干预导致急性肾损伤的原发病，去除病因，对于患者的预后至关重要。AKI 的治疗核心是患者的管理，其中包括确定高危人群，纠正导致 AKI 的可逆性因素，阻止肾损伤的进一步加重，同时还有支持治疗。具体包括停止肾毒性药物的应用，发现和治疗感染性的病因，维持体液平衡，监测容量，电解质和酸碱状态；条件允许的情况下应每日监测体重变化；记出入量；监测生命体征的变化。如果这些保守治疗没有效果，则需要采取肾替代治疗。急性肾损伤时开始肾替代治疗的指征包括：高钾血症（血钾 >6.0mEq/dl）；容量超负荷（氧流量需要在 5L/min 以上才能维持血氧饱和度达到 95% 以上）；尿毒症状态；尿毒症脑病；代谢性酸中毒（pH<7.1）；药物中毒，例如锂和乙二醇中毒；血清 BUN 水平大于 112mg/dl。

营养对于 AKI 的患者非常重要。根据改善 KDIGO 指南，AKI 患者的营养状态决定了将来患者及肾脏本身的预后。在 KDIGO 指南中，还对 AKI 患者营养成分摄入进行了推荐，即：蛋白摄入量 0.8g~1.0g/（kg·d），每日能量摄入为 20kcal/（kg·d），脂肪摄入量为 0.8~1.0g/（kg·d），碳水化合物摄入量为 0.8~1.0g/（kg·d）。

### 一、腹膜透析

腹膜透析是终末期肾功能不全患者一种常见的肾替代治疗方式。但当患者发生 AKI 时，如果有出血性疾病，或存在血流动力学不稳定，同时没有条件进行连续性肾替代治疗时，腹膜透析是一种理想的选择。AKI 患者行腹膜透析的处方内容涉及治疗的次数、透析液的浓度、引流量、交换次数、液体平衡、留腹时间、灌液和放液周期。腹膜透析可以连续进行，也可以间歇进行；可以手动操作，也可以自动进行。腹膜透析对于 AKI 患者的最大治疗特点是溶质和液体的清除比较缓慢。

### 二、间歇性血液透析

对于发生 AKI 的血流动力学稳定的患者，可以进行间歇性血液透析治疗。开始进行间歇性血液透析治疗的指征包括：在给予大量利尿剂后仍然存在容量超负荷；药物治疗后血钾水平仍高于 6.5mEq/L；代谢性酸中毒（pH<7.1）；尿毒症和神经系统的异常；此外，如果 AKI 患者心电图出现 T 波高尖和 QRS 波延长，也是进行间歇性血液透析的指征。在进行透析治疗时，需要密切监测患者的血压水平，因为此时由于进行透析治疗，患者可能会出现透析相关性低血压。而这种低血压是间歇性血液透析治疗最常见的并发症。一旦发生低血压，会进一步加重肾脏损伤。对于 AKI 的患者，进行间歇性血液透析治疗的频率推荐为每周三次，目标 Kt/V 为 1.2，或每周 Kt/V 为 3.9KDIGO 指南当中也指出，如果患者没有达到上述的目标值，就需要增加透析频次。

### 三、连续性肾替代治疗

连续性肾替代治疗（continuous renal replacement therapy，CRRT）主要用于在 ICU 血流动力学不稳定的患者。应用 CRRT 进行治疗也有指征，与间歇性血液透析治疗类似，包括：给予大量利尿剂后仍然存在容量超负荷；肺水肿，需氧量大于 5L/min；实验室检查异常，血钾水平 >6.0mEq/L，pH 值≤7.1；尿毒症和药物中毒。根据 KDIGO 指南的建议，对于 AKI 患者进行 CRRT 治疗剂量通常为 25ml/（kg·h）或 20ml/（kg·24h）。CRRT 停机的指征包括患者出现肾脏恢复的迹象或血流动力学稳定，可以转入间歇性血液透析治疗。无论是进行间歇性血液透析还是进行 CRRT 治疗，都需要建立血管通路。一般为双腔或三腔透析导管，血流量通常在 200~250ml/min。置管部位首选右颈内静脉，如果血管条件不具备，也可以选择股静脉。进行 CRRT 治疗时需要每 6~12 小时监测电解质水平，必要时进行调整。

随着人们对 AKI 研究的不断深入，目前也有很多研究对于 AKI 提出了一些新的治疗策略。例如，尽管目前在治疗 AKI 时仍然以大量晶体溶液为主，但很多研究都显示使用白蛋白更有利于肾脏微血管的保护。同时普通的氯化钠溶液中的氯离子会加重肾脏功能，而使用平衡的碱性溶液更有利于肾脏的保护。基于许多研究显示，急性肾损伤的病理变化与许多微血管和分子信号通路有关，因此目前有许多针对这些病理变化的治疗药物。例如血管紧张素Ⅱ和腺苷酸拮抗剂可以通过作用于微血管从而改善肾脏的预后。一些抗氧化物质，如硫辛酸、硒、异丙酚、2- 巯基乙烷磺酸钠以及姜黄素能缓解肾损伤后自由基的释放。一些炎症调节剂如碱性磷酸酶、二肽基肽酶 -Ⅳ抑制剂和磷酸鞘氨醇抑制剂能通过作用免疫活性分子，如肿瘤坏死因子和白介素来减轻炎症导致的急性肾损伤。此外，还有一些作用于基因水平的药物，从而阻断急性肾损伤中的细胞周期停滞和凋亡。所有上述药物都非常有前景，但需要大量研究来进一步验证。

## 第五节 随访与预后分析

急性肾损伤的预后近些年越来越受到人们的关注。其 30 天的病死率在 50%~80%。在长期随访的 AKI 患者中（1~10 年），大约有 12.5% 的患者需要终身进行肾替代治疗，有将近 19%~31% 的患者会发展至慢性肾脏病。一般来说，急性肾损伤的预后主要有三种情况：第一种情况，急性肾损伤治疗后患者的肾功能恢复到发病前的水平，在未来很长的时间内保持稳定，但最终逐渐进展至慢性肾脏病（亚临床肾脏病）；第二种情况，急性肾损伤后肾脏功能得到部分恢复，同时转变成稳定的慢性肾脏病；第三种情况，患者的肾功能持续得不到恢复，需要长期进行肾替代治疗。有研究报道显示在随访 4 年的 AKI 患者中，会长期存在微量白蛋白尿，即使估计的肾小球滤过率已经达到肾脏发病前的水平。影响 AKI 预后的因素一般包括：AKI 的严重程度，AKI 的发病病程，AKI 的复发和患者的伴发病。白蛋白水平也与 AKI 的预后有相关性。有研究发现在需要透析治疗的 AKI 患者中，有 10% 的患者在未来 2.5 年内会进展至终末期肾脏病。而在糖尿病患者中，有研究发现 AKI 患者进展至 4 期慢性肾脏病的概率是没有发生 AKI 患者的 3.6 倍。因此，急性疾病治疗促进（ADQI）16 工作组发布了一份共识，指出在 AKI 发生后的肾脏状态称为急性肾脏病（AKD），意在强调 AKI 后的 7~90 天内的时期。该时期分为 0、1、2、3 和正在进行的肾替代治疗五个阶段。这种分期突出强调了 AKI 发生后的肾脏与非肾脏预后风险。

本身具有慢性肾脏病的患者发生 AKI 后肾小球滤过率持续非线性下降。这类患者通常需要住院治疗，如果进行长期肾替代治疗，其预后与没有慢性肾脏病发生 AKI 的患者相比要差。发生 AKI 的患者发生心血管事件的风险也会较未发生 AKI 的患者要高。有研究发现在中位数随访 2.6 年后，发生过 AKI 的患者中心血管病死率风险增加了 86%，主要心血管事件风险增加了 38%。同时发生慢性心力衰竭的风险为 58%，发生急性心肌梗死的风险增加了 40%。此外，发生过 AKI 的患者发生脑卒中和高血压的风险也比非 AKI 患者增加 15% 和 20%。

对于 AKI 的预防主要体现在及早发现急性肾脏病变，确定易发生 AKI 的高危人群。因为 AKI 的前期时间窗非常短，目前没有特别有效的标志物进行准确判断。对于社区性 AKI，应对患者进行积极宣教，避免服用肾毒性药物，必要时应给患者列出肾毒性药物清单。传统的生物标志物如血肌酐，胱抑素 C 和尿白蛋白可以用来估计肾小球滤过率和进展至慢性肾脏病的风险。这些标志物实际上都是反映了 AKI 的病理特点，包括肾小管损伤，细胞周期停滞，全身炎症反应和肾小球滤过状态。目前有报道发现利用传统生物标志物和新型标志物联合可以在 AKI 发生前期就能做出诊断。例如 IL-8，中性粒细胞明胶酶相关脂质运载蛋白和肾损伤分子 -1。另外还可以应用一些无创性影像学检查来评估肾脏纤维化和肾脏缺氧状态，从而对患者进展至慢性肾脏病的风险进行评估。其中包括使用胶原特异性的造影剂进行的 MRI 检查和 PET 成像检查。此外造影剂超声也是非常有前景的一种无创检查方法。这种方法能对 AKI 的预后进行检测和分期，从而更加准确的对未来发展至慢性肾脏病的风险进行预测。

（于海波 王立华 姜埃利）

## 参考文献

[1] BAGSHAW SM, WALD R.Strategies for the optimal timing to start renal replacement therapy in critically ill patients with acute kidney injury [J]. Kidney Int.2017, 91(5): 1022-1032.

[2] ODUTAYO A, WONG C X, FARKOUH M, et al. Acute kidney injury and long-term risk for cardiovascular events and mortality [J]. J Am Soc Nephrol, 2017, 28: 377-387.

# 第八十八章

# 慢性肾衰竭与肾替代治疗

## 第一节 流行病学与病因学

### 一、慢性肾衰竭的流行病学

慢性肾脏病(chronic kidney disease, CKD)是指由于各种原因导致的肾脏损害(蛋白尿)和/或肾功能持续异常,肾小球滤过率(glomerular filtration rate, GFR)<60ml/(min·1.73m$^2$),时间超过3个月。在慢性肾衰竭患者中,由于肾脏对溶质的清除率降低,使之在体内潴留。这些溶质是外源性(如食物)或内源性代谢终产物(如组织的分解代谢),经常用来评估肾功能的指标是通过血肌酐值计算的估计肾小球滤过率(GFR),并以GFR<60ml/(min·1.73m$^2$)做为判断肾功能降低的临界值。具体计算公式如下(其中血肌酐单位为mg/dl,年龄单位为岁):GFR=175×Scr−1.234×Age−0.179(如为女性则 ×0.79)。

肾功能衰竭肾衰竭根据起病的快慢及氮质血症进程分为急性或慢性。分析慢性肾衰竭与急性肾衰竭的进程有助于了解患者的生理适应性、发病机制以及最终转归。有些病史,如先前出现高血压或影像学检查发现肾脏萎缩有助于慢性肾衰竭的诊断。急性肾衰竭如未经及时正确的治疗也可能进展为不可逆的慢性肾衰竭。

不同国家和地区的CKD患病率和流行率不同,美国、挪威等国家的全国性调查显示成年人群中CKD的患病率为10.2%~13.0%,我国18岁以上的成年人群中CKD的患病率为10.8%。据此估算,我国现有CKD患者约为1.2亿例,CKD1~5期的发病率分别为5.7%、3.4%、1.6%、0.1%、0.03%。根据欧美国家的统计,2%的CKD患者会演进至终末期肾病阶段,需要通过透析或肾移植维持生命。我国北京大学张路霞等发表在2012年柳叶刀杂志上的调查结果(表88-1)。

表 88-1 我国不同地区的慢性肾病的患病率

| | GFR<60ml(min·1.73m$^2$) | 蛋白尿 | CKD |
|---|---|---|---|
| 东部地区 | 1.1%(0.9%~1.3%) | 7.5%(7.0%~8.1%) | 8.4%(7.8%~9.0%) |
| 南部地区 | 1.3%(1.0%~1.6%) | 6.0%(5.2%%~6.7%) | 6.7%(6.0%~7.5%) |
| 中部地区 | 1.4%(1.0%~1.8%) | 13.1%(11.6%%~14.5%) | 14.2%(12.8%~15.7%) |
| 北部地区 | 2.5%(1.9%~3.2%) | 15.4%(13.6%~17.1%) | 16.9%(15.1%~18.7%) |
| 西北地区 | 1.5%(1.0%~2.1%) | 5.6%(4.5%~6.7%) | 6.7%(5.6%~8.9%) |
| 西南地区 | 3.8%(2.9%~4.6%) | 15.1(13.4%~16.9%) | 18.3%(16.4%~20.1%) |

注:数据为校正的患病率(95%CI)。蛋白尿定义为尿白蛋白/肌酐比值>30mg/g。CKD定义为GFR<60ml/(min·1.73m$^2$)或有蛋白尿。GFR=估计肾小球滤过率。CKD=慢性肾脏病。

### 二、病因学与发病率

多种因素与终末期肾病(end stage renal disease, ESRD)的发病相关,包括原发性肾脏疾病(如肾小球肾炎、肾盂肾炎、先天发育不良)及继发性肾脏疾病(如糖尿病肾病或系统性红斑狼疮性肾病)。继发于脱水、感染及高血压等的综合生理改变，常可使慢性肾衰竭患者病情迅速进展。不同地区 CKD 的病因也有所差异，糖尿病和高血压是高收入、中等收入国家以及部分低收入国家患者发生 CKD 的主要原因（表 88-2）。在亚洲、印度和撒哈拉以南非洲，则主要为肾小球肾炎 CKD 和不明原因的 CKD。HIV 感染是撒哈拉以南非洲地区 CKD 的常见原因，肾脏受累率可达 5%~83%。HIV 相关性肾病有种族差异，非裔美国人发病率高于白人或亚洲人。乙型肝炎和丙型肝炎的全球患病率为 2%~4%，与严重肾脏病变和慢性肾脏病相关，在我国的一些乡村落后地区，肾小球肾炎和泌尿系结石所致慢性梗阻性肾病排在 CKD 病因的前两位。

表 88-2　1988—2002 年美国肾脏病基金会对 ESRD 病因统计结果

| 病因 | 百分比（%） |
|---|---|
| 糖尿病 | 49.3 |
| 高血压 / 血管性疾病 | 26.9 |
| 原发性肾小球肾炎 | 8.9 |
| 继发性肾小球肾炎 / 血管炎 | 2.2 |
| 间质性肾炎 / 肾盂肾炎 | 4.2 |
| 原因不明 | 3.9 |
| 其他 | 4.1 |
| 囊性遗传性疾病 | 3.2 |
| 肿瘤 | 2.0 |
| 失访 | 1.5 |

## 第二节　慢性肾衰竭的诊断与治疗原则

### 一、定义和分期

慢性肾衰竭（chronic renal failure，CRF）是各种慢性肾脏病持续进展的共同结局，是以代谢产物潴留，水、电解质及酸碱代谢失衡和全身各系统症状为表现的一种临床综合征。各种原因引起的肾脏结构和功能障碍≥3 个月，包括 GFR 正常和不正常的肾脏病理损伤、血液或尿液成分异常，影像学检查异常；或不明原因的 GFR 低于 60ml/（min·1.73m$^2$）超过 3 个月，称为慢性肾脏病（chronic kidney disease，CKD）。目前国际公认的慢性肾脏病分期依据美国肾脏基金会制定的指南分为 1~5 期（表 88-3）。该分期方法将 GFR 正常［≥90ml/（min·1.73m$^2$）］的慢性肾脏病称为 CKD1 期，其目的是为了早期识别和防治 CKD；将终末期肾病的诊断放宽到 GFR<15ml/（min·1.73m$^2$），单纯 GFR 轻度下降，即 GFR 为 60~89ml/（min·1.73m$^2$）而无肾损害其他表现者，可不认为存在 CKD；只有当 GFR<60ml/（min·1.73m$^2$）时，才可按 CKD3 期对待。同时，慢性肾脏病的病因分类和蛋白尿分级对肾脏预后和病死率也有密切关系，需加以重视。慢性肾衰竭是指慢性肾脏病引起的 GFR 下降及与此相关的代谢紊乱和临床症状组成的综合征。慢性肾脏病的概念包含了该疾病的整个过程，即 CKD1~5 期，部分慢性肾脏病在疾病进展过程中 GFR 可逐渐下降，进展至慢性肾衰竭。慢性肾衰竭则代表慢性肾脏病中 GFR 下降至失代偿期的病程阶段，主要为 CKD4~5 期（表 88-3）。

表 88-3　慢性肾脏病分期及建议

| 分期 | 特征 | GFR［ml/（min·1.73m$^2$）］ | 防治目标 - 措施 |
|---|---|---|---|
| 1 | GFR 正常或升高 | ≥90 | CKD 诊治；缓解症状；保护肾功能 |
| 2 | GFR 轻度降低 | 60~89 | 评估、延缓 CKD 进展；降低 CVD（心血管病）风险 |
| 3a | GFR 轻到中度降低 | 45~59 | 延缓 CKD 进展；评估、治疗并发症 |
| 3b | GFR 中到重度降低 | 30~44 | 延缓 CKD 进展；评估、治疗并发症 |
| 4 | GFR 重度降低 | 15~29 | 综合治疗；透析前准备 |
| 5 | ESRD | <15 或透析 | 如出现尿毒症，需及时替代治疗 |

### 二、慢性肾衰竭的诊断要点

#### （一）临床表现

慢性肾衰竭影响到各个系统和器官，可引起多种多样的临床表现，但是，在 80% 的肾单位丧失以前，或当 GFR 在 25ml/（min·1.73m$^2$）以上时，可以没有任何临床症状或只有很少的生化改变，在诸如多囊肾等慢性进行性疾病中，即使 GFR 低于 10ml/（min·1.73m$^2$），也可能没有症状，当进入尿毒症期时，患者会出现全身不适、瘙痒、易疲劳、恶心及食欲下降等症状,故部分尿毒症患者常在消化科就诊时发现肾功能不全,进而到肾脏科确诊。进入尿毒症晚期,随着肾功能的进一步减弱及代谢产物的蓄积,患者水、电解质和酸碱平衡紊乱加剧,患者将出现尿毒症臭味、心包炎、精神改变、周围神经病变、代谢性酸中毒、贫血、消化道出血及心功能衰竭等症状。有肾病家族史同时青春期前发病的患者,大多存在发育不良或者停止发育,女性患者发生内分泌紊乱,月经不规律。由于肾脏血流逐渐减少,多数患者出现肾素依赖性高血压,由于贫血和代谢性酸中毒,患者出现呼吸和心率加快。

#### (二) 实验室检查

1. 血液检查　因肾脏内分泌功能极度减弱,促红细胞生成素分泌不足,患者血红蛋白量会进行性减少,呈正红细胞性贫血。当GFR<30ml/(min·1.73m$^2$)时,体内缓冲碱储备减少及肾脏泌酸能力下降,可引起血碳酸氢盐下降及代偿性呼吸过度通气,血肌酐(Scr),尿素氮(BUN)上升。当GFR进一步下降时,会出现高钾血症、低钙血症、高磷血症、血甲状旁腺素(PTH)升高、甲状旁腺功能亢进、高尿酸血症。

2. 尿液检查　首先是尿量变化,不同类型的肾病尿量变化不同,进入尿毒症期时,多数患者尿量会大幅度减少,血液透析后,患者会出现少尿或无尿。大多肾衰竭患者因长期肾病存在蛋白尿,到少尿或无尿期时尿蛋白会减少,尿沉渣镜检有不同程度的血尿和管型尿。

#### (三) 超声与影像检查

现有造影剂条件下,不应对肾功能减退患者进行注射造影剂的检查,以免造成残余肾功能的迅速消失,导致患者提前开始血液透析。超声检查中双侧肾脏体积明显缩小、皮质变薄、血流减弱或稀疏支持慢性肾衰竭的诊断。多囊肾患者双肾体积会明显增大,但仍存在皮质变薄、血流减弱和稀疏等特征。骨骼X线检查可显示生长延迟、骨量减少、骨软化(肾性佝偻病)或纤维化骨炎,少数患者会伴随甲状旁腺功能亢进出现甲状旁腺结节。

#### (四) 其他检查

依据病史、临床表现、相关化验、超声等相关检查,慢性肾衰竭诊断并不困难,但其临床表现复杂,各系统表现均可成为首发症状,因此临床医师应当十分熟悉慢性肾衰竭的临床特点,仔细询问病史和查体,并重视肾功能的检查,以尽早明确诊断,防止误诊。对既往病史不明,或存在近期急性加重诱因的患者,需与急性肾损伤鉴别,是否存在贫血、低钙血症、高磷血症、血PTH升高、肾脏体积缩小、甲状旁腺功能亢进等有助于本病与急性肾损伤鉴别。如肾病发现尚早,肾脏体积尚未明显缩小,可行肾活检以尽量明确原发病,有利于判断肾移植的预后。

### 三、慢性肾衰竭的治疗原则

#### (一) 纠正酸中毒和水、电解质紊乱

①纠正代谢性中毒:主要为口服碳酸氢钠,轻者1.5~3.0g/d即可;中、重度患者3~15g/d,必要时可静脉输入。可将纠正酸中毒所需之碳酸氢钠总量分3~6次给予,在48~72小时或更长时间后基本纠正酸中毒。对有明显心功能衰竭的患者,要防止碳酸氢钠输入量过多,输入速度宜慢,以免心脏负荷加重;也可根据患者情况同时口服或注射呋塞米,以增加尿量,防止水钠潴留,必要时开始透析治疗。②水、钠紊乱的防治:为防止出现水、钠潴留,需适当限制钠摄入量,一般氯化钠摄入量不应超过6~8g/d。有明显水肿、高血压者,钠摄入量限制在2~3g/d(氯化钠摄入量5~7g/d),个别严重病例可限制为1~2g/d(氯化钠2.5~5g/d)。也可根据需要应用袢利尿剂;噻嗪类利尿剂及保钾利尿药因对中、重度CRF患者疗效甚差,并可致药物蓄积,应避免使用。对严重肺水肿急性左心衰竭者,常需及时进行血液透析或持续性血液滤过,以免延误治疗。对轻、中度低钠血症,一般不必立即处理,而应分析其不同原因,只对真性缺钠者谨慎补充钠盐。对严重低钠血症患者,也应有步骤地逐渐纠正低钠状态。对"失钠性肾炎"患者,因其肾脏失钠较多,故需要积极补钠,但这种情况比较少见。③高钾血症:严重的高钾血症会有生命危险,故应重视并积极预防高钾血症的发生。GFR<25ml/(min·1.73m$^2$)时,应适当限制钾摄入。当GFR<10ml/(min·1.73m$^2$)或血清钾水平>5.5mmol/L时,则应更严格地限制钾摄入。在限制钾摄入的同时,还应注意及时纠正酸中毒,并适当应用利尿剂(呋塞米等),增加尿钾排出。④对已发生的高钾血症患者,应采取更积极的措施:a.积极纠正酸中毒,除口服碳酸氢钠外,必要时(血钾>6.0mmol/L)可静脉给予碳酸氢钠,根据病情需要4~6小时后重复给予;b.给予袢利尿剂,静脉或肌肉注射呋塞米40~80mg,必要时将剂量增至每次100~200mg;c.静脉注射葡萄糖-胰岛素溶液,每4~6g葡萄糖中,加1个单位胰岛素;d.口服聚磺苯乙烯,一般每次5~20g,3次/日,增加肠道钾排出,其中以聚苯乙烯磺酸钙更为常用,因为离子交换过程中只释放出钙,不释放出钠,

不致增加钠负荷；e. 以上方案均不能有效降低血钾水平时，严重高钾血症（血钾 >6.5mmol/L）应及时血液透析。

**（二）高血压治疗**

高血压是慢性肾功能不全患者的常见病因，也是常见症状。对高血压进行及时、合理的治疗，不仅是为了控制高血压的症状，也是有利于保护心、肾、脑等重要器官。慢性肾功能不全患者常用的降压药 ACEI、ARB、钙通道阻滞剂（CCB），袢利尿剂、β 受体拮抗剂、血管扩张剂等均可应用，以 ACEI、ARB、CCB 应用较为广泛。一般透析前患者应控制血压在 130/80mmHg 以下，维持透析患者血压不宜超过 140/90mmHg。ACEI 及 ARB 可导致血钾及血肌酐一过性升高，在使用过程中，应注意观察血清钾和肌酐水平的变化。

**（三）贫血治疗和重组人红细胞生成素（rHuEPO）的应用**

①当排除失血、血液病等因素之后，若血红蛋白（Hb）<100g/L 应考虑开始 rHuEPO 治疗，根据血红蛋白水平、Hb 升高速率等调整剂量，应以皮下注射为主。Hb 上升至 110~120g/L 即达标，不必维持 Hb>130g/L。在维持达标的前提下，每个月调整用量 1 次，适当减少 rHuEPO 用量。个别透析患者 rHuEPO 剂量可能需要有所增加，但不应盲目加大剂量，而应当首先分析影响 rHuEPO 疗效的原因，有针对性地调整治疗方案。②功能性缺铁是影响 rHuEPO 疗效的重要原因。在应用 rHuEPO 时，应同时重视补充铁剂。口服铁剂有琥珀酸亚铁、硫酸亚铁等，但部分透析患者口服铁剂吸收较差，常需经静脉途径补充铁。除非存在需要快速纠正贫血的并发症（如血红蛋白量过低、急性出血、急性冠脉综合征等），慢性肾衰竭贫血患者通常无需输注红细胞治疗，因其不仅存在输血相关风险，而且可导致患者体内抗体水平升高影响肾移植。

**（四）低钙血症、高磷血症和肾性骨营养不良**

①GFR<30ml/(min·1.73m$^2$)时，除限制磷摄入外，可应用磷结合剂口服，如碳酸钙（含钙 40%）、醋酸钙（含钙 25%）、司维拉姆、碳酸镧等。碳酸钙一般每次 0.5~2g，每日 3 次，餐中服用效果最好。②对明显高磷血症 2.26mmol/L 或血清钙浓度升高者，则应暂停应用钙剂，以防止转移性钙化的加重。司维拉姆、碳酸镧为新型不含钙的磷结合剂，可有效降低血磷水平而不增加血钙水平。③对明显低钙血症患者，可口服骨化三醇，0.25μg/d，连服 2~4 周；如血钙和症状无改善，可将用量增加至 0.5μg/d；对血钙不低者，可隔日口服 0.25μg。凡口服骨化三醇的患者，治疗中均需要监测血钙、磷、PTH 浓度，使透析前患者血全段甲状旁腺激素（iPTH）保持在 35~110pg/ml；维持性透析患者血 iPTH 保持在 150~300pg/ml。

**（五）感染治疗**

随着 CKD 的进展，患者的机体免疫水平也会下降，更容易感染病原体。发生感染时，抗生素的选择和应用原则，与正常人群类似，但需要根据 GFR 水平调整用法和剂量。在疗效相近的情况下，应尽量选用经肾脏代谢较少的药物。

**（六）高脂血症**

高脂血症是 CKD 患者常见的临床表现，透析前患者与一般高血脂患者治疗原则相同，应积极治疗。但对维持透析患者，高脂血症的标准宜放宽，血胆固醇水平保持在 6.5~7.8mmol/L，血甘油三酯水平保持在 1.7~2.3mmol/L 为宜。

**（七）口服吸附疗法**

口服氧化淀粉、活性炭制剂或大黄制剂等，均是应用胃肠道途径增加尿毒症毒素的排出。这些疗法主要应用于透析前患者，对减轻氮质血症起到一定辅助作用，但不能代替透析，也不能依赖这些疗法作为治疗的主要手段，同时需注意并发营养不良，加重电解质紊乱、酸碱平衡紊乱的可能。

**（八）其他相关疾病与治疗**

①糖尿病肾病患者随着 GFR 的下降，其胰岛素的灭活减少，随血糖变化需调整胰岛素的应用量；②高尿酸血症，应选用减少嘌呤合成的药物治疗以降低患者的尿酸水平；③慢性肾功能不全的患者由于长期血清肌酐和尿素氮水平升高，故 CKD 患者会出现皮肤瘙痒，治疗多采用口服抗组胺药物，控制高磷血症及强化透析，对部分患者有效。

## 第三节　肾脏替代治疗与评价

当 GFR 小于 10ml/(min·1.73m$^2$)并有明显尿毒症表现，则应进行肾脏替代治疗。对糖尿病肾病患者，可适当提前到 GFR 降至 10~15ml/(min·1.73m$^2$)时开始肾脏替代治疗。肾脏替代治疗包括血液透析、腹膜透析和肾移植。血液透析和腹膜透析疗效相近，各有优缺点，临床上可互为补充。但透析疗法仅可部分替代肾脏的排泄功能(对小分子溶质的清除,仅相当于正常肾脏 10%~15%),也不能代替其内分泌和代谢功能。肾移植是目前最佳的肾脏替代疗法,成功的肾移植可恢复正常的肾功能(包括内分泌和代谢功能),如钙离子代谢、分泌促红细胞生成素及前列腺素等功能。临床上需根据患者病情选择合适的肾脏替代治疗。

## 一、血液透析原理与装置

血液透析(hemodialysis,HD)简称血透,主要替代肾脏对溶质(主要是小分子溶质)和液体的清除功能,其利用半透膜原理,通过溶质交换清除血液内的代谢废物、维持电解质和酸碱平衡,同时清除过多的液体。溶质清除主要依靠弥散,即溶质依靠半透膜两侧溶液浓度梯度差从浓度高的一侧向浓度低的一侧移动。溶质清除的另一种方式是对流,即依靠膜两侧压力梯度,水分和小于膜截留分子量的溶质从压力高的一侧向压力低的一侧移动。普通血液透析中弥散起主要作用,血液滤过时对流起重要作用。血液透析时,血液经血管通路进入体外循环,在蠕动泵(血泵)的推动下进入透析器(内含透析膜)与透析液发生溶质交换后再经血管通路回到体内。临床常用中空纤维透析器,由透析膜构成的平行中空纤维组成,血液流经纤维束内腔,而透析液在纤维束外通行。目前临床采用的透析膜材料以改良纤维素膜和合成膜为主。成年患者所需透析膜的表面积通常在 1.5~2.0m$^2$ 以保证交换面积。透析液多用碳酸氢盐缓冲液,并含有钠、钾、钙、镁、氯、葡萄糖等物质。钠离子通常保持在生理浓度,其余物质根据患者情况调整。糖尿病患者应使用生理糖浓度透析液。透析用水纯度对保证透析质量至关重要,借由水处理系统来控制(图 88-1、图 88-2)。

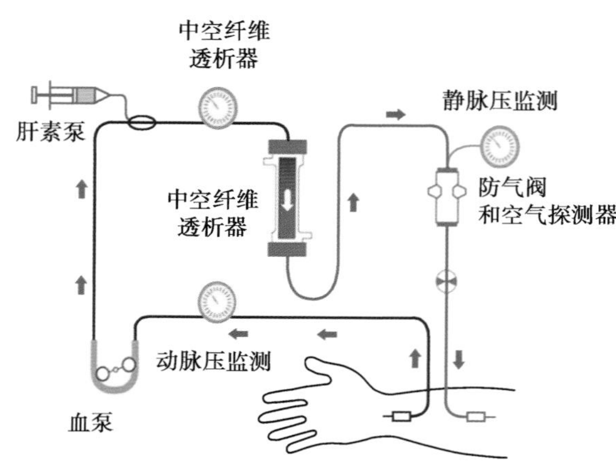


图 88-1 血液透析装置

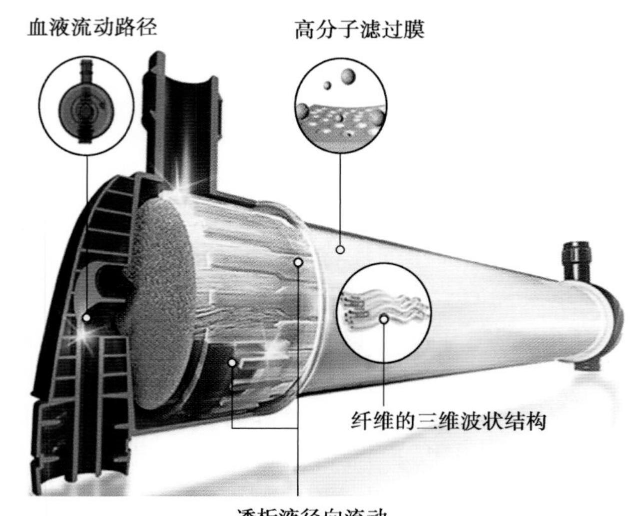


图 88-2 中空纤维透析器

## 二、血管通路与选择

动静脉内瘘是目前最理想的长期性血管通路,包括自体血管和人造血管内瘘(图 88-3、图 88-4)。常用自体动静脉内瘘选择桡动脉或肱动脉与头静脉或贵要静脉吻合,使前臂浅静脉“动脉化”,血液流速可达 150~400ml/min,且便于穿刺。一般需在预计开始血透前至少 1~3 个月行内瘘成形术,以便于瘘管成熟、内瘘功能评价或修复以确保有功能的内瘘用于血透。对于无法建立自体动静脉内瘘者可实施人造血管内瘘成形术,但血栓和感染发生率相对较高。建立血管通路的另一途径是放置经皮双腔深静脉导管,按其类型、用途可分为临时导管和半永久导管,分别应用于短期紧急使用以及无法行内瘘手术或手术失败的长期血透患者。深静脉置管可选择颈

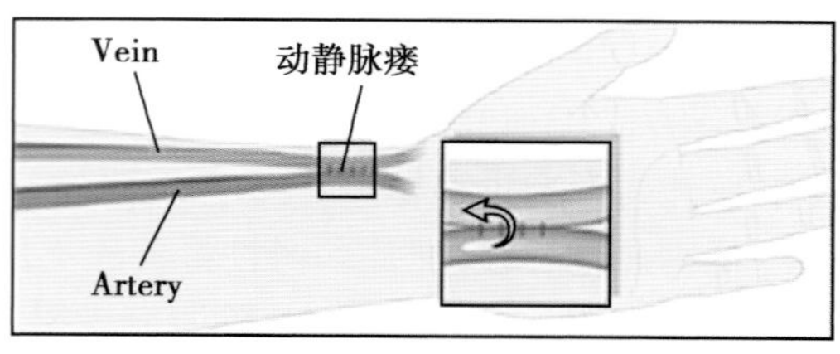


图 88-3 自体动静脉内瘘

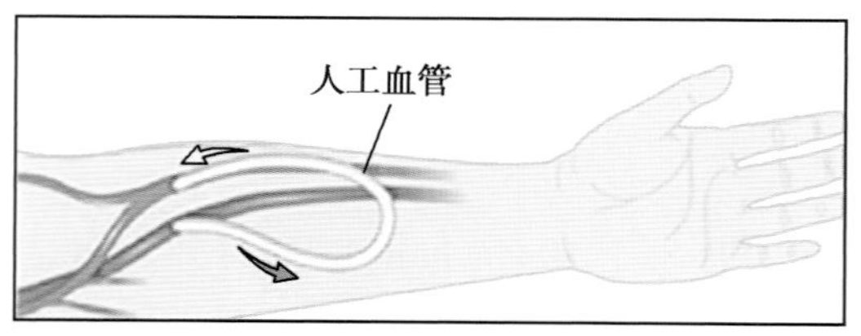


图 88-4 人工血管内瘘

内静脉、股静脉或锁骨下静脉。深静脉导管主要并发症为感染、血栓形成和静脉狭窄。

## 三、透析适应证与治疗

血液透析治疗的适应证及处理原则主要包括：①急性肾损伤和慢性肾功能衰竭应适时开始血液透析治疗；②血液透析还可用于急性药物或毒物中毒，药物或毒素分子量低于透析器膜截留分子量、水溶性高、表观容积小、蛋白结合率低、游离浓度高者（如乙醇、水杨酸类药物等）尤其适合血液透析治疗；③血液透析还可应用于难治性充血性心力衰竭和急性肺水肿的急救，严重水、电解质、酸碱平衡紊乱等；④处理原则包括：a. 抗凝治疗血液透析时需合理使用抗凝治疗以防止透析器和血液管路中凝血，最常用的抗凝剂是肝素，一般首剂量 0.3~0.5mg/kg，每小时追加 5~10mg，需根据患者凝血状态个体化调整；b. 存在明确活动性出血或明显出血倾向时，可选择小剂量肝素化、局部枸橼酸抗凝或无抗凝剂方式；c. 血液透析原则上每周 3 次，每次 4~6 小时，需调整透析时间、流速、透析液成分等指标以达到透析充分；d. 透析不充分是引发各种并发症和导致长期透析患者死亡的常见原因，目前临床所用的透析充分性概念以蛋白质代谢为核心，尿素清除指数（Kt/V）是最常用的量化指标，其中 K 代表透析器尿素清除率，t 代表单次透析时间，V 为尿素分布容积［约等于干体重（透析后体内过多液体全部或大部分被清除后的患者体重）的 0.57］，Kt 乘积即尿素清除容积，除以 V 则表示在该次透析中透析器清除尿素容积占体内尿素分布容积的比例，因此 Kt/V 可看作是透析剂量的一个指标，以 1.2~1.4 较为理想。

## 四、透析方法与选择

### （一）连续性肾脏替代治疗

连续性肾脏替代治疗（continuous renal replacement therapy，CRRT）是持续、缓慢清除溶质和水分的血液净化治疗技术总称，目前主要包括缓慢持续超滤（SCUF）、连续性静脉 - 静脉血液滤过（CVVH）、连续性静脉 - 静脉血液透析（CVVHD）、连续性静脉 - 静脉血液透析滤过（CVVHDF）、连续性高通量透析（CHFD）等。常规需 24 小时维持治疗，目前临床上可根据患者病情适当调整治疗时间。CRRT 相对普通血透具有如下特点：①对血流动力学影响小，血渗透压变化小；②可持续清除溶质和水分，维持内环境稳定，并为肠内、肠外营养创造条件；③以对流清除为主，中、小分子物质同时清除；④可实现床边治疗与急救。因此 CRRT 不仅限于肾脏功能替代，更成为各种危重症救治的重要器官支持措施。其适应证包括：重症急性肾损伤和慢性肾衰竭（如合并急性肺水肿、脑水肿、血流动力学不稳定、高分解代谢等）、多器官功能障碍综合征（MODS）、脓毒血症、心肺体外循环、急性呼吸窘迫综合征（ARDS）、充血性心力衰竭、急性重症胰腺炎、药物或化学物质中毒、挤压综合征等。

### （二）腹膜透析治疗

①腹透原理：腹膜透析（peritoneal dialysis，PD）简称腹透，利用患者自身腹膜为半透膜的特性，通过向腹腔内灌注透析液，实现血液与透析液之间溶质交换以清除血液内的代谢废物、维持电解质和酸碱平衡，同时清除过多的液体。腹膜对溶质的转运主要通过弥散方式，对水分的清除主要通过超滤。溶质清除效率与毛细血管和腹腔之间的浓度梯度、透析液交换量、腹透液停留时间、腹膜面积、腹膜厚度、溶质分子量等相关。水分清除效率主要与腹膜对水通透性、腹膜面积、跨膜压渗透梯度等有关。②腹膜透析装置（图 88-5）：主要由腹透管、连接系统、腹透液组成。腹透管是腹透液进出腹腔的通路，需通过手术置入，导管末端最佳位置是膀胱（子宫）直肠窝，此处为腹腔最低位，且此处大网膜较少，不易被包绕。腹透管外段通过连接系统连接腹透液。腹透液有渗透剂、缓冲液、电解质三种组分。葡萄糖是目前临床最常用的渗透剂，浓度分为 1.5%、2.5%、4.25% 三种，浓度越高超滤作用越大，相同时间内清除水分越多，临床上需根据患者液体潴留程度选择相应浓度腹透液。

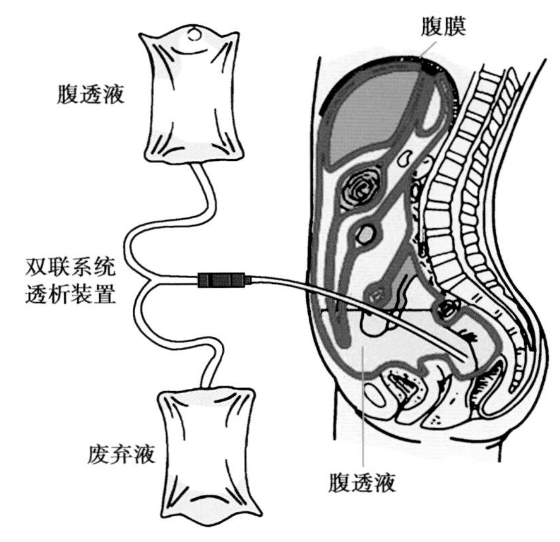


图 88-5 腹膜透析装置

## 五、透析治疗模式与评价

### （一）血液透析模式与适应证

急性肾损伤和慢性肾衰竭可以适时开始腹透治疗（参见相应章节）。肾替代治疗主要应用于慢性肾衰竭患者。对某些慢性肾衰竭患者可优先考虑腹膜透析，如婴幼儿、儿童及心血管状态不稳定、明显出血或出血倾向、血管条件不佳或反复动静脉造瘘失败、残余肾功能较好、血透就诊不便等患者。因腹膜透析无需特殊设备、对血流动力学和残肾的功能影响较小以及无需抗凝等优势，对于某些中毒性疾病、充血性心衰等，如无血透条件，也可考虑腹透治疗。但对存在腹膜广泛粘连、严重腹膜缺损等腹壁病变者，因影响置管和透析效果，故不宜选择腹膜透析。

### （二）腹膜透析模式与评价

模式有持续非卧床腹膜透析（CAPD）、间歇性腹膜透析（IPD）、夜间间歇性腹膜透析（NIPD）、持续循环腹膜透析（CCPD）、潮式腹膜透析（TPD）等，以 CAPD 最为常用，适于绝大多数患者。目前多数 CAPD 剂量为每天 6~10L，白天交换 3~4 次，每次留腹 4~6 小时；夜间交换 1 次，留腹 10~12 小时。需个体化调整处方（透析剂量、交换次数、留腹时间、糖浓度等），以实现最佳的溶质清除和液体平衡，并尽可能保护残余肾功能。

### （三）腹膜转运功能评估

常采用腹膜平衡试验（PET）进行评估，标准化 PET 程序通过测定血清和腹透液尿素氮、肌酐和葡萄糖比值，将腹膜转运功能分为高转运、高平均转运、低平均转运、低转运四种类型。高转运者往往溶质清除较好，但超滤困难，容易出现容量负荷过多，低转运者反之。对高转运者，可缩短留腹时间或采用自动化腹膜透析（APD）以保证超滤；对低转运者可适当增加透析剂量以增加溶质清除。

### （四）透析充分性的评估

目前公认的透析充分性标准为 CAPD 每周尿素清除指数（Kt/V）≥1.7，每周肌酐清除率（Ccr）≥$50L/1.73m^2$，且患者无毒素蓄积或容量滞留症状，营养状况良好。

## 六、结语

慢性肾衰竭起病隐匿，临床表现轻微或多种多样，一旦发现，往往无法挽回，只能采用透析或肾移植的方式进行肾脏替代治疗。尽管肾脏替代治疗历史已经相当悠久，并成为慢性肾衰竭的有效治疗手段，但临床上无论是透析还是肾移植，并发症仍不少见，患者需付出相当大的代价。笔者曾对 400 例等待肾移植患者进行体征及生活方式问卷调查，发现确有一些线索可资参考。问卷回收后统计显示，所有患者中 89% 既往有比较严重的高血压病史，且未经有效治疗，40% 经常感到乏力，60% 没有运动习惯，78% 熬夜、睡眠颠倒超过一年，47.6% 长期没有饮水习惯，只是感觉口渴了才喝水，45.3% 长期以喝饮料大于饮水，57.3% 患者有超过一年时间大量饮酒史，每次饮酒量超过半斤。以上数据是演进至肾衰竭患者的一些特征，尚不能说明以上特征是导致了肾衰竭的主要原因，但确实应考虑到，由于个体差异，每个人对不同刺激的耐受能力有所不同，以上体征及生活方式值得每个人思考。

（于磊　张更）

## 参考文献

[1] ALBERTS V P, IDU M M, LEGEMATE D A, et al. Ureterovesical anastomotic techniques for kidney transplantation: a systematic review and meta-analysis. [J]. Transplant International, 2014, 27(6): 593-605.

# 第八十九章

# 肾移植术与相关问题

## 第一节　肾移植术历史与进展

器官移植的历史最早可以追溯到 3 000 多年前的古埃及先民，创造的令后人惊叹不已的狮身人面像。尽管人们对狮身人面像所表现意义的观点各异，但狮身人面像本身是人类对不同物种间器官互换现象思考的最早证明。

中国古书《列子·汤问》中，描述了公元前 400 年春秋时代的名医扁鹊实施换心手术的记录，书中记载：鲁公扈、赵齐婴二人有疾，同请扁鹊求治，扁鹊谓公扈曰："汝志强而气弱，故足于谋而寡于断，齐婴志弱而气强，故少于虑而伤于专。若换汝之心，则均于善矣。"扁鹊饮二人毒酒，迷死三日，剖胸探心，易而置之，投以神药，即悟，如初，二人辞归。这是人类历史上最早的关于器官移植的文献记载。为纪念扁鹊的贡献，1986 年，美国的器官移植年会（ATC）将扁鹊头像作为会议标志。

法国医师 Alexis Carrel 自 1894 年开始从事血管外科的研究，开创了"三线缝合"的血管吻合技术，将拟缝合的两条血管的末端反褶，用极细的针和丝线缝合，使血管内壁光滑，血流不受影响，1902 年将其发表。此后，Carrel 医师开展了大量器官移植及组织培养和保存方面的工作，为后期器官移植的临床实践奠定了坚实基础。1901 年奥地利 Karl Landsteiner 医师发现红细胞血型规律，为此后的安全输血提供了重要保证，被誉为"血型之父"，也因此获 1930 年诺贝尔生理学或医学奖。1902 年，奥地利维也纳医学院的 Ullmann 医师首次成功地将狗的一个肾脏移植到自体的颈部，移植后肾脏顺利地排出少许尿液，遗憾的是他没有继续这方面的研究。1905 年，奥地利 Edward konrad zirm 进行了首例的角膜移植，1912 年，德国学者根据已开展的器官移植动物实验总结出以下几条规律：异种移植肯定失败；同种移植往往失败；自体移植几乎都能成功；同种移植的移植物最终会被排斥；来自同一供者的第二次移植会发生加速性排斥反应；血缘关系近者更容易成功。以上规律的总结为此后器官移植的基础研究指明了方向。1953 年，Medawar 教授提出细胞免疫和获得性免疫耐受学说，奠定了移植免疫学基础。1954 年，美国 Murray 教授在波士顿为一对同卵双生的兄弟完成了人类首例成功的肾移植，获得了理想的临床效果，并获得 1992 年诺贝尔生理学或医学奖。1964 年，美国 Starzl 教授完成人类首例成功的肝移植。1967 年，南非的从美国心血管外科刚刚学成归来的巴纳德医师成功为一名男子实施了世界首例心脏移植手术，器官来自一个因车祸脑死亡的女性捐献者。默默无闻的巴纳德一夜之间声名鹊起。此后，随着环孢素、硫唑嘌呤、他克莫司、霉酚酸酯及各类抗体药物等免疫抑制剂的出现，器官移植得到广泛开展。

当技术的瓶颈松解后，器官来源的问题随之而来。目前限制器官移植的主要问题就是器官来源。在我国，等待肾移植的终末期肾病患者为 30 万人，而我国每年的肾移植总量为 1 万例左右，虽然仅次于美国，位居世界第二，仍远远满足不了患者的移植需求。寻找公平、公正、透明、合乎法律及伦理要求的器官来源是我们面临的最大挑战。

以肾移植为代表的器官移植大规模开展三十余年来，患者的 6 个月、1 年、3 年人 / 肾存活率均已得到大幅度提高，然而，数据显示，无论是在美国还是在中国，尽管外科技术日臻成熟、免疫抑制剂种类繁多，移植受者的 5 年、10 年人 / 肾存活率并未得到显著改善，其原因主要在于约 50% 患者发生移植物带功死亡，约 50% 患者发生移植肾失功，导致患者移植物带功死亡的主要原因为心血管疾病，而高脂血症、糖尿病、高尿酸血症及患者依从性差则为移植物失功的主要原因。笔者所在中心近年来采用自行研发的肾移植随访 App 移植方舟，对患者进行随访，患者通过移植方舟患者端，录入自己所有历史上的检查及化验记录，系统会进行统计分析，形成曲线、列表；录入服药清单，可根据医嘱调整，并可服药提醒；记录健康，录入血压、心率、体重、尿量等信息，供自己和医师参考；记录所有的诊疗经历；每次检查后向自己关注的医师发出诊疗申请；必要时患者可以以平台为媒介与医师通话或视频沟通。移植中心的医师通过移植方舟医师端 App，收到患者的诊疗申请后，通过查阅患者的健康史、化验记录、日常记录等信息，调整患者服药单，在任何时间和地点实现无声的实时沟通，系统会根据患者提交的信息智能提示可能的诊断；系统会在“我的数据”中根据既往信息报出医师患者总数、接受咨询次数、所有患者某种事件的发生率、患者各年存活率、地域分布等关键信息；成为医师临床试验分析平台，由每一位患者自己上传化验单和检查数据，主观能动性好、节约人力资本、提高准确性，可提供实时分析报道，取得了良好的效果。

## 第二节 肾移植受者术前准备与评估方法

### 一、肾移植供受者术前评估

肾移植是将来自供体的肾脏通过手术植入受者体内，从而恢复肾脏功能。成功的肾移植可完整恢复肾脏功能，相比于透析，肾移植患者生活质量佳、维持治疗费用低、存活率高，已成为终末期肾病患者首选的治疗方式。目前肾移植技术已相当成熟，对其相关内科问题的管理是影响长期存活的关键。在我国，根据供肾来源，肾移植可分为亲属活体供肾和公民逝世后器官捐献（DCD），前者肾移植的近、远期人 / 肾存活效果均明显好于尸体供肾，其主要原因包括：①供肾缺血时间短，移植肾功能延迟恢复发生率低；②等待移植时间短，从而维持透析时间短；③移植时机可选择，受者术前状态可调整至最佳；④亲属活体供肾易获得理想的组织配型，术后排斥反应发生率较小。无论活体供肾还是尸体供肾，均需排除可能传播给受者的感染性疾病和恶性肿瘤，并详尽评估肾脏解剖和功能状态。

肾移植适用于各种原因导致的终末期肾病，但需术前全面评估受者状态，包括心肺功能、预期寿命，以及是否合并活动性感染（如病毒性肝炎、结核等）、新发或复发恶性肿瘤、活动性消化道溃疡、进展性代谢性疾病（如草酸盐沉积症）等情况。对其他脏器（如心、肺、肝、膜等）存在严重功能障碍的患者可考虑行器官联合移植。

需要指出的是，肾移植受者术前评估，首先要衡量肾移植治疗方案对患者是否受益大于风险，移植中心有义务告知终末期肾病患者，进行同种异体肾移植术是该患者作出的一种选择，并非唯一选择，同时患者还可以考虑进行血液透析或腹膜透析治疗。选择治疗方式时，需评估患者的年龄、原发病和心肺功能、有无其他疾病、供肾来源等因素，需全面评估后，为患者提出治疗建议。

### 二、手术适应证与禁忌证

#### （一）手术适应证

①肾移植受者的年龄范围较以往有所扩大，目前对受者年龄无绝对限制，但以 8~70 岁较为合适，高龄患者的移植效果较以前明显提高。超过 60 岁的受者影响其存活率的因素主要是心血管、肺部感染及胃肠道疾病等。②原发病种类：常见合适做肾移植受者的原发病 70% 以上是慢性肾小球肾炎，其次是慢性间质性肾炎及多囊肾等疾病。对于一些移植后有复发倾向的肾脏疾病，多数学者主张延缓移植。如抗肾小球基底膜病变（anti-GBM），应在 anti-GBM 抗体转阴后 6~12 个月再考虑移植。局灶性肾小球硬化、IgA 肾病、膜增殖性肾小球肾炎等，应在病情稳定和非活动期做肾移植。③肾盂肾炎患者，移植前必须彻底控制感染，当感染反复发作不易控制时，应考虑在移植前切除无功能的双肾。④遗传性疾病中的遗传性肾炎和多囊肾患者移植后效果较好。⑤自身免疫性疾病如狼疮性肾炎所致 ESRD 患者，术后复发者也不多见，可能与原发病的治疗及移植后的排斥反应治疗一致有关。⑥尿毒症患者大部分伴有高血压、心肌损害及心影增大等心血管病变，但一般情况尚可耐受手术者，均可接受肾移植手术，但病情较为严重患者，会加重手术风险，故不宜勉强进行，应先进行必要的相关治疗，使病情稳定后再考

虑肾移植手术。⑦心功能不全：高血压、心脏扩大，常有心功能衰竭表现，虽经血液透析治疗，病情未能改善者，暂不宜移植，特别是射血分数过低，严重肺动脉高压患者，应在专科进一步检查和治疗，等病情有所好转或稳定后再考虑行肾移植手术。⑧消化性溃疡患者治疗期间伴有胃痛、出血者暂不宜行移植手术，因移植后要用大量激素，可能会增加溃疡病出血、甚至穿孔等风险，故移植前应给予溃疡病相应的治疗，并在胃镜检查后证实溃疡病基本治愈后方可行移植手术。⑨活动性感染：有活动性感染者不宜接受肾移植。如结核病变未钙化和稳定以及非特异性感染病情尚未控制者。必须经过正规抗感染治愈后方可考虑移植手术。⑩肝功能异常者：长期透析的患者，特别是血液透析患者，病毒性肝炎（乙型肝炎、丙型肝炎）病毒携带者较多，但只要患者健康状况、肝功能正常，均可接受肾移植。反之如有活动性肝炎、肝功能异常者均不宜接受移植术。⑪肿瘤患者：临床上由于恶性肿瘤导致尿毒症做肾移植的患者较少，但肾肿瘤切除后引起尿毒症，进行肾移植者并不少见。通常主张肿瘤术后两年可考虑肾移植手术。

### （二）肾移植手术禁忌证

有下列疾病之一者不宜做肾移植：精神分裂症、转移性肿瘤、慢性活动性肝炎、肝硬化、慢性阻塞性肺部疾病（OPD）、支气管扩张、有过播散性肺结核疾病、顽固性心力衰竭、凝血功能缺陷病、结节性多动脉炎、获得性免疫缺陷病（HIV）、原发性高草酸尿症等（表 89-1）。

表 89-1　肾移植手术的禁忌证

| 绝对禁忌证 | 相对禁忌证 |
|---|---|
| 未治疗的恶性肿瘤 | 活动性肝炎 |
| 进行性代谢疾病（草酸盐沉积症） | 镰状细胞病 |
| 活动性结核 | 艾滋病 |
| 未控制的持续感染 | 周围血管病 |
| 滥用药品（止痛药、毒品等） | 难控制糖尿病 |
| 预计寿命 <5 年 | 癌前期病变 |
| 近期心肌梗死 | 严重淀粉样变 |
| 持续性凝血机制障碍性疾病 | 原肾病术后高复发率者 |
| 其他器官终末性疾病（心、肺、 | 华氏巨球蛋白血症 |
| 肝），如无联合器官移植条件时 | 年龄偏大或偏小 |
| 顽固性心力衰竭 | 精神发育迟缓 |
| 慢性呼吸功能衰竭 | 精神心理状态不稳定 |
| 进行性肝脏疾病 | 酗酒、药瘾 |

## 三、肾移植患者术前准备

肾移植受者的术前准备工作主要是改善氮质血症，纠正水、电解质及酸碱失衡，改善心血管并发症，纠正贫血、控制感染，以及争取获得良好的组织配型供肾等，使患者全身情况得以明显改善，内环境稳定，以便能够耐受手术打击和减少术后免疫抑制药物治疗的并发症。

### （一）术前透析准备

近年临床研究表明，无透析肾移植受者与透析后移植受者的移植物存活率相当，甚至优于透析后肾移植，透析并非肾移植受者术前必经的治疗阶段。只要患者一般情况良好，并且有合适供肾能够尽早进行移植时，不经过透析治疗直接进行肾移植时效果更佳。

对于部分尿毒症患者氮质血症、水、电解质和酸碱平衡紊乱显著，短时间内无供肾移植者，应积极纠正水、电解质和酸碱平衡紊乱，减少体内水钠潴留，控制高血压，改善心脏功能，以使患者机体能处于相对理想条件下接受肾移植手术。术前 24 小时内可增加透析 1 次，以使患者更好的耐受手术。

### （二）纠正贫血

长期以来输血对肾移植效果的影响有不同的意见。在肾移植开展早期，普遍认为输血可以提高移植肾的存活率，减少排斥反应的发生。然而，在进入新型高效免疫抑制剂时代后，排斥发生率明显下降，术前输血能否使患者足够受益受到质疑。目前更多观点认为移植前输血会增加患者的致敏机会，PRA 阳性率增高，同时输血会增加 CMV、HIV、病毒性肝炎等感染机会。因此目前主张肾移植术前应尽量避免输血。ESRD 患者贫血时，可以通过使用促红细胞生成素、补充铁剂、叶酸及维生素 $B_{12}$ 等，可较好的纠正贫血。但不应单纯考虑移植效果而完全排斥输血，当严重贫血，血红蛋白在 60g/L 以下时，应考虑输红细胞悬液以纠正贫血。

### （三）控制感染

术前进行包括皮肤、口腔牙齿、耳鼻咽喉、肝胆、胃肠及泌尿生殖道等处的检查。有感染病灶必须控制或清除，咽拭子和中段尿培养应为阴性。筛查病毒、结核等特异性感染，减少移植术中感染的发生。

### （四）病肾切除

①多囊肾体积巨大或伴有明显腹痛、感染、出血和严重的高血压者；②严重肾动脉狭窄、肾素依赖性高血压，经透析及降压药物治疗后仍难以控制；③肾脏结构异常，如有严重的尿路梗阻，膀胱输尿管反流，多发性或铸型结石并感染；④反复发作性肾盂肾炎；⑤严重的肾结核；⑥其他：如大量血尿，严重的蛋

白尿等。

（五）尿路梗阻

移植前必须先解除尿路梗阻，如尿道狭窄内切开或成形术，前列腺切除，尿道瓣膜切除术等。

（六）抗病毒治疗

对于病毒性肝炎患者（包括乙型、丙型肝炎病毒携带者）应慎重移植，对于肝炎活动期、肝功能异常者，近期应禁忌肾移植。可采用抗病毒药物、提高机体免疫力及改善肝功能的药物联合治疗。对有HBV复制的慢性活动性乙型肝炎的患者，应提前干预，应用抗乙肝药物如拉米夫定、阿德福韦、恩替卡韦等药物，使乙肝病毒受到显著抑制，肝功能达到或趋近正常，术中应用抗乙肝病毒免疫球蛋白进一步抑制乙肝病毒复制。近年来药物治疗丙型肝炎取得巨大成功，对于丙肝的等待肾移植患者，可以采用先治愈丙肝，再接受肾移植的方案，以最大限度保证肾移植患者术后安全。

（七）组织配型

①ABO血型肾移植供、受体最好具有相同的ABO和Rh血型，至少符合输血原则，即O型可以移植给任何血型受体，A型与B型供体可以给同型血受体供肾，也可以给AB型受体供肾，但是不能给O型受体供肾，而AB型受体可以接受任何血型的供肾，Rh血型应该尽可能保持一致，但是Rh阴性肾脏可以移植给Rh阳性受体。在目前供肾短缺的情况下，亦有中心进行血型不合的亲属活体肾移植，并取得良好效果。②HLA配型在肾脏移植中具有极其重要意义，大量临床及基础研究表明，供受者间HLA匹配程度越高，肾移植受者的急性排斥反应发生率和慢性移植物损伤就越低，同时伴随着长期存活率显著高于HLA匹配不好或完全错配的受者。③淋巴细胞毒交叉配合试验：同种异体肾移植要求受体针对移植抗原的特异性抗体反应滴度小于10%或者阴性。否则有可能发生超急性排斥反应。在亲属中尽管可出现很好的HLA配型，但也会发生超急性排斥反应。因此，淋巴细胞毒交叉配合试验是所有肾移植术前必须进行的一项检测，淋巴细胞毒试验阳性意味着移植术后发生超急性排斥反应的风险较高，同时也提示肾移植预后不良。因此，在供受者间进行肾移植组织配型时，必须避免淋巴毒试验阳性。④群体反应性抗体（panel reactive antibody PRA）PRA是指群体反应性抗HLA-IgG抗体，是各种组织器官移植术前筛选致敏受者的重要指标，与移植排斥反应和存活率密切相关。如果患者在曾经输血、妊娠或者器官移植中接触过他人HLA（人类白细胞抗原），则会产生较强烈的高敏感免疫反应，因为高PRA会导致超急性排斥反应及令人无法接受的移植肾功能丧失，因此，高致敏状态长期被视为肾移植的禁忌证之一。

（八）高致敏患者的处理

对术前HLA抗体水平偏高的肾移植受者需常规使用免疫抑制剂以避免或减轻排斥反应。排斥反应机制复杂，单一免疫抑制剂无法完全防止或抑制免疫应答的各个机制，因此常联合免疫抑制剂治疗。一方面作用机制互补，可有效抑制排斥反应；另一方面可避免单一药物大剂量使用而导致副作用增加。肾移植免疫抑制治疗包括：①预防性用药：常采用以钙调神经蛋白抑制剂（环孢素或他克莫司）为基础的二联或三联方案（联合小剂量糖皮质激素、霉酚酸酯、硫唑嘌呤、西罗莫司等）长期维持；②治疗或逆转排斥反应：常采用甲泼尼龙、抗胸腺细胞球蛋白（ATG）或抗淋巴细胞球蛋白（ALG）等冲击治疗；③免疫诱导治疗：用于移植肾延迟恢复、高致敏患者的肾移植、二次移植等患者，常采用ATG、抗CD25单克隆抗体等，继以环孢素或他克莫司为基础的免疫抑制方案。对肾移植高敏患者，指受者在移植术前因输血、妊娠、再次移植等原因体内预存有针对HLA抗原的淋巴细胞毒抗体，移植术前需进行预处理，如：血浆置换、免疫吸附和药物治疗，可去除循环中以IgG和IgM为主的群体反应性抗体（PRA），减少移植后排斥反应的发生率。近年来有中心应用利妥昔单抗、免疫球蛋白、免疫吸附及肾移植联合脾窝异位辅助性肝移植等方式为高致敏尿毒症患者寻求治疗方案，积累了一些有益的经验。

## 第三节 肾移植供肾者的选择与评估方法

### 一、活体亲属供肾与评估

活体亲属供肾移植是指在密切血缘关系的供、受者之间进行的同种异体肾移植，包括父母与子女、兄弟姐妹之间作为供、受者的肾移植。配偶之间的肾移植是无血缘关系的亲属间的肾移植，是一种特殊类型的肾移植，一般为婚后共同居住一年以上、感情融洽且无偿自愿捐献。

由于供肾切取手术是对供者身体带来损伤的一种手术，必须保证供者术后能够平稳、尽快地从捐献手术中恢复，术前评估过程中不容许发生任何差错。捐赠候选者的评估过程与手术本身一样严肃、重要。目前对亲属活体供者的术前评估主要包括伦理学评估和医疗评估两方面。

**（一）伦理学评估**

活体亲属肾脏移植最大的伦理学问题是一个家庭和个体风险收益比的评估。只有利益远大于风险、并且捐献者及亲属完全自愿的情况下进行捐献。根据卫生部《人体器官移植技术临床应用管理暂行规定》中规定：器官移植准入或指定医院必须成立"人体器官移植技术临床应用和伦理委员会"。该委员会在医疗机构进行活体器官摘取前，主持人体器官移植技术临床应用和伦理听证会，邀请医学、法学、伦理学、社会学等方面的专家和活体器官捐赠者本人及其家属参加，确认符合法律、法规、医学伦理学和医学原则、是活体器官捐献者本人真实意愿、无买卖人体器官或变相买卖人体器官后，方可进行活体器官移植；医疗机构在摘取活体器官捐赠者所同意捐赠的器官前，应当充分告知捐赠者及其家属摘取器官手术风险、术后注意事项、可能发生的并发症及预防措施等，并签署知情同意书。在活体肾移植手术未实施前，供受体双方随时可以无需任何原因的提出延缓或终止。并且人体器官移植技术临床应用和伦理委员会要求相关人员对供受者未公开的个人资料予以保密。

**（二）医疗评估**

活体亲属肾移植供者医疗评估的首要目的就是确保捐赠者的医疗安全性和社会适应性。要做全面系统的评估，达到利益最大化和风险最小化。目前医疗评估主要内容包括：①ABO 血型和交叉配型：ABO 血型的相容性是首要鉴别条件，应首先确认供受者血型符合输血原则，随后进行组织相容抗原分型和交叉配型。《人体器官移植条例》规定不相容者不能捐赠。②一般评估及基本筛查：应做全面系统的评估，详细了解病史、体格检查和相关实验室及特殊检查。③年龄和体重指数：a. 单纯年龄不是捐赠的绝对禁忌证，但 60 岁以上的捐赠者需特别严格地进行医疗鉴定。b. 体重指数（BMI）超过 30kg/m$^2$ 是肾脏捐赠的相对禁忌证，超过 35kg/m$^2$ 是绝对禁忌证。BMI 超过 30kg/m$^2$ 是肾脏捐赠者需进行仔细的术前评估，除外心血管、呼吸和肾脏疾病，凡体重超过标准的供者，均需要求在捐献前通过改善生活方式、加强运动减轻体重，在达到理想体重后再考虑可否进行器官捐献。④供肾者病史情况包括：a. 高血压病史：据统计，伴有高血压病史的低危或中危捐献者 10 年预期心血管病风险低于 20%，在不伴有其他临床问题的前提下，可以考虑作为肾脏捐献者；高危及极高危高血压病史者禁忌捐献肾脏。b. 对所有捐赠者均需测定空腹血糖，空腹血糖 >7.0mmol/L 即为糖尿病，不适合捐赠。空腹血糖在 6.1~7mmol/L 提示空腹血糖损害，需进一步评估包括：a. 葡萄糖值在 6.1~7mmol/L，且有 2 型糖尿病家族史，禁忌捐赠。b. 无家族史的供者，需进行标准的 2 小时口服糖耐量试验，检测结果餐后 2 小时 >11.1mmol/L 即为糖尿病，不能捐赠，转内分泌科治疗；>7.8mmol/L 表明葡萄糖耐量降低，需综合分析。当检验结果较为复杂时，移植科医师应协同内分泌科专家共同评估，最大限度减少供者捐献后因糖尿病肾病导致肾功能不全风险。c. 有活动性结核分支杆菌感染者是供肾的禁忌证，曾经有肺结核病史并接受过足量正规的抗结核药物治疗，但检查证实无合并肾脏结核的捐献者可以接受捐献肾脏；必须指出，泌尿系结核是捐献肾脏的禁忌证。d. 恶性肿瘤病史中有下列情况应禁忌供肾：黑色素瘤、睾丸癌、肾细胞癌、绒毛膜癌、血液系统恶性肿瘤、支气管癌、乳腺癌和单克隆丙种球蛋白病。既往病史中有下列情况可以作为供者：可以治愈的并基本可以排除转移的特殊类型癌症，如结肠癌（Dukes A，>5 年）、非黑色素瘤皮肤癌、宫颈原位癌。同意接受癌症患者捐献肾脏前必须进行包括供、受者在内的讨论，充分告知双方及家属不能完全排除恶性肿瘤转移至受者的可能性。

**（三）筛查项目**

①血液检测：血常规、血凝检测、肾功能、电解质、肝功能、血脂、空腹血糖；②病毒学及传染病学检测：乙型肝炎病毒、丙型肝炎病毒、HIV、巨细胞病毒、EB 病毒、梅毒等；③尿液检测：蛋白定量和定性、红细胞、尿糖、细菌等；④心血管呼吸系统：胸片、心电图、心脏彩超、腹部超声；⑤其他：妊娠试验、PSA（60 岁以上男性）、甲状腺功能（如有明确的家族史）。

**（四）肾脏评估**

①肾脏解剖学评估：包括双肾血管条件、双肾体积、确认有无解剖异常的肾脏疾病如双肾集合系统异常、肾积水、肾盂输尿管交界处狭窄和泌尿系结石等。肾动脉为单支适合移植肾捐赠，如两个肾脏均

为单支血管，左肾静脉较长便于血管吻合，故常选用左肾为供肾。多支肾动脉对受者和移植肾远期存活无影响，如手术医师有丰富的血管吻合经验，多支肾动脉不是供肾手术禁忌证。供肾结石不是捐赠的绝对禁忌证，既往有肾结石病史者，应完全得到供、受者的同意后方可捐赠，推荐使用既往曾排出结石的肾脏作为活体供肾，捐肾后应注意针对结石现象长期随访。下列情况的结石形成患者不应捐献肾脏：a. 双侧结石；b. 结石是高复发类型，并且不易预防，如：胱氨酸结石、感染性结石、与遗传性疾病或其他系统性疾病有关的结石。②肾脏功能评估：肾功能的精确评估对于确保捐赠者残存肾功能正常及受者移植的安全性至关重要。既要确定供者良好的肾功能，也要保证受者移植供肾后可以获得良好的肾脏功能，供者应检查肾小球滤过率（GFR）、监测血肌酐水平，并根据肌酐的数值简单计算出血清肌酐清除率。推荐使用核素扫描（SPECT）测定双肾 GFR。

## 二、公民逝世后器官捐献（DCD）供肾

### （一）器官捐献分类与标准

我国现阶段公民逝世后器官捐献分为三大类：中国一类（C-Ⅰ），国际标准化脑死亡器官捐献（DBD）；中国二类（C-Ⅱ），国际标准化心脏死亡器官捐献（DCD）；中国三类（C-Ⅲ），中国过渡时期脑 - 心双死亡标准器官捐献（DBCD）。其中 C-Ⅰ、C-Ⅲ均是在脑死亡状态基础上进行的，而 C-Ⅱ中不可逆的脑损伤亦接近脑死亡状态。因此公民逝世后捐献器官功能评估和维护主要建立在脑死亡导致的病理生理变化基础上。一旦脑死亡判断成立（或者出现严重的不可逆脑损伤），并且其直系亲属同意捐献器官，应进行综合评估以确定其是否适合进行器官捐献。需要全面、系统的了解病情。患者病情的评估可以根据情况选择急性生理学和慢性健康状况Ⅱ评分、Glasgow 昏迷评分、创伤评分、威斯康星大学评分系统、美国器官共享联合网络评估系统或其他评分系统，评估的过程是动态、连续的。

### （二）供肾者临床信息采集

包括①供者年龄、性别、身高、体重、手术史和既往史（吸烟、吸毒、酗酒、性行为、过敏史）；②导致脑死亡的损伤和发病原因；③住院时间；④目前的临床状况（包括生理参数、机械通气参数、合并感染及抗感染方案、心律失常、血流动力学不稳定的时间、心肺复苏次数及持续时间、低血氧饱和度的时间、血管活性药物的使用种类和剂量等）；⑤实验室检查信息：包括 ABO 血型、HLA 配型、血常规、肝肾功、电解质、血糖、动脉血气分析、尿液分析、凝血全套、病毒感染性疾病的检测（甲、乙、丙、丁、戊型肝炎病毒、EB 病毒、CMV、HIV、人类嗜 T 细胞病毒等）、病原微生物感染性疾病检查（血液、脑脊液、体腔渗出液、尿液和痰等分泌物的显微镜监测、培养及药敏试验等）。

### （三）器官捐献的禁忌证

目的是排除供者是否存在对受者有致命威胁的系统性或感染性疾病；①绝对禁忌证包括：a. 相关移植器官的慢性疾病；b. 严重的细菌、真菌和病毒的全身性感染（尤其是多重耐药菌引起的全身性感染）；c. 颅外恶性肿瘤；d. HIV、HCV 感染；e. 血型播散性肺结核；f. 严重高血压；g. 严重 DIC；h. 镰状细胞贫血或其他血红蛋白病；i. 最近有静脉注射吸毒；②相对禁忌证包括：a. 已经控制的中枢神经系统或皮肤恶性肿瘤；b. 已治愈的感染性疾病；c. HBV、HCV 血清学阳性；d. 供者患有内科疾病（高血压合并肾病、糖尿病合并肾病、系统性红斑狼疮）；e. 年龄超过 65 岁；f. 小肠穿孔合并肠内容物外溢等。

### （四）肾脏的标准供者条件

①年龄 10~39 岁；②死亡原因为非脑血管疾病；③血清肌酐 <133umol/L；④无高血压病史。

# 第四节 活体供肾者术前准备与取肾手术

## 一、活体供肾者术前准备

### （一）询问病史及全面体检

供者必须身体健康，还要了解其对移植的认识、心理状态以及精神稳定情况。

### （二）实验室检查

包括血常规、尿常规、血凝检测、肾功能、电解质、肝功能、血脂、空腹血糖。

### （三）病毒学及传染病学检测

乙型肝炎病毒、丙型肝炎病毒、HIV、巨细胞病毒、EB 病毒、梅毒等。

### （四）其他检查包括

①胸、腹部 X 线平片；②核素肾图；③心电图；④排泄性尿路造影；⑤肾动脉造影；⑥心脏超声；

⑦血管超声。

## 二、供肾切取手术步骤与操作要点

### （一）经腰部开放供肾切取术（以取左肾为例）

全麻全身麻醉成功后，取供肾对侧卧位。经12肋或肋缘下或11肋间斜切口，逐层切开，仔细止血，达肾脂肪囊。分离肾周，避免损伤肾包膜，分别结扎肾上腺、生殖静脉，在髂血管平面切断输尿管，远端结扎，保留输尿管系膜，向上分离至肾下极。呋塞米40~60mg静脉注射，结扎肾动脉及肾静脉，并剪断，取出供肾。近心端肾动、静脉再次双重结扎并缝扎或连续缝合关闭。切取的供肾立即放入0~4℃的肾保护液并经肾动脉即刻灌洗。仔细检查创面，确认无活动性出血后，肾窝放置引流管，逐层关闭切口。其关键手术步骤与操作要点（图89-1~图89-6）。

### （二）后腹腔镜供肾切取术

全麻全身麻醉成功后，以取左肾为例取供肾对侧卧位，髂嵴上方2cm做10mm切口，置入10mm

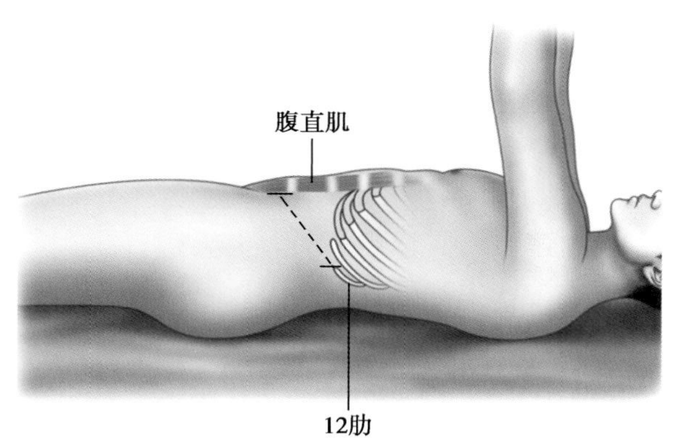


图89-1　左侧供肾术者体位及切口，切口自12肋骨尖端，远端止于腹直肌外缘

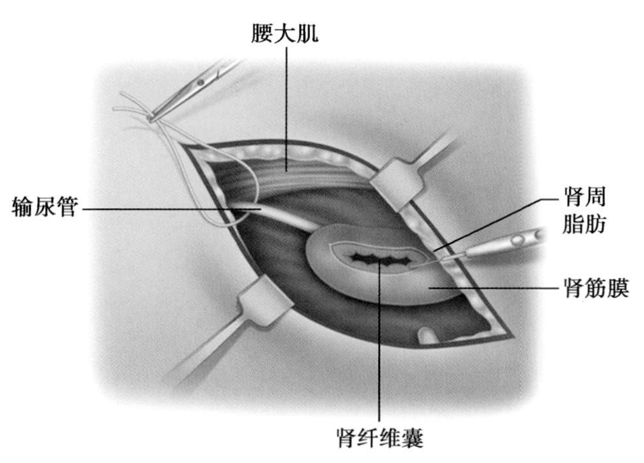


图89-2　游离输尿管，打开肾周筋膜

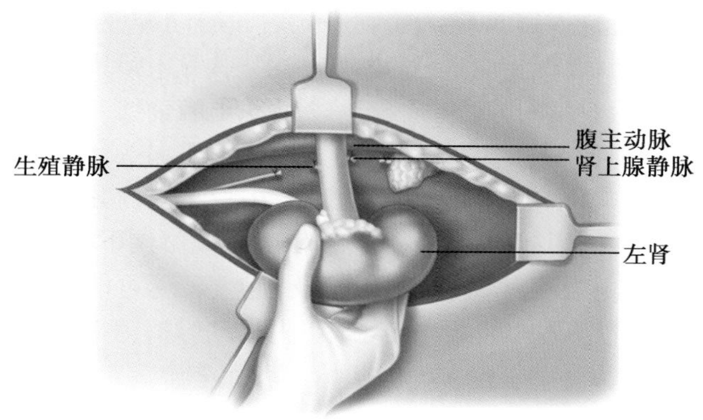


图89-3　游离左肾静脉至腹主动脉处，结扎生殖静脉、肾上腺中央静脉、腰静脉等属支

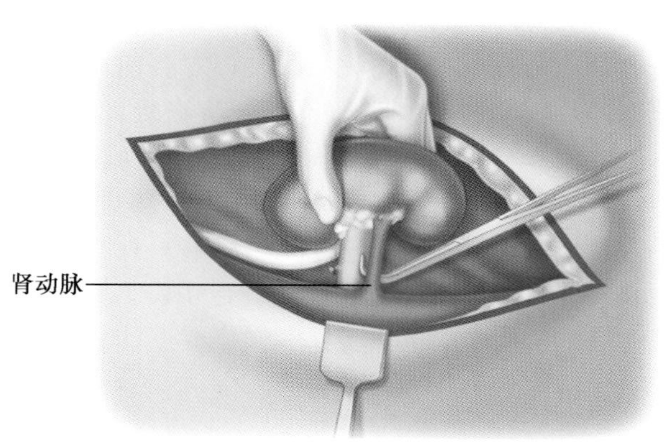


图89-4　游离肾动脉至其根部

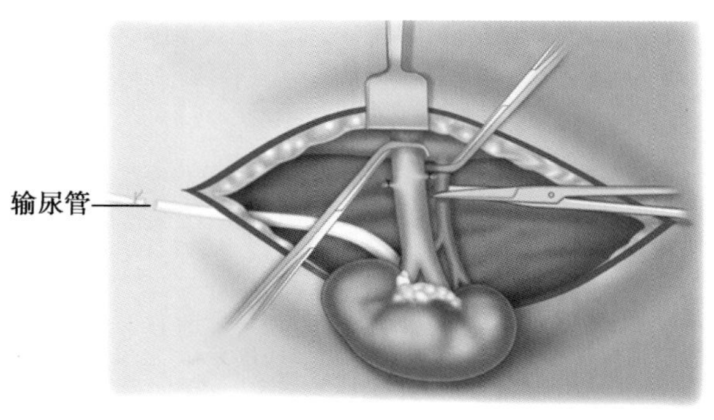


图89-5　离断输尿管，在左肾静脉跨越腹主动脉处阻断并剪断肾静脉，肾动脉根部阻断并剪断肾动脉

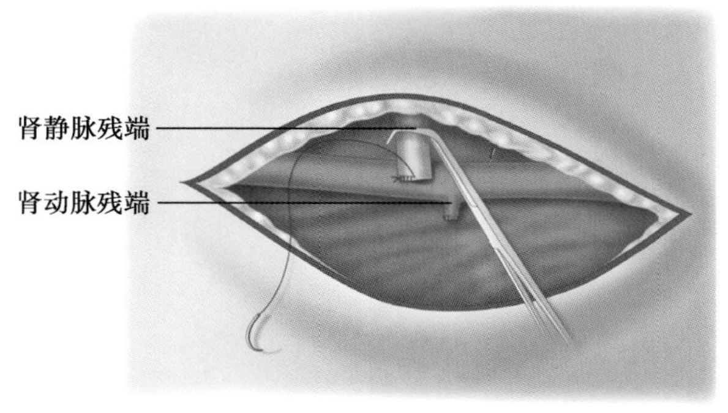


图89-6　不可吸收线缝合血管残端

Trocar,置入镜头确认穿刺进入后腹膜间隙,建立后腹膜间隙,保持气腹压 12~15mmHg。置入镜头钝性分离后腹膜间隙,直视下于 12 肋缘下腋前线及腋后线分别置 5mm、12mm Trocar。沿腰大肌向头侧逐层切开 Gerota 筋膜及肾周脂肪囊,在脂肪囊内紧贴肾实质表面用超声刀游离肾脏,依次游离腹侧下极、背侧上下极、肾蒂血管、输尿管及肾上极,尽可能多的保留肾门周围脂肪结缔组织。根据动脉搏动探查到肾动脉,分离至腹主动脉起始部。完全游离肾静脉,分别游离腰静脉、肾上腺中央静脉及生殖静脉,均于远心端应用 Hem-o-lok 夹闭、近心端结扎的方式切断。在肾下极输尿管并游离至髂血管交叉处,待肾脏游离完毕,肾血管完全暴露后,离断输尿管。自腋前线穿刺点向脐部延长 5~6cm 切口,皮肤切口直至切开腹外斜肌、腹内斜肌,暂不切开腹横机,保持该切口不漏气。分别在肾动、静脉根部用 2 枚 Hem-o-lok 夹闭并迅速切断,快速分开腹横肌并推开腹膜,左手直接取出肾脏,立即进行灌注修整。观察有无出血,肾窝留置引流管 1 根,逐层缝合切口。有关后腹腔镜供肾切取术的主要步骤和操作要点(图 89-7~图 89-15)。

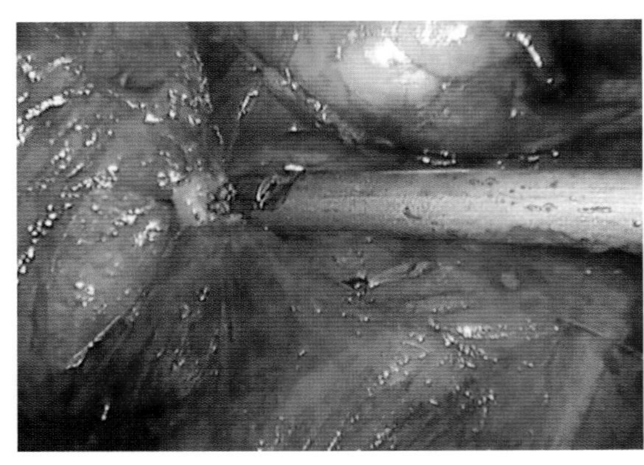

图 89-7 切开肾周筋膜

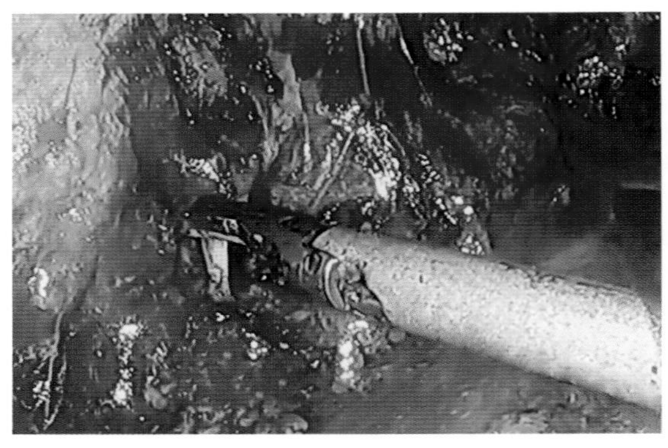

图 89-8 游离并切断腰静脉

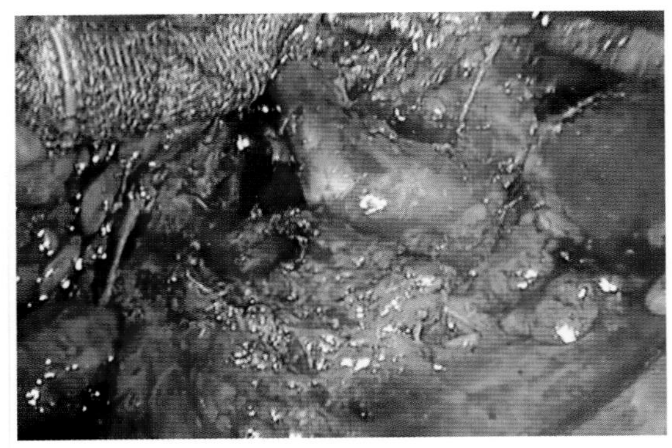

图 89-9 显露肾动脉

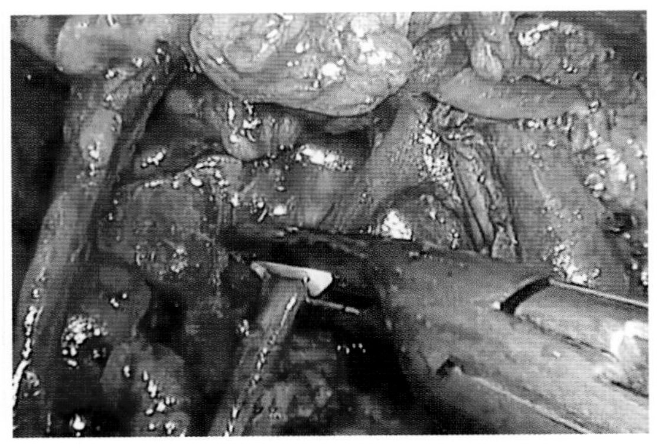

图 89-10 离断生殖静脉

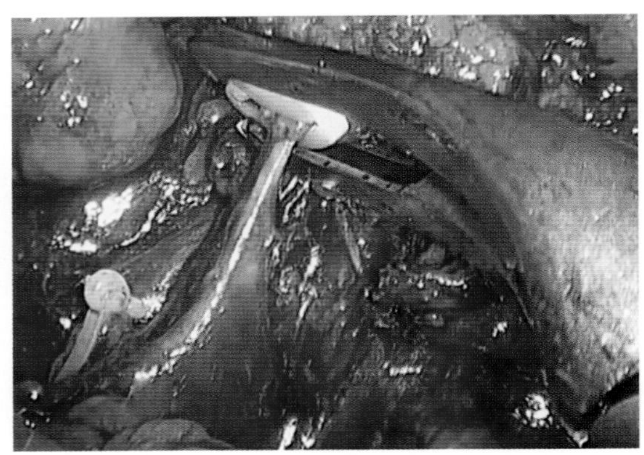

图 89-11 离断肾上腺中央静脉

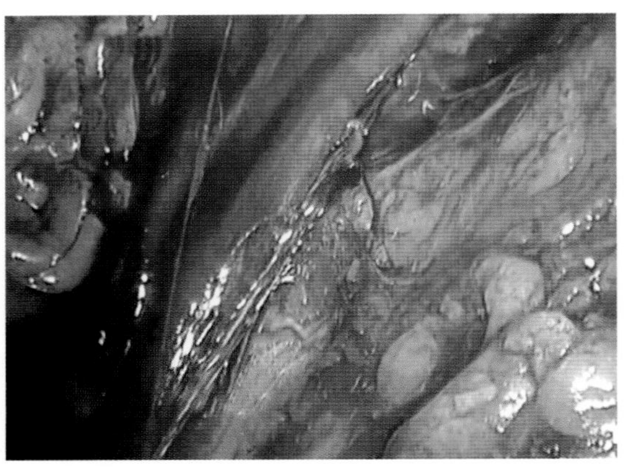

图 89-12 显露输尿管

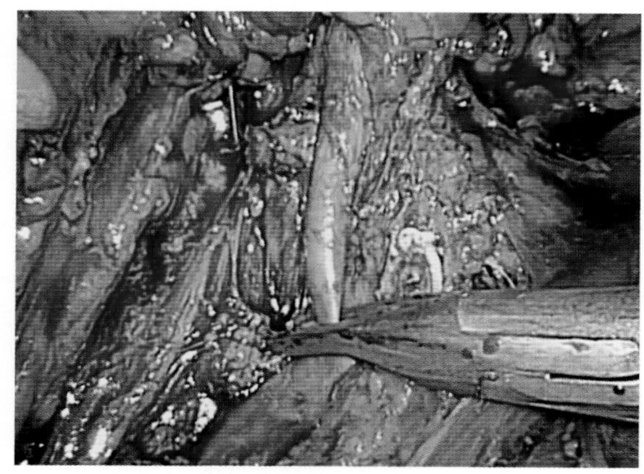

图 89-13　剪断肾动脉

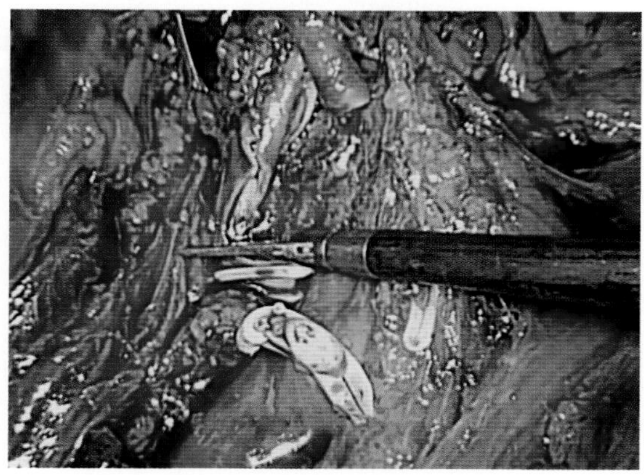

图 89-14　剪断肾静脉

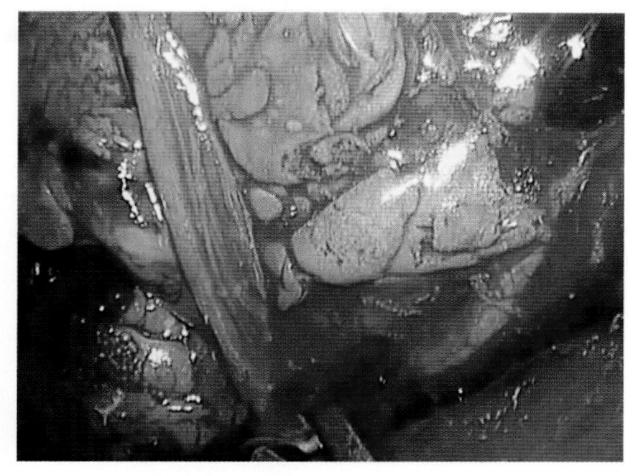

图 89-15　剪断输尿管

**（三）手辅助后腹腔镜供肾切取术（以取左肾为例）**

前期步骤同后腹腔镜供肾切取术，待肾脏游离完毕，肾血管完全暴露后，离断输尿管。自腋前线穿刺点向脐部延长 5~6cm 切口，皮肤切口直至切开腹外斜肌、腹内斜肌，并钝性分离腹横机，左手进入后腹腔握住肾脏和血管，分别在肾动静脉根部用 2 枚 Hem-o-lok 夹闭并迅速切断，左手直接取出肾脏，立即进行灌注修整。观察有无出血，肾窝留置引流管 1 根，缝合各切口，其关键手术步骤与操作要点（图 89-16，图 89-17）。

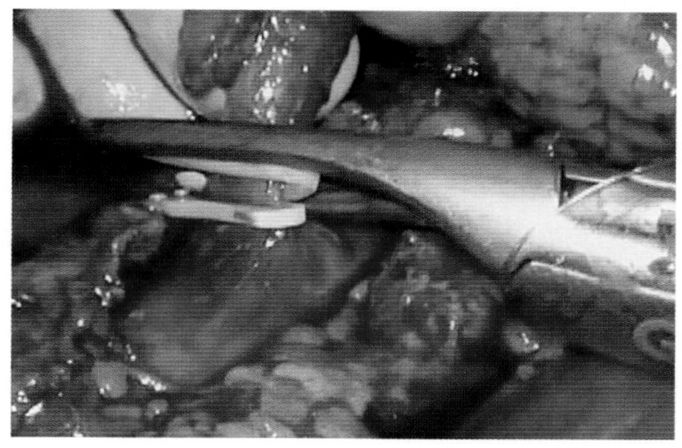

图 89-16　剪断肾动脉

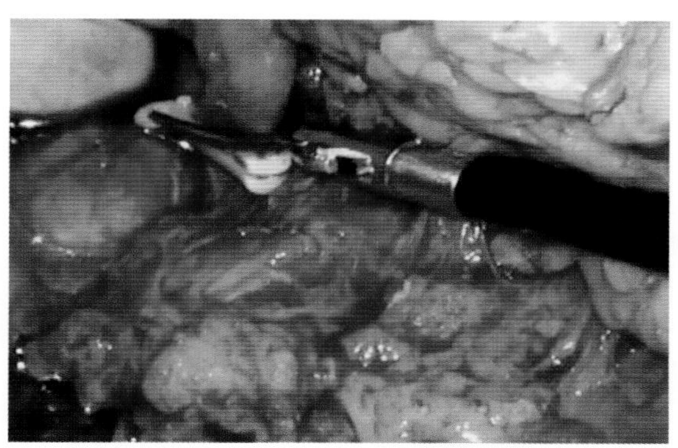

图 89-17　剪断肾静脉

**（四）机器人辅助腹腔镜供肾切取术（以取左肾为例）**

全麻全身麻醉成功后，取供肾对侧 70°斜位，术前留置 14F 导尿管。取脐上 2.0cm 腹直肌旁横行皮肤切口，长约 1.2cm，作为镜头孔，建立气腹，保持气腹压力为 12~15mmHg，将 12mm 套管置入腹腔，置入向上 30°镜头。直视下，以镜头孔为中心，距锁骨中线肋缘下、髂前上棘内上方两横指处分别置入 8mm Trocar，为头、尾侧机械臂孔。镜头孔与尾侧机械臂孔中点斜下方置入 12mm Trocar 为辅助孔。套管置入后更换向下 30°镜头。将床旁 3 个机械臂与上述相应套管连接，分别置入镜头、单机电剪（第 1 机械臂）、双极电凝（第 2 机械臂），辅助孔置入吸引器或抓钳等辅助器械。

采用腹腔供肾切取方法。首先分离肾周组织，显露术野。沿结肠旁沟切开侧后腹膜，切断脾结肠韧带，将左半结肠翻向内下，切开肾周筋膜，于肾周筋膜外分离左肾背侧、腹侧及下极，于肾上极将肾周筋膜前后层离断，分离肾上腺与肾脏之间组织，向下游离输尿管至髂血管分叉处，注意保护输尿管血供。沿输尿管内侧向上分离至肾门处，于肾门前方打开左肾静脉鞘，分离左肾静脉至下腔静脉处，分别游离腰静脉、肾上腺中央静脉及生殖静脉，均于远心端应用 Hem-o-lok 夹闭、近心端结扎的方式切断。于肾静脉后方将肾动脉鞘切开，由于肾动脉鞘分布有丰富的淋巴管，应使用超声刀低挡逐渐切断，预防术后淋巴瘘。分离左肾动脉至腹主动脉平面，将肾周组织完全游离。供肾完全游离后，以辅助孔为起点沿腹直肌切开皮肤约 6cm，深至肌层。于髂血管分叉处切断输尿管，肾动、静脉根部用 2 枚 Hem-o-lok 夹闭并切断。停止气腹，移去镜头及机械臂，切开肌层及腹膜，手辅助取出供肾立即进行灌注修整。观察有无出血，肾窝留置引流管 1 根，缝合各切口，其手术关键步骤与操作要点(图 89-18~图 89-24)。

经腰部开放供肾切取术作为传统的取法，在一

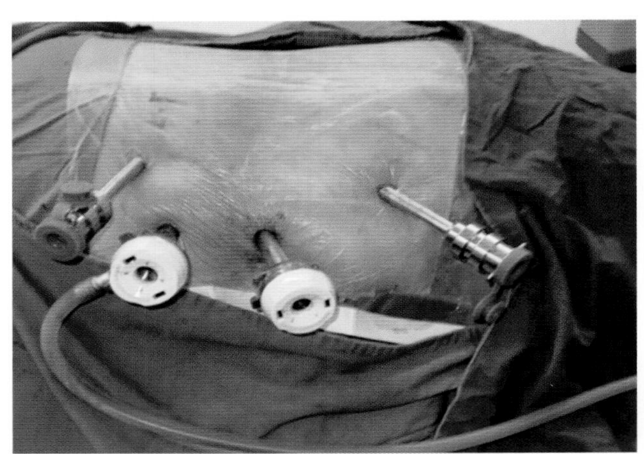

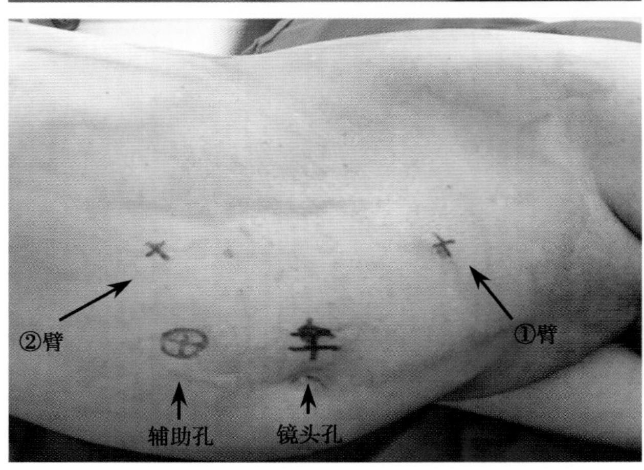


图 89-18　机器人辅助腹腔镜供肾切取体位和 Trochar 布局

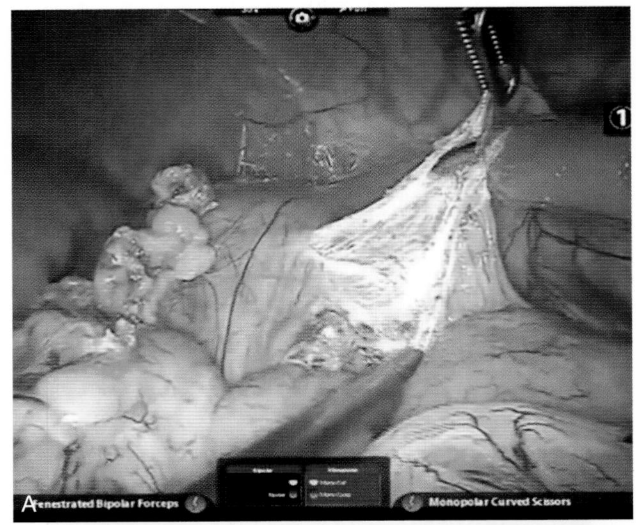


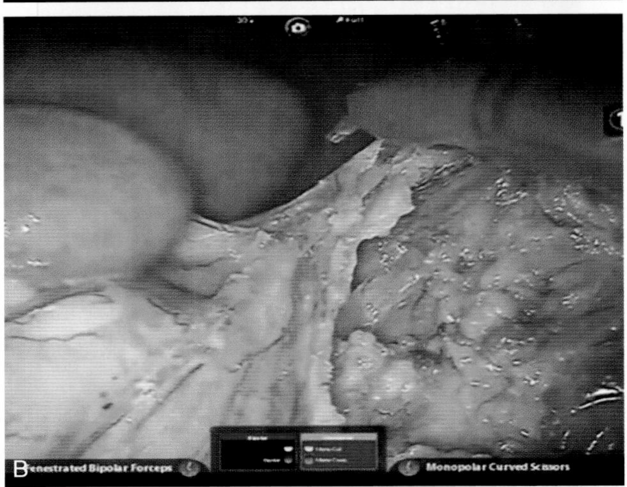


图 89-19　A. 游离左半结肠；B. 离断脾结肠韧带，显露 Gerota 筋膜

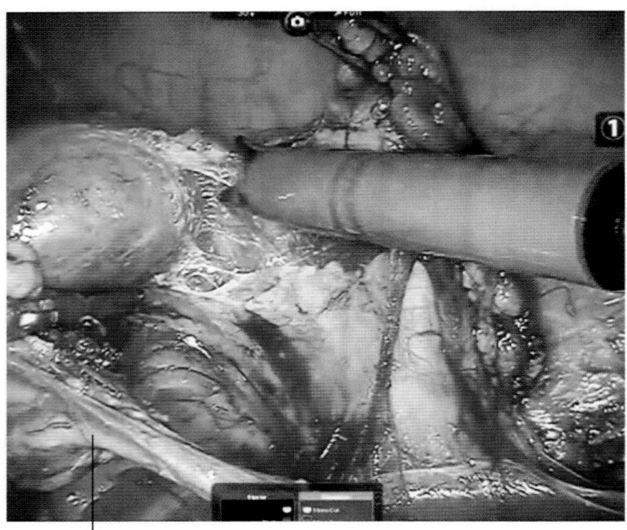


图 89-20　切开肾周筋膜，游离肾周脂肪，显露输尿管

些移植中心沿用至今。后腹腔镜活体供肾切取术与开放手术相比，可以减少术后疼痛、缩短住院和恢复时间。而手辅助后腹腔镜供肾切取术增加了术者左手触诊及协助操作的作用，使手术难度相对降低，手术时间缩短，安全性和手术成功率提高，在肾血管被阻断后以较快速度将供肾取出体外，缩短了供肾的热缺血时间。机器人外科手术系统因其高清的三维视野、智能灵巧的内腕系统，大大提高了手术的安全性，术者舒适度及学习曲线短等优势在腹腔镜外科领域得到了广泛应用。机器人辅助腹腔镜供肾切取术的优势有：①手术操作空间大，可以避免辅助腹腔镜器械反复接触肾脏，减少副损伤的发生；②能够充分游离下腔静脉，在肾静脉根部上 Hom-o-lok 夹，尽可能保证了供肾静脉的全长，后腹腔镜左肾切取术无法实现这一点；③先游离肾静脉，后游离肾动

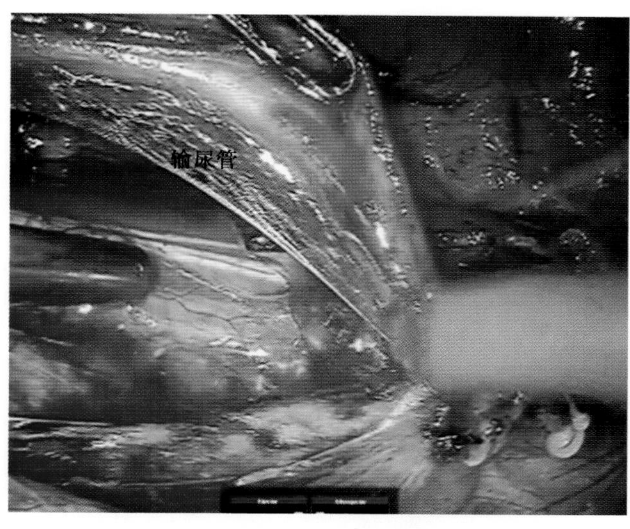


图 89-21　游离输尿管，注意保护输尿管血供

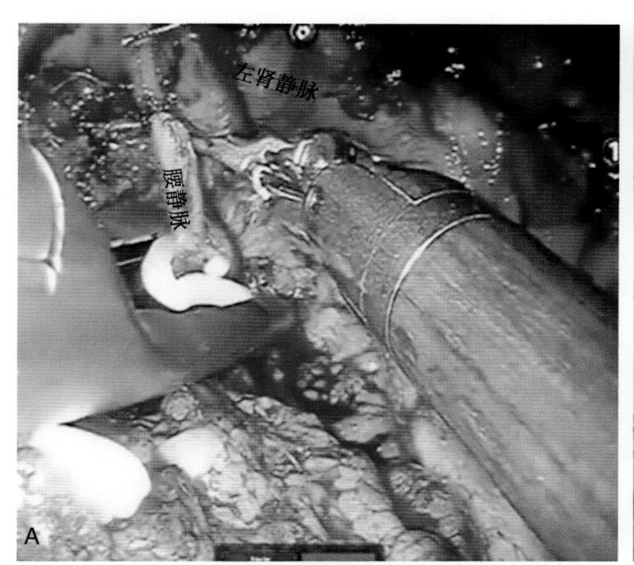


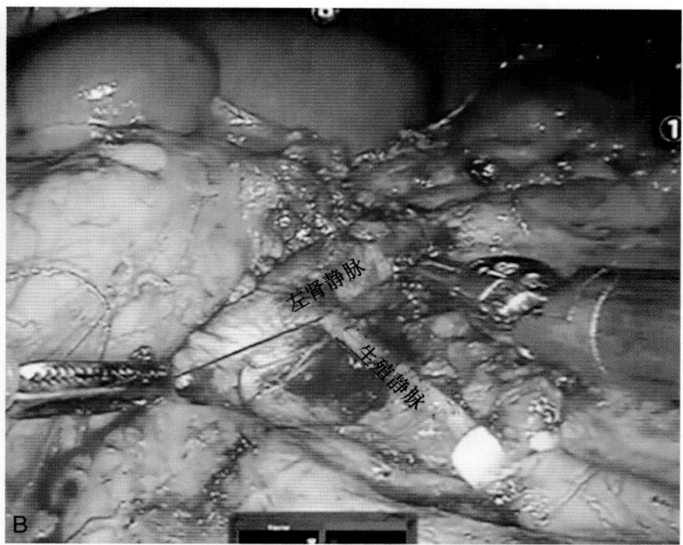


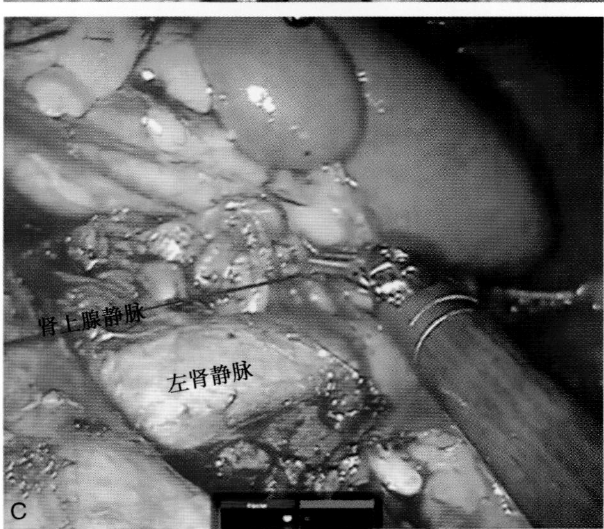


图 89-22　A. 处理腰静脉；B. 缝扎生殖静脉；C. 处理肾上腺静脉

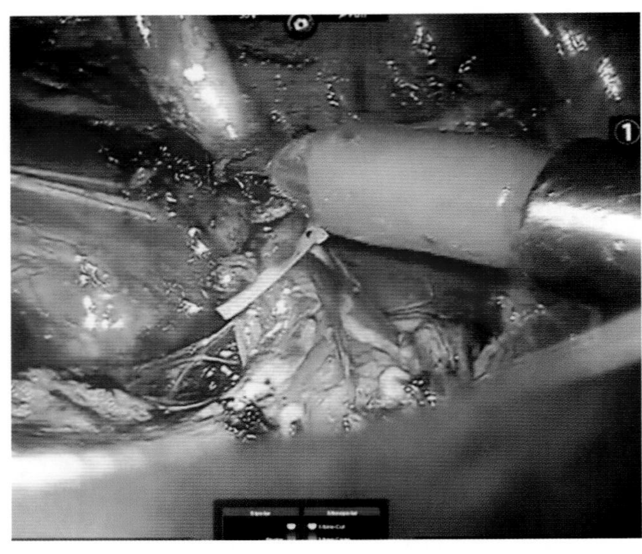

图 89-23　离断输尿管

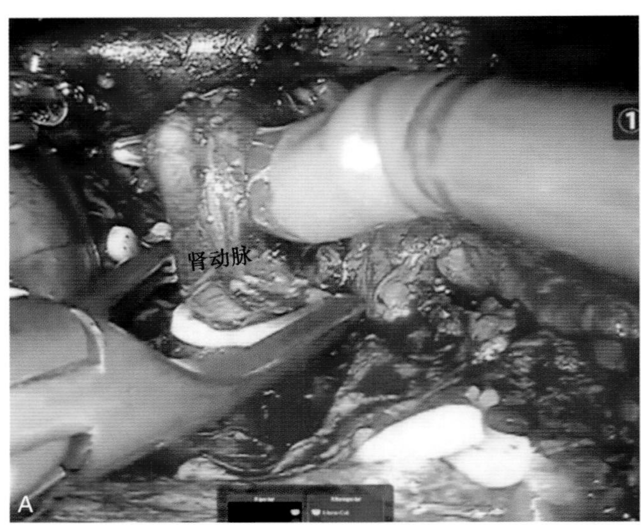


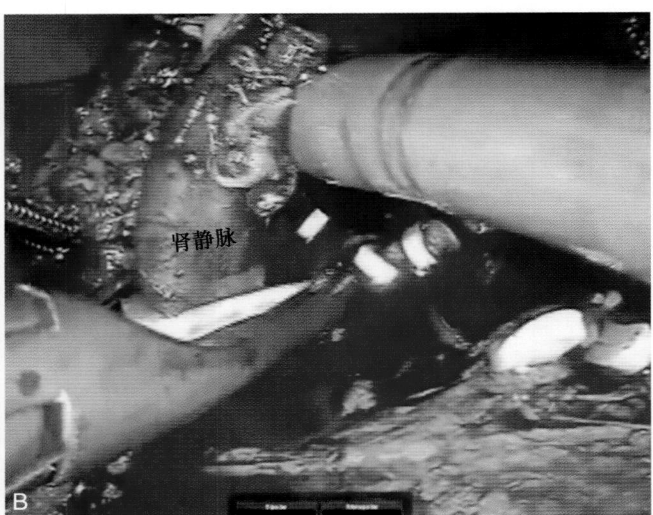


图 89-24　近心端用 2 枚 Hem-o-lok 夹闭并离断肾动脉和肾静脉
A. 离断肾动脉；B. 离断肾静脉。

脉，手术全程对肾脏的接触和位置改变减少，减少肾动脉痉挛的发生，更加符合供肾切取过程中的“no-touch”原则；④应用机器人系统中的三维视野及灵巧的内腕系统，在处理中央静脉、腰静脉及生殖静脉可以更多的使用打结完成，减少了 Hom-o-lok 夹的使用及意外发生。

## 第五节　尸体供肾的选择和标准

### 一、供肾检查及外科技术处理

原则上器官获取前需完善双肾及输尿管超声检查，明确有无肿瘤，囊肿，结石等结构异常信息，从而判断供肾是否可用，以及需做何种处理。部分供肾术前无相关超声检查等影像学资料，修肾过程中如果发现供肾有以上情况，需综合判断供肾是否可用。单纯性囊肿，肾盂结石，输尿管单个结石致输尿管扩张等病理情况，只要处理恰当，均不影响供肾移植情况。

### 二、供肾缺血时间基本标准

#### （一）热缺血时间

目前国内外对 DCD 供体的热缺血时间有以下

几种标准：①从心搏停止到开始冷灌注的时间(平均约 15 分钟)；②从撤除呼吸机及心脏支持至开始冷灌注的时间(平均 20~30 分钟)；③从动脉收缩压 <50mmHg 或者血氧饱和度 <80% 到开始冷灌注的时间(平均约 20 分钟)，主要是英国的移植中心采用该标准。标准③定义为功能性热缺血，其引入可能会对 DCD 供体的选择更合理。

### (二) 冷缺血时间

冷缺血时间对肾移植术后半年内肌酐清除率有明显影响。据统计，冷缺血 12 小时，术后半年肌酐清除率 56.6~25.8ml/(min·$1.73m^2$)；冷缺血 12~24 小时，术后半年肌酐清除率为 55.2~26.0ml/(min·$1.73m^2$)；冷缺血 24~36 小时，术后半年肌酐清除率为 53.2~25.9ml/(min·$1.73m^2$)；冷缺血大于 36 小时，术后半年肌酐清除率为 50.4~25.8ml/(min·$1.73m^2$)。通常冷缺血时间超过 24 的肾脏不建议使用。

### (三) 供肾外观评估

获取供肾后，可以从供肾形态外观可大致评估供肾质量。质量较好的供肾灌注后表面光滑颜色发白，无整体或局部红色斑块样微血栓形成；外观形态饱满，边缘较锐利，无明显肿胀，肾脏包膜完整；局部无粘连及梗死等病变；质量好的供肾，触之韧，可有弹性，无僵硬感；血管条件较好，无内膜损伤、脱落及钙化斑块。虽然供肾灌注后颜色偏暗，有的情况下也能使用。即使血管条件较差，通过移植前的修整及术后抗凝等综合治疗，仍能获得良好的肾功能。

### (四) 术前供肾病理活组织检查(零点穿刺)

DCD 供肾损伤一般分为基础病变、缺血、缺氧损伤以及炎症损伤等。肾功能生化指标能反映基础病变、死亡前的缺血、缺氧损伤和炎症损伤，但完全不能代表死亡后冷热缺血损伤，在术前病理活检则可反映上述损伤。术前病理活检组织检查可直观地了解肾小球硬化、肾血管狭窄、肾小管萎缩和间质性纤维化等形态学改变，从而预测术后肾功能和存活率。术前活检需要注意以下情况：①刀切取材损伤大，并且所获组织可能不均匀，不能完整反映整个肾脏情况，导致结果误判，如浅表的楔形切法会高估硬化肾小球百分率；②穿刺组织包括皮质及髓质，组织分布较均匀，目前偏向于穿刺取材；③穿刺部位位于肾上极或下极，不宜穿刺肾中央，避免形成动静脉瘘；④零点穿刺建议做快速冷冻检查，优点是快速得到结果，缩短供肾缺血时间；⑤冷冻切片时，需注意防止切片组织皱缩重叠，影响结果；⑥也可进行常规 HE 染色、mason 染色、刚果红染色，电镜检查等；⑦电镜检查的价值目前尚不清楚；⑧避免因组织切片方法不一致导致的误差；⑨可参考以下评分标准评估供肾穿刺病理的质量，从而决定供肾是否采用及决定单肾还是双肾移植，供肾病理组织学检查半定量法评分标准，最后得分为各指标得分的和：a. 0~3 分，轻度，可行单肾移植；b. 4~6 分，中度，建议行双肾移植；c. 7~12 分，重度，不应移植。原则上需观察三张切片(开始、中间和最后)。硬化的肾小球的数量以百分比表示(表 89-2)及术前供肾病理活组织检查的病理组织学发现(图 89-25~ 图 89-29)。

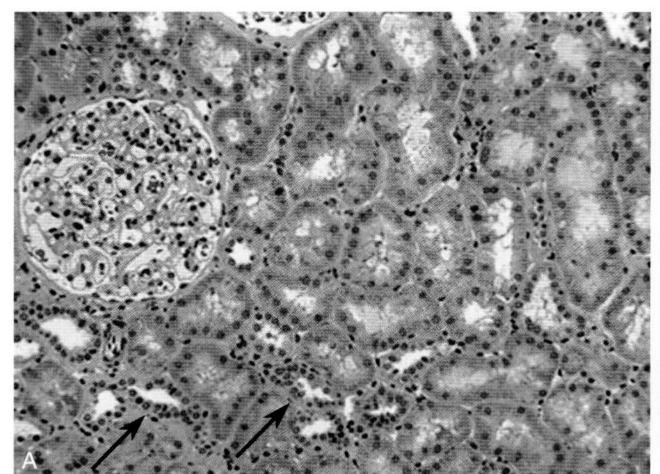


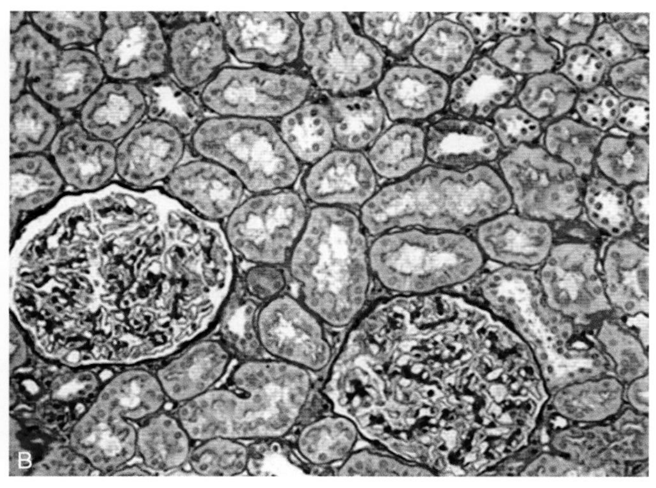


**图 89-25　正常肾活检病理图像**

A. 正常肾皮质，HE 染色，背靠背近端肾小管伴大量嗜酸性粒细胞；肾小球无渗出，无细胞浸润，底部可见远端肾小管(箭头)；B. 邻近区域 PAS 染色，PAS 染色凸显肾小管基底膜、肾小球基底膜和肾小囊呈明亮品红色；近端小管刷状缘轻度染色。

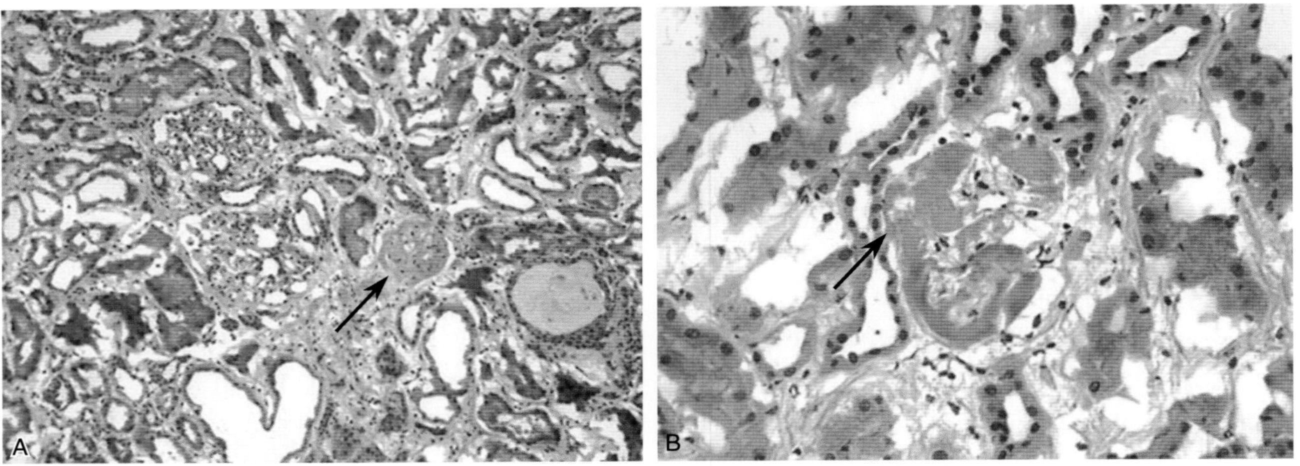

**图 89-26 大面积肾小球硬化时，冰冻切片计数硬化肾小球具有可重复性**

A. 硬化肾小球（箭头）位于两个正常肾小球间，同时可见间质纤维化；B. 周边间质纤维化使硬化肾小球在更高倍数镜下仍可见。

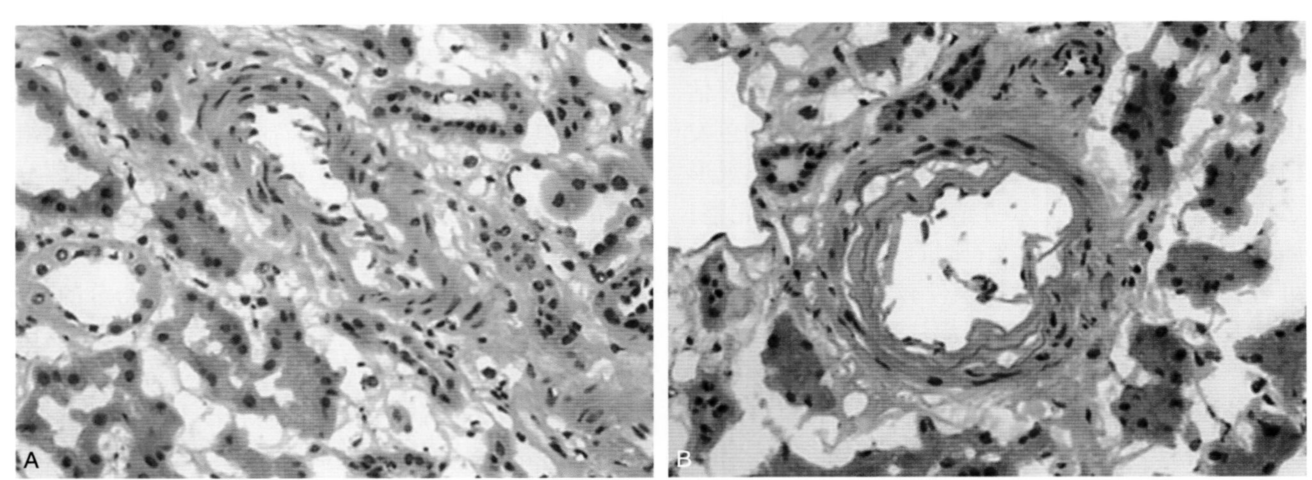

**图 89-27 肾动脉粥样硬化，病变内膜可能从中膜分离**

A. 冰冻提示轻度硬化；B. 冰冻提示中度硬化。

**表 89-2 供肾病理组织学检查半定量法评分标准**

| 分值 | 0 | 1 | 2 | 3 |
|---|---|---|---|---|
| 肾小球硬化 | 无 | <20% | 20%~50% | >50% |
| 肾小管萎缩 | 无 | <20% | 20%~50% | >50% |
| 间质纤维化 | 无 | <20% | 20%~50% | >50% |
| 动脉狭窄 | 无 | 增厚 | 厚度 < 管腔直径 | 增厚管腔直径或堵塞 |

### （五）机器灌注阻力及流速

目前很多移植中心开始采用机器灌注的方法对移植肾进行灌注保存，其灌注参数与术后肾功能和存活率相关。机器灌注在评估 DCD 或者 DBCD 供肾质量中有一定作用，但需注意以下情况：①机器灌注对判断供肾质量有一定的应用价值，但不是唯一指标；②注意灌注操作过程中避免漏液等情况，导致读数假阳性等；③注意肾脏局部血栓等导致的局部受阻等情况；④流速 >60ml/min 或阻力指数 <0.5 的供肾可以用于移植；⑤如果半小时内阻力指数有下降，则提示供肾质量可；⑥如果将阻力指数与供者年龄、移植前肾小球滤过率预测值、热缺血时间等结合进行综合评价，预测价值则更高。

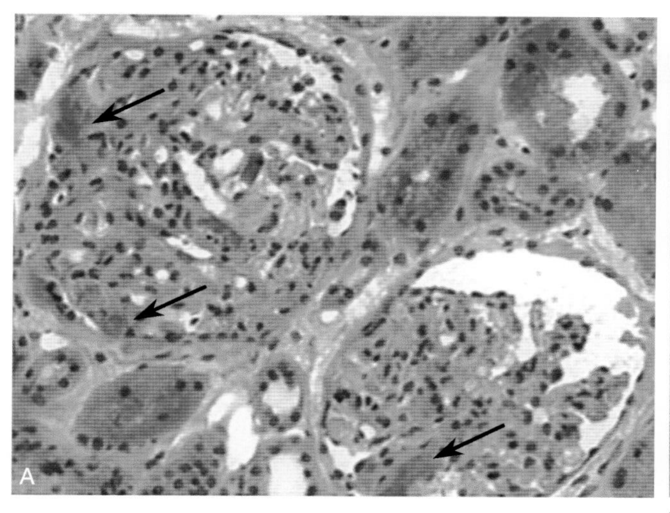


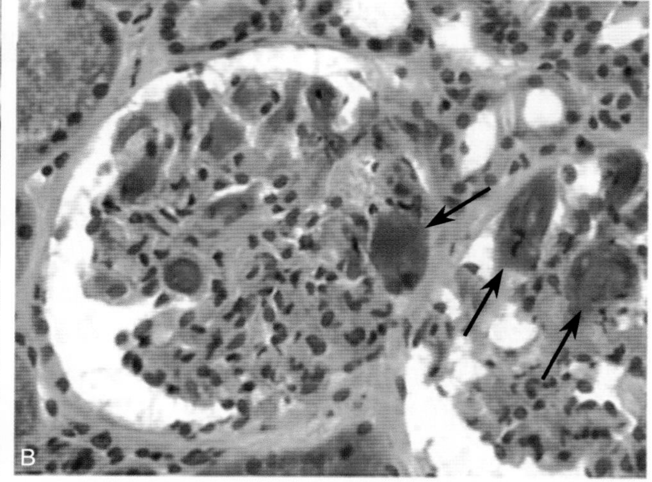


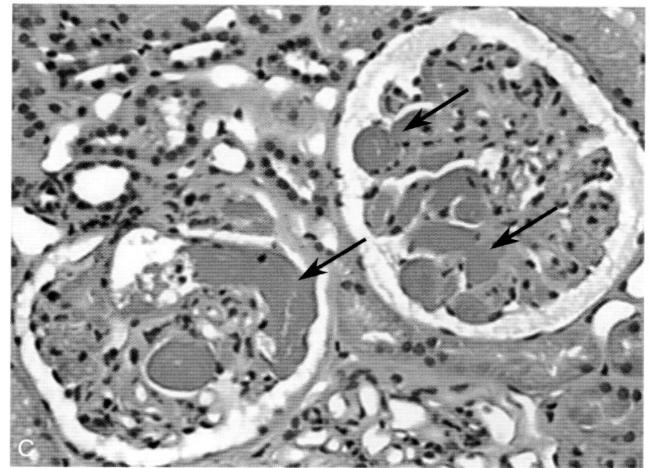


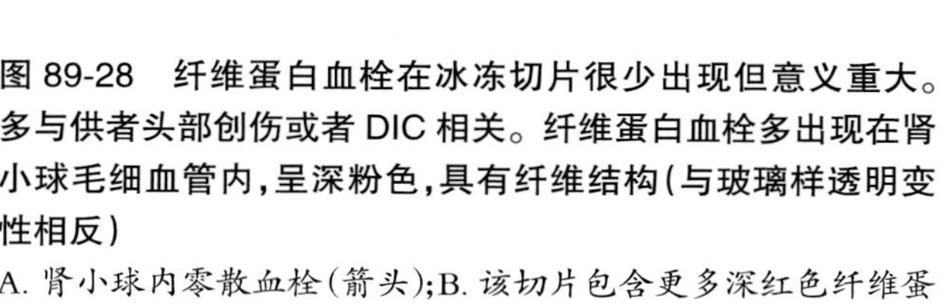

**图 89-28　纤维蛋白血栓在冰冻切片很少出现但意义重大。多与供者头部创伤或者 DIC 相关。纤维蛋白血栓多出现在肾小球毛细血管内，呈深粉色，具有纤维结构（与玻璃样透明变性相反）**

A. 肾小球内零散血栓（箭头）；B. 该切片包含更多深红色纤维蛋白；C. 切片显示纤维蛋白血栓（箭头）

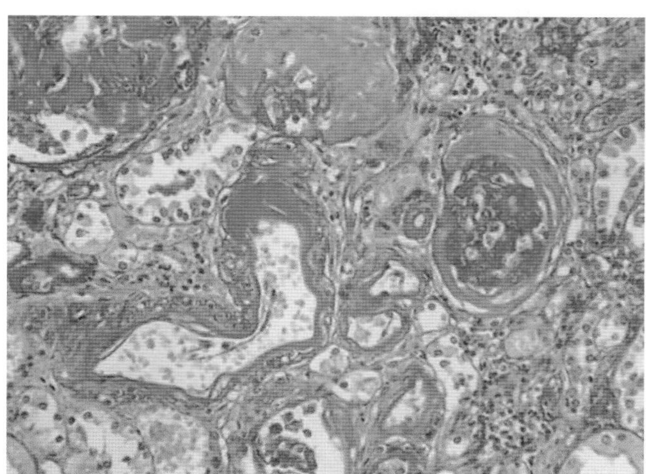

**图 89-29　供肾小动脉硬化和透明样变性，PAS 染色**

## 第六节　尸体取肾路径与操作要点

### 一、取肾路径与操作要点

#### （一）取肾路径

供体取仰卧位，在背部12胸椎处垫高，碘伏消毒，铺无菌巾。采用腹部十字切口（联合胸腔脏器切取时，切口延长至颈静脉切迹），自剑突到耻骨联合作纵行切开；横切口在脐水平至两侧腋后线，腹部皮瓣反折，以布巾钳固定（图89-30）。

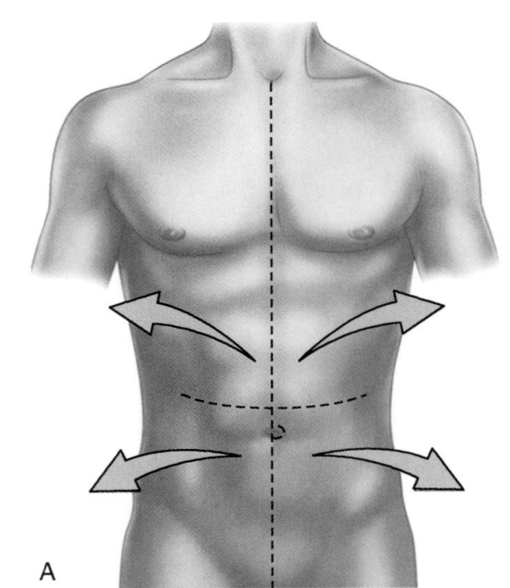


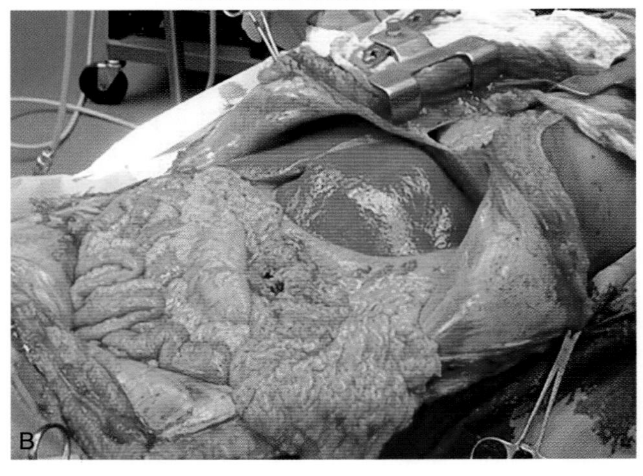


图89-30　A.器官切取"十字"切口示意图；B."十字"切开后脏器位置

#### （二）原位灌注

进腹将小肠推向头侧，在骶骨前切开后腹膜，找到并分离腹主动脉。远端用10号丝线结扎，在肠系膜下动脉水平腹主动脉后穿10号丝线，剪开腹主动脉前壁，插入改装的气囊导尿管约15cm，球囊注水约10ml以阻断腹主动脉近心端，迅速打开灌注液开关灌注通畅后固定灌注管，快速灌注高渗枸橼酸盐嘌呤溶液3 000ml（高渗枸橼酸盐嘌呤溶液内需加入肝素10ml）在腹主动脉插管处右侧分离下腔静脉，插入引流管引流血液和灌注液。于结肠旁沟打开后腹膜及肾周脂肪囊，观察双肾颜色、质地等状况，并向双侧肾周填放碎冰以降温。

#### （三）游离右肾及右侧输尿管

采用扩大Kocher切口联合Cattell-Braasch入路自右侧结肠旁沟打开侧腹膜，逆时针方向逐步地分离结肠肝曲、升结肠、回盲部及末端回肠的外侧腹膜，将升结肠与其系膜向左侧掀起，切开由左上至右下走形的小肠背侧系膜，上端至Treitz韧带水平，全部游离小肠及右半结肠。完全暴露右侧输尿管、下腔静脉及腹主动脉。于左输尿管跨髂血管下方解剖出右侧输尿管并钳夹之，远端剪断提起，并游离之近肾处（注意保护输尿管滋养血管），脂肪囊外充分游离右肾上下极及背侧（图89-31）。

#### （四）游离左肾及左侧输尿管

同法沿左侧结肠旁沟剪开侧腹膜，游离乙状结肠外侧，再向上游离降结肠外侧，剪断脾结肠韧带及膈结肠韧带。将左半降结肠向右上方翻起，暴露左肾Greota筋膜、输尿管及性腺血管，跨越髂动脉处尽可能远侧钳夹、离断输尿管，并游离之近肾门处（注意保护内侧输尿管滋养血管），脂肪囊外充分游离左肾上下极及背侧。

#### （五）取肾要点

双肾灌注结束后，腹膜后自下而上依次在腹主动脉表面剪断肠系膜下动脉、肠系膜上动脉和腹腔动脉干，在接近肠系膜上动脉和腹腔动脉干时，须注意不可伤到跨过主动脉前方的左肾静脉。当肠系膜上动脉和腹腔动脉干切断后，此时的高度已超过肾脏的血管，将血管钳于此处套过腹主动脉及下腔静脉钳夹，并于近心侧剪断腹主动脉，将左肾及左输尿管于腹膜后递向右侧，紧贴脊柱锐性游离左肾蒂、腹主动脉、下腔静脉及右肾蒂后方，提起双肾及输尿管，紧贴脊柱向下锐性游离下腔静脉及腹主动脉，超过双肾下极平面，保证副肾动脉血管无损伤，远心端剪断腹主动脉及下腔静脉，将双肾及输尿管置入预先准备好的无菌0℃生理盐水中，取肾要点（图89-32）。

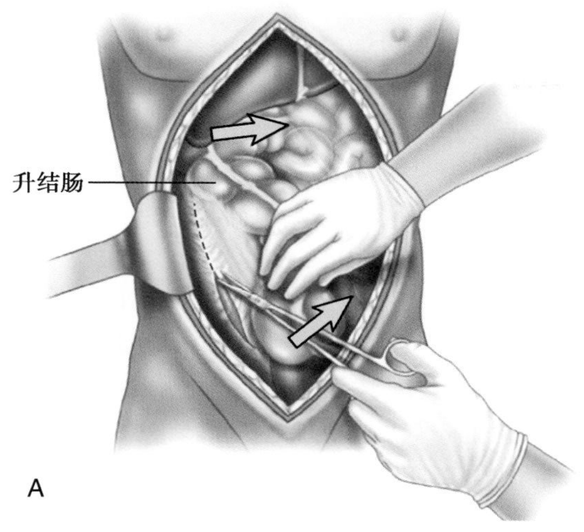


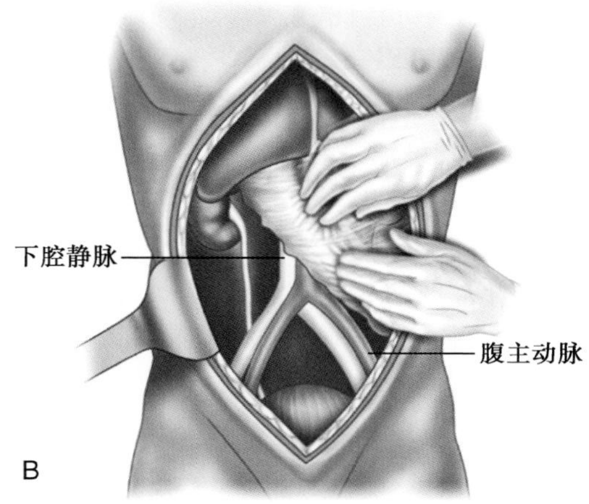


**图 89-31 游离肠管，显露腹主动脉**

A. 游离右半结肠和全部小肠；B. 扩大 Kocher 切口联合 Cattell-Braasch 入路。

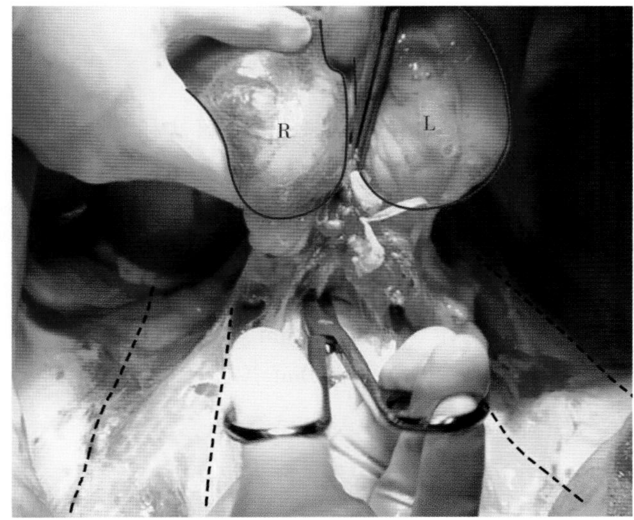


**图 89-32 紧贴椎体、肌肉游离腹主动脉、下腔静脉和双侧肾脏**

## 二、离体肾灌洗与操作要点

### （一）离体肾灌洗方法

供肾离体后，需迅速置于预先盛有 0~4℃冰和生理盐水的灌洗盆内，尽量缩短热缺血时间，确保供肾质量。然后采用自然重垂压力灌洗法，将 0~4℃袋装高渗枸橼酸盐嘌呤溶液（HCA 液）悬吊于 1m 高处，利用其自然重垂水柱压力进行灌洗，压力恒定，操作简便，不需特殊装置。肾保液用量平均每个肾脏为 200~300ml 左右，过度灌洗将对供肾有损害，灌洗过程中，轻柔按摩供肾，其方向为由肾凸缘向肾门处反复轻柔挤压，至供肾色泽变为苍白均匀一致，且静脉流出液清亮为止。灌洗完毕若供肾短时间内移植入受者体内，则进行修剪，若需要保存或运输，详见离体肾保存方法。修剪完毕后，在供肾移入受体前要用 0~4℃林格氏液灌洗肾脏以防止供肾移入受者开放血流后出现一过性高钾血症。上述方法为我国各大移植中心通用灌洗方法。

### （二）离体肾灌洗操作要点

降温速度要迅速，热缺血时间越短越好，灌洗液温度应维持在 0~4℃为佳；灌洗液高度为 1m 为限，过高或过低均对灌洗效果不利，更不必对灌洗液加压灌洗；供肾应浸泡于冰液体中，不宜与冰块直接接触，以防供肾冰冻，将对肾脏有害；必要时灌洗盆内可根据需要加入抗生素。

## 三、离体肾保存与方法

### （一）离体肾保存概述

肾脏保存是肾移植中至关重要的一个环节，获得高质量的供肾是保证肾移植成功的先决条件。目前肾保存的方法有两种：单纯低温保存（single cold preservation）和低温机械灌注保存（hyrothermic machine perfusion，HMP）。单纯低温保存技术是当前标准的器官保存方法。单纯低温保存肾保存液目前国内多采用上海长征医院研发的 HCA 液（hypertonic citrate adenine solution，HCA），又称高渗枸橼酸盐嘌呤溶液，其主要成分是钾离子、钠离子、硫酸镁、枸橼酸盐、甘露醇和腺嘌呤等。肾脏低温机械灌注液主要为 KPS-1 和 HTK 液。KPS-1 为国际公认、规范、标准的肾脏机械灌注液，在国内也得到广泛使用。肾保存的意义在于确保最大限度地利用器官，延长保存时间，保存移植物术后功能立即恢复，减少移植肾功能延迟恢复（delayed graft function，DGF）和术后原发性移植肾无功能（primary nonfunction，PNF）的发生率，保证移植肾长期存活。

### （二）离体肾保存方法

①单纯低温保存：离体肾在经过初步灌洗后，放入盛有冷保存液之灭菌塑料袋中，放入冰箱或冰桶中保存及运输。此方法操作简便易行，是目前国内外器官移植中心广泛采用的标准方法。②低温机械灌注保存：HMP 通过在 1~10℃状态下利用灌注设备将灌注液以脉冲或连续的方式灌注肾动脉，在持续不断地提供营养成分的同时清除代谢过程中产生的废物。HMP 在边缘供体肾脏灌注保存方面有重要意义。

### （三）肾脏 HMP 常用的仪器

肾脏低温机械灌注系统主要包括：Lifeport Kidney Transporter（美国 Organ Recovery Systems 公司）、脉冲式灌注泵 RM3 系统（美国 Waters MedicalSystems 公司）、Kidney Assist（荷兰 Organ Assist 公司），上述系统均已应用于临床。自低温机械灌注问世以来，肾脏保存方式的选择一直是争论的焦点。理论上，低温机械灌注具有保持血管通畅、提供部分能量和氧清除代谢废物等优势。

相比于静态冷保存，Lifeport 肾脏转运系统保存的供肾移植可减少术后 DGF、排斥反应的发生和改善纤维化、减少医疗开支以及改善临床预后。在 DCD 供肾移植中，肾脏血管阻力指数是 DGF 发生率以及移植物 1 年存活率的独立危险因素。研究表明，在合并高危因素的脑死亡供肾和 DCD 供肾肾移植时，供肾应满足的灌注参数是流量 ≥70ml/min，阻力指数≤0.4mmHg/（ml · min），当阻力指数 >0.5mmHg/（ml · min）时供肾需要丢弃，阻力系数在 0.4~0.5mmHg/（ml · min）之间则需要结合其他指标决定是否使用。需要指出的是，单纯依靠灌注参数决定供肾的废弃或应用有潜在的风险。目前器官移植领域低温机器灌注系统应用较广泛，但灌注途径、灌注流速及压力、氧合程度、温度等主要参数，目前尚未达成共识。

在灌注液里加入治疗性药物进行干预，既具有针对性，也避免了全身用药的不良反应。Sedigh 等在肾脏 HMP 灌注液中加入大分子肝素共轭物（corline heparin conjugate，CHC），修复缺血再灌注损伤的血管内皮细胞，且在灌注液中多余的 CHC 既没有增加血管阻力，也没有损伤肾组织，证明了在灌注液中加入药物的可行性。

供肾 HMP 可以减轻低温条件下血管的痉挛；提供营养物质以及氧气以更好维持能量和氧的需求；清除代谢废物；可通过在灌注液中加入细胞保护剂或免疫调节的药物进行干预；为准确评估供肾质量提供更有效的方法。

移植肾常温机械灌注在 1976 年由 Fuller 等首次提出，近年来应用于临床，英国莱斯特综合医院研究结果证实，常温机械灌注在减少 DGF 方面同样效果显著。相比于低温机械灌注，常温机械灌注能够维持肾脏的正常代谢，避免了冷缺血损伤，同时常温状态对于维持细胞的形态和功能有一定意义。常温机械灌注所用的灌注液多为血制品，由于血液生化检测十分方便、快捷，为实时动态监测器官质量提供了有利条件。

# 第七节　离体肾修复术与肾移植术

## 一、离体肾修复与准备

### （一）离体肾修复基本要求

对于整块切取的双侧肾脏低温保存运抵手术室后，需经过仔细修复后方可应用移植。其基本要求有：①修复时间应控制在 1 小时之内完成双侧肾修复；②再次灌洗量每只供肾以高渗枸橼酸盐嘌呤肾保液 250ml 为宜；③供肾血管变异或右肾静脉需延长者，应在修复术中完成血管成形术；④保护好输尿管血供；⑤修复供肾过程应始终在 2~4℃冰水中进行。

### （二）修肾包器械准备

①线剪和脑膜剪各 1 把，蚊式血管钳 6 把，持针器 1 把，无损伤血管镊 2 把；②小面盆和弯盘 1 只；③吸水巾 1 块，5-0 丝线 1 卷，6-0 血管缝合线 1 板；④输血器 1 副。

### （三）修肾保护液

主要包括高渗枸橼酸盐嘌呤肾保液 500ml（内加入 2% 利多卡因注射液 5ml、肝素钠注射液 1.25 万单位）及冰林格氏液 500ml 各 2 袋。无菌生理盐水及冰块若干。

## 二、离体肾修复操作要点

### （一）整块取肾修复

分离左右肾脏：应先将腹主动脉后侧（背侧）壁正中纵行剪开，一般可见 4 个动脉开口，自下而上依次为:2个肾动脉开口,肠系膜上动脉开口和腹腔动脉开口。因此,应仔细辨别各血管开口,若有其他开口,应辨别是否存在多支肾动脉,注意保留,防治误伤。然后,沿腔静脉前壁左肾静脉根部剪断左肾静脉,再将腹主动脉后壁纵行剪开,同时分离开其间结缔组织,从而将左右两肾分开(图89-33~图89-34)。

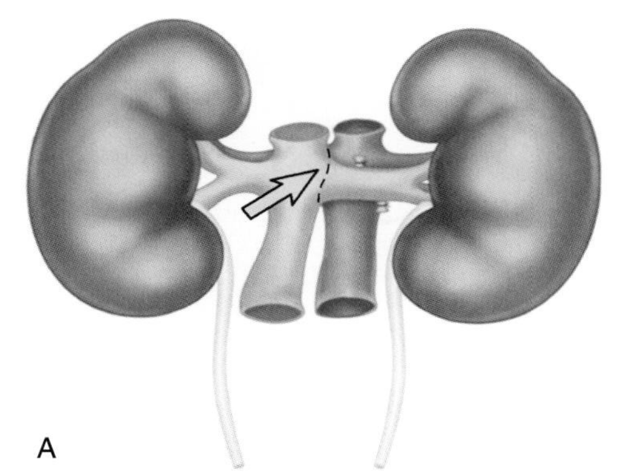


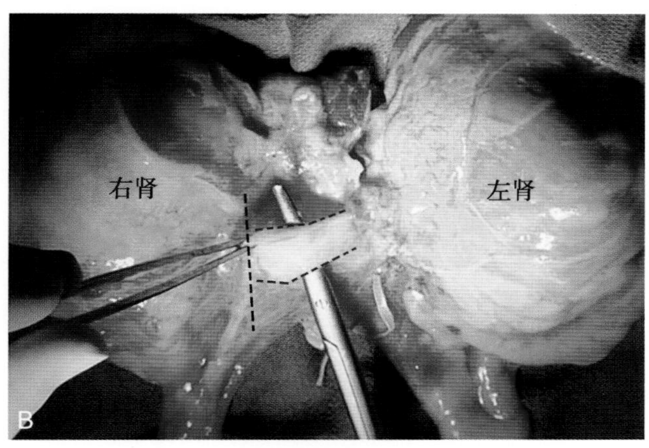


图89-33　A.左肾静脉离断位置示意图;B.手术修复肾静脉及离断线位置

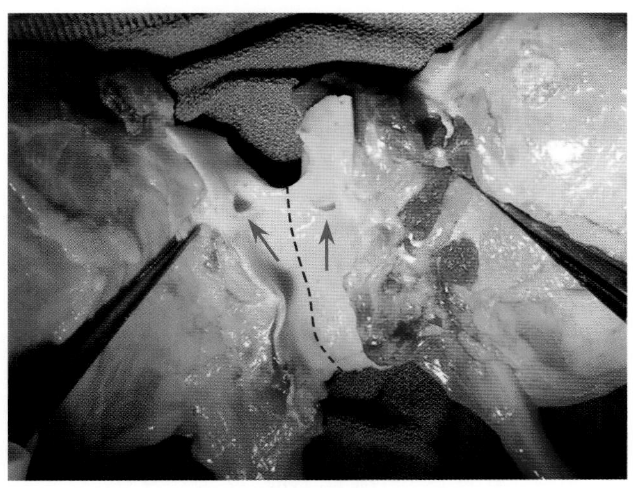

图89-34　沿腹主动脉后壁剪开,以避免损伤肾动脉

(二)修复基本顺序

以先修左肾后修右肾,先修静脉后修动脉为基本顺序。采用直式输液管插入肾动脉开口内,并妥善固定灌洗管。采用边灌洗边修剪。肾动静脉小分支应予以仔细结扎。待肾动静脉修复完毕后,再修剪输尿管,最后将肾周脂肪组织剪除并结扎。

(三)肾动脉血管变异的修复

肾动脉血管变异约为25%,大多为2根血管,可采取以下四种修复方式(图89-35):①供肾上极迷走血管分支,若血供区域不足20%者可予以结扎,下极支则可酌情保留,拟与腹壁下动脉行端端吻合;②供肾动脉2支相距较远时,可行双肾动脉并拢侧侧吻合;③供肾动脉2支相距较近时,则可利用腹主动脉瓣;④供肾动脉分支与主干端侧吻合(该种方式多不建议使用,如端侧吻合口出现漏血,则移植肾会完全性缺血)。

(四)肾静脉的修复

左肾静脉较长,修复简单方便。右肾静脉短而且变异多,在修复供肾过程中,对于短于2cm的右肾静脉或多支肾静脉需利用腔静脉延长,根据肾静脉的不同情况,采取4种不同的修复方式(图89-36):①利用与肾静脉相连的腔静脉前后壁,自肾静脉开口起,沿腔静脉的前后壁,修剪时略呈喇叭形,保留两片腔静脉的宽度大于肾静脉周径。用6-0血管缝合线自肾静脉开口起连续缝合腔静脉片,针距2mm,延长的长度根据腔静脉的情况及手术需要而定,利用腔静脉延长的肾静脉开口修剪平齐(图89-36A);②利用与肾静脉相连的腔静脉上、下壁,纵行剪除多余的腔静脉前后壁,按需要保留腔静脉的宽度和长度,然后将上、下端壁自肾静脉开口处上缘,采用6-0血管缝合线连续缝合(图89-36B);③利用腔静脉的一侧边作为肾静脉延长边,自肾静脉开口的上缘起,按其口径保留一段腔静脉,余剪除,上缘剪开处用6-0血管缝合线连续缝合(图89-36C);④肾静脉开口处损伤,取邻近一段腔静脉,必要时按肾静脉口径卷成桶状,一侧与肾静脉吻合,另一侧为延长静脉的开口(图89-36D)。

(五)离体肾修复注意要点

①在分离左右肾时,辩清腹主动脉的后壁,务必从后壁剪开腹主动脉,反之易误伤肾动脉;②采取边灌注边修剪,每只供肾灌洗用量在250ml为宜;③保护好输尿管血供,切勿修剪过多;④整个修复过程应在2~4℃冰水中进行,确保供肾质量。

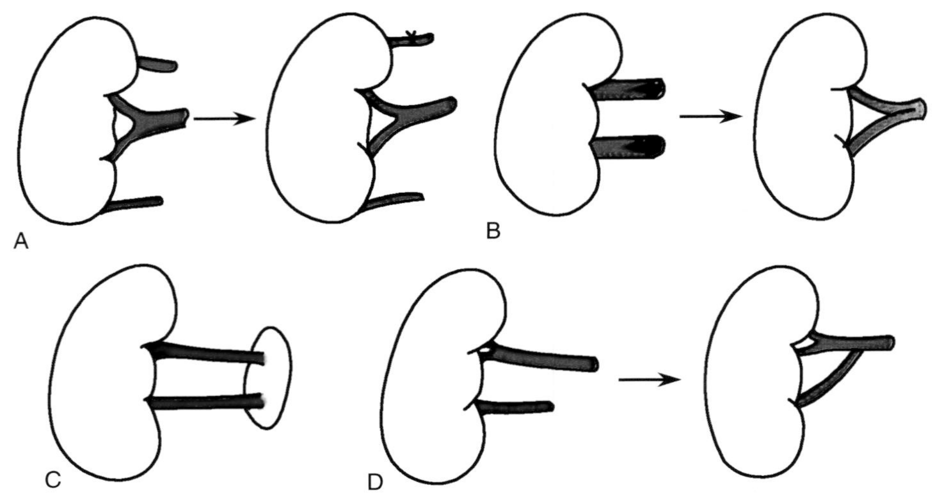


图 89-35　肾动脉血管变异的修复

图 A. 肾动脉主干可关注整个肾脏，肾上下极的极细分支动脉，可以结扎；B. 两只内径相当的肾动脉，可以选择侧侧吻合后合二为一，形成共同的单一开口；C. 两支动脉内径相当，且距离较远时，可以在髂外动脉上取两个位置分别端侧吻合；D. 当肾动脉主干之外仍有一支较粗肾动脉时，可选择将较细的肾动脉与肾动脉主干端侧吻合。

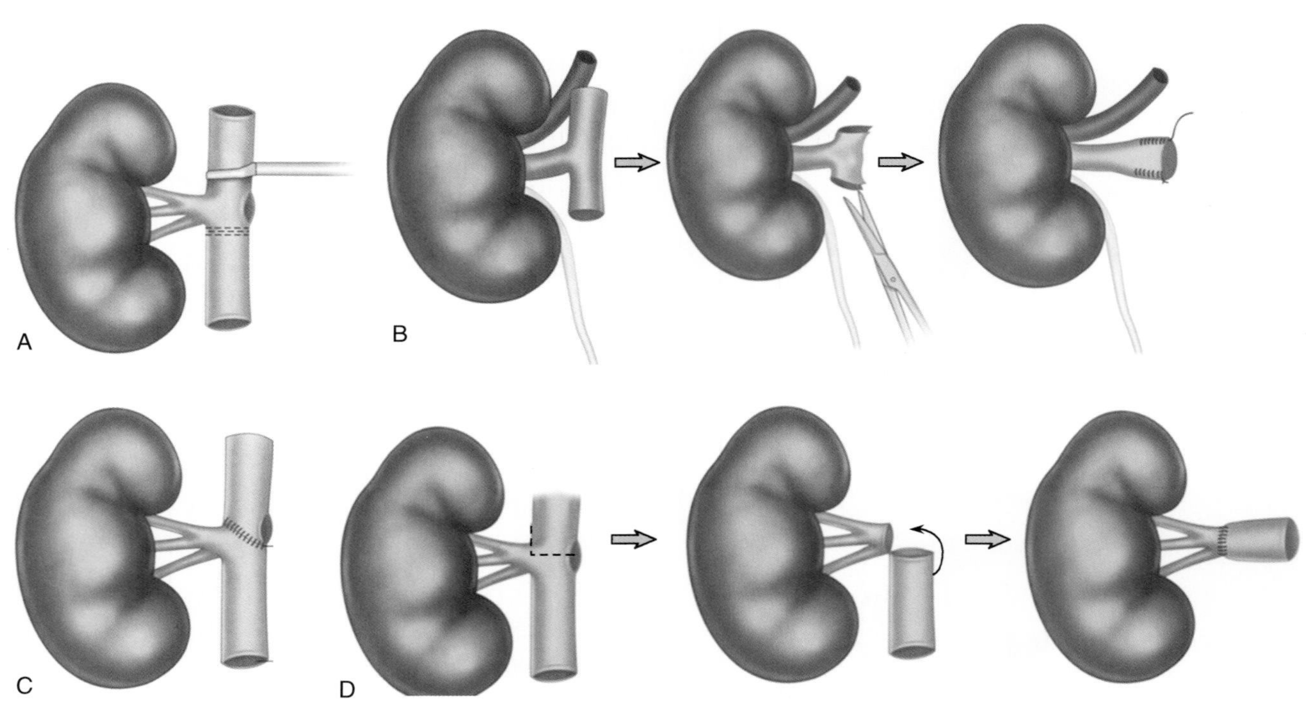


图 89-36　肾静脉血管变异的修复方式

## 三、肾移植手术流程

### （一）物品准备

剖腹包、敷料包、肾移植血管器械、双 J 管（4.8F 和 6.0F）、关腹线、薇乔缝合线（2-0、4-0、5-0）、6-0 Prolene 缝线［特殊情况吻合血管选用 6-0 普迪斯（PDS）线］、普通丝线（0、2-0、3-0、4-0）、三腔导尿管、刀片（11#、23#）、无菌冰、护皮膜、纱布、纱布垫、引流袋、肝素、套管针、引流管 2 根、皮头钳 4 把、皮头镊 1 把、圆盘拉钩、红色导尿管 2 根、20ml 注射器。

（二）手术部位选择

由于右侧髂血管较左侧表浅，左侧髂外静脉较深，对于首次移植受者首选右侧髂窝；二次移植的受者选左侧；三次移植（正中切口盲肠后）及儿童移植可选下腰部。此外结合患者术前髂血管彩超选择血管条件较好一侧。

（三）体位

麻醉成功后，取平卧位，留置 20F 三腔导尿管，消毒、铺巾。

（四）显露移植部位

取右下腹弧形切口，上端起自髂前上棘内上方 3cm，斜向右下腹，下达耻骨联合上缘（图 89-37）。依次切开皮肤、浅筋膜。以电刀沿腹外斜肌和腹直肌鞘外缘切开，显露腹横筋膜、腹壁下血管，将后者离断后断端双重结扎，若考虑后者作为一支流入道血管，则予充分游离，离断位置尽量靠近腹直肌侧。切开腹横筋膜，以髂筋膜和髂血管为标志将腹膜及腹腔脏器一并推向内上方。因终末期肾病患者凝血差，术中止血需彻底。充分游离精索（男性）或圆韧带（女性），精索尽量保留，圆韧带可以切断结扎。

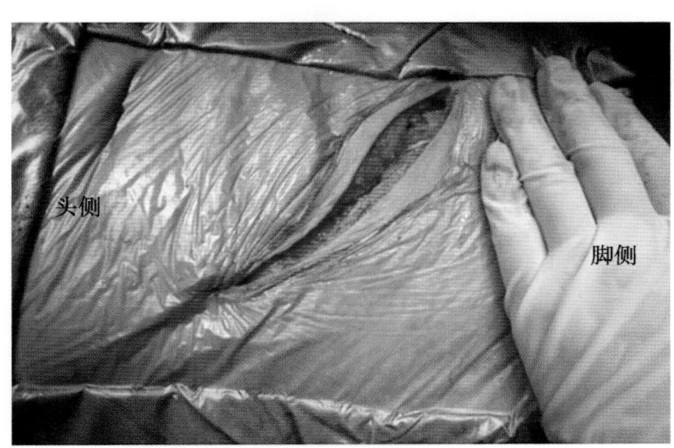


图 89-37 肾移植手术切口

（五）放置引流管、置入圆盘拉钩充分显露术野（图 89-38）。

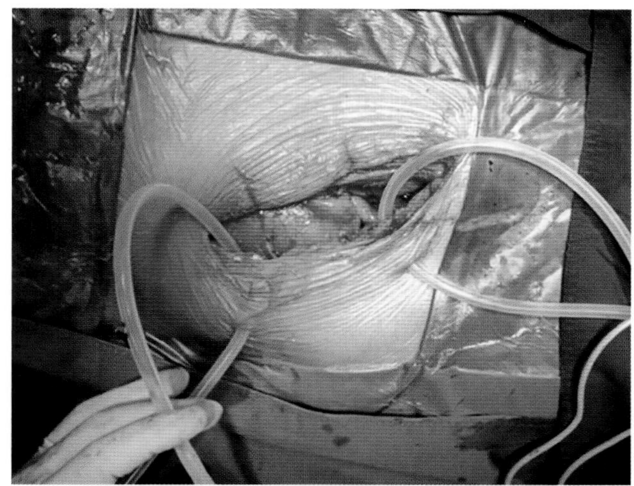

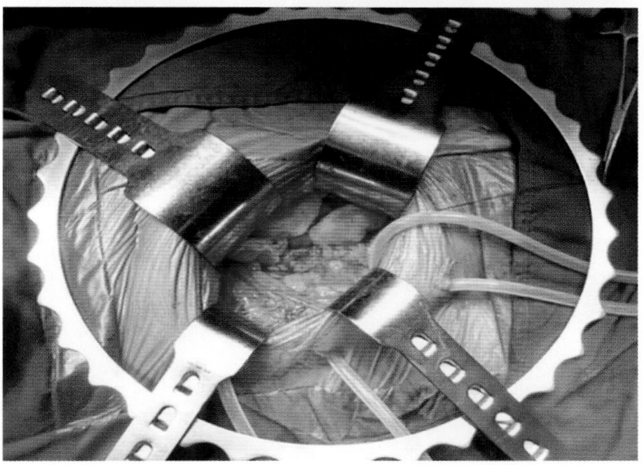

图 89-38 髂前上棘上下侧放置引流管，引流管戳口与手术切口留有适当距离；两大两小弧形拉钩垫两块湿纱布保护腹膜，圆盘拉钩牵开伤口

（六）游离髂血管

游离髂外静脉，将髂外静脉表面结缔组织分束仔细结扎后红色导尿管悬吊进一步游离适当长度便于阻断和吻合；同法游离髂外动脉并悬吊，髂外动脉仅作最低程度的游离（图 89-39）。若采用髂内动脉作吻合，髂内动脉从起始部游离至分叉处，近端血管阻断钳阻断后远端结扎后切断，断端予缝扎。

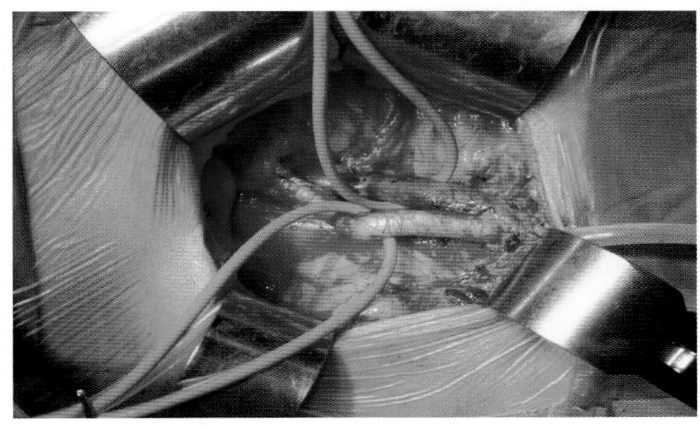

图 89-39 游离并悬吊髂血管

（七）血管吻合

心耳钳阻断髂外静脉，避开静脉瓣，将髂外静脉剪去和供肾静脉开口大小相同的血管壁后用肝素盐水冲洗血管腔。取出供肾放入“肾袋”，并在肾袋中放入碎冰，辨认好动静脉、输尿管方向后，采用 4 定点法（上下及两侧）用 6-0 Prolene 线作供肾静脉和髂外静脉作连续缝合，缝合结束前向血管腔

内注入肝素盐水，排除血块和空气后打结。阻断髂外动脉，以 2 定点法作供肾动脉和髂外动脉的端侧吻合。吻合结束后，在近肾门处，用“哈巴狗”分别阻断肾动、静脉，分别开放阻断髂外动、静脉的心耳钳，检查吻合口和肾静脉壁无出血。如有漏可予间断缝合，轻微渗血热盐水纱布压迫即可止血。肾移植血管吻合的关键步骤与技术要点(图 89-40~图 89-47)。

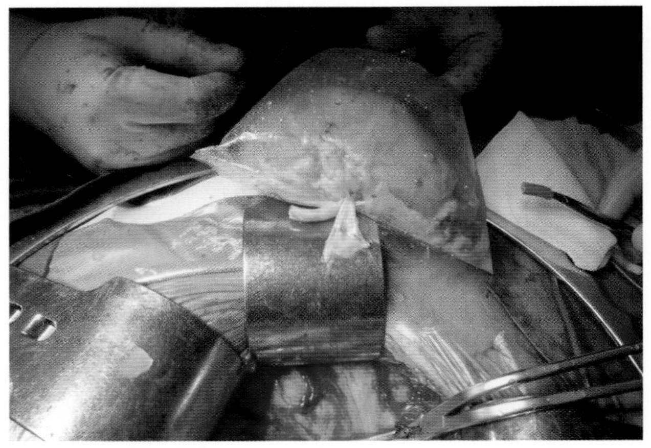

图 89-40　将供肾装入肾袋，辨认方向

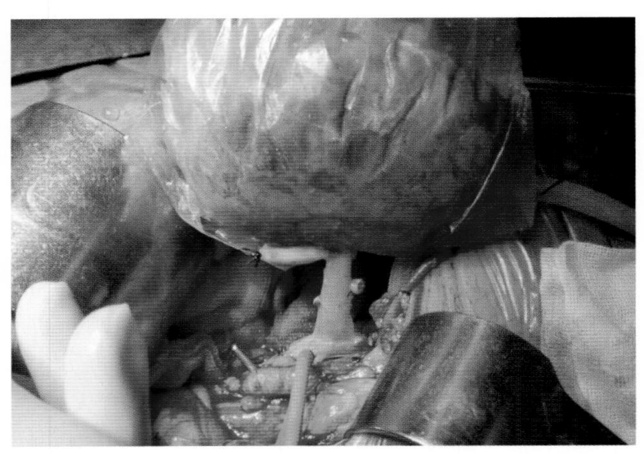

图 89-43　静脉吻合结束

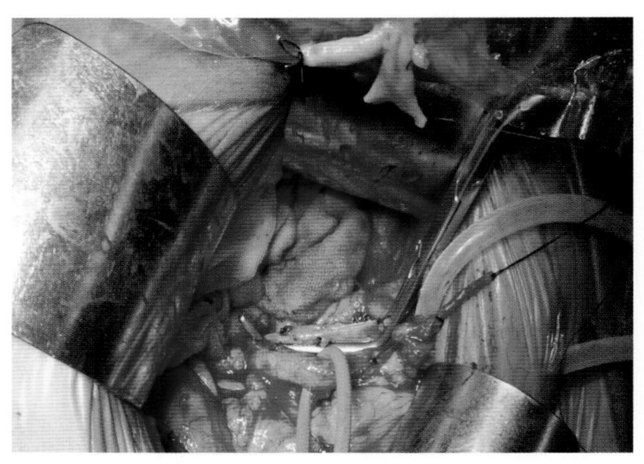

图 89-41　阻断并剪开髂外静脉壁

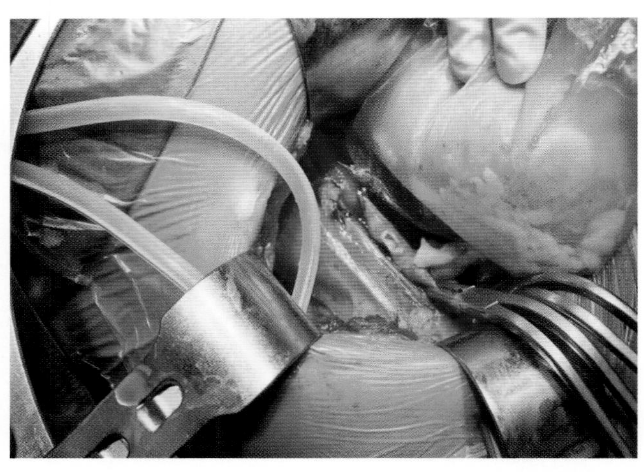

图 89-44　阻断髂外动脉并剪去和供肾动脉开口大小相等的管壁

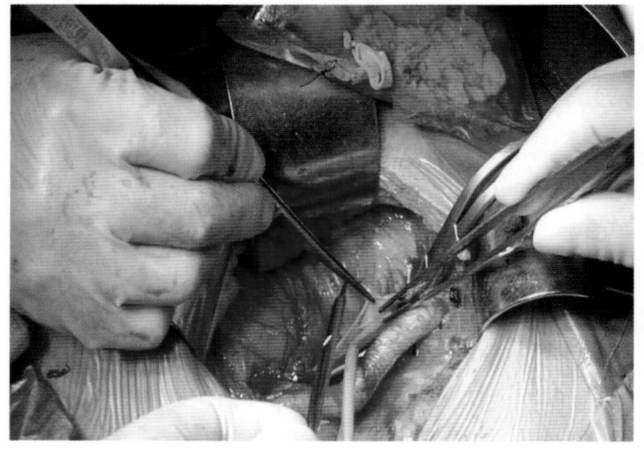

图 89-42　4 定点法吻合静脉(上下及两侧)

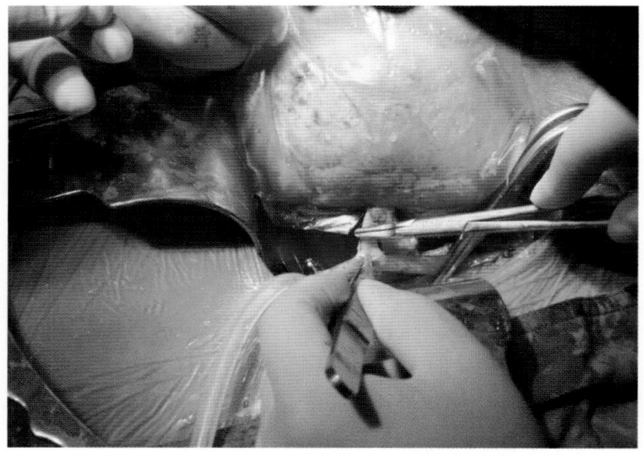

图 89-45　2 点定位法吻合动脉

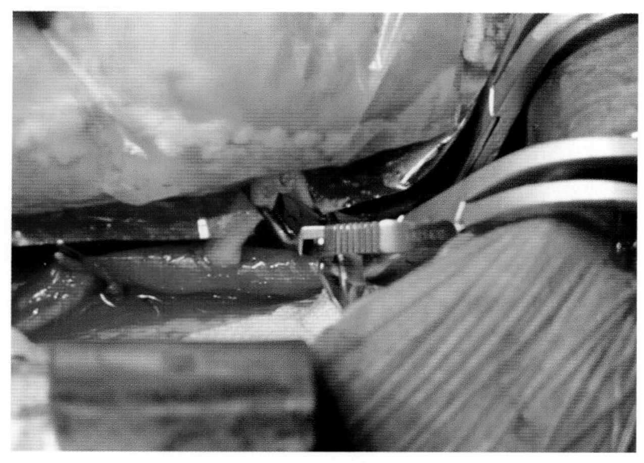

图 89-46　"哈巴狗"钳阻断肾血管测试有无吻合口渗漏

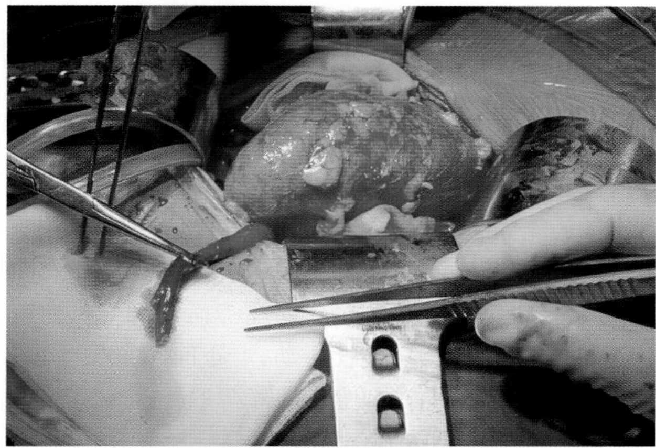

图 89-47　温盐水冲洗肾脏复温，将输尿管开口置于干净纱布上观察有无尿液流出

剪开肾袋，依次开放髂外静脉、髂外动脉，观察肾脏颜色和搏动情况。无特殊情况，移植肾会迅速胀满、红润、触之有张力和搏动感，数分钟内有尿，输尿管可见蠕动。若移植肾张力小，散在瘀斑，首先观察肾动脉是否痉挛、扭转，多数可看到肾动脉主干痉挛，可用2% 利多卡因或罂粟碱纱布轻柔包裹肾动脉，并用热盐水纱布包裹肾脏，有助于缓解痉挛；若肾动脉主干无痉挛，可能是肾内动脉分支痉挛，处理方法同肾动脉主干。需要与肾动脉内膜撕裂鉴别，主要鉴别点在肾动脉主干外膜下可见血液自内膜破裂口进入外膜下导致的瘀斑(可以术中超声鉴别)，此时阻断血流，切除移植肾灌洗保存，去除损坏节段重新吻合。

**(八) 尿路重建**

移植肾血液恢复后充分查吻合口、肾脏表面、周围脂肪止血后再裁剪修整输尿管，剪开输尿管后壁约 1cm。Lich-Gregoir 法输尿管再植：膀胱注水约200ml，推开膀胱外腹膜返折和脂肪组织，显露膀胱前侧壁。以电刀依次切开膀胱浆肌层约 3cm，钝性分离至蓝色膀胱黏膜膨出，在远端黏膜开口约 1cm，两把组织钳固定两侧。输尿管内置入双 J 管，远端置入膀胱。以 5-0 可吸收线作输尿管全层 - 膀胱黏膜吻合，然后用 5-0 号可吸收线间断缝合浆肌层覆盖吻合口。术野充分止血后摆放肾脏，检查血管有无扭曲；放置引流管至合适位置后固定；逐层关闭切口(图 89-48，图 89-49)。

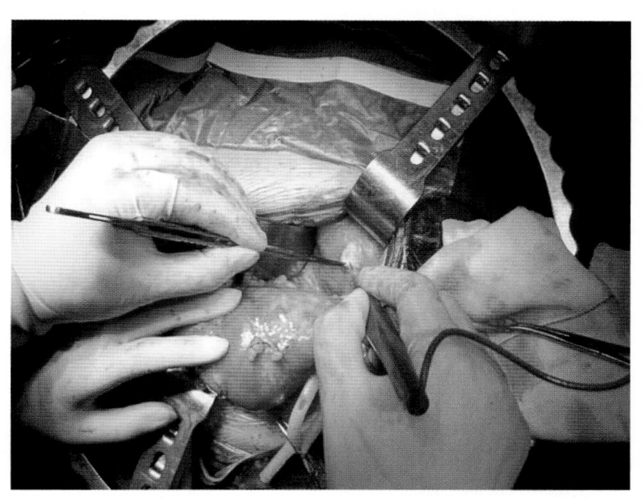

图 89-48　选择输尿管再植区，电刀切开膀胱前侧壁浆肌层

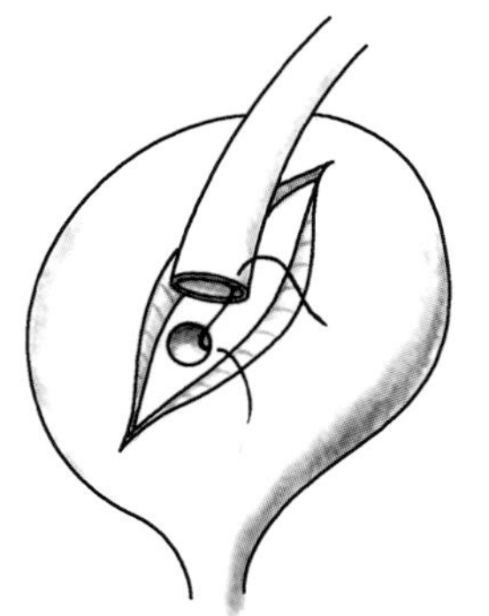
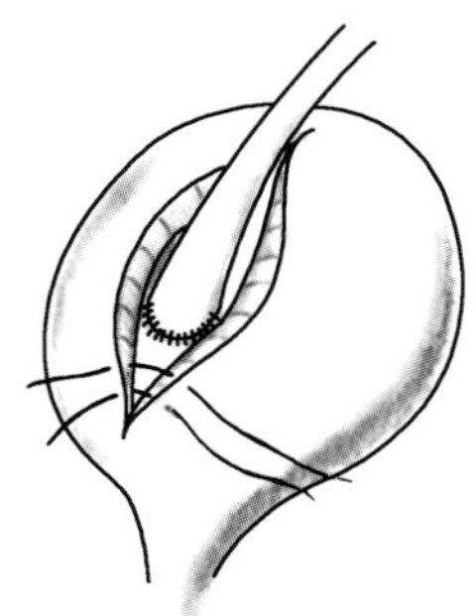
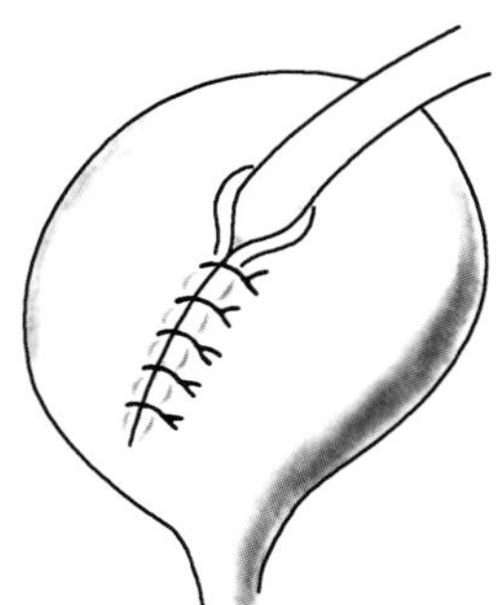

图 89-49　Lich-Gregoir 法输尿管再植

# 第八节　肾移植术与外科问题

随着现代医药科学技术的发展,肾移植已成为临床上最常见的器官移植手术。如何针对罹患终末期肾衰竭患者病理生理特点及其移植手术的特殊要求,既为手术提供良好的操作条件,又为患者提供舒适无痛的安全保障,是临床麻醉中必须认真关注的一个重要课题。

## 一、术前评估与相关处理

### (一)术前综合评估

接受公民逝世后器官捐献的受者通常在接到医院通知后见到医师,因此,只能在术前短时间内访问患者。这种情况比较常见,但术前仍有必要仔细询问病史和体格检查及实验室检查。对患者各系统进行全面的评估,绝大多数终末期肾衰竭患者病情复杂,内环境不稳定,存在严重贫血,高血压,低蛋白血症,电解质和酸碱平衡紊乱,凝血功能障碍等较严重的并发症,并可累及全身各个系统,给麻醉和手术带来困难。有些患者可能为二次移植,同时需评估髂血管条件,是否有腹膜透析管,以判断移植肾放置的位置。为保障麻醉和手术的安全,麻醉师对病情应有足够的认识,对于手术和麻醉中可能出现的问题要有充分的估计,从而制定相应的防治措施,尽可能使患者在术前处于最佳状态。

### (二)术前患者健康评价与相关处理

1. 纠正贫血　ESRD 患者几乎均伴有贫血,其临床特点是:红细胞生成减少,脆性增加,生存时间缩短。血细胞比容一般为 20%~25%。血红蛋白水平多在 60~90g/L,并伴有贫血临床相关的症状,如疲劳虚弱不适,识别功能障碍等。因贫血的发生多系慢性过程,虽然严重贫血可使患者血液的携氧能力下降达 50% 以上,但由于心排血量增加,2,3- 二磷酸腺苷水平升高使氧离曲线右移,促进氧的释放而弥补了血氧含量下降所致的组织氧供不足,因此多数患者对贫血均有较好的耐受性。一般术前血红蛋白超过 7g/L 时没有必要输血。对心肺功能失代偿而使日常活动明显受限的患者应在术前输入红细胞,全血容易导致容量负荷过重,并非作为首选,但麻醉期间维持患者稳定的心排血量是十分重要。

2. 改善出凝血功能　ESRD 患者常有出血倾向,表现为出血时间延长,血小板计数下降,血小板功能异常。可能是由血小板的黏附作用下降所致。多数患者的凝血酶原时间和部分凝血酶原的时间一般是正常的。通过血液透析可以使止血功能异常得以明显改善。经透析处理过的患者中伴有出血性并发症者仍很多,在选择硬膜外麻醉时必须考虑到有出血的可能性,应给予积极地预防措施。

3. 纠正水和电解质紊乱

(1) 钾代谢障碍:高钾血症是 ESRD 最严重的电解质紊乱。即使在术前 6~8 小时已做过透析的患者在麻醉诱导前也应测量血钾浓度,因为难以预料的高钾血症能迅速产生。一些药物可加大其危险性,包括补钾、保钾利尿剂、血管紧张素转化酶抑制剂、非类固醇消炎药及环孢素等。高钾血症在伴有低钙血症和代谢性酸中毒时特别危险,后两者均可增强钾的毒性。ESRD 时尿中排钾量与摄入量无关,通常较为恒定。因此如摄入量超过排泄速度可很快出现致命的高钾血症;反之,如患者进食甚少或兼有腹泻则可出现严重的低钾血症。高钾血症和低钾血症均可影响神经肌肉和心脏活动,严重时可危及生命。因此,术前应充分透析,使血钾降至 5.0mmol/L。

(2) 水潴留或血容量相对不足:尽管多数患者表现为水超负荷,但是慢性肾病的患者对麻醉诱导的反应经常类似于低血容量,易发生低血压。可能是抗高血压药物抑制了交感神经的活性,妨碍了代偿性外周缩血管作用,以至于轻微的血容量降低,正压通气或突然地改变体位都能导致明显的低血压。

(3) 低钠血症和钠潴留:血清钠低于 135mmol/L 时为低钠血症。按体内钠的情况及引起低钠血症的原因不同,可分为稀释性低钠血症和缺钠性低钠血症两种常见类型:①稀释性低钠血症:指体内钠正常或增加,由于水过多或由于水潴留较钠潴留更为严重,引起血容量急剧增加,血钠稀释所致。也可由于低钾时,钠向细胞内转移或使用高渗液体时细胞内水分向细胞外转移造成血钠减少,常见于 ESRD 因长期限盐,少尿而迅速大量补液时。②缺钠性低钠血症:指钠的摄入不足,不能补充肾脏或肾外钠的丢失时,血钠及体内钠总量减少,此时常伴失水,且失钠多于失水时。常由于以下原因引起:a. 肾小管受损,对醛固酮反应性降低,致肾小管重吸收能力下降;b. 渗透性利尿;c. 呕吐、腹泻、多汗、过度换气;

d. 不适当的限钠和使用袢利尿剂时。ESRD 患者术前通常接受透析治疗，但频繁透析治疗及呕吐和腹泻可致低钠血症，当血清钠低于 130mmol/L 时，神经肌肉兴奋性降低，引起低血压。相反如透析治疗不及时或摄入钠太多则可致高血压。③代谢性酸中毒：肾脏主要通过重吸收碳酸氢盐和排泄酸性物质来调节人体的酸碱平衡，对维持血 pH 正常起着十分重要的作用。ESRD 时由于肾小球滤过酸性代谢废物减少，磷酸根、硫酸根和有机酸潴留，导致阴离子间隙增加，同时肾小管排泄 $H^+$，制造 $NH_3$ 及排出 $NH^{+4}$ 功能减退，肾小管重吸收碳酸氢盐的能力降低或因腹泻导致碱性肠液丢失均可发生酸中毒。而一旦出现酸中毒，又可因大量钾离子从细胞内溢出，同时又有部分钠离子进入细胞内以维持细胞内的离子平衡，这样细胞外的钠减少，碳酸氢钠量降低而使酸中毒进行性发展。制造 $NH_3$，能力下降是 ESRD 引起酸中毒的主要原因，ESRD 时常因酸中毒出现而使尿毒性症状加重，表现为恶心、呕吐、疲乏、嗜睡、呼吸深大，重症者可出现昏迷，甚至成为 ESRD 的主要死因之一。严重而难以纠正的酸中毒，应尽快血液透析或腹膜透析，可以有效的回复动脉血 PH 接近正常范围。

(4) 神经精神疾病：ESRD 患者可伴有不同程度的器质性精神病。临床表现多样，从精神的识别功能障碍到临床抑郁、焦虑、精神病和自杀行为，进而可能导致不注重饮食，错过治疗机会及回避药物治疗。ESRD 出现神经症状者可高达 56%，主要表现为以下几种形式：①尿毒症性脑病：慢性进行性肾功能不全导致全脑功能受损的表现各异，轻者仅有头痛、恶心、呕吐和轻度的意识障碍，注意及记忆障碍为常见症状，偶尔出现知觉障碍如幻觉。随着氮质血症的加重，患者可能出现肢体震颤、扑翼样震颤、肌阵挛、局灶性或全面性抽搐。严重病例会表现出淡漠、定向力和计算力障碍，并常出现欣快感或抑郁状，妄想和幻觉，最后可有嗜睡和昏迷。脑电图可能出现显著异常，出现背景慢波，频率低于 5Hz。脑部影像学检查往往正常，晚期可能有脑萎缩。②周围神经病变：表现为联合对称性的多发性感觉运动神经病变，或者表现为局灶性单神经炎。早期症状通常为足部的疼痛或烧灼感，并可能出现麻木或感觉缺失。随着疾病的进展，可出现运动障碍，包括双足下垂、双手的肌肉无力及萎缩等。可能是尿毒症毒素中的中分子量物质引起的，能损害脑部和周围神经元的钙运转。这些毒素很难通过透析膜清除。但肾移植能有效的预防尿毒症性神经病的发生。

(5) 血管性疾病　动脉粥样硬化可涉及心脏、脑或外周血管，它是 ESRD 时最常见和严重的伴发性疾病。透析患者中有缺血性心脏疾病的占 25%，至于症状明显的心肌梗死、心绞痛或急性肺水肿的发生率更高。非缺血性心脏病也在增加，如尿毒症性心肌病。此外，充血性心力衰竭和心律失常是 ESRD 和尿毒症患者死亡高达 45% 的原因，特别是在糖尿病患者。

高血压是 ESRD 的一个常见并发症，与心血管疾病病死率密切相关，是引起充血性心力衰竭和冠心病的主要原因。水钠潴留、肾脏局灶性缺血引起肾素 - 血管紧张素 - 醛固酮系统的持续激活、交感神经兴奋性增加，内源性洋地黄物质、内皮素、促红细胞生成素均参与高血压的发病机制，高血压一方面可引起左室肥厚、心脏扩大、心肌耗氧增加，心脏负荷加重，从而导致心力衰竭；另一方面又可促进动脉粥样硬化的进展，引起心肌缺血、心肌梗死、使心功能进一步受损，术前血液透析能很好的治疗高血压，但仍有 10%~15% 的难治性高血压患者需要在围手术期使用抗高血压药物治疗或血管扩张药（如硝普钠、尼卡地平等）治疗。

(6) 肾性骨病：ESRD 患者由于肾小球滤过减少，使磷酸盐大量潴留，并伴有肠内钙吸收减少，血清甲状旁腺激素代偿性升高，使骨重建加快。据报道尿毒症患者 100% 存在骨病，血液净化技术的开展虽使 ESRD 患者生命得以延长，但肾性骨病并未减少，且由于透析因素的参与，使肾性骨病的发生、发展更为复杂。肾性骨病的临床表现为皮肤瘙痒、自发性肌腱断裂、骨折、骨畸形、生长迟缓、皮肤溃疡、组织坏死、软组织和血管迁徙性钙化。目前对肾性骨病的治疗方法尚不完善，如控制钙潴留和高磷血症；补充钙、维生素 $D_3$ 或其活性物质；甲状旁腺切除术；防治铝中毒；调节透析液中钙的成分；避免高镁血症等。

(7) 脓毒血症：ESRD 患者常见的死因是脓毒血症，常源于肺部感染。由于反复的输血加之免疫抑制剂的作用，病毒性肝炎的发生率也很高。可预防性使用抗生素，麻醉期间实施的侵入性治疗或操作（如置入静脉导管、硬膜外膜穿刺、动脉穿刺测压、气管内插管及其吸痰等）应强调无菌程序，减少或避免污染。全身麻醉期间应加强对患者气管和肺的保护，增加空气过滤装置。术后应尽早拔出气管导管。

## 二、麻醉方法与选择

肾移植术的麻醉方法包括椎管内麻醉和全身麻醉两大类。椎管内麻醉和全身麻醉均可用于肾移植手术。由于全身麻醉可提供良好的肌松、可提高患者的舒适度、可提供良好的血流动力学参数，已成为麻醉科医师最常选择的麻醉方法。麻醉的基本原则是保证无痛、肌肉松弛、经过平稳且无并发症。

### （一）椎管内麻醉

硬膜外穿刺点常选择 $T_{12}$~$L_1$，常用药物为碳酸利多卡因、布比卡因；蛛网膜下腔麻醉点一般选择 $L_{2\sim3}$，常用药物为布比卡因。椎管内麻醉可以提供满意的麻醉效果，可避免全身用药，避免药物经过肾脏排泄；可减少全身麻醉术后的并发症，特别是呼吸道感染。但是，在行椎管内麻醉时，必须考虑到椎管内麻醉的并发症，比如：局部的损失、硬膜外血肿及感染，同时，局部麻醉药物的效果常与体内的内环境状态有密切关系，椎管内麻醉因此更易出现患者的不舒适，特别是在移植肾开放血流时、在移植肾放入髂窝时和甲泼尼龙的使用，患者往往易出现烦躁，麻醉除了在开放血流前应加深麻醉外，可给予静脉咪达唑仑 1~2mg。同时，椎管内麻醉可引起血压的降低，特别是在开放血流时，此时，维持肾脏的一定灌注压是非常重要的。手术全程应慎重使用血管活性药物，避免使用肾上腺素，如病情紧急需要使用血管活性药物，麻醉科医师应告知手术医师。

### （二）全身麻醉

全身麻醉是选用最多的麻醉方法，常选用静吸麻醉。采用快速诱导气管插管法，尿毒症患者可因各种原因影响胃排空，如焦虑、自主神经功能紊乱、术前透析、糖尿病、术前禁食时间不够长，麻醉诱导时可给咪达唑仑、芬太尼、丙泊酚、阿曲库铵诱导快速插管，同时给予托烷司琼 10mg，近年来，顺式阿曲库铵因其无组织胺释放，不易引起过敏反应，对循环干扰轻，有取代传统的阿曲库铵之势。麻醉维持期间常用吸入麻醉药联合阿片类药和肌肉松弛剂，吸入麻醉药有异氟烷、地氟烷、七氟烷，目前使用较多的为七氟烷，它可安全用于小儿，麻醉更迅捷，苏醒更快，有着其他吸入麻醉药无法比拟的优点。但是，氧化亚氮（笑气）因易引起术后的腹胀，引起消化道症状，近年来，已经基本不用于移植手术的麻醉。恩氟烷也不用于肾脏移植手术的麻醉，因为它经生物转化后，可产生肾毒素和无机氟。肌肉松弛剂最常选用的为阿曲库铵和顺式阿曲库铵（卡肌宁），国内目前常采用瑞芬太尼和丙泊酚 TCL 靶控输注麻醉，可大大提高患者的术后舒适度。

## 三、肾移植术中监测

肾移植患者术中监测有其特殊性。入室后即应保护患者的透析管。血压计袖袋、动脉穿刺、静脉输液都应避免在有透析瘘管的手臂上进行。

术中监测包括：有创动脉血压、心电图、血氧饱和度、呼气末二氧化碳、动脉 ST 段分析、血气分析、电解质、中心静脉压。近年来，肌肉松弛监测、听觉诱发电位指数和脑电双频指数也用于肾移植麻醉中，特别是肌肉松弛监测，可较精确指导肌松药物的使用，可判断术后肌松药的残留，指导气管导管的拔出时机。听觉诱发电位指数和脑电双频指数可判断麻醉深度预防术中知晓，指导麻醉药物的使用。

## 四、肾移植术中特殊情况与处理

术中应定时监测血钾浓度，宜动态观测血钾情况，观察心电图 ST 段和 T 波情况，特别是在肾脏血流重新开放时，血钾浓度应低于 5mmol/L，当出现高钾血症时，可给予葡萄糖、胰岛素以及碳酸盐，也可以缓慢给予钙剂。有文献报道，肾移植术中心搏骤停绝大多数是因为高钾血症，而绝大部分就发生在血流重新开放时，如出现因高钾血症引起的心搏骤停，应在保持人工通气纯氧吸入的同时，加快高钾血症的药物处理，同时，进行持续的心脏按压，按压是否有效的最直接的依据为可看到血氧饱和度上升，目前并不主张使用大剂量的肾上腺素。

肾功能不全的患者都有不同程度的酸中毒，必要时术前可采用血液透析来纠正酸中毒，术中可采用碳酸氢钠和人工通气来治疗和纠正酸中毒；同时，体内的酸碱状态可影响麻醉药物的药代和药效动力学，麻醉师应做到个体化麻醉。

另外，对于活体器官移植的供体，术前也应进行全面的身体检查，以确定无全身性疾病。供体的麻醉一般无特殊要求，保持呼吸道通畅，保证器官的灌注和氧合是麻醉工作的重点，常选择全身麻醉，要求供体和受体手术进程一致，以最大限度地缩短肾脏的缺血时间。

## 第九节　肾移植术后并发症预防与处理

肾移植术后外科并发症的发生率为 2%~20%，其原因有供、受者因素及外科技术因素等，分为早期并发症如出血、移植肾动脉或静脉破裂、移植肾血管破裂、移植肾栓塞等，晚期并发症如切口感染、肾动脉狭窄、尿路梗阻等。外科并发症的影响包括住院时间延长、医疗费用增加、患者心理压力的增加、移植肾失功或丢失率增加、甚至影响长期存活、病死率增加等，因此，预防肾移植外科并发症的发生是肾移植术后的关键问题。

### 一、切口并发症与预防措施

肾移植术后切口并发症的发生率为 5%~10%，主要包括并发症：①切口出血、渗血：常发生在肾移植术后 24 小时左右，对于切缘渗血只需适当局部压迫止血即可，若有严重出血，需保持引流通畅并立即输血、纠正贫血，必要时需急诊手术探查；②其预防措施：a. 术前评估患者凝血功能；b. 术中应仔细、彻底止血；c. 关键部位需结扎、缝扎止血；d. 必要时使用止血药物、止血材料等；③切口裂开：常因围手术期患者营养状况、术后免疫抑制剂的大量使用，切口张力增加等导致，术前改善患者贫血及低蛋白血症状态，围手术期加强营养支持，因激素的使用可适当延迟拆线等措施可避免切口裂开发生；④切口感染：发生率约 3%，一般发生于术后 5 天左右，常见的致病菌为革兰氏阴性杆菌，其次为葡萄球菌和肠球菌，移植肾周血肿、尿瘘、淋巴瘘为主要原因，术前纠正患者的营养状态和感染情况，术中严格无菌操作、提高外科技术、避免出血、漏尿、淋巴瘘的发生，术后肾周充分引流以避免伤口内积液。切口感染的处理原则：早期诊断，有效引流，合理用药。切口感染一旦确诊，应根据药敏试验选用合适的抗生素抗感染治疗，治疗期间及时换药，必要时调整免疫抑制剂用量，警惕出现全身性感染播散，若出现严重的全身感染中毒症状，应考虑切除移植肾以确保患者生命安全。

### 二、移植肾血管并发症

肾移植术后血管并发症发生率为 1.9%~8.3%，对移植肾及患者存活影响非常严重，主要包括移植肾血管破裂、移植肾破裂、移植肾血管血栓形成及栓塞、移植肾动脉狭窄、移植肾动脉瘤等。

#### （一）移植肾血管破裂

①原因与发生率：移植肾血管破裂多发生在术后 1 月内，发生率为 0.2%~2%。发生原因主要有缝合技术或缝线断裂、局部感染尤其是毛霉菌感染等。临床表现为移植肾区剧烈疼痛、局部隆起、压痛明显、切口出血、引流增多、失血性休克等，超声检查有助于诊断。一旦确诊，应立即手术探查，尽量挽救移植肾，对严重出血或感染引起的血管破裂，一般需行移植肾切除术。②预防措施包括：a. 提高外科血管吻合技术；b. 术后早期避免剧烈活动；c. 密切监测和积极防治感染。

#### （二）移植肾破裂

移植肾破裂是肾移植术后早期的严重并发症之一，发生率为 0.3%~12.1%，多发生在术后 2 周内。主要原因为排斥反应和急性移植肾衰竭引起的移植肾肿胀，在腹压突然增加或外力作用下引起破裂。临床表现为突发移植肾疼痛、肿胀，局部压痛明显，伴有血尿、少尿、休克等。超声和 CT 检查有助于明确破裂部位、裂口大小以及出血量。一旦确诊，首先应对患者做出正确的评估，根据严重程度进行处理。症状不严重且无进行性加重，患者生命体征平稳，可选择保守治疗，密切观察。对于严重患者，必须立即手术控制出血或切除移植肾。预防措施包括：①取肾及修肾时应保持供肾包膜完整；②术后避免剧烈活动；③避免急性排斥反应和 DGF 的发生。

#### （三）移植肾血管血栓形成

移植肾动脉血栓比较少见，发生率为 1%~2%，多见于术后 1~2 周，移植肾静脉血栓发病率也不高，一般在 0.5%~6%，多为手术技术原因所致。临床表现通常较急，突然无尿、少尿、血尿等，移植肾区疼痛，移植肾超声可辅助诊断，血管造影可进一步明确诊断。早期诊断，及时手术探查，术中取出血栓，术后需抗凝治疗，严重者需切除移植肾。

#### （四）移植肾动脉狭窄

移植肾动脉狭窄是肾移植术后常见的血管并发症，发生率为 1%~23%，多为动脉吻合口狭窄，一般在术后 3 个月至半年后发生。主要成因有：①供 / 受者髂血管动脉粥样硬化；②手术技术不佳；③动脉过长，扭曲成角；④动脉内膜损伤；⑤排斥反应等。一般表现为术后高血压，肾功能逐渐减退，移植肾区可听到收缩期血管杂音。移植肾超声为主要筛查手段，血管造影可明确诊断。移植肾动脉狭窄可试行介入球囊扩张及支架植入治疗，效果不佳可选择手术治疗，若移植肾功能受损严重则需行移植肾切除术，主要为针对发生原因而预防其发生。

#### （五）移植肾动脉瘤

一般由供肾动脉内膜不完整、缝合时未全层缝合、感染、损伤等因素引起，临床上可无症状，动脉瘤增大或破裂时可引起移植肾区疼痛、肿胀，也可出现血压升高，肾功能损害等，可闻及移植肾区血管杂音，移植肾超声和血管造影为主要辅助检查。大部分患者可采取保守观察治疗，若动脉瘤较大或破裂风险较大者，应行血管修补，大多需重新阻断肾动脉，剪断形成动脉瘤部分的肾动脉，重新吻合；若为毛霉菌感染引起，尽早切除移植肾。

### 三、泌尿系统并发症

肾移植术后的泌尿系统并发症的发生率为3%~15%，其中最常见的是尿漏和尿路梗阻，近年由于外科技术的提高和改进，其发生率逐渐下降。

#### （一）尿漏

是肾移植术后严重的并发症之一，一般发病率少于1%，常见原因为：①输尿管与膀胱吻合时张力过大或不严密引起，早期尿漏多由此原因引起；②取肾或修肾时输尿管血供障碍或损伤；③排斥反应引起输尿管缺血坏死等。主要表现有发热、少尿或突然无尿、局部疼痛、皮肤水肿和压痛、切口尿液渗出、引流突然增多及移植肾区逐渐增大的包块等。超声提示移植肾区积液，可测定大小和范围，可抽取积液测定血肌酐、乳糜试验等来鉴别尿漏和淋巴漏，一般若积液肌酐值与尿液相似，考虑为尿漏可能性大。治疗措施：①充分引流，加强营养，有利于漏口逐渐闭合；②若尿漏无减少趋势，应积极手术探查；③预防感染，预防措施：a. 保护好输尿管血供；b. 输尿管长度合适，避免过短；c. 输尿管膀胱吻合口均匀整齐，避免膀胱黏膜撕裂；d. 输尿管放置双J管，确保引流通畅，避免憋尿。

#### （二）尿路梗阻

是肾移植术后常见并发症，其发生率为0.5%~6%。发病原因有：①输尿管因移植肾、血肿、淋巴囊肿等受压。②输尿管因素如常见的有输尿管膀胱吻合口狭窄、输尿管过长扭曲成角、输尿管远端坏死纤维化等。③输尿管管腔内梗阻如结石、血块等。主要表现为进行性少尿或无尿，伴移植肾区胀痛，可有发热，超声检查可确定移植肾积水、输尿管扩张等。对于较轻的输尿管梗阻，不影响肾功能及无其他并发症者，可密切观察治疗，对于急性梗阻或进行性加重的梗阻，可先试行内镜治疗，输尿管支架管植入，若治疗失败，可行开放手术治疗。主要预防措施是提高手术技术，防止吻合口狭窄，减少术后其他并发症，取肾及修肾时减少输尿管损伤。

#### （三）尿路结石

其发生率为0.2%~2%，主要原因有代谢因素、尿路梗阻、缝线吸收不良形成异物等，临床表现为梗阻症状，移植肾区疼痛等。超声、KUB、CT等检查确诊。根据结石部位、大小可选择体外冲击波碎石术（ESWL）、内镜或开放手术。防治尿路感染及梗阻、改善饮食、调整代谢异常是主要的预防措施。

#### （四）血尿

肾移植术后早期可有不同程度的血尿，随着病情的好转及输尿管支架管的拔除，血尿可逐渐消失，除输尿管支架管、尿管等异物因素外，输尿管膀胱吻合口出血、凝血机制异常、移植肾0点穿刺等也是常见原因。出血量少，保持尿管通畅多可自愈，出血较重者，需持续膀胱冲洗，必要时手术清除血凝块，严重者可能需要移植肾探查术。

### 四、淋巴系统并发症

淋巴系统并发症主要有淋巴漏和淋巴囊肿，多为淋巴液由肾移植术中被离断的淋巴管和淋巴结处溢出、聚积所致，其发生率为0.6%~18.1%。

#### （一）淋巴漏

一般发生于肾移植术后1周至数周内，多数可逐渐自愈，原因：①供肾肾门部淋巴管未结扎；②髂血管周围淋巴管未结扎；③移植肾周感染等其他因素。主要表现为引流液逐渐增加，移植肾周逐渐增大的包块，超声可见移植肾区积液，乳糜试验阳性，其肌酐值与血肌酐相当，可与尿漏相鉴别。防治措施：①手术操作轻柔、细致，可疑淋巴管断裂处应予以结扎；②游离髂血管时，周围淋巴结及淋巴管应适当多结扎；③移植肾门部应小心结扎，肾周充分引流；④血管吻合时髂血管应“有限分离”，避免范围过大的广泛游离。

#### （二）淋巴囊肿

移植肾周引流管拔除后继续淋巴漏可形成淋巴囊肿，较大的淋巴囊肿可压迫移植肾及输尿管，引起肾积水，压迫髂血管可引起下肢肿胀、静脉血栓等，压迫膀胱引起尿频、尿失禁等，压迫精索可引起阴囊肿大等。超声可见移植肾区局限性包裹积液，穿刺液查乳糜试验阳性。对于小而无症状的淋巴囊肿，随诊观察，较大的淋巴囊肿可行穿刺引流，应注意合并感染、尿漏的情况。

## 五、肾移植术后感染并发症

感染是肾移植患者最常见的并发症和死亡原因，移植术后 1 年内约有 70% 的患者至少发生 1 次以上不同程度和类型的感染，病死率为 3%~10%，明显高于一般人群，而且近年来各种感染的发生率有明显的上升趋势。主要易感因素有：①受者长期慢性肾功能不全（尿毒症期）及血液透析，一般状况差，合并贫血、低蛋白血症、免疫功能低下等；②供体源性感染；③手术创伤、术中、术后各种有创操作、各种导管的留置；④免疫抑制剂的应用；⑤抗生素的广泛使用等。肾移植后感染病原谱非常广，包括细菌、真菌、病毒、支原体、衣原体及原虫等，但以细菌感染为主，结核的发生率有上升的趋势。感染的发生时间有一定的规律性，不同感染有不同的发病时间。

### （一）泌尿系统感染

泌尿系感染是肾移植术后最常见的感染并发症之一，发病率为 25%~88%，由于近年来常规预防应用抗生素，其发病率有所下降，女性较男性高约 1 倍，常发生于术后 3 个月内。常见致病菌有大肠埃希菌、肺炎链球菌、肺炎克雷伯菌及白色念珠菌等。主要表现有尿路刺激征、发热、排尿困难、移植肾胀痛不适等。尿培养可发现病原菌。防治措施：①去除感染的易感因素，缩短导管留置时间；②注意休息，保证充足的液体摄入量；③严格的无菌操作；④围手术期预防性使用抗生素，感染期完善病原学检查，积极抗感染治疗。

### （二）肺部感染

肺部感染是肾移植术后最常见的感染，也是肾移植受者死亡的最主要原因之一，其特点是起病急，进展快，早期即可出现低氧血症，如进展至 ARDS，病死率可高达 50% 以上。细菌感染的主要致病菌有肺炎克雷伯菌、流感嗜血杆菌、大肠埃希菌、枸橼酸杆菌、铜绿假单胞菌、金黄色葡萄球菌等；病毒性肺炎以巨细胞病毒（CMV）最常见；真菌性肺炎多以白色念珠菌、曲霉菌、隐球菌常见；结核、支原体、卡氏肺孢子虫也是感染原因，而近 50% 以上的肺部感染为多种病原菌的混合性感染。常见临床表现为咳嗽、咳痰、胸痛、呼吸困难等，严重者有缺氧表现，胸部 X 线片或 CT 可见肺部感染灶，出现肺部感染症状时应积极完善血常规、G 试验、GM 试验、降钙素原、白介素 -6、病毒系列、CMV-DNA、支原体、结核杆菌、痰涂片、痰培养、咽拭子、血气分析等，必要时尽早行支气管镜检查及肺泡灌洗进一步明确病原学检查。治疗原则：早期、足量、针对病原体的抗感染治疗，调整免疫抑制剂，减少或避免诱发因素，综合、支持治疗。

### （三）病毒性肝炎

与肾移植最密切相关的病毒性肝炎是乙型和丙型肝炎，导致肾移植术后肝炎和肝损害的主要原因有：①反复输血和血制品的应用；②血液透析；③供体源性感染；④免疫制剂的应用；⑤药物性肝损害；⑥受者术前存在病毒性感染或携带病毒。根据病史及临床表现，重视早期轻度腹胀和食欲减退症状，只有病情较重时才有典型体征出现，肝功能异常和肝炎病毒学检查阳性是确诊的基本依据。治疗原则：保护肝功能，调整免疫抑制剂，抗病毒治疗。

### （四）巨细胞病毒感染

CMV 是与肾移植术后肺部感染关系最密切的病毒，活动性感染发病率达 50%~75% 以上，有 10%~30% 出现症状，是肾移植术后早期主要的感染合并症和死亡原因。感染多发生于术后 1~4 个月，其中第 4~6 周为发病高峰。根据感染来源可分为原发感染、再发感染、再次感染，对机体的影响主要表现为：①原发感染导致的器官损害，如肺炎、肝炎、角膜炎、消化道溃疡、脑炎、视网膜炎等；②继发性的机会性感染，可增加合并细菌、真菌等感染；③移植肾的急性或慢性损害，导致移植肾失功。临床表现无特异性，CMV 病毒学检测是诊断依据。预防原则：①高危人群筛选；②动态实验监测；③预防性应用抗 CMV 药物，如更昔洛韦或缬更昔洛韦等。治疗原则：①调整免疫方案；②积极抗病毒治疗；③联合、支持治疗。

### （五）BK 病毒感染

BK 病毒感染及其导致的 BKV 肾病是导致移植肾功能丢失的重要危险因素之一，其发病率高达 10%~45%，其感染的危险因素包括免疫抑制剂的应用、HLA-C7 的缺乏、术前病毒阳性、高龄、男性、糖尿病、急性排斥反应、HLA 错配、CMV 感染等。临床表现不典型，可有无症状性病毒血症，发生 BKV 肾病通常移植肾功能进行性减退，细胞学或 PCR 血、尿标本检出阳性即可明确诊断 BKV 感染，及时进行移植肾病理穿刺活检进一步诊断 BKV 肾病。目前尚无有效的治疗办法，多数研究认为西多福韦和来氟米特治疗有效，控制感染的基本措施是降低免疫抑制剂的剂量。

## 六、肾移植术后远期并发症

### （一）心血管系统并发症

移植后高血压是常见的并发症，发生率大于50%，与患者高血压病史、原发病类型、年龄、性别等因素及免疫抑制剂、移植肾动脉狭窄、移植肾梗阻等有关，治疗原则是去除病因，控制血压，减轻移植肾损害，保护心、肾功能，降低移植后新发的心血管疾病的风险。移植后缺血性心脏病是肾移植后患者早期和晚期死亡的主要原因之一，其危险因素包括男性、移植前原发心血管疾病、糖尿病、高血压、高血脂、吸烟以及移植肾功能不全等，其处理包括：①高危患者定期检查血脂、血压、血糖，控制体重，戒烟，改善饮食；②适当的应用 ARB 或 β 受体阻滞剂有助于改善心肌重构，降低心肌梗死的发生；③无禁忌患者可使用阿司匹林降低移植后缺血性心脏病的发生率；④硝酸盐类是治疗和预防缺血性心脏病最常用的药物。

### （二）消化系统并发症

HBV、HCV、CMV 是造成肾移植术后持续性肝损害的主要原因，另外免疫抑制剂、抗真菌药、降血脂药等也有肝脏毒性，对肝功能异常应针对性治疗、及时调整免疫制剂和合理应用保肝药。肾移植术后常见的胃肠道并发症包括口腔损害、食管炎、腹泻、消化道溃疡、消化道出血和穿孔等，其防治措施为早发现、早诊断、明确病因、调整免疫抑制剂、积极对症治疗、保护移植肾功能、提高人 / 肾存活。肾移植后胰腺炎的发生率约 2%，而病死率超过 60%，危险因素包括甲状旁腺功能亢进、胆石症、免疫抑制剂、高脂血症和 CMV 感染等。

### （三）血液系统并发症

移植后红细胞增多症发生率约 10%~15%，常发生于移植后 2 年内，30%~40% 可自行缓解，发病机制尚不明确，导致血栓性疾病和心血管疾病发生率增加，可应用 ACEI 或 ARB 治疗。白细胞减少和血小板减少多为感染性或药物性因素引起，应针对性治疗，减量或停用相关药物，抗感染结合提升白细胞、血小板的治疗。肾移植后贫血的发生率约 30%~40%，主要是由于 EPO 的缺乏或抵抗、铁缺乏、药物性骨髓抑制等引起，应根据其病因进行针对性治疗。

### （四）代谢性疾病

移植后血脂代谢异常发生率为 60%~70%，是导致心血管系统并发症的主要和直接原因，与许多因素有关，如年龄、性别、饮食习惯、免疫抑制剂、糖尿病等，但尤其是西罗莫司和激素的作用，因此肾移植术后应尽早的开展对高脂血症的临床评估和治疗，治疗方案包括饮食治疗、体育锻炼、调整免疫抑制剂和合理应用降脂药物。移植后糖尿病发生率为 2.5%~20%，是正常人群的 3~4 倍，其危险因素除了遗传背景、年龄、HCV 感染、体重、性别外，激素和 CNI 的应用也是移植后糖尿病的主要原因，发病机制和治疗措施与 2 型糖尿病相似，肾移植术后应密切监测血糖和合理应用免疫抑制剂而预防其发生。甲状旁腺功能亢进发生率约为 33%，表现为高钙血症，常发生于移植后第 1 周，多数可自行缓解，通常采用保守疗法，持续性而严重的高钙血症、保守治疗无效时应考虑甲状旁腺切除术。高尿酸血症和痛风是移植肾后常见并发症，移植肾 GFR 的下降和利尿剂的应用是主要原因，对于其治疗，病情允许时首先停用利尿剂，优先使用减少嘌呤合成的降尿酸药物，氯沙坦是目前唯一一个能够降低尿酸的 ARB 类药物。

### （五）中枢神经系统并发症

肾移植后各个时期均可出现中枢神经系统并发症，主要病因包括感染和免疫抑制剂的副作用。中枢神经系统感染早期诊断困难，影响及时治疗，预后较差，常见致病菌有曲霉菌、李斯特菌、新型隐球菌、结核菌、球孢子菌等，临床表现为头痛、发热、意识障碍、局部神经系统症状、癫痫等，诊断依据头颅 CT、MRI、脑脊液细胞学、病原学及病理学检查等，根据不同病原菌采用特异性抗感染治疗。免疫抑制剂的副作用如皮质类固醇引起躁狂、抑郁、失眠，CNI 类引起的神经毒性，表现为震颤、惊厥、抽搐等脑病综合征等，需调整药物或停用相关药物。

### （六）骨骼系统并发症

常见并发症包括骨软化、骨质疏松和骨坏死，其主要原因包括肾性骨病、慢性酸中毒、皮质类固醇的应用、甲状旁腺功能亢进等。对于骨软化，正常的移植肾功能比去铁胺治疗更为有效。移植受者通常采用皮质类固醇治疗，增加了骨质疏松和骨坏死的发生率，应监测骨密度，若出现骨坏死可能，应检查 X 线、磁共振、骨扫描等，应用钙剂、维生素 D、双膦酸盐、控制血磷和甲状旁腺功能亢进可有效预防和治疗骨质疏松，同时应减少或停用皮质类固醇，骨坏死多数同时需要手术治疗。

### （七）肾病复发

肾移植受者中蛋白尿的发生率约 10%~25%，持续性蛋白尿最常见的原因为慢性移植肾肾病、复发性肾小球肾炎、药物相关性肾损害，蛋白尿是肾移植术后疾病进展、移植肾功能丢失及患者死亡的独立危险因素，ACEI 和 ARB 对降低蛋白尿和延长移植肾存活时间都有一定的效果。不同类型的原发和继发的肾脏疾病其复发概率不尽相同，如局灶节段性肾小球硬化的复发率约 15%，膜性肾病约 10%，膜增生性肾小球肾炎Ⅰ型为 15%~30%，Ⅱ型高达 80%，IgA 肾病复发率为 30%~60%，抗基底膜抗体肾炎其抗体阳性复发率为 10%~30%，抗体阴性不复发，狼疮性肾炎复发率为 2%~4%，紫癜性肾炎约 35%，肾脏淀粉样变复发率约 25%，糖尿病复发率约 40%，治疗措施通常遵循原发病的治疗措施和调整免疫抑制剂。新发肾病常见原因为自身免疫性疾病、糖尿病、药物及感染等，通常为迟发性，进展较慢，治疗通常为对因、对症治疗，保护肾功能，调整免疫抑制剂。

**（八）恶性肿瘤并发症**

肾移植术后肿瘤的发生率为 4%~18%，目前认为其主要因素为：①免疫抑制剂导致机体免疫监控功能减退；②机体携带病毒的致癌作用；③慢性抗原的刺激及机体免疫调节紊乱；④免疫抑制剂的直接致癌作用；⑤其他包括遗传、环境、药物因素等。淋巴细胞增殖性疾病（PTLD）是常见肿瘤之一，一般发生于术后 47 个月左右，其临床表现复杂多样，可发生在淋巴结、胃肠道、移植肾等，治疗包括部分或全部撤除免疫抑制剂，外科手术切除，干扰素治疗，放、化疗，以及对 EB 病毒感染者进行抗病毒治疗。泌尿系肿瘤占肾移植后恶性肿瘤的 20%~60%，临床表现以血尿多见，明确诊断后应尽早切除肿瘤，并辅以化疗，同时减少免疫抑制剂或调整为西罗莫司治疗。原发性肝癌发生率也高，以肝细胞癌为主，约 38% 可发现 HBV 感染的证据。肉瘤约占成人肾移植后肿瘤的 1%，Kaposi 肉瘤发病较早，主要累及皮肤和口咽部黏膜，部分累及内脏，减少甚至停用免疫抑制剂可使部分早期患者获得较好的预后。白血病约占肾移植后肿瘤的 3%，少年肾移植受者多见。卵巢癌、睾丸癌、乳腺癌、结肠癌等相对少见。在所有的治疗措施中，使用把保全患者生命作为首要原则。

**（九）皮肤黏膜系统并发症**

肾移植术后皮肤黏膜并发症与长期应用免疫抑制剂有关。皮质类固醇治疗可诱发痤疮和紫癜，痤疮可使用多西环素、异维 A 酸等治疗，可减量皮质类固醇的使用。环孢素可引起毛发增多、牙龈增生等，治疗方案包括毛囊电蚀、激光疗法、使用他克莫司替代环孢素等。感染性皮肤疾病包括细菌性皮肤感染如毛囊炎、丹毒、脓疱病等，皮肤真菌和病毒感染也很常见，治疗除专科治疗外通常需要减量甚至停用免疫抑制剂。

## 第十节　移植肾近、远期功能评价与随访

### 一、移植肾近、远期功能评价

肾移植术后短期存活率指 1 年内的人 / 肾存活率，而一般习惯性认为移植肾带功能存活 5 年以上为长期存活。而随着组织配型、肾脏保存方案的不断改进，免疫抑制剂和免疫抑制方案的进展，以及对移植免疫学和临床经验的认识和积累，急性排斥反应的发生率明显减少，肾移植的近期效果显著提高。1 年移植肾存活率在 20 世纪 70 年代（皮质类固醇和硫唑嘌呤）为 40%~50%，80 年代提高到 80%，而在新的免疫抑制剂（酶酚酸酯和 CNI）问世后，提高到了 90% 以上，但是 10 年存活率却未见明显变化，移植肾半数存活时间在 20 世纪 70 年代为 7 年左右，90 年代为 10 年左右，而到 21 世纪初期仍为 10 年左右，比较 1992 年和 2002 年不同供者来源的移植肾半数存活时间，活体肾移植由 12 年延长至 17.9 年，标准供者的尸体肾移植分别为 10.2 年和 11.3 年，变化不大。影响人 / 肾长期存活的因素很多，如组织配型、供受者年龄、供体来源、受体依从性、术前透析时间、远期并发症等，影响移植肾长期存活的主要原因是移植肾带功能死亡、慢性移植肾失功能和肾病复发等，而慢性移植肾失功能的主要原因是慢性移植肾肾病。因此，应遵循组织配型匹配，防止围手术期的损伤，提高供肾质量，减少 DGF 发生，个体化合理应用免疫抑制剂，避免感染、药物毒性和肿瘤的发生，预防和及时处理可能引起慢性移植肾肾病和肾移植术后远期并发症的各种因素，以提高人 / 肾长期存活。

### 二、肾移植术后随访

**（一）随访意义**

肾移植患者长期存活有赖于成功的移植手术、合理地应用免疫制剂，依据患者良好的依从性，自我监测和自我管理的能力等，因此肾移植术后随访是

肾移植术后的绝对重要的工作。

### （二）随访时间

一般情况下，术后3个月内每周1次，3~6个月每2周1次，6~12个月每月1次，1~3年每月1次，3年以上每2个月1次，可根据病情调整随访时间。

### （三）随访方式

门诊、书信、电话、网络平台等多种方式收集患者资料，指导治疗，随着网络的普及和发展，网络平台将发展为一种更好、更便捷的随访方式。

### （四）随访内容

检查患者的生命体征，一般检查项目包括血常规、尿常规、肝肾功能、血糖、血脂、离子、药物浓度、影像学检查等，特殊检查项目包括病毒系列、淋巴细胞亚群、脱落细胞学检查、肿瘤标志物、胸片或胸部CT、移植肾穿刺活检等。

### （五）随访重点

移植后早期应以及时发现和处理急性排斥反应、准确判断外科并发症、避免感染发生为重点，后期以远期并发症的早期诊治为重点。

## 三、问题与展望

器官移植是20世纪最伟大的医学成就之一，从1902年人类进行的第一例犬类肾脏移植以来，至今我们已经可以开展包括肾移植、肝移植、心脏移植、肺移植、小肠移植、胰腺移植、多器官联合移植、腹腔器官簇移植、子宫移植、阴茎移植及面部移植等几乎所有的器官及组织移植，并取得了现阶段看来了不错的近、远期效果。

美国国家器官获取和移植网络（OPTN）显示，美国成人接受肾移植不同年龄段患者的存活率不同，65岁以上的肾移植患者存活率明显更低，患者整体上5年存活率仅为87.2%，移植后6个月的移植肾功能衰竭率明显降低，几乎只有10年前的一半；移植后10年的移植肾功能衰竭发生率变化不大。移植肾功能丢失的主要可归因于50%的移植肾带功死亡和50%的慢性移植肾失功，移植肾带功死亡的主要原因为心脑血管意外、系统或全身性感染及肿瘤等，导致心脑血管意外的主要因素为高血压、高脂血症、糖尿病和高尿酸血症；慢性移植肾肾病导致了30%~40%的移植肾丢失，主要归因为非特异性纤维化和肾小管萎缩、高尿酸血症导致的肾小管损伤/坏死；原肾病复发、CNI药物肾毒性、急性排斥和新发疾病导致了10%~20%的移植肾丢失。近年来，人们从诱导免疫耐受、寻找免疫抑制新靶标、探索免疫排斥反应机制、研制新型免疫抑制剂、制定更加合理的免疫抑制剂等方面尝试改善移植肾的长期存活。

供体短缺是全球共同面临的问题，即使在美国，每天都有尿毒症患者在等待合适的器官中离世，这一问题在我国亦突出。没有器官就没有器官移植，器官捐献是有效的解决方案，但器官捐献必须建立在无偿、知情同意、公开透明的基础上才能健康稳定发展，才符合“捐献”的原意。针对这一问题，国际上已建立了较为成熟的捐献模式，如西班牙、美国、英国等国家可供我们参考和借鉴。近年来开展的CRISPR-Cas9技术有望解决猪器官进行异种移植时面临的挑战。

（于磊　张更）

## 参考文献

[1] NIU D，WEI H J，LIN L，et al. Inactivation of porcine endogenous retrovirus in pigs using CRISPR-Cas9［J］. Science，2017，357（6357）：1303-1307.

# 第十四篇

# 组织工程技术在尿路重建中的应用研究

# 第九十章

# 组织工程技术在输尿管重建中的应用研究

## 第一节　组织工程技术研究与发展概况

### 一、组织工程源起和定义

外科手术切除局部病损组织后，植入自体或异体组织，依靠患者自体组织的再生能力来修复组织或器官的局部缺损，由于组织来源有限，因而严重限制了修复缺损的尺寸范围，往往难以满足临床需求。因此，采用工程学的技术手段，针对伤残病损组织、器官进行修复、替代与康复，是现代泌尿外科学的重要研究和发展方向。生物医学工程学正是这样一门用工程学方法解决医学问题、服务临床的，多学科协同发展交互创新的新兴学科；而组织工程学作为生物医学工程学的关键分支，有望为恢复缺损组织与器官的结构与功能提供新的临床解决方案。

回顾组织工程技术的发展历程，由金属、无机材料和高分子材料制成的各类人工组织和器官代用品（又称人工器官）曾成为伤残组织或器官的主流替代物，虽一度恢复和保存了多种组织与器官的功能，但长期使用常会导致免疫反应或因并发症导致其功能的丧失。随着生物技术、细胞培养技术的发展，许多科学家尝试开展人工培养组织的研究，组织工程的系统研究已成为最有生命力和临床应用前景的重要研究方向。为了推动人工培养组织的技术，在二十世纪八十年代初，美国国家科学基金重点支持了这些方向的基础研究，特别在活性细胞制备皮肤组织替代物的方向上取得了较大的进展。

1987 年，美国国家科学基金会首次提出了“组织工程（tissue engineering）”的概念，将其定义为“利用生命科学和工程学的原理与技术，在正确认识哺乳动物正常及病理两种状态下组织结构与功能关系的基础上，研究与开发用于修复、维护和促进人体各种组织或器官损伤后的功能和结构生物替代物的新型学科”。1993 年，美国著名的组织工程专家 Langer 在 Science 杂志发表文章，对组织工程定义为“一门利用工程学和生命科学的原理，研究和开发具有生物活性的人工替代物，以维持、恢复或提高人体受损组织的修复功能重建的交叉学科。”1999 年中国香山会议，我国科学家经过研讨确定，以美国国家科学基金会 1987 年提出的“组织工程”的概念作为组织工程学的定义。

进入 21 世纪，组织工程学科在组织工程产业化与临床应用上遇到了较大困难。2007 年，针对 2003 年后美国组织工程研究进展减缓、产业化降温这一现象，经过政府、管理者、学术界的反复思考、认真调研，美国国家科学技术委员会于 2007 年 6 月推出了《推动组织科学与工程：多机构参与的战略计划》，旨在通过定义、发展目标、主持项目、组织工程应用、相关改革，解决组织工程发展过程中遇到的瓶颈问题。该计划在“组织工程”概念基础上提出了“组织科学与工程（tissue science and engineering）”的概念，并定义其为“利用物理、化学、生物和工程学方法控制和调控细胞的聚集行为”的学科（图 90-1）。

由上述定义可知：①组织工程学是一门利用工程学与生命科学原理与技术，多学科交叉研究修复、维持或改善机体损伤组织功能的生物替代物的学科；②这类生物替代物旨在修复、维护和促进人体各种组织和器官损伤后功能和结构的康复；③组织工程学科必须在了解人体（或哺乳动物）正常和病理状态下组织结构与功能的关系基础上开展设计与研究工作。

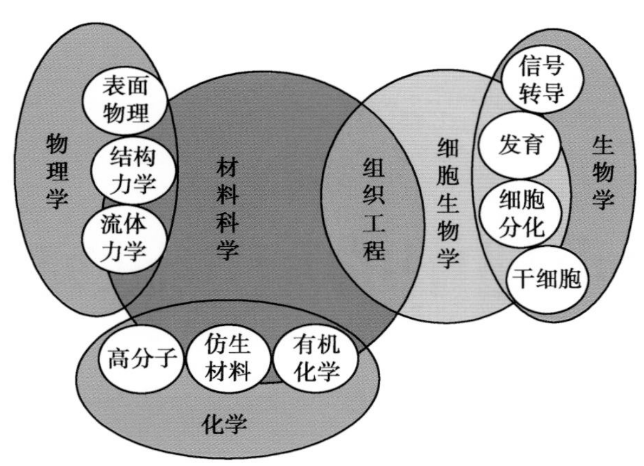


图 90-1　组织工程是利用生命科学与工程学原理和方法多学科发展的交叉学科

## 二、组织工程技术与输尿管重建的临床意义

因先天性异常、创伤、炎性病变、恶性肿瘤、医源性损伤等原因导致的输尿管损伤或缺损过大，使医师不得不采取尿流改道，而患者甚至失去一个功能正常的肾脏。这提示，应用组织工程培养技术，遵循细胞移植及材料科学的原理，有选择地移植细胞，并采用工程化技术手段构建生物替代物，更换或替代一段缺损的输尿管或尿道，重建与恢复正常的尿液输送和排出通路，有望避免因尿流改道或因缺损过大而导致患侧肾脏的被动切除，降低患者的心理负担，提高患者的生活质量和参与社交活动的能力。

目前，组织工程实验已开始在膀胱、输尿管、尿道等多种组织和器官的替代研究中展开。利用组织工程系统的自然生物属性，提升治疗策略，以更换、修复、维护和/或增强泌尿系统组织的生理功能为目标，涉及研发的生物材料应保持尿路系统组织生理解剖结构和功能，并具有适当的机械和结构性能，还能够提供一个支持尿路组织中各类细胞的微环境，以支持细胞依据其原有组织来源分化和再生成新的尿路组织，包括将平滑肌细胞（smooth muscle cells，SMCs）、尿路上皮细胞（urothelial cells，UCs）等种子细胞接种到支架上，参与或促进组织再生，细胞经一段时间后产生新的细胞外基质。在此过程中，支架材料逐渐降解，细胞外基质则逐渐取代最初的支架结构，进一步引发愈合和组织再生。

近来，一些组织工程技术已应用于临床，包括将细胞作为充填剂治疗膀胱输尿管反流、尿失禁、尿道替代和膀胱重建等。泌尿系统组织工程产品亦将在不久的将来应用于临床，给众多患者带来福音。

## 三、组织工程技术的基本方法及要素

组织工程学将具有特定生物活性的细胞与生物材料相结合，在体外构建特定的组织或器官，经过一段时间培养后，将它们移植到体内以达到具有新的功能性组织或器官的目的，其核心是建立由种子细胞与生物材料相容的三维复合体。以膀胱组织工程为例，组织工程研究的四要素及泌尿系统组织工程技术的基本思路如下（图 90-2）。

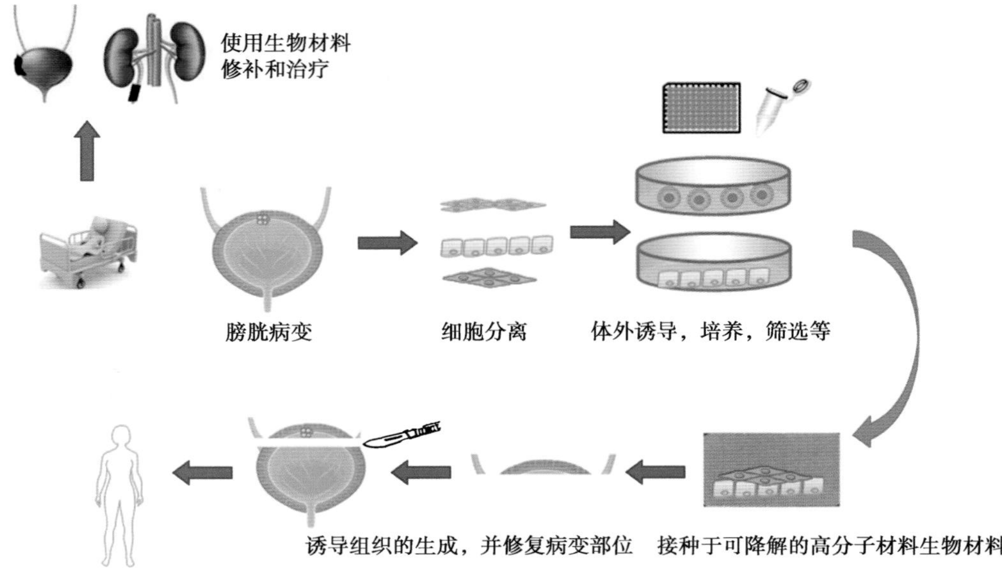


图 90-2　膀胱组织工程的基本技术思路

### (一) 种子细胞

泌尿系统组织工程理想的细胞来源应无免疫原性、易于获得、能快速增殖,并有高度的生物功能。一般来说,自体细胞不会引起免疫排斥,不太可能传播疾病,因具有生物相容性优势而成为首选。目前,用于泌尿系统组织工程的两个主要的细胞来源是UCs和SMCs。人UCs可从膀胱上皮成功分离,并在无血清条件下增殖为单层膜。然而,细胞在活检、导管存在或结石的情况下会被电烙术损伤,且仅传代5次以内的细胞具有实现膀胱或尿道重建的最佳功能,而UCs在体外通常能够传4~10代,SMCs最多只能在体外传5代;此外,在组织培养的过程中,细胞衰老的结果是培养的细胞最终失去其表型和/或功能(称为去分化),或在早期传代时衰老,而在炎症、结石、异物存在等疾病的情况下,经膀胱活检获得的UCs和SMCs很难培养。

作为组织工程的细胞来源,干细胞具有自我更新、长期体外扩增能力、多向分化潜能、免疫调节特性以及旁分泌效应。因此,基于UCs和SMCs的上述短板,泌尿系统组织再生和细胞治疗更倾向于采用多能干细胞、新生干细胞和骨髓间充质干细胞(mesenchymal stem cells,MSCs)。目前,多种类型的干细胞已经被用于治疗泌尿系统疾病,包括多能胚胎干细胞和诱导多能干细胞(induced pluripotent stem cells,iPSCs)、羊水及胎盘来源的新生儿干细胞,从骨髓、脂肪组织、骨骼肌、外周血及尿液中分离出来的MSCs(表90-1)。

表90-1 应用于泌尿系组织工程的细胞

| 细胞类型 | 细胞类型 | 细胞更新(PD/P) | 分化能力 | 旁泌性效应 | 免疫调节特性 |
|---|---|---|---|---|---|
| 多功能干细胞 | ESCs | 200 PD/80P | 多能性,并形成畸胎瘤 | 未知 | 未知 |
| | iPSCs | 120 PD/40P | 多能性,并形成畸胎瘤 | 未知 | 未知 |
| 新生儿干细胞 | PLSCs | 30 PD/20P | 多能性,不形成畸胎瘤 | IL-6,VEGF,HGF,FGF,TGF-β,IGF | IL-8,IL-10和HGF |
| | AFSCs | | 多能性,不形成畸胎瘤 | IL-8,IL-6,TGF-β,TNFRI,VEGF,和EGF | IL-10,TGF-β,IDO,PGE-2 |
| 间充质干细胞 | USCs | 60~70 PD/20P | 多向分化潜能;产生三种真皮细胞谱系 | VEGF,IGF-1,FGF-1,PDGF,HGF,NGF和MMP9 | IL-6和IL-8 |
| | BMSCs | 25~30 PD/10P | 多向分化潜能,但主要限于中胚层的细胞谱系 | VEGF,HGF,FGF,MCP-1,G-CSF,M-CSF,GM-CSF,IL-7,PDGF,IL-1,IL-6,SDF-1和MMP-9 | IFN-γ,TNF-α,和IL-1α或-1β |
| | ADSCs | | 多向分化潜能,但主要限于中胚层的细胞谱系 | VEGF,HGF,G-CSF,M-CSF,GM-CSF,IL-7 | IFN-γ,TNF-α,和IL-1α或-1β |
| | skMPCs | 70 PD | | | |
| | HFSCs | | | | |
| 成熟的功能细胞 | UCs | 4~10P | 无 | 无 | 无 |
| | SMCs | 10P | 无 | 无 | 无 |

注:脂肪干细胞(adipose-derived stem cells,ADSCs);羊水干细胞(amniotic fluid stem cells,AFSCs);胎盘干细胞(placental stem cells,PLSCs);骨髓间充质干细胞(bone marrow stem cells,BMSCs);胚胎干细胞(embryonic stem cells,ESCs);骨骼肌祖细胞(skeletal muscle progenitor cells,skMPCs);尿液干细胞(urinary stem cells,USCs);毛囊干细胞(hair follicle stem cells,HFSCs);尿路上皮细胞(urothelial cells,UCs);平滑肌细胞(smooth muscle cells,SMCs);倍增(population doublings,PD);传代(passage,P);白细胞介素(interleukin,IL);血管内皮生长因子(vascular endothelial growth factor,VEGF);肝细胞生长因子(hepatocyte growth factor,HGF);成纤维细胞生长因子(fibroblast growth factor,FGF);转化生长因子(transforming growth factor,TGF);胰岛素样生长因子(insulin-like growth factor,IGF);肿瘤坏死因子受体I(tumor necrosis factor receptor I,TNFRI);表皮生长因子(epidermic growth factor,EGF);吲哚-2,3双加氧酶(indoleamine 2,3-dioxygenase,IDO);前列腺素E2(prostaglandin E-2,PGE2);血小板衍生生长因子(platelet derived growth factor,PDGF);神经生长因子(nerve growth factor,NGF);基质金属蛋白酶(matrix metalloprotein,MMP);膜辅蛋白(membrane cofactor protein,MCP);粒细胞集落刺激因子(granulocyte-colony stimulating factor,G-CSF);巨噬细胞集落刺激因子(macrophage colony-stimulating factor,M-CSF);粒细胞-巨噬细胞集落刺激因子(granulocyte-macrophage colony stimulating factor,GM-CSF);基质细胞衍生因子(stromal cell-derived factor,SDF);肿瘤坏死因子(tumor necrosis factor,TNF);干扰素(interferon,IFN)。

为输尿管、膀胱、尿道等器官缺损重建治疗种子细胞，须建立适宜的动物模型。使用最合适的动物模型，将有助于加快对疾病发生、发展机制的理解，并最终找到治疗方法。当前用于研究特定的泌尿系统疾病的动物模型如下（表 90-2）。

### （二）多能干细胞及新生儿干细胞

ESCs 和 iPSCs 具有较强的自我更新能力和显著的分化能力，可体外进行 80 次传代及 200 次倍增。然而，尽管 ESCs 和 iPSCs 是多能干细胞，其分化成特定的泌尿系细胞类型的能力很有限，且受到伦理问题和体内致瘤性问题的阻碍。胎儿的干细胞，如羊水和胎盘干细胞，产生于内胚层、中胚层和外胚层，可以传代 250 次以上，保持了长端粒，且体内实验发现其核型正常、无致瘤性，在临床有较为乐观的应用前景；然而，泌尿系疾病以老年患者居多，自体细胞的获取显然需要寻求新生儿干细胞以外的细胞来源，才能实现泌尿系统组织工程广泛的临床应用。

### （三）间充质干细胞

MSCs 可从多种类型的组织中成功分离，通常在 10 代内可达到 20~40PD，并以多种方式促进组织修复和再生。如在适宜条件下，BMSCs 在体外和多种动物模型中均可被成功诱导为具有膀胱 SMCs 特性的细胞。经诱导的 BMSCs 具有与膀胱 SMCs 接近的增殖率、类似的组织学表现和收缩表型。然而，找到有活力的 MSCs 的稳定而有效的细胞来源，是需要解决的关键问题。MSCs 的分化能力通常局限于中胚层细胞谱系，BMSCs 的来源更是稀缺，每 $(1.0\text{~}1.5)\times10^4$ 个骨髓细胞中，仅有 1 个是 BMSCs，且只有 5%~10% 的 BMSCs 可被有效诱导为具有特异谱系标记表达的 UCs 或 SMCs。此外，一方面随着人口老龄化的日益严重，泌尿系疾病越发普遍，临床对 MSCs 的需求量高达平均 $10^9$ 个 / 例，特别是膀胱重建的需求量很大；而另一方面，虽然老化对 MSCs 的作用仍存在争议，但一些研究表明，相对于年轻的供体而言，供体的基质血管成分（stromal vascular fraction，SVF）的数量降低、增殖率下降、寿命缩短、分化潜能减弱以及 MSC 的免疫表型表达降低，均与供体的衰老相关。

### （四）尿源性干细胞

USCs 可在体外诱导分化为多个细胞谱系。经基因、蛋白和细胞水平的研究证实，在一定条件下，单一克隆的 USCs 可分化为脂肪细胞、成骨细胞、软骨细胞和成肌细胞系，以及 SMCs（内胚层）和神经细胞（外胚层）。将分化的 USCs 接种于猪小肠黏膜下层支架后植入裸鼠皮下，可成功构建具有功能的脂肪组织、骨、软骨、血管内皮和尿道上皮，且未发现畸胎瘤在体内生成，表明 USCs 是基于细胞的泌尿外科组织工程疗法中很有应用前景的细胞来源。

USCs 可以分化为 UCs、SMCs 以及内皮细胞（endothelial cells，ECs）等泌尿系组织特异性细胞系：①USCs 分化为 UCs：USCs 具有比 BMSCs 分化为 UCs 更高的分化频率。在相同条件下诱导 7 天，多达 60%~70% 的 USCs 可分化为尿路上皮细胞系，而 BMSCs 的诱导分化率仅 5%；诱导 14 天，多达 90% 的 USCs 分化的细胞形态呈鹅卵石状，且表达 UCs 特异性标志物（uroplakin-Ⅲ、uroplakin-IA）和上皮细胞标志物（CK7、AE1/AE3）。分化的 USCs 的紧密连接标志物（ZO-1、E-cadherin，cingulin 等）还呈剂量依赖和时间依赖性。这些细胞比未诱导的细胞降低了 60% 的尿液泄露率，屏障作用增强。有研究将向 UCs 分化的 USCs 接种于猪小肠黏膜下层（small intestinal submucosal，SIS）支架，体外培养 14 天后植入裸鼠，发现细胞在裸鼠体内形成分层结构，且新生组织表达 UCs 特异性标志物（尿溶蛋白 -Ⅲ，尿溶蛋白 -IA）。②USCs 分化为 SMCs：USCs 与 BMSCs 具有类似的向 SMCs 分化潜能，采用平滑肌分化培养基体外诱导 14 天，多达 80% 的 USCs 会表达早期分化标志物（α- 平滑肌肌动蛋白和肌钙蛋白）、收缩性 SMCs 标志物（结蛋白、肌球蛋白）以及平滑肌特异性标志物。细胞在猪 SIS 支架上植入体内，在多层 UC 的下方构建了多层 SMCs，并表达 SMC 标志物（结蛋白、肌球蛋白、α- 平滑肌肌动蛋白）。③USCs 分化为 ECs：USCs 也能分化为具有屏障功能的内皮细胞。经体外诱导，ECs 诱导的 USCs 在固化胶表面呈血管样结构，表达 ECs 特异性基因（vWF、CD31）、蛋白（CD31、WF、KDR、FLT1、eNOS）以及内皮紧密连

表 90-2 用于不同组织工程研究的干细胞种类和动物模型

| | 输尿管 | 膀胱 | 尿道 | 尿道括约肌（压力性尿失禁） |
|---|---|---|---|---|
| 干细胞种类 | ADSCs、BMSCs、USCs | BMSCs、ADSCs、AFSCs、USCs | BMSCs、ADSCs、USCs | skMPCs、BMSCs、ADSCs、AFSCs、USCs |
| 实验动物 | 犬、猪 | 犬、猪 | 兔、犬 | 大鼠、犬、猪 |

接标志物(VE-cadherin)。在裸鼠皮下植入后,ECs诱导的USCs有效构建了新生血管结构。④USCs的分离提取的优点:a. 得率高:经培养的USCs在20代内可发生60~70PD,而其他无端粒酶活性的USCs可保持8~10代,34次PDs。基于这个比例,两份包含20~30个USC克隆的尿样,可经4~5个星期在第四次传代结束时至少产生$1.5 \times 10^9$个USCs。b. 省血清:对尿样进行离心后,将细胞接种于由无血清角化细胞培养基与胚胎成纤维细胞培养基1∶1混合的培养基中,增殖后的USCs相对均匀,在体外培养仅需2%~5%的血清即可;而相比之下,大多数MSCs需要10%~20%的血清。c. 易操作:将尿液收集的细胞在USCs培养基中培养,仅USCs在培养瓶中黏附和增殖,过程快捷、经济,也可实现临床试验对细胞大量增殖的需求。

因此,USCs因供给量大,分离方法简单,具有体外扩增和寿命优势,特点是可高分化为泌尿上皮细胞,在多种泌尿系疾病的治疗中可作为一种泌尿系统组织再生的细胞来源。

### (五) 间充质干细胞的旁泌性作用

多种供体来源的MSCs被证实具有旁泌性作用,可产生局部细胞因子和生长因子等生物活性因子,且不受年龄和健康状况的影响,但受分化以及局部环境的影响。这些因素或直接影响(即诱导细胞内信号),或间接影响(即刺激相邻细胞分泌其他生物活性因子),或两种影响同时发生。由于MSCs不自我分化,而是其分泌的生物活性因子介导细胞行为,因而这些活性因子被称之为营养。营养作用包括局部免疫抑制、促进血管生成、抑制细胞凋亡和纤维化,以及组织特异性的和组织本身固有的前体分化和有丝分裂。

组织中的MSCs被认为可以替代因老化、疾病或创伤而死亡的细胞,而外源性MSCs则通过引导受损组织、分泌旁分泌和自分泌信号以影响局部细胞动力学来进行组织修复。这种效应在脊髓损伤、心肌梗死、半月板、软骨和骨修复以及Crohn病等领域的研究已有报道。将植入的BMSCs接种于适宜的生物可降解支架上,可抗纤维化、促血管生成、抗细胞凋亡及促有丝分裂。但有些情况下,自体和外源性MSCs并不具有等效的功能:Chopp等研究表明,大鼠自体骨髓MSCs可促进受损脑组织的内源性神经前体细胞再生出功能性神经通路,但外源细胞不能通过分化为神经元或神经元支持细胞来介导这些效应。

### (六) 尿源性干细胞的旁泌性作用

USCs在适宜的微环境下可分泌促血管生长因子和细胞因子。通过VEGF转基因后,USCs很容易分化为肌源性细胞类型,并进一步促进血管生成和神经分布;然而,所需的病毒转染会引起充血、出血甚至死亡。另一种较理想的方法是高效诱导基因转染而不产生严重副作用:采用海藻酸钠水凝胶微球,可在3周内稳定释放具有活性的FGF-1,刺激新血管生成并在体内无副作用,成功地支持了组织再生和修复。此外,USCs还可局部释放VEGF、IGF-1、FGF-1、PDGF、HGF和NGF等多种生长因子,可诱导USCs肌源性分化、血管重建和神经支配,并在体内刺激细胞生长。

### (七) 组织工程细胞的免疫调节特性

1. 间充质干细胞　MSCs在免疫调节中扮演多重角色,其免疫抑制作用使它们可用于同种异体移植。MSCs调节T细胞、B细胞、自然杀伤(natural killer,NK)细胞、单核细胞和树突状细胞(dendritic cells,DCs)等主要免疫细胞的功能,抑制T细胞增殖、细胞毒性T淋巴细胞的形成以及干扰素-γ的产生,从而诱导调节T细胞(Treg细胞)的扩增。MSCs还抑制B细胞的增殖、分化、趋化功能和IgG分泌,抑制NK细胞的增殖、NK细胞介导的细胞溶解以及NK细胞生产干扰素-γ,抑制DCs的成熟和活化,抑制单核细胞分化为DCs,从而增加T细胞的无反应性。因此,MSCs目前被用来减少免疫排斥反应。

由于MSCs的免疫抑制作用通过可溶性因子介导,在免疫细胞和MSCs(人和鼠BMSCs,胎盘及牙髓MSCs)中发现包括干细胞因子、多种白细胞介素(IL-1β、IL-6、IL-8、IL-10、IL-12)、干扰素-γ、转化生长因子-β1、VEGF、前列腺素E2、巨噬细胞集落刺激因子、HGF和IDO。然而,MSCs如何与免疫细胞相互作用的机制尚不明确。

2. 尿源性干细胞　USCs可通过抑制T细胞和B细胞等外周血单个核细胞(peripheral blood mononuclear cells,PBMNCs)的增殖并分泌IL-6和IL-8,来发挥重要的免疫调节作用,参与诱导外周耐受、抑制促炎性免疫反应并降低免疫反应。PBMNCs在免疫刺激下与其他细胞混合时发生增殖,但PBMNCs和USCs混合后比与BMSCs混合后浓度更低。在抗原呈递细胞表面表达的CD80和CD86,与活化的T细胞表达的细胞毒性T淋巴细胞相关抗原4相互作用,介导了T细胞的关键抑制信号。人细胞因子释放芯片表明,与BMSCs上清中的PBMNCs

相比，USCs 上清中的 PBMNCs 经刺激可提高 IL-6 和 IL-8 的浓度。因此，IL-6 和 IL-8 可能是未来主要研究的免疫调节细胞因子，旨在预防和治疗糖尿病膀胱组织损伤、其他免疫系统紊乱或移植器官的排斥反应。

### （八）支架材料

支架材料可为合成材料或天然可降解材料，是组织工程技术的关键要素之一。组织工程方法既可仅采用基质本身作为支架，使机体发挥启动或引导新组织生长的天然功能；又可采用基质与细胞相结合构建细胞 - 支架复合物。细胞外基质（extrocellular matrix，ECM）为细胞的黏附、增殖、迁移、分化和实现功能提供了结构支撑和生理环境，而生物支架模拟 ECM 的功能，赋予组织力学性能，为细胞调节活性提供生物活性信号，并为血管化和新组织构成提供动态环境。因此，支架设计应以激发和指导组织构成为目的，以代替部分或全部组织结构；其材料应具有合适的孔隙率和微孔结构（孔间形成互联），以加快细胞的黏附、迁移、渗透、分化、组织生长与整合。理想的组织替代物应由具有与天然组织类似的物理和机械特性的材料构成，且降解速率与新组织形成的速度相当。孔隙率应足以促进养分转递和细胞黏附，且不影响机械强度。基于此，理想的泌尿组织再生支架，应在孔隙率、生物相容性、机械强度、物理性能等方面与膀胱接近，以利于尿液的存储及传输。

虽然支架是支持细胞从 2D 生长过渡到 3D 生长所必需的，但我们对研发设计生物材料和支架的合理方法所需的特定生物系统的具体要求的认知并不足够清晰。目前，作为细胞载体的四类泌尿系统组织工程支架包括：合成材料支架、胶原基质、带有缓释生长因子的纳米微球以及可控释细胞因子的水凝胶。

1. 可降解支架材料　由生物可降解的天然或合成材料构成的具有生物相容性的多孔结构支架，是目前较为流行的一种支架设计方案。采用静电纺丝、相分离法、气体发泡，颗粒浸出，喷墨印刷和化学交联等技术可制造出大尺寸的合成材料，且在制造过程中可调整其强度、降解率和微观结构。支架可以具有不同的形状和孔隙率，以促进细胞的植入，或者通过掺入、表面吸附或化学附着生物活性因子进行进一步修饰。根据美国食品药品监督管理局（Food and Drug Administration，FDA）法规，合成支架必须具有优良的生物相容性，即良好的血液相容性、最低的细胞毒性、致敏性、热原、遗传毒性、致癌性、生殖毒性和发育毒性。目前，一些合成生物材料已被 FDA 批准用于医疗器械，如聚乙醇酸（polyglycolic acid，PGA）、聚乳酸（polylactic acid，PLA）、聚乳酸 - 羟基乙酸（poly（lactic-co-glycolic acid，PLGA）和聚己内酯（polycaprolactone，PCL）。这些材料的降解代谢产物无毒，并以二氧化碳和水为终产物排出体外。

2. 天然基质材料　天然基质材料包括脱细胞天然基质和天然材料提取的聚合物基质，作为组织工程三维支架广泛应用于组织再生。脱细胞天然 ECM 保留了组织特异性架构，并在很大范围内提供了原生组织特定的生物和物理性质。此外，这些基质材料的基质蛋白种类高度保守，如非免疫原性的胶原、层粘连蛋白和纤维连接蛋白，有望应用于再内皮化和组织整合。特别是胶原蛋白作为人体内最丰富的结构蛋白，是 FDA 批准的用于各种医疗用途的生物相容性材料。目前已有多项研究表明天然基质组织工程支架在泌尿系统组织再生中的应用前景：Wu 等采用 USCs 分化出 UCs 和 SMCs，以猪 SIS 为支架，在体外和体内均形成层状复合物，表明该细胞三维基质可构建类似天然尿路组织的多层黏膜结构；Pei 等证实 USCs 分泌的 ECM 可大大提高 BMSCs 后续向软骨细胞分化的能力；Bodin 等将 USCs 接种于细菌纤维素支架后，在体外和体内均形成多层尿路上皮并实现细胞长入，证实了该技术应用于尿路导管的前景。但需要重视的问题是，脱细胞基质可能被异种因子污染，如宿主细胞脱细胞不完全、完全脱细胞和脱蛋白导致的组织特性的改变，均会产生临床应用风险。

3. 水凝胶及微球　水凝胶支架可通过对天然或合成材料进行物理或化学交联的方法构建，并依据适应证进行定制。在构建支架载体时，需要考虑组织特异性和再生组织的大小。如海藻酸钠是从海藻中提取的多糖，因其凝胶形成条件温和、微球性质可调，已广泛用于天然水凝胶细胞支架，可以通过控释分子促进组织修复和再生。由于携带负电荷，海藻酸钠微球可排斥蛋白吸附，稳定释放活性 FGF-1，并在体内促进新生血管形成且无副作用；Moya 等观察到海藻酸微球可在体外控制肌源性、血管生成性和神经源性生长因子的水平，并在体内诱导 USCs 分化为增强血管、神经支配且刺激宿主细胞生长的肌源性细胞，有望用于压力性尿失禁的细胞治疗。又如 Harrington 等采用两亲性肽分子家族纳米纤维在 PGA 支架表面形成自组装膜，并促进 SMC 在人膀胱上的黏附，这类纳米材料在提高细胞排列和组织构成方面具有乐观的应用前景。

## 四、问题与展望

泌尿系统组织再生包括基于细胞的、基于生物材料的和将细胞与材料结合的组织再生方法，而是否需要将细胞与支架结合，则取决于临床的具体情况，例如损伤组织的大小等。在过去 20 年中，泌尿系统组织工程取得了重大进展，结合细胞和支架技术，利用细胞 - 细胞以及细胞 - 基质之间相互作用的复杂性，体现出大大优于现有治疗方法的应用前景。特别是三维生物反应器为细胞 - 支架复合物提供了一个动态的培养环境，显著提高细胞的黏附、增殖、浸润、分化和同源性分布，促进新生组织养分吸收、气体交换和废物的清除，增加 ECM 沉积。与传统的静态培养条件相比，三维动态培养系统可大幅提升力学性能，改善代谢和营养环境，促进组织再生。

然而，组织工程技术成为泌尿系统组织重建的广泛的临床解决方案，仍有很长的路要走，特别应着重在下述领域展开研究。

### （一）有效的血运重建

迄今为止，组织工程产品使用受限的关键问题是养分供应和气体交换问题。为实现功能性复杂的泌尿组织的重建，组织工程产品的血运重建至关重要。研究者已采用了多种方法来加强血运重建。血管生成因子，如 VEGF，与移植细胞一同植入，可促进移植细胞的存活，募集宿主细胞并促进 USCs 向成肌表型分化。在细胞接种前，基质的预血管化可提高细胞存活率、促进其功能化。

### （二）神经分布

应用于体外实验的工程化组织应尽可能模拟天然组织的关键形态、生理和生化特性。组织工程产品还需具有感觉神经供应。为实现组织修复，组织工程组织需要与宿主神经整合以实现功能协调。USCs 表达 VEGF，可促进神经再生，有益于恢复膀胱和其他泌尿系统组织的功能，并因促进血管生成而提高天然神经组织的营养供应。

### （三）抵抗纤维化的影响

膀胱纤维化会减少膀胱壁的平滑肌成分，对膀胱壁的构成不利，降低膀胱柔顺性。改善膀胱功能的主要机制是防止或修复纤维化、恢复膀胱结构。MSCs 本身不能直接或完全替代受损组织，但它们能分泌生长因子或细胞因子，如 HGF、NGF、脑衍生营养因子（brain-derived growth-factor，BDGF）、神经胶质源神经营养因子（glial-derived neurotrophic factor，GDNF）、IGF、VEGF，以及睫状神经生长因子（ciliary neurotrophic factor，CNTF），有助于减少纤维化。但保持或提高 MSCs 治疗膀胱纤维化的最佳方法尚需进一步研究。

### （四）获得理想的生物材料

理想的生物材料支架不一定是模仿天然组织基质，但必须提供一个合适的生物物理微环境，以指导细胞行为利于功能性组织的构建。此外，合适的生物材料应无炎症、可生物降解和吸收。每种生物材料都应根据具体的治疗应用进行选择。

总之，泌尿系统组织工程领域在（干）细胞治疗和生物材料研究等方面发展迅速，有望在不久的将来应用于临床的多种类型的细胞，其细胞治疗和应用于组织工程技术的验证研究正在广泛开展。其中，USCs 作为细胞来源，具有易获得、存活时间长、引人注目的多能性（尤其是泌尿系统组织特异性的细胞）、营养作用以及良好的免疫调节特性，在多种泌尿系疾病的治疗中表现出极佳的潜能。设计适宜的生物材料和生物反应器也是构建泌尿系组织所必需的。组织再生为多种泌尿系统损伤及缺损疾病的治疗以及膀胱及尿道组织重建提供了乐观的临床解决方案。将组织工程技术应用于泌尿外科仍然期待着生物材料和干细胞的研究新进展。

# 第二节　组织工程输尿管的临床前研究

## 一、组织工程输尿管研究概述

输尿管的主要生理功能是保持尿液从肾脏到膀胱的安全运输。输尿管是一个主动的、可收缩的组织，产生蠕动波，对维护正常的肾功能、避免肾积水起至关重要的作用。肾结石、慢性炎症及肌层浸润输尿管癌等导致的外伤或功能失调，引起输尿管损伤或病理学改变，往往会导致输尿管狭窄：大多数输尿管损伤是由于外科手术或放射治疗导致的医源性损伤，约 73% 的输尿管损伤病例发生于妇科手术中，以子宫切除术最为多发，但这些并发症（病例中的 33%~87.5%）往往在手术期间被忽视；此外，肿瘤和血管手术以及普外科手术也可导致术中输尿管损伤；近年来，随着输尿管镜在世界范围内普及，诊断或治疗的病例增加，腔内术后并发症的例数也不断增加；输尿管镜检查导致输尿管撕脱 0.3%，穿孔 2%~6%，但目前缺乏有关腔内手术形成狭窄的长期数据；由外部原因如枪伤、刀伤或钝性损伤导致的输尿管损伤相对少见（<1%），且在大多数情况下合并有其他器官损伤；穿透性创伤导致的输尿管损伤两倍于钝性创伤导致的输尿管损伤，穿透性和钝性输尿管损伤的病死率分别为 6% 和 9%。如果病情发现及时，输尿管损伤往往可在早期进行修复，但如果未被发现或不能正常修复，则会导致肾功能丧失或脓毒症。

输尿管的受损部位或切除长度对于外科手术修复方法的选择非常重要。如果输尿管损伤、局限性炎症或肿瘤切除缺损段过长，则不能实施原位吻合，甚至需要做尿流改道或切除肾和输尿管，这提示，研究与开发输尿管损伤、缺损的尿路重建替代组织工程输尿管已成为临床亟需解决的重大临床问题。

由于目前的外科技术可以用来修复较短的输尿管缺损，而组织工程技术有望通过开发新型管状生物材料作为长段输尿管的替代物，以实现长段输尿管缺损的重建，从而恢复正常的尿液输送通路，保留患侧正常的肾功能。与目前的手术重建技术和潜在的并发症相比，组织工程技术构建一个支持基质（细胞黏附的底物）以控制组织工程细胞 - 支架复合物结构的配置和组织再生的方向，很可能为长段输尿管缺损提供微创治疗的替代方案。

组织工程输尿管能否成功替代部分或完整的输尿管段，取决于输尿管再生过程是否确保细胞从原始的输尿管迁移到组织工程支架上并迁移入支架中。再生技术往往需要细胞发生长距离迁移，这对支架实现全段输尿管的三维再生提出了挑战。天然输尿管由两层平滑肌层构成，内层呈纵向，外层为环形，且实验表明，在猪的输尿管中段，蠕动波的传播速度为 2.1cm/s ± 1cm/s，压力峰值的长度为 5.9cm ± 1.3cm。因此，再生的组织应尽可能呈现出上述解剖结构和生物力学功能。

## 二、组织工程输尿管的种子细胞

### （一）种子细胞与组织工程输尿管

组织工程支架 / 复合物接种种子细胞的必要性一直备受争论。对于小段输尿管的修补，尿路上皮很容易从周边组织中实现自我再生，种子细胞并不是必须的。然而当输尿管缺损或植入支架的长度增加时，脱细胞支架的细胞生长和再生能力降低，需依靠支架接种细胞或负载生长因子解决这一问题；另一方面，尿液具有细胞毒性且对组织再生有负面影响，而在腔内表面接种 UCs，可保护原位植入后的细胞长入和组织重塑，因此，如果需要实现大面积输尿管组织的重建，UCs 很可能会起到促进组织再生的作用。

输尿管组织工程的早期研究大多使用裸支架，但几乎所有的研究结果都发现了支架的纤维化，这表明接种细胞是必要的。这一观点也与大面积缺损（从损伤边缘开始 >1.0cm）需要接种种子细胞以促进组织再生和防止瘢痕形成的观点得到了相互印证。

### （二）种子细胞接种组织工程输尿管支架的方法

细胞接种支架的构建步骤包括细胞的提取、培养以及接种到支架上。理想情况下，支架在生物反应器中应进行机械性能测试，以确保植入后足够的机械强度，从而避免支架内及术后并发症。拉伸和流动等力学指标虽然增加了研发成本，但使输尿管正常受力状态下的细胞反应研究成为可能。接种后的细胞分布是植入前必须探明的另一个问题。Sun 等将细胞接种于不同浓度胶原［（0.3%~0.8%）w/v］的混合材料支架，发现胶原浓度为 0.4% 的支架通过编结增加强度后，细胞分布效果最佳。此外，接种细胞的技术应使活细胞均匀分布。用于种子细胞的技术应能对活细胞进行较为均一的干预，因而静态、动态以及旋转接种是目前较为常见的方法。

### （三）组织工程种子细胞的选择

就种子细胞的选择而言，胚胎干细胞由于其来源和肿瘤形成的风险而备受争议，而使用自体细胞则更安全、争议更小，因其生物相容性好和炎性反应最低的优势成为接种细胞的首选。组织活检可以产生分化的原代细胞或间充质细胞（MSCs）、脂肪来源的干细胞（ADSCs）等多能细胞。原代细胞，特别是对于 UCs，其主要缺点之一，是在可能的恶性肿瘤的情况下不能安全地获得，且不一定能得到用于分离细胞的适宜组织。而 MSCs 和 ADSCs 可以分化成肌细胞和上皮细胞等多种细胞谱系，且没有肿瘤形成的风险，并具有抗炎特性以及产生与伤口愈合相关的多种细胞因子的能力。因此，目前关于 MSCs 和 ADSCs 作为细胞来源是输尿管组织工程研究的重点。

Zhao 等最早报道了利用 ADSCs 实现全段输尿管的完整修复。分离兔 ADSCs 并将其分化为 SMCs 表型，接种于脱细胞的兔腹主动脉上，制备血管 ECM，替代 3.0cm 长的兔输尿管缺损。术后 16 周，缺损部位形成良好的肌层和类似天然组织的分层尿路上皮，未见狭窄和肾积水。研究人员认为这归功于 ADSCs 对 SMCs 增殖和分化的刺激作用，以及使用了富含天然生长因子的移植物所致。Shi 等研究证实，在裸鼠皮下植入后，人源 ADSCs 表型可至少持续 2 周，表明干细胞及时发挥了刺激再生的特性。

从骨髓中分离出来的 BMSCs 与 ADSCs 有相似的特性。Liao 等最早报道了采用 BMSCs 实现全段输尿管的完整修复。将 MSCs 和 SMCs 联合接种于膀胱脱细胞基质（bladder acellular matrix，BAM）上可修复兔 4.0cm 长的输尿管缺损。BAM 一面接种骨髓来源的 MSCs，另一面接种膀胱来源的 SMCs，以产生组织工程管状移植物（tissue-engineered tubular grafts，TETGs）。TETGs 在导管周围卷成管状，并预先植入兔子的网膜，于 2 周后发现 MSCs 分化并形成单层上皮。再将此支架应用于修复输尿管缺损，术后 16 周后观察到新生成的输尿管具有新生血管、平滑肌组织和多层尿路上皮，且即使术后 6 周取出输尿管导管后，也未观察到狭窄和肾积水，但如不接种 MSCs，其输尿管修复术后则会发生瘢痕形成和严重肾积水。研究者推断，在预植入期间形成的单层上皮保护了周围组织免受尿液的侵害。然而，BMSCs 的缺点是获取过程会增加患者的痛苦，且其分化潜能随着年龄的增长而减少，分离数量较 ADSCs 也有限。

上述研究显示了干细胞可作为一种供体组织不足时输尿管组织工程的替代细胞来源，但也说明在绝大多数情况下，获得自体细胞需要单独进行手术，导致并发症的发生率额外增高。此外，接种种子细胞构建细胞 - 支架复合物所需的时间可能会限制其技术转化及临床应用。因此，应综合权衡细胞 - 支架复合物的优势以及成本的增加和临床应用的受限等不足。

## 三、生长因子在组织工程输尿管构建中的作用

生长因子可诱导细胞进入输尿管支架内，促进多种细胞的长入和血管生成，从而提高了组织工程支架的再生能力。生长因子可利用结合位点以及基质共价键捕获入凝胶基质、疏水支架或微球，与生物材料相结合，主要优点是在紧急情况下可以随时使用。

在输尿管组织工程中，不同的生长因子对不同的细胞有刺激作用：①VEGF 和 FGF-2 参与血管生成和血管成熟；②EGF 则促进尿路上皮的再生。这些生长因子由肝素键合，而肝素可与多种不同的生物材料结合，构建控制释放系统。采用负载生长因子 VEGF、FGF-2 和 EGF 的管状胶原支架，可实现兔模型的尿道重建。Nuininga 等人研究发现，尿路上皮长入会导致输尿管管腔狭窄，而在管腔内侧负载 EGF 可有效避免狭窄。另有多项研究证实了 IGF-1 在骨骼肌、心肌、神经、软骨和骨等组织上的作用，正如 Lorentz 等人的研究发现，合成的 IGF-1 可促进 SMCs 的再生，但 IGF-1 的主要缺点是不与肝素结合。此外，自体 USCs 增殖较快，且具有较强的分化成 UCs 和 SMCs 的能力。Liu 等研究证实，在植入组织工程复合物时补充生长因子，可促进 USCs 的存活、向肌细胞的分化、神经再生和招募自体细胞。但对 USCs 的增殖速率、分化为所需的细胞系以及长期的生理行为的控制，尚需进一步研究。

## 四、组织工程输尿管研究的动物模型

总的来说，在一项新技术被广泛应用于临床前须进行临床试验，然而，组织工程技术尚未建立治疗的金标准。因此，选择正确的动物模型对于尽可能准确地预判临床结果至关重要。短段的输尿管损伤可通过现有的外科技术修复；而对于较长的缺陷，需模拟临床情境并推断尽可能多的临床前数据，以研究组织工程构建物对输尿管再生的影响。这提示，建立具有类似于人类腹部和输尿管解剖结构的输尿管缺损动物模型进行实验是必要的，这有利于测试技术的可行性、支架的适用性以及再生过程的有效性。

输尿管替代修复的动物研究模型包括兔、犬、猪，同时也有在大鼠或小鼠中进行的皮下植入研究。猪和人的腹部解剖结构相似，是首选的动物模型。然而，由于使用的大多是生长迅速的幼猪，动物的纤维化高发可能与快速生长相关，而这往往会影响组织再生，并在组织结构上引起机械应力。理想的动物应该与人类有相似的尺寸、腹部解剖结构和相似的伤口愈合特征。因此，较为适宜的候选动物也包括山羊、绵羊、牛和马。从伦理学的视角看，在进行动物实验前，应开展广泛的体外实验，例如，进行压力 - 流动实验以表征力学性能和结构的饱和性等，而进入动物研究阶段，则应先进行小动物研究再进行大动物研究。

## 五、组织工程输尿管支架材料

理想的组织工程支架应具有较高的再生能力，

易于构建，并在紧急情况下可直接使用。管状支架应用于输尿管重建技术，可简化手术操作，以期最终实现微创，降低并发症发生率，并减少医疗保健成本，但目前不论采用何种材料，动物实验均普遍发生纤维化，这也是限制组织工程输尿管向临床应用转化的重要原因。因此，对于治疗长段输尿管损伤的最佳组织工程方法并没有定论，且与膀胱、尿道等器官的组织工程研究相比，输尿管组织工程研究相对小众。

#### （一）脱细胞基质构建输尿管替代物的研究

脱细胞组织可保持天然组织结构，并包含组织特异性生长因子和其他信号分子，因而起初大多数有关输尿管替代技术的研究多使用脱细胞组织，但重建效果不佳。如 Osman 等将异体犬输尿管经细胞裂解后获得的管状基质移植于犬模型后，发现肾积水、移植物挛缩、移植物管腔发生狭窄。研究人员继而将支架材料集中在未进行种子细胞接种的管状或卷成管状的 SIS，取得了一些进展：Liatsikos 等采用 SIS 对猪模型中 7cm 的输尿管的 2/3 长度进行替代修复，发现明显的黏膜下血管新生，支持了上皮再生；而作为对照的原始输尿管，SMCs 未生成正常的组织。Smith 等采用 SIS 对猪模型进行腹腔镜修补术，替代了直径为 2cm 的输尿管的 50% 长度，9 周后，主要在 SIS 移植物发现移行上皮，并伴有局灶性肠上皮化生，黏膜下层和输尿管肌肉组织组织学正常。

虽然 SIS 一直是脱细胞输尿管支架的首选材料，但其在输尿管组织工程中的效果并不理想。Shalhav 等采用小型猪或本土猪脱细胞基质或管状 SIS，经腹腔镜对 1.5~2.8cm 长的输尿管段进行重建，发现尿路上皮再生，但所有动物均发现致密纤维化的骨上皮化生，且新生输尿管发生梗阻；Sofer 等采用 2cm 管状 SIS 构建 10F 输尿管支架应用于猪模型，虽观察到支架表面尿路上皮和平滑肌层再生，但伴随严重的纤维化和炎性反应，导致术后 12 周发生完全的输尿管梗阻和继发肾积水，还出现上皮细胞的黏液化生、化生骨、管腔碎片脱落的营养不良性钙化，且形成黏膜溃疡；El-Assmy 等采用管状单层 SIS 对杂种犬模型的 4cm 的输尿管段进行替代，发现尿路上皮和平滑肌层的生成，但伴随有严重的纤维化和炎性反应，导致输尿管积水性肾病。

研究人员进一步对 SIS 支架材料的形态及复合物成分进行比较，发现 SIS 补片优于管状材料：Duchene 等采用 SIS 对猪模型进行腹腔镜 2cm 输尿管段替代研究，使用管状 SIS 的所有动物均出现输尿管积水性肾病或肾萎缩，而部分带有 SIS 补片作为嵌体（onlay）的输尿管壁导致上皮再生，且肾脏形态正常。El-Hakim 等进行了三项实验：①采用猪模型，对 5cm 的无细胞管状 SIS 与自体 UCs 和 SMCs 接种的管状 SIS 进行对比；②采用比格犬模型，对 3cm 自体膀胱细胞接种的脱细胞猪输尿管与单纯脱细胞猪输尿管进行了对比；③将 4cm 去表皮小肠段种植自体细胞，再横向卷曲后形成管状（命名为 Monti），应用于 1 例杂种犬模型；这些实验研究仅最后一项获得了成功。

除 SIS 外，近来也有研究人员尝试采用羊膜作为组织工程输尿管支架材料，但效果存在争议：虽然 Koziak 等人尝试用羊膜作为移植物，显示出令人鼓舞的结果，但 Salehipour 等使用具有抗炎特性的羊膜作为支架材料来替代修复 7 只犬的 3.0cm 长段输尿管缺损，其中 2 只死于漏尿，1 只出现严重的肾积水、急性和慢性炎症以及肉芽组织的形成，其余 4 只出现轻微的肾盂扩张、淋巴及粒细胞在重建段浸润以及纤维化，类似于 Osman 等的研究结果，并提出羊膜不适用于全段输尿管修复的观点。

此外，脱细胞血管和膀胱脱细胞基质近期的研究结果较为乐观：如本节二（三）所述，Zhao 等采用兔腹部主动脉的血管 ECM，脱细胞后接种诱导 ADSCs，成功修复约 3cm 输尿管段；Liao 等将 MSCs 和 SMCs 联合接种于 BAM 上成功修复兔 4.0cm 长输尿管缺损。但是这些结果也可能是由于干细胞和预植入技术的使用，而 SIS 尚未进行同样的研究，因此脱细胞支架的重建效果尚需在今后的研究中进一步改进及论证。

#### （二）胶原支架构建输尿管替代物的研究

胶原目前是小口径管状组织工程支架首选的生物材料。牛源性胶原蛋白等异体胶原具有良好的生物相容性，且对于人体具有低免疫原性。Ⅰ型胶原为组织提供强度和结构完整性，是人体器官中最丰富的胶原类型。高度纯化的Ⅰ型胶原蛋白已商品化，目前的技术可用于制备长达 10cm 的管状支架。Tachibana 等较早报道了采用约 5cm 长的管状胶原海绵修复犬输尿管，发现实验组 6 只犬使用输尿管支架，无严重肾积水发生，且在原生输尿管和移植物的吻合口发生了 UCs 和 SMCs 的再生；而对照组未使用支架的 2 只犬则发生吻合口重度狭窄。Dahms 等在大鼠模型上使用无细胞胶原管状支架，10 周发现 SMCs，12 周发现神经纤维，3 个月时，SMCs 构造正常，呈平行纵向排列，但与正常对侧输尿管相比密度较低，从支架末端向中央逐渐减少；然而，替代的输尿管片段仅在0.3~0.8cm之间，标本检查也显示不同程度的肾积水。

胶原支架材料除上述缺陷外，另一明显的缺点是强度较差，需要采用化学交联方法提高其力学性能。目前，体外实验已采用猪输尿管模型证实了此类支架优良的可缝合性和通畅性，且无并发症发生。此外，降解性能优良的聚合物 - 胶原支架可以提高机械强度，利于应用，但尚需对小口径混合材料支架材料的其他性能和重建效果需进行进一步研究。De Jonge 和 Simaioforidis 等从猪膀胱活检中分离出 UCs 和 SMCs，均匀接种于含 0.5% Ⅰ 型胶原的、长 5.0cm 的多孔管状细胞 - 支架复合物，修复 11 头雌性长白猪的输尿管缺损，再放置 6Fr 双 J 支架促进尿流，术后观察 4 周。7 只实验动物术后 2~3 周发生尿液渗漏引起的肿胀，其余动物发生再狭窄及肾积水。经分析，尿液泄漏显然是由于胶原支架的机械强度不足而发生破裂所致。因此，在试图修复输尿管这样不受支持的活动器官时，需要生物可降解的合成材料作为支架骨架来承受机械载荷。

**（三）Gore-Tex 支架构建输尿管替代物的研究**

Gore-Tex 材料发明于 1969 年，由拉伸的聚四氟乙烯（poly tetra fluoroethylene，PTFE）构成，是一种防水透气的织物膜，因其排斥液态水同时允许水蒸气通过的特性，被设计成一种轻质防水织物，广泛应用于宇航、军事、医疗等多个领域。Gore-Tex 为其发明人 Gore 及其合伙人使用的品牌商标，但其材料更常见的普通商标则为 Teflon，这种膜材在体内几乎呈惰性，且其孔隙率允许身体自身的组织通过该材料生长，并将移植的材料整合到循环系统中，因而被广泛应用于各种医疗领域，包括缝合线、血管移植物、心脏补片和人工膝关节韧带。此外，Gore-Tex 膨体 PTFE 膜材近来还作为植入物应用于青光眼手术。

鉴于 Gore-Tex 的上述特性，研究人员也对其用于输尿管重建进行了多种尝试，但效果不佳。Baltaci 等采用犬动物模型研究 5~8cm 的 Gore-Tex 输尿管的移植效果，发现肾积水发生、肾实质萎缩并伴有钙沉积，且所有 5 例动物未见细胞生长。虽然近端和远端输尿管管腔未发生阻碍，但近端和远端吻合口发生严重的纤维化和狭窄。Gore-tex 管状移植物的近端输尿管黏膜发现鳞状细胞化生。Sabanegh 等也采用 10cm 的 Gore-Tex 管状移植物修复犬输尿管，术后观察 6 个月或 12 个月，发现虽然管腔直径得以保持，细胞通过支架向管腔发生少量的迁移，但 8 例犬中的 3 例发生肾积水，且组织学显示移植物周围发生明显的急性和慢性炎症反应。

**（四）非原位预植入构建组织工程支架**

组织工程支架或细胞 - 支架复合物植入修复输尿管损伤，往往缺乏有功能的尿路上皮的再生和充分的血管化，在体内环境中，组织工程复合物会暴露于尿液的毒性效应和各种机械力中，尿液很容易损伤再生组织，导致狭窄形成和纤维化。针对目前输尿管支架只能用于狭窄修复，不可能实现完整输尿管的移植修复，大多数研究集中在使用管状或卷成管状的支架修复长段（相对于全段输尿管而言）的缺陷，特别是在修复前将支架预植入体内，使机体发挥生物反应器的作用，可促进血管生成，并有助于在植入后维持种子细胞的活性。Matsunuma 等采用裸鼠皮下组织或大鼠网膜作为天然生物反应器，构建了接种有分层尿路上皮和骨髓单核细胞的犬脱细胞输尿管基质。Baumert 等在雌猪网膜上用硅胶引流管塑形，将自体细胞接种于 SIS 补片上，也成功在多层平滑肌结缔组织上实现了尿路上皮再生。

近年来，多项研究采用预植入皮下组织构建的组织工程复合物对输尿管损伤动物模型进行修复。Zhang 等将 8 级阻燃硅橡胶管植入雌比格犬腹膜腔中，3 周内硅橡胶管已完全被管状组织被膜充填，形成 3.0cm 长的结缔组织，组织学分析表明，横向排列的肌成纤维细胞嵌入同源胶原纤维束和间皮细胞外层；再将硅胶管植入保留 1/3 自体输尿管的犬模型，在维持血供的情况下成功地构建了类似于天然输尿管的新组织，术后 12 周，管状结构完全被多层尿路上皮包裹，生成与正常输尿管壁类似的尿路上皮、平滑肌束和周围的纤维外膜。然而，虽然这些结果非常乐观，但实际临床应用时，患者往往会出现严重粘连或长时间无血管的情况，且保留 1/3 健康输尿管的可能性不大。目前研究人员普遍发现，新生组织长入超过 1.0cm 以上就会变得越来越困难，并可能伴随纤维化。

采用合成高分子支架材料聚（L- 乳酸）（poly（L-lactide），PLLA）预植入动物体内构建组织工程输尿管的报道更为多见。合成高分子支架材料的优点是具有较高的可塑性，良好的机械性能，大多数材料可以以任何形状（如扁平、薄膜状或管状）或尺寸制备，并且可以添加不同的蛋白质和生物活性分子，如使用螺旋型 PLLA 支架结合胶原蛋白和管状胶原支架。当需要提高机械强度等性能时，与脱细胞组织相比，这些合成材料支架可以很容易地定制。Xu 等将螺旋 PLLA 支架植入 Wistar 大鼠皮下组织，1、2、3 周后取出支架，脱细胞后接种自体 UCs，发现预植入的支架周围产生组织绒毛，将新形成的组织去细胞化，用原代膀胱 UCs 重新接种后，细胞生长良好，各时间点的 UCs 均连续排列成一层。此外，还观察到了新生血管的生成，但这些基质的功能还有待进一步评估。

Fu 等采用静电纺丝技术构建的复合 PLLA-胶原支架，接种人源 UCs 后植入裸鼠皮下，并检测了离心和静态接种方法对细胞分布的影响，证实离心技术接种的支架可作为 UCs 生长的生物基质。Shi 等将 PLLA 支架与电纺胶原蛋白结合，以改善细胞附着和细胞增殖。在裸鼠皮下植入之前，将人源 ADSCs 接种于支架上，发现在植入后 2 周检测到 ADSCs 向尿路上皮细胞分化，且将该支架移植于裸鼠皮下 2 周，尿路上皮细胞得以保持，证实了皮下移植适于构建生成血管前的管状自体组织，可避免输尿管修补时产生纤维化。

这些研究表明，植入前构建的组织工程支架或复合物有望进行输尿管置换，但仍缺乏有关输尿管置换效果的研究数据。在理想的情况下，预植入材料时，新形成的血管应该保持完整。此外，由于皮瓣在大部分情况下很容易移动，如大网膜等靠近输尿管缺损修复部位且为可以移动的预植入部位，应更利于临床应用。

## 六、问题与展望

输尿管组织工程迄今为止仍然是一个未被充分讨论和应用于临床的研究领域。输尿管重建应注重维持尿液从肾脏到膀胱的安全运输。因此，构建供血系统、具有功能的平滑肌及尿路上皮屏障，对于输尿管重建的成功至关重要，否则很可能导致狭窄和肾积水，即使使用输尿管支架也是如此。

近年来，细胞来源、植入技术和新型生物材料的发展，推动输尿管组织工程取得了明显的进展。目前的文献表明，使用 MSCs 和 ADSCs 接种在多种具有适宜的机械强度的生物活性材料上更有利于输尿管再生；加入天然蛋白质和其他分子的脱细胞组织或支架可能比简单的组织工程支架性能更好。但相对于尿道、尿流改道以及膀胱的重建，在输尿管组织工程领域发表的研究依然稀缺。接种细胞的支架、负载生长因子的支架以及干细胞的使用进展，尚未在输尿管重建方面进行有效评估，许多研究没有涉及输尿管替代环境下组织工程复合物的重建效果。为了增加我们对不同材料、细胞来源和植入技术效果的了解，未来的研究应该尝试修复完整的输尿管缺损。此外，在网膜中预先植入组织工程复合物可以通过增加血管形成和触发干细胞分化来改善最终结果；但当使用机体作为体内生物反应器时，长时间培养在输尿管修复中可能会有问题。最后，在开始临床试验之前，应对不同动物模型进行评估，以防止物种相关的结果偏差。

（胡帼颖　顾汉卿）

## 参考文献

[1] FU WJ，XU YD，WANG ZX，et al. New ureteral scaffold constructed with composite poly（L-lactic acid）-collagen and urothelial cells by new centrifugal seeding system［J］. J Biomed Mater Res A，2012，100（7）：1725-1733.

[2] LIAO W，YANG S，SONG C，et al. Construction of ureteral grafts by seeding bone marrow mesenchymal stem cells and smooth muscle cells into bladder acellular matrix［J］. Transplant Proc，2013，45（2）：730-734.

[3] LORENTZ KM，YANG L，FREY P，et al. Engineered insulin-like growth factor-1 for improved smooth muscle regeneration［J］. Biomaterials，2012，33（2）：494-503.

[4] ORABI H，BOUHOUT S，MORISSETTE A，et al. Tissue Engineering of Urinary Bladder and Urethra：Advances from Bench to Patients［J］. Sci World J，2013，24：1545-1557.

[5] PEI M，LI J，ZHANG Y，et al. Expansion on a matrix deposited by nonchondrogenic urine stem cells strengthens the chondrogenic capacity of repeated-passage bone marrow stromal cells［J］. Cell Tissue Res，2014，356（2）：391-403.

[6] 孙恒，赵战魁，孟琳，等. 组织工程学在泌尿外科应用中的研究与进展［J］. 中国组织工程研究，2017，21（8）：1306-1312.

# 第九十一章

# 组织工程技术在膀胱重建中的应用研究

## 第一节　组织工程膀胱的应用前景

### 一、组织工程膀胱的适应证

近年来，干细胞生物技术、生物材料科学、生物反应器等关键技术领域不断发展，为膀胱组织工程技术从膀胱再生的实验研究向临床应用转化带来了勃勃生机。而确定膀胱组织工程的目标和具体的适应证，是将组织工程技术广泛应用到临床，以修复严重的膀胱缺损或扩大、替代挛缩小膀胱的前提。

判断膀胱疾病的恶性程度，是确定患者是否需要接受膀胱替代术的重要指标之一。高恶性浸润性膀胱尿路上皮癌的主要治疗手段是根治性膀胱切除术（radical cystectomy，RC）。目前全球95%的膀胱切除手术病例均为浸润性膀胱癌，具有公认的高风险特征（即多病灶、腔内治疗后复发）、广泛的肌层浸润以及原位癌（carcinoma in situ，CIS），早期的根治性方案也有助于降低疾病进展的风险。

此外，影响肾功能的神经源性膀胱疾病、辐射引起的严重的膀胱损伤、女性顽固性尿失禁、慢性骨盆疼痛综合征的患者以及膀胱先天性异常疾病，通常需要利用自身的肠道成形来扩大膀胱的容量或替代切除的膀胱，即回肠膀胱和新膀胱术。这也为组织工程膀胱的研究与开发提供了广泛的应用前景。

长期以来，人们采用多种材料和肠管用于替代切除的膀胱，实现膀胱重建的研究层出不穷，但采用患者自体肠管替代切除的膀胱仍是尿流改道的金标准。

尽管如此，利用肠道实现尿流改道等新膀胱术也存在着肠代膀胱在功能与结果上的局限性，特别是肠代膀胱术后产生严重并发症，也给研发组织工程化膀胱实现尿路重建提供了创新动力。理想的组织工程化膀胱有望实现具有完整的上皮、神经和肌肉成分的功能膀胱壁，即功能性膀胱重建的科学愿景，因而得到了泌尿科学领域的广泛关注和支持。

### 二、组织工程膀胱与向应用转化的可行性

在泌尿外科重建领域，组织工程目前还只是一个仅在实验领域可行、却尚未成功进行临床转化的技术。在这种情况下，更应对组织工程解决方案及优势的潜在可行性加以论证。如能使用现成的组织工程植入物进行尿流改道，结束肠管代替膀胱壁的历史，这无疑是泌尿外科尿流改道与膀胱重建领域具有里程碑式的进展。随着生物医学工程技术、组织细胞工程培养技术的不断创新与应用，由组织工程制备的生物材料有望完成尿流改道和膀胱重建，实现将需要大量非标准化步骤的传统重建手术，转化为一步手术。也就是说，只需要将输尿管与组织工程化预制的膀胱 - 尿道相吻合，即可完成尿路重建手术。尽管组织工程化膀胱在尿流改道中的应用还有很长的路要走，但它已经成为众多科学家为之奋斗的方向。

理想的组织工程膀胱应能实现膀胱细胞外基质的重建和替代并恢复膀胱功能，因而需要尽可能地模拟天然膀胱的解剖学结构。

膀胱由外膜层、肌层、黏膜下层和尿路上皮层构成（图 91-1）。肌层主要由 SMCs 构成，称为膀胱逼尿肌，收缩时排出尿液。黏膜下层是结缔组织，与逼尿肌和尿道上皮结合，主要由Ⅰ型胶原和Ⅲ型胶原纤维、弹性纤维和无髓鞘的神经末梢构成，连接肌层和上皮层，以保持尿道上皮的组织完整和功能。黏膜

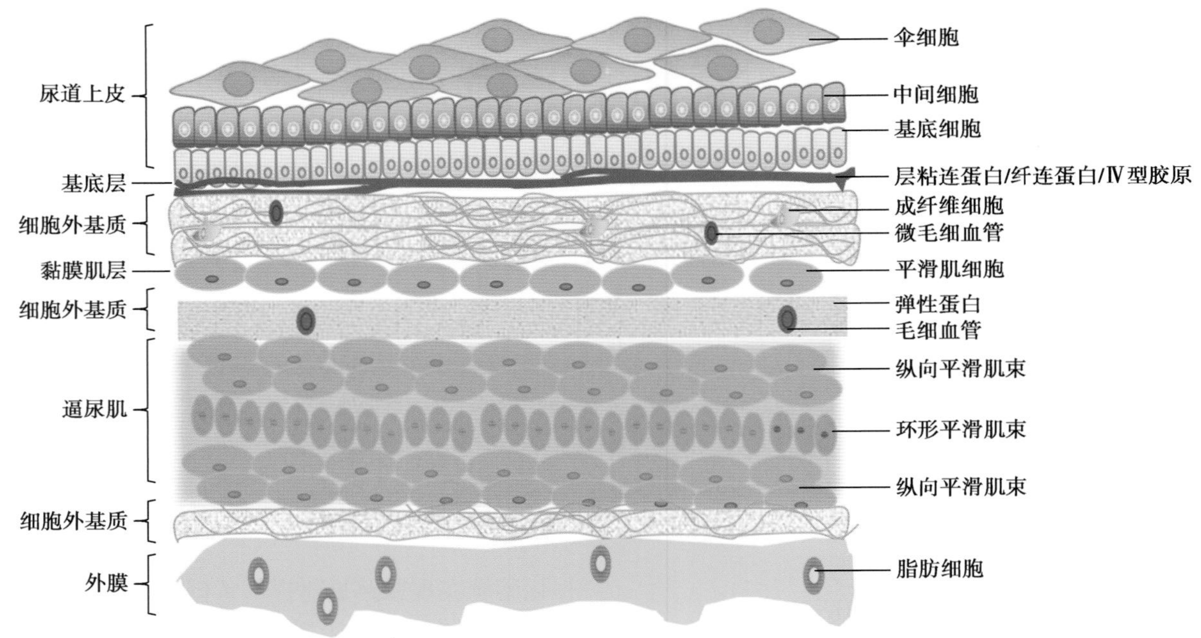


图 91-1　膀胱壁的组织学结构

下层和肌层保持着膀胱的结构完整性和收缩能力，实现尿液的储运和排出。天然膀胱的内腔为周围富含胶原结缔组织（黏膜下层）的上皮构成。膀胱上皮为移行上皮细胞，附着于细胞外基质（Ⅳ型胶原和层粘连蛋白）组成的基底层。尿路上皮由基底细胞、中间细胞和伞细胞构成。基底细胞是祖细胞，分化率极低。伞细胞位于组织工程化膀胱壁表层，是完全分化的 UCs，表达浅表性 UCs 的特异性跨膜蛋白—尿溶蛋白。尿溶蛋白的表达量在尿路上皮肿瘤发生期间降低，而其与细胞之间的紧密连接，确保了膀胱的抗渗性。

由于膀胱是贮尿和排尿的器官，其水密性和柔韧性是未来替代组织的两大要求。膀胱必须在液体体积变化时无明显的压力变化，否则易产生膀胱输尿管反流损伤肾脏。在储尿过程中，膀胱也必须能安全地适应尿液的有毒成分，防止其在储尿过程中再吸收进入血液循环，因此，组织工程化膀胱应起到感知储尿、排空尿液和天然屏障的作用。

## 第二节　膀胱组织工程的种子细胞

### 一、种子细胞来源与生物学特性

从生物体的某个部位获得组织特异性自体细胞，经体外培养得到扩增，接种到支架，重新引入体内修复受损组织。这种自体来源的细胞是膀胱和尿道组织工程的理想选择。

#### （一）祖细胞

祖细胞存在于每一个器官内，具有有限的自我更新能力，并可分化为一个明确的细胞类型。祖细胞在自然更新、老化和组织创伤的组织再生过程中，对新生细胞的分化和组织构成起重要作用。

1. 自体 UCs　经典方法是从膀胱得到这些细胞，用于尿道和膀胱重建。将从少量的膀胱活检组织来源的细胞进行尿路细胞培养，已经有很多成功的方案。然而，这种方法涉及泌尿生殖道的手术和创伤。因此，为实现微创，研究人员已经开发了尿路细胞提取技术，即从尿液中和膀胱冲洗过程中获得自体膀胱上皮细胞。

2. 自体表皮细胞　这些细胞可从阴茎包皮中获取，取材来源较丰富。研究表明，当这些细胞接种于脱细胞胶原基质并植入兔体内，尿道造影显示尿道口径宽、无狭窄发生，且组织学观察可见细胞过渡层。然而，在包皮环切术和外科手术不足以获得种子细胞或细胞呈非特异性时，这种方法则受到限制。

3. 自体口腔角质形成细胞　如颊角质形成细胞和舌侧角质形成细胞，也是上皮细胞的来源。然而，通过颊黏膜活检获得上皮细胞，虽然降低了创伤程度，但会提高操作过程中的发病率。

### （二）SMCs

自体 SMCs 除了实现血管生成和上皮成熟外，还具有提高 ECM 顺应性和组织弹性的潜能。对于膀胱来说，SMCs 对于工程化的组织实现收缩和排出尿液的功能十分关键。

1. 干细胞　干细胞是未分化的细胞，具有自我更新潜能，并能分化为成熟的非再生的细胞和效应细胞。当病变或恶性的膀胱祖细胞不能用于工程化复合物时，干细胞可成为组织工程膀胱或尿道的细胞成分的来源。来源于骨髓、脂肪组织、皮肤和毛囊的自体干细胞有望替代自体膀胱细胞应用到组织工程技术中。如 BMSCs 能够分化成多种类型的细胞，其中就包括平滑肌细胞、上皮细胞、内皮细胞和神经元。

目前，利用干细胞进行膀胱组织工程研究有两种常用方法：将干细胞直接植入体内而无需预分化，或对干细胞在体外诱导分化成特定类型的细胞，再植入体内。宿主的组织环境可诱导干细胞分化成膀胱细胞。这种方法通常在需要对一半膀胱进行重建或采用干细胞接种的移植物进行膀胱壁扩大时使用。周围的膀胱组织的平滑肌或膀胱上皮会分泌营养因子，使 MSCs 分化为 SMCs 或 UCs。然而，当组织受到疾病影响时，植入的非诱导干细胞可能无法分化成理想类型的细胞。第二种方法利用全膀胱重建或重大缺陷重建的概念，需要在体外将干细胞分化为平滑肌表型的细胞。如何在体外将干细胞诱导分化为特定的细胞类型依然是面临的主要问题。

2. ESCs　虽然 ESCs 可作为 UCs 的来源，但出于伦理学因素、潜在恶性风险以及细胞调控问题，其使用受到限制。骨髓来源、脂肪组织来源以及尿液来源的成体干细胞可以避免这些问题。

3. BMSCs　BMSCs 可以分化为 SMCs 和 UCs，但由于骨髓中干细胞的含量低、体外培养时间长和骨髓抽吸时患者的不适感，BMSCs 的使用依然受到限制。

4. ADSCs　ADSCs 来源丰富，微创手术即可获得，在可调节可复制的方式下以多个途径分化为不同的细胞系。Brzoska 和 Liu 等的研究表明，ADSCs 可在全反式维甲酸作用下或在与 UCs 共培养条件下，成功分化成 UCs。此外，将人 ADSCs 分化为 SMCs，接种于复合膀胱支架中，接种种子细胞的支架植入裸鼠体内，可保持膀胱容量和顺应性。

5. USCs　USCs 亚群具有多向分化的能力。Bharadwaj 等的研究表明，USCs 表达周细胞和 MSCs 标记，且经体外诱导后可分化为膀胱相关细胞类型，包括功能性尿路上皮及平滑肌细胞谱系。从上尿路提取的 USCs 细胞可诱导分化为 UCs 和 SMCs，初步表明了其作为膀胱组织工程种子细胞的可行性。

6. AFSCs　人类羊水已经用于产前诊断 70 余年，是一种安全、可靠和简单的筛查工具，可以用于多种发育和遗传疾病的预防。Atala 等于 2006 年首次提出可采用冷冻保存的 AFSCs 和 ESCs 来重建病损组织，并于 2013 年分别报道了 AFSCs 分化为 SMCs，以及在旁分泌 FGF10 信号作用下诱导分化为 UCs 的研究，为 AFSCs 作为种子细胞奠定了基础。

### （三）膀胱组织工程种子细胞的影响因素

选择合适的细胞来源、使用最佳细胞密度以及采用有效的干细胞分化技术，均对使用组织工程技术成功实现膀胱再生起决定性作用。此外，尿路环境也会对种子细胞的存活与增殖起重要影响。

1. 自体膀胱活检细胞　Atala 等研究表明，从神经源性膀胱患者的体内提取 UCs 及 SMCs，可在体外有效增殖并用于膀胱扩大术。然而，从尿路中分离的自体分化的细胞系作为细胞来源，主要因患病细胞的存在而受到限制。从尿路上皮癌患者自体分离的正常的 UCs 很可能含有活跃的癌基因，会增加组织工程新膀胱的肿瘤发生风险，因而不宜使用这类细胞实现膀胱重建。肌层浸润性膀胱癌患者的自体膀胱细胞不能用于膀胱重建，而恰恰是此类患者，在需要进行下尿路重建的泌尿系统患者中人数最多。神经源性膀胱分离的 SMCs 呈异常增长，收缩能力降低，和正常细胞对照相比黏附性差；神经源性膀胱 SMCs 基因表达谱也发生了改变；因此，从患病膀胱提取的 SMCs 可能不适用于组织工程技术。一些泌尿系统良性疾病，如间质性膀胱炎或其他慢性膀胱炎、间质性囊肿、神经源性膀胱、后尿道瓣膜症、尿道上裂以及非神经源性膀胱功能障碍等，从患者体内提取的自体 UCs，在体外的增殖和分化能力也会显著降低。此外，对于细胞增殖能力降低的老年患者，膀胱活检往往不能提取足够的正常细胞用于扩增和移植。

2. MSCs　MSCs 参与的膀胱再生将会克服上述自体活检细胞的问题。干细胞对调节病损组织的愈合过程不可或缺，能实现移植物的逐渐重塑，有望最终形成分层的再生新膀胱壁的结构。针对膀胱再生的更先进的干细胞技术仍在开发中。随着干细胞分离和体外增殖技术的发展，MSC 逐渐成为膀胱再生研究最常用的干细胞，其主要研究进展包括：①MSCs再生调节因子：MSCs再生过程受各种MSC旁分泌因子的调节而产生不同的结果。创伤后的膀胱环境可激活MSCs，使其在膀胱重建过程中上调抗炎细胞因子IL-10和TGF-β，同时抑制促炎信号IL-1α、IL-6、TGF-α、INF-γ，防止纤维化，促进平滑肌再生。此外，VEGF和Ang1/Ang3等血管生成因子的产生和释放，可刺激新血管生成，并诱导再生组织的成熟。②MSCs的种类及其特定优势：MSCs可以从羊水或毛囊中分离出来，而骨髓和脂肪组织由于有足够的细胞生成能力，是膀胱再生研究中最常用的细胞来源。MSCs能分化成多种细胞类型，包括UCs和SMCs。组织再生的效率是决定新膀胱恢复机械耐力和不受尿液损伤的关键。为此，研究者评估了多种MSCs，包括ADSCs、HFSCs和来源于羊膜的MSCs的可行性，但尚未得到任何一种干细胞优于其他细胞类型的结论。③MSCs作为种子细胞的重建机制尚不明确：MSCs的分化可以在使用条件培养基进行接种的前后实现。MSCs经细胞增殖和植入即可参与膀胱再生，无需预分化。较小的缺损尤其不需要干细胞的体外预分化，这是因为植入膀胱的微环境后，在UCs和SMCs分泌的营养因子的影响下，干细胞会在体内分化为所需的细胞类型。而对于复杂得多的全膀胱再生，干细胞预分化有助于膀胱结构的恢复，但分化效率很低，其机制有待解析，且目前植入后干细胞来源的UCs和SMCs的表型稳定性尚不清楚。大多数研究对接种于支架并植入膀胱的细胞的命运并未做深入表征探讨。Adamowicz的研究小组发现，虽然接种细胞的移植物后往往会观察到部分或完整的平滑肌再生，但其形态和功能并不完全等同于原生膀胱平滑肌。对体外培养的细胞进行电刺激，可能会诱导细胞在体内生成具有正常结构和功能的平滑肌纤维。然而，即使再生的SMCs在生理学上与天然SMC相比处于劣势，但其很可能足以确保膀胱壁的顺应性。与之相比，回肠新膀胱不能产生协调收缩，但可以获得足够的低压存储容量。此外，细胞在支架上的接种密度是另一个重要问题。该团队发现当支架上的细胞接种密度较高时，即$10\times10^6/cm^2$相对于$4\times10^6/cm^2$，可以获得明显更好的再生结果。因此，细胞数量是决定再生结果的关键因素。④尿液对MSCs的不利影响：特定的尿路细胞应激因素包括尿液、血液灌注减少、病原体等，都将影响膀胱微环境而不利于诱导再生。尿液是决定植入细胞是否存活的最重要因素之一。对UCs和MSCs进行的体外研究显示了尿液导致的严重的细胞毒性。特别是接种在面向膀胱腔的支架上、位于生物支架材料内表面的细胞，暴露于膀胱储存的尿液中，会受到尿液中富含的阳离子物质、硫酸鱼精蛋白和低分子量产物等细胞毒性较高的物质的影响。当起保护作用的尿路上皮屏障功能失调时，尤其是在尿路上皮再生的早期阶段，具有细胞毒性的物质会自发地结合到膀胱黏膜内层的阴离子环境中。因此，尿液的深入渗透会严重影响植入的干细胞的存活。由于尿液对组织工程膀胱的细胞成分有害，而支架起到了一定的隔离屏障的作用，因而支架得当的渗透性是很重要的。另一方面，低孔隙率的支架具有优异的抗流体渗透能力，并可防止尿液从移植物中泄漏，然而，低孔隙率支架又会抑制种子细胞的迁移。

以上研究结果从多角度说明：寻找确定的种子细胞的替代来源，建立稳定可控的干细胞分化技术，是膀胱组织工程发展的关键。

## 二、组织工程支架材料与膀胱组织再生

### （一）组织工程支架材料

组织工程支架有利于将细胞传递至人体所需的部位，为新组织生成适宜的结构构建一个三维空间，并为新生组织提供机械支持。因此，支架选择的生物材料应可生物降解和吸收，支持正常组织的重建过程。生物材料的这种性质可避免永久性异物在体内引起的炎症或异物反应的风险，且其降解产物非但不应引起炎症或毒性反应，还应可通过机体的正常代谢途径排出。在植入物周围组织中，降解率和降解产物的浓度应在人体耐受允许水平。此外，用于膀胱与尿道再生的理想的生物材料，应使成熟的上皮细胞层在管腔表面实现平整连续的黏附，并外附多层SMCs，还应提供足够的机械支撑，防止其在新生组织形成前在体内过早塌陷。

1. 合成聚合物支架　这类支架材料包括可生物降解的高分子材料PGA和PLGA，是用共价键组装的大分子生物材料。合成聚合物的主要优点是能以定量和具有重现性的方法制造任何三维形态的器官，而且成本相对较低，不仅解决了组织获得的问题，还可控制孔隙度和机械性能等许多特性参数。这类生物材料通过水解降解，降解片段可通过机体代谢途径排出，且不影响有关指导细胞活动和命运的分子信号。

2. 生物源性支架　组织工程支架模拟再生过程中，天然 ECM 因协调参与组织再生的多个步骤而更受青睐。这类支架材料为采用化学方法和机械方法脱细胞的组织，以 SIS 和 BAM 等为代表，具有固有的生物活性，且由于生长因子和 ECM 蛋白的存在而与天然 ECM 具有力学相似性。然而，这类材料的主要缺点是不同批次的蛋白质组成成分的差异。其获得途径也往往涉及伦理问题，且大多数自然衍生的支架是猪异种移植物，具有一定的动物源性疾病传播的可能性。

### （二）组织工程支架与膀胱独立再生的论证

不接种细胞的支架技术，意味着不需要收集和体外培养细胞，而是利用植入的无细胞组织工程支架，将机体的干细胞招募至植入部位，参与组织构成，促进组织再生。然而，由于异种移植物或异体移植物支架早期与尿液接触，移植物中会形成广泛的瘢痕，尿液对被招募的祖细胞和干细胞有毒性作用，肌细胞层的缺乏也会降低膀胱壁的弹性，阻碍膀胱收缩与充盈，无细胞支架在很多研究中未能实现膀胱替代。因此，组织工程领域的多项研究围绕无细胞支架的可行性展开了论证。

Atala 等早在 1999 年即采用犬膀胱活检组织分离培养的 UCs 和 SMCs，接种到 PGA/PLGA 膀胱组织工程支架上，对犬行膀胱部分切除术后，保留膀胱初始容量的 22%，展开构建膀胱肌层的研究。研究的影像学结果表明：单纯行大部分切除术以及仅采用无细胞聚合物支架进行膀胱重建的两组，膀胱顺应性分别大幅降低至 10% 和 42%，无细胞支架组保留初始容量 46%；而膀胱大部切除术后移植组织工程细胞 - 支架复合物，则可保留初始容量的 95%，且顺应性较术前检测的天然膀胱的顺应性（106%）无显著差异。组织学检查表明，无细胞支架膀胱出现正常尿路细胞，纤维化黏膜下层增厚，并出现肌纤维薄层。而重建的组织工程膀胱呈现尿路上皮、肌层和黏膜下层构成的三层正常细胞组织结构。Atala 的这项研究首次证明了利用组织工程方法重建自主中空器官的可能性，且表征了种子细胞在组织工程技术中的关键作用。

组织工程导管在新膀胱上的主要优势是其结构不像中空的组织工程膀胱那样复杂。2007 年，Drewa 等在大鼠模型上采用将成纤维细胞接种于 SIS 支架上构建组织工程支架导管进行尿流改道，6 例大鼠中的 5 例输尿管和导管吻合紧密，3 例无输尿管积水；术后一个月甚至观察到无细胞导管上生成新生血管。五年后，Geutjes 等采用猪模型，以 Ⅰ 型胶原蛋白和 Vypro Ⅱ 网为支架材料，以原代猪膀胱尿路上皮细胞为种子细胞，报道了类似研究。这两项研究均未观察到接种种子细胞与否的差异。

然而，也有一些研究给出了不一样的结论，认为种子细胞对组织工程复合物的构建起到了关键性作用。Adamowicz 等将 BMSCs 作为种子细胞接种于固定在 Tachosil 海绵的羊膜上，在大鼠模型中构建膀胱壁，发现无细胞支架未能显示完整的再生膀胱壁，仅约 30% 的再生平滑肌细胞能够长入。Basu 等将猪自体脂肪和外周血来源的 SMCs 植入可生物降解的 PGA/PLGA 支架管状支架结构，并将这些植入的支架植入猪膀胱切除术模型中，成功地再生了管状新器官。Liao 等对兔膀胱上皮细胞进行体外培养和扩增，以 BAM 为支架材料构建组织工程复合物，成功实现了兔根治性膀胱切除术后的尿流改道。这些研究均显示了 BAM 和 PGA/PLGA 支架在接种种子细胞后比单纯的脱细胞基质可获得更好的组织再生效果。

近年来，越来越多的研究证实了种子细胞在膀胱再生中的作用。但使用动物模型发现，多种脱细胞支架仅适用于小面积缺损的再生，而这对临床并无重要意义，因为受损区域或切除膀胱区域可以通过细胞在正常组织损伤反应下通过周围天然组织迁移来实现再生；然而针对膀胱壁较大缺损的扩大术，再生主要发生于移植物的吻合口边缘，如无种子细胞的参与，移植物的中部则被过度生长的纤维化组织覆盖。因此，目前学术界普遍认为含种子细胞的组织工程复合物比组织工程支架材料本身对膀胱壁再生的诱导更为有效，对临床也具有更加深远的转化意义。

## 三、自组装技术在膀胱组织工程中的应用

用于膀胱与尿道再生的理想的生物材料，应使成熟的上皮细胞平展而连续地黏附于管腔表面，并包含外在的多层平滑肌细胞，且应在新生组织形成前提供足够的机械支撑以避免塌陷。天然 ECM 作为组织工程支架虽然有结构和成分优势，但即使脱细胞基质去除了细胞并经过灭菌，外源性 ECM 材料中仍可能残存 DNA，会影响材料的生物相容性。而自组装方法完全由成纤维细胞生成致密 ECM，即由细胞构建内源性组织，可消除生物相容性风险，降低免疫应答，降低炎症和纤维化反应，进而提高组织工程技术构建新生组织的成功率。

自组装技术最早作为一种组织工程技术用于烧伤患者的治疗手段，随后又被证明可用于从皮肤到血管的多种组织的重建。近几年来，类似方法应用于泌尿系统组织重建的研究逐渐展开，基本技术思路明确（图 91-2）。

细胞必须从患者的活检组织中进行提取：成纤维细胞从真皮或口腔黏膜中提取，ADSCs 从皮下组织提取，SMCs 和膀胱成纤维细胞从膀胱提取。为了尽可能降低这一步骤的损伤程度，目前已开发了几项从活检组织中最大限度地提高细胞数量和纯度的技术。例如，Bouhout 等从猪皮提取真皮成纤维细胞（dermal fibroblasts，DFs），接种于订制的组织培养板上，在含 10% 小牛血清和抗生素的 DMEM 培养液中培养，并添加 L- 抗坏血酸钠到培养基中刺激 ECM 的合成。DFs 培养 21 天左右增殖铺满组织培养板，且其新生成的 ECM 蛋白自组装成一个贴壁活组织片，即由膀胱中最常见的Ⅰ型和Ⅲ型胶原构成的自组装基质。此外，当接种 UCs 时，层粘连蛋白会形成 UCs 细胞下方的基底膜。该研究通过电子显微镜观察，证实了 UCs 的正常形态，并获得了自组装基质对 $^{14}C$ 尿素的渗透值与天然猪膀胱相似、极限拉伸强度等机械性能甚至优于天然猪膀胱的表征数据。

Magnan 等将 DFs 扩增后用抗坏血酸钠培养，再将形成的 DFs 薄片，缠绕于管状支架上形成圆柱体。培养成形后，将 UCs 接种到 DF 管中，并将构建的复合物置于生物反应器中进一步培养。该研究在组织学、免疫组织化学、Western 印迹、细胞生存力、缝合阻力和破裂压力等方面都获得了令人鼓舞的数据，破裂压力甚至达到猪尿道平均张力的 3 倍，显示了自组装组织工程技术的应用前景。

完整的膀胱壁的生成，不仅需要多层细胞支架，还需要整个平滑肌结构的血管化和神经分布的再生。生长因子（如 VEGF 和 NGF 等）的加入，可促进脱细胞基质的再生。为了继续改善自组装技术应用于膀胱重建，也有研究对脂肪来源的基质细胞进行了探讨。此类细胞不仅易于从小体积活检组织大量获得，还可分泌 VEGF、HGF、FGF 和 SDF-1 等对于内皮细胞培养和血管再生非常重要的递质，而 SDF-1 可通过吸引内皮细胞构建新生毛细血管。血管再生是移植效果的重要因素，其过程需提供给移植物养分和氧气，以减少移植细胞的坏死、纤维化和凋亡。此外，在呼吸模型中，这些细胞可降低对 Th2 的免疫应答。即使在 TNF-α 激活免疫应答后，脂肪来源的基质细胞的条件介质对 U937 细胞有抗炎作用。脂肪来源的基质细胞中存在干细胞亚群，约占细胞总数的 2%。这些细胞可增加自组装模型的可塑性，且 ADSCs 在移植后主要在 SMCs 中分化。这些优点对于移植物的功能至关重要，尚需深入研究。

自组装方法因其充分尊重细胞的微环境，在构建的组织工程细胞 - 支架复合物的生物功能和细胞分化方面效果优异。然而，这一技术产生足够的 ECM 对应的组织量所需要的时间消耗是比较突出的问题，而临床对组织工程产品的等候时间往往非常有限。Chabaud 等采用天然生物活性脂质溶血磷脂酸提高了胶原蛋白基质的沉积速率，同时，这种天然生物活性脂质不会改变细胞培养上清液中胶原蛋白的积累量，因而不会引起成纤维细胞过度增殖和组织纤维化。当然，自组装组织工程技术依然需要不断升级换代，以推进基于自组装技术的组织工程膀胱的临床转化。

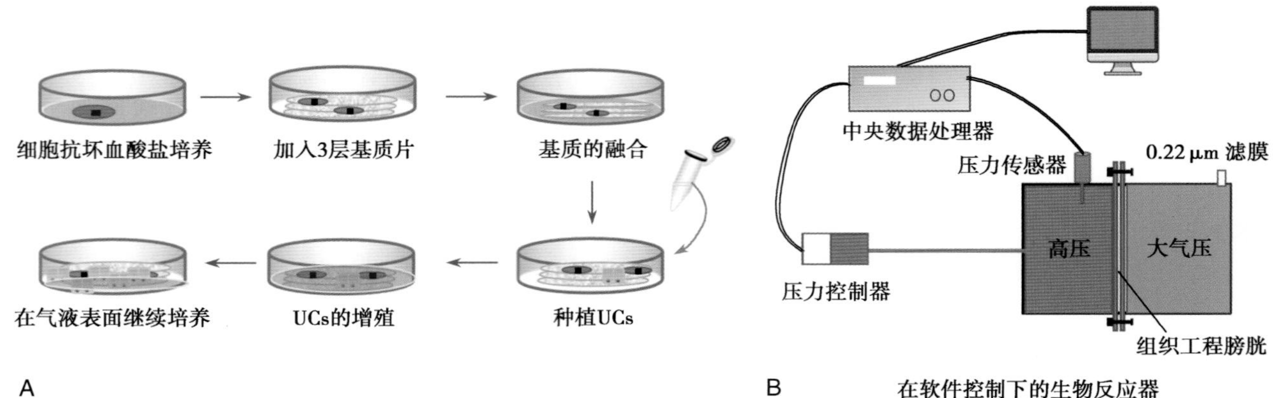


图 91-2　通过自组装技术构建组织工程膀胱的两个主要步骤

A. 沉积细胞外基质，形成薄片，然后接种 UCs；B. 使用订制的生物反应器模拟膀胱的流动和排空并进行 UCs 增殖和分化。

## 第三节 组织工程膀胱的临床研究

组织工程技术实现组织或器官再生，包括使用无细胞的支架和含细胞的细胞 - 支架复合物两种方法。无细胞支架包括天然生物材料支架或合成生物材料支架，作为体内生长的固体支持物，刺激患者体内的天然细胞自发再生过程。含细胞支架由生物材料和患者自体细胞在体外构建新的组织，而后植入患者体内，以完成体内的再生过程。

至 2017 年，已有患膀胱癌、神经性膀胱功能障碍、先天膀胱畸形、泌尿生殖道结核及炎性间质细胞等疾病的共 141 例患者接受了组织工程膀胱重建。其中，使用无细胞支架 124 例，含细胞的细胞 - 支架复合物 17 例。

### 一、无细胞支架在膀胱组织工程中的应用研究

利用组织工程方法进行膀胱再生临床研究的雏形，可以追溯至 20 世纪 50 年代。为了引导组织的自发再生，临床医师和科学家尝试了多种膀胱再生材料。

#### (一) 非生物材料的改性及临床尝试

1. 塑料模具　1957 年，Bohne 等将塑料模具制成膀胱形状，对 2 例严重的慢性间质性膀胱炎、4 例弥漫性膀胱癌以及 1 例结核病导致的小挛缩性膀胱患者行全膀胱切除术后的膀胱重建。将模具原位植入数周后移除，形成的膀胱假体主要由纤维化组织构成，可随时间发生收缩，但伴随膀胱输尿管反流、上尿路扩张、复发性尿路感染以及肾功能的最终恶化等并发症，所有的病例均告试验失败。

1958 年和 1964 年，Portilla、Sanchez 等和 Tsulukidze 等又相继报道了有关膀胱切除术后采用塑料植入物作为临时膀胱替代物的临床试验，同样因为术后并发症和高病死率宣告失败。虽然这种技术被最终放弃，但这些早期研究发现了一个重要现象：尽管用该方法治疗的 36 例患者中未发现膀胱平滑肌再生，但尿路上皮具有完全再生的倾向，甚至在根治性膀胱切除术后从输尿管发生迁移，表明了上皮细胞的高增殖潜能及其自我更新能力。

2. 表面处理的明胶海绵　明胶海绵作为膀胱再生的临时支架材料，膀胱重建效果并不理想。但经酒精或合成树脂（nobecutane）处理后，重建效果显著改善。合成树脂喷雾是皮肤移植物或手术伤口的敷料，含有在有机溶剂（乙酸乙酯）和手术伤口塑料敷料喷剂二硫四甲秋兰姆中进行特殊改性的丙烯酸树脂，具有很强的抗菌能力。Tsuji 等的研究证实了这种表面改性的积极作用。

1967 年，Tsuji 等用明胶海绵对因膀胱癌接受膀胱全部切除或大部切除术的各 2 例患者进行膀胱重建术。虽然在术后 1~2 个月形成容量为 80~100ml 的新膀胱，但所有患者均出现中度到重度的尿失禁，其他并发症还包括漏尿、膀胱输尿管反流以及输尿管口缺陷等。此外，所有病例均发生新膀胱容量逐渐下降，并最终无法避免收缩性的问题，需进行尿流改道。

1970 年，Tsuji 等将明胶海绵经酒精或 nobecutane 处理后，在膀胱全切术和膀胱大部分切除术后植入，形成另一种用于膀胱再生的可随时间推移发生重塑和降解的临时支架材料。该研究获得了更好的结果：5 例患者（4 例膀胱结核感染，1 例先天性玻璃膀胱）中，除 1 例因明显的纤维化导致膀胱失去再生空间而失败，其余 4 例获得成功。其中 1 例患者，术后 1 个月时，膀胱容量从 50ml 升至 250ml，术后 8 个月时升至 350ml。膀胱造影显示形态正常且无反流，新膀胱壁活检可见完整的上皮覆盖和良好的肌肉再生，无炎症反应。患者的泌尿系统并发症得以完全缓解，排尿无残留。

然而，尽管上述结果较为喜人，但明胶海绵的使用可靠性仍存疑虑：上述报道中“显著的”肌肉再生，很可能因肌组织再生能力弱而并不可能实现；而由周边膀胱组织迁移入 9cm×9cm×10cm 的移植物的肌细胞实现细胞化也是不可能的，尤其是在膀胱收缩的情况下，肌纤维的数量明显减少。此外，后续的研究表明，海绵状物质在体内分解成小块脱落，其中一小部分会影响膀胱壁的重建；经合成树脂处理的明胶具有合成树脂的性状，2 年后依然不降解，可能导致结石形成等副作用。因此，明胶海绵未在临床试验中进一步使用。

3. 表面处理的日本纸　将宣纸厂生产的日本纸制成最大直径约 8~10cm、长 3cm、顶部呈圆形的植入物，灭菌后喷上 nobecutane，可为组织生长提供一个临时支架。1977 年，Taguchi 等报道采用此法对多种病理因素导致的 13 例小膀胱、挛缩性膀胱患者行膀胱扩大术。1 个月后，支架经尿道完整移除；术

后五个月,膀胱形态接近正常。其中 11 例结核性膀胱挛缩患者,膀胱容量在术后 1~5 年内从重建术前的约 30~70ml 提高到术后的 200~300ml,恢复了正常的膀胱容量和尿道排尿功能;但此疗法对另外 2 例间质性膀胱炎患者无显著改善。

1978 年,Fujita 等将直径 20cm 的日本纸喷上 nobecutane 后对 2 例结核性膀胱及 2 例膀胱癌患者行膀胱重建术。其中 3 例患者取得满意的疗效。另 1 例长期膀胱挛缩患者未能恢复膀胱容量。然而,此研究仅作了 3 个月的短期随访,并未能对此重建术的临床效果提供充分依据。此外,在这些初步的乐观结果之后,无进一步的相关临床研究报道。

**(二)异体 / 异种组织移植物**

采用异体 / 异种组织重建新膀胱的研究同样经历了半个多世纪,但效果并不比非天然材料有很大改观。

1. 异种膀胱 1963 年,Tsuji 等采用福尔马林保存的犬膀胱,对接受膀胱次全切或全切的 10 例膀胱癌患者进行膀胱重建。移植的犬膀胱为组织生长提供临时支架,术后 2~3 周移除。除 1 例患者膀胱功能良好、仅伴有轻度的压力性尿失禁外,其他患者膀胱次全切后膀胱重建效果不理想,需 6~8 个月后接受尿流改道术;膀胱全切术后膀胱重建效果也不理想。虽然新膀胱假体在短期内可以生成,但其容量会发生大幅降低,此外,还会频发新输尿管口狭窄、尿失禁及膀胱输尿管反流等并发症。

2. 异体硬脑膜 1970 年,Kelâmi 等采用冻干的人硬脑膜作为组织重建基质,对 34 例患者行膀胱成形术,其中膀胱挛缩患者 6 例,膀胱肿瘤导致的膀胱壁切除 28 例。这种冻干的人硬脑膜尺寸为 6cm×14cm,植入 10~12 周后完全吸收。经 2~6 年的随访,6 例患者术前挛缩膀胱的容量为 60~80ml,而术后膀胱容量扩大了 2~3 倍,其中 1 例患者从术前的 30ml 增大到术后的 180~220ml。5 例患者在术后 2 年内未见复发迹象,但第 3 年起未继续随访;13 例术后 2~6 年无复发,膀胱保持大容量,排空后无残留尿液。膀胱镜下观察发现再生与天然上皮无显著区别,再生膀胱实现血管化,无挛缩迹象。然而,膀胱癌患者中,9 例在术后第 1 年发生癌症复发,1 例术后 14 天死亡。术后膀胱镜可见植入的硬脑膜材料穿孔导致的腹膜炎,对过世患者进行尸检,未发现平滑肌再生。

1995 年,Arikan 等报道了采用脱水处理的人硬脑膜对神经源性膀胱功能障碍患者行膀胱扩大术,其中脊髓损伤 7 例,脊髓脊膜膨出 3 例。硬脑膜尺寸仍为 6cm×14cm。患者接受硬脊膜成形术后,随访 28 个月,10 例患者中有 7 例实现完全尿控,膀胱容量及膀胱内压等尿动力学参数显著改进。通过穿刺活检进行组织学检查,可见正常的移行上皮。然而,如上文所述,平滑肌仅发生微弱再生,生成的肌肉束不规则。

3. 异种心包组织 2011 年,Moon 等采用牛心包对 1 例肠膀胱瘘患者进行膀胱修复。该患者曾接受放疗、多次剖腹手术且长期留置导尿管。瘘口部位切除后缺损较大,须采用扩大术使膀胱闭合。因以往接受放疗,不宜进行肠膀胱扩大术。膀胱壁缺损采用由牛心包制成的 Supple Peri-Guard®(Synovis)进行修补。重建的区域仅 2.4cm×2cm,且研究者未提供膀胱容量和顺应性的数据,因而疗效受到质疑。有关牛心包作为移植材料应用于膀胱扩大术的安全性和有效性尚需进一步研究论证。

4. 脱细胞黏膜下层 2012 年,Caione 等采用胶原脱细胞基质对经修复全膀胱外翻后膀胱容量小、顺应性差的膀胱外翻患者行膀胱扩大术。共 5 例平均年龄 10.4 岁的患者参与研究。将尺寸为 5cm×4cm 的 SIS(Surgisis®,Cook Urological Sencer)做成钻石型移植入膀胱,缝线喷洒纤维蛋白胶,且扩大的膀胱由膀胱周围软组织或大网膜瓣覆盖。膀胱成形术后 6 个月,膀胱活检显示正常移行黏膜和浆膜层,并含有稀疏的平滑肌纤维、小神经和血管,膀胱容量及顺应性术后 6 个月略有提高,且在术后 18 个月保持稳定,SIS 在此过程中消失。总之,膀胱再生是可行的,但手术患者的膀胱容量和顺应性并未显著提高。这同第二节所述采用无细胞聚合物支架进行膀胱成形术且膀胱容量未增加的动物实验结果相吻合。

## 二、细胞 - 支架复合物在膀胱组织工程中的临床研究

上述临床试验,说明了一个关于膀胱重建的非常重要的事实,即脱细胞支架可实现尿路上皮的自发再生,但不能实现平滑肌的自发再生。人类膀胱再生研究的失败,源于成年哺乳动物组织的再生能力有限。由于膀胱的贮尿功能主要依靠其顺应性和逼尿肌的伸缩力,平滑肌的再生是膀胱重建的关键。上述临床试验表明,大部分器官的移植上皮组织和基底膜在切除后会自发再生,但平滑肌腔室则通过瘢痕生成进行修复;大量的基础实验研究表明,

成年哺乳动物的平滑肌再生可以诱导，但功能性膀胱组织只能通过种子细胞参与的组织工程技术得以实现。

2006 年，Atala 等首次报道了将种子细胞接种于支架材料上构建复合移植物，应用于泌尿系统组织工程的临床研究，对 7 例平均年龄 11 岁、膀胱内压高、顺应性差的脊髓脊膜膨出患者行膀胱扩大术。种子细胞采用每位患者膀胱顶部进行活检（$1cm^2$~$2cm^2$）后提取的 UCs 和 SMCs 分离培养 7~8 周获得，以 $50×10^6/cm^3$ 的密度接种于面积 $70cm^2$~$150cm^2$ 的膀胱支架上。支架材料分为两类：自体 BAM 构建的组织工程膀胱，无大网膜包裹 3 例、大网膜包裹 1 例；大网膜包裹的胶原和聚乙醇 PGA 复合支架 3 例。术后平均随访 46 个月，结果表明：上述三组膀胱容量分别为术前的 56%、1.58 倍和 2.79 倍。大网膜包裹对组织再生有利，网膜具有丰富的血供，可促进移植物的血管化。以大网膜包裹的胶原复合 PGA 组织工程膀胱平均充盈漏点压降幅和平均体积和顺应性增幅为最佳，其中 2 例患者接受的膀胱再生术，采用接种细胞的胶原 -PGA 复合支架以大网膜包裹植入，术后膀胱顺应性、充盈末压力和容量均显著提高。膀胱活检显示，再生的膀胱壁形态结构正常，组织工程膀胱壁与天然膀胱壁之间无明显界限。但应注意到，7 例患者中仅此 2 例疗效满意（28.6%）；而采用 BAM 重建的膀胱发生更普遍的纤维化，再生效果有限，患者不得不接受清洁间歇导尿。尚不清楚没有网膜包裹重建的膀胱是由于使用 BAM 支架所致还是缺乏网膜包裹所致。这一前瞻性研究表明，组织工程细胞 - 支架复合物可安全植入，但构建功能化膀胱尚需进一步的基础实验和临床试验研究。

2011 年，Atala 等报道了组织工程新膀胱扩大术的安全性和有效性研究，10 例平均年龄 8.2 岁的小儿脊柱裂致神经源性膀胱患者参与。经膀胱镜活检提取自体细胞在体外增殖接种于组织工程支架，采用生物反应器构建细胞 - 支架复合物植入患者体内。患者术前膀胱压力 ≥$40cmH_2O$ 或发生上尿路改变，而术后对支架植入耐受良好，其中 6 例患者的尿动力学检查、放射线照相和排尿日记结果证实临床改善。另有 6 例成人脊髓损伤致神经源性膀胱患者接受此手术，2 年后随访发现其中 4 例患者对组织工程膀胱的反馈良好。这两项研究表明，在生物反应器中构建的膀胱组织可改善临床效果，具有正常膀胱循环功能（充盈和排空）的病例可成功实现植入物再生，而因膀胱颈开放或其他生理原因所致膀胱循环功能失常的患者则无此疗效。

2014 年，另有 Joseph 等对 10 例脊柱裂患者行膀胱扩大成形术，采用患者自体 UCs 和 SMCs 体外培养 5~7 周，然后在定制的生物反应器中接种到聚乙交酯 / 聚乳酸（PGA/ PLA）复合材料制备的无菌杯状支架的外部（SMCs）和内腔（UCs）表面，构建膀胱支架复合物。术后 12~36 个月，临床数据统计上并未体现患者膀胱容量有所改善，且 4 例受术患者发生肠梗阻和 / 或膀胱破裂的严重不良事件，5 例患者已接受或计划接受传统膀胱成形术。

尽管上述两个团队的临床研究具有类似的试验设计、相同的临床背景和细胞类型，细胞数量、生物材料类型或移植物表面积的可变性依然会影响结果。因此，需要进一步的研究来证实组织工程移植物用于膀胱扩大成形术的安全性和有效性。

## 三、组织工程膀胱应解决的关键技术问题

### （一）组织工程膀胱的机械强度

实现膀胱再生的移植物，其机械性能接近天然膀胱是非常关键的，因而组织工程膀胱壁的机械特性是重要参数。膀胱特定的生理功能决定了膀胱的标准机械性能是被动和主动行为共同作用以及排空和充盈阶段动态变化的结果，而现有的技术条件还不足以模拟这样复杂的生物力学特性要求，来实现生物材料的设计和制造。目前，在泌尿外科重建过程中作为金标准应用的肠壁的机械特性，可作为目前组织工程膀胱研究的起点。在此基础上，组织工程膀胱的研究工作应该致力于制造一种肠壁机械特性有所提高的移植物，以适用于尿路的特定环境，继而将这种优于肠壁的生物材料作为泌尿外科重建的新的金标准。

组织工程膀胱支架应能承受低幅但连续的体积变化。不管患者是否接受回肠膀胱尿流改道术或原位回肠代膀胱术，尿路梗阻是长期肾功能损害的主要原因。因此，新膀胱需要维持低肾盂压力，以尽量避免产生输尿管后部压。考虑到尿路的流体力学特征，生物材料对长期疲劳的抵抗能力是其使用寿命的决定因素，即连续流动和尿液存储阶段的体积可扩展性：功能良好的新膀胱应在排尿后含有少于 100ml 的尿液，不会增加感染的风险，且应能实现每日反复几次将膀胱容量增加到 500ml。特别是对预期寿命较长的年轻患者而言，疲劳分析是膀胱重建治疗中最重要的部分，显然在组织工程复合物植入

之前,应对新构建的组织进行疲劳测试以揭示其耐用性。

新膀胱对弹性和顺应性的要求,向支架材料的生物力学性能提出了挑战。然而,预测植入后再生组织对生物材料基质重塑的影响,是评估组织工程支架的主要困难,因而目前尚未见有关临床前组织工程移植物的疲劳测试的相关报道。移植物应在新组织构建形成后获得预期的机械特性,而体外构建的新膀胱的机械性能由生物材料和细胞成分决定,因此,应在结缔组织和再生肌肉细胞产生的张力结构的基础上设计移植物的结构。为了获得组织工程膀胱壁的最佳机械特性,需要进行动物模型和生物反应器等临床前研究,为新组织成熟过程提供泌尿道的特定生理环境,通过不断改进技术参数,以期更好地应用于临床。

### (二)组织工程膀胱的血管化

新膀胱壁仅靠扩散作用不足以维持组织的氧合,需要大量的血管网络保证血液供应,以维持膀胱壁的代谢活性,充分实现组织重建的功能。组织工程膀胱应该具有至少约100ml的容量,以适应临床应用的要求,因而若将构建的新膀胱视为厚度为几毫米的不规则球体,其表面积应达到约130cm$^2$,这样大的面积是血管化的主要障碍,而血管化又是大体积移植物存活的重要前提。

生物材料和细胞培养技术可实现组织工程细胞-支架复合物的结构设计,但植入后形成布满再生组织的血管网的障碍一直未被攻坚。研究表明,大网膜覆盖、内皮细胞接种或采用外源性血管生成因子,可促进毛细血管长入移植物,但仍可能不足以对大型的移植物持续提供足够的血管供应。尽管生物材料植入后发生自发性的血管形成和血管新生,但这些过程用于治疗并不算有效和快捷。由于耗时且缺乏血管网络形态的定型能力,试图通过用促血管生成因子富集植入物来刺激血管生成的方法的应用前景受限,这些生长因子包括VEGF、MMP、碱性成纤维细胞生长因子(basic fibroblast growth factor,bFGF)、PDGF、血管紧张素(angiotensin,Ang)和HGF等。

在移植前构建含毛细血管网络的组织复合物,实现预血管化以避免移植物坏死,应用前景较为乐观。目前最好的方案是使用三维(3 dimensions,3D)生物打印技术重新设计和生成可定制的血管网络。2014年,Bertassoni等采用3D微模塑技术,利用琼脂糖模板纤维在光交联水凝胶结构中制造具有各种结构特征的微通道网络,供内皮细胞长入以实现血管化,以甲基丙烯酸酯明胶模型展示了所构建的血管网络在改善细胞负载组织结构内的质量运输、细胞生存能力和分化方面的功能,并证实了微通道内可成功形成单层内皮。2016年,Huling等采用血管铸型的方法制造胶原仿生微血管支架,用于工程组织构建体的预血管化,并经组织学分析表明了胶原血管支架的仿生结构,可以被灌注、内皮化并嵌入水凝胶组织结构中。但这些方案还需进一步的动物实验进行有效性验证。

预血管化新膀胱植入后的关键阶段是与宿主的动脉和静脉进行吻合。血管网融合应该在几分钟内发生,以提高细胞存活率并防止坏死。这一关键问题仍然有待解决,因而可缝合血管蒂的移植物更受泌尿外科医师青睐。

另有研究者提出在局部膀胱重建过程中,通过将支架植入身体中有利于新生血管形成的局部区域来实现支架的血管化。遵循这一想法,腹腔可以作为天然的生物反应器,在宿主体内进行动脉和静脉血管吻合来诱导血管生成。未来,这些策略可以通过移植脂肪组织来源的微血管片段,或通过复杂的微型技术和微流体系统体外生成高度有序的微血管网络来实现。这些预血管化概念的进一步发展及其对个体治疗干预的适应,将显著促进组织工程技术在临床实践中的广泛应用。

此外,目前还有研究将组织工程技术与药理学相结合,采用一些药物实现促血管生成的目的。如众所周知的用于治疗勃起功能障碍的5型磷酸二酯酶抑制剂(phosphodiesterase type 5 inhibitors,PDE5Is),因具有促血管生成活性,可能用于组织工程的泌尿外科重建。Sahara等对小动物的模型进行研究,发现口服PDE5Is有助于从血液和骨髓中招募内皮祖细胞,并有助于促进新膀胱内新毛细血管的形成。

### (三)组织工程膀胱的神经分布

膀胱组织工程的最终目标是全面构建具有生理功能的膀胱组织,而神经分布是功能性膀胱再生最具挑战性的困难。膀胱的存储功能取决于自体神经系统:下尿路由周围自主神经和体神经系统的胆碱能、肽能和氮能神经纤维支配,这些神经元网络的活性相互作用,参与膀胱功能的正常调节。由此可见,人工膀胱可以通过神经元成分的再生以及神经网络的构建来实现神经支配的恢复;而人工膀胱壁的神经网络再生效果不佳,则会导致术后膀胱功能障碍。

组织工程已经开发了神经元的培养技术，可能应用于在新膀胱壁内创建神经元网络。2004 年，Ma 等率先证明了在 3D 基质中培养的神经祖细胞可自发地形成有功能的突触；Ban 等继而证明了经培养的神经元可保留产生信号转导网络的能力。关于生长因子促进神经再生的研究也层出不穷：Kikuno 采用脊髓损伤导致的大鼠神经源性膀胱模型，证实了外源性 NGF 和 VEGF 可诱导再生膀胱的神经分布。Adamowicz 等从大鼠周围神经中分离培养了施万细胞，并提出将其作为种子细胞以提供神经营养因子，促进膀胱壁和网膜的神经元在移植物中伸展和分支。但这些研究依然停留于细胞水平，需要构建动物模型以验证其有效性。

然而，实现组织工程膀胱的神经分布，最大的障碍是获得一个可以提取神经元细胞又不导致损伤的细胞来源，目前引起学界兴趣的方案是从保存神经发生的成人中枢神经系统的 niches 中通过立体定向活检采集神经元前体，或者考虑将多种干细胞分化为神经元。这些方案需由神经元模型专家设计组织工程支架，由支架提供的生物化学、生物物理学和局部解剖学信号来指导构建神经元网络，如 Moe 等采用聚二甲基硅氧烷多结构芯片控制神经元祖细胞的分化。但目前，组织工程膀胱研究仍然重点关注尿路上皮和平滑肌层的诱导再生，而任何其一都不能独立实现膀胱的功能。在进一步的研究中，将会出现神经网络替代物，重建上升和下降的神经传递以及新膀胱的自主性活动，但这个重要问题的解决方案在目前的实验研究中鲜有涉及。

组织工程化移植物神经支配的进一步发展，本质上依赖于对膀胱神经组织学的研究，而这一领域仍需要进一步探索。虽然组织工程技术的发展远远不及神经网络再生本身的水平，但可由其他方案实现膀胱再生的神经分布。例如，新膀胱和宿主神经系统之间的信号由计算机单元进行耦合：即在体内植入由计算机控制的刺激器，产生动作电位，采用具有生物相容性的导电材料对动作电位进行传导，作为神经元网络的替代品。此外，还应注意到，即使是利用组织工程技术构建被动的尿液贮存器以代替回肠段，也能大幅提升患者生活质量，意义依然重大。这种情况下，神经分布并非必须，只要重建的膀胱保持其形态、位置及足够的容量即可。

**（四）纤维化反应的控制**

生物材料植入体内往往触发异物反应，使长期炎症和伤口愈合持续重叠发生，形成纤维组织过度生长，推动生物材料植入物逐渐发生纤维化包裹，限制植入物的体内功能和寿命。由于新膀胱作为异物，表面积可达数百平方厘米，因此存在局部瘢痕多发的风险。此外，广泛的局部纤维化可能最初在骨盆扩散，并逐渐上升到腹腔导致严重粘连，不仅会引发慢性腹痛，还可能导致机械性肠梗阻和肠坏死，甚至危及生命。

目前改变组织工程新膀胱的纤维化反应，依然是个需要攻关的难题。关于减轻过度的组织反应的研究，已提出多个不同的概念：①鉴于调节纤维化过程的信号结构不断明朗，多个潜在的靶点已有研究报道。多因素调节是一项重大挑战，选择性靶向 TGF-β 作为因子途径未能阻止临床环境中的纤维化反应；而类似地，使用 IFN-γ 内皮素激动剂或 IL-17 拮抗剂作为抗纤维化的治疗方法未获成功。这说明有必要对不止一个促纤维化级联进行协调抑制。②从泌尿科医师的角度来看，克服生物材料相关纤维化的最有效的一线疗法应是药理学疗法。尽管临床医师从肺纤维化的研究中获得了抗纤维化治疗的方法，经验已较为丰富，仍有一些方法上的选择可能会影响新膀胱周围纤维包膜的形成。吡非尼酮是一种具有多向抗纤维化功效的药物，可在采用生物材料进行尿流改道术时用于围手术期治疗；而类固醇和非类固醇药物可使许多临床环境下的病理性纤维化减慢，但不幸的是这些药物可能会影响癌细胞的行为，所以在正确的临床评价正式出台之前，应避免使用。

通过分析与疾病相关的病理性纤维化产生的研究数据，植入新膀胱应在以下几方面做进一步探索：首先，植入程序应具有计划性，从一开始就有机会干预，并对抗纤维化机制的激活；第二，可以将抗纤维变性剂掺入植入的支架中，有望对宿主愈合过程产生强烈的局部影响；第三，开发微创腹腔镜或机器人腹膜外移植技术，也有可能限制手术部位结痂，降低严重腹部粘连的风险。

**（五）组织工程膀胱的微环境**

组织工程移植物的微环境由细胞和生物材料共同构成，并影响手术者机体系统。组织工程膀胱及尿流改道术涉及的仿生学方法，是以积极的方式加速移植物的成功植入并诱导随后的重塑，旨在构建一个与新生组织所处的生理环境类似的移植环境。植入前，细胞种子移植物在环境严格可控的培养箱中生长，为培养细胞提供了最佳的微环境；植入后，这些细胞会突然暴露在一个富含促炎介质和活化免疫反应细胞的、复杂得多的微环境中，在这种情况下，微环境应对细胞的自我更新、生存和分化起到支持作用，并作为损害因素的屏障。因此，组织工程方法应在复合物植入后为植入的细胞提供稳定的、友好的微环境。为满足这一要求，生物材料基质需具有类似蚕茧的结构，以保护移植物的细胞成分免受破坏性物质的侵害。免疫调节剂与生物材料支架的结合，可能会构建能够主动塑造宿主反应的“免疫调节型”生物材料。随着对旁分泌信号通路的深入探索，引导宿主免疫细胞的行为并引导它们支持移植物的成功植入将成为可能。

**（六）组织工程膀胱的动物模型**

目前，几乎所有的临床前动物实验均采用健康膀胱进行膀胱再生。这样的动物模型中，再生膀胱组织功能不全时，天然膀胱会发生代偿性扩张。因此，代偿性扩张或膀胱扩大术均会影响膀胱功能的最终研究结果，不能得到确切的研究结论。此外，大量实验研究中，重建的缺损太小、术后观察时间过短或实验例数太少，也对得出有意义的结论不利。

组织工程领域近期的研究进展提出，体外构建的工程化膀胱壁可能在不久的将来应用于扩大的临床研究，但仍需要利用膀胱缺损的大动物模型进行临床前实验研究，以优化临床试验中的组织工程膀胱重建方法。

## 四、问题与展望

泌尿外科组织工程可能形成对全膀胱切除术新的适应证的认识，替代膀胱的组织工程移植物也很有可能成为未来泌尿外科重建新的金标准。如能更好地实现再生或替代膀胱的功能，良性膀胱疾病的治疗方案也有可能优先考虑这种方法。非浸润性膀胱癌患者“预防性膀胱切除术”的概念也有可能成立并逐渐获得青睐。

在过去的20年中，大量的实验研究采用组织工程膀胱壁替代物，证实了种子细胞是构建具有理想的组织结构和功能的组织工程膀胱的关键。细胞与支架复合后植入，可发挥多种功能：增强支架的力学性能、使支架发挥不透水的屏障作用以防止渗尿、刺激支架重塑，同时还分泌营养因子促进再生。然而，尽管Atala等早在2006年就对动物体内进行的膀胱重建进行了报道，目前仍无类似的商业化治疗方案。除了如前所述的科学问题和技术挑战之外，还有许多其他的临床问题需要解决，特别是临床前实验大都在壮年大型动物模型上进行，因而人类衰老对再生尿路容量影响的不确定性是组织工程膀胱向临床转化的挑战。由此可见，组织工程技术实现尿控的尿流改道仍然是一个需要长远规划的项目，培育一种体外活膀胱以取代天然膀胱的目标，必须在生物技术发展到一定水平后才能实现。

目前，在转化研究的初始阶段，科学家和临床泌尿科医师应组成协作团队，在未来治疗发展的每一步中保持多学科的综合见解，以降低研究成本、避免进入任何潜在的死胡同，更好地满足患者的需求。此外，组织工程技术应为需要接受膀胱替换的患者建立一个备选的解决方案，如先构建人工导尿管并形成产品，以大大降低膀胱切除术后尿路重建的严重程度，并能为不同年龄组的患者提供有利的治疗选择。

（胡帼颖）

## 参考文献


[1] ADAMOWICZ J, DREWA T, TWORKIEWICZ J, et al. Schwann cells-a new hope in tissue engineered urinary bladder innervation. A method of cell isolation [J]. Cent Eur J Urol, 2011, 64(2): 87-89.

[2] ADAMOWICZ J, JUSZCZAK K, BAJEK A, et al. Morphological and urodynamic evaluation of urinary bladder wall regeneration: muscles guarantee contraction but not proper function-a rat model research study [J]. Transplant Proc, 2012, 44(5): 1429-1434.

[3] BERTASSONI L E, CECCONI M, MANOHARAN V, et al. Hydrogel bioprinted microchannel networks for vascularization of tissue engineering constructs [J]. Lab Chip, 2014, 14(13): 2202-2211.

[4] BHARADWAJ S, LIU G, SHI Y, et al. Multipotential differentiation of human urine-derived stem cells: potential for therapeutic applications in urology [J]. Stem Cells, 2013, 31(9): 1840-1856.

[5] CAIONE P, BOLDRINI R, SALERNO A, et al. Bladder augmentation using acellular collagen biomatrix: a pilot experience in exstrophic patients [J]. Pediatr Surg Int, 2012, 28(4): 421-428.

# 第九十二章

# 组织工程技术在尿道重建中的应用研究

## 第一节　目前尿道成形术的局限性及并发症

尿道狭窄一直是泌尿系统的疑难病症，导致的尿路感染率高达 41%，尿失禁率 11%。早期尿道狭窄分为医源性（33%）、特发性（33%）、创伤性（19%）和炎性（15%）狭窄，但总体而言，海绵体中的血管组织形成瘢痕是尿道狭窄的最主要原因，导致尿道发生缺血性海绵体纤维化、较低的组织合规性并使尿道腔变窄；也有少数情况是因硬化性苔藓导致的狭窄。

尿道成形术是目前治疗尿道狭窄最有效的治疗选择。根据不同的发病原因，临床治疗尿道狭窄的手术方法也不尽相同：①对于短段的尿道狭窄，目前主要采用尿道切开术或尿道吻合术：尿道切开术及尿道扩张是标准的疗法，并且微创，但仅应用于短段（<2cm）的尿道狭窄患者，7 个月内随访报道表明狭窄复发率超过 90%，60% 的患者术后 48 个月内失败率达到 100%；尿道吻合术是将狭窄清除后简单吻合尿道两端，对于较短的狭窄和尿道球部可行，成功率高于尿道切开术，但也会导致纤维化和慢性炎症，继而引起狭窄复发。②较长的狭窄（>2cm）或阴茎部尿道狭窄，则需要进行替代尿道成形术，即不切除狭窄部，但纵向切开，用皮瓣或移植物扩大尿道腔，并将移植物与尿道的切口边界进行缝合。皮瓣是可保证自体血供的组织，可从包皮、阴茎或阴囊皮肤以及睾丸鞘膜取材构建；而若移植物为无完整血供的组织，则以耳后皮肤、膀胱和口腔（特别是颊黏膜）作为首选材料。目前，临床主要采用从包皮、颊黏膜或睾丸鞘膜、膀胱黏膜和腹膜等自体移植物或皮瓣进行尿道重建。使用皮瓣发病率较高，选择的患者更少，且采用带毛阴囊或阴茎的皮肤会导致尿道内毛发生长和毛发结石的生成。因此，虽然尚未发现皮瓣和移植物的成功率有差异，但是许多医师将焦点从皮瓣转移到各类移植物上。

在过去的 20 年里，颊黏膜已成为应用于尿道成形术的首选移植物。颊黏膜具有很多优点：口腔黏膜易于获得、供区发病率低、常接触潮湿环境、没有毛囊、可抵抗机械力、热和化学刺激，具有抗菌免疫能力，且从脸颊取材获得移植物也较易操作，患者满意率高。目前，临床已成功采用口腔（颊）黏膜修复复杂性尿道狭窄和尿道下裂，取得了良好的效果，不仅可治疗原发性尿道狭窄，还可治疗再狭窄和硬化性苔藓。大多数报道表明，从颊黏膜取材后供区发病率低，尤以从脸颊或舌腹表面取材发病率更低；且对于大多数患者而言，取材方法简单、重复性和耐受性良好。此外，有观点认为双侧颊黏膜及舌腹表面足以提取构建 16cm 移植物的材料，也一度挑战了口腔黏膜不足以提供用于尿道修复的组织的观点。

然而，虽然颊黏膜具有上述优点，但其使用仍需解决一系列问题：第一，获得移植物的任何方法都会导致一定程度的供区发病率，而且不论发病率多低，仍会给患者带来负面影响，且供区移除的组织越大，负面影响越大。第二，长段的狭窄可能需要从几个供区获得移植物，这增加了手术时间和术中及术后并发症的发生率。第三，再狭窄需要进行第二次尿道成形术，口腔黏膜取材和长段移植物的缺乏会带来组织损伤和疾病，脸颊、舌和唇黏膜作为移植物供体量有限，移植物越长，取材量越大，发病风险越高，对于吸烟、嚼烟以及口腔卫生状况不佳的患者尤为不适用。长段置换所需的供体组织更是十分有限，且不论初始效果多么理想，超过 10 年的长期疗效表明，所有从生殖器或外阴来源的组织，无论是用做移植或皮瓣，似乎都会出现并发症或再狭窄。

此外，不仅是尿道狭窄，尿道炎症、尿道下裂以及其他尿道缺损（如尿道瘘）、先天性缺陷和恶性肿瘤等多种疾病通常也需要进行大面积的尿道重建。而复发狭窄的病例中，尿道成形术采用的补丁往往会卷成管状，失败率超过 50%，使移植组织伴随炎症性狭窄和尿道瘘等严重的并发症。由此可见，构建适宜的移植物，解决目前临床的移植组织来源，是尿道成形术发展的重要环节。

## 第二节 临床对尿道组织工程技术的要求

泌尿外科临床对选择和设计理想的尿道替代材料提出了巨大挑战，也成为组织工程尿道不断深入研究的初衷——完善组织工程技术，采用生物可降解支架与采用无创技术（如尿液来源）获得的细胞构建的组织工程复合物，即使对于长段狭窄的患者和以往接受过尿道成形术的患者，亦可消除供体部位的发病率、缩短手术时间、降低术中及术后的并发症风险。

为了改善甚至避免传统尿道成形术中来源于患者不同组织的替代物出现的诸多弊端，采用功能支架再生尿道组织，在过去的几十年中一直是尿道重建和修复领域的挑战。而组织工程尿道成形术可采用非自体组织来源的基质材料构建组织工程替代品，致力于解决上述难题，为重建外科手术提供了新的选择。在传统的成形方法对长段复杂的狭窄修复失败时，采用生物材料或人工材料构建组织工程支架，已成功地应用于动物实验和临床研究。虽然采用组织工程支架尿道修复的临床研究依然稀缺，但大量的临床前研究数据和有限的临床证据均表明，采用天然或人工材料构建组织工程支架可以进行尿道修补。

组织工程技术采用细胞和支架复合物实现生物替代，以恢复和维持组织的正常功能。尿道是解剖结构类似于膀胱的管状组织，由包含结缔组织的平滑肌、含胶原纤维和微血管的黏膜下层以及基底层上的尿道上皮构成。男性前尿道上皮层，除舟状窝外由复层柱状上皮构成，舟状窝则由复层鳞状上皮构成；女性尿道上皮层，近端约 1/3 段为过渡状态，远端 2/3 段为非角化上皮。为构建此类组织结构，用于尿道修复的支架，在植入后应促进天然的尿路上皮的再生和覆盖，随后支架逐渐完全降解，最终被宿主的细胞外基质取代，理想情况下还应伴随平滑肌纤维的形成。因此，理想的支架材料应为细胞提供利于黏附、增殖、迁移和分化的环境，促使功能化组织的形成，因而应具有良好的生物相容性、吸附性和生物降解性，且其分解产物必须无毒。此外，用于尿道重建的支架或细胞 - 支架复合物在植入后应不发生收缩、纤维化或排斥反应，并且不透水、价格经济且易于使用，这种临床解决方案避免了同种异体移植后发生的排斥反应和长期用药。在已开展的动物和临床研究中，含种子细胞的组织工程支架往往用于大段尿道缺损的修复，如管状尿道成形术；而尿道缺损较小的修复更倾向于应用无细胞支架。接种于支架上的自体细胞和所有类型的干细胞，为重建手术提供了多种选择。

目前，组织工程尿道支架的研究主要集中在具有最低的免疫原性及毒性的天然或人工生物降解材料上，为组织重建提供理想的支架环境，并保留自体尿道组织的主要结构和拉伸性能：细胞外基质（extracellular matrix，ECM）支架结合高孔隙率与机械完整性，以促进细胞长入和血管生成；而合成材料可提供具有适当的机械强度的 3D 结构，可以模仿天然 ECM，促进细胞附着、增殖和迁移。这些支架在体内降解缓慢，可逐渐被向内生长的细胞分泌的 ECM 蛋白取代。

寻找理想的尿道替代品和解决方案，在尿道修复领域仍然是一个巨大的挑战。已开展的动物尿道修复的研究结果，可以为进一步应用于临床试验提供线索。本章将介绍目前关于组织工程尿道重建的研究，特别是关于在动物模型和人体使用的脱细胞支架和细胞 - 支架复合物的研究，并对这一领域可能的未来发展进行讨论。

## 第三节 组织工程尿道的临床前研究

尿道重建需使用移植到尿道壁的不同补片（通常称为基质、支架或底物）形成一个稳定的尿道腔。传统的尿道成形术替代物采用来源于患者的不同组织，而组织工程尿道成形术可采用天然和合成材料来完成。

尿道组织工程的基本思路分为采用无细胞基质作为组织工程支架，以及将种子细胞接种于基质材料构建细胞 - 支架复合物两大策略（图 92-1）。

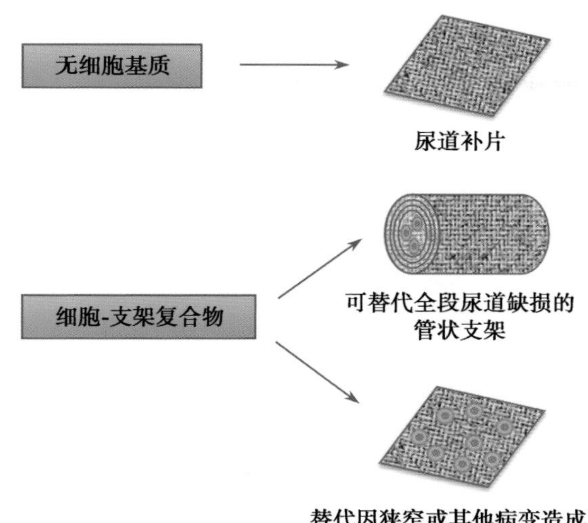


图 92-1　组织工程技术实现尿道替代的基本策略

## 一、尿道组织工程支架的种类

开发组织工程尿道首先是构建一个支持基质，作为细胞黏附的底物，以控制组织工程移植物的结构和组织再生的方向。按材料成分、是否接种种子细胞及支架形态，尿道组织工程支架分为以下几类：

### （一）支架材料的成分

1. 天然材料　①天然聚合物：应用于组织工程的天然聚合物主要为胶原蛋白或丝素蛋白，如高密度胶原管（high-density collagen tubes，hdCGT）、丝素蛋白基质等。②脱细胞基质：脱细胞基质可以从尸体材料（同种异体来源）或动物器官（异种来源）获得，采用脱细胞的方法，即通过去除所有的细胞及其成分的工艺，获得主要成分为胶原蛋白的脱细胞基质产物。脱细胞基质理论上应无免疫原性，不引起过敏反应，并可生物降解、被宿主自身的 ECM 所取代。应用于尿道组织工程的脱细胞基质主要包括：BAM、SIS、异体脱细胞尿道海绵体基质（acellular corpus spongiosum matrix，ACSM）、异体尿道脱细胞基质（urethral acellular matrix，UAM）、异体脱细胞主动脉基质、脱细胞真皮基质（acellular dermal matrix，ADM）、脱细胞羊膜基质（denuded human amniotic scaffold，dHAS）、包皮脱细胞基质等。

2. 合成材料　一些含 α- 羟基酸的合成聚合物已被 FDA 批准应用于多种产品，在组织重建领域有广泛的应用。用于尿道组织工程的此类合成聚合物包括 PGA 和聚（L- 丙交酯 - 己内酯）（poly（L-lactide-co-ε-caprolactone），PLCL）等，可生物降解，降解产物为二氧化碳和水。这些聚合物是热塑性材料，易于塑形成具有所需的孔隙率和孔径大小的 3D 支架，如通过静电纺丝支架制备技术，可快速生产具有特定形状和结构的高孔隙率的支架。

3. 复合材料　复合材料支架由合成聚合物与天然基质相结合构成。

（1）无细胞基质支架：无细胞基质移植成功需要满足以下 3 个条件，①整个腔外表面可由宿主 UCs 浸润；②所替代的尿道缺损较短；③待修补的尿道具有较好的血供。因此，使用无细胞基质往往会引起患者尿道的复发性狭窄、明显的海绵体纤维化或长段狭窄。

（2）自体细胞 - 基质复合物：这种支架是由自体细胞体外接种于无细胞基质构成的组织工程复合物。对患者进行活检后，在专用的无菌实验室中，从活检组织中提取所需类型的细胞进行培养。根据细胞类型和培养的方法，这个过程可能短至 4~12 天，长至 3~6 周。获得所需数量的细胞后，将其作为种子细胞接种到基质中，1~7 天之后，细胞 - 基质复合物被植入到动物或患者体内。

（3）作为种子细胞的自体细胞包括：①来源于膀胱、尿道或输尿管的 UCs；②颊黏膜上皮细胞；③包皮、阴茎等的角质形成细胞；④成纤维细胞；⑤SMCs。

### （二）自体细胞的种类

根据接种于基质材料的自体细胞种类，我们将组织工程构建的细胞 - 支架复合物分为两种类型：

1. 采用培养单一类型细胞的方法构建组织工程细胞 - 支架复合物，自体细胞接种到支架的单侧表面，且只使用一个特定类型的上皮细胞。

2. 采用两种以上细胞共培养的方法构建组织工程细胞 - 支架复合物。这类支架结构较为复杂，腔外表面接种上皮细胞，而对侧接种成纤维细胞或 SMCs。

### （三）支架形态

根据组织工程支架的宏观参数，细胞 - 支架复合物可分为两大类：

1. 补片结构　通常采用较为常规的替代方法实现尿道重建，因而这种方法重建的尿道狭窄的长度通常较为有限。

2. 管状结构　这种结构的细胞 - 支架复合物通常利用共培养方法构建，可用于整个尿道的重建。

组织工程尿道支架或细胞 - 支架复合物的分类如下（图 92-2）。

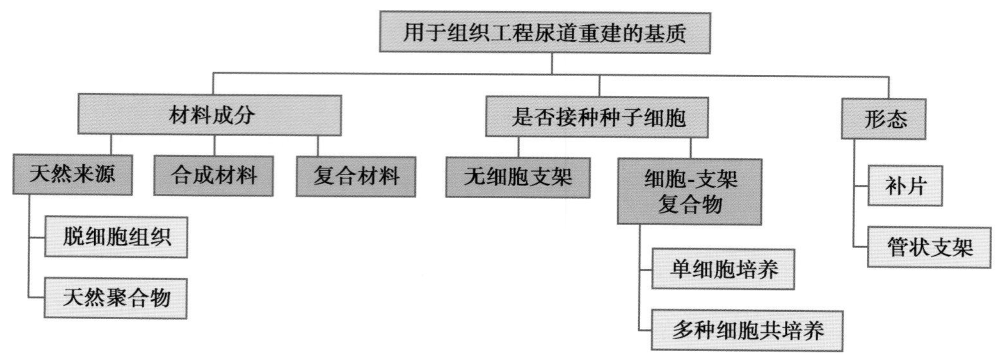


图 92-2　组织工程尿道支架或细胞 - 支架复合物的分类

## 二、不含细胞的组织工程支架实现尿道重建的研究

组织工程支架的作用是引导尿路上皮和结缔组织再生。在一部分健康的尿道壁保留时，可以将不含种子细胞的组织工程尿道替代物作为支架移植至缺损部位，从边缘到完整的尿道腔逐渐完成组织再生。组织工程尿道重建的基础研究通常采用雄兔作为动物模型，大多数研究都采用纵向尿道缺损模型，长度从 10~20mm 不等；也有一些研究采用管状缺损模型，长度 5~30mm 不等。无细胞基质在动物模型中的应用效果显著，植入术后 4~12 周，移植物内表面上完整形成尿路上皮层，不论 SMCs 还是再生的平滑肌层均在植入术后 2~12 个月出现。然而，虽然多项研究未发现关于移植物排斥反应的报道，但无细胞支架的应用也受到尿道缺损的大小限制。

### （一）SIS 支架

SIS 是经典的尿道移植物之一，可通过胶原和平滑肌组织促进正常兔上皮的再生。多个组织工程团队采用不同的无细胞基质为对照，评估了 SIS 的尿道重建效果，并得到以下结论：①SIS 补片可用于尿道修补：Kropp 等采用 SIS 补片作为尿道成形术基质，以兔全层包皮作为对照组，进行尿道修补。研究发现两种基质促进尿道 UCs 再生的效果类似，但所有接受包皮移植术的动物均形成尿道憩室。Villoldo 等改进了动物模型，在尿道成形术前 1 个月构建尿道狭窄模型，并在切除 15mm 尿道壁后采用 SIS 进行尿道成形术，术后 15 天发现移植物上皮化，6 个月观察到平滑肌束。②无细胞 SIS 尿道修补：效果优于单层无细胞 SIS。Nuininga 等采用单层 SIS 和 4 层 SIS 为替代物，以牛腱来源的胶原基质作为对照组，发现单层 SIS 和胶原基质的尿道上皮再生时间短于 4 层 SIS 组，但 4 层 SIS 比单层 SIS 和胶原基质更适合尿道修补。Kawano 继而观察到 4 层 SIS 与单层 SIS 再狭窄的发生率几乎相同，但 4 层 SIS 组的Ⅲ/Ⅰ型胶原表现出较高的水平，使得纤维化程度较低，进一步印证 4 层 SIS 更比单层 SIS 和颊黏膜更利于尿道修补。③SIS 管状移植物：可实现上皮再生，但有再狭窄的风险。Huang 等对比了管状 SIS 移植物和腹部补片进行家兔尿道重建术的可行性，发现术后 6 周，移植物均被上皮细胞完全覆盖；但 El-Assmy 等采用管状 SIS 移植物进行尿道修补，发现管状 SIS 中，丰富的胶原结缔组织替代了平滑肌肌束，导致尿道瘘或尿道狭窄。④无细胞 SIS 的免疫原性大于丝素蛋白基质。Chung 等将无细胞丝素蛋白基质进行尿道成形术的结果与 SIS 进行比较，发现术后 3 个月两种基质尿道重建的成功率相同，未见狭窄或并发症；但 SIS 会在 3 个月内发生慢性炎症反应，而丝素蛋白基质则显示出较小的免疫原性。总之，SIS 支架虽可实现尿道重建，但具有炎性反应及再狭窄的风险。

### （二）BAM 支架

BAM 是泌尿系统组织工程的主流支架材料，对于无细胞 BAM 在尿道修补方面的研究结论如下：

1. 可用于修补短距离的尿道　Wang 等采用人尸体来源冻干脱细胞的 BAM 修补 14 只新西兰兔 1.0cm×0.5cm 的腹侧尿道缺损，术后均未观察到明显的尿道狭窄，且组织学检查显示细胞和血管逐渐浸润，2 周后获得完全上皮化，胶原纤维在吻合口取向随时间趋于规则。Dorin 等将猪源 BAM 卷成管状，对不同长度的腹侧尿道缺损（0.5cm、1cm、2cm 和 3cm）雄兔进行尿道成形术，确定了采用管状无细胞基质实现正常组织再生的最长距离。术后 4 周，仅 0.5cm 组尿道腔内有正常的上皮细胞层，并围绕有平滑肌。在所有缺损较长的分组中，术后 4 周均发现狭窄。

2. 术后失败及发生的并发症 Chen 等将猪膀胱黏膜下层脱细胞处理制备 BAM 补片，尿道成形术后 2 个月完成移植物的上皮化，术后 6 个月检测到组织化的肌束迁移，无并发症，并可维持尿道的宽口径而没有任何尿道狭窄迹象。但后续多个对于 BAM 支架的研究发现尿道再狭窄和并发症的发生。Fu 等采用 1.5cm×1cm 的管状 BAM 修复兔腹侧尿道缺损，组织学显示移植后 1 个月黏膜下层单层上皮细胞有杂乱的肌纤维束，2 个月和 6 个月时过渡细胞层被杂乱的肌纤维束包围。Li 等发现 BAM 补片在尿道修补中会普遍引起狭窄，还出现过瘘管和感染致死。Gu 等采用未接种细胞的 BAM 管状基质对 9 只 15mm 腹侧尿道缺损的家兔进行尿道成形术，实验动物均出现尿道狭窄。Orabi 等进行了长段尿道替代的大动物模型实验，采用管状 BAM 对雄犬行 6cm 尿道段切除建立的缺损模型进行尿道成形术，术后观察 12 个月，单纯 BAM 组狭窄和瘘的发生率为 100%，上皮细胞层形成但很少形成肌肉纤维。De Filippo 等采用单纯 BAM 管状移植物作为对照，对雄兔阴茎前尿道切除的 30mm 缺损进行替代，术后持续观察 6 个月陆续出现尿道坍塌并形成狭窄。

3. 经化学处理或与其他基质结合的 BAM 可提升尿道成形术效果 Huang 等采用 5% 过氧乙酸处理的 BAM 修复 1.5cm×0.8cm 兔腹侧尿道缺损，尿路上皮再生速度、平滑肌与胶原的比率和平滑肌含量均优于未经处理的 BAM，说明经过氧乙酸优化的 BAM 更能促进尿路细胞再生和新生血管形成。Chun 等切除 5mm×20mm 家兔尿道组织构建尿道狭窄模型，再将狭窄尿道近端的正常尿道手术切除的健康尿道肌肉和 3mm×3mm 内皮组织切碎，放置在 5mm×25mm BAM 移植物上，并用 20μl 纤维蛋白胶固定，用于尿道成形术。术后 12 周，与单纯 BAM 行尿道成形术的效果相比，自体尿道组织细胞结合 BAM 促进了 UCs 和 SMCs 的再生，新生组织具有正常的尿道腔面积、致密的肌肉层、完全的上皮化以及再生尿道中血管的渐进浸润；而单纯 BAM 组仅显示角化上皮，大量胶原纤维结缔组织，没有圆形平滑肌束形成。

### （三）UAM 支架

无细胞 UAM 作为尿道成形术支架的效果有争议。Sievert 等人报道，采用异种和同种 UAM 进行尿道修补，尿道功能无显著差异。采用无细胞管状 UAM 进行尿道成形术，未出现尿道瘘。然而，Shokeir 报道了不同的结果：所有使用管状 UAM 的动物均出现尿道瘘或狭窄，并且恶化，甚至导致尿潴留。这些均为 21 世纪初的研究报道，随后未见相关研究进展。

### （四）丝素蛋白基质

Liu 和 Chung 先后报道，无细胞丝素蛋白支架用于兔尿道成形术，植入后可完全降解，最终由 SMCs 和 UCs 取代，不会引起尿道狭窄；但 Xie 等采用犬尿道黏膜缺损模型研究发现，无细胞丝素蛋白基质移植后会出现不同程度的尿道狭窄。Zhang 等将丝素蛋白支架修复尿道缺损，观察至术后 6 周，丝素蛋白支架组尿道狭窄和瘘的发生率为 23.07%，明显优于不采用移植物的对照组的 76.92%；且丝素蛋白支架角蛋白阳性细胞呈类似于正常尿道上皮的分层柱状结构，而对照组缺乏分层柱状上皮结构。可见丝素蛋白基质用于修补尿道缺损存在一定的再狭窄及并发症风险。

### （五）其他脱细胞基质

1. ACSM Yang 等采用无细胞 ACSM 补片修补雄兔 10~15mm 的腹侧尿道缺损。术后 3 周，移植物发生完整的上皮化，术后 6 周可见平滑肌细胞形态良好，无狭窄或并发症发生。Huang 等采用无细胞 ACSM 对家兔行尿道成形术，术后第 2 周开始观察到血管，第 4 周观察到平滑肌再生，但第 24 周平滑肌依然很有限。Feng 等采用猪 ACSM 修复尿道缺损，术后观察 6 个月，出现狭窄的问题，并伴有纤维化和炎症。

2. 包皮脱细胞基质 Kajbafzadeh 等探索了包皮脱细胞基质对尿道重建的效果。包皮取材于接受包皮环切术的男童，脱细胞处理后形成基质，用于兔腹侧尿道成形术，并使用纤维蛋白黏合剂对比修复效果，术后 9 个月证实了修复的有效性，且纤维蛋白黏合剂的使用促进了血管化和平滑肌层的构建。

然而，这些脱细胞基质的研究未形成气候，修复效果和临床转化的可行性仍有待商榷。

### （六）合成材料

Kanatani 等将 PLCL 纤维编织成血管支架状或网状结构，分别对Ⅰ型胶原海绵管状移植物进行加固，构建管状移植物，修补 15mm 腹侧尿道缺损。血管支架状 PLCL- 胶原海绵管移植后 1 个月遂发生上皮化，但出现狭窄、瘘管或结石形成等多种并发症；而网状 PLCL- 胶原海绵管无并发症发生，仅出现尿道组织轻微纤维化。移植物可实现完全上皮化，并在 6 个月时由再生的平滑肌层支撑。这些发现表明，构建适合尿道组织再生的支架不仅取决于生物材料成分，还取决于制造技术。

## 三、单一类型种子细胞 - 支架复合物的研究

用于尿道重建的种子细胞主要有自体 UCs、SMCs、表皮细胞、间皮细胞、BMSCs、上皮分化的 ADSCs、角质形成细胞和成纤维细胞。将种子细胞接种于组织工程支架材料构建细胞 - 支架复合物应用于尿道成形术的动物实验研究，普遍采用家兔构建 1~3cm 的腹侧尿道缺损模型，但也有个案构建犬背侧尿道缺损模型。依据缺损模型的形态，组织工程复合物分为补片和管状两种形态，分别对尿道缺损进行修补或断端吻合。研究大多采用不接种细胞的基质作为对照组，均显示接种细胞的基质狭窄和并发症的发生率降低，修复效果提高，术后平均 4 周在手术部位发现 UCs 和 SMCs。

### （一）种子细胞 -BAM 复合物

De Filippo 等率先采用管状 BAM 作为组织工程支架，将开放活检获得的自体膀胱 UCs 接种于支架材料上，对家兔 10mm 长的腹侧尿道缺损进行尿道成形术。术后 6 个月未出现狭窄，而对照组支架未接种 UCs，在手术部位出现狭窄。

Li 等进行了类似的研究，但采用的不是膀胱 UCs 而是口腔角质形成细胞（oral kerinocytes，OKCs）构建 BAM 支架复合物，修复兔 20mm 长的腹侧尿道缺损，未见狭窄或并发症发生；而对照组移植物未接种 OKCs，则 2 例死于感染，2 例出现瘘管，其余 8 例出现狭窄。

Fu 等先后采用自体包皮上皮细胞和包皮角质形成细胞接种异体兔来源的管状 BAM，对雄兔 15mm 腹侧尿道缺损进行修复，证实均优于单纯 BAM 支架的修复效果：接种表皮细胞的 BAM 移植物术后观察 6 个月，黏膜下层有几层表皮细胞和丰富的血管；接种角质形成细胞的 BAM 移植物术后观察 12 个月所有受试动物尿道口径无任何狭窄迹象，移植物和宿主组织之间没有边缘。

Gu 等通过大网膜活检分离间皮细胞，并接种于 BAM 上形成管状复合物，对 9 只家兔的 15mm 腹侧尿道长缺损模型行替代术，术后 6 个月，未观察到狭窄的形成，尿道组织学观察不能区分新生尿道和宿主尿道；而对照组采用未接种细胞的 BAM 基质，9 只家兔均出现狭窄。

Li 等将向上皮分化前或分化后的兔 ADSCs 接种于 BAM。36 只家兔被分为 3 组（12 只 / 组），修复 20mm 腹侧尿道缺损模型。发现仅向上皮分化后的 ADSCs-BAM 复合物可实现完整的上皮化，单纯采用 BAM 和分化前的 ADSCs-BAM 复合物几乎使所有的受术动物发生狭窄。

Li 等采用 OKCs 接种于 BAM，用于家兔 2.0cm×0.8cm 腹侧尿道黏膜缺损的修复。术后观察 6 个月，单纯 BAM 移植后出现狭窄、纤维化及炎症；而接种种子细胞的移植物术后未出现狭窄，OKCs-BAM 组分层上皮层再生，而在研究期间未观察到在上皮下层形成毛细血管。

### （二）种子细胞 -ECM 复合物

1. 脱细胞主动脉基质　Parnigotto 将成管状脱细胞主动脉基质接种 UCs 后修复尿道缺损，重建术后连续观察至 12 个月，新尿路上皮变薄、炎症反应的迹象消失，胶原纤维和平滑肌束的方向与正常尿道相似且植入物显示出丰富的血管化；但 21% 的受试动物出现尿道瘘并死亡。

2. ACSM　Huang 等将 BMSCs 接种于 ACSM，对家兔行尿道成形术，术后 2 周观察到 UCs 和小血管，第 24 周观察到光滑的尿道腔面，较无细胞 ACSM 修复尿道缺损有更好的上皮形成和平滑肌层形成效果。Feng 等将自体 OKCs 接种于猪 ACSM 表面，修复尿道缺损，术后 6 个月出现狭窄问题，且只出现简单的上皮层再生，而无证据表明 SMCs 长入移植物。

3. UAM　Han 等将体外培养的兔膀胱 SMCs 与 UAM 体外复合培养，用于修复 2cm 尿道缺损。术后观察 12 周，发现移植物能够诱导 UCs 和 SMCs 再生，修复区再生出结构完整的新尿道组织，与正常兔尿道组织近似。

4. dHAS　Wang 等将尿道 UCs 接种于 dHAS 用于雄兔 5mm×10mm 尿道缺损的重建，6 只仅采用 dHAS 移植的对照组动物出现 1 例感染及 1 例瘘管，而 dHAS+UCs 组无并发症及狭窄发生，仅发生轻度的免疫应答，术后 3 个月可明显观察到光滑的平滑肌层和丰富的血管。

### （三）种子细胞 - 丝素蛋白基质复合物

Zhang 等将 ADSCs 接种于丝素蛋白支架修复兔尿道缺损，观察至术后 6 周，尿道狭窄和瘘的发生率为 15.38%，低于单纯基质组的 23.07%，巨噬细胞浸润较单纯基质组轻微，组织学检查显示血管形成和尿道上皮、平滑肌再生效果均优于单纯基质组。

Xie 等采用丝素静电纺支架，并接种经分离和增殖的膀胱 UCs 细胞，该研究建立了雌犬背侧尿道缺损 30mm 模型，但缺损仅为黏膜水平，未涉及平滑肌

层。植入术后6个月，组织学观察无法区别新尿道和天然尿道，成功实现上皮再生。

### （四）种子细胞-合成材料支架复合物

Micol等将自体膀胱SMCs接种于hdCGT作为移植物修补雄兔1cm尿道缺损，16只受术动物中7只出现尿道部分狭窄，其中3只出现尿道瘘，另有2只完全狭窄也均与瘘管相关，仅5只无术后并发症及狭窄，移植后3个月，形成类似正常尿道的组织。

## 四、多类型种子细胞-支架复合物的研究

多类型种子细胞接种于组织工程支架构建复合物，其结构与天然尿道的结构更为相似。下述7项研究中，除一项采用自组装方法构建自体移植物外，均采用两种种子细胞分别接种于基质材料的内外表面：内表面接种OKCs或膀胱UCs；而外表面的基质接种SMCs或成纤维细胞。每项研究均采用未接种细胞的单纯基质作为对照组。由于构建的复合物有望提升尿道缺损修复的效果，动物模型也更倾向于采用大动物或较长的缺损，雄兔尿道缺损为1.5~3cm，犬为2~6cm。

### （一）BAM

Orabi等进行了临床前长段尿道替代的大动物模型实验，在管状BAM外表面接种SMCs，而在内表面接种自体UCs构建组织工程复合物，建立雄犬6cm尿道段切除模型并进行尿道成形术。术后观察12个月，单纯BAM组狭窄和瘘的发生率为100%，上皮细胞层形成但很少形成肌肉纤维；而双种子细胞移植物术后均未发生狭窄，保持了尿道宽口径，肉眼可见健康的尿道黏膜，未见纤维化和憩室形成。组织学检查显示细胞存活并对尿道壁的形成起明显作用。

Li等提出，TGF-$\beta_1$在纤维化形成中起非常重要的作用，因而采用OKCs和TGF-$\beta_1$-siRNA转染的成纤维细胞接种于BAM，降低TGF-$\beta_1$的活性，避免纤维化的形成。构建的复合物用于家兔2.0cm×0.8cm尿道黏膜缺损的修复。术后观察6个月，单纯BAM移植后出现狭窄、纤维化及炎症；而接种种子细胞的移植物术后未出现狭窄，OKCs-BAM组上皮分层再生，而在研究期间未观察到在上皮下层形成毛细血管，双种子细胞术后6个月可观察到明显的上皮分层和上皮下层毛细血管。

De Filippo等将膀胱UCs和SMCs分别接种于BAM管状基质腔体表面和外表面，以单纯BAM管状移植物作为对照，对雄兔阴茎前尿道切除的30mm缺损进行替代。术后持续观察6个月，单纯BAM组动物陆续出现尿道坍塌并形成狭窄；而双种子细胞-支架复合物植入后维持了较宽的尿道口径，未出现狭窄，在移植物中观察到由肌肉包围的过渡细胞层以及上皮和平滑肌表型，新生组织存在生理收缩性和神经递质。

### （二）ACSM

Feng等采用静态-动态接种法，将自体OKCs和SMCs分别接种于猪ACSM的两个表面，构建双种子细胞移植物，修复15mm尿道缺损。术后观察6个月，单纯ACSMs和仅接种OKCs的ACSMs术后出现狭窄的问题：单纯ACSMs显示纤维化和炎症，仅接种OKCs的移植物只出现简单的上皮层再生，而未观察到SMCs长入移植物；而双种子细胞移植物未出现上述并发症，且可见分层的上皮层和有组织的肌纤维束。

### （三）胶原蛋白基质

Mikami等通过打孔活检获得口腔组织，分成黏膜和肌肉切片。将黏膜切片中的UCs培养成UCs片，同时将肌源性细胞接种到胶原网基质上形成肌细胞片；两周后，将两种UCs片接合并卷成管状，形成双层细胞-支架复合物，用于修复10只犬的20mm尿道缺损。术后观察12周，不采用复合物的对照组严重纤维化，没有上皮层形成，而实验组尿道造影证实尿道通畅、无狭窄，黏膜下层分化良好，新生上皮层覆盖其上。

Xie等将自体OKCs和成纤维细胞接种于丝素蛋白静电纺基质上，对母犬5cm×1.5cm腹侧尿道黏膜缺损进行修复。术后观察6个月，未接种种子细胞的对照组出现排尿困难及尿道狭窄，仅1~2层UCs发育；而双种子细胞复合物无狭窄的迹象，组织学染色显示上皮细胞逐渐发育，术后6个月呈现分层上皮层。

## 五、自组装技术应用于尿道组织工程

与自组装技术应用于膀胱组织工程的技术思路类似，采用生物反应器或自体腹腔作为生物反应器，构建用于尿道再生的内源性组织，具有生物相容性好，免疫应答低，炎症和纤维化反应风险小的优点，有望提高组织工程技术构建新生尿道组织的成功率。

Gu等尝试采用动物腹腔作为生物反应器构建组织工程复合物，将8Fr硅橡胶管植入9只雄性兔子的腹腔2周，发现覆盖其上的管状组织中，嵌入胶

原纤维的成肌纤维细胞被间皮细胞的外层细胞覆盖。取出并翻转管状组织，以断端吻合的方式用于1.5cm完全切除尿道段的尿道成形术。术后1、2和6个月，尿道造影显示无狭窄或憩室形成；新尿道的组织学分析显示，术后1个月尿道结构正常，由多层尿路上皮组成，周围有平滑肌束；术后6个月，新尿道几乎无法与宿主尿道区分开来，表明在手术动物腹腔内生长的自体组织可以成功地用于雄兔的管状尿道重建。

Magnan等提取动物自体皮肤成纤维细胞，在体外用抗坏血酸钠培养扩增形成细胞片层，卷成管状，结构稳定后在其内表面接种UCs，置于生物反应器中，持续一周以流体刺激接种的UCs分化，构建细胞-支架复合物（图92-3）。采用组织学、免疫组织化学、免疫印迹技术，以及细胞生存力、缝合阻力和破裂压力等指标，对组织工程复合物进行表征，结果表明自组装组织工程复合物细胞片层已合并，尿路上皮覆盖在管腔表面，破裂压力为猪尿道的3倍，无缝合困难。可见生物反应器构建的组织工程复合物可确保机械特性和组织完整性，有望应用于组织工程尿道或输尿管移植，为尿路重建开启新的可行性。

Cattan等研究了生物反应器机械刺激对人体组织工程管状泌尿生殖移植物功能和形态特性的影响。采用与Magnan等类似的工艺方法，对人源真皮成纤维细胞和UCs在动态流体刺激下构建复合物，发现动态刺激可建立分层的尿路上皮和基膜，诱导体外终末尿路上皮分化，表现出与天然泌尿导管相当的形态和功能特性。

Imbeault等在上述方法基础上，从皮肤活检组织中分离人成纤维细胞，并在体外培养4周后形成成纤维细胞片，将脐静脉内皮细胞接种在成纤维细胞片上，并包裹在管状支架上形成内皮化管状组织，对照组不接种内皮细胞。3周后将UCs接种到上述管状组织的内表面，固定于生物反应器中，管材内部灌注UCs培养基、外部采用内皮细胞和成纤维细胞特异性培养基培养1周。组织学上，两种管材都显示了由成纤维细胞产生的ECM，以及假复层尿路上皮。将管状移植物植入裸鼠皮下2周，两种管材均有良好的血管分布，在整个管壁上都有毛细血管样结构，但仅接种内皮细胞的管状移植物内壁上存在小鼠内皮细胞，且有更好的血管生成。这一研究表明，经生物反应器构建的内皮化的移植物比非内皮化的移植物更早发生血管内皮化，可减少体内早期移植组织坏死的风险。

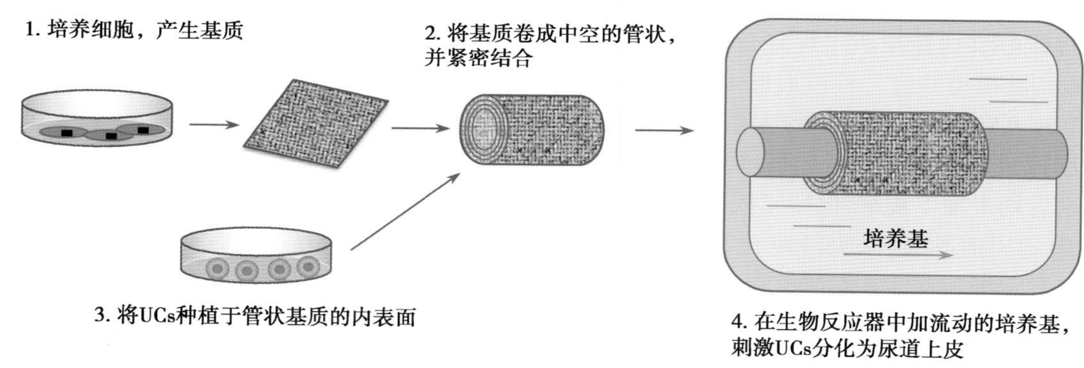
1. 培养细胞，产生基质
2. 将基质卷成中空的管状，并紧密结合
培养基
3. 将UCs种植于管状基质的内表面
4. 在生物反应器中加流动的培养基，刺激UCs分化为尿道上皮

图92-3 采用自组装技术构建接种细胞的管状尿道支架

## 第四节 组织工程尿道的临床研究

目前，手术仍是针对尿道损伤引起的狭窄、感染或尿道下裂的首选疗法。对于较短的狭窄，断端吻合切除术切除病变组织是可行的，但较长的节段性缺损，需要使用额外的组织进行修复。使用颊黏膜移植的开放式尿道成形术是治疗尿道狭窄的既定方法，但由于口腔部位取材的长度有限，不利于大量组织移植，因而用颊黏膜重建的狭窄长度受到限制；此外，从患者自体生殖器、皮肤皮瓣或颊黏膜取材通常会引起并发症；而不可降解的移植物往往引发糜烂、瘘和狭窄等。因此，理想的尿道重建材料依然是组织工程领域的攻坚重点。

### 一、无细胞支架构建尿道替代物的研究

#### （一）BAM支架

Atala是将组织工程技术应用于泌尿外科临床的领军人物，早在1999年即探讨了BAM胶原惰性

基质作为游离移植替代物应用于尿道下裂患者尿道修复的可行性。其团队采用人源 BAM 补片，对 4 例以往接受过修复治疗的 4~20 岁男性尿道下裂患者进行再修复，修复长度为 5~15cm。修复后，4 例均功能正常，无明显狭窄；术后活检进行病理诊断，并经 22 个月的随访，手术部位生成典型的尿道复层上皮；成功率为 75%，仅有 1 例患者出现尿道瘘。

2003 年，El-Kassaby 等大幅扩大了上述临床试验的规模，采用人源 BAM 对 28 例尿道狭窄患者进行腹侧重建，修复长度为 1.5~16cm。术后随访 37 个月，其中 24 例成功，成功率达 86%；其余 4 例患者在后尿道吻合口有轻微的口径减小，其中 1 例术后 1 年出现冠状瘘，这 4 例患者又接受了二次手术。

5 年后，该团队又报道了 15 例 BAM 补片对早期尿道狭窄的患者进行修补的临床试验结果，并与颊黏膜修补效果进行了比较：平均随访 25 个月，以往接受尿道手术次数不多于 2 次的患者，BAM 修补的手术成功率为 89%；而多于 2 次的患者，BAM 修补的成功率仅为 33%。无论何种手术史，采用颊黏膜修补的成功率均为 100%。这些结果表明，在生殖器皮肤或颊黏膜来源不足的情况下，采用 BAM 补片修复是一种可行的方法，但更适用于拥有健康尿道床的患者。

### （二）猪 SIS 支架

2003 年，Mantovani 等采用 SIS 补片对 1 例阴茎和尿道球部长距离狭窄的 72 岁患者进行背侧尿道修补。术后随访 16 个月，显示良好的尿流动力学结果和主观疗效：最大尿流率为 14ml/s，术中及术后无并发症，SIS 移植促进了修补区周围组织的生成。

该团队继而在 6 年内陆续对 36 例男性患者和 4 例女性患者进行了 SIS 补片的背侧尿道移植，另有 16 例为腹侧移植。经 10 年的随访，通过尿流动力学、尿流测定法、国际前列腺症状评分和对患者生活质量感知进行评估，两种手术方法都有令人满意的尿动力学和主观结果，在尿道镜和组织检查证实了移植物与天然组织的一致性，仅少数阴茎尿道再狭窄的患者需要定期扩张。

Le Roux 等将管状 SIS 支架应用于内窥镜尿道重建术，治疗 9 例尿道球部狭窄患者，修复的长度为 1~4cm。仅 2 例患者在术后 1 年和 2 年随访时均保持尿道腔通畅，无需任何干预；6 例患者在 3 个月内出现尿道再狭窄，1 例患者失访。研究结论为不推荐使用未接种细胞的 SIS 移植物进行内镜术。

Hauser 等采用 4 层 SIS 补片对 5 例尿道狭窄患者行背侧尿道成形术，术后观察到外渗、严重的尿道炎及尿路感染等并发症，12 个月随访时成功率仅为 20%，4 例患者均复发狭窄，其中 1 例膀胱结石。

Donkov 等采用 4 层 SIS 移植物对 9 例尿道球部狭窄的患者从背侧进行了尿道扩张术，修复长度为 4~6cm。手术强调从补片边缘向尿道黏膜内缝合 2~3mm，并将尿道海绵体组织与边缘缝合，这样有助于实现更好的再生效果，使尿道上皮在补片表面铺展，尿道海绵体组织的长入和再生呈圆周状，并覆盖新生尿道黏膜。术后随访 18 个月，9 例患者中仅 1 例在 6 个月时因尿道感染再次狭窄，其他 8 例患者的尿流率均值在 20ml/s 以上；6 例患者主诉排尿后流涎，7 例患者主诉术后 35~69 天无晨勃。可见使用 SIS 较为安全有效，但仍需长期跟踪观察印证短期的成果。

Fiala 等人对 50 例年龄 45~73 岁的前尿道狭窄患者采用 4 层 SIS 胶原基质进行尿道成形术，其中狭窄部位位于尿道球部 10 例、阴茎球部 31 例，阴茎远端尿道 9 例。平均随访 31.2 个月，40 例患者预后良好，成功率 80%；术后 6 个月共 10 例发生再狭窄，其中球部狭窄 1 例、阴茎球狭窄 5 例、阴茎狭窄 4 例，需进一步治疗，无瘘管、伤口感染、尿路感染或排斥等其他并发症。研究证实使用惰性猪 SIS 基质对尿道球部和阴茎球狭窄的患者有较好的疗效，与皮瓣和黏膜移植相当。

Palminteri 等采用 SIS 补片对 20 例尿道狭窄患者行尿道成形术，其中背侧移植术 14 例、腹侧 1 例、背侧加腹侧 5 例，修补长度均值为 3cm，21 个月随访数据表明成功率为 85%，无并发症发生；3 例手术失败为 1 例阴茎尿道再狭窄和 2 例阴茎尿道球部狭窄，平均长度为 5.7cm。该团队 5 年后报道了对尿道球部狭窄患者使用相关方法行尿道成形术，其中腹侧（覆盖式）移植术 6 例、背侧（填充式）移植术 8 例、背侧（覆盖式）3 例、背侧（填充式）加腹侧（覆盖式）8 例。随访时间 71 个月，成功率 76%：狭窄 <4cm 时，失败率 14%；狭窄 >4cm 时失败率为 100%。

Farahat 采用 SIS 补片对 10 例复发性炎性尿道球部狭窄患者进行尿道重建。患者尿道狭窄长度为 0.5~2cm，无致密的海绵状纤维化。采用窥镜下尿道内切开术，将带有 SIS 贴片的 12Fr 硅导管通过预先准备好的超硬导丝引入尿道，通过 15Fr 尿道镜监测进展，导管在体内留置 2 周。术后随访 3 个月，2 例显示轻微的复发性狭窄，每月定期接受尿道扩张术后反映良好；对其余尿道功能正常的 8 个病例继续随访12~18个月，结果显示所有病例均无复发狭窄的迹象，不需要进一步临床干预。研究认为使用SIS补片的内镜尿道成形术可以被认为是一种微创的解决方案，可用于伴有轻度海绵状纤维化的复发性短尿道狭窄的治疗。

### （三）DAM支架

Lin等采用自体DAM移植物，对16例年龄为18~46岁的尿道狭窄患者进行尿道成形术，其中盆骨骨折13例、前尿道狭窄2例、尿道下裂1例。手术将DAM缝合到支撑再造尿道的18~22Fr硅树脂导尿管上，4~6周形成管状后导尿管拔除。16例患者拔除导尿管后排尿良好，尿道造影显示重建尿道得以保持口径，尿道镜检查显示移植尿道被上皮组织覆盖，并生长到原生组织中。患者随访12~72个月（平均45.6个月），未见排斥反应，除4例需要定期尿道扩张外，其余患者排尿正常，成功率88%，证实自体DAM可作为复杂尿道狭窄或缺损的理想替代材料。

### （四）小结

从上述13项临床试验研究的结果可见，尿道成形术采用的不含种子细胞的脱细胞基质支架材料中，猪SIS因厚度适中、强度良好、免疫原性小，成为最经常采用的组织工程支架材料；而BAM及DAM也有移植成功的病例，但因取材于自体或同种异体，取材来源受到限制。无论上述何种支架材料，尿道狭窄的长度越短、移植部位既往手术次数越少、狭窄部位生理结构越简单，越有利于组织重建的成功。这些临床研究中，有5项进行了活组织切片及病理分析，结果表明：手术部位呈现正常尿道组织特征，成功率均在75%以上；而治疗失败的病例通常为长段尿道狭窄（>4cm）、以往接受过尿道成形术（尿道床不健康、血管分布不理想），以及阴茎或阴茎-球部狭窄的患者。

上述因素已然成为泌尿外科医师的共识，而尿道成形术的成功率还很可能与组织工程支架的形态（补片/管材）及手术方式（开放/腔镜）密切相关，但因临床试验很难设置单因素进行试验分组，这些因素孰优孰劣目前尚无明确结论。

有两项研究采用了SIS管状移植物，均未见移植物排斥反应的报道。其中，le Roux等完成的腔镜下尿道成形术仅22%成功率，平均狭窄长度为2.2cm；而Lin等同年报道的开放尿道成形术为88%成功率，但并未讨论尿道狭窄的长度对手术效果的影响。相对管状移植物而言，Farahat等采用SIS补片也完成了腔镜下尿道成形术，获得80%的成功率，但平均狭窄长度为1.47cm，普遍短于le Roux报道的病例，因此不足以推论补片和管状移植物的疗效差异。

此外，Donkov等和Hauser等均采用SIS补片以背侧覆盖式完成尿道成形术，但成功率分别为89%和20%：Donkov等将补片固定于白膜，而黏膜与移植物边缘缝合，患者尿道狭窄长度为4~6cm；而Hauser等仅将SIS只与切开的尿道吻合，并不固定到白膜，患者尿道狭窄长度为3.5~10cm。因此，两个试验尿道狭窄长度显著不同，也不好判断成功率是否受修补术的具体操作方法的影响。由此可见，组织工程支架应用于尿道成形术的多个影响因素，尚需更多的临床实践及数据进行进一步讨论。

## 二、细胞-支架复合物构建尿道替代物的研究

### （一）采用上皮细胞为种子细胞

Fossum等在21世纪初采用膀胱灌洗方法获得患者自体UCs，接种于DAM构建组织工程复合物，对6例患阴囊或会阴尿道下裂及舞蹈症、年龄14~44个月的男性患儿进行尿道修复。2007年，该团队报道了术后随访3~5.5年的临床试验结果：6例患儿均可通过新尿道排尿，无拉伤及排尿后尿液残余；其中5例患儿可采用站姿排尿，另1例患儿在近端吻合处出现梗阻，接受了尿道内切开术治疗，经保守治疗后随访5年效果良好；2例患儿出现了瘘管，经手术矫正后无碍。尿道成形术后随访6~8年后再次发表临床试验结果：经外观、排尿功能、尿流、人工勃起、尿道镜检查和活检的术后综合评估，所有患者手术部位外观良好、勃起正常；除1例患儿习惯坐姿排尿、后接受光学尿道切开术改善排尿外，其余患儿排尿正常。鉴于严重尿道下裂的患者有很高的并发症发生率，该研究的结果明显高于预期，但仍需要更多的临床数据支持。

Engel等将颊黏膜上皮细胞扩增后接种于自体胶原基质，对10例尿道狭窄患者行开放式尿道成形术。受术患者年龄为31~75岁，狭窄长度为10~30mm，有接受1至7次尿道切开术的病史，其中2例患者还接受过尿道扩张治疗及经尿道前列腺切除术。取1cm$^2$颊黏膜分离培养上皮细胞制备复合物，3周后作为对尿道球部（n=9）的覆盖式补片或远端尿道（n=1）的填充式补片进行尿道成形术。术后3周移除导尿管，所有患者排尿正常，尿道造影表

明吻合口口径较宽，水密性好，最大尿流率从术前0~15ml/s提升至16~32ml/s，且无残余尿液，仅1例多次手术的患者出现了非常短的再狭窄。此研究用组织工程化移植物替代了颊黏膜移植，大幅降低了颊黏膜取材部位的并发症风险，但组织工程移植对比采用颊黏膜移植的优势需要更长的随访时间来验证。

**（二）采用两种种子细胞**

Bhargava等于2008年报道了将OKCs和成纤维细胞接种于脱表皮的真皮基质构建组织工程复合物，治疗5例因硬化性苔藓导致尿道狭窄、平均年龄53岁的患者。对每例患者取颊黏膜活检组织分离和培养OKCs和成纤维细胞，接种于同种异体来源的脱表皮真皮基质上，并在气液界面培养7~10天以获得移植物。这些移植物用于一期(2例)或二期(3例)尿道成形术，修复长度为4.5cm至尿道全长。术后平均随访33.6周，其中1例患者因组织纤维化需完全切除移植尿道，另1例患者因过度增生而需部分切除移植尿道，另3例患者因再狭窄需要使用仪器干预。Osman等对该临床试验研究后续平均随访时间至111.8个月的结果进行了报道，上述患者中，4例可自发排尿，但其中3例因再狭窄接受了手术。下尿路症状(lower urinary function symptoms，LUTS)评分均值为5.75，4例患者中2例认为不影响生活质量、1例认为影响较小，另1例认为有所影响。

除上述天然基质作为组织工程支架材料完成的临床试验外，接种种子细胞的人工合成材料作为组织工程复合物也有临床研究报道。Raya-Rivera等采用自体组织活检分离培养SMCs和膀胱UCs，在管状PLGA支架内表面接种UCs，外表面接种SMCs，构建组织工程复合物，对5例10~14岁(平均年龄11岁)患尿道膜部创伤闭锁的未成年患者进行尿道修复。术后平均随访71个月(36~76个月)，最大尿流率达16~28ml/s，影像学和内镜检查显示尿道口径较宽，无憩室及狭窄发生。尿道活检显示，植入后3个月，组织工程移植物已经形成了正常的外观结构，表明这一临床解决方案可使重建的组织工程尿道保持长达6年的生理功能，有望应用于需要复杂尿道重建的患者。

**（三）小结**

上述4项研究中，采用上皮细胞为种子细胞的尿道修复术成功率分别为83%和90%，而采用两种种子细胞的尿道修复术成功率分别为60%和100%。由临床前多项动物实验研究结果推断，接种种子细胞的组织工程移植物可以修复更长的尿道狭窄，且两种种子细胞较单一种子细胞而言能更好地模拟天然尿道组织结构。但上述临床试验的成功率显然未直观地体现出这样的差异。

由此可见，不含种子细胞的组织工程支架实现尿道修复的临床试验受多因素的影响，细胞-支架组织工程复合物应用于尿道成形术的影响因素则更为复杂。由于研究报道有限，修复的病损尿道发病部位、患者年龄及手术史均不同，因此无法设置单一影响因素差异的试验分组来进行判据。但不争的事实是：不论是幼儿、少年还是成人，均有成功率83%~100%的临床数据支持，说明采用组织工程细胞-支架复合物对于尿道膜部创伤后闭锁的未成年患者、尿道球部狭窄的成年患者、阴囊或会阴尿道下裂及舞蹈症的幼儿患者均有乐观的疗效，展示了组织工程细胞-支架复合物技术应用于治疗毁损型尿道下裂、膀胱外翻以及复杂的、长段的尿道狭窄等疑难病症的前景。而对硬化性苔藓的成人患者，尿道修复的成功率仅60%，采用两种种子细胞且其他技术手段也与高成功率的研究相似，说明组织工程尿道重建尚需探讨不同适应证提出的瓶颈问题，进行进一步的技术改进，以更全面地覆盖多种尿道病变。

此外，采用两种种子细胞构建组织工程复合物的临床研究，接受了修复更长尿道缺损的挑战。人工合成材料的管状移植物修复了4~6cm的尿道，并报道了最佳尿道修复效果，成功率为100%；而脱细胞基质补片移植物修复硬化性苔藓的长度为4.5cm以上至尿道全长，成功率为60%。因此，尚需更多的临床试验结果不断对移植物成分、形态及适应证进行综合评价。

总之，采用不同类型细胞的组织工程复合物可应用于尿道成形术的移植替代物。组织工程复合物可应用于下述症状的患者：长段狭窄(>2cm)；多发狭窄；几乎全段或全段狭窄；具有不健康的尿道床(严重海绵体纤维化，多处尿道切开及扩张后的复发狭窄，以往接受过尿道成形术)；以及手术部位软组织缺损(尿道下裂、尿道下裂修复失败)。使用组织工程复合物可以将供区发病率最小化；而采用无创技术获得自体细胞则可消除供区发病率，缩短手术时间，降低术中及术后并发症的风险。然而，这些临床效果需要进一步的研究证明。

## 三、问题与展望

诚然，尿道组织工程在再生医学领域具有乐观的应用前景。然而，将尿道组织工程应用于临床，虽然取得了一些喜人的进展，但仍有很多问题需要解决和完善。构建一个接种有不同类型的自体细胞的组织工程复合物是一个复杂的生物技术过程，需要洁净实验室和高度专业化的人员。如果缺少上述设施和专业人员，缺乏临床研究的科学性和完备性，则会限制组织工程应用于尿道修复。

由于天然尿道由内部上皮和阴茎海绵体构成，包含 UCs 和 SMCs，研究人员进一步构建了一类包含 1 种基质和 2 种类型细胞的组织工程复合物：基质内表面接种上皮细胞，而外表面则接种 SMCs。如内表面接种膀胱上皮细胞或颊黏膜细胞，相较于开放的膀胱活检，颊黏膜上皮细胞取材创伤小，似乎是一个更好的选择。而采用膀胱冲洗方法获得 UCs 构建组织工程复合物应用于临床，随访 87 个月，成功率高达 83%，且膀胱冲洗微创、简单，是一种有前途的技术。最近，有报道表明，干细胞也可以从尿液中获得，使组织工程复合物方法更具吸引力。

另一个重要问题是关于移植物的手术植入位置。对于近端尿道球部狭窄的患者，移植物的位置宜在腹侧。这是因为，在近端尿道球部，尿道管腔为背侧偏心，阴茎海绵体的周围组织的腹侧较厚，具有足够的血液供应血管移植。随着向远端移动，尿道管腔位置更为居中，尿道海绵体变薄，这就是为什么使用腹侧移植物的位置可能导致血管生成缺乏和再狭窄。因此，狭窄位于远端尿道球部的患者，移植物应选择背侧。综上，在组织工程复合物的临床研究评估中，移植物的位置应首选背侧。

尿路组织结构的相似性，决定了组织工程尿道虽然不用达到组织工程膀胱相当的机械强度和神经分布水平，但同样面临实现血管化、控制纤维化反应及构建组织工程微环境的关键技术问题。解决这些问题也是短段尿道缺损采用断端吻合即可修复、而长段尿道缺损采用组织工程尿道依然发生并发症这一瓶颈的突破口。此外，基质的构建方法、自体细胞的获得和扩增方法以及生产组织工程复合物的各种复杂性（补片移植物和管状移植物），其中的种种问题还需要更多的临床研究加以探讨。

（胡帼颖）

## 参考文献

[1] CATTAN V, BERNARD G, ROUSSEAU A, et al. Mechanical-stimuli induced urothelial differentiation in a human tissue-engineered tubular genitourinary graft [J]. Eur Urol, 2011, 60(6): 1291-1298.

[2] CHUN SY, KIM BS, KWON SY, et al. Urethroplasty using autologous urethral tissue-embedded acellular porcine bladder submucosa matrix grafts for the management of long-segment urethral stricture in a rabbit model [J]. J Korean Med Sci, 2015, 30(3): 301-307.

[3] CHUNG YG, TU D, FRANCK D, et al. Acellular bi-layer silk fibroin scaffolds support tissue regeneration in a rabbit model of onlay urethroplasty [J]. PloS One, 2014, 9(3): e91592.

[4] FENG C, XU YM, FU Q, et al. Reconstruction of three-dimensional neourethra using lingual keratinocytes and corporal smooth muscle cells seeded acellular corporal spongiosum [J]. Tissue Eng A, 2011, 17(23-24): 3011-3019.

[5] FOSSUM M, SKIKUNIENE J, ORREGO A, et al. Prepubertal follow-up after hypospadias repair with autologous in vitro cultured urothelial cells [J]. Acta Paediatr, 2012, 101(7): 755-760.

[6] GU GL, XIA SJ, ZHANG J, et al. Tubularized urethral replacement using tissue-engineered peritoneum-like tissue in a rabbit model [J]. Urol Int, 2012, 89(3): 358-364.

# 第九十三章

# 组织工程技术在压力性尿失禁中的应用研究

## 第一节　目前压力性尿失禁临床治疗的主要问题

压力性尿失禁(stress incontinence)由国际尿控协会(International Continence Society,ICS)和国际妇科泌尿协会(International Urogynecological Association,IUGA)定义为操劳、打喷嚏或咳嗽时尿液不自主排出。压力性尿失禁是一种孤立的症状,并不危及生命,但患者备受意外漏尿的折磨,生活质量严重降低。暂时性或慢性尿失禁患者中75%~80%为女性,其中约半数有严重的症状。尿失禁往往发生在中年以后,导致生活质量下降,约30%的患者为60~70岁成年人,在咳嗽、打喷嚏或笑时会发生尿液渗漏,而30~39岁的发生率仅为17%。接受前列腺手术的男性患者约50%在术后的最初数周主诉尿液渗漏,其中约20%的患者在术后1年内生活受到压力性尿失禁的严重影响。

压力性尿失禁随腹压突然增高时膀胱压力超过尿道压力而出现,这可能是由解剖结构改变或内在括约肌缺陷引起的。到目前为止,压力性尿失禁的病生理学机制尚未完全探明,对尿道闭合的机制也有几个学术假说:①位于尿道中段背侧的马蹄形尿道括约肌与黏膜下层的尿道平滑肌和血管是尿控的主要结构;②压力性尿失禁是因支持膀胱颈和近端尿道的韧带、筋膜和肌肉的结构衰弱或丧失造成的,与尿道括约肌在尿道闭合中的作用关系不大。女性压力性尿失禁主要分为三种类型:非尿道过度活动导致的漏尿、尿道过度活动导致的漏尿及内在尿道括约肌缺乏症(intrinsic sphincter deficiency,ISD)导致的漏尿。大多数女性压力性尿失禁患者患有不同程度的括约肌衰弱,并丧失了支持膀胱颈和近端尿道的正常解剖结构,导致过度活动;男性压力性尿失禁患者的首要发病原因是根治性前列腺切除术等外科手术造成的尿道括约肌损伤。

由于压力性尿失禁是由解剖学问题所致,因此不能像其他类型的尿失禁一样采用药物治疗,目前临床对压力性尿失禁的治疗过程较为复杂,包括保守治疗、药物治疗和外科手术。保守治疗通常为盆底肌训练,效果有限。外科手术干预结果更为显著,但外科手术的目的是恢复骨盆的解剖结构和功能,已有100多种治疗压力性尿失禁的外科手术方法,成功率有高有低。这些技术大致可分为四大类:尿道填充剂注射、耻骨后悬挂、悬带成形术,以及人工尿道括约肌装置。采用可注射生物材料增强闭合压力是一种微创的压力性尿失禁疗法,但长期治愈率低。目前,对女性压力性尿失禁患者手术治疗普遍采用尿道中段悬带成形术,安置悬带以加强筋膜对尿道的支持。然而,无张力阴道吊带术会引发一系列并发症,如膀胱过度活动症、尿急、尿潴留,以及膀胱、尿道或阴道的穿孔、侵蚀和感染等。此外,具有创伤性的吊带术会使用膨胀剂,导致的并发症包括慢性炎症反应、异物巨噬细胞反应、微粒迁移、尿道周围脓肿、膀胱或尿道的侵蚀及尿潴留等。由于标准疗法的疗效有限、副作用大,找到新的、有效的微创治疗方法势在必行。

## 第二节 细胞治疗压力性尿失禁的临床研究

### 一、概述

固有括约肌病变导致的压力性尿失禁是临床治疗中具有挑战性的问题。括约肌病变涉及多种类型的功能性组织丧失，而通过人工充液袖套环绕尿道是重建尿道括约肌功能的最佳方法。人工尿道括约肌由三部分构成：长4.5cm的袖套，与尿道压力接近的储尿器（压力为61~70cm$H_2O$），以及患者可控制其收缩和舒张的泵。人工括约肌通常放置于前列腺切除术后发生压力性尿失禁的男性患者的尿道球部，尽管设计合理，依然有引发多种并发症的风险：急性尿道水肿会给患者带来痛苦；而慢性病包括括约肌萎缩和糜烂，导致膀胱刺激症状、会阴疼痛和血尿。目前比上述疗法更优的临床技术和装置尚未见报道，因此，采用干细胞和组织工程技术来重建尿道括约肌是一个新的解决思路。

基于损坏括约肌再生的细胞移植技术，细胞疗法作为治疗压力性尿失禁的优选方案，可能是目前治疗压力性尿失禁前景最乐观的方法。其核心理念是：将细胞植入尿道括约肌复合体的受损部位，通过诱导肌肉和神经再生而恢复其功能。该技术将基质材料进行必要的重塑，使植入的细胞发挥生物学功能，以恢复尿道括约肌的复杂功能并最终实现尿控。实现这一疗效的关键在于干细胞分化为新的横纹肌细胞或神经元代替受损细胞，或通过植入细胞释放的营养因子引发宿主组织诱导的再生。

### 二、治疗压力性尿失禁的细胞种类

应用于压力性尿失禁治疗的细胞有多种类型。骨骼肌源性细胞最为常用，包括肌细胞、肌源性干细胞（muscle-derived stem cells，MDSCs）、自体内皮祖细胞及成纤维细胞；脂肪再生细胞、脂肪干细胞（adipose-derived stem cells，ADSCs）、人羊膜干细胞、脐带血干细胞、总有核细胞（total nucleated cells，TNCs）和血小板虽研究较少，但在平滑肌再生并提高漏尿点压（leak point pressure，LPP）和尿道闭合压方面，呈现出多样化的结果。

#### （一）成肌细胞与成纤维细胞

压力性尿失禁的细胞治疗最早在奥地利进入临床试验。Mitterberger等对患者左臂取骨骼肌活检组织，提取分离成肌细胞和成纤维细胞，成肌细胞扩增后植入尿道括约肌，而成纤维细胞与胶原混合后植入尿道黏膜下层。结果显示，仅10%的胶原治疗患者压力性尿失禁症状改善，而85%的成肌细胞和成纤维细胞治疗患者经12个月的随访证实治愈率为65%~90%，LPP由术前的46.3cm$H_2O$ ± 17.1cm$H_2O$，提高至术后的68.2cm$H_2O$ ± 24.3cm$H_2O$。

然而，这些试验存在以下问题：①1年的随访时间过短，不足以确定上述疗法对压力性尿失禁的有效性；②填充剂的作用能维持到术后8~12个月，而长期的尿控则需依赖于多次“增压注射”；③填充剂很可能对于尿控的改善有一定作用，但在尿道周围使用干细胞和胶原的混合物，植入细胞的增殖和炎性反应可能会使尿道密合度逐渐降低；④胶原再注射后3~6个月在体内降解吸收，添加大量成纤维细胞会影响胶原降解，但会激活类似瘢痕形成的纤维化反应。此外，由于伦理学问题及合法化的争论，该研究起初在*Lancet*和*World Journal of Urology*两部学术期刊发表的论文均被撤稿。

2011年，Sèbe等将12例女性压力性尿失禁患者随机分为3组（每组$n$=4），将成肌细胞植入尿道括约肌进行细胞治疗。术后12个月的随访中，5例患者症状改善（>50%），而只有其中3例患者完全恢复尿控能力。有趣的是，上述结果与细胞数量（$10\times10^6$、$25\times10^6$、$50\times10^6$）或尿失禁的严重程度（重度、中度和轻度）无相关性。然而，这项研究也存在患者例数过少、分离的细胞无确切表型、细胞冻存及只有两个注射位置（3点和9点钟方向）等缺陷。而令人欣喜的是，虽然大部分1年随访时症状改善的患者于6年随访时症状复发，但2例在1年随访时恢复尿控的患者在6年随访时尿垫依然干燥，为此疗法的长期有效性点亮了希望。

此后，Blaganje等、Gerullis等及Stangel-Wojcikiewicz等采用成肌细胞或MDSCs进行类似研究，都证实了细胞疗法对压力性尿失禁的疗效。术后症状改善的延迟发生表明，疗效是逼尿肌再生的作用，而不是填充物所致。但遗憾的是，各项研究采用的细胞数量各不相同，分别为$1\times10^6$~$50\times10^6$、$1.2\times10^6$~$19.2\times10^6$及$0.6\times10^6$~$25\times10^6$，不利于比较；各研究细胞培养的时间也不同，分别为5~14周、2~17周或8~10周，而细胞再生能力随细胞传代也会不断发生变化，这表明细胞分离及培养方法仍有待标准化。

### （二）肌源性干细胞

2008年，Carr等报道了采用MDSCs进行美国第一个治疗压力性尿失禁的临床试验性研究报道。从8例女性患者大腿外侧分离MDSCs，经扩增后在尿道周围或经尿道植入体内。3例患者术后1个月退出随访研究，其余5例患者观察到一定程度的症状改善，且其中1例患者完全恢复尿控能力，证实在尿道周围或经尿道植入细胞可治疗压力性尿失禁。但细胞植入途径（尿道周围或经尿道）、注射部位（3、9或3、6、9、12点方向）及细胞数量（是否第1次注射、3个月后再次注射）等多个变量，使结果的比对和讨论较为困难。此外，由于MDSCs被冻存运输至诊所，最终植入的活细胞数量是未知的。

该研究小组继而采用更大剂量进行研究，对38例女性压力性尿失禁患者括约肌内注射低剂量（$1\times10^6$、$2\times10^6$、$4\times10^6$、$8\times10^6$或$16\times10^6$）或高剂量（$32\times10^6$、$64\times10^6$或$128\times10^6$）的MDSCs，以证实细胞治疗的安全性和有效性。其中32例患者术后3个月再次注射相同剂量MDSCs。术后随访18个月，接受两次MDSCs植入的患者，尿垫重量明显降低（低剂量组降低61.5%，高剂量组降低88.9%），应力性漏尿减少（低剂量组减少53.3%，高剂量组减少77.8%），其中4例（低、高剂量组各2例）尿控能力恢复。而另4例仅接受单次MDSCs植入的患者，应力性漏尿发生率降低50%以上，其中1例患者术后12个月症状完全消失。该试验研究的主要不足是每个分组只有3~4例患者，不足以得出统计学意义的研究数据，且仅得出高剂量MDSCs疗效优于低剂量，未给出有关剂量组的准确结论。

压力性尿失禁细胞治疗的基础，是确定能获得疗效的最小细胞数量，而到底需要$32\times10^6$、$64\times10^6$、$128\times10^6$还是$256\times10^6$个细胞，上述研究并未下定论，且获得$256\times10^6$的MDSCs所需的肌肉活检组织的确定质量也无定论。此外，研究者未给出所分离细胞的表型分析数据，因此研究中仅采用MDSCs还是与其他类型细胞共培养也不确定；冻存运输后植入存活的细胞量不确定；注射MDSCs后，特别是高剂量注射后，MDSCs仅在括约肌的两个区域分布是很难做到的。然而，上述研究最重要的贡献在于：细胞治疗方法未发现严重的不良事件及主要的并发症。

### （三）肌源性细胞

2014年，Carr等采用肌源性细胞（muscle-derived cells，MDCs）修复80例女性压力性尿失禁患者的尿道括约肌，并对安全性和有效性进行评价。在患者的尿道括约肌内注射$10\times10^6$、$50\times10^6$、$100\times10^6$、或$200\times10^6$的自体MDCs；然而，同样也存在MDCs冻存运输后，活细胞植入的确切数量未知的问题。虽然组间疗效无统计学差异，但高剂量组（注射$100\times10^6$和$200\times10^6$的MDCs）患者在随访12个月时应力性漏尿和尿垫重量均降低50%以上，且这项研究同样没有发生严重的不良事件。

### （四）脂肪干细胞

细胞的另一个来源是脂肪组织。Yamanoto等从2例前列腺癌根治术后压力性尿失禁患者的腹部脂肪组织分离提取ADSCs，未经体外扩增直接植入患者尿道外括约肌进行压力性尿失禁的细胞治疗：$2.2\times10^6$~$3.8\times10^6$的ADSCs于4ml介质中与完整的脂肪组织（16ml）复合，注入尿道黏膜下层。有趣的是，注射后的几天，压力性尿失禁症状先有所改善，随后恶化，直至术后6个月观察发现症状逐步改善。这可能是由于在植入初期脂肪组织流失，而一段时间后植入的ADSCs使括约肌再生。然而，植入后4天和12周，MRI显示注射的脂肪组织未发生体积改变，证实填充物是疗效的主导因素，压力性尿失禁症状的迅速改善正是填充物的作用。植入细胞诱导的括约肌复合体的再生需要时间，炎症和组织重塑的急性期至少持续4周，而在此期间再生过程持续。细胞治疗的有效性尚需长期随访和多病例临床试验进行论证。

### （五）脐带血单核细胞

Lee等将同种异体脐带血单核细胞注射入39例女性压力性尿失禁患者的尿道黏膜下层。研究未确定所分离细胞的表型，且未对患者进行免疫抑制。受术患者术后无并发症（尿控≥90%，每天1片尿垫）。但12个月随访发现仅36%的患者有尿控能力。

### （六）总有核细胞

Shirvan等将同种异体TNCs与富血小板血浆（platelet-rich plasma，PRP）用于治疗9例女性压力性尿失禁患者。TNCs从外周血提取后植入横纹括约肌，而PRP植入黏膜下层。术后6个月，患者症状显著改善，8例完全恢复尿控能力。然而，这一疗效与TNCs和PRP之间的相关性尚不明确，需要进一步研究。此外，该疗法尚需进一步进行大型的、长期的临床试验以确定其安全性和有效性。

## 三、研究结果与评价

上述研究中，细胞来源、细胞增殖方法、细胞数量及植入技术各不相同，因而较难进行比较。治疗结果分为治愈、改善或失败。"客观治愈"即阴性咳嗽应激试验和/或尿垫试验验证治愈，而"主观治愈"系患者自我感觉症状减轻或治愈。"客观改善"由尿垫漏尿显著减少来表征（≥50%），"主观改善"由患者的主观感受改善来表征。

参与上述研究的压力性尿失禁患者共616例，其中，女性320例、男性296例；399例患者接受了植入细胞的疗法，另217例患者接受了植入细胞及填充剂的疗法。经试验数据统计分析可得到下述结论：术后12个月进行随访，压力性尿失禁症状均得以治愈/改善（$P<0.01$）：随访12个月平均治愈率为37.2%±29.7%，平均改善率为33.1%±14.3%；女性患者的治愈率为41.1%±30.7%，显著高于男性患者的28.7%±31.5%（$P<0.01$）；而单纯植入细胞的治愈率为21.7%±8.9%，显著低于植入细胞-填充剂（胶原、脂肪组织等）的治愈率60.8%±36%（$P<0.001$），男性与女性患者均观察到此趋势。

## 四、细胞治疗压力性尿失禁的局限性和主要问题

目前，细胞治疗压力性尿失禁虽在临床研究中进行了广泛的尝试，但很多因素尚无定论：①种类不确定，目前未见有关任何一种特定类型的细胞在治疗压力性尿失禁中具有显著优势的报道。②迄今为止，用于治疗压力性尿失禁的细胞数之间差异很大，在$0.6×10^6$~$1.02×10^9$不等。③细胞植入的具体途径，是围尿道或经尿道注入括约肌和黏膜下层，还是两条途径兼而有之，目前尚不明确。④注射是采用单一剂量还是重复剂量？第1、2次注射应间隔多长时间？新鲜分离的细胞和体外扩增的细胞哪种更适于移植？这些问题仍然没有答案。

相关细胞治疗研究无严重不良事件或并发症的报道，最常见的不良事件是尿失禁恶化、尿潴留（<24小时）、注射部位疼痛、膀胱炎及尿路感染（表93-1）。

由此可见，细胞治疗压力性尿失禁是一种较安全的疗法，但疗效有待提高。在其应用于临床前，首先要解决的压力性尿失禁的病因这一根本性问题。尿道中段悬吊术在所有类型压力性尿失禁的治疗中获得成功，就是将关注的焦点集中于耻骨尿道韧带，而横纹括约肌只对尿控起次要作用。一些压力性尿失禁细胞治疗的临床试验，对尿道过度活动症所致压力性尿失禁患者的尿道横纹括约肌植

表93-1 压力性尿失禁患者接受细胞治疗相关不良事件及发生率

| 不良事件 | 研究数 | 事件数 | 总数 | 不良事件发生率/% |
|---|---|---|---|---|
| 注射过程 | | | | |
| 尿失禁加重 | 2 | 21 | 260 | 8.5 |
| 排尿困难 | 2 | 9 | 118 | 7.6 |
| 尿潴留（<24h） | 4 | 18 | 244 | 7.4 |
| 注射部位疼痛 | 3 | 16 | 272 | 5.9 |
| 膀胱炎 | 2 | 13 | 260 | 5.0 |
| 骨盆/腹痛 | 2 | 6 | 118 | 5.1 |
| 注射后的瘙痒或水肿 | 2 | 5 | 119 | 4.2 |
| 尿路感染 | 4 | 7 | 193 | 3.6 |
| 睾丸附睾炎 | 1 | 6 | 222 | 2.7 |
| 尿急 | 1 | 2 | 80 | 2.5 |
| 尿道炎 | 1 | 5 | 222 | 2.3 |
| 尿血 | 2 | 6 | 302 | 2.0 |
| 外阴烧灼感 | 1 | 1 | 80 | 1.3 |
| 尿道异物感 | 1 | 1 | 80 | 1.3 |
| 尿频 | 1 | 1 | 80 | 1.3 |
| 活检过程 | | | | |
| 活检部位疼痛 | 2 | 4 | 76 | 5.3 |
| 伤口血肿 | 1 | 2 | 80 | 2.5 |
| 活检区域出血 | 1 | 1 | 80 | 1.3 |
| 关节肿胀 | 1 | 1 | 80 | 1.3 |

入细胞进行治疗。为评价细胞植入后的有效性，混合病因（如尿道过度活动症和ISD）所致压力性尿失禁则不参与研究。此外，细胞疗法在应用于临床前仍需一段论证过程，以解决以下问题：识别最有效的细胞来源，优化细胞的分离、培养和移植方法，采用随机双盲对照试验和长期随访对新的细胞治疗与填充剂或/和尿道中段悬吊术的疗效进行比较等。

## 第三节　组织工程技术在压力性尿失禁中的应用研究

尿道过度活动症超出了将细胞注射入括约肌复合体所能治疗的范围。因此，至少应有一些压力性尿失禁细胞治疗方法来支持膀胱颈和近端尿道的结构重建，即对应病因选择压力性尿失禁的治疗方法：尿道过度活动引起的Ⅱ型压力性尿失禁患者，应植入组织工程耻骨尿道韧带进行治疗（图93-1A）；而尿道括约肌功能不全或医源性括约肌损伤引起的Ⅲ型压力性尿失禁，应将细胞植入尿道括约肌进行治疗（图93-1B）；而混合的病因导致的压力性尿失禁（Ⅱ型和Ⅲ型）则应将上述韧带和括约肌再生的两种方法并用（图93-1C）。

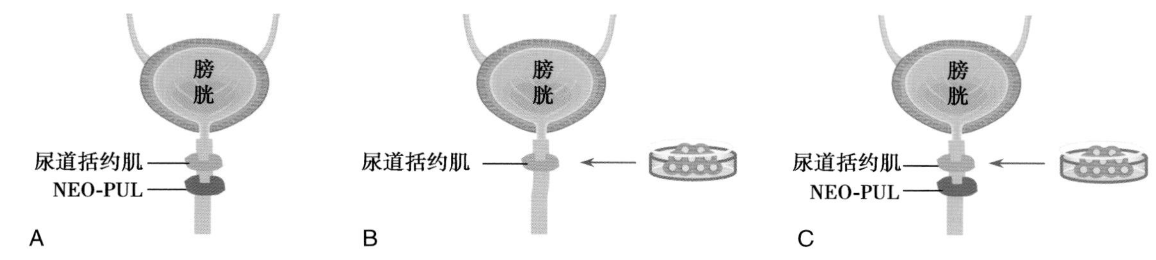


**图93-1　依据病因选择压力性尿失禁治疗方法**

A. 耻骨尿道韧带植入（NEO-PUL）；B. 细胞植入尿道括约肌；C. 两种方法并用。

### 一、组织工程支架构建尿道悬带的应用研究

尿道中段悬吊术在尿道中段产生胶原质新韧带，而天然韧带还包含平滑肌、神经和血管，因而从解剖学上看并不能完全实现。组织工程技术可构建具有功能的人工韧带，而支架的选择是重要的因素之一。从临床应用的角度来看，支架的物理强度是关键。支架的降解速率过快可能导致组织工程耻骨尿道韧带的松动，因此，支架材料应依据降解或吸收速率来选择，以确保其强度能保留到组织工程植入物完全成形并发挥其结构作用。

目前，脱细胞基质是组织工程技术最常用的生物材料。尿道悬带最常采用的脱细胞支架材料是SIS，美国Cook Urological公司已有产品Stratasis。然而，虽然SIS材料的生物相容性和细胞支架功能得到了普遍共识，但是SIS耻骨阴道悬带植入后往往发生剧烈的炎性并发症，限制了SIS用于压力性尿失禁治疗。目前研究领域的不足之处在于，评价组织工程悬带功能的实验研究时间过短：Cannon等采用MDSCs与SIS构成的组织工程悬带应用于压力性尿失禁动物模型，但动物实验仅评价至术后2周，且双侧近端坐骨神经横断（proximal sciatic nerve transection，PSNT）模型似乎并不适用于评价应用于压力性尿失禁治疗的组织工程悬带，而刺激解剖支撑结构损伤的模型（包括尿道松解术或耻骨尿道韧带损伤模型）则更为适宜。此外，SIS移植物在植入术后1个月迅速降解，也使组织工程耻骨尿道韧带的可行性受到争议。

近年来，有关干细胞在压力性尿失禁治疗中的作用的研究已见诸报道。鉴于泌尿外科更倾向于使用非抗原性合成材料的尿道悬带，Zou等采用大鼠双侧PSNT构建压力性尿失禁病理模型，将不含细胞的蚕丝悬带与采用BMSCs构建的组织工程悬带应用于大鼠PSNT模型的压力性尿失禁治疗并进行比较。研究发现，悬带植入4周后，蚕丝支架组和接种BMSCs的蚕丝支架复合物组的LPP均达到正常水平。此外，术后12周，接种BMSCs的支架复合物，胶原含量和强度均高于单纯蚕丝支架，表明采用组织工程方法重新构建韧带样组织是可行的，在临床的应用前景乐观。该方法可为Ⅱ型压力性尿失禁患者的耻骨尿道韧带缺陷提供结构和功能支持。

Zou 等将 BMSCs 接种于蚕丝支架的方法最早来源于 Petros 在 1990 年报道的新韧带构建方法：植入美国 Ethicon 公司出品的聚丙烯环扎带（Mersilene 带），可刺激组织产生Ⅰ型胶原，从而对功能衰退的耻骨尿道韧带进行加固。由于蚕丝会随时间降解吸收，因而接种干细胞的聚丙烯环扎带很可能更有效。然而，在只需要日间手术即可完成的尿道中段悬吊术治愈率达 80%~90% 的情况下，对患者进行凭经验且治愈率低的方法是否符合伦理？因此，压力性尿失禁的干细胞治疗仍需伦理学论证，以期组织工程方法在临床实现得更优化、更对症。

## 二、组织工程复合物构建尿道括约肌的研究

采用干细胞和组织工程技术来重建尿道括约肌是继第二节所述细胞治疗策略之外的另一条解决思路，虽然有望规避细胞治疗的局限性，但仍趋小众且处于临床前研究阶段。

### （一）干细胞作为种子细胞用于尿道括约肌重建

MSCs 已显示出使括约肌的肌肉和神经节成分再生的潜能，因而使用前景较为乐观，已成为组织工程众多领域的研究热点。Corcos 等将 BMSCs 注射到失去神经支配的动物模型的尿道括约肌中，将 LPP 提升至接近正常值，即非压力性尿失禁水平。这一结果被认为是 MSCs 在尿道微环境中分化为横纹肌所致。这一组织学结果，虽尚需临床数据证实疗效，但说明在括约肌中创建功能性收缩组织的概念是值得进一步探索的。

MSCs 表达细胞表面标志物 CD29、CD44、CD105、CD166，不表达造血干细胞标志物 CD14、CD34、CD40 和 CD45。MSCs 也不表达白细胞共同抗原 CD45，表明这些干细胞逃避淋巴细胞的识别，从而避免了免疫排斥反应。BMSCs 可以经流式细胞术从其他造血细胞中分离。MSCs 在体外具有 24~40 倍的分化能力，且不丧失其多向分化或自发分化的特性。Pittenger 等将这一优势描述为 MSCs 可在微环境的作用下进行分化。MSCs 还可显示出免疫调节作用，如分泌细胞因子以启动和支持组织再生等。MSCs 已确定可分化为成骨细胞、软骨细胞和脂肪细胞，其公认的可塑性促使研究人员对其分化为神经、心脏、肌肉和其他软组织谱系进行研究。在尿道治疗领域，MSCs 因其治疗潜力大、并发症少而被认为是首选干细胞。

目前，已有研究机构为患者提供干细胞注射治疗。然而，在受损括约肌再生过程中，干细胞是否发挥作用，以及是否干细胞类似于注射的生物材料仅起填充剂作用，仍未得到定论。此外，植入部位的感染削弱了植入细胞长期存活并参与再生的能力。如果 MSCs 的增殖分化未持续 7~10 天，则其应用将大大受限。引入合成支架和生长因子，将提高细胞在体内的活性。

### （二）组织工程细胞支架复合物构建尿道括约肌

1. 聚（乳酸 - 乙醇酸） 支架应用于尿道括约肌的再生　将支架、干细胞和生长因子有效构建组织工程复合物，可显示组织工程技术乐观的应用前景。PLGA 已证实是一种可安全应用于尿道组织工程的人工合成的支架材料。Zhao 等在这一研究基础的启发下，做出了采用组织工程技术直接解决尿道括约肌缺陷病理状态的第一个标志性的研究：提取 ADSCs 后接种到含有 NGF 的 PLGA 微粒上，注射于小鼠尿道周围后，LPP 提高至 22.5cm$H_2O$ ± 6.1cm$H_2O$，而不使用 PLGA 或 NGF 则无此疗效。这一结果说明：组织工程技术利用 NGF 延长了 ADSCs 的生存时间，组织学上增加了尿道肌肉面积，并增加了支持括约肌固有层的神经丝的密度。

2. 聚（1，8 辛二醇 - 柠檬酸） 支架应用于尿道括约肌的再生　用于组织工程的合成聚合物的数量和种类迅速增多，而相关的研究对具有弹性、可适应软组织动态生理学功能的 PLGA 材料有所偏爱。聚（1，8 辛二醇 - 柠檬酸）[ poly（1，8-octanediol-co-citrate），POC）是与 PLGA 类似的合成材料，由 Ameer Research Lab 最先合成。POC 薄膜支架[ poly（1，8-octanediol-co-citrate）thin film，POCf ]是重现性良好的弹性体材料，可利于细胞生长、长入及氧气和养分的正常交换。在支架的构建过程中，可定制其结构参数，以模拟重建组织的顺应性、弹性和拉伸强度，并通过杨氏模量测量。等当量的柠檬酸和 1，8- 辛二醇合成预聚物，调节温度、时间等工艺参数，发现较高的温度和较短的聚合时间产生的薄膜较为致密，而低温和长时间聚合则生成交联度较低的支架材料。这种酯化方法可构建适应性强、易分解且重现性好的支架，可专门为尿路组织工程设计。调整上述工艺参数也可以干预 POCf 的降解行为，从而通过非酶水解途径降解为无毒副产物 $CO_2$ 和 $H_2O$。

POCf 除了为细胞生长和增殖提供引导作用良好的底物，还可在支架降解过程中实现对生长因子的控制释放。在 POC 的聚合过程中，生长因子和细胞因子等小分子肽可化学耦合于支架材料上，随材

料降解而释放。Sharma 等采用硫酸乙酰肝素修饰的 POCf，负载 VEGF、FGF-2 和 IGF，应用于大鼠模型。硫酸乙酰肝素是高度硫酸化的糖胺聚糖，可保护结合的生长因子，防止其酶解。在支架降解过程中释放的 VEGF，可促进体内血管生长，证实采用 POCf 可实现生长因子的缓释和定位释放，促进组织愈合。

**（三）生长因子 / 细胞因子的作用**

1. 生长因子 / 细胞因子的成肌机制　VEGF 可促进成肌细胞的生长，并促进再生组织的毛细血管生成。Delo 等发现 VEGF 甚至可促进高龄小鼠的成肌细胞生长，尽管这些细胞增殖为功能性组织的能力下降，MSCs 分泌的多种旁分泌因子，经表征研究也证实具有抗细胞凋亡、免疫调节、抗纤维化和促血管生成的作用。Hung 等证实，MSCs 分泌的 VEGF、IL-6、MCP-1 和 ECM 成分，可协助支持血管生成，构建 ECM，并防止缺氧导致的细胞凋亡。此外，bFGF、HGF 和 IGF 却有助于促进肌组织再生。

有关生长因子促进组织再生的机制，目前也有一些初步的研究结果。如 Lenis 等的研究认为，妊娠所致压力性尿失禁和涉及缺氧条件下稳定的转录因子——低氧诱导因子 -1α（HIF-1α）与诱导 VEGF 表达的通路相关，该通路上调后引起阴道扩张反应和随后的组织损伤。这种组织损伤的标志物及其引发的血管生成，具有使干细胞在损伤部位归巢的潜能。Cruz 等发现，阴道扩张引起的骨盆损伤足以形成 MSCs 向尿道和肛提肌归巢的病灶，并推测这一现象是通过趋化因子配体 -7 发生的。如前所述，将 MSCs 和生长因子与 POCf 构建复合物，为组织工程技术实现尿道括约肌缺陷的恢复奠定了基础。因此，在 POC 释放系统中添加这些趋化因子，可促进 MSCs 在组织再生过程中的作用，并招募循环祖细胞。而位于组织中的祖细胞，如体内的卫星细胞，也可以被招募参与横纹肌重建。

Choi 等将质粒 DNA（plasma DNA，pDNA）编码的 bFGF 与 PLGA 合成释放系统注射入大鼠尿道黏膜下层，进一步探明了生物活性成分对组织再生的意义。结果表明，bFGF 可使平滑肌 - 肌动蛋白水平上调，使平滑肌增殖。此外，通过电刺激进行收缩研究，发现经 pDNA 转染的尿道收缩力显著升高，采用 pDNA/PLGA 治疗的尿失禁小鼠的每毫克组织中尿道收缩压已接近正常值。该研究阐述了三个重要概念：①表达 bFGF 的 pDNA 从 PLGA 中持续释放，有利于组织再生；②pDNA 提高了组织再生的持续性；③注射并未使用 MSCs 和其他细胞系，证实 bFGF 可有效改善症状。

2. 生长因子 / 细胞因子可促进血管及神经生成　将 MSCs 和细胞因子联用，可促进括约肌的肌组织再生，而将骨髓来源的祖细胞与 MSCs 接种于 POC 支架，可实现血管和神经的生成。近来，研究证实与 MSCs 同一骨髓来源的 $CD34^+$ 造血干细胞（hematopoietic stem cells，HSCs）对 MSCs 的功能起辅助作用。HSC 表达血管性假血友病因子、血管内皮钙黏蛋白和 VEGF 受体 Flk-1。这些标志物与 CD133 和 CD34 类似，使 HSC 与 MSCs 和其他原始细胞区分出来。将 $CD34^+$HSCs 安置于具有相容性的 POCf，可促进新生血管生成，降低注射入损伤部位后的纤维化。而病变尿道括约肌的血管生成，不仅为 MSCs 增殖和再生为肌肉成分提供养分支持，而且血液供应将有助于尿道平滑肌管腔周围的血管丛，在充盈时形成类似于肌肉收缩后形成的紧密密封的黏膜表面。

组织工程神经构建一直具有挑战性。Shama 等发现 MSCs 与 $CD34^+$ 细胞结合，可使膀胱扩大术模型大鼠形成肌肉、血管甚至神经组织。用神经元特异性抗体 βⅢ微管蛋白和突触素染色后，大鼠神经束在 MSC/$CD34^+$/POC 移植物中支配再生组织的数量明显多于对照组。作者认为，该区域血液供应的更新，改善了生长因子和细胞因子的传递，而这些因子可促进神经元生长。

干 / 祖细胞在植入前接种于 POC 支架，植入后可获得有胶原支持的、组织结构良好的束状平滑肌。在 MSCs/$CD34^+$/POC 构建组织过程中，$CD34^+$ 细胞大大促进了血管的水平和分布。Thaker 等对大鼠神经束进行神经元特异性抗体 β Ⅲ微管蛋白和突触素染色，发现 MSC/$CD34^+$/POC 移植物实现的组织再生比对照组更受神经支配。研究者因而提出：实现再生区域的血供，可提升生长因子和细胞因子的释放效能，促进神经元的生长。下一步研究将是对来自周围健康组织的周围神经再生的观测。

## 第四节　问题与展望

在组织工程领域，依据压力性尿失禁的发病机制确定治疗方案是大势所趋。当前的细胞治疗方法安全，但实现对压力性尿失禁的显著疗效，关键在于将精确诊断与精准治疗相结合。而以细胞植入为基础、利用组织工程方法使受损的尿道括约肌再生和恢复功能，和/或构建新的耻骨尿道韧带，是压力性尿失禁对症治疗的新的发展方向。不论构建尿道悬带还是恢复尿道括约肌功能，组织工程种子细胞、支架材料及生长因子或细胞因子的联合使用取得了显著的进展，但尚需进一步验证安全性及有效性，并接受伦理学论证，才能推广应用。

组织工程是一个将生物工程和生命科学交叉融合的学科领域，旨在构建恢复、维持或改善受损组织或器官的功能的生物替代物。组织工程技术有两种重建器官或组织的基本思路：第一种方法是采用天然或合成的生物材料作为固态支撑基质（支架）以促进机体内细胞的长入，实现体内再生过程；第二种方法是提取患者的自体细胞作为种子细胞以降低同种异体细胞的免疫排斥反应风险，接种于生物材料上构建细胞-支架复合物，继而移植回患者体内以完成组织再生过程。

组织工程在泌尿系统重建领域有乐观的应用前景。泌尿系统组织工程旨在提供一系列经研发可商业化的组织工程移植物，在全球范围内提供可复制且高度标准化的个体化治疗方案，已被认为是组织工程市场增长最快的领域之一。Parmer 等曾预测，到 2022 年，泌尿外科组织工程产品将迅速扩张至价值 115 亿美元。然而，相较于已有多种产品上市的组织工程皮肤及被广泛研究的组织工程骨、软骨等领域，泌尿系统组织工程目前仍处在不成熟阶段，安全性、有效性和组织工程移植物的性价比尚需进一步研究：组织工程膀胱和尿道已有多项临床研究报道，组织工程输尿管和压力性尿失禁疗法是更为小众的方向。但无论是何种适应证，均面临多个科学问题和关键瓶颈依然没有定论和明确解决方案的现状。

在技术瓶颈方面，组织工程技术应用于泌尿外科临床，还应解决组织工程复合物的灭菌、生物材料相关血栓形成的预防、大型人造移植物内脓肿形成的危险因素排查、移植物对机器人或腹腔镜植入的适应性、评估移植物重塑的医学影像方式等问题。在我们能够安全地将基于组织工程技术的解决方案转化为泌尿外科重建技术并产生确切的疗效之前，这些问题也需要广泛并充分地讨论。因此，在广泛的临床应用前，泌尿系统组织工程还应做更多的基础性研究，以优化组织工程技术，使最精细的外科手术技术与最好的移植方案相结合，从而得到更可靠的组织重建结果。

在临床推广方面，每一种组织工程解决方案在未来的临床应用中都应保证具有持久的功能和可持续的结果，减少对高度专业化的学术部门的依赖，即：组织工程技术向泌尿外科的临床转化应该在组织工程技术人员和泌尿外科医师共同合作的基础上，在双方共同构建的基础设施上来实现。例如，在充分论证干细胞采集、培养，以及构建并移植组织工程复合物安全性和有效性的基础上，还需要专属机构（如泌尿外科的组织工程亚专业等）来建立良好的工作程序，协调细胞培养与生物支架材料制备同步等一系列与临床对接的具体操作。

在质量控制方面，对应用于泌尿外科的生物材料的质量控制是组织工程行业面临的关键挑战。组织工程技术归类为先进的医疗手段，需要通过国家机构授权。欧洲医药管理局联盟机构出台了一项有关先进疗法的管理条例。类似地，在美国，生物制品评价和研究中心（Center for Biologics Evaluation and Research，CBER）对细胞和生物材料的治疗方法进行管理。CBER 同时使用《公共卫生服务法》和联邦食品药品和化妆品法案作为监管法规。我国国家药品监督管理局（National medical products administration，NMPA）目前也在酝酿出台相应的监管方案，2018 年由中国生物医学工程学会承接的 NMPA 项目《组织工程类医疗器械注册管理制度设计及评估标准》，由南通大学顾晓松院士作为项目负责人，中国医学科学院曹雪涛院士、中国医学科学院整形外科医院曹谊林教授、中国医学科学院医学信息研究所池慧教授、中国人民解放军空军军医大学金岩教授、中国食品药品检定研究院王春仁及袁宝珠教授、浙江大学欧阳宏伟教授、天津医科大学顾汉卿教授等国内多个组织工程研发团队参加，为我国组织工程技术向临床转化起到了有力的推动作用。

（胡帼颖）

## 参考文献


[1] PARMAR A. tissue engineering market to be worth $11.5 billion by 2022 [EB/OL]. Available at market-be-worth-115-billion-2022. Accessed April 12, 2017.

[2] BLAGANJE M, LUKANOVIĆ A. Intrasphincteric autologous myoblast injections with electrical stimulation for stress urinary incontinence [J]. Int J Gynaecol Obstet, 2012, 117(2): 164-167.

[3] BLAGANJE M, LUKANOVIĆ A. Ultrasound-guided

autologous myoblast injections into the extrinsic urethral sphincter: tissue engineering for the treatment of stress urinary incontinence [J]. Int Urogynecol J, 2013, 24(4): 533-535.

[4] CARR L K, ROBERT M, KULTGEN P L, et al. Autologous muscle derived cell therapy for stress urinary incontinence: a prospective, dose ranging study [J]. J Urol, 2013, 189(2): 595-601.

[5] CHOI S J, OH S H, KIM I G, et al. Functional recovery of urethra by plasmid DNA-loaded injectable agent for the treatment of urinary incontinence [J]. Biomaterials, 2013, 34(20): 4766-4776.

[6] CORCOS J, LOUTOCHIN O, CAMPEAU L, et al. Bone marrow mesenchymal stromal cell therapy for external urethral sphincter restoration in a rat model of stress urinary incontinence [J]. Neurourol Urodyn, 2011, 30(3): 447-455.

[7] CRUZ M, DISSARANAN C, COTLEUR A, et al. Pelvic organ distribution of mesenchymal stem cells injected intravenously after simulated childbirth injury in female rats [J]. Obstet Gynecol Int, 2012, 2012: 612946.

[8] GERULLIS H, EIMER C, GEORGAS E, et al. Muscle-derived cells for treatment of iatrogenic sphincter damage and urinary incontinence in men [J]. Scientific World Journal, 2012, 2012: 898535.

[9] PETERS K M, DMOCHOWSKI R R, CARR L K, et al. Autologous muscle derived cells for treatment of stress urinary incontinence in women [J]. J Urol, 2014, 192(2): 469-476.

[10] POKRYWCZYNSKA M, ADAMOWICZ J, CZAPIEWSKA M, et al. Targeted therapy for stress urinary incontinence: a systematic review based on clinical trials [J]. Eepert Opin Biol Th, 2016, 16(2): 233-242.

[11] SÈBE P, DOUCET C, CORNU J N, et al. Intrasphincteric injections of autologous muscular cells in women with refractory stress urinary incontinence: a prospective study [J]. Int Urogynecol J, 2011, 22(2): 183-189.

[12] SHARMA A K, BURY M I, FULLER N J, et al. Cotransplantation with specific populations of spina bifida bone marrow stem/progenitor cells enhances urinary bladder regeneration [J]. Proc Natl Acad Sci USA, 2013, 110(10): 4003-4008.

[13] SHARMA A K, BURY M I, FULLER N J, et al. Growth factor release from a chemically modified elastomeric poly (1, 8-octanediol-co-citrate) thin film promotes angiogenesis in vivo [J]. J Biomed Mater Res A, 2012, 100(3): 561-570.

[14] SHIRVAN M K, ALAMDARI D H, MAHBOUB M D, et al. A novel cell therapy for stress urinary incontinence, short-term outcome [J]. Neurourol Urodyn, 2013, 32(4): 377-382.

[15] STANGEL-WOJCIKIEWICZ K, JAROCHA D, PIWOWAR M, et al. Autologous muscle-derived cells for the treatment of female stress urinary incontinence: a 2-year follow-up of a polish investigation [J]. Neurourol Urodyn, 2014, 33(3): 324-330.

[16] THAKER H, SHARMA A K. Regenerative medicine based applications to combat stress urinary incontinence [J]. World J Stem Cells, 2013, 5(4): 112-123.

[17] YAMAMOTO T, GOTOH M, KATO M, et al. Periurethral injection of autologous adipose-derived regenerative cells for the treatment of male stress urinary incontinence: report of three initial cases [J]. Int J Urol, 2012, 19(7): 652-659.

[18] ZHAO W, ZHANG C, JIN C, et al. Periurethral injection of autologous adipose-derived stem cells with controlled-release nerve growth factor for the treatment of stress urinary incontinence in a rat model [J]. Eur Urol, 2011, 59(1): 155-163.

# 索引

K



L



M



N



P



Q



R



S